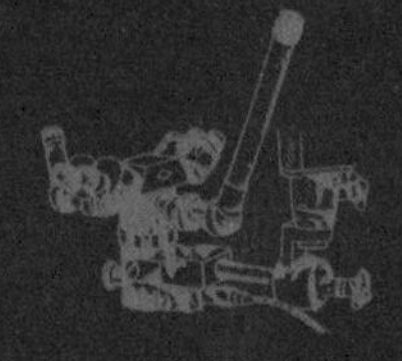

显微外科手术教程

MICROSURGERY TUTORIAL

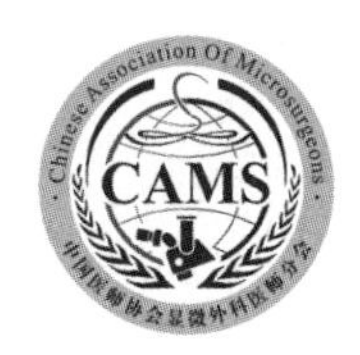

显微外科手术教程

MICROSURGERY TUTORIAL

学术顾问 钟世镇 顾玉东 侯春林 裴国献
刘小林 张 峰

主 编 赵德伟

副 主 编 徐永清 柴益民 喻爱喜 韩 岩
王增涛 陈山林 艾合买提江·玉素甫
赵广跃

人民卫生出版社
·北 京·

图书在版编目(CIP)数据

显微外科手术教程/赵德伟主编. —北京：人民卫生出版社，2022.11

ISBN 978-7-117-33788-5

Ⅰ. ①显… Ⅱ. ①赵… Ⅲ. ①显微外科手术－教材 Ⅳ. ①R616.2

中国版本图书馆CIP数据核字(2022)第196612号

显微外科手术教程

Xianwei Waike Shoushu Jiaocheng

主　　编：赵德伟
出版发行：人民卫生出版社（中继线 010-59780011）
地　　址：北京市朝阳区潘家园南里 19 号
邮　　编：100021
E - mail：pmph @ pmph.com
购书热线：010-59787592　010-59787584　010-65264830
印　　刷：三河市宏达印刷有限公司（胜利）
经　　销：新华书店
开　　本：889 × 1194　1/16　　印张：87
字　　数：2756 千字
版　　次：2022 年 11 月第 1 版
印　　次：2022 年 11 月第 1 次印刷
标准书号：ISBN 978-7-117-33788-5
定　　价：899.00 元

编委名单

主编简介

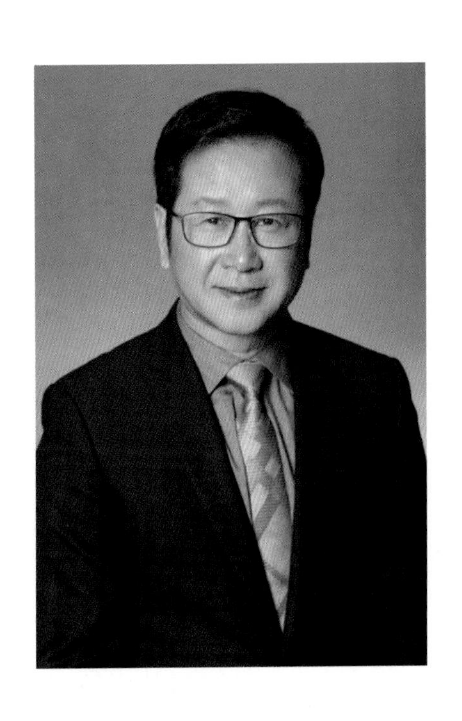

赵德伟，主任医师、教授，医学博士，博士研究生导师。曾任大连大学副校长；现任大连大学附属中山医院名誉院长，国家临床重点专科骨外科学学科带头人、辽宁省重点学科骨外科一级学科带头人，国家发改委“骨科植入材料开发国家地方联合工程实验室”主任，大连市骨科疾病（植入材料）研究中心主任，大连大学骨科研究中心主任，享受国务院特殊津贴。兼任国际骨循环研究会（ARCO）副主席、中国医师协会常委、中国医师协会显微外科医师分会会长、中国医师协会骨科医师分会副会长、中华医学会显微外科学分会副主委、中华医学会骨科学分会骨科显微外科（修复）学组组长、中国生物材料协会常务理事；《中华显微外科杂志》《中国临床解剖学杂志》副主编，《中华医学杂志》《中华骨科杂志》及 *Journal of Orthopaedic Translation*、*Microsurgery* 编委等。

从事骨科及显微外科工作 40 余年，主攻研究方向为髋关节疾病的治疗，在股骨头缺血性坏死领域内独树一帜，在动物实验及解剖学研究基础上，独创了针对成人及儿童股骨头缺血性坏死的系列治疗方法十余种，并应用于股骨头缺血性坏死的各期病变。现已成功应用并完成股骨头保头治疗 4 000 余例，优良率达 90% 以上，极大地减轻了患者的经济负担。原创性单独或联合应用带不同血管蒂髋周骨瓣进行股骨头修复与重建，并首次应用带血管蒂骨瓣联合多孔钽金属棒植入治疗中晚期股骨头缺血性坏死，均取得良好疗效。其系列治疗方法已在全国普及并应用，为完善股骨头缺血性坏死的治疗作出了突出贡献。该方法在骨科权威专著《现代骨科手术学》一书中被誉为“赵德伟法”，相关成果在 *The Journal of Bone and Joint Surgery- American Volume Bone*、*Clinical Orthopaedics and Related Research* 等国际期刊中发表，得到了国内外专家一致好评。完成了我国首次骨坏死发病率的流行病学调查，创建了世界上样本量最大的骨坏死流行病学数据库。曾先后应邀到美国、日本、韩国等进行学术交流，受到国际著名专家的广泛关注。

2005年，“股骨头缺血性坏死修复与再造的系列研究”获得辽宁省科学技术进步奖一等奖；2016年，“基于股骨头血运新发现结合生物材料临床转化预防和治疗股骨头坏死”获得辽宁省科学技术进步奖一等奖；2018年，“股骨头坏死的基础、临床研究及转化应用”获得中华医学科技奖医学科学技术奖二等奖。2016年，牵头制定《成人股骨头坏死临床诊疗指南(2016)》，为股骨头缺血坏死诊断、治疗及评定方法制定了规范化的治疗指南。

主持承担“十一五”“十二五”和“十三五”国家科技支撑计划项目5项、国家卫生健康委员会公益项目2项、国家自然科学基金6项。主编出版学术专著16部，以通信作者和第一作者发表论文400余篇，其中SCI收录论文140余篇。获得授权发明专利及实用新型专利45项、欧州专利3项，并进行了临床转化，首次将可降解纯镁螺钉应用于股骨头坏死的治疗，并取得了良好的临床疗效，文章以论著的形式发表于国际生物材料期刊*Biomaterials*；同时明确提出了可降解纯镁金属促进骨生成的机制与信号通路，文章以论著的形式发表于*Nature*子刊*Nature Medicine*(IF=30.641)；运用先进的化学气象沉积技术制备出具有类骨小梁结构的多孔钽金属，实现国产多孔钽金属的自主化。作为第一完成人其主要科研成果先后获得教育部科学技术进步奖一等奖1项，辽宁省技术发明一等奖1项，辽宁省科学技术进步奖一等奖5项、二等奖3项，中华医学科技奖医学科学技术奖二等奖2项，“日内瓦国际发明”金奖1项。

荣获国之名医、辽宁省名医、大连市名医、国家优秀医院院长、辽宁省优秀专家、辽宁省优秀科技工作者等荣誉称号。

前　言

千淘万漉虽辛苦，吹尽狂沙始到金。

历时两年的《显微外科手术教程》即将出版，触景生情，转眼间，我与显微外科结缘已30余个春秋。回想起初次显微镜下操作时的生涩，第一例再植手术成活后的喜悦，第一次采用带血运骨移植技术让骨坏死的患者重新站立时的欣慰与自豪……往事如书页般一页页翻过，浮现犹如昨天。在缺少工具书和文献、资料稀缺、信息不通畅的岁月里，我国显微外科的先行者们在各自的领域锐意进取，砥砺前行，“摸着石头过河”，从临床工作中发现问题，从基础研究中提炼真理，从失败中总结教训，为世界现代医学在断指（肢）再植、手指再造、神经移植、组织瓣移植等技术领域的发展和革新作出了卓越的贡献，而这些经验和知识正是指引我们当今临床工作迈向成功和更进一步的指针，是无价的财富。如何能将这份珍贵的财富更高效地传递，使年轻医师更快地汲取前人探索几十年积累的经验，尽量缩短掌握显微外科技术学习曲线、规范原则、少走弯路，是编写本书首要考虑的问题。

目前国内外已有很多显微外科方面的权威著作，我们是否还有必要编写一部专著？在与国内同道的交流与学习中，大家一致认为，我们需要自己的显微外科教程。“百尺竿头犹进步，十方沙界现全身”，很多医院的医师都在做显微外科手术，但是手术效果参差不齐，显微外科的治疗技术需要规范化才能获得更好的疗效，才能让我们在正确的方向上更进一步。同时，“显微外科”作为单独一个技术领域的角色正在逐渐淡化，取而代之的是其展现出更为精细、更微创、跨领域、跨学科的特点，以及与数字技术、生物技术和组织工程等新技术相结合的趋势。这些新特点使得传统显微外科应用领域和治疗原则都在发生巨大变化。比如，随着手术技术的积累和显微器械的改进，显微外科向纵深发展，出现了超级显微外科（supermicrosurgery），使得一些显微外科传统应用原则受到了挑战；近年来大量采用穿支直接吻合技术的微小皮瓣应运而生，使得此前很多边缘化的皮瓣供区重新被发现，并展示出特有的优势。在可放大50倍的显微镜下，应用更加精密的显微器械和缝线，甚至可以实现从前难以实现的显微操作，如将多根淋巴管与一根静脉的不同分支吻合的淋巴管-静脉吻合分流术（lymphaticovenular anastomosis，LVA）。2015年，我们首次报道了对1例上支持带动脉断裂的股骨颈骨折进行切开复位，采用加长显微器械在显微镜下重新吻合上支持带血管、重建股骨头血运取得成功，这是超级显微外科在青壮年保髋领域应用的实例。此外，多元学科基础研究的进步也为显微外科的发展提供了契机，组织工程学、材料学、信息工程学的加入深化了显微外科的理论研究内容。及时适应这种变化，也是本书编写的重要目标之一。

随着对疾病认识的深入和技术上的进步，各学科之间在诸多领域的界限更为模糊，临床上很多疾病和损伤处于学科交界地带，如骨外科、整形外科、头颈颌面外科、神经外科等显微外科传统学科。其中我们最为熟知的是1963年陈中伟院士报道了世界首例断肢再植，标志着小血管吻合应用于临床时代的到来，作为一个里程碑式的成就为后来的游离组织移植技术奠定了坚实基础。其实，回顾显微外科发展的历史，这些学科本就是不分你我、相互促进、共同提高的。如显微外科技术最早的应用可追溯至20世纪20年代，瑞典耳科Nylen医师首次在显微镜下进行手术，完成了内耳开窗术治疗耳硬化症，是耳显微外科的里程碑性事件。20世纪50年代，随着抗生素的广泛应用，以及手术用显微镜的发明和改良，耳鼻喉医师率先在耳科系统地开展了显微手术，奠定了显微外科的基础。1953年，Wullstein等报道了鼓室成形术及分类标准，并推动了鼓室成形术在世界范围内的推广。当代耳科医师的创造力不亚于他们的前辈。House 和 Fisch 开创了颅底手术在耳显微外科的应用，这项技术已被纳入耳鼻咽喉科常规手术。手术显微镜是耳外科重要的工具，其优势已经发挥得十分充分，其直线视觉的缺点正在被内镜技术在耳外科的应用所弥补。耳显微外科向耳神经外科的延伸是耳外科发展的需要和方向，微创和功能重建外科的理念应始终贯穿耳外科的治疗当中，耳内镜的应用是耳显微外科技术的良好补充。

此外，显微外科技术使得口腔颌面及头颈部重建领域取得了长足的进步。首先是带蒂皮瓣到血管化游离组织瓣的飞越，特别是以前臂桡侧皮瓣（1981 年杨果凡教授）、旋髂深动脉支配的髂骨瓣和腓骨瓣在该领域的应用，有划时代的临床意义；其后，在显微外科蓬勃发展的基础上，血管化骨移植及牙种植技术和颌骨牵引成骨技术的密切配合，极大改善了颌骨及牙列缺损患者的生活质量，将口腔颌面头颈部修复重建外科推向另外一个高度；近年来，随着该领域显微重建技术日臻成熟，穿支皮瓣技术、预成瓣技术及数字化外科技术逐渐引入，使得口腔颌面头颈部缺损的修复重建向个性化、精细化和准确化迈进，同时再生医学的相关技术也开始在该领域拓展。我们有理由相信在不远的将来，口腔颌面头颈部缺损的修复重建必将进入一个更加灿烂的黄金时期。

在现代神经外科方面，最早探索应用显微外科技术可以追溯至 Jacobson 和 Suarez 于 1960 年在动物实验中成功完成直径小于 1mm 的周围小血管的对端吻合术。1962 年他们又成功为大脑中动脉狭窄患者进行了动脉内膜剥离手术。同年，Smith 也报道了在手术显微镜下成功完成了周围神经再建术。目前，显微技术已经应用于神经外科的各个领域。随着手术显微镜的不断改进，以及神经导航、超声吸引装置等手术辅助设备的不断进步，显微神经外科取得了极大的进步和发展，大大地减少了手术创伤、保护了正常神经功能、缩短了康复周期。显微神经外科并不是指显微镜下的大体神经外科，而是建立在显微镜、显微外科器械及显微外科技术基础上的综合学科，需要反复不断地练习才能掌握这些技术的选择和操作。这种练习包括实验室训练和手术室操作。高倍强光源与立体影像技术的应用可以帮助神经外科医师使用适合的精密器械在几乎无出血术野下对中枢神经系统疾病进行尽可能微创的手术操作。

实际上，在显微外科领域，对很多疾病的诊治也早已呈现多学科介入的特点，无须也无法按学科进行人为地割裂与区分。基于此，我们在编写此书时除了涉及骨科修复重建之外，还囊括了显微修复技术应用较多的几个主要学科，如整形外科、神经外科、头颈颌面外科、眼科等，这也是本书的特色之一。从这个意义上讲，本书涵盖了几乎所有显微外科技术治疗领域相关疾病，覆盖骨外科（包括手外、脊柱、足踝）、整形及修复重建外科、口腔颌面及耳鼻喉头颈外科、神经外科、眼部显微外科等。期望以此加深各学科对显微外科领域疾病的认识，同时对相关领域的诊疗起到规范作用，进而使得显微外科技术在这些领域形成标准的诊治流程。

目前，显微外科建设和人才培养已处于一个成熟发展阶段，数十位骨外科、整形外科、耳鼻喉头颈外科、口腔颌面外科、神经外科、眼科等显微外科传统领域的专家根据自己丰富的临床经验，各展所长，通力合作，最终使这本《显微外科手术教程》得以问世。本书汇集了我国显微外科发展中宝贵的临床经验和科研成果，不仅涵盖了新兴的边缘学科，而且广泛地吸收了国外显微外科理论的最新研究进展，具有较强的实用性和指导价值，从而有助于广大青年显微外科医师规范化、标准化诊治显微外科疾病，在此基础之上有效地提升手术技能，缩短学习曲线。

本书是由中国医师学会显微外科医师分会的委员们在繁重的临床工作之余完成的，倾注了作者们大量的心血，不少同仁也提出了很多宝贵的意见，使我们能够更好地完成本书的出版，服务于社会。至此书稿付梓之际，衷心感谢显微外科前辈及同仁对本书给予的支持。同时向所有为本书编写付出辛勤劳动的同道们表示谢意。限于我们的基础理论知识水平和临床经验，错漏之处在所难免，恳请广大读者提出宝贵的意见及建议。

2022 年 2 月于大连

目　　录

第一章 显微外科概论

第一节 当代显微外科发展进程

显微外科技术应用于外科学各个领域，已成为外科手术治疗疾病，进行组织和器官移植、再植、重建和再造的一项重要技术，并逐渐成为一门外科专门学科，为发展和提高外科医疗技术开辟了新的领域。

对于显微外科临床实践中所提出的新课题、新认识，国内外的解剖学、生理学、病理学、病理生理学等基础医学工作者和显微外科工作者相结合，进行了大量的探索、论证和开拓工作，获得了一系列新发现和新观点，对显微外科的进展起了巨大的推动和指引作用。这些发现和观点，正逐步发展成为显微外科学的理论基础。

关于断肢再植的研究，1903 年 Hopfner 开始进行狗腿离断再植的实验；我国屠开元等于 1962 年报道了完全断肢再植的动物实验；陈中伟等于 1963 年为 1 例前臂创伤性完全离断患者成功地进行了再植手术；美国 Malt 和 Mackann 于 1962 年为 1 例右上臂完全离断的 12 岁男孩成功地进行了再植手术，并在 1964 年 6 月进行了报道。此后国内外开展断肢再植手术日渐增多，并且进行了多方面的基础理论研究，积累了许多临床经验。1988 年辛畅泰等利用离断自体小腿修复前臂离断后的组织缺损。1990 年裴国献等报道了双手、双足四肢离断再植的经验。在断肢研究的基础上，许多学者又进行了断指再植的研究。在断指再植开展初期，由于经验不足，成功率较低，存活率只有 56.3%，按手指计算成功率为 50.2%。自应用了显微外科技术缝合血管后，成功率才有所提高。原中国人民解放军第四〇一医院和第八十九医院报道断指再植的成功率为 91%～96%。1986 年葛竞、王成琪等先后各完成 1 例十指断指再植全部成活，国际上尚无先例。此后我国又有 8 例十指断指再植成功的报道。1988 年田万成报道多节段的断指再植成功。由于显微外科技术的提高，目前断指再植的手术适应证较前有所扩大，如过去认为不应再植的严重挫灭性断指、不易再植成活的撕脱性断指，现在再植成活者日益增多。可以说关于断肢（指）再植的研究，我国处于世界的领先水平。

关于皮瓣和肌皮瓣的研究，自从 1972 年 Harii 报道吻合血管的游离皮瓣获得成功以来，目前国内外显微外科学者已创新设计全身可切取的皮瓣和肌皮瓣达 70 多处。1974 年杨东岳设计了下腹部皮瓣。1981 年杨果凡设计了前臂皮瓣，被国际上称为“中国皮瓣”。1983 年张善才设计了小腿内侧皮瓣。1982 年朱盛修设计了趾短伸肌皮瓣。1992 年江华设计了展肌皮瓣。为了发展皮瓣和肌皮瓣的临床应用，修复组织缺损，许多学者设计了多种新的手术方法，如串联皮瓣、预制皮瓣、岛状（包括逆行）皮瓣及静脉皮瓣等。

关于周围神经的修复，长期以来都在肉眼下进行简单的神经外膜缝合，因不能得到神经束的精确对合，以致神经再生效果很差。1972 年 Mellesi 在手术显微镜下进行神经束膜的缝接，可使神经束准确对合，手术效果明显提高。此外，在手术显微镜下进行神经解剖、束间瘢痕松解，都可以减少肉眼下粗糙的操作而造成的手术创伤，也减轻了术后水肿和瘢痕再生，因而提高了手术效果。1976 年 Taylor 采用带血管的束间移植，可以避免单纯神经游离移植所造成的缺血状况，对于较粗大神经的移植，其效果尤其显著。1985 年和 1989 年顾玉东先后设计了小隐静脉动脉化游离腓肠神经移植及对侧颈 7 神经移位修复臂从神经损伤。1984 年朱盛修设计的束膜切开减压术治疗火器性灼性神经痛，有立竿见影之效。1989 年朱盛修设计了神经松解术和肩胛上切迹扩大术治疗肩胛上神经嵌压症，1993 年他设计了前臂骨间前神经移位修复大小鱼际肌支伤，从而扩大了神经损伤的治疗方法。在神经缝合时为了准确地按神经性质对位，1992 年顾晓松应用免疫组化方法快速鉴别感觉和运动神经纤维，接近了临床应用的要求；1994 年于昌玉将酶联免疫吸附实验技术应用于周围神经束定性染色，在临床应用中达到了快速、准确的效果。

关于骨瓣和骨膜的研究，自从 1977 年 Mckee 和 1978 年 Finley 分别用吻合血管的骨瓣和骨膜移植治疗骨不连和骨缺损以来，国内外学者相继设计了许多有血液循环的骨瓣和骨膜移植，改变了“爬行替代”的骨愈合过程，提高了骨缺损和骨不连的治疗效果。我国学者在这方面有不少创新设计，1983 年杨立民设计了肩胛骨皮瓣治疗手掌部组织缺损，疗效好。1985 年、1986 年及 1992 年朱盛修先后设计了带血管蒂的尺骨骨膜、带血管蒂的桡骨骨膜，以及带旋髂深血管的髂骨骨膜移位治疗股骨头缺血性坏死，疗效满意。1988 年陈振光设计了颈横血管肩胛冈支为蒂的肩胛冈骨瓣、1989 年设计了旋髂深血管的髂骨骨瓣、1991 年设计了胸背血管肩胛冈支为蒂的肩胛冈骨瓣、1992 年设计了旋股外侧血管升支为蒂的髂骨瓣、1993 年设计了臀下血管吻合支大转子骨瓣等。1994 年赵德伟设计了旋股外侧血管横支大转子骨瓣移位治疗股骨头缺血性坏死。

关于手部损伤晚期功能的修复，此类患者需根据不同情况，应用上述各种手术方法予以修复。我国学者在这方面有不少创新设计：1977 年杨东岳设计吻合血管的足趾移植重建拇指缺损；1986 年于仲嘉设计多趾移植重建双手手指缺如（手再造）；1990 年杨志明设计带血管蒂的豌豆骨移位治疗腕月骨坏死。这些创新设计的手术对显微外科专业的发展有其实际意义。

在颅脑外科方面，神经外科医师已将显微外科技术常规地应用于颅内肿瘤、血管瘤、垂体瘤、听神经瘤等治疗。在消化和呼吸系统的修复和再造方面，因外伤或肿瘤切除造成的咽、喉、食管、上下颌骨、口腔壁与舌的缺损，均可应用显微外科方法进行修复和再造。在泌尿生殖系统的修复和再造方面，应用带蒂和游离皮瓣移植进行阴茎和阴道再造，并且进行了输卵管、输精管吻合，卵巢、睾丸移植等。

显微外科已深入外科各领域，目前已在脑神经外科、眼科、耳鼻喉科、颌面外科、整形外科、骨科、手外科、泌尿外科及妇科等各个外科系统广泛应用。国家已正式规定显微外科列为独立学科，被各医学院校列入正式教学内容。

显微外科建设和人才培养方面已处于一个成熟发展阶段。全国许多医院纷纷创立显微外科专业，高等院校要求将显微外科列入本科生的教学内容，并大量招收硕士和博士研究生。原中山医科大学创办了《显微外科》杂志，后更名为《中华显微外科杂志》。1986 年在湖南长沙召开了第一届全国显微外科学术会议。1989 年在庐山成立了中华医学会显微外科学分会。目前，在全国各地已开办了 20 余个显微外科中心。我们相信，显微外科必将随着我国医学的迅速发展而不断前进。

基础医学、临床医学和医学生物工程三者在显微外科领域更加紧密地结合。显微外科发展的趋势总结如下。

1. 显微外科基础研究不断深入并有新的突破

（1）显微外科促进了相关学科的发展：由于显微外科发展及临床应用的要求，与显微外科相关的显微解剖学、生理学、生物化学、病理生理学、诊断学、生物物理学也有新的发展。生物医学工程技术在周围神经损伤修复和治疗方面是未来的一个研究重点。供体组织的体外培养和移植为器官移植提供了新的途径。

（2）发现新的显微修复组织、器官供区，完善移植手术设计：目前已发现的全身可供选择的组织供区包括皮肤、肌肉、筋膜、骨骼、软骨、骨膜等，以这些供区为基础，可供选择的手术方法有 300 多种。预计今后，新的体表和肢体的组织供区不会再大量出现，但是内脏和器官的供区在阐明其解剖生理特性的基础上，还会有增加。今后对已有供区的设计和应用方法的研究，将会给予更多的注意，并有较大的发展余地。方法简单而成功率高的传统带蒂组织移植将进一步发展。提高移植成功率和修复后的功能状态是未来显微外科治疗的重点。

（3）异体以至异种移植排异反应的防治：移植后的排异反应及其所带来的一系列问题是移植外科的

最大难题。显微外科领域已开展的各种异体组织和器官移植手术包括皮肤、血管、神经、肌肉，骨骼、甲状旁腺、胰腺、卵巢、睾丸、肾上腺等，都遇到不同程度的排斥问题，常常导致移植失败或移植物功能丧失。要解决这个重要课题，必须依靠免疫学家、分子生物学家、药物学家与临床工作者的共同努力。一旦这个问题得到重大突破，将使整个移植外科发生改观。

2. 显微外科的应用范围不断扩大　除了耳鼻喉科和眼科手术早已应用显微外科技术外，其他外科领域使用显微外科技术是从骨科和整形外科开始的，此后相继扩大到手外科、神经外科、颌面外科和泌尿外科，近年已逐渐进入外科的所有分支和几乎所有的手术领域，包括妇产科、头颈外科、小儿外科、普通外科、心胸外科等。显微外科技术的发展和推广将极大地丰富和更新医学科学的内容，显微外科将成为所有外科医师普遍掌握的基本技能和外科工作的常规手段。所有区、县以上医院的外科部门都将普遍掌握显微外科技术，以提高外科手术的效果，造福于人民。

3. 显微外科技术不断向多样，精细、简化和完善的方向发展　各种复杂广泛性损伤和肿瘤广泛切除后毁损的修复，越来越多地采用早期、急诊手术修复。应用各种新的小血管、神经吻合与移植技术；探讨应用于神经修复和促进神经再生的新材料和方法；研究加速和诱导神经再生的方法，阐明神经再生的微环境条件等，都将是重要的课题。肌肉移植后的功能恢复至今不能令人满意，而这正是肢体功能恢复的关键。为此，今后将主要研究解决肌肉的缺血耐受和再灌注损伤、神经的终板再生及对肌肉的再支配，以及肌肉移植和移位后神经肌肉功能的协调等问题。淋巴吻合与移植技术改进方面的研究包括小淋巴管的吻合与移植、淋巴管与静脉的吻合及桥接、淋巴结与静脉的吻合、淋巴管的再生、淋巴回流的重建等。肿瘤显微外科切除及修复技术的改进，使肿瘤切除的精确性大大提高。器官移植技术的进一步扩展与改进，这方面的技术将达到一个新的水平。显微外科不仅广泛应用于卵巢、睾丸、甲状旁腺、肾上腺、胰腺、垂体等各种内分泌器官的移植，而且将应用于心血管、呼吸、消化、泌尿等系统，以及眼科、耳鼻喉科、妇产科的器官移植手术中。

4. 高新技术的应用将为显微外科增加新的、更为有效的手段。光学技术和机械技术的进步将继续为显微外科提供高精尖的显微设备和手术器械。电子技术将在显微外科的诊断和监测方面发挥更大的作用，包括血液循环，组织内压力、肌肉与神经功能的检测，以及神经束间吻合中感觉与运动束的分辨、清创或移植后失活与存活组织的鉴别等。激光技术将用于显微外科中多种组织的切割和黏合，尤其用于血管的焊接，此外，还将应用于血栓的消除、肿瘤组织的切除与气化等。超声技术将广泛用于诊断和检测，并能在其引导下进行各种体内操作。单克隆抗体、基因工程、酶技术等生物技术的应用，在诊断、检测和治疗中将发挥更大的作用。这类技术的发展，还将为显微外科中防止粘连、溶解血栓、促进生长等问题的解决提供新的途径。目前，清创操作是显微外科创伤修复中一个重要而耗时的环节，如果通过生物技术能够准确地区别失活与存活组织，甚至能够溶化和消除残存的失活组织，则可以大大提高清创的效率与彻底性。

5. 显微外科不断深入到外科的各个领域，必然逐步形成新的分支，诸如显微骨科、显微整形外科、显微神经外科、显微泌尿外科等。未来将是显微外科加快发展、普及和深化的时期，也将是显微外科极大地改变整个外科学面貌的时期。

（赵德伟　谢　辉）

第二节　超级显微外科发展史

超级显微外科的概念，是日本的 Koshima 教授于 1996 年开始在一系列的学会、讲座上公开提出来的，经不断交流推广，逐渐被显微外科同行广泛接受。

1996 年 9 月 13 日，Koshima 教授在美国波士顿的哈佛医学院做了题为“newtissue transfers and supra-(ultra-) microsurgery”的演讲，这是他第一次在公开场合提出超级显微外科这个词。1997 年 6 月他又在比利时根特召开的首届国际穿支皮瓣会议上做了题为“introduction to supra-microsurgery and perforator flaps”的特别演讲，对超级显微外科的概念做了进一步的阐释。之后又在国际学术会议与显微外科学习班上做了20多次有关超级显微外科的演讲，超级显微外科的概念与理念开始在世界范围内传播开来。当时超级显微外科的内涵主要是以穿支皮瓣手术为代表的直径在0.8mm以下的细小血管的解剖、游离与吻合技术。到了2007年，在希腊雅典举行的世界显微重建外科学会（WSRM）第四次学术大会上，Koshima做了题为“supermicrosurgery”的演讲，标志着超显微外科这个概念正式被国际同行所认可。

为什么要提出超级显微的概念？20世纪80年代，穿支皮瓣（perforator flap）出现，皮瓣移植不再牺牲主干血管，对供区损伤减少，手术适应证扩大（当供区仅有一条主干血管的时，用传统的皮带主干血管的皮瓣切取方法受限制，而穿支皮瓣仍可以取切），手术设计更灵活（依据穿支设计皮瓣，不再受传统皮瓣供区“点、线、面”的限制，皮瓣可以按穿支情况设计成分叶穿支皮瓣、嵌合皮瓣等）。以1989年Koshima发表的代表性手术腹壁下动脉穿支皮瓣为例，手术不再携带腹直肌，而是把腹壁下动脉的穿支从肌肉中完好地解剖游离出来。这些穿支血管的直径一般在0.8mm以下，解剖游离与吻合如此细小的穿支血管，对显微解剖学研究提出了新的要求，并且需要更精细的显微器械、更细的显微缝线与放大倍数更高的手术显微镜。其实在1990年，也就是穿支皮瓣的概念提不久，Koshima就在学术讨论时有了“超级显微外科”这个想法。当初的这个想法是为了把穿支皮瓣的概念推向世界的一种战略。超级显微外科这一概念的提出，立即吸引了更多的医师从事穿支皮瓣相关的基础研究与临床应用，因为这个名词从字面意义上就能很容易想到它代表了显微外科的新发展。随后的显微外科的发展也证明了，超级显微外科概念的提出极大地促进了穿支皮瓣的推广应用，并在穿支皮瓣领域不断衍生出新的内容。2004年魏福全报告了free-style游离皮瓣，手持多普勒定位穿支皮瓣穿出点，以此为轴心设计皮瓣，采用逆行分离技术，先切开掀起皮瓣找到穿支血管穿出点，再逆向解剖游离穿支血管到适当长度与管径。此种皮瓣不需要担心解剖变异，也不管穿支血管的来源，皮瓣的切取更自由，对供区的损伤进一步减轻。穿支皮瓣切取不牺牲供区主要血管，而perforator-to-perforator血管吻合概念的出现使供区也不需要解剖游离主要血管，供区和受区损伤都减少，从而增加了新的皮瓣供区，手术设计选择余地增加，进一步提高了手术效果。

Koshima最初发表的文章是解剖游离血管肌皮穿支形成不带肌肉的穿支皮瓣，随后穿支皮瓣的内涵进一步扩大，除了肌皮穿支皮瓣，以肌间隙皮支、直接皮支为蒂的皮瓣都被称作是穿支皮瓣。近年来，穿支皮瓣在我国发展势头更强劲，从2005年开始每年都举办一次全国性的穿支皮瓣专题研讨会，而且穿支皮瓣的内涵也进一步扩大，发展出了一些特殊形式的穿支皮瓣，其中一些类型的穿支皮瓣还携带了部分发出穿支血管的上一级源血管。

对于穿支皮瓣这一名词本身，包括我国老一辈显微外科专家钟世镇、王成琪在内的大部分学者都很赞同，但对穿支皮瓣内涵的理解并不相同。在钟世镇主编的《显微外科临床解剖学》中，将最终进入皮瓣的血管分支定义为皮支。皮支分为三种——肌间隙（隔）皮支、直接皮支、肌皮穿支。以皮支血管为蒂的皮瓣也相应地分为三类——肌间隙皮支皮瓣、直接皮支皮瓣、肌皮穿支皮瓣，其中的肌皮穿支皮瓣又简称为“穿支皮瓣”。魏福全在2011年提到，皮瓣外科近20年来的重大进步之一，就是把连同肌肉一起切取的肌皮瓣，变成了不带肌肉的穿支皮瓣。这个转变过程经历了三个阶段：①带肌块的肌皮瓣：不再切取与皮瓣大小相应的肌肉，而是只携带肌皮穿支血管周围的一小块肌肉，在保证肌皮穿支安全不受损的前提下减少了对供区肌肉的损伤；②带肌袖的肌皮穿支皮瓣：对肌皮穿支在肌肉内的走行规律有了更清楚的了解，小血管解剖游离技术也有了提高，手术中只在肌皮穿支周围携带一层薄薄的肌组织以保护肌皮穿支，就能安全地切取以肌皮穿支为蒂的皮瓣，对供区的损伤进一步减小；③不带肌肉的肌皮穿支血管蒂皮瓣：手术中把在肌肉中穿行的肌皮穿支血管安全完整地游离出来，肌肉完全地保留在供区，形成真正的以肌皮穿支血管为蒂的皮瓣。以魏福全为代表的许多专家一直认为肌皮穿支皮瓣才能称之为穿支皮瓣。关于穿支皮瓣的内涵，国际上其实还有第三种观点，有部分专家坚持认为只有不切开深筋膜，以深筋外浅筋膜中的血管为蒂的皮瓣才能算是穿支皮瓣。到底什么是穿支皮瓣？笔者对此与Koshima有过多次深入的交流。Koshima的观点是：穿支皮瓣是“新生事物”，还在发展过程中，没有必要现在下个定义去限定它，有不同的观点碰撞更能促进其发展；到底什么是穿支皮瓣，留给未来去解决吧。

穿支皮瓣的进展，也促进了医师对更细小血管的解剖与吻合技术的提高，而细小血管吻合技术的发展又使与小管道吻合技术相关的其他显微外科手术得以进步，如小淋巴管吻合、淋巴结移植、血管化神经移植、小组织块再植与移植、指尖再造等。Taylor 于 1987 年提出了血管体区（angiosome）的概念，并由此发展出了嵌合皮瓣（chimeric flap），而血管体区与嵌合皮瓣最终也都归为超级显微外科的范畴。超级显微外科这个原本为推广穿支皮瓣而提出的名词，刚开始的时候其内涵几乎等同于穿支皮瓣，但发展到后来所包括的内容越来越多，甚至成了显微外科新技术的代名词，穿支皮瓣变成了超级显微外科内涵的一部分。2005 年在西班牙巴塞罗那召开的第 9 届国际穿支皮瓣学术会议上，Koshima 演讲的题目是：超显微外科的新话题——小淋巴管吻合和血管化神经移植。在这次超级显微外科讲座上，有学者认为 supramicrosurgery 从文法上比起 supermicrosurgery 更正确，应当作为公用语。但是与会的 200 名专家大都认为 supermicrosurgery 已经成为世界通用的概念，没有更改的必要了。

超级显微外科经过几十年的发展，小管道吻合技术也越来越高超，血管吻合管径从 0.8mm 以下发展到 0.2mm 以下。以前不易成功的小淋巴管静脉吻合手术，现在已经成为最安全的超级显微外科的入门手术方式之一。2007 年王增涛将其归纳为三个方面：超级细小、超级疑难、超级新奇。超级细小，是指吻合的血管、淋巴管等细小，移植的组织瓣小；超级疑难，是指显微外科仍没有搞清楚的疑难问题，以及仍需进一步研究的传统显微外科中高难度、高风险手术；超级新奇，是指新材料、新设备、新技术在显微外科的应用，以及对少见、罕见病例治疗上的奇思妙想。

虽然各国显微外科医师都对超级显微外科感兴趣，但是由于技术门槛高，不易得到训练的机会，技术仅掌握在少数医师手中，彼此之间的交流也有限。为了进一步推动超级显微外科的发展，2017 年 10 月，第十届世界显微重建外科学会（WSRM）理事长 Koshima 教授与山东省立医院手足外科王增涛涛教授联合发起成立了国际超级显微外科学会（International Course on Super Microsurgery，ICSM），同月在济南召开了第一届学术会议，并在 2018 年 10 月扩大举办了学术交流大会，广邀全世界手外科、整形外科、骨科、淋巴外科等显微外科专家前来进行学术交流，国内外显微外科同行对于超级显微外科在各领域的应用都有相当深入的讨论。2019 年 5 月，中国医师协会显微外科医师分会在大连举行的第二届显微外科医师年会邀请国际超级显微外科学会负责其中的一个分会场，国际与国内著名专家张峰教授、Gregory Buncke 教授、庄垂庆教授、Koshima 教授、Eric Santamaria 教授皆应邀与会。

今后，随着显微外科机器人的应用和纳米显微外科（nanomicrosurgery）的发展，将开始直径 10～100μm 的血管甚至更细的神经纤维吻合，显微外科将进入细胞手术的时代。为了开发新的治疗技术与方法，超级显微科解剖学、超微小手术器械、100 倍以上的高清显微镜、3D 高分辨率显示屏显微镜将应用于临床。另外，对于未来超级显微外科的发展，神经科学、轴突运输、神经再生、肌肉再生、电子显微镜资料的生成与观察、蛋白质分析、遗传基因解析等基础医学知识和实验技能也是必要的。

（Koshima 王增涛 张乃仁 王子华）

主要参考文献

[1] CHANG C C，WONG C H，WEI F C. Free-style free flap[J]. Injury，2008，39（3）：57-61.

[2] WEI F C，MARDINI S. Free-Style Free Flaps[J]. Plast Reconstr Surg，2004，114（4）：910-916.

[3] KOSHIMA I，SOEDA S. Inferior epigastric artery skin flaps without rectus abdominis muscle[J]. Br J Plast Surg，1989，42（6）：645-648.

[4] KOSHIMA I，YAMAMOTO H，HOSODA M，et al. Free Combined Composite Flaps Using the Lateral Circumflex Femoral System for Repair of Massive Defects of the Head and Neck Regions[J]. Plast Reconstr Surg，1993，92（3）：411-420.

[5] HALLOC K，GEOFFREY G. Simultaneous Transposition of Anterior Thigh Muscle and Fascia Flaps：An Introduction to the Chimera Flap Principle[J]. Ann Plast Surg，1991，27（2）：126-131.

[6] HUANG W C，CHEN H C，WEI F C，et al. Chimeric flap in clinical use[J]. Clin Plast Surg，2003，30（3）：457-467.

[7] 何晓清，徐永清. 超级显微外科介绍[J]. 创伤外科杂志，2017，19（1）：1-4.

[8] 唐举玉. 特殊形式穿支皮瓣的临床应用教程[J]. 中华显微外科杂志，2013，36（2）：201-205.

[9] 张军，王凌峰，蔡金东，等. 穿支皮瓣的研究进展[J]. 中华损伤与修复杂志（电子版），2010，5（6）：807-813.

[10] MARDINI S，TSAI F C，WEI F C. The thigh as a model for free style free flaps[J]. Clin Plast Surg，2003，30（3）：473-480.

[11] 刘莉. 嵌合(穿支)皮瓣的定义分类和临床应用进展[J]. 中国临床解剖学杂志，2017，35(2)：232-235.

[12] 唐举玉，章伟文，张世民，等. 中国特殊形式穿支皮瓣的名词术语与定义专家共识[J]. 中华显微外科杂志，2013，36(2)：113-114.

[13] KOSHIMA I，FUKUDA H，SOEDA S. Free Combined Anterolateral Thigh Flap and Vascularized Iliac Bone Graft with Double Vascular Pedicle[J]. J Reconstr Microsurg，1989，5(1)：55-61.

[14] KOSHIMA I，NARUSHIMA M，MIHARA M，et al.Lymphadiposal Flaps and Lymphaticovenular Anastomoses for Severe Leg Edema：Functional Reconstruction for Lymph Drainage System[J]. J Reconstr Microsurg，2016，32(1)：50-55.

[15] KOSHIMA I，YAMAMOTO T，NARUSHIMA M，et al. Perforator flaps and supermicrosurgery[J]. Clin Plast Surg，2010，37(4)：683-689.

[16] KOSHIMA I，NARUSHIMA M，MIHARA M，et al. Cross-face nerve transfer for established trigeminal branch Ⅱ palsy[J]. Ann Plast Surg，2009，63(6)：621-623.

[17] KOSHIMA I，NARUSHIMA M，MIHARA M，et al. Fascicular turnover flap for nerve gaps[J]. J Plast Reconstr Aesthet Surg，2010，63(6)：1008-1014.

[18] KOSHIMA I，NARUSHIMA M，MIHARA M，et al. New thoracodorsal artery perforator(TAPcp) flap with capillary perforators for reconstruction of upper limb[J]. J Plast Reconstr Aesthet Surg，2010，63(1)：140-145.

[19] KOSHIMA I，URUSHIBARA K，FUKUDA N，et al. Digital artery perforator flaps for fingertip reconstructions[J]. Plast Reconstr Surg，2006，118(7)：1579-1584.

[20] KOSHIMA I，NANBA Y，TSUTSUI T，et al. Superficial circumflex iliac artery perforator flap for reconstruction of limb defects[J]. Plast Reconstr Surg，2004，113(1)：233-240.

[21] KOSHIMA I，NANBA Y，TSUTSUI T，et al. New anterolateral thigh perforator flap with a short pedicle for reconstruction of defects in the upper extremities[J]. Ann Plast Surg，2003，51(1)：30-36.

[22] KOSHIMA I，URUSHIBARA K，INAGAWA K，et al. Free medial plantar perforator flaps for the resurfacing of finger and foot defects[J]. Plast Reconstr Surg，2001，107(7)：1753-1758.

[23] KOSHIMA I，INAGAWA K，URUSHIBARA K，et al. Fingertip reconstructions using partialtoe transfers[J]. Plast Reconstr Surg，2000，105(5)：1666-1674.

第二章 神经显微外科

第一节 概　　述

一、神经显微外科的发展

显微外科是外科治疗中的一种常用的辅助技术，其特点是采用手术显微镜来协助显示及观察病变，用一整套精细的手术器械进行切、割、剪、分离、牵拉、吸引等手术操作，并用双极电凝进行小血管止血。这种技术的主要目的是尽可能地减少手术中所引起的创伤、保护生理组织的功能、缩短术后的康复期、减少手术并发症。显微外科技术的开展使外科手术的适应证得到了极大的扩展，也使外科的治疗效果得到了极大的提高。自 1921 年德国的解剖生理学家 Meier 及 Lion 用单眼直筒显微镜做动物的中耳与迷路解剖实验开始，显微外科在神经、创伤、血管、心胸、整形、器官移植、泌尿等外科广泛使用。

神经显微外科首先由 Jacobson 及 Suarez 于 1960 年在动物实验中成功完成了直径小于 1mm 的周围小血管的对端吻合术。1962 年他们又成功为大脑中动脉狭窄患者进行了动脉内膜剥离手术。同年 Smith 也报道了在手术显微镜下成功完成了周围神经重建术。House（1961）、Kurze 和 Doyle（1962）先后报道了在手术显微镜下经颅中窝、内耳道行听神经瘤切除术。目前，显微技术已经应用于神经外科的各个领域。随着手术显微镜的不断改进及手术辅助设备的不断进步，神经显微外科取得了极大的进步和发展，大大地减少了手术创伤、保护了正常神经功能、缩短了康复周期。

神经显微外科是建立在显微镜、显微外科器械及显微外科技术基础上的综合运用，需要反复不断地练习才能掌握这些技术，包括实验室训练和手术室操作。高倍强光源与立体影像的应用可以帮助神经外科医师使用适合的精密器械在几乎无出血术野下对中枢神经系统疾病进行尽可能微创的手术操作。显微镜使得手术的相关复杂神经解剖结构变得更加形象且有立体感。

随着神经外科技术及显微器械的发展，神经显微外科手术亦不断进步，术前检查、围手术期管理等亦影响着手术的成败。

（陈礼刚）

二、术前准备

麻醉前患者的准备是否充分，可影响麻醉和手术治疗的效果及预后。颅脑肿瘤患者手术前可能伴有颅内压（intracranial cerebral pressure，ICP）升高、内分泌功能紊乱，或伴随全身性疾病，手术前的准备尤其重要。

（一）完善各种检查

除急诊手术外，应对患者的全身情况及对麻醉和手术的耐受性做出正确评价。

1. 循环功能检查　一般包括血压、心率、心律、心电图，若有心脏病病史应行超声心动图、运动心电图、动态心电图、心排血量测定等检查。

2. 呼吸功能检查　如呼吸频率、胸部 X 线透视或胸片，必要时测肺通气功能、行血气分析。

3. 血液功能检查 如血常规和凝血功能检查。

4. 肾功能检查。

5. 内分泌功能检查等。

(二)合理治疗合并症

1. 有效控制ICP升高 一般由颅内肿瘤引起的ICP升高，服用甘油氯化钠口服溶液即可缓解。对于疼痛明显或有脑疝危象者，需紧急脱水治疗。快速静脉滴注20%甘露醇250～500ml，或呋塞米40～80mg，对缓解脑水肿有速效。对于梗阻性脑积水，迅速钻颅行侧脑室穿刺并留置导管持续引流，脑脊液放出后，ICP立即降低，能迅速解除脑疝危象。否则，处理延误，自主呼吸停止，失去手术机会，预后也欠佳。

2. 治疗肺部感染，改善呼吸功能 对于昏迷的肿瘤患者，要保持呼吸道通畅。

3. 积极治疗心血管疾病 血压过高者，应先做相应的治疗。围手术期冠心病患者发生心肌梗死的概率为0.1%～0.4%，常发生于术后第3天，50%为静止性(未被发现)，由此造成的死亡率为40%～60%。高血压者如舒张压达110mmHg，ECG的ST段有缺血改变、低血压及心跳增快，可增加术后心肌梗死的危险，需先治疗2～3周，待病情改善后再手术。有心肌梗死病史者，如情况允许，至少6个月后才考虑手术。

4. 纠正水和电解质紊乱 对于长期ICP增高、频繁呕吐、不能进食、脱水的患者，如手术时期有选择余地，最好先做调整。鼓励患者进食，配合输液、输血、静脉高价营养，纠正水和电解质紊乱，支持3～5日后待病情稳定、脱水状态得以改善再行手术。

5. 治疗其他合并症 如肝肾疾病、糖尿病、癫痫等。

(张洪钿)

三、麻醉

(一)麻醉前访视

麻醉医师一般须手术前一天要到病房进行麻醉前访视，主要目的是：

1. 估计患者全身情况 通过了解病史、麻醉史、各种检查结果，并行详细体检后，对患者的全身情况做出估计。目前较为通用的为美国麻醉医师学会(ASA)制定的术前患者5级分级标准。

1级：正常、健康；

2级：有轻度系统性疾病；

3级：有严重系统性疾病，活动受限，尚未丧失工作能力；

4级：有严重系统性疾病，已丧失工作能力，常面临生命威胁；

5级：无论手术与否，难以维持生命至24小时。

2. 提出合理化建议，进一步完善检查和治疗 对于必要的，但尚没有进行的术前检查或治疗，应向神经外科医师提出建议，予以完善。

3. 了解疾病、手术与麻醉的关系，正确选择麻醉方法 了解手术方式、基本步骤、术中可能出现的特殊情况(如大血管、静脉窦损伤可能发生大出血或空气栓塞、下丘脑损伤引起血压升高和脑肿胀、第四脑室底部中枢损伤发生呼吸循环衰竭等)，这些对于进行麻醉准备和治疗有重要的价值。

(二)麻醉器械和药品的准备

1. 麻醉机的准备

(1) 更换钠石灰。

(2) 检查麻醉机电源、气源连接正确无误。接通麻醉机电源，检查各项指示灯是否正常工作。

(3) 打开氧气开关，检查气源压力是否达到要求，检查麻醉机有无漏气，根据患者情况调节输出量。

(4) 将呼吸机各类调节旋钮(或键)按需要调节到相应的刻度上。

2. 监护仪的准备 根据需要准备好各种监护仪，如循环、呼吸监测仪、脑电图、吸入麻醉药监测仪、脉搏氧测定仪等。

3．麻醉操作器具的准备　根据所选用的麻醉方法，准备好麻醉操作用具。如全身麻醉需准备好麻醉喉镜、带充气套囊的气管导管、衔接管、导管管芯、牙垫、喷雾器、吸引装置等。

4．麻醉药的准备　根据需要准备好麻醉药、急救药、治疗用药等。

（三）麻醉方法的选择

1．全身麻醉　全身麻醉是一个复合状态，由以下四部分组成：

（1）意识消失：机体暂时失去思维、记忆和回忆功能；

（2）无疼痛：机体无疼痛的感觉；

（3）骨骼肌松弛；

（4）无明显的应激反应：机体对伤害性及非伤害性刺激暂时失去反应或反应明显减弱。

全身麻醉的过程一般分为麻醉诱导、麻醉维持和麻醉恢复三个阶段。

（1）麻醉诱导：理想的麻醉诱导应具备如下条件：①诱导迅速，给药后意识在1～2分钟内消失，患者对插管过程无记忆；②对心血管功能抑制较轻；③下颌松弛充分，声门完全开放，利于气管插管；④无明显的气管插管反应发生，如血压升高、心率增快、心律失常、心肌缺血、动脉瘤破裂、颅内压升高、呛咳反射等。目前，尚不能用一种药物诱导而达到上述要求，临床上多采用复合用药的方法，常用镇静催眠药＋克服插管反应用药＋肌肉松弛药。

1）吸入麻醉诱导：用紧闭面罩高浓度吸入挥发性麻醉药诱导。由于吸入麻醉药多有异味、引起颅内压升高、空气污染等原因，在临床上不常用，个别用于小儿或开放静脉困难者。常采用60%～80% N_2O+2～3MAC的氟烷、七氟烷或地氟烷紧闭面罩吸入2～3分钟，患者可意识消失。应注意的是有些患者在意识消失后可出现躁动，要及时给予肌肉松弛药预防。

2）静脉麻醉诱导：表2-1列举了常用的全身静脉麻醉诱导药物。

表2-1　临床常用的全身静脉麻醉诱导药物

药物名称	用量及用法	起效时间/分钟	其他特点
硫喷妥钠	4～5mg/kg，静脉注射	2～3	费用低，心血管抑制较重
丙泊酚	1.5～2mg/kg，静脉注射	2～3	苏醒快而完全
依托咪酯	0.3mg/kg，静脉注射	2～3	心血管抑制轻，肌紧张
地西泮	0.3～0.4mg/kg，静脉注射	3～4	费用低
咪达唑仑	0.2～0.3mg/kg，静脉注射	2～3	健忘作用强
氯胺酮	1.5～2mg/kg，静脉注射或肌内注射	2～3	心血管兴奋，ICP升高
γ-羟丁酸钠	80～100mg/kg，静脉注射	5～8	作用起效慢，无心脏抑制

预防气管插管反应常用的方法：插管前静脉注射芬太尼，效果呈剂量相关性，2～4μg/kg即有效，8～10μg/kg即可完全抑制插管引起的心血管副作用；咽喉及气管内表面麻醉或喉上神经阻滞；插管前静脉注射扩血管药，如尼卡地平0.5～1mg、硝酸甘油1mg、酚妥拉明0.5～1mg等，为了预防反射性心率增快，可加用艾司洛尔50～100mg；插管前静脉注射利多卡因50～100mg；气管插管动作轻柔，尽可能缩短操作时间，因为心血管的反应程度与喉镜刺激的时间和强弱成正比；避免头过度后仰，采用正常头位插管，可减弱ICP的升高幅度。

（2）麻醉维持

1）吸入维持：术中根据患者的情况吸入1～1.3MAC的吸入麻醉药，推荐的剂量为1MAC。N_2O可增加CBF、$CMRO_2$，有兴奋大脑和脑血管扩张的作用，可以加强吸入麻醉药的镇痛作用，避免高浓度麻醉药的吸入。N_2O的不良反应可用过度通气及加用其他阿片类药来减弱，但坐位、气颅和有空气栓塞可能的高危状态手术禁用。

2）静脉维持：多与静脉麻醉诱导合用，称全凭静脉麻醉（total intravenous anesthesia，TIVA）。理想的TIVA药物应具备如下条件：易通过血－脑脊液屏障，与受体特异性结合效价高，作用起效快；持续时间短，量－效直线相关，连续给药，可调性强，代谢产物无副作用；无蓄积作用，作用消失迅速且干净；对脏器功能的影响小，无毒性作用。

常用的 TIVA 方法：持续短效止痛药，间断中长效镇静药，如持续雷米芬太尼 + 间断咪达唑仑（5～10mg）；持续短效镇静药，间断止痛药，如持续丙泊酚 5～6mg/(kg•h)，根据手术需要间断静脉注射芬太尼 0.1～0.2mg；持续镇静、止痛，间断调节；持续镇静、止痛，间断血管活性药（如尼卡地平、艾司洛尔）。

TIVA 的主要优点：可吸入高浓度 O_2，对于脑缺血患者较好；心血管抑制较轻；不需吸入麻醉药的设备，可用于战时、贫穷的地区；有 N_2O、吸入麻醉药禁忌者可用；无诱发恶性高热的危险；术后恶心、呕吐的发生率较低；空气污染小。

3）静吸复合维持：低浓度（0.5～0.8MAC）吸入麻醉药与小剂量静脉镇静催眠药及镇痛药复合，可以取长补短，常用于神经外科麻醉。

（3）麻醉苏醒：丙泊酚静脉麻醉的苏醒快而平稳。吸入麻醉苏醒过程的副作用，如高血压、精神症状、兴奋不安、寒战等，应竭力避免。可静脉注射小剂量哌替啶（25～50mg）治疗。为了防止麻醉后恶心、呕吐，减少误吸的危险，麻醉前可给予抗酸药。手术结束时可静脉注射昂司丹琼 4mg。术中应用肌肉松弛药者，术毕时应给予适量的拮抗药，避免为了抑制呼吸而减少通气量使体内二氧化碳过度蓄积。早期清醒利于神经功能的观察。

2．神经安定麻醉　此法对于颅脑手术是较好的麻醉方法，其主要优点有：循环功能稳定，周围组织灌注良好；可使颅内压下降；降低脑耗氧量，增加脑对缺氧的耐受力；术后苏醒快，苏醒后患者仍可耐受气管内导管，安静而不躁动，无恶心、呕吐等。

麻醉维持主要为氟哌利多芬太尼合剂。芬太尼可按每次 1～2μm/kg 给药。为了防止术后呼吸抑制，芬太尼应于主要手术步骤结束后停止用药。

神经安定药也可单独使用于颅骨成形术、清创缝合术等。如患者合作，手术难度不大，颅内外血管吻合亦可应用，但必须局部麻醉浸润完善。

3．针刺麻醉　凡能适应局部麻醉的患者，均能适应针刺麻醉。术前准备同一般麻醉方法，但应进行术前生理指标的预测及耐痛阈的测定。选穴原则遵循中医循经取穴加沿神经干取穴法。采用 G6805 针麻仪，频率为 200～400 次 /min，诱导 20 分钟后开始手术。自 1965 年针刺麻醉以来已应用于颅脑手术 20 余种共计 4 400 例，优良率为 80% 左右。近年来，国内多采用经皮穴位电刺激（TAES）对合谷、鱼腰、风池穴位给予 2Hz 和 100Hz 的交替刺激，辅以氟哌利多芬太尼合剂，用于开颅手术效果较好。也可将 TAES 相吸入全身麻醉复合，可以减少全身麻醉药用量的 30%～50%。

（四）术中麻醉监测

除了基本麻醉监测项目外，根据患者的具体情况还需进行一些必要的特殊监测（表 2-2）。

表 2-2　颅脑手术中的监测参数

基本监测	特殊监测
• 心电图	• 脑电生理监测
• 无创和 / 或有创血压	• 诱发电位（听觉和 / 或体感）
• 脉搏血氧饱和度	• 中心静脉（右心房、肺动脉）置管测压
• 胸前听诊器	• 心前多普勒
• 呼气末二氧化碳	• 食管听诊器
• 体温（食管或鼻咽部）	• 食管超声心动图
• 血红蛋白或血细胞比容	• 脑血流（CBF）
	• 颅内压
	• 脑代谢
	• 血浆渗透压

1．脑血流监测

（1）脑血流：目前仍采用放射性氙 -133 的清除率作为脑血流测定的金标准。通过氙 -133 被吸收或注射后在标定的头部位置上的闪烁计数来记录其放射量的衰减，从而得出 CBF。但由于技术上的难度和对缺血诊断缺乏特异性等问题，在手术室内应用较困难。

（2）脑血流速度：采用经颅多普勒，通过测定大脑中动脉直径和流速变化来评价脑血流速度（cerebral blood flow velocity，CBFV），用于术中监测及诊断脑死亡有价值。因为无创，CBFV 可以间断或连续使用。术中头位的变化对精确度有一定影响。CBFV 也可用于术中直接监测主要颅内动脉。

（3）脑局部血流：用激光多普勒可测定脑局部血流，其临床应用价值有待进一步探讨。

2．颅内压监测　除麻醉诱导至切开硬脑膜期间可用颅内压监测观察麻醉药物和操作对颅内压的影响外，一般多用于术后监测，以指导降颅内压治疗，主要有以下方法：

（1）腰部脑脊液压测定：方法简单，校正及采集 CSF 容易，但有增加感染的可能，对已有脑疝的患者风险更大，也有损伤脊髓的报道。

（2）硬脑膜外 ICP 测定：由于硬脑膜外腔不能通过液体传感，只能通过气体压力传感器或将压力传感器直接放置在硬脑膜外，术中使用受到限制，多用于术后监测。

（3）硬脑膜下 ICP 测定：将压力传感器直接放置在硬脑膜下直接测压，数据不如脑室内置管精确可靠。

（4）脑室内置管测定 ICP：将导管置入侧脑室内，传感器的零点与外耳道水平进行测定。此法必须钻孔穿刺脑实质，长时间留置导管有一定难度，易合并感染、出血。对已有脑室系统梗阻的患者其价值受影响。

（5）脑实质内 ICP 监测：采用光导纤维导管通过钻孔插入脑实质，压力通过导管末端光反应膜的运动被感应，通过数字或类似方式来显示。在放置前必须进行系统校正，该系统抗干扰强，可正确反应 ICP 变化，但费用昂贵，操作过程中神经组织如有梗阻可以破坏光导纤维，使 ICP 波形出现误差。

不但颅内压的数值有临床意义，其压力波形分析也很有价值。ICP 波形分为 A 波、B 波与 C 波。A 波又称高原波，由一组 ICP 8～10kPa 的压力波构成，压力在一般水平，突然上升，持续 5～20 分钟后下降到原压力水平。如高原波反复出现，预示 ICP 代偿能力耗竭，脑血管舒缩的自动调节趋于消失，颅内血容量增加，致 ICP 骤升。A 波出现频繁时，要考虑病情凶险，预后欠佳。B 波为压力 0.65～1.3kPa 的阵发低幅波，代表 ICP 顺应性降低。C 波为偶发单一的低或中波幅波形，无特殊意义。

3．脑代谢监测

（1）脑氧代谢率（$CMRO_2$）：向颈内静脉球部和动脉置管，同步抽血测定二者的血气，可计算出 $CMRO_2$。$CMRO_2=CBF\times(CaO_2-C_{jv}O_2)$，即 $CaO_2-C_{jv}O_2=CMRO_2/CBF$。当 CBF 不变时，颅内动静脉氧含量差（$CaO_2-C_{jv}O_2$）可以反映 $CMRO_2$ 的变化规律。持续测定颈内静脉血氧饱和度（$S_{jv}O_2$）对了解脑氧摄取很有价值。$S_{jv}O_2$ 的正常值为 60%～70%，一旦降低至 54%，则提示存在代偿性大脑低灌注压，有脑缺血的可能。但是和体循环混合静脉血相似，它只能代表多个脑区域的综合结果，不能预见脑局部血流障碍。

（2）局部脑血氧饱和度（rSO_2）：它是应用近红外线分光镜，无创伤测定经选择的局部脑组织的氧饱和度，代表局部脑组织中的动脉、静脉及毛细血管三种成分的信号。由于脑血管床中静脉占主要成分（70%～80%），所以，rSO_2 主要反映静脉血氧饱和度（SvO_2），可以代表脑的氧供。在脑氧耗正常的情况下，当低血压、CBF 降低或严重贫血使脑的氧供降低时，由于脑组织对氧的摄取，很快引起 SvO_2 降低，表现为 rSO_2 降低，能敏感地反映脑缺氧。临床上将 $rSO_2<55\%$ 作为脑组织缺氧的界限，实际上连续监测动态变化规律更有意义。

（3）脑糖代谢率：从颈内静脉球部和动脉同步抽血测定血糖，可计算出脑糖代谢率。

4．脑电生理监测　脑电生理监测的内容包括脑电图（electroencephalogram，EEG）、感觉诱发电位、运动诱发电位、肌电图等。神经外科手术中监测的目的主要为判断麻醉深度，指导手术操作，精确切除病灶，减少手术造成的中枢损伤。

（1）EEG：EEG 是反映脑功能状态的一个电生理指标，是脑皮质神经细胞电活动的总体反应，受丘脑的节律性释放所影响。由于脑电活动与新陈代谢活动相关，因此也受到代谢活动因素的干扰，例如氧摄取、皮质血流量、pH 等。Gibbs 等（1937）首先将 EEG 用于手术中麻醉的监测，证明 EEG 变化比起通常所用的麻醉观察指标如血压、脉搏、体温、中心静脉压或对刺激的反应等，更能直接而敏感地反映麻醉药物的中枢作用，但因EEG记录、分析困难及众多的干扰因素，EEG原始波用于术中患者监测的价值及实用性一直存在着争议。近20年来，随着电子计算机技术在脑电监测和分析上的应用，量化EEG用于麻醉和手术中麻醉深度的判断、术后镇静深度的判断及颈动脉手术，低温麻醉、控制性降压期间的中枢功能的监测越来越受到重视。

目前国际上流行的EEG识别采用频域法，该分析法较为先进而精确，能保留原始脑电波的所有信息。其原理是采用一种复杂的数学模型（即Fourier分析）对原始脑电波进行分析，选取一段原始EEG，将其分解成不同频率的标准正弦波，然后计算各频率下的功率强弱，从而观察脑电活动的相对强度。

将每单元的功率谱分析所得坐标曲线随时间的推移而排列即为压缩频谱（compressed spectral array，CSA），此时横坐标仍表示频率，纵坐标表示相对功率，因此可连续记录，便于前后对比，并可在此基础上分析出95%边缘频率和50%中心频率等定量指标。95%边缘频率指每单元功率内的最高频谱，50%中心频率是指50%功率处的频率。

随着功率谱研究的进展，人们发现在评价麻醉深度方面，95%边缘频率和50%中心频率并不很敏感，从而发展了双频谱分析法。双频谱分析是将某波段（一般取δ波段，0.5～3.9Hz）中相位锁定频率偶合对的能量从该波段能量中减去，把剩余波段的能量和总能量之比。把双频谱分析的参数与其他一些EEG参数（如暴发抑制、波幅等）结合，并进行数学运算，最后形成以0～100之间数据表示的双频指数（bispectral index，BIS），由小到大相应代表深度意识抑制和清醒状态。大量研究结果表明，BIS与中枢抑制药物（丙泊酚、硫喷妥钠、异氟烷、咪达唑仑等）的用量呈负相关，在一定程度上可反映镇静催眠深度。但BIS不能反映氯胺酮的意识消失程度。

（2）诱发电位（evoked potentials，EP）：包括刺激发放和感觉电位接收两个系统。刺激器将光、声、磁或直流电脉冲施加给机体，在中枢引起反应，记录诱发电位各波的潜伏期、波幅及波峰间期。根据刺激形式的不同，将EP分为躯体诱发电位（somatosensory evoked potential，SEP）、听觉诱发电位（brainstem auditory evoked potential，BAEP）、视觉诱发电位（visual evoked potential，VEP）和运动诱发电位（motor evoked potential，MEP）。目前认为，诱发电位用于手术中监测，有较好的价值。例如脊椎、脊髓术中或主动脉瘤切除术中，观察主动脉阻断后SEP的反应，可防止永久性脊髓伤害甚至截瘫。BAEP在听神经瘤手术中判断听神经的保留，在脑干手术中用于脑干功能的保护。诱发电位优点在于：①监测本身对手术影响小；②能及时且较客观地反馈手术损伤，动态反映由于操作不当引起的神经组织损伤，使手术操作由过去的神经解剖阶段进入功能解剖阶段，大大提高了手术质量；③诱发电位在一定程度上也能反映麻醉深度。

（张洪钿）

四、神经显微外科手术设备和器械的正确使用

（一）概述

手术器械是外科医师手的延伸，没有精良的手术器械或不能正确使用它们，手术无法成功。近20年来，随着神经显微外科的不断发展，显微手术设备和器械应运而生并不断更新。在此对神经外科临床常用的显微手术设备、器械性能和正确使用方法进行介绍。

神经显微外科手术设备包括手术显微镜、可控手术床、头架、双极电凝器、超声吸引器、手术用激光等；手术器械包括显微手术剪刀、手术显微镜、自动牵开器、显微针持（镊）等。

神经显微外科手术的各种设备和器械，是随着显微手术应用范围的不断扩大，生产厂家根据神经外科医师提出的要求而设计和生产的，开发了大批型号各异的显微外科器械，并逐渐使其性能完善，适应显微手术的需要。因此，神经外科医师如果不能熟练掌握并正确使用它们，就无法胜任神经显微外科手术，甚至在手术中发生危险。另外，神经外科医师在选择（购）设备和器械时可能会造成误购或浪费。因此，掌握一些神经显微外科设备和器械的基本知识是十分必要的。

许多公司提供的基础显微手术器械是成套生产的，如镊、针持、剪刀、分离器等，分别装在不同的器械盒中。有条件的单位，成套地购买显微手术器械，应用起来非常方便。如条件有限，神经外科医师也可

根据需要和习惯，挑选几件经常使用的装在一个带胶粒的专用盒子里。

显微手术器械十分精细，使用和收藏时应格外小心。显微手术器械落地、使用不当、清洗不净，都会造成破损，缩短其使用寿命。手术室应有专人负责妥善保管。术后清理时应将常规手术器械与显微手术器械分开，用软刷刷洗干净，然后擦干，并在器械活动的关节部位滴注专用润滑油。术中随时保持器械的清洁，按器械设计要求使用，可延长显微手术器械的使用寿命。一旦使用不当便会造成损伤，如用显微小持针器去夹持大号缝合针、用显微剪去剪质地坚硬的肿瘤。

（二）神经显微外科手术设备的性能及正确使用

1. 手术显微镜 手术显微镜（operative microscope）是显微外科手术必备的基础设备。手术显微镜主要由照明系统，及可供升降、前后左右调节的多关节支架和底座三部分组成。良好的手术显微镜应具备如下要求：①手术显微镜放大倍数为5～20倍，可分级调节或无级连续调节，以适应术中不同放大倍数的需要，镜下景物立体感强。除吻合血管外，一般神经显微外科手术放大5～10倍就可以满足要求。②因颅内手术术野较深，神经显微外科要求手术显微镜的物距为300～400mm。这与眼科、骨科对手术显微镜的要求不同。可以配置不同焦距的物镜，依不同的手术需求调焦，从而改变手术显微镜的工作距离。③手术显微镜的光源有两种，一种是普通光源，采用白炽灯或发光效率较高的溴钨灯直接照射术野，其优点是更换灯泡方便、亮度好，但会对脑组织造成热干燥损伤。另外，手术显微镜被无菌消毒套覆盖，热量不易散发，术中需不断向术野冲生理盐水以降温。普通光源的手术显微镜现已较少使用。另一种是冷光源手术显微镜，光源远离术野，光线经光导纤维传到镜头，可避免光线直接照射术野，无对脑组织的热损伤。无论哪种光源，亮度和覆盖范围都应满足手术需要。深部照明时的投照方向应与手术显微镜术野同轴。照明的亮度应能调节，光线太暗影响手术，太亮易使术者眼睛疲劳。④手术显微镜应有两组目镜供术者和助手应用。主镜和助手镜的手术视野必须保持一致性。⑤有条件须配置摄像系统，使术野画面在电视监视器上显现，便于器械护士、麻醉医师了解手术情况和进度，主动配合手术。手术显微镜监视器可供年轻医师与参观者学习；还可将手术过程记录下来，以满足示教要求，或作为资料保存。⑥有的手术显微镜还有蓝、黄色的滤光镜，是配合术中使用日（灯）光彩卷拍照准备的。如配一套可遥控快门的照相机，拍摄术中资料更为得心应手。近年来，数字照相机已逐渐被人们选用，用数字照相机拍摄的照片，可以直接与计算机相连，为进一步加工制作提供了便利。⑦目镜应能进行屈光度调节和瞳孔间距调节，以适应术者不同的眼屈光度和瞳孔间距。⑧手术显微镜支架底座有小轮及制动装置，移动到位后，应将其固定确实，不妨碍手术操作。

有的手术显微镜支架根据平衡原理设计（“太空式”），装有重量平衡系统，使手术显微镜可移动部分以无重状态处于术者控制下。支架的各关节通过电磁耦合调节制动，三种为直线动作、三种为旋转动作（图2-1），它的调节有手控开关、口控开关和声控开关三种方法，可供术者迅速、准确地将手术显微镜调至最合适的位置，节约手术时间。

还有的手术显微镜底座固定在手术室的天花板上，通过电动液压升降装置调节工作角度，可做左右、上下、水平三个平面的旋转，术者能根据手术需要从不同方向进行观察。这种悬吊式手术显微镜的最大优点是节省地面空间，但安装、日常清洁维护困难（图2-2）。

神经外科的显微手术操作，一般是从剪开硬脑膜开始应用手术显微镜。在手术显微镜下暴露分离，处理病变。彻底止血后，可移开手术显微镜。也有的术者在手术显微镜下缝合硬脑膜后，方结束使用手术显微镜。另外，为了操作安全、准确，有些可能造成周围损伤的精细操作，也需在手术显微镜下完成，如用微钻磨除前床突、内听道等。为了配合手术显微镜的使用，在开、关颅时，术者可佩带手术放大镜，一般放大2.5倍（图2-3）。有的手术放大镜带光源，避免了开、关颅时手术野的光线阴影。

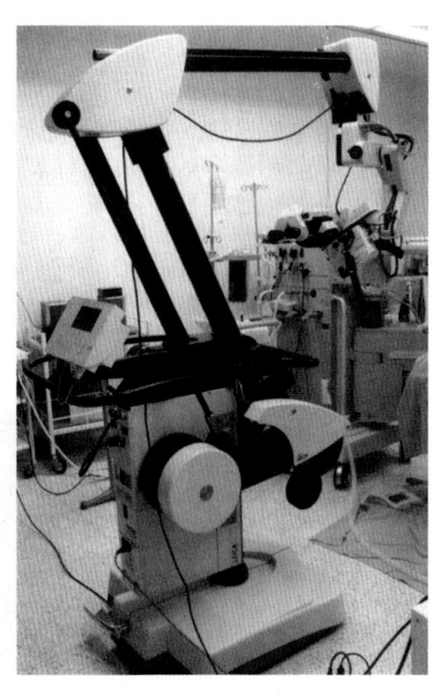

图2-1 手术显微镜

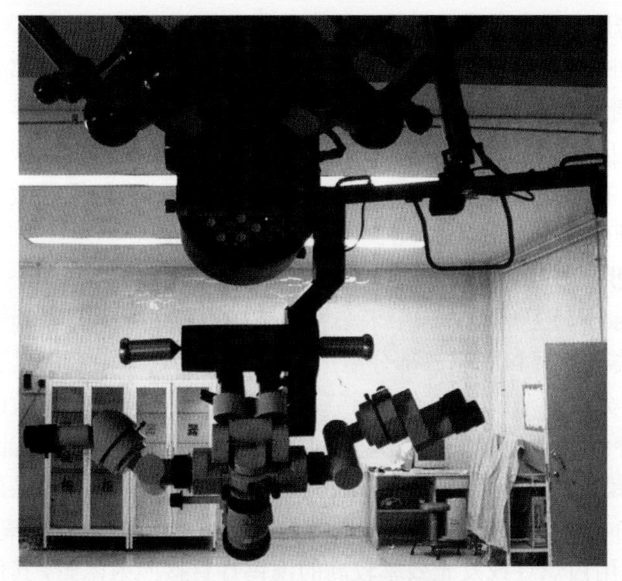

图 2-2　悬吊式手术显微镜

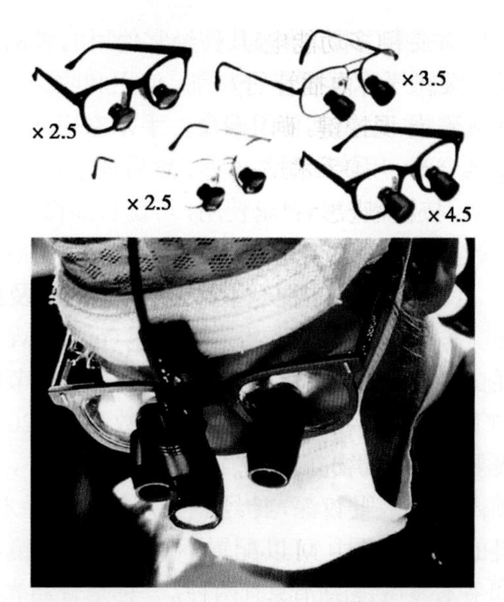

图 2-3　手术放大镜

手术显微镜属精密贵重仪器，须严格防尘、防震和防潮。目、物镜表面切不可用手指或锐利器械擦拭，只能用专用擦镜纸擦拭。应有专门人员定期保养。灰尘可用吹气橡皮球吹去，油污和血迹可用脱脂棉蘸乙醇乙醚混合液（95% 乙醚加 5% 无水乙醇）擦拭干净。手术显微镜长期不用时，应将整个光学系统拆卸，做防湿贮存。至少要多备一个照明灯泡，以防术中灯泡突然损坏影响手术。

手术中移动手术显微镜时应小心、缓慢，防止用力不当将其推倒。移动手术显微镜时应先切断电源，移动到位后，再开通电源。如准备术中照相或录像，术前应将照相设备装妥，检查设备的工作状态是否良好，为保证录像的彩色正常，应用前要调整好白平衡。

为确保手术野无菌，手术显微镜应装手术显微镜套。各手术显微镜厂家有配套的无菌手术显微镜镜套生产，为一次性使用，各种镜头接口位置大小恰当，全套为透明塑料制成，应用十分方便，但费用较高。医师可定做一次性塑料手术显微镜套，包装好用环氧乙烷消毒。布制的手术显微镜镜套可反复消毒使用，但因手术显微镜移动关节和操作按钮被布袋包裹，无法看见，操作不便。

2. 多功能可控手术床　进行显微外科手术时，为保证手术操作的稳定，术者最好坐在带扶手的专用手术椅中操作，这就要求手术床的高度适应术者坐位时的双手高度。术中患者的头是被头架固定的，为满足观察到各个角度的术野，需随时调整患者的头、体位。因此，手术室应备有多功能可控手术床以满足上述要求。

多功能电动可控手术床由油压控制床的升降，床面高度调节范围 50～100cm。床面可向侧方倾斜 20°，头足倾斜 25°，为保证坐位床靠背可上曲 90°。上述各部位运动均由电动油压系统调控，可满足神经显微外科仰卧位、侧卧位、俯卧位及坐位的手术需要。床位调整好时，床面各部位不再有任何晃动（图 2-4）。

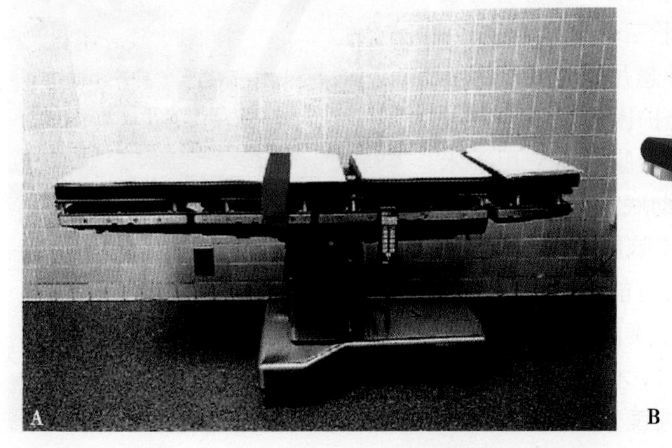

B

图 2-4　多功能电动可控手术床（A），显示手术床面可移动范围（B）

在使用多功能电动可控手术床时，需注意以下几点：①调节手术床应由麻醉医师操作，以利于观察患者，保证气管内插管的安全。调节手术床前应先声明，令术者停止手术。②在变换（头、足）位时，先找到所需位体调控键，确定无误时，再按压运动键。术中调节手术床的速度一定要缓慢。③确保电源线中的地线接地。④手术结束时拔出电源插头。⑤床升降基座及电源处避免进水。⑥床位调到所需位置时，麻醉医师应检查患者体位无误，未压迫身体各部位，并保持气管插管通畅。

3. 头架和脑自动牵开器

（1）头架：在神经显微外科手术中，患者头意外地移动是极为危险的。头架能保证术中头位稳定不变，防止压迫造成头皮压疮，还可以缓冲开颅钻孔时颅钻对头部的震动。头架装在手术床上，并固定牢固。对于特殊体位，如坐位，没有头架固定患者的头部无法完成手术。手术中如需要更换术野位置，可采用调节可控手术床的角度来完成。为适用于术中拍摄头颅 X 线片或脑血管造影，有一种可透 X 线的特殊材料头架可供选用。

头架安装好后应固定牢固，避免术中头架松动。开颅钻孔时，不要用力过度，避免头架脱落。头架有不同类型，其中 Malid-film 头架有三个头钉，还有压力表，可避免头钉穿破颅骨，造成硬脑膜外血肿。头钉的固定位置适宜选择额、顶、枕部，这些部位骨质厚。固定头钉时应注意避开颞肌、颞浅动脉和骨突出部位（图 2-5）。Malid-film 头架配有一副架圈，其环圈可供装置脑自动牵开器、棉条板，同时还可起到手托作用，供术者的腕或小鱼际肌放在环圈上，既稳定又可减轻术者肌肉疲劳。

（2）脑自动牵开器：脑深部的显微手术可供操作空间狭小，助手长时间使用脑压板，放置的位置及用力都很难满足手术要求。脑自动牵开器是神经显微外科手术必备的装置。

20 世纪 70 年代中期，脑自动牵开器开始在神经外科应用，很快得到普及。脑自动牵开器一端固定不同规格的脑压板，另一端固定在头架或连接杆上。脑自动牵开器由一组球面关节组成，内由一钢线穿连在一起，长 30～40cm。扭紧钢线，脑自动牵开器的臂硬挺，使前方脑压板固定在所需位置；放松钢线，臂变软，可根据需求调节脑压板位置。早期的脑自动牵开器是固定于颅骨上的，与头颅成为一体，使用简便。脑自动牵开器固定于颅骨上的缺点是，如颅骨（如颞部）太薄弱不能承受其重量会造成骨折；还会使硬脑膜剥离出血。另外，固定在骨缘的夹子占据骨窗空间，影响术者视野。

LEYLA 脑自动牵开器的连接杆一端固定在手术床上，另一端连接牵开器。这种自动牵开器的缺点是，牵开器连接杆和头部彼此独立，容易造成脑自动牵开器上的脑压板在脑部划动，损伤脑组织。

目前，理想的脑自动牵开器是固定在头架上，如 Sugita 脑自动牵开器系统，狭小的脑压板对脑组织的牵拉也相对减轻。这两种系统都可以同时安装使用多个可屈性牵开器，而不需要考虑开颅手术部位和骨窗的大小。应用牵开器时要保持牵开器的臂尽量低紧靠颅骨，有利于减少牵开器臂的运动（图 2-5）。

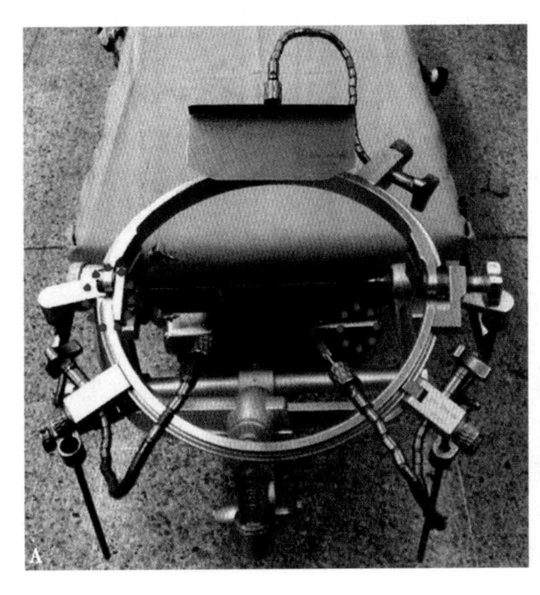

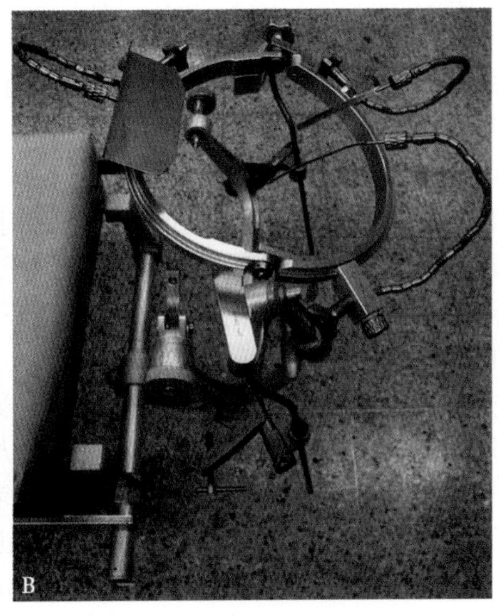

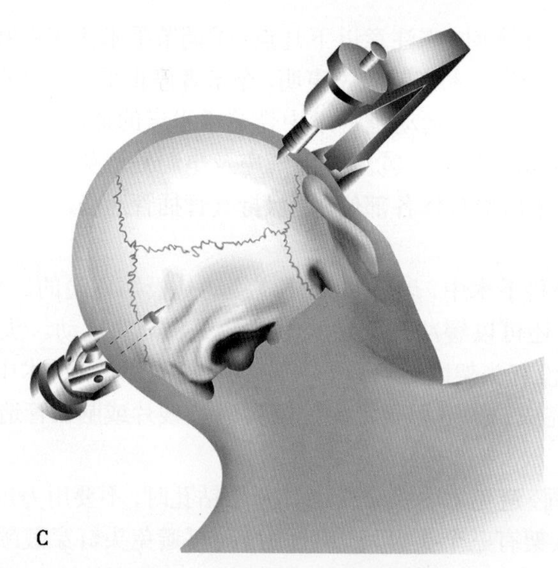

图 2-5 Malid-film 头架和头圈

头架备三个头钉，可避免头钉穿破颅骨（A，B）；头钉固定的位置（C）。

脑自动牵开器的前端固定的脑压板呈船桨形或锥形，所占的空间少，适用于脑深部暴露。脑压板有不同大小型号可供选用，过窄的脑压板可损伤脑组织。手术中牵开脑组织的时间不要过长，以减少局部脑损伤，每 10～15 分钟后放松脑压板 3～5 分钟，间断抬压脑组织，牵开脑的压力低于 20mmHg 比较安全，尤其在脑桥、视放射区时更应注意。多个脑压板较单一脑压板所造成的脑损伤要小，不要将脑压板垂直插入脑内，否则会因脑压板的移动造成脑组织损伤。正确的方法是脑压板弯成与脑表面相符的形状（图 2-6）。

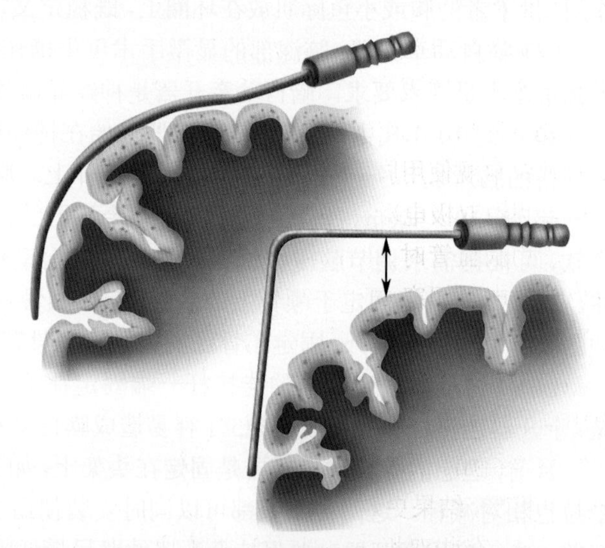

图 2-6 脑压板弯成与脑表面相符的形状

4. 双极电凝器和显微冲洗器

（1）双极电凝器：是神经显微外科手术重要的止血基本设备（图 2-7A）。与普通单极电凝器不同的是，双极电凝器工作时，电流不通过人体，仅通过两镊尖端，不致产生电火花伤及周围组织（图 2-7B）。当前有多种型号的双极电凝器供临床医师选用。

双极电凝镊长度 8～25cm，尖端直径 0.25～1.5mm。双极电凝镊的尖端越细，电流越大。因此，使用双极电凝器时，应由低功率开始，以防功率过大，烧破血管或引起粘连。为减少双极电凝镊工作时粘连，镊的尖端内嵌有合金材料，同时在使用时还应不断用生理盐水冲洗。有的双极电凝器带有自动滴水装置，双极镊柄上装有输水细管，在双极电凝工作时，生理盐水自动滴出，防止烧灼时组织粘连。应保护好双极电凝镊，以免损坏其弹性，影响使用。除用于术中软组织的止血外，双极电凝镊还是一把良好的分离器，可用于分离组织。双极电凝镊一般为枪状，不阻挡视线，增加了术野的可视范围。直形的双极镊可用于脑表面的操作。

双极电凝器的电流功率可调节，视组织的厚度而定。在重要的区域，如脑干周围血管的止血、结扎重要动脉的分支时，双极电凝器的工作功率不宜过大。双极电凝器配有脚闸开关，用于控制电凝，这在脑部手术时非常重要。脚闸踏板以宽大为好，便于术者用足部寻找和控制。笔者认为，脚闸踏板最好由术者控制，便于协调手的操作和足的踏板开关动作。由术者持双极电凝镊操作、助手踩踏板的方法不易协调，有时会发生危险。双极电凝器电可自动周期间隔电凝，如通电工作 0.3～0.6 秒，断电 0.2 秒，使电流有短

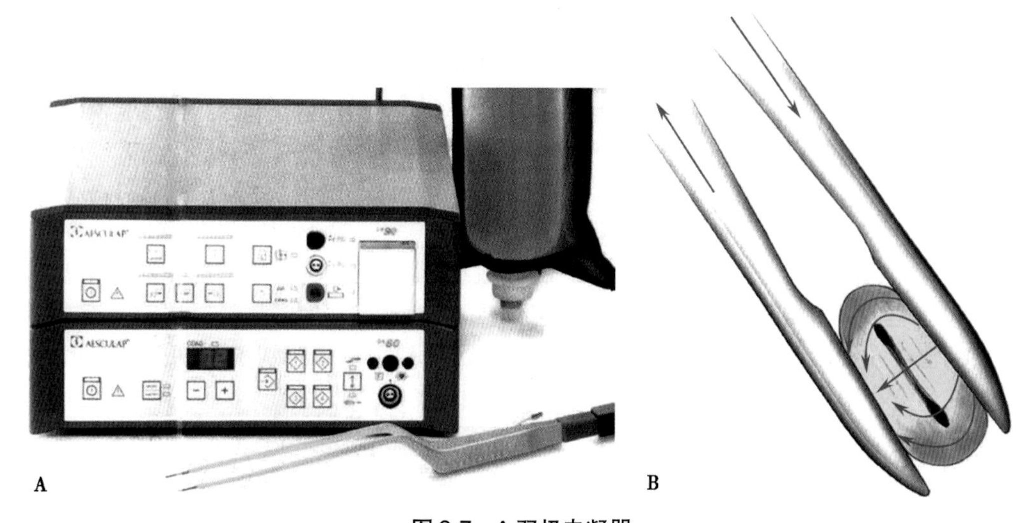

图 2-7 A 双极电凝器
A. 双极电凝器设备；B. 可自动冲水的双极电凝器。

暂的起伏波动，减少电凝镊的组织粘连。双极电凝器也可电凝血管止血。

有的双极电凝设备有自动挡，只要双极电凝镊两端靠拢到一定距离，就会自动电凝。但笔者认为这种操作方法不够理想。因为有时双极电凝镊首次放置的位置未必准确，此时若自动进行电凝，电凝的部位可能不理想。另外，出现双极镊碰触到不该电烧的组织，可能造成错误烧灼，损伤正常脑组织。为此，手术时应常规使用脚闸控制开关，尤其是脑深部手术时。使用脚闸控开关，在双极电凝未工作的状态下，还可以利用双极电凝镊分离组织。

烧灼脑血管时，双极电凝的功率不宜过大。电凝血管可采用三点式，这样能保证有 2～3mm 长的血管内腔被电凝闭塞，剪断方便。当双极电凝镊工作时，镊的尖端应保持微张，以保持电流可穿透血管的程度即可。另外，镊尖端不要在血管上滑动，以免撕裂血管。血管经过良好的电凝后颜色变白，如果烧成黑色，说明双极电凝功率过大，时间过长。为防止镊尖端粘连，电烧灼时，尖端不要靠紧，应与血管保留一定距离。应经常用湿纱布擦拭双极电凝镊尖端，或用专用的砂纸擦净结痂。用锐利的刀剪清理镊尖的粘连物，会造成镊子尖部粗糙，结果更易粘连，应尽量避免。

近年，有些双极电凝器具有切除肿瘤的功能，环形电凝镊切割肿瘤同时可以止血。

（2）显微冲洗器：在电凝和使用高速颅钻进行颅钻孔或磨除颅骨时，需不断冲生理盐水，以降低钻头温度和防止双极镊的尖端粘连。显微冲洗器有一球囊储水，顶部连接一相当于 18 号的平头弯针头。这种冲洗器体积小，不妨碍视野。冲洗水柱细小、均匀，冲洗位置准确。也有人用 20ml 注射器，前端装腰椎穿刺针，代替显微冲洗器。

5. 超声吸引器　超声吸引器（CUSA）（图 2-8）是切除脑肿瘤的常用设备。它的手柄顶端装有高频震动器，震动的超声吸引器顶端置放在肿瘤组织中产生空穴作用（cavitation），破裂并捣碎肿瘤组织。使用超声吸引器在肿瘤内吸引使瘤体缩小，留出手术空间，便于进一步分离。软的肿瘤组织被吸除，留下血管和纤维结缔组织，再用电凝止血切断。根据肿瘤质地选择超声吸引器的功率，达到切除肿瘤的目的。超声吸引器是神经外科切除中枢系统肿瘤，尤其是深部重要区

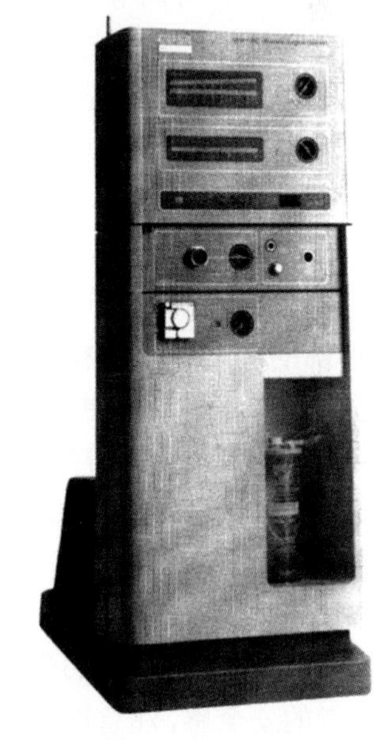

图 2-8 超声吸引器
使用超声吸引器时要注意严格在瘤内操作，不要超越瘤壁，以免造成肿瘤周围神经组织和重要血管的损伤。另外，使用超声吸引器切除肿瘤时，应与电凝止血、肿瘤外分离循环交替进行。

域肿瘤一个非常理想工具。

（1）超声吸引器工作原理：超声吸引器由控制台和手柄组成。从超声发生器发出的高频振动（osillation）集中在手柄尖端，由控制台发出的后电现象（pizoelectric），磁面发电机 - 约束性地位于手柄内。手柄顶端引起 23～35kHz 纵向振动，振幅大小是工作效率的标志，100% 的振幅为 200～300μm。顶部的冲水和吸引系统，使破碎组织浸泡在生理盐水中被吸引器吸走。手柄有标准型和弯形，弯形手柄工作效率下降 50%～70%。超声吸引器吸取的肿瘤碎片比标本钳取得多，肿瘤碎片可用作组织学检查。

超声吸引器作用大小受组织中含水量影响。脂肪组织、黏膜、脑白质较神经和血管更易破碎。神经和血管内含有较丰富的弹性纤维（elastin）和胶原组织（collagen），因此超声吸引器对其有选择性保护作用。但超声吸引器尖端直接碰到颈内动脉时，也会使其破裂，使用中应特别引起注意。因此，必须注意在切除肿瘤时牢记保持在瘤内操作。在切除脊髓内肿瘤时，超声吸引器头端不要垂直进行操作。

超声吸引器的作用仅限于直接接触的组织，对附近组织的影响仅限在 1mm 之内，不会损伤周围正常组织，正确使用超声吸引器是安全的。

（2）临床应用：吸除富于血管的肿瘤时应注意止血和吸除肿瘤要间断地进行，因为出血充满术野，会影响准确地吸除肿瘤。超声吸引器的顶部由钛合金做成，烧灼时可防止烧焦和粘连。

超声吸引器可迅速将脑膜瘤中间大部分吸空，有利于肿瘤四周的分离。用超声吸引器吸除听神经鞘瘤瘤体时要非常小心，避免吸引器顶部损伤面神经。虽然大部分胶质瘤质地软，容易被普通吸引器吸除，但超声吸引器对切除质地坚韧、富于血管的肿瘤更有效。超声吸引器不易吸尽伴钙化的颅咽管瘤，无钙化的颅咽管瘤可以被吸除。超声吸引器更适用于后颅窝小脑半球肿瘤、脑干肿瘤。可使脑干外甚至脑干内的肿物迅速被吸走。而普通的吸引器吸除肿瘤时常引起脑干的功能障碍，如心动过缓、节律失常等。

超声吸引器的缺点是，因显微手术术野小，为防止视野的死角，需要弯柄超声吸引器，这样就使振动功率降低，影响对质地较硬肿瘤的吸引作用。

6. 高速颅钻　高速颅钻（high speed drills）是神经显微外科手术中不可缺少的设备，尤其是颅底手术。高速颅钻的动力有两种，一种是以电为动力，另一种是以压缩气体为动力。电钻的钻速不如气钻，但电钻可向顺时针、逆时针两个方向旋转，在磨除前床突或内听道时，右侧病变需要顺时针方向旋转，以免钻头打滑损伤脑干或听神经等重要结构。气钻钻速可高达 100 000 转 /min，工作时钻头力矩小，因此使用安全。气钻还配合一个可调节速度的踏板，脚踏所加压力与钻头的转速成正比。使用时应逐渐对踏板进行加压，防止突然快速启动。钻头运转时，应不断向钻头冲水降温，有的钻头设计带有冲水管。临床医师根据手术需要选择直径不同的钻头。有一种金刚石钻头，磨除重要神经血管周围骨质最方便。

叶片型发动机是现代高速颅钻的标志，转速可以达到 100 000 转 /min。高速颅钻的优点是运转时几乎无力矩，在启动、停止及改变速度时钻头稳定，可确保手术安全。高速颅钻可安装不同直径、长度的钻头，直径较小的钻头可用于钻孔、穿线固定骨瓣；橡子状钻头用于钻孔，然后再更换铣刀开颅；磨钻头用于磨除蝶骨嵴、前床突、内听道等部位的颅骨，应准确控制，否则会伤及周围的重要结构。

铣刀顶部的剥离端非常精细，可以把硬脑膜门颅骨内板分离，锯下骨瓣，避免切开颅骨时损伤硬脑膜，特别适用于老年患者。更换不同类型的铣刀，还可切除颈段和上胸段的锥板。在腰椎或更低段的椎板切除术中，应使用较长的刀头，视野更广阔。

使用高速颅钻开颅时，轻加压力即可使切割和钻孔快速完成。使用 3mm×8mm 的铣刀只要钻一孔即可完成开颅，骨窗小，复位得当，骨缺损小。气动的 Midax Rex 颅钻发动机体积小、重量轻，也可用于切除增厚的颅骨骨瘤，治疗颅缝早闭。

后颅窝骨瓣开颅时，术后还纳骨瓣可避免后颅窝颅骨缺损，减少手术死腔，防止脑脊液渗漏皮下积液，增加患者的安全感，注意铣刀不要逾过中线或进入枕骨大孔、切除横窦和除窦汇上的颅骨时要小心。

术者应以右手持笔式握颅钻柄，并将腕部靠在手托上，以求稳定。另外，使用高速颅钻时还需注意以下几点：

（1）用高速颅钻时，将钻头周围的纱布及棉条提前撤走，以防止钻头旋转时将它们卷进钻头，引起甩辫样损伤，伤及下方的脑组织，尤其在深部手术时更应注意。

（2）旋转的钻头可能滑动偏离原方向，尤其在低速运转或钻头较慢时。在上述情况下如果用力下压，更易使钻头偏离。为防止这类事情发生，须在钻头接触颅骨前开动电机，并握紧手柄。

（3）不要用钻头尖端垂直下钻，应保持一个角度。

（4）当钻头钻至软组织相邻部位时，应换用金刚石钻头，以免损伤软组织。

（5）使用高速颅钻时产生大量热，应不断向钻孔区冲生理盐水。

高速颅钻是神经外科医师较难驾驭的工具。在实验室内练习操作，对熟悉其性能和了解其适用范围是至关重要的。

7. 手术用激光

（1）激光的生物物理学作用：激光（laser）在生物体的组织界面上由光能向热能的转变被称为激光的生物物理学作用。激光可使细胞内液体的温度瞬间升至数百甚至上千摄氏度，导致细胞的气化和崩解。激光集中能量瞬间作用，对肿瘤周围正常组织影响极少，距激光焦点 1mm 以外的组织细胞都不会造成损伤。试验证实，激光超强热反应作用点周围形成三个同心圆分布区。中心区域的细胞坏死崩解，只残存细胞碎片；稍向外区域的细胞空泡变性，虽保存外形但已死亡；最外层是水肿区，因内热力使细胞内液增多，但功能尚存。

（2）应用原理：神经外科手术的切割、止血等操作必须精确，对周围组织的热学和机械损伤要少。在神经显微外科手术切除深部肿瘤时，邻近有重要神经血管结构，应用激光准确地使肿瘤气化和止血，不会损伤周围重要神经血管结构。不聚焦的激光照射组织有凝血作用，也可用于切除侵及颅底、颅骨、静脉窦和大脑镰的残存瘤组织。

激光的切割、凝血及气化等作用，是由激光能量作用时间及不同组织对特定波长激光的反应来决定的。皮肤、肌肉、硬脑膜等组织对激光的反应可以预测。因肿瘤组织含水量、血运情况不同，各自有其特殊性。因此，使用激光切除肿瘤，需依靠术者的经验。一般以较小功率开始，逐渐调高功率。通过改变输出功率和接触面积等方法达到气化、切割肿瘤和止血的作用。

（3）激光在神经外科中的应用：神经外科最常使用的是二氧化碳激光。该激光安全、费用低，易于携带，样式较多。二氧化碳激光能即刻被液体吸收，很少散射，无迟发性反应。二氧化碳激光主要用于切除颅底脑膜瘤、神经纤维肿瘤、颅咽管瘤、椎管内脊髓外瘤和中枢神经系统脂肪瘤，术中出血少、神经损伤轻微；还可用于切开蛛网膜，蛛网膜下方的微细血管可得到脑脊液的保护，但切割硬脑膜时会引起硬脑膜收缩，需引起注意。

氩激光和二氧化碳激光适用神经切断性手术，如脊髓侧索切断术、后根神经节损毁术。两种激光都可以较好地聚集一点，散射较少，因此也用于皮质切开术。由于对周围脑组织损伤小，减轻了术后脑水肿，但尚不清楚是否能减少术后癫痫的发生。

Nd：YAG 激光和氩激光适于治疗血运丰富的肿瘤和中枢神经系统血管性疾病。这两种激光容易通过光缆传输，穿透液体能力很强，用于内镜下脑室内手术。激光治疗颅内血管性疾病尚处于试验阶段。Nd：YAG 激光和氩激光对血红蛋白具有亲和力，比二氧化碳激光更有优势。二氧化碳激光对直径大于 1mm 的血管止血功能差，对预防恶性肿瘤的复发无特殊作用。

激光设备价格昂贵，有时功率不稳定，导光系统能量损伤较大，这些都限制了激光的推广。激光不能取代其他外科器械，与其他外科手术器械是互补的。激光在神经外科领域的应用前景尚难预料。激光技术与立体定向技术结合，如神经内镜手术，可望使其应用前景更加广阔。

（4）注意事项：手术中使用激光，要有严格的安全措施，包括医务人员和患者的安全。医务人员都应佩戴防护眼镜，以免造成视力损害。应用激光前，先将肿瘤四周正常脑组织用湿棉片覆盖，水可吸收大量能量。应用激光时，激光束和引导束保持一致，光点不能超出术野以外。当进行经口、鼻入路手术时，激光可损伤气管内插管，应特别小心。激光束射在高度磨光的器械上会引起反射，造成损伤，因此应使用磨砂或非高度磨光的器械。控制激光刀关启的脚闸应妥善放好。激光暂停使用时，应妥善关闭电源装置。激光切除肿瘤时，先用不聚焦激光凝结脑瘤组织，然后再聚焦汽化切割，散出的气体烟雾应吸除，以免使激光束散射，促使肿瘤播散，并对人体造成损害。

8. 显微镊和持针器　由钛合金制作的显微镊(micro forceps)和持针器质量轻，外表光滑，不易腐蚀，不磁化。单纯的柱状镊适用于表浅手术时夹住组织或配合缝合血管。显微镊顶端精细，可以确实可靠地夹住显微缝合线。由于受手术显微镜物距200～300mm的限制，深部神经外科手术可选用长18cm、尖端0.5～0.7mm的显微镊。显微镊尖端错位会损伤组织或血管。表浅肿瘤的手术、颞浅动脉与中动脉分支吻合术，持针器和镊子的外形设计成直圆柱状，术者只需在示指与拇指间旋转器械即可完成缝合、打结等精确操作，方便了血管吻合术，节省手术时间。在术野较深的空间操作时，直的手术器械尖端常在术者的盲区，故而尖端呈不同角度的弯曲。为保护显微镊的尖端不受损伤，可将一套不同型号的显微镊放在专用盒(instrument cases)内(图2-9)。

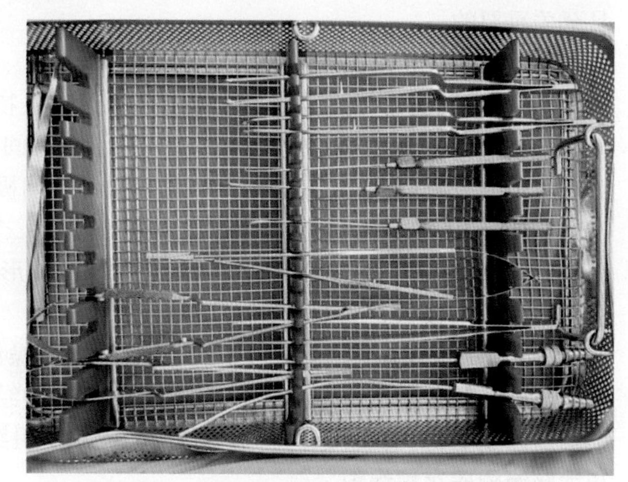
图2-9　一套不同型号的显微镊放在专用盒内

显微镊应具备足够的弹性，分离组织时，先将显微镊尖端并拢插入组织，然后靠其弹性自动分开，上述动作反复进行，达到分离组织的作用。当显微镊超期限使用时，其紧张度变小，分离组织时显得无力，应淘汰更新。

双极电凝镊除了用于电凝外，也是好的显微镊。因此，对双极电凝镊质量的要求应与显微镊相同。但特殊情况下，如分离动脉瘤蒂时，显微镊的尖端应有一定角度，呈小弯形。

9. 显微剪和蛛网膜刀　显微剪和蛛网膜刀都是锋利的切开(断)组织的器械，显微剪应锋利，关闭和开启要灵活自如。使用或保管不当会误伤正常组织，损坏器械，因此在术中或术后应将其放在特殊位置，避免错误使用。

显微剪有直头和弯头、长短不同型号。在行颞浅动脉和颈内动脉吻合术时，分离表浅的供血动脉及其周围粘连组织，可使用直剪；在深部手术操作时，显微剪除够长外，其尖端应有一定弯度。传统设计的显微剪工作杆和手柄的轴平行，新设计的显微剪工作杆和手柄的轴远端成角(图2-10)。手柄和剪刀分体的显微剪，便于更换不同型号的剪刀头。

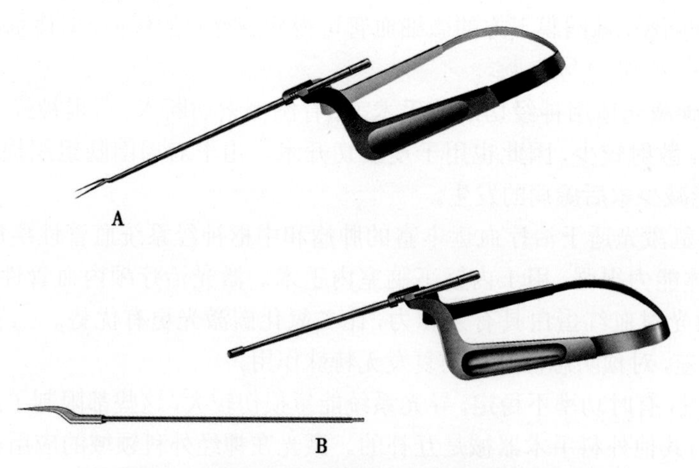

图2-10　显微剪工作杆和手柄的轴远端成角

A. 医师的手和工作杆从显微镜视野的轴上移开，视野和操作得到改善，转动器械时关节保持在转动点上；B. 分体设计的显微剪。

蛛网膜刀也称显微手术刀，吻合血管时，切开和修整吻合口。有的蛛网膜刀刀头和刀柄呈分体式，刀头可更换。除金属材料的刀刃外，还有使用金刚石刀刃，非常锋利，但价格昂贵；也可采用日常生活用刮脸刀片代替蛛网膜刀，用止血钳夹断刀片的尖端，用于切开血管壁。

用蛛网膜刀切开颅底蛛网膜下池的蛛网膜、分离神经和血管周围的组织粘连时，其刀尖不应插入刀刃的1/3，以免损伤组织结构。

10. 显微针持　显微针持（micro needle holders）与显微剪设计相同，前端有不同的角度，用于吻合血管和神经持针，以直柄针持常用。针持柄有两种形状：一种是扁平楔形，能将针在任何角度固定并紧紧抓住，持针或夹缝线打结时有力、精确；还有一种是圆柱状，有利于在小且深的术野中，仅用示指、拇指旋转针持即可达到缝合、打结的动作。好的针持可将任何角度的针和线夹住，持夹10-0缝合线时不损伤缝线。医师应熟练准确应用显微针持，必须在实验室反复练习。

显微于术外科使用的缝合线为6-0～10-0尼龙线。颅内大血管可用7-0～8-0尼龙线，小的血管可用9-0的尼龙线。

11. 显微分离器　双极电凝镊应是一把理想的显微分离器（micro dissector），镊尖端并拢插入被分离组织，依靠其自身弹性，镊尖端分开，反复动作即可达到分离组织的作用。

专用的显微分离器（也称剥离器）有铲式和球面式不同形状。铲式分离器用于分离粘连组织。为防止撕伤血管和神经，不宜使用太尖的分离器。弯形剪刀也可用于分离组织。较锐利直柄带角度的分离器可用于分离脑肿瘤、动脉瘤等组织。铲式分离器还可用于分离侵犯颅骨内的残存肿瘤组织。

直柄显微分离器，活动范围大。弯形的分离器适用于术野深处，避免手术者自己手的影响。尖端弯曲或带钩的分离器的手柄呈方柱形，可提示术者分离器前端的方向，防止分离器尖端埋入组织时迷失方向，伤及周围正常脑和血管组织。尤其在分离动脉瘤蒂时，可避免损伤动脉瘤下方的细小动脉。

12. 吸引器管　吸引器管（suction tubers）是神经外科手术重要的手术器械，手术的全过程都需使用。如术者是右利手，通常左手固定持吸引器，右手使用更换的手术器械（如高速颅钻、双极电凝镊、剪刀等），这样能保证右手做更多的精细动作。

神经外科手术术野狭小，不可能允许更多的手术器同时操作，故吸引器管除用于清除术野的积血、冲洗水和脑脊液外，还可以用作牵开器牵开组织；有时还可作为钝性分离器。因此，要求吸引器顶端必须光滑，防止损伤细小的血管和神经结构。

与吸引器相连的中心真空负压系统应有压力控制装置，以保证吸引力的平稳温和。神经外科使用的吸引器手柄上必须有一侧孔，用于调节吸引器内的压力。在大出血等紧急情况下，堵住吸引器侧孔，使吸力最大，及时吸除积血，保证术野清洁，以利于止血。术者手持吸引器的姿势仍以持笔式为好，拇指或示指位于吸引器处孔处，根据需要调节孔开放的大小。

吸引器的直径0.5～0.7mm、长度8～15cm，采用管径较细的吸引器管可减少覆盖视野。为了减少吸引器头所造成的损伤，有人改进了吸引器头内外径口的设计（图2-11）。有的吸引器设计呈一定角度，可保证术者手的尺侧放在手托上，保持前臂和手的松弛状态，减轻术者手的疲劳。

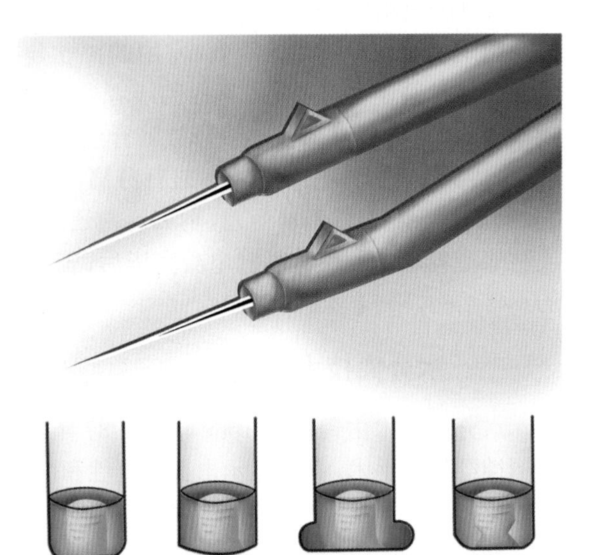

图2-11　改进的吸引器头内外径口的设计

为了防止在手术中吸引器管牵动吸引器不经意运动，损伤脑组织，应将吸引器管的方向保持在术者的所需运动方向。使用吸引器时应注意以下几点：

（1）禁忌将吸引器头插进手术野中的积血或水中吸除，以免损伤看不见的组织。

（2）尽量避免垂直朝向使用吸引器。

（3）防止扭动吸引器管，选择较柔软的吸引器管并保持合适的位置。

（4）在肿瘤切除时，吸引器可作为脑压板使用。

（5）手术中寻找出血点时，应迅速吸除积血。血管破口较大时，最好在出血点和吸引器间垫一棉片，保护破口不扩大。

（张洪钿）

第二节 神经显微外科的基本技巧

显微外科的基本操作技术包括：①熟悉手术显微镜及常用显微器械的使用方法；②建立显微操作时必须形成的“眼 - 脑 - 手”反射；③掌握显微缝合、打结及小血管吻合等几种基本操作；④熟悉本专业的显微外科解剖等。

显微镜下做到手眼协同需要经过显微外科的基本训练，训练时循序渐进，动作要轻柔精确，手法要巧妙灵活，切忌性情急躁。通过镜下刻字、打结、缝合等基本的操作练习，手术医师才能做到手眼协同，适应显微镜下操作的特殊感觉。

一、钝性分离和锐性分离

钝性分离和锐性分离在神经显微外科中经常联合使用。在外科学中，钝性分离通常是指用刀柄、止血钳或者手指对组织进行分离，目的是避免损伤重要的神经和血管，常用于疏松结缔组织，甚至可以不在直视下凭借术者的经验和手感进行分离。但在神经显微外科中，特别是在血管和神经密集的颅底手术中，无论是钝性分离还是锐性分离，均应在直视下进行操作，使用的钝性分离器械也应是显微器械。进行钝性分离最常用的器械是神经显微分离器，在不同的情景中可以使用圆头、尖头、匙状或者泪滴状的剥离子来实现对血管和神经的安全剥离。比如在动脉瘤手术中，暴露动脉瘤或显露动脉瘤颈的时候，使用泪滴状或匙状剥离子进行钝性分离既能较轻易地在致密区域内外滑动，也能避免损伤细小的穿支血管；在血管减压术中，使用钝性分离既能松解分离粘连的蛛网膜，也能避免对小的血管和神经造成损伤；对有包膜的肿瘤，如脑膜瘤或听神经瘤等，当肿瘤包膜与软脑膜或蛛网膜粘连不紧密的时候，用神经显微剥离子或者脑棉片进行钝性分离能较轻松地将肿瘤和周围组织分离，并将损伤降到最低。

锐性分离精确、安全，必须在直视下进行，对组织的损伤最小，适用于精细的操作和分离致密的组织。显微镜下的锐性分离更常用到，常用的锐性分离器械包括蛛网膜刀、弹簧剪或者手术常用的尖刀。释放脑脊液的时候通常需要用蛛网膜刀或者尖刀破开蛛网膜，打开侧裂池、鞍上池等脑池，再用钝性分离或继续锐性分离将破口扩大，加快释放脑脊液的速度。在分离血管和神经时，当蛛网膜较厚钝性分离不能松解时，需要在显微镜下用弹簧剪进行分离，在使用弹簧剪的时候应使用剪刀远端的一半，如果剪刀张开过大，精确性和稳定性都将变差，剪刀远端还有可能误伤邻近的组织。如果肿瘤包膜与周围组织粘连紧密，或肿瘤滋养动脉和引流静脉电凝完毕后，需要使用剪刀将肿瘤与周围组织粘连的部分游离，并保护周围的正常结构。

二、水分离技术

水分离技术由匈牙利 Toth 等于 1987 年首先报道，后陆续有多国神经外科医师采用该方法成功施行多例神经外科手术，并且显示出其安全性和优势，可广泛应用于分离自然组织层面。通常，先找到需要分离部位的边界，然后使用手持注射器向肉眼可见的裂隙内注入生理盐水，持续缓慢推动注射器，使生理盐水能够扩展到裂隙空间，这样就可以方便之后进一步辨别该层面的解剖关系并继续进行分离操作。水分离技术在神经外科手术中可用于扩大任何边界和层面，使用最多的是颅内动脉瘤夹闭术或者颅内血肿清除术中打开外侧裂、颅内巨大占位切除术中分离膨胀性生长的肿瘤组织或者显微镜下切除动静脉畸形时分离畸形血管。

运用水分离技术于外侧裂的分离，具体的方法是：首先选用温暖的生理盐水，使用大口径注射器，并配以钝的直针头进行冲洗操作。在高倍镜下，先用 1ml 注射针头在额叶三角部处侧裂蛛网膜上作一小切口，用钝头注射器将生理盐水注入小切口中，用来扩张侧裂。这样通过小蛛网膜切口进入侧裂池，并达到相对较深位置，直至岛叶。一旦进入侧裂，就近分离操作，用进出结合的方法来扩张侧裂。

当然水分离技术也有其局限性，不适用于粘连非常紧密的边界和层面，且应用不当可能会出现因注射生理盐水压力过高而注入脑组织的情况，导致脑水肿或者产生假性分离界面，影响手术进程，并产生比较严重的术后并发症。生理盐水中也切勿混入空气，否则会产生灌注压失控现象，影响手术效果。

三、脑池的解剖与脑脊液释放

颅内的蛛网膜包绕整个脑组织，与脑表面的软脑膜之间共同形成蛛网膜下腔。在大脑凸面的蛛网膜往往与软脑膜贴合紧密，蛛网膜下腔的间隙较小，而在脑沟回及颅底等部位，蛛网膜下腔显著增大，分布其中的蛛网膜小梁、纤维组织、网膜及隔膜等将蛛网膜下腔分为多个腔隙，这些腔隙被称为脑池。

脑池组成了颅内的天然解剖间隙，充满了脑脊液，并且有重要的血管和神经结构走行其中。现代神经显微外科十分重视手术的微创理念，特别强调层次分明地解剖蛛网膜、开放脑池，释放脑脊液，利用颅内自然存在的解剖间隙进行微创伤甚至无创伤的手术操作。脑池等共同形成了脑脊液的循环通路和储存体系，这些结构与脑脊液循环障碍、颅内动脉瘤及轴外系统的肿瘤等脑脊髓病变有着密切联系。

在20世纪以前，人们对蛛网膜和脑池的认知停留在大体解剖学的基础上。1666年，Blasius率先发现在软脑膜和硬脑膜的间隙内还存在另一层膜性组织，并将其命名为“蛛网膜”(arachnoid)，这一名称一直沿用至今。1825年，Magendie在解剖脑组织标本时发现了第四脑池正中孔，提出脑脊液在蛛网膜下腔中循环的观点，并指出脑脊液是由脑室内的一种血管膜产生的。1875年，Key等对脑池做了细致的解剖观察，并创造性地将蛛网膜下腔分为了不同的腔隙，脑脊液在这些腔隙中流动，既相互沟通又独立，并详细阐述了脑血管与蛛网膜小梁之间的密切关系。这些重大发现成为了蛛网膜和脑池研究历史上的一座里程碑，在当时得到了大多数专家学者的认可。在20世纪初到20世纪70年代，气脑造影和脑室造影技术飞速发展，人们开始从影像学的角度研究脑池结构。最为有名的一位学者Liliequist在1956年通过气脑造影结合尸检详细阐述了小脑延髓池、脚间池、胼胝体池、脚池、延髓池、桥脑池、视交叉池、四叠体池、环池、环池翼、终板池、小脑桥脑池、嗅池等脑池的结构，以及后世以其命名的Liliequist膜。从20世纪70年代至今，随着手术显微镜的推广和广泛应用，神经外科医师能够在术中显微镜下直视蛛网膜下腔与脑池的结构。Yasargil、Rhoton、Matsuno等现代神经显微外科的先驱通过一系列的研究报道，不断更新着人们对蛛网膜下腔和脑池的认知，更随着微创技术、神经内镜技术的应用不断扩展。

常见对脑池的划分：

大脑纵裂池位于两侧大脑半球之间的大脑纵裂内，被大脑镰分隔为左、右两部。池的底部绕于胼胝体周围，称胼胝体周池，向前下连于终板池，向后下续于大脑大静脉池。大脑纵裂池在胼胝体以上层面所见为大脑纵裂池全长，在胼胝体及其以下层面所见为前、后两段，分别位于胼胝体横断层面的前方和后方。

大脑外侧裂池位于大脑外侧沟内，周围是额叶、顶叶、颞叶和岛叶。此池在横断面上的典型表现是横置的Y形，主干伸入到岛叶表面即分为前、后两支，前支短、后支长。大脑外侧裂池内有大脑中动脉及其分支和大脑中浅静脉通过。该池在青年人不明显，但在老年人常较清晰，脑萎缩者则明显增宽。

环池分本部和翼部。本部环绕中脑的大脑脚外侧面，向前连于脚间池，向后连于四叠体池；翼部向外延伸至丘脑枕后下方，也称丘脑后池。环池内有大脑后动脉、小脑上动脉、脉络丛前动脉、脉络丛后动脉、基底静脉和滑车神经通过。

脑桥小脑三角池位于脑桥、延髓与小脑交界处。前外侧界是颞骨岩部的内侧面，后界是小脑中脚和小脑半球，内侧界是脑桥基底部下部和延髓上外侧部。该池为桥池向外的延续，也称桥池侧突。第四脑室外侧孔开口于该池，池内有面神经和前庭蜗神经通过。蜗神经瘤时，可使此池出现肿块影并伴有内耳门和内耳道的扩大或变形等。

帆间池也称中间帆腔，或称第三脑室上池、第三脑室脉络组织池。位于第三脑室顶的上方，穹窿体和穹窿连合的下方，为一尖向前的三角区。两前外侧界为穹窿的内侧缘，后界为胼胝体压部的下方。此池向后经胼胝体下方通大脑大静脉池。因该池较小，正常情况下不全显影，只有当扩大时才显影。

大脑大静脉池位于胼胝体压部的后下方，四叠体和松果体的上方。该池向前上通帆间池，向后下通四叠体池。该池内前部有松果体，后部有大脑大静脉。松果体易显影，是该池的重要标志，如钙化时更明显。

四叠体池位于中脑四叠体后面与小脑上蚓前缘之间，向前外通环池，向上通大脑大静脉池。四叠体池和环池均位于小脑幕切迹内，幕上、下区的病变可经这些这池延伸，小脑幕切迹疝可致这些脑池变窄或消失。

小脑延髓池又称枕大池，是最大的脑池。位于颅后窝，在矢状位上显示明显。其上界为小脑半球后部的下面，前界为延髓背侧面，后界为枕鳞下部的前方，被矢状位的小脑镰分为左、右两部。该池向前通第四脑室，向下通脊髓的蛛网膜下隙。池内有小脑下后动脉通过。在CT图像上，该池为位于小脑扁桃体与枕内隆凸之间的三角形低密度影，池的两侧为小脑半球的后下部。

终板池位于终板的前方，胼胝体嘴的后方，为一纵向的狭长裂隙，向后下通交叉池。

交叉池位于视交叉周围，前界是颈内动脉，前方有大脑前动脉和前交通动脉。

脚间池也称基底池，其前界是视交叉，后界是脚间窝及大脑脚的内面，两侧界是大脑的颞极。池内有动眼神经和大脑后动脉的水平段。

桥池位于枕骨斜坡与脑桥腹侧面之间，故也称桥前池。该池扁而宽阔，向上通脚间池，向两侧通脑桥小脑三角池，池内有基底动脉及其分支。

延池位于枕骨斜坡下部与延髓的腹侧面之间。左、右椎动脉在此池内两侧互相接近汇合成基底动脉，椎动脉在此池内发出小脑后下动脉，池内还有舌咽神经、迷走神经、副神经和舌下神经通过。

鞍上池系影像学的术语，位于蝶鞍的上方，是轴位横断扫描时交叉池、脚间池或桥池的共同显影。因扫描的层面和患者的体位不同，以及年龄与个体的差异，鞍上池可显示为六角形、五角形和四角形等。CT扫描时如层面偏高或患者头倾向前，显示为六角形鞍上池图像。六角形鞍上池包括交叉池和脚间池，六个角分别是：一个前角，伸入两侧大脑额叶之间，与大脑纵裂池相连；一对前外侧角，伸入额叶与颞叶之间，与大脑外侧窝池相连；一对后外侧角，伸入大脑与中脑之间，与环池相连；一个后角，为脚间池。池内主要有视交叉或视束、漏斗或垂体柄、乳头体、颈内动脉、动眼神经和大脑后动脉。CT扫描时如患者头伸向后，显示为五角形鞍上池图像。五角形鞍上池包括交叉池和桥池，与六角形脑池相比，缺少后角，因后方为脑桥的基底部，其五个角同六角形鞍上池。五角鞍上池内主要有视交叉垂体柄、颈内动脉、基底动脉末端和鞍背。CT扫描时层面过高，显示为四角形鞍上池图像，此层面因环池不显影而缺少后两个外侧角。四角鞍上池的毗邻：前为额叶的直回，后为脚间窝，两侧为海马旁回的钩，池内主要有视束、视交叉、漏斗和乳头体。

四、神经和血管的解剖与保护

显微操作中对血管和神经的保护至关重要，是决定患者安全和术后恢复的关键因素。要保证手术的成功，必须对颅内重要的血管和神经的解剖结构及其变异相当熟悉，如大脑半球功能区、基底节区、颅底的神经结构、大的动脉及静脉走行与重要分支等。好的解剖显露是保护血管和神经的基础，这就要求有合适的体位和入路，释放脑脊液是获得足够显露空间的第一步，在动脉瘤夹闭或者肿瘤切除手术过程中，打开邻近脑池释放脑脊液往往能达到满意的暴露，但在破裂动脉瘤术中可能需要清除部分血肿才能显露操作区域，而某些巨大的肿瘤或者肿瘤周围脑组织水肿较重，释放脑脊液不能有效降低脑组织张力，则需要行术中侧脑室穿刺甚至切除部分脑组织以达到满意的显露。当需要保护的神经与血管清晰地暴露在视野中时，我们才能够对其进行操作，即必须在直视下进行血管与神经的解剖分离。在解剖分离血管与神经的过程中，避免大幅度牵拉，否则可能造成血管的破裂出血或者神经的撕裂伤，特别是在动脉瘤手术中，稍微过度的牵拉可能造成动脉瘤的破裂出血。因为锐性分离精准安全，在分离血管和神经的过程中，通常使用弹簧剪进行血管和神经的游离，轻轻牵拉血管和神经表面的蛛网膜提供一定张力，然后再用弹簧剪进行分离能最大限度地保护血管和神经，当粘连较为紧密的时候，也可以先使用神经剥离子寻找间隙。在脑膜瘤的切除中，为了最大限度地保护周围的神经与血管，可使用非常高倍的手术显微镜放大倍率来找到肿瘤与正常脑组织和神经之间的间隙，区分供血动脉与过路的血管和神经，当血管和神经与肿瘤粘连时，高倍镜下的锐性分离虽然耗时耗力，但能最大限度地保护神经和重要的血管。对于深部的脑膜瘤，比如颅底脑膜瘤，常常需要切除部分肿瘤获得更好的暴露和操作空间，在切除肿瘤的过程中必须严格保证是在肿瘤包膜以内切除，以免损伤周围的血管和神经，如果肿瘤与血管神经粘连非常紧密或者侵犯了静脉窦，往往为了保护血管和神经功能而不得不残留部分肿瘤。术前的CTA可清楚显示动脉血管与肿瘤的关系，避免术中造成损伤，但应注意肿瘤部分切除后血管和脑组织可能会发生移位。对静脉的保护与动脉同样重要，特别是对功能区的桥静脉、皮质引流静脉及侧裂静脉的保护对患者术后的恢复非常关键。

五、幕上开颅术

（一）适应证

1. 幕上各种需手术治疗的颅脑创伤及其并发症和后遗症，如各型颅内血肿、开放性脑损伤、创伤后感染、外伤性癫痫等。

2. 幕上各部位可手术切除的肿瘤，包括大脑半球脑内外肿瘤、蝶鞍区肿瘤、第三脑室及侧脑室内肿瘤等。

3. 幕上各类血管性疾病，如颅内动脉瘤、颅内动静脉畸形、海绵状畸形及并发的颅内出血。

4. 颅内感染性疾病，如大脑半球脑脓肿及各种脑寄生虫病（如猪囊尾蚴病、包虫病、肺吸虫病等），特别是引起严重颅内压增高及局灶症状者。

5. 某些先天性疾患，如先天性脑积水、脑膜脑膨出、狭颅症等。

6. 功能性神经外科疾病，如需要手术治疗的帕金森病、癫痫及严重精神疾病等。

（二）术前准备

1. 术前晚上淋浴和洗头。如需要，同时剃头，幕上开颅剃头范围包括两鬓及枕下。一般应留置导尿管，除非手术时间短于2小时。

2. 垂体腺瘤、颅咽管瘤、下丘脑部或蝶鞍附近的肿瘤患者，术前3天应给予激素准备，可用泼尼松或地塞米松口服，不能口服者可肌内注射或静脉注射地塞米松。

3. 幕上创伤性脑损伤患者，术前应尽早预防性给予抗癫痫药物治疗；感染性手术，应在手术前给予抗生素，如为无菌手术，术中可预防性应用抗生素。

4. 如存在凝血功能障碍，根据需要输注新鲜冰冻血浆和/或其他血液制品、凝血因子。

（三）麻醉和体位

对于一些相对简单的幕上手术，如头皮肿物、颅骨骨瘤、慢性硬膜下血肿钻孔引流可采用局部麻醉，同时静脉给药镇痛；绝大多数幕上开颅术需要气管内插管全身麻醉，某些特殊情况，如术中唤醒须采用较为复杂的唤醒麻醉技术。

幕上开颅术一般采用仰卧位、侧卧位和侧俯卧位，具体依据手术部位而定。选取体位的原则是争取手术野的良好暴露，有利于手术操作，不妨碍呼吸道通气和静脉引流，长时间体位摆放不应造成患者身体受压部位损伤。头部不宜过低或过高，避免出血过多或导致气栓，一般卧位时常采用轻度头高位。无论采用何种体位，头部应由头架或头托支持，以便能升降自如，适当倾斜。对于显微外科手术及时间较长的手术，为了避免头位移动和头皮受压过久引起损伤，近年来多使用颅骨钉固定架（如Mayfield头架）。

（四）手术步骤

手术切口选择的一般原则是：入路距离病灶近，同时尽量避开或保护颅内重要结构，又可获得最佳手术视野，容易操作。此外还要保证头皮软组织的血液供应，尽量不影响容貌。幕上开颅皮瓣基底应朝向供血动脉方向，基底宽度一般不<5cm，皮瓣不宜过高，横与高比不宜超过1∶1.25。常用幕上开颅术切口如图2-12所示。

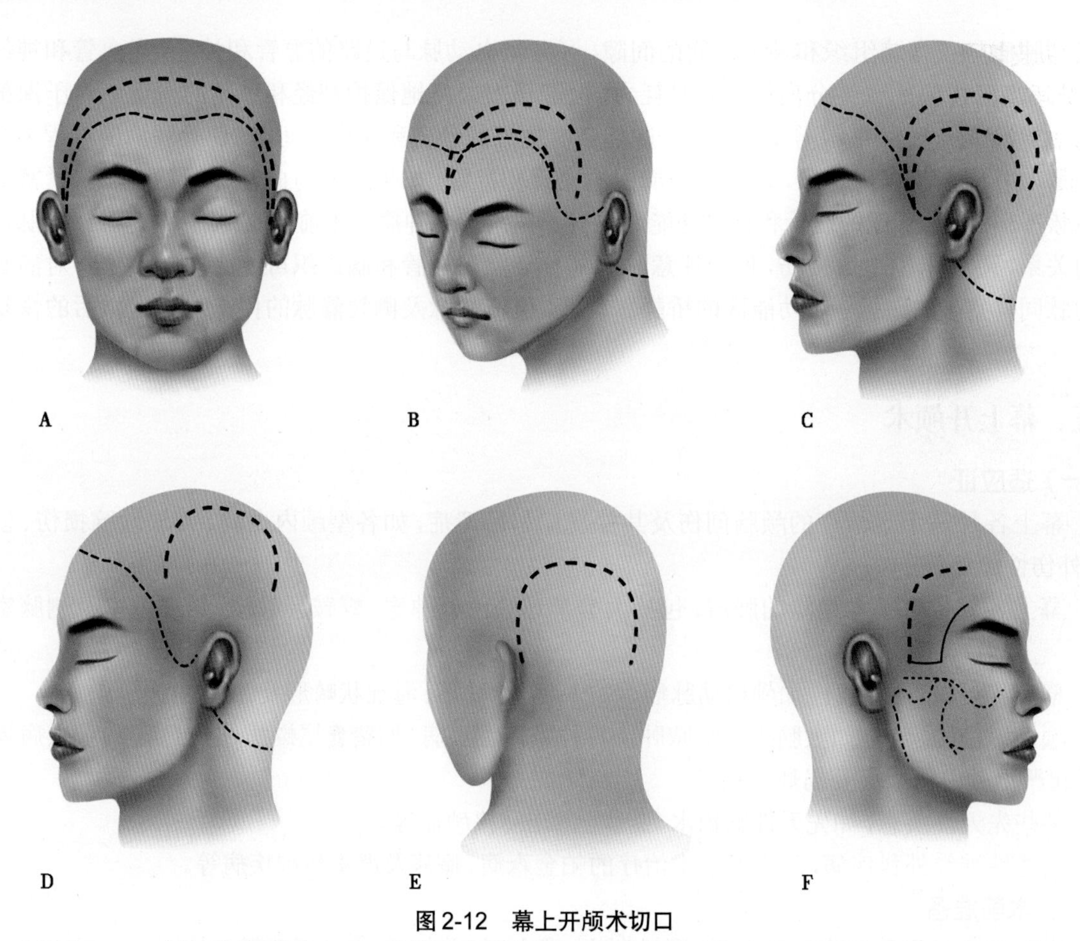

图 2-12 幕上开颅术切口

A. 冠状切口；B. 额部及额颞部切口；C. 颞部及颞顶部切口；D. 额顶部切口；E. 顶枕部切口；F. 翼点入路切口。

手术消毒前可用甲紫溶液或亚甲蓝溶液在头部标画出切口及邻近重要结构的体表位置，如矢状缝、中央沟、外侧裂、翼点等（图 2-13）。手术野消毒应尽量广泛，幕上开颅应消毒整个头部，前至眶缘，后至颈项，两侧应包括耳部。注意保护眼睛及外耳道。使用无菌切口薄膜贴敷切口区域，并固定周围消毒巾或无菌敷料，以免术中移动而污染切口。下面以额颞开颅为例，介绍幕上开颅的基本技术。

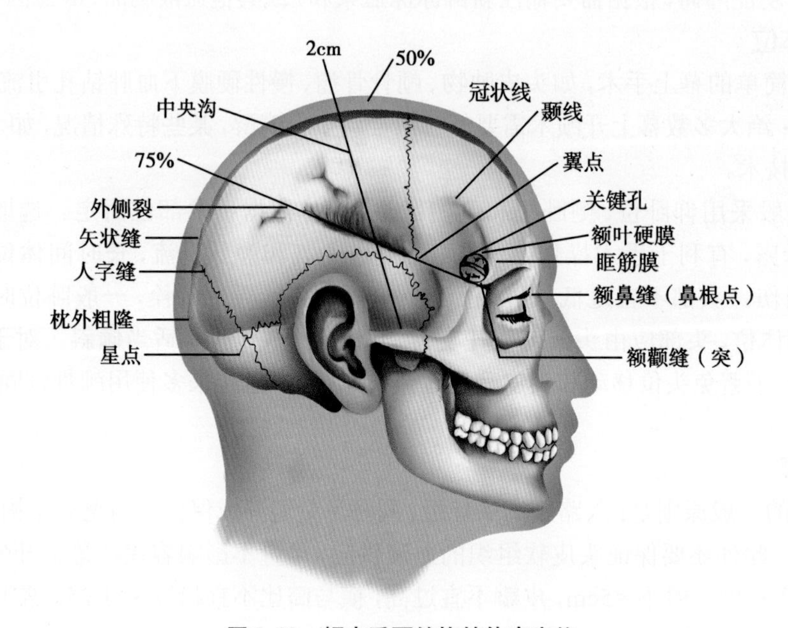

图 2-13 颅内重要结构的体表定位

1. 头皮切开 头皮浸润麻醉后，术者和助手每人用一只手，手指并拢用纱布压在切口两旁，绷紧切口皮肤，分段切开皮肤，一次切开长度不应超过手指范围，深度到达帽状腱膜下，头皮夹止血，遇有较粗动脉出血可以电凝或结扎止血。皮瓣分离翻起达颞上线时，手术刀或单极电刀锐性切断颞肌及其筋膜，形成皮肌瓣，骨膜剥离器钝性分离，皮肌瓣向颅底翻开，其下垫以纱布卷，以防皮肌瓣内血管屈曲闭塞，内面止血后盐水纱布覆盖。可在颞上线处留下颞肌肌袖，便于术毕颞肌对合缝合，防止颞肌萎缩（图 2-14，图 2-15）。

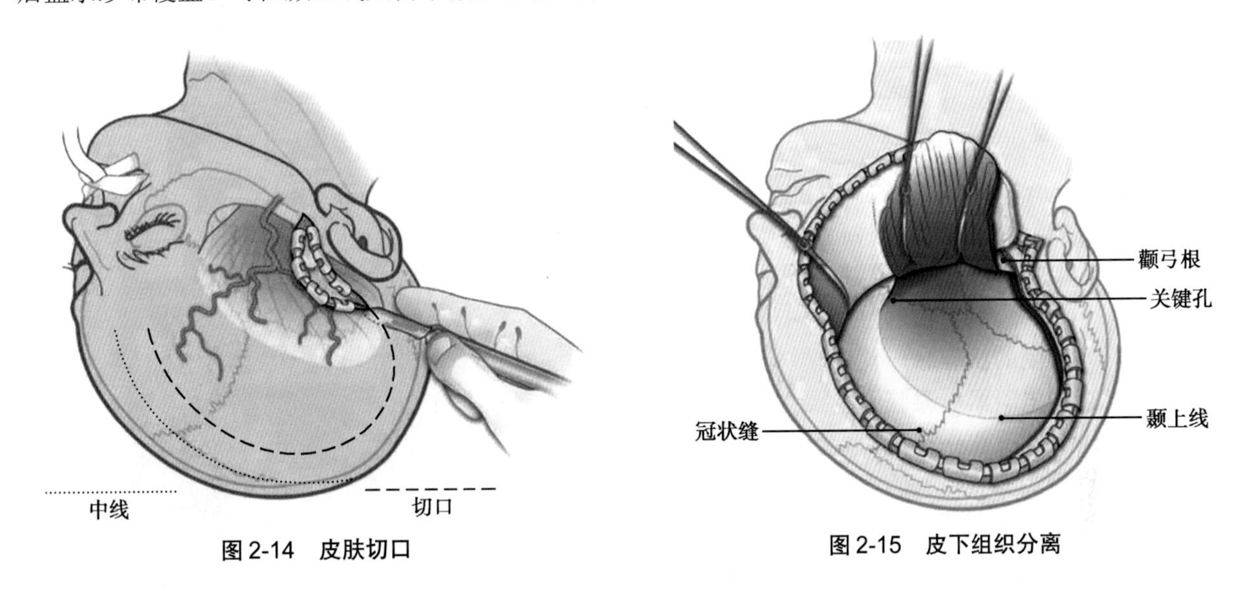

图 2-14 皮肤切口

图 2-15 皮下组织分离

2. 骨瓣成形 按骨瓣形状切开骨膜，骨膜剥离器略推开骨膜切开处，利于钻孔和锯开颅骨。颅钻孔可使用电动或气动颅钻，一般钻孔 4～5 个，如应用铣刀，钻孔可适当减少。不易出血部位先钻孔，近静脉窦和脑膜中动脉处最后钻孔，颞骨鳞部骨质菲薄，钻孔时应注意。使用线锯锯开颅骨时，相邻两个骨孔间穿入导板应轻柔，受阻后不可强力插入，改从另一骨孔插入或咬骨钳扩大骨孔，避免插穿硬脑膜，损伤脑组织。使用铣刀锯开颅骨时，在颅骨内板隆起处（如翼点）和跨越静脉窦的颅骨上，应钻附加孔，剥离子分离内板与硬膜或静脉窦。骨瓣取下前，剥离子伸入骨瓣下方分离硬膜与颅骨内板的粘连；骨瓣取下后，用咬骨钳将骨缘修理整齐，骨窗边缘板障出血可用骨蜡涂抹控制，可在骨板中央钻孔以便还纳骨瓣时悬吊硬膜（图 2-16）。

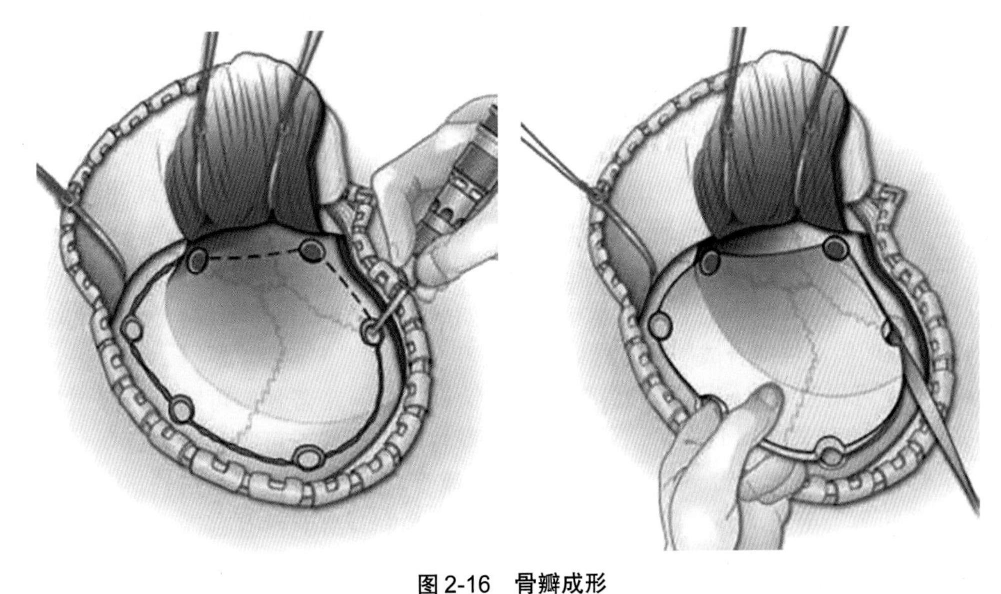

图 2-16 骨瓣成形

3. 硬脑膜切开 切开硬膜前，硬脑膜外应彻底止血。小的渗血点以湿脑棉片或浸有 3% 过氧化氢液的棉片压迫止血；大的出血点用双极电凝止血；脑膜动脉主干出血可以电凝或缝扎止血；蛛网膜颗粒或矢状窦表面出血，以明胶海绵或止血纱布压迫止血；骨窗周缘硬膜外渗血，可沿骨窗缘悬吊硬膜外层于邻近腱膜或骨膜上，悬吊前可垫塞明胶海绵条，避免硬膜塌陷出现硬膜外血肿。止血满意后，术野冲洗干净，骨窗缘以湿棉片覆盖，术者洗净或更换手套。

仔细观察硬脑膜表面有无病变，确定其紧张度及搏动情况。如颅内压很高，硬膜张力很高且无搏动，应尽力设法降低颅内压后再切开，避免切开过程中损伤脑组织或脑组织膨出。减压方法包括过度通气，输注脱水剂（一般应在钻颅骨时即用药，切开硬膜时压力已降低），穿刺侧脑室或肿瘤囊腔放液减压，先切一小口放出硬膜下积血积液等。

硬脑膜切开方式很多，视手术入路、区域及手术目的而异，一般做马蹄形切开，基底应在静脉或静脉窦方向，也可十字或T形切开。选择无血管处用尖刀切开硬膜外层3～5mm，以有齿镊或血管钳提起硬膜缘，用刀切开内层，再用脑膜剪伸入挑起，按预定切口剪开硬膜成瓣，显露术区的脑皮质，硬膜瓣翻向基部时，应缝吊并以大块湿棉片覆盖，防止干燥皱缩。近中线切开时应防止损伤上矢状窦或其下外侧的桥静脉。硬脑膜切开前，可先在预定切开线上以双极电凝器电凝脑膜主要血管，切开后如仍有出血可再电灼断端或钳夹止血，避免过度电凝造成硬膜皱缩，缝合困难（图2-17）。

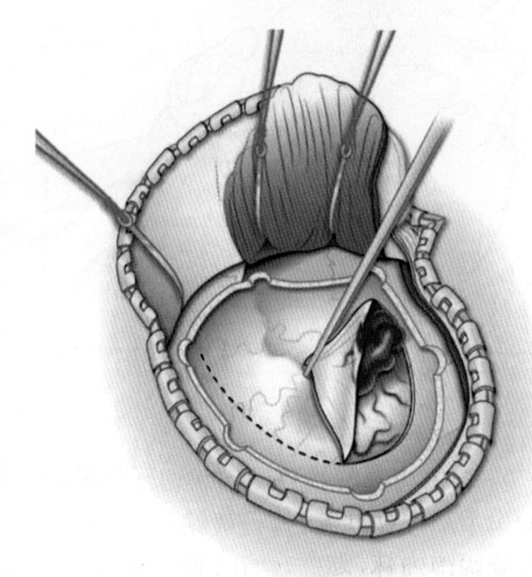

图2-17 硬脑膜切开

4．皮质切开和脑部操作　因不同手术而异，如需切开脑皮质以显露和切除病变，先沿皮质切口用双极电凝烧灼软脑膜，然后切开或剪开蛛网膜、软脑膜及皮质，遇有血管则电凝后切断，白质分离可用脑压板和吸引器，叠瓦样逐步铺入脑棉片，直至发现病灶。脑部操作应轻柔、仔细和耐心，以减少损伤和出血，止血要可靠，可用止血材料、明胶海绵或脑棉压迫止血，并注意保护重要神经和血管组织。

此外，脑组织切开部位应选择在非重要功能区和距离病变最近的部位，尽量利用脑沟脑裂切开脑组织，减少脑组织的损伤。囊性肿瘤或脑内血肿可尝试用脑室穿刺针穿刺病灶，吸除部分内容，达到减压效果，但不要抽空所有内容，以免之后寻找病灶困难。穿刺针可以留置以引导病灶的定位，如果穿刺的隧道可以找到，亦可拔除。

5．关颅　手术结束后，应用生理盐水反复冲洗至清亮为止，证实无出血，清点带线棉片确信无遗留，方可关闭。询问血压，不宜在血压低时关颅，以免术后出血。硬脑膜用细丝线或可吸收缝线间断或连续严密缝合，针距3～5mm，缝合时注意防止损伤脑组织；最后一针打结前，可再次经此冲洗硬膜内，以尽量冲出积血并排出积气。若硬脑膜有缺损，应予修补。小的缺损可将邻近的硬膜外层分离，翻转缝合于缺口；大的缺损可取自体骨膜、筋膜或异体硬膜进行修补。若颅内压高、脑水肿或肿胀严重，为防止术后发生脑疝，可以自体筋膜或异体硬膜行硬膜扩大成形术，如病情不允许，也可不缝合硬膜，将其覆盖在脑表面，缺损处以筋膜或明胶海绵或合成硬脑膜材料等覆盖。

回纳游离骨瓣，可用粗缝线、钢丝、颅骨锁或钛片钛钉固定。带蒂骨瓣可缝合骨膜或肌肉及筋膜固定。硬膜中央悬吊线打结固定。骨孔可用骨粉或硅胶塞封闭。丝线或可吸收缝线逐层缝合颞肌及其筋膜、帽状腱膜和皮肤，每隔1cm缝合一针。酌情留置外引流管，须另戳孔引出切口外，固定妥当，外接负压引流袋。引流口处可置一缝线，暂不打结，于术后拔除引流时再打结闭合切口（图2-18，图2-19）。

（五）术后处理

1．术后监护　严密观察患者的意识、瞳孔、ICP、血压、脉搏、呼吸、体温变化和肢体活动情况，根据病情需要每15～60分钟测量观察1次，平稳后可延长观察间隔时间。若意识逐步清醒，表示病情好转；如长时间不清醒或者清醒后又逐渐恶化，常表示颅内有并发症，特别是颅内出血（一般发生在术后24小

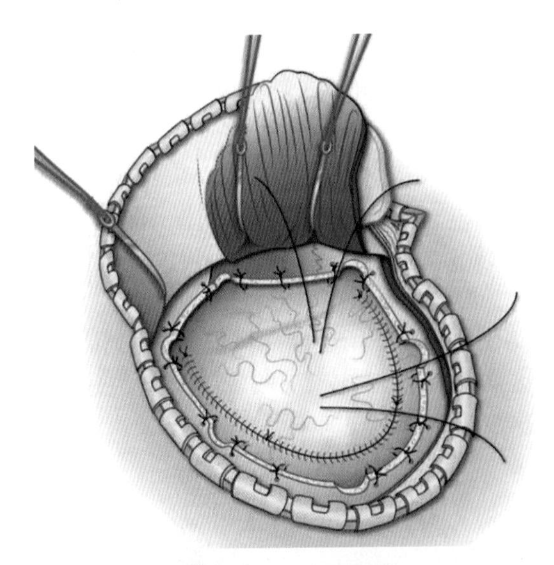

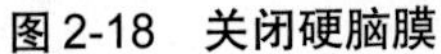

图 2-18 关闭硬脑膜

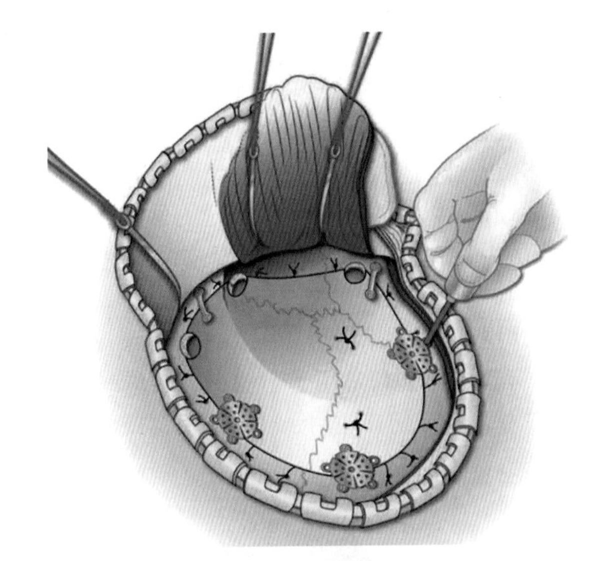

图 2-19 骨瓣还纳

时内)，必要时应做 CT 扫描，一旦证实，应及时送手术室，清除血肿，彻底止血。有严重脑水肿者(一般在术后 2～3 天)，则应加强脱水治疗。开颅术中出血较多者，术后应注意补充血容量，维持正常血压。但输血、补液不宜过多、过快，以免加重脑水肿。术后应给予吸氧，呼吸道应保持通畅，短期内不能清醒者应行气管切开，防治肺部并发症、癫痫、高热、尿路感染及术后疼痛。

2. 体位　麻醉未清醒前应仰卧或侧卧。清醒后应予床头抬高 20°～30°，以利于头部血液回流，减轻水肿反应。为防止坠积性肺炎和压疮，应定时翻身，这对瘫痪或昏迷患者尤为重要。推荐使用充气压力靴或长筒弹力袜，避免下肢静脉血栓。

3. 饮食　术后 24～48 小时一般不予饮食，以免频繁呕吐增加颅内压。昏迷或吞咽障碍短时间不能恢复者，肠鸣音恢复后可置胃管鼻饲或经中心静脉行肠外营养支持。

4. 手术切口处理　有引流者，术后 24～48 小时内应严密观察引流量，观察是否通畅和颜色变化。注意切口有无出血，敷料湿时应及时更换。拔除引流后，无菌切口一般不需要再换药，直至拆线。但有感染征象或已感染切口，或有渗漏者应及时更换敷料。

六、幕下开颅术

(一) 适应证

1. 颅后窝肿瘤，包括小脑、脑桥小脑三角区、第四脑室和枕骨大孔区等处肿瘤。
2. 颅后窝外伤性或自发性血肿。
3. 颅后窝需手术的血管性疾病，如动脉瘤、动静脉畸形等。
4. 颅后窝的炎症或寄生虫性占位病变，如小脑脓肿、第四脑室内囊虫、蛛网膜粘连或囊肿等。
5. 某些先天性疾病，如颅颈交界畸形。
6. 需要行显微血管减压手术治疗的三叉神经痛、面肌痉挛、舌咽神经痛等。

(二) 术前准备

1. 颅后窝容积较小，脑干、后组脑神经及椎 - 基底动脉等重要结构术中不能损害或过分牵拉。故开颅时切口设计十分重要，术前必须精确定位，设计好手术入路，以满足手术操作的需要。

2. 枕下开颅下方要达到颈项部，皮肤准备必须包括全头部、颈项部和双肩部。

3. 颅后窝病变常使脑脊液循环通路梗阻，造成梗阻性脑积水，导致颅内压明显增高，为便于手术的暴露和操作，常须先穿刺侧脑室后角放液减压。穿刺可在开颅时进行，也可在开颅术前进行，先放置引流管，外引流 1～3 天后再开颅。

其他同幕上开颅术的术前准备。

（三）麻醉和体位

颅后窝开颅术的麻醉以气管内插管全身麻醉为主。幕下手术多用俯卧或侧卧位，手术时间较长，操作多邻近脑干，影响呼吸功能的机会较多，故以气管插管全身麻醉较为安全。

体位一般用俯卧位、侧卧位或侧俯卧位，个别情况下用坐位手术。不论何种体位，头多应保持前屈，伸展后颈部，以增大枕下区手术野的暴露，特别在需咬除寰椎后弓时，如头部后仰，寰椎深陷，手术十分困难，故用特制头架较为适合。坐位手术更需特制的手术床或椅。

（四）手术步骤

常用幕下开颅术切口如图 2-20 所示。枕下正中直切口应用最多，适用于颅后窝中线部位和小脑半球病变；旁正中直切口适用于一侧小脑半球或脑桥小脑三角区病变，因出血较多，故应用较少。拐形、倒钩形切口及乳突后切口适用于一侧颅后窝或脑桥小脑三角区病变。

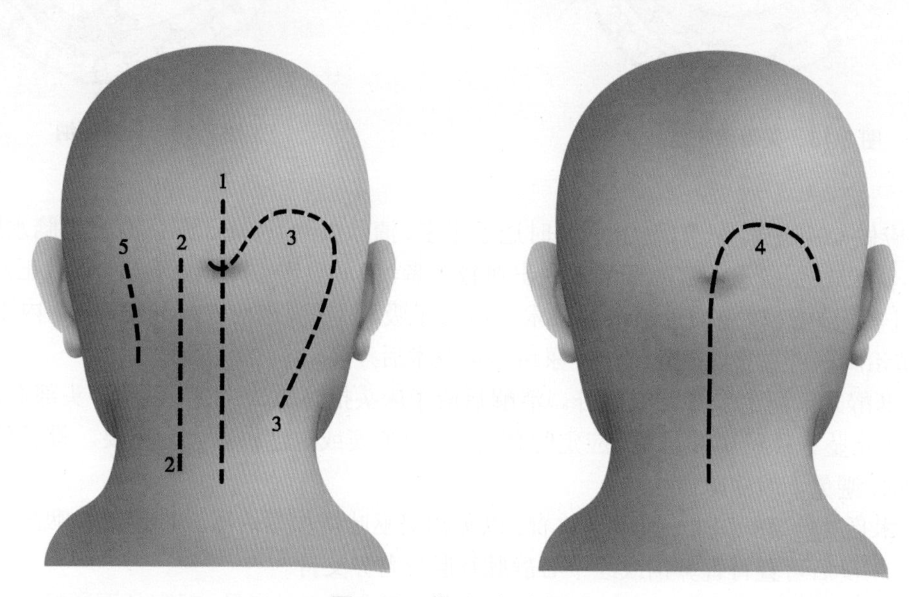

图 2-20 幕下开颅术切口

1. 枕下正中直切口；2. 旁正中直切口；3. 倒钩形切口；4. 拐形切口；5. 乳突后切口。

选好体位后，以甲紫溶液或亚甲蓝溶液在头部标记出切口及手术时要参考的重要标志，如矢状缝、枕外隆凸、星点、横窦及乙状窦等。常规消毒，消毒范围应上至额顶，下达双肩，两侧达耳前及颈侧部。务必保护好眼睛、面部及颈椎，充分固定气管插管。下面以常用的枕下正中切口颅后窝开颅术为例，介绍幕下开颅的基本技术。

1. 皮肤及肌肉切开　沿切口线以局部麻醉药（加肾上腺素）浸润各层组织，在切口线两侧分点以长针头刺至枕骨，以减少术中出血，便于分离肌肉。沿枕下正中切开皮肤，枕外隆凸下严格沿中线项韧带切开枕颈部软组织，直达枕骨和寰椎后结节及枢椎棘突。使用单极电刀或骨膜剥离器，将附着于枕骨及上位颈椎的枕下肌群及肌腱向两侧剥离推开，颅后窝牵开器撑开固定，暴露枕骨鳞部及寰椎后弓，显露范围依据手术需要而定。剥离过程中，电凝肌肉止血，粗隆下中线两旁有导血管，以骨蜡控制出血（图 2-21，图 2-22）。

2. 颅骨开窗　颅内高压时枕骨鳞部常菲薄，因此在钻孔时需小心防止钻头突入脑内，一般在枕骨鳞部钻骨孔 1～2 个。因位置倾斜，钻头不能与颅骨表面垂直，故下方需用骨膜剥离器挡好，以免钻头向下滑脱击伤延髓。

颅后窝开颅多为骨窗开颅。骨孔形成后，改用咬骨钳自骨孔开始将枕骨鳞部逐步咬除。枕骨开窗面积应视手术暴露要求而定。向上可咬至枕外隆凸及横窦下缘，两侧可咬至乳突后缘，向下咬开枕骨大孔后缘，必要时可将寰椎后弓咬去（图 2-23）。但枕骨大孔后缘和寰椎后弓咬除宽度应限于每侧距中线 1.5cm，以免伤及椎动脉。枕大孔与寰椎间的枕下静脉丛可用电凝控制或用明胶海绵压迫止血。乳突气房若被打开，应以骨蜡封闭，防止术后脑脊液漏及颅内感染。随着神经外科技术的发展，配备了铣刀和高速微磨钻，越来越多术者提倡颅后窝骨瓣开颅，术毕复位并固定骨瓣，这对减少术后并发症有积极意义。

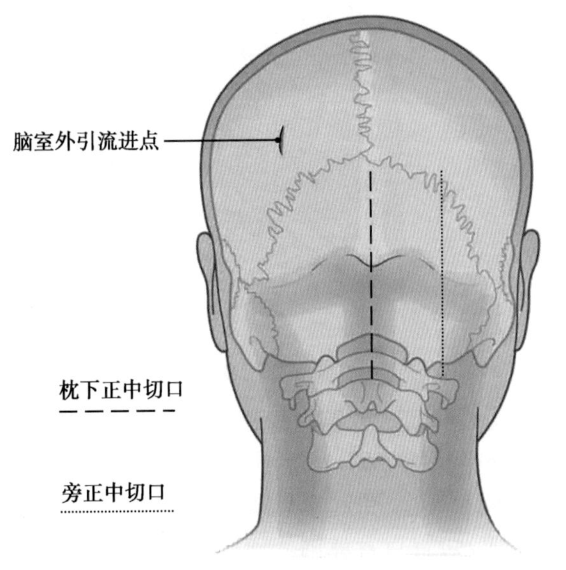

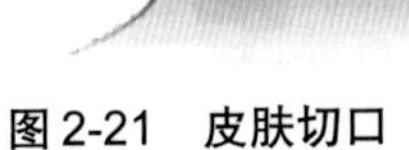
图2-21　皮肤切口

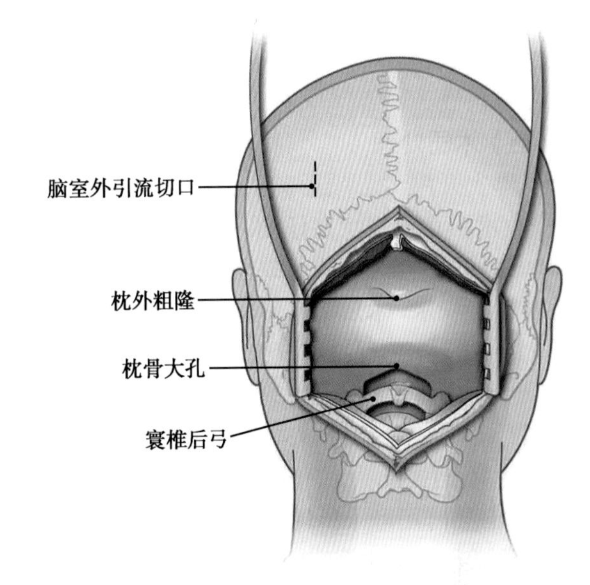

图2-22　显露颅骨

3. 硬脑膜切开　清洁术野，骨窗缘以湿棉片保护，术者洗净或更换手套。硬脑膜切口视手术需要而定，一般均做瓣状切开，向横窦方向翻开，下方可附加正中切开（图2-24）。颅后窝硬膜中线处有小脑镰，内含枕窦，沿枕骨大孔缘有环窦，其大小因人而异，发育良好者切断时可能出血较多。必要时环窦可用电凝止血，枕窦用电凝或丝线缝扎，并留线作牵开硬膜用。将硬膜瓣向横窦方向翻开缝吊，湿脑棉覆盖，可显出小脑半球、下蚓部、扁桃体、第四脑室下部、延髓和颈髓交界处等结构。其余同幕上开颅术。

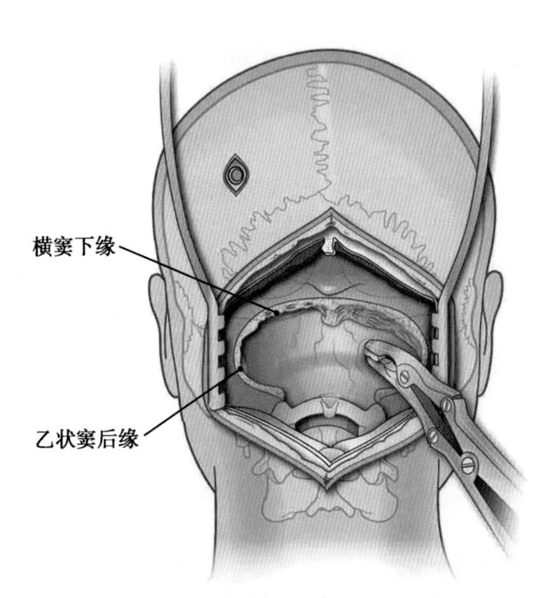

图2-23　骨窗形成

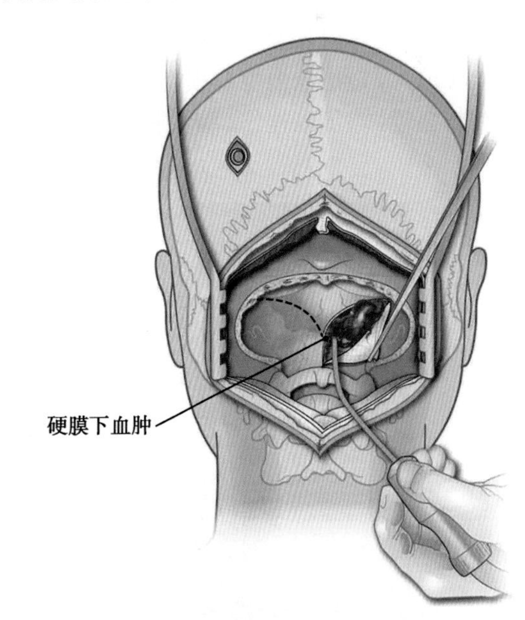

图2-24　剪开硬膜及硬膜下血肿清除

4. 脑部操作　同幕上开颅术。

5. 关颅　手术结束后，应尽量争取严密缝合硬膜，最后一针打结前，可往硬膜内注水以排出积血积气（图2-25）。倘若硬膜存在缺损，或为减压不缝合硬膜，或硬膜张力大造成复位缝合困难时，可用自体筋膜或异体硬膜行硬膜扩大成形术，或直接覆盖合成硬膜材料及明胶海绵。间断严密缝合枕下肌肉，缝线

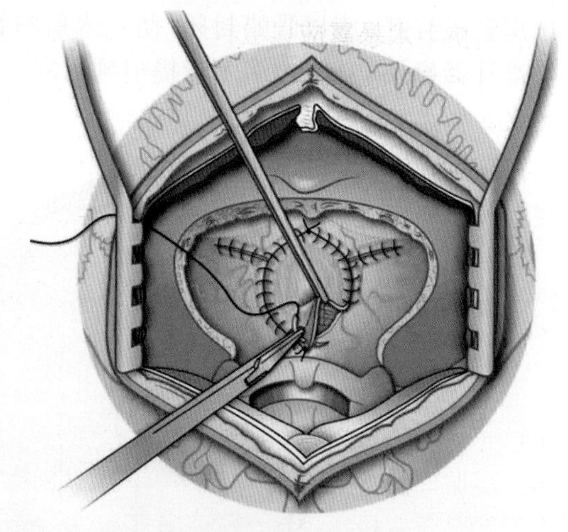

图 2-25 关闭硬脑膜

必须贯穿肌肉全层或分层相互重叠缝合，不可留有死腔，以免形成脑脊液漏或假性囊肿。枕外隆凸处为肌肉与筋膜交汇点，最易发生脑脊液漏，必须严密缝合。项筋膜、皮下组织及皮肤分层间断缝合。一般情况下不留置血浆外引流管，故止血需彻底；如需引流，也应尽早拔除，防止形成脑脊液漏或皮下积液。

（五）术后处理

同幕上开颅术。颅后窝狭小，术后出血、水肿，其后果严重，故术中止血应特别仔细。椎动脉、小脑后下动脉脑干支和基底动脉损伤者，脑干缺血，后果严重。颅后窝病变合并阻塞性脑积水，术后常需留置脑室引流管持续引流，以降低颅内压。应注意保持引流管通畅。脑室引流管一般保持3～5天，颅内压基本正常，患者情况良好即可拔除，但拔管前先试行夹闭引流管12～24小时，病情及复查头颅CT稳定无变化可拔除脑室引流管。

颅后窝开颅后，如脑干或后组脑神经损伤，常至吞咽和呼吸功能障碍，术后应行气管切开，保持呼吸道通畅，必要时用呼吸机辅助呼吸。吞咽障碍患者食物易误吸入气管，引起窒息或吸入性肺炎，必须在完全清醒后试行少量进食，证明无问题时方可进食。吞咽恢复前，可置胃管鼻饲。一侧占位病变大，脑干移位明显，切除病变后，应保持向健侧侧卧，搬运患者时防止头颈扭曲，以免脑干向病侧骤然摆动，造成不良后果。

七、最小牵拉和无牵开器牵拉技术

无牵开器牵拉（retraction without retractor）技术主要是指在脑手术中，以吸引器和双极电凝镊等显微手术器械替代脑自动牵开器，动态牵开脑组织，达到暴露病变、减少脑损伤目的。

脑自动牵开器使术者双手得到解脱，将更多精力用于完成更关键的操作。但是经过多年的临床实践发现，应用脑自动牵开器会直接挤压脑皮质和皮质下组织，导致局部脑血流灌注降低，在低颅内压状态下脑损伤效应放大，造成缺血性脑损伤（图2-26）。另外，因脑自动牵开器遮挡还会造成手术盲区，甚至直接损伤神经与血管，增加脑挫伤、脑水肿等术后并发症。

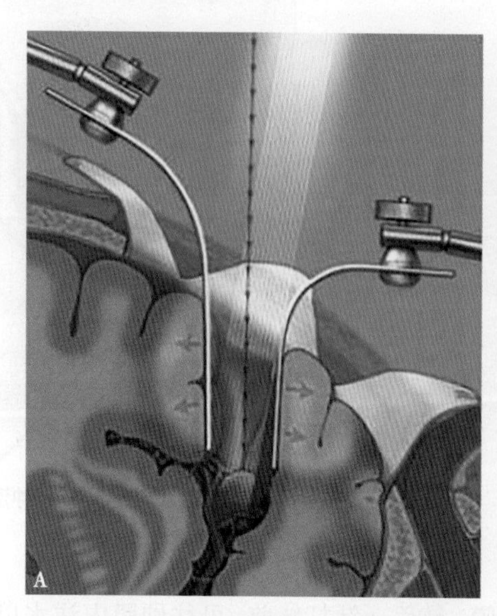

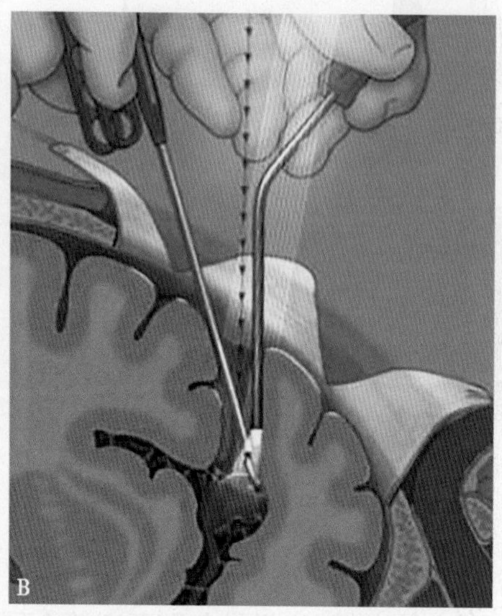

图 2-26 固定牵开器和无牵开器牵拉技术在大脑中动脉动脉瘤夹闭手术中的区别

A. 固定牵开器牵拉导致脑压板下方脑组织缺血损伤；B. 无牵开器牵拉技术可在吸引器和双极电凝（或镊子、显微剪等器械）的辅助下完成手术操作空间的动态暴露，不造成脑组织的缺血或挫伤。

颅脑手术暴露应以放出脑脊液使脑自然回缩，换取脑组织间的自然空间，同时结合术者的适当牵拉来获得手术操作空间，并非单靠持续、高强度的牵拉来获取手术空间。2011 年 Spetzler 和 Sanaill 首次提出无牵开器牵拉（retraction without retractor）技术。他们通过分析 223 例脑血管病变和颅底病变开颅术，包括眶颧入路、额部入路、乙状窦后入路、半球间入路和小脑幕下入路等，其中 90% 以上应用显微手术器械动态牵开取代脑自动牵开器，降低因持续使用脑自动牵开器导致脑损伤的风险。

无牵开器外科手术是通过选择适当的体（头）位和手术入路，使用改进的显微外科手术器械，沿蛛网膜自然解剖间隙入路实施暴露。

手术技术要点如下：

右利手医师，右手持双极电凝镊或显微器械，左手持吸引器，双手配合，根据需要随时改变牵开方向和牵开程度，完成手术操作。吸引器不仅起吸引作用，还可以辅助进行细微牵拉，探查及剥离界面，吸引器需要保持适度的湿润，防止进出术区粘连脑组织，同时可以配合棉片，扩大支撑范围。术中通过合适的吸引器配合双极电凝镊和棉片轻柔地沿蛛网膜自然界面牵开脑组织，快速有效地释放脑脊液可以获得足够的手术空间，如在常见的颅内动脉瘤手术过程中通过双极电凝镊配合棉片牵开脑组织方便吸引器吸除脑脊液，吸引器配合又能保证双极电凝镊的操作空间，通过额底外侧入路快速打开视交叉池甚至终板，可以有效释放脑脊液，降低颅内压（图 2-27A）。在常见的脑桥小脑三角区肿瘤手术中，因为手术骨窗小（约 3cm×3cm），固定牵开器会阻挡手术操作空间，无牵开器牵拉技术弥补了这个不足，在吸引器和双极等配合下，可以顺利完成脑脊液释放、肿瘤切除（图 2-27B）。在经侧裂 - 岛叶入路显微手术治疗基底核区高血压性脑出血手术中（图 2-27C），因为侧裂血管多，不适合使用固定牵开器，无牵拉技术优势明显。先用 1ml 注射器针头或蛛网膜刀切开侧裂蛛网膜，释放脑脊液后垂直进入，沿蛛网膜间隙进行分离。如脑肿胀导致手术操作困难，可先行血肿穿刺。无牵拉技术应用于分离侧裂全过程，通过调节头位、脱水或过度通气使得脑叶下垂，依靠吸引器和棉片阻隔起到牵拉的作用，应用双极电凝镊分离蛛网膜。皮质静脉出血可压迫止血，动脉出血可使用电凝烧灼，逐步分离到达岛叶皮质，从而完成血肿清除。在掌握了这一技术后，习惯性地交替使用吸引器和双极电凝镊可以替代牵开器，避免牵开器持续牵拉局部脑组织导致的脑挫伤。在没有持续使用牵开器牵拉脑组织的手术过程中，需要左手的吸引器保持相对的稳定位置作为视觉参考点，这样能避免左手器械反复进出术野，保持左手的牵开功能，保证之前操作获得的手术界面和空间。右手一般采取盲操作进行器械交换，并且通过右手配合显微镜附带的口控功能，可以进行单手显微镜的移动，口控装置可以完成上、下、左、右移动，对于在较大的放大倍数下操作尤为重要，通过口控进行四个方向细微的移动，即使在需要改变显微镜角度和工作距离的情况下，口控开关作为辅助支点，也能达到右手单手控制显微镜任意角度和位置。配套的多功能手术椅综合了前臂稳定系统和双脚控制系统，最大限度地减少双手离开手术界面，能有效地减少器械反复出入术区的次数，避免重复动作和操作的副损伤，这一点在无牵开器动态牵拉手术中至关重要。

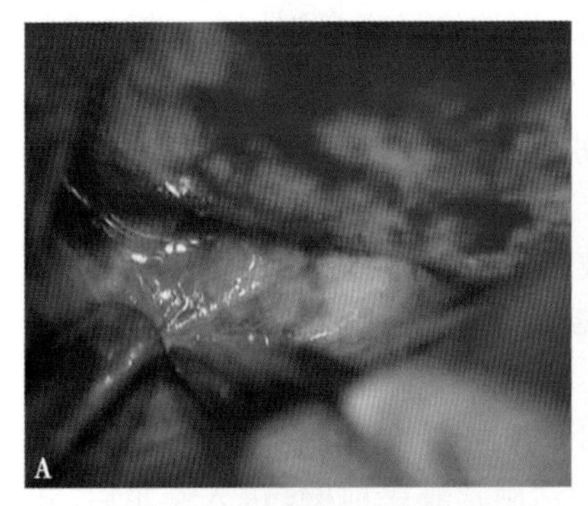

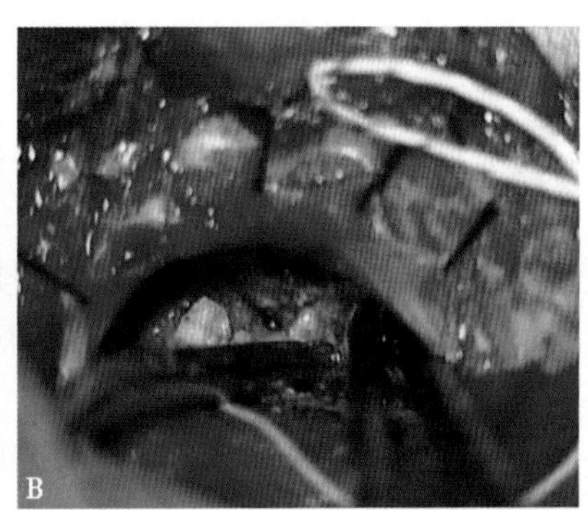

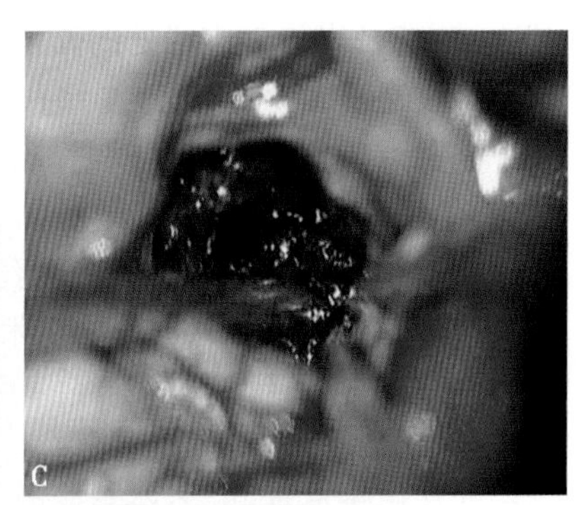

图 2-27 无牵开器牵拉技术在后交通动脉瘤夹闭术及脑桥小脑三角区听神经瘤切除术中的应用

A. 动脉瘤夹闭术中，左手持吸引器，右手使用双极电凝镊可以充分暴露术野；B. 脑桥小脑三角区肿瘤使用的骨窗小，固定牵开器会遮挡手术空间，使用吸引器、双极电凝足以暴露术区；C. 经侧裂一岛叶入路显微手术治疗基底核区高血压性脑出血手术中，吸引器、双极电凝镊配合，可以充分暴露出血点，动态暴露血肿边界。

患者适当的体位(头),利用脑的自身重力自然离开颅底替代牵开器牵开。如翼点入路头部下垂30°,额、颞叶离开颅底;患者侧俯卧位,枕部入路,病灶侧位,剪开硬脑膜后,枕叶下垂离开大脑镰,暴露第三脑室后部;大脑半球间入路,利用大脑纵裂夹闭前动脉远端动脉瘤;枕下脑桥小脑三角入路,小脑向内翻下,暴露切除脑桥小脑三角肿瘤;患者坐位枕下入路,依靠小脑自身重力下垂,经小脑幕下暴露,直抵脑干背侧等。无牵开器外科手术暴露时,术者左手持吸引器,吸引器尖部可以作为牵开器,右手持双极电凝镊分离暴露组织也可充当牵开器。

无牵开外科手术需要有精良的显微手术器械,如镍钛诺合金单柄器械可根据需要弯曲任何角度,尖部可以旋转,保证术者手臂在最舒适位置操作。近年来,诸多神经外科医师尝试无牵开器夹闭动脉瘤及切除鞍区、鞍旁和脑桥小脑三角肿瘤,取得令人满意的成绩。笔者认为,在熟练掌握规范的显微手术技术基础上,无牵开器外科手术可以完成颅内动脉瘤夹闭和脑外肿瘤切除手术,仅在以下情况可能需要使用自动牵开器:吻合血管时术者必须双手操作,要求暴露的范围大时;伴随微创神经外科理念和技术普及,人们重新评估神经显微外科器械和脑自动牵开器的使用,神经外科医师应该不断探索,努力创新手术技巧,不断提高手术质量。

八、颅底骨质切除技术

作为神经外科的一个亚专业,颅底神经外科主要处理位于颅底周围的肿瘤及血管性病变。颅底分为前颅底、中颅底、后颅底及鞍旁区域等,手术需遵循的基本原则是:为了显露颅底深部的病变,需要进行合适的、广泛的颅骨切除以避免对脑组织的过度牵拉,或对脑神经和相关血管结构的粗暴操作,其中包括硬脑膜静脉窦和静脉血管。颅骨的切除必须经过慎重考虑,且因人而异,而不是对每一个患者都进行同一操作。

(一)前颅底和鞍区

1. 开颅手术　此区域的病变多从颅内、外直接累及颅底骨质结构,最常见的是肿瘤,多起自颅底的神经血管、垂体组织或脑膜结构,也可起自颅底骨质或软骨,起至颅骨本身或颅外的肿瘤常侵及鼻窦、咽旁间隙、眼眶等。除肿瘤外,颅底骨质异常、脑膜脑膨出、创伤及脑血管病也包括在内。手术入路主要包括单侧/双侧额底入路、翼点入路,以及通过神经内镜经鼻腔-蝶窦入路等。暴露范围为外侧到侧裂,内侧到视神经、颈内动脉、垂体窝。需要显露眶顶和嗅沟,蝶骨平台、鞍结节、视交叉和终板。

额下入路可以显露、切除前颅底及鞍上区肿瘤,包括起自嗅沟、前床突、鞍结节、蝶骨平台、蝶骨小翼及鞍膈的肿瘤。从硬膜外可显露一侧或双侧眶顶,切除眶顶后可显露切除眶内肿瘤,以及颅眶沟通肿瘤,据肿瘤位置,必要时可打开视神经管、磨除前床突。

扩大经额入路中,除双额骨瓣外,还需做眶-额-筛骨瓣以减轻对脑的牵拉。完成眶-额-筛骨瓣后,经硬膜外入路,残留的筛板、蝶窦顶、视神经管上壁及部分前床突用磨钻磨除。此入路可显露位于蝶窦、斜坡、鞍背及岩骨尖中线处的硬膜外肿瘤。因为侧方视神经、颈内动脉、海绵窦妨碍显露,该入路造成的严重斜坡硬膜缺损,脑脊液漏修补困难。

经翼点入路常常涉及蝶骨嵴、前床突磨除,以增加病变显露,特别是在动脉瘤夹闭术中,显得尤为重要。

2. 经鼻-蝶入路　早在20世纪60年代,已有人报道了应用内镜技术治疗垂体瘤。目前,内镜经鼻腔入路治疗垂体瘤是相当成熟的手术技术,此入路还可以治疗部分颅前窝底肿瘤、颅咽管瘤、空蝶鞍、脑脊液漏修补,完成海绵窦、视神经的手术和斜坡病变的治疗。

在垂体瘤手术中,在蝶筛隐窝内寻找到蝶窦开口后,在鼻中隔后部切开黏膜并推开黏膜瓣后,将鼻中隔后部从蝶嘴处推开,充分显露蝶窦前壁包括对侧蝶窦开口,用高速磨钻磨除蝶窦前壁,进入蝶窦后,电凝蝶窦黏膜并去除之。在内镜下仔细辨认蝶窦腔内的骨性标志,蝶窦腔内可发现一个或者更多的中隔,磨钻磨除中隔后就可以看到蝶窦的后壁和外侧壁,鞍底在术野中央,蝶骨平台在其上方,斜坡切迹在其下方。在鞍底的侧方,可以发现颈内动脉隆起和视神经管隆起。用高速磨钻磨除前颅底和垂体窝前壁的骨质，磨除范围在中线部位自垂体窝前壁 - 鞍结节到蝶骨平台后部，磨除骨质两侧的边界严格限制在视神经管隆起以内。此处应小心地磨除骨质，不断冲水降温。逐步显露视神经的内侧缘，必要时可不全打开视神经管或者改用骨铗去除骨质，向前上方磨除骨质时可以打开部分后组筛窦，但不可过多，以免伤及嗅神经和导致脑脊液漏，磨除骨质后形成 1.5～2.0cm 直径的骨窗。脑脊液漏是经鼻蝶窦至中线颅底区手术最常见的并发症，肿瘤切除后，硬脑膜的修补和重建也是手术的重要步骤。

（二）中颅底和颅后窝

此区域病变手术中涉及的颅底骨质切除主要在经岩骨入路。临床根据岩骨切除的部位又将经岩骨入路分为前岩骨入路和后岩骨入路。前岩骨入路主要处理岩尖和中上斜坡的病变，后岩骨入路主要处理脑桥小脑三角和岩斜坡区的巨大病变。

1. 前岩骨入路　主要指通过切除岩骨尖来扩大对岩斜坡区显露的手术方法，岩骨尖切除的范围取决于肿瘤的大小和部位，且受到岩骨内结构，如耳蜗、内听道内结构、岩骨段颈内动脉及岩下窦等的限制。其切除范围局限在 1cm×2cm 区域，前方为三叉神经，后方为弓状隆起和内听道，外侧为岩浅大神经沟和颈内动脉，此区域即 Kawase 三角（图 2-28），岩尖切除的下界为岩下窦。有学者认为岩尖切除的最大限度为：①弓状隆起与岩骨嵴的交点；②弓状隆起与岩浅大神经所在直线的交点；③岩浅大神经与三叉神经下颌支的交点；④三叉神经穿经天幕的孔。

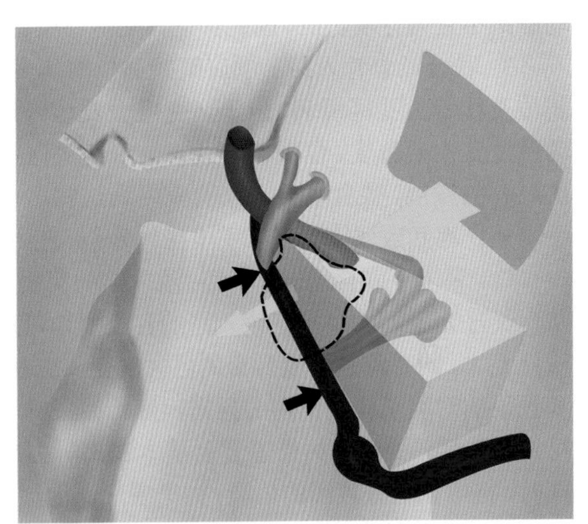

图 2-28　Kawase 入路岩骨磨除及暴露范围

黑箭头示岩下窦，蓝箭头示手术入路方向，虚线所示区域即岩尖骨质磨除范围。

（1）岩下入路与岩尖切除：经岩下入路开颅后，分离颅中窝底的硬脑膜，剥离出岩骨的颅中窝部分，磨除岩骨尖，可扩大对中斜坡及岩斜坡区的显露。通过岩尖切除后，其对脑干腹侧的显露程度类似于后岩骨入路中的经耳蜗入路。利用该入路可处理脑桥小脑三角、岩斜区、中斜坡的较小病变，还可应用于基底动脉下段的动脉瘤。

（2）颧颞入路与岩尖切除：颧颞入路是颞下入路的向前延伸，打开颞下颌关节囊，将离断后的颧弓与颞肌一同进一步向前下方牵拉，增加对颅中窝结构如海绵窦、三叉神经窝及鞍旁后外侧区等的显露。

2. 后岩骨入路　临床根据岩骨后壁切除范围的不同而将后岩骨入路分为五类，即迷路后入路、扩大迷路后入路、部分迷路切除入路、经迷路入路和经耳蜗入路。与枕下入路相比增大对脑干腹侧结构的显露，同时却因为乳突气房的暴露和术后硬脑膜修补困难，增加了脑脊液漏及听力损害的危险。由于切断乙状窦后可以将显露范围向后下方显著增加，临床多与乙状窦后入路联合，以扩大对后组脑神经及枕骨大孔区的显露。

（1）迷路后入路：经乙状窦前切除乳突，在保证内淋巴囊、前庭小管和骨半规管完整的前提下，充分磨除耳囊上下方骨质，暴露尽可能多的硬脑膜，下方暴露颈静脉球。手术野显露的范围决定于乙状窦前缘至后半规管的距离，并受颈静脉球位置高低的影响。

（2）扩大迷路后入路：在完成迷路后入路后，离断内淋巴囊，并用生物胶闭塞前庭小管，用微型电钻顺前庭方向磨去后半规管后内侧的内听道的后壁，并在内听道上下方磨出两条骨隧道，再从颅中窝底磨去岩尖及内听道的前壁，暴露尽可能广泛的硬脑膜。该入路较迷路后入路扩大了对脑干腹侧及内听道的显露，同时能够保留听力，因此对巨大听神经瘤伸入内听道部分的处理更为有利。

（3）部分迷路切除入路：在迷路后入路的基础上，在上半规管和后半规管的壶腹端和它们的总脚端分别开窗（磨去部分骨迷路而保持膜迷路的完整），将骨蜡从骨窗中塞入以封闭半规管内腔，达到压塞膜迷路防止内淋巴液流失的目的；然后磨去被孤立的上、后半规管，并顺着岩骨方向磨去更广泛的骨质，暴露更宽阔的硬脑膜。在临床应用中证实该入路仍然能保留患者的听力。据估计与迷路后入路比较，后方增加了6～10mm的显露，前上方增加10～15mm的显露，而对脑干腹侧增加了30°的显露角度。

（4）经迷路入路：在迷路后入路所显示的部分向前方扩大，磨去三个骨半规管及大部分岩骨表面，暴露内听道底，切除鼓室上部的骨质，去除听小骨，磨出面神经管，暴露更广阔的颅底硬脑膜。该入路由于膜迷路的破坏，内淋巴液的枯竭，在扩大显露范围的同时必将丧失听力。

（5）经耳蜗入路：完成经迷路入路后，于外耳道的软骨部与骨部交接处离断外耳道，切断面神经的分支：岩浅大神经、鼓索支、镫骨肌支后，将面神经从面神经管内移出，牵向后下方，内听道内的硬脑膜作为"袖套"，以保护内听道内的神经及内听血管的完整。用微型电钻磨去耳蜗、颞骨的鼓部。岩骨段颈内动脉的上壁和后壁可以保留菲薄的骨质以免除其受损伤，必要时也可以完全暴露。显露颈静脉球、岩下窦及前内侧之岩斜窦，注意勿损伤位于岩斜窦内的外展神经。由于面神经在岩骨中行程长且曲折，其供血动脉细小且为分段供应，因此保证其功能移位具有挑战性。

3．联合经岩骨入路　颅底某些部位的病变如岩斜坡区的脑膜瘤可同时向海绵窦、三叉神经窝、中上斜坡及枕骨大孔区浸润，由于病变巨大及该区域解剖复杂，涉及脑干、Ⅲ至Ⅻ对脑神经、颈内动脉、基底动脉及其主要分支、位听器官及小脑幕切迹区结构，因此单一的手术入路常难以获得充足的显露。随颅底外科的发展，各种联合入路的应用为这些多部位的复杂病变提供了更广阔的术野显露，极大地降低了手术死亡率和致残率。但其手术操作复杂、耗时。

（1）幕上下联合经岩骨入路：该入路的实质为颞下入路、枕下入路与经岩骨后入路的各种类型相联合，从而又分为不同的类型。该入路的各类型均可适应于岩斜坡区病变，更适用于基底宽，对脑神经、颅底骨质侵犯大，同时跨越中颅后窝的巨大病变。Spetzler认为手术入路的选择主要考虑Ⅶ、Ⅷ对脑神经的功能和预设的对脑干腹侧结构的显露程度。如果Ⅶ、Ⅷ对脑神经功能良好，不必要显露脑干前腹侧的情况下，可选择迷路后入路；如果患者已基本丧失听力或要求更前方显露脑干，则经迷路入路在提供较好显露的同时，将增加脑脊液漏的危险；如需要广泛地显露则可选择经耳蜗入路，但面神经瘫的风险也随之增加。

（2）联合耳前-耳后经岩骨经天幕入路：该入路是翻颞入路、枕下入路、岩尖切除及后岩骨入路的联合。岩骨后壁切除三个半规管、保留鼓室内容物、前庭及耳蜗的完整。Hakuba尝试在扩大对颅中窝及脑干腹侧显露的同时保留患者的听力，利用该入路处理8例岩斜坡区巨型脑膜瘤，6例全切，2例次全切除，仅有1例保存听力。

（3）全岩骨切除入路：该入路为经耳蜗入路与耳前颞下-颞下窝入路相联合。将整个颞骨甚至部分斜坡切除，颈内动脉自颞下窝至海绵窦段移向前下方，面神经自脑干至茎乳孔处向后下方移位，并于下颌颈处离断髁突，将下颌骨向前下方牵拉，可以获得对脑干腹侧结构的最大显露。另外，欲获得对枕骨大孔区的显露可横断乙状窦。由于全岩骨切除手术入路需6～8小时，而且选择该入路手术的病变因为体积较大、血供丰富、包绕邻近的神经血管而手术难度大、耗时，因此大多采用分期手术，即首先完成手术入路，2～7天后再行肿瘤切除术。Cass和Sekhar认为该入路的适应证主要为：①侵犯斜坡多部位的巨型肿瘤；②侵犯颞骨、岩骨段颈内动脉、颈静脉球，同时有硬脑膜内侵犯的病变；③病变同侧的听力丧失；④由于乳突骨质致密或高位颈静脉球不宜选择迷路后入路者；⑤肿瘤浸润脑干，包绕基底动脉者；⑥颞叶上抬困难者。

（三）枕骨大孔区

远外侧入路的发展和完善，使成功切除枕骨大孔区、颈静脉孔区复杂肿瘤成为可能。枕髁切除及寰枕交界区骨质的切除是本手术入路的关键点。Marglit报告远外侧入路切除42例枕骨大孔腹侧及腹外侧肿瘤，其中对18例脑膜瘤手术全部行椎动脉移位，部分枕髁切除8例，完全切除枕髁12例，实施颅椎融合13例。Samii报告38例枕大孔区脑膜瘤，仅7例需行枕髁切除。Vishteh研究表明，随着枕髁切除的增加，颅椎交界区的生物力学稳定性明显破坏，并且主张枕髁切除≥50%时须行颅颈融合，切除枕髁还增加了椎动脉及脑神经损伤的风险。Spektor定量研究了部分切除枕髁与完全切除枕髁对岩斜坡区的显露程度，发现完全切除枕髁并未显著增加对岩斜坡区的显露。Wanebo认为枕髁切除是否能增加对枕大孔区的显露与枕髁长度、枕大孔长度、脑干腹侧与枕大孔前缘间的距离、脑干被肿瘤向后推挤的程度、后组脑神经根的位置、椎动脉进颅及椎基底动脉交界的位置、颈静脉结节的大小等因素有关，术前CT测量对分析枕髁切除的必要性、指导术中切除枕髁大有裨益。

九、常用手术入路

（一）冠状切口开颅额底入路

1. 手术开颅　冠状切口单额开颅额底入路是通过双额发际内冠状切口，行右额或左额的骨瓣成形，抬起额叶底面，暴露颅前窝底、鞍区及额叶病变的常用入路（图 2-29～图 2-36）。

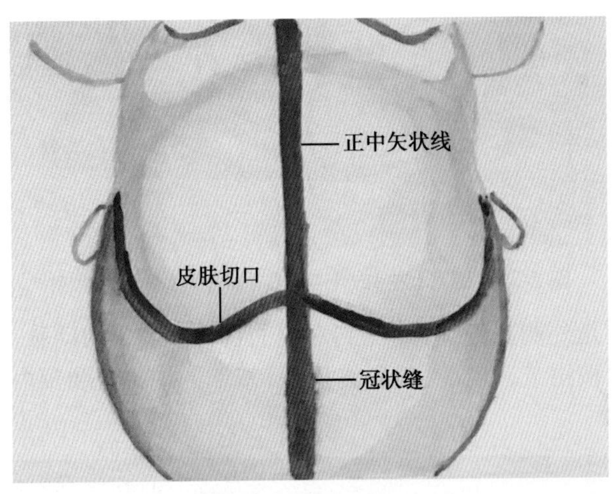

图 2-29　双额部冠状皮瓣

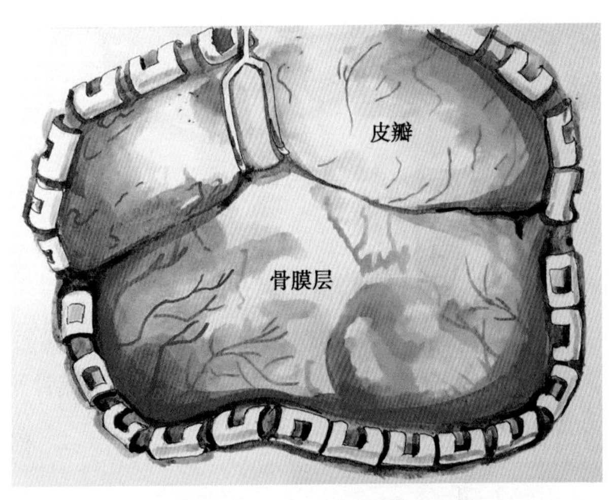

图 2-30　分离游离皮瓣

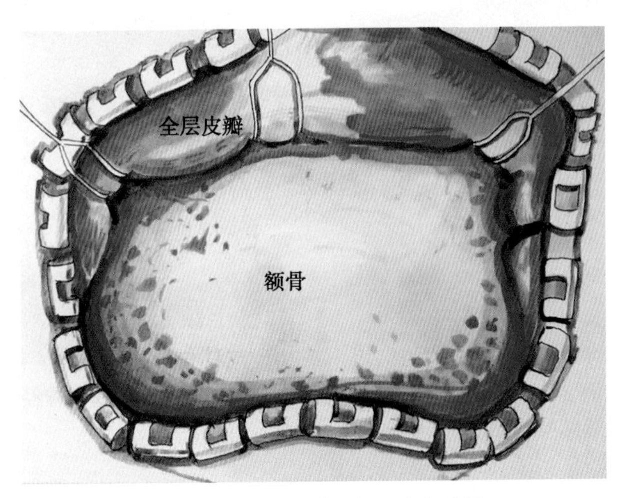

图 2-31　剥除骨膜，全层分离皮瓣

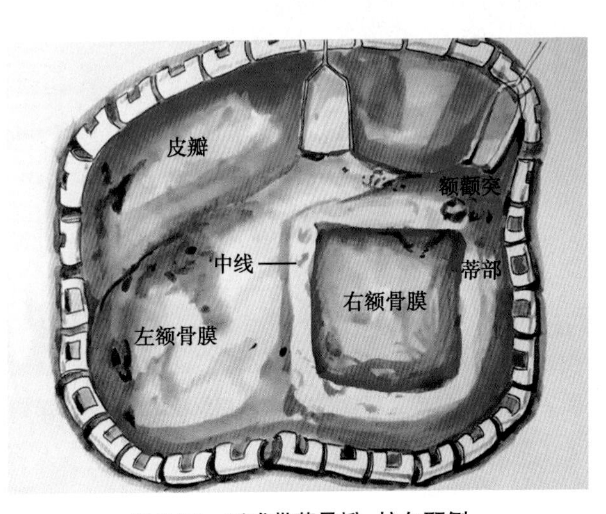

图 2-32　形成带蒂骨瓣，拉向颞侧

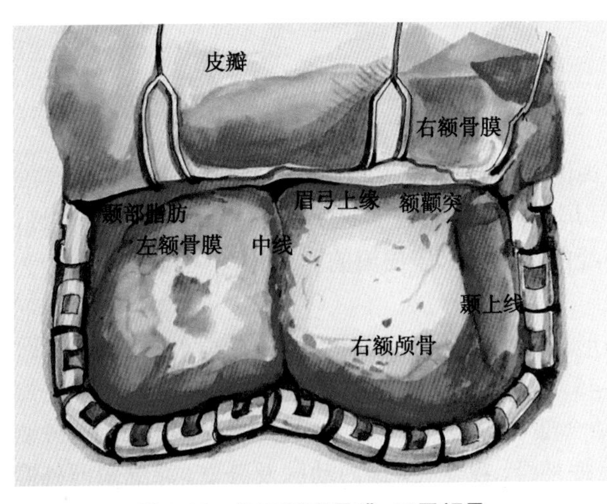

图 2-33　切开游离骨膜，显露额骨

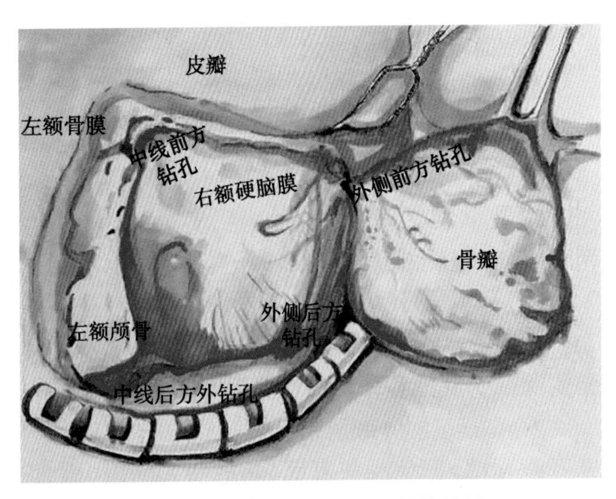

图 2-34　钻孔后铣开形成带蒂骨瓣

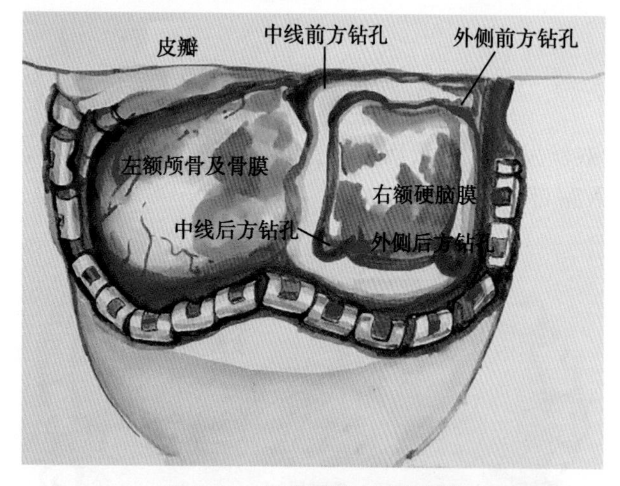

图 2-35 游离骨瓣，显露硬膜

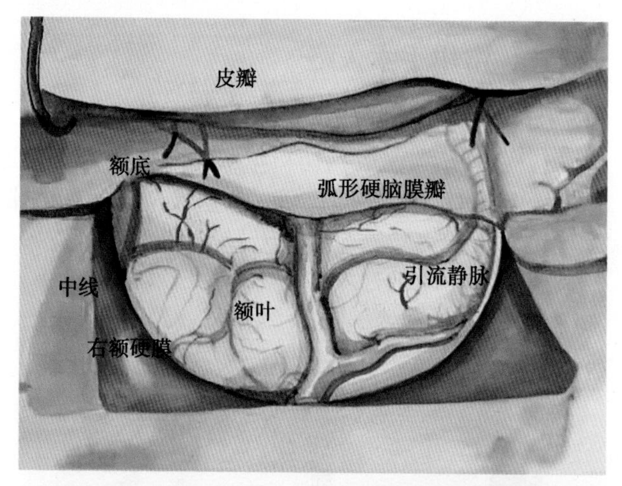

图 2-36 弧形（左）或十字（右）切开硬膜，显露额叶

2. 暴露范围 冠状切口开颅额底入路的暴露范围是外侧到侧裂、内侧到对侧的视神经和颈内动脉，同侧的眶顶壁和嗅沟显露良好，并可以到达蝶骨平台、鞍结节、视交叉池和终板池、双侧的视神经和颈内动脉及视交叉（图 2-37，图 2-38）。

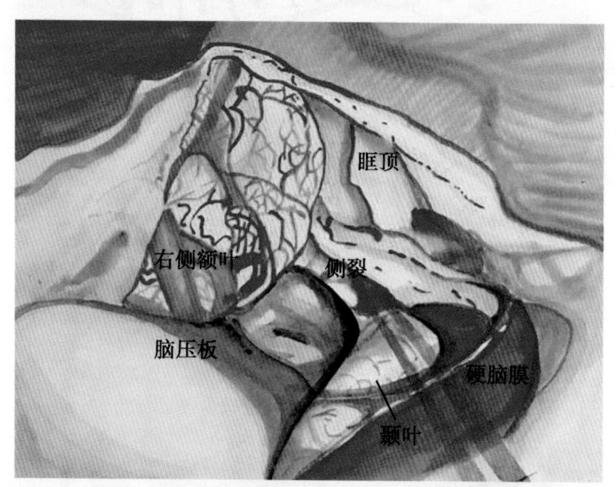

图 2-37 开放脑池，释放脑脊液，脑组织减压显露深部结构

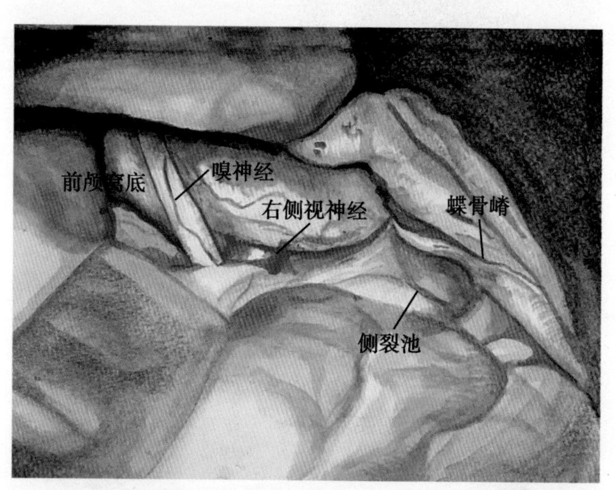

图 2-38 脑组织减压后沿额底结构向内深入，显露视神经等结构

3. 适应证

（1）颅前窝病变（前颅底脑膜瘤、嗅沟脑膜瘤等）。

（2）鞍区病变（颅咽管瘤、垂体瘤、鞍结节脑膜瘤等）。

（3）前循环动脉瘤。

（4）额叶病变（胶质瘤、脑膜瘤）。

（5）视神经管眶顶减压及眶内病变的顶部暴露。

4. 手术体位 平卧位，头托或头圈固定头部，特殊头位时头架固定。

5. 皮肤切口 常规双额冠状皮瓣切口：起自一侧耳屏前方发际前缘到达另一侧耳屏前方发际前缘，两侧对称，呈蝴蝶状。中线切开弧形向前有利于术中中线的记忆和术毕皮瓣的对合。

（二）额颞开颅翼点入路

1. 手术开颅 翼点入路是利用额颞部发际内的弧形切口行额颞骨瓣，通过磨除蝶骨嵴并分离侧裂，暴露深部基底池和鞍区结构的手术入路（图 2-39～图 2-45）。

2. 暴露范围 颞肌前部，额骨，颞骨，蝶骨和顶骨结合部（翼点），眶上缘及眶外侧缘，蝶骨嵴，眶外侧壁及眶顶壁，同侧颅前窝底、鸡冠和大脑镰，蝶骨平台，视神经，视交叉，颈内动脉及分支，海绵窦前外侧壁，动眼神经，鞍膈，垂体柄，鞍背。

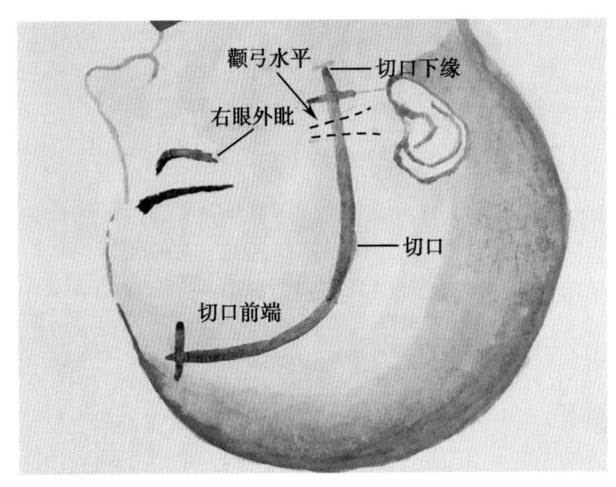

图 2-39 手术切口示意图

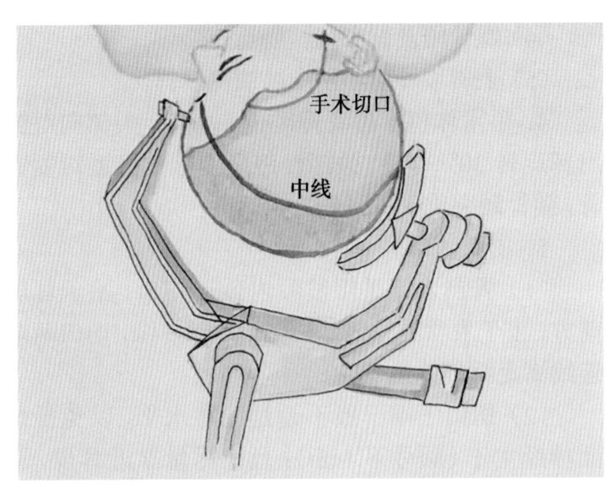

图 2-40 手术体位，头架固定

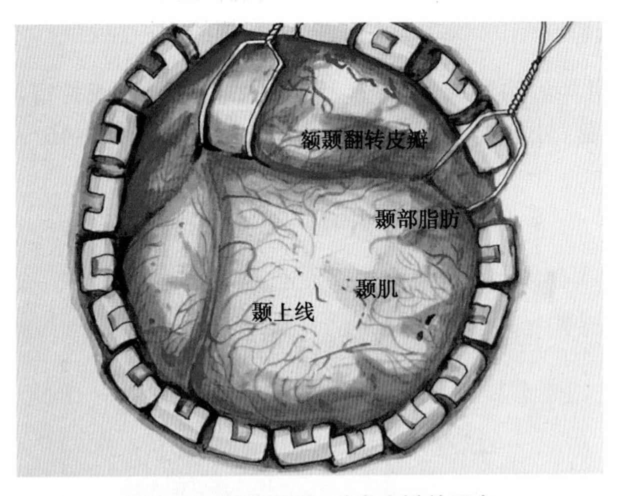

图 2-41 切开皮肤，游离皮瓣并固定

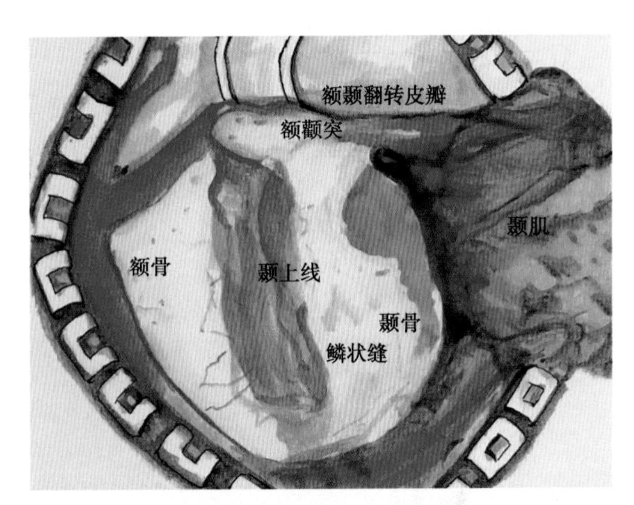

图 2-42 切开颞肌暴露颞骨

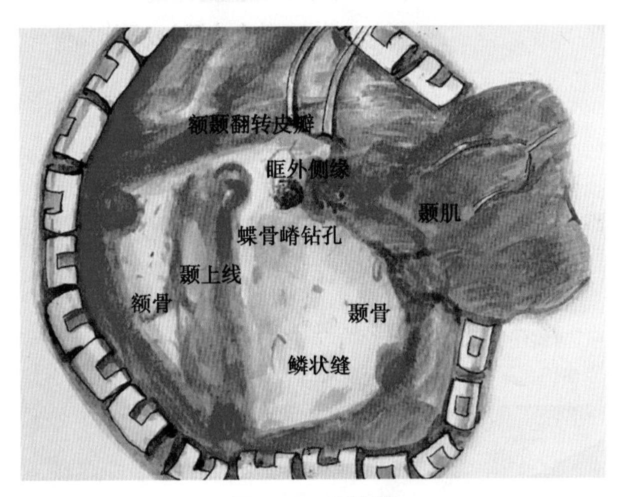

图 2-43 颅钻孔

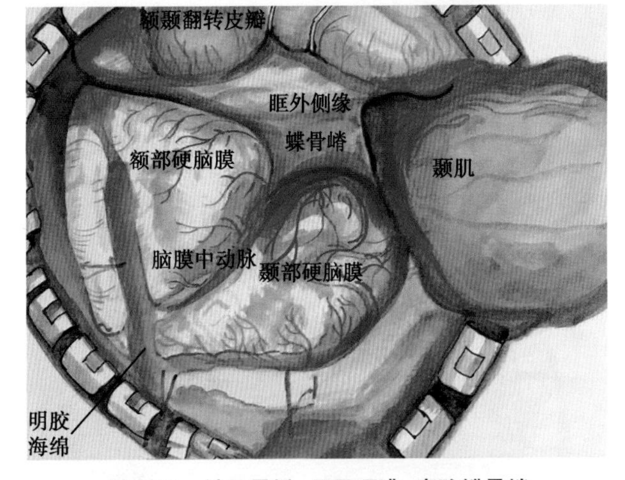

图 2-44 铣下骨瓣，悬吊硬膜，磨除蝶骨嵴

3. 适应证 主要适用于 Willis 动脉环相关动脉瘤及鞍上池偏一侧肿瘤的暴露和切除。

(1) 视交叉池和鞍上池肿瘤，视神经和视交叉肿瘤。

(2) 颈内动脉及其分支动脉瘤，基底动脉分叉及其上部分支动脉瘤。

(3) 眼眶上部，后部及外侧壁肿瘤。

（4）蝶骨嵴及前床突脑膜瘤。

（5）上斜坡肿瘤和桥中脑腹侧暴露。

4. 手术体位　患者仰卧位头偏侧，头部向对侧肩部旋转 30°～45°，颈部轻前屈使颏部接近对侧锁骨，额骨颧突位于视野最高点。

5. 皮肤切口

（1）翼点入路采用发际内弧形切口，始于耳屏前方，止于失状线外侧 2～3cm 发际前缘，切口两端连线满足眶外侧缘暴露。

（2）切口下端一般不超过颧弓水平，以免损伤面神经主干（颧弓下 1cm）；且应尽量靠近耳屏，避免损伤面神经额支。

（3）颞浅动脉可以用手触及，切口可以适当调整以避免损失和减少出血。

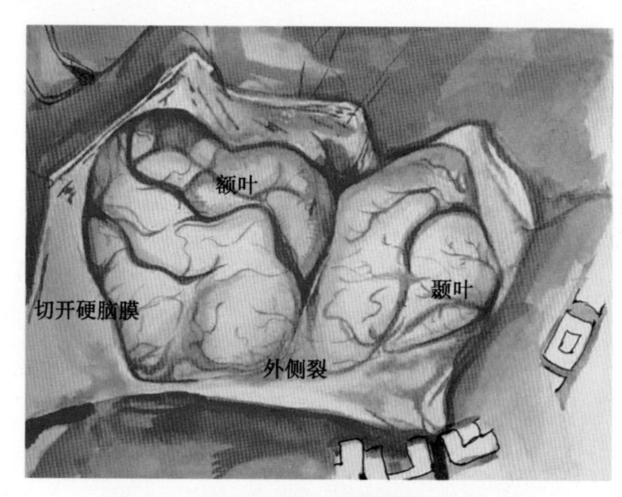

图 2-45　切开硬脑膜，暴露额颞叶和外侧裂

（三）脑桥小脑三角乙状窦后入路

1. 手术开颅　脑桥小脑三角乙状窦后入路是采用耳后钩形或直切口，行乳突后枕骨骨瓣或骨窗，暴露横乙交界，切开硬膜并牵拉小脑向内下，暴露桥脑、小脑与岩骨周围病变的常用入路（图 2-46～图 2-52）。

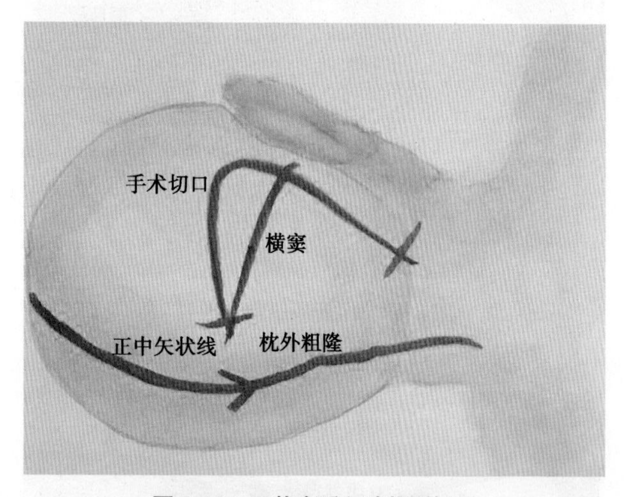

图 2-46　乙状窦后入路拐型切口

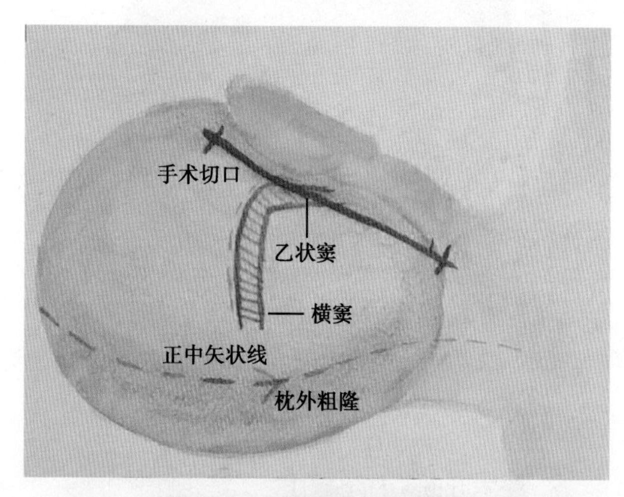

图 2-47　乙状窦后入路直切口

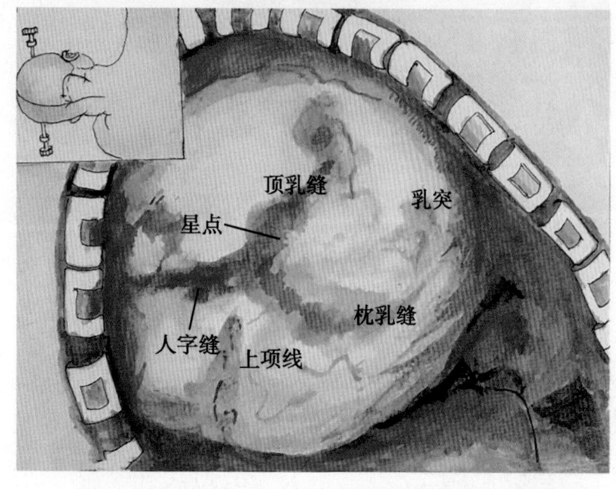

图 2-48　切开皮肤、皮下和肌肉，显露枕下骨质

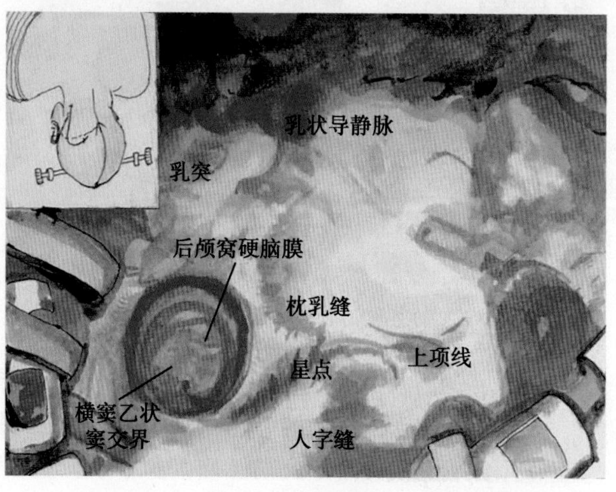

图 2-49　颅钻孔，显露横窦 - 乙状窦交界

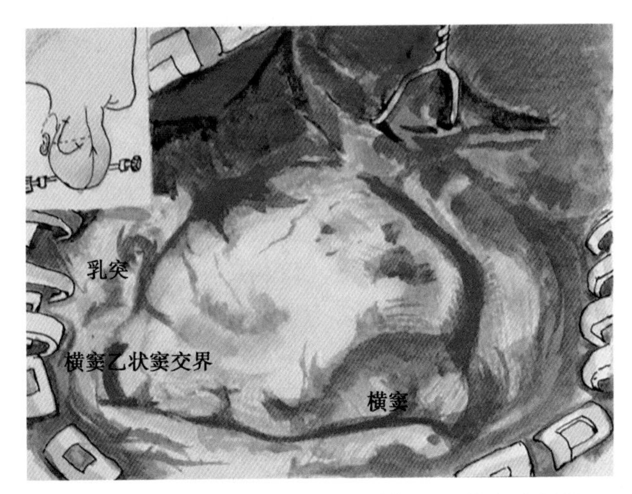

图 2-50 游离骨瓣或骨窗，显示横窦 - 乙状窦交界处

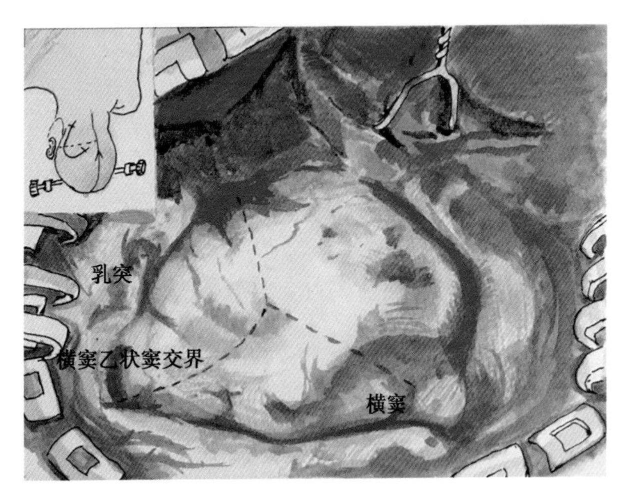

图 2-51 硬膜切口

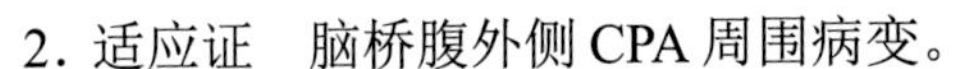

2. 适应证 脑桥腹外侧 CPA 周围病变。

（1）听神经瘤、向颅后窝发展的三叉神经鞘瘤，后组脑神经起源肿瘤。

（2）岩骨背面脑膜瘤，小脑幕脑膜瘤。

（3）CPA 其余病变（胆脂瘤、蛛网膜囊肿等）。

（4）小脑外 1/3 脑内病变。

（5）向 CPA 池发展的桥脑肿瘤。

3. 手术体位 侧俯卧位或半坐位。

4. 皮肤切口

（1）钩形切口：切口起自上项线中内 1/3 交界，向外上达耳郭上缘后方 1cm 左右，弧形向下沿耳后达下颌角水平，创伤较大，但颅后窝暴露可塑性优于直切口。

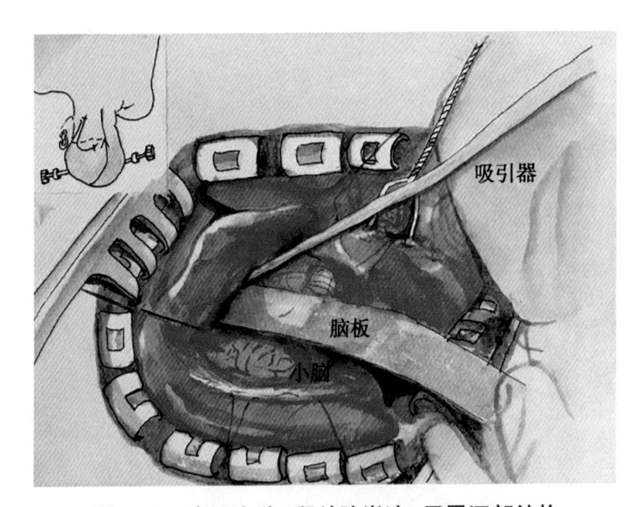

图 2-52 牵开小脑，释放脑脊液，显露深部结构

（2）直切口：切口起自横窦上耳郭上缘附近，沿耳后 1cm 发际内垂直向下达乳突尖部后方，操作简单，创伤较小，适合于中小 CPA 区域肿瘤的暴露。

（四）枕下后正中入路

1. 手术开颅 枕下后正中入路是采用枕外隆凸以下的后正中切口，沿中线切开，行两侧枕鳞骨瓣或寰椎后弓骨窗，暴露和切除两侧小脑、枕大池、枕骨大孔后缘附近、脑干背侧和第四脑室内病变（图 2-53～图 2-58）。

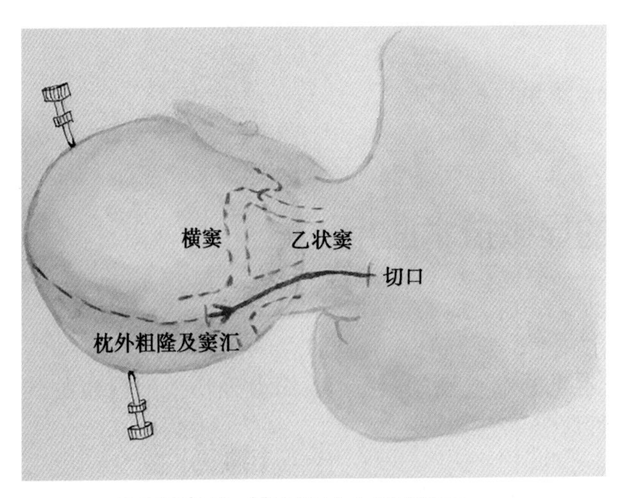

图 2-53 枕后正中入路直切口

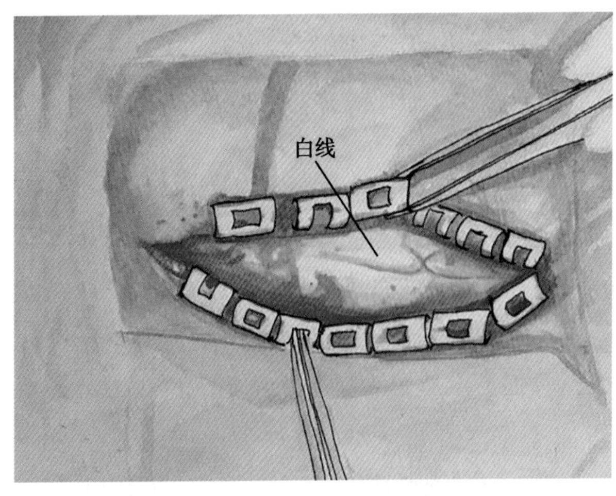

图 2-54 切开皮肤，显示“白线”

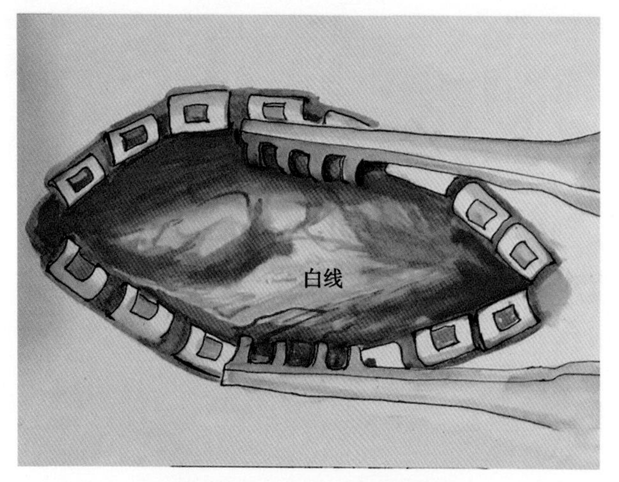

图 2-55 沿“白线”切开皮肤

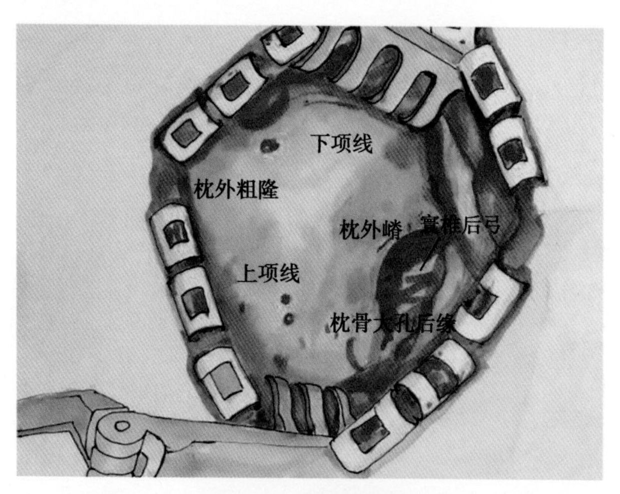

图 2-56 显露颅骨

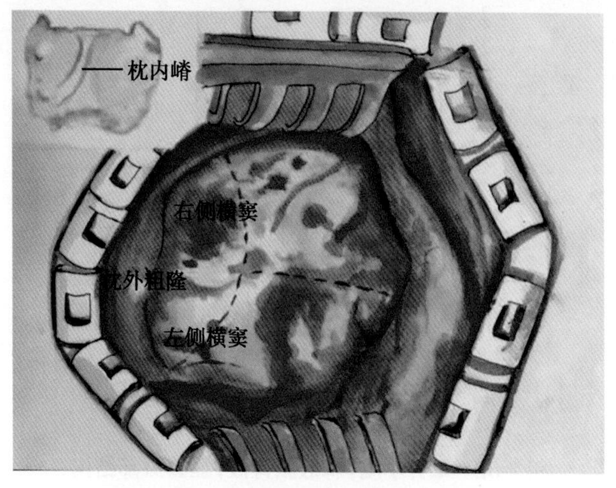

图 2-57 铣下颅骨形成骨窗，显露硬膜

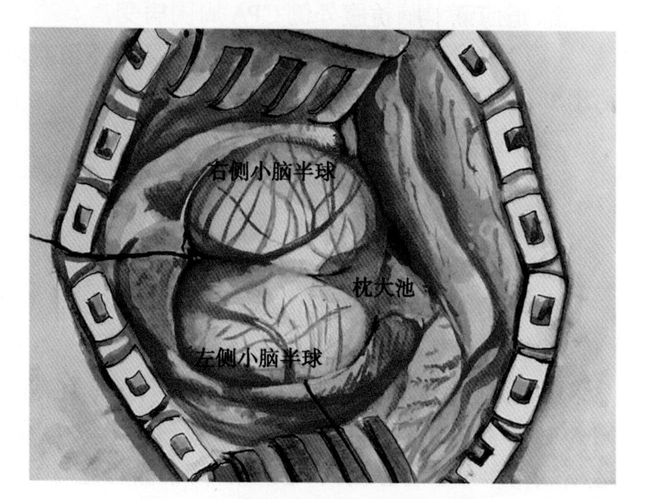

图 2-58 切开硬脑膜，暴露小脑结构

2. 适应证 沿中线生长的颅后窝后部、枕大孔背侧和颅颈交界背侧病变。

（1）小脑半球、枕大孔后缘病变。

（2）小脑蚓部、第四脑室病变。

（3）脑干背侧病变。

（4）延颈交界病变。

3. 手术体位 侧俯卧位或俯卧位。

4. 皮肤切口 后正中直切口上位于枕外隆突上 1cm，下至枢椎棘突。

（陈礼刚）

第三节 颅脑损伤的显微技术应用

一、急性硬脑膜外血肿

急性硬脑膜外血肿（acute epidural hematoma）是常见的继发性颅脑损伤，约占外伤性颅内血肿的 30%，可发生于任何年龄，以青壮年多见，儿童少见，男性居多。

（一）发病机制

急性硬脑膜外血肿多由直接暴力作用所致，与颅骨骨折密切相关。主要的出血来源为脑膜中动脉，该动脉源自颈外动脉的上颌动脉，经颅中窝底棘孔入颅，沿颞骨脑膜中动脉沟走行，在翼点附近分为前后两支，颞骨鳞部最为薄弱，骨折后容易损伤脑膜中动脉及其分支血管，导致硬脑膜外血肿；其次是颅内静脉窦（如上矢状窦、横窦等）、板障静脉血管损伤。因此，临床上硬脑膜外血肿多见于颞部、颞顶部或额顶部，静脉窦出血形成的血肿可位于其一侧或两侧。

硬脑膜外血肿大小与病情轻重有关，一般动脉血管出血速度较快，出血量也较大，病情进展迅速。幕上硬膜外血肿增大到一定程度，导致邻近脑组织移位，颞叶内侧的海马和沟回经小脑幕裂孔向内下方推移，疝入脚间池，压迫经小脑幕裂孔的重要脑组织、神经和血管结构（如中脑、动眼神经、大脑后动脉、后交通动脉等），形成小脑幕切迹疝（transtentorial herniation）。幕下硬脑膜外血肿可导致小脑扁桃体经枕骨大孔疝入颈部椎管内，压迫经枕骨大孔处的重要脑组织和神经结构（如延髓、上颈髓、后组脑神经等），形成枕骨大孔疝（transforamen magna herniation）。

（二）临床表现

急性硬脑膜外血肿的临床表现因出血速度、血肿大小、部位等不同而有所差异，主要表现为以下几个方面。

1. 意识障碍　急性硬脑膜外血肿伴发的意识障碍与原发性脑损伤的程度和血肿形成的速度、大小有关。对于幕上急性硬脑膜外血肿而言，如原发性脑损伤较轻，伤后可无明显意识障碍，待血肿增大到一定程度时表现为意识障碍；原发性脑损伤较重，伤后即出现昏迷，随后意识好转，血肿增大后再度昏迷，即存在所谓的意识“中间清醒期”；如原发性脑损伤严重，伤后昏迷程度呈渐行性加重趋势。而幕下急性硬脑膜外血肿伴发的意识障碍一般于脑疝晚期出现。

2. 颅内压增高　患者在无意识障碍情况下，可表现为头痛、恶心、呕吐等颅内压增高症状，颅后窝硬脑膜外血肿可表现为枕颈部疼痛，与幕上急性硬脑膜外血肿相比，较早出现血压升高、脉搏和呼吸减慢等急性颅内压增高的特征性生命体征变化，即 Cushing 反应。

3. 瞳孔改变　幕上急性硬膜外血肿形成小脑幕切迹疝时，导致病变侧动眼神经受压，表现为瞳孔散大，幕下血肿一般不出现单侧瞳孔散大，但脑疝晚期可出现双侧瞳孔散大。

4. 神经系统体征　神经系统定位体征多见于合并的原发性脑损伤，单纯急性硬脑膜外血肿一般较少出现类似体征。如出现脑疝时，可出现锥体束征、去脑强直等体征。

（三）诊断

根据头部外伤史，结合头痛、意识障碍等临床症状，头颅 CT 检查是确诊急性硬脑膜外血肿的首选方法，一般表现为颅骨内板与硬脑膜之间呈双凸透镜形高密度血肿影（图 2-59），同时观察有无脑室受压、中线结构移位、脑挫伤、颅骨骨折等情况。

（四）鉴别诊断

临床上主要与急性硬脑膜下血肿鉴别，根据头颅 CT 检查显示的血肿形态不同，容易鉴别。

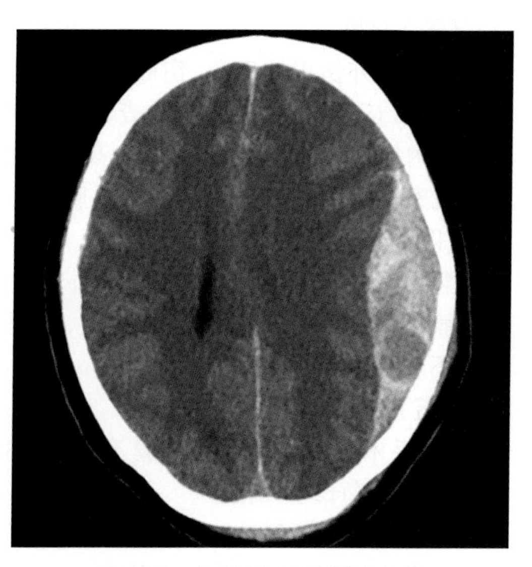

图 2-59　左颞急性硬脑膜外血肿

（五）治疗

1. 手术治疗　急性硬脑膜外血肿主要的治疗方法是手术清除血肿，血肿量 >30ml 建议急诊手术治疗。手术方法：①幕上骨瓣开颅硬脑膜外血肿清除术：依据血肿部位采取相应区域的骨瓣开颅，逐步吸出或刮除血肿，硬脑膜出血点予以确切止血，如出血部位来自中颅底，考虑为棘孔脑膜中动脉主干破裂，可用骨蜡填塞止血，骨窗周围硬脑膜悬吊，硬脑膜外置管引流 24～48 小时，骨瓣复原，分层缝合头皮。如出现脑疝患者，可采用去骨瓣减压或硬脑膜减张缝合，减少继发性脑损伤的机会。②幕下骨窗开颅硬脑膜外血肿清除术：颅后窝硬脑膜外血肿可根据血肿部位行颅骨钻孔，咬骨钳适当扩大骨窗，清除血肿，接近横窦部位可少量残留血肿，不必过分清除以免加重横窦损伤，导致出血增多或影响静脉回流，骨窗周围硬脑膜悬吊，硬脑膜外置管引流 24～48 小时。如幕下血肿跨越横窦延及枕部，可在幕上、下分别开骨窗清除血肿，保留横窦上骨桥，便于硬脑膜悬吊和保护横窦。

2. 保守治疗　急性硬脑膜外血肿如血肿量 <30ml，中线结构移位小于 1.0cm，可采取非手术方法，但必须密切临床观察，必要时再行手术治疗。

（六）预后

急性硬脑膜外血肿如诊断和治疗及时，一般临床预后良好。预后不良者多与病情进展迅速、诊治延误、脑疝晚期、再次出血、合并严重的脑损伤或其他部位的损伤等有关。

二、急性硬脑膜下血肿

急性硬脑膜下血肿（acute subdural hematoma）约占外伤性颅内血肿的 40%，发生于头部外伤后 3 日内。

（一）发病机制

急性硬脑膜下血肿多由间接暴力所致，颅内出血的主要来源为脑皮质血管。由于前中颅底颅骨凹凸不平，前中颅底之间为向颅内凸起的蝶骨嵴，枕部和颅后窝颅骨内面平滑，并且小脑幕具有弹性缓冲作用，因此暴力作用后的对冲伤容易造成额极、颞极及其底面的脑挫伤，形成急性硬脑膜下血肿的部位多位于额颞部位，枕部和颅后窝极为少见，脑挫伤常被视为急性硬脑膜下血肿形成的原发性病变。脑皮质回流至静脉窦的桥静脉或静脉窦本身破裂，可不伴有脑挫伤，形成单纯性急性硬脑膜下血肿，临床上相对少见。

（二）临床表现

急性硬脑膜下血肿的临床病程与原发性脑损伤、出血速度、出血量及个体代偿能力有关。

1. 意识障碍　原发性脑损伤较重，多表现为持续昏迷或昏迷程度渐行性加重，原发性脑损伤较轻时也可存在意识“中间清醒期”，但较急性硬脑膜外血肿少，常见于单纯性硬脑膜下血肿。

2. 颅内压增高　急性硬脑膜下血肿增大到一定程度，可出现头痛、恶心、呕吐等颅内压增高症状，继发急性脑疝时可出现 Cushing 反应。

3. 瞳孔变化　病侧瞳孔散大是急性硬脑膜下血肿诱发脑疝的重要体征，脑疝晚期可出现双侧瞳孔散大。

4. 神经系统体征　伤后即刻出现偏瘫、失语等征象，为功能区脑挫伤所致，出现脑疝时可表现锥体束征阳性。

5. 癫痫　急性硬脑膜下血肿可出现癫痫症状，多为原发性脑功能区损伤如脑挫伤所致。

（三）诊断

有头部外伤史的患者，伤后存在意识障碍或有颅内压增高症状，应及时行头颅 CT 检查，急性硬脑膜下血肿表现为颅骨内板与脑表面之间呈新月形高密度血肿影（图 2-60），同时观察有无颅内占位效应、原发性脑损伤情况。

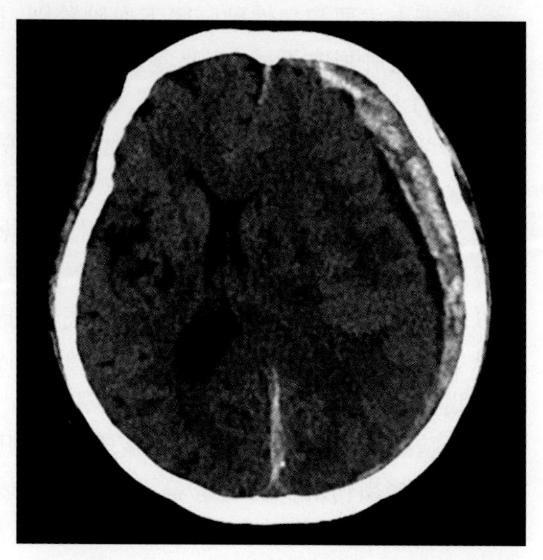

图 2-60　左额颞急性硬脑膜下血肿

（四）鉴别诊断

急性硬脑膜下血肿需与硬脑膜外血肿、亚急性或慢性硬脑膜下血肿相鉴别，根据病史特点、病程、影像学表现等一般不难鉴别。

（五）治疗

1. 手术治疗　急性硬脑膜下血肿 >30ml，中线结构 >0.5cm 建议急诊手术治疗。

（1）骨瓣开颅硬脑膜下血肿清除术：急性硬脑膜下血肿一般位于额颞部位，采用额颞反问号切口，骨瓣开颅，清除血肿后需仔细探查脑皮质血管和脑组织损伤情况，皮质动脉出血需确切止血，位于脑重要功能区血管出血可在手术显微镜下止血，尽量避免损伤功能区脑组织，注意保护侧裂附近重要皮质引流静脉和 Labbe 静脉，挫伤明显的额颞部位脑组织可予以适当清除。桥静脉出血可直接电凝止血，静脉窦附近出血一般采用局部止血材料压迫止血。无脑疝患者硬脑膜可原位缝合悬吊，硬脑膜外置管引流，骨瓣复原，分层缝合头皮。

（2）颞肌下减压、脑内减压和 / 或去骨瓣减压术：适用于并发脑疝或广泛性脑挫裂伤伴急性脑肿胀患者，一般采用标准大骨瓣开颅，颞骨鳞部咬除至颧弓水平或中颅底，向前至额骨颧突水平及蝶骨大翼，必要时行额极和 / 或颞极切除，行脑内减压，充分缓解颅内压增高。硬脑膜减张修补缝合并悬吊，硬脑膜外置管引流 1 根，骨瓣去除，缝合头皮切口。对于双侧急性硬脑膜下血肿患者，可根据情况采用冠状切口，双侧血肿清除或去骨瓣减压术。

（3）GCS<8 分患者可考虑行颅内压监测技术，指导临床观察和治疗。

2．保守治疗　急性硬脑膜下血肿如血肿量 <30ml，中线结构移位小于 1.0cm，无意识障碍，暂先采取非手术方法，但伤后意识障碍加重，GCS 下降 >2 分，需积极采用手术治疗方法。单纯性硬脑膜下血肿以密切临床观察为主，注意意识、瞳孔、生命体征变化。合并明显原发性脑损伤患者如脑挫伤、脑肿胀等，需给予脱水等降低颅内压增高的药物治疗；有呕吐患者注意保持呼吸道通畅；癫痫、发热等给予对症处理。

（六）预后

急性硬脑膜下血肿预后与原发性脑损伤程度、脑疝、治疗时机等有关，如进展至脑疝晚期，预后不良。

三、慢性硬脑膜下血肿

慢性硬脑膜下血肿（chronic subdural hematoma）多数由头部外伤所致，病程超过伤后 3 周，位于硬脑膜和蛛网膜下腔之间，存在包膜，好发于老年人，约占颅内血肿的 10%，可发生于单侧或双侧。

（一）发病机制

老年人因脑组织萎缩，血管退变，轻微头部外伤即可导致大脑表明汇入上矢状窦桥静脉破裂出血，其次静脉窦、蛛网膜颗粒或硬脑膜下水瘤等均可受损出血，部分患者甚至无法回忆头部外伤病史。服用华法林、阿司匹林等抗凝、抗聚药物、血液系统疾病影响凝血功能等均可能导致慢性硬脑膜下血肿。

慢性硬脑膜下血肿一旦出现有逐渐增大趋势，可能与血肿包膜外层血管通透性增加、纤维蛋白溶酶原激活、凝血功能障碍、血肿与脑脊液之间的渗透压差等有关。

（二）临床表现

慢性硬脑膜下血肿病程较长，因颅内占位效应导致慢性颅内压增高，临床表现各异，容易误诊或漏诊。

1．慢性颅内压增高　患者出现头痛、恶心等症状，缺乏神经系统定位体征。

2．神经系统局灶性症状　表现为受压脑功能区症状或体征，如偏瘫、失语、局灶性癫痫等。

3．认知和精神症状　表现为反应迟钝、认知功能下降、精神症状等。

（三）诊断

慢性硬脑膜下血肿表现形式多样，临床上应高度重视，结合病史特点，头颅 CT 检查不难确诊，表现为颅骨内板与脑表面之间新月形等密度或低密度血肿影（图 2-61）。

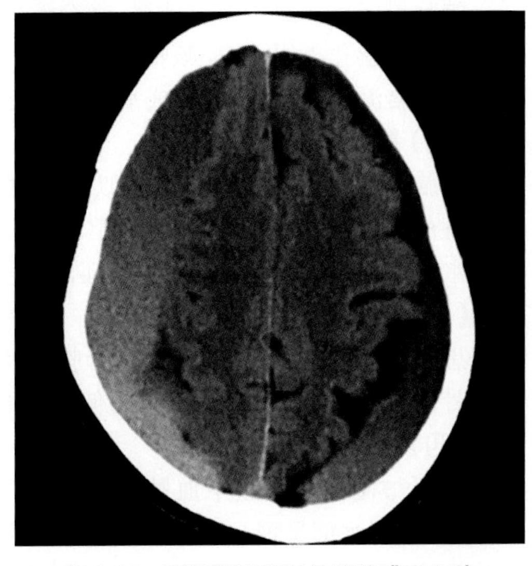

图 2-61　双侧额颞顶慢性硬脑膜下血肿

（四）鉴别诊断

慢性硬脑膜下血肿早期临床表现不典型，形式多样，极易误诊或漏诊，主要与下列疾病鉴别。

1. 急性硬脑膜下血肿　有头部外伤史，伤后病程小于 3 天，头颅 CT 检查显示颅内血肿呈高密度或混杂密度。

2. 慢性硬脑膜下积液，又称硬脑膜下水瘤，多数与头部外伤有关，有人认为与慢性硬脑膜下血肿临床转化有关，头颅 CT 检查表现为与脑脊液密度相同的特征，头颅 MRI 检查显示硬脑膜下水瘤与脑脊液信号相同。

3. 颅内肿瘤　慢性硬脑膜下血肿出现局灶性神经系统症状或体征，可能与颅内肿瘤相混淆，需借助头颅 MRI 检查明确诊断。

4. 痴呆和精神症状　慢性硬脑膜下血肿多发于老年人，可表现为认知功能下降、痴呆、异常精神症状等，应与精神类疾病和血管性痴呆相鉴别。

5. 脑积水和脑萎缩　也可表现为反应迟钝、认知功能下降等，根据病史特点和影像学检查进行鉴别。

（五）治疗

1. 手术治疗　慢性硬脑膜下血肿患者出现颅内压增高症状、局灶性神经系统症状、意识障碍等；头颅 CT 检查中线结构移位 >1.0cm，应采用手术治疗方法。手术方法：①单纯顶结节处钻孔血肿腔冲洗引流术：一般选择局部麻醉，顶结节处直切口，颅骨钻孔时避免硬脑膜剥离导致出血，十字切开硬脑膜确切止血以免硬脑膜血管出血，流入血肿腔，血肿腔反复冲洗后置入引流管，置管过程操作轻柔，以防进入脑组织或刺破脑皮质血管，可在引流管持续注水状态下缓慢置入引流管，置管深度一般为血肿腔前后径的一半，引流管距离头皮切口 3.0cm 左右引出，一般持续引流 2～3 天。②顶结节和颞部双钻孔血肿腔冲洗引流术：单钻孔术后容易导致颅内积气，或头颅 CT 显示血肿呈混杂密度，可选择双钻孔方法，利于血肿腔排气和冲洗血块，如部分凝血块无法冲洗完全，可考虑术后经引流管注入尿激酶溶解血凝块，便于引流。

2. 非手术治疗　如慢性硬脑膜下血肿占位效应不明显，中线结构移位 <1.0cm，暂临床观察，必要时再行手术治疗。

（六）预后

慢性硬脑膜下手术治疗效果良好，但慢性硬脑膜下血肿由于多见于老年人伴脑萎缩，存在一定的复发率。

四、硬脑膜下水瘤

硬脑膜下水瘤（subdural hydroma）又称慢性硬脑膜下积液，多由外伤所致，约占外伤性颅内血肿的 10%。

（一）发病机制

颅脑损伤可导致蛛网膜破裂，脑脊液积聚于硬脑膜下，破裂的蛛网膜孔类似活瓣，咳嗽、大便等用力动作使脑脊液不断经活瓣流入硬脑膜下，形成水瘤样积液。

（二）临床表现

硬脑膜下水瘤的临床表现酷似慢性硬脑膜下血肿，出现慢性颅内压增高症状，如头痛、呕吐、视神经乳头；硬脑膜下水瘤积聚到一定程度可诱发脑疝，出现意识障碍。

（三）诊断

患者一般有头部外伤病史，结合临床表现，头颅 CT 可见颅骨内板与脑表面之间呈新月形低密度影（图 2-62）。

（四）鉴别诊断

主要与慢性硬脑膜下血肿相鉴别，可行头颅 MRI 检查，硬脑膜下水瘤呈现与脑脊液相同的信号特征；硬脑膜下水瘤还应与蛛网膜囊肿相鉴别，蛛网膜囊肿一般为先天发

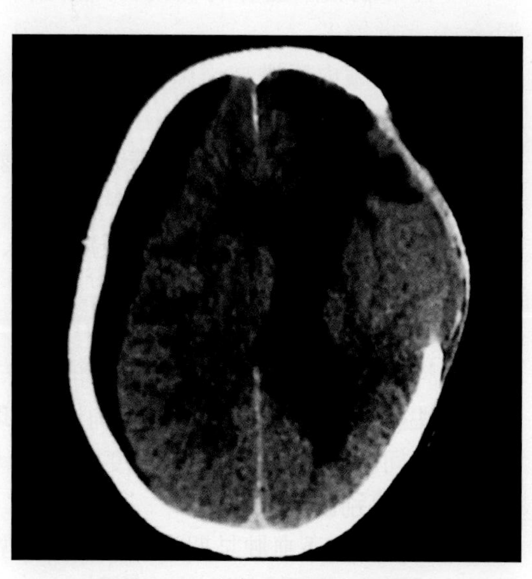

图 2-62　右额颞硬脑膜下水瘤

育性，多位于颞部、枕部等，呈局限性脑脊液聚积伴局部脑发育不良，无头部外伤史。

（五）治疗

常采用颅骨钻孔引流术，一般引流48～72小时，平卧位或头低位，静脉补充等渗液体，促进脑组织复位，必要时经腰椎穿刺缓慢注入生理盐水20～40ml；复发患者可选择硬脑膜下积液分流手术；经久不愈者选择骨瓣开颅，切除增厚囊壁，或去除骨瓣，头皮塌陷消除积液残腔。

（六）预后

硬脑膜下水瘤患者如原发性脑损伤较轻，一般恢复良好，若原发伤严重，可能预后不良。

五、外伤性颅内血肿

外伤性颅内血肿（traumatic intracerebral hematoma）是指脑实质内血肿，可发生于脑组织内任何部位，在闭合性颅脑损伤中的发生率为0.5%～1.0%，占外伤性颅内血肿的5%左右，多发于额叶和颞叶，脑深部、基底节区、脑干和小脑等处极为少见。

（一）发病机制

外伤性颅内血肿多由头部在间接暴力作用下发生对冲性脑损伤所致，锐器在直接暴力作用下刺入颅内，局部脑血管损伤形成颅内血肿。出血来源多见于脑挫伤部位皮质或皮质下血管破裂出血向脑实质内延续，常合并有硬膜下血肿；对冲性脑损伤时不同脑组织结构之间的剪切应力作用，导致脑深部血管破裂而继发颅内血肿。

（二）临床表现

外伤性颅内血肿多与脑挫伤合并存在，导致颅内压增高，出现头痛、呕吐等症状；功能区血肿表现为局灶性神经症状和体征，如偏瘫、偏身感觉功能障碍、失语、癫痫等；颅内血肿诱发脑疝时可出现意识障碍、瞳孔改变、生命体征变化、锥体束征等。

（三）诊断

根据头部外伤史，头颅CT显示脑实质内局限性类圆形或不规则形高密度血肿影（图2-63）。

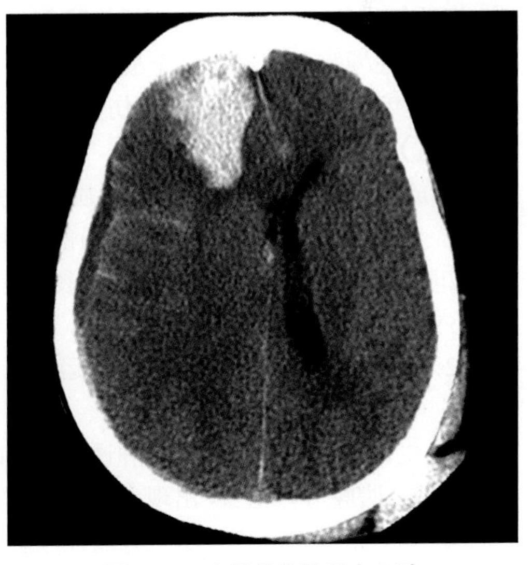

图2-63 右额外伤性颅内血肿

（四）鉴别诊断

头部外伤后患者出现逆行性遗忘或意识障碍，需与其他类型的颅内血肿相鉴别。

1. 高血压性脑出血　患者多有高血压病史，发病年龄50岁以上者居多，颅内血肿常位于基底节区，也可见于脑室内、小脑、脑干或脑实质其他部位，但在头颅CT上无脑挫伤或骨折表现。

2. 颅内动脉瘤破裂出血　多数颅内动脉瘤破裂出血表现为蛛网膜下腔出血，但部分颅内动脉瘤破裂时如出血量较大，迅速形成脑内血肿，颅内出血后突发意识障碍，患者自行摔倒时可伴有头部外伤表现，临床上容易混淆，但在鞍上池、侧裂池等Willis环周围脑池可见动脉瘤性蛛网膜下腔出血表现，高度怀疑时需进一步行全脑血管造影或头颅CTA检查。

3. 颅内动静脉畸形破裂出血　多发于年轻患者，表现为颅内血肿较多，也可出现脑室内出血，一般无明显头部外伤时，部分患者有癫痫发作病史，临床高度怀疑时需行全脑血管造影检查。

4. 烟雾病　烟雾病患者可表现为缺血或出血症状，成人烟雾病患者以自发性颅内出血表现居多，无头部外伤史，平素可能存在阵发性头痛、头晕等症状，脑室内出血较多见，也可发生脑实质内出血，颅内血肿多位于脑实质深部，必要时行全脑血管造影检查或头颅CTA基本可明确诊断。

（五）治疗

1. 手术治疗　幕上颅内血肿患者出现意识障碍，头颅CT检查存在明显颅内占位效应，或颅内压监

测 >25mmHg；幕下颅内血肿 >10ml，存在第四脑室或基底池受压、移位、变形，或梗阻性脑积水、Cushing 反应等，药物治疗无效，均应采取手术治疗。颅内血肿多合并脑挫伤，一般采用骨瓣开颅，先清除脑挫伤灶，再清除血肿，影响脑功能区血肿可在显微镜下原位清除血肿，有助于确切止血，减少或避免脑牵拉和手术副损伤。硬脑膜缝合，如脑压一般可骨瓣复原，脑疝患者多伴有脑肿胀，应去骨瓣减压。

2. 非手术治疗　颅内血肿占位效应不明显，无意识障碍，可考虑药物保守治疗，密切临床观察，必要时手术治疗。

（六）预后

单纯脑内血肿一般预后良好，如合并严重的原发性脑损伤或脑疝时，有预后不良可能。

六、开放性颅脑损伤

开放性颅脑损伤（open craniocerebral injury）是指非火器或火器性致伤物所造成的头皮、颅骨、硬脑膜和脑组织均与外界相通的创伤。

（一）发病机制

非火器性颅脑开放伤根据致伤物特性分为锐器伤和钝器伤。锐器伤时头皮创缘比较整齐，创面较小，颅脑损伤以直接暴力作用为主，锐器刺入颅内可致颅内血肿，锐器伤一般伤口污染较轻，颅内异物残留少见，感染发生率较低。

钝器伤时头皮创缘不整齐，存在明显皮肤挫伤，创面较大，外伤冲击较大，患者在直接暴力作用下摔倒，头部撞击静止物体，发生减速性损伤和对冲性颅脑损伤。颅骨粉碎性骨折伴凹陷，常有骨折碎片、毛发、泥沙等异物嵌入脑内，局部污染较重，感染发生率较高，脑组织挫伤明显或继发对冲性脑损伤。

火器性颅脑开放伤多见于战争年代，和平年代少见，颅内多有碎骨片、弹片或枪弹残留，伤区脑组织有不同程度的损伤，多伴有脑挫伤和颅内血肿。

（二）临床表现

开放性颅脑损伤程度与致伤性质、暴力大小、脑损伤程度等有关，可表现为以下几个方面。

1. 意识障碍　一般锐器伤以局部损伤为主，意识障碍发生概率较低。钝器伤容易合并严重的脑损伤，如脑干、下丘脑、颅内血肿、脑挫裂伤等，伤后出现意识障碍。火器伤早期可能不出现意识障碍，但合并颅内血肿、广泛性脑挫伤或脑干伤，可出现意识障碍。

2. 局灶性神经症状和体征　脑运动区损伤可导致相应部位的功能障碍，如偏瘫、失语、感觉障碍、癫痫等。

3. 生命体征改变　颅内血肿诱发脑疝时可导致 Cushing 反应，头皮创面较大，出血较多，或者复合伤导致胸腔、腹腔等内出血，出现失血性休克征象。

4. 脑脊液和脑组织外溢　开放性颅脑损伤创面较大时可见脑脊液和 / 或脑组织外溢。

5. 颅内压增高　开放性颅脑损伤在一定程度上可缓解颅内压增高，但颅骨开放面积较小、颅内血肿较大或伴有广泛性脑挫伤时可出现颅内压增高，火器性脑损伤者多见。

（三）诊断

根据头部外伤史和临床表现（图 2-64），容易诊断，但需及时行头颅 CT 检查，了解颅骨、脑损伤和异物存留等（图 2-65），对怀疑有血管损伤患者需做全脑血管造影检查。

（四）治疗

1. 防治休克　头皮血供丰富，极易发生出血性休克，迅速控制出血，补充血容量，纠正休克。

2. 保持呼吸道通畅　有意识障碍或呕吐的患者应注意保持呼吸道通畅，防治窒息，选择侧卧位，抬高下颌，必要时放置口咽通气道或气管插管。

3. 插入颅腔致伤物处理　插入颅内的致伤物不可贸然拔出，需经影像学检查明确后采用显微手术方法，在充分保护好脑组织和重要神经、血管的前提下拔出致伤物。

4. 突出脑组织保护　急救处理时应注意保护突出的脑组织，可用无菌敷料覆盖伤口，减少再次污染机会。

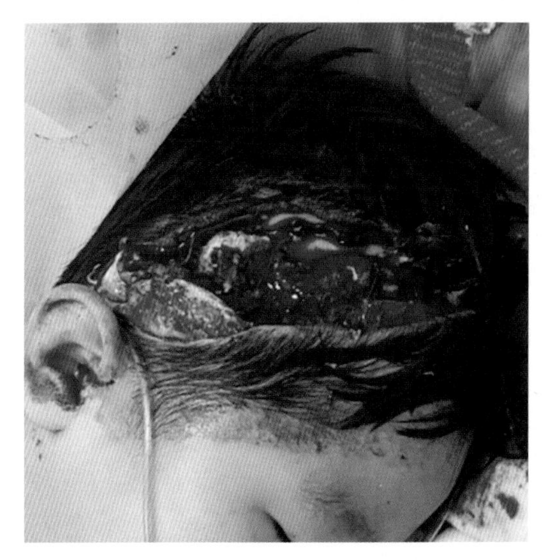

图 2-64　右额颞开放性颅脑损伤

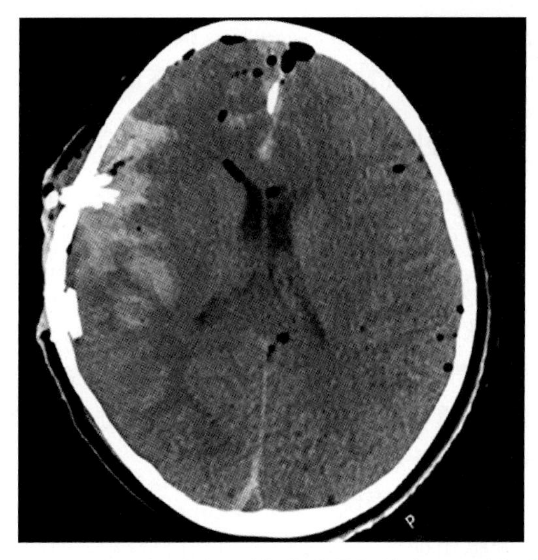

图 2-65　右颞开放性颅脑损伤伴骨折片嵌入和脑挫伤

5. 清创缝合术　开放性颅脑损伤争取在伤后尽早施行清创缝合术，清除挫伤脑组织、颅内血肿，手术显微镜下清除碎骨片、毛发、泥沙等异物，清创操作由外至内，由浅入深，力求彻底清创，同时避免过度扩大脑组织清创范围，增加感染机会或加重脑损伤。破损硬脑膜修补悬吊，可选择创口周围骨膜和筋膜，尽量避免使用人工脑膜，一期缝合。硬脑膜外置管引流，头皮伤口皮缘修整缝合，颅骨缺损处可延期再行修补。术后常规抗感染治疗。

（五）预后

开放性颅脑损伤预后与颅内（脑和血管）损伤程度、部位、异物残留、感染等有关。

七、颅骨凹陷性骨折

颅骨凹陷性骨折（depressed fracture）为颅骨全层或内板在外力作用下向颅内塌陷，单纯性颅骨凹陷性骨折多发于儿童。

（一）发病机制

颅骨凹陷性骨折多由钝性暴力直接作用于头部或头颅碰撞至突出的物体上所致，头皮未破损，形成闭合性颅骨凹陷性骨折，多见于儿童，儿童颅骨韧性较好，外力作用下局部颅骨凹陷，类似乒乓球样凹陷。成人发生颅骨凹陷性骨折时由于暴力作用较大，常合并有头皮裂伤、硬脑膜破损、脑挫伤或颅内血肿，造成相应部位的神经功能障碍，以开放性凹陷性骨折居多。

（二）临床表现

颅骨凹陷性骨折本身并无特殊的临床表现，主要是合并脑损伤表现，累及脑功能区可导致偏瘫、偏身感觉障碍、失语、癫痫等症状。

（三）诊断

头部外伤患者常规行头颅 CT 检查，CT 骨窗位可清晰显示颅骨凹陷骨折部位、程度（图 2-66），同时需了解局部脑损伤情况。

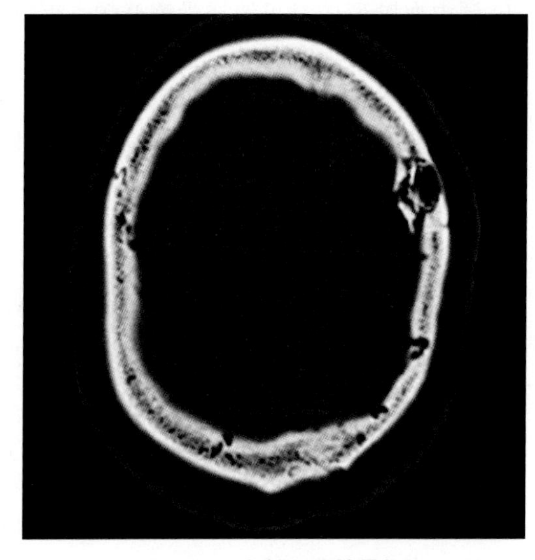

图 2-66　左额凹陷性骨折

（四）治疗

颅骨凹陷性骨折本身不需要特殊治疗。但具备以下情况可考虑手术治疗：①颅骨凹陷深度 >1.0cm；②位于重要脑功能区，存在神经系统定位症状和体征；③颅骨凹陷面积较大，影响美观。手术方式包括：①凹陷颅骨复位术，适用于骨折部位较完整者；②碎骨片摘除术，适用粉碎性骨折严重者，如为闭合性颅骨骨折，可一期颅骨成形，如为开放性颅骨骨折，颅骨成形手术需延期进行。

八、静脉窦损伤

静脉窦损伤（venous sinus injury）多见于颅骨凹陷性骨折，或颅骨线性骨折延续至静脉窦，造成静脉窦撕裂性损伤。常见于上矢状窦，其次为横窦，其他部位静脉窦损伤极为少见。

（一）发病机制

静脉窦损伤多由头部受直接暴力作用，静脉窦周围颅骨骨折所致。静脉窦壁坚韧无肌层并受周围组织固定，静脉窦损伤时窦壁难以回缩，导致颅内大量出血，巨大血肿可诱发脑疝，危及生命。静脉窦是颅内静脉的重要回流通道，骨折片嵌入、血肿压迫或静脉窦血栓形成等均影响颅内血液回流，导致脑肿胀、静脉性脑梗死和神经功能障碍。

（二）临床表现

静脉窦损伤临床表现主要与静脉窦受损部位、损伤程度有关。

1. 颅内出血　静脉窦损伤可导致大量出血，形成硬脑膜外血肿或硬脑膜下血肿。

2. 意识障碍　颅内出血、脑肿胀或脑梗死导致颅内压增高，诱发脑疝时可表现为意识障碍。

3. 神经功能障碍　出现相应静脉引流区域神经功能障碍，如偏瘫、失语、癫痫等。

（三）诊断

头颅CT检查可见静脉窦附近存在颅骨骨折（图2-67），同时需注意有无颅内血肿、脑肿胀和骨折片嵌入静脉窦情况。必要时行脑血管造影了解静脉窦通畅情况。

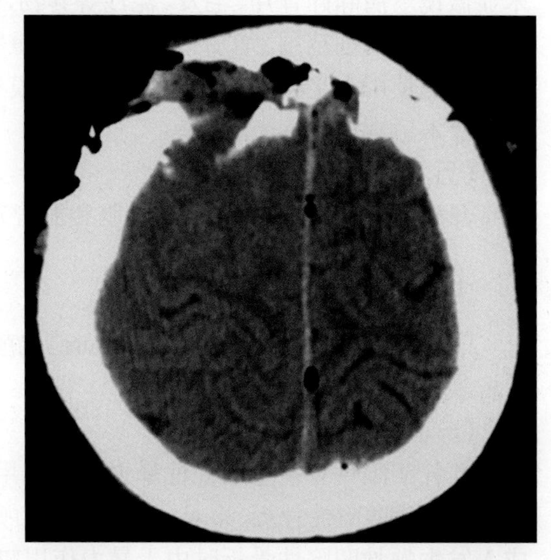

图2-67　上矢状窦附近可见凹陷性颅骨骨折

（四）治疗

静脉窦损伤一般颅内出血量较大，出血速度较快，病情进展迅速，对于静脉窦损伤导致巨大颅内血肿，或骨折片嵌入静脉窦内影响静脉回流时，应采取手术治疗方法，但需做好充分的术前准备，如备血、备头皮等。颅内出血量较少，骨折并未明显静脉回流，可暂不予手术。

1. 静脉窦结扎术　上矢状窦前1/3静脉窦损伤可直接行静脉窦结扎术，一般不影响颅内静脉回流。

2. 静脉窦修补术　根据静脉窦位置可选择直切开或S形切口，如有头皮裂伤，可在原伤口基础上作适当扩大切口，颅内血肿形成时可选择骨瓣开颅。保留静脉窦上骨质，显露静脉窦周围硬脑膜，静脉窦破损周围硬脑膜留置缝合线，取出骨折片，如破裂口<0.5cm，明胶海绵局部压迫，硬脑膜缝线打结固定；如静脉窦破口较大，局部压迫止血困难，可取肌筋膜覆盖并缝合于硬脑膜上；如静脉窦裂口较长，可采用静脉窦壁间断缝合方法，注意在封闭静脉窦之前需清除静脉窦内血栓；静脉窦破损大，过分压迫或肌筋膜填塞容易导致静脉引流不畅，可游离邻近硬脑膜瓣翻转缝合修补。

3. 血管移植静脉窦重建术　如静脉窦大部或全部断裂，上矢状窦前1/3或非主侧横窦损伤，可将两断端直接结扎。上矢状窦后2/3或主侧横窦损伤，可选择大隐静脉移植，7-0血管缝合线间断吻合，但术后容易发生严重脑肿胀、脑水肿或静脉窦血栓形成，预后不良的可能性较大，有条件时可于血管吻合前行静脉转流术，有助于减少静脉回流障碍程度，改善预后。

九、脑脊液漏

脑脊液漏（cerebrospinal fluid fistulae）是颅底骨折常见并发症，颅底骨折损伤硬脑膜，脑脊液经鼻窦或岩骨流出，形成脑脊液鼻漏（cerebraospinal fluid rhinorrhea）或耳漏（otorrhea），颅腔与外界相通，有继发感染可能，发生率为2%～9%。

（一）发病机制

颅底骨质较为薄弱，与硬脑膜粘连紧密，颅前窝有筛板、筛窦、额窦和蝶窦与鼻腔相通，中颅窝颞骨岩部内含中耳鼓室，鼓室壁较薄，鼓室与耳咽管相通，颅底邻近多个脑池如鞍上池、桥延池等。头部外伤容易导致颅底骨折，累及额窦、筛窦、蝶窦、颞骨岩部，硬脑膜和蛛网膜破裂，脑脊液经骨折缝流入鼻咽腔、耳咽管或外耳道，形成脑脊液鼻漏或耳漏。

（二）临床表现

脑脊液漏的临床表现主要与损伤部位、脑神经损伤、感染等有关。

1. 脑脊液漏　脑脊液漏是颅底骨折最主要的临床表现，多在伤后早期出现，也可延迟出现，可见于单侧或双侧。脑脊液鼻漏多见于前颅底骨折，中颅底骨折时脑脊液经耳咽管也可形成脑脊液鼻漏，但相对少见。脑脊液耳漏常为中颅底骨折累及鼓室所致。

2. 脑神经损伤　前颅底骨折损伤视神经、嗅神经、动眼神经，表现为视力下降、失眠、嗅觉丧失、复视、瞳孔散大、眼睑下垂等；中颅底骨折损伤面、听神经，导致周围性面瘫、听力下降或丧失，有时也可损伤外展神经、三叉神经，出现眼球外展受限、面部感觉障碍等。

3. 颅内压降低　脑脊液持续流出，可出现头痛、头晕等低颅内压症状。

4. 颈内动脉 - 海绵窦瘘　颅底骨折损伤颈内动脉海绵窦段，形成颈内动脉 - 海绵窦瘘，出现搏动性突眼、颅内杂音、球结膜充血等。

5. 颅内感染　出现发热、脑膜刺激症状。

6. 脑脊液伤口漏　一般为开放性颅脑损伤时伤口处理不当所致，特别是伤后早期硬脑膜未完全修复或继发感染。

（三）诊断

外伤性脑脊液漏主要根据临床表现进行诊断，脑脊液漏有时与局部出血难以辨别，可采用糖定量或生化检查确定，一般脑脊液内含糖量较高，红细胞计数可区分血性脑脊液和血液的差别。头颅 CT 骨窗位一般可显示颅底骨折部位（图 2-68）。临床高度怀疑颈内动脉 - 海绵窦瘘，可选择全脑血管造影检查明确诊断。

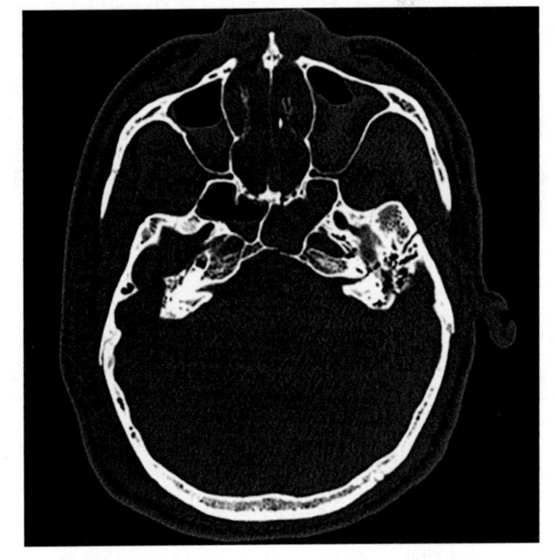

图 2-68　头颅 CT 骨窗位可见颅底骨折线

（四）鉴别诊断

颅底骨折导致动眼神经损伤应与脑疝所致的动眼神经损伤相鉴别，两者鉴别要点为是否存在意识障碍。

（五）治疗

多数外伤性脑脊液漏经非手术治疗在伤后 1～2 周自愈，少数迁延不愈者需手术治疗。

1. 非手术治疗　头部抬高 15°～30°；体位偏向患侧；清洁鼻腔和外耳道是禁忌堵塞或冲洗；避免擤鼻、咳嗽、屏气、打喷嚏或用力解大便等增加颅内压动作；抗生素预防感染；减少或避免下床活动；必要时行腰穿引流脑脊液，促进漏口自行闭合。

2. 手术治疗　脑脊液漏经久不愈（一般经积极保守治疗 >1 个月）或自愈后多次复发者，可考虑行脑脊液漏修补术。修补方法包括：

（1）脑脊液鼻漏修补：漏口多来自筛窦或额窦骨折，其次是蝶窦骨折，岩骨骨折少见。单侧漏口多见，双侧漏口少见。术前需确定漏口位置，头颅 CT 颅底薄层扫描，一般可显示颅底骨折部位；水溶性造影剂注入蛛网膜下腔，在透视下调节患者体位，使造影剂进入颅底脑池，颅底 CT 薄层扫描显示漏口位置。

1）经颅额窦鼻漏修补术：可选择单侧或双侧额部骨瓣开颅，开颅时保留骨膜完整，用于作为漏口修补材料。手术显微镜下经硬脑膜外探查，根据术前漏口定位情况，将硬脑膜自额窦后壁、眶顶、蝶骨嵴或筛板区小心剥离，漏口处硬脑膜增厚粘连明显并陷入骨折间隙内，仔细剔下漏口，避免人为将漏口扩大。颅骨缺损处软组织电凝后推入骨缝内，如见窦壁黏膜，电凝后推入窦腔。骨蜡封闭骨折部位，硬脑膜漏口处使用骨膜、颞肌筋膜或帽状腱膜等自身组织和生物胶严密封闭漏口，可采用多层重叠修补方法。如硬脑膜漏口较大或经硬脑膜外修补困难时，瓣状切开硬脑膜，抬起额叶底部，经硬脑膜下探查前颅底漏口，漏口多位于筛板区、额窦后壁、鞍内或鞍旁，偶尔位于过度气化的蝶骨大翼处。发现漏口后分离粘连的脑组织，利用脑膜、大脑镰、骨膜、颞肌筋膜或帽状腱膜等严密修补。术后可行腰大池持续引流，促进漏口愈合。

2）经颅筛窦鼻漏修补术：双侧筛板骨折多见，常采用双侧额部骨瓣，经硬脑膜下由鸡冠向后至筛板探查漏口，漏口处的蛛网膜和硬脑膜呈鞘状突出于骨折处，选用骨膜、肌肉片或肌筋膜等自身组织和生物胶严密封闭漏口，必要时选择硬膜翻转加固漏口修补处。

3）经颅碟窦鼻漏修补术：漏口可能位于蝶鞍内、鞍旁或蝶骨大翼部位，修补极为困难，采用双额部骨瓣开颅，结扎并切断上矢状窦前端，显微镜下暴露蝶骨平台和鞍区，注意视神经和嗅神经保护，发现脑组织和蛛网膜突出并粘连处即为漏口所在，采用多层修补方法将骨膜、肌肉片或肌筋膜等自身组织和生物胶封闭漏口。

（2）脑脊液耳漏修补：漏口多来自颅中窝骨折累及颞骨岩部和中耳腔。颅中窝骨折累及鼓室盖，脑脊液经中耳腔流至外耳道，称迷路外耳漏；颅后窝骨折累及迷路，使蛛网膜下腔与中耳腔相交通，称迷路内耳漏。

1）颞枕骨瓣开颅脑脊液耳漏修补术：适用于迷路外耳漏，以外耳道为中心，作马蹄形或弧形皮瓣，前起颧弓中后1/3，后至星点，形成颞骨鳞部骨瓣，基底尽量接近颅中窝，先经硬脑膜外沿岩骨前方探查鼓室盖区，漏口多位于此处，确定漏口后按前述方法修补。硬脑膜外入路避免过多向岩骨内侧分离，以免损伤岩大浅神经、三叉神经、脑膜中动脉及海绵窦。如硬脑膜外探查为阴性，可经硬脑膜下探查岩骨内侧，发现漏口后修补。如仍未发现漏口，可切开天幕，探查岩骨后侧有无漏口，漏口多位于内听道稍外侧，发现后予以修补。

2）单侧枕下骨窗耳漏修补术：适用于迷路内耳漏，常规经脑桥小脑三角入路探查漏口并修补，手术过程中采用神经显微外科技术，充分释放脑脊液，避免脑组织牵拉，注意保护岩静脉和面听神经。

3）脑脊液皮漏手术：脑脊液皮漏经积极非手术治疗后未愈，如无炎症征象，可选择脑室穿刺或腰大池穿刺外引流脑脊液，调整引流高度至伤口无脑脊液渗出，修整头皮伤口皮缘，全层缝合皮肤；如有炎症表现，伤口局部彻底清创，定期换药，促进肉芽生长，一般炎症控制后皮肤可逐步愈合，皮肤缺损面积较大，待肉芽生长良好时选择植皮。

（海 舰）

第四节 幕上肿瘤的显微技术应用

一、神经胶质瘤

（一）大脑半球神经胶质瘤

1. 概述 脑胶质瘤是指起源于脑神经胶质细胞的肿瘤，是最常见的原发性颅内肿瘤，年发病率为5～8/10万，5年病死率在全身肿瘤中仅次于胰腺癌和肺癌。依据解剖学部位可简单分为大脑半球、小脑半球、脑干和脊髓胶质瘤等，还有一些特殊解剖部位的肿瘤，如岛叶、胼胝体胶质瘤及弥漫中线部位胶质瘤等。世界卫生组织（WHO）中枢神经系统肿瘤分类将脑胶质瘤分为Ⅰ～Ⅳ级，Ⅰ、Ⅱ级为低级别脑胶质瘤，Ⅲ、Ⅳ级为高级别脑胶质瘤。《世界卫生组织中枢神经系统肿瘤分类（2016年）》依据近年来分子病理学研究进展，将分子标志物作为分子分型的重要依据。例如：依据异柠檬酸脱氢酶-1（isocitrate dehydrogenase-1）或异柠檬酸脱氢酶-2基因的突变情况，将绝大多数脑胶质瘤（弥漫性星形细胞瘤、少突胶质细胞瘤、间变性星形细胞瘤和胶质母细胞瘤等）分为IDH突变型或野生型。两者的生物学特性有很大的差别，特别是肿瘤增殖、侵袭、复发和预后等方面。目前脑胶质瘤发病机制尚不明了，危险因素可能包括暴露于高剂量电离辐射和与罕见综合征相关的高外显率基因遗传突变（家族性胚系*TP53*突变）。此外，亚硝酸盐食品、病毒（巨细胞病毒）或细菌感染等致癌因素也可能参与脑胶质瘤的发生。脑胶质瘤的临床表现主要与病变的解剖部位有直接的关系，表现为：局灶性症状，例如肿瘤发生于额、颞叶早期表现为学习记忆力下降，情感障碍及精神症状，发生于运动或语言中枢则会出现肢体瘫痪、肢体感觉异常和语言异常，发生于小脑则有运动和平衡障碍；约有50%的胶质瘤患者出现继发性癫痫表现；肿瘤增大则出现颅内压增高三主症，包括头痛、呕吐和视神经乳头水肿。

脑胶质瘤的诊断主要依据临床表现和影像学检查。神经影像常规检查目前主要包括CT和MRI。这两种成像方法可以相对清晰精确地显示脑解剖结构特征及脑肿瘤病变形态学特征，如部位、大小、周边水肿状态、病变区域内组织均匀性、占位效应、血-脑脊液屏障破坏程度及病变造成的其他合并征象等。CT主要显示病变组织与正常脑组织的密度差值，特征性密度表现如钙化、出血及囊性变等，病变累及的部位，水肿状况及占位效应等；常规MRI主要显示脑胶质瘤出血、坏死、水肿组织等的不同信号强度差异及占位效应，并且可以显示病变的侵袭范围，头颅MRI显示脑胶质瘤边界不清，表现为长T_1、长T_2信号影，信号可以不均匀，周边水肿轻重不一。低级别脑胶质瘤常规MRI呈长T_1、长T_2信号影，边界不清，周边轻度水肿影，局部轻度占位征象，如邻近脑室可致其轻度受压，中线移位不明显，脑池基本正常，病变区域内少见出血、坏死及囊变等表现；增强扫描显示病变极少数出现轻度异常强化影。高级别脑胶质瘤MRI信号明显不均匀，呈混杂T_1/T_2信号影，周边明显指状水肿影，占位征象明显；增强扫描呈明显花环状及结节样异常强化影。多模态MRI不仅能反映脑胶质瘤的形态学特征，还可以体现肿瘤组织的功能及代谢状况。不同级别脑胶质瘤的PET成像特征各异，需要与MRI结合进行总和分析。

2. 手术适应证　脑胶质瘤手术治疗原则是最大范围安全切除（maximal safe resection），其基本目的包括：解除占位征象和缓解颅内高压症状；解除或缓解因脑胶质瘤引发的相关症状，如继发性癫痫等；获得病理组织和分子病理，明确诊断；降低肿瘤负荷，为后续综合治疗提供条件。脑胶质瘤手术治疗方式主要可分为肿瘤切除术和病理活检术。脑胶质瘤是否实施手术需要考虑下述因素：患者年龄、行为状态（主要依据KPS评分）、手术能否减轻占位效应、肿瘤的数目和部位、新诊断还是复发、复发距离前次手术的时间、是否存在其他非肿瘤疾患的可能性和预计的自然史等方面。关于低级别胶质瘤的治疗策略和治疗时机仍有争议：患者仅有癫痫症状或肿瘤较小时，可被药物良好控制，手术可能致残，在影像学稳定的状态下，有人主张可以“观察-等待”；对于弥漫性胶质瘤，如果可行，仍推荐最大限度地切除肿瘤而尽可能保护神经功能（强烈推荐），原因如下：

（1）上述肿瘤无可避免地要持续生长并伴发恶性转化，逐步进展为高级别肿瘤，最终仍导致神经功能障碍并致死，推迟手术将面对处理更大的肿瘤。

（2）在低级别胶质瘤，尤其是弥漫性星形细胞瘤的组织学背景中，可能已经出现转化病灶，肿瘤部分切除可能残留这部分高级别病灶；全切降低了残余病灶去分化为高级别星形细胞瘤可能；切除大块肿瘤负荷，可以加强放疗作用。

（3）低级别少突胶质细胞瘤多位于额叶，边界相对清楚，常可以全切，并可以提高对癫痫的控制，尤其是有长期癫痫史和岛叶肿瘤患者。综合来看，手术适应证包括CT或MRI提示颅内占位、存在明显的颅内高压及脑疝征象、存在由于肿瘤占位而引起的神经功能障碍、有明确癫痫发作史、患者自愿接受手术；禁忌证包括严重心、肺、肝、肾功能障碍及复发患者，一般状况差不能耐受手术，以及其他不适合接受神经外科开颅手术的禁忌证。

3. 肿瘤的术中定位　历年来美国NCCN指南一直把“最大范围安全切除肿瘤”作为胶质瘤治疗的首要环节，但由于胶质瘤浸润正常脑功能区，绝大多数患者难以做到解剖学全切除。近年来随着术中导航、术中磁共振和术中超声的应用，多数胶质瘤能得到显微镜下全切除（或称之为影像学全切除），特别是近年来术中荧光引导技术、电生理监测和唤醒麻醉技术及传统多模态影像学（导航、功能磁共振等）的运用，脑胶质瘤全切率有明显提高，术后致残率也明显下降。脑胶质瘤手术的术中定位技术的提高，明显降低了手术的并发症，提高了肿瘤全切率，延长了患者的生存期。

2015年精准医学（precision medicine）的概念被提出以来，其范围不断延伸，神经外科成为精准医学临床应用的重要学科。首先脑肿瘤的定位必须精准，在CT、MRI等大型医疗设备应用之前，脑肿瘤的术中定位和切除范围主要依靠手术者的精湛技术，水平再高超的神经外科医师也出现过术中无法发现和定位颅内病灶的尴尬局面；而CT、MRI等影像学检查方法的应用使脑胶质瘤术前定位不再困难，但肿瘤的累及范围，特别是在术中判断低级别胶质瘤的大小和切除程度，仍然是一大难题。神经导航引导显微手术切除脑胶质瘤是手术治疗史上的一大飞跃，通过术前导航确定手术切口与入路，达到离病变最短距离、离功能区最远（即损伤最小化）的目的；术中实时导航可将术前病灶与术中切除范围融合，从而精准切除胶质瘤；但术中导航也存在自身的缺陷，特别是部位深在的小病灶或术中释放大量脑脊液（包括脑室引流）后，病变会出现漂移，致使病变切除不彻底甚至遗漏可能。但总体来看，导航能做到术中肿瘤的精准定位和提高全切率，国产和进口导航设备均能达到以上要求（误差小于 2mm），价格一般在 200 万～400 万元之间，能在地市级以上医院推广应用。术中磁共振实现了手术中肿瘤切除的实时跟踪，通过术中实时扫描，根据术中影像资料明确切除范围，确定是否残留及与功能区的距离，克服了术中病灶移位的缺陷，是术中影像引导外科（image-guide surgery，IGS）的金标准；但同样术中磁共振引导手术比常规手术更费时（平均增加 45 分钟手术时间），且设备非常昂贵，目前国内已在临床使用的较少。术中超声的特色比较明显，术中实时超声检查对于较大囊实性胶质瘤的切除帮助很大，常与导航结合，实现术中精准切除脑胶质瘤；并且超声设备价格在 80 万～150 万元之间，能在区（县）级以上医院广泛使用。黄荧光引导技术是近 10 年来采用蔡司荧光显微镜进行高级别胶质瘤切除的新技术。该技术的原理在于：高级别胶质瘤造成血 - 脑脊液屏障功能破坏，静脉使用的荧光素钠可通过破坏的血 - 脑脊液屏障进入肿瘤组织中，在激发波长（560nm）荧光显微镜下，肿瘤显示出黄绿色荧光，使肿瘤组织与周围正常结构分界清晰，术者能在黄荧光引导下安全切除肿瘤。国内 Xiang 等首先对采用显微镜下黄荧光引导技术切除的大量脑胶质瘤病例进行整理，分析了荧光素钠在不同级别胶质瘤手术中适用性的差异，揭示荧光素钠引导技术切除脑胶质瘤的病理学基础，并进一步对导致这种差异性的病理标志物进行了探讨。以上结果已发表在 2018 年 1 月的 *British Journal of Neurosurgery* 上。另一类荧光引导技术，5- 氨基乙酰丙酸荧光（5-ALA）引导切除恶性胶质瘤手术由美国加州大学旧金山分校神经外科医师报道：术中在特定波长的光波激发下，患者术前摄入的 5-ALA 可使肿瘤细胞显示荧光。这种方法可提供术前 MRI 所不能提供的信息，5-ALA 荧光提供的信息可引导手术治疗，提高手术全切率。国外的临床研究证实 5- 氨基乙酰丙酸荧光（5-ALA）引导切除恶性胶质瘤能延长患者的平均生存时间和无进展生存期。目前，5-ALA 尚未获得我国国家市场监督管理总局批准进入国内市场。

唤醒麻醉技术和神经电生理监测［包括脑图（brain mapping）、脑映射区图］也是实施脑胶质瘤精准手术、提高手术全切率的重要策略。脑胶质瘤的浸润性生长方式导致患者的重要功能区受累，如何提高全切率、降低手术致残率是胶质瘤精准外科的精髓。早在 20 世纪初，巴甫洛夫就指出大脑功能区域是相对的，也有功能区移位现象。这在临床开颅手术中得到印证，例如 Broca 语言中枢存在漂移现象，特别是在脑胶质瘤生长部位累及范围较广时，经验丰富的神经外科医师也存在术中脑功能区定位困难的现象，因此通过唤醒麻醉，即采用麻醉药物使患者处于镇痛状态，而意识清楚、语言功能和肢体活动正常状态，通过神经电生理刺激技术，确定主要功能区，从而使神经外科医师精准切除肿瘤，并结合术前功能磁共振的多模态（DTI、DWI、BLOD 模块等）显示纤维束的走行，予以保护神经功能，做到最大范围安全切除肿瘤。

4. 手术方法

（1）术前准备：头颅 CT 或者 MRI 影像学检查明确脑胶质瘤的生长部位。

（2）麻醉及体位：采用全身麻醉或者唤醒麻醉，依据肿瘤部位决定患者取仰卧位、侧卧位、俯卧位或坐位。肿瘤位于运动或语言中枢则选择唤醒麻醉和右侧卧位手术。

（3）手术入路与操作程序

1）切口及头架固定：依据术前影像导航确定手术切口。一般为马蹄形或问号形切口，少部分患者可采用直切口或 S 形切口。采用 Mayfield 头架固定头部。常规消毒切口、铺无菌手术巾。

2）皮瓣、骨瓣和硬膜瓣：分层切开皮肤、皮下组织和肌肉，注意保护颞浅动脉和面神经及其浅支，形成皮、肌瓣，自动颅钻在颅骨上钻 1～2 个骨孔，根据肿瘤部位采用铣刀开骨瓣，术中注意勿损伤上矢状窦和横窦等重要血管。硬膜瓣基底部一般与静脉窦平行，主要是预防大血管损伤。

3）肿瘤切除：肿瘤切除是外科手术的关键，强烈推荐显微操作。切除肿瘤的方法有两种，其一是功能区病变切除，其二是“相对哑区”病变切除。功能区病变切除一般依据实时导航显示肿瘤部位，从脑沟入路（或皮质入路），由肿瘤中心往肿瘤边缘分块切除。此时所采用的神经外科技术是切除肿瘤的关键所在，包括所有显微外科技能、实施影像导航、术前多模态影像技术、术中超声定位、功能区病变电生理刺激与监测技术和荧光引导技术相结合，逐渐锥形切除肿瘤，高级别胶质瘤术中往往血供丰富，边切除边止血；条件允许的单位可采用术中磁共振指导下切除肿瘤。“相对哑区”病变切除方法则采用由肿瘤边缘切除法进行，如果病变较大也可采用分块切除法进行，由于“相对哑区”病变累及范围的切除不会造成严重功能障碍，扩大切除（脑叶）法得到神经外科医师的普遍认可。对于术中大血管损伤者，需采用显微缝合或架桥血管吻合技术。肿瘤切除后，严格止血，并用生理盐水冲洗术野，减少术后反应。

4）骨瓣复位及固定：肿瘤切除后，大多数患者减压比较充分，能缓解脑疝发生，可以回纳骨瓣，对于少部分患者术前即有脑疝或脑水肿严重者，可同期做去骨瓣减压。对于符合回纳骨瓣患者，以合适规格的钛钉（骨瓣连接器或颅骨锁）固定骨瓣。

5）缝合与包扎：置入硬膜外或皮下引流管。逐层缝合，关闭切口，乙醇纱布覆盖切口，绷带回旋包扎法包扎切口。

【典型病例】

患者女性，26 岁，因“发作性睡眠期抽搐 9 个月余”入院。查体未见神经系统阳性体征。外院 CT 提示左额叶占位伴斑片状钙化，MRI 见左侧额叶不均匀强化病变（图 2-69，图 2-70）。经术前准备，术中唤醒麻醉 + 神经导航肿瘤切除术，使用黄荧光引导技术、电生理监测技术和显微外科技术，全切肿瘤，术后

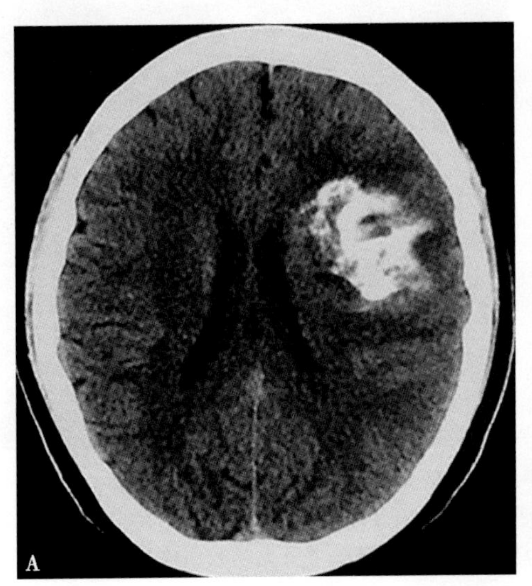

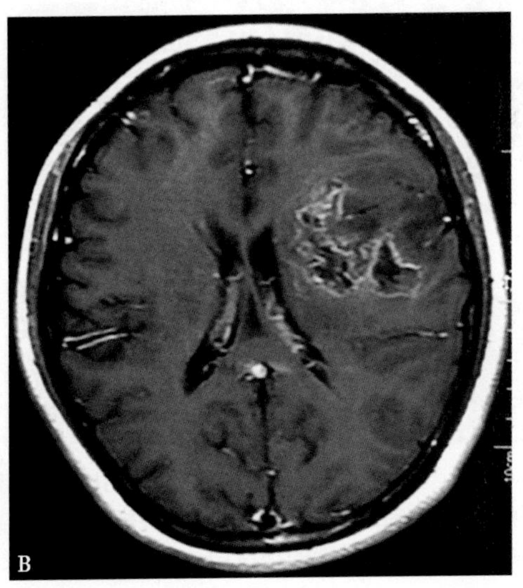

图 2-69　患者术前 CT（A）和增强 MRI（B）

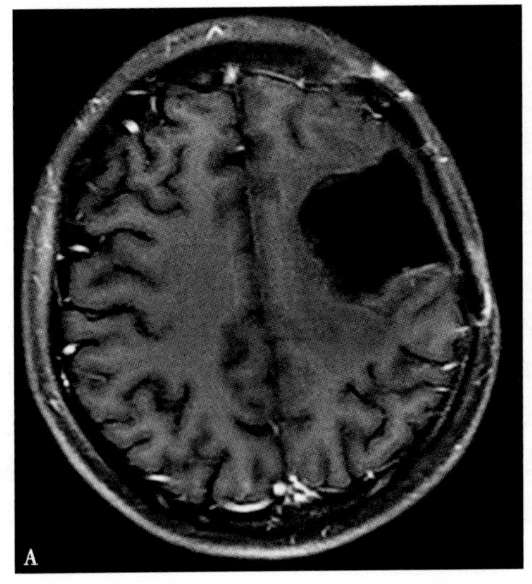

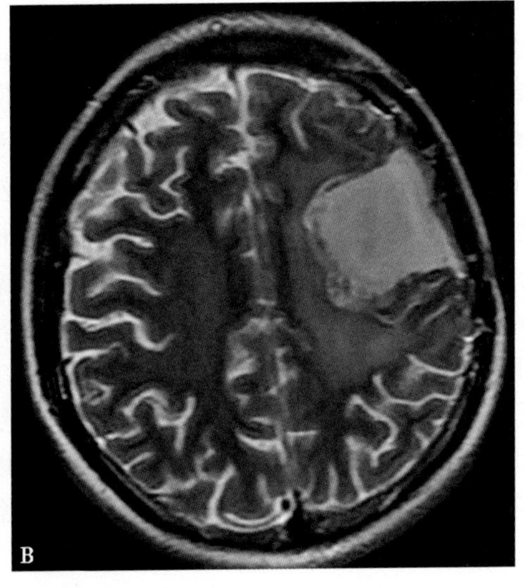

图 2-70　患者术后 CT（A）和增强 MRI（B）

病理报告间变少突胶质细胞瘤（WHO Ⅲ级，异柠檬酸脱氢酶 -1 突变型），术中、术后黄荧光与病理学相关性提示，高级别胶质瘤适合黄荧光引导手术治疗（图 2-71）。术后替莫唑胺同步放化疗和辅助化疗（6 个周期）。随访 21 个月，无肿瘤复发，患者语言、运动功能正常，KPS=90 分。

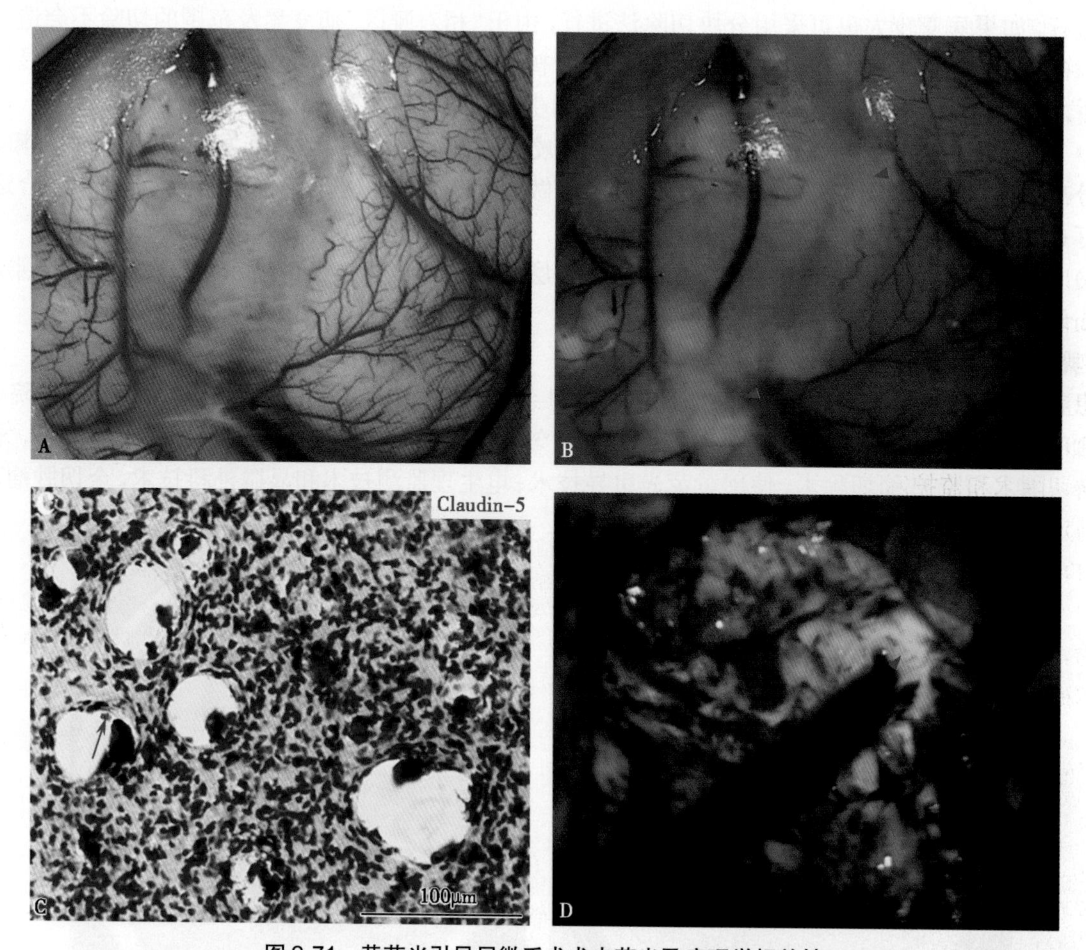

图 2-71 黄荧光引导显微手术术中荧光及病理学相关性

A. 肿瘤切除前白光显微镜下观；B. 肿瘤切除前黄荧光显示肿瘤及周边脑组织；C. 免疫组化染色提示反映血 - 脑脊液屏障功能的指标 Claudin-5 明显降低表达；D. 荧光显微镜下可见脑胶质瘤呈现黄绿色荧光。

（吕胜青）

（二）低级别胶质瘤

1. 概述 低级别脑胶质瘤约占脑胶质瘤的 30%，患者的发病年龄比高级别脑胶质瘤年轻，常位于或靠近重要功能区，如运动、语言、视觉和记忆。低级别胶质瘤患者的临床预后差异极大，有些患者在确诊后随访观察，病灶可多年保持稳定或生长缓慢；而另外一些患者即使行积极的手术、放疗及化疗等，肿瘤仍在短期内复发，有的甚至进展为高级别胶质瘤。对于弥漫性低级别脑胶质瘤，建议早期最大范围安全切除肿瘤，降低肿瘤负荷、延迟恶性进展、缓解癫痫等症状、延长患者生存期。手术治疗的目的：①病理诊断，以指导个性化综合治疗；②缓解症状，改善生存质量；③延长患者生存时间。新型手术辅助技术、术前脑功能区定位技术、术中神经生理监测、术中功能区定位技术及神经导航技术等的应用，可以有效提高患者影像学的肿瘤全切率，降低术后永久性神经功能障碍的发生率。唤醒手术技术扩大了在脑功能区实施手术的指征，对于非功能区或邻近功能区的低级别脑胶质瘤，脑功能定位技术可以识别与关键脑功能有关的皮质和皮质下结构，使手术切除范围扩大到重要功能结构的临界，以实现低级别脑胶质瘤的最大范围安全切除。

2. 适应证 CT 或 MRI 提示颅内占位，不能获得确切诊断，为了排除误诊，以免耽误治疗的患者；存在明显的颅内高压及脑疝征象，不行手术治疗可能在短期内急性进展的患者；存在由于肿瘤占位而引起的运动、感觉、语言等神经功能障碍的患者；有明确癫痫发作史的患者；自愿接受手术的患者。

3. 手术方法

（1）术前准备

1）神经功能评估：胶质瘤患者的临床表现主要体现在局灶症状和颅内压增高症状。局灶症状的进展如癫痫发作的频率增加、持续时间延长，肢体感觉、运动功能的恶化均可视为病情发展；如患者出现头痛、呕吐、视力下降等颅内压增高症状，说明肿瘤的占位效应已经达到或超过了颅内压代偿的极限。对临床表现的评估可以了解肿瘤生长的速度、预计肿瘤的恶性程度及治疗的迫切性。

2）神经影像学和电生理评估：神经影像学和电生理评估包括CT、MRI、功能磁共振（fMRI）、正电子发射断层扫描（positron emission tomography，PET）脑功能成像、单光子发射计算机断层扫描（single photon emission computed tomography，SPECT）脑功能成像、脑电图（electroencephalogram，EEG）、事件相关诱发电位（event-related potentials，ERP）、脑磁图（magnetoencephalography，MEG）、经颅磁刺激（transcranial magnetic stimulation，TMS）等。主要了解肿瘤的大小、血供、部位与周围功能区的关系等，是确定脑胶质瘤患者手术方案的重要前提，各种神经影像学和电生理评估各有其优势，在应用时可按需要了解的重点内容进行选择。

（2）麻醉及体位：根据需要采用静吸复合全麻或术中唤醒麻醉，后者又包括术中唤醒麻醉开颅脑功能区肿瘤切除术和监护麻醉下全程清醒开颅脑功能区肿瘤切除术。患者常采取侧卧位、仰卧位、俯卧位，以头架固定。

（3）手术入路与操作程序

1）切口设计（图2-72）：原则上应包含肿瘤和其累及的重要功能脑区，形成不同的皮瓣。不同部位的胶质瘤，根据需求采用额颞部、额部、枕部、顶部等不同形状的皮肤切口。可在神经导航及磁共振影像引导下精确设计皮肤切口，以避开功能区并且尽可能靠近肿瘤。

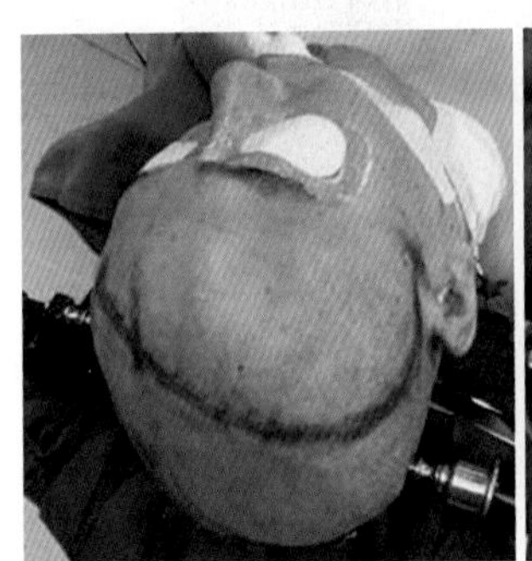
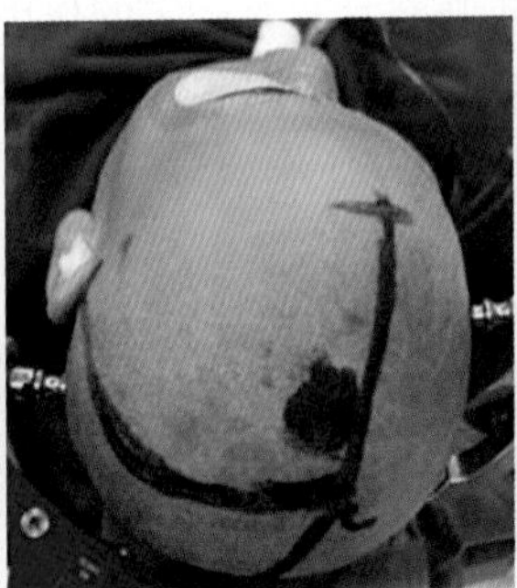
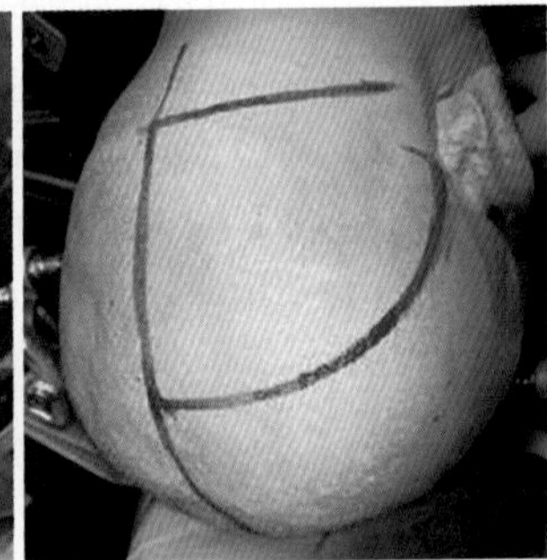
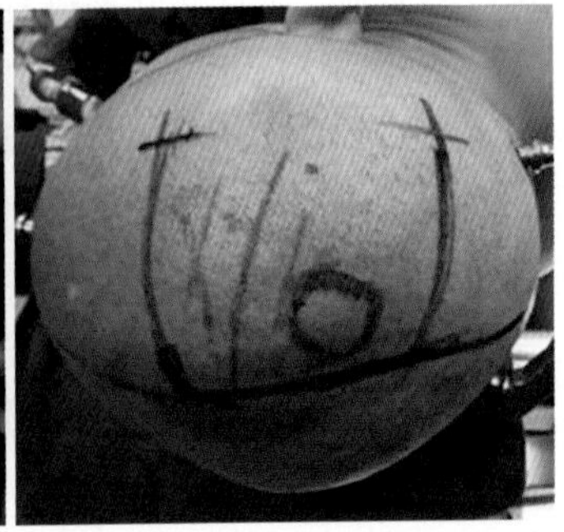

图2-72　胶质瘤手术切口设计

2）开颅：颅骨钻孔、骨瓣成形，悬吊硬脑膜止血，注意低级别胶质瘤手术时，骨窗应良好地显露病变；小心剪开硬脑膜，注意不要损伤皮质血管，尤其是皮质静脉（图2-73）。

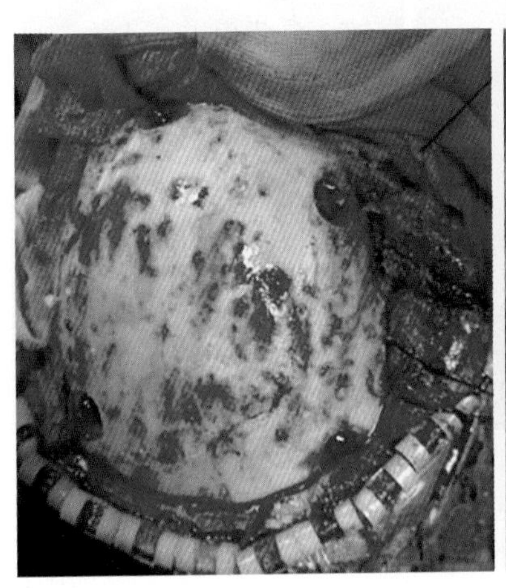
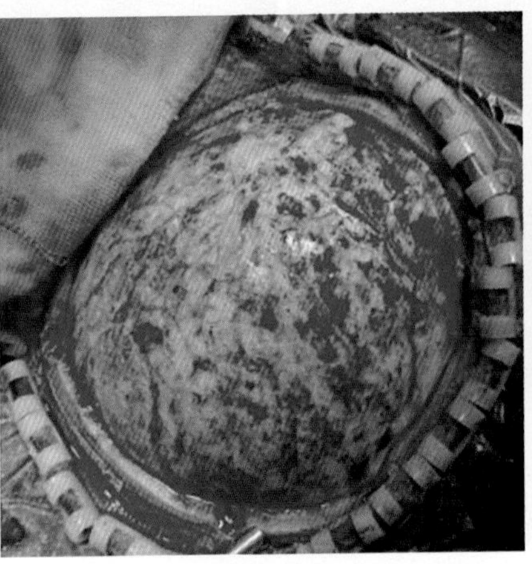
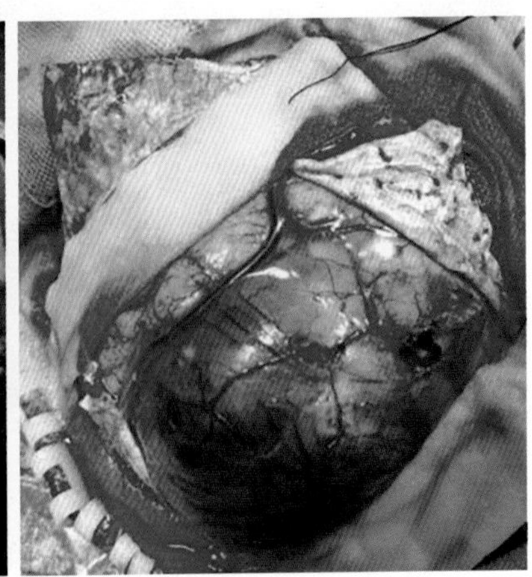

图2-73　低级别胶质瘤手术开颅

3）切除肿瘤：可使用术中导航系统、术中 MRI、术中超声等探测肿瘤所在位置，必要时可使用唤醒麻醉术中电刺激等技术确定脑功能边界，然后进行肿瘤切除。低级别胶质瘤手术切除有两种方法可供选择：当肿瘤比较局限、颅内压增高不明显，或紧邻脑功能区无法扩大切除时，可选择经脑沟切除肿瘤。当肿瘤较大，单纯切除肿瘤无法解除颅内压增高，或远离功能区，可实现扩大切除时，可选择沿功能边界行脑叶切除。

A. 经脑沟切除肿瘤：选择距离肿瘤最浅部位的脑沟切开蛛网膜，需注意辨别真正的脑沟还是皮质小动脉的压迹。用吸引器和双极电凝镊分离脑沟直达肿瘤，用棉条保护脑组织。当肿瘤仅限于一个脑回内时，在皮质表面即可看到，手术切除可以在肿瘤内进行。如果肿瘤在脑深部，可将一个（或几个）脑回连同肿瘤一并切除（图 2-74）。

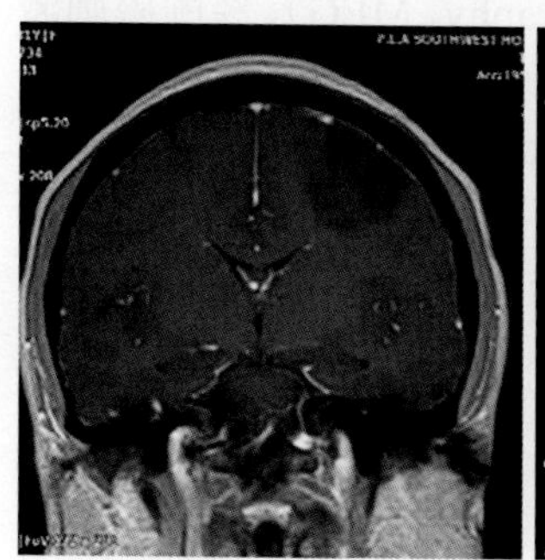
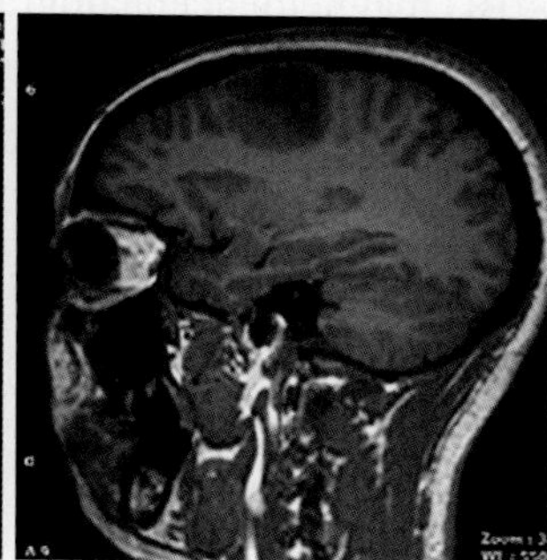
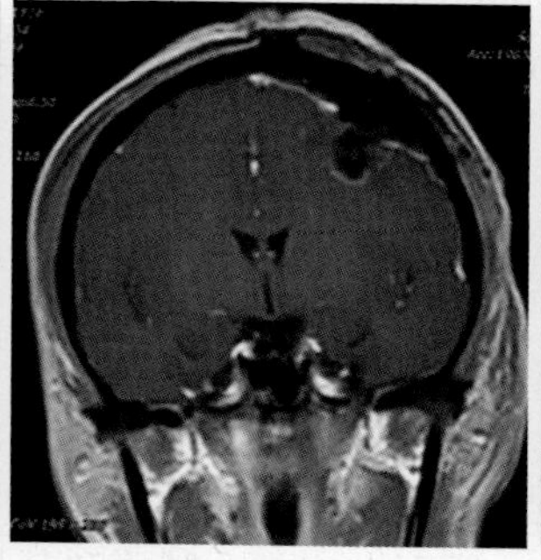
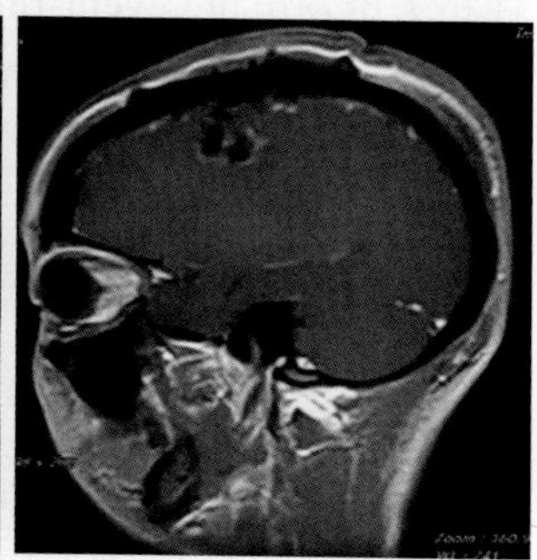

图 2-74　沿影像学边界切除肿瘤

B. 脑叶切除：适用于位于颞极、额极、枕极的胶质瘤，切除肿瘤及其瘤周部分脑组织可增加空间适应术后脑水肿，而且切除被肿瘤细胞浸润的脑组织，对预防肿瘤复发有一定的作用。

C. 颞叶切除术：切除脑叶的范围包括 Labbe 静脉以前的颞中回和颞下回，右侧（非优势半球）颞上回亦可部分切除。脑叶切除过程避免脑室开放，如因此造成内减压不充分，可辅助以颞肌下减压，后者虽然会遗留颅骨缺损或颅内容物膨出，但此处对生存质量的影响不大。

D. 额叶切除术：范围为中央区以前、扣带回以上、外侧裂以内的全部脑回（图 2-75），仅保留直回和嗅三角，优势半球则需同时保留额叶后下回。此外，脑叶切除应尽量避免使侧脑室额角开放，一旦发生脑室破损，裂口较小时可以夹闭或用生物胶粘合，或扩大开放范围，以免因活瓣作用形成张力性憩室或脑穿通畸形。

E. 枕叶切除术：优势枕叶切除 4cm，避免角回的损伤。非优势枕叶切除 7cm。三个切面，一个切面为冠状切面，横断侧脑室的枕角，内侧切面为大脑镰，下面为枕叶的底部，到了小脑幕切迹缘，在近中线处，分辨大脑后动脉远端夹闭离断。

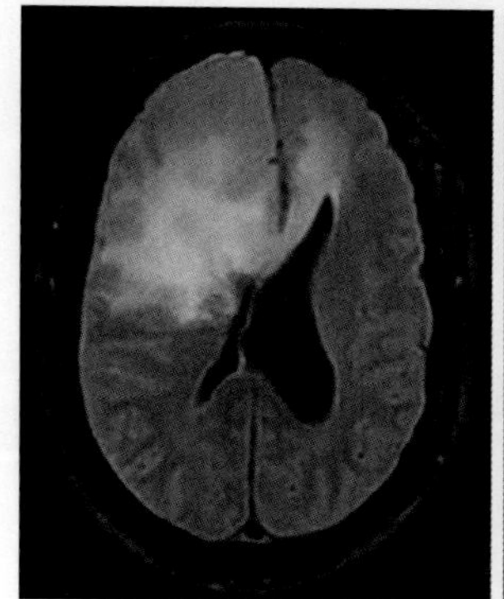
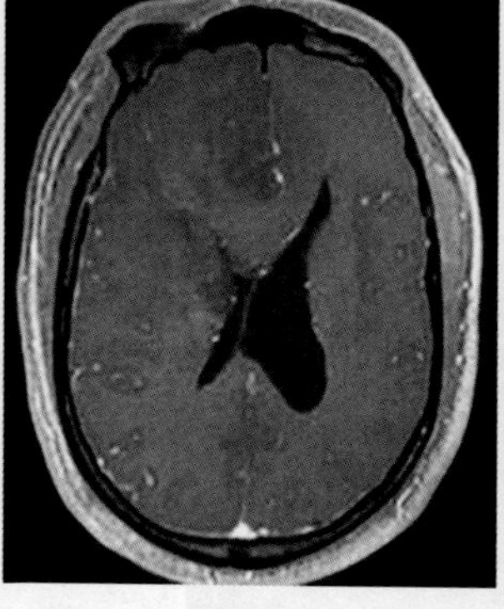
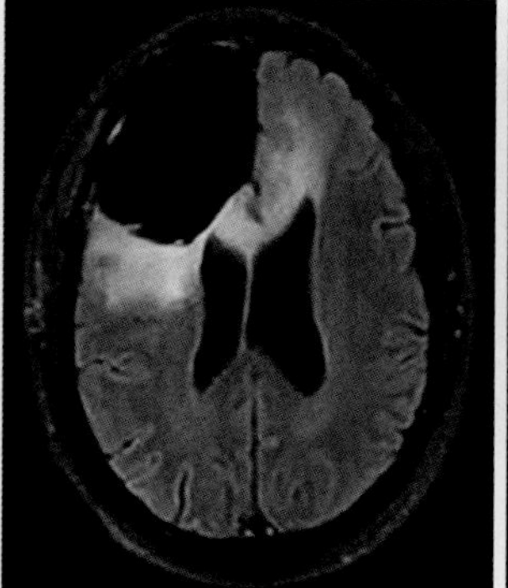
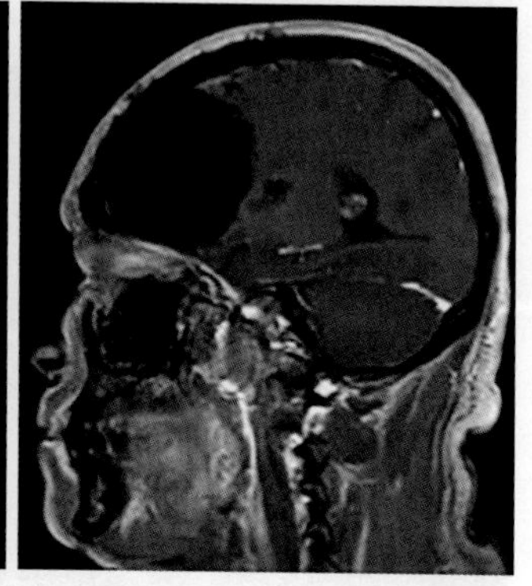

图 2-75　脑叶切除术

4）关颅：原则上应包含肿瘤和其累及的重要功能脑区，形成不同的皮瓣。不同部位的胶质瘤，根据需求采用额颞部、额部、枕部、顶部等不同形状的皮肤切口（图 2-76）。

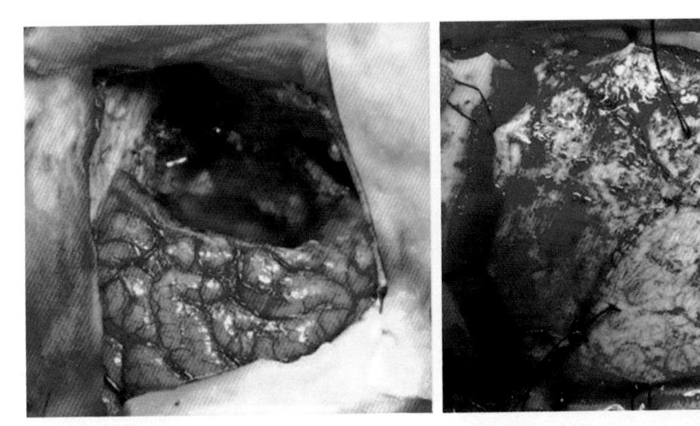
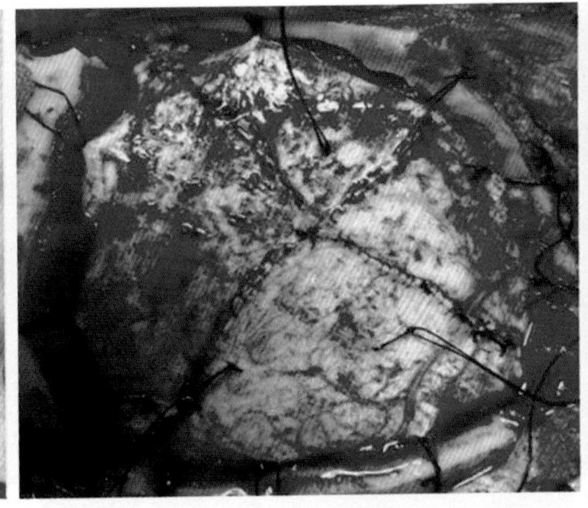
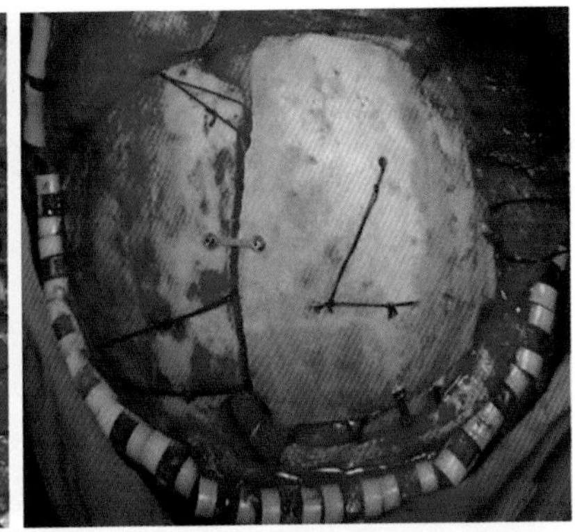

图 2-76 低级别胶质瘤手术关颅

【典型病例】

患者女性，38 岁，右侧中央区低级别胶质瘤，行术中皮质电刺激功能区定位引导下低级别胶质瘤切除术。

（1）术前影像学评估（图 2-77）：MRI 提示肿瘤紧邻中央前回，T_1 呈低信号、T_2 呈高信号，T_2-FLAIR 成像边界清、瘤周水肿不明显。

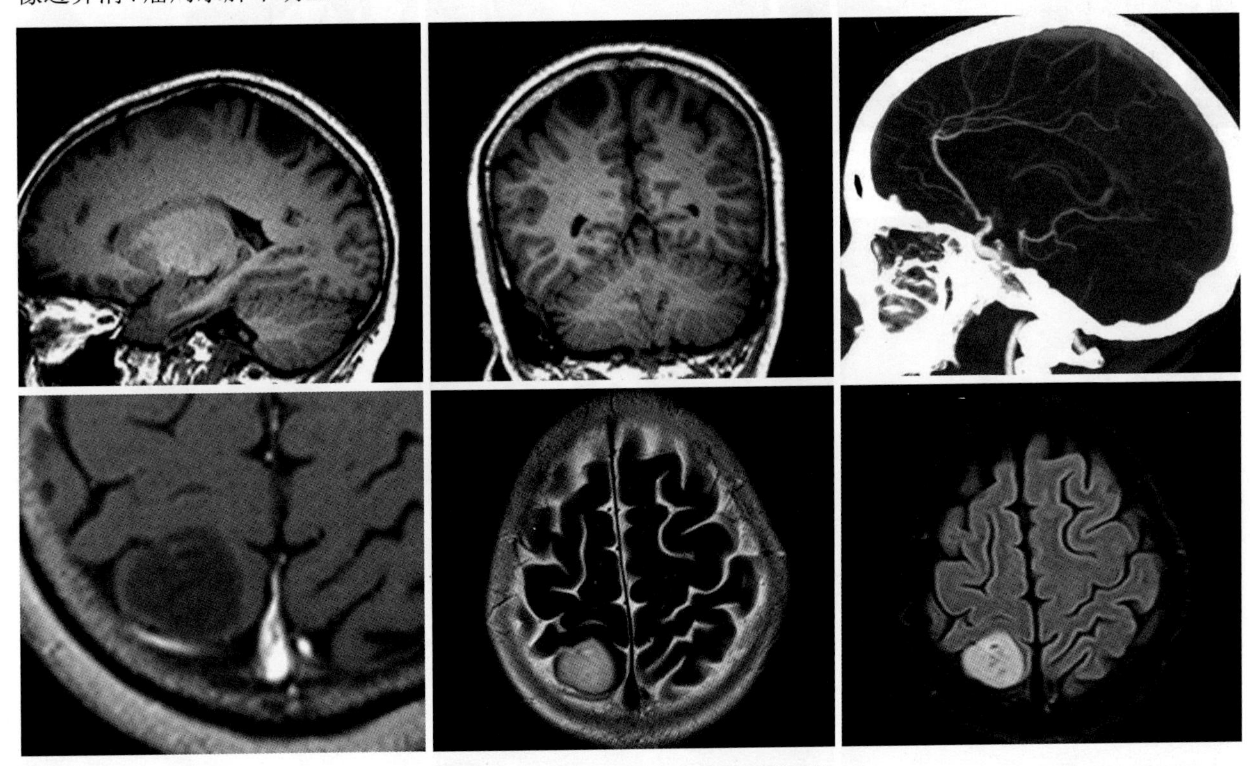

图 2-77 低级别胶质瘤术前影像学评估

（2）术前功能评估与三维重建（图 2-78）：BOLD-fMRI 显示肿瘤与运动功能区紧邻，DTI 成像显示肿瘤的白质纤维束受到推挤，三维重建可显示肿瘤与纤维束和静脉的关系。

（3）神经导航和术中皮质电刺激引导下肿瘤切除：三维重建下显示肿瘤与静脉、运动区、感觉区及神经纤维束的关系，在神经导航下精确设计手术切口，皮质电刺激确定运动功能区，以脑沟为边界切除肿瘤，保留皮质表面静脉回流（图 2-79）。

4．手术要点

（1）完善的术前影像学、功能学评估是低级别胶质瘤手术必不可少的步骤。

（2）神经导航的应用可提高低级别胶质瘤切除的程度。

（3）低级别胶质瘤不是切多切少一个样，应尽可能多切除肿瘤。

（4）术中功能区定位是实现肿瘤扩大切除的前提。

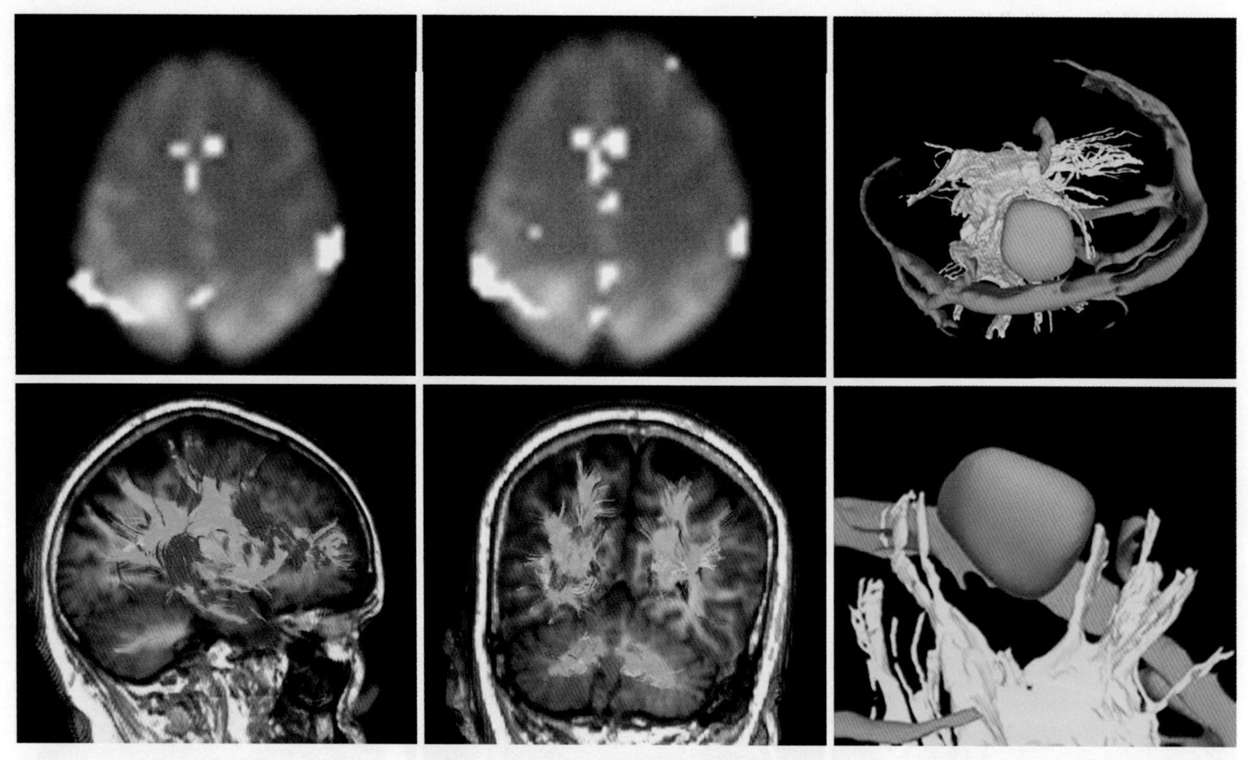

图 2-78　低级别胶质瘤术前功能评估

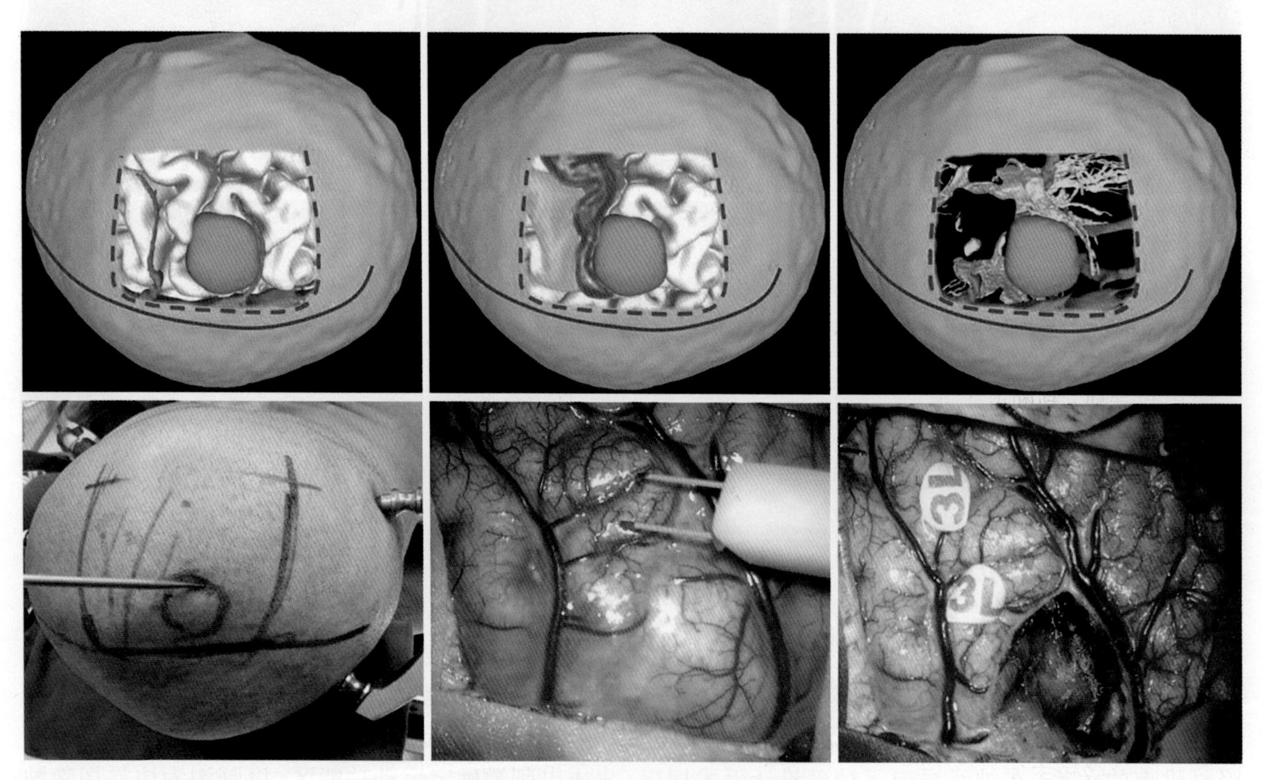

图 2-79　低级别胶质瘤手术切除

（5）保留回流静脉很重要。

（6）手术后需根据切除程度、病理性质、肿瘤的分子特性等决定进一步综合治疗。

（吕胜青）

（三）高级别胶质瘤

1．概述　高级别脑胶质瘤呈浸润性生长，难以实现病理上的完全切除，手术治疗原则是最大范围安全切除，神经导航、功能成像、唤醒麻醉、术中超声、术中荧光、MRI杂交手术室等新型手术辅助技术的运用有助于高级别脑胶质瘤最大范围安全切除。肿瘤切除程度是高级别脑胶质瘤的独立预后因素之一，肿瘤全切可延长术后肿瘤复发时间和患者生存期。手术的基本目的包括：缓解由颅内压高和压迫引起的症状；降低类固醇药物使用，维持较好的生存状态；降低肿瘤细胞负荷，为辅助放/化疗创造条件；延长生存期；获得精确病理诊断。

2. 适应证　手术切除程度仍是高级别胶质瘤（WHO Ⅲ～Ⅳ级）的独立预后因素，因此在无明确手术禁忌证的情况下，主张积极手术治疗。对于局限于脑叶的原发性高级别胶质瘤应争取最大范围安全切除肿瘤；对于优势半球弥漫浸润性生长，病灶侵及双侧半球，老年患者（>65岁），术前神经功能状况较差（KPS<70），脑内深部或脑干部位的恶性脑胶质瘤，脑胶质瘤病等，可在系统分析病情前提下，采用肿瘤部分切除术、开颅活检术或立体定向（或导航下）穿刺活检。

3. 手术方法

（1）术前准备

1）全身状态评估：高级别胶质瘤患者病情由于病变生长快、瘤周水肿明显，进展多较快，头痛、呕吐、视力下降等颅内压增高症状明显。很多情况下需要对患者心、肺、血液等全身状态进行快速评估，以明确有无手术禁忌证。

2）神经影像学和电生理评估：CT、MRI、fMRI等有助于了解肿瘤的大小、血供、部位与周围功能区的关系等，是确定脑胶质瘤患者手术方案的重要前提。MRS、PET等检查则有助于判断胶质瘤的恶性程度，DWI有助于囊性变胶质瘤与脓肿等炎性病灶的鉴别。

（2）麻醉及体位：根据需要采用静吸复合全麻或术中唤醒麻醉。常采取侧卧位、仰卧位、俯卧位，以头架固定。唤醒麻醉选择的体位要保证患者术中舒适，摆好体位后使用保温毯有助于减少患者唤醒后寒战及颅内压增高等。

（3）手术入路与操作程序

1）切口设计：根据病变的部位和功能区的位置设计切口，包含病变和重要功能区。为了有利定位出功能区、癫痫灶，并考虑二次手术可能，高级别胶质瘤手术主张大骨瓣开颅。

2）头皮和形成骨瓣的过程常规操作，头皮血管可电凝止血，骨孔的骨渣可留下备后用。切开皮肤、翻开皮瓣及形成骨瓣后，均需要再次使用内用聚维酮碘消毒。打开骨瓣后，大的动脉出血用双极电凝止血，静脉窦附近的蛛网膜颗粒出血用止血棉纱覆盖压迫止血，缝线悬吊周围脑膜。

3）术中病变定位：术中超声定位病变有定位准确、实时性好、安全、方便操作、简易、经济等特点，对于病变组织的大小、部位、形态及内部回声是否均匀等均能提供准确信息。术中MRI可以纠正脑移位，实时更新导航，判断肿瘤是否残留及显示功能区、纤维束与残留病变之间的位置关系，其有助于提高胶质瘤的切除程度。

4）术中脑功能定位：①体感诱发电位：刺激病变对侧正中神经或胫后神经，记录电极位相倒置定位中央沟位置。②直接电刺激定位脑功能区：采用神经电刺激器刺激皮质，运动区可出现对侧肢体或面部诱发出动作；感觉区可出现对侧肢体或面部诱发出脉冲式的异常感觉；语言区可出现语言中断、不能命名、阅读不能等。

5）肿瘤切除：通常选择适当的手术入路尽可能切除病变。同时注意保护正常动脉及脑表面重要引流血管。切除病变后，瘤腔严密止血，可覆盖少量止血棉纱和纤维蛋白原，可应用术中磁共振扫描、术中超声、或荧光造影等技术观察病灶有无残留。病变切除可采用整块切除，也可采用分块切除。由于高级别胶质瘤血供多较丰富，能整块切除的尽量整块切除。

整块切除：在神经导航和功能区定位的引导下，从肿瘤外围的正常脑组织进入，电凝切开皮质，皮质较粗的血管双极电凝后切断。用脑压板分离白质，也可用细吸引头一边吸引一边分离，沿四周逐步深入。所遇的静脉与动脉需用双极电凝后切断。当确认动脉进入肿瘤时，术中应尽早妥善止血，以利于进一步操作。边分离肿瘤边止血，直至分离至肿瘤根部，最后离断肿瘤，达到整块切除肿瘤的目的。

分块切除：先切除肿瘤内的组织，使肿瘤体积变小，然后逐步扩展到肿瘤周边。这种方法的优点是可以减少对肿瘤周围正常脑组织的牵拉，保留较多的神经功能，但出血相对较多。目前，常用超声刀粉碎吸除或肿瘤钳咬除肿瘤，同时用双极电凝止血。待肿瘤基本切除后，用电凝进一步仔细止血，冲洗瘤床，吸尽肿瘤碎屑，覆以止血纱布。

6）关颅：通常需要严密缝合脑膜，硬膜外严密止血，骨瓣下通常需要悬吊两针，减少骨瓣下硬膜外积血，用钛连接片或颅骨锁固定颅骨，按层次缝合头皮。

【典型病例】

患者男性，45岁，左侧颞顶叶高级别胶质瘤，行术中皮质电刺激功能区定位引导下高级别胶质瘤切除术。

（1）术前影像（图2-80）：术前MRI示肿瘤位于左侧颞叶，累及语言区，MRS提示胶质瘤可能性大。

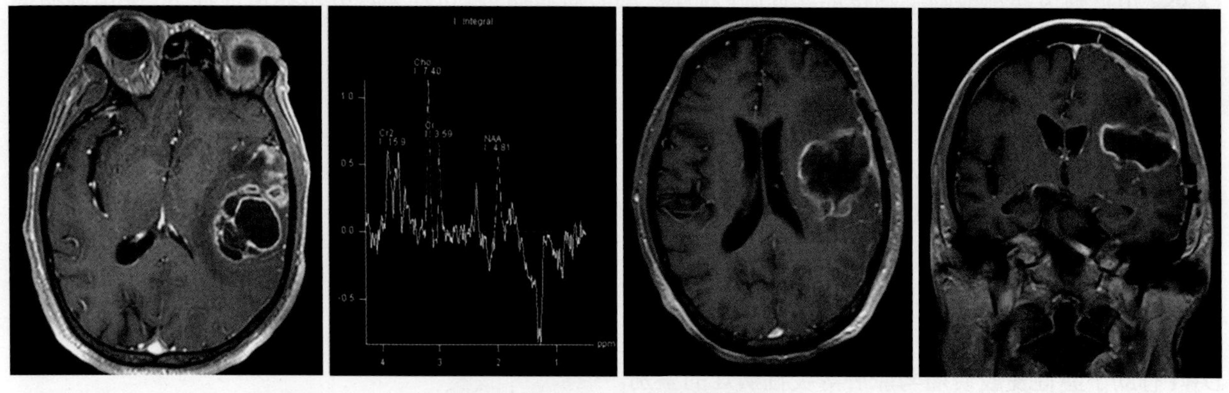

图2-80 术前MRI和MRS检查

（2）清醒麻醉与体位（图2-81）：采取侧卧位，以头架固定，术中面罩吸氧，并用暖风保温。

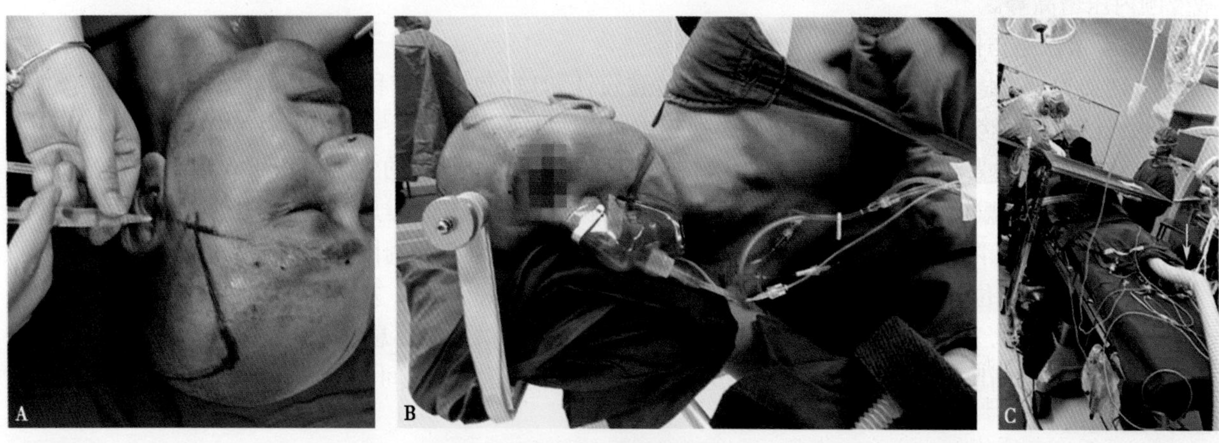

图2-81 麻醉与体位

A. 头皮神经局部浸润麻醉；B. 手术体位；C. 暖风保温。

（3）术中皮质电刺激引导下肿瘤切除（图2-82）：皮质电刺激确定语言区、体感皮质及肿瘤边界，按边界切除肿瘤。

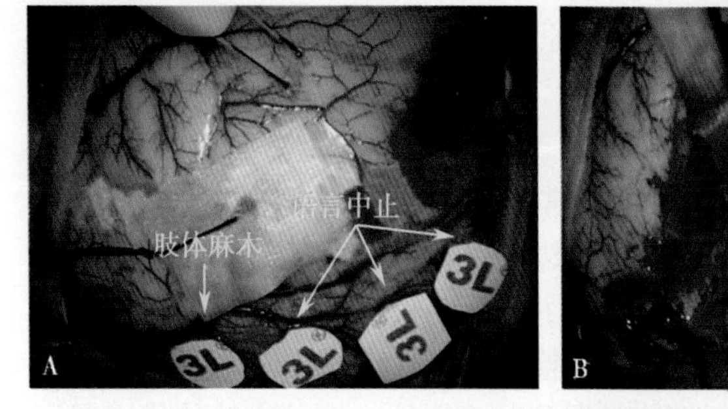

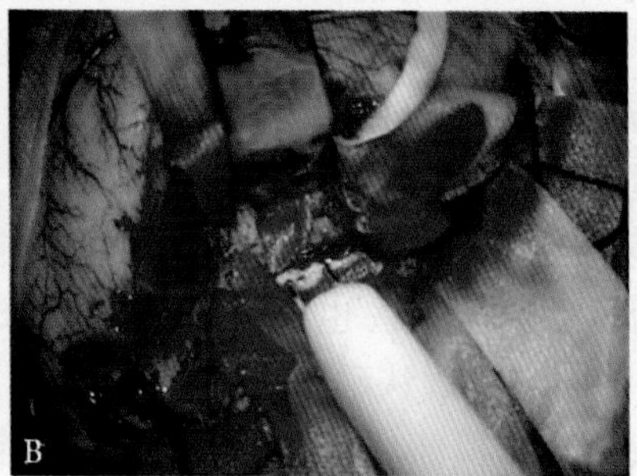

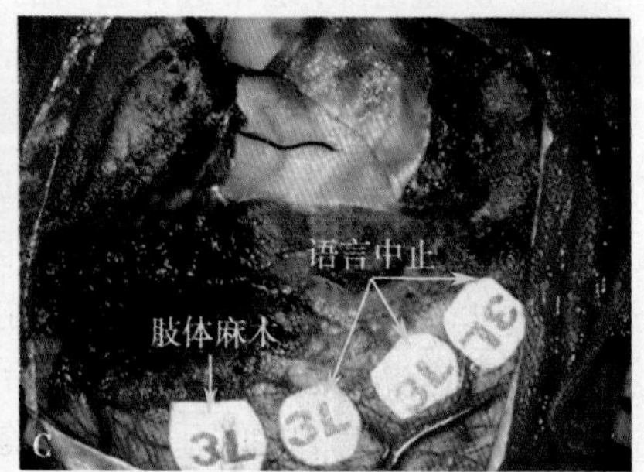

图2-82 术中电刺激确定肿瘤边界

A. 皮质电刺激确定语言区和体感皮质；B. 皮质下电刺激；C. 肿瘤切除术后保留功能区。

（4）整块肿瘤切除（图 2-83）：沿肿瘤与功能区的边界进行切除，确认肿瘤供血动脉后离断，最后离断肿瘤基底。

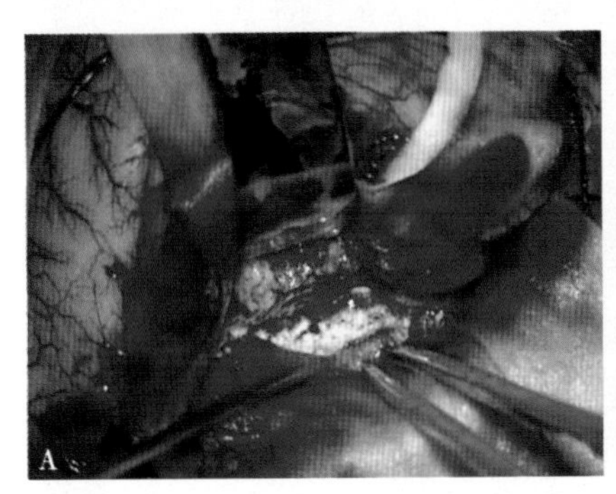
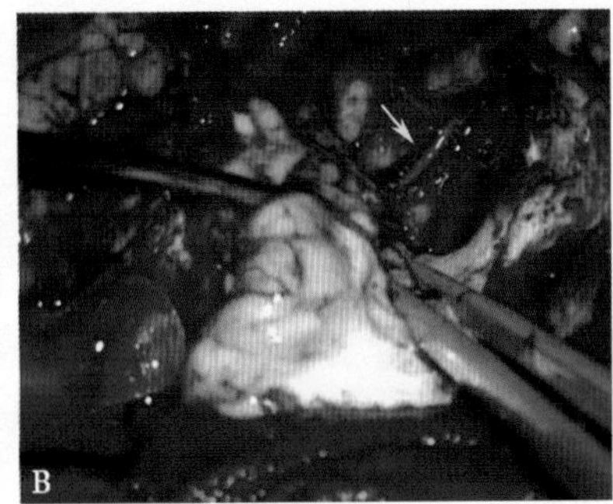
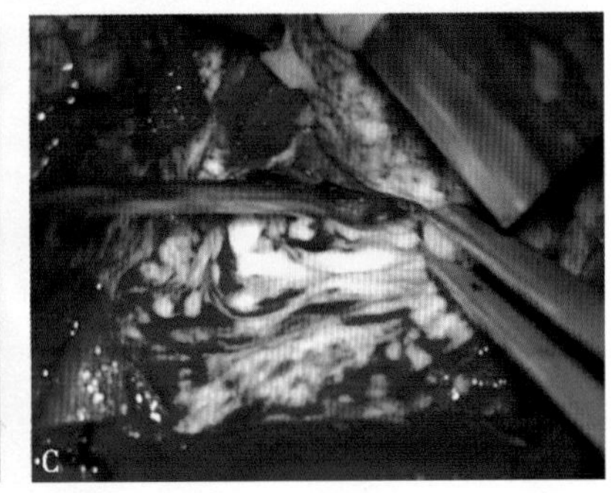

图 2-83 肿瘤切除

A. 沿肿瘤与功能区边界切开；B. 辨识肿瘤供血动脉；C. 离断肿瘤基底。

（5）关颅与术后复查（图 2-84）：严密缝合硬脑膜，固定颅骨，硬膜悬吊。

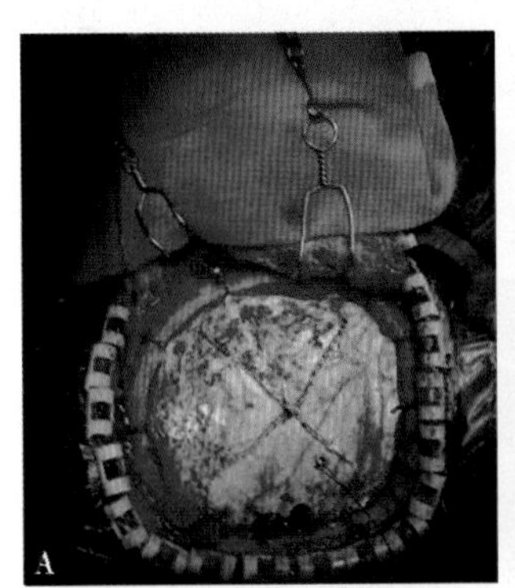
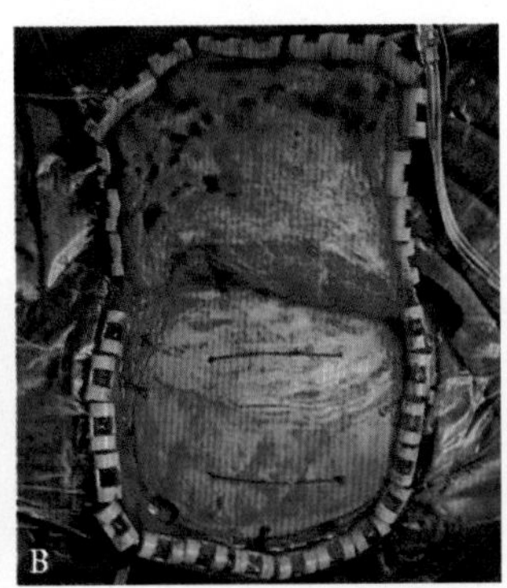
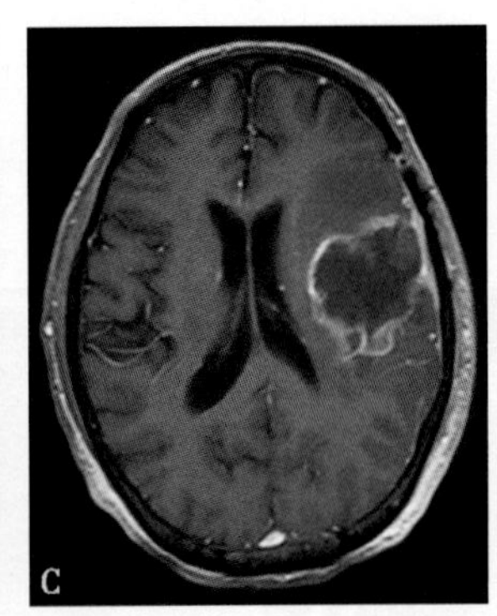
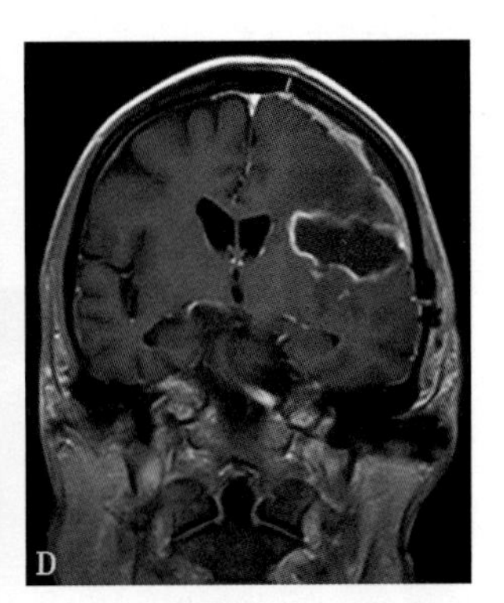

图 2-84 关颅

A. 严密缝合硬脑膜；B. 固定颅骨，悬吊硬膜；C、D. 术后复查。

4. 手术要点

（1）高级别胶质瘤应按功能边界尽可能多切除（图 2-85～图 2-87）。

（2）术中磁共振扫描、术中超声、术中荧光造影等技术有助于提高肿瘤切除程度。

（3）高级别胶质瘤血供丰富，建议有条件时争取沿肿瘤外围行整块切除。

（4）手术后需进一步综合治疗。

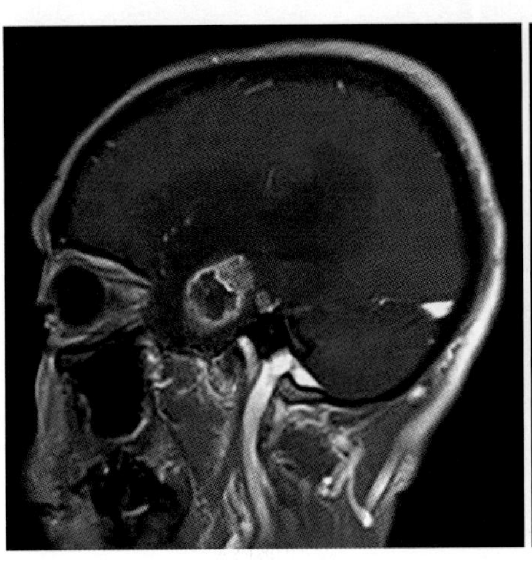
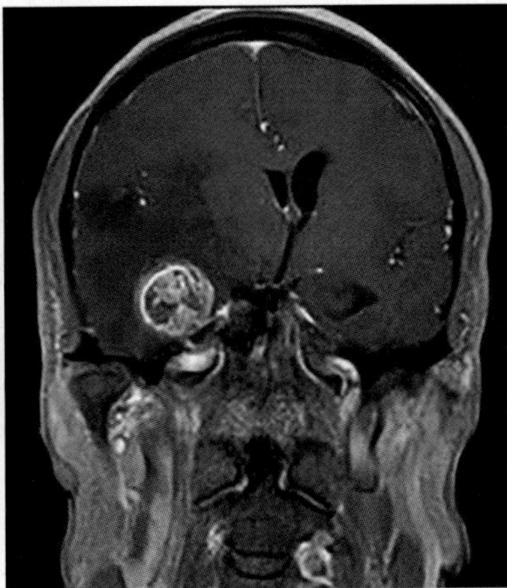
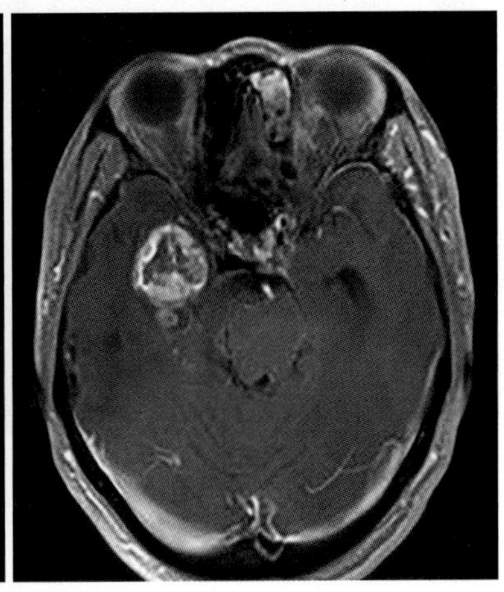

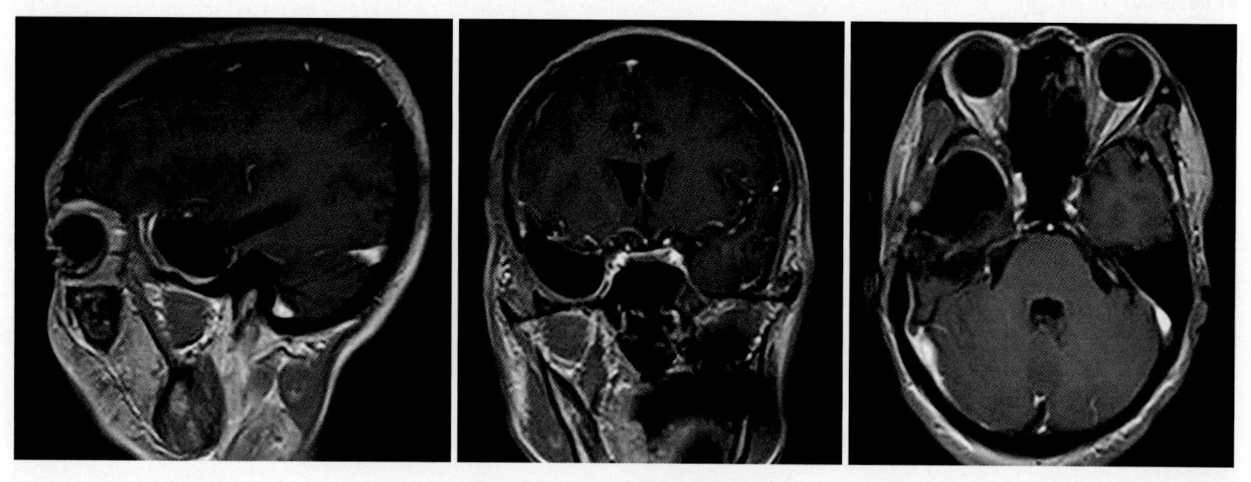

图 2-85　颞叶胶质瘤切除前后

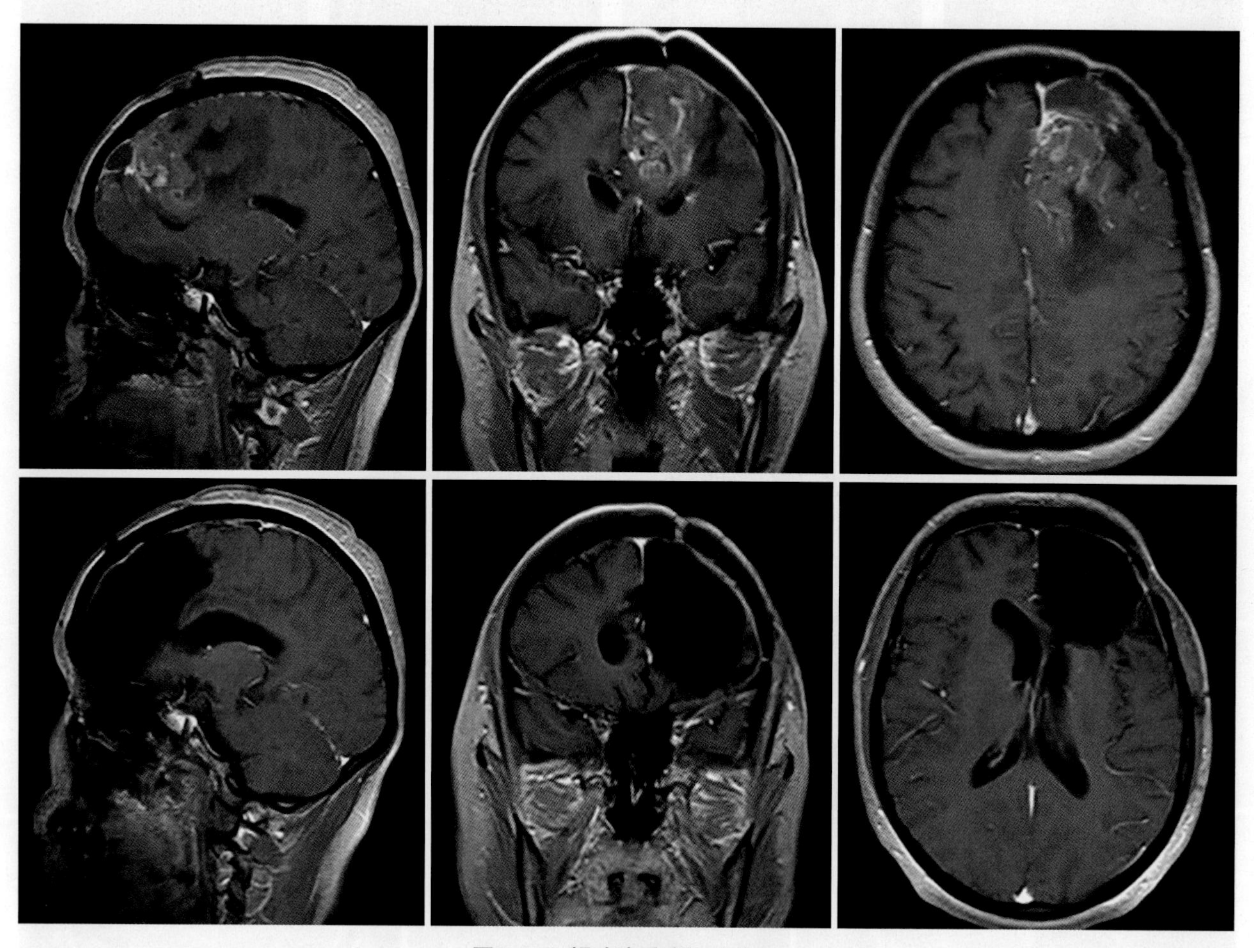

图 2-86　额叶胶质瘤切除前后

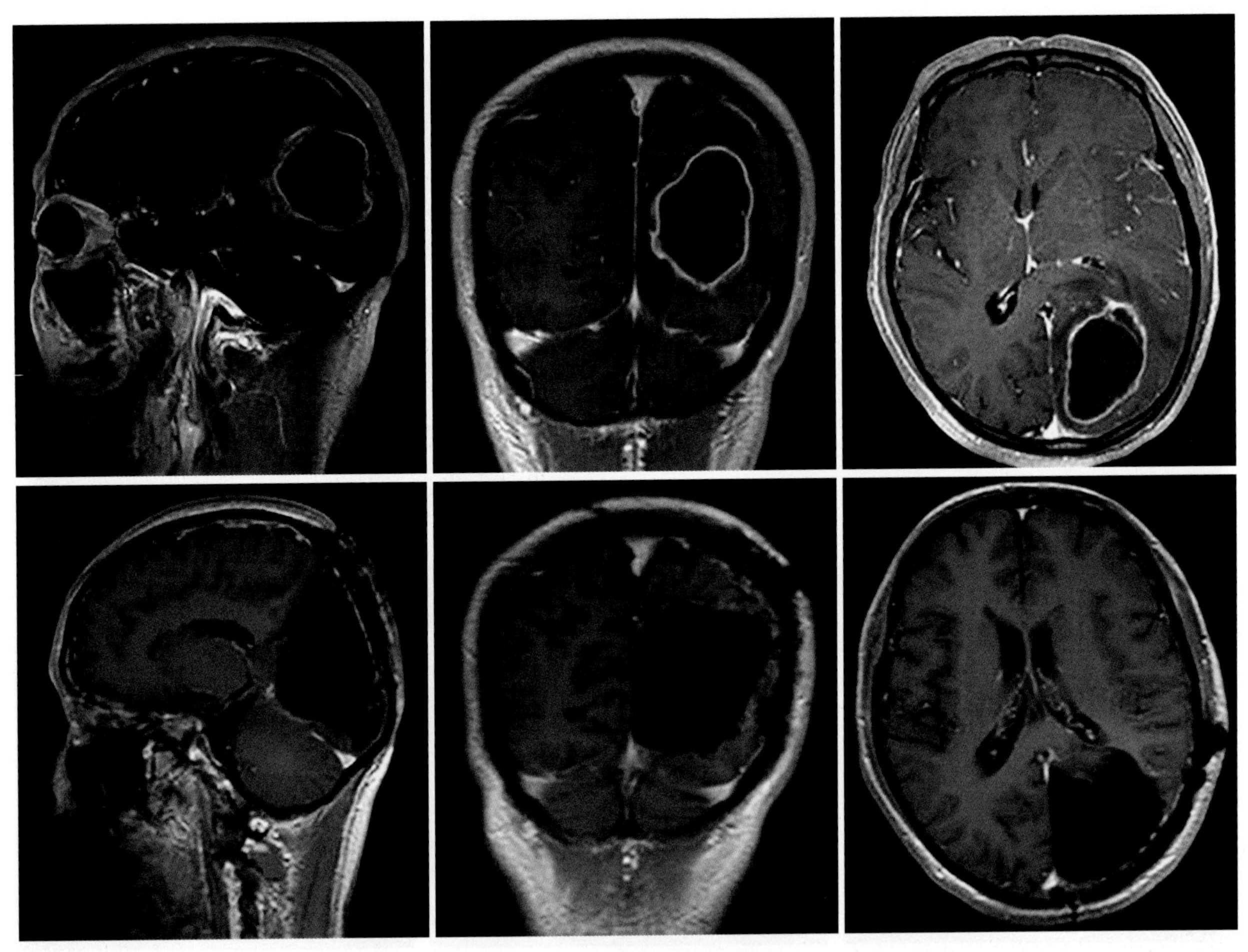

图 2-87 枕叶胶质瘤切除前后

（吕胜青）

（四）囊性胶质瘤

1. 概述 囊性变胶质瘤由于发病机制不同，在形态上可表现为实质性肿瘤内有单个或多个囊变灶和基本以囊性为主的两种形式。前者主要与肿瘤急性出血性坏死有关，后者主要系肿瘤慢性缺血性所致。虽然有人采用立体定向穿刺取活检后，钻孔引流和局部置入 Ommaya 囊，采用持续引流、囊腔冲洗、控释化疗等方法进行治疗，有一定的疗效，但难以处理瘤结节，手术仍是治疗的首选。

2. 适应证 同高级别胶质瘤。

3. 手术方法

（1）术前评估：囊性胶质瘤在术前评估时应与蛛网膜囊肿、表皮样囊肿等鉴别，当囊壁存在环形强化时，还需与脑脓肿鉴别。CT、MRI 等多模态影像检查有利于明确诊断。

（2）手术切除：对瘤结节位于囊内的肿瘤，一般缓慢放出囊液后切除瘤结节；对于囊在瘤内的肿瘤，缓慢放出囊液后，全切肿瘤。先在肿瘤中心部位用脑室穿刺针进行穿刺，穿刺针进入囊腔时有落空感，抽吸囊液脑压可缓解。如肿瘤位置较浅，抽出囊液后肿瘤部位的脑组织即显塌陷，于塌陷最明显处切开脑组织，进入囊腔。如肿瘤位于囊内，找到囊壁上的肿瘤结节后，在其周围切开脑组织，进行分离，将肿瘤连同部分囊壁整块切除，其余囊壁可不切除。如囊性肿瘤的囊壁本身为肿瘤组织所构成，则必须将囊壁完全切除。用镊子提起囊壁，于囊壁与脑组织间进行分离，肿瘤供血动脉电凝处理，整块或分块切除。

【典型病例】

患者男性，40 岁，左侧颞叶囊性胶质瘤，行唤醒麻醉下囊性胶质瘤切除术。

（1）术前影像学评估（图 2-88）：肿瘤位于左侧颞叶，虽环形增强；T_2 加权像示肿瘤囊变，T_2-FLAIR 像示瘤周少量水肿，DWI 示肿瘤内囊液信号抑制明显。

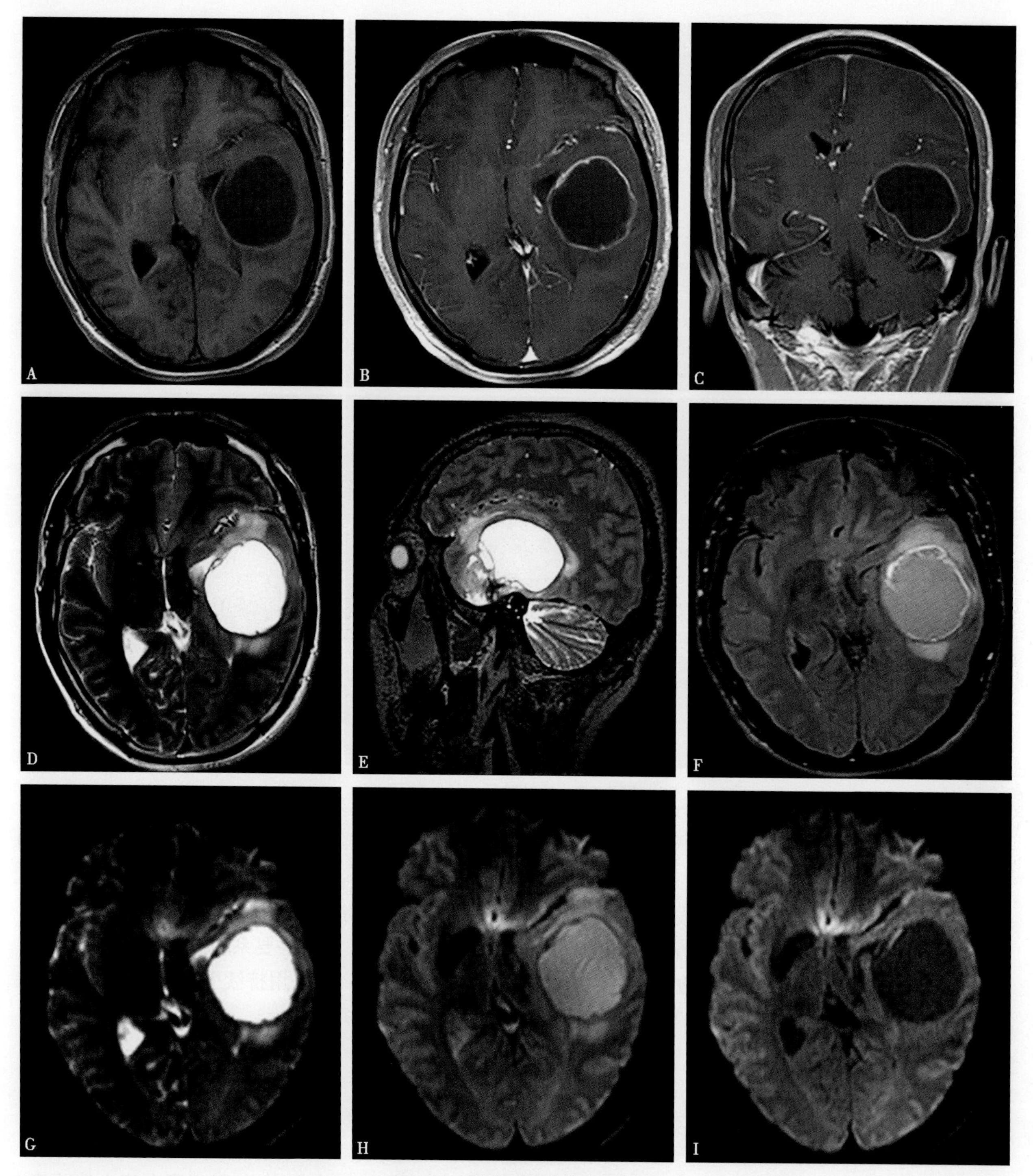

图 2-88 囊性胶质瘤术前评估

A～C. 肿瘤位于左侧颞叶，虽环形增强；D、E. T_2 加权像示肿瘤囊变；F. T_2-FLAIR 像示瘤周少量水肿；G～I. DWI 示肿瘤内囊液信号抑制明显。

（2）手术切除（图 2-89）：在术中唤醒麻醉下行语言功能区定位，确定功能区边界，然后穿刺放出囊液，最后根据肿瘤边界切除肿瘤。

（3）术后复查（图 2-90）：术后 3 个月复查示囊性病灶消失，周围脑组织复位。

4．手术要点

（1）对于囊性胶质瘤，手术治疗仍是首选。

（2）开颅后应先行囊腔穿刺，缓慢放出囊液，并保护好周围脑组织，不受囊液污染。

（3）如果囊性肿瘤的囊壁本身为肿瘤组织，则必须将囊壁完全切除。

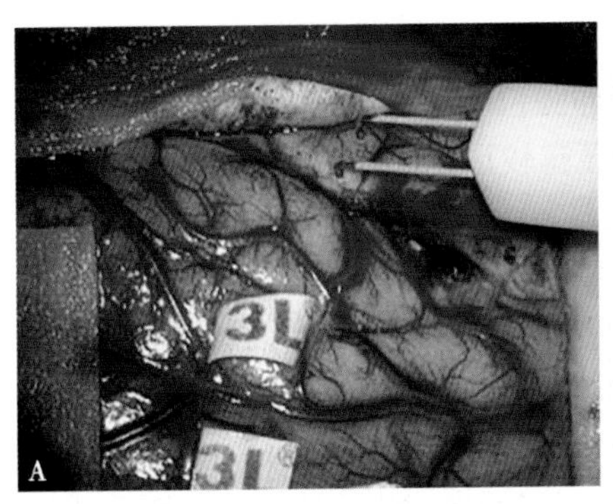

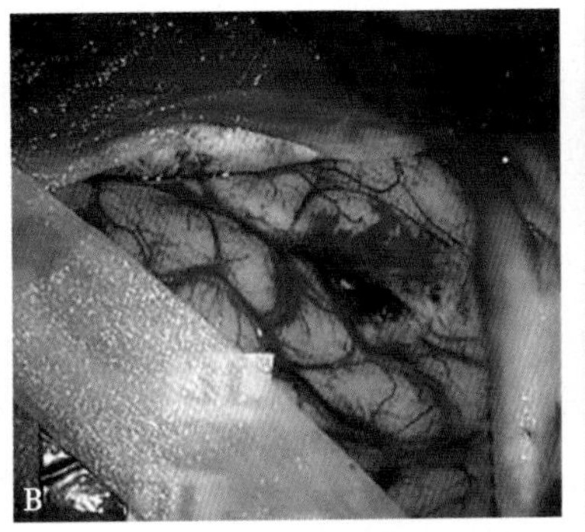

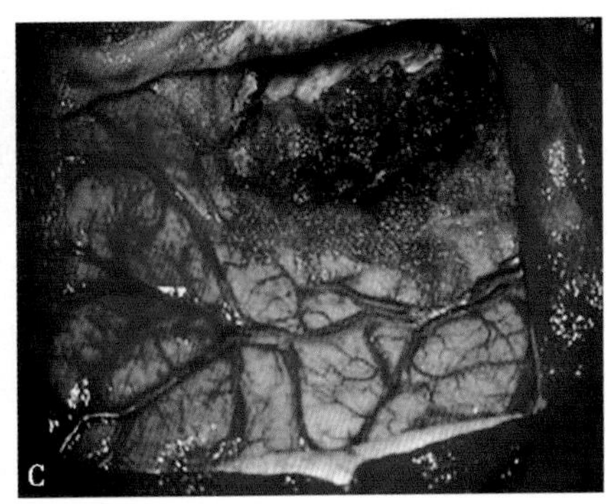

图 2-89 手术切除囊性胶质瘤

A. 确定功能边界；B. 穿刺放出囊液；C. 沿功能边界切除肿瘤。

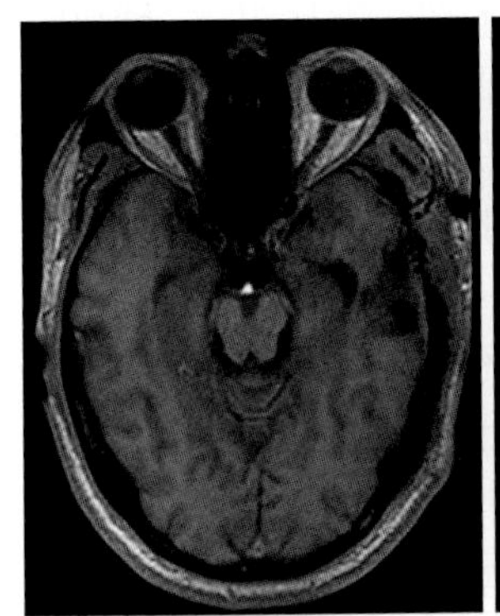

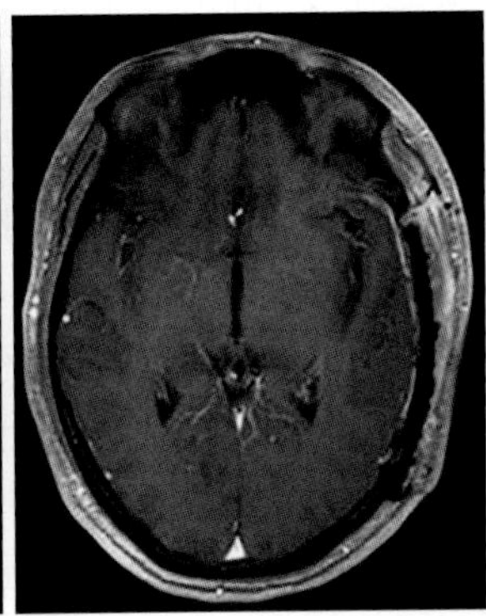

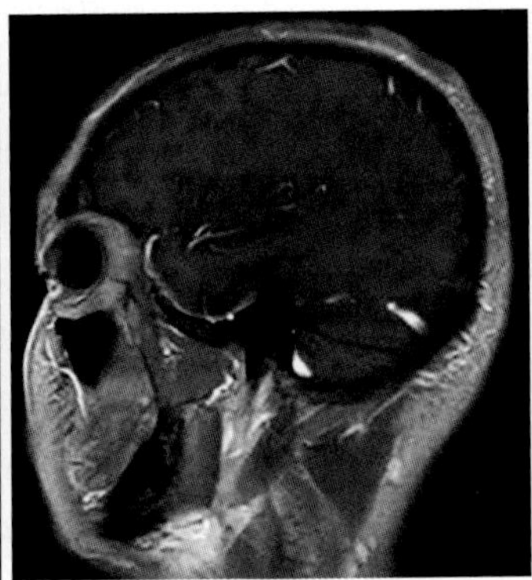

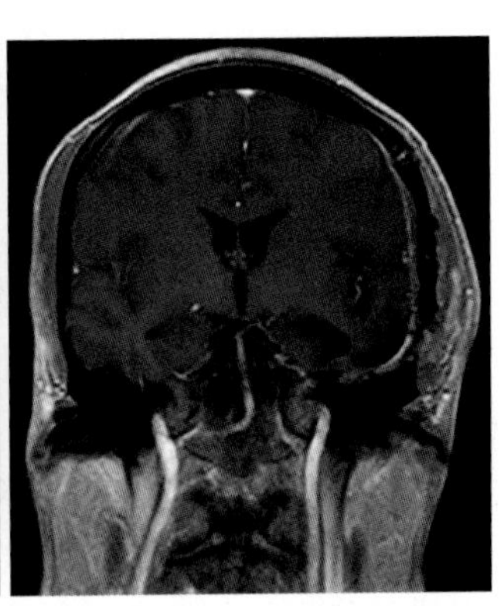

图 2-90 囊性胶质瘤手术后复查

（4）手术后需根据切除程度、病理性质、肿瘤的分子特性等决定进一步综合治疗。

（吕胜青）

（五）胼胝体神经胶质瘤

1. 概述　发生在胼胝体的肿瘤较为少见，在此处以星形细胞瘤较多，可以发生在胼胝体的任何部位，以胼胝体膝部和体部前为多见。因其解剖位置特殊，而且胼胝体胶质瘤多沿胼胝体纤维辐射向两侧大脑半球蔓延，使得胼胝体胶质瘤浸润范围广，手术难以全部切除，术后并发症较多。尽管随着解剖技术、导航和神经电生理监测技术的发展，胼胝体胶质瘤的治疗技术及效果在不断提高，但整体疗效仍不尽如人意。

2. 临床表现及诊断依据

（1）临床表现：胼胝体胶质瘤病变位于中线部位，早期常无明显症状和体征。胼胝体胶质瘤主要以胼胝体损害和侵及周围脑叶所致功能损伤为临床表现。如肿瘤侵及双侧额叶，常有表情淡漠、反应迟钝、嗜睡、智力和记忆力减退、精神障碍等。当肿瘤较大、周围水肿明显或阻塞压迫室间孔、第三脑室、导水管时容易出现脑积水和高颅内压征象。肿瘤如侵犯到邻近的脑叶则会出现相应的局灶症状和体征，常有失语、失用、偏瘫、感觉障碍、锥体束征等。

（2）辅助检查：CT、MRI 对胼胝体肿瘤的诊断率高，方法简易且安全无损害。脑血管造影可了解大脑表面静脉的分布和走行，有助于皮瓣的设计及合适手术入路的选择；更重要的是能了解胼周动脉的走行，观察有无被推挤开或者上抬，有助于切除肿瘤过程中对其的保护，增加手术安全性。

3. 手术适应证　局限于胼胝体的肿瘤。胼胝体肿瘤伴高颅内压表现者。

4. 手术禁忌证　浸润性胼胝体肿瘤晚期，患者不能承受手术者。

5. 手术方法

（1）术前准备

1）根据影像资料进行定位和定性；手术当日晨禁食；术前进行脑电波监测。

2）对有脑积水、高颅内压者术前行脑室外引流手术。

3）准备好显微外科器械。

（2）麻醉及体位：气管插管全身麻醉。胼胝体前部、体前部采用仰卧位，头抬高20°～30°；胼胝体压部及体后部为主的肿瘤，采用侧卧位，也可采用坐位，从纵裂进入时显露较清楚。摆好体位后，采用头架固定。

（3）手术入路与操作程序

1）头皮切口和骨瓣开颅：对于胼胝体前部的肿瘤采用右额发际内中线旁马蹄形切口，而胼胝体后部和压部的肿瘤多采用顶枕部中线旁切口，皮瓣翻向颞侧。骨瓣后界在冠状缝后1cm，内侧过中线。在冠状缝后1cm钻孔，向前4cm中线旁开4cm铣开形成游离骨瓣，骨窗应暴露上矢状窦边缘。肿瘤主体偏右侧者，选择从右侧开颅，以最大限度减少术后语言功能障碍；只有肿瘤主体位居左侧半球者才选择从左侧开颅。

2）硬脑膜切开：瓣状剪开硬脑膜，翻向矢状窦侧。窦旁有出血者可以用明胶海绵填塞，必要时还可用细丝线将硬脑膜悬吊在骨缘或者骨膜上进行压迫止血。

3）显露和切除胼胝体区肿瘤：胼胝体胶质瘤的治疗首选手术切除，尽可能多切除肿瘤组织，辅以放疗和化疗以尽量消灭残存的肿瘤细胞。肿瘤直径小于3cm采用经纵裂入路，如果肿瘤直径大于等于3cm则采用经额叶皮质入路。手术中应避开中央静脉和其他粗大的桥静脉，需用湿棉片妥善保护好中央静脉，以免损伤造成偏瘫问题，对于皮质表面的细小桥静脉可以断除。经纵裂-胼胝体前部入路时，用蛇形固定牵开器从纵裂内将大脑内侧面向外侧牵开，显露大脑镰，于近鸡冠处结扎矢状窦，提起大脑镰，在下方能见到肿瘤自胼胝体向上膨出。对于皮质厚度3cm的中度脑室扩张，可采用额叶皮质入路，经侧脑室切除肿瘤。此外，对于肿瘤累及额叶范围较广，合并脑积水者，联合入路有利于更大范围地切除肿瘤。胼胝体胶质瘤多呈浸润性生长，边界不清，手术中需检查肿瘤的质地、有无包膜，肿瘤位于前部和体部时特别注意两侧胼周、胼缘动脉的粘连情况，其常常被肿瘤推挤或包裹，必须在手术显微镜下仔细分离，并在中线部位保护好胼周动脉主干，可将其发出到肿瘤组织的小分支电凝后离断；在体后部和压部，需要仔细分辨大脑内静脉及大脑大静脉的走行方向与肿瘤间的关系。将肿瘤进行囊内或者分块切除，根据肿瘤的性质行全切或者部分切除，如无必要尽可能不打开第三脑室和注意保护周围的重要结构。侵犯双侧大脑半球的"蝴蝶状"胼胝体胶质瘤，肿瘤后极与侧脑室室管膜密切相关，常常需要打开侧脑室有助于全切肿瘤，侧脑室打开后用棉片封堵以防血性液流入。在切除对侧肿瘤时往往要电凝下矢状窦，切开大脑镰，可以从胼周动脉上下方切除对侧肿瘤，侵及对侧脑室室管膜壁的肿瘤也要打开侧脑室切除，肿瘤全切除后彻底止血，脑室内留置引流管。

4）关颅：严密缝合硬脑膜，复位骨瓣，分层缝合帽状腱膜和皮肤。

6. 手术要点

（1）胼胝体肿瘤全切除的机会不多，此入路的关键点在于做胼胝体肿瘤切除时辨认中线结构，避免损伤胼周动脉和胼缘动脉，避免使术后症状加重。

（2）在额叶皮质切口时要避开运动及语言功能区，在进入脑室内操作时要避免损伤第三脑室壁及下丘脑，以免造成严重后果。

（王向宇）

（六）唤醒麻醉下切除功能区脑胶质瘤

1. 概述　脑功能区胶质瘤多指肿瘤直接侵犯或压迫重要的脑区，包括初级运动、感觉皮质及语言运动中枢等，导致相应脑皮质受损或移位，肿瘤组织与正常脑组织界限不清，表现为不同程度的神经功能障碍。对于神经功能未完全丧失的患者，术中精确定位脑功能区并加以保护，避免术后遗留严重的神经功能障碍，是精准医疗的基本要求。随着术中神经电生理学监测技术的应用和发展，在术中唤醒状态下应用电刺激技术可定位重要脑功能区，目前已广泛运用于脑功能区胶质瘤手术切除过程中对神经功能的保护。

唤醒麻醉是指控制性镇静结合局部神经阻滞和切口局部麻醉予以镇痛，以便手术过程中可适时让患者清醒，完成术中配合，定位脑功能区。麻醉过程中需要在切开和关闭头皮、硬膜时镇痛充分；而在电生理检测时患者维持清醒状态，并能配合神经功能测试。术中可以通过气管插管或喉罩机械通气，也可以在侧卧状态下自然呼吸。

由于机械通气拔管后会遗留喉部不适、呕吐等，影响术中配合。笔者主要采用非机械通气下的清醒镇静麻醉，术中配合良好、无喉部不适，且术后肺部并发症的发生率低，患者恢复较快。

2. 适应证与禁忌证

（1）适用于中央前、后回、Broca 区及附近区域的脑胶质瘤患者。

（2）排除因意识不清、精神状态异常、语言交流障碍、重度偏瘫等影响术中交流，无法配合完成电生理检测的患者。

（3）小于 14 岁以下的儿童、大于 74 岁的老年人相对禁忌。

3. 手术方法

（1）术前训练及思想准备：向患者介绍手术方式，术中监测的内容，如何完成配合并进行相应的训练。

（2）术前补充适量的葡萄糖及液体，减少术前口渴、饥饿及烦躁，能显著降低术后胰岛素抵抗发生率。常规 12 小时前饮 800ml 清亮 12.5% 碳水化合物饮品，术前 2～3 小时饮 400ml。

（3）术前不插尿管，穿纸尿裤；术前不予麻醉前用药（镇静剂和抗胆碱药物），减少术后口干等不适感。

（4）完善的头皮神经阻滞，采用长效局部麻醉药物 0.5% 罗哌卡因分别阻滞眶上神经、滑车上神经、耳颞神经、枕大神经、枕小神经及硬脑膜上的神经（图 2-91），切口镇痛效果可达 12 小时。

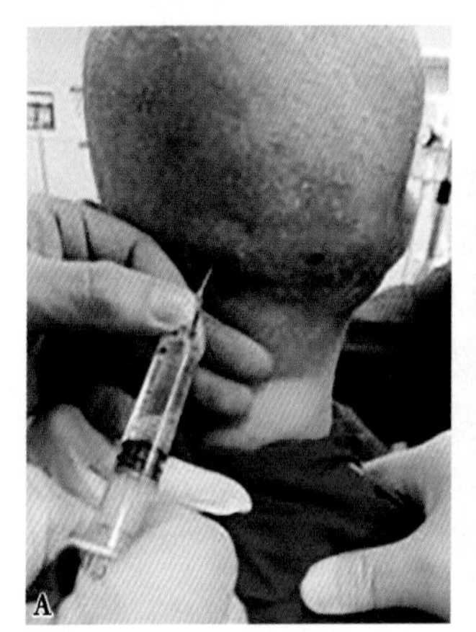

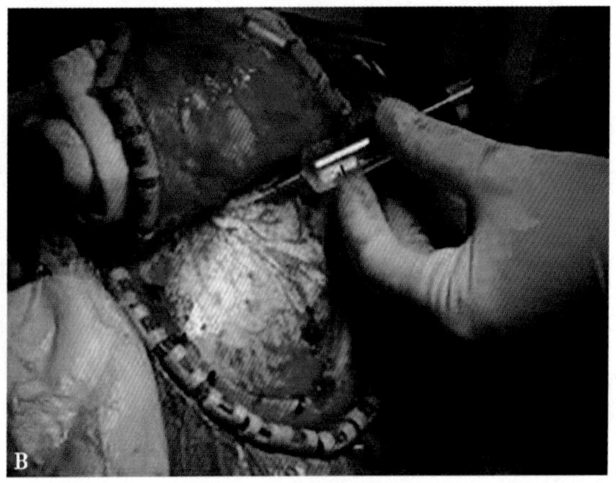

图 2-91　头皮神经阻滞（A）和硬脑膜神经阻滞（B）

（5）术中静脉泵注镇静药物右美托咪定，使患者处于睡眠状况，在不需要交流配合的情况下，BIS 控制在 60～85 之间。麻醉过程中尽量减少甚至不用阿片类药物，降低呼吸抑制发生率，也可减少肠麻痹的发生，有利于术后早期肠内营养的补给。

（6）在准备检测脑功能区之前，减少镇静药物剂量，BIS 缓慢上升至 85 以上，患者可完全清醒状态（图 2-92），能顺利配合电生理检测，完成功能区定位、标记（图 2-93）。在手术切除过程中，遵嘱患者完成特定的运动，如手抓捏发声的皮球（图 2-94）、脚趾摇动套着的铃铛、数数等。

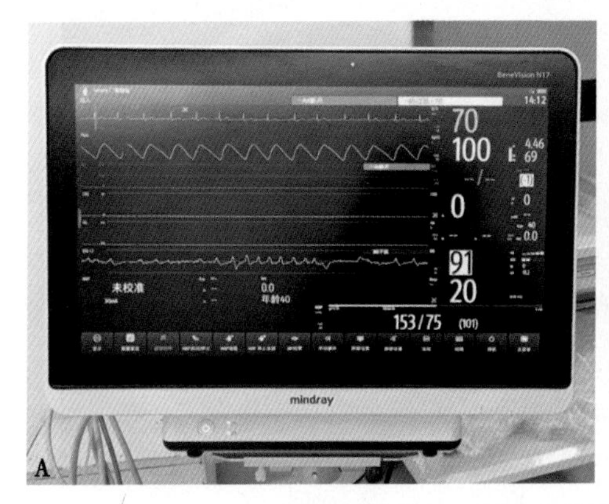

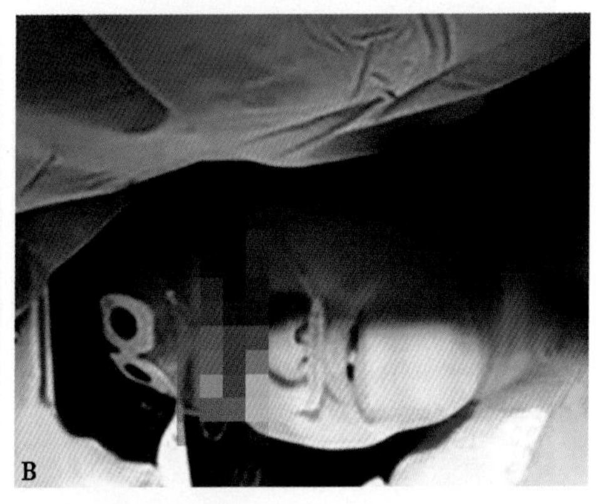

图 2-92　BIS 上升至 85 以上时患者清醒

A. 需唤醒患者时，BIS 值要求达到 85 以上；B. 患者清醒并能较好地交流配合。

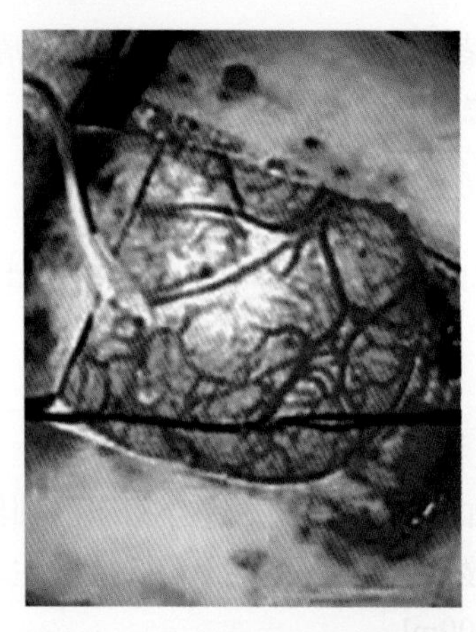

图 2-93 显示皮质中央沟的定位

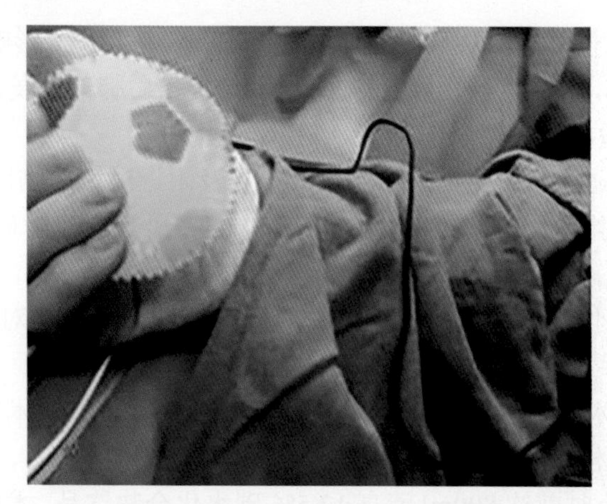

图 2-94 右手抓捏发声球监控左侧运动皮质及其传导束的完整性

（7）术者可根据发出声音的音量和频率判断运动功能的受损情况；根据数数的减慢及中断判断语音运动功能的损伤情况。确定手术是否接近或伤害到重要功能区，是否改变手术方向或终止手术。

（8）术后鼓励患者 24 小时内进食，48 小时内下床做轻微活动。

【典型病例】

患者女性，43 岁。因头痛伴右上肢乏力 10 余天入院。体检：右上肢肌力Ⅲ级。影像学检查（图 2-95）：MRI 显示左额叶后份、中央前回前方，强化不均的占位病变，周边水肿明显。诊断：左侧额叶胶质瘤。治疗方案：清醒镇静麻醉下肿瘤切除。电生理检查定位于中央沟及右上肢的运动区。B 超辅助定位肿瘤并检查瘤体切除的程度（图 2-96）。手术操作中，嘱患者右手抓捏发声的皮球，实时监测功能区的损伤状况。该手术操作接近手运动功能区皮质下深部时出现皮球发声减慢、音量减小，考虑可能系锥体细胞纤维受到影响，遂终止手术。因定位精准，皮质切口小（图 2-97），瘤体切除较彻底（图 2-98）。术后患者右手肌力下降至Ⅰ级，经高压氧治疗 10 天后，肌力恢复至后Ⅲ级。病理报告：符合多形性胶质母细胞瘤（WHO Ⅳ级）（图 2-99）。

4. 手术要点

（1）在手术过程中，嘱病灶对侧手抓捏发声的皮球。患者根据皮球声音实时判断运动功能是否受到影响，决定是否立即终止手术。

（2）在电生理监护下，可运用超声、术中荧光、术中 CT 及 MRI 帮助判断肿瘤切除的程度。

（3）防止术中癫痫发作，避免连续长时程刺激某一固定区域。若癫痫发作，立即手掌轻压脑表，同时冰生理盐水冲洗脑表面或静脉推注咪达唑仑 2mg，多能控制发作。

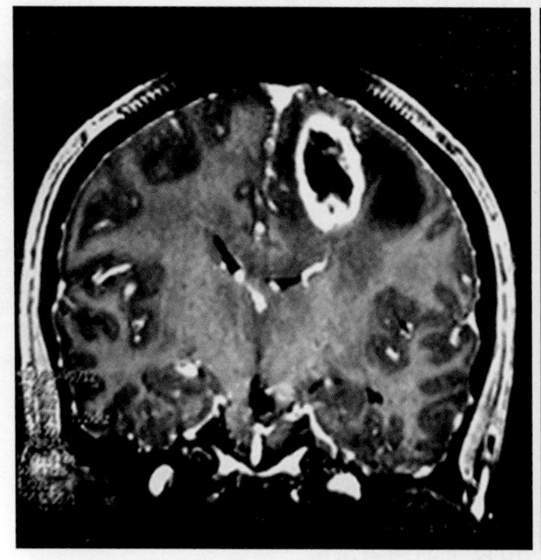

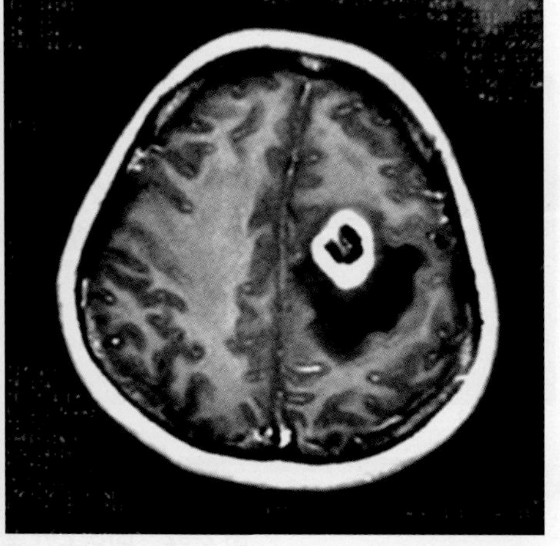

图 2-95 MRI 显示左额叶后份、中央前回前方，强化不均的占位病变，周边水肿明显

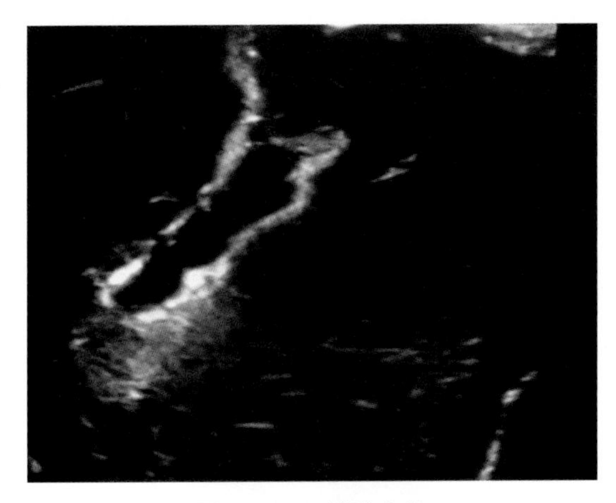
图 2-96　B 辅助定位

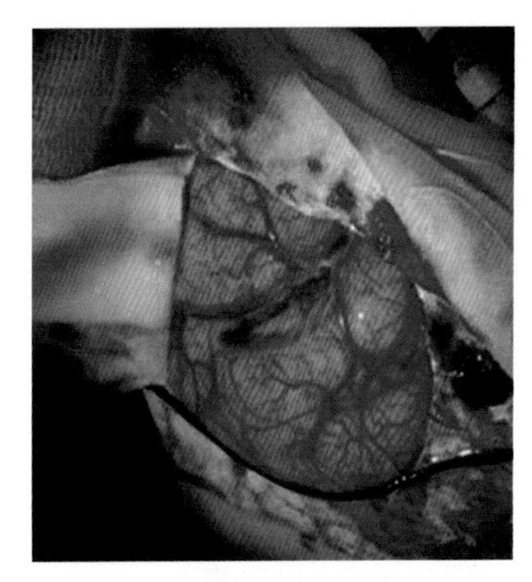
图 2-97　肿瘤切除后皮质遗留中央前沟内的皮质小切口

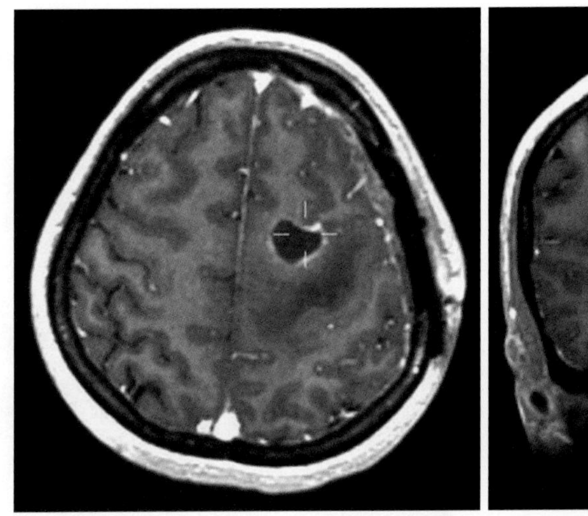
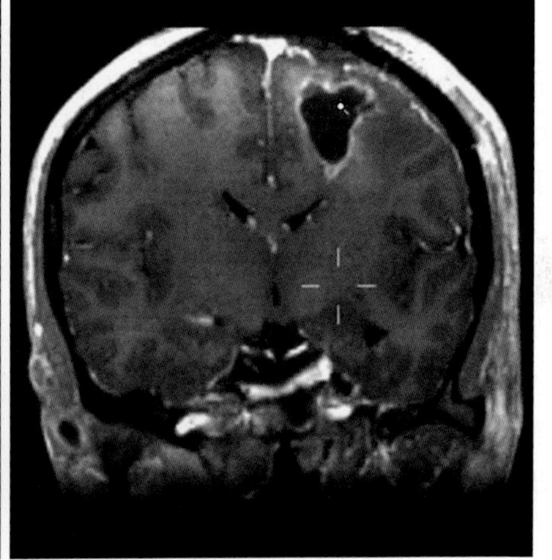
图 2-98　瘤体切除较彻底

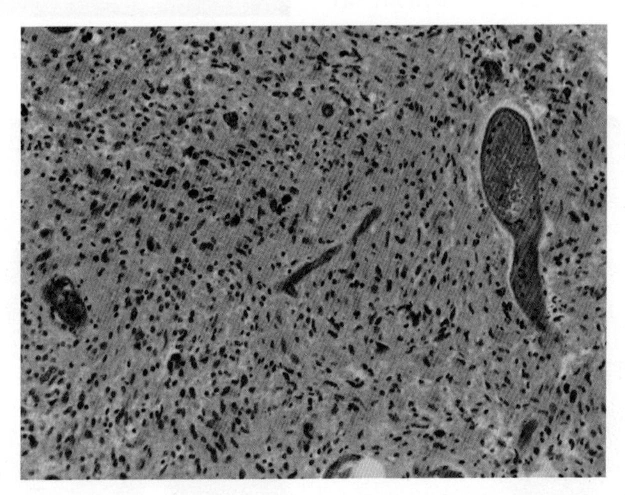
图 2-99　符合多形性胶质母细胞瘤（WHO Ⅳ级）

（王向宇）

二、脑膜瘤

（一）大脑镰旁脑膜瘤

1．概述　大脑镰旁脑膜瘤起源于大脑镰一侧，位于侧裂沟内，被大脑组织覆盖，部分肿瘤穿破大脑镰向对侧生长，常常因为大脑皮质回流向上矢状窦的静脉遮挡而手术切除困难。

2. 手术适应证与禁忌证

（1）检查确诊的大脑镰旁脑膜瘤。

（2）复发的大脑镰旁脑膜瘤。

（3）没有手术禁忌证。

3. 术前准备

（1）CT、MRI检查明确诊断。

（2）MRA+MRV检查了解肿瘤与大脑前动脉、胼周动脉的关系，以及大脑表面回流静脉情况。

4. 麻醉选择和体位

（1）气管插管全身麻醉。

（2）体位同矢状窦旁脑膜瘤。

5. 手术步骤

（1）切口：冠瓣或马蹄形头皮切口，采用单侧骨瓣。

（2）开颅：冠状或马蹄形头皮切口，分离皮瓣，掀向一侧固定，切开并分离骨膜，骨膜掀向一侧。上矢状窦旁前后各钻一个骨孔，明胶海绵推开上矢状窦，铣刀锯开靠上矢状窦边的单侧骨瓣，剥离子伸入骨瓣下紧贴骨瓣做钝性分离，掀起骨瓣，骨缘四周打孔缝吊硬膜。

（3）肿瘤切除：弧形切开硬膜，掀向中线缝吊。剪开纵裂池蛛网膜，缓慢吸除脑脊液，脑压下降后经无回流静脉区，自动拉钩轻拉开脑组织，显露肿瘤。沿大脑镰分离、电凝、剪断肿瘤基底，超声吸引做瘤内分块切除，瘤体缩小后将瘤壁向中线牵拉出，分块电凝后切除（图2-100）。大脑镰上肿瘤基底的外缘电凝后切开小口（图2-101），沿此小口环绕肿瘤基底四周边电凝边切开，分离生长向对侧的肿瘤，将生长向对侧的肿瘤连同大脑镰上的肿瘤基底一并切除（图2-102）。

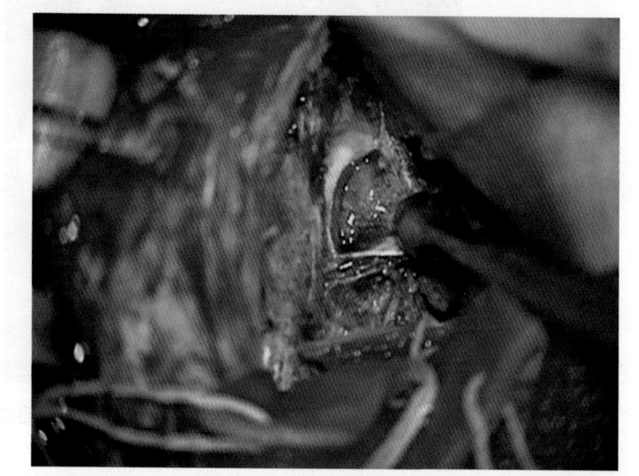

图2-100 切除肿瘤获取空间

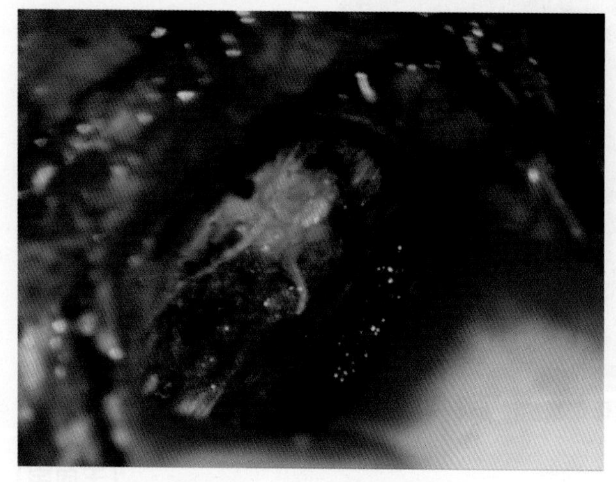

图2-101 切开大脑镰小口

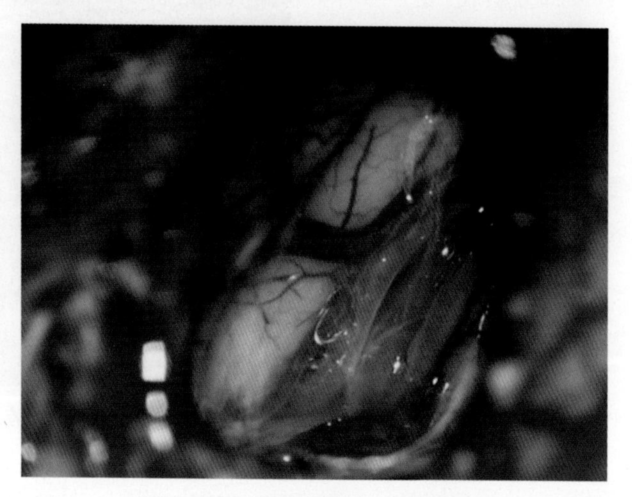

图2-102 切除大脑镰上肿瘤基底

（4）关颅、彻底止血，生理盐水反复冲洗后分层缝合。

6. 手术要点

（1）骨瓣尽可能靠近上矢窦，减少遮挡。

（2）打开纵裂池，充分释放脑脊液使脑压下降，减少对脑组织的牵拉。

（3）先分块切除同侧肿瘤，获得较好空间再处理大脑镰上和对侧肿瘤。

（二）矢状窦旁脑膜瘤

1．概述　上矢状窦旁脑膜瘤不仅与上矢状窦关系密切，而且与脑皮质的回流静脉，尤其是主要功能区，如中央前回、中央后回的回流静脉关系密切，术中往往容易损伤回流静脉，引起术后严重脑水肿，导致偏瘫。因此，矢状窦旁脑膜瘤手术具有一定难度和风险。

2．手术适应证与禁忌证

（1）检查确诊的矢状窦旁脑膜瘤。

（2）复发的矢状窦旁脑膜瘤。

（3）没有手术禁忌证。

3．术前准备

（1）CT、MRI、MRV 检查，肿瘤较大者应行 DSA 检查，了解上矢状窦闭窦情况及肿瘤周边回流静脉情况。

（2）充分备血。

（3）颅骨侵犯严重者术前准备颅骨修补材料。

（4）预防性使用癫痫药物。

（5）术前水肿严重者，适当使用激素。

4．麻醉选择和体位

（1）气管插管，全身麻醉。

（2）矢状窦前、中 1/3 脑膜瘤采用仰卧、头前屈，后 1/3 脑膜瘤采用侧卧、俯卧位或坐位。

5．手术步骤

（1）皮瓣设计：前 1/3 采用冠状头皮切口，中、后 1/3 采用马蹄形跨中线头皮切口。

（2）开颅：冠状或马蹄形切开头皮，分离皮瓣，掀向一侧固定，切开并分离骨膜，骨膜掀向一侧。矢状窦上前后各钻一个孔，明胶海绵球分别向两侧推开矢状窦和硬膜，铣刀分别向两侧锯开骨瓣，剥离子伸入骨瓣下紧贴骨瓣做钝性分离，掀起骨瓣，明胶海绵和棉片压迫窦和硬膜出血，电凝活动出血点。骨缘出血用骨蜡等封堵，骨缘四周打孔缝吊硬膜。

（3）肿瘤切除：沿肿瘤外侧缘弧形切开硬膜，锐性分离硬膜，硬膜掀向中线缝吊。分离肿瘤基底面并切开部分基底，超声吸引先做肿瘤内分块切除，瘤中央吸空后，将瘤壁向中线牵拉，分离肿瘤与脑面粘连，电凝并剪断入瘤血管，逐步分离，将瘤体全部切除，最后处理上矢状窦面肿瘤。

上矢状窦完全闭塞，侧支循环较好者，直接在上矢状窦闭塞两端避开回流静脉结扎后连同肿瘤一并切除。

上矢状窦壁破损较小者用明胶海绵压迫，两侧缝线固定并用 EC 耳脑胶粘贴。

若窦未闭，窦破损较大者采用窦壁修补法。取自身硬膜或骨膜，修剪成稍大于缺损区的修补片，先将修剪补片从一侧正常区用 4-0 可吸收线连续缝合，将缝合侧在缝合口与肿瘤间切开，边切边用缝合的补片压迫止血，再从窦的远侧端切开另外一侧，切开一点压迫一点并连续缝合一点，将肿瘤全切除，修补上矢状窦壁缺损，最后明胶海绵压迫，EC 耳脑胶粘贴。

（4）硬膜与颅骨修补：反复冲洗、止血，用骨膜或人工硬膜修补硬膜缺损。被肿瘤侵犯的颅骨予以切除。骨瓣还纳固定或人工修补材料修补骨缺损。

6．手术要点

（1）骨瓣跨中线向对侧 2～3cm，以利于充分暴露。

（2）撬起骨瓣用剥离子分离时要耐心，勿损伤回流静脉。

（3）切开硬膜时需避免误伤其下方或已嵌入硬膜内的回流静脉。

（4）先做瘤内切除，减压后切除肿瘤，减少对脑组织牵拉损伤，保护神经功能，切除肿瘤时勿损伤重要回流静脉。

（5）窦壁修补需要助手的配合。

（三）大脑凸面脑膜瘤

1. 概述 大脑凸面脑膜瘤为良性肿瘤，手术的切除应尽可能做到全切除，减少术后复发的可能。凸面脑膜瘤广基底附着于脑表面硬膜上，向颅腔嵌入，与脑面形成粘连或很少粘连，部分肿瘤穿破基底硬膜侵犯局部颅骨，使局部颅骨增生、破坏，因此，术中骨瓣应包含肿瘤基底及增生破坏的颅骨，以便切除肿瘤基底和破坏增生的颅骨，减少术后复发。肿瘤的供血大多数来自颈外动脉，少部分肿瘤有颈内动脉参与供血。另外，为了修复硬膜缺损，术中分离皮瓣时尽可能保留骨膜的完整性。术前应做好充分评估，有可能导致术后颅骨缺损者，应准备好人工修补材料。

2. 手术适应证与禁忌证

（1）检查确诊的凸面脑膜瘤。

（2）复发的大脑凸面脑膜瘤。

（3）没有手术禁忌证者。

3. 术前准备

（1）CT、MRI 扫描，明确手术切除范围，了解肿瘤与周围大静脉的关系。

（2）预防性使用抗癫痫药物，对于瘤周水肿较明显者，术前适当使用激素，减轻术后脑水肿。

（3）肿瘤较大者，需要备血。

（4）心理辅导和科普宣教，消除患者顾虑，配合手术。

4. 麻醉选择和体位

（1）气管插管，全身麻醉。

（2）根据肿瘤位置不同，采用仰卧或侧卧位，头位稍高于心脏水平，减少术中出血。

5. 手术步骤

（1）皮瓣设计：依据 CT、MRI 设计以肿瘤为中心的手术切口，有条件者利用神经导航定位（图 2-103）。

（2）开颅：发际内马蹄形切开头皮，切开并分离骨膜（颞肌），翻向一侧固定；钻一个骨孔，铣刀环绕四周锯开骨瓣，剥离子伸入骨瓣下，紧贴颅骨内板做钝性分离，将骨瓣翻起，用棉片压迫硬膜表面和肿瘤出血，逐渐翻开棉片电凝止血，骨蜡涂抹骨瘤缘出血，骨窗缘四周打孔缝吊硬膜。

（3）切除肿瘤：瘤体不大者可以整个切除。先沿肿瘤边缘分离，剪开肿瘤与蛛网膜粘连，电凝并剪断入瘤血管，用棉片轻轻推开脑组织，四周分离后将肿瘤整个切除（图 2-104）。若肿瘤较大或者位于功能区，就要做分块切除，超声吸引或单极电刀做瘤内分块切除，待瘤中心全切除仅存薄壁时，用瘤钳将瘤壁向瘤中央牵拉，棉片轻轻推开脑组织，分块全切除瘤壁。

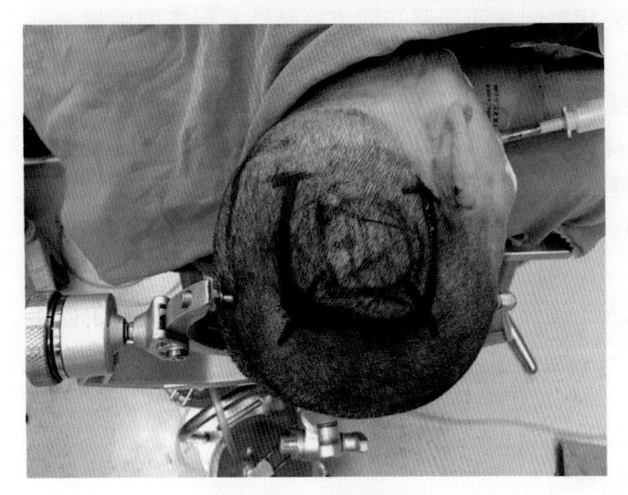

图 2-103 皮瓣切口

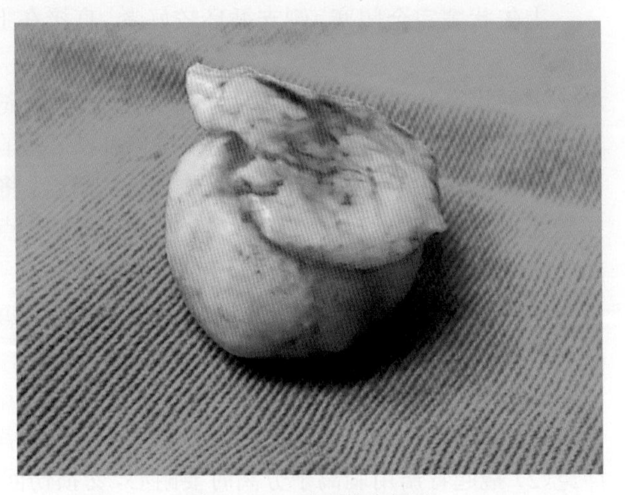

图 2-104 肿瘤整个切除

（4）修补硬膜和颅骨：切除肿瘤基底周边以外 1～2cm 的硬膜，用自体骨膜、筋膜或人工硬膜修补硬膜缺损（图 2-105），骨瓣还纳固定。

被肿瘤侵犯的颅骨内板予以磨除，被肿瘤侵犯硬坏的颅骨予以切除，颅骨缺损范围大于 3cm^2 者用人工颅骨修补材料修补。

（5）关颅：彻底止血后分层缝合肌层、帽状腱膜、头皮。

6. 手术要点

（1）皮瓣设计准确，范围足够大，满足切除需要。

（2）分离骨瓣时动作要快，减少出血，又要避免将肿瘤和骨瓣连带翻起，损伤脑皮质和皮质静脉。

（3）尽可能减少对脑组织的牵拉，防止损伤。

（4）瘤周静脉尽可能保留，减轻术后脑组织水肿。

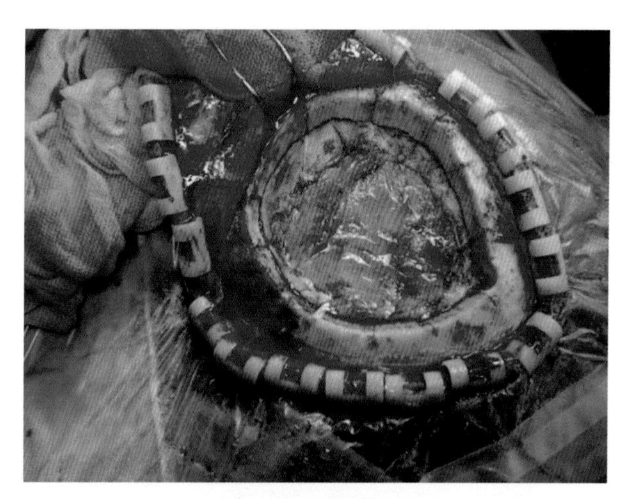

图 2-105　硬膜修补

（5）缝合硬膜，避免张力过大，压迫脑表面回流静脉。

（四）小脑幕脑膜瘤

1. 概述　小脑幕脑膜瘤是指肿瘤基底附着在小脑幕的脑膜瘤，可向小脑幕上或幕下两个方向发展，亦可呈哑铃形生长，占颅内脑膜瘤的 3%～6%，肿瘤可发生在小脑幕的任何部位，好发年龄为 20～40 岁，女性多见。小脑幕脑膜瘤绝大多数属于良性肿瘤，病程一般为 2～4 年；少部分可为恶性，病程多短于 1 年。肿瘤多位于一侧，少数累及双侧。肿瘤生长较大者常可累及横窦、窦汇、直窦及上矢状窦。小脑幕脑膜瘤存在多种分型方法，Gokalp 根据肿瘤的主要附着位置可以分为小脑幕内侧型脑膜瘤、小脑幕外侧型脑膜瘤及镰幕型小脑幕脑膜瘤三种，再按其累及范围分为主体在幕上或主体在幕下。

小脑幕脑膜瘤早期无特征性临床表现，肿瘤发现时往往较大，症状以颅内压增高为主，向幕下生长的肿瘤压迫小脑，可以小脑体征为主。向幕上生长的肿瘤可以压迫颞枕叶，可导致语言障碍、视野缺失。镰幕型脑膜瘤可直接压迫脑干，引起相应症状。

根据患者出现的颅内高压及相关神经系统症状体征，结合头颅 CT 及 MRI 影像检查即可诊断。典型的脑膜瘤在 CT 平扫中呈等密度或稍高密度占位病变，边界清晰，增强后肿瘤明显强化。T_1WI 和 T_2WI 呈等信号或稍高信号，增强扫描后肿瘤明显均匀强化，可见与小脑幕相关的“脑膜尾”征。

对于无症状的小脑幕脑膜瘤，尤其是老年患者可以采取随访观察，每 3～6 个月行影像学检查。由于高龄或有严重合并症而不适于手术的患者可以考虑选择放疗。

2. 手术要点

（1）手术过程中，先处理肿瘤的基底部分，切断其血供，后分块切除肿瘤。

（2）尽可能不损伤静脉窦，以免影响大脑深部的静脉回流。

（3）幕缘的切开要注意避免滑车神经的损伤。

（4）保护脑干功能，与脑干粘连紧密的肿瘤不强求全切。

3. 不同类型小脑幕脑膜瘤的手术策略

（1）内侧型：内侧型脑膜瘤基底起源于小脑幕游离缘，与中脑、大脑后动脉、小脑上动脉、动眼神经、滑车神经毗邻。手术入路的设计取决于肿瘤的主体位置。对于肿瘤主体大部分位于幕下的，可采用枕下乙状窦后入路；其余肿瘤均可采用颞下经小脑幕入路。

1）颞下入路

相关解剖：颧弓、横窦、乳突根部、顶结节、颞骨、星点、Labbe 静脉、小脑幕、小脑幕切迹、环池、滑车神经。

手术要点：

A. 确保骨窗足够暴露，渐进牵拉颞叶，避免过度牵拉颞叶引起颞叶挫伤。

B. 术前根据 MRV 或 CTV 评估患侧静脉窦及静脉的具体情况。Labbe 静脉引流入横窦的位置大致位于颧弓上缘上约1cm，外耳道的开口后2～5cm（平均2.9cm）。对于前置型Labbe静脉，术中要对Labbe静脉进行两端松解、游离（硬膜端游离3～5mm，脑组织端游离2～3mm）。

C. 对于肿瘤较大的内侧型小脑幕脑膜瘤，术前安置腰大池引流，术中缓慢分次释放30～50ml脑脊液。

术式步骤：

A. 体位与切口：患者采取侧卧位，头旋转到矢状缝平行于地面，向下倾斜15°～20°，使颧弓位于术野最高点，头架固定。设计耳后马蹄形切口（图2-106），前端起自颧弓中点，围绕耳郭，后端至横窦中外1/3交界处。尽量磨平岩骨嵴的骨质，使手术入路平行于颅底进入（图2-107，图2-108）。

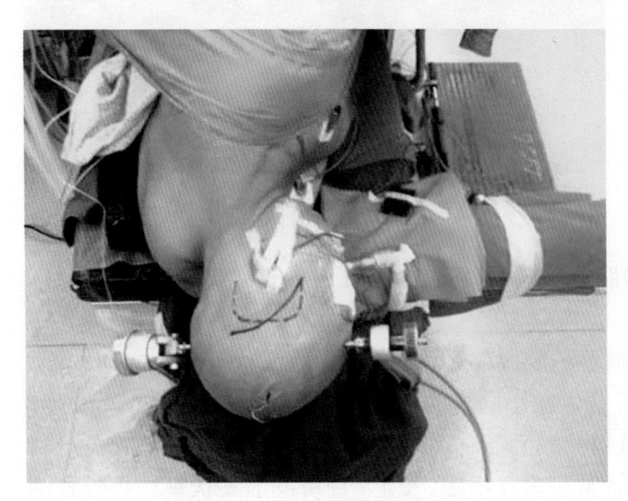

图2-106 设计耳后马蹄形切口

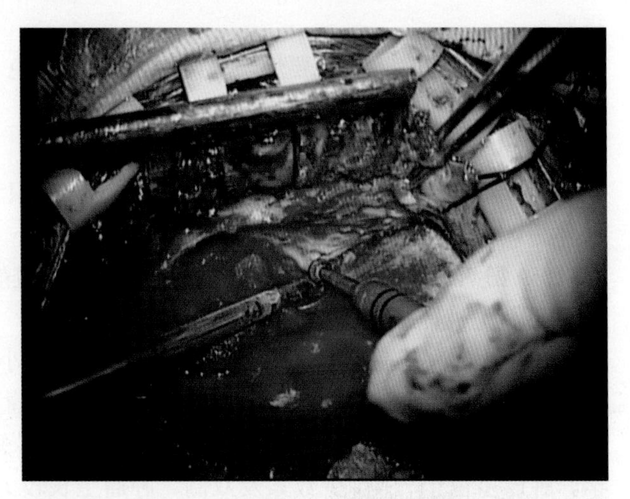

图2-107 使用金刚砂磨头尽量磨平岩骨嵴，使手术入路平行于颅底进入

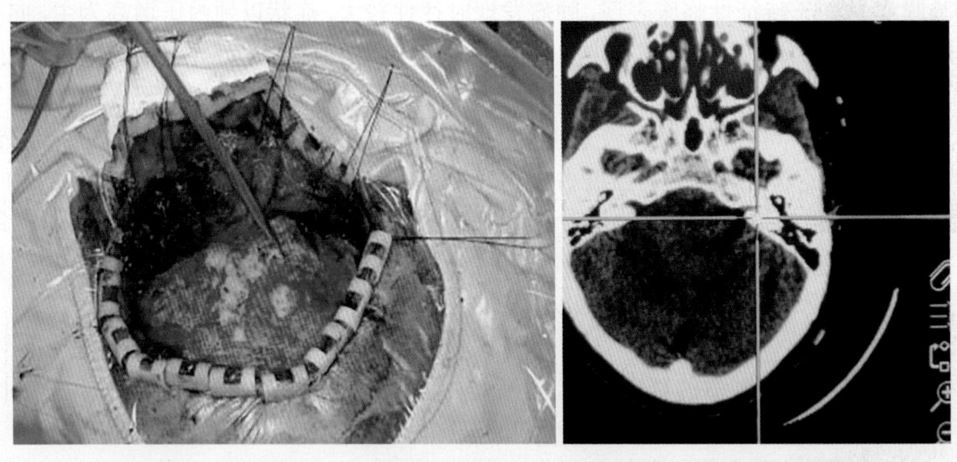

图2-108 术中利用CT岩骨薄层扫描骨窗位影像导航确定岩骨磨除的范围

B. 肿瘤暴露：切开硬脑膜后，用脑自动牵开器抬起颞叶，暴露小脑幕裂缘，通常会见到由颞叶底面向颅底引流的静脉。对于能避开的静脉，对其两端进行游离，汇入硬膜端游离3～5mm，脑组织端游离2～3mm，以求增加安全牵拉颞叶的程度，注意避免损失Labbe静脉（图2-109）。若脑组织压力高，采用甘露醇和/或呋塞米、短暂过度换气及抬高头位等方法降低颅内压。对于肿瘤较小的内侧型小脑幕脑膜瘤，术中可以打开位于肿瘤前极和/或后极的环池，释放脑脊液使脑组织松弛。而对于肿瘤较大的内侧型小脑幕脑膜瘤，术前安置腰大池引流，术中缓慢分次释放30～50ml脑脊液来降低颅内压和松弛脑组织张力。术中放置1～2张海绵条于脑组织表面，通过调节患者术中体位，利用海绵条的重力、摩擦力及脑组织自身重力使脑组织脱离颞底。

C. 肿瘤切除：先逐步烧灼电凝肿瘤在小脑幕上的基底，阻断其血供，再逐步分块切除肿瘤，最后剥离肿瘤包膜。

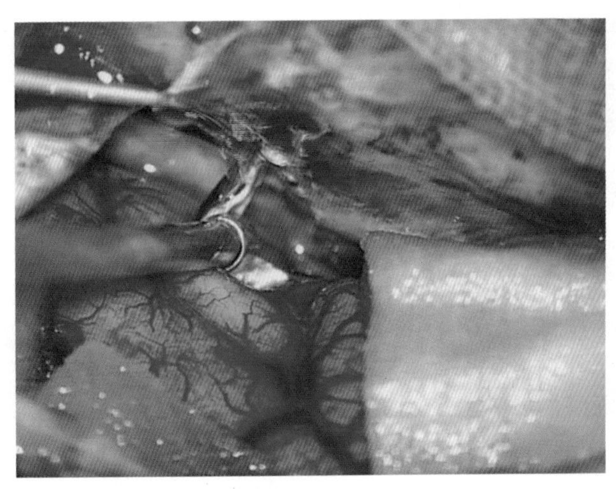

图 2-109　通过切开硬膜内层及静脉周围的蛛网膜从静脉汇入硬膜端游离静脉

【典型病例】

右侧小脑幕脑膜瘤（颞下入路）（图 2-110～图 2-113）。

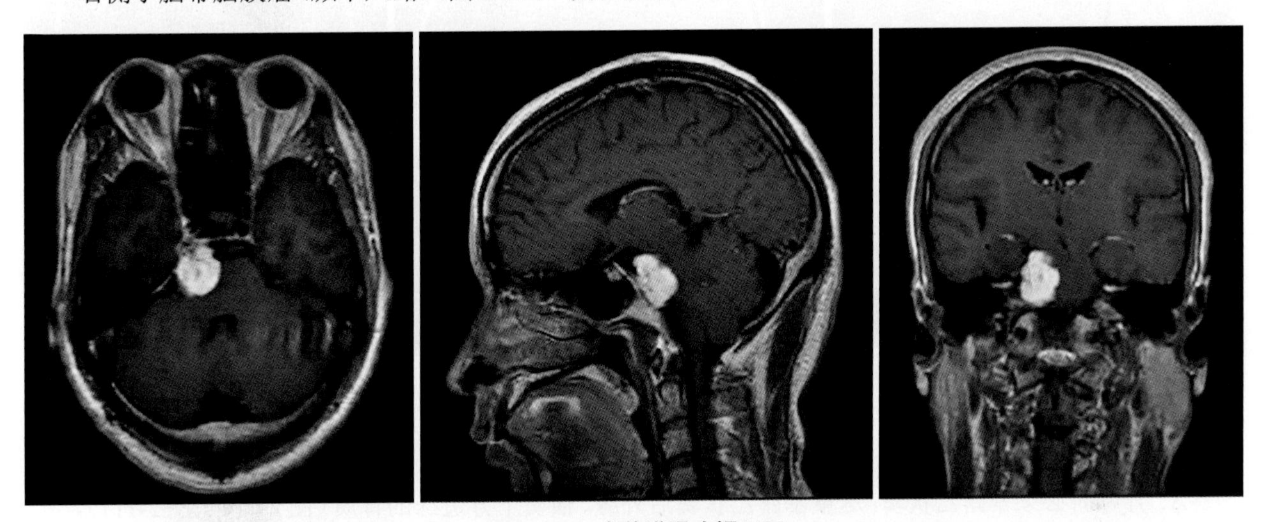

图 2-110　术前增强头颅 MRI

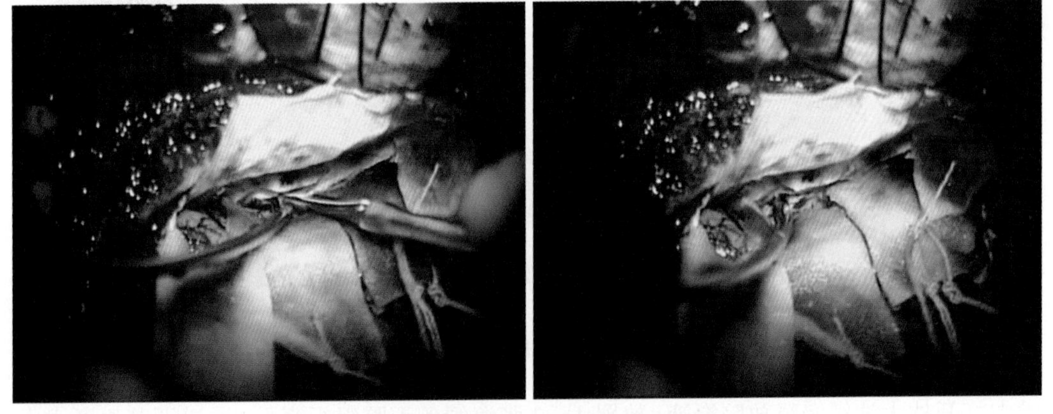

图 2-111　静脉游离，汇入硬脑膜端游离 3～5mm

2）枕下乙状窦后入路

相关解剖：脑桥小脑三角区，指脑桥、延髓与其背侧小脑相交的区域。前界是岩上窦、三叉神经；外侧面是内耳孔和乙状窦；上方是小脑幕及小脑幕裂孔；前内面为脑桥和延髓；后内面为小脑半球的侧面；下方是舌咽、迷走、副神经。

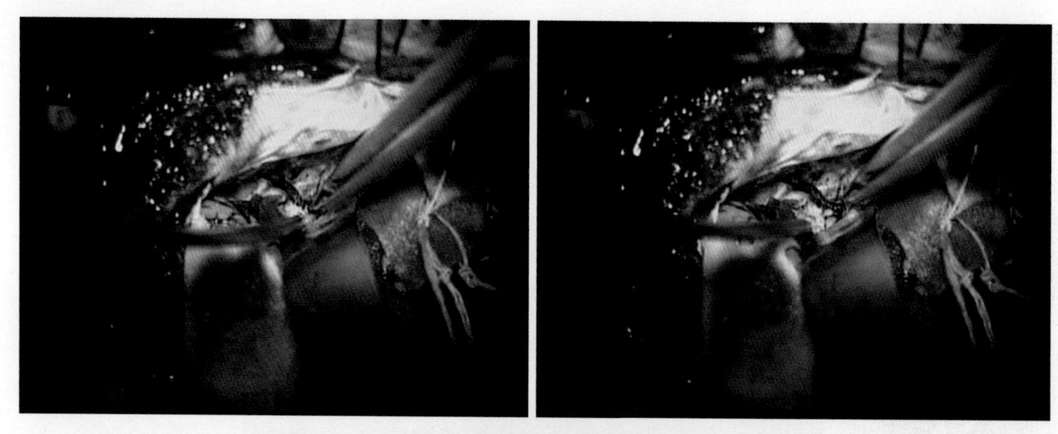

图 2-112 静脉游离，引流脑组织端游离 2～3mm

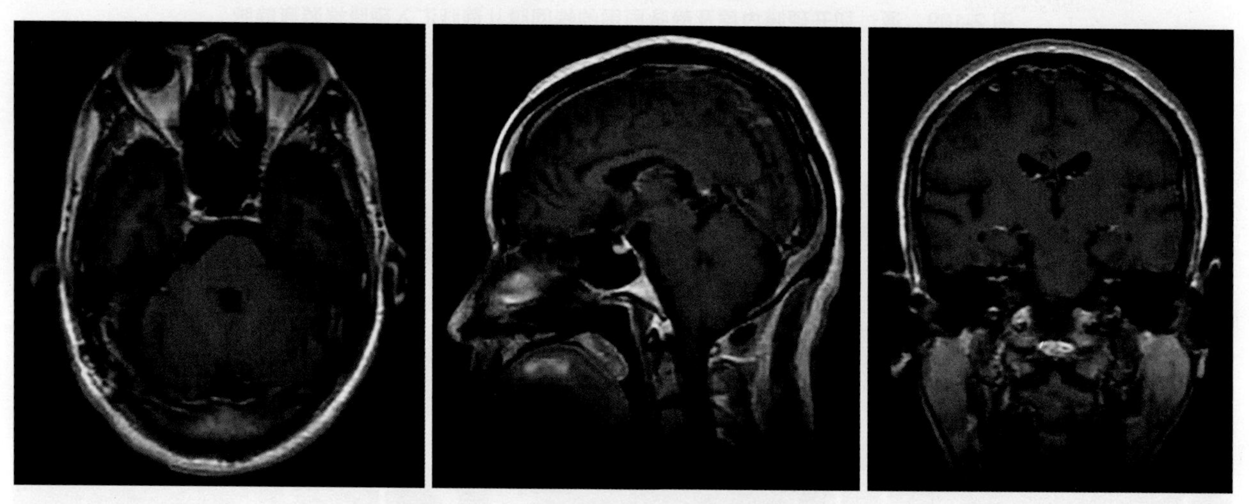

图 2-113 术后 6 个月复查增强头颅 MRI

手术要点：

A. 开颅时必须暴露乙状窦，尽量暴露乙状窦后外缘、横窦下方边缘的骨质（图 2-114～图 2-117）。

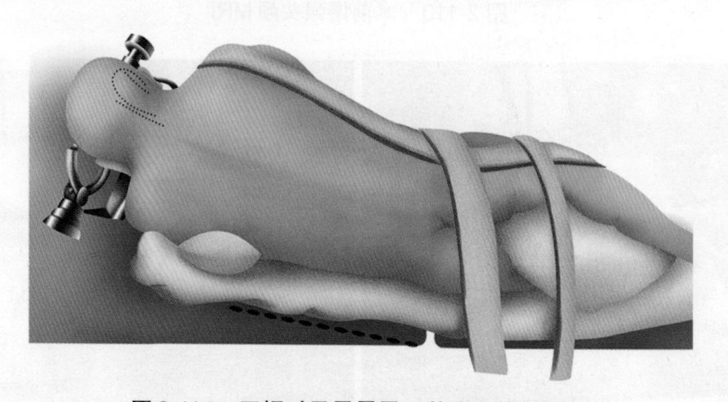

图 2-114 开颅时尽量暴露乙状窦后缘（右侧）

B. 术中打开枕大池缓慢释放脑脊液，放置 1～2 张海绵条于脑组织表面，通过调节患者术中体位，利用海绵条的重力、摩擦力及脑组织自身重力使小脑外侧面脱离颅后窝外侧面硬膜，增加操作空间。

术式步骤：

A. 体位与切口：患者采取侧俯卧位，头尽量前屈，前屈程度应以颏部与颈前部之间可容纳一横指为宜，使乳突及星点平面置于术野最高处，患侧肩部用胶带向后向下牵拉。设计耳后 S 形切口和游离骨瓣。尽量暴露乙状窦后外缘、横窦下方边缘的骨质增加暴露，可借助血管多普勒超声探头确定静脉窦的位置。

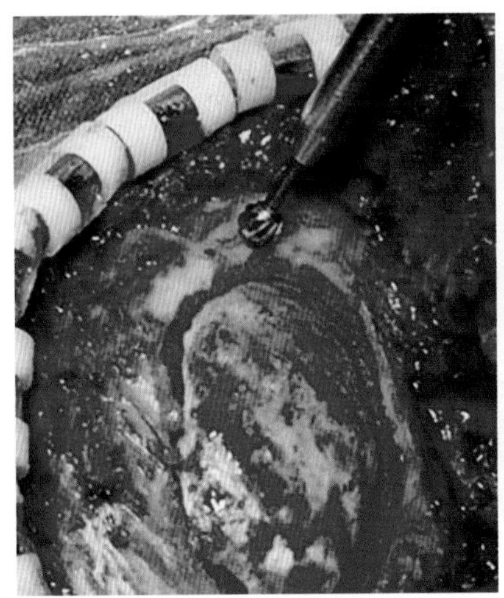
图 2-115 切削磨头

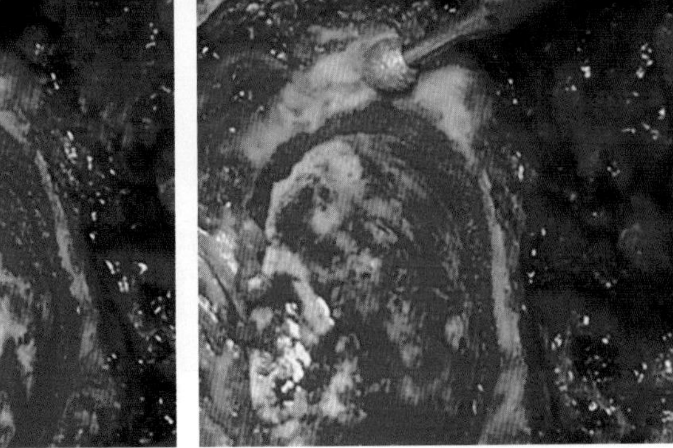
图 2-116 金刚砂磨头

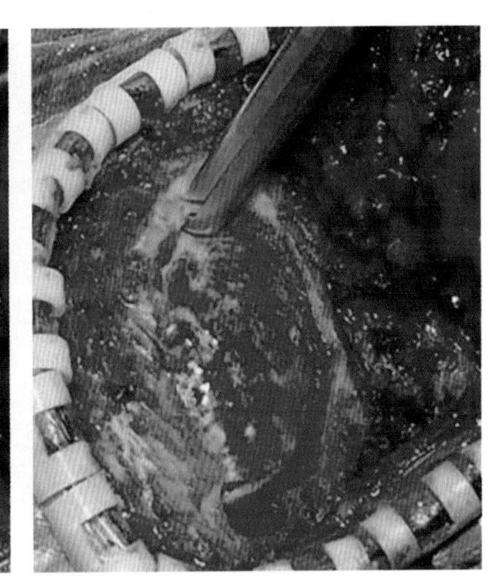
图 2-117 枪状咬骨钳

B. 肿瘤暴露：术中首先打开枕大池侧方缓慢释放脑脊液，待小脑半球张力降低后再进一步切开硬脑膜。术中放置 1～2 张海绵条于脑组织表面，通过调节患者术中体位，利用海绵条的重力、摩擦力及脑组织自身重力使小脑外侧面脱离颅后窝外侧面硬膜，然后打开脑桥小脑三角池进一步释放脑脊液。经幕下小脑上外侧缘进入，于横窦及乙状窦夹角牵拉小脑即可暴露肿瘤。

C. 肿瘤切除：先逐步烧灼电凝肿瘤在小脑幕上的基底，阻断其血供，再逐步分块切除肿瘤，最后剥离肿瘤包膜。

【典型病例】

右侧小脑幕脑膜瘤（枕下乙状窦入路）（图 2-118～图 2-120）。

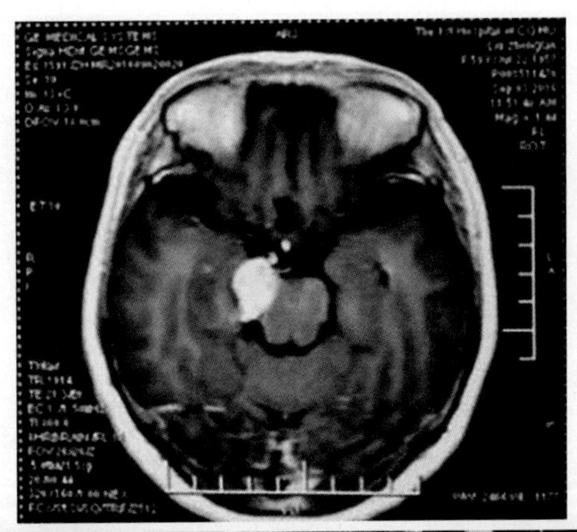

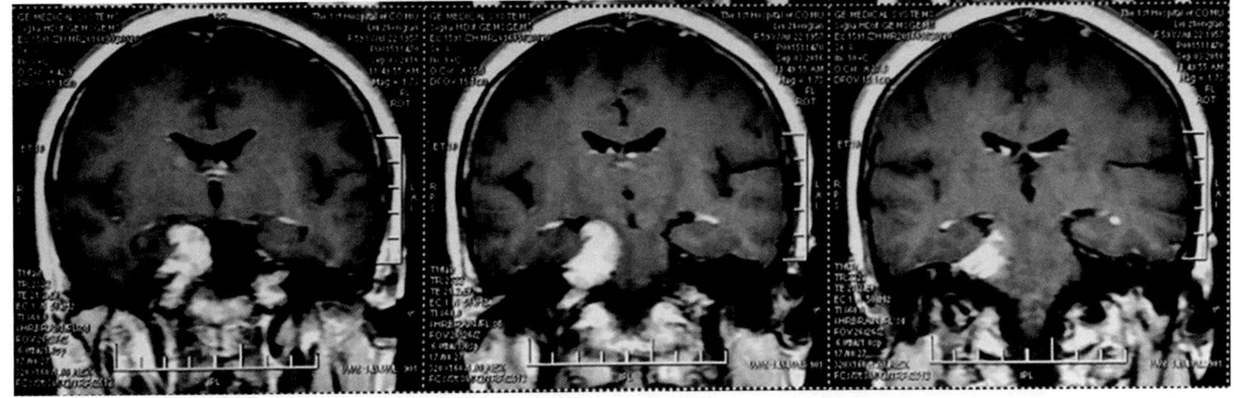

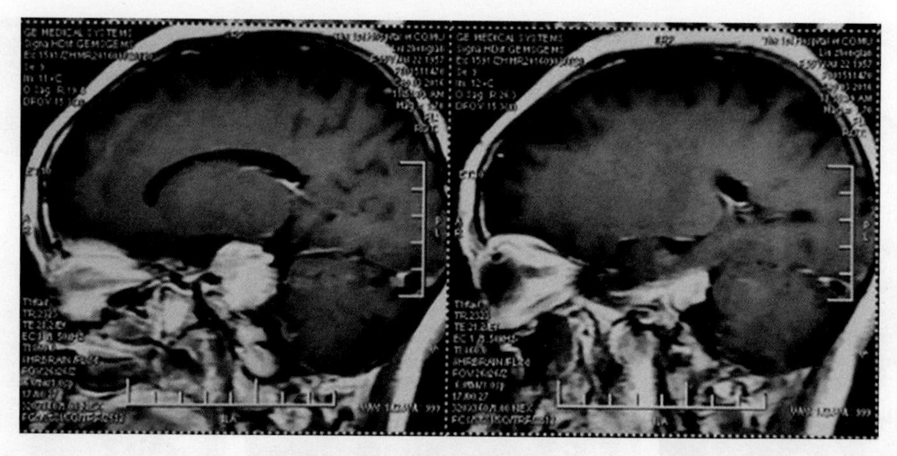

图 2-118　术前增强头颅 MRI

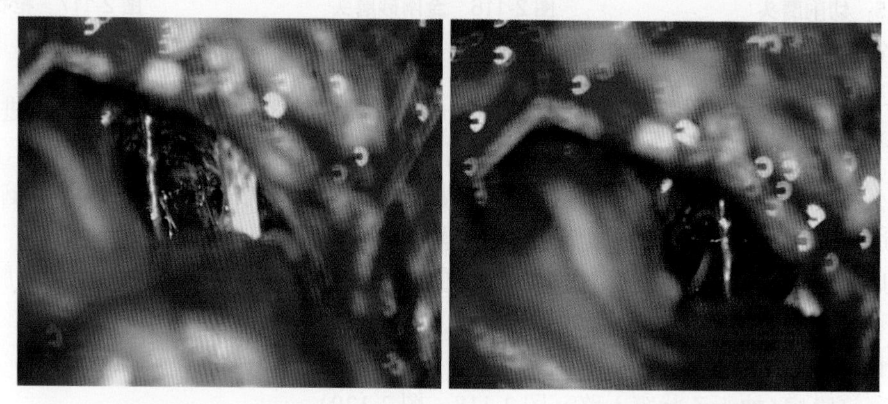

图 2-119　从上到下可见岩静脉、滑车神经、岩静脉分支、面听神经

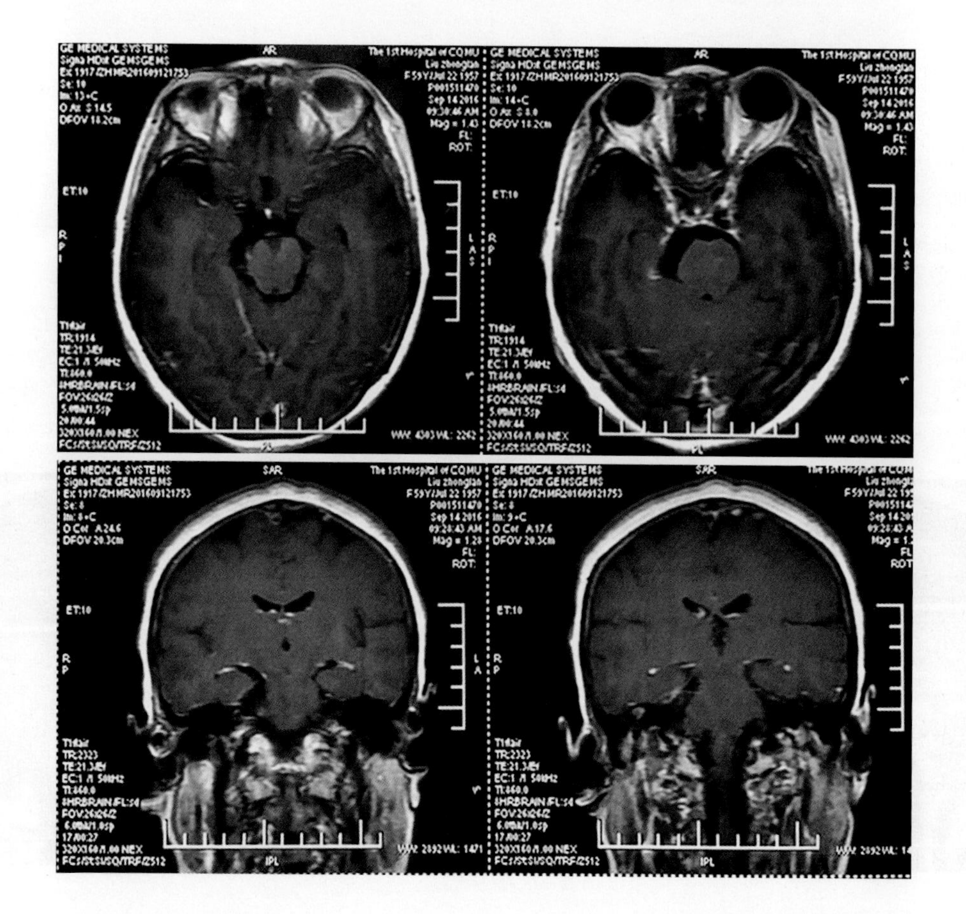

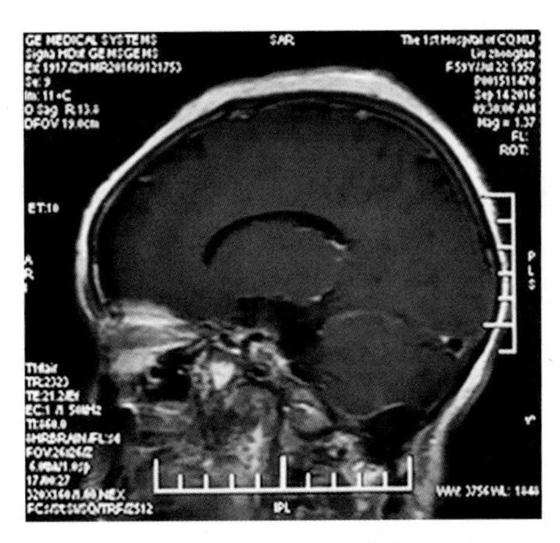

图 2-120　术后 6 个月复查增强头颅 MRI

（2）外侧型：对于外侧型小脑幕脑膜瘤主体主要向幕上发展的，根据其部位，采用颞下入路和颞枕入路。肿瘤主体全部或主体在幕下者采用幕下小脑上入路和枕下乙状窦后入路。窦汇区脑膜瘤采用枕下后正中入路。对于侵犯幕上及幕下的肿瘤采用幕上 - 幕下联合入路。

1）颞下入路：详见内侧型。

2）枕下乙状窦后入路：详见内侧型。

3）颞枕入路

相关解剖：颧弓、横窦、乳突根部、顶结节、颞骨、星点、Labbe 静脉、小脑幕、小脑幕切迹、环池、滑车神经。

手术要点：

A. 骨窗下缘尽可能低，尽量与小脑幕平行，减少对颞叶的牵拉。

B. 术中打开腰池引流释放脑脊液降低颅内压，逐渐暴露肿瘤基底。

术式步骤：

A. 体位与切口：患者采取侧卧位，头顶稍向下倾斜 20°，使乳突根部位于最高点，头架固定。设计耳后马蹄形切口，切口前界为颧弓中点垂直线，后界至横窦中外 1/3，骨瓣上缘接近顶结节。尽量咬除颞骨鳞部的骨质，使手术入路平行于中颅底进入。

B. 肿瘤暴露：轻轻抬起颞叶和 / 或枕叶，沿颅底逐渐深入并释放脑脊液，保护好颞叶底部静脉，开放腰池引流释放脑脊液降低颅内压，逐渐暴露肿瘤基底。放液和暴露过程中注意 Labbe 静脉的保护。

C. 肿瘤切除：先逐步烧灼电凝肿瘤在小脑幕上的基底，阻断其血供，再逐步分块切除肿瘤，最后剥离肿瘤包膜。

4）枕下后正中入路

相关解剖：枕外隆凸、乳突、寰椎、枢椎、寰椎后弓、白线、横窦、窦汇、上矢状窦、枕窦、寰枕筋膜、髁静脉、椎静脉丛、椎动脉、小脑上蚓部、小脑下蚓部、小脑扁桃体、小脑后下动脉。

手术要点：

A. 严格沿着正中白线切开，减少出血。

B. 为了避免损伤枕窦，术中 Y 形剪开硬膜，注意两侧小脑后下动脉及其分支的保护。

术式步骤：

A. 体位与切口：患者采取侧俯卧位，头部转向倾斜向下 45°，头架固定。取枕下后正中直切口，切口从枕外隆突上 2cm 至 C_2 椎体棘突（图 2-121）。

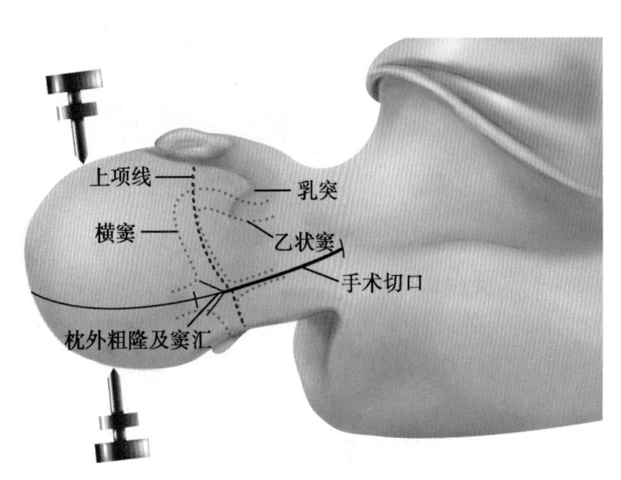

图 2-121　体位与切口

B. 肿瘤暴露：游离骨瓣，骨窗上缘暴露窦汇和横窦下缘，下方打开枕骨大孔，是否咬除寰椎后弓视具体情况而定。术中Y形剪开硬膜，打开小脑延髓池分次缓慢释放脑脊液使脑压下降。轻轻向下牵拉上蚓部并同时调整患者体位，利用重力作用使两侧小脑半球呈下垂趋势，进一步扩大术野，暴露窦汇区肿瘤。

C. 肿瘤切除：先将肿瘤在硬脑膜和窦壁的附着处电凝并分开，阻断其血供，然后瘤内分块切除肿瘤主体，最后从四周显微分离肿瘤包膜。若肿瘤侵犯静脉窦，但肿瘤仅仅毗邻或者通过蛛网膜粘连到静脉窦，可从窦壁将肿瘤剥离，然后窦的外表面用低功率双极电凝适当烧灼；若肿瘤侵犯局限于静脉窦的一个壁或夹角时，则先切除静脉窦外的肿瘤，再切除窦内残余的肿瘤，由此产生的静脉窦缺损直接缝合或用补片修补。尽量不要离断或结扎静脉窦。

【典型病例】

窦汇区脑膜瘤（枕下后正中入路）（图2-122～图2-125）。

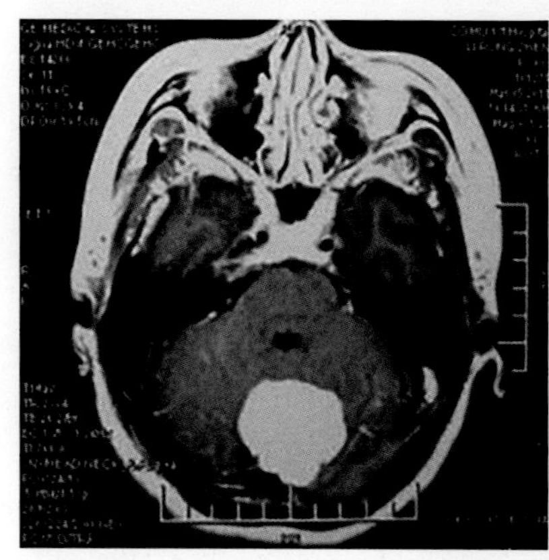
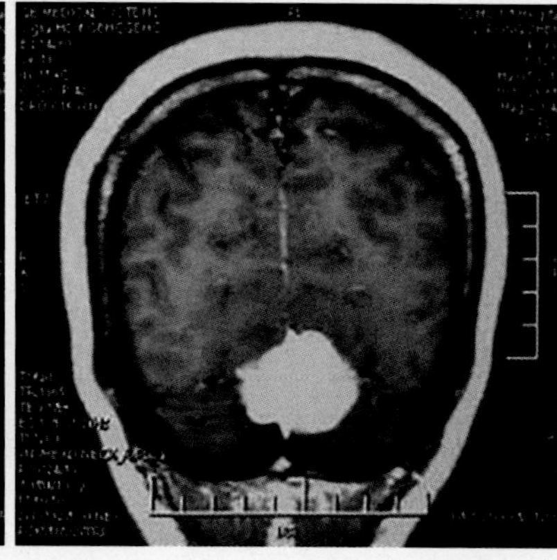
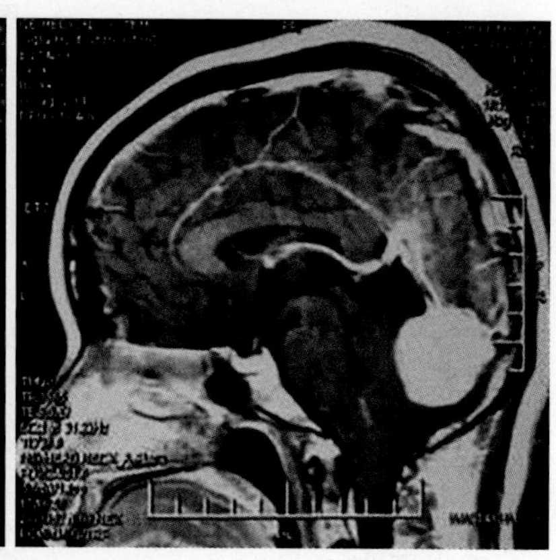

图2-122 术前增强头颅MRI

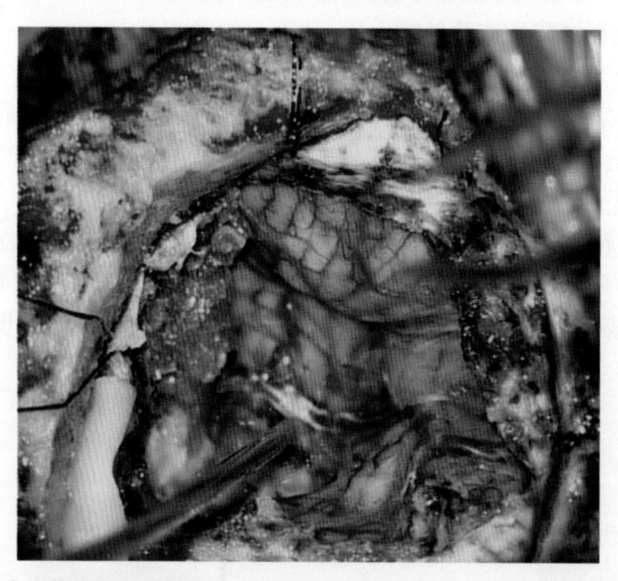

图2-123 术中静脉窦出血用肌片压迫止血，肿瘤切除后，脑表面的蛛网膜保护良好

5）幕上-幕下联合入路（颞下-乙状窦后联合入路）

手术要点：

A. 先处理幕下肿瘤，再处理幕上肿瘤；

B. 先行瘤内减压，再逐步分块切除肿瘤，最后剥离肿瘤包膜。

术式步骤：

A. 体位与切口：患者采取侧卧位，头部略侧屈，使乳突及星点平面置于术野最高点，头架固定。设计S形切口或倒钩形切口。

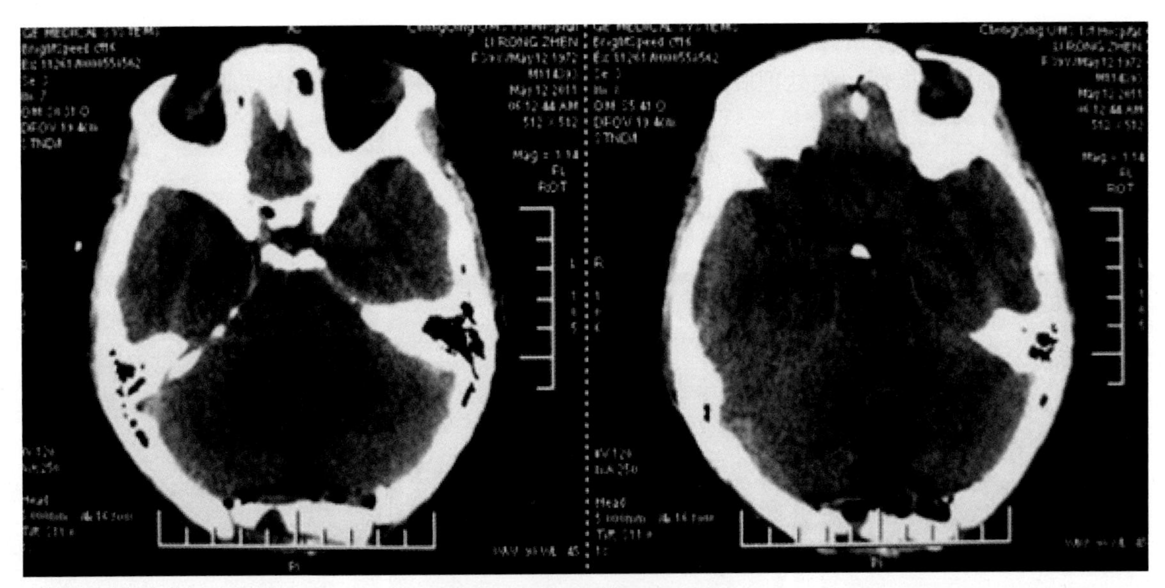

图 2-124　术后复查头颅 CT

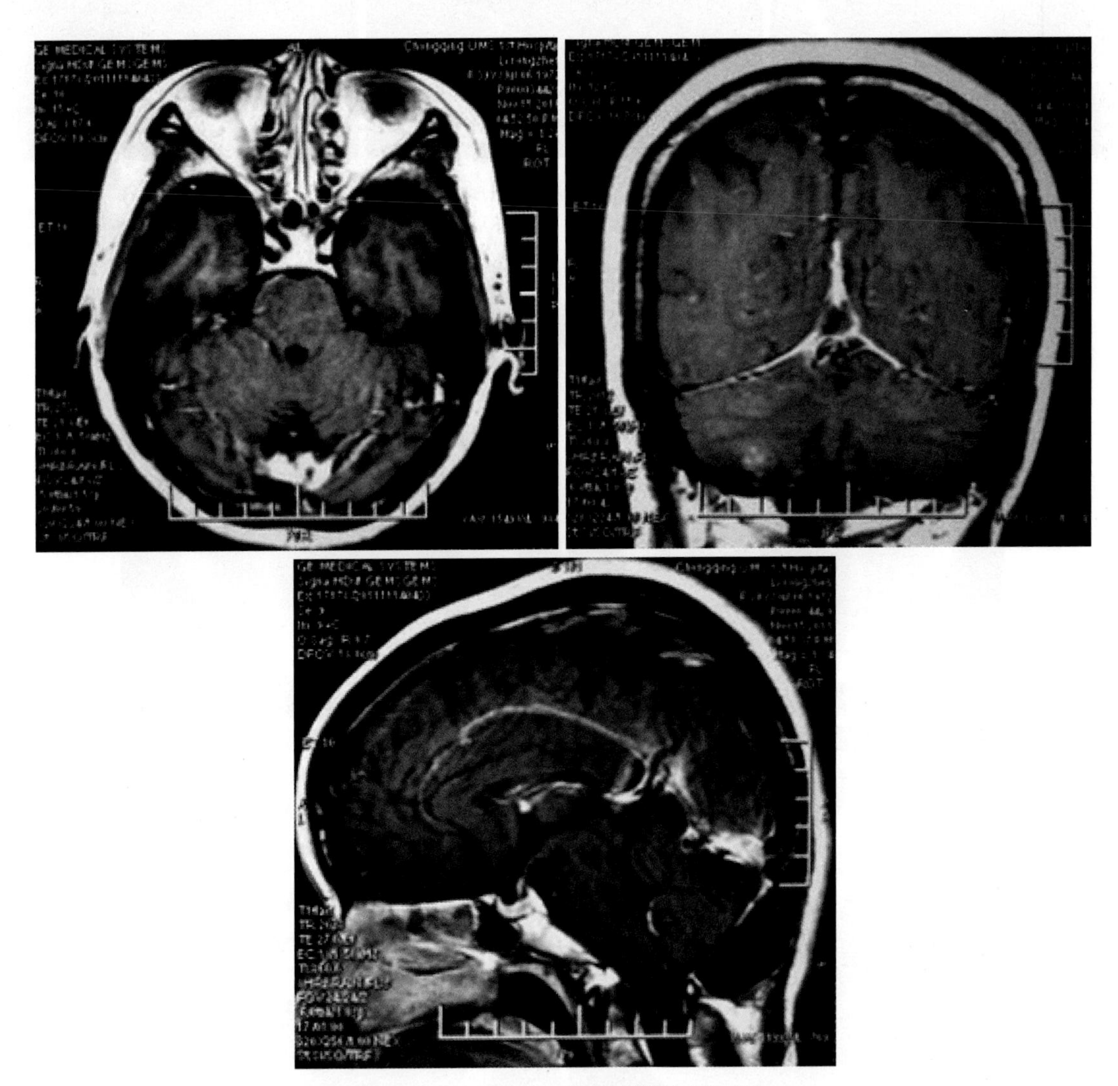

图 2-125　术后 6 个月复查增强头颅 MRI

B. 肿瘤暴露：游离骨瓣，颞下骨瓣平中颅底，乙状窦后骨瓣暴露横窦下缘和乙状窦后缘。首先打开小脑延髓外侧池缓慢充分释放脑脊液，将小脑半球向后外侧缓慢牵开，即可显露幕下肿瘤。

C. 肿瘤切除：因为幕下肿瘤容易显露，因此先处理幕下肿瘤，再处理幕上肿瘤。这样最大限度降低对颞叶及 Labbe 静脉的损伤。先处理肿瘤基底，尽可能先阻断血供。先行瘤内切除内减压，再逐步分块切除肿瘤，最后剥离肿瘤包膜。

【典型病例】

颞下 - 乙状窦后联合入路（图 2-126～图 2-128）。

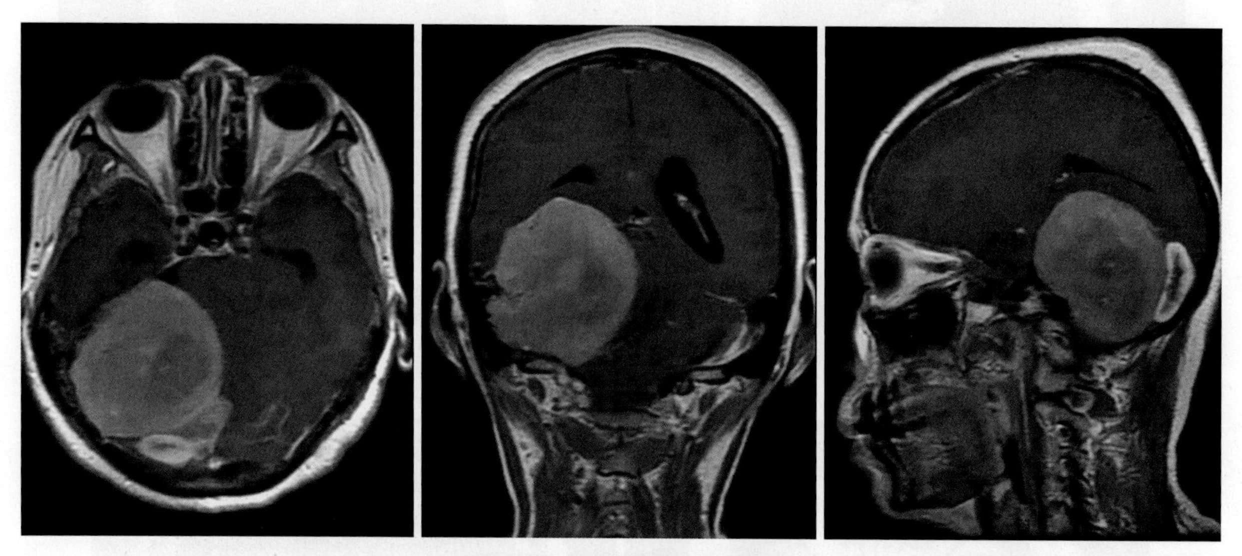

图 2-126 术前增强头颅 MRI

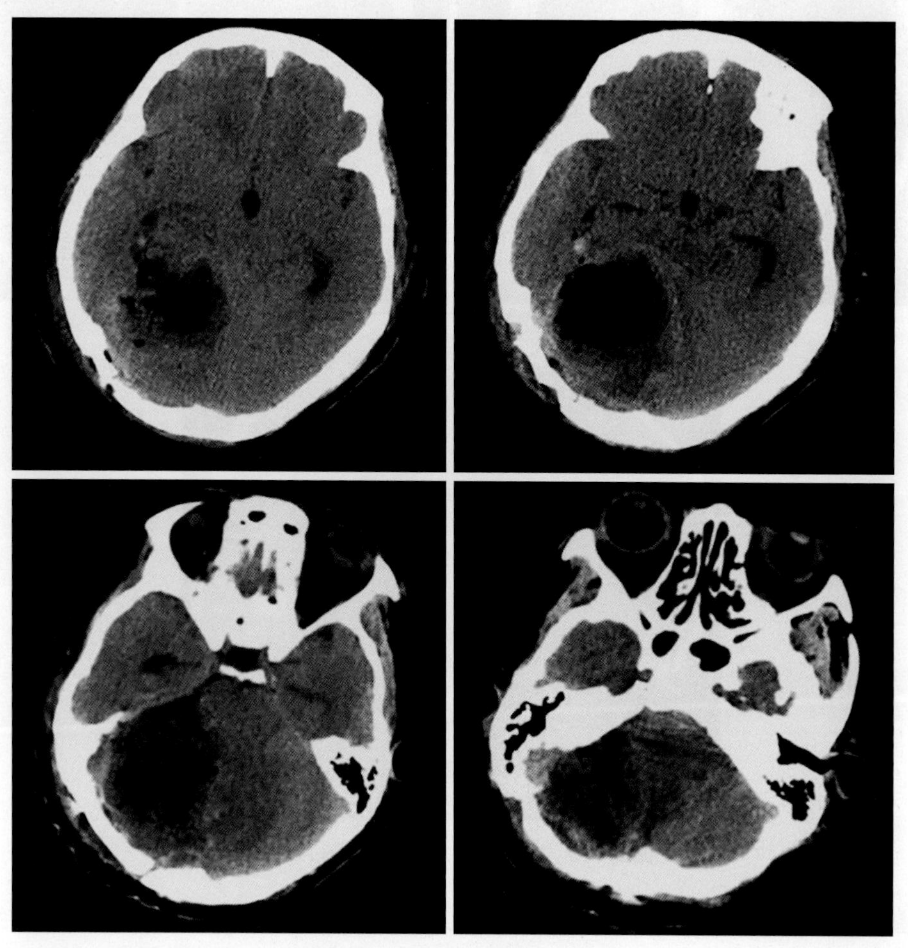

图 2-127 术后 CT 示术区“干净”

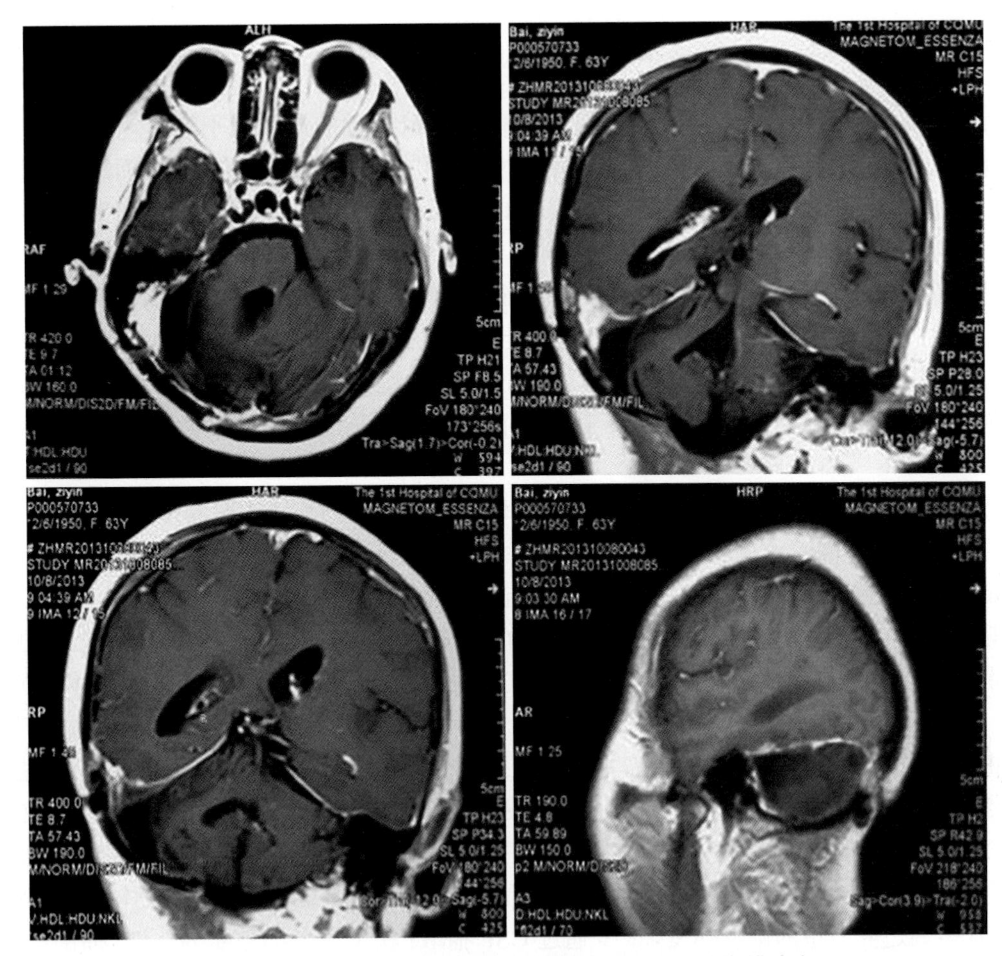

图 2-128 术后增强头颅 MRI 见残留少许侵入乙状窦的肿瘤

（3）镰幕型：详见相关章节。

4. 辅助技术 术中神经电生理监测可监护脑神经及脑干功能状态，有利于减少脑神经及脑干功能损伤；术中无牵拉技术的应用，如将双手正在进行手术操作的器械（吸引器、双极电凝、显微剪等）作为动态牵开器使用，可以减少脑组织牵拉损伤引起的脑损伤；术中实时超声技术可辅助定位肿瘤和重要神经血管结构，发现可能残留的肿瘤组织，提高手术切除率。

5. 手术并发症及预后 术后常见并发症有脑神经损伤（滑车、面神经，10%～25%）、偏瘫（5%～30%）、偏盲（2%～10%）、小脑损伤（4%～10%）、感染（2%～8%）。临床上，对于未能全切的残存肿瘤，术后可给予伽马刀治疗，肿瘤复发者可再次给予伽马刀治疗和/或手术切除。近年来，在小脑幕脑膜瘤的神经显微外科手术中，75% 以上的患者可以继续正常的生活，术后没有并发症或症状轻微（KPS 评分 80～100 分）；术后有严重并发症，需要长期护理（KPS<50 分）的患者小于 5%。

（钟 东）

（五）松果体区脑膜瘤

1. 流行病学特点 松果体区脑膜瘤属颅内罕见肿瘤，约占颅内所有脑膜瘤的 0.3%，占松果体区肿瘤的 6%～11%。与其他部位脑膜瘤不同的是，松果体区脑膜瘤发生于男性的相对较多，儿童也可发生。松果体区脑膜瘤来源于第三脑室顶中间帆的蛛网膜帽状细胞。松果体区脑膜瘤是最难处理的脑膜瘤之一，随着现代神经影像学及神经显微外科等技术的发展，已能达到完全切除。

2. 临床表现

（1）高颅内压症状：肿瘤压迫导水管以致造成梗阻性脑积水及颅内压增高，包括头痛、认知障碍等常见异常表现。

（2）邻近脑受压症状

1）眼征：肿瘤压迫四叠体上丘脑可引起眼球上下运动障碍、瞳孔散大或不等大。Parinaud 于 1883 年首先提出此部位的肿瘤可导致眼球上视不能，并同时有瞳孔散大和光反射的消失，而瞳孔的调节反应存在，故此征象称为 Parinaud 综合征。实际上典型的 Parinaud 综合征并不多见，后来单纯上视不能也称之为 Parinaud 综合征。

2）听力障碍：肿瘤体积较大时可压迫四叠体下丘及内侧膝状体而出现双侧耳鸣和听力减退。

3）小脑征：肿瘤向后下发展可压迫小脑上脚和上蚓部，故出现躯干性共济失调和眼球震颤。

4）下丘脑损害：可能是肿瘤的直接侵犯或播散性种植到下丘脑所致。亦有因肿瘤使导水管梗阻造成第三脑室前部漏斗隐窝的扩张影响下丘脑的因素，症状表现为多饮多食多尿、嗜睡和向心型肥胖等。

3．影像学表现　松果体区脑膜瘤不一定都会表现出以硬脑膜为基底的脑膜瘤典型特征。CT 扫描示边界清楚的等密度或者高密度病变，均匀增强。典型的 MRI 表现是长 T_1、长 T_2 信号影，显著均匀强化，为更好地显示肿瘤，常应用 FLAIR 序列，松果体区脑膜瘤可压迫中脑顶盖致中脑导水管狭窄、第三脑室扩大。值得注意的是，增强 MRI 及 MRV 有助于勾勒肿瘤与以大脑内静脉为主的深静脉之间的解剖关系，是制订手术计划的重要参考依据之一，同时 MRV 可了解深静脉的通畅性，有助于评估术中静脉损伤的后果。

4．诊断和鉴别诊断　松果体区脑膜瘤主要与生殖细胞瘤、松果体细胞肿瘤、胶质瘤等相鉴别。生殖细胞瘤为松果体区最常见的肿瘤，多在 10～30 岁发病，男性明显多于女性。血及脑脊液肿瘤标志物检测有助于诊断，CT 表现为等或高密度肿块，肿瘤可钙化，一般位于中间，偶可呈偏心性分布；磁共振增强后肿瘤呈均一或不均一强化。松果体细胞肿瘤即来源于松果体实质细胞，包括松果体细胞瘤和松果体母细胞瘤，前者多为边界清楚的圆形病变，很少通过 CSF 播散；松果体母细胞瘤为恶性，局部浸润，通常体积较大，质地不均匀。胶质瘤多为星形细胞瘤，极少数为室管膜瘤，胶质母细胞瘤或低分化胶质瘤，起源于四叠体或第三脑室后壁。星形细胞瘤在儿童通常可很小，但早期引起梗阻性脑积水。MRI 见肿物比较局限并与四叠体融为一体，压迫导水管，使其狭窄或闭锁，注射药物后多不强化或轻度强化，有时可见受累的丘脑和脑干出现水肿，在 T_2 像上可见高信号。如为较恶性的胶质瘤，则可明显不均匀强化，边缘模糊。

5．治疗　手术治疗为目前松果体区脑膜瘤有效的治疗方式。手术入路的选择取决于肿瘤的大小、部位及正常解剖（如 Galen 静脉）被推移的方向及程度，临床上主要采用枕下小脑幕上入路（Poppen 入路）、小脑幕下小脑上入路（Krause 入路）。

（1）枕下小脑幕上入路（Poppen 入路）：适用于肿瘤下极位置低的脑膜瘤。

体位：俯卧头侧使患侧向下，或患侧侧俯卧位，利用脑组织自身重力作用，使枕下小脑幕上间隙增大。

手术要点：

1）头皮切口：因上矢状窦后份靠右，遮挡手术入路暴露，故多经左侧开颅，切口起于枕外隆凸，先在中线向上 7～8cm，然后横行向左达 7cm，切口转向下，终于乳突，皮瓣翻向下（图 2-129）。

2）骨瓣：钻四个孔，分别位于四个顶点，即上项线外侧端、枕骨粗隆处上缘、矢状缝上、下项线外侧端，使用磨铣系统作骨瓣，特别注意矢状窦、横窦处磨平骨沿，以利于暴露。

3）硬脑膜切开：星形切开，分别以矢状窦及横窦为基底做两个三角形硬脑膜瓣，向下及内侧翻转，利用脑组织自身重力作用使脑组织从中线离位增加暴露，减少牵拉，直至显露小脑幕游离缘。沿直窦左侧 1cm 切开小脑幕。切开蛛网膜显露四叠体池、环池和 Galen 静脉。

4）暴露肿瘤：分离时应小心，注意保护 Galen 静脉和基底静脉、大脑内静脉及小脑前中央静脉（图 2-130）。牢记：静脉保护是重中之重。

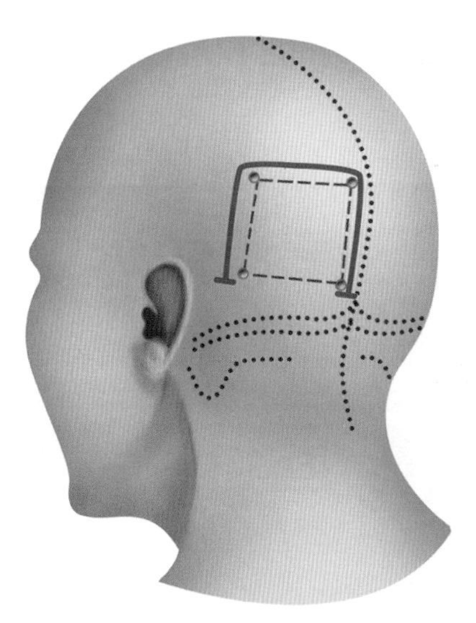
图 2-129 Poppen 体位及切口、骨瓣

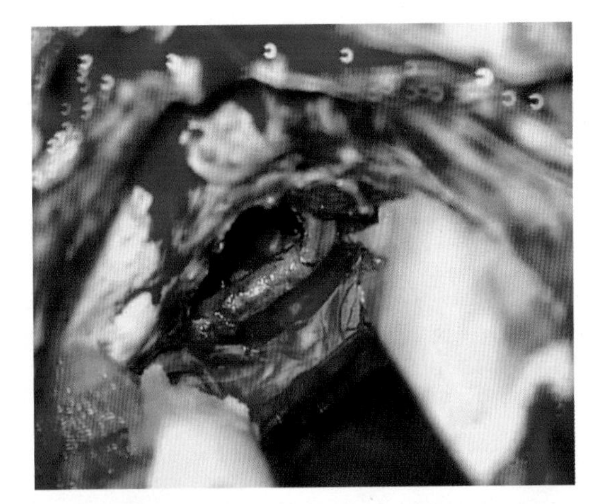
图 2-130 保护静脉及静脉窦

5）切除肿瘤：在手术显微镜下，细致地将肿瘤与蛛网膜及周围静脉游离。先处理肿瘤基底，尽可能先阻断血供。使用 CUSA 先行瘤内切除内减压，再逐步分块切除肿瘤。

6）关颅：在切除肿瘤及彻底止血后，小脑幕亦缝合数针防止枕叶下疝，水密缝合硬脑膜，置硬膜外引流。固定骨瓣。分层缝合头皮。

（2）幕下小脑上入路（Krause 入路）：特别适用于肿瘤主体向颅后窝扩延，肿瘤主体位于 Galen 静脉下方者，头高位时小脑下沉利于暴露。术前可行脑室外引流。

体位：患者取侧俯卧位，头高位。

手术要点：

1）头皮切口：上越枕外隆凸，下达第二颈椎，仔细分离枕部肌肉附面，充分敞开切口（图 2-131）。

2）骨窗：做枕下骨窗，显露横窦下缘，打开枕骨大孔后缘。

3）硬脑膜切开：Y 形切开硬脑膜，向上及向两侧翻开硬脑膜，暴露幕下小脑上间隙（图 2-132）。

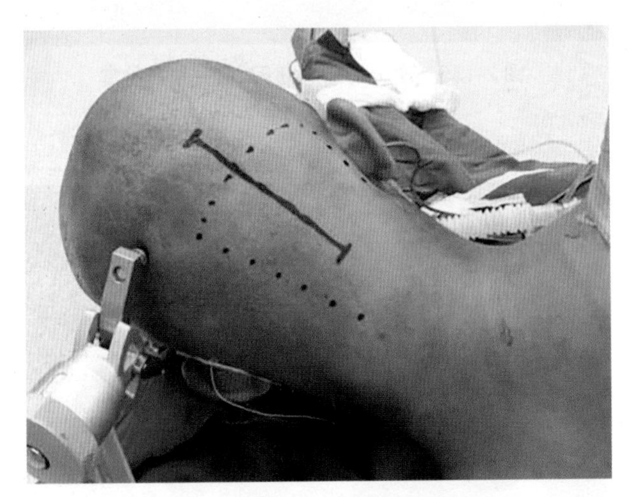
图 2-131 Krause 入路体位及切口设计

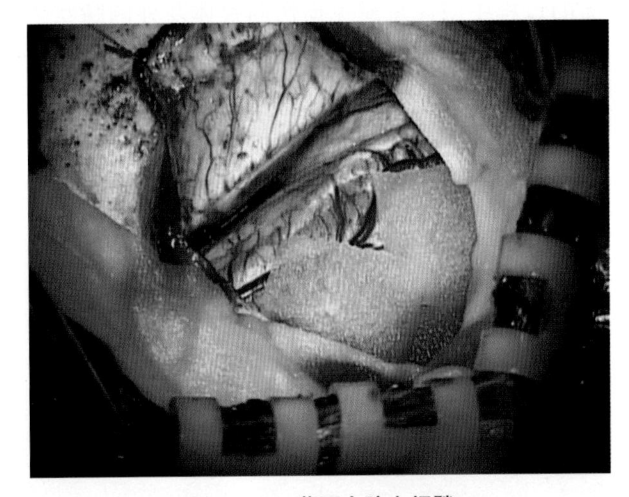
图 2-132 幕下小脑上间隙

4）暴露松果体区：尽量保护从小脑上蚓和小脑半球回流入横窦及窦汇的桥静脉，从小脑半球上面外侧进入，缓慢接近四叠体区和小脑幕缘，切开小脑幕幕缘。切开四叠体区蛛网膜，显露肿瘤。覆盖于肿瘤上增厚的蛛网膜可使走行于肿瘤上方的大脑大静脉，大脑内静脉，基底静脉等解剖结构模糊不清，切开蛛

网膜袖套后，操作尽可能靠近小脑半球及蚓部的前面，利用小脑自身重力的作用可使小脑进一步下垂，显露肿瘤的后部（图 2-133，图 2-134）。

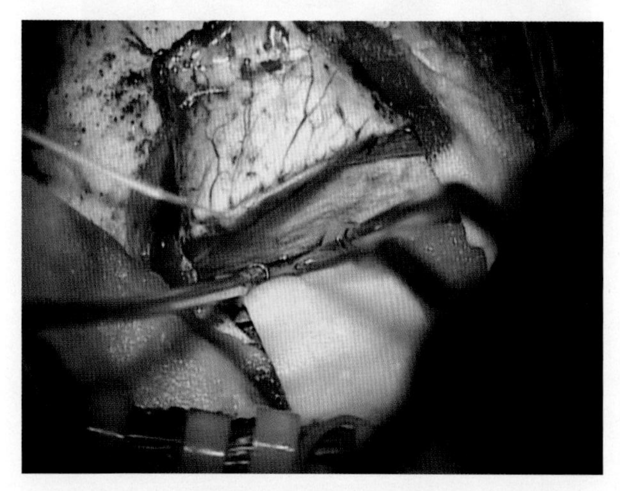

图 2-133 利用海绵棉条保护小脑顶面进入松果体区

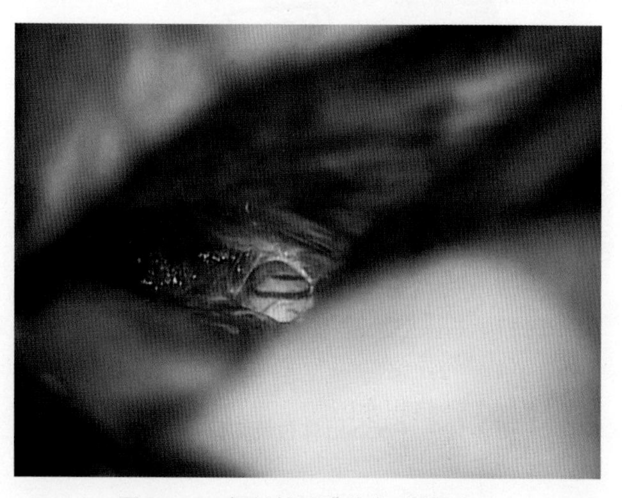

图 2-134 解剖蛛网膜袖套，暴露术区

5）切除肿瘤：在手术显微镜下，细致地将肿瘤与蛛网膜及周围静脉游离。先处理肿瘤基底，尽可能先阻断其血供。使用 CUSA 先行瘤内切除减压，瘤内切除时，可根据肿瘤硬度决定瘤钳、刮匙或者吸引器，再逐步分块切除肿瘤，切除肿瘤后打开第三脑室（图 2-135）。

6）关颅：肿瘤切除及解除脑室系统梗阻之后，硬脑膜应该予以严密缝合（图 2-136，图 2-137）。

整个手术过程中应与麻醉医师密切配合，严密监测以防发生空气栓塞的可能并及时处理。接近肿瘤的过程中应注意避免损伤四叠体及外侧膝状体。术中注意特别保护好中央沟静脉，防止损伤大脑内静脉和大脑大静脉等。

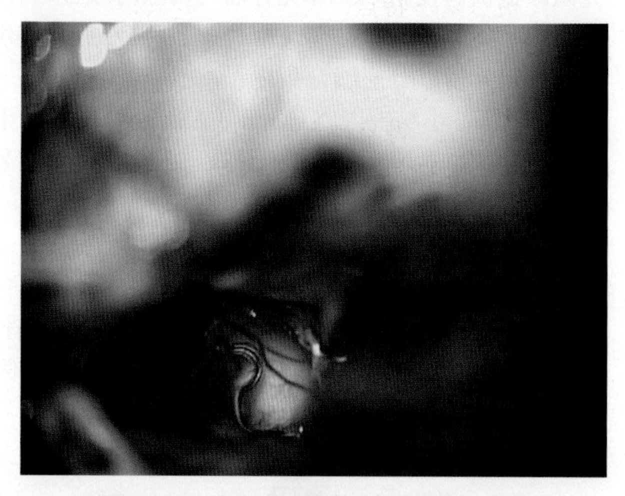

图 2-135 次全切除肿瘤后，打开第三脑室

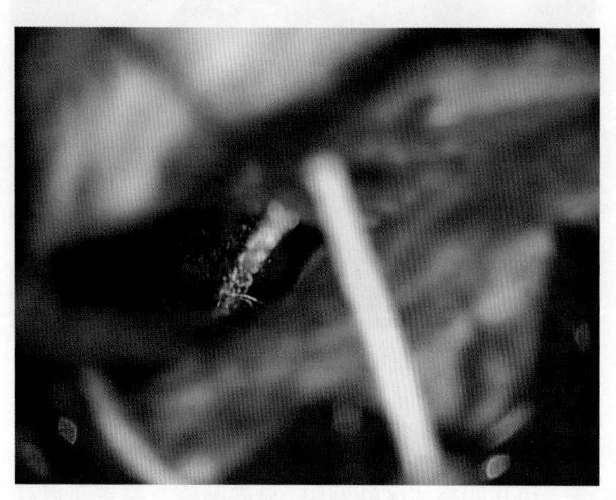

图 2-136 术毕冲水

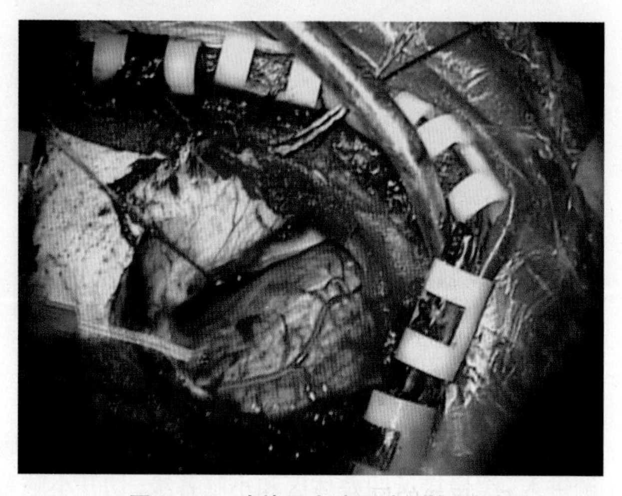

图 2-137 术毕见小脑顶叶保护良好

综上所述，无论选择何种手术方式，松果体区有着颅内最复杂、最重要的深部静脉结构，深静脉系统的急性闭塞可引起丘脑、脑干及室管膜下静脉淤血或出血致使患者癫痫、偏瘫、昏迷甚至死亡。在切除肿瘤同时保护深静脉系统及侧支静脉通道直接关系到手术的效果，保护静脉系统比全切肿瘤更加重要。

松果体区脑膜瘤一般具有完整包膜，质地中等。切除肿瘤时按步骤依次进行，首先阻断肿瘤基底血供，然后切开包膜，取材活检，并作瘤内切除。在此阶段可使用双极电凝、取瘤钳，吸引器和超声吸引器。充分的瘤内切除后，仔细分离瘤壁与周围组织的粘连。瘤壁上来自脉络膜的血管可以放心地电凝与切断。大脑内静脉的属支，包括纹状体静脉、尾状核静脉、隔静脉必须保留以减少术后脑水肿、出血及梗死的风险。

6．手术并发症 由于神经显微外科理念和技术的进步，增加了松果体区脑膜瘤的全切除率，疗效有了很大的改善，但仍有术后并发症的可能。无论选择何种手术入路，当肿瘤与四叠体紧密粘连时，可能损伤此区域，将会导致瞳孔异常、眼球运动障碍、视力下降，术前原有四叠体上丘综合征会进一步加重。术后精神状态的异常应警惕桥静脉或深部静脉系统损伤导致的术后脑水肿、出血及梗死。由于术后术区脑水肿可致急性脑积水或术前已有的脑积水进一步加重。术后应严密观察病情，以便早期发现和处理围手术期的各种并发症。

（钟 东）

（六）镰幕型小脑幕脑膜瘤

1．流行病学特点 镰幕型小脑幕脑膜瘤较少见，占颅内脑膜瘤的 0.3%～1.1%，占松果体区肿瘤的 2%～8%，女性明显多于男性。其位置特殊，起源于大脑镰与小脑膜的交界区域。随着显微微创神经外科理念和技术的发展，神经显微外科手术切除镰幕型小脑幕脑膜瘤已获得了较好的临床效果。

2．自然史 镰幕型小脑幕脑膜瘤位于脑干后方，是小脑幕裂孔与大脑镰及小脑幕交界的区域，其特点是肿瘤实体的大部分位于中线上，部位较恒定。在这个狭窄的区域聚集着众多的重要血管和神经，特别是颅内最复杂的静脉系统，从而使这个区域肿瘤的手术成为神经外科手术的难点区域，导致肿瘤全切受一定限制。由于该区域解剖结构的特殊性，所处区域位于相对"哑区"，早期几乎没有明显的临床症状，故肿瘤往往生长较大，发现时肿瘤已侵犯静脉窦，与脑神经、重要血管或脑干粘连，损伤后可导致严重并发症。

3．临床表现 镰幕型小脑幕脑膜瘤的临床表现较隐匿，最初的症状和体征主要依赖于其生长部位及与周围组织关系。随着肿瘤的逐渐增大而出现颅内高压及梗阻性脑积水是最常见的临床表现。因其位置靠近中脑导水管，易影响脑脊液循环导致颅内高压等症状。最常见的症状是头痛、恶心、呕吐和共济失调，最常见的体征是颅内压增高所致视神经乳头水肿、脑神经功能障碍和小脑功能障碍。当直窦等主要静脉窦受累时，也会出现颅内压增高。

4．影像学表现 在影像学上，镰幕型小脑幕脑膜瘤具有典型脑膜瘤的特征。CT 平扫呈等密度或稍高密度球形或扁平状肿块，边界清晰，有时其内见钙化灶，巨大肿瘤内可见囊变和坏死；增强后肿瘤呈明显均匀强化，囊变和坏死不强化。MRI 显示，肿瘤实体在 T_1WI 上呈较均匀等信号或略低信号；在 T_2WI 上大部分病灶呈均匀高信号。磁共振增强后肿瘤呈明显均匀强化，以边缘强化更明显。MRI 上的血管流空信号及 CTA、MRA、DSA 等可清晰地显示肿瘤血供及侧支循环代偿情况，了解正常脑血管的移位。MRV/CTV 可以了解静脉系统的阻塞、静脉窦的通畅情况及肿瘤的引流静脉。充分了解肿瘤与周围静脉窦的关系，对减少术后严重并发症有实质性的重要意义。

5．诊断和鉴别诊断 根据患者临床表现及术前相关辅助检查不难诊断，但需与松果体区肿瘤及窦汇区脑膜瘤等其他肿瘤相鉴别。

松果体区肿瘤：因与起源于中间帆的松果体区脑膜瘤（原发性）具有类似的影像学表现，因此镰幕型小脑幕脑膜瘤也称为继发性松果体区脑膜瘤。两者在临床特点及影像学特征上难以区分，但后者因起源于镰幕交界处，肿瘤与 Galen 静脉及直窦前部关系更密切，术中处理更复杂，手术切除的难度及风险明显高于前者，两者的区分对病情的评估、术中处理及术后出现的并发症均有临床实际意义。目前主要根据 MRI 增强扫描显示的镰幕交界处明显的肿瘤基底来鉴别。

窦汇区脑膜瘤：窦汇区位于枕外隆凸深面，是由矢状窦末端、左右横窦、直窦末端相互交汇形成的区域，窦汇区脑膜瘤可累及大脑镰、小脑幕、静脉窦的单支或多支，占据一个象限或多个象限。其肿瘤基底位于直窦、窦汇、横窦等。

6. 分型 术前分型有利于选择手术入路和判断预后。文献报道镰幕型小脑幕脑膜瘤有多种分型方法，Goto 等根据肿瘤与 Galen 大静脉之间的关系，将镰幕型小脑幕脑膜瘤分为两类：肿瘤位于静脉上方，压迫使之向下，为上型；反之则为下型（图 2-138）。

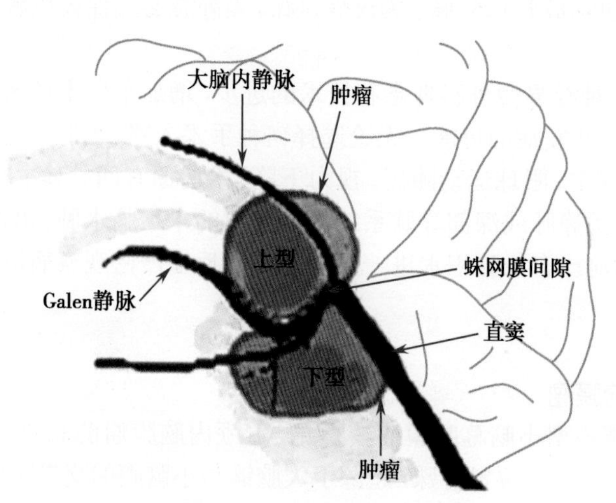

图 2-138 镰幕型小脑幕脑膜瘤 Goto 分型模式图

7. 治疗

（1）保守治疗：超过 65 岁的患者，钙化的肿瘤多不再增大，应该行动态影像学检查随访观察。因为这些镰幕型小脑幕脑膜瘤几乎不生长，且多无明显占位效应引起的症状。患者无明显高颅内压症状或肿瘤占位效应不明显患者，可予以保守治疗，密切观察；若肿瘤较小，直径小于 2cm，且暂未出现明显高颅内压症状或是年老体弱不能胜任手术者，可考虑行神经立体定向放疗（伽马刀）。立体定向放疗在治疗危险部位脑膜瘤中有一定优势，尤其对肿瘤次全切和复发者价值更大。但其效果不佳，既不能将肿瘤细胞全部杀死，又会导致肿瘤实质与周围组织粘连严重，为后期行手术切除治疗增加难度，导致肿瘤更难以全切除，且剥离肿瘤时引起神经血管损伤。

（2）手术治疗

1）手术适应证：当肿瘤持续增长导致神经功能缺失症状进行性加重、多因占位效应明显而引起高颅内压症状、患者情况适合手术且有手术意愿的患者。

2）手术入路选择：根据病变位置、与 Galen 静脉系统的解剖关系及 Galen 静脉系统、直窦狭窄或阻塞情况选择入路，以利更好地暴露病变，较好地控制肿瘤供血动脉，以及在整个手术过程中保持静脉系统处于控制之下。手术入路的选择采取个体化，设计手术入路及制订手术方案时需考虑：①肿瘤的主体位置；②肿瘤向幕上、幕下发展的程度；③肿瘤的血供来源；④肿瘤附着的基底部位；⑤肿瘤与大脑大静脉及静脉窦的关系；⑥小脑幕的倾斜程度；⑦患者的一般基本情况。合理设计手术入路及娴熟的神经外科手术技巧是成功切除镰幕型小脑幕脑膜瘤，并最大限度地减少术后并发症的关键。

此部位经典的手术入路有：枕下经小脑幕入路（Poppen 入路）和幕下小脑上入路（Krause 入路）。两种手术入路各有其优缺点，因根据患者自身实际情况、肿瘤的形态、生长部位及肿瘤周围情况选择不同手术入路。

3）不同类型镰幕型小脑幕脑膜瘤的手术策略

瘤体主要位于幕上的前型及上型镰幕型小脑幕脑膜瘤，主要采用幕上入路（枕下经小脑幕入路，即 Poppen 入路）。

A. 操作步骤：①体位及切口设计：患者取 3/4 斜俯卧位，致使枕外隆突为最高点。②切口：全层切开头皮，切口采用蒂部位于枕部的马蹄形皮瓣，骨窗要求下界暴露横窦部分，中线达矢状窦边缘，游离骨瓣，显露横窦及矢状窦交角，悬吊硬膜后剪开硬脑膜，可使用蛇形牵开器向下轻柔牵开枕叶，显露小脑幕。③释放脑脊液、降低颅内压：去骨瓣前需麻醉医师配合适当过度通气、快速静滴甘露醇，可起到降低颅内压的效果。若患者脑积水较轻且无明显颅内高压者，则术前行腰大池置管引流术，术中分次释放适量脑脊液，增加术野暴露。若肿瘤体积较大且伴梗阻性脑积水者，术中可行侧脑室枕角穿刺释放脑脊液。④显露病变：于横窦及矢状窦交角处进入暴露病变，需电凝小脑幕后沿直窦方向旁开 1cm 剪开小脑幕，以便显露病变。⑤切除肿瘤：术中明确病变部位，与周围组织、神经（滑车神经、三叉神经等）、动脉（大脑后动脉，小脑上动脉及其重要分支等）、脑深部静脉（大脑内静脉，大脑大静脉，直窦等）及表浅静脉（Labbe 静脉等）明确关系，术中于显微镜下（必要时辅以神经内镜）使用双凝电极离断肿瘤基底，再用 CUSA 逐步行瘤内分块切除，最后钝性及锐性分离肿瘤包膜与周围组织结构，最大限度切除肿瘤（若术中肿瘤残留于周围血管神经粘连紧密，可先行次全或大部切除，期待术后综合治疗）。⑥止血：使用双极电凝术区止血，回升血压、降低头位并提高胸内压检查有无活动性出血后，术区创面铺止血纱布，液体明胶等处理静脉及静脉窦出血。⑦缝合：水密缝合修补硬脑膜，还纳并固定骨瓣，按照解剖层次逐层缝合头皮。

B. 术式特点：利用患者体位的摆放（俯卧且患侧低位），术中通过调整患者体位，充分利用局部脑组织的自身重力作用，使枕叶处于低位（离开大脑镰及小脑幕），增加病变显露，有利于减少对枕叶的牵拉，从而达到尽量避免脑自动牵开器使用，并顺利切除病变的目的，以避免对视觉皮质的暂时性或永久性损害，减少枕叶挫裂伤、枕叶脑内血肿和术后同向偏盲等情况的发生率（图 2-139～图 2-145）。

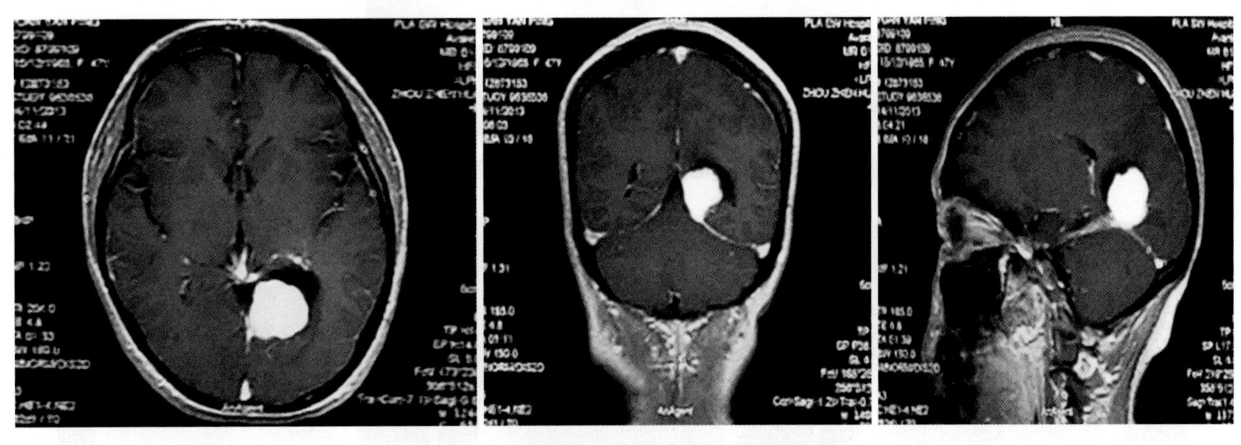

图 2-139 镰幕型天幕脑膜瘤术前 MRI 增强

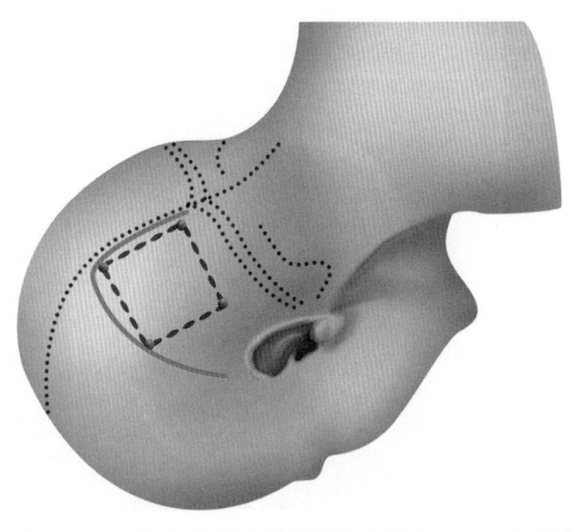

图 2-140 患者术中体位摆放（采用 Poppen 入路）

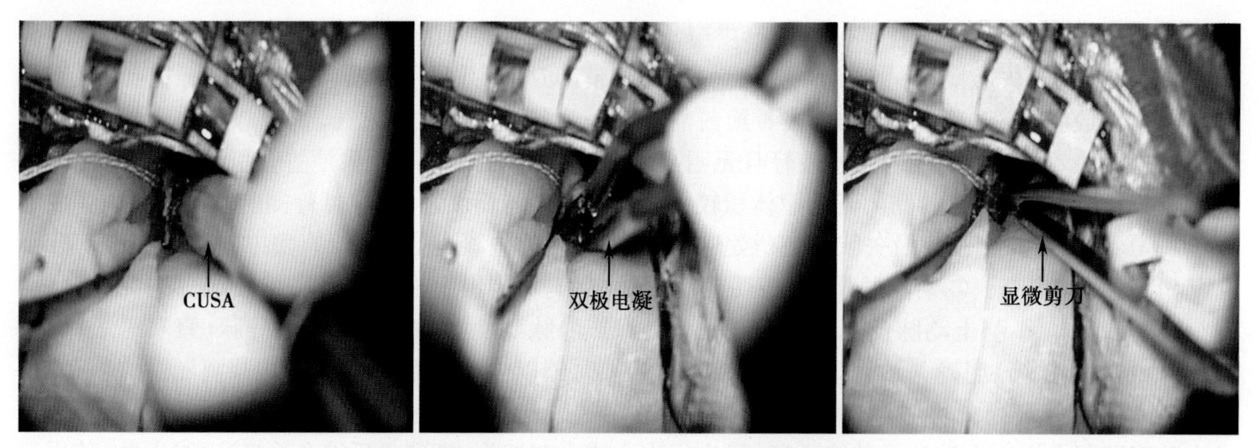

图 2-141 术者两手显微器械的协调配合，如吸引器和 CUSA、双极电凝、显微剪等的配合，共同切除肿瘤

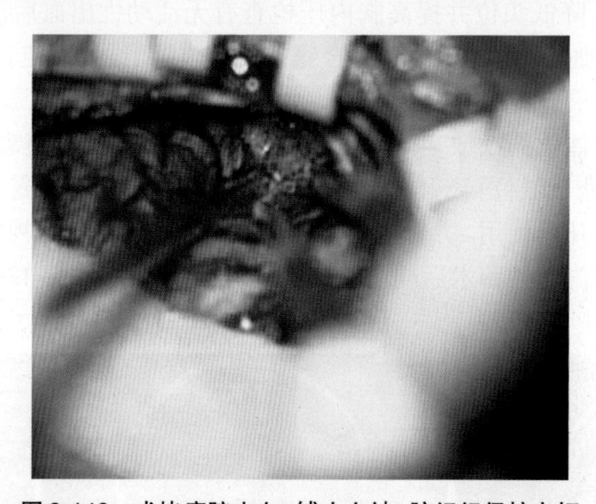

图 2-142 术毕瘤腔止血、铺止血纱、脑组织保护良好

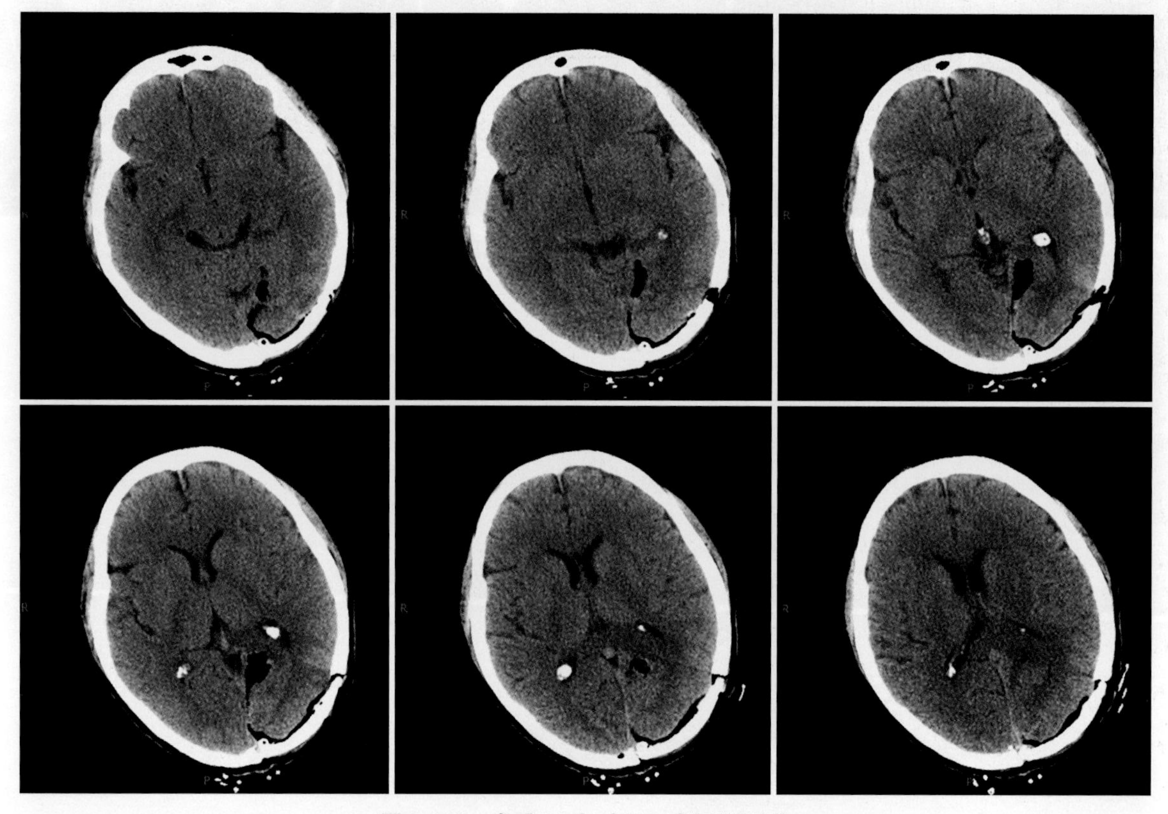

图 2-143 术后 24 小时 CT：术区“干净”

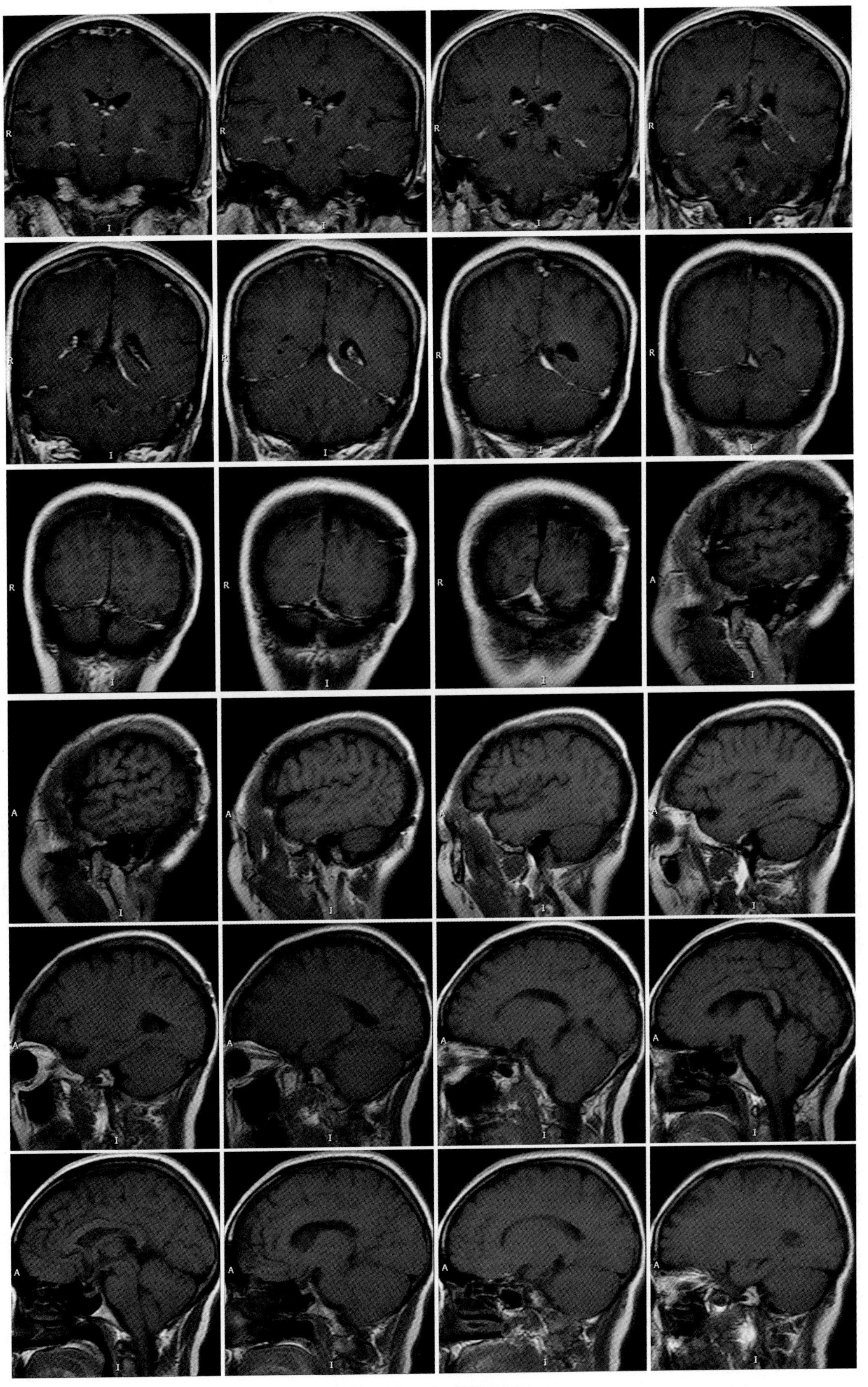

图 2-144 术后增强 MRI

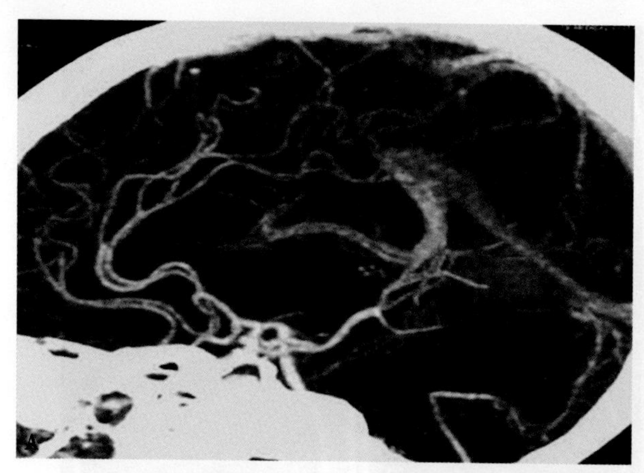

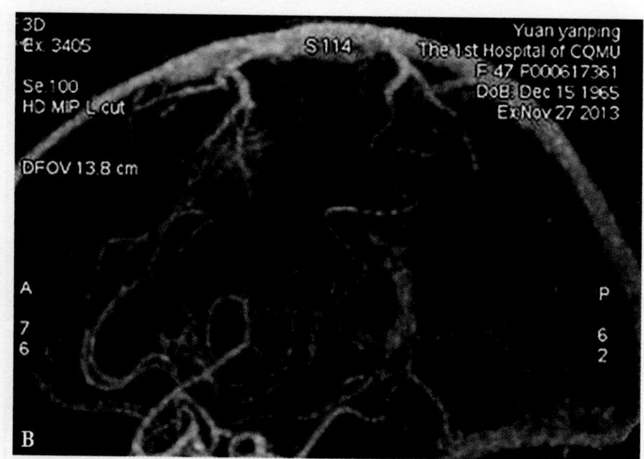

图 2-145 患者手术前后头颅 CTA+CTV 对比

A. 术前；B. 术后。

瘤体主要位于幕下的下型及后型的镰幕型小脑幕脑膜瘤，且肿瘤深部位于中切迹间隙的后方区域和同侧的四叠体附近时，主要采用幕下小脑上入路（Krause 入路，枕下旁正中切口或枕下后正中切口）。

A. 操作步骤：①体位及切口设计：患者取侧俯卧位，头位抬高、颈部屈曲使小脑膜接近水平，骨窗上缘达到暴露窦汇及横窦。②切口：做枕下旁正中切口或枕下后正中切口，枕下开颅向上延伸至窦汇和横窦下缘，全层切开头皮，骨窗要求下界暴露横窦部分，中线达矢状窦边缘，游离骨瓣，显露横窦及矢状窦交角，悬吊硬膜后 Y 形剪开硬脑膜。③释放脑脊液、降低颅内压：去骨瓣前需麻醉医师配合适当过度通气、快速静滴甘露醇，可起到降低颅内压效果。若患者脑积水较轻且无明显颅内高压者，则术前行腰大池置管引流术，术中分次释放适量脑脊液，充分暴露术野。若肿瘤体积较大且伴梗阻性脑积水者，术中可行侧脑室枕角穿刺释放脑脊液。④显露病变：充分利用明胶海绵及棉条，可覆盖于小脑半球表面，在海绵棉条与小脑膜之间即进入镰幕交界区，以显露病变（必要时使用蛇形牵开器向下轻柔牵开小脑上蚓部暴露肿瘤病变）。⑤切除肿瘤：术中明确病变部位，与周围组织、神经、动脉、脑深部静脉（大脑内静脉、大脑大静脉、直窦等）及表浅静脉（Labbe 静脉等）明确关系，术中于显微镜下（必要时辅以神经内镜）使用双凝电极离断肿瘤基底，再用 CUSA 逐步行瘤内分块切除，最后钝性及锐性分离肿瘤包膜与周围组织结构，最大限度切除肿瘤（若术中肿瘤残留于周围血管神经粘连紧密，可先行次全或大部切除，期待术后综合治疗）。⑥止血：使用双极电凝术区止血，回升血压、降低头位并提高胸腔内压检查有无活动性出血后，术区创面铺止血纱布，液体明胶等处理静脉及静脉窦出血。⑦缝合：水密缝合修补硬脑膜，还纳并固定骨瓣，按照解剖层次逐层缝合头皮。

B. 术式特点：此入路常规采取坐位，若存在空气栓塞及脑室塌陷风险，可考虑采取侧俯卧位。利用幕下小脑上间隙，抬高头位，使小脑膜接近水平，小脑半球因自身重力作用自然下坠，同时释放枕大池脑脊液，增加暴露空间，减少周围脑组织等不必要伤害；术中充分利用明胶海绵及棉条，覆盖于小脑半球表面，同时时刻保持脑组织表面湿润，减少脑组织与空气直接接触，降低术后颅内感染相关因素。在海绵棉条与小脑膜之间即进入镰幕交界区行手术操作。必要时需打开颅内深部的蛛网膜袖套，释放脑脊液，增加术野暴露空间；肿瘤切除后，需再次用生理盐水冲洗术区，防止术后无菌性炎症及降低术后相关因素造成颅内感染的概率；手术结束的目标在于次全或全切肿瘤，小脑半球保护良好，避免造成小脑半球脑挫伤，避免因小脑半球脑挫伤而必须切除脑组织的局面出现。

4）术后并发症：镰幕型小脑幕脑膜瘤与大脑深部静脉系统关系密切，且深静脉结构由于静脉壁非常薄弱，肿瘤较大时静脉被推移的方向不能确定，因此深静脉的损伤时有发生。加之，在大脑大静脉进入直窦处，薄弱的深静脉与比较坚韧的硬脑膜交界处常是肿瘤基底附着处，此交界处也是分离肿瘤时易于损伤的部位；且由于肿瘤基底常附着在此处，在电凝肿瘤基底时也可能由于硬脑膜的皱缩导致大脑大静脉的闭塞。术后大脑大静脉的急性损伤与闭塞常常可引起丘脑、脑干和室管膜下层的静脉充血、出血和出血性梗死，从而导致严重的神经功能缺失症状如意识障碍、偏瘫、癫痫持续状态、精神症状、昏迷、高热、心动过速、呼吸急促、瞳孔缩小、四肢强直等，甚至严重者危及患者的生命安全。

5）手术要点

A. 熟悉局部显微解剖并熟练运用神经显微外科技术是取得手术成功的关键。

B. 应尽可能早地切开小脑幕，阻断来自小脑幕的肿瘤血供，减少术中出血，增加术野的清晰度，减少并发症的发生率。

C. 对于镰幕型小脑幕脑膜瘤，静脉窦和大脑大静脉及分支等相关处理及术中保护非常重要。绝不能随意处理术前 MRV 和 / 或 CTV 以为已经闭塞的静脉窦，避免术后发生继发性脑梗死、脑出血等严重的并发症。如果静脉窦受侵犯但未闭塞应次全切除肿瘤后严密随访。术前完善的脑血管造影有助于进行精确的术前个体化评估。

D. 骨窗大小应满足肿瘤的充分暴露，必须显露静脉窦边缘，必要时将窦完全暴露。

E. 若患者脑积水较轻且无明显颅内高颅内压者，必要时腰大池置管引流，最大限度暴露肿瘤周围环境；对于肿瘤体积较大且伴梗阻性脑积水者，术中应积极行侧脑室穿刺释放脑脊液。

F. 切除肿瘤时，先断肿瘤基底部，后再瘤内分块切除减压，最后再解剖分离肿瘤与神经血管的粘连。

G. 当肿瘤与 Galen 静脉、脑干、直窦等重要结构粘连紧密时，不宜勉强追求全切除，残留的肿瘤可行伽马刀治疗能控制肿瘤的生长，提高患者术后生活质量。

H. 显微镜下操作往往存在死角，有时无法将肿瘤最大限度地切除，要善于应用神经内镜的辅助作用，术中可使用 30° 神经内镜观察肿瘤切除程度，并可在神经内镜辅助下清除手术显微镜死角的残余肿瘤，增加肿瘤全切率。

I. 术前评估的重点在于 Galen 静脉系统与肿瘤的关系及侧支静脉循环通道建立情况。MRV、CTV，特别是 DSA 是评估的主要手段。

J. 术中需以最小损伤获得良好的暴露：安全磨除颅骨（颞骨岩部、枕外隆凸等）、缓慢分次放脑脊液、瘤内分块切肿瘤、手术节奏的掌握（如可适当等待肿瘤随着脑搏动逐渐娩出）、“以时间换空间”；旋转手术床与改变显微镜位置的良好配合以增加暴露；脑自动牵开器的正确使用（不用、少用、预塑型、用海绵棉条隔离、定时松开牵开器并不是为了重新更重地牵拉脑组织，而是为了暂时缓解对脑组织的牵拉）。

6）多模态辅助技术：随着显微微创神经外科手术的发展，多模态辅助技术越来越多地应用到神经外科手术中，这对避免术中不必要的损伤、最大限度地切除肿瘤、减少术后并发症起到了至关重要的作用。术前引入神经导航技术，在磨除骨质和肿瘤切除过程中可以实时显示骨性结构，还可以通过图像融合技术将肿瘤、神经和血管图像进行融合定位被肿瘤推移或包裹的血管，评估肿瘤与周围结构的关系；通过神经内镜辅助显微镜的“双镜联合”技术，提供多角度的全景手术视野，而且可以抵近观察目标区域，成角度的神经内镜还可以提供病变边缘周围的视野，消除手术死角。术者通过神经内镜可以精准到达病变区域，准确地区分病变的边界和病变与毗邻结构的关系，减少周围组织不必要损伤，避免盲目搔刮；术中神经电生理监测技术，可实时动态了解肿瘤周围神经功能情况，在保证最小损伤神经功能的前提下，能最大限度地切除肿瘤，减少术后肿瘤复发，避免术后神经功能永久性丧失；而术中运用多普勒超声探头可保护大脑深静脉系统，避免其术中不必要损伤。结合上述辅助技术的创新和使用，辅助显微微创神经外科理念技术，以最少损伤，达到最佳诊疗效果（图 2-146～图 2-149）。

8. 预后　镰幕型小脑幕脑膜瘤总体预后相对良好，切除程度和病理特征是影响复发的两个最主要因素。切除程度能达 Simpson Ⅱ级的患者大多预后良好。

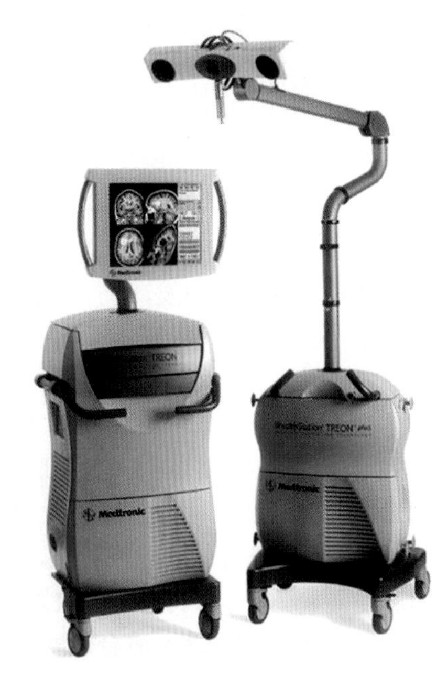

图 2-146　神经导航系统

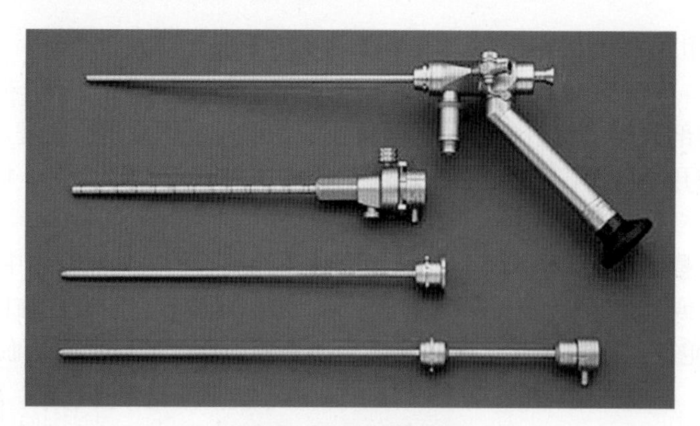

图 2-147 神经内镜

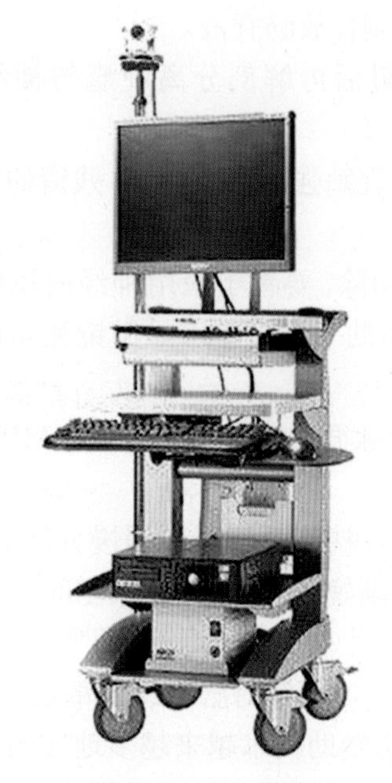

图 2-148 术中神经电生理监测

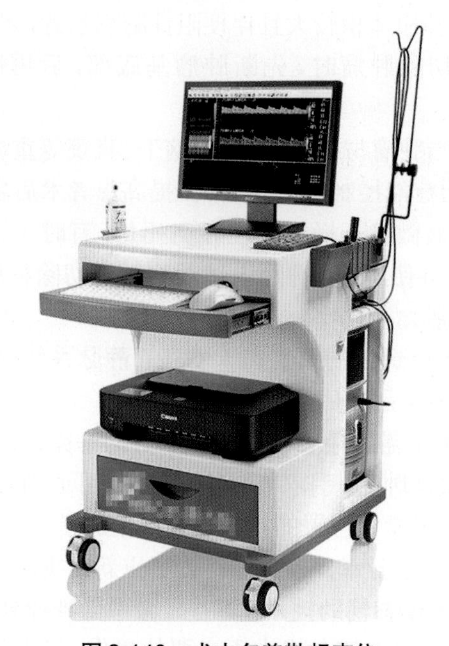

图 2-149 术中多普勒超声仪

（钟 东）

三、侧脑室肿瘤

（一）手术入路选择与策略

1. 概述 人体侧脑室具有很多重要的解剖结构，对维持内环境、意识、记忆、情感和性格等方面的功能稳定起重要的作用。外科医师在处理侧脑室病变时，应避免损伤其周围的神经、血管结构，因此，应从解剖和功能的角度出发，选择合适的手术入路。

2. 手术方法

（1）侧脑室额角肿瘤

1）经胼胝体入路：最适合额角内肿瘤的切除，尤其在脑室不扩张的情况下。此入路的优点是能够同时到达脑室的内、外侧。一般在肿瘤的同侧切开，但如果肿瘤在优势半球侧，可选择从对侧进入以减少对优势侧额叶的损伤。

手术时，患者一般取仰卧位，头部略抬高。如果采用肿瘤同侧入路，可将肿瘤侧放置在低位；如果采用肿瘤对侧入路，可将肿瘤侧放置在高位。头皮切口和骨瓣都要跨过中线。

2）经额皮质入路：适合病变位于手术侧侧脑室额角内的肿瘤切除。除非有明显的脑积水存在，否则此法很难到达对侧额角。患者取仰卧位，抬高头部稍微转向病变对侧，由额中回进入。

（2）侧脑室体部肿瘤

1）经胼胝体入路：适合侧脑室体部肿瘤，对于病变扩展跨过胼胝体压部到达对侧脑室者，患者可取侧卧位，通过重力作用可使对侧的肿瘤进入手术野，可以最大限度地切除肿瘤。

2）经胼胝体和皮质联合入路：适合大的肿瘤。

（3）侧脑室颞角肿瘤

1）经颞中回入路：患者取仰卧位，头偏向健侧，该入路可以暴露从外侧到内侧方向的术野。

2）经切除颞叶颞极入路：患者取仰卧位，头偏向健侧，该入路可以暴露前后径方向的术野，适合明显向后扩展的颞角肿瘤切除。不过，此法不适于优势侧颞角肿瘤的切除。术中注意保护颞上回和 Labbe 静脉。

（4）侧脑室三角区肿瘤

1）经顶上小叶的入路：患者取俯卧位，脸偏向地面方向，使顶叶处在最高点。

2）经枕极皮质的入路：适合三角区的肿瘤突入枕叶。

3）经颞中回的后部和颞下回的入路：适合突入颞角的肿瘤。

4）对侧半球间，经大脑镰 - 楔前叶入路：侧脑室三角区周围的肿瘤若向前扩展累及间脑，或肿瘤主要累及三角区外侧壁则不适合使用该入路。

术前需评估患者的视野情况和上矢状窦，以及与之对应的位于顶上小叶上的桥静脉影像学情况。

患者侧俯卧位，健侧大脑半球位于下方。这样做有助于健侧脑组织在重力作用下与中线分离。一般采用位于顶结节的后方头皮直切口，略跨矢状窦形成骨窗，T 形切开大脑镰，暴露对侧大脑半球内侧面（楔前叶），切开楔前叶皮质显露病变。

剪开硬脑膜时需注意保护引流到矢状窦的静脉。游离松解这些静脉，以增加手术的操作空间。该入路可以直接暴露来自脉络丛的供血动脉，故对这部位的肿瘤可以在分离早期切断其血供。

另外，“神经内镜”已成为治疗脑室病变的重要手段。还有“立体定向放射神经外科”，这些技术的应用将有助于保护神经功能，减少并发症的发生。

3．并发症　侧脑室肿瘤虽然通常为良性，但因为它们处在较深的位置，使得任何干预都存在着潜在的风险。对该部位的所有手术入路都需要切开一些神经结构，如胼胝体、扣带回、顶叶皮质、颞叶皮质和穹窿等。而且，进入脑室后，又面临着对深部血管结构的处理，如大脑内静脉、脉络膜前动脉、脉络膜后内侧动脉及脉络膜后外侧动脉。所以，切除侧脑室肿瘤可能会引起许多并发症。

（1）癫痫：只要切开脑皮质就有可能引起术后癫痫。

（2）语言功能障碍：胼胝体前部切开有可能损害语言，但是对于侧脑室肿瘤的切除应是一种安全、有效的方法。胼胝体后 1/3 切开也可导致语言功能损害。

（3）触觉功能障碍：胼胝体后部切开可导致触觉功能障碍。

（4）阅读理解、拼写障碍及失写症：胼胝体后部切开可导致阅读理解、拼写障碍及失写症。

（5）缄默症：胼胝体后部切开可导致缄默症。

（6）失读：胼胝体压部切开可导致失读。

（7）记忆障碍：穹窿切开可导致记忆障碍。对侧脑室内肿瘤手术时，如果可能，至少应保护一侧的穹窿。

（8）脑积水：在脑室内手术操作就存在脑脊液循环通路堵塞的风险。

（9）硬膜下血肿或积液：脑室系统的过分塌陷导致。

（10）脑脊液漏及切口感染：脑室内肿瘤的手术切除有脑脊液漏的风险，一旦出现易引起切口感染。

4．手术要点

（1）正确的入路选择至关重要。

（2）皮质切口尽量靠近病变主体，避免皮质功能区的损伤。

（3）脑室内在操作动作轻柔，避免重要神经结构和血管的损伤。

（4）保护侧脑室内侧壁上的丘纹静脉。

（5）脑室内手术止血尽量用双极电凝，而不使用止血材料。

（6）术中最好电凝脉络丛，以减少术后脑脊液的分泌。

（7）保持脑脊液通路通畅。

（8）关颅时，彻底冲洗术腔。脑室内可留置引流管，一方面可将血性液及碎化的脑组织引流出脑室，预防脑积水的发生、减轻血性脑脊液刺激脑室壁和脑膜引起的高热、头痛反应，同时还可以监测及控制颅内压；另一方面，可以观察脑室内的出血情况。

（王　宁）

（二）室管膜瘤

1. 流行病学　室管膜瘤是起源于室管膜或室管膜残余部分的肿瘤，脑室系统或脑实质内均可生长，儿童及青年较常见，幕上室管膜瘤以成人多见，好发于侧脑室三角区及体部。本病年发病率为2/1 000 000，占儿童脑肿瘤的6%～10%。

2. 病理表现　大体标本见肿瘤切面呈苍白色，界限清楚，瘤体密度均匀一致。镜下示瘤细胞呈菊形团样，异形明显，核分裂活跃，围绕血管排列，伴血管增生及假栅栏状坏死。免疫组织化学染色肿瘤细胞GFAP、Vimentin、S-100、EMA、Synapsin和Cytokeration表达是常用测试指标。

根据中枢神经系统肿瘤WHO分类，室管膜瘤可分为：黏液型乳头状室管膜瘤，WHO Ⅰ级，位于脑室内的生长缓慢的良性肿瘤，预后较好；室管膜瘤，WHO Ⅱ级，最常见的类型；间变室管膜瘤，WHO Ⅲ级，较常见的类型。

3. 临床表现　本病以高颅内压症状为主，早期常无明显的临床症状，当患者感到不适而就诊时肿瘤一般都已经较大。

4. 影像学表现　肿瘤多呈等或稍高密度的不规则形，边缘欠光整，密度不均匀，内见斑点状钙化，与侧脑室壁之间常有广基相连。T_1WI呈稍低或等信号，T_2WI常为稍高信号，信号不均匀，考虑与肿瘤内钙化、囊变、出血坏死有关。增强扫描呈轻至中度不均匀强化，囊性区不强化，肿瘤边界欠清，邻近脑组织无或轻度脑水肿（图2-150）。

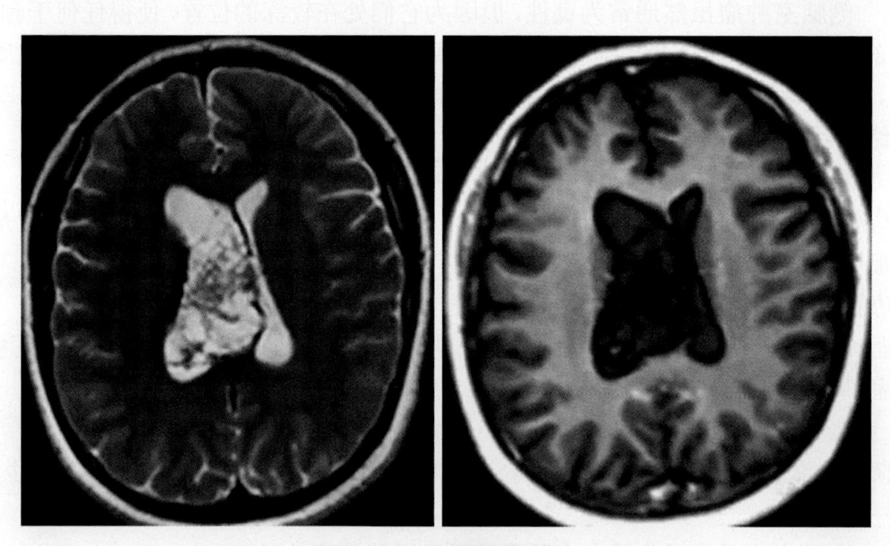

图2-150　室管膜瘤MRI

5. 手术入路及手术步骤　侧脑室内肿瘤开颅部位的选择原则为离肿瘤距离最近且尽量避开重要功能区，根据肿瘤的大小、部位、质地和血运不同而采取不同的手术切除策略。

室管膜瘤与周围组织浸润或起源与周围组织难以分出明显界线时，应在暴露良好的情况下分块、分步切除肿瘤，尤其在重要功能区，不可勉强切除以防损伤周围重要组织，术后辅以放疗。肿瘤有囊性变者，应先抽吸囊液后再切开囊壁逐步切除。对于难以完全切除的侧脑室内肿瘤，应尽量打通脑脊液循环途径，解除因颅内压增高所引起的症状、体征。

一旦发现，应尽早行手术治疗。但应遵循以下原则：①手术入路要满足到达肿瘤的距离最短并有良好的显露空间；②尽量避免对功能区皮质的损伤及脑组织的牵拉：③尽可能早暴露并阻断肿瘤的供血动脉。

根据肿瘤的类型、大小、发展方向、深度、质地、血运及活动度和肿瘤暴露等情况而采取不同的手术入路及治疗策略。常用切开脑皮质的主要手术入路有：①颞中回入路：首先由 Delatorre 提出，优点是易于暴露脉络膜前动脉，利于尽早阻断肿瘤供血动脉，减少术中出血；缺点是优势半球时可能会损伤 Wemicke 中枢导致术后失语（图 2-151）。②顶枕入路：适合三角区、后角及较大的肿瘤。Delfini 等认为此入路最安全可靠，不会引起术后语言功能障碍。但是可因损伤视辐射导致术后发生偏盲。然而，有学者却认为这种同向偏盲不是手术入路不当造成的，而是因为肿瘤对视辐射长期压迫造成的。该入路可避免损伤角回和缘上回，不会造成视放射的损害和感觉性语言功能障碍，而且可先处理脉络膜后动脉。笔者认为只要肿瘤与脑室壁无紧密的粘连、接近功能区操作时双极电凝不能过大，吸引器吸力也不能过大，以免损伤正常结构；显微手术完全可以避免损伤视辐射。③额中回入路：适合位于额角和体部的肿瘤及向第三脑室发展的肿瘤。额上沟分离，必要时切开小部分额中回皮质，进入侧脑室的额角，能尽早暴露脉络膜前动脉。利用脑沟的自然深度，仅在沟底切开小部分脑组织即可进入脑室；并且切开方向几乎与大脑皮质向脑深面投射纤维方向平行，减少了对脑组织的损伤，符合微创手术的理念。④经胼胝体后部入路：适于横跨双侧脑室三角区肿瘤和脑室内小型肿瘤。Kempe 和 Blaylock 首先提出，优点是对脑组织损伤少，术后癫痫的发生率较经皮质入路低，但不适于较大的肿瘤（图 2-152）。

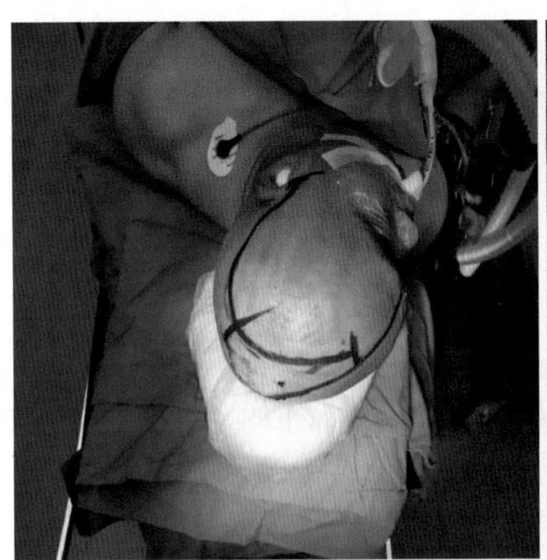
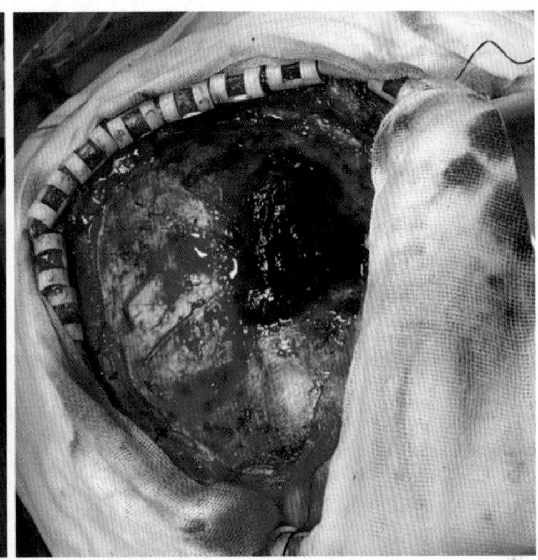

图 2-151 颞中回入路

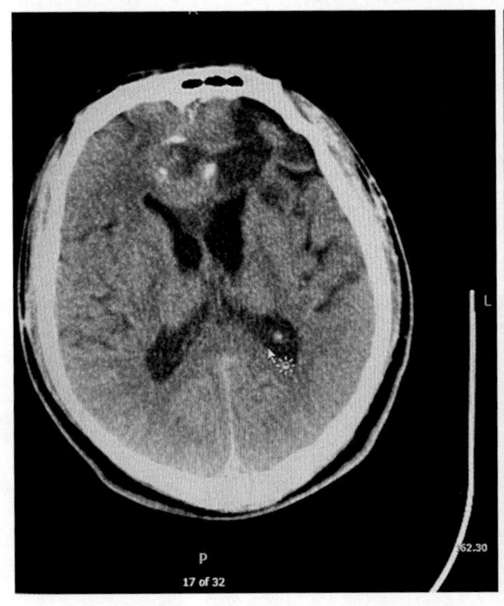

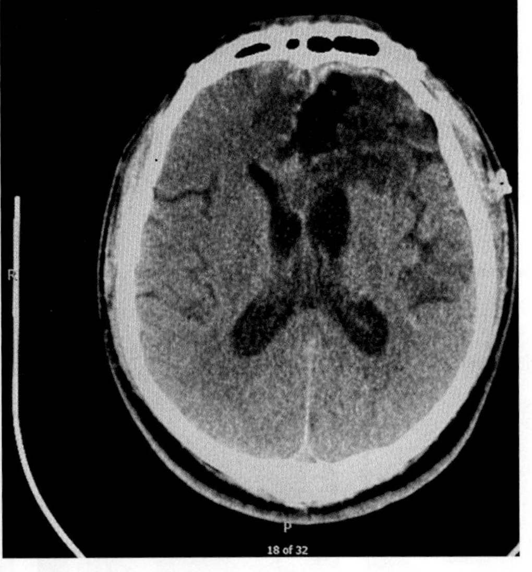

图 2-152 经纵裂胼胝体入路

术中注意事项：①采取分块还是整个切除肿瘤，要根据肿瘤的大小、发展方向、深度、质地、血运及活动度和肿瘤暴露等情况而定。②棉片保护室间孔，以防血液流入对侧脑室或者堵塞造成脑积水。③在肿瘤切除一部分后，脑室内有了一定的空间，肿瘤有了一定的活动度。但是，肿瘤仍与脉络丛相连，切不可强行牵拉肿瘤，以免造成不必要的出血。④避免损伤脑室壁、脑室周围白质及静脉。⑤术区止血要确切。脉络丛要电凝，脑室内尽量不留置明胶海绵等止血材料，以免造成梗阻性脑积水。

术后处理：

发热是术后患者最常见的症状。发热的原因可能是：①手术创面大，时间长，创伤重，发热患者的一种应激性反应。②切除肿瘤时出血量多，流入脑室系统的血液引发的吸收热。有报道，脑室内放引流术后可减少血液等对脑室系统的刺激，但并不能避免术后发热。对术后发热的患者，我们采用术后拔出引流管后进行腰穿释放血性脑脊液或者腰穿置管脑脊液持续体外引流等方法促进脑脊液循环，以及对症治疗等方式达到治愈。术后常规放置脑室体外引流管，可以有效地防止术后急性脑积水的发生。

有时可出现脑积水、远隔部位血肿、颅内感染及癫痫等术后并发症。为了减少术后并发症的发生，可采取以下措施：①脑室内一般不用明胶海绵压迫止血、电灼脉络丛减少脑脊液的分泌、术后脑室内常规放置引流管。②脑室内肿瘤切除，颅内压极度降低可产生远隔部位血肿，为避免发生远隔部位血肿，除了术中放脑脊液要缓慢外，肿瘤切除后脑室内要注满生理盐水，同时严密缝合硬脑膜。③术后常规应用抗癫痫药物，预防癫痫发生。④为防止颅内感染，脑室内引流管一般于术后3～5天拔除，拔管前夹闭24小时证实无脑脊液循环梗阻后再拔管。

6. 预后　术后复发是多因素的结果，包括肿瘤的病理类型、大小、钙化与否、边界是否清楚、瘤周水肿、肿瘤的部位、肿瘤的切除程度等。多数学者认为手术是否彻底在很大程度上决定着肿瘤复发与否：切除肿瘤并不意味着治疗结束，可以采取术后辅以放、化疗及生物治疗等综合治疗，以达到延长生存期、提高生存质量的目的。

（闫东明）

（三）胶样囊肿

1. 概述　胶样囊肿（colloid cyst）又称为线粒体囊肿、室间孔囊肿或脑上旁体囊肿，起源于神经上皮组织，是一种罕见的先天性颅内良性病变。本病占颅内肿瘤的0.14%～2%，由原始神经上皮变异而成。病变呈球形或卵圆形，囊壁薄，囊内呈胶冻状，有时可见钙化、出血。

2. 手术适应证　有临床症状的侧脑室胶样囊肿。

3. 手术方法　见侧脑室肿瘤的手术入路选择与策略。

4. 手术要点　囊肿小者可完整切除，囊肿较大者需切开囊肿清除囊内容物后切除囊壁，术中尽量全切囊肿及囊肿壁以防复发。术中避免囊内容物外溢，如有外溢需彻底冲洗干净，预防无菌性脑膜炎。其他要点见侧脑室肿瘤的手术入路选择与策略。

5. 并发症　见侧脑室肿瘤的手术入路选择与策略。

【典型病例】

患者男性，43岁，主诉：头痛1年，进行性加重1个月，行头部CT检查发现"室间孔占位病变"，进一步行头部磁共振检查示：室间孔占位病变，长入侧脑室及第三脑室。手术入路：右额部纵裂经胼胝体切除囊肿（图2-153）。

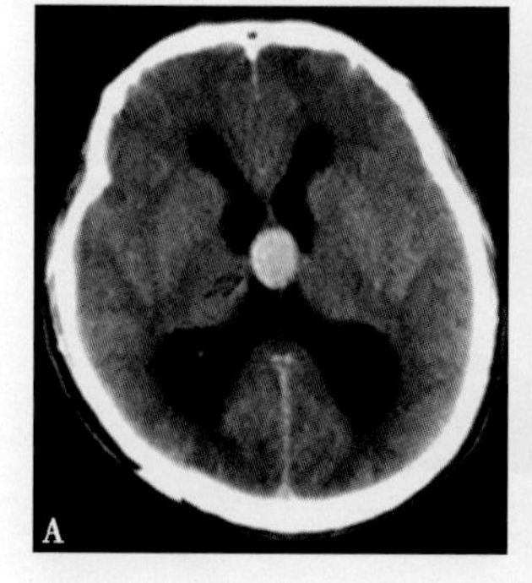

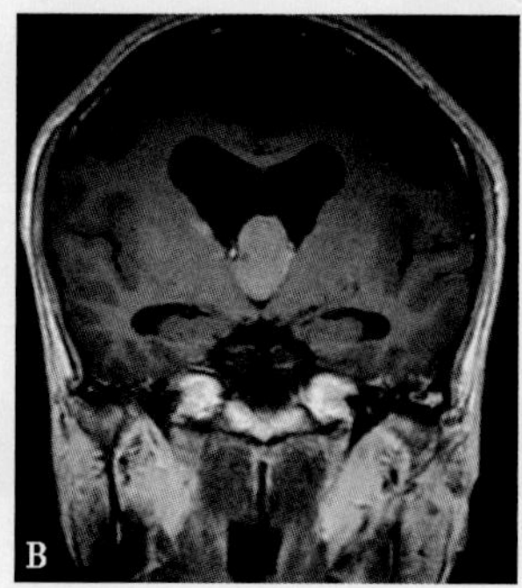

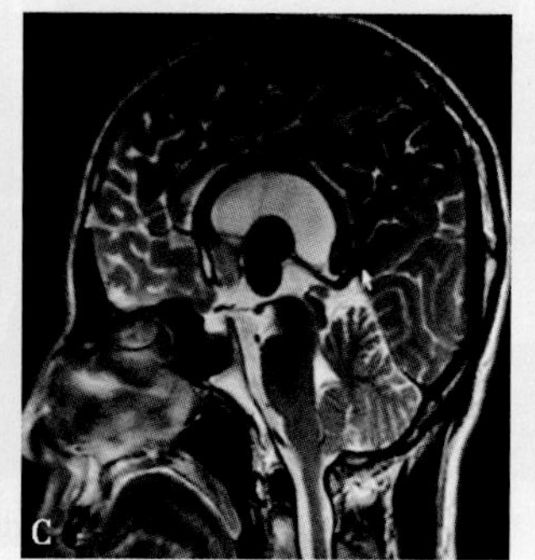

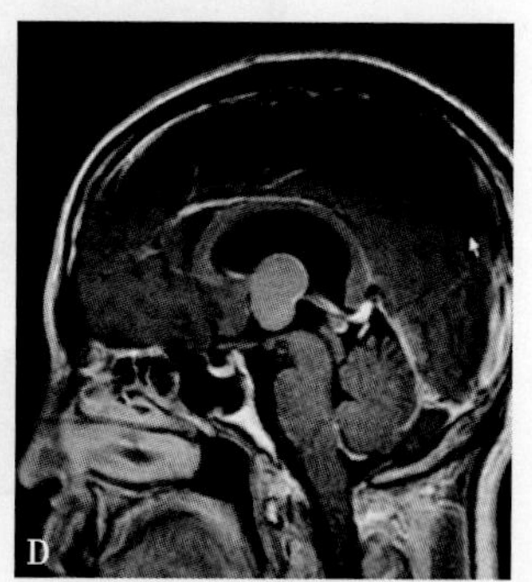

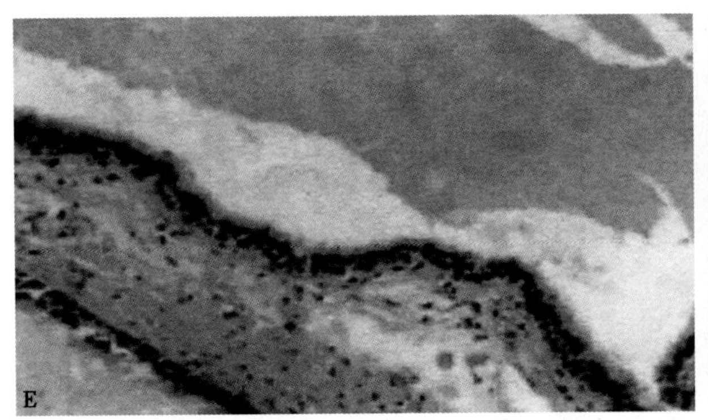
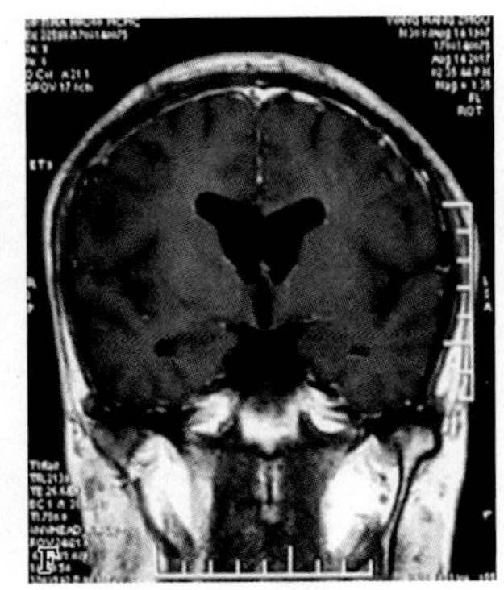
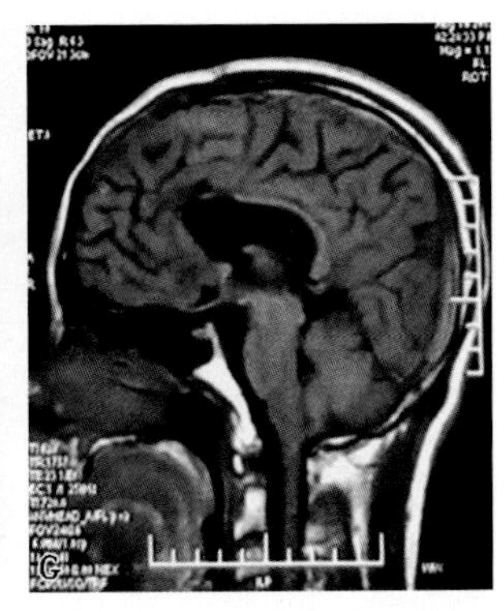

图 2-153　右额部纵裂经胼胝体切除囊肿

A. 术前头颅 CT 检查：室间孔胶样囊肿；B～D. 术前头颅磁共振平扫（冠状位和矢状位）：囊肿生入侧脑室及第三脑室；E. 术后病理检查结果：胶样囊肿（HE，×100）；F、G. 术后半年复查头部磁共振平扫（冠状位和矢状位）。

（王　宁）

（四）脑膜瘤

1. 发病率　侧脑室脑膜瘤较为少见，占所有颅内脑膜瘤的 0.5%～4.5%，占侧脑室内肿瘤的 20%～30%。侧脑室脑膜瘤主要发生于 30 岁以上成人，女性多于男性（男：女 =1：1.5）。

2. 病理生理表现　侧脑室脑膜瘤一般认为起源于脉络膜或脉络丛基质的蛛网膜帽状细胞，好发于脑室内脉络丛分布丰富的区域，以侧脑室三角区最为常见，引起脑积水时导致脑室系统扩大，释放脑脊液后，肿瘤与脑室壁之间边界常清楚。主要供血较为固定，多来自脉络膜前动脉、脉络膜后动脉及基底动脉的穿通支；引流静脉主要是 Galen 静脉、大脑大静脉、基底静脉。在病理上，侧脑室脑膜瘤常见为内皮型、纤维型、血管型，以纤维型脑膜瘤多见；绝大多数表现为良性组织学特征，但如果发生于儿童则有恶性的倾向。

3. 临床表现　侧脑室脑膜瘤是良性肿瘤，因肿瘤生长在脑室腔内，早期常无临床症状。当肿瘤生长较大阻塞脑脊液循环通路，或压迫周边脑组织时，才出现相应的临床症状和体征。

主要是颅内高压症状，如头痛、头晕、恶心、呕吐，视神经乳头水肿；当肿瘤压迫内囊时，可出现对侧肢体偏瘫，压迫视放射受累可产生同向偏盲；少部分患者有神情淡漠、反应迟钝、癫痫或精神症状。

侧脑室肿瘤癫痫发作的发生率为 0～33%。由于侧脑室脑膜瘤的位置较深，与脑皮质距离相对较远，术前癫痫发作的发生率显著低于浅表肿瘤。

4. 辅助检查　CT 和 MRI 是诊断侧脑室脑膜瘤最常用、最有效的检查手段。它们不仅可以提供肿瘤的大小、形态、所在部位及是否合并有脑积水，而且增强 CT 还可以描绘肿瘤与脉络丛的联系，MRI 三维成像可以看见肿瘤与周围重要结构的解剖关系，为选择手术入路提供依据。

侧脑室脑膜瘤多呈类圆形或分叶状肿块，边界较清晰。在 CT 上呈稍高密度影；在 MRI 上，T_1 呈等或稍低信号，T_2 呈等或稍高信号。肿瘤信号一般比较均匀，增强扫描多数呈明显均匀强化，“鼠尾征”是侧脑室脑膜瘤的重要特征。少数肿瘤较大可有小的坏死、囊变区，呈 T_1 低信号、T_2 呈高信号；有时可见肿瘤内有点片状低信号钙化与条形流空血管影。

肿瘤周围可以出现轻中度水肿，脑室系统积水。CT 表现为病变周围低信号及局限性脑室扩张。MRI T_2 更为明显，表现为病变周围带状或片状高信号。MRS 检查可见 N- 乙酰门冬氨酸（NAA）低矮或不见，胆碱复合物（Cho）升高，肌酸（Cr）下降，并可见倒置的丙氨酸（Ala）双峰（图 2-154）。

5. 诊断与鉴别诊断　依据患者病史、体征，特别是影像学改变，侧脑室脑膜瘤大都能获得准确诊断。

侧脑室脑膜瘤主要应与脉络丛乳头状瘤及室管膜瘤鉴别，这两种肿瘤亦好发于侧脑室三角区。脉络丛乳头状瘤绝大多数发生在于 5 岁前儿童，肿瘤表面常呈颗粒状或分叶状。另外，此类肿瘤因分泌较多脑脊液，常并存交通性脑积水。发生于侧脑室的室管膜瘤患者平均年龄 18～24 岁，室管膜瘤多为不规则形，与侧脑室壁之间常有广基相连或跨脑室壁生长，容易发生囊变，信号不均质是室管膜瘤的特点，增强扫描肿瘤呈显著不均匀强化。星形胶质细胞瘤也是侧脑室最常见的肿瘤之一，但它多见于青年人，特点为 MRI T_1 呈混杂低信号、T_2 呈混杂高信号，囊变、坏死、出血多见，增强多呈不均匀强化。

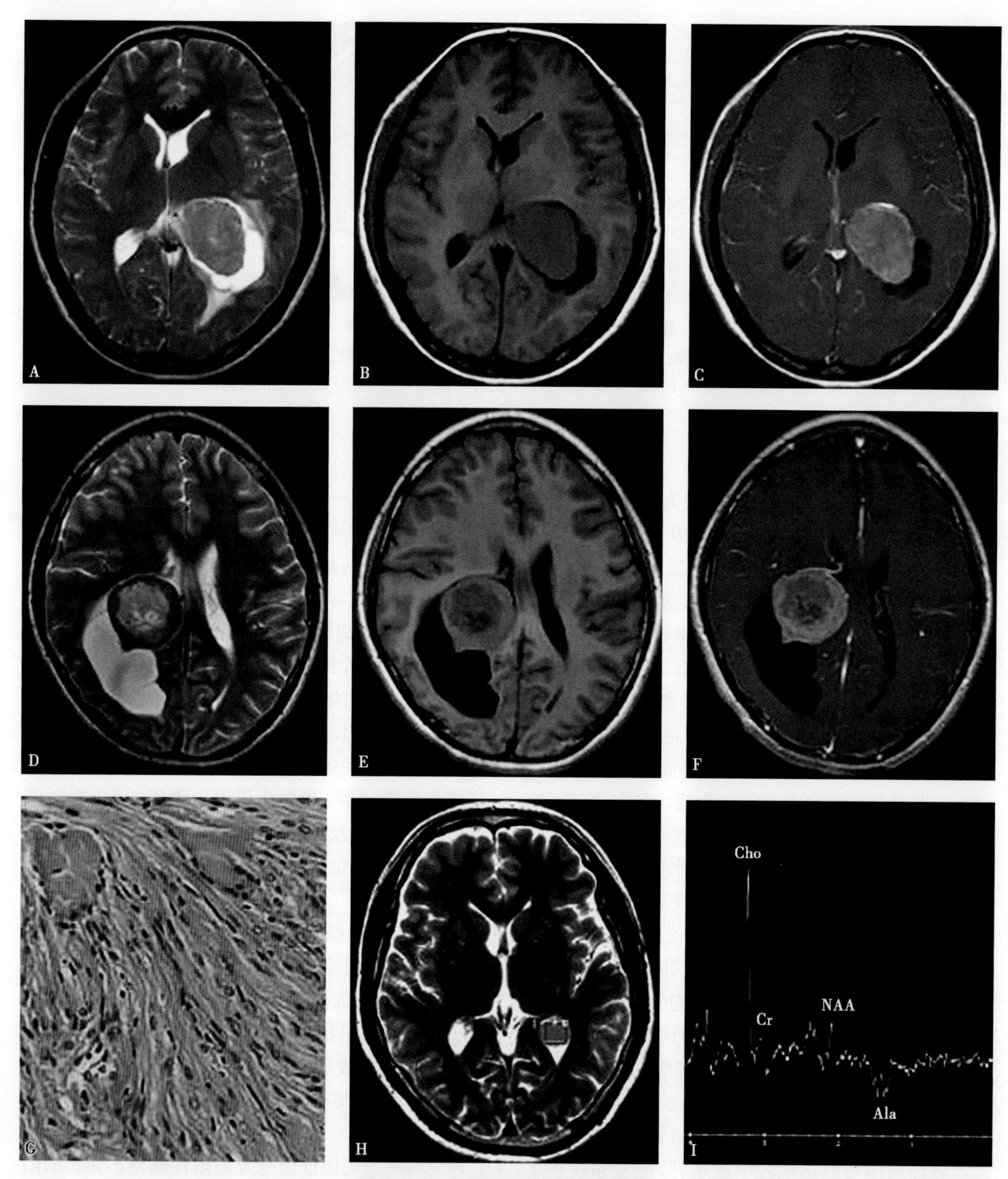

图 2-154 左侧侧脑室三角部脑膜瘤

A. T_2WI 呈等信号，周围脑实质轻度水肿；B. T_1WI 呈等信号；C. 增强扫描明显均匀强化，边界清楚；D～G. 右侧侧脑室后角脑膜瘤 D. 肿瘤信号不均，实质部分 T_2WI 稍低信号，中心囊变坏死，周边明显水肿；E、F. 实性部分 T_1WI 等信号，坏死区未见强化，周围部分强化明显；G. 病理为纤维型脑膜瘤，细胞呈长梭形，胞质丰富，细胞界限清楚，大小不等，核膜清楚，核分裂象少见（HE，×200）；H. SVS 波谱定位；I. NAA 峰低矮，Cr 峰下降，Cho 峰增高，出现倒置的丙氨酸（Ala）双峰。

6. 治疗　应用显微外科技术切除侧脑室脑膜瘤是最常用的治疗方式（图 2-155）。肿瘤位置深在，无论采取何种入路均不可避免地损伤脑组织，因此必须采用显微操作，注重微创原则，可以将损伤局限在较小的范围内，从而得到较为满意的治疗效果。应根据肿瘤的部位、大小、血供、脑室的大小、术后可能出现的并发症和手术者的个人擅长来综合选定手术入路。

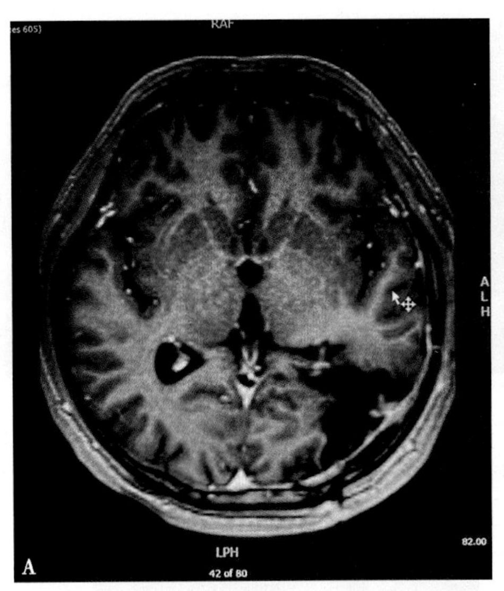

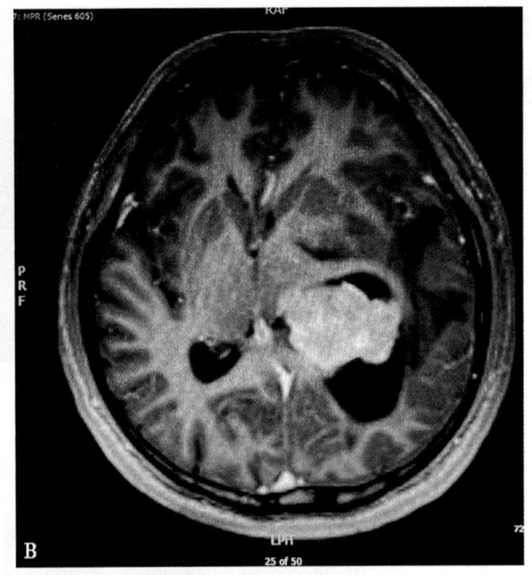

图 2-155 左侧侧脑室三角区脑膜瘤患者术前、术后增强 MRI

A. 术前增强 MRI 提示左侧侧脑室三角区不均匀强化占位性病变，压迫丘脑枕，大脑内静脉向右侧；B. 术后 1 年复查增强 MRI 提示左侧侧脑室三角区脑膜瘤切除完整，无复发。

开颅切除侧脑室脑膜瘤的手术入路：

（1）经皮质入路：亦称为“皮质造瘘”，即通过切开皮质 2～3cm，建立通往脑室的通道。该方法适用于体积较大、血供丰富的脑室内脑膜瘤。对于侧脑室额角的脑膜瘤，经额中回皮质造瘘是常用手术入路。对于侧脑室三角区肿瘤，如位于非优势半球，可选用经顶上小叶入路；如位于优势半球，进行皮质造瘘时注意避免损伤皮质运动、语言功能区。对于侧脑室颞角肿瘤，可选择经颞中回或颞下回皮质入路，优点是皮质切口平行于视放射纤维而不易损伤之，同时能显露脉络膜前、后动脉，便于控制出血，但在优势半球可能累及语言区出现语言功能障碍。经皮质入路的特点是到达肿瘤的距离较短，在切开皮质后血管分布较少，操作相对简单；缺点是因其对皮质的破坏可能会引起相应的功能障碍，以及皮质损伤后瘢痕愈合，术后出现癫痫发作的风险增高（图 2-156）。

（2）经胼胝体入路：主要是利用纵裂自然间隙，适度牵拉两侧脑组织，切开胼胝体 2～3cm，从而切除位于侧脑室内肿瘤。此入路的特点是不损伤大脑皮质，对重要功能区的影响最小，手术相关并发症相对少，比较适用于侧脑室额角、体部的脑膜瘤，特别是肿瘤累及双侧脑室者。经胼胝体入路的缺点包括：①对于侧脑室偏后部的肿瘤，除了需切开胼胝体后部，还需切开部分扣带回；②在经胼胝体到达肿瘤的解剖过程中，可能因对穿行静脉进行电灼及对脑组织过度牵拉，影响动脉血运及静脉回流，造成术后脑水肿及神经功能障碍；③若胼胝体切开的范围过大或扣带回损伤，可引起术后缄默症等精神异常。

（3）其他入路：除上述 2 种手术入路外，对于侧脑室脑膜瘤，可采用经特定脑沟入路。常用手术入路是经颞上沟入路。采用这种入路时，到达侧脑室颞角的距离最短，不影响皮质的完整性和功能，可优先处理脑膜瘤的基底血供。但是，脑沟中的动、静脉较多且走行复杂，在采用经脑沟入路时容易出现动、静脉的损伤，并且术野有限，故仅用于体积较小的肿瘤。

神经内镜为安全切除脑室内脑膜瘤提供了一种新的手段。神经内镜能够提供多个手术视角，可以辅助探查肿瘤的位置、形态、基底及其血供情况，为肿瘤的切除方式、顺序和皮质切口方向的选择提供参考。内镜辅助下的显微手术具有以下主要优点：①创伤小。神经内镜既具有近距离照明和局部放大作用，又带有侧方视角，视野广阔。能够直视观察在手术显微镜下的盲区，使手术显微镜不能观察到的或需要扩大暴露的部位在神经内镜直视下进行手术，减少对神经和血管的牵拉，也在一定程度上缩小皮肤切口和骨窗大小。②直观。利用优越的照明、摄像及多角度观察等优势。但是，神经内镜手术要求术者具有扎实的显微外科基础和神经内镜操作经验，熟悉内镜下的神经显微解剖关系。

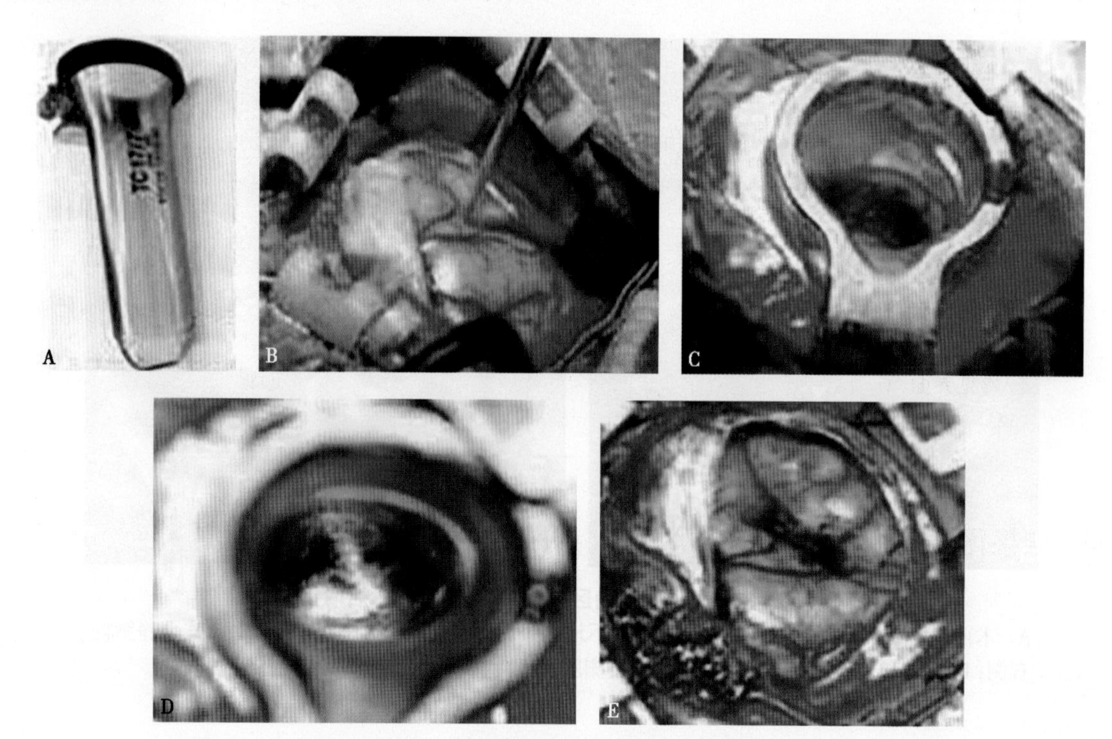

图 2-156　术中图片

A. 为管状脑牵开器；B. 为术中根据皮质定位选择皮质切口；C. 为用管状脑压板进行皮质牵开；D. 为管状脑牵开后的情况；E. 为管状脑压板牵开切除肿瘤后皮质情况，显示皮质切口短、损伤小。

神经内镜手术仍然按照常规显微手术原则进行，具体要点是：①术中使用画中画的模式，使内镜图像和显微镜图像显示于同一屏幕，有利于判断内镜在颅内的位置。②手术切口应尽量靠近肿瘤，在非功能区切开皮质以减少术后发生神经功能障碍。③先从远离重要功能区处开始切除，向非功能区牵拉肿瘤。先辨认并处理肿瘤供血动脉，尤其是当肿瘤质地较硬时切忌盲目牵拉，以免扯断血管。④侧脑室脑膜瘤切除时应注意处理好供血动脉与引流静脉。先处理供血动脉，尤其需要保护丘纹静脉。⑤要根据病变深度、大小、是否侵及对侧脑室、活动度、血供及术者技术情况，确定分块切除还是整体切除肿瘤。一般原则是，为保护神经功能，首选分块切除；但对肿瘤体积较小、活动度大、钙化明显者行整体切除。⑥为预防术后脑积水，可以常规电凝脉络丛。⑦为避免神经内镜本身对脑组织造成损伤，内镜进入和退出时应该沿其长轴行进，不能盲目横向移动。⑧肿瘤切除完成后，若仍有梗阻性脑积水可根据情况行内镜下行第三脑室底造瘘或透明隔穿通术。

神经导航技术为切除脑室肿瘤提供了另一便利手段。根据术前多模态影像资料进行神经导航方案规划，可以更精确地切除肿瘤，其优点包括：术前设计最佳手术入路，避免不必要地扩大骨窗范围及过度牵拉损伤脑组织；术中实时调整手术入路；准确定出手术实时三维位置，显示手术入路可能遇到的结构，显示应回避的重要结构；指出目前手术位置与靶灶的空间关系；显示术野周围结构，显示病灶切除范围（图 2-157）。

7. 预后　侧脑室内脑膜瘤位置深在，操作空间小，手术困难。注重微创原则，采用显微外科技术，大多可得到较满意的治疗效果。

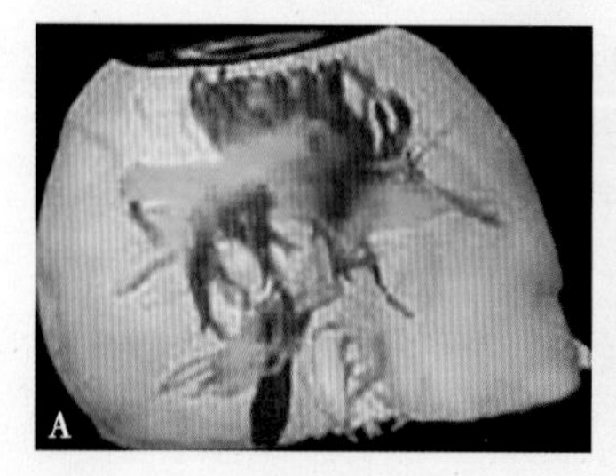

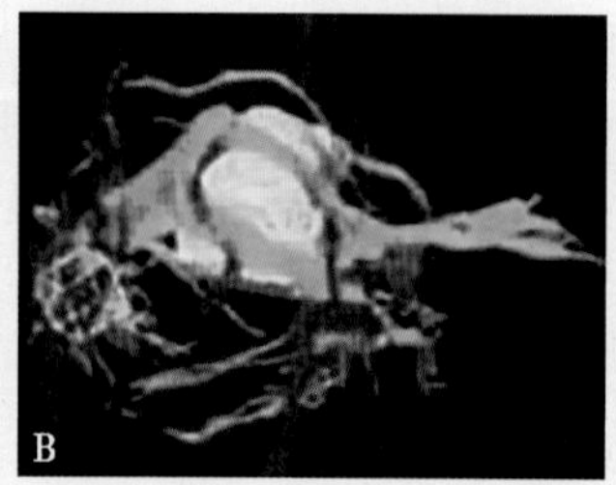

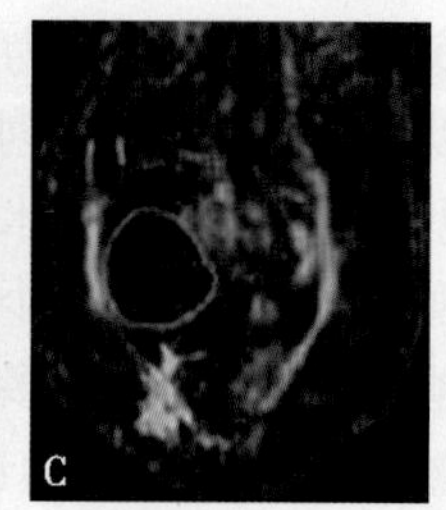

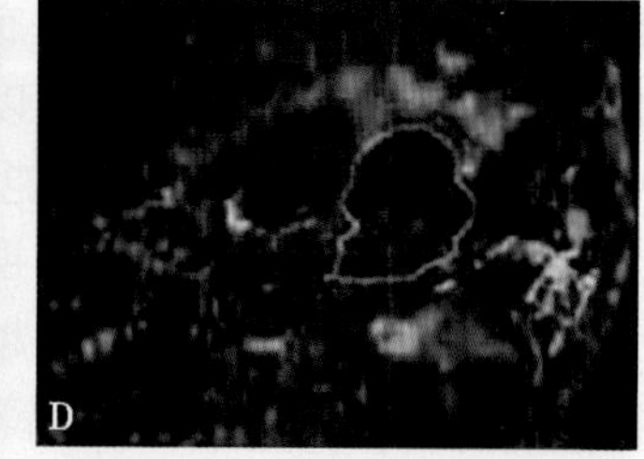

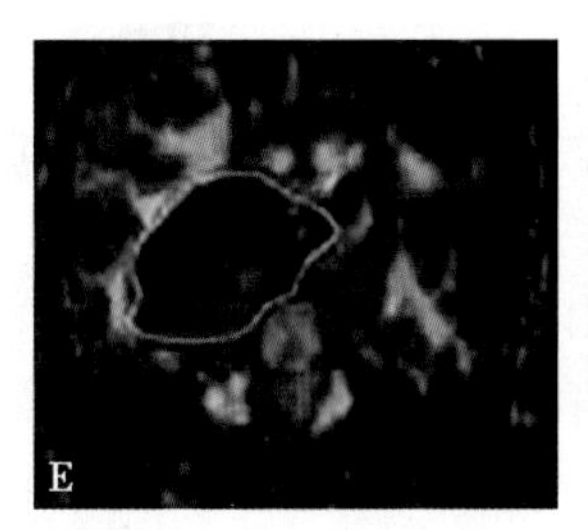
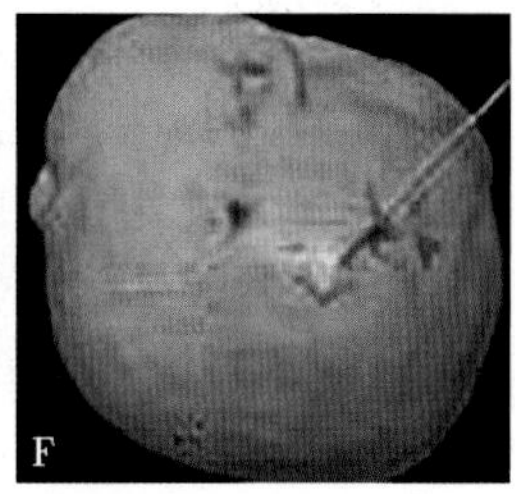
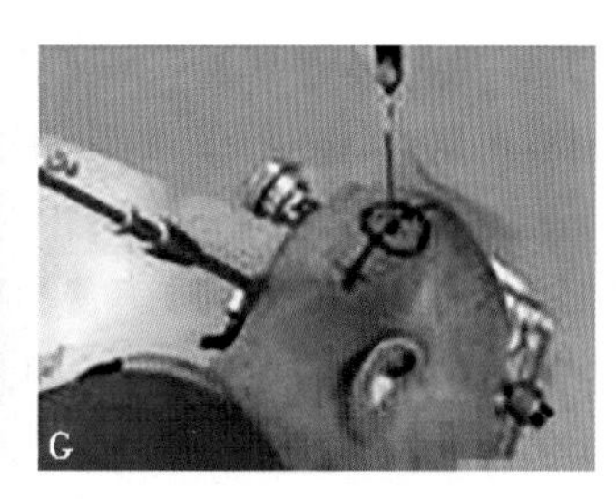

图 2-157 术前导航规划：将 MRI、DTI 导入 Brainlab 导航系统，将 DTI 与病灶融合并重建
A. 神经导航定位示意图；B～E. 重建后导航所见各层面肿瘤及传导束；F. 为术中导航所见界面，即时显示病灶与周边传导束走行，可分别显示皮肤切口设计及术中皮质定位；G. 为术前定位与切口设计：根据导航定位行直切口。

（闫东明）

四、松果体区肿瘤

松果体区肿瘤约占颅内肿瘤的 0.4%～1%，儿童及青少年较成人常见，男性明显多于女性。松果体区因其位置较深，周围解剖结构复杂，肿瘤组织可来源于松果体、胼胝体压部、四叠体、小脑幕切迹、小脑蚓部等，所以该部位肿瘤影像特点和病理性质多样化，治疗方式需要个体化设计，预后也各不相同。由于组织来源多样性，松果体区病变的病理类型也较为复杂，包括生殖细胞肿瘤、松果体实质细胞瘤、非肿瘤性囊肿或肿物、脑膜瘤、胶质瘤等。此外，还有血管性病变，如动静脉畸形和海绵状血管瘤等。下面介绍松果体区常见的几种病变。

（一）常见的松果体区病变类型

1. 生殖细胞肿瘤　生殖细胞肿瘤为松果体区最常见的肿瘤，多为混合性生殖细胞肿瘤。肿瘤大小不一，形态各异，向前可侵及第三脑室壁或穿透入第三脑室，向后可累及小脑上蚓部，向前下和向前上可分别侵及和压迫四叠体和胼胝体压部，并可沿脑脊液播散种植。镜下可观察到肿瘤细胞有两种类型，分别为球形和多角形。细胞核可表现为空泡状，淋巴细胞填充于纤维血管间质。检测外周血中肿瘤标志物水平对生殖细胞瘤的诊断有一定价值。部分患者 β 促绒毛膜性腺激素（β-HCG）表达增高，该标志物多表达于合体滋养层巨细胞之上，但 β-HCG 在含有合体滋养层巨细胞的生殖细胞瘤中的检测水平一般小于 1 000mIU/ml。头部 CT 平扫可见病变呈等密度或者高密度，钙化多见，形态多样，可呈散在样、弹丸状和蝴蝶状等；头部 CT 增强扫描大部分表现为均匀一致强化，少部分呈囊状强化。生殖细胞肿瘤头部 MRI T_1 加权像边界清晰，椭圆形或者不规则形，呈低信号或等信号，T_2 加权像呈高信号，增强扫描多呈均匀一致强化，若瘤内有出血或者坏死则表现为不均匀强化。

2. 脑膜瘤　松果体区脑膜瘤多发生于成人，一般起源于中间帆或者小脑幕游离缘，头部 CT 扫描呈现边界清晰的圆形或类圆形肿块，密度增高，均匀一致；头部 MRI T_1 加权像呈低信号或等信号，T_2 加权像呈高信号，CT 及 MRI 增强呈均一强化，并可于小脑幕上观察到脑膜尾征。

3. 松果体瘤　松果体瘤一般指来自松果体实质细胞的肿瘤，主要包括松果体细胞瘤和松果体母细胞瘤。松果体细胞瘤可发生于任何年龄阶段，男性与女性之间的发病率无差异。肿瘤形态较规则，边界清晰，一般不对周围结构造成浸润。病理形态学可见肿瘤细胞分化良好，呈巢状或者散在排列分布，与正常的松果体腺体细胞形态相近，一般没有细胞核分裂。松果体母细胞瘤主要来源于松果体区的神经外胚叶髓上皮，青少年发病较多见。肿瘤形态不规则，常常侵及周围组织结构，呈浸润性生长。镜下可见肿瘤细胞较多，核分裂象多见，肿瘤细胞核呈菊花团样排列。松果体瘤患者血清或者脑脊液中 AFP 和 β-HCG 呈阴性；头部 CT 平扫可见肿瘤呈类圆形，密度多变，可呈低密度、高密度、混杂密度等形式，可有钙化；头部 MRI 扫描 T_1 加权像可呈低信号或者等信号，T_2 加权像呈高信号，增强扫描后强化均匀。

4. 胆脂瘤　胆脂瘤又称表皮样瘤、表皮样囊肿，主要由外胚层的上皮细胞增生形成的先天良性病变。在多数情况下，其囊内容物主要为胆固醇结晶。头颅 CT 平扫可呈低密度囊性占位病变，囊壁可有钙化，增强扫描囊腔无强化，部分囊壁轻度强化。头部 MRI 平扫 T_1 加权像呈低信号，T_2 加权像呈高信号，增强扫描时强化不明显。

5. 畸胎瘤 畸胎瘤多发生于儿童和青少年，多数为男性。良性者与周围结构边界清晰，主要对周围脑组织造成压迫。肿瘤组织中可见来自内胚层，中胚层及外胚层的结构，如皮肤、毛发、骨、软骨、脂肪、肌肉、肠上皮和呼吸道上皮等，有时在成熟畸胎瘤中可见这些结构呈正常组织结构排列。畸胎瘤中以不成熟畸胎瘤较为常见，可有细胞分化不良的表现，细胞数和细胞有丝分裂均较成熟畸胎瘤多。畸胎瘤患者血清或者脑脊液中 AFP 和 β-HCG 阴性。畸胎瘤患者头部 CT 平扫呈密度不均匀、形态不规则的占位病变。CT 增强扫描表现为不均匀强化，实性部分可呈均匀强化，囊性者可表现为高密度的强化环。因病变内含有多种组织成分，因此 MRI T_1、T_2 加权像均表现为混杂信号，增强扫描后强化不均，恶性畸胎瘤尚可于 T_2 加权像见瘤周水肿，而良性者一般则无。

（二）临床表现

松果体区肿瘤的临床表现取决于肿瘤的大小、恶性程度、病程长短等，主要包括颅内压增高表现、邻近脑组织受压症状及内分泌症状。

1. 颅内压增高 松果体区位居大脑深部，周遭空间狭窄，随着肿瘤增长，可经第三脑室后部压迫导水管上口，甚至致其闭塞，从而引起幕上梗阻性脑积水，导致颅内压增高。患者可表现为头痛，呕吐，视神经乳头水肿，视力下降，视神经麻痹甚至意识障碍等症状。

2. 邻近脑组织受压症状 松果体区周围解剖结构复杂，肿瘤压迫可引起一系列临床表现。肿瘤可压迫四叠体，患者主要表现为上视不能，瞳孔对光反射消失，但调节反射存在；四叠体下丘及内侧膝状体受累，患者主要表现为听力障碍及耳鸣；小脑蚓部受压，患者主要表现为共济失调、眼球震颤、肌张力障碍等；肿瘤累及脑干可引起锥体束征、意识障碍；部分患者还可表现为癫痫发作等。

3. 内分泌症状 内分泌症状主要表现为性早熟和尿崩症，前者主要因为肿瘤破坏了松果体腺的正常分泌，从而减弱松果体腺分泌物褪黑激素对下丘脑 - 性腺轴的抑制作用，使得患者性征提前发育，主要见于松果体区畸胎瘤、生殖细胞瘤、绒毛膜癌等。尿崩症主要与肿瘤细胞播散至垂体柄等部位相关，多见于生殖细胞瘤患者。

（三）诊断

据患者年龄、性别、症状、体征，影像学表现及肿瘤标志物可对松果体区肿瘤进行初步诊断，亦可视情况进行诊断性放疗，动态观察病变是否变小。如经 CT 或 MRI 证实病变变小或者消失，生殖细胞瘤可能性较大，活检或开颅手术后病理检测可明确诊断肿瘤的性质。

（四）鉴别诊断

由于松果体区肿瘤病变位置特殊，需凭临床表现、影像学检查、肿瘤标志物等辅助检查与相邻部位的病变进行鉴别，如第三脑室病变、颅咽管瘤、下丘脑和视交叉胶质瘤、下丘脑错构瘤等。

（五）松果体区相关解剖

松果体区位于脑深部，向前与第三脑室后界相邻，向后下延伸至小脑幕尖，前上方与胼胝体压部相邻，底部为四叠体与中脑顶盖。前壁主要由松果体、四叠体上下丘、缰联合等构成；外侧壁主要由丘脑枕、穹窿脚、海马旁回和齿状回的后部组成；其顶部由胼胝体压部下表面、穹窿脚末端及海马联合构成；其底的中部为小脑蚓部顶部、中央小叶，外侧部为小脑半球的方小叶、中央小叶翼。

松果体区动脉血管关系复杂。大脑后动脉和小脑上动脉及其分支均行经该区域。大脑后动脉起于基底动脉分叉处，环绕中脑，通过环池到达松果体区，通常在小脑幕切迹边缘发出其终末分支矩状动脉和顶枕动脉。大脑后动脉在与后交通动脉连接处的内侧发出四叠体动脉，该动脉走行于环池内，供应上丘。此外，大脑后动脉还发出 2 支脉络膜后外侧动脉，供应脑干与丘脑的不同部位。小脑上动脉起源于靠近其顶端的基底动脉，经过动眼神经下方，并环绕脑干，行于滑车神经下方和三叉神经上方，进入小脑并发出分支供应小脑幕。大脑后动脉主要供应上丘下缘水平以上的结构，小脑上动脉则供应下丘上缘以下的结构。

松果体区静脉血管走行多变。大脑内静脉、基底静脉、大脑大静脉及其属支走行于松果体区。大脑内静脉为室间孔后方透明隔静脉、丘纹静脉及脉络膜静脉的汇合，通过中间帆进入松果体区，与对侧大脑内静脉于第三脑室后方汇合为大脑大静脉。基底静脉也是大脑深静脉体系的重要静脉之一，主要由大脑前静脉与侧裂静脉汇合而成，走行于中脑与颞叶之间，达到松果体区后则注入大脑大静脉或者直接注入直窦。引流楔回与舌回前部的枕内静脉注入大脑大静脉。胼胝体后静脉主要引流扣带回的后部，绕胼胝体压部注入位于四叠体池的大脑大静脉或大脑内静脉。松果体静脉起源于缰三角附近，在松果体上或下外侧向后注入大脑内静脉或大脑大静脉。

（六）松果体区病变的手术治疗

随着显微技术的快速发展，手术切除已成为治疗松果体区病变的主要治疗方式。Horsley 等人最先开展松果体区病变切除术，但受限于当时外科技术条件，病死率相当高。后经 Dandy、Oppenheim 及 Krause 等众多学者对松果体区病变手术入路等的不懈探索及显微技术的发展，使得病变切除程度得到提高，术后致残、致死率大为降低。松果体区位居大脑深部，可经颅脑前方，后方及侧方的手术入路进行切除。可按两个原则来选择手术入路。首先，应循大脑的自然间隙进行，到达肿瘤路径最短，病变周围的血管神经等结构对术野干扰尽可能小；其次，该入路能够清楚暴露病变并能够完整或者最大限度地切除。目前，松果体区病变的手术入路主要包括以下几种：前方入路包括经胼胝体 - 透明隔 - 穹窿间入路和经额部侧脑室入路；后方入路包括经胼胝体后部入路，幕下小脑上入路及枕部经小脑幕入路；侧方入路包括经侧脑室三角区入路。下面介绍常见的松果体区手术入路。

1. 经胼胝体 - 透明隔 - 穹窿间入路

（1）概述：经胼胝体 - 透明隔 - 穹窿间入路（图 2-158）是 Busch 在 1944 年首次提出，由 Apuzzo 于 1982 年改进的进入第三脑室的手术入路；主要适用于鞍区颅咽管瘤，视丘下部胶质瘤，中脑顶部病变，松果体区巨大占位病变及生长至丘脑间联合前方的病变。其优点是通过正常的大脑间隙处理深部病变，冠状缝前方桥静脉少，不损伤引流静脉与皮质；对于第三脑室后部的肿瘤可提供宽阔的暴露视野，也能处理累及侧脑室的病变，并且避免了经胼胝体后入路因牵拉损伤引流静脉导致术后偏瘫。其缺陷在于可能损伤胼胝体前部及穹窿，从而引起术后缄默症、癫痫、记忆力障碍等并发症。国内学者应用该入路切除 150 例患儿松果体区病变，术后最常见的并发症为短期记忆力障碍，但均于 6 个月内恢复正常；术后缄默症 45 例，多数 6 个月内恢复正常；术后四叠体综合征仅见于 2 例患者；无死亡及其他并发症。

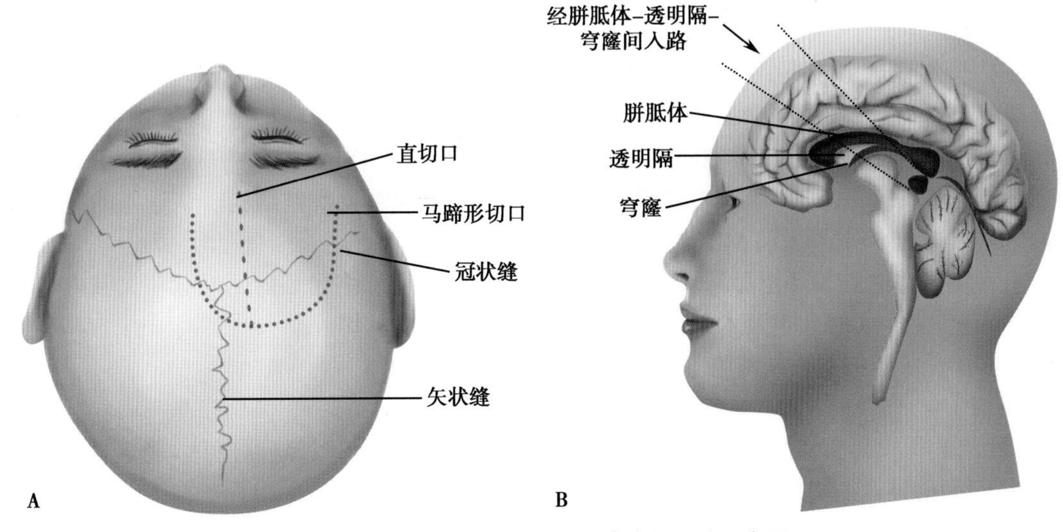

图 2-158　经胼胝体 - 透明隔 - 穹窿间入路示意图

A. 体位和切口；B. 手术路径。

（2）适应证：对松果体区病变来说，该入路主要适用于松果体区病变向前生长突入第三脑室、或病变累及丘脑间联合及巨大占位病变引起明显脑积水的患者。

（3）手术方法

1）术前准备：详细的神经影像评估，包括 CT、MRI、MRS、DTI 等多模态影像分析，从结构、代谢和功能全方位认识其影像特点。这类患者常因梗阻性脑积水致严重颅内高压而急诊入院，此时应先行脑室钻孔外引流降低颅内压。该部位手术耗时长、难度大、风险高，术后发生各种并发症可能性大，应在术前和患者及家属进行充分的交流和沟通，获得患方的理解和支持。术前应对患者全身情况进行详细评估，请麻醉医师评估麻醉相关风险，制订应急预案。

2）麻醉及体位：采用全身麻醉，患者取仰卧位。

3）手术操作程序

A. 开颅：切口位于右侧额部发际线内，可选马蹄形切口，内侧跨中线约 0.5cm，后界位于冠状缝体表投影后 1～2cm，外侧旁开 4～5cm。也可取弧形皮瓣向前翻开或中线旁直切口直接撑开皮肤。目的是暴露额部中线旁约 4cm 骨窗，骨窗内侧需显露上矢状窦。硬脑膜向上矢状窦侧切开，注意保护引流静脉。

B. 暴露：在冠状缝前 1～2cm 处将右侧额叶牵离大脑镰，随着脑脊液的释放深入纵裂，见下矢状窦之后继续分离纵裂便可向两侧暴露胼胝体，注意辨别和保护胼周动脉和胼缘动脉。纵行切开胼胝体约 1.5cm 显露透明隔。向下剥离透明隔间隙，分开双侧穹窿及大脑内静脉，即可进入第三脑室。因为患者常有脑积水，所以脑室系统多较扩大，可见突入第三脑室的松果体区病变，可以调整显微镜向后倾斜角度使病变得到充分暴露。

C. 肿瘤切除：在暴露病变之后应初步判断病变与大脑内静脉和大脑大静脉等深静脉的关系，注意保护深静脉系统。切除肿瘤时可先行病变穿刺，如为囊性病变，囊液抽出后瘤体会变小，增大操作空间利于剥离。肿瘤较大可分块切除肿瘤，最后将肿瘤完整地从周围脑组织分离开来；若病变较小，边界清晰，亦可沿着肿瘤表面完整剥离，将带尾线棉片放置于肿瘤与正常组织之间，既可保护神经组织，也能起到剥离肿瘤、止血等作用。病变质地较硬时，可使用超声吸引器将病变破碎后吸出，最后再完全剥离周边病变。术中病变的切除程度常常取决于病变的侵袭程度。良性肿瘤，边界清晰、与周围脑组织粘连不重者可行完全切除术；若为恶性肿瘤，与周围组织粘连重，根据肿瘤冰冻活检性质决定手术切除程度和范围，视术后病理类别而做放化疗。

D. 关颅：肿瘤切除后彻底止血，仔细检查瘤床及胼胝体切开部位有无出血点，直视下电凝出血点。反复多次冲洗创腔积血及组织碎片等杂物，避免遗留凝血块。止血材料不宜过多，以免流入脑室系统引起脑脊液循环梗阻及堵塞引流管。严密缝合硬脑膜，原位骨瓣复位固定，缝合帽状腱膜及头皮切口。

4）手术要点

A. 骨窗内侧界应尽可能跨中线以免遮挡术中视野，影响解剖结构暴露。

B. 胼胝体切开时切口不宜过大，切口在 1～2cm 左右对双侧大脑半球信息传递不产生影响。

C. 由于肿瘤占位效应明显或者侧脑室扩大可能导致透明隔腔移位，偏离中线部位，切开胼胝体后有可能进入左侧脑室、右侧脑室、穹窿体，可通过室间孔及脉络丛等重要解剖结构辨认进入的是左侧或是右侧侧脑室，再根据术中情况及术前 MRI 判断并做相应的调整。

D. 分开两侧穹窿时必须保留海马联合，因为此处后方存在着脉络膜后内侧动脉和大脑内静脉。

E. 术中导航、术中实时超声及术中荧光显影有助于肿瘤的精准切除。

F. 术中应避免肿瘤细胞在蛛网膜下腔或者脑室系统种植播散。

【典型病例】

患者男性，15 岁，以“头痛 3 个月余”为主诉入院。入院后于全麻下行经胼胝体 - 透明隔 - 穹窿间入路切除病变，病理为松果体细胞瘤（图 2-159）。

2. 枕部经小脑幕入路

（1）概述：Horrax 首先报道了枕部经小脑幕入路的方法，后来 Poppen 对该手术入路加以改良，故又称为 Poppen 入路（图 2-160），为松果体区肿瘤常用的手术入路。1987 年，Clark 采用病变侧侧俯卧位向下，剪开硬膜后借助枕叶自身重力作用使枕叶自然下垂，从而减少了对枕叶牵拉而造成的挫裂伤。由枕部经小脑幕入路衍生而来的亚型包括联合天幕上下经横窦入路和枕部经双侧小脑幕入路。前者为幕上入路和幕下入路的组合，有研究表明，与枕部经小脑幕入路相比，联合天幕上下经横窦入路所暴露出来的松果体区空间更大，术野约为枕部经小脑幕入路的 1.3 倍，可显露对侧结构，如上丘、基底静脉等。该入路所暴露的空间也比幕下小脑上入路大，并且可凭此入路显露对侧环池后部。枕部经双侧小脑幕入路的皮瓣、

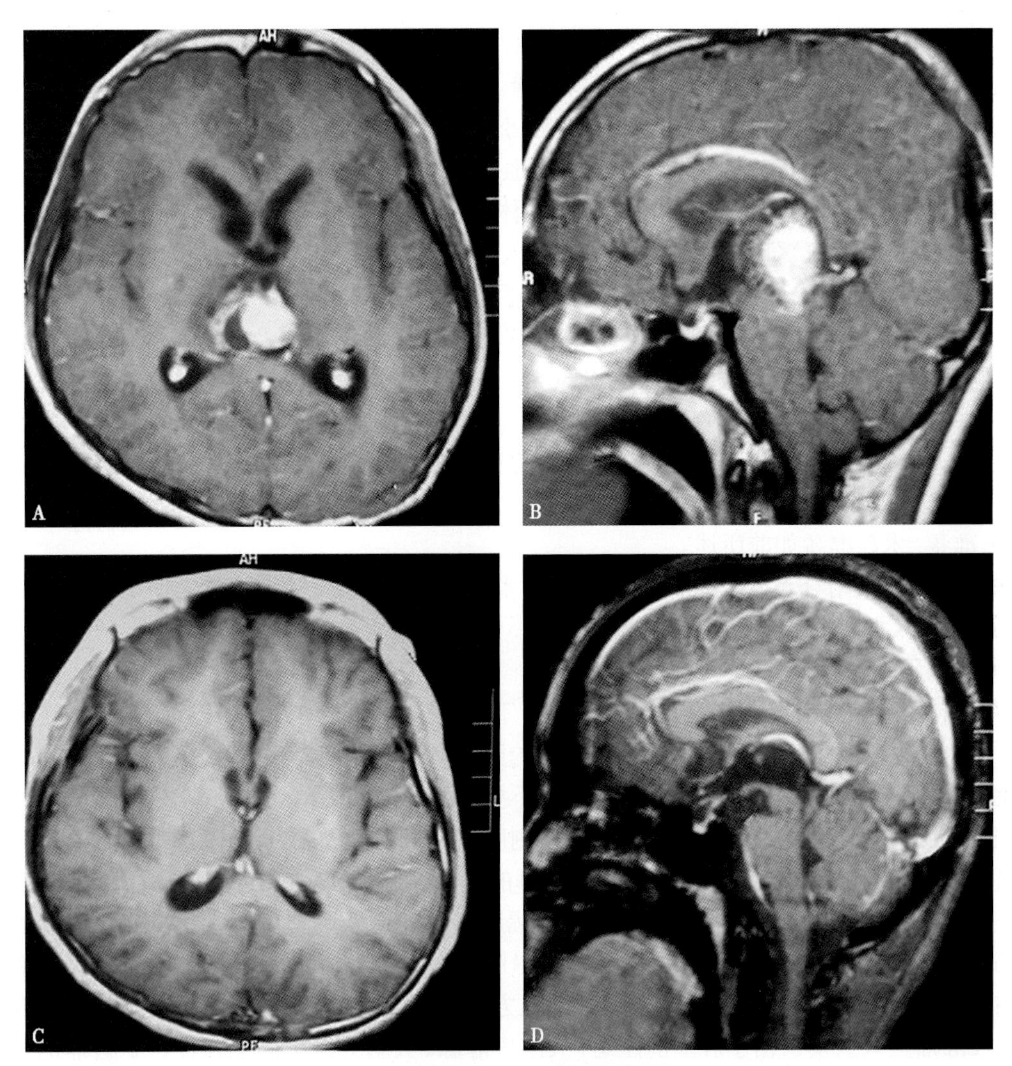

图 2-159　松果体细胞瘤

A、B. 术前 MRI；C、D. 术后 MRI。

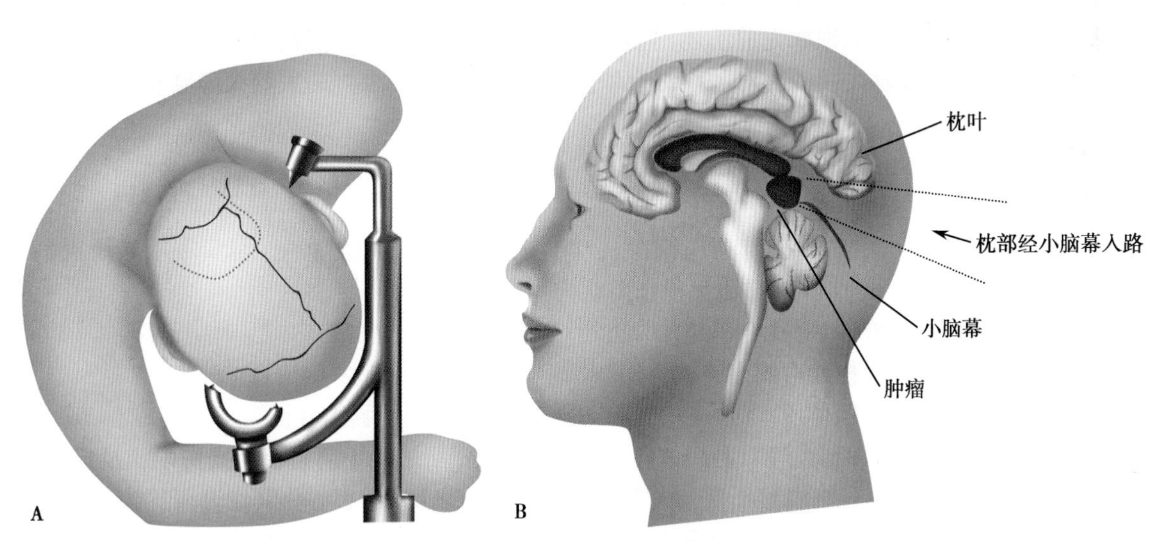

图 2-160　枕部经小脑幕入路示意图

A. 体位与切口；B. 手术路径。

骨窗、硬膜剪开方式与枕部经小脑幕入路相似，分别于直窦旁开 1cm 处切开双侧小脑幕，对侧上丘、大脑后动脉 P2 段和 P3 段及基底静脉等结构均较经典的枕部经小脑幕入路得到更大程度地显露，然而该入路需牵开双侧枕叶进行暴露术野，可能导致严重的视野受损。除了松果体区病变之外，上述两个手术入路亚型已经用于岩斜脑膜瘤、横窦脑膜瘤等病变的切除。神经内镜技术具有微创、视野清楚等特点，在颅底手术中已显示优势。有许多学者已应用内镜经枕部小脑幕入路完整切除松果体区病变，但是单纯仅靠内镜进行松果体区病变切除难以处理小脑幕等部位出血。

枕部经小脑幕入路主要适用于枕叶内侧、松果体区、丘脑枕的肿瘤，侧脑室房部肿瘤若侵犯枕叶皮质，接近大脑大静脉或者直窦也适用于该入路。该入路的主要优点在于到达病变的手术路径较短，手术路径不从脑室经过也不需要进行大脑皮质切开。对手术视野的暴露较好，大脑大静脉及四叠体区均在直视之下，对颅内深部大静脉损伤的可能性较小。如果松果体区肿瘤不累及颅后窝或对侧，则该入路较幕下小脑上入路有一定的优势。其缺点为可能损伤枕叶皮质导致术后发生视野缺损等并发症。如果肿瘤蔓延至对侧，使用该入路显露并切除肿瘤则很困难。

(2) 适应证：该入路适用于松果体区病变，特别是位于小脑幕切迹之上或者骑跨于幕切迹上下的病变。

(3) 手术方法

1) 术前准备：术前准备如前所述。

2) 麻醉及体位：采用全身麻醉，患者取侧卧位，术侧的枕部朝下，借大脑重力使得枕叶内侧面与大脑镰分离，进而减轻术中对枕叶脑组织不必要的牵拉。

3) 手术操作程序

A. 开颅：取枕顶部马蹄形切口，内侧稍过中线，下界止于上项线，骨瓣铣开后以显露出横窦与矢状窦后部为佳，以免骨窗影响手术视野的暴露及显微镜的照明，必要时咬除静脉窦边缘骨质以扩大骨窗范围。十字形或者在靠近矢状窦附近H形剪开硬膜，注意不要损伤横窦及矢状窦。

B. 暴露：硬膜切开后如发现脑压较高可进行侧脑室枕角穿刺释放脑脊液，增加枕叶侧方的自然下垂，便于充分暴露。一般来说，从枕叶内进入小脑幕的引流血管较少，如果有小的引流静脉，可电灼切断使得枕叶与小脑幕分离，从而增加枕叶自然下垂的幅度。枕叶自然下垂后可显露小脑幕及其游离缘。可用双极电凝灼烧切开的小脑幕，让小脑幕切开的边缘回缩变成梭形切口，显露小脑上表面。一般来说，松果体位于小脑幕切迹后缘的前下方。在松果体后上方，双侧大脑内静脉汇合为大脑大静脉，后者向后上方走行1～2cm后汇入直窦。由于肿瘤的压迫，大脑内静脉、大脑大静脉向上移位。小脑幕切开暴露小脑上表面后可见深静脉处蛛网膜增厚、透明度降低、四叠体池闭塞。切开增厚不透明的四叠体池的蛛网膜，锐性分离后可在大脑大静脉下方显露肿瘤。大脑镰切开也可进一步增加暴露范围。

C. 肿瘤切除：肿瘤切除原则如先前所述，但若肿瘤直径较小，则循基底静脉与大脑大静脉之间间隙，或者基底静脉与小脑上静脉之间间隙对肿瘤进行切除，注意保护病变上方的大脑大静脉和大脑内静脉等深静脉系统。

D. 肿瘤切除彻底止血，关颅如前所述。

4) 手术要点

A. 术中应动作轻细，保护好枕叶皮质，减少枕叶的挫伤；对于中小型病变，尽量不用脑压板辅助切除，如果一定要用，应放置于枕叶内侧，避免损伤距状沟周围皮质。

B. 术中充分释放脑脊液后，对枕叶牵拉的力度尽可能降低。

C. 术中保护四叠体池至枕叶内侧面的枕内静脉，该静脉损伤可引起术后偏盲。

D. 术中若有必要切开胼胝体压部时，切开不宜过大，避免术后“裂脑综合征”。

E. 肿瘤切除时，应沿着大脑大静脉走行方向切除肿瘤，因肿瘤边界不清时极易损伤中脑及丘脑。

F. 术中切开小脑幕时应仔细观察小脑表面有无纵横交错的血窦，不小心将其切开可导致大出血。

G. 在定位直窦时应意识到小脑幕与大脑镰的连接处为一平滑的曲线，而非直角。

H. 避免因广泛分离蛛网膜导致深静脉主干及其属支损伤。

【典型病例】

患者女性，44岁，以“头痛2个月”为主诉入院，入院后于全麻下行枕部经小脑幕入路切除病变，病理为脑膜瘤(图2-161)。

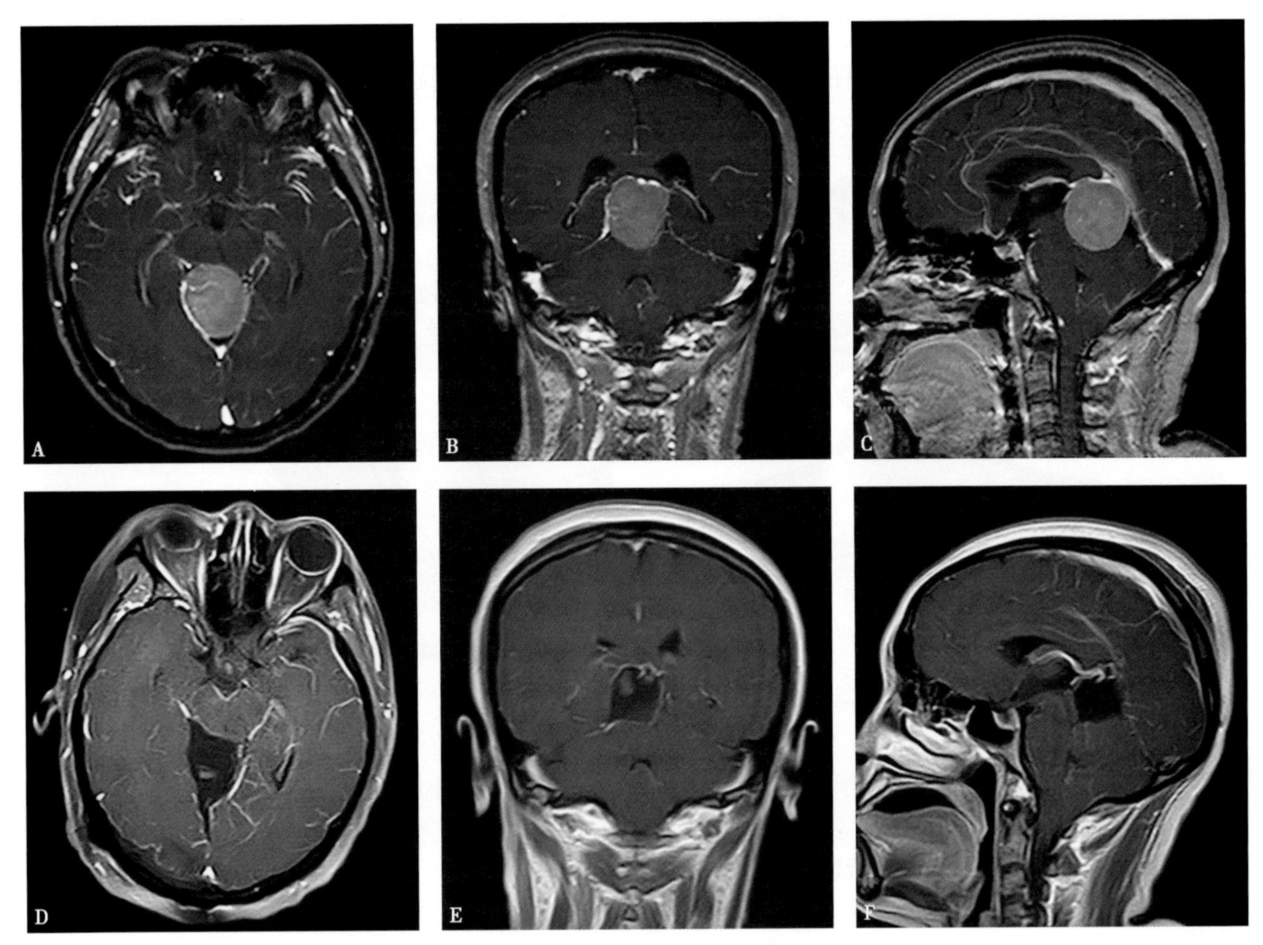

图 2-161　松果体区脑膜瘤

A～C. 术前 T_1 增强像 MRI；D～F. 术后复查 MRI。

3. 幕下小脑上入路

（1）概述：Krause 于 1926 年首先使用幕下小脑上入路切除颅内病变。但由于显微技术的限制，直到 1971 年该手术入路才被 Stein 重新用于松果体区病变切除并进行了详细的阐述。自此，该手术入路被很多神经外科医师接受广泛用于松果体区病变的切除。该入路常规是沿着中线部位进行松果体区病变切除，小脑会得到不同程度的牵拉，会损伤中线部位小脑蚓部桥静脉，并且由于受到小脑幕角度与小脑蚓部突出结构的影响，不能充分暴露松果体区下方及侧方病变。许多学者因此对经典的幕下小脑上入路进行改良，并就此提出了旁中线、外侧、远外侧幕下小脑上路各亚型。旁正中入路和幕下外侧入路已被报道用于切除松果体区病变，而幕下远外侧入路较多用于中脑后外侧病变的切除，但最近的研究表明通过邻近横窦与乙状窦的远外侧入路也可暴露松果体。国内外众多学者运用内镜技术对幕下小脑上入路及其各亚型进行解剖对比发现，不同的入路对松果体区的显露存在差异。

与经典幕下小脑上入路相比，上述亚型入路有以下优势：①对小脑的牵拉程度更低，多数不会伤及右侧优势的横窦和窦汇；②只在一侧小脑半球进行操作；③多能保护小脑蚓部桥静脉；④经小脑外侧的视线倾斜度更低，可为显露肿瘤下极提供更低的视线。然而幕下旁正中入路对术者手术技巧要求高，因为手术通道狭窄且很长。与显微技术相比，内镜技术可以更小的创伤对松果体区神经血管进行更好的显示，以及提供更好的操作视角，从而使得神经血管得到保护。内镜技术也可结合显微技术用于松果体区病变的切除，有学者利用内镜经侧脑室入路和幕下小脑上入路联合进行松果体区病变完整切除。因此可根据病变部位、生长方式及术者自身经验进行灵活术式选择，以及选用相关辅助技术。

经典幕下小脑上入路（图 2-162）主要适用于颅后窝病变、侵犯第三脑室后部的中线病变及压迫并推挤四叠体和小脑前叶移位的松果体区肿瘤。该入路的优点在于可避开覆盖于肿瘤之上的深静脉系统，后者不会妨碍手术操作。其缺点是对深静脉系统以上和丘脑枕以外结构难以暴露；小脑上间隙内连接小脑和幕、横窦或窦汇的桥静脉常因阻挡视野而需牺牲，加之对小脑的牵拉，易引起术后小脑肿胀；坐位时有发生空气栓塞的风险。

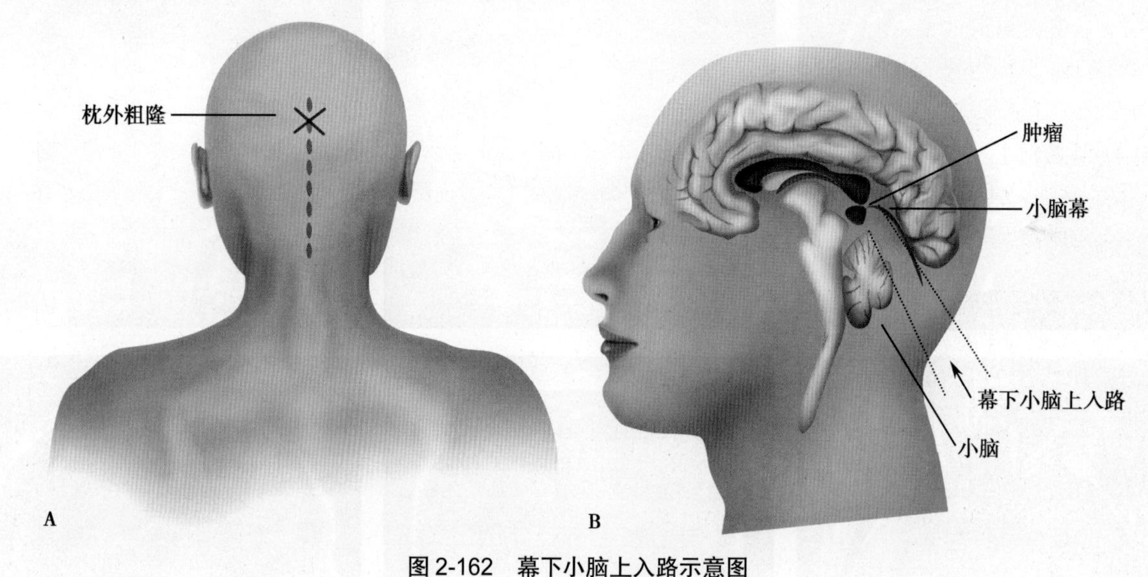

图 2-162 幕下小脑上入路示意图
A. 切口；B. 手术路径。

（2）适应证：该入路主要适用于向后生长并压迫和推挤四叠体和小脑前叶的松果体区肿瘤。

（3）手术方法

1）术前准备：术前准备如前所述。

2）麻醉及体位：采用全身麻醉。手术体位可采用坐位、俯卧位、侧卧位等。

3）手术操作程序

A. 开颅：取枕外隆突向下到颈 3、4 棘突做直切口，切口经过枕颈部肌肉，不需要将肌肉从颈 1 和颈 2 棘突上面剥离下来，亦不需要暴露枕骨大孔，向两侧撑开枕颈肌及筋膜，不破坏肌肉的连续性，显露枕下骨质。在窦汇上方及双侧横窦上方、中线部位枕骨大孔上方 1～2cm 处分别钻孔，铣刀锯下骨瓣，骨窗上缘确保越过横窦以保证手术器械可以操作及显微镜灯光可以深处照明。若颅后窝张力较高，可进行枕大池放液或者脑室穿刺引流以降低颅内压。Y 形切开硬膜并将硬膜翻向横窦一侧。

B. 暴露：为了显露幕下手术通道，轻微向下牵拉小脑，使其与小脑幕分离。除了小脑前中央静脉及岩静脉之外，位于小脑上表面与小脑幕或横窦之间的桥静脉可小心电灼后切断，小脑在轻微牵拉或者无牵拉状态自然下垂，顺利到达小脑幕切迹后，分离环池的蛛网膜与小脑的上缘，此时可见一灰白色的不透明膜覆盖于松果体区，为大脑大静脉池的蛛网膜，因病变导致其增厚、透明度下降。在接近小脑半球和蚓部表面处锐性切开增厚的蛛网膜可显露肿瘤的表面及深静脉系统。切开增厚的蛛网膜后可观察到大脑大静脉和大脑内静脉位于病变的上方，调整显微镜角度即可充分显露病变。

C. 肿瘤切除：肿瘤切除的具体原则如前所述，肿瘤有时与第三脑室、脑干、深静脉系统等重要解剖部位粘连紧密，因此在分离粘连时应格外仔细，小心锐性分离，动作轻柔，以免引起深静脉出血导致严重后果。当分离与脑干粘连紧密的病变时，应向上牵病变的上部分，直视下分离病变与深静脉及中间帆的粘连，最后取出病变。

D. 肿瘤切除后仔细止血，关颅同前所述。

4）手术要点

A. 大脑大静脉与大脑内静脉位于肿瘤上方，在分离切开增厚的蛛网膜时应动作轻柔，以免撕裂颅内大静脉系统导致出血，引发严重后果。

B. 小脑上蚓静脉位于松果体后方，术中注意保护。

C. 肿瘤暴露后应穿刺排除静脉瘤，如大脑大静脉瘤等。

D. 硬脑膜向上牵拉过度可能会影响横窦血流，术中应注意避免。

E. 术中应注意保护小脑上动脉。

F. 术中切除肿瘤及保护重要结构时应使用长的显微器械广泛切开蛛网膜，务必仔细辨认解剖平面。

G. 术中接近肿瘤深部时应保护好穹窿。

H. 在暴露病变的下极时，不宜过度向下牵拉小脑，以免引起脑干或者小脑损伤或者导致撕裂桥静脉引起出血或者空气栓塞。

【典型病例】

患者女性，24 岁，以“头昏 2 个月，加重 2 周”为主诉入院，入院后于全麻下行幕下小脑上入路切除病变，病理为脑膜瘤(图 2-163)。

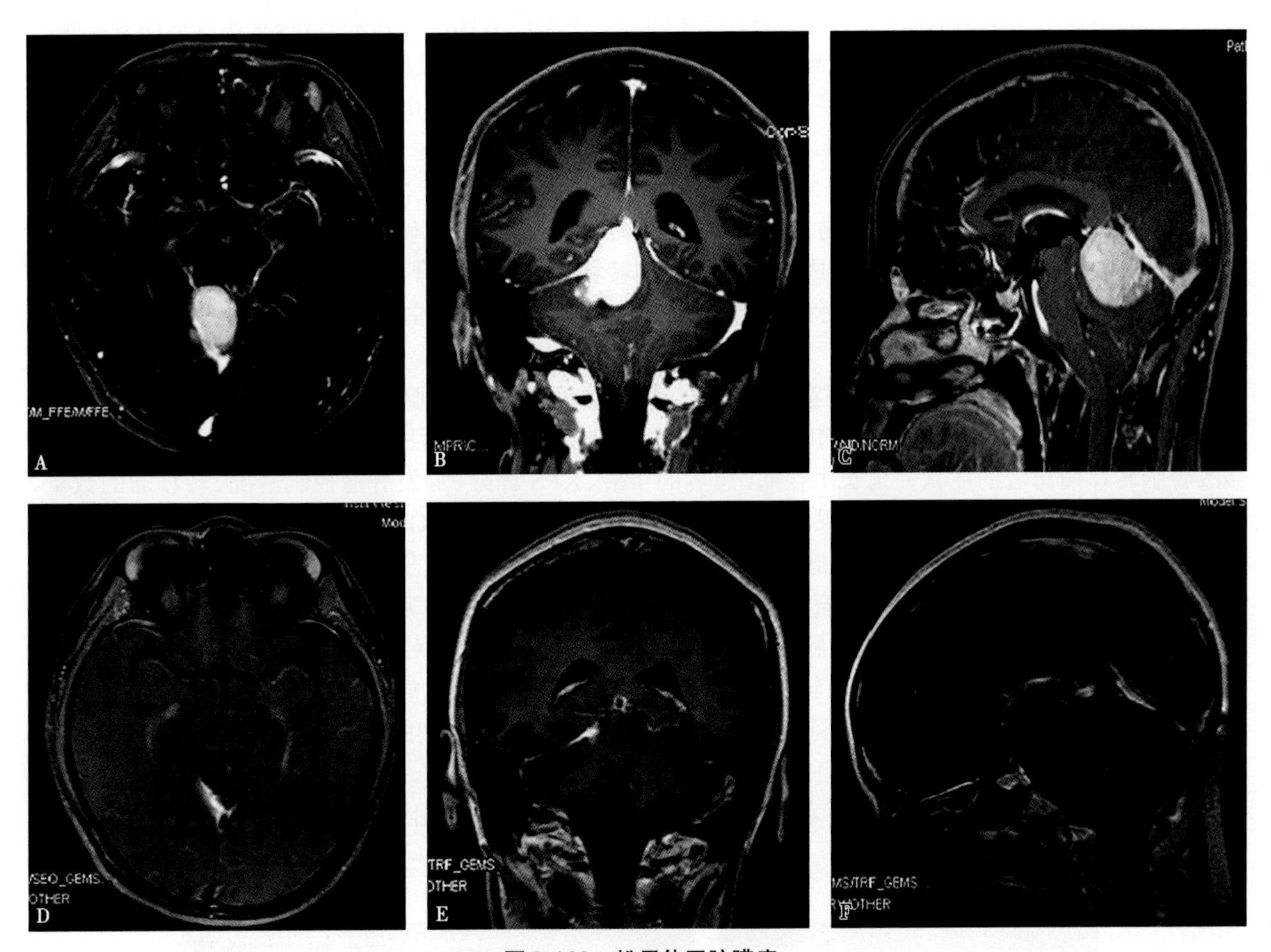

图 2-163 松果体区脑膜瘤

A～C. 患者术前 T_1 增强像的 MRI; D～F. 术后复查的 MRI。

4. 其他手术入路　除了上述三种常用的手术入路之外，根据肿瘤的生长方向、大小、累及范围可设计个体化入路切除松果体区病变。松果体区肿瘤向前生长的患者，特别是接近室间孔者可选用经额部侧脑室入路；松果体区肿瘤较大并使得侧脑室三角区内侧面呈球形隆起者可选用侧脑室三角区入路；向上生长并压迫胼胝体压部的松果体区病变可选用顶枕部经胼胝体入路。

(刘艳辉)

五、转移瘤

(一) 概述

脑转移瘤是指源于中枢神经系统以外的肿瘤细胞转移到脑组织的颅内常见恶性肿瘤。国外的统计结果显示，脑转移瘤年发病率为 8～11/10 万人，颅内原发肿瘤年发病率为 7.8～12.5/10 万人，脑转移瘤发病率已超过任何一种颅内原发肿瘤。成人比儿童肿瘤患者更容易发生脑转移，大部分患者的发病年龄在50～70岁。80%的转移瘤位于大脑，15%位于小脑，5%位于脑干，大致与各自的体积比相对应。成人脑转移瘤中以肺癌最常见，约占50%；儿童则以肉瘤和生殖细胞瘤多见。临床上有相当部分的患者找不到原发病灶，甚至有部分脑转移瘤手术后仍不能确定肿瘤来源。脑转移瘤常见于灰白质交界处，影像上有"小病灶，大水肿"的特点。CT和MRI检查能够显示转移瘤的部位、数量、范围和周围脑组织水肿及移位情况，而既往肿瘤病史及PET-CT检查有助于寻找原发病灶和评估全身其他器官转移瘤情况。

（二）临床表现

脑转移瘤可发生在原发肿瘤病程中的任何时间。一般呈亚急性起病，病程较短，病情进行性加重。颅内压增高是脑转移瘤最常见的临床表现，早期表现为晨起头痛、日间缓解、次日仍痛，这与患者体位改变、脑脊液回流引起的颅内压改变有关。有约1/4的患者早期出现视神经乳头水肿、发作性头痛等。晚期可伴有眼底出血，外展神经麻痹、意识障碍甚至昏迷、脑疝形成，这都是颅内压逐渐增高所致。转移瘤发生出血、坏死，病情可突然加重，呈卒中样发病。根据病变的部位也可出现局限性定位体征，如偏瘫、失语、偏身感觉障碍、眼震、共济失调等。

多发脑转移瘤、黑色素瘤脑转移常伴有癫痫的发生，黑色素瘤脑转移还易造成脑膜转移和蛛网膜下腔出血。肺癌、肾癌及绒癌脑转移易出血。乳腺癌和前列腺癌可造成硬膜下血肿。肺癌可形成囊性占位，偶见与脓肿伴发，还可见癌栓形成的脑栓塞。如转移瘤堵塞了脑脊液循环通路，可形成梗阻性脑积水。弥漫型转移瘤多见有脑膜刺激症状，甚至呈出血性或炎症表现，应注意与相应疾病鉴别。

（三）治疗

20世纪90年代，Patchell首次证实对于单发脑转移瘤，手术联合全脑放疗的效果优于单纯放疗，但截至目前还没有脑转移瘤手术治疗的前瞻性研究报道。国内外多个回顾性研究表明，手术在一定程度上能够改善脑转移瘤患者的症状并延长生存期，患者的年龄、KPS评分、原发肿瘤控制情况、转移瘤的数量、手术全切的可能性等是影响手术效果的主要指标。对于年龄<40岁、KPS评分>70分、原发肿瘤已切除或控制良好、颅内单发转移瘤或转移瘤位置可以达到全切的患者应积极争取手术治疗。

对于先后发现脑转移瘤与原发瘤的患者，一般应先切除原发病灶，后切除转移瘤。但对于颅内症状明显的患者，也可先行颅脑手术切除脑转移瘤，而后再切除原发病灶。对于原发病灶不能切除的患者，为缓解症状，延长生命也可只切除颅内转移瘤。对于单发转移瘤，如原发病灶已切除，患者一般条件好，未发现其他部位转移者，应及早手术切除病变，手术定位要准确，力争全切肿瘤。

多发脑转移瘤特别是转移瘤数目大于3个者一般不首选手术治疗，但如果患者高颅内压明显，为延长患者生命和改善生活质量，也可手术切除占位大的"责任肿瘤"，待颅内高压缓解后，再行放、化疗等综合治疗（图2-164，图2-165）。

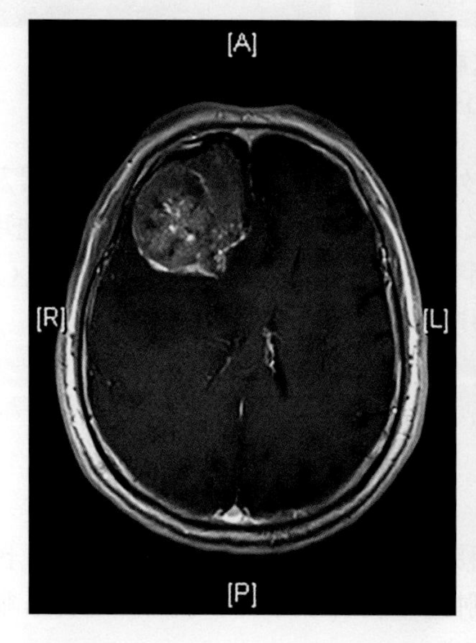

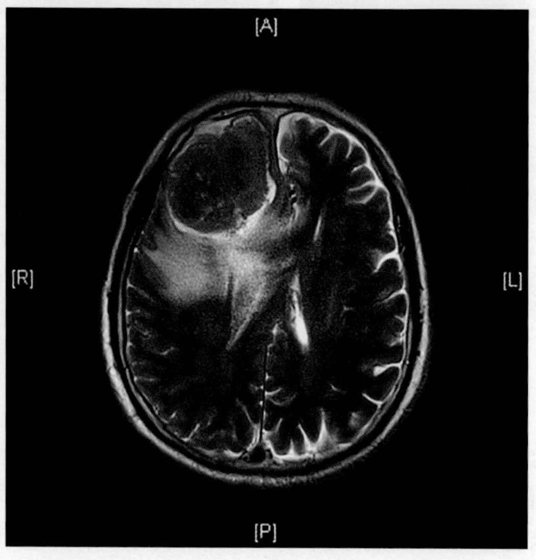

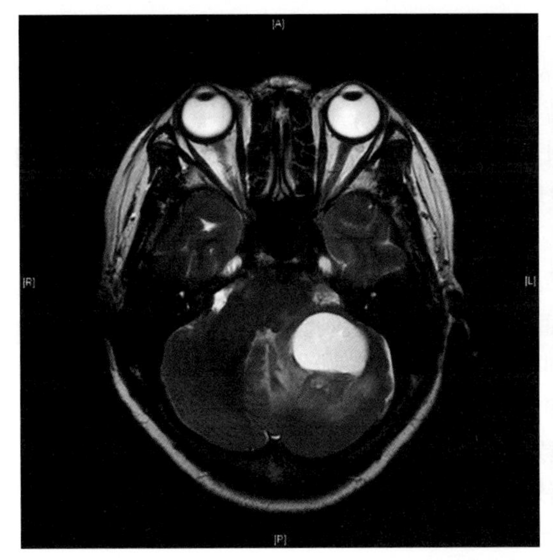

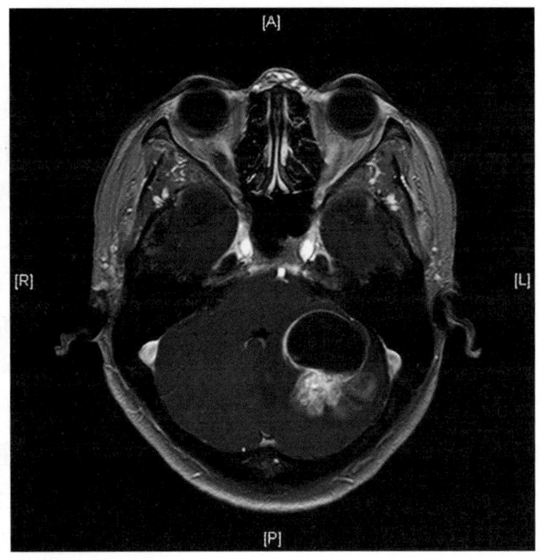

图 2-164　转移瘤 MRI

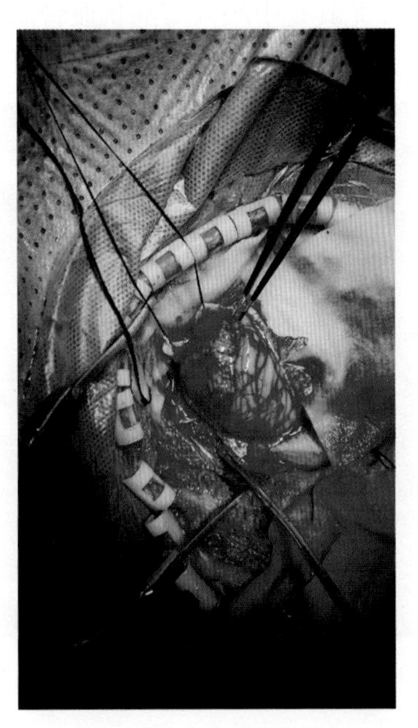

图 2-165　转移瘤术中

（王　剪）

六、海绵状血管瘤

（一）概述

海绵状血管瘤是指由众多薄壁血管组成的海绵状异常血管团，这些畸形血管紧密相贴，血管间没有或极少有脑实质组织。海绵状血管瘤并非真性肿瘤，按组织学分类属于脑血管畸形，因其形状像肿瘤、剖面呈类似海绵的蜂窝状而得名。海绵状血管瘤中的异常血管团供血动脉和引流静脉为正常管径的血管，瘤内的血液流速缓慢，故脑血管造影不能显示畸形血管团病灶。瘤内血流缓慢使得畸形血管内容易形成血栓和钙化。此外，海绵状血管瘤血管壁由单层内皮细胞组成，缺少肌层和弹力层，造成淤积的血液容易破出血管腔。以上这两个特点导致了脑内海绵状血管瘤最典型的临床特点：反复自发性小量出血和瘤内有含铁血黄素沉积和钙化点。海绵状血管瘤可发生在中枢神经系统的任何部位，如脑皮质、基底节和脑干等部位（脑内病灶），以及中颅窝底、视网膜和头盖骨等部位（脑外病灶）。约 19% 的病例为多发病灶，多发海绵状血管瘤的患者常合并有身体其他脏器的血管瘤病灶。CT 和 MRI 是诊断颅内海绵状血管瘤的主要检测手段。

（二）临床表现

海绵状血管瘤因病灶部位不同而有不同的临床表现，常见有癫痫、出血、头痛、进行性神经功能障碍等。出血是脑内海绵状血管瘤最重要的特征，占位效应是脑外病灶最主要的表现。癫痫是海绵状血管瘤最常见的临床症状，其可能的病理生理机制包括：病灶常位于大脑皮质；病灶周围脑组织因胶质细胞增生产生钙化；微小出血引起的含铁物质聚集或红细胞破坏引起的色素扩散。

（三）治疗

海绵状血管瘤是一种进展性疾病，一项发表在 *The Lancet Neurology* 杂志的 Meta 分析发现，位于脑干部位及表现为颅内出血或新发局灶性神经系统缺损症状的颅内海绵状血管瘤患者脑出血的风险最高。手术切除病灶是治疗海绵状血管瘤的首选方法，对个别不合适手术的病例立体定向放疗也是可选的治疗手段。主要的手术指征包括病灶反复少量出血、癫痫和重要功能区的占位效应。而对于偶然发现的很小的深部病灶，可以随访观察；一旦有明确出血史，或癫痫发作史均应积极手术治疗。若病情条件允许，手术时机一般建议在出血后 10 天到 4 周期间手术。相对表浅的脑内海绵状血管瘤在手术切除时需同时切除病灶周围的含铁血红蛋白层，以减少癫痫发作。而对于位于深部重要功能区者，可根据术中情况保留含铁血红蛋白层（深部者极少因此导致癫痫），以免加重术后神经功能损害。脑内海绵状血管瘤病灶血流缓慢，手术切除时出血较少；而脑外海绵状血管瘤，尤其是中颅窝海绵状血管瘤，由于局部结构复杂，出血损伤的风险极高，术前需进行充分的影像学评估，必要时术前介入阻断主要供血动脉（图 2-166，图 2-167）。

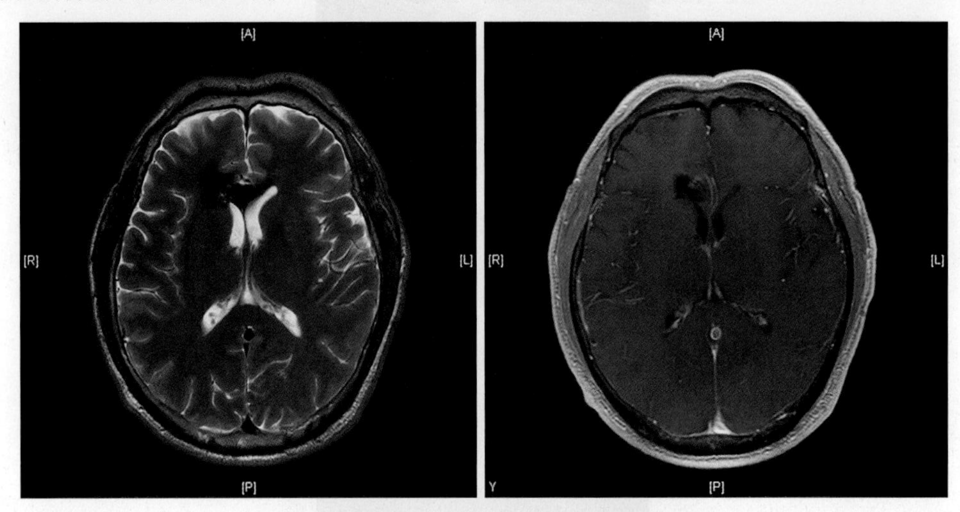

图 2-166　海绵状血管瘤 MRI

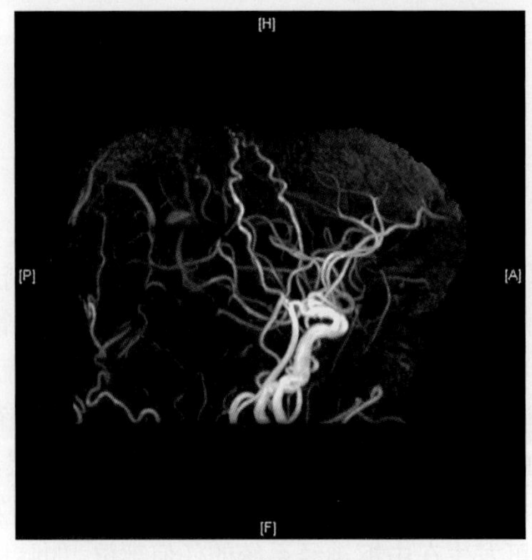

图 2-167　海绵状血管瘤 MRA

（王　翦）

七、淋巴瘤

（一）概述

中枢神经系统淋巴瘤可分为继发性和原发性两类，继发性是指非霍奇金淋巴瘤（non-Hodgkin lymphomas，NHL）累及中枢神经系统。原发性中枢神经系统淋巴瘤（primary central nervous system lymphoma，PCNSL）是指局限于中枢神经系统（central nervous system，CNS）的淋巴瘤。与继发性中枢神经系统淋巴瘤常弥漫性侵犯软脑膜不同，PCNSL 多见于脑实质。PCNSL 占颅内肿瘤的 1%～5%，占全部 NHL 的比例低于 1%，但近年有明显升高的趋势。本病 90% 以上属于弥漫大 B 细胞淋巴瘤，仅有约 2% 起源于 T 淋巴细胞。

（二）临床表现

临床上以 60 岁左右老年人常见，男性稍多。国外 AIDS 相关的 PCNSL 发病率较高，多见于中年男性患者。儿童发病率低，平均年龄 10 岁，多伴随有先天性免疫缺陷病。PCNSL 常累及四个部位：脑实质（30%～50%）、软脑膜（10%～25%）、眼球（10%～25%）及脊髓。类似于大多数颅内占位病变，患者症状多由病变部位、肿瘤的占位效应所决定。PCNSL 好发于脑室周围白质、基底节、胼胝体。与颅脑肿瘤表现相似，最常见的症状是头痛、性格改变，可出现颅内压增高。局部神经功能缺失和癫痫症状也会出现。从症状出现到明确诊断平均时间为 2～3 个月。CT/MRI 等影像学检查仅仅能够提示 PCNSL（图 2-168），可靠的诊断需要有组织病理依据。

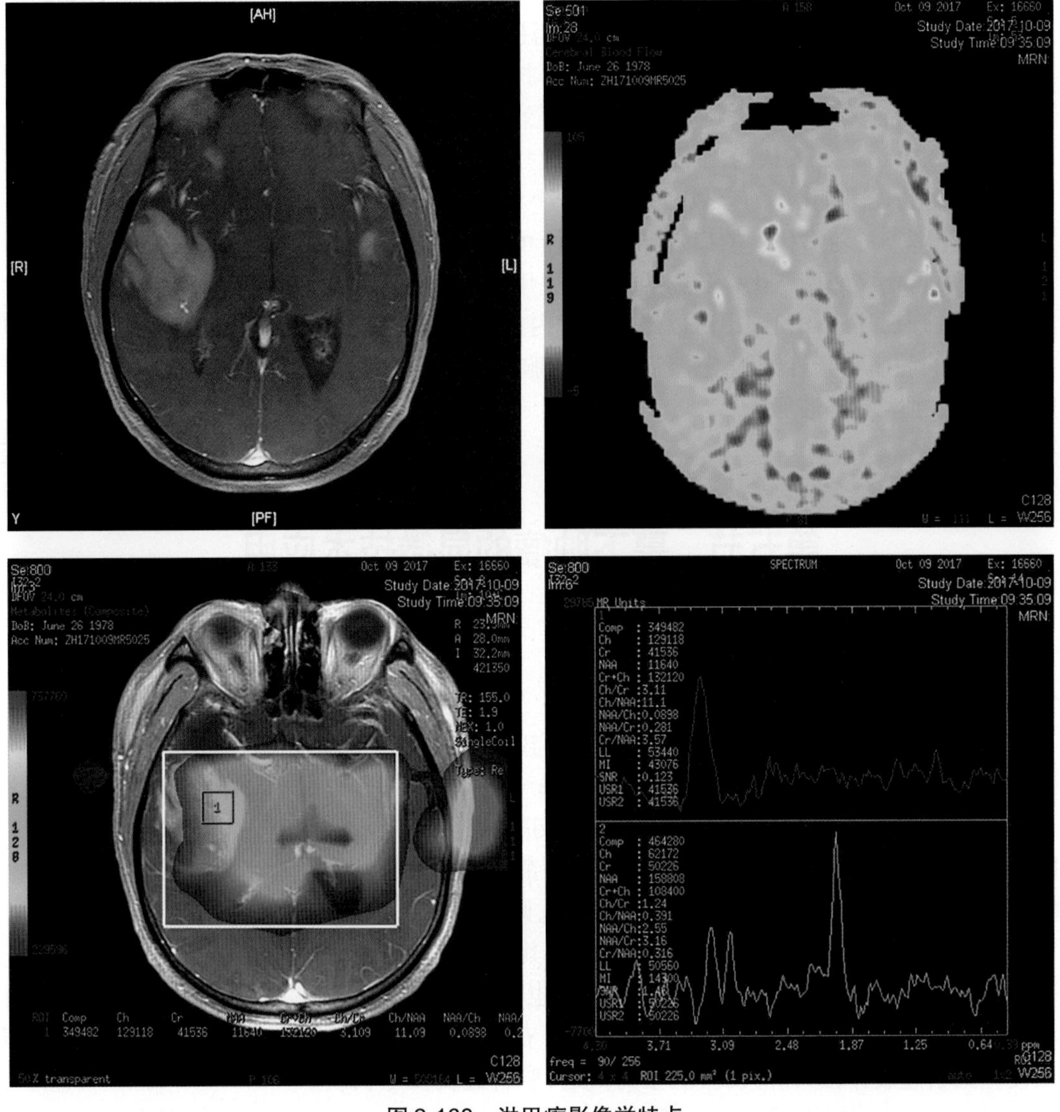

图 2-168　淋巴瘤影像学特点

（三）治疗

1. 手术　手术对PCNSL患者的价值在于诊断，在治疗上帮助不大。手术仅局限于立体定向活检和占位效应引起急性脑疝时的减压手术。在术前没有诊断为PCNSL的患者，如果术中已取得足够多的组织并能确诊为PCNSL，则应停止继续手术切除。偶可见梗阻性脑积水的患者，应及时行分流术。Henry报道单纯切除肿瘤的中位存活期为4.6个月，而Murray报道单纯切除肿瘤者中位存活时间仅1个月，也有统计认为手术切除淋巴瘤是预后不良因素之一。

2. 类固醇激素　PCNSL对类固醇激素非常敏感，这是由于淋巴瘤细胞存在糖皮质激素受体，能诱导凋亡，可在应用激素后数小时至数天内导致细胞溶解和肿瘤缩小，这种效果与地塞米松减轻肿瘤相关的血管源性水肿不同。但肿瘤体积减小是暂时的，在几个月后或停药后很快复发。至少60%的PCNSL的患者对地塞米松部分或完全有效。如果类固醇激素在组织学活检之前停用，那么在获取组织检查之后应尽快使用，以减少神经系统症状。

3. 联合治疗　PCNSL对放疗十分敏感，全脑放疗是主要的治疗手段。放疗后大多数肿瘤在短期内缩小甚至消失。PCNSL术后放疗患者的生存期为11.5～42个月，中位生存时间仅为17个月。单独采用放疗的5年生存率为3%～7%。

化疗也是PCNSL的主要治疗措施。大样本的临床资料表明，化疗能显著提高PCNSL的中位生存期至40个月，因而化疗的作用日益受到重视。甲氨蝶呤（MTX）是目前公认的PCNSL早期治疗首选用药。MTX与其他药物组成联合化疗方案可提高疗效，常用药物为大剂量阿糖胞苷（Ara-C）。Ara-C是仅次于MTX的有效药物，容易穿透血-脑脊液屏障，静脉滴注后40%通过血-脑脊液屏障。容易通过血-脑脊液屏障的其他药物如塞替派、盐酸丙卡巴肼、卡莫司汀、托泊替康等对NHL有效，可用于PCNSL的二线治疗。

目前公认化疗联合放疗比单独化疗和放疗的疗效好得多，5年生存率可达20%～30%。实施放化疗的先后顺序尚存在争论。一般认为化疗应安排在放疗前进行，主要理由包括：放疗使血管内皮细胞增殖及诱导肿瘤细胞耐药，影响化疗的疗效；放疗后给予HD-MTX增加脑白质病变的发生概率；放疗常在短期内使病灶迅速消失，对随后化疗的疗效难以判断；可在早期发现对化疗不敏感者，对于这类患者可以选择放疗，放疗后不再化疗或调整化疗药物；放疗前先用甲氨蝶呤，可减少神经毒副作用发生的风险。先行放疗的好处是：放疗后肿瘤体积缩小可以改善瘤体内血管分布，增加药物对残存肿瘤细胞作用的机会；放疗后期少数存活的肿瘤克隆性细胞增生活跃，对细胞周期特异性药物的敏感性提高；放射线能够破坏化疗药不容易通过的血-脑脊液屏障。

（王　翦）

第五节　幕下肿瘤的显微技术应用

一、小脑肿瘤

（一）小脑星型细胞瘤

1. 流行病学特点　小脑星形胶质细胞瘤发病率较低，约占小脑所有肿瘤的28%，排第二位（仅次于髓母细胞瘤）。发病年龄段主要在青少年，儿童占70%～80%。大部分小脑星形细胞瘤组织学是良性的，其预后要比其他大多数颅内肿瘤好，且有机会得到全切除。

小脑星形细胞瘤可发生于小脑的任何部位。儿童绝大多数起源于小脑蚓部，可逐步侵犯小脑半球和脑干，约占15%的肿瘤发生于小脑半球部位；而成人则常发生于小脑半球。

2. 临床表现　小脑星形细胞瘤通常生长缓慢，其临床症状呈隐匿性进展，头痛和共济失调是小脑胶质瘤两个最常见的症状。头痛可由肿瘤占位引起，也可由继发的脑积水引起颅内高压症状。头痛经常在枕部，可伴恶心、呕吐。有时颈部僵硬，有些患者可有眩晕，小脑中线受损可产生躯干性共济失调，而小脑半球受侵犯则引起肢体性共济失调、肌张力减退、脑神经受损症状。

3. 影像学表现　小脑星形细胞瘤在影像上亦无特异性征象。CT扫描主要表现为低密度或等密度，边界较清，半数肿瘤有大小不同的囊性病变，较少出现壁结节影像；钙化少见。CT 增强扫描后部分病例没有强化，少部分病例呈均匀、不均匀、结节样或环状强化。病变周围水肿很轻甚至无水肿出现。MRI 扫描大部分病例表现 T_1 低信号、T_2 高信号，少数混杂信号。增强 MRI 扫描，大部分表现为均匀、结节状或环状强化影像，少数无强化表现。肿瘤周围水肿较轻，占位效应较明显。

4. 分型　毛细胞型星形细胞瘤（WHO Ⅰ级）、非毛细胞型星形细胞瘤（包括 WHO Ⅱ级星形细胞和间变性星形细胞瘤），其中毛细胞型星形细胞瘤占大部分。

根据肿瘤影像学表现、术中所见的形态学改变和病理结果，将小脑星形细胞瘤分为实质型、瘤在囊内型和囊在瘤内型三型。①实质型：肿瘤没有明确的边界，无或有小的囊变，瘤体不均匀强化，瘤体周围可有轻度的水肿；②瘤在囊内型：在一个大的囊腔的内（多数在边缘）有较大的实体性肿瘤结节，囊壁光滑无增强，瘤体周围无明显水肿表现；③囊在瘤内型：肿瘤内有一个或多个较大的囊变，囊壁较厚、有明确的强化，瘤体周围无水肿表现。

5. 治疗　因大部分小脑肿瘤为毛细胞型星形细胞瘤，故其生长缓慢，诊断时直径多 >5cm，病理上肿瘤境界多清楚。手术切除是小脑星形细胞瘤最主要的治疗手段，小脑星形胶质瘤手术治疗效果较大脑半球好，毛细胞型星形胶质细胞瘤完全切除后 5 年生存期可达 90%。而对于部分侵袭脑干的肿瘤，真正做到全切除比较困难，另外手术并发症多，一直是神经外科领域的棘手问题之一。目前，多数学者认为能够全切除的毛细胞星形细胞瘤不需要放疗或化疗；对于间变星形细胞瘤及胶质母细胞瘤（WHO Ⅲ级和Ⅳ级），术后放化疗可以延长术后存活期。

（1）手术入路：多采用侧俯卧位或俯卧位，也有些神经外科医师喜欢坐位，采用坐位时手术区的血液会依靠重力的作用自动流出，缺点是增加了空气栓塞的概率。取侧俯卧位（图 2-169），病变侧多朝上，患者在手术床上应尽量靠近术者，上半身抬高，颈部前屈，下颌距胸前约 2 横指。取俯卧位时，头部向前屈曲约 20°，手术床靠颅侧抬高约 20°（这可使枕区域与地面平行）。

近中线小脑半球和小脑蚓部肿瘤采用枕下后正中直切口，切口上端起自枕骨粗隆上 2cm，下端达 $C_{2\sim3}$ 水平。如病变位于单侧小脑半球，切口可相应向病变侧外拐。切开头皮后，用单极电刀严格依颅后窝中线切开，用单极电刀沿骨膜下向两侧分离肌肉，并用牵开器撑开。如需剥离寰椎表面肌肉，应紧贴寰椎骨面，可采用剥离子或电刀分离，中线向外分离宽度 2.0cm，当分离至静脉丛或椎动脉切迹时应小心勿伤到椎动脉。一般不需咬除寰椎后弓，当病变位置较低时，可适当咬除寰椎弓，若出现静脉丛出血，可用明胶海绵压迫或双极电凝止血（图 2-170）。

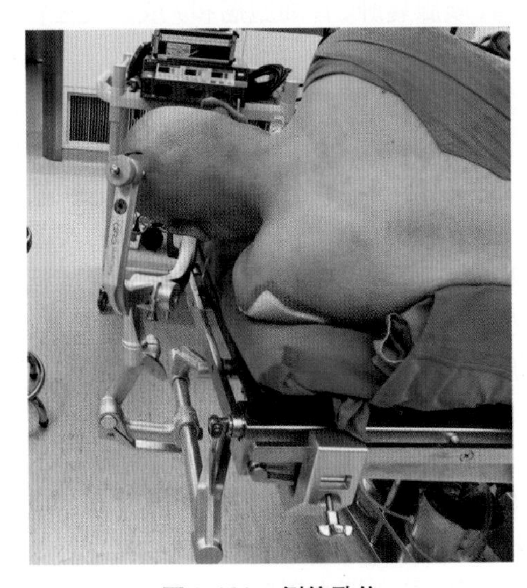

图 2-169　侧俯卧位

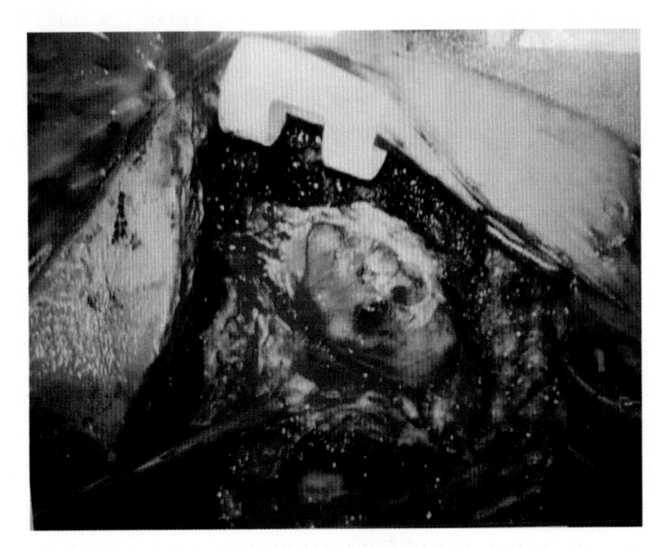

图 2-170　骨窗范围

目前多采用铣刀开颅，术后根据情况酌情还纳骨瓣。可在中线旁两侧紧靠横窦下各钻一个孔，两边分别用铣刀铣到枕骨大孔，最后铣开或磨钻磨除两个孔之间的骨质。若不具备高速颅钻，也可钻孔后用咬骨钳咬除枕骨鳞部。因靠近横窦和窦汇处的颅骨较厚，可多处打孔或者高速磨钻磨薄再行咬除。骨窗四周出血涂上骨蜡。硬脑膜外出血可铺条形明胶海绵。

剪开硬膜前，如颅内压高，可快速静脉滴注甘露醇、过度通气使 CO_2 分压维持在 30mmHg 左右等，在枕大孔处硬膜剪开一小口，打开枕大池缓慢释放脑脊液，待颅内压下降后再 Y 形剪开硬脑膜，枕窦出血予以缝扎。

（2）肿瘤切除：观察双侧小脑半球是否对称，皮质颜色有无异常。大部分小脑半球星形细胞瘤生长在小脑表面，为黄色或灰褐色组织，形状不一，能够很容易与周围正常脑组织区分。如果肿瘤位置较深或较小，可根据术前影像学定位，或术中使用超声探查定位肿瘤。

切除肿瘤应在显微镜下进行，对于实质性毛细胞型星形细胞瘤可有明确的假包膜，这使其和周围小脑组织容易区分。如果病变和周围脑组织无明确边界，可沿病变周围水肿带先分离，并用明胶海绵保护好分离界面，再完整或分块（大肿瘤）切除肿瘤。一些星形细胞瘤会有囊性变，囊壁如何处理主要依靠影像学特征和显微镜下直接观察。囊壁如果术前影像无强化，术中显微镜下见其透明，那么囊壁一般不是肿瘤，可不予切除。如果囊壁术前影像提示明显厚壁强化，则考虑囊壁为肿瘤成分，术中显微镜下应将囊壁完全切除。若肿瘤累及第四脑室，切除肿瘤至第四脑室顶壁时，会有大量脑脊液涌出，这时应该用脑棉片挡住第四脑室中脑导水管口，防止血液或肿瘤细胞内流。第四脑室底明确暴露后，第四脑室内肿瘤应小心分块吸除，与第四脑室底边界不清无法分离时，可酌情予以残留薄片肿瘤。

（3）关颅：肿瘤切除后应彻底止血，可采用自体筋膜或人工硬膜严密修补缝合硬脑膜，硬脑膜缝合不严，术后会出现枕部皮下积液、切口脑脊液漏、切口感染等。颅骨可用颅骨锁或者连接片复位固定，恢复颅腔的生理状态。头皮切口逐层严密缝合。

（二）血管网状细胞瘤

1. 流行病学特点　血管网状细胞瘤（hemangioblastoma，HB），又称血管母细胞瘤（angioreticuloma，ARM），归类为中枢神经系统的良性肿瘤，WHO Ⅰ级。血管网状细胞瘤占颅内肿瘤的 1.5%～2.5%、占颅后窝肿瘤（小脑、脑干和脊髓）的 7%～8%，约 76% 的 HB 位于小脑。多见于成年人，男性比女性发病率高。临床上可把血管网状细胞瘤分为散发型和家族型两种类型。大约 75% 的血管网状细胞瘤为散发型，散发型的平均发病年龄为 40～50 岁。家族型血管网状细胞瘤属 VHL 病范畴，常染色体显性遗传，13.0%～16.7% 的血管网状细胞瘤有家族史，诊断平均年龄在 20～30 岁。VHL 病相关基因位于 3P25-26 区，该基因具有典型的抑制基因特点，VHL 病基因突变、缺失、重组异常都会使携带者易罹患多器官的肿瘤。VHL 病除累及中枢神经系统外，还有视网膜血管网状细胞瘤、胰腺囊肿、肾细胞癌和 / 或多发性肾囊肿等病变。

2. 病理生理　血管网状细胞瘤的确诊依赖于病理诊断。大囊小结节型大体上肿瘤呈囊性，囊腔内有大量淡黄色液体或者黄褐色透明液体，液体含蛋白质很高，囊内可见附壁结节，呈淡红色，与周围脑组织界限清，囊壁即为小脑组织，肿瘤结节血供丰富，可呈暗红色，有陈旧性出血时呈铁锈色。实质型与大囊小结节型的瘤结节性质相似，有着丰富的血管。组织学上肿瘤由丰富的成熟毛细血管网及基质细胞两种结构组成，包含血管内皮细胞、周细胞、肥大细胞和基质细胞。毛细血管网是肿瘤的反应性增生表现，基质细胞才是肿瘤的真正成分。单层扁平的血管内皮细胞围成毛细血管管壁，其细胞质淡染，细胞核呈短梭状；血管壁周围可发现细胞核呈圆形或卵圆形的周细胞，胞质较少；较大的基质细胞位于血管之间，细胞质边界模糊，富含类脂质，呈空泡状或泡沫样体，细胞核通常大而不规则，染色质粗而深染。

3. 临床表现　血管网状细胞瘤的症状主要为局部脑组织受压所引起。多表现为慢性颅内高压所引起的症状，同时症状也取决于肿瘤所在部位。小脑肿瘤首发症状多为头痛、头昏、共济失调或步态不稳等症状，若肿瘤位于小脑蚓部或小脑半球内侧，肿瘤常常压迫第四脑室，导致颅内压升高，若囊内急性增大或者内囊出血，可致梗阻性脑积水致急性颅内压增高；肿瘤累及脑干常表现为饮水呛咳、吞咽困难或四肢麻木乏力。

根据病理及影像学表现，中枢神经系统血管网状细胞瘤常分为大囊小结节型、单纯囊型和实质型 3

种类型。大囊小结节型最常见，多发生于小脑半球，约占80%；单纯囊型少见；实质型则好发于中线部位的脑桥和延髓，其次是小脑半球和脑桥小脑三角。实质型血管网状细胞瘤病程较长，生长缓慢；而大囊小结节型或单纯囊型病程较短，生长较快，若内囊出血，可表现为急性发病。

4. 影像学表现　血管网状细胞瘤诊断主要根据影像学检查。头部CT、头颅MRI平扫+增强是目前本病的主要诊断方式，其中MRI检查特别是增强扫描尤其重要。

大囊小结节型：CT平扫显示肿瘤呈圆形或类圆形较为均匀低密度影，结节位于囊的边缘，呈等密度或稍低密度，增强扫描结节明显强化，囊无明显强化。MRI平扫 T_1 囊性部分呈低信号，略高于脑脊液，T_2 囊性部分呈高信号，典型表现为注射增强剂后瘤结节明显增强（图2-171）。

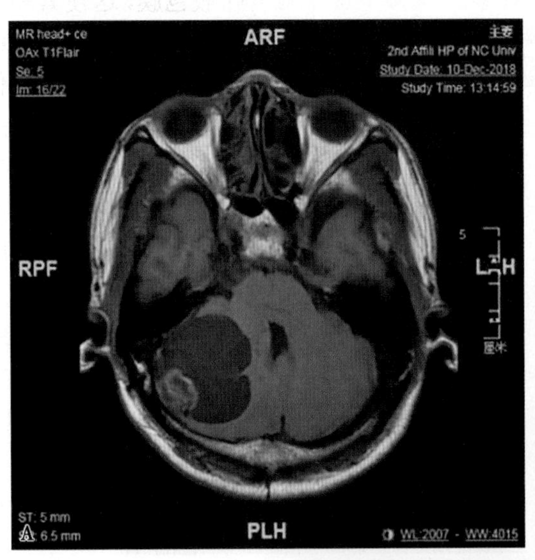

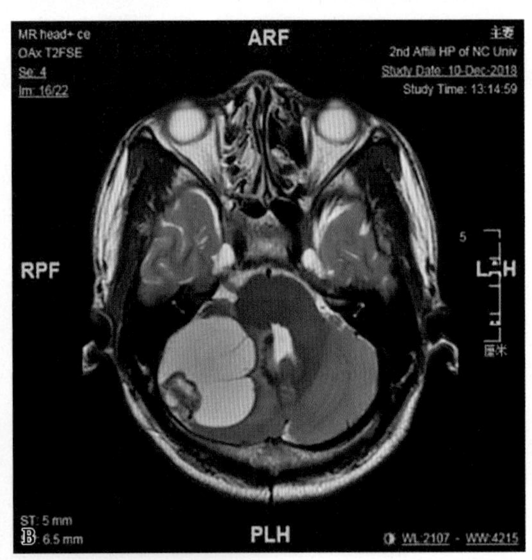

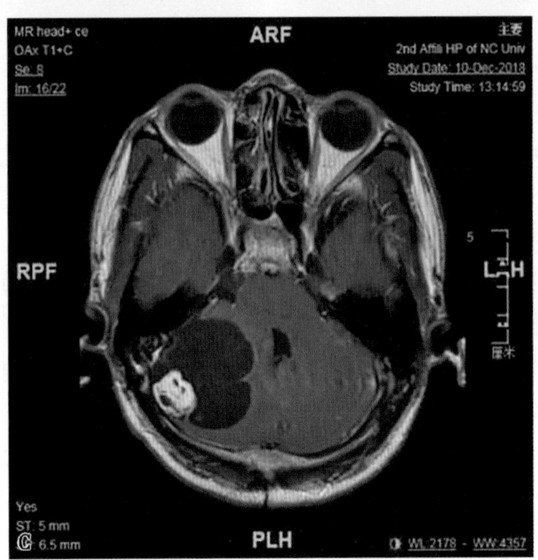

图2-171　大囊小结节型血管网状细胞瘤

A. 水平位MRI T_1 加权像；B. MRI T_2 加权像；C. MRI增强，瘤结节明显增强，囊无强化。

实质型：CT平扫显示脑内圆形或类圆形不均匀高密度，增强扫描呈明显均匀强化。头颅MRI平扫见 T_1 略低信号、T_2 高信号，注射增强剂后增强后明显强化，且瘤周有时可见迂曲条状的血管流空影（图2-172）。

DSA检查可显示一团不规则细小的血管网，有时能显影供血肿瘤的大血管。

5. 诊断与鉴别诊断　本病需与毛细胞型星形细胞瘤、单发转移瘤、髓母细胞瘤、动静脉畸形、蛛网膜囊肿等相鉴别。

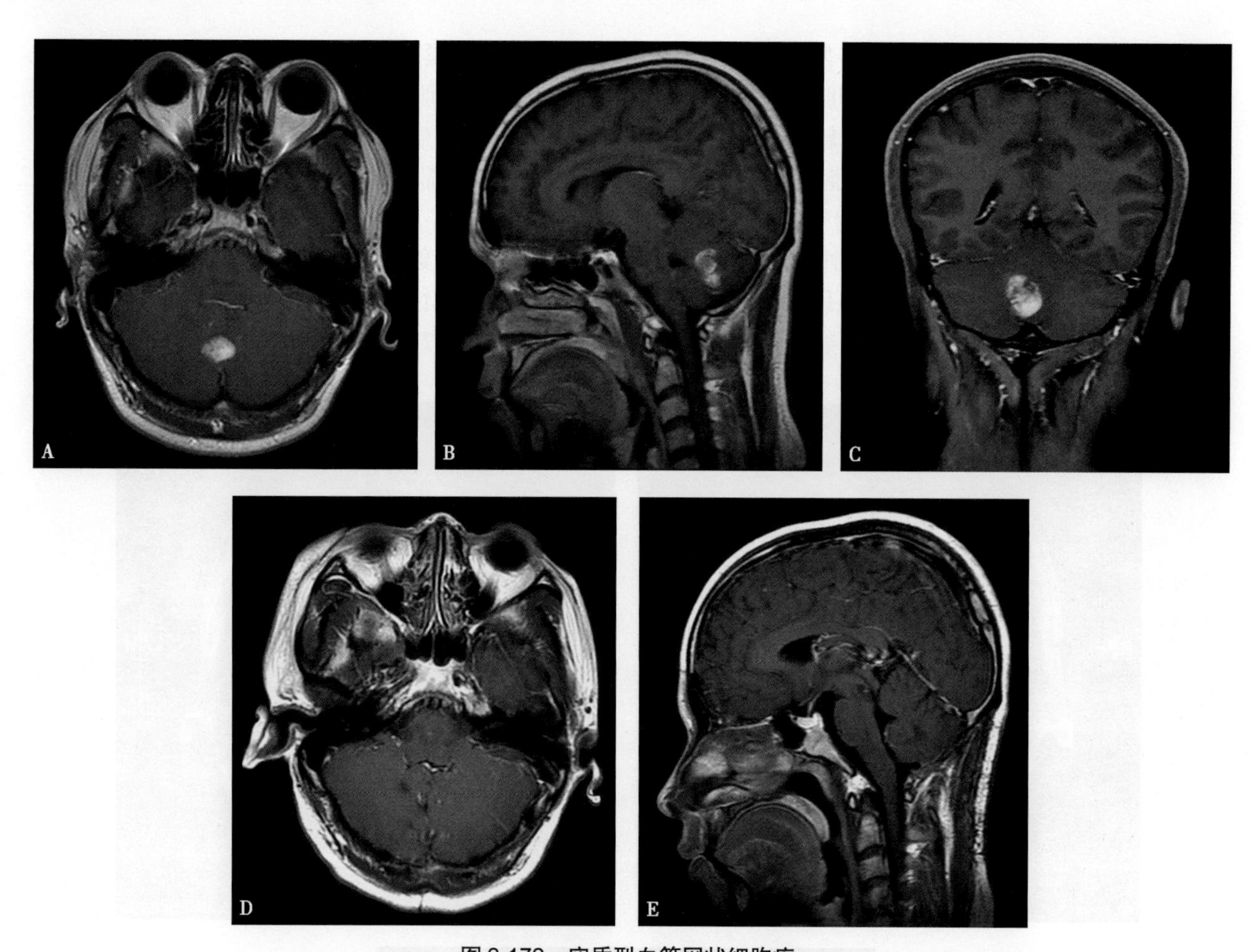

图 2-172 实质型血管网状细胞瘤

A～C. 术前影像学表现（水平位、矢状位、冠状位）；D、E. 术后影像学表现（水平位、矢状位）。

毛细胞型星形细胞瘤：毛细胞型星形细胞瘤更常发生于小脑蚓部，也可见强化的瘤结节，但瘤结节较大，基底较宽，有时可见钙化，MRI 增强信号较血管网状细胞瘤的瘤结节弱。另外，血管网状细胞瘤好发于成年人，而毛细胞型星形细胞瘤多见于青少年。

单发转移瘤：小脑转移瘤好发于中老年人，瘤周见明显水肿，呈小结节大瘤周水肿，增强后病灶呈结节状或环状强化，多有原发肿瘤病史，较易鉴别。

髓母细胞瘤：髓母细胞瘤恶性程度高，主要发生于儿童及青少年，病程短，发展快，好发于小脑蚓部，突向第四脑室，肿瘤信号较均匀一致，DWI 多明显受限，强化明显但不均匀，髓母细胞瘤早期可出现种植转移；实质型细胞母细胞瘤为良性肿瘤，病程长，发展慢，瘤周可见血管流空影典型表现，增强较髓母细胞瘤更明显，DWI 不受限。

动静脉畸形：多位于大血管供血的皮髓交界区，既有异常的供血动脉，又有粗大的引流静脉，常伴有出血或钙化。DSA 检查可鉴别诊断。

蛛网膜囊肿：颅后窝常见为枕大池囊肿，无增强结节，多位于中线部位，属于脑外病变，邻近脑组织受压移位明显，MRI 各序列中与脑脊液信号相似，容易鉴别。

6. 治疗

（1）保守治疗：对于肿瘤位于重要功能区域或者无法进行手术切除，可考虑选择立体定向放疗或常规放疗。至今尚无特效药物治疗血管网状细胞瘤。

（2）手术治疗：散发型血管网状细胞瘤通常是单发的，手术切除是首选治疗方法。当肿瘤侵犯重要结构，或者观察到肿瘤有进展或神经功能缺损时，应考虑手术干预。

对于 VHL 病相关的血管网状细胞瘤，虽然手术能完整切除零星血管网状细胞瘤，但肿瘤容易复发。

对于有症状的病变、生长速度加快的病变或近期可能危及重要神经结构的VHL病相关的小脑血管网状细胞瘤，手术切除仍是首选。

手术要点：

对于囊型肿瘤，治疗应遵循先排除囊液和再切除瘤结节的原则，单纯地排除囊液行囊内减压治疗只能缓解患者的临床症状，肿瘤仍可复发。因此，术中应仔细寻找瘤结节，切勿遗漏，以免导致肿瘤的复发。首先打开囊肿释放并吸出囊液，然后在囊壁内侧面仔细寻找瘤结节，瘤结节一般为血供丰富的樱桃红色，切除瘤结节时不可直接触碰，或者试图分块切除，应在瘤周距结节适当距离环形完整游离供血动脉、后离断回流静脉，最后予以完整切除，肿瘤囊壁常是被压缩的小脑组织，没有必要予以切除。

对于实质型肿瘤，手术应先处理供血动脉，再游离肿瘤，最后处理引流静脉，也就是严格遵循切除颅内动静脉畸形的原则。过早地阻断引流静脉将导致瘤体肿胀或出血，因此，手术过程中正确判断供血动脉、过路动脉及引流静脉非常重要；切勿在未处理供血动脉时，分块切除肿瘤造成大出血。

另外，对于肿瘤位置较深，预计行开颅手术难以充分暴露全部肿瘤和供血动脉，或者发现供血动脉有多条且与肿瘤密切相关，预计难以有效控制供血动脉，还可以行术前肿瘤供血动脉栓塞治疗，减少术中肿瘤出血，利于手术操作，有助于全切肿瘤。

7. 预后　血管网状细胞瘤虽为良性肿瘤，但因其血供丰富，手术有一定风险，死亡率在15%左右。对于散发型血管网状细胞瘤，82%～98%的患者症状将得到改善或达到稳定状态。血管网状细胞瘤即使全切，仍有一定概率复发，尤其是VHL病相关的血管网状细胞瘤更容易复发，可在原有部位或者远隔部位复发。

（祝新根）

二、第四脑室肿瘤

（一）基本手术策略

第四脑室肿瘤是指原发于第四脑室或由邻近组织侵犯至第四脑室的肿瘤，多见于儿童和青少年。由于第四脑室周围毗邻重要的血管和神经，该部位手术难度大，术中易损伤后组脑神经、脑干及呼吸中枢。常见的四脑室肿瘤多为髓母细胞瘤、室管膜细胞瘤、脉络丛乳突状瘤、毛细胞瘤型星形细胞瘤及较少见的脑膜瘤和神经鞘瘤。

1. 第四脑室肿瘤手术入路选择　第四脑室肿瘤常见的手术入路为枕下后正中入路及枕下正中外拐入路。暴露肿瘤多采用小脑蚓部入路及小脑延髓裂入路或联合入路（小脑蚓部入路联合小脑延髓裂入路）。国外也有报道，小脑扁桃体裂入路切除第四脑室背外侧肿瘤取得不错的效果。

（1）小脑蚓部入路：临床传统选择小脑蚓部入路，此入路具有显露充分、手术路径短的优点，主要适用于第四脑室顶下半部肿瘤和第四脑室底接近中线的下半部肿瘤。其缺点在于对第四脑室外侧位置的暴露不甚理想，通过该入路手术，须将小脑蚓部切开并牵拉，可导致蚓部和周边小脑组织受损，造成患者出现术后小脑性缄默症、震颤等不良症状；加之不理想的暴露，可能造成外侧引窝部分肿瘤残存。

（2）小脑延髓裂入路：小脑延髓裂入路为第四脑室肿瘤较为适宜的路径，可充分暴露延颈髓交界到中脑导水管下口间位置。该入路方式暴露范围广泛，能够在一定程度上避免小脑蚓部的切开，可减少术后缄默症的发生率，但其缺点在于对位于第四脑室上界较中脑导水管开口高的肿瘤暴露难度大。

（3）联合入路：联合入路多用于肿瘤位置偏高及与脑干粘连紧密的肿瘤。位于第四脑室顶壁及侧壁的肿瘤常采用此入路。

2. 第四脑室肿瘤切除　第四脑室肿瘤病灶能否全切除主要取决于肿瘤起源。起源于第四脑室顶部和侧壁的肿瘤，宜实施全切术。起源于第四脑室底部的肿瘤，超过80%的患者也可实施全切术；但部分患者肿瘤与脑干紧密粘连，实施全切术较易损伤脑干，引起呛咳、声音嘶哑等并发症，重则产生呼吸系统障碍，造成患者窒息死亡，故此部位肿瘤宜予次全切除。

3. 手术技巧及并发症的防治

(1) 解除脑脊液循环梗阻，最大限度地安全切除肿瘤：第四脑室脑干背侧肿瘤的手术原则既要做到最大限度地切除肿瘤，又要打通脑脊液循环通路。术中由下而上，要依次打通第四脑室正中孔和侧孔，切开下髓帆和脉络膜，有效地避免术后粘连的发生。

(2) 保护好小脑下后动脉(PICA)的同时早期离断肿瘤供血：小脑延髓裂入路能提供自闩部至中脑导水管整个第四脑室的良好显露，需要精细解剖分离小脑延髓裂，PICA 的扁桃体 - 延髓段是这一入路最容易受损的血管。彻底了解 PICA 与小脑扁桃体之间的关系是正确掌握经小脑延髓裂入路最关键的步骤，也是手术成功的先决条件。另外，要注意 PICA 的扁桃体 - 延髓段与延髓前段变化各异的血管襻，及其发出的供应延髓背侧的分支，避免因受损后造成闩部的血运供应障碍。

(3) 保护好周围脑池，预防脑积水发生：室管膜瘤和髓母细胞瘤容易随脑脊液播散、种植转移。因此，术中在分离与切除肿瘤前应先用脑棉片盖住已暴露的正中孔和侧孔，以及毗邻的脑池，防止肿瘤组织细胞随脑脊液的波动而播散到颅内和椎管内的蛛网膜下腔。

(4) 肿瘤分离：锐性分离手术路径的蛛网膜粘连和血管周围的蛛网膜，游离一侧或双侧小脑扁桃体，增加血管、小脑蚓部及扁桃体的活动度。小脑延髓裂的分离范围取决于肿瘤生长部位及发展方向须个体化处理。应由外下至内上，先分离、分块切除小脑面的肿瘤，最后分离与切除脑干侧的肿瘤。肿瘤切除前务必先分离出肿瘤与毗邻正常的小脑蚓部、小脑、脑干的分界面，参与肿瘤供血的供瘤血管，在分离肿瘤界面时，电凝后靠近肿瘤处剪断。在不增加脑牵拉的情况下，应尽可能多地阻断供瘤血管，再行瘤内分块切除，待肿瘤内减压充分后再分离肿瘤与脑干界面，最后处理肿瘤与脑干的粘连处。

(5) 利用肿瘤与脑组织界面：髓母细胞瘤起源于下髓帆，虽然肿瘤无包膜但与小脑组织之间有一相对的假边界，术中保持在这一分界面内分离与切除肿瘤，可避免术后肿瘤残留。室管膜瘤基底位于第四脑室底，肿瘤与脑干面多数是游离、无粘连，只在脑干的个别区域存在粘连，须在高倍手术显微镜和电生理监测下尽可能全切除肿瘤。起源于第四脑室底的肿瘤最难处理，与延髓无蛛网膜间隙，在切除该部分肿瘤时需特别关注神经电生理、血压和心率变化，此时应调低电凝功率、降低吸引器负压，避免电凝止血，因为热传导导致的脑干损伤亦难以恢复。切除中如有可能损伤脑干风险，可考虑次全切除。

(二) 体位与第四脑室的显露

2001 年 Matsushima 等在解剖和临床研究的基础上首先提出了经小脑延髓裂入路，并结合 19 例手术，将小脑延髓裂入路分为广泛型、侧壁型、侧隐窝型。20 年来此入路在减少术后缄默症及减少术后并发症发生率方面取得一定效果。

1. 体位和切口(图 2-173)

(1) 患者全身麻醉后取侧俯卧位，注意与麻醉医师沟通体位是否会造成气管插管受阻，肿瘤明显偏向一侧者，选择病变侧向下的侧卧位，对肿瘤的显露更佳；否则常规左侧卧位，头颈部尽量向下偏斜，使头、颈之间的夹角≥120°，头、颈尽可能向后伸展，以利于第四脑室底的显露。

(2) 患者全身麻醉后取俯卧位，头颈部尽量向前倾、伸展，再将头部向肿瘤主体侧偏转 45°，头架固定，术者坐在肿瘤主体对侧下方。

(3) 采用枕下后正中直切口，上至枕外隆凸上方 1cm，常规下至 C_4 棘突。可根据肿瘤下极位置对应的颈椎后弓进行切开，严格沿颈白线依次、分层切开，小心沿骨面钝性分离骨膜，确保骨膜的完整性，显露枕骨和寰椎后弓。肿瘤若偏向一侧小脑，也可行枕下正中外拐入路进行切开，切口可为沿上项线至乳突上方的连线。

2. 骨瓣和硬膜瓣成形　沿上项线下双侧小脑半球外侧钻孔，铣刀锯开骨瓣，洗骨瓣约 4cm×5cm，偏向病变一侧稍大。咬骨镊咬开枕骨大孔后缘，有扁桃体下疝者及肿瘤位置较下时咬开寰椎后弓。采用尖刀轻轻在硬脑膜上切开一小口，轻提硬脑膜，Y 形剪开硬膜并悬吊。剪开硬脑膜时先保持其下的蛛网膜完整。

3. 开放小脑延髓池　镜下先切开枕大池蛛网膜小口，缓慢释放脑脊液，待脑组织张力明显降低后再

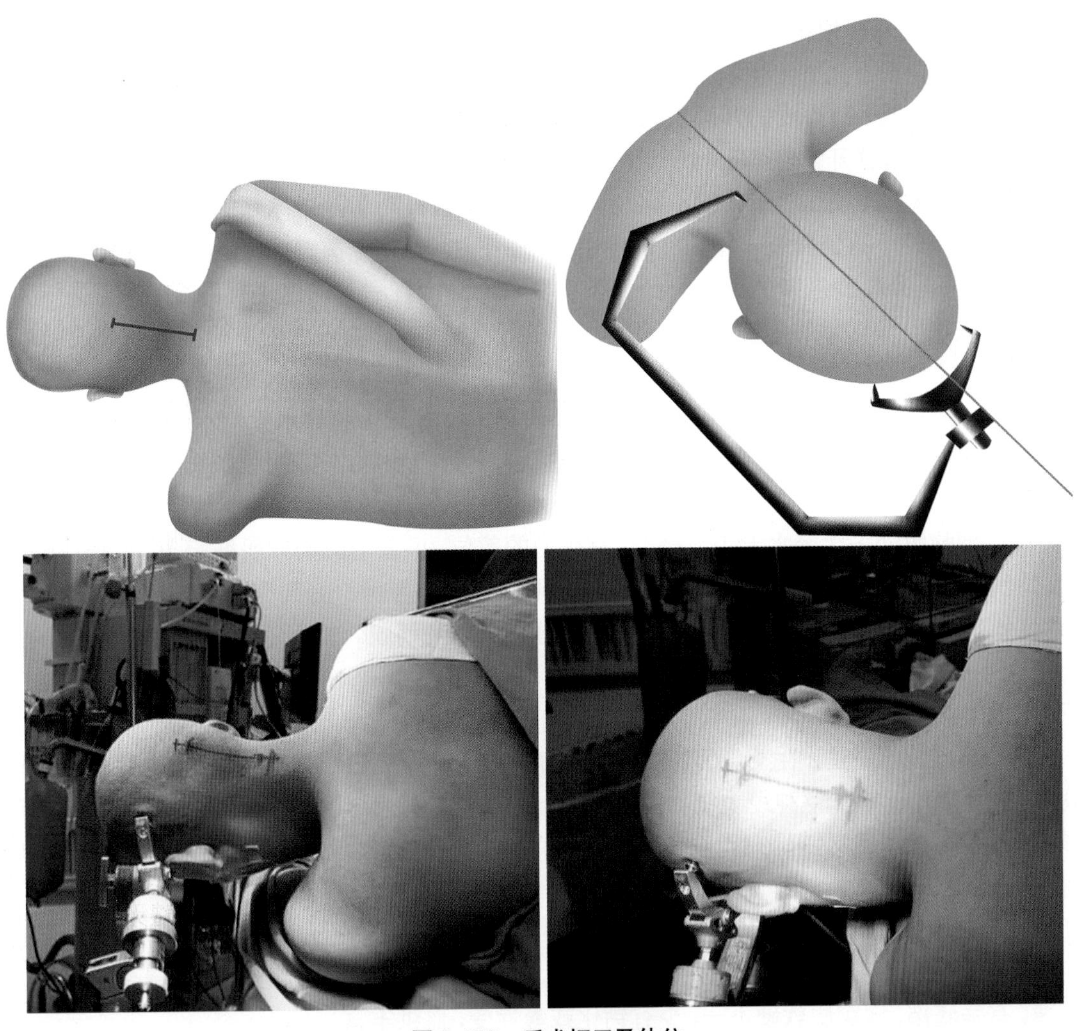

图 2-173　手术切口及体位

完整打开蛛网膜。根据手术需要可选择单侧小脑延髓裂入路或双侧小脑延髓裂入路。锐性分离小脑延髓裂周围的蛛网膜粘连，充分暴露蚓垂 - 扁桃体间隙和扁桃体 - 延髓间隙，游离小脑扁桃体，避免术中牵拉性损伤。向外、上方分离和牵开小脑扁桃体及蚓垂。打开小脑延髓裂处的脉络膜，顺第四脑室正中孔（Magendie 孔）显露和分离直至第四脑室外侧隐窝，此处可看到脉络丛，这是进入侧孔（Luschka 孔）的标志。根据肿瘤位置选择需要的小脑延髓裂入路类型：①广泛型，切开双侧的脉络膜、下髓帆至侧隐窝的后缘，适用于第四脑室深部和巨大的第四脑室内肿瘤；②侧壁型，打开病变侧的脉络膜并向上外侧延伸至侧隐窝后缘，即经单侧小脑延髓裂入路，适用于脑桥和小脑中脚、第四脑室内偏侧的肿瘤；③侧隐窝型，切开脉络膜至侧隐窝，适用于侧隐窝区域肿瘤。

4. 分离与保护 PICA　分离小脑延髓裂时要注意辨认和保护 PICA 的重要分支血管，避免损伤形态各异的血管襻。先确定 PICA 入小脑处，打开小脑延髓裂时应仔细锐性分离血管周围的蛛网膜。PICA 的延髓前段和扁桃体 - 延髓段有分支到达延髓的背外侧，特别是闩部周围，术中分离小脑延髓裂时应游离、保护支配延髓区域的分支，以免造成闩部血供障碍。有时 PICA 的变异很大，应仔细辨认和分离，连同小脑扁桃体一起向外侧牵开。特别要注意有无走向脑干的细小穿通动脉，有细小动脉与脑干沟通者不能离断。但因 PICA 分支向小脑延髓池生长的肿瘤囊壁供血，难以分离，或因血管位置变异限制肿瘤暴露时，若限制的血管较细小，可在延髓、小脑之间靠近血管入小脑处将进入小脑的细支离断，有助于扩大显露；或采用对侧的间隙代替性暴露，调整显微镜的角度达到全切除肿瘤，不应过分牵拉而损伤血管。

5. 肿瘤显露与分离　根据肿瘤的主体位置、大小和侵袭方向，确定小脑延髓裂开放的程度。若肿瘤基底仅居髓纹以下向正中孔方向生长，仅需打开脉络膜；若肿瘤向外侧隐窝生长，并经第四脑室外侧隐窝向脑桥小脑三角池生长，则需要切开膜髓帆交界部，开放同侧外侧隐窝；若肿瘤巨大、主体在第四脑室，甚至肿瘤上极已达导水管开口，应充分切开下髓帆，开放双侧小脑延髓裂，才能充分显露和切除肿瘤。术中注意用海绵棉条保护好脑压板下方的小脑及扁桃体，注意脑自动牵开器撑开的力度。

6. 肿瘤切除　经小脑延髓裂入路切除肿瘤，遵循由下往上，先分离肿瘤 - 小脑面、后分离肿瘤 - 脑干面，先肿瘤内减压再分离肿瘤壁的原则。超声吸引器（CUSA）有利于快速进行肿瘤内减压，待肿瘤壁松弛、塌陷后，再依次分块切除肿瘤壁，最后清理残留在第四脑室底、脑干面的肿瘤。与脑干面粘连紧密的肿瘤宜在电生理检测下对残余肿瘤行安全范围内行最大切除。病灶切除后，瘤腔要彻底止血。缝合硬脑膜前应探查导水管下口，不管术前是否存在脑积水，均在术中打通中脑导水管，保证脑脊液畅通。对于肿瘤较大的病例，由于肿瘤的长期压迫，若很难见到完整的下髓帆和脉络膜膜性结构，只需确认第四脑室的脑脊液通畅即可。

7. 关颅　硬脑膜缝采用密水无张力缝合，有张力的部位，可采用肌肉或肌筋膜条、片修补硬膜，防止术后硬膜外积液和脑脊液漏的发生。同时可将海绵硬膜悬吊于颅骨。海绵有助于消除硬膜外与肌层、颅骨下的硬膜外死腔。用钛条进行骨瓣的复位。逐层缝合肌肉及筋膜。密切缝合皮下有利于减少死腔的发生，最后缝合头皮。

（三）髓母细胞瘤

1. 概述　髓母细胞瘤是发生于儿童期的恶性肿瘤，位于颅后窝内，肿瘤极易沿蛛网膜下腔播散种植。髓母细胞瘤占所有儿童期中枢神经系统肿瘤的 12%～25%，占所有儿童期颅后窝肿瘤的 40%。有报道第四脑室髓母细胞瘤占颅后窝髓母细胞瘤 46%～47%。随年龄的增大，髓母细胞瘤发病率逐渐降低，占所有成人肿瘤的 0.4%～1.0%。

肿瘤基底部多在第四脑室顶后髓帆及小脑半球，强化明显，瘤体轻至中度强化。肿瘤体积常较大，占位效应明显，周围结构受压明显，常见阻塞性脑积水。髓母细胞瘤的生物学行为具有侵袭性，其包膜为假包膜，较薄，有基底部，瘤实质软硬不一，少有钙化或囊性变，血供丰富。

肿瘤大小已经被证实与患者的临床预后无关，而肿瘤播散与否是影响预后的关键因素。目前将以下作为肿瘤的危险因素分析：①有无蛛网膜下腔转移：有蛛网膜下腔转移者为高危组；无蛛网膜下腔转移者为低危组。②患者的年龄：<3 岁者为高危组；≥3 岁者为低危组。③术后残留的大小：术后残留≥$1.5cm^2$ 者为高危组；术后残留 <$1.5cm^2$ 者为低危组。但随着肿瘤治疗手段的进步，微量的肿瘤残余可能不会影响患者的预后，这可能是肿瘤是否全切除不是影响患者预后的主要原因。

髓母细胞瘤血供非常丰富，尽量少做瘤内分块切除，由于多数中部质地较硬、周边质地较软较脆，可边阻断供血动脉，边吸除周边质地较软瘤组织并止血。肿瘤预后与肿瘤播散密切相关，故分离肿瘤界面时，应将暴露的导水管开口、正中孔、侧孔用脑棉遮挡，避免血液流入幕上脑室、椎管通路及蛛网膜下腔，还可避免肿瘤细胞经脑脊液通路播散。因微量肿瘤残余与第四脑室底浸润深度并非影响肿瘤预后重要因素，如肿瘤与第四脑室底粘连紧密，则不追求盲目全切，术中应在电生理检测下注意观察患者心率、呼吸、血压情况，避免损伤脑干。

2. 髓母细胞瘤切除术适应证　髓母细胞为 WHO Ⅳ级恶性肿瘤，可沿脑脊液进行播散，发现即可行手术治疗。

3. 手术方法

（1）术前准备：术前行 MRI 及 CT 明确肿瘤位置及性质，CTA 了解肿瘤血供。

（2）麻醉及体位：患者全身麻醉后头架固定头位，侧俯卧位。

（3）手术入路与操作程序

入路：枕下后正中入路。

切口：采用枕下后正中直切口（详见体位与第四脑室的显露）。

【典型病例】

病例 1：患者男性，24 岁，以“步态不稳 1 个月”为主诉入院。行枕下正中 - 小脑延髓裂入路第四脑室肿瘤切除术（图 2-174）。

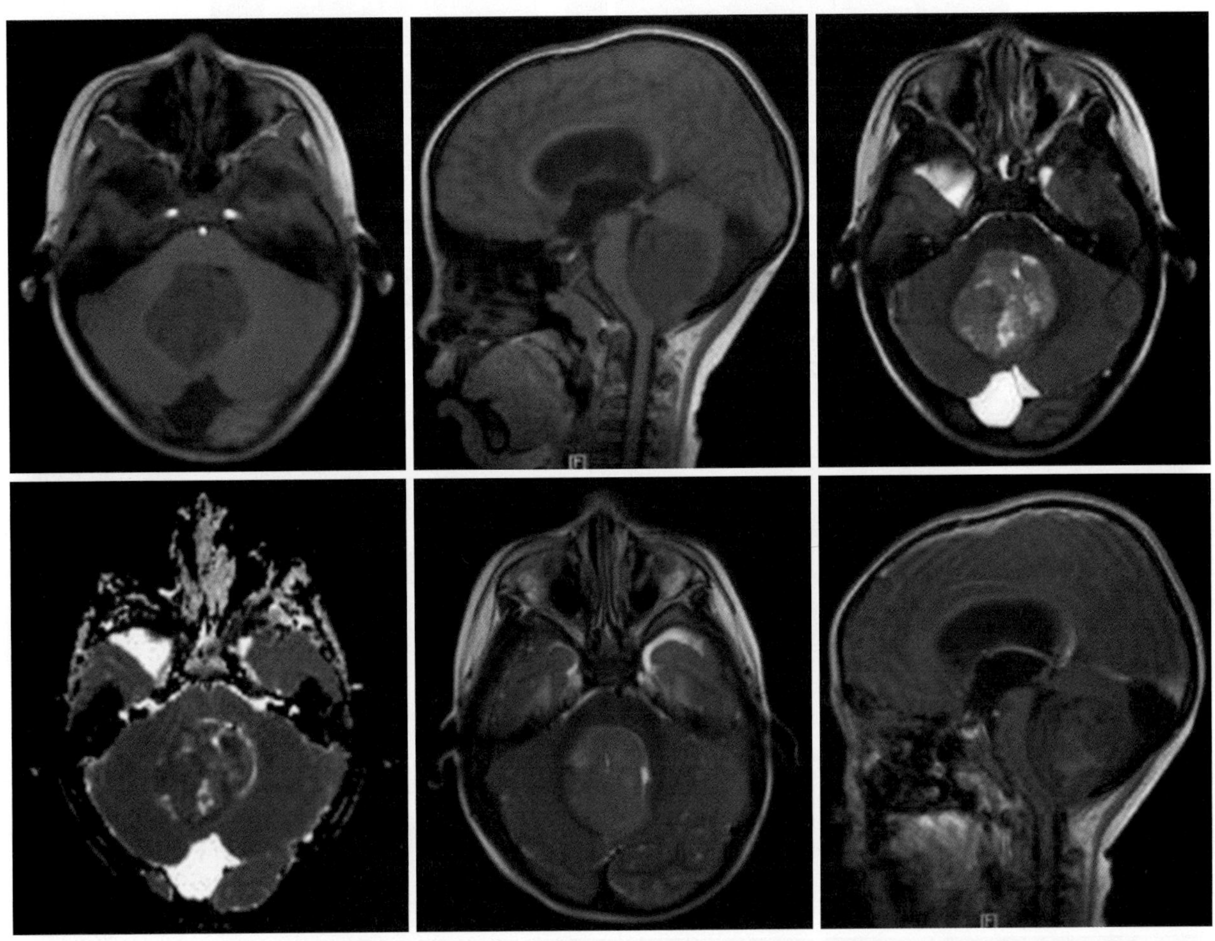

图 2-174 病例 1 MRI 检查：长 T_1 信号内见斑点状长 T_1，稍长 T_2，ADC 为低信号，增强不均匀中度强化

病例 2：患者男性，2 岁，以“步态不稳 1 个月，反复呕吐 1 周”为主诉入院。行枕下正中 - 小脑延髓裂入路第四脑室肿瘤切除术（图 2-175）。

病例 3：患者女性，19 岁，以“反复头痛 3 周、加重伴呕吐 3 天”为主诉入院。行枕下正中 - 小脑延髓裂入路第四脑室肿瘤切除术（图 2-176）。

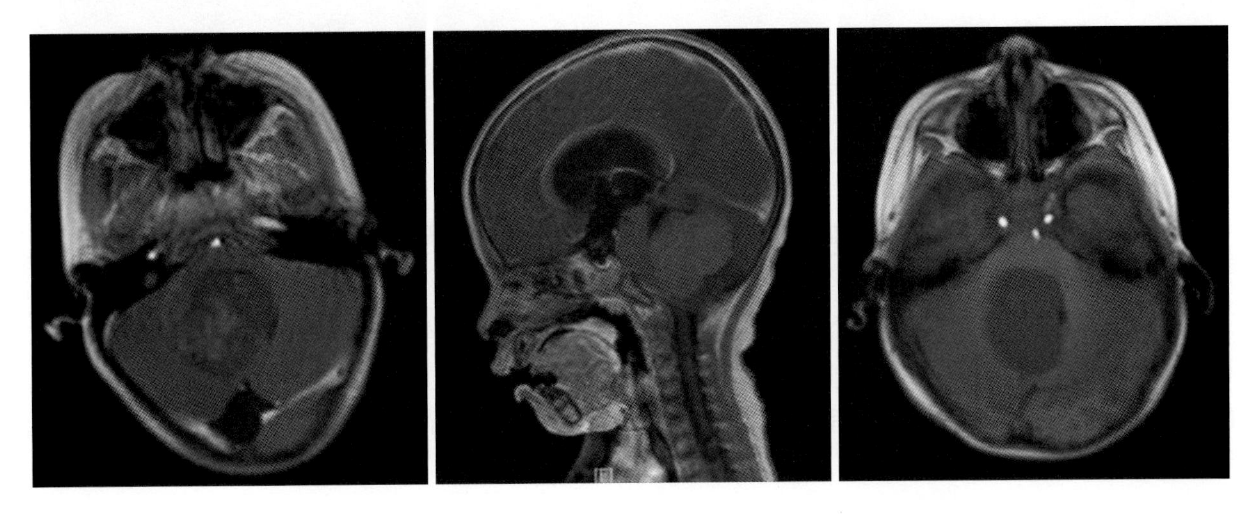

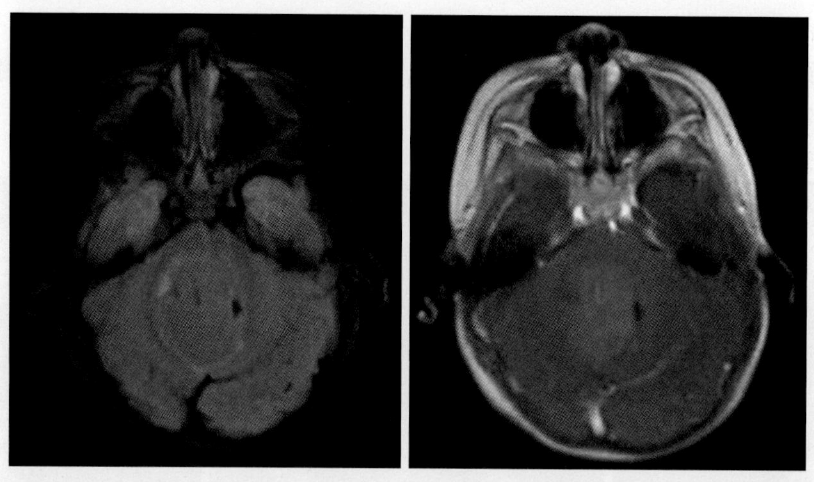

图2-175　病例2　MRI检查：不均匀T_1长信号，T_2稍长信号，增强可见轻度强化边缘分叶状，大小4.2cm×3.5cm×4.2cm，前方脑干受压前移

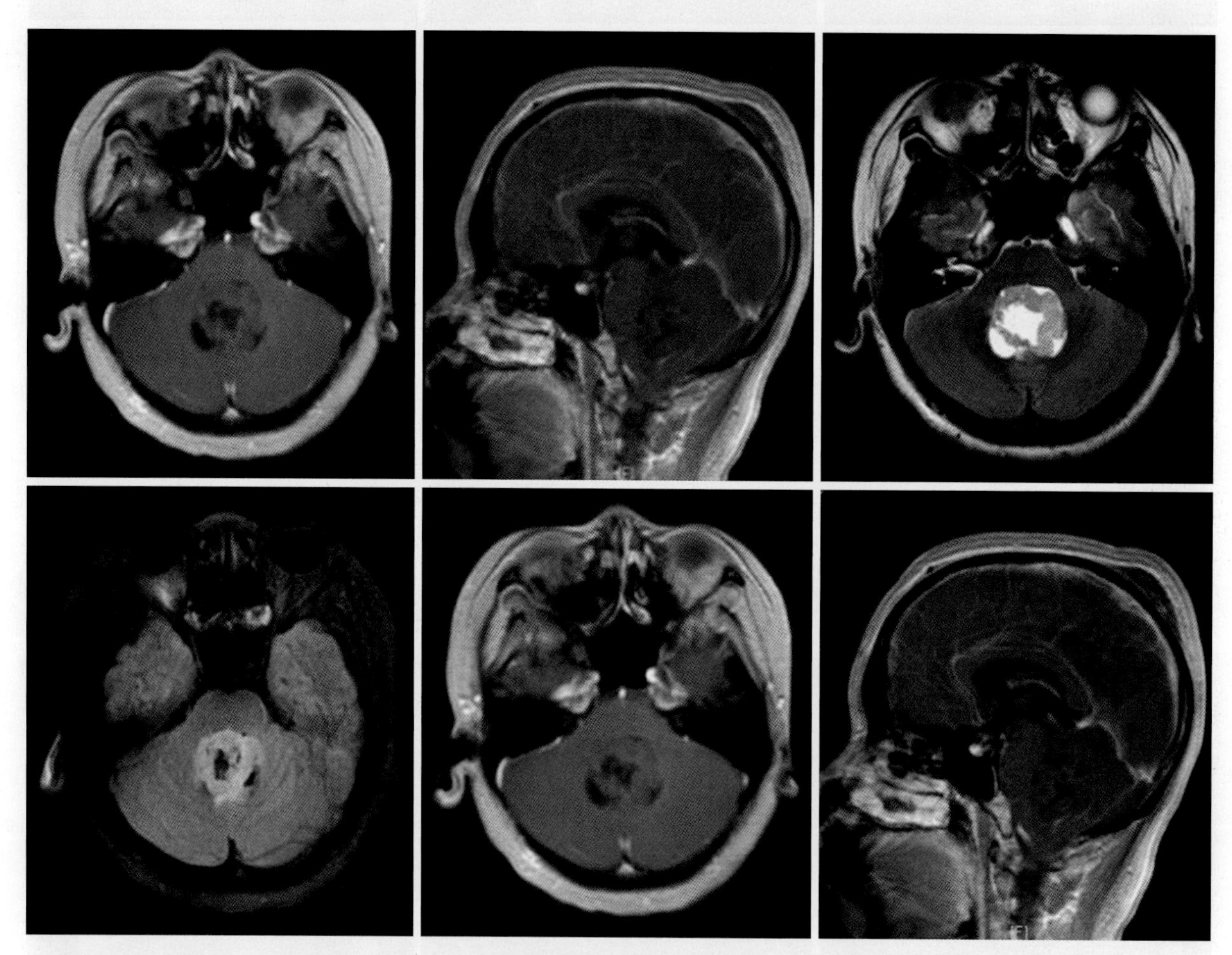

图2-176　病例3　MRI检查：T_1长信号，中间见不规则囊性区，T_2长信号，增强轻度不均匀强化，大小3cm×4cm

（四）室管膜细胞瘤

1. 概述　室管膜细胞瘤起源于脑室或脊髓中央管的室管膜细胞，最常见于儿童，常发生于颅后窝，幕上较为少见，占所有儿童颅后窝肿瘤的10%。颅后窝室管膜瘤通常起源于第四脑室的底部，向脑室内膨胀性生长。

多数室管膜瘤恶性程度较低，与周围组织粘连不明显，故根治性手术可以获得良好的治疗效果，并减少肿瘤种植转移的机会。近十年的临床研究发现，肿瘤切除越完全，患者生存时间越长。

影响肿瘤全切除的主要因素是肿瘤的起源及与第四脑室底和延髓的关系。第四脑室室管膜瘤可以起源于第四脑室底部室管膜，也可以局灶起源于闩部或外侧隐窝室管膜。前者勉强分离及切除肿瘤可能造成严重并发症，而对于后者则应争取全切。

室管膜瘤多数质地较软，可边吸出肿瘤边止血，阻断较大的供血动脉，沿肿瘤界面分离，分块切除，基底位于次要区域的彻底切除，基底位于脑干面的慎重切除，视与脑干面粘连程度而定。对于肿瘤侵入脑干的，可以在粘连处留一薄层组织，避免因全切而损伤舌咽、迷走、舌下神经核等和延髓闩部。近来有研究报道，肿瘤位于菱形窝内，双人四手灌吸技术在显微外科手术中的应用，可减少双极电凝术止血造成的神经功能障碍。

2．室管膜细胞瘤切除术适应证　室管膜瘤可沿脑脊液进行播散，发现即可行手术治疗。

3．手术方法　详见体位与第四脑室的显露。

【典型病例】

患者女性，16 岁，以“步态不稳伴呕吐 1 年，嗜睡 2 天”为主诉入院。行枕下正中 - 小脑延髓裂入路第四脑室肿瘤切除术（图 2-177）。

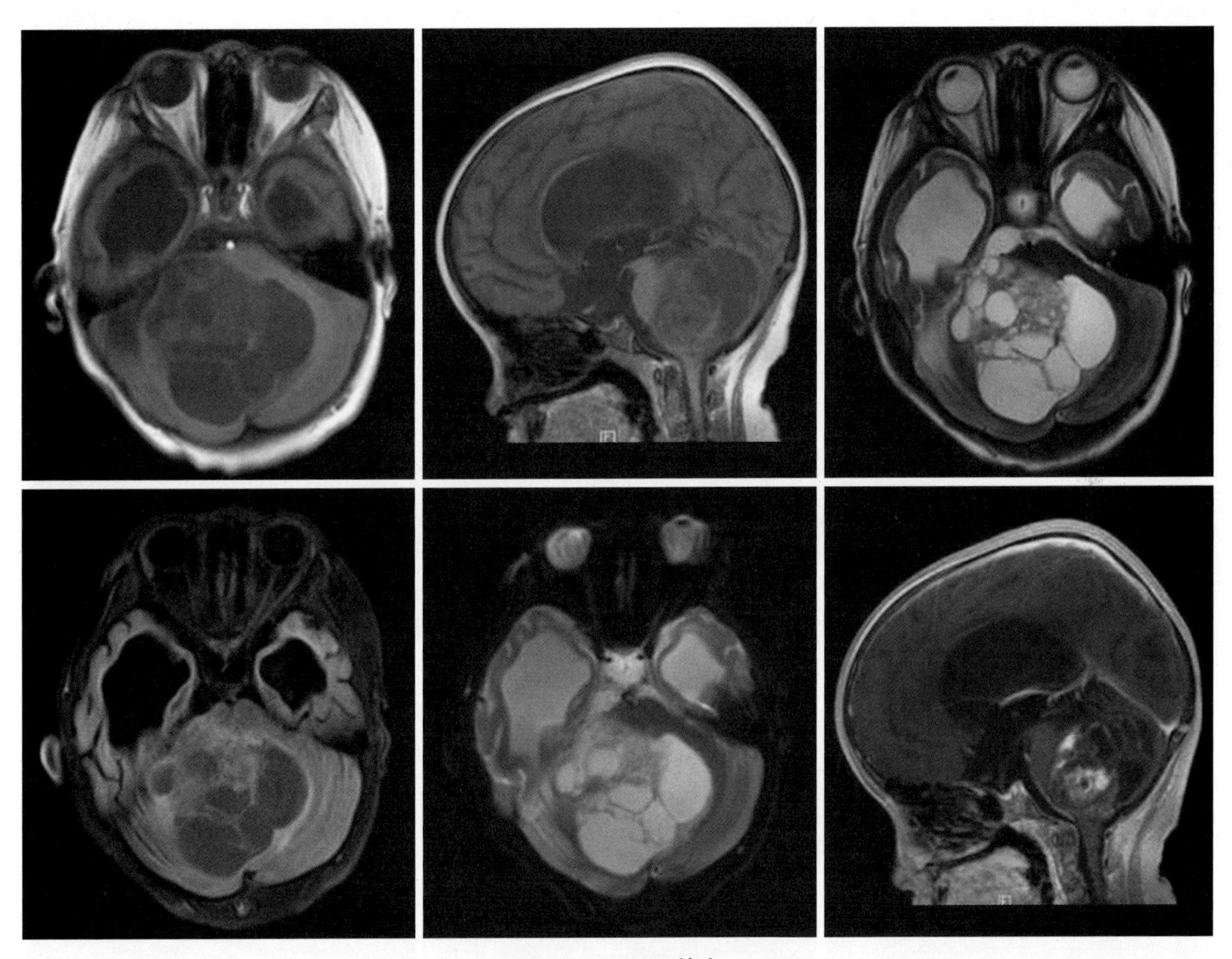

图 2-177　MRI 检查

第四脑室可见一囊实性异常信号，囊性成分呈长 T_1 长 T_2 信号。实性成分稍长 T_1 稍长 T_2 信号，囊性 FLAIR 低信号，实性 FLAIR 高信号，增强实性成分明显增强，部分可见囊壁明显强化。

（五）脉络丛乳头状瘤

1．概述　第四脑室脉络丛乳头状瘤是起源于神经上皮细胞的良性肿瘤，罕见，在所有颅内肿瘤中占

0.4%～0.6%，可发生于各个年龄段，常见于儿童，多发生于 10 岁内。脉络丛乳头状瘤在婴幼儿多位于幕上侧脑室的三角区，而成人和青少年则好发于幕下第四脑室。发生于第四脑室者约占儿童脉络丛乳头状瘤的 30%。据文献报道，经小脑延髓裂入路切除脉络丛乳突状瘤，可减少术后缄默症的发生率。

第四脑室脉络丛乳头状瘤血管丰富，主要由小脑后下动脉供血，一般认为，处理这种肿瘤应该先电凝切断肿瘤血管蒂，整块切除肿瘤，避免分块切除时造成难以控制的大出血。但这种肿瘤通常都较大，血管蒂均在肿瘤深层，难以早期显露和处理。有些病例亦可边电凝边分块，切除并不会造成难以控制的出血，因为瘤内的血管多较细小。第四脑室内脉络丛乳头状瘤因瘤周多呈游离状，手术中分离、切除通常较为容易，但因邻近重要的血管和神经组织特别是脑干，所以一定要采用显微外科技术。部分患者肿瘤挤压第四脑室底，与脑干间失去界面，甚至有血管交通，在这种情况下，要紧贴瘤周分离，必要时宁愿残留少许肿瘤，也要避免损伤脑干，以免术后发生严重的并发症。

文献报道，脉络丛乳头状瘤术后 1 年、5 年、10 年的生存率分别为 90%、81% 和 77%。因此，一般大多数患者都能获得长期生存。

2. 脉络丛乳头状瘤切除术适应证　第四脑室肿瘤引起脑积水、颅内高压等。

3. 手术方法

（1）术前准备：术前行 MRI 及 CT 明确肿瘤位置及性质，CTA 了解肿瘤血供。术前可行 DSA 检查以明确是否行术前肿瘤栓塞等。

（2）麻醉及体位：患者全身麻醉后取侧俯卧位、头架固定头位，病变侧在上，颏部尽可能贴近锁骨，置同侧横窦中点为最高点。

（3）手术入路与操作程序

①入路：采用枕下正中外拐入路。对于既累及颅后窝中线背侧，又向小脑一侧或 CPA 发展较多的病变，单纯后正中入路无法满足偏外侧的暴露，将正中切口向一侧延伸，形成正中外拐入路。

②切口：上至枕外隆凸上方 1cm，常规下至 C_4 棘突，外侧达乳突后缘。水平切口长度依据病变偏离中线的程度而定。严格沿颈白线依次、分层切开，小心沿骨面钝性分离骨膜，沿骨膜剥离暴露一侧枕鳞并过中线，确认枕外隆凸、上项线、下项线和枕骨大孔下缘。

③骨瓣：骨窗上至横窦下缘，内侧过中线，外侧达乳突后缘。按手术需要行寰椎后弓切开。

④分离与保护详见体位与第四脑室的显露。

⑤肿瘤供血动脉处理：确定肿瘤供血动脉，常为小脑后下动脉分支，若术中能确认此分支动脉未进入脑干内，可以电凝后切断。

⑥肿瘤切除详见体位与第四脑室的显露)。

【典型病例】

病例 1：患者男性，6 岁，以“反复头痛 1 个月，加重 10 天。”为主诉入院。行枕下正中 - 小脑延髓裂入路第四脑室肿瘤切除术（图 2-178）。

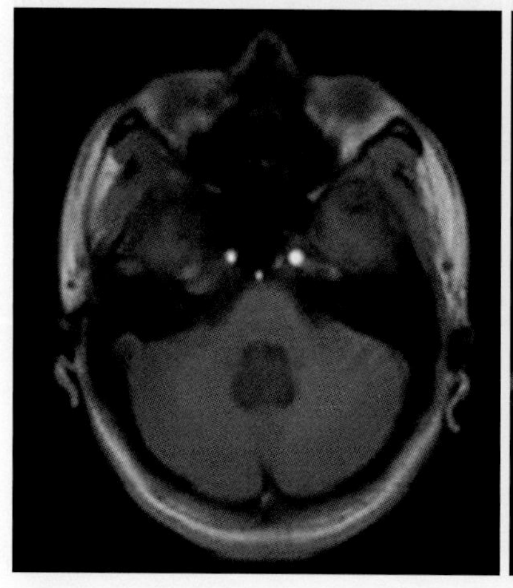
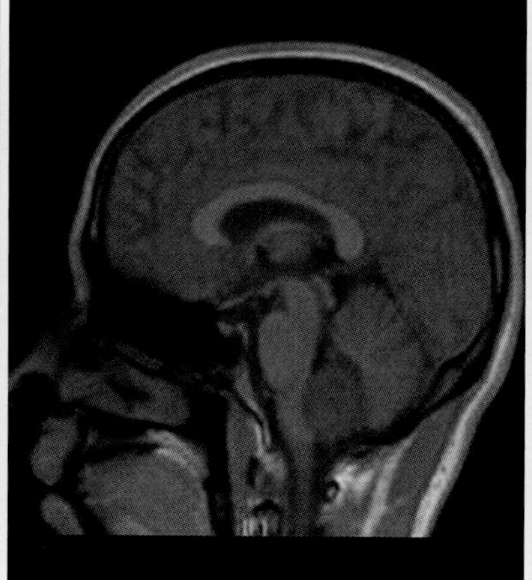
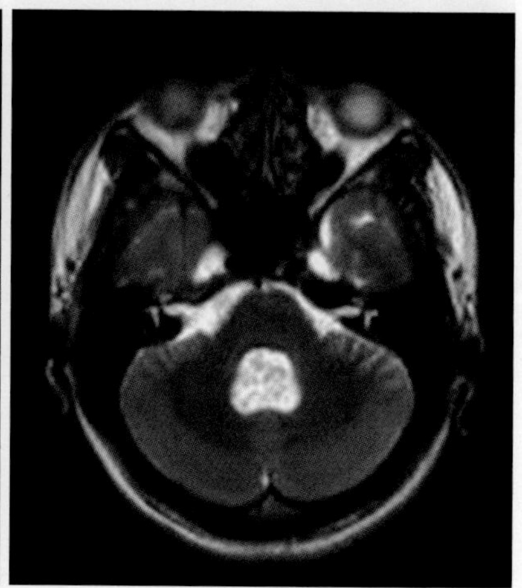

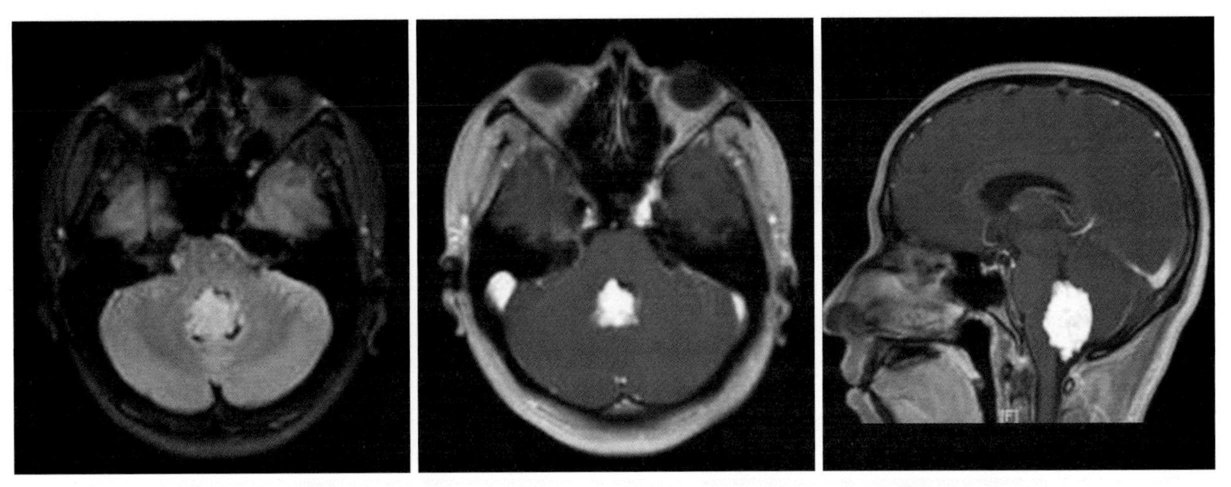

图 2-178　病例 1　MRI 检查：T_1 长信号，T_2 稍长信号 FLAIR 高信号，增强可见明显强化

病例 2：患者女性，45 岁，以“反复头晕、呕吐 1 年”为主诉入院。行枕下正中外拐 - 小脑延髓裂入路第四脑室肿瘤切除术（图 2-179）。

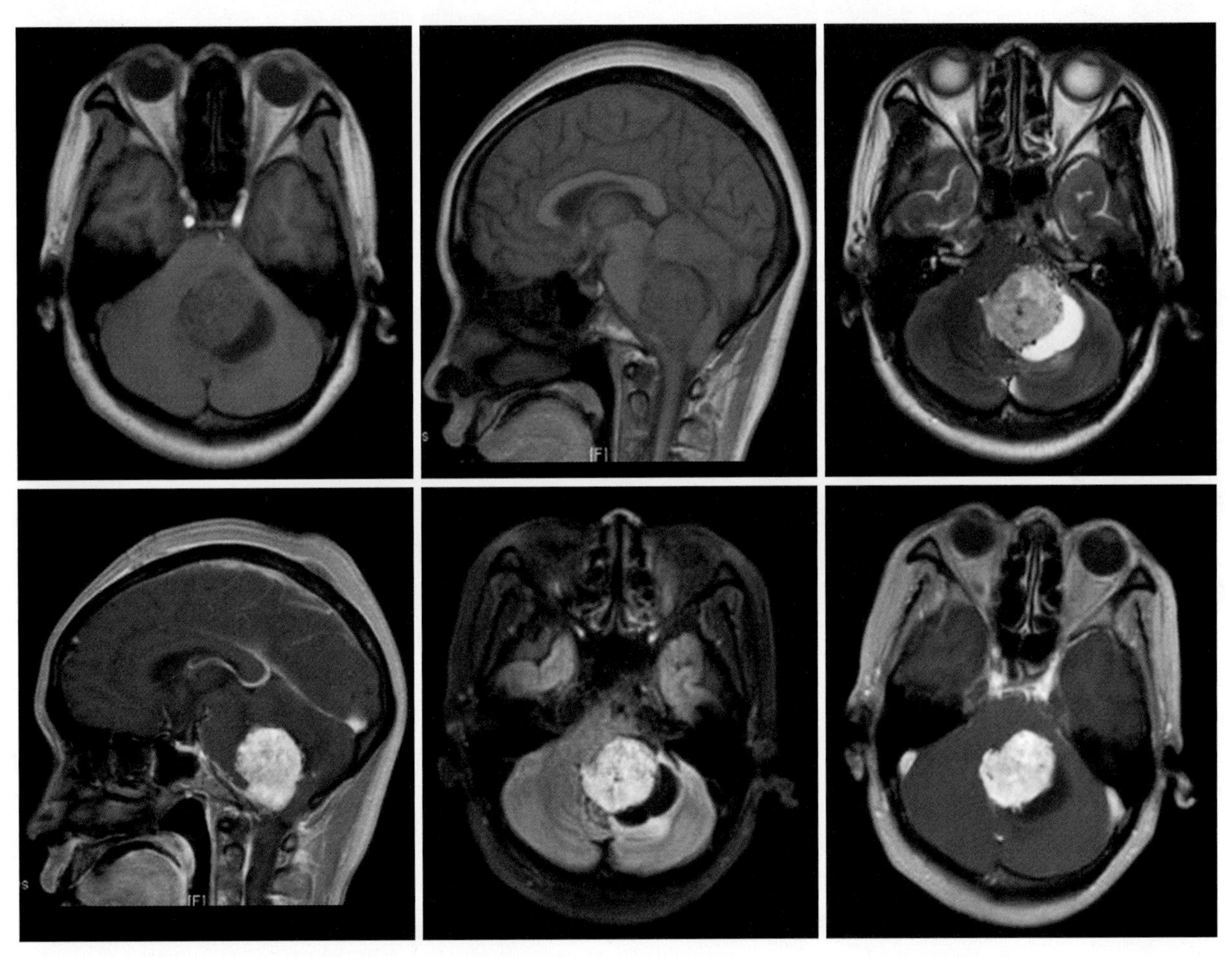

图 2-179　病例 2　MRI 检查：第四脑室可见囊实性信号，囊性成分呈长 T_1 长 T_2 信号，实性成分欠均匀长 T_1 稍长 T_2 信号，囊性成分增强无强化，实性增强呈明显不均匀强化

病例 3：患者男性，5 岁，以“步态不稳 2 年”为主诉入院。行枕下正中 - 小脑延髓裂入路第四脑室肿瘤切除术（图 2-180）。

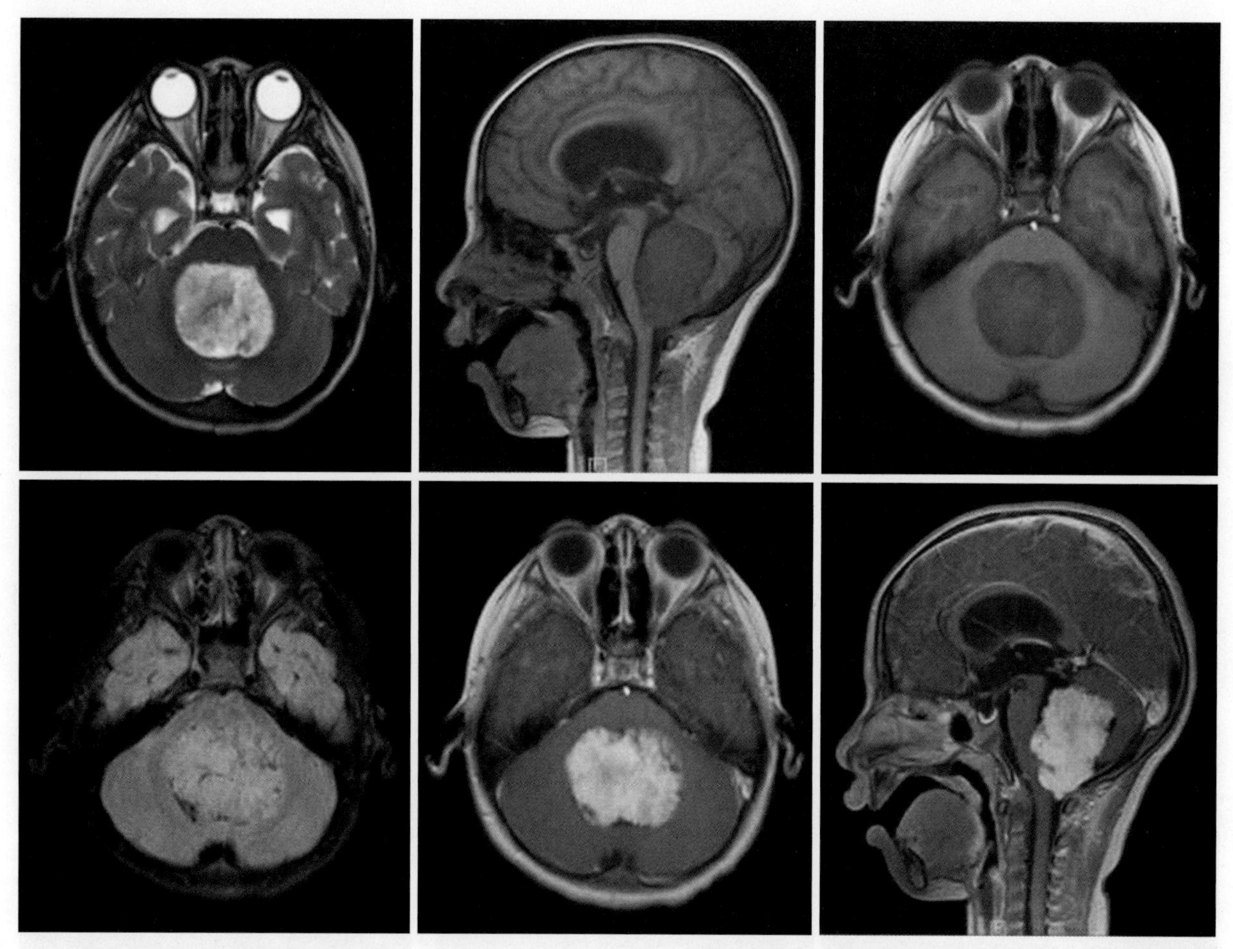

图 2-180 病例 3 MRI 检查：第四脑室内呈稍长 T_1 长 T_2 信号改变，长 T_2 信号，Daek-fluid 呈稍长信号，增强见明显强化，大小约 3.9cm×5.6cm×5.7cm

（吴喜跃）

三、脑干肿瘤

（一）脑干胶质瘤

1. 脑干胶质瘤 脑干胶质瘤指中心位于中脑、脑桥，或者延髓。排除起源于丘脑、小脑、小脑脚和上颈髓的肿瘤。

2. 手术相关的脑干解剖 很多时候手术并非脑干肿瘤的首选治疗方式，而且最大限度地安全切除往往不容易达到。肿瘤的推移和破坏可能使安全区移位，判断困难。手术入路的策略与脑干的良性病变类似，术前 MRI 影像的搜集和判读，对选择入路十分重要。DTI 显示的纤维束走行和肿瘤的关系，常常是手术医师选择入路和切开脑干的重要信息。术中电生理监测和神经导航的应用，有助于功能核团的判定和保护。

3. 脑干胶质瘤分类、病理特点和预后

（1）成人脑干胶质瘤

1）弥漫性内生性低级别胶质瘤：肿瘤边界不清（poorly demarcated），占据超过 50% 的脑干直径，是最常见的成人脑干胶质瘤，占 45%～50%，好发年龄 20～50 岁。成人弥漫性内生性低级别胶质瘤 60% 位于延髓、30% 位于脑桥，儿童最常见位于脑桥。此类肿瘤较少施行活检，资料显示成人起病时呈低级别病理，纤维型星形细胞瘤（WHO Ⅱ级）居多，儿童多数病理为Ⅲ～Ⅳ级，这也解释了成人预后好。

影像特点：肿瘤呈浸润性生长，边界不清，弥漫性脑干肿胀。T_1 低等信号，T_2 和 T_2-FLAIR 高信号，无强化。可沿小脑中脚延伸至小脑或者至中脑和丘脑。有的可向腹侧生长包绕椎动脉。

DWI 和 DTI 对判断肿瘤级别和预后有帮助，ADC 值和 FA 值应用较多。DTI 有助于判断白质纤维束的走行，PWI 可以判断肿瘤和瘤周脑组织血供，有助于肿瘤血供和组织学分级的预判。

鉴别诊断：与脑干内 T_2 高信号的病灶相鉴别，如缺血 / 梗死灶、脱髓鞘、代谢病（髓鞘溶解）。病程，病灶局限或者弥散，强化表现，病灶演变用于鉴别诊断。

治疗：手术于本病无益，部分学者提倡切除外生性部分。放疗是本病的标准治疗，临床症状改善率为 60%、影像学改善率为 19%。常规中位剂量 50～55Gy。化疗效果不确定。替莫唑胺效果可能一般，对放疗和替莫唑胺效果不佳的复发病例，可以尝试贝伐珠单抗。

预后：成人肿瘤进展缓慢，平均生存期 6～7 年，类似幕上低级别胶质瘤。儿童预后极差，诊断后生存期 12～18 个月。目前明确的预后不良因素包括：年龄大于 45 岁，症状小于 3 个月，KPS 小于 70 分，弥漫性脑桥病灶，起病时病理级别高，MRI 提示有增强和坏死。

2）增强的恶性脑干胶质瘤：占脑干胶质瘤 30%，常见于 40 岁以上成年人。组织学为间变性星形细胞瘤和多形性胶质母细胞瘤。

影像特点：几乎所有恶性脑干胶质瘤都有增强，部分还可有坏死表现。瘤周水肿较低级别胶质瘤明显。PWI 提示肿瘤高血供。波谱分析示 NAA 下降，Cho 上升和特征性脂质乳酸峰，提示肿瘤内坏死。

鉴别诊断：脱髓鞘、炎症性病灶（结核瘤）、幕下病变（室管膜瘤，海绵状血管瘤，转移瘤）。为了明确诊断，活检有必要。

治疗：恶性 BSG 多数有放疗抵抗，临床和影像有效率约 13%。同步替莫唑胺和贝伐珠单抗化疗可用于化疗失败病例。

预后：恶性 BSG 影像和临床上都类似幕上 GBM。肿瘤内坏死、低 KPS 评分、年龄大于 50 岁都是预后不良因素。诊断后平均生存期 11～12 个月。

3）局灶顶盖脑干胶质瘤：肿瘤边界清楚，占位小于中脑 50% 直径的病变。常不浸润周围组织，位于导水管周围，在中脑背侧。发病率低，占成人脑干胶质瘤的 8%。活检常为低级别胶质瘤，间变型罕见。常偶然发现，脑积水症状常先于疾病发现。有时有帕里诺综合征和动眼神经核损伤症状。

影像特点：呈现边界清楚的中脑顶盖和导水管周围病变。T_1 低等信号，T_2 高信号，常常无明显强化。由于病灶太小，MRS 和 PWI 常常难以施行。

治疗：不需要切除和活检，分流或者第三脑室造瘘用于控制症状即可。放疗常推迟，直至有证据表明疾病进展。

预后：本病自然病程长，症状和影像学稳定，中位生存期常超过 10 年。

4）其他类型脑干胶质瘤：主要包括外生性脑干胶质瘤和脑干胶质瘤伴神经纤维瘤Ⅰ型。

外生性脑干胶质瘤：颅后窝外生性 BSG 儿童多见，成人罕见。常来自近第四脑室的室管膜下胶质组织。外生性 BSG 多数为Ⅰ级毛细胞型星形细胞瘤。症状常是脑干压迫和脑脊液通路阻塞所致，常有较长病史的头痛、呕吐主诉。共济失调和眼球震颤常见。

外生性脑干胶质瘤常表现为 T_1 低信号，T_2 高信号，有向第四脑室生长趋势，囊性变不少见。病灶常有强化，类似室管膜瘤和脉络丛乳头状瘤。外生性脑干胶质瘤质地软，相比较浸润脑干生长的方式，常沿阻力较小的缝隙生长。较室管膜瘤而言，本病较少出现钙化和出血，可资鉴别。磁共振表现可鉴别低级别和高级别外生性胶质瘤，波谱分析和 PWI 有一定诊断价值，但多数情况下病理诊断可以获得。

本病多数预后较好。FET/PET 有助于活检靶标的确定，DTI 有助于分析纤维束情况。肿瘤适合活检或者切除手术，最大限度地安全切除是手术的目标。手术切除时，有经验的术者根据肿瘤的位置、颜色、质地和肿瘤创面渗血的情况小心分离、切除肿瘤。导航指引的确有帮助，但是也要注意术中脑脊液释放、脑压板牵拉等造成移位的影响。切除的工具，主要有小的取瘤镊、显微剪、低温激光刀等。注意在夹取肿瘤时，通常是主刀者双手完成，可以严格把控力度，不提倡助手参与夹取肿瘤的动作。夹取时轻微使力即可，需要做对抗性分离的动作，对抗性分离的工具通常为细小的吸引器，头端通过湿润的明胶海绵顶住脑干的接触面，同时可以吸干局部脑脊液，避免高倍镜下脑脊液反光干扰看清局部脑干的创面。创面的轻微渗血用明胶海绵轻压即可。肿瘤切除后，不主张创面放任何止血材料（图 2-181～图 2-183）。

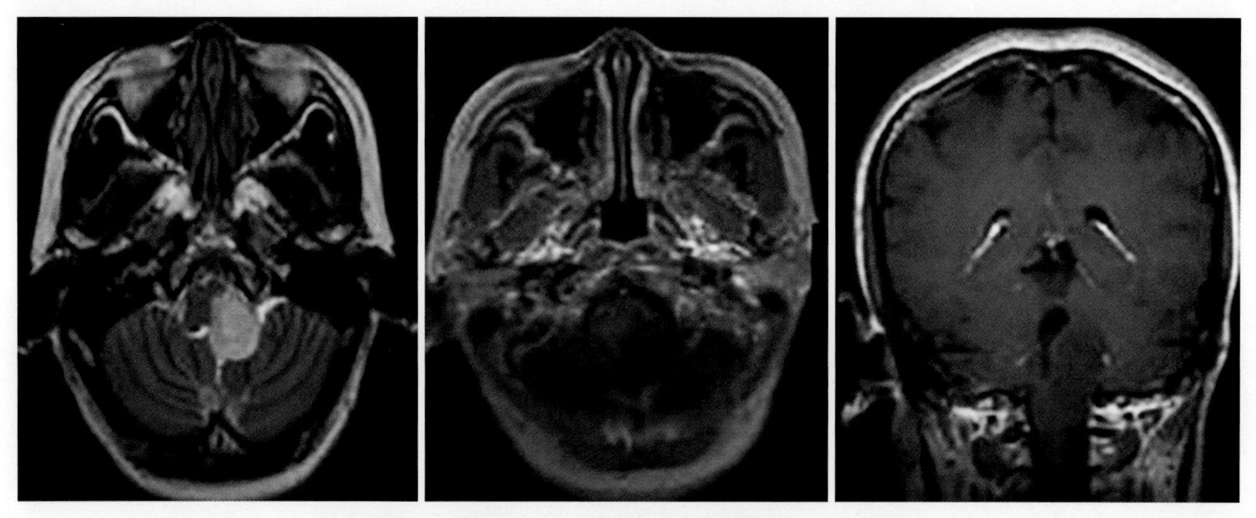

图 2-181 延髓间变星形细胞瘤

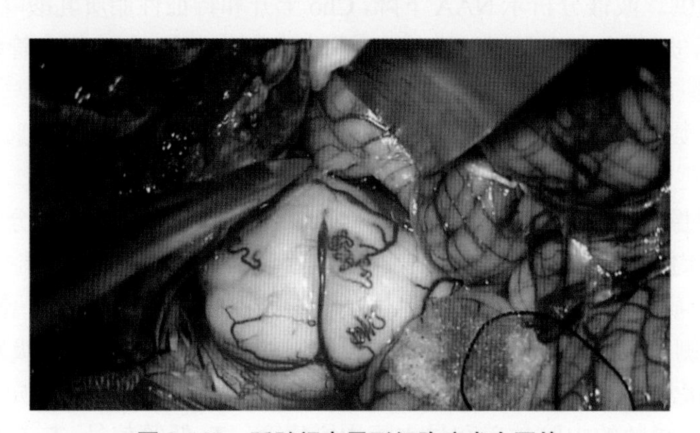

图 2-182 延髓间变星形细胞瘤术中图片

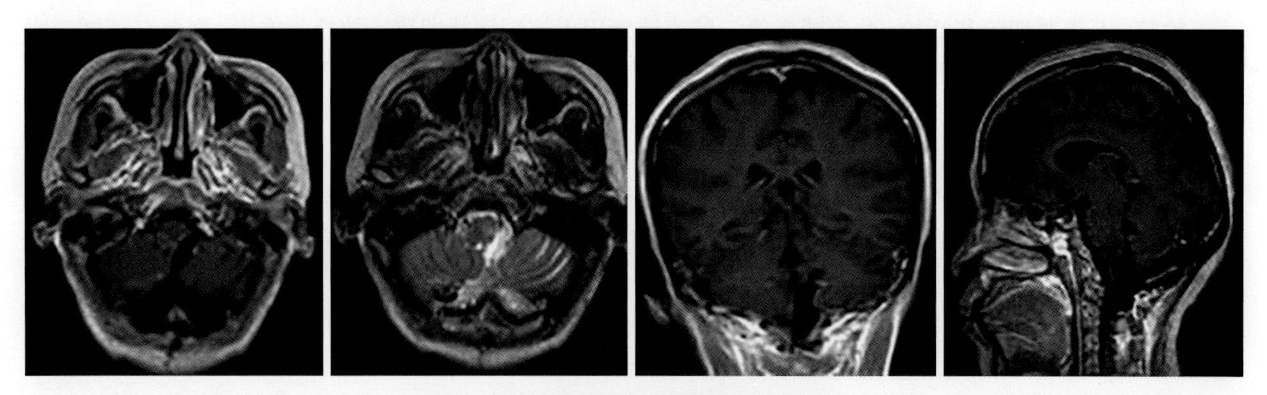

图 2-183 延髓间变星形细胞瘤术后 MRI

脑干胶质瘤伴神经纤维瘤病Ⅰ型：脑干区域是神经纤维瘤病Ⅰ型患者的肿瘤好发部位。脑干胶质瘤伴Ⅰ型神经纤维瘤病成人罕见，儿童相对较多。儿童此类肿瘤起病隐匿、进展较慢，成人则侵袭性强，相关症状包括高颅内压，视觉受累和癫痫。

本病表现为脑桥中等大小病灶，病灶范围小于弥漫性脑桥胶质瘤。肿瘤常有一定程度的强化，并且无自然缓解情况（多在儿童病例），以此可与脱髓鞘鉴别。需与脱髓鞘、脑炎、弥漫性脑干胶质瘤、继发于神经纤维瘤病的脱髓鞘鉴别。MRS 可能有助于鉴别。

大部分儿童患者 5 年生存率超过 90%。成人的预后则相对较差，肿瘤表现强化并且可以进展。卡铂和长春新碱的化疗可能对无法手术的病例有效。放疗可以于化疗后施行，有影响视觉的风险。

（2）儿童脑干胶质瘤

1）分类：儿童脑干胶质瘤分类依据与成人略有不同，依据主要的病理特点进行分类：弥漫性内生性脑桥胶质瘤（DIPG）和毛细胞型星形细胞瘤，后者可发生于脑干的任何区域。毛细胞型星形细胞瘤相对少见。

儿童的 DIPG，常常有脑神经症状、锥体束症状和共济失调三联征，一个或者两个症状的也常见，也常见梗阻性脑积水；非特异性症状包括行为改变、学习成绩下降等。儿童的毛细胞型星形细胞瘤依据部位不同症状也不同，常有高颅内压和脑积水、偏瘫、脑神经症状、共济失调。

脑干原发肿瘤的诊断常依靠 MRI。考虑 DIPG 的话，组织学诊断常常不是必需的。活检或者切除主要用于非弥漫性和内生性肿瘤，或者影像学诊断存疑者。

伴有 NF1（neurofibromatosis type 1）的儿童发生脑干胶质瘤的风险更高。

DIPG 儿童中位生存期少于 1 年；毛细胞型星形细胞瘤预后显著较好，5 年生存率超过 90%。

预后的预测因素包括：①组织学肿瘤级别：星形细胞瘤是脑干肿瘤的主要病理类型。WHO Ⅰ级（毛细胞，节细胞等）预后好，在脑干各区均可发生，如被盖、脑桥局限病灶、延颈交界处（常为外生性）。②诊断时年龄：3 岁以下 DIPG 预后较好，可能生物学特性不同。③NF1：伴有 NF1 的脑干胶质瘤儿童可能有更好的预后。

预期寿命较长的患儿，标准的随访包括定期的临床评估和影像学（MRI）评估。评估或者检查的时间常有变化，主要取决于有无影像学证实的残留病变及病理情况。

2）DIPG 细胞学和基因特征：DIPG 基因特征与大多数其他儿童高级别胶质瘤和成人高级别胶质瘤不同；分子和临床特征与其他中线部位高级别胶质瘤一致，表现为 *H3K27M* 突变。参照 WHO（2016）中枢神经系统肿瘤分类，弥漫性脑桥胶质瘤被作为一个亚型列出，主要发生于儿童（14 岁以下），弥漫性生长，好发于中线部位（下丘脑、脑干和脊髓等），具有 *H3K27M* 突变，伴有该基因改变的患者预后差，对放疗敏感性差。

3）儿童脑干胶质瘤的治疗：根据美国儿童脑干胶质瘤治疗资料库的推荐，初诊和复发的肿瘤推荐治疗见表 2-3。

表 2-3 儿童脑干胶质瘤的标准治疗方案（2018 美国癌症综合信息库）

肿瘤类型	治疗方案选择
初诊儿童脑干胶质瘤	
DIPG	放疗
局灶脑干胶质瘤	手术切除（放化疗施行或者不施行） 观察（分流或者不分流） 放化疗或者其他治疗（不能手术切除肿瘤）
复发或进展儿童脑干胶质瘤	
DIPG	目前无标准治疗方案
局灶脑干胶质瘤	再次手术 放疗 化疗

（王向宇）

（二）脑干海绵状血管瘤

1. 概述　脑干海绵状血管瘤占颅内海绵状血管瘤的 8%～35%。脑干海绵状血管瘤与其他部位肿瘤相比具有两个显著特征：出血发生率高，微量出血或者轻微的病理改变就会出现严重的神经系统症状和神经功能的缺失；手术风险大，由于脑干部位深在、结构复杂，功能重要，布满核团和传导束，术后容易出现神经功能障碍。目前认为脑干海绵状血管瘤还没有最佳治疗方案，未经治疗的脑干海绵状血管瘤出血率和再出血率相差很大。对于有症状的脑干海绵状血管瘤，如果病灶表浅，手术可以防止肿瘤反复出血，但是如果病灶位于脑干的深部，考虑到手术风险，尽可能保守治疗。迄今为止，尚未发现脑干海绵状血管瘤再次出血风险评估的可靠指标。Antonio Arauz 等研究发现，肿瘤位于腹侧、直径大于 18mm、病变累及脑干中央的海绵状血管瘤更易出血，且与预后不良密切相关。对于年轻的脑干海绵状血管瘤患者，体积小、未出血、症状轻的预后良好。Macdonald 等研究同样发现，脑干海绵状血管瘤的出血及再出血风险明显高于颅内其他部位的海绵状血管瘤，而且一旦发生症状性出血，那么再次出血的概率明显增加，2 年后逐渐降低。

（1）脑干海绵状血管瘤的病理演变过程：脑干海绵状血管瘤因反复出血，导致病灶扩大，神经功能缺损进行加重。Kupersmith 等通过病理演变将其分为两种类型。第一种是瘤内出血型，即血肿位于海绵状血管瘤的实质内，血肿周边为弥散的实质病灶，反复出血，病灶进行性增大。对于这类脑干海绵状血管瘤，术后周边容易出现病灶残留，一旦病灶残留，就有再出血风险，完全切除肿瘤又有加重脑干功能障碍的风险。第二种是瘤外出血型，即出血发生在海绵状血管瘤外围，反复出血，将局限的实体病灶推移向脑干一侧。

（2）脑干海绵状血管瘤手术适应证：脑干海绵状血管瘤是手术好，还是保守治疗更佳，存在很大争议。无症状的脑干海绵状血管瘤出血率很低，是否手术治疗应当慎重考虑。脑干海绵状血管瘤的症状一般均为出血所致，在选择外科治疗的同时应当考虑手术风险、患者状况及再出血的概率。对于单次出血，仅有轻微症状或无症状的患者而言，不主张外科手术。如果患者经历 2 次以上症状性出血，而且病灶靠近脑干浅表，才考虑手术治疗。但是如果出血严重，出现多发脑干神经功能障碍，病灶被脑干实质包绕远离脑干表面，手术有可能增加新的神经功能障碍，应当考虑推迟手术治疗。肿瘤具有多次出血特性，可以导致上行感觉传导束、下行运动传导束、脑神经核团的机械性损伤，引起各种神经功能障碍，出现不可逆的神经损伤。显微手术切除病灶，既可以解决占位效应，又能阻止反复出血。因此部分患者可以从手术治疗中获益。手术指征包括：反复出血，神经功能障碍进行性加重；病灶内出血或病灶外出血形成占位效应；外生性病灶，或者病变邻近脑干表面，手术易于到达。

（3）脑干海绵状血管瘤手术时机：脑干海绵状血管瘤手术的时机存在很大争议。Bruneau 等主张急性期手术，其优点是早期清除血肿，可以起到减压效果，有利于神经功能的改善，另外随着时间的推移，血肿可以发生机化、纤维化、钙化及胶质增生，增加手术难度；但是也有学者认为，脑干海绵状血管瘤应该在出血后 2～6 周的亚急性期手术，因为这个阶段血肿更易于清除，周围神经损伤趋于稳定。此外，通过 MRI 容易判断肿瘤边界，有利于全切病灶，术前应用激素 1～2 周，也有利于减轻周围水肿、改善神经功能。Spetzler 等也认为脑干海绵状血管瘤应当在出血后 6～8 周内手术，因为血肿腔的存在及部分血肿液化更有利于到达病灶，对于全切肿瘤也有帮助；反而延期手术，由于血肿吸收后，周围胶质增生，加大手术难度，使全切病灶面临更大的挑战。

（4）脑干海绵状血管瘤放疗：放疗也存在争议。虽然部分学者坚持认为，放疗 2 年后的出血风险降低，然而放疗 2 年内的出血风险仍高达 11%～15%，以后才逐渐降至 1%～2.4%，由放疗导致的不良反应发生率接近 15%。立体定向放疗在治疗原发肿瘤的同时，可以诱导新的病灶形成。反对者甚至认为，放疗 2 年后，出血风险降低并非放疗的保护作用，而是疾病的自然发展规律。有些学者认为，放疗可以使高龄患者获益，但也有学者认为放疗可能增加出血风险。

（5）脑干海绵状血管瘤术后处理：脑干海绵状血管瘤术后早期，29%～67% 的患者可能出现症状加重，应当早期进行神经功能康复训练。术后入住 ICU 观察，只有当患者咳嗽反射、咽反射恢复、无后组脑神经损伤体征时，才拔除气管插管。患者吞咽功能恢复之前，留置胃管进食。术后应当早期复查 MRI，由于含铁血黄素对周围组织的影响，无法通过 MRI 对肿瘤切除程度进行判断，必须结合手术情况予以综合分析。尽管如此，早期 MRI 检查还是非常有必要的，因为它可以为后期的复查提供很好的影像对比资料。

（6）脑干海绵状血管瘤的预后：研究发现脑干海绵状血管瘤的预后与五种因素密切相关，即发病年龄、病灶大小与出血多少、病变是否越过中线、是否合并静脉发育异常、是否早期手术。严格选择手术适应证，通过恰当的手术入路和脑干安全区域抵达病灶，多数患者预后良好，生活质量能够达到甚至优于术前水平。目前脑干海绵状血管瘤的手术死亡率不超过 4%，手术致残的主要原因是术中操作不当和脑干水肿，永久致残率为 12%～21%。

在过去的20年里，随着医学影像学的发展、手术技术的提高，脑干海绵状血管瘤的外科治疗取得了长足的进步。毫无疑问手术治疗大大地降低了再出血风险，但手术本身有较高的致残率。多数学者主张，对于首次出血的脑干海绵状血管瘤应当采取更加谨慎的态度，保守治疗可以获得良好的效果。只有发生两次以上出血或进行性恶化的病变，才主张外科手术干预。术前对病灶三维影像的仔细分析、选择最佳的手术入路、通过脑干最安全的区域切除病灶、减少脑干不必要的损伤，是术前必须认真考虑的内容。神经导航和电生理监测对手术的顺利实施有重要帮助。脑干海绵状血管瘤的放疗效果存在争议，只有病灶位于脑干中心区域且多次出血时，才建议尝试放疗。

2. 手术方法

（1）术前准备：CT、MRI影像学检查明确肿瘤部位、大小、形态，判是瘤内出血还是瘤外出血、病变到脑干表面最浅表部位、病灶是否露头。DSA明确是否合并静脉发育异常。

（2）麻醉与体位：全身麻醉，体位取决于病灶部位与手术入路。

（3）手术入路：至关重要的是脑干海绵状血管瘤应当选择安全区域抵达病灶，因为病灶对脑干核团和传导束的影响是推移或压迫，并非浸润性破坏。手术原则是最大限度地降低脑干固有结构的损伤。脑干海绵状血管瘤主要的手术入路见表2-4。距离肿瘤最短的路径并不一定是最佳的手术通道，应当选择脑干的安全区域抵达病灶，脑干安全区域详见表2-5。脑干海绵状血管瘤常伴有发育异常的静脉（DVA），由于其参与正常引流，故损伤静脉后，可导致严重的并发症，因此选择手术入路时一定要考虑DVA的存在。对于中脑外侧海绵状血管瘤，中脑外侧沟是进入中脑安全区域，中脑外侧静脉一般位于中脑外侧沟处，可以为解剖定位标志。脑桥腹外侧的海绵状血管瘤可以通过三叉神经和面神经之间的区域（三叉周区）安全抵达病灶，该区域位于三叉神经根部内侧、锥体束外侧。虽然Kyoshima等描述了经第四脑室底入路进入脑干的安全区域，但在一般情况下，只有当中脑和延髓背侧的海绵状血管瘤突破第四脑室底时才采取该入路。对于延髓海绵状血管瘤，由于其体积小，症状性海绵状血管瘤往往突破脑干表面，提供了切除病灶的安全区域，不需要进一步破坏脑干的正常结构。

表2-4 脑干海绵状血管瘤手术入路

病变部位	前方入路	侧方入路	后方入路
中脑海绵状血管	前纵裂半球间入路 经侧裂入路	颞下入路 经岩骨入路	幕下小脑上入路 枕下小脑幕入路
脑桥海绵状血管瘤	侧裂经颞前入路	脑桥小脑三角入路 远外侧入路 幕下小脑上入路 颞下经小脑幕入路	膜帆经菱形窝入路
延髓海绵状血管瘤		远外侧入路	膜帆经菱形窝入路

表2-5 脑干手术的相对安全区域

部位	腹侧或腹外侧	侧方	背侧
中脑	动眼神经外侧，锥体束内侧，小脑上动脉和大脑后动脉之间	中脑外侧沟	上丘之间 下丘之间
脑桥		三叉神经周围安全区域（三叉周区），即三叉神经与面神经根部之间	后正中沟 面丘上三角 面丘下三角
延髓	前外侧沟（舌下神经与C_1之间）		后正中沟 后内侧沟 后外侧沟

（4）手术技巧：海绵瘤由内含缓慢血流的窦状血管和血肿胶囊组成。少量的反复出血导致血肿增大压迫周围的脑干，手术的目的是清除血肿、解除脑干压迫、全切肿瘤、消除再出血风险。手术的关键是在

脑干表面的安全区域做最小切口，病灶内减压后分块切除。脑干海绵状血管瘤与幕上病灶不同，仅切除病灶，保留周围含铁血黄素染色的组织。术中尽可能保留周围的DVA，损伤静脉可能面临脑干静脉性梗死，导致灾难性的后果。多数情况下，在脑干表面可以看到黄染或深蓝色区域，该区域是距离病灶最浅处。反复出血也可以将海绵状血管瘤推移至脑干表面，接近软膜，该处缺乏正常组织的覆盖，有利于病灶切除。神经电生理及神经导航等在脑干海绵状血管瘤的手术过程中有一定的价值。全切肿瘤后，周围富有弹性的神经组织就会向原来肿瘤所占据的区域回缩，肿瘤残腔和手术通道明显变小，这一特征可以间接地反映肿瘤全切。手术结束前一定要仔细检查瘤腔，病灶残留将面临极高的再出血风险。

【典型病例】

患者女性，21岁，主因“突发性右侧肢体活动障碍4天”入院，头颅CT提示脑干出血，MRI提示中脑、脑桥海绵状血管瘤合并出血可能。查体意识不清，嗜睡，双眼球水平震颤，右眼向左侧凝视，右侧鼻唇沟变浅，右上肢肌力Ⅰ级，右下肢肌力Ⅲ级，双侧肢体共济运动失调。入院后保守治疗4周，在充分术前准备条件下行左侧乙状窦后切口，经幕下小脑上入路行脑干海绵状血管瘤切除术。手术顺利，显微镜下全切肿瘤，术后恢复良好。出院时患者意识清楚，言语流利，眼球活动正常，左侧肢体肌力Ⅳ级，右侧肢体肌力Ⅴ级，双侧病理征阴性（图2-184～图2-195）。

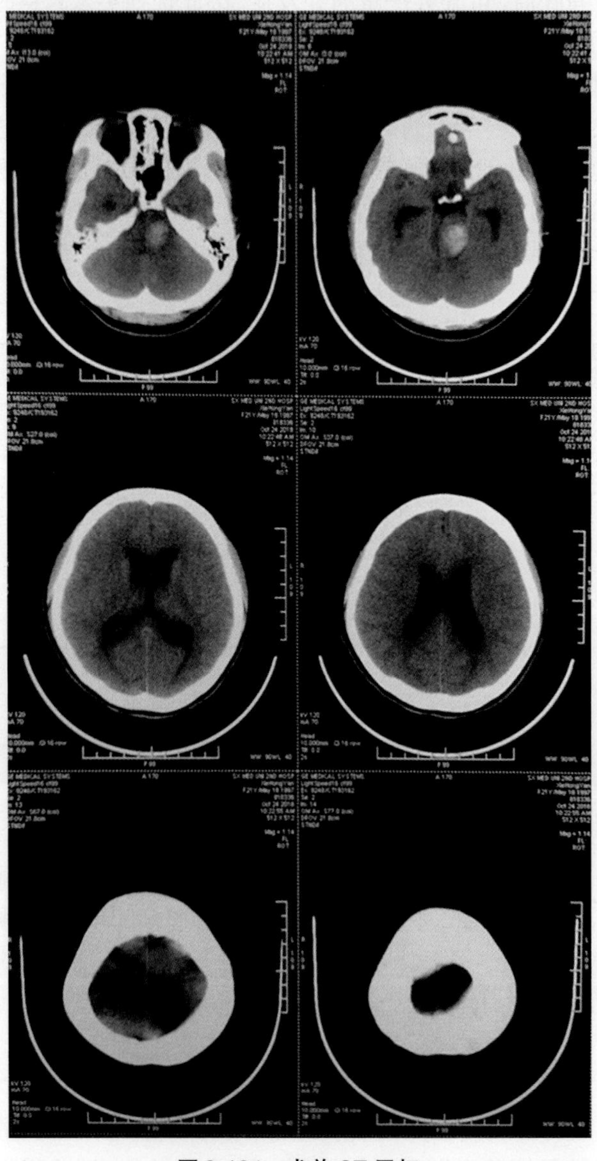

图2-184　术前CT平扫

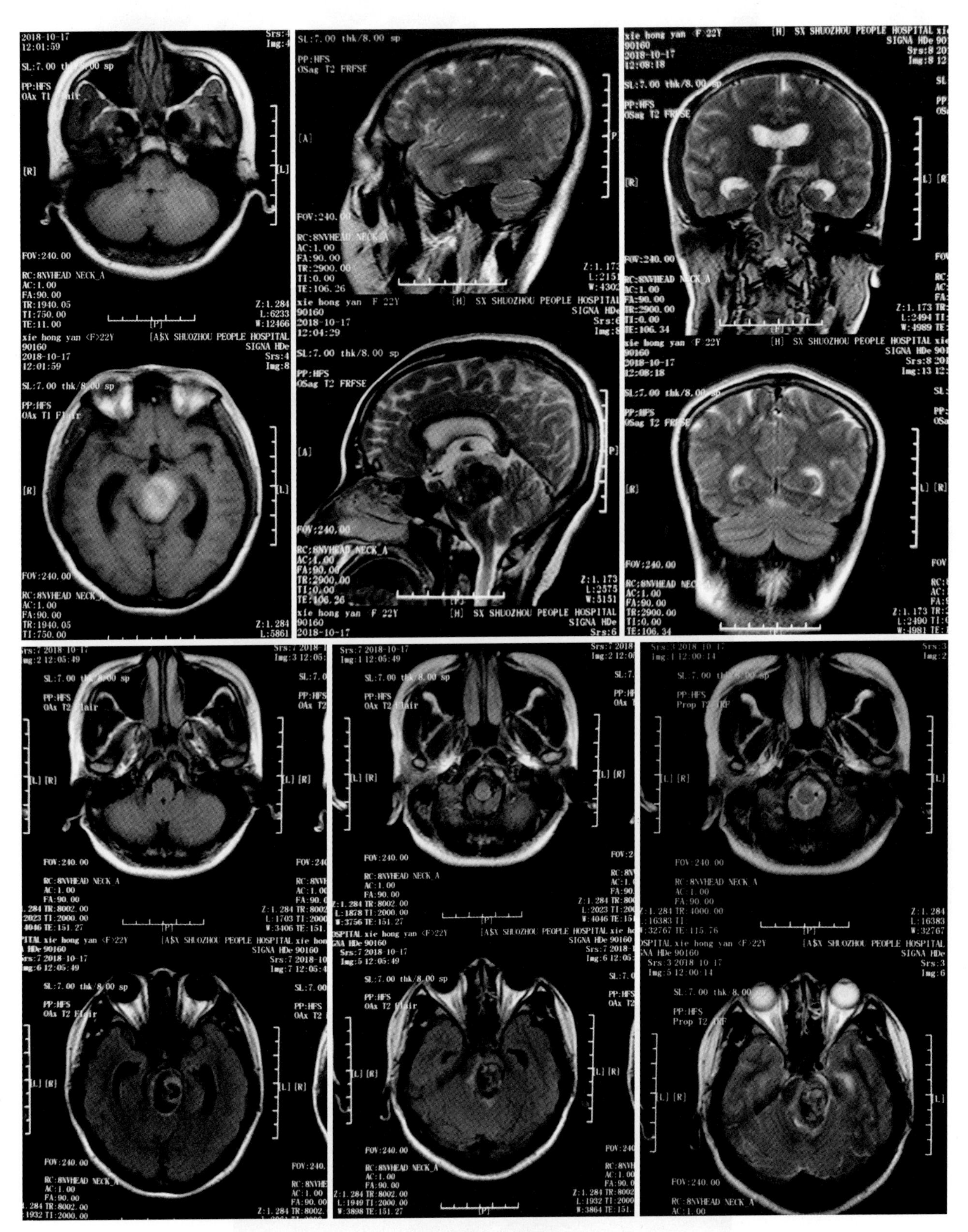

图2-185　术前MRI

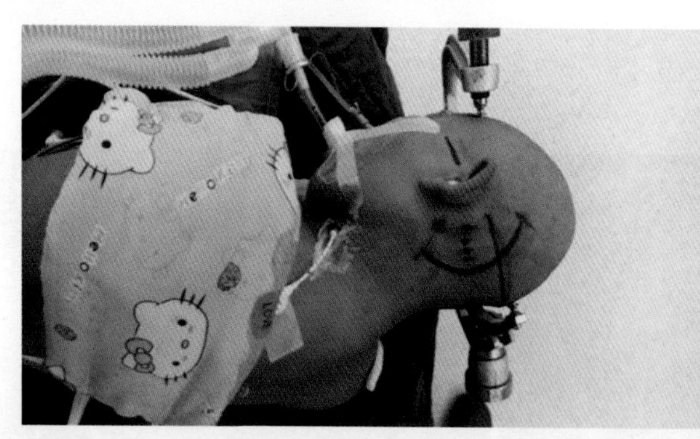
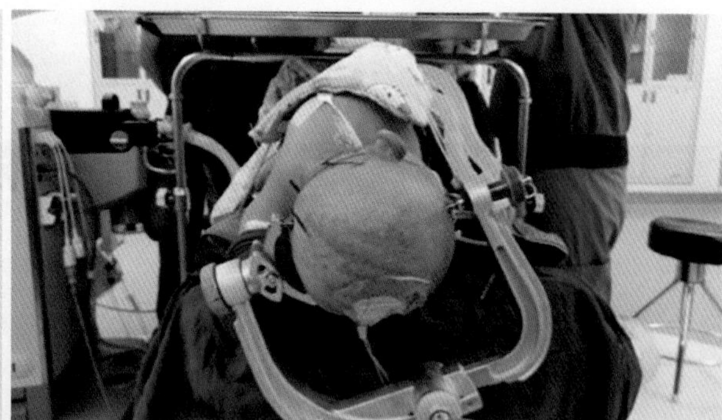

图 2-186　手术体位

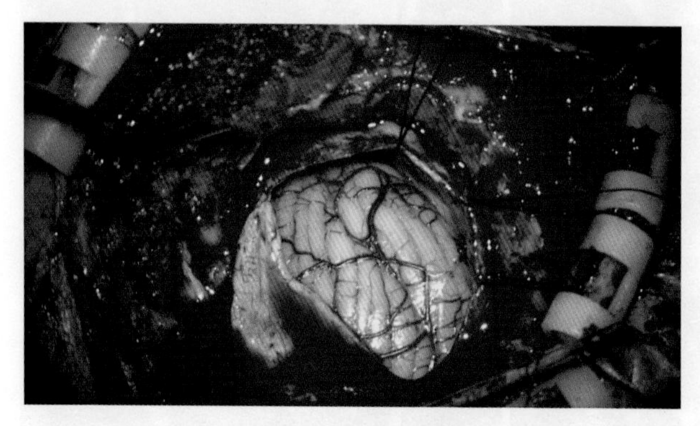

图 2-187　切口硬膜

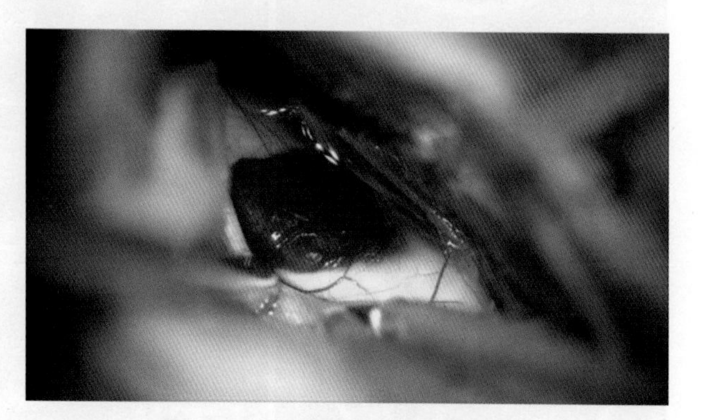

图 2-188　暴露脑干(肿瘤露头)

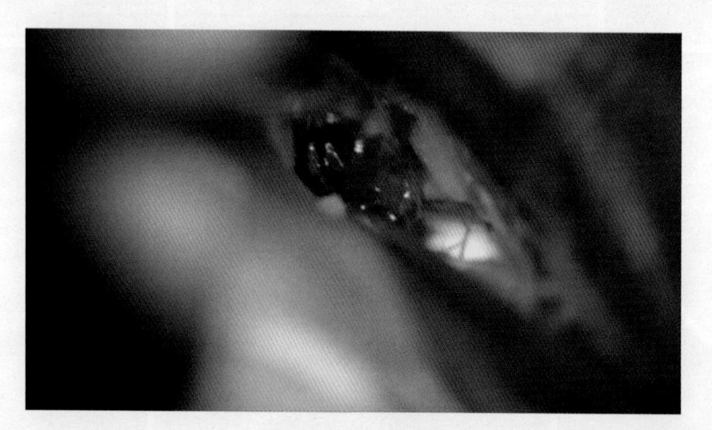

图 2-189　腺瘤

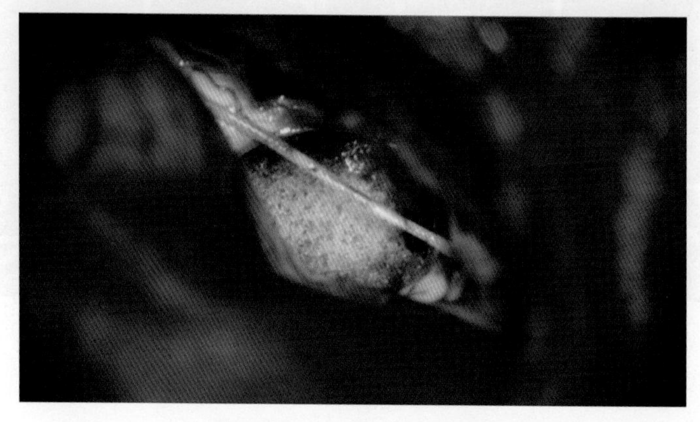

图 2-190　瘤腔及滑车神经

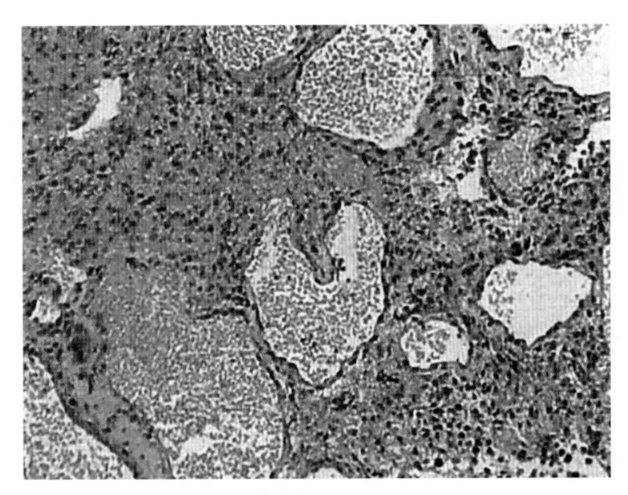

图 2-191　术后病理海绵状血管瘤

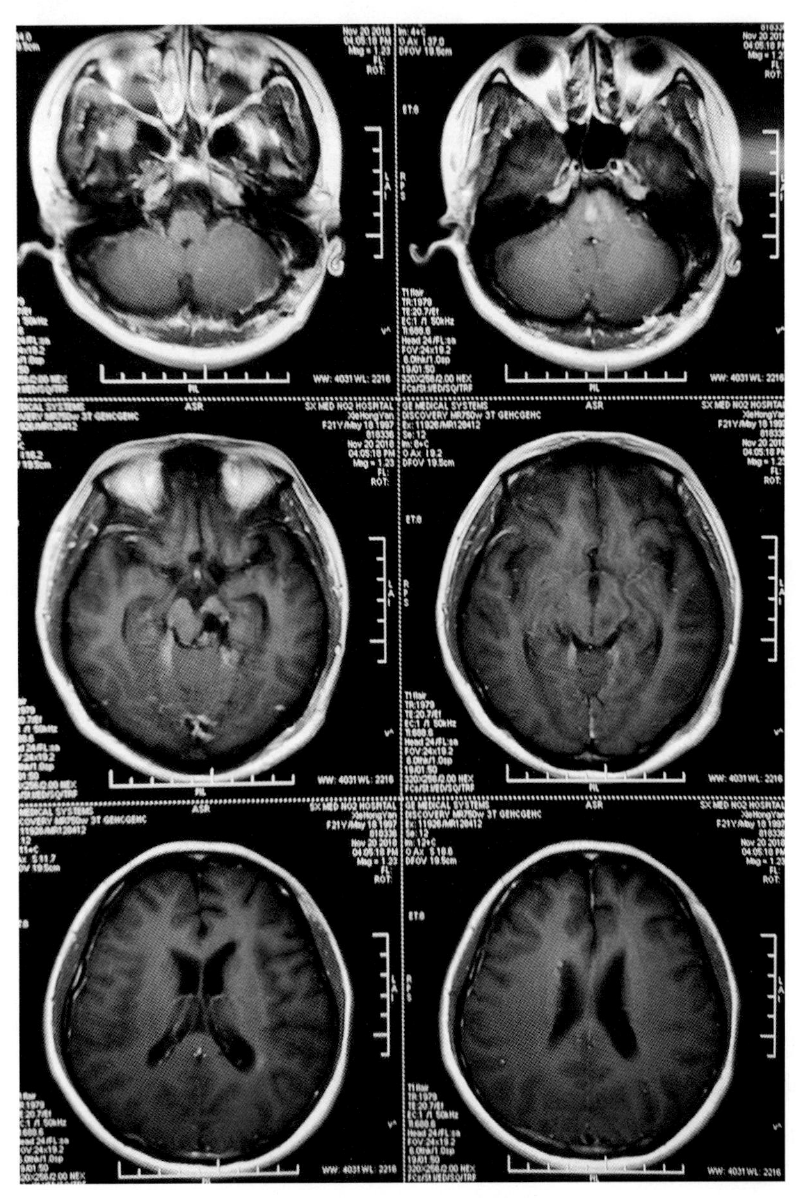

图 2-192　术后 MRI 轴位增强

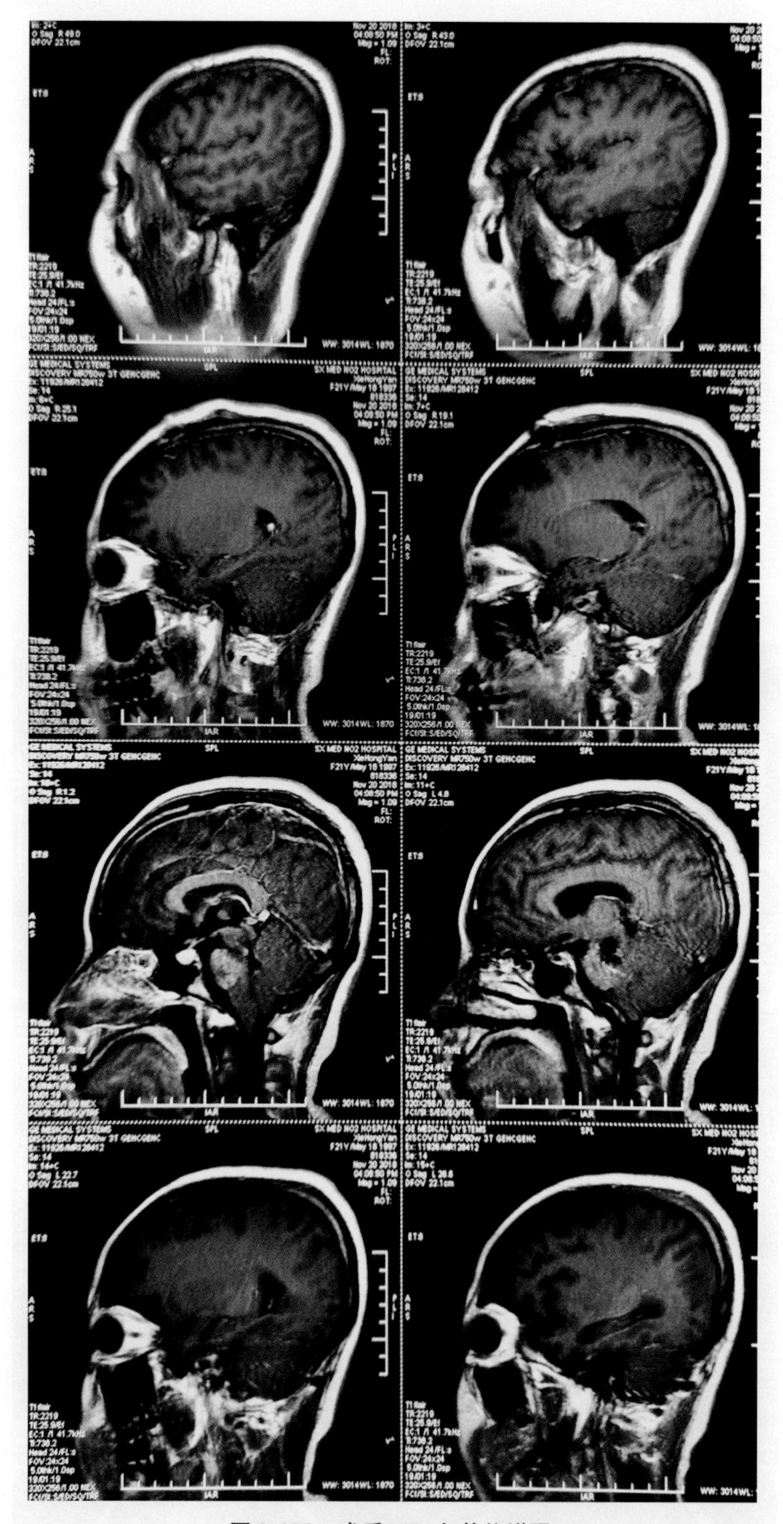

图 2-193　术后 MRI 矢状位增强

3. 手术要点

(1) 手术入路选择至关重要，病灶露头，直接经过脑桥受损区域切除病灶。如果病灶未突破脑干软膜，应当经相应的脑干安全区域抵达病灶，切除肿瘤。

(2) 术中尽可能少用电凝，供血动脉应当在靠近肿瘤处电凝离断，尽可能保护病灶周围的粗大引流静脉，其损伤后可能导致脑干静脉性梗死。

(3) 术中须仔细检查瘤床，防止肿瘤残留，否则有再出血风险。

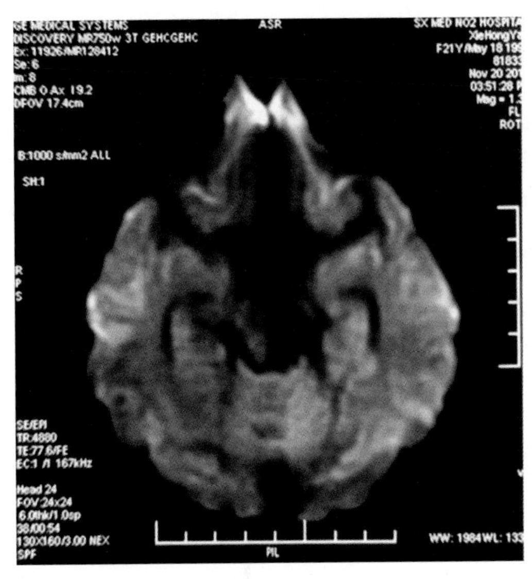

图 2-194　术后 MRI 轴位 DWI

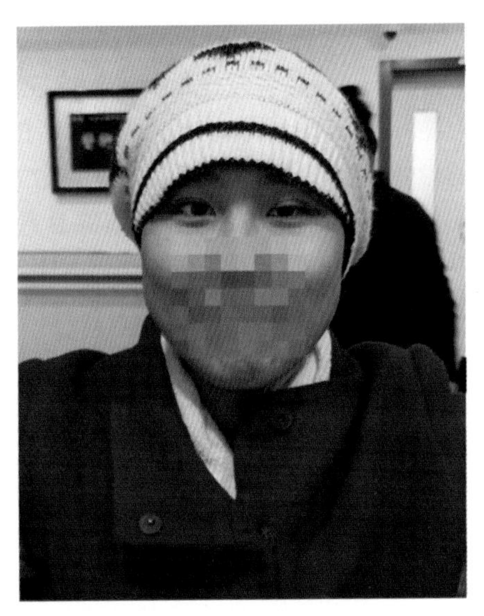

图 2-195　术后患者情况

（陈来照）

（三）脑干血管网状细胞瘤

1．临床表现　BSH 根据其发生部位、大小而临床表现不同，早期症状不明显，多为头痛和头晕，程度轻微，出现梗阻性脑积水后可有高颅内压表现。小脑征和锥体束征为常见体征，脑神经麻痹主要为三叉神经感觉支、展神经、面神经和后组脑神经不全麻痹。延髓 HB 可有第Ⅸ、Ⅹ脑神经功能缺失症状：咳呛、构音不良、吞咽困难。典型脑干交叉性麻痹少见。偶见持续性的脉搏缓慢或动脉高血压，估计与迷走神经受到肿瘤刺激有关。

2．影像学表现　实质性 BSH 的 CT 表现主要为边界不规则的团块影，多为等密度影或低密度影，边缘欠清，密度均匀，少见钙化及出血。注射造影剂后强化明显。MRI 显示 T_1 等信号，T_2 高信号，增强后肿瘤信号均匀或不均匀增高。病灶内和周边有迂曲流空信号，周边无明显水肿。DSA 显示病灶为团块状异常血管染色影，边界清楚，异常血管染色影均质，与正常脑组织有清楚的边界。肿瘤主要由脑膜垂体干属支或椎动脉属支供血，常见的供血血管为单侧或双侧小脑后下动脉。毛细血管期可见肿瘤均匀或不均匀染色，常可见多根静脉引流。

囊性变者多为大囊小结节，囊腔张力高，圆滑，境界清楚，瘤结节较小常附于囊壁。CT 显示囊性部分常为低密度影，密度均匀，肿瘤周围可见低密度水肿。肿瘤结节多为等密度影或低密度影，边缘欠清，密度均匀，明显增强。MRI 显示囊性部分 T_1 低信号，T_2 高信号，信号均匀；肿瘤结节的 T_1 和 T_2 都表现为等信号，信号均匀，边缘欠清。增强扫描后肿瘤实质部分均匀显著增强，囊壁也可轻度增强，瘤结节内常可以见到异常血管流空影。病灶可表现出占位效应，引起梗阻性脑积水、小脑扁桃体下疝等继发改变。DSA 表现为毛细血管期肿瘤结节均匀染色，呈一个较小的球形血管团，边缘整齐，无静脉引流；肿瘤囊壁及囊腔无染色。

总结 BSH 的 MRI 特征性表现包括：

（1）实体肿瘤呈明显均匀强化。

（2）具有囊肿大、小结节样特征。

（3）肿瘤内或周边有蛇形、迂曲的条状无信号区，即血管流空现象。

（4）MRI 中的弥散加权成像（DWI）技术也可作为鉴别的方法。实体肿瘤 DWI 多呈低信号或少数呈等信号，且 ADC 值较高。

3．分型

（1）根据 BSH 与脑干的关系可分为：①内生型：瘤体位于脑干内，可部分瘤体突出脑干表面。②外生型：肿瘤瘤体位于脑干外或第四脑室底，部分瘤体可嵌入脑干实质内。小脑被肿瘤推开或挤压。

（2）由于 BSH 绝大部分长在延髓，所以又可分为延髓近端组（向脑桥发展者）及延髓远端组（累及上颈髓者）。

4. 诊断与鉴别诊断

（1）诊断：BSH 患者发病早期缺乏特征性的临床表现或症状，体征轻微，所以就诊时往往肿瘤体积较大。因此，本病主要依靠影像学诊断。综合患者的病史、临床表现及影像学资料，多数 BSH 术前能够明确诊断；但若病灶的影像学表现不典型，或需明确肿瘤的供血情况，则建议行术前 DSA 检查。对疑为 VHL 病的患者，应详细询问病史，建议行脑脊髓 MRI、腹部 B 超或 CT、检眼镜或眼底荧光造影等全方位的检查，如有条件可行基因检测以明确基因诊断和基因分型。若 VHL 病的诊断成立，因其具有家族遗传性，故需行家族性基因筛查。

（2）鉴别诊断

1）脑干胶质瘤：可发生于脑干任何部位，其中胶质母细胞瘤生长迅速，病程短，多在 3 个月内出现明显的高颅内压症状。呈广泛浸润生长，伴囊变、坏死。边缘不规则，占位效应明显；少突胶质细胞瘤可有钙化灶；室管膜瘤主要位于第四脑室，通常发生在 5 岁前，T_1 低信号、T_2 高信号，且信号混杂，增强后呈不均匀强化。第四脑室扩大，内可见增大的肿瘤，脑干受压向前移位。

2）脑干海绵状血管瘤：可发生在脑干实质内的任何部位，在出血的急性期，CT 和 MRI 都为均匀的高密度圆形病灶，患者有突发头痛、头晕、肢体麻木或乏力症状。多次出血后 MRI 检查，病灶呈“爆米花”样改变，有时病灶旁可见静脉畸形。MRI 磁敏感成像（SWI）为其特征性检查。DSA 检查结果为阴性。

3）脑干转移瘤：好发于老年人，有患癌病史或身体其他部位病变可助鉴别。病灶周围脑干组织水肿严重，无血管流空现象，可伴有脑内多发病灶。

4）髓母细胞瘤：患者多为小儿，好发部位在小脑蚓部，大多为实质性，典型表现为小囊大结节，增强后肿瘤强化明显但不均匀。瘤周无粗大的引流血管。

5）脑脓肿：多有感染病史，常有较一致的明显强化脓肿壁，无壁结节，周围水肿明显。

5. 治疗

（1）保守治疗：一般认为无症状的患者应行影像学随访，如随访发现肿瘤生长则建议行手术治疗。Giammattei 等认为，无论是 VHL 病还是非 VHL 病引起的肿瘤，在治疗策略上并无任何差别；对于随访期间无变化的无症状 BSH 患者，不建议行手术治疗。

（2）手术治疗

1）手术指征：显微外科手术是本病的主要治疗方法，对脑干肿瘤而言，普遍认为髓外生长的肿瘤、脑干内生长的囊性肿瘤及脑干内生长的局限性肿瘤是最佳手术适应证。但对于 BSH 的手术指征，目前仍存在争议。Ma 等认为，有症状的 BSH 患者均应尽早行手术治疗；De Campos 等认为，有症状的 BSH 患者均应行手术治疗，无症状而肿瘤直径>1.5cm 的患者亦建议行手术治疗。

2）术前栓塞：由于 BSH 多为实质性，血供丰富，手术难度大，死亡率高。术前栓塞有助于减少肿瘤血供，切除时解剖界面清楚，可减少神经血管结构的损伤。因此，术前供血动脉的栓塞具有重要的意义。但肿瘤的血供与脑干正常血供关系密切，术前栓塞有一定难度和危险。术前是否应行供血血管的栓塞，目前的观点并不一致。有些学者认为术前栓塞风险较大，对脑干实体性肿瘤行供血动脉栓塞会造成瘤体肿胀出血、脑干缺血等危及生命的并发症，且栓塞后肿瘤变硬，增加手术难度，不建议行术前栓塞治疗。刘雪松等未采用术前供血动脉栓塞，术中证实通过有效地控制供血动脉，能防止术中大出血，因而认为术前栓塞供血动脉并非必须。另外一些学者则认为，较大体积的实质性 BSH 可考虑术前栓塞，以避免术中大量出血。周良辅认为术前栓塞指征是：不易控制的供血动脉，特别是位于肿瘤腹侧；有多根或双侧供血动脉。术前栓塞的主要目的是：栓塞手术不易控制的供血动脉，例如位于肿瘤腹侧的动脉；减少肿瘤血供。

3）手术难点及要点

A. 囊性肿瘤结节的寻找：典型的瘤结节呈粉红色，从囊壁内表面隆起，附近常可见供血动脉和回流静脉，因此，术中不难发现。但是，少数瘤结节嵌在囊壁内或因囊液蛋白质或纤维素沉着，使瘤结节表面色泽与囊壁一样。此时，应结合 MRI，注意寻找，以免遗漏。王意达等报道了 10 例囊实性肿瘤，在术中超声引导下均可迅速而准确地找到实性瘤结节并予以处理，故主张术中超声应常规用于手术治疗。

B. 实质性 BSH 的血供阻断：实质性 BSH 血供丰富，容易造成术中难以控制的出血及盲目止血造成的脑干严重损伤，危及患者生命。实质性 BSH 的切除应严格遵循脑内动静脉畸形切除的原则，即先处理供血动脉，再游离肿瘤，最后结扎引流静脉。由于肿瘤的供血动脉常位于肿瘤腹侧，粗大的引流静脉又位于瘤表面。如果先阻断引流静脉，瘤体会迅速增大，瘤壁张力增高，导致难以控制的出血。对于一时难以鉴别的血管，可用暂时阻断夹阻断。一旦发生瘤体膨胀，应立即松夹。确定供血动脉后，应尽量靠近肿瘤用双极电凝反复电凝适当长度，先尝试部分剪断血管，如不出血，再完全剪断。应由浅至深，以点带面，逐一切断供血动脉，待引流静脉由鲜红色转暗红色、瘤体张力变软、体积缩小后，再切断引流静脉，摘除肿瘤。对于影响操作的小引流静脉，可电凝后切断，大的引流静脉则必须留待最后处理。如遇难以控制的出血，可把平均动脉压降至 8～9kPa，在暂时血管阻断夹或小棉片压迫出血点的协助下，多能电凝止住。

C. 巨大实质性 BSH 切除过程中脑干组织的保护：巨大型实质性 BSH 的血供极其丰富，即使术前栓塞，术中出血仍很凶猛。术中阻断供血动脉后用低功率电凝烧灼瘤壁使瘤体逐步缩小，不断冲洗生理盐水冷却双极电凝产生的热量，减少对脑干组织的热损伤。沿肿瘤与脑干之间胶质增生带小心分离，切勿进入肿瘤内操作，禁忌采用分块切除肿瘤的方法。有些瘤体深深嵌入脑干，常破坏脑干软脑膜，寻找界面进行分离时要更加细心。目前国内外学者主张术中使用电生理监测技术以指导手术进程。Lu 等报道了 62 例行手术治疗的延髓 HB，在术中电生理监测下，患者术后并发症减少，其神经功能预后亦得以改善。

4）手术策略

A. 明确诊断和手术指征，做好围手术期准备。巨大实质性的 BSH 术前 2 周分阶段备自体血，或术前备充足的异体血。

B. 完善术前计划。手术治疗 BSH 的关键在于明确肿瘤的供血动脉、引流静脉的相对位置。如术前能获得供血动脉、引流静脉和肿瘤组织的 3D 可视化影像学资料，可提前制订手术策略，大大提高手术的成功率，也能保障手术的顺利进行。

C. 做好术前辅助工作。超选择性供血动脉栓塞可以作为一些 BSH 显微外科的辅助手段。

D. 根据 BSH 的部位准确地选择手术入路，切口及骨窗的大小应满足能够充分暴露肿瘤边界的要求，以利于病灶的整块切除。延髓病灶向上累及脑桥、向下累及颈髓的多采用枕下正中切口或远外侧切口。

E. 实性 BSH 切除应严格遵循脑内动静脉畸形切除的原则，术中使用神经电生理监测可以识别重要的神经组织，避免损伤重要的神经功能，改善患者的预后。术中亚低温麻醉及控制性降压有助于预防正常灌注压突破综合征。同时可在一定程度上减少术中出血，有利于手术的顺利进行。

【典型病例】

患者女性，34 岁，反复头痛、头晕 1 年余，查体未见阳性神经体征，四肢肌力Ⅴ级，肌张力正常。诊断：延髓及上颈髓血管网状细胞瘤。

影像学检查：MRI、CTA、DSA（图 2-196～图 2-199）。

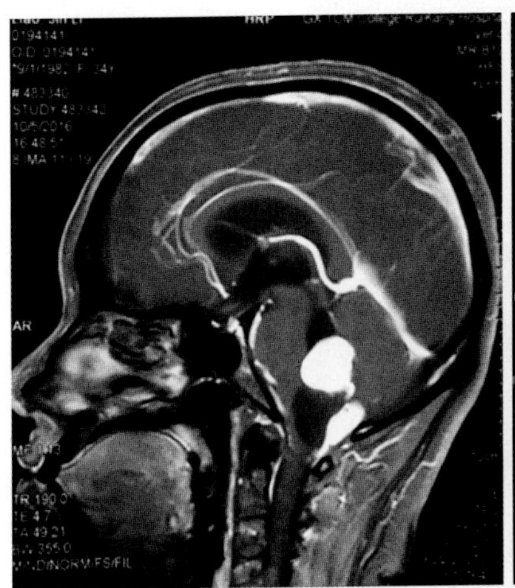
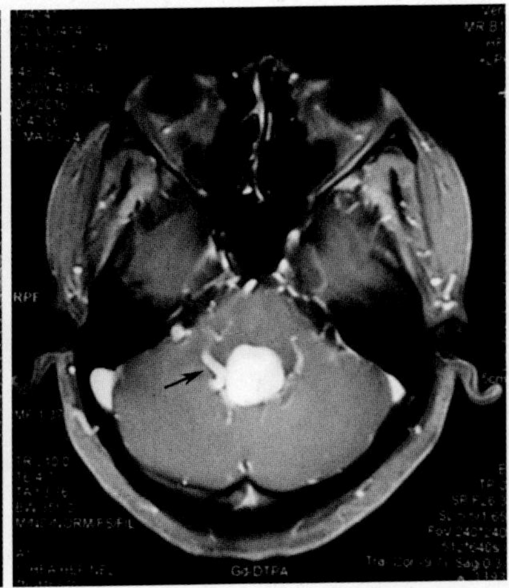
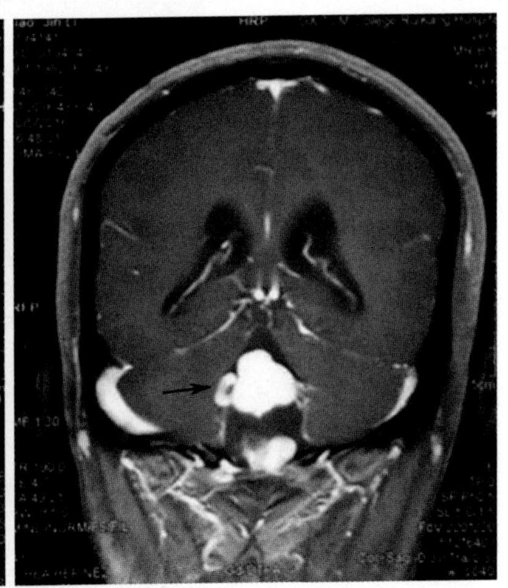

图 2-196　术前 MRI 示延髓及上颈髓背侧可见囊实混合性占位，囊性部分在中间腹侧，实质部分肿瘤结节分别在囊腔的上下部位，均匀增强，上方肿瘤结节右侧可见粗大的引流静脉（黑色箭头）

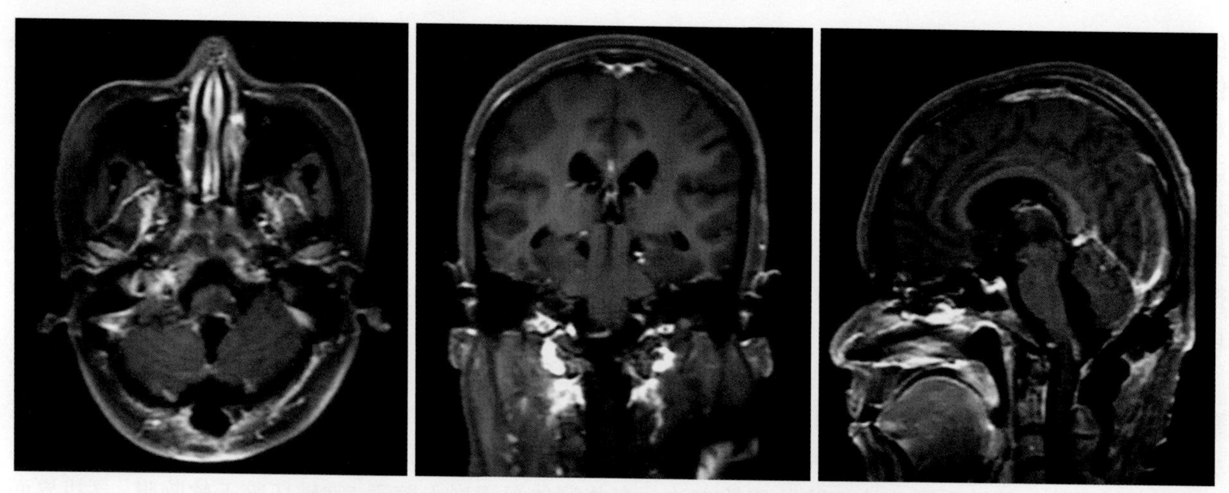

图 2-197 术后 MRI 示肿瘤完全切除，延髓及上颈髓受压缓解

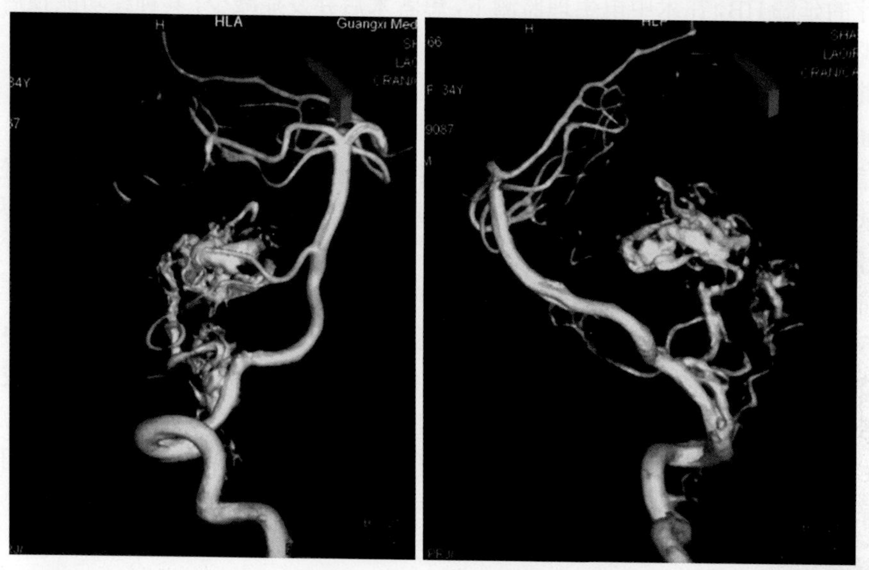

图 2-198 CTA 示右侧小脑前下动脉（AICA）及小脑后下动脉（PICA）均有供血

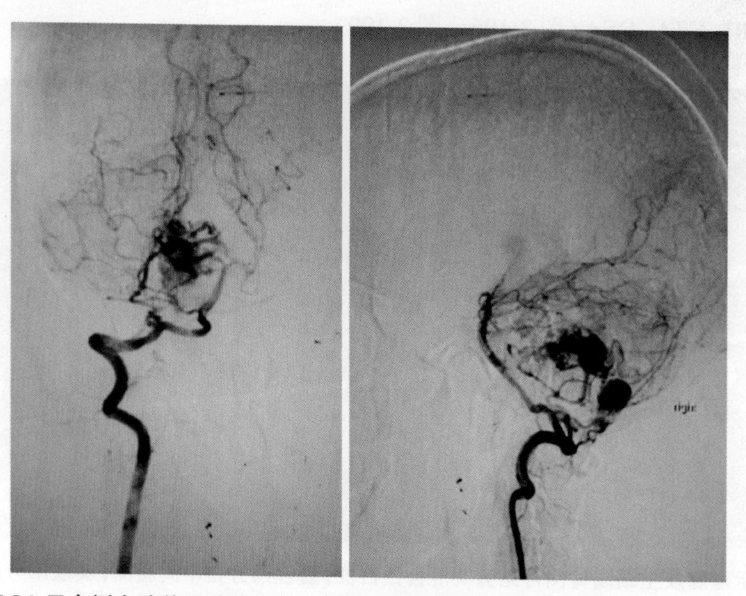

图 2-199 DSA 示右侧小脑前下动脉（AICA）及小脑后下动脉（PICA）分别给上下两个瘤结节供血

手术步骤：

体位和切口：患者通常采用3/4侧俯卧位。头部和身体上部抬高20°～30°，使头部高于胸部水平，有利于静脉回流。头部前屈45°，目的是使小脑幕呈垂直方向。有利于术者在小脑下表面和第四脑室内进行分离操作。但过度前屈可压迫颈静脉，造成静脉回流障碍。手术切口采用后正中直切口：上自枕外隆突，下达C_4棘突（图2-200）。

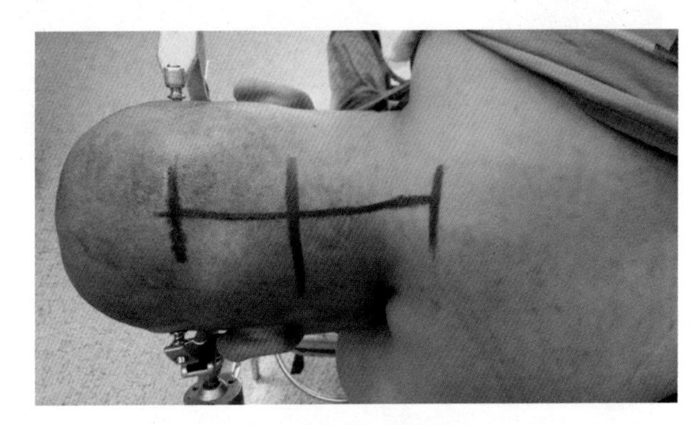

图2-200 手术切口

皮肤和肌层切开：切开皮肤及皮下组织撑开后，仔细辨认项韧带，严格于中线切开项韧带，于寰椎后弓结节上剥离头后小直肌，显露枕骨大孔和寰椎后弓。

骨瓣开颅：于枕外隆凸下方钻一个骨孔，铣刀分别向两侧弧形铣开枕骨，向下至枕大孔。形成一个“苹果”形骨瓣（图2-201），将寰枕筋膜切开，游离骨瓣，骨窗上缘不需显露横窦。咬除寰椎后弓，利于显露和充分减压。

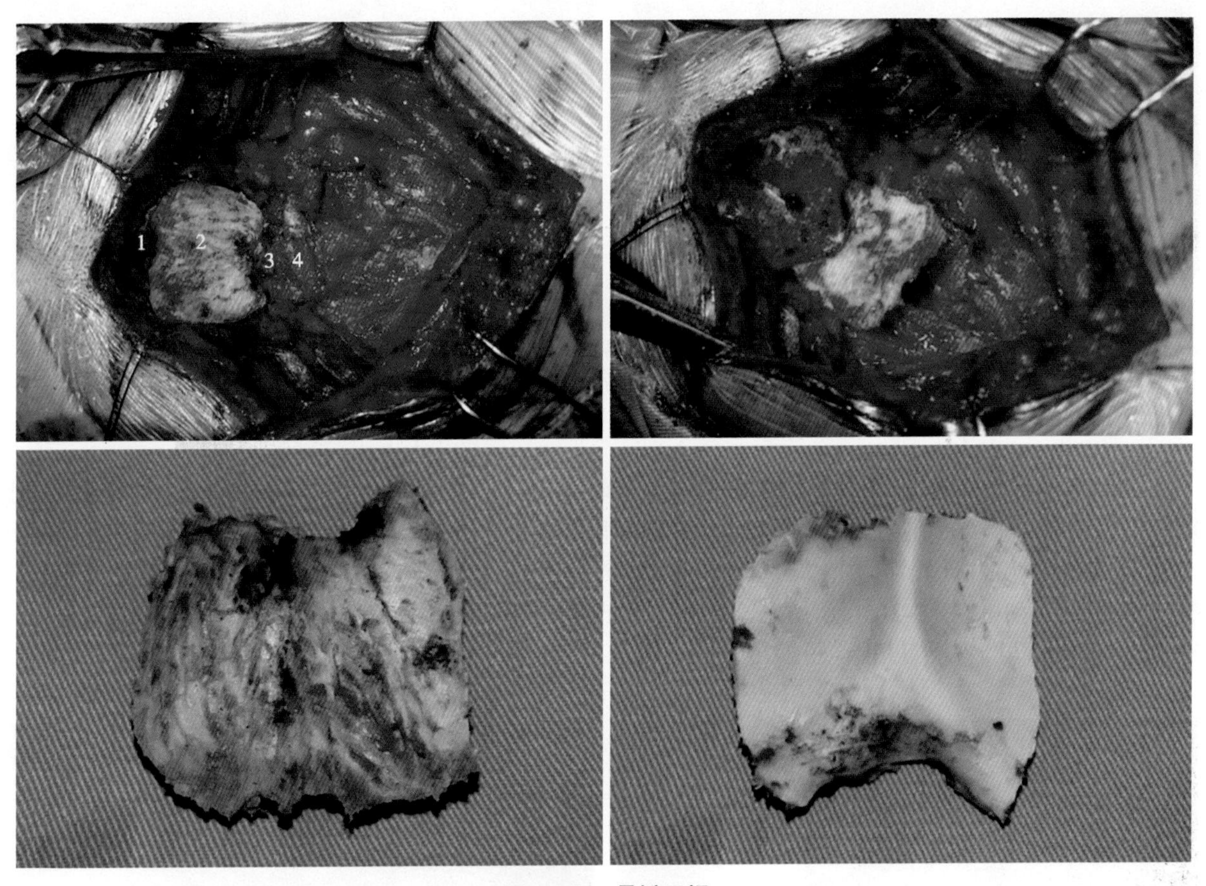

图2-201 骨瓣开颅

1. 枕外隆凸下方钻孔处；2. 骨瓣；3. 枕骨大孔；4. 寰椎。

硬膜切开：缝扎枕窦和寰窦后，Y形切开硬脑膜，缝吊后向两侧牵开、固定。

牵开两侧小脑扁桃体，显露下方结节及囊性部分（图2-202A），切开囊壁放出囊液减压，锐性剪开蛛网膜，沿瘤结节边缘分离后抬起，寻找腹侧的供血动脉（图2-202B），予电凝后剪断（图2-202C），将结节完整切除，显露下方的第四脑室（图2-202D）。

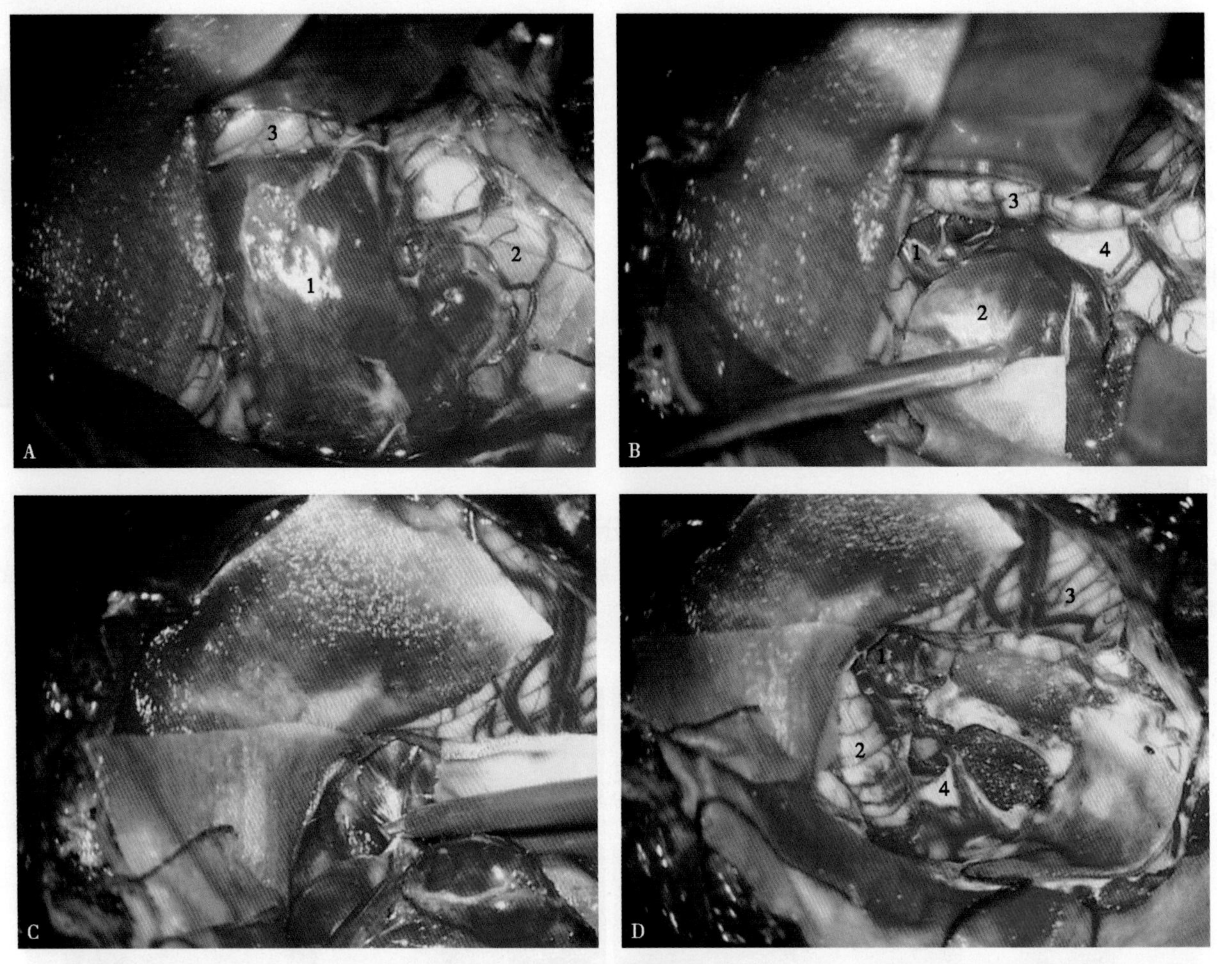

图 2-202　硬膜切开

A. 显露结节及囊性部分（1. 瘤结节；2. 囊壁；3. 右侧小脑扁桃体）；B. 寻找腹侧的供血动脉（1. 供血动脉；2. 瘤结节；3. 右侧小脑扁桃体；4. 第四脑室底）；C. 电凝后剪断；D. 显露第四脑室（1. 上方瘤结节；2. 左侧小脑扁桃体；3. 右侧小脑扁桃体；4. 第四脑室底）。

打开小脑延髓裂：小脑延髓裂是小脑扁桃体和延髓之间形成狭窄裂隙（图 2-203A），分别牵开小脑扁桃体和小脑蚓部，用显微剪锐性分离其间的蛛网膜分隔，将裂隙打开，进一步切开下髓帆和脉络膜组织后，即看到上方的瘤结节。粗大的引流静脉横跨瘤结节背侧（图 2-203B）。同上法沿瘤结节边缘分离，先切断供血动脉（图 2-203C），使血管团张力降低，再切断引流静脉（图 2-203D），将瘤结节完整切除（图 2-203E），第四脑室梗阻解除（图 2-203F）。

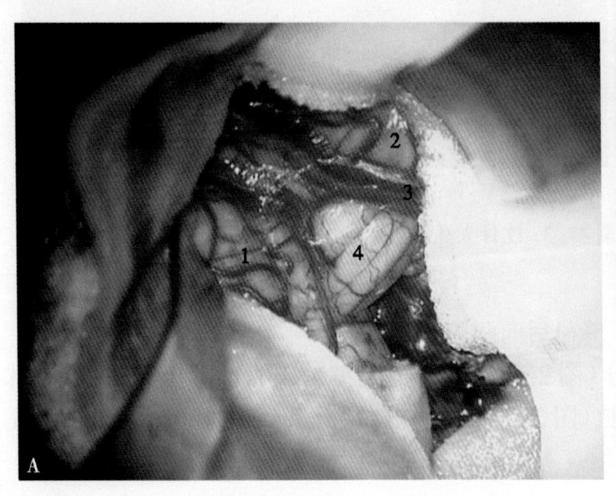

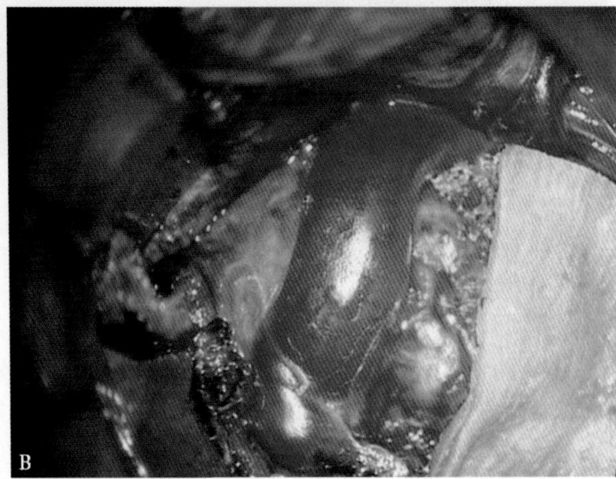

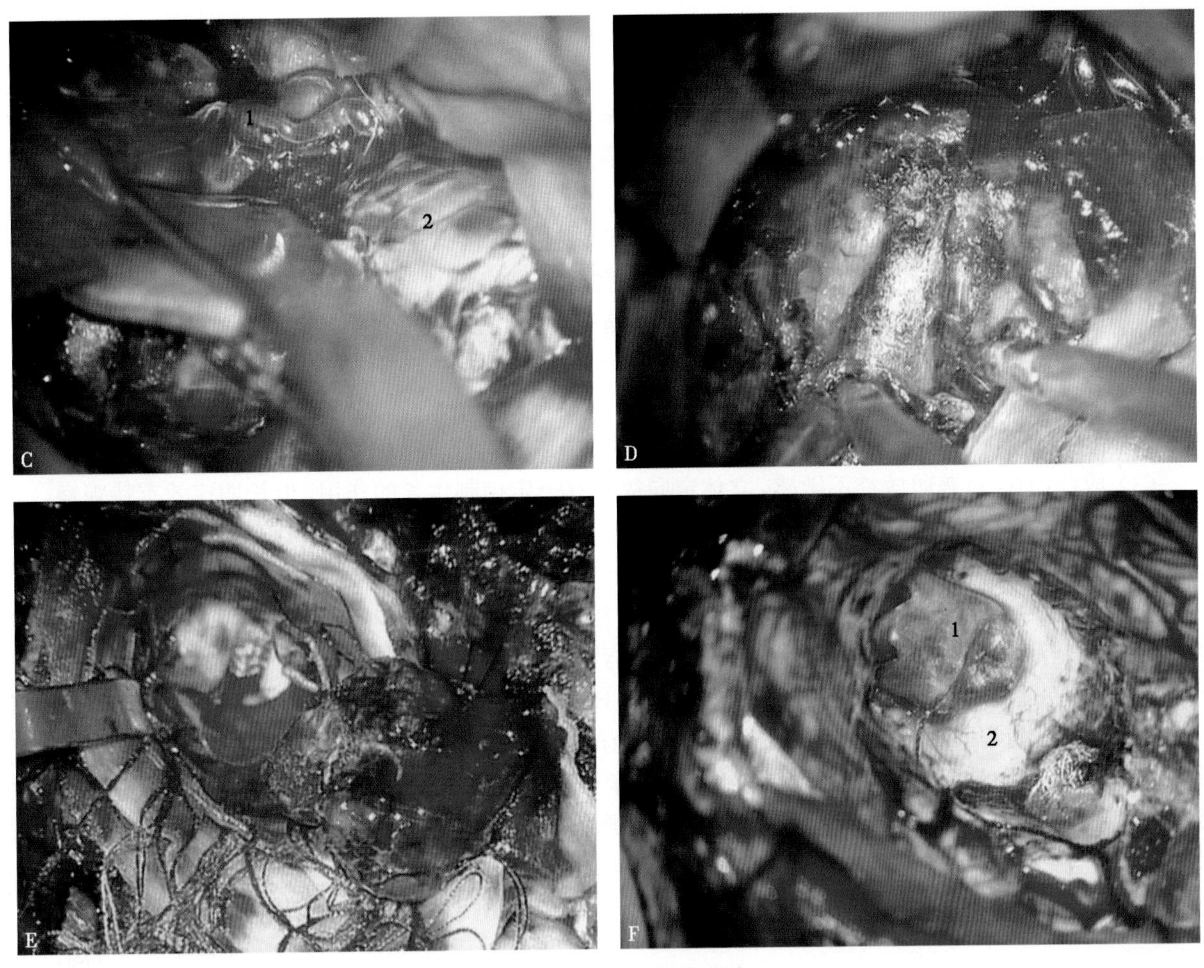

图 2-203　打开小脑延髓裂

A. 打开小脑延髓裂（1. 左侧小脑扁桃体；2. 右侧小脑扁桃体；3. 小脑延髓裂；4. 小脑蚓垂）；B. 引流静脉横跨瘤结节背侧；C. 切断供血动脉（1. 供血动脉；2. 瘤结节）；D、E. 切断引流静脉；F. 第四脑室梗阻解除（1. 扩大的中脑导水管；2. 第四脑室底）。

关颅：水密缝合硬脑膜，如有缺损可用自体筋膜或人工硬膜修补。骨瓣复位后用钛板钛钉固定。骨瓣外放置1条硅胶引流管，分层缝合枕下肌群。严密缝合皮肤各层组织，加压包扎。

完整切除肿瘤（图 2-204），术后病理为HB（图 2-205）。

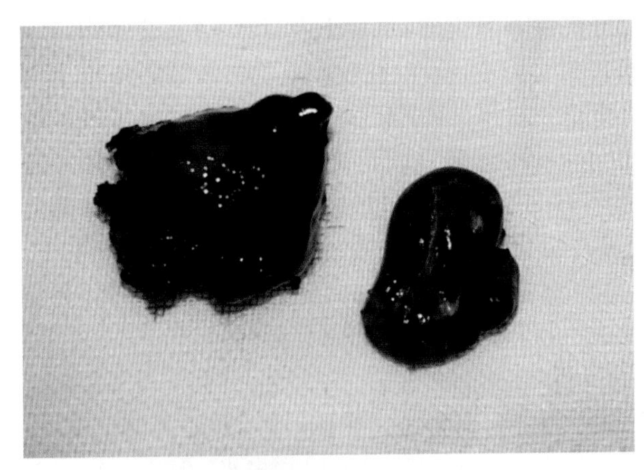

图 2-204　切除肿瘤标本

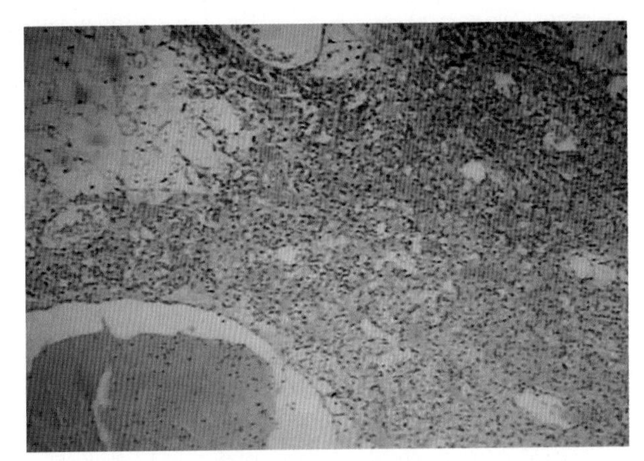

图 2-205　术后病理

5）并发症预防及处理

A. 术后出现正常灌注压突破综合征：可导致周围脑组织水肿出血，危及生命。对于巨大的病变术后应维持麻醉到术后6小时再苏醒，防止躁动引起血压和颅内压过大的变化；严格控制血压在基础血压的低限，可有利于防止这种严重并发症的发生。

B. 术后瘤腔出血，脑疝形成：肿瘤切除后瘤腔要严密止血，术区留置外引流管，以降低颅内压力，防止因瘤腔出血而导致的枕骨大孔疝，要密切观察患者生命体征、意识、瞳孔的变化，随时复查CT，若发生脑疝，应立即开颅清除血肿。

C. 呼吸抑制，甚至呼吸停止：BSH术后常有呼吸中枢暂时性失去对CO_2的反应，易发生呼吸抑制。术后不应急于拔除气管插管，应注意保持呼吸道通畅，必要时应用呼吸机同步辅助呼吸。如术后3天后自主呼吸无法恢复或较弱，则尽早行气管切开。待脑干水肿消退，自主呼吸多能恢复。

D. 消化道大出血：应用强效制酸剂，插胃管后胃内注入凝血酶，同时禁食，行胃肠减压。待胃液隐血试验阴性后再恢复进食。

后组脑神经损害：避免经口喂食导致吸入性肺炎，予以插胃管行鼻饲饮食。

（3）放疗：HB对普通放疗不敏感，立体定向放疗有一定控制生长的作用，但长期疗效有待观察。其对BSH治疗效果的相关研究较少，故有效性仍存疑。作为辅助性治疗措施，放疗可用于术后残留或复发病灶的处理。

（4）其他治疗：应用相关靶向药物治疗VHL病相关HB的病例较少，至今仍无特效药物。生长抑素类药物可能是治疗VHL病相关HB行之有效的化学药物。

6. 预后　随着神经显微外科手术技术的进步，BSH患者的术后并发症和病死率不断降低。但目前仍无可预测手术预后的准确指标。研究表明，肿瘤的大小、部位与BSH手术预后并不相关，而术前神经功能状况被认为是手术预后的最佳预测因素。陈利锋等回顾性分析了24例BSH患者的手术治疗情况，认为患者术前的神经功能状况越好，脑干受肿瘤的影响越小，肿瘤的边界越清晰，手术分离时脑干受损越小。

肿瘤残余是肿瘤复发的主要原因，Jagannathan等报道，80例患者手术完全切除后5年复发率为0。

（周　全）

第六节　颅底肿瘤的显微技术应用

一、前颅底肿瘤

（一）嗅沟脑膜瘤

1. 概述　嗅沟脑膜瘤（olfactory groove meningiomas）是指肿瘤基底起源于颅前窝底筛板及其后方硬脑膜的一类颅底肿瘤。Durante于1885年首先切除嗅沟脑膜瘤获得成功，术后患者存活12年。嗅沟脑膜瘤占脑膜瘤的8%～18%，女性相对好发，可见于任何病理类型，其中砂粒型较多见。嗅沟脑膜瘤位于颅前窝底中线，可分为单侧或双侧，多数肿瘤经大脑镰下跨越到对侧，单侧较少见。肿瘤沿颅前窝底呈膨胀性生长，上极突入额叶，将额叶推挤向上方、后方移位，后极可达鞍上区。在较大的肿瘤中，视神经及视交叉常常向下方和侧方移位。肿瘤可以通过筛板向筛窦方向生长，也可以通过蝶骨进入蝶窦。除此之外，有部分肿瘤可以向眶内生长。嗅沟脑膜瘤可以是高度血管化的肿瘤，其重要的血供来源于颈外系统。嗅沟脑膜瘤的血供通常来源于筛前动脉、筛后动脉及脑膜中动脉的脑膜分支，随着肿瘤的不断增大，大脑前动脉可参与供血。

2. 临床症状

（1）神经功能障碍：①嗅沟脑膜瘤早期症状即有嗅觉逐渐丧失，肿瘤位于单侧时，嗅觉丧失属单侧性，对定位诊断有意义；如为双侧丧失，常与鼻炎混淆。嗅沟脑膜瘤的嗅觉障碍虽比较多见，但患者往往忽略，许多患者入院查体时方得以证实，所以肿瘤多长期不被发现，临床确诊时肿瘤已长得很大，已有显著的颅内压增高症状。这是因为单侧的嗅觉障碍可被对侧补偿，患者不易察觉。②视力减退也较多见。造成视力减退的原因是颅内压增高、视神经乳头水肿和继发性萎缩；肿瘤向后发展直接压迫视神经，视神经乳头原发性萎缩，个别患者可出现双颞或单侧颞部偏盲。文献报道，约 1/4 的患者构成 Foster-Kennedy 综合征。③肿瘤影响额叶功能，可引起精神症状。患者出现兴奋、幻觉和妄想。也可因颅内压增高而表现为反应迟钝和精神淡漠。④少数患者可有癫痫发作。⑤肿瘤晚期出现锥体束征或肢体震颤，为肿瘤压迫内囊或基底节的表现。

（2）颅内压增高：通常较晚出现颅内压增高症状。

3. 手术方法

（1）术前准备

1）头颅 X 线片：可见颅前窝底眶顶和筛板骨质增生、增厚，侵蚀或破坏，瘤内有广泛砂体钙化时，可见均匀密度增高影。

2）CT：颅前窝底一侧或双侧近中线部位均匀一致的等密度或高密度影，边界清晰，可见钙化，注入造影剂后呈均匀一致强化。增强 CT 可以判断肿瘤与血管的关系，判断肿瘤的血供。颅底的断层扫描 CT 可以评估鼻窦或者眼眶受累的情况，肿瘤的部位和骨质增生的情况。大约 19% 的患者可见鼻窦侵犯，而眶内侵犯比较少见，一般只有 5% 左右的病例可以出现眶内受累。

3）MRI：术前 MRI 平扫及增强扫描是嗅沟脑膜瘤诊断的重要检查方法。嗅沟脑膜瘤 T_1 呈等信号或者稍低信号、T_2 呈等信号甚至高信号。MRI 可以判断肿瘤的边界及有无向筛窦或者其他地方延伸、肿瘤与视神经和视交叉的关系、肿瘤与血管的关系、肿瘤的血供。术前一半以上的患者可以观察到不同程度的额叶水肿，有些患者需要术前使用激素及脱水药物。

4）脑血管造影：很少需要血管造影来判断肿瘤与血管的关系，因为 MRI 及增强 CT 能很清楚地显示正常的动脉系统。脑血管造影可以显示肿瘤主要由筛前动脉、筛后动脉和眼动脉脑膜支参与供血。在正位片上，大脑中动脉呈弧形向后外方移位；在侧位片上，大脑前动脉呈弧形向后上方移位。偶可观察到大脑前动脉及脑膜中动脉参与肿瘤血液供应。

（2）手术入路：嗅沟脑膜瘤的治疗以手术为主，手术的方式往往取决于肿瘤的大小、质地、生长方式及生长范围。嗅沟脑膜瘤常采用的手术入路有额下入路、额外侧入路、翼点入路及经大脑半球间入路（图 2-206）。随着内镜技术的发展，个别病例可以采用经蝶内镜手术。除此之外，有些肿瘤侵犯鼻窦时需要联合颅内外手术治疗。

术中最好能早期发现肿瘤的基底及血液供应。手术入路的原则是尽可能地显露颅底，减少额叶的牵拉。术中适当地暴露及解剖结构的显露是手术完全切除的必要条件。对于手术入路目前还没有共识。双侧额下入路是最早报道用于治疗嗅沟脑膜瘤的手术入路，目前也被广泛使用，有许多神经外科医师将其不断改良，在适当显露的同时，尽可能减少创伤。标准的双侧额下入路需切开双侧额部皮肤，头部位于轻度后仰的一个位置，有利于静脉的回流并且利用重力的作用下使额叶与肿瘤轻度分离。皮瓣向前方反折，保留眶上神经和动脉。在颞肌上方分离时需在颞肌浅深筋膜间分离以保护面神经额支。标准的双侧额下入路是在冠状缝前方通过上矢状窦两侧各打一个孔，双侧眶上锁孔位置钻一个孔，在锁孔水平切开颞肌，最后关颅时利用肌肉封闭锁孔，达到美观的效果。开颅时向前分离至距离眶上缘 1cm 左右，开颅后彻底封闭额窦，必要时可以利用反折骨膜进行修补。

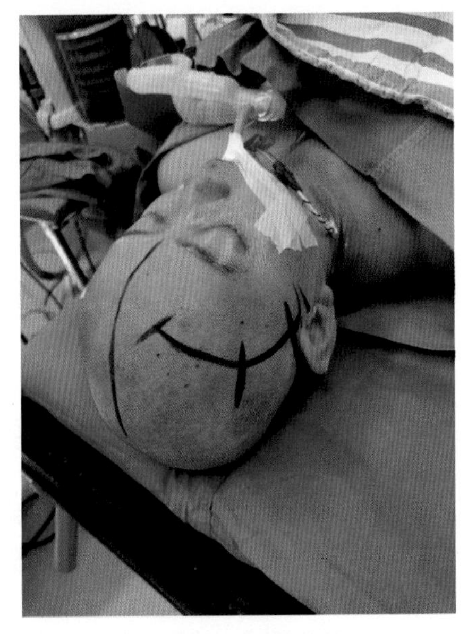

图 2-206 翼点入路

前额下方显露的程度有利于肿瘤的切除，充分的显露能够尽早地处理肿瘤的供血动脉，减少手术操作过程对额叶的牵拉。嗅沟脑膜瘤的血供通常来源于筛前动脉、筛后动脉及脑膜中动脉的脑膜分支。硬脑膜可以在额部前方打开，结扎矢状窦。嗅沟脑膜瘤易于显露，尽可能提前阻断肿瘤的血供。然后进行瘤内减压，在充分减压后处理肿瘤的上方及后方界面。在显微镜下利用蛛网膜界面分离肿瘤与额叶、视神经、视交叉及大脑前动脉。操作过程中注意保护大脑前动脉及下丘脑的小血管穿支，手术过程中往往需要牵开额叶以达到良好的显露。

嗅沟脑膜瘤一般都能做到完全切除，在可行的情况下应该切除肿瘤基底的硬脑膜，但是应该权衡脑脊液漏的风险。检查前颅底，高速金刚石磨钻处理骨嵴及增生的骨质。关颅时密水缝合硬脑膜，骨瓣中心钻孔悬吊硬脑膜，原位回纳骨瓣，人工材料固定以防治骨瓣下沉达到美容效果。

单侧额下开颅手术创伤范围大幅缩小，开颅皮瓣、骨窗缩小。开放额窦不是必需的。该方法具有更大的横向角度，通过分离近端的外侧裂释放脑脊液达到脑叶的松弛。这种方法保留了矢状窦，但是对下方鼻窦和手术视野的显露受限。大多数额下入路步骤烦琐、耗时长，随着额窦的开放、大范围的暴露，术后感染和脑脊液漏的风险增加。但是与翼点入路及大脑半球间入路相比较，额下入路能够早期处理肿瘤的血液供应。

随着神经内镜技术的不断发展、神经外科医师对鼻窦解剖的不断熟悉及手术经验的积累，经蝶神经内镜手术在颅底肿瘤治疗中的适应证不断扩展，包括嗅沟脑膜瘤、前床突脑膜瘤、颅咽管瘤、斜坡脊索瘤、三叉神经鞘瘤等，其中对于肿瘤体积较小、位于嗅沟后 1/2 的脑膜瘤，经蝶神经内镜手术对颅内结构损伤小，能较早地阻断颅底硬膜血供，相对于传统的额下入路或者额外侧入路，能在无牵拉的条件下实现肿瘤的充分暴露。但是经蝶内镜手术在前颅底肿瘤中的应用不是很广泛，主要是因为经蝶手术要暴露颅前窝嗅沟，需用高速磨钻打开筛窦，骨质缺损较大，颅底重建困难，容易并发脑脊液漏，对嗅觉的影响较大，患者术后感染风险增高；再加上嗅沟脑膜瘤因病程前期症状不明显，就诊时肿瘤体积比较大，这些都限制了经蝶内镜手术在嗅沟脑膜瘤中的应用和推广。

除此之外，神经内镜作为观察镜在颅底和复杂手术中广泛应用。神经内镜因灵活的视角、高清辅助显像技术、3D 视觉显示效果、不断发展的神经内镜辅助动力设备让越来越多的神经外科医师开始使用和推广。显微镜作为观察镜受其外部光源及视野的限制，限制了颅底复杂解剖的显露，神经内镜的应用填补了显微镜在特定功能上的局限。

【典型病例】

患者男性，52 岁，因“嗅觉减退 5 年，视力下降 1 年”就诊。患者于 5 年前无明显诱因出现嗅觉减退，1 年前自觉双眼视力下降，入院前 1 个月患者出现间歇性头晕，呈进行性加重，无头疼、发热、恶心、呕吐、抽搐等伴随症状，患者就诊于当地医院，查头颅 CT 提示：颅前窝占位，多考虑嗅沟脑膜瘤。未行特殊治疗，患者为求进一步诊治，遂来我院，门诊以“嗅沟脑膜瘤”收住神经外科。患者饮食、睡眠尚可，二便正常，近期体重无明显增减。既往糖尿病病史，血糖控制可。

查体：意识清楚，精神差，对答切题，言语清晰，记忆力、理解力、定向力未见异常。粗测双侧鼻孔嗅觉消失，视力下降，双侧眼球活动正常，双侧瞳孔等大等圆 D=3.0mm，对光反射灵敏，四肢肌力Ⅴ级、肌张力正常，生理反射存在，病理反射未引出。

眼科检查：VOD 0.01，OS 0.05，RIOP 18.3mmH_2O，LIOP 21.7mmH_2O。视野检查无法配合，双侧眼底未见明显异常。

影像学检查：术前、术后影像学检查结果见图 2-207。

4．手术要点

（1）根据患者肿瘤的大小及生长方式选择合适的手术入路，尽可能在保证手术暴露的同时减少创伤。

（2）手术过程中若额窦开放，应彻底封闭额窦，切除额窦黏膜不是必需的，必要时可以使用骨膜封堵额窦，骨缘悬吊硬脑膜。

（3）手术中应尽早处理肿瘤基底，阻断肿瘤血液供应。

（4）对于体积较大的肿瘤，应进行瘤内的充分减压，然后沿着肿瘤与正常脑组织的界面锐性分离肿瘤上方、后方。

（5）在肿瘤的切除过程中注意保护大脑前动脉、视神经、视交叉及基底节区的穿支动脉。

（6）开颅过程中尽量不使用双极灼烧硬脑膜，避免硬膜回缩，使用明胶海绵压迫等方式止血，关颅时密水缝合硬脑膜，中心悬吊。

（7）缝合过程中使用可吸收三氯生抗菌缝合线，避免术后线头外露，影响伤口愈合。

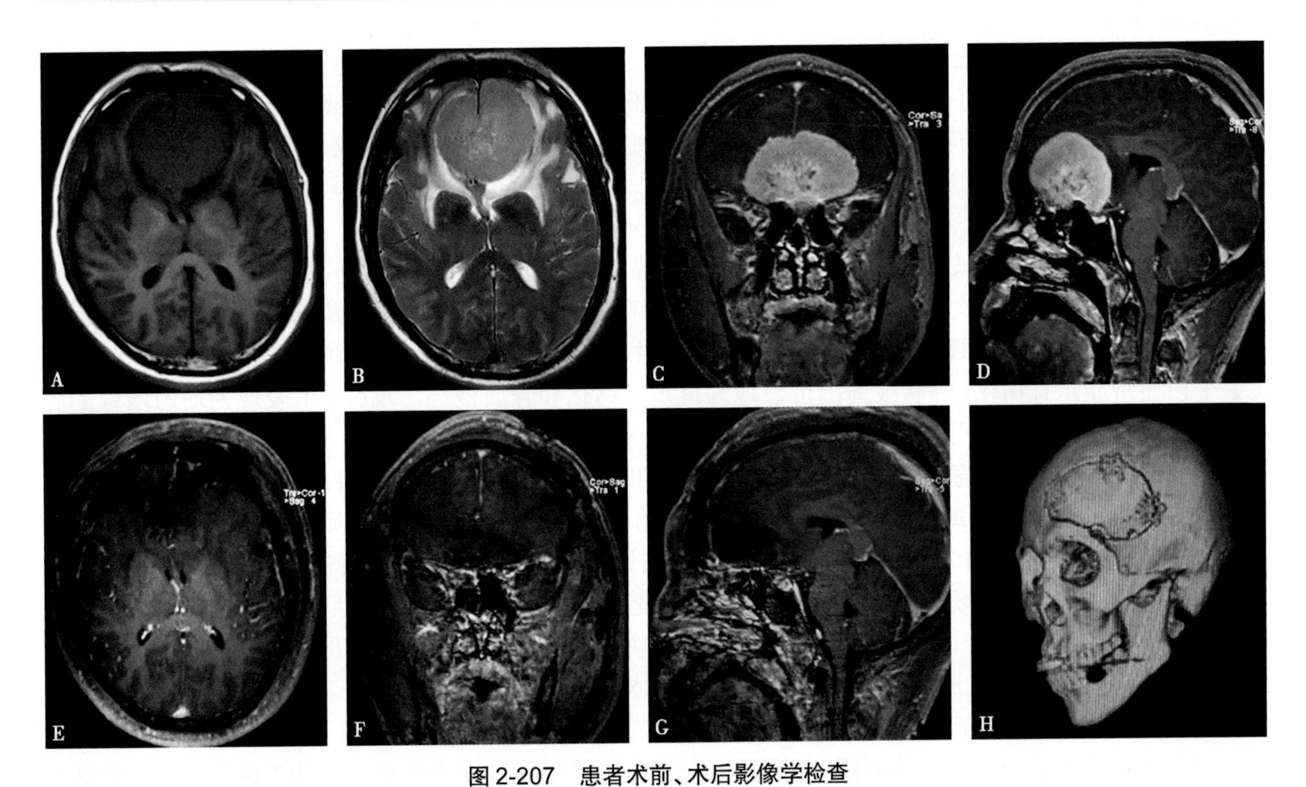

图 2-207 患者术前、术后影像学检查

A～D. 患者术前 MRI 扫描 T_1 加权像呈稍低信号，T_2 加权像呈等信号，增强 MRI 及增强 CT 示肿瘤均质强化，起源于前颅底硬膜；E～H. 患者在全麻下行额外侧入路肿瘤切除术，患者术后 24 小时复查头颅 MRI 提示肿瘤全切。

（8）经蝶内镜手术适合肿瘤体积偏小、肿瘤位于前颅底后方的肿瘤，术中应准备带蒂鼻中隔黏膜瓣，人工硬膜及生物胶重建颅底，防止脑脊液漏的发生。

（二）嗅神经母细胞瘤

1. 概述 嗅神经母细胞瘤（olfactory neuroblastoma，ONB）是一种罕见的恶性神经外胚层肿瘤，起源于嗅觉黏膜的神经上皮细胞，由 Bergerand Luc 在 1924 年首先描述，约占所有鼻腔、鼻窦肿瘤的 2%。据 2007 年肿瘤分类，嗅神经母细胞瘤、嗅神经上皮瘤、肾上腺和交感神经系统的神经母细胞瘤列为周围神经系统肿瘤，不再包括在中枢神经系统肿瘤分类中。本病的病因尚不明确，多数学者认为来源于残余的胚胎细胞，以前被称为鼻腔神经胶质瘤、鼻腔神经上皮瘤，这些命名突出了感觉（嗅觉）和原始神经外胚层起源。嗅神经母细胞瘤通常被认为是由在鼻腔上部发现的专门的感觉神经上皮（神经外胚层）嗅细胞产生的，包括上鼻甲、鼻中隔、鼻顶及鼻状板、筛窦。值得注意的是，这些专门的嗅觉神经元可能是鼻窦道神经内分泌癌的祖细胞，也就是所谓的“嗅癌”。嗅上皮含有三种细胞类型（基底细胞，嗅觉神经感觉细胞，支持细胞），可在肿瘤中进行组织学鉴定。

2. 临床症状 嗅神经母细胞瘤可发生在任何年龄，常见于 20 多岁的青少年及 60 多岁的老年人，男女发病无明显差异，病程一般为 6 个月。嗅神经母细胞瘤发病部位与嗅黏膜分布区一致，较典型范围包括鼻腔及其所属的筛窦、前颅底、眼眶。本病虽是恶性，但大多生长缓慢。肿瘤最常引起单侧鼻塞（70%）和鼻出血（50%），而不太常见的体征和症状包括头痛、疼痛、过度流泪、鼻漏、嗅觉减退和视力障碍，嗅觉异常不是常见的主诉（5%）。由于初始表现的非特异性和肿瘤的缓慢生长，患者在诊断前通常具有较长的病史，早期往往不会引起患者的重视，就诊时多已属中、晚期。临床表现与肿块的位置及其血供相一致，由于肿瘤主体部位多在鼻腔内，同时易侵犯鼻旁窦，所以其临床体征初发时多表现为鼻塞、鼻出血。病变累及筛板可伴有嗅觉的丧失；眼眶受累往往会伴有眼眶区疼痛、眼球前突及过度流泪；堵塞咽鼓管可伴有耳痛及中耳炎；额窦受累会出现额前区疼痛；肿块累及颅内可有视力障碍、呕吐等高颅内压症状；颈部淋巴结转移局部可触及肿块。

查体大多在鼻腔顶部、中鼻道见到淡红色或灰红色息肉样肿块，触之易出血。该肿瘤一般发生于鼻腔顶部、上壁及侧壁，病程进展较缓慢，呈局部侵袭性生长，可侵及筛窦、上颌窦、蝶窦和额窦，也可向眼眶、鼻咽部和颅内侵犯，可有淋巴结转移，约1/5的病例有远处转移，最常见的部位为骨和肺，乳腺、大动脉、脾脏、前列腺等部位的转移也有报道。有部分病例报告嗅神经母细胞瘤分泌血管升压素，导致高血压和低钠血症。

3. 影像学表现

(1) CT扫描：当瘤体较小局限于鼻腔时，CT扫描密度多均匀，边界较清楚；肿瘤较大时中央常有点片状坏死，肿瘤密度不均匀，周围可见膨胀性骨质破坏或浸润性骨质破坏。横跨筛状板延伸的“哑铃形”团块是该肿瘤最具特征的影像之一。上部是颅前窝中的肿块，下部位于鼻腔中，“腰部”位于筛状板上。CT平扫通常显示有钙化，筛状板周围可表现为斑点状钙化和骨质侵蚀。增强CT表现为均匀增强的肿块，非增强区域表明为坏死区域。

(2) 磁共振检查：肿瘤沿嗅神经走行，呈膨胀性和浸润性生长，邻近受累骨质多呈明显破坏性改变。肿瘤中心多位于鼻腔上部或前组筛窦，可跨颅内、外生长侵入颅前窝，多呈不规则形软组织肿块。MRI图像能够清楚地显示肿瘤的大小及侵犯的范围，T_1加权像肿瘤表现为低信号或者等信号，而坏死区域是低信号。较大者边界多不清楚，信号多不均匀，可见囊变、出血、钙化及骨化区域呈低信号影。T_2加权像可以显示囊性区域为高信号。增强MRI显示肿瘤常有明显的增强效应。嗅神经母细胞瘤可能很少出现颅内(额叶)肿块。除复发性肿瘤外，鼻窦(非筛窦)内的异位肿瘤极为罕见。

4. 病理　嗅神经母细胞瘤肉眼外观呈粉红色团块样，质脆，一般位于黏膜下层，多呈分叶状或条索状，围绕神经元纤维基质，周围被增生的血管纤维性间质环绕分隔，少数肿瘤表现为弥漫性生长。瘤细胞形态一致，恶性程度较高的肿瘤伴有明显的核异型、核分裂增多和坏死，可见Homer-Wright或Flexner菊形团。神经元烯醇化酶(NSE)阳性及S-100蛋白特征性地表达于肿瘤小叶周围的支持细胞(Schwann细胞)，对本病具有较高的诊断价值。

嗅神经母细胞瘤分级是Kadish等提出的分级方法。尽管有人提出了针对嗅神经母细胞瘤的TNM分类(Dulgeuerov和Calcaterra)，但目前最常使用的是Kadish等提出的分期系统：A期，肿瘤局限于鼻腔；B期，肿瘤侵及鼻窦；C期，肿瘤超出鼻腔和鼻窦。Mita等将颈淋巴结或远处转移列为D期。在临床实践中，大多数肿瘤处于C期(约50%)。患者5年生存率：A期为75%～91%，B期为68%～71%，C期为41%～47%。

5. 手术入路　嗅神经母细胞瘤的治疗有单独手术、放疗、手术结合放疗，但化疗的作用不能确定，尚没有标准的化疗方案。目前主要采用以手术治疗为主的综合治疗。由于嗅神经母细胞瘤有明显的出血倾向，应谨慎使用活检。手术切除通常需要经鼻内镜手术、鼻侧切开+上颌骨切除手术、颅面联合入路手术，并且术后选择进行放疗以获得最佳的长期手术效果。经颅联合内镜手术治疗广泛侵犯颅底、鼻窦、鼻腔的肿瘤，通过鼻内镜检查肿瘤残余。前颅底、鼻腔及鼻窦解剖复杂，无论何种手术入路都很难达到真正的完全切除，术后残余肿瘤很快可以复发，所以术后进行放疗是有必要的。对于晚期不可切除的肿瘤或播散性疾病，可与通过姑息性化疗缓解。

根据手术径路的不同分为鼻外径路手术和鼻内径路手术：

(1) 鼻外径路手术(面中掀翻，鼻侧切开)：径路宽阔，术野清晰，能够充分显露肿瘤边界；其缺点除了面部遗留瘢痕和可能导致畸形外，部分病例还可引起围手术期及术后并发症，如持续的脑脊液漏、额瓣脓肿、颅腔积气、硬膜下血肿并感染、前额骨盖坏死、额窦黏液囊肿、泪道狭窄和单侧失明。

(2) 鼻内径路手术：①能非常好地窥视整筛窦区域，尤其是前筛区和蝶窦；②保留了向外的骨性边界，减少了囊肿形成的可能性，避免了对年轻患者面部、颅骨发育的影响；③自额窦后壁下部至蝶骨平面中部、侧面至纸板的脑膜缺损均可经此径路于显微镜或内镜下进行修复；④避免了面部瘢痕与畸形。术前放疗可以有效地缩小肿瘤体积，使较大的肿瘤能够在鼻内镜下完整切除。

在治疗上，比较一致的观点是手术加放疗的综合治疗。A期患者单纯手术和单纯放疗效果相似；B期患者彻底手术加放疗，5年生存率明显高于单纯手术或单纯放疗；C期患者则主张采用颅面联合扩大根治术辅以放疗和化疗。放疗是治疗嗅神经母细胞瘤的重要手段，但不同患者的敏感性差异较大，放疗总剂量 60～70Gy。由于肿瘤发病的部位特殊，周围黏膜容易发生放射性炎症等不良反应，影响放疗的进行，立体定向放疗效果好且并发症少，不失为一种很好的选择。浸润范围广无法彻底手术或出现远处转移者，放疗加化疗可获满意效果，化疗可以提高患者生存质量、延长生存时间，在放疗结束后行联合化疗，可以减少血行转移的机会。

Mita 和 Foote 等认为病理分级是唯一可靠的影响预后因素，而 Virginia 大学的 PolinLevine 等报告病理分别为Ⅱ、Ⅲ级肿瘤患者的存活率差异无统计学意义；9 例 HyamsⅡ级病例中有 6 例为 B 期，3 例 C 期，75% 对辅助治疗有反应，89% 无复发，无因肿瘤死亡病例；10 例 HyamsⅢ病例中 1 例为 B 期，9 例为 C 期，62.5% 辅助治疗有效，50% 无复发，已有 2 例因肿瘤死亡，但二者间差异无统计学意义。Kadish 及 Elkon 等认为临床分期是更重要的预后因素。Dulguerov，Calcaterra 指出发病年龄超过 50 岁、女性、有肿瘤复发、转移者预后差，Goldsweig 和 Sundaresan 提出手术中肿瘤被切除的程度对预后最重要。

【典型病例】

患者男性，44 岁，因“鼻塞、流涕 2 个月，加重伴头痛半个月”就诊。患者 2 个月前无明显诱因出现鼻塞、流涕，涕为黏液性，涕中及痰中带血丝，当时患者无头痛、头晕、发热、寒战、鼻痒、喷嚏、咳嗽、咯血、胸闷、气短等伴随症状，就诊于当地医院，给予对症治疗（具体不详）后症状好转。患者于入院前半个月，无明显诱因出现鼻塞症状加重，右侧为著，伴右眼胀痛、头痛，以右眼眶周及额顶部为甚，呈持续性，无复视、视物模糊，遂就诊于并诊断为鼻腔肿瘤。病程中患者意识清楚，精神差，饮食睡眠尚可，二便正常，近期体重无明显增减。

查体：鼻外形正常，鼻腔黏膜无充血、水肿，鼻中隔 S 形偏曲，双侧鼻腔内可见有淡粉色新生物，右侧鼻腔明显狭窄，双侧中鼻道无法窥及，双侧鼻腔内有白色黏性分泌物。

影像学检查：患者术前 CT 检查结果见图 2-208A～E。

患者行经鼻内镜手术，术后病检提示嗅神经母细胞瘤，术后行 24 小时 MRI 平扫提示肿瘤大部分切除（2-208F），术后行后续放疗。

6. 手术要点

(1) 根据患者肿瘤的大小及生长方式选择合适的手术入路，对于颅内部分为主的肿瘤可以选择经颅手术入路，操作尽量轻柔，避免额叶挫伤。

(2) 部分患者可以采用双额冠状切口，完整保留切口至眶缘的骨膜，用于修补颅底的缺损。

(3) 手术中应磨除额窦的骨嵴，彻底清除额窦黏膜，对于受累的硬脑膜应一并切除，术中修补缺损硬脑膜。

(4) 经鼻内镜手术能够切除大部分局限于鼻腔或者主体位于鼻腔的肿瘤，术前放疗能缩小肿瘤体积，提高手术全切率。

(5) 对于肿瘤侵犯鼻泪管的肿瘤，术中行泪囊鼻腔造瘘是必要的。

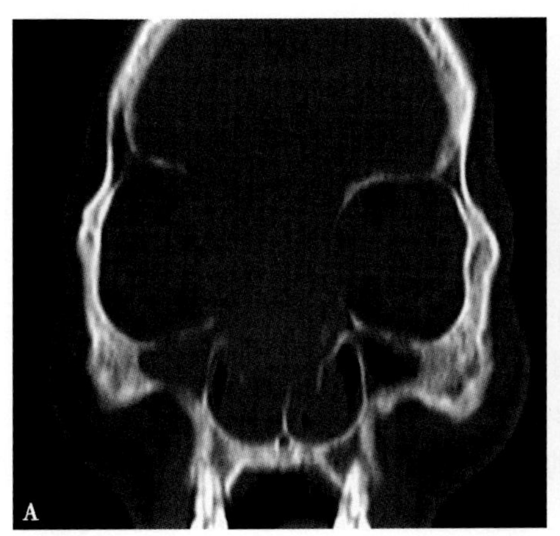

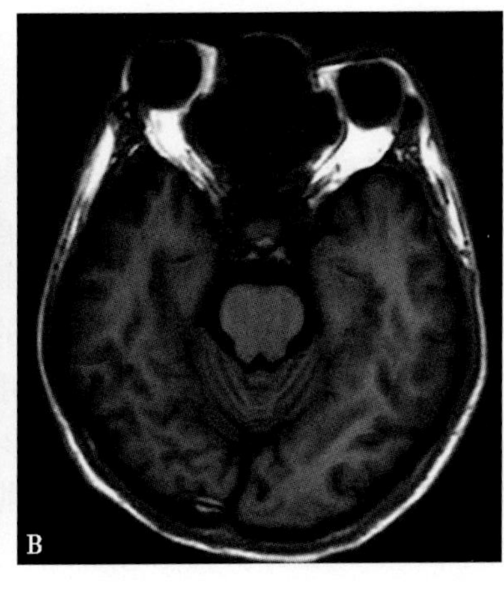

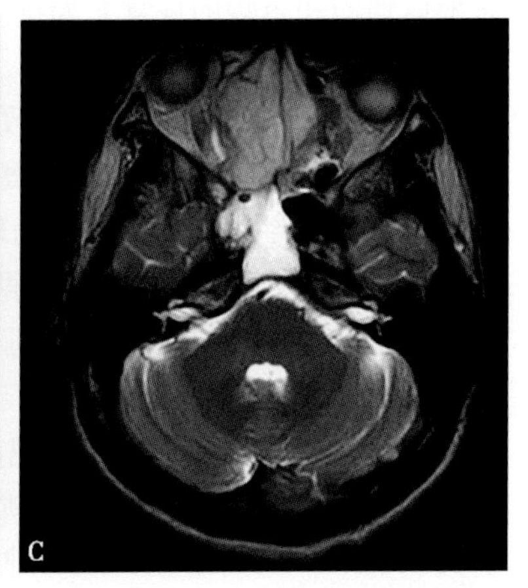

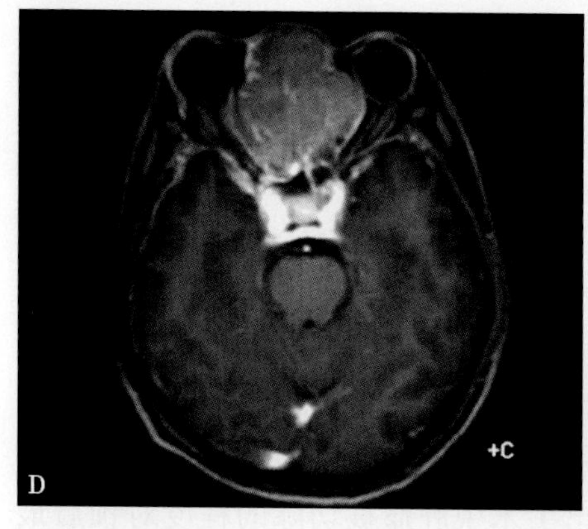

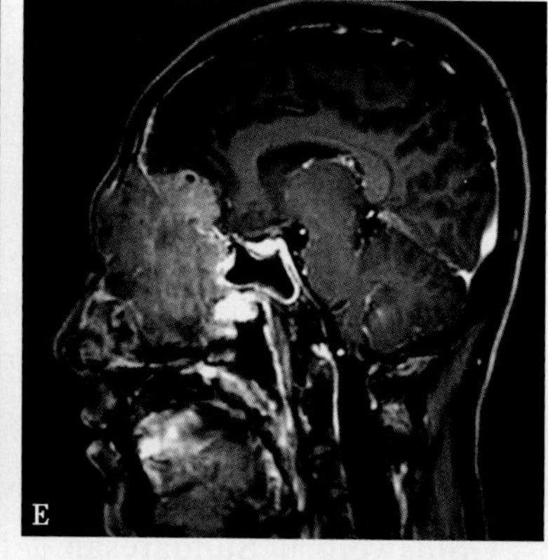

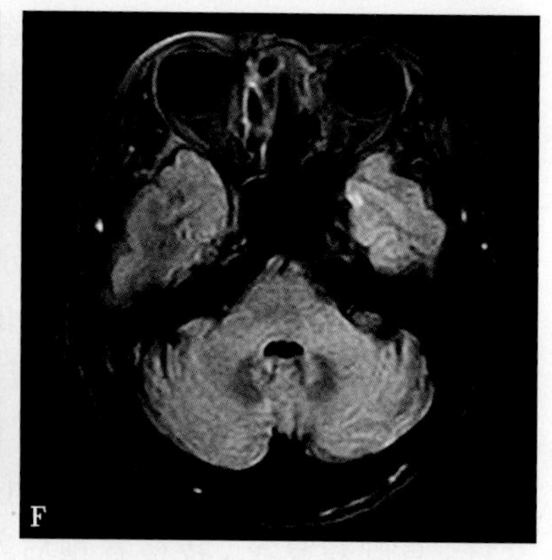

图 2-208 患者术前、术后 CT 检查

A. 全组鼻旁窦及鼻腔内软组织密度影充填，CT 值约 38Hu，鼻道阻塞，鼻骨、筛骨及鼻旁窦鼻骨质吸收破坏，局部向两侧眼眶内及鼻部皮下凸出，与周围组织结构分界不清；B～E. MRI 扫描右侧鼻腔内见一个较大团块样占位，鼻中隔左偏并局部显示不清，病灶向左侧鼻腔侵犯，向上侵及筛窦、额窦腔内形成较大肿块影，局部突破颅骨向上延伸至双侧前额叶，双额叶皮质肿胀、受压明显，并见不规则片样稍长 T_1 稍长（B）T_2 信号影（C），双侧眼眶内侧壁亦明显受压、内直肌显示欠清，左侧眼球内侧缘变形、体积变小，局部突向鼻腔后方，鼻腔狭窄，病灶形态不规则，边界欠清，较大层面大小约 8.5cm×5.4cm×4.5cm，信号欠均匀，增强扫描后以上肿块呈中度不均匀强化，其内见不规则线样明显强化影及小片样强度强化，双侧额部局部脑膜增厚强化，双侧鼻甲大部分破坏显示不清（D、E）；F. 术后行 24 小时 MRI 平扫提示肿瘤大部分切除，术后行后续放疗。

（6）颅底重建是经鼻手术的难点，应尽可能使用自体组织（脂肪等）填补手术空腔，预防感染及脑脊液漏。

（7）对于肿瘤局部复发的患者可以选择再次手术治疗。

（潘亚文）

二、中颅底肿瘤

中颅底肿瘤的手术方法因肿瘤部位、大小、性质、与周围解剖结构的关系及患者的具体情况而各不相同，但均应遵循以下基本原则：①良好的显露：肿瘤位居深部，如何充分显露是手术成败的关键。②保护重要结构：术前仔细阅片，做到精确诊断，充分术前讨论选用合适的手术入路，术中采用显微技术，并配合神经电生理监测，对保护重要结构极有价值。③力争全切肿瘤：无论肿瘤性质良恶，全切肿瘤当属最佳。如果只能分块部分切除，术后应辅以放疗。④重建屏障：由于肿瘤侵袭硬膜及颅底骨质，切除后需要完整修复，重建屏障。其基本原则是严密修复硬脑膜，并将各种游离或带蒂组织置于硬膜外予以加强，必要时修复颅底骨质缺损。重建屏障选材最好采用自体带血管组织，颞肌、颞颈膜、帽状腱膜和骨膜等都是常用的重建材料。在设计手术方案时，就要尽量分离并保护这些组织。如果无法用邻近组织，也可取游离如大网膜、阔筋膜等作为重建材料。⑤修复功能和容貌：病变切除后，将切开的骨块恰当地复位固定，对术后功能和容貌的恢复尤为重要。

（一）蝶骨嵴脑膜瘤

1. 概述　蝶骨嵴可分为大致相等的内、中、外三份，内 1/3 位于前床突，与中 1/3 共同形成蝶骨小翼的后缘，外 1/3 则是蝶骨大翼的翼部。蝶骨嵴脑膜瘤约占颅内脑膜瘤的 14%，仅次于凸面、矢状窦旁和镰旁脑膜瘤发病率。按形态可分为球形和扁平型两类。早年 Cushing 将蝶骨嵴脑膜瘤分为内、中、外 1/3 三型。近年，有人建议将其简化为两型，即内侧型蝶骨嵴脑膜瘤，又称蝶骨小翼型脑膜瘤，约占 2/3；外侧型蝶骨嵴脑膜瘤，又称蝶骨大翼型脑膜瘤，约占 1/3。蝶骨嵴脑膜瘤的临床表现取决于肿瘤的部位。肿瘤可向额部、颞部及额颞交界区生长，内侧型蝶骨嵴脑膜瘤早期症状明显，患者早期可出现视神经受压表现，如果肿瘤向眼眶内或眶上裂侵犯，眼静脉回流受阻，则部分患者形成突眼；如果累及鞍旁海绵窦，患者的表现类似于海绵窦综合征；精神症状和嗅觉障碍多见于肿瘤向颅前窝生长者。外侧型蝶骨嵴脑膜瘤症状出现较晚，早期仅有头痛，随着肿瘤发展部分患者出现癫痫症状。上述两型肿瘤生长到一定程度，均会导致颅内高压及对侧肢体力弱症状。CT 和 MRI 检查对于本病的诊断有重要意义，DSA 全脑血管造影提供肿瘤的供血动脉，肿瘤与主要血管的毗邻关系的作用是 CT 和 MRI 无法取代的。外侧型蝶骨嵴脑膜瘤多能达到 Simpson Ⅰ、Ⅱ级全切除，而内侧型和广基侵袭性脑膜瘤的切除相当困难，针对手术残余，术后往往还需辅助放疗。

2. 手术适应证

(1) 原发或术后复发的各类蝶骨嵴脑膜瘤，造成明显高颅内压症状。

(2) 蝶骨嵴中、外侧脑膜瘤，手术难度小，彻底治愈率高，应首选手术治疗。

(3) 肿瘤压迫视神经引起单眼视力进行性下降。

(4) 扁平型脑膜瘤侵入眶内引起突眼，或突入颅外引起面容改变和疼痛。

3. 手术方法

(1) 术前准备：头颅 CT 及 MRI 等影像学检查，如果肿瘤体积较大应行脑血管造影，必要时术前栓塞治疗；患者高颅内压明显，脑室系统受压变形，瘤周水肿，应给予口服激素减轻水肿；术前术后均应给予预防性抗癫痫治疗。

(2) 麻醉与体位：气管插管，全身麻醉，仰卧位，上半身略抬高，是头部高于心脏水平。头向对侧旋转 45°～60°，头顶部向地面下垂 15°～30°，使颧突位于术野最高点，以头架固定头部，优势可在麻醉前先行腰大池置管，以备开颅后引流脑脊液，降低颅内压。

(3) 手术步骤：切开头皮前给予甘露醇快速静脉滴注，剂量为 1～2g/kg；缝合头皮时给予丙戊酸钠（德巴金）静脉滴注，防止癫痫发作。

1) 头皮切口：无论是内侧型还是外侧型蝶骨嵴脑膜瘤，目前多采用以翼点为中心的额颞部切口。皮瓣范围取决于肿瘤大小。分离皮瓣时注意保护面神经额支。

2) 额颞部骨瓣开颅：骨瓣一般比翼点入路骨瓣更向颞部扩大，骨窗应包括前、中颅窝底，必要时卸掉颧弓。翻开骨瓣后，高速磨钻尽量将靠近眶上裂的蝶骨嵴磨除，直至肿瘤基底。蝶骨嵴附近的硬膜上可见扩张的供血动脉，予以电凝，由此减少肿瘤血供。围绕蝶骨嵴弧形切开硬膜并将其悬吊于颅底。

3) 显露并切除肿瘤：此步骤主要在显微镜下进行，操作要领根据肿瘤的部位、侵犯范围不同有所不同。外侧型蝶骨嵴脑膜瘤的暴露较容易，多数情况手术较顺利。内侧型蝶骨嵴脑膜瘤的暴露较困难，若肿瘤血运不丰富，可在肿瘤内部分块切除。若肿瘤体积不大，首先沿蝶骨小翼处理肿瘤基底部。用双极电凝在肿瘤基底与硬脑膜之间烧灼、分离，断掉肿瘤血供，再由肿瘤前外侧分块切除肿瘤，可以借助 CUSA 辅助。内侧型蝶骨嵴脑膜瘤的深处是颈内动脉和视神经，切除包绕颈内动脉四周的肿瘤确有困难，手术后甚至可能发生颈内动脉血栓。颈内动脉大多数被球形肿瘤推挤，少部分被肿瘤包绕，常见于复发的肿瘤。对于前一种情况，特别是首次手术时，肿瘤与颈内动脉和视神经之间有一层蛛网膜相隔，在镜下牵拉肿瘤，即可暴露颈内动脉和视神经，小心予以分离多能成功。对于后一种情况，如全切肿瘤确有困难，不可勉强。对于侵犯海绵窦的患者，如没有症状，多主张暂时先观察。

4) 硬膜修补和骨性重建：颅底浸润严重的脑膜瘤切除后有必要行颅底硬膜的修补重建，材料可去阔筋膜、术区帽状腱膜，尽量与颅底严密缝合，近海绵窦和颅底后补无法缝合时，可用生物胶粘合固定。单纯蝶骨小翼切除不需要骨性重建。眶顶切除超过 2/3，或眶缘及其他影响容貌的缺损需要骨性重建，可选用髂骨或其他生物相容性骨重建材料。

【典型病例】

患者男性，64 岁，右侧蝶骨嵴脑膜瘤术后 13 年，进行性加重头痛 1 个月。行右额颞原切口入路复发蝶骨嵴脑膜瘤切除术，术中去除部分硬脑膜及颞骨，一期人工硬膜和钛板重建（图 2-209，图 2-210）。

4. 手术要点

(1) 肿瘤切除程度决定了手术效果和预后，故原则上应争取在蛛网膜未遭破坏的第一次手术中尽量彻底切除肿瘤，减少或延缓复发。广泛浸润生长者，虽难以切除，但大部切除减压，可以为后续放疗创造条件。

(2) 肿瘤虽然可包绕颈内动脉，但二者间多有蛛网膜相隔，在高质量的显微外科条件下，经过耐心解剖，血管分离多能获得成功，不应在尚未尝试时即过早放弃。当然，肿瘤与血管粘连紧密且质地坚硬，也不可勉强。

（3）注意保护颈内动脉、大脑前动脉、大脑中动脉发出的细小的穿通支。

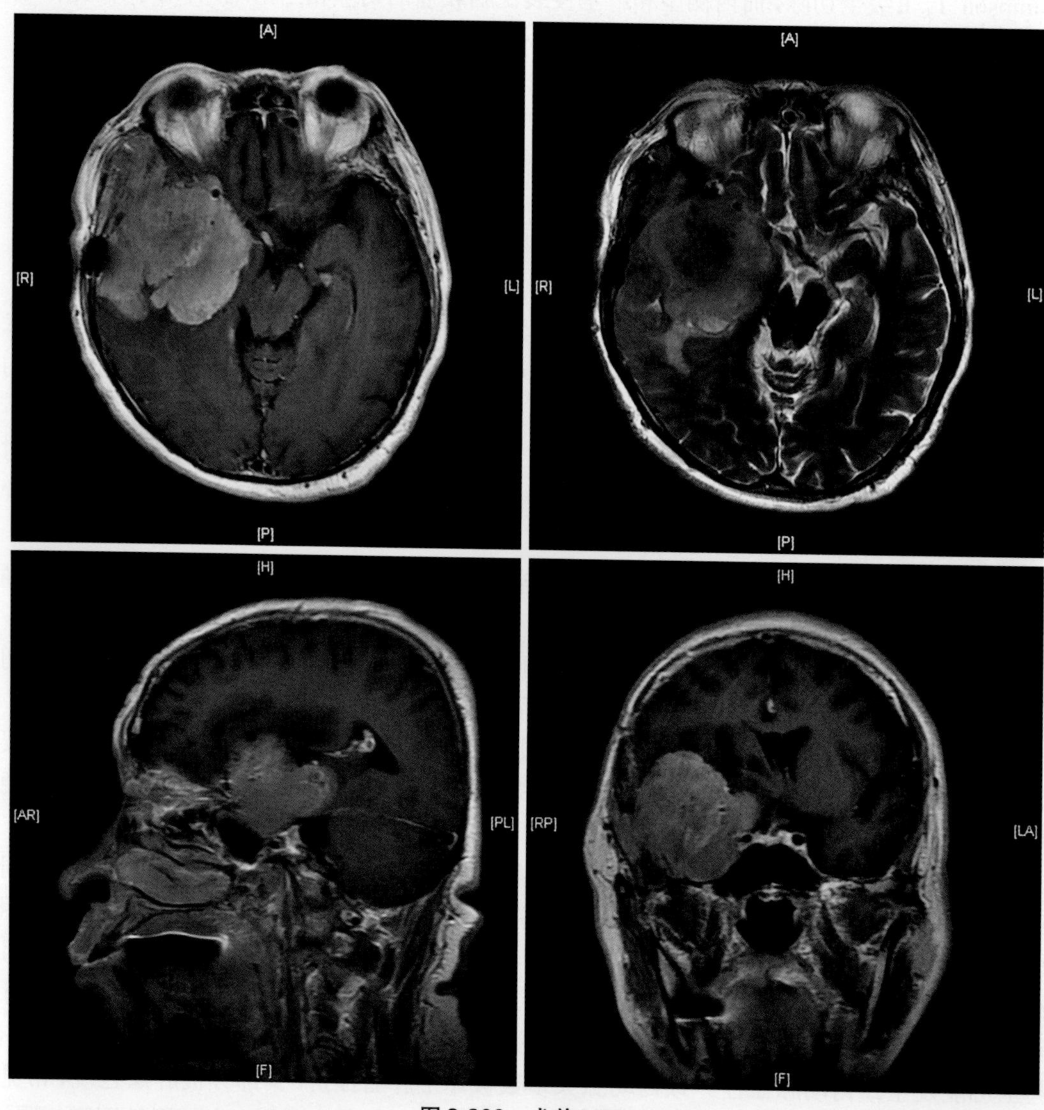

图 2-209 术前 MRI

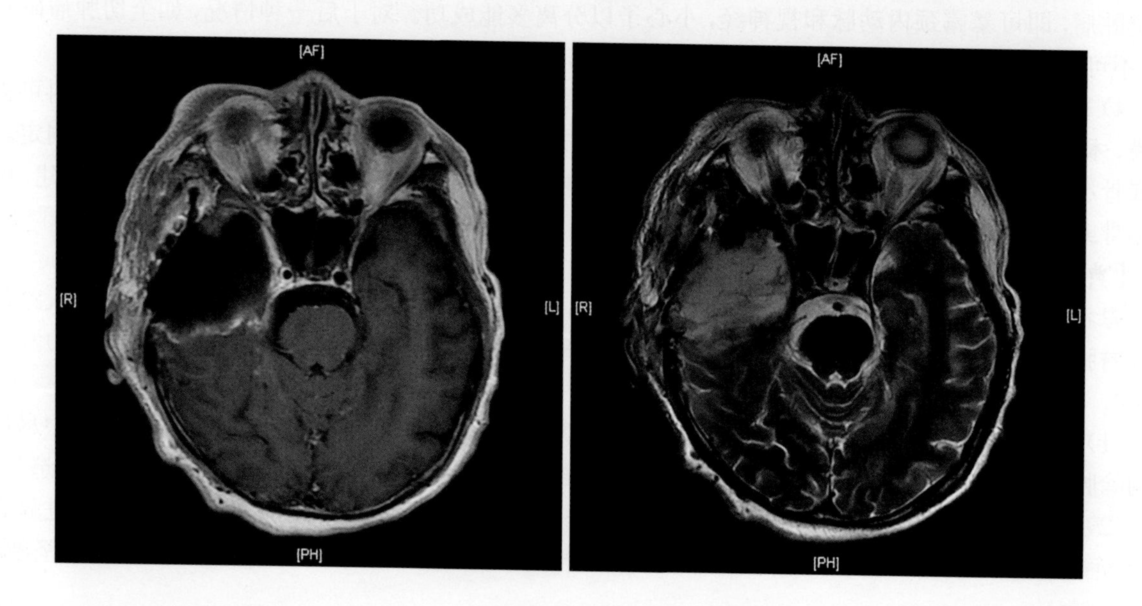

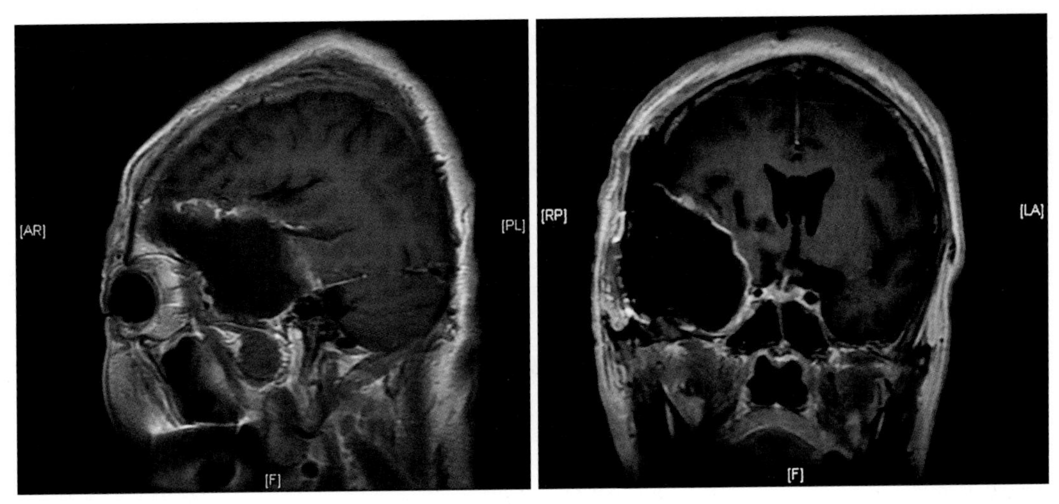

图 2-210　术后半个月 MRI

(4) 老年患者术中防止失血过多导致脑供血不足，应及时纠正低血容量状态。

（李运军）

（二）鞍结节脑膜瘤

1. 概述　1899 年 Stewart 首次介绍鞍结节脑膜瘤，1929 年 Cushing 等称之为“鞍上脑膜瘤”，含源自鞍结节、蝶骨平台、鞍膈或者前床突者的脑膜瘤。手术切除是鞍结节脑膜瘤唯一有效的治疗方法，一旦确诊，即应尽早手术。直径小于 3cm 的小型肿瘤切除容易，效果良好；直径超过 5cm 的大型肿瘤，因与视路、垂体、小丘脑、海绵窦、颈内动脉及其分支关系密切，手术切除有一定的难度。

2. 手术适应证　手术切除是鞍结节脑膜瘤唯一有效的治疗方法，一旦确诊，即应尽早手术。年迈体弱者手术需慎重。

3. 手术方法　鞍结节脑膜瘤的手术入路主要取决于肿瘤部位、大小和方向：①直径小于 3cm 者，无论位于中线抑或中线旁，均可用单侧额下入路（额外侧），直径为 3cm 及以上者宜取双侧额下入路；②位于线一侧向鞍后发展的肿瘤，可用翼点入路或额颞部入路；③少数向纵裂内生长者，可取纵裂入路。

(1) 额下或额颞部入路

1) 术前准备：与一般开颅手术相同，少数有垂体功能低下的患者，术前 3 天开始可用地塞米松等进行激素替代。因鞍结节脑膜瘤的供血主要来自筛后动脉，目前尚未见有为此类肿瘤做术前栓塞的。

2) 麻醉与体位：气管插管全身麻醉。经额下入路手术者，取仰卧位，头高 20°，稍后仰。经翼点入路（或额颞部入路）手术者，取仰卧位，头高 20°，稍后仰并向对侧旋转约 30°。

手术步骤：

皮瓣和骨瓣：做冠状皮瓣翻向前。取单侧额下入路手术者，做患侧额部骨瓣；取双侧额下入路者，应做双额骨瓣分别翻向两侧，或做一个过中线约 3cm 的额骨瓣翻向一侧；取一点（额颞部）入路者，做额颞部骨瓣。骨瓣前缘应接近眶上缘。处理好可能开放的额窦。

显露并切除肿瘤：剪开额部硬脑膜翻向中线。或沿骨窗前缘剪开双额硬脑膜，缝扎切断上矢状窦前部并剪开其下方的大脑镰。电凝后切断一侧嗅束，自颅前窝换换抬起额叶底部进入鞍区，即可发现肿瘤。肿瘤居中线一侧或向鞍后发展者，行翼点（额颞部）开颅后磨除蝶骨嵴外部，剪开硬脑膜，翻向蝶骨嵴，用自动牵开器轻轻牵拉额叶和颞叶，电凝后切断颞极至蝶顶窦的数支细小桥静脉。切开外侧裂蛛网膜，逐步分开外侧裂，显露肿瘤和视神经、颈内动脉及其分支。初步探查肿瘤范围和毗邻关系后，用双极电凝电灼肿瘤包膜，使瘤体略为缩小。自肿瘤基底部开始，从前向后电凝切断由颅底硬脑膜进入肿瘤的血管。切开肿瘤包膜，用 CUSA、剥离子、吸引器、双极电凝尽可能切除其中的瘤组织，待瘤体缩小、包膜塌陷后，再游离肿瘤周围，特别注意肿瘤与视路、颈内动脉、大脑前动脉及其分支、动眼神经、垂体柄及下丘脑的关系。肿瘤与上述重要结构游离后，分块切除。肿瘤全切后，重要结构保留完好。肿瘤基底部的硬脑膜应切除，局部骨质如有肿瘤侵蚀，需磨除。手术时间较长，暴露过久的颈内动脉和大脑前动脉有痉挛倾向时，可用浸泡过3%罂粟碱液体的棉片覆盖数分钟。

关颅：磨除受侵蚀骨质时，应尽量避免开放蝶窦和筛窦，一旦开放，也应注意保留其黏膜完整，并取适当大小的筋膜肌肉组织覆盖固定。彻底止血，反复冲洗后，缝合硬脑膜，骨瓣复位。

（2）半球间（纵裂）入路

1）术前准备：同前。

2）麻醉与体位：气管插管全身麻醉。体位采取仰卧位，头高20°。

3）手术步骤

皮瓣和骨瓣：可做马蹄瓣或冠状头皮切口，皮瓣翻向前方。做过中线的右额骨瓣。

分离纵裂：瓣状切开硬脑膜，翻向中线。脑压板轻轻外牵右侧额叶，进入纵裂。有利于牵开，可以切断冠状缝前方的1～2支桥静脉。显微镜下仔细分离大脑镰下的双侧额叶，分离到一定程度后，即可见突入纵裂的肿瘤上表面。

切除肿瘤并关颅：仔细审视大脑前动脉-前交通动脉与肿瘤的关系。电凝肿瘤包膜后切开先用CUSA、剥离子、吸引器等切除肿瘤的中间部分，再分离切除周边肿瘤。分离过程中注意保护双侧大脑前动脉及其主要穿支。肿瘤与视路的关系不恒定，分离时注意辨认，避免损伤。肿瘤切除后，逐层缝合关颅。

【典型病例】

患者女性，43岁。主因左眼视力减退1年入院。行右侧额外侧入路鞍结节脑膜瘤切除术（图2-211～图2-213）。

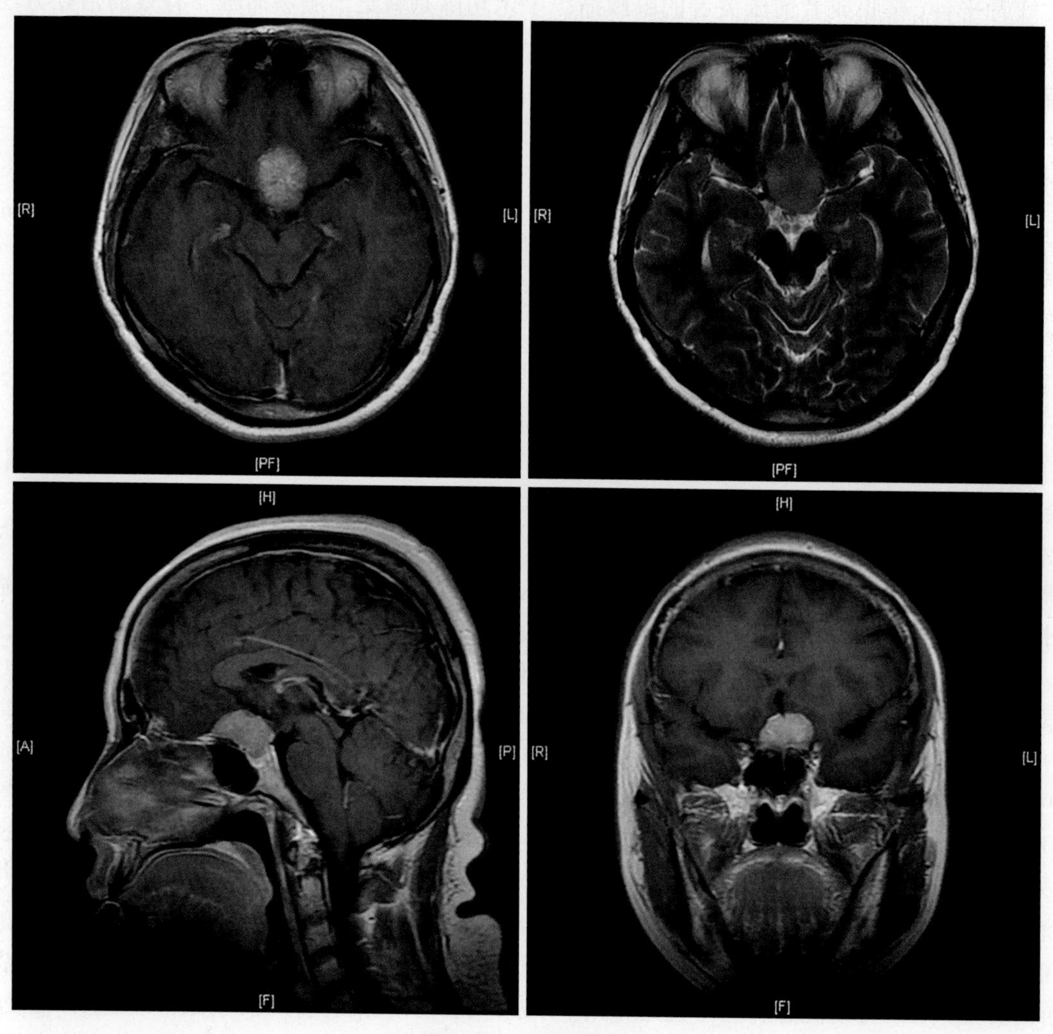

图2-211 术前MRI

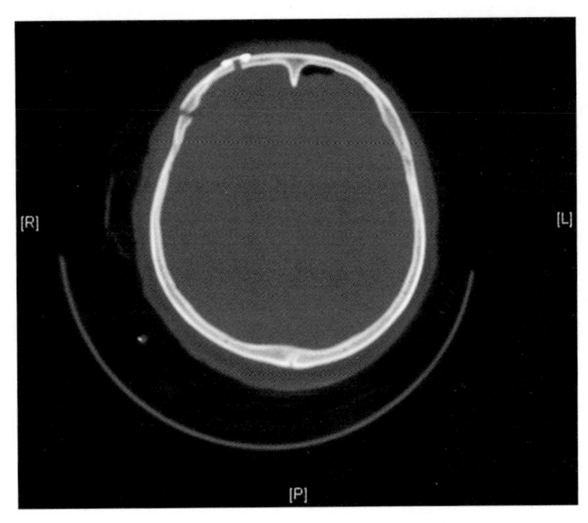

图 2-212　右侧额外侧入路骨瓣

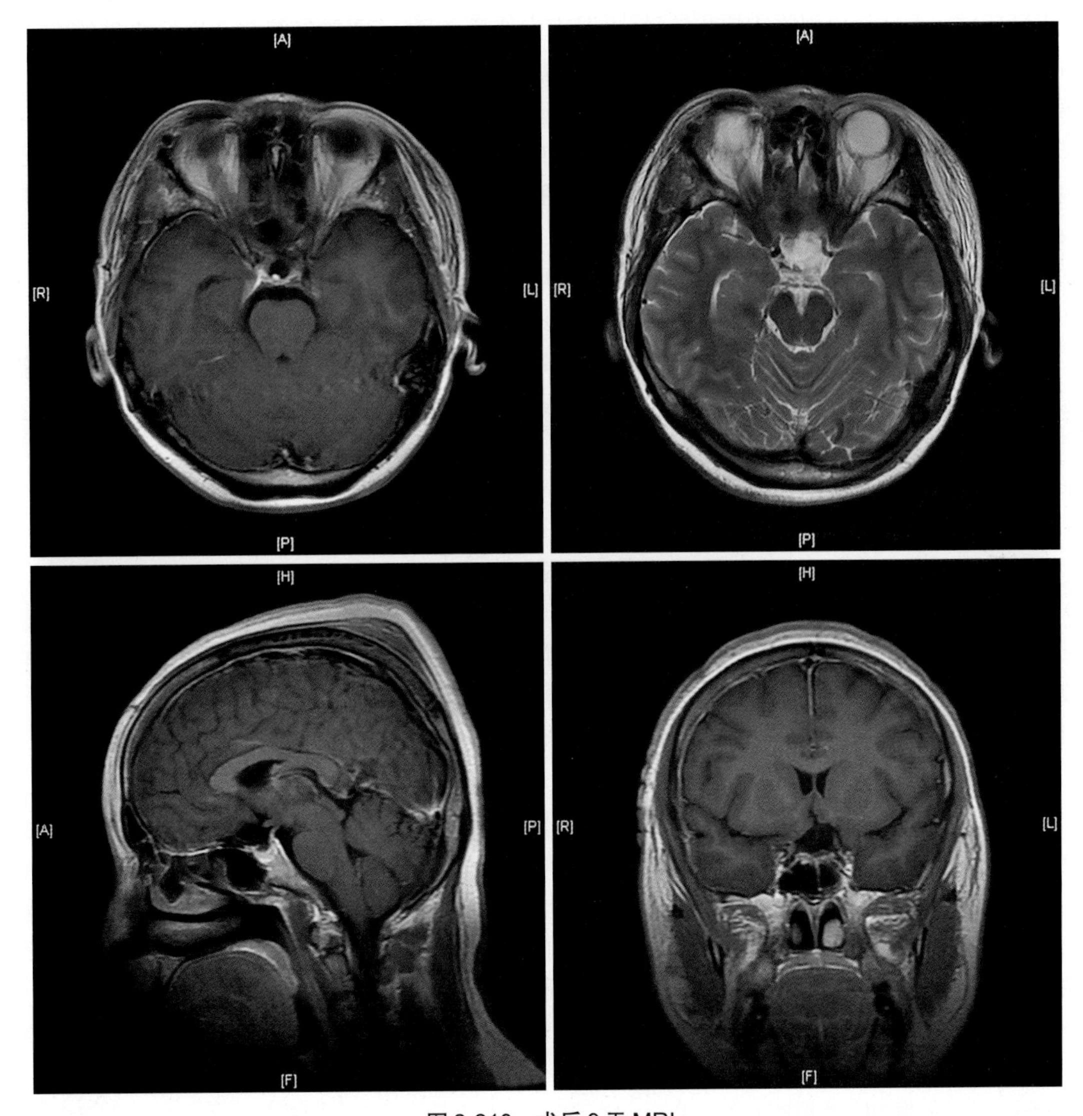

图 2-213　术后 9 天 MRI

4. 手术要点

(1) 因为肿瘤与视神经、视交叉关系多变，有时候视神经、视交叉被压成薄片，紧贴肿瘤包膜，以至于在显微镜下不易辨认，因而在分离切除大型肿瘤时，特别要注意避免损伤。术前仔细阅片，术中采用显微技术、包膜内缩小肿瘤体积及采用视觉诱发电位监护等手段可以做到事半功倍。

(2) 除动脉主干外，重要的穿动脉同样应该避免损伤，一定要全程采用显微技术，尽可能分离保护肿瘤周围的小动脉，除非确系供应肿瘤者，否则不可轻易电凝切断。分离颈内动脉与视神经间的肿瘤，游离大脑前动脉 - 前交通动脉，切除向鞍后延伸的肿瘤时尤其需要注意。

(3) 垂体柄一般位于肿瘤后方或侧后方，当肿瘤前部切除后，可自鞍膈表面提起前下方的肿瘤包膜，向后上方翻转，显露鞍膈和垂体柄的下部，这样操作大多能完好保留垂体柄。

(4) 大型肿瘤常将基底动脉推向后方，但很少突破 Liliquist 膜而进入脚间池。因此可将肿瘤与该层蛛网膜分开而全切肿瘤。

(5) 上矢状窦一般不需要切断。若要切断，尽量靠前，断端缝扎务必牢靠，以免脱落形成颅内血肿。

（李运军）

（三）中颅底脑膜瘤

1. 概述　中颅底脑膜瘤往往起源于蝶骨翼后部及颅中卧底，并常浸润斜坡、岩骨，在颅内脑膜瘤中占比为 2%～3.2%，女性发病率略高于男性。肿瘤绝大多数呈球形，少数呈扁平样生长。经中颅底出颅的脑神经较多，所以中颅底脑膜瘤往往出现临床症状较早，并且有定位意义：①三叉神经第 2、3 支经卵圆孔和圆孔出颅，典型的中颅底脑膜瘤早期多发生三叉神经痛，还可出现一侧面部麻木和痛觉减退；②肿瘤生长较大时，向前影响海绵窦或眶上裂，患者可出现眼球活动障碍、眼睑下垂、复视及视力下降等症状，向后发展，可表现出第Ⅶ、Ⅷ脑神经损害症状；③肿瘤压迫视束，患者可出现同向性偏盲；④部分患者发生颞叶癫痫。根据临床表现、X 线片和头颅 CT、DSA 所见，本病定位定性诊断多无困难。但要确定周边解剖关系，还需借助增强头颅 MRI。

2. 手术适应证

(1) 一旦确诊，即应尽早手术。因为肿瘤越大，手术越困难，术后功能恢复越差。

(2) 患者出现进展性的神经系统症状，例如癫痫或肿瘤毗邻部位的脑水肿。

3. 手术方法　中颅底脑膜瘤位于外侧切除比较容易，内侧肿瘤因位置深，又紧靠海绵窦、脑神经、颈内动脉及其分支，手术有一定的困难。手术入路可根据肿瘤位置采取翼点入路或颞下入路。无论采用何种入路，切口均应低，以利于暴露颅中窝底部。

(1) 术前准备

1) 若肿瘤巨大，血供丰富，应做术前栓塞。

2) 可能伤及颈内动脉者，术前宜做颈内动脉球囊闭塞实验。

(2) 麻醉与体位

1) 气管插管全麻。术中采用过度换气、快速静脉滴注 20% 甘露醇等手段，降低颅内压，有利于颞叶上抬。为切除血供极丰富的肿瘤，有必要采用低压麻醉；

2) 卧位，患侧肩部垫高，头架固定头部，头向对侧旋转 45°。也可取侧卧位。

(3) 手术步骤

1) 皮瓣和骨瓣：按常规翼点入路或颞下入路做颞部或额颞部皮瓣和骨瓣，咬除颞鳞下部直至颅中窝底。如肿瘤偏向颅中窝前部，则可将蝶骨嵴外侧半磨除。

2) 显露及切除肿瘤：切开硬脑膜，在显微镜下分离外侧裂，自动牵开器牵开额颞叶，即可暴露中颅底前中部的肿瘤，若肿瘤位于颅中窝中后部，宜从外向内逐步上抬颞叶，注意保护 Labbe 静脉。肿瘤的切除可参照蝶骨嵴脑膜瘤；如肿瘤位于硬膜外，也可在硬膜外探查，剥离肿瘤和颅底间的粘连，可减少出血。如肿瘤侵犯颅中窝底，硬脑膜或颅中窝底骨质也应一并切除，并行颅底重建。分离时应尽量保护可以见到的三叉神经分支。

3) 关颅：同一般颞部(或额颞部)手术。

【典型病例】

患者女性，60 岁。主因头痛两年，加重半个月入院。行右侧颞下入路颅中窝底脑膜瘤切除术(图 2-214～图 2-216)。

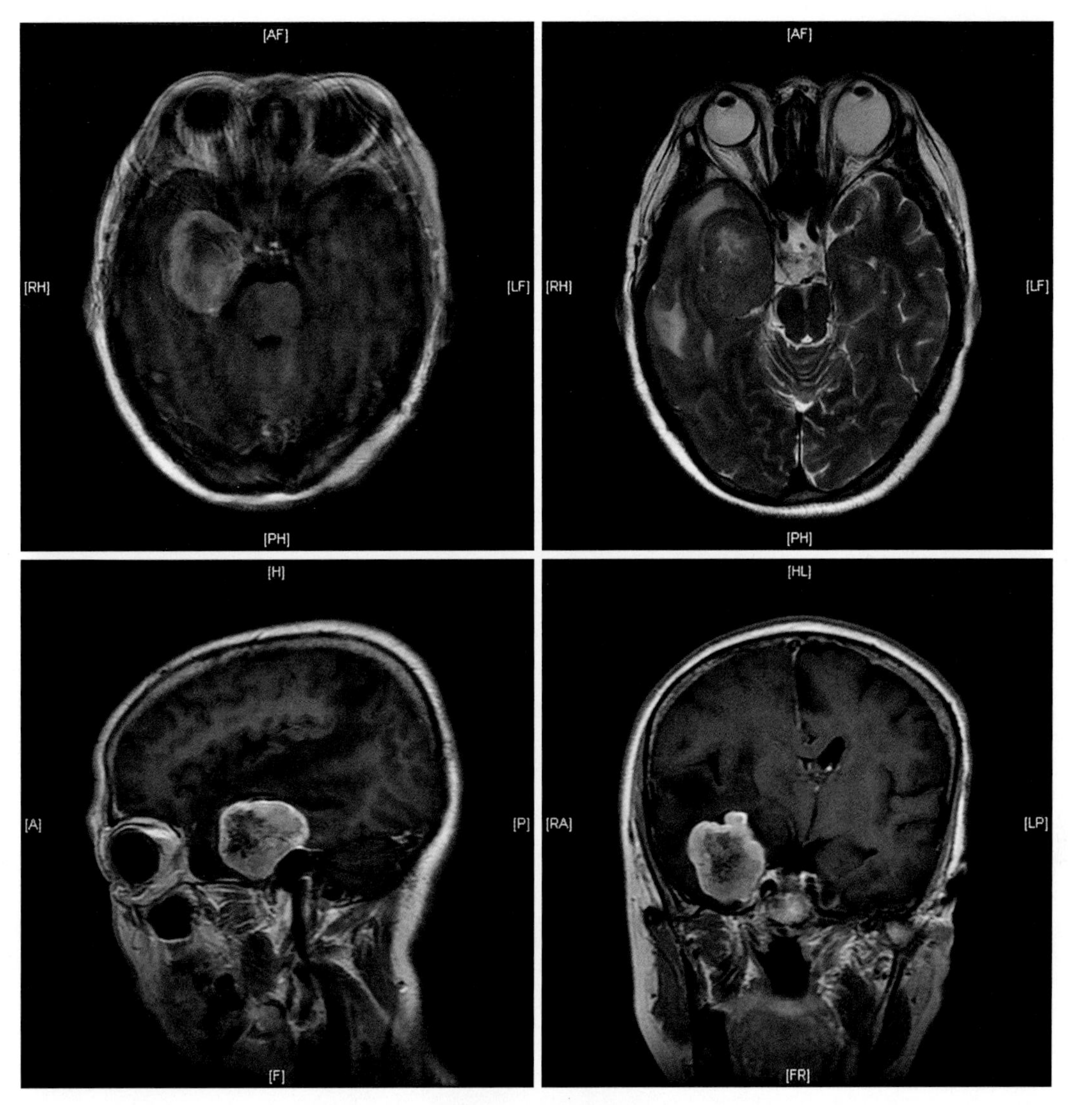

图 2-214 术前 MRI

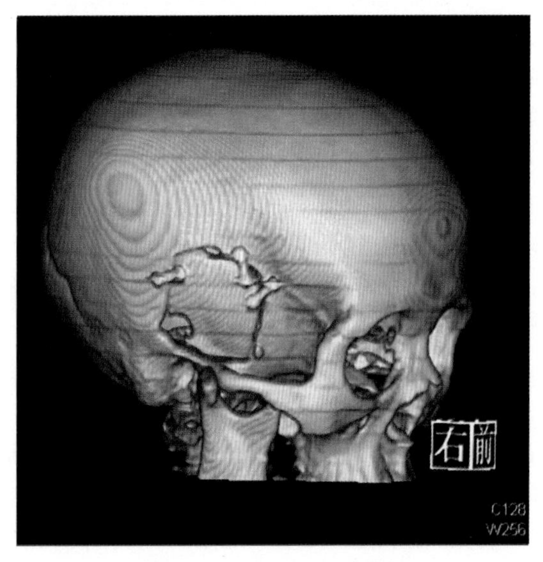

图 2-215 右颞下入路骨瓣

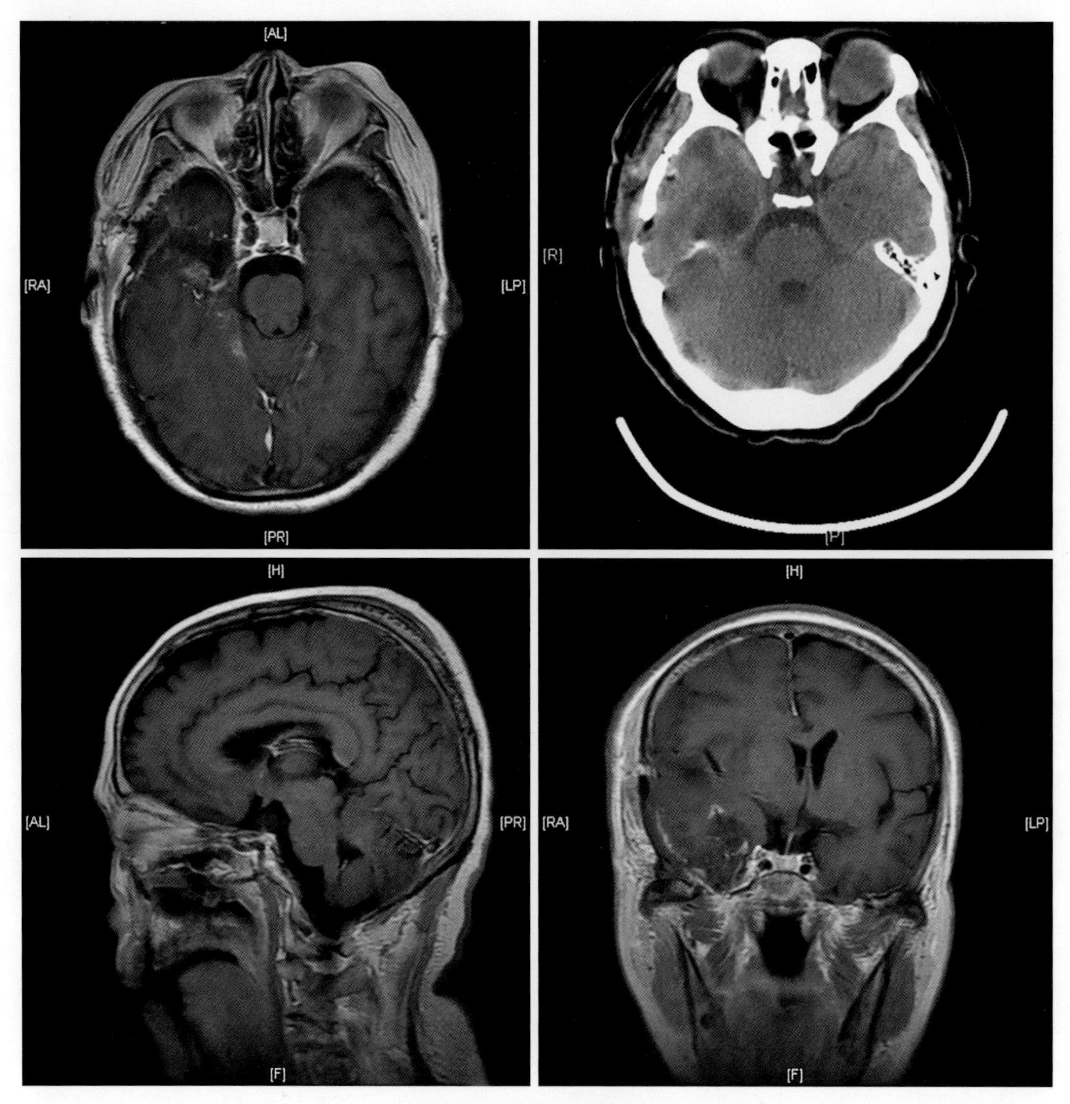

图 2-216　术后 1 周 MRI

4. 手术要点

（1）经颞下硬脑膜内或硬脑膜外入路切除中颅底脑膜瘤时，过度牵拉上抬颞叶常常导致颞叶挫伤、水肿和出血，并可撕裂 Labbe 静脉。为此术前宜行腰穿置管，以便术中释放脑脊液；术中过度换气，快速静脉滴注甘露醇；颞部骨瓣尽量低，必要时离断颧弓；尽量避免电凝切断桥静脉，尤其是 Labbe 静脉，影响颞叶上抬时，可将其从皮质上游离 1～1.5cm。

（2）小脑幕切迹区是颅内神经、血管密集区域，操作到此时，要避免损伤这些结构。必要时，术中利用神经电生理监测保驾护航。充分考虑脑神经或血管损伤带来的后果，综合考虑，权衡利弊，决定牺牲脑神经而将肿瘤切除，或残留少许肿瘤而保护血管和神经。

（3）中颅底脑膜瘤切除后，可能遗留有颅底骨质缺损。只要硬脑膜完整，缺损又不大，就不需要重建。如果缺损较大，脑膜缝合又欠严密，可将颞肌瓣铺设在颅底。

（李运军）

（四）垂体腺瘤

1. 概述　垂体腺瘤是仅次于胶质细胞瘤和脑膜瘤的颅内第三种最常见的肿瘤，约占颅内肿瘤的 10%。垂体腺瘤主要位于鞍内，也可以向鞍上、鞍旁、海绵窦和蝶窦内发展。患者多为成年人，男女性别无明显差异。随着神经内分泌、神经放射、组织化学和电子显微镜、内镜技术的不断发展，人们对垂体腺瘤的认识不断更新和深化。

虽然垂体腺瘤的分类方法众多，但目前基本上是按功能将垂体腺瘤分为有分泌活性和无分泌活性两大类，每一类又分为数种。有分泌活性的垂体腺瘤最常见的是促生长激素腺瘤和催乳素腺瘤，临床分别表现为肢端肥大或巨人症和闭经、溢乳等；还有促皮质激素腺瘤，临床表现为Cushing综合征、促甲状腺激素腺瘤、卵泡刺激素腺瘤及混合分泌性腺瘤。

垂体腺瘤的诊断主要依靠影像学诊断及内分泌学诊断。颅骨X线摄片中出现鞍底扩大、骨质吸收或破坏，后床突及前床突骨质吸收及“双鞍底”征，均对诊断垂体腺瘤十分重要；垂体腺瘤CT扫描中多呈等密度或略高密度影，部分瘤卒中者可出现高密度区；垂体增强MRI扫描不仅能显示垂体腺瘤，还能清晰地显示肿瘤与视神经、视交叉、海绵窦和颈内动脉的关系。在针对垂体腺瘤特有的诊断标准中，还需包含肿瘤的内分泌功能状态、垂体靶腺的内分泌功能状态、有无垂体外肿瘤异位分泌及多发性内分泌腺瘤病等。这一系列神经内分泌检查对于明确诊断，判断疗效等都有重要意义。具体的诊断方法：先检查确定患者是否有某种垂体激素水平的异常增高或降低；进而通过有针对性的特殊检查，了解患者是否由于某种激素水平的变化而出现相应的内分泌病的表现，如肢端肥大症、泌乳症或Cushing病。

垂体腺瘤的治疗主要分为手术治疗、药物治疗和放疗。①手术治疗：自1893年Canton和Paul首先施行垂体腺瘤切除术，以后手术入路向经颅和经蝶两个方向发展。当今垂体腺瘤的手术目的已不仅为保存和恢复视功能，完全切除肿瘤、保存和重建内分泌功能成为终极目标。②药物治疗：主要是针对各种功能性垂体腺瘤的特异性药物治疗。针对催乳素瘤采用溴隐亭、卡麦角林、诺果宁等可使90%的瘤体缩小甚至消失，并恢复内分泌功能；针对肢端肥大症的人工合成生长抑素可以明显改善患者病情；抗5-HT药二苯环庚啶（赛庚啶）对治疗皮质醇增多症有一定疗效。另外，就是针对垂体靶腺功能降低的激素替代治疗，根据缺什么补什么的原则，以适当激素补充治疗。③放疗：目前放疗主要适用于不宜手术治疗的病例，或用于手术后控制残余肿瘤及预防复发。

2. 手术适应证

（1）微腺瘤、鞍上发展不严重的腺瘤，首选经蝶手术，术后酌情放疗。

（2）瘤体大、明显鞍外发展、严重影响视功能及肿瘤有急性出血、囊性变的，采用经颅手术。对于经验丰富的团队，尤其是术中应用神经内镜及MRI的，也可考虑经蝶入路，出现并发症的机会较少。

（3）瘤体大、视力及视野无望恢复、手术有生命危险及不愿手术者，采用放疗。

（4）催乳素瘤首选溴隐停治疗，也可配合手术治疗。

3. 手术方法　目前并没有任何一种理想的手术方法对所有垂体腺瘤有效，经蝶和经颅手术入路分别适用于不同的病例。经蝶垂体腺瘤摘除手术是目前最为广泛采用的方法，具有手术简单、省时省力、创伤小、手术死亡率低等特点。随着神经导航、神经内镜、经颅多普勒及术中MRI等设备的临床应用和手术技术的日益完善，经蝶手术入路适应证进一步扩大，不仅能对单纯鞍内生长的垂体腺瘤全切，而且对Hardy分级5级和Knosp分级4级的侵袭性腺瘤手术也能达到事半功倍的效果。经颅垂体腺瘤切除主要应用于向鞍外发展的大腺瘤，尤其是向前、颅中窝底发展，出现明显视交叉压迫或其他脑神经压迫症状者。有时候，两种手术入路也可以联合应用。比如经颅手术后，蝶窦残余需要经蝶手术补充；经蝶手术遇到肿瘤质地坚韧、鞍膈塌陷困难时也需要同时经颅操作。

（1）经蝶手术入路：是一种非常理想的手术入路，手术医师的经验和肿瘤的大小、范围是决定手术效果的两个最重要因素。经蝶手术入路始于Schloffer（1906），期间经历了经眶筛窦、经上颌窦-蝶窦、经唇下-鼻中隔-蝶窦和经鼻蝶入路等，但由于手术照明及抗生素应用没有跟上时代的发展，导致死亡率过高，此技术一度被经颅手术所取代。直到20世纪60年代后，随着手术显微镜的发明和应用，此项技术才获得新生。随着神经内镜、导航的广泛普及应用，此项技术的优势更是发挥到极致，完全突破过去诸如甲介型蝶窦、侵袭性肿瘤等的禁忌证。

1）术前准备

A. 完备垂体腺瘤内分泌检查：包括生长激素、催乳素、促肾上腺皮质激素、甲状腺雌激素、卵泡刺激素、黄体生成素及一些下丘脑内分泌素等。

B. 蝶窦 CT 及垂体增强 MRI 检查：明确肿瘤大小、部位、质地，有无囊变、出血；蝶窦、筛窦有无炎症等。

C. 药物准备：有明显的垂体功能低下者，术前应给予适量替代治疗，一般基于地塞米松或者泼尼松2～3天。初步诊断催乳素增高的巨大垂体腺瘤，也可给予溴隐亭2～4周，缩小瘤体及改善视力后手术，但存在导致肿瘤组织纤维化、增加手术难度的风险。生长激素明显增高的肢端肥大症患者，鼾症严重，麻醉插管和术后气道管理困难，可以先给予短效或长效生长抑素，待上述症状改善后手术。

D. 手术前数日清洗鼻腔，术前1天剪鼻毛。

2）麻醉与体位：手术在全麻下进行。患者取半坐位，上半身抬高30°～45°，后仰25°。术者位于患者右侧，麻醉医师位于患者左侧。手术显微镜或者内镜显示器位于患者头部正上方。神经导航位于术者前方，患者头部左上方，使术者抬头就能看到屏幕。

3）手术步骤：手术开始前半小时，肾上腺素棉片收缩鼻黏膜血管，减少出血，扩大手术腔道。①通常由右鼻孔进入，分离鼻中隔黏膜，暴露蝶窦前壁。注意鼻中隔软骨根部两侧常有许多纤维粘连，其中有鼻腭动脉分支易于出血。②内镜下看清蝶窦前壁及梨骨隆突，找到两侧蝶窦开口，用微型磨钻打开蝶窦腹侧的前壁骨质，即可进入蝶窦。要注意蝶窦开口乃骨窗上界。③去除蝶窦中隔，刮除蝶窦黏膜，充分暴露鞍底。在此过程中，如果蝶窦气化不良，可借助于神经导航确定鞍底方位。然后小心打开鞍底，打开鞍底时要注意周围的解剖结构，除非扩大经蝶入路，一般经蝶入路中鞍结节隐窝为鞍底开窗上界极限之标志，外界不可越过颈内动脉隆起的内缘，或者海绵间窦出血即为边界，一般横径1.5cm、纵径1.0cm。④电灼鞍底硬膜后，细长针穿刺再次除外颅内动脉瘤及空泡蝶鞍，用勾刀星状切开硬膜，大腺瘤可能自己逐渐涌出，注意正常垂体组织多被肿瘤向瘤旁挤压，变扁平。随着鞍内肿瘤被切除，鞍上部分可逐渐下坠。必要时腰椎穿刺置管注射生理盐水或平衡液，促进肿瘤下坠。垂体瘤一般无包膜，在镜下看不到与正常垂体前叶（又称腺垂体）的分界。肿瘤切除后，可用明胶海绵、肌块或不同类型的止血剂进行瘤床止血。⑤肿瘤切除后，将鞍底骨片复位，人工硬膜、鼻中隔黏膜瓣或者取大腿阔筋膜重建鞍底。

（2）经颅手术入路：近30年来由于经蝶入路垂体腺瘤手术切除的普及，经颅手术的比例逐渐减少。但由于垂体瘤生长与扩展的方向不同，这两种方式终难互相取代而各有其存在的价值。

1）术前准备：基本同经蝶手术入路术前准备的A、B、C，其他同一般开颅术。

2）麻醉与体位：全麻仰卧位，上半身略抬高15°～30°。头架固定头部，具体头位随经颅入路的不同而略有差异。一般经额下入路，头略偏向对侧15°～30°；经翼点入路则偏向对侧45°～60°，并头低15°，以利于暴露。

3）手术步骤

经额下入路：世界上第一例垂体腺瘤手术由Horsely（1889）用此入路完成，以后被Cushing采用并发扬光大。对于鞍区肿瘤，经额入路主要适用于瘤体巨大、向鞍上扩展、有明显视交叉压迫症状的病例。本入路最主要的优点在于直视下充分减压。

A. 头皮切口：头皮切口依个人习惯而有不同，采用较多的是视力较差侧Frazier切口。为了美容需要，大多采用发际内冠状切口。

B. 打开骨瓣与切开硬膜：额部的骨瓣要尽量开得低些，直抵颅前窝底的前缘，同时尽量避免打开额窦。H形剪开硬脑膜，前方硬膜悬吊在骨膜上。

C. 进入鞍区、显露肿瘤：用脑压板轻抬额叶底面外侧，暴露外侧裂，撕开蛛网膜，释放脑脊液，仔细用明胶海绵保护显露的额叶眶面，并改换脑牵开器，显露患侧嗅神经，并尽量保护。沿蝶骨嵴向内直至前床突，即可看到手术侧视神经。移入显微镜，镜下打开视交叉池和颈动脉池，调整脑压板至视交叉前缘，探查肿瘤。

D. 切除肿瘤：当确定为垂体瘤后，一般经视交叉之间（第一间隙）切除肿瘤，如果视交叉为前置型，肿瘤无法显露，则可微型磨钻磨开鞍结节，从蝶窦上壁直达鞍区，尽量减少对脑组织和视神经的牵拉。

经翼点入路：部分垂体腺瘤向蝶鞍旁侧、鞍后发展，或为前置型视交叉肿瘤向视交叉后方生长，经额下入路不能显示肿瘤，则应采用经翼点入路。

A. 头皮切口：多选择右侧，也可根据肿瘤偏向及视神经受损严重程度决定。切口紧贴发际，起自颧弓上方耳前1.5cm，垂直于颧弓，沿耳郭上缘向额后延伸，直达中线。注意避免损伤面神经额支。

B. 打开骨瓣与切开硬膜：关键孔钻孔，铣刀打开骨瓣，磨钻磨除蝶骨嵴，放射状剪开硬膜并悬吊。

C. 显露并切除肿瘤：自动脑压板牵开额颞叶，打开侧裂池，释放脑脊液，向下仔细分离，充分显露，找到前床突后即可见颈动脉和视神经，沿第二间隙探查即可见肿瘤，在显微镜下微创技术切除肿瘤，注意保护下方供应视交叉的血管。

【典型病例】

病例1：患者女性，49岁。主因双颞部头痛2个月入院。经蝶神经内镜切除垂体瘤（图2-217，图2-218）。

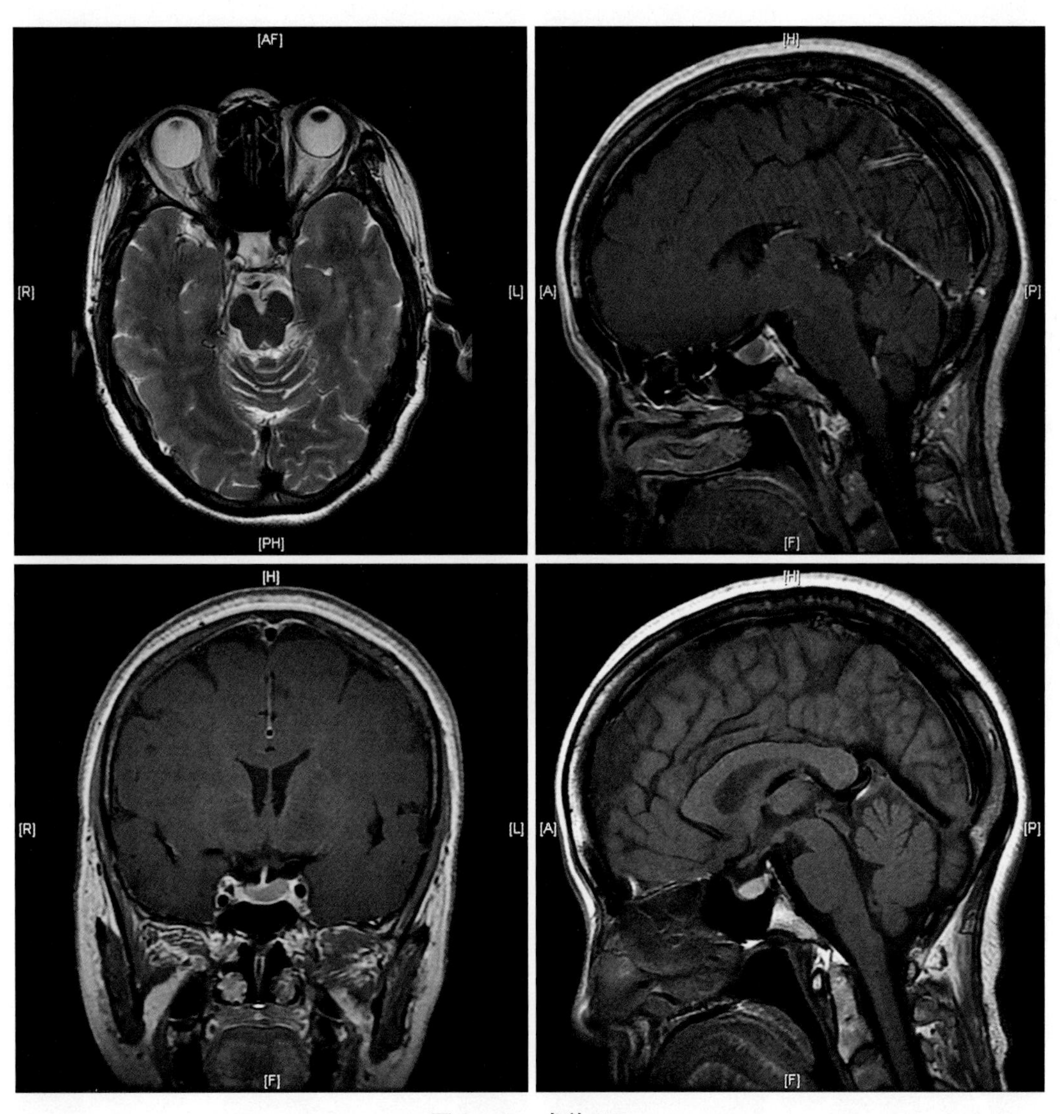

图2-217 术前MRI

病例2：患者男性，65岁，主因双眼视力进行性下降2.5年入院。行右额入路巨大垂体腺瘤切除术（图2-219～图2-222）。

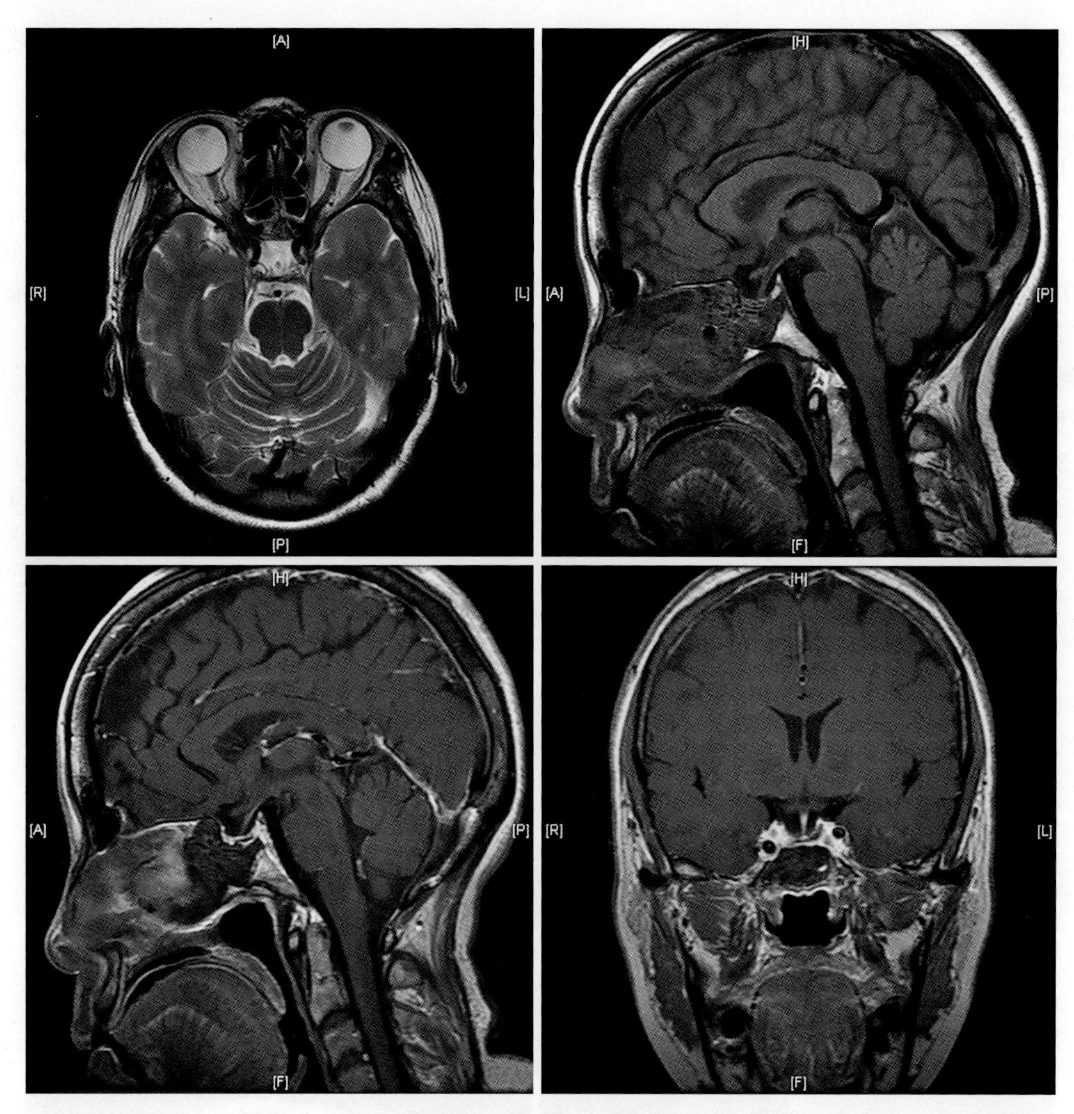

图 2-218　术后 4 个月 MRI

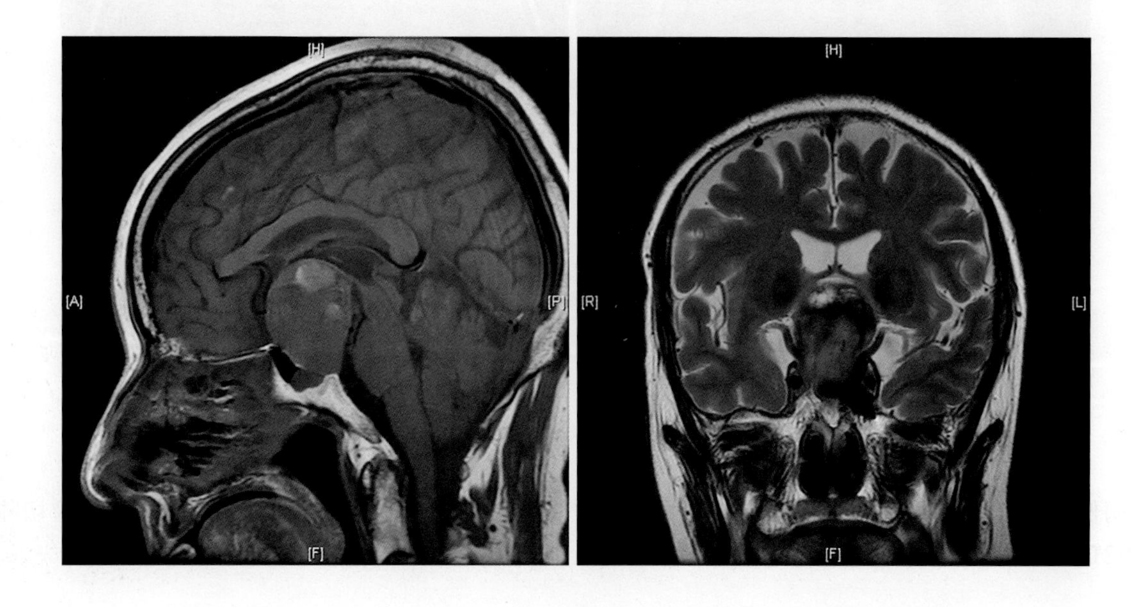

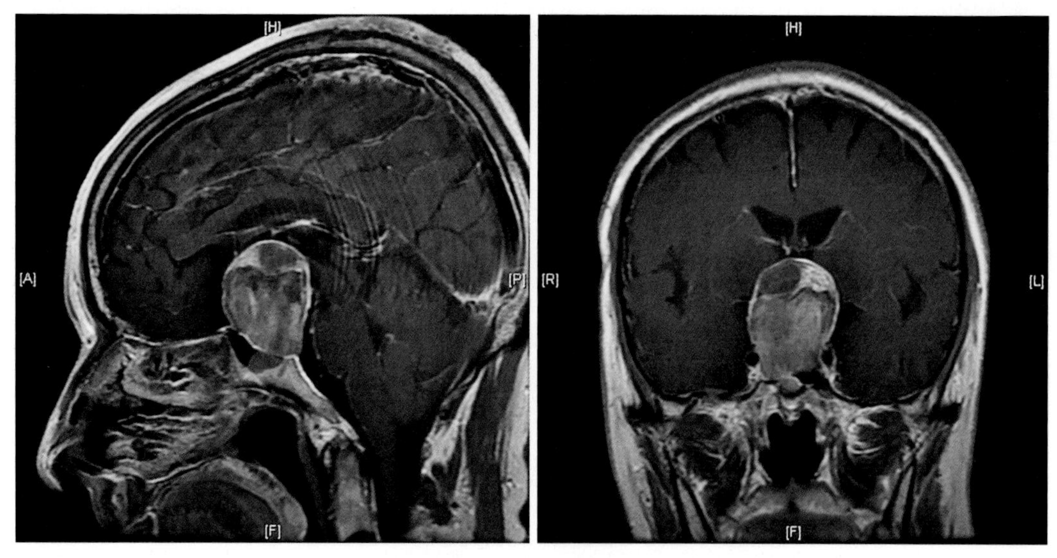

图 2-219　术前 MRI

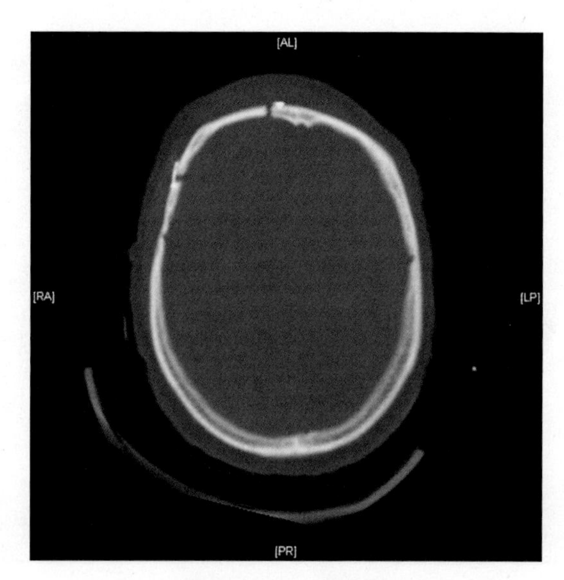

图 2-220　右额骨瓣

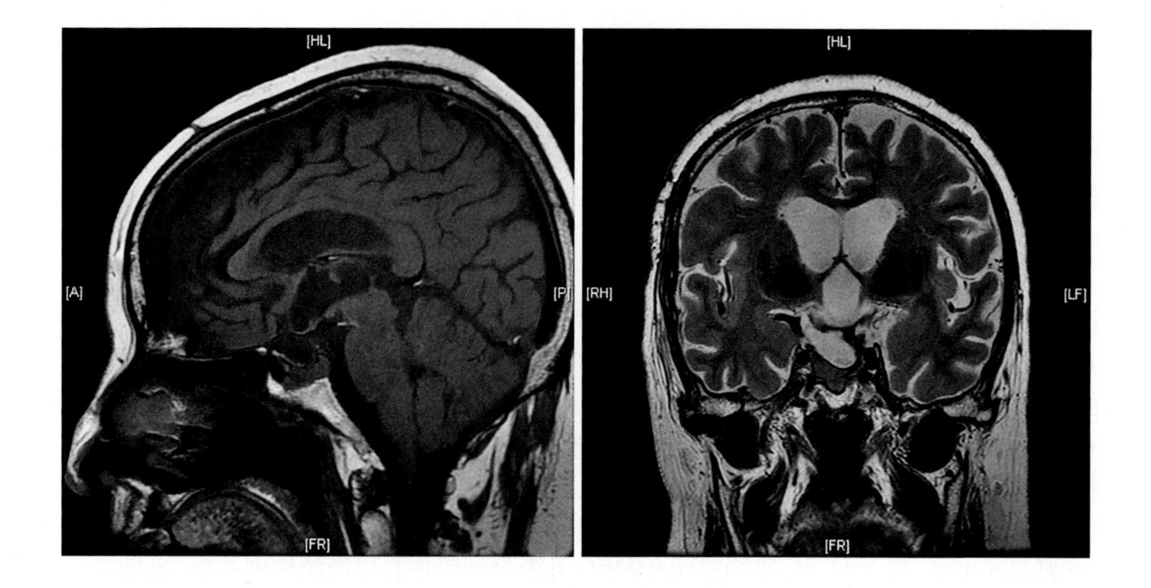

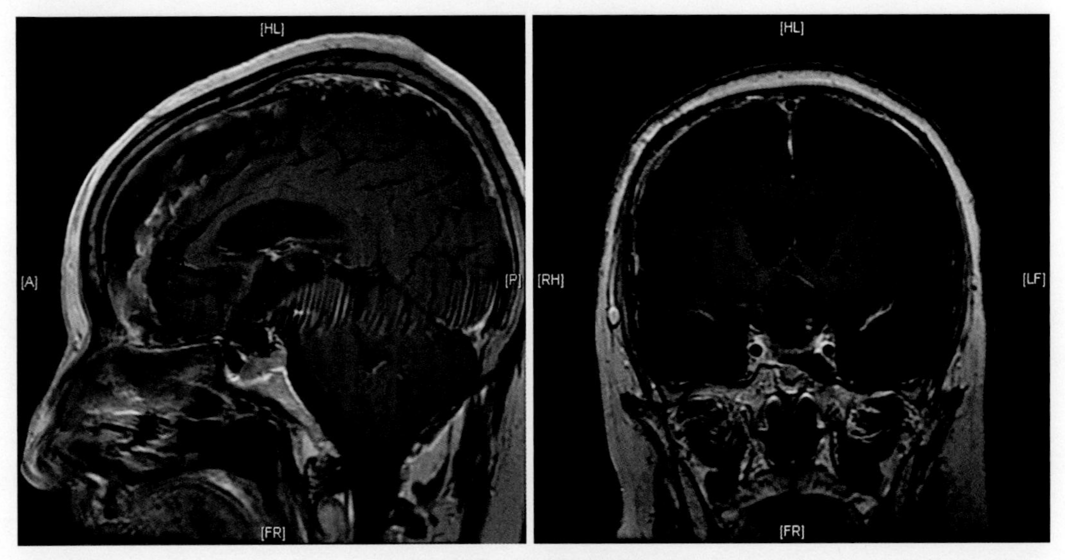

图2-221 术后半年MRI

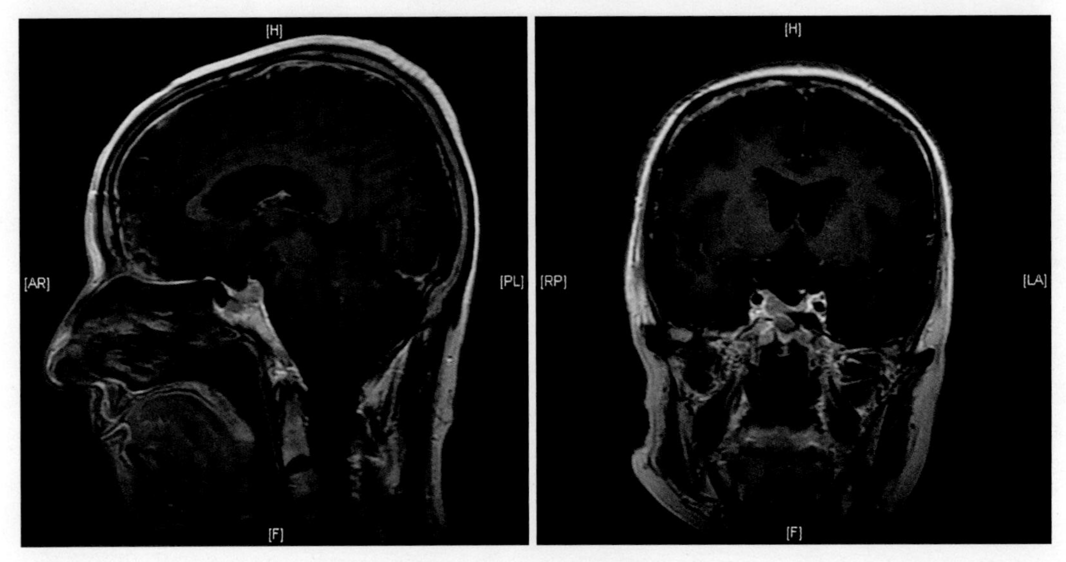

图2-222 术后2年MRI

4. 手术要点

(1) 手术前仔细阅片，严格掌握适应证及选择手术入路。根据患者情况，必要时进行激素替代治疗。

(2) 切除蝶窦、蝶鞍及鞍膈上肿瘤时，应注意中线两旁的重要神经血管结构，如视神经及海绵窦等。器械操作需保持在解剖许可的范围内，以免造成损伤。在鞍内操作时需注意保护肿瘤周围的残留垂体组织，鞍膈孔及鞍膈上操作时勿损伤垂体柄，以免术后发生垂体功能不足及尿崩症。

(3) 术中如发生脑脊液漏，应注意一期修补。

(李运军)

(五) 颅咽管瘤

1. 概述　颅咽管瘤(craniopharyngioma)是一种好发于儿童的颅内先天性肿瘤，是儿童(15岁以下)最常见的非胶质细胞性肿瘤，其人群发病率为每年0.5～2人/百万人口，我国每年新增儿童颅咽管瘤750～3 000例。国外报告儿童颅咽管瘤占儿童脑肿瘤的6%～9%，占儿童幕上肿瘤的14%。国内报告儿童颅内肿瘤2 000例，颅咽管瘤占17%。在儿童鞍区肿瘤中，颅咽管瘤也是第一位常见的肿瘤，国外报告占儿童鞍区肿瘤的54%。儿童颅咽管瘤有明显的发病年龄高峰，国内报告儿童颅咽管瘤发病高峰在10岁，发病年龄最小1岁，最大15岁，平均年龄9.8岁。儿童颅咽管瘤有轻微的性别差异，男性多于女性，男女比例约为1.4∶1。尽管颅咽管瘤常位于脑外，有良性组织学特征，但早期手术切除肿瘤的致死、致残率颇高。

2. 胚胎发育 在正常情况下，胚胎时期的颅咽管形成垂体前叶和垂体柄，此管在胚胎发育过程中逐渐闭合和退化，由于蝶骨的发育，将口腔和颅内完全隔开。Erdheim（1904）首次提出颅咽管瘤的组织胚胎起源学说，认为未完全闭合的颅咽管的胚胎性鳞状细胞是颅咽管瘤的起源细胞。这些残存的颅咽管位于垂体前叶和垂体柄（从灰结节到垂体），因此，儿童颅咽管瘤可以起源于鞍内的垂体前叶和鞍上的垂体柄。起源于垂体前叶的颅咽管瘤称为鞍内型，肿瘤的表面覆盖鞍膈。起源于垂体柄的颅咽管瘤称为鞍上型，肿瘤的表面在脑池内为蛛网膜，在与脑实质接触部位呈侵袭性生长，鞍膈位于肿瘤的下方。

3. 病理 颅咽管瘤大体形态常呈球形，不规则形或结节扩张生长，界限清楚，范围大小差异明显，大多数为囊性多房状或部分囊性，少数为实性，只含少数小囊腔。囊性者多位于鞍上，囊性部分常位于实质部分的上方，囊壁表面光滑，厚薄不等，薄者可半透明状，上有多处灰白色或黄褐色钙化点或钙化斑，并可骨化呈蛋壳样，囊内容物为退变液化的上皮细胞碎屑，囊液一般10～30ml，呈机油状或金黄色液体。肿瘤实质部分常位于后下方，呈结节状，致密坚硬，与颅内重要血管、垂体柄、视路等粘连紧并压迫上述结构。

颅咽管瘤有三种组织病理类型，分别为牙釉型、鳞状乳突上皮型及混合型。儿童患者几乎全部为牙釉质型，病理表现为肿瘤底部为实性瘤体，余大部为囊变，并伴有钙化。成年患者约2/3为牙釉质型，1/3为鳞状乳突上皮型，其病理表现为实性瘤体，可有小的囊变，但少有钙化。混合型少见，含有以上两种类型的组织学特征。

4. 分型 起源于垂体前叶的颅咽管瘤首先破坏前叶组织，并将垂体后叶（又称神经垂体）向后下压迫，向上生长可突破鞍膈。起源于垂体柄的颅咽管瘤又可分柄前、柄后、柄侧。柄前颅咽管瘤于视交叉和垂体柄间生长，向前、向后压迫视交叉和垂体柄，向上可突破终板进入第三脑室；柄后颅咽管瘤的生长将垂体柄推向前方，使之贴于视交叉，向后生长可到斜坡、脑桥小脑三角，向上生长也可进入第三脑室；柄侧颅咽管瘤的生长除可影响鞍区、第三脑室外，还向额叶生长。

为了正确地选择手术入路和术中切除肿瘤，根据患者颅咽管瘤的生长部位和形态学变化，可将其分为鞍内型、视交叉前型、视交叉后-垂体柄前型、垂体柄后型、垂体柄侧型和混合型六种类型。

鞍内型颅咽管瘤位于鞍膈下方，囊壁瘤体与鞍膈紧密粘连，甚至长入鞍膈内。较小的肿瘤可位于垂体窝内，不形成对鞍上的视神经、视交叉和颈动脉的压迫。随着肿瘤的不断增大，鞍膈逐渐向鞍上膨起，造成对视神经、视交叉和颈动脉的压迫，并向上压迫第三脑室底，巨大的瘤体可到达胼胝体下方。瘤体将第三脑室底顶起，占据了第三脑室的位置，但并没有直接阻塞室间孔，因此，一般此型颅咽管瘤不引起梗阻性脑积水。手术入路主要采取经额部纵裂入路。如瘤体较小位于垂体窝内，可采用经额底入路。此类型颅咽管瘤的手术是切除"鞍膈"，而不是简单地抽取囊液。因此，对于鞍内型的颅咽管瘤（囊性），经口-鼻-蝶窦入路不能达到切除囊壁（鞍膈）的目的，手术无效。

视交叉前型颅咽管瘤长于鞍膈上方，瘤体经视神经间隙向颅前窝方向生长。囊壁经视神经间隙长出后，向前生长占据额叶的位置，向后反折压迫视交叉和前交通动脉，瘤体占据第三脑室前部的位置。手术采用额部入路或额颞入路。

视交叉后-垂体柄前型颅咽管瘤是最常见的类型，约占儿童颅咽管瘤的63%。肿瘤起源于前部垂体柄，瘤体将视交叉顶向前上方，将垂体柄压向后方的鞍背，肿瘤主体突破第三脑室底向第三脑室生长，瘤体充满第三脑室的前部或整个脑室腔，阻塞室间孔，故此类型的颅咽管瘤有脑积水。由于瘤体主要向第三脑室生长，对前方的视交叉和视神经影响较小，故患者的视觉障碍比较少见。但由于存在脑积水，患者可有视神经乳头水肿。手术入路采取经前部胼胝体-透明隔间隙-穹窿间入路，可以达到切除瘤体和解除脑积水阻塞的目的。

垂体柄后型颅咽管瘤起源于后部垂体柄，除瘤体占据鞍上外，囊壁主要向颅后窝生长，如脚间池、斜坡、脑桥小脑三角等部位。瘤体可将垂体柄压向前方或侧方，瘤体很少向第三脑室内生长。此型肿瘤可

采取经颞下 - 小脑幕入路。

垂体柄侧型颅咽管瘤起源于垂体柄的侧方，经视神经 - 颈动脉间隙向外侧的外侧裂生长，垂体柄被压向对侧。此型颅咽管瘤采取翼点入路。

5. 临床表现　颅咽管瘤生长缓慢，当肿瘤很大时才引起明显的临床表现。肿瘤压迫视神经、垂体、下丘脑等重要结构，引起相应的临床症状和体征，主要表现为高颅内压、内分泌功能紊乱、视觉障碍。患儿常因头痛、身材发育矮小和 / 或视力下降就医，部分儿童因失明就医。

（1）头痛：颅内压增高症主要表现为头痛，是儿童颅咽管瘤的主要症状，发生率为 70%～80%，病程从数周到数年不等。其他颅内压增高的症状有恶心和 / 或呕吐。对于囟门未闭合的患儿，可有囟门张力增高的表现。引起颅内压增高的主要原因是肿瘤长入第三脑室，阻塞了双侧的室间孔，导致双侧侧脑室脑积水。颅内压增高也可引起视神经乳头水肿，但是，由于颅咽管瘤长期压迫视神经，多数患儿的视乳突呈萎缩状态。较大的肿瘤本身也可引起颅内压增高，或单独引起头痛（无脑积水）。

（2）内分泌功能紊乱：60%～90% 的患儿有内分泌功能紊乱的表现，主要临床表现有身材矮小、多饮多尿、肥胖、甲状腺功能减退、第二性征发育迟缓（男孩尤为突出）等。对于年龄较大的患儿，身高发育低于正常儿童，是导致患儿就医的主要原因。导致上述表现的原因是肿瘤压迫垂体 - 下丘脑结构，造成垂体 - 下丘脑内分泌轴的激素水平下降。约 80% 的患儿有生长激素和促性腺激素水平下降，7.5%～37% 的患儿有尿崩症，极个别患儿表现为性早熟。

（3）视觉障碍：视力和视野障碍表现有双颞侧偏盲，视力下降，甚至失明，复视。视觉改变与肿瘤位置有极大的关系，肿瘤压迫视神经、视交叉、视束等结构可以引起不同的视觉改变。学龄期患儿常常因为视力下降就医。

（4）其他表现：由于儿童囊性颅咽管瘤多形性的特点，肿瘤可以向鞍区、颅前窝（底）、外侧裂、颅中窝、基底池、斜坡、脑桥小脑三角等区域生长，引起相应部位的症状和体征，如偏瘫、眼外肌麻痹、共济失调、眼震、精神症状、嗅觉丧失等。少数患者有肿瘤破裂和肿瘤内出血的情况，表现为突然的头痛、颈部强直和 / 或意识改变。

6. 辅助检查　所有颅咽管瘤的患者在手术前均应做的检查项目有：神经影像学检查；内分泌检查；视力和视野检查；24 小时尿量；神经心理学测试。在临床实践中，重视神经影像学检查的同时，也应同样重视后四种检查。手术治疗后，应再次检查上述项目，以进行对比。

（1）神经影像学检查：神经影像学检查包括头颅 X 线片、CT 和 MRI，由于 CT 和 MRI 检查的普及应用，现在已经很少做头颅 X 线片检查。

CT 平扫是诊断儿童颅咽管瘤的首选检查，它的作用是判定肿瘤的囊变和钙化，此两个特点是诊断颅咽管瘤的关键点。由于颅咽管瘤的囊液胆固醇含量不同，CT 平扫呈低密度、等密度或高密度。93% 的儿童颅咽管瘤有钙化（成人颅咽管瘤为 50% 钙化），钙化有两种表现，在囊壁内表面有钙化斑，CT 平扫为蛋壳样，肿瘤底部（鞍上部分）瘤结节的钙化呈团块状。术后 CT 平扫观察钙化是否消失，是判定颅咽管瘤切除程度的关键指标，只要有钙化残留就不能说肿瘤全切除。

MRI 可以明确颅咽管瘤的囊变和解剖结构的变化，特别是肿瘤周围的重要结构，如视交叉、颈内动脉、垂体柄、第三脑室。囊变 MRI 呈低信号、等信号或高信号改变，这是由囊液中胆固醇含量变化所引起的；肿瘤囊壁和肿瘤结节可有增强表现。MRI 矢状扫描、水平扫描和冠状扫描（三维平面）可以比较准确地显示囊性瘤体的生长方向和影响的部位，从而为准确地选择手术入路和术中切除肿瘤提供了非常有价值的信息。在 MRI 的矢状位明确前交通动脉（血管流空），依次确定视交叉的位置，对手术入路的选择有指导意义。

影像学鉴别：①垂体腺瘤：垂体腺瘤向鞍上生长及合并有出血、坏死或囊变时，需与颅咽管瘤鉴别。CT 平扫垂体腺瘤少有钙化，蝶鞍多有扩大；后者钙化常见，蝶鞍多无明显改变。垂体腺瘤向鞍上生长，MRI 多不能显示正常的垂体信号；后者常压迫鞍膈下陷，致垂体变扁，但垂体信号仍能显示。②鞍上脑膜瘤：CT 平扫为等或稍高密度影，常有砂砾样钙化，邻近骨质增生，瘤内少有囊变。MRI 扫描 T_1 和 T_2 均为等信号，边缘清楚，瘤内常有血管流空信号；增强检查有明显均一强化。

（2）内分泌检查：由于颅咽管瘤对垂体、垂体柄和下丘脑的压迫，引起内分泌激素低下，从而影响患者身体的正常发育。神经内分泌检查主要针对尿崩症、垂体 - 肾上腺分泌轴和垂体 - 甲状腺分泌轴。对于没有内分泌症状的患者，神经内分泌检查也可发现大多数患者潜在有内分泌功能紊乱。

应测定患者清晨和晚间的血清皮质醇含量，肾上腺皮质醇激素低下可能是绝对性的分泌减少，也可能是每天分泌周期的变化所致。多数患儿的肾上腺储备减少，因此，术前或脑血管造影前应给予皮质激素治疗，如地塞米松首次剂量 0.2～10mg/kg，然后维持剂量 0.1mg/kg、4 次 /d。

测定血清中的甲状腺素（包括 T_3 和 T_4），T_4 低于 5μg/dl 提示甲状腺功能减退。甲状腺素水平低下者应补充甲状腺素，如左旋 - 甲状腺素（L- 甲状腺素）。

评估尿崩症的检查有询问患者排尿频率、新发生的夜尿次数或新发生的尿失禁等，应同时检查血中电解质，如有电解质紊乱及时进行调整。

生长激素（GH）、黄体生成激素（LH）和促卵泡激素（FSH）在青春期和青春后期达到最高水平。因此，对于不同年龄段的患者应具体分析上述激素的检查结果。

（3）视力和视野检查：所有颅咽管瘤的患者均应在手术前和手术后检查视力和视野，以明确视神经、视交叉的功能在术前和术后的变化情况。

（4）神经心理学测试：儿童颅咽管瘤发现时往往已经很大，常影响穹窿，从而引起患者记忆障碍。颅咽管瘤手术入路和术中操作也会影响穹窿，导致术后患者记忆缺失。因此，应特别重视进行术前神经心理学测试。

7. 手术治疗

（1）脑积水的治疗：较大的颅咽管瘤，特别是长入第三脑室的颅咽管瘤常常因阻塞室间孔导致梗阻性脑积水。以往的治疗方法是在手术切除颅咽管瘤之前先做脑室 - 腹腔分流术。现在，我们认为这种术前分流是不必要的。采取合理的手术入路，全切除或近全切除肿瘤是打通脑脊液通路最好的治疗方法，在临床实践中也得到了证实。对于术前高颅内压可暂时性做脑室外引流，如术后脑积水没有得到解除，可做脑室腹腔 - 分流术。

（2）手术入路：不管何种手术入路，充分暴露瘤体以做到尽可能全切除和减轻下丘脑损伤是选择手术入路的最基本原则。

1）经额部纵裂入路和经终板入路：患者仰卧位，发际内冠状切口，右额骨瓣：内侧到中线，下方接近眉弓。切开硬膜后先放出外侧裂处的脑脊液，待额叶明显塌陷后，从纵裂分离，显露鞍区。先分离两侧额叶到达前颅底，再向后分离到胼胝体膝部，此处可看到经胼胝体膝部绕行的双侧胼周动脉。纵裂完全分开后即可看到经视神经间隙向上生长的肿瘤，肿瘤将视交叉和前交通动脉顶向后上方。位于鞍膈上的囊性颅咽管瘤囊壁为真性肿瘤，因此，抽取囊液后要将囊壁从周围结构上分离，并予切除。

鞍上型颅咽管瘤的外壁表面为蛛网膜，其与周围视神经和血管轻度粘连，比较容易分离。囊内底部有钙化沉积团块，多呈砂砾状，易于剥离。对于鞍内型肿瘤，鞍膈下方是肿瘤囊壁，两者粘连非常紧密不易分离，因此，要将鞍膈和其下方的囊壁一并切除。切除的范围：前方到鞍结节，后方到鞍背，两侧接近海绵窦。可在垂体柄进入鞍膈处将其离断，或保留垂体柄周围的少许鞍膈。垂体窝底部的囊壁与下方的被压扁的垂体（神经垂体）硬膜粘连紧密，不可强行剥离，以免损伤下方的垂体和海绵间窦。肿瘤切除后可清晰地看到双侧视神经和颈动脉、视交叉、前交通动脉、脚间池和基底动脉等结构。对于突入第三脑室前部的瘤体，术中根据视交叉和前交通动脉的位置，在前交通动脉的前方或后方打开终板，即可看到瘤体并予切除（经终板入路）。手术操作中要小心保护前交通动脉及其分支血管、视交叉和视神经。

此入路优点：第三脑室前部暴露清楚，可将肿瘤从脉络丛、大脑内静脉上分离。

2）经前部胼胝体 - 透明隔间隙 - 穹窿间入路：患者仰卧位，发际内沿中线向后钩形切口，梯形骨瓣：内侧到中线，后界到冠状缝。沿矢状窦方向半月形剪开硬膜，硬膜瓣翻向中线，充分显露纵裂区域。将半球向外侧牵开，向下分离显露胼胝体，纵行切开前部胼胝体 2.5cm，进入透明隔间隙。分开双侧透明隔，其前方到透明隔间隙的前界，双侧透明隔的下界为穹窿，小心分开双侧穹窿进入第三脑室。此时可见肿瘤的囊壁，破壁吸出囊液后肿瘤塌陷，沿囊壁外侧分离囊壁，并分块剪切囊壁。应特别小心勿损伤第三脑室前下外侧壁（下丘脑神经核），囊壁与脑室壁之间有胶质增生层，严格在此层内分离。切除肿瘤的后极后，可见大脑导水管，向前切除囊壁到鞍背，可见基底池及基底动脉和分支动脉。要保护基底池膜（Lilliequist 膜）的完整，以免血液流入蛛网膜下腔，损伤基底动脉及其分支。可调整患儿的头位和显微镜的方向，用窄脑压板牵开前部胼胝体（膝部和喙部）以显露鞍上区域（垂体窝区域），小心分离此处的囊壁，如囊壁与前方的结构紧密粘连，不要强行剥离以免损伤前方的血管，引起致命性的出血，可残留少许囊壁，做术后放疗。

此入路优点：在半球表面内侧进入，两侧第三脑室壁暴露清楚，可到达第三脑室前方两侧的肿瘤。

3）翼点入路：患者左侧卧位，翼点切口和骨瓣，在剪开硬膜前咬除蝶骨脊，以蝶骨脊为中心半弧形剪开硬膜，显露额叶、外侧裂、颞叶。剪开外侧裂的蛛网膜，电凝并剪断额叶靠近外侧裂处的静脉，向两侧分别牵开额叶和颞叶，分开外侧裂到颈内动脉分出大脑前动脉和大脑中动脉处，充分显露鞍区结构（视神经和颈内动脉）。可看见位于脚间窝内的肿瘤，瘤体将视神经和视交叉向上顶起，瘤体表面有蛛网膜。可利用的手术间隙有视神经 - 颈动脉间隙、双侧视神经间隙、颈动脉 - 动眼神经间隙和终板间隙，一般从视神经 - 颈动脉间隙切除肿瘤。穿刺抽出囊液后瘤体塌陷，先从瘤内分块切除肿瘤，待瘤体减小后，小心沿肿瘤外壁分离周围神经、血管。由于肿瘤表面为蛛网膜，故肿瘤（或囊壁）与周围结构的粘连不紧密，易于剥离。瘤体的后上方为术野盲区，小心向下牵拉瘤体以切除此处的囊壁（或瘤体），如牵拉较为困难，说明瘤体与周围结构粘连紧密，不要强行牵拉、切除，以免损伤脚间池内的脑干穿支血管。此入路一般可做到肿瘤的全切除或近全切除。

此入路优点：经 Willis 环下方到达鞍旁区距离最近，在 Willis 环下方鞍后区暴露清楚。

4）经颞下 - 小脑幕入路：患者侧卧位，以耳尖为中心做颞部马蹄形切口，皮瓣连同骨膜翻向下方。做颞部游离骨瓣，十字错开切开硬膜。一般在颞部后方可见粗大的下吻合静脉（vein of Labble），在下吻合静脉的前方或后方有 1～2 根较细的静脉，为充分抬起颞叶，可将下吻合静脉前方小的引流静脉电凝后切断。在下吻合静脉的前方抬起颞叶，缓慢放出脑脊液，等待脑张力下降后继续牵开颞叶底面，直到显露出小脑幕缘，可以看到幕缘内侧的滑车神经、小脑幕上的岩静脉窦。在静脉窦的后方约 1cm 处切开小脑幕，注意保护幕缘处的滑车神经，可见基底池和斜坡处的肿瘤，先穿刺抽出肿瘤囊液，再小心分离，并分块切除肿瘤囊壁。一般肿瘤囊壁与周围的血管（基底动脉及其分支）和神经（动眼神经）轻度粘连，容易分离。完全切除囊壁后，调整头位和显微镜的角度，显露并切除鞍背处的瘤体。此处的瘤体位于视交叉和垂体柄的后方，在剥离瘤体时要注意保护这些结构。

此入路优点：可暴露基底池和斜坡处的肿瘤。

5）额下入路：患者仰卧位，右额发际内半冠状切口，翻开皮瓣的基底部应到眉弓。做右额游离骨瓣：内侧靠近中线，下到眉弓上 1cm（平行于颅前窝底）。沿颅前窝底半月形剪开硬膜。沿颅前窝底的外侧向外侧裂探查，撕破外侧裂池处的蛛网膜，放出脑脊液。待额叶明显塌陷后，用固定牵开器脑压板将额叶向上抬起。避免反复抬起和牵拉额叶，以免造成额叶挫伤。将同侧的嗅神经和伴行的血管电凝后剪断，显露鞍区的结构——右侧视神经和颈内动脉、视交叉、左侧视神经及第一间隙。见鞍膈稍向上饱满，穿刺抽出黄绿色液体 2ml 后，鞍膈塌陷。用尖刀将鞍膈十字切开，肿瘤内壁与鞍膈融为一体，将表面瘤壁电凝后分块剪除。可见鲜红色的垂体柄自鞍膈孔穿出，保护垂体柄。再分离两侧瘤壁与视神经和颈内动脉的粘连，分离后剪除全部瘤壁，见垂体被压于垂体窝底部，双侧视神经、颈内动脉和动眼神经保护良好。用止血纱布覆盖手术创面，反复冲洗后无活动性出血。严密缝合硬膜，骨瓣复位，固定，缝合帽状腱膜和头皮切口。

此入路优点：视神经、视交叉及同侧颈内动脉暴露清楚。

（3）术后处理：影响颅咽管瘤全切除的一个主要原因是术后的下丘脑功能损伤，也是颅咽管瘤术后的治疗重点。术中、术后常规应用糖皮质激素（地塞米松）对防治下丘脑功能损伤有重要的作用，主要是利用其强大的抗炎作用，提高血管的紧张性，降低毛细血管的通透性，减轻下丘脑区的充血，从而抑制炎性渗出和浸润。术后并发症主要有尿崩症、血电解质紊乱、癫痫、记忆障碍、情感淡漠等。尿崩症的发生率约为 91%，血电解质紊乱约为 89%，癫痫发约为 3%。术中和术后要严格控制含钠液体的入量，并尽可能不使用甘露醇。术后常规应用抗癫痫药物。术后每天检测血钠变化和尿量，根据血钠变化随时调整水和电解质平衡。术后发生癫痫与血钠紊乱有密切的关系，在应用抗癫痫药物的同时，一定要调整血钠紊乱，否则癫痫不能得到很好的控制。

8．放疗　外照射线放疗的仪器是直线加速器，照射剂量为 54～55Gy，分割剂量为 1.8Gy。颅咽管瘤大部切除后一定要辅助放疗，如剂量小于 54Gy，则肿瘤的复发率为 50%；当剂量大于等于 54Gy，肿瘤复发率降为 15%。放疗的副作用与放射剂量和放射范围有直接关系，如剂量大于 61Gy，副作用明显增加。由于儿童型颅咽管瘤具有侵袭性生长的特点，提倡肿瘤全切除后辅以放疗。

【典型病例】

患者女性，39 岁，因多饮、多尿 2 年，视物模糊 6 个月入院。头颅 MRI 增强扫描显示肿瘤位于鞍区，呈不规则强化，垂体信号存在，垂体柄显示不清（图 2-223），手术操作见图 2-224～图 2-229。术后第 2 天复查头颅 MRI 增强扫描显示肿瘤全切除（图 2-230）。

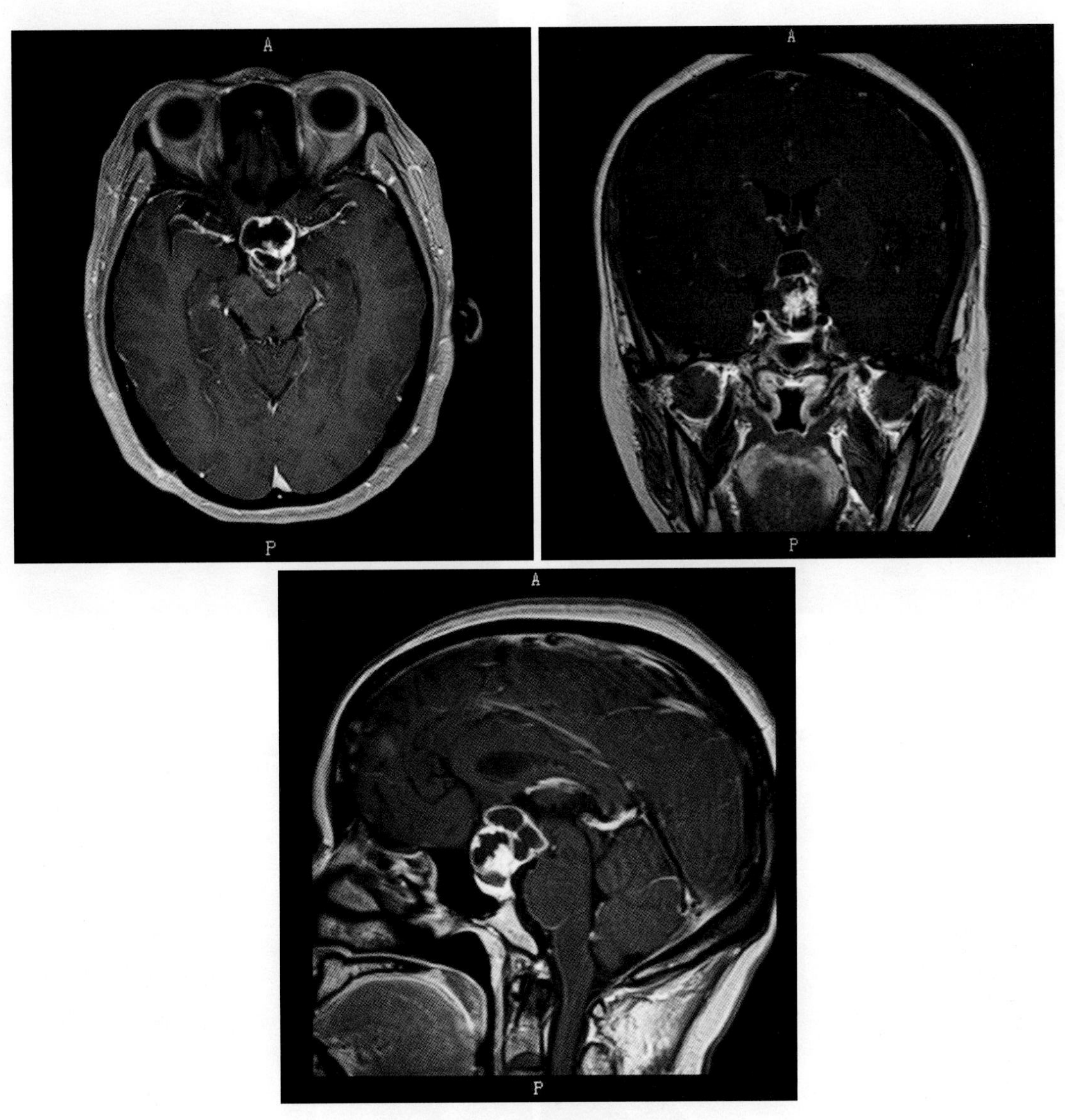

图 2-223　头颅 MRI 增强扫描

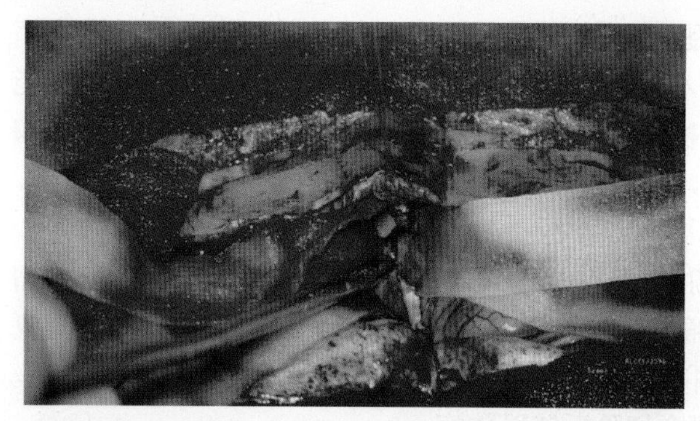

图 2-224 经额底 - 纵裂入路：结扎上矢状窦，沿鸡冠切开大脑镰

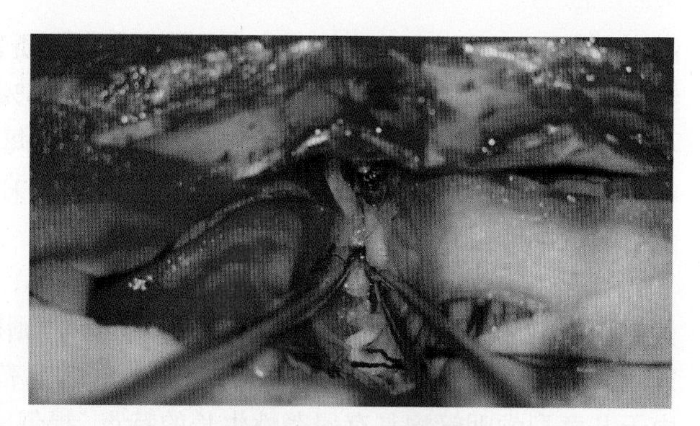

图 2-225 分离纵裂

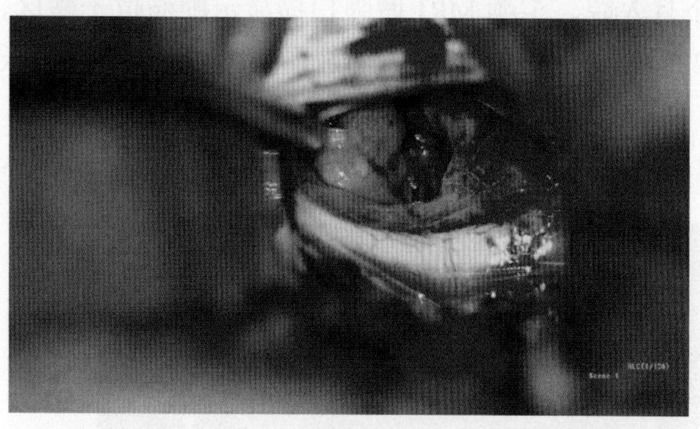

图 2-226 在视交叉前方暴露肿瘤，进行肿瘤包膜内切除

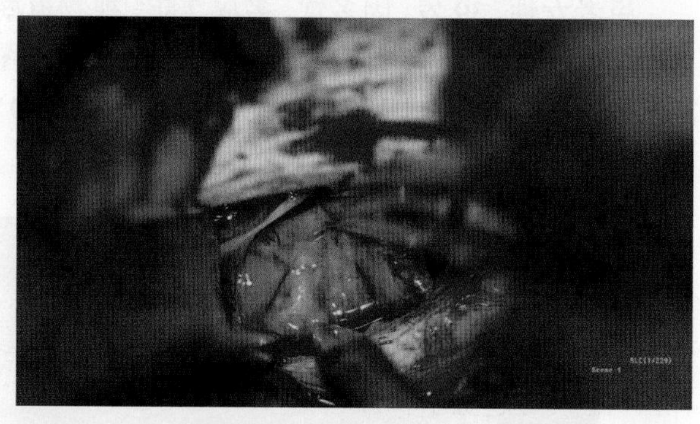

图 2-227 仔细锐性分离肿瘤与视交叉下方粘连，注意保护乳头体等重要结构

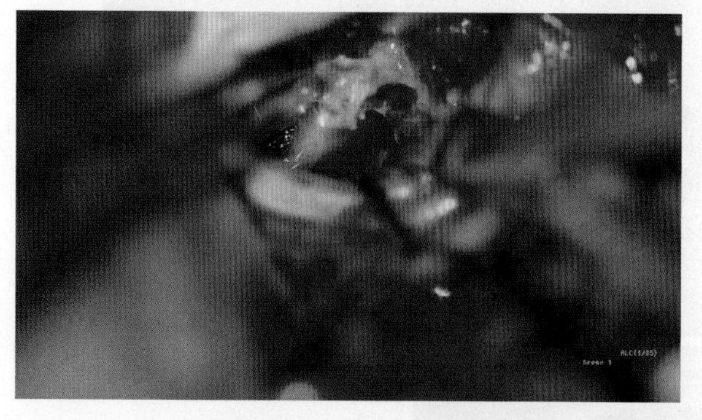

图 2-228 锐性切断肿瘤与垂体柄的粘连，此处为肿瘤起源位置

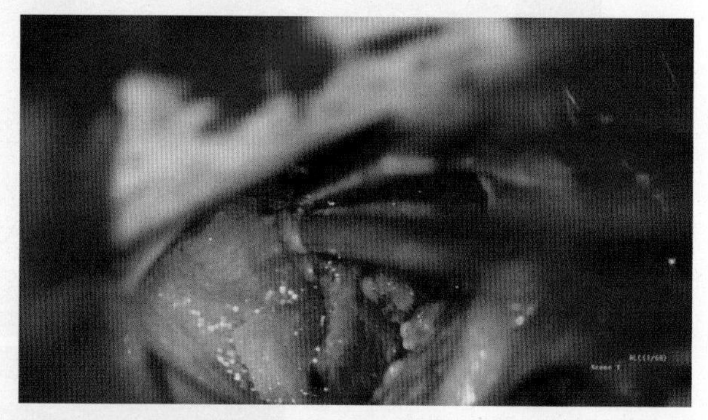

图 2-229 尽量保护好受累的垂体柄，可以减少术后并发症的发生

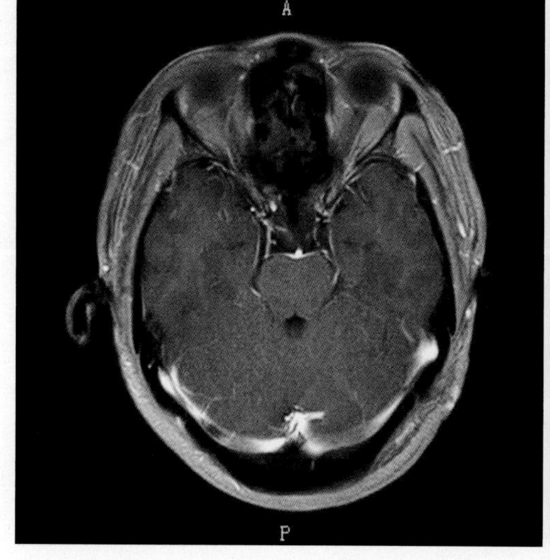

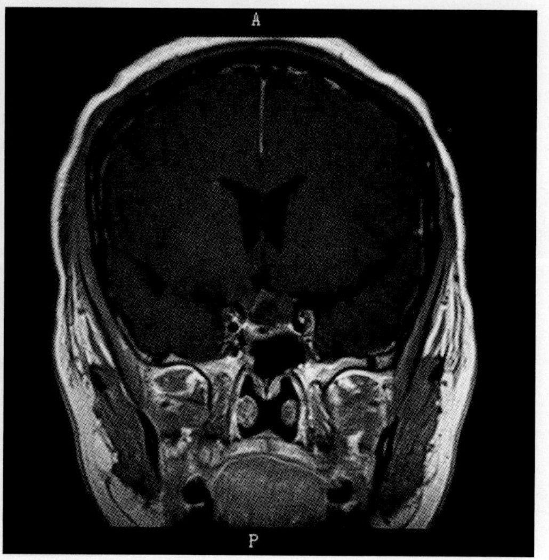

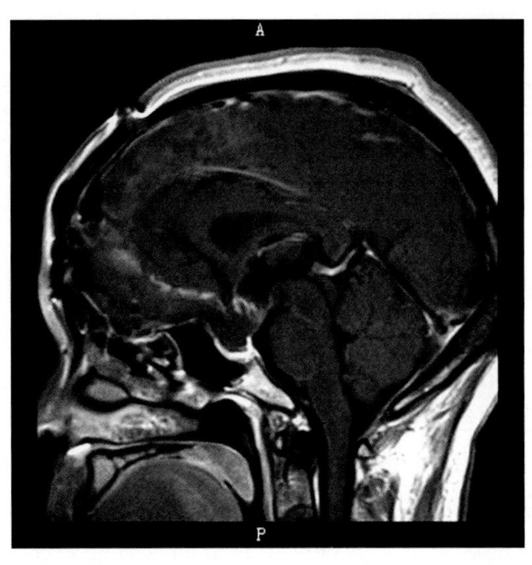

图 2-230 术后第 2 天头颅 MRI 增强扫描显示肿瘤全切除

（张岩松）

（六）三叉神经鞘瘤

1．概述 三叉神经鞘瘤是一种生长缓慢的良性肿瘤，肿瘤起源于第五对脑神经三叉神经的周围神经鞘，是颅内起源于神经鞘膜的肿瘤中第二常见的，仅次于前庭神经瘤。三叉神经鞘瘤占颅内神经鞘瘤的 0.8%～8.0%，占所有颅内肿瘤的 0.07%～0.36%。患者发病高峰在 40～50 岁，女性发病率是男性的 1.3 倍。Frazier 在 1918 年报道了第 1 例成功切除三叉神经鞘瘤的病例。早期的一些手术病例报道了三叉神经鞘瘤全切除率低、死亡率和并发症发生率较高的问题，在引入了显微外科手术、颅底外科技术和内镜技术之后，手术疗效明显改善。目前，在一些良性案例中可做到肿瘤全切并几乎没有死亡和术后并发症的发生。

2．病理和发病机制 神经鞘瘤是具有包膜的良性肿瘤，WHO Ⅰ级，恶性神经鞘瘤很少见。神经鞘瘤与创伤性神经瘤、神经纤维瘤不同，创伤性神经瘤是在神经损伤后施万细胞的非肿瘤性增生形成的，神经纤维瘤是神经鞘膜内有包膜的肿瘤或神经鞘膜以外的浸润性肿瘤，神经鞘瘤累及神经和神经鞘膜。神经鞘瘤起源于少突胶质细胞和施万细胞交接区以远端的神经鞘膜。三叉神经鞘瘤起源于外胚层，其神经的鞘膜细胞增生瘤变，逐渐形成肿瘤，肿瘤的包膜不侵犯载瘤神经的纤维束，而与载瘤神经的外膜黏着。三叉神经鞘瘤有完整的包膜，一般与脑干、小脑及相邻脑神经有明显的蛛网膜边界。其实质部分外观色灰黄至灰红色，瘤内常有大小不等、多房性的囊变，囊内含淡黄色液，部分肿瘤可几乎全部囊变。

3．相关解剖和肿瘤分型 三叉神经与运动、感觉和本体感觉功能有关，三叉神经感觉纤维支配头皮、面部、鼻黏膜、鼻腔和口腔的感觉。其运动纤维支配咀嚼肌，如二腹肌、下颌舌骨肌等。三叉神经根起源于脑桥臂的外侧并朝向岩尖向前外侧走行，在岩上窦下极通过三叉神经孔（三叉神经孔由岩骨嵴和构成小脑幕的硬膜韧带构成）进入 Meckel 腔，这一部分被称为三叉神经脑池段。三叉神经中央 - 外周髓鞘过渡区的平均长度为 1.13mm，过渡区到三叉神经根进入脑干的长度平均为 2.47mm。神经鞘瘤起源于周围神经髓鞘，在脑池段三叉神经根存在于桥小脑脚中，在进入三叉神经孔后神经走行于两侧硬脑膜之间的三叉神经池，这两层硬膜所形成的腔被称为 Meckel 腔，Meckel 腔在蝶鞍和海绵窦的后外侧。Meckel 腔为位于颅中窝内侧的硬脑膜反折形成的腔，三叉神经感觉根和运动根相互交汇合成半月神经节，后者发出三叉神经 3 个周围支，因此半月神经节和其 3 个分支均位于中颅窝底的硬脑膜夹层内，其中第一、二支还经过海绵窦。

Jefferson 在 1953 年提出将三叉神经鞘瘤分成 3 型：A 型为中颅凹型，B 型为后颅凹型，C 型为哑铃形。Fukushima 在 1998 年将此方案进一步改进，并将起源于三叉神经节之前周围支的神经鞘瘤定义为 D 型，这些三叉神经肿瘤可起源于三叉神经上颌支或下颌支，肿瘤也可以通过圆孔或卵圆孔延伸到颞下窝或翼腭窝。还有一型为上述各型的联合，称为混合型。据报道，A 型神经鞘瘤约占 32.8%、B 型神经鞘瘤约占 18.5%、C 型神经鞘瘤约占 34.8%、D 型神经鞘瘤约占 13.9%，大约一半（51.3%）的三叉神经鞘瘤受限于单个的颅窝。

三叉神经鞘瘤最常见的位置是中颅凹(32.8%),其次是后颅凹(18.5%),延伸到多颅腔的三叉神经鞘瘤的发生率为27%~59%。三叉神经鞘瘤通过肿瘤膨胀生长而非侵袭浸润长入Meckel腔。Meckel腔的硬膜可塑性强,可使Meckel腔容纳较大的肿瘤并且其外壁的硬膜不受破坏,所以大部分三叉神经鞘瘤不会侵犯海绵窦及颈内动脉外膜。但源于第一和第二支的肿瘤位于硬膜夹层内,长大以后长入海绵窦。源于第三支的肿瘤位于海绵窦外的硬膜央层内,长大可占据颅中窝甚至达到翼腭窝。

4. 临床表现　关于三叉神经鞘瘤没有明确的诊断结论,根据肿瘤起源及肿瘤生长方向或程度的不同,三叉神经鞘瘤呈现多样化表现。与三叉神经相关的神经功能障碍对于大多数患者来说是初始症状,其中一侧面部麻木伴有角膜反射减退或消失最常见,继之为面痛和咀嚼肌无力、萎缩。面部触觉减退是最普遍的三叉神经症状并且发生在70%的患者中。在大多数病例中,三叉神经的三个分支都会受到影响。相对来说,面部疼痛或三叉神经相关的运动功能障碍较为少见。面部疼痛特征为阵发性且具有钝痛、刺痛、刀割样痛,与三叉神经痛相似。然而,其部分特征与典型的三叉神经痛相异,例如无扳机点、疼痛持续时间较长(多超过30分钟)及对药物反应不佳。在13%~38.5%的病例中,疼痛的症状与三叉神经痛相同。根据相关报告,在罕见的起源于三叉神经半月节的具有侵袭性恶性肿瘤病例中,三叉神经的三个分支都是完全麻痹的。

其他脑神经损伤也会发生,复视是一种常见症状,且在大多数病例中由三叉神经中脑窝肿瘤压迫展神经引起。26%的患者出现展神经麻痹,此症状的持续时间可能为几个月到几年不等。头痛、面瘫、面肌痉挛和癫痫发作有可能发生,锥体束损伤的一些体征例如轻偏瘫或步态不稳也有可能发生。脑桥小脑三角中的三叉神经鞘瘤会导致听力丧失、耳鸣或步态不稳,面神经受累或者小脑症状也有可能出现。有些患者有明显的岩骨侵蚀,并造成内耳结构损坏,导致传导功能障碍。后组脑神经的损伤仅见于非常大的肿瘤。咀嚼困难、咀嚼肌和颞肌萎缩可能在肿瘤的颅外延伸的病例中出现。肿瘤后期可出现高颅内压症状和脑积水等。继发于肿瘤卒中的突发性头痛不常见,而无症状病例更是罕见。

5. 影像学诊断　三叉神经鞘瘤在MRI上边界清楚,T_1加权像呈等、低信号,T_2加权像呈高信号。三叉神经鞘瘤的MRI影像特征是多样化的,肿瘤囊变和卒中都有可能发生,据报道囊变存在于39%~40%的三叉神经鞘瘤中,T_1加权像为低信号、T_2加权图像为高信号,造影后环状增强。在CT影像上,三叉神经鞘瘤与周围脑实质相比表现为等高信号,CT是发现骨质是否被侵蚀的首选方法。高分辨率CT可以清楚显示肿瘤的位置和范围、伴随的骨性结构改变,骨窗位可见岩骨骨质破坏吸收,肿瘤侵犯卵形孔和圆孔时可使圆孔和卵圆孔扩大。Yaşargil报道了18个体积较大的三叉神经鞘瘤的病例,其中83.3%的患者岩骨受到了侵袭。

三叉神经鞘瘤的鉴别诊断包括转移性肿瘤、淋巴瘤、脑膜瘤、胆脂瘤、骨肿瘤(例如软骨肉瘤和软骨黏液纤维瘤)、脊索瘤、海绵状血管瘤、基底动脉瘤等。脑膜瘤在脑桥小脑三角中呈现为均匀且显著强化的肿物,其基底附着于颞骨岩部上,T_1加权像呈等信号、T_2加权像征象多变。脑膜瘤不扩大内耳道,还有集中且密集的钙化。硬脑膜尾的出现及明显增强有力地支持了对脑膜瘤的诊断。前庭神经鞘瘤及面神经、动眼神经或交感神经的神经鞘瘤,常难以与三叉神经瘤相区分。通常内耳道的扩大支持前庭神经鞘瘤的诊断。常在脑膜瘤中出现的钙化不会在神经鞘瘤中出现。转移性病变、淋巴瘤、脊索瘤与软骨肉瘤一般具有侵袭性,与有包膜的神经鞘瘤正好相反。表皮样囊肿从颅后窝的前外侧穿过小脑切迹生长,或者主要发生在脉络膜裂的海马部分,CT表现为低密度(几乎与脑脊液的密度一样低),T_1加权成像呈低信号,T_2加权成像呈高信号,并且其水分扩散受限。海绵窦海绵状血管瘤在T_1加权成像中也可能呈现等强度的低信号。三叉神经鞘瘤和表皮样囊肿在MRI增强像上明显强化,在T_2加权像上表现出明显的高信号。

6. 治疗

(1)手术:三叉神经鞘瘤是良性、边界清楚的肿瘤,只有少数具有侵袭性,并通过全切肿瘤可达到治愈。对于较大的三叉神经鞘瘤,第Ⅶ~Ⅷ脑神经复合体的尾部被肿瘤包膜压迫并被拉伸,动眼神经、展神经、滑车神经都会受压位移。大多数三叉神经鞘瘤与周围的神经血管结构界限清楚。在很多手术病例中,肿瘤与周围结构的粘连增加了肿瘤全切的难度,保护肿瘤未侵袭的神经束应为手术的目标,手术入路的选择主要取决于肿瘤的位置。

A 型三叉神经鞘瘤起源于半月节，在 Meckel 腔中生长，并局限于颅中窝。颅中窝的三叉神经鞘瘤可通过翼点外侧裂入路、颞下硬膜间入路、额颞硬膜间入路、额颞硬膜外入路切除。这些入路都是基于先暴露硬膜外的三叉神经半月节，之后再进入硬膜间，这样可以为肿瘤的切除提供足够的暴露空间，缺点是需要更多的大脑牵拉来暴露肿瘤并要离断颞极的桥静脉。硬膜外入路是 Dolenc 提出的，颅底硬脑膜外入路可以更直接地接近肿瘤并只需要最低程度的脑牵拉，Dolenc 的方法包括额颞部开颅、打开眶顶、暴露眶上裂、磨除前床突和颅中窝的前壁。如显露三叉神经上颌支硬膜袖套，可以行额颞经眶眶 - 颧弓入路，颧骨切开可以获得更低的视野角度，并减少对脑的牵拉。

B 型三叉神经鞘瘤起源于三叉神经脑池段，主要位于颅内脑桥小脑三角池。单纯位于颅后窝的三叉神经鞘瘤不构成任何特殊的手术问题，可以用与切除前庭神经鞘瘤相同的乙状窦后入路切除肿瘤。受到肿瘤侵犯的小脑上动脉必须得到保留，而供应肿瘤的动脉分支必须进行有选择的电凝。如果肿瘤延伸到中颅凹或海绵窦，可行经岩骨入路或结合岩骨入路来扩大暴露。

C 型三叉神经鞘瘤的治疗具有很大的挑战性，因为肿瘤都成分同时存在于颅中窝和颅后窝。Bordi 和 McCormick 等提倡颞下小脑幕裂孔入路，但是这个入路有重大缺陷。颅眶 - 颧骨入路、岩骨入路都有令人满意的手术效果。颅底入路与传统入路相比，有更高的肿瘤切除率、更少的脑神经并发症。很多联合入路（如颅额眶 - 颧骨入路和岩骨前入路，颞下入路和枕下入路联合）存在静脉损伤和脑过度牵拉损伤的风险。在 Meckel 腔中生长缓慢的三叉神经鞘瘤显著增加了腔隙的空间，也扩大了颅后窝的三叉神经孔。由于肿瘤质地较软，单用一种入路可以完全切除一个较大且多分腔的肿瘤。Al-Mefty 第一次报道了通过颧骨中颅凹硬膜外入路在扩大的 Meckel 腔内逐步切除肿瘤，这个入路也可以用于标准的海绵窦探查术。

D 型三叉神经鞘瘤会延伸到眼眶、翼腭窝、上颌骨、颞下窝，肿瘤的颅外部分体积通常比颅内大，通常用经典的耳前颞下硬膜外入路，这个入路可与颞骨切开术结合以增加颅内的延伸，或者与眶外侧开颅术结合延伸到眶上裂，但是会出现严重的并发症，如面部神经功能障碍、听力减退等。经上颌、经下颌和经颈部入路都已被提出；内镜经鼻蝶入路也已被设计出来，并且此入路的肿瘤全切除率是 63%～100%，但是其并发症包括三叉神经病变（45%）、眼干燥症（54%）、展神经麻痹（9%）。

（2）放疗：放疗被认为是治疗中、小尺寸三叉神经鞘瘤（直径小于 3cm 的残留或复发肿瘤）的首选方法，目的是成功控制肿瘤生长而不引起其他颅内神经损伤，也适用于行手术治疗有高死亡率和高并发症风险的患者。放疗并发症发病率相对较低，面部感觉减退发生率为 2.7%～8.7%、面部疼痛发病率为 2.9%～8.7%、三叉神经相关的运动功能减弱发生率为 2.9%。分次体外放疗主要被用来治疗复发和无法手术的三叉神经鞘瘤，但其相关研究目前非常有限。Wallner 报道了 8 例接受放射剂量 45～65Gy、每次 1.6～1.8Gy 的患者，在 2～15 年的随访之后，发现肿瘤的生长控制率为 50%，并且肿瘤的复发时间为 1.4～7 年。Zabel 报道了 13 个接受平均放射剂量 57.6Gy、每次 1.8Gy 的患者，中位随访时间为 33 个月，其肿瘤生长控制率为 100%。

7. 手术疗效及并发症　在 20 世纪前半叶，三叉神经鞘瘤有着很高的死亡率，并发症的发生率也较高。Schisano 和 Olivecrona 对 1956 年之前的 39 个患者进行回顾性研究发现，1 年的死亡率为 41%。随着颅底入路的广泛应用，三叉神经鞘瘤手术切除的死亡率和并发症的发生率显著降低，在很多文献中三叉神经鞘瘤的切除率已经可达到了 75%～100%。不同类型的三叉神经鞘瘤的切除率是不同的。对 7 篇文献的 129 个患者进行了研究发现，A、B、C 三型三叉神经鞘瘤的切除率分别为 88%、71%、81%。没有可靠的证据可以预测肿瘤次全切患者复发的风险，一些研究报道肿瘤复发率较高，也有研究称肿瘤次全切后有很长一段的缓解期，对于这样的患者需要密切随访。早期的文献显示，即使完全切除，肿瘤复发率也高达 60%，特别是涉及海绵窦时，复发率尤其高。在近期的报告中，肿瘤复发率大约为 10%。复发肿瘤可通过再次手术、分次体外放疗及放射外科治疗进行管理，复发与原发性肿瘤的手术效果一样好。在部分患者中触觉减退是永久性的。还有一些常见的神经功能障碍包括动眼神经麻痹、面瘫、视力下降和展神经损害等。其他的手术并发症包括脑脊液漏、感染、无菌性脑膜炎、瘤床出血、血管痉挛、脑积水等。

【典型病例】

患者女性，50 岁，因“右侧肢体乏力 1 年，左面部麻木 2 个月”入院（图 2-231～图 2-234）。

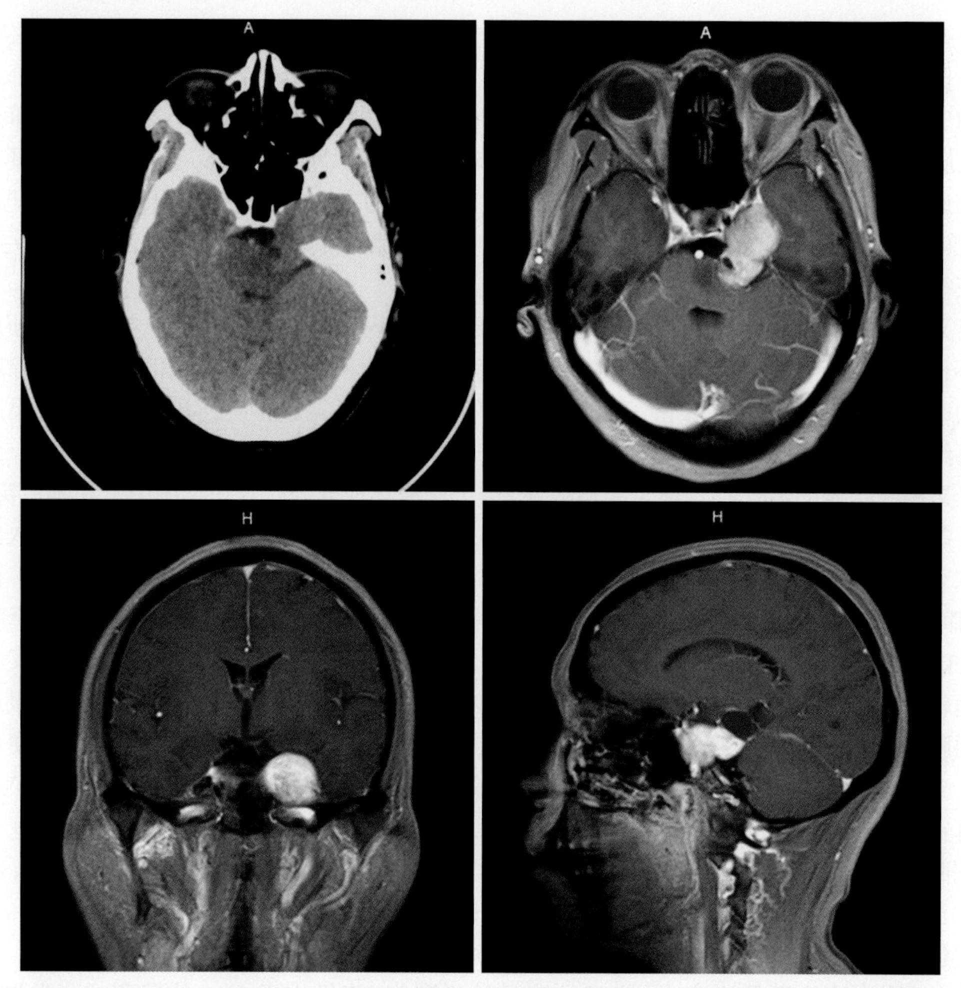

图 2-231 肿瘤位于左侧中颅后窝，呈哑铃形，CT 扫描肿瘤为等密度，MRI 增强扫描肿瘤强化明显

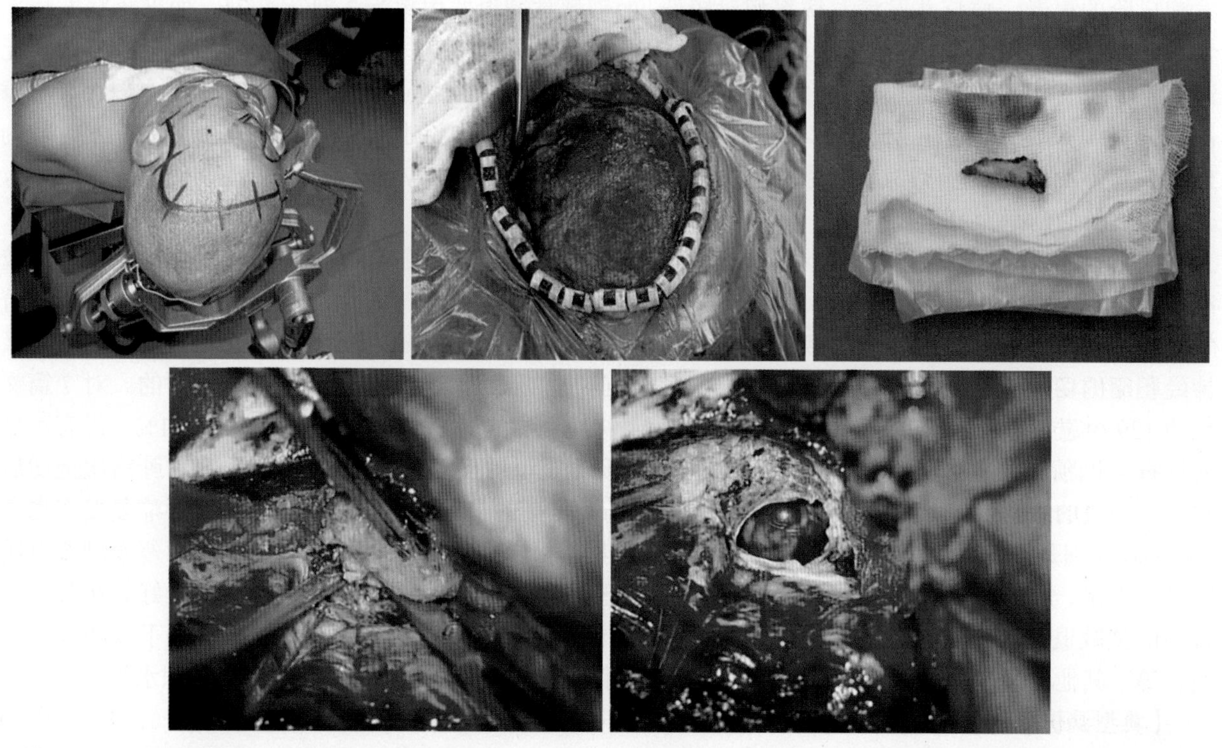

图 2-232 采用左额颞切口经颧弓中颅底硬膜间腔入路，术中切断颧弓，硬膜外暴露颅中窝底，打开硬膜间腔切除肿瘤

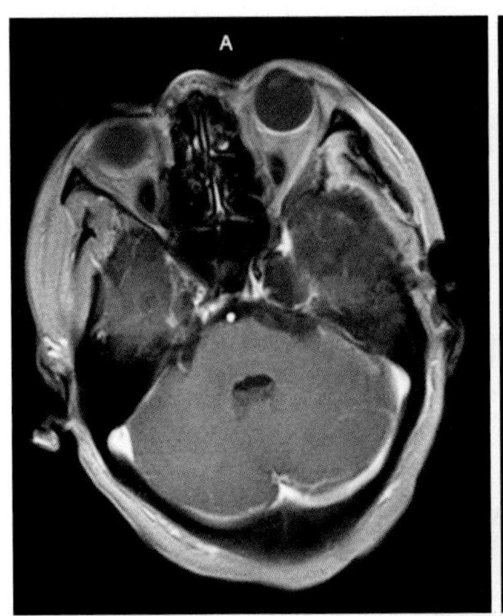

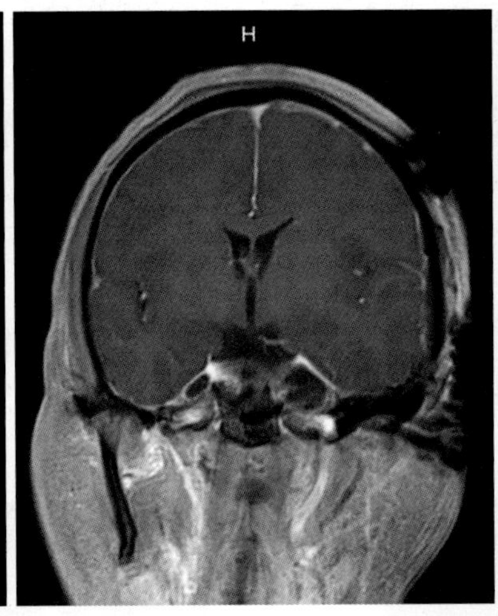

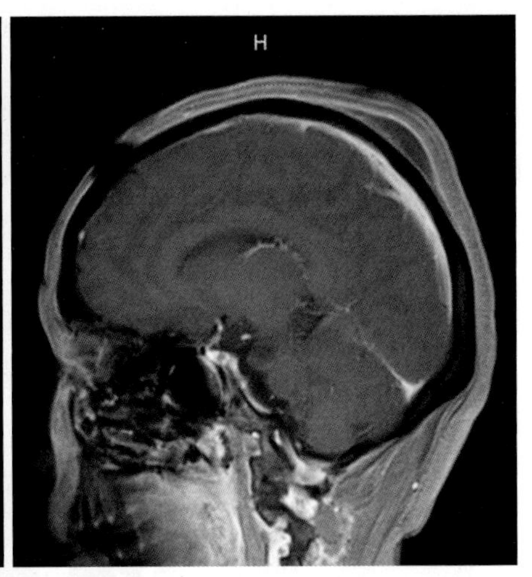

图 2-233 术后第 3 天复查 MRI 增强扫描显示肿瘤全切除

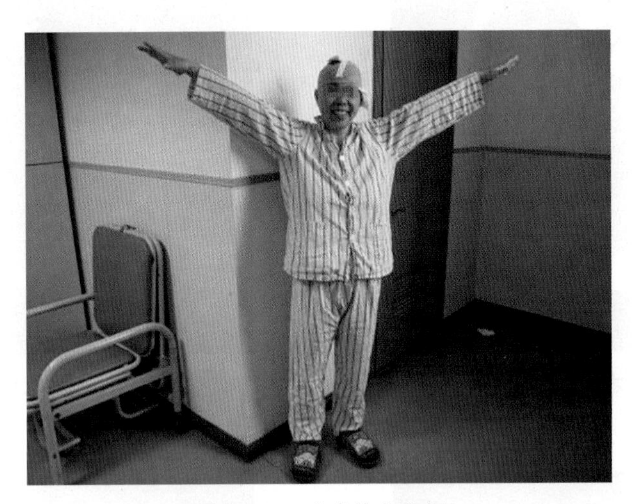

图 2-234 患者恢复良好

（张岩松）

（七）Meckele 腔胆脂瘤

1. 概述 Meckel 腔又称 Meckel 囊，作为沟通颅中窝、颅后窝的天然孔道，由两层硬膜及岩上窦构成，其内包裹三叉神经节及神经根，前方为海绵窦延续，下外侧与颈内动脉仅隔菲薄骨质，后方邻近脑桥，上方为底面。单纯原发于此的病变极为罕见，侵犯此部位的肿瘤约占颅内病变的 0.5%，神经鞘瘤和脑膜瘤多见。

2. 手术适应证 硬膜下及硬膜间胆脂瘤多为先天性残留组织发生，需经皮开颅或内镜辅助下手术。岩尖胆脂瘤多为耳源性感染引起，常为耳鼻喉科经迷路后入路或经鼻内镜手术治疗。

3. 手术方法

（1）术前准备：MR 及 DWI、FLAIR，3D fiesta 序列定性肿瘤，判断主体大小及与周围神经血管的毗邻。颞骨薄层 CT 评估岩尖骨质破坏及吸收情况。

（2）手术入路选择及体位：根据肿瘤主体位于幕上还是幕下可选择额颞入路及颞下开颅术或枕下乙状窦后入路，优先选择幕上开颅，因为邻近三叉神经区域手术空间小，三叉神经岩静脉属支阻挡操作。采取仰卧头偏或侧卧位。

（3）手术入路与操作程序

1）额颞眶入路：适用于主体位于鞍旁间隙并向 Meckel 腔扩展的哑铃形肿瘤。单骨瓣或双骨瓣，向颞底方向显露，硬膜外或硬膜下打开 Meckel 腔及邻近结构。

2）颞下岩前入路：病变仅局限于 Meckel 腔，病变向下方未侵及面、听神经以下。可经硬膜外或硬膜下显露颞叶底面并牵开，暴露天幕缘并牵开 Meckel 腔上壁切除病变。

3）枕下乙状窦后开颅：病变主体位于脑桥小脑三角并向 Meckel 腔扩展，暴露横窦乙状窦拐角，可磨除内耳道上结节骨质及天幕硬脑膜增大，显露视角，切除肿瘤。

4）经鼻内镜：经鼻内镜上颌窦翼突入路，适用于病变位于 Meckel 腔向颞下窝侵犯者。

【典型病例】

患者男性，30 岁，左侧面部麻木，复视 1 个月。CT、MRI 提示左侧 Meckel 腔胆脂瘤向颅后窝侵犯，行左侧颞下开颅，切开天幕缘硬膜达 Meckel 腔，将三叉神经轻度移位后，完整显露肿瘤并全切（图 2-235～图 2-240）。

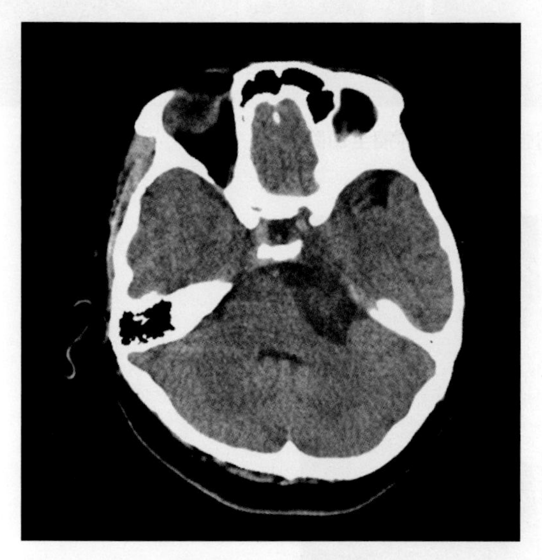

图 2-235 术前 CT

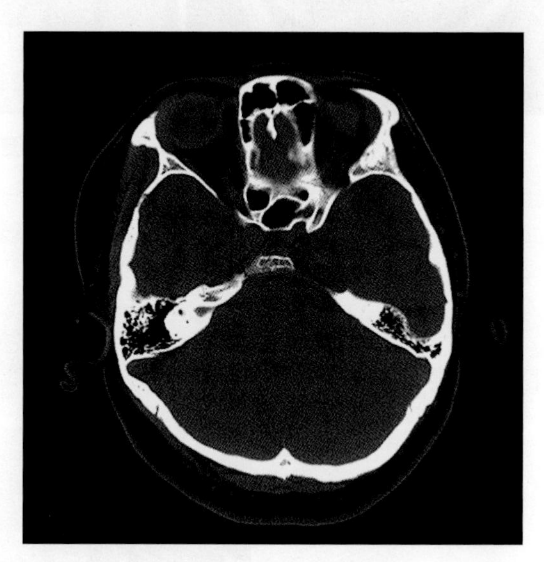

图 2-236 术前 CT 骨窗位

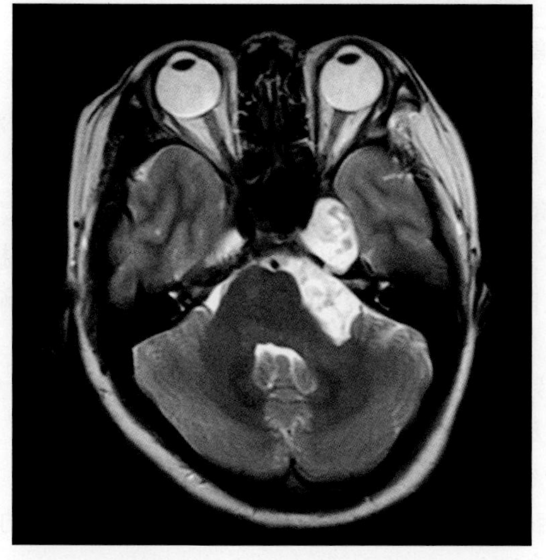

图 2-237 术前 MRI T_2 序列

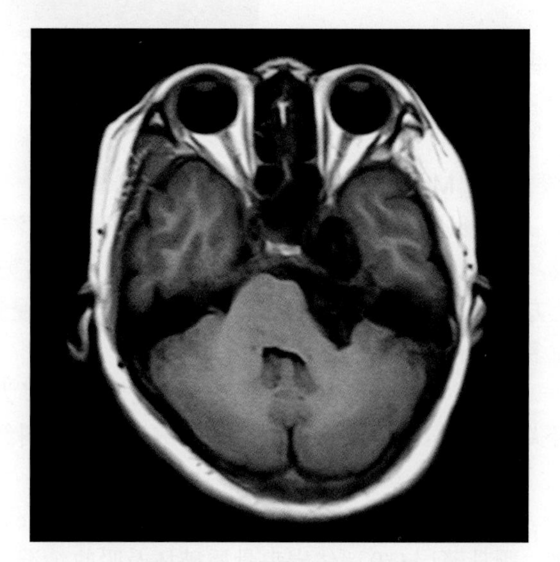

图 2-238 术前 MRI T_1 序列

4. 手术要点

（1）开颅过程尽量避免过多切开颞肌导致的咀嚼肌萎缩。

（2）尽量避免干扰正常三叉神经分支及邻近眼球运动神经。

（3）可于术前 1 天行腰大池引流缓慢释放脑脊液，减少术中脑组织牵拉。

（4）硬膜外操作可最大限度地减少颅内感染的发生率。

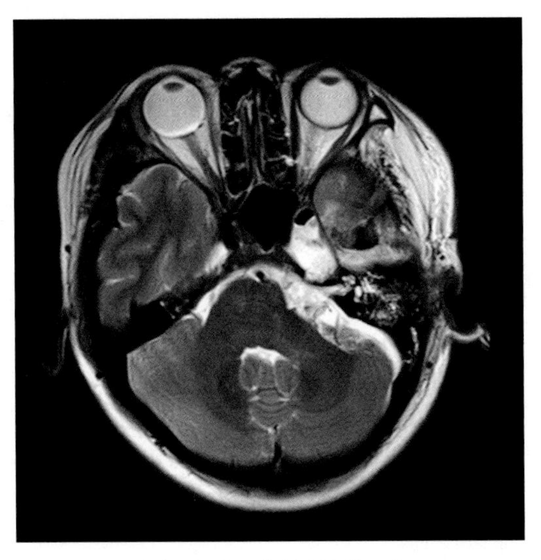
图 2-239 术后 MRI（一）

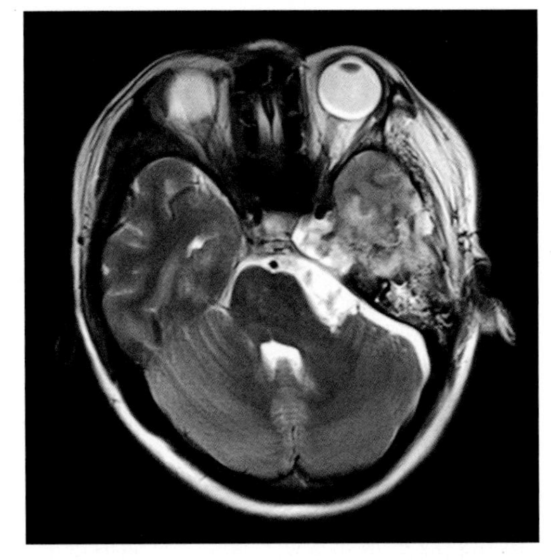
图 2-240 术后 MRI（二）

（5）岩尖骨质多吸收，形成扩大的肿瘤走廊，一般不需要额外磨除骨质。

（6）胆脂瘤包囊如与血管神经粘连紧密，切勿强行全切。

（7）肿瘤腹侧下方与颈内动脉毗邻较近，切除肿瘤过程中勿损伤大血管。

（潘亚文）

（八）视神经胶质瘤

1. 概述

（1）肿瘤生长特性：视神经胶质瘤（optic pathway glioma，OPG）是一类起源于视神经、视交叉、视束或下丘脑的低级别胶质瘤，可见于球后视神经、视交叉、下丘脑、视束至外侧膝状体通路上的任何部位，可从视神经上长出，也可从第三脑室的侧壁从前、后、侧方侵入视路。发自视网膜鼻侧半的纤维经视交叉后与对侧眼球视网膜颞侧半的纤维结合，形成视束，终止于外侧膝状体，换神经元后发出纤维经内囊后肢后部形成视辐射，终止于枕叶矩状裂两侧的楔回和舌回的视皮质中枢。肿瘤可沿视神经向两端生长，可通过视神经孔向眶内、颅内生长到达视交叉，甚至到下丘脑。

（2）流行病学特征：视神经胶质瘤病理以低级别星形细胞瘤为主，其发病率较低，发病率有明显的年龄分布趋向性，占颅内肿瘤的 0.5%～1%，占眶内肿瘤的 4%～6%，占所有儿童中枢神经系统肿瘤的 3%～5%，占所有原发性视通路肿瘤的 66%。本病好发于 10 岁前的儿童，75% 的视神经胶质瘤在 10 岁前被诊断，常见于 1 岁以内的婴儿，尤其是Ⅰ型神经纤维瘤患儿。这都给临床诊断、手术治疗、后续辅助治疗及随访评估带来了较大难度。

2. 视神经胶质瘤的治疗策略

（1）治疗方案的选择：治疗方案包括个体化的显微手术治疗、术后辅助性放疗和化疗、内分泌功能紊乱的调整及密切随访观察等。尽管视神经胶质瘤是低级别肿瘤，但这类肿瘤的自然史是高度可变的，其生长通常缓慢，患儿可生存很多年，加之患儿年龄较小，治疗方式的选择较为困难。伴发 NF1 的患儿对治疗的反应仍存在不确定性，因此如何选择治疗方案仍不乐观。有回顾性文献研究表明，一部分患儿不需要主动干预。然而，没有前瞻性研究将观察结果与主动治疗进行比较，这一问题可能仍然没有答案。总的来说，手术在视神经肿瘤治疗中起到了一定的积极作用。

（2）手术治疗：视神经胶质瘤的手术治疗一直未达成广泛的共识，为缩小肿瘤体积、改善临床症状，常需要显微外科手术治疗。

许多神经胶质瘤患者存在外生性扩展，有以下情况通常考虑手术：

手术绝对适应证：单侧眶内视神经胶质瘤导致严重的眼球突出或完全的单侧失明者；肿瘤巨大，堵塞室间孔，导致梗阻性脑积水，需要显微手术切除肿瘤；视交叉外生型肿瘤导致占位效应者，适合手术治疗。

另外，影像学检查提示肿瘤进行性增长，已经引起患侧视力严重障碍，或经规范的放疗后肿瘤继续增大者，亦是手术治疗的适应证。

手术相对适应证：怀疑视神经胶质瘤，需要明确诊断者，可以通过治疗在明确肿瘤的病理类型的同时做到肿瘤部分切除，指导术后的放化疗。

肿瘤生长方式：对于累及视交叉的肿瘤应注意区分肿瘤的生长方式，即肿瘤是团块性生长还是弥漫性生长；前者手术切除可获满意效果，后者手术易损伤对侧视力。团块性生长肿瘤的特点：肿瘤发生于一侧视神经，MRI 显示鞍上肿瘤不对称，对侧视神经及第三脑室前部向一侧移位；弥漫性生长的肿瘤特点：视交叉蝶形肿胀、左右对称。对于累及视交叉且不易手术切除的肿瘤，应选择放疗。放疗能显著延长患者的生存时间。由于肿瘤好发于儿童，常规野放疗可导致患儿的发育、智力和情感方面的障碍，近来的研究趋向于尽量延迟其适用年龄；同时新的放疗方法的不断发展，放射线可更为准确地分布于肿瘤，使肿瘤周围脑组织更好地得到保护，日益成为首选治疗方法。但是对于 6 岁以下儿童，不宜实施放疗。近来有不少报道显示，化疗后肿瘤的体积或者患者的视力等症状得到控制。由于化疗可以间断长期使用，对于低龄患儿一般主张先定期观察，一旦病情进展，则采用化疗加以控制。

肿瘤生长部位：累及视交叉、下丘脑等重要结构，不适合全切除，均行肿瘤部分切除术，手术中循视神经的走行方向切除肿瘤，尽可能将已经变形的视神经及视交叉予以保留，这是术后视力恢复的前提与基础，而且切除肿瘤时从肿瘤内部切除，可以有效地减少对下丘脑的干扰与损伤，从而低手术后并发症发生率。

手术相对禁忌证：弥漫性生长的视神经胶质瘤，侵犯视交叉；肿瘤广泛浸润性生长者不宜手术。多数认为偶然发现的 OPG 通常是稳定的，对于肿瘤较小、尚无临床症状的患者，是否积极手术治疗仍存有争论，因为绝大部分肿瘤生长缓慢，可以不积极干预，多数学者建议采取定期观察，密切随访即可。合并 NF1 是手术的相对禁忌证。因为>6 岁的患儿病变进展少见，且完全切除肿瘤后复发概率是散发视路胶质瘤患者的 2 倍；此外，NF1 患儿更易患有侵袭性的 OPG，与非合并 NF1 的患儿相比，更易复发。

（3）手术的意义与作用：手术治疗可以控制或者延缓肿瘤进展，延缓低年患儿接受放疗的时间，延缓药物治疗对神经发育造成的毒性效应，从而减轻放疗和化疗引起的伤害，尤其是年龄偏小的患儿，延缓大龄患儿的疾病进展。Wisoff 等报道 16 例手术治疗的 OPG，共有 11 例患儿接受了根治性切除手术，婴儿和有浸润性肿瘤的 NF1 患儿只做到有限的肿瘤切除，术后无一例患儿因为手术而视力下降，6 例接受根治性切除术的患儿无进展，平均随访 29 个月，4 例肿瘤进展。

（4）手术原则：在保证视力的前提下，充分进行肿瘤内减压，做到次全切除或大部切除肿瘤。同时，避免损害正常视神经、下丘脑结构。肿瘤通过视神经管向眶内生长，要切开视神经管的硬膜，切除视神经管内段的瘤体。

（5）手术切除程度：肿瘤切除程度的评定标准：近全切除，肿瘤切除 90% 以上；大部切除，肿瘤切除 50%～90%；部分切除，肿瘤切除少于 50%。

全切除：视神经胶质瘤全切除方案目前备受争议，只有当肿瘤局限于视神经并完全失明时，完全切除才是可行的。单侧眶内视神经胶质瘤导致严重的眼球突出、单侧视力失明者，肿瘤全切除后可获长期生存；外生型颅内视神经胶质瘤在不严重损伤视力的前提下，可以运用现代微创技术和设备，争取做到肿瘤全切除或次全切除，在最大限度切除肿瘤的同时保留功能。Gillett 和 Symon 回顾性报告了 7 例下丘脑胶质瘤患者（年龄范围为 9～40 岁）采用次全切除加放疗，获得了良好结果，无明显并发症。但不宜盲目选择肿瘤的全切除方案，因为这会损伤已经受损的视力。Ahn 等回顾性总结 33 例视神经胶质瘤的手术经验，其中 27 例患者接受了根治性切除（肿瘤切除 >90%），6 例接受了部分切除，指出部分切除的视神经肿瘤手术对儿童认知有影响，接受积极肿瘤切除和化疗的患者比仅接受化疗的患者有较低的言语及智商受损。

部分切除：如不能全切除肿瘤，则选择部分切除，术后辅以必要的放疗，田永吉等主张肿瘤部分切除术，以降低手术并发症发生率，通过术后放疗有效控制肿瘤的生长。Steinbok 等报道 18 例儿童视交叉 - 下丘脑星形细胞瘤的手术结果，认为切除的程度与肿瘤进展的时间没有相关性，尝试根治性切除这些肿瘤没有任何益处，手术的主要作用是提供组织诊断，必要时对视通路和脑室系统进行减压。因此，颅内的视神经胶质瘤一般选择大部分切除或部分切除，以保障术后正常的视力水平。

（6）手术方法

入路的选择：根据肿瘤的主体位置，颅内的视神经胶质瘤可以选择额外侧入路、眶-额入路、翼点入路或眶-翼点入路、额底纵裂入路等。笔者手术治疗的11例视神经胶质瘤均经额外侧入路治疗。对于主体生长至第三脑室内的肿瘤，亦有采用胼胝体-透明膈-穹窿间入路的报道。

手术方法：全麻，仰卧头向健侧旋转30°。患侧额颞皮瓣开颅，根据肿瘤的大小、侵袭方向选择髓瓣的大小和是否需要去眶。骨瓣要尽可能平前颅底，硬膜外磨除眶顶骨刺。向眼眶内生长的肿瘤，需要咬除包括视神经管及眶上裂上壁骨质，打开视神经管，便于切除眶内和视神经管内的肿瘤。

眶内肿瘤切除：眶顶中线纵行切开眶骨膜，在上直肌外侧间隙纯性分离，寻找肿瘤前端，牵开上直肌，肿瘤头端充分分离，找到眼球将肿瘤前极离断；牵拉肿瘤并向后分离至眶尖，棉条填入阻挡眶脂肪疝出；后方邻近总肌环处暂不分离，切断肿瘤后部；在上直肌内侧切开总腱环背侧视神经鞘达视神经管颅口。总腱环周围肌腱、骨膜层次不易分离，易损伤周围神经血管，因此在视神经鞘内切除眶尖部分肿瘤。

颅内部分肿瘤：沿蝶骨嵴切开硬脑膜，向外、内、上方抬起额叶，依次打开侧裂池、鞍上池、颈动脉池。首先辨认肿瘤，明确肿瘤的与视交叉、视神经、视束之间的关系，及肿瘤是否存在可辨认的边界，肿瘤是否为外生性肿瘤等。术中往往见视交叉明显增粗，呈棕褐色。在显微镜下于肿瘤表面隆起最明显处，沿视神经的纵轴方向做一长约5mm直切口，吸除其内的肿瘤组织。肿瘤质地一般较欠，血供不丰富。在吸引器和CUSA的辅助下，做到肿瘤最大化的吸除。若肿瘤边界不清，术中避免分离肿瘤与视神经的界面，只需做到肿瘤充分减压即可。

术前进行视神经DTI检查进行视觉纤维重建，有助于术中有效地保护视神经。利用扩散张量纤维束成像（DDT）技术进行视觉纤维重建，采用“合理”的手术理念，目前能够将儿童视神经胶质瘤术后视力维持现状和改善的比例提升到80%以上。

打开视神经管：向视神经管内生长的肿瘤，需要磨开视神经管，切开视神经管背侧鞘膜，分块切除管内段肿瘤。若未打开视神经管，显露较为困难，容易残余肿瘤。张天明等主张视神经胶质瘤一旦侵犯视神经管，手术时应贴近视交叉离断同侧视神经，并切除视神经管内段视神经鞘，但有待进一步大宗病例研究来证实。

（7）术后辅助治疗：视神经胶质瘤，特别是毛细胞型星形细胞瘤对放疗非常敏感，明确诊断的病例，只要术中有肿瘤残留，就应选择放疗方案。

【典型病例】

患者男性，7岁，因头痛伴右眼视力下降1个月余入院。病理为右侧视神经胶质瘤，Ⅰ级星形细胞瘤。

术前：CT和MRI显示为鞍上区及右侧鞍旁见囊实性肿瘤，囊性部分呈长T_2长T_1信号，实性部分呈类圆形等T_2、等T_1及长T_2、长T_1混杂异常信号影，大小约3.4cm×2.3cm×2.5cm，边缘光整，周围脑实质受压，双侧脑室扩张。蝶鞍不大鞍内垂体信号未见异常。GD-DTPA后鞍上区及右侧鞍旁实性病灶呈明显不均匀异常强化，余脑实质内未见明显强化。

术中：打开外侧裂池；打开颈动脉池；显露鞍旁的肿瘤；显露同侧的视神经和其上方的囊性肿瘤方；显露第一、二间隙的肿瘤；肿瘤次全切除后，保护同侧的视神经和视束，大脑中动脉和大脑前动脉。

术后：术后CT和MRI提示肿瘤切除，脑室大小恢复正常，术后视力同术前。

3．并发症与预后　内分泌功能障碍是OPG最常见的后遗症，主要的原因是肿瘤本身，好发于累及下丘脑的患儿，小部分治疗引起。与中枢神经系统其他肿瘤相比，儿童OPG若能接受最佳方案的治疗，一般预后较好。对于仅有视神经受累的OPG患儿，大部切除肿瘤预后良好，15年随访的生存率为92%，对于位于视交叉后的病变，单纯手术切除后10年的无进展生存率仅为41%。Gnekow等报告10年生存率为47%。德国癌症研究中心的一项研究结果显示，立体定向分割放疗具有良好的疗效和耐受性，5年PFS为72%，5年的总生存率为90%，并且没有继发恶性病变；累及视神经的总病死率约为5%，而累及下丘脑的病死率约50%，患者的生命质量较差。

总之，儿童 OPG 为低级别胶质瘤，如果有可能将放疗留给复发或者进展的患者，目前倾向于首选化疗，总体预后较好，多数患儿能够长期生存。但是目前缺少有效的靶向性药物。放疗可以有效预防复发、控制肿瘤进展，但必须综合考虑放疗的不良反应。

（陈立华）

（九）海绵窦海绵状血管瘤

1. 概述　海绵窦海绵状血管瘤（cavernous sinus hemangiomas，CSHA），以中年女性多见，由于病变生长缓慢，早期常缺少特征性临床症状，当病变生长至一定体积后压迫周围神经结构出现相应脑神经受压症状，如复视、眼球突出、眼睑下垂、面部麻木、眼球外展障碍等，部分患者会出现高颅内压症状。CT 平扫表现为略高密度，增强扫描可见强化。MRI 中 T_1 低信号，T_2 高信号，信号均匀，增强扫描后病变明显强化（图 2-241）。目前以手术治疗为主要手段，部分患者可选择放射外科治疗。

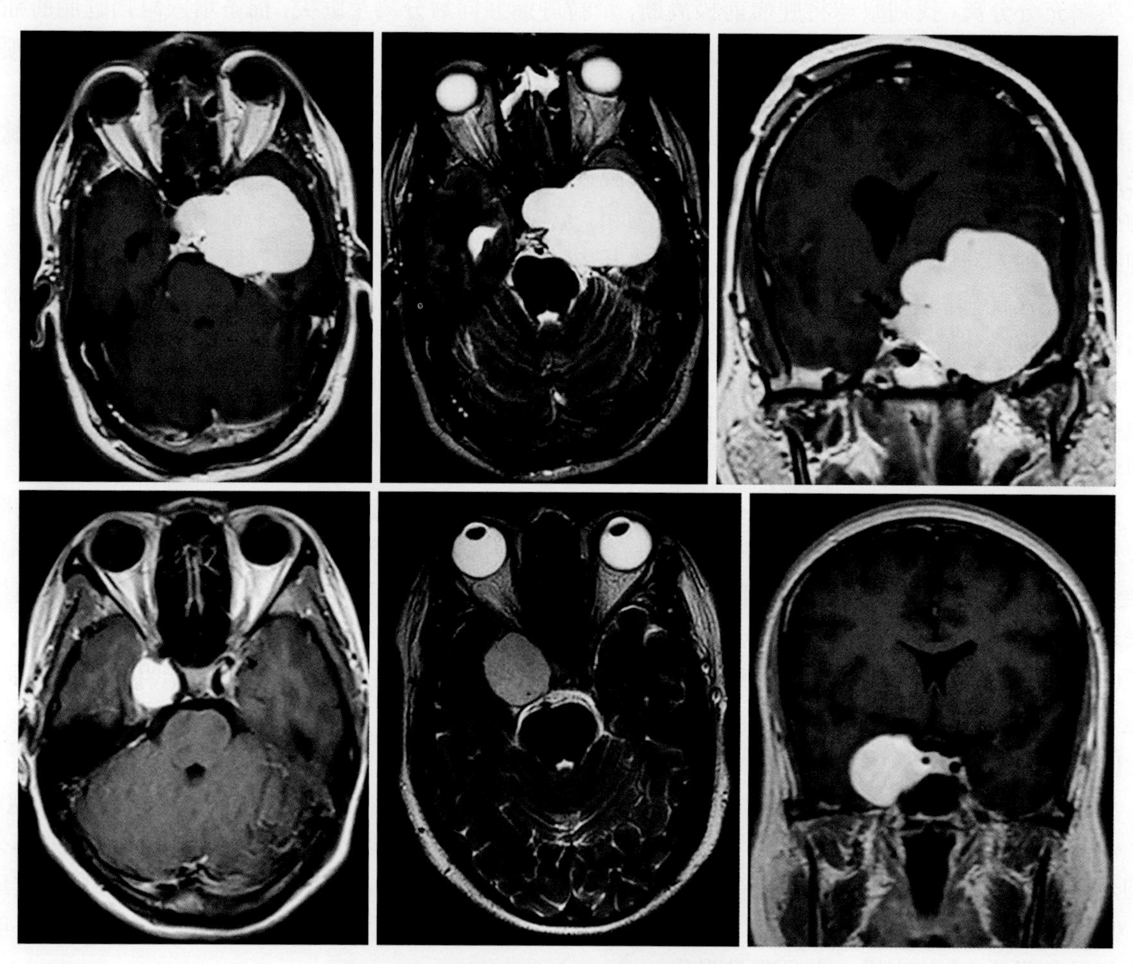

图 2-241　海绵窦海绵状血管瘤影像学表现

2. 手术适应证

（1）病变体积较大，存在压迫征象或产生相应临床症状。

（2）对有临床症状或体征，体积巨大的海绵窦海绵状血管瘤可先行放疗，待缩小肿瘤体积后行手术切除。

3. 术前准备及手术操作

（1）术前充分备血，对于体积较大、估计术中出血较多的肿瘤可在复合手术室行颈动脉球囊阻断，减少术中出血。

（2）患者全身麻醉后采取仰卧位，头偏向对侧，患肩垫高，使患侧颧弓处于最高点，一般采用改良翼点入路开颅，硬膜外入路切除肿瘤，磨除蝶骨嵴至眶上裂外侧缘骨质，以利于显露，骨瓣下缘要低至颧弓水平，便于暴露颞极和颅中窝底。如肿瘤从海绵窦向周围邻近结构生长，则可行眶、颧弓切断，增加暴露范围。其优点是可暴露颞骨岩部的颈内动脉并提供海绵窦和颅中窝的最大暴露而对脑的牵拉最小。若肿瘤体积较大、位置深、血供丰富、包绕颈内动脉，则最好术中将海绵窦外侧壁外层完全翻起，将之与侧壁内层的Ⅲ、Ⅳ、Ⅴ脑神经完全分开，充分显露三叉神经半月节，游离三叉神经分支间隙、Parkinson 三角或Ⅴ1 与Ⅴ2 之间的 Mullan 三角进入海绵窦内，减少脑神经的损伤。寻找肿瘤主要供血动脉脑膜垂体干，电凝后可控制出血，也可用双极电凝肿瘤假包膜，使肿瘤皱缩以利游离及减少术中出血。

（3）对中小型 CSHA 应尽可能整个切除肿瘤，以减少术中出血。

（4）海绵窦内静脉出血可采用小块止血纱布填塞，并用棉片轻压片刻，禁忌用大块明胶海绵盲目填塞，避免导致脑神经损伤。

4. 术后处理　术后患者应在 NICU 给予密切监护，观察意识、瞳孔和生命体征的变化；保持呼吸道通畅，术中失血过多者，应注意补充血容量，维持血压，监测血红蛋白，但输血、补液不宜过多、过快，以免加重脑水肿；定期监测内环境和激素水平；术后 24～48 小时应注意观察手术切口引流管的引流量。

5. 术后并发症

（1）术后患者如出现头痛持续加重，视力下降，长时间不清醒或者清醒后出现意识障碍等情况时，应高度怀疑出现颅内并发症，如颅内出血，必要时复查头部 CT，如果证实有颅内血肿，应立即手术清除。

（2）脑水肿：应用脱水药物和激素等治疗。

（3）水、电解质紊乱：根据具体变化予以纠正。

（4）尿崩症：给予垂体后叶素治疗。

（5）垂体功能低下：及时补充相应的激素。

（王　宁）

三、后颅底肿瘤

（一）岩骨斜坡脑膜瘤

解剖学上认为岩骨斜坡区是指由蝶骨、颞骨和枕骨所围成的区域，它们构成了颅底的颅中窝、颅后窝。而临床上所说的岩骨斜坡区是指鞍背至颈静脉结节上缘之间、三叉神经内侧、内耳道口前内侧的区域，发生于此区的脑膜瘤称为岩骨斜坡脑膜瘤。此类肿瘤多为良性肿瘤，如果最大限度地切除肿瘤，可以达到良好的预后。但由于岩骨斜坡区位置深在，解剖关系复杂，血管神经密集，术后并发症和致残率较高，岩骨斜坡脑膜瘤的切除是神经外科手术治疗的难点之一。

1. 临床表现　岩骨斜坡脑膜瘤的临床症状缺乏特异性，起病症状轻微而易被忽视，发病至就诊可达数年之久，就诊时肿瘤往往已经很大。首发症状多为患侧面部麻木，其次为患侧耳鸣和听力下降。大多数患者可有头痛，但往往不会引起注意；颅内压增高多不明显，一般直到晚期才出现轻度或中度的颅内压增高症状。

神经系统损害症状根据肿瘤的发生部位、生长方向不同而有所不同。以第Ⅴ、Ⅶ和Ⅷ脑神经功能障碍多见，少数患者还可以出现舌咽、迷走神经麻痹等后组脑神经受损的症状。肿瘤经小脑幕向鞍区生长可表现为动眼、滑车及展神经麻痹的症状，缓慢进展性视力减退及视野缺损，少数患者可出现垂体功能不足和下丘脑损害的症状。小脑受压时可出现共济失调。脑干受压时常出现肢体肌力减退及锥体束征。肿瘤压迫导水管、第四脑室，可引起幕上脑积水，出现颅内压增高。

2. 影像学检查

（1）颅骨 X 线检查：能够显示肿瘤局部的骨质增生与破坏，如肿瘤钙化还可以显示肿块影。

（2）头颅 CT：CT 平扫显示肿瘤呈圆形、分叶状或扁平状，边界清楚，其基底部与硬脑膜关系密切，以广基于颅底紧密相连；局部颅骨可增生或被破坏；密度均匀呈等密度或稍高密度，少数可不均匀或呈低密度，为瘤内组织变性坏死；可见瘤内钙化，瘤内钙化多均匀，但可以不规则；半数患者在肿瘤附近有不增强的低密度带，提示有水肿、囊变。增强扫描显示肿瘤明显均一强化。

（3）头颅 MRI：MRI 可以多维、多系列成像，不受骨伪影影响，分辨率高，是目前诊断岩骨斜坡脑膜瘤的主要手段。典型的岩骨斜坡脑膜瘤MRI图像除具有CT的特点外，更能显示肿瘤与硬脑膜的关系，清楚显示“脑膜尾征”具有诊断意义。

（4）脑血管造影：能够明确肿瘤的供血动脉及基底动脉与肿瘤的关系。由于脑膜瘤供血十分丰富，术前行选择性脑血管造影对于指导手术是十分必要的。

3．术前评估　肿瘤不能全切的主要原因包括暴露不充分、骨质侵犯、肿瘤包裹基底动脉及分支，以及肿瘤与脑干之间粘连紧密，无明显的分离界面。因此，术前正确评估肿瘤与血管的关系及脑干受累的程度，对于选择合适的手术入路、最大限度地切除肿瘤，从而取得良好的预后具有重要意义。

（1）肿瘤与血管的关系：建议术前常规行脑血管造影。Sekhar强调，若出现基底动脉分支对肿瘤的供血，提示软脑膜已受破坏，若肿瘤全切，将导致永久的神经功能障碍。余新光等建议从正位上观察小脑上动脉（SCA）和小脑前下动脉（AICA）的移位方向。若这两条血管被推挤向对侧，则说明血管与脑干黏附在一起，分离肿瘤时容易保留；而当血管呈包绕肿瘤改变时，说明肿瘤已长入脑干与血管之间，从血管主干发出供应脑干的分支穿过瘤体。在正常情况下，AICA在小脑中脚附近发出一些细小的桥延支，在脑桥腹外侧或桥延沟外侧部入脑干；还有一支回返动脉先行向内听道方向，又返回支配脑干。SCA在脚间窝处也发出穿通支供应中脑和脑桥。切除肿瘤时，大血管的分离并不困难，但欲保留穿过瘤体的穿通支几乎不可能，尤其当肿瘤质地坚硬时。因此，处理此类肿瘤应采取较为保守的态度。

（2）肿瘤与脑干的关系：Kawase将岩骨斜坡脑膜瘤与脑干的关系分为三级。Ⅰ级：肿瘤与脑干之间有蛛网膜下腔相隔，T_2加权像为高信号带；Ⅱ级：蛛网膜下腔消失，软脑膜动脉常被肿瘤包裹；Ⅲ级：有瘤周脑干水肿，软脑膜被破坏。Sekhar几乎在同时提出了类似的三期分法。通常认为，Ⅰ级或一期肿瘤全切除没有困难；而Ⅲ级或三期肿瘤若勉强切除势必造成脑干挫伤，出现严重并发症，因此宁可残留小片肿瘤于脑干上；对于Ⅱ级或二期肿瘤的手术应采取积极的态度。这类肿瘤虽然没有蛛网膜界面，看似与脑干粘连很紧，但经耐心轻柔分离，仍可保持软脑膜的完整。

4．手术入路　岩骨斜坡脑膜瘤的手术方式是由病变所在部位、生长方式、供血来源及与周围结构的毗邻关系来决定的。处理硬脑膜下肿瘤常用的手术方法有幕上、下经岩骨乙状窦前入路、枕下极外侧入路、乙状窦后入路、颞下经小脑幕入路、经翼点硬膜内入路，切除以硬脑膜外生长为主的肿瘤可以采用经颞下经岩骨前部入路、颞下-耳前-颞下窝入路、额颞-眶颧入路、口咽入路。以下将以幕上、下经岩骨乙状窦前入路为例阐述岩骨斜坡脑膜瘤的手术切除步骤。

（1）幕上、下经岩骨乙状窦前入路：此入路适用于巨大岩骨斜坡脑膜瘤或者肿瘤已从硬脑膜下或硬脑膜外扩展到岩斜区以外，是切除岩骨斜坡脑膜瘤最有效的手术入路，目前已为越来越多的学者采用。

1）皮瓣、骨瓣的设计：患者健侧卧位，头架固定头位，使颞骨岩部位于术野的最高点。切口始于耳前颧弓，绕向耳上方，向下终止于乳突后1cm。切口的设计根据肿瘤累及的范围略有差异，如斜坡肿瘤累及海绵窦，切口要向颞部跨度大一些。幕下切口不必过长，将乙状窦暴露，横窦下显露1～2cm即可。颅骨共钻6个孔，横窦上、下各2个，颞部2个，用铣刀时可适当减少钻孔。骨瓣钻孔以不损伤横窦、乙状窦为原则。开颅跨过静脉窦时禁用铣刀，先用刮勺游离静脉窦，再用细小咬骨钳或磨钻磨开。颞骨及外侧枕下枕骨切除呈C形，形成颞枕部骑跨横窦的骨窗。

2）乳突和岩骨的磨除：用磨钻磨除乳突后部和部分岩骨，建立一个从颅后窝到颅中窝的手术通道。岩骨切除的范围必须根据术前影像学检查提供的相应解剖关系来决定。Spetzle将根据岩骨磨除的程度将该入路分为三个亚型：①扩大迷路后入路：在骨性迷路后磨除乳突显露出乙状窦和岩上窦，在骨性迷路前磨除岩骨显露出岩骨内颈内动脉水平段，保留骨迷路完整。该方法偏重显露脑桥小脑三角，优点是保留听力。②经迷路入路：完整磨除骨性半规管，但需牺牲听力且术后脑脊液漏机会增加。③经迷路耳蜗入路：在①②的基础上更加广泛地磨除岩骨并使面神经向下方移位。

3）硬脑膜切开及肿瘤显露：岩骨磨除后分别在颞叶底部和乙状窦前切开硬膜，结扎、切断岩上窦。然后从外向内与岩骨嵴平行切开小脑幕至游离缘。注意勿损伤靠近小脑幕游离缘走行的滑车神经。牵开乙状窦、小脑半球和小脑幕断缘，打开环池蛛网膜即可显露肿瘤。为了便于暴露肿瘤，可于开颅前行腰穿置管蛛网膜下腔脑脊液持续外引流。

4）肿瘤切除：首先在显微镜下仔细辨别已移位的血管及神经。依次分离肿瘤与髁底及岩峭硬膜的边界并切断其血供，然后性肿瘤囊内分块切除。瘤内充分减压后包膜塌陷易于与周边组织分离。切除包膜时应特别注意脑神经、血管及脑干的保护。

5）关颅：肿瘤切除后，应彻底止血，硬膜严密缝合，缝合口涂以生物蛋白胶，岩骨磨除面骨蜡封闭以防止脑脊液漏。还纳骨瓣并固定，分层缝合肌肉、头皮，局部加压包扎。

（2）其他入路：枕下极外侧入路是治疗位于中下斜坡区脑膜瘤较为理想的手术入路。乙状窦后入路主要用于局限于中斜坡区外侧的硬膜下肿瘤，对于该区脑膜瘤未侵犯到海绵窦或海绵窦内肿瘤不打算切除时，可考虑该入路。颞下经小脑幕入路适合于处理中上斜坡以上，累及海绵窦的肿瘤。经翼点硬膜内入路适用于上斜坡并侵及天幕切迹前部的硬膜下肿瘤。颞下经岩骨前部入路（Kawase 入路）适用于处理颅中窝底、中、上斜坡和岩尖处及侵及海绵窦后外侧的肿瘤（图 2-242）。颞下 - 耳前 - 颞下窝入路适用于切除早岩骨前下方硬脑膜外广泛生长的巨大脑膜瘤。额颞 - 眶颧入路显露广泛适用于部分侵入海绵窦的岩骨、蝶骨、颅中窝底、中上斜坡的硬膜外肿瘤。经口咽入路适用于中下斜坡中线腹侧的硬膜外脑膜瘤。

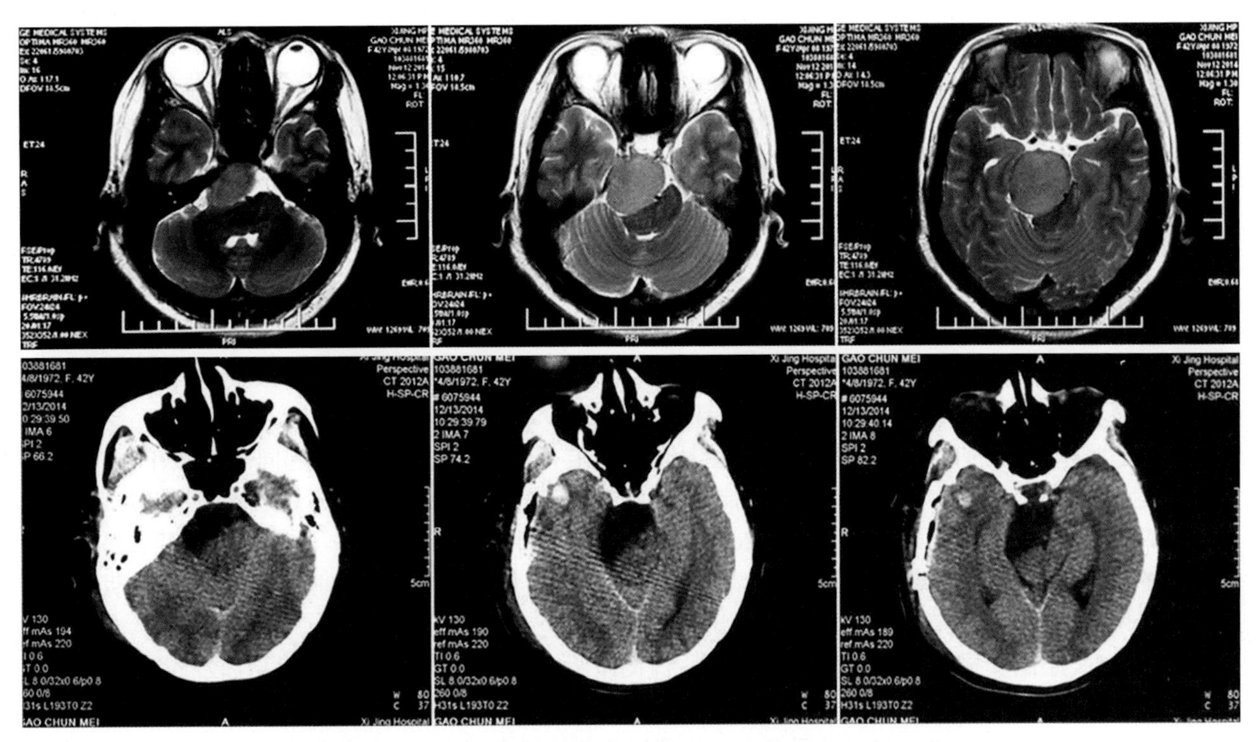

图 2-242 右岩骨斜坡脑膜瘤手术前后（女，42 岁），Kawase 入路

上排：MRI T_2 中瘤体信号与皮质等同，边界清楚，脑干受压；下排：CT 显示瘤体切除。

5. 术后并发症及处理

（1）脑水肿：手术一定要轻柔，避免出现脑挫伤，手术后脑水肿常常是脑挫伤所致。如有术中脑挫裂伤应吸除糜烂的脑组织，减少血肿发生。

（2）脑干缺血：是大血管痉挛、小血管损伤所致，提倡术后常规应用血管解痉药物。

（3）脑神经功能障碍：即使手术顺利，损伤轻微，也会有脑神经的一过性功能障碍，如动眼神经、三叉神经、滑车神经及展神经。容易出现永久性损伤的脑神经为滑车神经和展神经。

（4）脑脊液漏：是比较常见的并发症，一旦重视会明显减少。出现脑脊液漏的原因就是岩骨磨除创面骨蜡封闭不严密。一旦发生要早期腰穿引流 7～10 天，引流管拔出后要注意脑积水的发生。

6. 预后　岩骨斜坡脑膜瘤多为良性肿瘤，如最大限度地切除肿瘤，可以达到良好的预后。但由于其位置深在、毗邻脑干及其他重要的神经血管结构，并发症多，死亡率高，全切十分困难。近年来，随着显微外科技术的进步，手术显微镜、手术特殊器械与设备的产生和更新，神经影像学、神经电生理监测系统、导航系统的发展与完善，其手术疗效得到不断提高。最近关于岩骨斜坡脑膜瘤的文献资料显示，手术死亡率已降至 9% 以下，许多报道死亡率为 0；手术全切率为 25%～85%；复发率为 13%（6 年随访）；脑神经损伤率为 13%～37%。由此可见，岩骨斜坡脑膜瘤的最佳治疗方法仍为尽可能手术全切。

（二）听神经瘤

1．概述　听神经瘤起源于前庭神经的鞘膜，来源于前庭神经纤维本身的神经纤维瘤相当少见，听神经瘤是典型的前庭神经鞘瘤。前庭神经鞘瘤起源于外胚层，听神经包括前庭神经和蜗神经，与面神经一起走行于内耳道内；听神经颅内段无神经鞘膜，只有神经胶质细胞和软脑膜覆盖，至内耳道口处穿过软脑膜后才由施万细胞覆盖，故肿瘤多发生于内耳道并逐渐向颅内扩展。听神经瘤好发于中年人，小儿罕见，无明显性别差异，是常见的颅内良性肿瘤之一。听神经瘤占 CPA 肿瘤的 75%～90%。全切肿瘤可终身治愈。影响肿瘤全切除与预后的最关键的因素是肿瘤大小、质地、肿瘤与脑干和脑神经的关系、神经电生理监测及术者的经验。听神经瘤的体积越小，术后面神经及听觉功能的保存率越高。目前，听神经瘤面神经功能解剖保留率达 98%，功能保留率在 80% 左右；对术前仍有有效听力的患者要力争保留听力。

2．临床表现　听神经瘤的临床表现复杂，症状可轻可重，病情差异很大，症状的存在时间可数月至数十年不等。听神经瘤主要表现为脑桥小脑三角综合征，包括听神经、面神经、三叉神经及后组脑神经功能障碍、小脑损害、脑干受压和移位的症状、颅内压增高表现等。症状的发生取决于肿瘤的起始部位、生长速度、发展方向、肿瘤大小及是否囊变等诸多因素。

（1）听神经症状：首发症状多为听神经的刺激或破坏症状，表现为患侧耳鸣、耳聋或眩晕，占 74%。耳鸣为高音调如蝉鸣、笛音或火车鸣笛声，开始为阵发性，而后即转为持续性。听力减退多与耳鸣同时出现，但常不能为患者所察觉，不少患者因其他症状做听力检测时才被发现。眩晕及眼球震颤为前庭神经受损最常见的症状，眩晕可伴有恶心、呕吐，有时类似梅尼埃病的发作。眼球震颤多为水平性或水平旋转性，眼球震颤慢相方向与肢体偏斜方向一致。其他首发症状有颅内压增高症状（14%）、三叉神经症状（8%）、小脑功能障碍（5%）、肢体无力（5%）和精神异常（3%）。

（2）三叉神经、面神经症状：肿瘤向小脑脑桥隐窝发展，压迫三叉神经根，引起同侧面部麻木、痛觉减退、角膜反射减退，少数患者发生三叉神经痛的症状。一般来说，三叉神经运动支受损发生较少，而且出现较晚，表现为咀嚼肌萎缩。肿瘤大小在 2cm 以内者无三叉神经受压的症状。面神经受压可引起面肌痉挛、同侧流泪减少，可有轻度周围性面瘫，表现为病侧鼻唇沟变浅、眼裂增宽，听神经瘤患者早期很少出现面神经麻痹症状和体征。如压迫展神经可出现复视。

（3）脑干、小脑受损症状：肿瘤向内侧发展、内侧型听神经瘤脑干症状出现较早且较严重，而对于大对数患者来说，脑干症状出现相对较晚。肿瘤压迫脑干，可出现对侧肢体轻度瘫痪及椎体束征，对侧偏身感觉减退；脑干移位如果使脑干对侧挤于小脑幕裂孔的边缘上，则可以出现同侧锥体束征及感觉减退；脑干向下移位时可引起动眼神经的牵拉而出现双侧或单侧眼球运动障碍、眼睑下垂及瞳孔对光反射的改变；脑干受压严重时患者可出现发作性昏迷或肢体抽搐，此乃脑干受压危象。小脑脚受压可引起同侧小脑性共济失调、步态不稳、辨距不良、语言不清和发音困难。

（4）后组脑神经症状：肿瘤向下发展，压迫第Ⅸ、Ⅹ、Ⅺ脑神经，可引起吞咽困难、进食呛咳、声音嘶哑、同侧咽反射减弱或消失、软腭麻痹、胸锁乳突肌和斜方肌乏力和萎缩。

（5）颅内压增高症状：颅内压增高是听神经瘤常见的临床症状，颅内压增高症状出现的早晚及程度与肿瘤大小、生长速度、生长部位等因素有关。肿瘤体积越大，颅内压增高症状越明显。内侧型肿瘤因肿瘤靠近中线部位，虽然肿瘤体积不大，早期脑脊液循环受到影响，产生梗阻性脑积水，颅内压增高症状可在疾病早期出现且较严重。

3．影像学检查

（1）颅骨 X 线检查：X 线的典型表现为内耳道局部扩大，与健侧相比直径相差 2mm 以上；两侧内耳道形态不对称，或呈内宽外窄的漏斗形；内耳道后唇模糊，后唇缩短与对侧相比超过 3mm；镰状嵴移位；内耳道骨壁皮质线侵蚀破坏，严重者可见岩骨尖骨质破坏。

（2）头颅 CT：CT 平扫示肿瘤呈等密度（约 60%）或低密度（约 40%），病灶多呈圆形或椭圆形，优势呈不规则形，肿瘤多以内耳道为中心生长，向后、向内扩展，一般与岩骨锐角相贴，瘤周水肿轻或无，偶可见肿瘤坏死囊变。CT 增强扫描对于诊断听神经瘤有特别意义。常规 CT 检查能发现 40%～60% 的听神经瘤，增强后 CT 能发现 80% 以上的听神经瘤。听神经瘤增强后多有明显强化，一般强化较均匀，当肿瘤有囊变坏死则肿瘤呈不均匀强化或环形强化。增强前病灶边界欠清，增强后边界清晰，病灶的形态及生长方向亦可清晰显示。

（3）头颅 MRI：听神经瘤的典型 MRI 表现为第Ⅶ、Ⅷ对脑神经束明显增粗，与脑桥小脑三角区类圆形或半月形肿块相连。肿瘤在 T_1WI 上显示为略低信号或等信号、T_2WI 上为高信号，当肿瘤内有囊变时在 T_1WI 上呈现更低信号区、在 T_2WI 上信号则更高；当肿瘤内有出血时，由于细胞外正铁血红蛋白的存在，在 T_1WI、T_2WI 上均表现为高信号。肿瘤类圆形或半月形，紧贴内耳道孔可见肿瘤组织呈漏斗状尖端指向内耳道。与对侧相比，绝大多数肿瘤患侧内耳道前后扩大，深径缩短。肿瘤的主体位于脑桥小脑三角区，以内耳道孔为中心生长。MRI 增强扫描显示肿瘤呈均匀、不均匀或环形强化，视肿瘤内实质成分与囊性成分的比例及分布而异，强化后肿瘤边界清晰，边缘光整（图 2-243）。

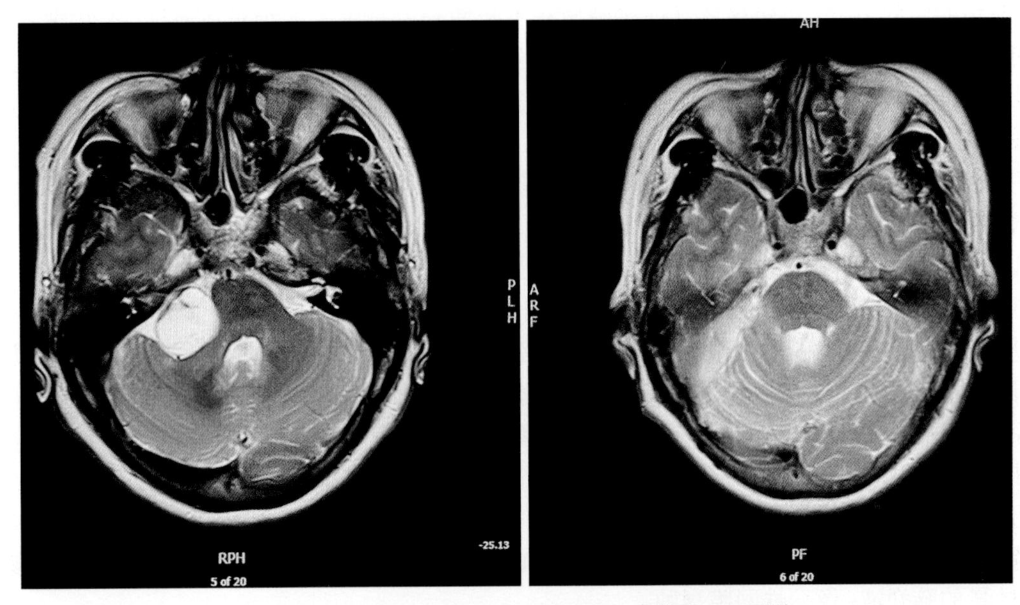

图 2-243 右脑桥小脑三角听神经瘤手术前后 MRI 影像

4．脑干听觉诱发电位检查 脑干听觉诱发电位在听神经瘤的阳性率可达 90% 以上，由于听神经瘤生长部位（内侧型或外侧型）、大小及对邻近神经和血管组织压迫的程度等多种因素的影响，患者的脑干听觉诱发电位异常表现形式多样化。听神经瘤可表现为潜伏期延长或缺失，较小的肿瘤可出现Ⅲ～Ⅴ波间期延长。内侧型听神经瘤仅有Ⅰ波或Ⅱ波改变，这与Ⅱ波的神经发生源有关。瘤体较大时引起脑干受压和移位，结果患侧某些波消失或全部波均不能引出，而对侧Ⅲ～ⅤIPL 延长，其延长程度可能与肿瘤大小呈正相关，这点对协助判断脑干有无受压和移位有着重要的临床意义。

5．术前评估 听神经瘤治疗前必须进行评估，以便决定如何治疗，即制订治疗策略。有许多因素影响听神经瘤的治疗策略，如肿瘤大小、患者年龄、术前听力、术前患者一般情况和患者预期等，其中最重要的是面神经功能评估、听力评估和影像学评估。

（1）面神经功能评估：目前有许多面神经功能的分级测评系统用于评价面神经功能的状态、面瘫的自然程度、不同程度的恢复、治疗后的变化，其中最常用有 House-Brackmann 分级系统、Fisch 的面部对称性细节评价系统和 Nottinggham 系统。这些分级测评系统同样可以用于听神经瘤的术前、术后的面神经功能的评价。以 House-Brackmann 分级系统为例，一般将面神经功能Ⅰ级和Ⅱ级定义为面神经功能良好，Ⅲ级和Ⅳ级定义为面神经功能一般，Ⅴ级和Ⅵ级定义为面神经功能差。

（2）听力评估：听力评估非常重要，是听神经瘤治疗策略、手术径路的选择及听力保留与否的依据。

听力分级测评系统有美国AAO-HNS听力分级测评系统、Gardner-Robertson系统及Sanna分级系统，前者被广泛接受和使用。听力A级为正常听力，A、B级为实用听力，A、B、C级为有用听力。术后听力与术前处于同一水平，如术前分级为A级，术后为B级或C级，同属有用听力，称为听力保留。也有极少数病例术后的听力较术前有所提高。

（3）影像学评估：听神经瘤的影像学评估主要指MRI和颞骨CT。影像学评估需要与症状相结合，明确诊断并确立治疗方案。MRI主要观察肿瘤大小、位置和囊性变与否。肿瘤大小决定治疗方案，一般大肿瘤需要手术或放疗，小肿瘤可以随访观察。小肿瘤的定义多为脑桥小脑三角肿瘤直径不超过1.5cm。肿瘤大于2cm听力保留多难以实现。小肿瘤的治疗方案需结合术前听力和肿瘤位置及患者年龄等因素综合考虑。如需进行保留听力手术，肿瘤未累及内耳道外1/3的可以采用乙状窦后入路，肿瘤累及内耳道底且脑桥小脑三角扩展不超过1cm的可以采用颅中窝入路。与实性听神经瘤相比，囊性听神经瘤与脑干发生粘连的比例明显增高，面神经受压症状也更严重。CT检查对肿瘤诊断意义不大，颞骨CT的目的在于评估手术路径的安全性。CT可以良好显示颈静脉球和乙状窦的位置，优势乙状窦可以结合CT和MRI确定。

6. 听神经瘤的手术治疗：听神经瘤是良性肿瘤，治疗包括手术、立体定向放疗、随访观察。手术切除肿瘤是最理想的治疗方法，年轻患者且证实肿瘤在不断增长者是手术的绝对适应证，多数学者认为手术如能达到肿瘤全部切除，则可获得根治。听神经瘤的常用手术入路包括枕下乙状窦后入路、经迷路入路、经颅中窝入路、经小脑幕入路和小脑幕上下经乙状窦前入路。

枕下乙状窦后入路是听神经瘤手术最常用的入路，其解剖显露好，肿瘤与脑干和内耳道的关系显示较为清楚，适合于所有不同大小的听神经瘤手术切除，尤其是听神经瘤向脑桥小脑三角生长者。位于内耳道骨管内的听神经瘤，无特殊禁忌证。

（1）切口：于乳突后做一个直切口或位于耳郭皱褶之后4指宽处做S形切口或倒钩形切口。切开皮肤、皮下组织和肌层，直达骨膜，钝性分离骨膜，暴露枕骨鳞部和乳突区，用牵开器牵开切口。

（2）开颅：在枕骨鳞部钻孔，扩大成4～5cm直径的骨窗。上界暴露横窦下缘，外侧显露乙状窦、乳突气房，向下至枕骨大孔，内侧达中线。用高速微型磨钻磨除乙状窦外侧和基底的乳突气房，气房可用骨蜡填塞，然后小心磨除颈静脉球、窦-硬脑膜角和乙状窦壁及其前后硬脑膜外面的骨质。

（3）打开硬脑膜：放射状剪开硬脑膜，用丝线悬吊牵开。湿棉片置于小脑上，用脑压板轻柔地将小脑半球向内侧牵拉，打开枕大池及桥池蛛网膜，放出脑脊液，使颅内压降低。沿颅后窝外侧向脑桥小脑三角区探查，接近内耳孔时可发现肿瘤。听神经瘤呈灰红色或褐色或黄色不等，肿瘤表面被蛛网膜覆盖，并包裹着一定数量的脑脊液，像一蛛网膜囊肿。

（4）肿瘤切除：一般先纵行切开肿瘤表面蛛网膜，并向内侧和外侧分离。电凝肿瘤包膜，纵行切开，用吸引器、活检钳或刮勺进行囊内肿瘤切除，听神经瘤实质部分通常为黄白色、质地较脆，易于刮除。囊内切除可有效地缩小肿瘤体积，切除瘤组织越多，肿瘤包膜塌陷越好，越有利于肿瘤切除。故应尽可能多地切除，但不可刮穿包膜，以免损伤脑干、脑神经和血管。肿瘤包膜塌陷后即可分离包膜，分离时一定要沿着肿瘤包膜与蛛网膜交界面分离，只要能保持在蛛网膜下间隙，即使肿瘤已经较深地楔入脑干，也可成功地切除肿瘤而不损伤软膜及血管。最后分离内侧面肿瘤与脑干相接的部分，电凝进入肿瘤的小血管，将肿瘤与脑干分离，如肿瘤与脑干粘连紧密或嵌入脑干内，为了不伤及脑干，可残留一部分瘤壁，切勿损伤脑干及其供应血管，以免术后发生脑干梗死、脑干水肿，造成脑干功能衰竭等严重后果。

（5）关颅：肿瘤完全切除后，仔细止血，冲洗伤口，骨蜡仔细填塞打开的内耳道和乳突气房，以防脑脊液经乳突和中耳漏出。内减压良好者可缝合硬膜，硬膜外可放置引流管，切口各层严密缝合（图2-244）。

7. 术后并发症　听神经瘤术后常见并发症包括面神经损伤、三叉神经损伤、舌咽迷走神经损伤、脑干损伤、术后脑脊液漏和术后感染等。其中面神经损伤是最常见的并发症，术中应采取各种方法保护面神经。术中可以将面神经断端接通，保持结构上的完整性。如手术中结构上保留但术后仍有面瘫，早期可应用促神经功能恢复药物及中医疗法，使其早日恢复。但早期应防止出现角膜感染或角膜溃疡，必要时将患侧的眼睑缝合，待神经功能恢复后再拆除缝线。如面神经确实不能恢复，在保护患侧角膜的前提下，待患者病情恢复后可行面神经修复术。对于永久性周围性面瘫，还可以做面-副神经或面-舌下神经吻合术。

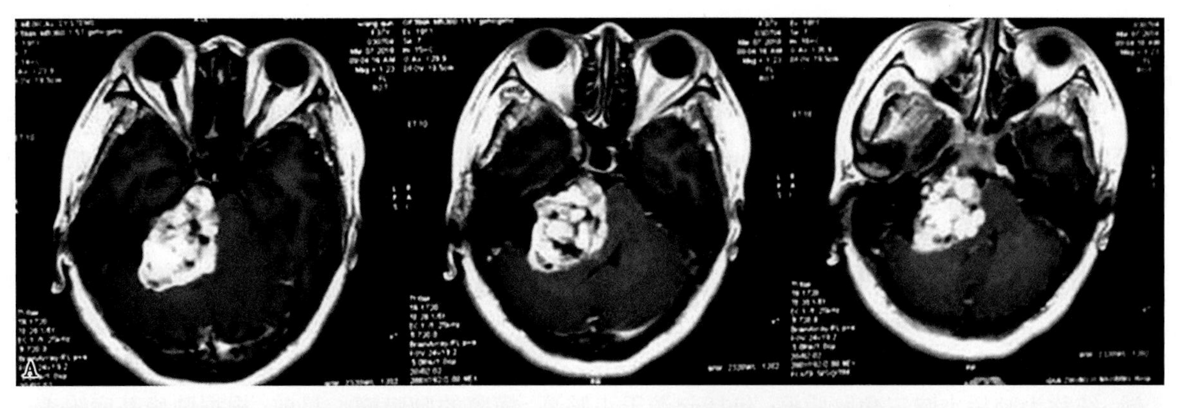

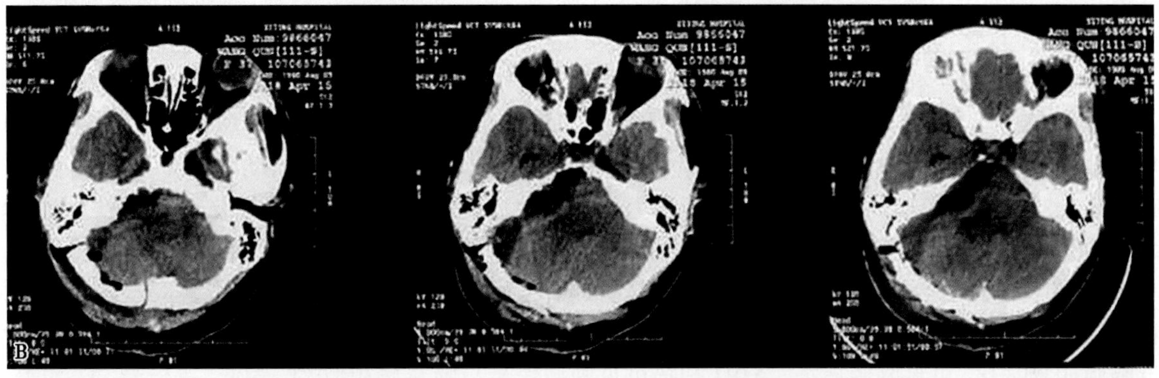

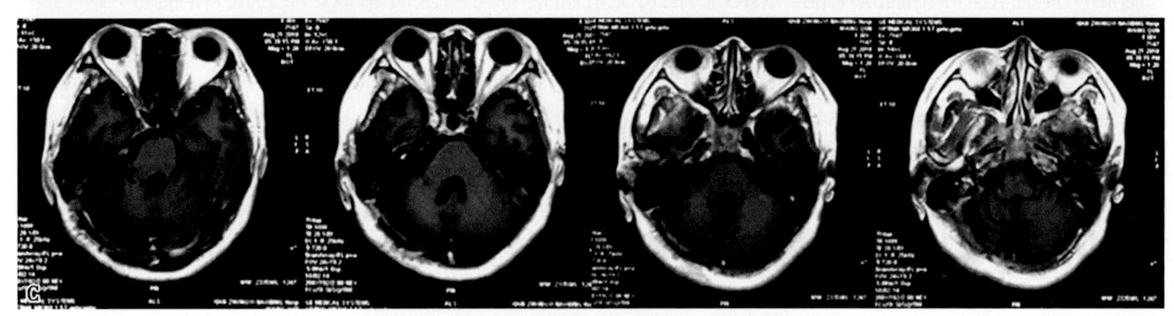

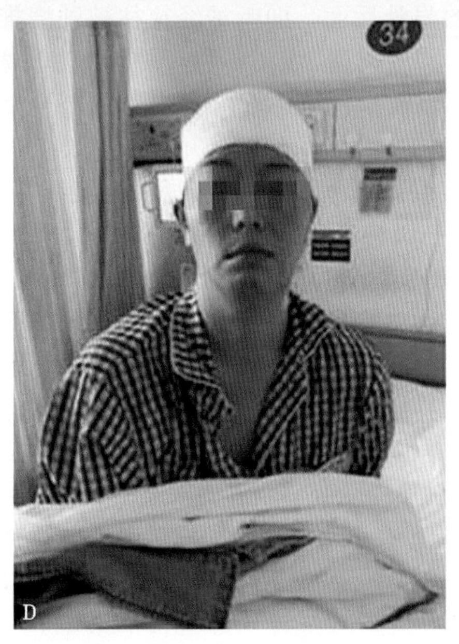

图 2-244　右脑桥小脑三角听神经瘤手术前后(女，37 岁)，乙状窦后入路，术中面神经解剖保留

A. 肿瘤大，瘤内局部囊性变，内耳道内瘤体占据，脑干受压移位；B. 术后 CT，显示瘤体全切；C. 术后增强 MRI，显示瘤体全切；D. 术后 6 天，患者面神经功能显示良好。

8. 预后　由于手术入路的不断改进和神经显微外科技术的普遍应用，听神经瘤的手术效果显著提高，手术全切率已达 90% 以上，死亡率已降至 0～2%；直径 2cm 以下的听神经瘤面神经保留率达 86%～100%，直径 2cm 以上的听神经瘤面神经保留率也在 70% 以上；直径 1cm 以下的肿瘤听力保留率为 36%～59%，直径 2～4cm 的肿瘤听力保留率为 1%～29%。听神经瘤为良性肿瘤，其预后取决于肿瘤的全切程度，全切的病例极少复发，可获得根治。

（三）后岩骨脑膜瘤

后岩骨脑膜瘤是指来源于颞骨岩部后面的脑膜瘤，占脑桥小脑三角肿瘤的 8%～10%，为此区的第二种最常见肿瘤，也称脑桥小脑三角脑膜瘤。岩骨后面指的是颞骨岩部后表面，岩上窦、岩下窦、乙状窦围成的区域，此区域的脑膜瘤和三个窦关系密切。以往，不管脑膜瘤的基底位置，只要肿瘤长向脑桥小脑三角区域，统称为脑桥小脑三角脑膜瘤，包括起源于小脑幕、横窦的脑膜瘤。目前，根据肿瘤基底附着于岩骨后面的情况，称之为后岩骨脑膜瘤，排除了天幕向下生长的脑膜瘤和侧斜坡脑膜瘤。

1. 临床表现　后岩骨脑膜瘤起病隐匿，临床以第 V～Ⅷ脑神经损害和小脑功能障碍最常见。主要症状有头痛、三叉神经痛或感觉减退、听力下降或丧失、耳鸣、面部麻木、口角歪斜、展神经麻痹等。小脑受压后可出现步态不稳、眼球震颤、共济失调。肿瘤向海绵窦方向生长，可表现为动眼神经和滑车神经支配的眼球运动功能出现障碍，少数患者可出现视力下降。肿瘤向斜坡方向生长压迫脑干，可表现为锥体束征阳性，同时部分患者后组脑神经受累，出现吞咽困难、声音嘶哑、舌肌萎缩等症状。

2. 影像学检查　后岩骨脑膜瘤具有脑膜瘤的一般特性，形态一般呈类圆形，基底部与岩骨后表面紧密粘连，边界清楚。CT 平扫为等或稍高密度病变，肿瘤内可见砂砾样钙化，增强后多呈均匀性显著强化，邻近脑膜明显强化，可见脑膜尾征。MRI 扫描可见肿瘤信号与脑灰质相似，T_1 为低、等信号，T_2 为等、高信号，增强后多呈均匀一致，强化明显，可见脑膜尾征。肿瘤巨大时，可伴有不同程度的占位效应，受累小脑出现水肿，脑干被推挤向对侧移位，第四脑室受压出现梗阻性脑积水。

3. 术前评估　术前评估肿瘤位置与邻近神经、血管的解剖关系，选择有效的手术入路与分离策略，对最大限度切除肿瘤和保留神经功能具有重要意义。Samii 将后岩骨脑膜瘤分为内耳道前及内耳道后两型，其临床表现和手术方法、效果存在明显差异。Yasargil 认为把后岩骨脑膜瘤分为前部的岩骨斜坡脑膜瘤和后部的脑桥小脑三角脑膜瘤。根据肿瘤与内耳道的位置关系，可将后岩骨脑膜瘤分为三种类型。

Ⅰ型：肿瘤位于内耳道外侧的岩骨后面。面听神经往往被肿瘤推向前方，后组脑神经被肿瘤推向下方，主要表现为小脑受累症状、共济失调、步态不稳。肿瘤往往体积大，且靠外侧，本身对小脑有推挤作用，术中利用病理空间，对小脑的牵拉较小，术野显露充分，全切除率高，手术在三型中难度相对最小。

Ⅱ型：肿瘤基底位于内耳道内侧的岩骨后面，往往向斜坡、海绵窦生长（排外肿瘤基底位于斜坡者）。常见脑神经受累症状，听力下降、三叉神经痛或感觉减退、面瘫、外展麻痹等。肿瘤向外侧压迫面听神经，向内侧压迫脑干，向上推挤三叉神经，向下压迫后组脑神经。肿瘤内侧邻近脑干，且与 PCA、SCA 和 AICA 等血管的关系密切。术后神经功能损伤相对明显，手术切除在三型中最为困难。肿瘤向内侧压迫明显时，术前需仔细观察磁共振 T_2 加权像，分析是否存在脑干水肿，及肿瘤与脑干之间的蛛网膜界面，有利于术中要寻找肿瘤周围的蛛网膜界面。

Ⅲ型：肿瘤基底部广泛附着于岩骨后面，可包绕面听神经，或长入内耳道内，亦可向海绵窦、斜坡生长，临床上兼有上述两型的表现。肿瘤接受脑与脑膜的双重供血，血供丰富。该行肿瘤往往体积巨大，整块切除困难，多选用分块、分次切除。在分离附着于肿瘤包膜的血管时，应明确该血管仅对肿瘤供血，方可电凝切断，术中需仔细辨认被包裹的神经、血管，分离肿瘤外围蛛网膜，粘连严重者可残留薄片肿瘤附于其上。

4. 手术入路　枕下乙状窦后入路是临床上最常用的后岩骨脑膜瘤手术入路，具有能够尽可能地保留听力、及早释放脑脊液降低颅内压、更好地显露后组脑神经等优点。乙状窦前入路适用于向中下斜坡及颅中窝生长的肿瘤，该入路能良好地暴露颅中窝底及中下斜坡，缩短到斜坡的距离，但该手术入路创伤大。幕上下联合入路适用于穿破天幕到达中颅底、单纯幕下入路难以全切除的肿瘤。但该手术入路需要更高的手术技巧，手术时间长且脑脊液漏的发生率高。因此在具体手术中，手术路径应根据 CT、MRI 所示肿瘤大小、附着点、生长方向、血供情况及与周围重要结构的关系加以选择，以充分暴露肿瘤，避免损伤脑神经、脑干、静脉窦为原则。

后岩骨脑膜瘤切除术中，骨窗范围既要充分暴露肿瘤及其基底，又能显露其主要供血动脉及引流静脉。乙状窦后入路的骨窗要暴露横窦、乙状窦及其夹角。在打开硬脑膜后，应充分开放脑池或脑裂蛛网膜，释放脑脊液，让脑组织自然回缩，减少牵拉，必要时在打开硬脑膜前予以快速脱水，降低颅内压，利于显露肿瘤。根据肿瘤基底位置及生长方向，判断瘤周脑神经的移位方向，注意对神经的保护。如肿瘤来源于内耳道内侧的岩骨后面，三叉神经可移向内侧或内上方，而面听神经则可移向外侧或外下方；如肿瘤来源于内耳道外侧的岩骨硬膜，面听神经则可能移向内侧或内下方，而后组脑神经向下方和前下方移位。如果术中肿瘤与神经粘连紧密，难以辨认，可借助神经电生理监测，以避免不必要损伤。术中应设法将重要血管和神经解剖出来，注意保护小脑前下、后下动脉及小脑上动脉，尽量使用锐性分离，减少双极电凝。

后岩骨脑膜瘤的切除时，原则上应先切断肿瘤基底，再处理瘤体，肿瘤附着处硬膜应予电凝或切除，若有骨质受累，应磨除增生的骨质，以减少术后肿瘤复发的机会。但对于大型肿瘤，完全暴露基底困难，宜先行瘤内减压，然后利用肿瘤生长形成的瘤周病理间隙，进一步分离肿瘤包膜，再行瘤内减压，如此反复，将肿瘤分块分次切除。待肿瘤基底暴露后，再予以切断，尽早处理岩骨后表面的肿瘤附着点，以减少出血和保持术野清晰。后岩骨脑膜瘤周围神经结构复杂、功能重要，故手术应在保留神经功能的基础上，尽可能地全切除肿瘤。当肿瘤与脑干、重要脑神经及血管粘连，难以分离或切除困难时，不必勉强追求全切，可残留薄层肿瘤，术后辅以放疗或伽马刀治疗（图 2-245，图 2-246）。

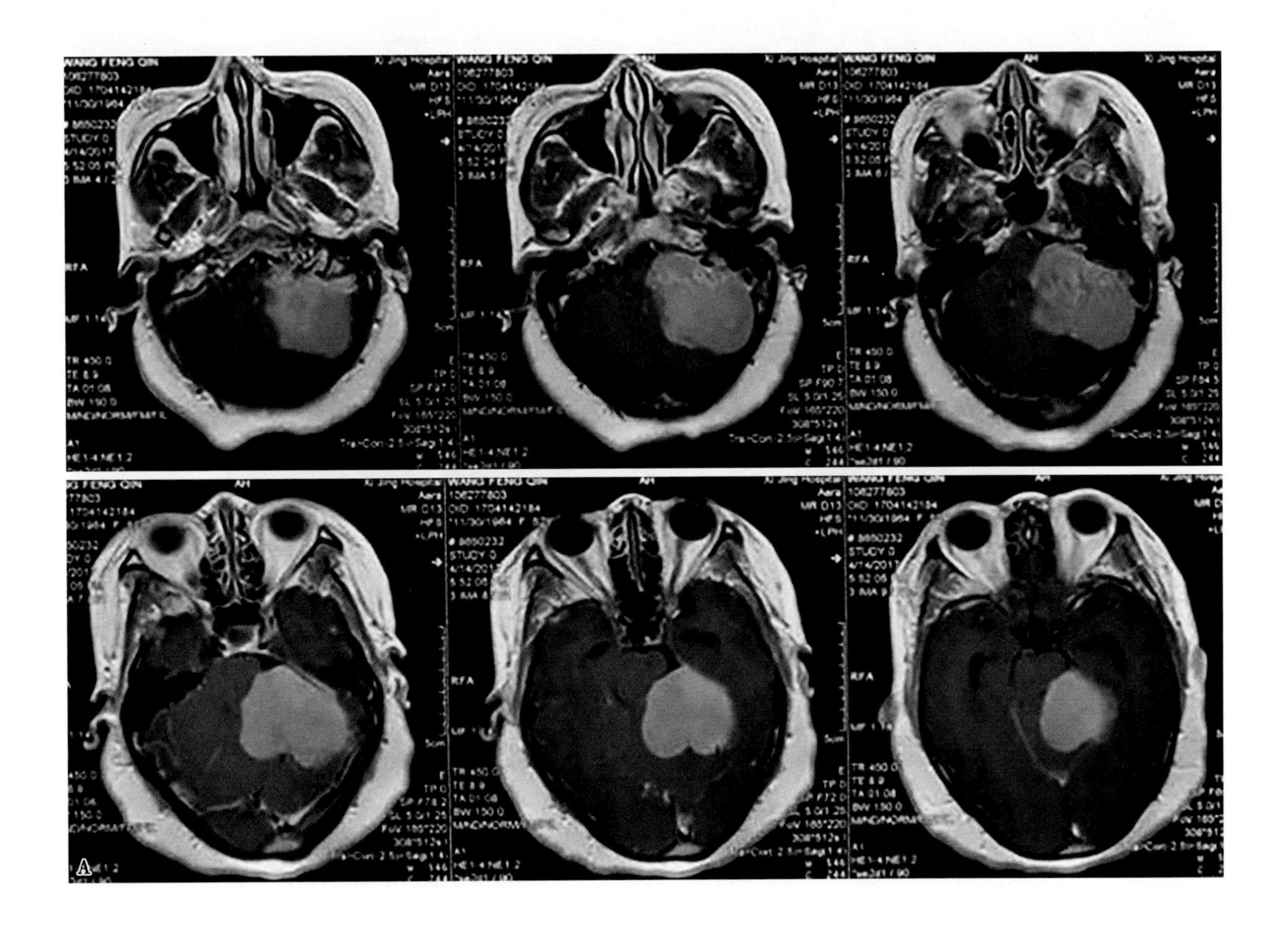

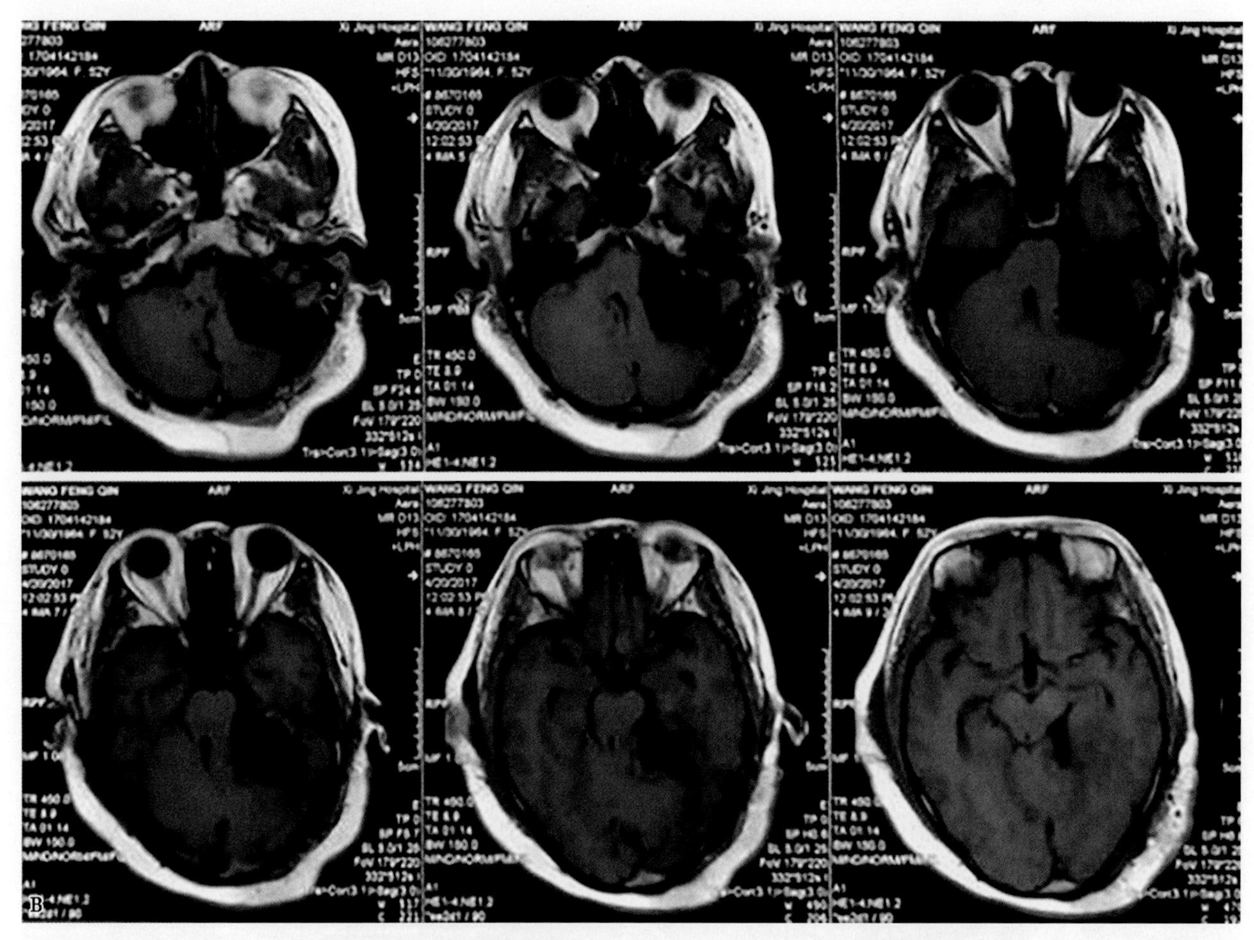

图 2-245　左后岩骨脑膜瘤手术前后 MRI(女，52 岁)，乙状窦后入路

A. 术前，瘤体均匀增强，基底宽，占位效应明显；B. 术后，肿瘤全切。

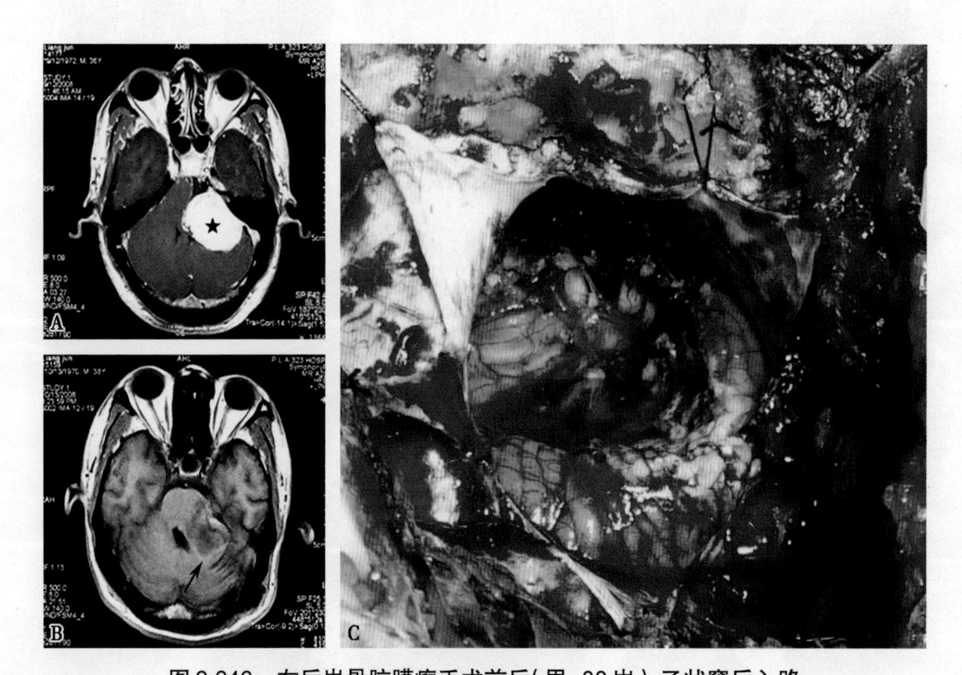

图 2-246　左后岩骨脑膜瘤手术前后(男，38 岁)，乙状窦后入路

A. 术前，瘤体均匀增强，基底宽，占位效应明显（星号）；B. 术后，肿瘤全切（箭头）；C. 术中，瘤体切除后，显示肿瘤基底部、三叉神经、面听神经、小脑后下动脉、小脑与脑干界面

5．术后并发症　目前，手术仍是后岩骨脑膜瘤的首选治疗方式，在追求最大限度切除肿瘤的同时，因肿瘤个体化的生长、体积和侵犯程度不同，术后出现不同程度的并发症，以面、听神经神经功能障碍常见。

（1）面神经功能障碍：术后面神经损伤导致面瘫、眼裂闭合障碍，可继发溃疡性角膜炎，严重时引起失明，术中准确分辨面神经是保留面神经的前提。文献报道，后岩骨脑膜瘤术后面神经功能保留率可达78%～91%。根据术前评估的肿瘤位置，判断面神经可能的移位方向。面神经在起始部和内耳道部的位置比较恒定，明确起始部或内耳道部，然后沿着其走行方向分离，注意不要轻易切断任何疑似神经的结构。如果肿瘤体积较大，操作空间与视野较小，可以先行瘤内部分切除，获得足够的空间后，再寻找面神经。应善于利用瘤周的蛛网膜界面，沿着边界钝性分离，少用或不用电凝，以免造成热损伤。术中借助电生理监测，可准确寻找面神经及其走行，并加以保护，有助于提高面神经保留率。

（2）前庭蜗神经功能障碍：对于后岩骨脑膜瘤，无论术前听力状况如何，都应尽予以尽量保留。文献报道后岩骨脑膜瘤术后听力保留或改善率可达69%～82%。术者需熟悉前庭蜗神经与面神经的正常解剖关系，从脑干至内耳门的整个行程中，前庭蜗神经与面神经之间有一间隙，二者不发生融合。中间神经位于面神经运动根与前庭蜗神经之间，近侧段紧贴前庭蜗神经、中间段游离于面神经运动根与前庭蜗神经之间，远侧段与运动根联合成共干。由于面听神经关系比较密切，并且基本共干前行，适合面神经保留的技巧同样适用于前庭蜗神经的保留。

6．预后　后岩骨脑膜瘤虽然属于颅后窝良性肿瘤，但生长部位特殊，邻近多支重要神经、血管和脑干，结构复杂，致残、致死率高。不同类型的后岩骨脑膜瘤，手术难度、效果和患者预后截然不同。对于全切的肿瘤，预后往往良好。但对于全切困难的后岩骨脑膜瘤，在保留神经功能完整的基础上，尽可能大范围予以切除。术后存在肿瘤复发的可能，应结合病理结果，在手术切除的基础上，辅以放疗等综合治疗。仔细的术前评估分析、扎实的神经解剖基础、精准的神经电生理监测和娴熟的显微外科技术，是改善后岩骨脑膜瘤患者预后的关键。

（四）颈静脉孔区肿瘤

颈静脉孔区肿瘤是指自颈静脉孔内生长出的肿瘤或起源于其周边累及颈静脉孔的肿瘤。该部位肿瘤有时为CPA肿瘤、枕骨大孔区肿瘤向颈静脉孔区发展而来，位于枕骨大孔区肿瘤的外上方、CPA肿瘤的内下方，临床上比较少见，发病率约占颅内肿瘤的0.2%。颈静脉孔区肿瘤分为原发性和继发性，前者包括神经鞘瘤、颈静脉球瘤、脑膜瘤、脊索瘤、表皮样囊肿、软骨肉瘤、横纹肌肉瘤、恶性淋巴瘤等；后者包括转移癌、鼻咽癌、颞骨恶性肿瘤等。Samii等报道最常见的原发性肿瘤为颈静脉球瘤，其次是神经鞘瘤和脑膜瘤。国内有报道，该区域以颈静脉球瘤和脑膜瘤居多，其次是神经鞘瘤。由于该区肿瘤位置深，毗邻重要结构，解剖关系复杂，造成肿瘤的诊断和手术切除都难度很大。

1．临床表现　颈静脉孔区肿瘤临床表现主要为颈枕区疼痛和第Ⅸ、Ⅹ、Ⅺ脑神经损害症状。头痛部位较固定，为放射性刺痛或持续性胀痛。吞咽、进食困难、伸舌偏斜，偶有对侧肢体无力或肌张力高。典型者可出现颈静脉孔综合征（Vernet综合征）：同侧舌后1/3味觉丧失，声带和软腭麻痹，斜方肌和胸锁乳突肌无力。如肿瘤侵及同侧脑桥小脑三角，可引起Ⅴ、Ⅶ、Ⅷ脑神经受累症状。颈静脉孔区肿瘤还可造成梗阻性脑积水，引起颅内压增高等症状。

2．影像学检查

（1）颅骨X线检查：可见病侧有不同程度的颈静脉孔扩大。特别是B型颈静脉孔区肿瘤颈静脉孔扩大明显。

（2）头颅CT：颈静脉孔肿瘤的CT共同点表现为肿瘤位于一侧颈静脉孔区，静脉孔扩大，呈类圆形高密度病变，边界清楚，强化明显。但各种肿瘤有其自己的影像学特点。神经鞘瘤所致的颈静脉孔扩大其边缘常是光滑的，肿瘤边界清楚，骨质破坏比较少见。神经鞘瘤容易发生囊变和坏死，CT表现为密度不均匀，其中低密度且不强化的部位即为肿瘤囊变和坏死区域。神经鞘瘤的实质部分可明显强化，但不如颈静脉球瘤和脑膜瘤明显。颈静脉球瘤表现为颈静脉孔骨质不规则的破坏，颈静脉孔扩大，没有骨质增生。肿瘤呈等或略高密度，增强后明显强化。颈静脉孔区的脑膜瘤虽然也造成颈静脉孔的扩大，但其边缘往往有骨质增生或硬化的表现。CT骨窗像可进行两侧颈静脉孔的对比，而且对于观察肿瘤对岩骨的破坏程度、与颈静脉球及颈内动脉的关系都有很大帮助。

（3）头颅MRI：是诊断此病的最佳方法，能够正确诊断部位、性质及与周围神经、血管和脑干的关系。神经鞘瘤MRI检查表现为T_1WI低信号、T_2WI高信号，肿瘤实质部分可明显强化。颈静脉球瘤MRI检查表现为T_1WI低信号、T_2WI信号明显增高，其内比较明显的特征是有多个扭曲不规则的条状低信号影，为流空的血管影。增强后颈静脉球瘤明显强化，但不甚均匀。颈静脉孔区脑膜瘤呈等T_1WI、等T_2WI信号，没有颈静脉球瘤那样的血管流空影。增强后可见肿瘤明显均匀强化，同时可见脑膜尾征。

3. 术前评估　颈静脉孔区肿瘤手术治疗最关键的是详细了解颈静脉孔区的解剖结构及毗邻关系；确定病变的性质及肿瘤发展方向；选择合适的手术入路。

根据肿瘤侵犯颈静脉孔区的范围，可将肿瘤分为四型：A型（骨内型），病变较小，局限于斜坡、颞骨岩部内，多为颈静脉球瘤，少数为早期的神经纤维瘤和神经鞘瘤；B型（颅内型），肿瘤沿斜坡生长，主要为起源于后组脑神经脑池段的神经纤维瘤、神经鞘瘤及侵袭颈静脉孔区的岩斜坡脑膜瘤；C型（颅外型），病变位于颅底硬膜外，沿颈静脉孔向颞下窝及颈部延伸，常见有颈动脉瘤，源于颅外的后组脑神经鞘瘤和纤维瘤及较大的颈静脉球瘤和脊索瘤；D型（颅内外沟通型），病变范围较大，贯穿颅内外，见于上述各种类型病变的晚期和转移癌。

术前根据颈静脉孔肿瘤的不同类型选择相应的手术入路，也有学者根据肿瘤的部位与术前患者的听力水平确定手术入路：如肿瘤位于颅内，且术前听力丧失，可选择枕下入路联合经迷路入路，以充分暴露乙状窦、颈静脉孔、肿瘤的后界与外侧界，方便肿瘤的切除；若术前听力存在，则应选择枕下入路联合经迷路后入路，术中磨除后半规管、乙状窦与颈静脉球之间的骨质；若术前有明显的后组脑神经症状，则多提示肿瘤与颈内静脉有包裹，应选择整下入路联合经迷路后、迷路下入路，以方便结扎颈内静脉、暴露肿瘤外侧端，从外向内切除肿瘤；当肿瘤完全位于颅外时，最好直接选择颞下经颈入路，沿颈内静脉从下向上分离和切除肿瘤。

后组脑神经是否被肿瘤侵犯与术前功能状态决定了术后的功能恢复水平。所有骨内型和颅外型肿瘤术后均有不同程度的发音和吞咽困难，即使术中仔细操作和解剖保留后组脑神经也在所难免，而且功能恢复相当缓慢。因此，对于骨内型和颅外型肿瘤手术前，应使患者有足够的心理和思想准备。

4. 手术入路　颈静脉孔区肿瘤的手术入路至关重要，入路的选择是获得术中良好暴露及提高手术效果的基础。到达颈静脉孔区的手术入路有多种，现将各种手术入路简要介绍如下。

（1）后方枕下入路：枕下入路（乙状窦后入路）适用于向颅内发展的A、B型肿瘤。该入路特点为颅内部显露较好，颞下窝显露显露较差；不需要切除颞骨岩部，可以避免听力丧失及面神经损伤。然而，颞下窝显露常受到寰椎后弓和椎动脉的限制。改良入路通过切除寰椎后外侧弓和部分枕髁，增加了显露颈静脉孔后方的视角（图2-247）。经过改良后主要有两种术式，远外侧经颈静脉入路和远外侧经髁入路。

1）远外侧经颈静脉入路：该入路通过磨除枕骨颈静脉突和乳突部显露乙状窦和颈静脉球的后壁和后外侧壁，到达颈静脉孔，不需要移动面神经。本入路适合于肿瘤未侵袭到中耳、听力未受损者，若肿瘤扩展到颈静脉孔前方时，需要联合耳前颞下窝入路。

2）远外侧经髁入路：通过枕髁后1/3和寰椎侧块的切除扩大显露视野，进一步清除髁上骨质可以从后方显露舌下神经管。枕下开颅抬起小脑显露病变颅内部、枕骨大孔和下斜坡部位。该入路适用于颈静脉孔区肿瘤向下扩展到枕骨大孔、低位脑干的前方或侧方。依据病变的部位和变化，可以从硬膜外磨除颈静脉结节、清除枕髁上骨质，有助于减少脑组织的牵拉。但存在磨除颈静脉结节是易损伤后组脑神经的危险。髁旁入路磨除枕骨颈静脉突，提供达到颈静脉孔后方的入路。

（2）经乳突侧方入路：适用于向颞骨岩部及颞下窝发展的C、D型肿瘤。该入路对颈静脉球及颞下窝显露较好，颅内显露差，可以显露颈静脉孔、乳突气房、鼓室和颈动脉鞘周围的颅外组织，乳突切除连同广泛磨除迷路下区域，进入颈静脉球。有限的乳突切除包括切除茎乳孔、显露面神经乳突段，磨除颞骨

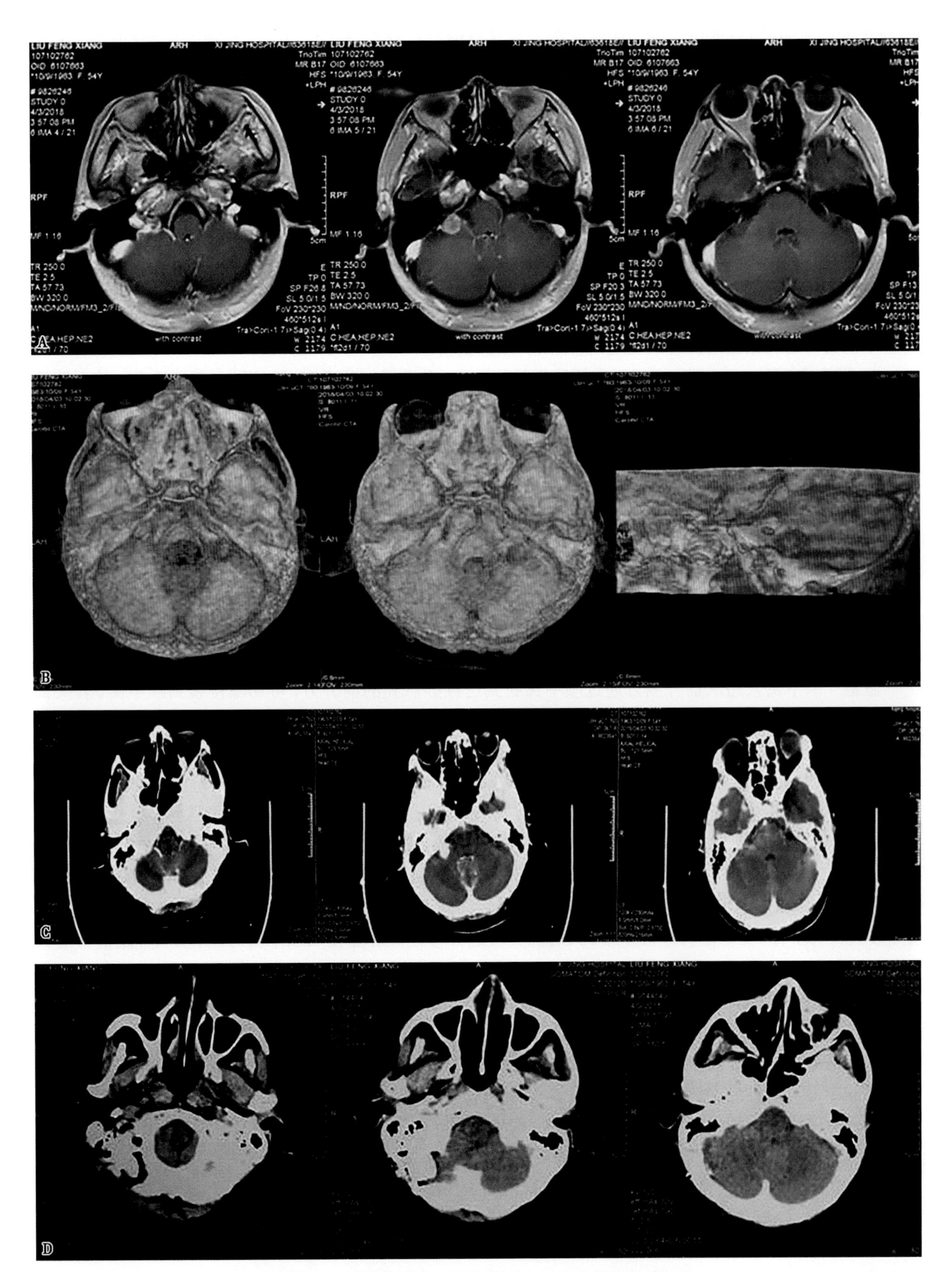

图 2-247 右颈静脉孔区脑膜瘤（女，54 岁），乙状窦后入路

A. 增强 MRI 显示右颈静脉孔区脑膜瘤，基底鼠尾征明显；B. CTA 显示瘤体与颈静脉孔的位置关系；C. 增强 CT 显示瘤体均一强化；D. 术后 CT 显示瘤体切除。

颈静脉球相邻部，可以提供达到颈静脉孔的后方及后侧方。本入路显露颈静脉孔侧方有三个障碍，即面神经、茎突和头外直肌。轻柔牵拉面神经、清除茎突、分离头外直肌是显露颈静脉孔的关键。面神经可向三个方向牵拉，以面神经第二膝部为支点向上或下方牵拉、以第一膝部为支点向下方牵拉。改良术式有经迷路下、迷路后乙状窦前入路；经乳突-乳突后入路；耳后经颞入路，常联合经颈入路，即经颈-乳突入路。

1）经迷路入路：适用于位于颅底骨内、无货少许向颅内侵袭，内耳道受累、听力已经丧失的颈静脉孔区的肿瘤。乳突切除的界限前方从鼓室入口显露至砧骨体，后放达乙状窦，面神经乳突段作为手术的前界。磨除半规管，开放内耳道，磨除内耳道与颈静脉孔之间的骨质。磨除后半规管下方结构时注意勿损伤颈静脉球。经迷路入路时，应注意颈静脉球的位置和大小，当颈静脉球较大且位置深在时，可达前庭小管内口水平，与面神经垂直段紧邻，手术时主要不要损伤面神经。经迷路下入路时，可在鼓室前部的膝状神经节上方开辟一条新的面神经通道，降低面神经的损伤。

2）经乳突-乳突后入路：适用于向颅外生长的肿瘤，对于侵入颞下窝、肿瘤较大者不适合。该入路磨除乳突时注意保留面神经管和听小骨。

3）经颈-乳突入路：可以处理侵袭颅内外的病变，通过乳突部分切除，显露颈静脉孔的外侧区，从下方显露颈部血管神经关系。它有下列几点好处：面神经保留在骨管内；在迷路和耳蜗下磨除岩骨，可以保留听力和前庭功能；切除颈部肿瘤时，通过神经组织瓣可以重建受损的血管神经；可以将乙状窦、横窦和颈静脉球向内侧移动，允许更广泛地显露，避免结扎乙状窦。

（3）经耳前颞下-颞下窝入路：适用于病变沿内动脉管通过咽鼓管扩展到前颅中窝底，向颅外侵袭的D型肿瘤。本入路利用耳道前空间，通过鼓骨通道，切除或移位颞下颌关节和关节窝，显露颈静脉孔的前方，颅后窝显露较差。耳前切口是否需要显露颈部，依据病变的性质和发展方向而定。改良术式有眶颧-颞下窝入路和扩大经耳蜗入路。

眶颧-颞下窝入路从前外侧方通过颅中窝底到达颈静脉孔的前外方，可切除侵袭到颅中窝、岩尖部及颞下窝的肿瘤，尤其适合于突入硬膜下的病变。颧弓切除或向下连同颞肌翻转，注意保留面神经的额支、额颞骨瓣包括眶上外侧缘，关节窝，下颌髁与关节囊一起向下方移位或切除。打开颈动脉管时，为了完全显露颈内动脉，需要切断颈动脉管前方的咽鼓管和鼓膜张肌，特别是咽鼓管，因为它遮盖了颈内动脉的外侧壁。茎突在基底部被分开，颈内动脉向前翻，获得到达斜坡和颈静脉孔前方的入路，通过Kawases三角，扩大磨除到达颅后窝或通过斜坡到达对侧颈内动脉。注意保护出颈静脉孔的后组脑神经。对于病变向前方扩展，需将颞下窝入路与乳突切除术相联合，Fisch称这种联合入路为颞下窝入路B、C型。对于病变较小或术前听力较好的，若要保留中耳功能，术中可以不完全切开膜性耳道，保留骨性耳道的后壁、鼓膜和听小骨，保留面神经鼓室段，只对乳突段进行移位。肿瘤侵入颞下窝时，可以从耳道前方进入颞下窝，颞下颌关节窝上的骨质被切除，使颈内动脉从颅外到海绵窦段均可以显露，并可显露卵圆孔和圆孔。扩大经耳蜗入路是颞下窝入路的改良，扩大了颅内部前方的显露，但不足之处是仍需要面神经的移位。

5．术后并发症及预后　颈静脉孔区肿瘤术后并发症主要有脑神经损伤后功能障碍、脑脊液漏、乳突炎和脑膜炎等。脑神经损伤主要是指面神经和后组脑神经损伤。后组脑神经功能障碍可导致吞咽困难和言语障碍。脑脊液漏和误吸导致的吸入性肺炎是最危险的并发症。面神经损伤的原因是某些手术入路需要面神经牵拉，或术中损伤了鼓室段或乳突段的血液供应。面神经受损可通过面神经与植入的神经瓣行端-端吻合，或行舌下神经面神经吻合。后组脑神经损伤多是由于肿瘤较大，包裹神经或术中阻断神经的血液供应所致。

颈静脉孔区肿瘤的手术疗效及术后并发症是由多因素决定的，如肿瘤的性质、大小、血液供应及解剖位置，同时还包括患者术前的全身状态、外科医师的手术技巧和手术入路的选择。若患者年轻、全身状态好、肿瘤较小且良性，早期手术治疗效果好。A、B型肿瘤手术效果好，而C、D型肿瘤术后并发症较多。

（五）枕大孔区肿瘤

枕大孔区是一个立体空间概念，前界上起自斜坡下1/3，下至枢椎椎体上缘；后界上起自枕骨鳞部前缘、后组脑神经和部分颈神经、椎动脉及其分支及颅颈交界区的静脉丛和硬脑膜窦。枕大孔区肿瘤以脑膜瘤最为常见，占颅内各部位脑膜瘤的1.6%～3.2%，占颅后窝脑膜瘤的6%～7%，占椎管内肿瘤的5%，占颅内肿瘤的1%左右。神经鞘瘤是枕大孔区肿瘤的第二位好发病变，脑膜瘤和神经鞘瘤占该区域肿瘤的90%以上，其他性质的硬膜下肿瘤发病率很低，如表皮样囊肿、胶质瘤等。发生在硬膜外的肿瘤常为脊索瘤、软骨瘤、软骨肉瘤和转移性肿瘤。血管性肿瘤和炎性肿瘤更为少见。依据肿瘤生长方向将该区肿瘤分为颅颈型和颈颅型，神经鞘瘤多为颈颅型。Chandra等以肿瘤与脑干的位置关系分为背侧型和腹侧型，两型的发病率大致相当，腹侧型以脑膜瘤多见，背侧型以神经鞘瘤多见。

1. 临床表现　该区良性肿瘤较多，起病缓慢，平均病程2年。发病年龄多在中年以上（35～70岁），平均50岁。女性多于男性，男女比例为1∶3.5。患者临床表现复杂多样，缺乏特征性的症状和体征，因而容易误诊为颈椎病等。常见症状和体征包括头颈痛、肢体无力、感觉丧失、吞咽困难等，其中头颈部疼痛较为常见，占首发症状的47%～80%，多为锐痛，头颈运动时疼痛加剧，可放散到第Ⅱ颈神经皮节区，继而可出现深感觉即关节位置觉、震动觉的丧失和肢体的强直痉挛、物理，多先发生于同侧上肢，而后呈顺时针方向影响四肢。其中上肢位置觉、震动觉不对称性缺失具有相对特异性。后组脑神经中舌咽、迷走和舌下神经常受累，副神经症状少见，可表现为吞咽困难、言语不利、间歇式呼吸。亦有以口腔溃疡为首发症状的报道。椎基底动脉系统由于受肿瘤压迫、牵拉可表现短暂性或周期性症状，如跌倒发作、偏头痛等。

2. 影像学检查

（1）头颅X线：以头颈痛为首发症状的枕大孔区肿瘤早期易误诊为颈椎病，X线检查往往无阳性发现。

（2）颅脑CT：早期CT平扫可无阳性发现，后期可见第四脑室变小。增强扫描显示延髓腹侧或腹外侧呈高密度影，多数呈卵圆形。

（3）颅脑MRI：目前诊断该部位疾病最可靠、最有效的检查方法。MRI平扫多数肿瘤为等T_1，长或稍长T_2信号，增强扫描呈明显强化；延颈髓移位明显，挤压呈弓形，椎动脉常被包绕。

（4）脑血管造影：主要用于了解肿瘤供血情况及肿瘤与椎动脉的关系，对制订手术方案有很大帮助。

3. 术前评估

（1）一般状态及神经功能评价

1）评定患者的肺功能，从而评估术后是否需要推迟拔出气管插管。

2）评定患者的营养状态，如测血清白蛋白水平，从而考虑术后是否给予肠内或肠外营养。

3）评定患者的语言功能及耳、鼻、喉检查，对于有吞咽困难的患者，术前进行吞咽功能的训练很有必要。

（2）神经影像学评估：影像学表现便于医师从以下几个方面了解病情：肿瘤的大小；肿瘤大部位于硬膜外还是硬膜下；肿瘤与枕大孔的位置关系，主体位于枕大孔区腹侧、腹外侧还是背侧；肿瘤有何形态学特点；优势椎动脉的侧别，椎动脉是否受包裹或移位，及移位方向；肿瘤与颈静脉球、颈静脉孔及舌下神经孔的关系；静脉引流的形式、乙状窦和颈静脉球的优势侧；骨质是否受累及枕髁发育情况等。

4. 手术入路　尽管枕大孔区肿瘤的手术被视为神经外科外科领域的挑战之一，手术治疗依然被认为是唯一可靠、积极的首选方法。手术疗效主要取决于显微外科手术入路及手术技巧和肿瘤切除的程度。手术入路的选择根据肿瘤生长部位的不同而不同。

（1）后方入路：适用于枕骨大孔延颈髓背侧或背外侧肿瘤。皮肤切口上下要长，枕骨一般要保留，手术后复位。枕骨大孔后缘和寰椎后弓咬除。肿瘤偏一侧时，枕骨大孔后缘和寰椎后弓咬除范围尽量偏病变侧。注意避免损伤椎动脉及颈神经根。延颈髓被压向前方，神经血管也被压迫向前方或前侧方，较容易分离，损伤也小，延颈髓蛛网膜完整时，肿瘤切除更加容易（图2-248）。

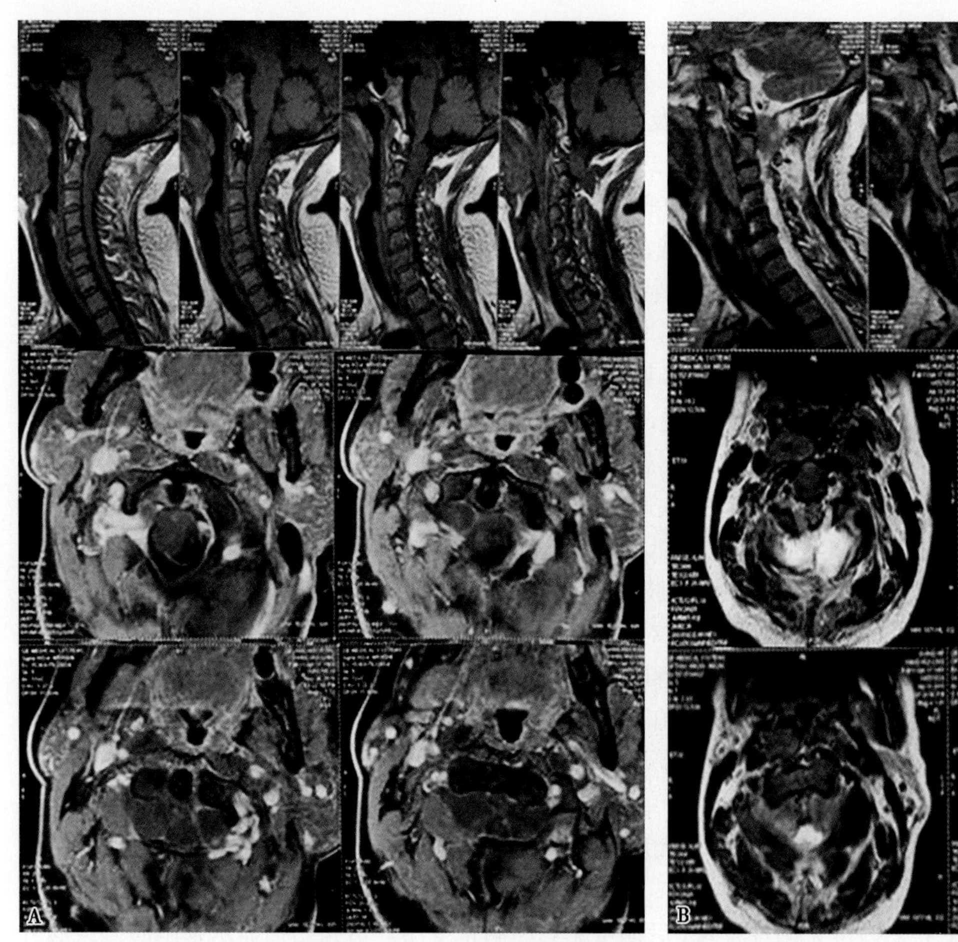

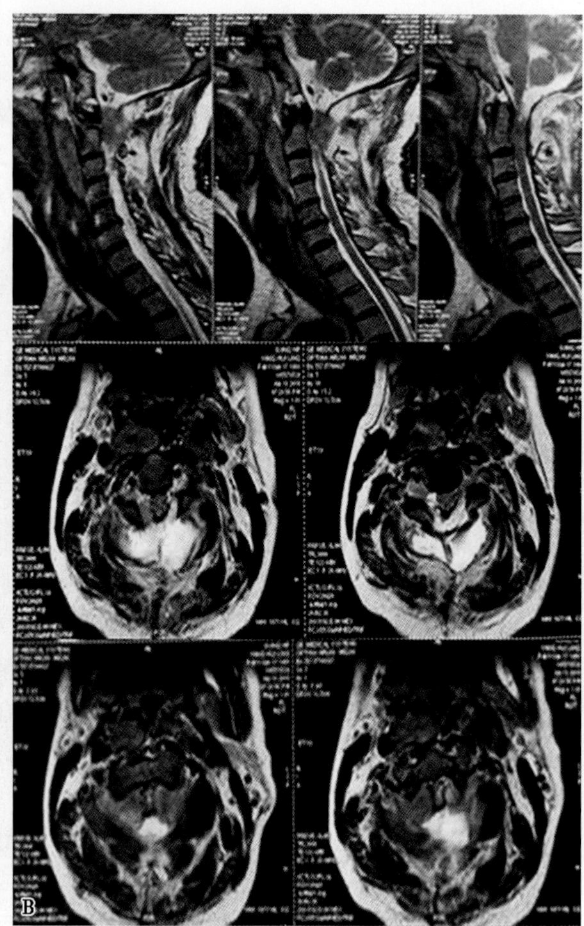

图 2-248　枕大孔区神经鞘瘤手术前后影像对比（女，48 岁）

A. MRI 显示枕大孔内至颈 2 椎管内结节状占位，信号均匀，轻度强化，有分隔，向右侧颈 1～2 椎间孔方向突出，延颈髓明显受压；B. MRI 显示枕大孔区占位切除。

对于部分肿瘤，从侧方选择入路，将减少手术牵拉，增大暴露范围。乙状窦入路也是常见方式之一（图 2-249）。

（2）远外侧入路：该入路是切除枕大孔区肿瘤的最佳手术入路，最适合于枕大孔腹侧、腹外侧硬膜下肿瘤。

皮瓣设计：切口由颅后窝中线枕外隆凸上 2cm，向外弧形至乳突尖。中线下极切口到 C_4 水平。

骨瓣及骨窗设计：枕骨钻孔，骨瓣游离，当病变达中斜坡时，骨瓣要足够大，上方暴露横窦，枕骨外侧咬除至枕髁水平；病变位于腹侧时，要咬除或磨除部分枕髁，寰椎也要咬除至椎动脉入颅水平，注意勿伤及椎动脉。

硬膜剪开与肿瘤暴露：于寰椎部正中侧方行硬膜切口，硬膜缘出血宜用银夹或缝扎止血，电灼止血会导致硬膜挛缩，术后缝合困难。硬膜剪开后，多数病例可在蛛网膜下腔见到肿瘤，此时应剪开蛛网膜，放出脑脊液，使脑组织充分回缩，尽量减轻对脑组织的牵拉，并用海绵和棉片予以保护。肿瘤表面多可见到副神经、颈 1 神经根和椎动脉，有时肿瘤包绕上述诸结构。

肿瘤切除：利用切除的骨性空间，充分暴露和切除肿瘤，不可牵拉延髓及神经根和血管。首先轻轻锐性剪开蛛网膜，游离细小血管、神经，在有一定间隙时操作。神经鞘瘤多有囊变，且周边粘连不明显，切除较容易。脑膜瘤质地常较硬，通常包绕椎动脉。肿瘤暴露后，应首先处理肿瘤基底，处理基底时要仔细辨认齿状韧带，韧带附着点常常是椎动脉入颅部位。肿瘤基底处理后，再切除肿瘤就会变得相当容易。

（3）经口咽或经颈斜坡入颅：适用于枕大孔腹侧的脊索瘤或其他性质的硬膜外肿瘤。经口咽入路的优点是暴露肿瘤的过程相对简单，不骚扰脑干，避开椎动脉、后组脑神经。但不能到达中线旁 1cm 以外的

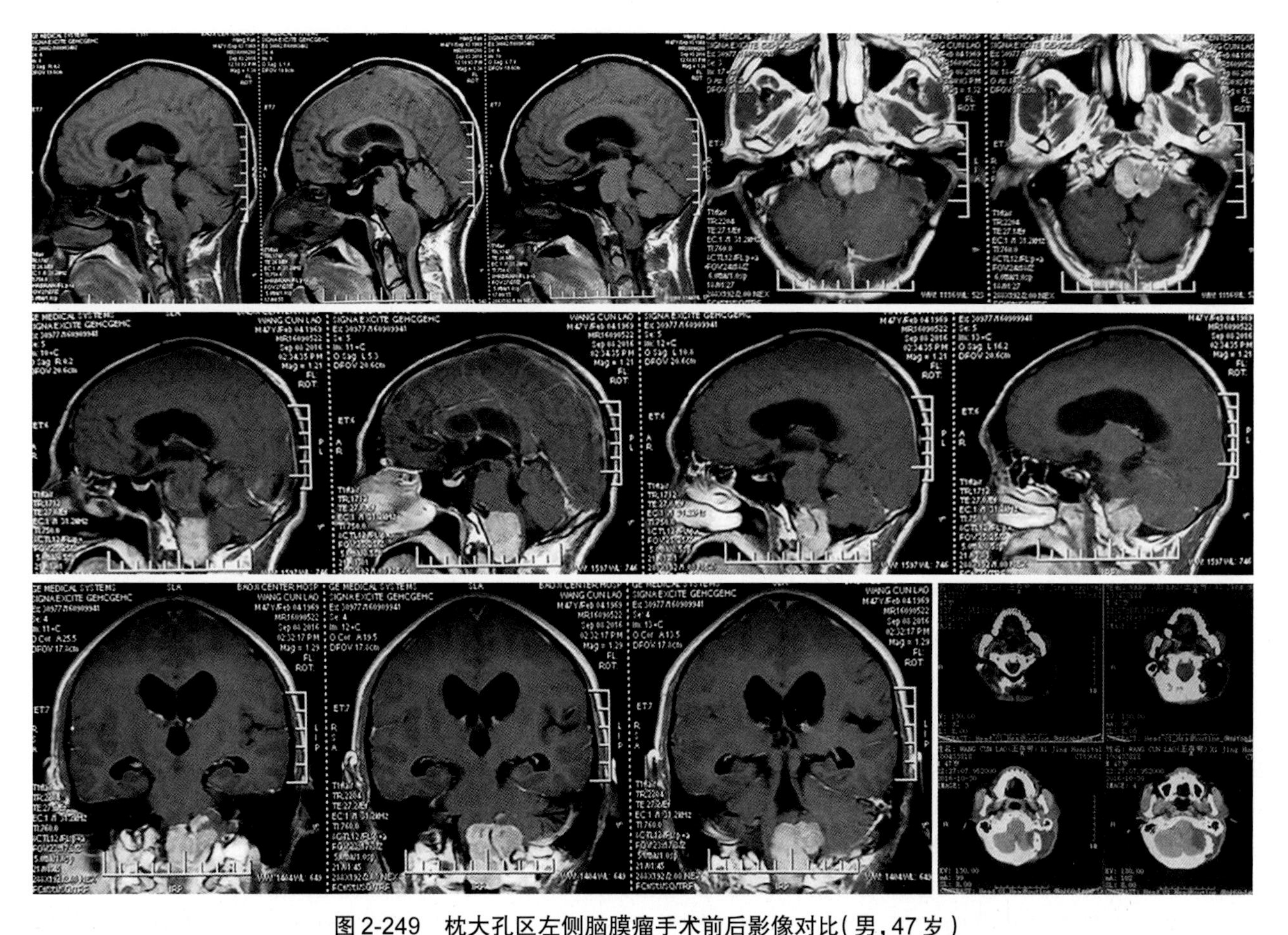

图 2-249 枕大孔区左侧脑膜瘤手术前后影像对比(男,47岁)
MRI:显示枕大孔区左侧脑膜瘤,基底宽,明显增强,挤压延髓,少半包绕基底动脉;CT:术后瘤体切除。

区域,术后易并发脑脊液漏、颅内感染、切口延迟愈合等。经颈斜坡入路优点是经颈筋膜而不经口,故感染风险小,缺点包括术野深在,分离时偏外侧可能损伤颈内动静脉等重要结构。这两种入路均不作为神经外科常用手术入路。

5. 术后并发症及处理 枕大孔区肿瘤手术切除常见的并发症有后组脑神经功能障碍、脑脊液漏、脑积水等。各家报道的并发症发生率略有不同。切除枕大孔腹侧的肿瘤比背外侧的肿瘤更容易产生并发症。

(1) 脑神经功能障碍:舌咽、迷走神经受损引起声音嘶哑、吞咽困难等,可预防性行气管切开,气管插管和下胃管;单侧受损时可进行言语、舌咽功能康复训练。副神经受累是应进行早期理疗。单侧舌下神经受损可行吞咽等康复训练,双侧受累通常很难挽救。

(2) 脑脊液漏:颅后窝硬脑膜延展性差,缝合不当容易造成切口处脑脊液漏。持续腰穿置管外引流效果欠佳时,应考虑手术修补。

(3) 脑积水:有明显症状者可行脑室腹腔分流术或内镜下行第三脑室底造瘘术。

(贺晓生)

第七节 脑血管病的显微技术应用

一、脑血管病处理的基本原则

(一) 术前评估

脑血管病是由颅内外动脉、静脉及静脉窦病变引起的脑血液供应及循环障碍所导致的脑损伤和功能障碍，其共同特点是引起脑组织的缺血或出血性意外，具有高发病率、高致残率、高死亡率的特点。根据临床类型脑血管病可分为：①出血性脑血管疾病，包括蛛网膜下出血、脑出血、硬脑膜外及硬脑膜下出血；②缺血性脑血管疾病，短暂性脑缺血发作、脑梗死、脑栓塞等；③其他，颅内动脉炎、颅内 - 外血管交通性动静脉畸形（瘘）、脑静脉血栓、颅内静脉窦血栓等。

1. 出血性脑血管病术前评估

（1）手术目的：首先是尽快清除血肿、降低颅内压、挽救生命；其次是尽可能早期减少血肿对周围脑组织的压迫，降低致残率。

（2）手术方式：去骨瓣减压术，内镜血肿清除术，钻孔穿刺碎吸术，小骨窗手术，微创穿刺血肿清除术。

（3）出血部位及出血量术前评估：①基底节区出血：小量出血可选择内科保守治疗，中等量出血（壳核出血≥30ml，丘脑出血≥15ml）可根据病情、出血部位和医疗条件，在合适时机选择微创穿刺血肿清除术或小骨瓣开颅血肿清除术，及时清除血肿；大量出血或脑疝形成者，需行去骨瓣减压血肿清除术，以挽救生命。②小脑出血：易形成脑疝，出血量≥10ml，或直径≥3cm，或明显合并脑积水，应尽快行手术治疗。③脑叶出血：高龄患者常为淀粉样血管病出血，除血肿较大危及生命或由血管畸形引起的除外科治疗外，宜行内科保守治疗。④脑室出血：轻型的部分脑室出血可行内科保守治疗，重症全脑室出血（脑室铸形）需脑室穿刺引流加腰穿放出脑脊液治疗。

2. 缺血性脑血管病介入治疗术前评估

（1）急诊溶栓术前、术中、术后评估：①复习临床资料，包括病史、症状、体征、神经影像、实验室检查资料及脑血管病相关危险因素；②明确溶栓治疗的时间窗：前循环溶栓治疗的时间窗在发病 3 小时内，后循环溶栓治疗的时间窗在发病 12 小时内；③评估是否存在临床与神经影像学资料的失匹配，即患者临床症状较重，但头颅 CT 或 MRI 并未显示明确病灶的情况，并进行论证分析；④评估是否存在溶栓禁忌证，如头颅 CT 示有脑出血、疑有肿瘤和感染的患者、发病 48 小时前进行过抗凝治疗的患者、有消化性溃疡或 10 天内有大手术史及收缩压 >220mmHg 或舒张压 >110mmHg、美国国立卫生研究所脑卒中（NIHSS）评分 >20 分等，特别是存在潜在危险因素者均不适合进行溶栓治疗；⑤选择介入溶栓还是静脉溶栓：介入溶栓选择超选溶栓还是非超选溶栓，静脉溶栓选择组织型纤溶酶原激活剂（tPA）溶栓还是尿激酶（UK）溶栓；⑥溶栓终点，即最终应用多大剂量的溶栓药物、动脉血栓溶解血管开放后是否继续溶栓要根据病变前后血流的情况和栓塞远端的血流灌注情况而定；⑦术后即刻行治疗评估，包括对患者的临床症状、神经系统功能评分、头颅 CT 或 MRI 等结果的判断。

（2）颅内动脉狭窄血管成形支架治疗术前评估

1）根据 DSA 结果明确需要治疗的血管是否为责任血管。

2）明确患者的全身情况能否耐受手术，并对患者接受手术和麻醉的耐受性、术前药物准备及术后药物治疗的依从性进行评估。

3）对患者的颅内动脉狭窄进行临床分型：Ⅰ型，相应区域发生缺血性事件；Ⅱ型，发生窃血综合征；Ⅲ型，复杂性或混合性狭窄。各临床分型又分为 3 个亚型：a 型，临床和影像学提示有脑缺血证据，预计血管重建术能使患者获益；b 型，临床影像学提示有脑缺血证据，并有较大的梗死核心，预计血管重建术能使患者部分获益；c 型，临床和影像学提示大面积脑梗死，预计血管重建术不能使患者获益或有害。

4）脑血流动力学评估：包括病变的前向血流评定（0 级：血管闭塞远端无病变的前向血流；1 级：微小灌注；2 级：部分灌注；3 级：完全灌注）、侧支循环评定、脑循环储备力评定。

5）脑血管造影对颅内动脉狭窄进行部位、形态学和路径分型：Ⅰ型，适度迂曲，路径血管光滑；Ⅱ型：较严重的迂曲，路径血管不光滑；Ⅲ型：严重迂曲，路径血管明显不光滑。

6）手术效益 - 风险综合评估：如有能力识别病变血管，辨别它所致的是直接还是间接（盗血）供血不足，从而预测手术干预的效益，因为对非病变血管进行支架成形术不大可能达到终止患者脑缺血发作（TIA）事件的目的。对于颈内动脉狭窄所致的脑梗死，能够依据临床和影像学资料评估是栓塞性还是动力性，如为栓塞性梗死，则支架的目的是防止再次栓塞，为了预测效益需要评价梗死范围、斑块的稳定性和远端血管及血流情况等；如为动力性梗死，则支架的目的是改善脑灌注，要评价 Willis 环、脑血流储备和有无低灌注区。对于合并颈内动脉远端闭塞或已经发生大面积脑梗死且无缺血半暗带存在者，该手术不能使患者获益甚至有害；对于基底动脉狭窄所致的TIA，需要评估临床表现、神经影像、Willis环情况和狭窄程度，以确定支架成形术的效益。风险评估需要综合患者的全身和局部情况，识别血管内治疗的高危患者，从而进行额外的围手术期干预。

7）制订适合该患者的个性化手术治疗方案。

（张绪新　李彦钊）

（二）脑池开放与脑脊液引流术

1．定义　脑池开放与脑脊液引流术是对某些颅内压增高患者进行急救和诊断的措施之一，通过穿刺放出脑脊液以抢救脑危象和脑疝，同时有效地减轻肿瘤液、炎性液、血性液对脑室的刺激，缓解症状，为抢救和治疗赢得时间。

2．目的

（1）在紧急情况下，迅速降低脑室系统的阻塞和各种原因所致急性颅内压增高甚至脑疝者的颅内压力，以抢救生命。

（2）监测颅内压，反映颅内压变化情况。

（3）引流血性和炎性脑脊液，减轻脑膜刺激症状及蛛网膜粘连，以促进患者康复。

（4）便于观察脑室引流液性状、颜色和量。

（5）引流出脑组织与脑脊液中乳酸及代谢产物，有利于脑组织功能的恢复。

3．应用解剖　脑室系统包括位于两侧大脑半球内对称的左右侧脑室，位于脑幕上中线部位，经室间孔与两侧脑室相通的第三脑室，中脑导水管及位于颅后窝小脑半球与脑桥延髓之间的第四脑室。脑室穿刺仅指穿刺两侧侧脑室而言。侧脑室在两侧大脑半球内，成狭窄而纵行的裂隙状，分为下列几部分：

前角（额角）：在额叶内，其上壁及前壁为胼胝体前部，外壁为尾状核头，内壁为透明隔，内下部有室间孔，经此与第三脑室相通。

体部：为水平位裂隙，在顶叶内，上壁为胼胝体，内壁为透明隔，下壁由内向外为穹窿、脉络丛、丘脑背面、终纹和尾状核。

后角（枕角）：为体部向枕叶的延伸，系一纵形裂隙，形态变异很大，常较小，有时缺如，上外侧壁为胼胝体放射，内壁有两个隆起，上方者为后角球，系胼胝体大钳所形成，其下方为禽距，系矩状裂前部深陷所致。

下角（颞角）：位于颞叶内，为一向下、前及向内弯曲的裂隙，内缘为终纹和尾状核尾部，末端连有杏仁核，下角底由内向外为海马伞、海马、侧副隆起。

体部、后角和下角相移行处为三角部。体部和下角内有侧脑室脉络丛，与第三脑室脉络组织在室间孔处相续，脉络丛球在侧脑室三角部。

4．穿刺部位

（1）前角穿刺：常用于脑室造影及抢救性引流，亦可用于脑脊液分流术，穿刺点位于发迹内或冠状缝前2～2.5cm，中线旁开2～3cm，穿刺方向与矢状面平行，对准两外耳道假想连线，深度不超过5cm。

（2）后角穿刺：常用于脑室造影、侧脑室-小脑延髓池分流术和颅后窝手术后的持续性脑脊液引流，穿刺点在枕外隆凸上5～6cm，中线旁3cm，穿刺方向对准同侧眉弓外端，深度不超过5～6cm。

（3）侧方穿刺：穿刺侧脑室下角时，在耳郭最高点上方1cm，穿刺三角部时，在外耳孔上方和后方各4cm处，均垂直进针，深度4～5cm。

（4）经眶穿刺：在眶上缘中点下后0.5cm处，向上45°、向内15°进针，深度4～5cm，可进入前角底部。

（5）前囟穿刺：适用于前囟未闭的婴幼儿，经前囟侧角的最外端穿刺，其方法与额入法相同，前囟大者与矢状面平行刺入，前囟小者，针尖稍向外侧。

5．适应证

（1）诊断性穿刺

1）向脑室内注入阳性对比剂或气体做脑室造影。

2）抽取脑脊液做生化和细胞学检查等。

3）向脑室内注入靛胭脂 1ml 或酚磺肽 1ml，鉴别是交通性或梗阻性脑积水。

（2）治疗性穿刺

1）因脑积水引起严重颅内压增高的患者，病情重危甚至发生脑疝或昏迷时，先采用脑室穿刺和引流，作为紧急减压抢救措施，为进一步检查治疗创造条件。

2）脑室内有出血的患者，穿刺引流血性脑脊液可减轻脑室反应及防止脑室系统阻塞。

3）开颅术中为降低颅内压，有利于改善手术区的显露，常穿刺侧脑室，引流脑脊液，术后尤其在颅后窝术后为解除反应性颅内高压，也常用侧脑室外引流。

4）引流炎性脑脊液，或向脑室内注入抗生素治疗室管膜炎。

5）做脑脊液分流术时，将分流管脑室端置入侧脑室。

6. 禁忌证

（1）穿刺部位有明显感染者，如头部感染、硬脑膜下积脓或脑脓肿患者，脑室穿刺可使感染向脑内扩散，且有脓肿破入脑室的危险。

（2）脑血管畸形，特别是巨大或高流量型或位于侧脑室附近的血管畸形患者，或血供丰富的肿瘤位于脑室附近时，脑室穿刺可引起出血。

（3）弥散性脑肿胀或脑水肿，脑室受压缩小者，穿刺困难，引流也很难奏效。

（4）有明显出血倾向者，禁止做脑室穿刺。

（5）严重颅内高压、视力低于 0.1 者，穿刺需谨慎，因突然减压有失明的危险。

（6）患者及家属拒绝手术。

7. 术前评估

（1）基础生命体征。

（2）基础神经系统体征。

（3）引流手术的原因、目的。

（4）CT 或 MRI 的结果。

（5）凝血功能等实验室检查结果。

（6）高血压、糖尿病、高血脂等既往疾病病史。

8. 手术方法

（1）术前准备：①应用抗生素预防感染；②脱水降颅内压治疗；③剃去全部头发；④除紧急情况外，术前应禁食、禁水 4～6 小时等。

（2）麻醉及体位：一般用局部麻醉。小儿或不合作的患者，可采用基础或全身麻醉，取穿刺点在上方的体位。

（3）手术入路与操作方法

①根据须穿刺的部位决定手术体位和切口。

②常规消毒铺巾。

③切开头皮各层及骨膜。

④颅钻孔，用骨蜡封闭骨窗边缘。

⑤电灼硬脑膜后“十”字切开。

⑥以脑室外引流管带芯向预定方向穿刺，有突破感后，拔出针芯可见脑脊液流出，继续将引流管送入脑室约 2cm，将外引流管固定于头皮。

⑦间断缝合帽状腱膜和皮肤，引流管接密封外引流装置。

⑧术后积极抗感染，根据病原学检查调整抗生素。

9. 术中注意要点

（1）正确选择穿刺部位。前角穿刺常用于脑室造影和脑室引流。经枕穿刺常用于脑室造影、脑室 - 枕大池分流和颅后窝手术中及术后持续引流。侧方穿刺多用于分流术。穿刺部位的选择应考虑病变部位，一般应选择离病变部位较远处穿刺。还应考虑脑室移位或受压变形缩小，两侧侧室是否相通等情况，以决定最佳穿刺部位及是否需双侧穿刺。

（2）穿刺失败最主要的原因是穿刺点和穿刺方向不对，应严格确定穿刺点，掌握穿刺方向。

（3）需改变穿刺方向时，应将脑室穿刺针或导管拔出后重新穿刺，不可在脑内转换方向，以免损伤脑组织。

（4）穿刺不应过急、过深，以防损伤脑干或脉络丛而引起出血。

（5）进入脑室后放出脑脊液要慢，以防减压太快引起硬脑膜下、硬脑膜外或脑室内出血。

10．术后评估

（1）生命体征。

（2）神经系统体征：意识、瞳孔、肌力、肌张力等。

（3）引流装置评估：引流高度、引流管道、通畅情况、有无意外拔管和折管情况。

（4）引流液量、颜色及性状。

（5）切口：敷料、局部组织及有无脑脊液漏。

（6）营养状况：患者的进食情况及有无贫血、低蛋白血症。

（7）患者对疾病的认知程度，有无焦虑、恐惧及家属对患者的关心程度、经济情况。

11．术后处理

（1）保持病房安静，减少探访人员。

（2）术后应密切观察患者的意识、呼吸、脉搏、血压、体温和颅内压等情况。

（3）持续引流者，应注意保持引流管通畅，引流装置应保证无菌，定时更换，放尽引流液，避免引流液逆流，记录引流液量和性质。

（4）术后常规应用抗生素，引流管放置时间一般不超过7～10天，以防引流时间过长，引起颅内感染。

（5）定时监测脑脊液常规、生化、培养。

（6）严重颅内高压，术前视力明显减退者应注意观察视力改变。

12．并发症

（1）切口不愈合，形成窦道。

（2）周围脑组织损伤致相应神经功能障碍。

（3）脑室内、硬脑膜下或硬脑膜外出血。

（4）急性脑水肿及颅内压突然增高。

（5）脑脊液漏。

（6）局部或颅内感染。

（邓东风　李彦钊）

（三）脑内血肿清除术

1．概述　脑损伤后颅内出血聚集在颅腔的一定部位，造成颅内压增高，脑组织受压而引起相应的临床症状称为颅内血肿，是脑损伤中最常见、最严重的继发性病变，发生率约占闭合性颅脑损伤的10%和重型颅脑损伤的40%～50%。在正常状态下，颅腔容积等于颅内血容量、颅内脑脊液量和脑组织体积三者的总和。颅骨缺乏伸缩性和脑组织缺乏压缩性，因此只有颅内血容量和脑脊液量能起到代偿作用。颅内血肿超过代偿限度，即可引起颅内压增高，颅内压增高到一定程度可形成脑疝。根据血肿在脑内的位置不同可分为硬脑膜外血肿、硬脑膜下血肿、脑内血肿。

（1）硬膜外血肿系指血肿形成于颅骨与硬脑膜之间者。其血肿的主要来源是脑膜中动脉；除此之外，硬脑膜表面小血管、颅内静脉窦、脑膜中静脉、板障静脉或导血管损伤也可导致硬脑膜外血肿。

（2）硬膜下血肿系指血肿形成于硬脑膜与蛛网膜之间者，在颅内血肿中发生率最高，其出血来源主要是脑皮质血管。根据伤后血肿发生的时间，分为急性硬膜下血肿（伤后3天以内）、亚急性硬膜下血肿（伤后3天至3周内）和慢性硬膜下血肿（伤后3周以上）。

（3）脑内（包括脑室内）血肿系指血肿形成于脑实质内或脑室内者，脑内浅部血肿多由挫裂的脑皮质血管破裂所致，常与硬膜下血肿同时存在；脑内深部血肿系脑深部血管破裂所引起，脑表面无明显挫裂伤。

2. 适应证

（1）CT 诊断明确，并有颅内压增高或局灶症状明显者。

（2）清除硬脑膜下或硬脑膜外血肿后颅内压仍高，脑向外膨出或脑皮质有局限性挫伤，触诊有波动者。

（3）血肿位于重要功能区深部，经穿刺吸引后，血肿不见减少，颅内压增高不见改善者。

3. 禁忌证　外伤性颅内血肿几乎无手术禁忌证，除非患者已双瞳散大、自主呼吸停止、处于濒死状态。对高血压性脑内血肿，如患者年龄过大，出血量过大或过少，出血部位在丘脑、脑干或全身情况太差则通常不考虑手术。如为其他原因引起的颅内出血，若非血肿量大需紧急手术，应查明病因，针对病因和血肿综合考虑，选择最适宜的手术时机和手术方法。

4. 手术方法

（1）术前准备

1）术前必须有正确的定位诊断。近年来由于影像检查技术的进步，CT、MRI、DSA 等临床应用日益广泛。对病变的部位及与周围结构的关系术前应详加分析，以便选择合适的手术入路，争取获得最好的显露，尽可能地避开颅内重要结构，增加手术的安全性和争取良好的效果（图 2-250，图 2-251）。

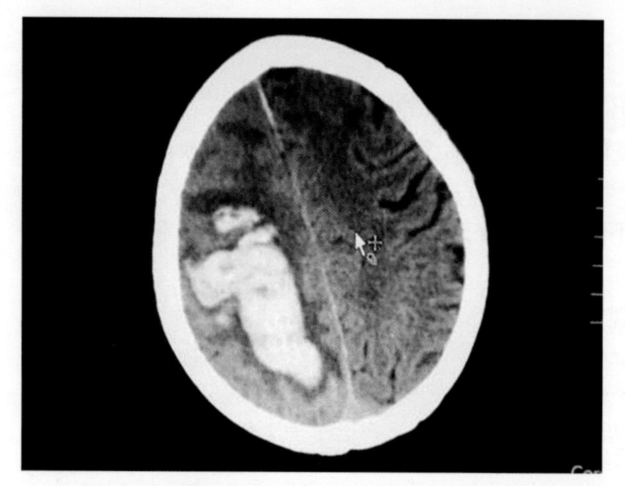

图 2-250　脑出血术前 CT

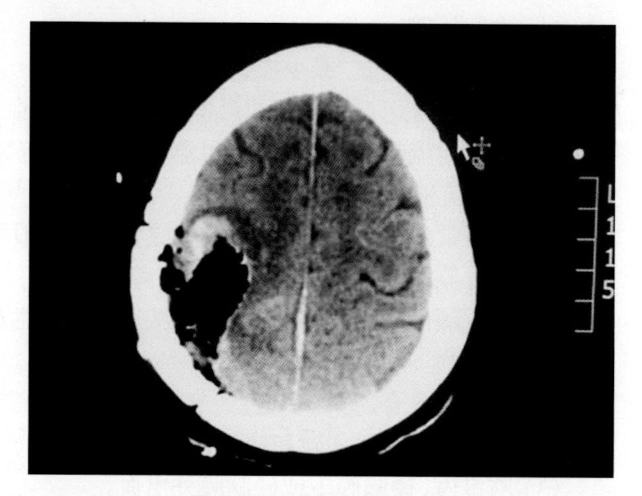

图 2-251　脑出血术后 CT

2）皮肤准备，手术前先用肥皂及水洗净头部，剃光头发。

3）手术前禁食。

4）术前 1 小时苯巴比妥 0.1g、阿托品 0.4mg 或东莨菪碱 0.3mg 肌内注射。

（2）麻醉及体位：气管插管全身麻醉，根据手术部位采取合适的体位。

（3）手术入路与操作程序

1）选择血肿距表面最近且避开重要功能区的骨瓣开颅。

2）如硬脑膜外或硬脑膜下有血肿时应先行清除。

3）检查脑表面有无挫伤，在挫伤重的位置常常即可发现浅部的脑内血肿。如看不到血肿，可在挫伤的穿刺点处先行电凝，然后用脑室针逐渐向脑内穿刺确定血肿位置。如无挫伤则按 CT 确定的血肿方向进行穿刺。确定深部脑内血肿的位置后，在非功能区的脑回上选穿刺点，电凝后切开 2～3cm 的脑皮质，然后用脑压板和吸引器按穿刺的方向逐渐向脑深部分离，直达血肿腔内。

4）用吸引器将血肿吸除，如有活动性出血以电凝止血。对软化、坏死的脑组织也要一并清除。

5）彻底止血后，血肿腔内置引流管（亦可不置），关闭切口。

5. 术中注意事项

（1）处理深部血肿时，脑皮质切口应选择非功能区和距脑表面近的部位，且切口不宜过大，避免加重脑损伤。

（2）最好在手术显微镜下进行手术，照明良好、止血彻底、损伤轻微。

（3）在血肿接近脑组织处，避免使用强力吸引，以防出现新的出血和加重脑的损伤，最好用镊子夹一小棉片，边剥离血肿边用吸引器在棉片上吸引，这样可以减轻脑的损伤，对与脑组织粘连较重的血块不必勉强清除，以防引起新的出血。

6．术后处理

（1）脑疝时间较长、年老体弱或并发脑伤较重，脑疝虽已回复，但估计意识障碍不能在短时间内恢复者，宜早期行气管切开术。

（2）继发脑干损伤严重、术后生命体征不平稳者，可进行人工呼吸机辅助呼吸及低温疗法。

（3）对于重症患者，如有条件，最好收入ICU病房，进行全面监护。

7．术后并发症

（1）术后的复发性血肿及迟发性血肿，应及时发现和处理。

（2）继发性脑肿胀和脑水肿应妥善控制。

（3）长期昏迷患者容易发生肺部感染、水和电解质平衡紊乱、下丘脑功能紊乱和营养不良等，应及时予以相应的处理。

（邓东风）

（四）血管临时阻断与开放

1．概述　临时阻断技术是一项非常有用的技术，该技术可有效降低瘤壁的张力，提供较为安全的瘤颈分离，降低瘤颈分离过程中瘤壁破裂的风险。对于巨大动脉瘤的分离及夹闭有着非常重要的作用，为手术提供了足够的操作空间及视野。

临时阻断夹的独特设计使得其在阻断血管的过程中不会因压力太大而损伤血管壁。临时阻断夹叶片所产生的压力是永久动脉瘤夹的1/3。

临时血管阻断优点：近端血管阻断可使血液不再随心搏输出进入瘤囊，动脉瘤更易松弛。瘤囊减压后瘤顶及瘤颈的分离操作更为安全，为术中显微解剖创造更好的条件，术者可充分观察瘤颈及周围解剖结构使动脉瘤夹片有足够的放置空间。此时即便术中动脉瘤发生破裂，术者也会从容应对。例如穿支血管及远端血管与动脉瘤顶粘连，术者不需要牵拉这些重要血管即可将其分离。动脉瘤松弛后才可对动脉瘤及贴附的动脉进行牵拉，以便二者的锐性分离。瘤囊松弛便于动脉瘤牵引、彻底观察其环状瘤颈。

在动脉瘤的初始分离和显露后，外科医师必须决定如何进行动脉瘤颈的夹闭。尽管并非每台动脉瘤夹闭术均需行临时阻断，但遇到动脉瘤颈分离困难及有高度出血风险时，临时阻断载瘤动脉可协助术者降低手术困难及风险。医师应灵活、审慎使用临时阻断技术，控制动脉瘤的供血动脉近端阻断时间，提高动脉瘤夹闭的效率及安全性。

2．适应证　临时夹闭除用于动脉瘤顶部或手术盲区的操作，还用于有潜在风险动脉瘤的推移。与动脉瘤壁粘连紧密地流出动脉，虽然手术可看清楚但是将其从动脉瘤剥离有可能会撕裂薄的动脉瘤壁，分离的过程中要尽量避免这种有风险的操作。粘连在动脉瘤背侧易损伤的穿支血管，只需要能够通过动脉瘤夹的叶片即可，轻柔牵拉变软的动脉瘤，将其和黏附的穿支分离，可以很好地形成分离裂隙。牵引动脉瘤可以拓宽分离的解剖间隙，在牵引下锐性分离其与周围组织的粘连。牵拉动脉瘤应该减轻穿支的扭曲，而不是加重其扭曲。

宽颈及复杂动脉瘤则需术中行瘤颈充分解剖分离，出现该复杂情况时术中我们可以使用局部血管临时阻断技术中断载瘤血管血液循环而达到动脉瘤的永久夹闭即临时阻断载瘤动脉的近端供血。

3．术中临时阻断的情况　术中血管临时阻断的数量取决于动脉瘤载瘤血管具体情况及瘤颈暴露时动脉瘤需回缩的程度，一般临时阻断主要的载瘤动脉近端可满足术者的需求。对于大脑中动脉瘤而言，尽管单根血管临时阻断可满足操作，但是对于操作困难的伴有双侧A2段均发达的前交通动脉瘤需临时阻断两根血管。实际上主要的载瘤动脉夹闭后使用钝性剥离子将瘤顶推移术者才能初步估计瘤囊需塌陷的程度及需要临时阻断血管的数量。

术中若通过穿刺瘤囊获得动脉瘤完全塌陷要临时阻断所有对动脉瘤供血血管，为防止远端血流倒灌至瘤囊还需阻断动脉瘤载瘤动脉远端的血管。若术者打开动脉瘤以行动脉内膜切除或血栓取出便于永久性动脉瘤夹闭上述血管均需行临时阻断。

术者需权衡术中阻断放松的程度而决定临时阻断夹的数量和型号。术中大量使用临时阻断会遮挡术野影响手术操作空间，不利于永久动脉瘤夹角度的调整。临时阻断夹的放置并非简单而全无考究，移除并重新调整放置不合适的阻断夹至合适的位置尽可能地减少阻断夹的使用。

术中遇到伴有钙化的粗大载瘤动脉，如钙化的颈内动脉在行临时阻断后动脉瘤并不能获得满意塌陷，在此情形下可选择 2 枚临时阻断夹或 1 枚多次使用过的夹持力减弱的永久动脉瘤夹进行阻断。当遇到钙化的血管壁时术者应谨慎使用临时阻断技术可能导致血管内膜剥离和血管闭塞；此时术者应用其他替代方案，如通过血管内介入手段置入球囊阻断。

4. 临时阻断时间　临时阻断技术不仅可完全阻断动脉瘤内血流，而且阻断血管供血区域的脑组织血流，延长临时阻断时间可能导致脑梗死。临时阻断的时间应该是在脑组织发生不可逆损伤之前，取决于血管供血区域的大小及患者血流动力学的情况，包括局部侧支循环的代偿能力。目标血管完全阻断较单纯血管近侧端阻断影响更大。临时阻断区域的脑组织若存在多支血管共同供血，则适当延长临时阻断时间是安全的。若动脉瘤位于侧支循环较少的血管区，临时阻断时间应尽量控制在 3～5 分钟之内，应用药物（巴比妥酸盐或依托咪酯）保护，例如临时阻断 M1 段时需跨过穿支血管豆纹动脉、临时阻断大脑前动脉 A1 段需跨过 Heubner 回返动脉。术中使用脑电监测技术可监测抑制的水平。术者需操作迅速，以尽快恢复脑血液灌注及避免脑缺血性损害。若血管阻断区域脑组织侧支循环丰富（颈内动脉近侧段），则可耐受长达 10 分钟左右的临时阻断，而不发生缺血性损伤。若患者存在低血压或容量不足，该区域脑组织脑血流代偿机制将受限，且临时阻断间隔时间需缩短。虽然通过临时阻断技术可以使得实现动脉瘤的缩小，但是也直接面临责任血管供血区域缺血的风险，术者术中需权衡此利弊。许多病例并不能在临时阻断的安全时间窗内完成动脉瘤永久性夹闭，此时需在临时阻断时间内间断恢复区域血液灌注。术中一旦动脉瘤发生破裂将无法实施间断血流再灌注。血栓性动脉瘤需在打开动脉瘤囊及取出血栓后方能实施载瘤动脉阻断。

5. 操作要点

（1）永久性动脉瘤夹不可在术中充当临时阻断夹角色，这会造成动脉壁损伤。

（2）完成动脉瘤颈的分离及夹闭后，去除临时阻断夹恢复载瘤动脉血供。维持正常的血容量及正常的血管张力是保证临时阻断安全性的关键；可适当轻度升高血压、增加侧支血液循环，以提高神经细胞存活的概率。

（3）术中必须保证充足的液体输注，抵消大部分术者在手术早期使用渗透性利尿剂后的脱水作用，从而保持充足的血容量。

（邓东风　李彦钊）

二、动脉瘤

（一）动脉瘤夹的选择

1. 瘤夹的选择原则

（1）用于动脉瘤颈的瘤夹必须有最合适的形状和大小。术者要考虑所有可用的瘤夹形状。瘤夹不同位置的夹闭力并不是完全相等的，靠近弹簧夹闭力大，而越到叶片头部夹闭力越小。一般情况下用常规的瘤夹就可以较好地夹闭动脉瘤。如果用短的叶片夹闭宽的颈动脉瘤可能会有滑脱的风险，因为叶片上的夹闭力被分散了。小的瘤夹可以用于小的动脉瘤也可以和常规瘤夹一起用于多重夹闭。深而窄的动脉瘤（如基底动脉分叉处动脉瘤）可以使用长臂的瘤夹，因为长叶片可以减少持夹钳颚部与瘤夹头部形成的死角。一些罕见的动脉瘤有时需要用到特制的瘤夹。颈内动脉动脉瘤常常需要使用直角开窗型带弧形叶片的瘤夹。一些颈内动脉瘤需要用到直角开窗型带偏位叶片的瘤夹。宽颈动脉瘤有时需要用到 2 个或更多的瘤夹进行多重夹闭，当然如果 1 个瘤夹可以替代多个瘤夹就应该避免使用多个瘤夹。

（2）多重夹闭有以下几个目的：①加强瘤夹叶片的夹闭力；②夹闭一些瘤颈厚度不均匀的动脉瘤；

③用瘤壁重建分支动脉；④在最终夹闭前使瘤颈塑型；⑤增加瘤夹叶片的夹闭跨度。联合使用瘤夹增加夹闭力（加强夹闭）有三种不同的放置方法：夹在原来瘤夹的叶片处；平行于原来的瘤夹；垂直于原来的瘤夹。第二种方法用开窗的瘤夹进行改进，可用于夹闭因动脉硬化瘤颈厚度不均所产生的内腔。如果瘤颈部动脉粥样硬化非常严重可以行内膜切除术。用第三种方法时推荐使用硅胶套住瘤夹叶片避免叶片扭曲。这些加强夹闭的方法对于防止宽颈动脉瘤夹闭后滑脱比较有用，当然即便完美的夹闭在术后由于动脉血压的突然波动也会有瘤夹滑脱的可能。使用多重夹闭最重要的就是设计最佳的瘤夹组合及排列顺序。

（3）巨型动脉瘤经常累及分支动脉的起点，用部分动脉瘤壁和开窗的瘤夹可以重建这些分支。瘤颈塑型可以让最终的瘤颈夹闭变得更加简单。当深部的手术野使用直角型瘤夹时，长叶片的瘤夹就很难放进去。为了增加瘤夹叶片的跨度就需要用到2个或更多的动脉瘤夹。术者需要使用2个或更多开窗的瘤夹进行最合理的组合，因为与没开窗的瘤夹相比，开窗的瘤夹拥有较多的组合方式，如串联式、相对式、交叉式。交叉式夹闭在深而窄的位置非常有用，因为与相对式和串联式相比交叉式需要的操作空间可以更狭小。瘤夹叶片可能会从第1个瘤夹的窗口和第2个瘤夹尖端的交叉处向内或向外滑行。每一个不同的动脉瘤都要进行相应的最合适的瘤夹排列。如果可能发生外侧滑移，那么瘤夹叶片的尖端就应该放置在窗口内侧。内侧滑移可能会发生在瘤顶部未曾破裂的巨型动脉瘤。外侧滑移容易发生于切口后的动脉瘤。以串联式排列的2个瘤夹需要考虑成角开窗型瘤夹的颚部的夹闭力要比瘤夹叶片尖端强。

（4）多重夹闭技术的一个并发症是载瘤动脉被拉直。这种动脉变形常发生瘤颈夹闭后的宽颈动脉瘤；而其远期效应是载瘤动脉或其分支间接受力扭转。为了防止载瘤动脉拉直，需要广泛分离动脉瘤周围的解剖结构，必要时应该分离硬膜环。瘤夹的窗口与另一个瘤夹叶片尖端连接处的狭窄裂缝可能会发生瘤夹连接处漏血，为了避免这种情况需要重排或者重置瘤夹。虽然侧弯的持夹钳与常规持夹钳相比需要更多的操作空间，但在有些情况下也是需要用到的。对载瘤动脉压迫性使用持夹钳对于宽颈动脉瘤和相关的小动脉瘤非常有效。扭动持夹钳使瘤夹叶片与瘤颈更加贴合对于防止夹闭颈内动脉近端动脉瘤时瘤颈残留非常必要。在深窄的操作野可以换用不同角度的持夹钳重新放置瘤夹。为了保留瘤颈后方的穿支动脉，尝试性地闭合——释放操作和在瘤颈和穿支动脉之间放置氧化纤维素棉都是可取的。保护穿支动脉的另一种方法是使用硅胶片。需要牢牢记住的是原则上来说常规的直型持夹钳对于调整夹闭操作是最为合适的。

2. 瘤夹的放置　持夹钳的选择和操作对于夹闭非常重要。为了获取理想的瘤夹放置，成角持夹钳和变角型持夹钳有时候是很有用的。

3. 瘤夹放置后的技术　瘤夹放置后应该仔细探查手术野，明确是否有穿支动脉被夹闭或者有瘤颈残留。因此应该将动脉瘤与周围组织充分分离，必要时还应该施行动脉瘤切除术或者电凝皱缩术。小型多普勒流速仪探头应该常规用于确定血管是否通畅。对于一些特殊的动脉瘤，术中DSA探查残余瘤颈和载瘤动脉变形也是必不可少的。显微外科反光镜或者硬质内镜可以用来探查动脉瘤和瘤夹后方的死角。

如果不可能完全夹闭，可以对残余瘤颈进行包裹。当瘤夹头部在移除脑压板后被脑组织压迫而移位时，需要切除小部分脑组织为瘤夹头部创建足够的空间，或者更换不会碰到脑组织的瘤夹。

（王　喆）

（二）颅内动脉瘤的显露及夹闭

尽管近年来颅内动脉瘤的血管内治疗发展迅猛，显微外科夹闭手术因其能有效夹闭动脉瘤、保持载瘤动脉通畅仍然是治疗颅内动脉瘤的重要手段。颅内动脉瘤的显露及夹闭是颅内动脉瘤夹闭术的关键步骤。

1. 外侧裂分离　侧裂分离技术是神经显微外科的基本功。对于大脑中动脉瘤及一些颈内动脉瘤（后交通起始部、脉络膜前动脉或者颈内动脉分叉部），手术中需要打开侧裂。在大多数情况下，我们并不需要完全打开侧裂，只需要打开侧裂近端长10～15mm的部分。在某些情况下，需要向远端打开更多的侧裂以获得更好显露来保证对近端载瘤动脉的控制，如巨大大脑中动脉瘤，侧裂开放的范围通常从颈内动脉池到动脉瘤的远端。

典型的外侧裂浅静脉走行于外侧裂，引流入蝶顶窦或海绵窦。大多数的患者可以辨认额侧裂静脉和颞侧裂静脉主干，分别引流额叶和颞叶的血流，因此侧裂的分离应该在额侧裂静脉和颞侧裂静脉之间进行。在分离侧裂前需要仔细观察外侧裂浅静脉的走行及属支，确定分离的解剖平面。有时很难确定分离的解剖层面，吲哚菁绿（ICG）荧光造影有助于鉴定额侧裂静脉和颞侧裂静脉。

首先，可用宝石刀或注射器针头挑开外侧蛛网膜向颅底方向分离侧裂。通常额叶和颞叶在侧裂的浅部粘连紧于深部，因此在浅部分离侧裂时比较困难。Hernesniemi 提倡 Toth 的水分离技术，即用注射器往侧裂中注入生理盐水用来扩张侧裂。也可以用双极镊先进行钝性分离。双极镊有张开的自然趋势，可以用来有效、柔和地分离组织间隙。一旦进入侧裂池，脑棉可置于分离后脑组织边缘，轻柔施加压力牵开，从侧裂的连接组织可对其进行锐性分离。进入侧裂深部后向浅部分离时，变得相对容易。剪开额叶和颞叶之间粘连的蛛网膜，使分离侧裂浅部和近段更加容易。侧裂完全打开后，可以清楚地辨认大脑中动脉的分叉和岛阈。

2. 颅内动脉瘤的暴露　对于大多数动脉瘤，强调定位和尽快控制近端载瘤动脉。床突旁大动脉瘤需要暴露颈部颈内动脉和前床突磨除后的床突段颈内动脉；近端后交通动脉瘤需要切开镰状韧带暴露近端颈内动脉；胼周动脉瘤需要切开胼胝体膝部暴露大脑前动脉 A2 段；基底动脉分叉部动脉瘤有时需要磨除后床突暴露基底动脉主干。动脉瘤的邻近区域暴露后，应先游离载瘤动脉近端和远端，这样操作易于控制术中动脉瘤破裂出血。在识别出近端载瘤动脉之前，最好先搁置动脉瘤，暂不处理。对于动脉瘤体周围血管结构的操作必须在确保能控制近端载瘤动脉的情况下进行。

3. 临时夹闭　通常情况下，不必将动脉瘤体完全游离出来而是将环绕和毗邻动脉瘤颈的动脉进行游离直至完全暴露瘤颈。有时瘤体将瘤颈或载瘤动脉覆盖不得不先游离瘤体，此时要特别小心，因瘤体顶壁较薄，易破裂出血。有时其表面有血凝块或粘连，解剖分离时可引起出血。使用临时阻断夹能为我们安全地锐性游离动脉瘤和毗邻血管提供帮助，但应尽可能缩短每次临时阻断的持续时间。对于年长、伴有动脉粥样硬化的患者，临时阻断的使用要更加保守。弯形临时阻断夹可能更适合于近端血管控制，而直形临时阻断夹更适合于远端血管控制。近端远端载瘤动脉均临时阻断适用于以下情况：动脉瘤伴血栓形成，切开瘤体清除其内血栓，将瘤颈夹闭；栓塞复发动脉瘤，取出瘤内弹簧圈夹闭瘤颈；动脉瘤体积较大，瘤内减压塑型夹闭。

4. 永久夹闭　瘤颈夹闭术是颅内动脉瘤手术最理想的方法，既完全闭塞动脉瘤，又保持载瘤动脉通畅。围绕瘤颈锐性分离蛛网膜然后用钝头探针轻轻插入瘤颈两旁，探出通道利于瘤夹通过。夹闭时，动脉瘤夹两头端应超过瘤颈，单个永久夹的叶片长度应该为动脉瘤基底部的宽度的 1.5 倍。闭合时应缓慢柔和，应避免粗暴急速松夹。当瘤颈较宽或瘤体形态不规则时，可在低电流下用双极电凝瘤体塑型。电凝时滴注生理盐水防止镊尖与瘤壁黏着。

简单夹闭术适于小型或窄颈颅内动脉瘤，而大型、宽颈、解剖结构复杂的颅内动脉瘤通常需要组合夹闭术。组合夹闭策略包括相交夹、堆叠夹和重叠夹。相交夹闭通常第二枚动脉瘤夹与第一枚瘤夹成角，瘤夹尖端与第一枚瘤夹叶片或尾部呈锐角、直角或钝角。堆叠夹相互平行，第一枚动脉瘤夹夹闭绝大部分瘤颈，后续瘤夹尖端平行于第一枚瘤夹夹闭残余瘤颈。重叠开窗夹常从不同角度跨越第一枚直夹封闭瘤夹下方的残余瘤颈。Drake 等应用串联夹闭法夹闭瘤颈，即第一枚开窗直夹夹闭远端瘤颈，第二枚短直夹堆叠夹闭近端瘤颈。Sugita 等应用成角开窗串联夹闭技术（tandem angled fenestrated clipping）处理大型床突旁动脉瘤，通常使用多枚 90° 成角开窗夹。瘤夹叶片尖端相同方向串联夹闭，或相反方向对联夹闭。

下面以大脑中动脉动脉瘤夹闭术为例阐述颅内动脉瘤显露及夹闭的具体操作步骤。

1. 概述　大脑中动脉瘤占所有颅内动脉瘤的 18.2%～19.8%。可发生于大脑中动脉的主干 M1 段（12%），主干的第一级分叉部（83%）第二级分叉部（3.1%）和周围支（2%）。大脑中动脉主干段长 14～16mm，从其外侧壁依次发出钩回动脉、颞极动脉和颞前动脉；内侧壁发出豆纹动脉，供应无名质、前联合的外侧部、壳核的大部、苍白球的外侧块、内囊和邻近的放射冠及尾状核体和头部。在大脑中动脉的这些分支处均可发生动脉瘤，但最常见于主干的分叉部。发生于周围支者，多为感染、外伤或肿瘤所引起。

大脑中动脉的主干M1段通常（约80%）分为两主支：上主支（额支）供应额叶和半球中央部分；下主支（颞支）分出颞中动脉和颞后动脉，供应颞叶。然后终于顶回动脉和角回动脉。有的人主干分成三个主支或多个主支（20%）。大脑中动脉分支的变异很多，有时M1段的分支很粗大，以致误认为是主干的分叉。

大脑中动脉瘤的特点是：①常合并脑内血肿；②动脉瘤埋于额叶或颞叶内，分离时需充分打开外侧裂并分离到脑实质内，方能找到动脉瘤；③常与载瘤动脉或豆纹动脉紧密粘连，分离困难。

2．大脑中动脉瘤夹闭术适应证

（1）大脑中动脉瘤破裂后病情较轻，属于Hunt-Hess分级Ⅰ～Ⅲ级者，可在3天内进行手术。

（2）大脑中动脉瘤破裂后病情较重，属于Ⅳ～Ⅴ级者，待病情稳定或有改善时进行手术。

（3）大脑中动脉瘤破裂后发生威胁生命的颅内血肿者，应立即进行手术。

（4）偶然发现的未破裂的大脑中动脉瘤。

3．大脑中动脉瘤夹闭术禁忌证

（1）大脑中动脉瘤破裂后病情危重，处于濒死状态（Ⅴ级）者。

（2）动脉瘤破裂后并发严重脑血管痉挛和脑水肿者，手术可延期进行。

（3）患者有严重全身性疾病，如心脏病、糖尿病、肾脏病、肺部疾病等，不能耐受开颅手术者。

4．大脑中动脉瘤夹闭术术前准备

（1）脑CT扫描观察蛛网膜下腔出血的分布，有无颅内血肿、脑积水和脑肿胀。

（2）脑血管造影了解动脉瘤的大小、形状、位置，脑血管痉挛的程度和范围。有时还可发现多发性动脉瘤，以便计划手术入路和处理步骤。

（3）进行详细的体格检查，以估计患者对手术的耐受能力。

（4）解除患者对手术的恐惧心理，手术前晚给予镇静剂，防止患者因术前情绪紧张而导致动脉瘤破裂。

（5）手术前一日洗净头皮，手术当日晨剃发，洗净和消毒头皮，用无菌巾包裹。

（6）做好输血准备，给予抗生素预防感染。

5．大脑中动脉瘤夹闭术麻醉和体位　采用全身麻醉，诱导期应迅速平稳。手术开始即将血压控制在正常偏低水平。剥离动脉瘤和夹闭瘤颈时用药物将平均动脉压降到70～80mmHg。对老年患者和有高血压者，降压不可过低，否则可致脑缺血。患者取仰卧位，头稍偏向对侧，伸位，使大脑中动脉的走行与术者的视线呈垂直方向，这样在分离瘤颈时不致被瘤顶遮盖。

6．大脑中动脉瘤夹闭术手术步骤

（1）入路：翼点入路。如动脉瘤位于大脑外侧裂的后部，应将切口适当后移，采取较大的额-颞部入路；如动脉瘤在周围支上，则按脑血管造影显示的部位设计切口。

（2）显露动脉瘤：动脉瘤位置表浅者，切开硬脑膜时应特别小心，如动脉瘤与硬脑膜粘连，翻开时易撕破出血。显露大脑中动脉瘤有三种途径：

内侧途径：从外侧裂的基部开始逐步向外侧分离。适用于：①动脉瘤位于大脑中动脉主干或位于其分叉部者；②脑不很饱满，尚可牵开时；③无大的脑内血肿；④大脑中动脉M1段很短，其分叉部与颈内动脉靠近者。先将额叶抬起向内侧直至嗅神经处，此时有脑脊液缓缓流出耐心吸除。逐渐向后即可显露视神经，在视神经上切开蛛网膜，向内侧打开视交叉池，向外侧打开颈动脉池放出脑脊液。沿颈内动脉向远侧分离，切断大脑中动脉起始处增厚的蛛网膜索带，向外侧分开大脑外侧裂，显露大脑中动脉主干及其分叉部。如打开终板池，则更易牵开额叶。这一途径的优点是便于控制大脑中动脉的近侧段，防止和控制动脉瘤破裂出血。缺点是在未开放外侧裂前先抬起额叶，对脑的牵拉较重。在分离大脑中动脉M1段时，易伤及由该段发出的分支，如颞前动脉和豆纹动脉。

外侧途径：从外侧裂的外侧开始在外侧裂浅静脉的额叶侧切开蛛网膜，逐步向内侧分开外侧裂，在其中找到大脑中动脉的分支，循之逆向分离，直至显露出动脉瘤。这种途径的优点是外侧裂开放，对脑的牵拉少；打开外侧裂放出脑脊液更可使脑回缩。缺点是未能先显露载瘤动脉的近侧段，一旦动脉瘤破裂不易控制出血。采用内侧或外侧途径要根据医师的经验和动脉瘤的位置而定。在显微技术的应用下，手术中破裂的机会减少。如瘤顶处破裂，可先用动脉瘤夹夹住破口近侧的瘤体，暂时止血后再继续分离瘤颈。

经颞上回途径：适用于动脉瘤破裂后合并颞叶脑内血肿者。切开颞上回脑皮质，进入血肿内，清除血肿，但要注意留下与动脉瘤粘连紧密的少量血块不必清除，以免招致破裂。这种途径的缺点也是不能先显露载瘤动脉的近侧段，且在血肿中寻找动脉瘤也有困难。优点是清除血肿有助于脑的塌陷，避免分离脑底池和外侧裂的步骤。但最终还是要进入外侧裂才能充分显露动脉瘤和瘤颈。如血肿在额叶内，也可切开额叶进入。

（3）分离动脉瘤：位于大脑中动脉主干 M1 段上的动脉瘤，显露大都不困难。位于大脑中动脉主干分叉部的动脉瘤，需辨明与上主支和下主支的关系。此处动脉瘤体常较大，与主支粘连紧密，初看似无瘤颈，但经仔细分离，发现仍是可夹闭的。有的主支从瘤体上发出，确实分不出瘤颈，无法夹闭。只得夹闭或缝合动脉瘤暂时切断一个主支，待夹闭完成后，再将此主支重新吻合于主干或另一主支上，或将动脉瘤包裹以加固瘤壁。分离动脉瘤时如果破裂出血，可在主干上夹一个暂时性动脉夹，但应将动脉夹夹在大的豆纹动脉发出处的远侧，以保证基底节的供血。如果不得不夹在其近侧，则阻断时间必须很短，一般不应超过 10 分钟，否则会使基底节缺血。如夹闭主干后动脉瘤仍然出血，表明是从各主支反流来的血液，过多的反流会使邻近的脑区由于侧支循环的盗血而发生缺血，所谓“唧筒效应”。此时应将主支也暂时夹闭，然后尽快地分离出瘤颈。

（4）夹闭动脉瘤：夹闭大脑中动脉主干上的动脉瘤时，慎勿将其分支包括在瘤夹内。主干分叉部的动脉瘤的瘤颈有时较宽，宜用双极电凝使其缩窄而后夹闭。如动脉瘤内有粥样变或血栓形成时，可先控制血流，切开瘤壁，清除血栓和粥样变性物质，再用电凝缩窄瘤颈即易于夹闭。

7. 大脑中动脉瘤夹闭术中注意要点

（1）保护穿动脉：M1 段发出的穿动脉变异很多。有的为管径大小相仿的细小分支，有的为一粗大分支然后再分成若干细小的分支。在处理 M1 段动脉瘤时易损伤这些穿动脉。

（2）正确辨认大脑中动脉主支的分叉部：一般情况下，M1 段外侧依次分出钩回动脉、颞极动脉和颞前动脉。这些动脉比大脑中动脉的主支（M2）细，很易辨认。有时在 M1 段外侧发出一支粗大的颞总动脉，从这支动脉再发出颞极、颞前动脉和通常由 M2 段发出的颞中动脉与颞后动脉。如果不注意此点就会错认主干的分叉部，而在该处找不到动脉瘤。

【**典型病例**】

患者男性，68 岁，进行性意识障碍饮水呛咳 15 天，加重 1 天。影像学检查提示右侧大脑中动脉动脉瘤（图 2-252～图 2-257）。

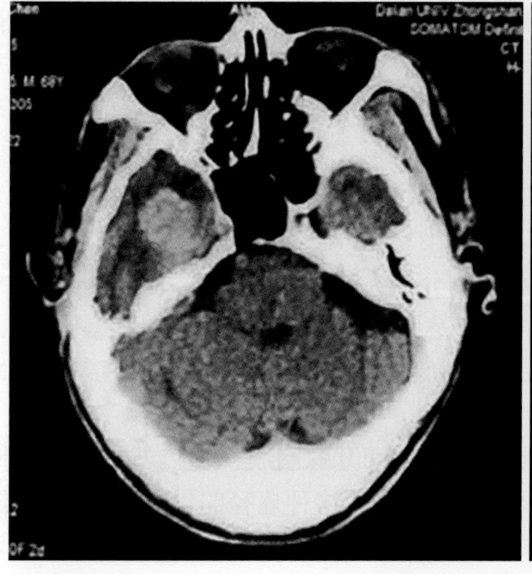

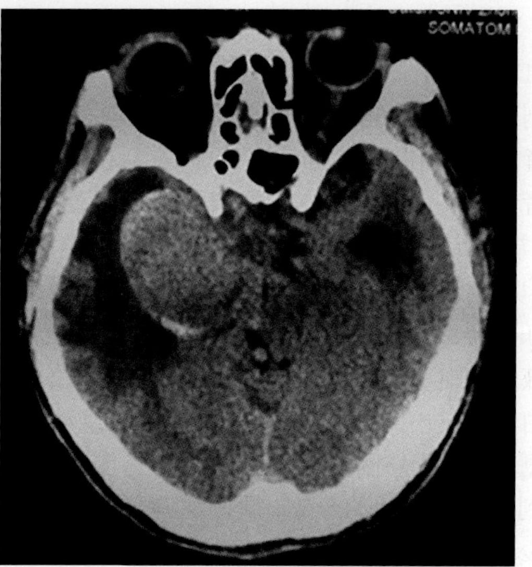

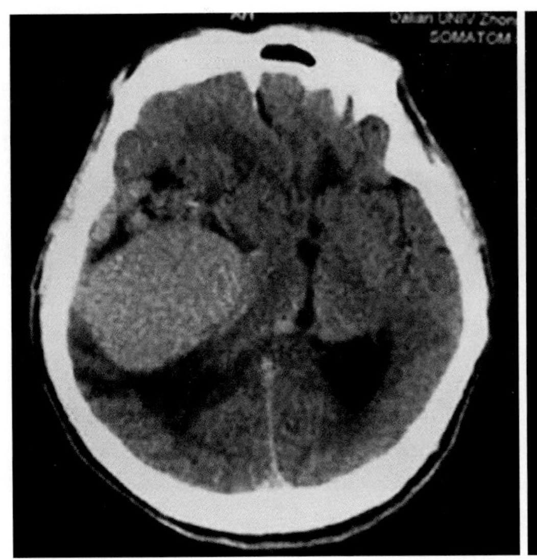
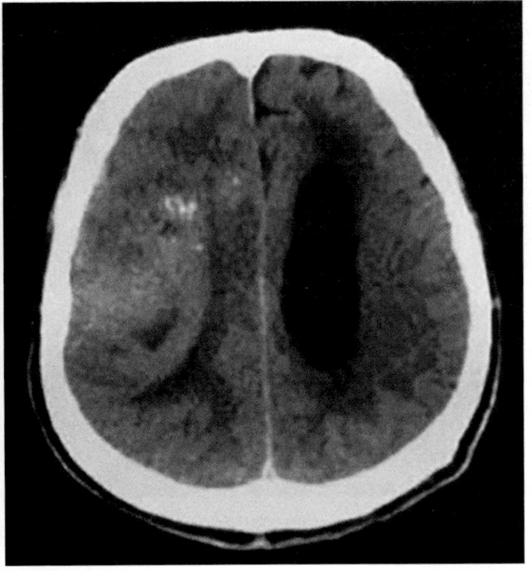

图 2-252　术前 CT

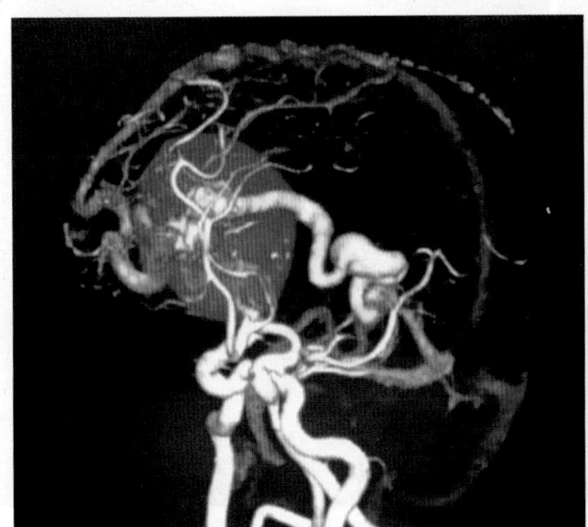
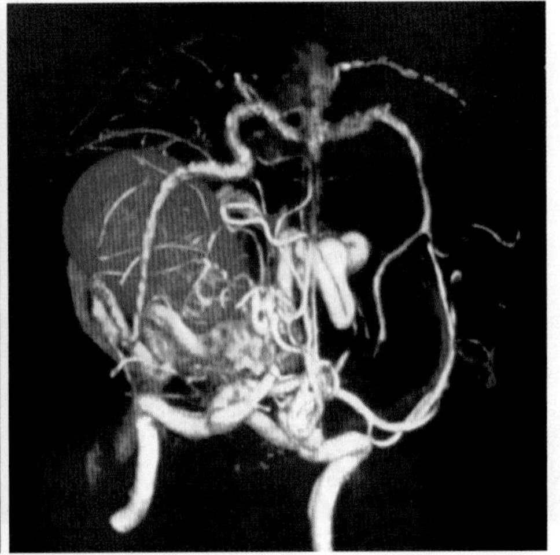

图 2-253　术前头颈部 CTA

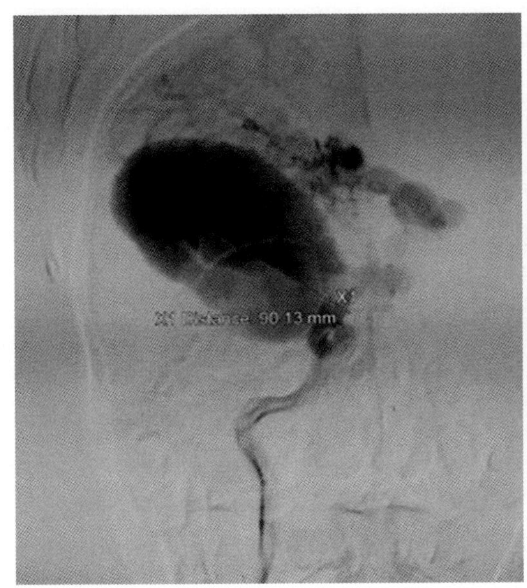

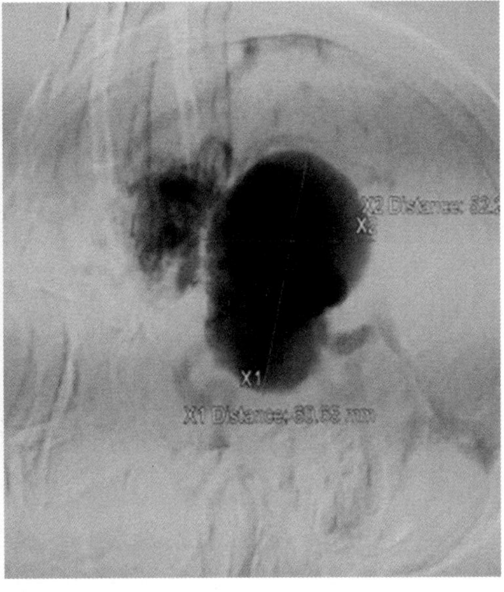

图 2-254　术前 DSA

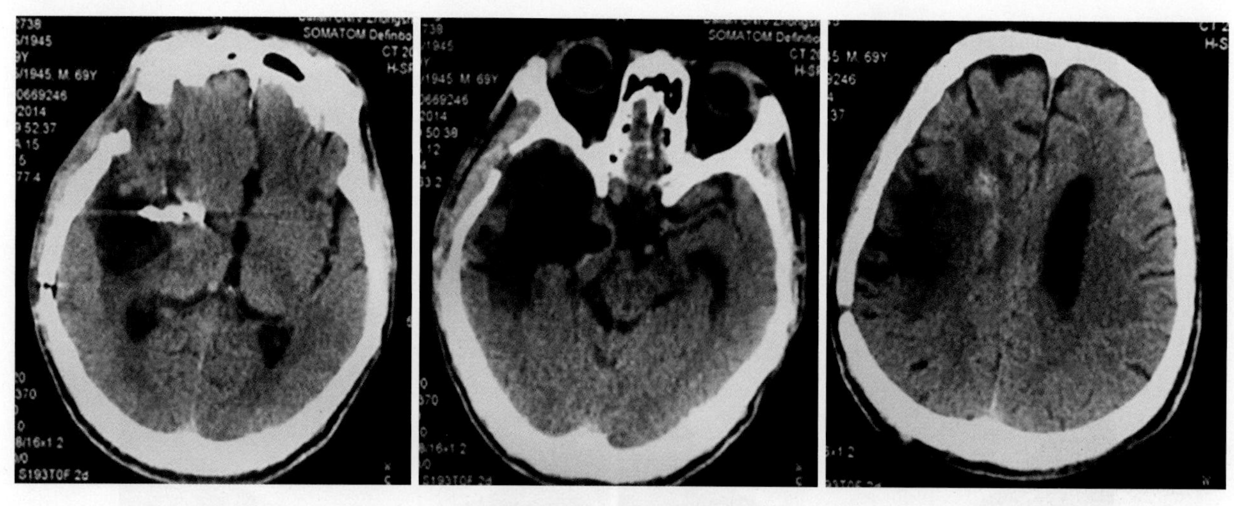

图 2-255 术后头部 CT

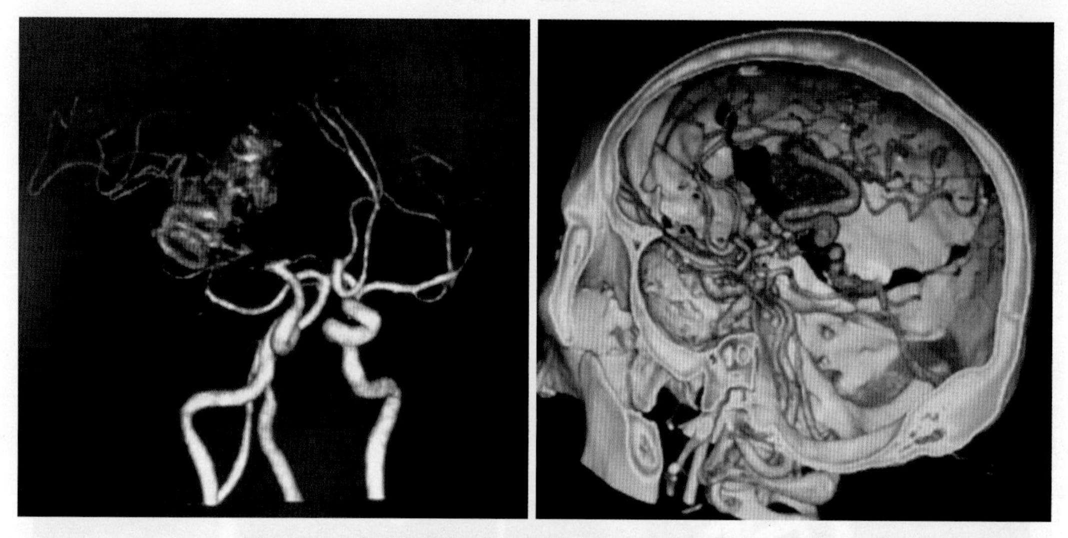

图 2-256 术后头颈部 CTA 右侧大脑中动脉动脉瘤不显影

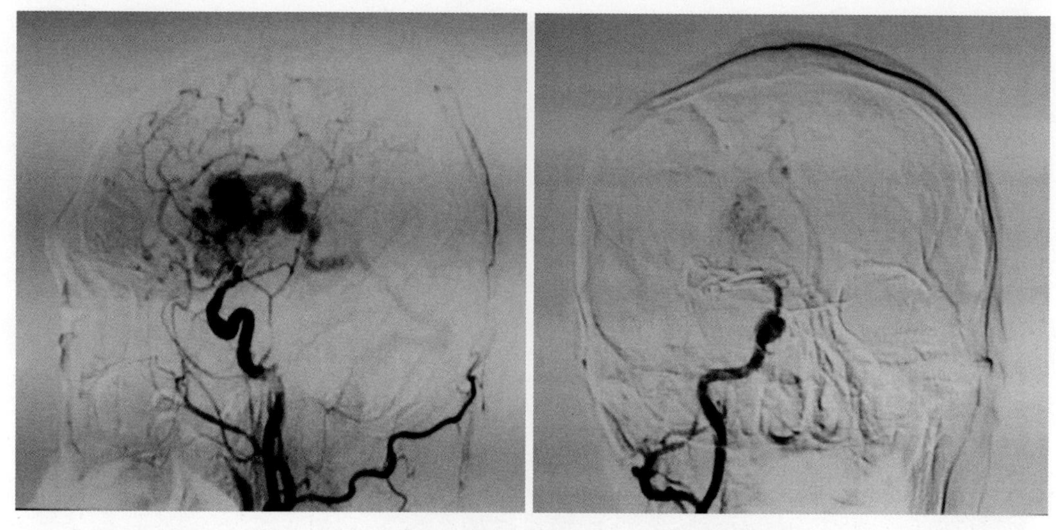

图 2-257 术后 DSA 提示右侧大脑中动脉动脉瘤消失

（张绪新）

（三）术中颅内动脉瘤破裂

1. 概述　在动脉瘤显微外科手术中最值得注意的灾难性后果就是术中动脉瘤破裂，控制动脉瘤术中破裂对于减少术后并发症非常重要。以往的报道中动脉瘤术中破裂的概率为7%～35%。与动脉瘤术中破裂的相关因素包括术者的经验、动脉瘤的形状及大小、动脉瘤破裂史。

Batjer和Samson报道，在未出现术中破裂的动脉瘤手术中88%预后良好，而在术中破裂的病例中降至62%。一篇关于颅内动脉瘤治疗后破裂的综述报道，动脉瘤术中破裂导致的死亡率和致残率为18%～31%。介入治疗时动脉瘤破裂的概率低，许多研究报道为1%～9%，但是处理可能更为困难。

2. 术中颅内动脉瘤破裂情况及处理

（1）显露过程中动脉瘤破裂：尽管显露过程中动脉瘤破裂不常见，其比例不足10%，但是一旦出现就是灾难性的后果。在此阶段术者还没有机会搞清楚动脉瘤周围血管的相关解剖关系，甚至还没有开始显微解剖。

手术的早期阶段是指从术者进入手术室到开始血管的显微解剖。此阶段有很多潜在的因素会导致动脉瘤破裂：插管阶段麻醉深度不够，扎针输液过程的血压大范围波动等都可以导致动脉瘤破裂。术者在打开骨瓣的过程格外小心。钻孔动作过大，特别是处理蝶骨小翼的过程中，操作引起的震动会传递至动脉瘤的顶部，导致动脉瘤的破裂。过度释放脑脊液会改变动脉瘤的跨壁压，导致动脉瘤壁的不稳定。

在手术的早期尽量避免牵拉与瘤顶粘连的脑叶。特别是在后交通动脉瘤和脉络膜前动脉瘤手术中，早期对于颞叶内侧的牵拉可能会因瘤顶牵拉导致术中动脉瘤破裂。大脑中动脉瘤常常位于颞叶的外侧与颞叶的表面粘连，因此在显露动脉瘤颈部的近端及M2分支时应该首先用吸引器轻柔地牵拉额叶是比较安全的。

合并颅内较大血肿的患者，如大脑中动脉瘤合并额颞叶血肿，清除血肿减压的时候要倍加小心。过多地清除血肿可能会导致瘤壁的不稳定，而导致动脉瘤破裂。若过少地清除血肿，术者可能会过度牵拉支撑动脉瘤的脑组织，此操作同样会破坏动脉瘤的稳定性。

若动脉瘤在暴露前或得到控制前破裂，术者应该清除出血尽量保持术野清晰，然后快速地分离供血动脉或动脉瘤。有时候用一个粗头吸引器快速吸除出血并寻向出血的部位就可以解决问题。如果是前循环的动脉瘤，压迫颈动脉或许可以减慢出血有利于控制出血。术者的最终目标就是通过临时夹闭供血动脉的近端控制近端的血管，这样才能控制出血及分离瘤颈并进行夹闭。出血后不去控制近端血管出血而快速关颅，想去依赖脑组织的张力去压迫血肿的做法是不做推荐的，其可能会产生不良后果。

假如术者能够沿着喷血的地方找到出血点，可以用一个松软的棉团压在动脉瘤囊壁出血处控制出血。还可以用一个自动吸引器压住棉团上而控制出血，然后腾出术者的双手去处理动脉瘤。这时术者必须小心注意不能过度地压迫动脉瘤以免使得破口扩大。还有一种选择就是用临时阻断夹“盲目地”夹住周围的近心端血管暂时简单地控制这种大出血。

（2）在分离过程中未控制近端供血前动脉瘤破裂：在上面所提到的分离动脉瘤前或显露过程中破裂出血一般与术者的前期外部操作有关。当动脉瘤分离过程中破裂，一般是由于术者不佳的手术操作手法所致。幸运的是在此阶段破裂与暴露过程破裂相比要有更多的挽救机会。此阶段动脉瘤破裂的关键因素可能是术者对动脉瘤周围相关血管的解剖了解不够，如瘤顶、瘤颈的位置及周围重要的动脉血管。通过额颞入路锐性分离并打开侧裂安全地显露前循环动脉瘤，通过脑池释放脑脊液，放松脑组织，降低术中破裂的风险，减少或尽量不用牵开器牵拉。多数的动脉瘤术中破裂是由于随意地钝性分离而不是锐性分离，锐性分离是显微外科操作中一项减少并发症的标志性技术。轻微的钝性分离主要在蛛网膜与血管壁轻度的粘连时用较细的剥离子轻柔操作。在此阶段处理动脉瘤术中的破裂的时候需要的是术者的技巧和果断的决策。术者如果此时保持镇静，能够控制出血，谨慎适度地操作可能会有一个良好的结果，术者在术中睿智娴熟的手术技巧才是最重要的。

第一步是用两个粗大的吸引器吸干净术野，辨别出血的部位。如果出血的血管显露不佳一般用吸引器头部沿着出血去寻找动脉瘤，接下来用一个小棉片置于出血汹涌的破口上方，然后用吸引器头将棉片压在破口上控制出血。用吸引器准确地控制出血部位后将责任血管四周分离以备临时阻断或实验性地夹闭动脉瘤或血管破口。如果此时需要术者双手操作来分离血管结构可以用一个自动牵开器小心地压在破口上。有时可实验性地夹住瘤顶的破口然后完全分离瘤颈后重新调整动脉瘤夹完全夹闭瘤颈。

最重要的是术者一定不要慌乱盲目地随意夹闭动脉瘤，因为这样可能会使得瘤顶的破口撕大或扯断周围的穿支血管。建议使用远近两端同时临时阻断局部的循环后去分辨动脉瘤周围的血管结构，如供血动脉及重要的毗邻血管。

如果需要临时阻断务必要避免此时术中低血压，建议使用脑保护剂如依托咪酯。如果不能临时阻断，强烈建议静脉注射腺苷使临时心脏停搏后再处理。如果术者出现恐慌必定会做出错误或荒谬的决定从而导致不良后果。

(3) 载瘤动脉近端完全控制后破裂：此时动脉瘤破裂后可以明确地控制出血点。

(4) 夹闭前动脉瘤破裂：在动脉瘤分离的最后阶段且在夹闭前，此时的动脉瘤破裂一般与术中的钝性分离有关。在夹闭前术者如果没有临时阻断而去挑战瘤壁张力较高的动脉瘤，常常会导致动脉瘤破裂。为了安全有效地夹闭动脉瘤，避免危险操作，一般会短时间临时阻断载瘤动脉的近端(5 分钟内)，如果需要延时则需要松开两分钟后再阻断。然后吸引器头轻推瘤壁看瘤壁是否松弛，若阻断后瘤壁没有松弛，术者应该检查阻断夹是否夹住了供血动脉或是否出现了由于动脉硬化而导致的夹闭不全，此时可以使用两个临时阻断夹，但是有时很难临时阻断伴有动脉硬化的颈内动脉，而且也是不安全的。此阶段动脉瘤的术中破裂还可能与术者对于动脉瘤及其周围的分支血管结构或穿支动脉的解剖不熟悉有关。过度地分离瘤顶的穿支血管也会导致术中破裂。临时阻断技术可以降低术中破裂的风险且有利于动脉瘤的分离；有利于分理出瘤颈周围更广阔的操作空间而不需要去吸除脑组织或过多使用牵开器。

此时动脉瘤术中的破裂的处理需要术者辨清周围的解剖及完全地分离动脉瘤周围的血管结构。需要沿动脉主干及分支自近端向远端分离直至显露瘤颈及周围的穿支血管，这样动脉瘤才能够被永久性夹闭。如果瘤颈的远端无法显露，夹闭后不能控制出血，则可能是动脉瘤夹不够长导致的瘤颈夹闭不全，或者是瘤颈有破口，此时需要再次临时阻断来保障进一步操作，控制载瘤动脉的近端后，一般用吸引器把小棉片压迫在破口就可以很容易地控制出血。

(5) 夹闭过程中破裂：在夹闭瘤颈的过程中破裂出血与许多因素有关。如果动脉瘤颈部分离不全且术者盲目地夹闭，动脉瘤夹叶片可能会将瘤颈或囊壁刺破。在完全分离的瘤颈中叶片的尖端在沿着颈部前进的过程中也可能会损伤出血。

1) 如果使用不恰当型号的动脉瘤夹，进入动脉瘤的血液压力增高导致瘤囊内的血流动力学改变，导致动脉瘤破裂出血。一般这种情况见于颈部椭圆形或宽颈动脉瘤，也可见于动脉瘤夹长度不够。

2) 除了动脉瘤夹的型号和位置的原因，还有夹闭不全的因素，主要因为瘤颈的动脉硬化和 / 或垂直而不是平行载瘤动脉夹闭。这种技术失误常见于后交通动脉瘤。

3) 瘤颈合并动脉硬化夹闭不全可导致术中破裂。如果硬化斑块位于瘤颈近端，则需要使用去夹闭瘤颈的远端。

4) 假如夹闭瘤颈后有中等程度的出血，术者需要检查动脉瘤夹叶片是否完全夹闭颈部，如果夹闭完全，应该考虑到是否叶片闭合不彻底。夹闭城角及 L 型动脉瘤夹比直型夹的夹闭力度都要小。

5) 多数的动脉瘤破裂位于动脉瘤的顶部。最危险的情形就是瘤颈撕裂，可发生于伴有硬化斑块的瘤颈，或者在盲目夹闭的过程中动脉瘤夹的叶片刺破颈部。在这种情况下如果尝试去在瘤颈的根部再去防止动脉瘤夹可能会造成载瘤动脉的狭窄或阻断。瘤颈撕破后去缝合几乎是不可能的，只会造成更大的撕裂。比较合理的做法是使用森 - 基右弯角形颅内动脉瘤夹这种工具可以重造血管腔。但是此型动脉瘤夹使用困难，如果型号大小不匹配可能会阻断穿支血管或邻近的分支。此时采用棉片压迫夹闭的方式是有效的。

瘤颈撕破后棉片压迫夹闭的技术：术者将小面片置于破口之上用动脉瘤夹在破口上方夹住棉片与瘤颈压住破口，棉片作为一个有力的支撑压住破口且不会造成载瘤动脉的狭窄。

如果由于瘤颈的破口太靠近根部而无法夹闭，可将一个小棉片放在破口上方用吸引器顶住控制出血，保持术野清晰，然后再用动脉瘤夹跨过棉片及瘤颈将破口夹住，棉片作为一个有力的支撑压住破口且不会造成载瘤动脉的狭窄。如果实在没有办法，可以使用永久性动脉瘤夹阻断供血动脉而孤立动脉瘤，这样虽然是控制了动脉瘤但是可能出现术后脑缺血等并发症。如果怀疑侧支循环较差，必要时可采用颅内-颅外或颅内-颅内动脉搭桥手术。

3. 不同类型动脉瘤术中破裂的预防及处理

（1）前交通动脉瘤：复杂的局部血管解剖及血管变异（包括前交通动脉复合体的转角）可能会迷惑术者。由于动脉瘤周围有众多的穿支血管和毗邻血管，如双侧的A2、下丘脑的穿支血管等，需要仔细地分离瘤颈及瘤顶。术中高风险的操作增加了前交通动脉瘤术中破裂的风险。

夹闭不全主要是由于瘤颈的显露不充分，特别是对于上方及后方指向的动脉瘤分离显露过程中问题尤为显著。下方指向的动脉瘤会阻碍控制对侧A1的近端。临时阻断技术可使得动脉瘤囊壁塌陷有助于精准夹闭，而且在夹闭过程中避开众多的分支血管减少牵开器的使用。

对于前、上指向的动脉瘤，使用直开窗夹（同侧的A2位于窗孔内）常常会得到满意的结果。术中破裂出血多见于术者不熟悉瘤颈远端至前交通动脉复合体与对侧A2之间的关系而盲目地放置动脉瘤夹。使用动脉瘤夹叶片盲目地分离瘤颈可能会导致瘤颈严重撕裂。小型动脉瘤因在显露过程中需要来回拨动其瘤顶而带来麻烦。软膜下切除直回直至足够的近端显露是安全的。最后，根据术前的影像清晰正确地辨认手术区域相关血管的解剖可降低术后并发症发生率。

（2）大脑中动脉瘤：扩大分开外侧裂可以提供足够的空间去处理大脑中动脉及其分支精准地夹闭大脑中动脉分叉处的动脉瘤，常见的瘤颈部位的动脉硬化或钙化会导致夹闭不全。遇到侧裂内明显的出血，如果不去控制大脑中动脉近端会使得术者很难去暴露瘤顶。多数的动脉瘤术中破裂出血使用棉片压迫出血点就很容易控制，这是因为相对于前交通瘤显露过程中的狭小空间而言大脑中动脉瘤分离过程中有着足够的空间且分离操作部位较表浅。处理与瘤顶粘连的毗邻或过路血管是导致动脉瘤术中破裂的常见原因之一。临时阻断M1段后可以安全地将这些附壁的过路血管分开。在低血流状态下如果在分离过程不慎刺破动脉瘤可用一个小棉片压在出血部位的顶端然后完成永久性夹闭。

（3）后交通动脉瘤：由于作为载瘤动脉的颈动脉内的高血流量，使得此型动脉瘤更容易出现术中破裂。垂直颈动脉夹闭似乎是导致动脉瘤术中破裂的主要原因，因为后交通动脉瘤瘤壁较厚、垂直颈动脉夹闭会导致叶片的不完全闭合、血管内的血流动力学紊乱，最终导致瘤体破裂。垂直夹闭常常对于瘤颈大小判断不足会导致倾斜地部分夹闭瘤颈（特别是对于大型动脉瘤而言）。在没有临时阻断颈内动脉的情况下过多地分离与瘤体粘连的脉络膜前动脉可能会导致术中破裂。鉴于以上原因，使用直的或成角的开窗夹（颈内动脉位于窗内）平行于颈内动脉长轴的方向夹闭瘤颈会得到良好的效果。因为在开窗夹中带有窗孔没有必要强行过度地分离包括脉络膜前动脉在内的一些贴附的血管。

（4）小脑后下动脉动脉瘤：在小脑后下动脉远端与小脑扁桃体粘连的动脉瘤术中避免过度地牵拉小脑。前方指向的小脑后下动脉近端动脉瘤中瘤体可能会与斜坡的硬膜粘连，分离的过程中可能会撕破动脉瘤基底部。由于小脑后下动脉较细瘤颈的撕裂会对其产生明显的损伤，棉片压迫夹闭技术在此情况下可挽救载瘤动脉。垂直小脑后下动脉夹闭会导致血管狭窄或夹闭不全。

4. 注意事项

（1）夹闭前动脉瘤破裂的主要原因：①随意地钝性分离和过度地脑组织牵拉。②使用钝性剥离工具在动脉瘤周围盲目地分离且无法正确辨认动脉瘤周围血管解剖关系。③在视野显露不充分的情况下盲目地放置动脉瘤夹，并企图用动脉瘤夹的叶片完全分离瘤颈。面对搏动的瘤体，紧张的术者为了避免其破裂而急切地实施永久性夹闭。④在没有临时阻断的情况下去挑战大型动脉瘤而实施过多的操作导致动脉瘤破裂。载瘤动脉夹闭不全或是因为动脉硬化无法完全夹闭导致的临时阻断不全。

处理措施：①仔细辨认手术区域内的血管解剖关系，能使术者沿着血管及其分支由近及远到达动脉瘤的预定部位。②临时阻断载瘤动脉可提供充足的空间来分离动脉瘤及瘤颈，从而能够更加精准地实施永久性夹闭。③临时阻断后，松弛的瘤囊更易于术者在夹闭前对于决策做出更加成熟的判断（通过轻推瘤壁可以探查周围情况）。④如果瘤颈的远端无法显露且夹闭后不能控制出血，要想到瘤颈撕裂出血，需要临时阻断后彻底探查。

（2）夹闭过程中动脉瘤破裂的主要因素：①夹闭不全导致瘤囊内的血流压力增加从而导致破裂。②瘤顶与周围的脑组织粘连、夹闭过程中的瘤顶回缩会导致夹闭不全。③瘤颈的粥样硬化斑块导致夹闭不全与术中破裂。④在解剖学条件允许的情况下，平行于载瘤动脉的长轴夹闭瘤颈是必要的，特别是对于直接起自颈内动脉的动脉瘤。垂直夹闭可能会导致夹闭不全及动脉瘤夹脱落。

处理措施：①在实施夹闭前一定要充分了解动脉瘤的解剖关系。②对于大型且周围粘连的动脉瘤，仔细地分离瘤体和瘤顶以防在夹闭过程中牵拉瘤顶。③对于瘤颈合并动脉硬化的宽颈动脉瘤，为了防止夹闭不全应该提前考虑并排双重夹闭的方法。

（3）动脉瘤破裂破血及处理小结：动脉瘤在暴露、分离和夹闭的任何步骤中均可能破裂。对于指向前方下方的前交通动脉瘤，大多与前颅底的蛛网膜粘连，脑压板对额叶的牵拉可能牵拉瘤体导致动脉瘤破裂，须分离外侧裂逐步牵拉，避免大幅度牵拉。部分后交通、脉络膜前动脉瘤，过早牵拉颞叶内侧面易导致动脉瘤破裂。指向外侧、与颞叶粘连的大脑中动脉瘤，应避免牵拉颞叶。一旦发生破裂，用大号吸引器循着出血吸引出血点，迅速暴露载瘤动脉，游离和处理动脉瘤。

动脉瘤破裂出血在游离时较常见，最可能原因为术者对相关血管解剖结构如动脉瘤体、瘤颈及重要穿支动脉等不熟悉。另外，钝性分离也是术中动脉瘤破裂的主要原因。应在直视下轻柔地游离动脉瘤，对纤维束带应锐性分离。未行载瘤动脉阻断时动脉瘤破裂，先用两把吸引器迅速清除术野血液，找到动脉瘤破口。用一把吸引器对准出血点，防止血液继续流入术野，并迅速完成血管解剖分离，暂时阻断载瘤动脉或永久夹闭瘤颈。在某些情况下，可在瘤顶破裂部位采用临时夹闭技术止血，然后进一步分离并最终完成夹闭术。术者应避免盲目匆忙尝试直接夹闭动脉瘤，这样易导致动脉瘤颈撕裂，甚至瘤周穿支血管。相反，需在载瘤动脉近、远段临时阻断的情况下进行动脉瘤游离。在难以控制的出血情况下，通过静脉注射腺苷引起短时心脏骤停，导致低血压，能够有助于迅速分离和临时夹闭。

动脉瘤破裂出血在夹闭瘤颈时最常见。若瘤颈未完全暴露，术者尝试盲目夹闭会引起瘤颈撕裂。不全夹闭瘤颈可能导致出血，常见于瘤颈处粥样硬化斑块、垂直非平行于载瘤动脉夹闭、瘤夹选择不当等。若第一枚瘤夹未能充分夹闭，可以尝试第二枚长夹平行夹闭。若瘤颈处有粥样硬化斑块，开窗夹的应用可以增加瘤颈远端的闭合力。动脉瘤破裂多好发于瘤顶，而瘤颈撕裂最危险。瘤颈近端尝试夹闭会导致载瘤动脉狭窄或闭塞，瘤颈修补缝合困难且易造成撕裂加剧。特制的管状动脉夹夹套在动脉上，重塑载瘤动脉，缺点是直径选择不当可能引起瘤颈近邻的穿支血管闭塞。Spetzler 等推荐脑棉夹闭技术控制瘤颈撕裂出血，将一小片脑棉覆盖于出血部位，动脉瘤夹跨越脑棉夹闭撕裂破口，并保持载瘤动脉通畅。若无法处理动脉瘤破口，可孤立破裂处载瘤动脉，并行颅内 - 颅外血管或颅内 - 颅内血管吻合。

（关俊宏　张绪新）

（四）未破裂颅内动脉瘤夹闭术

1. 概述　蛛网膜下腔出血（SAH）是一种高死亡率和发病率的严重疾病，所以几十年来西方国家仍积极处理偶然发现的未破裂颅内动脉瘤（unruptured intracranial aneurysm，UIA），它们可能是偶然发现的，也可能与破裂颅内动脉瘤同时发现（多发动脉瘤）。未破裂颅内动脉瘤一般分为以下几类：无症状性偶然发现的动脉瘤、症状性动脉瘤和 SAH 非责任未破裂颅内动脉瘤（多发动脉瘤）。通过外科手术或介入治疗未破裂颅内动脉瘤，可以降低严重 SAH 导致的高死亡率和高发病率。但是由于目前研究人群数量小且随访时间不足，故 UIA 的自然史、血管内介入治疗和手术治疗的风险及导致动脉瘤破裂的危险因素尚不十分明确。最终治疗颅内动脉瘤的方案由不同中心的神经外科医师和神经放射医师的经验决定。最后，无论选择何种治疗方案，未破裂颅内动脉瘤患者均应戒烟并积极治疗高血压。研究表明，起源于前循环的动脉瘤更容易破裂，甚至是瘤体直径较小者。未破裂颅内动脉瘤的治疗，应综合考虑具体患者的风险因素及动脉瘤的血管构筑，而不能仅凭动脉瘤的大小而定。

2. 适应证　未破裂颅内动脉瘤患者接受手术治疗应满足：年龄 <60 岁（开颅手术），动脉瘤直径 ≥7mm 的老年患者且无禁忌证及严重疾患病史（开颅手术或血管内治疗）。高龄和缺血性卒中史患者应优先考虑血管内治疗。

症状性动脉瘤患者不论年龄如何均应进行动脉瘤闭塞治疗，这是因为症状可能是由于动脉瘤渗血或生长所致，提示近期可能会出现严重的动脉瘤破裂事件。

3. 手术方法

（1）前循环动脉瘤显微手术方法

1）术前准备：CTA 和 MRA 识别动脉瘤，CTA 还可以显示动脉瘤壁内钙化情况和评估载瘤动脉与前床突位置关系，脑血管造影是评价动脉瘤的金标准。

2）麻醉及体位：采取全身麻醉，仰卧位，根据不同部位动脉瘤选取相应合适头位。在通常情况下，大脑中动脉动脉瘤、颈内动脉动脉瘤、前交通动脉瘤手术时，头部旋转角度分别为 30°、45°、60°。

3）手术入路与操作程序

A. 切口：额颞开颅术适用于绝大多数颅内动脉夹闭手术，由颧骨起始曲线延伸至中线画出翼点入路皮肤切口标记，以 10 号刀片切开皮肤及筋膜到达眶缘，切口端距离耳屏越近位置越高则损伤面神经可能性越低，尽量保留颞浅动脉。

B. 颞肌处理：可分为单瓣法和双瓣法处理颞肌。

C. 开颅：大脑中动脉动脉瘤可仅钻取 3 枚骨孔，对于前交通动脉动脉瘤及颈内动脉瘤需扩大骨窗范围。

D. 切除颅骨：动脉瘤部位不同，切除范围也随之不同。一般常见动脉瘤，颞骨切除范围自侧裂至侧裂下约 2 横指。对于大脑前动脉瘤及颈内动脉动脉瘤，需采取 M-8 号钻头研磨蝶骨嵴，直至与颅前窝底呈水平。

E. 切开硬膜：以侧裂为中心 U 形切开硬膜，硬膜充分止血，应用 4-0 Neurolon 线悬吊硬膜。

F. 分离与夹闭动脉瘤：在剪开硬膜前需备好吸引器及显微镜，防止硬膜剪开后跨壁压变化造成动脉瘤破裂出血。分离蛛网膜并打开颈动脉池释放脑脊液，以便于脑组织进一步自然塌陷，剥离动脉瘤近端动脉，获得充分操作空间后，尝试夹闭动脉瘤。对于未破裂颅内动脉瘤，可以先在一定程度上大致找到瘤颈位置，在术中情况允许状态下，预先对瘤顶部及周围组织进行剥离，然后将动脉瘤瘤体与周围粘连组织完全剥离，使动脉瘤处于可完全移动状态后夹闭。注意避免夹闭分支动脉。

G. 关颅：严密缝合硬膜至水密封状态，将骨瓣原位还纳并固定，分层缝合颞浅筋膜及帽状腱膜，订皮器缝合头皮。

4）手术要点

A. 尽量减少对脑叶的牵拉。

B. 尽量解剖游离穿支血管，避免夹闭穿支血管。

（2）后循环动脉瘤显微手术方法

1）术前准备：CTA 和 MRA 识别动脉瘤，CTA 还可以显示动脉瘤壁内钙化情况和评估载瘤动脉与前床突位置关系，脑血管造影是评价动脉瘤的金标准。

2）麻醉及体位：采取全身麻醉，大部分前循环动脉瘤可通过翼点入路进行处理，但后循环动脉瘤的外科手术要求熟悉多种手术入路。患者体位固定后必须检查头部位置，避免颈部有张力，以保证静脉回流。身体受压部位必须用护垫保护好。

3）手术入路与操作程序

A. 切口：基底动脉顶端、大脑后动脉、小脑上动脉的动脉瘤可采取颞下入路，皮肤切口起自颧弓根部位至外耳道前数厘米，颞肌随皮瓣一起翻开；小脑前下动脉和基底动脉主干中部动脉瘤可采取经岩部入路和乙状窦后入路，经岩部入路可使术中对小脑牵拉最小化，以外耳道为中心取弧形皮肤切口，皮瓣设计应充分暴露颅中窝底、外耳道后方及乳突。乙状窦后入路矢状位皮肤切口位于乳突后约 3.00cm。小脑后下动脉、椎动脉和基底动脉连接处的动脉瘤可采取枕下外侧入路，取旁正中直行皮肤切口显露同侧枕下区域。

B. 开颅：开颅时骨窗设计需尽可能靠近颅底，为动脉瘤瘤颈的分离及夹闭提供最大限度的暴露和手术操作空间。

C. 切除颅骨：颞下入路骨窗下缘与颅中窝点持平；经岩部入路乙状窦周围骨质的磨出范围需达到颈静脉球的乙状窦起始部；乙状窦后入路切除枕下颅骨以充分暴露同侧横窦、横窦 - 乙状窦结合部及乙状窦。枕下外侧入路行单侧枕下颅骨切除术，骨窗可延续至枕骨大孔。

D. 切开硬膜：颞下入路切开硬膜后应仔细辨认 Labbe 静脉并予以保护，避免静脉血脑梗死；乙状窦后入路沿乙状窦走行打开硬脑膜，并在横窦-乙状窦结合部上方及乙状窦下方做侧切口。

E. 分离与夹闭动脉瘤：在剪开硬膜前需备好吸引器及显微镜，防止硬膜剪开后跨壁压变化造成动脉瘤破裂出血。分离蛛网膜，所有解剖结构都应保持无张力状态，蛛网膜分离不充分会造成脑组织张力过高，及相关结构的损伤。对于颞下入路，缝合固定小脑幕有利于扩大显露，并仔细辨认同侧神经及血管；乙状窦后入路应开放小脑延髓池；枕下外侧入路应锐性打开枕大池放液。根据全脑血管造影，掌握所有穿支血管的走向。邻近动脉瘤或自动脉瘤发出的所有穿支血管需要完整解剖游离，以确保不会被夹闭。沿载瘤动脉寻找动脉瘤，避免途中对血管及神经的损伤。与前循环未破裂颅内动脉瘤夹闭方式相同，将瘤体与周围粘连组织完全剥离，使动脉瘤处于可完全移动状态后夹闭。

F. 关颅：严密缝合硬膜至水密封状态，将骨瓣原位还纳并固定，还纳前仔细检查骨瓣及骨窗缘，开放的窦和气房必须严密修补。订皮器缝合头皮。

4）手术要点

A. 在术中分离困难或术中动脉瘤破裂时，可临时夹闭载瘤动脉。

B. 小脑前下动脉和基底动脉主干中部动脉瘤乙状窦后入路时神经电生理监测应常规应用。

C. 充分释放脑池放液，扩大手术操作空间。

【典型病例】

患者女性，53 岁，右动眼神经瘫 1 周。查体：血压 128/84mmHg，意识清，精神可，问答合理，查体合作，右眼睑下垂，双侧瞳孔等大正圆，直径 3.0mm，对光反射灵敏，双眼视力正常，双眼视野正常；双侧鼻唇沟对称，伸舌居中，颈软，心肺未见明显异常，四肢肢体肌力 V 级，四肢无水肿，肌张力正常，巴氏征（-）（图 2-258～图 2-260）。

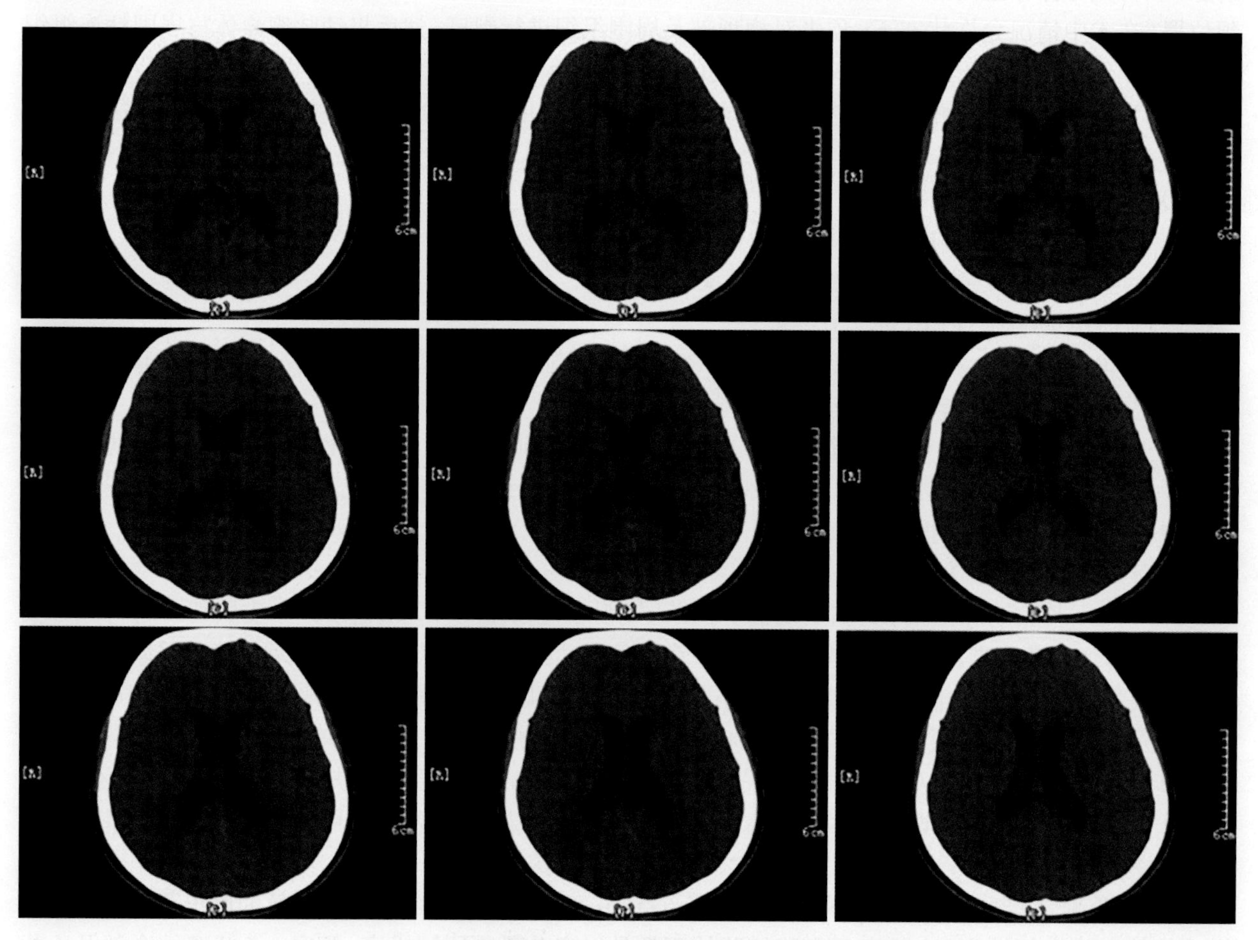

图 2-258 术前头部 CT

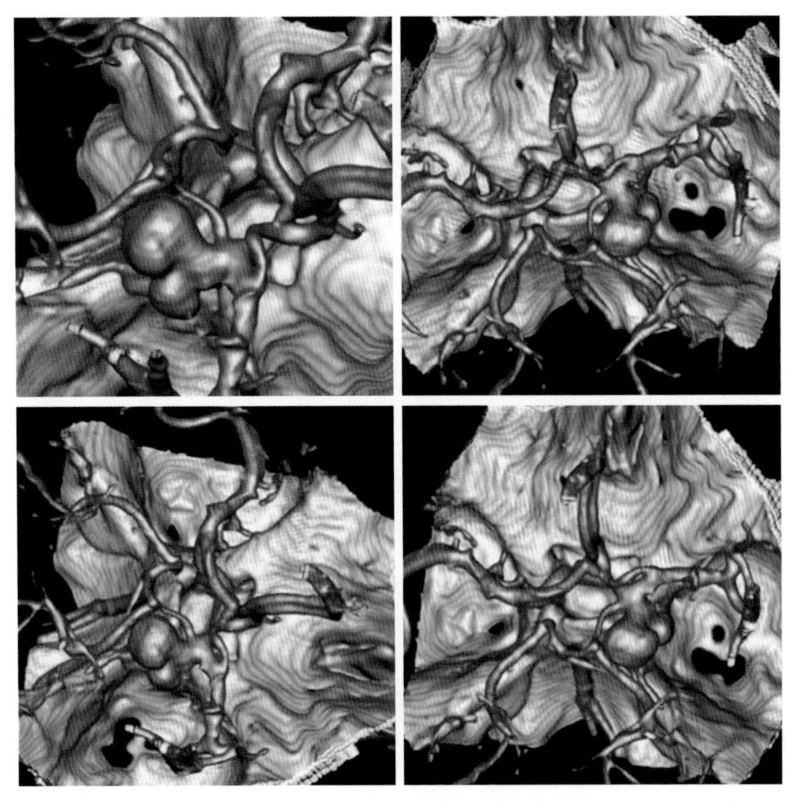

图 2-259 术前头颈部血管 CTA

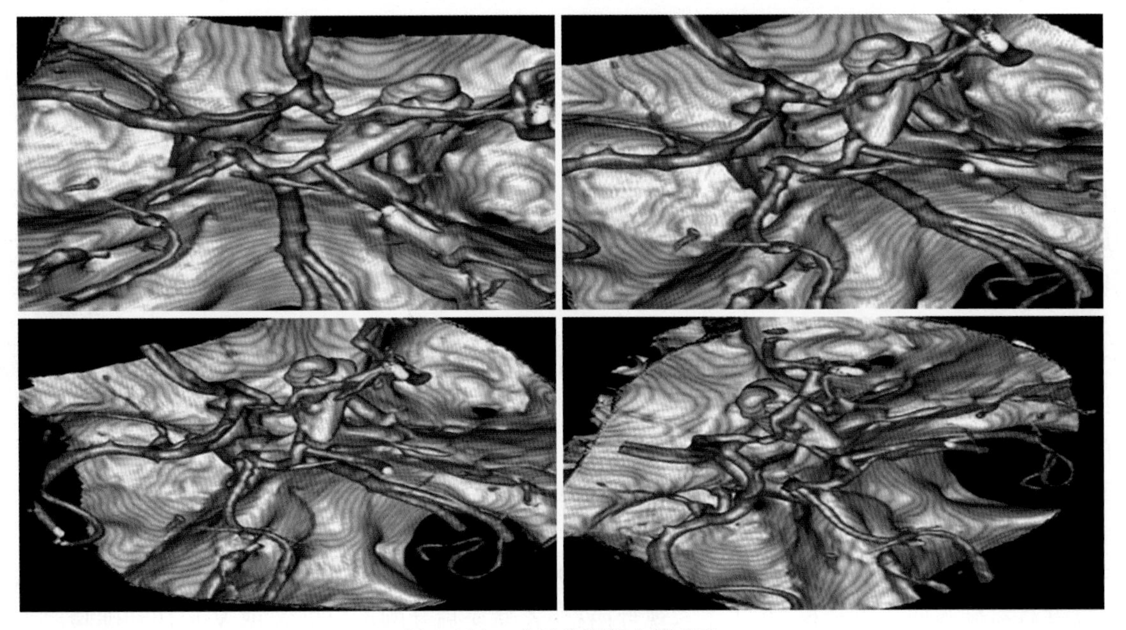

图 2-260 术后头颈部血管 CTA

（关俊宏 张绪新）

（五）破裂颅内动脉瘤夹闭术

1. 概述 颅内动脉瘤破裂出血症状可分为三类：颅内出血、局灶神经功能症状、脑血管痉挛。蛛网膜下腔出血最多见，其次为颅内血肿。蛛网膜下腔出血即突发剧烈头痛、呕吐、意识障碍、癫痫样发作、脑膜刺激征等。动脉瘤出血轻型为渗血、重型为囊壁破裂出血。我们可根据出血部位大致推测动脉瘤位置：大脑中动脉动脉瘤血肿多位于颞上、中回；瘤体凸向上方时，血肿可位于额叶及岛叶内。颈内动脉末端动脉瘤引起的血肿多位于额叶眶面外侧或颞叶内侧面。前交通动脉瘤的血肿多在额叶内侧。胼周动脉动脉瘤血肿多出现在扣带回。颈内动脉 - 后交通动脉动脉瘤血肿可由颞极内下部破入侧脑室颞角；大脑中动脉分叉处动脉瘤易破裂至颞角；前交通动脉瘤破裂出血可达侧脑室额角；胼周动脉动脉瘤破裂可达侧脑室额角。动脉瘤破裂后 3 周内容易再出血，且出血的患者 40%～65% 会死亡。局灶症状根据动脉瘤不同位置产生不同神经功能缺失症状，例如大脑中动脉动脉瘤可引起对侧偏瘫。基底动脉干及小脑前下动脉近端动脉瘤可表现为脑桥不同水平的压迫症状。蛛网膜下腔出血造成的血管痉挛主要围绕 Willis 动脉环及其周围。动脉瘤出血造成的血管痉挛以载瘤动脉近动脉瘤节段最严重。对于单纯在血管造影上表现出的动脉痉挛，不是早期手术的禁忌证，主要依靠临床症状。临床症状 Hunt-Hess 分级为Ⅰ～Ⅲ级的患者应争取早期手术治疗。到目前为止，动脉瘤夹闭和血管内栓塞是颅内动脉瘤最有效的治疗手段。对于破裂的动脉瘤，术中必须遵循避开破裂部位、控制载瘤动脉、确认分支动脉、剥离动脉瘤瘤颈的手术操作原则。对于动脉瘤破裂造成的蛛网膜下腔出血，为选择安全路径，可谨慎冲洗蛛网膜下腔，根据出血部位，大致预测动脉瘤位置。一般情况下，动脉瘤破裂位置位于动脉瘤顶端，夹闭时，需避开预测部位，沿载瘤动脉小心剥离动脉瘤。但对于破裂颅内动脉瘤而言，术中再次破裂可能性很大，可采取临时阻断载瘤动脉、临时夹闭瘤颈、临时压迫止血及完全阻断法，术者根据具体情况结合自身经验选择最适宜的方法处理。

2. 适应证　Hunt-Hess 分级未超过Ⅲ级，且对患者实施影像学诊断时未见严重脑血管痉挛时，应立即实施手术治疗。Hunt-Hess 分级Ⅳ、Ⅴ级的破裂颅内动脉瘤也被称为更高级别的破裂颅内动脉瘤。处于这种情况的患者问题较多，其手术的时间也很难进行抉择。

3. 手术方法

（1）术前准备：行血管相关检查，全脑血管造影仍是诊断颅内动脉瘤的金标准。Ⅰ、Ⅱ级患者尽早造影；Ⅲ、Ⅳ级患者也应早期造影；Ⅴ级患者先行 CT 或 MRI 排除颅内血肿和脑积水，避免造影加重症状。

（2）麻醉及体位：采取全身麻醉。麻醉前给予镇静及止痛剂。动脉瘤位置不同，开颅体位也相应不同。额颞开颅术、双额开颅术采取仰卧位，枕下乙状窦后开颅术手术体位应取侧俯卧位。

（3）手术入路与操作程序

1）切口：开颅术主要分为额颞开颅术、双额开颅术、枕下乙状窦后开颅术，额颞开颅适用于大部分动脉瘤的夹闭，切口需注意避免损伤面神经；双额开颅术适用于大脑前动脉动脉瘤的夹闭，切口应设计于发际线内；枕下乙状窦后开颅术适用于椎动脉动脉瘤的夹闭，切口可采取 C 形切口，注意将乳突切迹置于术野中央。

2）开颅：额颞开颅术关键孔位于翼点，其余骨孔可根据动脉瘤具体部位做相应选择；双额开颅术骨孔选取对称位置，眉弓中点需钻取骨孔一枚；枕下乙状窦后开颅术可选择磨钻将枕骨磨开，并打磨乙状窦上方颅骨。

3）切除颅骨：额颞开颅术主要颅骨切除部位为颞骨和蝶骨嵴。双额开颅术需切除自眉弓中点至鼻部的颅骨。

4）切开硬膜：额颞开颅术以侧裂为中心 U 形切开硬膜，双额开颅术硬膜正中切开点应尽可能靠近颅前窝底，并且将硬膜向后方牵拉，扩大手术视野；枕下乙状窦后开颅术应以 X 或 V 形切开硬膜。并行相应悬吊，充分硬膜止血。

5）分离与夹闭动脉瘤：分离脑裂过程中，应遵循自远心端向近心端操作的原则，而在剥离动脉瘤及血管的过程中，为及时阻断载瘤动脉，避免破裂颅内动脉瘤进一步破裂，应遵循载瘤动脉近心端、远心端分支动脉、动脉瘤的操作顺序。对于破裂颅内动脉瘤，可积极对动脉瘤周围脑叶进行分离，之后进行载瘤动脉的控制，注意动脉瘤颈的控制顺序，先控制破裂颅内动脉瘤瘤颈的远心端，再行近心端的操作。利用脑压板扩大手术操作空间，当周围组织剥离完善时，可行动脉瘤的夹闭。破裂颅内动脉瘤需要保持动脉瘤破裂点与周围组织的粘连，剥离平面可选择粘连的血栓外周，使用剥离子小心剥离及识别瘤颈，避免夹闭位置为假瘤颈，起不到阻断瘤内血流的作用；为方便控制动脉瘤，可先行试验性夹闭，大致控制动脉瘤瘤颈，瘤颈太宽时，可以用双极电凝镊轻巧、间歇性夹持瘤颈电凝，使其缩窄，方便放置动脉瘤夹。对于破裂颅内动脉瘤，时刻注意避免对破裂点施加外力，并且注意手术器械顶端避免过度进入瘤颈裂隙。对于破裂颅内动脉瘤术中操作而言，应将动脉瘤及分支动脉充分剥离，达到可以完全移动状态后再行动脉瘤的夹闭。术者脑海中应对动脉瘤全貌及空间位置有良好预测。破裂颅内动脉瘤夹闭应尽量保证动脉瘤处于非牵拉状态并且在不剥离其破裂点的操作下夹闭动脉瘤，夹闭时尽量做到完全夹闭。

6）关颅：对于蛛网膜下腔出血患者，术中夹闭后，可冲洗蛛网膜下腔，预防脑血管痉挛。关颅时注意严密缝合硬膜至水密封状态，将骨瓣原位还纳并固定，分层缝合颞浅筋膜及帽状腱膜，订皮器缝合头皮。

4. 手术要点

（1）夹闭动脉瘤应充分考虑穿通支血管。

（2）对于顶部较大动脉瘤可用2把动脉瘤夹闭，采取双重夹闭法和瘤顶部夹闭法。

（3）破裂颅内动脉瘤应预测其破裂部位，首先控制载瘤动脉。

【典型病例】 患者女性，73岁，突发剧烈头痛1天，患者诉头痛为炸裂样及刀割样头痛，并有恶心及呕吐症状。查体：血压150/90mmHg，意识清，精神可，问答合理，查体合作，双侧瞳孔等大正圆，直径3.0mm，对光反射灵敏，双侧鼻唇沟对称，伸舌居中，颈软，心肺未见明显异常，四肢肢体肌力V级，四肢无水肿，肌张力正常，巴氏征（-）（图2-261～图2-263）。

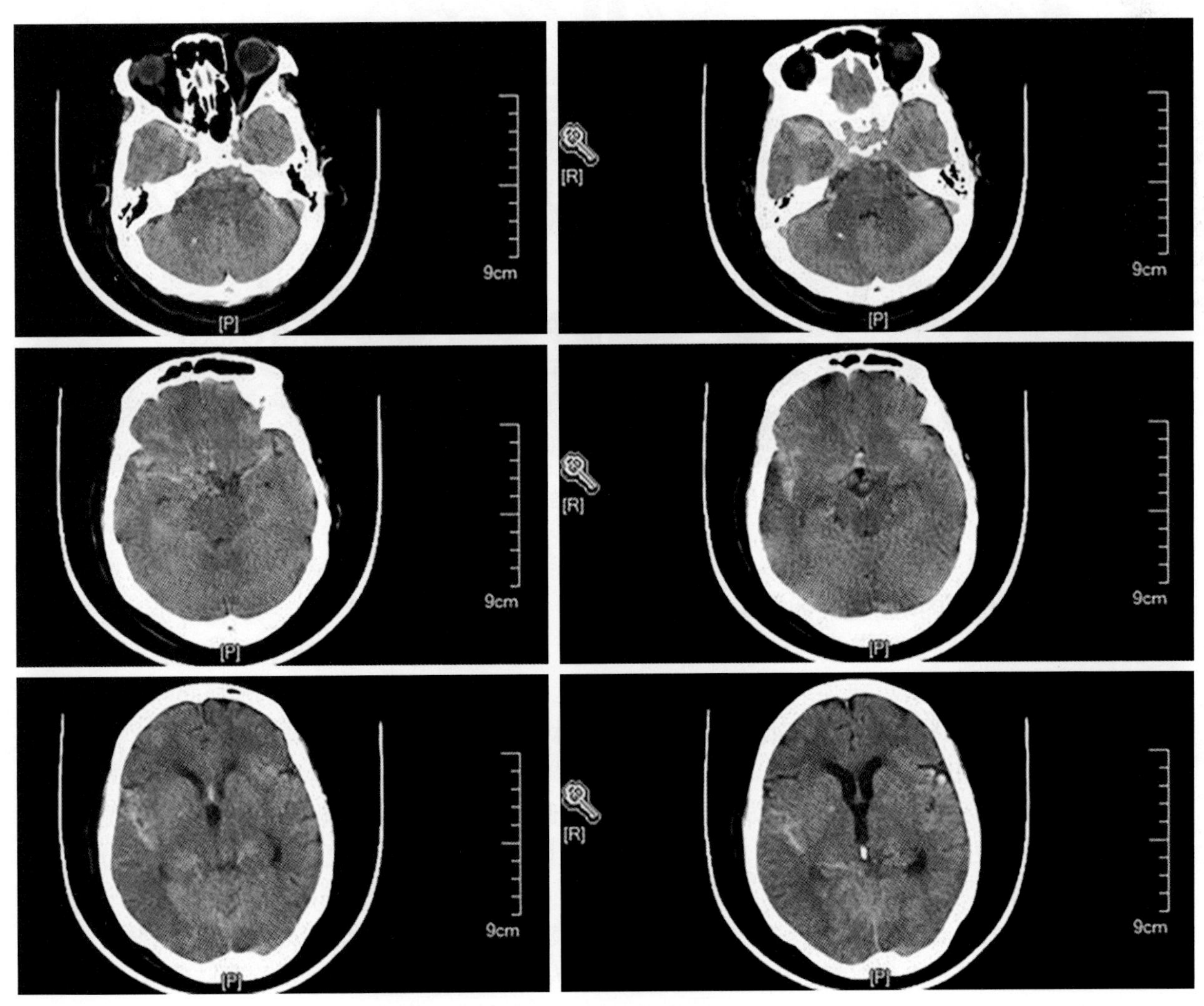

图2-261　入院头部CT

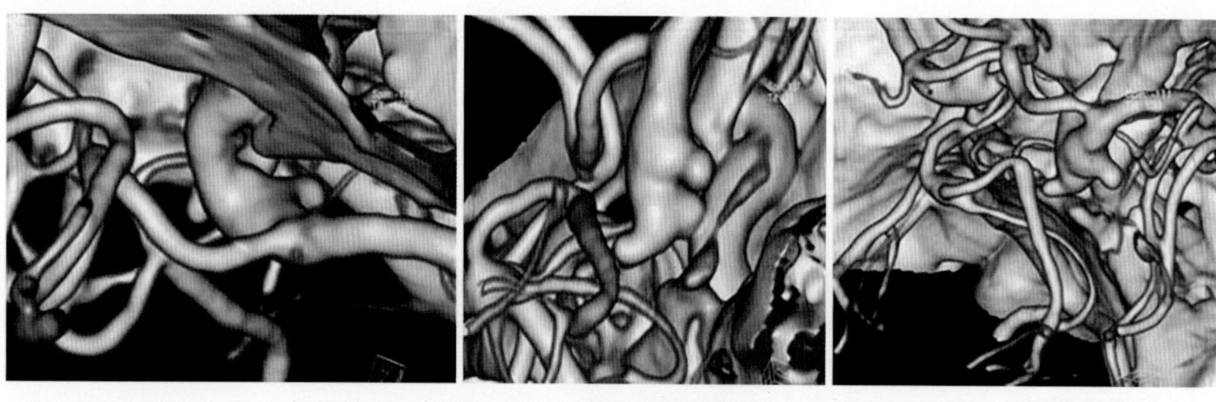

图 2-262　术前头颈部血管 CTA

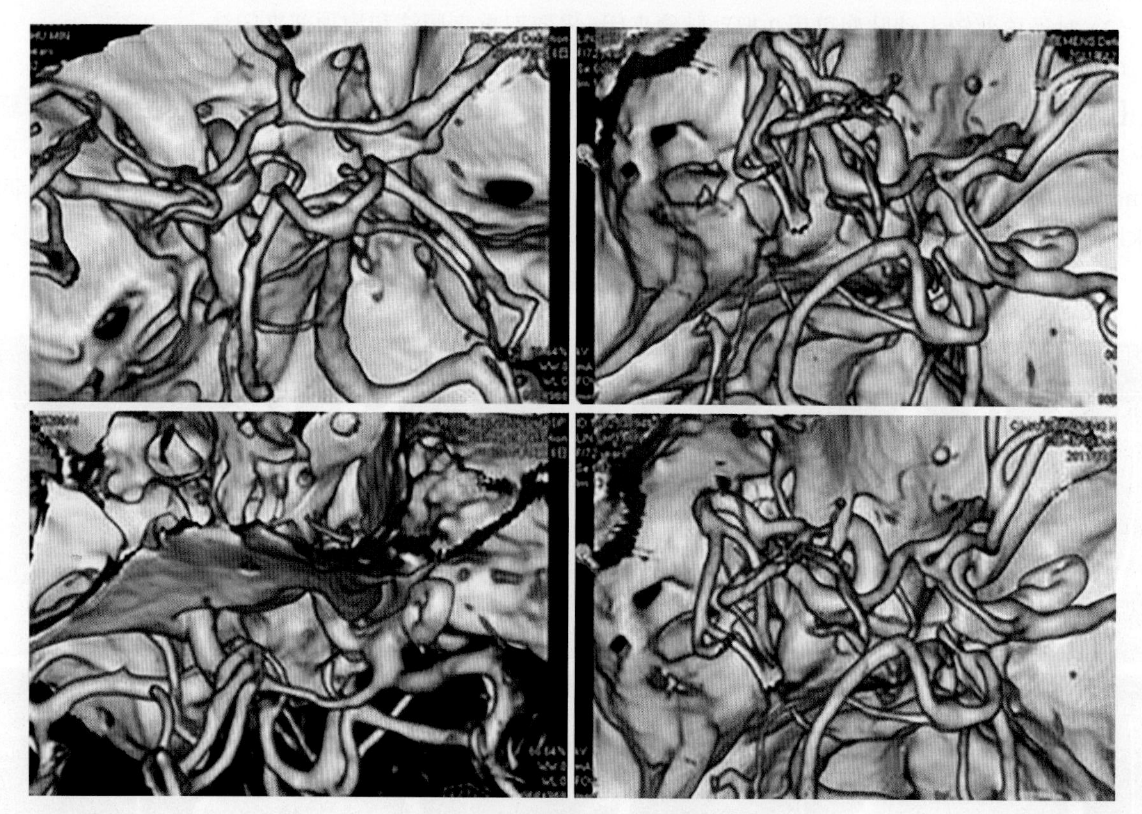

图 2-263　术后头颈部血管 CTA

（关俊宏）

（六）不同部位颅内动脉瘤夹闭术

颈内动脉床突上段（C_4）是颅内动脉瘤的最好发部位，约占颅内动脉瘤的 35%，这些动脉瘤起自五个部位：眼动脉起始部的上壁，垂体上动脉起始部的内侧壁，后交通动脉起始部的后壁，脉络膜前动脉起点部的后壁，以及颈内动脉分叉为大脑前动脉和大脑中动脉处的顶端。

在硬膜下暴露颈内动脉床突上段，可以自动脉的近端向远端沿蝶骨嵴或眶顶到达前床突。颈内动脉和视神经均位于前床突的内侧。颈内动脉经前床突的内侧面离开海绵窦，在视神经下方略靠外侧。它向后、上并稍偏外到达视交叉侧方，然后向前形成动脉虹吸段上半部分的 S 形弯曲，在前穿质下方分叉为大脑前动脉和大脑中动脉。

颈内动脉床突上段依据眼动脉、后交通动脉、脉络膜前动脉起点的位置分成三段。眼动脉段在海绵窦的顶部起自眼动脉起点到后交通动脉的起点；交通段从后交通动脉的起点到脉络膜前动脉的起点；脉络膜段自脉络膜前动脉的起点到颈内动脉分叉处。眼动脉段最长，后交通动脉段最短。每侧颈内动脉发出3～16支（平均8.2支）具有相对固定的起始部位和终止区域的穿支动脉。

1. 眼动脉段动脉瘤（OSA）

（1）颈内动脉 - 眼动脉段动脉瘤：颈内动脉 - 眼动脉段动脉瘤通常起自眼动脉起点远端的颈内动脉上壁，位于海绵窦顶或上方，向上的颈内动脉海绵窦段向后转弯处。此处血流动力学所产生的最大血流冲击力直接作用于眼动脉起始部位远侧端的颈内动脉上壁，因而形成的动脉瘤朝向上方突向视神经。

眼动脉的硬脑膜下长度很短，且位于视神经下方，因此暴露眼动脉起始部比较困难。它在视神经的下方起自颈内动脉，通过以下三种方式入眶，通常经视神经管入眶，少数起自海绵窦内经眶上裂入眶，更少数穿过位于视神经孔和眶上裂之间的视柱的小孔入眶，或由脑膜中动脉发出。

眼动脉起始部位和前床突区域的动脉瘤，因眼动脉发生和行程的多样性，以及相关的视神经孔和前床突周围的硬脑膜皱襞，使其成为最复杂的动脉瘤之一。如果眼动脉瘤起自颅底以上，则相对并不复杂，但当其越靠近并累及颈内动脉，特别是床突上段，则复杂性明显增高，需切除前床突进行暴露。颈内动脉床突段在颈内动脉海绵窦段和蛛网膜下腔的交界处，位于起自前床突上下缘的硬脑膜皱襞之间。从前床突顶部向内侧伸展的硬脑膜形成围绕动脉的上环，向内侧延伸形成的下硬膜环将前床突下缘与动眼神经上表面分开。上环围绕动脉形成很紧的围领，但在手术显微镜下常可观察到该环靠近颈内动脉前内侧的硬脑膜上有一个狭窄的压迹，称为颈内动脉窝（carotid cave），是一个向下的浅窝，自上环水平向下不同程度延伸，在动脉的前内侧最明显，有可能向下接近下环。随着年龄的增长、动脉的扩张，小窝则变得不再明显。颈内动脉窝动脉瘤与上下环之间起自颈内动脉床突上段的床突段动脉瘤不同，起自颈内动脉床突段的动脉瘤称为床突段动脉瘤，而起源于上环之上、突入颈内动脉窝内的动脉瘤则称作颈内动脉窝动脉瘤。

眼动脉动脉瘤的解剖变化有赖于眼动脉起点的位置和行程，以及是否累及颈内动脉床突段或颈内动脉窝。如果动脉瘤发生部位位于硬脑膜上环之上的颈内动脉上表面，将凸向上方的视神经，与颈内动脉窝和床突段都没有关系；如果眼动脉具有较长的硬膜下段，沿颈内动脉的上内侧壁起自上环的远端，即使动脉瘤起自眼动脉的起始部，也很像是垂体上动脉的动脉瘤，在视神经的下方位于蝶鞍前部；如果动脉瘤源自颈内动脉窝，其基底可在颈内动脉的前内侧壁向上突出至窝外；眼动脉也可起自颈内动脉的更近端、穿过视柱变异孔道入眶。视柱为分隔视神经管外侧缘和眶上裂内侧缘之间骨嵴，而不经过视神经管。这一异常发育的视柱孔称为眼孔（ophthalmic foramen）。起自眼动脉起始部经过视柱的动脉瘤，其颈部沿床突段的内侧和外侧或颈动脉陷窝向上突出于蛛网膜下腔。

眼动脉通常在视神经的下方从颈内动脉上表面的内侧1/3发出，故常需将视神经轻轻牵拉离开颈内动脉才能暴露眼动脉的视神经孔前段（preforaminal segment）。眼动脉自颈内动脉发出后可立即进入视神经管，但在大多数情况下有长2～5mm的视神经孔前段。磨除前床突和邻近部位的蝶骨小翼，切除视神经管顶及相邻部位的眶顶骨质可使视神经得到一定程度的松解，加上镰状突起的切开，将有利于显露动脉瘤瘤颈。镰状突起为从前床突向内侧延伸至鞍结节、覆盖邻近视神经管段视神经的薄层硬膜反折。切开硬脑膜上环或下环，松解颈内动脉，有利于夹闭动脉瘤。大多数眼动脉起自前床突顶端的前方、前床突内侧约5mm。

源于颈内动脉眼动脉段的穿支动脉起自其后或内侧壁，并分布于垂体柄、视神经、视交叉、视束及漏斗周围的第三脑室底部。典型的眼动脉瘤位于颈内动脉的上前壁，而非颈内动脉发出穿支动脉侧，其动脉瘤指向上方，远离起自眼动脉段的穿支动脉。由于眼动脉瘤通常指向上，远离穿支动脉，因此在夹闭眼动脉段动脉瘤的过程中，误伤邻近穿支的风险小于夹闭颈内动脉其他部位的动脉瘤。

临床表现：

1）约45%表现为SAH。

2）约45%表现为视野缺损：①动脉瘤扩大压迫视神经外侧部分→颞侧纤维受压→同侧单眼鼻上侧象限盲。②继续扩大→视神经向上移位挤压大脑镰（或反折）→上侧纤维受压→单眼鼻下侧视野缺损。③除了受累眼几乎完全失明以外，压迫贴近视交叉的视神经可产生自受损处至Willbrand（它们交叉后，鼻侧视网膜纤维在对侧视神经前行一段距离）范围内的对侧眼颞上侧象限视野缺损（结合盲点处的“梦幻样”缺损）。

3）约10%两者都有。

（2）颈内动脉-垂体上动脉动脉瘤：眼动脉起点远端的颈内动脉，在垂体柄的外侧形成凸向内侧的血管弧度。垂体上动脉也从这段颈内动脉发生垂体上动脉动脉瘤即起自此内侧弯曲。动脉瘤起自垂体上动脉起点的远侧缘，向内侧突向视交叉下表面和鞍膈之间的区域。动脉瘤在血管造影的侧位像上容易与海绵窦内动脉瘤相混淆，因为动脉瘤虽然位于视交叉下方的蛛网膜下腔，但常凸至前床突水平下方。垂体上动脉和前面描述的眼动脉段穿支牵拉于动脉瘤颈的周围。垂体上动脉为颈内动脉的小分支，通常由两支构成，起自眼动脉段的内侧壁或后壁，其中一支较大。这些动脉向内侧行走，到达第三脑室底部、视神经、视交叉和垂体柄如果动脉瘤过于向内侧膨出可导致穿支血管和垂体动脉血供的减少，这些血管闭塞可以引发尿崩症和闭经。切除前床突及其邻近部分的视神经管和眶顶有利于暴露垂体上动脉瘤的颈。在有些病例中，尤其是老年患者，眼动脉和颈内动脉床突上段有可能延长，使得眼动脉动脉瘤的瘤颈更靠后，类似于向内侧突起至视交叉下方的垂体上动脉动脉瘤。

鞍上变异的动脉瘤可急速生长到足够大，压迫垂体柄并引起垂体功能低下和“典型的”视交叉症状（双颞侧偏盲）。

2. 后交通动脉瘤　后交通动脉瘤是指发生于颈内动脉发出后交通动脉处的动脉瘤。后交通动脉瘤约占所有颅内动脉瘤的1/4，仅次于前交通动脉瘤而居第二位，但国内资料统计其居第一位。后交通动脉瘤按形态分四种：①长颈瓶形，最易于夹闭；②球形、椭圆形或不规则形，瘤颈甚短；③宽颈形，瘤颈与瘤体的直径大小相近；④圆顶形，瘤颈是动脉瘤最膨大处。动脉瘤顶可指向不同的方向。后交通动脉存在很多的解剖变异，其中一侧大脑后动脉P1段细小常见，甚至一侧大脑后动脉P1段缺如，该侧后交通成为主要的供血动脉。这种情况下连同动脉瘤一起夹闭后交通动脉可造成不良后果。后交通动脉本身发出很多穿动脉，其前组供应下丘脑、丘脑腹侧部、视束的前1/3和内囊后支；后组供应丘脑底部核团（Luys体），这些动脉之间不互相沟通，损伤后可造成供血区梗死。

（1）解剖：颈内动脉床突上段初始行向后方，但在发出垂体上动脉后拐向上，朝向前穿质，形成一个突向后方的弯曲，后交通动脉和脉络膜前动脉起自颈内动脉后凸弯曲的后壁，然后继续向上朝其分叉处走行。颈内动脉-后交通动脉的交界处是动脉瘤最好发部位，这些动脉瘤起自颈内动脉的后壁，接近血管弯曲的顶端，恰位于后交通动脉起点远侧缘的上方。此区域另一个重要的解剖关系是动眼神经和颈内动脉。动眼神经经后床突侧方和从小脑幕向前床突的硬膜带内侧穿入硬膜。动眼神经在颈内动脉床突上段起始部后方2～7mm处（平均5mm）穿入硬脑膜。后交通动脉起始部的动脉瘤突向下方和后方，当其直径达到4～5mm时，有可能在动眼神经进入海绵窦顶处压迫动眼神经。

后交通动脉通常位于动脉瘤瘤颈的内下方，而脉络膜前动脉位于其上方或外上方。在暴露眼动脉起点远端动脉瘤的过程中，由于脉络膜前动脉起自后交通动脉的远端，手术医师经常在后交通动脉之前见到脉络膜前动脉。出现此种情况有三种解剖关系：第一，颈内动脉床突上段行向后外侧，使得从远侧端发出的脉络膜前动脉的起点较起自更近端的后交通动脉起点更偏离中线；第二，脉络膜前动脉在颈内动脉后壁起自后交通动脉更外侧；第三，脉络膜前动脉的行程较后交通动脉的更向外侧前者在视束下方行向外侧，绕大脑脚进入颞角（下角），而后者行向后内侧，在动眼神经上方朝向脚间窝方向。术中夹闭动脉瘤时，必须注意保护好后交通动脉和脉络膜前动脉，二者中任何一支的闭塞均可能导致偏瘫、同向偏盲及意识水平的下降。

后交通动脉起自颈内动脉后内侧壁，经蝶鞍的上方、动眼神经的上内侧，连接大脑后动脉，构成Willis环的外侧边。如果后交通动脉仍然是大脑后动脉的主要来源，则这种结构称为胚胎型。如果后交通动脉大小正常或细小时，后交通动脉向后内侧走行，在动眼神经内侧连接大脑后动脉。但如果是胚胎型，则行向后外侧，位于动眼神经的上方或上外侧。

起自颈内动脉后交通动脉段的穿支少于眼动脉段或脉络膜前动脉段，但是它们非常重要，因为有些可能比脉络膜前动脉或后交通动脉还要大，特别是当后者发育不良的时候。这些分支与动脉瘤颈一样起自动脉壁的后半，而且经常受到动脉瘤颈的牵拉。分支最终分布于视交叉、视束、第三脑室底、漏斗、后穿质和颞叶内侧。

（2）治疗：通常采用经翼点入路后交通动脉瘤夹闭术（开颅见大脑中动脉动脉瘤夹闭术）。

1）显露动脉瘤：以后步骤应采用显微技术操作，直至妥善夹闭动脉瘤。

切开硬脑膜后，有时脑肿胀，勉强牵拉脑组织将造成脑创伤，也易造成动脉瘤破裂。需采取各种方法使脑塌陷，以便显露动脉瘤。常用的方法有：①麻醉后行腰椎穿刺，在腰蛛网膜下腔置入细管，切开硬脑膜后即开始缓缓放出脑脊液；②开颅后行脑室穿刺，置入导管，缓缓放出脑脊液；③轻轻抬起额叶，至嗅神经深度，此时即有脑脊液缓缓流出，耐心吸引，直至可看到视神经，打开视交叉前池和颈动脉池放出脑脊液；④切开外侧裂处的蛛网膜，引流出外侧裂池中的脑脊液，然后逐步向内侧敞开外侧裂，直至将颈动脉池、视交叉池、终板池都切开，放出脑脊液。开放外侧裂池有几个优点：①抬起额叶时的阻力小，因而对脑的压迫轻；②牵拉额叶或颞叶时，互相的牵拉力小；③牵拉脑叶时，蛛网膜索带不会勒住和压迫细小的穿动脉；④对动脉瘤的牵扯少，减少手术中破裂的机会；⑤嗅神经不易受到损伤；⑥有时可不牵拉颞叶，保全汇入蝶顶窦和桥静脉。打开外侧裂池的步骤是，先在外侧裂浅静脉的额叶一侧切开蛛网膜，然后用蛛网膜刀或显微剪向远、近侧切开蛛网膜，此时不断有脑脊液流出。在颈内动脉分叉部，有坚韧的蛛网膜索带，切断后外侧裂即敞开，同时颈动脉池打开后有较多的脑脊液流出。再向内侧切开视神经上的蛛网膜，敞开视交叉池和终板池，放出脑脊液。后交通动脉瘤的显露，至此已很充分。是否打开 Liliequist 膜，视情况而定。打开此膜可放出大脑脚间池的脑脊液，更有利于脑的回缩，但如有出血可进入脚间池，一般不需将此膜切开。

分开外侧裂时所遇到的介于额叶和颞叶之间的小静脉可予以电凝切断，不会发生不良后果。如果脑回缩后致颞极离开颅中窝前壁，此时外侧裂浅静脉有 2～3 条汇入蝶顶窦的桥静脉被牵拉，撕脱后止血困难，应注意保护，切断后一般不致发生不良后果。在视神经外侧可找到颈内动脉，向远侧追寻即可找到动脉瘤。

2）分离动脉瘤：后交通动脉瘤多发生于颈内动脉发出后交通动脉处的远侧角。从视神经外侧找到颈内动脉后，沿动脉向后追寻即可发现动脉瘤。瘤颈多在颈内动脉的外侧，瘤顶可伸到小脑幕缘下或在其上，前者多与动眼神经粘连，后者常与颞叶内侧粘连，在抬起额叶或牵拉颞叶时易撕破。分离动脉瘤时先从瘤颈对侧的颈内动脉分离，然后分离近侧角，最后分离远侧角，将瘤颈的两侧分离到足以伸进动脉瘤夹的宽度和深度。有时瘤颈的近侧壁被前床突所掩盖，以致无法安放瘤夹以夹闭瘤颈。遇此情况应切开前床突上的硬脑膜，用微型钻磨去前床突，或用细小的咬骨钳将前床突咬除，才能显露出瘤颈的近侧壁。

在分离和夹闭动脉瘤时需辨明与动脉瘤有关的解剖结构，其中有：①后交通动脉，其通常解剖位置是从颈内动脉的后外侧壁发出，然后在颈内动脉之下转向内侧，在颈内动脉与视神经之间向后内侧走行，在此处需打开 Liliequist 膜方可看到。由后交通动脉发出很多穿动脉，例如丘脑穿动脉、结节乳头动脉等，应予保全。②脉络膜前动脉，通常只有 1 支，约 30% 的患者有 2 支以上。从颈内动脉后外侧壁发出，在颈内动脉之下向后走行，再出现于分叉部之下。③动眼神经，在小脑幕缘下，瘤顶常与之粘连，手术中应避免分离粘连，因易发生动眼神经瘫痪。

3）夹闭动脉瘤：分离出瘤颈的近、远侧壁后即可夹闭瘤颈。选好适合的瘤夹，张开瘤夹的叶片，伸到瘤颈的两侧，然后缓缓夹闭。叶片张开要够大，以免插破瘤颈，叶片尖端要超过瘤颈，以免夹闭不完全。夹闭不可太快，使瘤颈有逐渐适应拉长的过程，突然夹闭有时候会撕破瘤颈，造成难以控制的出血。

瘤颈过宽或不能看到后交通动脉时，可用双极电凝镊缩窄瘤颈，电凝镊的两端必须置于瘤颈的两侧，用弱电流分次电凝，使瘤颈逐步缩窄，并更呈圆柱形，便于夹闭和识别后交通动脉。必须确定未夹闭后交通动脉时方可关闭瘤夹，如发现安放不当，可松开瘤夹重新安放。

Yasargil 在处理颅内动脉瘤时，有独特的操作方法，可保证更确实地夹闭动脉瘤，称之为“逐步夹闭法”。必须有较熟练的技巧和优良的设备条件方可用此法。

4）关颅：具体操作见大脑中动脉动脉瘤夹闭术。

5）术中注意要点

A. 夹闭瘤颈时勿连同后交通动脉一起夹闭。

B. 为验证瘤颈夹闭是否完全，可用细针穿刺瘤囊抽血，如抽出的血量超过瘤囊的容量或拔出针头后有血自针孔喷出，均说明瘤颈夹闭不全。须重新调整瘤夹，直至穿刺瘤囊抽出血液后瘤囊不再充盈，方可认为夹闭完全。

C. 在夹闭瘤颈以前的各步操作中动脉瘤均可能过早破裂。遇此情况切勿惊慌，不可用棉片盲目填塞，因动脉性出血不易压住，反流入颅内，使脑膨出，嵌顿于骨窗，造成严重后果；应用强力吸引器吸净血液，用暂时性动脉夹控制颈内动脉的近、远段，必要时还要控制后交通动脉，止血后迅速分出瘤颈予以夹闭，如果对侧颈动脉向病侧的交叉供血不良，阻断血流的时间不可超过15分钟。在显微手术时，破口常很小，如已采用低血压麻醉，用双极电凝镊也可封闭破口。或用小块止血海绵准确地堵在破口上，外垫一小棉片加压吸引亦可止血，但海绵可能妨碍进一步处理瘤颈。

D. 如有血管痉挛存在，可用一干棉片湿以3%罂粟碱液或0.5%酚妥拉明敷在痉挛的动脉上，数分钟后揭去，血管痉挛即可解除。

6）术后处理及主要并发症：见大脑中动脉瘤夹闭术。

3. 颈内动脉 - 脉络膜前动脉动脉瘤　颈内动脉床突上段形成的后凸弯曲的顶点也可能位于颈内动脉发出脉络膜前动脉水平，此时血流动力学改变所产生的最大冲击力从后交通动脉起点移至脉络膜前动脉起点。起自脉络膜前动脉水平的动脉瘤通常位于脉络膜前动脉起点的远侧端、上方或上外侧，它们朝向后方或后外侧，通常恰位于动眼神经上方。脉络膜前动脉的起点和行程较后交通动脉更靠外侧，因而在打开侧裂时，常先见到脉络膜前动脉的起点和近端。

脉络膜前动脉起自颈内动脉的后外侧壁，有可能是两条或双干。起源于该区域的穿支血管有可能与脉络膜前动脉一样粗大。起始后经视束的下方向后，终止于颞角内的脉络丛。闭塞可出现不同程度神经功能障碍，包括对侧偏瘫、偏身感觉障碍及偏盲。

起自脉络膜段的动脉瘤较起自后交通动脉段和眼动脉段的动脉瘤有更多的穿支缠绕在瘤颈的周围，因为脉络膜前动脉段发出更多的穿支血管，而且大多数起自后壁，正是动脉瘤瘤颈所在的位置。起自此段后壁的穿支平均有4条，最多可达9条。这些穿支在颈内动脉脉络膜前动脉段和分叉的后方向上走行，与来自大脑前动脉、回返动脉、大脑中动脉及脉络膜前动脉的穿支一起进入前穿质，并上升至内囊。与后交通 - 颈内动脉动脉瘤常出现动眼神经麻痹不同，此处动脉瘤在破裂之前很少发生动眼神经功能障碍。

4. 大脑中动脉动脉瘤　大脑中动脉是囊状动脉瘤的最常见部位之一，它们最常发生于动脉的第一个双分叉或三分叉处，分叉干与主干的夹角形成拐弯，动脉瘤一般指向分叉前主干长轴的侧方。大脑中动脉分成四段，从M1到M4段。M1段始自大脑中动脉起始部，在前穿质下方行向外侧，然后陡然转向后形成一个拐弯或血管弯曲，称为膝部，此处为M1段的终点，也为M1起点，之后到达岛叶。囊状动脉瘤即发生于M1段或M1与M2的交界处。M1段分为分叉前和分叉后两部分，分叉前部从起点到第一个大分支的单一主干，多数半球为双分叉，而且多数双分叉发生在膝部之前。起自M1段分叉近端的小层支称为早期分支，有可能是分叉前动脉瘤的发生部位。早期分支主要分布于额叶和颞叶。

供应前穿质的大脑中动脉分支称为豆纹动脉，每侧平均有10支（范围1～20支），其中8%起自M段的分叉前段17%起自M1段的分叉后段，另外3%起自靠近膝部的M2段。分叉越早，分叉后的分支越多。动脉瘤有时发生于粗大豆纹动脉的起始部。豆纹动脉分成内侧群、中间群和外侧群三组，每组均有各自独特的起源、分支构成和前穿质特殊分布区。每组的形态学特征具有特异性，内侧群因为行程直接而呈直线；中间群进入前穿质时分支复杂而呈蜡台样；外侧群因行程弯曲而呈“S”形。这三组血管均可在分开侧裂的过程中遇见。围绕动脉瘤颈的穿支血管的数量和类型与分叉水平有关，中动脉分叉越早，位于分叉远端的分支血管数也就越多。如果分叉前段很短，动脉瘤颈有可能由内侧群或中间群血管缠绕；而当分叉前段很长时，起自分叉顶端的动脉瘤可能累及S形的外侧群豆纹动脉。

5. 前交通动脉瘤　前交通动脉区是颅内动脉瘤最常发生的区域，约35%的颅内动脉瘤源于此处。由于此区动脉瘤嵌于两侧额叶之间，与下丘脑和视交叉关系密切，且常被载瘤动脉包绕阻挡，故术中处理较难。临床状况良好的患者，术后也经常出现由于术中血管或脑组织的损伤而导致的并发症，可同时出现尿崩症（DI）或其他下丘脑症状。

（1）解剖：由于血流动力学因素，前交通动脉瘤多发生于大脑前动脉A1段与前交通动脉的交界处，尤其一侧A1段不发育者更易发生动脉瘤。Sengupta根据脑血管造影特点将Willis环前部的循环概括为4

个类型：Ⅰ型，又称单侧型，在同侧颈动脉造影时动脉瘤和同侧或双侧 A2 段显影，对侧颈动脉造影时仅对侧 A2 段显影，动脉瘤不显影；Ⅱ型，又称双侧型，任何一侧颈动脉造影时动脉瘤和同侧 A2 段均显影；Ⅲ型，又称主侧大脑前动脉型，同侧颈动脉造影时动脉瘤和双侧 A2 段显影，对侧颈动脉造影时大脑前动脉 A1 段不显影，只显示对侧大脑中动脉；Ⅳ型，又称主侧大脑前动脉并存大脑后动脉 P1 段发育不全型，除单侧 A1 段优势供血外，大脑后动脉依靠颈内动脉供血，椎动脉造影可显示基底动脉分叉处的 P1 段发育不良。对于Ⅰ、Ⅱ型病例，术中在不得已的情况下可以夹闭前交通动脉，而且载瘤动脉 A1 段发生血管痉挛时，其供血区可由对侧代偿，脑血管痉挛对预后的影响较小。对于Ⅲ、Ⅳ型者，前交通动脉是不能夹闭的，而且脑血管痉挛对预后的影响较大。术前脑血管造影对于手术中的判断和预后的估计有重要意义。Yasargil 等根据动脉瘤的指向将前交通动脉瘤分为 5 型：①动脉瘤指向前方，占 12.8%，动脉瘤伸向前方位于视神经上面，大型动脉瘤可达到鞍结节上，从翼点入路时阻挡手术者视线，不能看到对侧发育不良的大脑前动脉 A2 段；②指向上方，占 22.7%，瘤顶指向纵裂，在大脑前动脉 A2 段的前方，可部分埋入额叶的直回，可阻挡对侧大脑前动脉 A2 起始处和 Herbner 回返动脉的观察；③动脉瘤指向后方，占 34.4%，动脉瘤夹在两侧大脑前动脉 A2 之间，阻挡对侧大脑前动脉 A2 的起始部，瘤顶被同侧额叶直回所遮掩；④动脉瘤指向下方，占 14.1%，瘤顶突向终板，紧贴下丘脑穿动脉，在大脑前动脉 A1 段和回返动脉的下方，在处理上最为困难；⑤动脉瘤复杂指向，占 16.0%，动脉瘤多为分叶状，分别指向不同方向，动脉瘤多为大型，形态复杂，手术较困难。

（2）治疗：前交通动脉瘤的手术入路主要有翼点入路和半球间入路。翼点入路其特点是视野开阔，可以很好地显示前交通动脉和大脑前动脉，几乎所有动脉瘤周围的血管在夹闭前均可充分显露，有利于血管的临时阻断，可降低动脉瘤未成熟破裂的风险。此外，有时需要切除一小部分直回，翼点入路也很容易做到。半球间入路的优点是对脑组织牵拉较小，适合指向前或下的动脉瘤及合并 A2 段动脉瘤的前交通动脉瘤，其不足是在近期发生蛛网膜下腔出血的情况下，完全分离两侧额叶并非易事。对于指向上方的动脉瘤，首先暴露其基底，有导致未成熟破裂的风险，在动脉瘤未成熟破裂的情况下很难显露两侧 A1 段而进行临时阻断。

1）翼点入路

A. 切口和开颅方法：与后交通动脉瘤夹闭术相同。由于前交通动脉瘤位于中线，故从左或右翼点入路均可达到。一般右利手的医师多从右侧进入。以下情况应从左侧进入：①除前交通动脉瘤外，左侧颈内动脉或大脑中动脉仍有一动脉瘤，可在一个入路中夹闭多个动脉瘤；②左额叶内有一较大的血肿需加以清除；③瘤体较大的动脉瘤从左侧大脑前动脉与前交通动脉交界处长出，瘤顶指向右侧，如从右侧进入无法分离瘤颈；④左侧 A1 段较粗大，是动脉瘤的主要供血动脉，为了手术中控制动脉瘤破裂出血，可从左侧进入；⑤左利手的医师认为从左侧进入便于操作。

B. 显露动脉瘤：沿外侧裂进入，在外侧裂静脉的额叶侧切开蛛网膜，向内侧分开外侧裂，打开颈动脉池、视交叉池放出脑脊液。如脑回缩不满意可在颈内动脉与视神经之间切开 Liliequist 膜，放出大脑脚间池中的脑脊液，可获得较满意的显露。在视神经外侧找到颈内动脉，沿颈内动脉向后追寻，即可达到颈内动脉分叉部。如颈内动脉的颅内段很短，而大脑前动脉 A1 段较直，则很易沿 A1 段向内侧分离，达到前交通动脉区。如颈内动脉段较长，而 A1 段又弯曲，则只需显露出 A1 段的一部分，以备需要时暂时夹闭控制出血，而不必完全分离出 A1 段的全程。

C. 分离动脉瘤：如果前交通动脉瘤的瘤顶指向前方或下方，则分离到视交叉之上和打开终板板池即可看到动脉瘤。将动脉瘤与视交叉分开，然后利用分离技术将动脉瘤显露出来。如动脉瘤顶指向上方或后方，则需切开并吸除部分额叶的直回方能显露动脉瘤。切开的部位由以下结构围成：①视神经与额叶的交界线（或 A1 与额叶的交界线）；②嗅神经；③额眶动脉。此区域呈三角形或四边形，切开的长度为 1cm 左右。先电凝软脑膜上的血管，切开软脑膜，将脑组织吸除，直到额叶内侧面的软脑膜和蛛网膜，此处可能有粘连和血块，应仔细分离和吸除，即可看到前交通动脉复合体的组成血管和动脉瘤。因动脉瘤的指向不同，在分离动脉瘤时的操作亦不同。瘤顶指向前方的动脉瘤位于视交叉的上面抬起额叶即可看到，瘤顶可与视交叉或鞍结节粘连。有时动脉瘤与视交叉之间有蛛网膜相隔，二者间有一界面，易于分开；有时则粘连紧密，很难分离，遇此情况不必勉强分开以招致动脉瘤破裂。左侧 A1 段常被掩盖，可先显露左侧 A2 段，逆向分离至前交通动脉，在此处显露左 A1 段。瘤顶指向上方的动脉瘤显露较易，有的动脉瘤被直回掩盖，需予以切开。对侧 A2 近段和 Heubner 回返动脉可被掩盖，可先分离出 A2 远段，逆向分离至前交通动脉区，将动脉瘤稍向前推，即可看清前交通动脉区，将动脉瘤稍向前推，即可看清左 A 与前交通动脉的关系。瘤顶指向后方的动脉瘤，切开直回予以显露，但左 A2 常被遮掩，需将动脉瘤稍向下压方可显露。动脉瘤常与额眶动脉或额极动脉粘连，通常情况下切断额眶动脉不致引起不良后果，但额极动脉则应尽可能保全。瘤顶指向下方的动脉瘤向下指向下丘脑，显露 A1 和 A2 较易，但易伤及下丘脑穿动脉，这些细小的穿支可位于动脉瘤的前面或后面，在夹闭瘤颈时易受到损伤或被一起夹闭。

D. 夹闭动脉瘤：亦需根据动脉瘤的指向进行操作。瘤顶指向前方的动脉瘤，分离出动脉瘤后，选择适合的瘤夹，张开瘤夹叶片，一片从瘤颈与视交叉之间伸入，另一片则在瘤颈之上，瘤夹与前交通动脉平行，缓缓夹闭（下丘脑穿动脉在动脉的后方，不致被夹闭）。夹闭后用细针穿刺瘤囊，以验证夹闭是否完全。瘤顶指向上方的动脉瘤，常需切开直回，在两侧额叶内侧的纵裂中显露动脉瘤。瘤夹与前交通动脉平行夹闭瘤颈。

瘤顶指向下方的动脉瘤，常位于前交通动脉复合体之下，下丘脑穿动脉从其上面越过。瘤夹需在诸多动脉的空隙中通过，并需小心避开下丘脑穿动脉以夹闭瘤颈。

形态复杂的动脉瘤，瘤顶可指向上述方向之间的任何方位，或呈多叶状指向多个方向。处理这种动脉瘤应根据具体情况而采取不同的方法用双极电凝镊缩窄瘤颈，有助于识别瘤颈和便于夹闭，有时需要多个瘤夹或用环套式（窗式）瘤夹方能完全夹闭瘤颈。无法夹闭者可用其他方法处理，如瘤壁加固法、血栓闭塞法等 Yasargil 在处理前交通动脉瘤时采用“逐步夹闭法”，可夹闭形态复杂的动脉瘤。

2）半球间入路

A. 切口：冠状切口或半冠状切口，切口均隐于发际内。亦有人在额部发际外沿皮肤皱纹做横切口。

B. 开颅：钻 4 个孔，第 1 孔钻在中线，因其下有一骨嵴，不易穿过线锯导板。第 2 孔钻在矢状窦左侧，第 3 孔在矢状窦右侧 3cm 处，第 4 孔距中线 3cm 之眶缘上。亦可用直径 3cm 的环钻开颅，其中心偏于右侧。

C. 切开硬脑膜：硬脑膜沿骨窗边缘切开，向矢状窦翻转。

D. 显露动脉瘤：将脑向右侧牵拉，使之离开上矢状窦和大脑镰。此时可遇到两个问题：①脑膨隆不易牵开，与翼点入路不同的是不能先打开脑底诸池放出脑脊液，只能穿刺脑室引流出脑脊液；或缓缓吸除从纵裂和胼胝体池中流出的脑脊液，此时应耐心，不可用力牵拉脑组织造成创伤。在显微技术操作下，只需将脑牵离矢状窦 1.5～2cm 即可显露动脉瘤。②有时需电凝切断 1～2 支汇入矢状窦的桥静脉。

沿纵裂逐步深入，在胼胝体嘴前先可看到两侧胼周动脉，循之逆向分离即可到达前交通动脉区，此处距硬脑膜切开处约深 6cm。这种入路很易显露两侧 A2 段，但不能首先显露 A1 段，有时需吸除一部分直回脑组织方能看到 A1 段，故当动脉瘤过早破裂时，无法控制 A1 段以止血。但在显微技术操作中这种情况较少见。这种入路显露动脉瘤容易，特别是瘤顶指向前方、上方和后方的动脉，也便于清除纵裂中和额叶内的血肿，且可避免损伤嗅神经。

3）术中注意要点

充分估计前交通动脉复合体的解剖学变异，除前已述及的有关动脉外，前交通动脉本身也有很多变异。而 Heubner 回返动脉的发出点和大小变异也很多，有时很易误认为大脑前动脉的 A2 段或额眶动脉。此外，约有 1.1% 的患者只有一条 A2 动脉，称为奇大脑前动脉，还有 4.5% 的患者可有第 3 条 A2 动脉，称为胼胝体正中动脉。这些变异增加了手术中辨认的困难。

前交通动脉瘤患者中，约有 43% 伴有 1～4 条迷行动脉（aberrant artery），这些动脉不经瘤颈通入瘤囊内，在血管造影中一般都不能发现。遇此情况只分离和夹闭瘤颈不能完全阻断注入动脉瘤的血液。故当瘤颈夹闭完全而有血液进入瘤囊内时，应想到迷行动脉存在的可能，将瘤囊与周围完全分离。切断任何通入瘤囊的动脉，方可认为处理妥善。在显微外科时代，处理颅内动脉瘤时只分离瘤颈而不分离瘤囊已渐成为历史。前交通动脉瘤可能是最适合将瘤囊完全分离出来的动脉瘤。

注意保全下丘脑穿动脉。前交通动脉本身至少有 3 支细小的穿动脉发出，供应穹窿胼胝体、透明隔和扣带回前部，阻断后可引起下丘脑和额叶症状，表现为严重的近记忆丧失。故夹闭前交通动脉瘤时应夹闭瘤颈，不可用植片瘤夹包绕整个前交通动脉以夹闭瘤颈，或在瘤颈两侧夹闭前交通动脉以孤立动脉瘤。

手术显露应充分解剖脑底池，尽量减少脑牵拉，尽早暴露载瘤动脉近端。如果有脑肿胀并脑室扩大，应行脑室穿刺减压，不应勉强牵拉。对于指向前方的动脉瘤，牵拉额叶时应格外注意，应锐性剪开蛛网膜，以免动脉瘤被牵拉破裂。与眶额动脉相比，Heubner 回返动脉常不与动脉瘤粘连，易于分离，供应下丘脑的穿通动脉只有在动脉瘤较大时才与动脉瘤有粘连，如果眶额动脉有粘连或妨碍操作可处理。指向后或上的动脉瘤，特别是偏一侧时，需切除部分直回才能显露动脉瘤的全貌。对于大型或瘤壁很薄的动脉瘤，在分离动脉瘤的关键时候，我们常常临时阻断双侧的 A1 段，使动脉瘤内压力降低，暂时阻断的时间应尽可能短，术中如出现脑电图或体感诱发电位的改变，应停止载瘤动脉阻断，长时间的阻断应间断进行，而且阻断期间应将血压升至术前水平以上。如果术中发生动脉瘤破裂，助手用一个吸引器吸住破口，术者用另一个吸引器吸净周围的出血，用临时阻断夹阻断主要供血，迅速分离瘤颈后夹闭，切不可盲目用棉片压迫或盲目乱夹。动脉瘤夹闭后应穿刺抽瘪动脉瘤，检查动脉瘤夹闭是否完全及大脑前动脉 A2 段和穿支血管有否误夹。

4）术后处理：见大脑中动脉动脉瘤动脉瘤夹闭术。

5）主要并发症

A. 脑缺血：手术中误将组成前交通动脉复合体的动脉或由这些动脉发出的穿动脉夹闭，均可造成其供血区缺血，引起神经功能障碍。

B. 电解质紊乱：下丘脑的损伤或缺血，可造成电解质紊乱，如高血钠或低血钠综合征，尿崩症。

C. 精神症状：透明隔部缺血可引起柯萨可夫综合征，患者意识清醒，但表现出记忆缺乏、精神错乱、虚构症等症状，有的为暂时性，有的为永久性。Nolen 报告 33 例前交通动脉瘤的手术治疗，有 17 例发生柯萨可夫综合征，其中 5 例为永久性。Yesargil 报告 375 例前交通动脉瘤手术，有 71 例于术后发生暂时性精神症状，5 例发生永久性异常。

6. 大脑前动脉远端动脉瘤　大脑前动脉远端动脉瘤好发于胼周 - 胼缘动脉结合处（Per-CMA），即胼缘动脉自胼周动脉的起始分叉处。大脑前动脉远端动脉瘤位于纵裂，操作空间小，明显解剖标志定位动脉瘤及载瘤动脉端控制困难，而且多合并其他部位的动脉瘤导致该处动脉瘤手术难度及风险增加。主要困难：①经纵裂入路时，暴露的位置较深而操作空间小；②该部位的动脉瘤常伴有较宽的瘤底和硬化的瘤颈；③扣带回间紧密粘连；④难以首先看到供血动脉；⑤瘤顶常埋在扣带回中，导致牵拉和分离的过程中容易破裂出血；⑥常有变异的大脑前动脉和多发动脉瘤。

（1）治疗

1）翼点入路：显微镜下打开外侧裂池、交叉池或颈动脉池、释放脑脊液，脑组织回缩以获得足够的操作空间，自大脑前动脉近段向远段分离，显露载瘤动脉及瘤颈。

2）经纵裂入路：显微镜下牵开一侧额叶，必要时为获得足够的操作空间可进行额角穿刺放脑脊液，显露胼周胼缘动脉向下分离，暴露载瘤动脉及瘤颈。分离瘤颈时采取控制性低血压，必要时行载瘤动脉暂时性阻断。选择适当的动脉瘤夹闭动脉瘤颈，注意载瘤动脉有无缩窄，瘤颈有无残留、穿支血管是否被保护。该手术入路到达病变部位距离最短，但因蛛网膜下腔出血后蛛网膜粘连，脑池不通，通过解剖脑池，释放脑脊液来增加暴露空间较为困难。手术始终应遵循显微操作的原则，避免进入纵裂时损伤粗大的桥静脉，防止术后静脉性梗死或再出血。沿大脑镰下找到大脑前动脉，再由近端向远端接近大脑前动脉，以备动脉瘤破裂出血时做临时阻断。动脉瘤夹闭后常规用温生理盐水反复冲洗，常规用尼膜同及腰穿放出血性脑脊液预防血管痉挛，减少术后脑缺血并发症的发生。

（2）操作要点

1）术中应操作轻柔：牵拉脑组织距中线不能超过 1.5cm，尽可能并缓慢释放脑脊液，开颅前 20 分钟应用 20% 甘露醇 250ml 快速静脉滴注，而形成颅内血肿的术前放置腰大池引流亦可对手术有所帮助。

2）处理向矢状窦引流的静脉：通过术前对数字减影血管造影静脉相及 MRV 的判读尽可能避开粗大引流静脉。如无法避免，术中可在较大静脉周边分离，尽量保护。小静脉果断电凝后切断。

3）血肿的处理：夹闭前一定不能过分清除血肿，否则会造成动脉瘤破裂。清除部分血肿，以不影响视野为标准。总之，随着手术器械的不断进步和显微手术的不断完善，目前手术仍是该处动脉瘤的首选治疗方式。而娴熟的显微手术技巧是手术成功的关键。

（3）术后处理：同后交通动脉瘤。

7. 颈内动脉海绵窦段动脉瘤　颈内动脉海绵窦段是颈内动脉进入颅内处的外侧环至近侧环之间的一段颈内动脉，长度约3cm。发生于此段的动脉瘤称为颈内动脉海绵窦段动脉瘤。其发生率约占所有颅内动脉瘤的3%。动脉瘤形成的原因有：①先天发育性：②外伤性，颅底骨折或经蝶窦垂体瘤切除时损伤动脉壁；③动脉硬化性；④感染性，如海绵窦炎等破坏了动脉壁而形成。由于海绵窦的解剖关系复杂，外面有硬脑膜保护，因此发生于这一部位的颈内动脉瘤有直接手术、血管内治疗和观察等，应针对患者的具体情况决定处理方法。

（1）解剖：颈内动脉通过颅底的骨管后沿鞍旁行走于海绵窦内直至近侧环，海绵窦的外侧壁为硬脑膜所覆盖。动眼神经、滑车神经和三叉神经的第1、2支位于硬脑膜下，实际上是在海绵窦之外，只有展神经位于海绵窦内。

（2）手术治疗

适应证：

1）颅底骨折引起的外伤性动脉瘤并突入邻近的骨窦者，一旦破裂可引起致命的鼻出血，必须予以外科处理。

2）大型或巨大型动脉瘤引起眼球运动神经瘫痪或面部疼痛者。

3）动脉瘤破入海绵窦中引起颈内动脉海绵窦瘘者需进行血管内治疗或直接手术治疗。

4）约有50%的海绵窦段颈内动脉瘤属于小型动脉瘤或偶然被发现而无临床症状者，可行血管内治疗。

5）感染性动脉瘤应先进行抗生素治疗，然后根据情况采用血管内治疗或直接手术治疗。

禁忌证：

1）患者年老体弱，不能耐受麻醉或开颅手术。

2）全身性感染源未能控制，或感染性动脉瘤未经充分的抗生素治疗。

术前准备：

1）应进行充分的脑血管造影，包括同侧和对侧的颈动脉造影和交叉循环试验，即在做对侧颈脉造影时压迫病侧颈动脉，以观察对侧颈动脉通过前交通动脉充盈病侧颈动脉系统的情况，同样在做椎动脉造影时压迫病侧的颈动脉以观察椎基底动脉系统通过后交通动脉充盈病侧颈动脉的情况。

2）以球囊阻断病侧颈内动脉，观察暂时阻断颈内动脉的耐受能力。

3）摄颅骨X线片和CT骨窗片，以了解颅底骨折情况。

4）行MRI以观察动脉瘤中的血栓情况。

5）如果计划进行动脉重建，应了解双侧桡动脉是否宜于作为动脉架桥，方法是压迫桡动脉以观察尺动脉是否可充足地供应手的血流。

6）向患者和家属说明手术计划，手术后可能发生暂时性眼球运动神经瘫痪，并向家属说明手术的危险性。

麻醉与体位：

1）亚低温麻醉，连续监测脑灌注状态。

2）手术完毕后要尽快苏醒，以便观察对侧肢体是否有瘫痪。

3）平卧，头转向对侧35°，用Mayfield头架固定头部。

手术步骤：

1）做额颞部弧形切口，起自颧弓上耳屏前终于发际前缘并超过中线2cm，头皮向前翻开直至眶缘和额骨颧突。用弹簧拉钩牵开。此时可看到颧弓上缘，在颞肌止点以外切开骨膜，用铣刀切开骨瓣向后下方翻转。此时注意勿损伤硬脑膜，如有穿破需仔细修补以免形成脑脊液漏。

2）将骨窗下方的颞骨及蝶骨嵴切除直达中窝底。硬脑膜上缝2～3针以便牵离前、颅中窝。用快速磨钻将眶顶和蝶骨嵴磨去，外侧直到眶上裂的外缘，内侧将前床突和视神经管的顶部磨除。如鼻窦敞开需加以封闭。下一步如何进行应根据动脉瘤的大小和部位而定，如动脉瘤小，上述显露已足够；如动脉瘤大或已部分血栓闭塞，可能需要切除或端对端吻合颈内动脉者，须先显露岩骨段颈内动脉。沿界面分离海绵窦外侧壁的外层，此时锐分离比钝分离更为合适，内层中含有动眼神经、滑车神经、展神经和三叉神经的第1、2支，并可显露出动脉瘤壁。

3）动脉瘤的部位决定各脑神经与动脉瘤的关系及向何方移位：动眼神经和滑车神经通常被推向内侧，展神经多被推向外侧，而三叉神经第2、3支和半月节的前侧部分则被动脉瘤顶起来或推向外侧。

4）下一步需显露颈内动脉的前曲，此段动脉可在视神经与动眼、滑车之间寻得。然后根据动脉瘤的部位，决定从哪一个三角间隙显露动脉瘤。最常用的是 Parkinson 三角，即动眼、滑车神经与三叉神经第1支之间的三角间隙。如果动脉瘤内已有部分血栓，在分离动脉瘤前应用暂时性动脉瘤夹阻断近、远段载瘤动脉，以防血栓脱落后造成动脉瘤→动脉栓塞。

5）分离动脉瘤颈，选择适合的瘤夹将其夹闭。如果瘤颈很宽或动脉瘤呈梭形，则通常无法夹闭，此时应根据具体情况采取不同的方法如果瘤颈的宽度超过 0.5cm，而动脉瘤颈又有硬化性改变，则最好将动脉瘤切除或孤立，在颈内动脉的近、远侧用大隐静脉或动脉架桥。如果切除或孤立动脉瘤后，其近、远侧段载瘤动脉可以通过游离而接拢，则可进行端对端吻合术。如果颈内动脉的前曲也有硬化无法进行上述端对端吻合，则只有在岩骨段和硬脑膜内床突上段的颈内动脉之间架桥，此时与岩骨段为端对端吻合，而床突上段则行端对侧吻合，这样眼动脉仍有血液供应。在上述动脉重建手术时，为了缩短颈内动脉断端的距离和便于操作，可以在各脑神经之外面进行。

6）瘤颈较为粗大而瘤颈部组织硬化性改变不明显时，可暂时阻断颈内动脉的岩骨段和前曲，剖开动脉瘤，清除其中的血栓，修剪动脉瘤壁，用肝素液冲净管腔，然后将瘤壁缝合，缝到最后1～2针时先后松开远、近侧的动脉夹，冲出可能存在的气泡，然后缝合。

7）血管重建手术后，用多普勒血流计测定颈内动脉是否通畅。

术中注意要点：

1）手术在硬脑膜外进行，分离海绵窦外侧壁时需在其两层间的界面中进行。

2）如有鼻窦敞开，需加以封闭，以防形成脑脊液漏。

3）尽量避免伤及脑神经，不要进行不必要的分离。

4）硬脑膜破口应予以缝合至不漏脑脊液。

术后处理：

1）行血管重建术者，手术完毕后要求尽快苏醒，以便观察神经症状，特别是有动眼神经瘫者，因该侧瞳孔扩大，与术后发生脑疝者易混淆，而致延误抢救。

2）行血管重建术者，术后常规给予溶血栓药物。

3）手术后1周内至少进行1次经颅超声探测（TCD），以观察动脉通畅情况。

4）出院前进行脑血管造影，以观察血管吻合处的通畅情况。

主要并发症：硬脑膜外血肿、脑脊液漏、脑神经损伤和脑缺血。

8．基底动脉分叉部动脉瘤　基底动脉分叉部动脉瘤发生于基底动脉顶端发出两侧大脑后动脉的分叉部，占所有颅内动脉瘤的 2.9%～5%，占椎 - 基底动脉系统动脉瘤的 51%～62%，是颅内动脉瘤手术难度较大的部位之一。基底动脉分叉部动脉瘤的瘤顶可指向3个方向：①向前方（包括前上方），与鞍背相接，从分叉部大脑后动脉 P1 段发出的穿动脉在其后面，且多与瘤体分开，是这种动脉瘤中最易于处理的一种；②向上方（包括后上方），动脉瘤顶伸向下丘脑和第三脑室，穿动脉也位于其后面，可能与瘤体相粘连；③向后方，瘤顶倒向后，伸入大脑脚间窝，穿动脉位于其前面，并多与瘤壁粘连，是手术最困难的一种。基底动脉分叉部与鞍背的相对位置对手术中显露动脉瘤颈非常重要。尤其当采用经额颞部入路时。分叉部与鞍背平齐者占 51%～53%，高于鞍背者占 30%～33%，低于鞍背者占 14%～19%。分叉部过高则需较多地牵拉脑才能显露动脉瘤，过低则动脉瘤颈被后床突遮挡，必须切除部分后床突才能显露动脉瘤。

有 15% 的动脉瘤发生于椎 - 基底系统，其大多数发生于位于 Willis 环后部的基底动脉分叉处。基底动脉顶端的动脉瘤起源于来自基底动脉的大脑后动脉的分支处。动脉瘤发生的位置与垂直的基底动脉和侧方的大脑后动脉之间形成的弧度有关。这些动脉瘤沿着基底动脉的长轴突向上方。基底动脉分叉通常位于脚间窝，但向下可达脑桥中脑交界处下方 13mm 处的脑桥前方，也可以向上达乳头体。高位的基底动脉分叉可将乳头体和第三脑室底推向上方。高位或低位分叉，最好经颞下入路进行处理，比翼点入路好。

经颞下入路处理基底动脉顶端动脉瘤，最好沿大脑后动脉下表面向内探查动脉瘤的颈部，因为大脑后动脉围绕大脑脚走行呈弧形，其下表面是最可能发出穿支的位置，因此到达 P 段和基底动脉最安全。

基底动脉分叉处有可能发生多种解剖学异常。介于基底动脉分叉和后交通动脉之间的大脑后动脉称为 P1 段，后交通动脉之后的大脑后动脉称为 P2 段。正常的后循环是指双侧 P1 段的直径大于后交通动脉，且后者发育正常，这种情况下发生的动脉瘤接近全部病例的 50%；其余则存在解剖异常，包括后交通动脉发育不全，或者胚胎型的大脑后动脉，即 P1 段发育不全而由后交通动脉参与供应大部分大脑后动脉的供血。

发育不全的后交通动脉或胚胎型的大脑后动脉主要起自颈内动脉，可发生在一侧或双侧。如果发育不良的后交通动脉或 P1 段分支较少，有人建议将其切断从而获得暴露基底动脉分叉动脉瘤的空间。然而，不管主干血管的粗细，其穿支血管的数量和直径是相对恒定的，因此，尽管发育不全者管径细小，仍同粗大者一样具有相同的穿支分布区。

Willis 环后部发出一系列穿支血管进入间脑和中脑，有可能被基底动脉顶端的动脉瘤所牵拉，其中最重要和最粗大的是起自基底动脉瘤附近 P1 段的丘脑穿通动脉。它们起自 P1 段，在乳头体的后方、穿大脑脚内侧脚间窝的后穿质入脑，它们大多数既是 P1 段的分支，也是最接近分叉的分支。P1 段有可能不发出丘脑穿通动脉，此时，对侧发育良好或优势侧的丘脑穿通动脉参与供应平时由两 P1 段分支供血的区域。这些重要的穿支血管发生闭塞可出现包括视力丧失、瘫痪、躯体感觉异常、肌力下降、记忆缺失、自主神经和内分泌失衡、运动异常复视和意识障碍。

在基底动脉上端 1cm 内的血管后壁和侧壁也有丰富的穿支动脉，平均有 8 支（范围 3～18 支），其中将近一半位于后壁，另外两侧各占 1/4，而前壁很少有穿支发出。对有基底动脉分叉处动脉瘤的患者要比其他部位动脉瘤更加重视，因为在动脉瘤分离和夹闭的过程中影响致命性穿支的可能性更大。对于基底动脉分叉的动脉瘤，越靠后预后越差，因为突向后方的动脉瘤影响致命穿支的概率大大增加。基底动脉分叉前方的穿支动脉很少，因此向前突出的动脉瘤手术结果要好。在基底动脉分叉以下 2～3mm 内的血管后壁发出很多穿通支进入脚间窝，终止于中脑内侧，使得此处为最危险的部位。基底动脉顶端中等风险，因为丘脑穿通动脉相对容易辨认，且顶端的穿支血管比后壁少。

大脑后动脉起始部远端不常发生动脉瘤，最常见的位置为大脑后动脉环绕中脑的行程中发出第一大分支的起始部位，位于环池或周围池的 P1 段或 P2 段。与其他动脉瘤相比，在被诊断之前，大脑后动脉远端动脉瘤的体积倾向于更大，常与该部位的肿瘤相似。大脑后动脉动脉瘤最常见的神经功能障碍是部分或者完全性的动眼神经功能障碍。

9．大脑后动脉动脉瘤　发生于大脑后动脉 P1 段的动脉瘤，其手术入路和显露方法与基底动脉分叉部动脉瘤相同，在此不予赘述。发生于 P2 段近侧部的动脉瘤位于环池的前方，可采用前颞下入路。发生于 P2 段远侧部的动脉瘤位于中脑的外侧，隐于颞叶底面的内侧，必须切除部分海马回方能显露，而且抬高颞叶后部势必将 Labbe 静脉撕断，有引起颞叶静脉性梗死或出血的可能。遇此情况可采用经颞下回经侧脑室颞角入路。发生于大脑后动脉 P3 段的动脉瘤已位于四叠体池，而 P 段动脉瘤已位于矩状裂，此两处的动脉瘤可采用枕部后纵裂入路。

10．小脑上动脉瘤　少见，发生于基底动脉主干发出小脑上动脉的远侧角处，位于小脑上动脉与大脑后动脉之间狭窄的间隙内，其中有动眼神经从脚间窝穿过此间隙，与动脉瘤靠近且常有粘连，在处理动脉瘤时很易损伤此神经。

11．小脑后下动脉瘤　小脑下后动脉（PICA）是椎动脉颅内段最大分支，其起点约在枕骨大孔上 10mm，椎基底动脉交界处近侧 15mm 处的椎动脉干上，与第 9、10、11、12 脑神经毗邻。PICA 从椎动脉发出后其走行可分为 5 段：①延髓前段；②延髓侧段；③扁桃体 - 延髓段，向下弯曲形成尾襻；④髓帆扁桃体段，向上弯曲形成头襻，其顶点即为脉络丛点；⑤皮质段。PICA 动脉瘤占所有颅内动脉瘤的 0.5%～1%，80% 的 PICA 动脉瘤发生于 PICA 从椎动脉发出处，并多见于左侧，PICA 周围支的动脉瘤多发生于脉络丛点。

【典型病例】

病例 1（颈内动脉床突上段动脉瘤）：患者女性，61 岁，左眼视力进行性下降 2 个月。患者 2 个月来无明显诱因出现左眼进行性视力下降，头痛，偶有头晕，无恶心、呕吐。眼科完善头颈部血管 CTA 检查提示“颅内动脉瘤”，为求进一步诊治转入我科。既往高血压病史 10 余年。查体：血压 132/85mmHg，意识清，精神可，问答合理，查体合作，双侧瞳孔等大正圆，直径 3.0mm，对光反射灵敏，左眼视力下降，右侧视力正常，双眼视野正常；双侧鼻唇沟对称，伸舌居中，颈软，心肺未见明显异常，四肢肢体肌力 V 级，四肢无水肿，肌张力正常，巴氏征（-）（图 2-264～图 2-270）。

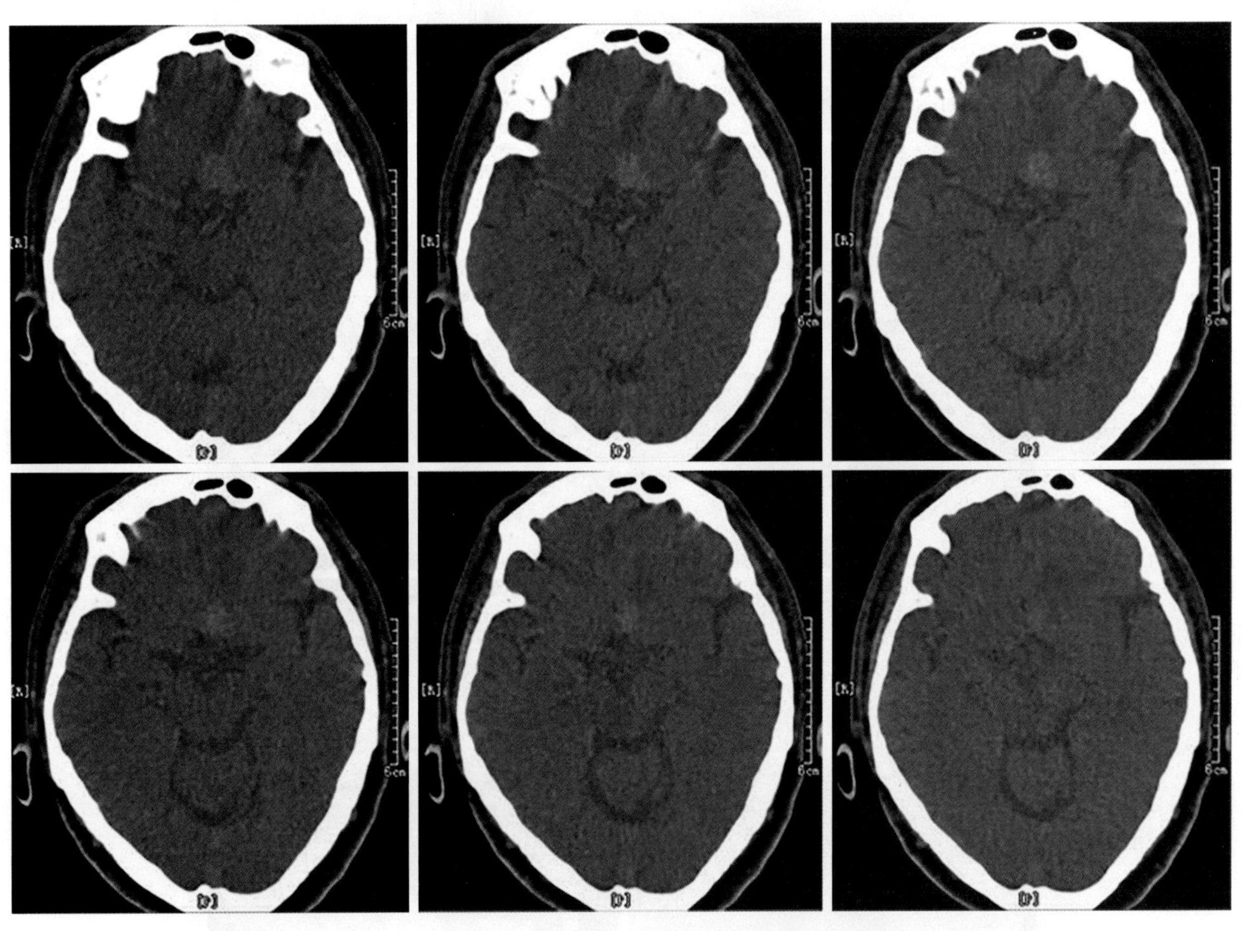

图 2-264 术前 CT

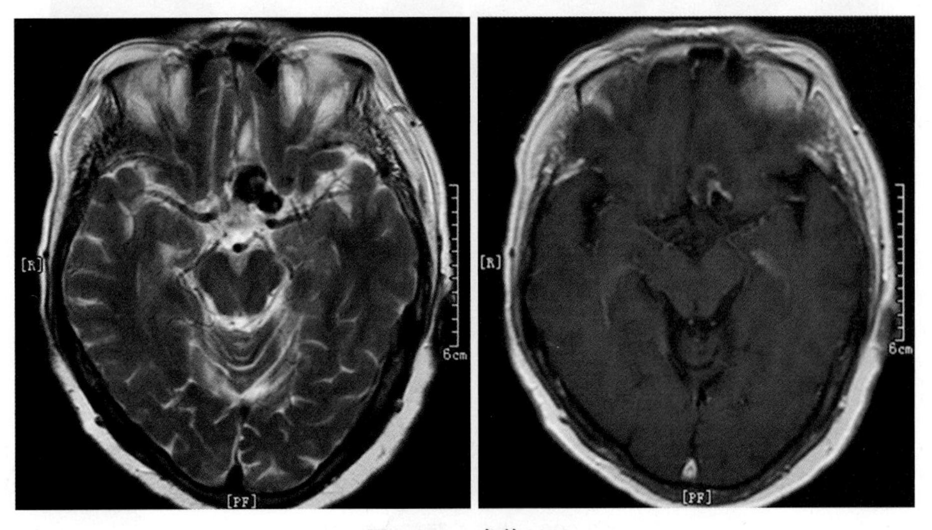

图 2-265 术前 MRI

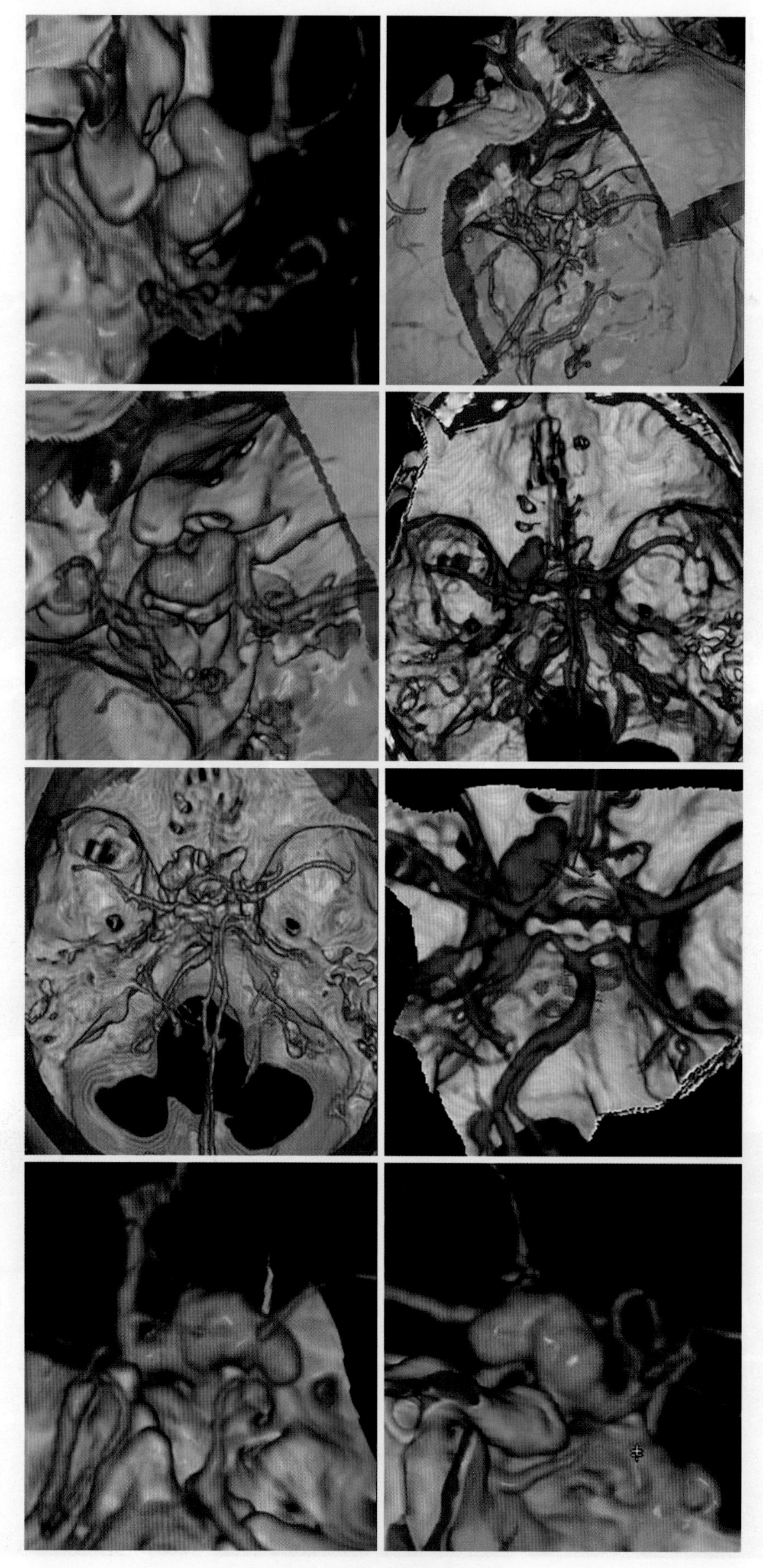

图 2-266　术前头颈部血管 CTA

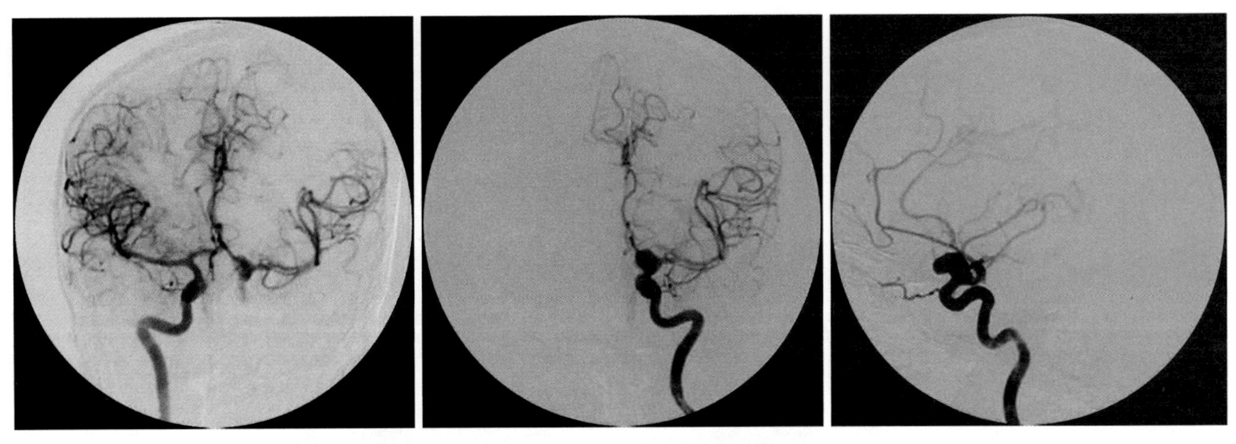

图 2-267 术前头颈部血管 DSA

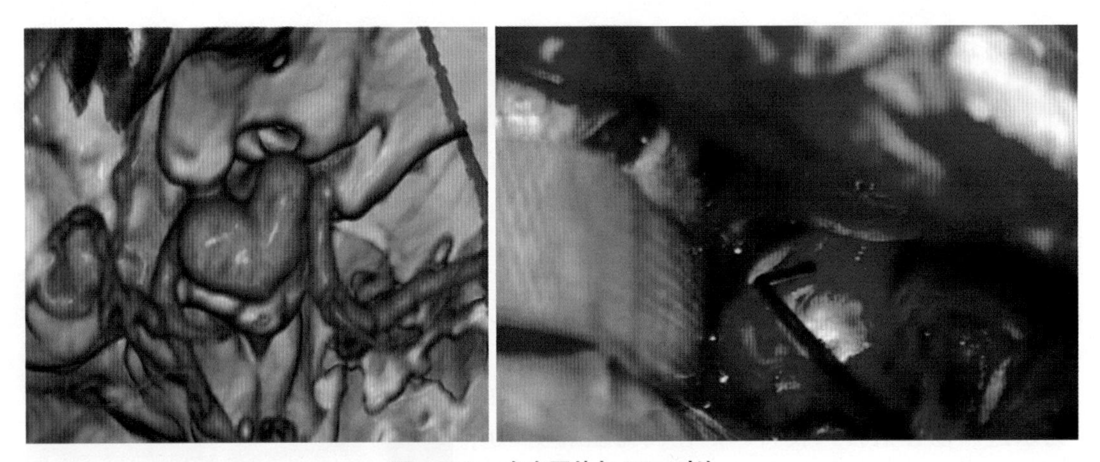

图 2-268 术中图片与 CTA 对比

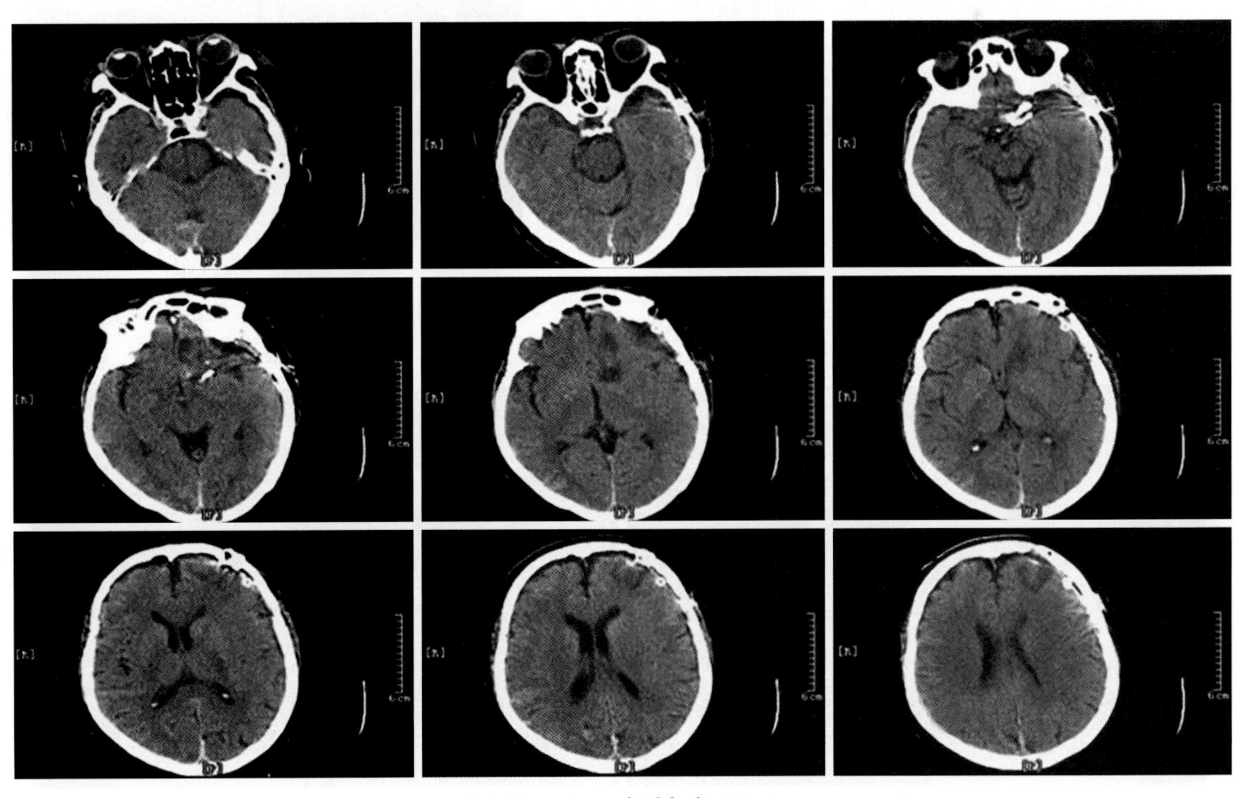

图 2-269 术后复查 CT

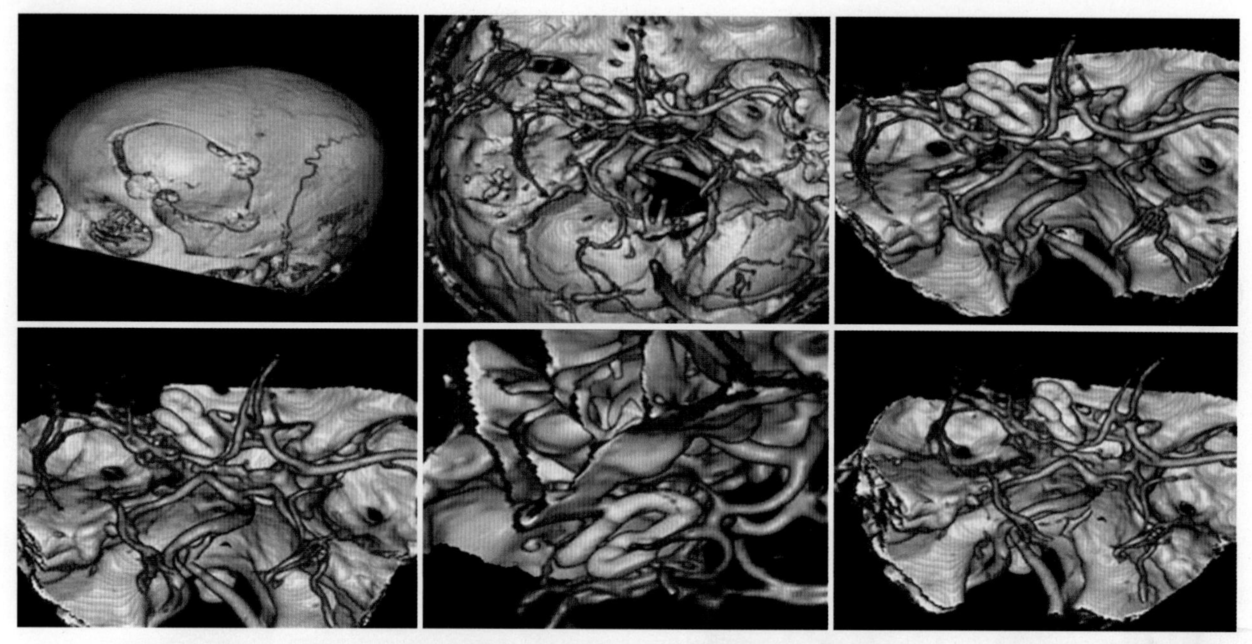

图 2-270 术后头颈部血管 CTA

病例 2（颈内动脉海绵窦段动脉瘤）：患者男性，62 岁，左侧动眼神经麻痹进行性加重 2 个月。患者 2 个月来无明显诱因出现左侧动眼神经麻痹进行性加重，头痛，偶有头晕，无恶心、呕吐。头颅 MRI+MRA 提示“海绵窦段动脉瘤”，为求进一步诊治转入我科。既往高血压病史 10 余年，糖尿病病史 15 年。查体：血压 128/84mmHg，意识清，精神可，问答合理，查体合作，双侧瞳孔等大正圆，直径 3.0mm，对光反射灵敏，双眼视力正常，双眼视野正常；双侧鼻唇沟对称，伸舌居中，颈软，心肺未见明显异常，四肢肢体肌力 V 级，四肢无水肿，肌张力正常，巴氏征（-）（图 2-271～图 2-279）。

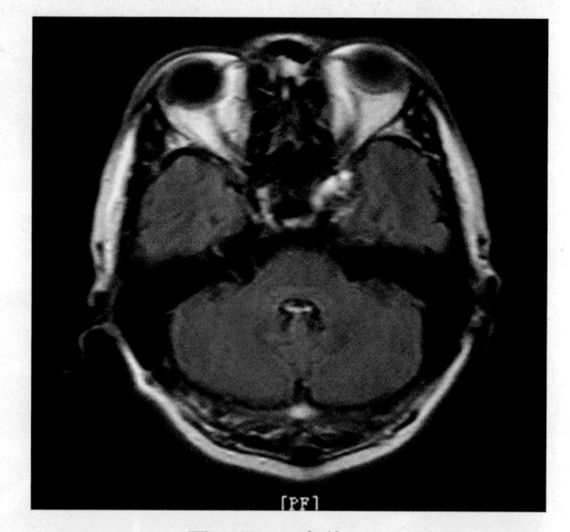

图 2-271 术前 MRI

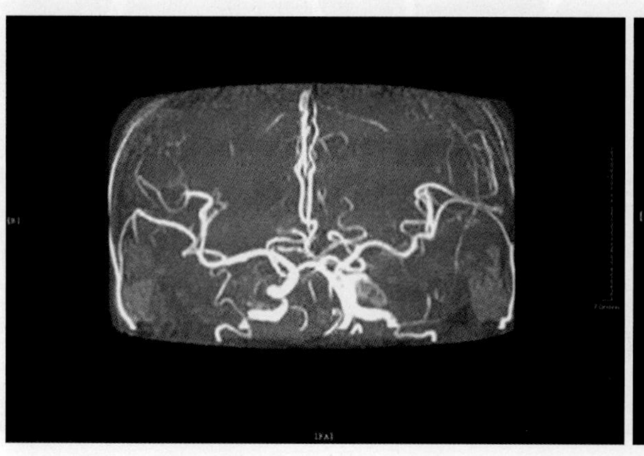

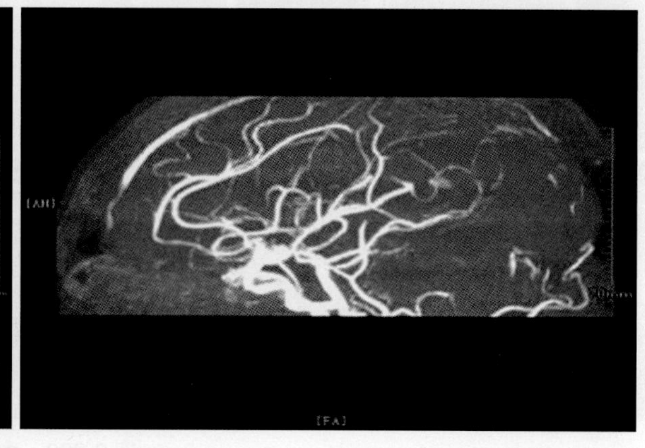

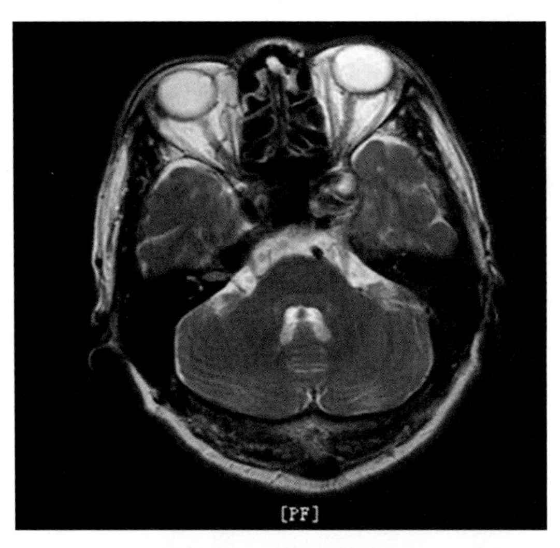

图 2-272　术前头颅 MRA

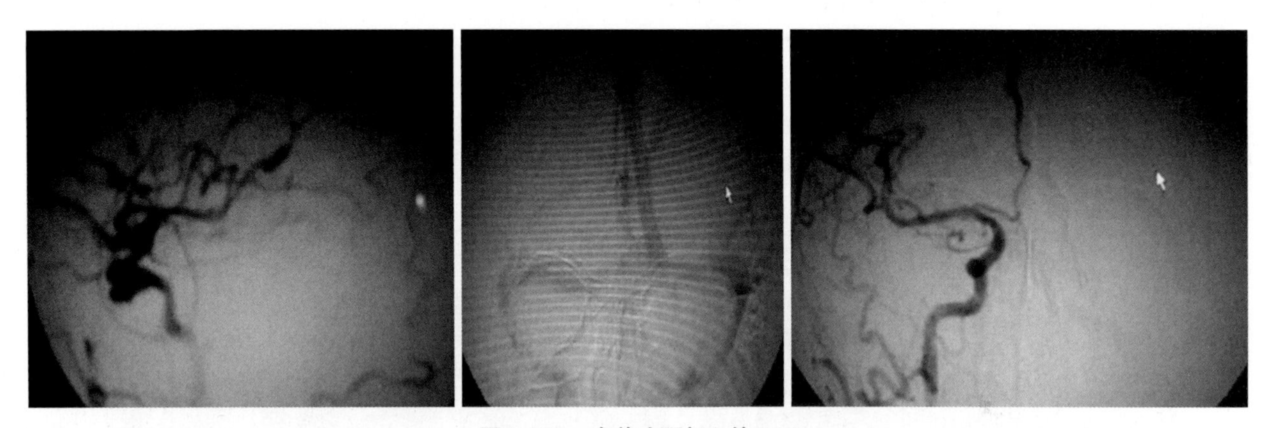

图 2-273　术前头颈部血管 DSA

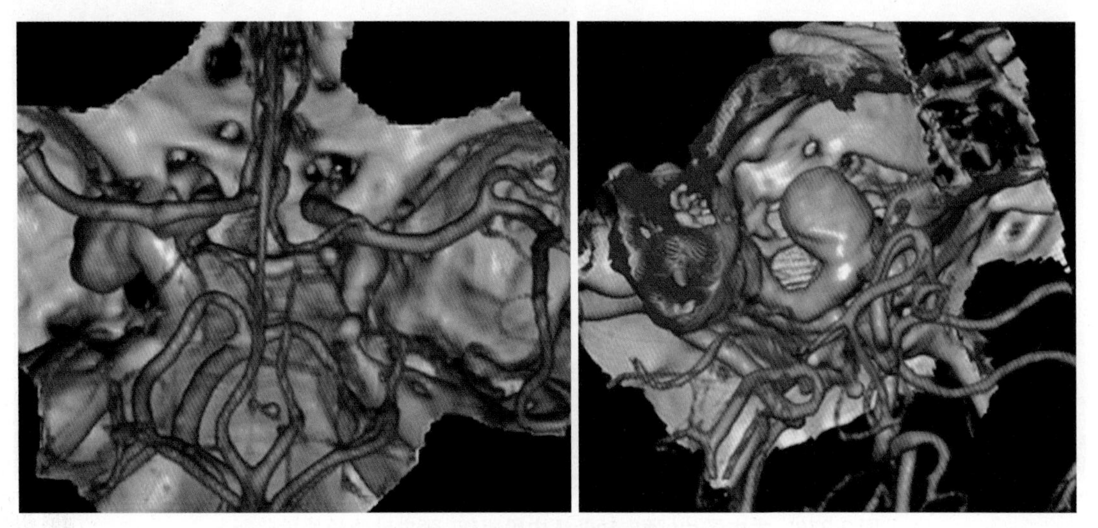

图 2-274　术前头颈部血管 CTA

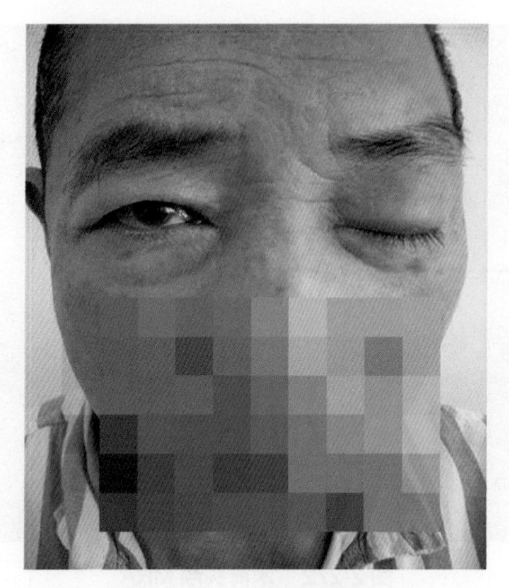

图 2-275 术前患者照片

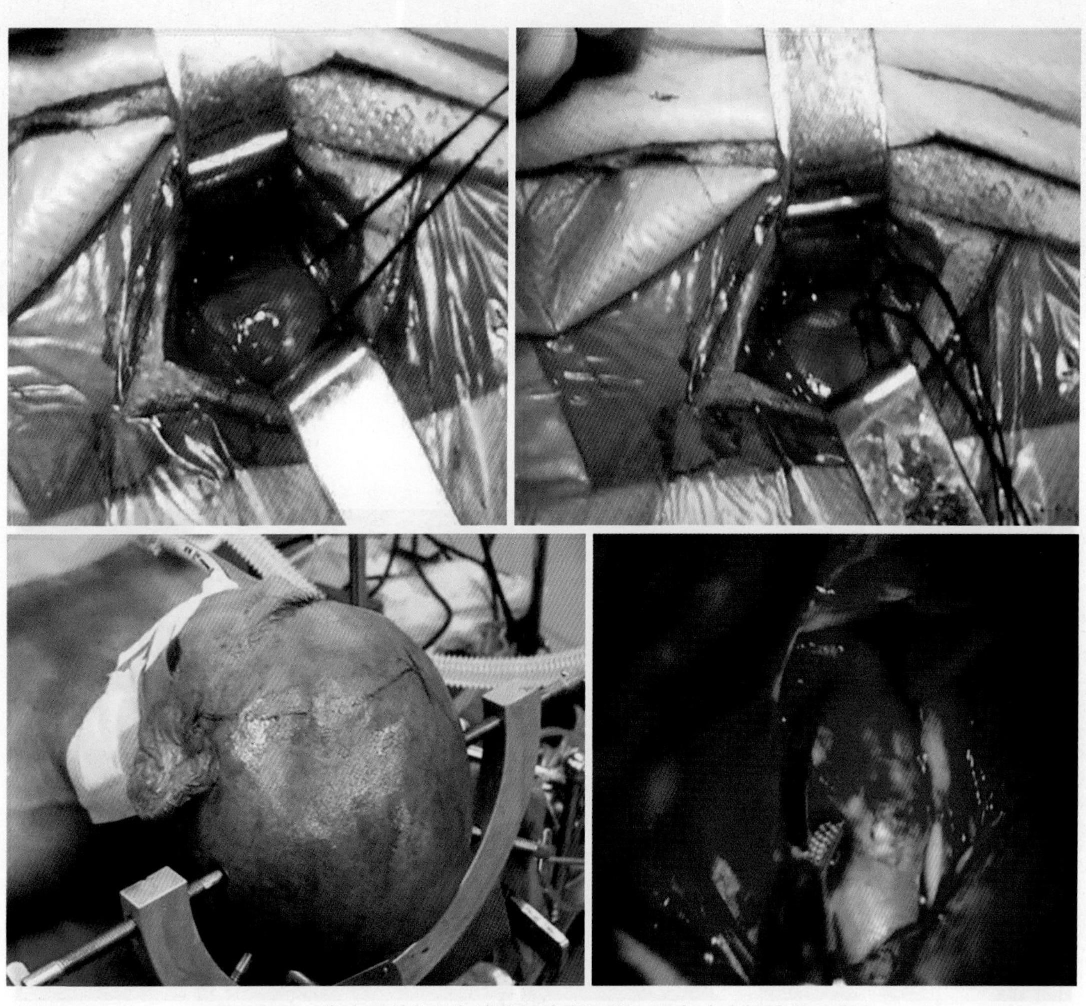

图 2-276 术中图片（颈内动脉颅内段阻断、颈内动脉颅外段阻断）

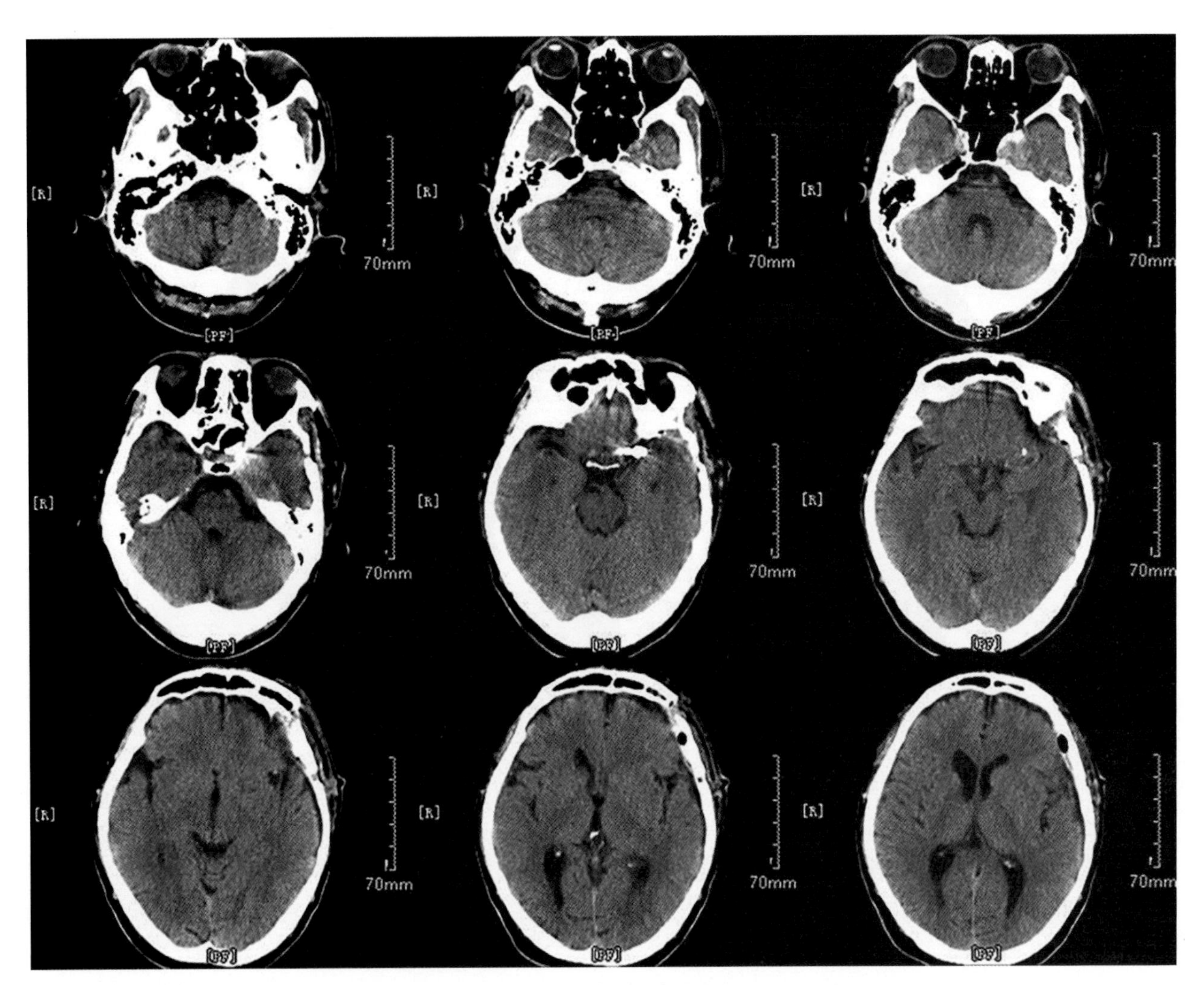

图 2-277　术后 3 个月 CT

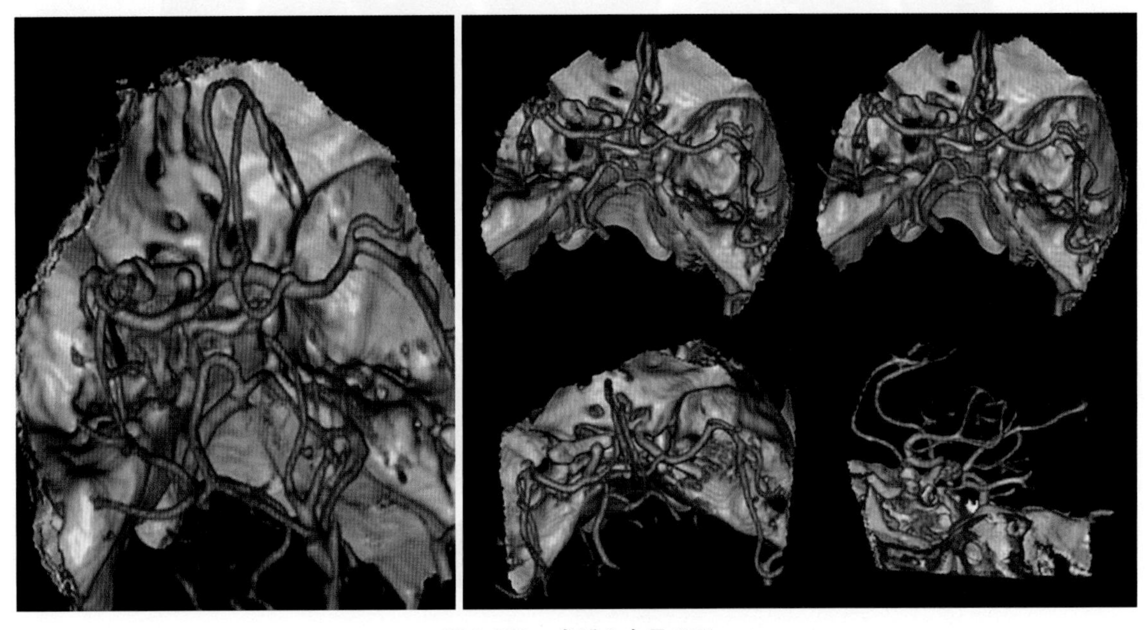

图 2-278　术后 3 个月 CTA

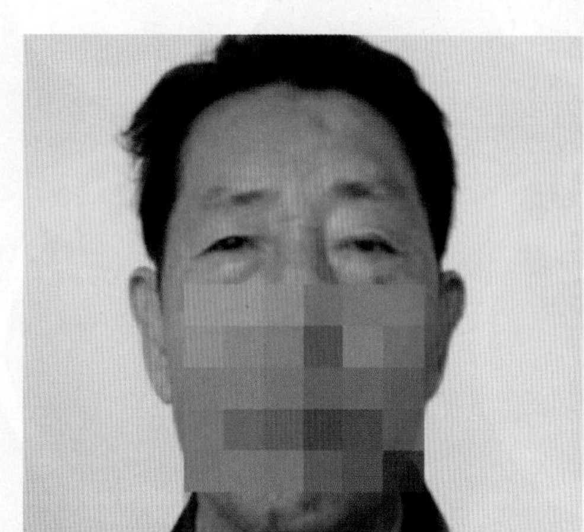
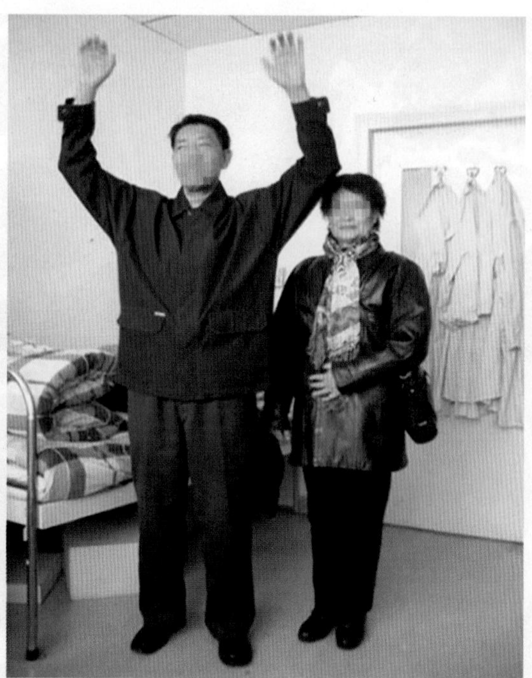

图2-279 术后3个月照片

病例3（颈内动脉床突下段动脉瘤）：患者女性，73岁，间断头痛2年。查体：血压140/84mmHg，意识清，查体合作，双眼睑无下垂，双侧瞳孔等大正圆，直径3.0mm，对光反射灵敏，双眼视力、视野正常；双侧鼻唇沟对称，伸舌居中，颈软，心肺未见明显异常，四肢肢体肌力Ⅴ级，四肢无水肿，肌张力正常，巴氏征（-）（图2-280～图2-284）。

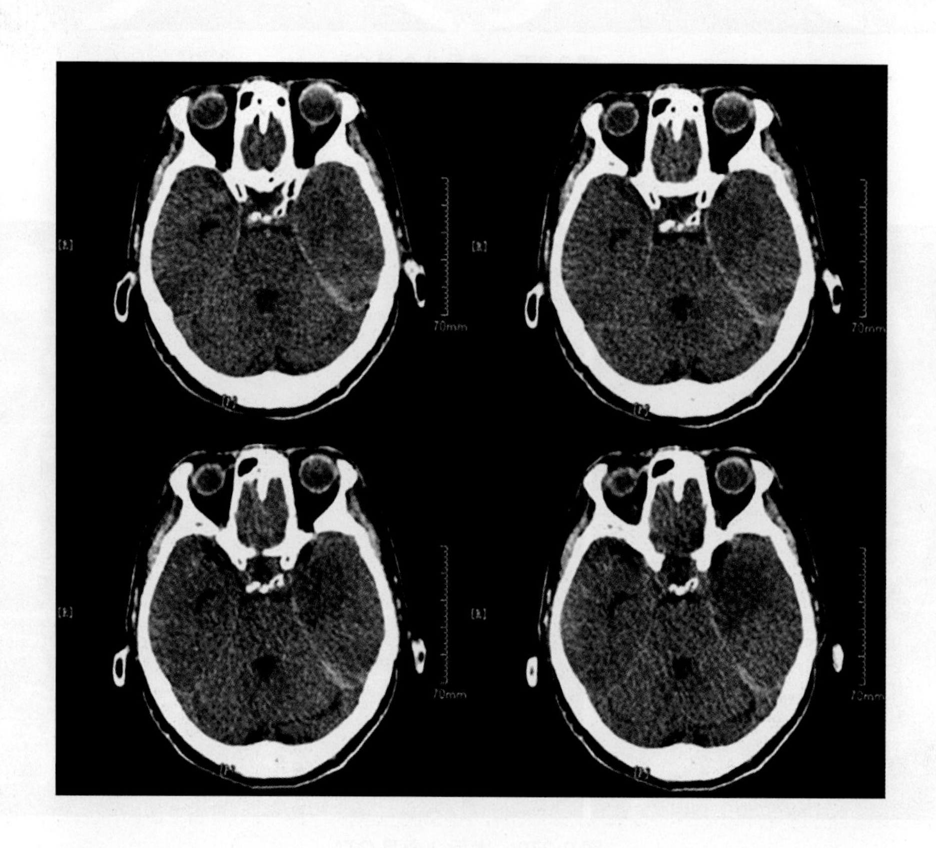

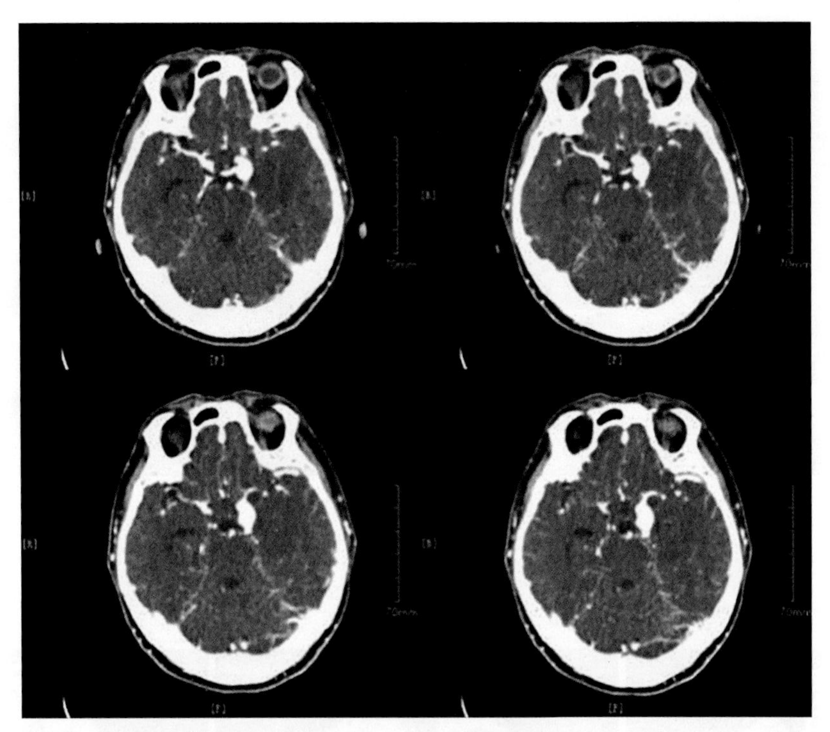

图 2-280　术前头部 CT

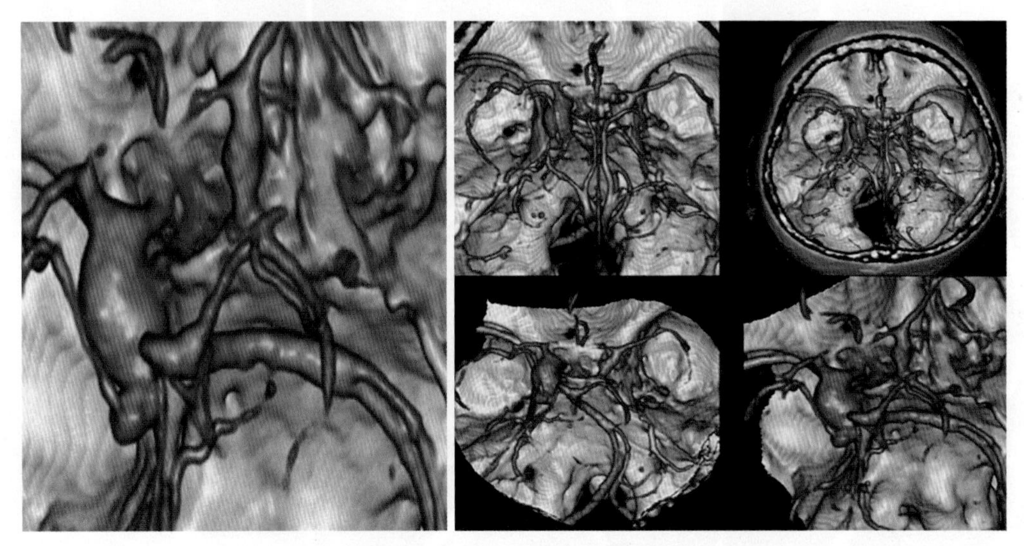

图 2-281　术前头颈部血管 CTA

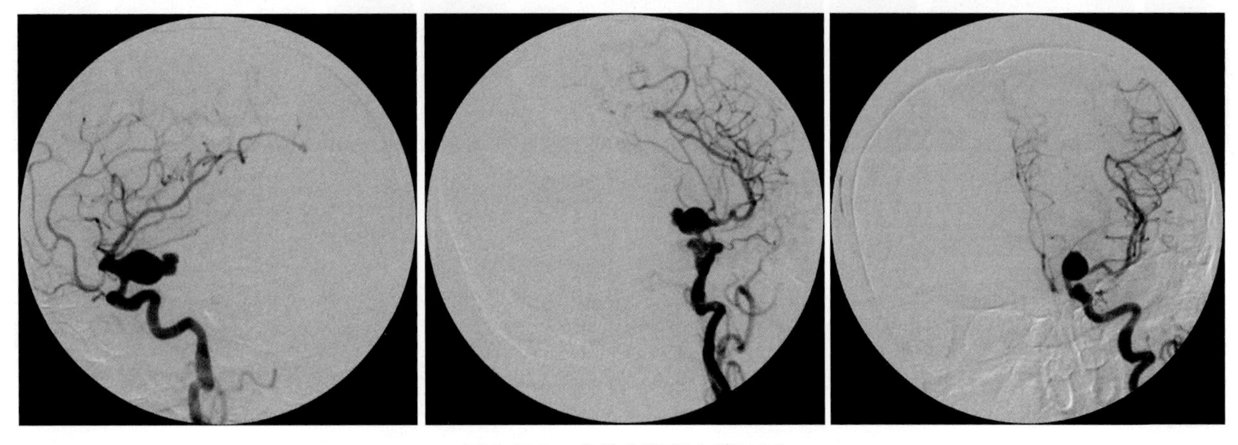

图 2-282　术前头颈部血管 DSA

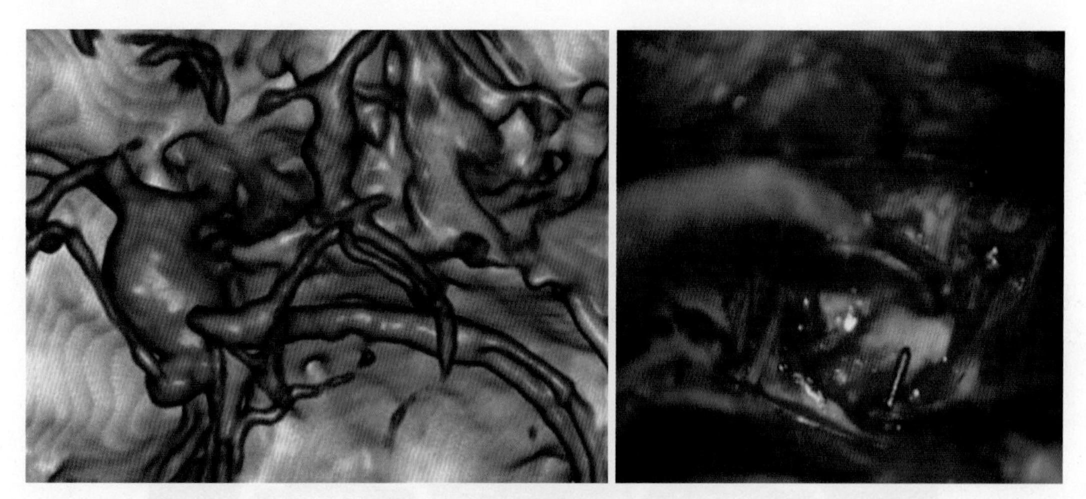

图 2-283　术中图片与 CTA 对比

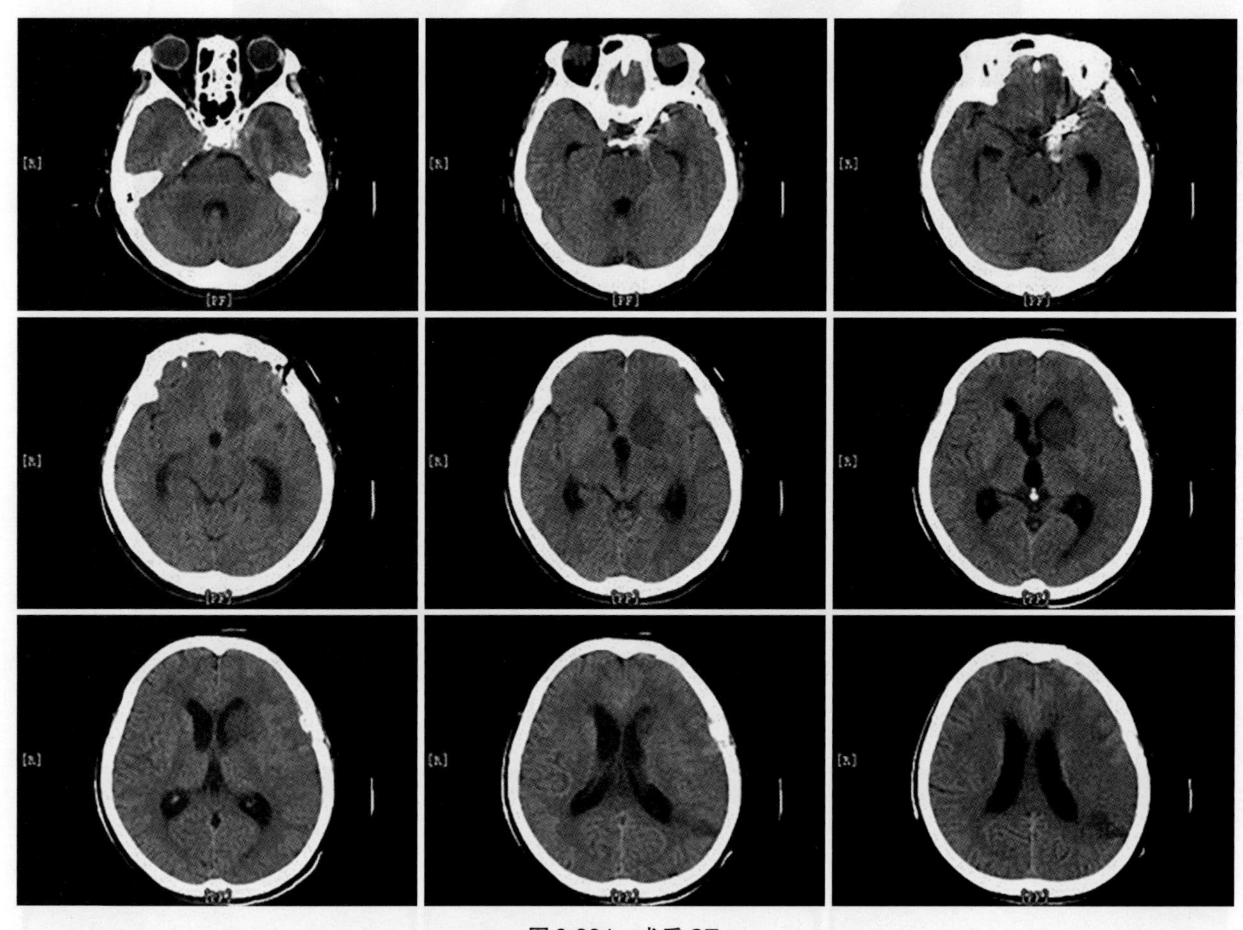

图 2-284　术后 CT

病例 4（大脑中动脉瘤）：患者女性，49 岁，间断头痛 1 年，突发头痛 3 天，查体：查体：血压 130/85mmHg，神清语明，精神不振，查体合作，双侧瞳孔等大正圆，直径 3.0mm，对光反射灵敏；双侧鼻唇沟对称，伸舌居中，颈软，四肢肢体肌力 V 级，四肢无水肿，肌张力正常，巴氏征（-）（图 2-285～图 2-290）。

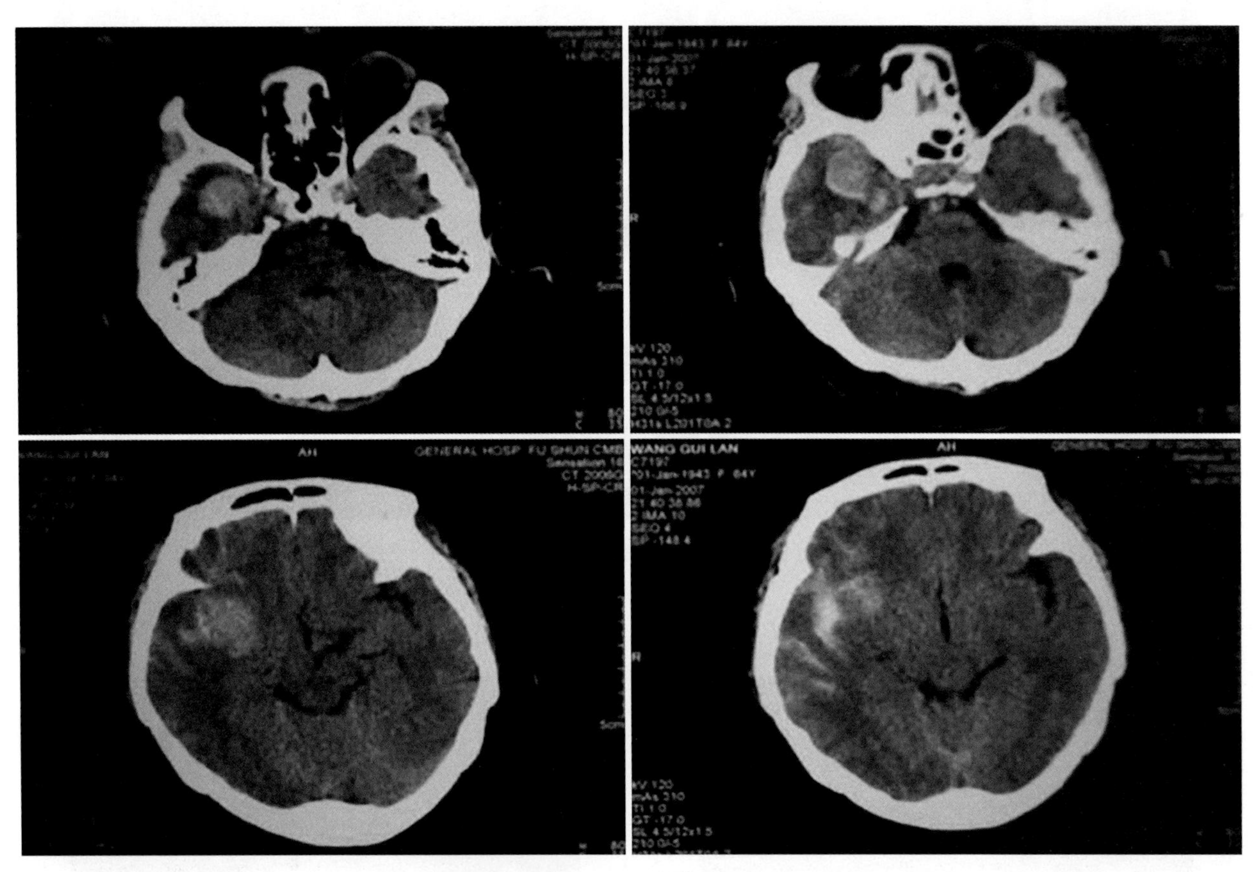

图 2-285　术前 CT

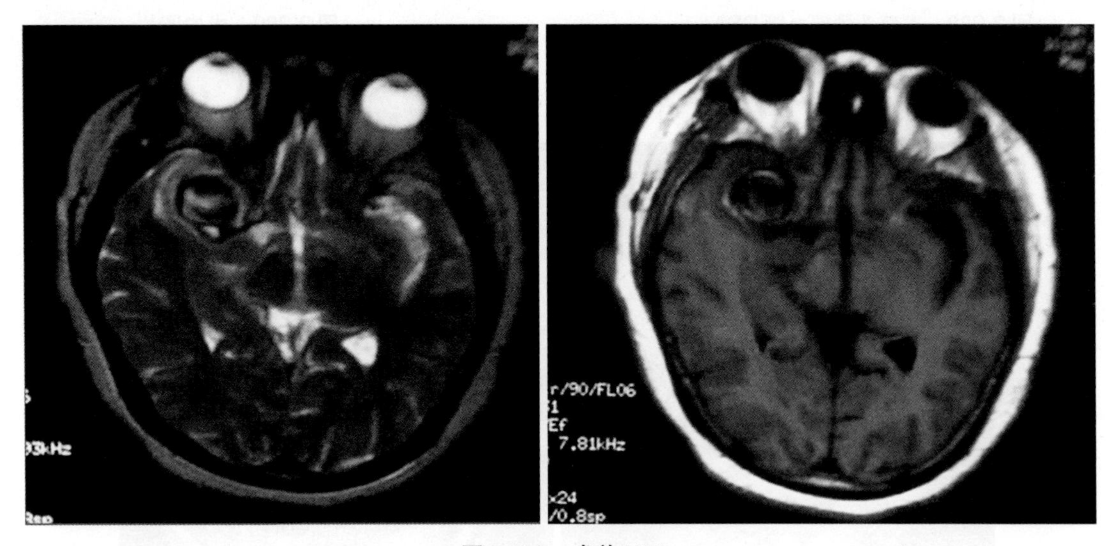

图 2-286　术前 MRI

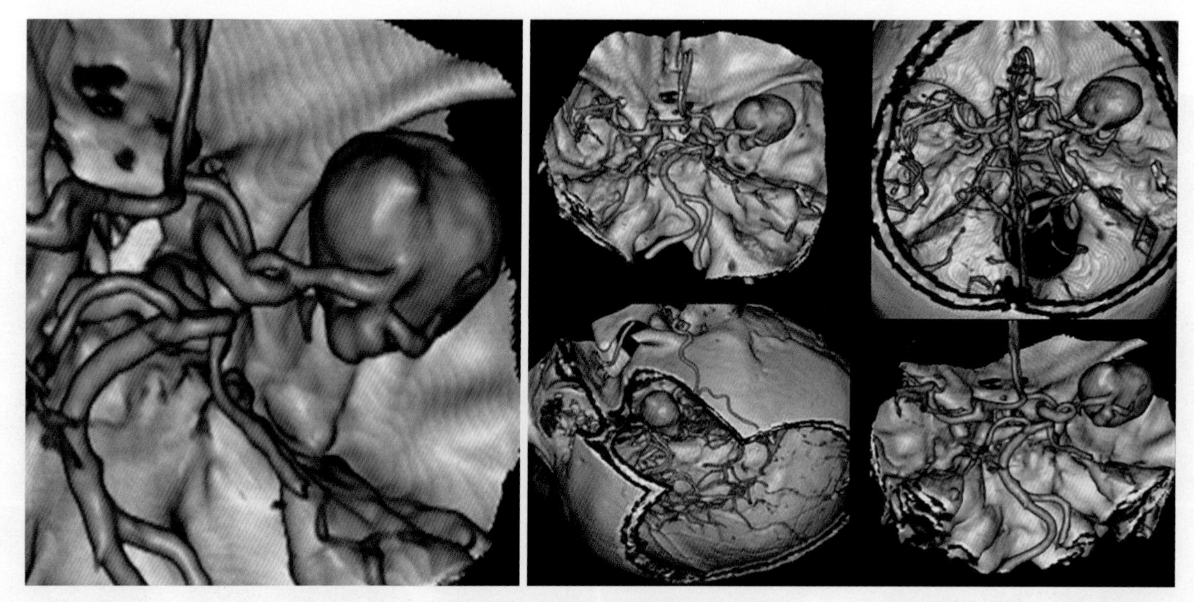

图 2-287　术前头颈部血管 CTA

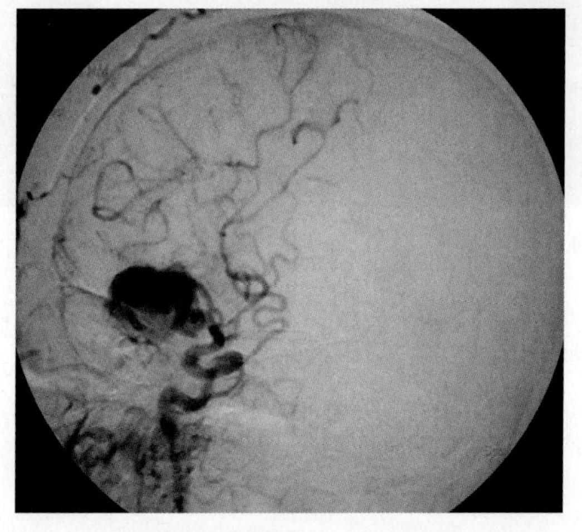

图 2-288　术前头颈部血管 DSA

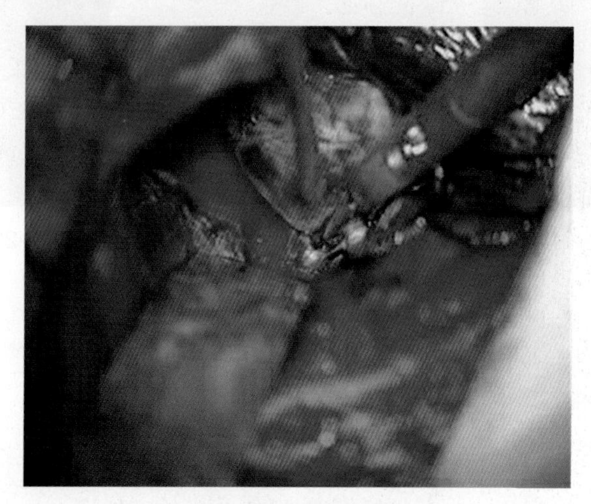

图 2-289　术中图片

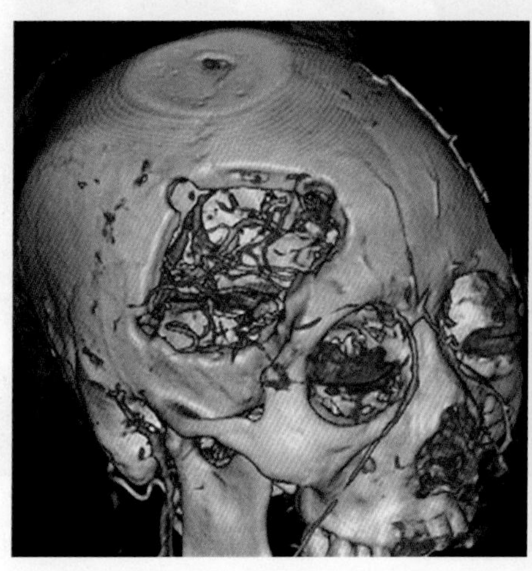

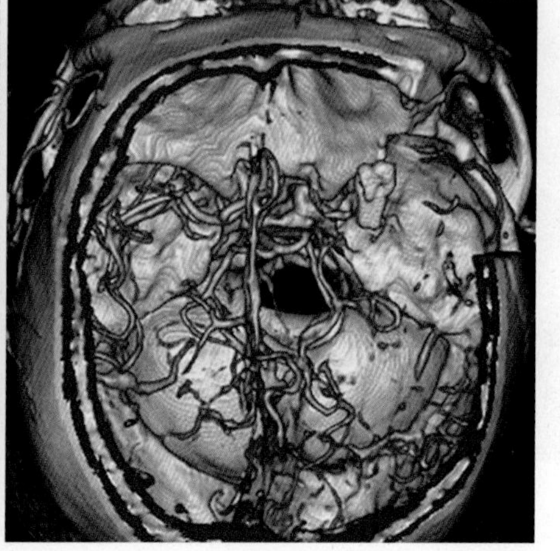

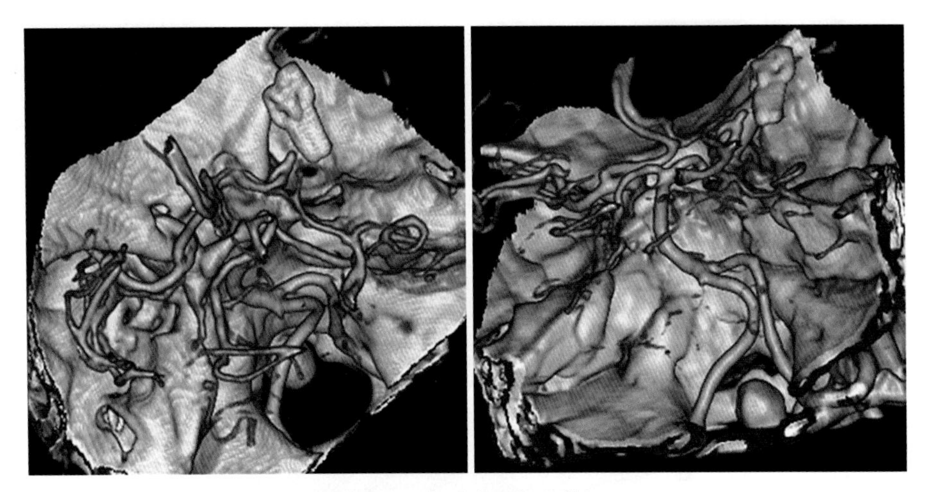

图 2-290 术后头颈部血管 CTA

病例 5（后交通动脉瘤）：患者女性，73 岁，突发剧烈头痛 1 天。查体：血压 130/80mmHg，意识清，精神萎靡，查体合作，双眼睑无下垂，双侧瞳孔等大正圆，直径 3.0mm，对光反射灵敏，双眼视野正常；双侧鼻唇沟对称，伸舌居中，颈软，心肺未见明显异常，四肢肢体肌力 V 级，四肢无水肿，肌张力正常，巴氏征（-）（图 2-291～图 2-293）。

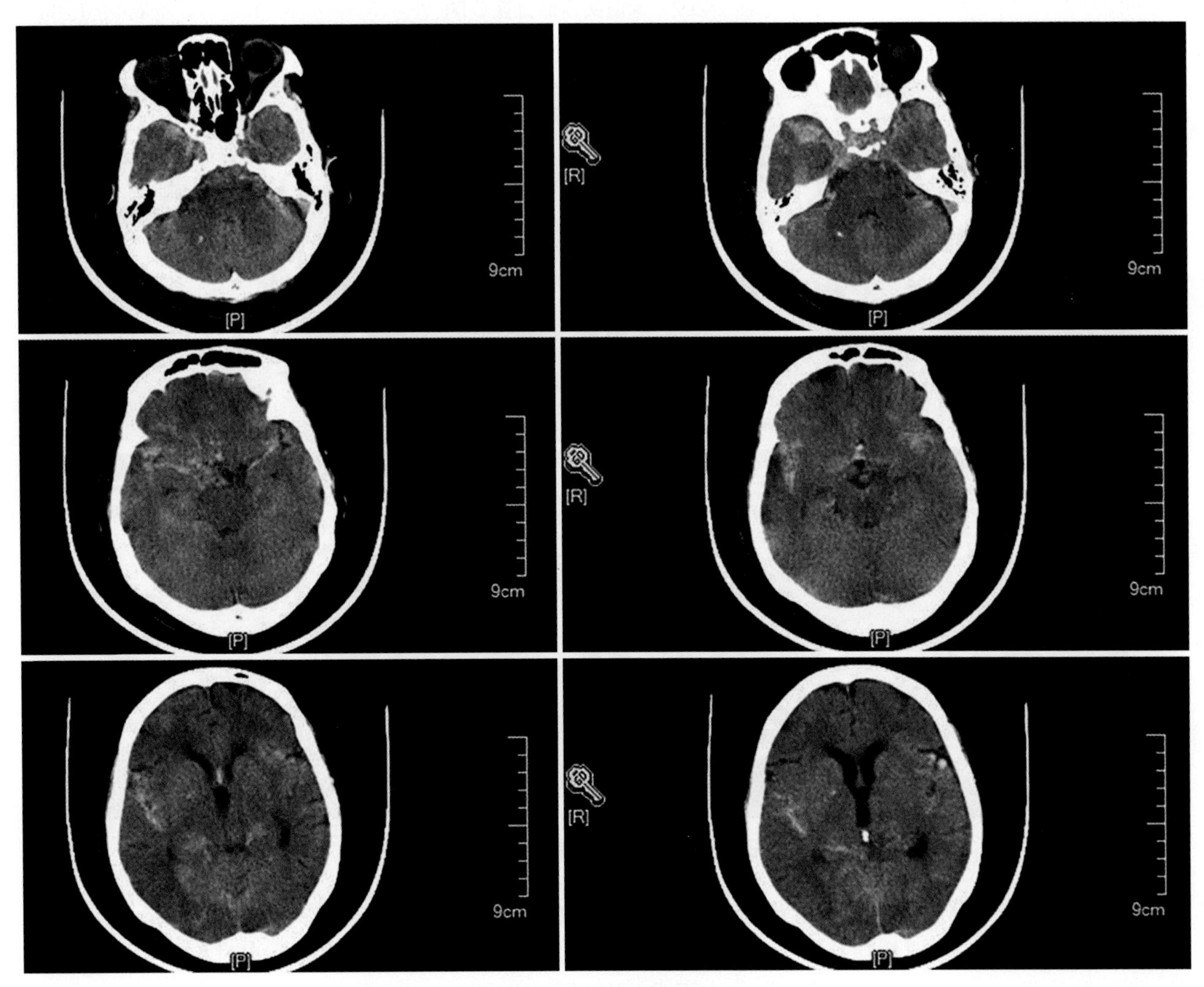

图 2-291 入院头部 CT

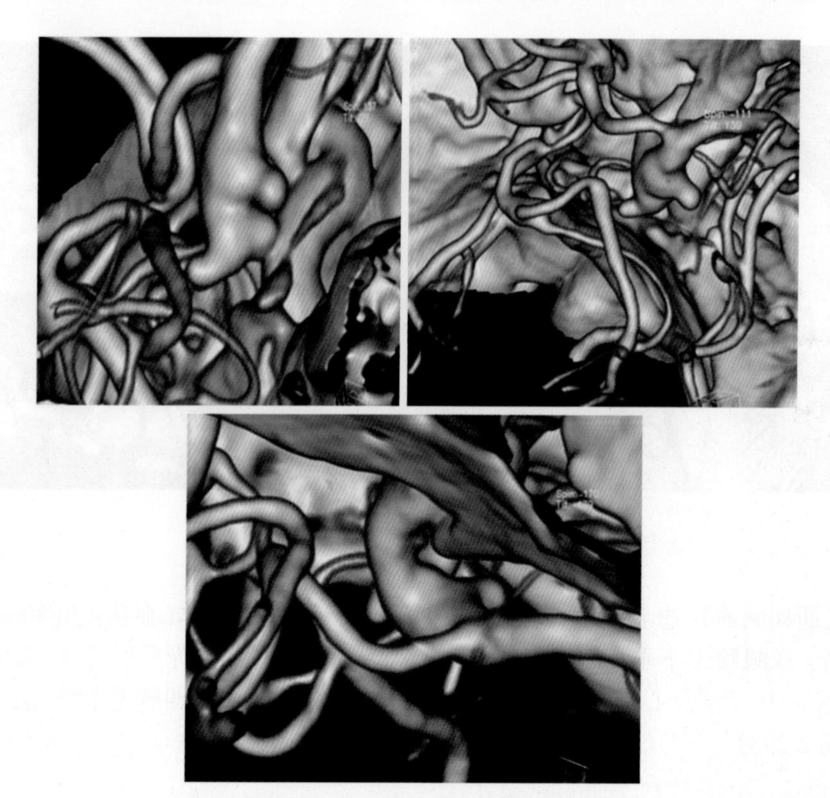

图 2-292　术前头颈部血管 CTA

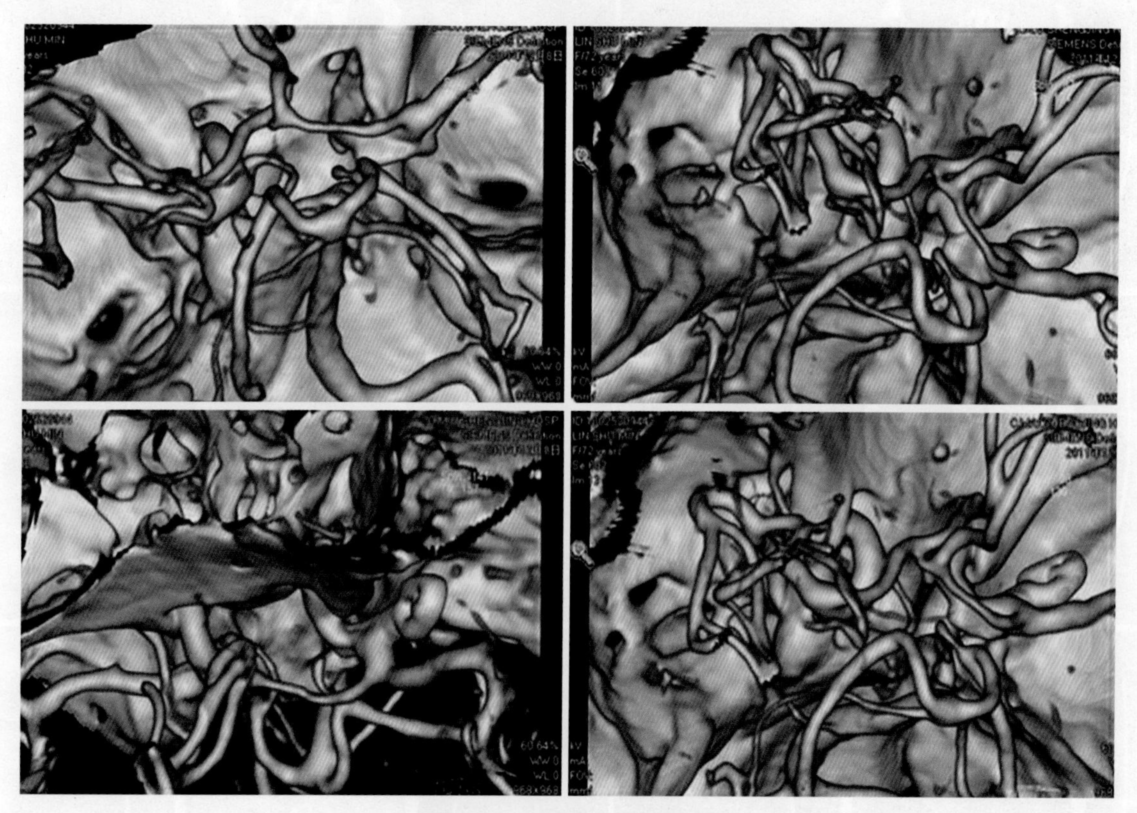

图 2-293　术后头颈部血管 CTA

病例 6（前交通动脉瘤）：患者女性，50 岁，反复发作蛛网膜下腔出血，查体：血压 120/80mmHg，意识清，精神可，查体合作，双侧瞳孔等大正圆，直径 3.0mm，对光反射灵敏，双侧鼻唇沟对称，伸舌居中，颈软，四肢肢体肌力 V 级，四肢无水肿，肌张力正常，巴氏征（-）（图 2-294～图 2-298）。

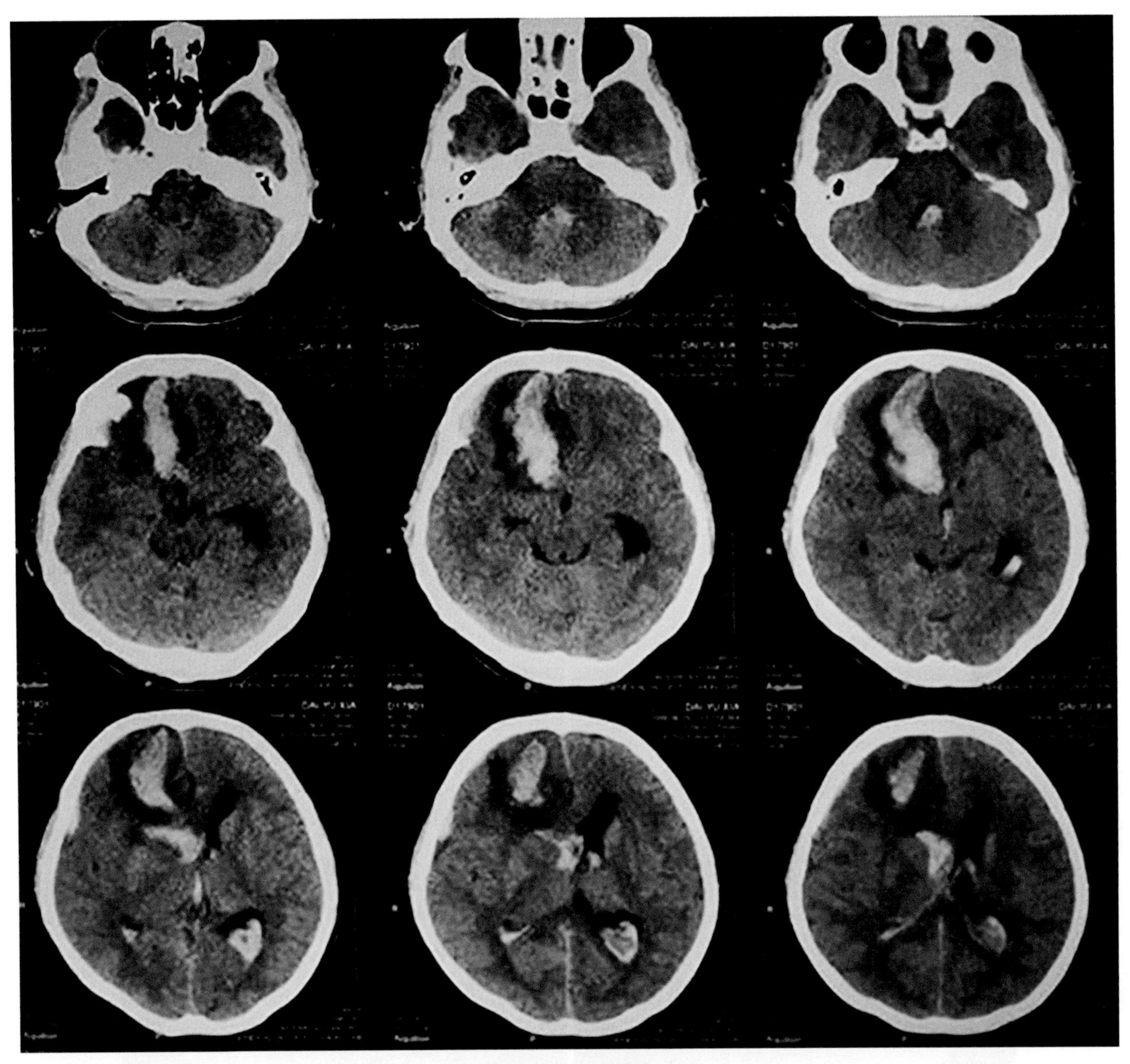
图 2-294 术前头部 CT

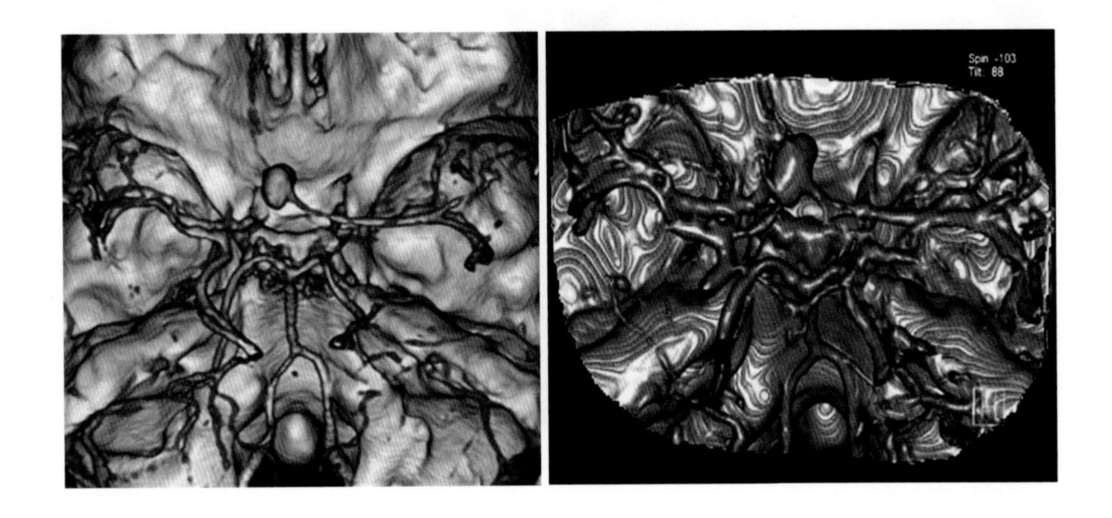

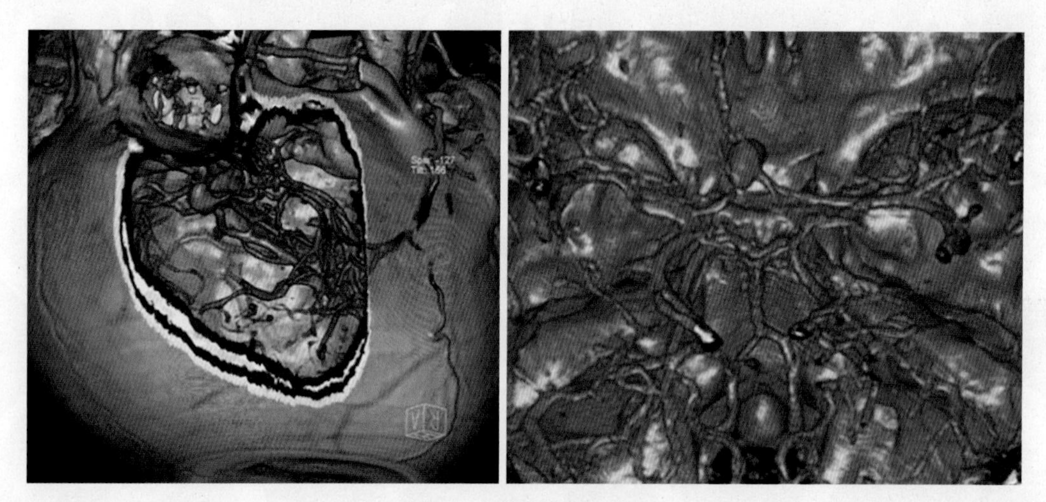

图 2-295　术前头颈部血管 CTA

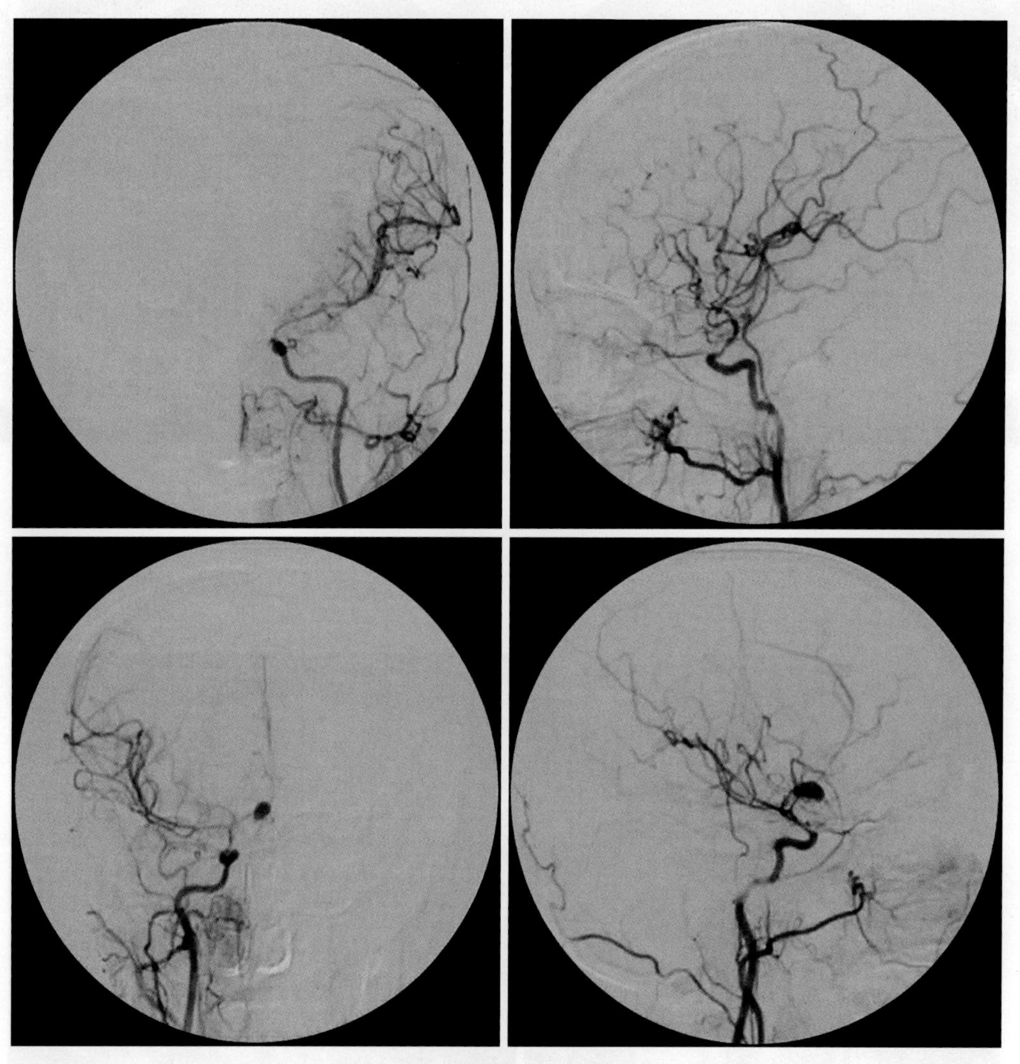

图 2-296　术前头颈部血管 DSA

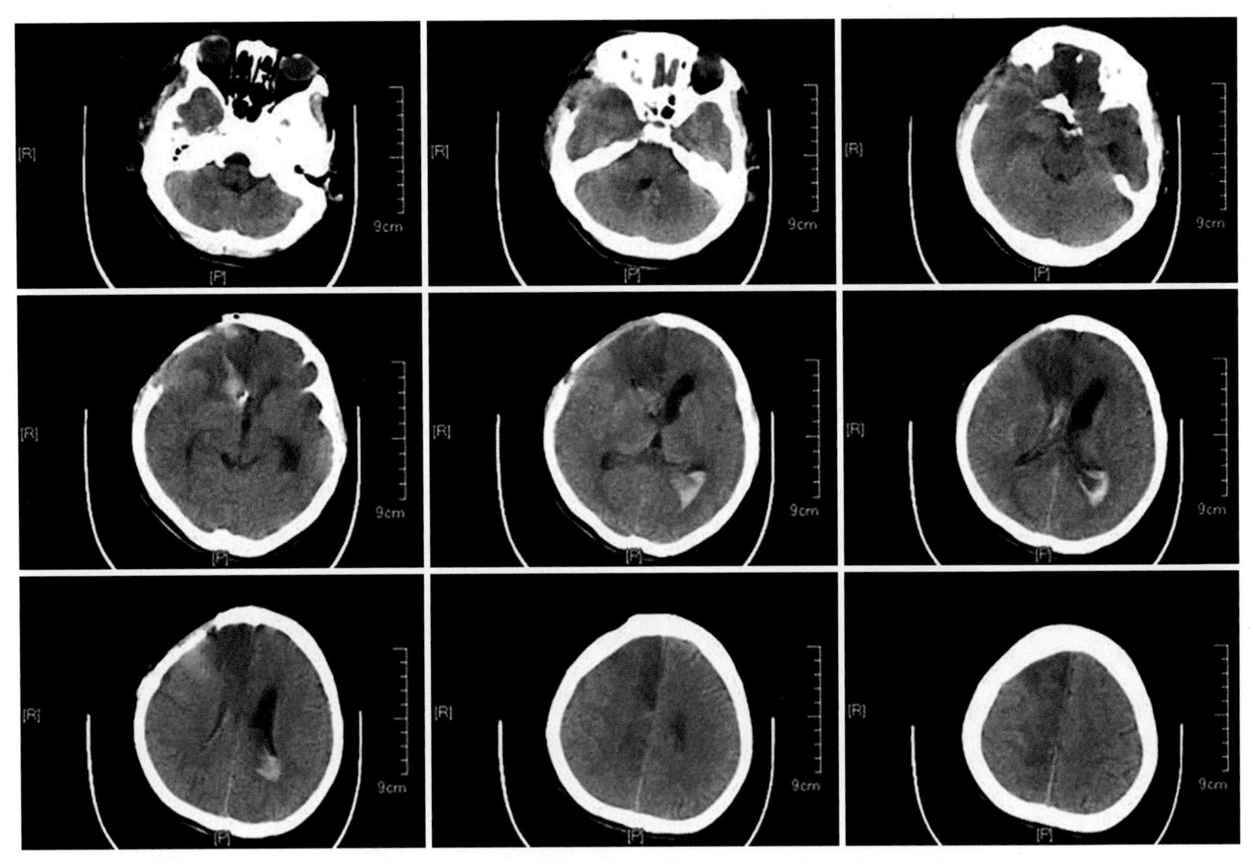

图 2-297 术后 CT

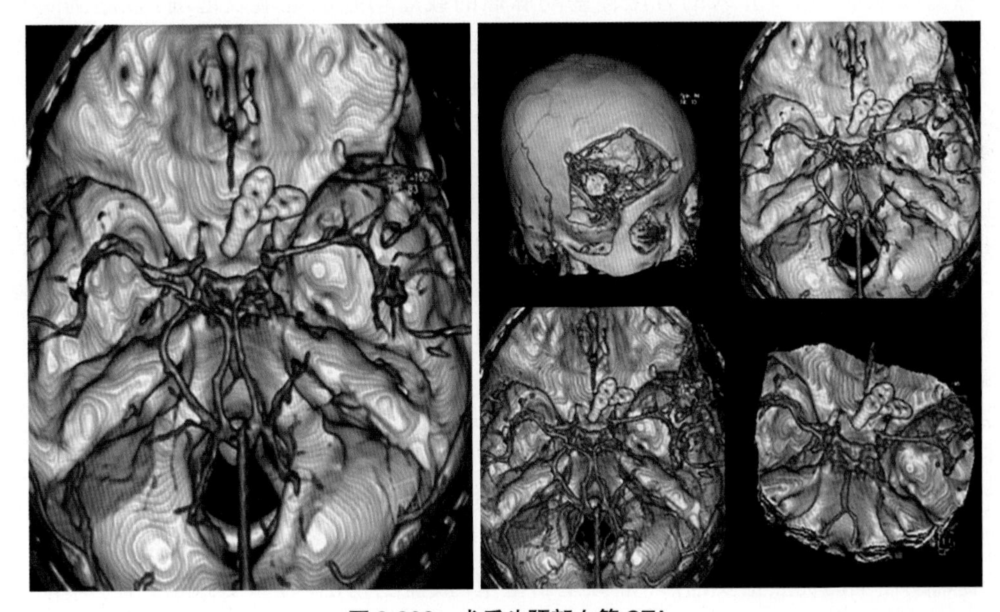

图 2-298 术后头颈部血管 CTA

（关俊宏 张绪新）

（七）动脉瘤栓塞术

1. 适应证 ①老年患者。②神经功能状态差的患者。③合并其他严重疾病的患者。④后循环动脉瘤。⑤床突段的动脉瘤。⑥外科手术夹闭术后残留或复发的动脉瘤。

2. 禁忌证 ①输送血管极度迂曲栓塞材料难以到达动脉瘤的患者。②不能耐受抗凝治疗的需要行支架植入辅助治疗的患者。③一般状况差难以耐受介入手术的患者。④造影剂过敏患者。⑤细菌感染活动期。

3．介入治疗的材料

（1）弹簧圈：1991年Guglielmi可解脱弹簧圈（GDC）问世，1995年FDA批准其应用于临床。近年来，弹簧圈技术发生了显著的进步。有些弹簧圈在生产时使用了具有生物活性的涂层（如Micrus、Presidio和Stryker Neurovascular包含聚乙醇酸涂层的Matrix2）或体积膨胀凝胶（如含有水凝胶的Microvention弹簧圈）。解脱方式包括电解脱、水解脱和机械解脱等。大多数弹簧圈的解脱都是通过手持设备完成的。

（2）球囊或支架：球囊辅助栓塞技术由Moret于1992年最早应用。目前常用的球囊有Hyperform、Ascent等。目前常用的支架有Neuroform、Neuroform2、Neuroform 3/EZ、LEO、Solitaire、Enterprise、LVIS等。

（3）血流导向装置（flow diverter，FD）：即密网支架。目前基于血管重建的FD有Pipeline、Silk、Surpass、Fred、Tubridge等支架。基于瘤腔内重建的扰流装置有Web、Luna等。其中Pipeline于2008年获得欧洲CE认证，2011年获得FDA批准用于颈内动脉岩骨段到垂体上段大型或宽颈动脉瘤的治疗。密网支架的编织设计使得其具有低孔隙率和高金属覆盖率，这降低了血流流入动脉瘤瘤体内的速度，促使血液在瘤体内滞留并更容易血栓形成。

（4）覆膜支架：如Willis支架。由于覆膜支架具有难以弯曲性和困难输送性及不能在有重要穿支血管的病变血管中使用的局限性，目前有学者正在研究局部覆膜支架（不对称支架），即只对动脉瘤瘤颈部覆盖的支架。

（5）液体栓塞剂：如Onxy HD-500。它是一种由乙烯-乙烯醇共聚物和能溶解于二甲基亚砜组成的混合黏稠液体栓塞剂，常用于治疗宽颈及巨大动脉瘤。

4．介入治疗的方法

（1）动脉瘤孤立术：通过介入的方法栓塞动脉瘤的载瘤动脉的近端及远端，以达到阻断动脉瘤瘤体内血流的目的。常用于颈内动脉海绵窦段巨大动脉瘤（或其他由于占位效应不适合选择性闭塞的动脉瘤）、夹层或假性动脉瘤、介入或手术后复发的难治性动脉瘤等。此类手术术前往往需要行球囊闭塞实验（BOT）以评估其他血管的代偿情况。有时需要结合颅内-颅外或颅内-颅内血流重建手术治疗。

（2）动脉瘤瘤体内栓塞术：脑血管造影是动脉瘤介入治疗的前提。一般建议进行六根血管造影，包括双侧颈内动脉、颈外动脉和椎动脉。所有血管需要正侧位造影，发现病变后需要加做双斜位、三维旋转造影及栓塞工作角度造影。通过造影可以明确下列信息：动脉瘤的大小、形状和生长方向；动脉瘤颈部大小及其与动脉瘤体部和载瘤动脉的关系；动脉瘤体部及颈部发出的分支；载瘤动脉的大小和形态（球囊或支架辅助栓塞时此数据特别重要）；动脉瘤载瘤动脉的侧支循环情况；是否存在血管痉挛或其他病理改变，如夹层、肌纤维发育不良、血管畸形等。双微导管技术最早由Baxter提出，可以应用于瘤颈较宽、预计弹簧圈成篮不易稳定、栓塞过程中弹簧圈较易突入载瘤动脉内等用单根微导管栓塞过程中弹簧圈较难均匀分布而不能致密填塞的动脉瘤。将两根微导管分别超选入动脉瘤内，微导管头端位置可不相同，分别通过两根微导管交替放入弹簧圈，待弹簧圈成篮稳定后解脱。

（3）球囊辅助栓塞的优点主要包括：瘤颈重新塑型，成篮更稳定，栓塞更致密；围手术期不需要抗凝药物；术中动脉瘤破裂出血可以充盈球囊临时止血。传统的球囊辅助栓塞需要两根微导管，一根弹簧圈输送导管和一根球囊输送导管。而Ascent双腔球囊导管的问世使得通过单一微导管进行弹簧圈栓塞动脉瘤和球囊瘤颈重塑成为可能。

（4）支架辅助栓塞的技术主要包括：微导管穿支架技术（Mesh）和支架稳定导管技术（Jailing）（图2-299）。所有需要支架辅助的患者均需要行抗血小板治疗。欧美人推荐剂量为阿司匹林325mg及氯吡格雷75mg口服5～7天。国人推荐剂量为阿司匹林100mg及氯吡格雷75mg口服3～5天。近年来随着血栓弹力图及基因检测的广泛应用，抗血小板药物治疗越来越朝向个体化剂量的方向发展。

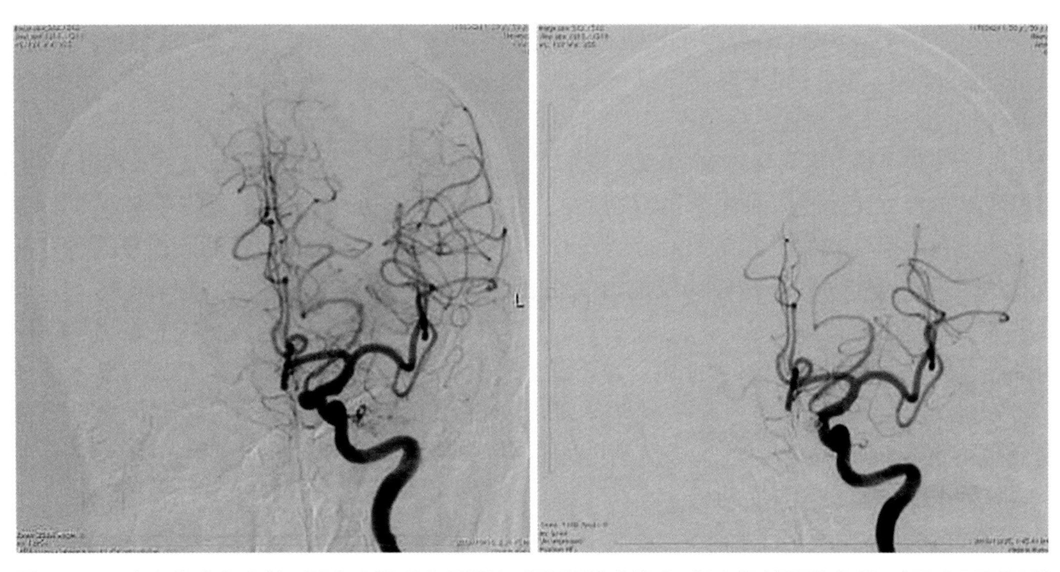

图 2-299 患者为中年女性，因头痛发现左侧颈内动脉眼段动脉瘤，经支架辅助栓塞后，动脉瘤不再显影

（冷 冰）

三、颅内动静脉畸形

（一）颅内动静脉畸形手术的基本策略

1. 概述 颅内动静脉畸形（arteriovenous malformations，AVM）是因颅内血管发育异常所致的血管畸形，动脉和静脉之间通过畸形血管巢相连，由异常的薄壁血管取代了正常的毛细血管，是脑血管畸形中最常见的一种类型。AVM 在大小、形态和组织结构上可谓千变万化，治疗方式包括保守观察、放疗、血管内栓塞和外科切除，这些治疗方法常常单独应用或联合应用。尽管近几年血管内治疗、放疗和外科手术都有很大的进展，并成为大多数颅内 AVM 的主要治疗方式；但治疗前要以个体化为基础进行全面的利弊评估。

颅内动静脉血管畸形的分级：最著名的分级方法是 1986 年制定的 Spetzler-Martin 分级法（表 2-6）。Ⅰ级和Ⅱ级的患者，只要没有手术禁忌证均应行手术切除。Ⅲ级和Ⅳ级的患者，手术风险增加，手术决定必须是个体化的，必须考虑患者年龄、全身状况及临床表现等因素。Ⅴ级的患者通常采取保守治疗，除非仅有一根供血动脉或畸形血管巢内动脉瘤破裂，或表现为与盗血相关的神经功能缺损症状并能被治疗，可考虑行显微外科手术或血管内治疗。

表 2-6 Spetzler-Martin 的颅内动静脉畸形分级

类别		分值
动静脉畸形大小		
	小型（<3cm）	1
	中型（3～6cm）	2
	大型（>6cm）	3
所在脑区的功能		
	非功能区	0
	功能区	1
静脉引流方式		
	仅浅表引流	0
	深部引流	1

注：级别＝动静脉畸形大小＋所在脑区的功能＋静脉引流方式；即（1，2 或 3）＋（0 或 1）＋（0 或 1）。

按照Ⅰ、Ⅱ、Ⅳ和Ⅴ级颅内 AVM 的相似治疗方式，产生了改良的 Spetzler-Martin 三类分级法：Ⅰ、Ⅱ级颅内 AVM 分为 A 类；Ⅲ级颅内 AVM 分为 B 类；Ⅳ和Ⅴ级颅内 AVM 分为 C 类。每一类有相应不同的治疗方式。

治疗策略选择：颅内 AVM 的治疗手段包括显微手术切除、栓塞、放疗和多种方法联合。每种治疗方法都有成功消除病变的可能，同时也存在致残危险。医师应根据实际病情情况确定治疗计划，确定治疗的必要性或优点，并预计并发症发生情况。

放疗是部分颅内 AVM 患者可选择的治疗方法之一。但仅限于直径小于 3cm、手术难以到达，或位于功能区的患者。放疗效果还受多种因素的影响，并且放疗后 2 年内发生出血的概率为每年 2%～2.6%，与未进行放疗的出血危险性相似。伽马刀治疗 AVM 后因放射性坏死所致的神经功能损害的概率是 9%，其中 45% 为永久性神经功能损害。放疗并发症出现在放疗后数年，放射剂量越大，损伤越重。

显微手术切除是大多数颅内 AVM 首选治疗方法。手术切除颅内 AVM 的技术性难点具有很大差异，但基本的外科手术技术可概括为 6 大原则：尽早识别供血动脉和引流静脉；沿畸形血管巢浅表周围锐性分离并阻断供血动脉；解剖深部畸形血管巢结构；最后处理引流静脉；细致地止血；用 DSA 进行确认。

2. 幕上颅内 AVM 和手术入路　大多数颅内 AVM 位于幕上。手术入路应提供对 AVM 最大暴露同时尽量减少对脑组织的牵拉和对皮质的横断。

浅表的图面颅内 AVM 应该选择以病变为中心的扩大开颅术。表浅的中线旁颅内 AVM 的头位应该选择颅内 AVM 的同侧面朝上，头部最大旋转，通常不用达到中线位置。枕叶的浅表颅内 AVM，通常采用俯卧位或 3/4 侧俯卧位，开颅术应延伸到矢状窦和横窦。颞叶颅内 AVM 可经翼点入路或颞叶入路进行开颅手术。

位于外侧裂的颅内 AVM 手术切除是一个挑战，特别是颅内 AVM 位于优势半球侧时。过路供血血管必须尽可能予以保留，以防止发生重要皮质或皮质下结构缺血并发症。累及测裂前部的颅内 AVM 可选择翼点入路，患者头向对侧旋转 30°～45°。累及侧裂后部的颅内 AVM 可选择以额颞区后部为手术入路中心，患者头向对侧最大旋转（接近 90°），以便切除病变。

位于颞叶前内侧的颅内 AVM 需广泛分离外侧裂。颞叶中部的颅内 AVM 可采取经颞下入路或经颞下回入路。

位于侧脑室三角区内侧和上部的颅内 AVM 可采取经顶上小叶或纵裂楔前叶的经皮质入路。经顶上小叶入路具有良好的耐受性，并可避免牵拉脑组织导致视觉皮质损伤风险。位于侧脑室三角区外侧和下部的颅内 AVM 可采取经颞下入路或经颞下回的经皮质入路予以切除。

位于矢状窦旁累及额顶叶中部的表浅颅内 AVM 可采取经纵裂入路。一般推荐采用中线水平位，以便减少脑组织牵拉，同时在外科处理操作上更自然地进行左右移动操作。患者取仰卧位，颈部最大可能旋转（接近 90°）。若颈部旋转受限，位置不能满足手术要求，可选择侧卧位，病变侧向下，然后颈部向上侧倾斜 45° 偏向对侧。

经对侧纵裂入路足以处理侧脑室周围深部的颅内 AVM。采用该入路时，采取病变对侧朝下的头位，颈部轻微伸展并向病变侧曲 45°，通过胼胝体进入同侧侧脑室处理颅内 AVM，可获得处理畸形血管巢对的最佳角度。第三脑室后部或胼胝体压部的颅内 AVM 采取经纵裂后部入路，并采取病变同侧朝下的头位，以便于脑回缩。

3. 幕下颅内 AVM 和手术入路　由于大多数病变伴有出血表现，外科手术初步目标应该是减轻占位效应和伴发的脑积水。与深部病变相比，软脑膜表面下病变更适合手术切除。

对于累及中线的颅内 AVM，如小脑蚓部，小脑半球中线旁、延髓背侧和第四脑室，可采用枕下中线入路。根据颅内 AVM 尾部的范围，必要时可以考虑切除 C_1 椎板。大多数累及小脑半球、脑桥前外侧和延髓上部的侧方颅内 AVM，通常采用乙状窦后入路进行开颅手术。累及前外侧延髓下部和枕骨大孔的 AVM，做好选择经标准枕下远外侧入路行开颅术。对于累及小脑幕切迹上方的颅内 AVM，应优先选择经枕小脑幕入路，该入路能充分暴露 Galen 静脉系统。平行于直窦外侧缘切开小脑幕，可获得进入上蚓部、顶盖板和松果体区的手术通道。按照最小化脑组织牵拉的原则，患者可采取病变侧向下的 3/4 侧仰卧位。此入路相关的特定风险是牵拉枕叶导致视觉皮质损伤。向枕叶引流的粗大桥静脉予以保留。累及中脑后外侧的 AVM 可通过极外侧小脑上入路分离小脑幕进行处理。

中脑或脑桥的 AVM 可单独使用幕上入路，也可幕上联合上述的幕下传统入路进行。眶颧入路并广泛暴露外侧裂适用于累及中脑前外侧和脚间池的 AVM。

中脑外侧 AVM 可通过经典的颞下入路，使用 U 形或弧形切口，从颧弓根部向后上延伸至耳郭上数厘米。

4. 颅内 AVM 栓塞治疗　随着血管内技术的发展，血管内栓塞逐渐成为治疗 AVM 的一种独立手段。然而，目前血管内栓塞的目的不是治愈颅内 AVM，而是提高手术切除颅内 AVM 的安全性。颅内 AVM 栓塞治疗的基本原则是闭塞畸形血管巢而不栓塞正常的动脉和静脉。栓塞正常的动脉可能会导致缺血性卒中，而栓塞静脉引流途径可能会导致出血。栓塞目标的定位是辅助治疗，如辅助显微手术切除和辅助立体定向放射外科治疗。在特定的情况下，也许可以治愈颅内 AVM。

5. 切除手术前栓塞　治疗颅内 AVM 前最常见的策略是先进行血管内栓塞以减少动脉血供，然后再行显微手术切除。处理深部畸形血管巢的供血动脉对于外科手术来说是巨大挑战，而术前栓塞能最大限度地提供好处。术前栓塞能减少手术技术切除方面的困难，缩短手术时间和减少出血。此外，血管内的栓塞材料还有助于确定颅内 AVM 的显微解剖结构。栓塞的畸形血管巢周围水肿可帮助确定颅内 AVM 的边界。但权衡权益时，要比较栓塞治疗额外增加并发症的风险和单纯手术切除的风险。

大的 AVM（>3cm）通常需要分期栓塞。栓塞的动脉蒂数目，更重要的是栓塞后原 AVM 分流的血流重新回到正常脑组织的血流量，是栓塞后出血的重要危险因素。AVM 血流的长期分流产生的竞争效应，损害了正常的脑血管自身调节能力。栓塞后，正常脑血管血流灌注增加，而其由于自身的调节功能受损，可能会出现正常灌注压突破，导致出血。栓塞后最佳的手术切除时机尚存在争议。

6. 放疗前栓塞　对于某些 AVM 而言，如直径小于 3cm 或涉及功能区、大脑深部，或患者具有内科并发症难以耐受外科手术，放疗通常是一种较好的选择。某些情况下，对于太大而不适合单纯行放射外科治疗的颅内 AVM（通常是 >3cm），可进行栓塞。在这些情况下，放射外科治疗前栓塞的目的是将畸形血管巢体积减小到 10ml（直径 3cm）。如果栓塞后仅使畸形血管巢变“薄”而没有使总体积变小，那么栓塞并没有获得益处。因为栓塞有可能会导致多个部分重叠的颅内 AVM 变“薄”而不是“删除”体积，故通过栓塞减少畸形血管巢体积也许比较困难。

7. 治疗性栓塞　虽然通过栓塞只有 10% 的病例造影显示颅内 AVM 被完全闭塞，但仍可尝试通过栓塞来完全闭塞颅内 AVM。这种策略可用于供血动脉蒂较少的小型颅内 AVM。由于手术切除这些病变的手术并发症发生率和死亡率低，故决定是否对这些病变进行栓塞治疗常常难以抉择。因此，如果栓塞不能完全闭塞小的颅内 AVM 并且仍需要手术切除治疗，那么就增加了患者额外的栓塞风险。

8. 复合手术治疗　对于某些手术困难的动静脉畸形，尤其是高级别（Spetzler-Martin 分级 >Ⅱ级）的病变，无论单独手术或介入都难以取得较好效果，复合手术的出现对于高级别的手术困难的动静脉畸形治疗提供了新方式。复合手术是采用手术、介入、立体定向外科联合治疗的方式。复合手术强调不同技术的优势互补，而不是简单叠加。单纯栓塞治疗会导致病变破裂出血、癫痫和血管再通，而将介入和手术整合在一个手术过程中可以避免此类并发症。

动静脉畸形采用复合手术治疗是近几年来新出现的技术，颅内动静脉血管畸形的治疗采用复合手术有如下意义：

（1）术中造影诊断准确率高，且操作简单，容易进行反复造影。

（2）可对动静脉畸形的各供血动脉分别造影，并行高选择性栓塞，分别栓塞不同分支，栓塞率可高达到接近 100%。

（3）栓塞后立即手术，避免了分期手术模式下介入科栓塞程度较高时容易出血的风险。

（4）栓塞主要动脉后病变整体被固化，边缘整齐，切除时容易辨别病变边缘，且出血明显减少，手术难度和时间明显降低。

（5）切除后造影减少病灶残留的可能性。

（6）有利于处理急诊病例。

总之，复合手术室为脑血管病治疗提供了一个新平台，尤其对复杂脑血管病治疗具有革命性的意义。虽然目前无论在国内还是国际上复合手术仍处于研究、探索阶段，但可以预见多种治疗模式的融合将降低脑血管病手术相关并发症，改善治疗效果。

【典型病例】

患者男性，18 岁，突发意识障碍 2 天。查体：血压 130/90mmHg，意识不清，查体不合作，双侧瞳孔等大正圆，直径 3.0mm，对光反射灵敏，双眼视野正常；双侧鼻唇沟对称，伸舌居中，颈软，四肢刺痛可动。术前 DSA、CTA、MRI 示右侧大脑半球超巨大 AVM，予以手术切除（图 2-300～图 2-304）。

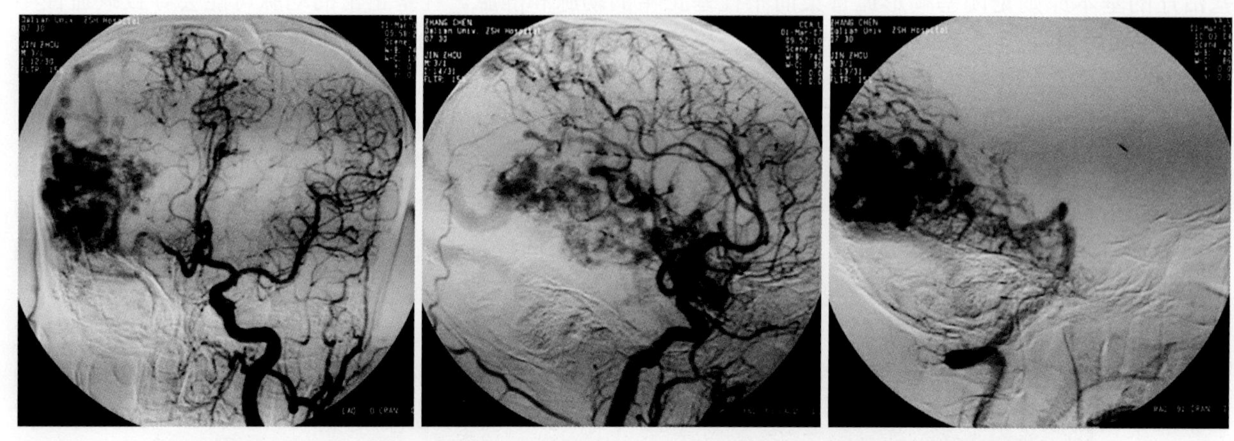

图 2-300 术前 DSA 示右侧大脑半球超巨大 AVM，大脑前、中、后动脉血管均参与供血

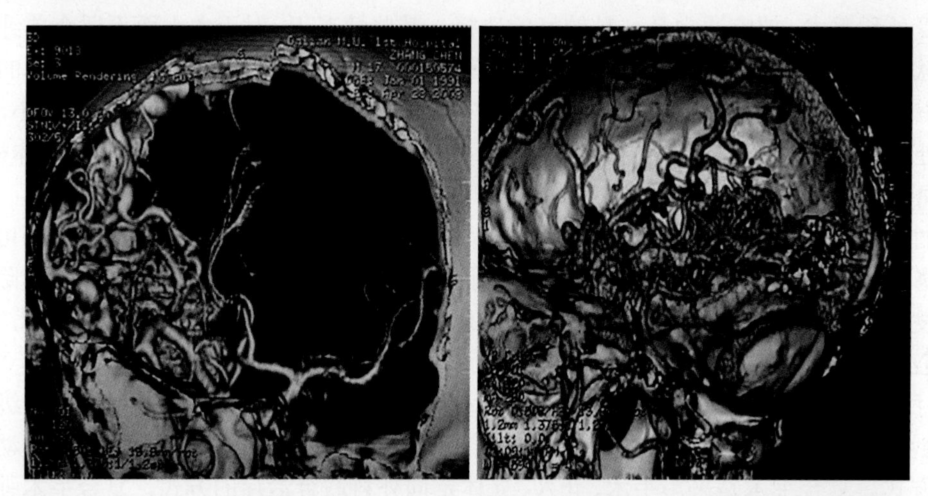

图 2-301 术前 CTA 示超巨大 AVM，数条引流静脉分别引流至上矢状窦及大脑深部静脉

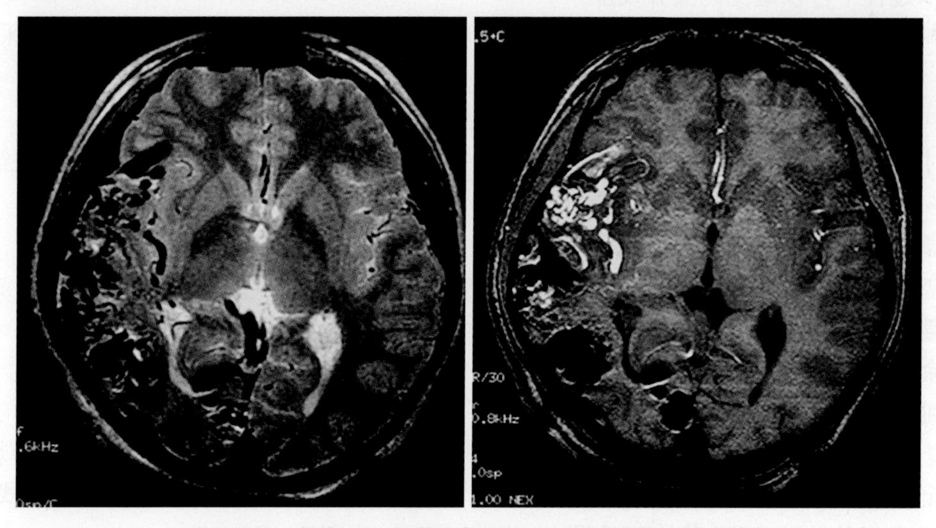

图 2-302 术前 MRI 示幕上超巨大 AVM 近涵盖一侧半球

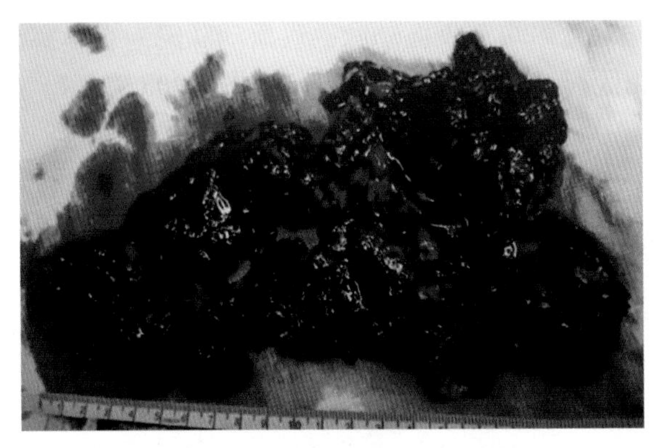

图 2-303　手术切除超巨大 AVM 标本

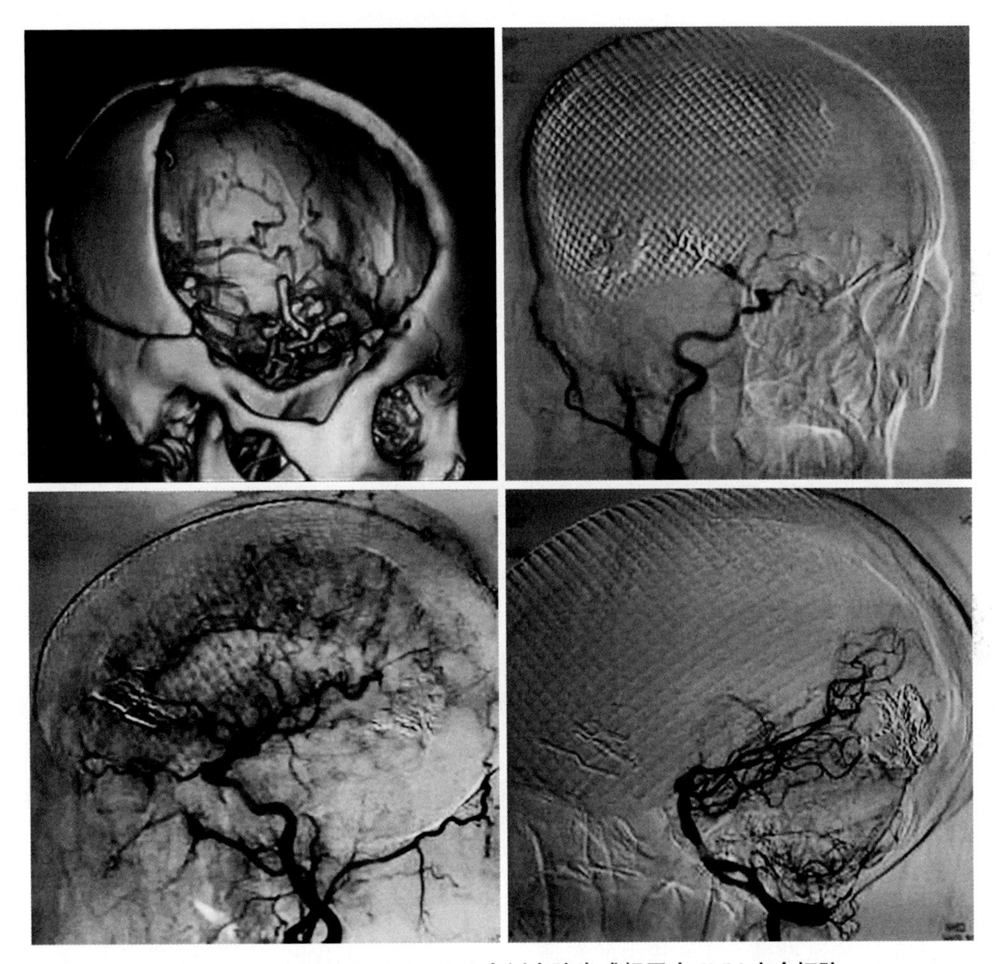

图 2-304　术后 DSA 及 CTA 示右侧大脑半球超巨大 AVM 完全切除

（张绪新）

（二）术前栓塞

许多研究对比了颅内 AVM 外科手术术前有无栓塞的病例，证实选择性术前栓塞改善了总的临床治疗效果。术前栓塞联合外科手术切除与单纯外科手术比较，符合成本效益。

颅内 AVM 术前栓塞的目的主要是减少术中的出血量，缩短手术时间，提高全切除率。所以术前栓塞的策略与根治性栓塞的策略有明显的不同。①术前栓塞主要处理畸形团深部供血血管，这些血管往往在手术过程中开始时难以暴露，供血难以控制。②术前栓塞不强求栓塞畸形团的百分率。一般根治性栓塞往往强调微导管在畸形团内注射，以利于栓塞剂的弥散，尽可能多栓塞畸形团。而术前栓塞只要栓塞主要的供血动脉即可。如果畸形团内的硬化栓塞剂过多，畸形团较大，牵拉困难，反而不利于手术中深部底面创面的暴露。③术前栓塞应尽量多填充供血动脉。供血动脉因为有栓塞剂而在手术中比较好辨认，可以与邻近畸形团的过路血管相区别，有利于术中操作处理（图 2-305）。

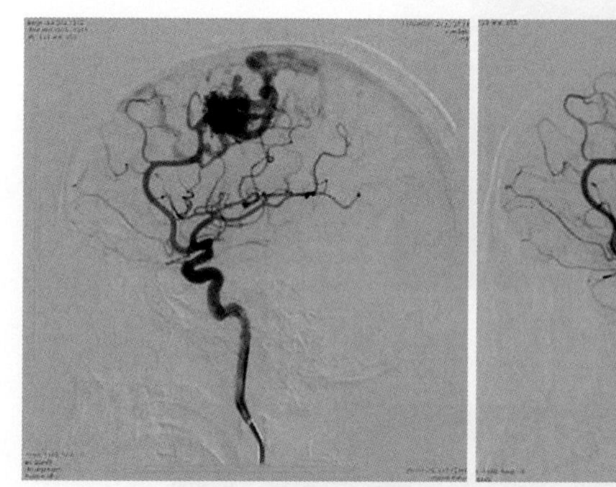
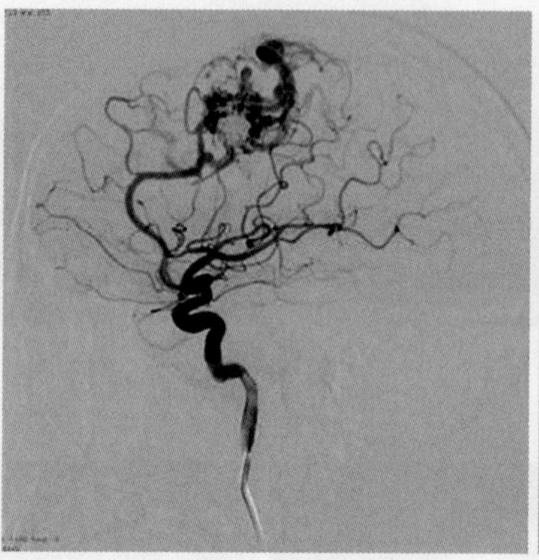
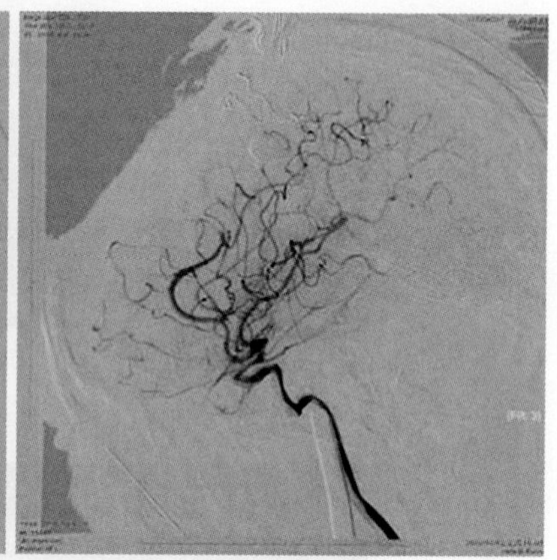

图 2-305 患者为年轻男性，癫痫起病，造影发现额叶动静脉畸形，手术前行 ONYX 栓塞部分畸形团及供血动脉，手术后即刻复合手术室造影发现畸形团全切除无残留

（冷 冰）

（三）手术的显露与分离和电凝

颅内 AVM 切除中任何部位都会出现大出血，骨窗的显露应使手术空间足够大到不仅允许切除病变还能通过几个操作径路区控制出血。大的骨瓣能显露畸形团皮质表面的部分和其周围数厘米的正常皮质，这样就可安全显露 AVM。建议用普通颅钻和线锯开颅，避免铣刀开颅，因为前者比后者要安全得多。在显露邻近大静脉窦的巨大 AVM 时要特别小心。引流静脉常在近窦处进入硬膜中，在翘起骨瓣时要在骨内板和硬膜间作充分剥离，避免损伤引流静脉。在做跨矢状窦或横窦骨瓣时，动脉化的窦表也可能与骨内板粘连，在撬起骨板前应先小心分离开。在做邻近 AVM 的跨窦骨板时，可多钻几个骨孔并仔细分离硬膜。选择最安全的地方切开硬脑膜。成形硬脑膜瓣翻向引流静脉回流的窦侧。剪开并翻起硬脑膜时要特别小心，需将硬脑膜与皮质间的粘连逐一分开，将硬脑膜和 AVM 间沟通的细小血管一一电凝后切断。硬脑膜瓣翻止于引流静脉入硬脑膜处，畸形团很少超出这一范围。如果引流静脉过早入硬脑膜则在其两侧切开硬脑膜，扩大显露，而不能粗暴分离，撕破引流静脉，造成不良后果。硬膜与畸形团粘连紧密时不能强行分离以免造成畸形出血，可将该部分硬膜留于畸形上，与畸形团一并切除手术结束时做脑膜修补。

硬膜打开、病变区显露出来后确定病灶范围。术者应仔细观察脑表面的异常，结合造影片，确定表面的异常与整个畸形团的关系、隐埋于深部的畸形团在脑表面的投影位置，确定畸形的范围、供血动脉的来源方向和可能的深度。

确定并电凝切断表面的供血动脉，可根据造影片显示及显微镜下观察比较进行鉴别。供血动脉管壁厚，搏动有力；而引流静脉壁薄，可见其中的涡流。难以判断时可沿此血管向深部分离，若是动脉，通常越向深部越远离畸形团，而静脉则相反。如实在难以区分，可先处理其他部分，待术中确定后再处理。

沿畸形团一圈做浅层分离。离断蛛网膜和软脑膜，沿巢分开表浅皮质。

尽早电凝切断深部供血动脉。根据造影片判断供血动脉来源方向和深度，有目的地在这些区域向深部分离，找到供血动脉，特别注意在处理任何动脉前必须确定这些动脉是畸形的供血动脉，而非途经动脉，牺牲这些重要的途经血管可能会造成供血区的梗死和不必要的功能障碍。

有些患者的 AVM 深埋于脑深层，在表面仅可见到从深部穿出的引流静脉，在此情况下，可沿静脉向深层分离。在手术显微镜下，小心分离静脉周围的蛛网膜，用显微剥离子、窄脑压板和吸引器逐渐向深部分离，找到畸形团，再沿畸形团周围分离。注意不要推压或牵扯静脉，以免静脉出血造成麻烦。分离中的小出血点可用弱电流电离，并稍避开静脉以免引起静脉的皱缩。

虽然原则上颅内 AVM 手术应最后处理引流静脉，但在多根引流静脉多方向引流时，要全部保留这些静脉会影响手术的进行，切断一些引流静脉是必要的，但至少应保留一根主要引流静脉。另外，在牺牲这些静脉前应做暂时的阻断，以观察是否出现静脉充盈加重。如果出现静脉充盈加重，则不能阻断，需再处理一些供血动脉后方可考虑电凝切断这些引流静脉。

畸形团的深部是最难分离的，因为此处血管细小而高压，壁薄而易破。电凝这些血管应特别小心，因为它们可被撕破并缩回周围脑实质内。这些室管膜旁的穿通血管对双极电凝的反应不佳，用双极电凝追踪电凝这些血管会进入周围白质内越凝越深，难以止住。在此情况下建议使用微型 AVM 夹或小动脉瘤夹。另一个有效的解决方法是直接分进侧脑室，跨脑室壁来电凝，室管膜层比脑实质稍韧，同时夹住脑室壁和出血的血管电凝，常可止住血。在这些方法均不奏效的情况下，可以快速电凝切断其余的供血动脉，结扎和切断除最大引流静脉以外的所有引流静脉，然后夹闭最后的引流静脉的远侧端，切断该静脉，将一个粗孔吸引器插入与畸形相连的静脉断端内，快速分离切除畸形团。该方法可使畸形减压，使底部分离面充分显露，便于快速分离，虽然会使出血暂时增加，但是充分的显露允许医师快速处理好出血部位。最后，最主要的引流静脉被电凝切断或结扎，畸形被切除。

（唐　涛）

（四）动静脉畸形的切除与止血

1．幕上 AVM 的手术切除

（1）额叶 AVM 切除：因为额叶较大，所以额叶 AVM 较大脑半球其他部位更常见。额叶 AVM 可累及脑叶的一面或多面，包括额眶面、围侧裂 - 导叶表面、纵裂内侧面或凸面。切除额叶 AVM，充分显露是极其重要的，如需显露纵裂，需做跨中线骨瓣。在手术前，必须了解供血动脉流入方式和从 Willis 环发出的主要动脉的相对供血区这些重要参数。

在额叶 AVM 的治疗中，术前辅助栓塞可以减少到畸形血管的总血流量，手术切除时出血减少；消除手术早期难以达到部位的供血动脉，比如来自大脑前动脉供应大型额叶内侧面 AVM 的血管。

术中畸形在脑表面的部分显露出来后，术者需要结合血管造影片确定畸形主要供血动脉和引流静脉的位置。然后开始在显微镜下沿畸形呈圆周状分离畸形周围的软脑膜。遇到供血动脉，将其电凝、切断。大的供血动脉可以用小动脉瘤夹夹闭。在分离畸形浅表部位时，需将静脉周围的神经组织稍微分离得深一些，把静脉暂时留于原位。将暂时保留的静脉周围组织分离干净是很重要的，因为常有一些小的供血动脉走行于引流静脉周围，只有将周围组织清除干净才能发现这些血管。

（2）颞叶 AVM 的切除：颞叶 AVM 的手术切除通常采用改良的翼点入路开颅。对于任何部位的畸形，都应沿畸形边缘做显微技术分离，由浅入深作圆锥形分离切除。位于额极、颞极和枕叶的畸形则不需此技术，仅做极地部位的脑叶切除即可。对于颞极的畸形，做矢状方向垂直的横切口要比畸形边缘稍后一些，并和与外侧裂平行的颞上回切口交汇。然后，像标准颞叶切除一样垂直向深部分离直至硬膜下腔。将畸形牵拉进颞前窝内，完全离断颞叶前部，电凝、切断引流静脉，将畸形和颞极一并切除。

颞叶内侧 AVM 有一定的特殊性。颞叶内侧前部病变位于钩回、杏仁核、海马前部及海马旁回区域。血供主要来自脉络膜前动脉、大脑中动脉前颞叶分支、后交通动脉及大脑后动脉分支。静脉主要回流到基底静脉，偶尔回流到碟顶窦及大脑中静脉。手术可采用翼点入路，分开外侧裂，显露大脑中动脉、颈内动脉及脉络膜前动脉、后交通动脉，切除畸形团表面的颞叶前部，然后分离切除畸形团。颞叶内侧中部病变累及海马内侧、脉络丛颞角、海马旁回中部。首选颞下入路。小的病灶抬起颞叶即可处理大脑后动脉分支。较大病灶可将颞叶中下回切除一部分以到达病灶。开放颞角可处理脉络膜前动脉发出的供血支。颞叶内侧后部的病变累及侧脑室后角的上、下、侧壁及丘脑枕部。供血主要来自大脑后动脉，也可由大脑前动脉和大脑中动脉供血，静脉回流多到基底静脉。手术多取俯卧位，切开顶上小叶皮质进入侧脑室的三角部，再根据供血动脉和引流静脉的方向处理病变。

（3）顶叶 AVM 的切除：顶叶 AVM 的切除主要依赖于表面皮质的受累程度和 MCA 的供血类型。可以是大的 MCA 供血动脉直接进入畸形，也可为扩张的 MCA 在畸形旁通过而仅有侧支供应畸形，需认真判断。如果一个顶叶外侧的 AVM 皮质表面受累很小，可通过静脉引流来确定畸形的部位，典型的静脉引流在病变的表面穿出皮质，以此作为路标可以找到畸形团并确定畸形边界。然后以常规方法分离畸形，辨明和切断供血动脉。在畸形周围存在的胶质增生层中沿畸形边缘作圆锥形分离。由于顶叶外侧 AVM 邻近运动和语言区，应避免过度牵拉周围的正常脑组织。

对于顶叶内侧巨大 AVM 来说，通常三支主干动脉 ACA、MCA 和 PCA 均有分支供血。手术取俯卧位，做顶部马蹄形皮瓣，骨瓣可跨上矢状窦。骨瓣过中线以确保显露纵裂和最大限度地显露病灶。首先确定畸形外侧缘，在手术显微镜下沿巢的外侧缘分离。在外侧缘分离约 1cm 深即可发现 MCA 供血动脉并处理之。在外侧缘确定后，即进入纵裂广泛打开蛛网膜分离面。顶叶内侧 AVM 与脑叶 AVM 的最大区别在于，畸形的一面紧贴大脑镰，难以像脑叶 AVM 一样沿 AVM 周围同步分离中线部位的供血动脉（ACA 或 PCA 的分支）埋于畸形团的深部，早期难以显露。外围供血动脉处理掉畸形后畸形团的张力将明显下降，这为分离畸形团与大脑镰间的粘连提供了方便。纵裂分离好后即可处理畸形深部中线区的供血动脉。找到 ACA 发出分支进入畸形前的一段，找到对侧 ACA 并与同侧血管分开。沿血管找到供应畸形的分支，在它们进入畸形前将其电凝切断。在 ACA 的主要供血被消除后继续在纵裂内分离直至找到 PCA 的分支，同样予以电凝切断，然后沿畸形的前后缘分离并与分离好的外侧缘相续。这样主要的供血动脉均已消除，同时在一周均确立了界面。分离继续向深部进行，直至侧脑室，小心处理深部的小穿通血管。最后离断静脉。

（4）枕叶 AVM 的切除：切除枕叶 AVM 时可采用俯卧位，颈稍曲。做一个大的马蹄形皮瓣，基底在上项线。骨瓣要过中线，足以显露枕叶内侧病变。硬膜三角打开，两个基底分别在上矢状窦和横窦。分离处理进入畸形的供血动脉，将引流静脉留于原位，剥尽周围组织以确保无供血动脉保留在静脉的深层。

（5）外侧裂及脑岛 AVM 的切除：外侧裂前部病灶可采用经翼点或扩大翼点入路开颅。打开外侧裂中部，显露颈内动脉。要保留任何动脉化的引流静脉，不要轻易切断。小的引流静脉可电凝后切断。沿大脑中动脉 M2 及 M3 分支实施剥离。仅对那些进入病灶的血管予以切断。追踪经过病灶的大血管时，可用临时动脉瘤夹阻断，以减少出血，确认血管进入 AVM 时再将其切断。

（6）导叶的 AVM 常用颞顶部骨瓣，充分显露外侧裂。患者仰卧头侧，受累的半球面平行地板。侧裂打开后，广泛分离 MCA 的远侧端直至其进入畸形。该区域的动脉血管不要轻易当作是畸形的供血动脉，必须广泛分离追踪直至其进入畸形团方可电凝切断。

2. 幕下 AVM 的手术切除

（1）小脑蚓部 AVM 切除：小脑蚓部 AVM 是颅后窝最常见的血管畸形。该部位的 AVM 通常由双侧小脑上动脉（SCA）和小脑后下动脉（PCA）供血。切除蚓部 AVM 较适合的体位是俯卧位，尽可能屈颈，使颈背部处于水平位。骨瓣要足够大，根据畸形的位置和大小选择上下的平面，偏下通常需要广泛打开枕大孔后缘和寰椎后弓；偏上则需显露横窦下缘。放射状剪开硬膜以充分利用骨窗。从下极及枕大池蛛网膜下腔开始分离，先找到 PICA 或其分支，然后沿其向远端分离，直到其进入畸形，在此处电凝切断。然后从下往上做病灶背侧分离，直到背侧面的另一端中线。注意不要损伤到背侧的畸形引流静脉。畸形的边界确定后可沿病灶周围对称性地向深部分离，剩下供血动脉通常是 SCA 深部供血动脉和 AICA 外侧深部供血动脉。在处理时避免损伤第四脑室底。

（2）小脑半球 AVM 切除：由于小脑半球在颅后窝占据的容积大，因此小脑半球 AVM 常见的部位。手术入路可采取侧卧位，仰卧头侧位和侧俯卧位均可。骨窗的大小和范围依据畸形的位置和大小而定。偏上近 CPA 区，做偏上外侧骨窗，一定要显露横窦 - 乙状窦区。如果畸形偏下，要打开枕骨大孔后缘的外侧部，这样可在枕大池外侧池中显露 PICA。硬膜放射状剪开后，确定畸形表面，从 PICA 和 AICA 来的大供血动脉可以在蛛网膜下腔中被分离出来，向远端解剖直到进入畸形，在此处电凝切断。手术开始时 SCA 的供血动脉常被隐藏于引流静脉的深层，但随沿畸形周围的分离和引流静脉下方脑组织的离断，SCA 供应畸形大的供血支即可显露，并被电凝切断。在手术后期，畸形的深层缘出血是难以避免的，可以通过抬起畸形进入第四脑室而获得显露，并电凝切断。然后将畸形向引流静脉方向牵拉，分离底部。在动脉供血消除、畸形被完全分离后，即可电凝切断引流静脉，取出畸形团。

（张绪新）

（五）不同部位的畸形切除

1. 概述 颅内AVM是一种先天中枢神经系统血管发育异常，主要的病理特征是在病变部位动脉与静脉之间缺乏毛细血管或小静脉网，致使动脉与静脉直接相通，形成动静脉之间的短路，从而导致一系列血流动力学上的变化。

2. 适应证

（1）功能区的破裂AVM，有明显血肿及神经功能障碍。

（2）血管结构特点提示AVM出血风险高。

（3）给予适当的保守治疗后神经功能损害仍进一步加重，或有癫痫发作。

（4）年轻患者能安全切除AVM，因其终生处于AVM自发破裂的风险中。

（5）对AVM和其自然病程风险有所认识，患者心理负担重，日常活动受限。

3. 开颅切除颅内皮质AVM

（1）手术方法

1）术前包括对AVM位置和血管结构特点进行详细研究，包括任何血管瘤样改变、供血动脉和引流静脉的位置、病灶范围。术前影像检查包括MRI和血管造影成像。

2）Mayfield头架固定，使用肩垫以限制颈部活动。

3）摆妥体位后，神经导航引导下定位AVM，设计头皮切口使骨窗范围足够暴露AVM病灶及所有皮质供血动脉及引流静脉。

4）常规方式切开头皮，当开颅器械经过引流静脉部位时，应小心以避免不必要的出血。

5）骨瓣移除后，悬吊硬膜，勿损伤硬膜下血管。硬膜切开范围要足够暴露皮质表面整个AVM病灶、供血动脉和引流静脉。

6）打开硬膜后，仔细辨认AVM皮质血管结构，供血动脉和引流静脉的蛛网膜界面，脑沟。早期夹闭其皮质供血血管可使AVM血供减少。

7）在皮质表面辨认清楚AVM所有结构后，开始分离AVM主体，此阶段为脑实质分离阶段，分离沿AVM周边螺旋式前进。

8）保留引流静脉直至分离结束，引流静脉的损伤可导致AVM病灶充血破裂。在脑实质分离阶段离断供血动脉。

9）当分离至AVM病灶底部时，应特别小心其深部的供血动脉。

10）AVM病灶切除完毕后，检查残腔内是否存在病灶残余及出血。

11）常规骨瓣复位，缝合切口。术后应尽量该患者行影像学检查（血管造影）以确保完全切除AVM病灶。

（2）手术要点

1）了解AVM及其相关血管的三维形态是制订有效切除病变策略的关键、高分辨率血管成像和术中神经导航对手术非常有用。

2）在狭窄空间里操作风险大，应尽量避免。充分暴露至关重要，可提供良好的视野，同时给助手清理术野出血提供足够的空间。

3）对于巨大AVM，如无法达到其深部供血血管，行术前栓塞有助于阶段性地降低巨大AVM的血流量。

4）在脑实质分离阶段，控制持续的出血可采用小棉球轻柔压迫出血点，减少动脉血流从而使电凝易于止血，或者稍改变分离部位使畸形的出血部位被牵开器牵开。

4. 开颅切除皮质下AVM

（1）手术方法

1）术前必须行全脑血管造影术，仔细研究其图像以评估其动脉血管期、毛细血管期及静脉血管期情况；病灶大小及结构；病灶与供血动脉及引流静脉的关系。MRI影像应详细提示AVM与周围神经结构的关系，以帮助选择最合适的手术入路。在AVM切除前，应先着手处理破裂的近端动脉瘤，行手术或血管内治疗。

2）常规预防性静脉滴注抗生素，采用亚低温技术，术中电生理监测，股动脉置入导管鞘以备术中血管造影所需，术中可诱导低血压。常规设备包括可透过 X 线的三点式头架，神经导航系统，不粘双极电凝镊，显微动脉瘤夹，AVM 迷你血管夹。

3）胼胝体 AVM 患者的体位取决于 AVM 在前后方向的位置。对于枕部（压部）胼胝体 AVM，我们采用侧卧位，病变侧位于下方，胸部轻度抬高。经胼胝体入路适合于丘脑尾部内侧的 AVM，转动头位使病变侧位于下方。皮瓣的设计应在神经导航系统的引导下进行。对于更靠近外侧与背侧的丘脑枕部 AVM，常采用经皮质入路，转动头位使病变处于最高点，基底朝向下方的顶枕皮瓣成形。

4）对于额部及顶部胼胝体 AVM，手术应暴露上矢状窦，U 形剪开硬膜，基底位于矢状窦侧。胼胝体前部 AVM 通常由同侧胼周和胼缘动脉的分支供血，浅部静脉回流至上矢状窦和下矢状窦，深部通过室管膜下静脉回流至脑室。

5）除胼周动脉，胼胝体压部 AVM 也接受脉络膜后动脉及大脑后动脉一些分支的供血。静脉常回流至大脑内静脉和大脑大静脉。将顶叶和枕叶自大脑镰上分离开。丘脑尾部内侧病变可采用经胼胝体 - 经侧脑室入路。牵开器向内深入以帮助分离双侧胼周动脉，胼胝体暴露后在其表面做 2～3cm 切口切开。

6）进入同侧脑室，可见 AVM 病灶。大量供血血管汇入 AVM，病灶分离沿外侧及内侧边界交替进行，电凝或夹闭沿途供血血管。电凝丘脑纹状体、室管膜静脉和远端脉络丛直至病灶游离，至仅与大脑内静脉附着时，最后夹闭、切断该静脉。

7）位于丘脑枕部背外侧或三角区后部的 AVM 可经枕部皮质入路到达，将病变置于最高点。剪开硬膜，基底部朝向下方。用套管针经过顶枕裂穿刺同侧侧脑室三角区，或在立体定向及脑牵开器引导下进行。锐性打开脑裂，向里深入，进入侧脑室后牵开脑组织，辨认丘脑枕部及脉络丛。

8）继续沿病灶内外侧分离，向内打开透明隔，暴露大脑内静脉及大脑大静脉。在 AVM 病灶游离后，电凝、离断大脑内静脉。

（2）手术要点

1）深部 AVM 手术，骨窗范围应足够大。

2）如果皮质表面未发现 AVM，应循回流静脉或血肿来定位 AVM。术中立体定向手术导航对寻找病灶非常重要。

3）在湿棉片的保护下轻轻牵拉 AVM 病灶有助于暴露清楚供血动脉。

4）供血动脉常常很难用电凝夹闭，但可采用显微 AVM 血管夹阻断。

5）在切断回流静脉前应先予以临时阻断，观察病灶确认所有大的供血血管已离断，病灶无肿胀及出血。

5. 颅内硬膜动静脉瘘

（1）手术方法

1）枕下及枕部开颅，暴露全部横窦。颅后窝硬膜做 Y 形切口，打开枕大池，锐性剪开小脑蚓部的蛛网膜。可以看见红色、扩张的动脉化的引流静脉。

2）沿粗大引流静脉向横窦的走向解剖分离。该静脉走行于小脑上和幕下之间，并附着于横窦和小脑幕。

3）进一步分离可以看见静脉的近端，绕过它在横窦的起始处向后走行。

4）完全分离开静脉与横窦连接的桥静脉部分。

5）将静脉向内侧移开，可以看到小脑幕外侧方向。这一区域没有其他的引流静脉。在静脉窦发出的主要引流静脉的出口周围可以看到并行的小扩张静脉。

6）探查引流静脉的内侧，用动脉瘤夹夹闭主要的引流静脉，电凝并切断大的引流静脉。

（2）手术要点

1）枕动脉和耳后动脉通常是粗大的，开颅时若发现应给予双重结扎并切断，有时可以阻断硬膜动静脉瘘的主要动脉血供而显著减少术中出血。

2）当暴露颅骨或开颅时，颅骨导静脉会凶猛出血，因此暴露颅骨时及早发现这些血管并用骨蜡对之进行有效封闭非常重要。

3）横窦和乙状窦的硬膜动静脉瘘，静脉往往通过同侧的横窦和乙状窦引流。若同侧闭塞，可以经对侧引流。有时也可通过板障静脉引流，可能在开颅时大出血。皮质静脉逆流可以出现在颞、枕或小脑静脉，仔细分析逆流情况尤为重要。

4）动静脉瘘可以有多根静脉参与，有些静脉比主要的引流静脉更小也更难分辨，因此仔细发现所有动脉化的静脉并给予离断具有重要意义。

6. 海绵状血管畸形

（1）手术方法

1）选择手术入路有一个简单的原则，即两点法。在确定海绵状血管畸形最表浅处时应依据 T_1 加权像而不是 T_2 加权像。T_2 加权像存在“开花”样假象，使海绵状血管畸形显得更大且更表浅。

2）为了避免损伤功能区，沿着神经束和核团的方向在特定水平上做纵切口。

3）脑干海绵状血管畸形往往通过一个比畸形本身小很多的皮质切口切除。不同于幕上海绵状血管畸形，脑干海绵状血管畸形采用分块切除的原则。

4）当血管畸形完成部分内减压后，逐步在病变和周围含铁血黄素沉积的胶质带之间分出一个界面，分离应该在畸形最接近脑干进入点的部分开始。

5）从脑干中分离海绵状血管畸形的原则。海绵状血管畸形表面和周围含铁血黄素沉积组织的分离在有些区域是很明显的，有些区域则不甚明显。随着畸形界面逐步游离和囊壁进一步塌陷，轻柔地使用垂体显微取瘤钳取出海绵状血管畸形碎片，达到减压目的。

6）进一步内减压后，用弯头剥离子继续分离界面。由于手术区域较深和切口大小的限制，这部分操作更依靠感觉而不是直视。

7）海绵状血管畸形的主体基本从周围脑组织中分离后，用垂体取瘤钳轻微牵拉畸形浅表部分的边缘。用垂体取瘤钳继续轻柔地向外拉海绵状血管畸形，使畸形从皮质切口向外游离，当病灶开始向外脱出后，用钳子夹住已脱出部分的底部继续牵拉，如果此时遇到较大的阻力，就继续再做内减压和分离的步骤。

8）血管畸形从术腔中剥除，由于已做内减压和畸形本身软的橡胶样质地，海绵状血管畸形可以暂时变形，从比自身还小的脑干切口分离出。

9）畸形切除后，残腔里经常有出血的情况，通常出血来自并发的发育异常的静脉分支。应注意避免使用双极电凝止血，温盐水冲洗及使用止血材料轻柔压迫就能成功控制出血。

10）出血得到妥善控制并止血后，在显微镜高倍放大下观察残腔，我们常使用一个小反光镜去观察隐藏在脑干切口之后的死角。幕上浅表的海绵状血管畸形可以围绕海绵状血管畸形周围静脉逐步进行分离并整块切除病变，若病变不在功能区，应尽量切除病变周围含铁血黄素沉着的脑组织，尤其是当手术目的是治疗病变伴随的癫痫时。

（2）手术要点

1）手术可选择在症状性脑干出血之后 2 至 4 周进行，此时血管部分液化，术中内减压和分离海绵状血管畸形的操作相对容易。

2）脑干海绵状血管畸形切除中，当组织颜色由黄褐色变成淡黄白色，表明到了病变与正常脑干的交界区，这时分离操作应特别谨慎小心。

3）功能区的海绵状血管畸形切除之后，残腔常有出血，这种出血往往是由于低血压性的静脉渗出导致。冲洗并用止血材料轻柔压迫即可控制出血，尽量避免电凝灼烧止血。

（邓东风）

（六）颅内动静脉畸形切除术术后管理与脑出血

1. 术后管理

（1）手术后通常在手术室拔除气管插管，所有患者应在重症监护病房得到很好的护理。一些危险病例，例如较大或较深的AVM，手术中操作较为困难、术中覆盖了止血材料，手术后需安静休息，吸氧24小时或更长时间。

（2）手术后立即持续给予地塞米松和抗癫痫药物。地塞米松在术后几天逐渐减量，抗癫痫药物持续6～8周。在手术临结束的1～2小时内，可应用丙泊酚麻醉，这样可以使患者迅速而平稳地苏醒。平稳苏醒和气管插管的拔除对于避免血压升高、咳嗽和肌肉用力很重要，这些因素可以导致术后出血。

（3）手术后第1天上午可复查CT来检查是否有出血或肿胀。对于颅后窝AVM患者和其他高风险的巨大AVM或手术中出血多的患者，手术后几小时内行CT检查。手术后7天内，应行脑血管造影，确定病变是否全切。ICU治疗的主要目的是严格控制血压，避免术野或相邻脑组织出血。因为切除了AVM使供血动脉压增高，增加了出血的风险。手术后24～48小时内，必须控制患者的体动脉压低于术中止血时的血压水平，通常维持平均动脉压在65～75mmHg 1～2天，之后2天内再逐渐升至正常水平。如果已知AVM没有全切或手术中止血困难，如果手术中出现高灌注综合征、过多出血或脑组织过于肿胀，在手术后2天内控制平均动脉压在55～65mmHg。

（4）手术后早期潜在的并发症是静脉血栓。扩张的引流静脉中血流量的突然减少可引起静脉血栓。静脉血栓可以导致脑实质肿胀、出血和严重的神经功能障碍。应鼓励患者尽早活动、腿抬高，尽可能避免下肢静脉输液，特别是瘫痪侧肢体，可联合使用弹力袜加间歇性空气压缩装置预防DVT及相关栓塞事件。

（5）维持水和电解质平衡：定期血生化检查，监测及纠正电解质紊乱。

（6）预防应激性溃疡：可使用质子泵抑制剂预防应激性溃疡。

（7）抗癫痫治疗：若出现癫痫发作，应用抗癫痫药物治疗。

（8）呼吸道管理：若意识障碍程度重，排痰不良或有肺部感染者，应考虑气管插管或尽早气管切开，排痰防治肺部感染。怀疑肺部感染的患者，早期痰培养及药敏实验，选用有效抗生素治疗。

2．脑出血

（1）血压控制：研究显示将收缩压控制在140mmHg以下可以降低血肿扩大的发生率而不增加不良反应事件，但对于3个月的病死率和致残率没有明显改善。根据四川大学华西医院临床经验，脑出血早期及血肿清除术后应立即使用药物迅速控制血压，但要避免下降过快、过低，降幅应低于基础血压的20%。

（2）感染控制

1）颅内感染：与腰椎穿刺等侵袭性操作有关。一般术后3天发生率最高，症状包括持续性高热，脑膜刺激征阳性，腰椎穿刺或引流管内脑脊液检查可以证实。颅内感染的防治包括腰椎穿刺、选择有效的敏感抗生素治疗、营养支持、增强抵抗力、控制体温、预防继发性损害。

2）肺部感染：长时间昏迷卧床，脑出血后患者营养状况差，免疫力下降，抵抗力差；患者吞咽、咳嗽反射功能障碍，排痰困难，胃内容物反流误吸；人工气道，长时间使用呼吸机等。感染控制与呼吸道管理包括：意识障碍或昏迷患者应考虑插管或气管切开；保持呼吸道通畅，排痰防治肺部感染；怀疑肺部感染的患者，早期痰培养加药敏实验，运用有效抗生素治疗；加强全身营养支持；重视呼吸道管理，有效排痰，口腔护理。

（3）体温控制

1）手术后患者体温升高原因：颅内血肿刺激；脑室内出血；蛛网膜下腔出血；感染，颅内感染；中枢性高热；脑干出血。

2）体温升高的危害：加重脑水肿，增高颅内压；耗氧量增加，加重继发性神经功能损害；加快机体代谢，加重对机体功能损害。

3）降温措施：包括治疗感染、物理降温及亚低温治疗，将体温控制在38℃以下，尽量不低于35℃。不推荐长时间运用亚低温治疗，因其并发症发生率高，如肺部感染、凝血功能障碍和电解质紊乱问题等。

（4）稳定内环境：维持内环境稳定，及时纠正电解质紊乱，控制随机血糖在10.00mmol/L以下。

（5）营养支持：术后营养支持原则上以肠内营养为首选，也可以肠外营养与肠内营养交替应用或同时应用。可先用肠外营养，待肠功能恢复后，逐渐增加肠内营养，减少肠外营养的量，直至营养全由肠道供给，完全撤除肠外营养。术后营养的支持时间一般在10天以上，直至患者能经口获得足够的营养。营养支持根据体重计算30～40kcal/kg，若合并感染应酌情增加能量供给量。

(6) 术后再次脑出血、脑梗死：术后脑出血原因与患者既往有凝血障碍病史或口服抗凝药病史有关，出现高颅内压症状或脑疝早期表现，应积极手术治疗。

（王 喆）

（七）颅内动静脉畸形介入治疗

1. 适应证 ①彻底手术切除前的辅助栓塞。②放疗前的栓塞治疗。③对于小AVM的彻底治愈性栓塞治疗。④针对有出血风险倾向结构，如AVM相关动脉瘤的栓塞。⑤为了缓解AVM相关症状的姑息性栓塞。

2. 禁忌证 ①微导管不能到达畸形团内，或者微导管能够到达畸形团的供血动脉，但不能避开供应正常脑组织的动脉的患者。②输送血管极度迂曲导引导管或中间导管难以到位患者。③一般状况差难以耐受介入手术的患者。④造影剂或栓塞材料过敏患者。

3. 栓塞材料 ①固体栓塞材料，如弹簧圈、丝线、球囊等。②颗粒，如聚乙烯醇粒子PVA。③液体栓塞剂，如氰基丙烯酸正丁酯(NBCA)、Onyx、乙醇等。NBCA用于脑AVM的栓塞已经多年，于2000年获FDA批准应用于临床。液态的NBCA单体与血液中的亲核基团发生释放热量的快速催化聚合反应，在血管内膜上形成黏的、不可降解的固体。Onyx于2005年获FDA批准用于脑AVM栓塞。它是预混合的液体栓塞剂，由乙烯-乙烯醇共聚物(EVOH)和钛粉溶于二甲基亚砜(DMSO)组成。Onyx是非黏附性液体栓塞剂，当前用于颅内AVM栓塞的制剂有两种：Onyx18(含6% EVOH)和Onyx34(含8% EVOH)。Onyx18由于较低的黏滞度和较慢的沉淀速度，注射时行程更远，更易深入地渗透畸形团内。Onyx34往往用于栓塞高流量的动静脉瘘。Onyx与NBCA相比，固化速度慢，注射时间可以更长，易于控制。Onyx的主要缺点是可能造成微导管头的包埋，撤管时容易造成出血。近年来有新型的可脱导管问世，有望解决这类问题。

4. 栓塞前准备 Onyx溶液必须震荡20分钟以上，并且持续到栓塞注射前，否则不能充分混匀悬浮的钛粉，导致术中显影不充分。

5. 栓塞入路 传统的AVM栓塞方法为动脉入路，经动脉置入微导管到达畸形团内，注射栓塞剂栓塞畸形团。近年来有学者提出部分小AVM可以通过静脉入路栓塞。经引流静脉置入微导管到畸形团内，栓塞畸形团及引流静脉。但静脉入路有一定风险，如果畸形团栓塞不完全，引流静脉闭塞，容易导致脑出血的严重后果。

6. 栓塞方法 Onxy栓塞通常使用“塞子和推挤”技术。先在微导管头部推出Onxy少许，形成一个塞子，起到防止反流和促进胶体向前移动的作用。反复推出几次，塞子形成稳定以后，可以持续注射让胶体在畸形团内弥散。导管头端的反流尽量控制在1～1.5cm以内，以免撤管困难。部分学者在微导管的近端放置球囊或弹簧圈，以阻止和减少Onyx反流，即高压锅技术。注射暂停间隔一般不超过2分钟，以防止Onyx在管腔内沉淀。

7. AVM栓塞后处理 栓塞后患者在神经重症监护室观察24小时，如果栓塞畸形团巨大，血流动力学改变明显，建议术后控制性降压(平均动脉压降低至术前的90%)。如果需要分次栓塞，建议每次栓塞间隔3～4周。

（冷 冰）

第八节 椎管内疾病的显微技术应用

一、椎管内硬脊膜外肿瘤

1. 流行病学及病理 原发性椎管内硬脊膜外肿瘤大约占脊柱脊髓肿瘤的10%，男性比女性更易发病。最常见的原发性椎管内硬脊膜外肿瘤为脊索瘤、软骨肉瘤、骨肉瘤、尤因肉瘤。脊索瘤生长缓慢，约占原发脊柱肿瘤的1%，软骨肉瘤占7%～12%，骨肉瘤不常见，但它是起源于骨组织的最恶性肿瘤。易感因素有青春期、视网膜母细胞瘤家族史及既往接触电磁辐射等。在儿童期，嗜酸性粒细胞肉芽肿及尤因肉瘤分别是最常见的原发脊柱良性及恶性肿瘤。在成年期，血管瘤及浆细胞瘤分别为最常见的原发性脊柱良性及恶性肿瘤。其他罕见的原发性脊柱肿瘤有骨巨细胞瘤、动脉瘤样骨囊肿、骨细胞瘤及骨母细胞瘤。

2. 临床表现　脊索瘤最常见的症状是背痛或颈痛，近1/3的患者显示神经功能缺失，有时体检可以发现可触及包块。软骨肉瘤常见根性疼痛、脊髓或马尾神经综合征、夜间平卧后局限性疼痛加重。骨肉瘤最常见的症状是潜在的夜间背痛。尤因肉瘤最常见的症状是局部疼痛和炎症表现，常误诊为炎症感染。系统性畸形的症状如消瘦、发热较为常见。浆细胞瘤除疼痛外，最常见的表现是弥漫性骨质疏松、溶骨性破坏。

3. 实验室检查和影像学表现　针对每一类型肿瘤，组织病理学结果对选择不同的治疗方案十分重要，直接决定对放化疗的敏感性及预后。MRI是诊断脊索瘤和软骨肉瘤的金标准，两者在T_2加权像上均表现为高信号，增强扫描后则能鉴别，软骨肉瘤是典型的环状-弧形强化环表现。由于PET-CT骨扫描检查可以敏感识别出骨代谢高转化率，是诊断骨肉瘤的金标准。尤因肉瘤通常在常规X线片或CT重建中表现出斑驳或虫蚀样改变，很容易诊断，全身CT扫描可以除外远处转移性肿瘤。如果怀疑多发性骨髓瘤，应该检查血常规、血生化及血尿电解质。骨髓穿刺活检极有价值。

4. 治疗　对于原发性椎管内硬脊膜外肿瘤的治疗，理想的结果是沿着肿瘤的边界完整切除肿瘤，避免肿块破裂。术中肿瘤破裂，细胞脱落游走与肿瘤局部复发有直接相关性。肿瘤局部复发可以通过术后反射治疗或化疗得到控制，但骨肉瘤和软骨肉瘤对放疗是不敏感的。尤因肉瘤治疗可以首选化疗，同时对放疗也较为敏感。浆细胞瘤常不需要手术干预，行放疗联合化疗，常获得良好效果，只有脊柱稳定性受到破坏才时需要手术。在原发性硬脊膜外肿瘤中，对放化疗不敏感的，应完整切除肿瘤侵及的椎体或椎板结构，通常需要多学科协作共同完成手术。

5. 预后　预后因素包括肿瘤部位、大小、组织病理学结果分级（最为重要）。

（张义泉）

二、髓外硬膜下肿瘤

1. 流行病学特点　最常见的髓外硬膜下肿瘤是神经鞘瘤，占脊柱脊髓肿瘤的30%～40%。男性发病率略高于女性，各年龄段均可发病，以50～70岁多见，可发生于脊髓各个节段，以颈、腰段居多。脊膜瘤亦是髓外硬膜下较常见的肿瘤，约占脊髓肿瘤的20%。女性多见，男女发病率约为1∶3，以40～60岁年龄组人群多见，多发生于脊髓胸段。

2. 解剖学　神经膜细胞镶嵌在一层疏松的结缔组织上，称为神经内膜，其细胞膜被脊膜包裹，在神经损伤时基膜即成为轴突再生及鞘膜再形成的模板，引导神经再生，在此基础上每一神经束周围均有另外一层结缔组织包裹，称为神经周膜。神经外膜是一层致密的结缔组织，将多个神经束包绕于一体，组成周围神经。在椎间孔部位神经根袖套处硬膜与脊神经的外膜相融合，是椎管内神经鞘瘤的好发部位。约30%的神经鞘瘤经神经根根袖穿通硬膜内外，长成哑铃形肿瘤。另外，约10%的神经鞘瘤位于硬膜外。由于颈段硬膜下神经根较短，所以颈段的肿瘤常跨越硬膜生长。

脊膜瘤的外观呈圆形或类圆形，呈光滑纤维样肿瘤，也可表现为外形多样、质地较脆的肿瘤，呈实质性，肿瘤基底较宽部分肿瘤可伴有钙化。脊膜瘤与硬膜之间有广泛粘连，因为硬膜外腔的存在，脊膜瘤很少侵犯到椎骨，与脑膜瘤不同的是，脊膜瘤一般不穿透软膜，这些特性都有利于外科手术治疗。

3. 病理生理　神经鞘瘤可分为施万细胞瘤和神经纤维瘤。在组织学上，施万细胞瘤和神经纤维瘤均来自施万细胞，其中施万细胞瘤的主要成分是分化异常的施万细胞，一般起源于外周神经的鞘膜。神经纤维瘤形态学的异型性提示有其他细胞参与，如神经元周围细胞、纤维细胞等。神经鞘瘤多为良性，恶性神经鞘瘤罕见，占1%～3%。

脊柱脊髓神经鞘瘤多起源于脊髓背侧神经根，所以该病以脊髓背侧多发。颈段的神经鞘瘤多通过椎间孔与椎管内外沟通生长，这与胸腰段的神经鞘瘤有所不同。神经鞘瘤浸润脊髓实质的病例亦有报道，多起源于神经根部，向髓内生长。

脊膜瘤目前认为是起源于异常分化的蛛网膜帽状细胞，脊膜瘤实体多坚硬，可伴有钙化，通常可见较宽的基底与硬膜关系密切，多数脊膜瘤位于硬膜内生长，但也可以向硬膜外浸润生长。脊膜瘤多为良性，有明显边界，呈扁平状或斑块状生长，间变性及恶性脊膜瘤罕见。约 50% 的脊膜瘤位于脊髓两侧，约 25% 位于脊髓背侧。

4. 临床表现　临床上常隐匿性起病，就诊前相关症状持续的时间可为数周、数月及数年，有明显差异。病史长预示肿瘤生长缓慢，多为偏良性病变。恶性肿瘤患者临床症状常常进展迅速，病史较短。髓外硬膜下肿瘤最常见的症状是局部或根性疼痛，其他症状和体征包括步态不稳、肢体乏力、感觉障碍，严重者可导致二便及性功能障碍。临床体征可发现脊髓半切综合征及长束征，如反射亢进、病理征阳性等。

疼痛是髓外硬脊膜下肿瘤最为常见的症状，疼痛可能为局部疼痛，也可能是神经根性疼痛，以夜间尤为明显。其他感觉障碍包括肢体麻木、共济失调、本体感觉障碍等。运动障碍的出现预示脊髓皮质脊髓束的压迫，最初表现为肌力弱，随后出现痉挛、僵硬和肌张力增高等上运动神经元损伤症状。

多数患者的临床症状体征与病变所在脊髓节段相关。故临床体格检查对于定位诊断有重要价值。如高颈段病变可表现为四肢力弱及病理征阳性。胸腰段病变可能只影响下肢功能。位于脊髓一侧的病变还可能会出现 Bromn-Sequard 综合征。脊髓背侧占位还可引起本体感觉障碍。

5. 影像学表现　目前 MRI 是最有效的检查手段。如果存在 MRI 检查禁忌，CT 增强扫描亦可以作为补充手段。脊膜瘤、神经鞘瘤、副神经节瘤多呈长 T_1、长 T_2 信号。其中神经鞘瘤可伴有囊性变，增强后呈不均匀强化，哑铃形亦较为常见。而脊膜瘤少有囊变，常呈均匀强化，硬脊膜可有强化后的“尾征”表现。副神经节瘤常常显著均匀强化。

髓外硬膜下肿瘤有独特的影像学表现，有利于髓内外病变的区分。髓外病变可压迫相应节段脊髓使其向对侧偏离，同侧蛛网膜下腔扩大。脊膜瘤可因瘤体钙化形成而在 MRI 上变现为局灶不强化，神经鞘瘤可因瘤体出血、坏死、囊变等而呈不均匀强化。

有时除了原发病灶部位的 MRI 外，颅脑、脊柱其他部位仍需做 MRI 检查，特别对于临床体征不完全吻合的患者，以排除多发病变的可能。

对于病变侵蚀骨质，或需要了解脊柱骨质的，可行 X 线及 CT 明确，X 线包括正侧位、双斜位、过伸过屈位六位片，CT 包括薄层扫描三维重建及血管像，翔实的影像学资料对于指导手术治疗有着重要的意义。

6. 治疗

（1）保守治疗：对于临床上偶尔发现的较小病灶、无临床症状或者患者身体条件差不能耐受手术的，可予以保守观察，前两者定期随访，如出现典型症状，应当及时就诊手术干预。

（2）手术治疗：绝大多数髓外硬膜下肿瘤可以通过在显微镜下操作，获得理想的全切除，预后良好。但一些因素，如肿瘤的部位、波及脊髓的程度等影响到肿瘤的切除及预后。如果需要保留神经功能很难做到肿瘤全切除，部分或大部切除是最好的选择，毕竟脊髓功能的保留是首先要考虑的。对于多发性神经纤维瘤及一些哑铃形肿瘤的手术，切除仍然是一个不小的挑战。

1）术前评估：要充分掌握患者详细的病史及体征。综合病史、查体和影像学检查，不仅可以鉴别诊断，亦有助于制订手术方案。患者全身及其神经系统功能状况、肿瘤性质、大小及部位等因素可影响手术方式的选择。这些因素有时决定是否行全切，是否影响脊柱的稳定性而需行内固定治疗等。术中常规开通动脉通路检测血压，评估是否需要应用电生理监测技术。对于影像学存在不稳定或手术会导致脊柱不稳定表现者，应考虑行固定融合术（图 2-306～图 2-309）。

2）不同类型髓外硬膜下肿瘤手术策略：髓外硬膜下肿瘤最常见的手术入路是后正中入路，但有时根据具体情况可能会采取侧方入路或前入路。后正中入路，按照术前定位，以病灶节段为中心切开皮肤，沿中线仔细分离全组织，避免偏离一侧损伤小关节、脊神经等，尽量保留棘间韧带，充分显露相应节段棘突和椎板，必要时术中 C 臂透视定位确认病变位置。可以用磨钻或超声骨刀，切开椎板，保留与之相连的韧带，完整取下，待肿瘤切除后还纳固定。

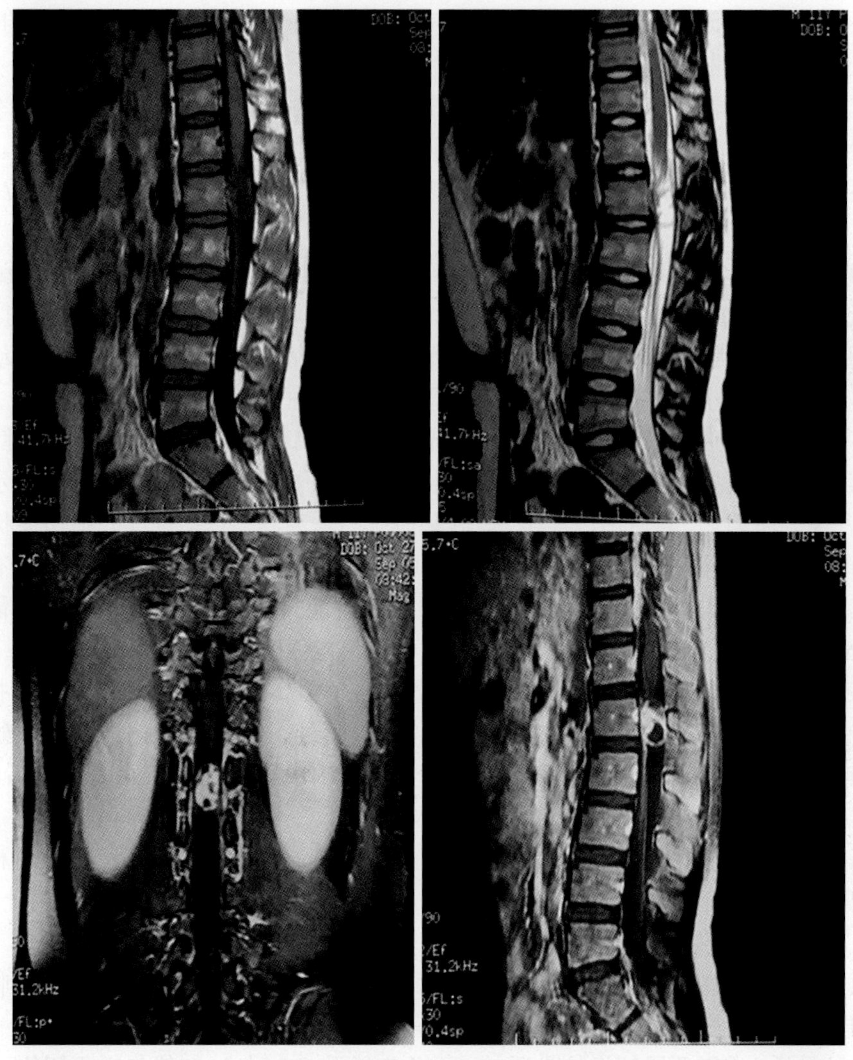

图 2-306 术前磁共振，提示 L_1 节段髓外硬膜下占位，呈长 T_1 长 T_2 表现，强化后部分强化，考虑神经鞘瘤，予以后正中入路左侧半椎板显微切除病灶

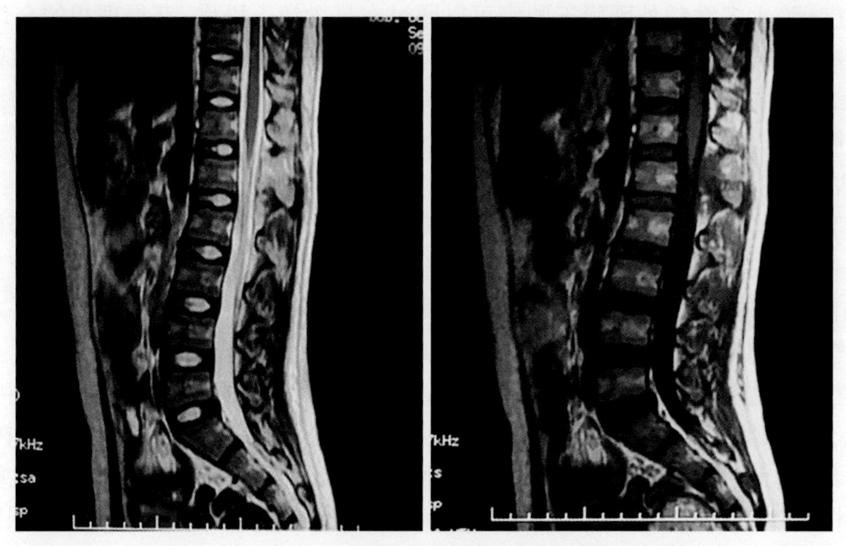

图 2-307 术后 1 周后复查磁共振，显示肿瘤完全切除

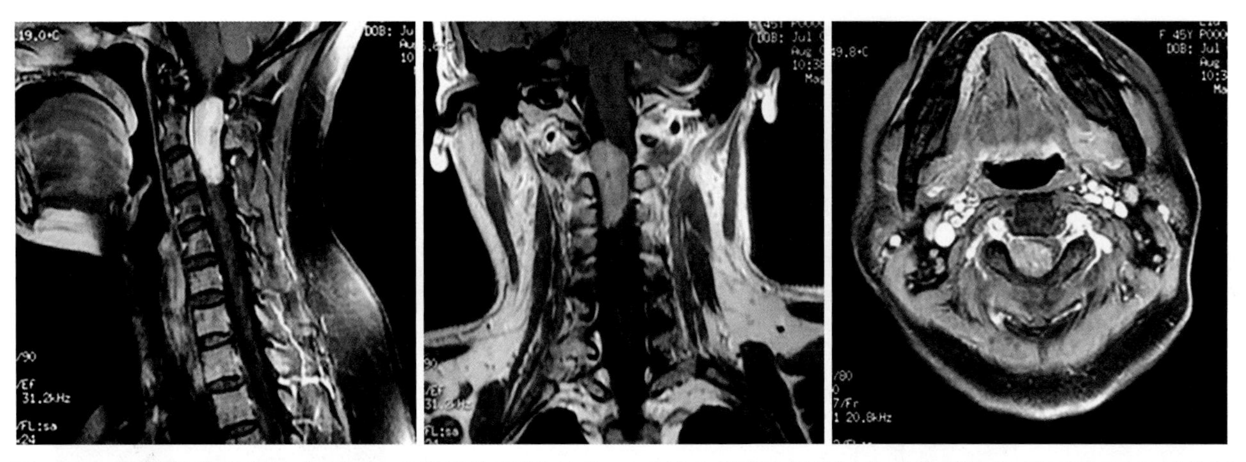

图 2-308　术前增强磁共振，提示 $C_{1\text{-}3}$ 节段髓外硬膜下占位，存在较宽的基底及“尾征”，考虑脊膜瘤，予以后正中入路椎板切开显微切除病灶

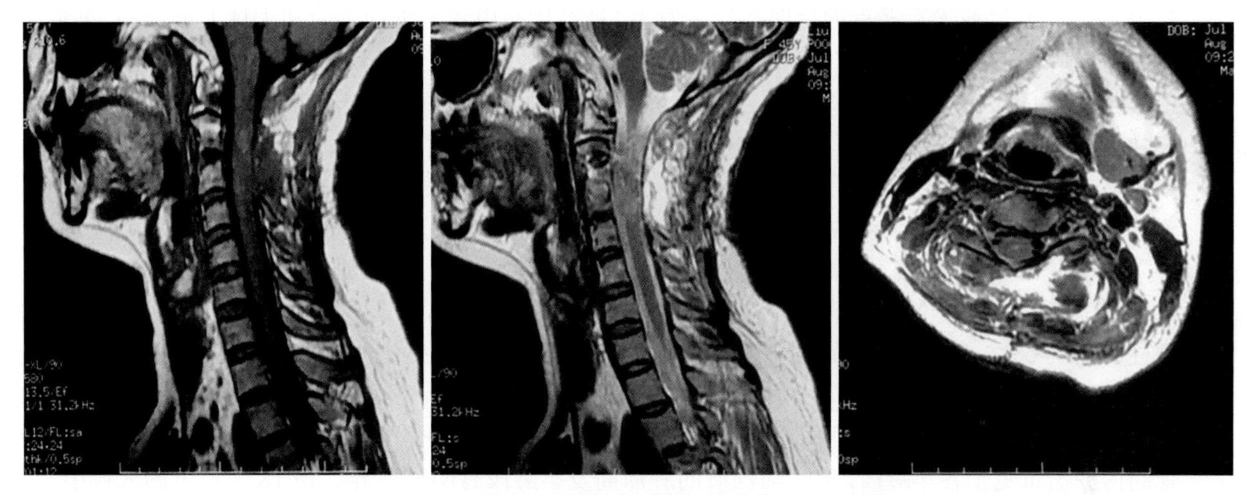

图 2-309　术后 1 周复查磁共振，显示肿瘤完全切除

剪开硬膜前，可以应用 B 超探查定位，确定肿瘤位置后，显微镜下沿中线剪开硬膜悬吊，尽量先保留蛛网膜的完整性，避免蛛网膜破裂脑脊液快速涌出带来的不良反应。对于既往有手术史或放疗患者，可能存在蛛网膜的粘连，需要在显微镜下予以松解。

显微镜下，背侧髓外肿瘤容易分辨，而腹侧及两侧的肿瘤可能需要剪开齿状韧带，甚至背侧神经根才能充分暴露。活检标本应全部送检，然后分离肿瘤与周围组织，充分电凝止血，对于体积较大的肿瘤通常需要分块切除，应用超声吸引充分吸除肿瘤实质，待瘤内减压后分离肿瘤残腔及包膜，予以切除。

神经鞘瘤多与脊神经关系密切，暴露病变后，显微镜下锐性分离肿瘤表面蛛网膜，显露肿瘤上下极，通常可见一根或数根神经与之粘连或者穿行其中，对于粘连的神经显微镜下予以分离，穿行的神经根予以电凝后切断，通常可以实现肿瘤的完整切除。

脊膜瘤起源于脊膜，通常宽基底附着于硬膜，有时伴有钙化，为了实现肿瘤全切避免术后复发，需要将硬膜进行处理，比较可行的方法是，对于没有完全突破硬脊膜的肿瘤，术中剪开硬膜外层并向两侧悬吊，保留硬膜内层并分离至肿瘤边界，尔后再将肿瘤完整或者分块切除。如果肿瘤突破脊膜，则需将侵蚀硬膜完全切除，取人工硬膜修补。

3）辅助技术：随着神经电生理技术、神经导航、神经内镜、术中超声等辅助技术的应用，切除髓外硬膜下肿瘤变得越来越安全和微创。在提倡精准医疗的今天，这些辅助技术越发凸显作用，辅助技术与传统显微技术的完美结合，将是提高手术疗效的有力保障（图 2-310）。

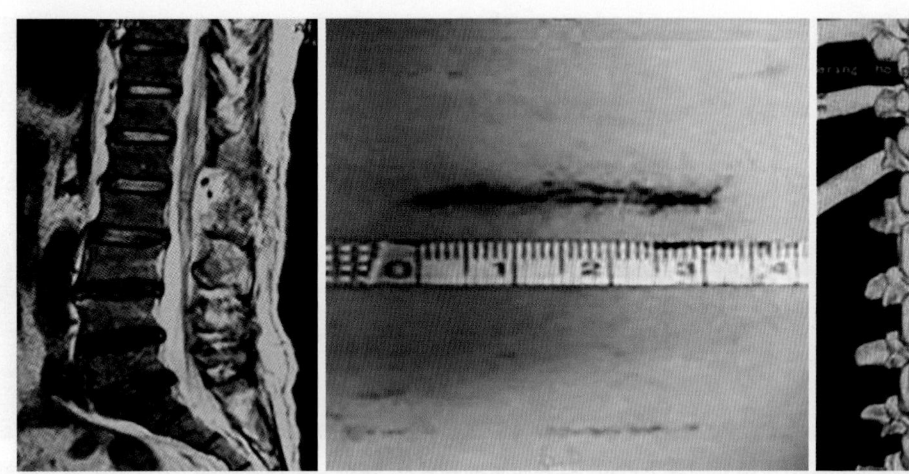

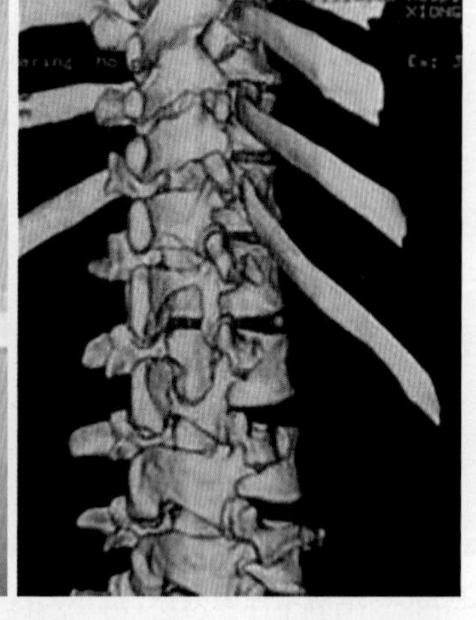

图 2-310 术前诊断考虑神经鞘瘤，患者瘢痕体质，故术前做了精准计划，术中应用 C 臂、导航及内镜辅助全切肿瘤，皮内缝合切口，手术切口仅 3cm 大小，术后磁共振提示肿瘤全切，三维 CT 显示相应椎板仅开一小骨窗

7. 预后 神经鞘瘤术后严重的后遗症较少发生，神经鞘瘤患者的平均寿命和大体人群相同，若能早期发现椎管内肿瘤，早期手术治疗，多数能取得良好的临床效果。部分患者椎管内肿瘤瘤体较大或位于高位颈段，术后可能因呼吸功能衰竭而死亡，至于脊髓神经功能的恢复，则与患者脊髓受压的程度和时间有一定联系。恶性神经鞘瘤可能短期内复发。脊膜瘤为良性肿瘤，完全切除后多数患者预后良好。

（张义泉）

三、脊髓内肿瘤

1. 流行病学特点 脊髓内肿瘤是较为罕见的中枢神经系统肿瘤，流行病学研究发现，脊髓内肿瘤占所有脊柱肿瘤的 5%～10%，约 90% 的脊髓内肿瘤为胶质瘤。这些肿瘤中大部分为室管膜瘤和星形细胞瘤，其中室管膜瘤占 60% 左右，星形细胞瘤占 30%，血管网状细胞瘤占 2%～8%，转移瘤占 2%。脊髓内肿瘤的分布与脊髓的长度成正比，胸段占 50%～55%，腰骶部占 25%～30%，颈段占 15%～25%。

脊髓内肿瘤可见于各年龄段，但不同性质的肿瘤高发年龄段有明显差异。在 18 岁以下的人群中，星形细胞瘤约占脊髓内肿瘤的 40%，神经节胶质细胞瘤约占 30%，室管膜瘤约占 15%。在成年人群中，室管膜瘤最为常见，约占髓内肿瘤的 50%，其次是星形细胞瘤（25%）、神经节胶质细胞瘤（少于 10%）。脊髓内肿瘤多为高级别分化的肿瘤，间变星形细胞瘤、多形性胶质母细胞瘤等恶性肿瘤所占比例不超过 10%。

2. 自然史 脊髓内肿瘤病史差异很大，脊髓胶质瘤最短只有半个月，最长者达 10 年以上，小儿平均病史一般在 1 年以内，而 40 岁以上者平均病史达 5 年之久。一般圆锥和马尾部肿瘤的病史比颈胸段脊髓内肿瘤的病史长。

3. 临床表现 髓内肿瘤早期无特异性症状，起病隐匿。病程进展一定程度，表现出根性疼痛或局灶性疼痛、感觉障碍、肌痉挛或无力，严重者可表现为脊髓半切损害。患者早期主要表现为肢体无力、步态不稳、感觉异常、痛觉减退，少数存在感觉分离，并逐渐有括约肌功能障碍，晚期则出现截瘫、深浅感觉丧失，较晚可出现局限性肌肉瘫痪、萎缩等。

4. 影像学表现 MRI 检查为主要手段，T_1 加权像平扫或增强可以显示肿瘤实体，T_2 加权像可更加显示空洞或囊变。典型表现：①脊髓增粗无移位。②肿瘤在髓内纵向生长大于横向，多数较长，占据数个节段，两侧蛛网膜下腔变窄或消失，两极呈喇叭口状。③性质较难鉴别，室管膜瘤界限清楚，T_1 加权像为等、低或混杂信号，肿瘤两端可伴空洞形成，均匀或混杂增强；星形细胞瘤界限不清，T_1 加权像为等、低或混杂信号，瘤内可有囊变，不规则增强或无明显强化。

5. 分型

（1）室管膜瘤：室管膜瘤好发颈段脊髓和圆锥终丝部，约占脊髓内肿瘤的 40%，肿瘤起源于中央管成终丝室管膜。平均发病年龄大约40岁，并且男性略多。根据病理室管膜瘤分为5个亚型，分别为细胞型、乳头型、上皮型、脑室膜细胞型、黏液乳头型。大多数室管膜瘤为WHO Ⅰ～Ⅱ级低度恶性肿瘤，范围虽然广泛，但有假包膜，与脊髓组织界限比较清晰。另有少数为间变性室管膜瘤WHO Ⅲ级，具有恶性生物学特性和恶化倾向，其肿瘤边界欠清，血供比较丰富，可发生蛛网膜下腔转移。

（2）星形细胞瘤：脊髓髓内星形细胞瘤占所有中枢神经系统（CNS）星形细胞瘤的3%～4%。在成年人中，脊髓髓内星形细胞瘤占脊髓髓内肿瘤的30%～35%。男性和女性的发病率相当，平均发病年龄29岁，早于室管膜瘤发病。在组织学上，可以分化为毛细胞型（WHO Ⅰ级）、纤维型（WHO Ⅱ级）、间变性（WHO Ⅲ级）和多形性胶质母细胞瘤（WHO Ⅳ级），绝大多数为Ⅰ～Ⅱ级低度恶性肿瘤，少数为Ⅲ～Ⅳ级高度恶性肿瘤。肿瘤起源于脊髓白质的星形胶质细胞，或位于脊髓中央、呈偏心性生长。理论上星形细胞瘤呈浸润性生长，但部分肿瘤边界也较清楚，可获得肉眼全切除。

（3）血管网状细胞瘤：是良性的WHO Ⅰ级肿瘤。血管网状细胞瘤占所有脊髓髓内肿瘤的2%～8%，其细胞来源目前尚不确定，但可能是未分化的间充质来源的血管内皮生长因子（VEGF）分泌细胞，颈段及胸段脊髓常被肿瘤组织侵及，以背侧面多见。肿瘤可以是单个或多个，而且往往直径<10mm并且合并von Hippel-Lindau综合征。绝大多数肿瘤为实体性，具有完整的包膜，瘤体呈橘黄色或暗红色，肿瘤血供丰富，常用数根动脉供血，引流静脉明显扭曲怒张，邻近脊髓继发有空洞形成。少数肿瘤为囊性，类似于小脑血管网状细胞瘤。

（4）脂肪瘤：是良性的脊髓髓内肿瘤。脂肪瘤是神经外胚层在神经管闭合前、胚胎神经胚形成过程中过早分离形成的，使间质进入神经沟，随后发展，与正常的人体脂肪没有区别，通常出现在儿童中，偶尔出现在年轻的成年人中。临床分为两种类型：软脊膜下脂肪瘤，好发于胸段和颈段脊髓，多无脊髓脊柱发育异常，多以与病变节段相应区域的疼痛为首发症状；圆锥部脂肪瘤，常伴有低位脊髓、椎管闭合不全和皮下脂肪垫。脂肪瘤生长缓慢，可以形成一个孤立的脊髓病变或多个肿块。常见的初始表现包括疼痛、麻木、感觉上的变化、步态困难、四肢无力、大小便失禁。

（5）海绵状血管瘤：为一种不常见的良性血管性肿瘤，各段脊髓的发病率大致相仿。患者神经系统状况呈间歇性进行性恶化，这是肿瘤反复出血，出血时引起神经系统症状的急剧恶化。随着血块吸收、机化修复，临床状况又逐渐恢复，当再次出血时，神经系统状况又恶化。肿瘤常呈暗红色，血供一般，质地中等，质地中等，有包膜，瘤周常存在明显的胶质增生，肿瘤与胶质增生区界限清楚。

（6）表皮样囊肿和皮样囊肿：表皮样囊肿和皮样囊肿在髓内肿瘤中并不多见，属先天性良性肿瘤，有完整包膜，血供一般，好发于脊髓圆锥。临床表现也以单腿或双腿痉挛性无力、踝和趾关节畸形、括约肌功能障碍为常见。

6. 诊断　除详细询问病史和仔细查体外，还应辅以必要的辅助检查，CT和MRI是髓内肿瘤诊断和鉴别诊断的重要手段。CT对髓内肿瘤的诊断有一定的价值，但在定性、定位诊断和鉴别诊断方面远不如MRI。MRI不仅能显示肿瘤的直接征象，还能显示肿瘤的间接征象如脊髓水肿和空洞形成，尤其是其增强影像，不仅能显示肿瘤的范围，还能与髓外肿瘤、炎性病变、AVM等鉴别。

7. 鉴别诊断

（1）脊髓空洞症：多见于青年人，好发于颈段脊髓，病程缓慢，常有感觉分离，并有下运动神经元瘫痪，多无蛛网膜下腔梗阻。脑脊液蛋白含量一般在正常范围内，MRI可证实脊髓空洞症的诊断，部分可见小脑扁桃体下疝。

（2）脊髓炎：本病多有感染或中毒的病史，起病迅速，可有发热等先驱症状。发病几天内就可迅速出现截瘫，脑脊液细胞数增多，多无蛛网膜下腔梗阻，MRI增强一般无强化。

（3）脊髓髓内脓肿：多有发热、脊柱外伤或手术史，MRI上病灶较为局限、边界欠清，无继发空洞形成，术中可见蛛网膜粘连。

（4）多发性硬化发病和出现脊髓功能障碍较快，表现为加重与减轻或恢复交叉进行，脑脊液和视觉诱发电位多异常。MRI可见脊髓内病变多累及1～2个脊髓节段且脊髓不增宽、膨大，病灶周围无脊髓空洞且可见正常脊髓信号，增强MRI较均匀强化；随访MRI可见髓内病灶消失或部位多变不定，头颅MRI可见类似的脑内多发病灶。

8. 治疗

(1) 保守治疗：手术是脊髓髓内肿瘤最有效的治疗手段，但对于高龄和心肺功能差无法耐受手术、病程长、肿瘤几乎占满整个椎管、受挤压的脊髓功能接近衰竭、出现严重的神经功能障碍的患者，手术风险较大。预后较差的患者可考虑选择保守治疗，保守治疗主要包括一般对症处理及放疗、化疗。

(2) 手术治疗

1) 手术要点：脊髓的组织十分娇嫩，其功能高度集中，术中切开、牵拉、分离、电凝等操作均会对脊髓功能造成明显的影响；由于术前的肿瘤浸润性或压迫性生长及水肿、囊变、出血等病理改变，脊髓变得更加易于受损。对于髓内肿瘤的手术治疗，除强调术前诊断明确、术中采用显微技术和神经电生理监测技术外，术者还要具有一定的手术技巧。手术策略有多种，采取何种策略取决于手术目的、肿瘤大小及肿瘤的大体和组织学特性。椎板切除的范围要求暴露肿瘤的实体部分；脊髓背侧切开多主张从中线切开，中线旁切开可使位置觉丧失；离断肿瘤的主要血供后沿脊髓传导束方向严格地分离瘤髓界面；术中尽量不用电灼止血，必要时可用低电流双极电凝止血，通常用海绵或止血纱布压迫止血即可；脊神经根可受压变扁并贴于肿瘤表面，酷似肿瘤包膜应仔细辨认；伴低位脊髓的圆锥内肿瘤可同时离断终丝；严密缝合以防术后脑脊液漏，必要时可行硬脊膜修补成形术。

2) 不同类型的脊髓内肿瘤手术策略

A. 室管膜瘤：起源于脊髓中央管的室管膜细胞，于脊髓中央向外膨胀性生长，呈紫红色或灰紫色，质地较软，多数血液循环不丰富，与正常的脊髓之间有清楚的分界，多占据 3～5 个脊髓节段，肿瘤的上极或下极或两极常有囊肿存在，通常可全切，于肿瘤的顶端或末端中线处纵行剪开蛛网膜及软脊膜，尽量沿后正中沟切开脊髓逐渐深入分开至肿瘤界面，应尽量避免损伤血管。先分离肿瘤的一端，再沿两侧分离肿瘤与脊髓界面，直至分离到肿瘤的另一端；因室管膜瘤一般有假包膜，与脊髓界限清楚，尽量整块切除。分块切除肿瘤易出血，影响手术视野，加重脊髓操作损伤，肿瘤也容易残留(图 2-311)。

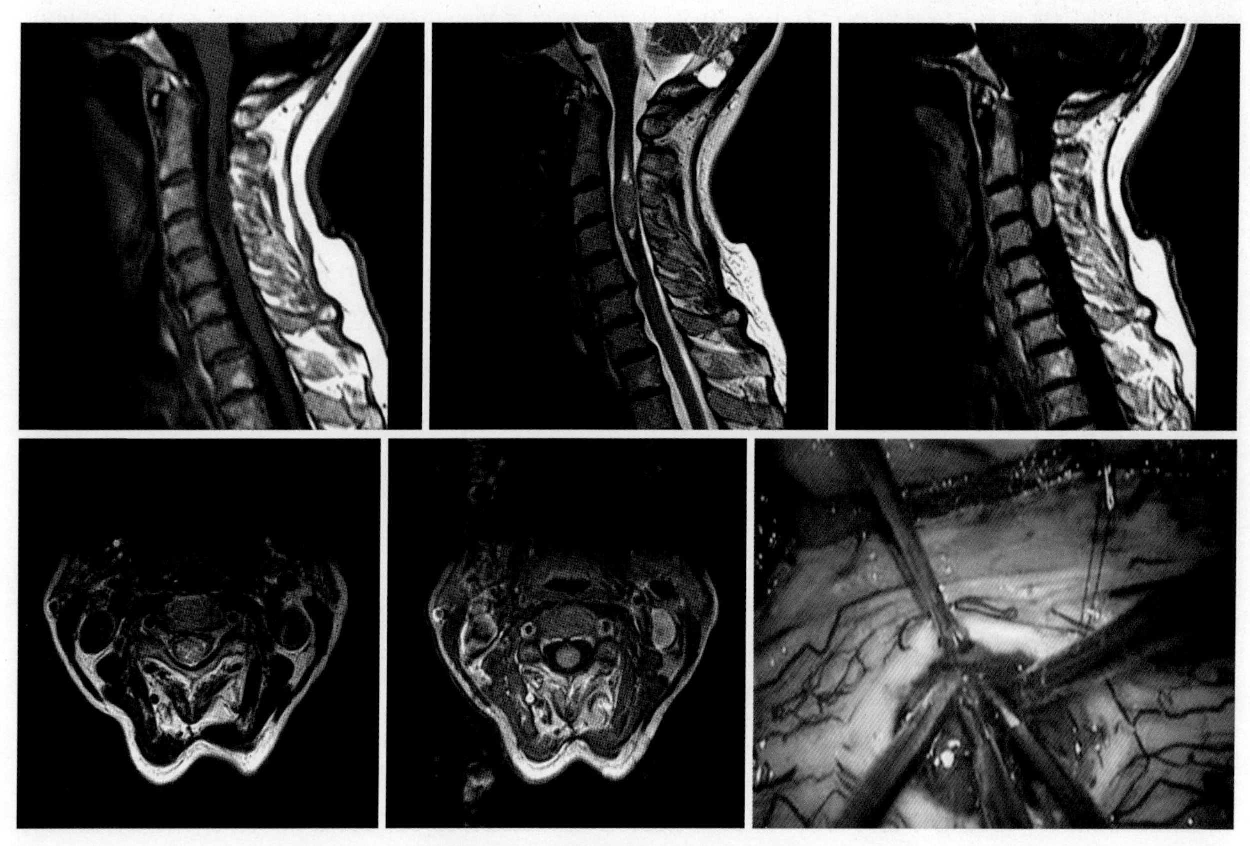

图 2-311 室管膜瘤 MRI 及术中分离

B. 星形细胞瘤：成年人髓内星形细胞瘤多偏于脊髓一侧生长，呈黄色或灰色，与正常脊髓组织无明显界限，低度恶性者血运不丰富，恶性者血运丰富，成年人全切率很低；星形细胞瘤剥离时要锐性分离，因为一般星形细胞瘤连同脊髓一起变硬，在显微镜下，色泽上略有区别，而异常组织为肿瘤或胶质样变组织。肿瘤若为囊性，则囊壁为肿瘤，与脊髓无任何界限，而且质韧。星形细胞瘤基本上都不能全切除，对于不能全切除者，要将包含有肿瘤的部分脊髓沿后正中贯通切开，使未能切除的肿瘤向脊髓外生长，延缓对脊髓的压迫，起到减压作用（图 2-312）。

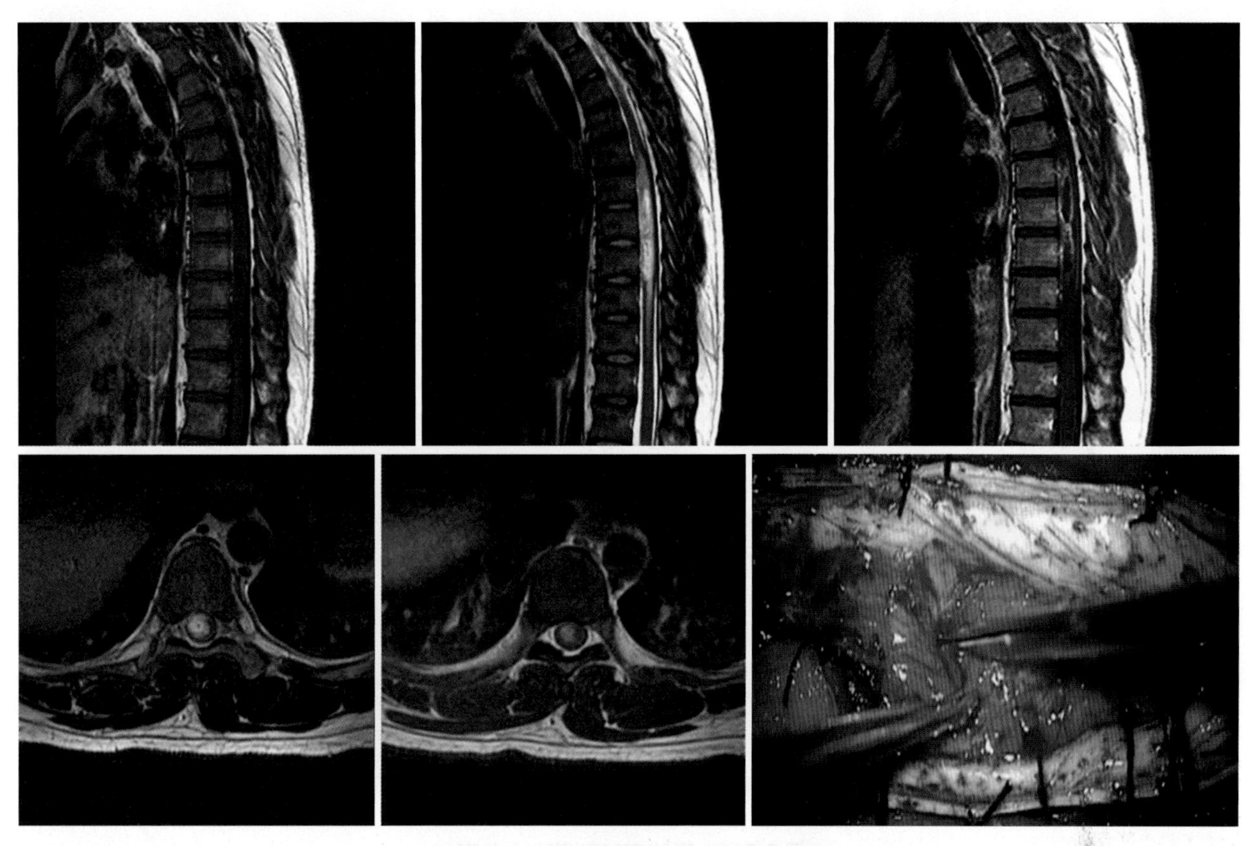

图 2-312 星形细胞瘤 MRI 及术中分离

C. 血管网状细胞瘤：术前应行选择性脊髓动脉造影，明确供血动脉和导出静脉；切除肿瘤时需先电凝切断供血动脉，沿肿瘤的上端或下端分离肿瘤，边分离边电凝皱缩肿瘤包膜，交替进行分离、电凝皱缩包膜，直至肿瘤被完全分离后再离断引流静脉，以尽可能整块全切肿瘤。如果肿瘤巨大难以整块切除，也应先切断供血动脉，完全游离的肿瘤部分切除，行肿瘤断面止血后，再分离切除余下的肿瘤，直至肿瘤全切除（图 2-313）。

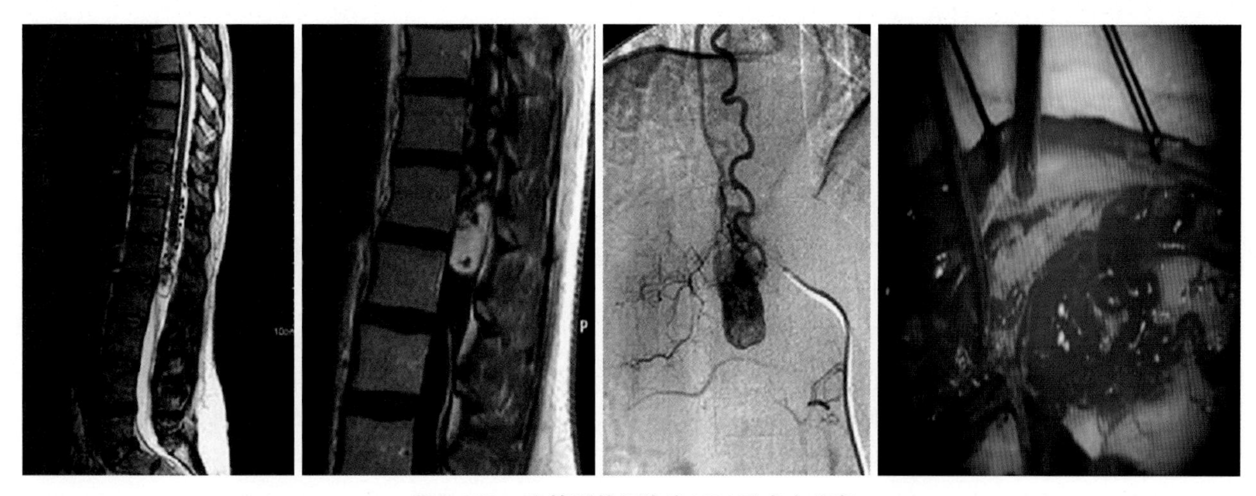

图 2-313 血管网状细胞瘤 MRI 及术中分离

D. 脂肪瘤：以腰骶部多见，常与隐性脊柱裂、腰骶部皮肤脂肪瘤共存，髓外、髓内常均有脂肪瘤，可呈分叶状；好发于脊髓圆锥内，其边界清楚，但与正常的脊髓组织粘连极紧或脂肪颗粒侵入其中，全切肿瘤几乎不可能。脂肪瘤生长极缓慢，一定不能勉强多切除肿瘤，得到减压就达到手术目的了，勉强切除只会加重神经功能损伤（图2-314）。

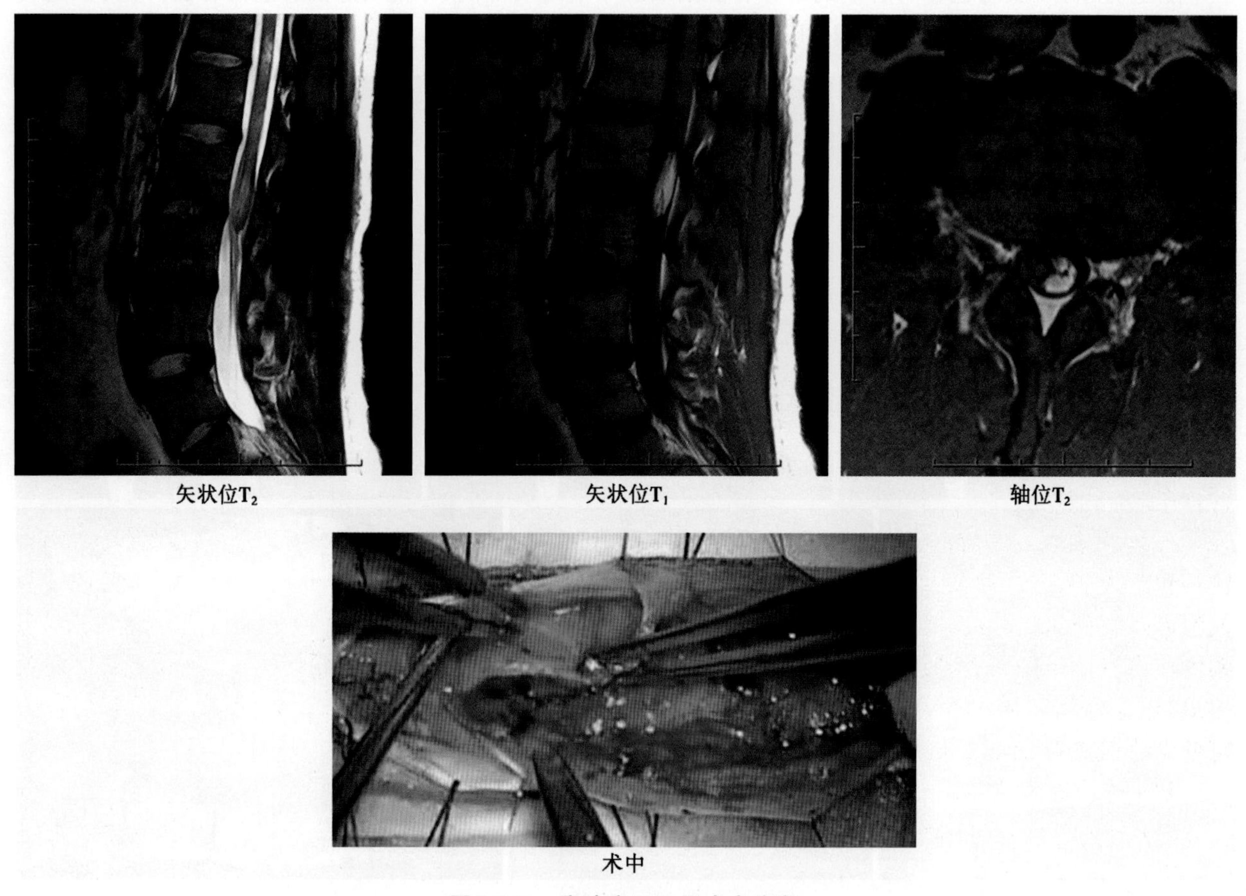

图2-314 脂肪瘤MRI及术中分离

E. 海绵状血管瘤：海绵状血管瘤因易反复多次出血，常与正常脊髓组织间存在草绿色或黄褐色的胶质增生带，手术时需沿胶质增生带切开分离，电凝皱缩肿瘤包膜，至整块分离，一般都可整块分离完全切除。

3）辅助技术

A. 术中电生理监测：全切脊髓髓内肿瘤，可能造成一过或永久性脊髓损害，术中脊髓功能电生理监测，可以更精确地定位，减少手术并发症。目前脊髓术中电生理监测的主要手段有肌电图、体感诱发电位和运动诱发电位。通常将术中诱发电位波幅降低、潜伏期延长作为异常标准，其在安全范围内可继续手术；当接近危险范围时谨慎操作，加强监测；当达到或超过危险范围时，暂停手术，查找原因，待电位恢复后再继续手术。如果处理后诱发电位不恢复，提示术后可能出现神经功能缺失。

B. 术中超声技术：通过超声，可以即时了解肿瘤边界，深度、走行、血供和毗邻关系，为术者通过最小的创伤获得最大手术效果提供良好条件。

C. SLT接触式激光：激光具有作用迅速、穿透能力较低、气化深度可以控制、对周围组织损伤小、切除肿瘤较彻底和无菌性能好等优点。其特有的止血功能、精确切割，深受神经外科医师的喜爱。

D. 内固定技术：切除髓内肿瘤时需要良好地暴露，所以切除病变相应节段的椎弓骨质在所难免，特别是病变累及多个节段或侵蚀脊柱骨质时，术后对脊柱稳定性存在较大影响。对于易发生脊柱畸形的青少年，病变累及的节段长（≥3个节段），尤其术前存在脊柱不稳定表现者，术后可能出现脊柱畸形的风险，应考虑行脊柱固定融合术。

9. 预后 脊髓髓内肿瘤的预后主要取决于：肿瘤的部位和性质；术前神经系统的功能状态；治疗方法的选择；患者的一般情况；术后护理和康复措施等。

（张义泉）

四、硬脑膜动静脉瘘

硬脑膜动静脉瘘（dural arteriovenous fistulas，DAVF）是发生在硬脑膜及其附属物——大脑镰、小脑幕的一类异常的动静脉交通的血管性病变，脑内没有原发病变，但可呈现出不同类型的继发性改变。

1. 流行病学 DAVF 占颅内 AVM 的 10%～15%。虽然所有部位的硬脑膜均可发生 DAVF，但发生概率却大不相同。Kiyosue 等人曾做过统计，横窦 - 乙状窦、海绵窦区域发生 DAVF 的比例较高，分别占所有 DAVF 的 20%～60% 和 20%～40%，其他部位有小脑幕（占 12%～14%）、上矢状窦（占 8%）、颅前窝底部（占 2%～3%）。

2. 病因 硬脑膜动脉在硬脑膜外层通过，硬脑膜静脉在两层之间走行，两者十分靠近，正常情况下存在丰富的吻合网，称为生理性动静脉分流，直径 50～90μm。在颅脑外伤、颅脑手术、颅内感染、高凝状态（妊娠、口服避孕药）等因素下均可导致静脉窦血栓形成，致使闭塞处近侧的生理性动静脉分流开放，异常分流逐渐增加，致使静脉窦压力增加，可能伴发软脑膜静脉逆流，即使静脉窦再通，异常动静脉瘘仍持续存在，发生 DAVF。

3. 临床表现 绝大部分 DAVF 没有症状或仅有颅内杂音。头痛常是患者的主诉。其他有视力丧失、精神状态改变、神经功能障碍或颅内出血而就诊。静脉回流类型是决定临床表现和预后的主要因素，其他因素有病变部位、供应动脉及全身状况。软脑膜静脉回流、Galen 静脉回流和静脉动脉瘤样囊性扩张与颅内出血有一定的相关性。高流量的 DAVF 畸形血管内常可血栓形成，或血管内膜增生，引起血液回流改道，临床症状可突然改变，常见于海绵窦内 DAVF，如：岩下窦内血栓形成，DAVF 改道向眼静脉回流，可使先前存在的持续性杂音突然消失。

常见临床表现有：

（1）颅内压增高：各种因素引起静脉窦阻塞，静脉回流受阻，甚至逆流至软脑膜静脉，影响脑脊液吸收，引起颅内压增高。也可因颅内或脑室出血、畸形血管扩张阻塞脑脊液回流通路，引起梗阻性或交通性脑积水。患者出现头痛、呕吐和视神经乳头水肿，甚至失明。高颅内压症在高流量 DAVF 和伴发静脉回流受阻的患者中多见。

（2）颅内出血：约有 20% 的患者在病程中出现颅内出血。几乎所有颅内出血都由动脉化软脑膜引流静脉破裂引起。前颅底和天幕切迹的 DAVF 通过软脑膜静脉引流，而不直接引流至静脉窦，故发生破裂出血的机会较大。只有单根引流静脉的 DAVF 破裂机会更大，可造成脑内、小脑、蛛网膜下腔或硬膜下出血。如有多根皮质引流静脉通路，出血机会相对减少。

（3）脑盗血症状：大量动脉血直接回流静脉窦，脑组织血供减少，造成脑缺血，特别是伴有先天性 Galen 静脉畸形的病例。主要有癫痫和局灶性神经功能障碍症状，与脑内 AVM 引起的盗血症状相似。

（4）其他症状：不同部位的 DAVM，静脉回流不同，出现相应定位症状。海绵窦内 DAVM 向眼静脉反流，出现突眼、结膜充血等症状。近颅底的 DAVM，如颞骨、岩上窦和岩下窦部，可出现持续性颅内杂音。

4. 临床分型 常用的有 Borden 和 Cognard 临床分型。

（1）Borden 根据病灶静脉回流类型，对 DAVF 进行分型，以期区别不同类型的临床表现，对 DAVF 预后判断也有帮助。具体如下：

Ⅰ型：DAVF 直接引流至静脉窦和硬脑膜静脉。病变由一处或多处动静脉瘘组成，介于硬膜动脉和静脉窦或硬膜静脉之间。临床症状轻微，大多无症状，部分患者可有颅内杂音或脑神经损害症状。预后良好，部分患者可自愈。

Ⅱ型：DAVF 静脉既向静脉窦回流，也反向回流至软脑膜静脉。通常病灶为高流量的单个或多个动静脉瘘。临床上可因静脉高压和颅内出血引起颅内压增高、神经功能障碍、癫痫、耳鸣、颅内杂音。

Ⅲ型：DAVF 只向静脉窦附近的软脑膜静脉反向回流，引流静脉动脉化，迂曲扩张。病变由大静脉窦壁上动静脉瘘组成。临床上可因皮质静脉、深静脉内压力增高致使血管破裂，引起颅内出血或高颅内压，症状常进行性恶化。

亚型 A：单纯动静脉瘘，静脉回流至静脉窦或硬膜静脉（ⅠA 型），兼有软脑膜回流（ⅡA 型），或只向软脑膜静脉回流（ⅢA 型）。

亚型 B：多发动静脉瘘，具有多处动脉供应的 DAVF，静脉回流至静脉窦或硬膜静脉（ⅠB 型），兼有软脑膜回流（ⅡB 型），或只向软脑膜静脉回流（ⅢB 型）。

（2）Cognard 分型，按照静脉引流将 DAVF 分为 5 型，具体如下：

Ⅰ型：引流至静脉窦。

Ⅱ型：引流入静脉窦，并逆向充盈皮质静脉，可引起颅内高压。

Ⅲ型：仅引流入皮质静脉，使其发生扩张，甚至呈动脉瘤样变，可引起出血和神经系统功能障碍。

Ⅳ型：伴有静脉湖的 DAVF，病情较重。

Ⅴ型：从颅内病变引流入脊髓的髓周静脉，50% 出现进行性脊髓功能障碍。

5. 辅助诊断

（1）脑血管造影：是 DAVM 诊断和分型的最重要手段，可以清楚显示畸形血管自动脉期至静脉期各阶段表现，有利于病变的分型和了解血管造影改变与临床表现和预后间的关系，特别是观察累及静脉窦有无栓塞和静脉回流的方向对治疗方案的设计具有决定作用。

（2）磁共振动脉造影 / 静脉造影（MRA/MRV）：能无创显示硬膜动静脉的解剖结构。但分辨率较差，不能满足临床诊断要求。目前仅作为筛选和随访 DAVM 的手段之一。

（3）三维计算机断层扫描血管重建（3D-CTA）：采用螺旋 CT 获得增强颅内血管信息，重建血管类型，能清楚地显示畸形血管的三维空间结构，对治疗方案和手术入路的选择有重要参考价值，越来越受到重视。

（4）MRI 和 CT：可作为 DAVM 筛选和鉴别诊断的手段。显示病变处硬膜厚度、引流静脉的位置及静脉窦内的血栓，但目前此类检查不能显示 DAVM 中血流的动态变化，对治疗方法的选择和预后判断帮助不大。

6. 治疗　DAVF 的治疗目的是彻底、永久地闭塞位于静脉窦壁的瘘口，降低出血概率和减轻临床症状。目前 DAVF 的治疗方法有多种，包括保守疗法、血管内治疗（经动脉入路，静脉入路及动静脉联合入路）、手术切除、立体定向放疗，以及上述两种甚至两种以上方法的联合治疗等，其中血管内栓塞治疗又有多种栓塞材料可供选择，包括 NBCA 胶、Onyx 胶、微弹簧圈、球囊、微粒、线段等。

根据 DAVF 病变部位，治疗策略有所不同：

（1）前颅底 DAVF：供应动脉通常来自眼动脉的分支筛前动脉或筛后动脉，因顾及视觉功能，常不采用血管内介入治疗。手术治疗是最佳治疗手段。文献报道约 95.5% 的前颅底 DAVM 能通过手术治疗获得满意效果。除非病灶巨大，一般不需要术前做血管内栓塞治疗。

（2）累及横窦 - 乙状窦的 DAVF：可采用手术方法、血管内介入治疗或手术与介入联合治疗。手术时，如静脉窦已闭塞，可将畸形血管团合并静脉窦一起切除；如静脉窦仍通畅，需仔细分离，孤立并保持静脉窦开放。当 DAVF 的回流静脉可反向引流至软脑膜静脉时，采用手术方法可安全闭塞静脉窦。如果经静脉栓塞治疗或手术方法可以阻塞静脉窦时，不必勉强切除畸形血管团。

（3）累及天幕切迹的 DAVF：常引流至软脑膜静脉，自发性颅内出血的概率较高，并以蛛网膜下腔出血为主要临床表现，如果血管造影提示有动脉瘤样静脉扩张并引流至 Galen 静脉，预后更差。因部位深在，全切除病灶较困难，联合治疗（手术 + 血管内介入治疗）是最佳和最安全的治疗方法。手术目的在于阻断皮质引流静脉，防止出血（图 2-315）。

（4）累及海绵窦的 DAVF：主要由颈外动脉分支供血，并向岩下窦和眼静脉回流，但很少向皮质回流。该区的 DAVF 少有自发出血。根据供应动脉的来源，又可分为四种类型：A 型，颈内动脉和海绵窦之间的直接沟通；B 型，由颈内动脉的脑膜支供血；C 型，由颈外动脉的脑膜支供血；D 型，由颈内、颈外动脉的脑膜支供血。

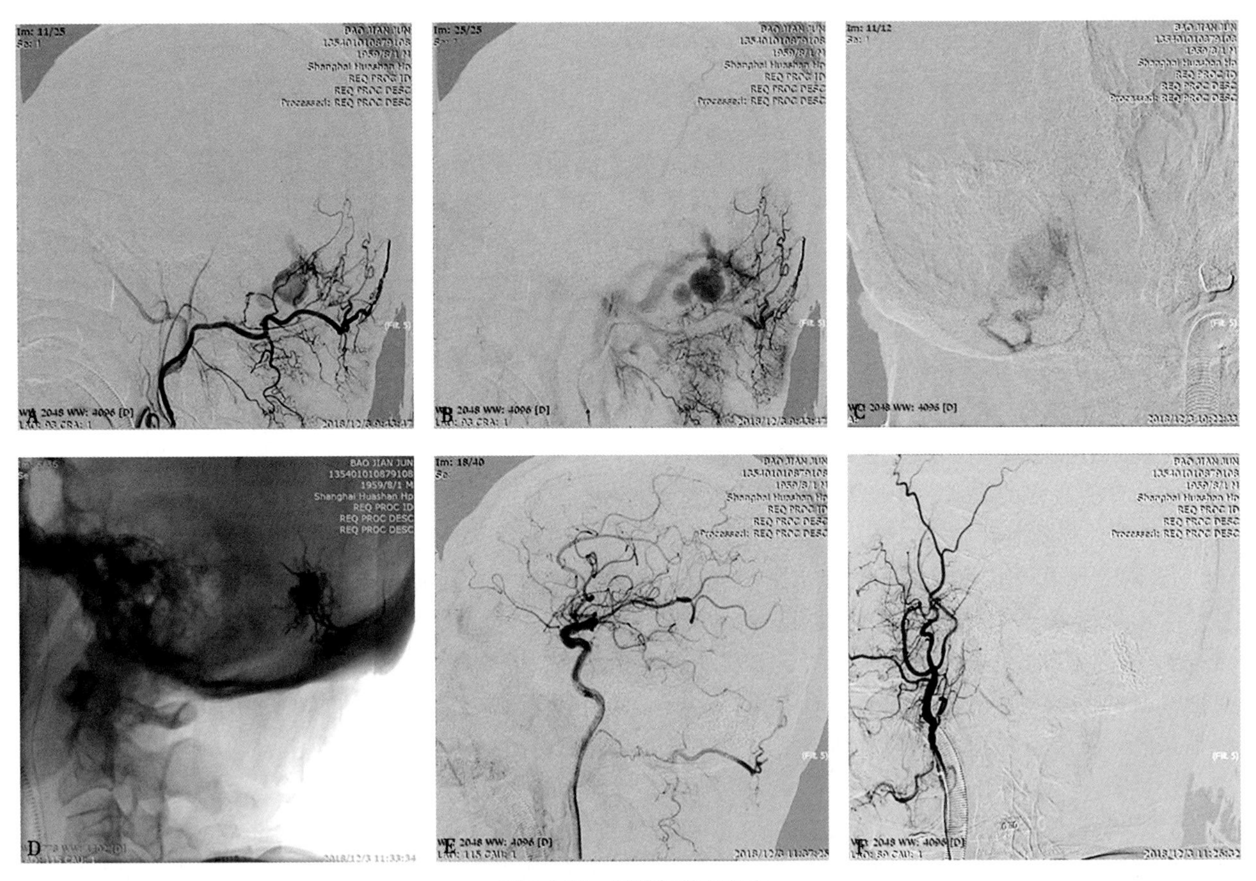

图 2-315 天幕切迹 DAVF

A. 主要由右侧枕动脉分支供血；B. 可见明显引流静脉的滞留和局部静脉球样改变；C. 微导管经枕动脉分支超选至瘘口附近，并手推造影证实；D. 注射 Onyx 胶的铸型；E、F. 复查造影证实瘘口栓塞完全。

血管内介入治疗是本病治疗的最佳方法。B 型 DAVF 可经动脉或经静脉栓塞供应动脉，目前趋向于经静脉栓塞，减少因动脉栓塞引起脑缺血损害。C 型 DAVF 可栓塞供应动脉而达到治愈目的。D 型 DAVF 因兼有颈外和颈内动脉分支供血，完全闭塞畸形血管常有困难。

（5）累及大脑凸面和上矢状窦的 DAVF：较少见，手术切除与血管内介入治疗疗效相仿，可根据血管的解剖部位和对治疗手段的熟练程度决定。但如静脉引流以皮质引流静脉为主时，可首先考虑手术切除。

（6）累及枕大孔区的 DAVF：少见，外科手术为首选，血管内介入治疗易复发。

7. 预后　颅内出血和进行性神经功能障碍是影响 DAVF 预后的最重要因素。一旦出现颅内出血，预后较差。约 30% 的患者在第一次出血时死亡或出现严重病残。对正在进行抗凝治疗的患者，预后更差。病灶静脉回流类型决定颅内出血和神经功能障碍的发生，对患者的预后有预测作用。Davies 采用 Borden 分型对 102 例 DAVM 颅内出血和神经功能障碍情况进行统计分析，认为Ⅰ型 DAVF 预后较好，极少出现颅内出血和神经功能障碍（2%）；Ⅱ型患者约 38%～40% 有颅内出血或神经功能障碍；Ⅲ型 DAVF 出血机会极大（79%～100%），预后不良。

（冷　冰）

五、脊髓动静脉畸形

1. 概述　脊髓 AVM 很少见，几乎都是先天性的。儿童或青年人常以蛛网膜下腔出血或由血肿引起的横贯性病变起病，慢性进行性恶化也较常见。脊髓髓内 AVM 可导致脊髓损害，其主要原因有蛛网膜下腔出血或血栓形成、病变对正常脊髓的盗血作用、病变占位对正常脊髓的压迫作用及急速静脉回流的冲击作用等。

与硬膜血管瘘、硬膜下动静脉瘘相比，无明显的性别区别，常出现在年幼儿童，有作者发现大于 50% 的患者首发症状出现在 16 岁以下，症状及体征的出现是由于出血（蛛网膜下腔出血或脊髓本身出血）、盗血或静脉占位。因此，症状及体征是急性的或进行性的。大约 1/3 的患者以出血为首发体征，1/2 的患者在诊断前有出血。

2．辅助检查

（1）MRI：只有很少的报道在磁共振上能显示真正的髓内 AVM。磁共振上见到典型的血管病变表现位于髓内，可见到脊髓局部扩张，供应及回流血管显示低信号，圆的、长的及蜿蜒的流空信号（由于血流高速）。在冠状位，在 T_2 加权像及脑脊液的高信号中显示蛇样充盈缺损。在高倍磁共振研究中，有时可见 T_1 及 T_2 加权像显示一根低信号区，这根现象与先前出血后含铁血黄素残留有关。在静脉高压患者其脊髓信号与硬膜血管瘘患者相似：T_1 加权像低信号，T_2 加权像高信号，脊髓由于水肿变粗。AVM 的并发症也很明显：术后的中央空腔、髓外血肿、脊髓萎缩及 Cobb 综合征。

MRI 是显示 AVM 供应及回流血管、脊髓反应（水肿、血肿）、周围结构及可能的病变的唯一方法。但是在任何治疗前，选择性及超选择性血管性血管造影是必需的。

（2）脊髓血管造影：可明确供应动脉的数量及位置、伴随血流量、病灶范围及位置、引流静脉数量及位置、与正常脊髓血管的吻合处及正常的动脉供应。造影过程中需注意：

1）隐匿性 AVM，可能因为病灶范围小或者自发性蛛网膜下腔出血引起血管痉挛，为提高其显示率，须结合多种影像学表现，重点行病变段供血动脉造影，必要时短期内复查血管造影。

2）髓内 AVM 主要由 1 支纵行的脊髓前动脉和 2 支纵行的脊髓后动脉供血，血管造影必须清楚显示供血动脉的起始与行程。由于供血动脉可能存在多源性，检查中必须做全颈、胸和腰骶段脊髓血管的选择性造影。若见脊髓前动脉供血则必须确定脊髓前动脉和畸形血管病变上方及下方的血管有无吻合，以避免误栓。

3）须明确髓内 AVM 引流静脉的多少、粗细及迂曲程度，引流静脉一般呈双向性，经脊髓腹侧和 / 或背侧向冠状静脉丛引流，并常通过髓周静脉系统向椎旁静脉丛引流。

3．治疗

（1）介入疗法：血管内栓塞治疗通过栓塞供血动脉、闭塞动脉瘤、减慢血流速度、降低畸形团内压力及缓解偷流程度等手段治疗髓内 AVM。它具有安全、简便、创伤小、并发症少、可重复治疗等优点，逐渐成为治疗髓内血管畸形的首选方法（图 2-316）。

（2）手术治疗：单独做显微外科手术有时很困难，由于病变位于髓内及腹侧，会不可避免地发生并发症而引起病情恶化甚至死亡。手术对瘫痪的患者无帮助，位于颈段的患者常常有改善，一般完全切除率为 62%。手术前做栓塞更有益于手术。手术中应用电生理检查，对于保护脊髓功能、降低手术致残情况有很大帮助。

（3）综合性治疗：结合血管内介入 - 显微手术的方法是目前治疗 AVM 常用的方法，现在人们也开始尝试在脊髓中进行。

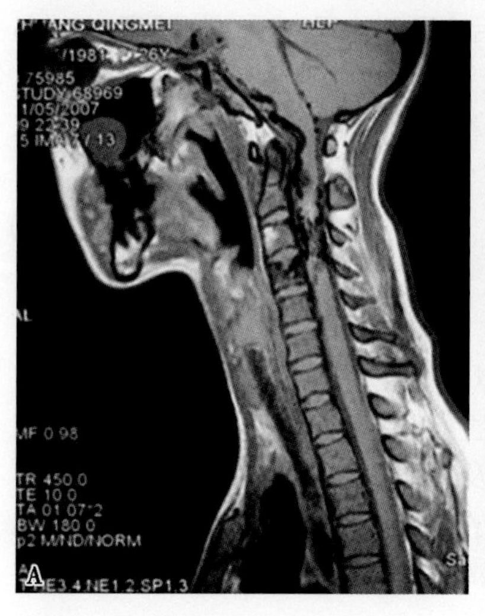

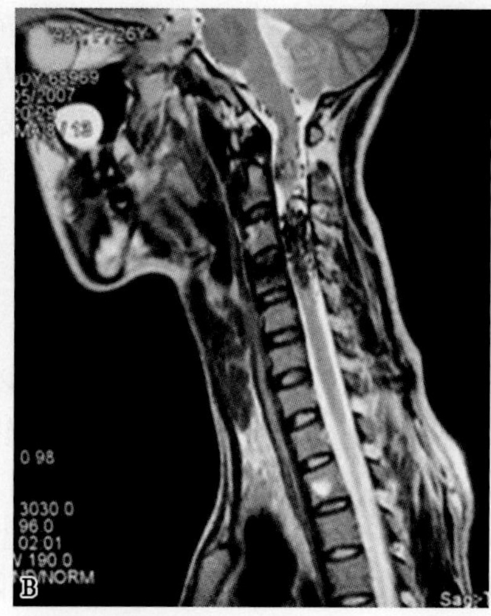

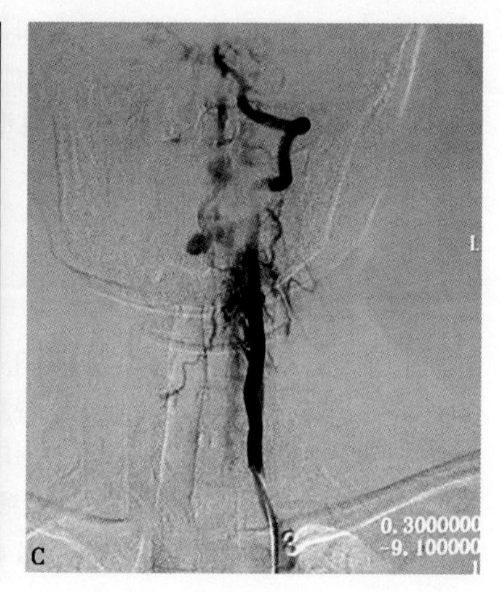

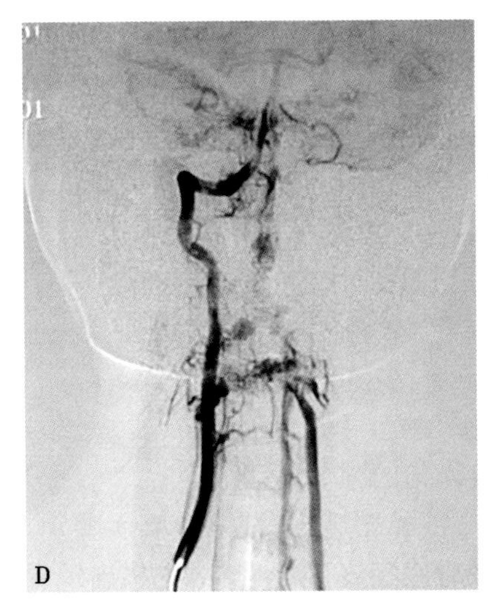

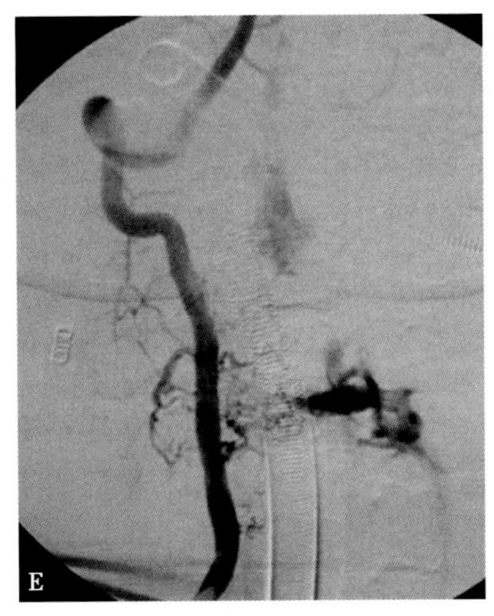

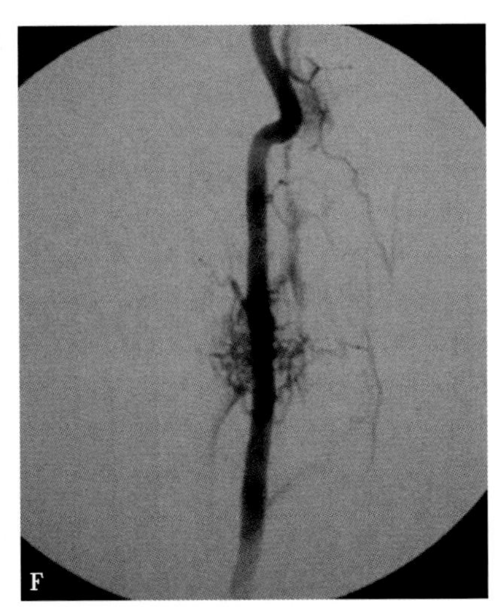

图 2-316 介入疗法

A、B. 颈部 MRI 提示 C_3 水平髓内异常血管性病灶；C、D. 造影证实 C_3 段髓内 AVM，主要由双侧椎动脉颅外段分支供血；E、F. 经微导管超选注入 Onyx 胶后，畸形图明显缩小，流量降低。

（冷 冰）

六、脊髓海绵状血管瘤

1. 流行病学 脊髓海绵状血管瘤，也称脊髓海绵状血管畸形（spinal cavernous malformations，SCM），是隐匿性血管畸形的一种，占神经系统海绵状血管瘤的 5%，占脊髓血管疾病的 5%～12%。人群中的发病率为 0.34%～0.8%。出现症状的平均年龄为 39～42 岁，男女比例基本相等，约为（1∶1.1）。病变多见于胸段（55%～57%）和颈段（38%），少见于腰段（3.7%～5.7%）、颈胸交界（2.4%）和胸腰交界（0.6%）。10%～15% 的患者有家族史，16.5% 的患者合并颅内病变。发病机制不清，遗传因素可能与家族性脊髓海绵状血管瘤的发病有关。有作者报道，全脊髓放疗后出现脊髓海绵状血管瘤，提示后天因素也可能是导致此病。

2. 病理生理 典型的病变呈暗红色，无包膜，外形似桑椹，病变及周围组织因含铁血黄素沉积而黄染。显微镜下由扩张的薄壁窦状血管腔隙组成，窦内可见新旧出血灶、血栓、钙化等。血管壁无平滑肌及弹力纤维，血管腔内面衬覆单层扁平内皮细胞。窦内血流缓慢，无明显引流静脉和供血血管，病变内无脊髓组织。

3. 临床表现 绝大多数脊髓海绵状血管瘤存在临床症状，主要表现为脊髓压迫症，常见为肢体无力（61%）、感觉异常（58%）、疼痛（34%）、尿便功能障碍（24%）及呼吸困难（0.5%）（累及上颈髓）。

根据症状进展方式，分成四种类型：

（1）在数月至数年内间断的、反复急性发作的神经功能恶化，伴不同程度的恢复。

（2）缓慢、进展性的神经功能减退。

（3）快速的神经功能恶化，有数小时至数天的加重过程。

（4）持续数周到数月的神经功能逐渐加重，导致突发的轻微症状。

有学者将突发的急性背部疼痛，伴或不伴神经功能缺失归为第五种类型。病变新发出血可引起急性症状，而反复微小出血可引起间断反复发作神经功能障碍，畸形血管内血栓形成、透明样变性、囊壁增厚等导致海绵状血管瘤体积逐渐增大，引起慢性进展性症状。

4. 影像学表现 CT 诊断脊髓海绵状血管瘤的敏感度及特异度差，可显示出血和脊髓增粗，很少有钙化。由于脊髓海绵状血管瘤的低流量特征，DSA 常不能发现病变，但可协助与脊髓 AVM 的鉴别。MRI 为脊髓海绵状血管瘤最有价值的诊断方法，特异性和敏感性均优于其他检查，典型表现为 T_1、T_2 加权像呈混杂信号，形似桑椹或爆米花，病灶周围可见含铁血黄素沉积信号带，T_2 加权像明显，即“牛眼征”。脊髓水肿及占位效应一般不明显。增强扫描有时可见病变中心强化。MRI 可显示病变不同时期出血成分的信号变化，出血初期 T_1 加权像信号强度与周围白质相同或稍低，在 T_2 加权像则呈低信号。出血数天后至

2周 T_1 加权像变为高信号，在 T_2 加权像仍为低信号。

5. 诊断和鉴别诊断　出现下列特点应考虑脊髓海绵状血管瘤：临床以感觉、运动、括约肌功能障碍及躯干背部疼痛较为多见，具有间歇性、反复发作的特点；脊髓血管造影正常；有典型的MRI表现；有家族史或合并脑内海绵状血管瘤的患者。

完全位于脊髓内的脊髓海绵状血管瘤需与以下疾病鉴别：

（1）室管膜瘤：病程较长，病灶范围较广，瘤周常见脊髓水肿及空洞，MRI T_1 加权像为等或低信号，T_2 加权像为高信号，增强扫描有不同程度强化。

（2）星形细胞瘤：MRI T_1 加权像为等或低信号，T_2 加权像为均一高信号，少见出血和强化。

（3）脊髓AVM：MRI上多见血管流空影，DSA可见畸形血管团、供血动脉及引流静脉。

（4）脊髓血管网状细胞瘤：MRI表现为边界清楚的团块影，有明显且均匀的强化。

部分突出于脊髓外形成硬膜下肿瘤假象的脊髓海绵状血管瘤，需与神经鞘瘤、脊膜瘤等疾病鉴别。神经鞘瘤常见囊变，MRI增强扫描囊性部分无强化。脊膜瘤宽基底与硬脊膜相连，MRI增强扫描出现脊膜尾征。

6. 治疗　髓内海绵状血管瘤的自然史并不完全明确，年出血率在1.4%～6.8%之间，由于目前大量文献的研究对象均为手术或出现症状的患者，对于隐匿性出血，无临床表现的患者没有纳入研究，存在选择性偏倚，可能对出血率有所低估。Badhiwala的荟萃分析显示年出血率约为2.1%，对64例患者采取保守治疗，在随访过程中，30.2%的神经功能得到改善、58.5%无变化、11.3%出现恶化。保守治疗的患者在症状出现后随访5年以上显示，结局比手术治疗的患者差，提示脊髓海绵状血管瘤的自然病史可能为渐进性恶化，造成越来越严重后果。随着神经显微外科手术技巧的提高、辅助设备技术的发展，脊髓海绵状血管瘤的终生神经功能损伤风险远高于手术风险，因此越来越多的观点倾向于手术治疗脊髓海绵状血管瘤。

（1）保守治疗：对于偶然发现、症状轻微、外科切除困难的病变，或通过MRI筛查发现的病变可保守治疗，定期复查MRI，一旦发现病变增大或神经系统症状加重，应立即手术。

（2）手术治疗

1）手术指征：①症状较轻，病变位于脊髓表面，手术难度不大；②间断多次出血，症状反复发作；③神经功能损害严重，或进行性加重，保守治疗效果不佳。

2）手术时机：手术时机一直存在争议，多数观点认为对于有症状的髓内海绵状血管瘤，一经确诊，应尽早积极手术治疗，不能因症状暂时缓解而延误手术时机，防止再次出血可能导致的神经功能恶化，早期手术可使脊髓神经功能得到较好、较快的恢复。有学者认为出血后4～6周是手术的最佳时期。还有学者建议对于急性出血的患者，观察数周后再进行手术，可减轻手术困难。杨玉明等建议，对于亚急性期入院而未完全瘫痪者延迟至3周，待脊髓水肿消退后再手术治疗，可以减少手术带来的创伤。

3）手术切除脊髓海绵状血管瘤的关键是精确定位和减少脊髓损伤。术前根据MRI确定病变水平，体表标记后行X线检查，必要时术中C臂再次确认。手术体位常采用侧卧或俯卧位，后正中入路是最常用的手术入路。以病变为中心取后正中切口，显露棘突和椎板。传统上用棘突椎板咬骨钳咬除骨质至两侧关节突内侧，目前多采用高速颅钻、摆动锯或超声骨刀切开椎板，术后棘突椎板复合体回植，这有助于预防脊柱后弯，减少死腔和硬膜外瘢痕形成。注意切开过程中避免硬膜、神经根甚至脊髓损伤。对脊髓表面或突出于软膜的病变，剪开硬膜和蛛网膜后一般可见蓝紫色染色区域，即为病变位置，可在其表面直接进入脊髓。对深部病变可在术中超声的引导下显露病变，严格沿着肿瘤表面与脊髓间的胶质增生带进行分离，不能在胶质增生层与脊髓神经组织之间进行，被含铁血黄素染色的脊髓给予保留。对于含血肿的病变，先将血肿排出使脊髓减压再行切除，对于较大的病变予以分块切除。小的出血尽量用棉片压迫，避免电灼，防止对邻近脊髓的损伤，必须电凝时将尖双极调至低电流，同时用生理盐水冲洗。肿瘤切除后仔细检查瘤床有无病变残留，以免复发。依次缝合软脊膜、蛛网膜，严密缝合硬脊膜。整个手术过程需在神经电生理监测下进行。

脊髓背侧或中心部病变：位脊髓表面的病变，直接于病变上进行切开以减少脊髓损伤；深部病变采用后正中沟入路。通过参考脊髓后静脉、间皮隔或左右脊髓后动脉来识别后正中沟，锐性分离进入沟内，用双极电凝或显微剥离子向头侧或尾侧延长脊髓切口，注意保护后正中沟处的分支供血血管。暴露肿瘤后，沿着病变与周围的胶质增生带切除病变。

脊髓背外侧部病变：对于位于脊髓后外侧且未达到后表面或侧表面的病变，可用穿过背根入口区入路，这种入路需要通过病变侧的脊髓的背外侧沟进入脊髓。蛛网膜锐性切开，进入沟内。通过用双极轻轻地张开脊髓，向头侧或尾侧延长切口。分离平面通向灰质后角的后内侧的胶质细胞。确定病变后使用上述相同的技术切除病灶。

脊髓侧方、腹侧部病变：对于脊髓侧方或腹侧病变，常需行椎板扩大切除。通过切除部分小关节和椎弓根，充分暴露脊髓的外侧面。于脊髓前根、后根之间，齿状韧带腹侧进入。纵行偏侧方剪开硬膜，剪断齿状韧带，用 6-0 缝合线在同侧齿状韧带上轻柔牵引可使脊髓轻微旋转，以改善脊髓视野。在腹侧和背侧神经根的中间，齿状韧带的腹侧切开。在脊髓小脑前、后束之间、皮质脊髓束的前方进入脊髓。椎板扩大切除的缺点是可导致更长的手术时间和更多的失血，有可能破坏脊柱的稳定。但 Lu 认为当它在单一椎体水平和单侧进行时，不会影响脊柱的稳定性。有人对颈髓腹侧肿瘤采用前外侧入路，将前外侧部分椎体切除，肿瘤全切后自体髂骨移植，部分病例给予内固定。优点是可提供广泛直接的暴露，椎体稳定性不受影响；弊端是难以决定椎体切除范围，可能有静脉丛的出血和椎动脉的损伤。

高颈段脊髓病变：位于 $C_{1\sim4}$ 节段的病变，由于其邻近脑干，手术风险大。可出现高位截瘫、呼吸功能障碍、血压降低等严重并发症，一旦复发可造成严重后果，处理上有其特殊性：手术应尽量完整切除脊髓海绵状血管瘤并保留任何相关的静脉畸形，注意避免椎动脉的损伤，术后需加强呼吸道的管理。

（3）辅助技术：神经电生理监测，包括体感诱发电位（SSEP）运动诱发电位（MEP）和肌电图（EMG）。可帮助外科医师及时暂停手术，降低损伤正常脊髓的概率。术中超声用于定位和可视化病变并制订合理手术方案，还可用于病变的术中切除控制及探测瘤床内是否有肿瘤残留。压电制动器驱动的脉冲水射流（ADPJ）系统是一种新型手术器械，可以切除病变的同时避免周围组织的热损伤。CO_2 激光可以高精度切除脊髓深部 CMs，对周围脊髓组织损伤小。神经导航技术可在体表精确定位病变，使皮肤切口、肌肉剥离的长度及骨质切除的范围最小，避免术中重复 X 线检查，且克服了肩部不能透过射线的弊端，并可与 3D 超声结合提供术中解剖结构位移的实时影像，以弥补导航影像漂移的误差。脊髓海绵状血管瘤在吲哚菁绿造影中呈现无血管区，可帮助外科医师在脊髓切开进行前定位和预测病变边界。重要的是，在伴有静脉异常的病例中，可用于识别和保留重要静脉结构。

7. 预后　脊髓海绵状血管瘤可以长时间保持静止状态，也可使神经功能障碍呈缓慢进行性加重过程，有学者对比保守治疗和手术治疗平均 42.8 个月的随访数据，前者的年出血率为 3.9%，而后者无再次出血。因此一般而言，手术治疗预后好于保守治疗。Badhiwala 等统计 631 例患者，90% 的患者接受手术治疗，术后症状改善者为 51.5%，恶化者为 10.7%；保守治疗患者中 30.2% 症状改善，11.3% 症状加重。影响手术治疗效果的因素包括肿瘤部位、术前神经功能、手术时机、手术水平、辅助设备技术的应用等，髓外肿瘤恢复较髓内好，病灶位于颈椎段者预后好于位于胸椎段者。术前脊髓功能较好者多可获得明显改善，而脊髓功能严重恶化者则很难恢复，伴运动功能障碍者预后好于伴感觉功能障碍者，症状出现后 3 个月内行手术治疗可以获得更好的预后。另外病灶切除不完全，残余病灶可能增加出血风险，因此全切病灶与良好的预后有较强的相关性（图 2-317～图 2-320）。

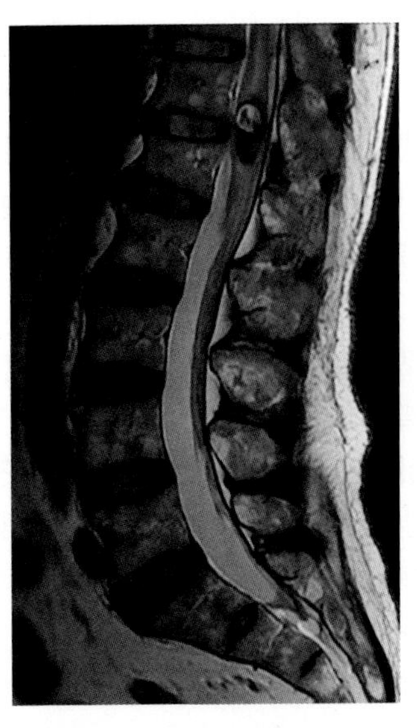

图 2-317　术前 MRI

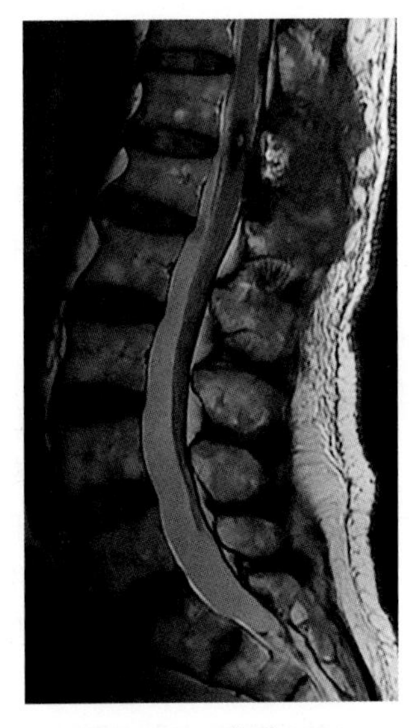

图 2-318　术后 MRI

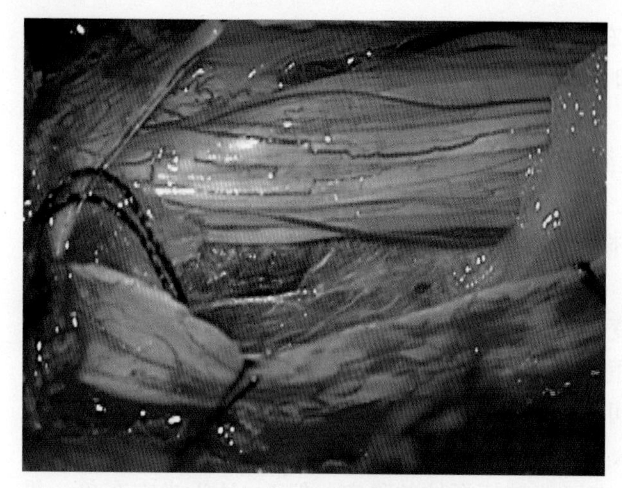

图 2-319　术中肿瘤外观

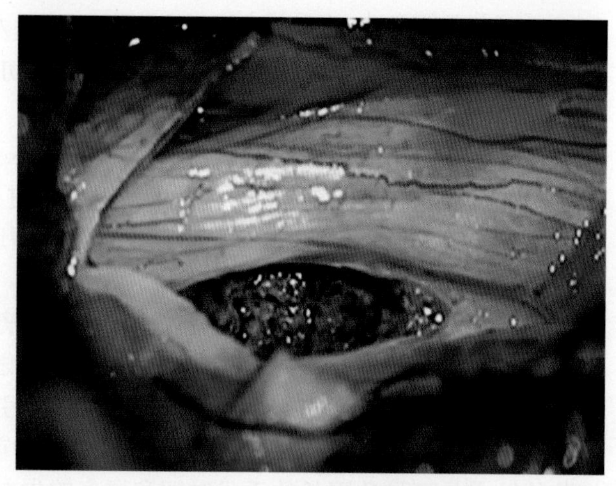

图 2-320　术中全切肿瘤后瘤腔

（沈书廷）

七、椎管狭窄

1. 概述　椎管狭窄是指构成椎管、神经根管的骨质或纤维结构，由于退变等因素造成其容积或形态的异常变化，导致一处或多处管腔狭窄，产生椎管内容物的神经、马尾及血管等受压，所致的相应临床表现，其病因不包括肿瘤、椎间盘突出及结核等占位性病变所产生的椎管狭窄，是导致腰腿痛及神经根性疼痛的常见病之一。根据病因，椎管狭窄分为先天性椎管狭窄、继发性椎管狭窄、先天性椎管狭窄合并继发性椎管狭窄。根据骨质结构，分为骨性椎管狭窄和非骨性椎管狭窄。骨性椎管狭窄，又有发育性、退变性、创伤性之分；而非骨性椎管狭窄的原因更多，如黄韧带肥厚、钙化、腰椎间盘突出、椎管内占位性病变等。通常所说的椎管狭窄系指退变性骨性椎管狭窄，一般将椎管划分为中央椎管、侧隐窝和神经根管三部分。

2. 手术适应证

（1）有椎管狭窄症状，经非手术治疗无效者。

（2）发作频繁，对日常生活和工作影响较大者。

（3）临床症状典型，患者要求手术治疗缓减症状。

经过保守治疗 3 个月至半年无效，则应考虑手术治疗。

3. 手术治疗

（1）手术方式选择：手术的主要目的是神经减压、稳定。椎板间开窗神经根管扩大 / 间盘切除术适用于间盘突出和 / 或侧隐窝狭窄，无中央管狭窄及不稳定的患者。此术式能够去除神经根管狭窄所致的神经根卡压。椎板切除减压的减压范围充分，因此适用于中央管狭窄；神经根管中央区和出口区狭窄，需要切除小关节；中央管无狭窄但侧隐窝狭窄，而且小关节内聚严重，减压需切除大部分或全部关节突；或术前存在脊柱侧弯、滑脱或不稳定者。常应用的术式为椎板切除减压 + 融合内固定术。

（2）术前准备

1）术前准确的诊断：包括病变的部位和性质的确定，应做好充分的思想准备，术前尽量详尽采集病史、进行体格检查、实验室检查和影像学检查。

2）精心设计手术方案和计划，做好术中出现问题的各种解决预案。

3）做好与患者、家属的沟通，充分向患者及家属介绍手术的利弊、可能发生的危险和并发症。

4）手术人员的合作：术前应与手术助手、麻醉医师、护士等充分沟通，使他们对手术有足够的了解和准备，取得他们积极的配合，保证手术顺利完成。

5）术前定位：术前用金属物固定于后正中病变中心相应棘突部位皮肤上，以手术体位进行 X 线正侧位拍片，确定皮肤切口位置。

6）术前常规备皮、备血、术前用药。

（3）麻醉：气管内插管全身麻醉。

（4）手术步骤

1）体位：常采用俯卧位或侧卧位，俯卧位操作时较方便，术者与助手能更方便配合，采取俯卧位时应将胸腹部架空，以利于患者呼吸（图2-321）。

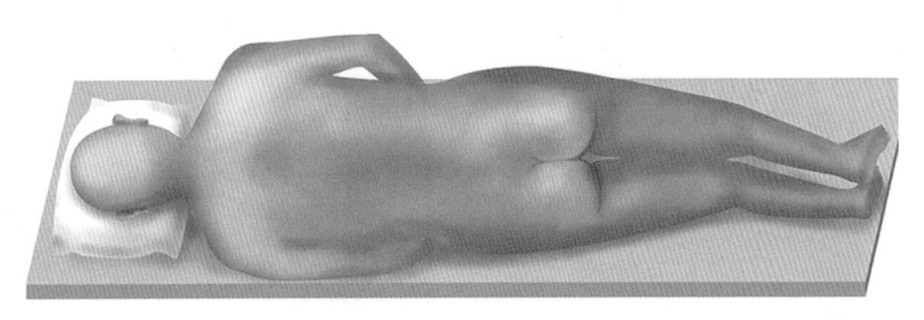

图2-321　侧卧位

2）皮肤切口取病变区后正中直切口，一般应包括病灶上下各1～2个椎板，长度根据病变范围确定（图2-322）。

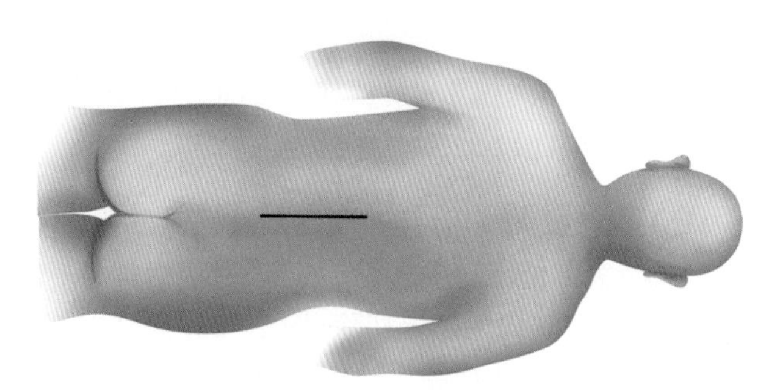

图2-322　正中切口

3）显露椎旁肌：切开皮肤后，使用单极电刀切开皮下组织及筋膜，直至棘上韧带，用后颅凹牵开器逐步将分离的软组织牵开，为减少出血，切开过程中始终沿中线位置走行。显露棘上韧带，摸清棘突后，正中切开棘上韧带达骨质，紧贴棘突外缘切开棘上韧带，显露椎旁肌（图2-323）。

4）椎旁肌分离：应用骨膜剥离器在骨膜下剥离椎旁肌，紧贴棘突和椎板向两侧钝性分离，椎旁肌在椎间隙部附着于椎骨处常有供血动脉走行，电凝后紧贴椎板切断，以减少术中出血。两侧椎旁肌完全分离止血后用自动扩张器牵开肌肉，显露椎板，使用X线再次透视确定手术节段（图2-324）。

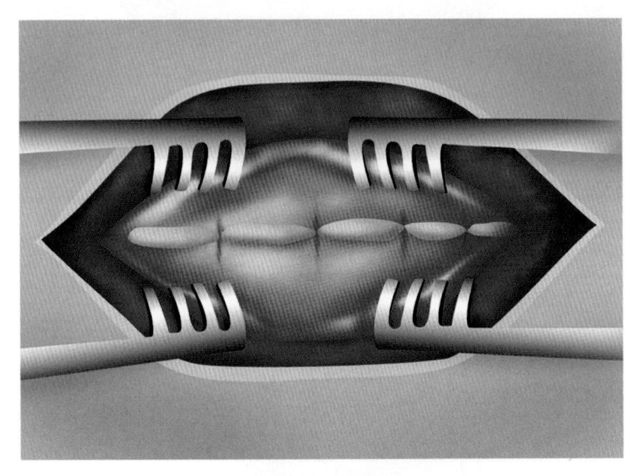

图2-323　显露椎旁肌

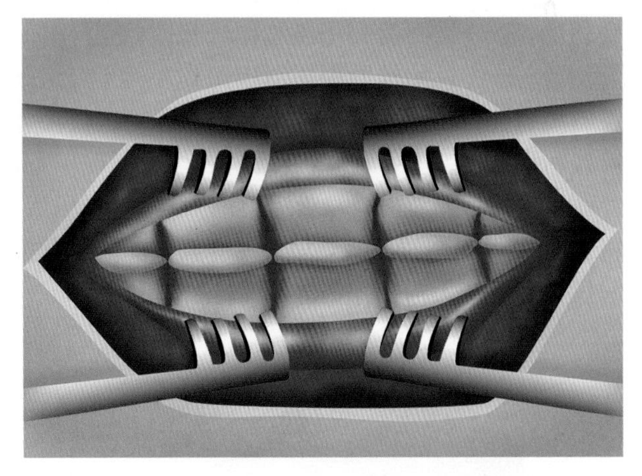

图2-324　椎板

5）椎板切除减压：切开棘间韧带，用棘突剪在棘突根部咬除棘突，应上下多咬除一个棘突，使在中线的椎板变薄，切除椎板后，即可见硬脊膜囊呈明显狭窄，严重者可无搏动。椎管狭窄的椎板大都增厚、硬化、黄韧带明显增厚，有的甚至钙化，硬脊膜外间隙小，脂肪消失，严重的广泛粘连，故在切除椎板时应小心操作，要先用硬膜剥离器分离，然后应自下而上进行，先用尖头小咬骨钳从最下一个需切除的椎板下缘咬开突破口，再使用椎板咬骨器扩大骨窗，在黄韧带以外咬去一片椎板后，辨认黄韧带走向（图2-325）。用刀将黄韧带横形切开，紧贴椎板前面放入硬膜剥离子，分离黄韧带与硬脊膜外脂肪间的间隙，以免切除椎板时误伤硬脊膜。然后从该间隙扩大咬除椎板，向上逐块咬除椎板，外侧至关节突的内侧边缘，宽度为10～15mm，达到后方充分减压。如探查发现关节突部位增生压迫硬脊膜囊，应将关节突内侧部分切除，达到侧方充分减压，椎板两侧的关节突最好不要损伤，否则术后会发生脊柱不稳，上下肢病变充分暴露和满意减压（图2-326）。

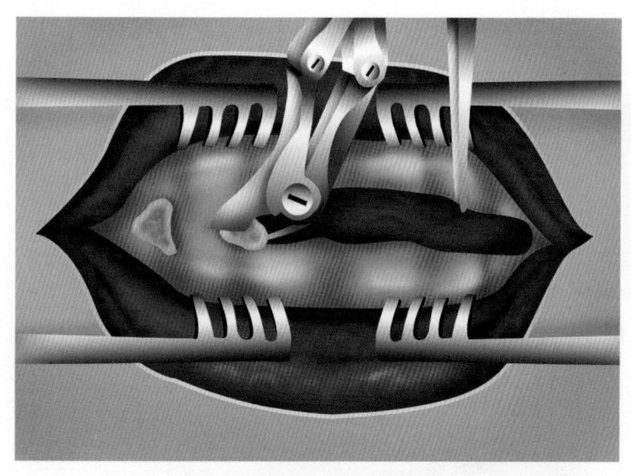

图2-325　椎管后方减压

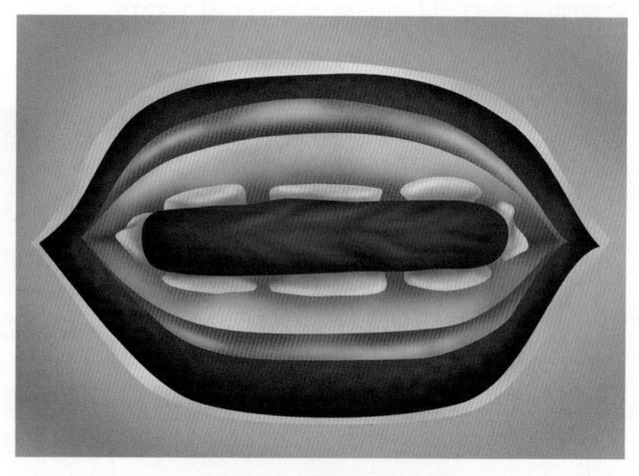

图2-326　椎管充分减压

6）根管扩大减压：用硬膜剥离器将硬脊膜轻轻推开，找到神经根，探查神经根管狭窄情况（图2-327），发现关节突部位增生压迫硬脊膜囊，如拨动神经根不移动，硬膜剥离器不能伸入，说明有狭窄，需行根管减压，应将关节突内侧部分切除（图2-328，图2-329）。保护硬脊膜，牵开神经根探查根管前后壁、上下椎弓根、肥大横突、增生骨质，应仔细切除或磨除，椎间孔后方关节突关节骨赘的切除，用磨钻磨除或部分磨除后使用带角度刮匙、小的咬骨钳将留下的薄层骨片取出，向外要抵达椎弓根，至少显露近端5mm长的神经根袖，造成根管狭窄的黄韧带应与彻底切除，部分椎间盘突出压迫神经根时，应行椎间盘切除，减压后如神经根与周围组织粘连，应用硬膜剥离器充分分离。根管扩大后，如骨壁有粗糙骨嵴残留，应用刮匙刮平，将咬除后的骨缘修理平整，骨面出血用骨蜡止血。椎管后、侧方及根管减压后，将硬脊膜囊向中线牵开，探查硬脊膜前方，如有椎间盘突出及较大增生骨赘，应予切除。

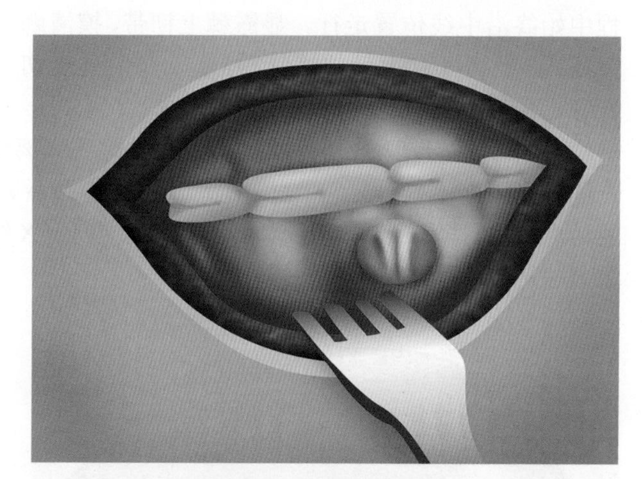

图2-327　神经根管狭窄

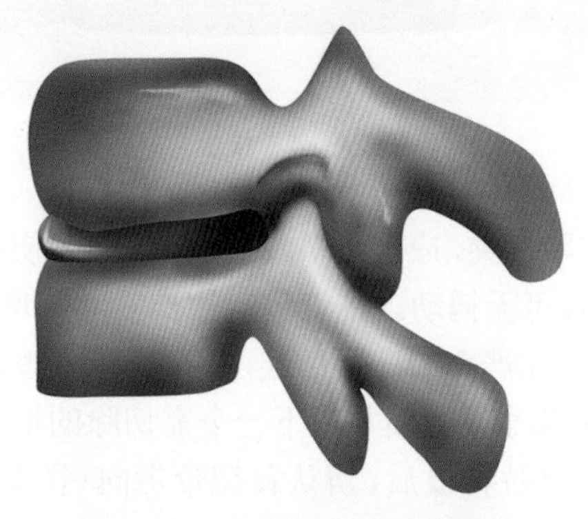

图2-328　切除肥大增生关节突

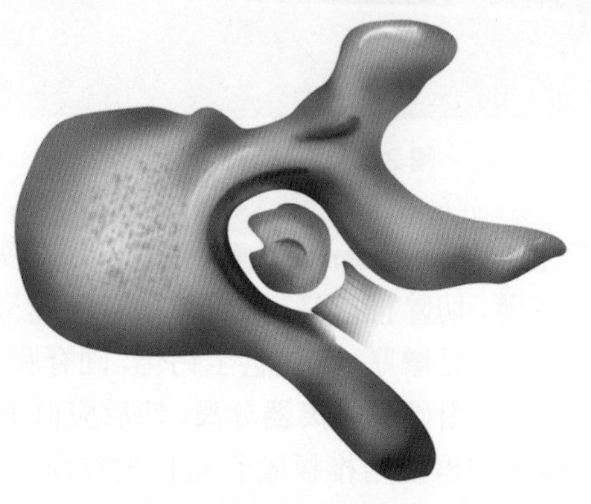

图2-329　关节突增生神经根受压

7）术中注意保留上下关节突面的1/3以上，以减少对脊柱稳定性的破坏，如破坏过多造成脊柱不稳定，则应考虑融合，如上下关节突都切除，脊柱不稳定，应行椎弓根钉棒系统内固定植骨融合手术。

8）用生理盐水反复冲洗伤口，清除骨屑等切除组织，探查无残留病变，彻底止血，硬脊膜外放置引流管，切口旁另做小切口引出皮外行负压吸引，间断缝合肌层、皮下及皮肤各层。

4. 手术技术要点

（1）手术节段的确定：首先要详细问诊，通过患者的临床症状来定位神经损害节段，同时结合查体和影像学结果，综合判断患者的神经损害节段。

（2）减压范围：切除范围包括减压最上方一节段的下部分椎板、椎板间黄韧带、下位椎板的上部、小关节内侧部分/全关节和/或相应椎间盘。这样可以保护拟融合节段两端相邻节段的棘上韧带、棘间韧带、椎板间黄韧带。同时在显露两侧小关节时，要保护相邻节段小关节囊，避免破坏小关节的稳定性。神经根减压要充分，要避免只减压到神经根管入口区而影响手术效果。

（3）植骨融合方法的选择：对于需要植骨融合的患者，可选择后外侧横突间植骨融合术及后路椎间融合术。

（4）不能单纯减压的患者：如果患者以腰背痛为主要临床表现，且伴有多节段的退行性胸、腰椎管狭窄，单纯单节段减压效果非常有限。

（5）减压和融合：对有腰椎滑脱及椎体失稳的患者进行腰椎融合，减压合并融合相比于单纯融合更能达到临床满意结果。

（6）不宜融合手术的患者：建议对于没有椎体滑脱或者椎体失稳的脊柱退行性变椎管狭窄患者并不需要常规进行椎间融合。

（杨　军）

八、脊髓脊膜膨出

1. 概述　脊膜膨出（图2-330）为胚胎时期神经管闭合发生障碍，引起脊柱、椎管闭合不全，使硬脊膜及蛛网膜从裂隙处膨出形成囊性肿物，囊内充满脑脊液，囊腔通过椎板缺损处形成较细的颈，有时此颈被粘连封闭。表现为患者背部正中一圆形或椭圆形膨出物，基底较宽，表面有疏密不一的长毛和/或异常色素沉着。该病多发生在脊椎背侧中线部位，以腰骶段最常见，少数发生在颈段或胸段。患儿在出生后即发现于腰骶部、颈后部或背部中线处有一软性包块，逐渐增大并于哭闹时包块张力增加，下肢畸形和大小便失禁，头颅增大和智力减退。两下肢运动障碍和变形，大小便失禁，会阴部鞍形感觉障碍。MRI能够明确鉴别出单纯脊膜膨出、脊髓脊膜膨出及有无脊髓栓系综合征，从而指导临床及时修改手术或麻醉方案，避免损伤脊髓或马尾神经丛，为制订手术方案提供可靠依据。因此，MRI是诊断脊膜膨出的最佳影像学方法，应作为脊膜膨出术前的常规检查。

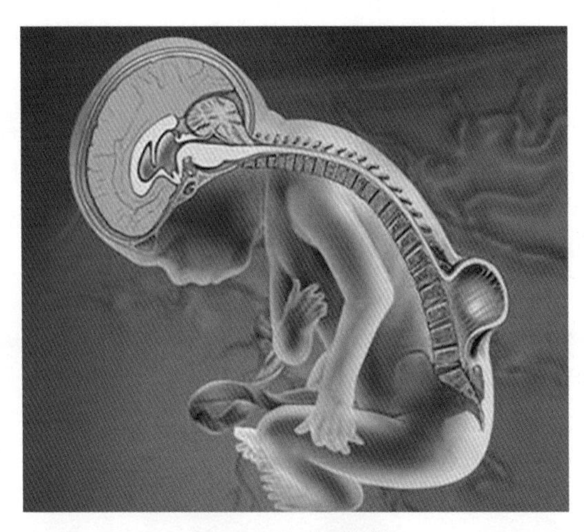

图2-330　脊膜膨出

手术是治疗脊髓脊膜膨出的主要方法，但对于手术时机的选择，既往文献报道不一。有学者认为最好在1～1.5岁后手术，理由是：年龄较大时，膨出囊基底部皮肤较厚，较少发生术后伤口愈合不良的并发症；年龄较大时排便有规律，术后大小便污染伤口的机会减少；在此期间可以观察脑积水、神经功能障碍等的发生、发展情况；年龄较大时对手术的耐受较好。而也有学者认为应尽早实施手术，病程越短效果越好，理由包括：早期脊柱裂孔小，突出物不大，手术操作简便、时间短、创伤小；早期手术阻止了病情发展，避免由于脊柱比脊髓生长相对迅速而造成脊髓栓系综合征；早期脊髓、马尾神经的膨出比例较低，膨出神经与囊壁的粘连轻，有利于手术分离；脊髓脊膜膨出患儿下肢活动障碍，缺乏有效锻炼，椎旁肌肉、筋膜发育不良致使脊髓脊膜膨出症状加重，而早期手术后患儿能正常活动，有利于组织修复和减少术后复发。

2. 脊柱裂脊膜膨出切除和修补术

（1）适应证：各部位的脊膜膨出；脊膜膨出囊破裂，脑脊液漏，应作为急诊手术处理。

（2）禁忌证：脊膜膨出合并严重脑积水者，不能单纯做脊膜膨出修补术，需要在处理脑积水的基础上，再行脊膜膨出修补术，以免因颅内压增高影响修补伤口的愈合。

（3）术前准备：术前 3 天起每天清洗皮肤，防止大小便污染手术区。局部有异常毛发者应剔净。若脊膜膨出已破裂并有脑脊液漏者，行皮肤消毒后用无菌敷料保护，防止细菌感染而发生脑（脊）膜炎。

（4）麻醉与体位：儿童多采取基础加局部麻醉，少数采用插管全身麻醉，注意保持呼吸道通畅。成人采用局部麻醉或强化加局部麻醉。局部麻醉多用普鲁卡因（0.25%～0.5%）或酌加长效局部麻醉药（如布比卡因等）。麻醉药中加少量肾上腺素。在伤口范围内由深及椎板至皮下、皮内做分层浸润注射，基本可达到术中无痛，并减少出血量。

患者采取俯卧，头部保持低位，以避免切开膨出囊时脑脊液流失过多。

（5）手术步骤

1）切口：根据膨出包块的大小、形状而定，事先用龙胆紫标出切口线。一般采用棘突上直切口或梭形切口，做切口时，必须充分估计皮肤的缝合与修补，尽可能保留正常皮肤，缝合不能太紧张，以免切口愈合不良。膨出囊较大者，在手术切开之前，应行穿刺抽出脑脊液，使膨出囊塌陷或缩小，以利于进行手术操作，施行膨出囊的切除与修补。

2）游离脊膜膨出囊：切开皮肤后，先从一侧的囊壁外进行游离，并向深部分离，直达椎板缺损处的膨出囊颈部（基底），然后向前、向后，绕膨出囊及其基底一周进行游离，使囊颈完全显露（图 2-331）。

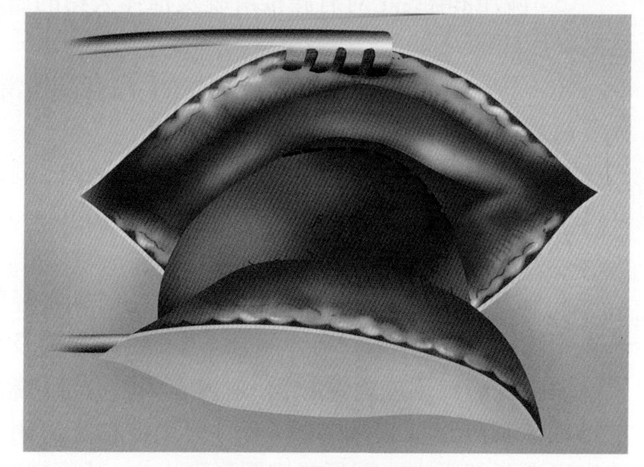

图 2-331　游离脊膜膨出囊

3）切除膨出囊：由膨出囊的侧面，环绕切开硬脊膜囊壁（图 2-332），或先由囊的顶部切开。单纯的脊膜膨出囊内不含神经组织，若囊颈较小者，切除囊壁后，可做荷包缝合。缝合后，还纳于椎管。若囊颈较为宽大者，在切除囊壁后宜进行紧密、连续缝合（图 2-333），以防止术后并发脑脊液漏。

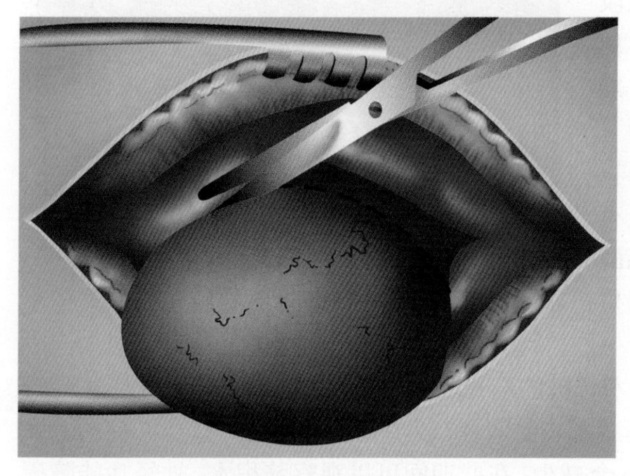

图 2-332　切除膨出囊

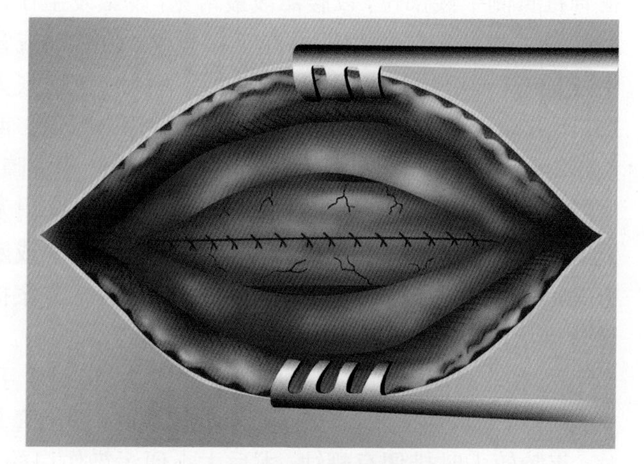

图 2-333　严密缝合

4）缝合修补肌层：游离椎板缺损周边的椎旁肌筋膜，将其按整形修补的方法做重叠缝合加固以预防术后再发生膨出。

5）缝合皮下组织与皮肤：膨出囊过大者或表面皮肤菲薄、瘢痕样变者，需将多余的和不正常的皮肤切除，并在正常皮肤周围做皮下游离或转移皮瓣进行修补缝合。伤口一般不需引流。

6）加压包扎伤口。

（6）术中注意要点

1）婴幼儿手术时注意保证输液、输血，避免因出血过多、补血不及时而发生休克。

2）俯卧位手术，应随时观察呼吸，保持呼吸道通畅，防止发生窒息。

3）将脊膜膨出切除后，一定要用细针、细线密缝合硬脊膜，以免发生脑脊液漏或由此继发伤口感染和脑（脊）膜炎。

4）术中止血宜用双极电凝，皮肤切口边缘不能过多电凝，以免影响伤口愈合。

5）严加保护伤口，防止大小便污染。

3．脊髓脊膜膨出修补术

（1）适应证

1）位于脊柱各节段的脊髓脊膜膨出。

2）脂肪瘤型的脊髓脊膜膨出。

3）腰骶段脊髓脊膜膨出合并肢体部分瘫痪及大小便功能障碍。

（2）禁忌证

1）巨大脊髓脊膜膨出，患者已呈衰竭状态。

2）脊髓外露，合并感染或已有双下肢弛缓性瘫痪及大小便失禁者。

3）合并其他部位严重先天性周身情况，同时伴有严重脑积水者。

（3）手术步骤

1）切口同脊柱裂脊膜膨出切除和修补术

2）按脊柱裂脊膜膨出切除和修补术同样方法，游离膨出囊至其基底，显露出椎板缺损处。对腰骶部脊髓脊膜膨出，在游离囊壁的下部分时，看清有无骶神经由囊壁穿出，勿伤及这些神经。

3）在脊柱裂区向其上、下各切除 1～2 个椎板，以广泛显露囊的基底部。在切开硬脊膜时，也便于处理膨出的脊髓与马尾神经，同时可解除硬脊膜外异常组织对脊髓与马尾神经的压迫。

4）探查膨出囊内容：在膨出囊顶部的一侧切开囊壁。病变位于颈段或胸段者，脊髓表面常有一茎突样组织由囊口突入囊内，粘连于囊颈侧壁，此茎突实为变性的神经与瘢痕组织。将其游离后，还纳于蛛网膜下腔。如茎突较长并与周围无神经联系者，可自脊髓表面将其切断。切断前必须扩大硬脊膜切口，看清脊髓的连续性。若茎突为孤立状的，则可以切除；如有神经联系，就不能盲目地剪断。通常腰骶段的病变，是脊髓末端向上突入囊内，多附着于囊的前壁与上壁，马尾神经再由囊内折返入远端椎管内。剪切囊壁时避免伤及远端的马尾神经。在显微镜下手术，仔细游离神经组织，最好用锐刀分离粘连（图 2-334）。然后将圆锥与马尾神经游离出，还纳于硬脊膜囊内。如神经组织与囊壁融为一体不能分开时，可连同少许残留囊壁一并纳入蛛网膜下腔。如椎管异常并呈浅槽状，难以容纳脊髓末端时，在切除多余硬脊膜囊后，缝合修补硬脊膜要宽敞一些，使其人为地形成一个硬脊膜囊，以容纳神经组织。避免缝合太窄造成对脊髓圆锥、马尾神经的压迫与粘连。手术时要将牵拉脊髓的终丝予以切断。

5）对于脂肪瘤型的脊髓脊膜膨出：手术时宜先将脂肪团游离并切除，直到显露膨出囊。若脂肪延伸到脊髓，只能适当地自脊髓表面用下多余的脂肪组织，不可过度地切除，以免直接损锐刀切伤神经组织。

6）缝合伤口：有关脊膜的修补与缝合，肌层修补及加固，皮下组织与皮肤的缝合，均可参照脊膜膨出切除和修补术的方法进行。

（4）术中注意要点

1）必须向上、下扩大椎板切除，增加显露，以利探查脊髓和神经，解除神经组织的压迫与粘连。

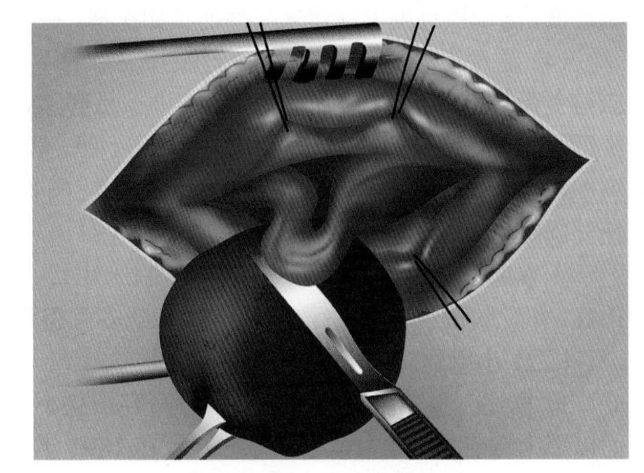

图 2-334　锐刀分离粘连

2）游离脊髓、神经与分离粘连及切除脂肪瘤时，要避免损伤神经组织。

3）止血时，采用双极电凝弱电流止血或压迫止血的方法，忌用单极电凝，以免电流过强而直接损伤脊髓或马尾神经

4）严密缝合硬脊膜，防止脑脊液漏。

5）对于婴幼儿的手术，应保证输血和补液，并保持呼吸道通畅。

（杨　军）

九、颅颈交界区寰枕畸形

寰枕畸形（congenital anomalies of atlanto-occipital region）系指枕骨大孔区、上颈椎及此区域的脑、脊髓先天性畸形。包括：①扁平颅底（platybasia）；②颅底压迹（basilar impression）和颅底凹陷；③寰椎枕化；④寰枢椎脱位；⑤颈椎融合（Klippel-Feil 综合征）；⑥小脑扁桃体下疝（Arnold-Chiari 畸形）。前 5 种畸形属于骨性畸形，小脑扁桃体下疝压迫脊髓，还可能引起脊髓空洞。骨性畸形造成颅后窝体积减小、正常解剖结构的改变及相应节段的脊髓受压、变性。

（一）骨性寰枕畸形

1. 临床表现　主要为畸形造成的脑、脊髓受压产生相应的临床症状及体征，如颈神经根受累：①颈枕部疼痛，上肢麻木、酸痛、无力，肌肉萎缩，腱反射降低或消失等；②后组脑神经损害：声音嘶哑、吞咽困难、舌肌萎缩、言语不清等；③颈髓及延髓受压：四肢无力或瘫痪有锥体束征、感觉障碍、小便障碍等；④小脑损害：眼球震颤共济失调；⑤椎动脉供血不足：眩晕、恶心、呕吐，步态不稳等；⑥可合并小脑扁桃体下疝畸形、脊髓空洞症、中脑导水管狭窄的表现。若有颅内压增高脑积水症状，甚至可发生枕骨大孔疝。

2. 影像学检查　过去依靠 X 线检查诊断，随着影像学技术的发展，目前 MRI 已成为首选的诊断方法。MRI 不仅能发现骨性的畸形而且能了解畸形是否造成脑、脊髓受压及受压的程度，并成为随访的必要检查手段。

3. 治疗

（1）手术适应证：①有神经系统症状和体征；②病情进行性发展。

（2）手术目的：缓解神经压迫，恢复正常颅颈解剖关系，保持颅颈稳定性。

（3）手术方法：经典术式为经枕下入路减压术经口腔入路或经枕髁入路切除齿状突等。手术过程相对比较简单，可快速缓解神经压迫，但均为破坏性手术，远期随访约 30% 症状加重。究其原因有：①早期可能对颅颈稳定性重视不够，单纯枕鳞部切除过大，上颈椎后弓椎棘突椎板切除过多所致颅颈畸形加重，脊髓缺血加重，脊髓萎缩，特别是枢椎棘突椎板附着肌肉韧带对颅颈后方稳定性的影响较大；②单纯骨性减压而筋膜、硬脑膜等软组织压迫未切除致后颅凹体积未有效扩大；③手术后感染致延颈髓粘连。近年来针对上述问题，不少学者开展多种手术方式如切除寰枕关节前后挛缩关节囊及韧带，恢复正常颅颈解剖关系，同期行枕颈后固定术；枕下入路减压 + 枕颈后固定术等以稳定寰枕关节，但患者需牺牲部分颈椎活动度，因牵引过度可能带来其他症状如头痛、霍纳综合征等。

（4）注意事项：①由于患者常有颅颈关节的不稳定，易出现呼吸抑制现象，在搬动患者、麻醉插管时，应避免颈部过屈或过伸；②枕大孔减压时，易磨除骨质从后颅向下小心咬除颅骨至枕大孔上缘，再咬除寰椎后弓，最后咬除向内凹陷增厚的枕大孔上缘，切忌从枕大孔处向上咬除颅骨；③经枕髁入路切除齿状突，可同时植骨，稳定颅颈关节植骨后，术后应颅骨牵引 3～4 周，改石膏或支架固定数月；④术后均应颈托外固定 3 个月，包括行枕颈后固定术后。

无临床症状及体征者可动态观察；临床症状、体征轻微，脑、脊髓受压不明显者可理疗、牵引等对症治疗；并发脑积水时可先行分流手术，症状多可得到缓解。

（二）小脑扁桃体下疝

1. 概述　小脑扁桃体下疝以颅后窝容积狭小，小脑扁桃体、蚓部及延髓等脑组织被挤入枕骨大孔平面以下为特点。奥地利病理学家 Chiari 在 1891 年首次报道了这种畸形并分型。1894 年 Arnold 对此畸形做了详细描述。1907 年，Arnold 的学生 Gredig 和 Schwalble 将这种畸形命名为 Arnold-Chiari 畸形。目前

认为，由于胚胎时期，中胚层体节枕骨部发育不良，导致枕骨发育滞后，使得出生后正常发育的小脑结构因颅后窝过度拥挤而疝出到椎管内。

根据下疝的程度及疝入的内容物可分为：①Ⅰ型：小脑扁桃体及小脑蚓部疝入椎管，但第四脑室在枕骨大孔平面以上；②Ⅱ型：小脑扁桃体及颅后窝内容物包括脑干、第四脑室、小脑蚓部，均疝入椎管内；③Ⅲ型：在Ⅰ型和Ⅰ型基础上合并上颈部及枕部的脊柱裂脑脊膜膨出；④Ⅳ型：小脑发育不全，但不疝入椎管内。Ⅱ、Ⅳ型很少见。国外学者曾报道一组儿童病例，患儿脊髓空洞，但没有小脑扁桃体下疝，行颅后窝减压后脊髓空洞缓解，将其命名为Chiari 0型畸形。

2. 临床表现

（1）延髓、上颈髓受压症状：表现为偏侧或四肢运动与感觉不同程度的障碍，腱反射亢进，病理反射阳性，膀胱及肛门括约肌功能障碍、呼吸困难等。

（2）脑神经、颈神经根症状：表现为面部麻木、复视、耳鸣，听力障碍，发声及吞咽困难，枕下部疼痛等。

（3）小脑症状：表现为眼球震颤，步态不稳等。

（4）颅内压增高征：由于脑干和上颈段受压变扁周围的蛛网膜黏着增厚，有时可形成囊肿；延髓和颈髓可因受压而缺血及脑脊液压力的影响，形成继发性空洞病变，颈髓积水等。

3. 影像学检查　目前MRI已成为首要的影像学检查手段，能直观地了解下疝的程度及内容物，并能对术后减压效果做出直观的判断。

4. 诊断　多认为小脑扁桃体低于枕骨大孔平面以下大于5mm即可诊断为小脑扁桃体下疝。由于小脑扁桃体在不同年龄中位置是变化的，并随着年龄增长而呈逐渐回缩的趋势。因此探讨与小脑扁桃体位置有关的疾病时，应该按照不同年龄进行区别对待，国外有学者提出小脑扁桃体下疝的诊断标准为：0～10岁为6mm；11～30岁为5mm；31～79岁为4mm；80岁为3mm以上。国内有学者认为对小脑扁桃体下疝小于5mm者，在诊断时需注意结合临床症状、体征，鉴别正常扁桃体的暂时性低位。

5. 治疗　手术是唯一有效的治疗方法。合并脊髓空洞时也可行空洞蛛网膜下腔分流术、空洞-腹腔分流术、空洞-胸腔分流术，以及切开引流和穿刺引流术。合并脑积水时可先行分流术。

6. 术后可能出现的并发症

（1）感染：感染是最主要的术后并发症，包括切口感染和颅内感染。其出现原因主要有：①术中未严格无菌操作，手术时间过长，伤口创伤大。②术中置入人工材料。③术后患者伤口换药不及时等。

（2）术后脑脊液漏：与术中硬脊膜修补不严密，切口分层缝合不够严密。脑脊液漏会导致颅内感染。

（3）头痛、头晕：感染、手术操作对脑组织及脑神经牵拉及术后血性脑脊液对脑组织的刺激等原因引起。

（4）眼球震颤：可能与颅后窝减压范围过大或术中对后组脑神经的牵拉，发生后组脑神经激惹症状有关。

7. 预后及争议问题　目前对预后尚无统一的评价标准。国外学者通过随访发现，颅后窝减压术后患者运动症状改善较好，对感觉异常远期效果较差。国内学者认为，颅后窝减压手术治疗小脑扁桃体下疝合并脊髓空洞的患者近期疗效尚可，远期效果不佳，术后5年有效率下降为32.3%。手术是治疗该病唯一有效的方法。手术的原则多遵循扩大小脑延髓池，重建脑脊液的循环通道。但手术方式的选择尚无一致意见。颅后窝减压术效果较肯定，但对骨窗大小、是否需要敞开硬脑膜及是否需要扩大修补尚无统一意见。对是否需要疏通蛛网膜下腔的粘连及是否要处理下疝的小脑扁桃体，探查第四脑室脑脊液循环通路尚存争议。对合并脊髓空洞的处理办法也多有争议。

（1）颅后窝骨性减压范围：颅后窝骨性减压可解除颅后窝狭小，恢复颅后窝正常容积，缓解对小脑及延髓、上颈髓的压迫，恢复正常的脑脊液循环，得到了神经外科医师的广泛认同，但对颅后窝减压范围一直尚无定论。有人认为开大骨窗才能减压充分，减压骨窗可达6cm×6cm大小，上达双侧横窦以下，两侧达乳突后，并根据需要切除C_1、C_2后弓。大骨窗减压术后并发症较多，创伤大，术后小脑失去骨性依托，容易发生小脑下垂，牵拉脑干及脑神经、压迫颈髓等造成患者术后症状复发甚至加重。Williams最早提出了小骨窗减压手术，并取得了较好疗效。国内外也有不少学者采用了小骨窗减压术，甚至内镜下减压，取得了较好效果。但骨窗范围没有统一标准。

（2）下疝扁桃体处理：现代神经生理学认为小脑扁桃体没有重要功能，但疝入椎管会压迫延髓与上段颈髓，阻塞脑脊液循环。因此有学者认为只有切除下疝的小脑扁桃体甚至切除部分小脑蚓部，显露第五脑室正中孔，才能解除其对延髓、上段颈髓的压迫。疏通脑脊液的循环是解除小脑扁桃体下疝合并脊髓空洞发病的根本原因。小脑扁桃体的切除主张在软膜下切除。切除后处理软膜避免遗留粗糙面。有报道认为仅行颅后窝内容物内减压（切除下疝的小脑扁桃体）同样可以获得较好疗效。也有观点认为蛛网膜下腔的操作会造成术后的粘连、损伤脊髓和出血，再次堵塞脑脊液循环通路。主张对下疝小脑扁桃体进行低频电凝，使其回缩致枕骨大孔以上即可。

（3）硬脑膜处理：术中是否需要打开硬脑膜存在争议。剪开硬脑膜后可能导致：①邻近组织渗血进入颅内，引起各种脑膜刺激症状，并可能导致患者后期蛛网膜粘连，从而影响疗效；②减压窗内软组织愈合时过度增生，可能突入骨窗内，从而影响颅后窝减压效果；③切口脑脊液漏和颅内感染的发生率增高；④小脑下沉，甚至自减压窗疝出。为了避免或减少这些并发症的发生，有学者提出应保留硬脑膜完整或仅分离切开硬脑膜的外层。但也有学者认为，单纯的颅后窝骨性减压难以达到减压目的。敞开硬脑膜后，探查蛛网膜下腔，分离蛛网膜粘连，疏通第四脑室及枕颈部的脑脊液循环通路，可以改善治疗效果。更多的学者采用了硬脑膜减压后行硬脑膜护大成形术。成形的材料趋于用自体筋膜骨膜（认为自体组织无排异反应，且方便廉价）。也有人采用生物合成材料（人工材料修补效果确切，无术后组织坏死吸收过程）取得了较好效果。扩大成形既可进行各种硬脑膜下操作，又达到充分减压目的，也一定程度上避免了敞开硬脑膜后的各种并发症的发生。但扩大成形术后发热、无菌性脑膜炎等机会明显增多。甚至有硬脑膜扩大成形后硬脑膜外假性囊肿形成，造成手术失败。近年来硬脑膜切开探查脑脊液循环通道后，直接硬脑膜缝合，取得了较好效果。对硬脑膜打开的方式大多采用 Y 形切口，也有采用工字形切口的方式，有利于进一步缓解枕大孔区压力。

（4）伴发脊髓空洞处理：很多学者认为小脑扁桃体下疝患者行颅颈交界处减压术后，解除了枕骨大孔平面的脑脊液循环障碍，也就解除了脊髓空洞产生和发展的原因，不需要加做其他手术，且对空洞的处理并发症较多，如切开空洞时造成脊髓损伤，引流管压迫脊髓使症状加重，引流管堵塞分流失败等。国外一些学者研究认为脊髓空洞分流术有利于更好地减压，缓解脊髓空洞引起的症状，主张对较大的空洞行分流手术。目前对脊髓空洞的处理还有切开引流术穿刺引流术等。也有学者对空洞分流术、切开引流、穿刺引流和不处理做了统计学分析后认为其预后效果无明显差异。

随着影像检查的发展，不少学者利用 MRI 测量颅后窝体积为诊治提供标准，但是目前缺少颅后窝体积的正常范围，而且不同年龄段颅后窝体积也不一样；将来如能有不同年龄段颅后窝体积正常范围，相信会对小脑扁桃体下疝的诊治有帮助。动态 MRI 可用于检查枕骨大孔区及其内容物周围脑脊液循环状态。明确脑脊液在心动周期中的流动情况。通过在手术前后使用电影 MR 检查可以确定颅后窝减压的充分程度，但大量研究表明此项技术在使用中其结果有较高的假阴性及假阳性，且价格较贵。其临床中的广泛使用还有待发展。听觉诱发电位及体感诱发电位的应用，能在术中、术后及时地反映脑干及脊髓的功能变化可有效提高术中操作的安全性，减少并发症的发生。但这些新技术尚未成熟，对诊治指导并不十分可靠，还需要临床上更多的实践与研究。

8．手术注意事项　①病例选择及术前评估：本病为先天性疾病，常常与其他颅底畸形合并存在，如颅底凹陷、扁平颅底、齿状突内陷及枕部关节的不稳定等，因此术前应进行充分评估，把握手术适应证。对需要特殊处理的病例应有充分的准备。②术中操作：应有熟练的显微操作技术，开中等大小骨瓣，避免盲目追求大骨瓣减压。咬除寰椎后弓，术中对寰枕筋膜的去除、蛛网膜下腔的探查应锐性分离，严禁牵拉。对下疝小脑扁桃体行软膜下切除，注意保护小脑后下动脉，彻底打通第四脑室及枕骨大孔区脑脊液循环通路。对于有脊髓中央管口假膜形成者给予去除。充分冲洗，以免术后发热及蛛网膜下腔再次堵塞影响手术效果。术后硬脑膜扩大成形，自体筋膜减张缝合硬脑膜。术后带颈托适当早期锻炼，可行腰椎穿刺术，适当放出血性脑脊液也是减少术后并发症、提高手术效果的有效方法。笔者认为，减少手术并发症的关键是，严格无菌操作，提高显微操作技术，重视对重要结构的保护。但此类手术并发症难以避免，如何减少术后并发症是重要课题。

（张义泉）

第九节　功能神经外科疾病的显微技术应用

一、立体定向脑活检技术

（一）概述

立体定向技术是通过微小的开放颅孔，经大脑皮质的功能“哑区”进行穿刺，实施深部脑组织的手术而达到治疗的目的。立体定向技术对脑组织的干扰小，体现了微创和精准的理念。本节重点介绍立体定向技术的基本步骤和技术。立体定向脑活检技术对于很多不能确诊的颅内疾病意义重大，外科手术切除术已经不是颅内占位病变的首选治疗措施，例如淋巴瘤等，明确诊断后进行单纯的化疗或者放疗即可得到满意效果。立体定向活检技术也可以对患者在相同操作过程中可能发生的其他类型的病变进行干预，例如病变结构内包裹液体成分（脓液或血液，坏死肿瘤囊性液），进行活检后同时完成引流的操作。对于较小的颅内占位病变可以引导手术，使得手术精准、微创化。当病变位于某些重要的神经功能区或大脑深部时，如基底核、运动区、感觉区、语言区、脑干等，立体定向活检（或者治疗）技术就显得更有优势。

立体定向活检技术一般没有特定的适应证，总的来说包括以下几类：中枢神经系统肿瘤，如胶质瘤、转移瘤等；感染性疾病，如寄生虫感染、脓肿等；血管病变，如海绵状血管瘤等；脱髓鞘疾病，如多发性硬化；炎症性疾病，如结节病等。

（二）手术方法

1. 术前准备

（1）一般准备：术前准备主要包括手术评估、人员准备、物品准备及术前宣教。选择具备手术适应证且无绝对禁忌证的患者作为手术对象，而适当的患者选择是良好手术疗效的前提。对于部分因并发症而具有相对禁忌证的患者，应待其他病控制平稳后择期再行手术，并做好相应的处理预案。

人员准备包括手术医师、麻醉、电生理、医学影像学、手术室等多学科团队的配合。

物品准备除常规仪器和药品的备置外，注意立体定向仪的校准，减少手术系统误差（图 2-335）。

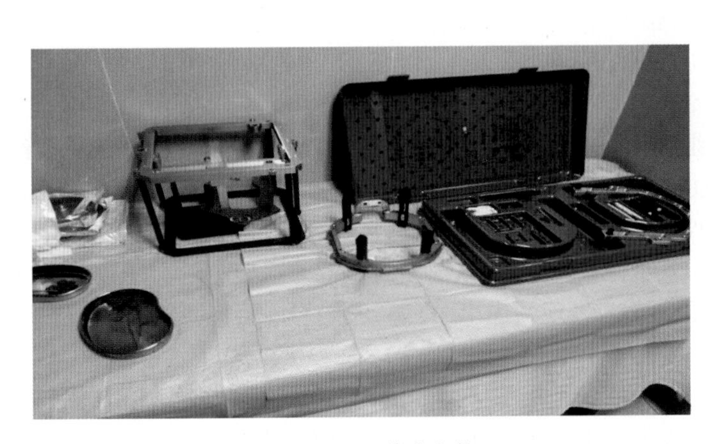

图 2-335　立体定向仪

多数立体定向手术可于局部麻醉下进行，患者术中意识清醒，一般有不同程度的紧张或焦虑，严重时因无法配合而导致手术终止。因此充分的术前宣教能使患者缓解其紧张情绪提高术中配合度、保证疗效和减少并发症具有重要意义。必要时还可于术前 2 小时给予适量镇静药物。

（2）安装头架：首先需要为患者安装固定头架。不同的立体定向仪头架设计有所区别，但是原则不变，即将头架牢固地通过颅钉固定于患者头部，一般患者取坐位接受头架安装。颅钉固定前，将双侧耳杆轻插入耳道以协助将头架摆正。一般头架的角度和患者 AC-PC 线大致平行，头架与头皮比对，相应位置做局部麻醉，颅钉固定强度应该适宜，既要有充足的力度防止松脱，又要考虑到颅骨厚度，避免用力过大造成骨折。头架安装完成后，必须检查头架的稳定性，且无明显偏移（图 2-336）。

（3）影像扫描，制订手术计划：稳妥安装立体定向头架后，安置N形定位器。根据不同要求送至MRI或CT室。入仓前，观察生命体征无异常后，进行MRI或CT检查，必要时临时给予镇静药物，根据获得的CT图像和MRI选定手术靶点。现在有手术计划软件能够自动计算该靶点相对于立体定向仪头架的三维坐标，即操作坐标。

2．麻醉和体位　局部麻醉或全身麻醉；仰卧位多见。

3．手术步骤

（1）将立体定向头架与Mayfield头架相连，固定于床头（图2-337）。

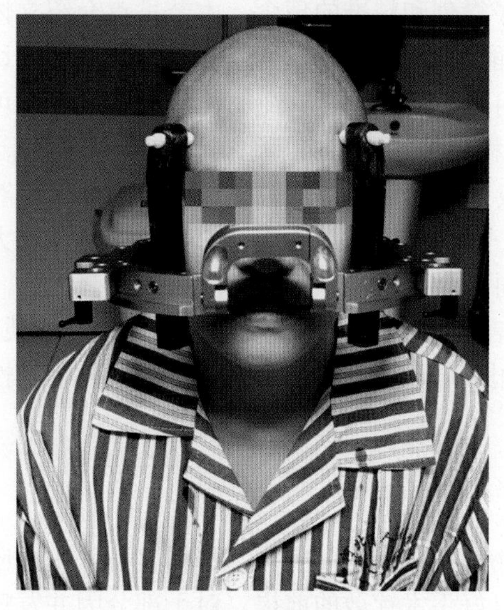

图2-336　安装头架

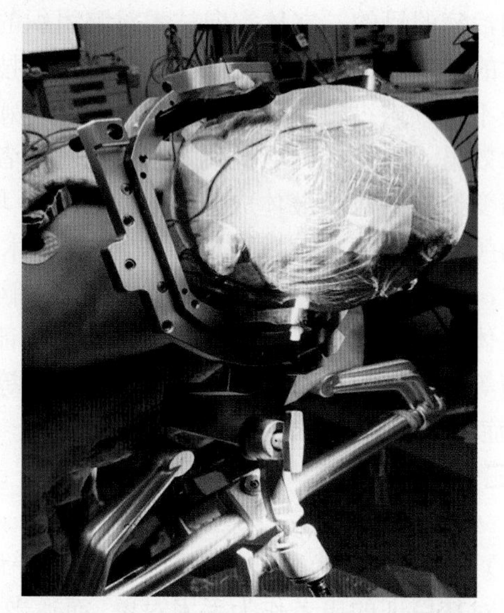

图2-337　立体定向头架与Mayfield头架相连

（2）根据靶点坐标设定相关参数和角度，验证无误后，头皮上标记入颅点和切口。

（3）手术在局部麻醉或全身麻醉下完成，依患者一般情况和配合程度决定，术中视需要可静脉使用镇静、镇痛药物。常规消毒、铺单。

（4）颅钻孔，锐性切开硬脑膜，皮质止血、切开、针道形成，按照术前靶点将立体定向活检针或活检钳、引流管送至靶点。

（5）穿刺及取病变组织时，进出针要缓慢轻柔，不可用力撕拉，以免伤及重要结构。

（6）拔出器械、止血。

（7）取下立体定向仪，缝合头皮切口。

立体定向手术精准、安全性较高，术后及时复查头部CT、良好的血压控制、切口严格无菌换药等是减少术后并发症的有效手段。一旦发现颅内出血、感染、脑脊液漏等并发症，应立即做相应处理。

4．手术要点

（1）头架牢固地通过颅钉固定于头部，双侧耳杆插入耳道将头架摆正。

（2）颅钉固定强度应该适宜，既要有充足力度防止松脱，又要考虑到颅骨厚度，避免用力过大造成骨折。

（3）验证靶点坐标设定相关参数和角度。

（4）穿刺进出针要缓慢轻柔，不可用力撕拉，以免伤及重要结构。

【典型病例】

病例1：患者男性，45岁，主因头痛头晕、记忆力减退3年入院。曾于神经内科就诊，考虑脱髓鞘疾病，给予数次激素冲击治疗，病情反复。查体：右侧肌力差，下肢为重。立体定向下病变活检，病理显示：淋巴瘤。给予化疗，肿瘤明显缩小（图2-338，图2-339）。

病例2：患者女性，48岁，主因突发右侧肢体不利伴言语不能3小时入院。头颅CT示：左侧基底节区出血。查体：混合性失语，右侧上下肢肌力Ⅱ级。6小时后给予立体定向穿刺置管引流，48小时后拔管，失语有恢复，肌力恢复Ⅳ级（图2-340，图2-341）。

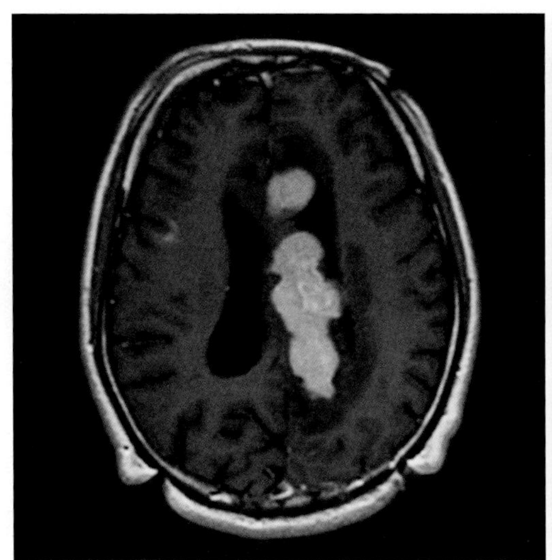
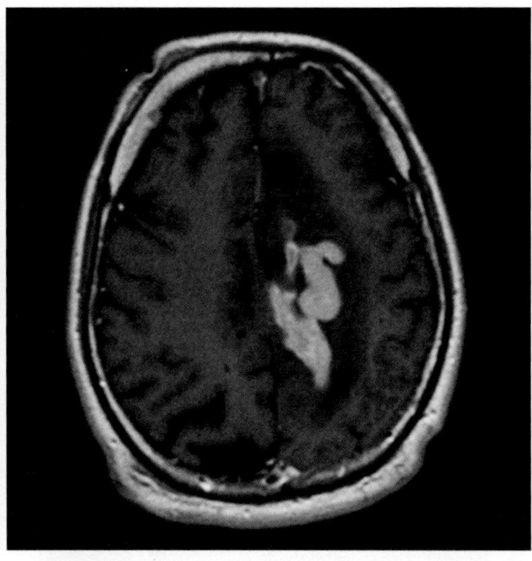

图 2-338　淋巴瘤活检前头部 MRI

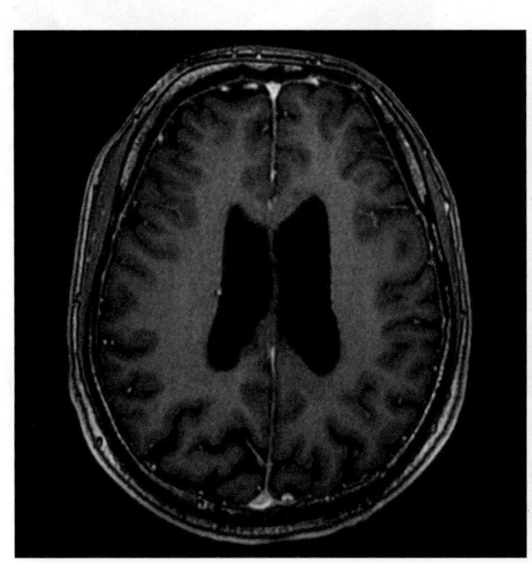
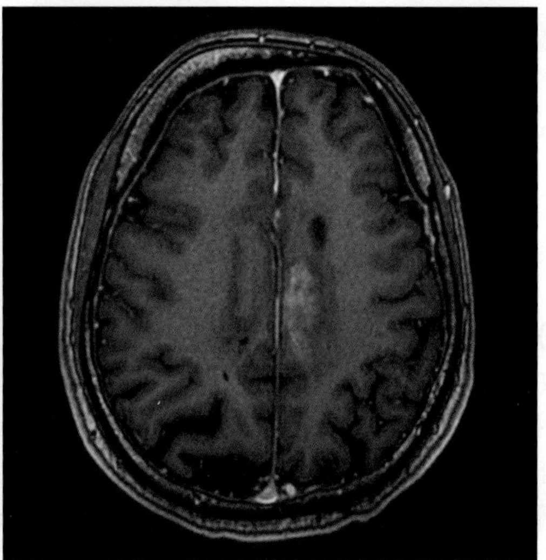

图 2-339　活检并化疗术后头部 MRI

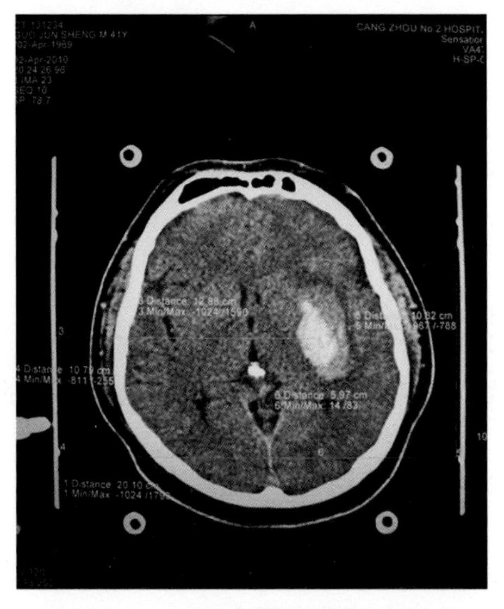

图 2-340　立体定向穿刺置管引流术前

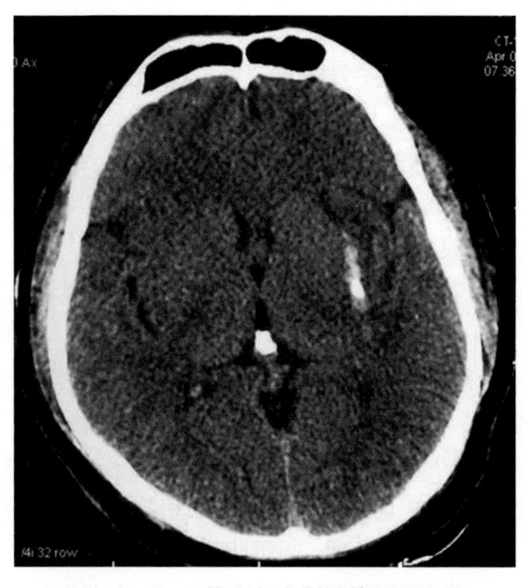

图 2-341　立体定向穿刺置管引流术后

病例 3：患者男性，43 岁，主因头痛头晕、呕吐伴有右下肢无力 1 个月入院。1 年前行肺癌手术，病理显示：腺癌。头颅 CT 示：多发脑转移瘤，部分囊性变。立体定向下穿刺囊肿、抽吸。复查头颅 CT 示：囊变小，行伽马刀治疗（图 2-342，图 2-343）。

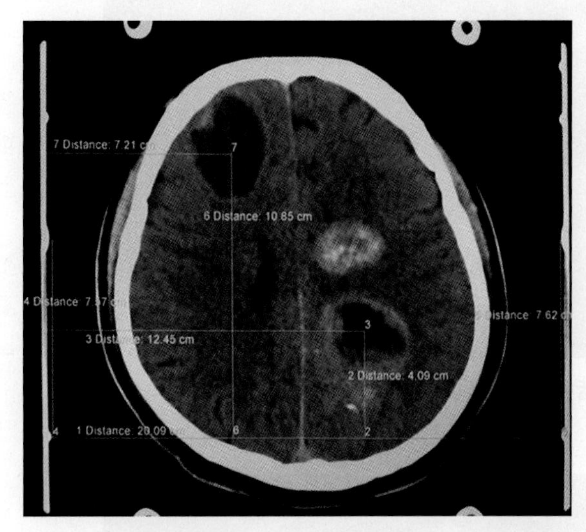

图 2-342　立体定向抽吸前

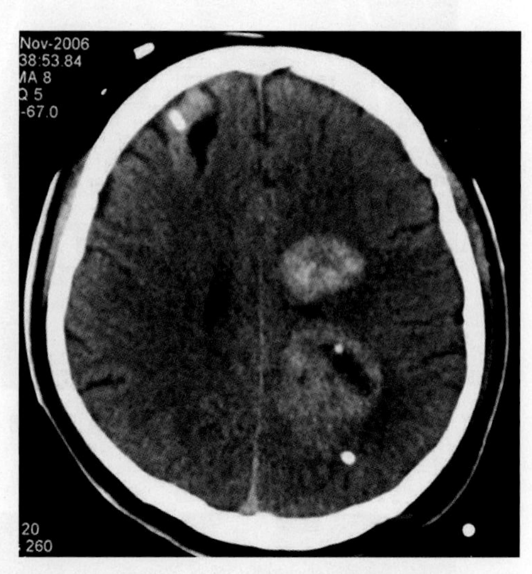

图 2-343　立体定向抽吸后

（张爱军）

二、癫痫外科治疗

（一）概述

多数学者认为癫痫不是一个独立的疾病，而是临床综合征，其特征为大脑神经元异常放电所致的突然、反复和短暂的中枢神经系统功能失调，表现为运动、感觉、意识、自主神经、精神等不同障碍或兼而有之。任何可能影响脑结构和脑功能的病理过程，均可引起癫痫发作，包括先天畸形、感染、中毒、外伤、肿瘤、脑血管畸形、代谢、染色体异常等，约有 30% 是药物难治性癫痫，其中有 25%～80% 可通过手术治疗获益。

（二）癫痫外科治疗方法

1. 癫痫外科手术适应证

（1）症状性癫痫，有明确的癫痫起始区。

（2）药物难治性癫痫。

（3）生物学因素预示其发作可能长期存在。

（4）特殊的儿童综合征：如 Rasmussen 脑炎、Lennox Gastaut 综合征（LGS）和 West 综合征。

2. 癫痫外科手术禁忌证

（1）良性、自限性癫痫综合征。

（2）神经变性疾病和神经系统代谢性疾病。

（3）严重家族性疾病和脑功能障碍。

3. 癫痫主要手术方式　依据癫痫发作的类型、部位、致病因素和脑功能状态综合选择适当的手术方式。

（1）切除性手术：通过综合评估定位后完整切除致痫灶以达到完全治愈的目的，为根治性手术，可分为选择性病灶切除、脑叶切除术和脑皮质切除术。

（2）功能性手术：通过阻断痫性发作的传导而减少痫性发作或改变其发作形式以改善脑功能，为姑息性手术，包括软膜下横切（MST）、低功率电凝热灼（BCFC）及脑叶或多脑叶离断术。

（3）放疗：如伽马刀，立体定向毁损破坏致痫灶或阻断传播通路。

（4）神经调控治疗：通过刺激神经纤维及核团来防止或减少发作，包括脑深部核团刺激术（DBS）、双侧海马电刺激术、迷走神经刺激术（VNS）和脑皮质刺激术（CS）。

（5）多种手术方式：结合各种手术的各自优点，部分切除致痫病变，并对位于脑功能区的致痫病变进行 BCFC 或 MST，在减少发作的同时保护脑功能不受损害。

脑皮质癫痫灶切除术

1. 概述　脑皮质切除术主要是针对大脑皮质上的致痫病灶，目的在于减少异常放电的神经元细胞，达到控制或者减少癫痫发作的目的。脑皮质切除术是目前治疗局灶性癫痫最基本的方法，手术疗效与致痫灶切除是否彻底有关。

2. 手术适应证

（1）药物难治的局灶性癫痫。

（2）临床表现与脑电图和各种影像学检查结果相一致。

（3）手术切除病灶不致引起严重的神经功能障碍。

3. 手术方法

（1）术前准备

1）术前 1 天减少或完全停用抗癫痫药。

2）术前禁用吗啡、安定类镇静药，以免影响术中脑电图的观察。

（2）麻醉和体位

1）大多数患者需全身麻醉。患者需要做电刺激和脑皮质电图描记时，可减少麻醉用药，使患者处于轻度静脉麻醉或术中唤醒状态，以便完成检查。

2）患者取平卧位，床头抬高，头偏向一侧。

（3）手术步骤

1）切口根据致痫灶部位决定，但较一般开颅术大些，必要时暴露重要功能区，如中央前、后回，外侧裂等。

2）根据 MRI 的影像及骨性标志，确定中央前、后回及中央沟的部位，有条件的可用导航设备。

3）观察脑皮质有无形态异常，瘢痕、囊肿、小脑回畸形等，有助于辨认致痫区。

4）电刺激脑皮质以确认功能区，寻找致痫灶。刺激中央后回较中央前回为好，可避免惊厥发生。刺激后行脑皮质电图描记，观察放电，找出致痫灶。

5）用手持式硅橡胶条状电极，直接放于皮质上，行脑皮质电图（ECoG）描记，寻找致痫灶并确定其范围。一般认为，发作间期最频繁的棘波区域就是致痫灶。注意：在脑皮质表面描记出的棘波和尖波并不总代表癫痫的起源部位，应结合肉眼所见、影像学检查、背景电活动及术前脑电图的定位来确定，必要时做诱发试验。

6）软脑膜下皮质切除：采用 Penfield 法切除痫灶灰质。先在脑沟边缘切开软脑膜，用锐器切割或细吸引器切除软脑膜下的灰质，保留灰质下的白质完整，保持附近脑回上的软脑膜完整，避免损伤脑沟中的血管。

对较大的额、顶、枕叶病灶应行部分脑叶切除。①额叶切除：在非优势半球，大块额叶切除的范围应限于中央前沟前部分；优势半球应保留额下回后部的 2.5cm 的脑组织以免语言障碍。②顶叶切除：切除范围限于顶间沟以上，保留中央后回。必须保留从中央沟或中央后沟引流到上矢状窦的静脉。在优势半球，顶下小叶区的静脉亦应保留。顶叶切除通常需临床表现、影像学检查和脑电图资料一致才能切除。③枕叶切除：有肯定的致痫灶时可以切除枕叶，但会产生同向偏盲。

7）复查脑皮质电图：切除后应检查切除边缘皮质的电活动，必要时再扩大切除范围。

8）关闭切口。

4. 手术要点

（1）描记 ECoG 时，用浅麻醉或维持患者不动，有利于寻找致痫灶。

（2）切除皮质时尽量在软脑膜下操作，遇有较大静脉或动脉经过切除区，不应损伤。

（3）尽可能将致痫灶皮质完全切除。

【典型病例】

病例1：患者女性，28岁，主因间断抽搐7年，加重1年余入院。头颅MRI示：右额脑皮质发育不良。视频脑电图示：右额癫痫样放电。全身麻醉下行右额至痫灶切除术。病理回报：FCD。术后无癫痫发作（图2-344，图2-345）。

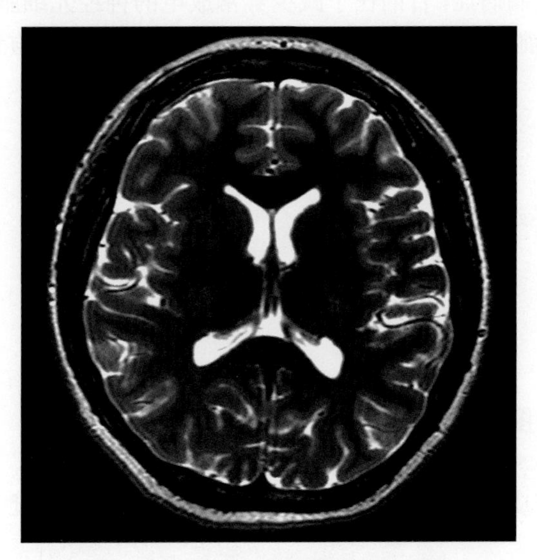

图2-344 右额至痫灶切除术前MRI

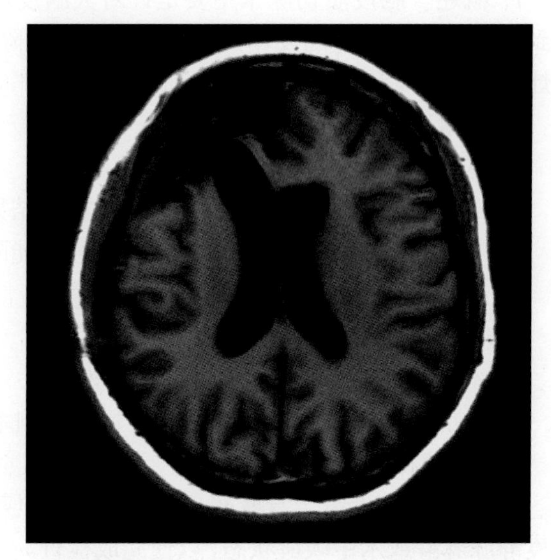

图2-345 右额至痫灶切除术后MRI

病例2：患者女性，23岁，主因间断性抽搐4个月入院。头颅MRI示：左侧颞叶病变，考虑胚胎发育不良性神经上皮肿瘤可能。视频脑电图示：左颞局限性放电。全身麻醉下行左颞占位性病变切除术。复查头颅MRI示：左颞病变切除术后，并发左额硬膜外血肿。术后患者无抽搐发作（图2-346，图2-347）。

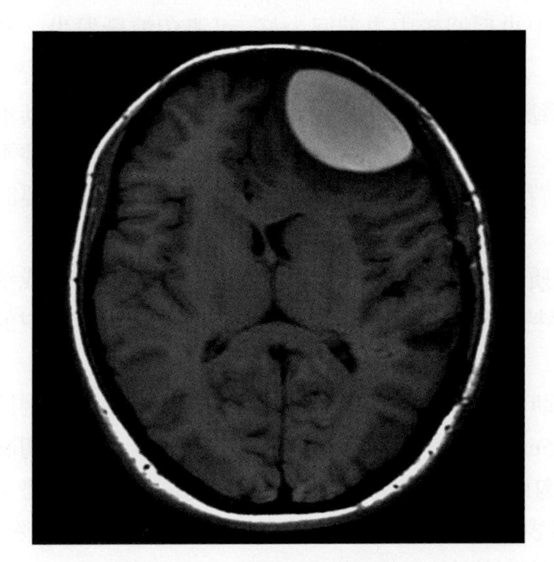

图2-346 左颞病变切除术前MRI

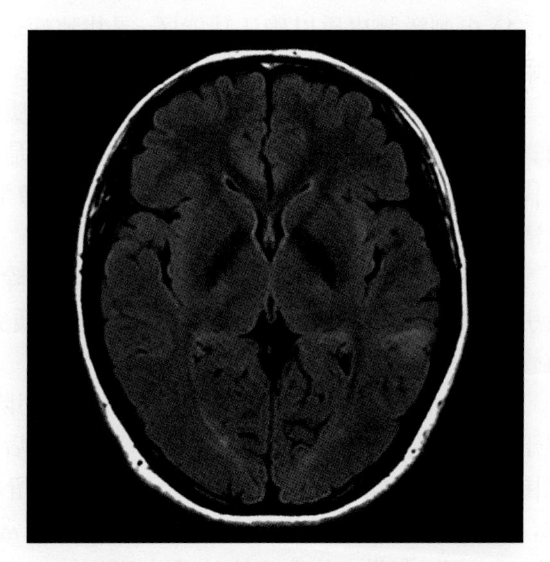

图2-347 左颞病变切除术后MRI

大脑半球切除术

1. 概述　大脑半球切除术是将致痫灶一侧的大脑半球皮质完全或次全切除，保留基底节及丘脑。手术前必须行MRI扫描确定病变限于一侧大脑半球，患侧大脑半球萎缩而对侧正常者，手术后控制癫痫的有效率可达 80%～100%，不但癫痫发作消失，而且行为改善，偏瘫不加重，神经功能也有所恢复。主要应用于治疗儿童半球病变引起的癫痫，部分成年人经谨慎评估也可施行。常用的手术方式包括解剖性大脑半球切除术、功能性大脑半球切除术和大脑半球离断术。

2. 手术适应证

（1）婴儿偏瘫伴顽固性癫痫及行为障碍者。

（2）Sturge-Weber 综合征。

（3）偏侧巨脑症。

（4）一侧脑室穿通畸形伴癫痫者。

（5）外伤、脑出血等大面积脑坏死引起的癫痫。

3. 手术方法

（1）术前准备

1）多次 EEG 检查，证实致痫灶局限于一侧大脑半球。

2）头颅 CT 或 MRI 检查，一侧半球有异常改变。

3）Wada 试验：当 EEG 示正常侧半球有异常放电时应行此试验，将异戊巴比妥钠（国内多用丙泊酚替代）注入异常半球侧的颈内动脉时，正常和异常半球的癫痫发作波消失，表示正常半球的异常放电是镜灶。但若相对正常半球持续有癫痫发作波，表示正常半球有独立的致痫灶。此试验作失语检查，能明确哪一侧为优势半球。

（2）麻醉体位：全身麻醉。仰卧位，头转向对侧，或取侧卧位，床头抬高 25°。

（3）手术步骤

1）经典的大脑半球切除术：额顶枕颞弧形头皮切口，钻 6～7 个骨孔，大骨瓣开颅。马蹄形切开硬脑膜，翻向矢状窦侧，近颅骨边缘硬脑膜用丝线悬吊缝合于骨膜上。肉眼可见蛛网膜增厚，脑萎缩，并可呈多囊性改变。

显露外侧裂，蛛网膜撕开，牵开额颞叶。游离解剖颈内动脉及其分叉部，找到大脑中动脉及大脑前动脉，在大脑中动脉分出豆纹动脉的远端电凝确切后切断，在大脑前动脉分出前交通动脉的远端电凝确切后切断，减少切除半球侧的血供。

在大脑皮质表面，将进入矢状窦旁的引流静脉电凝切断。将颞叶后部抬起，Labbe 静脉及其枕叶上的引流静脉电凝切断，沿颅中窝底向小脑幕切迹探查，打开环池蛛网膜，在大脑后动脉分出后交通动脉的远端电凝确切后切断。

沿大脑纵裂将半球牵开，显露胼胝体，从胼胝体嘴和膝部向后切开至压部。进入侧脑室于尾状核之上，切开脑中央白质，直至下角内，将颞叶内侧面的海马及钩回切除。保留基底节和丘脑，整块切除一侧半球。

将侧脑室脉络丛切除，严密缝合硬脑膜。复位骨瓣，逐层缝合软组织。硬膜外负压引流。

2）改良的大脑半球切除术：主要步骤同前，但在缝合硬脑膜时不是原位缝合，而是将硬脑膜翻向中线缝于大脑镰、小脑幕和前、颅中窝底的硬脑膜上，以缩小硬脑膜下腔。并用肌片堵塞同侧室间孔，固定缝合于颅底硬脑膜上，预防硬脑膜下血肿形成和阻止残腔和脑室系统相交通，防止血液灌入脑室，以减少晚期的颅内出血和脑表面含铁血黄素沉积症。

3）功能性大脑半球切除术：指功能上完全切除，而在解剖上为次全半球切除而言。它将保留的部分额叶和顶枕叶与胼胝体和上脑干分开。

于矢状线内缘做一较大的 U 形皮瓣切口，骨瓣要大，使之在胼胝体嘴部容易暴露额叶，在胼胝体压部易暴露顶叶，颅骨下缘易于显露颞叶下面。切开硬膜，行 ECoG 检查，根据癫痫放电灶，部分结合形态学改变决定保留额叶和顶枕叶多少。

在外侧裂以上电凝额叶，中央和顶盖区脑表面向皮质深处切入直至显露脑岛为止，接着将切口延伸向上到额叶和顶叶，切开软脑膜。当脑室扩大时，皮质切开时常易进入脑室，切口的两缘向下延伸到半球内侧面的扣带回和额、顶叶内侧面。暂时保留扣带回在原位，以免损伤位于胼胝体表面大脑前动脉。整块切除额叶后部，中央区和顶叶前部脑组织，在软膜下切除扣带回及胼胝体下回，暴露出有软膜覆盖的大脑前动脉。

将额叶白质在胼胝体嘴部的前方切除，并向下至大脑镰上的软脑膜层，顶叶白质在胼胝体压部之后切除，并向下到大脑镰和小脑幕。将残留的额叶前部和顶枕区从上脑干和胼胝体切开使其失去连接。

颞叶切除：于顶叶皮质切口的平面开始切除颞叶，保留岛叶，在脑室下角尖的内侧可以见到杏仁核，吸除但要保护内缘，以免损伤下丘脑。将海马脚和其体从软脑膜床上完全切除，同时将残留的梭状回和海马的灰质切除，应小心地保护好内侧软脑膜层，防止损伤基底池中的神经和血管。

关颅：尽可能完全切除或电凝脉络丛。严密缝合硬脑膜，并将硬脑膜悬吊缝合固定于颅骨边缘，将硬脑膜悬吊在骨瓣上。在硬脑膜外置负压引流管，可预防术后皮瓣下积液。缝合骨膜及头皮。

4. 手术要点

(1) 先处理应切除的大脑半球的主要血管，减少术中出血。

(2) 在改良式大脑半球切除时，应保留透明隔的完整。

(3) 硬脑膜应严密缝合，不漏脑脊液。

(4) 在脑室内操作时，避免血液进入第三脑室，应用带线脑棉将室间孔暂时塞住。

(5) 保留完整的基底节和丘脑不受损伤。

【典型病例】

患者男性，9 岁，脑外伤术后 2 年、发作性抽搐 1 年半入院。头颅 MRI 示：右侧额颞叶大片软化灶。视频脑电图示：双额区大量，中线区、右侧前头部癫痫样放电，中线区左中央顶癫痫样放电，强直发作。于全麻下行右侧大脑半球离断术。术后病情平稳，无抽搐发作（图 2-348，图 2-349）。

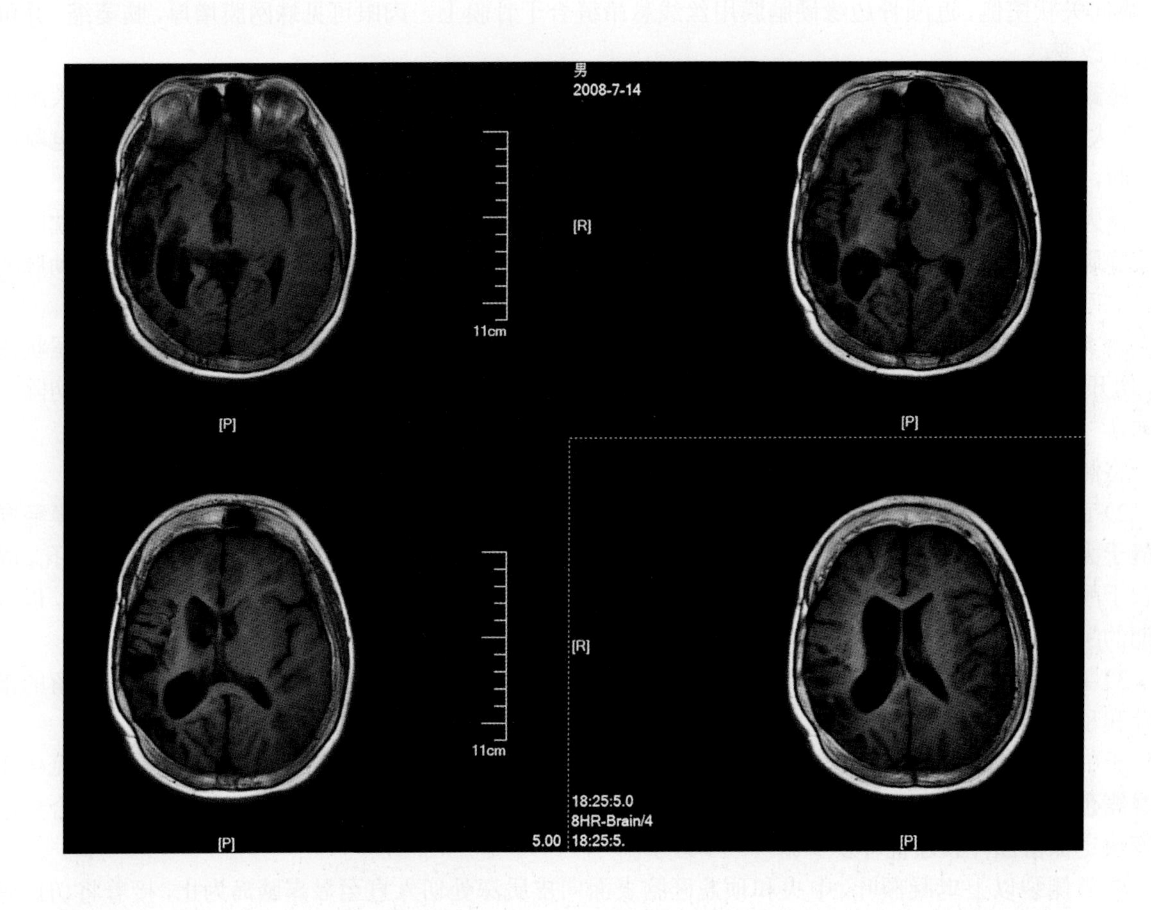

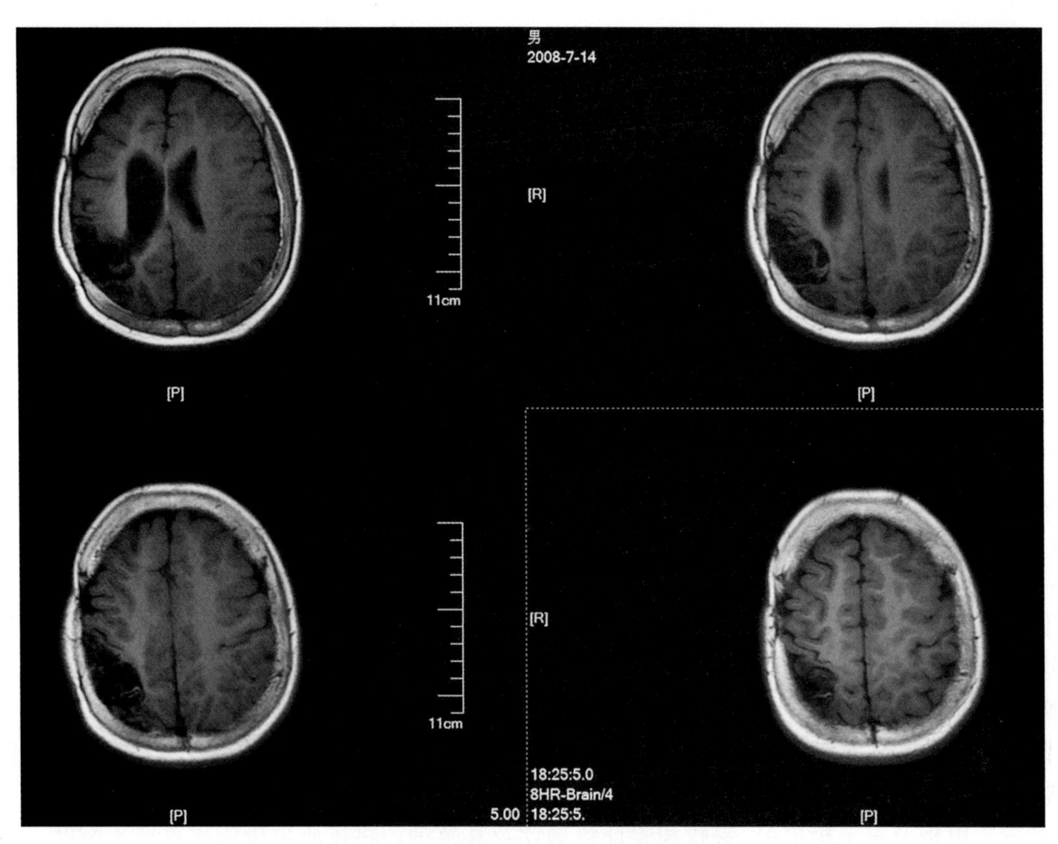

图 2-348　右侧大脑半球离断术前 MRI

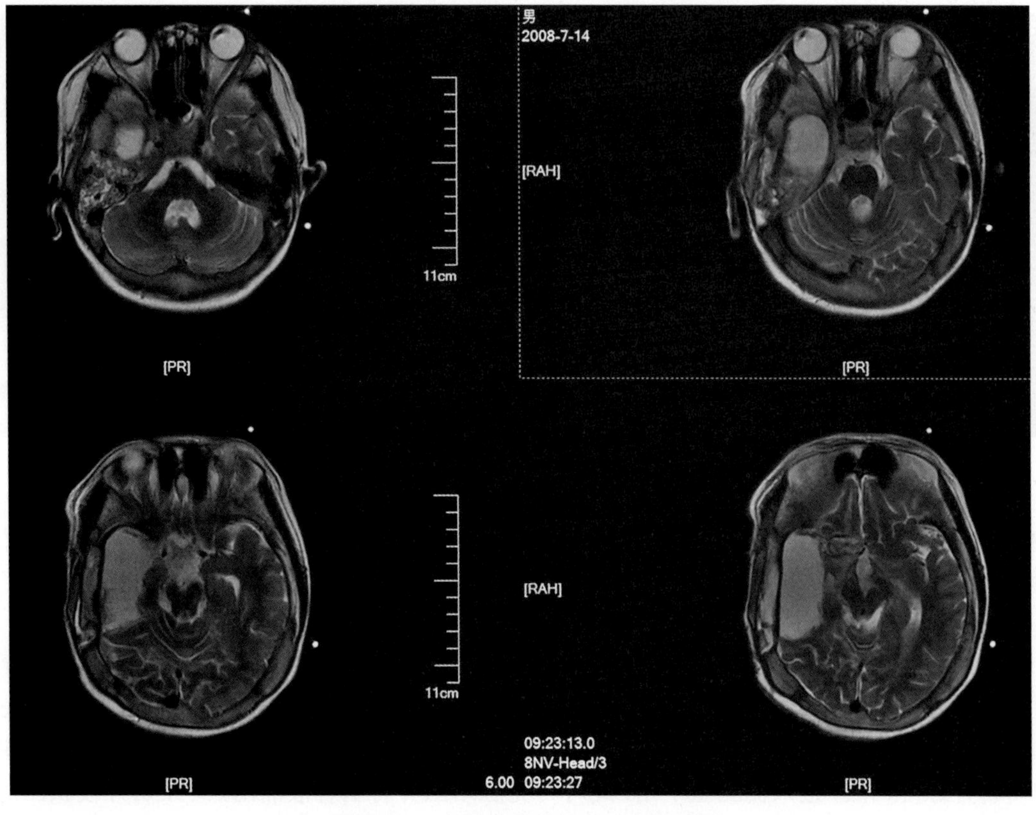

图 2-349　右侧大脑半球离断术后 MRI

前颞叶切除术

1. 概述 前颞叶切除术是治疗颞叶癫痫的一种经典手术，治疗效果最好。

2. 手术适应证

（1）单侧颞叶癫痫，表现为精神运动性癫痫和 / 或大发作类型的癫痫，抗癫痫药治疗无效，病程达 3～4 年以上者。

（2）多次脑电图检查确认致痫灶位于一侧颞前叶者。

（3）CT 或 MRI 有局限的阳性发现，并与临床表现和脑电图结果相一致者。

3. 手术方法

（1）术前准备

1）术前 1 天减少或完全停用抗癫痫药。但癫痫发作频繁而严重者可不停用抗癫痫药，术前 30 分钟可肌内注射阿托品 0.5mg。

2）术前禁用吗啡、安定类镇静药，以免影响术中脑电图的观察。

（2）麻醉体位：全身麻醉。平卧位，头侧，床头抬高于心脏水平面以上。

（3）手术步骤

1）做问号切口。颅骨骨孔应钻在颧骨额突之后和颧弓之上。将蝶骨嵴向深处咬除，咬除颞骨鳞部的下缘直达颅中窝底，充分暴露外侧裂、额颞区、颞极、颞中部、部分中央区。硬脑膜呈 U 形切开。并附加放射状切口，悬吊缝合硬脑膜于骨窗外骨膜上（图 2-350）。

2）肉眼观察颞叶表面有无蛛网膜下腔扩大，蛛网膜囊肿，脑回小等异常病变。辨认 Labbe 静脉、中央前回、额下回岛盖部。

3）脑皮质电极及深电极描记，寻找和验证致痫灶及其范围。将皮质电极依次置放于额叶下部、颞上回、颞中回和颞下回进行描记。于颞极向后沿颞中回 3cm 和 5cm 处，各垂直插入约 3.5cm，前方电极尖端恰位于杏仁核，后方的电极尖端位于海马。也可在暴露海马后直接将电极放置在海马上探测海马是否放电（图 2-351）。

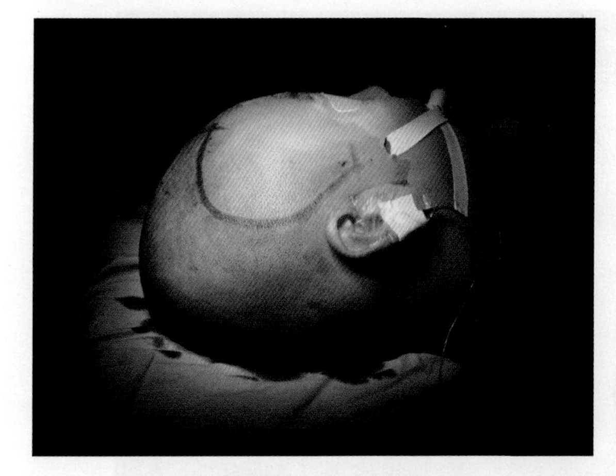

图 2-350 手术切口

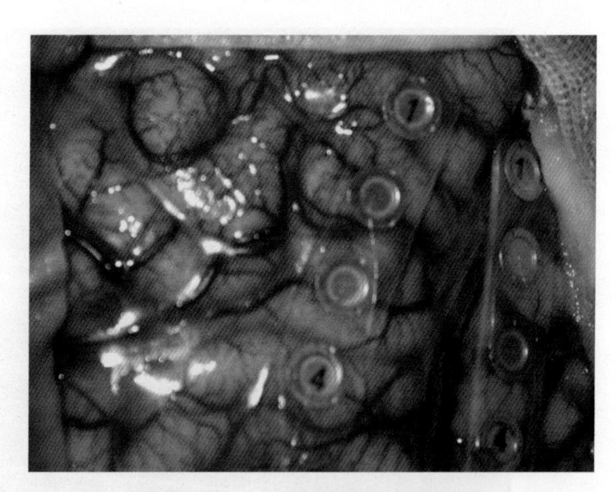

图 2-351 术中探测海马是否放电

4）确定切除颞叶的范围；左侧颞叶可切除颞极后 5cm，右侧颞叶可切除颞极后 6cm 的范围，一般向后切除不超过 Labbe 静脉。若为非主侧半球可各向后延长 0.5cm，以扩大切除范围，避免术后失语和偏盲。

5）切除颞叶顺序：一般先将大脑外侧裂的蛛网膜切开，将额叶与颞叶分开，前至蝶骨，下至颅中窝底，向后至钩回前端。分开时可见大脑中动脉，需加保护，供应颞叶的分支应电凝切断。在 Labbe 静脉之前，从颞下外侧缘向上横断切开颞叶皮质至颞中回时斜向前约 45°。切断颞叶的上、中、下回，牵开脑组织，直向内切开颞叶白质，进入侧脑室下角，此时可见脉络丛并有脑脊液涌出，继续切开梭状回达侧副沟为止。分开颞叶岛盖显露岛叶。将颞叶向外侧牵开，充分暴露下角内闪光发白的海马脚，用双极电凝切开脑组织达脑室壁，直达颞角尖为止，其内上方为圆形的杏仁核，经杏仁核中央将其切开分成基底外侧部和与钩回紧邻的皮质内侧部，此时已达颅中窝底。并向后牵开下角，显露脉络丛。沿脉络丛外侧由后向前切开海马，暴露出海马旁回的上表面，在海马和海马旁回的后部，于冠状位将海马脚尖之后 3.0～3.5cm 的海马横断。提起海马旁回横切直达小脑幕缘为止，移除前颞叶及其海马、海马旁回、钩回、外侧部的杏仁核。此时应保护内侧软脑膜完整，勿损脑底池内的结构。供应海马旁回及钩回的前 1/3 的脉络膜前动脉外侧支应电凝切断，数支阿蒙角（Ammon's angle）动脉可电凝切断（图 2-352）。

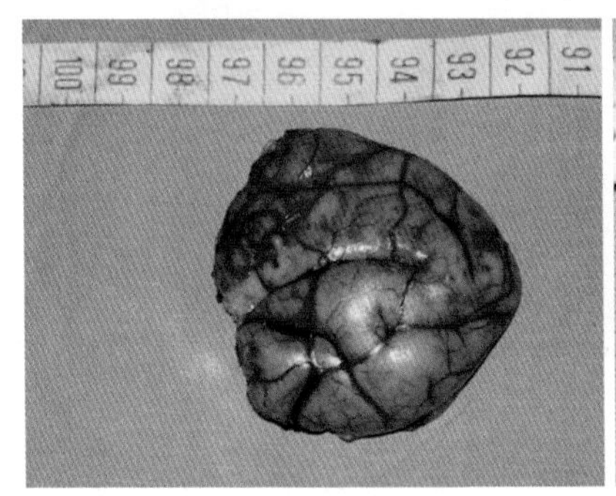
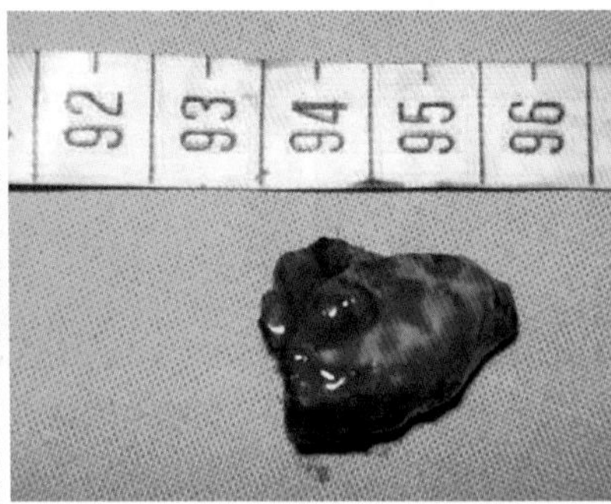
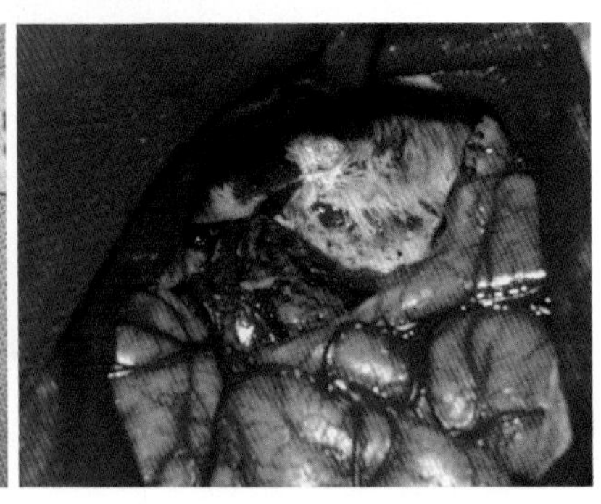

图 2-352 切除标本及术中截图

6）术毕再行 ECoG 描记，如仍有异常放电，应再切除之，但岛叶和外侧裂上方皮质及颞横回不必切除。彻底止血，严密缝合硬脑膜，空腔内注满生理盐水。复位肌肉骨瓣，分两层缝合头皮。硬脑膜外放引流管引流 24 小时。

4. 手术要点

（1）术中止血相当重要，否则将使脑表面和其深部的正常结构辨别不清。

（2）分离外侧裂时勿伤及侧裂中血管。

（3）处理颞叶内侧结构时保护好内侧的软脑膜，勿损伤脉络膜前动脉的主干及大脑后动脉（P2），动眼及滑车神经，否则会引起对侧偏瘫、偏盲、复视。

（4）优势半球颞叶通常保留部分颞上回而不切除，以免听觉皮质受损。

【典型病例】

患者男性，7 岁，主因间断癫痫发作 3 年余入院。头颅 MRI 示：左侧海马硬化。视频脑电图示：（M1、F7、T3、T5）导联可见中量中高幅棘慢波、慢波。全麻下行左前颞 + 海马切除术，术后无癫痫发作（图 2-353，图 2-354）。

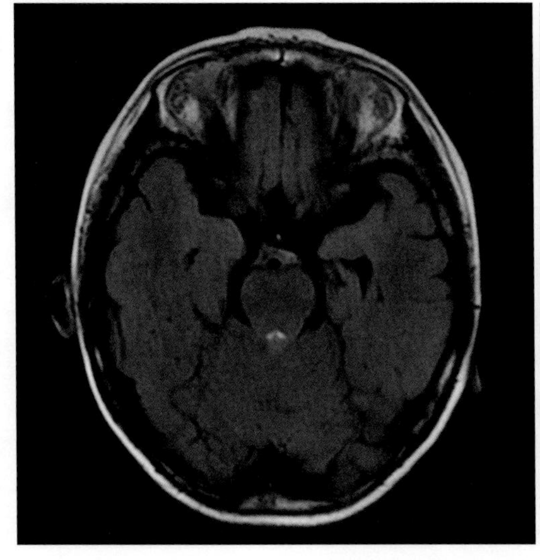
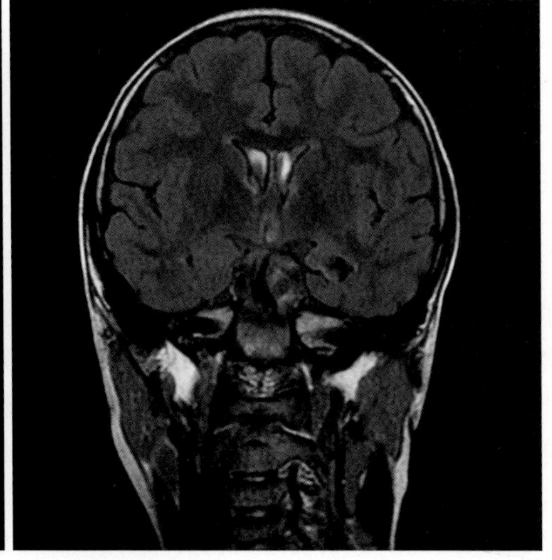

图 2-353 左前颞 + 海马切除术前 MRI

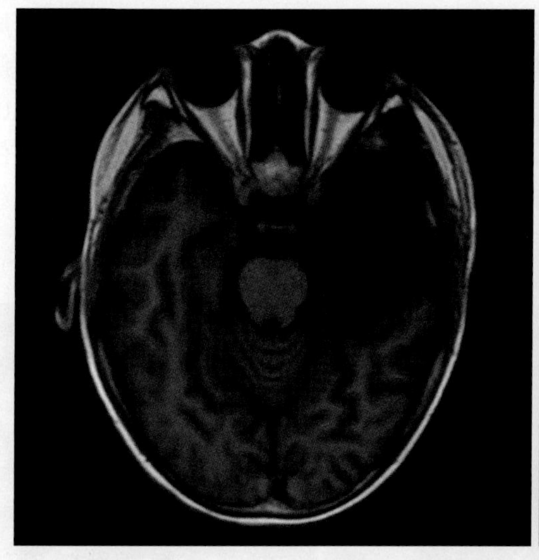
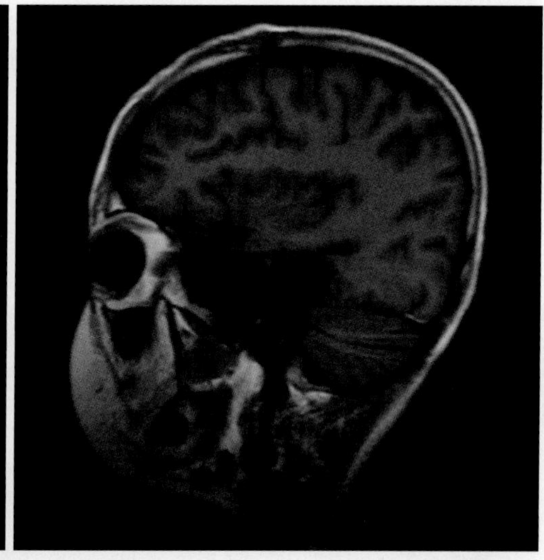

图 2-354 左前颞＋海马切除术后 MRI

胼胝体切开术

1．概述 胼胝体切开术，又称“裂脑术”。这一手术的理论基础是胼胝体是癫痫放电从一侧半球扩散到另一侧半球的主要通路，故切断胼胝体可以阻止放电扩散。

2．手术适应证

（1）难治性癫痫，内科系统药物治疗 3～4 年，效果欠佳。

（2）全身性癫痫发作，尤其是失张力性发作、强直和强直阵挛性发作。

（3）多灶性癫痫，或癫痫灶不能切除。

（4）发作间期脑电图表现为弥漫发作性多灶性棘波或慢波及可引起双侧同步放电的局灶性棘波，伴有正常或异常背景波的广泛棘波放电，发作期脑电图表现为单侧起源，快速引发弥漫发作和双侧同步放电者。

（5）适用于行胼胝体切开术的综合征：①先天性和婴儿偏瘫伴顽固性癫痫；②Rasmussen 综合征；③Lennox-Gastaut 综合征；④Sturge-Weber 综合征等。

3．手术方法

（1）术前准备

1）3 次 EEG 检查证实有癫痫样异常弥漫、多灶性放电。

2）CT 或 MRI 检查。

3）神经心理学检查。

4）停用抗癫痫药 1 天。

（2）麻醉体位：全身麻醉。胼胝体前部切开用仰卧位，床头抬高 15°，行胼胝体后部切开时，要用半坐位或俯卧位。

（3）手术步骤

1）胼胝体前部切开术：于右额冠状缝前 2.5cm 处做一个与矢状窦垂直的线状切口，长 10～11cm（图 2-355）。

切开头皮，在冠状缝前用铣刀开颅骨，骨窗后缘刚好在冠状缝处（图 2-356）。切开头皮时静脉快速滴注甘露醇液 1g/kg。

弧形切开硬脑膜，基底朝向矢状窦，暴露右额叶表面，有桥静脉进入矢状窦时，应电凝切断（图 2-357）。

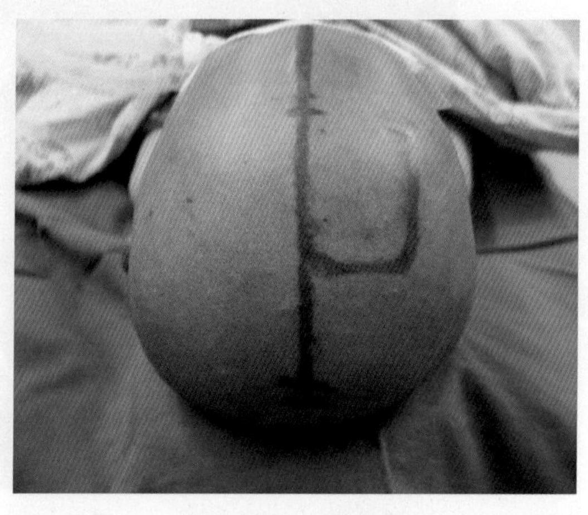

图 2-355 手术切口

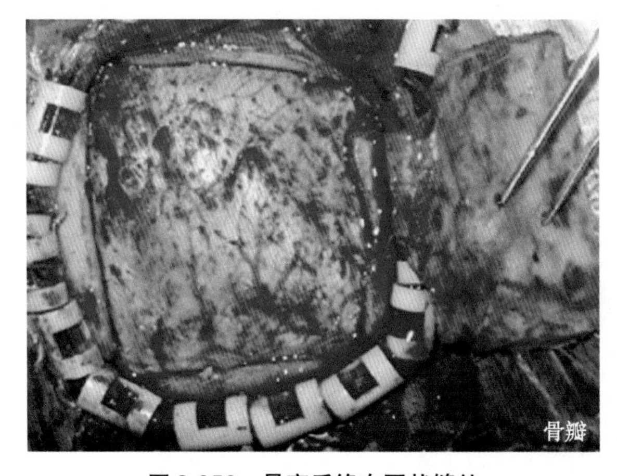

图 2-356　骨窗后缘在冠状缝处

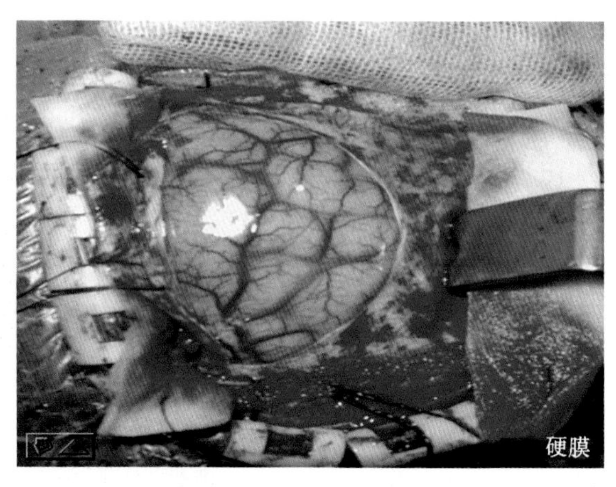

图 2-357　切开硬脑膜

轻轻向外牵拉右额叶，沿大脑镰进入大脑纵裂，在显微镜下分离两扣带回之间的粘连打开胼胝体池，注意不要误认扣带回为胼胝体，继续向深部分离即可找到胼胝体周围动脉，将动脉向两侧牵开，看清动脉之下呈白色光泽的胼胝体，暴露所需切开的胼胝体长度（图 2-358）。

双极电凝处理胼胝体表面的小血管，直剥离子从后向前切割胼胝体纤维，直至看到蓝色半透明室管膜为止。胼胝体膝部和嘴部的纤维可用细吸引器切割。若严格沿胼胝体中线切开，即可进入透明隔腔，可避免进入侧脑室。切开胼胝体的前 2/3 或全长的 80%（图 2-359），切开长度粗测为 5～8cm。

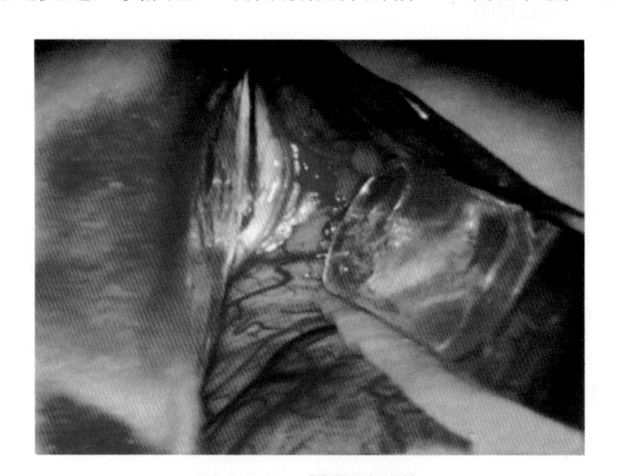

图 2-358　暴露胼胝体

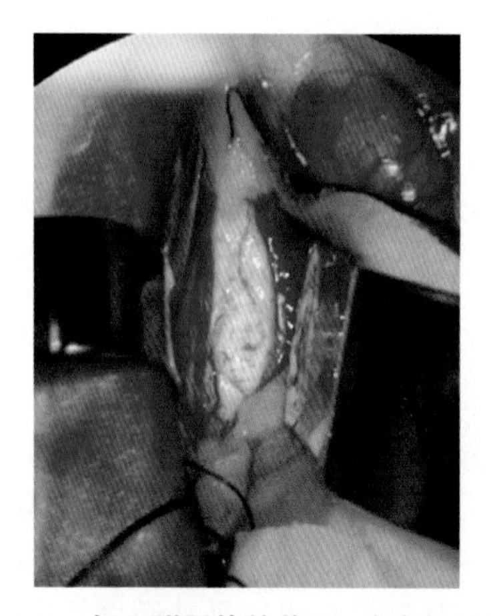

图 2-359　切开胼胝体的前 2/3 或全长的 80%

严密缝合硬脑膜，骨瓣复位，头皮缝合，头皮下引流 24 小时。

2）胼胝体后部切开术：于鼻根至枕外隆突连线中点后 5cm 处做一个 10cm 与矢状窦垂直的线型切口过中线，开颅，切开硬膜，骨窗前缘中央静脉不能损伤，将右顶叶向外牵开。显露胼胝体后部，放入牵开器即可达胼胝体压部，通常是从压部的后缘向前切开，并将其下的海马连合切开。其余步骤同胼胝体前部切开术。

4. 手术要点

（1）注意保护回流入上矢状窦的主要桥静脉，勿损伤中央沟静脉。

（2）避免伤及大脑前动脉的分支。

（3）勿穿破脑室顶部之室管膜。

（4）充分释放脑脊液，勿强力牵拉额叶的内侧面，造成脑组织损伤。

（5）勿损伤胼胝体压部后缘的 Galen 静脉。

（6）勿将扣带回误认为胼胝体。

（7）严格沿胼胝体中线切开。

【典型病例】

患者女性，10 岁，主因发作性抽搐伴跌倒 7 年入院。入院后每日发作 10 余次，既往脑炎病史。视频脑电图示：双侧各导联大量同步或非同步高波幅尖波、尖慢复合波，双额区为著。于全身麻醉下行胼胝体前部切开术，术后继续服用抗癫痫药物，跌倒发作消失，偶有愣神（图 2-360）。

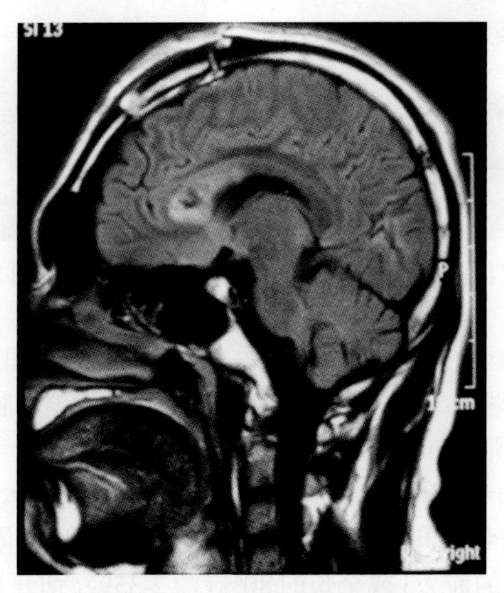

图 2-360　术后头部 MRI

（张爱军）

三、三叉神经痛显微血管减压术

（一）概述

1967 年 Jannetta 发现原发性三叉神经痛患者中，在神经根进入脑干的区域，小脑脑桥三角处异常血管襻压迫是致病的主要原因。在此区域内神经受到异常血管襻的搏动性压迫后，髓鞘和轴突都可以发生变性，并使传出纤维与痛觉传入纤维发生短路，正常的触觉传入冲动亦可引起疼痛发作。根据大宗病例报道，在三叉神经痛病例中，血管压迫占 78.8%～88.3%、肿瘤压迫占 5.2%～9.8%；血管压迫中，动脉压迫占 58.9%、静脉压迫占 13.9%、动静脉混合压迫占 2%，动脉以小脑上动脉，小脑下前动脉为主；引流入岩上窦的岩静脉是造成三叉神经痛的常见原因。

三叉神经痛显微血管减压术的目的是通过桥小脑脚的显微外科手术解除血管对三叉神经的压迫。绝大多数学者认为此法是一种除去病因的方法，在一定意义上又属于根治性手术。此法保留了神经的完整性和生理功能，术后没有面部感觉障碍、无永久性麻木，所以本手术是较为理想的一种止痛方法。因为手术是在后颅凹施行，若发现胆脂瘤、囊肿、肿瘤等可一并切除。

（二）适应证

适用于经药物、神经阻滞或射频等治疗，疗效不明显仍有剧痛且一般健康状况良好，能耐受手术，而且已详细了解手术获益及风险的患者。

（三）手术方法

1. 术前准备　应行 CT 及 MRI 检查以明确病因，磁共振血管成像（MRA）及磁共振断层血管成像（MRTA）可提供清晰神经血管图像，分辨责任血管的形态来源、及其对三叉神经根压迫的部位。

2. 麻醉及体位　采用全身麻醉，取侧卧位，患侧在上，头略前屈并向对侧倾斜 15°。

3. 手术入路及操作程序

（1）切口：患侧枕下、乳突后 2cm 做皮肤直切口；或在耳后乳突上半部向后做横切口，约 4cm。

（2）骨窗：做直径 3～4cm 骨窗，上缘达横窦，外侧抵乙状窦边缘。骨窗的前外侧角要到达横窦和乙状窦的转折处。将开放的乳突气房立即用骨蜡封闭。注意窦出血的处理。

（3）硬脑膜瓣状切开，基底连于横窦，硬脑膜瓣翻向上，暴露颅后窝外上部。

（4）显露三叉神经根：显微镜下，小脑半球牵向下内方，放出脑脊液，待小脑下陷后，沿横窦和乙状窦交角向内，注意岩静脉，切勿用力牵拉，用微型剥离子小心剥开岩静脉，必要时电凝后切断，但应尽量保留。向下方认清面听神经表面蛛网膜，可以不打开。转移显微镜方向，向上探查，显露三叉神经。剪开贴在神经根上的蛛网膜，向内侧分离至神经根近脑桥处，再仔细向四周探查。

（5）游离压迫神经根的血管：发现动脉襻或异常血管走行压迫神经后，清楚暴露三叉神经根部和周围的血管，辨别责任血管。用 Teflon 棉团将责任血管垫起，垫起方式根据术中血管位置而定。Teflon 棉团一般垫在血管的近脑干侧，使血管离开三叉神经根，尽量减少 Teflon 棉团与三叉神经根的接触，使责任血管不再接触三叉神经根部，充分减压。先将钝头纤维剥离子插入动脉与神经根间隙中进行游离，如有粘连可用显微剪剪开。如果无确实支撑，垫棉容易移动，则在分开动脉与神经根后，用 Teflon 棉团或垫片在两者之间插入，调整位置合适，勿让垫棉对神经造成压迫。对静脉压迫的病例，将静脉自神经根表面游离分开，用 Teflon 棉团垫开，必要时双极电凝后切断。

（6）术野仔细止血，术腔注满生理盐水，严密缝合硬脑膜，常规关颅。

4. 手术要点及并发症防治

（1）术中处理岩静脉时要慎重，双极电凝的电流要从小到大逐渐变化，直至将岩静脉完全电灼闭塞后再切断，避免电凝时电流过大将岩静脉烧破造成大出血。

（2）Teflon 棉团一般垫在血管的近脑干侧，使血管离开三叉神经根，尽量减少 Teflon 棉团与三叉神经根的接触，并要注意 Teflon 棉团的放置务必牢靠，防止滑脱移位。

（3）术中要注意仔细探查三叉神经根的背侧和腹侧，明确是否有多根血管压迫，如果存在多根责任血管，均要进行减压，避免遗漏。要充分显露三叉神经神经根，尤其是神经根进入脑干处。探查三叉神经的全程，从三叉神经 Mechel 囊至三叉神经出脑干段。即使血管压迫是明显的，也需要探查神经全程，任何一个区域的遗漏都有可能导致手术的失败。要仔细寻找血管，多数病例是单只压迫，也不能漏掉多支血管中的细小动脉，常在神经根前缘，进入脑干入口处。植入材料（特氟龙团，垫片，毡片）尽量不触及三叉神经，以确保术后最佳效果。

（4）如果术中未发现三叉神经根有明确的血管压迫，或者虽有血管压迫，但无法进行满意减压，与家属协商后可行三叉神经感觉根的后外侧 3/4 切断。对于三叉神经根微血管减压术后疼痛仍缓解不满意或复发者，也可以再次行三叉神经感觉根的部分切断。

（5）并发症及防治：①最常见听力损害。听神经在脑桥小脑三角行程最长，即使是轻微牵拉，也易因机械性刺激而不能恢复，另外可能是血管阻塞或不再流现象引起，为避免耳蜗损害，应尽量减少听神经的手术暴露与牵拉，尽量只在三叉神经附近操作。②术侧中耳渗出。术中应将开放的乳突气房立即用骨蜡封闭，以防血液和脑脊液流入其内。③术中自后颅凹迅速过多地丢失脑脊液，引起幕上脑组织移位而撕裂桥静脉，引起急性硬膜下血肿，尤其老年人因伴有脑萎缩和脑池扩大，脑移位的危险增加，故术中排放脑脊液应尽可能缓慢，并且缝合硬脑膜前术腔注满生理盐水。小脑内血肿或水肿并急性脑积水是最严重的并发症，可能原因为术中过度挤压小脑致静脉回流受阻，加之术中血压变化较大，诱发血肿形成。蛛网膜下腔出血可能为术中吸引器顶端损伤小动脉引起，可通过控制吸引器的吸力及应用顶端较小的吸引器，防止小血管的损伤。术后癫痫持续状态或头痛剧烈，可能为幕上脑池外大量积气，气体刺激大脑皮质引起，可于缝合硬脑膜前术腔注满生理盐水。脑梗死可由多种原因引起，多见于老年人。尽管三叉神经痛给患者带来极大痛苦，但不危及生命，鉴于此点，微血管减压术必须安全，尽可能降低死亡率。

【典型病例】

患者女性，65 岁，因面部阵发性刀割样疼痛就诊，有明显的触发点，刷牙、冷热刺激时发病，疼痛难忍（图 2-361～图 2-364）。

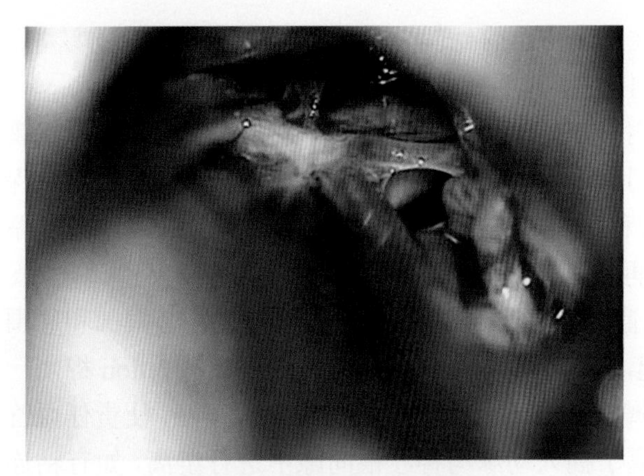

图 2-361　进入时放出脑脊液

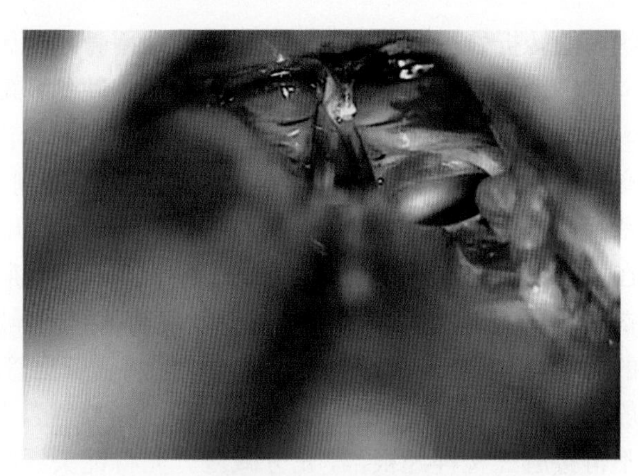

图 2-362　分离粘连

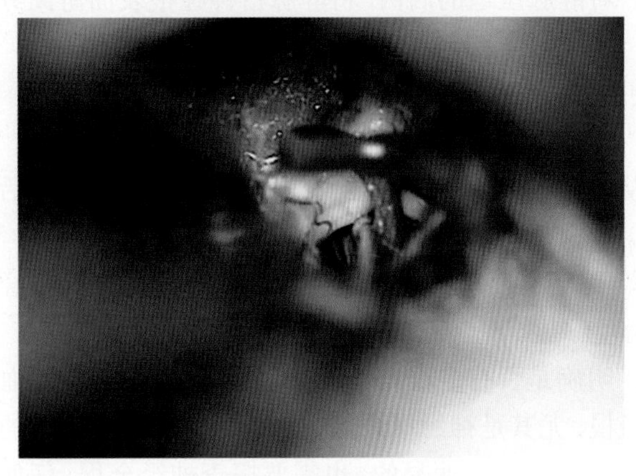

图 2-363　暴露责任血管

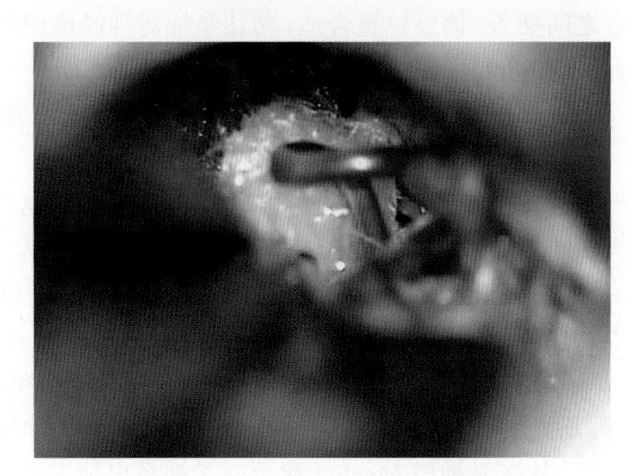

图 2-364　填入 Teflon 棉分开血管与神经

（邓东风）

四、脑性瘫痪的手术治疗

（一）概述

脑性瘫痪（cerebral palsy，CP）简称脑瘫，由发育不成熟的大脑（产前、产时或产后）先天性发育缺陷（畸形、宫内感染）或获得性（早产、低出生体重、窒息、缺氧缺血性脑病、胆红素脑病、外伤、感染）等非进行性脑损伤所致，主要表现为持续存在的中枢性运动和姿势发育障碍、活动受限，常伴有感觉、知觉、认知、交流和行为障碍，以及癫痫和继发性肌肉、骨骼问题。脑瘫的脑部病理改变主要是脑白质损伤、脑部发育异常、颅内出血、脑部缺氧引起的脑损伤等。

脑瘫的患病率通常以每 1 000 名活产儿（或新生儿存活者）中脑瘫患儿数表示。发达国家 1950—1983 年间脑瘫患病率为 1‰～4‰，多集中在 2‰～3‰。我国 1～6 岁小儿脑瘫患病率为 1.92‰。对江苏省部分地区 1 岁以内小儿的调查显示，脑瘫患病率为 2.15‰。年龄越小脑瘫患病率越高，随着年龄增长，有些患儿康复，有些患儿死亡，所以患病率呈逐年减少趋势。男童（2.24‰）脑瘫患病率高于女童（1.54‰）。

脑瘫与出生前供血不足、毒素、感染，或者未成熟的病理生理学危险因素所致大脑结构异常有关。鉴于脑组织结构的复杂性及其各个发育时期的易感性不同，围生儿缺血缺氧性脑病的病变类型也不同，妊娠 20 周前可引起神经源性移行障碍，妊娠 26～34 周可导致脑室周白质软化，妊娠 34～40 周则可引起单病灶或多病灶大脑损伤。供血不足引起的脑损害取决于损伤时的多种因素，包括脑的血管分布、脑血流和脑组织对于氧化不足的生化反应。胎儿脑室周围白质倾向于低灌注，容易导致基质出血或室周白质软化，表现为痉挛型双瘫。足月儿脑部血液循环与成人相似，脑损伤主要发生在皮质的分水岭区，此处为大脑前、中、后动脉分支之间交界的边缘区域，此处损伤可导致痉挛型四肢瘫，基底神经节同样可受到影响，产生锥体外系受损表现(如手足徐动症或肌张力异常)。脑室周白质软化一般是对称发生的,被认为是未成熟儿白质缺血性损伤所致,可引起一侧肢体功能强于另外一侧,这种损伤表现与痉挛型偏瘫相似。急性胆红素脑病可引起脑瘫的运动障碍型(或锥体外系型),它既可发生在有明显高胆红素血症的足月儿,也可发生在无明显胆红素血症的未成熟儿。胆红素脑病是指高胆红素血症所致的脑病,包括神经核黄染和神经元坏死,尤其是脑基底节的苍白球、丘脑下核、海马、黑质、动眼神经、耳蜗神经、前庭神经和面神经的神经核,有时也累及网状结构、下橄榄核、小脑及脊髓前角。作为胆红素脑病的后遗症,听觉障碍和运动紊乱(主要是手足徐动症或肌张力障碍)是高胆红素脑病的显著特征。

(二)临床表现及临床分型

1. 临床表现 脑瘫的症状常以异常姿势和运动发育落后为主。虽然患儿的脑损害或者脑发育异常是非进展性的,随着脑损伤的修复和发育过程,其临床表现常有改变。如严重新生儿缺血缺氧性脑病,在婴儿早期常表现为肌张力低下,以后逐渐转变为肌张力增高。平衡功能障碍需婴儿发育到坐甚至站立时才能表现出来。关节挛缩和脊柱畸形等继发改变也是逐渐发展出来的。患儿可伴有癫痫、智力低下、视力障碍、听力障碍、感觉和认知障碍、语言障碍、行为障碍等,这些伴随疾病有时也可能成为脑瘫儿童的主要表现。

2. 临床分型 小儿脑瘫的临床症状比较复杂,因此临床分型的方法也有很多。学者参考 2006 版国际脑瘫定义、分型和分级标准,ICD-10 和近几年的国外文献,第六届全国儿童康复、第十三届全国小儿脑瘫康复学术会议于 2014 年 4 月制定我国的临床分型、分级标准。

(1)痉挛型四肢瘫(spastic quadriplegia):以锥体系受损为主,包括皮质运动区损伤。牵张反射亢进是本型的特征。四肢肌张力增高,上肢背伸、内收、内旋,拇指内收,躯干前屈,下肢内收、内旋、交叉、膝关节屈曲、剪刀步、尖足、足内外翻,拱背坐,腱反射亢进、踝阵挛、折刀征和锥体束征等。

(2)痉挛型双瘫(spastic diplegia):症状同痉挛型四肢瘫,主要表现为双下肢痉挛及功能障碍重于双上肢。

(3)痉挛型偏瘫(spastic hemiplegia):症状同痉挛型四肢瘫,表现在一侧肢体。

(4)不随意运动型(dyskinetic):以锥体外系受损为主,主要包括舞蹈性手足徐动(chroeoathetosis)和肌张力障碍(dystonic);该型最明显特征是非对称性姿势,头部和四肢出现不随意运动,即进行某种动作时常夹杂许多多余动作,四肢、头部不停地晃动,难以自我控制。该型肌张力可高可低,可随年龄改变。腱反射正常、锥体外系征 TLR(+)、ATNR(+)。静止时肌张力低下,随意运动时增强,对刺激敏感,表情奇特,挤眉弄眼,颈部不稳定,构音与发音障碍,流涎、摄食困难,婴儿期多表现为肌张力低下。

(5)共济失调型(ataxia):以小脑受损为主,锥体系、锥体外系损伤。主要特点是由于运动感觉和平衡感觉障碍造成不协调运动。为获得平衡,两脚左右分离较远,步态蹒跚,方向性差。运动笨拙、不协调,可有意向性震颤及眼球震颤,平衡障碍、站立时重心在足跟部、基底宽、醉汉步态、身体僵硬。肌张力可偏低、运动速度慢、头部活动少、分离动作差。闭目难立征(+)、指鼻试验(+)、腱反射正常。

(6)混合型(mixed types):具有两型以上的特点。

(三)影像学表现

脑瘫的临床表现复杂多样,是诊断的主要依据。推荐对诊断为脑瘫的患儿常规行神经影像学检查,80%～90% 的脑瘫患儿存在神经影像学异常,MRI 比 CT 更为敏感,最常见的异常为白质损伤。脑瘫患儿神经影像学病变模式与脑瘫类型、严重程度等均有关系,并可最终作为判断预后的生物学标志。通常,MRI 发现的病灶与脑瘫患儿运动功能受损的临床特征有良好的相关性。单侧病灶对应单侧功能障碍,脑室旁白质损伤对应下肢痉挛性瘫痪(病变加重也会累及上肢),基底节病变对应肌张力异常。脑室旁出血性梗死的患儿校正胎龄 40 周时,MRI 显示内囊后肢不对称髓鞘化表现,常继发偏瘫。脑室旁白质软化患儿内囊后肢双侧病变与痉挛型双瘫及四肢瘫有关。脑裂畸形、无脑回畸形、多微小脑回及异位畸形等脑发育异常亦与痉挛型脑瘫相关,常表现为偏瘫,足月儿更常见。极低出生体重儿校正胎龄至足月后,MRI 异常强烈提示患儿 2 岁时智力运动发育不良。除 MRI 以外,头颅超声广泛应用于早产儿,以确定与发育相关的神经损伤。多灶性异常回声提示发生四肢瘫或严重脑瘫的风险升高,低回声及脑室扩大与此后脑瘫的发生相关。在近足月儿中发现的脑室扩大，比极低出生体重儿生后2周的超声对脑瘫更有预测价值。足月儿及早产儿小脑损伤与远期弥漫性神经发育障碍的高发病率有关。特异性脑白质损伤与脑瘫相关，并且可被头颅超声发现。脑瘫患儿头颅影像学检查的异常率高，有利于脑瘫的早期诊断，但对治疗及预后的指导作用有限。

（四）诊断与鉴别诊断

1. 必备条件

（1）中枢性运动障碍持续存在于婴幼儿脑发育早期（不成熟期）：抬头、翻身、坐、爬、站和走等大运动功能和精细运动功能障碍，或显著发育落后。功能障碍为持久性、非进行性，但并非一成不变，轻症可逐渐缓解，重症可逐渐加重，最后可致肌肉、关节的继发性损伤。

（2）运动和姿势发育异常包括动态和静态，以及俯卧位、仰卧位、坐位和立位时的姿势异常，应根据不同年龄段的姿势发育而判断。运动时出现运动模式的异常。

（3）反射发育异常主要表现有原始反射延缓消失和立直反射（如保护性伸展反射）及平衡反应的延迟出现或不出现，可有病理反射阳性。

（4）肌张力及肌力异常：大多数脑瘫患儿的肌力是降低的；痉挛型脑瘫肌张力增高、不随意运动型脑瘫肌张力变化（在兴奋或运动时增高，安静时降低）。可通过检查腱反射、静止性肌张力、姿势性肌张力和运动性肌张力来判断。主要通过检查肌肉硬度、手掌屈角、双下肢股角、腘窝角、肢体运动幅度、关节伸展度、足背屈角、围巾征和跟耳试验等确定。

2. 参考条件

（1）有引起脑瘫的病因学依据。

（2）可有头颅影像学佐证（52%～92%）。脑瘫的诊断应当具备上述四项必备条件，参考条件帮助寻找病因。

3. 鉴别诊断

（1）运动发育落后/障碍性疾病，包括发育指标/里程碑延迟、全面性发育落后、发育协调障碍、孤独症谱系障碍。

（2）骨骼疾病，包括发育性先天性髋关节脱臼、先天性韧带松弛症。

（3）脊髓疾病，应排外小婴儿脊髓灰质炎和脊髓炎遗留的下肢瘫痪；必要时做脊髓MRI排外脊髓空洞症、脊髓压迫症和脊髓性肌萎缩等。

（4）内分泌疾病，如先天性甲状腺功能减退症，特殊面容、血清游离甲状腺素降低、TSH增高和骨龄落后可鉴别。

（5）自身免疫病，多发性硬化是以中枢神经系统白质炎性脱髓鞘病变为主要特点的自身免疫病。

（6）常见的遗传性疾病，有些遗传性疾病有运动障碍、姿势异常和肌张力改变，容易误诊为脑瘫，如强直性肌营养不良、杜氏肌肉营养不良症、21三体综合征、婴儿型进行性脊髓性肌萎缩、精氨酸酶缺乏症、异染性脑白质营养不良、肾上腺脑白质营养不良、家族性（遗传性）痉挛性截瘫、多巴敏感性肌张力不全、戊二酸尿症Ⅰ型、丙酮酸脱氢酶复合物缺乏症、神经元腊样脂褐质沉积症、家族性脑白质病/先天性皮质外轴索再生障碍症、共济失调性毛细血管扩张症、GM1神经节苷脂病Ⅰ型、脊髓性小脑性共济失调、尼曼-皮克病C型、线粒体肌病和前岛盖综合征等。

（五）治疗

目前小儿脑瘫主要是采用综合措施使患儿功能得到最大限度地改善，所以脑瘫的治疗不同于其他疾病，需要各专科医师共同参与，制订出综合的治疗措施，其中包括康复治疗、药物治疗、手术治疗等。

1. 康复治疗　物理疗法和运动疗法有利于松弛肌肉、控制痉挛及改善其协调能力。作业治疗则针对患儿手部的精细动作，帮助其具有基本的生活自理能力。支具和矫形器的使用可控制痉挛，改善姿势。同时患儿的语言、听力及学习能力障碍也是一个不容忽视的问题，对患儿进行早期干预，正确引导，运用系统的教育和引导，从而起到一定的代偿矫治作用。此外，脑瘫患儿神经系统损害早期主要继发于脑组织缺氧，给机体吸入高出正常大气压力的氧气（高压氧）可以激活受损脑组织周围的神经细胞。

中医针灸辅以肌电刺激治疗脑瘫，可增加四肢的活动度、减轻痉挛引起的疼痛、改善睡眠、提高膀胱功能等。

2. 药物治疗　临床上许多药物可以减轻脑瘫所致的运动障碍，如肌张力障碍、肌阵挛、舞蹈症及手足徐动症和痉挛等。在治疗肌张力障碍方面可以使用抗帕金森病药及肌肉松弛药。抗帕金森药包括苯海索等胆碱受体阻滞剂和左旋多巴、卡比多巴等拟多巴胺类药，常用的肌肉松弛药为巴氯芬。抗惊厥类药物如苯二氮䓬类、巴比妥类及丙戊酸可用于肌阵挛的治疗。对于舞蹈症及手足徐动症的治疗，临床上已试用苯二氮䓬类、精神抑制药及抗帕金森药，但效果并不显著。如果患儿经常有癫痫发作，临床医师则应选择抗惊厥类药物治疗。肉毒毒素A是一种专一的锌肽内切酶，与神经突触前膜有很强的亲和性，可抑制乙酰胆碱的释放，从而抑制神经肌肉冲动的传导，使肌张力降低，肌肉痉挛得到缓解。这种肌肉松弛效应可维持3～6个月。因运动神经末梢旁生新芽，形成新的运动终板，重新支配肌肉，所以会再次出现肌痉挛症状，此时重复肌内注射仍可出现效果。

3. 手术治疗　手术治疗的原则为全面临床评估，严格掌握手术适应证，通过解除痉挛、纠正畸形为康复治疗提供条件或起辅助作用。针对临床症状、体征、相关肌肉肌力、牵张反射（痉挛程度）、肌张力、智商及学习交流能力、耐受手术情况等进行全面测评。在此基础上为每例患者制订个体化综合治疗方案，并决定有无手术指征和施行何种外科手术。

手术适应证为：①痉挛型脑瘫或部分以痉挛型为主的混合型脑瘫，肌张力3级或以上，痉挛较严重，影响患者日常生活和康复训练。②身体随意运动功能尚好，无明显肌无力、固定关节挛缩和不可逆性骨关节畸形。③痉挛状态已趋于稳定。④智力正常或接近正常以利于术后康复训练。

手术禁忌证为：①以强直表现为主。②肌力差，运动功能不良。③存在严重的固定挛缩、骨关节畸形（可行矫形手术）。④智商低于50或学习、交流能力较差。

目前主要的术式包括选择性脊神经后根部分切断术、周围神经选择性部分切断术、骨与肌肉肌腱的矫形手术、颈总动脉外膜交感神经网剥离切除术、颈髓硬膜外电刺激术、深部脑刺激、立体定向脑苍白球毁损术等。

（1）选择性脊神经后根部分切断术：手术机制主要是选择性切断脊神经后根中肌梭Ⅰα传入纤维，减少肌梭的兴奋性传入，抵消中枢功能受损所致肌牵张反射的兴奋状态，调节γ环路的失衡传导，使痉挛缓解，肌张力降低，同时保留了正常的感觉功能。适应证为：单纯痉挛型脑瘫肌张力>3级；年龄>3岁，智力正常或接近正常；肌张力虽高，但固定挛缩较轻；术前有一定运动功能，仅因挛缩导致步态异常；踝痉挛和病理反射阳性；严重痉挛与强直影响生活护理和训练；以痉挛为主的混合型脑瘫。随机、三盲试验结果表明，该术式可有效降低下肢肌张力，提高粗大运动功能量表评分，对上肢、肌肉与骨骼及膀胱功能的恢复也有效果。术后可能出现的并发症主要有椎管狭窄、脊柱畸形、腰痛及尿潴留等。

（2）周围神经选择性部分切断术：日本习惯称为选择性显微缩小术，其前身是周围神经切断术。周围神经完全切断后虽可极大缓解痉挛，但存在肌力低下、感觉障碍、建立对立畸形等严重缺点。本术式的改进是术中应用神经肌电生理刺激仪、选择性部分切断而非全部切断周围神经，在欧美开展得较为广泛，长期随访疗效确切。手术针对四肢不同部位的痉挛，分别采用胫神经（针对踝痉挛）、骨神经（针对膝痉挛）、肌皮神经（针对肘痉挛）、正中神经（针对腕、指痉挛）、闭孔神经（针对大腿内收肌痉挛）、臂丛神经（针对肩关节内收痉挛）选择性显微缩小，有切口小、出血少、疗效确切、并发症少等优点，尤其适用于症状体征比较单一、局限的低龄患儿，符合脑瘫早期治疗的原则。虽然该术式相比选择性脊神经后根部分切断术而言较为简单易行，更适于在基层推广，但同时强调手术必须在显微镜下施行，并使用神经肌电刺激仪进行仔细选择以达到最佳效果。

（3）矫形手术：目前在国内开展较多的骨关节、肌肉、肌腱的矫形手术在手术时机和术式选择上尚不规范，甚至存在误区。外科手术治疗的一个原则是先行解除痉挛的神经术式，后期（至少6个月后）根据情况（有无骨关节畸形、肌腱挛缩、神经术式疗效不佳等）再决定是否行矫形手术治疗，二者顺序不能颠倒。在严重痉挛持续存在的情况下，矫形手术只能暂时“掩盖”症状，几乎肯定有复发。对于已有肌腱挛缩的患者在肌肉、肌腱的矫形手术之前或之后，采用周围神经选择性部分切断术对于预防痉挛症状的复发有重要意义。对于已有骨关节畸形的患者，在行矫形手术之前或之后是否行神经术式则意义不大。

（4）颈总动脉外膜交感神经网剥离切除术：通过改善患儿的脑血流量，进而改善上肢功能、流涎症状和语言功能，尤其对年龄较小的患儿效果较好，但手术操作风险性较高，患儿上肢肌张力增高导致的肌痉挛症状缓解不完全，对上肢关节的挛缩和畸形矫正不完全，若与选择性脊神经后根部分切断术相结合应用，治疗效果会更加显著。目前颈总动脉交感神经网剥脱术仍是治疗混合型脑瘫的有效方法，但存在针对性不强、短期效果不显著及间接发挥治疗作用等短板。

（5）颈髓硬膜外电刺激术：治疗机制尚未完全清楚。可能有以下主要机制：电刺激延髓网状结构，使血压、颅内压及脑血流量同时迅速增高，中止刺激可恢复正常，这是因为延髓网状结构内存在大脑血管紧张性调节中枢，直接参与调节大脑血管紧张性；激活胆碱能上行网状系统，使皮质处于兴奋状态，对运动功能及智力的恢复可能有明显帮助。

（6）深部脑刺激：其理论基础为，大脑皮质 - 基底神经节核团 - 下丘脑异常的电环路是导致脑瘫患儿肌张力障碍的主要原因，应用深部脑刺激装置干扰或阻断异常的电环路可获得治疗效果。

（7）立体定向脑苍白球毁损术：确定苍白球腹后内侧部和丘脑底核的三维坐标，安装高阻抗微电极进行功能确认，对靶点采用射频加热法毁损，毁损温度 60～85 ℃，毁损时间 30～60 秒。对部分手足徐动型脑瘫和存在扭转痉挛等锥体外系受损表现的脑瘫患者有效，但易于复发，且有可能带来新的神经功能缺损。本术式不适用于痉挛型脑瘫，应严禁盲目扩大其手术适应证。

（六）预后

脑瘫患儿的治疗是一个长期、复杂的过程，需要临床医师、康复师及家长密切配合才能完成其治疗过程。尽管目前尚无法使受损的脑组织恢复功能，但随着治疗手段的丰富，脑瘫治疗的不断规范化、综合化，脑瘫患儿的治疗效果已得到明显提高。脑瘫总的治疗原则是早发现、早治疗，及时、长期、正规的康复训练是治疗脑瘫的最主要方法，手术、药物及其他治疗只是为康复训练创造条件或作为补充手段，不能替代康复训练。为每例患者制订个体化治疗方案，根据本单位情况选择合理的术式，施行创伤大、并发症多或不成熟的术式时宜慎重，注重将推广开展微创手术治疗作为发展方向和重点。出生后早期，脑组织处于生长发育最旺盛时期，脑的可塑性和代偿能力强。如果在孩子 2 岁以前给予适当的刺激，就能最大限度地挖掘大脑的潜能，促进代偿性恢复，病症较轻的脑瘫患儿甚至可以恢复到接近正常儿童的水平。

（龙　江）

五、面肌痉挛

（一）概述

面肌痉挛是指一侧或双侧面部一块或多块肌肉（眼轮匝肌、表情肌、口轮匝肌）反复发作的阵发性、不自主的抽搐，在情绪激动或紧张时加重，严重时可出现睁眼困难、口角歪斜及耳内抽动样杂音。面肌痉挛包括典型面肌痉挛和非典型面肌痉挛两种，典型面肌痉挛是指痉挛症状从眼睑开始，并逐渐向下发展累及面颊部表情肌等下部面肌，而非典型面肌痉挛是指痉挛从下部面肌开始，并逐渐向上发展最后累及眼睑及额肌。面肌痉挛好发于中老年，女性略多于男性，但发病年龄有年轻化的趋势。面肌痉挛虽然大多位于一侧，但双侧面肌痉挛也并非罕见。由于该病影响美观和视觉功能，同时也给患者及家属带来一定的心理负担，引起焦虑、抑郁等情绪改变，故该病越来越引起人们的重视。

根据美国的资料，原发性面肌痉挛的发病率为女性 0.81/10 万、男性 0.74/10 万，患病率为女性 14.5/10 万、男性 7.4/10 万，女性的患病率及发病率均高于男性，发病率及患病率最高的年龄段为 40～79 岁。国内调查发现，原发性面肌痉挛男女比例为 0.55∶1，以左侧患病多见，平均发病年龄为 46.04 岁。

面神经根进出脑干区（REZ）是脑神经的近端中枢性少突胶质细胞髓鞘和远端周围性施万细胞髓鞘段的移行区，该区域对外界损伤高度敏感，搏动性血管压迫此脑干区会引起面肌痉挛（称为原发性或特发性）。脑桥小脑三角区占位、Bell 麻痹或面神经损伤等继发性因素也是面肌痉挛的重要病因。此外，心理因素、抽搐、肌张力障碍、肌阵挛和单侧咀嚼痉挛等也会导致类似面肌痉挛症状的发生。面肌痉挛的病理生理包括不同的理论，经典学说包括周围性轴突短路学说和中枢性神经核兴奋性“点燃”学说；还有近年的交感神经桥接学说，即责任血管压迫面神经，导致面神经纤维脱髓鞘，并与裸露的责任血管壁上的交感神经纤维直接接触，交感神经纤维作为“桥”将神经冲动传递到面神经其他分支，从而形成短路，引起面肌痉挛。有专家认为优势椎动脉的存在和椎 - 基底动脉交界处偏侧转移造成椎动脉血流量不平衡，可引起血管成角和扭曲，从而在脑干区造成血管压迫导致面肌痉挛。面肌痉挛还可能与脑结构重组密切相关，一些研究基于体素的形态测量学的分析显示，面肌痉挛患者右侧顶下小叶局部的灰质体积减小。小脑叶局部的灰质体积增加，这些脑区均参与运动的控制，并且随着面肌痉挛病程的进展，右侧顶下小叶局部灰质体积不断减少。相关的研究通过同样的方法发现面肌痉挛患者丘脑、壳核、苍白球、前额叶背外侧皮质、杏仁核、海马旁回等体积在减少，从而导致面肌痉挛患者与健康志愿者相比，汉密尔顿焦虑量表和抑郁量表评分较高。

（二）临床表现

90% 的患者以轻度单侧眼轮匝肌不自主抽搐为首发症状，随着病情的进展，数月至数年后抽搐逐渐向面颊肌及整个半侧面部发展（逆向发展较少见），严重者甚至可累及同侧的颈阔肌，但额肌较少累及，出现同侧其他面肌同步的痉挛强直收缩，可持续数秒至数分钟。在极少数患者中抽搐还可扩展至对侧面肌，出现双侧非同步性的不自主痉挛。该病以阵发性一侧面部肌肉不自主抽搐为临床特征。抽搐可因疲倦、焦虑、紧张及面部自主性动作（讲话、微笑）而加剧；少数患者可通过放松、饮酒、轻触脸颊等方式暂时缓解症状。该病可伴发同侧轻度耳鸣，可能与面部动作引起镫骨肌收缩有关。约 13% 的偏侧面肌痉挛患者可出现单侧或双侧听力下降，但其出现与痉挛严重程度无关。面肌痉挛还可伴发同为神经兴奋性疾病的三叉神经痛。约有 10% 的患者在发病 5 年内可自愈，但绝大多数患者必须接受治疗才不至于影响正常的工作和生活（表 2-7）。

表 2-7 面肌痉挛强度分级（Cohen 等制定）

级别	临床表现
0 级	无痉挛
1 级	外部刺激引起瞬目增多或面肌轻度颤动
2 级	眼睑、面肌自发轻微颤动，无功能障碍
3 级	痉挛明显，有轻微功能障碍
4 级	严重痉挛和功能障碍，如患者因不能持续睁眼而无法看书，独自行走困难。神经系统检查除面部肌肉阵发性地抽搐外，无其他阳性体征；少数患者于晚期可伴有患侧面肌轻度瘫痪

（三）影像学表现

明确面肌痉挛的病因，对于选择治疗方案，筛选手术患者，确定手术入路，指导术中正确判断责任血管的来源、把握神经血管关系都十分重要。以往面肌痉挛患者通常行头颅 X 线、CT 和血管造影检查，然而这些检查不易辨别面神经与病损的关系，且血管造影术有一定的危险性。MRA 作为一种无创性的影像学检查方法，使颅后窝特别是微血管减压术中所要暴露的脑桥小脑三角区神经血管结构清晰成像成为可能，在临床诊疗中起着重要的作用。目前常用的 MRA 技术分为黑血法和白血法。黑血法的代表为三维稳态构成干扰序列（3D-CISS），优点在于空间分辨率较高，神经与血管的关系显示较清楚；白血法的代表为三维飞行时间序列（3D-TOF），优点在于能清晰地显示血管，有利于后期血管形态的完整重建，从而判断责任血管的来源。国内最常用 3D-TOF MRA，此技术增加了血流和静态组织间的对比度，提高了血管压迫神经阳性符合率，不仅可以将描层厚降低至亚毫米，而且能够清晰显示脑神经和血管。血管中快速流动的血液为高信号，“亮”血管；流动较慢的血液及脑脊液相对为低信号区，“暗”血管和脑脊液；脑实质与脑神经为等信号，彼此之间形成理想的对比。大于 1mm 的责任血管都能成像，即使是小于 1mm 的责任血管，只要选择合理的参数、延长扫描时间，也能实现成像。薄层成像可以从各个方位包括横轴面、冠状面、矢状面、斜矢状面来判断脑神经与血管关系。同时通过最大密度投影技术实现了椎 - 基底动脉系统成像，有助于了解责任血管的来源与行径（图 2-365）。

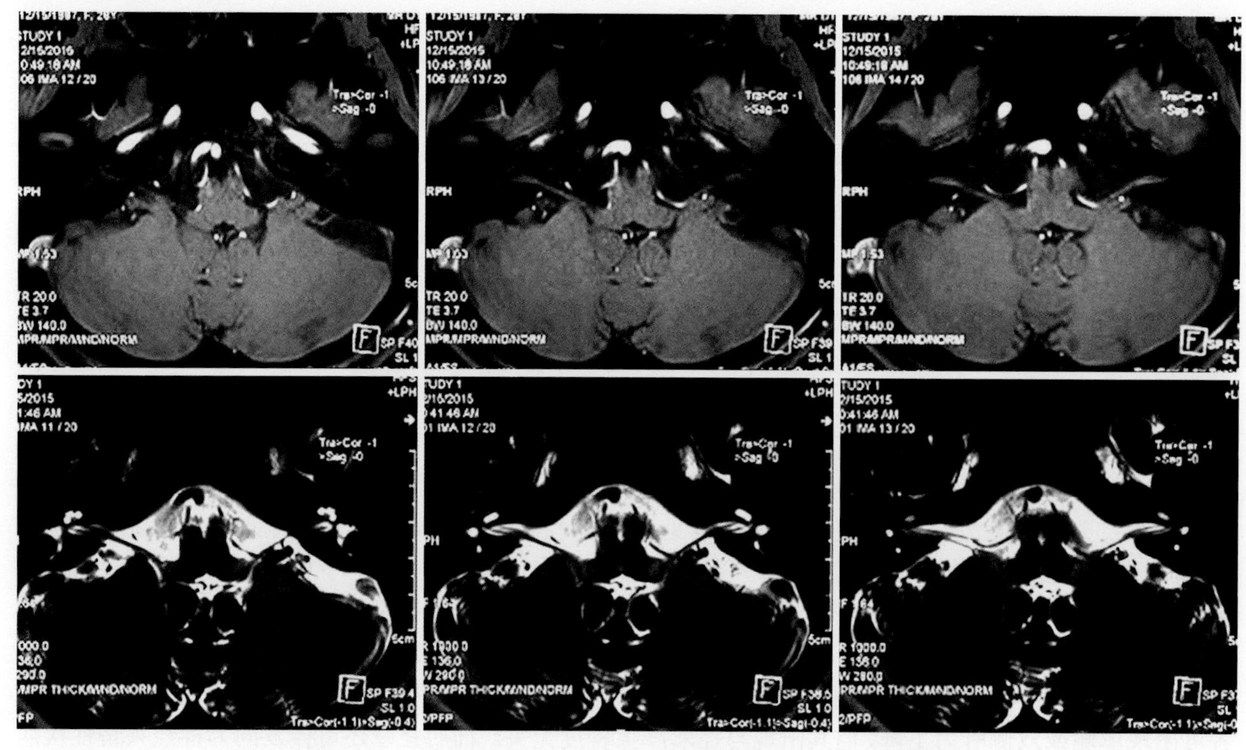

图 2-365 3D-TOF 和 3D-CISS 可见右侧面神经脑干区有血管影

（四）诊断与鉴别诊断

诊断该病须了解患者的整个病史并行详细的神经系统查体，主要依赖于特征性的临床表现。对于缺乏特征性临床表现的患者需要借助辅助检查予以明确，包括电生理检查、影像学检查、卡马西平治疗试验。电生理检查包括肌电图和异常肌反应（侧方扩散反应）检测。在面肌痉挛患者中，肌电图可记录到一种高频率的自发电位（最高每秒可达 150 次），异常肌反应是面肌痉挛特有的异常肌电反应，异常肌反应阳性支持面肌痉挛诊断。影像学检查包括 CT 和 MRI，用以明确可能导致面肌痉挛的颅内病变，另外 3D-TOF MRA 还有助于了解面神经周围的血管分布。面肌痉挛患者在疾病的开始阶段一般都对卡马西平治疗有效（少部分患者可出现无效），因此，卡马西平治疗试验有助于诊断。

面肌痉挛需要与双侧眼睑痉挛、梅杰综合征、咀嚼肌痉挛、面瘫后遗症等面部肌张力障碍性疾病进行鉴别。①双侧眼睑痉挛：表现为双侧眼睑反复发作的不自主闭眼，往往双侧眼睑同时起病，患者常表现睁眼困难和眼泪减少，随着病程延长，症状始终局限于双侧眼睑。②梅杰综合征：患者常常以双侧眼睑反复发作的不自主闭眼起病，但随着病程延长，会逐渐出现眼裂以下面肌的不自主抽动，表现为双侧面部不自主的异常动作，而且随着病情加重，肌肉痉挛的范围会逐渐向下扩大，甚至累及颈部、四肢和躯干的肌肉。③咀嚼肌痉挛：为单侧或双侧咀嚼肌的痉挛，患者可出现不同程度的上下颌咬合障碍、磨牙和张口困难，三叉神经运动支病变是可能的原因之一。④面瘫后遗症：表现为同侧面部表情肌的活动受限，同侧口角不自主抽动及口角与眼睑的连带运动，依据确切的面瘫病史可以鉴别。

（五）治疗

1. 保守治疗

（1）药物治疗：面肌痉挛治疗的药物主要包括卡马西平、奥卡西平及地西泮等。备选药物为苯妥英钠、氯硝西泮、巴氯芬、托吡酯、加巴喷丁及氟哌啶醇等。药物治疗可减轻部分患者面肌痉挛症状，常用于发病初期、无法耐受手术或者拒绝手术者，以及作为术后症状不能缓解者的辅助治疗。临床症状轻、药物疗效显著，并且无药物不良反应的患者可长期应用药物治疗。药物治疗可有肝肾功能损害、头晕、嗜睡、白细胞减少、共济失调、震颤等不良反应，如发生药物不良反应即刻停药。

（2）辅助物理治疗：可采用磁疗和针灸。磁疗法通过磁场影响人体电流分布、荷电微粒的运动、膜系统的通透性和生物高分子的磁矩取向等，使组织细胞生理过程改变，产生镇痛、消肿，促进血液及淋巴循环等。因不良反应少、易掌控等特点，该疗法多为患者接受。而针灸相对刺激性较大，具体机制不甚明了，故疗效也有争议。

（3）A 型肉毒毒素局部注射治疗：它通过选择性地连接胆碱能末梢，抑制刺激性和自发性的神经介质乙酰胆碱的量子化释放，从而麻痹肌肉达到治疗目的。主要用于不能耐受手术、拒绝手术、手术失败或术后复发、药物治疗无效或药物过敏的成年患者。当出现疗效下降或严重不良反应时应慎用。过敏体质者及对本品过敏者禁止使用。90% 以上的患者对初次注射肉毒毒素有效，1 次注射后痉挛症状完全缓解及明显改善的时间为 1～8 个月，大多集中在 3～4 个月，而且随着病程延长及注射次数的增多，疗效逐渐减退。两次治疗间隔不应少于 3 个月，如治疗失败或重复注射后疗效逐步降低，应该考虑其他治疗方法。因此，肉毒毒素注射不可能作为长期治疗面肌痉挛的措施。

2．手术治疗

（1）脑桥小脑三角微血管减压术（MVD）：治疗面肌痉挛的首选手术方法。

手术适应证：①原发性面肌痉挛诊断明确，经头颅 CT 或 MRI 排除继发性病变。②面肌痉挛症状严重，影响日常生活和工作，患者手术意愿强烈。③应用药物或肉毒毒素治疗的患者，如果出现疗效差、无效、药物过敏或毒副作用时应积极手术。④MVD 术后复发的患者可以再次手术。⑤MVD 术后无效的患者，如认为首次手术减压不够充分，而且术后异常肌反应检测阳性者，可考虑早期再次手术。随访的患者如症状无缓解趋势甚至逐渐加重时也可考虑再次手术。

手术禁忌证：①同一般全身麻醉开颅手术禁忌证。②严重血液系统疾病或重要器官功能障碍（心、肺、肾脏或肝脏）患者。③高龄患者选择 MVD 手术应慎重。

手术方法：通常取侧卧位，头架固定，终使得乳突根部位于最高点。发际内斜切口或耳后横切口，切口以乳突根部下方 1cm 为中心，用磨钻、咬骨钳或铣刀形成直径约 2.5cm 的骨窗，外侧缘到乙状窦，骨窗形成过程中应严密封堵气房，防止冲洗液和血液流入。以乙状窦为底边切开硬脑膜并进行悬吊。开放蛛网膜下腔释放脑脊液，待颅内压下降后，自后组脑神经尾端向头端锐性分离蛛网膜，使小脑与后组脑神经完全分离，全程探查面神经颅内段Ⅰ～Ⅳ区，暴露困难时可以借助内镜进行多角度探查，对所有与面神经接触的血管进行分离、移位，并选择合适的方法进行减压（Teflon 棉、胶水黏附或悬吊等）。术中须对蛛网膜进行充分松解，避免牵拉脑神经。有条件的医院术中应实时进行异常肌反应、肌电反应波形及 BAEP 监测。结束手术的主要依据有两条：①面神经 4 区探查完全。②所有与面神经接触的血管均已被隔离。对于进行电生理学监测的患者，还应争取让异常肌反应波形完全消失。对于异常肌反应波形持续存在的患者，建议再次仔细全程探查，避免血管遗漏，必要时可辅助面神经梳理术。术闭，严密缝合硬脑膜，关闭硬脑膜前反复注入温盐水，排出气体。

手术中应注意以下几点：①直径 3cm 的圆形骨窗尽量靠近前下方，向前暴露乙状窦后缘，向下平枕骨大孔。②锐性剪开后组脑神经根部及覆盖在面神经 REZ 区和邻近血管周围的蛛网膜，一定注意局部血管的走行情况，防止蛛网膜分离后血管移位，从而影响术者对责任血管的判断。③术中保持显微镜光轴与操作通道一致，在保证面神经 REZ 区良好显露的前提下，最大限度地减少牵拉小脑半球，以避免并发症，术中运用脑干听觉诱发电位监测可适时提醒术者减少听神经损害。④面神经 REZ 区位于舌咽神经的内上方，应剪开舌咽、迷走神经根部的蛛网膜，显露 Luschka 孔脉络丛，向内上方抬起 Luschka 孔脉络丛浅层的绒球小结叶，在听神经的腹外侧显露 REZ 区。找到并抬起压迫此处的血管襻，见该区域色泽暗灰或有压迹，可确认此为责任血管；当 REZ 区有多根血管时，责任血管常位于血管丛深面，与面神经主干接触或并行的血管并非责任血管；但如果该段面神经主干被某血管襻推拉成角则可判断为责任血管。⑤隔离开责任血管后，动脉不能扭曲成角。⑥若责任血管为粗大、迂曲、硬化的椎动脉，或有多条短小穿支动脉，或穿支动脉穿行于面、听神经根之间，操作常有困难，除在面神经 REZ 区减压外，还要在椎动脉近端脑干面减压，以减轻椎动脉的搏动性传导。⑦关颅前再次向内上方轻微牵开绒球小结叶，显露面神经 REZ 区，核查有无因脑组织复位推移责任血管而导致垫棉移位滑脱的情况（图 2-366）。

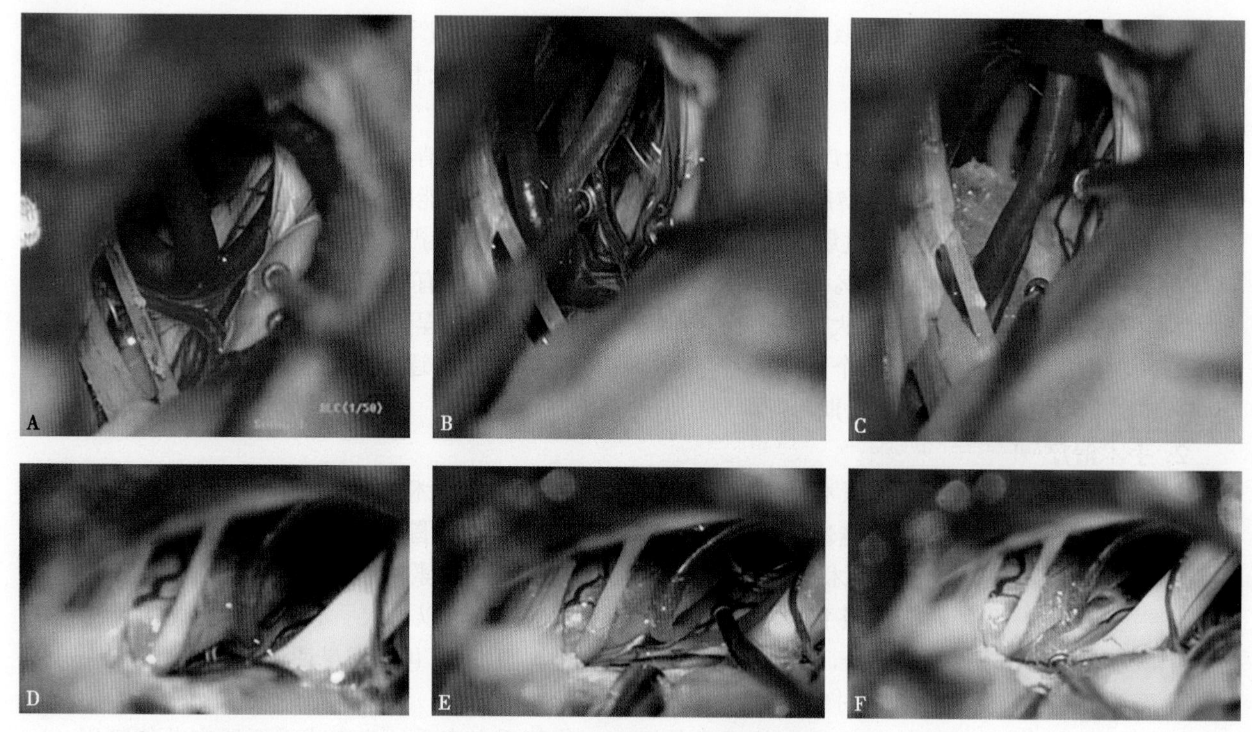

图 2-366 面肌痉挛 MVD 术中的责任血管

A～C. 小脑前下动脉压迫面神经、分开血管与神经、置入 Tefflon 棉；D～F. 椎动脉联合小脑前下动脉压迫面神经、分开血管与神经、置入 Tefflon 棉。

（2）神经内镜辅助微血管减压术：枕下乙状窦后入路开颅。打开硬脑膜后，显微镜下牵开一侧小脑半球，缓慢放出脑脊液，逐步深入，显露面神经与听神经。与此同时，使用神经内镜辅助探查术野。镜头沿岩骨面逐步深入术野，进行全方位、多角度探查。仔细辨认面神经附近血管，着重在面神经根区辨认附近的责任血管。显微器械解剖分离血管周围粘连增厚的蛛网膜，解除责任血管对神经的压迫。使用适当大小 Teflon 棉片，垫在责任血管与面神经之间进行减压，显微镜和神经内镜下确认无遗漏责任血管，面神经减压满意后，常规逐层关颅。

（3）预后：微血管减压术是目前唯一能治愈面肌痉挛且相对安全的方法。据统计，在接受微血管减压术后平均 3 年随访中，约有 92.2% 的患者典型症状完全消失，症状复发率为 0.99%。常见的短暂性并发症包括面瘫（10.18%），听力障碍（2.99%），感染（1.30%）和脑脊液漏（1.12%）等；常见的永久性并发症包括听力障碍（1.96%），面瘫（0.85%）等。合理的术中监测使典型异常肌反应消失的患者早期（随访期 <6 个月）治愈率为异常肌反应持续患者的 5.09 倍，而远期（随访期≥6 个月）治愈率前者为后者的 3.34 倍。随着时间的推移，微血管减压术的疗效逐渐降低，但术后即刻缓解越彻底，日后出现症状复发的可能性越小；血管压迫类型和神经受压程度与手术疗效间不具有直接相关性；全程减压和联合电生理监测能有效提高微血管减压术的即刻缓解率。微血管减压术后的并发症主要为面瘫和听力损害，多发生于术后 24 小时内，但多数会随时间而逐渐好转；当脑神经麻痹发生于术后 24 小时内，且初始症状较严重时，预后往往较差，且有很大可能性发展为永久性脑神经功能障碍；充分的术前准备，正确的入路和面神经暴露方法，轻柔的术中操作，保证面、听神经避免过度牵拉及其滋养血管的完整、早期术后药物干预是降低手术并发症发生的必要条件。

（龙 江 刘丕楠 刘志雄 王鹏程）

主要参考文献

[1] 李冬雪，牛朝诗. 面肌痉挛的发病机制及治疗研究进展[J]. 中华神经医学杂志，2018，7（17）：746-749.

[2] 郭宏川，赵程欣，宋刚，等. 微血管减压治疗面肌痉挛的手术探讨[J]. 中国微侵袭神经外科杂志，2016，21（10）：440-443.

[3] 陈开来，庞明志，李兵，等. 神经内镜辅助显微血管减压术治疗面肌痉挛[J]. 中国微侵袭神经外科杂志，2018，23(2)：74-75.

[4] 张国忠，冯文峰，李伟光，等. 显微手术治疗 Willis 环前部颅内动脉瘤 585 例 [J]. 中华神经外科杂志，2015，31(1)：15-18.

[5] KULWIN C，MATSUSHIMA K，MALEKPOUR M，et al. Lateral supracerebellar infratentorial approach for microsurgical resection of large midline pineal region tumors：techniques to expand the operative corridor[J]. J Neurosurg，2016，124：269-276.

[6] SONABEND A M，BOWDEN S，BRUCE J N. Microsurgical resection of pineal region tumors[J]. J Neurooncol，2016，130：351-366.

[7] XU F，KARAMPELAS I，MEGERIAN C A，et al. Petroclival meningiomas：an update on surgical approaches，decision making，and treatment results[J]. Neurosurg Focus，2013，35(6)：E11.

[8] BENIWAL M，BHAT D I，RAO N，et al. Surgical management of petroclival meningiomas：Factors affecting early post-operative outcome[J]. Br J Neurosurg，2015，29(4)：559-564.

[9] BIR S C，MAITI T K，BOLLAM P，et al. Management of Recurrent Trigeminal Neuralgia Associated with Petroclival Meningioma[J]. J Neurol Surg B Skull Base，2016，77(1)：47-53.

[10] FUKUDA M，SAITO A，TAKAO T，et al. Drainage patterns of the superficial middle cerebral vein：Effects on perioperative managements of petroclival meningioma[J]. Surg Neurol Int，2015，6：130.

[11] KOUTOUROUSIOU M，FERNANDEZ-MIRANDA J C，VAZ-GUIMARAES F F，et al. Outcomes of Endonasal and Lateral Approaches to Petroclival Meningiomas[J]. World Neurosurg，2017，99：500-517.

[12] PIRAYESH A，PETRAKAKIS I，RAAB P，et al. Petroclival meningiomas：Magnetic resonance imaging factors predict tumor resectability and clinical outcome[J]. Clin Neurol Neurosurg，2016，147：90-97.

[13] LI W，DAI C. Lesions involving the jugular foramen：clinical characteristics and surgical management[J]. Acta Otolaryngol，2015，135(6)：565-571.

[14] NOWAK A，DZIEDZIC T，CZERNICKI T，et al. Surgical treatment of jugular foramen meningiomas[J]. Neurol Neurochir Pol，2014，48(6)：391-396.

[15] JAYASHANKAR N，SANKHLA S. Current perspectives in the management of glomus jugulare tumors[J]. Neurol India，2015，63(1)：83-90.

[16] WANIBUCHI M. Pre-and Intra-Operative Supporting Technology for Brain Tumors(9)Surgery for Foramen Magnum Tumors[J]. No Shinkei Geka，2017，45(7)：645-654.

[17] DAS K K，KUMAR R，ASHISH K，et al. Extramedullary foramen magnum tumors and their surgical management：An experience with 29 cases[J]. Asian J Neurosurg，2014，9(4)：223-232.

[18] 李熊辉，王振宇，刘彬. 脊髓海绵状血管瘤的诊疗现状[J]. 中国脊柱脊髓杂志，2017，27(3)：276-279.

[19] 杨泽锋，陈英，杨丽，等. 髓内型脊髓海绵状血管瘤的 MRI 表现分析[J]. 临床放射学杂志，2018，37(10)：1623-1626.

[20] 任健，张鸿祺. 脊髓海绵状血管畸形的研究进展[J]. 中国脑血管病杂志，2016，13(10)：552-557.

[21] ENDO T，TAKAHASHI Y，NAKAGAWA A，et al. Use of Actuator-Driven Pulsed Water Jet in Brain and Spinal Cord Cavernous Malformations Resection[J]. Neurosurgery，2015，11 Suppl 3：394-403.

[22] CHOUDHRI O，KARAMCHANDANI J，GOODERHAM P，et al. Flexible omnidirectional carbon dioxide laser as an effective tool for resection of brainstem，supratentorial，and intramedullary cavernous malformations[J]. Neurosurgery，2014，10 Suppl 1：34.

[23] IBRAHIM T F，HILL J P，ANDERSON D E. Spinal cord cavernoma resection using a fiber-optic CO_2 laser[J]. Acta Neurochirurgica，2015，157(12)：2157-2160.

[24] STEFINI R，PERON S，MANDELLI J，et al. Intraoperative Spinal Navigation for the Removal of Intradural Tumors：Technical Notes[J]. Operat Neurosurg，2018，15(1)：54-59.

[25] ZHANG L，YANG W，JIA W，et al. Comparison of Outcome Between Surgical and Conservative Management of Symptomatic Spinal Cord Cavernous Malformations[J]. Neurosurgery，2016，78(4)：552-561.

[26] AZAD T D，VEERAVAGU A，LI A，et al. Long-Term Effectiveness of Gross-Total Resection for Symptomatic Spinal Cord Cavernous Malformations[J]. Neurosurgery，2018，83(6)：1201-1208.

[27] 中华医学会儿科学分会康复学组. 脑性瘫痪共患癫痫诊断与治疗专家共识[J]. 中华实用儿科临床杂志，2017，32(16)：1222-12225.

[28] 漆松涛. 神经显微外科图解及述评[M]. 2版. 北京：人民卫生出版社，2018.

[29] 方陆雄，宋烨，俞磊，等. 松果体区脑膜瘤起源的再探讨[J]. 中华神经外科杂志，2018，34(10)：1033-1036.

[30] 王红章，张晓彪，顾晔，等. 神经内镜下经幕下小脑上入路切除松果体区肿瘤[J]. 中华神经外科杂志，2017，33(1)：12-14.

[31] 孙洪飞，常静静，胡祥华，等. 显微外科手术和伽玛刀治疗窦汇区脑膜瘤[J]. 医药前沿，2015，5(12)：57-59.

[32] 王汉东，胡志刚. 改良Poppen入路切除镰幕交界区脑膜瘤[J]. 中国肿瘤外科杂志，2016，8(6)：349-352.

[33] 陈立华，徐如祥. 脑干海绵状血管瘤：如何选择手术时机和适应证[J]. 临床神经外科杂志，2016，13(4)：241-244

[34] CAVALCANTI D D，PREUL M C，KALANI M Y. Microsurgical anatomy of safe entry zones to the brainstem[J]. J Neurosurg，2016，124(5)：1359-1376.

[35] PATRIKELIS P，KONSTANTAKOPOULOS G，LUCCI G. Possible common neurological breakdowns for alexithymia and humour appreciation deficit：A case study[J]. Clin Neurol Neurosurg，2016，153：1-4.

[36] BANU M A，MEHTA A，OTTENHAUSEN M. Endoscope-assisted endonasal versus supraorbital keyhole resection of olfactory groove meningiomas：comparison and combination of 2 minimally invasive approaches[J]. J Neurosurg，2015，14：1-16.

[37] PALLINI R，FERNANDEZ E，LAURETTI L. Olfactory groove meningioma：report of 99 cases surgically treated at the Catholic University School of Medicine，Rome[J]. World Neurosurg，2015，83(2)：219-231.

[38] BELTAGY M A，REDA M，ENAYET A，et al. Treatment and Outcome in 65 Children with Optic Pathway Gliomas[J]. World Neurosurg，2016，89：525-534.

[39] DUNN I F，BI W L，ERKMEN K，et al. Medial acoustic neuromas：clinical and surgical implications[J]. J Neurosurg，2014，120(5)：1095-1104.

[40] BITTENCOURT A G，ALVES R D，IKARI L S，et al. Intracochlear schwannoma：diagnosis and management[J]. Int Arch Otorhinolaryngol，2014，18(3)：322-324.

[41] MACKEITH S A，KERR R S，MILFORD C A. Trends in acoustic neuroma management：a 20-year review of the oxford skull base clinic[J]. J Neurol Surg B Skull Base，2013，74(4)：194-200.

[42] ANAIZI A N，GANTWERKER E A，PENSAK M L，et al. Facial nerve preservation surgery for koos grade 3 and 4 vestibular schwannomas[J]. Neurosurgery，2014，75(6)：671-677.

[43] MAGILL S T，RICK J W，CHEN W C，et al. Petrous Face Meningiomas：Classification，Clinical Syndromes，and Surgical Outcomes[J]. World Neurosurg，2018，114：e1266-e1274.

[44] LAWTON M T，KIM H，MCCULLOCH C E，et al.A supplementary grading scale for selecting patients with brain arteriovenous malformations for surgery[J]. Neurosurgery，2016，66：702-713.

[45] 葛云鹏，张鸿祺. 术前栓塞联合显微外科手术治疗颅内动静脉畸形的效果分析[J]. 中国脑血管病杂志，2017，14(3)：145-148，158.

[46] 杨树源. 神经外科学[M]. 2版. 北京：人民卫生出版社，2015.

[47] MATSUO S，BAYDIN S，GÜNGÖR A，et al. Midline and off-midline infratentorial supracerebellar approaches to the pineal gland[J]. J Neurosurg，2017，126：1984-1994.

[48] CHOQUE-VELASQUEZ J，MIRANDA-SOLIS F，COLASANTI R，et al. Modified Pure Endoscopic Approach to Pineal Region：Proof of Concept of Efficient and Inexpensive Surgical Model Based on Laboratory Dissections[J]. World Neurosurg，2018，117：195-198.

[49] ZAIDI H A，ELHADI A M，LEI T，et al. Minimally Invasive Endoscopic Supracerebellar-Infratentorial Surgery of the Pineal Region：Anatomical Comparison of Four Variant Approaches[J]. World Neurosurg，2015，84：257-266.

[50] BADHIWALA J H，FARROKHYAR F，ALHAZZANI W，et al. Surgical outcomes and natural history of intramedullary spinal cord cavernous malformations：a single-center series and meta-analysis of individual patient data：Clinic article[J]. J Neurosurg Spin，2014，21(4)：662-676.

[51] HWANG U S，SHIN H S，LEE S H，et al.Decompressive surgery in patient with poor-grade aneurysmal subarachnoid hemorrhage：clipping with simultaneous decompression[J]. J Cerebrovase Endovase Neurosurg，2014，16(3)：254-261.

[52] SODHI H B，SAVARDEKAR A R，MOHINDRA S，et al.The clinical profile，management，and overall outcome aneurysmal subarachnoid hemorrhage at the neurosurgical unit of a teritaary care center in India[J]. J Neurosci Rural Pract，2014，5(2)：118-126.

第三章 眼显微外科

第一节 眼显微外科手术概述

一、眼手术显微镜的基础知识

眼手术显微镜在提高眼科相关手术的质量和患者的治愈率中发挥着至关重要的作用，使得部分以前在眼科领域无法解决的病患得到了治愈，并且能及早地发现微小的病变，手术显微镜的应用大大提高了手术精度和患者的愈合率。

（一）眼手术显微镜的结构原理

手术显微镜可以是立式或天花板式。前者可自由移动，适于非固定性手术室应用；后者不占手术室地面，特别适于与其他科合用的手术室。眼科手术一般应用立式手术显微镜（落地式），这类手术显微镜的特点是位置可以任意摆放，比较灵活，安装方便。

手术显微镜可分为机械系统、观察系统、照明系统及显示系统，极好的光学质量和灵活简便的机械操作系统是现代手术显微镜所必需的（图 3-1）。

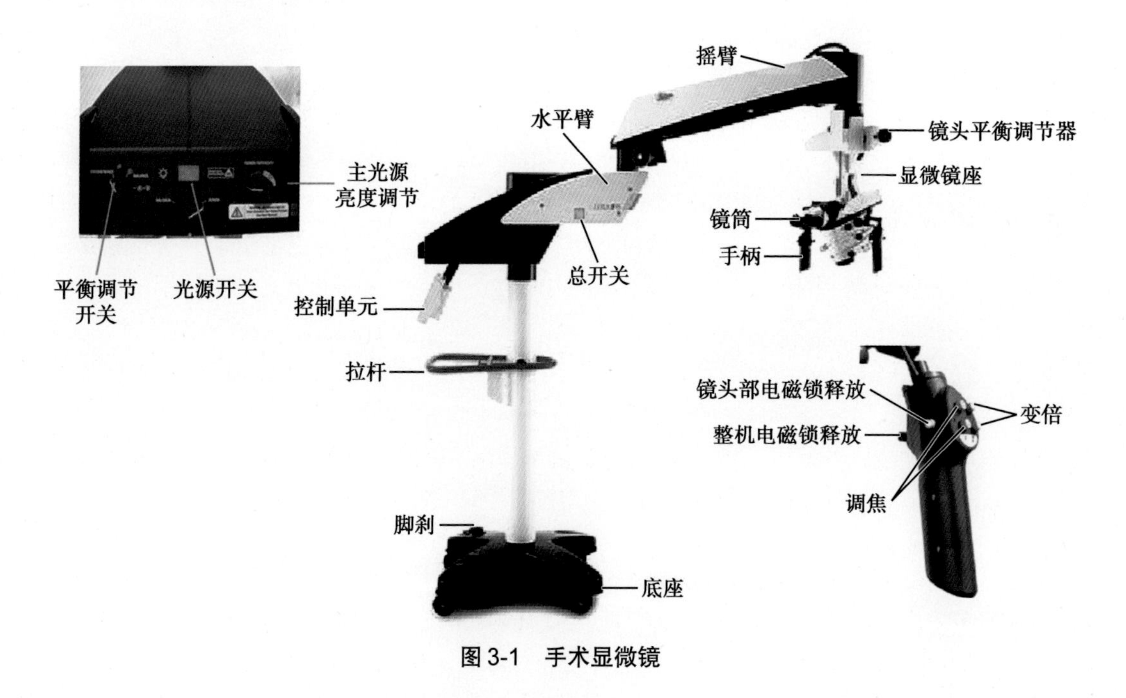

图 3-1　手术显微镜

1. 机械系统　是手术显微镜的骨架，确定了显微镜的活动范围，包括底座、行走轮、制动闸、主柱、旋转臂、横臂、显微镜安装臂、水平 X-Y 移动器和脚踏控制板等。横臂一般设计成两组，目的是使观察显微镜在尽可能大的范围内迅速移至手术部位上空。水平 X-Y 移动器则可将显微镜精确定位于所需要的位置。这些装置的控制系统均集中在脚踏面板上，脚踏控制板协助术者操控手术显微镜，不仅可以实现显微镜向各个方向的微小移动，还可以进行放大、缩小倍率的变换，完成手术过程的精确定位，使术者做到手脚并用、默契配合，完成最精细的手术动作，同时术者可留取有价值的眼内操作资料。手术显微镜精密的机械系统是完成手术过程的基础，为手术过程的绝对稳定和安全提供保障。高质量的手术显微镜一般配有复杂的机械系统来固定和操纵，以保证能够快速、灵活地将观察系统和照明系统移至必要的位置。

2. 观察系统　是手术显微镜的核心系统，在一般手术显微镜中的观察系统实质上是一可变倍双目体视显微镜，包括目镜、变倍系统、物镜、分光器及棱镜等。目镜一般为双目镜筒，可放大 10 倍或 12.5 倍。变倍系统为一系列镜片组合，并可根据需要变换放大倍率。物镜为单片镜，根据需要可更换不同焦距的物镜以改变工作距离。助手镜通过分光镜与主镜相连，此外，通过分光镜尚可引出照相系统、录像系统和示教镜。在手术时，经常需要助手配合，因此大部分手术显微镜观察系统经常被设计成双人双目的形式。观察系统是实现医师发现肉眼无法观察的病灶的必备通道。

工作距离是指物镜到手术平面的距离，由物镜的焦距决定。工作距离是术者十分关心的主要参数之一。工作距离过长，使术者感到十分不便；过短，影响手术器械在术野内的操作。

放大倍率与目镜有关，倍率转换由调整倍率转换器完成。有些显微镜倍率转换为无级调控，有些则为 4 级或 5 级变换，放大倍率与视野大小成反比。早期的 Week 手术显微镜工作距离为 150mm；目镜 ×10，连续变倍范围为 ×3.5～×18.5，视野直径为 56～11mm；另有 ×13 和 ×20 的目镜备件，更换后可获得新的倍率组合。Zeiss 手术显微镜通常配有 175mm 焦距的物镜和 ×12.5 的目镜，变倍范围为 ×4.5～×22.5，视野直径为 45～8.5mm；此外，尚有焦距为 100～400mm 按 25mm 递增的物镜和 ×10、×16、×20 的目镜供选择，以适应不同的工作距离要求和不同放大倍率组合的需要。在实际应用中，150～200mm 物镜（即工作距离）同 ×10 或 ×12.5 的目镜是最佳组合。

3. 照明系统　由主灯、副灯、光缆等组成，为显微镜成像提供必要的光源。对于高质量的手术显微镜，同轴光照明和倾斜光照明系统都是必要的。内照明的照明光束由显微镜本体射出，由安置在手术显微镜横臂内的冷光源、光缆及部分光学元件所组成，适合小孔深部照明手术。外照明常用于某些特殊需要（如眼科裂隙照明）或进行辅助照明，它的照明系统常安装在显微镜本体上，照明光束倾斜射向手术部位。现代许多高级手术显微镜常同时具有内、外照明 2 套系统。

同轴光可形成眼底红光反射，即后照明效果，利于手术中观察瞳孔膜、玻璃体、后囊膜等透明组织。新式显微镜有不同类别的滤色镜片，以备特殊情况使用。倾斜光外照明，对于大多数眼前节手术是需要的，因此它可以形成反射，突出光学界面，增加了深度感。倾斜光外照明可调节成裂隙光，并可按固定弧度做前后运动，以形成对光学界面的光扫描检查，光源从物体的旁边或上面照明物体，像的产生是靠进入物镜的反射光成像。这对于术中鉴别角膜内异物及玻璃体手术中作为辅助照明都是十分重要的。

光源以前大多用钨丝灯（tungsten），现改成卤素灯（halogen），光学质量大大提高。近年来手术显微镜均采用冷光源。这种光源有足够大的物面照度，且光中没有红外成分，因此热量小，对手术面影响小，故称为冷光源。为了减轻观察系统的重量，冷光源常安置在手术显微镜的立柱或横臂内，由导光纤维将光线引至物镜处。

4. 显示系统　随着数字化技术的不断发展，手术显微镜的功能越来越强大。大多数手术显微镜配上了电视摄像显示器及手术录像系统。这些显示系统可使手术情况在电视或电脑监视器上直接显示出来，供多人同时在监视器上观察手术情况，适用于教学、科研及临床会诊等。

（二）眼手术显微镜的使用注意事项及保养

1. 手术显微镜是生产工艺复杂的光学仪器，其精密度较高，价格昂贵，易损坏且不易恢复，使用不慎极易造成巨大损失。所以在使用前应先掌握显微镜的构造和使用方法，不可将显微镜上的螺丝旋钮任意旋转，或是造成更严重的破坏；不能随意拆卸仪器，因为显微镜在装配工艺上要求精密度较高；安装过程中要经过严格复杂的调试，如随意拆卸很难恢复。应防止震动和撞击，应固定手术间，避免反复移动，搬动显微镜时必须 2 人同步操作。通电前先检查电源开关是否关闭，通电后再开显微镜电源开关。

2. 注意保持显微镜的清洁，尤其是仪器上的玻璃部分，如镜头等。当液体、油污、血渍污染镜头时，切记不可用手、抹布、纸来擦拭镜头。因为手、抹布、纸常常带有很小的沙砾，会在镜面上划出痕迹。当镜面有灰尘时，可用专业的清洁剂（无水乙醇），用脱脂棉擦拭。如污垢严重擦不干净，不要强行擦拭，要请专业人员来处理。

3. 照明系统内常常装有极精细的装置，肉眼不易直接观察到，切不可用手指或其他物品伸入照明系统中，不小心破坏将无法恢复。

4. 显微镜的保养　显微镜的照明灯泡，因工作时间不同而寿命不同。若灯泡损坏更换时，一定要对系统清零，以免给机器带来不必要的损失。每次开关机是要将照明系统开关关闭或亮度调到最小，以避免突然的高压冲击损坏光源。

为了满足手术过程中对手术部位的选择，视野大小，清晰度的要求，医师可通过脚踏控制板调节位移光圈、焦距、高低等。调节时要轻动、慢进，到达极限位置时，要立即停止，超时空转会损坏电机而导致调节失灵。

显微镜使用一段时间后，关节锁会出现过死或过松的现象，这时仅需根据情况使关节锁恢复正常工作状态。每次使用显微镜前应常规检查各关节部位有无松动现象，以免在手术过程中造成麻烦。

每次使用完后，应用脱脂棉清洁剂擦去显微镜上的污垢，否则时间过长很难擦拭干净。用显微镜罩罩好，使其在通风、干燥、无尘、无腐蚀性气体的环境中。

建立保养制度，由专业人员定期进行保养检查调整，进行必要的机械系统、观察系统、照明系统、显示系统、电路部分的检修及维护。

总之，在使用显微镜时要谨慎，不可粗暴操作。要使手术显微镜使用寿命延长，必须要靠工作人员认真的工作态度和对显微镜的关照和爱护，使其处于良好的运行状态中，更好地发挥作用。

（三）眼手术显微镜目前存在的主要问题

1. 视野　由于显微镜的视野直径非常小，特别是在高倍镜下，操作空间往往不足。除此以外，术者及助手必须时刻将手术的重要位置固定在视野中央。

2. 视线　如果没有显微镜，改变视线只需移动头部或转动眼球即可。但在使用显微镜时，由于视野狭小，术者的头部或眼球只可作小范围移动，并且必须始终将眼睛贴在双筒目镜上。此外，显微镜只能直线观察，许多部位成为观察死角，影响手术安全。

3. 景深　尽管现代手术显微镜具有复杂精密的光学设计，但是它的景深仍无法完全满足手术需求，特别是在观察具有较大走行坡度或深部的结构时，手术显微镜通常只能清晰显示其某个局部，而无法显示该结构的整体情况。手术显微镜的景深不足将影响对复杂解剖结构的观察以及操作。

4. 对焦　为了获得清晰锐利的图像，手术显微镜需要反复对术野进行对焦。目前，虽然已使用电磁技术简化了对焦过程，但无论怎样，对焦都是一个费时的步骤。

5. 体力消耗　在显微外科手术过程中，医师必须长时间保持曲颈姿势以及静止状态以便精细操作，需要消耗大量的体力。另外，还要用余光和手的本体感觉去寻找、交换器物，用脚完成踏板的控制。而助手经常不得不牺牲自己的体位舒适度来尽量保证术者的体位舒适。目前，在手术显微镜下长时间紧张的手术成为了从事显微外科行业必须付出的代价。这使得许多医师在他们职业生涯的黄金时期不得不过早退休，而不能取得更高的成就。

6. 尽管手术显微镜能提供具有良好立体感的图像，但是该图像只有术者和助手 2 个人能够随时看见，手术监视器上显示的依旧是二维画面。因为缺乏立体画面，其他人将无法理解手术的过程和术中的决策。

7. 价格昂贵、运行及维护成本高　现代手术显微镜的价格在 25～40 万美元，还不包括服务维护费、更换零件费等。

8. 体积巨大的手术显微镜必须置于术野的中央，挡住了手术室内手术团队成员的视线。

（四）眼手术显微镜的新进展

为了了解手术操作对眼部组织的影响和手术的效果，手术显微镜还可以与多种诊疗手段紧密结合，使手术更精确、手术创伤更小，实现了准确性、安全性、微创性的高度统一，如最近出现的术中 OCT（intraoperative OCT，iOCT）技术。从 iOCT 获得的信息，不仅从新的视角加深了我们对眼科疾病的理解和认识，同时也影响术者对手术方案的制订和选择，使眼科手术的安全性和成功率得到显著提高。自2005年Geerling等首次将iOCT技术应用到眼科手术中，iOCT技术的稳定性、安全性、可操作性及在保证手术操作的连贯性方面均取得了显著进步。尤其将频域OCT设备与眼科手术显微镜无缝式整合于一体，目前已实现了在眼科手术中对组织变化进行实时观察，提高手术的安全性和成功率，最终使患者从中受益。

2016年11月3D可视化技术在中国获批可应用于眼科手术中，眼科的显微手术如角膜移植手术、抗青光眼手术、白内障摘除术以及玻璃体视网膜联合手术也步入了3D时代。3D可视化手术技术为眼科医师提供了更加宽广的视野，改变了传统目镜下完成手术的方式。

3D显示装置系统包括显微镜、摄像机、3D软件（又称3D可视化系统）、显示屏以及偏振光眼镜。在手术显微镜的左右目镜上分别安装两个摄像头，摄像头可以将捕捉到的图像转化为电信号，随后3D软件将得到的数据进行分析、处理并输出，投射在显示屏上，因此该技术也称为投影技术（heads-up display，HUD）。由于左右目镜上的照相机所得到的像在大小、位置、甚至是亮度方面会有一定的差异，因此当软件将这两个像进行处理及叠加的时候会使其变成一个立体图像。而术者透过偏振光眼镜看显示屏时便会得到一个有长度、宽度以及深度的立体图像。

3D可视化系统的优点在于：

（1）能够改善人体工效学。由于眼科医师在进行手术时，需要长时间固定在同一个姿势观看显微镜，这就加重了颈部及腰部的损伤。应用3D可视化系统使术者不必通过目镜观察眼内情况，能够使医师以舒适的姿势进行手术，无形中在一定程度上延长了外科医师的手术寿命。此外，对于有严重驼背或不能平卧的患者，仅需要通过移动显微镜使物镜平面与患者眼部平面平行便可进行手术，这就可以使患者在手术时更加舒适并避免了平卧可能导致的风险。

（2）3D系统进行数字信号处理后，图像的亮度和清晰度进一步提高，特别在屈光间质较差的玻璃体视网膜手术中可以通过增益来提高图像质量。

（3）手术光源会通过热损伤使蛋白质变性，产生自由基而对视网膜有一定光毒性损伤，并且主要与光照强度、时间、类型以及光源距黄斑的距离相关。3D可视化系统较传统手术方式所需光照强度低，从而可以降低手术光源对视网膜的光毒性损伤。

（4）3D系统能够明显提高术野的景深。

（5）3D系统能够提高手术观察和教学能力，传统手术方式中仅有术者及助手能够看到立体术野，但是运用3D系统使更多的人能够看到3D术野，从而有助于临床学习。

（6）3D系统能够将术前诊断研究和数字模板覆盖到活体外科领域，有利于术中精确地治疗以及术后观察。

3D系统也有一定的局限性：

（1）3D系统的同步视频传输可能会有延时，潜伏期一般为80～100ms，这种延时可能在术中无明显影响。

（2）由于3D系统的分辨率低于目镜的分辨率，因此在3D手术中术者可能需要频繁调焦，尤其是当进行放大倍率较小的眼前节手术时。

手术显微镜今后还将与新的高精尖技术结合，显著提高显微外科手术的效果及效率。在未来，手术显微镜将不再作为孤立的手术器械出现在手术室中，而是利用自身不断进步的显微成像能力与众多先进的辅助设备与技术一起更有效地为患者服务，这必将大大改变整个眼科学的面貌。

二、眼显微手术器械及材料概述

（一）眼显微手术器械概述

眼显微手术器械一般采用不锈钢材料或钛合金材料制成。经机械加工后在显微镜下进行精密加工。弹性适度，具有良好的耐腐蚀性能，经消毒灭菌后能够重复使用。

1. 眼显微手术器械的一般要求

（1）眼科器械长度在10～12cm之间，重量不超过80g。器械太长影响操作，太重影响操作的灵活性。

（2）弹簧式把柄应具有良好的弹性。

（3）器械的手柄应呈圆柱形，便于操作时手指转动能使器械沿其纵轴转动完成各种动作。器械表面无反光且有花纹利于稳固握持。

（4）镊子、持针钳的咬合部要平整、光滑、咬合严密。有齿镊子无错齿，剪刀刃部平整，对合良好。开合器械时无弹跳或震动现象。

2. 眼显微手术器械

（1）系线镊：主要用于打结。由一对尾部叠合的叶片组成。头部有平台，有直形和弯形两种。弹性适度，头部有良好的夹持性能（图 3-2，图 3-3）。

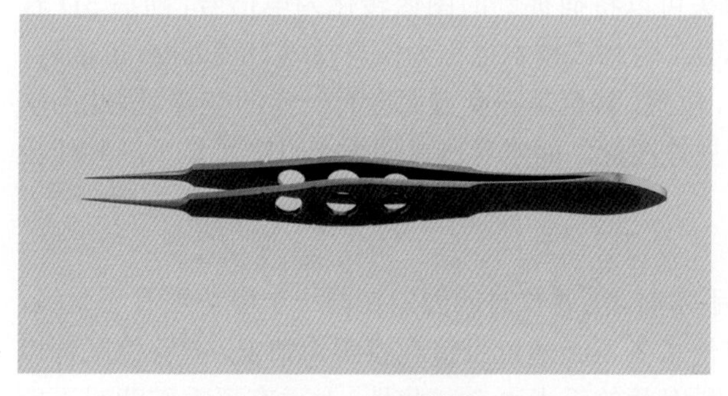

图 3-2　直系线镊

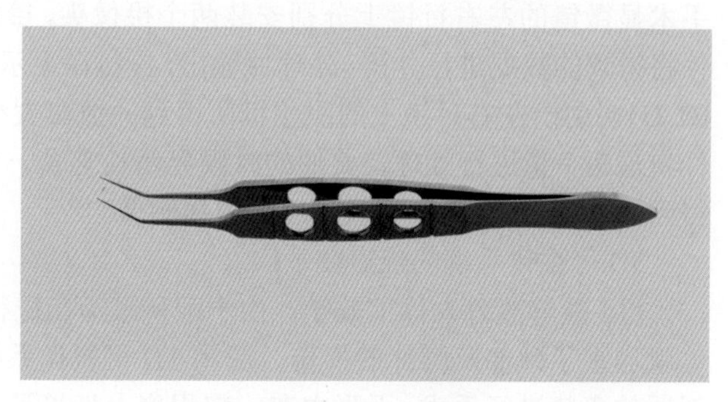

图 3-3　弯系线镊

（2）缝线结扎镊：主要用于眼部手术时夹持缝线、临时固定眼球作用。由一对尾部叠合的叶片组成。头部有齿，一侧为单齿，另一侧为双齿。齿的后部有平台用以打结。有直形和弯形两种（图 3-4，图 3-5）。

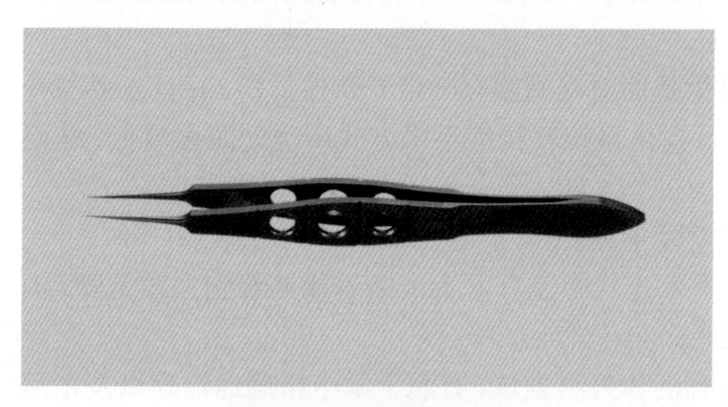

图 3-4　直缝线结扎镊

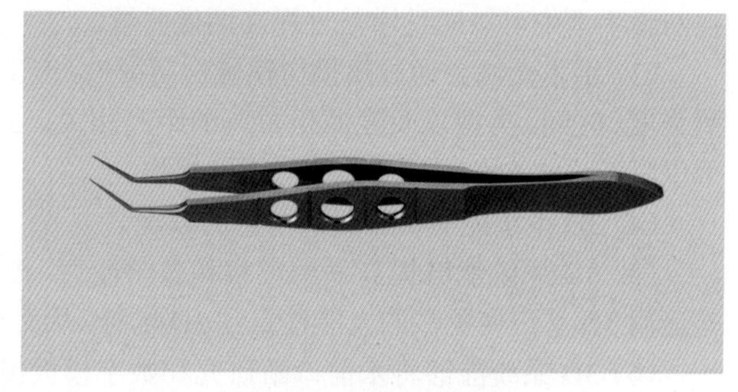

图 3-5　弯缝线结扎镊

（3）撕囊镊：主要用于眼科手术时撕取前囊膜时使用。常见的有双片结合式、哈夫式撕囊镊。双片结合式由一对尾部叠合的叶片组成，头部有直形和弯形两种，可有齿、钩或平台（图 3-6，图 3-7）。

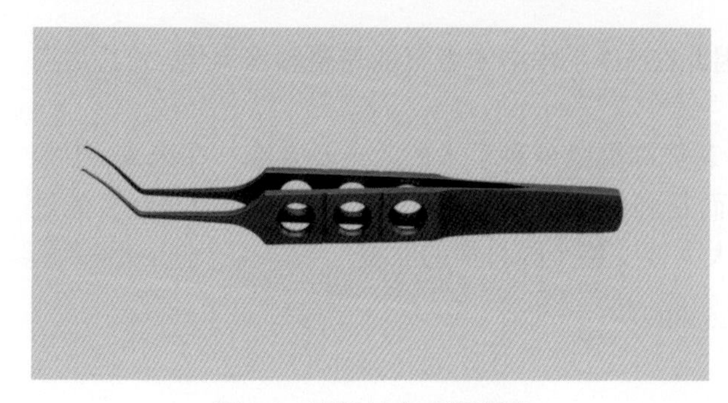

图 3-6　双片结合式撕囊镊

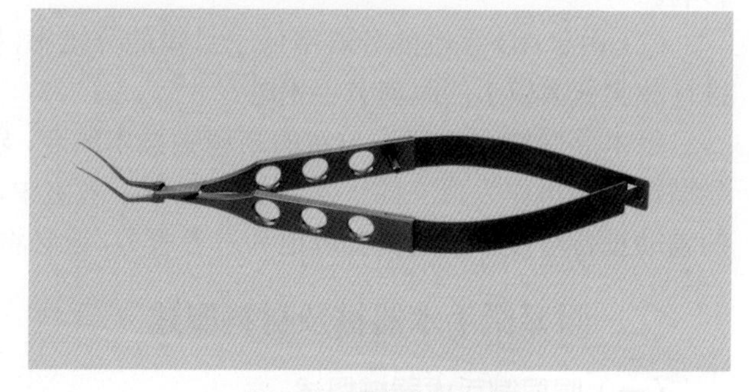

图 3-7　哈夫式撕囊镊

（4）晶状体线环：主要用于白内障囊外或囊内摘除术（图 3-8）。

（5）开睑器：供眼科手术时，张开眼睑露出眼球用（图 3-9）。

（6）角膜剪：主要供眼科手术时用于剪切眼内组织（图 3-10）。

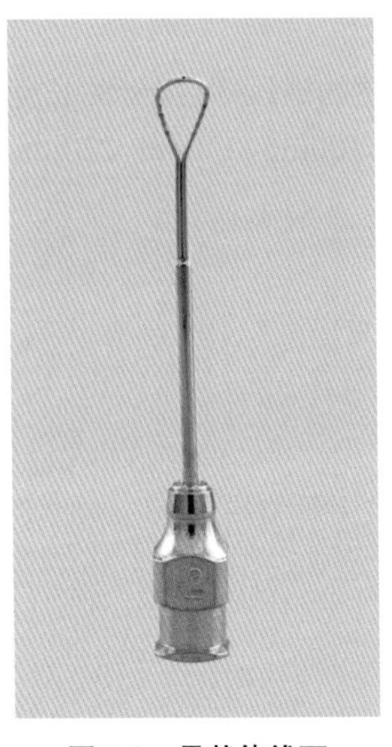

图 3-8 晶状体线环

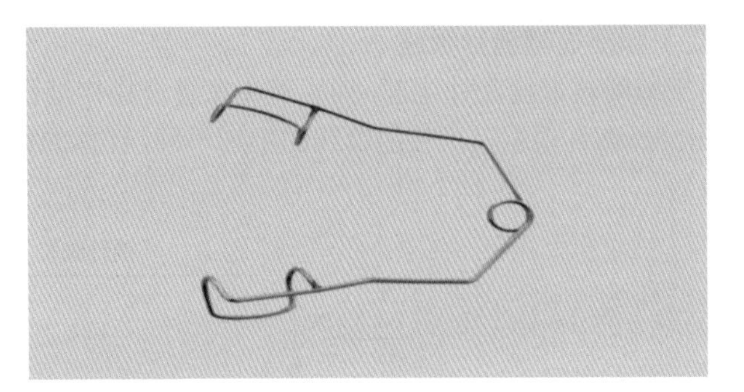

图 3-9 开睑器

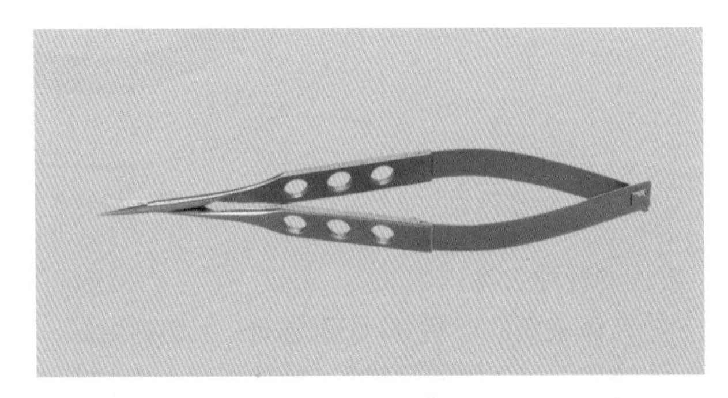

图 3-10 角膜剪

（7）眼用显微持针钳：主要用于钳夹眼组织和器械（图 3-11）。

（8）膜状内障剪：主要用于剪除囊膜或玻璃体（图 3-12）。

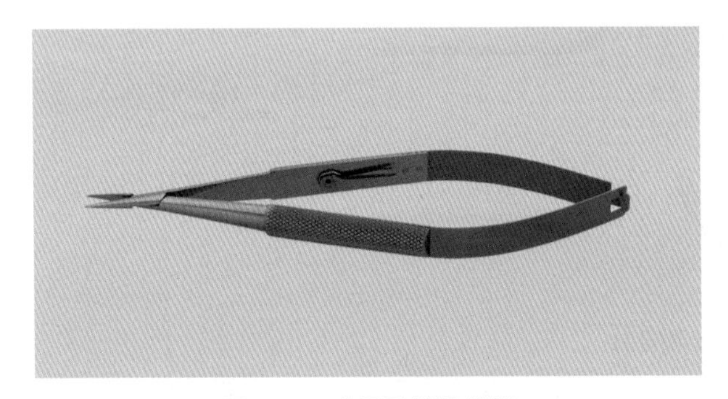

图 3-11 眼用显微持针钳

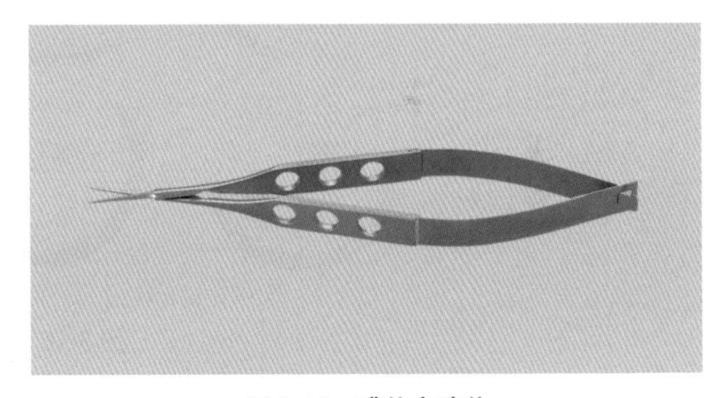

图 3-12 膜状内障剪

（9）显微眼内视网膜镊：主要供眼科玻璃体视网膜手术时使用（图 3-13）。

（10）超声乳化调节杆：主要通过辅助切口完成白内障超声乳化手术（图 3-14）。

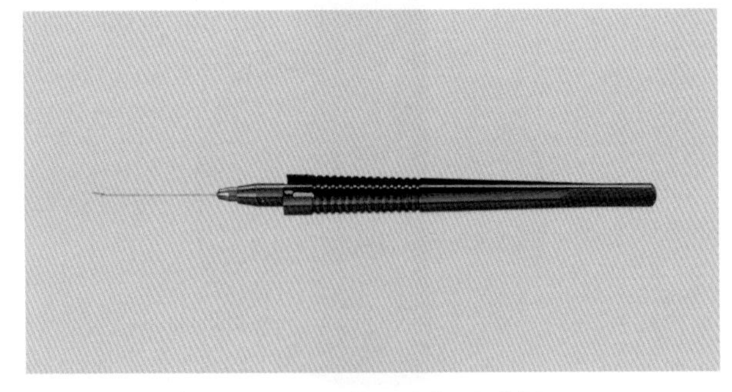

图 3-13 显微眼内视网膜镊

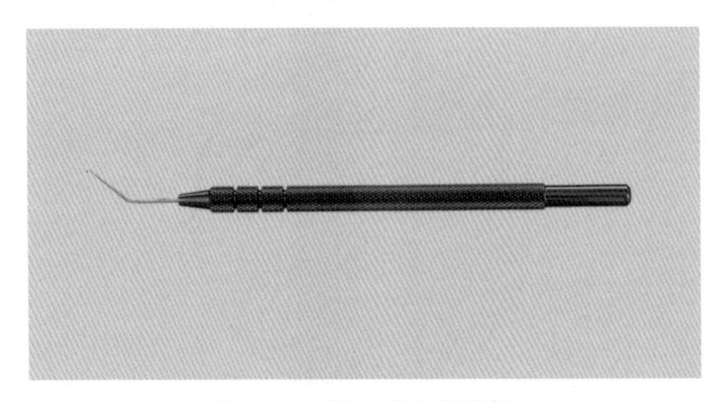

图 3-14 超声乳化调节杆

（二）眼部显微缝针概述

由于缝线被嵌压在针尾部，为了避免在缝合操作过程中损坏针尖、针尾的嵌压部，缝针的长度不应短于5mm。显微针根据其所带的缝线的粗细不同，针体的截面直径有75μm、100μm、130μm、220μm等规格（图3-15）。

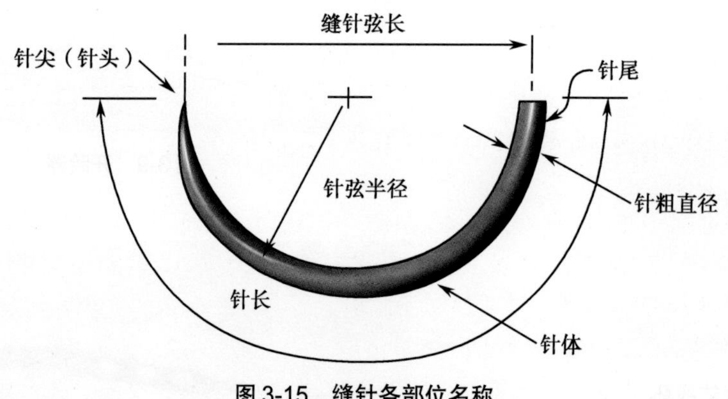

图3-15　缝针各部位名称

1. 眼部缝针的分类

（1）按针体截面的形状分：①圆体针：不切割组织。常用于结膜、虹膜、睫状体、睑缘、眼肌等。②切割针：针体的截面呈倒置的扁梯形，针体边缘具有切割组织的性能，极易穿透角膜和巩膜组织，广泛应用于白内障及角巩膜手术中。

（2）按缝针整体外形分：直针和弯针（图3-16）。

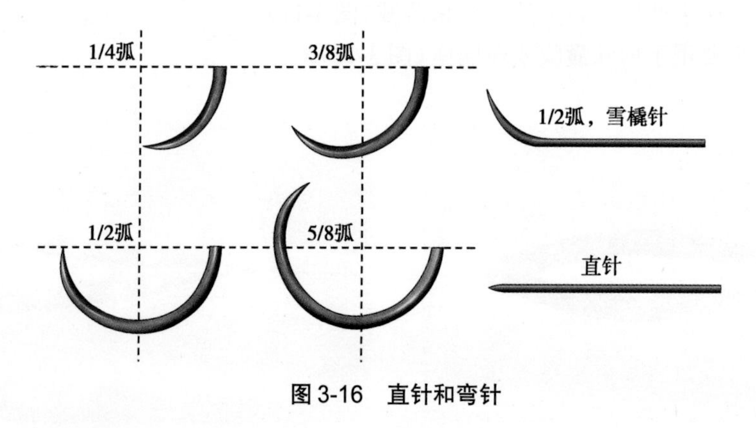

图3-16　直针和弯针

2. 眼部显微缝线的分类

（1）按材料来源：天然材料和合成材料。

（2）按制作方法：单丝缝线和编织缝线（图3-17和图3-18）。

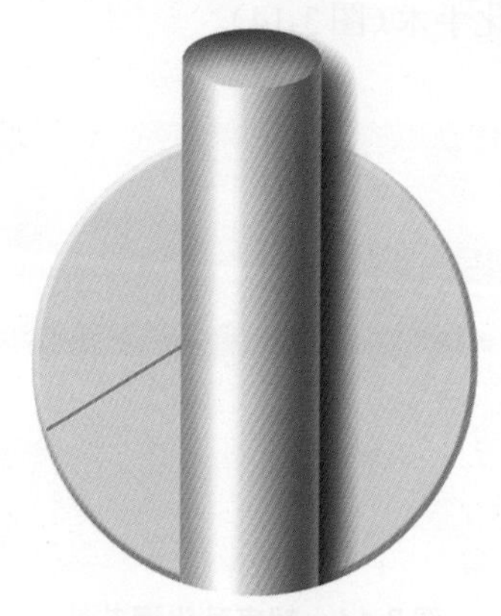

图3-17　单丝缝线

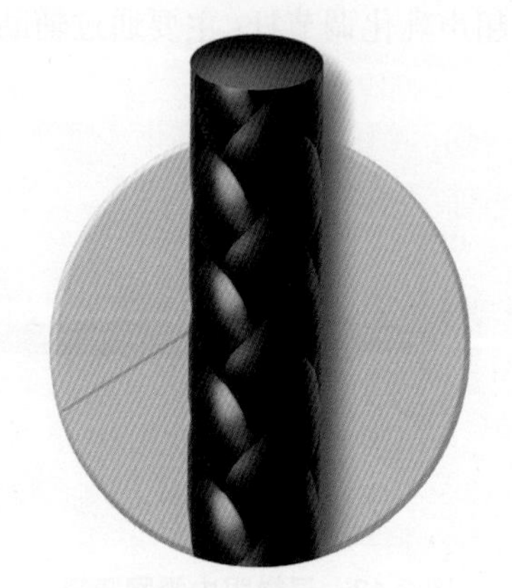

图3-18　编织缝线

（3）按材料是否可吸收：可吸收缝线，如 Polyglactin 910 缝线。不可吸收缝线：①尼龙缝线（nylon）：人工合成、单丝、很高的抗拉强度、极低的组织反应、可在体内降解吸收。②聚丙烯缝线（polyproplyene）：人工合成、单丝、组织反应极轻微、能永久保持抗拉强度，主要用于无后囊支撑的人工晶体固定的标准缝线。

三、眼显微手术的缝合技术

眼显微手术以显微解剖学和显微手术基础理论为指导，借助显微镜的放大作用，应用精细的显微手术器械、缝线、缝针，进行各种细致的组织分离、切开、缝合等操作，完成手术的全过程。由于显微镜的应用，并通过精细的显微手术器械，精确地完成手术操作，大大减少了手术对组织的损伤，且显著提高了手术的质量。

显微手术由于受手术显微镜的视野范围和操作空间限制，大部分手术操作通过手指活动来完成。眼科显微手术操作的基本要点，概括起来就是稳、准、轻、巧。即手术显微镜下的每一个操作都要稳健、准确无误、敏捷轻快、灵活轻巧。在开始学习显微手术时，要从最基本的技术和操作学起，只有经过显微镜下的严格操作训练，才能熟练掌握显微手术的操作技巧。

缝合技术是眼科手术操作的基本技能，只有熟练掌握各种缝合技术，才能为眼显微手术的开展打下扎实基础。

（一）结膜缝合技术

结膜的再生能力强且移动性大，故较小的结膜切口或缺损可以自行愈合。较大的切口或缺损通常用10-0 尼龙线或 8-0 可吸收线将结膜连同筋膜作间断或连续缝合。

1. 适应证　单纯球结膜裂伤，伤口较长≥10mm 或伤口≥5mm 且创缘两侧有张力呈裂开状，如结膜裂伤、翼状胬肉切除术、结膜肿物切除术、抗青光眼手术等。

2. 手术方法　进针：显微持针钳夹取 10-0 尼龙线或 8-0 可吸收线缝针的中部，将针尖垂直放置于距切口一侧边缘约 1mm 处，微微旋转拇指与示指间的持针钳柄，沿缝针弧度向前推进。出针：从距对侧结膜边缘约 1mm 处出针。待针尖外露约 2mm 长后，持针钳将缝针及缝线拉出。打结：打结时缝线尽量位于手术显微镜的视野范围内。

3. 手术要点　结膜组织缺损较大缝合困难时，应充分分离伤口周围结膜组织再进行缝合。

（1）注意勿使眼球筋膜组织外露或嵌顿于切口内。

（2）在翼状胬肉切除并作结膜瓣移植时，间断缝合时要将缝针穿过该处的浅层巩膜组织，使植片固定于浅层巩膜上。

（3）缝线松紧适宜，在抗青光眼手术时结膜缝合要做到水密。

（4）不可吸收的结膜缝线通常可于手术后 5～7 天拆除，可吸收的缝线通常能自行脱落。

（二）角膜缝合技术

角膜主要为透明的胶原纤维组织，与后部的巩膜构成眼球完整封闭的外壁，起到保护眼内组织，维持眼球形态的作用。一般用 10-0 尼龙线进行缝合，间断缝合、连续缝合、8 字形缝合、荷包式缝合等，间断缝合为最常用的缝合方法。

1. 适应证　角膜伤口较大，创缘对合不佳，前房不能形成；有虹膜等眼内组织嵌顿于角膜伤口或有角膜组织缺损；角膜板层裂伤，但伤口较深，范围较大，前板层呈游离瓣状；角膜伤口较小但经包扎或使用角膜接触镜治疗后仍有渗漏者，如角膜裂伤、角膜移植术、白内障囊外摘除术等。

2. 手术方法

（1）进针：先将针尖垂直放置于距切口一侧边缘 1.5～2mm 处，轻微旋转拇指与示指间的持针钳柄，将缝针沿其弧度自动向前推进，并从角膜切口的深处（接近后弹力层）处穿出。

（2）出针：将针尖水平刺入切口对侧近后弹力层前方处，并用同样的手指旋转动作，令针沿其弧度自行推进并从距切口边缘约 2mm 处的角膜面穿出，并将缝针及缝线拉出。留下缝线尾部 1.5～2cm 于角膜表面，便于打结。

（3）打结：以 10-0 单丝尼龙线为例。

1）左手持直无齿镊夹住距切口约4cm长的一段缝线，右手持弯无齿镊（角平台颞）与直无齿镊夹住的缝线成30°～45°夹角，并将缝线放在弯无齿镊前端缠绕三圈，做一个三环的线圈。然后让弯无齿镊前端略张开夹住缝线的另一端，并用两把镊子轻轻牵拉两端缝线进行结扎，使接近线圈收紧令切口两侧边缘结合。

2）左手持直无齿镊不放松，将缝线放在右手弯无齿镊的前端缠绕一圈，夹住留下的缝线末端，采用与接近线圈相反的方向结扎固定线圈，使接近线圈的位置得到初步固定。

3）做第二个方向相反的固定线圈，具体操作方法同上，但结扎线圈时缝线的牵拉方向恰好相反。

（4）埋线：尽量将线结埋入角膜实质内，避免线结暴露引起眼部刺激症状。

（5）检查伤口：缝合结束时，注入无菌生理盐水或空气，形成前房，检查伤口密闭情况。

3. 手术要点

（1）全层穿透的角膜切口缝合，必须达到气密或水密的状态。入针与出针点应距切口1.5～2mm，缝合深度达角膜厚度的2/3～4/5。缝合过浅则内切口裂开。

（2）大的伤口先将角膜缘对齐，成角的伤口先将尖端对位缝合。斜形伤口的钝角侧进针部位距创缘要近些。对于T形、星形、瓣状伤口应采用8字形、荷包式缝合、多重间断缝合或桥式缝合。

（3）瞳孔区缝线跨度应小，减少角膜中心区散光。瞳孔区角膜缝合深度适当减浅，为角膜厚度的1/2～2/3。

（4）对于缺损较大的角膜伤口，在急诊手术时可采用邻近的球结膜组织覆盖，二期再进行前房成形或角膜移植术。

（5）结扎线圈松紧适宜。过紧，则引起组织变形。过松，则切口对合不良，影响切口愈合。

（三）巩膜缝合技术

锐器造成的眼球赤道前部的巩膜裂伤易于查见，有时巩膜裂伤被表面的球结膜覆盖不易发现，故需要进行巩膜探查。如巩膜裂伤、取出术、玻璃体视网膜手术等。

1. 适应证

（1）巩膜伤口呈裂开状并有眼球血管膜组织脱出或嵌顿。

（2）巩膜伤口内可见玻璃嵌顿。

（3）较严重的黑紫色结膜下出血伴瞳孔变形、低眼压等。

2. 手术方法

（1）暴露伤口：应将伤口周围的球结膜完全打开。若巩膜伤口较大，可从伤口近角膜缘端开始缝合，边缝合边向后分离筋膜组织，逐步暴露巩膜伤口。

（2）巩膜缝合：通常采用5-0～8-0缝线作对位间断缝合，缝针深度达巩膜厚度的1/2。

（3）缝合球结膜：8-0～10-0缝线缝合球结膜。

3. 手术要点

（1）巩膜缝合和角膜缝合一样，要求达到高度的准确性，以免出现组织扭曲或切口错位。

（2）做球结膜切口时，球结膜切口应与巩膜伤口错开，以便术后球结膜完全覆盖巩膜切口。

（3）缝合及分离巩膜时，尽量避免对眼球牵拉，以免眼内容物进一步丢失。

（4）必要时探查360°巩膜，以免遗漏隐匿的巩膜裂伤，角膜裂伤延伸至巩膜裂伤时，应先缝合角膜缘一针，再分别缝合角膜和巩膜伤口。

（孙晓东　徐　雯　何素红）

第二节　眼显微手术的临床应用

一、眼整形手术

眼整形手术为整形美容外科最常见的项目之一。本节主要讨论以下几类常见的眼整形手术项目，包括睑内翻手术、睑外翻手术、上睑下垂矫正术、重睑术、眼睑皮肤松弛整复术、下睑眼袋整形术、内眦赘皮矫正术、甲状腺相关性眼病的手术治疗。

睑内翻手术

（一）概述

睑内翻按其发病原因可分为四类，分别为先天性睑内翻、痉挛性睑内翻、退行性（老年性）睑内翻、瘢痕性睑内翻。先天性睑内翻和老年性睑内翻多发生在下睑。瘢痕性睑内翻是由于睑结膜及睑板瘢痕性收缩，导致睑缘内翻，睫毛触及眼球，造成眼部刺激症状和严重视力减退。

（二）埋线法

此术式较简便，时间短，不用拆线。

1. 适应证　轻度的先天性睑内翻、痉挛性睑内翻及退行性睑内翻。

2. 手术方法

（1）全身麻醉，或盐酸丙美卡因滴眼液结膜囊表面麻醉及2%利多卡因局部浸润麻醉。

（2）用单针6-0黑丝线或尼龙线作U形缝合。先从睫毛之下1～2mm处睑缘皮肤进针，经皮下组织睑板前面肌肉、眶隔、筋膜，由穹窿部结膜出针，再从原穹窿部结膜针孔水平进针，穿过筋膜、眶隔、绕至睑板与肌层之间，在睫毛之下1～2mm处皮肤面穿出，距离之前进针的位置约8mm，然后从出针的皮肤面进针，经肌层平行睑缘，从第一次进针的皮肤面出针。最后拉紧缝线结扎，将线头剪短，用镊子将线结埋入肌层。下睑内侧、中间、外侧共做三组缝线。

（3）结膜囊内及皮肤进针处涂抗生素眼药膏，敷无菌眼垫。

（三）眼轮匝肌切除术

1. 适应证　先天性睑内翻、痉挛性睑内翻及退行性睑内翻。

2. 手术方法

（1）画线：用亚甲蓝从下泪小点外侧，距下睑缘2mm平行睑缘设计画线，用眼科镊夹持下睑皮肤以估计皮肤切除量，注意勿过量。切除的皮肤为新月形。

（2）全身麻醉，或结膜囊表面麻醉及2%利多卡因局部皮肤浸润麻醉。

（3）沿画线切除皮肤，同时将其下的睑板前眼轮匝肌也切去一条。用5-0丝线间断缝合，缝合时需穿过睑板前组织再结扎。

（4）术后眼局部涂抗生素眼膏，绷带加压包扎。术后7天拆除皮肤缝线。

（四）眼轮匝肌缩短术

眼轮匝肌缩短术有两种术式，一种是中央部眼轮匝肌缩短法，另一种是颞侧眼轮匝肌缩短法。通过缩短眼轮匝肌，增强其肌张力，使其紧压睑板下缘，以维持睑板的稳定性。

1. 适应证　退行性睑内翻。

2. 中央部眼轮匝肌缩短法

（1）距下睑缘2mm，平行睑缘全长切开皮肤。沿皮肤切口上下缘分离皮下组织，充分暴露眼轮匝肌，上至睑缘下到睑板下缘。从睑板下缘向睑缘分离7～8mm宽的眼轮匝肌条带。在条带中央切断，做成内与外两条游离的眼轮匝肌条带。

（2）用3-0丝线将内和外两侧肌肉条带断端相重叠带做两对褥式缝合缩短眼轮匝肌。通常需要剪去中间多余的3～4mm眼轮匝肌。

（3）根据下睑皮肤松弛程度适量切除松弛的皮肤。皮肤切口用5-0丝线间断缝合。

3. 颞侧眼轮匝肌缩短法　手术方式大致同上，不同之处是在外眦处剪断眼轮匝肌条带。用3-0丝线做褥式缝合，将游离的肌肉条带断端向颞侧牵引固定缝合在眶缘颧骨的骨膜上，增强眼轮匝肌的张力。

4. 手术注意事项

（1）老年性睑内翻多存在皮肤松弛，弹性差。术中切除皮肤量必须保守，以免过多切除皮肤，造成术后睑外翻、泪点外翻、溢泪。

（2）应充分分离皮下组织和睑板前组织，以便眼轮匝肌条带充分游离，使肌肉重叠缩短的缝合更确实，术后效果更佳。肌肉条带宽度不宜小于5mm，如条带太窄，肌肉重叠缝合不易牢固。

（五）部分睑板切除法（Hotz改良法）

1. 适应证 适合于矫正睑板严重增厚变形所致的瘢痕性睑内翻，是首选的手术方法。

2. 手术方法

（1）距上睑缘4～5mm，平行睑缘全长切开皮肤。沿皮肤切口上下缘分离皮下组织，充分暴露眼轮匝肌，并剪除睑板前的眼轮匝肌，使睑板面光滑无组织残留，便于切削睑板。

（2）用刀片在睑板水平中线上方1～1.5mm处，以45°角向下倾斜切开睑板，长度止于皮肤切口两端，同样在睑板中线的下方1～1.5mm处，以45°角向上倾斜切开睑板，切口两端在睑板两侧相连接。形成尖端向结膜，底宽2～3mm，平面呈梭形，侧面呈楔形（V形）全层睑板条带。

（3）用3-0黑丝线缝合切口。缝针先由皮肤切口下缘1mm处进针，出针后水平方向穿过睑板切口上缘，然后由皮肤切口上缘出针。缝合时观察睑内翻和倒睫的矫正情况是否满意。

睑外翻手术

（一）概述

睑外翻是指睑缘离开眼球表面，严重时睑结膜部分或全部暴露，向外翻转的状态。患者表现为溢泪、睑结膜干燥角化、严重者引起暴露性角膜炎甚至角膜溃疡。

睑外翻通常分为三类：瘢痕性睑外翻、老年性睑外翻、麻痹性睑外翻。

瘢痕性睑外翻手术矫正的原理是增加眼睑的垂直长度，消除瘢痕的牵引力，使睑缘恢复正常位置。如果睑外翻只是由于轻微的局部瘢痕条索牵引所致，眼睑皮肤本身没有缺损，可以用简单的V-Y成形术、单个或多Z形皮瓣移位等方法解决，手术成功的关键是皮肤和皮下的瘢痕应彻底除去。如果眼睑皮肤有广泛瘢痕、外翻严重，则应通过植皮方法解决。

老年性睑外翻矫正的原理是通过分层缩短眼睑横径，增强水平方向张力，从而改变下睑松弛状态，使其重新靠贴眼球。

（二）V-Y成形术

1. 适应证 中央部轻度瘢痕性睑外翻而无广泛瘢痕。

2. 手术方法

（1）画线：用亚甲蓝于外翻的瘢痕两侧做V形标记，宽度应稍宽于瘢痕部分。

（2）沿画线切口皮肤，充分分离皮下组织达睑缘。尽可能切除创面内的瘢痕组织条索。充分分离创缘四周的皮下组织，将切口缝合成Y形。缝合时，缝线必须通过皮下，减少瘢痕的形成。用6-0丝线间断缝合，7～10天拆线。

（三）旋转皮瓣术

瘢痕切除后，眼睑缺损区不大，或创面组织缺损部位较深、血液供应差，用游离皮片移植术不易成活的创面，可用旋转皮瓣术。

手术方式包括桥形（双蒂）皮瓣术、鼻根部旋转皮瓣矫正下睑外翻、颞部皮瓣旋转矫正上睑或下睑外翻、上睑皮瓣旋转矫正下睑外翻等。以下主要介绍桥形（双蒂）皮瓣术。

1. 适应证 下睑全睑外翻并伴有结膜肥厚，而上睑皮肤又松弛者。

2. 手术方法

（1）按下睑缺损面积，确定要切取的上睑皮肤范围，用亚甲蓝标出皮肤切口范围。注意检查上睑闭合后有否眼睑闭合不全。

（2）行临时睑缘缝合。

（3）离下睑缘2mm处平行下睑缘切开睑皮肤，分离皮下组织，清除瘢痕组织，恢复下睑正常位置。

（4）于上睑画线处切开皮肤，两端分别超越内外角4～5mm，与下睑切口末端相接。分离皮下组织，形成一双蒂桥形皮瓣，然后将皮瓣移至下睑与植床做间断缝合。上睑切口亦做间断缝合。

（四）游离植皮术

游离植皮术是矫正瘢痕性睑外翻最常用的方法。一般采用全厚皮片。适用于眼睑皮肤缺损面大，但该区瘢痕不多或不深，血液供应较好的情况。通常在病情稳定至少半年后考虑手术。

（五）Byron Smith 法

1. 适应证　老年性睑外翻。

2. 手术方法

（1）在距睑缘 2mm 处做一个与睑缘平行的皮肤切口，若皮肤松弛，可沿着皮纹，适当向外下方延伸切口 8～10mm。

（3）在外侧 1/3 处做基底向睑缘的三角形全层眼睑切除，切除宽度视下睑松弛状况而定，最好是先做一侧切开，然后用两个镊子镊着切口两侧，互相靠拢来确定需要切除的宽度。

（4）用 5-0 丝线间断缝合睑缘切开处及眼睑皮肤创缘。用 6-0 可吸收缝线间断缝合睑结膜创缘。如缝合后睑缘后层能紧贴眼球，表示切除的宽度合适。

（5）把下睑皮瓣做广泛分离，使下睑皮肤有较大的游离。外侧多余皮肤做三角形切除，然后用 6-0 丝线间断缝合切口。

上睑下垂矫正术

（一）概述

正常人双眼平视正前方时，上睑位于上方角膜缘下 1～2mm，若上睑位置低于此界限者即为上睑下垂。它不但影响外观，严重者可能会影响视力的发育。

1. 上睑下垂的病因及分类　因支配眼睑的提上睑肌或 Müller 肌功能不全或丧失，导致上眼睑呈现部分或全部下垂。包括：①机械性上睑下垂，指由上眼睑增厚及重量增加所引起。其由眼睑本身的病变所导致，如感染、肿瘤等。②腱膜性上睑下垂，指由提上睑肌腱膜从睑板脱离或裂开导致。老年性上睑下垂多为此类型。③肌源性上睑下垂，是先天性上睑下垂最常见的原因，为提上睑肌或支配提上睑肌的动眼神经核发育不全所致，也多见于重症肌无力症。④神经源性上睑下垂，由支配提上睑肌的动眼神经和 / 或支配 Müller 肌的交感神经麻痹引起。

2. 眼睑肌肉功能检查

（1）提上睑肌肌力的检查：用拇指压住患眼眉弓，消除额肌的力量后，先让患者尽力向下注视时将直尺零点放置于上睑缘处，然后让患者最大限度向上注视，则上睑缘位置从下向上变化的幅度即为提上睑肌力。

（2）眼外肌功能检查：需进行双眼位及眼球运动的测量。如伴有眼外肌麻痹及复视者，上睑下垂术后复视将更为明显，故应先矫正复视。尤其注意 Bell 征是否正常，以避免术后眼睑闭合不全，从而导致暴露性角膜溃疡。

3. 手术时机的选择　治疗目的主要是防止视力减退及改善外观。先天性上睑下垂原则上应该尽早手术。如果不及时手术会影响患儿正常视功能发育。但通常也需等到上睑下垂已经固定，不再发展了。一般认为 2～4 岁手术较为恰当。麻痹性上睑下垂经保守治疗半年或 1 年后，如无效可以手术治疗。

4. 手术方式　主要为两类：①提上睑肌缩短术，或在此基础上，再前移该肌肉。提上睑肌肌力在 4mm 或 4mm 以上时可选择此术式。②额肌提吊术，借助邻近肌肉或植入物加强或替代提上睑肌的力量。如利用额肌牵拉提高上睑缘位置，或利用阔筋膜替代提上睑肌的力量。提上睑肌肌力在 4mm 以下时应选择此术式。

（二）提上睑肌缩短术

1. 概述　这是临床上应用最广的传统术式，通过缩短提上睑肌，前徙提上睑肌腱膜在睑板的附着点，达到矫正上睑下垂的目的。一般认为，每矫正 1mm 的下垂量需缩短 4～6mm 的肌肉，肌力越弱，需要缩短的量越大。

2. 适应证　机械性、腱膜性、先天性肌缘性上睑下垂，提肌肌力为 4～9mm 者。

3. 手术方法

（1）距睑缘 5～6mm 用亚甲蓝画出类似重睑弧度的切口设计线。按设计线切开皮肤，切口一次性完成。

（2）翻转眼睑，外侧穹窿部结膜行一长5mm的纵向切口，用眼科剪刀伸入切口结膜下，将提上睑肌与穹窿部结膜分离，尽量保留Müller肌附着于结膜面。

（3）分离切口下皮肤与眼轮匝肌，剪除部分睑板前眼轮匝肌。暴露睑板前结缔组织。在眶脂肪隆起最高处横行剪开眶隔，使眶脂肪脱出，切除部分眶脂肪，即可暴露其下银白色的提上睑肌腱膜。

（4）在睑板上缘从外侧开始纵行向上剪开提上睑肌腱膜，在其后面分离直至穹窿部。在睑板上缘切断提肌腱膜，向上翻转牵引腱膜瓣并与穹窿部的睑结膜分离，一直分离到所需高度。向下牵引腱膜，观察其内角、外角的牵制方向，松解提肌。

（5）腱膜前面的分离达到预先估计的缩短量后，测量并用亚甲蓝在腱膜上标记，在标记水平的腱膜中央及内、外侧，用3-0丝线作3对水平褥式缝线，将提肌腱膜前徙固定于睑板中上1/3交界处，收紧缝线打活结。观察上睑的高度及弧度，如不满意则调整缝线的位置及结扎的松紧度；矫正效果满意后结扎缝线，剪除多余的提肌。

（6）如皮肤过多，可去除部分多余的皮肤。皮肤切口用6-0丝线间断缝合，缝合时带上深层的组织。如健侧为单睑，建议也行重睑术。

（7）为了防止术后发生暴露性角膜炎，用3-0丝线于下睑缘作Frost牵引线。结膜囊内涂抗生素眼膏，向上牵引缝线，用胶布固定于额部以关闭睑裂。

图3-19和图3-20为患者术前和术后即刻的外观。

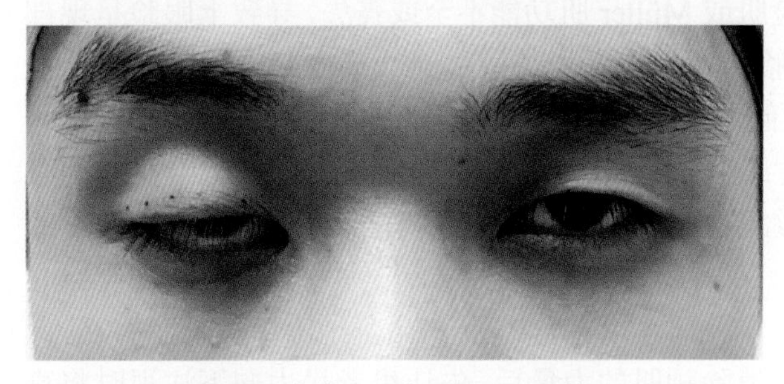

图3-19 上睑下垂术前，设计画线位于睑缘上方4.5mm

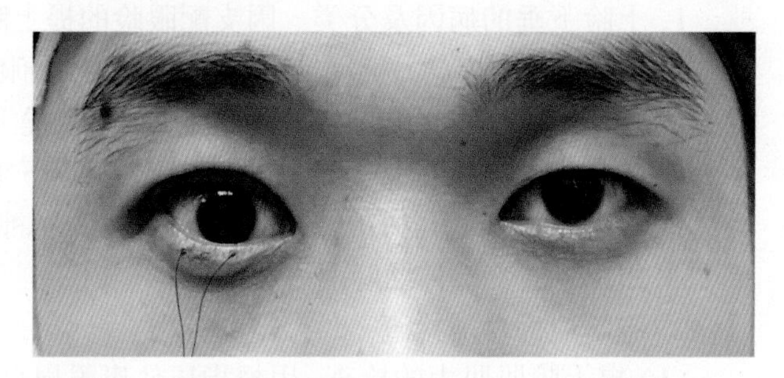

图3-20 行提上睑肌缩短术术后即刻，下睑睑缘作Frost牵引线

（三）提上睑肌腱膜修补术

1. 适应证　外伤性、老年性退变所致的腱膜性上睑下垂，提肌肌力≥10mm。

2. 手术要点

（1）按设计线切开皮肤，分离切口下皮肤与眼轮匝肌，剪除部分睑板前眼轮匝肌。在眶脂肪隆起最高处横行剪开眶隔，切除部分眶脂肪，即可暴露其下的提上睑肌腱膜。可见原本厚实、银白色的提肌腱膜裂开或变薄。

（2）分离腱膜断缘，用3-0丝线将断缘缝至睑板中上1/3处，打活结，于中央、内、外侧固定3针。观察上睑的高度及弧度，如不满意则调整缝线的位置及结扎的松紧度；矫正效果满意后缝线打结固定。

（四）阔筋膜悬吊术

1. 适应证　适合于上睑提肌肌力<4mm的各类上睑下垂，对于额肌力量弱的患者，如面瘫患者不能使用。

2. 手术方法（以W形悬吊为例）

（1）在上重睑线的内中1/3交界处和/或外中1/3交界处标记2个短切口，在眉上缘内、中、外位置标记3个短切口。

（2）在眉部切开标记的切口，深及肌肉。在上睑切口下剪除部分睑板前眼轮匝肌，暴露睑板。

（3）将阔筋膜条的一端从上睑内侧切口穿入，经由眼轮匝肌下方从上中央切口穿出：再将筋膜条的另一端从上睑内侧切口穿入，从眉上内侧切口引出，使筋膜条呈V形。用上述方法将另一条筋膜固定在眉上中央、外侧切口及上睑外侧切口之间，也形成V形、此时两条筋膜呈W形排列，W形下端的两点分别用3-0丝线或编织线缝合固定于睑板上。

（4）在眉部切口牵引两条筋膜将上睑提至适当的高度。使上睑缘达到上方角膜缘上1mm水平。矫正效果确定后用3-0丝线将筋膜与帽上缘切口深部的额肌缝合固定。

（5）眼睑皮肤切口用7-0丝线缝合，缝合时带上深层，使睫毛外翘，避免内翻倒睫。眉部切口用5-0丝线缝合。

（五）额肌筋膜瓣直接悬吊术

手术效果确定，目前已成为利用额肌矫正上睑下垂最常用的术式。

1．适应证　适合于上睑提肌肌力<4mm的各类上睑下垂，自身的额肌功能良好，对于额肌力量弱的患者，如面瘫患者不能使用。

2．手术方法

（1）距睑缘5～6mm用亚甲蓝画出类似重睑弧度的切口设计线。按设计线切开皮肤，分离皮下组织，剪除部分板前眼轮匝肌，暴露睑板。

（2）切口向上依次暴露隔前眼轮匝肌、眶部眼轮匝肌、眉部额肌，注意剥离至眉下部位时切勿损伤毛囊。

（3）在上缘处辨认额肌与眼轮匝肌交织处，在此做横行切口全层切开额肌，在额肌后方向上剥离达眉上1～2cm，注意勿损伤内侧的眶上神经血管束。向下牵拉额肌检查其弹性，将额肌整体作为一个肌瓣。

（4）在眶隔前眼轮匝肌与眶隔之间进行分离以形成通道，将额肌从通道中穿出，用3-0丝线作褥式缝合，将额肌瓣的内、中、外侧分别与睑板中上1/3处相应的内、中、外侧固定。使上睑缘位于上方角膜缘处。

（5）上睑皮肤切口用7-0丝线缝合，缝合时带上深层，使睫毛外翘，避免内翻倒睫。眉部切口则用5-0丝线缝合。3-0丝线于下睑缘作Frost牵引线。

重睑术

（一）概述

重睑者即具有上睑皱襞，俗称双眼皮，上睑无皮肤皱襞即单眼皮。重睑的形成是由于提上睑肌腱膜纤维附着在睑缘上方5～6mm处睑皮下，睁眼时，提上睑肌收缩，上睑皮肤形成皱襞。

重睑的临床分型：根据上睑皱襞线（也就是重睑线）与睑缘线来分类。①开扇型：这是最经典的重睑术之一，占重睑类型的60%～70%。其特点是内窄外宽，上睑皮肤皱襞从内眦或者靠近内眦开始，向外上逐渐离开睑缘，呈扇状。适合眉毛跟眼睛的距离适中者。大部分的东方女性适合此类型，尤其是有内眦赘皮，又不愿做赘皮矫正术的求美者。②平行型：上睑皮肤皱襞跟上睑缘基本平行。内、中、外侧重睑宽度大致相同。适合眼睛比较大，眉弓比较高，眉毛距眼睛较远者。③新月型：上睑皮肤皱襞在内、外眦部较低，中间部较高，外形如弯月。

重睑设计原则：①对称美原则，也就是尽量保证双眼的对称，这是最基本的原则。②比例和谐美原则，要注重重睑与整体容貌之间的和谐关系，而不是刻板地做某一种形式。③宁窄勿宽，力求适中的原则。虽然做双眼皮是种“人造美”，但需要把握“自然美”的原则。

重睑宽度的设计：①适中的重睑：指宽度为6～8mm的重睑。这种重睑常为大多数受术者所接受。②较宽的重睑：指宽度在10mm及以上的重睑。这种重睑适合于演员等有特别要求者。③较窄的重睑：指宽度为4～5mm的重睑。它更接近于自然美。

重睑术式主要有三种，分别为埋线法、大切口切开法（全切法）、小切口切开法。最后一种俗称“韩式法”，其实早在20世纪90年代，我国的美容医师就广泛应用此术式。埋线法和小切口法较全切法的创伤小，术后恢复快，但是复发率也较全切法为高。所以，埋线法和小切口法适合于眼部条件较好的年轻人。

（二）大切口切开法（全切法）

1．适应证　适用于年龄较大，上睑皮肤松弛，眶内脂肪过多及对重睑手术效果要求较高的单睑者。

2. 手术方法

(1) 坐位状态下用回形针弧状端将睑皮肤顶起，根据受术者的眼睑条件、面型、年龄、职业等设计重睑高度、弧度和长度，并充分征求受术者的意见，然后用亚甲蓝标记，再用尺测量双眼是否对称，弧度是否适当。

(2) 沿设计的标志线切开皮肤。分离皮下组织、切除少许切口处的眼轮匝肌暴露睑板。

(3) 如果眶脂肪膨出或眶隔较低脂肪堆积时，打开眶隔，去除适量多余的眶脂肪，并充分止血。

(4) 如皮肤松弛，可切除多余松弛的皮肤，然后用 7-0 丝线过睑板或提上睑肌腱膜间断缝合皮肤切口。调整缝线缝合的高度和 / 或结扎的松紧，直到双重睑的弧度及双侧重睑对称为止，术后 7 天拆线。

以下为行重睑术 + 内眦赘皮矫正术的患者术前和 / 或术后 6 天的外观(图 3-21，图 3-22)。

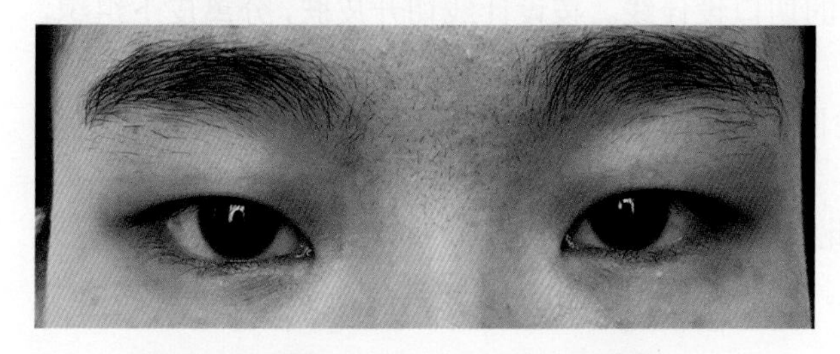

图 3-21 重睑术前(单睑 + 轻度内眦赘皮)

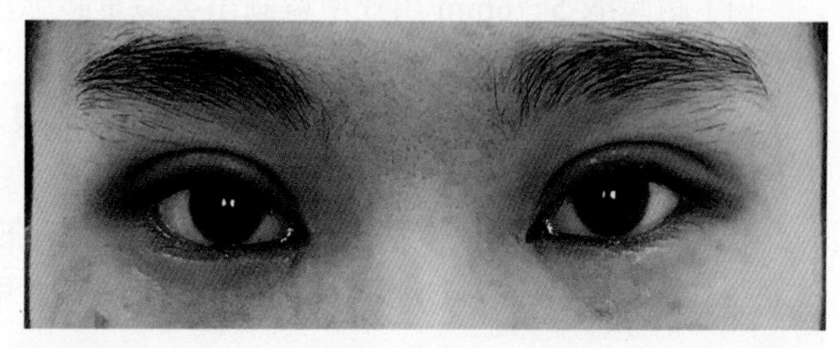

图 3-22 重睑术 + 内眦赘皮矫正术术后 6 天，术中适当去脂和去皮

(三) 小切口双重睑切开法

1. 适应证 上睑皮肤不过分松弛，不过多臃肿的单睑者。

2. 手术方法

(1) 按术前设计用亚甲蓝标记皮肤切口的位置、长度和弧度。双侧要对称。

(2) 在画线的近内眦、中间、外眦各做一条长 3mm 的小切口。

(3) 剪除切口周围的部分眼轮匝肌。如果上睑较饱满，可以打开眶隔，使眶脂肪脱出，适量去除部分脂肪。

(4) 用 7-0 丝线过睑板或提上睑肌腱膜缝合切口。调整缝线缝合的高度和 / 或结扎的松紧，直到双重睑的弧度及双侧重睑对称为止，术后 10 天拆线。

(四) 埋线法

1. 适应证 适于上睑眶脂少、皮肤薄而紧的年轻人，或一侧单睑者。

2. 手术方法 方法一是全层褥式缝合，缝线埋藏于结膜和 / 或皮下。手术前划线，注射麻药均同上。在上穹窿和 / 或上睑皮肤标志线上中央、中内 1/3、中外 1/3 处，做三个长 1～2mm 的小切口，用带双针尼龙线从结膜面切口进针，经过睑板在前面从皮肤面相应切口出针，结扎后线结面埋于切口皮下，将皮肤小切口对好，让其自然愈合。

方法二是在睑板浅层和 / 或皮下组织之间行 2～3 个褥式缝合，缝线埋于皮下。相较于前者，手术操作更简单，但是术后缝线易脱落或缝线可能将组织隔断，效果不太持久。

眼睑皮肤松弛矫正术

(一) 概述

眼睑皮肤松弛一般以上眼睑为明显，尤其是上睑中外部分。表现为上眼睑皮肤过多、松弛，出现很多皱褶，肥厚松弛的皮肤向下悬垂，甚至超过睑缘。使睑裂缩小变形，呈“三角形”睑裂，也就是“三角眼”，造成假性或真性的上睑下垂，从而遮挡视轴，视野缩小，导致视物疲劳。部分眼睑皮肤松弛的患者还会伴有眉下垂。眼睑皮肤松弛发生在下眼睑时，则表现为下睑皮肤松弛，下睑饱满，形成眼袋。

单纯的老年性眼睑皮肤松弛需要与眼睑松弛症进行区别。后者是一种原因不明、少见的眼睑皮肤异常。可见于任何年龄，但最常见于中青年，女性多于男性，有家族史，通常发生在上眼睑。患者有反复发作性的皮肤血管神经性水肿病史。其特征为眼睑皮肤萎缩变薄，皮肤皱纹增多，合并眶脂肪垂脱。

（二）上睑皮肤松弛矫正术

1. 适应证　上睑皮肤松弛，遮挡视线或影响美观者。

2. 手术方法

（1）术前患者为平卧位状态，嘱患者自然闭眼，将上睑略向上拉紧，用亚甲蓝画出上睑皱襞标记及皮肤的下切口方向线。通常距上睑缘 5～6mm，内侧起于上泪点，近内眦靠近睑缘较低，睑裂中央最高，至外眦距睑缘的距离不应减少而略斜向颞上方。根据眼睑松弛情况，外侧终于上睑外眦角外 5～10mm 处。用无齿镊子夹持皮肤拟定切除皮肤范围，以不出现睑外翻或眼睑闭合不全为妥，用亚甲蓝标记出皮肤的上方切口走行线（图 3-23～图 3-25）。

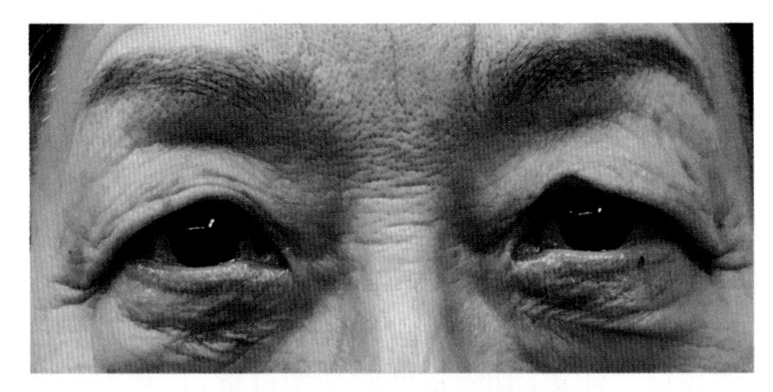

图 3-23　双眼睑皮肤松弛

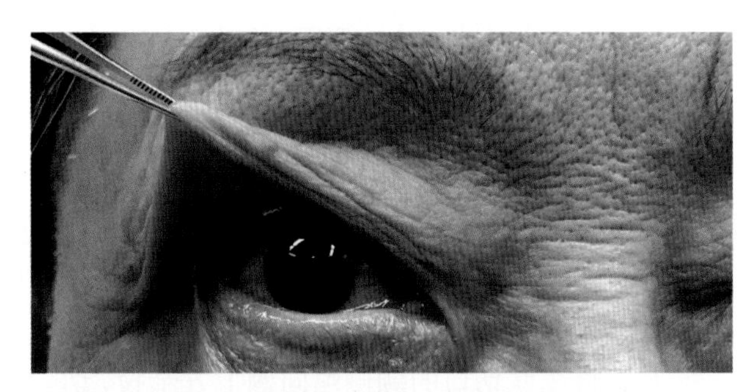

图 3-24　双眼睑皮肤松弛，用镊子镊起多余的皮肤，设计去皮量

（2）用手将眼睑皮肤拉紧，按亚甲蓝所标记切开皮肤。剪去所需切除的皮肤。

（3）如无明显的眶脂肪膨出，患者又要求手术后效果自然，可在切除皮肤后，即用 7-0 丝线间断缝合切口，缝合时可带或不带深层组织。

（4）如有眶脂肪膨出，且要求术后为重睑，则在去除皮肤后，切除切口下方的部分眼轮匝肌，打开眶隔，适量去除部分眶脂肪。7-0 丝线间断缝合皮肤切口，缝合时应按重睑术要求，缝线需过睑板上缘或提上睑肌腱膜。术后 6～7 天拆线（图 3-26）。

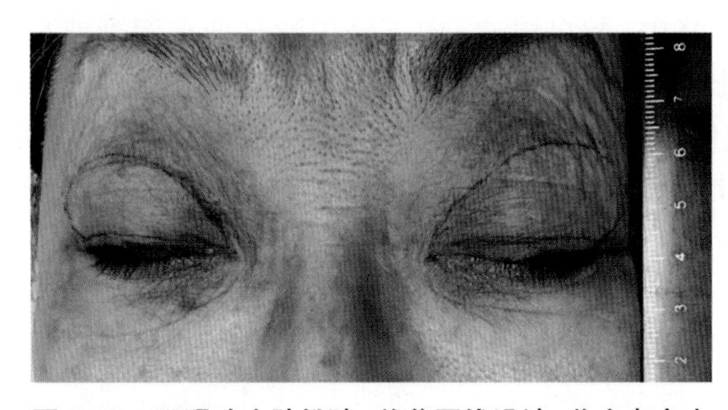

图 3-25　双眼睑皮肤松弛，美蓝画线设计，此患者去皮量最宽处为 18mm

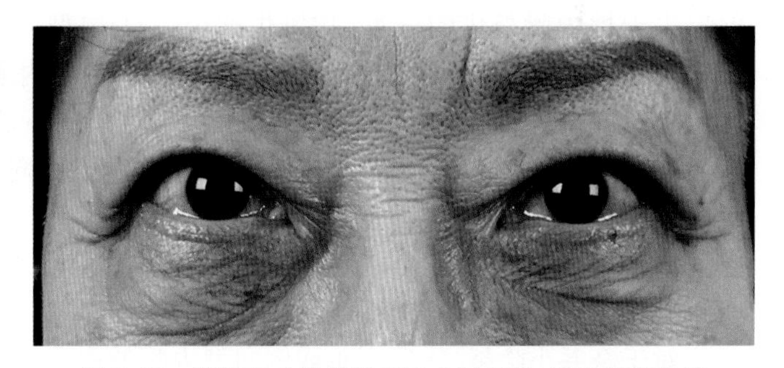

图 3-26　双眼睑皮肤松弛矫正术后 2 周，重睑弧度自然

（三）下睑皮肤松弛矫正术

同下睑缘切口入路法去眼袋（外路法）。

下睑眼袋整形术

（一）概述

眼袋是下睑皮肤、皮下组织、肌肉及眶隔松弛，眶内脂肪肥大、突出形成的袋状突起。眼袋的产生与遗传、年龄、劳累、环境等多个因素有关。一旦出现眼袋，需要注意生活作息规律、少熬夜，严重者需通过手术解决。

眼袋的分类：①皮肤松弛型：无眶隔脂肪膨隆甚至眶隔凹陷，单纯性下眼睑及外眦皮肤松弛。②眶脂肪膨出型：眶隔脂肪出现轻度膨隆，但皮肤弹性较好，无明显的眼周皮肤松弛下垂。③眼轮匝肌肥厚型：

因眼轮匝肌过于肥厚、宽大引起。④混合型：指兼有上述两型或两型以上特点者。

（二）结膜入路法去眼袋（内路法）

1. 概述 采用结膜入路法取出多余眶隔脂肪，又称内切法去眼袋或无痕去眼袋。

2. 适应证 适用于皮肤松弛不明显，仅有眶脂肪膨出者。

3. 手术方法

（1）用刀片切开近睑板下缘的下穹窿结膜，长度约 8mm。用拉钩将眼睑向前下方牵引，用剪刀或血管钳在眼轮匝肌和/或眶隔之间进行分离，一直到下眶缘。

（2）先后打开中央、内侧、外侧眶隔，使眶脂肪膨出。剪除眶脂肪后彻底止血。使得下睑重现平整状态。根据情况，切口可用 7-0 丝线连续缝合，或让其自行愈合。

（三）下睑缘切口入路法去眼袋（外路法）

1. 适应证 适用于下睑皮肤松弛者。

2. 手术方法

（1）从下泪点稍颞侧，距下睑缘 1.5～2mm，作平行睑缘全长的皮肤切口，至外眦角皮肤切口向颞下方伸延切口 1～1.5cm。在皮肤切口缘上做牵引线，便于扩大手术视野暴露眶隔。

（2）在眼轮匝肌与睑板间进行分离至眶下缘，即睑袋下缘。如有眶脂肪突出，眶隔松弛，应切开有眶脂肪突出处的眶隔，或分别在中、内、外三处切开眶隔，切除疝出的脂肪团块，彻底充分止血。

（3）将皮肤切口的颞侧端向颞上方牵拉，切除多余的皮肤。注意，切除皮肤时切勿过量，以免术后眼睑外翻。用 7-0 丝线间断或连续缝合皮肤切口，术后 6～7 天拆除缝线。

内眦赘皮矫正术

（一）概述

内眦赘皮是指发生在内眦部的一种纵向弧形的皮肤皱褶。将内眦角及泪阜部分或全部遮掩，表现为内眦间距离加宽。由于鼻侧睑裂部的巩膜被过多掩盖，给人以内斜视的假象，影响眼部及容貌美观，严重者可妨碍视觉功能。

内眦赘皮分为先天性和/或后天性两种。先天性内眦赘皮一般为双侧性，蒙古人种多见。后天性内眦赘皮主要由外伤、烧伤以及眦部术后瘢痕收缩，内眦部皮肤受到牵拉紧张所致。

先天性内眦赘皮的分类（按发生部位）：①眉型内眦赘皮：起自眉部，向下经内眦延伸至泪囊或鼻部。②睑型内眦赘皮：起自上睑睑板区以上，向下经内眦延伸至眶下缘处，有时与下睑鼻颧部皱襞融合。③睑板型内眦赘皮：起自上睑睑板区（上睑皱襞），向下延伸至内眦部逐渐消失。中国人多见的是睑板型。④倒向型内眦赘皮：又称逆行型内眦赘皮，起自下睑，向上延伸至稍高于内眦的弧形皮肤皱襞。往往伴有小睑裂和/或上睑下垂。

内眦赘皮的治疗原则：若为单纯的轻度内眦赘皮，不伴有其他眼部畸形，对容貌美观影响不明显者，可不必手术。若内眦赘皮明显、确实影响美观而需手术者应推迟到 10 岁以后，尽量满 16 岁以后进行手术。对于合并小睑裂、上睑下垂或倒向型内眦赘皮者，因症状不会随年龄增长而消失，多主张尽早进行分期或联合手术，2 岁后即可在全麻下行手术矫正。后天发生的瘢痕性内眦赘皮，应于外伤后 6 个月瘢痕稳定软化后再手术矫正。

（二）横切纵缝法

这是最常用的内眦赘皮矫正方法，其目的是缓解垂直方向的皮肤张力。此手术操作简单，适用范围广，术后瘢痕不明显，外形自然。

手术方法：

（1）用镊子确定新内眦点的位置并用亚甲蓝标出。

（2）横行切开皮肤及部分内眦韧带：在内眦部作横行皮肤切口，切口的内侧端为新内眦点。切开皮肤及皮下组织后，在切口四周行皮下分离。切口下的部分内眦韧带必须适当切断，达到局部松解的目的。

（3）纵向缝合：横行切开后切口呈 V 形，用 6-0 尼龙线将伤口水平移动、纵向缝合，并固定于鼻侧腱膜上，以有效减少伤口缝合张力，明显减轻瘢痕的形成。

（4）修剪多余皮肤：伤口缝合后，用精细剪刀去除上、下两侧多余的皮肤。切口通常可以自然对合，或用7-0丝线各缝合1针。

（三）Z成形术

Z成形术是一种最常用的方法。利用赘皮水平方向的一些相对过剩的皮肤来补偿垂直方向的不足，以减轻和/或缓解垂直方向的张力，达到矫正的目的。其效果通常比较理想，但术后可能遗留局部瘢痕。单Z成形术适用于轻度内眦赘皮，双Z成形术适用于较严重的内眦赘皮和/或倒向型内眦赘皮。以下介绍单Z成形术。

1. 适应证 适用于正向型的各种程度的内眦赘皮。

2. 手术方法

（1）顺内眦赘皮缘全长作弧形Z中轴皮肤切口。

（2）在中轴切口两端各做一条与中轴成45°～60°角、互相平行、方向相反的Z两臂切口，上方切口大致与上睑缘垂直，下方切口则斜向鼻上方。上下两臂切口的长度及与中轴线之间的角度视情况灵活掌握。

（3）沿皮肤切口行皮下组织分离，形成两个方向相反的三角形皮瓣，将两个皮瓣互相交错换位，并适当修剪，使各切口缘平整对合。

（4）用6-0尼龙线间断缝合皮肤切口。

以下为行重睑术+内眦赘皮矫正术（Z成形术）的患者术前和/或术后2个月的外观（图3-27，图3-28）。

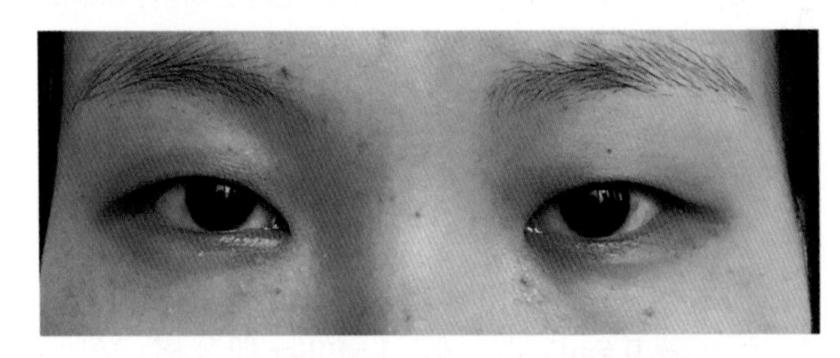

图3-27 重睑术前（单睑+中度内眦赘皮）

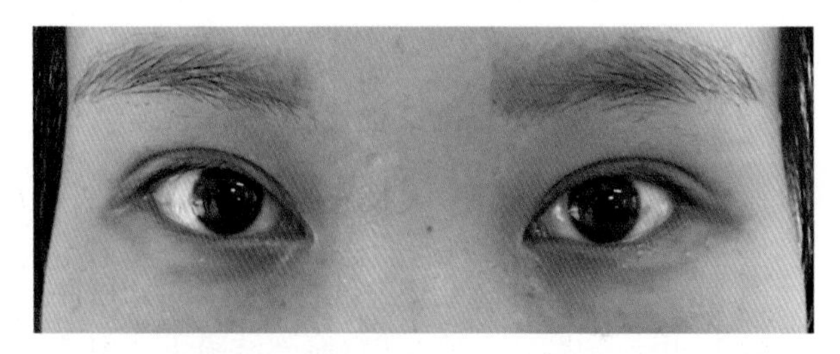

图3-28 重睑术+内眦赘皮矫正术（Z成形术）术后2个月，内眦部可见轻度瘢痕

甲状腺相关性眼病

甲状腺相关性眼病是一种与甲状腺疾病密切相关的自身免疫性疾病，是眼眶疾病中最常见的单、双侧眼球突出的原因。甲状腺相关性眼病分为两类，功能异常型（功能亢进型、功能减退型）、功能正常型。其诊断可依据其临床表现、影像学检查及检测甲状腺功能的实验室检查。

甲状腺相关性眼病的临床表现主要有眼睑退缩、上睑迟滞、眼睑水肿、结膜充血水肿、眼球突出、眼外肌肥厚（从而导致复视）、暴露性角膜炎、视神经病变，导致视力下降甚至丧失。

眼睑退缩是指原位注视时，上睑缘或下睑缘超过正常位置，致使角膜或巩膜过多暴露。正常人原位注视时上睑遮盖上方角膜1.5～2mm，如果上睑缘位置在其上方，为上睑退缩。正常人下睑缘位置与角膜缘处于同一水平。如果下睑缘超过下方角膜缘致使下方巩膜暴露，则为下睑退缩。

根据退缩程度，可将上睑退缩分为轻度（退缩量1～2mm）、中度（退缩量3～5mm）及重度（退缩量5mm以上）。下睑退缩分为轻度（退缩量1～2mm）、中度（退缩量3mm）及重度（退缩量3mm以上）。

当患者的病情稳定半年以上，且血清甲状腺激素水平测定正常半年以上，眼睑退缩明显时，可考虑手术治疗。

（一）Müller肌切除术

1. 适应证 适用于轻度上睑和/或下睑退缩。单纯Müller肌切除可矫正2mm上睑退缩，如加提上睑肌腱膜部分切断，可矫正3～4mm上睑退缩。单纯Müller肌切除可矫正1～2mm下睑退缩，如加提上睑肌腱膜部分切断，可矫正2～3mm下睑退缩。

2. 手术方法（以矫正上睑退缩为例）

（1）盐酸丙美卡因滴眼液表面麻醉。2% 利多卡因穹窿部结膜下浸润麻醉。睑缘用 1 号丝线做牵引缝线，并用台氏拉钩翻转上睑。

（2）沿睑板上缘用 11 号尖刀片平行切开结膜，用眼科剪锐性分离穹窿部结膜与下方的 Müller 肌。辨认 Müller 肌外侧缘，在外侧缘用剪刀伸入 Müller 肌与提上睑肌腱膜之间进行钝性剥离。剥离范围至距睑板上缘 12mm 处。将剪刀尖从 Müller 肌内侧边缘穿出。于睑板上缘处将 Müller 肌剪断，在距睑板上缘 12mm 处的切口上端用剪刀剪除全部 Müller 肌。

（3）嘱患者坐起，观察两侧裂是否达到要求。如仍有退缩，可在睑板上缘中间及外侧切断部分提上睑肌腱膜，要求过矫 1mm。

（4）结膜水平切口用 8-0 可吸收缝线连续缝合。

以下为行 Müller 肌切除术的患者术前和术后 2 周的外观（图 3-29，图 3-30）。

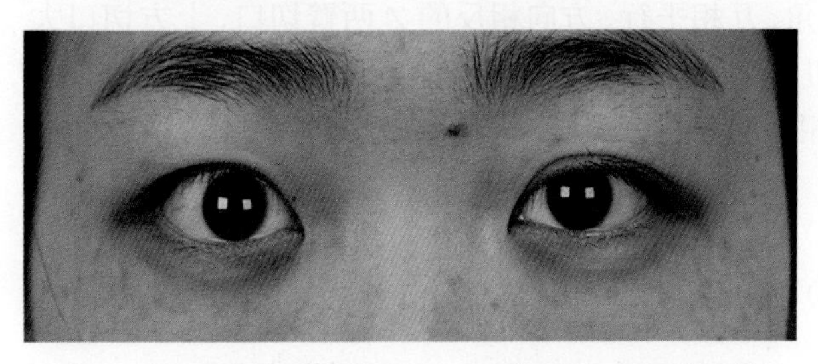

图 3-29 甲状腺相关性眼病，右眼轻度上睑退缩术前

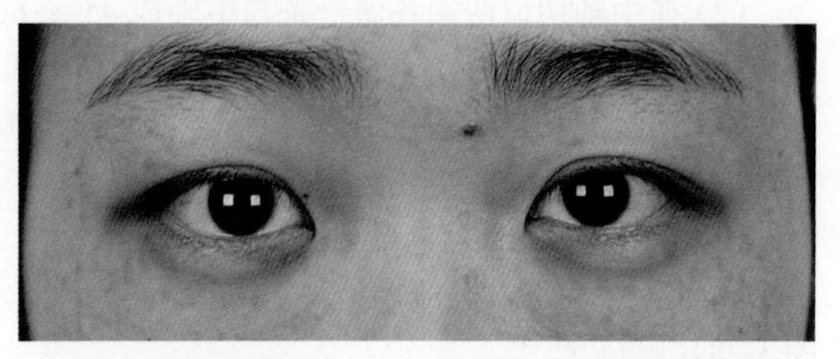

图 3-30 甲状腺相关性眼病，右眼轻度上睑退缩，行 Müller 肌切除术后 2 周

（二）提上睑肌 -Müller 肌延长术

1. 适应证 主要用于重度上睑退缩。

2. 手术方法

（1）用亚甲蓝画出双重睑线，沿画线切开皮肤，剪开眼轮匝肌，暴露上 1/3 睑板及睑板上缘。

（2）用拉钩翻转上睑，在穹窿部结膜下注射 2% 利多卡因溶液 0.5ml。将结膜与 Müller 肌分离。在外侧穹窿部结膜行纵向结膜剪开，用眼科剪伸入结膜下将提上睑肌腱膜、Müller 肌与结膜分离。

（3）在眶隔与提上睑肌融合处剪开眶隔，将膨出的眶脂肪向上牵拉，使白色的提上睑肌腱膜暴露。测量睑板上缘处提上睑肌宽度，将腱膜四等分，中央保留 2/4，内外两侧各 1/4 要准备剪断。用亚甲蓝在中央 2/4 画一个梯形，梯形的高度约为退缩量的 2 倍，如退缩量为 4mm，则高度为 8mm。在腱膜内、外两侧剪断 1/4 腱膜，并沿亚甲蓝梯形线剪开提上睑肌 -Müller 肌复合体。将两侧的腱膜断离，与中央的断端用 3-0 丝线间断缝合，2 侧腱膜之间也间断缝合数针。

（4）观察睑缘高度及弧度，如弧度欠佳，可调整缝线位置予以矫正。高度要求过矫 1mm。

（5）7-0 丝线间断缝合皮肤。上睑缘作一条牵引缝线。如感到矫正欠足，将线下拉，用胶布固定在颧部。术后 7 天拆除皮肤缝线。

（三）提上睑肌 -Müller 肌部分切除术

因甲状腺相关性眼病引起的上睑退缩，患者的提上睑肌纤维化严重，术中出血多，故在实际操作中行提上睑肌 -Müller 肌延长术的难度比较大，可以行提上睑肌部分切除术，手术比较容易操作。

1. 适应证 主要用于重度上睑退缩。

2. 手术方法

（1）沿亚甲蓝画线切开皮肤，剪开眼轮匝肌，暴露上 1/3 睑板及睑板上缘。打开眶隔，将膨出的眶脂肪向上牵拉，使白色的提上睑肌腱膜暴露。上下分离，使提上睑肌长度至少暴露 10mm。

（2）在外侧提上睑肌处作纵向肌肉剪开，用眼科剪伸入结膜下将提上睑肌腱膜、Müller 肌与结膜分离。根据上睑退缩的严重程度，适量剪除部分提上睑肌，然后观察睑缘高度及弧度，如高度及弧度欠佳，继续剪除部分提肌，直到睑缘高度为过矫 1mm。注意剪除提肌时别过量，以免矫正过度。

（3）7-0 丝线间断缝合皮肤。上睑缘做一条牵引缝线。如感到矫正不足，将线下拉，用胶布固定在颧部。7 天拆除皮肤缝线。

（魏锐利 李玉珍）

二、斜视手术

斜视手术常用结膜切口

（一）角巩膜缘梯形结膜切口

以水平直肌为例，介绍梯形切口的制作方法：

1. 在手术侧沿角膜缘，距角膜缘约 1mm 处，平行角膜缘切开球结膜 6～8mm。

2. 于此切口的两端垂直角膜缘，放射状切开球结膜约 10mm。

3. 分离结膜下组织，切断节制韧带。

4. 向后分离眼外肌表面的 Tenon 囊及其背面的 Tenon 囊下间隙。

（二）直肌止点处弧形结膜切口

1. 在直肌止点处，平行角膜缘，弧形切开球结膜长 10～12mm。

2. 分离结膜下组织，暴露眼外肌。

（三）垂直角膜缘的放射状结膜切口

多用于水平肌肉手术。

1. 距角膜缘 5～6mm 处，垂直角膜缘放射状切开球结膜和 / 或 Tenon 囊，直至暴露巩膜。

2. 用斜视钩插入切口，至肌腱与巩膜之间，钩起肌肉。

（四）穹窿结膜切口

结膜切口可选择在水平直肌下方，上斜肌手术切口选择在上直肌颞侧的颞上穹窿处，为目前显微斜视手术采用最多的手术方法，结膜瘢痕小，不易发现，更美观。以外直肌为例介绍穹窿结膜切口的制作方法。

1. 将眼球转向内上方，确定外直肌和 / 或下直肌的轮廓和 / 或边缘，颞下象限角巩膜缘后 4～6mm 处做长 4～6mm 的切口，同时剪开球结膜和 / 或 Tenon 囊，并打开 Tenons 囊下间隙，分离至暴露巩膜壁。

2. 将斜视钩小心伸入 Tenon 囊下间隙，并沿眼外肌背面来回滑动。

3. 一旦斜视钩勾住眼外肌，则眼球相对固定，将肌肉表面的结膜和 / 或 Tenon 囊提起并在直视下分离眼外肌。

直肌后徙术

（一）概述

斜视是一种常见的眼外肌疾病，一般是因为某一眼外肌发育过度或发育不全、眼外肌附着点异常，眼眶的发育、眶内筋膜结构的异常、脑神经疾病等，导致肌力不平衡而产生斜视。此外，还可由调节集合比失常、双眼视力发展不等、遗传等因素造成。临床表现主要有内斜视、外斜视、上下斜视，直肌后徙是把肌肉的附着点移向赤道方向以减弱该肌肉的力量。

（二）手术适应证

1. 共同性水平斜视。

2. 非共同性斜视

（1）脑神经麻痹：外展神经麻痹、动眼神经麻痹。

（2）先天发育异常：Duane 眼球后退综合征。

（3）垂直斜视。

3. 眼球震颤。

（三）手术方法（以外直肌为例）

1. 肌止端后徙术

（1）麻醉：对于一般的患者应用表面麻醉，可以加上结膜下浸润麻醉；对于儿童以及无法配合的患者可以全身麻醉。

（2）开睑器撑开眼睑。

（3）将眼球转向内上方，确定外直肌和下直肌的轮廓和边缘，颞下象限角巩膜缘后 4～6mm 处作穹窿部结膜切口，同时剪开球结膜和 Tenon 囊，分离至暴露巩膜壁。

（4）斜视钩伸入 Tenon 囊下间隙，钩取外直肌，仔细分离肌间膜，用 6-0 可吸收线在肌肉附着点处作从外向内的双套环缝线。

（5）用显微肌肉剪沿肌肉附着点处剪断肌肉。

（6）按手术设计的方案，将外直肌附着点后徙至预定位置，缝合固定于浅层巩膜。

（7）8-0 可吸收缝线缝合结膜切口 / 对合球结膜切口。

2. 直肌悬吊后徙术

（1）同肌止端后徙术（1）～（5）。

（2）按手术设计的方案，将外直肌断端后徙至预定位置，将双套环缝线缝于原附着处的浅层巩膜，检查外直肌断端的位置，如有移动，调整至所需后退的位置，缝线打结。

（四）手术注意事项

1. 做结膜切口时，应避免切口太靠后而导致眶周脂肪脱出，从而造成术后粘连。

2. 用斜视钩钩取肌肉时应紧贴巩膜面，否则斜视钩可能滑至肌肉表面或撕裂肌肉；斜视钩不宜伸入过深，应保持紧贴巩膜面。

3. 分离眼外肌时应注意避免伤及睫状前血管及过度向后分离。

4. 缝合肌肉时既要有板层缝合，也要有全层缝合，否则肌肉容易撕裂或滑脱。

5. 将肌肉固定于巩膜浅层时要注意防止穿透眼球壁，若不小心穿过巩膜壁，带出眼球血管膜，可从原巩膜针道中退出，必要时局部冷冻防止视网膜脱离。

6. 缝合结膜切口时，需避免切口处有结膜下组织嵌顿导致术后明显的瘢痕形成。

7. 因为斜视的影响因素较多，包括屈光度、精神、心理等因素，为增大手术成功率，术中可以留置调整缝线。

直肌缩短术

（一）概述

直肌缩短术是剪除眼外肌的一部分，再将肌肉重新缝合于原肌肉的附着点，使该条眼外肌力量加强。

（二）手术适应证

1. 共同性水平斜视。

2. 非共同性水平斜视。

3. 垂直斜视。

4. 眼球震颤。

（三）手术方法（以内直肌为例）

1. 麻醉　对于一般的患者应用表面麻醉，可以加上结膜下浸润麻醉；对于儿童以及无法配合的患者可以全身麻醉。

2. 开睑器撑开眼睑。

3. 将眼球转向外上方，确定内直肌和 / 或下直肌的轮廓和 / 或边缘，鼻下象限角巩膜缘后 4～6mm 处做部结膜切口，同时剪开球结膜和 Tenon 囊，分离至暴露巩膜壁。

4. 斜视钩伸入 Tenon 囊下间隙，钩取外内直肌，仔细分离肌间膜，根据手术设计方案，在附着点后拟缩短量处用 6-0 可吸收线做双套环缝线。

5. 用显微肌肉剪沿肌肉附着点处剪断肌肉并剪除多余的肌肉，将肌肉缝合固定于原肌肉附着点处。

6. 8-0 可吸收缝线缝合结膜切口 / 对合球结膜切口。

（四）手术注意事项

1．同直肌后徙术1～7。

2．拉开肌肉行双套环缝合时防止过度拉伸导致手术量不准确。

3．行直肌缩短手术时因过度牵拉易导致眼心反射，非全麻患者手术时尽量心电监护。

下斜肌减弱手术

（一）概述

下斜肌起源于眼眶前内侧壁泪囊下，向颞侧走形于下直肌下方，在外直肌下方附着于巩膜壁。其附着点自外直肌附着点后9mm向黄斑部扇形展开9～14mm。下斜肌亢进是斜视患者比较常见的类型，通常需行下斜肌减弱手术。

下斜肌减弱手术方法很多，目前临床常用方法包括：

1．下斜肌后徙术。

2．下斜肌部分切除术。

3．下斜肌前转位术。

4．下斜肌去神经支配术（少用）。

下斜肌后徙术是相对定量的手术方法，可以根据下斜肌亢进程度决定手术量，但是临床观察结果显示，下斜肌后徙术与下斜肌部分切除术的远期结果几无差异，因此，多数采取下斜肌部分切除术。

（二）手术适应证

1．下斜肌亢进，合并内斜视或者外斜视，不伴有V征。

2．V征伴有下斜肌亢进。

3．DVD　通常行下斜肌前转位术。

（三）手术方法

1．暴露下斜肌

（1）Moody锁定镊夹住角巩膜缘（左眼5：00、右眼7：00处），向鼻上方牵拉眼球。

（2）在颞下象限距角巩膜缘8mm处做一个平行于角巩膜缘的结膜切口（5～6mm）。

（3）垂直向下扩大切口剪开Tenon囊直达巩膜面。

（4）用斜视钩拉起远端切口，两把Moorfields镊交替将Tenon囊向前拉，直到看见粉红色、水平走行于Tenon囊内的下斜肌。此时，轻压巩膜壁，可以发现下斜肌下缘，通常也可看到颞下方涡静脉。

（5）直视下，将一把小斜视钩伸至下斜肌下方紧贴下斜肌下缘，钩住全部下斜肌，使斜视钩的尖端从下斜肌上缘Tenon穿出，用无齿镊清除所有斜视钩尖端附着的Tenon囊组织，不建议使用有齿镊，后者易致脂肪溢出。

（6）同法用第二把小斜视钩钩住下斜肌。

（7）将两把斜视钩分开，向两侧拉开钝性分离下斜肌和周围组织。检查下斜肌后方的眼球和Tenon囊，如果还有下斜肌纤维未被勾到，则应在直视下再次勾全肌肉组织，否则，术后会残余下斜肌功能亢进。

2．下斜肌部分切除术

如上所述，暴露下斜肌。

（1）显微镜下电凝烧灼下斜肌附着点及其鼻侧8～10mm处（通常此处有较大血管）。也有术者先用两把血管钳夹住此段下斜肌，然后电凝烧灼。

（2）用Westcott剪在近鼻侧端断离下斜肌，然后将附着点端残留的下斜肌剪除。另一端残留的下斜肌回缩至下直肌下Tenon囊内。

（3）也可用8-0薇乔线缝合结膜切口。

3．下斜肌后徙术　如前所述，暴露下斜肌。

（1）斜视钩尽可能拉至下斜肌附着点，贴着斜视钩用6-0薇乔线预置肌肉缝线。

（2）缝线与肌肉附着点间放置两把小止血钳，在两个血管钳间剪断肌肉，电凝烧灼两断离。

（3）斜视钩钩住下直肌颞侧缘。

（4）齿镊夹住下直肌颞侧缘，将下斜肌缝合于浅层巩膜适当位置（下斜肌经典后徙位置为下直肌颞侧附着点外 2～4mm，根据下斜肌亢进程度不同，后徙位置也不同）。

（5）也可用 8-0 薇乔线缝合结膜切口。

4．下斜肌前转位术　如前所述，暴露下斜肌。

（1）方法同下斜肌后徙术步骤 1～3。

（2）齿镊夹住下直肌颞侧缘，将下斜肌缝合于下直肌颞侧附着点外 1mm 浅层巩膜处，使下斜肌变成 J 形，增加其下转功能。

（3）也可用 8-0 薇乔线缝合结膜切口。

【典型病例】

患者男性，12 岁，自幼歪头视物。检查结果如图所示（图 3-31～图 3-37），诊断：左眼上斜肌麻痹，间歇性外斜视。手术：左眼下斜肌部分切除术 + 外直肌后徙术。术后头位消失，眼位正位（图 3-38～图 3-41）。

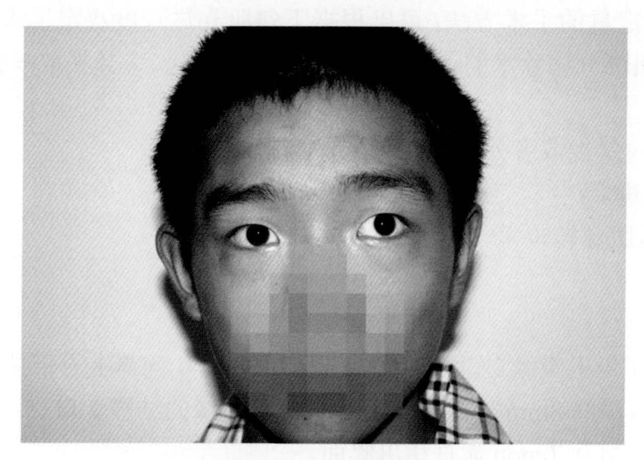

图 3-31　第一眼位

−20△L/R25△	−20△L/R15△	−15△L/R15△
−15△L/R20△	−15△L/R20△	−15△L/R15△
−15△L/R15△	−15△L/R10△	−15△L/R10△

图 3-32　九方位眼位（三棱镜加遮盖法）

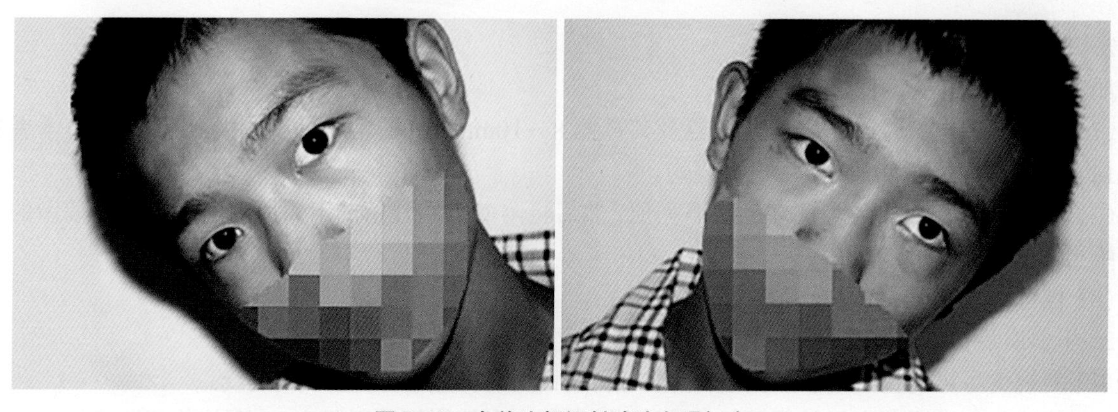

图 3-33　术前头部倾斜试验左眼（+）

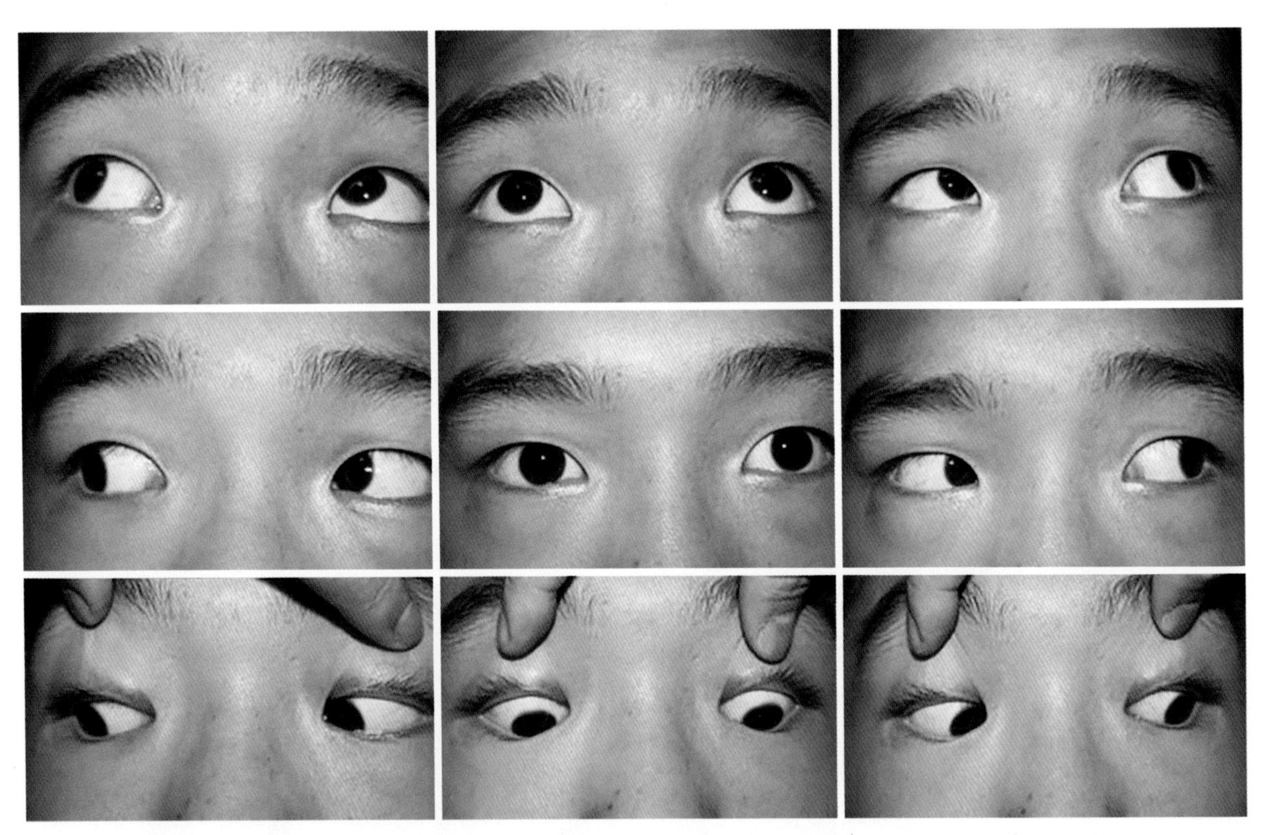

图 3-34　术前眼球运动：左眼下斜肌亢进

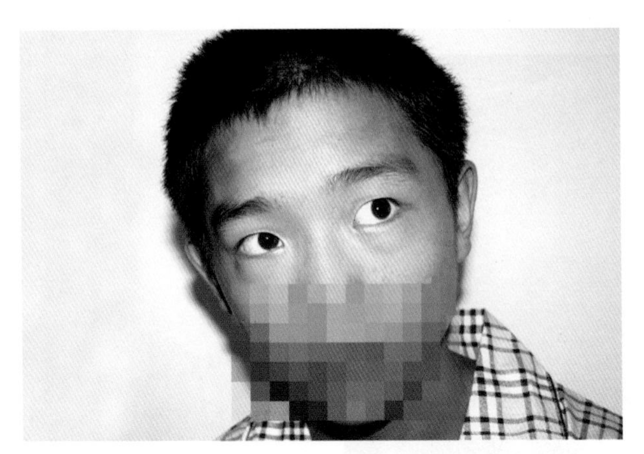

图 3-35　术前代偿头位：头向右肩倾

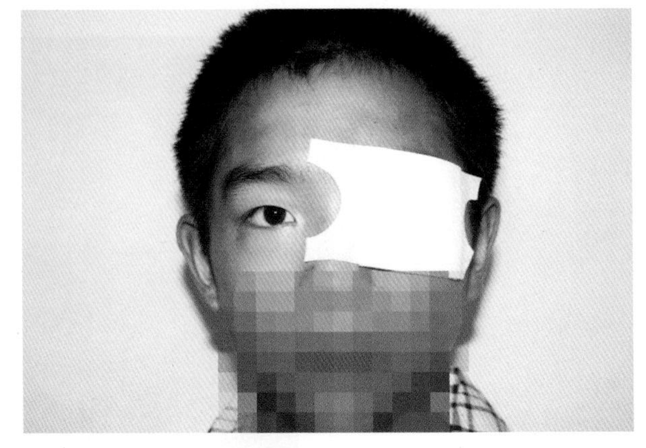

图 3-36　术前遮盖一眼，代偿头位消失

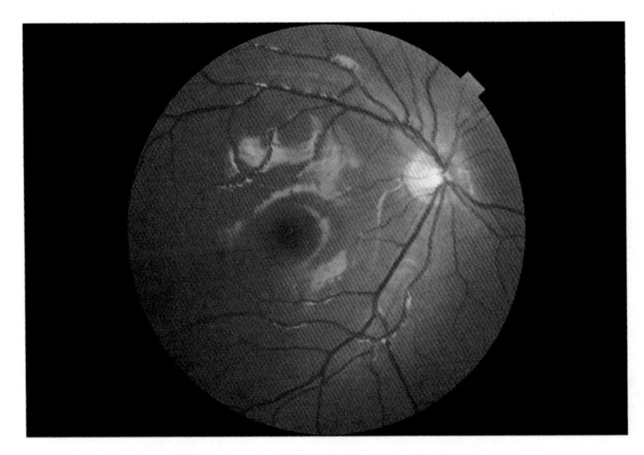

图 3-37　术前眼底图：外旋位

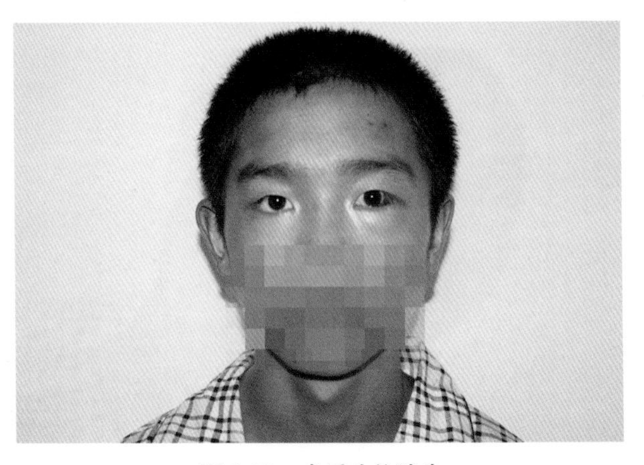

图 3-38　术后头位消失

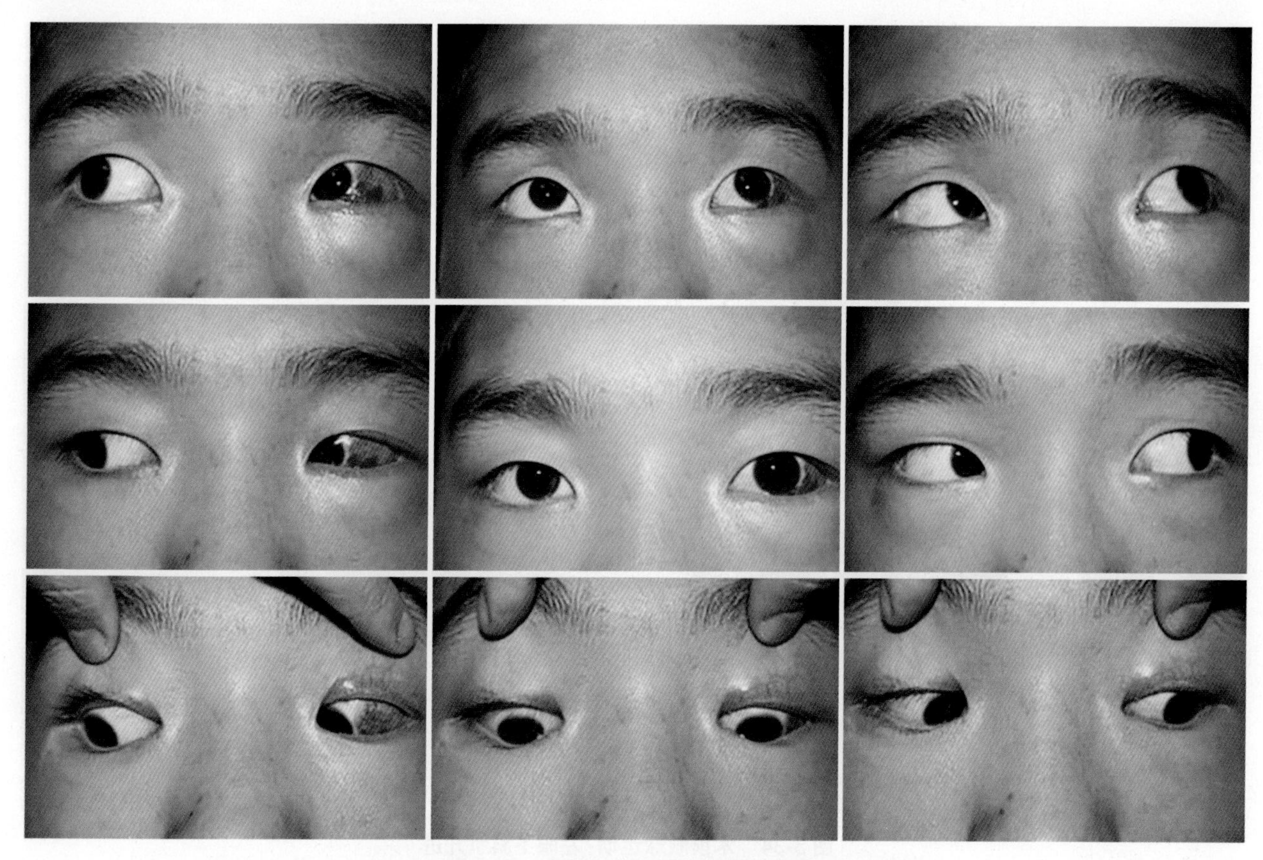

图 3-39　术后九方位眼位及眼球运动

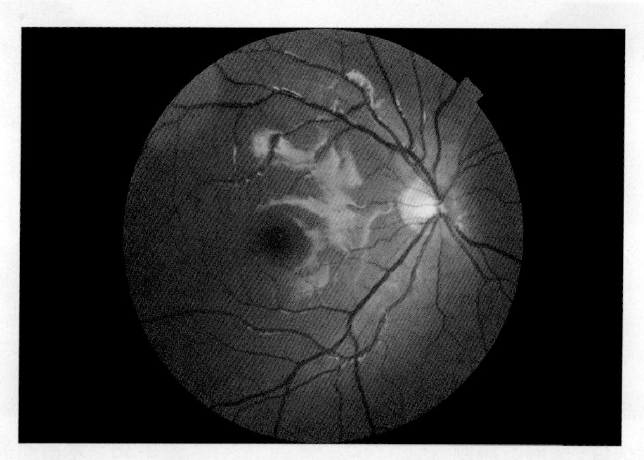

图 3-40　术后眼底图：外旋消失

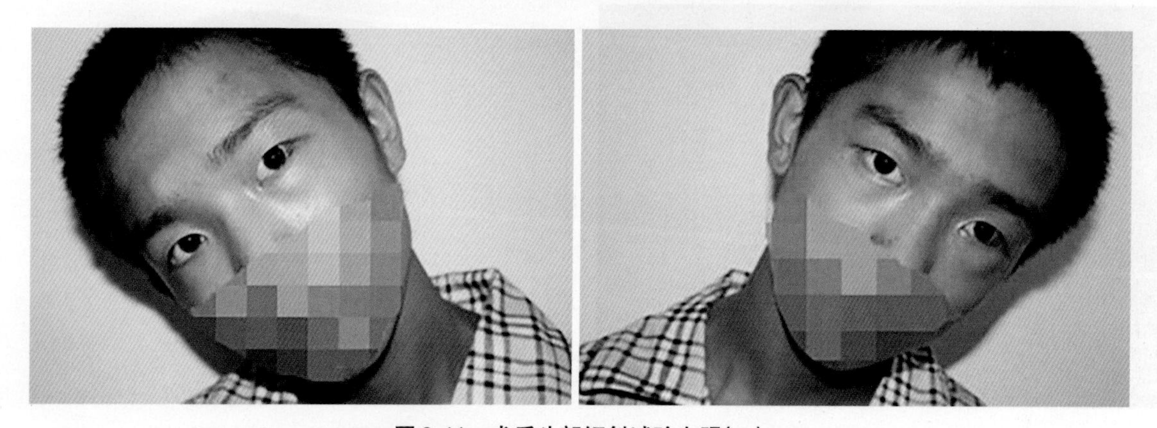

图 3-41　术后头部倾斜试验左眼(－)

（四）手术注意事项

1．一定要钩住下斜肌全部肌肉组织　有的下斜肌的附着点可能会分叉，术中如果未能发现这种异常情况，会导致术后下斜肌仍然亢进。

2．避免损伤涡静脉　颞下方涡静脉位于下直肌颞侧，与下斜肌紧邻，如果下斜肌手术靠近下直肌，则可能会损伤涡静脉，引起眶内大出血。

3．避免眶脂肪溢出　勾起下斜肌时，避免损伤眶隔组织，否则导致眶脂肪溢出，引起脂肪粘连综合征。

4．避免损伤黄斑　下斜肌后附着点距离黄斑仅 2mm，术中操作应避免损伤黄斑。

调整缝线斜视手术

（一）概述

为了使用最小的干扰取得最佳的斜视手术效果，提高手术成功率，调整缝线手术应运而生。短滑结调整缝线技术是近年兴起的新调整缝线技术，缝线短可以全部埋在结膜下，所以术后无任何不适，而且如果术后眼位正位，无需处理，所以特别适用于儿童患者。因为手术后无不适感，可以延长缝线调整时间，所以该方法也适合于后期调整，甚至可以推迟到术后一周进行调整。

（二）手术适应证

1．不合作的儿童术前检查不准确。

2．自己的手术经验在一些患者中不适用。

3．视近、视远斜视度相差大。

4．限制性斜视，如 Graves 眼病、巩膜环扎术后、眶壁骨折引起的斜视。

5．非共同性斜视，如 Duanes 综合征、Moebius 综合征、麻痹性斜视。

6．外伤或以前手术瘢痕、肌肉滑脱。

7．同时有垂直、旋转、水平斜视。

（三）手术方法

后徙或截除的肌肉均可进行调整缝线，以后徙肌肉居多，本文以肌肉后徙调整缝线为例介绍手术方法。

1．放射状或穹窿部球结膜切口，将后徙的肌肉近附着点处做肌肉缝线，紧靠附着点剪断肌肉。

2．将肌肉缝线重新缝合至肌肉附着点（类似吊桥缝线）。

3．将两条缝线拉直，为轴线，从肌肉附着点向上量出欲后徙的量（如后徙 7mm），此处用另外 1 条 6-0 薇乔线绑紧打结，该结松紧度必须适宜（既不能太紧保证可以上下拉动，又不能太松使缝线随意移动），留置 4～5mm 为辅线，以便术后调整时牵拉该线（图 3-42）。

4．将轴线放松，使肌肉后徙至需要的位置，距离辅线 5mm 处剪断轴线打结（图 3-43）。

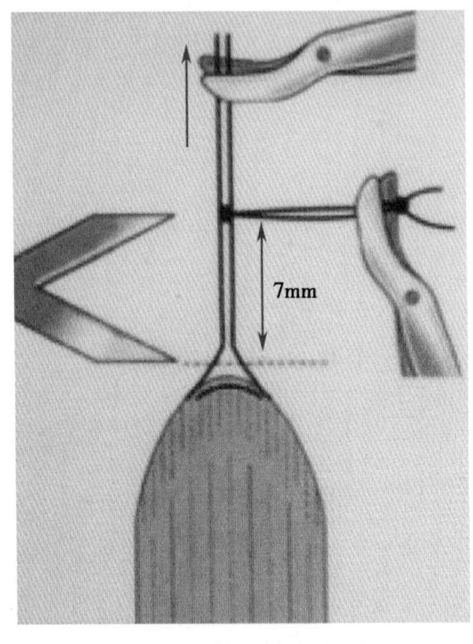

图 3-42　调整缝线放置辅线

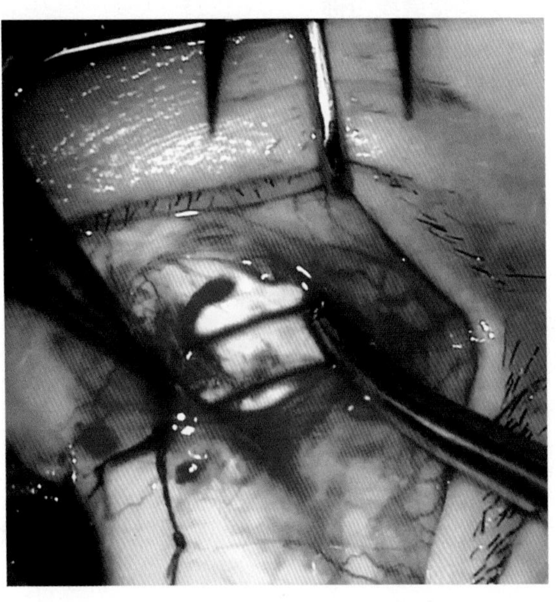

图 3-43　调整缝线留置好，将肌肉后徙至需要的位置

5. 把轴线和/或辅线全部埋在结膜下(图3-44)。

6. 用8-0薇乔线缝合结膜切口。

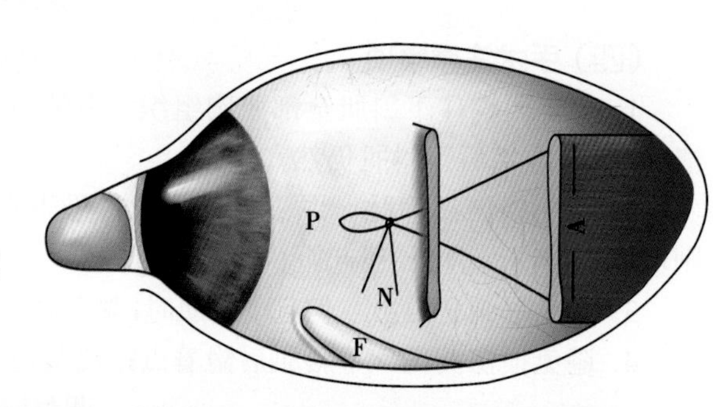

图3-44 把轴线和辅线全部埋在结膜下

(四)调整缝线前准备工作

1. 成人

(1) 确认患者清醒、舒服,最好让患者坐起来,没有支撑,保证清醒状态。

(2) 清理眼睑。

(3) 滴表面麻醉眼药水。

(4) 戴矫正眼镜。

(5) 用三棱镜检查:有远、近视标。

(6) 每调整一次检查眼球运动。

2. 儿童

(1) 术后1～2小时调整。

(2) 患儿坐在复苏室床上,开始患儿会恐惧,给足够的时间就会合作。

(3) 眼位评估:通过玩具吸引孩子注意,或者通过家长帮助,捕捉到眼位情况。

(4) 麻醉:短效麻醉剂镇静。

(五)调整缝线方法

调整缝线方法详见图3-45和图3-46。

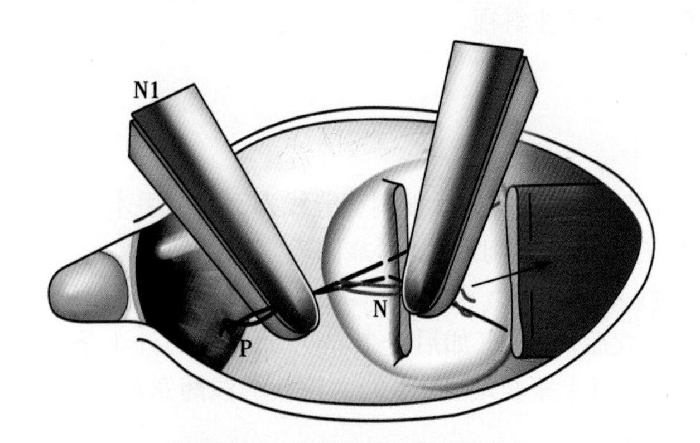

图3-45 拉紧缝线(减少后徙)

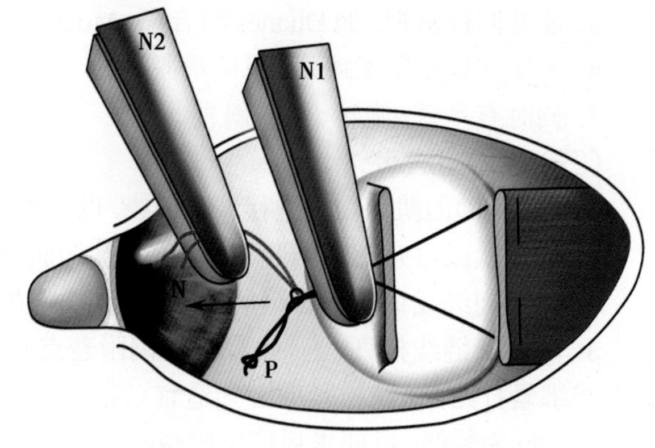

图3-46 放松缝线(增加后徙量)

(六)调整缝线目标

1. 内斜视、垂直斜视 调整到正位或者轻度欠矫。

2. 外斜视 轻度过矫。

(1) 融合功能好,看远应该复试1尺(内斜视10Δ),看近正位。

(2) 无融合功能,过矫略大些。

(七)手术注意事项

1. 不要忘记开始的手术量。

2. 除非限制性斜视不好评估,一般调整量<3mm。

3. 要知道什么时候停止调整,如果儿童一次调整仍然不满意,停止,不能多次反复调整。

4. 调整同时观察眼球运动情况。

(李俊红)

三、结膜手术

结膜松弛症手术

(一)概述

结膜松弛症是老年人常见的眼病,一般是因患者的球结膜过度松弛而造成的,此病患者的临床表现主要有泪液异常、溢泪、干涩、异物感及眼部刺痛感等症状，严重影响了患者的生活质量。

（二）手术适应证

结膜松弛症引起的干涩、异物感、视物模糊、泪溢、视疲劳等症状明显；裂隙灯下检查球结膜过度松弛，分级Ⅱ级及以上；经规范药物等保守方法治疗3个月无明显效果。有下列情况之一者可考虑手术。

1．结膜松弛明显阻塞泪小点，引起泪溢。

2．结膜松弛明显堆积在下睑缘，引起患者明显症状。

3．结膜松弛症引起结膜下出血、眼睑闭合不全或者角膜溃疡。

4．下睑缘张力升高引起结膜松弛症不断加重，并且引起明显症状。

（三）手术方法

目前报道的手术方法有：①结膜新月形切除术；②结膜缝线固定术；③双极电凝治疗术；④下睑缘高张力减弱术；⑤半月皱襞切除术；⑥结膜切除羊膜移植术；⑦角膜缘结膜梯形切除术；⑧纤维蛋白胶在结膜松弛症手术中的应用。其中结膜新月形切除术在临床上最常用，使用最广泛，下面我们着重介绍结膜新月形切除术的手术方法：

1．眼科表面麻醉剂滴入结膜囊进行麻醉；

2．清洁结膜囊，消毒眼睑及周围皮肤；

3．开睑器开睑，运用眼科显微镊夹提松弛结膜，估计切除范围；

4．距离角膜缘3～4mm，沿着角膜缘的弧度，切开球结膜；

5．平铺下方松弛结膜；

6．按着角膜缘弧度半月形切除松弛结膜；

7．10-0尼龙缝线缝合结膜切口；

8．抗生素眼膏点眼；

9．术后7～10天拆线。

（四）手术注意事项

1．切除过程中不要强行牵拉结膜。

2．术前要在裂隙灯下仔细观察结膜松弛的情况、部位、大小，提前设计手术切除方案。

3．开睑器不要过度张开，以影响结膜松弛的切除。

4．术后告知患者眼球不能向手术部位的反方向过度移动，防止牵拉结膜切口裂开。

翼状胬肉手术

（一）概述

翼状胬肉是由于球结膜受刺激而形成，在发展过程中又产生退行性改变，呈三角形向角膜侵袭，以鼻侧多见。活动病变位于结膜下组织内，因此手术时要切除结膜下全部病变组织，否则术后翼状胬肉容易复发。术后在角膜上，尤其是在角膜缘留有胬肉残余组织和术前血管已达胬肉的边缘者，复发率较高，再次手术比较困难，应当争取手术一次成功。

（二）适应证

1．进行性翼状胬肉，且胬肉肥厚、充血；

2．翼状胬肉头部侵入角膜缘内2mm以上；

3．胬肉已侵入近瞳孔区影响视力；

4．翼状胬肉妨碍眼球运动；

5．翼状胬肉有碍美容或妨碍进行其他眼部手术。

（三）手术方法

1．单纯翼状胬肉切除术　手术目的为将胬肉下活动病变组织完全切除，同时切除胬肉的头部、颈部及部分体部，在角膜缘与胬肉之间留出一条4mm宽的巩膜，当结膜上皮逐渐增生向角膜缘生长时，角膜面胬肉剥离处已由新生的角膜上皮覆盖，不再形成翼状胬肉。单纯翼状胬肉切除术适用于初发或比较小的翼状胬肉。

（1）表面麻醉及胬肉下浸润麻醉。

（2）用开睑器撑开眼睑，用齿镊夹住翼状胬肉头部，用尖刀沿胬肉的头部外侧 1mm 的透明角膜区做浅层划切，沿此界线做角膜浅层剥离，将翼状胬肉头部包括在内，分离至角膜缘部。

（3）再沿胬肉的上下侧将球结膜剪开，切口约 5mm 长，将胬肉和 / 或下方的巩膜分开，令助手用镊子提起胬肉的头部和 / 或结膜组织，术者一手持镊子夹住胬肉下面的退变组织，另一手持钝头剪刀将结膜与病变组织钝性分离，直至半月皱襞，但不可伤及内直肌。

（4）切除翼状胬肉头部、颈部、2mm 体部及病变组织，将巩膜表面刮净，再将球结膜的边缘铺平，用 5-0 丝线固定在角膜缘外 4mm 的浅层巩膜上，可在一定程度上减少复发。特别是如果在切除后用消毒棉片蘸取 0.02mg/ml 丝裂霉素 C 溶液，涂抹结膜切除边缘，用生理盐水冲洗净再作缝线，可以防止复发。但要注意不可涂抹在角膜上。术后涂以抗生素眼药膏，单眼遮盖，暴露的结膜位置由上下方的结膜生长而覆盖。

在一些个案报道中，还有部分严重翼状胬肉，多次术后复发并出现角膜严重受累，单纯切除翼状胬肉造成角膜的板层缺损时，应采用翼状胬肉切除联合板层角膜移植术，板层角膜移植术详见相应章节。

2．翼状胬肉转移术（McReynold 改良法）

（1）同单纯翼状胬肉切除术（1）（2）。

（2）沿胬肉体部上下侧切开结膜，上侧结膜切开较长，下侧切开较短，把胬肉与其下方的巩膜分离，并将胬肉下面的病变组织切除。用钝头剪刀向结膜的下侧切口下方做钝性分离，在胬肉头部做一条缝线，将此缝线向分离开的球结膜下穿入，由下穹窿部结膜面穿出。在拉紧缝线结扎时，胬肉头部、体部随着缝线移到下部球结膜下方，翼状胬肉体侧可用 5-0 缝线在距角膜缘 3mm 处固定在浅层巩膜上。结膜囊内涂以抗生素眼药膏，单眼遮盖。

一般胬肉不肥厚者可以选择此种手术方法，切除胬肉下病变组织，可使转移入下部的球结膜不至于明显隆起。但相较其他手术方法，此方法转位后胬肉头部较厚，眼表术后不够美观，且复发率较高，临床较少应用。

3．翼状胬肉切除合并自体结膜瓣移植术　此方法适用于较大的胬肉，可用于进行性翼状胬肉、复发性翼状胬肉，影响美容的停止性翼状胬肉和假性翼状胬肉等。结膜移植的目的是防止翼状胬肉复发，翼状胬肉切除后用它遮盖暴露的巩膜，正常结膜上皮细胞增生使剥离的创面加快恢复，缩短手术恢复期，术后局部平整、充血不明显，美容效果好。因此，有条件者尽量采用此方法。

（1）同翼状胬肉切除术（1）～（3）。

（2）切除翼状胬肉头部、颈部和部分体部及胬肉下病变组织，暴露结膜缺损区，将巩膜表面刮净，取同侧眼上方或颞上方，与缺损区同样大小，靠近角巩膜缘的球结膜（不带眼球肌膜），把其移植在缺损区（注意将靠近角巩膜缘的结膜面放在缺损的角膜边缘），先将移植片的四角用 9-0 或 10-0 缝线固定于相应缺损区的球结膜，余下的四面可做间断缝合。结膜囊内涂抗生素眼药膏，单眼遮盖。

既往有用唇黏膜移植至缺损区，但移植术后该区域充血、肥厚，外观不理想。此外，翼状胬肉切除合并羊膜移植术在临床上也有广泛应用，其手术方法与此方法类似，不再赘述。

【典型病例】

患者女性，58 岁，因右眼翼状胬肉，行右眼翼状胬肉切除术合并自体瓣移植，下图分别为术前、术后 1 周、术后 1 个月的彩色前节图片（图 3-47）。

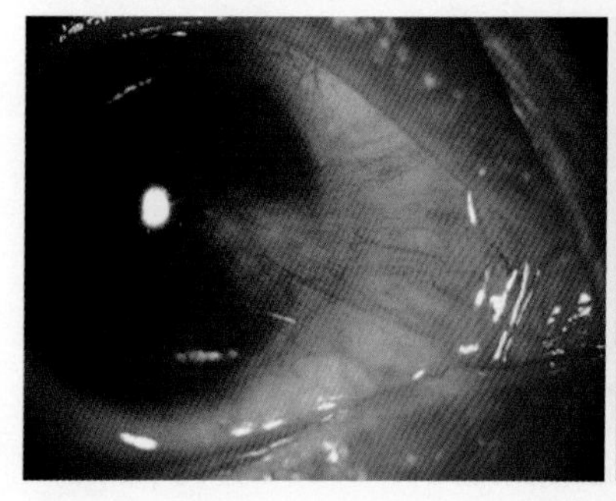
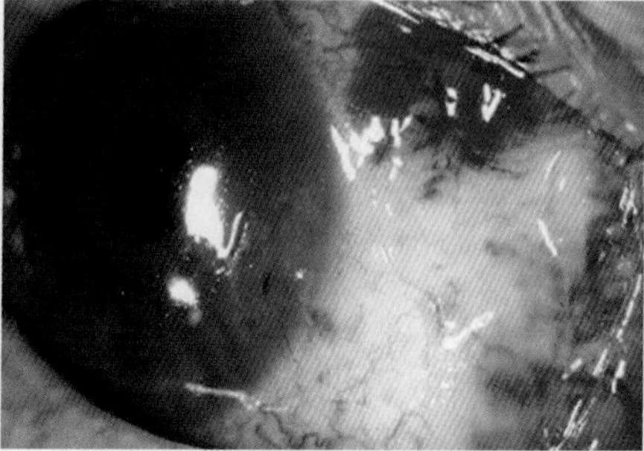
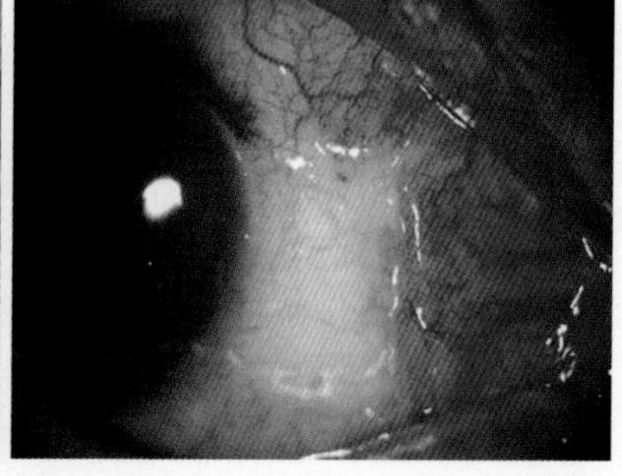

图 3-47　右眼翼状胬肉患者术前、术后 1 周、术后 1 个月

（四）手术注意事项

1. 残留胬肉组织是引起复发的原因之一，故进行操作时，需在显微镜下去除角膜浅层及巩膜面的病变组织，务必将胬肉组织切除干净，但注意不可穿透角膜。此外既往手术用线穿过胬肉颈部，拉锯样拉下胬肉头部会在角膜上残留组织，再刮取净也不易，同时影响美观，并不可取，应尽量将胬肉组织在一个角膜板层表面去除，力求角膜面光滑，利于上皮细胞的修复。

2. 角膜上切口应超过翼状胬肉头部 1mm，研究表明胬肉头部前端有类似于角膜缘干细胞构成的帽状结构，能够沿角膜上皮基底细胞向心移动，故清除此部分细胞理论上能够降低翼状胬肉的复发率。但在实际手术操作中，也应综合考虑扩大手术所致瘢痕对视功能的影响与翼状胬肉复发之间的利弊关系。

3. 结膜瓣的正反面不能搞混，因结膜瓣游离后，结膜组织皱缩，再次平铺时会发生正反面辨认困难；操作时可以先不要将已制作好的结膜植片完全游离，可以先用 10-0 缝线分别将植片游离端与植床相应部位进行预缝合，再将植片完全游离，结扎预缝合的缝线，可确保植片的上下方向及相对角巩膜缘的位置无误。

4. 翼状胬肉切除或翼状胬肉转移术后每日换药、盖眼垫，直至角膜剥离创面被生长的上皮覆盖为止。术后可用抗生素眼药水加入少许地塞米松混合液滴眼，减轻术后反应。也有用 0.02mg/ml 丝裂霉素 C 溶液术后滴眼，每天 3 次，共 5～10 天，具有预防复发的效果。也有术后次日开始照射 β 射线，以后每周 1 次，共 3 次，总量 1.24c/kg（4 800R）。

5. 翼状胬肉合并结膜植片移植者，术后每天换药，滴抗生素眼药水及药膏，球结膜的缺损区不予处理，该区可自行修复。患侧组织如不足时，也可取健侧眼组织。

结膜瓣遮盖术

（一）概述

结膜瓣遮盖术作为一种眼表难治性疾病的治疗手段，已经有超过 100 年的应用历史。结膜瓣的目的是恢复受损眼表的完整性，为角膜愈合提供支持、改善外观、减轻疼痛，并提供侵入性手术或摘除术的替代方案。多年来，结膜瓣遮盖术的应用范围逐渐缩小，这在很大程度上归功于针对眼表严重疾病的治疗方案的不断发展。更好的人工泪液、角膜绷带镜、高效抗生素滴眼液、免疫抑制剂滴眼液，以及其他角膜、结膜手术的出现使得对结膜瓣遮盖术的需求有所减少。尽管如此，在一些情况下，结膜瓣遮盖术仍然是一种有效、简便的治疗选择。对于预期视力不佳，长期忍受眼前节刺激疼痛的患者应用传统的结膜瓣遮盖术往往具有良好的效果，能够改善患者的生活质量，而无需长期应用药物控制或使用绷带镜。此外，结膜瓣遮盖术可逆，可以在之后改为进行光学手术。在许多情况下，结膜瓣能够改善角膜移植的植床，改善严重穿透性角膜移植术后的炎症。

（二）适应证

持续性角膜上皮缺损、难治性角膜溃疡、后弹力层膨出或角膜穿孔、巩膜坏死、青光眼术后滤过泡漏或引流阀暴露、眼球萎缩等。

（三）手术方法

1. 麻醉　对于一般的患者可以应用球后麻醉，加上表面麻醉；针对儿童以及无法配合的患者可以选择全身麻醉。

2. 全结膜瓣遮盖

（1）开睑器开睑。

（2）刮除角膜上皮，对于角膜溃疡的患者要彻底清除角膜溃疡底部以及周围坏死组织。

（3）12 点角膜缘应用 6-0 线设置牵引缝线，以充分暴露上方球结膜和穹窿。

（4）上方角膜缘做球结膜环状切开，结膜下注射利多卡因麻醉。

（5）应用角规量取距离角膜缘大约 14mm 的对应位置做外周环形切口。

（6）一端作为蒂，一端离断，钝性分离球结膜，制备结膜瓣。

（7）将结膜瓣覆盖在角膜表面，10-0 尼龙线将结膜瓣缝合固定于浅层巩膜上。

【典型病例】

患者男性，63岁，左眼角膜鼻下方溃疡，6mm×5mm浸润灶，基质浸润，角膜混浊明显，前房下方隐约可见积脓。行左眼结膜瓣遮盖术。下图分别为术前和术后1周的彩色前节照片(图3-48，图3-49)。

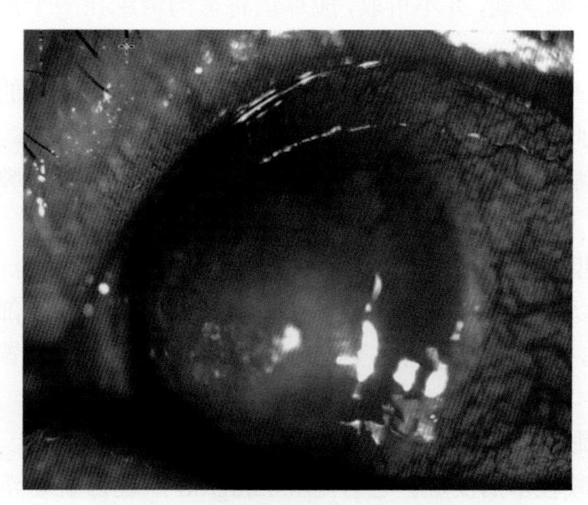

图3-48 左眼角膜鼻下方溃疡患者术前

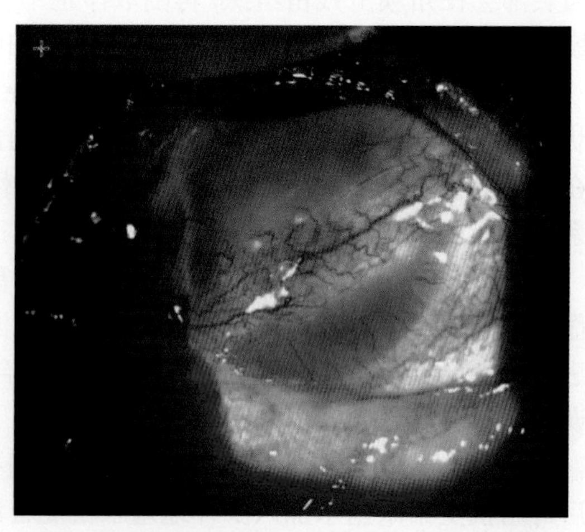

图3-49 左眼角膜鼻下方溃疡患者术后1周

(四)手术要点

1．充分暴露上方球结膜。

2．应用结膜下注射利多卡因使结膜膨隆方便结膜瓣制作。

3．制备结膜瓣大小充分，以完全遮盖角膜病变。

沙眼挤压术

(一)概述

沙眼是由沙眼衣原体引起的结膜、角膜上皮和上皮下组织的慢性增殖性炎症。其特点为结膜滤泡增生、乳头肥大、瘢痕形成及角膜血管翳。其中滤泡增多、增大是本病引起眼部摩擦不适、畏光流泪及视疲劳等症状的主要原因，也是结膜瘢痕形成的重要病理基础。沙眼挤压术可及时有效地清除沙眼滤泡，对消除或减轻自觉症状、缩短病程、减少瘢痕形成及其相应并发症具有重要意义。

(二)适应证

沙眼挤压术适用于滤泡增生严重者。手术仅能缩短疗程而不能治愈沙眼，术后须坚持抗沙眼衣原体的药物治疗，直到治愈。

(三)手术方法

1．术前准备　术前应对结膜滤泡增生的情况进行观察和评估，结膜细胞学检查、衣原体分离培养、PCR法衣原体核酸检测等实验室检查可帮助诊断。术前应询问有无麻醉药品过敏史。急性炎症期患者应滴抗感染眼药水，待急性炎症控制后再行手术。

2．麻醉及体位　患者取坐位或仰卧位。采用0.5%地卡因点眼2～3次表面麻醉，后用2%普鲁卡因0.5～1ml穹窿部结膜下浸润麻醉。

3．手术操作程序

(1)翻转并固定眼睑，充分暴露睑结膜及穹窿结膜。用锐针头或小尖刀将滤泡一一挑破，再用沙眼挤压镊子一页伸入穹窿部，另一页在睑结膜面上，夹住有滤泡的结膜，轻轻沿结膜面向穹窿滑出，将滤泡内容物挤压出。宜先做下睑，后做上睑，以免上睑术后出血影响下睑操作。

(2)挤压完毕拭净结膜囊内血液并冲洗，滴抗生素眼药水及涂眼膏以防形成粘连，不必遮盖眼垫。术后嘱患者闭目休息20分钟，待麻醉消失恢复知觉后即可离去。

(3)次日换药，应注意观察有无粘连。如有粘连，滴丁卡因后用玻璃棒轻轻将粘连分离，再向结膜囊内涂以大量抗生素眼膏。

（4）仅有大量乳头增生者，可在表面麻醉下用生理盐水纱布轻轻摩擦增生乳头，以轻度渗出为度，不需用镊子挤压。术毕滴抗生素眼药水及涂眼膏。

（四）手术要点

1．挤压时注意不要伤及角膜，不可过于用力，以免造成大片结膜上皮脱落，引起睑球粘连或过多瘢痕形成。

2．手术时应先做下睑，再做上睑，以免上睑术后血液下流影响下睑操作。

3．滤泡中含有大量衣原体，挤压时注意不要溅入医务人员眼内，用毕的器械应严格消毒。沙眼挤压术后患者的用物比术前传染性更大，因此患者的一切用具应严格隔离。

4．手术不能治愈沙眼，术后应坚持抗沙眼药物治疗，直到治愈为止。

结膜环形切除术

（一）概述

角膜位于眼球的最前极，是屈光间质的主要组成部分，它以高度的透明性、敏感性及特殊的代谢形式完成正常的生理功能。角膜无血管、无色素，规则排列的上皮细胞、内皮细胞及实质层纤维板等共同维持角膜良好的透明性。任何原因导致角膜的透明性下降，均可使视物模糊、减退，甚至失明。角膜病是当前致盲的重要眼病之一。

在角膜炎症或溃疡的病变过程中，充血的角膜缘周围毛细血管网伸出新生的血管支侵入角膜时，称角膜新生血管。上皮下新生血管，来自浅层血管网，呈树枝状，色鲜红，与结膜血管相连。前基质新生血管起源于深层血管网，后基质的新生血管来自虹膜动脉大环和放射状虹膜血管伸到角膜缘的分支。深层新生血管呈毛刷状，色暗红。伴有角膜上新生血管的出现是机体修复功能的表现。

角膜新生血管，一方面可使角膜失去透明性，另一方面使角膜组织发生生物化学的变化，因受眼角膜缘内血管可进入移植片内，由不参与整体组织的免疫赦免状态，到参与免疫反应，因而可能导致角膜移植时的排斥反应。

（二）手术目的

切断由角膜缘深入角膜浅层的新生血管，为角膜移植术做术前准备，以保持移植片能维持透明。

（三）手术方法

1．麻醉及体位　患者仰卧位，采用表面麻醉及结膜下浸润麻醉，禁用肾上腺素，以免血管收缩，烧灼时看不清血管。

2．手术步骤

（1）撑开眼睑，用剪刀在有血管的角膜区离角膜缘3mm处做与角膜缘平行的结膜及眼球筋膜的切口，紧贴角膜缘再做与第一切口平行和等长的结膜及眼球筋膜的切开，贴巩膜表面分离此两切口之间的结膜与眼球筋膜，并剪除之。

（2）刮净巩膜表面，用烧热的探针或透热针烧灼由巩膜面伸入角膜的浅层血管末梢和它的分支（不宜弥漫烧灼，以免组织坏死）。并使用5-0丝线或9-0尼龙线将球结膜游离缘固定在距角膜缘3～4mm的浅层巩膜上。

（3）止血后滴抗生素眼药水及涂药膏，单眼遮盖每日换药，数日后暴露的巩膜即被上皮细胞覆盖，角膜上原有的血管枯萎，闭塞而纤维化。

（4）如为广泛浅层新生血管，手术可分次进行，先做一部分，待前次伤口已愈合，再做另一部分。

3．手术要点

（1）麻醉时禁用肾上腺素，以免血管收缩，烧灼时看不清血管。

（2）烧灼巩膜面血管不宜范围过大，以免组织坏死。

（3）广泛新生血管应分次手术。

（4）术中操作谨慎，避免结膜及巩膜组织损伤。

（李学民）

四、角膜手术

羊膜移植术

（一）概述

羊膜是胎盘最内层，是人体最厚的基底膜。羊膜可分为五层上皮层、基底膜、致密层、成纤维细胞层和海绵层，它无血管、神经、淋巴管，抗原性极低，保存羊膜不表达细胞抗原，因此无排斥反应发生。因其有基底膜作用、促进上皮细胞增殖分化以及抑制炎症的作用，羊膜作为一种新型、可靠的供体材料而应用于眼科临床。

（二）适应证

1. 翼状胬肉切除联合羊膜移植。
2. 局限性（1个象限以内）角膜缘缺乏。
3. 化学及热烧伤 包括早期角膜上皮修复不良、板层移植联合羊膜及后期的睑球粘连。
4. 复发性上皮糜烂或持续性上皮脱落。
5. 难治性青光眼 包括滤过区及引流阀导引区的抗瘢痕措施、滤过泡漏的修补等。
6. 大泡性角膜病变 包括角膜层间灼烙联合羊膜移植术及角膜前弹力层灼烙联合羊膜移植术等。
7. 结膜缺损修补 包括结膜囊狭窄、睑球粘连，大面积结膜肿瘤等。
8. 角膜溃疡 如神经营养性角膜溃疡、迁延不愈的病毒性角膜溃疡、蚕蚀性角膜溃疡等。但对于其他感染性角膜溃疡，尤其是真菌性角膜溃疡的治疗要十分谨慎。
9. 组织细胞（如角膜缘干细胞）羊膜载体培养后移植。

（三）手术方法

1. 术前准备

（1）羊膜的制备 取产前血清学检查排除乙型肝炎病毒、丙型肝炎病毒、梅毒及人类免疫缺陷病毒感染的孕妇剖宫产后的胎盘，无菌操作下，冲洗胎盘上的血迹及污物，在羊膜与绒毛膜之间钝性分离，获得羊膜后用含50μg/ml青霉素，50μg/ml链霉素，2.5μg/ml两性霉素及100μg/ml新霉素的平衡盐溶液浸泡20分钟，取出后上皮面朝上，平铺于硝酸纤维素滤纸上，并剪成一定大小备用。

（2）羊膜的保存

1）新鲜羊膜：取下并处理好的羊膜置于DMEM培养基中，4℃冰箱保存，24小时内使用。

2）深低温冷冻羊膜：取羊膜分装于纯甘油与DMEM原液1∶1体积比的混合储存液内，放置于−80～−70℃低温冰箱内保存。

3）甘油保存羊膜：取羊膜放入100%纯甘油瓶中，4℃冰箱保存，24小时后，无菌操作下，再移至另一个100%纯甘油瓶中，继续4℃冰箱保存。

4）冻干羊膜：这种羊膜经γ射线消毒，能在室温下保存2年。使用时在1∶2 000U庆大霉素生理盐水溶液中复水20～30分钟后使用。

2. 手术操作程序

（1）彻底清除病变组织：直至角膜的基质基本正常、巩膜达正常界面、睑球粘连要彻底切除增殖的瘢痕组织。

（2）创面充分止血，否则引起羊膜植片下积血，易导致植片延迟愈合甚至溶解、坏死甚至脱落。

（3）羊膜植片缝合固定，包括羊膜与结膜、巩膜、睑板、角膜的缝合固定至关重要。

（4）复水的时间要依羊膜的种类不同而不同：冻干羊膜复水的时间可适当延长，而其他方式保存的羊膜不宜时间过长，一般5～10分钟。

【典型病例】

患者男性，34岁，右眼被氨水烧伤3天。术前角膜上皮片状脱落。术中，羊膜覆盖眼表。术后2周，角膜上皮愈合，角膜恢复透明（图3-50～图3-53）。

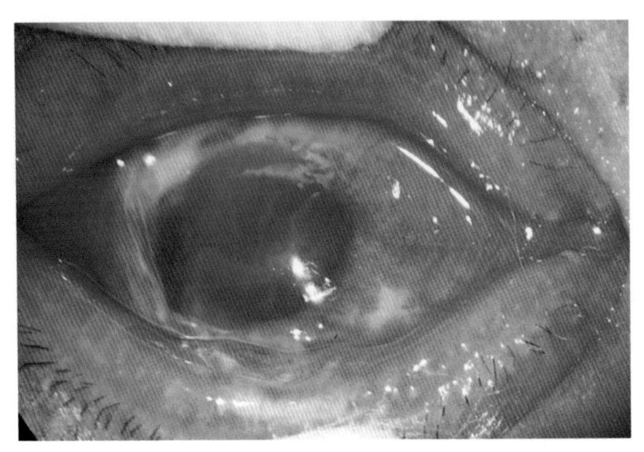

图 3-50 术前下方角膜片状上皮缺损(术中照片)

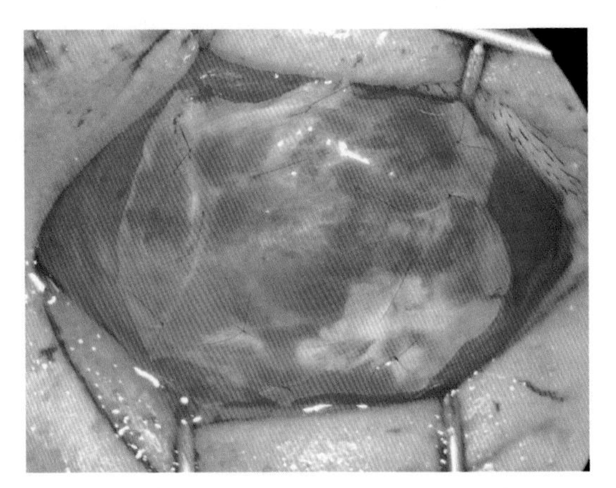

图 3-51 羊膜覆盖烧伤的角膜及结膜

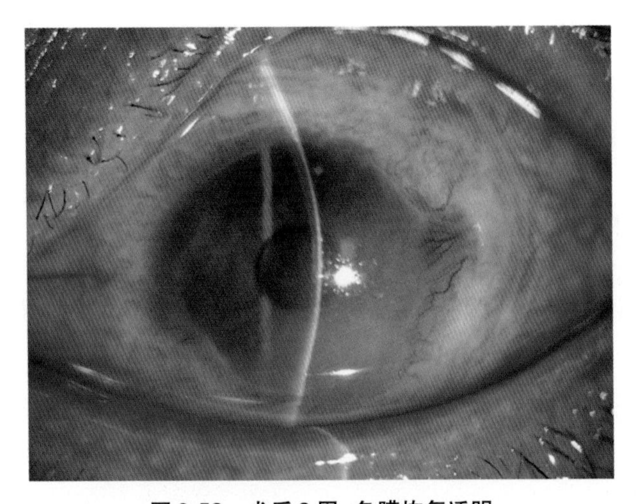

图 3-52 术后 2 周，角膜恢复透明

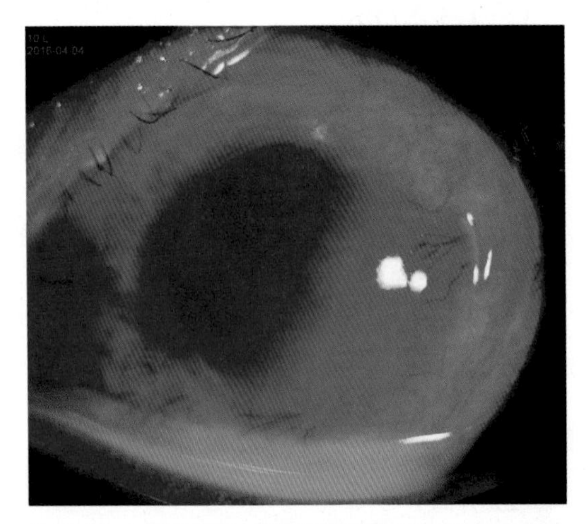

图 3-53 术后 2 周，角膜荧光素染色显示上皮愈合

（四）手术要点

1. 结膜缺损修补　巩膜面上的结膜缺损取与结膜等大面积羊膜，与结膜良好对合，并与巩膜浅层固定，防止羊膜松动及坏死；横跨穹窿的缺损结膜也可用羊膜修补，但为了结膜囊的深度，最好在角膜缘后 8mm 左右与巩膜及睑板处固定，并且在穹窿固定或用固定线固定于眶缘处的皮肤外。

2. 角膜缺损修补　清除坏死组织，但注意不要引起角膜穿孔。可用单层或多层羊膜填补缺损，并分层与健康角膜固定，最好表层的羊膜稍大于角膜伤口固定，或全角膜覆盖羊膜，在角膜缘后 1mm 处固定。

3. 溃疡小穿孔也可用羊膜修补，关键是要将羊膜与角膜分层牢固固定。

4. 角膜缺损覆盖　如果仅仅是一般的上皮缺损或复发性上皮糜烂，可去除病变组织，覆盖单层羊膜（新鲜羊膜更好），在角巩膜缘固定；如果病变稍深，可在病变区先固定一层羊膜，然后再固定一层羊膜于角巩膜缘；如果是化学或热烧伤，角膜缘受损少于 1/2，不清创，药物治疗无效时行羊膜移植，角膜损伤范围过大，可行全角膜羊膜移植，严重者将角膜缘结膜后退。在化学或热烧伤行羊膜移植时，尽量不行角膜缘清创，以保护残存的角膜干细胞。

5. 如果一次羊膜效果不佳，可再次羊膜覆盖直到角膜上皮愈合。但如果是上皮糜烂或丝状角膜炎复发或不愈合，可在不损伤瞳孔区角膜的情况下，针刺角膜上皮基底膜及浅层基质，以利于愈合；如角膜缘损伤范围过广，有时需要联合角膜缘移植或带角膜缘的板层角膜移植。

板层角膜移植手术

角膜移植手术是用透明的角膜片置换混浊或有病变部分的角膜，以达到增视、治疗角膜疾病和和 / 改善外观的目的。角膜移植手术分板层角膜移植术、全层（穿透性）角膜移植术和和 / 角膜内皮移植术。

（一）概述

板层角膜移植术是一种部分厚度的角膜移植，可分浅板层及深板层角膜移植术。手术时切除角膜前面的病变组织，留下底层组织作为移植床。深板层移植床通常很薄，甚至仅留后弹力层和内皮层。近年来更多的学者认为，凡是能做板层角膜移植的尽量行板层角膜移植，因为穿通性角膜移植并发症较多，角膜移植排斥反应尤其内皮排斥反应，往往造成内皮功能失代偿，而使移植失败。随着深板层角膜移植技术的提高及飞秒激光在角膜移植手术中应用，加之角膜共聚焦显微镜及眼前段 OCT 的应用，使人们更易判断角膜病变的深度，同时板层角膜移植的视觉质量提高，学者们更青睐板层角膜移植。未累及角膜内皮的病变尽可能考虑行板层角膜移植。

（二）适应证

凡角膜病变未侵犯角膜基质深层或后弹力层，而内皮生理功能健康或可复原者，均可行板层角膜移植术。包括各种原因引起的未累及后弹力层及内皮层的角膜混浊及角膜病变，如各种炎症、肿瘤、外伤、先天异常、角膜变性。

（三）手术方法

1. 术前准备

（1）术前常规眼部及全身检查。

（2）术前 3 天滴用抗生素眼液或手术当天频繁点用广谱抗生素滴眼剂。

（3）了解角膜厚度及病灶累及角膜的深度。

（4）移植的植片，除了需要有活性角膜缘的板层移植需要准备新鲜及角膜保存液短期保存的角膜外，一般可采用干冻保存的角膜。

（5）如果病变较深，术中穿孔的风险较高的，建议术前缩小瞳孔，降低眼压，最好准备可行穿通性角膜移植的材料备用。

2. 手术操作程序

（1）表麻。

（2）开睑。

（3）选择适当大小的环钻环切至一定深度，如果要确保控制深度、减少风险，可采用负压环钻环切。

（4）病变角膜剖切至透明植床。

（5）选用对应厚度的植片，植片直径较植床大 0.25～0.5mm。

（6）10-0 尼龙线间断或连续缝合。

（7）抗生素眼膏包眼。

【典型病例】

患者女性，40 岁，左眼疼痛、视力下降 3 年。诊断为单纯疱疹病毒性角膜溃疡，基质坏死型。角膜移植术前，角膜中央白斑形成；角膜移植术后 1.5 个月，角膜植片透明（图 3-54，图 3-55）。

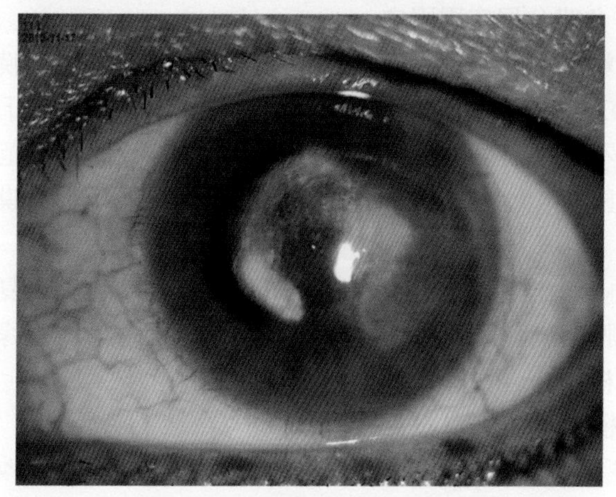

图 3-54　术前角膜中央白斑形成

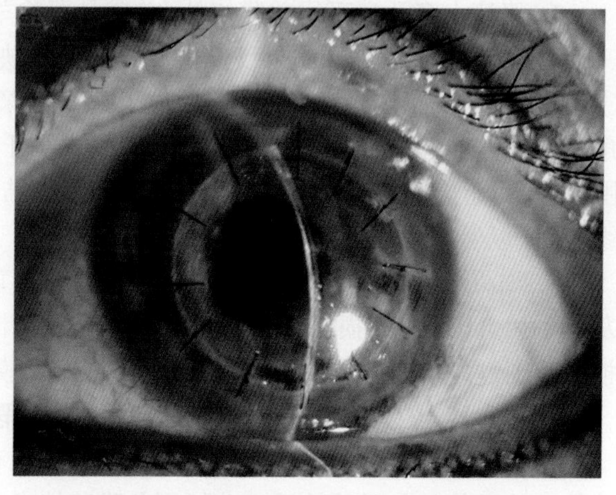

图 3-55　术后 1.5 个月，角膜恢复透明

（四）手术要点

1. 移植片与植床大小的契合　一般比植床大 0.25mm，植床直径大于 8mm 时可考虑大 0.5mm；圆锥角膜移植手术时有术者建议等大，或根据角膜扩张情况适当减小植片，也有人认为可以与普通角膜移植手术一样。

2. 移植片与植床厚度的契合　术前判断可通过眼前段 OCT 了解；术中根据实际厚度切削植片。也有用飞秒激光定量切削深度。

3. 深度判断　术前通过裂隙灯显微镜检、共聚焦显微镜、眼前段 OCT 扫描；术中切除病灶至角膜完全透明。

4. 如何将角膜病灶切除干净　术前通过裂隙灯显微镜检、共焦显微镜、眼前段 OCT 扫描了解深度；术中剖切的两个界面挂丝完全可认为已至正常角膜基质；伴有前房积脓在术中无法判断深度时，可在术中剖切至一定深度时，前房穿刺放脓，以了解病灶是否累及全层。

5. 角膜移植缝线　一般采用 10-0 尼龙线，如果是光学性板层移植可以采用连续缝线，如果是治疗性尤其是角膜有新生血管时只能采用间断缝合。

6. 深板层角膜移植如何剖切至后弹力层　可采用分层剖切的方法，在深层将基质与后弹力层分开的方法在残余角膜基质较少时，可朝基质上浇注射用水，可使基质变厚，便于手术操作。同时也有专家介绍在基质与后弹力层之间通过注射水、气体等将两层分开。

7. 植片准备　板层角膜植片可在眼球上徒手取得，也可在眼球或人工前房上用环钻或负压环钻钻取一定深度后，剖切板层或用虹膜恢复器钝性分离取得。如果保存的眼球眼压较低影响剖切，可自视神经往眼内玻璃体注气以维持眼压，用纱布环绕眼球以固定眼球及维持眼压。也可用飞秒激光取得板层角膜。没有同种异体角膜，还可应用对应厚度人工生物角膜。

穿透性角膜移植术

（一）概述

穿通性角膜移植术是以全层透明角膜代替全层混浊角膜的方法。此手术要求移植片内皮细胞有良好活性，故最好取自死后数小时内摘的眼球。

（二）适应证

1. 各种原因所致的角膜混浊　包括先天性或后天性角膜混浊、角膜变性或营养不良。
2. 感染（病毒、细菌、真菌、阿米巴）所致药物不能控制的角膜炎或溃疡。
3. 圆锥角膜（变性期）。
4. 角膜血染。
5. 严重的角膜外伤、撕裂伤、化学伤。
6. 后弹力层膨出、角膜瘘。
7. 角膜内皮功能失代偿、角膜大泡性病变。

未累及角膜内皮的病变尽可能考虑行板层角膜移植、单纯角膜内皮病变可行角膜内皮移植、全层病变可选择穿透性角膜移植。

（三）手术方法

1. 术前准备　一般检查及处理同内眼手术。

（1）控制原发病病情。

（2）术前 1～3 天抗生素眼液滴眼。

（3）角膜供体准备，穿透性角膜移植和角膜内皮移植要求内皮细胞计数在 3 000/mm^2 以上。

（4）穿透性角膜移植术前 1 小时 1% 匹罗卡品滴眼 2 次缩瞳及降低眼压。

（5）感染性角膜病做病原学检查。

（6）怀疑干眼者尤其是化学烧伤者应排除干眼，一般检查泪膜破裂时间和泪液分泌试验。

2. 手术操作程序

（1）开睑，上、下直肌牵引缝线固定。

（2）根据角膜病变范围选择环钻，去除病变角膜。

（3）钻取移植片，一般比植床大0.25mm。

（4）固定植片，10-0尼龙缝线间断或连续缝固定。

（5）重建前房，穿透性角膜移植从植片缘注入生理盐水或消毒空气，重建前房。

（6）散光检查，有条件可使用角膜散光盘在显微镜下，调整缝线松紧度。

（7）角膜内皮细胞移植主要步骤包括：①制备好带有角膜内皮细胞层的角膜后基质供体；②剥离受体病变角膜后弹力层和内皮层；③借助特殊推进器或利用缝线，将植片植入前房，并在前房注入无菌空气泡支撑供体角膜与角膜基质贴附。

（8）术毕结膜下注射庆大霉素2万单位、地塞米松2.5mg，包双眼。

（四）手术要点

1. 高眼压　术前一定要加以控制，以防止术中眼内容脱出、脉络膜出血。术前可点用降眼压药物、口服碳酸酐酶抑制剂，静脉用高渗剂脱水；术中压迫眼球降压。

2. 低眼压　低眼压或眼球或巩膜太软，如儿童及无晶状体眼，易造成切口不整齐。

3. 穿透性角膜移植的难点是切穿角膜全层时，眼压突然降低带来的风险：可能导致术中眼内容物脱出、暴发性脉络膜出血、术后眼内感染率增加、浅前房所致内皮功能障碍等。防治措施：①术前弄清原发病，了解患眼的眼压。②术前适当降低眼压，如用抑制房水生成药物、脱水药物。③麻醉时适当压迫眼球，降低眼压，眼轮匝肌麻醉以减少对眼球的压力。④术中切穿前房时，缓慢放出房水，防止眼压突然降低。⑤在病变角膜切除后、植片缝合4针前，禁止滴水等动作，防止患者眨眼挤压眼球造成眼内容物脱出。如存在虹膜前黏连，在切穿角膜前先行分离。⑥如术中发现后房压力高、虹膜不断外脱，可先预置植片缝线后再移走切除角膜片，同时快速结扎缝线。⑦如为无晶状体眼或儿童或巩膜较软，最好用固定环。⑧对于特别紧张的患者可以在全麻下手术。

4. 前房成形　术毕形成前房用水或气体，注气时一定要用无菌，可用多层纱布过滤或于酒精灯火抽取，尽量防止注入后房、维持眼压适中。浅前房术后可能导致房角粘连及青光眼，同时也可能使移植片的内皮失去功能。

角膜内皮移植术

（一）概述

各种原因导致角膜内皮疾病及角膜内皮损伤，可造成角膜内皮功能障碍，严重者导致角膜内皮功能失代偿，引起角膜水肿，角膜上皮水泡。轻者影响患者的视力，重者形成角膜大泡的异物感及患者疼痛，传统手术是穿透性角膜移植，但由于并发症较多，现有些专家改为角膜内皮移植术。

（二）适应证

角膜内皮功能失代偿，而角膜基质正常。如果角膜伴有角膜基质糜烂、瘢痕及新生血管应改为穿透性角膜移植。

（三）手术方法

1. 术前准备

（1）裂隙灯的检查，通过裂隙灯观察角膜内皮疾病患者角膜内皮损伤的程度；同时了解角膜基质有无混浊、瘢痕、新生血管，角膜上皮水泡的部位、大小及有无增厚，因为结膜化组织长入角膜。

（2）角膜内皮镜检查，了解患者角膜内皮细胞数量及病变。

（3）前房深度检查，角膜内皮移植手术对患者前房的要求比较高，前房较深的患者在放入角膜内皮植片时会相对比较容易，而有些患者其眼球比较小、前房狭小，并且有些疾病可能会导致其前房更加浅，植入植片时就可能特别困难，术前需要对前房深度进行了解，做到心中有数。

（4）共聚焦显微镜检查，了解导致的角膜内皮功能障碍的原因，如Fuchs角膜内皮营养不良、虹膜角膜内皮ICE综合征。

（5）眼前段OCT、UBM检查，可观察角膜、虹膜、房角、晶状体的结构位置关系。

（6）适当降低眼压及缩瞳。

（7）角膜准备：最好用新鲜角膜，取材在4小时以内，供体年龄不要太大，需要时先用内皮细胞计检测。

2. 手术操作程序

（1）角膜隧道切口，前房注入黏弹剂，环钻标记后撕除后弹力层。

（2）准备移植片，板层刀、手撕或飞秒激光制作后板层或带内皮的后弹力层植片。

（3）植入植片，置换前房黏弹剂。

（4）前房注气，包盖术眼。

（四）手术要点

1. 植片准备　最好用新鲜角膜，选择角膜内皮细胞数量达3 000个/m^2的角膜。在准备及植入过程中始终注意保护内皮。如没有把握，可预备一个角膜，以防在制作角膜内皮移植片过程中发生意外。

可在人工前房固定角膜的情况下应用角膜自动板层刀切除大部分板层，留薄的后板层进行移植；也可在人工负压固定角膜的情况下，徒手剥离取后弹力层及内皮植片；飞秒激光制作植片相对准确、简便且成功率高，但成本也相对较高。在准备及植入过程中始终注意保护内皮。

2. 移植片植入　角膜内皮移植手术中内皮植片的植入是手术成功的最关键步骤。

（1）植入手术过程中一定要轻巧，争取角膜内皮植片能够一次到位，避免反复多次放置移植片，造成内皮损伤。

（2）可采用植入器向眼内放，也可在内皮植片一边缝一根牵引线，在角膜缘5点钟方向做一个侧切口，然后将缝线从5点钟方向的侧切口钩出来，利用缝线和导入植入器将植片植入，这样可以避免反复多次植入对角膜内皮植片造成损伤。

（3）角膜内皮移植手术中黏弹剂是不可缺少的。但术毕要去除干净，防止其影响角膜内皮植片与角膜的贴合，如果黏弹剂去除不尽，可能术中觉得植片贴合较好，但是第2天容易发现内皮植片发生了脱落，所以也有建议初学者在水灌注维持前房的情况下植入植片。

（4）将角膜内皮植片通过缝线植入之后，再用白内障术中用的灌注头或者注吸头用水冲洗置换出黏弹剂，随后将角膜内皮植片复位并注气。

建议注气时尽量打得多一点，但也要适度，因为注气太满可能会导致高眼压，或者气泡进入瞳孔后面的后房，使随后处理困难。

（5）注入气泡后嘱患者平卧，2小时后观察患者前房、眼压，如果眼压高，适当应用降眼压治疗，3～4小时后，如果眼压还较高，就可以在裂隙灯下将气泡放掉部分或全部，3小时后角膜内皮植片已经贴附了，这样可以减少气泡相关的并发症。

（张明昌）

五、白内障手术

（一）概述

各种原因如老化、遗传、局部营养障碍、免疫与代谢异常、外伤、中毒、辐射等，都能引起晶状体代谢紊乱，导致晶状体蛋白质变性而发生混浊，称为白内障。

本病可分先天性和后天性。

1. 先天性白内障　又叫发育性白内障，多在出生前后即已存在，多为静止型，可伴有遗传性疾病，有内生性与外生性两类，内生性者与胎儿发育障碍有关，外生性者是母体或胎儿的全身病变对晶状体造成损害所致。先天性白内障分为前极白内障、后极白内障、绕核性白内障及全白内障。

2. 后天性白内障　出生后因全身疾病或局部眼病、营养代谢异常、中毒、变性及外伤等原因所致的晶状体混浊，分为：①老年性白内障（又称为年龄相关性白内障），最常见，且随年龄增长而增多，与多种因素相关，如老年人代谢缓慢发生退行性病变、日光长期照射、内分泌紊乱、代谢障碍等；根据初发混浊的位置可分为核性与皮质性两大类。②并发性白内障，并发于其他眼病。③外伤性白内障。④代谢性白内障。⑤放射性白内障。⑥药物及中毒性白内障。

临床表现为单或双侧发病，双眼发病可有先后，无痛性、渐进性视物模糊，眼前固定暗影，可有眩光感，或单眼复视，近视度数增加。临床上将老年性白内障分为皮质性、核性和/或后囊下三种类型。

1. 皮质性白内障　以晶状体皮质灰白色混浊为主要特征，其发展过程可分为四期：初发期，膨胀期，成熟期，过熟期。

2. 核性白内障　晶状体从中心部位开始出现密度增加，逐渐加重并缓慢向周围扩展，早期呈淡黄色，随着混浊的加重，色泽渐加深，如深黄色、深棕黄色，核的密度增大，屈光指数增加，患者常诉说老视减轻或近视增加。

3. 后囊下白内障　混浊位于晶状体的囊膜下皮质，如果位于视轴区，早期即影响视力。

治疗方法有药物治疗和手术治疗。

1. 药物治疗　早期白内障可用一些药物延缓病情发展。对于成熟期的白内障，药物治疗目前无实际效果。

2. 手术治疗　目前常用的手术方式有：

（1）小切口白内障囊外摘除术：切口较小，后囊膜被保留，可同时植入后房型人工晶状体，术后可立即恢复视功能。因为其切口较小，可自闭，手术时间较短，术后恢复快，手术设备简单，非常适合基层医院。

（2）白内障超声乳化术：需要超声乳化设备，使用超声波将晶状体核粉碎使其呈乳糜状，然后连同皮质一起吸除，术毕保留晶状体后囊膜，可同时植入后房型人工晶状体。优点是切口小，微创切口仅2～3mm，组织损伤少，手术时间短，视力恢复快，手术效果更好。白内障超声乳化术已经成为目前主要的白内障手术方式，我们也将重点介绍。

（二）适应证

世界卫生组织（WHO）从群体防盲治盲的角度出发，认为晶状体混浊影响视功能并且矫正视力在0.5以下的患者，方可诊断白内障，需要手术治疗。

近年来白内障手术已经逐渐从防盲手术向屈光性手术转变，患者对视觉质量的要求变得更高。如果晶状体混浊伴有对比敏感度明显下降，即使矫正视力在0.5以上，也可以适当放宽手术指征。

（三）手术方法

1. 术前准备

（1）全身检查：血常规、尿常规、HBV、HCV、HIV、梅毒、凝血功能、肝肾功能、心电图。

（2）眼部检查：视力、眼压、色觉及光定位、冲洗泪道、裂隙灯检查、眼底检查、对比敏感度、角膜内皮细胞计数、眼部AB超、角膜曲率、眼部OCT。

（3）人工晶状体度数的计算：人工晶状体度数的计算公式经过几十年的不断改进，从最初的SRK公式、SRK Ⅱ公式、SRK T公式，到Haigis公式、Holladay公式，再到最近几年出现的Barrett公式、OlsenH-S公式和/或Holladay Ⅱ公式等，计算的准确性越来越高。

（4）术前准备：术前3天，抗生素滴眼液点眼，每天4次。术前洗眼，提前30分钟散瞳药点眼3～4次。

2. 麻醉

（1）眼部局部麻醉：包括表面麻醉、球后麻醉和/或球周麻醉。表面麻醉常用药物有盐酸丙美卡因滴眼液和/或盐酸奥布卡因滴眼液等，麻醉的最佳效果可以持续15分钟，可以满足小切口白内障囊外摘除术和/或白内障超声乳化术的需要。相对于球后麻醉和/或球周麻醉，表面麻醉更安全，并发症少，简单易行，无疼痛，术后视功能恢复快，是白内障手术的首选。

（2）儿童患者及配合欠佳的成人患者可以采用全身麻醉。

3. 手术步骤

（1）白内障囊外摘除术：①制作上方结膜瓣。②巩膜隧道切口：上方角膜缘后3mm处作长约5.5mm、1/2巩膜厚度的板层巩膜切口，隧道刀平行向前剖切至透明角膜内0.5mm，3.2mm刀穿刺入前房，内切口扩至6.5～7.5mm。③前房注入黏弹剂。④连续环形撕囊。⑤水分离。⑥娩核，圈套器将晶状体核掏出。⑦注吸皮质。⑧前房注入黏弹剂，植入人工晶状体。⑨注吸黏弹剂，水密封闭切口或者10/0缝线缝合切口。

（2）白内障超声乳化术

1）切口：颞上方和 / 或鼻上方制作两个切口，一为主切口，一为侧切口。主切口可以分为角膜缘切口、巩膜隧道切口、透明角膜隧道切口，目前常用透明角膜隧道切口。主切口使用 2.0～3.0mm 刀制作，侧切口使用 15° 刀制作。

2）前房注入黏弹剂。

3）连续环形撕囊：用截囊针或者撕囊镊在晶状体前囊中央制作游离瓣，然后用撕囊镊按照预定轨道完成连续环形撕囊（图 3-56）。连续光滑的边缘避免囊膜放射状撕裂，减少对角膜内皮和虹膜的损伤，限制核碎块脱入前房，保持 IOL 在囊袋内的稳定性。连续环形撕囊孔直径比人工晶状体光学面约小 0.5mm，一般为 5～6mm，太大（>6mm）易发生悬韧带断裂、水分离时晶状体核易脱入前房、人工晶状体稳定性受影响、易发生人工晶状体瞳孔夹持等。撕囊孔太小（<4mm）则操作困难，术后易出现囊袋阻滞综合征。

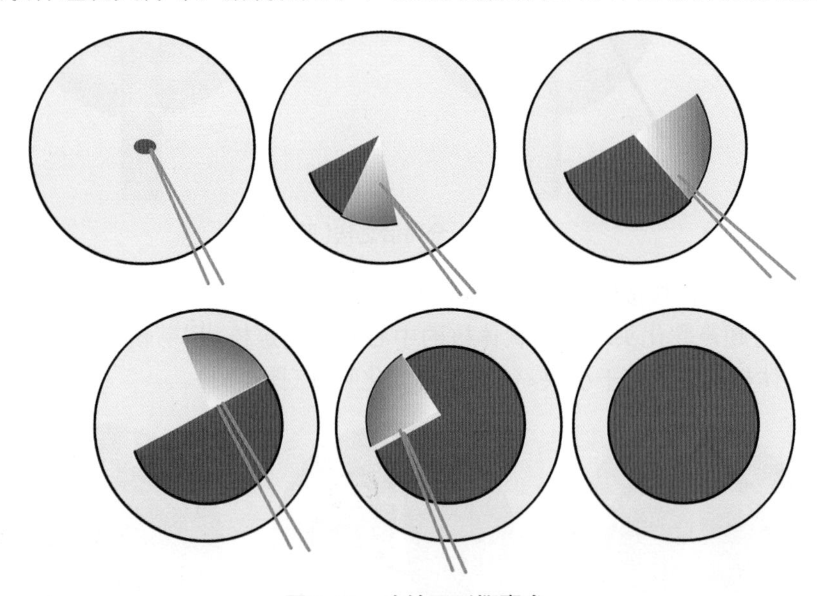

图 3-56　连续环形撕囊术

4）水分离与水分层：水分离是将晶状体囊膜与皮质分离，水分层是将晶状体硬核与软核分离。优点：安全垫作用（晶状体皮质与软核保护后囊），节约超声能量（硬核较小），利于核在囊袋内转动。

5）劈核：将晶状体核劈裂成为小块状，便于超声乳化吸除。这一步的关键是判断晶状体核的厚度，掌握好刻槽的深度（为晶状体核厚度的 1/2～2/3）才能顺利完成劈核。劈核的方法有很多种，总体来说可以分为水平劈核法和 / 或垂直劈核法两大类。前者劈核时仪器的探头沿水平面移动，后者劈核时仪器探头沿垂直面相对移动以制造断层面。

A. 分而治之法：在晶状体核的中央创造一个空间，将超声乳化头和辅助器械平行置于沟槽内，向外用力将核掰开（图 3-57～图 3-60）。

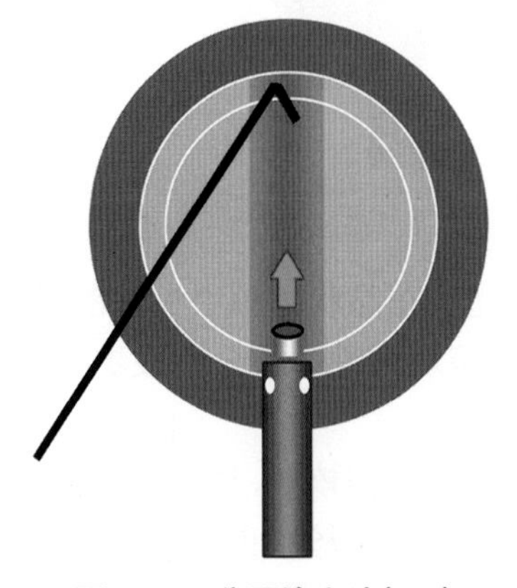

图 3-57　分而治之法（一）

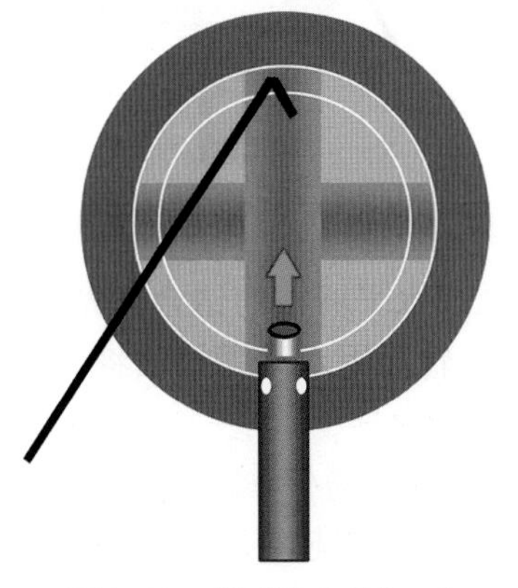

图 3-58　分而治之法（二）

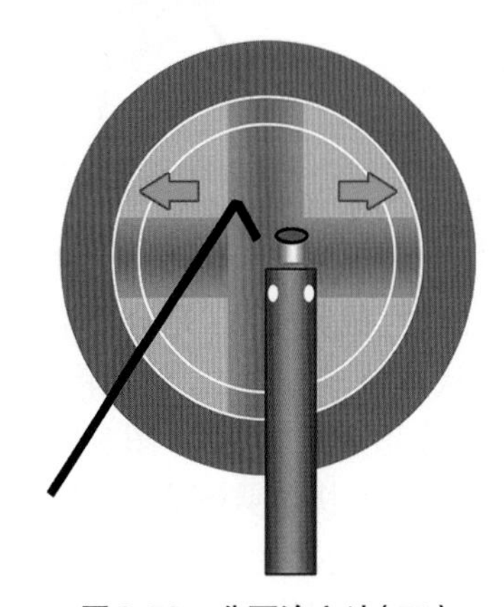

图 3-59　分而治之法（三）

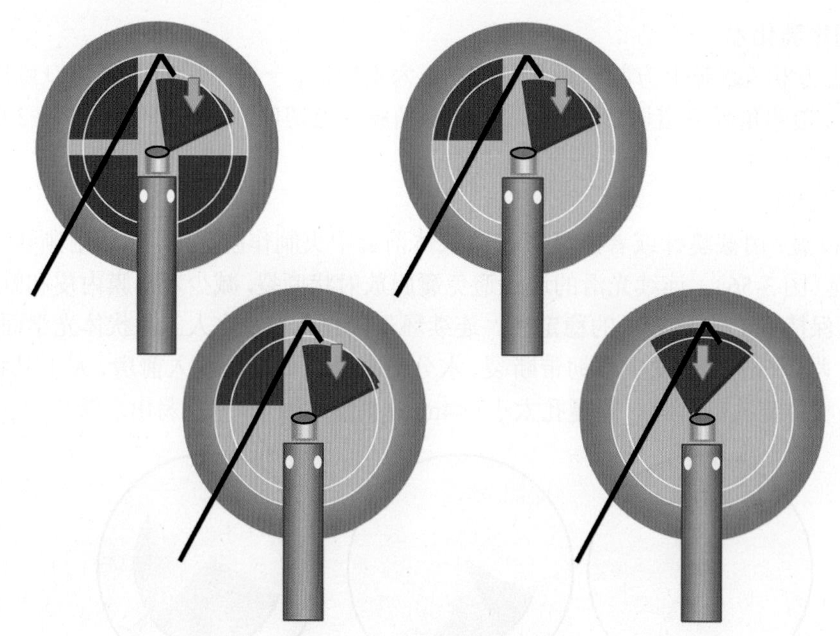

图 3-60　分而治之法(四)

B. 原位碎核法：将晶状体核按四个象限分成四块，超声乳化吸除。

C. 乳化劈核法：将超声乳化头埋入晶状体核的中心用于固定核，用劈核钩向中心用力，通过机械力量将一个完整的晶状体核劈裂成若干小块，依次超声乳化吸除（图 3-61）。

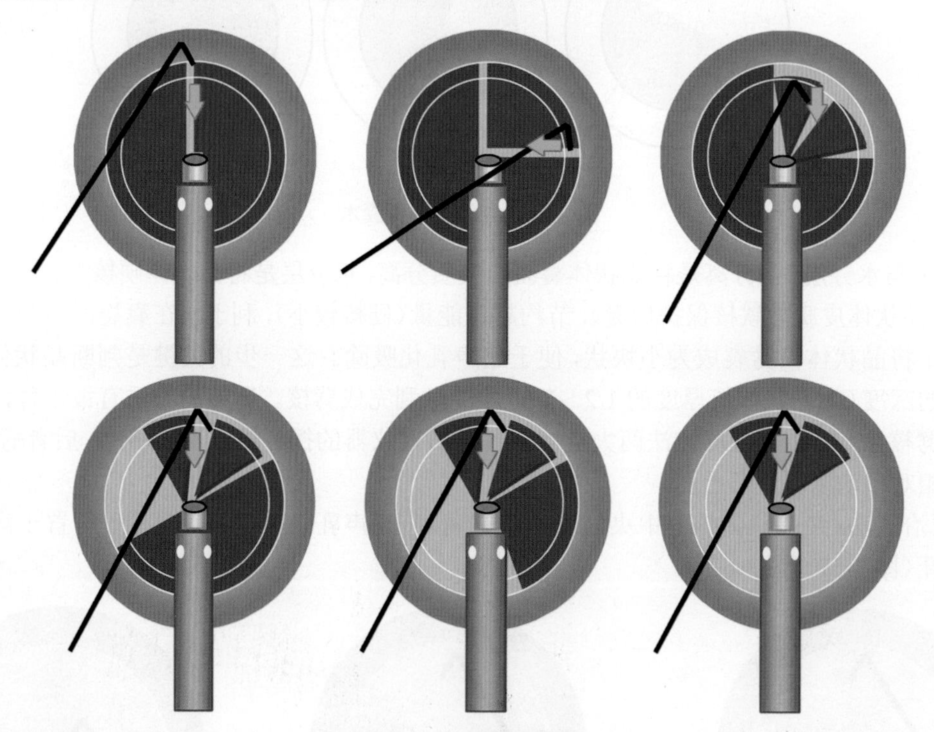

图 3-61　乳化劈核法

D. 拦截劈核法：是分而治之法和 / 或水平劈核的结合。先用超声乳化头在晶状体核中央深部刻槽，将晶状体核一分为二，然后停止分治法，转而用水平劈核法将分开两半的核块再进一步分割成更小的碎块，逐块超声乳化吸除（图 3-62～图 3-65）。

E. 囊上快速劈核法：前面几种都属于水平劈核法，而快速劈核法则属于垂直劈核法，劈核时仪器探头沿垂直面相对移动以制造断层面。关键步骤是将超声乳化头尽可能深地刺入晶状体核中央，在将尖锐的劈核器向下压同时，晶状体核位置被稍微上抬，由此产生撕裂的作用力来劈开晶状体核（图 3-66～图 3-70）。

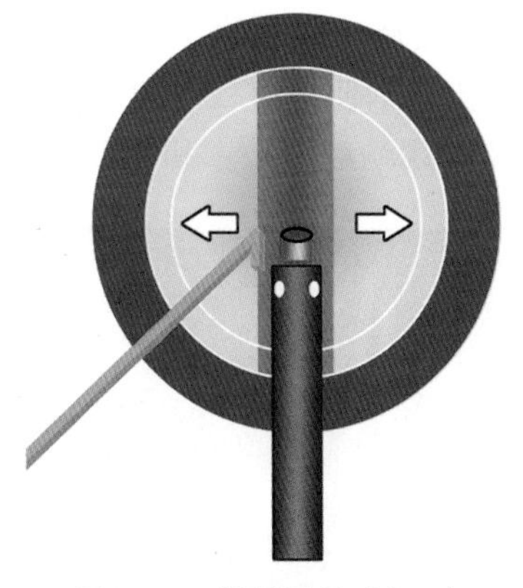

图 3-62　拦截劈核法（一）

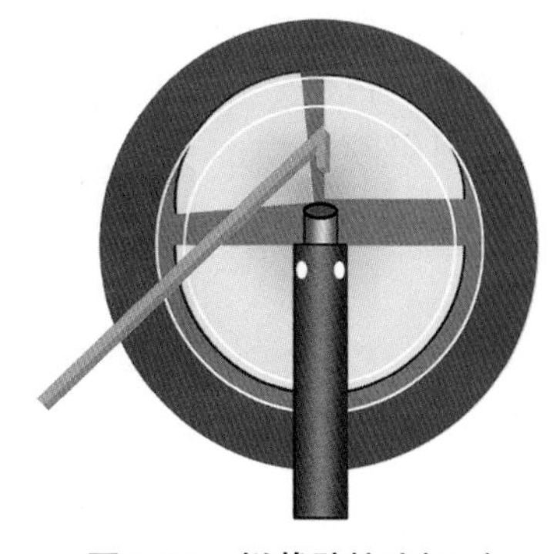

图 3-63　拦截劈核法（二）

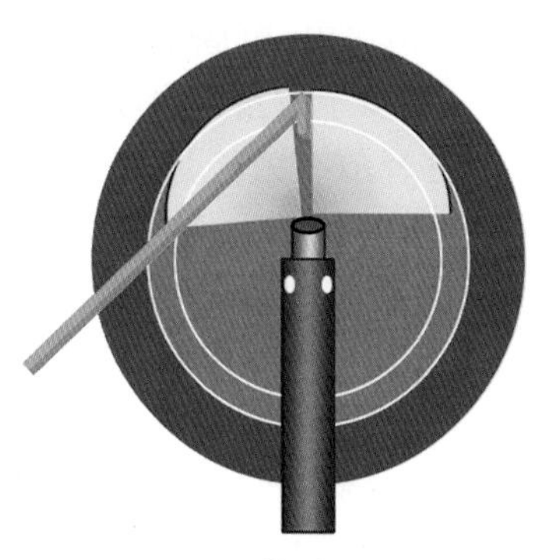

图 3-64　拦截劈核法（三）

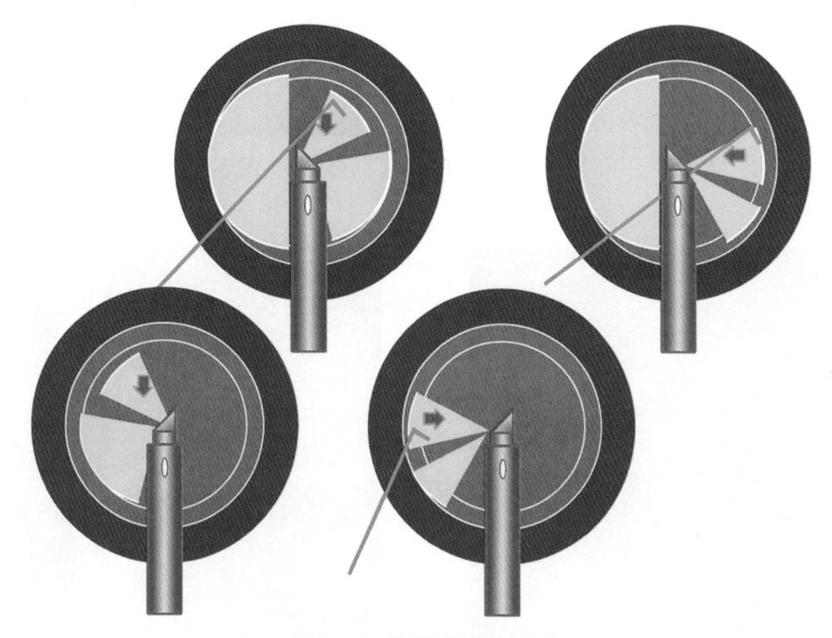

图 3-65　拦截劈核法（四）

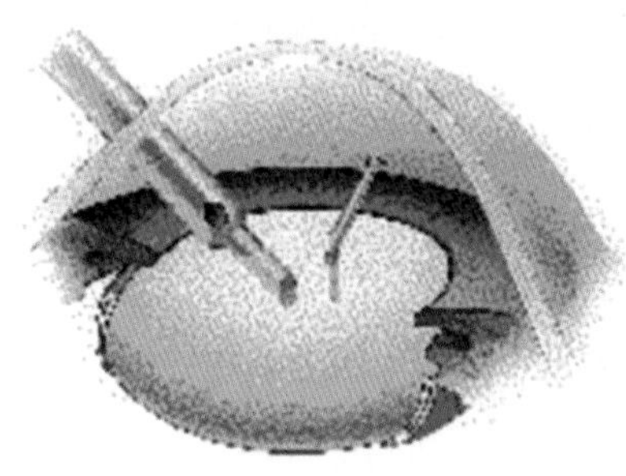

图 3-66　囊上快速劈核法（一）

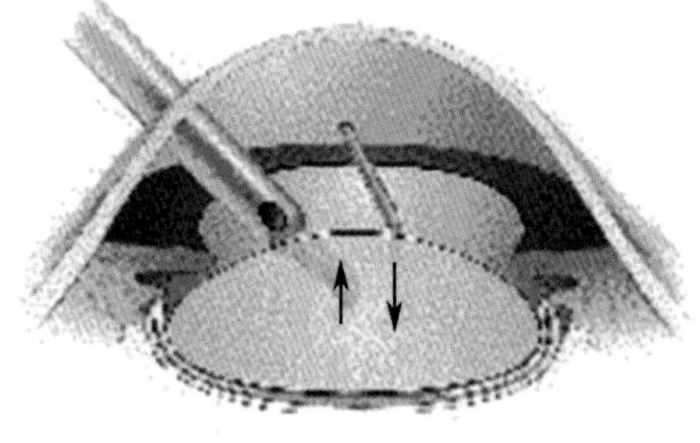

图 3-67　囊上快速劈核法（二）

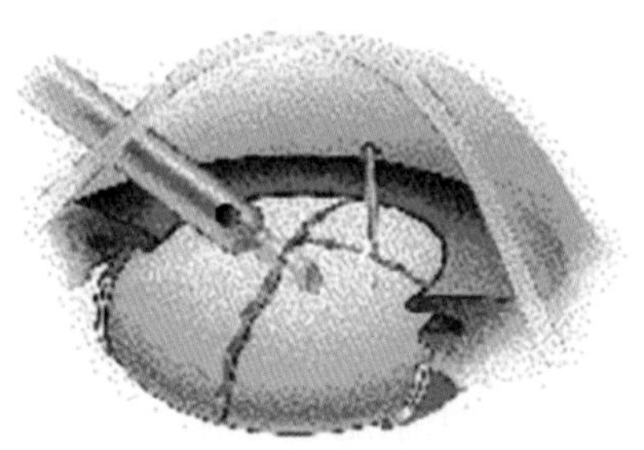

图 3-68　囊上快速劈核法（三）

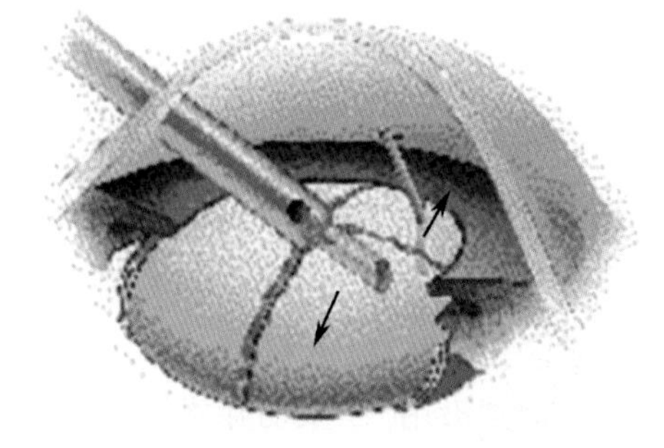

图 3-69　囊上快速劈核法（四）

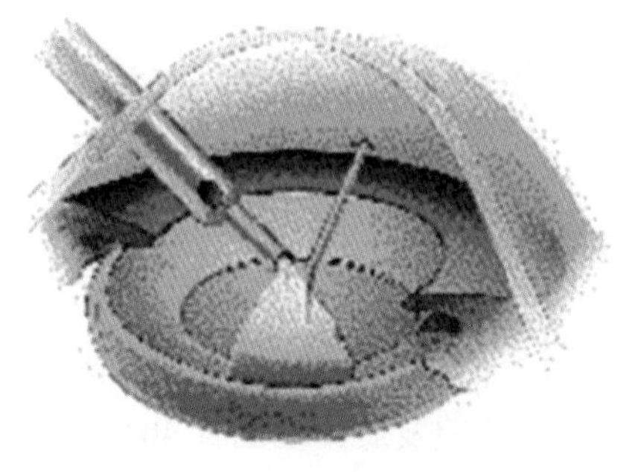

图 3-70　囊上快速劈核法（五）

F. 超声乳化碎核：使用超声波将晶状体核粉碎使其呈乳糜状，然后连同皮质一起吸除。超声乳化的位置分为前房内、虹膜平面和/或后房囊袋内。连续环形撕囊技术和/或劈核技术使得囊袋内超声乳化成为可能，减少了对角膜内皮和/或虹膜的损伤，手术安全性大大提高。而新的摆动超声技术和/或冷超声技术能够释放有效能量，有效减少发热对眼组织的损伤，进一步提高了手术的安全性。

G. 注吸将周边皮质清除干净。

H. 前房注入黏弹剂，植入人工晶状体。

I. 注吸黏弹剂，水密封闭切口。

【典型病例】

患者女性，44岁，主诉右眼视物不清10年余。既往史：右眼眼球血管膜炎10年余，反复发作。诊断：右眼并发性白内障，右眼陈旧性眼球血管膜炎。手术方式：右眼超声乳化白内障术联合人工晶状体植入术。术前右眼视力0.04，术后1周右眼视力0.4，术后3周右眼视力0.6（图3-71～图3-73）。

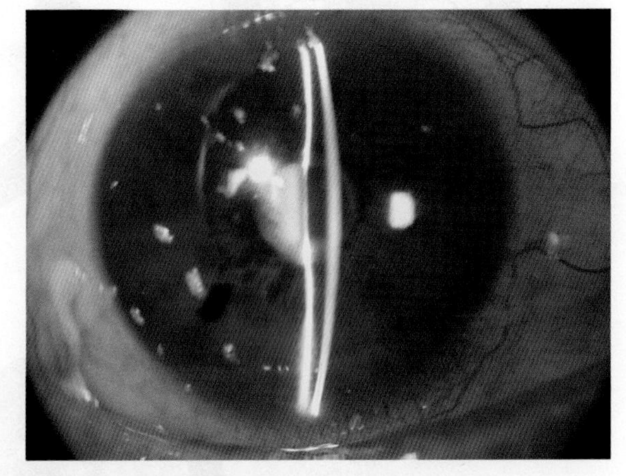

图3-71　术前外眼照相，视力0.04

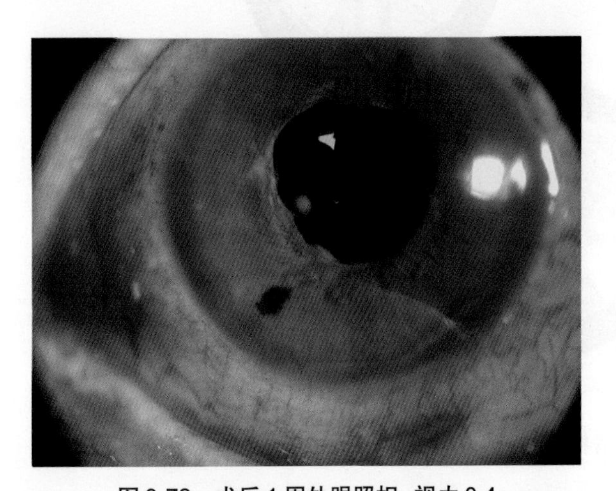

图3-72　术后1周外眼照相，视力0.4

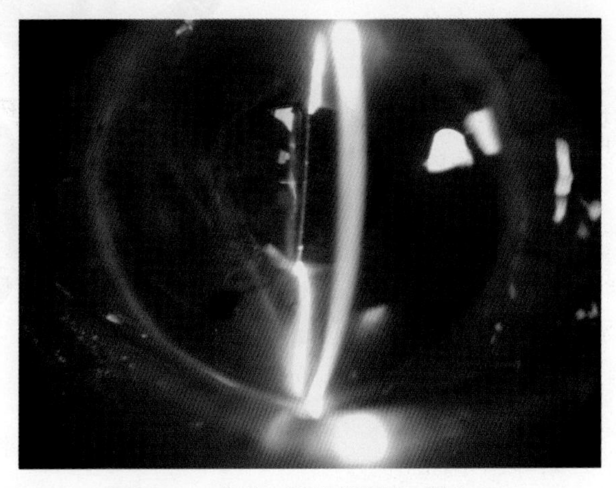

图3-73　术后3周外眼照相，视力0.6

（四）手术要点

1. 连续环形撕囊和/或劈核技术是保证白内障超声乳化术顺利完成的基础。
2. 尽量避免后囊破裂，可以有效减少手术并发症。
3. 超声乳化尽可能在囊袋内进行，减少对角膜内皮和/或虹膜组织的损伤。
4. 术中注意维持前房的稳定，减少眼压波动。
5. 严格无菌操作，尽可能减少眼内炎的发生。

（宋旭东　冯　星）

六、青光眼手术

小梁切除术

（一）概述

抗青光眼手术是目前治疗青光眼的重要手段之一。复合式小梁切除术是最常用和/或经典的手术方式，引流钉和/或引流阀植入术也是目前的主流术式，在此重点介绍这三种手术。

小梁切除术的发展历程已有40多年，术式得到多种改良，现在仍然沿用“小梁切除术”的名称，但实际意义上形成滤过通道造瘘口并不是一定要切除“小梁组织”。对于部分闭角型青光眼患者，为避开“小梁”部位下的睫状突，术中实际切除的深层组织块可能是角膜组织，这样减少了术中出血的风险，同时避免了睫状突阻塞内滤过口的情况，确保了滤过通道的顺畅。

（二）适应证

1. 原发性开角型青光眼 如在使用两种以上局部降眼压药物治疗或联合激光小梁成形术后，存在均未能控制眼压、视神经损害进行加重或患者无法耐受药物治疗的情况时，可选择小梁切除手术。下列指征可供参考：

（1）尽管对药物有良好依赖和/或耐受，但视野仍呈进行性损害。

（2）视野没有进行性损害，但眼压超过35mmHg。

（3）出现下列晚期青光眼视野损害的症状：眼压超过安全眼压或波动较大；中央管状视野；固视点10°内视野缺损；眼压水平接近15mmHg，但对侧眼视野缺损已侵入固视点内。

（4）杯盘比进行性扩大，垂直径等于或大于0.7，合并视野缺损。

2. 原发性闭角型青光眼 药物未能控制眼压，或不适合作周边虹膜切除术（房角粘连闭合超过1/2圆周）的急性或慢性闭角型青光眼。

3. 先天性青光眼 多与小梁切开术联合。

4. 继发性青光眼 对色素性青光眼和/或剥脱性青光眼疗效更佳。

（三）手术方法

1. 术前准备

（1）控制眼部炎症：原发性急性闭角型青光眼、眼球血管膜炎继发性青光眼、外伤性青光眼等，往往伴随眼前段眼球血管膜炎，这部分病例术前应在药物降低眼压的同时给予抗炎治疗，局部甚至全身使用皮质类固醇药物。在眼压控制的情况下，尽量在炎症稳定后开展手术。

（2）控制高眼压：原则上青光眼患者应该在眼压控制正常后才能进行手术，因为高眼压下进行手术风险大、并发症多，手术效果也相对较差。因此，对于高眼压的患者术前应该应用局部和/或全身药物、必要时选择前房穿刺术，待眼压控制后再进行手术，避免术中和/或术后眼压骤降。对于眼压可以控制的病例，术前应停用缩瞳剂和/或碳酸酐酶抑制剂，因为前者可加重手术后的炎症反应，后者显著抑制房水分泌，影响手术后前房的形成。

（3）清洁结膜囊：青光眼手术前结膜囊的清洁与其他内眼手术相同，包括围手术期抗生素滴眼液的使用和/或结膜囊的冲洗、消毒。

（4）止血药和/或镇静药的应用：对于充血明显的患眼，如原发急性闭角型青光眼的急性发作，以及有出血倾向的患者，手术前1小时可常规全身应用止血药，以防止术中出血。手术前镇静剂的应用与其他内眼手术相同。

（5）视神经保护措施：对于晚期青光眼的患者应给予血管扩张剂及视神经保护药物，术中吸氧、监测血压和/或脉搏，避免因眼压骤降或波动及全身其他不良因素而导致术中术后视力丧失。

2. 麻醉及体位 采用表面麻醉、局部麻醉，特殊患者需要全身麻醉，患者取仰卧位。

3. 手术入路操作程序

（1）结膜切口：采用以角膜缘为基底的高位结膜瓣或者以穹窿部为基底的低位结膜瓣。当患者无法配合眼位时，可采用悬吊上直肌的方式或使用角膜提吊线固定眼位。

（2）分离结膜下组织，烧灼止血，使术野清晰。

（3）制作巩膜瓣：通常要求直径大小为3～4mm，呈梯形、方形或者三角形，1/2巩膜厚度。

（4）抗代谢药物的使用：可选择不同浓度的丝裂霉素或氟尿嘧啶浸润棉片，放置于巩膜瓣及结膜瓣下一定时间，充分冲洗。根据术者经验和/或患者个体情况确定抗代谢药物的浓度、放置位置和/或时间，也可选择在结膜切开之前或者手术结束时行结膜下注射。

（5）做侧切口前房穿刺，缓慢放出少量房水。

（6）切除深层角巩膜组织：通常大小为3mm×1mm或者2mm×2mm。对于睫状突靠前的患者，切口应偏向透明角膜。

（7）巩膜瓣缝合：对于方形或梯形瓣需缝合 4 针，其中 2 针为外置可拆除缝线；三角形瓣需缝合 3 针，其中 2 针为外置可拆除缝线（又称为可调整缝线）。可拆除缝线的缝合应相对牢固，可避免术后早期滤过过强，而巩膜瓣固定缝线应避免过紧，影响术后长期滤过效果。

（8）重建前房并检查房水滤过量：如果巩膜瓣薄（小于 1/2 厚度），会出现边缘难以牢固对合、房水渗漏明显、前房恢复困难的状况，此时需增加额外巩膜瓣缝线，也可以在前房内注入黏弹剂或无菌空气。

（9）高位结膜瓣者，原位分层缝合筋膜囊和 / 或球结膜瓣。低位瓣者水密封合结膜切口，结膜瓣两侧游离端可用 10-0 非吸收线经浅层角膜缘缝合固定，使结膜瓣游离缘形成一定张力，并覆盖透明角膜约 1mm。

【典型病例】

患者男性，41 岁，术前诊断：原发性慢性闭角型青光眼（晚期 OU）。左眼术前：裸眼视力 0.9，−0.50DS 矫正视力 1.0，眼压 25mmHg（应用三组药物：美开朗 + 阿法根 + 派立明）；角膜透明，中央前房较浅，周边前房呈裂隙状，晶状体透明，眼底杯盘比近 1.0，视网膜神经纤维层反光不可见；前房角镜检查示左眼 N Ⅳ（全关闭）；A 超测量左眼晶状体厚度 4.60mm，眼轴长度 22.90mm；Humphrey 视野示左眼残留颞侧视岛。

患者左眼行小梁切除手术：利多卡因注射液 0.2ml 于上方球结膜下浸润麻醉后，做以角膜缘为基底的结膜瓣、方形巩膜瓣（大小 3mm × 3mm，1/2 巩膜厚度），巩膜瓣及结膜瓣下使用氟尿嘧啶棉片（25mg/ml）湿敷 5 分钟，切除深层角膜组织大小为 1.5mm × 2mm，巩膜瓣缝合 4 针，其中 2 针为可拆除缝线。10-0 非吸收线间断缝合筋膜囊 4 针，连续缝合球结膜切口。

术后第 1 天，左眼矫正视力 1.0，眼压 10mmHg，结膜滤过泡弥漫隆起，缝线在位，角膜透明，前房深度同术前，房闪（−），瞳孔 3mm，上方周切口通畅，晶状体及眼底情况同术前。术后常规使用抗生素和 / 或类固醇皮质激素滴眼液点眼，每天 4 次，睡前使用类固醇皮质激素眼膏涂眼一次。术后第 3 天和 / 或第 7 天先后拆除 2 条可调整缝线。术后 3 个月，左眼矫正视力 1.0，眼压 12mmHg，滤过泡弥散轻度隆起，表面相对缺血，角膜透明，虹膜周切口通畅，前房深度同术前，晶状体透明（图 3-74，图 3-75）。

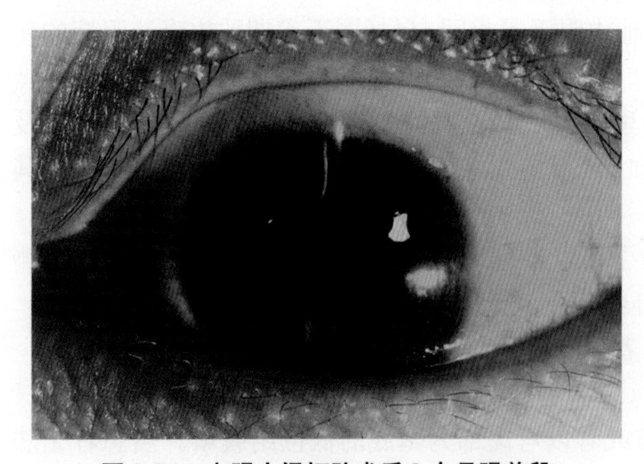

图 3-74　左眼小梁切除术后 3 个月眼前段

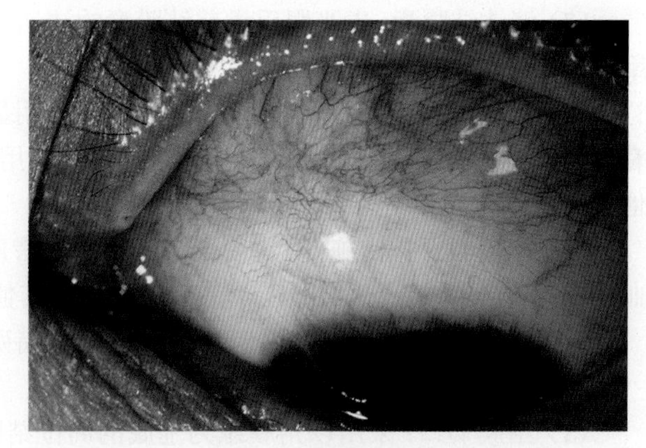

图 3-75　左眼小梁切除术后 3 个月滤过泡

（四）手术要点

1. 根据患者个体情况、术后目标及眼压水平，设计手术方案、调控术后房水滤过量，比如调节巩膜瓣的大小和 / 或厚薄、抗代谢药物的浓度和 / 或时间、切除深层角巩膜组织的大小、巩膜瓣缝合的松紧程度等。

2. 术中需彻底止血，保持术野清晰，但巩膜瓣区域应避免过度烧灼，以避免影响切口愈合。

3. 术中可通过前房穿刺口注入平衡盐溶液加深前房，同时观察滤过量，调整巩膜瓣缝线松紧程度，术毕时还需要检查结膜切口是否渗漏。

4. 对于部分闭角型青光眼（睫状突位置靠前）的患者，为避开“小梁”部位下的睫状突，术中实际切除的深层组织块为角膜组织（而不是角膜 - 小梁组织），这样避免了损伤睫状突而引起的出血，以及睫状突阻塞内滤过口导致房水流出受阻的情况。

5. 虹膜周切口建议大于小梁切口，避免术后虹膜嵌顿于小梁切口处。

引流阀植入术

（一）概述

难治性青光眼是指常规滤过性手术成功率较低，预后较差的一类青光眼。导致其手术失败的主要原因仍是手术滤过部位的瘢痕化。对于这一类青光眼，引流阀植入术是目前相对较好的选择。

（二）适应证

适用于最大耐受药物或激光治疗仍未能控制高眼压且由于眼局部解剖因素，不适合做前部滤过性手术的患眼，以及下列一些难治性青光眼：

1. 新生血管性青光眼；
2. 无晶状体眼青光眼或人工晶状体植入术后青光眼；
3. 多次小梁切除手术失败的青光眼；
4. 虹膜角膜内皮综合征；
5. 先天性青光眼；
6. 炎症性青光眼；
7. 角膜缘周围结膜广泛瘢痕形成的青光眼患者（如眼表疾病、眼外伤）；
8. 上皮植入继发性青光眼；
9. 角膜移植术后或视网膜玻璃体术后继发性青光眼；
10. 需长期佩戴角膜接触镜的青光眼患者。

（三）手术方法

1. 术前准备

（1）全身准备：由于接受这类手术的青光眼患者（如新生血管性青光眼、炎症性青光眼）可能同时患有糖尿病、高血压、肾病等，所以术前患者的全身准备十分重要，如控制血糖、血压等。有眼球血管膜炎者术前应给予类固醇皮质激素和 / 或吲哚美辛治疗。有出血倾向者术前数天开始使用止血剂。

（2）眼部准备：注意眼部原发病的治疗，如眼底血管病变引起的新生血管性青光眼，应在术前尽可能行全视网膜光凝治疗，术前玻璃体腔内注射抗新生血管生长因子类药物，抑制新生血管的形成，观察眼压情况，若眼压无法控制到正常，应待虹膜新生血管消退后行引流阀植入手术。眼球血管膜炎继发青光眼患者则应加强眼部的抗炎治疗。

控制高眼压、清洁结膜囊、视神经保护等术前准备同小梁切除术。

2. 麻醉及体位　采用表面麻醉联合局部麻醉，特殊患者需要全身麻醉，患者取仰卧位。

3. 手术入路操作程序

（1）手术部位的选择：通常选择操作方便的颞上象限，特殊情况下如过多的结膜瘢痕或已有一个导管植入引流装置位于颞上象限时，也可选择鼻上或颞下象限。

（2）结膜瓣的制作：在手术相应部位的角膜处做牵引缝线或眼外肌提吊线，将眼球牵引至对侧，充分暴露手术野，再做以穹窿为基底或以角膜缘为基底的结膜瓣，范围约一个象限。也可以在结膜瓣制作完成后，缝线牵引该象限相邻的两条直肌以固定眼球。

（3）引流盘的放置和 / 或固定：分离球结膜和 / 或结膜下组织，暴露巩膜，范围为直到允许引流盘放置后，引流盘前缘至少距角膜缘 10mm 大小。根据患者个体情况选择抗代谢药物，可采用不同浓度的丝裂霉素或氟尿嘧啶浸润棉片，放置于引流盘预放置部位一定时间，之后充分冲洗。引流盘放置后不要接触直肌，也不要受深部筋膜囊较紧的压力，否则容易被推向前。用 5-0 到 8-0 的不可吸收缝线（如尼龙线）将引流盘前端固定在巩膜上。

（4）引流管的插入和 / 或固定：导管可直接或在板层巩膜瓣下插入前房，巩膜瓣约 1/2 巩膜厚度，宽

3～5mm，向后延伸到角膜缘后 2～5mm，向前分至透明角膜。导管进入前房的通道口可使用 21～23G 针头，平行于虹膜面穿刺形成。插入前先将导管修剪成能进入前房的大小 2～3mm 斜面向上的斜角，并在远离手术部位的周边部角膜再做一个穿刺口备用，必要时用以注入平衡液或黏弹性物质的方式来加深前房。插入时需确保导管与虹膜面平行，而不与虹膜和 / 或角膜内皮接触，并使导管斜面朝向角膜内表面。在近角膜缘的部位可用 10-0 尼龙线行跨过导管的巩膜表面固定缝合，但结扎时不应太紧，以不压陷导管壁为准。

（5）巩膜瓣及结膜切口缝合：缝合板层巩膜瓣时，对于未做巩膜瓣的病例，可取已保存的大小约 5mm×5mm 消毒好的异体巩膜瓣、硬脑膜片或尸体心包膜片，覆盖在角膜缘附近的导管上，缝合固定。10-0 非吸收线或 8-0 可吸收线缝合结膜切口。

【典型病例】

患者男性，42 岁，术前诊断：继发性闭角型青光眼 OS，人工晶状体眼 OS。左眼反复胀痛伴视力下降加重 4 个月，近半年内因左眼“隐匿性晶状体脱位，继发性闭角型青光眼”先后行“激光周边虹膜切开术、白内障超声乳化吸除联合人工晶状体植入术”，患者用药依从性差，眼压反复升高。术前检查：左眼裸眼视力 0.5，−0.75DS 矫正视力 0.8，眼压 35mmHg（应用四组药物：美开朗＋阿法根＋派立明＋拉坦前列素），角膜尚透明，前房轴深 4CT，周边前房 1/3CT，瞳孔 5mm×5mm（阿托品散瞳下），下方虹膜周切口通畅，人工晶状体在位，杯盘比 0.8，上方盘沿变窄。前房角镜检查示左眼 N Ⅳ（3/4 关闭，鼻侧 1/4 可见巩膜突）；Humphrey 视野示左眼下方弓形暗点；A 超测量眼轴长度：左眼 22.27mm。

患者左眼行引流阀植入手术：利多卡因与罗哌卡因 1∶1 混合液 0.3ml 行球结膜下局部浸润麻醉后，在颞上方做以穹窿为基底的结膜瓣；引流盘放置在颞上方近赤道部，预先在该部位放置丝裂霉素（浓度 0.33mg/ml）浸润棉片 3 分钟，充分冲洗；用 5-0 尼龙线将引流盘前端固定在巩膜上；用 23G 针头在颞上方板层巩膜瓣（3mm × 4mm）下平行于虹膜面通过预置穿刺口进入前房，引流管经此通道插入前房约 3mm，管口斜面向上，不接触角膜内皮及虹膜；10-0 非吸收线缝合巩膜瓣及结膜瓣。

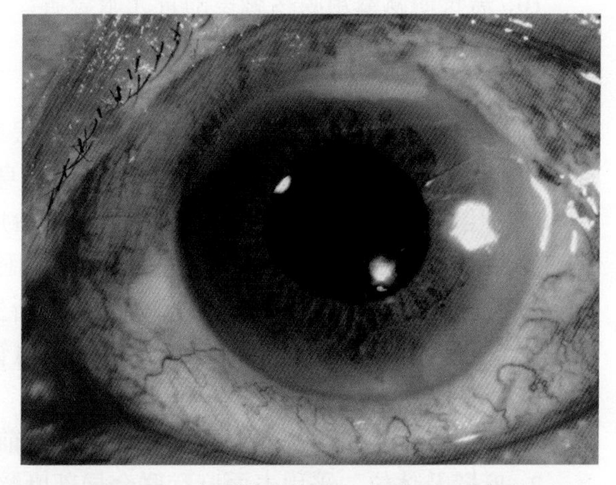

图 3-76　左眼引流阀植入术后 3 天眼前段

术后第 1 天，左眼视力 0.9，眼压 10mmHg，前房深度同术前，房闪（−），颞上方可见引流管口通畅，斜面向上，未触及虹膜及角膜内皮，长度约 3mm，瞳孔 5mm×5mm，颞下方虹膜周切口通畅，人工晶状体及眼底情况同术前。术后常规使用抗生素和 / 或类固醇皮质激素滴眼液点眼，每天 4 次，睡前使用类固醇皮质激素眼膏和 / 或阿托品眼膏涂眼一次。术后第 3 天病情稳定出院，眼前段照片见图 3-76。

（四）手术要点

1. 术中必须对引流装置进行灌注冲洗，一方面可排出引流装置管腔内的气体，另一方面可确保有阀门的引流装置（如 Ahmed 阀）的活瓣开放，管腔通畅。

2. 引流管植入时所做的前房穿刺口大小要合适，通常选用与导管外径一致的穿刺针做穿刺隧道，如果穿刺部位较后及穿刺路径较长时，可选用稍大于导管外径的穿刺针做穿刺隧道。

3. 引流管植入时需要保证一定的前房深度，植入后导管与虹膜面平行，而不与虹膜和 / 或角膜内皮接触，并使导管斜面朝向角膜内表面。

4. 引流管植入口周围一定要密闭，如有房水经植入管周围渗漏，应在术中修补渗漏口以确保达到水密状态。

5. 术中最好常规预置角膜穿刺口，便于术中加深前房，术毕时应确保前房已形成。

6. 术中尽量保护引流盘周围组织，减少不必要操作，防止术后引流盘周围组织过度瘢痕化，术中可联合使用抗代谢药物。

引流钉植入术

（一）概述

引流钉（EX-PRESS）是由不锈钢制作的一种微型引流装置，无阀门，长约 3mm，具有良好的组织相容性。手术原理与小梁切除手术类似，仍属于滤过泡依赖的外滤过手术。与小梁切除术相比，引流钉植入手术不需切除深层角巩膜组织和 / 或虹膜，对前房扰动更小，减少了术中术后的并发症。

（二）适应证

适用于原发性开角型青光眼。在小梁切除手术的高风险病例中具有明显优势，如玻璃体易溢出的眼钝挫伤继发性青光眼、伴高度近视的青光眼、大眼球的先天性青光眼、残存极少视功能的晚期青光眼、角膜内皮少的青光眼等。其他的扩大适应证包括无 / 人工晶状体眼青光眼，继发性开角型青光眼以及难治性青光眼。不适用于有晶状体眼的闭角型青光眼和 / 或术后滤过通道瘢痕化的高风险病例。

（三）手术方法

1. 术前准备同小梁切除术和 / 或引流阀植入术。

2. 麻醉及体位　采用表面麻醉联合局部麻醉，特殊患者需要全身麻醉，患者取仰卧位。

3. 手术入路操作程序

（1）结膜切口：同小梁切除术。

（2）分离结膜下组织，烧灼止血，使术野清晰。

（3）制作巩膜瓣：同小梁切除术。

（4）抗代谢药物的使用：同小梁切除术。

（5）预置前房穿刺口，可注入少许黏弹剂维持稳定的前房深度。

（6）用 26G 针头，在角巩膜黑白交界处后缘、平行虹膜平面穿刺进入前房。

（7）将引流钉头部沿穿刺口植入前房，旋转 90°，按下开关，释放引流钉，并检查房水外流情况。

（8）巩膜瓣缝合：同小梁切除术。

（9）重建前房并检查房水滤过量：同小梁切除术。

（10）结膜瓣的缝合：同小梁切除术。

【典型病例】

患者男性，38 岁，术前诊断：原发性开角型青光眼（晚期 OU）。右眼术前：视力 0.9，−2.50DS 矫正视力 1.0，眼压 28mmHg（应用四组药物：美开朗 + 阿法根 + 派立明 + 贝美前列素）；角膜透明，前房深度正常，晶状体透明，眼底杯盘比 0.9，视网膜神经纤维层反光不可见；前房角镜检查示右眼 W（全开放）；A 超测量右眼轴长度 24.50mm；Humphrey 视野示右眼残留颞侧视岛。

患者右眼行引流钉植入手术，利多卡因注射液 0.1ml 于上方球结膜下浸润麻醉后，做以角膜缘为基底的结膜瓣，方形巩膜瓣（大小 4mm × 4mm，1/2 巩膜厚度）；巩膜瓣及结膜瓣下使用丝裂霉素棉片（0.3mg/ml）湿敷 3 分钟，充分冲洗；用 26G 针头，在角巩膜黑白交界处后缘、平行虹膜平面穿刺进入，经此针头注入少许黏弹剂维持前房，将引流钉头部沿穿刺口植入前房；10-0 非吸收线缝合巩膜瓣 4 针，其中 2 针为可调整缝线；10-0 非吸收线间断缝合筋膜囊 4 针，连续缝合球结膜切口。

术后第 1 天，右眼矫正视力 1.0，眼压 10mmHg，结膜滤过泡弥漫隆起，缝线在位，角膜透明，前房深度同术前，房闪（−），瞳孔 3mm，上方引流钉在位，晶状体及眼底情况同术前。术后常规使用抗生素和 / 或类固醇皮质激素滴眼液点眼，每天 4 次，睡前使用类固醇皮质激素眼膏涂眼一次。术后第 2 天和 / 或第 5 天先后拆除 2 条可调整缝线。术后 2 个月，右眼矫正视力 1.0，眼压 12mmHg，滤过泡弥散隆起较高，向鼻侧弥散，局部薄壁，表面呈缺血状，角膜透明，引流钉在位，前房深度同术前，晶状体透明（图 3-77，图 3-78）。

（四）手术要点

1. 巩膜瓣的厚薄要大小适中，同小梁切除术。

2. 准确定位穿刺点，穿刺方向与虹膜平面平行。术前需要确保周边前房有一定的空间。

3. 术毕前房可保留少许黏弹剂。

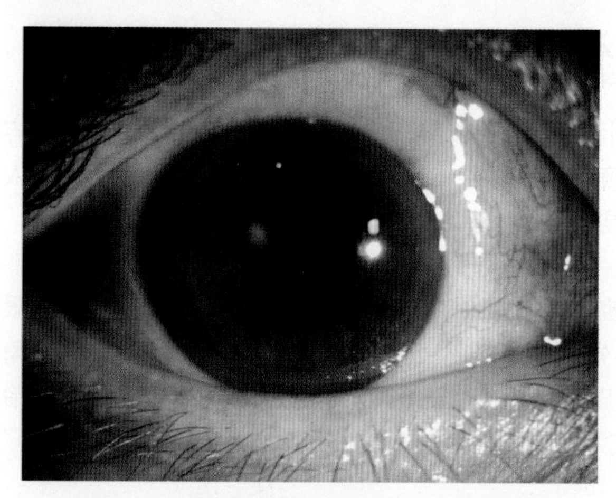

图 3-77 右眼引流钉植入术后 2 个月眼前段

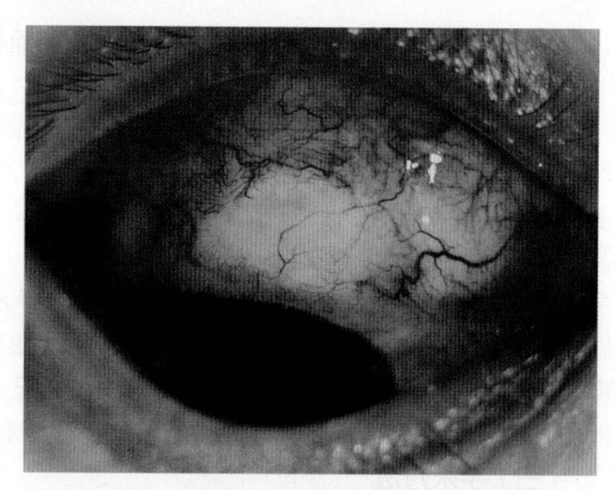

图 3-78 右眼引流钉植入术后 2 个月滤过泡

（刘旭阳 樊 宁）

七、视网膜手术

（一）概述

1. 微切口玻璃体手术及设备发展 自 1971 年 Machemer 等开始在临床应用单切口 17G 玻璃体切除以来，玻璃体手术已有 30 余年历史。1974 年，Ma11ey 和 Heintz 首次在临床使用 20G 玻璃体切除仪，开创了玻璃体手术的新时代，至今 20G 玻璃体切除手术仍是治疗复杂眼底疾病的有效方法，包括眼内肿瘤、严重眼外伤等复杂病例。为缩短手术时间，减轻对眼组织的损伤，玻璃体手术器械逐渐向微创化、无缝合发展。2002 年，Fujii 介绍了 25G 玻璃体手术，穿刺口径约 0.5mm，采用气动切除头，最大切除速率是 1 500cpm。2005 年，Eckardt 开始应用 23G 玻璃体手术，穿刺口径约 0.7mm，最大切除速率 2 500cpm。2009 年，Oshima 等设计了更为纤细的玻切器械——手术系统，直径仅为，损伤更小，患者术后反应轻，与伤口渗漏的相关并发症少。由于设计者通过缩短玻切头的长度以保证其硬度，他们将长度从的减小到，故的硬度与相似，但仅适用于眼轴 22～的患者，对眼轴过长的高度近视患者不适用。手术系统的灌注和切除效率分别是的 62% 和 80%，可选择性地用于一些简单的玻璃体视网膜手术。因此，玻璃体手术切口及创伤越来越小，渐渐向微创、无缝线、更安全、更快捷的方向发展。与之相应的，手术器械也越来越丰富和完善，如微套管、套管穿刺针、灌注管、套管塞及塞镊，各种镊子、剪刀、激光探针和导光纤维等，均应运而生。Oshima 等对辅助照明设备进行改进，采用 27G 或 23G 光源照明器，用于 25G 玻璃体切除系统的辅助照明，照明效果可媲美传统卤素照明和氩光源照明，而且套针减少了光闪烁对手术医师眼睛的刺激，并降低了对巩膜的热灼伤，也未出现使、微切口玻璃体手术的发展用过多能量导致导光纤维融化问题，对视网膜的光毒性作用亦较低。

目前各大眼科手术器械制造商均积极开发微创玻璃体手术器械，器械种类日趋完备；套管设计、眼内照明亮度及玻璃体切除效率等方面亦不断提高。相信随着器械改进及临床应用技巧不断提高，无论是手术技术本身，还是配套的手术器械和辅助设备，可以说以微切口为代表的“微创”始终是其主旋律。

我国眼科在开展及推广 25G 和 / 或 23G 为代表的微切口玻璃体手术的过程中，习惯性使用了微创玻璃体手术这一称谓，但微切口手术与微创手术的概念是有区别的。微创玻璃体手术概念的核心内涵是以对眼球最小的侵袭或损伤达到最佳手术疗效，亦即在达成手术目标的过程中，尽可能减少手术所造成的医源性创伤，减少手术并发症，最大限度保护视功能。但在以上概念中手术创伤小到何种程度才能称为微创并没有共识。

对创伤大小的评价包括组织破坏程度、患者舒适度、术后恢复时间、发生手术并发症的风险。确切地说，微创手术所表达的内涵是一个概念，而 25G、23G 乃至 27G 玻璃体手术仅仅代表了手术技术，甚至是手术设备技术的改进。国外文献在表达此类手术名称时多采用具体技术的称谓，如 27G 器械系统（27-gauge instrument system）、经结膜无缝线玻璃体切割术（trans-conjunctival sutureless vitrectomy）等，在宏观称谓这类手术时多采用微切口玻璃体手术（microincision surgery）。

2．微切口玻璃体手术与传统玻璃体手术的比较　采用微切口玻璃体切除系统进行手术，术毕直接拔除套管，切口可自行封闭，不需要缝线，节省了手术时间，也缩短了患者对手术的心理应激时间，从而减轻了患者因手术造成的身心负担，对心理状况不稳定和/或全身状况较差的患者尤为有益，尤其适合于体质较差的老人、儿童及高度紧张配合不佳的患者。

（1）手术切除玻璃体效率高、液流稳定性好：目前微切口玻璃体切除系统的切除效率几乎可与20G玻璃体切除系统媲美。手术器械管径减小，术中液流稳定性增加，可减少视网膜牵拉，增加手术操作安全性，利于切除周边部玻璃体和/或精细分离视网膜前增生组织。

（2）术后切口愈合快，舒适度高：手术过程中不可避免地会损伤眼表组织，使角膜知觉减退，术后新睫毛生长对眼表的刺激影响角膜上皮的完整性，刺激泪液分泌，从而使患者角膜稳定性下降，泪膜破裂时间降低，患者常出现疼痛、发痒、红肿或流泪等症状，是术后眼部不适的主要原因。微切口玻璃体手术伤口微小，不改变结膜形态和/或眼表黏蛋白分布，切口不需要缝合，愈合快，术后刺激症状轻，切口并发症少。传统20G手术器械频繁进出巩膜穿刺口，易发生视网膜嵌顿在巩膜切口。脱出的玻璃体也可能对基底部产生牵拉，造成锯齿缘截离和/或裂孔性视网膜脱离，包括医源性视网膜裂孔、PVR甚至眼球萎缩，是玻璃体手术失败的主要原因之一。其主要原因是术中没有做基底部玻璃体切除，或没有探查和/或处理巩膜穿刺孔玻璃体嵌顿。巩膜穿刺孔组织嵌顿可能是引起前段增生性玻璃体视网膜病变的主要原因之一。

（3）术后角膜散光小，视力恢复快：微切口玻璃体手术与传统玻璃体手术的最终视力差异无统计学意义，但术后早期微切口玻璃体手术的患者视力恢复较快。20G玻璃体手术需做3处巩膜切口，术中巩膜需要热灼止血，手术结束时需用6-0线缝合3处巩膜切口。缝合的松紧程度因人而异，但都会在一定程度改变巩膜弹性及长度，造成角膜曲率的变化，从而造成散光及屈光的改变。而微切口玻璃体手术不需要缝合巩膜和/或结膜切口，对角膜曲率的改变非常轻微。因此，微切口玻璃体手术后术眼屈光稳定性与传统20G相比具有明显的优越性。

总之，微切口玻璃体手术创伤小、恢复快、患者舒适度高、并发症少，故目前在国内外临床工作中已获得广泛运用。相信随着研究的深入，手术器械和/或手术方法的不断改进，微切口玻璃体手术所带来的优点将使其临床应用更为广泛。

27G、25G或23G玻璃体手术技术尚有很多不足，如27G手术器械由于过细、过软，手术效率低且术中器械容易弯曲导致手术操作困难，主要适用于单纯的玻璃体积血/混浊或黄斑手术；25G手术器械虽然已开发至能用于多数复杂病例，但由于价格昂贵而限制了其在国内有些医院的开展。有些术者在病情复杂、手术器械不完备的情况下强行开展这类手术，导致操作不顺利。此外，此类手术有相当比例的病例由于术后伤口渗漏导致低眼压、不缝合的巩膜伤口导致术后眼内炎发生等，这些不良事件的发生也会给患者带来新的创伤。诚然，小切口或微切口手术确是微创手术的发展方向，但不是微创。任何一个术者在做任何一台手术前，都应该认真思考即将要完成的手术如何做到微创。对于玻璃体手术而言，这些思考包括麻醉选择，全麻、球后还是眼表面麻醉；术式选择，玻璃体手术还是扣带手术，如果选择扣带手术，采用环扎还是局部外垫压，如果选择玻璃体手术，是否需联合扣带手术，是否采用微切口或采用何种微切口手术，眼内操作单手剥膜还是双手剥膜，封闭视网膜裂孔采用冷凝还是光凝，黄斑剥膜是否需要染色，眼内填充选择气体还是硅油，严重增生性糖尿病视网膜病变术前是否先行抗VEGF治疗，是否联合晶状体手术等形式；还要考虑患者的经济承受能力。当然，以上这些选择没有固定的答案，需结合术者的手术技能、手术条件、设备器械等综合考虑。

（二）微切口玻璃体手术的适应证

和传统的经睫状体平坦部玻璃体切割手术相比，微切口玻璃体手术具有损伤小、手术后恢复快等优点，且改进的微切口手术器械硬度较前增强，玻璃体切割效率与20G几乎无异，常规符合玻璃体切割手术适应证的患者大多数也都符合微切口手术的适应证，故微切口玻璃体手术越来越受到患者和医师的青睐。为描述方便，在此仅选取其中有代表性的疾病进行阐述。

1．黄斑部疾病　玻璃体手术是治疗包括黄斑裂孔、玻璃体黄斑牵引综合征、黄斑前膜、黄斑部视网膜劈裂等在内的黄斑部疾病的主要方法，通常手术需时短、操作部位集中在后极部，操作相对简单，是微切口玻璃体手术最早、应用最多的适应证之一。常见的黄斑部疾病基本上可采用微切口玻璃体手术。增生性糖尿病视网膜病变多以后极部和中周部的增生为主，因此多数患者可采用微切口玻璃体手术。

2. 孔源性视网膜脱离　微切口玻璃体手术眼内操作的效率没有20G经睫状体平坦部玻璃体手术高，进行眼内复杂操作相对困难，且目前一些配套器械还不完善，手术器械较软，对前段玻璃体的清除有较大限制（特别是有晶状体眼），尤其是非常周边部裂孔如锯齿缘截离等。此外，前段PVR严重的患者不宜选择微切口玻璃体手术。

有部分病例手术结束后有切口渗漏的情况，多见于高度近视巩膜壁较薄或二次手术有巩膜瘢痕的患者，这些患者的切口不易自行闭合，要慎做微切口玻璃体切割手术。

3. 硅油取出术　取硅油的术式较多，有主动吸引和/或被动灌注之分。一般而言，主动吸引的手术时间要明显短于被动灌注，由于使用玻切机的负压进行吸引，吸力稳定，较为安全。从吸引效率来看，23G玻璃体手术系统明显优于25G手术系统，而与20G手术系统相仿。术后一过性低眼压可致脉络膜脱离、视网膜脱离复发和玻璃体积血等，是微切口玻璃体手术最常见的并发症之一。23G手术系统吸取硅油后一过性低眼压的发生率较20G高，约为20.0%，直到术后1周，随着巩膜切口的愈合，眼压才恢复正常。究其原因，可能为硅油手术患者多经历多次内眼手术，其巩膜弹性较正常人差，切口愈合较差，故硅油取出术后发生低眼压的比例较高。另一可能原因为23G术毕时切口闭合的严密性较差。

有学者采用23G/25G玻璃体切割系统经巩膜套管主动取出硅油，即采用25G套管做灌注，23G套管主动取油。此方法具有术中眼球密闭状态好，对眼内干扰小等优点。使用眼内长仅4mm的23G套管固定在巩膜上主动取出硅油，采用25G套管灌注，避免了手术后灌注切口渗漏。硅油的表面张力大，密度低，因而浮力大，硅油与上方套管之间的连接不中断。这样在连续流出的惯性和表面张力作用下，硅油就像虹吸作用平稳顺利流出，不会造成眼压的剧烈波动，降低了由此引起的脉络膜出血和视网膜脱离的发生率，而且除固定套管外，没有器械进入玻璃体腔，减少了手术的医源性损伤。

4. 诊断性玻璃体手术　微切口玻璃体手术因其手术创伤小、手术时间短、术后炎症反应轻，并且同样能获得足够的标本而更适用于诊断性玻璃体手术。

（三）微切口玻璃体手术的方法

微切口玻璃体手术是以常规玻璃体手术为基础的，其手术基本原则、手术步骤及处理方法大致是相同的。关于其中相同之处不再赘述，在此着重讨论其与传统玻璃体手术的不同之处。

1. 麻醉　目前大多数眼科学者在行23G、25G玻璃体手术时，仍然选择球后麻醉。但球后麻醉可引起球后或球周出血、眶压增高、误穿眼球等并发症，特别是对糖尿病视网膜病变、视网膜静脉阻塞等存在眼血流灌注问题的患眼进行球后麻醉时，有发生视网膜中央动脉阻塞而导致视力丧失的可能，与微创手术的宗旨不符。有些学者提倡采用表面麻醉，患眼可自主运动，术者可根据需要随时调整患者眼位，以获得最佳手术视野及角度，术前后眼压更加稳定，瞳孔括约肌神经支配不受阻滞，术中瞳孔大而富有弹性，术后眼部无明显充血反应。由于视神经功能未被阻断，术后视功能可在短时间内恢复。然而，表面麻醉也存在弊端，因眼球未制动，黄斑部操作时稍有不慎就可能导致不可逆性视功能损害，所以术前要与患者做良好沟通，术中需通过光源及辅助器械固定眼球。

2. 巩膜切口入路　微切口玻璃体切除技术最显著的创新是应用微型套管系统制作切口。微型套管系统包括微型套管、穿刺刀、灌注管、巩膜塞和/或巩膜镊。微型套管用聚硒胺制造，23G套管的长度为4mm，内径0.65mm，外径0.75mm；25G套管的长度则为3.6mm，内径0.57mm，外径0.62mm。微型套管的眼外部分有一塑料环，方便用镊子夹持。

微切口玻璃体手术不需要行结膜切开，直接插入套管。其操作方法为将颞下方切口部位球结膜推向角膜缘，使球结膜与巩膜稍错位。巩膜穿刺有两种方法。一步法：将已经预先套在穿刺刀上的套管连同穿刺刀一起垂直眼球壁刺穿球结膜和巩膜，使套管完全插入。用镊子固定套管，然后撤出穿刺刀，将套管留在切口内。两步法：将已经预先套在穿刺刀上的套管连同穿刺刀一起，呈30°角做巩膜隧道，有突破感后改变进针方向，垂直于巩膜方向进入玻璃体腔。将灌注管插入套管，确认进入玻璃体腔后开启灌注，适当升高眼压。同法在鼻上及颞上方插入套管。术毕拔出套管的方法：降低眼压，用镊子夹紧套管，沿原来隧道进针方法，缓慢拔出套管，用棉签逆隧道方向轻推巩膜，并做短暂停留，轻压切口，检查切口确保没有渗漏，同法拔出其他两个套管。术后未观察到明显并发症，认为这种方法可以节省时间，减少创伤。

3. 玻璃体切除　采用微切口玻璃体切割系统进行手术，在巩膜缘 3.5～4.0mm 处直接采用套管穿刺针进行穿刺，23G/25G/27G 玻璃体切除头、导光纤维及视网膜镊等器械通过套管进、出眼内，术毕直接拔除套管，切口可自行封闭，不需要缝线，节省了手术时间。25G 和 27G 玻璃体切割系统管径小，在玻璃体的抽吸和硅油填充过程中效率低于 20G 和 23G 玻璃体切割系统，但不需要切开缝合结膜和巩膜，节省了手术时间，弥补了切割速率的不足。23G 和 25G 玻璃体切割手术时间短于传统 20G 系统，而 23G 和 25G 手术的时间无明显差异。手术时间的缩短减少了患者对手术的心理应激，减轻了患者因手术造成的身心负担，对心理状况不稳定和全身状况较差的患者尤为有益。23G 和 25G 玻切刀刀口设计较 20G 更接近玻切头的末端，使黏附于视网膜表面的玻璃体得到很好的切除，且手术器械管径减小，可使术中液流稳定性增加，减少对视网膜的牵拉。应用高速切割低负压抽吸可在视网膜表面做“除草”运动，有利于切割周边部玻璃体，减少医源孔的发生，能更接近理论上的全玻璃体切除，降低视网膜脱离的发生率或复发率。改良后的玻切头也能更精细分离视网膜前增生组织，减少玻切头与视网膜发生不必要的碰触，增加了手术操作的安全性。

4. 周边部检查和处理　不论患者的原发病，结束手术前应常规检查周边部视网膜是否存在变性、牵引、医源性裂孔或血管病变。如有病变，应给予相应的视网膜光凝、冷凝等处理。

（四）微切口玻璃体手术的并发症

传统的 20G 手术器械频繁进出巩膜穿刺口，容易导致并发症，包括医源性视网膜裂孔、增生性玻璃体视网膜病变、眼球萎缩。自微切口玻璃体手术进入临床应用后，穿刺口相关并发症的发生率明显降低。然而，由于微切口手术器械相对柔软且穿刺口不缝合等特点，临床应用中仍存在一些并发症，且与传统 20G 手术有所不同。

1. 术中并发症

（1）晶状体损伤：微切口玻璃体手术在临床应用早期因手术器械较柔软，进行周边部玻璃体切除时容易误伤晶状体，而微切口玻璃体手术对晶状体的处理效率较低。因此，通过眼球转动调整眼球位置非常重要，切割刀和激光光纤仅可能在晶状体同侧进行操作，避免跨过晶状体去切割对侧周边部玻璃体，尽可能避免对晶状体的损伤。

（2）套管滑脱：微切口玻璃体手术中随着眼内手术器械的拔出，偶尔可导致套管针滑脱，再次放置套管针往往沿着原来的穿刺入路，或者由于难以发现原切口而重新做巩膜穿刺。值得注意的是，必须检查原巩膜切口是否有渗漏以避免术后低眼压的发生。此外，巩膜的压陷可导致灌注口套管自行滑脱，从而引起严重低眼压和 / 或潜在脉络膜脱离风险。应对这种情况可以立即将脱落的灌注管插入其他套管内，以最快速度恢复眼内灌注。

（3）切口渗漏：手术结束拔除套管针，斜行的巩膜穿刺口及其表面错开的正常结膜自行关闭巩膜穿刺口。如果发现巩膜穿刺口有气泡逸出，证明切口渗漏，需要及时缝合关闭巩膜穿刺口。对于术毕切口渗漏导致低眼压，采用睫状体扁平部玻璃体腔注射气体或平衡盐溶液以恢复正常眼压。

2. 术后并发症

（1）低眼压：部分患者在微切口玻璃体手术后有切口渗漏现象，由于渗漏导致术后低眼压引起脉络膜上腔积液而导致脉络膜脱离的危险。目前的研究表明，在 25G 微切口玻璃体手术中大约有 20% 的病例出现术后低眼压，多数低眼压者在术后数天内可恢复正常而不伴有严重并发症。同时，23G 与 25G 手术方式间的低眼压发生率无显著差异。为减少术后切口渗漏问题，有学者提出在施行 23G 和 25G 玻璃体手术时采用斜行穿刺，明显减少了术后低眼压的发病率。此外，手术结束时切口密闭性检查及渗漏切口的缝合是减少术后低眼压并发症的有效手段。

（2）眼内炎：眼内炎是玻璃体手术后最严重的并发症，影响手术效果，在炎症反应无法控制时导致摘除眼球的不良后果。采用微切口玻璃体手术，切口的渗漏及残留部分基底部玻璃体嵌顿，理论上提供了细菌进入眼内的通道，增加了眼内炎的风险。

（3）视网膜脱离：视网膜脱离是微切口玻璃体手术的最严重并发症之一。有研究指出，微切口玻璃体手术后可并发视网膜脱离（指原发病非视网膜脱离的患者），其发生率在6%左右，主要原因包括穿刺口组织嵌顿合并增生、医源性视网膜裂孔、低眼压，严重的炎症反应最终导致玻璃体增生等。然而，也有研究者认为，术后视网膜脱离并发症与微切口手术技术间无直接联系。

（4）脉络膜脱离：23G术后早期可出现脉络膜脱离。特别是在气体填充和液体填充时多见，小样本报道23G气体和液体填充时填充术后脉络膜脱离的发生率分别是44%和40%。23G术后脉络膜脱离一般是局部或360°的浅脱离，常出现在术后第1天，1周后消失。顽固性脉络膜脱离少见。一般不需要治疗。可能与术后低眼压、术后炎症、巩膜切口渗漏、眼内填充物、高度近视和年龄有关。

【典型病例】

患者女性，39岁，双眼视力矫正1.0，自述右眼视力下降1个月，眼底查及肿物。局部及全身检查：系统性生化系列及血常规、术前常规检查，MRI、肿瘤系列因子、双肺CT、全腹部彩超、眼B超、OCT、眼底彩色照相等。

手术采取微切口玻璃体视网膜手术，术中切除晶状体，视网膜和脉络膜充分止血，彻底切除肿物，眼内充填硅油。手术重要步骤见图3-79～图3-83。

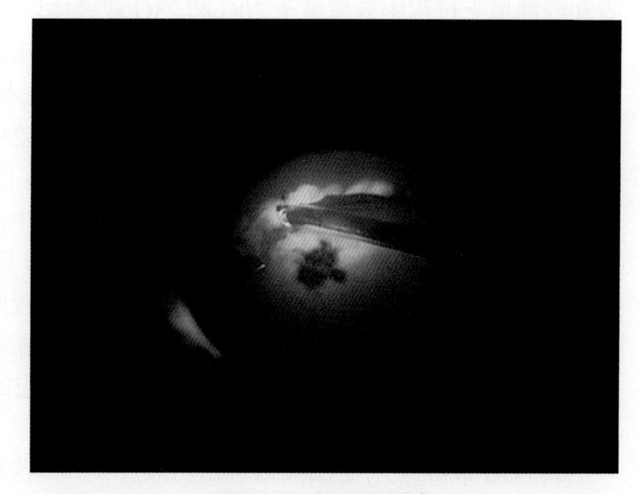

图3-79　切开视网膜

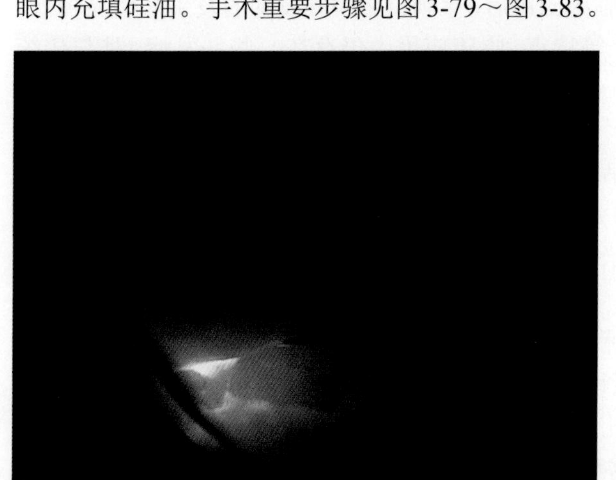

图3-80　分离肿瘤组织

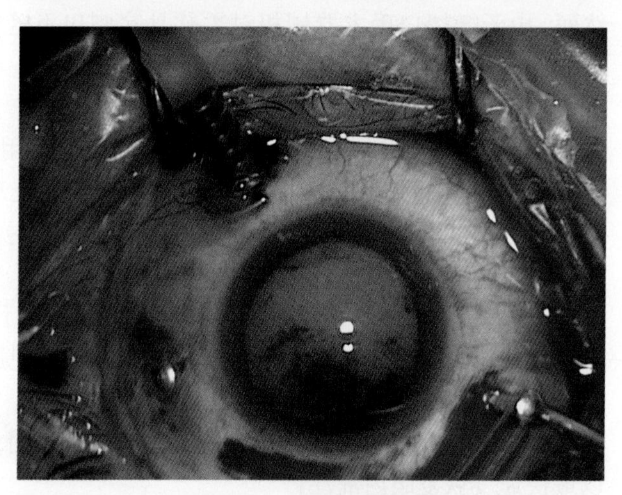

图3-81　重水浮起肿瘤

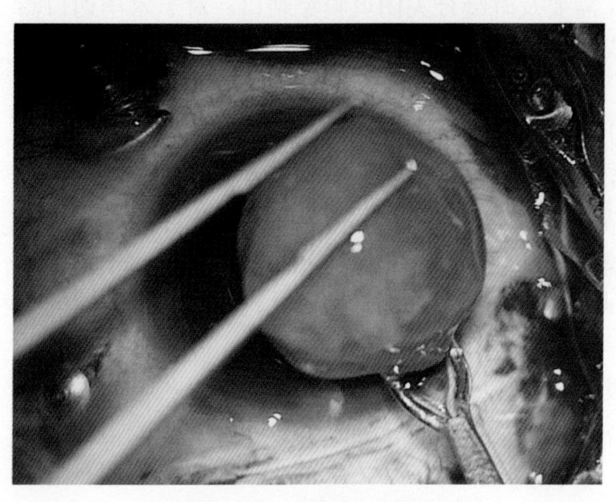

图3-82　完整娩出肿瘤

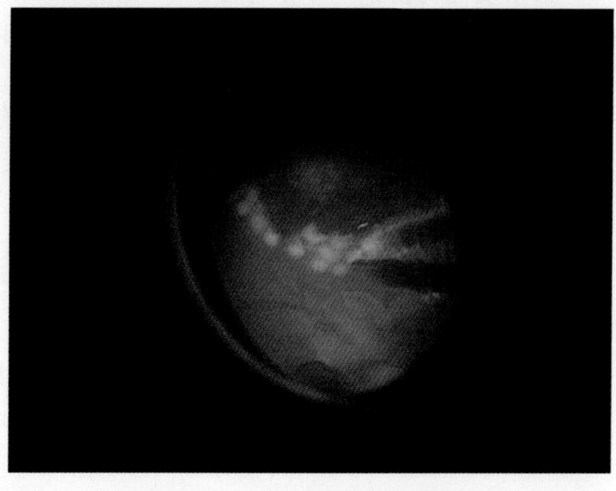

图3-83　激光封闭视网膜缺损区

（五）手术要点

1. 正确选取手术适应证是手术成功的关键，肿瘤基底范围前部不要超过睫状体、后部不要侵及视盘。

2. 如果肿瘤组织较大并尽量完整取出瘤体，应先切除晶状体。

3. 术中视网膜和脉络膜充分止血很关键，否则很可能导致手术无法进行而失败，甚至眼球摘除。

4. 术中应用重水很必要，可以减少出血、利于视网膜复位、浮起肿瘤组织。

（孙大卫　张中宇　蒋　博）

八、眼外伤手术

任何机械性、物理性或化学性的外来因素作用于眼部，造成视觉器官和/或功能的损害统称为眼外伤。眼外伤是严重致盲眼病之一。国际眼外伤学会将眼外伤分为开放性和/或闭合性眼外伤，开放性眼外伤占眼外伤的45%～72%，眼球单纯穿孔伤的致盲率为36%，单眼视力的全部丧失约占视觉系统致残的25%。损伤的分区，Ⅰ区仅限于角膜和/或角巩膜缘；Ⅱ区损伤可达角巩膜缘后5mm的巩膜范围；Ⅲ区超过角巩膜缘后5mm，深达眼后节，包括从晶状体后囊及睫状体平坦部之后的内部结构，即玻璃体视网膜视神经等损伤。

对于常见开放性眼外伤的处理原则：初期清创缝合伤口；预防伤后感染和/或并发症；后期针对并发症选择适合的手术。临床可根据损伤的不同状况采取相应的治疗措施。

1. 大于3mm以上的角膜伤口需显微手术严密缝合。

2. 角巩膜伤口应先固定缝合角巩膜缘，再缝合角膜及巩膜。

3. 对于Ⅱ区和/或Ⅲ区受伤的复杂病例多采用两步手术，即初期缝合伤口、取出异物、恢复前房、控制感染；在1～2周内，再行内眼或玻璃体手术，处理白内障、玻璃体积血、异物或视网膜脱离等。严重的眼球破裂伤若有明确的手术指征，如晶状体破裂、玻璃体大量积血、玻璃体腔异物等，可在缝合的同时做玻璃体手术以期挽救视功能。

4. 除非眼球不能缝合，不应做初期眼球摘除。

5. 有出口和/或入口，对于前部入口进行缝合，后部出口不易发现或缝合有困难时，可于伤后一周内做玻璃体手术，清除积血，寻找伤口后清理伤道，切除粘连牵拉机化组织，术中冷冻或激光封闭视网膜破口。

6. 预防外伤后可能发生的炎症或感染，应常规注射破伤风血清，全身及局部应用抗生素及糖皮质激素。

角膜裂伤缝合术

（一）概述

角膜位于眼球暴露部分的最前部，很容易受到创伤。由于致伤物质不同，伤口大小、形状各异，缝合需要一定的技巧。若伤后晶状体透明，一期角膜伤口处理的质量对避免术后白内障的发生以及使角膜散光减少到最低限度，至关重要。

（二）适应证

1. 角膜伤口较大，创缘对合欠佳，前房不能形成。

2. 整齐而较小的伤口经包扎及使用角膜绷带镜观察，伤口荧光素染色仍有“溪流”征。

3. 有虹膜等眼内组织嵌塞于角膜伤口或有角膜组织缺损。

4. 角膜板层裂伤，但伤口较深、范围较大，特别是前板层呈游离瓣状。

（三）手术方法

1. 术前准备

（1）术前必须详细询问病史，包括受伤过程、致伤物质、受伤时间及抢救情况。

（2）仔细检查眼部，手法轻柔，勿施压于眼球，避免眼内容进一步流失。必要时，滴用表面麻醉剂后检查，以减轻患者刺激症状。必要时可散大瞳孔行眼底检查。

（3）做必要的X线、CT检查，除外眼内金属等异物。

（4）受伤后24小时内，需行破伤风抗毒素肌内注射。

2. 手术步骤

（1）麻醉方法采取球后麻醉方式，儿童及不合作者应全身麻醉。伤口小且非常合作患者、可仅用表面麻醉。

（2）开睑器开睑，若开睑器增加眼球压力造成伤口处眼内容进一步流失，则用缝线牵拉开睑。

（3）修整创缘手术宜在手术显微镜下进行。开睑后应再次在显微镜下清洁角膜伤口、可用稀释的硫酸妥布霉素注射液冲洗角膜伤口，仔细清洁眼球表面。或用浸湿的棉签轻轻拭去污物。清洁伤口创缘，用显微镊子和/或尖刀刮除渗出物及粘连的色素组织、糜烂的上皮，使角膜创面清晰、光洁。

（4）角膜伤口的缝合总的原则：缝合线采用10-0尼龙线，避免较粗的缝合线，以减少角膜瘢痕。缝合顺序依伤口情况而定，大的伤口可先将角膜缘对合，对于成角的伤口先将尖端对位缝合。瞳孔区缝线应跨度小，以减少角膜中心区散光，保护视力；周边直线伤口，可连续缝合，缝合时要达到角膜实质深层，最宜为全层角膜厚度的2/3～4/5，避免虹膜嵌塞或缝合于伤口内，伤口密闭应达到水密合或确实的气密合程度。

缝合方法：包括间断缝合、连续缝合、8字形缝合以及荷包式缝合等。间断缝合为最常用的角膜裂伤缝合方法，适用于绝大多数角膜裂伤伤口的缝合，操作相对容易，但需要注意保持各缝线间张力的均匀分布，尤其对于不规则的创口缝合，容易出现后续缝合导致前次缝针张力松弛的现象。其进出针位置应距创缘1.5～2mm，缝线垂直跨越创缘，如跨度过大缝线张力不易控制并易增加瘢痕形成，跨度较小时结扎线结不易导入基质层内而造成术后的异物感。在周边角膜进针深度可深达全层角膜厚度的4/5，在瞳孔区角膜缝合深度应适当变浅，常为角膜厚度的1/2～2/3。缝合过浅时可引起创口向后裂开，导致虹膜组织夹持于缝合后的角膜伤口中，如缝合过深穿过角膜全层将引起针孔房水渗漏和/或感染通道形成。连续缝合及8字形缝合法较适用于非瞳孔区较小的角膜创口，优点可使缝线张力均匀分布，创口对合整齐，并能减少线结的刺激。但两种方法操作时相对困难，尤其在连续缝合时如不慎发生缝线断裂，除可能导致整个缝合过程失败及延长手术时间外，再次缝合操作将增加角膜瘢痕形成的机会，此外对于处于水肿时期角膜的连续缝合，在术后可能随着角膜水肿的消退，发生连续缝合线的松解，而导致角膜瘘的发生。连续缝合及8字形缝合进针方法和/或深度与间断缝合相似，但其进针起点可选在一侧创缘的基质层内，最后出针由另侧创缘基质层穿出，线结埋入创口内。荷包式缝合适合于T形、星形或瓣状伤口的缝合，其操作方法即在创口部各游离角膜瓣上用刀片做一向心为创口中心的小的弧形板层角膜切口，以其中一小切口基质层为进针起点，经由各游离角膜瓣切口内深基质层，做一连续类圆形缝合，回到进针起点并结扎，使各角膜瓣向创口中心聚拢而密闭创口，线结埋入基质层中。

特殊类型角膜伤口缝合：①累及角巩膜缘创口及类Z形角膜创口应先准确对合角巩膜缘处创缘，以恢复角膜基本的形态，再进行其他部位的角膜缝合，如角巩膜缘处创口张力较大，10-0尼龙线无法严密对合时，可在角巩膜缘的巩膜侧采用6-0可吸收线进行缝合，再用10-0尼龙线缝合角膜侧创口。类Z形创口，应先对位转折处创口，并间断缝合一针，然后对各线段伤口进行间断或连续缝合。②斜形创口采用间断缝合，斜形创口上瓣缝线跨度适当加大，以达到深层组织对合。如角膜创口既存在垂直伤口又存在斜形伤口，先对垂直伤口进行缝合，后再处理斜形创口。③三角形创口先对三角形瓣尖端进行间断缝合，然后对三角形两边进行缝合并将缝线向尖端倾斜以达到创口密闭。如三角瓣尖端有组织缺损，尖端部直接进行缝合，势必加大缝合张力，增加散光。此类伤口可做角膜层间缝合，即在三角瓣尖端前方角膜做一板层角膜切口，在此切口基质层内进针，跨越三角瓣基质层，再从切口基质层出针，结扎线结埋于该切口基质层内，三角瓣两侧同样做间断缝合。④T形、星形或花瓣状伤口的缝合：缝合方法除上述的荷包式缝合外，尚可采用多重间断缝合和/或桥式缝合，但后种缝合方法前房密闭程度要差于荷包式缝合，且易出现虹膜嵌顿。⑤组织缺损创口的缝合：小的组织缺损的创口，可通过多重间断缝合方法达到前房密闭，但术后角膜白斑和/或大的不规则散光的形成是不可避免的。该类创口也可通过移行角膜瓣进行修补，其方法是在创缘一侧或两侧做一长度稍长于创口的板层切口作为松解切口，10-0尼龙线自松解切口基质层进针，跨越创缘从对侧角膜或对侧松解切口基质层出针，结扎缝线后松解切口侧表面组织移向创口，从而达到封闭创口的目的。但移行角膜瓣上皮需刮除。对于缺损较大的角膜创口，在急诊手术往往缺乏角膜材料，而不能进行一期角膜移植修补术，此时可采用创口近侧的球结膜覆盖角膜缺损处，二期进行前房成形和/或角膜移植术。

（四）手术要点

1. 缝合角膜时，缝线穿过角膜组织应与伤口方向垂直，角膜伤口两侧缝合深度一致。

2. 斜形伤口的缝合，钝角侧进针部位距离创缘要近些。复杂角膜伤口，如T形、星形伤口的缝合，可采用8字形、荷包式缝合。

3. 缝合结束时，为检查伤口密闭情况及促成前房形成，可从接近角膜缘的伤口一端，伸入钝性弯针头，在虹膜表面边注入无菌生理盐水或无菌空气，边抽出针头，前房即可形成。有时需要注入少量黏弹剂。以上操作均应注意勿损伤晶状体和/或角膜内皮。注入无菌生理盐水或无菌空气时勿使眼压升高。注入的黏弹剂，手术结束时应尽量去除，以免术后高眼压。

4. 对于角膜糜烂较重，或角膜有少部分缺损的伤口，可在缝合角膜伤口后行结膜瓣遮盖以保护角膜伤口并促进其愈合。结膜瓣可直接分离角膜缘附近的球结膜，也可游离球结膜做桥式遮盖。

5. 手术结束时，应尽量将线结埋入角膜实质内，以避免线结暴露、摩擦引起疼痛，并引起长期眼部刺激症状。

角巩膜裂伤缝合术

（一）概述

锐器伤造成眼球赤道前的巩膜裂伤易于查见，但由于结膜具有很好的弹性和/或延伸性，有时巩膜裂伤直观下不易查见。故在以下情况下，需要进行巩膜探查及缝合术。

（二）适应证

1. 可见裂开的巩膜伤口及脱出的眼球血管膜组织。

2. 可见嵌于巩膜伤口内的透明玻璃体。

3. 较严重的局限一侧的黑紫色结膜下出血，伴有低眼压、瞳孔变形移位。

（三）手术方法

1. 麻醉方法　多采取球后麻醉方式，儿童及不合作者应全身麻醉。

2. 开睑　若开睑器增加眼球压力造成伤口处眼内容物进一步流失，则用眼睑缝线牵拉开睑。眶压高影响眼球暴露者，可行外眦切开。

3. 暴露伤口　应将伤口周围的球结膜完全打开。若巩膜伤口张力较大，可从伤口近角膜缘端开始，边缝合边向后分离筋膜组织，进一步暴露巩膜伤口。

4. 巩膜缝合　用5-0～8-0缝线做对位间断缝合，缝针深度应达到1/2巩膜厚度。用虹膜恢复器向眼内按压脉络膜，缝线不可穿过脉络膜。

5. 脱出物的处理　①若有玻璃体脱出，可用棉签将玻璃体粘起，剪刀紧贴巩膜面将其剪除。②脱出的眼球血管膜，剪除要慎重，一般有结膜保护，污染不严重的眼球血管膜均应还纳眼内。

6. 预防视网膜脱离　巩膜伤口若达到锯齿缘部以后，应行锯齿缘以后伤口周围冷冻、硅胶外加压，预防视网膜脱离。较小的伤口可仅行冷冻。

7. 缝合球结膜　球结膜缝合后，结膜下注射妥布霉素2万U+地塞米松2mg，涂1%阿托品眼膏、抗生素眼膏，绷带包扎术眼。

（四）手术要点

1. 做球结膜切口时，球结膜切口应与巩膜伤口错开，以便术后巩膜切口完全被球结膜覆盖。

2. 缝合及分离巩膜伤口时，尽量避免对眼球牵拉和/或挤压，以免眼内容进一步流失。

3. 必要时探查360°巩膜，以免遗漏隐匿的巩膜裂伤。多个巩膜裂伤，逐一缝合，缝合完一个，再探查一个。

4. 角膜裂伤延伸至巩膜裂伤时，应先缝合角膜缘一针，然后再分别缝合角膜伤口和/或巩膜伤口。

5. 显微镜下仔细辨别伤口内脱出的组织，勿将视网膜当作玻璃体一同剪除。

术中并发症及处理：①伤口处若持续出血，应尽快缝合。②若玻璃体流失较多，巩膜裂伤缝合后，眼球塌陷严重，可在伤口对侧睫状体平部穿刺，向玻璃体内注入平衡盐溶液。

后巩膜裂伤缝合术

（一）概述

在眼球挫伤时，眼压突然升高，往往造成隐匿性的巩膜裂伤，特别是后巩膜裂伤的诊断有一定困难。

（二）适应证

1. 视功能严重损害；

2. 广泛而严重的紫黑色结膜下出血；

3. 前房大量出血；

4. 低眼压，伴有前房加深；

5. 眼球血管膜组织脱出或晶状体脱出于结膜下；

6. 眼球运动在某一方向受限；

7. 眼B超可提示后巩膜裂伤部位。

（三）手术方法

1. 术前准备

（1）详细询问病史，仔细检查眼部，手法轻柔，勿施压于眼球，避免眼内容进一步流失；

（2）若屈光间质尚透明，可散大瞳孔进行眼底检查；

（3）眼内出血较多者，于术前给予止血剂肌内注射；

（4）个别患者，眶压较高，开睑暴露后巩膜困难，可全身应用脱水剂、抗生素和/或糖皮质激素，并行眼部包扎24小时后再行手术探查。

2. 手术步骤

（1）麻醉、开睑：同巩膜裂伤缝合。

（2）暴露伤口：选择可疑方向，打开部分球结膜，或打开360°球结膜。有暗红色血液流出方向，往往是巩膜裂伤部位所在。有时需要剪断直肌来缝合肌肉下面的伤口，或暴露赤道后的巩膜裂伤。

（3）巩膜缝合：用5-0～8-0缝线做对位间断缝合，缝针深度应达到1/2巩膜厚度。用虹膜恢复器向眼内按压脉络膜，缝线不可穿过脉络膜。若伤口张力较大，可从伤口近角膜缘端开始，边缝合边向后分离筋膜组织，暴露巩膜伤口，并暂时保留缝线约10mm作为牵引线，用于暴露后面的巩膜伤口。

（4）脱出物的处理：①若有玻璃体脱出，用棉签将玻璃体粘起，剪刀紧贴巩膜面将其剪除；②对脱出的脉络膜，一般应还纳眼内。

（5）预防视网膜脱离：后部较小而整齐的伤口可作外冷冻，不必行硅胶外加压。

（6）巩膜缝合后的处理：清洁筋膜囊，尽量清除眼球血管膜组织，然后复位断离的直肌，最后缝合球结膜。

（四）术中注意要点

1. 缝合及分离巩膜伤口时，尽量避免对眼球牵拉和/或挤压，以避免眼内容进一步流失。

2. 隐匿的巩膜裂伤，多发生在巩膜薄弱处，特别要注意直肌附着点后方。巩膜裂伤多为一个伤口，但也有可能多发。对于多个巩膜裂伤，应逐一缝合。如贯穿伤（双穿孔伤），应先处理前部伤口，在可能的情况下剪开球结膜探查后部伤口。小于3mm的异物贯穿伤，后部伤口可不予处理。

3. 巩膜伤口可能向后延伸很长，应逐步暴露缝合。越接近眼球后部，越需要用力牵拉挤压眼球，可能使眼内容进一步流失，故对于后极部难以到达的伤口部分，可予以旷置，待其自行愈合。

4. 显微镜下仔细辨别伤口内脱出的组织，勿将视网膜当作玻璃体一并剪除。

5. 需要暂时剪断肌肉时，直肌断端应预置缝线，肌肉附着点宜保留少部分组织，以便于直肌复位缝合。

6. 随术中探查的深入，对于眼球破裂严重、眼内容流失过多、眼球塌陷严重，术前已无光感者，为防交感性眼炎的发生，可考虑摘除眼球（需再次向患者及家属解释病情并有家属签字）。若保留眼球，也要仔细缝合，精心修复。

（五）术后处理

1. 玻璃体出血术后给予止血药物。大量出血，伤后1～2周根据眼B超情况考虑是否行玻璃体手术。

2. 视网膜脱离一般为牵拉所致，需尽快行玻璃体视网膜手术。

3. 视力恢复无望，眼球塌陷明显，可考虑二期眼球摘除术。

（六）手术要点

后巩膜裂伤对眼后段损伤较严重，仔细慎重处理脱出的玻璃体、脉络膜，这对视网膜的保护十分重要。一旦视网膜嵌顿、玻璃体大量脱失，将会大大增加后期玻璃体手术难度，甚至需要大范围的视网膜切开。

虹膜根部离断复位术

（一）概述

虹膜是眼内最前部的眼球血管膜组织，厚薄不一，最厚处为瞳孔缘，有瞳孔括约肌存在，宽0.8～1.0mm最薄处为虹膜根部，可以只有一层色素上皮，因此特别脆弱。眼球遭受挫伤时，击力由前向后，眼球中部直径扩大，以角巩膜环最显著，所以虹膜根部容易发生断离。在虹膜小环及根部都有许多隐窝。虹膜虽是一个主要由血管构成的组织，但是剪除一片虹膜并不引起出血，因为正常的虹膜血管能够收缩。虹膜基质内含有大量的纤维组织。在外伤后诱发外伤性虹膜睫状体炎，组织修复能力也有限。

（二）适应证

1. 虹膜断离范围>1/4象限，伴有双瞳、单眼复视。

2. 畏光及影响外观者。

3. 同时伴有多种眼部损伤者，可考虑多种手术的联合治疗。如联合行白内障摘除或人工晶状体植入、小梁切除、睫状体复位、玻璃体切除、视网膜脱离复位术等。

（三）手术方法

1. 术前准备

（1）伤后应卧床休息1～2周，待前房积血吸收，便于检查损伤情况。

（2）裂隙灯、前房角镜、UBM、B超、彩超等检查，查明虹膜根部断离及眼底情况，以便设计手术方案。

（3）术前结膜囊内滴入抗生素及糖皮质激素滴眼液，预防感染，控制炎症。

（4）根据患者病情，使用缩/散瞳剂。如保留清亮晶状体、联合睫状体复位，小梁切除时使用缩瞳剂；联合白内障、玻璃体切除、视网膜脱离手术时使用散瞳剂。

（5）术前伴有继发性青光眼，眼压升高者，术前1小时静脉滴注20%甘露醇250～500ml。

2. 手术步骤

虹膜间断缝合法：

（1）晶状体清亮者术前使用2%毛果芸香碱缩瞳，缩至1mm大小为宜。

（2）球后麻醉及眶上神经阻滞麻醉。

（3）在虹膜根部断离对侧角膜缘穿刺入前房，注入黏弹剂。将虹膜推向断离处角膜缘。

（4）于虹膜断离部位角膜缘做以穹窿为基底的结膜瓣，角膜缘后1mm相应处做1/2巩膜厚度的巩膜瓣。45°角斜行穿刺入前房，用眼内视网膜镊夹住少许虹膜根部，10-0聚丙烯缝线进针约0.5mm，再将缝线自巩膜缘切口后唇由内向外出针于巩膜层间，恢复虹膜至眼内，结扎缝线。10-0尼龙线闭合巩膜瓣切口。

（5）根据虹膜断离大小，增加缝针数目，直至瞳孔复圆为止。

（6）前房穿刺口进入注吸针头，吸出前房内黏弹剂。

（7）间断缝合球结膜，结膜下注射地塞米松2mg、妥布霉素2万U。

双直针直接缝合法：

（1）在虹膜根部断离部位，以穹窿部为基底沿角巩膜缘剪开球结膜，距离角膜缘1mm做2mm×2mm

的三角形板层巩膜瓣。

（2）15°前房穿刺刀在虹膜根部断离部位的对侧角巩膜缘处做一穿刺口，前房内注入黏弹剂，将断离的虹膜推向房角并展平。

（3）应用两端带有双直针的10-0聚丙烯线，一针沿穿刺口进入前房，行走于角膜与虹膜间或虹膜与晶状体间，距断离虹膜根部0.5～1mm处穿针，于相应的三角形巩膜部位的角膜缘后1mm出针。另直针重复上述操作，两针相距2mm，两根缝线打结，线结埋藏于巩膜瓣下。

（4）根据虹膜根部断离范围的大小，可重复上述操作。每组针间隔1～1.5个钟点的距离，以虹膜复位，瞳孔复圆为度。

单针连续褥式缝合法：

（1）于虹膜断离侧做以穹窿部为基底的结膜，暴露角巩膜缘。

（2）于虹膜根部断离中心点对侧的角膜缘内1mm处做可进入TB针头的全层角膜切口，前房注入黏弹剂。在断离处注入黏弹剂将虹膜根部轻微翘起，便于针头穿过。

（3）将10-0聚丙烯线或10-0尼龙线穿入TB针内约3cm，暴露两侧线头，经角膜缘内切口进入前房，距断离虹膜根部0.5～1mm处穿入，自角巩膜缘后0.5mm处穿出，将缝线一头取出约3cm，针头退回前房，尖部达虹膜断离处外移2mm，穿过虹膜断离缘后，轻度翘起，自角巩膜缘穿出，牵拉尼龙线。如断离范围较小，则退出针头，打结即可修复断离。如断离范围较大，则在带线状态下，针头如上述方法多次进出前房。每次均穿过虹膜断离缘，间距在2mm左右，在巩膜与前房内形成W或WV形走线。

（4）剪断巩膜表面缝线，形成2个或3个V形线段分别打结，即形成间断褥式缝合断离虹膜2或3针，完成对虹膜根部断离的修复。

（5）针头退出后，扩大角膜切口至1mm，使用注吸针头清除前房内黏弹剂。

（四）手术要点

1. 从虹膜断离相应部位的切口进入前房时，操作应十分小心，不要损伤晶状体或晶状体悬韧带，以免导致医源性白内障或玻璃体脱出。

2. 结膜瓣要大，能遮盖住角膜缘切口及角巩膜缝线，结膜瓣的缝线应当固定在巩膜的浅层，以免滑脱及移位，达不到遮盖的目的。

3. 钩出虹膜断离边缘时，不要将虹膜过分牵拉，造成瞳孔变形或撕裂。

4. 缝针穿出虹膜时，针尖向上，以免损伤晶状体。

5. 术中合理使用黏弹剂，可压迫玻璃体使之回纳玻璃体腔，同时创造手术空间并可使断离的虹膜根部按术者的意愿翻卷，便于术中操作。

晶状体异物摘除及人工晶状体植入术

（一）概述

晶状体异物伤是眼球穿孔伤的一种特殊形式，合并有晶状体囊膜的破损。晶状体内存留有细小异物而囊膜闭合良好者，可仅形成限局的晶状体混浊并可能长期维持，但大多数晶状体异物伤由于晶状体囊膜损伤，房水进入晶状体内，引起晶状体纤维肿胀、分解和/或混浊，形成外伤性白内障；囊膜破损大者，晶状体皮质膨胀并可突入前房和/或后房，引起继发性青光眼和/或眼球血管膜炎；另外异物的存留可增加眼内感染的风险。因此，晶状体异物大多需尽早取出，在异物取出的同时行白内障手术。如条件允许，尽可能同期植入人工晶状体，避免多次手术，减少手术并发症，减轻经济负担，早期恢复患者的视力。

（二）适应证

1. 异物位于晶状体或部分位于晶状体内，同时合并有晶状体混浊，无明显眼内感染者。

2. 角膜、巩膜穿孔口已处理或穿孔口小、闭合好不需处理，不影响晶状体度数的测量。

（三）手术方法

1. 术前准备详细检查异物的穿孔口情况，充分散大瞳孔以检查虹膜是否有粘连，检查晶状体前后囊膜破损情况，并结合病史及各项检查明确异物的性质、位置、大小及眼后段情况，对人工晶状体度数进行准确地测量。由于眼内异物合并外伤性白内障情况复杂，需综合分析，选择合适的异物摘除及白内障手术方法。

2. 手术步骤

（1）开睑器开睑，并可做上直肌牵引线固定眼球。

（2）对异物小、晶状体后囊完整者可采用透明角膜切口，多数需做以穹窿为基底的结膜瓣采用传统的角膜缘切口或巩膜隧道切口，异物较大者巩膜隧道不宜过长以免造成异物取出困难。角膜缘成巩膜隧道切口，板层切开巩膜后分离至透明角膜，切穿进入前房，前房内注入黏弹剂以维持前房深度，如有虹膜粘连需同时分离。

（3）前囊切开尽量采用连续环行撕囊方法以保留周边前囊，以利于人工晶状体植入。如前囊破损区位于撕囊区中央或前囊的周边处，可做常规的连续环行撕囊；破口较大或位于前囊旁中央区影响撕囊者，可用囊膜剪在裂口的边缘部位向需撕囊的方向做一个小的开口，然后用撕囊镊抓住切口的内缘，用标准的撕囊技术完成连续环形撕囊。撕囊完成后不进行水分离，以免造成可能的后囊破口加大或异物移位。

（4）异物的取出在切开角、巩膜或撕囊后，有的异物可随软化的皮质涌入前房，则于前房内注入黏弹剂后用镊子将异物夹出。如异物未涌出，磁性异物可用眼内磁石直接吸取或用巩膜穿刺刀、磁棒等采用磁石接力法将异物取出，可将眼内磁石或巩膜穿刺刀放置于前房内撕囊区近异物处，再将眼内磁石推出或将磁铁接触巩膜穿刺刀的眼球外端，多数异物可吸入前房，再自切口取出。对于异物小或磁性较弱未能吸出时，可将眼内磁石或巩膜穿刺刀插入晶状体内尽量接近异物，持续磁化吸引即可将异物吸出；晶状体内的非磁性异物，可先用眼内异物镊将异物夹出，再进一步行晶状体摘除。若晶状体混浊明显，不能直视异物者，需用较低的吸力逐渐吸出皮质，细小的异物可被注吸器吸出，较大的异物待异物逐渐暴露时再用异物镊夹出，注意术中应尽量防止异物坠入玻璃体内。

（5）晶状体的摘除手术步骤同外伤性白内障。异物伤所致的外伤性白内障患者大部分为儿童及青壮年，晶状体核比较软，加之伤后房水进入造成晶状体蛋白溶解，因此，只采用低能量超声即可完成，有时只需单纯注吸即可将皮质吸出。

对于合并有后囊破口的外伤性白内障，注吸时应适当降低灌注水平，以免造成后囊破口扩大。吸出皮质时要轻柔，先吸远离后囊破口处皮质，后吸破口附近皮质，避免吸引玻璃体以造成破口扩大及更多的玻璃体脱出。对于后囊破口不大，有少量玻璃体脱出者，可用剪刀于切口及后囊破口附近剪除玻璃体并向前房内注入消毒空气，如空气泡圆且充满前房，则说明前房内已无玻璃体，如气泡不能存留或部分存留，则说明前房内仍有玻璃体，需进一步处理。

对于后囊破损大，皮质与玻璃体甚至出血混合不易吸出者，可改用前路或平坦部晶状体切除术。做前路晶状体切除术时，切割头应尽量保留在瞳孔中央，以避免将晶状体囊膜切除太多，除了可明确吸引晶状体皮质时，尽量不单独采用吸引，以避免对周边玻璃体过度牵引。平坦部晶状体切除时，应先切除残留的晶状体核，再切除皮质，最后切除后囊，以避免晶状体碎屑掉入玻璃体中，并尽量保留前囊。切除残留周边晶状体皮质时，可用压陷法将周边部的晶状体皮质顶到瞳孔区以利于直视下切除。

（6）可根据情况同期植入人工晶状体，只要后囊破损不大，可植入囊袋内后房型人工晶状体，如后囊缺损较多而前囊保留较完整，也可将人工晶状体植入睫状沟内，植入囊袋内的人工晶状体可选用5.5～6.0mm的人工晶状体，植入睫状沟内的最好选用大直径（如6.5mm）的人工晶状体，如前后囊均破损严重，则需植入前房型或悬吊式人工晶状体。

（7）闭合切口能够自行闭合且前房形成良好者不需缝合，否则需用10-0尼龙线缝合切口。

【典型病例】

患者男性，62岁，右眼球穿孔伤、角膜裂伤、眼内异物、晶状体内异物。一期行右眼球破裂伤清创缝合及眼内异物取出术（图3-84）。

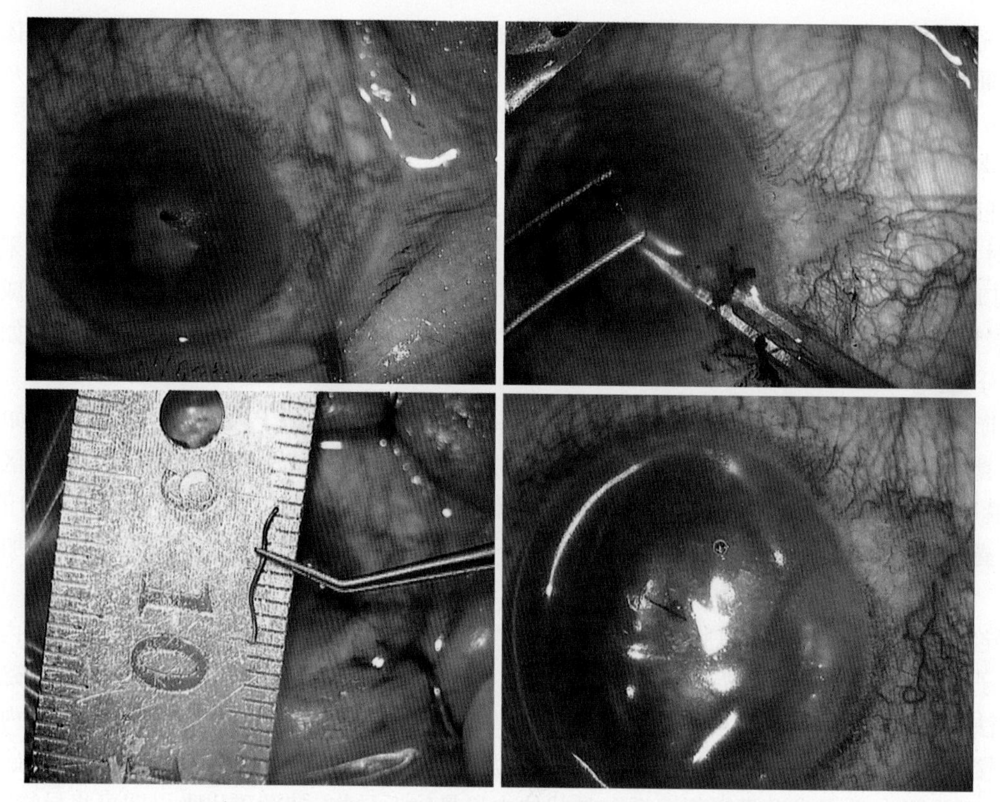

图 3-84 患者一期行右眼球破裂伤清创缝合及眼内异物取出术

（四）手术要点

1．做球周、球后麻醉　勿常规压迫眼球，以免造成有新鲜伤口者眼内容脱出、后囊破口加大及异物位置改变。合理使用黏弹剂，在取异物、撕囊时以保持前房的深度，防止角膜内皮的损伤。尽量采用连续环形撕囊以保持较完整的囊袋，利于人工晶状体的植入。在撕囊后不进行水化分离，以免造成后囊破口加大或异物移位进入玻璃体腔。取异物时，如异物位于前囊附近，可先用镊子或磁石取异物，避免吸引时异物位置改变，如异物位于晶状体核内或后皮质，则先撕囊后取异物。

2．前路晶状体切除术　由于切口大容易漏水造成低眼压、浅前房，并易造成角膜内皮和 / 或虹膜损伤，要在前房有一定深度的情况下再切除。前路晶状体切除术由于切割头活动的范围受限，对于切口部虹膜后及前部玻璃体切除受限、残留皮质多、玻璃体脱出多、有皮质掉入玻璃体的应采用平坦部入口晶状体切除术。此时巩膜穿刺口可适当靠前，应先在瞳孔区切除玻璃体，待有一个清楚的视野后再向周边切除，不要过分靠近视网膜，以免损伤视网膜造成视网膜脱离。

外伤性白内障超声乳化术及人工晶状体植入术

（一）概述

各种眼外伤的致伤因素常常会导致晶状体的混浊、脱位，同时还会引起晶状体相邻的眼组织损伤，由于晶状体是眼屈光间质的重要组成部分，手术治疗对于恢复完整的视觉功能尤为重要，与老年性白内障不同，外伤性白内障的表现要相对复杂多样，瞳孔异常、囊膜破损以及并发的青光眼和 / 或眼后段病变，常常成为设计手术方案时首要考虑的问题。因此，手术处理更需要灵活性和 / 或技巧，手术方法主要包括白内囊外摘除术、白内障超声乳化术（phacoemulsification，Phaco）及人工晶状体（intraocular lens，IOL）植入术。眼底无明显病变者，可以一期植入 IOL；对于继发青光眼和 / 或累及眼后段病变者，需要实施联合手术；伴发虹膜根部断离者，应同时进行断离的修复并植入 IOL，以求最大限度地恢复术后视力。

（二）适应证

各种外伤性白内障，伴有晶状体皮质膨胀或瞳孔阻滞性青光眼，手术前估计后囊膜完整或后囊膜破裂较小的患者。

（三）手术方法

1. 术前检查

（1）视功能检查：是一项很重要的检查，术前不容忽略。若术眼视功能不佳，估计预后视力差，必要时应行 VEP 等检查，有助于术前全面掌握病情，并向患者充分解释预后及视力变化。

（2）眼压检查：低眼压时，要排除外伤性睫状体脱离、脉络膜脱离等，并在手术前完成相关的检查；高眼压时，术前要仔细记录外伤后眼压升高的时间、程度、使用药物的种类和 / 或对药物的反应，这对设计手术方式有重要参考价值。

（3）泪道检查：所有患者术前均需行泪道冲洗。若合并有泪道感染，则需首先抗感染治疗或行泪道手术，暂缓白内障摘除。

（4）角膜内皮计数检测：有条件的医院尽量做术前检测，特别是角膜损伤的患者，具有重要的临床意义。

（5）虹膜检查：主要针对有穿孔伤的患者，重点检查局部有无萎缩、粘连或假道，以判断有无眼内异物可能。

（6）瞳孔大小和 / 或形状的检查：若瞳孔能够散大，应注意观察散大后的瞳孔边缘有无玻璃体纤维，对于透明的玻璃体，有时需要调整裂隙灯的投照角度，才能辨认出来。有玻璃体疝时，提示相应钟点位置存在晶状体悬韧带断离，需要在撕囊和 / 或吸出皮质的时候倍加小心。若瞳孔不能散大，要对后粘连程度做出估计，以便提前准备虹膜拉钩等器械。

（7）晶状体表面和 / 或颜色的检查：对于陈旧性外伤性白内障，要着重观察有无棕黄色外观，特别是瞳孔散大后，晶状体周边部有无上述体征，部分被漏诊的眼内异物往往由此发现。有铁、铜质沉着症时，悬韧带脆弱，在手术操作的各个步骤均需小心。同时进行眼内异物的定位与摘除。

（8）A 超和 / 或 B 超检查：若遇角膜伤口极度不规则，不能准确进行检查，测量对侧健眼的 A 超结果，对于计算伤眼 IOL 度数有重要参考价值；测量伤眼的 B 超结果，能提供眼后段的情况，对于手术方式的选择有重要参考价值，如有严重的玻璃体混浊或视网膜脱离，则需要联合玻璃体切除手术。

（9）对侧眼视力和 / 或屈光状态的检查与分析：若术前估计伤眼可能一期植入 IOL，需要准确查出对侧眼的矫正视力和 / 或屈光状态，以便确定受伤眼 IOL 的度数，双眼屈光参差一般不超过 2.0D。

（10）X 线片检查：穿孔伤后的白内障，术前充分排除眼内异物存在的可能性。若发现异物、则需要做联合手术摘除异物。

2. 手术步骤

（1）球后麻醉或表面麻醉。

（2）根据后囊膜是否完整设计透明角膜切口或巩膜隧道切口。隧道切口有利于术中后囊膜破裂者在睫状沟缝合固定型 IOL。以巩膜隧道口为例：在正上方做长约 5.0mm、以穹窿为基底的结膜瓣，止血，在 2～3 点位角膜缘内 1mm 以 15° 尖刀做辅助切口。

（3）上方角膜缘后 2mm，使用 Crescent 刀，做 1/2 厚度的巩膜板层道，外口 3～4mm 宽，内口同样大小或 4～6mm 宽。

（4）Slit 3.2mm 穿刺刀开放巩膜隧道内口。

（5）前房内注入黏弹剂。

（6）连续环形撕囊（CCC），水分离。

（7）超声乳化摘除晶状体核。

（8）用灌 / 吸手柄吸除残留晶状体皮质，前房内再次注入适量黏弹剂。

（9）囊袋内（或睫状沟内）植入折叠式 IOL，或扩大切口植入 5.5～6.0mm 硬性 IOL。

（10）吸除残留黏弹剂。

（11）前房内注入 0.01% 卡米可林 0.3ml，或将毛果芸香碱注射液用生理盐水稀释 1 倍后冲洗前房、缩瞳（术者根据病情决定术中是否用缩瞳剂）。

（12）结膜下注射妥布霉素 2 万 U+ 地塞米松 2～3mg。抗生素眼药膏涂结膜囊，单眼包扎。

（13）结膜烧灼复位。

（四）手术要点

1. 对于大多数年轻的外伤性白内障患者，晶状体核较软，加之外伤后，房水进入晶状体，使原本较硬的核，浸泡后变软，超声乳化手术中要尽量使用低负压、低流量、低能量，若使用超声乳化的机会相对少，可以直接接通IA手柄，进行注吸操作。

2. 后囊破裂时，IOL的植入尽量要一步到位，过多操作极易使后囊破口迅速扩大，IOL难以再按计划植入囊袋内或前囊前方。前襻应准确被“插”到预定钟点位置，此后，将后襻的尾部嵌顿在切口处，暂不急于将后襻先送入前房，确认前襻抵达正确位置后，再植入后襻。

3. 在吸出残留黏弹剂过程中，若有后囊破裂，注意使用低负压，低流量，此举也是为了减少IOL在眼内的移动。将I/A注吸头轻轻抵在IOL光学部中央，可以帮助维持IOL的稳定，由脚踏2档的低位开始，逐渐上升，见到黏弹剂能被吸出即可，不必追求更高的吸出效率。IOL后方残留的黏弹剂不必刻意吸净，尤其要避免将I/A注吸头伸到IOL后面进行注吸。

眼外伤玻璃体手术

（一）概述

显微外科手术和/或玻璃体视网膜显微手术是眼外伤手术处理中最重要的两项进展，它们明显提高眼外伤的预后，使原来可能丧失视力或眼球的患者得以保留了有用视力。玻璃体手术可以清除玻璃体内的积血及机化组织，恢复屈光间质的透明度；并可在直视下摘除异物；清除病原微生物；剥除视网膜前增殖，恢复视网膜活动度，为视网膜复位创造条件；也可以行眼内光凝、电凝、气-液交换及眼内填充等，使严重眼外伤的视力改善率和/或眼球保存率明显提高。

（二）适应证

1. 眼球贯通伤；

2. 外伤性感染性眼内炎；

3. 眼球钝挫伤；

4. 合并眼后段异物；

5. 外伤后无光感眼的探查；

6. 伴玻璃体积血或视网膜脱离。

（三）手术方法

1. 术前准备

（1）术前评估通过体格检查，电生理检查等判断手术预后；

（2）怀疑异物穿破的眼球首先要做眼眶正侧位X线片，筛查不透射线的异物、眶骨折、鼻窦疾患，以及较大的金属异物，必要时采用眼眶CT及MRI扫描辅助定位；

（3）清洁结膜囊，冲洗泪道；

（4）充分散瞳。

2. 麻醉选择　局麻：2%利多卡因及0.75%布比卡因各半球后麻醉；全麻：患儿及极度不合作或损伤严重需要较长时间和/或较广泛手术操作的成年患者采取全身麻醉。

3. 手术步骤

（1）开睑：开睑器或缝线开睑。

（2）沿角膜环形切开结膜或在颞上、颞下及鼻上各做一个放射状结膜切口，暴露巩膜并止血（采用现代微切口玻璃体切割手术此步骤可省略）。

（3）无晶状体眼或拟做晶状体切除的距角膜缘后3.5mm，有晶状体眼距角膜缘后4mm，在颞侧上下及鼻上象限各做标记。

（4）用巩膜穿刺刀或微切口玻璃体套管穿刺刀，在颞下标记点上垂直刺入巩膜，继而转向内后方进入眼内，拔出刀后插入已排尽空气的灌注液管。通过散大的瞳孔观察确定灌液管已在玻璃体腔内后，将灌液管固定，并向眼内灌注无菌眼内灌注液。在颞上及鼻上各做切口，用巩膜塞插入切口，暂时封闭。

（5）晶状体需要切除者，用弯针头或巩膜穿刺刀从巩膜切口插入，刺破晶状体囊膜，用超声粉碎针头粉碎吸除晶状体皮质，同时注意滴水降低巩膜切口处超声粉碎针的温度。晶状体囊膜可用眼内镊撕除。

（6）眼后段玻璃体切除时，若晶状体透明，可直接进行后段玻璃体切除。左手持光纤维，右手持切割头分别从颞上、鼻上切口（或分别从鼻上、颞上切口）插入。根据需要在角膜上放不同接触镜，从玻璃体中央开始，逐渐向前、向后、周边玻璃体皮质切除。玻璃体混浊或视网膜脱离者，玻切头切割口应背对视网膜。有玻璃体后脱离者，先于周边切开个洞从此洞继续切除其他部分玻璃体，同时经此洞观察视网膜情况。有时切开玻璃体后界膜，可见血性液体像雾样涌入玻璃体腔，致使手术野变模糊，此时可用单纯吸引将混浊物清除，直至看到视网膜。

（7）周边部的玻璃体切除时，角膜置 50° 棱镜，由助手压迫锯齿缘部巩膜，以低负压引切除。玻璃体后皮质被切除后，若无视网膜前出血，可见视网膜及血管。有视网膜前出血时，玻璃体后皮质一被切开，血液立即涌向前，呈褐色烟雾样，视野变混浊，此时可用单吸引，吸去玻璃体腔内血液，并继续切除皮质直到周边。出血多时，用笛针逐步吸除血液至视网膜显露。

（8）增殖性视网膜病变、玻璃体不完全性后脱离时，在玻璃体与视网膜间有多处粘连并伴有视网膜前纤维血管增殖。在切除了脱离的玻璃体后皮质，电凝增殖膜止血，并用玻璃体钩轻轻挑起增殖膜的边缘，用玻璃体镊夹住膜的边缘，缓缓地将其从视网膜表面撕除。增殖膜有向心性和 / 或切线方向牵引时，应先松解及切除向心性牵引、再切除切线方向牵引，并剥离视网膜前膜。去除视网膜前膜，可恢复视网膜裂孔的活动。若粘连紧密，不可强行撕下，改用剪刀剪断游离。

（9）黄斑部前膜，用视网膜钩在其边缘不同处轻轻钩起，再用视网膜镊撕除。

（10）基底部增殖并视网膜脱离前移时，可直接用玻切头切除增殖组织，亦可用眼内镊撕除增殖膜。增殖粘连重的，可用巩膜穿刺刀切开或用眼内剪分离剪开，然后再用玻切头切除。前部视网膜前环形增殖可引起视网膜纵向皱襞，直接切除或用膜钩分离增殖有困难时，用眼内垂直剪纵向剪开，再分离切除。

（11）视网膜下需放液、取出术中进入视网膜下的填充物或取视网膜下增殖条索时，先在欲切处电凝。放液口用穿刺刀切开，取视网膜下条索用眼内剪剪开，再用膜钩或膜镊取出。视网膜嵌顿或不能松解的视网膜，用眼内剪或玻切头切除部分视网膜。需要重水时，用 23 号钝针头于视盘前缓缓注入，平覆视网膜，激光封闭裂孔。

（12）气 - 液交换或气 - 重水交换：视网膜下液引流，玻璃体视网膜手术后眼内出血或炎症反应性渗出混浊，用玻璃体切割机的注气装置通过灌注头，向玻璃体腔内注气，注气压力 4.00～4.67kPa（30～35mmHg），用手指按住笛针侧孔，笛针末端的硅胶插入裂孔，放开笛针侧孔，气体进入眼内，保持笛针头位于裂孔内，液体缓慢从笛针侧孔流出，视网膜下液排净，移出笛针硅胶管，置眼内液面下至视网膜视乳头表面无液体。气 - 重水交换时，注气方式同上，笛针末端保持在重水界面内，直至视网膜表面重水呈珠状，并最后吸取干净。置巩膜塞，关闭三通道穿刺口。需填充膨胀气体时，抽取一定量膨胀气体，用注射器自扁平部刺入，先缓慢降低眼压后，再注入膨胀气体恢复眼压。

（13）油 - 气交换：需硅油填充时，用硅油注射器连接硅油注入针头自穿刺口进入眼内，将硅油缓慢注入，待灌注管开始反流硅油，停止注入并拔出针头，排出前房气体，维持正常眼压，拔出灌注头，根据具体情况术者决定是否缝合巩膜切口，手术结束。

（四）手术要点

1. 放置灌注头的要求

（1）位置选择：多在颞下，如颞下不合适，可选择其他操作方便的位置，注意避免瘢痕区。7 岁以下儿童因睫状体短，灌注位置要稍靠前。

（2）灌注头的选择：一般选 3.5～4mm 长的灌注头；无晶状体眼或者有睫状体脉络膜脱离者宜选用 5～6mm 的灌注头。

2. 玻璃体切除眼内操作要点

（1）灌注与切除要同步，要保持吸注平衡，防止吸引大于灌注。

（2）玻璃体切除，由视轴区前中央部开始，不断向周围扩展，直视下小心移动切割头，不要靠近晶状体。在同一深度处由点到面、循序渐进、层层深入、边切边看、有序进行、随时调整显微镜焦距。切忌动作过大和/或无目的频繁移动和/或搅动切割头。切除视网膜表面和/或前基底部玻璃体时要蚕蚀样切除。切除浓密混浊物时、可不断旋转刀口方向。玻璃体混浊浓厚，确定无视网膜脱离时，在玻璃体中央可以连续切吸以提高效率。到周边部视网膜时要小心观察，切割头阻塞时，可从切割头吸引管连接处冲洗。从眼内撤出导光纤维和/或切割头时，要关小灌注或适当降低灌注压，以免突然巩膜口开放，压力改变，灌注液冲击玻璃体使之从巩膜口脱出，牵引基底部视网膜。若视网膜脱离高时可能被玻璃体牵拉从创口脱出，去除灌注时，可适当提高灌注。手术过程应尽量减少器械不必要进出眼内的次数。

（3）关于眼压：眼压的维持对手术的成败起着至关重要的作用。手术的过程始终要关注眼压和/或注液的流畅情况。如出现角膜或瞳孔变形，睫状体脉络膜脱离或视网膜脱离加重等，说明灌注可能不畅或因切除表面膜时牵拉睫状体使灌注头退回睫状体上腔或睫状体下，也可能灌注正常而吸引过大引起。此时应立即停止切除，检查原因。术中也应注意眼压不要升高。

（4）巩膜压陷法的使用：切除晶状体赤道部、周边部玻璃体，夹取或吸取赤道部靠前的眼内异物时需要采用巩膜压陷法。压迫巩膜使周边组织或异物暴露于视野中、便于观察和/或操作。可用巩膜压迫器、虹膜恢复器、棉签以及斜视钩等进行顶压。压陷的面积不要过大，也不要压起太高，否则会因眼内灌注液排出量过大导致低眼压甚至脉络膜脱离。

（周 明 孙明明 刘豪杰）

九、机器人辅助的眼部显微外科手术

随着精准医疗时代的到来，机器人辅助外科手术在临床的应用已有10余年的历史。2003年机器人在医学真正的第一次应用是心脏冠状动脉搭桥手术，后续应用在妇产科、泌尿外科、神经外科、骨科等领域。在1983年Spitznas等人第一次探索机器人辅助眼科显微外科手术，但是由于眼球仅为6cm^{3}大小以及显微外科的特殊复杂性，机器人在眼科手术中的应用还处于起步阶段。目前辅助眼科显微外科手术的机器人包括三类：一是手持手术臂，如稳定手、Micron等；二是联合操作的手术机器人系统；三是远程手术机器人，如Preceyes手术机器人系统、IRISS手术机器人系统和达•芬奇手术机器人S、Si、SiHD和Xi。

机器人辅助的眼科显微外科手术的基本原理是机械手和/或踏板在手术中控制着仪器和/或内镜摄像机，计算机翻译这些动作，按比例缩放，并实时过滤和/或消除手部震颤，不产生可察觉的延迟。另外，机器臂可快速释放，这保证了外科医师在患者头部突然运动或其他意外的情况下，快速移开器械，避免对眼睛误伤。机器人辅助外科手术提供了前所未有的精度，这是无法通过无辅助的手动技术完成的，具有超强的灵活性、快速的学习曲线和/或远程手术可能性等优势，使其在未来眼科手术临床应用中具有较大发展潜力。但是手术机器人同时存在购买和/或维护费用昂贵、手术时间延长、术种单一等缺点导致临床应用有限。

迄今为止，机器人辅助的眼科显微手术包括眼前段手术，如角膜裂伤缝合术、角膜移植手术、羊膜移植手术、翼状胬肉切除术和白内障手术；眼后段手术，如视网膜光凝术、视网膜剥膜术、视网膜静脉插管及阻塞溶栓术等。大部分研究进行了人工眼测试和/或动物实验，但是进入临床应用的仍为少数。

机器人辅助的眼前段手术

（一）角膜裂伤缝合术

角膜缝合是眼科显微手术入门操作，要求缝线间距、松紧度和缝合深度适宜，最开始机器人辅助眼科手术的研究就是从这一基本操作入手。2007年，Tsirbas等人用达•芬奇机器人Si系统在猪眼上进行了角膜撕裂伤的缝合，这是第一例机器人辅助的眼科显微手术。同年，Mines等人用远程机器人系统在离体眼睑闭合不全上缝合了标准化的角膜伤口。

（二）角膜移植手术

角膜移植是角膜穿孔、全层角膜外伤和/或角膜深度感染的唯一手术方法。机器人辅助全层角膜移植的理念最早是Bourges等人2009年在离体猪眼和/或尸眼使用达•芬奇机器人Si系统尝试手术。随后，升级的达•芬奇Xi相比之前具有更加优良的视觉镜头和自动对焦功能。2017年，Chammas等人评价了该手术系统进行全层角膜移植术的可行性，这也是该系统在实验性眼科手术中首次应用。在8mm角膜环钻术后，进行了360°缝合，术后用光谱域光学相关断层扫描SS-OCT测量角膜缝合的深度适当。手术时间仅需20分钟，接近常规手术时间。

（三）羊膜移植手术

羊膜移植是一种重建眼表的外科手术，适用于如急性化学或热灼伤、疼痛性大泡性角膜病、隐匿性角膜溃疡、严重细菌性角膜炎、坏死性疱疹性角膜炎、角膜变薄、难治性神经营养性角膜炎和其他持续性上皮缺损。在对猪眼进行实验性眼表手术后，2015年，Bourcier等人在临床上用达•芬奇Si高清版手术系统对3位患者进行了机器人辅助的羊膜移植手术，术后羊膜稳定贴附，术后1～2周形成角膜上皮，均获得光滑的角膜表面，无感染或溃疡。

（四）翼状胬肉手术

翼状胬肉是一种起源于结膜下纤维血管增生而横跨角膜缘的翼状肉质的结缔组织。2015年，法国Tristan Bourcier等人利用鸭肉、熏肉、新鲜牛肉、猪眼和胶水等制作了翼状胬肉的模型，并且通过达•芬奇Si HD手术机器人系统对12只猪眼模型进行成功的翼状胬肉切除和/或结膜自体移植，平均手术时间为36分钟。随后，他们进入临床试验阶段，报道了第一例机器人辅助的翼状胬肉切除术，手术方式是采取Kenyon切除胬肉联合自体结膜移植的方法。

（五）白内障手术

白内障是导致人类不可逆盲的首要病因，手术量庞大，故机器人的临床应用对远程医疗支持具有重要意义。2008年，美国Bourla等人用达•芬奇机器人进行了晶状体前囊撕囊术。他们认为，由于手术视野的不清晰和/或缺乏显微手术器械而导致的精确性不足，阻碍了临床进一步研究。2017年，Tristan Bourcier等人用达•芬奇Xi手术系统联合Whitestar Signature超声乳化系统在Kitaro白内障训练模型上进行了25例白内障手术；手术时间平均为26分钟，有2例因超乳手柄导致切口扩大，但仍证实了机器人辅助下白内障手术的可行性。

机器人辅助的眼后段手术

（一）视网膜光凝术

视网膜光凝术被广泛应用于视网膜裂孔和糖尿病视网膜病变等的治疗。视网膜光凝术对精确度的要求很高，如果不慎操作容易导致视力丧失。然而在机器人辅助下，提供了更大的运动范围，眼内激光治疗可以自动化，同时自动保持与视网膜的恒定距离。因此，操作者只需要握持仪器，无需进一步刻意操作。另外，自由地操作可以适应巩膜切口。自动化的激光光凝可使用视网膜跟踪算法来补偿眼球运动。据此，2016年美国Sungwook Yang等人用改良的Micron机器臂进行对比研究发现，半自动联合三个自由度的Micron机器人辅助的激光光凝术比人为操控降低错误率53.1%。

（二）视网膜剥膜术

视网膜前膜是一层薄的半透明的瘢痕组织层，在视网膜前膜的剥离中通常是用镊子小心抓起膜的边缘后慢慢从视网膜上剥离。2015年，Karen M Joos等人在明胶模型和/或离体羊眼动物模型上进行视网膜剥膜手术以评估机器人辅助联合实时眼内OCT眼底手术的可行性。结果表明，实时机器人辅助OCT钳的反馈提高了深度感知的准确性。但是动物模型的视网膜厚度不一，不能进行剥膜的定量比较。

随后，Edwards等人在2018年用遥控眼内机器人对12个黄斑裂孔患者行视网膜前膜或内界膜剥膜，对其安全性和可行性进行了首次临床研究。临床试验表明，通过远程操作装置辅助的视网膜手术，手术结果与普通手术相比同样成功，但机器人手术时间比普通手术更长。

（三）视网膜静脉阻塞插管及溶栓术

视网膜静脉阻塞是第二大视网膜血管疾病，现只能通过玻璃体内注射药物和激光光凝来缓解症状。视网膜血管插管是玻璃体视网膜手术最具有挑战性的手术步骤之一，若成功则为视网膜静脉阻塞提供新的治疗方案。但是，视网膜血管的最大内径为125μm，而手术医师的最大生理震颤超过了100μm，故传统的玻璃体手术并不能精确地解决该临床问题，因此不少术中并发症曾被报道过。

2009年，Takashi Ueta等人首次报道了机器人辅助的玻璃体视网膜手术的动物实验。他们成功地在离体猪眼上进行了4个玻璃体脱离，4个视网膜动脉鞘切开术，2个视网膜血管微插管，另2个血管插管可能由于离体猪眼可视性差而失败。2011年，他们进行了机器人辅助和人工视网膜血管插管注射吲哚菁绿的对照实验。机器人辅助组在4个猪眼中成功了2个且，注射成功组无染液渗漏，另一组6个猪眼无一例成功且染液全部渗漏。

随后，2017年比利时Koen Willekens等人在活体猪眼上用激光诱导视网膜静脉阻塞，以冲洗血凝块至少3分钟作为成功的标准，成功率达73%。在完成离体和活体猪眼的动物实验后，他们团队对4位视网膜静脉阻塞的患者进行了一期临床试验。协同机器人辅助，抗凝血剂在10分钟内被安全地注射到患者100μm厚的视网膜静脉中。这是世界第一例机器人辅助的视网膜静脉阻塞再通的临床试验。

（四）前后节联合手术

眼科手术机器人主要集中在执行眼前段或者眼后段单一任务，或协助技术上困难的部分步骤。但是，没有任何机器人系统能够进行完整的眼外科手术，包括前眼内和后眼内手术。美国Rahimy等人研究出IRISS手术系统，并对离体猪眼进行了包括连续环形撕囊、皮质注吸、曲安奈德染色下制作玻璃体后脱离、清除核心玻璃体和颞侧视网膜静脉插管等步骤的离体猪眼实验，并且无前囊撕裂、后囊破裂、视网膜裂孔等并发症。

目前为止，机器人辅助的眼科手术在人工眼模拟、离体动物模型、在体动物模型和临床上得到不同程度的应用。虽然手术机器臂和/或机器人已经有改革性创新，但是许多系统仍缺少人类操纵本体感知这一重要特征，还存在临床应用的瓶颈，如方式单一、缺乏智能化手术决策、智能手术工具水平不足等缺点。

如果仅仅复制眼科医师已经做得很好的手术，是不太可能促进眼科手术中机器人应用的。但是假如机器人辅助的眼科显微外科手术使外科医师能够治疗目前无法治疗的疾病，显著改善预后或降低并发症发生率则具有更重要的临床应用价值。另外一个安全可行的机器人系统可能为基因治疗和/或视网膜干细胞治疗提供一个微创的眼内注射的新方法。

（李朝辉　金海鹰　鲍永珍　常天聪　段佳男　郭辰峻　严　宏　叶　子　张美霞　张　韵）

主要参考文献

[1] 葛坚，王宁利. 眼科学［M］. 3版. 北京：人民卫生出版社，2016.

[2] 王宁利. 同仁眼科手术基础教程［M］. 北京：人民卫生出版社，2017.

[3] 刘文，张少冲，吕林. 临床眼底病外科卷［M］. 北京：人民卫生出版社，2014.

[4] 葛坚. 临床青光眼［M］. 3版. 北京：人民卫生出版社，2016.

[5] 何守志. 晶状体病学［M］. 北京：人民卫生出版社，2004.

[6] 魏文斌，施玉英. 眼科手术操作与技巧［M］. 2版. 北京：人民卫生出版社，2016.

[7] 徐乃江，朱惠敏，杨丽. 实用眼整形美容手术学［M］. 郑州：郑州大学出版社，2003.

[8] 宋建星，杨军，陈江萍. 眼睑整形美容外科学［M］. 杭州：浙江科学技术出版社，2015.

[9] 李凤鸣，谢立信. 中华眼科学［M］. 3版. 北京：人民卫生出版社，2014.

[10] 葛坚，刘奕志. 眼科手术学［M］. 3版. 北京：人民卫生出版社，2015.

[11] 刘家琦，李凤鸣. 实用眼科学［M］. 3版 北京：人民卫生出版社，2010.

[12] QIU W，ZHANG M，XU T，et al. Evaluation of the Effects of Conjunctivochalasis Excision on Tear Stability and Contrast Sensitivity［J］. Sci Rep，2016，6：37570.

[13] 潘颜选. 实用眼科诊疗手册［M］. 北京：金盾出版社，2012.

[14] 庞秀琴，王文伟. 同仁眼创伤手术治疗学［M］. 北京：北京科学技术出版社，2006.

[15] 施玉英，宋旭东，云波. 现代白内障治疗［M］. 北京：人民卫生出版社，2006.

[16] 宋旭东，施玉英，朱晓青，等. 劈核技术在硬核白内障超声乳化手术中的应用［J］. 中华眼科杂志，1999，35（2）：88-90.

[17] Line K，Jens A，Ditte E，et al. Indication for cataract surgery. Do we have evidence of who will benefit from surgery? A systematic review and meta-analysis［J］. Acta Ophthalmol，2016，94（1）：10-20.

[18] Thevi T, Reddy S C, Shantakumar C. Outcome of phacoemulsification and extracapsular cataract extraction: A study in a district hospital in Malaysia[J]. Malays Fam Physician, 2014, 9(2): 41-47.

[19] HEIDRUN G, DAVID H, JENNIFER S, et al. Increasing incidence of cataract surgery: Population-based study[J]. J Cataract Refract Surg, 2013, 39(9): 1383-1389.

[20] MINES M J, BOWER K S, NELSON B, et al. Feasibility of telerobotic microsurgical repair of corneal lacerations in an animal eye model[J]. J Telemed Telec, 2007, 13(2): 95-99.

[21] ANG M, LI X, WONG W, et al. Prevalence of and racial differences in pterygium: a multiethnic population study in Asians [J]. Ophthalmology, 2012, 119(8): 1509-1515.

[22] UETA T, NAKANO T, IDA Y, et al. Comparison of robot-assisted and manual retinal vessel microcannulation in an animal model[J]. Br J Ophthalmol, 2011, 95(5): 731-734.

第四章 耳显微外科

第一节 耳显微外科手术概述

耳科学是研究耳部的正常和病理解剖学、生理学（听觉和前庭感觉系统以及相关的结构和功能）及其疾病、诊断和治疗的医学分支。耳科手术一般指中耳和乳突与慢性中耳炎有关的手术，如鼓室成形术、鼓膜手术、听骨成形术、听骨手术和乳突切除术。耳科还包括传导性耳聋的外科治疗，如镫骨切除术治疗耳硬化症。耳神经病学是耳鼻咽喉科的一个相关医学领域，研究内耳疾病，可导致听觉和平衡障碍。耳神经外科手术一般指内耳手术或涉及进入内耳、对听觉和平衡器官有风险的手术，包括迷路切除术、人工耳蜗植入手术和颞骨肿瘤、内听道听神经瘤的手术。耳神经病学被扩展到包括外侧颅底手术以治疗与耳及周围神经和血管结构有关的颅内肿瘤，例如桥小脑角听神经瘤、颈静脉球瘤和面神经肿瘤。

早在公元前500年左右，Alcameon就描述了咽鼓管。公元200年左右，Galen已经注意到了听觉神经，并首次将迷路一词应用于内耳。到了公元400年左右，希波克拉底描述了鼓膜，并将其作为听力传导系统的一部分。16世纪耳科学取得了惊人的进步，Vesalius描述了锤骨和砧骨、Fallopius描述了咽鼓管，Fallopius也命名了内耳的两个结构。1562年Eustachius再次发现并报告了咽鼓管，并撰写了第一本关于耳部的教科书——《听觉器官》。1683年，Duverney完成了他的杰作*Traité de l'Organe de l'Ouie*，为他赢得了“耳科学之父”的称号。19世纪涌现了如Yearsley、Corti、Reissner、Wilde、Toynbee和Meniere等耳科学的先驱。

早期的耳科医师，为了治疗急性乳突炎的患者，多使用自然光、头灯照明，利用骨凿、刮匙和放大镜为工具进行手术，工具的落后常常导致手术效果不佳，甚至导致严重的手术并发症。20世纪20年代，瑞典的耳科学医师Nylen首次在显微镜下进行手术，完成了内耳开窗术治疗耳硬化症，是耳显微外科里程碑性的事件，由此开始，手术的目的由挽救生命、实现“干耳”转变成为听觉功能的保留与重建。20世纪50年代，随着抗生素的广泛应用及手术用显微镜的发明和改良，耳鼻喉医师率先在耳科系统地开展了显微手术，奠定了显微外科的基础。1910年，Bondy在经典的乳突根治术的基础上，进行了改良，在不破坏鼓膜紧张部、鼓室及听骨链的基础上，去除外耳道后上壁，去除上鼓室及鼓窦区的胆脂瘤并形成一个永久与外耳道相通的术腔，以利于引流。1953年，Wullstein等报道了鼓室成形术及分类标准，并推动了鼓室成形术在世界范围内的推广。

当代耳科医师的创造力不亚于他们的前辈。目前，乳突根治术和鼓室成形术已经取得了很大的进展，并能给患者一个安全、干燥的耳朵，但听力治疗的效果仍有待进一步提升。1957年，2名法国先驱——Djulno和Eyrice教授，为人工耳蜗植入奠定了基础，这使许多聋哑儿童和成年人的生活发生了革命性的变化。House和Fisch则开创了颅底手术在耳显微外科的应用，这项技术已被纳入耳鼻咽喉科常规手术。影像学导航手术、术中神经检测技术、激光、植入式助听器和微输液泵等技术的发展和应用，体现了当代耳科医师的创造力以及他们推进耳部疾病治疗的愿望和决心。

分子遗传学是耳科疾病领域的一门新兴学科，它对遗传性聋和先天性耳畸形等疾病的理解提供有效的帮助。用于人工听觉植入的生物材料、助听器和人工耳蜗植入体等技术进步将给未来的耳科医师提供更丰富的治疗手段。

手术显微镜是耳外科重要的工具，其优势已经发挥得十分充分，其直线视觉的缺点被内镜技术在耳外科的应用弥补。耳显微外科向耳神经外科的延伸是耳外科发展的需要和方向，微创和功能重建外科的理念应始终贯穿耳外科的治疗当中，耳内镜的应用是耳显微外科技术的良好补充。

（陈正侬　王志强）

第二节　耳显微手术设备及器械

一、耳显微手术电钻

转速可在 5 000～10 000r/min 之间调节，并连接一个带脚控踏板的冲洗器，配备直、弯两种手柄。钻头需要一定的长度来配合手柄使用。钻头包括切割钻、磨光钻和金刚钻。

二、电凝止血器

单极电凝主要用于切口的止血，深部止血用双极电凝可避免损伤内耳、面神经和脑膜。

三、负压吸引器

负压吸引器的良好应用可协助保持清晰的术野。同时对颞肌筋膜移植、镫骨切除或镫骨开窗术等提供有力的帮助。

四、手术显微镜

手术显微镜必须具备极高的光学成像质量，符合人体工程学，便于精准操作，并且可随时调节焦距和光源亮度。同时，高端的手术显微镜需配备助手镜、学习镜、显示屏和全高清录像系统，便于教学与科研。

五、面神经监护仪

对于中耳手术，面神经监护并非常规准备；但对于耳神经手术，面神经监护则应是常规准备。

六、手术器械

包括注射器、吸引器连接管、吸引器头、乳突牵开器、前鼻镜、有齿镊、无齿镊、解剖剪、显微手术刀、骨膜剥离子、钩针、直针、刮匙、显微钳、血管钳等。

第三节　颞骨及耳的解剖

一、颞骨的解剖

颞骨包括鳞部、鼓部、乳突部和岩部 4 部分（图 4-1）。

（一）鳞部

鳞部也称颞鳞，是一形似鱼鳞的骨板，位于外耳门的上方，可分为两面及边缘。内侧面也称大脑面，微凹，有脑回压迹及脑膜中动脉沟。外侧面也称颞面，光滑，构成颞窝的一部分。此面的中部偏后有不很明显、宛似垂直的颞中动脉沟，有同名动脉经过。在外耳门的前方有呈水平位自鳞部发出的颧突，与颧骨的颞突相接形成颧弓。颧突根部扁宽，大致可分为前、中、后三个根。前根呈结节状，称关节结节，形成下颌窝的前界，它与鳞部和岩部共同构成下颌窝。中根为圆锥形隆起，称关节后突，构成下颌窝的后界，它位于下颌窝与外耳门之间。后根位于中根的后上方，其上缘向后移行于弓形的颞线，为颞肌的附着部，颞线经外耳门上方向后上延伸，有时呈嵴状，称乳突上嵴，为乳突手术时确定鼓室的重要标志，它形

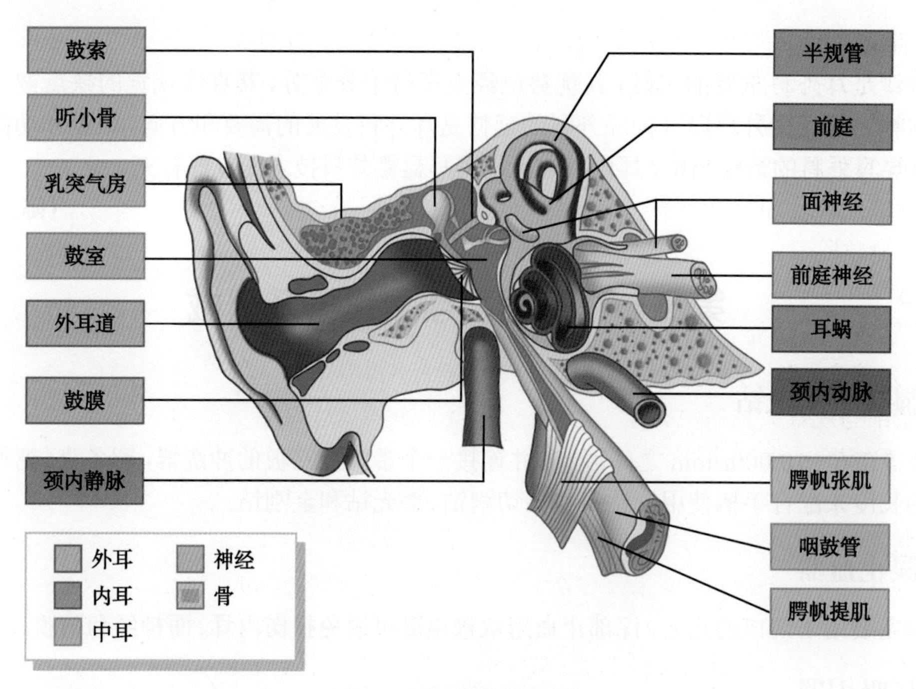

图 4-1 颞骨解剖模式图

成外耳道上三角的上界；后界为通过乳突尖之垂线；前界为外耳道上后缘之连线。外耳道上三角，或称Macewen 三角，从颞骨外侧面观，三角底骨面含有多数小孔，为导血管通过，故亦称筛状区，骨面婴儿较薄，2.0～4.0mm；成人较厚，10.0～15.0mm。在外耳道上三角处有一小棘，名外耳道上棘也称道上棘，即Henle 棘，它相当于鼓窦的外侧壁，亦是鼓窦顶、硬脑膜及颅中窝的重要标志。

鳞部上缘锐薄，掩盖顶骨下缘，后部与乳突部相接，前缘上薄下厚与蝶骨大翼相连。

（二）鼓部

鼓部是颞骨最小的一部分，位于鳞部的下方，为一向后方卷曲的四方形薄骨板，外观如朝后上的 U形，作为构成外耳道的前壁、下壁和后壁的一部分。鼓部与鳞部之间有一裂隙，为胚胎时期属岩部的鼓盖下突，此骨片把此裂隙分成前、后两部分。此裂隙内有一薄骨片，于鼓盖下突前方者为岩鳞裂，于鼓盖下突后方者为岩鼓裂；在岩鼓裂经过的有鼓索神经和鼓室动、静脉。鼓部的后部与乳突部之间形成鼓乳裂，成人此裂虽多已闭合，但仍可辨认；儿童则多留痕迹；面神经垂直段紧靠此裂的内侧，是乳突手术中确认面神经的有用标志。当患急性乳突炎时，可经此裂形成瘘管。茎突是鼓部后下方伸向前下方细长的突起，长度为 20.0～30.0mm，有些可长达 52.0mm，最短者仅 2.0mm。有茎突咽肌、茎突舌骨肌、茎突舌肌及茎突舌骨韧带附着。茎突后面有茎乳孔。为面神经管下口，有面神经通过。婴儿的茎乳孔因乳突尚未发育，位置很浅，当施行乳突手术时，若做耳后切口时，切口不宜过于向下延伸，以免伤及面神经。鼓部的内侧端有一带有沟槽的鼓环，此沟槽即鼓沟，有鼓膜附着，其上方有长约 5.0mm 的缺口，称鼓切迹或 Rivinus 切迹，鼓膜松弛部即附着在此切迹处的颞骨鳞部上。鼓切迹的前上方有鼓大棘，后上方则有鼓小棘。

（三）乳突部

乳突部位于外耳门的后方，肥厚而不规则，向下续成乳突，上方以颞线与鳞部相连，前方借鼓乳裂与鼓部相隔，向内与岩部相接。乳突可分内、外两面，外面粗糙，有胸锁乳突肌，头夹肌、头长肌等附着。乳突外面可见一些小孔，其中近后缘处有 1～3 个较大的孔，称乳突孔，有导血管通过。孔的形态以卵圆形者较多，有些较大，长径达 10.0mm；乳突尖部的内侧有一深沟称乳突切迹，有二腹肌的后腹附着。切迹内侧有与之并列的浅沟，称枕动脉沟，有同名动脉通过。在乳突腔内的尖部可见一个与二腹肌沟相对应的弧形隆起的骨嵴，称二腹肌嵴，假想通过此弧形骨嵴分为内外各半的正中切面而向前延伸的平面，且与骨部外耳通后壁相交成一条直线，此线即为面神经垂直部的投影。因此，在此交线以外凿开外耳道骨段比较安全。

乳突的内侧面光滑而凹陷，形成颅后窝的一部分。此面有弯曲的深沟，称乙状沟，乙状窦由此经过。沟的后缘可见有乳突孔的内口，为导血管所经过。乙状沟借薄骨板与乳突小房分隔。乙状沟的深浅、宽窄及骨壁的厚薄与乳突气房发育程度有关。乳突气房发育良好者，乙状窦沟骨板便较薄且位置偏后，且与外耳道后壁间的距离较大；乳突气房发育较差者，则乙状窦沟骨板较坚实，其位置也相应前移，与外耳道后壁距离较小，甚或互相接近。所以，后者在乳突手术时相对较易伤及乙状窦而引起严重出血；或可发生气栓，导致生命危险。

（四）岩部

岩部因其形似三面的锥体形，故又名锥体，内耳迷路即位于其内。它位于颅底，介于枕骨与蝶骨之间。锥体可分为基底、尖端及三面和三缘。基底指向后外方，与乳突部相连。锥体尖指向前内，粗糙不平，嵌入枕骨底部与蝶骨大翼后缘之间，形成破裂孔的后外侧界，有颈内动脉管内口开口于此。

锥体前面朝向前上，构成颅中窝的底部，可见脑压迹，故也称大脑面。此面之结构要点由前往后是：近尖端处有三叉神经半月节压迹，容纳三叉神经半月节；压迹的后外侧，称弓状隆起，是上半规管向上耸起所致；在弓状隆起的外侧，即隆起与岩鳞裂之间的薄骨板，称鼓室盖，形成鼓室的上壁，此壁有时很薄，有岩鳞裂斜穿过此壁。当岩鳞裂尚未闭合时，鼓室黏膜可直接与硬脑膜相接触，成为耳源性脑脓肿的一个传染途径。鼓室盖的前方有内、外两个小孔和与之相连的两条小浅沟，其中内侧较大的孔称面神经管裂口，有岩浅大神经穿出（来自面神经的副交感神经纤维），向前即为岩浅大神经沟；外侧者较小，称鼓小管上口，有岩浅小神经穿出，向前即为岩浅小神经沟。

锥体后面朝向后内，构成颅后窝的前部与小脑相关，故也称锥体小脑面，它被三个静脉窦——岩上窦、岩下窦和乙状窦所围成略呈三角形的骨面，在其中部附近有内耳门，面神经和前庭蜗神经由此进入。内耳门的后下外侧有一纵裂，称前庭小管外口，有内淋巴管通过。内耳门的后方有小而浅的裂隙，称弓状下窝，有小静脉通过。

锥体下面粗糙凹凸不平，构成颅底外面的一部分。结构较多，其中主要有：前内侧部有腭帆张肌、腭帆提肌和咽鼓管软骨的附着部；后外侧部有一圆形大孔，即颈内动脉管外口，由此进入颈内动脉管，此管贯穿岩部，先垂直上行，继而折向前内方，开口于岩部尖端之颈内动脉管内口，有颈内动脉通过；在颈动脉管外口后方有一深窝，称颈静脉窝，容纳颈内静脉。颈静脉窝与颈内动脉管外口之间内侧有一三角形的浅窝，称岩小窝，窝内有舌咽神经之岩神经节，窝中有一孔，称鼓小管下口，有舌咽神经鼓室支，即Jacobson 神经及咽升动脉鼓室支通过；在岩小窝的后内侧又有一孔，称蜗小管外口，有外淋巴管及静脉通过；在颈静脉窝外侧壁上有乳突小管之开口，有迷走神经之耳支，即 Arnold 神经通过。

锥体的上缘最长，为大脑面与小脑面之分界，呈沟状，即岩上沟，容纳岩上窦，沟缘有小脑幕附着，内端有三叉神经半月节的后部。上缘尖端借蝶岩韧带和蝶骨连接并形成小管，内有展神经和岩下窦通过，故在岩尖炎时可出现三叉神经和展神经麻痹症状。前缘的外侧借岩鳞裂与鳞部相接，内侧则借蝶岩裂与蝶骨大翼相接，此处有肌咽鼓管开口。管内有发自前缘的薄骨片，即肌咽鼓管隔将之分成上、下两个半管，上半管名为鼓膜张肌半管，鼓膜张肌位于其内；下半管名为咽鼓管半管。下缘将骨分隔为小脑面与下面，其内侧有一浅沟，称岩下沟，与枕骨的同名沟相合。

二、耳的解剖

耳分外耳、中耳和内耳三部分。

（一）外耳

1．耳郭　耳郭除耳垂由脂肪和结缔组织构成外，其余由弹性软骨组成，外覆软骨膜和皮肤。耳郭借韧带和肌肉附于头颅和颞骨。耳郭分前、后两面，后面较平面微凸，前面凹凸不平形成耳轮、对耳轮，耳轮脚、对耳轮脚、三角窝、舟状窝、耳甲、耳甲艇、耳甲腔、耳屏对耳屏、耳屏间切迹、耳垂等标志（图 4-2）。

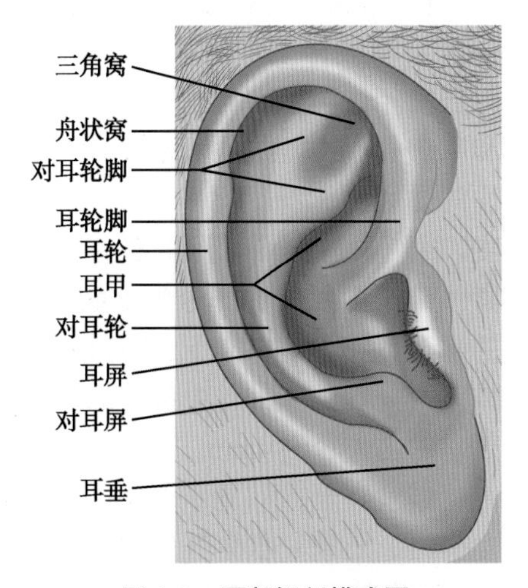

图 4-2　耳郭解剖模式图

2. 外耳道　成人外耳道长度一般为2.5～3.5cm（图4-3），分软骨部和骨部。软骨部居于外，占全长的1/3。软骨部的前下壁有裂隙，为外耳道和腮腺之间提供互相感染的途径。下颌关节位于外耳道的前方，关节运动时可使外耳道软骨部变形。骨部居于外耳道内侧2/3。骨部的前壁、下壁和后壁的大部分由颞骨的鼓部组成。鼓部在外耳道的内侧端形成鼓沟，鼓膜的紧张部附着于此。鼓沟上部分缺口称鼓切迹，鼓膜的松弛部附着于此。外耳道软骨部是向内、向后上方，至骨部则转向前下方，故检查时应将耳郭向后上方牵拉使之成直线，才易看清鼓膜，但小儿仅有弧形弯曲，检查时需将耳郭向后下方牵引。因鼓膜位置倾斜，所以外耳道的前壁和下壁较长。在外耳道的软骨部和骨部交界处较窄，称外耳道峡部，外耳道异物多停留于此。婴儿的外耳道因骨部和软骨部尚未发育完全，故较狭窄。整个外耳道覆盖皮肤，仅软骨部的皮下组织有毛囊、皮脂腺及耵聍腺，故易感染而患耳疖。因皮肤和软骨附着较紧，故疖肿疼痛剧烈。耵聍腺构造与汗腺类似，能分泌耵聍。

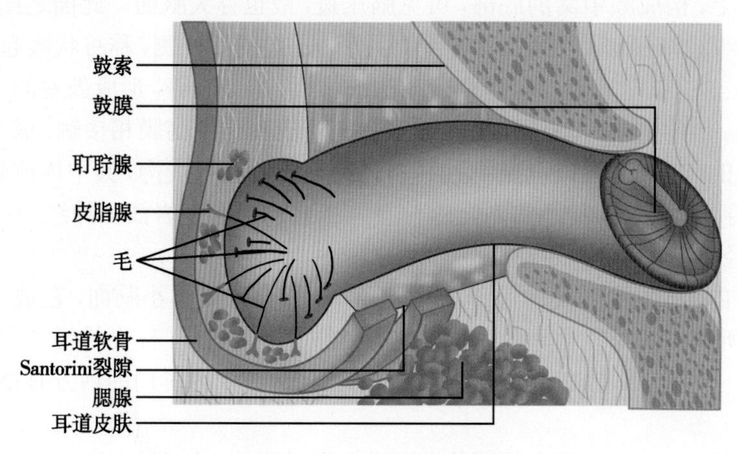

图4-3　外耳道解剖模式图

3. 外耳的血管、神经和淋巴

（1）耳郭血液：由颞浅、耳后、耳深动脉供给，并至鼓膜外层。

（2）外耳淋巴：汇入耳前、耳后、耳下、颞浅和颈深上淋巴结。

（3）外耳神经：感觉神经由耳大神经、枕小神经、耳颞神经及迷走神经耳支分布，当刺激外耳道时常有咳嗽出现，即迷走神经耳支受刺激之故。

（二）中耳

中耳包括鼓室、咽鼓管、鼓窦和乳突四部分（图4-4）。

1. 鼓室　鼓室为鼓膜和内耳外侧壁之间的空腔。向前借咽鼓管鼓口与鼻咽部相通，向后借鼓窦入口、与鼓窦相通，内有听骨、肌肉、韧带和神经。鼓室黏膜和咽鼓管、鼓窦黏膜相连续。在鼓膜、鼓岬和听骨表面的黏膜为无纤毛扁平上皮，其他部分为纤毛柱状上皮，黏膜内有分泌细胞。鼓室分为三部分，位于鼓膜紧张部平面以上的部分为上鼓室；位于鼓膜下缘以下的部分为下鼓室；位于上下鼓室之间者为中鼓室；上鼓室内外径约6mm，中鼓室的最短内外径约2mm，下鼓室的内外径约4mm。

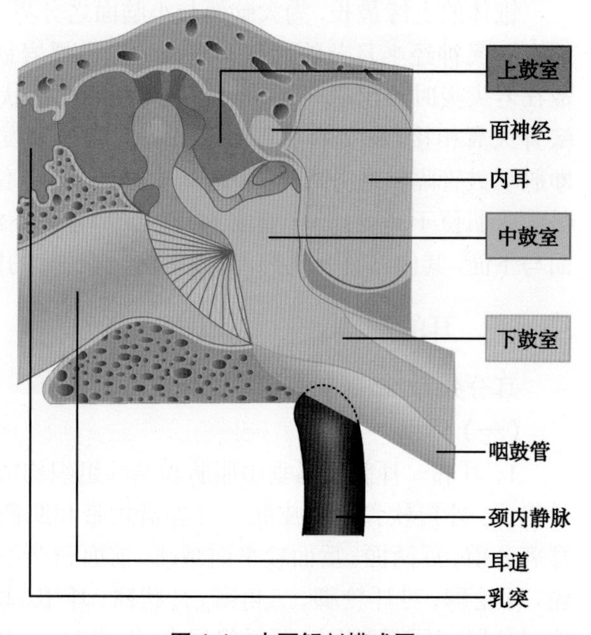

图4-4　中耳解剖模式图

鼓室有上、下、内、外、前、后六个壁：

（1）上壁：亦称鼓室盖，属颞骨岩部，是一层薄骨板，将鼓室与颅中窝分隔，向后和鼓窦盖相连。鼓室盖有岩鳞缝，幼儿时此骨缝骨化不全，硬脑膜的细小血管经此与鼓室相通，鼓室病变可经此引起颅内感染。

（2）下壁：为一层薄骨将鼓室和颈静脉球分隔，向前和颈内动脉管的后壁相连。

（3）内壁：即内耳的外壁，在中部有一隆起名鼓岬，为耳蜗的基底转所在处。鼓岬骨面浅沟内有鼓室神经丛。鼓岬的后上方有前庭窗，又称卵圆窗，为镫骨足板借环状韧带将其封闭。鼓岬的后下方有蜗窗，亦称圆窗，通入耳蜗鼓阶，圆窗被圆窗膜封闭，又称第二鼓膜。前庭窗上方有面神经水平段，面神经由此通过，该段的面神经骨管有时残缺，面神经直接暴露于鼓室黏膜下，是急性中耳炎早期出现面神经瘫痪的原因之一，前庭窗前上方有匙突，即鼓膜张肌骨管的末端弯曲向外形成，鼓膜张肌腱在此绕过。

（4）外壁：大部分为鼓膜，小部分为鼓膜连接的鳞部及鼓部组成，即上、下鼓室的外侧壁（图 4-5）。

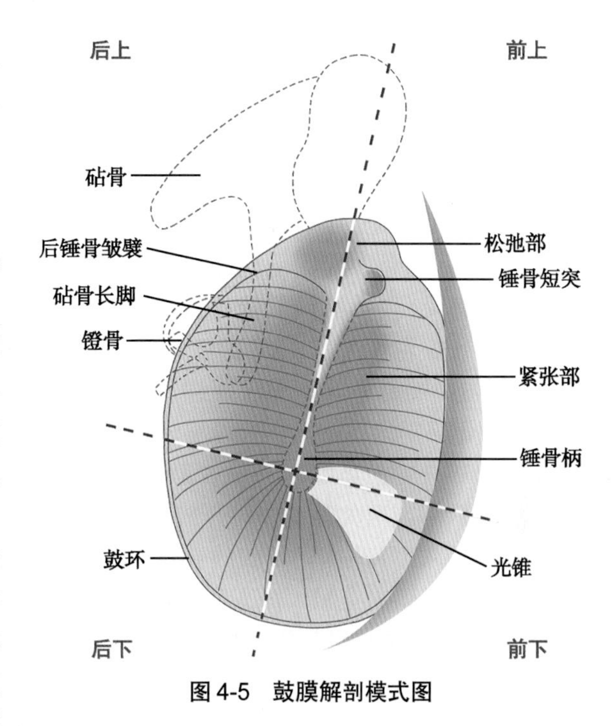

图 4-5　鼓膜解剖模式图

鼓膜为 8mm×9mm 的椭圆形、灰白色的半透明薄膜，厚 0.1mm，呈浅漏斗状，凹面向外，鼓膜自外上斜向内下，与外耳道底约成 45° 角，婴儿鼓膜的倾斜度更为明显，几成水平位，所以清拭婴儿外耳道时，应避免向上损伤鼓膜。

鼓膜的周缘略厚，形成纤维骨环嵌附于鼓沟中，鼓沟上方有 5mm 的缺口，称鼓切迹。鼓膜分两部分，其上方小部分称松弛部，薄而松弛。其余大部分鼓膜称紧张部。该部的鼓膜分为三层：外层是复层扁平上皮与外耳道皮肤相连；中层由浅层的放射状和深层的环形纤维组织形成；内层为黏膜层扁平上皮，与鼓室黏膜相连。

正常鼓膜有以下标志：①锤骨短突，鼓膜前上部灰白色的小突起，系锤骨短突自鼓膜深面的凸起。②鼓膜前后皱襞，为自锤骨短突向前、后引申的鼓膜皱襞，皱襞上面为鼓膜松弛部，下面为鼓膜紧张部。鼓膜内陷者，其前后皱襞尤为明显。③锤骨柄，透过鼓膜表面的浅粉红色条纹状影，自短突向下微向后止于鼓脐。④光锥，鼓脐向前下方达鼓膜边缘的三角形的反光区。

（5）前壁：前壁的上部为鼓膜张肌骨管，其下为咽鼓管鼓室口。前壁的下部借一个薄骨壁将鼓室与颈内动脉分隔。

（6）后壁：后壁的上部有鼓窦入口，自上鼓室通入鼓窦，为中耳炎症向乳突气房扩散感染的通道。鼓窦入口的下方，前庭窗的后面和面神经垂直段的前面有隆起，称锥隆起，内有小管，为镫骨肌腱所穿过，在锥隆起的外侧有鼓索神经穿出，进入鼓室。鼓室后壁为外耳道后壁的延续，有面神经垂直段通过，该垂直段位于面神经水平段交界处的后面。鼓窦入口的底部有一个小窝称砧骨窝，内为砧骨短脚附着处。

（7）鼓室：内有听骨、肌肉、韧带和神经。

1）听骨：听骨包括锤骨、砧骨和镫骨，构成听骨链。锤骨具有头、颈、柄、长突及短突各部，锤骨头位于上鼓室与砧骨体关节面相连。锤骨柄附于鼓膜纤维层与黏膜层之间。锤骨短突接于鼓膜紧张部之前上方。砧骨分体部、长突和短突。砧骨体与锤骨头相连接。长突位于锤骨柄之后，末端小圆形节称豆状突，与镫骨头相连接。短突向后位于鼓隐窝下部之砧骨窝内。镫骨分头、颈、脚及底板。头与砧骨长突相连接，颈部甚短，镫骨肌附着于其后侧。脚由颈部前后分开而接于底部。前脚较后脚细小而直。底板为椭圆形骨片，上缘稍凸，下缘较直，由环状韧带而连于前庭窗。各听骨之间形成活动关节接连，借以传导声波。砧骨血运较差，上鼓室病变时，易受侵犯坏死。

2）肌肉：即镫骨肌与鼓膜张肌。镫骨肌起自鼓室后壁锥隆起，向前止于镫骨颈。由面神经分出一个小支支配它的运动，收缩时使镫骨足板的前端跷起，以减低内耳的压力。鼓膜张肌起自咽鼓管软骨部、蝶骨大翼和鼓膜张肌管壁向后成肌腱，绕过匙突，止于锤骨颈。该肌由第V脑神经的下颌支所支配，它的作用是牵锤骨柄向内，增加鼓膜张力，减少振幅，可减少内耳损伤，同时对高频音产生共振作用。

3）韧带：听骨借韧带固定于鼓室内，有锤上、锤前、锤外侧韧带，砧骨上、砧骨后韧带，镫骨底部环韧带。

4）神经：面神经离开脑桥下缘后，会同听神经进入内耳道，经膝状神经节向后行，达锥隆起稍后方，即转向下行出茎乳孔。该神经出茎乳孔之前分为两支，一支为镫骨肌神经，支配镫骨肌；另一支为鼓索神经，在距茎乳孔6mm处分出，通过鼓室与舌神经连合，分布于舌前2/3，司味觉。感觉神经有舌咽神经鼓室支和颈动脉（交感）神经丛的岩深支组成的鼓室丛，位于鼓岬表面，司鼓室、咽鼓管和乳突气房黏膜的感觉。

2. 咽鼓管　亦称耳咽管，是沟通鼻咽腔和鼓室的管道（图4-6），是中耳通气引流之唯一通道，也是中耳感染的主要途径。它的鼓室口开口位于鼓室前壁，然后向前下、内通入鼻咽部侧壁，在下鼻甲后端之后下部，其开口的前上缘有隆起，称咽鼓管隆突（咽鼓管圆枕）。成人全长约35mm，内1/3为骨部，外2/3为软骨部，咽鼓管黏膜为纤毛柱状上皮，与鼻咽部及鼓室黏膜连续，纤毛的运动向鼻咽部，使鼓室内的分泌物得以排出。骨段与软骨段交界处狭窄，两端呈喇叭状。咽鼓管的鼻咽端开口在静止状态时是闭合的，当张口、吞咽、歌唱或呵欠等动作时开放，空气乘机进入鼓室，以保持鼓室内外的气压平衡。司咽鼓管开放的肌肉是腭帆张肌，由三叉神经的下颌支支配。成人咽鼓管的鼻咽端开口较鼓室口低15～25mm，婴儿和儿童的咽鼓管较成人短而平直，口径相对较大，当鼻及鼻咽部感染时较成人易患中耳炎。

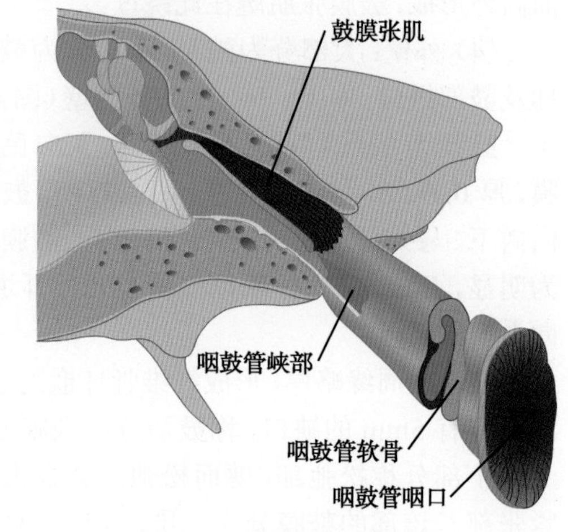

图4-6　咽鼓管解剖模式图

3. 鼓窦　鼓窦是上鼓室后上方的一个小腔，实际为一个较大气房，是鼓室和乳突气房间的通道。初生儿已发育完成，但婴儿和儿童的鼓窦位置较高而浅。鼓窦上壁为鼓窦盖，与颅中窝相隔；下方与乳突小房相通；前方有鼓窦入口通鼓室；下为外耳道后壁及面神经垂直部开始段，后方借乙状窦骨板与颅后窝分隔；底及内侧壁为颞骨乳突及岩部构成，前部有外半规管凸及面神经管凸水平部的一部分；外壁为乳突的一部分，即相当于外耳道上棘的后上方三角区，其骨面有许多小孔，称筛区，是乳突手术凿开鼓窦的重要标记。

4. 乳突　乳突位于鼓室的后下方，含有许多大小不等的气房，各气房彼此相通，与鼓室之间的鼓窦相通。出生后开始发育，至4～6岁时，整个乳突的气房发育完成。根据气房的发育程度可将乳突分为三型：气化型占80%，气房发育良好，气房间隔很薄，乳突外层也薄；硬化型，气房未发育，骨质致密；板障型，气房小而多，气房间隔较厚，外层骨质较厚，颇似头盖骨的板障构造。

（三）内耳

内耳又称迷路，位于颞骨岩部内，外有骨壳称骨迷路，内有膜迷路，膜迷路内含内淋巴液。膜迷路与骨迷路间含外淋巴液。外淋巴液经耳蜗导水管与脑脊液相通，内淋巴液由耳蜗螺旋韧带的血管纹所分泌（图4-7）。

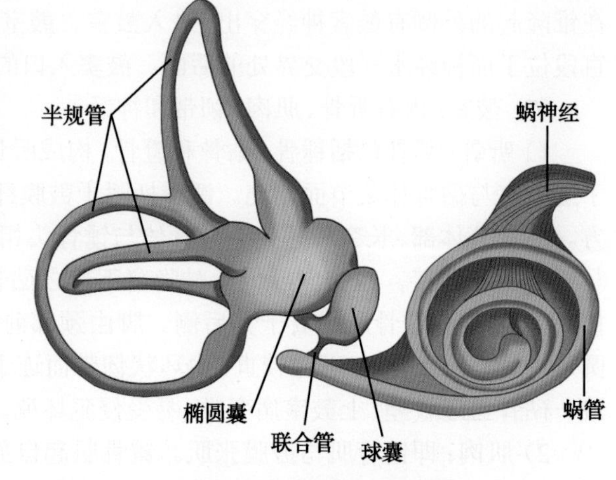

图4-7　内耳膜迷路模式图

1. 骨迷路　由耳蜗、前庭和半规管所组成。

（1）耳蜗：形似蜗牛壳，为螺旋样骨管，旋绕蜗轴2.5～2.75圈。蜗底面向内耳道，耳蜗神经穿过此处许多小孔进入耳蜗。耳蜗中央有呈圆锥形骨质的蜗轴，从蜗轴有骨螺旋板伸入骨蜗管内，由耳蜗底盘旋上升，直达蜗顶。从骨螺旋板外缘有两个薄膜连接骨蜗管外壁，与螺旋板平行延伸的薄膜名基底膜，又称Reissner膜。因此，骨蜗管便被基底膜和前庭膜分隔成前庭阶、鼓阶和蜗牛管三个管道。蜗管内储内淋巴，为一个封闭的盲管。前庭阶和鼓阶内储外淋巴，并在蜗顶借蜗孔相交通。

（2）前庭：呈椭圆形，居骨迷路中部，前接耳蜗，后接三个半规管，前庭外侧壁为鼓室内侧壁的一部分，有前庭窗及蜗窗。内壁即内耳道底。

（3）骨半规管：为三个互相垂直的半环形的骨管，根据其所在的位置分外半规管、上半规管和后半规管，位于前庭的后上方。半规管的管腔直径为1mm，每个半规管的一端膨大部分为壶腹，其直径为2mm。由于上半规管和后半规管没有壶腹的一端合并而成总脚连接前庭，所以三个半规管只有5个开孔通入前庭。头直立时，外半规管约比地面后倾30°角，壶腹端在前；上半规管的平面与同侧岩部的长轴垂直；后半规管的平面则与同侧岩部的长轴平行。

2．膜迷路　形与骨迷路相同，直径为骨半规管的1/4，借纤维束固定于骨迷路壁上，悬浮于外淋巴液中。骨耳蜗内有膜蜗管；骨前庭内有椭圆囊和球囊；骨半规管内有膜半规管。

（1）蜗管：为膜性螺旋管，蜗尖端为盲端，下端借连合管通入球囊，内含内淋巴液。其切面呈三角形，介于前庭阶和鼓阶之间。其上壁为前庭膜；其外侧壁增厚与骨蜗管的骨膜接连，因有血管增多名血管纹；底壁为基底膜，基底膜上由支柱细胞、内和外毛细胞、盖膜构成螺旋器，亦称柯蒂器，是耳蜗神经末梢感受器（图4-8）。基底膜的纤维组织呈辐射状从螺旋板伸到骨蜗管外侧壁，称底膜纤维。纤维的排列好像钢琴中的钢弦。靠近圆窗的纤维最短，长64～128μm；近蜗尖的纤维最长，长325～480μm；全部的底膜纤维约有2 400条。

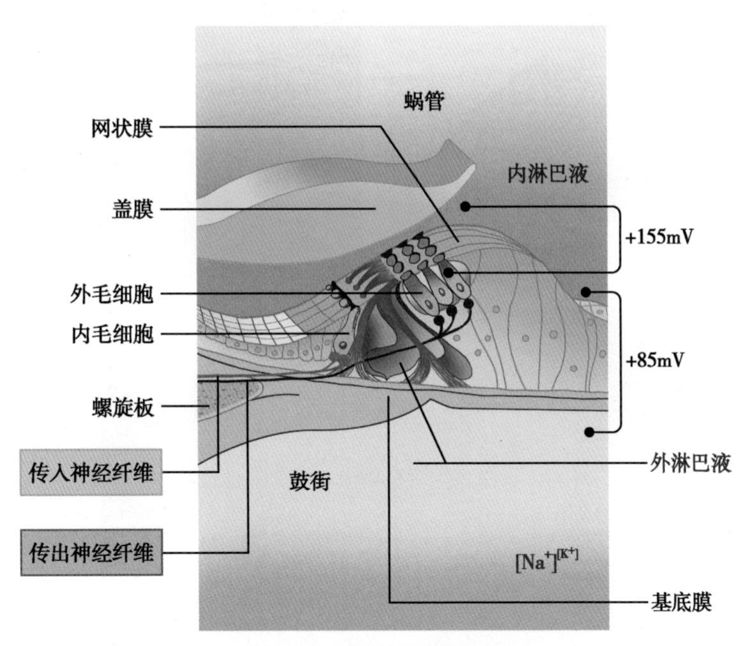

图4-8　柯蒂器解剖模式图

（2）椭圆囊和球囊：均在骨前庭内，囊内各有一个囊斑，其构造相同，由支柱细胞和感觉毛细胞的神经上皮所组成，毛细胞的纤毛上一层含有石灰质的胶质体称耳石。椭圆囊斑大部位于囊的底壁及小部位于囊的前壁。球囊斑居于囊的内侧壁上。囊斑为重力和直线加速度运动平衡的外周感受器。

（3）膜半规管：两个膜半规管的壶腹内各有壶腹嵴，由支柱细胞和感觉细胞的神经上皮组成，毛细胞的纤毛较长，为一胶质膜覆盖，名壶腹嵴顶，亦称终顶。

（4）内耳血管和神经：内耳的血管大部由基底动脉的内听动脉所供给，耳后动脉之茎乳支供给分布于半规管。前庭蜗神经在脑桥和延髓间离开后，偕同面神经进入内耳道，在内耳道内分为耳蜗和前庭。耳蜗支穿入蜗轴内形成螺旋神经节，节内双极神经细胞的远侧突穿过螺旋板，终止于螺旋器。前庭支在内耳道内形成前庭神经节，节内双极细胞的远侧突终止在半规管壶腹嵴、球囊斑和椭圆囊斑。

第四节　先天性耳畸形

一、先天性耳前瘘管

先天性耳前瘘管是一种常见的先天性耳畸形。为胚胎时期形成耳郭的第 1、2 鳃弓的 6 个小丘样结节融合不良或第 1 鳃沟封闭不全所致，为常染色体显性遗传病。先天性耳前瘘管在东方人中的发病率为 10%～14%，单侧多见，右侧较左侧多见，女性较男性多见。因瘘管平时不引起不适，患者多不治疗。临床来诊患者多为发生感染者。瘘管一旦感染易反复发作，迁延不愈者局部可形成脓肿及瘢痕，手术难以彻底切除，复发率在 19%～40%。

（一）病理

耳前瘘管瘘口多位于耳轮脚前，另一端为盲管，深浅、长短不一，还可呈分支状。瘘管多为单侧性，也可为双侧。管腔壁为复层扁平上皮，具有毛囊、汗腺、皮脂腺等，故挤压时有少量白色黏稠性或干酪样分泌物从管口溢出。平时无症状，继发感染时则局部红肿疼痛。反复感染破溃后可形成瘢痕（图 4-9）。

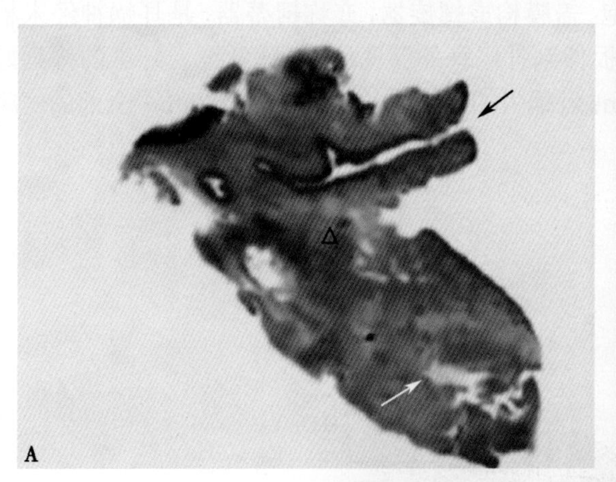

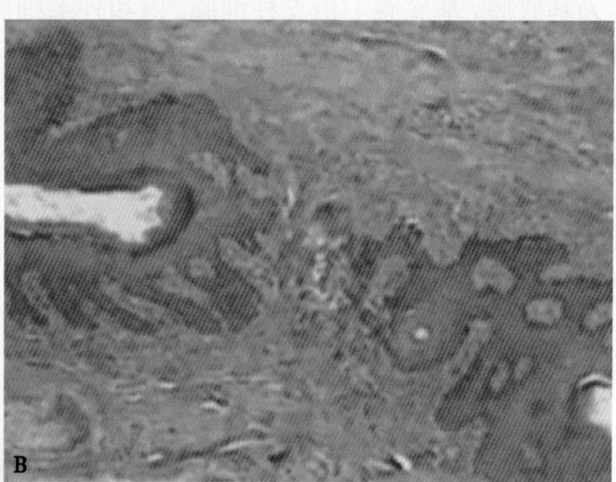

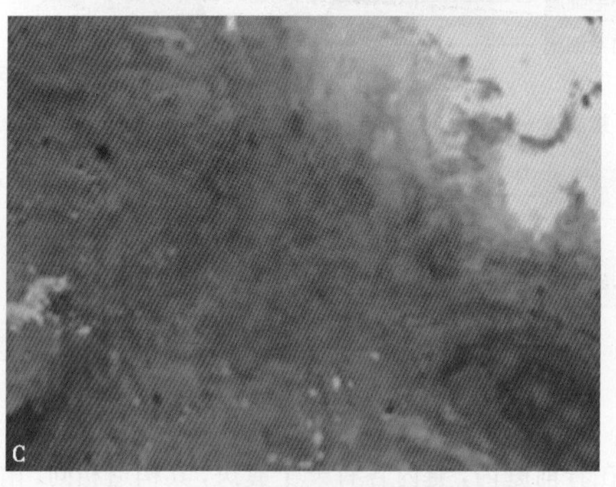

图 4-9　先天性耳前瘘管病理组织学成像

A. 显示瘘管口及瘘管的走行，瘘管远端中断，可见脓腔，瘘管与脓腔之间不相同；B. 不连续的瘘管管腔，管腔之间为条索状纤维组织分隔，管腔为复层扁平上皮，内含脱落上皮、细菌等混合而成的分泌物（苏木精 - 伊红染色，×100）；C. 脓腔内可见散在的瘘管组织，大量的纤维组织及肉芽组织增生，并有大量的浆细胞、淋巴细胞和中性粒细胞浸润（苏木精 - 伊红染色，×40）。

（二）治疗

1. 无感染或无任何症状者，通常不需要治疗。

2. 耳前瘘管切除术　如出现局部瘙痒，有分泌物溢出者，宜行手术切除。对于反复发生感染的瘘管，或因感染引起皮肤溃烂者，应手术切除，但需先控制急性炎症。局部有脓肿者应切开引流，待炎症控制后再手术。手术方法如下：

（1）先以钝头弯针插入瘘口，注入 2% 亚甲蓝溶液少许，注射后稍加揉压，将多余的染料擦干净，以免污染手术视野，也有利于亚甲蓝向深部或分支浸润。

（2）瘘管周围以 1% 普鲁卡因做皮下浸润麻醉。小儿可在基础麻醉加局部麻醉下进行。

（3）在瘘管口周围做一梭形切口，切开皮肤。沿蓝染的瘘管向深处分离，注意勿将瘘管分破、分断，以免瘘管内容物溢出污染手术视野，或切除不彻底。分离中可用组织钳提起已分离出的瘘管，再循此继续分离，直达盲端。如有分支，也需全部予以分离、切除。

（4）如果术中发现瘘管的另一端通向鼓室或者外耳道深部，则需循窦道延长切口，将耳郭向下翻转，方能使手术视野得以良好暴露。

（5）如果皮肤溃烂，但溃烂面积不大，可在急性炎症控制后将瘘管及皮肤溃烂面一并切除，然后缝合皮肤，可达治愈目的。

感染性先天性耳前瘘管切除术：①既往有感染史，但目前没有感染的患者手术方法：患者在耳前可见耳前瘘管口和切开引流的瘢痕，故切口应包含瘘管口和皮肤瘢痕，钝性与锐性分离结合使用，注意保留瘘管与瘢痕组织的完整性，瘘管与瘢痕组织往往与耳轮脚软骨膜粘连，故应将软骨膜连同瘘管与瘢痕组织一并切除，向深面分离标本直到颞肌筋膜，沿颞肌筋膜和腮腺包膜的浅面切下标本。术后术腔内置皮条引流，加压包扎 48 小时，抗生素治疗 3 天。②感染期患者的手术方法（图 4-10）：患者需在切开引流、炎症局限后手术。切口应包含瘘管口和切开引流口，切口距切开引流口缘 1～2mm，确保术后的切口缘为健康的组织，切除瘘管及炎症组织时，使用锐性分离，切除的感染区标本周围应留有一层正常组织包裹炎性肉芽组织，切除标本包含耳轮脚软骨膜、瘘管及炎症组织，术后术腔的深面为光滑的颞肌筋膜和腮腺包膜。术后处理同①。

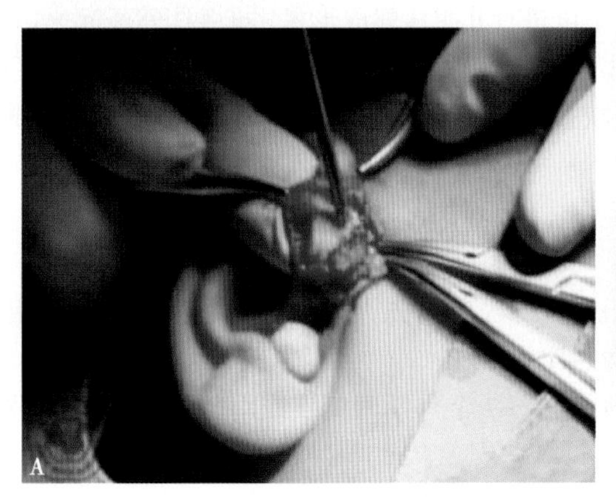

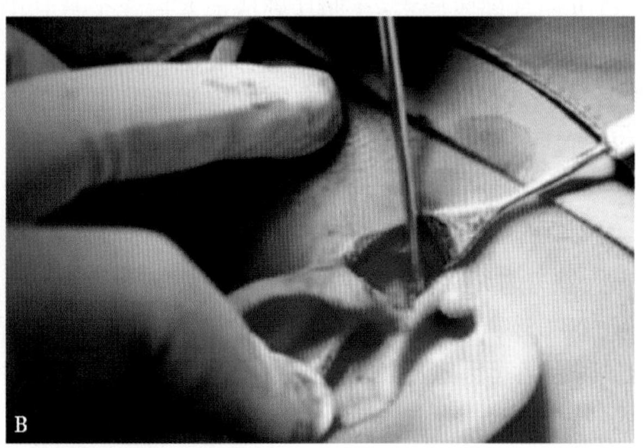

图 4-10　感染期先天性耳前瘘管手术过程

A. 手术将软骨膜连同瘘管与瘢痕组织一并切除；B. 术腔的深面为光滑的颞肌筋膜。

二、先天性耳郭畸形

先天性耳郭畸形是第 1、2 鳃弓发育畸形所致。胚胎第 6 周在第 1 鳃弓和第 2 鳃弓上形成 6 个丘样结节，逐渐隆起、融合、卷曲，至胚胎第 3 个月，合成耳郭雏形。其中第 1 结节发育为耳屏及耳垂的前部，第 2、3 结节成为耳轮脚，第 4、5 结节成为对耳轮，第 6 结节成为对耳屏及耳垂的后部，第 1、2 鳃弓之间的鳃沟中央的上半部将形成耳甲、下半部成为屏间切迹。随着胚胎发育，耳郭体积增大，至 9 岁时可近成人状。畸形可表现为位置、形态及大小异常三类，可发生在单侧或双侧。

1. 病因　在胚胎 3 个月内受遗传因素，药物损害或病毒感染，均可影响耳郭发育致出现畸形。

2. 分类

（1）移位耳：耳郭的位置向下颌角方向移位，其耳道口亦同时下移，且常伴有形态和大小变化。

（2）隐耳：为耳郭部分或全部隐藏在颞侧皮下，不是正常45°角展开，表面皮肤可与正常相同，软骨支架可以触及，形态基本正常或略有异常。

（3）招风耳：耳郭过分前倾，至颅耳角接近90°。

（4）猿耳：在人胚胎第5个月的一段时间内，耳郭上缘与后交界处有一向后外侧尖形突起，相当于猿耳的耳尖部；一般至第6个月时已消失，若有明显遗留，属返祖现象，若有部分遗留称为达尔文结节。

（5）杯状耳：耳轮及三角窝深陷，耳轮明显卷成圆形，状似酒杯而得名，其体积一般较正常为小。

（6）巨耳：耳部整体成比例增大者少，多为耳郭的一部分或耳垂过大。

（7）副耳：除正常耳郭外，在耳屏前方或在颊部、颈部又有皮肤色泽正常之皮赘突起，大小和数目形态多样，内可触及软骨，部分形似小耳郭，系第1、2鳃弓发育异常所致，此类病例常伴有其他颌面畸形。

（8）小耳：耳郭形态、体积及位置均有不同程度的畸形，且常与耳道狭窄、闭锁及中耳畸形伴发。按畸形程度可分三级：①第一级：耳郭形体较小，但各部尚可分辨，位置正常，耳道正常或窄小，亦有完全闭锁者。②第二级：耳郭正常形态消失，仅呈条状隆起，可触及软骨块，但无结构特征，附着于颞颌关节后方或位置略偏下，无耳道，且常伴中耳畸形。③第三级：在原耳郭部位，只有零星不规则突起，部分可触及小块软骨，位置多前移及下移，无耳道，常伴有小颌畸形，中耳及面神经畸形，少数可伴BOR腭弓发育畸形综合征，此为早期发育障碍所致，发病率较低，占外耳畸形的2%左右。

3. 小耳畸形的手术治疗

（1）Ⅰ期耳郭成形术：耳郭支架植入。在畸形耳郭前方做纵向切口或C形切口，深达皮下，去除局部残留的畸形软骨。用剪刀在切口皮下锐性分离，向上、向后、向下形成皮囊，此皮囊大小以恰能容纳耳郭支架为宜。取肋软骨以第6、7、8肋较好，其长度应根据耳郭大小而定，一般应将软骨部全部切取。术前按健耳形态将肋软骨雕刻成耳郭支架，形成耳轮时用刮匙在软骨侧面刮出沟槽，其弯曲即形成耳轮。三角窝可用另一软骨条以丝线缝合形成。将雕刻好的耳郭支架浸泡在庆大霉素注射液生理盐水中待用。术耳加压包扎。

（2）Ⅱ期耳郭成形术：Ⅰ期耳郭成形术后3个月到半年可进行Ⅱ期耳郭成形术，即将耳郭竖起来，重建耳郭形态。在耳郭边缘做C形切口，沿耳轮外缘35mm切开，深达骨膜前面，在软骨支架深面的筋膜下分离，将耳郭竖起。在同侧大腿内侧取皮瓣修复耳后皮肤缺损，将游离皮瓣与皮肤切口边缘用丝线间断缝合。加压包扎。

三、先天性外耳道狭窄与闭锁

先天性外耳道闭锁是第1鳃沟发育障碍所致，单独出现者少，常与先天性耳郭畸形及中耳畸形相伴，发病率为0.05‰～0.1‰，男女差别不大，单侧和双侧发病之比为4∶1。

1. 病因　可因家族性显性遗传而发病，亦可因母体妊娠3～7个月期间染疾或用药不当，致耳道发育停顿而成。

2. 分型　可伴发或不伴发中耳畸形，根据病情不同，分为轻、中、重度，与耳郭畸形之三级分类大致对应（图4-11）。

（1）轻度：耳郭有轻度畸形，耳道软骨段形态尚存，深部狭小或完全闭塞，骨段形态完全消失或有一软组织索，鼓膜为骨板代替。鼓室腔接近正常，锤、砧骨常融合，镫骨发育多数正常，砧、镫关节完整。

（2）中度：耳郭明显畸形，耳道软骨段与骨段完全闭锁，鼓窦及乳突气房清楚，鼓室腔狭窄，锤砧骨融合并与鼓室骨壁固定。砧骨长突可以缺如与镫骨仅有软组织连接，镫骨足弓可有残缺。

（3）重度：耳郭三级畸形，乳突气化欠佳，鼓窦及鼓室腔窄小，锤砧骨常残缺，融合及固定，镫骨足弓畸形，足板固定或环韧带未形成。此类病例常伴有颌面畸形及面神

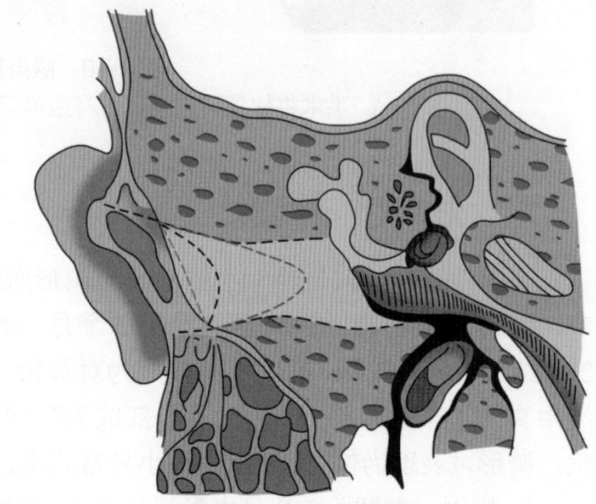

图4-11　外耳道闭锁

绿色虚线为重度耳道闭锁，红色虚线为中度外耳道闭锁，蓝色虚线为轻度外耳道闭锁。

经畸形，部分病例有内耳发育不全。

3. 手术治疗——外耳道成形术

（1）耳道定位：若患者外耳基本形态存在，可定在耳屏与耳甲腔之间；若外耳严重畸形或缺如，应依照术前颞骨X线片或CT片所见，与体格检查中颞下颌关节的位置确定耳道口的定位。骨性耳道口大致应在乳突尖向上连线与颞下颌关节顶部向后连线交汇点的前下象限内。

（2）麻醉与体位：一般宜选用全身麻醉。成年人非完全闭锁者，能充分配合手术者，可选用局部麻醉。患者平卧位，在安放面神经监测电极后，头转向手术对侧，枕下放耳垫。

（3）皮肤切口：根据畸形外耳的形态和位置设计，可以选择十字形、Z形或弧形切口，主要根据以下原则：①有利于显露骨性耳道的定位区；②保存和利用原有皮瓣成形耳道，减少游离植皮区。

（4）骨性外耳道的建立：切开和分离耳部皮肤骨衣后，应在颞下颌关节后方寻找原始骨性耳道的遗迹，若发现局部骨面有类似耳道后上棘或筛状区的标志，或发现有深浅不等的凹陷区，不全闭锁者可能找到软组织条索，均可作为成形的标志。具体术式：

常规法（即鼓窦入路法）：①先按上述标志，切除鼓窦区外侧骨质，开放鼓窦；②向前上方找到鼓窦入口，开放上鼓室，显露砧骨体及锤骨上部；③在听骨平面以外切除闭锁区骨质，使宽度接近1.5cm并充分显露中鼓室部的听骨链结构；④为使成形的骨性耳道有足够宽度，可能部分开放乳突气房。

直入法：①有原始骨性耳道遗迹者，可循此垂直切除周围及其深面骨质，直至穿过闭锁板，显露中鼓室或上鼓室结构，再依次扩大，至骨性耳道宽度>1cm，并为鼓膜成形保留支架；②以颞下颌关节为标志，沿坚实的骨闭锁区进入，在坚实骨质的内侧面，则为闭锁板及原始鼓膜（只有黏膜层及少许纤维组织）的位置，依此再小心向周围扩大，至骨性耳道宽度>1cm，并可看清鼓室膜及听骨链等结构。

耳道植皮：①充分利用耳道切口时形成的皮瓣，翻入新形成的骨性耳道内，尽可能多覆盖暴露的骨面；②由股部内侧或腹壁或上臂内侧取中厚皮片，呈桶状植入骨性耳道内，将骨面严密覆盖，并与原皮肤边缘对位缝合，皮面以碘仿纱条填压固定；③皮缘缝线留长，打包将耳道内纱条压紧，防止脱出。

（5）包扎与换药：①耳道打包、包扎，3天后拆除外部敷料，耳道内纱条保留3周以上；②如无感染征，耳道内纱条可以较长时间保留（3个月或更长），若必须取出，应视耳道皮肤愈合情况，再次充填，维持扩张压力，至形态稳定为度。

四、先天性内耳畸形

先天性内耳畸形亦称先天性迷路畸形，是胚胎发育早期（胚胎第3～23周）受遗传因素、病毒感染或药物及其他不良理化因素影响，致听泡发育障碍所致，是造成先天性聋的重要原因，约占51.5%，其中又以遗传性聋为多。先天性内耳畸形可以单独发生，亦可伴随外耳、中耳畸形，部分病例伴有颜面器官、眼、口、齿畸形或伴有肢体与内脏畸形，耳部畸形仅为综合征中的部分表征。

1. 分类

（1）按病因分类

1）先天性遗传性内耳畸形：此类病例有家族史。

2）先天性感染性畸形：是胚胎早期母体感染疾病所致，在胚胎1～3个月内，母体感染风疹者，有22%的新生儿会出现先天性聋，其中8%有严重畸形，感染麻疹、腮腺炎等病毒亦可致胚胎受罹。

3）理化因素损伤性畸形：曾在欧洲引起轩然大波的沙利度胺（一种控制妊娠反应的神经安定剂），在妊娠45天内服用后引起包括耳部畸形在内的多个器官及肢体的畸形。有报道认为甲丙氨酯、奎宁等亦有致畸形反应。X线及电磁波、微波的致畸作用，受到广泛关注，但目前尚无公认的发病率报道。

（2）按畸形的范围和程度分类

1）非综合征性（单纯性）耳畸形：为单纯的内耳发育障碍所致，不伴其他畸形，此类病例，在近亲婚配的后代中发生率较高。根据内耳畸形程度及残缺部位，可分为四型。

A. Alexander型：即蜗管型，主要表现为蜗管发育不良。可以只侵及耳蜗基底回，表现为高频听力损失，亦可侵及蜗管全长，表现为全聋，而前庭功能可能尚正常。

B. Scheibe 型：即耳蜗球囊型，此型病变较轻，骨性耳蜗及椭圆囊膜性半规管发育正常，畸形局限于蜗管及球囊，内耳部分功能存在，可以单耳或双耳发病。

C. Mondini 型：为耳蜗发育畸形，骨性耳蜗扁平，蜗管只有一周半或两周，螺旋器及螺旋神经节发育不全，前庭亦有不同程度障碍。

D. Michel 型：为全内耳未发育型，常有镫骨及镫骨肌缺如。此种病例听功能及前庭功能全无。

2）综合征性耳畸形：此类内耳畸形除伴发外耳、中耳畸形外，尚有头面部不同器官及肢体、内脏畸形相伴发生，组成不同综合征，种类甚多，仅列举：

A. 厄舍综合征（Usher's syndrome）：即视网膜色素变性、聋哑综合征，此型内耳病变可与 Alexander 型相似，但伴有视网膜色素沉着，视野进行性缩小，亦可伴发先天性白内障。

B. 彭德莱综合征（Pendred's syndrome）：即甲状腺肿耳聋综合征，此型内耳病变可与 Mondini 型相似，出生后即有耳聋，至青春期出现甲状腺肿大，成年后更加重，但甲状腺功能一般正常。

C. 克利佩尔 - 费尔综合征（Klippel-Feil's syndrome）：即先天性短颈综合征，有颈椎畸形、颈短、呈蹼状、后发际低垂。内耳、内听道及中耳结构均可有不同程度畸形，镫骨足板缺损者，蛛网膜下腔与鼓室相通，可发生脑脊液耳漏。

D. 颈 - 眼 - 耳耳三联征（cervico-oculo-acoustic trias）：除克利佩尔 - 费尔综合征所具有的颈、内耳畸形外，尚有眼球运动障碍。

E. 瓦登伯革综合征（Weardenburg syndrome）：内耳发育不全，表现为中度或重度感音神经性聋，高频听力缺失，低频听力可能有残存。患者伴有内眦及泪点外移，鼻根高而宽，双侧眉毛内端散乱或相连，有部分或全部虹膜异色及白色束发。

F. 成骨不全综合征（Ven der Hoeve's syndrome）：属于先天性骨质构造缺陷，表现为蓝色巩膜，临床性耳硬化症（镫骨足板固定）及容易发生多处长干状骨骨折，听力损失表现为进行性传导性聋，罹及双耳。

2. 诊断

（1）询问病史及家族史：①母体妊娠早期有无病毒感染、服用致畸药物、频繁接触放射线及电磁波等物理因素；②围生期胎位及分娩经过是否顺利；③发现患者失聪的时间、其他疾病史及接受过何种治疗。

（2）进行全身体格检查及听功能检查。

（3）耳部 X 线片及 CT 检查，可以帮助确定内耳畸形的程度及类型。

（4）对于有家族史者，可行染色体及基因检查，以确定其遗传特征。

3. 治疗　根据耳聋的性质和程度，可采用下列方法：

（1）传导性耳聋，成骨不全综合征致聋原因为镫骨足板固定，可以通过镫骨手术或内耳开窗术治疗，获得接近正常的听力。

（2）中、重度感音神经性聋，多为高频听力损失严重，低频听力有不同程度残存，可选配合适之助听器，以补偿听力损失。

（3）重度及极重度感音神经性聋，听阈达 85～90dB 及以上，用助听器无法补偿者，可进行鼓岬电极检查，了解螺旋神经功能状况，部分病例可建议行人工耳蜗植入治疗。

第五节　外 耳 疾 病

一、耳郭假性囊肿

长期以来由于对该病的认识不同而命名各异，曾被称为耳郭非化脓性软骨膜炎、耳郭浆液性软骨膜炎、耳郭软骨间积液等，表现为耳郭外侧面有囊肿样隆起。

（一）病因

病因不明，目前认为与机械性刺激、挤压有关，造成局部微循环障碍，引起组织间的无菌性炎性渗出而发病。

（二）病理

常见耳郭外侧面出现一个半球形的无痛囊性隆起，有张力，有透光性，穿刺抽取物常为淡黄色清液，囊肿可大可小，光镜下软骨层厚薄不一，囊大者软骨层薄，甚至不完整，间断处由纤维组织取代之；囊小者，软骨层完整，软骨层内面被覆一层浆液纤维素，其表面无上皮细胞结构，故为假性囊肿，实为耳郭软骨间积液。

（三）临床表现

1. 耳郭外侧面出现局部性隆起，常因刺激后加速增大。

2. 有胀感，无痛，有时有灼热和痒感。

3. 小囊肿仅显隆起，大时隆起明显，有波动感，无压痛，表面肤色正常。

4. 穿刺可抽出淡黄色液体，生化检查为丰富的蛋白质，细菌培养无细菌生长。

（四）治疗

1. 理疗　早期可行紫外线照射或超短波等物理治疗，以制止渗液与促进吸收。也有报道用蜡疗、磁疗、冷冻、射频等治疗。

2. 穿刺抽液、局部压迫法　在严格无菌条件下将囊液抽出。然后用石膏固定压迫局部或用细纱条等物压迫局部后以纱布、绷带包扎。也可用两片圆形（直径约 1.5cm）的磁铁置于囊肿部位的耳郭前后，用磁铁吸力压迫局部。

3. 囊腔内注射药　有报道用博来霉素、15% 高渗盐水或 50% 葡萄糖溶液于抽液后注入囊腔。不加压包扎。24 小时后抽出注入液体。并反复注射直至抽出液呈红色，以促使囊壁粘连、机化。但治愈率有时不理想，且局部常增厚变形。

4. 手术　多数病例效果理想。手术需将囊腔外侧壁软骨切开，吸尽积液。若囊肿内有肉芽，应予刮除术腔可放引流条。切口对位缝合后加压包扎 2 天左右。

二、耳郭化脓性软骨膜炎

耳郭化脓性软骨膜炎多因外伤感染所致。耳郭软骨膜的急性化脓性炎症，由于炎症渗出液压迫可使软骨缺血坏死，该病发展较快，还可致耳郭瘢痕挛缩畸形，不仅有碍外观还影响外耳生理功能，应积极诊治。

（一）病因

主要因细菌感染引发该病，常见细菌依次为铜绿假单胞菌、金黄色葡萄球菌、链球菌、大肠埃希菌等。造成感染的原因有创伤、烧伤、冻伤、手术切口、针刺、打耳环孔、皮肤不清洁等。

（二）临床表现

耳郭感染后局部的病理过程为皮肤及软骨膜紧贴，同时发生出血渗出，随之软骨膜下炎性渗出物积聚，软骨因血供障碍、细菌毒素侵入引起坏死，最终形成瘢痕挛缩、耳郭畸形。所以，临床表现早期为局部烧灼感、红肿、疼痛，继之整个耳郭弥漫性肿大、疼痛加剧、体温升高。后期脓肿形成，触之有波动感，炎症期后软骨坏死，耳郭失去支架，挛缩形成菜花状畸形。

（三）治疗

1. 早期尚未形成脓肿时，全身应用敏感抗生素控制感染，也可行局部理疗，促进局部炎症消退。

2. 如已形成脓肿，宜在全身或局部麻醉下，沿耳轮内侧的舟状窝做半圆形切开，充分暴露脓腔，清除脓液，刮除肉芽组织，切除坏死软骨，如能保存耳轮部位的软骨，可避免耳郭畸形，术中用抗生素溶液彻底冲洗术腔，术毕将皮肤贴回创面，放置皮片引流，不予完全缝合，以防术后出血形成血肿或日后机化收缩。然后用抖散的纱布适当加压包扎，隔天或每天换药，也可用带细孔的小管置于术腔后对位缝合，每天以抗生素溶液冲洗术腔直至局部和全身症状消退后拔出。

3. 后遗严重畸形有碍外貌时，可做整形修复术。

三、外耳道炎

外耳道炎是外耳道皮肤或皮下组织的广泛的急、慢性炎症。这是耳鼻喉科门诊的常见病、多发病。

在潮湿的热带地区发病率很高，因而又被称为“热带耳”。

（一）分类

根据病程可将外耳道炎分为急性弥漫性外耳道炎和慢性外耳道炎。这里主要介绍急性弥漫性外耳道炎。

（二）病因

病因正常的外耳道皮肤及其附属腺体的分泌对外耳道具有保护作用，当外耳道皮肤本身的抵抗力下降或遭损伤，微生物进入引起感染，发生急性弥漫性外耳道炎症。如患者有全身性慢性疾病，抵抗力差，或局部病因长期未予去除，炎症会迁延为慢性。这里主要列出引起急性外耳道炎的病因。

1. 温度升高，空气湿度过大，腺体分泌受到影响，降低了局部的防御能力。

2. 外耳道局部环境的改变　游泳、洗澡或洗头，水进入外耳道，浸泡皮肤，角质层被破坏，微生物得以侵入。另外，外耳道略偏酸性，各种因素改变了这种酸性环境，会使外耳道的抵抗力下降。

3. 外伤　挖耳时不慎损伤外耳道皮肤，或异物擦伤皮肤，引起感染。

4. 中耳炎脓液流入外耳道，刺激、浸泡，使皮肤损伤感染。

5. 全身性疾病使身体抵抗力下降，外耳道也易感染，且不易治愈，如糖尿病、慢性肾炎、内分泌紊乱、贫血等。

6. 外耳道的致病菌因地区不同而有差异，在温带地区以溶血性链球菌和金黄色葡萄球菌多见，而在热带地区，则以铜绿假单胞菌最多，还有变形杆菌和大肠埃希菌等感染。同一地区的致病菌种可因季节而不同。

（三）病理

急性弥漫性外耳道炎病理表现为局部皮肤水肿和多核白细胞浸润，上皮细胞呈海绵样变或角化不全。早期皮脂腺分泌抑制，盯聍腺扩张，其内可充满脓液，周围有多核白细胞浸润。皮肤表面渗液、脱屑。

（四）症状

1. 急性弥漫性外耳道炎

（1）疼痛：发病初期耳内有灼热感，随病情发展，耳内胀痛，疼痛逐渐加剧，甚至坐卧不宁，咀嚼或说话时加重。

（2）分泌物：随病情的发展，外耳道有分泌物流出，并逐渐增多，初期是稀薄的分泌物，逐渐变稠成脓性。

2. 慢性外耳道炎　慢性外耳道炎常使患者感耳痒不适，不时有少量分泌物流出。如由于游泳、洗澡水进入外耳道，或挖耳损伤外耳道可转为急性感染，具有急性弥漫性外耳道炎的症状。

（五）检查

1. 急性外耳道炎

（1）急性外耳道炎有耳屏压痛和耳郭牵引痛，因患者疼痛剧烈，检查者动作要轻柔。

（2）外耳道弥漫性充血、肿胀、潮湿，有时可见小脓疱。

（3）外耳道内有分泌物，早期是稀薄的浆液性分泌物，晚期变稠或脓性。

（4）如外耳道肿胀不重，可用小耳镜看到鼓膜，鼓膜可呈粉红色，也可大致正常。如肿胀严重，则看不到鼓膜，或不能窥其全貌。

（5）如病情严重，耳郭周围可水肿，耳周淋巴结肿胀或压痛。

2. 慢性外耳道炎　慢性外耳道炎外耳道皮肤多增厚，有痂皮附着，撕脱后外耳道皮肤呈渗血状。外耳道内可有少量稠厚的分泌物，或外耳道潮湿，有白色豆渣状分泌物堆积在外耳道深部。

将分泌物进行细菌培养和药物敏感试验有助于了解感染的微生物种类和对其敏感的药物。

（六）诊断和鉴别诊断

一般来说，急、慢性外耳道炎的诊断并不难，但有时需与下列疾病相鉴别：

1. 化脓性中耳炎　急性化脓性中耳炎听力减退明显，可有全身症状；早期有剧烈耳痛，流脓后耳痛缓解；检查可见鼓膜红肿或穿孔；脓液呈黏脓性。慢性化脓性中耳炎鼓膜穿孔，听力明显下降，流黏脓性脓液。当急、慢性化脓性中耳炎的脓液刺激引起急、慢性外耳道炎，慢性化脓性中耳炎松弛部穿孔被干痂覆盖时，或各自症状不典型，需将脓液或干痂清除干净，根据上述特点仔细检查，必要时暂给局部用药，告诉患者要随诊。

2. 急、慢性外耳道湿疹或急性药物性皮炎　大量水样分泌物和外耳道奇痒是急性湿疹和急性药物过敏的主要特征，一般无耳痛，检查时可见外耳道肿胀，有丘疹或水疱。慢性外耳道湿疹局部奇痒，并有脱屑，可有外耳道潮湿，清理后见鼓膜完整。

3. 外耳道疖肿　外耳道红肿或脓肿多较局限。

（七）治疗

1. 清洁外耳道，保证局部清洁、干燥和引流通畅，保持外耳道处于酸性环境。

2. 取分泌物做细菌培养和药物敏感试验，选择敏感的抗生素。

3. 在尚未获得细菌培养结果时，局部选择酸化的广谱抗生素滴耳液治疗，注意不要用有耳毒性的和接触过敏的药物。

4. 外耳道红肿时，局部敷用鱼石脂甘油或紫色消肿膏纱条，可起到消炎消肿的作用。如外耳道严重红肿影响引流，可向外耳道内放一纱条引流条，滴药后使药液沿引流条流入外耳道深处。

5. 近年的文献报道，用环丙沙星溶液滴耳治疗铜绿假单胞菌引起的外耳道炎效果较好。

6. 严重的外耳道炎需全身应用抗生素；耳痛剧烈者给止痛药和镇静剂。

7. 慢性外耳道炎保持局部清洁，局部用酸化的干燥的药物，可联合应用抗生素和可的松类药物。

（八）预防

1. 改掉不良的挖耳习惯。

2. 避免在脏水中游泳。

3. 游泳、洗头、洗澡时不要让水进入外耳道内，如有水进入外耳道内，可用棉棒放在外耳道口将水吸出，或患耳向下，蹦跳几下，让水流出后擦干。

四、坏死性外耳道炎

坏死性外耳道炎又称恶性外耳道炎，是一种危及生命的外耳道、颅底及周围软组织的感染，以耳痛、流脓、外耳道蜂窝织炎和肉芽肿为特征，可累及面神经等多组脑神经。1959 年 Meltzer 和 Klemen 首先报道这种疾病，认为是铜绿假单胞菌引起的颞骨骨髓炎，其后陆续有文献报道，并命名为恶性外耳道炎和坏死性外耳道炎，多发生于老年糖尿病患者。

（一）病因

恶性外耳道炎 50% 以上发生在老、中年糖尿病患者，近年陆续有文献报道发生在艾滋病、肾移植、骨髓移植和急性白血病患者。致病菌多是铜绿假单胞菌，约占 90%，其他有葡萄球菌、链球菌和真菌感染等。

（二）病理

感染始于外耳道皮肤，破坏外耳道骨部和软骨部，向颅底扩散，引起颅底骨质的骨髓炎，破坏岩骨，进而向邻近的腮腺、血管和神经等软组织侵犯，有文献报道侵犯眶尖，可引起视神经炎。还可引起脑膜炎、脑脓肿、乙状窦栓塞等颅内并发症。

（三）症状

起病急，耳痛，多是持续的，逐渐加剧；耳流脓，如外耳道有肉芽，分泌物可呈脓血性；如引起脑神经损害则有相应的脑神经症状，如面瘫、颈静脉孔综合征等。

（四）检查

1. 外耳道有脓性或脓血性分泌物。

2. 外耳道肿胀、蜂窝织炎、有水肿的肉芽和坏死物，非铜绿假单胞菌感染的坏死性外耳道炎可无肉芽。

3. 可有耳周软组织肿胀。

4. CT 检查可见外耳道骨部和颅底有骨质破坏。

5. 病变侵犯脑神经可见相应的脑神经受损的改变。

（五）诊断和鉴别诊断

具有上述症状，有糖尿病或上述疾病，对常规治疗无反应要考虑坏死性外耳道炎。应和严重的外耳道炎或良性坏死性外耳道炎相鉴别。除上述典型症状和体征外，CT 检查可见骨皮质受侵，MRI 很好地看到颞骨下软组织异常，T_1、T_2 均为低密度影，还可以看到脑膜的增强和骨髓腔的改变。闪烁显像技术也有助于鉴别坏死性外耳道炎和严重的外耳道炎，后者未侵入邻近的骨质。良性坏死性外耳道炎以骨板无血管坏死，且可再钙化为特征。

（六）治疗

坏死性外耳道炎是一种可致死性疾病，早期诊断和治疗非常重要。

1. 全身治疗，有糖尿病者应控制血糖，有免疫缺陷者应增强抵抗力和做相应的治疗。

2. 细菌培养和药物敏感试验选择敏感的抗生素。

3. 抗生素的选择，文献报道有多种方案　氨基糖苷类抗生素和半合成青霉素联合静脉给药；头孢他啶静脉给药；环丙沙星口服。用药时间需数周。

4. 手术治疗　有人做根治性手术，有人仅清除病灶，也有人认为手术会引起炎症的扩散。

5. 有文献报道做辅助的高压氧治疗可解决组织缺氧，增强对病原菌的杀伤力，刺激新生微血管形成，增强抗生素的作用。

（七）预后

由于致病菌毒力强，患者有全身疾病，抵抗力差，治疗难度大，可能是致死性的。各家报道疗效不一，但一旦合并有脑神经损伤，预后多不佳，多发脑神经损害死亡率高达 80% 以上。

五、外耳道真菌病

外耳道真菌病又称真菌性外耳道炎（otitis externa mycotica），是真菌侵入外耳道或外耳道内的条件致病性真菌，在适宜的条件下繁殖，引起外耳道的炎性病变。

（一）病因

在自然界中存在种类繁多的真菌，尤其在温度高、湿度大的热带和亚热带地区，滋生繁殖更快。一些真菌侵犯人的外耳道，有下列情况可为外耳道真菌病的致病因素：

1. 正常人的外耳道处于略偏酸性的环境，如由于耳内进水或不适当地用药，改变了外耳道 pH，有利于真菌的滋生。

2. 游泳、挖耳等引起外耳道的炎症，中耳炎流出脓液的浸泡，外耳道分泌物的堆积和刺激，真菌得以滋生繁殖。

3. 全身性慢性疾病，机体抵抗力下降，或全身长期大剂量应用抗生素，都为真菌的滋生提供了条件。

4. 近年来抗生素的不正确使用和滥用，也增加了真菌感染的机会。

外耳道真菌病常见的致病菌有酵母菌、念珠菌、芽生菌、曲霉菌、毛霉菌、放线菌、青霉菌等。来自 CADIS 的一组资料报道 40 例真菌性外耳道炎中，平滑念珠菌占 42.9%、黑曲菌占 35.7%，40% 的人发病前用过抗生素。

（二）病理

感染的真菌种类不同，引起的局部组织病理学改变不同。如曲菌感染一般不侵犯骨质，无组织破坏。白念珠菌感染早期以渗出为主，晚期为肉芽肿性炎症。芽生菌、放线菌是化脓和肉芽肿性改变。毛霉菌侵入血管，引起血栓、组织梗死、白细胞浸润。

（三）症状

外耳道真菌感染有时可无症状，其常见症状主要包括：

1. 外耳道不适，胀痛或奇痒。

2. 由于真菌大量繁殖，堆积形成团块可阻塞外耳道引起阻塞感。

3. 真菌团块刺激，外耳道可有少量分泌物，患者感外耳道潮湿。

4. 外耳道阻塞，鼓膜受侵，患者可有听觉障碍、耳鸣，甚至眩晕。

5. 如病变损害范围较大或较深，可有局部疼痛。

6. 有些真菌引起的改变以化脓和肉芽肿为主，严重的可致面瘫。

7. 真菌可致坏死性外耳道炎。

8. 有些真菌感染可引起全身低到中等发热。

（四）检查

感染的真菌种类不同，检查所见外耳道表现不同。

念珠菌感染外耳道皮肤潮红糜烂，界限清楚，表面覆白色或奶油样沉积物。

曲菌或酵母菌感染外耳道内有菌丝，菌丝的颜色可为白色、灰黄色、灰色或褐色。芽生菌感染初期可见外耳道皮肤散在丘疹或小脓疱，其后发展成暗红色边缘不整的浅溃疡，有肉芽生长，表面有脓性分泌物。毛霉菌感染耳流脓，如引起面瘫可见面瘫的各种表现。分泌物涂片、真菌培养，可以帮助判断致病菌的种类，必要时需做活组织检查，有助于鉴别诊断和治疗。

听力检查可以得知其对听力的影响程度。

（五）诊断和鉴别诊断

一些外耳道的真菌感染经检查根据外耳道所见就可作出判断。要了解感染的真菌种类应做真菌培养或涂片检查。有些要经过活组织检查才能作出诊断。应和普通的外耳道细菌感染、坏死性外耳道炎、外耳道新生物相鉴别。有时还要和中耳的感染相鉴别。

（六）治疗

以局部治疗为主。清除外耳道内的污物，保持外耳道干燥。局部应用广谱抗真菌药物，待获得真菌培养结果后应尽快选用敏感的抗真菌药物。病情严重者要静脉给予抗真菌药物治疗。

（七）预防

除预防急性外耳道炎的各项措施外，要正确使用抗生素和激素。

六、原发性外耳道胆脂瘤

外耳道胆脂瘤临床上不多见，其病因不明，多见于30岁以上的成人。

（一）病因

外耳道胆脂瘤的病因至今仍不清楚，一般认为外耳道损伤后，皮肤的炎症使生发层的基底细胞生长旺盛，角化上皮细胞加速脱落，且排出受影响，在外耳道内堆积过多，形成胆脂瘤。也有报道合并于骨瘤者。

相关学说有：

1. 外耳道皮肤受到各种病变的长期刺激（如耵聍栓塞、炎症、异物、真菌感染等）而产生慢性充血，致使局部皮肤生发层中的基底细胞生长活跃，角化上皮细胞脱落异常增多，若其自洁功能障碍，便堆积于外耳道内，形成团块。久之其中心腐败、分解、变性，产生胆固醇结晶。

2. 因有人发现20岁以下的青年患者中，约有50%伴发支气管扩张症，25%伴发慢性鼻窦炎，或这两种伴发病同时存在，故有呼吸道黏膜及外耳道皮肤先天性缺陷学说和耵聍腺分泌过多之说。后者认为支气管扩张症患者，因其位于支气管内之迷走神经传出末梢经常受到脓液刺激，以致耵聍腺反射性分泌增加。但笔者所见众多病例中，未见一例合并支气管扩张症。

此外，尚有外耳道局限性骨膜炎及猩红热病因说等，但支持者甚少。结扎蒙古沙鼠外耳道可引发外耳道胆脂瘤。

3. 原发于外耳道之先天性原发性胆脂瘤。

（二）临床表现

本病并不罕见，多发生于成年人，男女发病率相等，可侵犯双耳，但单侧者多见。

症状与胆脂瘤大小及是否合并感染有关。无继发感染的小胆脂瘤可无明显症状；胆脂瘤较大，可出现耳内闭塞感，耳鸣，听力下降（堵塞外耳道管径2/3以上时）。一旦发生继发感染则有耳痛，可放射至头部，剧烈者夜不成眠，耳内流脓或脓血，具臭味。

检查见外耳道深部为白色或黄色胆脂瘤堵塞，其表面被无数层鳞片状物质包裹。外耳道皮肤红肿，可有肉芽。胆脂瘤清除后可见外耳道骨质遭破坏、吸收、骨段明显扩大，软骨段一般无明显改变。鼓膜完整，可充血、内陷。少数病例胆脂瘤经外耳道后壁侵犯乳突，不同程度地破坏乳突骨质，严重者并发中耳胆脂瘤；面神经乳突段，鼓索神经亦可因骨质破坏而直接裸露于病灶下方，并发面瘫病情严重者可并发颈侧脓肿和瘘管。Holt 将本病分为 3 期：外耳道无或轻度扩大，局限性小凹形成；耳道明显扩大，局部囊袋形成；侵及乳突和 / 或上鼓室。

（三）手术治疗

外耳道胆脂瘤的唯一治疗方法是彻底清除之。有些胆脂瘤较易取出，呈蒜皮状，层层堆积。如胆脂瘤较大，与外耳道贴得很紧，或已引起外耳道的扩大，取出有时相当困难。此时不能用浸泡耵聍的滴耳液浸泡，那会增加取出的难度。可用一些消毒的油剂润滑，将耵聍钩插到胆脂瘤和外耳道壁之间轻轻松动后取出。有时需在麻醉情况下取出，或由于外耳道呈葫芦状，需麻醉后做辅助切口再取出。如外耳道胆脂瘤伴感染，应在控制感染后取出。若有死骨，应予以清除。取出胆脂瘤过程中如损伤外耳道，应给抗生素预防感染。

第六节 中耳疾病

一、分泌性中耳炎

分泌性中耳炎是以中耳积液（包括浆液、黏液、浆黏液，而非血液或脑脊液）及听力下降为主要特征的中耳非化脓性炎性疾病。本病常见，小儿的发病率比成人高，是引起小儿听力下降的重要原因之一。但病因复杂，病因学及发病机制的研究正在逐步深入。我国目前尚缺乏本病详细的流行病学调查研究。

本病的同义词较多，如分泌性中耳炎、卡他性中耳炎、浆液性中耳炎、黏液性中耳炎等。中耳积液甚为黏稠者称胶耳。

按病程的长短不同，可将本病分为急性和慢性两种，一般认为，分泌性中耳炎病程长达 8 周以上者即为慢性。慢性分泌性中耳炎是因急性期未得到及时与恰当的治疗，或由急性分泌性中耳炎反复发作、迁延、转化而来。

（一）病因

病因复杂，目前看来与多种因素有关：

1. 咽鼓管功能障碍　咽鼓管具有保持中耳内、外的气压平衡，清洁和防止逆行感染等功能。由各种原因引起的咽鼓管功能不良是酿成本病的重要原因之一。

（1）咽鼓管阻塞：咽鼓管在一般状态下是关闭的，仅在吞咽，打呵欠一瞬间开放，以调节中耳内的气压，使之与外界的大气压保持平衡。当咽鼓管受到机械性或非机械性的阻塞时，中耳腔逐渐形成负压，黏膜中的静脉扩张，通透性增加，漏出的血清聚集于中耳，可形成积液。

1）机械性阻塞：传统观念认为，咽鼓管咽口的机械性阻塞是本病的主要病因。随着病因学研究的不断深入，以 Salle 为代表的学者们认为，咽鼓管的机械性阻塞作为分泌性中耳炎主要病因的可能性很小。与本病有密切病因学关系的一些疾病的致病机制，并非单纯的机械性压迫、阻塞，如腺样体肥大。腺样体肥大与本病的关系密切。过去曾认为此乃因肥大的腺样体堵塞咽鼓管咽口所致。但晚近的研究提示，腺样体的病因作用与其作为致病菌的潜藏处，即慢性腺样体炎，从而引起本病的反复发作有关。慢性鼻窦炎。有调查发现，本病患者中的慢性鼻窦炎发病率较非本病患者高。以往仅将其归因于脓液堵塞咽口，及咽口周围的黏膜和淋巴组织因脓液的长期刺激而增生，导致咽口狭窄之故。研究发现，此类患者鼻咽部 SIgA 活性较低，细菌得以在此繁殖亦为原因之一。鼻咽癌患者在放疗前后均常并发本病。除肿瘤的机械性压迫外，还与腭帆张肌、腭帆提肌、咽鼓管软骨及管腔上皮遭肿瘤破坏或放射性损伤，以及咽口的瘢痕性狭窄等因素有关。此外，鼻中隔偏曲、鼻咽部（特别是咽口周围）瘢痕、代谢性疾病（如鼻咽淀粉样瘤、甲状腺功能减退)、特殊性感染(如艾滋病等)等也为病因之一。

2)非机械性阻塞:小儿肌肉薄弱,软骨弹性差,中耳容易产生负压;由于中耳负压的吸引,咽鼓管软骨段更向腔内下陷,管腔进一步狭窄,甚者几近闭塞,如此形成了恶性循环。由于细菌蛋白溶解酶的破坏,咽鼓管内表面活性物质减少,提高了管腔内的表面张力,影响管腔的正常开放。

(2)咽鼓管的清洁和防御功能障碍:咽鼓管由假复层柱状纤毛上皮覆盖,纤毛细胞与其上方的黏液毯共同组成“黏液纤毛输送系统”,借此不断向鼻咽部排除病原体及分泌物。细菌的外毒素或先天性纤毛运动不良综合征可致纤毛运动瘫痪;以往患中耳炎而滞留于中耳及咽鼓管内的分泌物也可能影响纤毛的输送功能。此外,因管壁周围组织的弹性降低等原因所导致的咽鼓管关闭不全,也给病原体循此侵入中耳以可乘之机。

2. 感染　自 1958 年 Senturia 等在 40% 的中耳积液中检出致病菌以来,各家对致病菌的检出率为 22%~52%。常见的致病菌为流感嗜血杆菌和肺炎链球菌,其次为 β 溶血性链球菌、金黄色葡萄球菌等。致病菌的内毒素在发病机制中,特别是在病变迁延为慢性的过程中具有一定的作用。此外,急性化脓性中耳炎治疗不彻底,滥用抗生素,以及致病菌毒力较弱等,也可能与本病的非化脓性特点有关。国内尚未见大批量分泌物样本的细菌学研究报道。

应用 PCR 等检测技术发现,在慢性分泌性中耳炎的中耳积液中可检出如流感病毒、呼吸道合胞病毒、腺病毒等病毒,因此,病毒也可能是本病的主要致病微生物。而衣原体的感染也有个别报道。

3. 免疫反应　中耳具有独立的免疫防御系统,出生后随着年龄的增长而逐渐发育成熟。由于中耳积液中的细菌检出率较高、存在炎性介质,并检测到细菌的特异性抗体、免疫复合物及补体等,提示慢性分泌性中耳炎可能是一种由抗体介导的免疫复合物疾病,即Ⅲ型变态反应,抗原可能存在于腺样体或鼻咽部淋巴组织内。但也有学者认为它是由 T 细胞介导的迟发性变态反应(Ⅳ型变态反应)。Ⅰ型变态反应与本病的关系尚不十分清楚。虽然在过敏性鼻炎的患者中,本病的发病率较对照组高,但一般认为,吸入性变应原通常不能通过咽鼓管进入鼓室。

除以上三大学说外,还有神经能性炎症机制学说、胃食管反流学说等。牙错位咬合、裂腭亦可引起本病。被动吸烟、居住环境不良、哺乳方法不当、家族中有中耳炎患者等属患病的危险因素。

(二)病理

早期,中耳黏膜水肿,毛细血管增生,通透性增加。继之黏膜增厚,上皮化生,鼓室前部低矮的假复层柱状纤毛上皮变为增厚的分泌性上皮;鼓室后部的单层扁平上皮变为假复层柱状上皮,杯状细胞增多。上皮下有病理性腺体样组织形成,固有层有圆形细胞浸润。恢复期,腺体退化,分泌物减少,黏膜逐渐恢复正常。如病变未能得到控制,晚期可出现积液机化,或形成包裹性积液,伴有肉芽组织形成等,可发展为粘连性中耳炎,胆固醇肉芽肿,鼓室硬化及胆脂瘤等后遗症。

中耳积液为漏出液、渗出液和黏液的混合液体,早期主要为浆液,然后逐渐转变为浆黏液、黏液。浆液性液体稀薄,如水样,呈深浅不同的黄色。黏液性液体黏稠,大多呈灰白色。胶耳液体如胶冻状。上述各种液体中细胞成分不多,除脱落上皮细胞外,尚有淋巴细胞、吞噬细胞、多形核白细胞,个别可见嗜酸性粒细胞。此外,尚可检出免疫球蛋白(SIgA、IgG、IgA 等)、前列腺素等炎性介质,氧化酶,水解酶,以及 IL-1、IL-6、TNF-α、IFN-γ。

(三)临床表现

1. 听力下降　急性分泌性中耳炎病前大多有感冒史,以后听力逐渐下降,伴自听增强。当头位变动时,如前倾或偏向患侧,因积液离开蜗窗,听力可暂时改善。慢性者起病隐匿,患者常说不清发病时间。小儿大多表现为对别人的呼唤声不予理睬,看电视时要调大声量,学习时精神不集中,学习成绩下降等。如小儿的另一耳正常,也可长期不被家长察觉。

2. 耳痛　起病时可有耳痛,慢性者耳痛不明显。

3. 耳内闭塞感　耳内闭塞感或闷胀感是常见的主诉之一,按捺耳屏后该症状可暂时减轻。

4. 耳鸣　部分患者有耳鸣,多为间歇性,如“劈拍”声,或低音调“轰轰”声。当头部运动,打呵欠或擤鼻时,耳内可出现气过水声,但若液体很黏稠,或液体已完全充满鼓室,此症状缺如。

（四）检查

1. 鼓膜　急性期，鼓膜松弛部充血，或全鼓膜轻度弥漫性充血。鼓膜内陷，表现为光锥缩短，变形或消失，锤骨柄向后上移位，锤骨短突明显向外突起。鼓室积液时，鼓膜失去正常光泽，呈淡黄、橙红或琥珀色，慢性者可呈灰蓝或乳白色，鼓膜紧张部有扩张的微血管。若液体不黏稠，且未充满鼓室，可透过鼓膜见到液平面。此液面形如弧形的发丝，凹面向上，请患者头前俯、后仰时，此平面与地面平行的关系不变。有时尚可透过鼓膜见到气泡影，做咽鼓管吹张后气泡可增多、移位。积液甚多时，鼓膜向外隆凸，鼓膜活动受限。

2. 听力测试　①音叉试验：Rinne test（-），Weber test 偏向患侧。②纯音听阈测试：示传导性听力损失。听力下降的程度不一，重者可达 40dB，轻者 15～20dB。听阈可随积液量的改变而波动。听力损失一般以低频为主，但由于中耳传音结构及两窗阻抗的变化，高频气导及骨导听力亦可下降。少数患者可合并感音神经性听力损失。③声导抗测试：声导抗图对诊断有重要价值。平坦型（B 型）是分泌性中耳炎的典型曲线，负压型（C 型）示鼓室负压，咽鼓管功能不良，其中部分中耳有积液。

3. 小儿可行 X 线头部侧位拍片　了解腺样体是否增生。

4. 成人做详细的鼻咽部检查　了解鼻咽部病变，特别注意排除鼻咽癌。

（五）诊断

根据病史和临床表现，结合听力学检查结果，诊断一般不难。必要时可在无菌操作下作鼓膜穿刺术而确诊。但若积液甚为黏稠，也可能抽不出液体，此时应善加辨识。

（六）鉴别诊断

1. 鼻咽癌　因为本病可为鼻咽癌患者的首诊症状。故对于成年患者，特别是一侧分泌性中耳炎，应警惕有鼻咽癌的可能。仔细的后鼻孔镜或纤维鼻咽镜检查，血清中 EBV-VCA-IgA 的测定等应列为常规检查项目之一，必要时做鼻咽部 CT 扫描或 MRI。

2. 脑脊液耳漏　颞骨骨折并脑脊液漏而鼓膜完整者，脑脊液聚集于鼓室内，可产生类似分泌性中耳炎的临床表现。根据头部外伤史，鼓室液体的实验室检查结果及颞骨 CT 或 X 线拍片可资鉴别。

3. 外淋巴瘘（漏）　不多见，多继发于镫骨手术后，或有气压损伤史。瘘孔好发于蜗窗及前庭窗，耳聋为感音神经性或混合性。

4. 胆固醇肉芽肿　亦称特发性血鼓室。病因不明，可为分泌性中耳炎晚期的并发症。中耳内有棕褐色液体，鼓室及乳突腔内有暗红色或棕褐色肉芽，内有含铁血黄素与胆固醇结晶溶解后形成的裂隙，伴有异物巨细胞反应。鼓膜呈蓝色或蓝黑色。颞骨 CT 片示鼓室及乳突内有软组织影，少数有骨质破坏。

5. 粘连性中耳炎　粘连性中耳炎是慢性分泌性中耳炎的后遗症或终末期。两病症状相似，但粘连性中耳炎的病程一般较长，咽鼓管吹张治疗无效；鼓膜紧张部与鼓室内壁和 / 或听骨链粘连，听力损失较重，声导抗图为“B”型、“C”型或“As”型。

（七）治疗

治疗原则为改善中耳通气、清除中耳积液及病因治疗。

1. 分泌性中耳炎的非手术治疗

（1）抗生素：急性分泌性中耳炎可选用青霉素类、红霉素、头孢呋辛、头孢噻肟、头孢哌酮、头孢唑肟、头孢拉定等口服或静滴。

（2）糖皮质激素：如地塞米松，或泼尼松等作短期治疗。

（3）保持鼻腔及咽鼓管通畅：减充血剂如 1% 麻黄碱，盐酸羟甲唑啉滴（喷）鼻腔。咽鼓管吹张（可采用捏鼻鼓气法，波氏球法或导管法）。成人可经导管向咽鼓管咽口吹入泼尼松龙 1ml，隔日 1 次，共 3～6 次。

2. 分泌性中耳炎的手术治疗

（1）鼓膜穿刺术：鼓膜穿刺，抽出积液，必要时可重复穿刺。亦可于抽液后注入糖皮质激素，α 糜蛋白酶等类药物。

（2）鼓膜切开术：液体较黏稠，鼓膜穿刺时不能将其吸尽者，或经反复穿刺，积液在抽吸后又迅速生成、积聚时，宜行鼓膜切开术。小儿与其在全麻下行鼓膜穿刺术，倒不如以鼓膜切开术取代之。

（3）鼓膜切开加置管术（图4-12）：凡病情迁延长期不愈，或反复发作之慢性分泌性中耳炎及胶耳等，可于鼓膜切开并将积液充分吸尽后，在切口处放置一通气管，以改善中耳的通气，有利液体的引流，促进咽鼓管功能的修复。通气管的留置时间长短不一，一般为6～8周，最长可达1～2年，不超过3年。咽鼓管功能恢复后，通气管大多可自行脱出。亦可用激光在鼓膜前下方造孔，但此孔短期内会自行愈合。

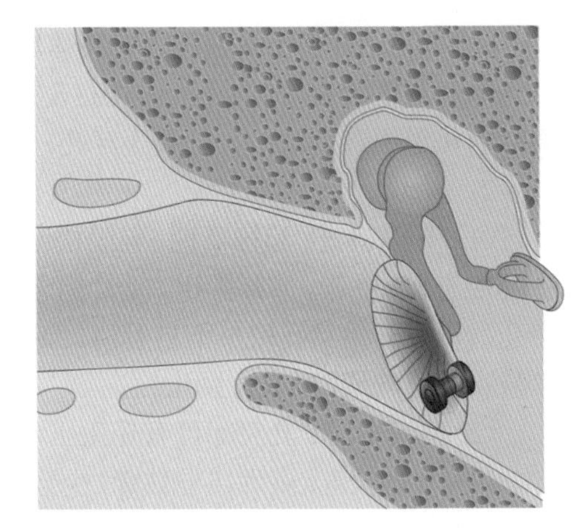

图4-12 鼓膜置管手术模式图

（4）慢性分泌性中耳炎，特别是成年人，经上述各种治疗无效又未查出明显相关疾病时，宜行颞骨CT扫描；如发现鼓室或乳突内有肉芽或鼓室粘连时，应行鼓室探查术或单纯乳突开放术，彻底清除病变组织后，根据不同情况进行鼓室成形术。

（5）其他：积极治疗鼻咽或鼻部疾病，如腺样体切除术（3岁以上的儿童）、鼻息肉摘除术、下鼻甲部分切除术、功能性鼻窦内镜手术、鼻中隔黏膜下矫正术等。其中，腺样体切除术在儿童分泌性中耳炎的治疗中应受到足够的重视。

二、急性化脓性中耳炎

急性化脓性中耳炎是中耳黏膜的急性化脓性炎症，好发于儿童，冬春季多见，常继发于上呼吸道感染。

（一）病因

主要致病菌为肺炎链球菌、流感嗜血杆菌、溶血性链球菌、葡萄球菌等。较常见的感染途径有：

1．咽鼓管途径

（1）急性上呼吸道感染：细菌经咽鼓管侵入中耳，引起感染。

（2）急性传染病：如猩红热、麻疹、百日咳等，可通过咽鼓管途径并发本病；急性化脓性中耳炎可为上述传染病的局部表现。此型病变常累及骨质，破坏听骨，酿成严重的坏死性病变。

（3）不当地鼻鼓气或擤鼻涕：游泳或跳水，不当地捏鼻鼓气、擤鼻涕及咽鼓管吹张等，细菌循咽鼓管进入中耳。

（4）婴幼儿咽鼓管解剖特点：婴幼儿咽鼓管管腔短、内径宽、鼓室口位置低，咽部细菌或分泌物易逆行侵入鼓室。例如，平卧哺乳时，乳汁及胃内容物可经咽鼓管逆流入中耳。

2．外耳道鼓膜途径　鼓膜穿刺、鼓室置管、鼓膜外伤，致病菌由外耳道直接进入中耳。

3．血行感染　极少见。

（二）病理

感染初期，中耳黏膜充血水肿及咽鼓管咽口闭塞，鼓室内氧气吸收变为负压，血浆、纤维蛋白、红细胞及多形核白细胞渗出，黏膜增厚，纤毛脱落，杯状细胞增多。鼓室内有炎性渗出物聚集，逐渐转为脓性，鼓室内压力随积脓增多而增加，鼓膜受压而致血供障碍，鼓膜局限性膨出，炎症波及鼓膜，加之血栓性静脉炎，终致局部坏死溃破，鼓膜穿孔导致耳流脓。若治疗得当，局部引流通畅，炎症可逐渐消退，黏膜恢复正常，小的鼓膜穿孔可自行修复。

（三）临床表现

1．症状

（1）耳痛：多数患者鼓膜穿孔前疼痛剧烈，搏动性跳痛或刺痛可向同侧头部或牙齿放射，鼓膜穿孔流脓后耳痛减轻。

（2）听力减退及耳鸣：病程初期常有明显耳闷、低调耳鸣和听力减退。鼓膜穿孔排脓后耳聋反而减轻，原因是影响鼓膜及听骨链活动的脓液已排出。耳痛剧烈者，听觉障碍常被忽略。有的患者可伴眩晕。

（3）流脓：鼓膜穿孔后耳内有液体流出，初为脓血样，以后变为黏脓性分泌物。

（4）全身症状：轻重不一。可有畏寒、发热、倦怠、食欲减退。小儿全身症状较重，常伴呕吐、腹泻等类似消化道中毒症状。一旦鼓膜穿孔，体温很快恢复正常，全身症状明显减轻。

2. 体征

（1）耳镜检查：起病早期，鼓膜松弛部充血，锤骨柄及紧张部周边可见放射状扩张的血管。继之鼓膜弥漫性充血、肿胀、向外膨出，正常标志消失，局部可见小黄点。如炎症不能得到及时控制可发展为鼓膜穿孔。一般开始穿孔较小不易看清，穿孔处有搏动亮点，称之为“灯塔征”，实为脓液从该处涌出。坏死型者鼓膜迅速破溃，形成大穿孔。

（2）耳部触诊：乳突部可有轻微压痛，鼓窦区较明显。

（3）听力检查：多为传导性聋，少数患者可因耳蜗受累而出现混合性聋或感音神经性聋。

（4）血象：白细胞总数增多，中性粒细胞增加，鼓膜穿孔后血象渐趋正常。

（四）诊断

根据病史及临床表现，诊断即可确立。

（五）鉴别诊断

1. 急性外耳道炎、外耳道疖　主要表现为耳内疼痛、耳郭牵拉痛明显。外耳道口及耳道内肿胀，晚期局限成疖肿，鼓膜表面炎症轻微或正常。一般听力正常。

2. 急性鼓膜炎　大多并发于流感及耳带状疱疹，耳痛剧烈，听力下降不明显。检查见鼓膜充血形成大疱。一般无鼓膜穿孔。

（六）治疗

治疗原则是控制感染，通畅引流，去除病因。

1. 全身治疗　及早应用足量抗生素控制感染。一般可用青霉素类、头孢菌素类等药物。如早期治疗及时得当，可防止鼓膜穿孔。鼓膜穿孔后取脓液做细菌培养及药敏试验，参照其结果改用敏感的抗生素。全身症状重者给予补液等支持疗法。

2. 局部治疗

（1）鼓膜穿孔前：可用1%酚甘油滴耳，消炎止痛，含有血管收缩剂的滴鼻液滴鼻，可改善咽鼓管通畅度，减轻局部炎症。如全身及局部症状较重，鼓膜明显膨隆，经一般治疗后症状无减轻，可在无菌操作下行鼓膜切开术，以利通畅引流。对有耳郭后上区红肿压痛、怀疑并发急性乳突炎者，行CT扫描证实后应考虑行乳突切开引流术。

（2）鼓膜穿孔后：①清洗：先以3%过氧化氢溶液彻底清洗并拭净外耳道脓液或用吸引器将脓液吸净。②局部应用抗生素：抗生素水溶液滴耳，禁止使用粉剂，以免与脓液结块影响引流。③乙醇制剂滴耳：脓液减少、炎症逐渐消退时，可用3%硼酸乙醇甘油，3%硼酸乙醇等滴耳。感染完全控制、炎症彻底消退后，部分患者的鼓膜穿孔可自行愈合。

3. 病因治疗　积极治疗鼻腔、鼻窦、咽部与鼻咽部慢性疾病，如肥厚性鼻炎、慢性鼻窦炎、腺样体肥大、慢性扁桃体炎等，有助于防止中耳炎复发。

（七）预防

普及正确擤鼻涕及哺乳的卫生知识；积极防治上呼吸道感染和呼吸道传染病；有鼓膜穿孔或鼓室置管者，避免参加游泳等可能导致耳内进水的活动。

三、慢性化脓性中耳炎

慢性化脓性中耳炎是中耳黏膜、骨膜或深达骨质的化脓性炎症，重者炎症深达乳突骨质。临床上以耳内长期间歇或持续流脓、鼓膜穿孔及听力下降为特点。

（一）病因

1. 急性化脓性中耳炎未获恰当而彻底的治疗，或治疗受到延误，以致迁延为慢性。

2. 中耳炎病变深达骨膜及骨质，组织破坏严重者，可迁延为慢性。

3. 鼻部和咽部的慢性病变如腺样体肥大、慢性扁桃体炎、慢性鼻窦炎等，亦是引起中耳炎长期不愈的原因之一。

4. 全身或局部抵抗力下降，如肺结核、猩红热、麻疹等传染病，营养不良，慢性贫血、糖尿病等全身慢性疾病患者。特别是婴幼儿免疫功能低下，急性中耳炎往往演变为慢性。

5. 中耳系统内通风引流通道的病理阻塞是慢性化脓性中耳炎形成的重要病因。

常见致病菌为变形杆菌、铜绿假单胞菌、大肠埃希菌、金黄色葡萄球菌等，其中革兰氏阴性杆菌较多，并且可能存在两种以上细菌混合感染。无芽孢厌氧菌的感染或混合感染越来越常见。也有病例为在原有病菌的基础上，出现以真菌为主的感染的情况。

（二）病理

慢性化脓性中耳炎的病理分为静止期和活动期。

1. 静止期　最常见，病变主要局限于中耳鼓室黏膜，一般不形成肉芽或息肉，因此又称黏膜型。当黏膜受感染发炎时，及时适当地治疗，鼓膜穿孔处引流通畅，炎症可以控制。鼓膜穿孔大者，听力下降明显。乳突气房可以良好，无明显变化。幼儿患者乳突气房的发育将受到影响。病理变化主要为鼓室黏膜充血、增厚，圆形细胞浸润；杯状细胞及腺体分泌活跃。

2. 活动期　病变超出黏膜组织，多有不同程度听小骨坏死，伴鼓环、鼓窦或鼓室区域骨质破坏，又称坏死型或肉芽骨疡型，可由急性坏死型中耳炎迁延而来。黏膜组织广泛破坏，听骨、鼓环、鼓窦及乳突小房均可出现出血、坏死。鼓膜大穿孔可见听骨缺损，鼓室内有肉芽或息肉形成鼓室盖、鼓窦盖或内耳骨质有破坏时可伴有听力明显下降、头痛和眩晕。当面神经骨管有破坏时可伴有不同程度的面瘫。小儿患者乳突发育受到严重影响，呈硬化型。

（三）治疗

慢性化脓性中耳炎的治疗原则为控制感染，通畅引流，清除病灶，恢复听力，消除病因。

1. 慢性化脓性中耳炎的非手术治疗

（1）病因治疗：积极治疗上呼吸道的病灶性疾病，如慢性鼻窦炎、慢性扁桃体炎等。

（2）局部药物治疗：引流通畅者，应首先使用局部用药；炎症急性发作时，需要全身应用抗生素；有条件者，用药前先取脓液做细菌培养及药敏试验，根据药敏试验结果指导抗生素用药。

局部用药种类：通常用 3% 过氧化氢溶液洗耳，清理后，再滴入抗生素药液。如鼓室黏膜充血、水肿，有脓液或黏脓性分泌物时，用抗生素水溶液或抗生素与糖皮质激素类药物混合液滴耳，如 0.3% 氧氟沙星、0.25% 氯霉素、复方利福平等滴耳液，最好根据中耳脓液的细菌培养及药物敏感试验结果，选择适当的无耳毒性的抗生素药物；如黏膜炎症逐渐消退，脓液减少，中耳潮湿者可用乙醇甘油制剂，如 3% 硼酸乙醇、3% 硼酸甘油、2.5%～5% 氯霉素甘油等。

局部用药注意事项：含氨基糖苷类抗生素的滴耳剂和各种用于中耳局部可引起内耳中毒，忌用；粉剂因可堵塞鼓膜穿孔，妨碍引流，不宜使用；避免用有色药液，以免妨碍对局部的观察；忌用腐蚀剂（如酚甘油）。

滴耳方法：患者取坐位或卧位，患耳朝上。将耳郭向后上方轻轻牵拉，向外耳道内滴入药液 3～5 滴。然后用手指轻轻按耳屏数次，促使药液通过鼓膜穿孔处流入中耳。5～10 分钟后方可变换体位。冬季滴耳液温度应尽可能与体温接近，以免引起眩晕。

2. 慢性化脓性中耳炎的手术治疗

（1）鼓膜成形术：鼓膜成形术又称鼓膜修补术。该术式通过组织移植技术修复穿孔，以恢复鼓膜的完整性，并提高听力，是各种鼓室成形术的基本手术。很多材料都可用于修补鼓膜，归纳起来分为来自自体和同种异体的中胚层组织，常用的有筋膜（多采用颞肌筋膜）、软骨膜、骨膜等。修补方法有内置法、夹层法、外置法。由于外置法缺点较多，目前大多已废弃不用。

1）手术适应证：听骨链传导功能完好；鼓膜中等以上穿孔；虽为小穿孔但残存鼓膜呈萎缩状态；穿孔缘有鼓膜上皮卷入时；干耳 1 个月以上；咽鼓管功能正常。

2）手术禁忌证：中耳胆脂瘤患者；急性化脓性中耳炎；慢性化脓性中耳炎急性感染；已经证实咽鼓管

完全闭锁；糖尿病合并耳铜绿假单胞菌感染；不能耐受麻醉患者。

3）手术步骤与方法

内置法

将移植组织贴补于鼓膜内侧面的移植床上作为支架而使鼓膜穿孔修复的方法。适用于鼓膜小穿孔及中等大小的穿孔，也适用于亚全穿孔。在伴有乳突开放术的鼓室成形术中，也可采用内置法修补鼓膜。

A. 麻醉及消毒：成人采用全麻或局麻，儿童需用全麻。患者头偏健侧，患耳朝上，局麻于外耳道四壁浸润注射麻醉剂，同时用 2% 丁卡因溶液滴入鼓室内行黏膜表面麻醉。消毒时注意先将一消毒棉球塞于外耳道口内，以防消毒液流入鼓室内。待耳郭及耳周消毒完成后，再以浸有 75% 的乙醇小棉球仔细消毒外耳道皮肤。

B. 操作步骤

a. 切取移植组织：在手术开始时切取自体移植物如颞肌筋膜，软骨膜，软骨 - 软骨膜或乳突骨膜，以便有足够的时间待其干燥，易于铺放。

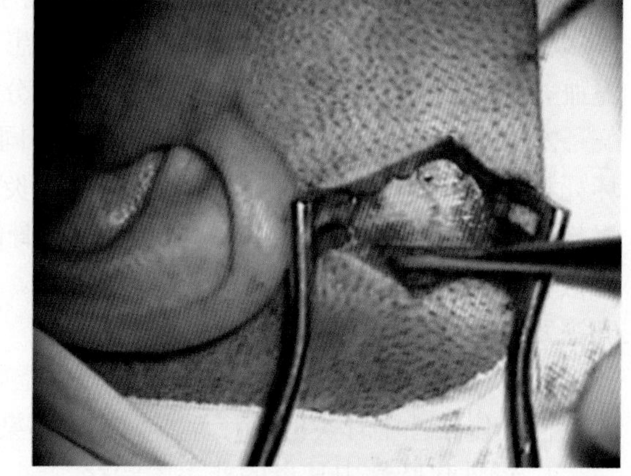

图 4-13 颞肌筋膜的暴露

颞肌筋膜切取法：术侧耳郭上方以 2.5% 碘酊加 75% 乙醇消毒。切口浸润麻醉（1%～2% 利多卡因）。于耳郭上方发际上 1.5～2.0cm 处做横向切口，长 3～5cm，切开皮肤及皮下组织，暴露颞肌外面的筋膜（图 4-13）。在筋膜的一侧先做一个切口，切透筋膜即可，勿切开下面的颞肌，然后将剥离子伸入筋膜下方，将筋膜与其下面的颞肌分离，再以无齿夹持筋膜，用小剪刀剪下筋膜，注意切取的筋膜面积必须足够供修补使用。创口充分止血后缝合，注意勿留空腔，以免术后形成血肿，加压包扎。筋膜取下后，先将其铺于药杯杯底外面，充分展平，如表面留有肌肉纤维，宜用小剪刀修剪去。然后待筋膜自然干燥。

b. 准备移植床：①用尖针切开并分离距穿孔内缘 1～1.5mm 宽的上皮层，尽量使切除的上皮保持完整的环形（图 4-14）；再以杯状钳咬除之，使穿孔边缘形成新鲜的创面。②用小刮匙从穿孔处轻轻伸入鼓室，搔刮穿孔周围残余鼓膜的黏膜层上皮，造成新鲜创面（图 4-15）。由于鳞状上皮可能沿穿孔边缘长入鼓膜的内侧面，故最好再以鼓室镜观察之，发现鳞状上皮时，须彻底刮除。如穿孔较大，裸露的锤骨柄上常有鳞状上皮生长，呈指套状，此时须同时将该处的鳞状上皮全部分离，刮除鼓膜的黏膜上皮层。

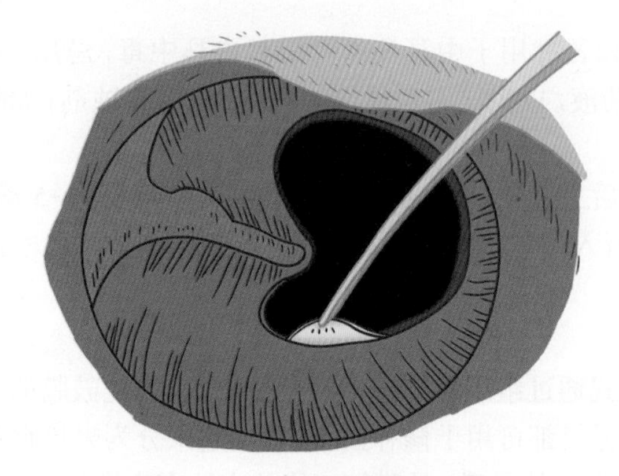

图 4-14 分离穿孔内缘上皮层

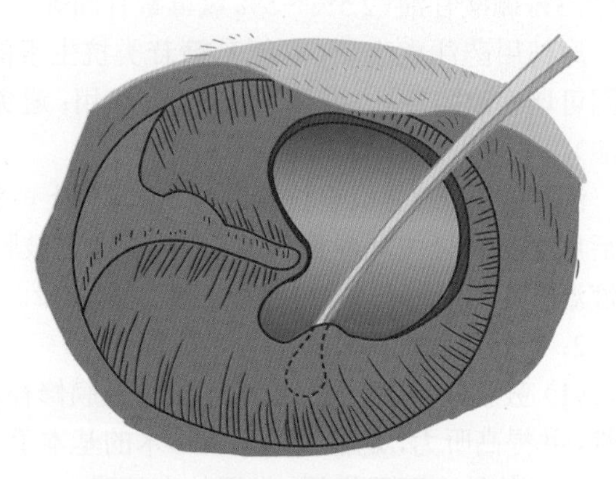

图 4-15 搔刮残余鼓膜的黏膜上皮层

c. 切口：①小穿孔或位于鼓膜中央的中等大穿孔，外耳道无明显狭窄，手术显微镜下通过调整投射角度能完全看清穿孔各处边缘者，一般无须另做切口。②位于后上象限或后下象限的鼓膜紧张部中央性穿孔，后方残余鼓膜甚少；或鼓膜次全穿孔者，可做外耳道内切口。③位于前方中等大的穿孔，外耳道前壁骨质突出，手术显微镜下不易看清穿孔前缘者，则做耳郭后沟切口。待耳郭后沟切口完成，在乳突骨质表面做骨膜瓣，骨膜瓣的根蒂部位于外耳道后壁，用显微剥离子紧贴外耳道骨壁分离外耳道后壁及下壁皮肤，直达鼓沟，将该处纤维鼓环从鼓沟中分出，连同鼓膜后部一起，形成外耳道皮肤 - 鼓膜瓣，并将此瓣向前方翻转，则可暴露鼓室。鼓室暴露后，可对听骨链做简单的探查：用细薄的显微剥离子伸入鼓室，轻轻触动锤骨柄，观察蜗窗龛处的液体是否随锤骨柄的活动而出现轻微的波动，同时询问患者是否听到触动锤骨柄引起的响声。注意触动锤骨柄时动作一定要非常轻巧。听骨链完整且活动正常者，蜗窗龛处的液体可出现波动，病耳可听到响声。如探查结果示听骨链正常者，则进入下一步骤，否则须开放后鼓室和 / 或上鼓室，进一步探查听骨链并做相应处理。

d. 铺放移植物：移植物铺放前，先将明胶海绵碎块浸入抗生素溶液中，然后将此明胶海绵碎块充填于鼓室内，使其达到、但不超过鼓膜穿孔平面。然后用小剪刀修剪已干燥的移植组织，使其比鼓膜穿孔的面积大 1/3 左右。如移植组织过于干燥而硬如硬纸片时，可用生理盐水稍稍加湿，然后立即铺放于移植床上。铺放时注意将颞肌筋膜近肌肉层的一面朝上，置于残余鼓膜和明胶海绵之间。然后将移植物展平，并使其完全封闭穿孔，注意移植物边缘须超过穿孔内缘 2mm，以免日后因移植物收缩而形成裂隙，使手术失败（图 4-16）。锤骨柄裸露在外者，可将移植组织剪一个小口，而使其骑跨于锤骨柄上，并将锤骨柄覆盖之，以有利于保持鼓膜的锥形。

做耳道内切口者，可先将外耳道皮肤鼓膜瓣向前下方翻转，从切口处铺放移植组织，然后将皮肤鼓膜瓣复位。亦可先从鼓膜穿孔处从前向后铺放移植物，然后翻转皮肤鼓膜瓣，将移植物后段展平，再将皮肤 - 鼓膜瓣复位。在鼓膜后部穿孔，穿孔后方残余鼓膜甚少者，须将移植物后段（2～3mm 长）置于外耳道壁上，再将皮肤及鼓膜瓣覆盖于其上方。无论采用何种方法铺放移植物，移植组织铺放妥当后，均须仔细检查穿孔是否已完全封闭，标准是：①穿孔周边无任何裂隙；②移植物有足够的宽度与残余鼓膜重叠；③可看清穿孔周边的残余鼓膜。

e. 外耳道填塞：用浸有抗生素溶液的明胶海绵碎块填放于残余鼓膜和移植物的外面，前下方穿孔者，须先填塞、压迫该处（图 4-17）。外耳道内再以碘仿纱条填塞之。外耳道内切口者，切口不需缝合。

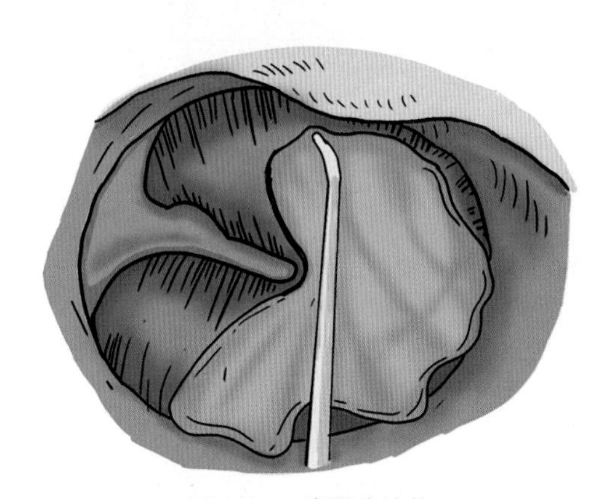

图 4-16　放置移植物

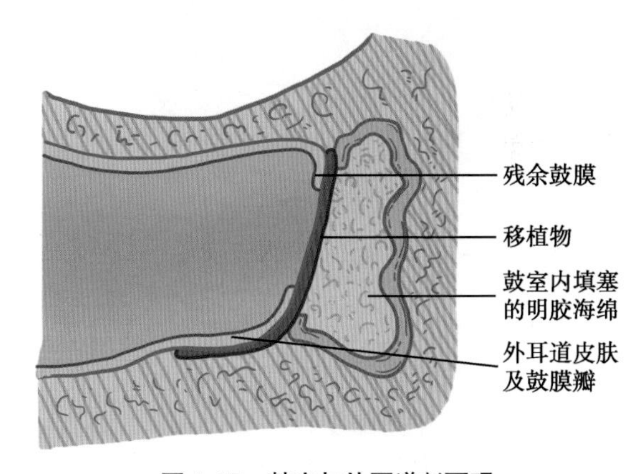

图 4-17　鼓室与外耳道剖面观

在鼓膜亚全穿孔，紧张部残余鼓膜所剩无几，修复穿孔比较困难，但如做到以下几点，有经验的术者穿孔愈合率亦可达 90% 以上：①在几乎仅有纤维鼓环残存处，充分刮该处鼓环内缘，将移植物边缘插入该处鼓沟内；②移植组织后端置于外耳道皮肤 - 鼓膜瓣下方的外耳道壁上；③移植组织铺放完毕后，在移植物和残存鼓膜的外面放置一块颞肌筋膜，覆盖面超过穿孔，可作为“夹板”，以固定移植物，穿孔愈合后这块筋膜可自行脱落。

C. 内置法的优点：可保持残余鼓膜上皮层的完整性，保存了在鼓膜外面行走的血管，使穿孔边缘的供血良好；可确保鼓膜的锥形和正常位置，特别是前下方的锐角；鳞状上皮不致遗留于鼓室内或鼓膜与移植物之间，以免形成胆脂瘤；简单易行。

D. 内置法的缺点：如处置不当，移植物可能与鼓室内壁粘连；对前下方的暴露欠佳。

夹层法

通过分离残余鼓膜的上皮层和其下方的纤维层，将移植组织置于这两层之间而修复鼓膜穿孔的方法。适用于中等大的穿孔。

A. 麻醉及消毒：同内置法。

B. 操作步骤

a. 切口：做改良的山葆耳内切口（图 4-18），如鼓膜穿孔靠近前方，则外耳道后壁的切口可较深（在距鼓环 3～4mm 处），切口下端可向前延长至 4 点（右耳）或 8 点（左耳）。

分离残余鼓膜上皮层，准备移植床：用剥离子将外耳道皮肤向深部分离达鼓环后，用弯针沿鼓环划开鼓膜上皮层，以剥离子将上皮层与其下方的纤维层慢慢分开，注意不使纤维鼓环从鼓沟中脱出，并保持上皮层的完整性。待周边残余鼓膜的上皮层分离后，再向穿孔处分离达穿孔内缘，切除穿孔边缘的上皮。至此，鼓膜上皮层已与纤维层完全分离，可将外耳道皮肤连同鼓膜上皮层向前方翻转，暴露纤维层。如穿孔外侧残余鼓膜很少，为扩大移植床，可将与该处鼓膜连接的外耳道皮肤从骨壁上分离少许。如锤骨柄裸露，须将其外面的上皮轻轻分离刮除。

b. 铺放移植物：用浸有抗生素溶液的明胶海绵碎块填放于鼓室内，然后将适当大小的移植物覆盖于穿孔及残余鼓膜的纤维层上，必要时移植组织边缘可铺展至相邻的外耳道骨壁上，以保证组织收缩后不致滑落于穿孔内而造成裂隙。仔细检查并校正移植物位置，使其完全展平，在各处均与穿孔完全弥合后，将鼓膜上皮层及外耳道皮瓣复位，此时移植组织正好夹在残余鼓膜的纤维层与上皮层之间（图 4-19）。

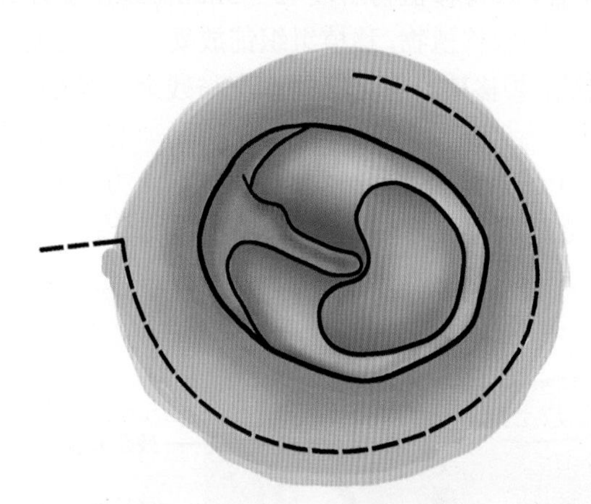

图 4-18　改良山葆耳内切口

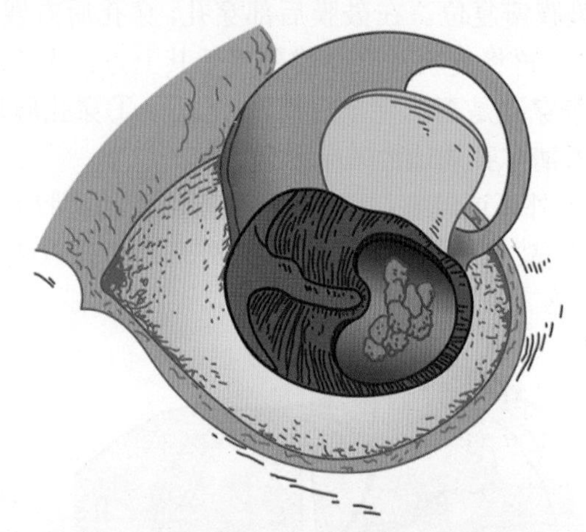

图 4-19　将移植物覆盖于穿孔及鼓膜纤维层上

c. 外耳道填塞，缝合：外耳道填塞同内置法。脚屏间切迹上方切口予以缝合。

C. 夹层法的优点：可保持鼓膜的正常位置和形态；移植组织居于夹层中，位置固定，不易滑动；血供条件较好，有利于穿孔修复。

D. 夹层法的缺点：技术操作比较复杂，费时多；如上皮层撕破或分离不够完全，鳞状上皮遗留于移植物下方，有继发胆脂瘤的危险。

外置法

在切除穿孔内缘的上皮后，分离残余鼓膜外面的上皮层和部分外耳道上皮，然后将移植物铺放于残余鼓膜外面纤维层的方法。

A. 麻醉及消毒：同内置法。

B. 操作步骤

a. 切口：做耳道内切口和耳郭后沟切口。

耳道内切口由 4 处切口组成：①在 9 点（右耳）或 3 点（左耳）处做一个与外耳道长轴平行的切口（约相当于鼓乳缝处），长约 2mm。②在 1～2 点（右耳）或 10～11 点（左耳）处做与切口①相对应的切口（约相当于鼓鳞裂处）。③在距鼓环和残余鼓膜 1～2mm 处做蒂在后上方的弧形切口，切口两端与切口①②的内端相连接；由内而外小心分离该处的残余鼓膜及外耳道皮肤，形成一个蒂在外耳道上方和后上方的含血管的皮蒂。该切口保留了外耳道上方和后上方含血管的皮蒂，上述切口完成后，由内而外小心分离该皮蒂。④然后在外耳道外1/3处做弧形切口，两端分别与切口①②的外端相连。

耳郭后沟切口：切口完成后，放置撑开器，暴露乳突骨皮质及外耳道。

分离切口④处之外耳道皮肤及鼓膜表皮层：沿外耳道内切口，由外而内分离骨性外耳道皮肤，达纤维鼓环后，继续分离残余鼓膜的表皮层，直至穿孔边缘。完整取出此外耳道皮瓣，保存备用。注意：①分离耳道前壁骨性隆起处皮瓣时，动作宜轻柔，避免将其撕裂；②残余鼓膜上的表皮层应完全分离，不留任何残余。

b. 磨宽骨性外耳道：用电钻磨去外耳道表层骨质，扩大外耳道，以便满意地容纳鼓膜移植物。磨骨从外方和后方开始，可将外耳道上嵴磨去，然后逐渐磨去前壁的骨质。特别注意：①应完全磨去前壁的骨性隆起，充分暴露鼓沟的前部，此为保持术后鼓膜前下方锐角的关键步骤；②勿损伤前面的颞颌关节；③避免暴露乳突气房。

c. 探查鼓室，清除病变组织。

d. 铺放移植物：铺放移植物以前，鼓室内先填塞明胶海绵碎块，不超过锤骨柄平面。然后将移植物修剪成1.3cm×1.6cm的卵圆形，其上端剪开一个小口。将移植物铺放于残余鼓膜纤维层外面，上端小口两侧游离缘置于锤骨柄之后方，并互相重叠，包绕锤骨柄。注意移植物前缘不得超过鼓沟而贴附于外耳道前壁，以免术后新鼓膜形成前下钝角。

e. 外耳道皮瓣复位：取出保存的外耳道皮瓣，将其复位于外耳道壁，并略向内侧移位，使其内缘覆盖于鼓膜移植物之外缘上，两者重叠1～2mm。注意皮瓣不可向内卷曲，以免日后形成上皮小囊。

f. 填塞明胶海绵，缝合切口：首先将明胶海绵卷成小烟卷状，紧紧压迫于前下方之鼓沟处，然后填塞海绵碎块，上后方之血管皮蒂处暂不填塞。缝合耳后切口，将血管皮蒂复位，填塞海绵。其外侧填塞短碘仿纱条。

C. 外置法的优点：如技术熟练，手术成功率高；术野宽阔，视线清晰，特别对前下方穿孔更具优越性；与内置法比较，本法可保留正常的鼓室腔，鼓室腔不致缩小。

D. 外置法的缺点：移植物外侧愈合，前下钝角形成；残余鼓膜表皮层鳞状上皮遗留时，可出现鳞状上皮包裹性囊肿；愈合期较长，可达4～6周。

4）手术并发症：鼓膜穿孔未完全封闭；鼓膜下胆脂瘤形成；鼓膜形成内陷袋；鼓膜由于纤维组织过多而变厚；鼓膜外耳道前下角变钝，鼓膜与锤骨柄未完全愈合在一起；外耳道狭窄。

5）手术要点：边缘性穿孔患者需探查中耳情况；尽量完整剥离鼓膜上皮，如术中操作不够轻柔，则易使鼓膜上皮破碎，其结果则与外植法相同；充分剥离耳道鼓膜上皮皮瓣后，小心检查鼓膜纤维层表面有无上皮组织残留，如清理不彻底可影响鼓膜穿孔愈合；在分离鼓膜后半部、剥离鼓环的操作中，应当注意保护鼓索神经，鼓索神经从鼓沟深处穿出，比较粗韧，可顺神经走行剥离，不可沿鼓沟横剥，以免将其撕断；勿损伤听小骨；确保移植片铺平，完全覆盖穿孔并与鼓膜接触填塞鼓膜表面敷料时压力要均匀。

（2）乳突切开术：乳突切开术是通过磨（凿）开鼓窦及乳突，清除鼓窦、鼓窦入口及乳突气房内的全部病变组织及气房，使中耳病变得以充分引流。由于本术式不触动鼓室及外耳道的正常解剖结构，故能保存提高术耳的听力。

1）手术适应证：①急性乳突炎，乳突蓄脓，已出现颅内、外并发症或有可疑颅内、外并发症者，应急诊手术。对耳源性颅内并发症，可做扩大的乳突开放术。②急性化脓性中耳炎经内科治疗4～6周无明显好转者。③隐性中耳乳突炎。④急性化脓性中耳炎反复发作，颞骨CT示骨质破坏而未查出其他原因者，可行单纯乳突开放术探查之。⑤慢性分泌性中耳炎经鼓室置管治疗无效，颞骨CT扫描示鼓室或乳突有软组织影或骨质病变者，可行本手术。⑥成年人特发性血鼓室，病史较长，颞骨CT扫描示鼓室及乳突气房内有软组织影或液气面者。

2）手术步骤与方法

A. 切口：耳后切口，呈弧形，上起自耳郭附着处上缘的高度，在距耳郭后沟约0.2cm处切开皮肤，然后向下略向后伸延，至切口之中段，此处离耳郭后沟1.5～2.0cm，从此处转而向下稍向前延长切口，直达乳突尖水平，此时距耳郭后沟的距离约为1.2cm。切透皮肤后，相继切开皮下组织及骨膜。因小儿乳突尚处于发育阶段，面神经穿过茎乳孔的位置比较表浅，故切口不宜过低，以免损伤面神经。

B. 暴露乳突骨皮质：以剥离器分离骨膜，暴露乳突骨皮质，前达鼓鳞裂，上至颞线，确认外耳道上棘及筛区。用牵开器撑开术区。

C. 开放鼓窦：成人鼓窦距乳突表面的距离1～1.5cm，婴幼儿仅0.2～0.4cm。作为寻找和磨（凿）开鼓窦的标志。

筛区在骨性外耳道口后上方的乳突表面，有呈筛状细孔的区域，分离此处骨膜时，常有少许血液从该区渗出，即为筛区，容易识别。鼓窦即位于其深方。

外耳道上棘是确定鼓窦位置最常用的标志。此棘为一菱形或三角形的骨唇，自骨性外耳道口之后上缘向外伸出。术时可紧贴此处的后上方进入鼓窦。

当筛区不明显时，可以外耳道后上三角区为据，磨（凿）入鼓窦。该三角区的上边为骨性外耳道口上缘的水平切线，后边是骨性外耳道口后缘的切线，前下边则为骨性外耳道口后上缘（或以外耳道上棘为准）的切线。确定此三角区的另一方法是：①上边为颧突后根上缘水平向后隆起的骨线（乳突上嵴），是鼓窦盖、颅中窝底及硬脑膜底面三者的参考标志；②前边为骨性外耳道后缘的切线：③后边是自乳突上嵴后端到外耳道上棘下端的连线。但无论采用何种划线方法，鼓窦的后部实向外投影于外耳道后上三角区的前部。

手术时先用大号圆形切削钻头磨去乳突表面的骨皮质，上起颞线下方，下至乳突尖，前达骨性外耳道后壁，暴露乳突浅层气房。然后磨去外耳道上棘后上方、相当于外耳道上三角区的气房，寻找并开放鼓窦。若乳突为硬化型或板障型，则应直接寻找并开放鼓窦。注意：①寻找鼓窦时，须始终保持与骨性外耳道后壁平行的方向，由浅而深，逐步磨去骨质，使形成的骨腔外大内小，呈尖在前下方的锥形，而不在某一狭窄区内盲目深入。②磨骨须在钝头探针的指引下进行术时常以探针伸入所开放的骨腔轻轻探测，了解其深度，周围有无潜腔，周壁是否为骨质等。③到达鼓窦时，探针向前可无阻力地伸入鼓窦入口及上鼓室。如探针不能伸入鼓窦入口，示鼓窦尚未开放，并须警惕Komer隔的存在。④如磨骨的位置太高，或颅中窝下垂时，可误伤天盖，甚至硬脑膜。⑤若乙状窦前置或磨骨方向太偏后，可损伤乙状窦板；乙状窦壁撕裂可立即发生大出血。⑥耳后皮肤有瘘管时，乳突皮质多已穿破，破损处可位于皮肤瘘口的正下方，或距之较远。可用咬骨钳伸入骨破溃口咬去周围骨质，找到鼓窦。⑦婴幼儿须在上述鼓窦标志稍高处寻找鼓窦，以免损伤面神经。

D. 开放乳突气房，清除病变组织：鼓窦完全开放后，在探针指引下，可由此逐步向下开放乳突气房，清除病变组织，包括肉芽、坏死组织、胆脂瘤及病变黏膜，直达乳突尖部。确认二腹肌嵴、对其附近的小气房可用小刮匙刮除，注意勿损伤位于二腹肌嵴前端茎乳孔处的面神经，以及嵴后端附近的乙状窦、颈静脉球骨板。乳突尖部气房及病变组织清除后，再向后磨除乙状窦板周围气房、向上磨（刮）除天盖下方及迷路周围的气房，清理其中的病变组织，使天盖及乙状窦板与其外方的骨皮质平齐。在此，须注意仔细刮除陶特曼三角区（Trautman triangle）的气房。陶特曼三角区是指由乙状窦，岩上窦，骨迷路三者为界组成的三角区。此三角区的上界为岩部上缘，前界为骨迷路（后半规管），后下方为乙状窦板内缘。三角区骨板的深面为小脑的硬脑膜。

E. 清除窦入口的病变组织：磨去鼓窦入口部分骨质，扩大鼓窦入口，清除其中的病变组织，保证鼓室的引流。用小号金刚石钻头开放鼓窦及鼓窦入口内侧的气房，包括外半规管周围的气房，注意勿触动砧骨短脚；对外耳道后壁及面神经管周围的残留气房亦须小心清除。但注意保留外耳道后壁及上鼓室外侧骨壁的完整性。

单纯乳突开放术完成后，乳突腔的边缘圆钝，术腔呈碗形（切勿呈坛状或紧口瓶状），单纯乳突开放术的标准术腔应达到“轮廓化”或“骨骼化”的要求。术腔内的气房及病灶均已彻底清除，天盖及乙状窦骨板薄而平整，透过该骨板有时隐约可见其深部的硬脑膜或乙状窦；陶特曼三角区，二腹肌嵴及外半规管隆凸等轮廓分明，清晰可见（图4-20）。

F. 缝合切口：将乳突腔用生理盐水或3%过氧化氢溶液或抗生素溶液冲洗后，以碘仿纱条填塞鼓窦及乳突腔，注意不可填塞过紧，以利引流。无颅内并发症可疑时，可缝合切口，下端留一小口，露出纱条的尾端。外耳道内填塞碘仿纱条，以防狭窄。然后以消毒敷料包扎。

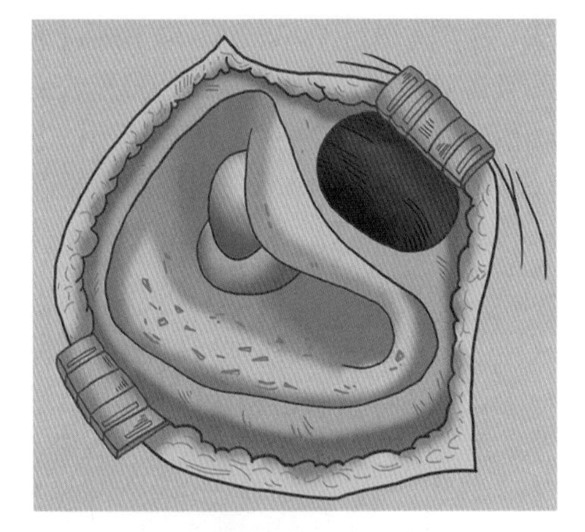
图 4-20 单纯乳突切开术后的标准术腔

3）手术并发症：①出血：术中损伤乙状窦，可发生严重的静脉性出血。遇此情况时，术者应保持镇定，立即以手指压迫出血处，然后用凡士林纱条或碘仿纱条压迫止血。乳突导血管出血时，可用骨蜡封闭或凡士林纱布压迫之。②面瘫：耳郭后沟行耳大神经阻滞麻醉时，面神经可受麻醉药浸润而发生一过性面瘫，1～2 小时后自行恢复。③脑脊液漏：如因手术不慎而致天盖破损，只要范围不大，一般无须特殊处理。若硬脑膜撕裂，可发生脑脊液漏。此时可用肌筋膜加乳突皮质骨片等修补漏口。术后注意加强抗生素的应用预防颅内感染，必要时合并应用脱水剂。

4）手术要点：①婴幼儿的乳突气房和鼓窦还在发育中，因此术腔比较小，容易损伤天盖和乙状窦骨壁。另外骨皮质较成人软，与周围解剖结构关系亦不很清楚，需边操作边整体观察术野，反复确认各解剖标志，谨慎进行。②为保证术野宽阔，耳后切口宜大不宜小。③避免伤及耳郭软骨膜。④注意避免乙状窦、面神经管等周围结构的损伤。⑤注意陶特曼三角区。⑥充分冲洗术腔。

（3）乳突根治术：乳突根治术是将中耳、上鼓室、鼓窦和乳突的内容物全部清除，包括下鼓室和咽鼓管口的病变组织。中耳黏膜完全切除后封闭咽鼓管，断绝感染源，使乳突腔与外耳道完全通畅，成上皮化的空腔，以达到干耳和防止并发症的目的。根治手术后，听力一般在 60dB 左右。近年来，由于耳科显微手术的不断发展，许多过去认为是乳突根治术的适应证，目前可进行听力重建手术，以得到不同程度的较佳听力。事实上，乳突根治术已很少做。

1）手术适应证：中耳胆脂瘤和慢性中耳乳突病变已无重建听力的条件的患者；结核性中耳炎伴骨质破坏，死骨形成者；胆脂瘤性中耳炎伴有颅内并发症，不适宜做听力重建手术的患者；某些中耳良性肿瘤，如面神经鞘膜瘤、小的颈静脉球瘤等。

2）手术步骤与方法

A. 切开皮肤：乳突根治术一般病变范围较广，更适合于耳后切口。沿耳后沟切开皮肤，勿伤及颞肌筋膜和乳突骨膜。钝性分离皮下组织达软骨与骨交界处（图 4-21）。

B. 切开骨膜：沿骨性外耳道入口部后缘切开骨膜。进一步从入口缘 12 点处向后沿颞线方向切开骨膜。显露术野，切开分离外耳道皮肤。乳突骨膜向后，颞肌向上分离牵开，显露术野。骨与软骨交界水平，后半周切开耳道皮肤（图 4-22）。此时可以观察到鼓膜状况，也有利于分离耳道皮肤，防止牵开时骨部皮肤破损。该切口在术终时，将被用于做外耳道皮瓣。分离外耳道后壁和上壁，其皮瓣将来用于覆盖术腔，尽量保持完整，慎重剥离。去除外耳道后壁及上鼓室外侧壁：按单纯乳突凿开术开放鼓窦和乳突气

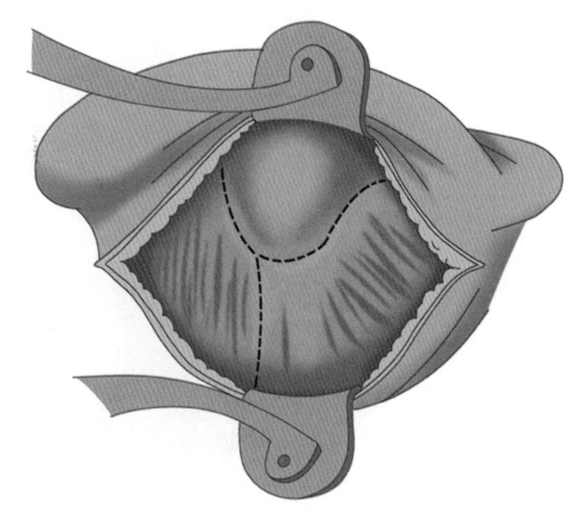
图 4-21 切开皮肤

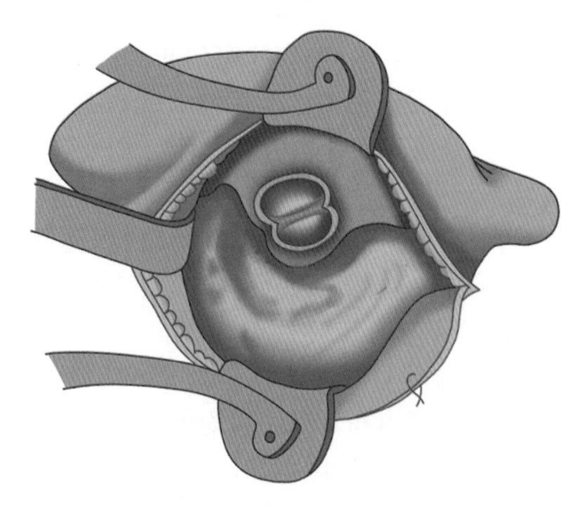
图 4-22 切开外耳道皮肤

房，去除病变组织和黏膜。仅留后上壁菲薄骨质，磨除乳突和上鼓室外侧壁骨质。到达上鼓室后可见到砧骨短脚，注意勿对其施加外力开放整个上鼓室（图4-23）。

C. 削除面神经嵴，使其低平化：慎重去除菲薄的外耳道后上壁骨质；最后断桥使耳道和乳突腔连通（图4-24）；断桥时注意勿损伤面神经。

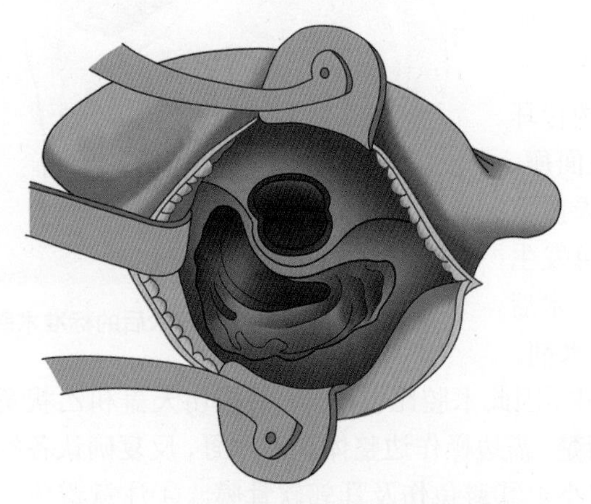

图4-23　去除外耳道后壁及上鼓室外侧壁

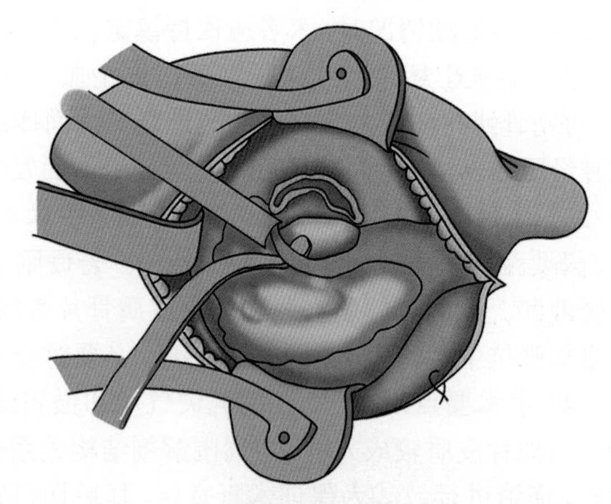

图4-24　断桥

D. 磨低面神经嵴，切除前突起：磨低面神经嵴，同时注意保护面神经和砧骨。根据面神经管判断面神经走行，越向下方面神经越靠后（图4-25）；削除断桥后留下的外耳道前上部骨性突起，使天盖圆滑地连向外耳道前壁。

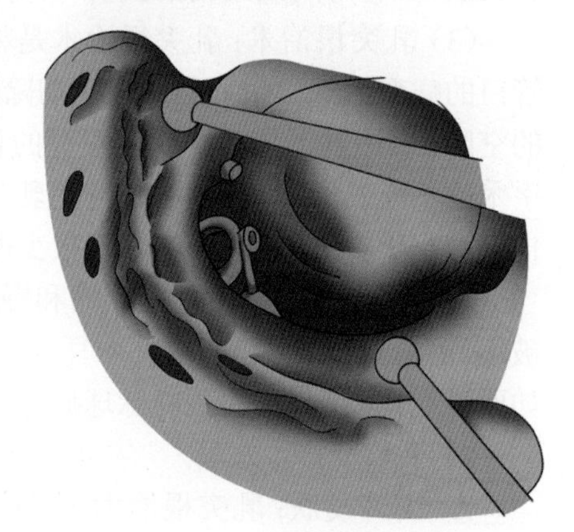

图4-25　磨低面神经嵴

摘除听小骨及清理鼓室：认真保护和保留镫骨。去除砧骨和锤骨，鼓索神经亦无法保留。切断鼓膜张肌肌腱。将妨碍术后上皮化的黏膜组织、残存鼓膜、鼓环连同鼓室内病变组织一同去除。搔扒咽鼓管口并用筋膜和骨片充填。鼓室内壁植皮以干燥术腔。

E. 做外耳道皮瓣：①从外耳道环形切口上端再向深做纵行切开，使外耳道与术腔相通。并将切开之皮瓣向后覆盖术腔骨面。可有多种皮瓣切开和处理方法，最后以能覆盖面神经嵴为好。皮瓣过厚时应剪除皮下组织，使其利于和骨面敷贴。②从环状切口的上、下两端分别纵行向外切口接近耳郭软骨，做成茎在耳郭的小的矩形瓣，将其压向术腔以扩大耳道入口。

3）手术要点：避免损伤面神经及内耳；保证能清楚观察和方便处理术腔，做相应的骨质切除和外耳道扩大；尽量使术腔圆滑，避免妨碍术后自净作用；外耳道皮瓣应完全覆盖面神经嵴，以利术后干耳。

（4）改良乳突根治术：日本称改良乳突根治术为功能性乳突根治术和乳突半根治术，欧美则称为Bondy改良乳突根治术。另外，鼓上隐窝乳突根治术、鼓窦隐窝切开术均指该术式。特点是保存听骨链和鼓膜紧张部而治愈胆脂瘤。优点是保存听力并防止胆脂瘤复发。缺点是去除外耳道后壁留有较大术腔，导致术后术腔感染等症状。

1）手术适应证：上鼓室型胆脂瘤（松弛部鼓膜内陷）听力正常或轻度下降；CT检查听小骨及中、下鼓室无异常；良性耳胆脂瘤（尤其是对侧无听力）。

2）手术步骤与方法

A. 切口：耳内和耳后切口均可，经典的Bondy法是耳内切口。在此以耳后切口为例（图4-26）。

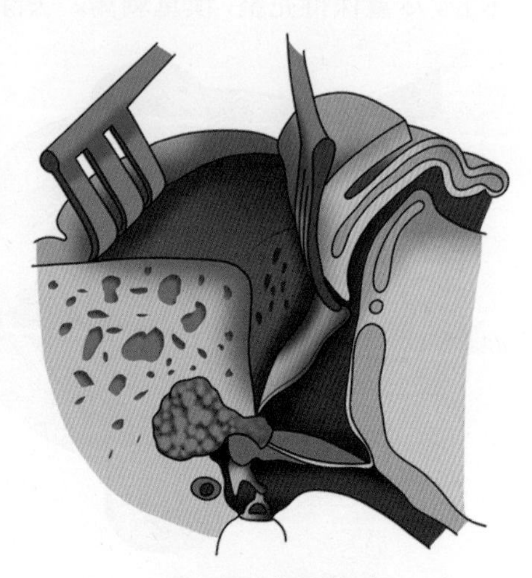

图4-26　切开皮肤

B. 分离外耳道皮肤：在外耳道皮肤与软骨交界处，做后壁半周环状切开。分离深部皮肤到鼓环。胆脂瘤破坏骨质处剪开皮肤与胆脂瘤被膜交界，将皮肤向前方进一步剥离。鼓膜紧张部后半部剥离入鼓室，同时观察中鼓室和下鼓室，保护鼓索神经。

C. 清除胆脂瘤：①用电钻和骨凿去除胆脂瘤周围骨质，露出胆脂瘤全貌。为不伤及外耳道皮肤尽量使用磨光钻，接近胆脂瘤处再凿除剩余骨质。②切开胆脂瘤被膜，吸除其上皮组织，去除表面上皮，保留深面胆脂瘤被膜，12 点处纵行切开外耳道皮肤并压向后方（图 4-27）。

D. 开放乳突：①去除胆脂瘤后，将肥厚的黏膜、肉芽组织等病灶用切削钻磨除，再用磨光钻磨光骨面。②尽量落底外耳道后壁骨质，以保证乳突腔向外耳道充分开放，方便术后术腔处理。③若乳突气化较好，尖端切除腔过深则不利于术后处理，应用骨片、软骨板等充填为佳（经典改良根治术无此处理）。

E. 鼓膜修补、处理乳突腔及外耳道入口：①改良根治术时鼓膜紧张部应是完整的，如术中有破损应用内置法修补。②术腔骨面尽量用剪开的外耳道皮肤覆盖，不足部分可用医用生物膜及游离皮片修补，以促进扩大外耳道口（图 4-28）。

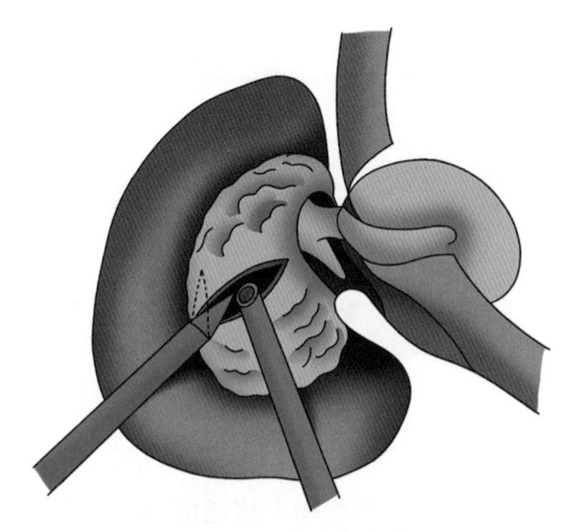

图 4-27　清除胆脂瘤

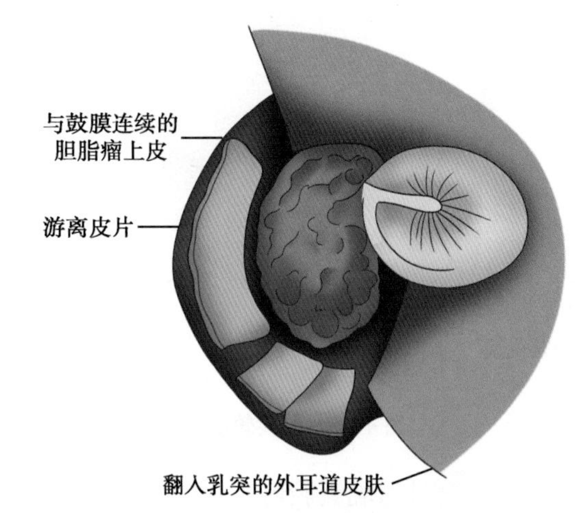

图 4-28　手术完成后术腔

3）手术要点：适应听力在正常范围的早期胆脂瘤及良听耳胆脂瘤患者；将保留的上鼓室胆脂瘤上皮完全暴露于外耳道；落底外耳道后壁，方便术后处理；彻底清除乳突肉芽组织和肥厚的黏膜及病变气房；乳突腔过大时应扩大外耳道入口。

（5）完壁式乳突切开＋鼓室成形术

1）手术适应证：经正规保守治疗仍持续流脓、耳痛、耳道流血的慢性中耳炎；中耳乳突胆脂瘤，特别是病变累及上鼓室鼓窦、乳突，而中、下鼓室无不可逆性病变；局部侵犯听骨链和上鼓室的中耳肿瘤；顽固性中耳溢液药物治疗无效。

2）手术禁忌证：病灶侵犯咽鼓管、迷路内侧间隙；病灶侵犯外耳道后壁并广泛破坏；严重的天盖低位以及乙状窦前移所致的缩窄型乳突；坏死性骨炎及不可逆性病灶；大范围硬脑膜缺损易引起脑脊液耳漏或脑疝；咽鼓管功能不良；患者全身情况差，不能耐受手术。

3）手术步骤与方法

A. 切口：局麻或全麻后，耳后切口，距耳郭后缘 0.5～1.0cm，从耳郭附着处上端至乳突尖部做弧形切口，切口直达骨面（图 4-29）。分离暴露乳突外侧壁，剥离外耳道皮瓣至上鼓室外侧壁，将皮瓣推向前下方。

B. 开放鼓窦：经乳突筛区进路，用电钻沿骨性外耳道后壁和颞线开始磨除乳突骨质并暴露鼓窦。注意磨出乳突气房的范围要宽，避免在一个狭窄的术野操作。

C. 显露砧骨及乳突轮廓化：在鼓窦外侧适当向后扩大术野，然后沿鼓窦向前上开放上鼓室，显露砧骨短脚，并将在砧骨

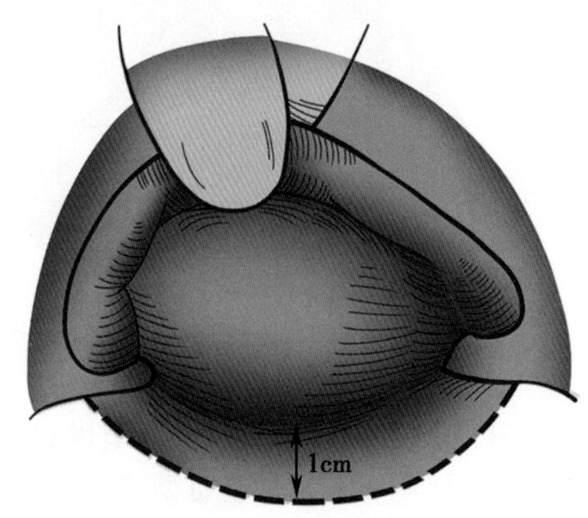

图 4-29　手术切口

平面外侧逐步向后、向下切除乳突至乙状窦前壁和乳突尖，行乳突轮廓化，显露乙状窦、颅中窝脑板、二腹肌嵴、水平半规管及砧骨短脚（图4-30）。

D. 削薄外耳道后壁：逐步由后向前，由外向内削薄外耳道后壁，仅保留纸样菲薄骨壁。这样可增加从面隐窝对后下鼓室和鼓室窦的视野，尤其是之后面对圆窗龛的视野。

E. 开放上鼓室：沿颞线向颧弓根方向磨薄上鼓室外侧壁，暴露锤砧关节。根据病变情况，决定是否取出砧骨。而后扩大前后鼓岬，沟通上、中鼓室的通道，并清除该部位的病变。

F. 开放面神经隐窝：沿砧骨窝、鼓索神经及面神经垂直段之间的三角区（图4-31）用0.5mm的金刚钻磨除面神经隐窝周围骨质进入后鼓室，显露锥隆起、圆窗及前庭窗，彻底清除乳突腔、上鼓室、中鼓室和面隐窝的病变。

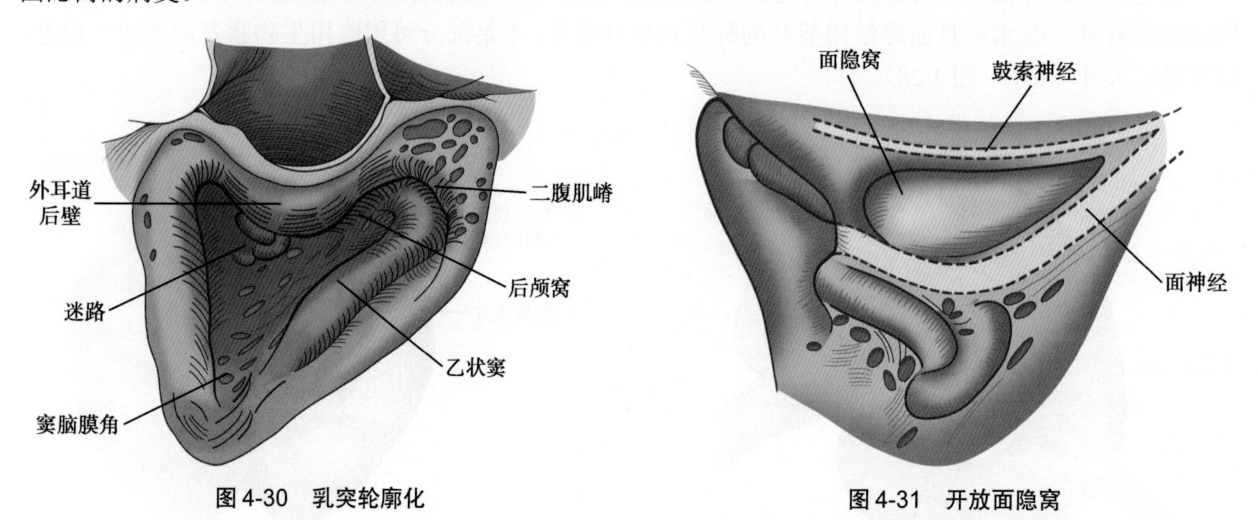

图4-30 乳突轮廓化

图4-31 开放面隐窝

G. 清除病灶对乳突腔内病变：采用由后向前的方式清除。为保证无胆脂瘤上皮遗留，应完整切除胆脂瘤基质。若胆脂瘤病变已累及到锤骨头，整个锤骨应一并切除此时将暴露咽鼓管上隐窝，并有助于同时从外耳道后方及外耳道清除病变组织。无论采用何种径路，甚至是传统的乳突根治术式，最不易窥及的区域为后鼓室隐窝、锥隆起下方及鼓室窦，此部分位于前庭窗及圆窗之间及后方，易于容纳胆脂瘤上皮，尤其是穿孔位于锤骨后韧带的下方时。若镫骨上结构及镫骨肌已缺损，可用金刚钻磨除锥隆起及邻近骨质，以帮助彻底清除病变组织（图4-32）。将面神经骨管尽量磨薄以增加前庭窗、鼓窦和面隐窝的视野（图4-33）。

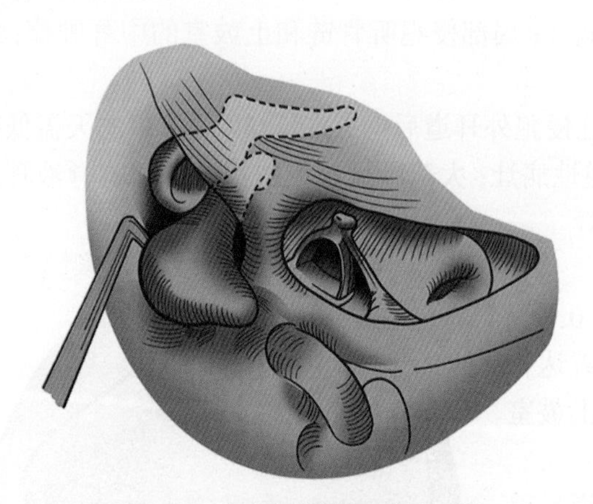

图4-32 根据听骨情况摘除听骨

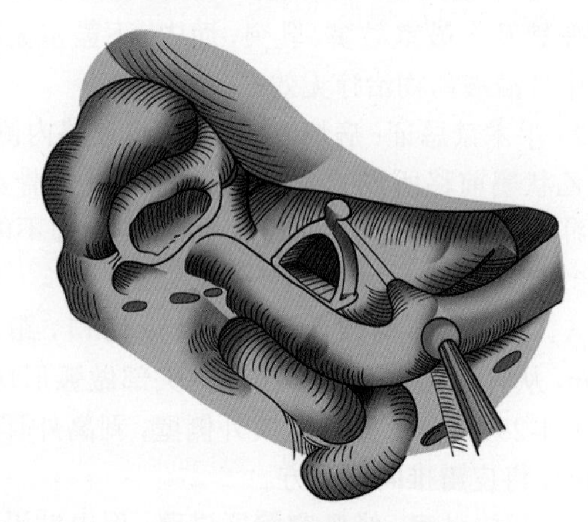

图4-33 磨薄面神经骨管

H. 鼓室成形：可以从外耳道进路掀开鼓环，根据听骨链的情况行鼓室成形术，包括听骨链重建，如听骨链搭桥（图4-34）、改良Ⅲ型或人工听骨植入术及鼓膜修补等（图4-35）。

I. 关闭术腔乳突腔，放置引流管引流。

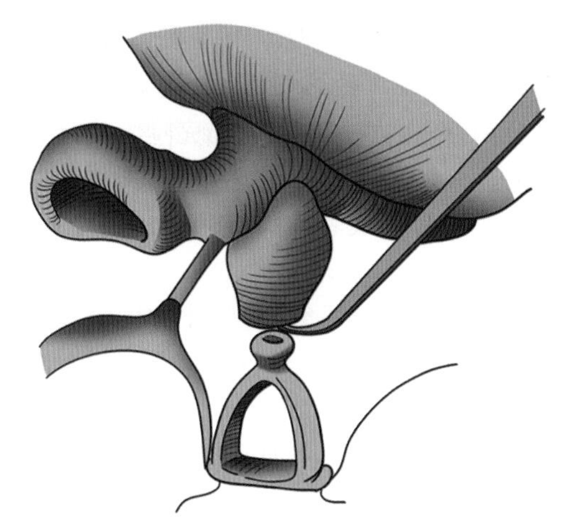

图 4-34 修剪砧骨后进行听骨链重建

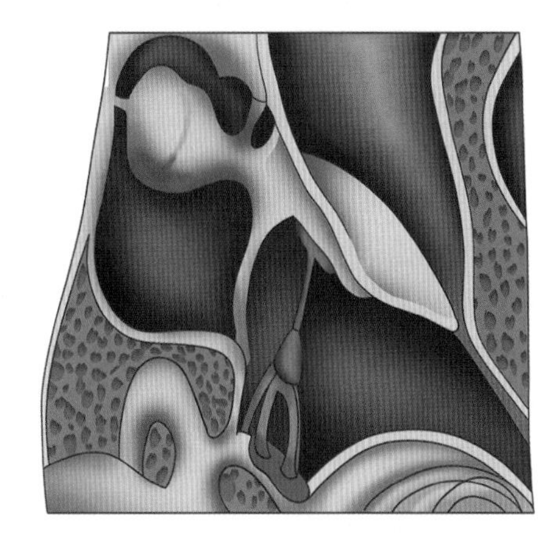

图 4-35 人工听骨植入

4）手术并发症

A. 面瘫：面神经损伤所致，面神经鞘膜损伤可引起面神经膨出，继发面神经水肿，处理时将面神经暴露处近心端和远端的骨管开放 5～6mm，切开鞘膜以减少神经因肿胀而受压的程度。

B. 眩晕：半规管损伤所致，在对受炎症侵蚀或硬化的乳突操作时，有可能发生半规管损伤，此时要立即用骨蜡封住开窗处，然后用颞肌筋膜覆盖半规管。

C. 感音神经性耳聋、耳鸣：可由半规管损伤、耳蜗损伤、开放后鼓室时损伤镫骨以及钻头磨除砧骨周围骨质时产生的振动传至内耳等导致。

D. 胆脂瘤复发：上鼓室开放不足，重新形成鳞状上皮内陷袋；炎症、胆脂瘤未彻底清除等。

E. 出血：①乙状窦损伤：被磨破后立即出血，可用棉片压住出血处数分钟直到出血停止，如果裂口较大，用 4-0 的线缝合，亦可用肌肉瓣修补，填塞物应与周围组织缝合，以免漂流造成栓塞。②颈静脉球出血：出血可能来自于覆盖颈静脉球的气房和骨髓，用骨蜡封住气房和骨髓，然后用棉片将骨蜡压进气房，使骨蜡更加有效地止血。

5）手术要点

A. 乳突切除时做成碟形术腔有较好的视野，有助于防止损伤重要结构，不要用钻头钻成一个深井样术腔。

B. 要将骨性外耳道口处向后的弧形段去除彻底，只保留较为平直的外耳道骨性段，这样才能充分保证术野和手术过程中对外耳道后壁的观察。

C. 术中见到鼓窦病变后不要急于清除，以免在显微镜下迷失层次而向前、向内损伤面神经锥段、垂直段或外、后半规管。

D. 去除上鼓室外侧壁时宜先保留砧骨外上鼓室外侧壁骨板，削薄后用小金刚钻去除此骨板，从而防止钻头损伤砧骨及产生的剧烈振动经镫骨损伤内耳。

E. 注意上鼓室盾板有无缺损，如缺损较多宜重建骨壁或改行开放式手术，否则易导致术后鼓膜松弛部粘连或内陷而再次形成胆脂瘤囊袋。

F. 窦脑膜角的气房必须切除以便确定位于外半规管中后部的上半规管和后半规管汇合处共脚。

G. 小心轮廓化面神经和鼓索神经，为避免热灼伤，应用金刚钻头进行操作并用较多的水冲洗。面神经水平段常有先天性裸露或经病变破坏后裸露，术中清理病变时要防止过度牵拉或钩针损伤面神经。

H. 术中磨至接近外半规管时，注意勿损伤砧骨，部位面神经管骨壁较薄，神经位置较表浅，注意勿损伤神经。在清理外半规管表面的胆脂瘤时，要用水冲洗，直到确定外半规管是完整的。

I. 扩大开放区域前界时要注意保护鼓索神经。

J. 在显露面隐窝各界时要注意均匀磨除骨质至菲薄防止在局部形成深的凹陷。

K. 开放后鼓室时不能用力压，否则容易导致钻头滑入后鼓室而损伤镫骨。

（6）开放式乳突切开＋鼓室成形术

1）手术适应证：①胆脂瘤型中耳炎破坏范围广泛或慢性化脓性中耳炎、乳突炎骨质破坏已无重建听力条件。②胆脂瘤型中耳炎手术治疗中，不能确保将病变完全清除者；鼓室内侧壁已完全上皮化、咽鼓管功能无法恢复者。③慢性化脓性中耳炎合并耳源性颅内并发症、岩骨炎、化脓性迷路炎、面神经麻痹等，不适宜施行听力重建术者。④结核性中耳乳突炎伴骨质破坏或死骨形成者。⑤侵犯广泛的中耳良性肿瘤，如面神经鞘膜瘤，颈静脉鼓室体瘤等。

2）手术禁忌证：慢性化脓性中耳炎单纯型；变应性中耳炎；分泌性中耳炎；急性化脓性中耳炎；无骨质破坏或死骨的中耳乳突结核。

3）手术步骤与方法

A. 切口耳内切口或耳后切口：通常以耳内切口为佳，如有耳源并发症、中耳乳突结核、中耳肿瘤等，则应做耳后切口。

B. 暴露乳突骨皮质：显露外耳道后上棘、筛区、颞线等解剖标志。

C. 以筛区为标志，开放鼓窦：清除鼓窦和乳突内病变，行乳突腔轮廓化（图 4-36）。

D. 磨除外耳道后壁，断桥，充分磨低面神经嵴，保证引流通道通畅（图 4-37）。

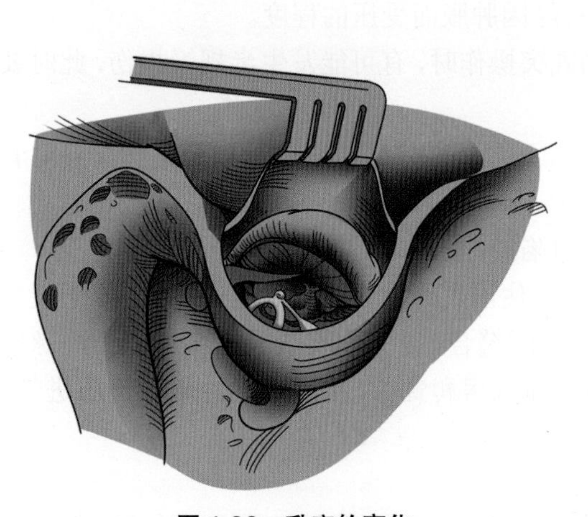

图 4-36 乳突轮廓化

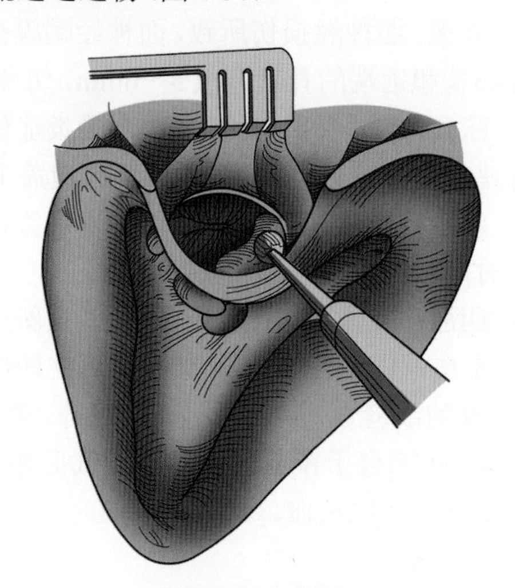

图 4-37 断桥

E. 充分开放上鼓室前隐窝，清除鼓室内病变除镫骨外，残留的锤、砧骨和病变均要清除（图 4-38）。

F. 搔刮咽鼓管鼓口黏膜，肌肉填塞鼓口（图 4-39）。

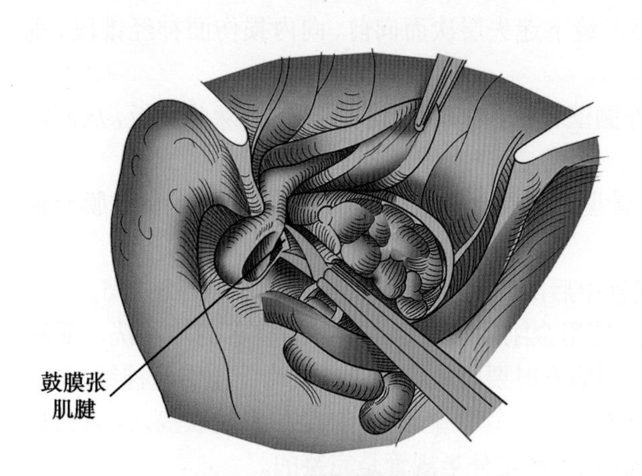

图 4-38 去除砧骨及锤骨

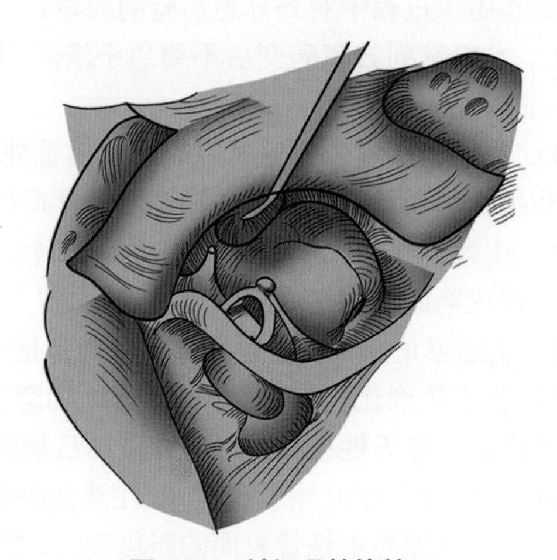

图 4-39 封闭咽鼓管鼓口

G. 做外耳道皮瓣，覆盖乳突腔。耳甲腔成形。

H. 术腔用碘仿纱条填塞，缝合切口、加压包扎。

4）手术并发症：①面瘫。②感音神经性聋。术中损伤镫骨或者外半规管，造成内耳损伤。③乙状窦或硬脑膜破裂。④术后不干耳，持续流脓。⑤外耳道口狭窄或耳郭软骨膜炎。

5）手术要点：①上鼓室前隐窝容易隐藏病灶，应该充分开放。②面神经嵴应尽量修低，有利于术腔的充分引流。但内侧端不应低于外半规管骨嵴，外侧端应与外耳道底平齐以防止损伤面神经。③处理鼓室内病变时，要注意避免损伤可能无骨管覆盖的裸露的面神经水平段。④注意后鼓室病灶的清除。⑤耳甲腔成形后应充分扩大外耳道口以保证术后干耳。

（7）改良乳突根治＋鼓室成形术

1）手术适应证：①胆脂瘤型中耳炎。②对侧耳听力极差或已行乳突根治术、欲保留此耳听力。③咽鼓管功能良好。④可长期随诊复查。

2）手术禁忌证：①全身情况差不能耐受手术。②急性上呼吸道感染期。③重度感音神经性耳聋。④咽鼓管功能不良。⑤鼓室内病变不能保证彻底清除。⑥圆窗和前庭窗闭锁，全鼓室黏膜上皮化，鼓膜无任何残边。⑦术后佩戴耳道助听器仍达不到实用听力。⑧妇女月经期。

3）手术步骤与方法

A. 耳后沟切口可一次完成耳甲腔成形术，以预防术后耳道口狭窄，保持术后的引流、术腔通气、促进术腔上皮化。耳后切口暴露术野大，但对于乳突腔较大的患者要另行耳道口切口伴耳甲腔成形术，预防外耳道口狭窄。

B. 切开皮肤、皮下组织及骨膜，暴露乳突骨皮质及外耳道后壁和上壁，达鼓切迹和鼓环，向上向前显露颞线，找到外耳道前上棘。

C. 自筛区入路磨除乳突骨皮质和气房，寻找并开放鼓窦。

D. 沿鼓窦开放上鼓室，找到砧骨短脚。在砧骨平面外侧逐步向后向下切除乳突，行乳突腔廓化。如砧骨短脚缺如，继续向前开放上鼓室，找到匙突、面神经水平段、前庭窗等结构。乳突轮廓化范围：向前至外耳道后壁、面神经垂直段，向后达乙状窦，向上达乳突天盖，后上达窦脑膜角，向下至乳突尖。术中注意：保留外耳道后壁并尽量磨薄，保持面神经骨管的完整性，保护乙状窦。对于乳突尖气化好、清除气房后术腔明显低于外耳道底壁者，取骨粉或组织填充乳突尖，便于术后引流。

E. 继续向前开放上鼓室，暴露上鼓室前壁、上壁，同时修薄后鼓室外侧壁。

F. 断桥后，逐步去除外耳道后壁及上壁骨质，清除中鼓室病变。

G. 游离砧骨长脚断端或分离砧镫关节，分离锤砧关节，取出砧骨，分离锤骨头周围病变组织，剪断锤骨上韧带，将病变或缺损的锤骨头取出。

H. 确定匙突、面神经水平段及外半规管隆突，磨低外耳道后壁，去除后鼓室外侧壁及后下壁骨质，削低面神经嵴，此时注意尽可能使外耳道底壁与乳突尖能够平滑过渡，便于术后引流。

I. 将外耳道皮瓣从前上方剪断，做成带在下方的皮瓣，修剪皮下组织，切除外耳道软骨，然后向下方翻转，覆盖于乳突腔内、面神经嵴上。耳后切口者，在耳界沟处行外耳道口半环形切口，并从 12 点处向耳轮脚与耳屏间延长，再做外耳道皮瓣。

J. 耳甲腔成形从耳内切口的外耳道切口处将耳甲腔软骨与两面的软骨膜分离，切除 1 块半月形的软骨，在耳甲腔皮肤游离缘做横向切口，形成 2～3 个小皮瓣，贴附于乳突腔内。

K. 用取好晾干的颞肌筋膜修补鼓膜（图 4-40）。

L. 将筋膜向前翻起，鼓室前下方填抗生素明胶海绵或可吸收止血纱布。

植入人工听骨，进行听骨链重建。如镫骨结构完整，则在镫骨头上植入部分听骨植入体（PORP）；如镫骨头、前后足弓缺损，则在镫骨足板上植入全听骨植入体（TORP）亦可用同种异体听骨经过改形后连接镫骨与鼓膜或镫骨足板与鼓膜（图 4-41）。

在人工听骨与筋膜之间垫以带骨衣软骨，复位颞肌筋膜及

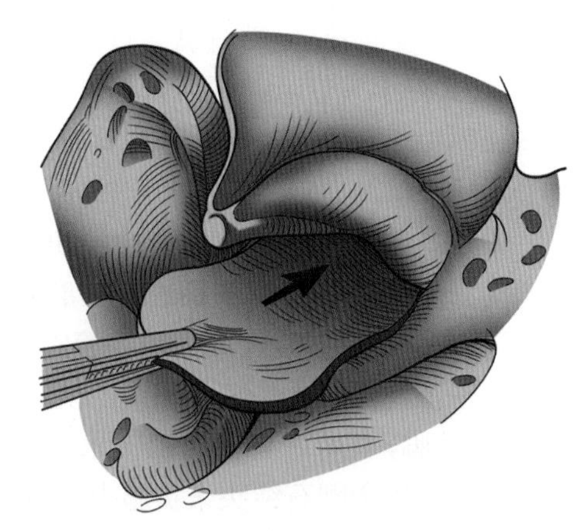

图 4-40 铺放颞肌筋膜

外耳道皮片，覆盖面神经嵴。筋膜外侧覆以抗生素的明胶海绵或可吸收止血纱布，再以碘仿纱条填塞，固定皮瓣，达外耳道口（图4-42）。

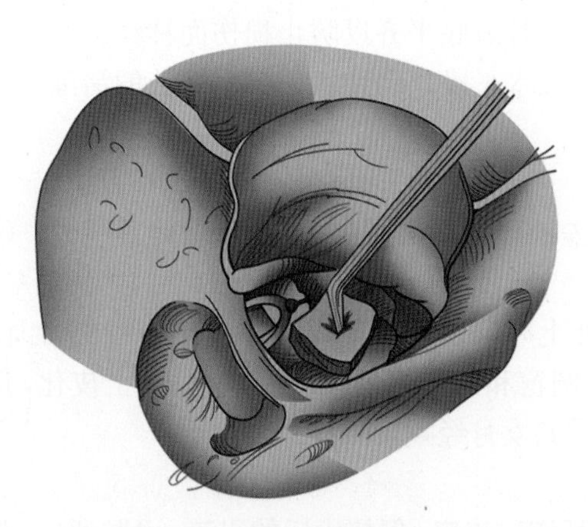

图4-41 放置人工听骨（一）

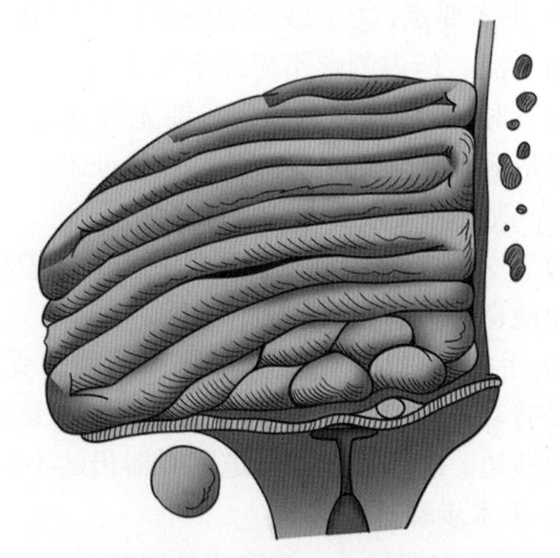

图4-42 放置人工听骨（二）

M. 间断缝合切口，无菌敷料包扎切口。

4）手术并发症：①出血、感染术中严格无菌操作，彻底止血，术后应用抗生素。避免损伤乙状窦、颈静脉。②耳聋或严重的听力损失术中避免振动镫骨，损伤内耳。③面瘫清除病变及磨低面神经嵴时注意面神经走行位置，如术后即刻出现周围性面瘫应马上行面神经减压术。④脑脊液漏乳突轮廓化向上达乳突天盖时，注意不要损伤硬脑膜，如有损伤，术中应及时用肌肉填塞、修补。⑤外淋巴漏乳突轮廓化时注意不要损伤外半规管隆凸，外半规管表面的胆脂瘤上皮要小心剥除。⑥术后耳内长期流脓术中乳突轮廓化不彻底，病灶未彻底清除。术中注意磨低面神经嵴，防止上鼓室及鼓窦引流不畅。

5）手术要点：①乳突腔、鼓窦入口及上鼓室病变清除要彻底，防止复发。②尽量不损伤中鼓室及下鼓室结构，便于行鼓室成形，听骨链重建。③尽量保证镫骨或镫骨足板的完整性。④避免损伤面神经、半规管，防止面瘫及外淋巴漏。⑤尽量保留鼓室黏膜。

（8）上鼓室切开＋鼓室成形术：上鼓室切开术可以通过牺牲上鼓室外侧壁的经耳道径路来实施，或通过保留上鼓室外侧壁的乳突径路来实施。这种手术的主要难点在于钻磨过程中接触到连续的听骨链时有损伤耳蜗的危险。第二个难点是外耳道结构的保全。这一点在解剖条件不是很理想的情况下不能确保，尤其是在天盖低位的病例。

1）手术适应证：①慢性中耳炎，胆脂瘤或非胆脂瘤型。②处理慢性中耳炎的后遗症，尤其是锤骨头关节僵硬。③该术也是处理面神经垂直段的必经步骤。

2）手术步骤与方法

A. 鼓窦切开术或乳突切除术。

B. 定位砧骨窝，砧骨窝靠近外半规管隆起的后部和骨性外耳道后壁。外半规管隆起通常依据其光滑的表面和骨迷路的坚硬骨质来识别，相对于周边的骨结构其表现为一骨性凸起，其长轴较水平线倾斜30°。

C. 在上鼓室外侧壁骨质中磨出一条骨槽，同时轮廓化颞骨天盖，后者为基本的解剖标志。钻磨时应保持与天盖平齐的方向进行以减少钻磨对砧骨或面神经管的危险。在上鼓室上钻磨骨槽时，应保留一层（图4-43）。使用刮匙从下向上刮除薄骨片从而暴露砧骨短脚，并将患者的头部向术者的对面转动。一旦定位了砧骨，就可使用金刚石钻头来实施上鼓室切开术。当靠近听骨链时，最好使用刮匙。

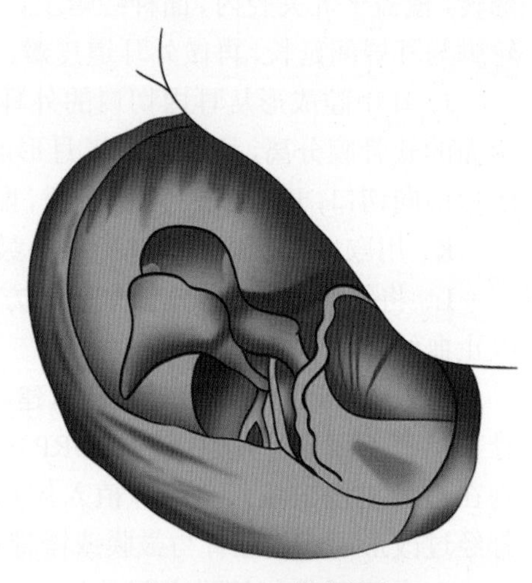

图4-43 开放上鼓室

3）手术要点：①经外耳道操作时，剥离的外耳道皮肤有时会妨碍术野，可以用开张器尽量牵开。②开放上鼓室时，应从入口部的上壁逐渐进行。③保留完整的听骨链后仍见上鼓室肉芽增生时，多为术前感染较重，这时应去除砧骨和锤骨头。④用骨粉和生物陶瓷等量混合后致密充填。

（9）鼓室探查术：鼓室探查术并非一个完整的手术名称，而仅仅是对原因不明的传导性聋诊断与治疗的一种手段。属于耳硬化症手术和鼓室成形术的一部分。手术进路原则上采取耳道内镫骨手术切口，如估计病变累计上鼓室，皮瓣应大于上述切口或直接做耳内切口，以利病灶暴露，充分显露两窗龛、邻近听骨结构和面神经水平段。根据病变情况，及时作出处理。

1）手术适应证：①鼓膜正常或鼓膜完整表现异常的传音性聋，或有明显气、骨导差的混合性聋。疑为下列病变者：耳硬化症，病史不典型者，确诊后施行镫骨手术，鼓室硬化症或粘连性中耳炎所致；听骨链纤维粘连固定、听骨链骨化强直，清除硬化灶或切断粘连，放置硅胶膜或行鼓室成形术；听小骨脱位、骨折或中断，行听骨链重建术；先天性听骨链畸形，可行鼓室成形术或镫骨手术。前庭窗开窗或内耳开窗术。②疑有外淋巴漏或迷路窗病变者，感音神经性聋患者，有明确的头部外伤史、气压创伤史和耳部手术史。表现为突聋、波动性聋、眩晕或反复发作脑膜炎。③疑有鼓室胆脂瘤或胆固醇肉芽肿者，分泌性中耳炎或血鼓室（蓝鼓膜）经鼓膜切开治疗长期不愈，积液黏稠或呈巧克力色。④疑有鼓室肿瘤者，若鼓膜后部外突膨隆，呈淡黄色，有或无面神经麻痹，疑为面神经鞘膜瘤；若鼓膜前下方膨隆，要考虑鼓室脑膜瘤的可能，可原发于咽鼓管，突向鼓室。探查病变范围，取活检确诊。

2）手术步骤与方法

A．切口及鼓室暴露：常用切口径路有耳道内、耳内及耳后切口三种。

B．耳道内切口及鼓室暴露：耳道内切口主要用于暴露砧镫关节、前庭窗、圆窗和中鼓室。目前常规用于镫骨手术切口，但外耳道皮瓣稍大于镫骨手术。鼓室探查术一般做耳屏耳轮脚间皮肤切口，延向耳道内软骨段全长，用中隔剥离子分离皮下组织，暴露骨性耳道上方骨质，自动拉钩牵开外耳道口视野，使术者便于双手进行耳内操作。切口处小出血点电凝止血，然后做耳道内切口。亦可在局麻后放入大小合适的耳镜做耳道内切口。右耳切口上部始自锤骨短脚上 2mm 的 1～2 点钟处，弧形向外向下，至 9 点处距鼓环 8mm，然后向前向下至外耳道下壁 6 点钟靠近鼓环处。

C．用外耳道剥离子向内分离外耳道皮肤及骨膜，做鼓膜耳道皮瓣：注意分离要均匀，如遇纤维丝粘连，可用显微剪剪断或小刀切断，边分离边用细吸引管吸引，使术野清晰。在进入鼓室腔前先用肾上腺素棉球或电凝止血，然后将纤维鼓环连同鼓膜从鼓沟分出。将外耳道后壁皮肤连同后半部鼓膜向前翻转，暴露鼓室后半部，鼓索神经有可能随同鼓耳道皮瓣前移，也可能隐匿在鼓环骨质后，一般应可看到圆窗和锤骨颈部，若前庭窗、砧骨长脚暴露也不充分，可用刮匙或 2～3mm 圆凿凿除后上部分骨性鼓环和外耳道后上方骨质，可充分暴露前庭窗区和圆窗区。

D．耳内切口及鼓室、上鼓室、鼓窦暴露：主要用于疑病变扩展至上鼓室、鼓窦者，如砧锤关节病变、上鼓室及鼓窦胆固醇肉芽肿、胆脂瘤等。耳内切口包括两个切口：第一个切口起自外耳道口上壁 12 点钟骨与软骨部交界处，沿外耳道后壁弧形向下至外耳道下壁 6 点钟，再向外延长 0.5cm，但不切透软骨；第二个切口自外耳道上壁 12 点钟，即第一个切口起始点向上在耳轮脚与耳屏间向上至耳轮脚前逐层切开皮肤和软组织，注意勿伤及软骨、颞肌及颞浅动脉。自切口分离乳突骨皮质，分离外耳道上、后骨壁皮肤及骨膜，直达鼓切迹及鼓环。以 2～3mm 切削钻（圆凿）自鼓切迹缘由下向上、由内向外去除上鼓室外侧壁。充分暴露上鼓室，自上鼓室经鼓窦入口向后暴露鼓窦区，可探查锤骨头、砧骨体、砧锤关节、面神经鼓室段及周围组织、骨壁等病变。

E．耳后切口及鼓窦、上鼓室、后鼓室的暴露：成人可选用两种切口之一种。①常规切口，上起耳郭附着处上缘，下达乳突尖，切口中段距耳郭后沟最宽点为 1.5～2.0cm，上、下端分别距耳郭 0.5cm 及 1.2cm，切透皮肤、皮下组织及骨膜，若做耳后肌骨膜瓣则仅切开皮肤。②切于耳后沟中，或沿耳后沟切至相当于外耳道下壁平面时转向后下方至乳突尖。由于 2 岁以内婴幼儿的乳突尚未发育，面神经穿过茎乳孔位置表浅，故婴幼儿切口的下端应稍向后移，止于乳突中部。患者如有骨膜下脓肿或以前做过乳突手术，切口应逐层切开，严禁一刀切入过深，以免损伤已暴露的脑膜或乙状窦。

F. 在手术显微镜下用1～2mm切削钻头自鼓窦入口向前、于颞线下磨除上鼓室外壁，尽量将外耳道上壁磨得很薄（约1mm），使上鼓室充分开放。如行后鼓室开放术探查后鼓室，先完成单纯乳突凿开术，从乳突方向磨薄外耳道后壁，使形成一层菲薄如蛋壳样骨壁，用1mm切削钻头在砧骨窝下自上向下、自后向前磨开面神经隐窝进入中鼓室。面神经隐窝呈三角形裂隙，上界为砧骨窝，外界为鼓索神经，内侧为面神经垂直段的上部。在乳突气房发育良好的患者，可打开面神经周围气房群而进入后鼓室，可看清砧骨长脚、砧镫关节、镫骨、圆窗、下鼓室、鼓室段面神经管。术中尽量保留后拱柱完整，避免砧骨脱位。

G. 根据探查所见的不同病变，采用不同的手术治疗。因中耳炎症所致的听骨链粘连固定、听骨链中断，鼓室硬化引起的听骨链骨化强直，可行听骨链重建。

先天性听骨链畸形：锤骨头、颈和砧骨体来自第1鳃弓，锤骨柄和砧骨长脚来自第2鳃弓，镫骨上结构来自第2鳃弓。若胚胎12周前第1和/或第2鳃弓发育障碍，可形成单个或二三个听骨同时畸形，可单侧或双侧，伴或不伴外耳畸形、身体其他部位畸形。

外伤性外淋巴瘘：指由于外向暴力及内向暴力造成二窗的破裂所致外淋巴液瘘。发病前或同时有明确的费劲和气压伤史。患者突感眩晕、耳聋、耳鸣，有程度不等的神经性聋，或有鼻漏征。耳内切口，翻起鼓耳道皮瓣。暴露前庭区，检查砧镫关节、镫骨足板和环韧带。观察有无外淋巴从窗前缘、环韧带、足板及圆窗龛渗出。如足弓周围有纤维网，圆窗膜有粘连的纤维条索，提示可能有瘘管，应予清理。足板瘘管多呈微细裂缝状。可见淋巴液吸除后仍漏出（主动型），或压迫颈静脉、用力咳嗽后漏出（被动型）对圆窗膜的瘘孔，可轻轻探触镫骨，见圆窗膜光点反射，有助识别。由于圆窗膜被悬突圆窗龛遮挡，故要暴露该膜必须磨去龛上壁约0.4～0.9mm（平均0.65mm），龛口40%有薄膜覆盖，勿误认为圆窗膜，小心除去薄膜，观察圆窗膜有无裂孔及裂孔部位，正常可见圆窗膜多为肾形，大小约2.2mm×1.5mm，厚约0.5～1mm，中间稍薄，圆窗膜前部呈垂直位，后部呈水平位，其交角处为弧形向前上内凹陷。在圆窗膜周做0.05mm宽的移植床，或将足板瘘孔周围黏膜刮除，放入筋膜或皮下结缔组织、软骨膜、脂肪，外压以明胶海绵，修复瘘孔。

3）手术要点

A. 术前要根据临床表现及检查做出初步诊断，按病变的可能部位和性质，选用不同的切口进路，如镫骨、砧镫关节，前庭窗区和圆窗区病变行耳道内切口；如锤砧关节病变、上鼓室病变，宜行耳内切口上鼓室进路或耳后切口经乳突术、后鼓室进路（同联合进路），以充分暴露上鼓室、鼓窦，在手术显微镜下仔细观察，以看清病变，明确诊断。

B. 对术中探查的可能诊断，术前要心中有数，做好充分的思想准备、器械准备和修复听骨链的材料准备，避免术中临时再去筹划手术方法，仓促行事影响疗效。

C. 要熟悉颞骨局部解剖，小心而细致地在手术显微镜下操作，尤其对镫骨手术及后鼓室开放术，解剖结构精细，操作技巧要求高，要有颞骨解剖的训练和耳显微手术的基础，才能取得良好的手术效果，否则可造成感音神经性聋、长期眩晕、面神经麻痹等严重后果。

（10）耳甲腔成形术：外耳道口软骨部的直径必须与外耳道骨部或入口处的直径相吻合。宽大的外耳道尤其便于耵聍及皮屑的排出，便于外耳道深部或乳突根治术腔的通气，以及便于术后护理和可能会用到的助听设备的使用。软骨段外耳道成形术的尺度必须受审美学的限制。完美的外耳道成形术不易被察觉。

外耳道的宽度大小应该与乳突腔的大小相匹配。耳甲腔成形术增加了开放的乳突腔赖以与外界进行气体交换的通道（耳甲腔）的面积，减小了需与外界进行气体交换的乳突腔的容积与进行气体交换的通道（耳甲腔的底）的面积之比，从而更有利于开放式乳突根治术后的通气和引流。有人认为，残余胆脂瘤的生长和形成与其上皮周围所形成的肉芽组织密切相关。较大的耳甲腔口有利于医师在随访过程中，观察并及时处理乳突腔，减少其术后肉芽生长等的发生，使乳突腔术后迅速上皮化与干耳，有助于防止胆脂瘤的复发及术腔内再感染时炎症的消退。胆脂瘤性中耳炎术后，如果外耳道口较小，不易及时观察到病变隐患并予以处理，就可能引起术腔内上皮的蓄积并发展成胆脂瘤；同时温湿的乳突腔有利于细菌、真菌生长，炎症久治不愈，为肉芽生长创造有利条件。

1）手术适应证：应用于乳突根治术的最后步骤。外耳道骨性段耳道成形术后必须行此手术，以便使软骨段的内径与增大的骨性段相匹配。先天性或后天性的外耳道软骨段狭窄。

2）手术步骤与方法：完成外耳道软骨段成形术需要遵守一些原则。应尽量避免没有皮肤覆盖的创面存在，以防再度发生狭窄。应避免软骨暴露，以防发生软骨炎，后者也会导致耳道狭窄。

步骤：①在乳突手术的常规耳后切口进路的基础上，于耳甲腔的底部与外耳道软骨部交界处的 1 点至 5 点（左耳）或 11 点至 7 点（右耳）做平行于外耳道口的弧形切口 1，全层切开耳甲腔的底部。②于切口的两端分别做放射状全层扇形切口，切开耳甲腔软骨及其软骨膜后切除耳甲腔底部的部分软骨（图 4-44），修薄耳甲腔的皮瓣，并向后翻转缝合固定（图 4-45）。③在切口 1 的中点沿外耳道轴线做与之平行的切口 2，切开外耳道后壁而成上、下两软组织皮瓣，使耳郭及外耳道成三瓣状，修薄外耳道上、下软组织皮瓣，并在随后的乳突腔纱条填塞中，用纱条把皮瓣紧压于乳突腔内。

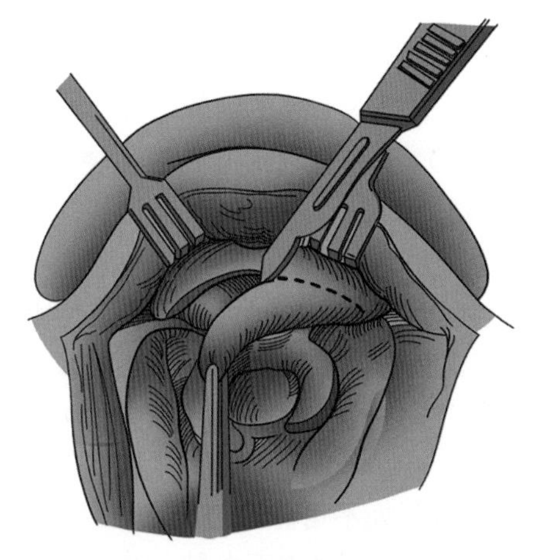

图 4-44 切除耳甲软骨中央的部分

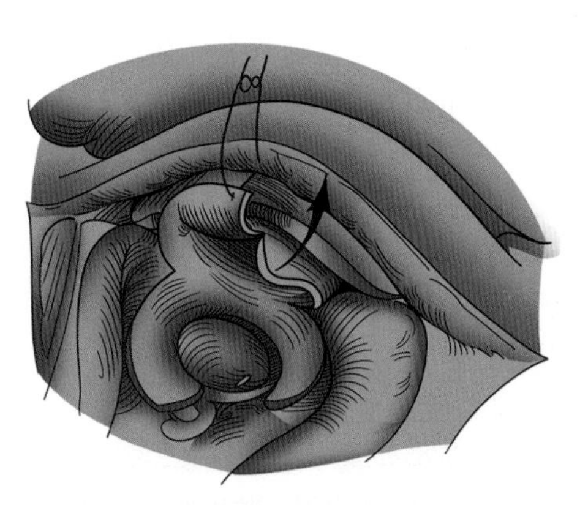

图 4-45 将外耳道皮肤与耳郭下方软组织缝合

3）手术要点：①外耳道软骨部的内径必须始终与外耳道骨部或乳突根治术腔的内径相匹配。②外耳道骨性段耳道成形术通常需要行外耳道软骨段耳道成形术。③耳内径路尤其适合于施行外耳道软骨段耳道成形术。④术后出血再手术的一个主要原因是损伤了暴露的耳后动脉，必须严密止血。

（11）乳突缩窄术：乳突根治术后，由于留有一个较大的根治术腔，不少患者虽在术后暂时获得干耳，但在数年之后，术腔内的上皮又可发生大量脱屑，产生痂皮，并进一步发生炎症而糜烂流脓，甚至继发胆脂瘤。过去认为这是由于术腔皮片血运不佳，以致所含毛囊及腺体容易发生感染之故。不同意此观点的学者认为，如系供血不足引起糜烂流脓，则应发生于早期而不应在术后数年以后，认为产生上述情况的原因主要是复层扁平上皮的过度角化和外耳道形状发生改变之故。含有耵聍腺和皮脂腺的外耳道皮瓣翻入乳突腔后，不能通过下颌关节的运动使上皮屑排出，加速了上皮角化的倾向，角化物妨碍了腺体的排泄，成为滋生细菌的良好培养基，故易发生感染。晚近则认为，作为生长于体表的皮肤，即使覆盖于根治术腔内，亦要求良好的通气引流，方能维持其正常的生理功能，而且术腔愈大，所需要的空气流通量也愈大，两者呈正相关；否则将出现病理变化，如脱屑、浸渍、基底层细胞增生，甚至可能产生胆脂瘤基质等。在此基础上，术腔可产生大量痂皮，痂皮下极易继发细菌或真菌感染而再度流脓。

为克服上述缺点，对较大的根治术腔除行耳甲腔成形术以扩大开口、增加通气引流外，还可于术中或术后行乳突腔填塞术，缩小或消除宽大的术腔，使外耳道接近正常大小。用于术腔填塞的材料过去有腹壁或臀部脂肪，目前可用异体或自体乳突皮质骨屑、自体或异体耳甲腔软骨，鼻中隔软骨，以及颞肌肌瓣，羟基磷酸钙生物陶瓷微粒等。

1）手术适应证：①各种类型的开放式乳突腔，如乳突根治术，乳突根治并鼓室成形术等。②陈旧性乳突根治腔，伴或不伴外耳道后壁重建及鼓室成形术者。③乳突根治术后脑脊液漏，于瘘口完全修补后，且腔内无任何感染时，方可行填塞术。

2）手术禁忌证：①各种耳源性颅内、外并发症，不宜在扩大的乳突开放术同期行术腔填塞术。②中耳乳突恶性肿瘤。③中耳乳突急性炎症，感染气房未能完全清除者。④胆脂瘤侵犯范围广泛，未能彻底清除者。

3）手术步骤与方法

A. 切口：术腔较小者取耳内切口，术腔较大则做耳郭后沟后切口，同期行外耳道后壁重建术者，则取耳郭后沟切口。乳突手术同期填塞者无须另做切口。

B. 术腔准备：对于陈旧性术腔，当切口完成后，暴露术腔周边骨缘，从周围骨缘开始，向术腔中心分离腔内上皮，达面神经鼓室段及外耳道后壁为止，注意腔壁不得遗留上皮。做肌瓣填塞者，尽可能将术腔周围的骨缘磨削圆钝，因锐利的骨缘不利于肌瓣的翻转，并影响肌瓣的血液供应。术腔骨壁完全暴露后，或在同期完成的术腔，用消毒生理盐水充分冲洗干净，必要时可将0.3%氧氟沙星溶液倒入术腔，留置5～10分钟后吸尽。

C. 切取肌瓣，或用其他填塞物，填塞术腔：①采用肌瓣者，可向上方延长切口，暴露肌，用剥离子分离筋膜，然后沿肌纤维走向切取肌瓣，注意肌瓣的蒂部宜宽，以保证血液供应。肌瓣切成后常收缩变短，因此可将肌瓣下端切开以延长之。将肌瓣填入术腔时，注意勿过分扭转瓣蒂，以免影响血运。如肌瓣不够用，可向下延长耳后切口（采用耳内切口者，则于耳后加一补充切口），于乳突下部取胸锁乳突肌瓣向上翻转；②应用骨屑或软骨屑填塞者，填塞前宜将骨屑用生理盐水反复冲洗干净。用羟基磷酸钙生物陶瓷微粒者，使用前以高压蒸汽消毒。然后将填充材料置于乳突腔内。

将外耳道后壁皮肤复位，皮肤如有破损或皮肤不足覆盖填塞材料时，可植入颞肌筋膜，并注意将部分肌筋膜置于皮肤下方，以改善筋膜血供。用生物陶瓷微粒完全填塞乳突腔时（在乳突手术同期），须保持外耳道皮肤的完整性，不制作外耳道皮瓣，填塞后将外耳道皮肤复位，否则此种材料可穿破其上方的颞肌筋膜或皮肤破口而脱出体外。

D. 在切取肌瓣处置一个引流条，缝合切口：耳外加压包扎，但肌瓣蒂处不可压迫过紧。

4）并发症：①颞部血肿：颞用肌肌瓣填塞时，切取肌处未彻底止血，可发生皮下血肿。故术中须妥善止血，皮下置引流条，并适当加压包扎。②肌瓣坏死：多因血运不良或感染所致。故肌瓣宜采用血液供应丰富的肌瓣，肌瓣蒂宜宽而短，避免扭转角度过大；术后应用抗生素。③外耳道狭窄：多因肌瓣填塞过多，突入外耳道内所致。故肌瓣取材时大小要合适，注意保持外耳道后壁皮瓣的完整性，术腔用碘仿纱条压迫。④填塞物脱出：用自体骨或软骨屑填塞，上面以皮肤或筋膜完全覆盖，一般不致脱出。异体骨或软骨屑若脱出体外，除因填塞物未完全用皮瓣或筋膜覆盖外，尚需考虑因移植物抗原性引起的排斥反应。生物陶瓷颗粒表面未用皮肤覆盖亦可脱出体外。⑤术腔感染：多因术腔内病灶未完全清除，气房内病变黏膜未完全刮净所致。⑥胆脂瘤复发：若术中未将胆脂瘤除净，胆脂瘤可能复发而埋伏于肌瓣或其他填塞物之下，胆脂瘤复发一经确诊，须取出填塞物，再次手术。

5）手术要点：①取肌瓣宜采用血液供应丰富的部分，肌瓣蒂宜宽而短，避免扭转角度过大。②术腔内气房病灶需要完全清除。③均匀地将乳突腔填塞，勿留死腔。

（12）外耳道后壁重建术：乳突根治术后外耳道重建和鼓室成形术是通过重建外耳道壁以消除陈旧性或同期手术形成的乳突根治腔，并行鼓室成形术，以提高听力。

1）手术适应证：①陈旧性乳突根治腔。②同期手术中形成的乳突根治腔。③因胆脂瘤或化脓性中耳炎病损形成的外耳道骨壁缺损。④鼓室黏膜完整。⑤咽鼓管功能正常。

2）手术方法：术前准备、体位、消毒及麻醉同前。

3）手术步骤

A. 切口：陈旧性乳突根治腔者做耳郭后沟切口。

B. 暴露术腔周围的骨缘。

C. 从周围的骨缘开始，由后向前分离覆盖于乳突腔内的上皮，下方向前经面神经嵴达外耳道内壁，上方向前经鼓窦入口达根附近，将上皮向前翻转。分离时注意保持上皮的完整性，腔内不遗留任何上皮屑，以免日后形成胆脂瘤。

D. 重建外耳道：分别在乳突尖前方的面神经嵴和鼓室天盖前方骨板上各磨（凿）出一小骨槽

（图 4-46）；用消毒硬纸片按骨质缺损的大小和形状修剪样片，直至嵌顿于骨槽内感到满意为止；取乳突骨皮质或耳屏软骨，亦可用肋骨、髂骨等，按纸样片大小和形状雕磨成适宜的骨或软骨移植物，此移植物一般呈瓦片状；将骨或软骨移植物两端嵌顿于预先磨好的两个骨槽内，底部位于面神经嵴上，周围以生物黏合剂黏合固定（图 4-47）；重建听骨链，修补鼓膜，并将多余的颗肌筋膜覆盖于外耳道内的骨或软骨移植物上，原乳突腔上皮则覆盖于裸露的骨或软骨移植物上。

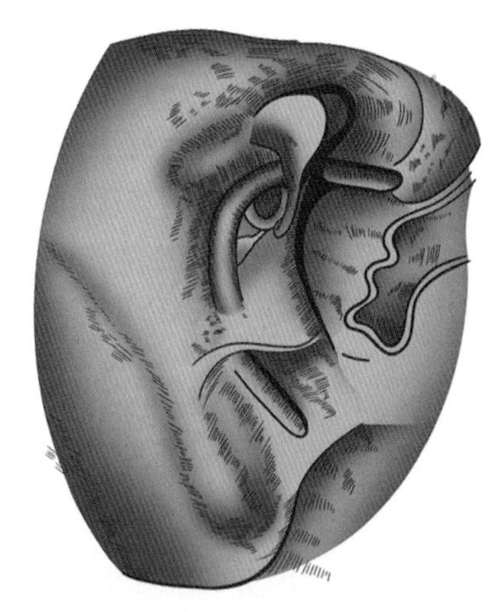

图 4-46　在乳突尖前方和鼓室天盖前方磨出小骨槽

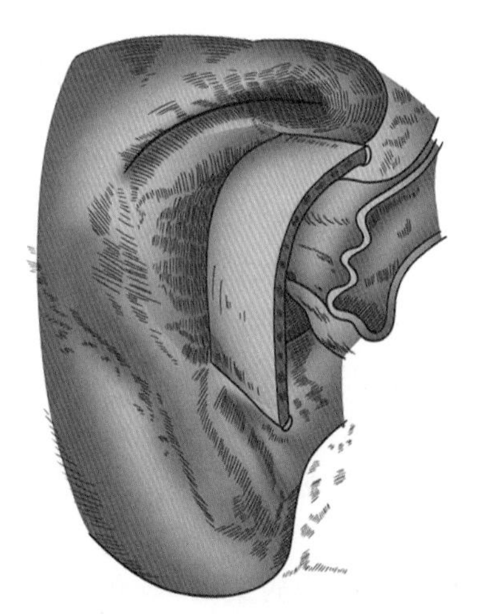

图 4-47　将软骨嵌于骨槽内

E. 乳突腔充填：用颞肌肌瓣或碎骨屑，生物陶瓷颗粒等充填于乳突腔内，以固定外耳道移植物。

F. 外耳道填塞，切口缝合。

手术成功者、乳突术腔被消灭，外耳道正常，听力提高。若出现术腔流脓，移植物脱出，则手术失败；手术不成功的另一表现是后期外耳道后壁再塌陷。

四、中耳胆脂瘤

胆脂瘤作为一个独立的病理类型，在发生学上与化脓性中耳炎的细菌感染之间无直接联系。因此国际上将胆脂瘤作为一个独立的疾病进行分类。

胆脂瘤是一种能产生角蛋白的鳞状上皮在中耳、上鼓室、乳突、岩尖的聚集，可以进一步限定为独立生长、代替中耳黏膜、吸收骨质的三维上皮结构。它不是一种肿瘤，由于破坏吸收颅底骨质，可侵入颅内，所以对患者有潜在的危险。胆脂瘤看来是一种良性的角化上皮细胞囊，由 3 种成分组成：囊内容、基质、基质外层。囊内容是由完全分化的无核的角化上皮组成；基质包括形成囊壁结构的角化的鳞状上皮；基质外层或固有层是胆脂瘤的外周部分，由肉芽组织组成，可能包含胆固醇结晶，基质外层与骨质相连，而肉芽组织产生蛋白水解酶，导致骨质的破坏。

胆脂瘤可分为先天性和后天性。后天性胆脂瘤又可进一步分为原发性和继发性。

（一）发病机制

胆脂瘤形成的确切机制尚不完全清楚，主要学说有：

1. 袋状内陷学说　由于咽鼓管通气功能不良，中耳内长期处于负压状态；或咽鼓管功能虽正常，而中耳长期受到慢性炎症的刺激，位于中、上鼓室间的鼓室隔处的黏膜、黏膜皱襞、韧带等组织出现肿胀、增厚，甚至发生粘连，鼓前峡和鼓后峡因此而全部或部分闭锁，上鼓室、鼓窦及乳突腔与中、下鼓室、咽鼓管之间因而形成两个互不相通或不完全相通的系统。受上鼓室长期高负压的影响，鼓膜松弛部向鼓室内陷入，该处逐渐形成内陷囊袋。因囊袋的内壁系由鼓膜的表皮层组成，此表层上皮及角化物质可不断脱落加之外耳道上皮因慢性炎症的影响而丧失其自洁能力，囊内角化物及上皮屑不能排出，随着这些上屑在囊内堆积数量的增加，囊腔的体积也渐扩大，最终形成胆脂瘤。即后天性原发性胆脂瘤这种胆脂瘤早期大多沿锤骨头、颈，砧骨之外侧发展。

2. 上皮移行学说　具有鼓膜边缘性穿孔或大穿孔的慢性化脓性中耳炎，其外耳道及鼓膜的上皮沿边缘性穿孔的骨面向鼓室内移行生长，并逐渐伸达鼓室实鼓窦及乳突区，其脱落上皮及角化物质堆积于该处而不能自洁，逐渐聚集成团，形成继发性胆脂瘤。

3. 鳞状上皮化生学说　该学说认为，中耳黏膜的上皮细胞受到炎症刺激后，可化生为角化性鳞状上皮，继而发生胆脂瘤。

4. 基底细胞增殖学说　鼓膜松弛部的上皮细胞能通过增殖而形成上皮小柱，后者破坏基底膜后伸入上皮下组织，在此基础上形成胆脂瘤，为原发性胆脂瘤。

（二）病理

原发性或继发性胆脂瘤均可破坏周围的骨质，并向周围不断膨胀、扩大，这种破坏骨质的确切机制尚未阐明。早期有机械压迫学说，以后认为基质及基质下方的炎性肉芽组织所产生的多种酶（如溶酶体酶、胶原酶、酸性磷酸酶等）、前列腺素和某些细胞因子（肿瘤坏死因子、某些淋巴因子）的作用，致使周围的骨质锐钙，破骨细胞增生活跃，骨壁破坏，胆脂瘤不断向周围扩大。此外，胆脂瘤还可能合并骨炎，伴有肉芽生长或胆固醇肉芽肿等。

（三）治疗

中耳胆脂瘤应及早手术。

1. 手术目的

（1）彻底清除病变组织，包括鼓室、鼓窦及乳突腔内所有的胆脂瘤、肉芽、息肉及病变的骨质和黏膜等。

（2）保存原有的听力或增进听力。因此，术中要尽可能保留健康的组织，特别是与传音功能有密切关系的中耳结构，如听小骨、残余鼓膜、咽鼓管及鼓室黏膜，乃至完整的外耳道及鼓沟等，并在此基础上重建传音结构。

（3）尽可能求得一干耳。

（4）预防并发症。

2. 术式

（1）上鼓室开放术。

（2）完壁式乳突根治术，鼓室成形术。

（3）改良乳突根治术。

（4）乳突根治术。

术式的选择应根据病变范围、咽鼓管功能状况、听力受损类型及程度、有无并发症、乳突发育情况及术者的手术技能等条件综合考虑决定。

第七节　内 耳 疾 病

一、梅尼埃病

梅尼埃病是一种原因不明的、以膜迷路积水为主要病理特征的内耳病。临床表现为发作性眩晕、波动性听力下降、耳鸣和/或耳闷胀感。

（一）流行病学

文献报道的梅尼埃病发病及患病率差异较大。发病率为（10～157）/10 万，患病率为（16～513）/10 万。女性多于男性（约 1.3∶1），40～60 岁高发。儿童梅尼埃病患者约占 3%。部分梅尼埃病患者存在家族聚集倾向。文献报道双侧梅尼埃病所占比例为 2%～78%。

（二）病因

通常认为梅尼埃病的发病有多种因素参与，其诱因包括劳累、精神紧张及情绪波动、睡眠障碍、不良生活事件、天气或季节变化等。

本病的确切病因未明，主要学说有：

1. 内淋巴吸收障碍　内淋巴腔是一个密闭的腔隙。内淋巴液基本上是外淋巴的滤过夜，而内淋巴腔上皮中（主要为血管纹和前庭上皮中的暗细胞）的泵系统，对维持内淋巴液中各种电解质的浓度具有重要作用。因此，亦可认为内淋巴由血管纹和暗细胞产生。最近发现，血管纹、壶腹、椭圆囊上皮细胞内还存在心钠素，可调节内淋巴的压力。

内淋巴循环和吸收的学说有2种：

（1）辐流学说：认为内淋巴生成后，被齿间沟、内沟和血管纹进行选择性地吸收。

（2）纵流学说：认为内淋巴生成后向内淋巴管、内淋巴囊方向流动，并被内淋巴囊所吸收。不少耳科学家发现，梅尼埃病患者的内淋巴囊腔内有细胞碎片堆积，内淋巴管、内淋巴囊上皮变性、纤维化、萎缩及囊腔消失等。结合纵流学说，认为本病与内淋巴吸收障碍有关。同时，有些患者的颞骨CT扫描还显示，其前庭水管比正常人狭窄，故推测，这种先天性发育异常（小前庭水管）是内淋巴吸收障碍的可能原因，但组织学检查结果并不支持小前庭水管之说。此外，在动物实验中破坏内淋巴囊、阻塞内淋巴管，可以成功地建立膜迷路水肿的动物模型，也支持本学说。但是，应该提醒的是，前述动物模型仅仅是膜迷路水肿的病理等同物，并不能完全代表梅尼埃病这一临床疾病实体。

2. 免疫反应　大量基础研究表明，内耳具有免疫应答能力，内淋巴囊是接受抗原刺激，并产生免疫应答的部位。由于用同种或异种动物的粗制内耳膜迷路提出液，Ⅱ型胶原、钥孔血蓝蛋白等作为抗原，在动物中可诱发膜迷路水肿，其发生率约为30%；而在动物模型及某些梅尼埃病患者中，又发现其Ig、C3、C4、C5等水平升高。尚有报告发现患者Scarpa神经节内存在免疫球蛋白者，因而认为，梅尼埃病的基本病理改变、膜迷路积水可能与自身免疫反应引起的内淋巴囊吸收功能障碍有关。

有人发现，部分梅尼埃病患者有花粉症表现，其症状发作与季节有关，有些则与可疑的致敏食物或已知的变应原有关，故推测Ⅰ型免疫反应在某些特殊的梅尼埃病患者中起重要作用。但是，也有人在皮肤试验中发现，其阳性率和对照组并无明显区别。

3. 自主神经功能紊乱，内耳微循环障碍　据临床观察，不少患者在发病前有情绪波动、精神紧张、过度疲劳史。本学说认为，由于自主神经功能紊乱，交感神经应激性增高，副交感神经处于抑制状态，内耳小动脉痉挛，微循环障碍，导致膜迷路积水。

4. 内淋巴生成过多　由于前庭膜的代谢率较高，容易受到供血不足的影响，而降低其代谢功能。一旦内耳缺氧，即可引起内、外淋巴液中离子浓度的变化，内淋巴的离子潴留时，可使内淋巴的渗透压增高，导致水从外淋巴向内淋巴腔渗入，造成内淋巴总量增加，形成膜迷路积水。

5. 病灶及病毒感染　临床上有因切除扁桃体而终止本病发作者，亦有与扁桃体炎同时发病者，尚有报告阑尾炎、胆囊炎“病灶”与本病有关。这些是偶然发生的巧合，还是两者有内在的联系值得考虑。有认为，病毒感染可引起内淋巴管和内淋巴囊损害，内耳的亚临床型病毒感染可在10余年以后引起膜迷路积水。

6. 内分泌障碍　甲状腺功能减退症所致之黏液性水肿可发生于内淋巴腔，并有报告，用甲状腺素治疗后，内耳症状得到了缓解。肾上腺皮质功能减退可致自主神经功能紊乱，味觉过敏。

此外，尚有维生素C缺乏等学说。

（三）病理

内淋巴病的生成和吸收循环，与淋巴液在内耳的纵流和横流的平衡有关，其中纵流起主导作用。内淋巴由耳蜗的血管纹和前庭系统的椭圆囊暗细胞所产生，由内淋巴囊进行吞噬和吸收。横流是外淋巴，经前庭膜渗透入蜗管可变成内淋巴液，由各蜗回血管纹进行有选择性地吸收。

内淋巴囊目前已被公认是重要的吞噬和吸收组织，在迷路积水中起重要作用。该囊可吸收内淋巴液，参与黏多糖和蛋白质的代谢，并能产生吞噬细胞和控制内淋巴液的压力。如果内耳发生神经血管功能紊乱，就可引起内淋巴液的产生过多或吸收过少，而导致内淋巴积水。内淋巴液压增高到某种程度，就可发生前庭膜破裂，使内外淋巴液混合。富含钾离子的内淋巴液进入外淋巴腔隙内，可致前庭感受器发生钾离子中毒而抑制感觉细胞兴奋，临床上可出现耳鸣、耳聋和发作性眩晕。2～3小时后钾离子浓度减少，眩晕也随之减轻，逐渐恢复正常。

膜迷路如此反复破裂和修复，便是梅尼埃病的全过程。由于蜗顶基底膜较蜗底者宽，内淋巴压力增高后，首先影响蜗顶基底膜，也可能是内淋巴液首先经蜗孔进入蜗顶前庭阶，致毛细胞发生钾中毒，故早期多出现低频听力丧失。

（四）症状

梅尼埃病是发作性眩晕疾病，分为发作期和间歇期。

1. 眩晕　发作性眩晕多持续 20 分钟至 12 小时，常伴有恶心、呕吐等自主神经功能紊乱和走路不稳等平衡功能障碍，无意识丧失；间歇期无眩晕发作，但可伴有平衡功能障碍。双侧梅尼埃病患者可表现为头晕、不稳感、摇晃感或振动幻视。

2. 听力下降　一般为波动性感音神经性听力下降，早期多以低、中频为主，间歇期听力可恢复正常。随着病情进展，听力损失逐渐加重，间歇期听力无法恢复至正常或发病前水平。多数患者可出现听觉重振现象。

3. 耳鸣及耳闷胀感　发作期常伴有耳鸣和 / 或耳闷胀感。疾病早期间歇期可无耳鸣和 / 或耳闷胀感，随着病情发展，耳鸣和 / 或耳闷胀感可持续存在。

（五）诊断

1. 诊断标准

（1）1 次或 2 次以上眩晕发作，每次持续 20 分钟至 12 小时。

（2）病程中至少有一次听力学检查证实患耳有低到中频的感音神经性听力下降。

（3）患耳有波动性听力下降、耳鸣和 / 或耳闷胀感。

（4）排除其他疾病引起的眩晕，如前庭性偏头痛、突发性聋、良性阵发性位置性眩晕、迷路炎、前庭神经炎、前庭阵发症、药物中毒性眩晕、后循环缺血、颅内占位性病变等；此外，还需要排除继发性膜迷路积水。

2. 临床分期　根据患者最近 6 个月内间歇期听力最差时 0.5、1.0 及 2.0kHz 纯音的平均听阈进行分期。梅尼埃病的临床分期与治疗方法的选择及预后判断有关。双侧梅尼埃病，需分别确定两侧的临床分期：一期：平均听阈≤25dBHL；二期：平均听阈为 26～40dBHL；三期：平均听阈为 41～70dBHL；四期：平均听阈>70dBHL。

（六）梅尼埃病的非手术治疗

治疗目的是减少或控制眩晕发作，保存听力，减轻耳鸣及耳闷胀感。

1. 发作期的治疗　治疗原则是控制眩晕、对症治疗。

①前庭抑制剂：包括抗组胺类、苯二氮䓬类、抗胆碱能类以及抗多巴胺类药物，可有效控制眩晕急性发作，原则上使用不超过 72 小时。临床常用药物包括异丙嗪、苯海拉明、地西泮、美克洛嗪、普鲁氯嗪、氟哌利多等。②糖皮质激素：如果急性期眩晕症状严重或听力下降明显，可酌情口服或静脉给予糖皮质激素。③支持治疗：如恶心、呕吐症状严重，可加用补液支持治疗。

对于诊断明确的患者，按上述方案治疗的同时可加用甘露醇、碳酸氢钠等脱水剂。

2. 间歇期的治疗　治疗原则是减少、控制或预防眩晕发作，同时最大限度地保护患者现存的内耳功能。

①患者教育：向患者解释梅尼埃病相关知识，使其了解疾病的自然病程规律、可能的诱发因素、治疗方法及预后。做好心理咨询和辅导工作，消除患者恐惧心理。②调整生活方式：规律作息，避免不良情绪、压力等诱发因素。建议患者减少盐分摄入，避免咖啡因制品、烟草和乙醇类制品的摄入。③倍他司汀：可以改善内耳血供、平衡双侧前庭神经核放电率以及通过与中枢组胺受体的结合，达到控制眩晕发作的目的。④利尿剂：有减轻内淋巴积水的作用，可以控制眩晕的发作。临床常用药物包括双氢克尿噻、氨苯蝶啶等，用药期间需定期监测血钾浓度。⑤鼓室注射糖皮质激素：可控制患者眩晕发作，治疗机制可能与其改善内淋巴积水状态、调节免疫功能等有关。该方法对患者耳蜗及前庭功能无损伤，初始注射效果不佳者可重复鼓室给药，以提高眩晕控制率。⑥鼓室低压脉冲治疗：可减少眩晕发作频率，对听力无明显影响。其治疗机制不清，可能与压力促进内淋巴吸收有关。通常先行鼓膜置通气管，治疗次数根据症状

的发作频率和严重程度而定。⑦鼓室注射庆大霉素：可有效控制大部分患者的眩晕症状（80%～90%），注射耳听力损失的发生率为10%～30%，其机制与单侧化学迷路切除有关。

对于单侧发病、年龄小于65岁、眩晕发作频繁、剧烈，保守治疗无效的三期及以上梅尼埃病患者，可考虑鼓室注射庆大霉素（建议采用低浓度、长间隔的方式），治疗前应充分告知患者发生听力损失的风险。

3. 前庭康复训练和听力康复治疗　在控制眩晕的基础上，应尽可能地保留耳蜗及前庭功能，提高患者生活质量。

（1）前庭康复训练：是一种物理治疗方法，适应证为稳定、无波动性前庭功能损伤的梅尼埃病患者，可缓解头晕、改善平衡功能、提高生活质量。前庭康复训练的方法包括一般性前庭康复治疗、个体化前庭康复治疗以及基于虚拟现实的平衡康复训练等。

（2）听力康复治疗：对于病情稳定的三期及四期梅尼埃病患者，可根据听力损失情况酌情考虑验配助听器或植入人工耳蜗。

（七）梅尼埃病的手术治疗

梅尼埃病的手术治疗包括内淋巴囊手术、迷路切除术、前庭神经切断术等。适应证为眩晕发作频繁、剧烈，6个月非手术治疗无效的患者。

1. 内淋巴囊手术　内淋巴囊位于颞骨岩部后面的内淋巴囊裂隙内。内淋巴囊裂隙底部有一小孔，为前庭小管外口。前庭小管外口向内通一条沿前上而略偏内方行走的骨性前庭小管，该骨性小管通至骨迷路的前庭部，骨性小管内有内淋巴管。内淋巴管系沟通内淋巴囊与球囊和椭圆囊的通道。内淋巴囊位于颅后窝下半部两层硬脑膜之间。从侧面观察，内淋巴囊前方为面神经垂直段、后方为乙状窦、前上方为后半规管、下方为颈静脉球。根据颞骨乳突部及岩部气房发育情况，正常人内淋巴囊位置的变异较大。

它是眩晕外科治疗中保守性手术的代表。它的理论基础基于内淋巴囊含有膜迷路之吸收上皮的主要结构，而内淋巴囊减压或引流可为内淋巴提供更好的引流。从理论上而言，内淋巴系统的减压或引流将可减少内淋巴的增量。动物实验表明，破坏内淋巴管或内淋巴囊可导致膜迷路积水。

（1）优点：①手术操作容易；②可在局麻或短效全麻下进行手术；③对听觉功能无影响。

（2）缺点：①内淋巴囊腔的判断常常比较困难。②内淋巴系统受阻的部位常不同。可在接近内淋巴囊的内淋巴管腔阻塞，亦可由扩张的膜结构阻塞内淋巴管腔。③用于内淋巴囊与乳突腔或内淋巴囊与蛛网膜下腔分流而置入的引流管，可被纤维组织所包绕，从而阻碍手术形成的引流系统作用。④由阻塞内淋巴管引起的膜迷路积水的实验动物并不产生前庭症状，这使人怀疑膜迷路积水是否总是能引起眩晕。

（3）基本类型：①内淋巴囊减压术，靠切除乳突部的颅后窝骨板来实现。②内淋巴囊引流术，使内淋巴囊腔与乳突气房或与颅后窝脑脊液系统相通。

（4）适应证：内科治疗1年以上，眩晕仍频繁发作，患耳有实用听力。近年来认为内淋巴囊手术尤其适用于甘油试验阳性者。

（5）禁忌证：①膜迷路积水侧是唯一的有听力耳。②患耳无实用听力。③外科手术一般禁忌证，如急性传染病期间、妇女月经期、心肺功能障碍而不能承受手术者，以及血糖过高或电解质紊乱尚未纠正者。

（6）手术疗效：Glasscock等（1984）报道，以内淋巴囊手术治疗梅尼埃病，发作性眩晕症状的缓解率为50%～70%，多数患者的听力得到保存，听力下降者不到25%。而复发眩晕或眩晕无改善者可能与手术技术有关。Thomsen等（1981）观察了一组仅做单纯乳突切除并暴露内淋巴囊的患者，与做内淋巴囊减压或分流的病例组对照，结果发现两组患者在减轻眩晕和保存听力方面的疗效相近。此外，部分学者对内淋巴囊蛛网膜下腔分流术提出异议。因为桥小脑角蛛网膜下腔的压力变化较大，在坐位时为-0.49kPa，而平卧低头位时压力可达34.3kPa，这种压力变化的环境难以维持内淋巴压力稳定。

（7）麻醉与体位：局麻或气管内插管全麻；患者取平卧位，头偏向对侧。

（8）手术步骤与方法

1）内淋巴囊减压术

A. 耳后皮肤切口：按单纯乳突切除术式步骤，用电钻磨除乳突气房，保持外耳道后壁完整，显示面神经管乳突段骨管的轮廓、外半规管及后半规管轮廓以及乙状窦轮廓、实现乳突轮廓化。注意彻底磨除面神经管乳突段后部气房，内淋巴囊常位于面神经乳突段骨管后部气房的深面。遇乙状窦前置的情况时，可在尽量磨薄乙状窦前面和外侧面部分骨质后，用直角小钩小心掀去该磨薄的骨壁，暴露乙状窦。再用骨蜡填压乙状窦表面，然后将乙状窦向后内压下（图 4-48）。

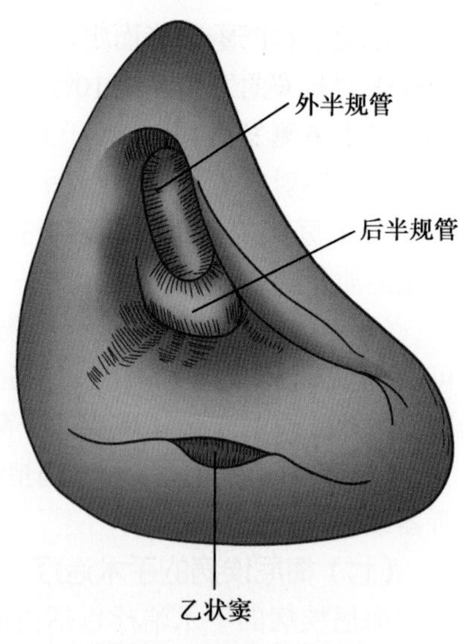

图 4-48　切除乳突气房

B. 切除内淋巴囊：以表面的颅后窝骨板来确认内淋巴囊，用金刚石钻头磨除位于乙状窦和后半规管之间的骨板，暴露颅后窝硬脑膜。沿外半规管轴线向后延长做一假想线，内淋巴囊的上极常正位于该假想线之下方。在后半规管之后下方、乙状窦与面神经垂直段骨管之间，可辨认出有一硬脑膜增厚的区域，该区域即内淋巴囊所在处，其边界不甚清楚。由于内淋巴管在穿出骨质入硬脑膜处与后半规管内侧骨壁紧密黏附不易分离，可借一把扁薄的小剥离子伸入后半规管内侧面，将内淋巴管两侧之脑膜轻轻压下，由此来确认前庭导水管开口处的内淋巴管。再向后半规管的后下侧追寻确认内淋巴囊（图 4-49）。若用钝针轻压该区域，可使内淋巴囊稍降起。部分学者认为，由于切除内淋巴囊外侧的骨板，可使内淋巴囊在淋巴系统压力增加时易于扩张，减轻了内淋巴系统的压力。故手术至此已达内淋巴囊减压的目的（图 4-50）。

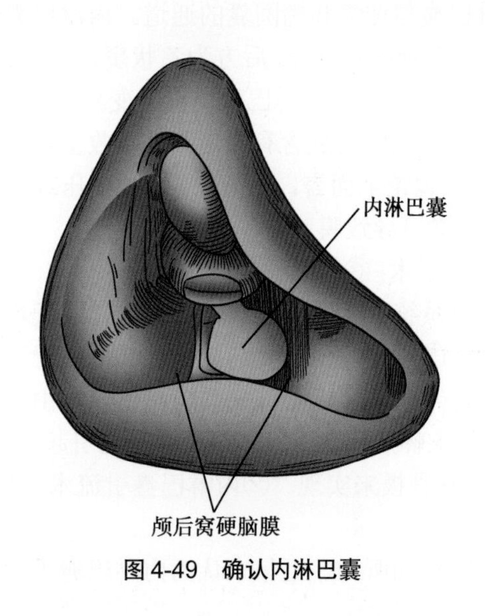

图 4-49　确认内淋巴囊

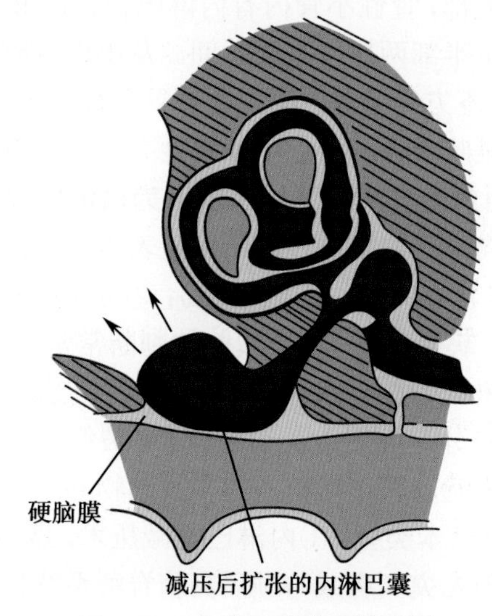

图 4-50　内淋巴囊减压模式图

C. 冲洗术腔后关闭术腔：术腔放置引流橡胶片，分层缝合耳后切口，包扎。

2）内淋巴囊引流术：包括内淋巴囊乳突腔分流术（en-dolymphatic mastoid shunt）和内淋巴囊蛛网膜下腔分流术（endolymphatic subarachnoid shunt）两种术式。

内淋巴囊乳突腔分流术的手术步骤：

A. 手术切口、乳突轮廓、及暴露内淋巴囊的步骤同内淋巴囊减压术。

B. 内淋巴囊外侧壁切开：确定内淋巴囊的部位后，沿与外半规管的长轴平行的方向，用小镰状刀片由后向前切开内淋巴囊的外侧壁（图 4-51），亦可用微小直角钩刺入内淋巴囊的外侧壁，轻轻将内淋巴囊外侧壁提起后，用显微剪将其剪开，暴露内淋巴囊的囊腔，保持内淋巴囊内侧壁完整。正常内淋巴囊的内整平滑且有光泽。

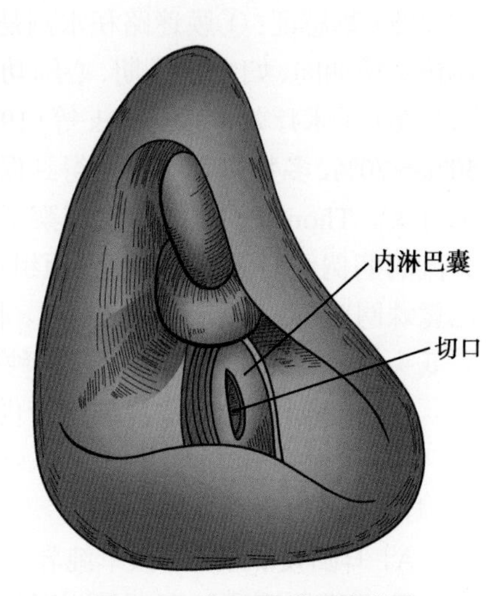

图 4-51　切开内淋巴囊外壁

C. 置入T形硅胶引流管：经内淋巴囊外侧壁切开处插入T形硅胶引流管，T形硅胶引流管的管帽留置于内淋巴囊腔，管柄伸出至乳突腔（图4-52）。通过此T形硅胶引流管形成永久性小瘘管，让过多的内淋巴液流入乳突腔，以达到内淋巴引流和减压的目的（图4-53）。

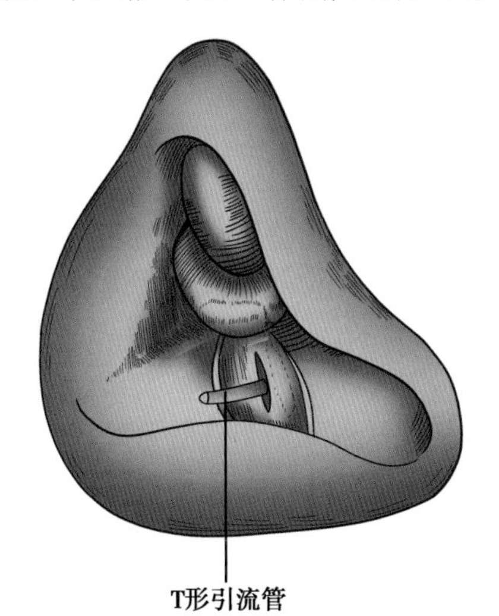

图4-52 置入T形硅胶引流管

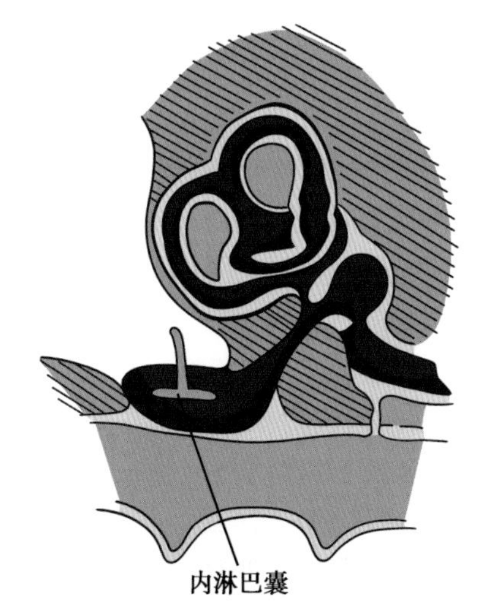

图4-53 内淋巴囊乳突腔分流模式图

D. 关闭术腔：用抗生素液清洗术腔后，术腔深部放一片明胶海绵，术腔放置引流橡胶片分层缝合耳后切口，包扎。

本术式为内淋巴囊乳突腔分流的基本造瘘术式。此外，尚有切除部分内淋巴囊外侧壁、内淋巴囊外侧壁翻转以及单向活瓣引流管等不同的造瘘术式。

内淋巴囊蛛网膜下腔分流术的手术步骤：

A. 手术切口、乳突轮廓化、暴露内淋巴囊及内淋巴囊外侧壁切开的步骤同内淋巴囊乳突腔分流术。

B. 内淋巴囊内侧壁切开：在内淋巴囊外侧壁切开后，尽量将外壁翻起，暴露内壁。在内淋巴囊内壁做一个约与后半规管轴线相平行的小切口，切开内淋巴囊内侧壁。此时有脑脊液流出。

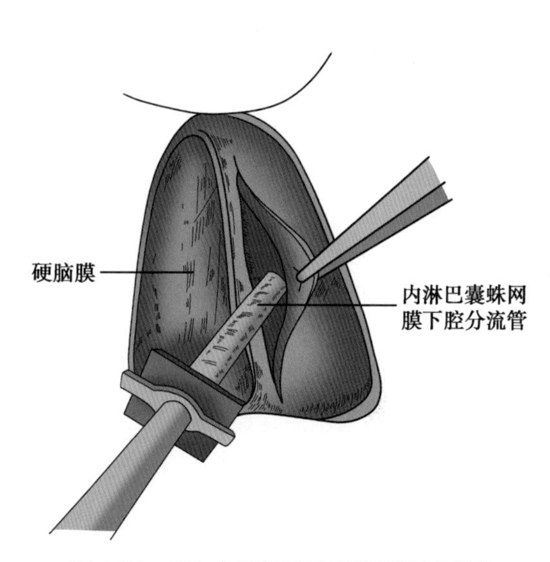

图4-54 插入内淋巴囊蛛网膜下腔引流管

C. 置入引流管：将呈T形或帽状的硅胶引流管管柄经内淋巴囊内侧壁切口向内侧偏上方向插入蛛网膜下腔，引流管管帽留置于内淋巴囊内（图4-54）。引流管管帽的直径应大于内淋巴囊内侧壁的切口，以免引流管自囊腔脱落入蛛网膜下腔。必要时，可用9-0或10-0无损伤缝线将引流管缝合在内淋巴囊囊壁上，使之固定。引流管的柄段直径为1mm，柄长约15mm，管柄的内端不要触及小脑，尤其应避免损伤小脑表面的血管。

D. 内淋巴囊外侧壁复位：插入并固定硅胶引流管后，回复内淋巴囊外侧壁，取一片颞肌筋膜覆盖内淋巴囊外侧壁的切口，用明胶海绵或腹壁脂肪组织填塞乳突腔（图4-55）。

E. 关闭术腔：仔细止血后，术腔放置引流橡胶片，分层缝合切口，包扎。

（9）并发症

1）面神经损伤（面瘫）：在乳突气化不良、乙状窦前置

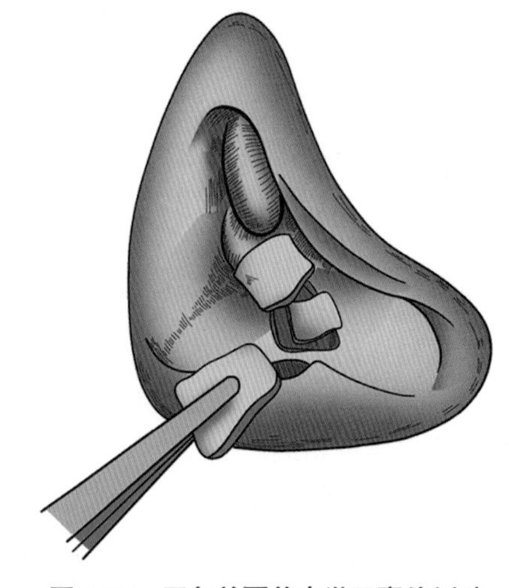

图4-55 回复并覆盖内淋巴囊外侧壁

的情况下，向前扩大术野时易损伤面神经乳突段。除术中采用面神经监测仪监测面神经功能可及早识别和避免面神经损伤外，在接近面神经骨管时，用钻石钻头磨削可减少或避免面神经损伤。一般在显微镜下操作时，面神经的损伤多可避免，一旦出现面神经损伤，应根据损伤的性质和程度进行相应处理，如面神经减压等。

2）乙状窦损伤（出血）：在乳突气化不良、乙状窦前置时易发生。遇到乳突腔过窄者，可去除乙状窦前面及部分外侧面骨板，用骨蜡填压使隆起的乙状窦下陷，以扩大视野。一旦损伤乙状窦壁，应立即用明胶海绵、凡士林纱条及碘仿纱条压迫止血。

3）颈静脉球损伤（出血）：在颈静脉球高位或低位内淋巴囊时易发生颈静脉球损伤。在磨除乳突气房、显露内淋巴囊时，除熟悉解剖外，应注意识别蓝色的颈静脉球。一旦出现损伤，处理方法与乙状窦损伤的处理相同。

4）后半规管损伤（迷路瘘管形成）：一般在后半规管轮廓化时，不必磨出后半规管蓝线。对乳突气化不良的患者，在磨削后半规管和乙状窦之间区域的骨质时，应严密观察有无后半规管蓝线出现。一旦出现后半规管磨损（外淋巴瘘），应立即保护后半规管破损区，取筋膜覆盖瘘口，避免用吸引器对准瘘管吸引，以免造成感音神经性耳聋。

5）硬脑膜损伤（脑脊液漏）：引起硬脑膜损伤的常见原因有钻头损伤、电凝损伤以及误切硬脑膜等，在用切割钻头磨除颅后窝骨板时易损伤脑膜，造成脑膜撕裂。采用钻石钻头磨削颅后窝骨板可避免硬脑膜损伤。用单极电凝止血时，可使硬脑膜破裂，故硬脑膜表面出血时，宜用双极电凝止血。在切开内淋巴囊外侧壁时，应识别内淋巴囊的边界。一旦发生硬脑膜撕裂或误切开硬脑膜时，可用丝线缝合裂口。若硬脑膜撕裂伴组织缺损，可用颞肌筋膜修补缺损。

6）脑膜炎及伤口感染：多因消毒不严格，或手术创伤所引起。避免术中硬脑膜损伤、或在损伤后及时正确处理，术后静脉滴注大剂量广谱抗生素，可防止术后脑膜炎的发生。

7）颅内血肿：磨除颅后窗骨板后，止血不彻底时可形成颅内血肿，术中彻底止血，尤其是关闭切口前仔细止血，可防止颅内血肿形成。

2. 迷路切除术　是眩晕外科治疗中破坏性手术的代表。其手术原则是完全清除病变侧所有五个前庭外周感觉器官的感觉上皮以及支配这五个前庭外周感觉器官的外周神经纤维，从而消除从病变侧的前庭外周向脑干传入的神经冲动信号。通过中枢的代偿作用而获最大限度的定位，达到消除眩晕症状的目的。目前普遍采用的迷路切除术式有经鼓室和经乳突两种进路。

（1）适应证：迷路切除术的手术适应证为单侧外周性迷路病变伴听力严重或全部丧失。引起难治性眩晕的疾病有梅尼埃病、术后迷路损伤、细菌性或病毒性迷路感染后以及颞骨骨折等。梅尼埃病患者在内淋巴囊术后眩晕症状未缓解或复发，且听力严重减退已无实用听力时，可做迷路切除术。

（2）禁忌证：患耳听阈提高<50dB HL，言语识别率>50%，即患耳尚有实用听力者。迷路病变，患侧为唯一的有听功能耳者，无论该耳听力损伤程度多大，都宜采用保护听力的治疗方法。

（3）手术疗效：迷路切除术治疗难治性眩晕的眩晕缓解率几乎为100%。一般患者在术后2～6天可获前庭代偿，其前庭代偿出现的时间和程度取决于：患者术前前庭功能；患者的年龄；患者其他平衡感觉传入系统再定位的能力。仅在伴有其他平衡感觉传入系统障碍的患者，可有前庭代偿不全的症状，表现为术后平衡障碍。

（4）麻醉与体位：一般采用气管内插管全麻。因为在术中操作和破坏前庭感觉器官时，可引起严重的眩晕和迷走神经症状。若术前检查（如冷热试验）示前庭功能已极度减退，也可考虑局部麻醉。患者的体位与内淋巴囊手术的体位相同。

（5）手术步骤与方法

1）经外耳道或鼓室进路迷路切除术

A. 按镫骨手术做耳道内切口，分离、掀起鼓膜耳道皮瓣（图4-56）。

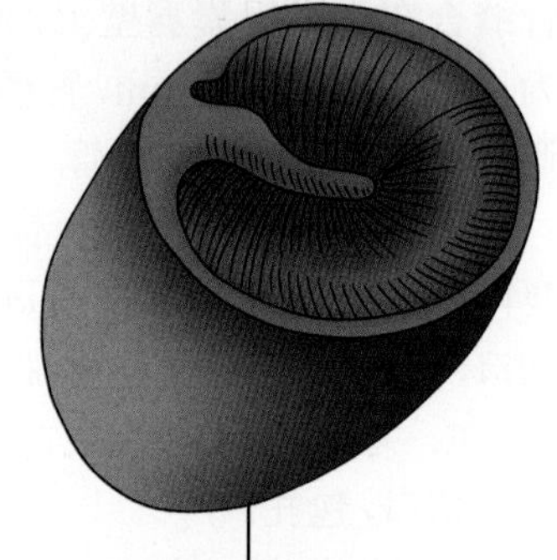

图4-56　镫骨手术外耳道内切口

B. 取出镫骨：分离砧镫关节，剪断镫骨肌腱，用钩针将镫骨自前庭窗取出。若砧骨长突妨碍操作，可先行砧骨切除，再处理镫骨（图 4-57）。

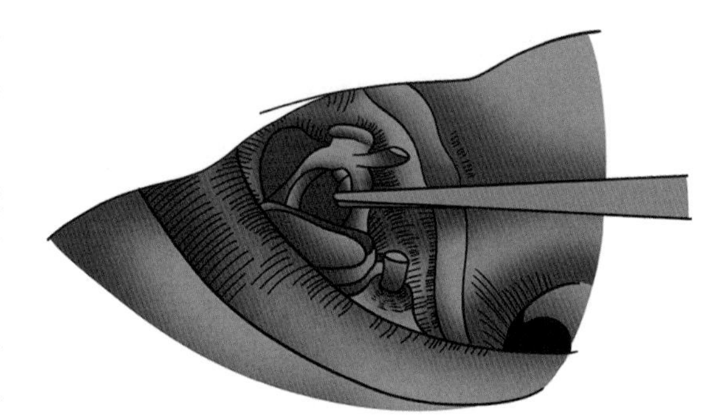
图 4-57　取出镫骨

C. 清除前庭感觉上皮：将细吸引器头伸入前庭窗达前庭深处吸引前庭感觉上皮。为了彻底清除前庭外周神经感觉上皮，可将一长 4～5mm 的直角钩针伸入前庭窗，向前下至耳蜗底回、向上经椭圆囊至外半规管壶腹、向后下至后半规管壶腹处进行剔刮，旨在破坏并移除所有的前庭神经感觉上皮（图 4-58）。须注意的是，球囊隐窝骨壁很薄，用钩针剔刮前庭迷路时，切勿穿破前壁内壁的球囊隐窝，否则将发生脑脊液漏（图 4-59）。

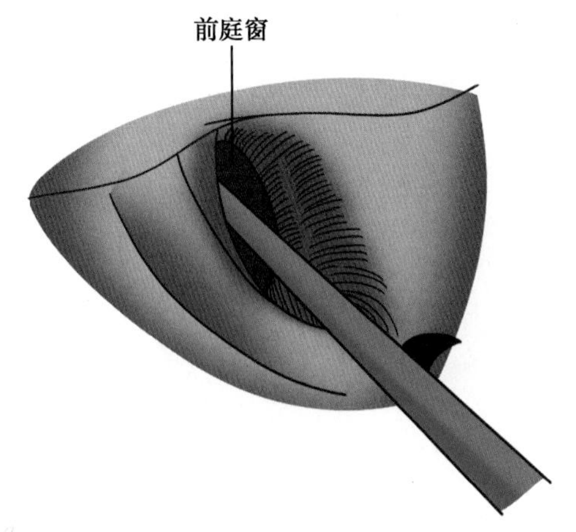

图 4-58　吸除前庭感觉上皮

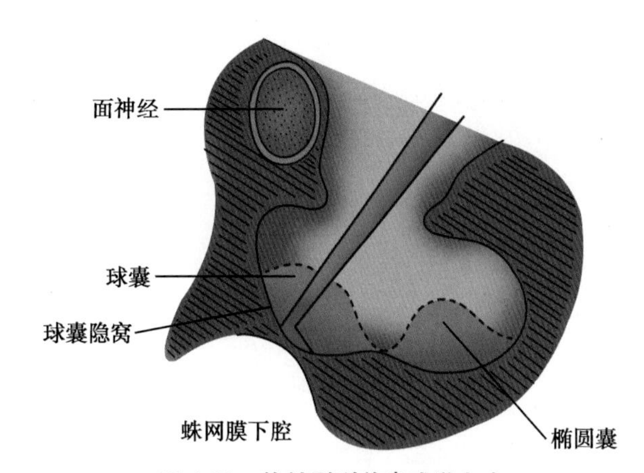

图 4-59　钩针剔刮前庭感觉上皮

为了确保彻底清除前庭神经感觉上皮，可用微型钻头磨开前庭窗和蜗窗之间的鼓岬，即用 1mm 切削钻头在两窗的前、后部各磨沟，去除鼓岬（图 4-60）。Gacek 的术式是在第 2 步切除锤骨前，先磨除鼓岬，再取除镫骨，广泛暴露前庭。用一直角钩针从上部伸入前庭，剔刮前庭外侧壁和上壁、清除前庭上神经支配的前庭感觉器官（图 4-61），再以 24 号吸引器头伸入前庭吸取剔除的神经感觉上皮。用小直角钩针将球囊斑自球囊隐窝剥离，再与耳蜗底周骨螺旋板相平行处暴露支配后壶腹的后壶腹神经，并予以钩除。亦可在切除鼓岬之前先行选择性后壶腹神经切断。

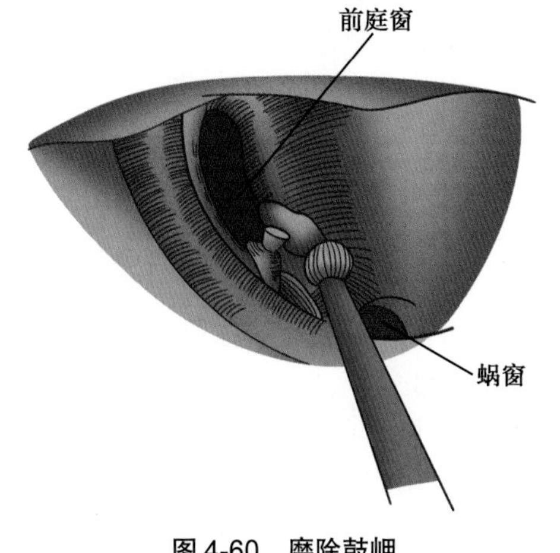

图 4-60　磨除鼓岬

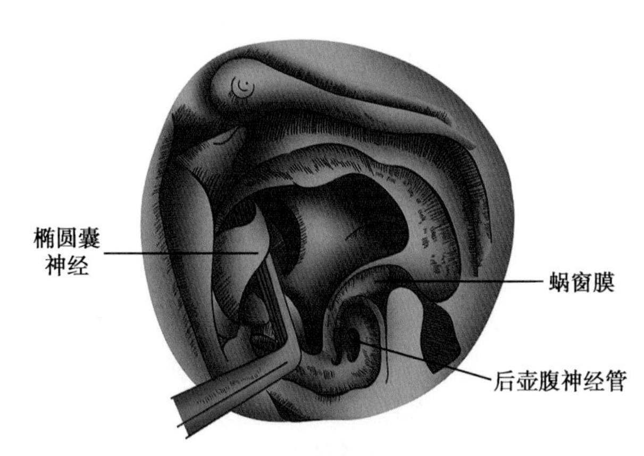

图 4-61　剔刮前庭感觉上皮

D. 化学药物补充破坏迷路神经感觉上皮：无水乙醇滴入内耳，以便完全破坏迷路神经感觉上皮。将浸有硫酸链霉素或庆大霉素的明胶海绵填入迷路，其目的与滴入乙醇相同。

E. 关闭术腔：将鼓膜外耳道皮瓣复位，外耳道内置入抗生素明胶海绵，填塞碘仿纱条，包扎。

2）经乳突及迷路进路迷路切除术：与经耳道进路迷路切除术的主要不同点是两者的手术进路不同，前者更间接。它常做耳后切口，并需先做乳突单纯切除术。此进路较适用于同时清除颞骨原发病变，如慢性化脓性中耳炎、颞骨骨折等，也适用于以前做过乳突手术者。

A. 耳后皮肤切口：按常规乳突根治手术步骤磨除乳突气房，达乳突轮廓化，即使面神经骨管、骨性半规管、乙状窦、二腹肌嵴等结构外形以及颅中窝和颅后窝骨板轮廓化。尤其是面神经骨管乳突段要充分暴露，保持外耳道后壁的完整性（图 4-62）。

B. 切除砧骨：使砧镫及锤砧关节脱位，取除砧骨。

C. 切除半规管：用小切削钻头磨除三个半规管，按外半规管、后半规管和上半规管的顺序先后磨除半规管骨质后，清除半规管壶腹嵴（图 4-63）。

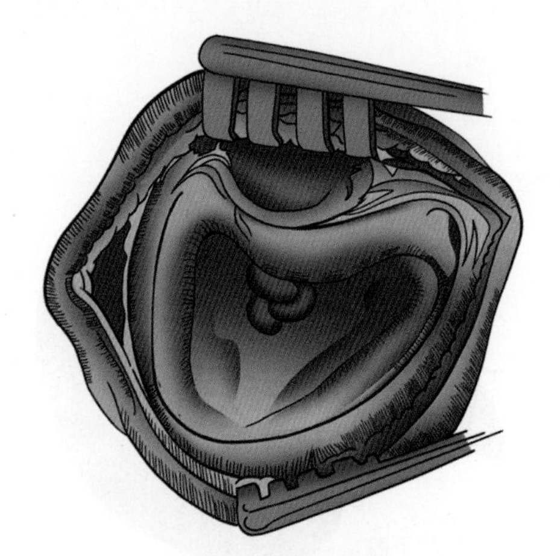

图 4-62 乳突轮廓化

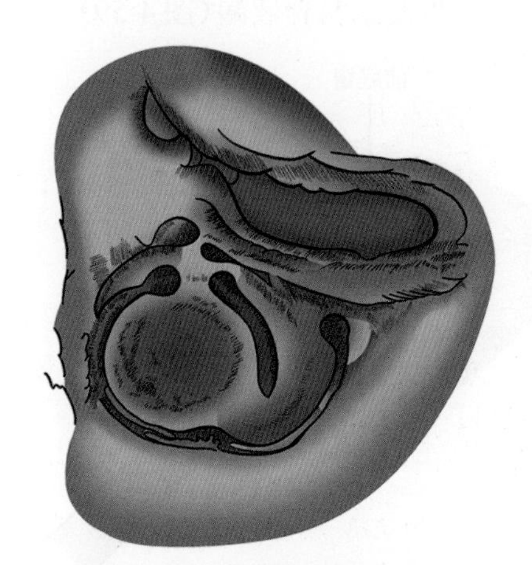

图 4-63 显露半规管壶腹嵴

D. 彻底清除前庭外周神经感觉上皮：经面神经管深面进入前庭，清除椭圆囊斑及球囊斑感觉上皮（图 4-64）。经乳突及迷路进路迷路切除术难以直接观察到球囊隐窝，中切除球囊斑时应予以注意。

E. 肌瓣填塞迷路乳突术腔：完全清除前庭神经感觉上皮后，取游离或带蒂颞肌瓣填塞前庭及乳突术腔。

F. 关闭术腔仔细止血后，逐层缝合切口，包扎。

（6）并发症

1）眩晕：迷路切除术后，前庭神经末梢感受器破坏不彻底、或形成外伤性神经瘤等，皆可引起眩晕，而术后早期因前庭末梢放电所致的严重眩晕常可在数日后逐渐恢复，应在眩晕减轻后尽早逐步增加行走，促进前庭代偿机制的建立。

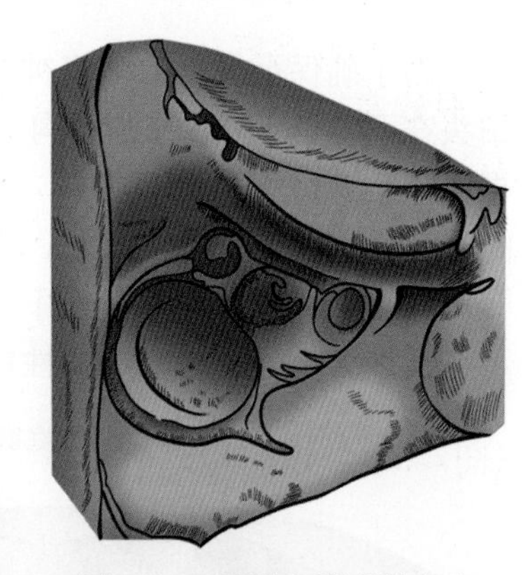

图 4-64 清除斑囊感觉上皮

2）面神经损伤：经耳道进路做迷路切除时，鼓室段面神经易受损伤，而经乳突及迷路进路做迷路切除时，面神经鼓室段后部、锥曲段及乳突段上部均易受损伤。手术者除需熟悉面神经解剖外，术中在显微镜下操作，在接近面神经骨管时改用钻石钻头磨削等，可避免和减轻面神经的损伤。面神经损伤后处理原则同前所述。

3）脑脊液漏：在球囊隐窝处刮除球囊斑时，应防止穿破该处的前庭内壁。经乳突及迷路进路做迷路切除时，应防止开放内耳道。一旦出现脑脊液漏，应采用结缔组织或肌肉组织等封闭瘘管。

4）感染：术腔及伤口感染的预防及处理同内淋巴囊手术中所述。而脑膜炎，一般在有脑脊液漏存在的情况下发生，严格消毒，清洁术腔以及术后足量广谱抗生素静脉注非常重要。

3. 前庭神经切断术　该术式的理论基础是病变的前庭外周感觉器官或病变的前庭神经节所产生的异常信号经前庭神经传入前庭中枢。切断前庭神经则可中断或消除异常动作电位向前庭中枢的传递，而切除前庭神经节则可防止神经再生。因此，前庭神经切断术属于对症性治疗的手术。在理论上，前庭神经切断术的优点是既可消除眩晕症状，又可在很大程度上保存听力（仅经迷路前庭神经切除术除外）。

前庭神经切断术按切除的神经分为全前庭神经切断术和部分前庭神经切断术两种，术式按手术进路可分为：①颅中窝进路前庭神经切断术。②经乳突及迷路进路前庭神经切断术。③经耳蜗进路前庭神经切断术。④迷路后进路前庭神经切断术。⑤乙状窦后进路前庭神经切断术。

下面以乙状窦后进路前庭神经切断术为例。

（1）适应证：难治性眩晕但听力损伤不严重者。如反复发作的梅尼埃病和前庭神经炎患者，患耳纯音听阈提高不大于 20～30dB，言语识别率不低于 80%。对于纯音听阈提高 30～50dB，言语识别率为 50%～80% 者，应根据具体情况而定。特别适合于乳突气化不良、乙状窦前置而不易做迷路后进路前庭神经切断术者。因为此手术并不能阻断膜迷路水肿的病变进展，患者在术后可因膜迷路水肿病变进展而听力进一步下降。当患者希望能保存现有的听力，且了解术后有听力进一步下降的可能性时，也可做颅中窝进路前庭神经切断术。

（2）禁忌证：患耳听力极好，且为唯一的有听力耳。患耳听力极度损失亦无必要行此进路手术。

（3）麻醉与体位：气管插管全麻。患者取健侧卧位，或仰卧位头转向对侧并头前屈至少 10°，使颏部接近胸骨。仰卧位转头角度不足时，调整手术台的角度。

（4）手术步骤与方法

1）切口：做旁正中弧形切口，上起自耳郭上缘平面，下止于乳突尖平面之发际之内，切口长约 6cm。分层切开皮肤及颞肌达颅骨（图 4-65）。分离骨膜暴露乳突区及上项线颞嵴至下项线之间的骨面。结扎并切断枕动脉，骨蜡填塞乳突导血管。置入牵开器。

2）做骨窗：于乙状窦之后，上项线之下用电钻钻开一个约 3cm×3cm 骨窗，骨片或骨屑保存于生理盐水中备用。骨窗上缘近横窦、前缘达乙状窦。同时静脉快速滴注 20% 甘露醇。

3）切开硬脑膜：十字形或 H 形切并硬脑膜，用脑棉片保护小脑，一边吸引脑脊液，一边用脑压板逐渐轻压小脑，显露桥小脑角区。

4）切断前庭神经：在桥小脑角区，自后半规管向内前上方向约 3cm 即可发现听神经和面神经由脑桥根处并行进入内耳道口，在其前上方约 1.5cm 可见较粗大的三叉神经，在听神经和面神经的后下部 1～1.5cm 处可见较细的舌咽神经和多根神经束的迷走神经和副神经，在高倍显微镜下区别前庭神经与蜗神经，两者之间有一裂隙状界面。前庭神经居外上，蜗神经居内下。在前庭神经与蜗神经的界面用刀或钩将两者分开。通过术中面神经监测及听神经（ABR）监测来进一步确认前庭神经和蜗神经。刺激前庭神经时，其冲动可经前庭面吻合支传至面肌，引起面肌轻微运动。确认前庭神经后，用显微神经剪剪断前庭神经，为避免前庭神经再生，可剪除 5～10mm 的一段前庭神经。防止损伤小脑前下动脉（图 4-66）。

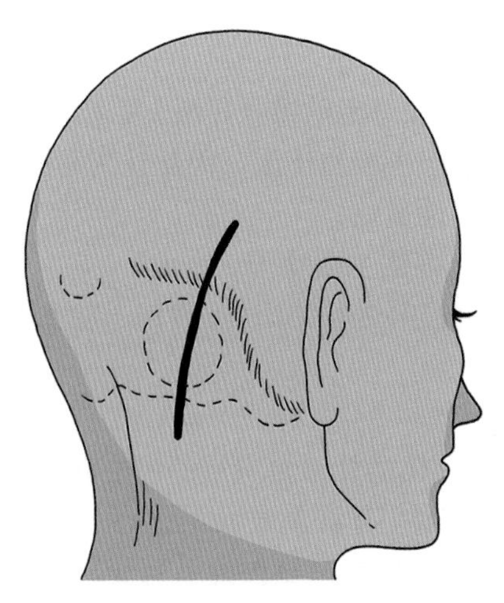

图 4-65 乙状窦后入路手术切口

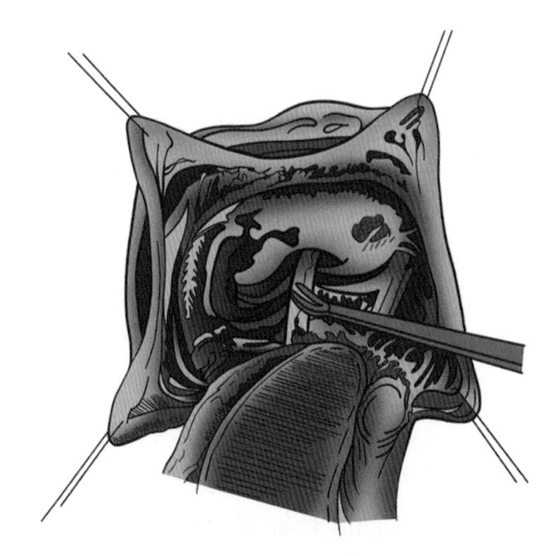

图 4-66 剪断前庭神经

5）关闭术腔：确认颅内无活动性出血后，用无创伤尼龙线缝合硬脑膜，在完全闭合硬脑膜切口之前，向蛛网膜下腔注入温生理盐水以补充损失的脑脊液。在骨窗处填入钻颅时收集的骨屑，回复取下的骨瓣。仔细止血后，分层缝合肌肉及皮肤，包扎伤口，一般不做引流。

二、耳硬化症

耳硬化症是一种原因不明的原发于骨迷路的局灶性病变，在骨迷路包囊内形成一个或数个局限性的、富于血管的海绵状新骨而代替原有的正常骨质，故又称“耳海绵化症”，以后此新骨再骨化变硬，故一般称之为“耳硬化症”。如病灶仅局限于骨迷路的骨壁内而未侵及传音和感音结构，可无任何症状，只是在尸检做颞骨组织切片时方被发现，这种不引起临床症状的纯骨迷路组织学的病变，称“组织学耳硬化症”；若病变向骨壁范围之外扩展，侵及环韧带，使镫骨活动受限或固定，出现进行性传导功能障碍者，称“临床耳硬化症”，也称“镫骨性耳硬化症”；若病变发生在耳蜗区或甚至侵袭内耳道，引起耳蜗损害或听神经变性，临床表现为感音神经性聋，则称“耳蜗性耳硬化症”。“镫骨性耳硬化症”和“耳蜗性耳硬化症”可以并存而呈现混合性聋，这两种并存的病灶可以是同时发生的，也可以是一种病灶向另一处扩展的结果，故耳聋可由传导性聋或感音性聋逐渐演变为混合性聋，或早期即呈现混合性聋。

临床耳硬化症的发病率随不同种族和地区而不同，据欧美文献报道，组织学耳硬化在白种人的发病率高达 8%～10%，而临床耳硬化仅占其中的 12% 左右。黄种人和黑种人发病率则很低。好发年龄 20～40 岁，男女发病比例为 1∶2.5。

（一）病因

尚不明确，说法不一，有以下学说：

1．遗传学说　由于耳硬化症在不同种族及家系中发病存在差异，因此许多学者都认为其发病与遗传有关。此病的发生与否并非取决于单纯显性遗传和低表达基因，而主要同一个少见的具有多个基因成分的显性基因有关，基因表达受年龄、性别、激素等因素的影响有所不同。目前已知一个耳硬化症基因，定位在常染色体 15q25-q26 区段，用多点连锁分析，连锁值为 3.4。进一步连锁分析将其具体定位于远中心粒点（FES）和近中心粒点（D15S657）之间，即 15 号染色体长臂的一个 14.5cm 片段可能包含耳硬化基因。

2．内分泌学说　有学者基于本病女性多发、妊娠与绝经能激发并加重病情，而认为与内分泌代谢障碍有关。

3．骨迷路成骨不全　耳硬化症病灶好发部位是骨迷路包囊，尤其是前庭窗区的前庭裂，它是前庭窗前方骨迷路包囊中的裂隙，内含组织纤维束，其周围有胚胎期的软骨残体，是骨迷路包囊发育、骨化过程中所遗留的缺陷，作为一种正常的结构，它可终身存在，而在某种因素的作用下，静止的软骨残体或纤维束中可发生新的软骨或新骨形成，而成为耳硬化症的源头。研究表明，除窗前裂外，骨迷路包囊的其他部位如窗后窝、耳蜗内、蜗窗、半规管等部位也常出现软骨残体或不健全骨质，这些部位同样可成为耳硬化症的起源处。

4．其他

（1）病毒感染：Amold（1988）等用免疫组织化学方法研究耳硬化症患者的镫骨足板，发现足板中骨细胞、软骨细胞、破骨细胞和结缔组织中有抗流行性腮腺炎、麻疹、风疹病毒的抗原。因此认为耳硬化症的病因可能为上述病毒感染所启动的骨迷路包囊的炎性血管反应或慢性炎症。

（2）结缔组织疾病：有人提出Ⅱ型胶原的自身免疫反应是耳硬化症的主要病因。

（3）酶学说：有学者对耳硬化症患者的病灶骨、中耳黏膜和外淋巴等进行酶研究，发现一些酶的活性、含量等与正常者有明显不同，因此提出酶学说。

（二）病理

骨迷路的骨壁由骨外膜层、内生软骨层和骨内膜层 3 层组成。硬化病灶常自中层的内生软骨层开始，可波及内、外层。内生软骨层的特点在于终身保留胚胎期的软骨残体，有许多表面不整齐、钙化的软骨基质及偶然留下来的软骨细胞，发生耳硬化症时它们被新生的骨质所代替。显微镜下病变过程可分为：①充血阶段：内生软骨层原有的正常骨质可能由于多种酶的作用，发生局灶性分解和吸收，血管形成增多、充血。②海绵化阶段：为疾病的活动期，正常骨质被分解、吸收，代之以疏松的海绵骨，其特点为病灶内充满大量的血管腔隙，形成不成熟的网状骨。③硬化阶段：血管腔隙内含有大量破骨细胞、成骨细胞和一些纤维组织；不成熟的网状骨为一种疏松的骨质，胶原纤维无规则地纵横交错穿行。

临床耳硬化症可根据病变范围及病变活动情况而分为若干型，但各家对镫骨足板组织病理学变化的分型标准不一。

姜泗长等将病变范围和病变活动情况两者联系起来，把镫骨病变分为4型：

1. 活动型　占19.2%。骨迷路内生软骨层有骨质吸收破坏，形成空隙，其内有活跃的纤维组织、成骨细胞、破骨细胞和扩张的血管等。

2. 中间型　占16.4%。骨间隙逐渐因新骨生成而缩小或完全闭塞，血管逐渐稀少，破骨细胞罕见，成骨现象较活跃。

3. 静止型　占56.2%。大多数或全部骨间隙已被新骨所取代，静止型病变骨经过再吸收、再改造后可变成板层状骨，此时可表现为足板被增厚固定，环韧带及足板周边不同程度的骨化和钙化。

4. 混合型　占8.2%。上述3种不同类型的病灶同时存在。在手术显微镜下对镫骨足板和前庭窗区的病变进行分类，对选择手术方法、预估手术难易及判断预后都有意义。

Ludman（1962）将镫骨足板病变分为4种类型：

1. 轻固定型　足板在窗中固定较轻，可整块摘除。

2. 薄型　足板较薄，呈乳白色，需用细针穿孔后零碎取出。

3. 增厚型　足板呈白垩色，不透明，可用穿孔器械零碎取出。

4. 重固定型　足板甚厚，固定严重，必须钻孔后再试行摘除。

姜泗长等将镫骨足板病变分为3类，临床上较为实用：

1. 薄足板型　足板已固定，但薄而呈蓝色，或部分为病灶所侵害，呈乳白色，环韧带大部分尚清晰。

2. 厚足板型　足板全部增厚呈乳白色，环韧带仍可辨认。

3. 封闭型　足板全部为病灶占据，不仅增厚呈乳白色，且表面高低不平，周围病灶骨质增生明显，与前庭窗龛壁融合，呈漏斗状，环韧带标志消失，病灶多累及两足弓。

（三）治疗

1. 镫骨切除术

（1）手术适应证：单侧或双侧耳硬化症，平均气骨导差大于或等于35dB。晚期耳硬化症。伴镫骨足板固定的鼓室硬化症，且鼓膜完整或穿孔已修补愈合。伴有镫骨足板固定的先天性畸形。

（2）手术禁忌证：外耳道或中耳有感染；鼓膜穿孔；颞骨薄层CT显示内听道底缺损，前庭与内听道直接相通者；咽鼓管功能不良；另一耳曾有镫井喷；耳蜗型耳硬化症。

（3）手术步骤与方法

1）做第一个切口，在耳屏与耳轮脚间做第一个切口，向外耳道内延伸到骨软骨交界，切开皮肤、皮下组织和骨膜。

2）做第二个切口，从外耳道6点距离鼓环6～8mm处起做第二个切口斜向外与第一个切口内端相连，切开皮肤和骨膜（图4-67）。

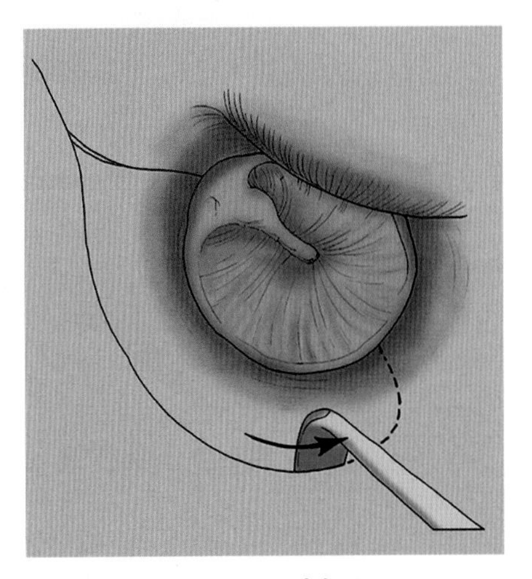

图4-67　手术切口

3）分离外耳道鼓膜皮瓣，用小剥离子紧贴骨面仔细分离外耳道皮瓣达鼓环。在鼓膜后上方，紧靠鼓沟游离鼓环，并自上而下从12点到6点位置小心游离鼓环，将耳道皮瓣推向前方，进入鼓室（图4-68）。外耳道骨部皮肤很薄，分离时用小吸引管吸血，且不能直接吸引皮瓣，以免撕裂。

4）凿除外耳道内端后上部部分骨质，以充分暴露砧镫关节镫骨肌腱、砧骨长脚、前庭窗和面神经水平段为度，注意保护周围结构（图4-69）。

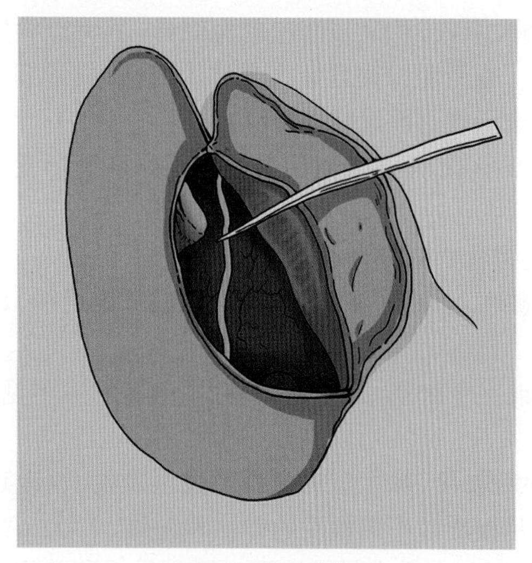

图 4-68　开放中耳腔

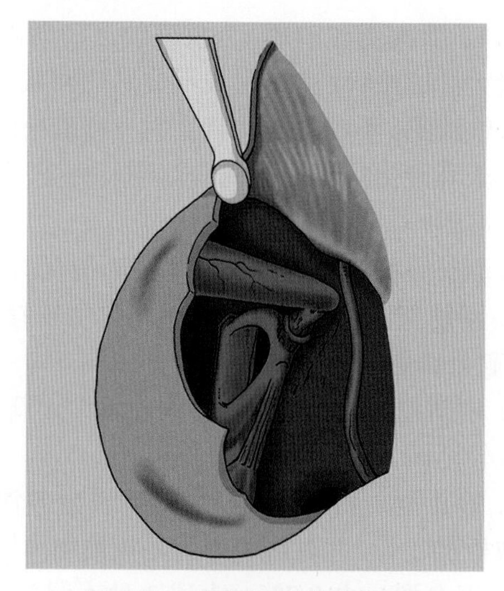

图 4-69　去除部分外耳道后壁

5）探查三块听小骨的活动度。

6）测量镫骨足板外表面中央与砧骨长脚中下 1/3 交界处外侧缘的间距。

7）切断镫骨肌腱。

8）分开砧镫关节。

9）切除镫骨，撼动并取出整个镫骨形成整个前庭窗开窗（镫骨全切除术）（图 4-70）；或向鼓岬方向折断前后足弓，取出镫骨上结构，镫骨足板中央钻小孔后扩大（图 4-71，切除部分镫骨足板而形成镫骨足板开窗（镫骨部分切除术）（图 4-72）。

10）植入人工镫骨（Piston）（图 4-73），人工镫骨内端与外淋巴液接触，深入前庭不超过 0.5mm，外端金属小钩挂于砧骨长脚大约在中下 1/3 交界处，用固定器固定，松紧要适当。

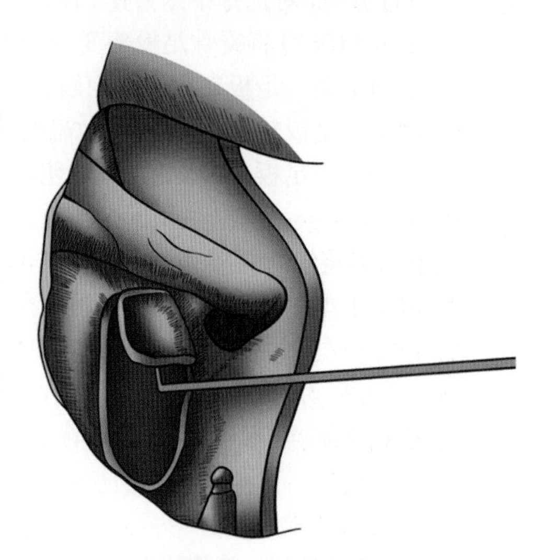

图 4-70　去除镫骨

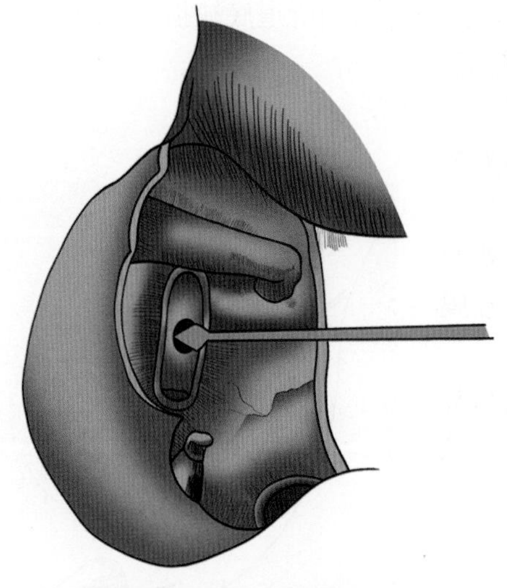

图 4-71　足板开窗

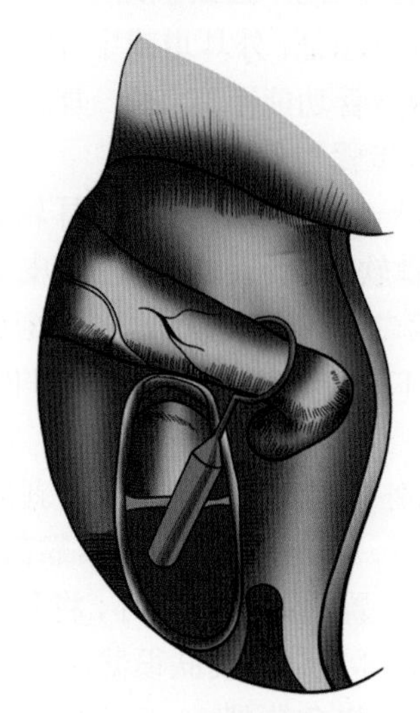

图 4-72　切除部分镫骨

11）小柱周围用适当大小的脂肪粒封闭前庭窗或底板开窗间隙（图 4-73）。

12）复位外耳道鼓膜皮瓣，局麻患者用 256Hz 音叉测试术耳气骨导听力，若气导大于骨导，表示听力恢复，若仍骨导大于气导，则要寻找原因，必要时重新翻起外耳道鼓膜皮瓣，调整人工骨的位置。

13）外耳道先填塞少许明胶海绵将皮瓣与骨壁贴紧，后用碘仿纱条填塞，缝合切口。

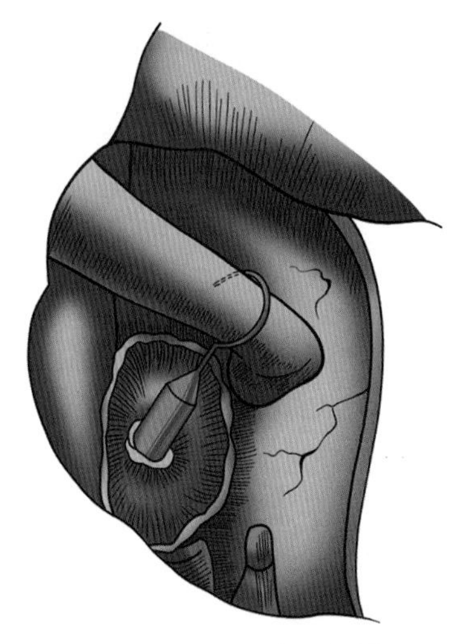
图 4-73 植入人工镫骨

（4）手术并发症

1）感音神经性聋：常为不可逆，术中应尽一切可能避免损伤内耳。

2）眩晕：因手术操作刺激内耳，前庭窗封闭不严致外淋巴漏、或人工镫骨过长突入前庭刺激椭圆囊，术中应尽量避免刺激内耳，小柱周围要用脂肪粒封严，人工镫骨长度适当。

3）术侧味觉丧失或改变：因术中过度牵拉或切断鼓索神经。术中凿除外耳道后上壁骨质时，要先用耵聍钩探查外耳道内端骨坎的深浅，应薄层、小块多次凿除，尽可能减少对鼓索神经的牵拉。

4）面瘫：术中损伤面神经。面神经位置、走行异常或面神经骨管裂易致面神经损伤，宜充分暴露面神经，予以保护。

5）外淋巴漏：因前庭窗封闭不严，用脂肪粒封闭前庭窗之前，应刮除前庭窗龛周边表面黏膜形成创面，以使脂肪粒更易封闭前庭窗。

6）鼓膜穿孔：因分离外耳道鼓膜瓣时，鼓膜破裂，而未进行有效修补，分离外耳道鼓膜瓣时，应该用小剥离子紧贴骨面渐渐分离，用小吸引管吸血，且不能直接吸引皮瓣和鼓膜，若有近鼓膜处外耳道皮瓣和鼓膜破裂，应在复位外耳道皮瓣时用适当大小的颞肌筋膜或脂肪修补破裂处。

7）听骨假体移位致听力再次下降：因人工镫骨过短而脱出前庭窗，故人工听骨小柱长度要适当。

8）声乐工作者对声音感异常。

9）迷路炎：因中耳炎症经封闭不严的前庭窗累及内耳。术中宜妥善封闭前庭窗。

（5）手术要点

1）要充分暴露前庭窗、砧骨长脚及面神经水平段。

2）一定要探查三块听小骨的活动度。

3）注意面神经骨管的完整性、走向和位置及其与前庭窗的关系。

4）前庭窗开放后不能再用肾上腺素棉球止血。

5）前庭窗开放后吸引器头不能直接对前庭窗吸引。

6）用脂肪粒封闭前庭窗之前，应刮除前庭窗龛周边表面黏膜以免愈合不良出现外淋巴漏。

7）人工镫骨的长度要适当，内侧端应与外淋巴液接触，但不能触及椭圆囊或球囊。

8）人工镫骨外侧金属小钩固定在砧骨长脚松紧适当，以免造成砧骨缺血坏死。

9）术后应卧床 3 天，避免用力擤鼻，以防空气从咽鼓管冲入鼓室导致人工镫骨移位或脱落。

10）术后短期内避免乘坐飞机，以防气压变化导致人工镫骨突入前庭或向外脱出移位。

2. 镫骨足板开窗、人工镫骨植入术

（1）手术适应证：镫骨型耳硬化症，气骨导差在 35dB 以上；鼓室硬化或粘连性中耳炎，且镫骨固定、咽鼓管功能良好；先天性镫骨畸形；年龄 13～80 岁。

（2）手术禁忌证：全身情况差不能耐受手术；重度感音神经性耳聋；气骨导差在 10～15dB 以内；咽鼓管功能不良；急性上呼吸道感染；小于 13 岁，大于 80 岁酌情手术；妇女月经期；职业要求头位急速转动（飞行员等）或高空作业，术后不能变更工作性质。

（3）手术步骤与方法

1）耳内切口：先于外耳道顶部做一纵切口，其内端至骨软骨交界处，或距鼓膜松弛部 0.8cm，然后在手术显微镜下自外耳道 6 点、距鼓环 0.4cm 处始沿耳道后壁斜形切至第一个切口内端。

2）钝性分离外耳道皮瓣，逐步向内、均匀分离，避免外耳道皮瓣裂开。如遇组织黏着较紧处，从骨壁侧剪断。出血点用肾上腺素棉片或双极电凝充分止血。

3）凿除耳道前上棘，将耳道切口内侧皮肤分离至鼓环处，将后方鼓膜边缘的纤维鼓环松脱，自鼓沟中分出，并向上、向下分离，向前翻转耳道鼓膜瓣，进入鼓室。

4）去除部分外耳道后上壁骨质，暴露砧骨长脚、镫骨肌腱、部分锥隆起、镫骨及面神经水平段。检查听小骨发育及活动情况，确定锤砧骨活动好，镫骨活动差，镫骨足板固定。

5）分离砧镫关节，紧靠锥隆起剪断镫骨肌腱，剪断或向下折断镫骨前后足弓，取出镫骨上结构（图 4-74）。

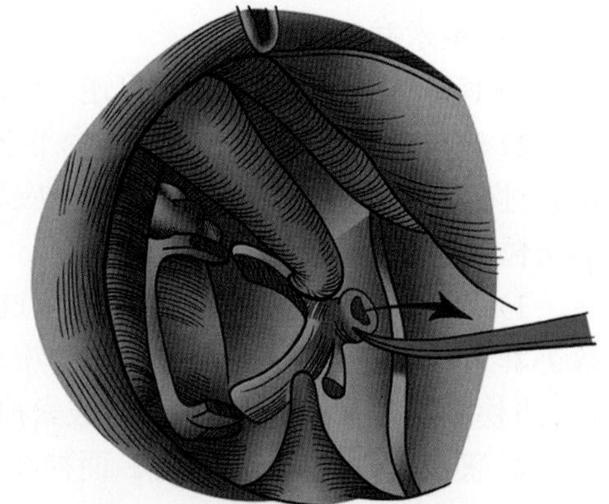

图 4-74 剪断镫骨肌，切除前后弓

6）以微型钻、三棱针或激光在镫骨足板中央钻一个直径约 1.0mm 的小孔（图 4-75），此时可见清亮的外淋巴液。注意，此时不能用吸引器直接吸引外淋巴液，亦不能用肾上腺素棉片止血。

7）将人工镫骨修剪至合适长度，4～5mm，外端钢丝环挂在砧骨长脚上并固定，柱端置于前庭窗处，检查与听骨链联动情况。

8）在外耳道切口处取细条脂肪围绕人工听骨周封闭前庭窗，防止外淋巴漏（图 4-76）。

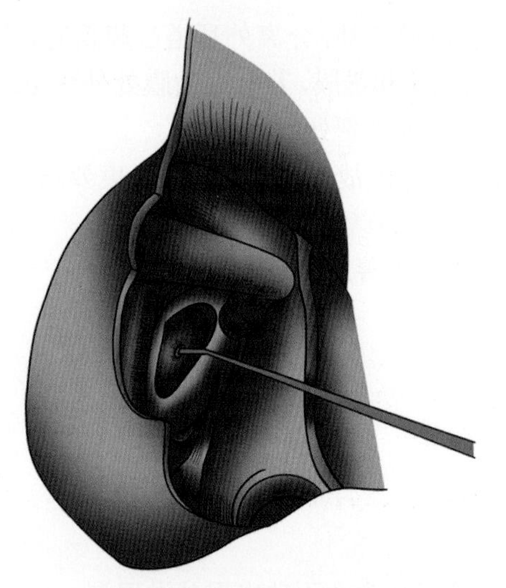

图 4-75 镫骨足板开孔

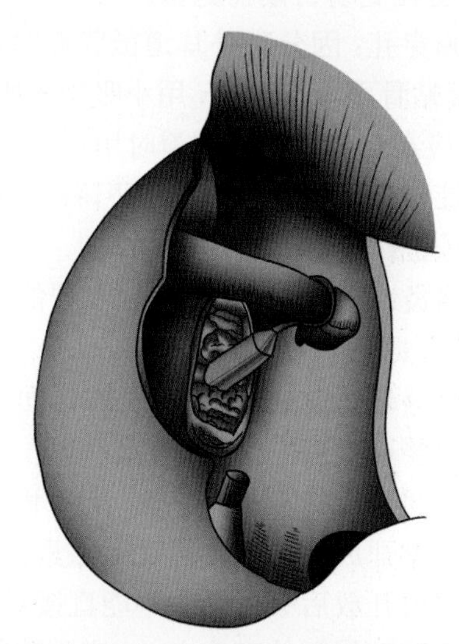

图 4-76 植入人工听骨

9）耳硬化者鼓膜多完整，无须修补。鼓室硬化者多有鼓膜穿孔，应一期修补鼓膜，二期再行镫骨手术。

10）复位鼓膜耳道皮瓣，鼓膜外侧覆以明胶海绵或可吸收止血纱布，再以碘仿纱条填塞。

11）切口以丝线间断缝合，无菌敷料包扎切口。

（4）手术并发症

1）出血、感染：术中严格无菌操作，彻底止血，术后应用抗生素。

2）耳聋或严重的听力损失：术中注意避免损伤膜迷路。

3）面瘫：如术中损伤面神经，或术后即刻出现周围性面瘫，应立即行面神经减压术。

4）眩晕：术后患者多有轻度眩晕，一般不超过 1 周。若眩晕持续伴感音性听力减退、耳鸣加重，应立即手术探查。

5）外淋巴漏：用脂肪密切包绕底板开窗周围可避免外淋巴漏。

6）味觉障碍：术中牵拉或切断鼓索神经，可致同侧味觉减退，无须特殊处理。

7）咽鼓管阻塞：中耳腔积血、排泄不畅导致咽鼓管阻塞，术中注意充分止血。如有阻塞可做咽鼓管吹张。

8）鼓膜穿孔术中操作不当，用力过猛造成鼓膜损伤，如术中损伤，应及时取颞肌筋膜或小块脂肪行内置法修补鼓膜。

（5）手术要点

1）暴露完整镫骨结构。

2）保护面神经。

3）切除镫骨肌腱时要紧靠锥隆起，避免损伤面神经。

4）保护镫骨足板，避免整个底板脱出，造成内耳负压性损伤。

5）砧骨与底板距离须测量准确，人工镫骨长度要合适。

6）利用激光行镫骨足板钻孔时，注意设置准确参数，避免损伤内耳或面神经。

7）底板开窗周围用脂肪包绕，且与窗缘密切结合，避免淋巴漏，同时注意避免脂肪掉入前庭窗内。

8）出现镫井喷时，立即用肌肉堵塞，并及时终止手术。

3．内耳开窗术　内耳开窗术又称外半规管开窗术，是最早应用于治疗耳硬化症的手术方法，通过在骨性半规管造一小窗口，使声波改道传入内耳，以提高听力。从1956年Shea创始了人工镫骨手术以后，半规管开窗术已逐渐被取代，但在镫骨手术有困难的条件下，此手术仍有其实用价值。

（1）手术适应证

1）先天性前庭窗闭锁、缺如，或镫骨足板广泛硬化、封闭，表现为传导性聋或混合性聋且以传导性聋为主者。

2）面神经下垂挡住前庭窗，或镫骨足板部镫骨动脉残留，致不能行镫骨足板切除或前庭窗区开窗术者。

3）人工耳蜗植入时，圆窗龛位置偏后下，经面隐窝难以暴露圆窗膜区者。

（2）手术禁忌证

1）手术径路中或邻近部位有感染灶，内耳开窗后有感染可能者，如外耳道炎、外耳道疖，中耳炎、鼓愈后再行本手术。

2）重度感音神经性聋者，术后听力改善不明显或无改善。

3）全身情况不宜手术者，如心血管、内分泌、肝胆泌尿、消化系统疾病；慢性传染病，如肝炎、结核；营养不良等，均需待治愈或缓解、稳定后再行本手术。

4）出、凝血功能障碍，如血液病。此外，长期服用阿司匹林者和妇女月经期，均不易凝血，出血影响术中操作；同时，血液进入内耳后，有致感音神经性聋的危险。

5）年龄过大或过小者，需根据患者具体情况酌情考虑手术。因术后有头晕、恶心、呕吐等反应，年龄过大或过小可能难以耐受，不能配合头部制动等处置，人工听骨有脱入前庭导致感音神经性聋的危险，老年人有感音神经性聋并存时，手术效果可能并不理想。

（3）手术步骤与方法

1）麻醉采用全麻，可防止术中患者头晕、恶心呕吐等剧烈反应，而致手术无法进行或人工听骨，血液进入内耳导致感音神经性聋。

2）切口采用鼓室探查切口，第一个切口在外耳道12方向，自骨与软骨交界部向外，并向脚屏间延伸1～1.5cm，第二个切口自外耳道6点方向，距鼓环0.5～0.8cm，沿后壁达第一个切口内侧端，第二个切口距鼓环的距离根据具体情况可以适当调整，如：需要扩大骨性外耳道或凿除较多外耳道后上骨壁者，距离需稍大，如果过小，外耳道鼓膜瓣复位后不能覆盖鼓室外侧面。

3）分离外耳道鼓膜瓣、扩大外耳道自外耳道后壁切口开始，向内、上前、下方分离，达鼓环，前上方凿除外耳道前上棘，骨性外耳道有狭窄者，用电钻予以磨除骨壁，充分扩大。

4）掀起鼓环自后上方挑起纤维鼓环，再向后下、前上延伸，将外耳道鼓膜瓣推向前下。

5）处理鼓索神经分离、保留鼓索神经，如明显妨碍手术操作，可以剪断鼓索神经。

6）凿除部分外耳道后上壁直至清楚显露前庭窗区、面神经鼓室段结构鼓膜掀起后，尽量避免使用电钻磨骨壁，以免骨粉进入鼓室。在凿除外耳道后上骨壁时，要防止凿子滑脱，损伤面神经和听骨链。

7）探查鼓室探查锤、砧、镫骨，圆窗、前庭窗区及面神经、鼓岬、咽鼓管鼓室口等部位，处理听骨，为内耳开窗和人工听骨植入做准备。

8）在前庭窗区或紧邻的鼓岬区开窗有上述适应证中所列情况者，可选择在前庭窗区或紧邻圆窗龛前上的鼓岬区，以微型钻开窗。对人工耳蜗植入者，开窗位置要紧邻圆窗龛前下方的鼓岬区，以保证开窗位于鼓阶内。

9）人工听骨、人工耳蜗植入根据有无砧骨长脚或锤骨柄用于悬挂人工听骨，可以选择有挂钩的人工听小骨全钛听小骨植入，人工镫骨植入方法同镫骨足板切除术，但人工镫骨挂于锤骨柄不如挂于砧骨长脚效果好。TORP 植入要先切取筋膜块封闭开窗口，再将 TORP 置于筋膜块与鼓膜间。人工耳蜗电极经鼓阶开窗植入。

10）封闭开窗口周围缝隙对有挂钩的人工镫骨人工耳蜗电极，可用脂肪粒围于其周围，封闭开窗口周围缝隙，而无挂钩的 TORP 植入前铺植的筋膜块已封闭开窗口。

11）探查听骨链活动情况人工听骨植入后，探查其运动情况及稳定性。

12）将外耳道鼓膜瓣复位，检查鼓膜有无穿孔，如有穿孔，须进行修补。对于人工听骨植入者，在人工听骨外侧端与鼓膜间要垫入小块软骨片，以防止 TORP 末端顶破鼓膜。

13）外耳道内依次填入抗生素明胶海绵和碘仿纱条，间断缝合切口。

14）包扎无菌敷料加压包扎。

（4）手术并发症

1）感音神经性聋，甚至全聋：因术中损伤内耳，血液、人工听骨、异物进入开窗口内，或内耳感染所致。

2）眩晕、恶心、呕吐：术后有不同程度表现，一般 3～7 天可缓解。

3）面瘫：因面神经受刺激或损伤所致，受损伤者需要及时探查处理。

4）外淋巴漏：因开窗口封闭不严或鼓室黏膜嵌入开窗口，致开窗口不能完全封闭，长时间不能愈合者，需再次探查处理。

5）鼓膜穿孔：在掀起鼓膜时损伤或被人工听骨顶破，需再次手术修补。

6）味觉障碍：因鼓索神经被牵拉或剪断所致。

7）内耳感染：因术中无菌操作不严或术后感染。

8）镫井喷：因内淋巴与脑脊液相通，开窗口部淋巴液喷涌而出，手术无法进行，只能填塞堵漏，结束手术。

（5）手术要点

1）防止损伤内耳结构，导致全聋术中操作要精、准、稳，防止异物、听骨脱入开窗口内，更要避免经开窗口进行吸引。

2）开窗前彻底止血以免开窗后血液进入内耳，引起感音神经性聋。

3）术后制动因内耳受到刺激，术后患者可有眩晕、恶心、呕吐等反应，所以尽量头部制动，减少内耳刺激。

4）预防感染术中注意无菌操作，术后应用抗生素预防感染。

第八节　人工听觉植入

一、人工耳蜗植入

（一）人工耳蜗的组成

1. 麦克风　通常情况下它是全方向的，可以从各个方向接收声音。为了提高佩戴者在噪声环境中对言语的理解，现在一些装置使用了方向性麦克风，它可以选择性地收集前方而不是其他方向的声音。另外，一些声源如电视、MP3 播放器、调辅助听觉装置都可以直接连接到音频输入。

2. 声音处理器 它的主要作用是将麦克风的模拟输出进行数字化处理，并将数字化的声音分割成不同的频段，提取声音特征，产生用来传输的同电流相关的二进制代码。言语编码策略在处理器的数字信号处理芯片中运行，这种芯片每秒可以运算数百万次。

3. 无线传输连接 一对磁性线圈安置在皮肤的两侧从而建立起体外声音处理器同体内植入体之间的无线连接。就经皮连接而言，刺激电流是由内部无电池的可植入电子部件的受控电流源产生的。这就需要可控的二进制代码和电能都能通过这种连接输送至植入体。绝大多数装置都用高电压（如5V或10V）高频率（如>10MHz）的无线电波作为载波。这种交替变化的载波被变换为直流电为体内电路提供电能。这种无线传输是双向的，可以从外部声音处理器到体内的植入体，或者反向。向内传输的数据路径称为前向遥测（FT）。相反，向外的路径称为反向遥测（BT），这种路径利用同样的线圈，但利用的无线频段不同。反向遥测的功能是向言语处理器传输植入体的特征性数据，例如：用来监测电极连接的电极阻抗，采集神经诱发电位的神经反应以及由电流刺激引起的刺激伪迹等。

4. 刺激器 它从无线传输连接卸载数据并控制电流发生器。刺激器由几个数字控制单元以及1个或数个电流信号源构成。刺激器被封装在位于颞骨表面的陶瓷或钛合金的构件中。

5. 电极序列 电极束是通过手术插入耳蜗中，目前临床使用的人耳蜗刺激电极的数量为12～24个（图4-77）。

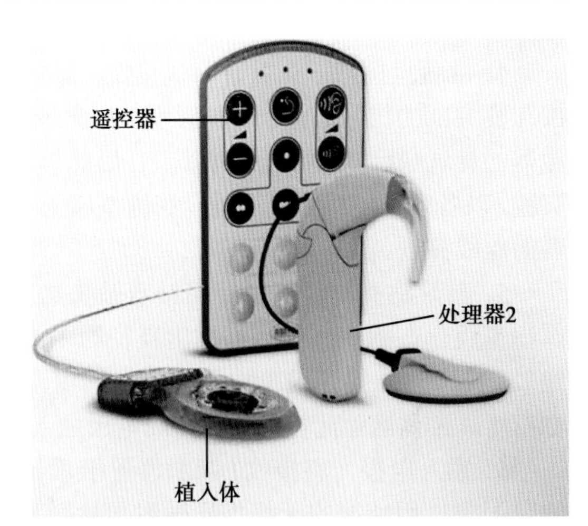

图4-77 人工耳蜗的组成

（二）手术适应证

人工耳蜗植入主要用于治疗双耳重度或极重度感音神经性聋。

1. 语前聋患者的选择标准 ①植入年龄通常为12个月～6岁。②双耳重度或极重度感音神经性聋。经综合听力学评估，重度聋患儿配戴助听器3～6个月无效或者效果不理想，应行人工耳蜗植入，极重度聋患儿可考虑直接行人工耳蜗植入。③无手术禁忌证。④监护人和/或植入者本人对人工耳蜗植入有正确的认识和适当的期望值。⑤具备听觉言语康复教育的条件。

2. 语后聋患者的选择标准 ①各年龄段的语后聋患者。②双耳重度或极重度感音神经性聋，依靠助听器不能进行正常听觉言语交流。③无手术禁忌证。④植入者本人和/或监护人对人工耳蜗植入有正确的认识和适当的期望值。

（三）手术禁忌证

1. 绝对禁忌证 内耳严重畸形，例如Michel畸形、听神经缺如或中断、中耳乳突急性化脓性炎症。

2. 相对禁忌证 癫痫频繁发作不能控制；严重精神、智力、行为及心理障碍，无法配合听觉言语训练。

（四）术前准备

术前谈话由手术医师和听力师进行，需使患者和/或监护人充分了解手术中可能发生的危险和并发症，了解人工耳蜗植入带来的收益和风险，并在手术知情同意书上签字。

人工耳蜗植入手术属Ⅱ类切口，围手术期应常规使用抗生素，手术准备、全身麻醉准备和术前用药同其他手术。

（五）手术操作步骤与方法

常规采用耳后切口、经乳突面隐窝入路、耳蜗开窗或圆窗进路，具体操作可按照各类型人工耳蜗装置的相关要求执行。现在多数都使用面隐窝进路达蜗窗区，面隐窝进路指经耳后皮肤切口、通过乳突腔和面隐窝进入鼓室蜗窗区，又称后鼓室进路。下面主要介绍面隐窝进路人工耳蜗植入术。

1. 皮肤切口 耳后头皮切口，一般形成蒂在前部及下部的皮瓣。根据切口的类型可分为弧形切口、倒U形（∩形）切口、C形切口、倒L形切口和改良切口（图4-78）。无论何种类型的切口，切口边缘应距

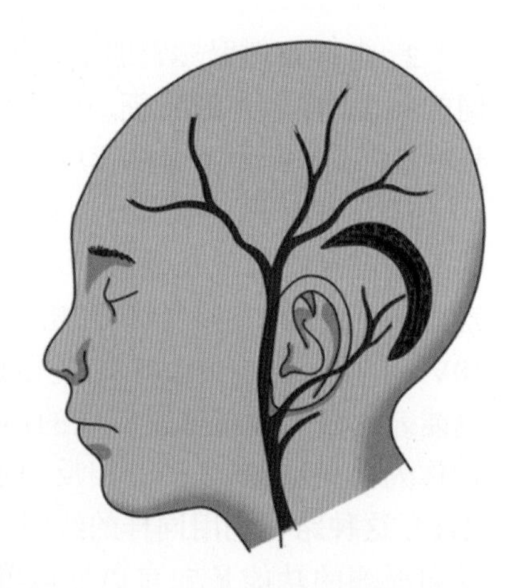

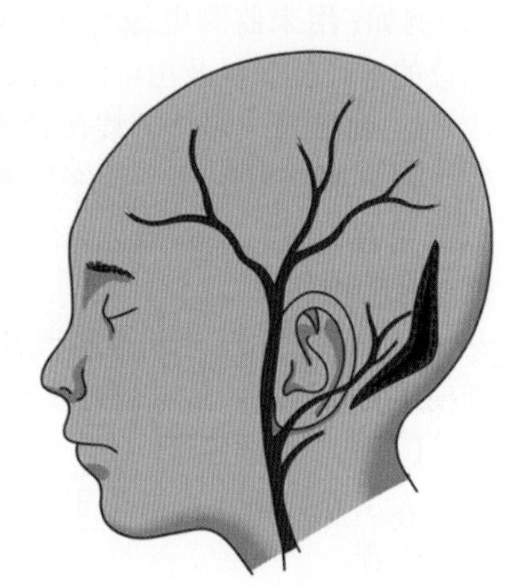

图 4-78　切口

拟埋植的接受 / 刺激器边缘 2cm 以上（House 提出 1cm 以上）。而在设计接收 / 刺激器的埋植部位时，其前缘距耳后沟应至少 1cm。对于成人，皮肤与颞肌筋膜分层切开将皮瓣向前掀起，切开骨膜，掀起骨膜瓣，置入牵开器。

2. 单纯乳突切开　按乳突根治术方法做限制性乳突切除，显露外半规管轮廓以及砧骨短突，保持骨性外耳道后壁的完整性。

3. 暴露面隐窝　用钻石钻头磨削暴露面隐窝时，注意可将面神经锥段及乳突部上段面神经管轮廓化，但勿暴露面神经鞘膜，以避免损伤面神经。

4. 准备埋植床　在重新确认接收 / 刺激器的埋植部位后，在颞骨鳞部和乳突部的相应部位磨出与接受 / 刺激器大小相当并可容纳接收 / 刺激器的骨坑（接收 / 刺激器埋植床）。沿此埋植床向前磨出一个骨槽达乳突腔，以备容纳电极导线通过。在埋植床上下两侧钻孔供固定接收刺激器的丝线穿过。

5. 鼓阶钻孔　经面隐窝用钻石钻头磨除蜗窗龛前缘部分骨质，显露蜗窗膜。在蜗窗膜前缘磨削出直径约 1mm 的骨孔直至显露鼓阶“蓝线”，钩除骨屑，挑开鼓阶内骨膜。在蜗窗前下壁，常有一道嵴状突起，称窗嵴。常需磨除此窗嵴以免造成电极插入困难，甚或损伤电极。

6. 插入电极　将接收 / 刺激器置于埋植床内，用 40 丝线或特制生物胶固定。用特制的无损伤显微钳和显微叉将电极经面隐窝由蜗窗前小孔慢慢地插入鼓阶内，注意插入的方向和长度，尽量将电极按要求插至规定的长度。Nucleus 人工耳蜗电极一般可插入 20mm。在蜗窗区鼓阶小孔之电极周围用筋膜等软组织填塞，以避免术后外淋巴瘘。若有参考电极，则可将参考电极置于咽鼓管口或颞肌深面。

在耳蜗底周纤维化或骨化的情况下，可用电钻沿耳蜗底周向前钻磨骨蜗管，若能钻通鼓阶，则可按常规行蜗内电极植入；若沿耳蜗底周已向前钻磨 8～10mm 尚未找到鼓阶，则宜选用蜗外电极植入。

7. 封闭术腔　缝合骨膜固定电极，逐层缝合切口不置引流管（图 4-79）。

（六）术中监测

根据所使用的人工耳蜗装置进行电极阻抗测试和电诱发神经反应测试，以了解电极的完整性和听神经对电刺激的反应。

（七）手术并发症

人工耳蜗植入术的手术并发症并不多见且不严重，可能出现的并发症有：

1. 术后感染　极少见。但若感染累及埋植部件时，后者可导致机体产生异物排斥反应，需取出埋植部件方可治愈感染。另外，因 Ineraid 人工耳蜗采用穿皮插座式传导，有报道此类产品可引起插座周围皮肤感染及皮肤回缩。

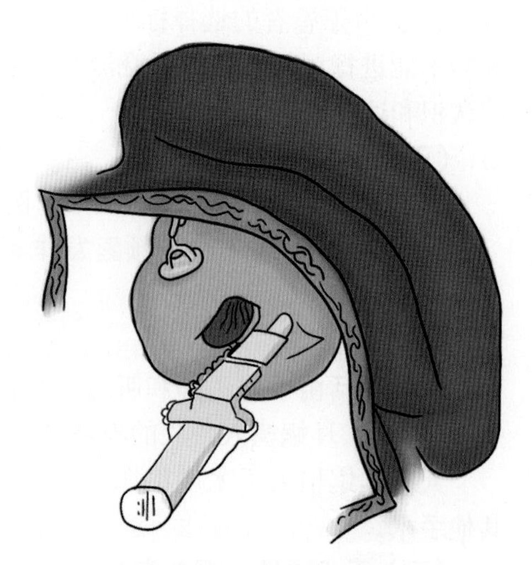

图 4-79　植入电极后

2. 外淋巴瘘及脑脊液漏　极少见。

3. 面瘫　一般都能完全恢复。

4. 皮瓣坏死　多因皮瓣供血不良引起，故在设计皮瓣时应考虑保留皮瓣主要营养动脉。

5. 耳鸣　术后耳鸣加剧者很少。不少报道可减轻耳鸣。

6. 眩晕　常在术后早期出现，一般在数日后逐渐恢复。若术耳为患者唯一残存前庭功能耳，且该耳前庭外周感觉器官在人工耳蜗植入术中进一步受损时，其平衡功能常难获满意恢复。

7. 埋植部件故障　如接收/刺激器电路故障；电极破损而短路；电极脱出等。埋植部件的故障常需再次手术置换损坏的部件。但这种情况极罕见。

（八）开机和调试

通常术后1～4周开机，一般开机后的第1个月内调机1～2次，之后根据患者情况安排时间，待听力稳定后适当延长调试间隔，最终1年调机1次。开机和调试方法及步骤可按照各产品的技术要求执行。如果对侧耳可从助听器获益，建议尽早验配助听器。

对调机听力师的要求：应具备良好的听力学和人工耳蜗基础知识，并经过专业培训。婴幼儿的调试应由有经验的听力师完成。

（九）手术效果评估

手术成功应包括以下几个方面：①切口愈合良好；②影像学检查，电极植入位置正确；③开机和调试后患者有主观或客观的听性反应。术后示意图及外观如图4-80和图4-81。

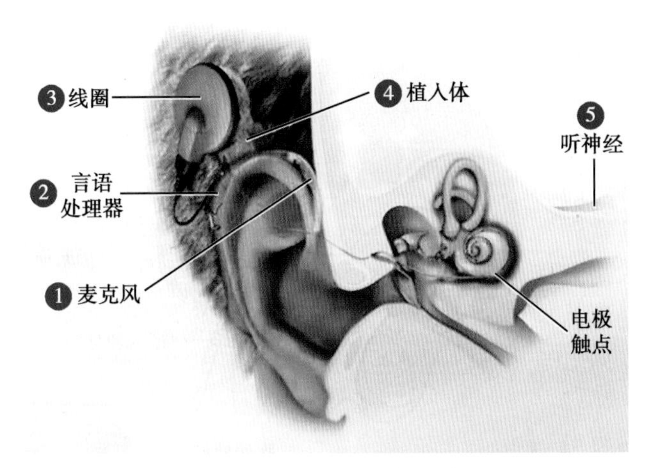

图4-80　术后示意图

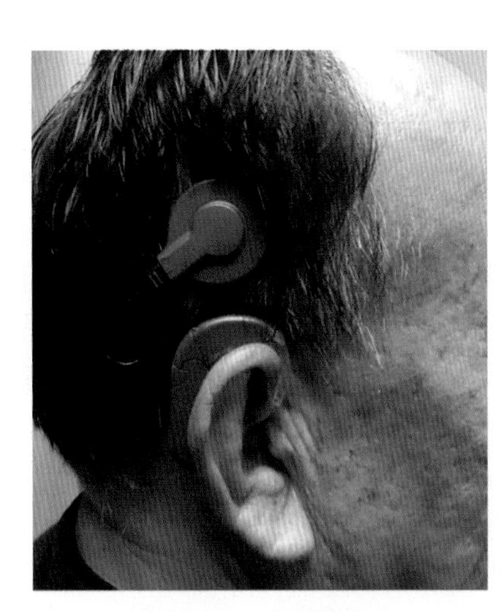

图4-81　术后外观

植入后听觉言语康复：人工耳蜗植入者术后必须进行科学的听觉言语康复训练。通过科学有效的听觉言语康复训练，培养和完善其感知性倾听、辨析性倾听、理解性倾听的能力，促进其言语理解、言语表达和语言运用能力的发展。语前聋患者需要制定系统的听觉言语康复方案，在注重听觉言语技能培训的同时，养成良好的听语习惯，提高听觉言语交流能力，促进身心全面发展。语后聋患者则着重进行听觉适应性及言语识别训练。

二、听性脑干植入

1. 听性脑干植入装置　听性脑干植入装置体内装置包括接受/刺激器、电极导线及电极极阵；体外装置包括耳背式麦克风、跨皮肤转换线圈及声音处理器。最初的听性脑干植入装置为单导声音处理器或2～3个电极的极阵，1992年后通常为8个电极的极阵。目前澳大利亚Cochlear公司的Nucleus 24包含21个电极，电极极阵由有孔硅胶和直径0.7mm的铂质电极组成（图4-82）。

2. 手术适应证　关于听性脑干植入的入选目前尚无统一标准。1998年Otto等提出的标准为：①确诊为神经纤维瘤病Ⅱ型（NF2）；②需立即切除一侧听神经瘤；③患者年龄15岁或以上；④具有语言潜能；⑤对手术效果有较实际的期望值；⑥能配合随访。关于手术年龄，2001年Otto等及2004年Kanowitz等提出把手术年龄放宽到12岁；2005年Colletti等还报道有9位儿童（最小14个月）接受听性脑干植入后取得较好疗效，因此年龄限制可以适当放宽。目前美国　FDA推荐的听性脑干植入标准为：年龄大于12岁的需要手术治疗的双侧听神经瘤患者。而2004年Colletti等提出听性脑干植入的适应证除双侧听神经瘤患者外应包括听神经萎缩、听神经变性等听神经疾病患者以及共同腔畸形、严重耳蜗骨化、耳蜗缺失等耳蜗畸形疾病患者，这些患者均不适宜行人工耳蜗植入手术。

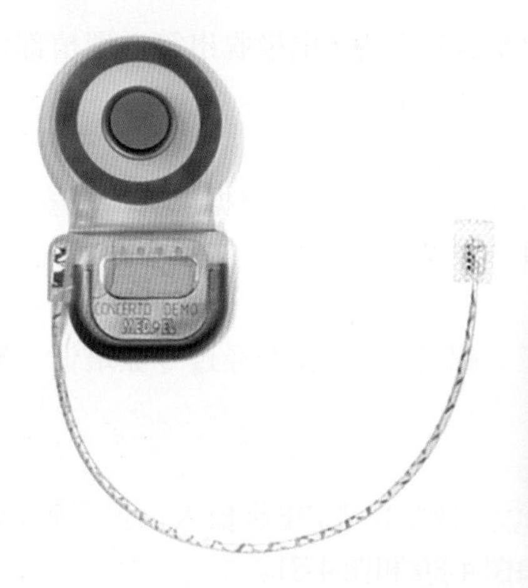

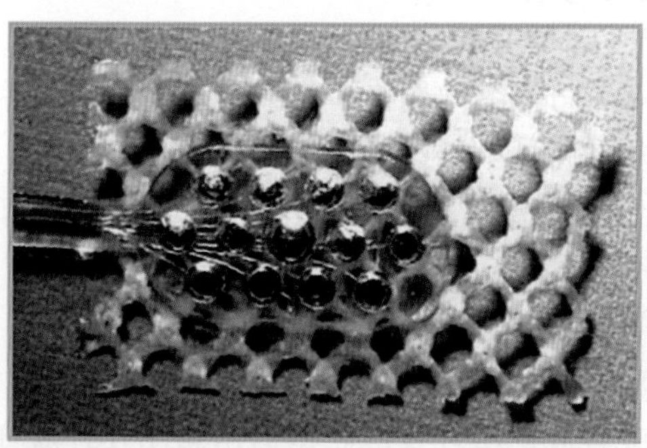

图 4-82　听性脑干植入电极

3．手术方法　听性脑干植入一般多在听神经瘤切除后实施行，肿瘤切除之后，于颅骨外侧磨出一个骨槽及一个骨沟以分别容纳接受器和电极导线。将电极置入第 4 脑室外侧隐窝内，直接刺激脑干耳蜗复合体中的听觉神经元（图 4-83），手术的关键是找到第 4 脑室外侧隐窝的开口处的 Luschka 孔。为便于电极插入需分开外侧隐窝处脉络丛的带状结构，此时可见脑脊液从 Luschka 孔流出。术中行面神经和舌咽神经监测，如引起非听觉反应，应调整电极的位置。电极置入完成后，可当即启动极阵中部分电极作为刺激源，记录是否有电诱发听觉脑干反应（EABR），是否有其他脑神经如面神经和舌咽神经的刺激反应，根据记录到的波形调整电极的位置。将电极完全置于外侧隐窝内有助于电极的稳定，电极插入后用一小块脂肪组织或一小片硅胶固定电极，以防止术后置入电极发生移位。将接地电极插入颞肌之下，电极导线置于乳突腔内，乳突缺损可由脂肪组织填充，最后分层缝合伤口。听神经瘤切除主要有经迷路入路、颅中窝入路及乙状窦后入路三种方式。而目前听性脑干植入手术报道较多的为经迷路入路和乙状窦后入路，两种手术入路各有优缺点，目前尚无明确的证据表明何种手术方式优势更明显，在听性脑干植入手术中具体选择哪一种主要取决于手术医师的经验、肿瘤的大小、听力水平及是否能充分显露 Luschka 孔等因素。

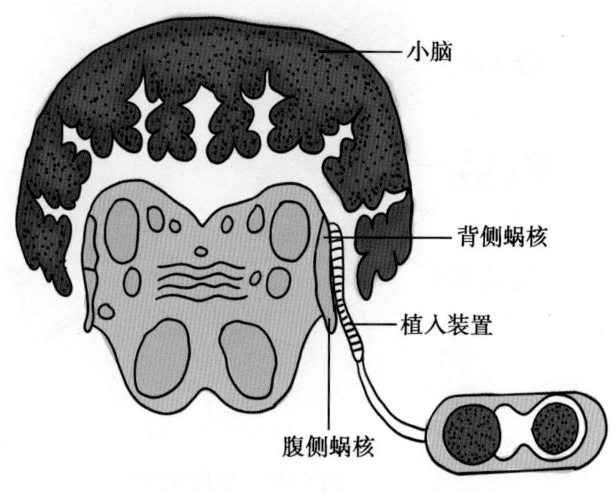

图 4-83　植入电极部位

（1）经迷路入路：由 Hitselberger 和 House 在 1984 年首先倡导使用，是目前在临床运用最广泛的入路，也是目前美国食品与药品管理局唯一批准用于临床的听性脑干植入手术入路。通常认为经迷路入路是到达第 4 脑室外侧隐窝的 Luschka 孔的最直接入路，肿瘤切除后较易显露脑干第Ⅴ对脑神经和小脑幕裂孔区；磨除岩骨后可直接暴露内耳道和桥小脑角的肿瘤及颈静脉孔内的脑神经；可以避免小脑和脑神经的牵拉和长时间暴露。但迷路入路也有一些不足之处，如常需推移乙状窦而获得听神经的最佳暴露，当颈静脉球高位时不易暴露第 4 脑室外侧隐窝，手术时间相对较长，术后较易发生脑脊液漏，需开放乳突气房增加了颅内感染的危险，中耳内耳结构受到破坏，无法保存患侧残留听力，同时也破坏了患侧前庭功能等。

（2）乙状窦后入路和乙状窦后 - 内耳道入路：即传统的乙状窦后入路，而乙状窦后 - 内耳道入路是乙状窦后入路基础上部分磨开内耳道后壁。前者主要适用于肿瘤尚未侵犯内耳道的患者，后者多适用于肿瘤已侵犯内耳道，需磨开内耳道后壁才能完全切除的患者。运用此入路行听性脑干植入手术主要为意大利 Verona 大学 Colletti 等所倡导。Colletti 等 2002 年总结认为此入路有一些优点如手术时间较短；可以避免乙状窦后入路的某些缺点如乳突切除、迷路切除及潜在的来自中耳的感染危险性等；可以为某些患者切除肿瘤，而通过部分保存患侧残留听力避免听性脑干植入手术；使用 30° 内镜时能提供第 4 脑室外侧隐窝的开口处的最佳视角；可以为在岩骨后壁钻磨骨槽以容纳并固定电极导线提供足够广阔的视野等。然而乙状窦后入路术中需要牵拉小脑，有出现术后脑水肿的危险。

4. 术后处理　听性脑干植入术后处理与常规听神经瘤术后处理相仿。经迷路入路术后乳突敷料包扎至少保留 4 天，仔细观察敷料被渗出液浸润情况，注意脑脊液漏的发生。术后静脉运用广谱抗生素 5～7 天。由于术后覆盖在接收器上的皮瓣肿胀会影响信号传输，因此一般选择术后 4～8 周首次开机调试。

5. 手术并发症

(1) 神经损伤：术中操作不仔细可能会导致脑神经的损伤。提高手术技术、明确解剖结构和术中仔细操作可以避免。

(2) 脑脊液漏：植入早期最严重的并发症是脑脊液漏。为预防脑脊液漏需要术中仔细地缝合硬脑膜，并将咽鼓管和乳突腔妥善地加以封闭。术后较轻微的脑脊液漏多可通过卧床休息和乳突敷料包扎得以控制。对于保守治疗无效的患者，应行手术探查和脑脊液漏修补。

(3) 脑膜炎：可以在术后发生，也可能与术后脑脊液漏并发。一经确认，应立即用抗生素治疗，如有脑脊液漏应早期封闭漏口。

(4) 电极移位：植入后可因电极位置不稳定或肿瘤切除后脑干的位置、形态变化而发生电极移位。CT 高分辨率扫描则有助于确定其电极是否有移位。

(5) 无听觉反应和 / 或非听觉性感觉反应：植入术后无听觉反应多由于电极植入的位置不正确或术后电极移位。非听觉性感觉反应一般可通过变换参考电极、调整（通常是增加）脉冲刺激的持续时间或关闭相关电极来消除或减少，有时也可将先前已关闭的电极再次启动。此外，非听觉性感觉反应的程度可随时间的推移而自行消退或减弱。

第九节　面神经疾病

一、面神经解剖

（一）面神经的组成

面神经为含有运动纤维、感觉纤维以及副交感纤维成分的混合神经。其中大部分属运动纤维；小部分为感觉与副交感纤维，构成中间神经。面神经出颅后弯曲行走于颞骨中，是人体中穿过骨管最长的脑神经。因此，从其中枢到末梢之间的任何部位受损，皆可导致部分性或完全性面瘫。

1. 运动神经　面神经的运动纤维来自脑桥下部的面神经核，此核向上通往额叶中央前回下端的面神经皮层中枢，部分面神经核接受来自对侧大脑运动皮质的锥体束纤维，从这部分面神经核发出的运动纤维支配同侧颜面下部的肌肉。其余部分的面神经核接受来自两侧大脑皮质的锥体束纤维，从此发出的运动纤维支配额肌、眼轮匝肌及皱眉肌。因此，当一侧脑桥以上到大脑皮质之间受损时，仅引起对侧颜面下部肌肉瘫痪，而皱额及闭眼功能均存在。面神经的运动纤维绕过展神经核后，在脑桥下缘穿出脑干。

2. 中间神经　面神经的感觉纤维和副交感纤维组成中间神经，乃因其纤维进出脑时位于听神经与面神经运动支之间而得名，为一独立的神经束。由内脏感觉纤维和内脏运动纤维组成。内脏感觉纤维起于膝神经节内的假单极细胞，其中枢突进入脑干，终止于延髓孤束核的上端；周围突经鼓索神经司腭与舌前 2/3 的味觉。副交感内脏运动纤维由脑桥的上涎核发出，分两路分布：其一经岩浅大神经、翼管神经到达蝶腭神经节中的节后细胞，节后纤维分布到泪腺及鼻腔黏膜腺体；其二经鼓索神经到达下颌下神经节交换神经元，节后纤维支配颌下腺与舌下腺。此外，面神经中尚有少数躯体感觉纤维加入迷走神经耳支，支配外耳道后壁皮肤的感觉。

（二）面神经分段（图 4-84）

1. 运动神经核上段　运动神经核上段起自额叶中央前回下端的面神经皮层中枢，下达脑桥下部的面神经运动核。

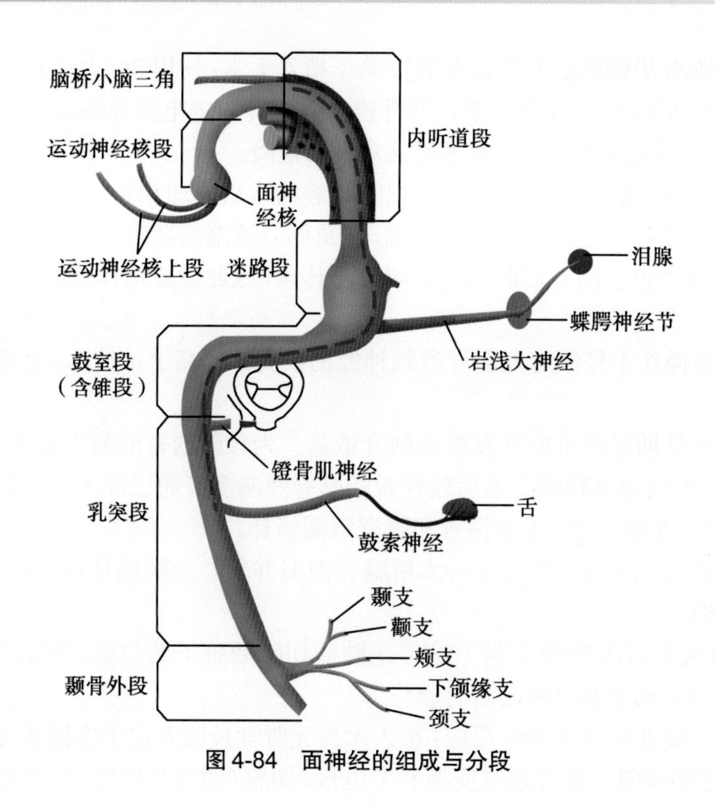

图 4-84 面神经的组成与分段

2. 运动神经核段 运动神经核段面神经根在脑桥中离开面神经核后，绕过展神经核至脑桥下缘穿出。

3. 脑桥小脑三角段 脑桥小脑三角断面神经离开脑桥后，跨过脑桥小脑三角，会同听神经抵达内耳门。

4. 内耳道段 内耳道段面神经由内耳门进入内耳道，同听神经到达内耳道底。

5. 迷路段 迷路段面神经由内耳道底的前上方进入面神经管，向外于前庭与耳蜗之间到达膝神经节。此段最短，长 2.25～3mm。

6. 鼓室段 鼓室段又名水平段，自膝神经节起向后并微向下，经鼓室内壁的骨管，达前庭窗上方、外半规管下方，到达鼓室后壁锥隆起平面。此处骨管最薄，易遭病变侵蚀或手术损伤，亦可将此段分为鼓室段(自膝神经节到外半规管下方)。

7. 锥段 锥段自外半规管下方到锥隆起平面，传统上常将锥段划入鼓室段。

8. 乳突段 乳突段又称垂直段，自鼓室后壁锥隆起高度向下达茎乳孔。此段部位较深，在成人距乳突表面大多超过 2cm。骨内面神经全长约为 30mm；其中自膝神经节到锥隆起长约 11m，自锥隆起到茎乳孔长约 16mm。

9. 颞骨外段 颞骨外段面神经出茎乳孔后，即发出耳后神经、二腹肌支、茎突舌骨肌支等小分支。面神经的终末支在茎突的外侧向外、前走形进入腮腺。主干在腮腺内分为上支与下支，二者弧形绕过腮腺岬部后又分为 5 支；各分支间的纤维相互吻合，最后分布于面部表情肌群(图 4-85)。

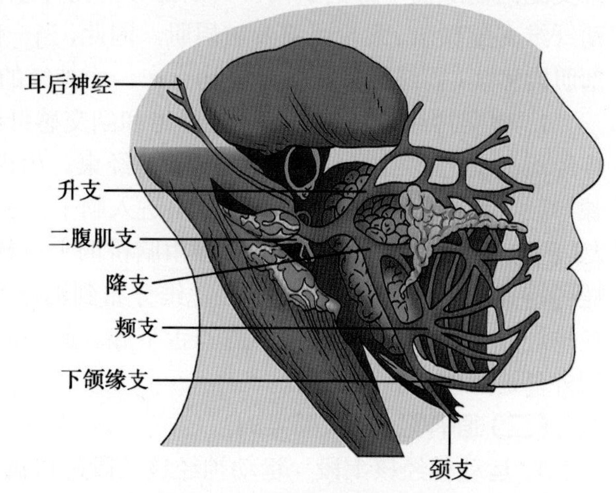

图 4-85 颞骨外段面神经

(三)面神经的分支

1. 岩浅大神经 岩浅大神经自膝神经节的前方分出，经翼管神经到蝶腭神经节，分布到泪腺及鼻腔腺体。

2. 镫骨肌神经　镫骨肌神经自锥隆起后方由面神经分出一支，经锥隆起内之小管到镫骨肌。

3. 鼓索神经　鼓索神经从镫骨肌神经以下到茎乳孔之间的面神经任何一个部位分出，经一个单独骨管进入并穿过鼓室，然后并入舌神经中。其感觉纤维司舌前2/3的味觉，其副交感纤维达下颌下神经节，节后纤维司颌下腺与舌下腺的分泌。

4. 面神经出茎乳孔后发出分支　分别支配茎突舌骨肌（茎突舌骨肌支）、二腹肌后腹（二腹肌支）、耳后肌、部分耳上肌和耳郭内肌（耳后神经耳支）及枕肌（耳后神经枕支）。

5. 面部分支　上支发出：①颞支，支配额肌、耳前肌、耳上肌、眼轮匝肌及皱眉肌；②颧支，支配提下唇肌与颧肌。下支发出：①颊支，支配口轮匝肌与颊肌；②下颌缘支，支配降下唇肌、三角肌与额肌；③颈支，支配颈阔肌。

二、面神经麻痹

（一）病因

颅内、颞骨内及颈、面部的各种疾病（如肿瘤、外伤、感染、中毒等），若引起面神经出血、贫血、水肿受压、牵张、断裂及碎裂等，均可出现面神经麻痹。

1. 中枢性（即核上性）面神经麻痹　病变部位在面神经运动核以上，如大脑脚、内囊、基底核、大脑皮质下及大脑皮质等处的病变，例如肿瘤、脑血管栓塞或出血、脑外伤、多发性硬化、脑脓肿、脑炎、脑动脉瘤及脊髓灰质炎等。

2. 周围性（包括核性与核下性）面神经麻痹

（1）颅内疾患：自脑桥下部的面神经运动核至内耳道间的各种病变，均可导致此段面神经受损，如桥小脑角肿瘤（含听神经膜瘤）、胆脂瘤、颅底脑膜炎、脑干脑炎、颅底骨折或出血等。

（2）颞骨内疾病：颞骨内病变引起的面神经麻痹最多见，与耳鼻咽喉科关系最为密切，常见的有急、慢性化脓性中耳炎，胆脂瘤、结核性中耳炎、手术外伤、颞骨骨折、贝尔面瘫、耳带状疱疹以及中耳癌肿、颈静脉球瘤、面神经肿瘤、听神经瘤及转移性肿瘤、外耳道和面神经先天性畸形等。以复发性周围性面瘫、上唇及面部肿胀和舌裂为特征的Melkerson-Rosenthal综合征，其面神经病变亦可能在颞骨段。

（3）颈、面部疾病颈上深部和腮腺的良性或恶性肿瘤、产伤、手术或面部暴力伤、耳源性颈深部脓肿等。新生儿面神经麻痹除先天性畸形外，可因妊娠后期胎位不正而面部受压所致，或产程中由于产道狭窄、不当的产钳助产等造成颞骨外的面神经损伤，这种面瘫多为不完全性，预后一般较好。

（4）各种传染性或中毒性面神经炎如白喉、铅中毒、梅毒等，可侵犯各段面神经。结节病、白血病、传染性单核细胞增多症亦可引起面瘫，但病变部位尚不清楚，可双侧受累。

（二）病理

面神经约含10 000根神经纤维，其中约7 000根是有髓运动纤维，支配面部肌肉。面神经的外面有神经外膜包裹。神经干中含有许多粗细不等彼此互相平行行走的神经束。神经束的外面有结缔组织包绕，称神经束膜。神经束内有数量不等的神经轴索。轴索间有神经内膜相隔，由结缔组织组成。Seddon（1943）将周围神经损伤分为神经生理性阻断、轴索断伤和神经断伤3级。Sutherland（1978）则详细地分为压迫、轴浆和髓鞘阻断、内膜和束膜崩解以及神经横断5°。House和Brahackman（1985）在此基础上进行改良，将面神经损伤分为5级：①第1级：神经生理阻断；②第2级：轴索断伤；③第3级：神经断伤；④第4级：部分横断；⑤第5级：完全横断。因各种原因神经受到压迫时，开始仅出现功能紊乱，发生传导阻滞，为生理性阻断，此时神经的肉眼观及组织结构正常。病因消除后，功能可在1～4周内开始恢复，不遗留任何再生缺陷。如病因不能消除，压迫持续存在，则轴浆流动受阻，静脉回流障碍，又反过来使压迫进一步加重。此时出现轴索及神经内膜管崩解，神经对电刺激的兴奋性可逐渐下降到零，达到House分级标准的第3级。第4级损伤时，神经束膜受损，大多数或全部神经内膜管崩解。如神经外膜亦受侵犯，说明损伤达到了第5级。周围神经横断后，神经远侧端发生沃勒变性。开始轴索出现不规则肿胀，以致崩解、碎裂。以后碎片被吞噬，施万细胞增生，在神经内膜管内成群排列，形成Bungner细胞索。此时如果近侧端再生的轴索不能长入，Bungner细胞索逐渐萎缩变薄。神经近侧端的神经纤维亦发生变性、崩解，但仅达最近的一个郎飞结即终止。只要神经元的功能正常，近侧端神经轴索就有较强的再生能力。再生时，近侧端轴索扩张成杵状，每一个轴索可长出20个芽，外面被复基膜。施万细胞亦增生，围绕轴索，重新形成髓鞘。如果Bungner细胞索存在，再生的轴索即可进入Bungner细胞索内，向远端生长，直至终板。如果两断端间神经缺损甚少，再生的神经纤维可沿血管穿过其间的肉芽或瘢痕组织，而与远端神经相连接。神经缺损较多，再生的神经纤维不能与远端相连时，则逐渐萎缩或形成“神经瘤”。面神经的生长速度约为10mm/d神经再生后，轴索的直径逐渐变粗，髓鞘亦逐渐变厚，郎飞结重新形成。

（三）临床表现

面神经麻痹表现为面部肌肉的随意运动障碍，不能做表情。上部面肌随意运动障碍时，额纹消失，不能蹙额、抬眉、眼不能闭拢，用力闭眼时眼球转向上外方，日久之后出现下睑外翻、流泪、结膜及角膜干燥，发生结膜炎及角膜炎。面下部麻痹时，鼻唇沟平浅或消失口角下垂并向对侧歪斜，笑或露齿时更为明显。吹口哨或鼓腮不能，闭唇鼓颊吹气时，患侧面颊鼓出较明显。说话欠清晰，食物易存留于同侧齿颊间，饮水易沿口角外流。不能发“波”“坡”等爆破音。此外，视病变位置不同，可有味觉减退、泪腺及唾液腺分泌减少等。一侧中枢性面神经麻痹时，两侧上部面肌运动存在，即蹙额、闭眼、抬眉功能良好，而对侧下部面肌随意运动消失，呈痉挛性麻痹。但在感情激动时全部面肌仍有情感的轻微自然流露。此乃因面肌的随意运动与情感表露（不随意运动）不完全相同，情感表露的核上纤维可能来自丘脑等处，通过锥体外束将冲动传至面部表情肌之故。同时可有舌运动障碍，而味觉、泪液和唾液分泌功能正常。周围性麻痹时，患侧面部上、下表情肌（不包括由动眼神经支配的提上睑肌）均瘫痪，属弛缓性麻痹。典型的周围运动性面神经麻痹常为一侧性，并与病变所在部位同侧。若司泪腺、唾液腺分泌的上涎核及司味觉的孤束核正常，面神经运动核麻痹将不伴有泪腺分泌及味觉功能障碍。

（四）诊断

根据典型的临床表现即可诊断，并通过各种检查，尽可能明确面神经病损的部位和程度，并做出病因学诊断，尽早对预后做出评估，以便采取有效的治疗方法。为此，应进行定位试验、电诊断试验及其他有关内耳功能检测、影像学等检查。

1. 定位试验

（1）泪液分泌试验：取0.1mm厚之滤纸两条，宽5mm、长50mm。将其一端在距5mm处折线后置于受试者两侧下睑穹窿中，5分钟后取出，测量滤纸被泪液浸湿的长度。正常人两侧差别不超过30%，运动神经核以下（不包括核）至膝神经节以上的面神经受损时，同侧泪液分泌障碍，泪液少于两眼总和的30%。少数情况下一侧膝神经节病变可影响两侧泪腺分泌，此时两侧长度总和小于25mm。

（2）镫骨肌反射：镫骨肌支及其以上面神经病变时，此反射消失。但应结合中耳传声功能及听功能情况综合分析。

（3）味觉试验：以卷棉子分别沾糖水、盐水、奎宁（或硫酸镁）及醋，试一侧舌前2/3甜、咸、苦、酸的味觉。舌后1/3味觉由舌咽神经司理。此法简单，结果不可靠。直流电试验是以直流电进行刺激，当受试者舌部感到金属味时记其电流量（μA），两侧对比之。电味觉计检测味觉阈值，正常为50 100μA，较健侧高于50%者为异常。此法结果精确，可重复测试，动态观察。膝神经节至鼓索神经间（含鼓索神经）面神经病变时，舌前2/3味觉障碍。但切断鼓索神经后，舌咽神经功能放大，可部分代偿鼓索神经司味觉的功能，应注意鉴别。

（4）下颌下腺流量试验（或称唾液分泌试验）：局麻后将粗细适当之塑料管插入下颌下腺管，深约3mm，取醋酸少许滴入口内，刺激唾液分泌，1分钟后开始计算每分钟内唾液滴数，比较两侧结果，一侧少于对侧1/4以上时有诊断价值。鼓索神经分支及其以上周围性面神经麻痹时（不含运动核性麻痹），唾液分泌减少。

2. 电诊断试验

（1）感应电及直流电试验：以感应电和直流电分别刺激面神经干和面部表情肌，观察其反应。正常情况下，神经干及肌肉对两种电刺激均有反应。若面神经已断，其远侧端在2～3天内对两种电刺激仍有反应，直至10～14天反应方完全消失。因此，病变2周后面神经干对感应电仍有反应者，提示神经尚未完全变性。如感应电反应消失，直流电反应存在或亢进表示神经已变性。如神经干对两种电刺激皆无反应，且面部肌肉对直流电亦无反应，表明此时除神经完全变性外，面部表情肌已出现萎缩、纤维化，各种面神经手术已不能奏效。本试验比较粗糙，病后2周内无实用价值。

（2）神经兴奋性试验：用方波电脉冲刺激面神经主干，测量面神经兴奋阈，比较两侧结果，差值小于2～3.5mA为正常。测试时，将面神经刺激器的刺激电极置于茎乳孔附近相当于面神经主干的皮肤表面，后颈部皮肤接地，逐渐增加电流量，以提高刺激强度，直至面部肌肉出现可见的轻微收缩时停止，此时的刺激电流量，即代表面神经的兴奋阈，正常值为3～10mA。刺激强度达20mA仍无反应时，示神经已变性。但临床上并不依据一侧面神经兴奋阈的绝对值，而是根据患侧及对侧兴奋阈差值来判断神经病变性质，估计预后。本试验仪器设备简单，操作方便，不增加患者痛苦，可重复测试，跟踪观察，以监测病情发展，是目前常用的检查方法之一。但由于面神经切断后2～4天内其远侧端分支仍保存应激性，故在发病4天后本试验方有诊断价值。缺乏判断面肌轻度收缩的客观标准是其主要缺点。此外皮肤电阻受皮肤温、湿度的影响，皮肤厚度各人不一，亦可影响结果。

（3）最大刺激试验：用超强电流在皮外刺激面神经主干，以期使所有残留的功能正常的面神经纤维均得以兴奋，以便较精确地比较患侧和健侧面神经的反应性，正确估计预后。检测时，将面神经刺激器之刺激电极置于茎乳孔外相当于面神经主干之皮肤表面，逐渐增加刺激强度，直至患者可以耐受的限度（此时刺激电流量一般均在5mA以上，患者有轻度的不适感），检查者用肉眼观察、比较两侧面肌收缩情况，可判为“相等”“稍差”“显差”及“无收缩”4级，后两级示预后不良。

（4）神经电图：面神经电图是目前常用的一种评定面神经退变纤维数量的检查方法。面神经电图实际上是经体表记录的面肌肌群的诱发性复合动作电位。通过比较患侧与健侧诱发性复合动作电位振幅大小的比率来估计面神经中退变纤维的百分数。因为，当健康的运动轴索的传导时间及运动终板正常，且肌肉纤维亦无缺失时，面部肌肉的失神经程度和运动神经纤维变性的程度一致，也就是说，通过检测失神经支配的面肌的百分数，即可了解面神经纤维变性的百分数。又因所记录的电位为肌肉的动作电位，故又称诱发性肌电图。试验用双极板状表面电极，两电极中心间距约20mm。刺激电极一般置茎乳孔外面神经主干之皮肤表面，记录电极一般置鼻翼旁及鼻唇沟处（口角周围肌群），前额正中或颈部接地。检测时，用时限为0.2ms之矩形电脉冲刺激面神经主干，逐渐增加电流量，以提高刺激强度，此时诱发性复合动作电位振幅亦随之逐渐增大，直至振幅不再随刺激强度增加而增大时，将此时的电流量再增加10%，检测以此强度（即最大刺激强度）刺激面神经时面肌肌群的诱发性复合动作电位。然后依法记录对侧者。计算两侧振幅的绝对值（峰值）（μV）及百分数，比较其差值，此即为面神经变性的百分数。如：健侧振幅为50μV，患侧为25μV，则患侧较健侧低50%，表明面神经变性纤维为50%。和面神经的其他电检查法一样，神经电图检测的前提是神经的退行性变已由病变部位向位于茎乳孔外方的远侧端发展，而其中正常神经纤维的传导时间及运动终板仍维持正常，肌纤维尚未出现萎缩等病变，此时，面部肌肉的失神经支配的程度方和神经纤维的变性程度一致。因此，神经电图检测用于急性面瘫，即面瘫出现后2～3周内，但不早于起病后3～4天方有诊断价值。检测结果仅能提示面神经病变的数量，而不表明其病变性质。在个别情况下，神经电图所示结果与面瘫的临床表现可不完全一致，这可能与病变早期较粗大的髓鞘纤维选择性受损，或仅为神经外周纤维病损，但内部健康纤维因为不能接受刺激等因素，而造成面神经各运动单位兴奋性不完全同步化有关。此外，皮肤电阻、电极压力以及电极安放的位置不同亦可导致结果误差，值得注意。技术熟练人员的重复操作所造成的误差一般不超过5%。我国正常人左右侧振幅比值为1.2±0.5。

（5）面神经潜伏期试验：本试验可与神经电图同步进行。以电极刺激茎乳孔附近的面神经主干，记录从刺激开始至口轮匝肌出现收缩所历时间。一般以4ms以下为正常，潜速率正常为25～40ms，潜伏期延长示预后不良。但因正常值变化范围较大，故临床多未采用。

（6）肌电图：肌电图系通过引导电极、放大系统、示波器或记录装置来显示、记录肌肉的生物电活动 - 肌肉动作电位。面部肌电图的检测采用同轴针形电极，经皮肤插入肌肉中，可检出单个运动单位的电活动（运动单位由运动神经元及其轴突所支配的肌肉纤维组成）。通过多个部位的检查，可全面了解面肌的电位变化。正常肌肉完全放松时呈静息电位线，肌肉轻微随意收缩时出现单个运动单位电位，强度收缩时出现干扰相。神经损伤后，在神经未发生变性前，无论肌肉放松或随意动作时均无电活动出现，示神经完全性麻痹。2～3周后，当神经发生变性时，则出现纤颤电位、正相尖波等失神经电位。面瘫长期不恢复，肌肉发生萎缩、纤维化，纤颤电位消失。当神经再生，肌肉逐渐重新获得神经支配时，纤颤电位逐渐减少，出现多相运动单位电位，即“新生”运动单位电位，然后多相波逐渐减少，正常电位增多乃至完全恢复正常。由于这种“新生”运动单位电位在临床可察觉的神经功能恢复迹象之前数周即已出现，故可用于判断预后。而在面瘫发生后2～3周内，肌电图则无评估预后的价值。用于面神经探查术中，肌电图有助于病变的客观定位。

（7）强度 - 时间曲线：以不同时限的方波电流刺激面神经，检测各时限方波刺激下能引起面肌收缩所需电流（电压）强度。记录时以时限（ms）为横坐标，电流强度（mA或mV）为纵坐标，将所测结果画成曲线。曲线类型可提示神经病变的性质，如传导阻滞，部分变性或完全变性以及神经再生等。方法烦琐，耗时太多，为本试验缺点。

上述各种电诊断试验皆系了解颞骨外面神经末梢部位的病理生理情况，对颞骨内的面神经近侧端功能不能做出早期诊断。面神经逆行诱发电位的记录法，目前尚在探索中。为了尽早正确评估面瘫的预后，不失时机地进行适当的治疗，在应用电诊断试验时应注意：①目前尚无一种检查方法能单独对预后做出绝对精确的估计，因此，应尽可能同时采用多项适当的试验，并对结果进行全面综合分析，方能得出正确的结论。②为了监测急性面瘫的病情发展状况，正确把握手术时机，在面瘫出现后应尽快进行系统的电诊断试验，必要时一日检查数次，如对外伤性面瘫。③各种电诊断试验均有其适宜的检查时机，临床医师应根据不同的疾病及病程，选用适当的检查方法。

3. 影像学检查　颞骨高分辨率CT能在不同位置（轴位、冠状位）的扫描图中显示面神经管颞骨段的情况，冠状位、矢状位和斜矢状位以及多平面重建可以克服单个位置所出现的面神经管图像不全、容易遗漏等缺陷，采用多平面（轴位、冠状位和矢状位）曲面成像技术可在一幅图片上显示颞骨内面神经管的全程图像，对面神经管变异、破坏或缺裂的诊断具有更高的参考价值。钆强化磁共振成像对某些面神经疾病亦具参考价值。脑部的MRI对颅内相关疾病的诊断甚有帮助。

4. 其他　除详细病史询问，全面的体格检查，特别是耳部检查外，尚应进行神经系统检查和有关的听力学及前庭功能试验。

（五）治疗

治疗包括病因治疗和手术治疗，下面主要介绍手术治疗。

1. 手术适应证

（1）Bell面瘫和耳带状疱疹发病3周后面瘫不见好转，或患病后2周兴奋性试验患侧阈值大于健侧3.5mA以上，或神经电图显示神经变性已达85%以上。

（2）颞骨骨折和手术后损伤，虽神经无明显断裂，但因神经水肿、充血、骨管压迫且无明显改善者。

2. 手术方法

（1）面神经减压术：颅内外联合全段减压术适用于耳带状疱疹、岩骨肿瘤、颞骨骨折等。经迷路进路全段面神经减压术，仅适用于内耳功能完全丧失者。

手术要点包括：①开放病变部位的面神经管，磨去管壁周径的1/2，暴露面神经；②清除面神经周围的碎骨片，胆脂瘤或肉芽组织；③以锋利的钩针或小镰刀纵行切开神经鞘膜。

对于贝尔面瘫和Hunt综合征，常规切开水肿神经的鞘膜后，常可见神经纤维从切口向外膨出。颞骨骨折者，如神经内存在微小血肿（Fisch，1979），切开鞘膜后应将血块或积血清除。在慢性化脓性中耳炎，应根据具体情况决定鞘膜是否切开。神经减压后，表面可用浸有地塞米松溶液的明胶海绵覆盖，或先用小片颞筋膜覆盖神经表面加以保护，再用浸有地塞米松溶液的明胶海绵碎块固定之。面神经术中应用面神经刺激器及监测仪对面神经进行监测，有助于术者确定面神经位置，识别面神经，并判断局部面神经的功能状况，预测和警报面神经损伤，避免术中发生意外损伤。在先天性面神经畸形、面神经外伤、再次乳突手术或肿瘤病例，由于局部解剖关系异常或正常的解剖标志遭到破坏，已经暴露或断裂的面神经包埋于增生的肉芽、肿瘤或瘢痕组织中，而致术中不易辨识者，该仪器将有很大帮助。

(2) 面神经吻合术及改道吻合术：面神经完全断离而无神经缺损时，可行端 - 端吻合术。吻合前先游离两断端神经干，长度不少于 4mm。用锋利剃须刀片垂直切除断端所有瘢痕组织，形成新鲜的斜行创面(约为 45° 角)，然后端对端地缝合 1～2 针。若神经两断端位于鼓室段或乳突段的面神经管内，亦可不做缝合，而将两断端对位吻合即可。神经吻合完毕，可用组织胶数滴黏合吻合口，周围用明胶海绵固定。采用半圆形胶原板固定，效果将更可靠。桥小脑角区术野小，面神经的缝合非常困难，加之脑脊液的不断冲刷，增加了手术的难度，此时可用胶原管及组织胶粘，骨内面神经广泛损伤，可行内耳道乳突段面神经改道吻合术。改道吻合术时，再生的神经只需要通过一个吻合处，而不像在神经移植术要通过两个吻合处，因而有利于再生神经的生长，是其优点。但是，由于在改道吻合术中，面神经要从神经管中完全被游离出来，神经的血液供应会遭到破坏，也会影响神经的再生。面神经完全断离合并神经缺损，不能直接吻合或吻合时张力过大，应行神经改道端 - 端吻合术或自体神经移植术。面神经改道吻合术是改变面神经正常的、弯曲的行程为新的、直线行程，从而缩短两断端间的距离，在此基础上行上无张力端 - 端吻合术。面神经乳突段或锥曲段缺损长度不超过 3mm，听骨链已断离者，可行中鼓室面神经改道吻合术。颞骨横行骨折引起的颞骨内面神经广泛损伤，可行内耳道乳突段面神经改道吻合术。

(3) 面神经移植术：无论是面神经损伤直接造成的神经缺损，或是因纤维变性、肿瘤侵犯而行面神经切除所形成的缺损，均可行神经移植术。神经移植前，应将面神经暴露至完全正常的范围。神经植入前，切除两断端瘢痕组织或神经瘤，除去神经外膜 3～4mm。用于移植的神经取自患者自身的周围感觉神经要求其粗细与面神经断端一致或接近一致，而且在该神经切除后，对局部功能无重要影响。临床上一般取耳大神经、腓肠神经及股外侧皮神经。耳大神经距耳部很近，取材方便，容易定位，而且其直径与面神经很接近，是首选的移植材料。切取耳大神经时，沿颈部最上方皮肤皱纹做切口，切口中点正在耳屏间切迹的延长线上。暴露胸锁乳突肌，在此肌肉表面即可见耳大神经。另一定位方法是，耳大神经位于乳突尖与下颌角连线中点的垂直线上。该神经可用长度在 8～10cm 以内。如所需神经的长度超过 8cm，可取腓肠神经。此时术者或助手在下肢外踝后方做一个长约 3cm 的横切口，分离皮下组织，在小隐静脉分支的附近即可找到该神经。纵行分离神经，切取之。若所需神经较长，可在第 1 切口上方相当于神经行走的方向，补做第 2、第 3 切口。神经切取后，应进行必要的修整，如剪去神经周围的结缔组织。两端以锋利刀片切割整齐，切除两端神经外膜，长度 3～4mm，移植神经的长度应比神经两断端间的距离长 2～3mm。将神经置于两断端间的面神经管内，或新磨成的骨管内，务使两神经连接处紧密对合。再滴数滴组织胶黏合之，一般不做缝合。周围以明胶海绵或半圆形胶原板固定。

(4) 神经吻合术：面神经广泛严重受损时，经前述手术治疗失败，或因面神经修复术可能损伤其他重要器官(如内耳、脑干)而不能施行上述手术时，可以通过神经吻合术使面部肌肉获得神经的再支配。神经吻合术包括面神经与同侧邻近其他脑神经的吻合术(又称跨接成形术)和两侧面神经交叉吻合术(又称对侧面神经移植术)两种，前者是将患侧面神经远侧端，其中主要是颞骨外段的面神经干，与同侧舌下神经或副神经吻合，即舌下 - 面神经吻合术，副 - 面神经吻合术。该手术自 1901 年开始运用于临床以来，虽然获得了某些效果，如患者安静时，其面部两侧肌肉的张力表现相等，但患侧面肌的表情运动仅能通过舌体或肩部的主动运动方能实现，而舌体或肩部的其他运动，如进食、说话时，面部肌肉亦会出现不自主运动。更有甚者，原本正常的舌功能亦会因此而发生严重障碍。因此，这种手术未得到多数人的采纳。两侧面神经交叉吻合术是将健侧面神经颊支通过移植的腓肠神经及其分支越过面部中线与患侧面神经主干或主支进行吻合，由于目前此术的病例有限，其效果有待进一步观察。

面神经手术是一种非常精细的手术，如手术操作不当，可造成面神经新的损伤，影响功能恢复。所以术者应熟谙面神经的解剖并在手术显微镜下操作。术中注意避免用吸引器直接对着神经吸引，更不能以钳、镊钳夹，手术时细心操作，是面神经手术成功的重要条件之一。

(5) 面部整形术

1) 面肌悬吊术：当一侧面神经功能已完全丧失且不能恢复时，可用阔肌筋膜将口角向患侧牵拉，以改善面容。

2) 眼睑整形术：面神经功能丧失，眼睑长期不能闭合，引起角膜并发症时，可将上、下睑缝合部分，缩小脸裂。或切开上脸，险板处放置特制的金属片，利用其重力使眼闭合。

3. 手术径路

(1) 经乳突面神经减压术：全麻或局麻。耳郭后沟切口，完成单纯乳突开放术，暴露鼓室半规管隆凸、砧骨短突和二腹肌嵴(后者前端与外耳道后壁交界处下方，即为茎乳孔和面神经骨管下端的位置)，确认乳突天盖和乙状窦骨板。以相当于鼓室半规管后端和二腹肌嵴前端之间的连线作为面神经乳突段的标志，在磨薄外耳道后壁的同时，在砧骨窝以下平面，用金刚石钻头磨薄面神经乳突段骨管的后半侧骨壁，此时注意将钻头的移动方向与面神经主干行走的方向保持一致。当面神经骨管周围气房已全部开放，而且局部血管丰富，较易出血时，表示此处已接近如此暴露面神经乳突段主干，向下达二腹肌嵴下面的茎乳孔(在贝尔面瘫时更应注意充分开放这一"瓶口"状的狭窄区)。向上暴露锥曲，同时进入后鼓室。也可在完成单纯乳突开放术之后，先磨开后鼓室(见乳突径路鼓室成形术)，进入面隐窝，在砧骨窝以下平面磨薄面神经乳突段骨管，在此处磨开面神经管，并逐渐向下延伸，暴露乳突段主干，直至茎乳孔。

手术操作时注意，钻头不得接触砧骨，否则可能损伤内耳，造成感音性聋。为此，笔者在砧骨窝与进入后鼓室的"窗口"之间常规先保留一个狭窄骨柱。若需暴露鼓室段面神经，可在分离砧镫关节和锤砧关节，并剪断砧骨上、后韧带之后，取出砧骨，置于生理盐水中备用，并将锤骨头向外侧牵引，用钝剥离器从锥曲开始，轻轻挑开鼓室段面神经外侧骨壁，直到膝状神经节。因该段骨壁一般很薄，所以面神经很容易暴露。术毕将砧骨复位。缝合耳后切口。

乳突径路术野宽阔，能充分暴露乳突段及鼓室段面神经，乃至膝神经节。而且由于保留了外耳道后壁的完整性和传声结构，对听力一般无明显不良影响。本径路多用于因慢性化脓性中耳炎和中耳、乳突手术中发生外伤而引起的面瘫，以及颞骨纵行骨折合并的面瘫；贝尔面瘫及 Hunt 综合征定位试验示病变在膝状神经节以下者。本径路还可与颅中窝径路联合。硬化型乳突，特别是乙状窦前置或颅中窝下垂明显者，不宜取此径路。

(2) 经迷路面神经减压术：全麻。耳后切口，开放乳突，磨去乙状窦骨板，但保留一薄层骨壳，向下暴露颈静脉球。磨薄面神经乳突段外面的骨质，开放鼓窦入口，切去三个半规管，进入前庭，开放内耳道。面神经居前庭上神经和耳蜗神经上方。

本径路可暴露面神经在颞骨内的全部行程，但因破坏了前庭和耳蜗功能，所以仅用于内耳功能在术前已完全丧失的病例。

(3) 颅中窝入路面神经减压术：全麻，术者位于患者头侧。常用垂直切口，即在距耳屏前 1～2cm 处做与颧弓垂直的切口，上达颞骨鳞部，相当于发际上约 8cm 处。与乳突径路联合时，则将切口下端向后向下延长，与耳后切口连接，故切口呈 S 形(图 4-86)。十字切开颞肌，剥离、翻转肌肉瓣，暴露颧弓根及颞骨鳞部骨面。颅骨钻孔，做直径为 3～4cm 的骨窗，骨窗中心相当于耳前区，切下的骨板置生理盐水中保存，以备回纳之用。仔细分离硬脑膜，注意勿损伤可能自然暴露之膝神经节。置入 Urban House 牵开器，暴露弓状隆起和岩大浅神经。

面神经主干的定位方法有两个。其一：在显微镜下，以金刚石钻头沿岩浅大神经向后并略向外侧磨去骨质，追索至膝状神经节，然后转向内侧，到达内耳道。应注意从膝状神经节到内耳道的行程中，面神经主干的位置较深，行走于前(上)半规管和耳蜗之间，操时如有不慎，极易造成损伤。其二：先在弓状隆起处磨出前(上)半规管"蓝线"，于此"蓝线"外侧端做一与之成 60° 角的假想线，该假想线即相当于内耳道的位置，磨去此 60° 角内的骨质，即可暴露面神经主干。颅中窝径路可暴露迷路段和内耳道段面神经，同时保存耳蜗及前庭功能。多用于贝尔面瘫、Hunt 综合征，以及由颞骨骨折引起的面神经损伤。常见的并发症有脑脊液漏，传导性或感音神经性聋以及前庭功能障碍等。

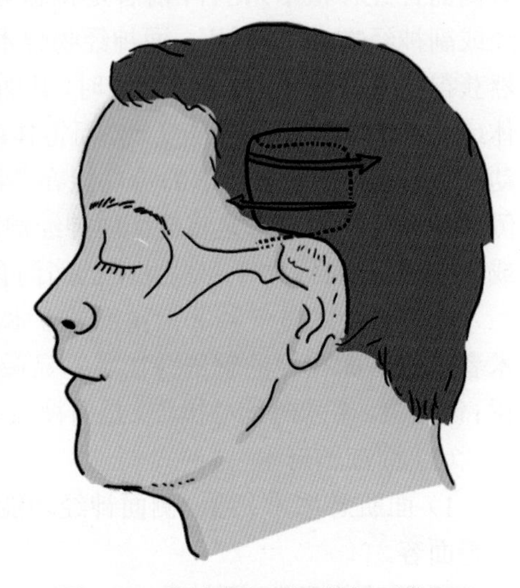

图 4-86　颅中窝经路面神经手术切口

第十节 侧颅底手术

一、侧颅底解剖

侧颅底应用解剖学侧颅底是指以鼻咽顶壁中心向前外经翼腭窝达眶下裂前端，向后外经颈静脉窝到乳突后缘两条假想线之间的三角区。该区包括颈内动脉孔、颈静脉孔、圆孔、卵圆孔、棘孔、破裂孔、茎乳孔和经各孔穿行的脑神经和血管，以及鞍旁区、颞骨岩区、斜坡区、颞下窝、翼腭窝等颅底内外在该区域的重要结构。

（一）侧颅底

1. Van Huijzer 分区 Van Huijzer（1984）在颅底下面沿眶下裂和岩枕裂各做一条延长线，向内交角于鼻咽顶，向外分别指向颧骨和乳突后缘，两线之间的三角形区域称为侧颅底。侧颅底可以再分为 6 个小区。

（1）鼻咽区：以咽壁在颅底附着线为界，双侧的鼻咽区联合构成鼻咽顶。

（2）咽鼓管区：位于鼻咽区外侧，为咽鼓管骨段和腭帆提肌附着点，前为翼突基部构成的舟状窝。

（3）神经血管区：位于咽鼓管区后方，由颈内动脉管外口、颈静脉孔、舌下神经孔和茎乳孔共 4 个孔构成。颈动脉交感纤维，Ⅸ、Ⅹ、Ⅺ对脑神经，Ⅶ对脑神经分别通过各孔道。

（4）听区：即颞骨鼓部。前界为鳞鼓裂，后界为茎突。

（5）关节区：以颞颌关节囊附着线为界。

（6）颞下区：为咽鼓管区和关节区之间，区上为颅中窝。此区内有下颌神经和脑膜中动脉分别穿过卵圆孔和棘孔。

2. Kumar 分区 Kumar（1986）从两翼突内侧板分别做一条直线与枕大孔相切，并将该二线向前延伸与眼眶内侧壁相延续，可将前、中、后颅底分别划分为一个中线区和两个外侧区。外侧区又以翼突内板根部至下颌窝的连线被分为前部的颞下窝区和后部的颞骨岩区。

3. Grime 分区 Grime（1991）以颈内动脉管外口内缘与翼突根部之间的连线将颅底分为两线间的中央区和其外的两侧区。中央区包括蝶骨体、斜坡和上颈椎，侧区包括蝶骨大翼的一部分，颞骨下面和颅后窝。侧区可进一步被分为前、中、后三部。前部为颅中窝的前界至岩骨前缘，其内有圆孔、卵圆孔、棘孔及破裂孔，上颌神经、下颌神经、脑膜中动脉及颈内动脉分别穿行出入颅内；中部为岩骨本身，其内有内耳道以及颈内动脉管；后部为岩骨后缘以后区域，其内有颈静脉孔以及枕骨大孔等。

（二）颅底

颞骨位于颅骨底侧下 1/3 部，与额骨、顶骨、蝶骨、枕骨以及颧骨共同构成颅底。

1. 颅底内面 蝶骨小翼后缘和颞骨岩部骨嵴将颅底内面分为颅前窝、颅中窝和颅后窝。三者呈阶梯状，颅前窝最高，颅后窝最低。每个窝都有许多骨孔和裂隙，神经和血管从中通过。颅前窝由额骨眶板、筛骨筛板、蝶骨小翼和蝶骨体前部构成，承托大脑额叶。颅前窝的中部凹陷，前部中线处有一骨嵴叫鸡冠，为大脑镰前部附着处。其两侧为筛板，有数个筛板小孔，供嗅神经丝穿过。颅前窝的骨板厚薄不一，其中以额骨眶板及筛骨筛板最薄弱，是骨折的好发部位。由于嗅神经的很多小支通过筛板，硬脑膜与筛板粘连较紧，故颅前窝骨折时，易损伤嗅神经，并撕裂该处硬脑膜而发生脑脊液鼻漏。颅中窝其前界为蝶骨小翼后缘和视神经沟前缘，后借颞骨岩部上缘和蝶骨体后缘的鞍背与颅后窝分界，容纳颞叶。窝的中央部为蝶骨体，形如马鞍故称蝶鞍。鞍的中部凹陷称垂体窝，容纳垂体。垂体窝与其下面的蝶窦只隔一层薄骨板。蝶鞍两侧有海绵窦，海绵窦系一阔而短的静脉窦，从眶上裂之下内侧端，循蝶骨体旁延至颞骨岩部尖端。左右侧之海绵窦相连。海绵窦经眼静脉与内眦静脉相通，经破裂孔导血管和卵圆孔网与翼丛相接。海绵窦内有颈内动脉和展神经通过，窦的外侧壁有动眼神经、滑车神经和眼神经穿行。

颅中窝的主要孔、管、裂和压迹有 7 对，由前向后分别为：①视神经孔：位于蝶鞍前交叉沟的两侧，有视神经及眼动脉通过。②眶上裂：位于蝶骨大翼和小翼之间，向前通眼眶，有动眼神经、滑车神经、展神经眼神经及眼上静脉通过。眶上裂骨折时，若伤及上述神经，则发生损伤侧眼球完全固定、上睑下垂、瞳孔散大、额部皮肤感觉和角膜反射消失，此即眶上裂综合征。③圆孔：位于眶上裂内端之后方，上颌神经经此向前达翼窝。④卵圆孔：位于圆孔的后外方，有下颌神经及导血管经此向下达颞下窝。⑤棘孔：位于卵圆孔的后方，有脑膜中动脉经此孔入颅腔，向外前走行上裂、圆孔、卵圆孔和棘孔，排列在一条弧形线上，颅颜面联合根治术中，切除凿骨线即循上述弧形线进行。⑥破裂孔：位于颞骨岩部尖端和蝶骨体之间，颈内动脉经此人颅。⑦三叉神经压迹：位于颞骨岩部前面近尖端处，承托三叉神经半月节。颅后窝前面中央部有鞍背和枕骨斜坡，承托脑桥和延髓；前外侧部为颞骨岩部后面；后为枕骨，容纳小脑。

颅后窝中央为枕骨大孔，该孔两旁主要有3对骨孔：①舌下神经管内口：位于枕骨大孔的前外侧缘上方，有舌下神经通过；②颈静脉孔：位于舌下神经管内口的外上方，孔内有颈内静脉、Ⅸ～Ⅺ对脑神经通过；③内耳门：位于骨岩部的后面，颈静脉孔的上方，孔内有面神经、前庭蜗神经及内耳血管通过。颅底骨折波及颈静脉孔伤及Ⅸ～Ⅺ对脑神经时，患者出现饮水反呛、吞咽困难、声音嘶哑、胸锁乳突肌及斜方肌麻痹，此即颈静脉孔综合征。

2．颅底外面（下面） 颅底外面高低不平，结构复杂，沿眶下裂和岩枕裂各做一条延长线，向内交角于鼻咽顶部，向外分别止于颧骨和乳突后缘，此两线之间的三角形区域即为侧颅底区。在这个区域有很多重要的神经血管进出颅腔，其主要结构和骨性标志如下：

（1）蝶骨翼突：分为内侧板和外侧板，两板间夹有翼突窝。翼内板下端尖锐，弯向外侧即翼突钩。

（2）颞下窝：颞下窝之上界为蝶骨大翼及颞窝，外界为下颌骨升支和髁突，前以上颌窦后外壁为界，内侧为翼外板；其下方借筋膜及韧带与咽旁隙相邻，后方乃蝶下颌韧带。颞下窝向上通颞窝，经眶下裂通眼眶，经翼下颌裂通翼腭窝。颞下窝内有翼外肌、翼内肌、上颌动脉、翼静脉丛、三叉神经之上颌支与下颌支、面神经之鼓索神经、茎突及其韧带和肌肉。

（3）翼腭窝：翼腭窝为居于上颌骨与翼突之间的狭窄骨性腔隙，其前界为上颌骨，后界为翼突及蝶骨大翼的前面，顶为蝶骨体之下面，内侧壁为腭骨的垂直部。其深度在男性左侧为0.95cm，右侧为1.05cm。此窝上部较宽，下部逐渐狭窄，移行于翼腭管。翼腭窝内含有上颌神经、蝶腭神经节及上颌动脉之末段。

翼腭窝经下列开口与其他部分交通：①后上方经圆孔与颅腔交通；②前上方经眶下裂与眼眶交通；③内上经蝶腭孔与鼻腔交通；④外侧经翼突上颌裂与颞下窝相交通；⑤下方经翼腭管、腭大孔和腭小孔，与口腔相通。翼腭管为翼腭窝向下延伸的骨管，其中有腭神经（腭降神经）等通过，翼腭窝下端有两个开口，即腭大孔和腭小孔。

（三）侧颅底的肌肉、神经和血管

胸锁乳突肌及二腹肌后腹附着于乳突尖，颈内静脉在胸锁乳突肌深面走行。

1．颈静脉孔区的神经和血管 颈内静脉在颈静脉孔处向上与乙状窦相延续，颈内静脉在颈静脉窝处膨大形成向上隆起的球状结构，称颈静脉球，岩下窦在颈静脉窝处汇入颈静脉球。舌咽神经、迷走神经和副神经伴行于颈内静脉前内侧出颈静脉孔。此外，尚有枕动脉脑膜支、咽升动脉脑膜支等血管经颈静脉孔入颅。

颈静脉球的毗邻关系：①上方与外耳道内端、中耳、后半规管下部、前庭以及内耳道外端相毗邻；②前方与颈内动脉、蜗水管、岩下窦、咽升动脉脑膜支相毗邻；③内侧与第Ⅸ、Ⅹ、Ⅺ对脑神经及枕骨基板相毗邻；④外侧与面神经乳突段下部相毗邻；⑤向后上移行为乙状窦；⑥颈静脉球向下移行为颈内静脉。

2．颈内动脉岩骨部 颈内动脉通过有骨膜被覆的颈内动脉管入颅，该管位于颞骨岩部内，其外口位于颈静脉孔的前方及茎突内侧，内口位于岩尖。颈内动脉除其入口处有致密纤维带使之与岩骨固定而不易分离外，很容易自颈动脉管内的结缔组织分离。颈内动脉岩骨部分为两段，垂直段（或升段）和水平段。

（1）垂直段的毗邻关系为：①后方与颈静脉窝相毗邻；②前与咽鼓管相毗邻；③前外侧与鼓骨相毗邻；④后外侧与茎突之间有舌下神经（Ⅻ）经舌下神经管出颅。

（2）水平段：起自膝部，向前行于耳蜗的前方，达岩尖处穿出岩骨。水平段与耳蜗仅隔以薄骨板，顶壁的内侧部由硬脑膜或一薄骨板将颈内动脉与三叉神经节相隔。

二、经迷路听神经瘤切除术

适用于任意大小、不考虑保存听力的听神经瘤。

手术要点：耳后切口，磨开乳突，显露上鼓室、砧骨体、三个半规管、颅中窝脑板、岩上窦骨壁和乙状窦骨壁，磨低外耳道后壁及上鼓室外侧壁，直至能清楚显示面神经水平段和膝部骨管，并磨薄颈静脉球顶部骨壁、切除3个半规管，充分开放前庭。于前庭底部的后上磨除骨质达内耳道底硬脑膜，使内耳道后部和桥小脑角完全暴露。从开放的内耳道底部首先识别前庭上神经，前庭上神经上方偏前为垂直嵴，由此，可确定面神经位置。充分切除乙状窦前的颅后窝骨板，显露出该处小脑硬脑膜。在前庭上神经到乙状窦之间的脑膜上十字形切开，硬脑膜下即为肿瘤，先将前庭上、下神经于内耳道底处切断，随同肿瘤一起翻向后方。此时，前上的面神经已清楚暴露，顺其走行方向进行分离，直到脑干。仔细分离肿瘤与脑干和小脑的粘连。若有血管联系，应用双极电凝器处理后切断。较大的肿瘤应做囊内分次切除，最后取出包膜。或用超声切割器使其容积缩小，然后再分离周界将肿瘤完全切除。注意勿损伤迷路动脉。切除肿瘤后，冲洗止血，缝合脑膜，取颞肌筋膜覆盖其上。乳突腔用腹壁脂肪填塞，乳突皮质骨片可复位其上，然后将皮片复位，对位缝合，不置引流。

三、经颅中窝听神经瘤切除术

适用于切除管内或者桥小脑角部分直径不超过10mm的肿瘤，是可能保存听力的径路。

手术要点：于耳屏前1cm，额弓上做纵向切口，暴露颞骨鳞部，用骨钻或骨凿将颞骨鳞部凿开一个4cm×4cm的骨窗，骨窗1/3位于两外耳道连线之后，2/3位于两外耳道连线之前。由颅底分离硬脑膜，置入带脑压板的牵开器，暴露脑膜中动脉、弓状隆起、岩浅大神经、面神经裂孔，岩浅大神经之外侧用电钻磨去骨层，暴露膝神经节，再向后沿面神经磨开内耳道顶部，纵行切开内耳道硬脑膜，吸出脑脊液，即可看到肿瘤，在显微镜下仔细分离肿瘤，切断前庭上、下神经，保留面神经和耳蜗神经，以杯状钳分块将肿瘤彻底切除。术毕取颞肌筋膜覆盖内耳道顶部硬脑膜切开处，颞叶复位放回颅骨板，分层缝合软组织，关闭术腔。

四、颈静脉球体瘤切除术

手术要点：应以切除肿瘤全部为原则，根据肿瘤部位、侵犯范围、临床分期，采取不同手术方法。

1. 鼓室切开术　适用于局限于鼓室的小肿瘤（A期）。

2. 下鼓室切开术　手术径路同上，磨（凿）除下方鼓沟骨质，暴露下鼓室，切除肿瘤。适用于局限于下鼓室或中鼓室的肿瘤（A期）。

3. 乳突根治术　手术方法与乳突根治术基本相同，充分暴露鼓室和乳突内的肿瘤后，将肿瘤从其根部全部剥离、切除（B期）。

4. 颞下窝径路肿瘤切除术　取头颈联合S形切口或颞颈联合切口；显露颈部大血管及神经后完成扩大的乳突切除术；开放面神经垂直段和水平段骨管，暴露该段面神经并将其向前移位；磨去乙状窦骨板，暴露并结扎乙状窦，结扎颈内静脉；磨去颈内动脉管，小心保护颈内动脉，充分分离肿瘤后，将肿瘤连同颈静脉球一并切除。适用于已超出鼓室乳突范围的C期和D期肿瘤。因肿瘤血管甚为丰富，术中出血多。术前应做好充分准备。如术前2天在数字减影血管造影中行血管栓塞术，将可减少术中出血，为肿瘤快速而完整地切除创造了良好的条件。

五、颞骨次全切除术

颞骨次全切除术的切除术范围包括外耳道、部分颞颌关节、乳突、颞骨鳞部及岩骨外2/3，仅保留部分内耳道，部分颈内动脉骨管及其以内的岩骨。主要适用于位于颞骨内而内耳道以外的肿瘤，且未侵及颅内及其周围组织者。

（一）适应证

1. 原发于中耳和颞骨的晚期肿瘤，但仍局限于中耳乳突及颞骨，尚无颅内或其他远处转移者。

2. 除面瘫外，无其他脑神经受累表现者。

3. 颈部无（或有）局限性转移淋巴结，但未发生广泛粘连固定者。

4. 全身情况可耐受此手术者。

（二）术前准备

1. 详细了解病情，做 CT 和 MR 检查，必要时应行 DSA，可正确估计肿瘤侵犯范围和瘤体供血血管情况，以期尽可能减少痛苦和提高临床效果。

2. 做心、肝、肾功能检查，了解全身情况，对体弱者应该输血，并准备好术中输血。

3. 剃光头发，患耳周围皮肤消毒包扎。

4. 术前最好给予足量的放射治疗。

（三）麻醉

气管插管全身麻醉。

（四）手术步骤与方法

1. 切口　一般采用颞颈联合 Y 形切口（图 4-87），即于耳前、进耳后及胸锁乳突肌前缘分别做皮肤切口。耳后切口稍前偏后，离耳郭附着缘 5mm 左右，然后将 3 个切口连接成 Y 形。此切口可保留耳郭，便于做面神经吻合术或颈部淋巴结廓清术。切开皮肤、肌肉、筋膜、深及骨膜。剥离骨膜，在外耳道软骨段和骨段交界处断离外耳道，沿切口分离皮瓣后，耳郭随皮瓣向上翻转。

2. 切断面神经　自腮腺后缘小心地分离软组织，找到面神经主干。沿面神经向上小心分离，在接近茎乳孔处切断面神经，用丝线在远侧端做好标记，以备行面神经吻合术。

3. 暴露颞骨　沿颞线切开颞肌，并将其向上分离暴露颞骨鳞部，向后达胸锁乳突肌附着处，向前暴露颧突后根。如颞颌关节未受癌组织侵犯应予以保留，避免术后产生张口和咀嚼困难。

4. 暴露颅中、后窝　用颅骨钻或骨凿在外耳道处之颞线上方先开一个孔，用咬骨钳咬除部分鳞部，向前内侧达颞颌关节凹，向后咬除乳突后缘和乳突尖部，然后向前下达枕下部，充分暴露颅中窝的硬脑膜，颅后窝的乙状窦。

5. 暴露颈内动脉管岩内段　用电钻磨去外耳道前上壁的颧突后根及顺骨鳞部下缘部分骨质，磨薄颈内动脉管骨质，切断咽鼓管，然后用小刮匙自颈内动脉的外口沿岩尖颈内动脉管的前上壁向内、向前达岩尖颈内动脉管的内口，将颈内动脉骨管完全打开，显露颈内动脉（图 4-88）。

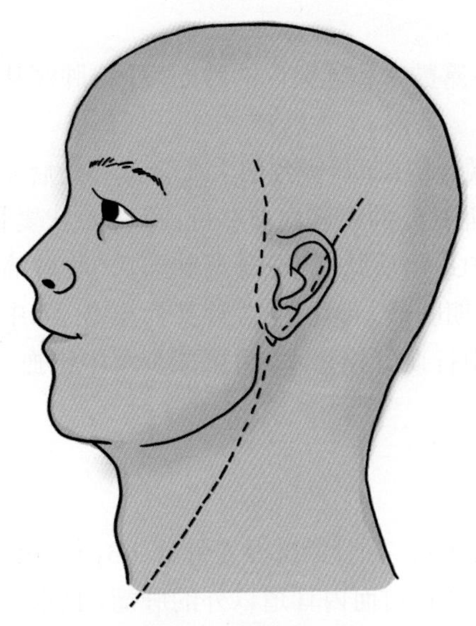

图 4-87　颞骨次全切口

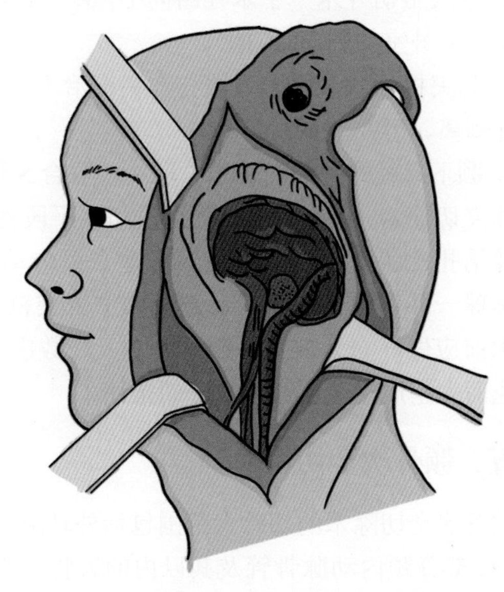

图 4-88　颞骨次全切，切除部分岩骨后

6. 截断岩锥　切除部分岩骨，用钝剥离器将硬脑膜自岩部分开，暴露内耳道口。于内耳道口处用电钻横行磨除、截断岩锥体亦可。根据肿瘤向岩部侵犯的深度确定离断的位置。切除岩部附着的肌肉，将截断的岩部向下压并取出。在操作过程中应绝对保护好颈内动脉、乙状窦和颈静脉球。

7. 面神经移植　在胸锁乳突肌深面寻获副神经或在腹肌下松解舌下神经，离断后取其近侧端与面神经吻合。

8. 填充术腔后缝合　仔细检查术腔，彻底清除血块及组织残渣，细致地检查并确认无渗血和脑脊液漏现象后，碘仿纱条填充术腔，依次缝合骨膜，皮下组织与皮肤，消毒包扎。

（五）术中注意要点

1. 在处理岩尖部时，避免造成骨折，损及颈内动脉管。手术中注意保护乙状窦、颈静脉球、颈内静脉等大血管和第Ⅸ、Ⅹ、Ⅺ对脑神经。

2. 手术中操作要精确细致，不要损伤脑膜，如有损伤应立即修补。拉钩（或脑压板）也应尽量减少压迫大脑颞叶，以免术后发生脑水肿等严重并发症。

（六）术后处理

1. 彻底吸出口腔及气管插管内的分泌物。

2. 大剂量抗生素预防感染。

3. 每日或隔日于无菌操作下更换伤口敷料，注意有无感染和脑脊液漏。

4. 术后第 7 天拆线。

5. 全身支持疗法。

（七）主要并发症

1. 周围性面瘫，面神经移植术可使面神经功能部分恢复。

2. 术后眩晕，一般一段时间以后可以代偿恢复。

3. 脑脊液漏、脑膜炎、脑炎。

4. Ⅸ、Ⅹ、Ⅺ对脑神经损伤。

5. 有时可发生致命的严重并发症，如颈内动脉破损大出血，大脑损伤引起偏瘫和失语症，脑干生命中枢的损伤可致死亡。

（陈正依　王志强　郭　颖　卫　来　王立志　鹿伟理）

主要参考文献

[1] 姜泗长，顾瑞，王正敏. 耳鼻咽喉科全书 - 耳科学[M]. 2 版. 上海：上海科学技术出版社，2002.
[2] 犬山征夫. 耳鼻咽喉与头颈部手术图谱[M]. 姜学钧，译. 西安：世界图书出版公司，2005.
[3] 钱永忠，樊忠，李培华，等. 耳鼻咽喉 - 头颈外科手术指南[M]. 北京：人民军医出版社，2000.
[4] 王正敏. 耳显微外科学[M]. 上海：上海科技教育出版社，2004.
[5] 孔维佳. 耳鼻咽喉头颈外科学[M]. 2 版. 北京：人民卫生出版社，2010.
[6] 黄选兆，汪吉宝，孔维佳. 实用耳鼻咽喉头颈外科学[M]. 2 版. 北京：人民卫生出版社，2008.
[7] Brackmann S A. 耳外科学[M]. 2 版. 孙建军，译. 北京：人民军医出版社，2006.
[8] 田勇泉. 耳鼻咽喉头颈外科学[M]. 8 版. 北京：人民卫生出版社，2013.
[9] 韩东一，戴朴. 耳显微外科立体手术图谱[M]. 北京：人民卫生出版社，2009.
[10] 华娜，卫来，姜涛，等. 感染性先天性耳前瘘管病理组织学观察[J]. 临床耳鼻咽喉头颈外科杂志，2014，28（16）：1229-1232.
[11] 石林，王志强，冯亚. 感染性先天性耳前瘘管手术方法探索[J]. 中华临床医师杂志（电子版），2012，6（1）：253-254.

第五章 口腔颌面头颈部显微外科

第一节 口腔颌面头颈部畸形及缺损的修复与重建概述

在过去的40年中，随着显微外科（microsurgery）技术、牙种植（dental implant）技术、骨牵引成骨（distract osteogenesis）技术以及数字化外科（digital surgery）技术的发展和逐渐普及，口腔颌面及头颈部重建外科取得了突飞猛进的发展。修复与重建阶梯原则也在发生着改变，显微外科技术已经成为该领域的支柱技术，支撑着口腔颌面头颈部缺损的真正意义上的功能性修复与重建，人们势必更加注重缺损修复的功能性和供区的更加合理保护，自由模式游离皮瓣、穿支皮瓣及预成瓣技术将会有所发展。随着数字化外科概念的引入，势必使该领域修复与重建技术向精细化、个性化逼近，在未来的发展中，导航技术、机器人技术以及组织工程技术在该领域将会取得突破性进展。如果将这40年分为三个阶段，第一阶段，口腔颌面头颈重建外科领域完成了从带蒂皮瓣到血管化游离组织瓣的飞越，显微外科技术的发展对其发展产生了极为深远的影响。显微外科作为一门技术，极大地促进了修复技术的发展，特别是以前臂桡侧皮瓣、旋髂深动脉（deep circumflex artery，DCIA）支配的髂骨瓣和腓骨瓣在该领域的应用，应该是有划时代的临床意义。第二阶段是20世纪最后十年，在显微外科蓬勃发展的基础上，血管化骨移植及牙种植技术和颌骨的牵引成骨技术的密切配合极大改善了颌骨及牙列缺损患者的生活质量，将口腔颌面头颈部修复与重建外科推向另外一个高度。第三阶段则是本世纪至今，该领域显微重建技术日臻成熟，穿支皮瓣技术（perforate flap）、预成瓣（prefabricated and prelaminated flap）技术以及数字化外科技术逐渐引入，使得口腔颌面头颈部缺损的修复与重建向个性化、精细化和准确化迈进，同时再生医学的相关技术也开始在该领域拓展。我们有理由相信在不远的将来，口腔颌面头颈部缺损的修复与重建必将进入一个更加灿烂的黄金时期。

一、口腔颌面头颈部软组织修复与重建的原则及基本方法

近年来，由于组织移植技术的不断发展和日臻成熟，口腔颌面头颈部软组织畸形与缺损的修复与重建取得了较好的效果。就临床上最常见的获得性软组织缺损而言，有多种修复方法可供选择，包括游离皮片移植、带蒂皮瓣转移以及血管化游离皮瓣技术。在选择修复缺损的方法时，一般仍应遵循修复与重建“由简单到复杂”的阶梯原则，也就是说首先考虑原位拉拢关闭创口或皮片移植，然后考虑带蒂皮瓣转移，最后才是血管化游离皮瓣移植。当然，在临床实际工作中，这一原则也并非一成不变的，要根据具体情况如缺损的类型与范围、患者的全身状况、医师的技术水平等灵活变通。对于恶性肿瘤根治术后遗留的组织缺损，目前多数学者主张首先考虑采用血管化游离皮瓣来进行修复，而将带蒂皮瓣作为“备用”手段，在游离皮瓣失败、肿瘤复发或放疗后组织坏死时作为一种“挽救性”皮瓣来使用。

（一）游离皮片移植（free skin graft）

游离皮片移植是在供区切取部分或全层厚度的皮片，移植到受区重新建立血液循环后，其活力得以保存，从而修复受区形态与功能的一种组织移植技术。该技术在口腔颌面头颈部软组织修复与重建中一直占有举足轻重的地位，尤其是在口腔黏膜组织表浅缺损的修复、难以直接拉拢缝合的供区创面以及感

染控制后的肉芽创面的关闭上有着不可替代的优越性。具有技术简单、切取面积大、成活率高、供区创面处理相对简单、对功能影响小并可重复切取等优点。但游离皮片收缩大，组织薄，仅适宜修复表浅缺损。根据缺损部位、大小以及深浅的不同可以选择不同类型的皮片。如根据厚度不同可以选择全厚皮片、中厚皮片或刃厚皮片；根据来源不同可以选择自体皮肤移植、同种异体皮肤移植、异种皮肤移植和组织工程皮肤移植。特别是近年来，同种异体脱细胞真皮和异种脱细胞真皮在口腔黏膜缺损的修复中几乎已经替代了自体皮肤移植，未来组织工程皮肤的广泛应用也指日可待。

（二）带蒂皮瓣转移（pedicled flap transfer）

在显微外科技术尚未广泛应用前，口腔颌面头颈部软组织缺损的修复与重建多采用带蒂皮瓣转移的方法。与皮片仅包含皮肤组织不同的是，皮瓣由皮肤全层及皮下组织构成，必须保留或重建其内部的血液循环才能保证存活。顾名思义，带蒂皮瓣是指皮瓣有一个与机体相连的蒂部，并依靠该蒂部获得血供和营养，同时也可围绕蒂部通过旋转、滑行或反转等方式将皮瓣转移至组织缺损处。根据蒂部是否包含知名血管可分为随意皮瓣和轴型皮瓣两种。

1. 随意皮瓣（random flap） 随意皮瓣又称为皮肤皮瓣（skin flap），由于蒂部不包含知名血管，故其长宽比例和转移距离均受到一定限制。皮瓣只能设计在缺损周围，利用邻近皮肤及软组织的弹性和可移动性，在一定的范围内移动局部皮肤的位置，以达到修复缺损的目的。由于其色泽、质地等与受区相近，修复效果良好，且手术操作简单，多可一期完成，因此是口腔颌面头颈部小型缺损较为常用的修复方法。根据转移方式的不同又分为移位皮瓣、滑行皮瓣和旋转皮瓣等。

（1）移位皮瓣（transposition flap）：又称对偶三角交叉皮瓣或 Z 成形术（Z plasty），是由皮肤三个切口连接成 Z 形而构成两个相对的三角形皮瓣彼此交换位置后缝合。多用于狭长形的索状瘢痕挛缩；或用于恢复错位的组织或器官的正常位置与功能，如鼻腔、外耳道的环形狭窄、小口畸形开大等；也可用于长切口的闭合以预防术后瘢痕挛缩。此外，可根据治疗需要做多个附加切口，从而衍生出较多的变异类型，如连续的多 Z 形对偶三角皮瓣（图 5-1）、W 成形术等。

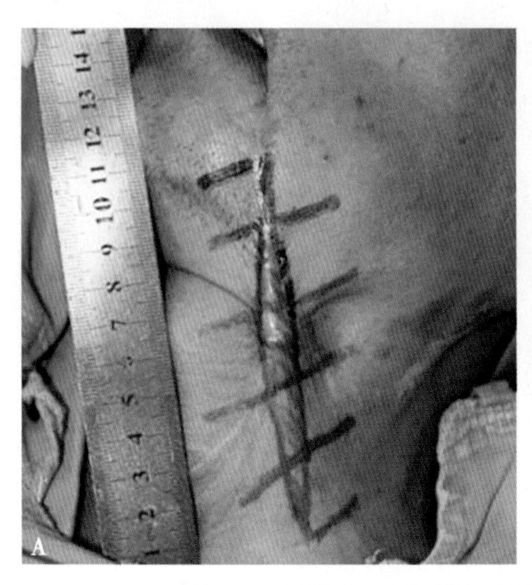

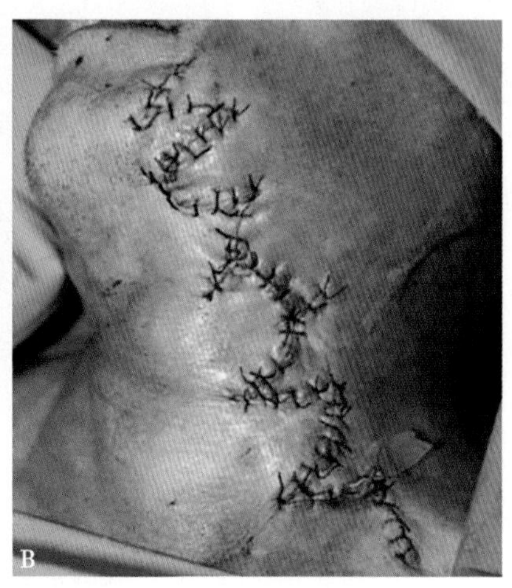

图 5-1 连续多 Z 形对偶三角皮瓣松解颈部索状挛缩瘢痕

A. 切口设计；B. 瓣换位缝合。

（2）滑行皮瓣（advancement flap）：又称推进皮瓣，即在缺损创面的邻接部位设计皮瓣，分离后利用组织弹性，向缺损处滑行推进以修复创面。临床上，根据需要可设计成各种形式。①矩形皮瓣成形术（rectangular flap）：常用于额部、颊部及鼻根部创面的修复，尤其在中老年患者，皮瓣附加切口可隐藏于皱纹内，术后瘢痕不明显（图 5-2）。②V-Y 皮瓣成形术（V-Y plasty）：主要用于三角形创面的修复、错位组织的复位，如眼睑外翻矫正、鼻翼沟瘢痕粘连松解等。③风筝皮瓣成形术（kite flap）：由一块岛状皮肤及与之相连的皮下组织构成，皮瓣的血运由皮下组织蒂供应。因皮瓣修复缺损后遗留的切口线像一个三角形风筝，故名风筝皮瓣。由于皮下组织蒂位于皮瓣的正下方，皮瓣通过推进的方式覆盖创面，因此转移后外观平坦，无"猫耳"等畸形产生，特别适用于眼睑及鼻唇沟处缺损的修复。④楔形皮瓣成形术：常用于修复三角形创面，该皮瓣充分利用缺损一侧的皮肤，而不会对另一侧造成过分牵拉，因此特别适用于重要解剖结构附近创面的修复，如上唇和眉旁的缺损，因为这两部位的特点均是一侧有重要解剖结构，而另一侧为较为松动的皮肤。

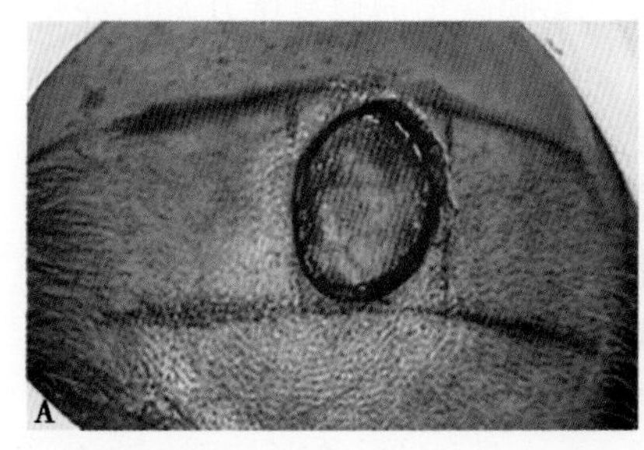
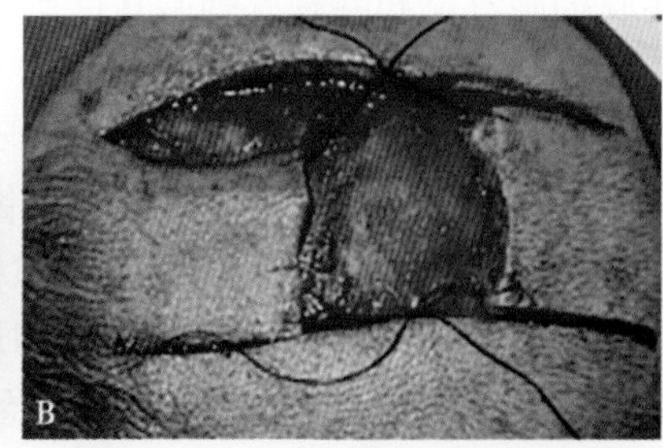
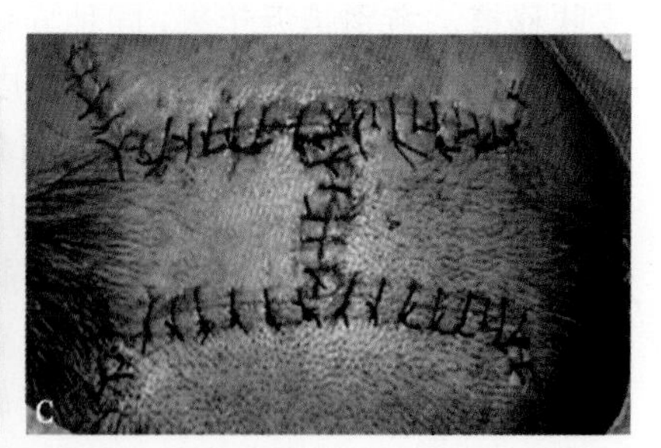

图 5-2 滑行皮瓣修复额部组织缺损
A. 切口设计；B. 皮瓣制备；C. 修复后外观。

（3）旋转皮瓣（rotation flap）：旋转皮瓣是在缺损的附近形成局部皮瓣，按顺时针或逆时针方向旋转一定角度，转移至受区修复缺损（图 5-3）。皮瓣的近端为旋转轴点，旋转半径的长度应超过旋转点至缺损最远处的距离，旋转弧的半径为皮瓣的最大张力线，旋转的角度一般不宜超过 90°，以避免蒂部"猫耳"形成。但在某些血运丰富的解剖部位，也可实现 180° 的旋转，如以眼轮匝肌为蒂的颞部皮瓣旋转修复眼睑皮肤缺损，此类皮瓣虽然在旋转过程中蒂部扭转范围较大，但由于肌肉组织有充分的血供，一般不会发生血运障碍。适用于修复面颈部圆形或三角形创面。

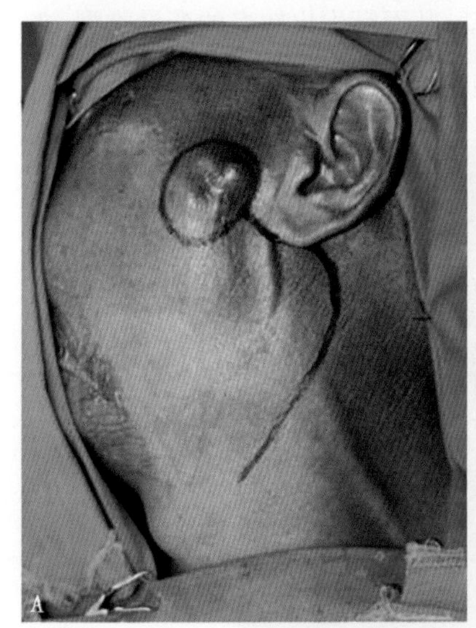
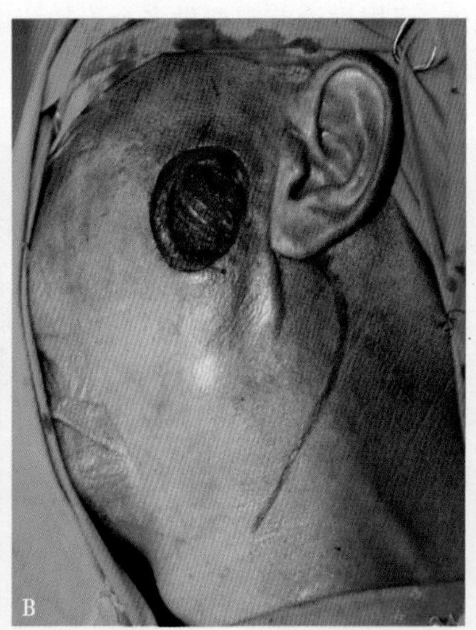
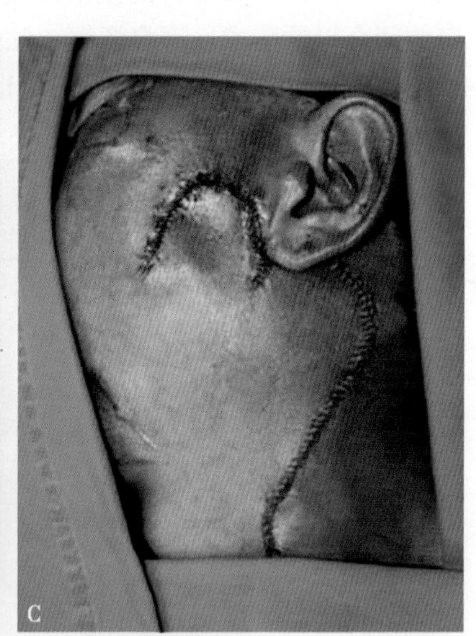

图 5-3 旋转皮瓣修复耳前区组织缺损
A. 切口设计；B. 耳前区组织缺损；C. 修复后外观。

2. 轴型皮瓣（axial flap） 轴型皮瓣又称为动脉皮瓣（arterial flap），其特点是蒂部包含有知名血管，因此只要在该血管的供血与回流范围内设计皮瓣，一般不会有血运障碍之虞，故可不受长宽比例的限制。该类皮瓣的发展以胸三角皮瓣为标志，随后相继出现了胸大肌皮瓣、颈阔肌皮瓣、斜方肌皮瓣、背阔肌皮瓣、颞肌筋膜瓣、颏部岛状瓣以及鼻唇沟皮瓣等的临床应用。目前，胸三角皮瓣和胸大肌皮瓣仍然是口腔颌面头颈部修复与重建外科领域使用较为广泛的二线皮瓣。

（1）胸三角皮瓣（deltopectoral flap）：又称 Bakamjian 瓣，在 20 世纪 60 年代早期由 Bakamjian 最早将其应用于头颈外科领域。胸三角皮瓣包括了由胸廓内动脉穿支血管供血的胸前皮瓣，以及由胸肩峰动脉供血的三角肌前区皮瓣。其血供以胸廓内动脉穿支为蒂，通过远端血管网及毛细血管吻合供应整个胸前及三角肌前区的皮肤及皮下组织。该皮瓣具有血供恒定、易于切取、皮肤薄、皮下脂肪少、皮肤色泽与面颈部皮肤接近、供区可提供组织量大且相对隐蔽等优点，因此一直是面颈部大面积缺损常用和可靠的修复方法之一。胸三角皮瓣最主要的缺点是通常需二期断蒂手术，使得患者住院时间延长，因此随着血管化游离皮瓣在头颈及口腔颌面外科的广泛应用，该皮瓣已退居为二线皮瓣。主要用于不适于行游离皮瓣移植的患者，如因晚期癌行根治性颈清扫术后或行放射治疗后颈部放疗反应重的患者，以及多次复发的患者或曾行游离皮瓣移植后复发的患者。修复颌面部缺损时，由于距离较远，该皮瓣通常需要以皮管转位的方式进行转移，如颈部也有缺损时，则可将近端皮瓣直接旋转覆盖颈部缺损，远端皮瓣用于修复口腔颌面部缺损，而无须二期断蒂手术。对于缺损部位高或口腔颌面部洞穿型缺损需将皮瓣折叠方可修复的病例，如常规胸三角皮瓣长度不足时，也可考虑采用皮瓣延迟的方式解决。

（2）胸大肌皮瓣（pectoralis major myocutaneous flap，PMMF）：早在20世纪40年代末就有人报道，但直到70年代后期才在口腔颌面头颈部缺损的修复中得到广泛应用。在游离皮瓣被广泛接受以前，该肌皮瓣一直是该领域的一线皮瓣。由于其可靠性高，并能提供充足的软组织量，对于口腔、口咽、咽下部肿瘤切除术后大面积软组织缺损有着不可替代的优势。因此即使到现在，尽管游离皮瓣已经广泛应用，但对于那些晚期癌的患者，或是全身情况不适宜行血管吻合的患者，或是放疗后受区血管制备困难的患者，胸大肌皮瓣仍然是首选。胸大肌皮瓣与胸三角皮瓣相比，最大的优势在于能直接旋转就位，不需要二次手术断蒂。对于需行根治性颈清扫术的患者，还可以对颈部的大血管起到覆盖和良好的保护作用（图5-4）。其缺点主要是胸部创伤大，尤其对于年轻患者应当慎用。

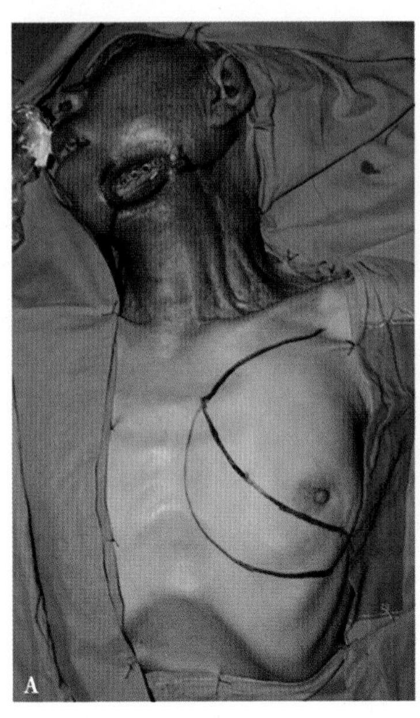

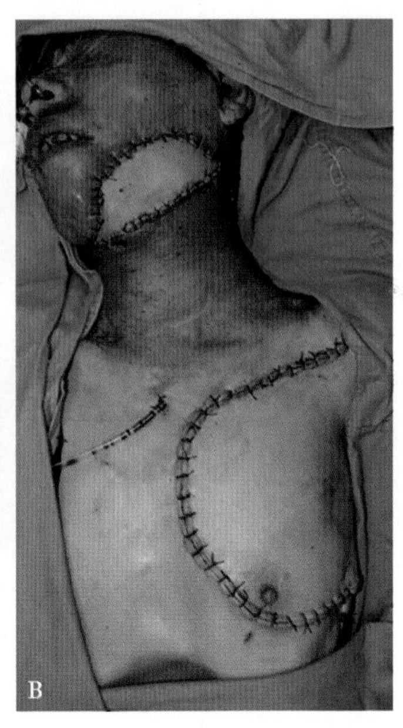

图5-4 胸大肌皮瓣修复面颈部组织缺损

A. 皮瓣设计；B. 修复后外观。

（三）血管化游离组织瓣（revascularized free flap）

如前所述，20世纪80年代以前口腔颌面头颈部软组织缺损的修复与重建主要依靠带蒂皮瓣转移，皮瓣需设计在邻近缺损的部位，因此皮瓣的大小和供区的选择受到限制，且外形与功能的改善往往并不满意。1981年杨国凡、李吉先后报道了前臂桡侧皮瓣的临床应用，很快风靡全球，被称为中国皮瓣（Chinese flap），从此血管化游离组织瓣在口腔颌面及头颈部缺损的修复与重建中逐渐成为首选方法。前臂桡侧皮瓣的优点是厚薄及质地均比较适合于口腔颌面及头颈部软组织缺损的修复，解剖恒定，血管蒂足够长，血管口径也与面颈部受区血管匹配，皮瓣成活率高，术后并发症少。但其缺点也很明显：①要牺牲前臂的一支主要供血血管。②供区往往不能直接闭合，需皮片移植修复，存在第二供区损伤。③供区术后瘢痕明显且位于前臂显露区（图 5-5）。这无疑也促使学者们继续努力寻找其他的皮瓣来替代它，因此随后出现了肩胛皮瓣、上臂外侧皮瓣、股前外侧皮瓣、背阔肌皮瓣和腹直肌皮瓣等。目前，在众多软组织皮瓣中，以股前外侧皮瓣的应用最为广泛。该皮瓣不仅能获得满意的修复与重建效果，而且供区隐蔽、损伤小、可切取组织量大，因此，现已成为临床上口腔颌面头颈部软组织缺损修复与重建的首选皮瓣，大有替代前臂皮瓣的趋势。

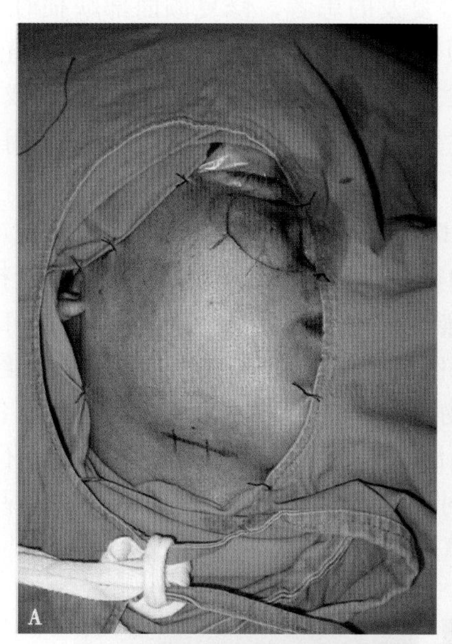

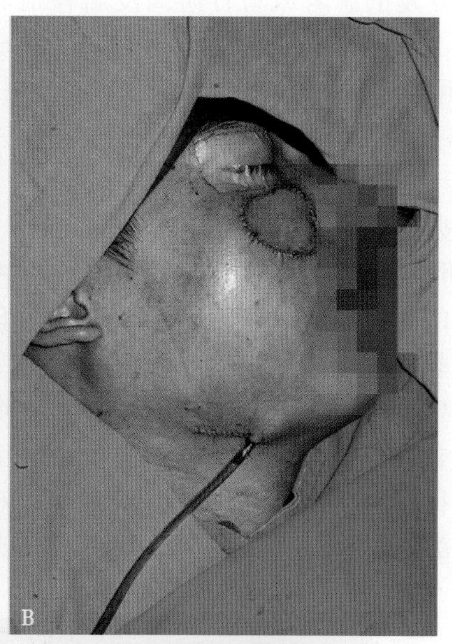

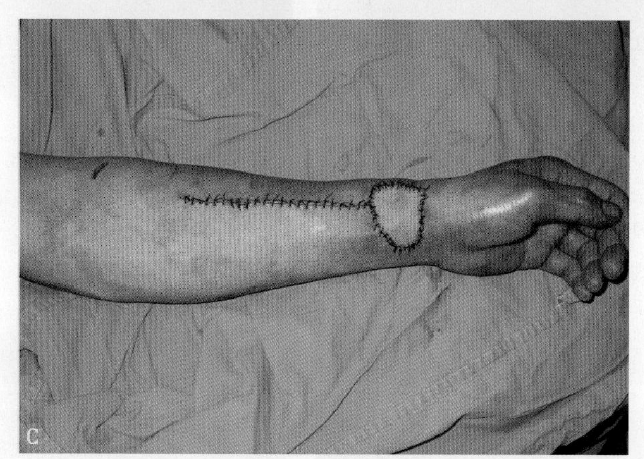

图 5-5　前臂桡侧皮瓣修复眶下区组织缺损

A. 原发灶切口设计；B. 修复后效果；C. 前臂供区植皮修复。

（四）穿支皮瓣（perforator flap）

血管化游离皮瓣由于突破了血管蒂对皮瓣转移的束缚而已成为修复与重建外科领域的主流技术。随着显微外科技术的发展，特别是近年来皮瓣经济学理念的提出，部分综合效果不佳的皮瓣在临床上的应用日益减少甚至被淘汰，而血供可靠、操作简单、供区隐蔽、切取后对供区损伤小的皮瓣则逐渐受到外科医师们的青睐。穿支皮瓣即在这种情况下应运而生，其产生的解剖学基础是人们了解到真皮及真皮下血管网可由单一穿支血管灌注而形成相应区域皮肤的血供。所谓穿支皮瓣，是指仅以管径细小的穿支血管（穿动脉和穿静脉）供血的轴型皮瓣。该皮瓣仅切取供养皮瓣的穿支血管作为血管蒂进行移植，而保留了皮瓣供区的主要血管和肌肉组织，大大减少了供区的外观和功能损害。穿支皮瓣由于突破了“深筋膜血管网是皮瓣赖以生存必备条件”的传统观念，使皮瓣移植迈向了“自由王国”，实现了以最小的供区损害获得最佳的受区外形和功能，代表着目前皮瓣外科的最新进展，是皮瓣外科发展史上又一次飞跃。

穿支皮瓣具有设计灵活、血管蒂长、供区隐蔽且通常可直接关闭等优点。目前口腔颌面头颈外科临床上常用的穿支皮瓣有腹壁下动脉穿支皮瓣(deep inferiorepigastric artery perforator,DIEP)、胸背动脉穿支皮瓣(thoracodorsal artery perforator flap,TAP)、股前外侧穿支皮瓣(anterolateral thigh perforator flap,ALTP)、腓肠内侧动脉穿支皮瓣(medial sural artery perforator flap,MSAP)等。其中以股前外侧穿支皮瓣最具有代表性,应用也最为广泛,甚至有学者称之为"万能皮瓣"。该皮瓣由股前外侧皮瓣演化而来,穿支血管多起自旋股外侧动脉降支,也可起自横支或斜支,穿过股外侧肌或股外侧肌与股直肌之间的肌间隔(或肌间隙)后供养皮肤。穿支皮瓣的缺点包括穿支血管的解剖位置和直径变异较大、穿支血管细小、血管蒂受牵拉易发生血管痉挛等,因此对术者的显微外科技术要求较高。

(五)预成瓣(prefabricated)和预衬瓣(prelaminated flap)

口腔颌面部器官大多具有特殊的三维结构和不规则外形,当这些器官缺损或缺失时,不论使用何种形式的皮瓣修复,都无法形成天然的"弓""缘""角""尖"等结构,重建后的外形不尽如人意,甚至令人无法接受。20 世纪 60 年代,Diller 首次通过动物实验证明,含血管的回肠片段能够维持预构的皮肤与皮下组织的存活,并提出了皮瓣预成的概念,从而较好地解决了口腔颌面部器官重建的难题。

皮瓣预成是指根据缺损修复的需要,将知名血管或含有知名血管的肌肉、筋膜等组织移植到特定部位的某一层次,或将皮肤、黏膜等移植到含有知名血管的组织(如筋膜、大网膜)上,制备成复合轴形组织瓣,待血液循环建立后再二期以显微外科技术或带蒂方式将组织瓣转移到缺损区进行修复与重建。皮瓣预成是近年来修复与重建外科领域的一种新技术,能够不受供区血供和组织成分的限制,"人为"形成适合缺损区外形的原本不存在的组织瓣。因此,该技术既可以合理利用和配置供区资源,又可以预构一个形态逼真的三维"器官"。

有时虽然供区含有知名血管而无须转入血管蒂,但组织瓣的成分及三维形态与受区不匹配,因此需从其他区域制备皮片、黏膜、骨骼甚至是异体组织或人工材料移植到皮瓣内或皮瓣的筋膜面并进行塑形,从而获得一个组织层次和受区相似、三维形态逼真的预构"器官",再经过二期手术,带蒂或游离移植修复器官缺损(缺失)。这种使皮瓣获得多层复合结构和三维形态的外科预处理称为预衬,所获得的供区皮瓣称为预衬瓣。

预成瓣和预衬瓣技术在口腔颌面头颈部修复与重建领域中主要用于耳、鼻等器官再造,如可将雕刻好的耳或鼻支架埋植于前臂皮瓣深面,塑好形态后等待一段时间,再连同皮瓣一同移植至受区。同样,对于腭部缺损,可在前臂皮瓣背侧植皮,形成双面均有皮肤覆盖的"三明治"式预衬皮瓣,待植皮成活后再将皮瓣转移至腭部缺损处,同时修复口腔和鼻腔面缺损。值得注意的是,由于新的血管化皮瓣的形成通常需要 8 周左右的时间,因此预成瓣和预衬瓣技术一般不适用于恶性肿瘤患者的同期修复。

(六)自由模式游离皮瓣(free-style free flap)

自由模式游离皮瓣应该是穿支皮瓣的延伸。一般来说,穿支皮瓣通常是由较为固定的穿支血管支配的,而自由模式游离皮瓣则可以没有固定的穿支。理论上,只要能够用多普勒在皮肤表面检测到皮肤的供血血管(直径 0.5~0.8mm),再沿皮肤的供血血管逆行追踪到一个可以吻合的分支血管,即可形成一个皮瓣。如此皮瓣可以取到很小,很个性化,供区损伤更加轻微(图 5-6)。该技术对显微外科技术要求较高,其理念还是要以最小的损失获得最好的缺损修复效果,无疑是未来发展的一个方向。

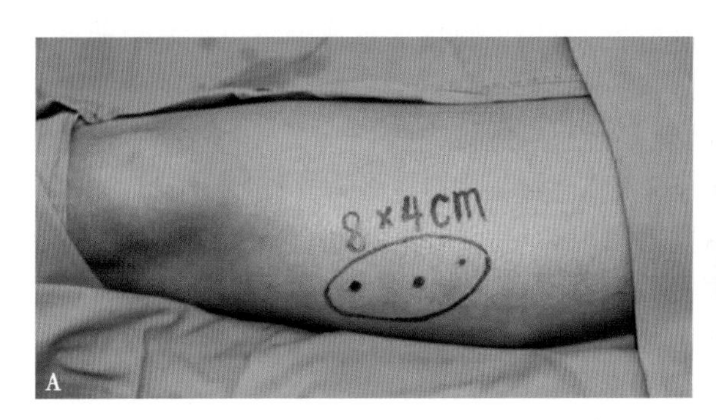

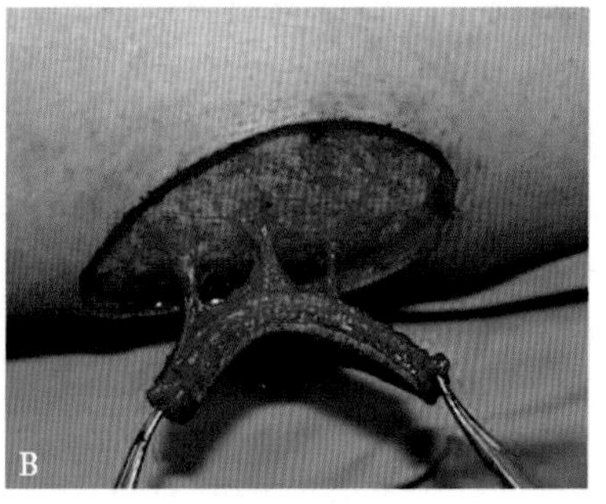

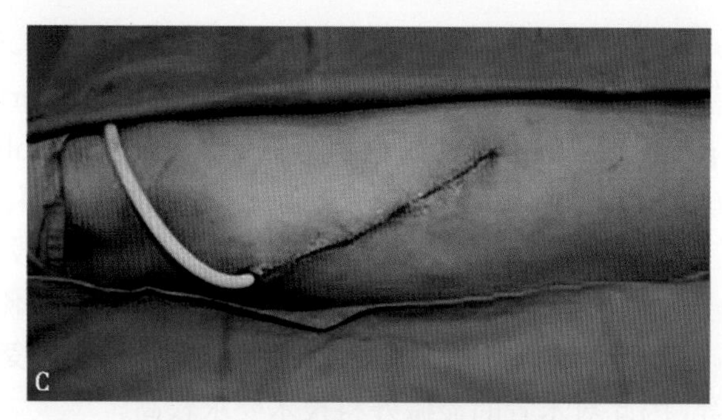

图 5-6 自由模式游离皮瓣的制备

A. 穿支血管定位；B. 术中显露穿支血管；C. 供区直接拉拢闭合。

二、口腔颌面部修复与重建常用显微组织瓣的制备

在口腔颌面外科修复与重建中最常应用的显微组织瓣是以下四种，其中软组织修复最常用的是前臂皮瓣和股前外侧皮瓣，骨组织修复最常用的是游离腓骨瓣和游离髂骨瓣。

（一）游离前臂皮瓣（forearm free flap）

（1）历史与解剖学基础：临床应用分前臂桡侧皮瓣和前臂尺侧皮瓣两种。在我国前臂桡侧皮瓣较常用，1981 年杨国凡、李吉先后报道了前臂桡侧皮瓣的临床应用。它通常以桡动脉和头静脉为血供，偶尔也有以桡静脉为回流静脉。前臂尺侧皮瓣则主要以尺动、静脉为血供，也有采用贵要静脉为回流静脉的，欧美白种人群因为皮肤汗毛较重，多选择尺侧瓣。

从解剖学角度看，前臂桡侧皮瓣以桡动、静脉为蒂。桡动脉主干血管发出众多，分支形成丰富的血管网和吻合支营养整个前臂皮肤，这是前臂皮瓣的解剖学基础。

前臂皮瓣位置表浅，解剖恒定，手术操作简便，易于切取；血管蒂长，管径较粗，解剖变异少；特别是皮瓣质地和色泽好，皮下脂肪较少，皮瓣薄而柔软，厚薄均匀，利于成形，抗感染能力强，适用于游离移植修复各种原因造成的颌面部及颈部的大、中型软组织缺损，特别对舌、口底及面颊部缺损的修复应为首选。其主要缺点是切取皮瓣要牺牲前臂一条主要血管，且在前臂留有明显瘢痕。

（2）术前准备与临床设计：术前需仔细检查供区的组织厚度、头静脉的分布及通畅情况。对拟行桡侧前臂皮瓣移植的患者，需做 Allen 试验，确定桡动脉与尺动脉通过掌弓的动脉交通情况。如果掌弓不完善，切取桡动脉后，手的桡侧有发生缺血坏死的可能。做 Allen 试验时，检查者先用手指阻断桡、尺动脉血流，患者手掌变白，让患者同时松开手掌，并释放压迫尺动脉的手指，手掌将在 15～20 秒内变成红色。如果手掌变红的时间延长，说明尺动脉循环不够充足，此时应慎用桡侧前臂皮瓣。

游离前臂皮瓣应以头静脉和桡动脉为轴心，其远端应以第一腕横纹为最远端界限。设计皮瓣时，先标记出桡动脉和头静脉走行，取两者的中点作为皮瓣的纵轴，然后根据术区创面大小和需要，标记皮瓣范围，远端不应超过第一腕横纹。两侧宽度可以达到前臂周径的 3/4，桡动脉的主要皮支位于远端 1/3 段，皮瓣设计尽量包括此段。

（3）手术制备方法：前臂主要静脉头静脉、正中静脉及贵要静脉均透过皮肤清晰可见，桡动脉搏动直至前臂 1/2 尚可触及。先以亚甲蓝标出动、静脉位置，再根据缺损大小范围画出皮瓣的大小、形状及蒂的位置。前臂驱血后，于上臂上止血带（压力：53kPa），按术前画好的皮瓣范围，切开皮肤、皮下，达肌膜浅层。在肌膜层上自两侧向中间分离翻瓣至近血管蒂处，仔细辨认创面细小血管分支，予以切断、结扎。松止血带，待前臂充血缓解后，自皮瓣远端边缘解剖桡动、静脉及头静脉，并切断、结扎。静脉位于深筋膜浅层，一般不易损伤，桡动脉在前臂下半部位置较浅，只有皮肤和筋膜覆盖。沿桡动脉，在其深面向上臂方向解剖，该血管开始走行于肱桡肌腱尺侧并与之紧紧伴行，至前臂中部逐渐向深部走行，常需将血管周围软组织与皮瓣深面缝合固定，以免牵拉损伤其细小皮支。仔细结扎所有肌支，至皮瓣近端边缘后，向上臂方向延长皮肤切口，继续解剖血管蒂至需要的长度为止。检查动、静脉血流情况，以温盐水纱布包裹皮

瓣，暂不断蒂备用。前臂创面从下腹部取中厚皮片或全厚皮片覆盖，以碎纱布或碘纱打反包扎加压。

（二）游离股前外侧皮瓣（anterolateral thigh flap，ALT）

（1）历史与解剖学基础：1983 年，徐传达等在解剖学研究中首次发现了股前外侧皮瓣（anterolateral thigh flap，ALT）的解剖结构，1984 年他们又对 ALT 皮瓣进行了更为详尽的解剖学描述和临床应用报告。同年宋业光等人首次以英文的形式报道了股前外侧皮瓣。在之后的近 10 年里，由于在解剖学概念上的混淆，股前外侧皮瓣并没有在欧美国家推广，仅仅在中国和日本存在一些散在的应用与报道。1993 年，以 Koshima 为代表的日本学者系列地报道了 ALT 皮瓣，并提出了穿支皮瓣的概念。之后，由于 ALT 皮瓣众多优点的存在，它先后受到了世界各地外科医师的关注，并逐渐成为外科医师最喜欢用的皮瓣之一。1995 年 Pribaz 首次在美国报道了 ALT 肌皮瓣，2002 年俞培荣等在 *Plastic and Reconstructive Surgery* 上发表了关于 ALT 皮瓣的文章。同年，魏福全等人报道了 600 多例 ALT 皮瓣，标志着 ALT 皮瓣时代的开启。尽管 ALT 皮瓣在东方如火如荼地开展，但在欧美国家并没有广泛开展，这可能与西方人较为肥胖，此皮瓣较厚有关，同时也可能和该皮瓣变异较大，不利于掌握运用有关。2004 年俞培荣提出了一种简单的穿支皮瓣分类方法，该方法有利于初学者学习掌握，有效地促进了 ALT 皮瓣在欧美国家的普及应用。

股前外侧皮瓣供应血管主要是旋股外侧动脉降支，蒂长 8～12cm，平均外径 2.5mm。其两条伴行静脉均粗于动脉，皮瓣内的股神经可供吻合。

旋股外侧动脉降支是股前外侧皮瓣的血管蒂在股直肌与股中间肌之间分为两支，外侧支沿股外侧肌与股直肌之间向外行，沿途发出分支穿过股外侧肌或肌间隙，至股外侧皮肤，多数为肌皮穿支，少数为肌间隙皮支。以第 1 支皮动脉穿支为最粗大，外径 0.5～1.0mm，是皮瓣的主要血管。与动脉伴行的有 1～2 条静脉，其外径均大于动脉。

股前外侧皮瓣供皮面积大，厚度适中，部位隐蔽，血管解剖恒定，口径较大，切取较容易，有可供修复的皮神经，供区可直接吻合（<12cm），是目前口腔颌面部修复与重建最常应用的皮瓣之一。

（2）术前准备与临床设计：术前需应用超声多普勒血流仪探测血管穿支情况，以提供供区血管状态根据。

皮瓣设计：在髂前上棘外缘设 A 点，髌骨外上缘设 B 点，两点间作一连线，该连线中点为 O 点，即为第 1 肌皮动脉穿支的浅出点。腹股沟韧带中点为 E 点，OE 连线相当于旋股外动脉降支的体表投影。该皮瓣以旋股外动脉降支的浅出点为轴点，以 AB 连线为轴线向下设计皮瓣，测量所修复缺损的面积，沿着上述点和线画出椭圆形皮瓣标记线。方法以股直肌和股外侧肌间隙为 A 线，A 线上与髌骨外缘和髂前上棘连线中点对应的点，即 A 线的中点为 A 点，腹股沟韧带处股动脉搏动点与 A 点的连线为 B 线。在 A 线以外，大腿外侧中线以内，B 线两侧 3cm 的范围内用多普勒血流探测仪探测穿支搏动点。使 B 线位于皮瓣横轴线的中外 1/3，使最近探测点位于皮瓣纵轴线的中近 1/3 的位置设计皮瓣，皮瓣的长轴线与 B 线平行，如皮瓣较大，设计在 A 线与 B 线间。

（3）手术制备方法：按皮瓣标记线逆行法切取皮瓣。先切开皮瓣外缘皮肤深筋膜，在阔筋膜和肌膜间作钝性分离，至股外侧肌和股直肌间可见 1～3 条肌皮血管束。同法切开皮瓣前缘和侧皮肤，深筋膜，在肌膜以浅分离，掀起皮瓣与外侧解剖连接。应边切开边将深筋膜与皮缘缝合，以防分离而破坏血供。最后沿第 1 肌皮动脉解剖，血管束周围带 5mm 宽的肌肉，确保血管束完整无损伤。遇肌支结扎切断，至股外侧肌和股直肌之间即见到旋股外动脉降支，向近端解剖血管蒂，保留股神经肌支，依受区吻合血管长度需求而断蒂。

（三）游离腓骨肌皮瓣（fibular myocutaneous flap）

（1）历史与解剖学基础：腓骨肌（皮）瓣是以腓动脉及伴行静脉血管为蒂的复合组织瓣。20 世纪 70 年代由 Taylor 等首先报道带血管蒂的腓骨游离移植修复胫骨大段缺损取得成功的病例，其后 Hidalgo 将其用于下颌骨缺损的修复与重建并取得了良好的效果。

腓骨的血供除腓骨头由膝下外动脉和腘动脉等发出第一弓状动脉供血外，全部均由腓动脉发出的滋养动脉和弓状动脉骨膜支供血。腓动脉在下行过程中，沿途发出分支分布腓骨、拇长屈肌、腓骨长肌中段和小腿后外侧皮肤。小腿外侧皮肤由弓状动脉发出的肌间隔皮支和肌皮动脉穿支供应。肌间隔皮支是弓状动脉直接进入小腿后肌间隔的延续，再分支至皮肤；肌皮动脉穿支是弓状动脉在拇长屈肌或比目鱼肌的腓骨起点附近穿入后至邻近皮肤的肌皮动脉。腓骨肌皮瓣属于轴型血管类型。皮肤血供充足，皮动脉的分布范围为小腿外侧32cm×15cm。

血管化腓骨复合组织瓣的优点在于：①血运丰富，抗感染能力强，存活率高。②提供骨量充足，可切取的最长长度达25cm，可用于各种类型的颌骨缺损修复。③腓骨具有双层骨皮质，种植体植入后具有较好的初期稳定性，利于种植体的植入。④易于塑形。腓骨瓣具有骨髓和骨膜双重供血的特点为其进行多节段骨切开塑形创造了条件。⑤较游离骨移植，移植骨块不发生吸收或骨吸收较少。⑥腓动静脉管径较粗，与颌面部血管口径相近，利于吻合，而且血管蒂较长。⑦供区远离头颈部术区，可分供区、受区两组同时手术，缩短了手术时间。

（2）术前准备与临床设计：术前需行下肢彩超检查，了解动静脉血供情况，排除血管变异。在无法进行彩超检查时，需触诊检查足背动脉。

术前画线时，患者应采取与术中近似的体位，仰卧，膝关节屈曲。连接外踝后缘和腓骨小头后缘画线，此为腓骨后缘体表投影。沿腓骨后缘，在外踝上8cm，腓骨小头下8cm之间以多普勒超声探测穿支位置，穿支多位于腓骨中下1/3段，外踝上8～15cm之间。以穿支为中心设计皮岛。

（3）手术制备方法：患者取仰卧位，供区臀部垫高并向对侧倾斜20°，大腿内收、屈膝，使小腿处于内旋位。根据切取骨块及皮瓣的大小和形态，用亚甲蓝描记皮瓣设计线。

小腿驱血后，上止血带。沿设计线经皮瓣前缘切开皮肤及小腿浅、深筋膜，至腓骨长肌与比目鱼肌浅面。继在切口近心端分离显露腓总神经，并向远侧分离至腓骨长肌入口并加以保护。自深筋膜下将筋膜与皮瓣整体从腓骨长肌与比目鱼肌浅面锐性剥离，向后达肌间隔，使皮瓣和肌间隔附着于腓骨。保护切口远端的腓浅神经，再沿皮瓣后缘设计线切开皮肤达深筋膜，向前分离达肌间隔处，保护比目鱼肌侧缘穿出的血管皮支。在肌间隔近腓骨部，离血管皮支穿出点后方约0.5cm处，自近心端向远心端纵行切开比目鱼肌及其前方的腓骨长肌。使之与肌间隔连续为一体，保留腓骨四周约0.5cm厚的肌袖附着于腓骨。再分离前外间隙的肌肉，直至与腓骨分离，显露腓骨内侧面后，按照所需长度，在其相应的远、近心端分别切开骨膜，用来复锯切断腓骨远、近心端，并用骨蜡止血。根据缺损情况，将切断的腓骨牵引向后，继续分离腓骨前方伸肌群。小心分离胫后肌纤维，显露远侧端血管蒂。向上分离血管蒂结扎沿途与腓动、静脉的交通支至胫后动脉的起点处。在切断的腓骨远端分离、结扎、切断腓动、静脉，形成以腓动静脉为蒂的腓骨肌皮瓣。在小心保护血管蒂前提下，可根据需要将切取的腓骨再按需要截断塑形。

（四）游离髂骨肌皮瓣（iliac osteocutaneous free flap，IOFF）

（1）历史与解剖学基础：1975年Taylor首次应用以旋髂浅血管为蒂的髂骨瓣修复骨缺损，1979年Taylor通过解剖学研究明确旋髂深动脉（DCIA）和旋髂深静脉（deep circumflex iliac vein，DCIV）是髂骨的主要营养血管，提出其作为髂骨瓣的支持血管更为可靠。

Taylor等用旋髂深动、静脉为蒂的髂骨瓣移植成功后，血管化髂骨瓣移植已成为下颌骨修复与重建中常用的组织瓣之一，最适于下颌骨节段性缺损的修复。该组织瓣的优点：①移植骨瓣血运丰富，抗感染能力强；②骨量丰富，有利于种植体植入；③具有一定自然弯曲度，适合于下颌骨体部和颏部缺损；④可携带股外侧皮神经修复下牙槽神经；⑤供区位置隐蔽，可截取的骨量最大可达16cm。但是，由于髂骨不易塑形，多次截骨会影响髂骨瓣的成活，因此，对需要复杂塑形的病例，应限制使用。

髂骨的主要的营养动脉有髂腰动脉的髂支、臀上动脉的深支、旋髂深动脉、旋髂浅动脉及旋股外侧动脉的升支。由于旋髂深动脉的蒂长，可达6～8cm，外径较大，可达1.5～3.0mm，显露较易；此外，旋髂深动脉主要供应髂嵴前部，并有肌皮动脉供应髂骨嵴浅面的皮肤；因此临床上常以旋髂深动、静脉为蒂，行吻合血管的髂骨移植或髂骨皮瓣移植。一般移植骨块大小平均可达10cm×3.5cm；移植皮肤大小可达10cm×7cm～30cm×15cm。

（2）术前准备与临床设计：将旋髂深动脉自腹股沟韧带处的起点标志为点a，髂前上棘的标志点为b，ab连线是骨肌皮瓣的纵轴，皮瓣设计在轴的两边，略偏外上方，沿皮瓣设计线切口，并根据切取髂骨瓣长度的需要，顺髂嵴向后延长切口，设计皮瓣。

（3）手术制备方法：全麻后患者取平仰卧，供区臀部垫高。切口自髂嵴中点开始，沿髂嵴至髂前上棘，再斜行至腹股沟韧带的中点，并向下纵行 3～4cm。切开皮肤，皮下组织后，于切口下端切断腹股沟韧带，在股三角内显露股动脉及髂外动脉。在腹股沟韧带上下仔细寻找起自股动脉外侧或髂外动脉外侧的旋髂深动脉。沿旋髂深动脉切开腹横肌和腹内斜肌，逐渐向外上方分离，直达髂前上棘的内侧。该动脉在髂前上棘附近分为终支与升支；升支上行至腹内斜肌与腹横肌之间，供应前外侧腹壁的肌肉。于分支处结扎切断升支，继续分离终支。一般，终支经髂前上棘的内侧，在髂筋膜与髂肌之间，沿髂嵴内侧缘弧形向后，在髂前上棘后面 3～5cm 处进入腹横肌，在腹内斜肌与腹横肌之间向后弧形，最后与髂腰动脉吻合。终支沿髂嵴内侧缘向后行走过程中，分出许多小分支供应肌肉和髂骨。

按受区需要设计移植骨块大小。先沿髂嵴外侧缘，切开臀肌及阔筋膜张肌，将之拉开，显露髂嵴前部的外侧骨膜。距髂嵴内侧缘 2cm 处，沿内侧缘由前向后切开腹内斜肌及腹横肌，使约有 2cm 厚的肌肉附着于髂嵴，以保护旋髂深动、静脉。髂嵴分离的长度足够后，切开腹横筋膜，将腹膜外脂肪及腹膜推向内侧。腹膜用纱布垫保护后，用深拉钩拉向内侧，同时用拉钩拉开臀肌，显露髂嵴的内侧面与外侧面，用骨刀自髂骨外侧面向内侧切取大小合适的骨块。将髂骨嵴逐步切断，形成以旋髂深动脉为蒂的髂骨骨块。检查骨块的髓腔渗血良好，提示血供良好。

完善止血后，直接分层缝合各层肌肉，留置负压引流，并局部加压包扎。

三、面部美容及功能的区域解剖及分区

面部上界为发际，下界为下颌骨下缘，两侧以下颌支后缘为界。无论在外部形态或是功能上，面部均为人体极为重要的部位。这是由于在该部位既有眉、眼、鼻、唇等重要器官，又是容貌美的主要代表区。因此，在面部进行缺损修复与重建手术时，既要重建颜面部的外观形态，又要尽量恢复视觉、咀嚼、吮吸、吞咽、言语、呼吸及面部表情等重要生理功能。

（一）面部的美容与功能分区

根据解剖特点及临床应用，可将面部分为 11 个区（图 5-7）。

（1）额面区：上界为发际，下界为眶上缘，两侧为上颞线。

（2）颞面区：后界为发际，下界为颧弓上缘，两侧为上颞线。

（3）眶区：四周以眶缘为界。

（4）鼻区：上界为鼻根点，下界鼻点，两侧为内眦与鼻翼点的连线。

（5）唇区：上界鼻底，两侧为唇面沟，下以颏唇沟与颏区分界。

（6）颏区：上界为颏唇沟，两侧界为口角的垂线，下以下颌骨下缘为界。

（7）眶下区：上为眶下缘，内邻鼻区，外侧界为上颌骨颧突根部的垂线，下界为唇面沟中点至上颌骨颧突根下缘的连线。

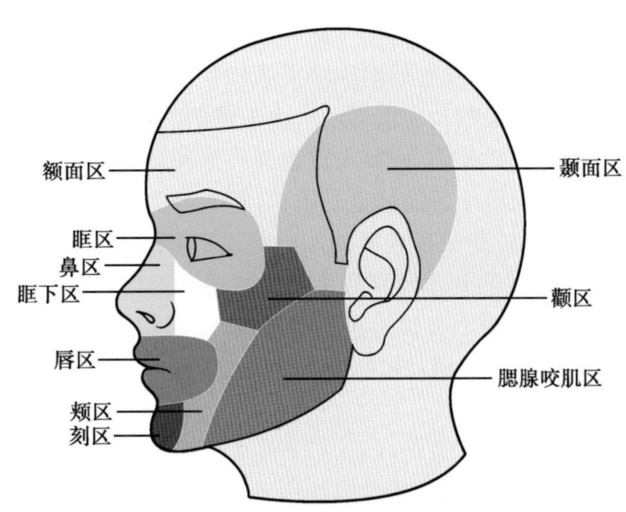

图 5-7　面部的美容与功能分区

（8）颧区：上界为颧弓上缘，下界为颧骨下缘，前界为上颌骨颧突根部，后界为颧弓后端。

（9）颊区：前界唇区和颏区，后界为咬肌前缘，上邻眶下区和颧区，下界为下颌骨下缘。

（10）腮腺咬肌区：上为颧弓及外耳道下缘，前为咬肌前缘，后为胸锁乳突肌、乳突及二腹肌后腹的前缘，下以下颌骨下缘为界。

（11）面侧深区：位于颧弓及下颌支的深面，前为上颌骨的后面，后界为腮腺深叶，内为翼外板，外以下颌支为界。

以上分区法在面部重建以及美容术中具有重要的意义。由于各区的结构特点不尽相同，在修复与重建时，应根据这些结构特点来选择合适的技术手段。如唇部和前颊部缺损，可选择组织较薄的前臂皮瓣进行修复。如果为后颊部缺损，尤其是咬肌、下颌支甚至腮腺也被切除时，所需组织量大，可选择携带肌肉的嵌合股前外侧穿支皮瓣进行修复。此外，在切除肿瘤时，可以有意识地将切口线尽量选择在各个区域的交界处，如鼻唇沟、下颌骨下缘等，从而最大限度地隐藏修复后皮瓣与面部皮肤之间的切口瘢痕。

（二）面部的解剖特点及临床意义

面部具有许多重要的解剖结构，这些结构对于维持正常容貌具有重要意义，如睑裂、内眦、鼻根、鼻底、鼻小柱、鼻唇沟、口裂、口角、唇红、人中等。在术中，应尽量防止这些解剖标志点的移位。如由于肿瘤根治必需切除，则应尽可能予以精细重建。

面部的对称与协调是容貌美的重要标志，也是修复与重建手术的重要参考依据。以面部中线为准，面部左右两部分在形态、大小上应是基本相似、互为镜像的。此外，无论是面部整体与局部之间（如三庭五眼、面部黄金比例），还是面部局部与器官之间（如各种美容角），均存在和谐的比例关系。有些人的五官若分开观察是美的，但构成面部整体并不一定美。反之，有些人某一面部器官可能欠美，但面部整体布局在其他结构的衬托下却显示出容貌美。因此，在修复与重建手术时，尤其要重视面部各器官、各部分之间的协调关系。

面部皮肤存在皱纹线和 Langer 皮肤裂线。两者形成的原因不同，但在面部的大部分范围内，其走向基本是相似的。当皮肤皱纹线明显时，则为首选切口方向；不明显时，则按 Langer 线切口。

面部皮下组织疏松，皮肤易于伸展移动，有利于形成各种局部皮瓣。但在颏部尤其是鼻翼的皮肤则与皮下组织结合紧密，不易剥离。此外，面部皮下层内有面神经、血管及腮腺管等穿行，要尽量避免这些重要结构的损伤。

（蔡志刚　蒋灿华　张　雷　陈　洁）

第二节　唇缺损的修复与重建

一、概述

人类的唇作为面部一个重要的美容解剖单位，是构成面中部和面下部重要结构，对于维持面部美观和口腔功能都起着十分重要的作用。唇及唇周组织缺损的修复与重建需要兼顾美观与功能。因为唇不仅仅只有保持封闭口腔的基本功能，它还参与表情运动。由于解剖的因素，对于较小的唇缺损似乎并不难修复，而当唇缺损大于正常组织 2/3 或更多时，修复与重建其外形和功能则无疑是一种挑战。经过一个多世纪的摸索和努力，多种不同技术被应用于唇的修复与重建，但迄今为止还没有任何一种单一的方法能够成为公认的标准。目前的重建策略已转变成在获得功能与美观平衡的同时，尽量不损害唇的表情运动。为达到满意的修复效果，修复口周区域的基本原则和手术方法通常都以邻位瓣为基础。而制订重建决策的关键在于界定缺损的程度。上、下唇虽然有口轮匝肌相连接，从组织结构和解剖特点有许多相近之处，但由于下唇更有其独特的形态和功能，以及相对较高的恶性肿瘤发生率，因此其重建被更多地提及。

二、唇的解剖特点及功能

唇是由皮肤、皮下脂肪、肌肉、小唾液腺和黏膜构成的。唇红部分，是由暴露在口外的黏膜发生适应性改变形成的，包裹了唇的圆滑的游离端。唇红的前界为黏膜皮肤交界，后界为上下唇在静息状态下接触的点。因此唇红缘在任何的唇的重建术中非常关键。上唇和下唇在面下1/3美学和功能上扮演着重要的地位。上唇比下唇有更清晰的轮廓，与鼻底、鼻唇沟共同界定了唇的上界和左右边界。下唇以颏唇沟为下界，年长者比儿童更易看出。鼻唇沟和颏唇沟提示了口周肌肉与口轮匝肌的交接，从而构成了表层皮肤的凹陷。正常的上唇的关键特点在于人中嵴、唇红缘所构成的沟嵴起伏，这些结构的合理应用可以隐藏缝合的瘢痕。另外男性的上唇通常毛发较为旺盛，也可以用于遮盖瘢痕，因而对于上唇缺损修复，男性可选择的方法比女性多。口轮匝肌环绕上下唇，在语言、吞咽和维持口腔封闭性等功能中均发挥了作用。下唇的肌肉是由面神经的下颌缘支支配的。降下唇肌和降口角肌均进入下唇的皮下层与口轮匝肌相混合。颏肌位于下唇的中部，插入下唇的皮肤内。上下唇的动脉支配来自双侧面动脉的上下唇分支，两者在中央汇合形成动脉环。这些分支在口轮匝肌内或深面走行。下唇的感觉神经支配来自颏神经，上唇的感觉神经支配来自眶下神经。由于口周表情肌的存在，但它在表情运动中起了很重要的作用。

唇对于面部该区域美观及协调具有不可替代的重要性，唇在防止流涎、辅助咀嚼和吞咽、日常发声等方面起着至关重要的作用。唇的功能运动和口裂的大小直接决定了进食、饮水、语言甚至是刷牙等日常动作。如果口裂较小的话，口腔科医师通过有限口裂进行口腔内操作的效果也会大打折扣。因此唇的位置、唇的运动，以及上下唇的长度、瘢痕的位置等，都是衡量唇重建成功与否的标准。

三、唇修复与重建的目的

唇修复与重建除了保存足够口裂大小，还应保持唇在静态和动态时的平衡，即不仅要恢复上下唇的外观，还应在保持唇的诸多功能方面下功夫。其主要功能的恢复包括：保持进餐时口腔的封闭性，避免流涎。口腔封闭性必须同时在静态和动态中得到保持；口裂必须有足够大小以保障固态食物摄入、咀嚼和义齿佩戴；发声及表情动作时唇的运动以及唇的感觉。与之相对的则是唇重建后最常见几个美观问题，例如：小口畸形；唇不平衡、不对称，针垫或活板门样外观，通常在采用较小的皮瓣时出现；由于肌肉的位置不当，导致唇或颊的移位；连接颏唇沟和法令纹的水平瘢痕；双侧口角相对于鼻外侧缘位置不对称等。

总之，在考虑修复与重建方案时，必须考虑到上下唇功能的不同。上唇功能类似于窗帘，对于动态的要求低于下唇，下唇功能则类似于堤坝，肩负着阻拦唾液的流出。

四、唇缺损的分类

唇缺损从解剖意义上首先分为上唇缺损和下唇缺损。如果按组织学结构来分，上下唇缺损中又分别分为单纯的唇黏膜缺损、皮肤缺损、皮肤肌肉缺损、黏膜肌肉缺损以及贯通全层的唇缺损。而临床上则多以缺损的范围和程度进行分类。尽管对于唇缺损没有广泛接受的分类方法，Urken等对于上下唇缺损依照唇红长度缺损的程度的分类对临床工作有一定借鉴作用。他对唇缺损进行分类时，选用唇红缺损的长度作为分类依据，而非选择整个唇部长度（整个唇的长度指一侧鼻唇沟至另一侧鼻唇沟）。他按缺损占全长的百分比将唇缺损分为：<30%；30%～50%；50%～80%；80%～100%。

根据以上分类，小的唇红缺损可以用唇红推进瓣修复。中型的全厚唇缺损，小于30%的，功能很容易恢复，美观效果取决于瘢痕是否沿自然皱褶位置。即使是50%～70%的唇切除，选择适当的方法也可以达到较好的美观和功能效果。如果唇缺损大于80%或全唇缺损，修复结果往往不理想，这是因为缺乏可替代组织，且较长的瘢痕可能跨越美容区域，唇的对称性难以保证。因此无论动态或静态，外形的缺陷十分明显。选择此类大型缺损的修复方法时，必须对于功能重建、动力重建和美学修复之间的分歧进行考虑。

唇缺损通常可以跨越上下唇正常的范围，通常依照其涉及的解剖区域进行描述：通常来说，上唇缺损可以扩展到鼻、颊部甚或包括了鼻下1/3，包括鼻小柱、鼻翼和鼻前庭的缺损。下唇的缺损扩展到颏唇沟的，可描述为涉及颏部的缺损。

五、唇缺损修复与重建的原则及方法

唇在社交活动中，由于其运动在语音、进食和面部表情等方面的重要作用，通常是吸引人注意的主要解剖单位之一。唇畸形可能会严重影响社交活动，无论是功能还是表情来说，都可能导致患者的社交挫败感。因此在进行唇缺损或畸形的修复与重建时，术者应当进行周详的术前设计，从多种唇部重建技术中选择能同时兼顾功能、面部美观、避免牺牲面部表情的方法，从而尽量避免产生不理想手术效果。自从1838年von Burbow最早将颊或唇的推进皮瓣应用于该领域，邻位瓣一直是唇缺损的首选修复方法。当然较大的缺损也可能要采用区域皮瓣和游离皮瓣。唇缺损的邻位瓣通常分为局部推进瓣，旋转瓣和转位皮瓣。具有代表性的有以下几种方法。

（一）唇楔形缺损

进行V形或W形的下唇切除后组织缺损非常有限。通过精细的手术技巧来修复口轮匝肌和唇红缘的话，修复后可获得极好的外形效果。楔形缺损不应超过颏唇沟，必要时可采用W形切除，以避免缺损超过颏唇沟。

下唇组织较为松弛，唇宽的1/3切除后，可直接拉拢缝合，一般不影响功能。但当超过1/3时，需要进行修复与重建。

类V形切除，直接缝合。所谓类V形，是指唇红部基本上为矩形切除，以保证四周组织充分切除，皮肤部分为V形切除。如切除范围不超过1/3，可直接拉拢缝合。V形的两臂应等长。

仅达到前庭沟水平的小的类V形切除时，两臂的直接拉拢缝合不成问题。但当V形两臂扩展到唇颏沟时，消灭唇颊沟区的黏膜和肌肉缺损会有一定困难。在前庭沟底，下唇黏膜返折到下牙槽，移行为黏骨膜，后者坚实地附着于下颌骨，使V形两臂难以拉拢缝合。此时，应沿前庭沟作松弛切口，使唇黏膜具有可移动性，以便向中线推进。

（二）Bernard-Burbow瓣

颊或唇的推进皮瓣，最早由von Burbow在1838年在临床上应用。其创新点在于将唇或颊呈三角形分块的全厚瓣移除，再以邻位瓣水平推进进行修补。Bernard在1852年独立描述了一种用于下唇的类似的技术，并且后来被Freeman和Webster等人进行了改良。改良包括仅仅切除皮肤的三角形区域，而保留下层肌组织。对更小的缺损而言，Schuchard在1954年提出了一种不需要移除上唇正常组织的下唇推进瓣。Isaksson和Johanson又将此技术改良成台阶技术（图5-8）。

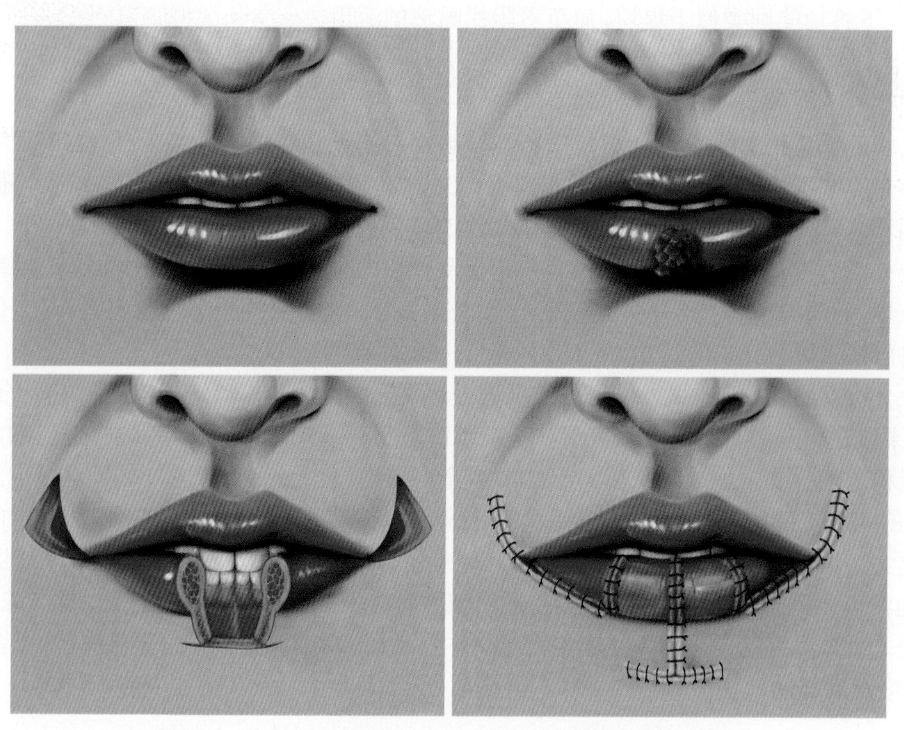

图5-8　下唇中部缺损Bernard-Burbow瓣修复程序模式图

（三）Johanson台阶式技术

本技术使用矩形切除皮肤及皮下脂肪组织，形成台阶状，为侧方的组织向中央推进制造空间。

Johanson 首先描述了这项技术：去除全厚的唇组织，推进中央的组织瓣。但其后出现了改良，切除三块矩形的皮肤和皮下脂肪，最上一块长度约为唇缺损的一半，高度 8～10mm。中间和最下方每块长 8～10mm，但大小可据切除的缺损大小进行调整。最下一块角上多余的皮肤可以通过半月形皮肤切除进行纠正。

Johanson 法可被用于中央或侧面的缺损。中央缺损时，可将双侧对称皮瓣向中线推进，但侧面的缺损可能需要单侧皮瓣的推进，或制备双侧不对称的皮瓣。此法也可用于上唇缺损的修复。台阶式技术的优点包括：术后余留的瘢痕不会使法令纹和颏唇沟相连、良好保存了肌肉的功能、避免唇或口角的撕裂。

（四）Abbe 瓣

在 1898 年，Abbe 描述了和 Sabbatini 相类似的方法，将其用于上下唇交叉皮瓣术中。其原理为唇红缘附近有唇动脉，只要带唇动脉细窄的蒂，即可既容易又安全地将下唇瓣旋转转移到上唇，也可将上唇的瓣转移到下唇来修复唇组织的缺损，这就是临床上最常用的 Abbe 瓣的特点（图 5-9）。

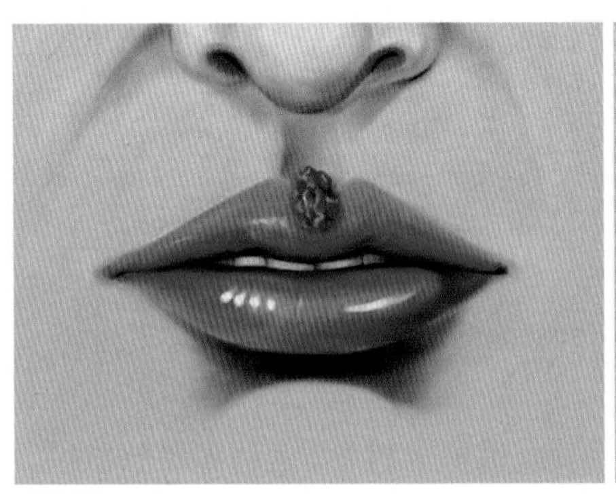
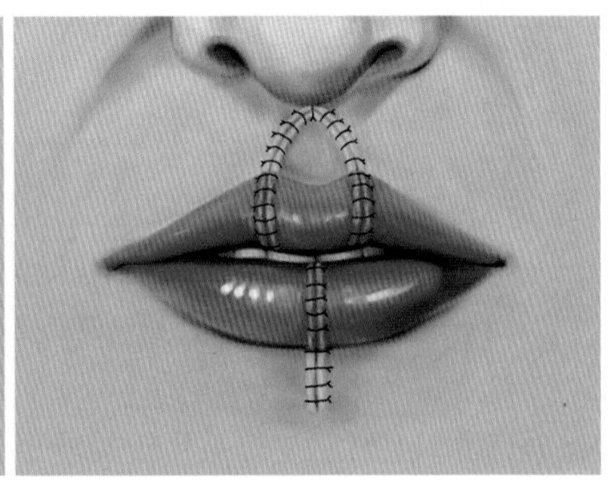

图 5-9　下唇 Abbe 瓣修复上唇正中部缺损模式图

Abbe 瓣的在下唇最大允许宽度是下唇宽度的 1/3，因为切除下唇组织后直接拉拢，而不致引起口裂明显缩小的组织量是 1/3。在将下唇动脉完整地保留在组织瓣内的前提下，蒂越窄，瓣的转移越容易。

手术操作时，组织瓣在唇红缘水平掀起，保留含红唇的蒂，皮肤切口进入唇红区 0.5cm，蒂内的肌肉部分断离，部分保留以保证肌肉与黏膜之间的唇动脉完好无损。

上唇缺损常呈倒置的 V 形，缺损位于上唇中部时，涉及人中，可形成倒置的 W 形，在下唇设计相应的 W 形瓣。将瓣旋转 180°，缝合于上唇缺损部，唇红缘的对合要精确。蒂端与上、下唇创缘缝合时，不可缝合过深，以免将蒂部血管损伤或绞窄，影响血运。

2 周内，Abbe 瓣可安全地断蒂，完成重建，并可将唇缘进行适当修整。如果效果不太理想，需作二次修整，应在经过一段时间观察，确定无肿瘤复发的条件下进行。

（五）Abbe-Estlander 旋转瓣

涉及口角的上、下唇缺损可以是口角肿瘤切除后遗留包括上、下唇的口角缺损，也可以是上、下唇肿瘤切除后遗留的缺损涉及口角。

涉及口角的上、下唇缺损常采用 Abbe-Estlander 法修复。其设计与 Abbe 法相似，但将位于中间的蒂设计在唇外侧近口角处，V 形的外臂与口角的红唇相贴，内臂在蒂的唇红缘。将瓣掀起后，旋转 180°，充填对侧唇的缺损，蒂形成新的口角，遗留缺损直接拉拢缝合（图 5-10）。

（六）Karapandzic 技术

该技术也即神经血管化扇形瓣，是由 Karapandzic（1974）首先提出的改良扇形瓣，分布于此瓣的神经（包括运动神经和感觉神经）以及血管大部分保持完整，一般在两侧各设计一个瓣，同时向中央部推进。它保留了口轮匝肌的感觉 - 效应器的神经支配以及血供。自 Karapandzic 最初开始描述他对大型唇部缺损的修复开始，人们一直在强调唇部修复中重建口轮匝肌的括约功能运动。这对于唇部外形、张口运动以及表情来说非常的关键。其他的手术方法，只要不将口轮匝肌整体缝合，同样被证明可以有效保持口腔封闭性同时不破坏张口时唇的运动。

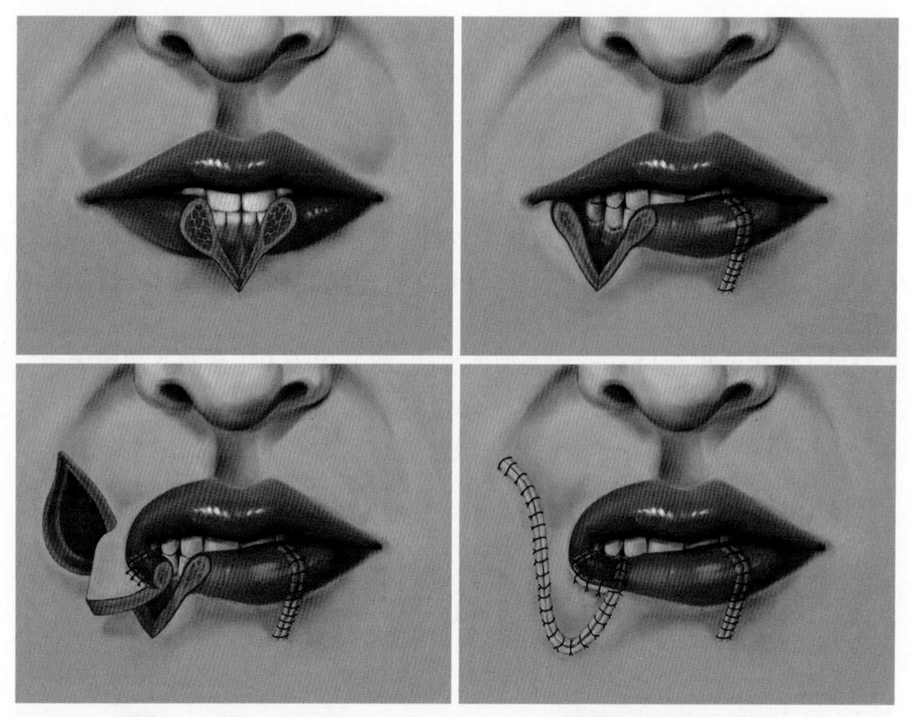

图 5-10 下唇一侧缺损 Estlander 法修复模式图

Karapandzic 技术中，上唇肌皮瓣被用于旋转至下唇，保留了感觉、运动和动脉血供。旋转瓣的宽度应与下唇缺损高度相等，18～25mm。切口应沿鼻唇沟向上弯曲，到达鼻翼。使用放大镜可找到颏神经进行保护，并对口轮匝肌进行选择性剥离，使其从升降唇的肌肉中分离。通过这个办法，颊支和下颌缘支、面动脉及其分支、颊肌也得到了保护。尽量不移位地切除黏膜，皮瓣旋转到位后进行三层缝合。

Karapandzic 技术是对唇的动态修复，它将口轮匝肌重新进行整合，使肌肉在发声及维护口腔封闭性的过程中自如地收缩和放松（图 5-11）。但是 Karapandzic 技术不适用于修复大于 80% 的缺损，因为它可能阻碍张口肌群做出微笑或大笑表情，造成小口畸形。尽管保留了肌肉在口角轴的附着，严重的小口畸形仍会限制表情功能以及面部外部肌肉的伸展。

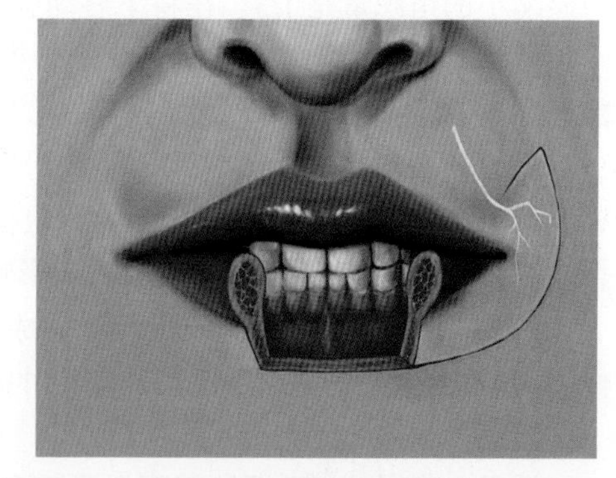

图 5-11 下唇不累及双侧口角的 Karapandzic 技术修复模式图

该技术的要点在于在下唇缺损的一侧，皮肤切口的设计类似于经典扇形瓣，围绕口角做切口，其宽度相当于唇缺损的高度，切开皮肤皮下组织后，分离从口轮匝肌放射状发出的肌纤维。分离肌肉时，保留可能遇及的神经血管，除部分颊肌外，将其余全部肌肉离断，但大部分黏膜保持完整。将两瓣向中央推进、缝合，以重建下唇。

此术式将口轮匝肌和下唇唇红组织进行再分配，其优点是保留了完整的括约肌，维持了下唇的感觉和运动功能。由于该术式缩小了口唇，因而可切除的唇组织量受到限制，一般限于下唇 2/3 以内的缺损。当下唇癌未及口角，在缺损两侧尚留 1 指宽度的正常唇组织时，分离和保留神经血管在技术上相对容易一些。

神经血管化扇形瓣不能同时行唇红剔除术，主要病变附近的唇红区伴有明显非典型增生时，不宜应用此术式。

Karapandzic 技术在下唇实质性缺损中应用的不足之处包括：①小口畸形：严重的 2cm 以下的小口畸形是不可接受的。小口畸形影响固态食物的进食、义齿佩戴以及口腔卫生的保持。更重要的是，有两个重要的面部表情因张口受限而受影响——大笑和微笑。②环形瘢痕：Karapandzic 瓣造成的瘢痕横跨在双侧法令纹与颏唇沟之间，形成了一个很明显又不美观的环形。并且，对于2.5cm宽的皮瓣，鼻唇沟的瘢痕环绕了口角，造成鼻唇沟与口角的距离过宽。③口裂扭曲：缺损较大时，使用Karapandzic法重建的唇关闭较紧，导致在中央的部分向外突出时旋转皮瓣的周围组织被牵拉，造成鱼嘴样外观。

（七）局部皮瓣重建

尽管唇缺损的修复首选是邻位瓣和局部旋转推进瓣，但当缺损较大或伴有口周邻近其他组织缺损时，一些局部皮瓣也被用于该领域。其中最具代表性的是鼻唇沟瓣，它不但可被用于上、下唇缺损修复，而且最适合于唇的全层修复，特别是它可以带部分颊黏膜来修复唇红组织，特别适用于包含口角的大于2/3的全层唇组织缺损（图5-12）。应用该瓣修复下唇组织缺损的主要并发症是容易造成术后大口畸形和下唇向一侧偏斜（多见于单侧鼻唇沟瓣的应用病例），当然由于不可避免地将在鼻唇沟位置留有术后的瘢痕，因此对于年轻患者慎用。其他邻位瓣也可用于较大范围唇缺损修复，如颏下皮瓣（图5-13）、胸三角（图5-14）和胸大肌皮瓣被用于修补较大的下唇缺损。

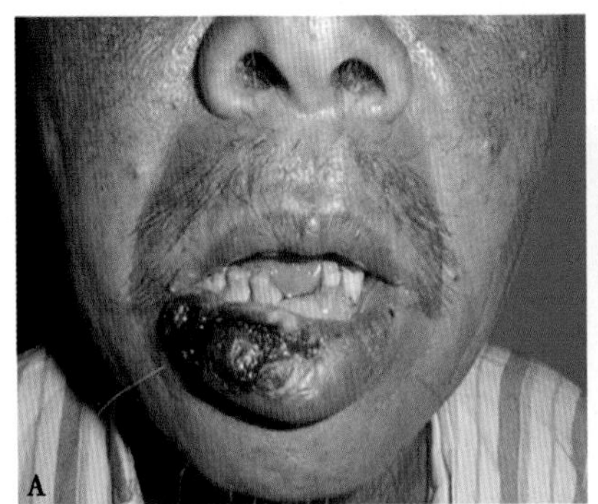

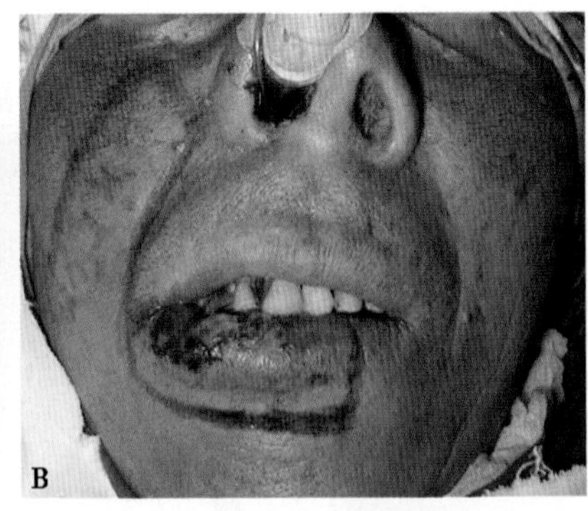

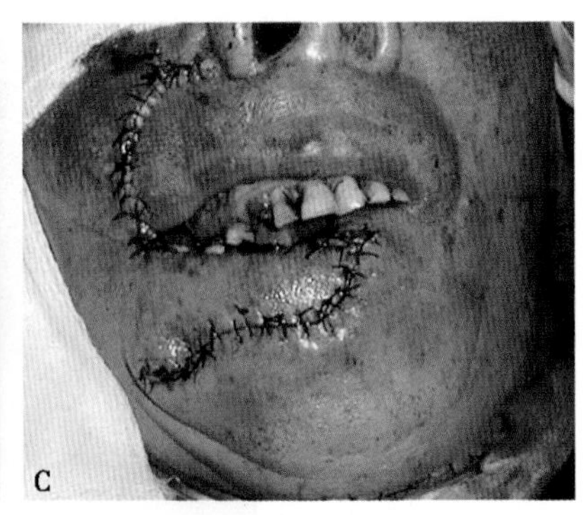

图5-12 下唇癌鼻唇沟瓣修复

A. 右下唇癌；B. 切除肿瘤，设计鼻唇沟瓣；C. 下唇缺损修复后。

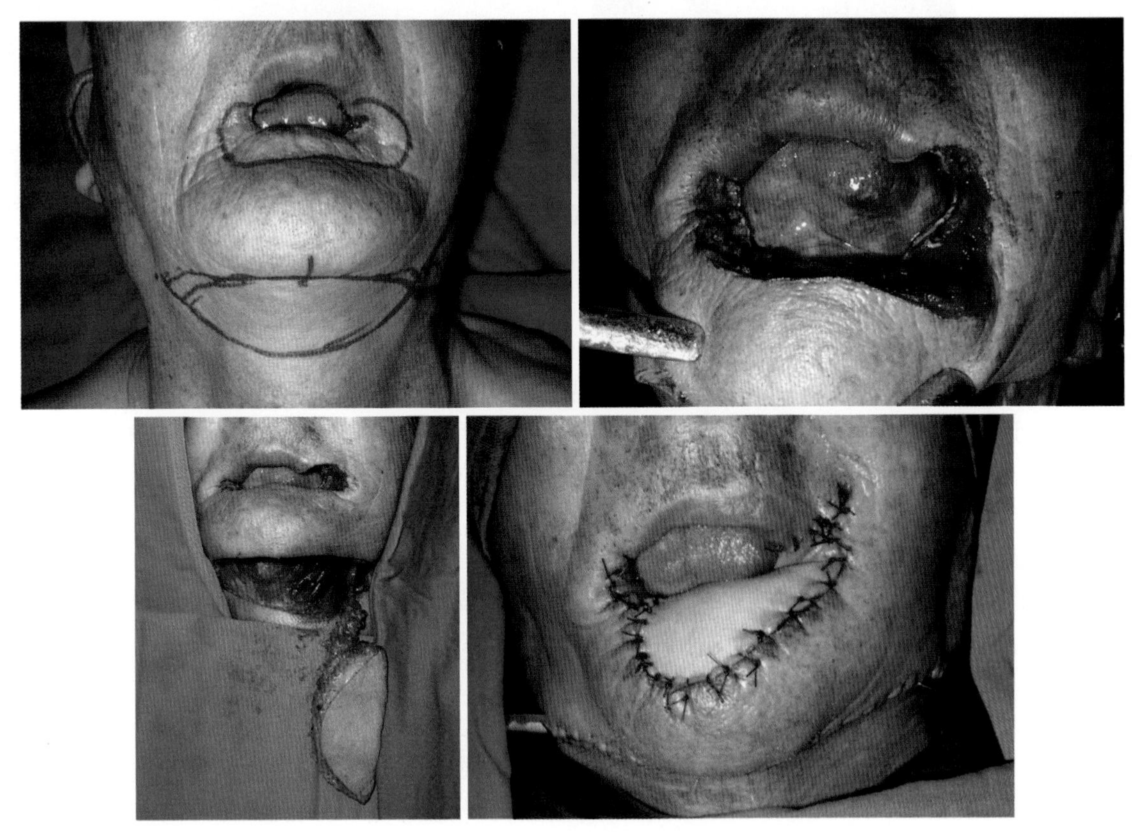

图5-13 下唇癌颏下皮瓣修复

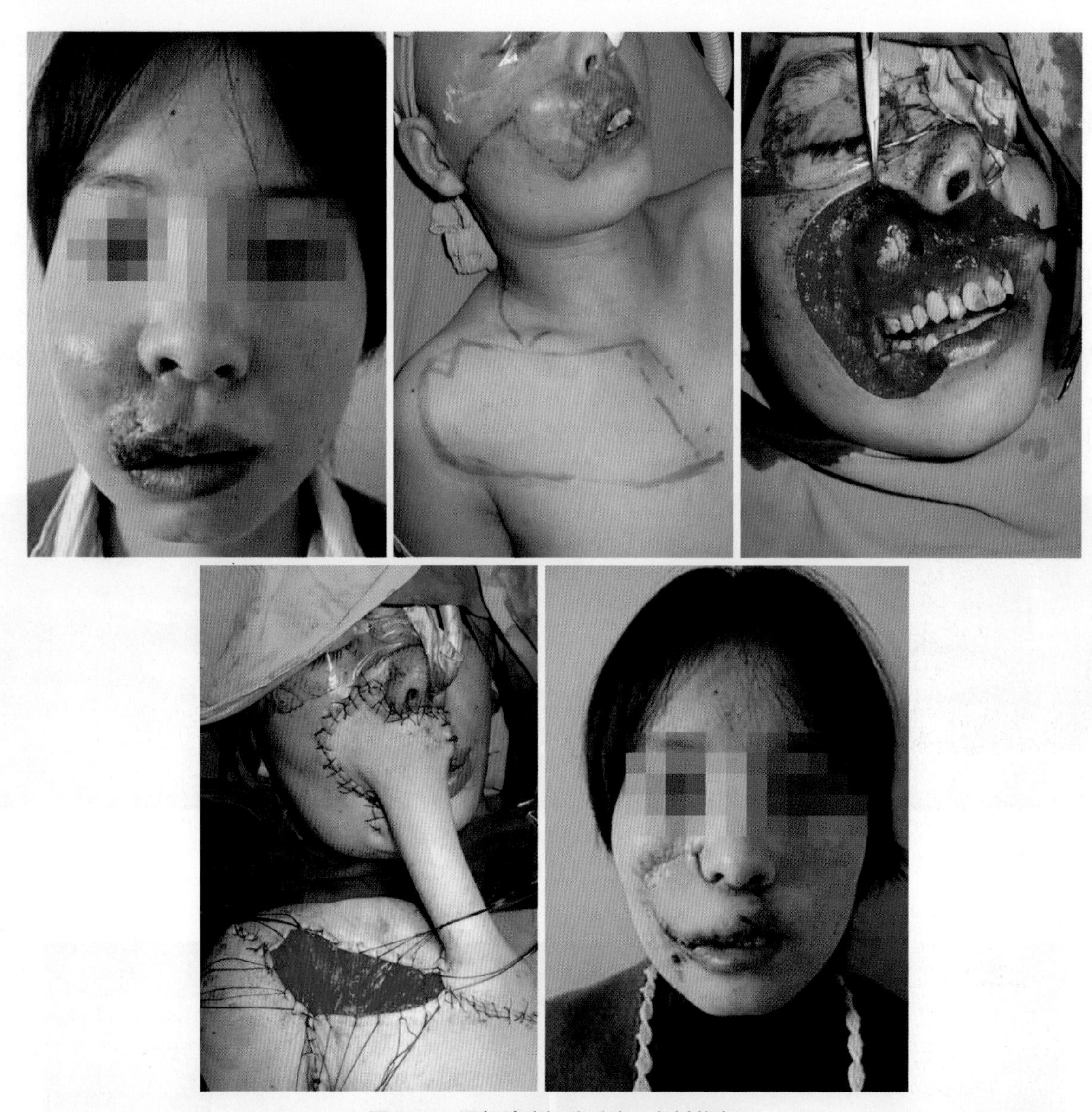

图 5-14 唇部肿瘤切除后胸三角瓣修复

（八）血管化游离皮瓣

近年来随着纤维外科技术的进步和发展，多种血管化游离皮瓣也被应用于较大范围的唇及口周相邻组织较大范围的缺损。例如可用于重建全唇缺损。重建大于 80% 并跨越了唇的边界、累及颊及颏部的全唇缺损时，对于上下唇次全切除或全切除进行修复时，最常使用前臂皮瓣及大腿前外侧皮瓣，上臂外侧皮瓣和肩胛皮瓣也有应用（图 5-15）。对血管化皮瓣以稳定的结构进行折叠和拉伸，尽量避免唇的移位。皮瓣缝合的折线应置于"唇红"- 皮肤交界处。

血管化皮瓣重建修复大型唇缺损是非动态性修复，皮瓣只起到堤坝的作用，因为其内的肌肉没有自发的运动因而无法完成括约肌的功能。从另一方面，血管化皮瓣的非动力性修复，对于静态和发声时的功能有一定作用，对于我们而言，使用血管化皮瓣进行非动态修复的下唇，患者可进行吸吮、咀嚼，并能在静息状态、说话和饮食时控制唾液。

下颌骨节段性缺损与唇颊复合缺损通常采用带小腿外侧皮瓣的腓骨复合瓣来完成修复，有时需要使用两个独立的游离皮瓣来完成修复。对于扩展到面颊部的缺损以及累及颊黏膜全层的缺损，使用更厚的皮瓣如大腿前外侧皮瓣，或肌皮瓣如腹直肌皮瓣、背阔肌皮瓣或胸大肌游离皮瓣等可以提供足够的组织量，以更好地修复颊部的外形以及颊、唇黏膜。

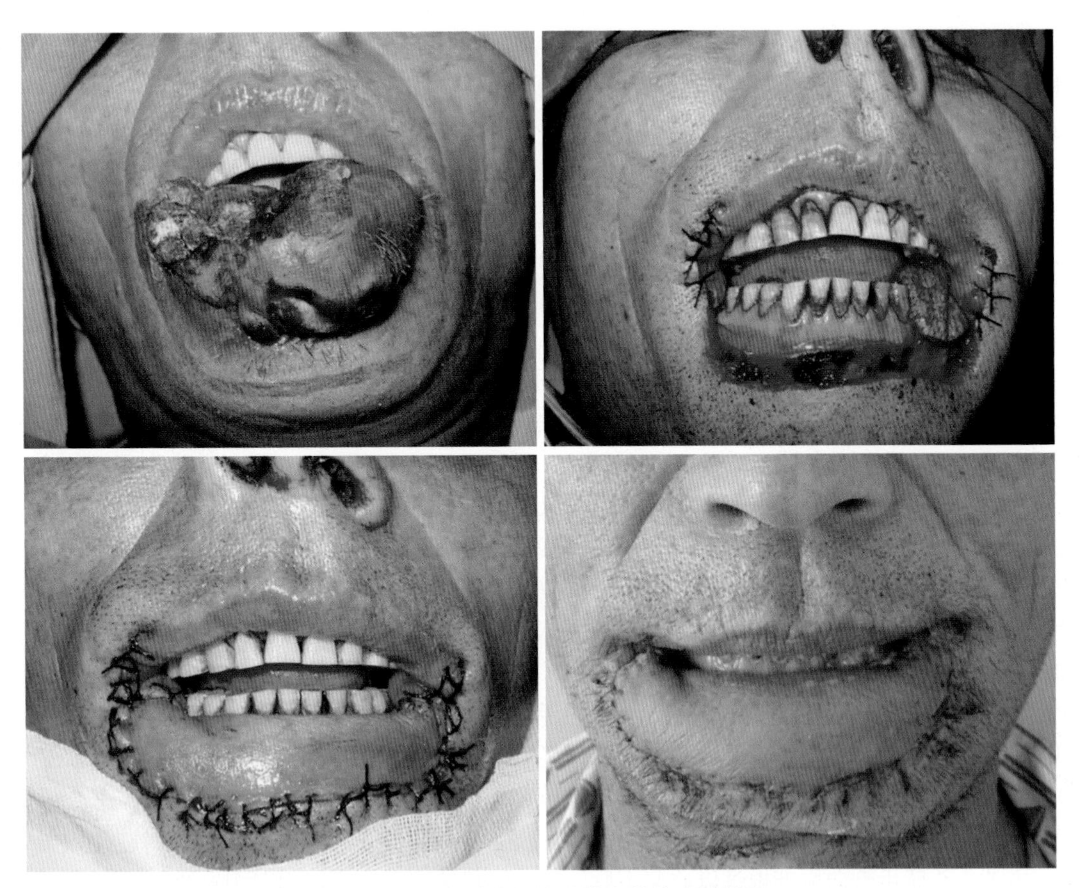

图 5-15 唇部肿瘤切除后游离前臂皮瓣修复

六、下唇缺损的修复与重建

（一）基本原则和方法的选择

下唇缺损重建的方法有很多，其基本原则是：①利用口角外侧颊部组织的旋转瓣，即扇形瓣修复。②扩大的 V 形切除后，V 形缺损两侧组织向中线推进。两种术式的共同特点是，利用口角外侧皮肤的松弛性及这些松弛组织向鼻唇区靠拢，既可以单侧应用，也可以用于双侧。

重建下唇缺损的方法较多，如经典的扇形瓣、神经血管化扇形瓣、McGregor 改良扇形瓣、滑行推进瓣等。可根据缺损的情况以及术者的经验和习惯加以选用。对于年轻的患者，如果可能的话，切口应当尽可能地小，并集中于唇的中部。Abbe 皮瓣更适于年轻人。年长的患者可能更能接受出现在鼻唇沟处较长的瘢痕或环绕口周的瘢痕。为完成修复，剩余的唇部结构可能会向中线或两侧拉伸 1～2cm。

唇红处的缺损，使用唇黏膜推进修复的技术效果非常好。

唇部伤口关闭需三层缝合，从黏膜层开始，到肌层，最后是皮肤。术前应使用蓝染来标记唇红与皮肤的交界。对于手术切除范围较大的患者，下颌缘支可能会被牺牲，我们建议应预先在可能造成面瘫的一侧切除一块全厚的楔形组织，以恢复其协调性。

范围小于 30% 的下唇全层缺损最适于使用 V 形或 W 形切除成形。对于 V 形缺损，尤其是位于中间的缺损，关闭伤口时瘢痕如不跨越颏部，会获得较满意的美观效果。对于矩形的缺损，需要沿颏唇沟切除单侧或双侧半新月形的皮肤来关闭伤口。对于缺损范围在 30%～50% 的下唇缺损，对于年老的患者可以直接拉拢缝合，也可使用 Schuchardt 或台阶式技术，尤其是患者较年轻时。下唇缺损 50%～80% 时，我们推荐使用台阶技术，结合或不结合上下唇交叉皮瓣。使用 Bernad 技术亦可以获得较好的功能和美观效果。

对于范围在 80%～90% 的较大缺损，当口角未受累及时，我们建议使用 Bernad 技术。在这种情况下使用 Karapandzic 瓣可能会提前造成严重的小口畸形。对于累及了一侧或双侧口角的范围在 90%～100% 的缺损，血管化游离皮瓣修复是必需的。

对于超过了唇的界限的大型缺损，需要进行更精细的重建。口角与上唇部分复合缺损更适于使用游离组织移植。扩展至一侧累及面颊的缺损，通常不能使用邻位皮瓣进行修复，需引用组织量更充足的皮瓣，如前所述，可以形成更好的结果。

对于下唇与下颌骨的复合型缺损，为了更好地修复骨组织和软组织，对这两者的重建需要分别考虑。

对于下唇和颏部的整体缺损，最佳的软组织重建是折叠游离皮瓣。桡侧前臂皮瓣对于下唇修复非常有利。

（二）唇红缺损的修复

在下唇组织缺损中，唇红缺损有其特殊性，所以这里单提出来，一般唇红组织缺损的种类可分两类：①唇红剔除术后的条状缺损，可以是单纯黏膜缺损，也可以是包括黏膜深面一定量口轮匝肌的复合性缺损。②节段性全厚唇组织缺损，包括唇黏膜、口轮匝肌及皮肤缺损，口轮匝肌的连续性中断。

无论是单纯唇红部黏膜缺损，还是全厚唇组织缺损，均涉及唇红组织缺损的重建，可用于重建的组织来源主要为唇内侧黏膜及舌黏膜。

（1）唇内侧黏膜：唇红剔除术后遗留的单纯唇红黏膜缺损，可用唇内侧黏膜向外推进，与皮肤侧切缘直接拉拢缝合后，形成新的唇红区加以修复，修复的效果较为理想。但当唇红黏膜深面的口轮匝肌也被部分切除时，下唇的缺损成为四方形。此时，采用唇内侧黏膜推进法则显组织量不足，而需采用舌黏膜修复。

（2）舌黏膜：采用有舌肌支持的舌黏膜瓣推进法，可较满意地修复下唇全长甚至包括口角的唇黏膜和口轮匝肌复合缺损。舌瓣的设计应与唇缺损的外形和长度相适应，由于舌组织缺乏真皮层，经受不起缝合时的张力。因此，舌瓣应包括黏膜和一定厚度的舌肌，后者的厚度及形态应与唇部组织缺损相匹配，形成弧形的唇红缘。

（3）舌瓣修复唇红缺损的注意事项：①在切开组织、掀起舌瓣以前，应在舌部画线作标志。舌黏膜切口的深度应达舌肌，厚约 1.5cm。沿舌边缘，即舌背与舌腹之间两侧，其长度与缺损长度相对应。如果缺损在下唇，切口上方的乳头状舌瓣向唇部推进以修复下唇缺损。如果缺损在上唇，则以同样方法，利用切口下方的光滑舌黏膜瓣修复缺损。②舌瓣掀起后将其缝到唇部的皮肤时，由于舌组织缺乏真皮层，韧性较差。因而，缝合时不可能像皮肤那样达到精确对合，穿过的舌组织应多一些，针距宽一些，以免撕裂。拆线的时间也要适当延长。③患者的下前牙切缘较锐利时，应适当调磨，使切缘光滑。如能制作殆垫，置放于上下颌之间，使患者维持开口状态，可预防舌瓣咬伤。④术后 2 周，需行舌瓣断蒂术。⑤重建的下唇唇红区可出现鳞屑，其原因是舌组织原来处于口内湿润的环境，转到唇部后转变为干燥的外环境，应注意勿将其误认为病变复发。可用润肤油膏涂抹，使鳞屑软化，随着时间延长，鳞屑可以减轻。这一点应向患者解释清楚，使其消除顾虑。

（三）癌前病变及早期浸润癌切除后修复

这些病变常采用唇红剔除术，从口轮匝肌表面切去唇红组织，用唇内侧黏膜推进法或舌瓣修复。即使是部分唇红的病变，亦应作从一侧口角至另一侧口角的全唇的唇红剔除，全层唇红修复不但操作简便，而且美观效果亦佳。

标准的唇红剔除术后，采用唇内侧黏膜瓣修复可达到预期效果。但当采用深层唇红剔除术时，唇红区缺损呈方形。如采用黏膜推进法修复，唇红区变窄，缺乏正常唇丰满的外形特征，效果不佳。而采用舌瓣修复，唇红区的丰满度可得到较满意的修复。

（四）浸润性癌

侵犯唇肌的癌瘤需作唇组织全层切除，包括癌周足够的正常唇组织，以彻底清除肿瘤。

七、上唇缺损的修复与重建

上唇修复与下唇修复的策略有着本质的不同。从某些方面来说，上唇修复要比下唇修复简单，因为相对于下唇重建而言，上唇重建不需要过多地考虑口腔封闭性以及重力对于口腔的影响。但是，上唇独有的解剖结构，如人中沟、人中嵴、唇峰、唇谷等又使得即便是很小的缺损也很难修复。鼻与上唇的交界又增加了上唇重建的难度，因为修复鼻与上唇交界处对于最终的美观效果非常关键。另一方面，鼻翼沟、鼻小柱以及鼻底与上唇的交界等形成的天然界限，也提供了掩饰瘢痕的可能性。

和下唇一样，对于上唇缺损的修复方法也需要根据缺损的程度进行选择。对于上唇缺损<30% 者，

理想的结果是进行楔形切除并直接拉拢缝合。在人中嵴上做切口可以掩饰瘢痕。位于上唇中央的缺损，可以在鼻翼两旁切除新月形的组织并向中央推进缝合。另一种重建位于中央的上唇缺损的办法是使用Abbe瓣旋转以模仿正常组织的界限。改善人中嵴的办法可以通过口轮匝肌的肌成形术，使肌肉成束从而升高了表面覆盖的皮肤。

上唇中央缺损累及鼻小柱时，颊部邻位瓣非常有效。使用鼻唇沟瓣替代了切除鼻翼旁皮肤，皮肤向中线推进，可重建双侧鼻小柱与上唇正中缺损。可以在其内放置软骨支柱以提供支撑、防止挛缩。这种方法明显可能增加上唇长度，可能需要二期手术纠正。

对于30%～50%的上唇缺损，推进瓣和/或Abbe瓣可以获得较好的效果。Abbe瓣的形态被设计成修复半侧唇部，使瘢痕可以藏于鼻唇沟以及唇鼻交界处。随着上唇缺损的增加，从下唇"借"来的组织可以使上下唇的组织量更平衡。另一种可选的修复方法是颊部推进瓣，但可能导致下唇过长。但是使用推进瓣与Abbe瓣相结合，可以很好地修复大型缺损。对于累及口角的缺损，可使用Estlander瓣。

上唇缺损50%～80%的情况，切除鼻翼旁皮肤、结合交叉瓣和推进瓣可以达到很好的修复效果。但是，对于缺损较大的男性患者，可以考虑使用前述的手术方法以带毛发的皮肤来替换整个结构。大部分使用头皮修复的上唇缺损，其内侧衬以独立的中厚皮片。使用折叠桡侧前臂皮瓣可以同时提供内外双层结构，在条件受到严重限制的情况下是一项可靠的技术。

在累及80%～100%上唇的亚缺损或全缺损的女性患者中，最好的选择是使用颊部皮肤，三角形切除正常皮肤，将颊部皮瓣向中线推进。这种方法可以获得最佳的美观效果，仅需要切除皮肤和皮下脂肪，瘢痕可以被自然皱纹线所掩盖。对于年轻患者或者接受过手术及术后放疗的患者，折叠桡侧前臂皮瓣可以提供较好的效果。

上唇缺损累及上颌骨前部时，需要骨组织与软组织的同时重建。在这种情况下，可以使用桡侧前臂骨皮瓣和腓骨复合组织瓣，同时提供骨性内部结构修复以及能与上唇皮肤相近的软组织。合适的骨量可用于支撑上唇以及鼻侧部，但无法保证可靠的种植支持的义齿修复。

八、常见并发症及处理

1. 小口畸形上下唇组织缺损范围较大，采用邻近组织转移修复后，常可造成小口畸形。一般可通过二期口角开大术加以修整。

2. 口裂不对称涉及口角的上下唇缺损，采用Abbe-Estlander等邻近组织转移修复后，可出现口裂的不对称畸形，亦可通过二期口角开大术加以调整。

3. 唇红缘不对称多由于缝合时，两侧唇组织定位不当所致。V形切除前，在其正常侧唇红缘作出标记，对位缝合时注意精确对位，大多可以避免。

4. 重建唇红组织感觉及运动功能低下唇组织缺损较大，采用扇形瓣等唇颊组织重建时，如将血管神经切断，则重建唇组织发硬，感觉迟钝，随着时间延长，这些症状可适当减轻。局部按摩，牵拉唇组织，可加速其感觉和运动功能的恢复。采用神经血管化扇形瓣，可避免或减轻这些症状。

5. 舌瓣撕裂舌瓣组织较脆，韧性较差。缝合不当、前牙咬伤或舌过度运动可能造成舌瓣撕裂。按照前述的"舌瓣修复唇红缺损的注意事项"，一般可以避免舌瓣撕裂的发生。

（蔡志刚 张 雷）

第三节 颊部缺损的修复与重建

一、颊部的解剖特点及功能

颊部的上界为颧骨下缘，下界为下颌骨下缘，前界为唇面沟，后界为咬肌前缘，总体呈现前薄后厚的外观。颊部由外向内依次为皮肤、皮下组织、颊筋膜、颊肌、黏膜下层和黏膜层，其中皮肤与外界相通，黏膜经口裂与外界相通。

1. 皮肤　颊部皮肤是表情肌的止点，表情肌的收缩牵动面部皮肤，呈现出丰富多彩的表情。颊部皮肤血运丰富，组织再生和抗感染能力强，利于创口愈合。皮肤由表皮层和富含纤维的真皮层组成。年轻人的皮肤真皮内富含胶原纤维和弹力纤维，使皮肤保持紧张度并具有一定弹性，呈现出饱满的外观。随着年龄的增长，皮肤逐渐呈现老龄化，即表皮萎缩、真皮胶原纤维断裂、弹性蛋白和真皮基质含量降低并被纤维组织替代，表现为表皮松弛和出现皱纹，在与肌肉运动垂直的方向上更为明显。特别是女性，进入围绝经期后雌激素水平的下降导致真皮进一步变薄、表皮不规整、脂肪萎缩。同时皮肤血供减少、表皮松弛、皮肤质地变得粗糙。此外，黑色素增多还会导致皮肤色素沉着。

2. 皮下组织　颊部皮下组织较面部其他部位发达。皮下脂肪是形成面部体积与轮廓的基础，其厚度和质地在不同个体之间以及同一个体的面部不同部位之间的差异很大。面颈部皮下脂肪 80% 位于面部，且被浅表肌肉腱膜系统（superficial musculoaponeurotic system，SMAS）分为浅、深两层。浅层皮下脂肪具有一定的保护作用，由细小的黄色脂肪小叶构成，并与其中的纤维隔相互交织，这些纤维隔连接 SMAS 与真皮层；深层脂肪位于肌肉组织之间或其周围，由较大的白色脂肪小叶组成，并由菲薄的纤维间隔构成疏松网状结构进行分隔。颊脂垫（buccal fat pad，又称 Bichat 脂肪垫）由一个主体部和颧突部、翼突部以及颞突部组成。其主体部位于咬肌的前缘，向深面延伸至上颌骨后方，并沿颊前庭向前扩展。腮腺导管及面神经颧支和颊支跨过颊脂垫的外侧面。颊脂垫具有丰富的血管丛，其血供来源于上颌动脉、颞浅动脉及面动脉的分支，因此可以制备成带蒂的轴型组织瓣用于修复后部的颊黏膜小型缺损。

腮腺导管、面神经和血管和穿行在颊部皮下组织中。这些重要结构依据其走行方向可分为横行组（面神经颧支、上颊支、腮腺导管、面神经下颊支和下颌缘支）和斜行组（面动脉及其后方伴行的面静脉）。腮腺导管（Stensen 管）长 4～6cm，直径 3～5mm，自腺体深部的前外侧缘向前与颧弓平行，在咬肌前缘转向深面，于上颌第三磨牙处穿过颊肌，在颊肌的口腔侧斜行向前，穿过颊黏膜开口于正对上颌第二磨牙颊侧的腮腺乳头，其体表投影为鼻翼与口角连线的中点至耳屏切迹的连线中 1/3。腮腺导管的这种结构特点能够防止当口腔内压力升高时空气被挤入腺体而形成腮腺气肿。

面神经上、下颊支常与腮腺导管走行方向一致，颊支之间或颊支与颧支之间在导管处发生吻合，且超过 90% 的情况位于导管表面。术中可首先在咬肌筋膜的浅表辨认出腮腺导管，再利用导管作为标志来定位面神经颊支。

面动脉经咬肌前缘，越过下颌下缘行向内眦，表面仅覆盖皮肤、浅筋膜和颈阔肌，术中在此处结扎该血管或利用该血管作为皮瓣的受区血管均比较方便。

3. 颊筋膜　颊筋膜为覆盖在颊肌表面的筋膜，其实质是颊咽筋膜的颊部，颊咽筋膜的咽部覆盖于咽上缩肌，颊咽筋膜在颊部及咽部之间增厚，形成翼下颌韧带，亦称颊咽肌缝，该韧带为翼内肌前缘的标志。大张口时，该韧带凸起于口腔表面形成翼下颌皱襞。

4. 颊肌　颊肌为颊部唯一的肌肉，呈四边形，起自翼下颌韧带及上下颌磨牙牙槽骨外面，肌纤维向前加入口轮匝肌，止于口角，上下唇和颊部的皮下，腮腺导管由此肌穿过。颊肌的主要功能是牵拉口角向后，使颊部更加接近于上下牙列，有助于咀嚼和吮吸。当口腔充满气体而颊部膨胀时，颊肌的收缩还可以将气体驱出口外。

5. 黏膜下层　颊部黏膜下层较厚，有较多的小唾液腺，称之为颊腺。

6. 黏膜层　颊黏膜属于被覆黏膜，其表面平滑，粉红色，无角化。颊黏膜借黏膜下层附着于颊肌，使其产生适度的张力，从而保持黏膜表面平整，以避免在咀嚼运动时受到咬合创伤。在口角后方的颊黏膜咬合线区，有时出现轻微角化，称之为颊白线。颊黏膜有时可出现成簇的粟粒状淡黄色小颗粒，为异位迷脂腺，又称福代斯班。颊黏膜上平对上颌第二磨牙牙冠的部分有一重要的解剖标志，称之为腮腺导管口，腮腺由此开口。

7. 颊的血供、淋巴回流及神经支配　颊部血供主要来自面动脉、眶下动脉和面横动脉，它们之间存在丰富的吻合支，切断其中任何一支均不会影响该区血液的供应。面静脉是颊部的主要回流静脉，颊部淋巴管则主要注入下颌下淋巴结。神经支配方面，颊长神经出颞下窝后，在咬合平面水平越过下颌升支前缘，穿过颊肌，支配颊黏膜、牙龈和前庭黏膜的感觉，余下的神经纤维继续向前支配面颊部皮肤感觉。颊肌的运动则由面神经颊支支配。

二、颊部缺损的分类

颊部具有特殊的双面结构，外面被覆皮肤，内面为不角化的颊黏膜。颊部缺损目前尚缺乏明确且公认的分类标准，按照缺损深度，可大致分为以下 3 种：颊部皮肤侧缺损、颊黏膜侧缺损及颊部洞穿性缺损。

（一）颊部皮肤侧缺损

颊部皮肤侧缺损是颊部皮肤的完整性破坏和缺失，口腔颊黏膜尚完整。颊部皮肤是面部重要的组成部分。面部的解剖标志、突出部位、轮廓和色度对比使面部可人为分为若干个区域，这些分隔开的小区域叫作局部亚单位或形态亚单位。局部亚单位理论在面部修复与重建中非常重要，比如在外科手术时，就可以根据皮肤纹理、皱纹、头发的特点，尽可能将瘢痕隐藏在面部单位和亚单位的交界处，视觉上给人以接近正常的感觉，这样的感知心理学有助于美学修复原则的形成，并可帮助外科医师成功地对面部进行重塑。

从美学的角度，Cabrera 等提出了广为接受的颊部美学亚单位的划分方法，即将颊部皮肤分成 3 个相互重叠的区域（图 5-16），并按部位将颊部皮肤缺损进行相应的分类。

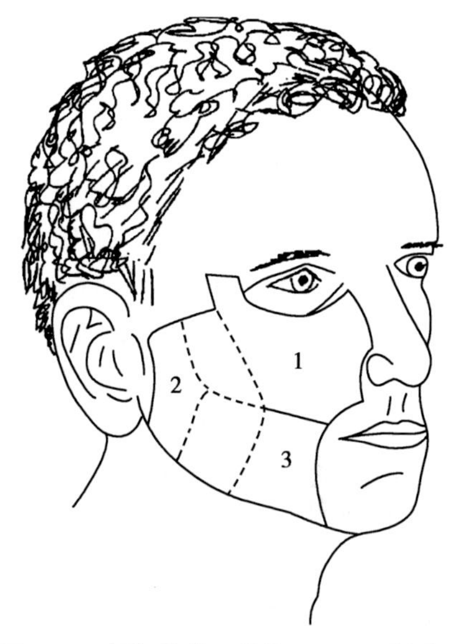

图 5-16　颊部美学亚单位 Cabrera 划分法
1. 眶下区；2. 耳前区；3. 颊下颌区。

（1）眶下区：前界为鼻唇沟，下界为下龈沟，上界为眶下缘，后界为鬓角前缘。该区域的缺损不适用于皮片移植关闭创面，用菱形瓣、圆形瓣或者双叶瓣会取得较好的修复效果。此外，颈面部皮瓣或者从外侧转移的组织瓣可用于该区大面积的组织缺损。

（2）耳前区：从面颊的螺旋状交界处（helical junction）穿过鬓角，与眶下区在颧突处重叠。这个区域包括腮腺 - 咬肌筋膜上的组织，向下延伸到下颌角和下颌缘。除了前面列出的局部皮瓣外，如颈面部皮瓣、胸三角皮瓣和胸大肌皮瓣等可能有利于该部位的缺损重建。

（3）颊下颌区：该区域从颊中部的垂直分界线向下延伸至下颌缘，从口角向上延伸至颊中部的水平分界线。颊下颌区的重建必须考虑到重要的邻近结构，如口角、鼻翼和鼻唇沟。简单的皮瓣，如转位皮瓣、W 形皮瓣或 Z 形皮瓣在这里可能是最有用的。

与之类似，Douglas 等提出利用一条假想的纵线（Z 线，从外眦向下直至下颌缘），将颊部皮肤分为 3 个重叠的美学亚单位：1 区（眶下和口周内侧颊部）；2 区（颞区 / 耳前区）；3 区（颊部中心区）。瘢痕位于 Z 线前方时更易被察觉，因此应尽可能将手术切口设计在 Z 线后方（图 5-17）。

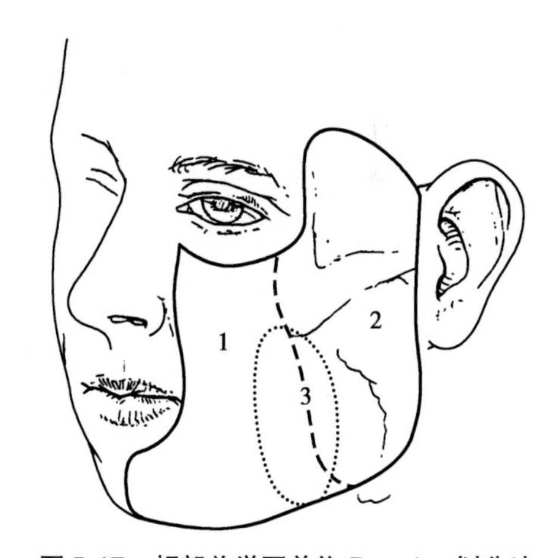

图 5-17　颊部美学亚单位 Douglas 划分法
1. 眶下和口周内侧颊部；2. 颞区 / 耳前区；3. 颊部中心区。

（二）颊黏膜侧缺损

颊黏膜侧缺损是颊黏膜的完整性破坏和组织缺失，而皮肤侧保持完整。若以咬合线为界，颊黏膜可分为上下两个区域，其中上颊部平对上颌第二磨牙颊侧的部位有腮腺导管的开口；若以上颌第一磨牙为界，颊部可分为较薄的前颊部和较厚的厚颊部。前颊部靠近口角，且参与微笑、吸吮等面部功能运动，活动度较后颊更大，因此进行前颊黏膜缺损修复时，为了维持口角的形态和口腔容积，并尽可能保存颊部的活动功能，适宜采用质地柔软且厚度较薄的皮瓣，较小的缺损可采用鼻唇沟皮瓣、颏下动脉穿支皮瓣等局部皮瓣，中等或较大的缺损则宜使用前臂皮瓣等游离皮瓣进行修复。对于后颊部黏膜的缺损，若不进行修复，瘢痕愈合产生的纤维条索可能会造成张口受限，小范围的缺损可采用颊脂垫瓣进行简单的覆盖；若缺损较深，如后颊癌切除后往往伴随颊脂垫的摘除和较多肌肉缺损，远期（尤其是放疗后）容易在面部颧弓下方出现明显的凹陷，此时推荐采用嵌合肌肉或脂肪的股前外侧穿支皮瓣，皮肤修复口内黏膜缺损，所携带肌肉瓣或脂肪瓣用于填充后颊部空腔，可有效改善远期外观。

（三）颊部洞穿性缺损

颊部洞穿性缺损是指缺损贯通颊部皮肤和黏膜，累及颊部全层。分叶形式的股前外侧穿支皮瓣是洞穿性缺损的主要修复方法；若穿支存在变异，受穿支数目限制无法制备成分叶形式，可考虑去除部分皮瓣表皮并将皮瓣折叠瓦合用于修复缺损。同样，可根据缺损容积大小，必要时携带肌肉瓣或脂肪瓣用于填充后颊部空腔以改善面部外形。

三、颊部缺损修复与重建的目标

面颊部不仅具有重要的生理功能，也是人体最显著的体表部位之一，其外观与功能的正常与否直接影响人们的心理健康及生活质量。因此在进行颊部缺损重建的时候，应该始终围绕如何让患者获得更加理想的功能和美学效果这一中心目标，根据缺损的部位、大小、深度来选择合适的修复手段。

（一）颊部外形的恢复

颊部与周围器官的交汇处存在许多天然的生理皱褶，并且随着年龄增大而更加明显，如眶下区，鼻旁等。在颊部缺损重建中，可以将切口或皮瓣缝合设计在这些皱褶处。

颊部总体呈现前薄后厚的外观，因此，在进行修复与重建时，应当考虑到前后颊部的这种差异。前颊缺损时，可采用组织较薄的前臂皮瓣，如采用皮下脂肪较厚的股前外侧穿支皮瓣进行修复，则会使前颊部显得十分臃肿而影响外观，当然，如对皮瓣进行修薄处理也可获得较为满意的效果。后颊部缺损特别是同时切除了咬肌、下颌支甚至腮腺时，则需要较大的组织量来填塞空腔，此时可采用携带肌肉瓣或脂肪瓣的嵌合股前外侧穿支皮瓣进行修复。

颊部所包含的肌肉和韧带如能获得解剖重建可以达到更为理想的修复效果。口轮匝肌、眼轮匝肌等尽量予以对位缝合。当缺损累及口角时，如何形成一个锐利的口角形态有时是非常困难的。此时尽量不要选用折叠式皮瓣来修复，而应选用分叶式穿支皮瓣，必要时还需进行修薄处理。唇红的缺损可利用剩余唇红组织的弹性制作弹性唇红瓣进行修复，也可将剩余上下唇组织相对缝合，重建口裂唇红组织的完整性，遗留的小口畸形二期再行口角开大术。

（二）颊部功能的重建

就颊部功能重建而言，最为重要的是张口度的恢复。尤其是当前颊缺损时，如重建效果不佳，会引起严重的张口困难甚至是完全不能张口。在术中，当皮瓣就位后应采用开口器将患者的张口度开至最大，在此前提下进行缝合。当上下颌骨牙槽突同时被切除时，所需皮瓣的大小往往比预计的可能要大，这一点在制备皮瓣前就要有充分的考虑。对于多余的皮瓣，不要盲目自信地过早剪除，而应采用边缝合边修整的方式。当有皮瓣多余时，可采用在皮瓣上附加切口的方式进行调整，尽量使皮瓣修复后平坦而不臃肿。

修复后是否能够形成良好的前庭沟对于颊部功能的重建同样具有重要意义。在缝合时，要尽量将皮瓣沿着前庭沟的形态与剩余黏膜进行对位缝合。

颊部恶性肿瘤根治时，如面神经分支未被肿瘤侵犯则应予以保留。因肿瘤根治需要，如颊部洞穿性切除时，面神经势必已被牺牲掉而导致上下唇肌的运动功能障碍。此时进行重建时，皮肤侧皮瓣可稍稍小于实际缺损范围，从而依靠缝合后的张力来矫正面神经切除后引起的上下唇歪斜。

四、颊部缺损修复与重建的方法

在进行颊部缺损的重建时，应充分考虑患者的全身情况，根据缺损的类型、大小、形状、周围组织弹性等选择合适的修复方法。无论是何种重建方式，都应该遵循功能和美学相统一的目标。任何切口都会留有不同程度的瘢痕和挛缩，因此术前在设计切口线时，应考虑到瘢痕对邻近面部结构的影响，避免造成下睑外翻和口角、鼻翼的移位。皮肤切口应尽量设计在面部单位和亚单位的交界处，并沿皮肤张力线设计，以达到的减少瘢痕目的。颊黏膜侧的修复应力求皮瓣平整，并保证术后张口度。此外，供区的选择则应排除创伤、放射性损伤等影响组织移动性和血供的因素。目前比较常用的修复方式简述如下。

（一）二期愈合

最简单的修复方式，即暴露的创面不做上皮覆盖或拉拢缝合。二期愈合的过程包括创口挛缩、再上皮化以及瘢痕形成3个过程。创面由肉芽组织机化充填，并最终形成瘢痕组织。颊部尤其是后颊的缺损，若未得到妥当的修复，不仅会对面部美观造成较大的后遗损害，远期还会造成不同程度的张口受限。因此，不可作为首选修复与重建方法，仅当医疗条件受限时才可考虑。

（二）直接缝合

对于颊部皮肤侧的缺损，如果缺损面积较小，直接缝合是比较理想的修复方法，尤其是当切口设计在皮肤张力线内时，可获得较为满意的效果。在缝合前减张时可选择在SMAS浅层潜行分离，也可以仅在皮下分离。前者系Pontes提出用SMAS折叠术修复中型（1～3cm）到大型（>3cm）颊部缺损的方法，即在关闭创面时于SMAS浅面广泛游离，其后将SMAS折叠并缝合，目的是将缝合张力转移到深部的筋膜层，减小表层皮肤的切口张力，进而减少瘢痕形成和组织塌陷。这项技术不仅可用于直接缝合，还可与局部皮瓣以及皮片移植相结合。当折叠少于1cm时，不会造成明显的面部不对称，但可能造成深部面神经的损伤。无论选择哪种方法都应注意的是，缺损拉拢后往往会形成“猫耳”畸形，因此，可以将切口设计成梭形，从而避免这种情况的发生。而对于口内颊黏膜的缺损，当缺损范围很小、相对表浅且颊黏膜弹性正常时，可考虑选择直接拉拢缝合，配合术后张口训练，也能达到较为满意的修复效果。

（三）皮片移植

游离皮片修复收缩明显，远期常见色素沉着，边缘呈补丁样改变，严重影响美观，目前主要用于口腔黏膜组织表浅缺损的修复。近年来，利用可吸收脱细胞真皮生物膜修复小范围颊部缺损也有较多临床应用报道。脱细胞真皮生物膜是采用生物工程学技术，将哺乳动物的皮肤组织经一系列处理后，去除了可诱发宿主免疫排斥反应的细胞成分，而保留了真皮层原有的三维空间结构，可为细胞生长和快速血管化提供良好的环境和生物支架，具有调节、引导细胞长入、促进血管化和上皮形成的功能。

（四）随意皮瓣

随意皮瓣利用的是邻近缺损区的皮肤，其颜色及质地与受区相近，符合“相似代替”原则。但蒂部不包含知名血管，为保证皮瓣远端的血供，长宽比例和转移距离均受到限制，仅适用于颊部小型缺损的修复（表5-1）。

表5-1 随意皮瓣的分类及应用要点

分类	应用要点	具体方法举例
移位皮瓣	1. Z形皮肤切口形成两个相对的三角形皮瓣，彼此交换位置后缝合 2. 可根据治疗需要做多个附加切口 3. 衍生出较多的变异类型	单一Z成形术：恢复错位的组织器官（如鼻腔、外耳道的环形狭窄、小口畸形开大等） 连续多Z成形术、W成形术：狭长形的索状瘢痕挛缩，或长切口的闭合（预防术后瘢痕挛缩）
滑行皮瓣	1. 局部有相对过剩或弹性良好的皮肤 2. 在蒂部辅以Burow三角切除可增加滑行距离及避免“猫耳”畸形 3. 注意蒂部的宽度及推进的距离以确保皮瓣远端血运	A-T皮瓣：适用于鼻翼沟及唇红缘处缺损的修复，可借助红白唇交界线隐藏附加切口线 V-Y推进皮瓣：适用于鼻唇沟、上唇区及眶下区缺损。修复眶下区缺损时，应适量扩大皮瓣的切取面积以防止出现下睑外翻
旋转皮瓣	1. 皮瓣旋转时会损失一定的长度，故其设计长度应略大于旋转点至创面最远点的长度 2. 附加切口隐藏在鼻唇沟或颌下区	扇形皮瓣：外弧的长度是创面宽度的4倍以上，具体根据局部皮肤的弹性和松动性来决定

（五）轴型皮瓣

轴型皮瓣蒂部包含有知名血管，只要在该血管的长轴内设计皮瓣，一般可不受长宽比例限制，皮瓣设计更为自由。蒂部血管经初步裸化后，皮瓣即可在血管蒂长度范围内进行随意地转位，其摆放亦更为自由。在口腔颌面外科领域，胸三角皮瓣及胸大肌皮瓣等是目前应用较多的轴型皮瓣。

近年来，穿支皮瓣理念的引入催生了带蒂穿支皮瓣，包括颏下动脉穿支皮瓣、甲状腺上动脉穿支皮瓣、面动脉穿支皮瓣、胸肩峰动脉穿支皮瓣和胸廓内动脉穿支皮瓣等。该类皮瓣邻近缺损，皮瓣颜色与受区匹配且厚度适中，不产生第二术区。由于彻底裸化了穿支血管，不携带深筋膜，不但减小供区损伤，且对于恶性肿瘤患者而言，大大降低了皮瓣携带转移淋巴结至受区的风险。

（六）游离皮瓣

20 世纪 80 年代后期显微外科的发展，快速带动了游离皮瓣的普及，并逐渐成为当今修复与重建领域的主流手术方式。1989 年 Koshima 提出了穿支皮瓣的概念，以穿支形式供血的游离皮瓣在传统穿支皮瓣的基础上更加微创、美观、个性化。目前，颊部缺损常用的游离皮瓣包括股前外侧穿支皮瓣、腹壁下动脉穿支皮瓣、桡侧副动脉穿支皮瓣、腓肠内侧动脉穿支皮瓣等。

（1）股前外侧穿支皮瓣：旋股外侧动脉降支（或横支）为其主要供血动脉，是运用最为广泛的游离穿支皮瓣。不仅如此，该皮瓣可根据缺损制备成多种特殊形式的穿支皮瓣：①修复后颊部的大型复合缺损时，可制备成携带皮肤、部分股外侧肌、阔筋膜或皮下脂肪等的嵌合形式；②缺损位于前颊部时，可对皮瓣进行显微修薄，避免皮瓣臃肿，保持口角形态；③对于复杂洞穿性缺损，可以同时解剖多个穿支，制备成分叶多皮岛形式，同时修复口内外缺损或是多区域缺损。此外，还可吻合股前外侧皮神经，制备成感觉皮瓣。

（2）腹壁下动脉穿支皮瓣：以腹壁下动脉穿支供血，穿支数目多，解剖恒定，血管蒂较长，血管口径大，能够制备成联体、嵌合、分叶等多种特殊形式。对于大型深在的缺损，如在复发性颊癌广泛洞穿切除时，下腹部可提供大量皮肤和脂肪用于充填死腔，能够达到满意的修复效果。

（3）桡侧副动脉穿支皮瓣：供血动脉为桡侧副动脉后支，其解剖恒定，皮瓣质地薄而有弹性，携带感觉神经，可制备分叶及嵌合形式。上臂外侧皮瓣供区隐蔽，并且桡侧副动脉非上肢主要供血动脉，切取后对供区影响小。但由于上臂与颊部邻近，在恶性肿瘤根治术中无法双组同时进行手术。

（4）腓肠内侧动脉穿支皮瓣：以腓肠动脉内侧穿支为蒂，皮瓣厚度薄，国人中此区域毛发较少，美观性好，组织量大可携带阔筋膜和肌肉，能够折叠或分叶供复杂缺损重建，供区宽度小于 5cm 时能直接拉拢缝合，对供区功能影响小。然而穿支血管的解剖学变异及精细的剥离技术是腓肠动脉穿支皮瓣不能被广泛应用的限制性因素。

【典型病例】

病例 1：患者中年男性，左颊高分化鳞癌（T3N1M0），行左颊颌颈联合根治并分叶嵌合股前外侧穿支皮瓣修复，术后辅助放疗 60Gy（图 5-18）。

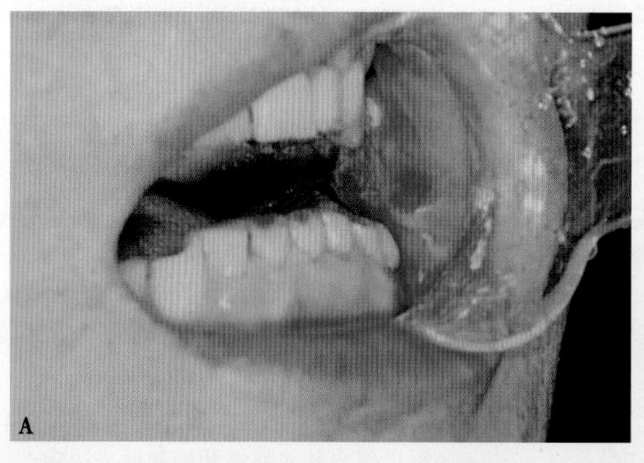
A

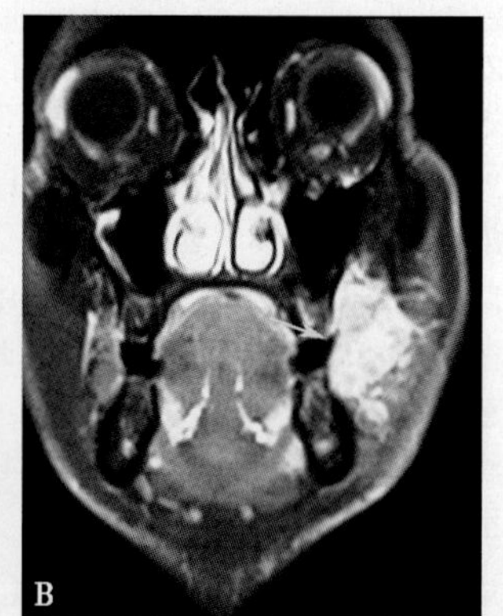
B

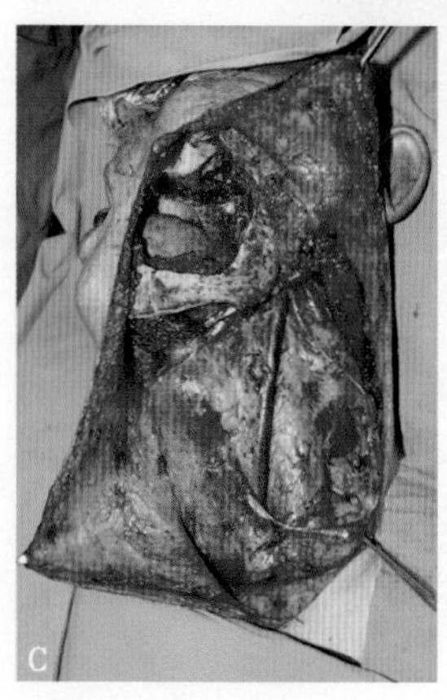
C

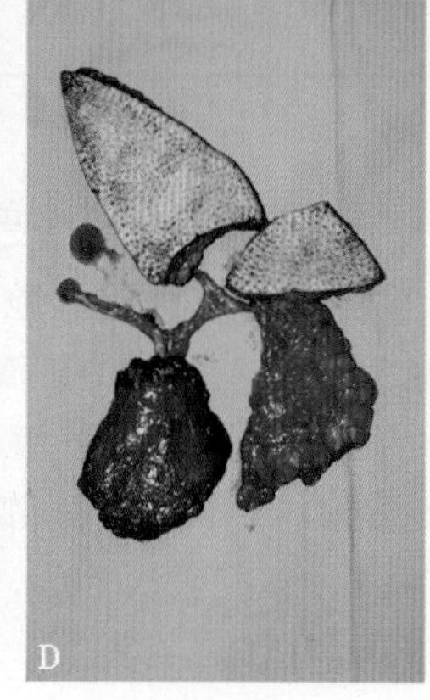
D

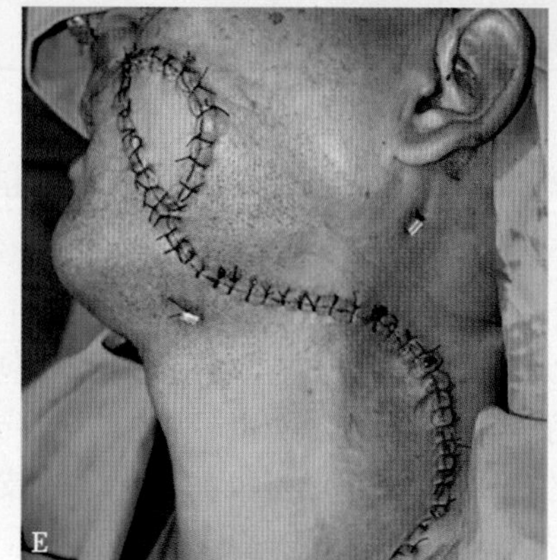
E

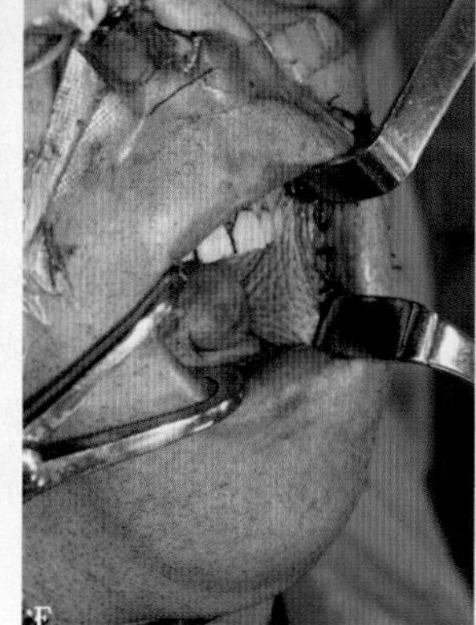
F

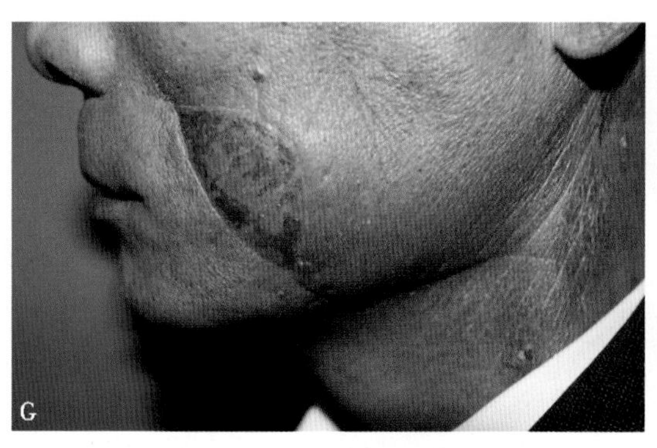

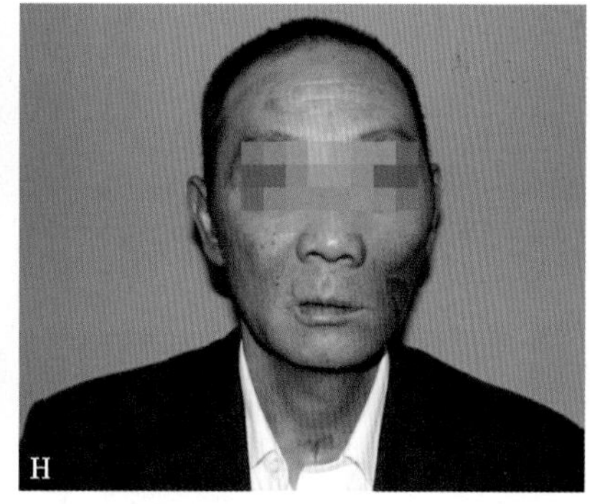

图 5-18　分叶嵌合股前外侧穿支皮瓣修复颊癌根治术后洞穿缺损

A. 口内原发病灶；B. 术前 MRI 影像；C. 颊颌颈联合根治术后创面；D. 分叶嵌合穿支皮瓣；E. 修复后侧面观；F. 修复后口内观；G. 术后放疗后 2 个月颊部局部观；H. 术后放疗后 2 个月正面观。

病例 2：患者中年男性，右颊癌多次术后复发并下颌下淋巴结转移。再次行左颊颌颈联合根治术后，采用双侧腹壁下动脉联体穿支皮瓣及分叶嵌合股前外侧穿支皮瓣修复面颊部大型复杂缺损（图 5-19）。

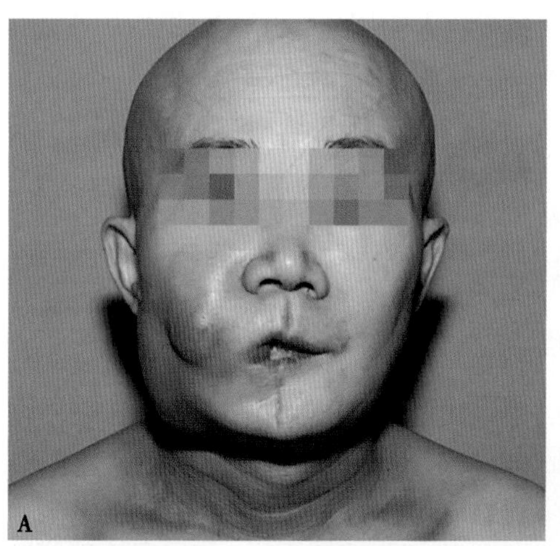

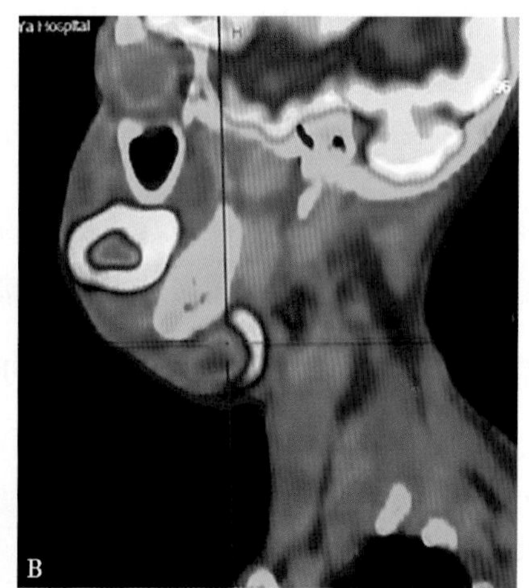

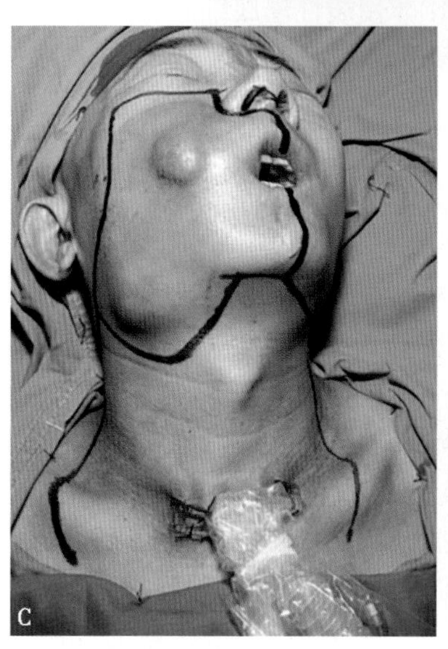

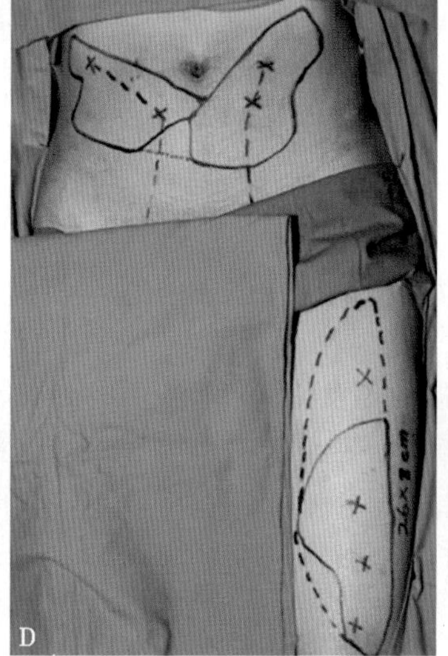

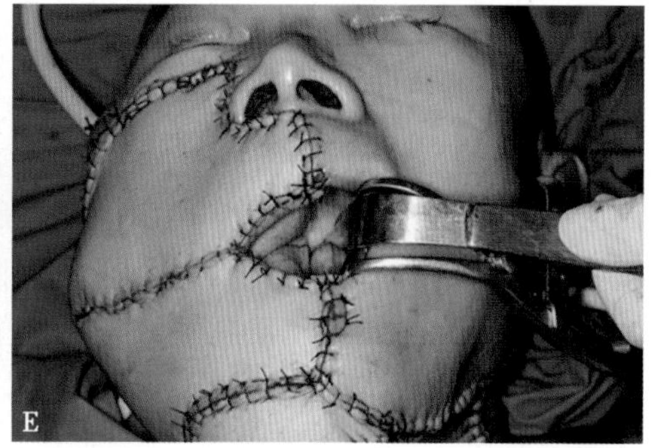

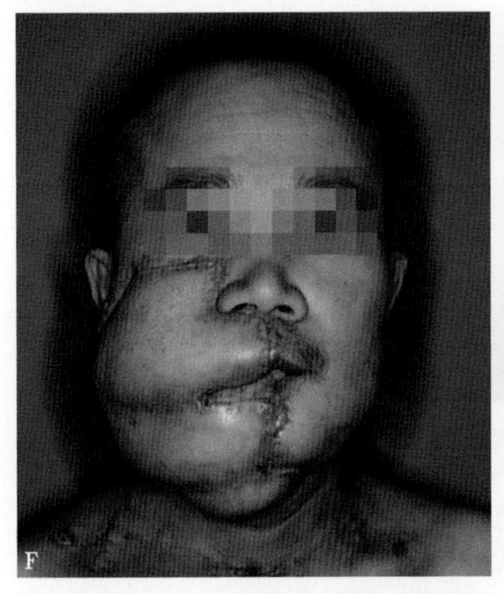
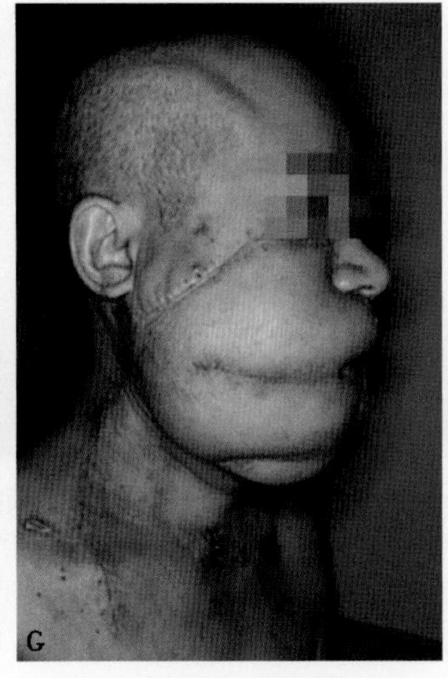
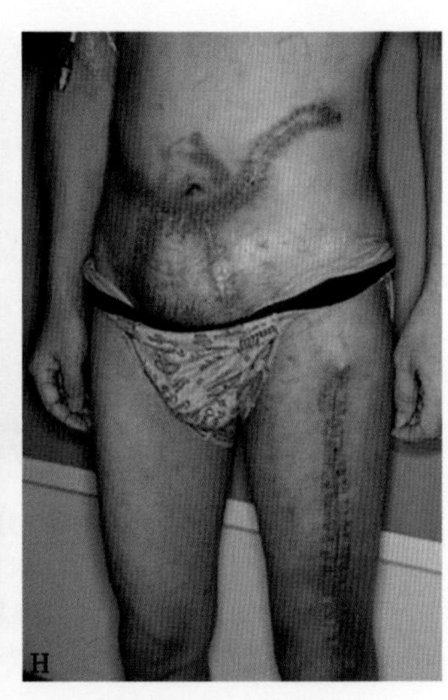

图 5-19 双侧腹壁下动脉联体穿支皮瓣及分叶嵌合股前外侧穿支皮瓣修复面颊部大型复杂缺损

A. 患者术前正面观；B. 术前 PET-CT 影像；C. 原发灶切除范围；D. 皮瓣设计；E. 缝合后口内外观；F. 术后正面观；G. 术后侧面观；H. 供区直接闭合，无须植皮。

（5）扩张皮瓣：指应用内置或外置的扩张装置扩张病损周围正常皮肤，数周后将扩张的额外皮肤制备成推进瓣或带蒂瓣，对于颊部大面积浅表缺损修复有较大的用途。皮肤软组织扩张器的使用，使病变周围的正常皮肤得到充分利用，术后皮瓣颜色、质地、厚度与周围正常皮肤更接近。同时还可降低供区损伤，易被患者接受。缺点是皮肤扩张术需 2 次手术，中间有较长的扩张注水过程，限制了这一技术在肿瘤患者中的应用。

（6）预构皮瓣：其概念已在之前章节介绍过，故不再赘述。预构皮瓣技术结合皮肤软组织扩张术，可以提供更多的皮瓣面积，有利于供瓣区的关闭。缺点在于手术需多次完成，创伤大，在颊部较少运用。

五、颊部缺损常见病因及修复与重建的原则

1. 颊部缺损常见病因　烧伤、创伤及肿瘤切除手术均可导致颊部缺损，其中以颊恶性肿瘤根治术引起的缺损最为常见。颊恶性肿瘤的病理类型主要是鳞癌，长期咀嚼槟榔、吸烟、酗酒为其危险因素。

2. 颊部恶性肿瘤的切除原则

（1）颊部皮肤恶性肿瘤：颊部不同病理类型的恶性肿瘤切除范围不同：非侵袭性基底细胞癌要求至少切除肿瘤周围 3～5mm 正常组织，硬斑病样型基底细胞癌需切除 7mm；鳞状细胞癌要求 5～10mm 切缘；原位恶性黑色素瘤要求 0.5cm 以上切缘，深度 1mm 的肿瘤要求 1cm 切缘，深度 1～4mm 的肿瘤要求 2cm 切缘，4mm 以上深度的肿瘤要求 3cm 切缘。

（2）颊黏膜恶性肿瘤：颊黏膜恶性肿瘤多为鳞癌，术前应根据病史、体格检查及影像学资料详细了解肿瘤的位置及其浸润范围，制订手术方案。

颊癌早期表现为不规则的黏膜肿块，其切除方案依据肿瘤浸润范围及深度而定。要求术中充分暴露肿瘤边界，原发灶切缘呈阴性。早期且位于前颊部或颊部中份的肿瘤可经口内切除，晚期肿瘤需经口外入路行颊颌颈联合根治术，此法亦适用于张口受限和 / 或肿瘤位于颊后份的患者。

颊癌的安全切缘一般为 1.5～2cm。颊间隙解剖边界不清，难以获得清晰的手术边界，即使是肿瘤早期也可能会有微小病灶沿颊肌侵袭至颊脂垫及颊间隙，因此颊癌切除深度通常以颊肌是否受累来决定。对于颊癌仅累及颊黏膜及黏膜下层的患者，可行包括颊肌在内的原发灶扩大切除以获得较深切缘。若颊癌已累及颊肌及皮肤浅筋膜，应行颊部洞穿切除。若颊部皮肤已受累，切缘应扩大至肿瘤边界外 2～3cm 正常皮肤。

颊癌常累及腮腺导管，术中应逆行解剖至安全范围，将受累腮腺导管连同原发灶一起切除，并行腮腺导管改道或重建术。若肿瘤沿腮腺导管浸润至腮腺，则应行腮腺切除术。浸润较深的颊癌会侵及颊脂

垫，需将颊脂垫完整切除以达到切缘阴性的目的。

当颊癌累及上下龈颊沟时，常侵犯上下颌牙槽骨，需行颌骨部分切除术。原发灶较大或软组织浸润较深的肿瘤更易侵犯颌骨，对于颌骨受累严重的患者应扩大颌骨切除范围，行节段性下颌骨切除甚至半侧下颌骨切除术。磨牙后垫及翼下颌韧带若受累，应将翼下颌韧带及下颌支前部一并切除。颊部后份及磨牙后垫毗邻下颌支、翼内肌、咬肌，肿瘤可沿此解剖结构扩散至咬肌间隙、颞下窝、翼突上颌缝、颧后区、上颌结节区等术中视野暴露欠佳部位，术中应充分显露，重点切除，通过广泛的组织切除达到肿瘤切缘阴性的目的。

颊癌通常由颊部黏膜的癌前病变（如白斑、扁平苔藓、口腔黏膜下纤维性变）发展而来，有时较难确定切除边缘，此时应将相邻部位癌前病变一同切除。若口腔内黏膜有多发癌前病变，应同期行预防性切除术。

3. 颊部肿瘤切除术后缺损的修复原则　从较小的可原位缝合的简单皮肤或黏膜缺损，到颊部全层切除甚至累及上下颌骨的复合缺损，使得颊部缺损多样化，且不同患者之间面颊部外观差异较大，需针对患者进行个性化重建方案设计。此外，因颊部毗邻眼、鼻、口唇、耳等重要器官，因此应根据颊部缺损部位、大小及深度的不同选择最优的修复方式，避免影响邻近组织结构的外形及功能。

（1）颊部皮肤缺损的修复原则：颊部作为面部重要美学单位，其缺损重建后需与邻近皮肤的颜色、质地相似，故应尽可能原位缝合或利用缺损周围组织进行局部组织瓣修复。小型颊部皮肤缺损可经过皮下潜行分离进行无张力直接缝合，此法简单易行，不增加手术切口，尤其适用于皮肤较松弛的中老年患者。对于颊部皮肤缺损较大的病例，可行皮片移植，亦可依据缺损所在部位及大小设计局部组织瓣修复，在皮瓣设计时应注意避免因术区张力过大、术后瘢痕挛缩而引起眼睑外翻、口唇牵拉导致眼及口唇闭合障碍等并发症。

（2）颊部黏膜缺损的修复原则：颊黏膜缺损修复不仅需要覆盖创面，更重要的是术后不影响患者张口。对于术前就有张口受限的患者，也应通过重建术改善其张口度。对一些范围较小且缺损周围黏膜组织弹性较好的患者可予以直接拉拢缝合，并嘱患者术后进行张口训练。对于缺损范围相对较大的患者，可行邻近黏膜组织瓣或颊脂垫组织瓣转移修复。其他带蒂皮瓣如颈阔肌皮瓣、颏下动脉穿支皮瓣、胸大肌皮瓣，或游离皮瓣如前臂皮瓣或旋股外侧动脉降支穿支皮瓣、腹壁下动脉穿支皮瓣可相应用于修复中、大型颊黏膜缺损。

（3）颊部复合缺损的修复原则：同时累及颊部黏膜、皮肤甚至颌骨的复合缺损需采用复合组织瓣修复以恢复面颊部外形及功能。游离皮瓣因其可提供的组织量丰富、组织瓣多样且易于制备等优点已成为修复颊部洞穿缺损的主流皮瓣，其中穿支皮瓣及其衍生的各种特殊形式也越来越多地应用于颊部复杂缺损的重建中。不同区域洞穿缺损可采用不同的游离皮瓣修复。对于组织相对较薄的前颊部洞穿缺损，可行折叠前臂皮瓣或显微修薄分叶穿支皮瓣修复。若缺损累及口唇，应依据缺损形状设计个性化皮瓣，以求最大限度恢复口唇外形及功能。对于组织相对较厚且常累及邻近组织结构而切除后形成死腔的颊部后份洞穿缺损，应选择组织瓣较厚且同时能制备多个组织瓣的供区制备皮瓣。

六、常见并发症及处理

1. 腮腺瘘　面颊部恶性肿瘤，特别是出现腮腺内或其周围淋巴结转移时，常需切除腮腺或部分腮腺及其导管，术中若缝扎不彻底，术后则可能出现腮腺瘘，影响手术切口愈合及患者术后生活质量。因此，在行颊部病灶切除时，要重视对腮腺尤其是腮腺导管的处理。如残留导管尚有一定长度，接近口腔，可行导管改道术。如残留导管较短，难以进行导管改道，可行腮腺导管结扎，令腺体自行萎缩。

对于腺体瘘唾液分泌量较少的情况，可于患侧腮腺区加压包扎，同时使用阿托品等抑制唾液腺分泌的药物，多数患者腮腺瘘的症状可在一周左右消失。若实施的是游离皮瓣修复术且血管吻合口位于腮腺瘘同侧，则需待皮瓣血运稳定后再行加压包扎，也可对患侧腮腺区行小剂量放射治疗。如为腮腺导管瘘经久不愈，加压包扎效果不理想，则需再次手术对腮腺导管予以结扎。

2. 张口受限　颊部病损切除及重建术后产生的瘢痕牵拉可引起患者术后张口受限。肿瘤患者术后放疗也会引起面部软组织纤维化，进一步加重张口困难，影响进食、咀嚼、吞咽等生理功能。早期张口训练可有效预防患者术后张口受限的发生。训练初期可借助开口器等工具进行小范围前伸、侧方运动、开闭运动，活动范围及力度遵循循序渐进原则。对于瘢痕挛缩引起的严重张口受限可行瘢痕松解术以改善张口度。

3. 皮瓣危象或坏死　带蒂转移或游离移植的皮瓣均可能在术中或术后出现因供血不足或回流障碍导致的皮瓣危象甚至坏死。皮瓣危象一旦发生，应尽早进行探查。如为血肿压迫、血管蒂或皮瓣蒂部扭转导致的皮瓣血运障碍，可通过清除血肿、充分止血、调整皮瓣摆放位置及充分引流等措施解除皮瓣血运障碍。如为游离皮瓣吻合口血栓或血管痉挛，可取出皮瓣内血栓或应用解痉药恢复皮瓣血运。对于皮瓣血运障碍时间长、皮瓣全部坏死的大范围复合缺损，则需清除原皮瓣，重新制备皮瓣修复缺损。皮瓣部分坏死的病例，可通过修剪坏死皮瓣及长期换药的方法促进切口愈合。此类患者有出现术后张口受限的风险，应早期予以开口训练。

4. 面颊部凹陷　当颊部病灶累及颊肌、皮肤、咬肌、颧骨颧弓、上下颌骨时，术中需切除相应组织，甚至进行侧颅底根治。对于此类大范围复合组织缺损，应采用携带肌肉或脂肪组织的软组织皮瓣来进行重建，以达到填塞死腔，最大限度恢复面部外形的目的。如仅修复颊部黏膜和皮肤，则术后会引起面颊部凹陷，影响美观。

5. 皮瓣臃肿　皮瓣选择或设计不合理可导致颊部重建术后皮瓣臃肿，口腔容积减少，出现咬颊、影响进食、种植义齿不能植入的情况。术前需根据患者全身情况及颊部缺损特点选择合适的皮瓣，必要时可于术中对皮瓣进行修薄处理，以达到精细重建的目的。对于咬颊严重的患者，可二期手术修整皮瓣。

（蒋灿华　陈　洁）

第四节　舌缺损的修复与重建

一、概述

舌是人体重要的多功能器官之一，对行使口腔功能起着十分重要的作用，它参与语言、咀嚼、吞咽、本体感受、味觉与唾液处理等多项重要生理功能。舌是由纵横交错且具有高度特异性的肌肉组成，同时在其表面还分布着复杂的味觉及痛触觉感受器，具有味觉和触觉功能。此外，舌体的运动还能防止窒息。由于肿瘤切除或外伤继发的舌体组织缺损会导致舌功能障碍，影响患者生活质量。随着显微外科技术的发展，通过组织瓣移植重建舌缺损已经取得良好的治疗效果。

二、舌的解剖

舌按照其功能部分可分为游离舌（或口腔舌）和舌根两部分，后者参与形成咽腔，为口咽的前壁。舌的分界线为轮廓乳头连线，后部表面是舌扁桃体。在舌扁桃体侧方是舌 - 会厌连接处，双侧舌根折叠及中线两侧为舌沟，在侧方为腭舌弓，舌根部是舌的神经血管传输的连接点。舌前部游离部分为舌尖，伸入口腔内。轮廓乳头前部的舌表面为黏膜覆盖，与口底黏膜相连。舌中线黏膜带是舌系带，从口底发出，连接舌腹。位于轮廓乳头后部的结构是 V 形的界沟。舌以界沟为界，分为舌前 2/3 和舌后 1/3。舌前 2/3 又称为舌体，舌后 1/3 称为舌根。在 V 形尖端，舌中线上，存在一个小的开口，即为盲孔，盲孔是胚胎甲状腺的起始点。除了轮廓乳头之外，菌状乳头、叶状乳头、圆锥和丝状乳头也覆盖于舌体表面。轮廓、圆锥及叶状乳头富含味蕾，后者存在于舌侧缘。除了乳头和味蕾，舌黏膜有大量黏液腺和浆液腺。黏液腺更集中分布于舌体后部，包括舌扁桃体。

从重建角度看，舌的复杂性在于有大量的肌肉对其作用，这些肌肉可分为舌内肌和舌外肌。舌外肌包括颏舌肌、舌骨舌肌、茎突舌肌和腭舌肌。颏舌肌、舌骨舌肌从下方向上延伸，而茎突舌肌和腭舌肌则从上方、侧方进入舌体。舌内肌形成了一系列相互交错的肌肉束，难以继续细分。舌中隔则将舌分为两部分，舌动脉的分支穿越中线，犹如舌尖的细小肌纤维一样。舌内肌的运动能改变舌体的形状，对于说话及吞咽意义重大。相对地，舌外肌则负责舌的上移、下移、后缩和前伸运动。舌内外肌的运动功能单独由舌下神经支配。舌的感觉分布则分为一般感觉和特殊味觉。游离舌体的一般感觉由舌神经支配，而界沟后部的舌体感觉则依靠舌咽神经以及咽上神经的细小分支。味觉纤维与舌肌舌咽神经伴行，加入鼓索后抵达舌神经。加入并伴随舌咽神经的味觉纤维直接发自于脑干。由舌咽神经传导的味觉部分似乎比由舌神经传导的部分重要得多。

三、舌缺损的分类

由于舌结构的复杂性，长期以来临床上很难有普遍为大家接受的缺损分类方法，目前较为认可的是 Urken 的分类法。他们将原发舌缺损分为可动舌体和舌根两个区域，又进一步将每一区域细分为四个部分（图 5-20）。

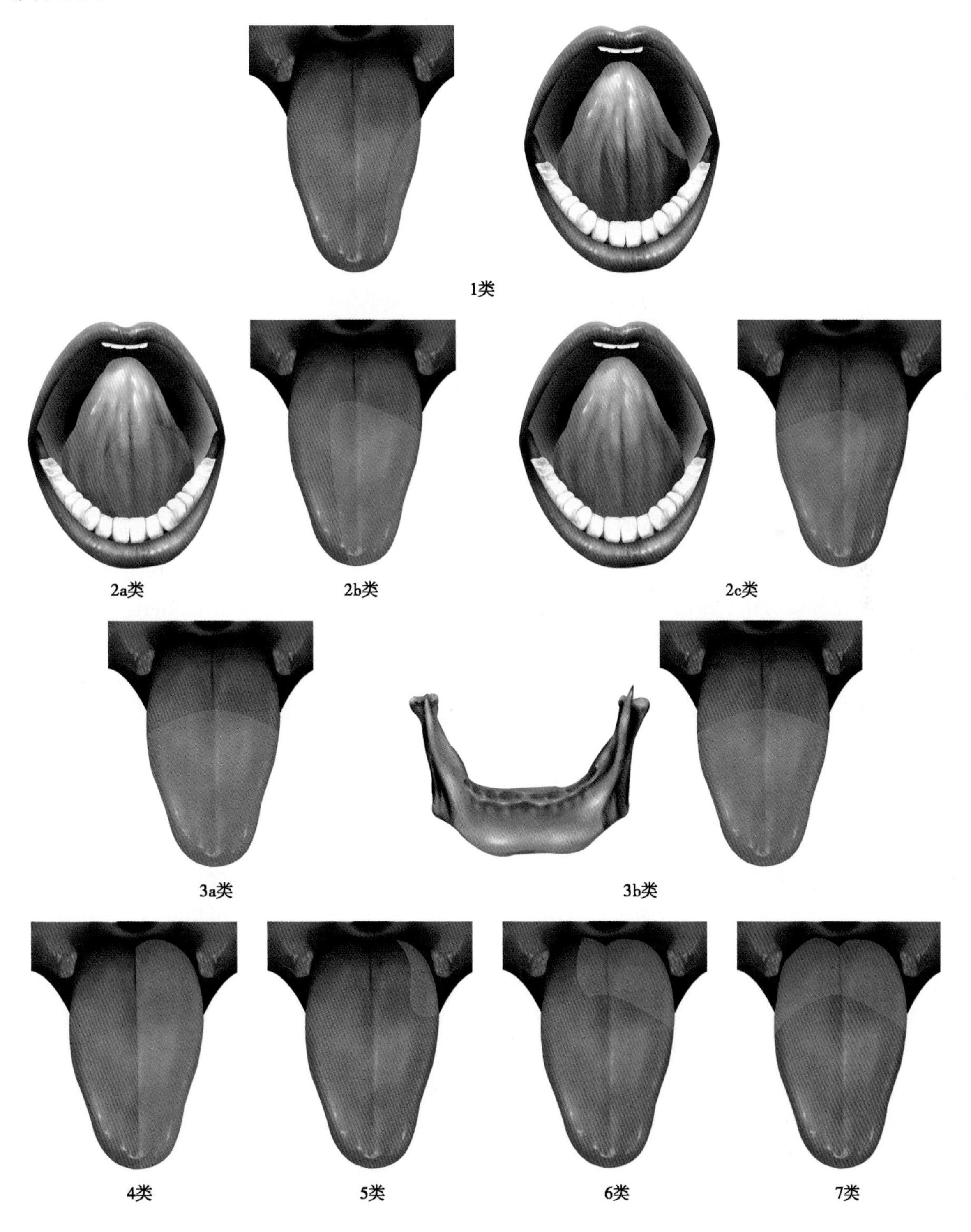

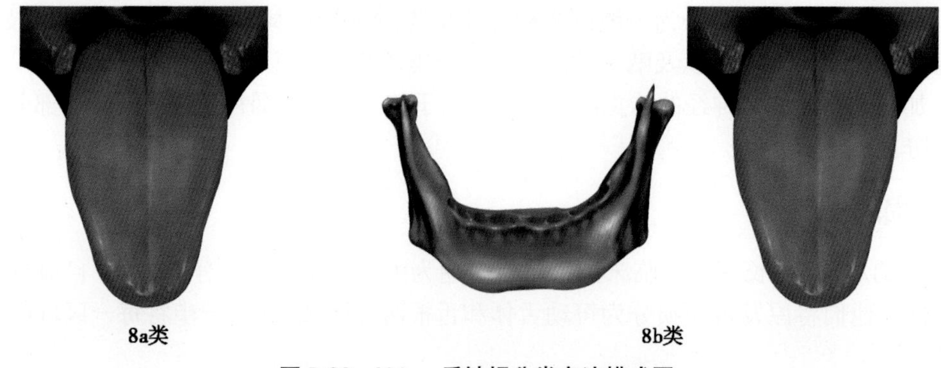

图 5-20 Urken 舌缺损分类方法模式图

1 类缺损是最小的舌缺损，并不延伸到口底，也不造成舌体积的显著降低，不需要皮瓣修复。

2 类缺损是游离舌体积缺损达到相当的量，但仍具有足够的肌肉、血供和神经支配。这类缺损也进一步分为延伸至口底的亚类（2a），和根治可移动舌，使其体积显著减少，若直接拉拢缝合创口会导致舌体积与口腔容积不匹配的亚类（2b）。延伸到口底的缺损，伴随舌体积减小，则分为 2c 类。

3 类缺损包括整个游离舌，可再分为 3a（仅仅包括软组织缺损）和 3b（包括下颌骨缺损）。

4 类缺损包括游离舌和舌根体积均减少。

5 类缺损是舌根缺损不大，能够直接拉拢缝合而不导致咽部狭窄。

6 类缺损为部分舌缺损，不能够直接拉拢缝合。

7 类缺损是包括整个舌根。

8 类缺损是全舌缺损，不包括下颌骨。包括下颌前部区段缺损的全舌缺损则为 8b。

张陈平等曾根据舌缺损面积将舌体缺损分为 4 类：缺损位于轮廓乳头之前，不过中线；缺损位于轮廓乳头之前，已过中线；缺损位于舌根或越过轮廓乳头，不过中线；2/3 以上或全舌缺损。

四、舌缺损修复与重建的原则

舌的形态和体积的重建对于恢复口腔功能有着很重要的作用，舌切除后缺损重建应考虑以下两方面问题。首先是在肿瘤切除干净的基础上最大限度地保留舌体组织，特别是舌根部的组织，对于重建后舌体再运动及功能有着很重要的作用；其次是修复所用替代组织应充分估计其术后组织收缩量，包括血管化的游离组织瓣术后组织收缩量都在 30%～50%，还应充分估计放射治疗对皮瓣的影响，因此修复组织的量应该大于缺损部分组织量。尽管舌体的补偿能力很强，对于年轻患者更有此优势，但是舌体缺损越大，神经功能受损越严重，功能恢复就越困难越不完善。

舌缺损修复与重建的原则：根据缺损的大小、部位以及是否伴有骨缺损等情况，选用不同的修复方法。

1. 舌体缺损 1/3 以内者，由于舌的代偿能力很强，经训练后可以较好地恢复正常功能。因此，一般不必行舌缺损修复，可以直接拉拢缝合。缝合时应将舌缘与舌缘或舌缘与口底缝合，而不应将舌缘与颊黏膜或颊侧牙龈缝合，以免影响舌的运动以及义齿的佩戴。因此，行下颌骨矩形切除时，一般应行缺损修复。

2. 舌体缺损 1/3～2/3 者，一般采用皮瓣或薄的肌皮瓣修复。最常用的皮瓣为前臂皮瓣。薄的肌皮瓣可选用股薄肌皮瓣等。

3. 舌体缺损 2/3 以上者，因组织缺损多，需要提供足够的组织量才能恢复舌的外形和组织量，故宜选用厚的组织瓣移植，最常用的皮瓣为股前外侧皮瓣。也可选择胸大肌皮瓣，采用带蒂转移方式，当与颈淋巴清扫术联合应用时，不需要断蒂，可一期完成修复。也可选用腹直肌皮瓣，采用吻合血管的游离移植。

4. 舌根部缺损，也可分为部分缺损和全部缺损。部分舌根缺损，可采用前臂皮瓣修复。如为全舌缺失，可以选择股前外侧皮瓣，以及腹直肌或背阔肌等厚肌皮瓣，也可选择胸大肌皮瓣。

晚期舌癌根治性手术可导致舌体组织的大部分缺损乃至全缺损。普遍认为全舌缺损是包括舌体和舌根组织缺损，舌前2/3或舌大部缺损又称近全舌缺损。全舌及近全舌缺损的重建是一个具有挑战性的临床难题，需要应用较大的软组织皮瓣进行修复。与组织移植的发展史类似，全舌及近全舌缺损的重建也经历了从局部瓣到远位带蒂组织瓣，再到游离组织瓣的发展过程。20世纪70年代最常用的全舌重建方法是同时切除下颌骨进行直接局部缝合，以及应用唇瓣、前额皮瓣及颈阔肌肌皮瓣等局部皮瓣，但这种方法重建舌缺损后的组织量不够，术后口腔功能很差。1979年，胸大肌肌皮瓣开始应用于舌缺损的修复，其丰富的组织量使得全舌或近全舌缺损重建水平提高到一个新的台阶。20世纪90年代以来，随着显微外科技术及组织移植研究的进展，各种游离组织瓣也成功应用于全舌缺损的重建，如前臂皮瓣、上臂外侧皮瓣、大腿前外侧皮瓣、阔筋膜张肌肌皮瓣、肩胛瓣、腹直肌皮瓣、腹壁下深动脉穿支皮瓣及背阔肌肌皮瓣等。这使得全舌缺损的重建逐渐从创面覆盖发展到形态和功能的修复。

五、舌缺损修复与重建的方法

组织瓣移植是舌体缺损1/3以上者最常用的修复与重建方法，常用的组织瓣包括带蒂组织瓣和游离组织瓣。

（一）带蒂组织瓣

1. 胸大肌肌皮瓣　1979年，胸大肌肌皮瓣开始应用于舌缺损的修复。胸大肌的主要供应血管位置恒定，易于解剖，其组织量大，特别适合充填和修复双侧舌癌根治术造成的全舌体和口底大范围肌肉缺损。胸大肌肌皮瓣的肌蒂翻转正好可覆盖保护颈清扫术后暴露的颈部大血管，还能减轻颈清扫术后的颈部凹陷畸形，恢复颈部丰满度。但由于胸大肌肌皮瓣重建的新舌运动功能有限，胸大肌肌皮瓣的肌血管蒂限制了皮瓣在口腔内就位，并使皮瓣向下移位，导致吞咽过程中皮瓣与腭部不能接触，从而不能良好恢复吞咽功能。此外，没有神经支配的胸大肌远期会出现肌肉萎缩，重建舌的体积出现缩小，从而影响远期功能的恢复。

2. 颏下皮瓣　颏下皮瓣是以颏下动脉为蒂的带蒂岛状皮瓣，可以就近修复舌缺损。颏下皮瓣的优点：①皮瓣血管解剖恒定，血供可靠，皮瓣成活率较高；②供区邻近受区，可进行单组手术，替代游离皮瓣，降低手术难度和条件要求，节省时间和人力物力成本；③皮瓣供区隐蔽，切取后对供区形态不会造成明显不良影响，尤其是在皮瓣面积小或供区皮肤松弛，颏下继发创面可直接缝合封闭。但口腔癌存在颏下淋巴结转移可能，因此对于口腔癌患者需严格选择适应证，临床应选择颈淋巴结阴性的病例，术中还需冷冻切片病理检查确认无淋巴结转移。

（二）游离组织瓣

1. 前臂皮瓣（radial forearm flap，RFF）　前臂皮瓣由我国杨果凡于1978年发明，最早应用于四肢瘢痕挛缩的治疗，但很快就被应用到头颈缺损的修复与重建。对于部分舌体缺损，前臂皮瓣体积大小合适，成功率高，是目前最常用的选择；对于全舌及近全舌缺损，前臂皮瓣由于皮瓣菲薄，组织量少，只能覆盖创面，不能有效充填舌根和口底死腔，修复后舌背及口底低平，同时术后前臂皮瓣体积减小，影响吞咽及语音功能的恢复。Urken等采用带感觉前臂皮瓣进行舌重建，可获得一定的功能修复。然而，对舌癌切除术和口底组织恢复，这种体积瓣明显不足。针对这一问题，有学者提出双叶前臂皮瓣的概念，将一叶修复残舌创面，另一叶覆盖口底创面，术后舌的活动不受限，有利于残舌行使功能。总体而言，前臂皮瓣由于组织量少，并不合适用于舌及口底组织广泛切除后形成的全舌及近全舌缺损的重建（图5-21）。

2. 上臂外侧皮瓣（1ateral arm flee flap，LAFF）　上臂外侧皮瓣最早由宋儒耀在1982年介绍，其营养动脉为后桡侧副动脉，皮肤质地柔软，色泽好，供区瘢痕隐蔽等优点，临床应用广泛。与于前臂皮瓣相比，其营养动脉为非主要供血动脉，切取后不影响上肢血供，供区隐蔽，可直接拉拢缝合。袁治等人在探讨上臂外侧皮瓣对口腔癌术后缺损修复的研究中发现上臂外侧皮瓣有利于中小组织缺损修复，但皮瓣可包含部分肌肉，可控制皮瓣的体积，可用于舌缺损修复（图5-22）。

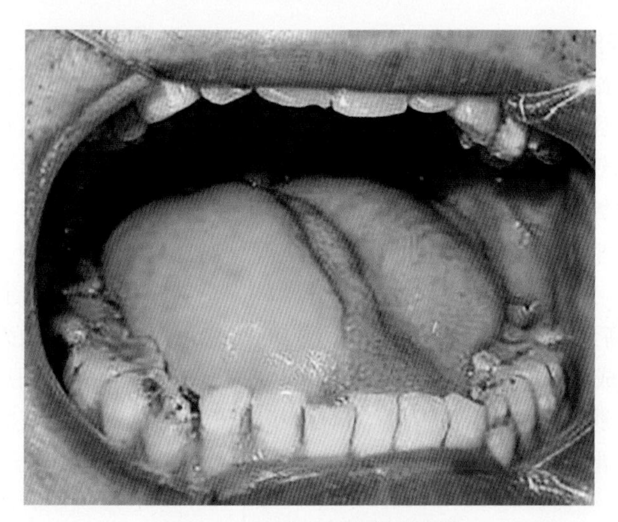

图 5-21 前臂皮瓣修复舌缺损

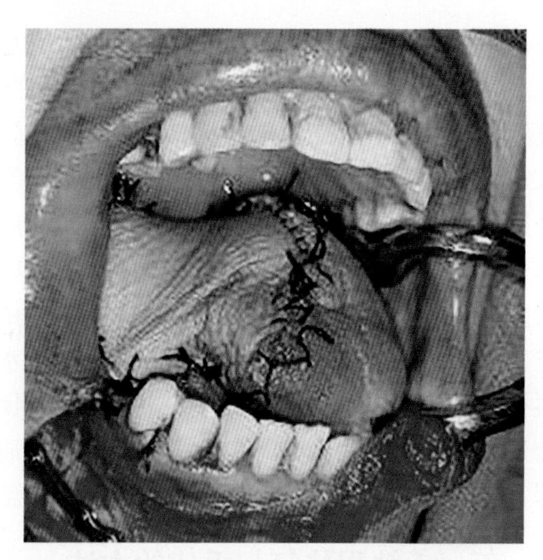

图 5-22 上臂外侧皮瓣修复舌缺损

3. 股前外侧皮瓣（free anterolateral thigh flap，ALTF） 股前外侧皮瓣是目前应用最为广泛的一种穿支皮瓣，1993 年由日本医师 Koshima 首次应用于头颈肿瘤缺损修复。在临床应用中具有多重优点：允许“双组手术”；皮瓣的制备简便，可以首先完成皮瓣血管蒂的解剖，在肿瘤切除完成后可迅速完成皮瓣的设计和切取；可以获得足够长度的血管蒂，血管蒂很容易到达对侧颈部；血管的口径粗大，游离移植时非常容易吻合成功；可以同时携带股外侧肌、股直肌、髂骨、阔筋膜等形成复合组织瓣；皮瓣的面积很大，皮下脂肪较厚，可提供较大修复面积与体积的缺损；可制备成感觉皮瓣，术后恢复皮瓣的感觉功能；供区相对隐蔽，可以直接拉拢缝合，供区并发症少。但是股前外侧皮瓣的穿支血管存在解剖变异，Kimata 的研究结果显示，5.4% 患者的股前外侧皮肤既无肌皮穿支，也无隔皮穿支，这部分患者是无法制备股前外侧皮瓣的（图 5-23）。

4. 腹直肌肌皮瓣（rectus abdominis musculocutaneous flap，RAMC）以腹壁下动、静脉为蒂的腹直肌皮瓣在头颈部大型缺损修复中占据十分重要的地位。该组织瓣的血管蒂可靠，解剖变异少，制备时无须改变患者体位，允许实施“双组手术”，血管管径适于与颈部血管吻合。同时腹直肌皮瓣中包含了丰满的肌肉及肥厚的皮下脂肪，故组织量大而肥厚，能满足大型缺损的修复要求。其并发症主要为术后可能出现切口疝，经缝合腹直肌肌鞘及植入人工补片可以得到预防，而腹直肌皮瓣行舌再造能够提供足够的容积，能使患者最大限度地恢复吞咽及语音功能，是全舌再造的一个可被推荐的方法（图 5-24）。

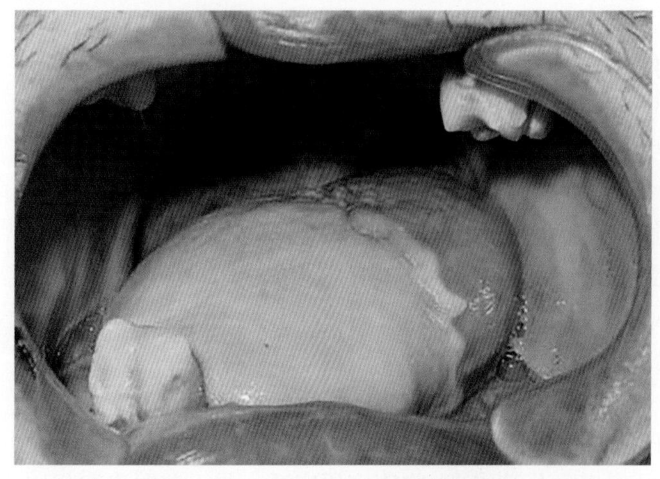

图 5-23 股前外侧皮瓣修复舌缺损

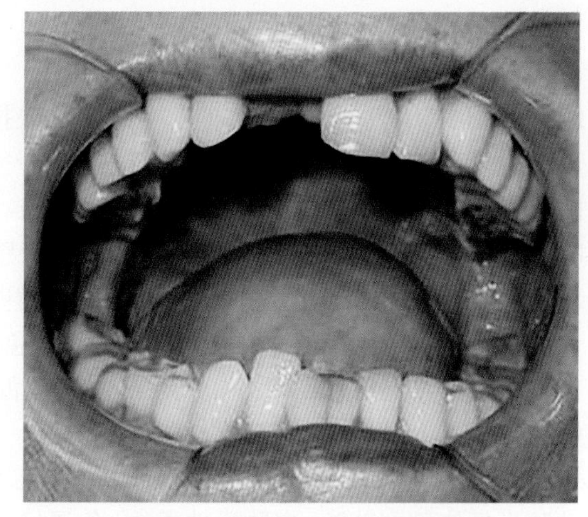

图 5-24 腹直肌皮瓣修复舌缺损

5. 腹壁下深动脉穿支皮瓣（deep inferior epigastric artery perforatorflap，DIEAP） 1989 年，日本的 Koshima 和 Soeda 首次创用腹壁下深动脉穿支皮瓣，这是在腹直肌肌皮瓣基础上改良的一种穿支皮瓣。

与传统的腹直肌肌皮瓣相比，该皮瓣只包含皮肤和皮下脂肪，仅靠1～2支穿支血管营养，但依然具有组织量大和易于塑形的优点，还克服了牺牲腹直肌的缺点。由于完整保留了腹直肌及其前鞘，以及进入肌肉的运动神经，因此术后供区腹直肌功能得以保留，手术创伤小，术后恢复快，并发症少。有学者采用腹壁下深动脉穿支皮瓣修复全舌或近全舌缺损，能获得足够的软组织修复，并未发生供区的严重并发症，无腹部伤口裂开腹疝情况的发生(图5-25)。

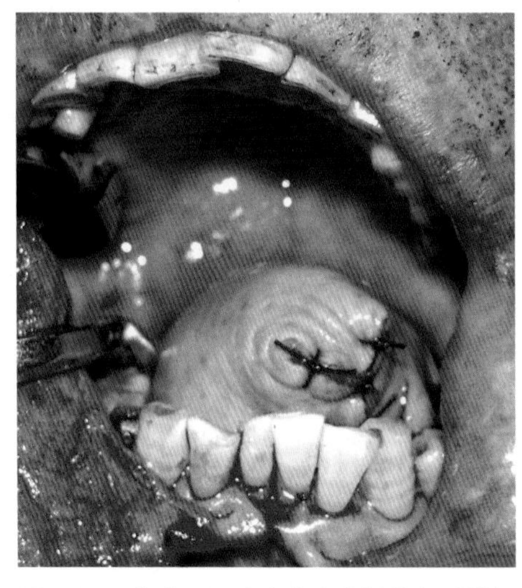

图5-25 腹壁下深动脉穿支皮瓣修复舌缺损

6. 背阔肌肌皮瓣(latissimus dorsi myocutaneous flap) 背阔肌肌皮瓣是人体可供游离移植或带蒂移植范围最广、功能最多的皮瓣之一。该供区可制备成皮瓣、肌皮瓣、肌瓣、骨肌皮瓣、分叶肌皮瓣、复合肌皮瓣或复合骨肌皮瓣以及管状肌皮瓣等。以胸背动、静脉为蒂的背阔肌肌皮瓣是可用于头颈重建的面积最大的游离组织瓣。该皮瓣有多重优点：皮瓣血管分布恒定，与头颈部血管管径匹配；可提供较大的移植皮肤面积，组织量丰富，因此非常适于头颈部大型缺损的修复。程宁新等报道了吻合血管神经的阔筋膜张肌肌皮瓣舌再造，术后12～24个月随访检查，肌瓣具有足够的体积，运动和感觉功能有恢复，修复的舌可达到舌腭、舌咽接触，恢复吞咽语言功能。相对腹直肌皮瓣而言，肥胖对背阔肌肌皮瓣的影响更小，不会过于臃肿。但是背阔肌肌皮瓣制备时需要侧卧位，头颈重建手术中无法实施“双组手术”，因此限制了该皮瓣在头颈重建中的广泛应用，这也是背阔肌肌皮瓣的应用少于腹直肌皮瓣的原因。

六、功能性舌重建

舌缺损重建的最终目标是功能性重建，其中包括两部分内容：一为感觉功能重建，二为动力性重建。所谓动力性重建，是指舌在外形重建的同时恢复运动神经和肌肉的功能。舌体组织由舌肌与黏膜组成，舌体组织缺损修复除了恢复一定的舌体体积及上皮覆盖外，若能使修复舌的肌肉及皮肤重获神经支配，将达到理想的舌功能重建。

感觉神经再支配：许多学者报道了应用神经化皮瓣行舌缺损修复，强调在防止残舌与颌骨粘连的同时行感觉神经吻合，以恢复感觉功能。Biglioli等应用前臂皮瓣进行舌重建，保留前臂外侧皮神经并与舌神经远端行端-端吻合，与无感觉神经修复的病例进行比较发现，在吞咽和语音功能恢复上前者均明显优于后者。究其原因在于感觉功能重新建立能增强舌对食团的定位，而保存残留舌及腭部黏膜感觉功能亦有助于吞咽功能的恢复。研究也发现制备腹壁下动脉穿支皮瓣时可分离解剖出肋间神经，进行神经吻合，可能有助于皮瓣感觉功能的恢复。

运动神经再支配：由于肌肉代谢率高，耐缺氧时间短，而影响其功能的因素较多，其中血供、神经支配和精细的张力平衡最为重要。三个因素中，神经支配与否不仅影响其运动，而且影响其营养，即使有充足的血供而无神经支配仍因失用而发生严重萎缩。Tincani等应用舌骨下肌皮瓣和Liao等应用腹直肌筋膜瓣进行舌缺损的重建，将各自固有的运动神经与舌下神经吻合，使得再获神经支配的肌肉组织获得一定的运动功能。由于含运动神经支配的肌皮瓣可以减少肌皮瓣的术后萎缩，与残余舌体组织间保持匀称和原有体积大小，从而有利于吞咽过程中获得良好的腭咽闭合的形成，更有利于咽腔形成负压将食团从口腔吸入咽腔，使吞咽的口腔期和咽腔期得以顺利进行，最后对后续吞咽功能的恢复起到良好的促进作用。

七、舌缺损修复与重建的功能评价

舌缺损会导致一系列的口腔功能紊乱，虽行修复治疗，但仍然无法达到对舌体组织缺损的动态功能重建。此外，晚期舌癌及口底癌根治性手术也会导致邻近区域如口底、咽腔、喉、颌骨等组织的缺损，这也会影响修复与重建术后功能的恢复。目前对于舌缺损修复术后的功能评价尚缺乏统一标准，部分评价指标是通过问卷等形式进行主观性评价，部分采用字节表等客观评价方式对语音清晰度等采用客观评价；此外临床上对于舌缺损重建的功能评价主要集中在吞咽功能及语音功能方面，以及与其相关的舌外形，而对于感觉、运动、分泌等方面的功能评价较少。

（一）语言功能

在生理状态下，舌不但能任意改变自身形态和位置，调节共鸣腔的形状，还能协同牙、牙槽骨、软、硬腭等相邻组织，共同完成发声过程中的必要的成阻和破阻，从而根据大脑指令，精确完成每一项发声动作。全舌缺损等病理性改变严重影响吞咽功能及生活质量。由于各国语音的差异，目前临床上缺乏较为统一或规范化的语音测试字表。同时，语音研究的主观性较强，因此目前各国学者在此领域的研究仍存在较大争议。对于舌缺损重建的患者，一般可在术后3～4周开始语音功能训练，通过语音的康复训练，尽早恢复患者的语言功能，提高患者的语音清晰度，从而提高其生活质量。蓝琼好等研究发现舌癌术后语音功能训练，能在较短时间内达到语音清晰度，改善因手术造成的语音功能障碍。但对于全舌或近全舌缺损修复后的患者能否通过语音功能训练来提高语音功能，目前尚缺乏临床证据。

（二）吞咽功能

正常的人体吞咽过程可分解为口腔、咽和食管3个时期。吞咽开始时，舌尖抵住硬腭，舌背上抬同时气管关闭，舌肌及咽肌松弛使咽腔形成负压，食团从口腔被吸入咽腔；舌腭肌收缩舌根上抬关闭口腔与咽腔通道，软腭上抬关闭口腔与鼻腔通道，会厌封闭咽与气管通道，喉上升前移，食管上口张开，食团从咽腔挤入食管；食管肌肉按顺序收缩完成吞咽过程。口腔内的舌体和口咽部的舌根分别参与吞咽过程的口腔期和咽期，舌体的运动起到了很重要的作用。舌体组织的缺损尤其是舌根组织的缺损对吞咽功能产生很大影响，如舌体舌根组织同时缺损对舌功能的影响更大。

同时伴有软腭、口底等邻近组织缺损较单一舌缺损对吞咽功能的影响更大。口底缺损影响吞咽过程的口腔期，软腭的缺损主要影响吞咽过程中的咽期。Chien等认为对全舌或接近全舌切除并采用保存会厌及会厌以下喉组织的方法可以明显提高患者的吞咽功能，减少口腔进食时误吸引起吸入性肺炎的可能性，从而提高患者的生存质量。Windfuhr等和Chien等认为喉悬吊方法亦能改善吞咽功能，其原理在于增大咽与食管上段的口径，使重建的舌根膨隆从而降低误吸的可能。Windfuhr等认为舌骨下肌皮瓣联合前臂皮瓣修复舌根部缺损，可以获得良好的体积恢复，能够填充舌根切除后的缺损，从而在吞咽过程中形成恰当的腭咽闭合压力，为将食团从口腔吸入咽腔提供条件。术后舌功能恢复亦有赖于精确构建原有舌颌沟以及颊颌沟形态，对形成良好的腭咽闭合具有一定的辅助作用。

（三）舌外形

对于全舌重建，新舌具有适当的体积，隆起的形态，保持在口腔中的正常位置是舌修复与重建的目标之一。同时足够的舌体积的恢复，有利于舌功能的恢复。Kimata等将全舌或近全舌缺损重建后的舌外形分为隆起、半隆起、扁平、凹陷等四种情况，发现隆起的舌可以获得更好的功能。在吞咽的过程中，舌体组织要与腭部接触，因此一些学者指出皮瓣能接触腭部及咽部可以产生好的功能结果。舌缺损的重建，不仅要考虑用组织瓣修复深层或口底肌肉缺损，还要提供舌背及口底的结构支持。同时研究还发现随着时间推移，组织瓣的体积有缩减的趋势。

（彭　歆）

第五节　口底缺损的修复与重建

一、口底的解剖特点及功能

口底是组成人类口腔的重要组成部分，位于下颌骨内侧，舌腹下的U形区域。它主要由疏松的黏膜及黏膜下组织所覆盖，深部为舌外肌群的延伸，在口底肌群和黏膜下组织间有舌下腺及颌下腺导管走行，导管开口位于双侧口底前部的黏膜，舌神经及舌下神经也分布其间。

口底是口腔和颈部间隙的有效分隔，一旦口底缺损，唾液则有可能进入颈部间隙，尤其是在恶性肿瘤切除术后，口底缺损封闭不严密常常造成口咽瘘，从而造成颈部伤口的继发感染和延期愈合。另外在重建口底时应该引起充分注意的还有双侧的颌下腺导管开口，特别是当仅进行一侧的颈清扫术后，对侧颌下腺功能尚正常的情况下，患侧口底的修复一定要处理好健侧的导管口，建议做导管改道，避免术后健侧颌下腺的导管阻塞症状。

二、口底缺损的主要原因及修复与重建的原则

根据以上解剖特点我们很容易理解造成口底缺损的原因，主要是口底黏膜的鳞状细胞癌以及发生于舌下腺的恶性肿瘤。其中以口底鳞状细胞癌多见，当然口底原发癌远远少于因舌癌、下颌牙龈癌以及下颌骨中枢癌侵犯口底的。

口底癌，特别是前部口底癌，当其体积达到一定程度时，根治性切除口底、部分舌体以及下颌骨正中部，如不作修复而仅作拉拢缝合，可能造成颏部缺失、流涎、吞咽及言语困难、咀嚼功能丧失，称为“Andy Gump”，是最严重的面容及功能毁损，患者的生活质量极为低下。因此，在根治肿瘤的基础上，有效地修复口底癌术后的缺损是非常重要的。

肿瘤切除根据口底癌的大小决定手术方式：

1. 早期口底癌 T_1 的口底癌，一般可在口内切除。前部口底癌者，包括舌下腺切除、如离肿瘤有一定距离，舌神经可考虑保留，颌下腺导管可在正常部位形成新的开口。后部口底癌，常需同时切除舌下腺和颌下腺，因颌下腺导管的口内段常连同肿瘤一并切除。T_2 的口底癌，可能累及舌腹和舌侧缘，应作相应软组织的扩大切除。颌骨的处理根据舌侧黏骨膜以及骨组织是否受累和下颌是否有牙来确定。无牙𬌗患者，当舌侧黏骨膜受侵时，需作颌骨方块切除术。下牙列整齐且牙无松动者，如癌瘤紧邻舌侧黏骨膜，可将黏骨膜连同癌瘤切除，观察舌侧骨板是否完整，同时将黏骨膜送冷冻切片病检。如果骨板完整，病检无肿瘤细胞浸润，可用来复锯将舌侧皮质骨板切除，保持牙列完整。但因口底较深，操作较困难，如无适当器械，可将相关牙拔除，去除牙槽突，再将舌侧骨板切除。如果骨板有虫蚀状侵蚀性改变，或黏骨膜有癌细胞浸润，则需作颌骨方块切除术。

2. 中晚期口底癌原发癌切除时常需做口外切口，切开下唇，翻起唇颊瓣，以便充分暴露术野。但对年轻的前部口底癌患者，亦可作衣领状颌下切口，向上翻瓣，充分暴露唇颊面，避免下唇及颏部切口。

根据软组织受累情况，在保证有足够正常周界内彻底切除软组织肿瘤。颌骨体已有明显破坏者，应作颌骨的节段性切除。舌侧黏骨膜有瘤细胞浸润以及舌侧骨板有点状侵蚀现象者，可在颌骨方块切除的基础上，再去除舌侧骨板，保留颌骨下部唇颊侧骨板，以维持颌骨的连续性。无牙𬌗，特别是牙槽突严重吸收的患者，保留下颌骨下缘常有困难，常需作颌骨节段性切除。

3. 肿瘤切除术后缺损的修复原则　口底缺损后行直接拉拢缝合或植皮，可因瘢痕收缩，限制舌的运动。除了老年人、无牙𬌗或拟作颌骨方块切除、病灶很小，可以切除后将舌侧缘与龈颊黏膜直接缝合外，均应采用组织移植以修复口底。

（1）软组织缺损修复软组织缺损的修复方法根据缺损的大小和部位、颌骨及牙列是否完整等因素来考虑。

1）小型缺损：缺损限于前部口底时，如果牙列完整，可选用前臂皮瓣修复，也可采用颈阔肌皮瓣。术后不但牙列完整，而且舌体保持正常运动功能。如系无牙𬌗或拟作颌骨方块切除，可选用蒂在前的颊黏膜瓣或鼻唇沟瓣转移修复。位于侧方口底的小型缺损，除用前臂皮瓣修复外，也可选用鼻唇沟瓣、颈阔肌瓣等。

2）大型缺损：较晚期口底癌切除术后形成的较大型缺损，常包括舌腹部的缺损，常选择前臂皮瓣等血管化游离皮瓣修复。当切除肌性口底，即颏舌肌、颏舌骨肌以及下颌舌骨肌时，宜选择容量较大的肌皮瓣修复。广泛累及口底、颌骨及皮肤的晚期病例，切除后可造成口内外相通的洞穿性缺损，可选用腓骨肌皮瓣等复合组织瓣修复口内软组织及颌骨缺损，再用前臂皮瓣修复皮肤缺损。

（2）骨组织缺损的修复根据颌骨缺损的范围、软组织缺损以及患者的年龄、体质、工作性质等情况，

采用不同的修复方法。参见下颌骨修复部分。

三、常见并发症及处理

1. 创口裂开　常见原因为创缘有张力加之舌体运动，当有移植骨或重建接骨钛板时，移植骨或钛板暴露。为了防止创口裂开，手术时应注意以下几点：①减少张力，如为接骨板支撑，接骨板表面口腔黏膜或组织瓣不宜太紧，缝合时不应有张力。②固定要坚固，如为接骨板修复，两端需至少各有3个螺钉固定，以免松脱，导致创口裂开。发生创口裂开后，在去除病因的前提下，作减张缝合，必要时需作邻位组织瓣转移，以便在无张力状态下关闭创口。

2. 创口感染　大多由于死腔形成，创口积液所致。为了防止创口感染，术中要消灭死腔。如果接骨板修复，在接骨板周围最好有肌肉包绕，以便消失死腔。创口裂开时常易继发感染。处理时需作清创术，必要时去除钛板，消除死腔后关闭创口。

3. 病理性骨折　一般见于下颌骨行方块切除术后，由于残留骨组织不足以支持过大的咬𬌗力，形成骨折。为了防止病理性骨折，方块切除术时应注意勿用扭力，操作轻柔。术后嘱患者勿咬骨头、坚果一类过硬食物。一旦发生骨折，可用钛板固定（图5-26）。

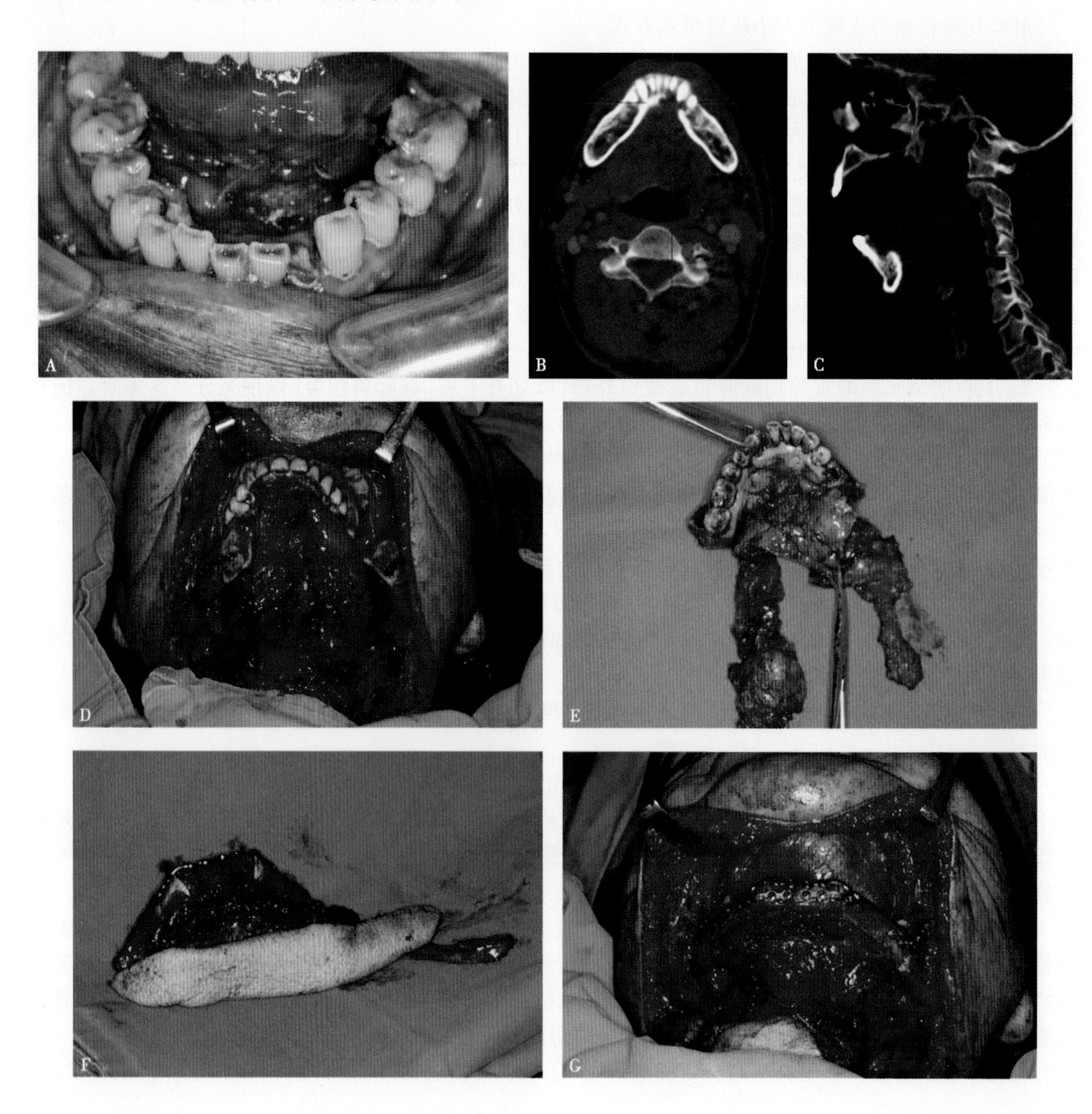

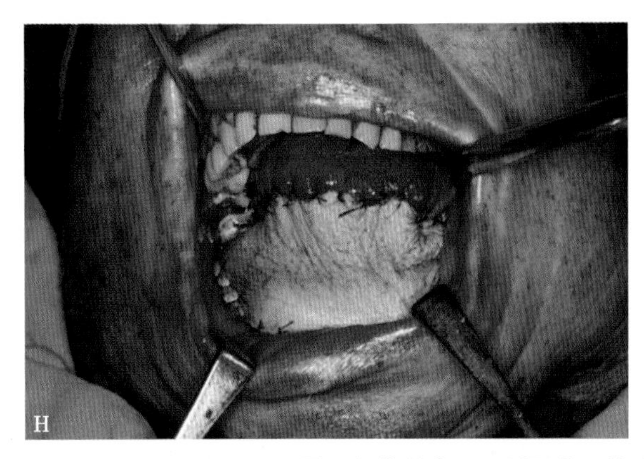

图 5-26 口底鳞癌（T4N0M0），肿瘤扩大切除术＋下颌骨区段截骨术＋双侧颈淋巴结清扫＋游离腓骨肌皮瓣修复术
A. 口底鳞癌；B、C. 术前 CT（横断面和矢状面）显示局部骨质破坏；D. 术中肿瘤扩大切除，包括下颌骨前部的区段截骨；E. 肿瘤标本；F. 制备好的腓骨肌皮瓣；G. 骨肌皮瓣修复，恢复下颌骨连续性；H. 皮岛修复口底软组织缺损，保证舌体活动性。

（张　雷）

第六节　腭部软组织缺损的修复与重建

一、概述

从解剖分区看，腭部分为硬腭和软腭两部分，因此在临床实践中，当各类病变同时侵及腭部的软、硬组织时，往往以面中及上颌骨缺损修复进行整体考虑。本节则集中讨论腭部软组织缺损的修复与重建。软腭是口腔颌面—头颈部重要的软组织器官之一，在行使感觉、发声、咀嚼、吞咽和呼吸等口腔功能中具有不可替代的作用。软腭与硬腭的后缘相延续，具有腭咽闭合的功能，其肌性结构的协调参与并完成腭咽闭合，在吞咽过程中起到分割口、鼻腔，防止食物进入鼻腔的作用。因此，软腭一旦发生部分或全部缺损，将导致腭咽闭合不全而直接影响语音功能。该区域软组织的重建方法都是首先考虑依赖局部组织，其次考虑邻位瓣，最后才考虑使用游离皮瓣进行口鼻腔分隔。局部组织修复包括颊黏膜瓣、颊脂垫瓣、舌瓣、腭瓣、鼻唇沟瓣等。也有使用颞肌筋膜瓣、胸大肌瓣以及颏部岛状瓣等邻位旋转瓣来关闭腭部缺损。

二、肿瘤切除的原则

腭癌通常分两大类，一类是发生于黏膜的鳞状细胞癌，另一类是发生于黏膜下小唾液腺的腺源性恶性肿瘤。硬腭癌以腺源性癌为主，而软腭癌以鳞癌占多数。

腭部肿瘤的切除原则根据肿瘤的部位以及病理类型不同而异。

1. 硬腭的腺源性肿瘤　由于多形性腺瘤是硬腭部最常见的肿瘤，故在此对硬腭部的多形性腺瘤一并叙述。

（1）硬腭部的多形性腺瘤：在肿瘤周围 0.5cm 正常组织内做切口，将肿瘤自骨面掀起，连同周围正常组织、肿瘤深面的骨膜以及表面黏膜一并切除。即使肿瘤很大，也可不凿除骨组织以免穿通腭部。创面可用碘仿凡士林纱布覆盖，待其自然愈合。

（2）硬腭部的低度恶性腺源性肿瘤：对于高分化黏液表皮样癌等低度恶性肿瘤，如术前 X 线片或 CT 未显示骨质破坏，可在肿瘤周围 1.0cm 正常组织内做切口，按上述方法将肿瘤自骨面包含骨膜掀起后完整切除。然后检查肿瘤深面的骨组织以及骨膜，如果骨面光滑，未被肿瘤侵蚀，骨膜完整，未被肿瘤突破，则可按多形性腺瘤同样原则处理，骨面可用球钻打磨表面部分，然后彻底冲洗，创面可令其自然愈合。如果术中发现骨膜已被肿瘤突破，骨面不光滑而被肿瘤侵蚀，则可在直视下用裂钻环绕骨面四周，切除腭骨水平板，保持鼻底黏膜完整。创面缺损邻近的腭瓣修复。

（3）硬腭部的高度恶性及范围广泛的腺源性恶性肿瘤：对于低分化黏液表皮样癌、腺癌等恶性程度较高的恶性腺源性肿瘤，即使骨面无明显破坏，原则上应连同相应的腭骨水平板一并切除。可在肿瘤周围1.0cm以上正常组织内做切口，用电刀切割以减少出血，然后用骨膜剥离器稍加剥离，显露切口深面的骨质，用裂钻环绕肿瘤四周骨质切割，将肿瘤连同深面骨质整体切除。尽可能保持鼻底黏膜完整，创面缺损亦可用组织瓣转移修复。可保持牙列完整，术后咀嚼及语言功能均较好。临床发现肿瘤已侵入上颌窦者，原则上作一侧或双侧上颌骨次全或全切除术。肿瘤波及上颌窦后壁时，则采用包括翼板、翼腭管在内整块切除的扩大手术。

2. 硬腭鳞癌　癌瘤局限于硬腭时，手术方式和前述高度恶性腺源性肿瘤相同。硬腭鳞癌侵犯骨组织且侵入上颌窦者，应作上颌骨次全或全切除术。

3. 软腭多形性腺瘤　在肿瘤表面作梭形切口，以切除肿瘤表面的部分黏膜。在肿瘤周围0.5cm正常组织内分离肿瘤，连同肿瘤表面黏膜、周围部分正常腭腺组织完整切除肿瘤。尽量保持鼻腔面黏膜的完整性。对于小的组织缺损，可直接拉拢，分层缝合。但多数情况下，需采用减张和组织瓣转移的方法修复。

4. 软腭癌　无论是鳞癌还是腺源性恶性肿瘤，均在肿瘤周围约2.0cm正常组织内切除，原则上应作软腭全层切除。累及硬腭或上颌结节区时，应一并完整切除。

三、软腭肿瘤切除术后缺损修复与重建的原则

对于范围十分局限的软腭缺损，可以直接缝合或任其自行愈合；而对于非常表浅的软腭缺损也可采用皮片移植修复；除此以外的软腭缺损一般均需要根据缺损情况采用组织瓣修复。对于小到中等的软腭缺损，可以采用腭部岛状瓣、颏下岛状瓣等局部组织瓣或区域皮瓣；而对于大的软腭缺损，则应选用较薄的游离筋膜皮瓣如桡侧前臂皮瓣等。

软腭缺损修复与重建的目标是：修复软腭的缺损，重建软腭的形态和功能，恢复清晰的语音和有效的吞咽，以最终达到提高患者生存质量的目的。Sabri（2003）认为理想的软腭缺损的修复应达到以下要求：高的修复成功率和低的并发症，良好的三维重建，最小的供区并发症，最大可能地恢复软腭的感觉和运动功能，既有适当的组织体积又不过度臃肿，能同时进行两组手术。但是，软腭运动的特殊性使其缺损的修复要满足上述理想要求比较困难，到目前为止尚没有任何一种修复与重建方法能够完全恢复软腭的功能。

1. 软腭小型缺损　采用一侧或双侧类似腭裂修复术的松弛切口，以减少创口缝合时的张力。为了消除死腔，可在一侧作松弛切口的同时，向颊部分离，颊脂体很容易向切口膨出，遂将带蒂的颊脂体组织转移到肿瘤切除后的创腔内，分层缝合腭肌及黏膜，关闭创面。转移时应注意保护蒂部，避免蒂部断离，影响血供而使颊脂体液化。松弛切口可填塞碘仿纱条。如肿瘤接近一侧软腭边缘，切除肿瘤后，可直接关闭或作颊脂体转移。

2. 软腭口腔侧黏膜缺损　发生于一侧的软腭黏膜缺损或者是洞穿性缺损，可以设计以腭大血管束为蒂的腭部黏骨膜岛状瓣，旋转180°修复同侧或近中线部缺损。腭部黏骨膜岛状瓣为知名血管供血的岛状瓣，血供丰富，易成活，厚度适宜，而且供区在口腔内，口腔外不会增加新的损伤，不影响美观。腭部黏骨膜瓣的组织来源于口腔内，与正常的口腔黏膜一样具有分泌功能，这是其他的组织瓣不能代替的。但腭瓣弹性差，供瓣量有限。只适合较小的缺损。发育期患者行腭黏骨膜岛状瓣修复后可能会出现腭穹窿消失和错殆畸形，有可能影响上颌骨的发育，因此对发育期患儿应慎用。

3. 软腭全层缺损　如果缺损范围不大且周围组织条件较好者，可采用蒂在上的咽后壁瓣修复软腭鼻侧黏膜缺损，然后用硬腭岛状瓣或颊黏膜瓣修复口腔侧黏膜缺损，两瓣联合瓦合式重建软腭。也可以采用腭瓣与额部皮瓣、颏下岛状皮瓣等组成复合组织瓣修复贯通缺损的软腭。如局部组织不能修复缺损，可用前臂皮瓣修复软腭口腔侧黏膜缺损，鼻侧黏膜缺损用咽后壁瓣或植皮联合修复。前臂的优

点是皮瓣厚薄适中，质地柔软，易于塑形，修复范围大，可同期修复硬、软腭、腭垂、舌腭弓、咽侧壁及邻近颊部等复合性的软组织缺损。前臂皮瓣修复后一般不会因臃肿而致口、鼻腔狭窄，影响呼吸道的通畅。该皮瓣血管蒂长，管径粗且与颈面部多数血管相匹配，皮瓣的切取及血管吻合相对简单。同时，由于皮瓣的切取与肿瘤的切除可同时进行，缩短了手术时间。缺点是需要吻合血管，技术条件要求较高，手术时间相对较长，供区损伤较大，需要植皮，前臂及植皮供皮区均可遗留较明显的瘢痕。此外，由于游离前臂皮瓣制备时，不携带前臂区域的肌肉，应用前臂皮瓣游离移植行全软腭缺损的修复与重建，虽然在外形和进食吞咽功能恢复上较满意，但重建的软腭缺少运动功能，因而对软腭运动功能的重建作用有限。

【典型病例】

病例 1：软腭多形性腺瘤，手术切除少量软腭，直接关闭伤口（图 5-27）。

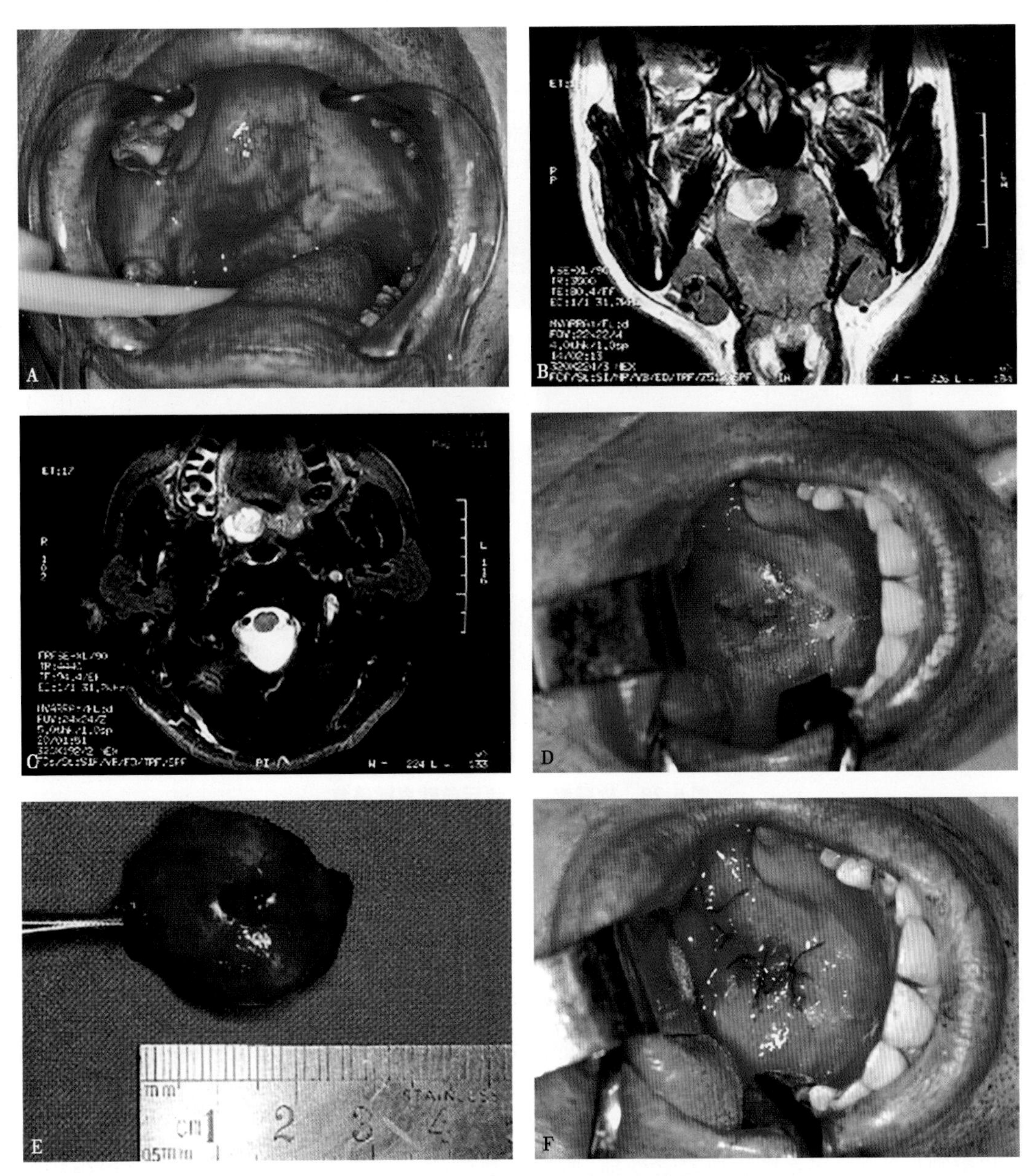

图 5-27　软腭多形性腺瘤手术切除

A. 软腭多形性腺瘤（口内表现）；B. 冠状位 MRI；C. 水平位 MRI；D. 手术计划切除肿瘤及少量软腭；E. 手术标本；F. 术后直接关闭伤口。

病例2：软腭鳞癌，全软腭缺损前臂皮瓣修复（图5-28）。

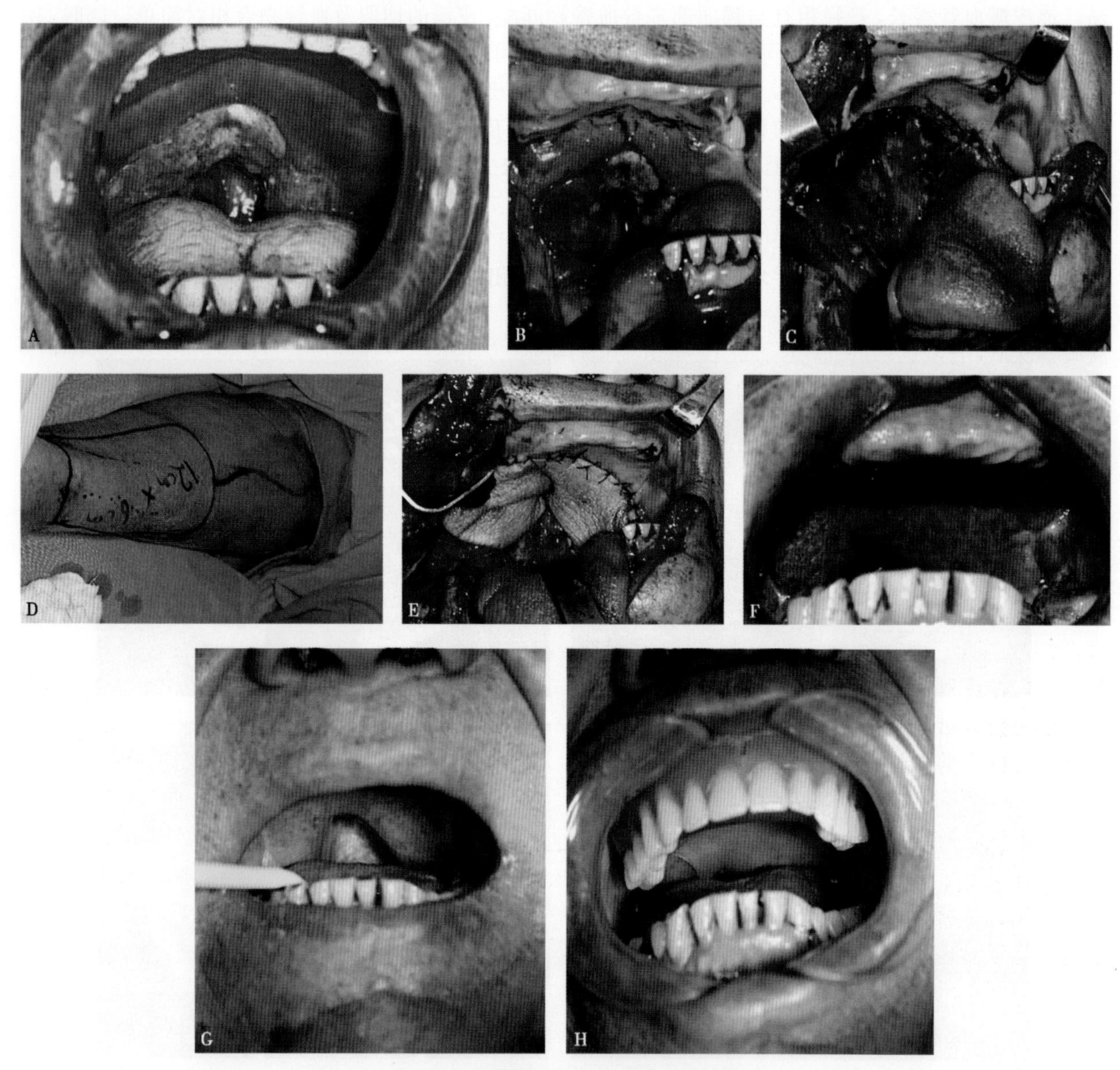

图5-28 软腭鳞癌切除后前臂皮瓣修复

A. 鳞癌累及软腭双侧；B、C. 软腭预计切除范围；D. 前臂皮瓣设计；E. 皮瓣就位后；F. 术后3个月局部表现；G. 术后1年局部表现；H. 术后1年佩戴发声辅助器。

四、常见并发症及处理

（1）腭部穿孔：一般发生于软腭，由于腭肌的张力以及腭部的频繁运动，创口易于裂开，形成大小不等的腭部穿孔。较小的穿孔，可戴腭部后方适当延长的腭板护，创面覆盖碘纱，随着创口肉芽组织的生长，穿孔逐渐缩小，最终自行关闭。穿孔大者，常需作二期修复。

（2）腭瓣缺血坏死：多系腭大血管蒂受损、腭瓣缺血所致。术前良好的设计，术中妥善保护腭大血管蒂，以及腭瓣良好的缝合固位，可以防止腭瓣缺血坏死的发生。腭瓣发生缺血坏死后，一般需去除坏死组织瓣。待创面二期愈合或以后二期修复。

（季　彤）

第七节 颅底及颅颌面缺损的修复与重建

一、概述

在20世纪60年代，对于硬脑膜暴露或缺损，以Ketcham等为代表采用直接拉拢缝合或游离皮片移植的方法，游离皮片移植成活率差，易发生脑脊液漏，严重者可导致颅内感染甚至危及生命。Ketcham等报道，游离皮片移植修复硬脑膜缺损后，脑脊液漏的发生率和死亡率高达71%。随后，邻近局部组织瓣（local flap）如额瓣、颞肌瓣和各种颅骨瓣等被用于修复各种颅底缺损，尽管邻近局部组织瓣修复颅底或颅颌面缺损的成功率较高，但由于组织量有限而仅能修复中、小型缺损。如我科曾采用全额皮瓣重建颅底缺损13例，尽管颅底缺损都得到了良好的修复。但对于额部皮瓣转移后的新创面，采用游离植皮或头皮皮瓣修复后，有多例因皮片或部分皮瓣坏死而并发颅骨骨髓炎。而且，额部皮瓣重建中颅底缺损效果不佳，难以完全覆盖缺损。20世纪70年代，带蒂的胸大肌肌皮瓣、背阔肌肌皮瓣和斜方肌肌皮瓣等区域组织瓣（regional flap）被用于修复大型的颅底或颅颌面缺损，但由于受蒂部位置的限制，区域组织瓣常难以完全转移而覆盖颅底缺损，因而修复的效果并不尽如人意。

随着显微外科的兴起和发展，20世纪80年代起，各种血管化的游离组织瓣移植（vascularized free tissue transfer）如背阔肌肌皮瓣、腹直肌肌皮瓣和股前外侧皮瓣等被用于即刻修复大型的颅底或颅颌面缺损，取得了令人满意的效果。颅颌面复合缺损即刻修复的成功，有力地促进了颅颌面联合切除术的进一步推广应用。加拿大多伦多医院的Neligan等发表了他们超过10年的修复90例颅底不同类型缺损的经验，该文被认为标志着血管化的游离组织瓣移植在颅底大型缺损或颅颌面复合缺损修复中确立其主导地位，亦即现代颅底重建（contemporary skull base reconstruction）观念的建立。他们的研究显示，局部组织瓣和游离组织瓣的总并发症率分别为38.8%和33.5%；而区域组织瓣的总并发症率则高达75%；游离组织瓣与区域组织瓣相比，主要优势在于伤口一期愈合、皮瓣成功率、脑脊液漏和脑膜炎以及脓肿的发生率等方面。孙坚等报道了自1980—1999年，采用32块血管化的游离组织瓣，修复25例侵及颅底的恶性肿瘤根治术后缺损的经验，游离组织瓣成功率为93.8%，除1例死于急性脑水肿外，其他无严重并发症发生，有效地提高了生存质量。由此可见，对于中、小型的颅底缺损应首选邻近局部组织瓣修复；而对于大型的颅底缺损或颅颌面复合性缺损，则应选用血管化的游离组织瓣修复。目前，对于大型颅底缺损或颅颌面复合性缺损的功能性重建已经发展到采用血管化的复合组织瓣结合钛网、Medpor等生物性植入材料，以及种植技术和赝复技术进行三维立体修复的全新阶段，极大地提高了颅颌面肿瘤术后的生存质量。

二、颅颌面缺损的分类

颅底肿瘤或颅颌面肿瘤行颅颌面联合根治术后，由于手术范围较广，往往累及多个器官和不同的解剖区域，因而将导致多个器官的联合缺损，或是包括脑实质、硬脑膜、颅底骨、黏膜、肌肉、皮肤等在内的不同范围的复合性组织缺损。如果不及时修复缺损，一方面可引发巨大的颅面部畸形和功能障碍；另一方面如果硬脑膜暴露于鼻咽腔、口腔或鼻旁窦等窦腔内可发生脑膜炎、脑炎等严重并发症，甚至危及患者的生命。简而言之，颅颌面肿瘤术后缺损修复与重建的困难主要有以下几点：①缺损组织量多，范围大；②缺损部位解剖结构极其复杂，与生命攸关的神经血管关系密切；③手术范围内包括多种窦腔结构，为污染型手术；④缺乏可用以修复的邻近组织材料；⑤存在隐性死腔和脑脊液漏的可能；⑥局部感染易引起致命性的颅内感染；⑦缺损区域因放疗和/或多次手术组织条件差。因此，颅颌面肿瘤术后缺损的重建是一项技术复杂而又风险巨大的挑战。

（一）颅底分区

为了明确病变部位和范围，正确选择手术进路，有必要对颅底进行分区。颅底以颅底骨板为界可分为颅内颅底（cranial base）和颅外颅底（skull base），又称颅底上面和颅底下面。目前，多数学者均赞同Irish等提出的将颅内颅底分为3个区域（图5-29）的分区法，其中Ⅰ区为颅前窝（anterior cranial fossa）、Ⅱ

区为颅中窝（middle cranial fossa）、Ⅲ区为颅后窝（posterior cranial fossa）。颅外颅底的分区方法目前尚未完全统一。Krespi 等以颈内动脉横过颞骨岩部处划一条矢状线而将颅外颅底分成中间的中颅底（middle skull base）和两侧的侧颅底（lateral skull base）（图 5-30）。

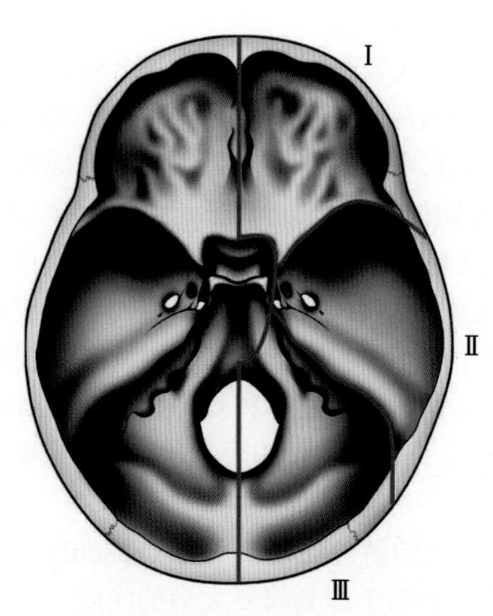

图 5-29 颅底上面的 3 分区法

Ⅰ区为颅前窝、Ⅱ区为颅中窝、Ⅲ区为颅后窝。

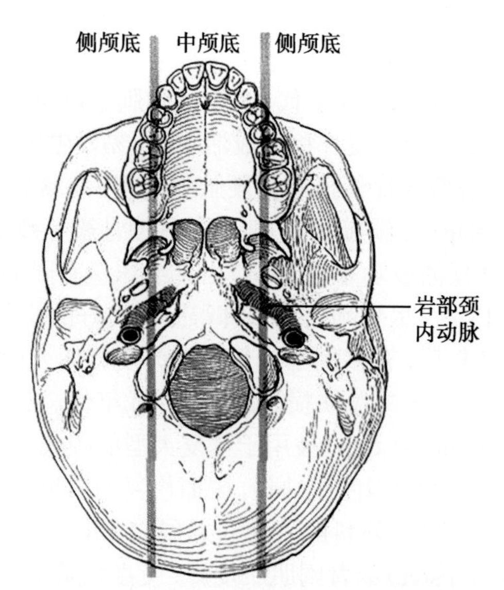

图 5-30 颅底下面的 Krespi 分区法

中间为中颅底，两侧为侧颅底。

（二）颅颌面肿瘤术后缺损的分类

由于颅颌面肿瘤术后缺损比较复杂而且范围较广，目前，国内外关于颅颌面肿瘤术后缺损的分类很少。绝大多数文献都是根据颅内颅底或颅外颅底分区来评估颅颌面肿瘤术后的缺损。由于颅外颅底的分区方法并未统一，因而按照颅底分区的方法来对颅颌面肿瘤术后缺损进行分类反而会引起颅颌面肿瘤术后缺损分类的混乱，不利于选择合适的修复方法，以及统一比较分析不同资料的疗效和生存参数。此外，通常颅底分区的方法并未包括紧邻颅底的颅脑、眼眶、鼻腔鼻旁窦、上、下颌骨等解剖结构，而与临床实际上有一定的差异。美国斯隆 - 凯特琳癌症中心根据颅颌面肿瘤术后缺损的不同范围，提出了一种相对简单的颅颌面肿瘤术后缺损分类方法（图 5-31）。他们先在水平向上将颅底上面分为颅前窝和颅中窝

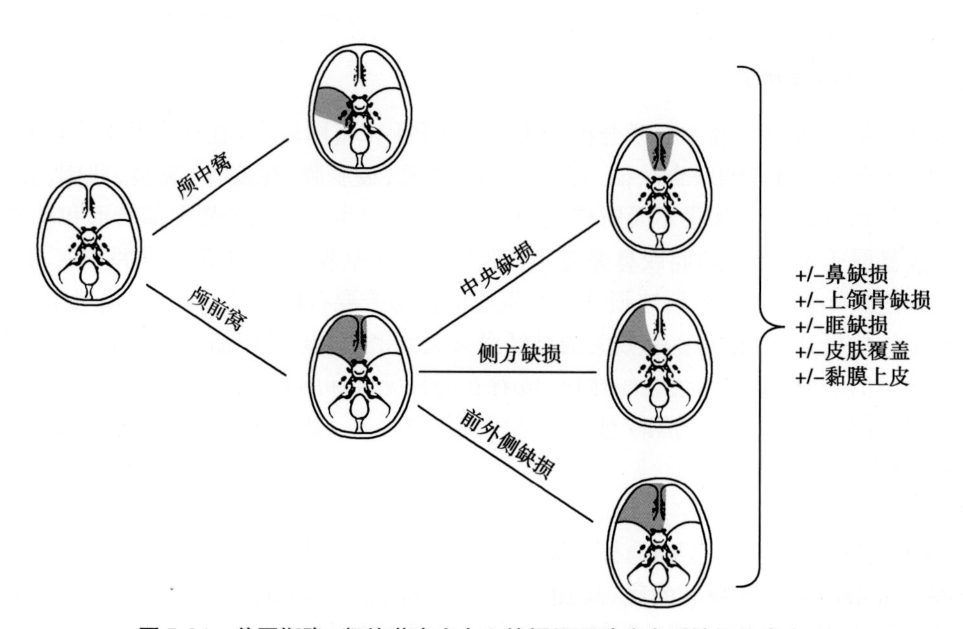

图 5-31 美国斯隆 - 凯特琳癌症中心的颅颌面肿瘤术后缺损分类方法

两部分，颅前窝又分为侧方缺损（lateral defect）、中央缺损（central defect）和前外侧缺损（central and lateral defect）3 类。在冠状位方向上，任何一类的颅前窝和颅中窝缺损都可以包括鼻腔（nasal lining）、上颌骨（maxilla）、眼眶（orbit）、下颌骨（mandible）、皮肤（skin）和黏膜（mucosa）中的一种或几种解剖结构的缺损。该分类方法相对简单，但是并未将颅后窝以及邻近的外耳、腮腺等组织缺损考虑在内。

我们对上述分类作了修改：其一，在颅内颅底层面上增加颅后窝缺损而分为 3 类，1 类为颅前窝缺损，2 类为颅中窝缺损，3 类为颅后窝缺损；1 类缺损又分成 3 个亚类，1a 类为中央缺损、1b 类为侧方缺损、1c 类为前外侧缺损。其二，在矢状位上以硬脑膜（dura，D）、颅底骨（skull base，SB）、面部组织（facial tissue，F）为界简化分型，硬脑膜缺损分为完整（Di）、直接缝合（Dr）和移植修补（Dg）3 型，颅底骨缺损分为不需骨修复（SBnr）和需骨修复（SBr）2 型，面部组织分为局限性缺损（Fl）和广泛缺损（Fe）2 型（图 5-32），缺损的三维情况可以用上述类型的组合来表示。SBr 缺损通常包括 2 种情况：①颅底骨性缺损≥1.5cm；②颅底骨性缺损<1.5cm，但伴有硬膜缺损，或硬膜外留有较大的死腔。

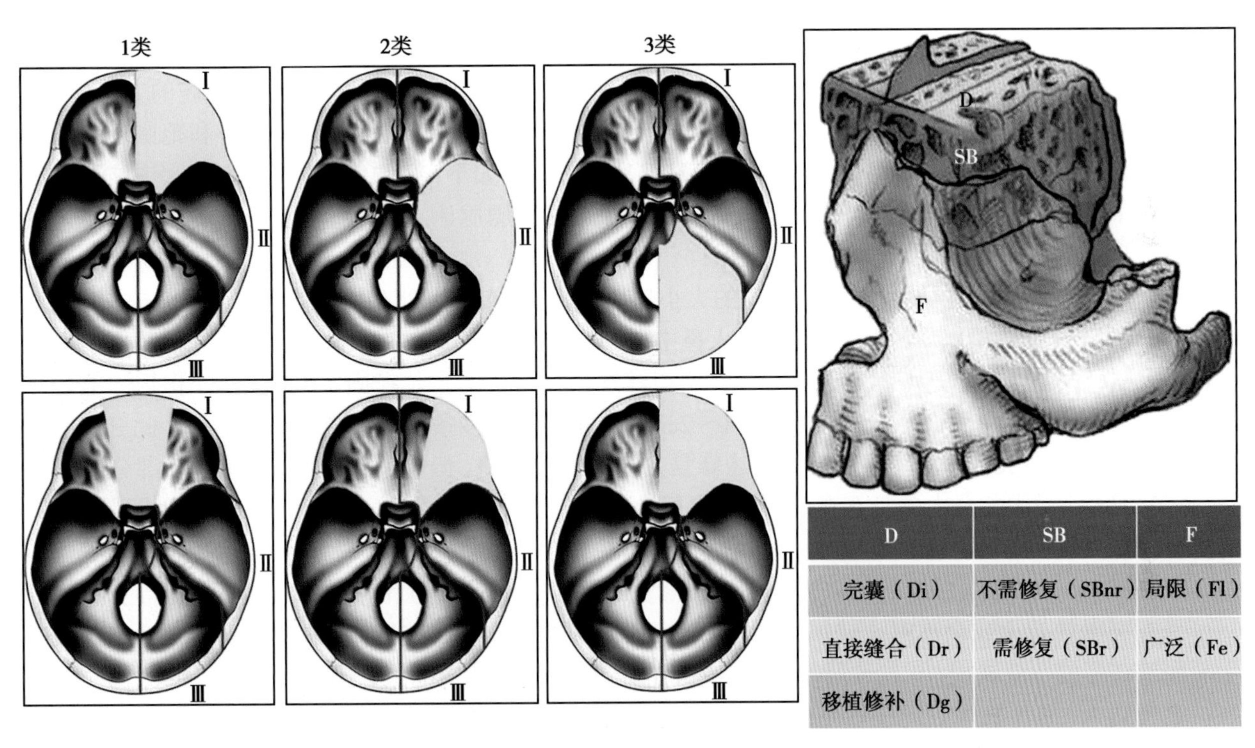

D	SB	F
完囊（Di）	不需修复（SBnr）	局限（Fl）
直接缝合（Dr）	需修复（SBr）	广泛（Fe）
移植修补（Dg）		

图 5-32 颅颌面联合切除术后缺损改良分类

D：硬脑膜；SB：颅底骨；F：面部组织。

三、颅底及颅颌面缺损修复与重建的方法

颅颌面肿瘤术后缺损的功能性修复与重建是在颅颌面肿瘤外科的基础之上发展起来的新兴技术，是修复外科技术迅速发展、医用生物材料广泛应用，特别是显微外科技术、牙种植技术的应用与肿瘤外科技术相结合的成果。随着穿支皮瓣、筋膜皮瓣和感觉皮瓣的发展，以及可吸收的重建板、螺钉、种植体等材料的使用，现代修复与重建理念要求修复与重建外科医师用最小的组织损伤和并发症，进行“量体裁衣”的个体化的修复与重建，最大限度地恢复颅颌面部的外形和功能，提高患者的生存质量。本节将介绍不同范围和不同类型的颅颌面肿瘤术后缺损的修复与重建。

（一）颅颌面肿瘤术后缺损功能性重建的目标

不同类型的颅颌面肿瘤术后缺损，其修复与重建的目标也不尽相同。就颅脑组织小缺损的修复而

言，其修复与重建的目标是从解剖上恢复颅腔的完整性和保持正常颅内压的结构，避免脑及其神经血管作为人体生命中枢而遭受各种物理性创伤（机械、冷冻、高温和电离辐射等损伤）、化学性损伤以及微生物侵害。

而对于大范围的颅颌面肿瘤术后复合性缺损，其修复与重建的目标是：①修补缺损或覆盖裸露的硬脑膜，预防脑组织裸露、脑脊液漏、逆行性颅内感染和脑疝。②支撑脑组织和眼球及眶周组织。手术造成的颅骨缺损可能造成患者脑膨出、癫痫等严重并发症以及眼球突出和凹陷等情况。因而在这类手术中恰当地修复颅骨及其附属结构，尽可能使颅腔恢复正常的解剖结构，对于预防颅颌面肿瘤术后并发症，保证手术的成功有着极其重要的意义。③分隔脑组织与口鼻腔的交通，提供足够的组织充填死腔，尽可能恢复鼻腔和口腔黏膜衬里。④重建眼眶、鼻腔和口咽腔，并重建颅面部骨和软组织的三维形态和功能。

（二）颅颌面肿瘤术后缺损功能性重建的原则

由于颅颌面肿瘤术后缺损多是包含不同类型组织和不同解剖结构的复合性缺损，不同类型的组织有着各自的修复与重建原则。如硬脑膜缺损修复的原则是：完全闭合硬脑膜囊，无脑脊液漏；修复组织抗感染能力强，无排斥反应；减少大脑皮质与修复组织的粘连。而颅底骨缺损修复主要应着眼于覆盖和保护硬脑膜，以减少脑膜及颅内感染的机会。因此，颅骨缺损重建的原则是：基本恢复骨性颅腔的完整性；隔绝和预防颅外源性的感染；重建头颅的外形。至于软组织缺损修复，应根据缺损的大小和范围选择适合的修复方法。颅颌面缺损再血管化的游离组织瓣修复的适应证如下：必须修复的巨大软组织缺损；颅底存在明显的死腔；颌面部解剖形态的严重破坏；颞窝、颞下窝、腮腺床、面中部区域的缺损；颈动脉暴露；有既往放疗或颅面部手术史。

目前，对于颅骨缺损同期行硬组织重建的大小仍存有争议。国内、外有学者认为对于颅骨缺损 $<4cm^2$ 者，可采用肌质、皮片填塞或衬垫修复，或用人鼻中隔移位修复获得良效；$>4cm^2$ 的颅骨缺损，采用游离颞骨、髂骨，取下的骨块做成楔形，嵌在缺损处，用粗丝线或拴结丝固定。在固定好骨以后，将预先准备好的中厚皮片衬在颅底鼻腔面，大于骨缺损区 $1 \sim 2cm^2$，下填塞碘仿纱条以防滑脱或贴合不紧。此三层材料形成“三明治”式人工颅底，获得良效。上述修复方法优点是简便，但仅适应于原发于筛窦、部分上颌骨（额鼻窦）切除，而大部分上颌骨存在，能起到良好地支撑修复组织的作用。如果颅颌面肿瘤术后大范围的复合性缺损采用游离骨和游离皮片移植，就易坏死、脱落而失败。

Imola 等认为颅颌面肿瘤术后缺损行骨组织修复的适应证是：①导致脑组织疝出的颅底骨巨大缺损；②可引起突眼的近全或全部眶顶缺损；③可引起突眼的眶侧壁或眶底缺损；④缺少足够软组织支持或产生颅面部畸形的颅眶缺损；⑤导致面部畸形、咬合错乱、咀嚼功能障碍的上、下颌骨及颞下颌关节窝缺损。

笔者认为，颅骨缺损应同期行硬组织重建的指征是：①颅骨穹窿部骨性缺损 $\geqslant 3.0cm$；②颅底骨性缺损 $\geqslant 1.5cm$；③颅底骨性缺损 $<1.5cm$，但伴有硬膜缺损，或硬膜外留存有较大死腔；④颅骨缺损部位有暴露的颅内重要血管神经结构，皮肤软组织厚度不足以安全保护者；⑤额眶等重要部位影响外形美观者。至于硬组织重建的材料，可以根据缺损情况选择钛网、非血管化骨移植或血管化骨移植。

（三）颅颌面肿瘤术后缺损功能性重建方法的选择因素

Imola 等认为影响选择颅颌面肿瘤术后缺损功能性重建方法的因素有：硬脑膜缺损的大小、颅内容物与上消化道（上呼吸道）之间的开放程度（包括颅颌面部皮肤、软组织、骨及黏膜缺损的范围）、是否术前放疗或计划行术后放疗、有无影响愈合的局部和系统性疾病的因素，以及局部组织用于修复的可靠性。

1. 硬脑膜缺损的大小　根据硬脑膜缺损的大小，可以选择直接拉拢，骨膜、肌筋膜修复，人工补片修补，筋膜修补，以及肌皮瓣复合修复。

（1）直接拉拢：自体硬脑膜组织有血供、抗感染能力强，因此若缺损周围的硬脑膜能够做到“密闭”缝合，则尽量直接缝合。

（2）骨膜、肌筋膜修复：带蒂的骨膜或肌筋膜同样具有很好的修复和抗感染能力，是硬脑膜修复的上佳材料。尤其是当其外侧直接暴露于窦腔和 / 或鼻咽腔时，以双层带蒂骨膜修复硬脑膜是最好的方法。

此法多用于前颅底的修复与重建。

(3) 人工补片修补：在手术野周围无可取之硬脑膜修复材料时，异体（同种和 / 或异种）和人工材料补片组织相容性好，而且容易获得，也是很好的选择。

(4) 筋膜修补：自体筋膜抗感染力佳，但可能增加患者的手术创伤，必要时是一个良好的选择。

(5) 肌皮瓣复合修复：肌皮瓣是一种常用的组织修复材料，抗感染力极强。但由于肌肉组织自身有电活动和肌收缩，与大脑皮质直接接触有可能刺激后者，引起癫痫发作。因此不作为首选材料。

2. 颅内容物与上消化道（上呼吸道）之间的开放程度　根据颅内容物与上消化道（上呼吸道）之间的开放程度可以将颅颌面肿瘤术后缺损分成局部缺损、单一缺损、复合缺损、广泛缺损几种类型。局部缺损指单侧、局限于单个解剖部位的颅底缺损 + 皮肤黏膜缺损，如：单侧眶顶缺损、中颅底缺损、筛板缺损等。单一缺损指颅骨缺损 + 软组织和皮肤黏膜缺损。复合缺损是指颅骨缺损 + 硬脑膜缺损 + 皮肤黏膜缺损。广泛缺损则是指局部皮肤黏膜和软组织缺损合并双侧颅底缺损，或颅底缺损同时累及前、中、后颅底两个区域以上，或一个颅底区域但累及中线结构，或颅底缺损合并有寰枕关节、颈椎受累者。

3. 是否术前放疗或计划行术后放疗　对于术前曾有放射治疗史或计划术后辅助放疗的颅颌面恶性肿瘤术后缺损，为确保用于修复的组织具有可靠的血供，应选择再血管化的游离组织瓣来修复缺损。反之，对于不需要行辅助放射治疗的颅颌面良性肿瘤术后中、小型缺损，可以使用邻近的局部组织瓣或非血管化骨移植修复。

（四）颅颌面肿瘤术后缺损的常用修复方法

1. 硬脑膜缺损的修复　根据上述硬脑膜缺损修复的原则以及硬脑膜缺损的大小选择自体筋膜或人工补片进行修复。如果严密缝合仍不能达到“水密”（water tight）的可在硬脑膜外加用组织胶、游离组织或带蒂组织进行封闭。

2. 颅（底）骨缺损的修复　修复材料可选择游离或带蒂自体骨（常用髂骨或颅骨），目前更多采用钛网作为颅骨修复的材料。后者材料容易获得、组织相容性较好、刚性强度满足要求并可任意塑形固定，尤其基本不影响 MRI 等影像学检查。手术的要点包括两个方面：①为了保证能够承受分别来自颅内及颅外的应力，修复材料要完全覆盖缺损部位并牢固固定；②修复材料必须按照缺损部位的原有形状进行塑形，尤其是直接影响外观以及影响周围组织功能的部位，如眼眶、颞颌关节窝等。

3. 软组织皮肤缺损的修复　颅底广泛和复杂的缺损几乎都伴有更大面积的软组织缺损，因此，闭合裸露的硬脑膜和修复的颅底结构，修复皮肤、黏膜和软组织是该类型颅底缺损最为关键的步骤之一。通常应用血管化的游离组织瓣修复的效果明显优于其他方法的效果，当由于各种因素（解剖的局限、组织缺损范围过大等）无法应用上述方法时，可以应用邻近的带蒂骨膜瓣或肌筋膜瓣，或者多层复合结构同时在硬脑膜外以及颅骨外封闭颅腔与体腔的沟通，再辅以局部碘仿纱条或游离脂肪组织填塞，以达到预防脑脊液漏和逆行性颅内感染以及支撑颅底局部的目的。

【典型病例】

病例 1（颅前窝缺损——血管化游离组织瓣修复）：患者女性，44 岁，左上颌骨骨肉瘤术后放疗后复发全麻下行左颅颌面联合切除术 + 钛网 + 背阔肌肌皮瓣修复（图 5-33）。

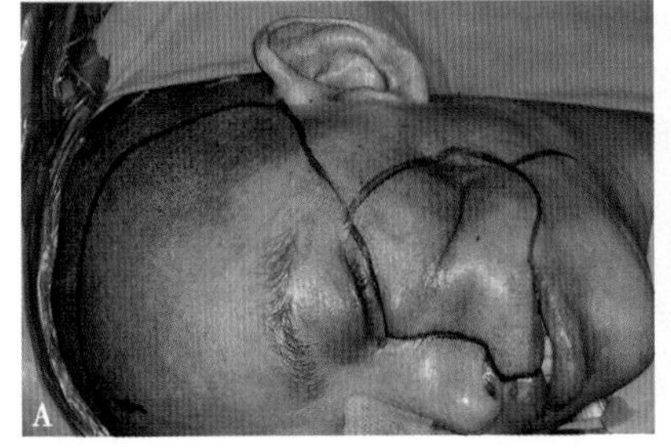
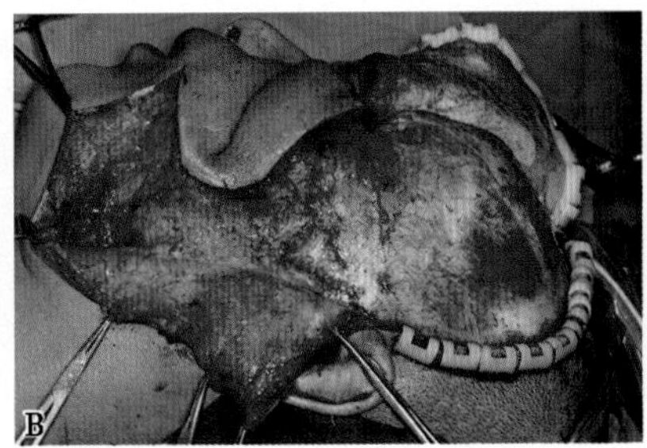
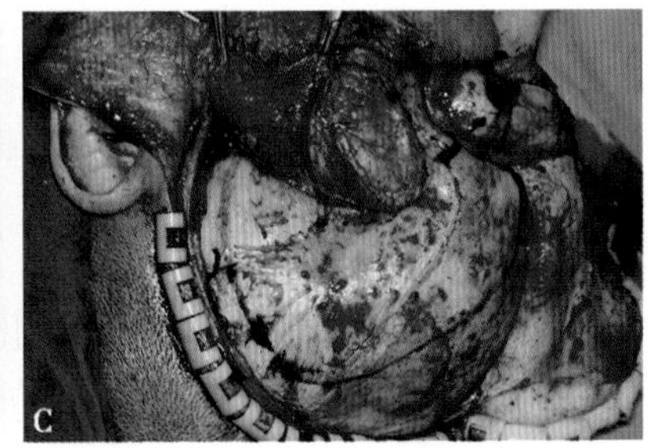

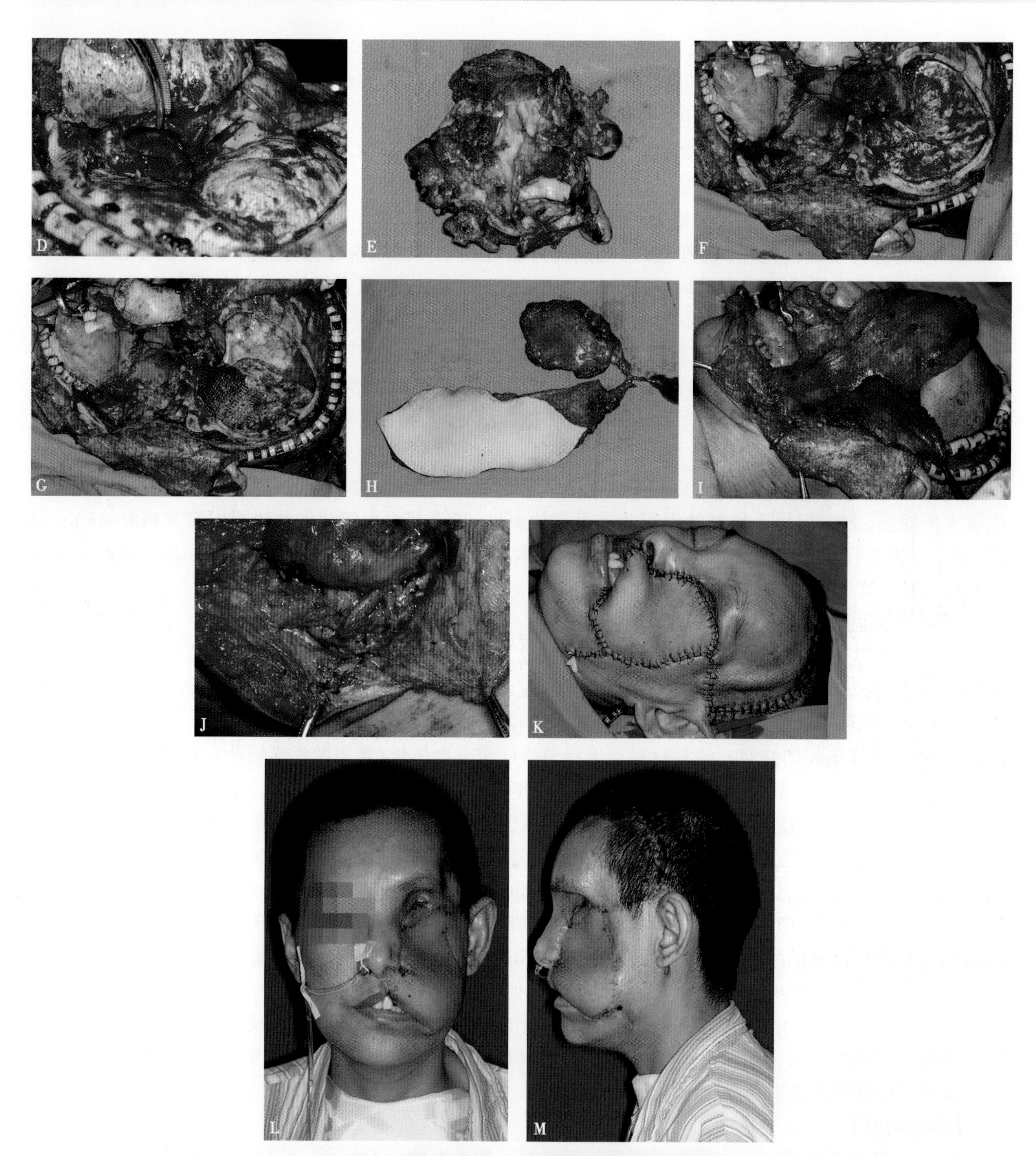

图 5-33 颅前窝缺损——血管化游离组织瓣修复

A. 设计右侧颞顶部冠状切口 +Weber-Fergusson 切口 + 肿瘤周围切口；B. 将头皮组织瓣向内侧翻瓣，再切开肿瘤外侧皮肤切口，翻瓣；C. 切开翻起颞肌，显露右侧颅面部额骨、颞骨，如图设计额 - 颞联合骨瓣，再切开 Weber 切口；D. 按设计线钻开形成骨窗，保护并分离硬脑膜，在肿瘤外缘正常骨质处用电锯截骨，结扎切断视神经，将包含肿瘤的左上颌骨、眼眶及眼内容物、部分额骨、蝶骨的标本切除；E. 切除的标本及肿瘤剖面；F. 病变切除后的创面；G. 悬吊硬脑膜后，将取下的颞骨、额骨复位用钛板固位，颅底骨质缺损用钛网修复；H. 制备完成的背阔肌肌皮瓣及前锯肌瓣；I、J. 将背阔肌肌皮瓣及前锯肌瓣置于颅面部缺损区域，前锯肌充填眼眶，显微镜下将胸背动、静脉与面动、静脉吻合；K. 伤口彻底止血缝合后侧面观；L、M. 术后 3 周正、侧面观。

病例 2（颅中窝缺损——血管化游离组织瓣修复）：患者男性，53 岁，左上颌骨成釉细胞瘤多次术后复发侵犯左侧眶尖及中颅底，全麻下行左颅颌面联合切除 + 人工补片修补硬脑膜 + 钛网 + 血管化背阔肌肌皮瓣修复（图 5-34）。

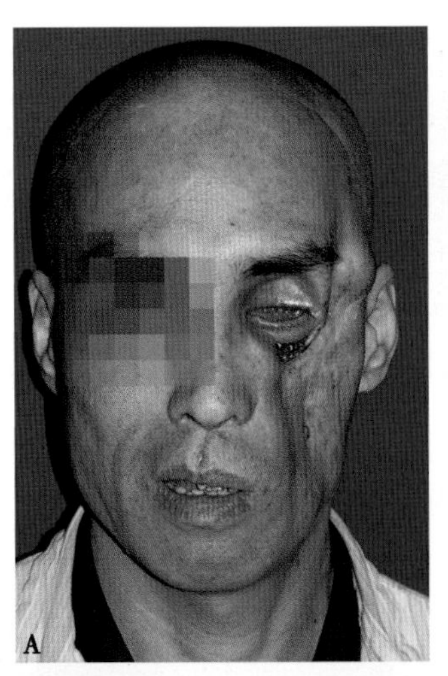
A

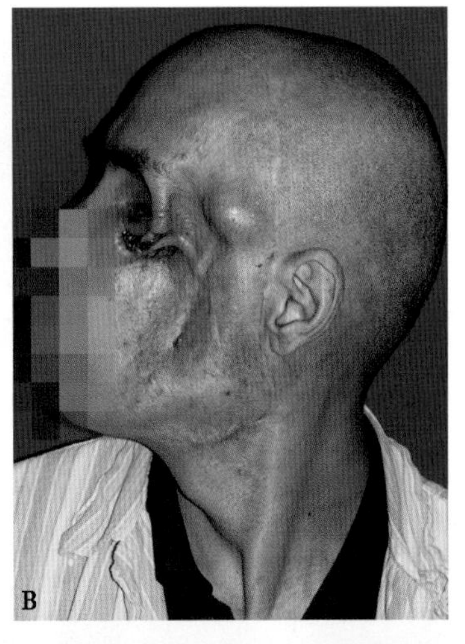
B

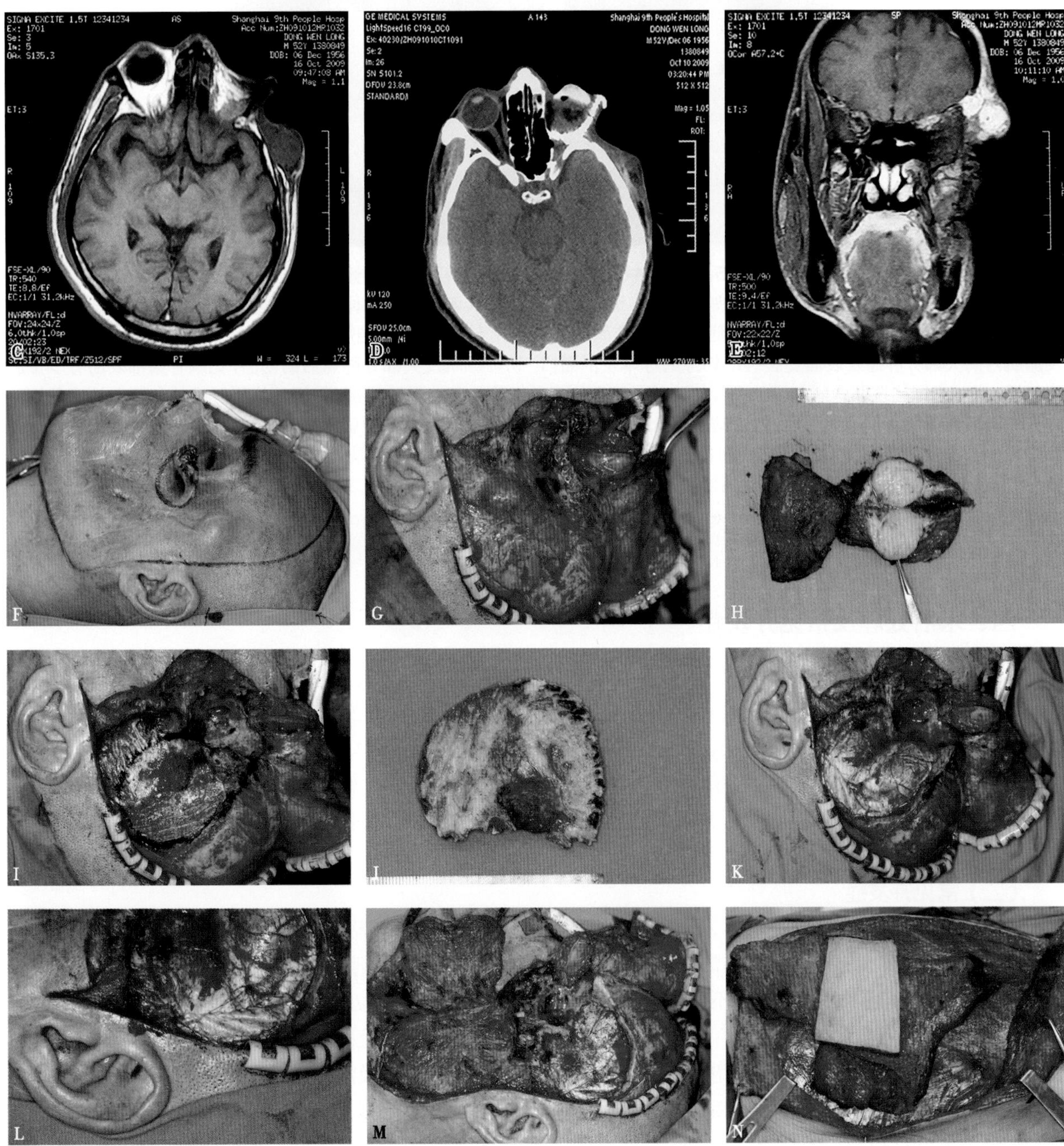
C
D
E
F
G
H
I
J
K
L
M
N

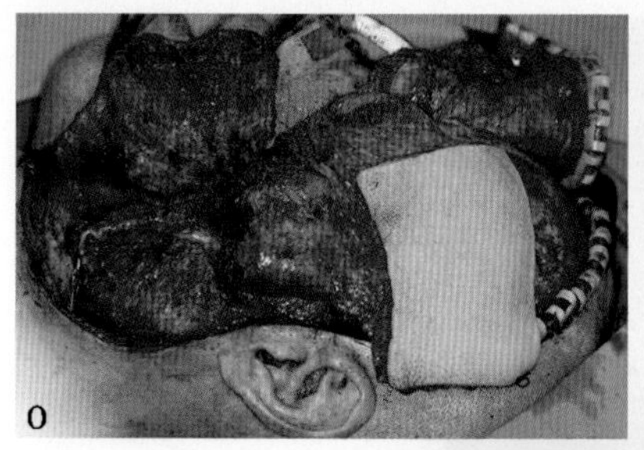

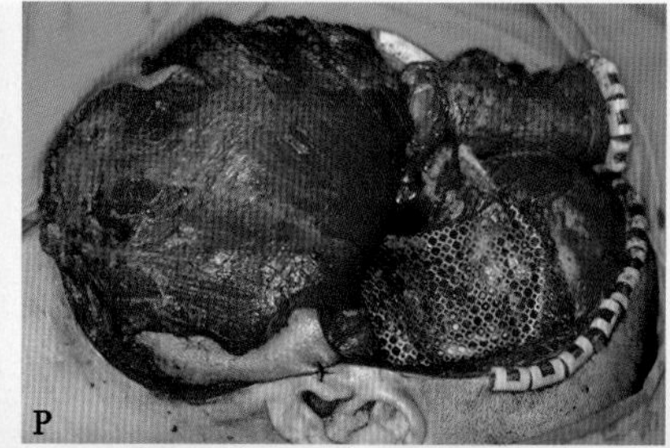

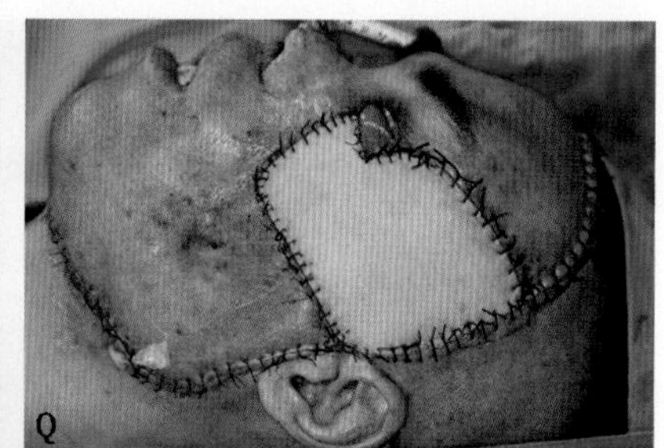

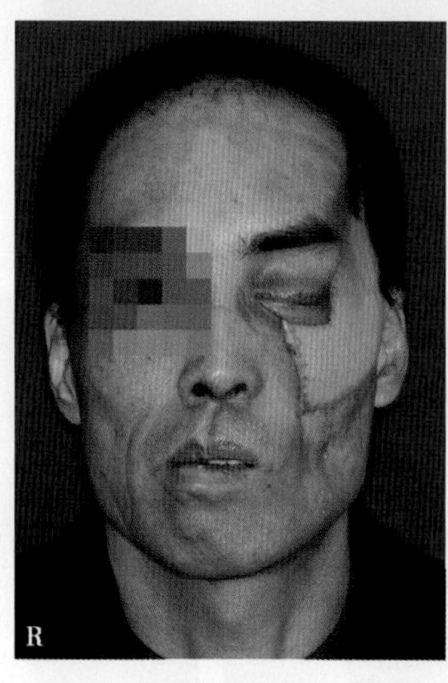

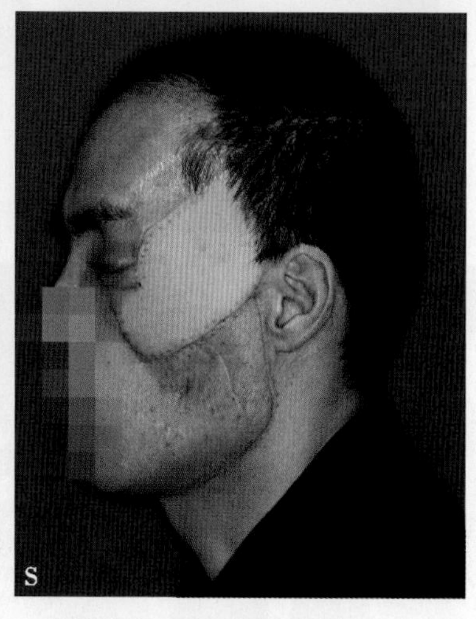

图 5-34　颅中窝缺损——血管化游离组织瓣修复

A～E. 术前正、侧位像及影像学所示病变情况；F. 设计左颞顶部冠状切口向下延伸至耳前，沿外露钛网及左颞部肿瘤周围设计切口，并设计左颌下平行切口；G. 翻起头皮，继而切开颞部肿瘤周围切口，翻瓣显露肿瘤及钛网，去除钛网、切除颞肌及颞肌内的大部分肿瘤及表面皮肤；H. 切除的标本及剖面；I. 切除颞肌及大部分肿瘤后的创面，见颞骨鳞部表面有少量肿瘤残留，沿肿瘤周围在颞骨鳞部设计颅骨切除的骨窗范围；J. 切除的部分颞骨鳞部（按设计线用开颅钻和铣刀钻开并切除含有肿瘤颞骨鳞部，并切除受侵犯的硬脑膜）；K. 部分颞骨鳞部切除后的创面，硬脑膜有部分缺损；L、M. 人工补片修补硬脑膜后的创面及颅面部缺损情况；N. 制备完成的背阔肌肌皮瓣；O. 将背阔肌肌皮瓣置于颅面部缺损区域，显微镜下将胸背动静、脉与面动、静脉吻合；P. 用钛网修复颞骨鳞部缺损，将背阔肌覆盖于钛网表面并充填死腔；Q. 伤口彻底止血缝合；R、S. 术后 5 周正、侧面观。

四、术后处理及常见并发症

（一）术后处理

术后常规制动 1 周，根据手术情况酌情给予甘露醇及糖皮质激素脱水 5～7 天，抗生素宜使用能够通过血 - 脑屏障的青霉素类或头孢类。若出现脑脊液漏，切忌冲洗或填塞以免引起颅内感染，可适当调整体位，多数脑脊液漏可以自愈，若脑脊液漏严重而不能自愈者应考虑手术封闭。若行血管化的游离组织瓣修复者，应按游离组织瓣移植术后常规处理给予抗凝药物。若术后患者出现头痛、恶心、高热等症状，应警惕颅内感染的可能，若不及时处理可能危及生命。

（二）常见并发症

颅底肿瘤外科涉及大脑、垂体、脑干、小脑、脑神经、硬脑膜 - 脊膜囊、颈部 - 颅内血管、眼球、中内耳听觉和平衡感觉器官、颈 - 颅骨关节和鼻旁窦等极为重要而复杂的解剖结构，任何对这些组织不恰当的处理都可能造成相应的损害而产生不同的并发症。特别是涉及颅中窝切除术，存在一定的手术危险性，而涉及颅后窝手术者危险性则更大。颅颌面联合切除术最严重的并发症是术中发生意外，因脑干受压引起的呼吸、心搏骤停和不易控制的大出血致死，其次是术后继发感染以及脑脊液漏。

Ketcham 等报道颅颌面切除术后并发症发生率为 74%。Terz 等报道颅颌面切除术后死亡率为 25%，张志愿等（1999）报道的死亡率为 2.2%。死亡的主要原因是脑膜炎、脑脓肿，其次是脑干受压引起的呼吸、心搏骤停和不易控制的大出血，并发症以感染发生率最高；另外还包括急性脑综合征、昏迷、偏瘫、脑脊液漏、垂体功能不足以及局部创口感染（包括颅骨骨髓炎及骨瓣坏死）。20 世纪 80 年代之后，颅颌面联合切除术后并发症的发生率有所下降，Cheesman 等（1986）报道并发症的发生率为 12%。Catalano 等（1994）报道 1980—1987 年并发症的发生率为 52.2%，1988—1992 年则为 28%。经过半个多世纪的探索和知识积累，尤其是近来新技术的不断引入成熟以及手术技巧的提高，今天的颅底肿瘤外科取得了长足的进步，颅颌面联合切除术后并发症有明显的下降。以下将简要介绍颅底肿瘤外科的常见并发症。

（1）脑脊液漏和感染：脑脊液漏是颅底肿瘤外科手术最为常见的并发症，术后的脑脊液漏是由于术中硬脑膜缝合、修复不严密或者局部组织愈合不佳造成。根据手术部位的不同，脑脊液漏可以表现为脑脊液鼻漏（前颅底手术）、脑脊液耳漏（中颅底、后颅底、侧颅底手术）、手术切口漏等。患者主要表现为体位性的头晕、头痛等低颅内压症状，严重者可出现颅内积气，甚至有张力性气颅而引起颅内压增高。脑脊液漏未及时处理极易造成手术部位感染和颅内感染，表现为发热、颈项抵抗，严重的颅内感染可以出现意识障碍，甚至癫痫大发作和癫痫持续状态、高颅压等危及生命的状况。

（2）脑神经损伤：直接发端于大脑及脑干腹侧的脑神经通过颅底骨结构的相应管孔行至颅外支配各自的区域，这些管孔也是肿瘤向颅内外突破颅底屏障的天然路径，大部分颅底贯通性肿瘤的扩展和浸润与其有着密切的关系。譬如，岩骨、乳突部位肿瘤的手术容易造成面神经麻痹，颈静脉孔区肿瘤切除手术可能会造成舌咽神经、迷走神经和副神经损伤而致其功能麻痹。对于良性或放射治疗及化学治疗敏感的肿瘤，一般应尽力避免破坏和损伤神经功能；恶性颅底肿瘤作扩大根治性切除手术，对于脑神经功能的保护在考虑生活质量的同时必须评价恶性肿瘤的生存率的问题。对于邻近脑神经的肿瘤，当手术要求的切除范围可能包含相应的脑神经时，我们必须考虑到该神经的功能障碍所致的得失问题。

（3）颈动脉损伤：颈动脉（颈内动脉）是头颈部最重要的血管，中颅底、海绵窦、岩骨和头颈部的肿瘤与颈动脉的关系非常密切，经常与之紧贴甚至包绕后者，给手术切除肿瘤带来难以逾越的困难。一旦发现肿瘤侵犯颈动脉，必须进行患侧颈动脉的球囊临时阻断试验与颈内动脉残端压的测定以评价该侧大脑侧支循环和对缺血的耐受情况，手术方案需考虑颈动脉重建或旁路搭桥手术的可行性和必要性。

（4）脑循环障碍：脑供血动脉阻断引起的脑缺血以及颅内静脉回流障碍均可以造成脑循环障碍。严重时，前者（如大脑侧支循环发育不良者手术阻断颈内动脉）可引起大面积的脑缺血梗死，继发脑水肿和急性颅内压增高甚至脑疝危及生命；后者多发生于一侧或双侧颈内静脉结扎后，由于颅内静脉回流受阻而出现急慢性颅内压增高，一般经适当处理可随着静脉侧支的开放，颅内压增高的症状能够逐渐减轻。有少数病例可能发展为所谓的良性高颅压，引起视力减退甚至失明。中颅底手术由于操作粗暴而损伤 Labé 静脉，可造成严重的脑水肿从而导致脑功能衰竭。

（5）听觉和平衡觉障碍：颞骨岩部侧颅底的肿瘤往往侵犯或邻近中耳和 / 或内耳的结构，扩大根治手术经常因手术范围涉及听觉器官而造成患侧感音性或神经性耳聋和内耳性平衡觉障碍。

（6）颈 - 颅关节稳定性破坏：寰枕关节、下斜坡 - 齿状突和枕大孔区域肿瘤的手术都可能涉及颅 - 颈关节的稳定性问题，因此，手术方案的设计应该包含颅 - 颈关节的保护和固定等相应的措施。

（7）脑损伤：颅底肿瘤手术中出现直接脑损伤的机会较少，多由粗暴地牵拉等操作引起，造成脑挫裂伤或更严重的硬膜下血肿和脑内血肿。选择恰当的手术入路和轻柔仔细的手术操作能够在最大限度上避免脑损伤的发生。术中和手术结束时都要关注患者的颅内压情况和硬膜的色泽，术后必须密切观察患者的意识和瞳孔，并定时进行神经系统的评估。一旦发现并证实出现脑损伤，必须及时处理以免出现更严重的继发性脑及脑干损伤。

（8）移植物排异和移植组织愈合不良、坏死和感染：目前临床作为颅底修复材料的自体、人工、异体或异种生物材料都有很好的组织相容性，但是由于颅底移植部位局部形状不规则的带菌体腔环境的影响，比较而言更容易出现排异和感染。选择适当的手术修复方案和材料，严格遵循无菌手术操作规范，围手术期预防性抗生素应用和高洁净度的手术室环境都对减少移植物排异和移植组织的成活有积极的作用。另外，术前应常规在口咽、鼻咽或结膜囊，肿瘤创面分别作细菌培养和药物敏感试验，以备预防性或一旦感染发生能迅速有效地选择敏感药物。颅外手术时尽量保护脑膜不受污染，肿瘤切除后，反复使用生理盐水，1% 过氧化氢，抗生素液冲洗伤口也有助于预防感染。

（孙 坚 沈 毅）

第八节 上颌骨及面中部缺损的修复与重建

一、概述

上颌骨（maxilla）是面中部外观和功能的基石，承担着支撑颅底、眼球、和面中部，负担咀嚼力，分隔口腔和鼻腔等重要功能。导致上颌骨缺损（maxillary defect）的原因主要有肿瘤切除手术和严重的创伤等引起的后天性获得性缺损以及先天性发育性畸形等。上颌骨缺损对患者面容及功能的影响举足轻重，其缺损往往伴随周围重要结构的破坏或缺失，因此将造成面部畸形及口腔功能的严重丧失，给患者的生理和心理带来灾难性的打击，严重影响患者的生存质量。

由于上颌骨与面中、上部邻近诸骨相连，上颌骨的缺损常伴有筛骨、鼻骨、颧骨、腭骨、眶骨以及颅底等骨的缺损。通常因肿瘤而施行的上颌骨切除术，切除范围常包括部分颧骨在内，有时视具体情况的不同，还要包括鼻骨、筛骨、眶骨等在内。上颌骨次全或全切除术后常导致腭颌缺损，如行颅颌面联合切除术，常常需要切除颅底的骨质，包括颅前凹、颅中凹，甚至偶尔还可向后涉及颅后凹；面中部晚期恶性肿瘤的扩大根治术，其术后缺损通常都是洞穿性缺损；而因外伤或战伤性缺损，可依伤因、伤情和伤道有所不同，同时合并有不同程度的软、硬组织缺损，这在一定程度上会增加上颌骨缺损修复与重建的难度。因此，上颌骨缺损的修复尤其是功能性重建一直是口腔颌面—头颈外科、整形外科和修复科医师所面临的一项极具挑战性的课题。

迄今为止，国内外学者对上颌骨缺损的重建仍存有争议，其治疗则停留在赝复治疗与复合游离组织瓣修复这一水平。近年来，随着医患双方对提高生存率与生存质量的共识的提高，加之显微外科技术的日趋成熟，医用生物材料的广泛应用，数字医学的引入，特别是快速原型技术（rapid prototyping technique）的发展，使得国内外学者提出并实施理想或接近真正意义上的功能性上颌骨重建成为可能。为此，他们在此领域经过多年来的不懈努力获得诸多成功经验的基础上，逐步推动了此领域的深入研究。

二、上颌骨的解剖

上颌骨位在颜面中部，左右各一个，互相对称并相连接。与相邻颅骨和面部其他骨组在了眶底，口腔顶，鼻腔底及外侧，颞下窝，翼腭窝，翼上颌裂和眶下裂。上颌骨似一个三棱锥形，底向鼻腔，尖延续至颧突。上颌骨由额突、颧突、牙槽突、腭突四个突及上颌骨体组成。上颌骨体有前外面，后外面、上面、内面四个面，骨体中心为上颌窦腔。在上颌骨前面有眶下间隙，后面有颞下间隙，后面下方有咽旁间隙。

（一）上颌骨体的四个面及上颌窦

1. 前外面　又称颊面、脸面。上界眶下缘，下界牙槽突，后界颧牙槽嵴，内界鼻切迹至牙槽突。前磨牙根尖以上的深凹为尖牙窝。在此窝的上内方、眶下缘中点下方 0.5～0.8cm 处有眶下孔，此孔向后外上进入眶下管。眶下神经、血管通过眶下管出眶下孔。

2. 后外面　又称颞下面，是颞下窝前壁的一部分。颧牙槽嵴为后外面与前外面的分界。在上颌最后一个磨牙的后上方，骨质粗糙隆起为上颌结节。上颌结节上方有数个牙槽孔，上牙槽后神经、血管由此进入。后外面后部与蝶骨翼突连接，并与翼突前面，腭骨共同组成了翼腭管，腭大孔通此管，腭大动脉、神经由此穿出。

3. 上面　又称眶面，是眶底的一部分，上颌窦的顶，呈三角形。在中部有前行的眶下沟，向前延续形成向前、内、下行的眶下管，最后开口于眶下孔。三叉神经的上颌神经眶内段，经眶下沟入眶下管在眶下管的后端，发出上牙槽中神经，向前下行于上颌窦前外侧壁后份。该神经出眶下管之前又发出上牙槽前神经，行于上颌窦前外侧壁前份。终末眶下神经出眶下孔。

4. 内面　又称鼻面，是鼻腔外侧壁的一部分。后上方为大而不规则的上颌窦裂孔。裂孔由筛骨，腭骨，下鼻甲等骨掩盖，封闭不完全部分由骨膜和黏膜遮盖，遗留一上颌窦口与中鼻道相通。上颌裂孔的前方有泪沟，它与下鼻甲和泪骨圆成鼻泪管。在裂口后方，斜向前下方的翼腭沟与腭骨的垂直板相接，构成了翼腭管，管内有腭降动脉和腭神经通过。

5. 上颌窦　位在上颌体内。是最大的鼻鼻窦，呈锥状。其底是上颌体的内面（鼻面），尖在颧突，上壁为上颌体眶面，下壁为牙槽突，前外侧壁为上颌体前外面，后外侧为上颌体后外面。上颌窦各壁都薄，尤其是后外侧壁更薄、牢壁覆被一层黏膜。下壁正在 5～8 的根尖部，其牙根尖与牢之间骨质也很薄，有时甚至无骨质，仅有一层黏膜。上颌窦开口于中鼻道。

（二）上颌骨的四个突起

1. 颧突　为一锥形突起，自上颌体前外面和后外面之间向上外延续，与颧骨连接。

2. 额突　是一坚细骨板，在上颌骨内上方，与额、鼻、泪骨连接。额突外面形成眼眶内缘和鼻背的一部分；内面形成鼻腔外侧壁的上部分。

3. 腭突　是上颌体与牙槽突向内延伸形成的水平骨板，在腭中缝与对侧腭突连接，在后方腭横缝与腭骨水平板连接形成硬腭。腭突前部较厚、后部较薄。腭突口腔面粗糙不平，有许多滋养血管小孔。腭突后外方近牙槽突外，有一纵形沟，腭前神经、血管经过此沟、腭突鼻腔面光滑呈横向凹陷，中线上向上突起一骨嵴称鼻嵴，是鼻中隔的附着处。鼻嵴前端 - 侧方有切牙管的鼻腔侧开口。此开口通入切牙管，两侧切牙管向下、前、内合为一共同的开口——门齿孔。鼻腭神经以及腭大动脉经门齿管出入门齿孔。

4. 牙槽突　是上颌体向下延伸、包绕牙根的突起部分。内外平行的孤行骨板，在最后一个磨牙后方会合，形成牙槽结节。在中线与对侧牙槽突结合，整体形成一马蹄弓表。牙槽突外侧骨板向上，与上颌骨的后外面和前外面连续。内侧骨板延续到腭突。内侧骨板在腭突后方延续至上颌骨的内面（鼻面）。容纳牙根的窝称牙槽窝，牙槽窝被牙槽间隔分开。多根牙根周围的骨嵴叫牙根间隔。前、后牙的牙槽窝大小、形态、数目不同。前牙，前磨牙的唇、颊侧骨板都较薄，并有多数小孔与骨板质相通，因此，在这些部位做局部浸润麻醉效果是很好的。牙根的固有牙槽骨骨质细密，在 X 线片上呈白色线状影像（硬板）。

上颌骨的血液循环十分丰富，动脉主要来自上颌动脉（上颌动脉）的分支上牙槽后动脉，眶下动脉、上牙槽前动脉，腭降动脉和蝶腭动脉，这些血管互相间吻合。神经支配为上颌神经，淋巴回流至颌下淋巴结，颈深淋巴结和咽后淋巴结。

三、上颌骨缺损的分类及修复与重建的原则

（一）上颌骨缺损的分类

由于肿瘤切除或严重创伤所致的上颌骨缺损的部位和内容往往不尽相同，因此，使术者所选择的上颌骨缺损重建的方法以及重建后的外观和功能效果也有所区别。同时，上颌骨重建的方法也是种类繁多，目前尚无统一的规范可循，因而有必要对上颌骨缺损的分类进行归类，以寻求一种既能对临床医师的诊断、制订治疗计划乃至术后进行功能性评价有益的分类，从而又有助于在同一平台上对上颌骨缺损及重建进行讨论、进而建立各种上颌骨重建方法的选择规范，又可有效地进行疗效的评价和比较。根据国内外报道，上颌骨缺损的分类方法主要有 HS 分类、樊森分类、赵铱民分类、Brown 分类、Cordeiro 和 Santamaria 分类、Okay 分类、Triana 分类、Yamamoto 分类等。在这些分类方法中，前 3 种分类法均是从赝复体修复角度出发，因而应用相对局限；后几种分类法则从外科重建角度由外科医师提出。鉴于篇幅有限，在此仅介绍目前被广为应用的 Brown 分类（2000）及 Brown 改良分类（2010）。

Brown 分类是英国学者 Brown 等 2000 年根据上颌骨在垂直和水平面上的各自缺损提出的分类系统（图 5-35）。垂直缺损按照一侧上颌骨缺损的情况分为 4 类，其中按是否存在口鼻瘘区分 1 类和 2 类，按眼眶受侵犯的程度区分 3 类和 4 类。具体而言，1 类缺损（maxillectomy with no oroantral fistula）包括不涉及窦腔的上颌骨切除；2 类缺损（low maxillectomy）即低位上颌骨切除，包括保存眶底和眶下缘的上颌窦壁

和牙槽突的切除；3 类缺损（High maxillectomy）即高位上颌骨切除，包括眶底或部分眼眶组织在内的上颌骨切除术，可涉及颅底，但保存眼球；4 类缺损（Radical maxillectomy）即包括眶内容物在内的根治性上颌骨切除，前颅底切除可以包括或不包括在内。水平缺损根据牙槽骨和腭部的切除程度分为 3 个亚类：a 亚类为不超过中线及不涉及鼻中隔的单侧牙槽骨及腭部切除；b 亚类为超过中线并涉及鼻中隔牙槽骨及腭部切除；c 亚类为全牙槽骨和腭部切除。上颌骨的垂直缺损将对面中部的外形造成巨大的影响，而水平缺损则更多引起咀嚼、吞咽和发声等功能障碍。Brown 分类涵盖了上颌骨缺损所造成的面中部畸形（美观、鼻及鼻旁窦、眼球）和功能障碍（牙殆、咀嚼、发声）这两个方面。

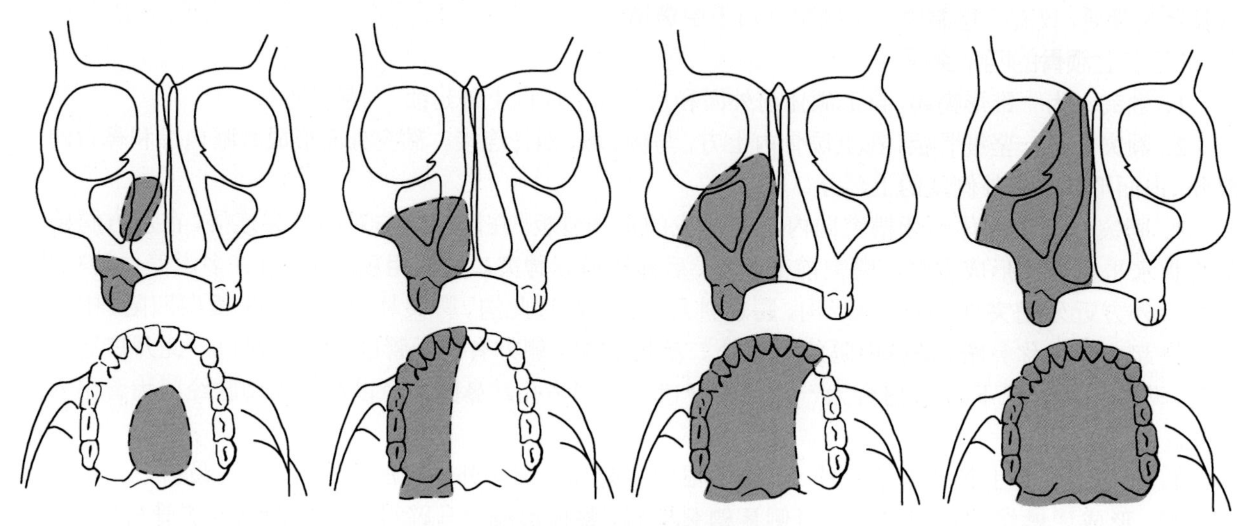

图 5-35　Brown 分类（2000）

Brown 分类经过多年的临床应用后，2010 年 Brown 等在此基础上又提出了一个改良分类（图 5-36），垂直缺损除了原来 4 类外，又增加了眼眶及上颌骨缺损，但牙槽突和腭突完整的 5 类缺损和鼻腔及周围上颌骨缺损的 6 类缺损。水平缺损则增加了不足或达到硬腭一半的横向缺损这一亚类。

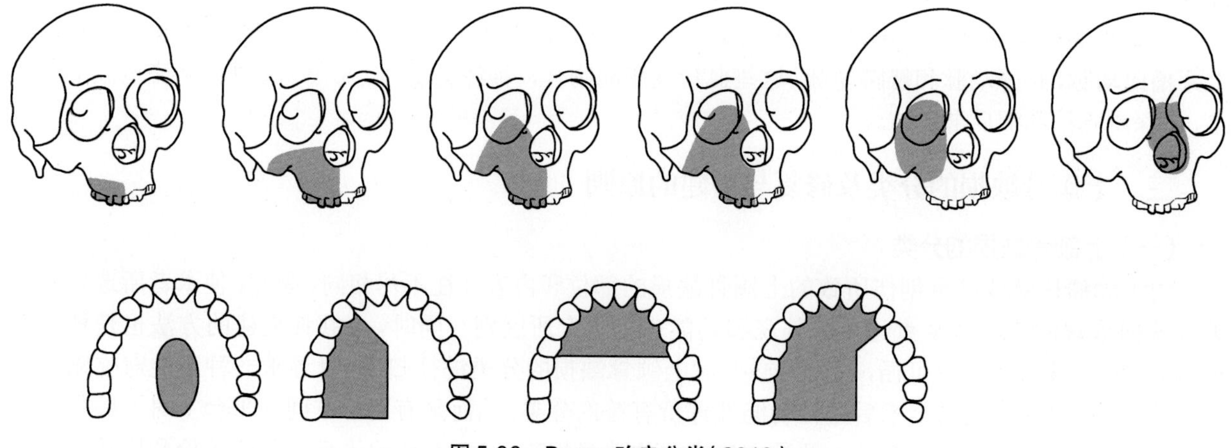

图 5-36　Brown 改良分类（2010）

（二）上颌骨修复与重建的原则

（1）原发性上颌窦癌与高度恶性肿瘤应采用开放式修复：原发性上颌窦癌可因侵及范围与邻接部位，且其生物学行为差，生存率低。所以，对根治性切除与安全缘的把握具有一定难度。鉴于此类上颌骨恶性肿瘤术后如有复发便于早期及时发现和处理的原则，笔者建议，对于原发性上颌窦癌及骨肉瘤等一些恶性程度较高的上颌骨肿瘤且窦壁有破坏者，可在肿瘤根治的同时先采用钛网等人工支架维持面中部的外形并佩戴赝复体（prosthesis）等开放式修复方法，外科重建则可在术后 2 年局部无复发、远处无转移时再实施。

（2）肿瘤能根治者可采用即刻闭合式修复与重建：上颌骨肿瘤根治性切除术后，由于眶骨、颧骨、鼻骨等骨组织常同时缺损，可不同程度地影响患者的外貌。随着CT、MRI及内镜技术的发展，逐渐消除了过去认为即刻用自体组织进行上颌骨修复与重建会影响肿瘤复发检查的顾虑，而且也没有资料支持外科重建患者的预后低于非重建者。因此，对于原发于腭、牙龈部恶性程度较高的肿瘤，病变较局限而且未侵及上颌窦者；对肿瘤能完全彻底切除者或一些低度恶性肿瘤患者，虽侵及上颌骨，但未突破窦壁者，笔者提倡采用闭合式修复一期行功能性重建，并可根据上颌骨与邻近骨质缺损的情况，采用人工假体（生物材料或钛网）作为支架解剖构筑其外形，在口腔面和/或鼻腔面上再覆以游离复合组织瓣以恢复牙槽嵴及腭部并重建鼻道，分隔口鼻交通，种植体植入可即刻或延期进行，以最终恢复患者的咀嚼功能。

（三）上颌骨缺损修复与重建的目标和要求

上颌骨缺损的修复与重建应同时兼顾功能和外形的恢复，应根据缺损的原因、部位、范围和类型采取有效的针对性措施。理想的修复与重建方法必须能达到以下的目标和要求：填补肿瘤术后或外伤造成的缺损；分隔口腔和鼻腔的交通；恢复上颌骨的支柱结构；恢复面中部组织器官的功能，如咀嚼、发声和吞咽等功能；重建眼球的位置或填充并美化眼球摘除后的眼眶；维持特定的鼻腔通气道；提供面中部组织如上唇、鼻、颊等必要的骨性支持，包括避免下睑外翻；修复与重建面中部的外形。然而，到目前为止，还没有任何一种重建方法能够达到所有这些上颌骨重建的目标。为此，各国学者仍在不断地探索较为理想的重建方法。

四、上颌骨缺损修复与重建的方法

由于累及上颌骨的各种肿瘤的病理类型和大小范围不同，以及上颌骨本身复杂的解剖结构，使上颌骨切除手术的种类以及所涵盖的内容不同，因此导致上颌骨的缺损也并非单一局限，而是从小的口鼻腔交通乃至大到颅颌面部的复合性缺损的一系列复杂的多元化范畴。不同类型和不同部位的缺损需要不同的修复与重建方法，从事于修复与重建的外科医师应该遵循依据每一类缺损和每个患者的各自需求来选择医患认为最合适的上颌骨重建方法，并尽可能达成共识。迄今为止，已有诸多的修复与重建方法被各国学者用于上颌骨缺损的修复与重建，并经过了时间和实践的考验，尤其是术后效果的远期评价。在严格选择适应证的前提下，恰当地选用每种修复与重建方法，都将会发挥其各自的效能。这些方法主要包括：皮片移植和赝复体修复、局部组织瓣（local flaps）修复、区域组织瓣（regional flaps）修复、人工植入（alloplastic implant）材料、游离骨移植（自体骨、同种异体骨、异种骨等）、血管化游离组织瓣（vascularized free tissue flaps）（筋膜皮瓣、肌皮瓣、骨肌皮瓣、“三明治”式组织瓣、穿支皮瓣、预制或预成组织瓣等）。当然，上述所提及的一些方法目前已经逐渐被淘汰，一些方法则正在被各国学者大力提倡。

（一）赝复体修复

上颌骨缺损用佩戴赝复体修复的方法沿用已久，属于开放式修复术式。多年来被认为这是一种较为实用的传统修复方法，其优点有：①可以充填死腔，将鼻腔和口腔分隔；②可以支撑并恢复唇面部原有外形；③可以重建牙列、恢复咀嚼功能；④为了减轻赝复体重量，可以制作成中空式的赝复体，且可以随意戴上或卸下，对观察肿瘤有无早期复发十分有利。但是同时，赝复体修复上颌骨缺损的方法也存在一些缺点，主要有：①需待创口愈合，并在张口度恢复至一定程度后才能制作和佩戴，在此期间内患者进食、语言等均感不便；②需要经常取下清洗，很不方便；③固位条件差时，可因不密合，产生漏气，缺损较大时更易发生；④可因赝复体压迫引起继发性创伤，形成压疮性溃疡等；⑤全上颌骨缺失，因缺损腔中无组织倒凹可供利用，无颌骨组织支持修复体，赝复体难以固位，且对眶下缘和眼球的支撑不够。笔者认为，赝复体修复主要可用于Brown分类中的1类缺损等局限性的上颌骨缺损，以及不适合行血管化组织瓣修复而余留牙有足够支持力的患者。

（二）自体组织修复

1. 带蒂组织瓣　局部组织瓣，如腭部岛状瓣、颊脂垫瓣等，允许修复与重建医师能够以最小的损伤来换取重建较小的上颌骨缺损；一些区域组织瓣，如颞肌系统瓣、颏下岛状瓣等，都曾经被成功地用于重建相对较大的面中部和上颌骨缺损。但由于区域组织瓣常常缺乏足够的组织量来充填缺损，以及血管蒂的长度不足难以到达缺损区，从而使其在大型上颌骨缺损的修复与重建中的应用受到一定的限制。

2. 游离组织瓣　血管化游离组织瓣能够同时重建上颌骨和面中部的复合性、复杂性缺损，而不受供区位置的影响。血管化游离组织瓣包括软组织瓣和硬组织瓣两类。软组织瓣主要起到覆盖或充填缺损以及到达消灭死腔的作用，但由于软组织瓣不能对上颌骨缺损进行骨性重建，因而无法容纳种植义齿修复。软组织瓣修复的“新牙槽嵴”比较圆钝，同时较难恢复出龈颊沟和腭弓的形态，呈现为“蹦床样”（trampoline-like）的形态，多数患者术后无法佩戴局部或半口义齿。另外，尽管近期效果往往令人满意，但由于肌肉萎缩和重力作用等因素，软组织瓣重建的远期效果尤其是外形的恢复将远不如预期。从20世纪90年代起，随着血管化复合骨肌（皮）瓣被各国学者用于重建上颌骨缺损，血管化复合骨肌（皮）瓣结合种植技术的广泛应用揭开了上颌骨的修复与重建的新篇章。血管化复合骨肌（皮）瓣重建上颌骨的优势在于能够重建面中部的骨性支柱和外形，弥补软组织瓣远期萎缩以及不能作为支撑的缺点，结合种植义齿技术能够重建咀嚼功能，从而才能实现真正意义的上颌骨功能性重建。

（1）血管化游离组织瓣重建上颌骨的适应证：有关血管化游离组织瓣行上颌骨重建的适应证是一个极具探讨的问题。尽管早期主要采用各种带蒂或游离软组织瓣充填或覆盖上颌骨缺损所致的死腔，但笔者认为这只能称之为修复；而现代上颌骨缺损应用了复合骨肌（皮）瓣结合种植体植入，恢复了其咬合关系和咀嚼功能，所以它兼顾了功能和外形的恢复，才能称之为重建。

具备以下条件者可考虑采用血管化游离组织瓣进行上颌骨重建：①同时伴有相邻部位口腔黏膜（皮肤）缺损且缺损较大的患者，如对于伴有颊黏膜（皮肤）、软腭、咽侧壁等部位的大型缺损，可采用背阔肌、胸大肌、腹直肌皮瓣或股前外侧皮瓣等进行缺损的修复；②肿瘤范围比较局限，如Brown分类2类缺损，年龄较轻的患者，笔者认为采用腓骨复合瓣修复，如为双侧，则也可考虑应用髂骨骨肌（皮）瓣或肩胛骨肌皮瓣，并可即刻或二期完成种植体的牙列修复；③切除范围较大，如Brown分类3类以上缺损，笔者推崇可将钛网作为上颌窦前壁及眶下壁的支撑；牙槽部可应用腓骨复合瓣同时关闭口鼻交通，如软组织缺损过大，必要时可采用串联前臂游离皮瓣折叠修复，同时关闭口腔和鼻腔；④上颌骨切除术后经过二年随访，无肿瘤复发且患者要求做自体组织修复者。

（2）血管化游离组织瓣重建上颌骨缺损的常用方法：如前所述，目前常用的血管化游离组织瓣重建上颌骨缺损的方法分为软组织瓣和硬组织瓣两类。软组织瓣包括桡侧前臂皮瓣（radial foream free flap）、股前外侧皮瓣（anterolateral thigh flap）、胸大肌肌皮瓣（pectoralis major myocutaneous flap）、背阔肌肌皮瓣（latissimus dorsi myocutaneous flap）以及腹直肌肌皮瓣（rectus abdominis free flap）等；硬组织瓣包括腓骨肌皮瓣（fibula osteomyocutaneous free flap）、髂骨肌瓣（iliac crest osseous free flap）、肩胛骨肌皮瓣（scapular osteomyocutaneous free flap system）以及桡侧前臂骨皮瓣（radial foream osteocutaneous free flap）。各种方法都有其各自的适应证和优缺点，鉴于篇幅有限，在此主要介绍在国内外临床上较为常用的腓骨肌皮瓣重建上颌骨缺损。

3. 个性化植入体三维修复　笔者自2001年起设计了腓骨肌皮瓣结合钛网重建上颌骨Brown分类2～3类缺损的新的个体化三维闭合式重建方法，一期或二期行种植义齿修复。现简要介绍如下：

（1）CAD/CAM技术制作上颌骨模型及预制钛网的操作，在此不再赘述。

（2）腓骨肌皮瓣制备：一般选用同侧下肢切取腓骨肌皮瓣，以利血管蒂的摆放。切取的腓骨长度参照术前在上颌骨模型上确定的长度，皮岛通常设计在下肢的下1/3处，沿下肢深筋膜深面切取，仔细保护皮岛的穿支。皮肤缺损用腹部全厚皮片移植关闭。

（3）腓骨塑形固定：术前制作的𬌗板用于指导腓骨的截开和摆位以及确定种植体的植入位置。对于Brown分类2a和3a类缺损，腓骨截为2段分别重建患侧颧牙槽嵴和颧上颌支柱；而Brown分类2b～c和3b～c类缺损，腓骨截为2～3段分别重建双侧颧牙槽嵴和患侧翼上颌支柱（图5-37）。腓骨与对侧牙槽嵴或颧骨、同侧牙槽嵴用微型钛板固定。对于Brown分类3类缺损，加用钛网固定于腓骨和剩余的面中部支柱上以重建上颌窦外侧壁和眶底。

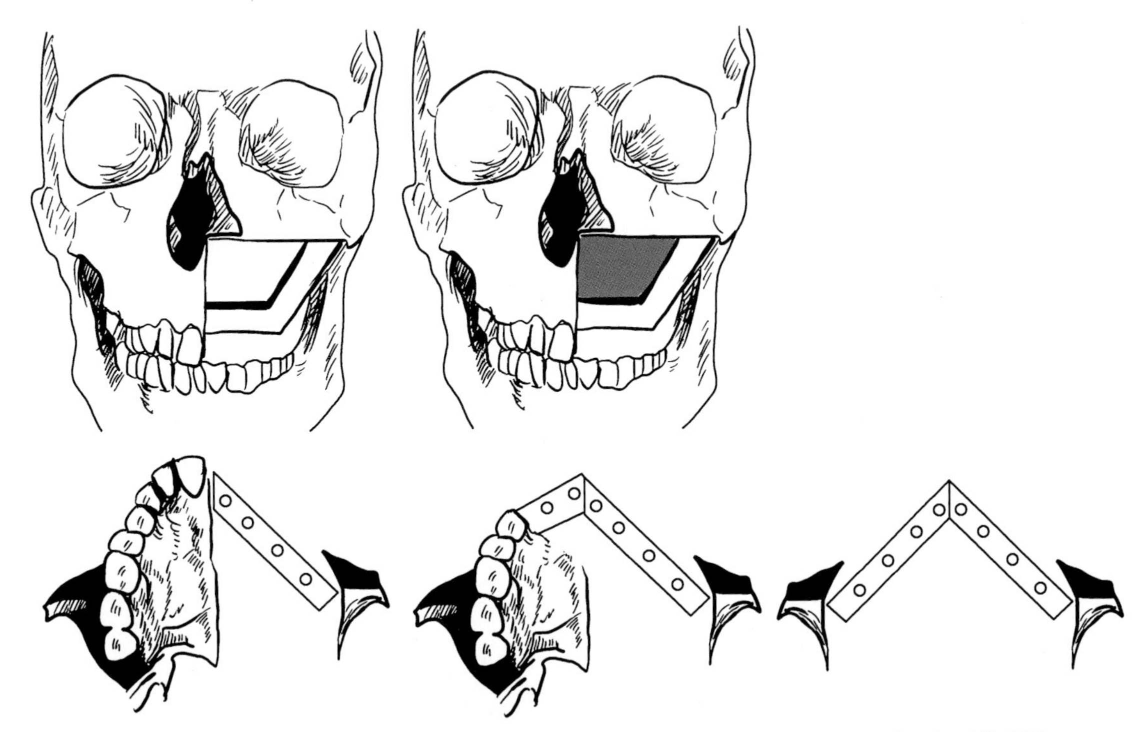

图 5-37 腓骨肌皮瓣结合钛网重建上颌骨 Brown 分类 2～3 类缺损的腓骨及钛网塑形模式图

（4）重建软腭和鼻道：将腓骨肌皮瓣的皮岛切为两部分，各自携带独立的穿支，分别重建软腭和鼻腔通气道。如果软组织缺损量较大，则可切取游离桡侧前臂皮瓣与腓骨肌皮瓣串联修复。受区血管通常选用面动脉和面静脉进行吻合。在面动脉和面静脉无法利用时，也可考虑甲状腺上动脉、舌动脉或颞浅动脉，面总静脉、颈外静脉等其他血管。

（5）咀嚼功能重建：完成上颌骨的重建后，为恢复完整的咀嚼功能，可根据需要同期或二期植入种植体。若行同期种植，则种植体的植入方向和角度参照术前制作殆板时所预留的种植体植入位置以及对殆牙的方向和角度来确定。二期种植可在重建 6 个月以后进行，植入种植体前需对较厚的软组织进行修整处理。对于没有条件行种植义齿修复者，可在术后半年行可摘局部义齿修复。

【典型病例】

上颌骨 Brown 3 类缺损即刻重建。①切口设计：采用侧唇劈开进路（图 5-38A）。②先切开翻瓣，分离显露上颌骨前外侧壁，结扎眶下神经血管束（图 5-38B）。③将病变上颌骨完整切除，显露右上颌骨缺损情况（图 5-38C）。④切取腓骨肌皮瓣（图 5-38D、E）。⑤将切取的腓骨截为两段，重建右侧上颌骨牙槽嵴和颧牙槽嵴。用在模型上预制的钛网重建上颌骨前外侧壁，显微镜下依次吻合面动脉和腓动脉、面静脉和腓静脉，皮岛修复腭部，软组织缺损（图 5-38F、G）。⑥术后处理：术后头部制动 7 天，常规抗感染、抗凝及支持治疗，鼻饲流质。颌下橡皮引流片于术后 3～5 天左右拔除，伤口术后 7～10 天拆线。⑦术后 1 年半患者复查，双侧颧面部对称（图 5-38H、I）。⑧术后 1 年半三维 CT 示右上颌骨重建后形态满意，双侧对称（图 5-38J、K）。

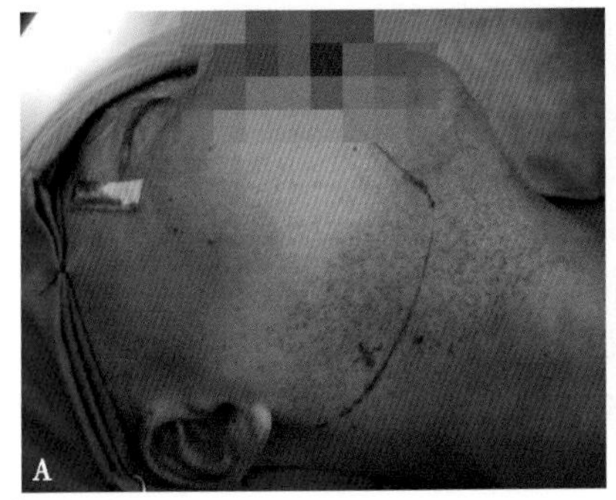

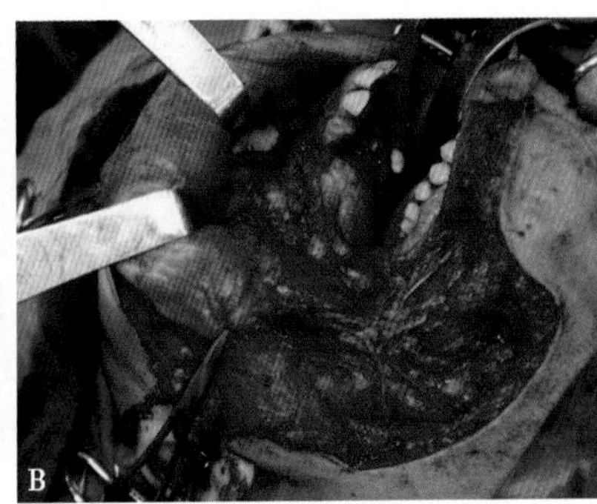

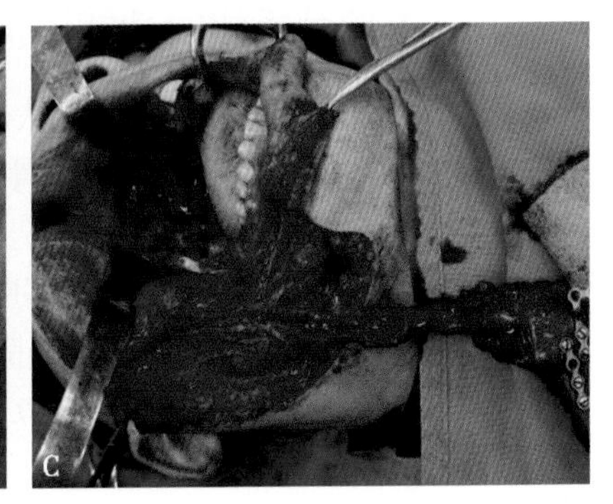

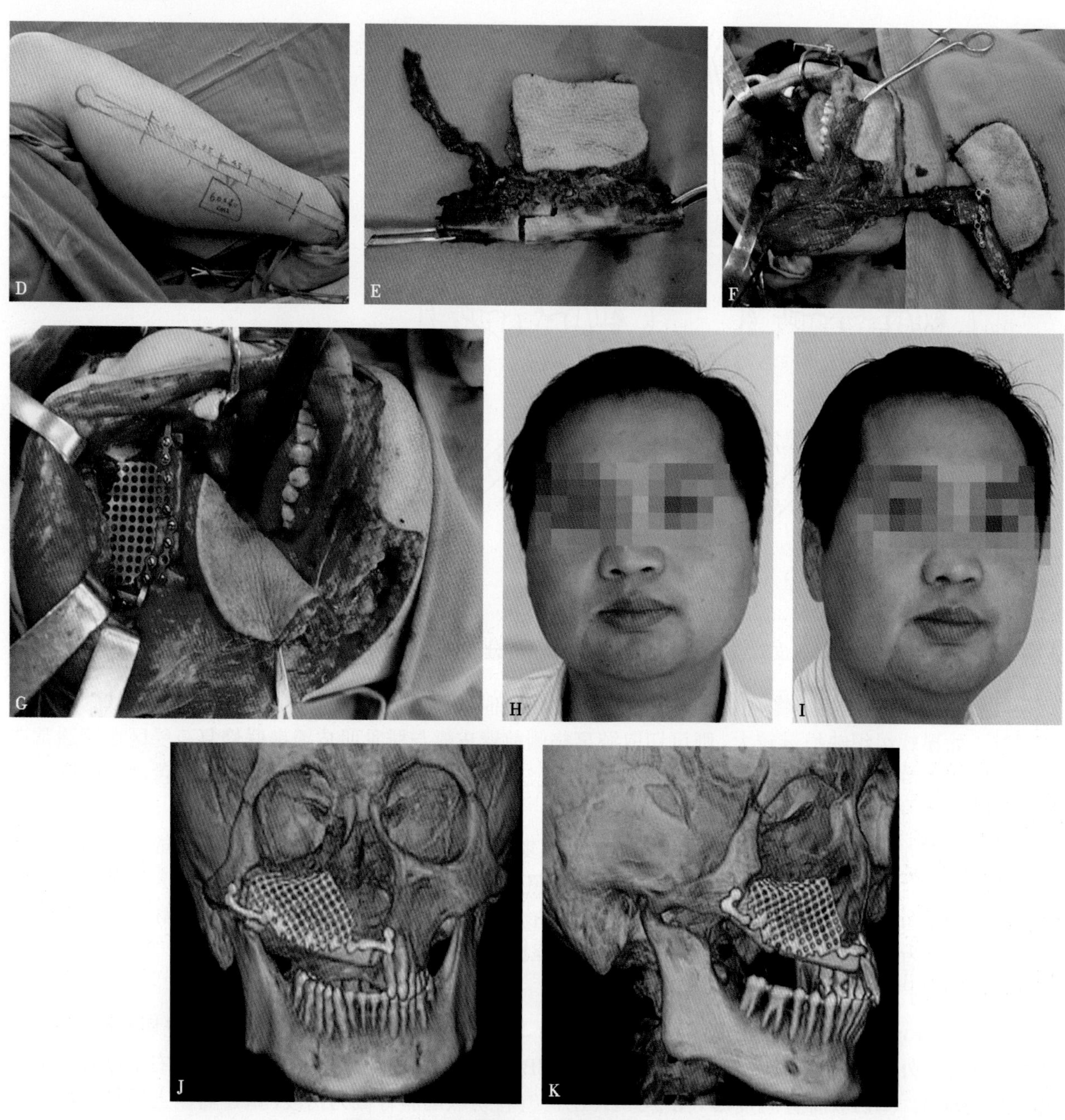

图 5-38 上颌骨 Brown 3 类缺损即刻重建

A. 侧唇劈开进路；B. 显露上颌骨前外侧壁；C. 显露右上颌骨缺损情况；D、E. 制备完成的腓骨肌皮瓣，待受区准备完毕后断血管蒂，取下移植的腓骨肌皮瓣；F、G. 重建右侧上颌骨牙槽嵴和颧牙槽嵴；H、I. 术后 1 年半患者正侧面像；J、K. 术后 1 年半三维 CT。

五、上颌骨重建的功能评价

上颌骨重建后的功能评价应从以下几个方面综合加以考虑。

1. 咀嚼功能　运用游离复合骨肌皮瓣结合 CAD/CAM 技术实施上颌骨功能性重建，在解剖上精确重筑面中部的三维骨性结构，恢复了上颌骨牙槽嵴原有的形态，使重建组织能够承受一定的咀嚼压力。对 Brown 分类 3 类以上缺损，则还可应用穿颧种植体植入以增强并有效传导殆力。CAD/CAM 技术还能引导术者术前根据模型设计截骨线、固定部位等，有利于术中引导移植骨准确就位，从而最大限度地防止术后行使功能时可能出现的应力集中区；而种植技术可为义齿提供可靠的固位、稳定和支持作用，使上颌骨重建后的咀嚼效能发挥至最佳。

2. 语音功能 游离桡侧前臂皮瓣或复合骨肌皮瓣可完整密合地修复上颌骨底壁，并同时关闭口腔面和鼻腔面，防止口鼻瘘的发生；桡侧前臂皮瓣有时也克服了单纯用腓骨肌皮瓣修复较大软组织创面时组织量不足的限制；它足够的长度保证了软腭的良好附着，也确保了发声过程中舌腭接触的准确性，同时可使软腭不至于向后收缩，最大限度地避免腭咽闭合功能不全的发生，可大大降低上颌骨切除患者术后发声时过度鼻音的发生率。

3. 通气功能 由于游离桡侧前臂皮瓣能按需被制备成足够长度，其摆放也具有相当的灵活度，因此，应用前臂皮瓣不但能关闭口腔侧的创面，还能通过皮瓣折叠恢复患者的鼻通气道，恢复患者术后鼻通气功能。

2001—2008 年，笔者共按前述方法重建 Brown 分类的 2～3 类上颌骨缺损共 28 例，其中 2 类缺损 9 例，3 类缺损 19 例，有 6 例因软组织缺损广泛而串联游离桡侧前臂皮瓣修复。除 1 例因皮岛穿支受压，于术后 1 周发生皮岛坏死外，其余 27 例腓骨肌皮瓣和 6 例游离桡侧前臂皮瓣全部成活。影像学检查显示腓骨各骨段及相邻骨质之间骨质融合良好。经过 9～72 个月的随访，患者面中部形态满意，双侧基本对称，口鼻腔完全分隔，发声清晰，经语音清晰度测试患者的语音清晰度值与正常人对照组无显著性差异。所有患者均能进普食或软食，3 例行种植义齿修复，15 例行可摘局部义齿修复。经术前术后䆒力和咬合功能检测提示义齿恢复咬合后其全口䆒力的恢复率在 42.50%～79.28% 之间，平均 61.35%，高于用钛网支架结合游离桡侧前臂皮瓣重建的患者（50.15%±14.59%）。15 例因 3 类缺损而用钛网重建上颌骨外侧壁和承托眼球者，除 2 例二期重建者分别于术后 4 个月和 36 个月出现内眦下方和口内龈颊沟部分钛网外露而行二次手术去除外露的钛网外，其余 13 例未发现钛网外露，钛网外露的概率为 13.3%，明显低于前述钛网结合腹直肌肌皮瓣或股前外侧皮瓣重建后的概率（27.8%）和钛网结合游离桡侧前臂皮瓣重建后的概率（21.1%）。

笔者的经验表明，腓骨肌皮瓣结合钛网能够有效地重建 Brown 分类的 3 类上颌骨缺损。腓骨重建牙槽嵴和翼上颌支柱，钛网重建上颌窦外侧壁和眶下缘、眶底，其中牙槽嵴、眶下缘和眶底是面中部的水平支柱，而颧上颌支柱则是面中部的垂直支柱。除鼻上颌支柱外，维持面中部形态和功能的几大支柱均得到了有效的恢复。完成种植义齿或可摘局部义齿修复后，咀嚼时的应力不仅分布于新的牙槽嵴和翼上颌支柱上，而且钛网重建的上颌窦外侧壁也能起到传导部分应力的作用，这与正常上颌骨的应力分布极为相似。由此可见，腓骨肌皮瓣结合钛网是一种相对简单而又合理的重建 Brown 分类的 3 类上颌骨缺损的方法。但对于 Brown 分类的 4 类缺损，该方法是否适用或是否需要结合其他方法，仍然需要进一步研究和探讨。

（孙 坚 沈 毅）

第九节 下颌骨缺损的修复与重建

一、概述

下颌骨作为颌面部骨骼重要的组成部分，形态复杂，是颅面骨中最大和最粗壮的骨，也是颅面骨中唯一能动的骨，呈前下突出的弓形位于面下部，以颞下颌关节与脑颅骨相连，是口腔颌面部多组开、闭口肌群及部分表情肌附着的主要部位，也是下颌牙齿生长发育的骨床。其主要功能为形成面下 1/3 外观的骨支架，参与咀嚼、吞咽及咬合等主要功能。各种原因造成的下颌骨缺损，特别是大型缺损给患者造成容貌外形及生理功能的极大障碍，严重影响患者的生活质量和社交活动，导致沉重的心理负担和精神压力。

下颌骨重建在历史上曾经是整形外科医师最具挑战性的难题之一，虽然迄今为止已经有很多种方法可以用于口腔下颌骨缺损的修复，但是直到显微外科技术应用之前，下颌骨缺损修复的成功率一直非常低下。显微外科手术的高成功率使得下颌骨重建在功能和美观效果方面得到显著提高，从而彻底改变了下颌骨重建的观念和认识。

二、下颌骨的解剖

下颌骨可分为下颌体和左右两个下颌升支，国人前后向平均长度男性为102.3mm，女性为100.5mm。

1. 下颌体　呈U形，是下颌牙齿的主要承重区，其上部为骨质较疏松的牙槽嵴，下部为骨质较致密的皮质骨，其横断面为三角形。其平均高度男性为29.1mm，女性为26.3mm；平均长度男性为73.8mm，女性为72.5mm。

2. 下颌支　为矩形骨板，上面有髁突和喙突两个骨突。下颌支的平均斜高男性为61.4mm，女性为54.7mm；平均最大宽度男性为42.4mm，女性为39.1mm；髁突的平均高度男性为57.7mm，女性为49.1mm；喙突平均高度男性为66.1mm，女性为57.3mm。

3. 下颌角　外翻者最多见，占49.1%，其次为垂直型的，内翻者最少。下颌角平均角度男性为118.1°，女性为126.7°。

4. 下颌骨的骨化过程　下颌骨为膜内成骨。胚龄6周时，于颏孔附近出现1个骨化中心，骨化成下颌体及下颌支；胚龄10周时，切牙下方的梅克尔软骨（Meckel's cartilage）发生骨化。升支随后发育，与胚龄中期开始骨化。

5. 下颌骨的增龄性改变　生后3～4个月开始，颏联合自下而上逐渐愈合，1岁全部愈合；下颌体宽度及长度在生长发育期随年龄的增长而增大，下颌角逐渐变小，年轻成人大约在90°；进一步随增龄性改变，下颌角又逐渐变大，老年成人的下颌角角度大约在140°。

三、下颌骨缺损的原因

下颌骨缺损绝大多数为后天因素所致，即获得性缺损。致病原因在20世纪50年代前以坏疽性感染、炸伤、火器伤及动物撕咬伤等为主，近30年来随着口腔颌面肿瘤外科手术的进展，肿瘤术后缺损上升为主要原因，其中恶性肿瘤最多，约占60%。交通事故伤、放射性颌骨坏死、双磷酸盐相关性骨坏死亦常见报道，除此之外，先天性颌骨发育不足、增龄性骨吸收及其他原因不明的溶骨症等也可导致下颌骨部分或全部的丧失。

1. 创伤　由于各种形式的外伤所造成的下颌骨部分连续性中断。

2. 外科术后　由于下颌骨的良、恶性肿瘤、较大的瘤样病变（不能单纯刮治）及口底、舌、颊、软腭的恶性肿瘤侵犯下颌骨行根治手术必须切除部分下颌骨所造成的下颌骨连续性中断或缺失。

3. 骨髓炎　由于迁延不愈的下颌骨骨髓炎或放射性骨髓炎所造成的下颌骨连续性中断或部分缺失。

4. 先天性发育不足　各类先天因素引起的下颌骨发育不足所导致的与正常侧相比缺少骨量需要矫治。

5. 增龄性骨吸收　下颌骨连续性部中断，但由于增龄性改建和牙齿丧失所造成的下颌骨垂直向骨量丧失影响义齿修复的。

6. 其他不明原因的溶骨症　甲状旁腺功能亢进或其他不明原因所引起的自发性、进行性溶骨改变。

四、下颌骨缺损的分类方法

自从20世纪80年代以来，国内外很多学者从不同角度出发，提出了多种下颌骨缺损的分类方法，不同的分类方法在临床研究中针对不同的研究角度。根据国内外有关下颌骨缺损研究的文献，HCL分类法和Urken分类法已被广为接受，文献引用率较高。

（一）HCL分类

1989年，Jewer等提出了HCL分类法，不单纯依据缺损大小进行分类，而是考虑到髁突和下颌正中区等缺损对修复难度的影响，很好地反映了下颌骨缺损的修复难度。此分类法在国际上较为通用，也是许多其他分类方法的参考依据。

HCL分类法将下颌骨缺损分为3种基本类型。H型缺损（hemi-mandibule defect）：半侧下颌骨缺损，自中线—下颌骨体—下颌角—下颌支，包括髁突的单侧下颌骨缺损；C型缺损（central defect）：中部缺损，包括下颌两侧尖牙之间的颏部缺损；L 型缺损（lateral defect）：一侧下颌骨缺损，自中线—下颌骨体—下颌角—下颌支，不包括髁突的单侧下颌骨缺损。具体的分类包括 2 类 8 型：①单纯缺损：H 型、C 型和 L 型；②复合缺损：为不同基本类型的组合，即 LC 型、HC 型、LCL 型、HCL 型以及 HH 型。

由于下颌骨缺损有时伴有邻近软组织，皮肤或黏膜的缺损，Boyd 等参照 Jewer 的分类法，1993 年提出了下颌骨缺损的 HCL 和 OMS 分类法。其中，HCL 代表不同程度的骨组织缺损，与传统 HCL 分类一致。OMS 代表伴随的软组织缺损：o（osteal）表示单纯骨缺损，不伴有皮肤和黏膜缺损；m（mucosal）表示骨缺损伴有黏膜缺损；s（skin）表示骨缺损伴有皮肤缺损。通过不同组合表示不同类型的下颌骨缺损。此分类方法把骨缺损与软组织缺损都考虑在内，对临床修复方案的制订具有更大的指导意义。

（二）Urken 分类

1991 年，Urken 等对下颌骨缺损按区域进行分类：

（1）C 型缺损（Condyle defect）：髁突缺损。

（2）R 型缺损（Ramus defect）：升支缺损。

（3）B 型缺损（Body defect）：体部缺损。

（4）S 型缺损（Symphsis defect）：颏部缺损。

如一侧髁突至中线的下颌骨缺损可表示为 CRBS。

五、下颌骨缺损修复与重建的目的

对于口腔颌面部组织缺损的修复，经历了“4R”阶段：①切除（resection），由于早期外科修复技术水平有限，对于颌面部肿瘤或畸形的治疗仅停留在切除治疗水平，直接拉拢关闭手术创口，对患者术后的生理功能损害较大；②修复（repair），随着外科技术的发展，对于颌面部较大范围的组织缺损，逐渐出现使用游离皮片、带蒂皮瓣、血管化皮瓣等修复手段，尤其是血管化皮瓣的广泛应用，将颌面组织缺损的修复水平大大提升了一个层次；③重建（reconstruction），随着人们生活水平的提高，患者对术后生存质量的恢复提出了更高的要求，生存率与生存质量并重，因此，重建患者咬合、咀嚼、美观、吞咽、言语、表情等功能成了临床医师追求的共同目标；④再生（regeneration），器官缺损的再生性治疗是目前国际上热门的研究方向，虽然组织工程技术尚未在临床上广泛开展，多数研究还停留在实验室阶段，但是可以预见，此项技术必将会把颌面缺损的修复与重建水平提升到一个新的高度。

传统观点认为，颌面组织缺损在选择修复与重建的方式时，应遵循所谓的阶梯性原则，即如果简单的修复方法可以关闭伤口，则不选择复杂的修复手段。如直接缝合、游离皮片移植可以实现创口修复，则不选择局部皮瓣或带蒂皮瓣等。但是，现代修复性功能性外科（reconstructive functional surgery）提出，下颌骨缺损的修复与重建不仅需恢复下颌骨的连续性及面部外形，还要重建患者的咀嚼、吞咽、语言等生理功能，包括咬肌的再附着、感觉功能的恢复及咬合功能重建等，达到牙 - 颌 - 肌肉 - 神经反射的协调及功能统一，即所谓的功能性重建。

2011 年 Baker 等提出了下颌骨形态和功能重建的金标准，包括：①恢复缺损的形态和体积，并确保有独立的血供，恢复上下颌关系、下颌骨的运动和对软组织的支持；②良好的复位和稳定的固位，为早期修复奠定坚实的基础；③同期修复唇、颊、舌、口底等软组织缺损，恢复吞咽、语音等功能；④尽量减少或避免感觉和运动神经的损伤；⑤同期种植重建咬合功能。这代表了下颌骨缺损修复与重建的外科发展方向，个性化重建、精确重建、三维重建、功能性重建是未来下颌骨修复与重建的发展方向，这也对口腔颌面外科医师提出了更高的要求。

六、下颌骨缺损修复与重建的原则

理论上各种原因造成的下颌骨连续性破坏或垂直向骨量不足都是下颌骨修复与重建的适应证。随着肿瘤基础科学、诊断学和治疗学的发展，尤其临床综合治疗的广泛应用，大大提高了肿瘤患者的 5 年生存率，下颌骨肿瘤治愈率的提高为早期重建提供了前提和依据。目前观点认为，一期修复比二期修复具有更多的优点：①对缺损的即刻修复有助于保护重要的组织或器官，以减少术后并发症的发生；②有助于早期恢复基本解剖结构和形态，利于后续综合疗的实施，早日恢复生理功能；③有利于术后康复，消除或减少患者因遗留缺损而导致的心理障碍和精神损伤；④节约医疗资源和经费。一期修复已成为口腔颌面部缺损的首选。恶性肿瘤已累及下颌骨，如果外科手术能保证切除肿瘤至正常边界者，可考虑一期进行修复与重建，而对于部分恶性程度较高或术中无法达到正常边界的肿瘤，则应采取审慎的态度。

现代口腔肿瘤缺损的修复与重建已不再拘泥于阶梯性重建的原则。显微外科技术的发展使游离皮瓣与区域皮瓣同样可靠，对于有一定临床经验的外科医师，游离皮瓣移植的成功率已高达 95% 以上。目前，重建术式的选择主要考虑能否为患者带来最佳外形和功能重建，除此之外还需要综合考虑患者年龄、全身情况、需求、经济状况、疾病分期及预后等多种因素。也有学者认为，对于恶性程度高、复发倾向明显的病例以及儿童和高龄患者，仍需慎重选择下颌骨修复的方式，应充分考虑患者的全身情况和生长发育等因素。

下颌骨修复与重建的主要原则包括：①术区无感染；②受区条件良好；③移植骨与受区骨接触面积大；④移植骨制动必须持久可靠；⑤移植骨形态与位置应处于功能位置；⑥植骨后符合义齿修复要求与条件。

七、下颌骨缺损修复与重建的方法

针对下颌骨缺损修复与重建的方法包括非血管化游离骨移植、血管化游离骨移植、带蒂骨（肌）皮瓣移植、生物材料植入及组织工程骨修复等。骨移植供区包括腓骨、髂骨、肩胛骨、肋骨、桡骨、尺骨和颅骨等，其中腓骨和髂骨是主要供骨区，肩胛骨在欧美国家也有较多应用。

（一）非血管化游离骨瓣移植（non-vascularized bon graft, NVBG）

19 世纪末 20 世纪初，Bardenhewer 和 Skyoff 先后报道了自体骨游离移植技术。第二次世界大战期间，下颌骨修复与重建技术得到了迅猛发展，至 20 世纪 50 至 60 年代，非血管化游离骨移植修复下颌骨已成为常规方法。

非血管化游离骨移植的主要优点包括操作简单，手术创伤小，时间短，费用低，易于开展及并发症少等，所以是基层医疗单位常选择的修复手段。但是，它也存在明显的局限性：移植骨成活依赖受区的血供，愈合时间长，抗感染能力差，不能修复软组织缺损等。因此受植区感染，有严重瘢痕，软组织不足或血液循环不佳等，都可导致移植成功率明显较低，均为手术禁忌证。除此以外，经过临床长期观察发现，非血管化游离骨移植后，移植骨吸收现象突出，特别是牙槽突高度下降明显，有学者认为与游离骨的愈合方式爬行替代（Creeping substitution）相关。但移植骨的吸收程度则受多种因素影响，包括植骨床的血运、手术创伤、骨供区来源和离体时间等，因此，有学者认为行游离骨移植手术应“矫枉过正”。

目前用于非血管化游离骨移植的主要供骨区有髂骨、肋骨、颅骨等。游离骨移植成功后可很好地恢复下颌骨的连续性，患者的面部形态得到改善，但由于骨量有限，有时难以实现义齿修复，咬合、咀嚼功能重建困难。

1. 游离髂骨移植　髂骨是目前临床上应用最为广泛的游离骨移植的骨源。髂骨以松质骨为主，表面有一层皮质骨，骨的表面积大。髂嵴外突，位置表浅，呈弧形，其前端向内名髂前上棘，后端向外称髂后上棘，是重要的解剖标志，也是切取髂骨的适宜部位。髂嵴有内外两唇，内唇附以腹横肌、腰方肌和髂肌等，外唇附有阔筋膜张肌、腹外斜肌、背阔肌和阔筋膜等。成人髂骨可提供多达 10cm×5cm 的骨块，可以行单纯皮质骨、单纯松质骨或皮质松质骨移植。

游离髂骨移植的优点是：①手术操作简便；②供区并发症少；③手术创伤小。其存在的缺点是：①可提供骨量较少；②不易塑形；③抗感染能力差；④骨吸收率高。

2. 游离肋骨移植　自体肋骨形态与下颌骨类似，具有足够的长度，来源丰富，常取第 6、7、8 肋骨，并可同时带部分软骨及骨膜，修整后的肋软骨关节面可恢复髁突的功能。因此，肋骨适合修复半侧下颌骨及升支缺损，肋软骨替代髁突，移植后不被吸收，不会造成颞下颌关节强直，是关节重建的首选材料。但是，由于肋骨高度不足，难以进行义齿修复或牙齿种植。

3. 游离颅骨移植　成人颅骨厚度为 3～12mm，平均厚度为 7mm。颅骨外板由于具有良好的自然弯曲，适合颌面部骨贴附式植骨以及眼眶重建，而且骨源丰富，移植后很少吸收。颅骨外板切取术还具有就近取材、操作简单安全、并发症较少、患者术后的反应较轻、和切口在头皮内，瘢痕隐蔽等优点。

（二）带蒂骨（肌）皮瓣移植（pedicled myocutaneous flap graft, PMFG）

临床上常用的带蒂骨肌皮瓣有胸大肌肋骨肌皮瓣、胸锁乳突肌锁骨肌皮瓣和颞肌颅骨肌皮瓣等。带蒂骨肌皮瓣移植是通过肌肉蒂血管营养骨膜，促进移植骨存活。其抗感染能力强于游离骨移植，但由于肌肉蒂的长度和宽度有限，移动距离受限制，功能恢复效果有限，一般无法双组手术，术后并发症较多，使用率已明显减低。随着显微外科技术的进步，血管化游离骨移植已取代带蒂皮瓣逐渐成为下颌骨重建的主要手段。但是，当受区血管基础条件较差时，尤其对于受区放疗后、存在血管病变的患者，带蒂骨皮瓣仍具有不可替代的作用。

（三）血管化游离骨瓣移植（vascularized bon graft, VBG）

1975年，Taylor首次报道使用旋髂深动、静脉为血管蒂，行游离髂骨瓣移植修复下颌骨缺损，随后，血管化游离骨移植技术迅猛发展，供骨区由髂骨扩展到肋骨、肩胛骨及腓骨等区域，修复形式也由单一骨缺损发展复合组织缺损。近年来，多数文献报道血管化游离组织瓣移植的手术成功率普遍已超过90%，血管危象发生率约为5%，但抢救成功率高于50%。

血管化游离骨瓣移植适合多种复杂类型下颌骨缺损的修复与重建，具有众多突出优点：①血供明确，不依赖于受植床，抗感染能力强，尤其适用于放射性骨坏死的患者，亦可用于肿瘤术后放疗的患者，为下颌骨恶性肿瘤切除术后早期重建创造条件；②组织量充足，可满足包括皮肤、肌肉及骨组织等复合缺损一期修复的要求；③移植骨的愈合过程类似于骨折的愈合过程，无须新生骨的“爬行替代”，骨吸收不明显，有利于种植体的骨结合；④供骨区位于身体的隐蔽部位，可尽量减轻体表暴露区的继发性畸形。因此，多数学者认为是下颌骨缺损修复与重建的理想方法，但是，血管化骨瓣移植手术时间长，手术难度、创伤大，费用较高，对高龄、体弱患者应慎用。

1. 血管化游离髂骨肌皮瓣（Iliac osteocutaneous free flap, IOFF） 髂骨因部位隐蔽，兼有松质骨和皮质骨，取骨后对功能影响不大，因此是传统自体骨移植最常采用的供骨区。1978年，Taylor首先报道以旋髂浅血管为蒂的游离髂骨瓣移植治疗外伤性胫骨合并软组织缺损获得成功。1979年Taylor和Mayou完成各自独立的研究后，确定了旋髂深血管是髂骨移植更可靠的血管蒂。目前血管化髂骨瓣移植已成为下颌骨修复与重建中常用的组织瓣之一（图5-39）。

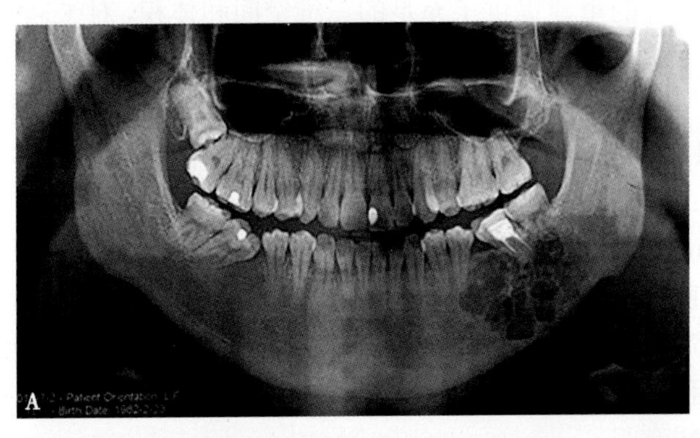

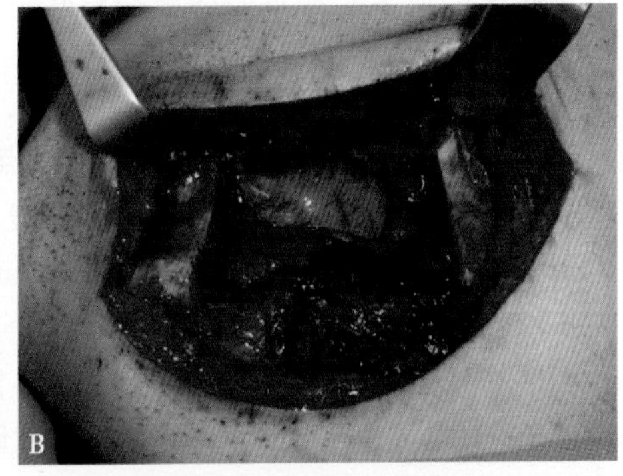

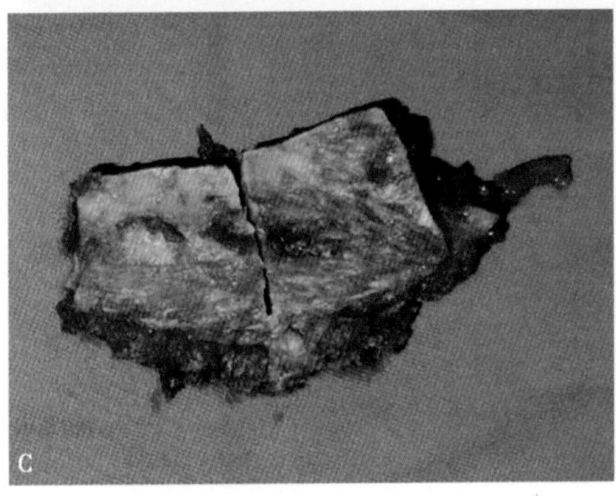

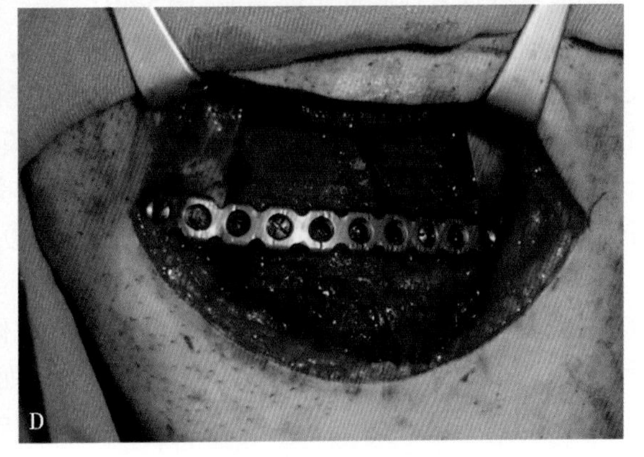

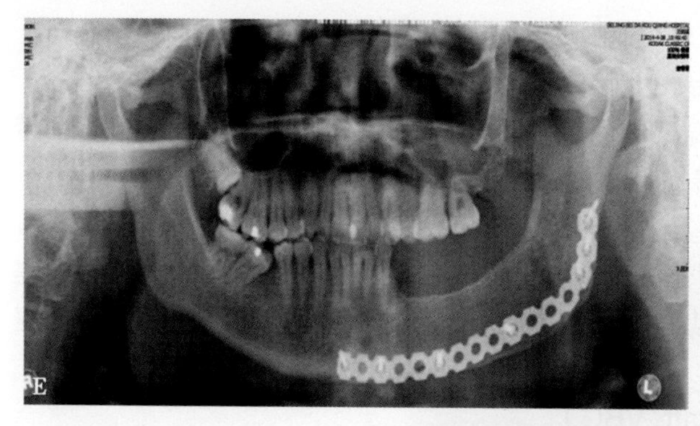

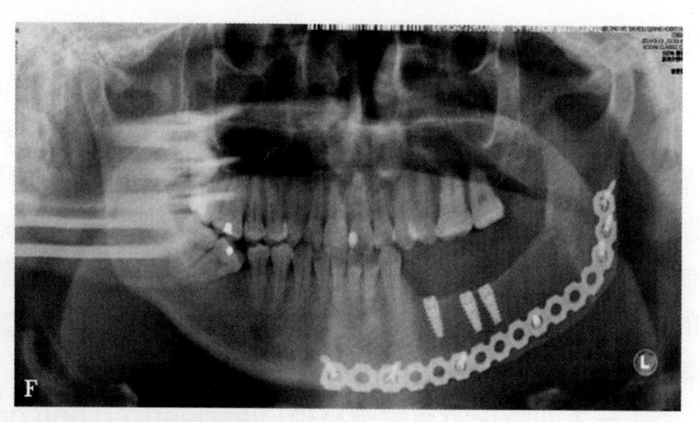

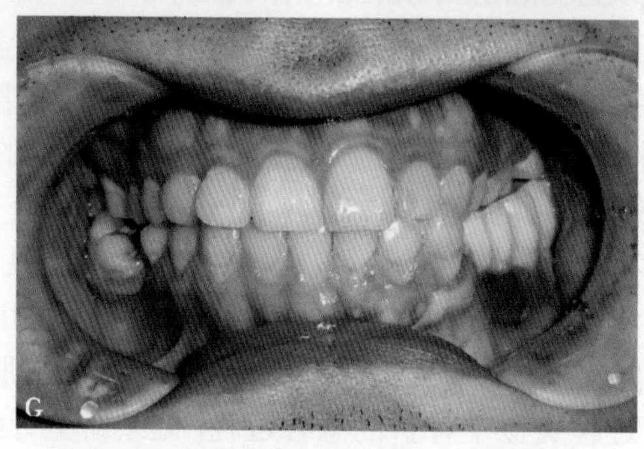

图 5-39 血管化髂骨瓣修复下颌骨缺损

A. 左侧下颌骨成釉细胞瘤；B. 肿瘤切除后下颌骨缺损；C. 血管化髂骨瓣；D. 血管化髂骨瓣移植修复下颌骨缺损；E. 术后下颌骨曲面断层；F. 种植体植入移植髂骨；G. 完成种植义齿修复。

由于髂骨血供丰富，所取骨块的大小和形状有很大的灵活性，根据受区血管的位置，髂骨可以多种方法就位以改变组织瓣血管蒂的位置。在设计时，必须考虑到髂骨的自然弯曲。根据 Manchester 建立的原则，髂前上棘可以作为新下颌角，通过向髂前下棘延伸截骨线而形成下颌升支和髁突。切取的髂骨块还可以通过截骨进一步塑形，以与下颌联合处的弯曲外形相匹配。髂骨可切取的最大长度为 16cm，能满足大多数缺损修复的需要。髂骨肌皮瓣为口腔下颌骨的重建提供了充足的三维空间和体积，对于同时累及口腔黏膜、皮肤和骨缺损的修复十分理想。

一般认为，血管化游离髂骨瓣适用于颏部、下颌骨体部小范围节段性缺损，下颌骨体部合并小范围升支缺损及下颌骨体部方块截骨后的缺损。缺点：①髂骨皮质薄，骨松质多，不利于种植体获得初期稳定性；②皮岛臃肿，不利于软组织修复及义齿修复；③可能出现腹疝等供区并发症。

2. 血管化游离腓骨肌皮瓣（fibula osteocutaneous free flap，FOFF） 1975 年 Taylor 首次成功应用血管化腓骨瓣移植修复外伤性胫骨大段骨质缺损。直到 1989 年，Hidalgo 将游离腓骨瓣首次应用于下颌骨节段性切除术后缺损的修复。由于该组织瓣制备简便，血供可靠，并且供区远离头颈部，使得该组织瓣得到了越来越多的应用，成为下颌骨缺损修复最常用的游离组织瓣。随着种植技术的进步，牙种植体应用于移植腓骨，能良好恢复口腔的咀嚼功能（图 5-40）。

FOFF 的优点：①骨量充足，骨膜、骨髓双重供血，抗感染能力强，可多点截骨塑形，存活率高；②血管蒂长，易达吻合部位，血管口径大，与颈部血管口径匹配好，易于吻合，血栓发生率低；③腓骨肌皮瓣可携带软组织行复合缺损修复，皮岛可修复皮肤、黏膜缺损，肌肉可填塞死腔；④腓骨骨皮质较厚，适合骨结合式种植体的植入，可以早期行种植修复，恢复咬合功能；⑤腓骨瓣制作简便，供区并发症少。腓骨为非承重骨，切除后不会造成明显的功能障碍；⑥腓骨瓣远离头颈部，可实施双组手术，节省手术时间。

FOFF 的缺点：①腓骨宽度有限，为 1.2～1.5cm，修复下颌骨后高度不足，不利于种植义齿的修复；②腓骨以下颌下缘为准重建外形，由于高度不足出现面颊局部塌陷，外形恢复不佳；③腓骨骨质较硬，截骨塑形对器械要求高，手术时间长；④腓骨下端参与构成踝关节，如取骨太低将影响踝关节稳定性。

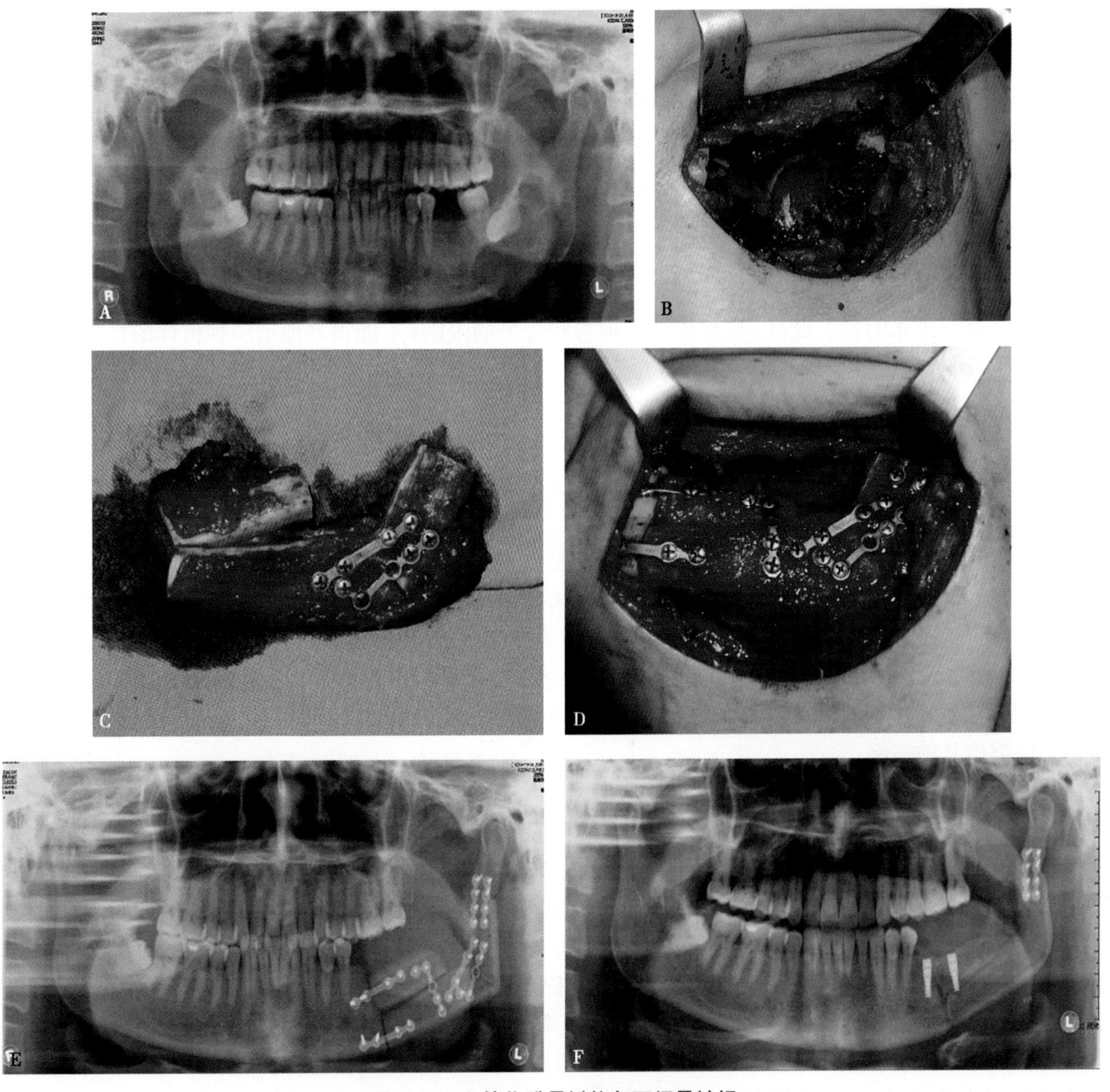

图 5-40　血管化腓骨瓣修复下颌骨缺损

A. 左侧下颌骨牙源性黏液瘤；B. 肿瘤切除后下颌骨缺损；C. 血管化腓骨瓣；D. 折叠血管化腓骨瓣移植修复下颌骨缺损；E. 术后下颌骨曲面断层；F. 种植体植入移植腓骨。

因此，针对腓骨重建后高度不足的问题，学者们尝试使用多种方法进行弥补，包括平行折叠植骨技术（double barrel technique）、复层骨块移植（secondary autologous onlay bone graft）、牵引成骨技术（distraction osteogenesis，DO）、牙种植牵引器（dental implant distracter，DID）等。廖贵清等对下颌骨大范围缺损的患者，尝试采用骨块上移法，将骨段固定于下颌下缘上方 0.5～1.0cm 处，可兼顾外形和牙槽突高度。对于涉及髁突缺损的病例，过去曾尝试使用腓骨小头重建关节功能，但是由于截取腓骨小头后影响供区关节功能，此方法已基本被放弃。

游离腓骨瓣移植后，部分患者供区出现踝部不适、疼痛或踝关节不稳定等现象，也有少数患者因制取的皮岛较宽，无法直接拉拢缝合伤口而需植皮处理。供区并发症中包括踝关节背屈运动受限，脚踇趾运动受限，以及供区围手术期感染。游离腓骨瓣下颌骨重建术后对患者下肢功能影响较轻。即使出现相关功能障碍，也多可在术后 1～3 个月恢复正常，对日常生活影响较小。

3. 血管化游离肩胛骨肌皮瓣（scapular osteocutaneous free flap，SOFF）　肩胛骨瓣可供选择的血管蒂多，有旋肩胛血管、胸背血管及肩胛下血管 3 组，可根据受区重建需要选择 1～2 组血管蒂进行血管吻合，手术设计及操作具有较大的灵活性。肩胛骨主要依靠众多细小的肌骨膜动脉均匀分布供血，属弥散的血供类型。肩胛骨瓣血管蒂较长，血管口径粗，骨源丰富，抗感染能力强，成活率高。骨瓣的长宽厚与下颌骨相近，且含密质骨和松质骨，可携带肌肉、皮肤等进行复合缺损修复。

SOFF 的优点：①解剖恒定，血管蒂长，血管口径大；②组织瓣包含肩胛骨和皮瓣，同时修复软硬组织缺损；③皮瓣切取后不会影响供区的血供；④供区隐蔽，容易为患者接受；⑤供区创口可直接拉拢缝合，无须植皮；⑥设计灵活，可切取皮瓣的面积较大；⑦肩胛区域独特的血供方式使得有可能制备单一血管蒂的多个皮瓣。

SOFF 的缺点：最大缺点是制备组织瓣时需变换体位，无法和头颈部手术同时进行，不能施行“双组手术”，不利于缩短手术时间。此外，肩胛骨由于形态和骨量的限制，不能很好地适应种植体的植入，因此目前已较少用于颌骨重建。

（四）生物材料修复

目前，临床上用于下颌骨重建的生物材料包括钛金属、生物陶瓷、人工高分子材料等，其中下颌重建钛板的应用越来越广泛。钛金属作为优良的生物材料，特点突出：密度小，质量轻，强度高，易塑形，机械性能稳定，抗腐蚀性好及组织相容性优良等。

运用重建钛板进行下颌骨重建有众多优点，可精确塑形固定，缩短手术时间，无供区并发症，可即刻恢复口腔功能，为二期游离骨瓣修复创造良好的局部条件，带关节头的钛板尚可修复半侧下颌骨缺损，无排斥反应等。但是，重建后的下颌骨，由于功能性应力作用可能导致钛钉松动，钛板断裂。如果软组织覆盖不够，尤其是对于放疗术后的患者，易导致钛板外露，因此有学者建议辅以软组织瓣联合修复。重建钛板适用于多次复发的恶性病变导致的下颌骨缺损，作为姑息性修复治疗，亦适用于全身情况难以耐受血管化骨皮瓣修复的病例。

除了重建钛板外，也有学者尝试在个性化钛网中填充骨松质修复下颌骨缺损，但由于长期疗效不确定，目前文献报道较少。

（五）牵引成骨技术（distraction osteogenesis，DO）

牵引成骨技术的特点是在骨再生的同时，伴有功能性软组织的延伸，包括血管、神经、肌肉、皮肤及骨膜等，称为牵引组织生成。研究表明，牵引成骨的新骨生成，同时具有胚胎发育、新生儿骨生长和骨折愈合的生物学特征。下颌骨在牵引成骨过程中，新生骨小梁由少至多，从幼稚到成熟，新骨生成过程持续活跃，牵张期新骨生成速率快于固定期。一般认为，牵引成骨技术的优点包括：①手术程序简单、风险小，甚至可在局麻下进行；②成骨质量好，形态和大小可控；③儿童患者颌骨的延长，给因骨量不足而萌出困难的牙胚创造条件；④无须供区手术，避免了供区并发症；⑤效果稳定可靠，复发率低；⑥部分放疗后患者也可应用。

牵引器有内置式和外置式两种，牵引方向有单向、双向和多向，牵引方法有间断牵引和连续牵引。简单的剩余骨端单焦点（monofocal distraction）截骨牵引，往往不能满足需要的新生骨量，近年来，学者们提出了双焦点（bifocal）和三焦点（trifocal）及传送牵引成骨（transport distraction osteogenesis）的概念，牵引器也得到不断改良。目前牵引成骨技术不但应用于矫正颅颌面骨畸形，而且被试用于腭裂、创伤及肿瘤术后的骨缺损等各个领域。由于手术创伤较小，因此被列为微创外科范畴，受到临床医师的青睐。王兴等认为，牵引成骨治疗颌骨缺损有以下优点：手术简单，无须植骨；能够获得足够的牙槽嵴高度和骨量；伴有软组织增长；感染和吸收率较低。

下颌骨缺损自体骨移植术后，常伴有牙槽突骨量不足，主要表现为骨高度不足或近中接骨区形成三角形缺损，需行二期牙槽突重建或修整术。Klesper 等对 9 例肿瘤术后行血管化游离腓骨移植的患者，对腓骨进行垂直牵引成骨，移植的腓骨在垂直方向上形成稳定新骨，使行骨结合式牙种植成为可能。张陈平等将牙种植牵引器成功用于游离腓骨肌皮瓣的下颌骨功能性重建，牙种植体植入与骨牵引同期完成。另外，牵引成骨技术也适合于下颌骨方块缺损的病例，或截骨术后未予修复的病例。王兴等报道 4 例用三焦点牵引成骨修复下颌骨缺损患者，最长修复骨段达 45mm，无明显并发症。Soares 等报道 10 例，牵引成骨修复下颌骨缺损长度为 35～98mm，平均达 87mm。

（六）组织工程方法（tissue engineering，TE）

从仿生学的角度出发，研究具有“结构仿生”的组织材料是当今生物医学材料发展的重要方向。随着医学的发展，生命科学与工程科学交叉融合产生了新的学科——组织工程学。组织工程学主要致力于组织器官的形成和再生修复，其最大特点是形成的组织器官与机体的组织结构相同，最终目的是达到无损伤的组织器官修复与功能重建。

对于下颌骨缺损而言，组织工程方法主要研究体外构建人工骨，目的在于获得具有精确外形和功能结构的骨组织。其研究的内容包括种子细胞（成骨细胞）、支架材料、生长和分化因子（骨诱导因子）及骨组织构建等：种子细胞决定再造组织的类型和功能，支架材料形态决定再造组织的形状。种子细胞可取胚胎骨、骨膜、松质骨、间充质干细胞等，其中以松质骨取骨最为方便。支架材料作为种子细胞外基质替代物及再生组织工程的框架，其特性直接影响种子细胞的生物学特性，影响细胞生存、迁移、增殖和功能代谢，最终决定骨组织构建的成败。支架材料分为两类：①人工合成材料，如钙磷陶瓷、聚乳酸、聚羟基乙酸等；②天然生物衍生材料，如天然骨、胶原、珊瑚骨等。因此，依赖于组织工程技术，可以实现骨组织缺损的再生性修复，而且通过对支架材料形态的控制，可以再造特定形状的下颌骨。组织工程技术为下颌骨缺损的修复与重建提供了新的思路，但是目前研究仅限于动物实验，将其推向临床应用还有一系列问题需要解决。

（七）数字化外科技术（computer assisted technique，CAS）

血管化骨瓣的塑形依靠手术者术中的主观判断，术前无法精确准备，骨瓣的就位、固定缺乏精确指引。因此，为实现下颌骨的精确修复、三维重建，数字化外科技术发挥着越来越重要的作用，关于该技术在颌骨个性化修复与重建中的应用将在专门章节中论述。

（彭 歆 蔡志刚）

第十节 周围性面瘫的外科矫正

一、面神经的解剖

面神经是由原始神经嵴细胞分化、发育而来的一支混合神经，既含有运动纤维，也含有交感和副交感成分。面神经出颅后的周围支较表浅，易遭受各种损害，导致面神经麻痹，表情肌变性萎缩，妨碍面部表情运动和引起其他功能障碍。面神经麻痹（facial paralysis）是以面部表情肌群的运动功能障碍为主要特征的常见病。周围性面神经麻痹是指面神经运动纤维发生病变所造成的面瘫病变位于脑桥下部、中耳或腮腺等的疾患。在口腔颌面外科就诊的患者则多以周围性面瘫为主。

（一）面神经颅外段与毗邻组织的解剖关系

人类在胚龄十二周末面神经的雏形及其整个走形已经形成，通常以茎乳孔为界将其分为颅内和颅外两段。面神经颅外段从茎乳孔穿出时，位于茎突和乳突间隙内，一般在乳突前缘相当于乳突上方1cm处，此处距表面皮肤深2～3cm，这在腮腺手术寻找面神经主干时可作为参考。出茎乳孔后面神经继而向前、外，并略向下经外耳道软骨和二腹肌后腹之间，走行于腮腺实质内，途经茎突根部的浅面进入腮腺峡部，并通常于此处开始分支。此段也即临床常说的面神经主干，长1.5～2.0cm，平均直径约2mm。面神经颅外段在进入腮腺前有时从主干向上至耳后区域分出耳后支，并逐级分支支配耳后肌群、枕腹、二腹肌后腹及茎突舌骨肌，该支在临床意义不大。

在外耳道骨壁下约1.5cm，下颌升支全长的1/2或稍上方，面神经发出分干和分支。面神经分叉类型可分为两干、三干、四干及五干型。其中以两干型多见，占70%～80%；其次为三干型，占20%左右。两干型者分颞面干和颈面干。颞面干较粗，行向前上，约在下颌髁颈处向前延续为上颊支，向上发出颞支及颧支，向下分出1～2支组成下颊支。颈面干较细，沿下颌支后缘前行向下，在下颌后静脉浅面，与胸锁乳突肌前缘方向一致，向下延续为颈支，行程中发出下颌缘支及2～3条小支参与下颊支。

（二）面神经颅外段与所支配表情肌的解剖关系

面神经各分支的终末支通过肌肉的运动终板支配特异的表情肌，进一步通过表情肌带动面部皮肤产生喜、怒、哀、乐等复杂的表情运动。表情肌以人体正中线为轴线双侧对称分布，多为扁薄的皮肌，大多起自颅面骨的不同部位，止于头面部皮肤，并主要在口裂、眼裂和鼻孔的周围，有环形肌和辐射状肌两种，以开大或闭合上述孔裂。人类表情肌较其他动物发达，这与人类大脑皮质的高度发展、思维和语言活动有关。

主要的表情肌包括枕额肌额腹、皱眉肌、眼轮匝肌、降眉间肌、提上唇肌、颧大肌、颧小肌、鼻肌、提口角肌、口轮匝肌、降口角肌、笑肌、降下唇肌（降下唇肌）、颈阔肌及耳周围肌群。人类耳周围肌已显著退化。这些表情肌与其对应支配的面神经分支的分布情况为：

（1）颞支：多为2支，由颞面干发出，在腮腺上缘出腮腺鞘后，越过颧弓后段的浅面行向前，分布于枕额肌额腹、眼轮匝肌上份、皱眉肌、降眉间肌、耳上肌及耳前肌。该支受损同侧额纹消失，眉毛不能上抬，不能皱眉。由于枕额肌额腹肌肉组织宽大，而且双侧没有交通，因此此支损伤后的功能恢复是最为困难的，而且往往会产生后遗症状。

（2）颧支：多为2～3支。自颞面干发出，经腮腺前上缘穿出，其上部分支较细，越过颧骨骨膜浅面，分布于上、下睑之眼轮匝肌；其下支较粗，循颧弓下方及面横动脉之下平行向前，部分分布于颧肌及提上唇肌。在眶下部与三叉神经之眶下丛相交通。颧支司眼睑闭合，是面神经各分支中功能最重要的一支，受损后造成眼睑不能闭合或上眼睑下垂。因此该支的损伤建议及早进行探查修复，以免造成术后角膜的并发症。

（3）颊支：多为3～5支，由颈面干分出，或来自颞面、颈面二干。根据Chilla等的分析，35%来自颈面干，34%来自颞面、颈面二干，21%来自颞面干，10%分别来自颈面干和颞面干，且两颊支之间有吻合。来自二干者，根据其与腮腺导管的位置关系，分为上颊支和下颊支。上颊支常较粗，位置较恒定，平行于腮腺导管之上方，故腮腺手术常以腮腺导管为标志寻找面神经颊支。下颊支位于口角平面或稍上方向前走行。上、下颊支分布于颧肌、提上唇肌、提口角肌、笑肌、鼻肌及部分口轮匝肌等，损伤后则出现鼻唇沟变浅或消失，鼻翼不能上抬，鼻孔变大，上唇运动力减弱或发生偏斜，鼓腮漏气。该支面神经是彼此间交通最发达，也往往被用作跨面移植或神经移植植入时的首选供区支配神经。

（4）下颌缘支：可为2～3支，一般较细，直径1～1.5mm。自颈面干分出后，穿经腮腺的途径较长，位置变异较大。从腮腺前下端穿出，在颈阔肌深面，自后向前依次越过下颌后静脉、面静脉及面动脉的浅面（少数在其深面），继续向前，分布于降口角肌、降下唇肌及部分口轮匝肌和颈阔肌。损伤后致口角歪斜。这里需要说明的是有时在行颌下入路手术时，下颌缘支并未损伤，术后患者也会出现暂时性的口角歪斜，往往是因为颈阔肌被切开造成的，这样的口角歪斜往往在术后两周左右，随着颈阔肌切口的愈合而逐渐恢复。

（5）颈支：在腮腺下极或稍前出腮腺后，在下颌角与胸锁乳突肌之间，行向前下至颌下三角，分布于颈阔肌。有时颈支可发出一返支向前上并入下颌缘支。该支在临床上的意义往往不大。

（三）正常面神经结构

面神经为有髓神经为主的混合神经。正常结构由轴突、髓鞘及施万细胞组成，轴突外由三层支持性鞘膜，分别为神经内膜、神经束膜及神经外膜，神经纤维间有胶原纤维及少量纤维细胞构成。轴突起于神经细胞核周质，其内可有神经微丝、微管、线粒体、滑面内质网及小泡及多泡复合体，无粗面内质网及核糖体。施万细胞发生于外胚层，其胞核扁平，胞质稀薄，胞核界清，核内可见散布高密度体，胞质内可见散在线粒体、高尔基器及核糖体，在无髓神经纤维其胞质直接包绕神经轴突，有髓神经则由其生成的髓鞘层层环绕轴突周围。

二、创伤性面神经损伤的病理、生理学改变

面神经是周围神经的一部分，其损伤后的组织病理学变化同其他周围神经相似，这一点已经在家兔创伤性面神经损伤的实验动物模型上得到印证。该模型所模拟的6种损伤形式的组织病理学改变均符合

周围神经损伤的变化规律，即可发生损伤远端的沃勒变性，近中的逆行性变性，严重者可发生跨神经元变性，整个受损神经施万细胞及成纤维细胞反应，以及沃勒变性引起的轴突内化学物质，主要是酶的改变，以及神经胶质细胞的活性降低等。其不同则在于损伤程度不同，其组织学变化程度也不同。

当神经元受损伤时，胶质细胞发生反应性增生，参与清除溃变物质，填充受损的部位，产生及分泌某些物质影响神经的再生。施万细胞在周围神经损伤后的修复中起重要作用。当轴突被切断后，由于伤处远侧段轴突脱离了神经元胞体的代谢中心，因而远侧段神经纤维的全长直至其终末都发生 Waller 溃变（Wallerian degeneration）。

髓鞘变性首先表现为施 - 兰切迹（Schmidt-Lantermann incisure）的扩大，因髓鞘的退缩而导致郎飞结的扩大，然后神经纤维在此处断裂分节。周围神经的髓鞘是由施万细胞组成的，所以髓鞘变性实际上是在施万细胞体内进行的。损害数小时后，郎飞结两端（即结旁区）的髓鞘收缩，使郎飞结的间隙增宽。结间体内出现大量类似施 - 兰切迹的结构，电镜下可见髓鞘板层松开。在家兔实验动物模型上，当解剖面神经，打开其神经外膜即可发生该变化，但由于损伤程度轻往往可很快恢复。

有人发现沃勒变性时施万细胞的酸性磷酸酶和 ATP 酶活性的增加与髓鞘的破坏和消化有关。沃勒变性时神经终末在术后 2 天左右开始出现轻度变化，3～5 天变化明显，7～10 天轴突的数量业已减少，一般认为神经终末的变性过程较轴突的变性过程快。去神经支配的肌肉开始时发生失用的速度较快，然后逐渐减慢，直至神经损伤后 3 个月左右达稳定，肌重量丧失 60%～80%，失用肌肉的功能恢复则与剩余肌纤维数量、发生再神经化的肌纤维数量以及再神经化肌肉对器官运动的效应有关。

三、创伤性面神经损伤后的再生

由于神经元是高度分化的细胞，它的再生比其他组织复杂和困难得多，特别是中枢神经系统的再生比周围神经系统更困难，而且主要局限于纤维的再生，即胞突断端的再生长。研究表明，实质上周围神经的溃变与再生的过程是不可分割的，在时间进程上两者又是彼此重叠，溃变过程中已包含有再生的活动。

神经元胞体是神经元的营养中心，只有在胞体没有死亡的条件下才有再生的可能。如神经元没有死亡，其胞体结构约在第 3 周后恢复，首先是核周胞质出现尼氏体，并逐渐恢复其正常形态和分布，胞体的肿胀减轻，细胞核恢复中央的位置。胞体结构的完全恢复需 3～6 个月，此时间取决于轴突重建的情况。恢复中的胞体不断合成新的蛋白质及其他产物向轴突输送，使近侧段轴突末端的回缩球表面长出许多新生的轴突支芽（丝足）。因这种再生出现在近侧段轴突的末端，故称终端再生。新生的轴突可反复分支，在合适的条件下它们穿过两断端的细胞桥，进入神经内膜管的施万细胞索内。最初是靠近管的边缘，位于施万细胞表面；后来有些轴突移到管的中央，并被施万细胞的质膜完全包围。再生的轴突沿着施万细胞索一般以每天 2～3mm 的速度向其靶细胞（即原来神经终末的终止处）生长，但只有一条轴突（通常是最粗的一条）能达到目的地，其余的轴突都逐渐消失（有些在 3～4 个月后仍可见），而且也只有达到目的地的那条轴突能重新形成髓鞘。并且这种生长是有趋化性的。

神经轴突在切断后数小时内即开始再生，再生的轴突起初很纤细。后来它沿神经膜管内生长而渐变粗，且轴突的增粗相当迅速。再生轴突到达目的地即停止生长，但仍继续增粗，直至恢复到接近其原来直径为止。所以轴突在再生过程的生长是很明显的，从纤细的轴突支芽到最后转变为成熟的神经纤维，其体积可增大几百倍。再生轴突的增长和增粗是与胞体不断产生新的轴浆流有密切的关系。髓鞘则在神经损伤后约 8 天开始形成，其形成是由近及远缓慢进行，髓鞘厚度的增加也很缓慢，约需一年才能完成。完全再生的神经纤维其结间体较短和较薄，结间体数比原来的多，这与施万细胞增殖数量增多有关。因此新生神经纤维传导神经冲动的速度也较慢。有人估计再生纤维结间体的长度、直径和传导速度约相当于原来纤维的 80%。无髓纤维的再生速度比有髓纤维快得多。

如果损伤的神经其神经纤维束内部结构有明显的破坏如神经膜管不健全、两断端距离过远、损伤处结缔组织增生和纤维化等，可妨碍再生轴突向靶细胞的生长，结果许多新生的轴突支芽形成一种异常的神经供应模式，即在近侧残端过度增生的轴突支芽与增生的成纤维细胞和施万细胞等缠结在一起，形成肉眼可见的结节，称创伤性或残端神经瘤，神经外科对神经瘤均需作彻底切除。

四、创伤性面神经损伤的分类

面神经周围支是周围神经的一部分，其损伤分类也遵循周围神经损伤的分类方法。Seddon 早在 1943 年即已提出周围神经损伤的三度划分法，即神经失用（neuropraxia）、轴突中断（axonotmesis）及神经断裂（neurotmesis）。目前临床常用的则是 Sunderland 提出的五度分类法，该法将 Seddon 分类中的神经断裂又细分为三度。

Ⅰ度损伤：为神经失用性损伤。主要表现为神经损伤部出现暂时性功能障碍，但神经轴突与神经元及终末效应器之间仍保持其连续性，其远端不出现沃勒变性，对电刺激的反应正常或略减弱。此类损伤的神经功能多于 3～4 周内完全恢复。

Ⅱ度损伤：即轴突中断。主要表现为轴突在损伤部位发生区域性溃变，其远端可发生程度不同的沃勒变性，但神经内膜管保持完整。虽可出现神经暂时性传导功能障碍，但其功能可自行恢复，预后尚好，多于 1～2 个月完全恢复。

Ⅲ度损伤：不仅有轴突中断、损伤远端的沃勒变性，而且神经内膜管的连续性遭到破坏，因此又称神经中断。但神经束膜常不受损，仍保持神经束的连续性，其损伤范围可为局限性，也可沿神经束波及较长一段神经，尤其在近中往往伴有神经轴突的缺失。由于神经内膜管连续性破坏，神经束支的轴突出芽性再生，可能与终末效应器发生错位支配，故此类损伤可有连带运动。受损神经虽可自发恢复，但常不完全。

Ⅳ度损伤：指神经束遭到破坏而广泛断裂，神经外膜亦遭到破坏，但尚未完全断裂，神经干仍借此保持其连续性。由于神经束膜及神经内膜管的破坏，易发生创伤性神经瘤及再生轴突的错位愈合，受损的神经功能极少能完全恢复。

Ⅴ度损伤：为最严重损伤，指整个神经干完全断裂，两断端分离或产生间隙，增生的纤维结缔组织可以出现瘢痕条索相连，神经功能完全丧失，如不做神经修复，其功能将完全丧失。

五、创伤性面神经损伤的病因

造成面神经损伤的原因甚多，归纳起来有以下几方面：

（1）机械性损伤：常见于颌面部外伤所引起的损伤，其损伤形式有急慢性挤压伤、牵拉性损伤、压榨性损伤、撕裂伤、锐器切割伤及钝器摩擦伤等。

（2）物理性损伤：包括冷冻损伤、热损伤、电灼损伤、放射线损伤以及超声损伤和激光损伤等。

（3）化学性损伤：指有毒物质对神经的损伤，包括长期接触有毒物，以及面神经分布区神经毒性药物的注射，如乙醇、鱼肝油酸钠、青霉素及溴化钙等药物。

（4）医源性损伤：是一种复合性损伤，几乎包括了以上各种损伤形式。

六、创伤性面神经损伤的诊断

根据面神经损伤的临床表现及病史询问，临床不难作出面瘫的诊断。但在创伤性面瘫的诊断中，判断面神经损伤的程度和预后则显得更加重要。以往主要以患者皱眉、闭眼、耸鼻、鼓腮、讲话及微笑时对面部运动情况的主观判断作为指标。自 Galvani 发明静电计以来，肌肉及神经电活动的测定在面神经功能评价方面有了较快发展。同时面神经功能评价系统也逐渐从主观判断向临床量化的客观评价方面发展。

（一）面神经损伤的临床表现

根据面神经受损的程度，面瘫可分为完全性面瘫和不完全性面瘫两类；根据面瘫发生和持续的时间又可分为暂时性面瘫和永久性面瘫；根据面瘫发生部位分为单侧和双侧；根据其病程可分为早期和晚期面瘫。但无论哪类面瘫，临床表现均是一个综合征，只是不同类型的面瘫患者临床表现也各有不同。这个综合征的主要表现可以分为额、眶周、面中和口周 4 个区域，其静态和不同表情运动时的临床表现特点如表 5-2 所示。除以上主要表现外，面瘫患者恢复期还可出现患侧的连带运动或患侧的过度运动等后遗症。

表 5-2 面瘫的临床表现

功能区	静态	动态
额区	额部平坦，额纹变浅或消失。	皱眉、抬眉患侧表情肌力弱或无动力
眶周	眉毛及上睑下垂，眼角下垂； 睑裂变大，下睑外翻； 溢泪	患侧眨眼反射慢或不能眨眼 眼睑不能完全闭合
面中	鼻唇沟变浅或消失； 鼻翼下降或塌陷； 鼻孔变扁平	耸鼻力弱或不能耸鼻 鼻孔不能缩小或扩大
口周	唇变薄，闭合不全； 口角下垂； 口裂偏向健侧； 人中嵴偏向健侧	鼓腮漏气或不能鼓腮 噘嘴、微笑及大张口时口角歪斜

（二）面神经功能评价分级系统

1. 主观评价系统　House-Brackman（H-B）系统（表 5-3）是第五届国际面神经外科专题研讨会及美国耳鼻喉头颈外科学会推荐使用的系统，它也是迄今为止在面神经功能评价方面较完善、应用较广的一个系统。

表 5-3 House-Brackman（H-B）评价系统

分度	诊断	临床特征
Ⅰ	正常	面部所有区域正常
Ⅱ	轻度功能障碍	总体：仔细观察方可看出轻微的连带运动 静止：正常、对称、张力正常 运动：上额运动中等，眼轻用力可完全闭合，口轻度不对称
Ⅲ	中度功能障碍	总体：明显的功能减弱但双侧无损害性不对称，可观察到并不严重的连带运动，挛缩和 / 或半侧面部痉挛 静止：正常对称，张力正常 运动：上额运动微弱，眼用力可完全闭合，口用力可移动口角，明显不对称
Ⅳ	中重度功能障碍	总体：明显的功能减弱和 / 或损害性不对称 静止：正常对称有张力 运动：上额不动，眼不能完全闭合，用力时口不对称
Ⅴ	重度功能障碍	总体：很少见有运动 静止：不对称 运动：上额不动，眼不能完全闭合，口仅有轻微运动
Ⅵ	完全麻痹	无运动

2. 客观评价系统　为了避免主观评价的局限性，Burres 等通过对大量正常人面部定点间距离的测量研究，提出了一个客观的评价系统即线性测量指数（B-FLMI），通过测量面部一些相对稳定点间的位移百分比（PD），经过七步复杂计算得出神经功能恢复状况，增加了评价的客观性，但在测量和计算上过于费时。我们在其基础上创立了临床量化面神经功能评价系统（quantitative facial nerve functional estimating system，QFES）（图 5-41），并在我们的实际工作中，得到验证，并制成计算机图像处理系统，可在定距离数码照片上定点后，面神经功能评价指数可自动进行测量和计算。如今随着计算机技术及图像处理技术的发展，该系统有望通过获得动态图像进行分析，通过计算机自动识别面部多个特征点，再对双侧运动时各点位移的不同进行分析来评价面神经功能。

（1）测定指标：抬上额：测 SoIo（①）；闭眼：测 SoIo（②）；皱眉：测 SoF（③）；耸鼻：测 McL（④）；微笑：

测 LcM（⑤）、MMid（⑥）；撅嘴：测 LcM（⑦）、MMid（⑧）；大张口：测 MMid（⑨）；正常及用力闭眼：测上下睑缘距（⑩）。测定指标排序为：①～⑩。

（2）面神经功能评价指数

1）D1：健侧静止距离；D2：健侧运动时距离；d1：患侧静止距离；d2：患侧运动时距离。

2）位移百分比 PD=|d2−d1|/|D2−D1|。

3）FNI1-FNI10 表示测定指标①～⑩的 PD 值，为各指标功能评价指数。

4）整体面神经功能评价指数：TFNI= 各指标 FNI 之和 / 指标总数。

5）面神经运动功能百分比：TPr= 伤后 TFNI/ 伤前或正常 TFNI。

6）面神经功能指数（FNI）分布按各指标均占 10% 计，则分区面神经功能指数：RFNI= 面神经各支支配区 FNI 之和 / 面神经各支支配区测定指标总项次。

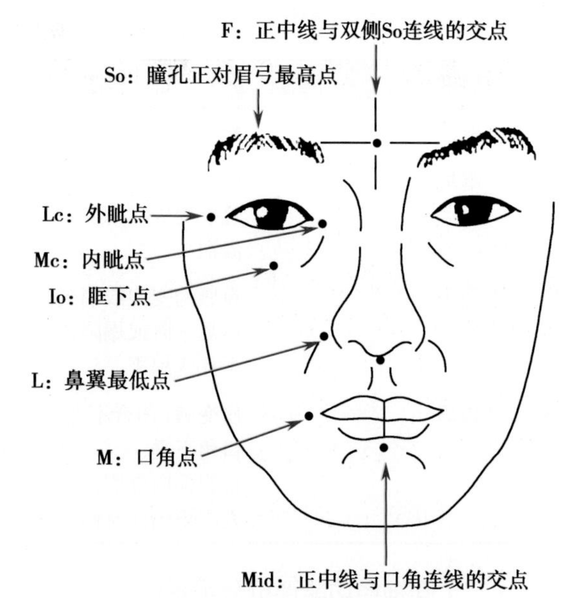

图 5-41 临床量化面神经功能评价系统

（三）面神经功能的神经电诊断技术

1. 神经兴奋性测定 神经兴奋性测定（neural excitability test，NET）是指用一定波宽（0.1～1.0ms）的方波脉冲电流刺激面神经干，引起各神经支配肌肉的肉眼可见的最小收缩时的电流强度作为神经兴奋性的指标，并与健侧对比来判断外周神经病变。NET 是一种确定有无神经变性的简单有用的测试方法，周围面神经损伤后的三天内测试均有意义。但有两个主要缺点：一是它的不可靠性，例如刺激电极放置的位置，以及由皮温、出汗、皮肤紧张度及神经表面软组织厚度不同所引起的皮肤电特性改变，都可影响结果；另一缺点是损伤发生 72 小时后不能再应用，因为此时可能已发生轴突断裂。因此不少学者对此法质疑。

2. 最大刺激试验 最大刺激试验（maximal stimulation test，MST）是指用 Hilger 刺激器，刺激面神经干和各分支，当电流逐渐增强，一般超过 5mA 或上升到患者开始感到不适时所引起的面肌反应，以健、患侧反应是否相似作为判断神经是否变性的指标。NET 是定性方法，而 MST 则为一种定量的方法。因为 NET 是依靠很弱的电刺激，只要残留足够的神经纤维，就可引起面肌看得见的抽动，故不能评价神经损伤的纤维数目。但 MST 是用强电流激发起所有能反应的神经纤维，如患侧面肌反应是健侧面肌反应强度的一半，则大约有半数的神经纤维已发生变性。

3. 神经电图检查 神经电图（electroneuronography，ENoG）又称诱发肌电图（EEMG），是对出自茎乳孔的面神经干施以电刺激，从其各周围支支配之表情肌记录整块肌肉的复合动作电位（compound muscle action potential，CAP）来判断周围性面神经损伤程度的电生理学诊断方法，最早由 Esslen 命名并首先用于面神经临床，May 认为称其为 EEMG 更恰当，因为动作电位仍从肌肉获得，其原理与 MST 原理相似，其测定结果基于肌纤维对电刺激神经的收缩反应。

4. 面神经运动潜伏时及潜速率测定 面神经运动潜伏时及传导速率测定一般是用 0.1～1.0ms 脉冲方波电流刺激面神经干，在面神经支配的相应肌肉处诱发出电位，自刺激开始至记录到诱发电位时神经传导所需时间称为神经传导潜伏时，而传导速率则为刺激点与接触点间神经长度与传导时间的比值。面神经运动潜伏时的延迟或消失是面神经损伤的客观指标。由于面神经运动潜伏时延长，意味着神经纤维传导速度减慢，神经纤维传导速度与神经轴索病变程度有关，所以潜伏期测定可以提示面瘫预后。

5. 肌电图检查 肌电图（electromyography，EMG）是面神经发生严重变性而对 MST、EEMG 反应消失后，用于检测其功能的一种可靠方法。包括静息电位、纤颤电位、自发运动单位电位、正锐波以及多相神经再生电位。

（1）静息电位：指面肌处于松弛状态时，插入到肌肉针电极下的肌纤维的动作电位，一般为“0”。

（2）纤颤电位：是面肌在失神经支配情况下单个肌纤维的动作电位。波形可为单相、双相或三相，双相多见，起始相为正相，随后是一负相，电压 10～200μV，时程 0.5～2ms（≤5ms）；一般在神经损伤后 8～21 天发生。

（3）正锐波：是失神经支配放松时，常与纤颤电位伴发自发出现的正相波，多为双相，开始为一正相峰值的锐波，之后紧跟一缓慢的振幅极小的负后电位，多不回至基线，形状似 V 形。

（4）多相神经再生电位：是指神经损伤或神经修复术后，至少 1 个月或数月后肌肉随意收缩时可出现再生电位，一般波相≥5 相，电压 1.5mV，时程 10～20ms，可有短棘波多相电位，该电位的出现提示周围神经损伤或神经再生过程开始，一般在损伤或术后 3 周最为丰富。

纤颤电位、正锐波及多相神经再生电位等的出现对诊断神经损伤和恢复有重要价值。纤颤电位及正锐波只能判断神经有无损伤，而不能确切地表明损伤的程度和性质；多相神经再生电位的出现表明神经纤维的再生恢复，但不能表明其恢复的程度，也不能准确地提示再生是否完全。

七、创伤性面神经损伤的治疗

关于面神经损伤后的治疗，主要有手术及非手术治疗两个方面。其中非手术治疗以药物及物理治疗为主，药物治疗除以前传统的神经营养药物及皮质类固醇类药物的应用外，近十年来迅速发展的神经生长因子已广泛应用于临床，物理疗法中功能训练显得更为有效，我国则更多应用中草药制剂及针灸治疗。这些非手术治疗手段在暂时性面瘫及创伤性面瘫的急性期应用较多，但对其疗效评价及适应证选择尚缺乏更深入系统的研究。

（一）面神经损伤的非手术治疗

1. 药物治疗

（1）激素类药物：在伤后或术后 3 天内应使用激素类药物，以便减少渗出及水肿，有利神经恢复。

（2）神经营养药：面神经损伤后可给予维生素 B_{12} 及 B_1 等神经营养药物，常规用药量，一般采用肌内注射，10 天一个疗程，可用 2～3 个疗程。也可采用离子导入的方法局部给药。

（3）神经生长因子：目前疗效尚不肯定，但已有临床应用的报道，可以全身用药，也可神经损伤局部用药。

2. 物理疗法　表情肌功能训练：适用于神经损伤及神经修复术后各期，两周至 3 个月内尤为重要。主要包括额、眼、鼻、唇 4 个主要表情肌运动功能区。

（1）额部：用力抬眉至不能抬高为止。患侧可在眉毛上面的中部施力使其与健侧达到对称；用力皱眉至最大限度，同时于患侧眉的内侧角处加一相反的力使其与健侧达到对称。

（2）眼部：用力紧闭眼，如不能完全闭合，可用手指力量帮助。紧闭眼与轻闭眼交替进行。

（3）鼻部：尽量扩大鼻孔，似不能呼吸样；尽量缩小鼻孔，似遇到难闻气息样；双手手指叉开，放在鼻的两侧，帮助皱鼻，在鼻根处形成皱纹。

（4）唇部：噘嘴似发“U：”音，同时于患侧口角处加力使其与健侧达到对称。咧嘴似发“i：”音，同时于患侧口角处加力使其与健侧达到对称。运动上唇，作显露上牙龈状。患侧可用手指轻轻地抬起上唇和鼻底之间的皮肤，协助运动。运动下唇，作显露下牙龈状。此时可感到颈部肌肉的紧张。力量不足时，可以用手指轻轻地下压下颌区皮肤，协助运动。两唇之间衔一物，然后试着移动它。

在行表情肌功能训练的同时，应让患者了解神经的恢复是一个缓慢的进程，要树立信心，坚持长期的锻炼。每天用较短的时间训练多次，要比用较长时间训练一次，效果好得多。

3. 离子导入　常在神经损伤后早期（1～3 个月）应用，能促进神经功能的恢复。常用的有维生素导入和碘离子（I^-）导入。并且离子导入还可配合以超短波、微波或红外线等治疗。

4. 神经电刺激　一般在神经损伤后中晚期（6 个月以后）应用，主要用多功能电刺激及失神经理疗处方，每次 30 分钟，每日 1 次，10 次一个疗程，共两个疗程，每个疗程间隔 1 周。

（二）面神经损伤的手术治疗

面瘫畸形的手术治疗，目的在于不仅要获得面部的静态表情自然、对称，更重要的是要能保持表情运动时的对称与协调。自1829年Bell提出面瘫的表现和面神经的关系以来，面神经外科的研究从认知到治疗经历了从无知到认识，从迅猛发展到目前的“瓶颈”时期的发展过程。自1932年Ballance及Duel使周围神经修复术规范化以来，以Ugo Fisch、Mark May以及Harri等为代表的学者在20世纪最后30年推动面神经外科向前迈了一大步。除了较早应用于面瘫矫治手术，包括肌筋膜悬吊术和肌瓣转位术等静态非神经化的矫治技术外，许多新技术应用于面神经外科领域，其中包括：面神经与其他邻近部位的运动神经转接术、自体神经移植术、血管化神经移植术、跨面神经移植术、血管化游离肌肉移植术及血管神经化游离肌肉移植术，以及非神经组织移植修复面神经缺损的技术已广泛应用于面神经外科领域，并获得良好效果。

1. 周围性面瘫的静态矫治术　面瘫的静态矫治手术主要包括肌筋膜悬吊、真皮悬吊、组织代用品植入和肌瓣转位术等方法。笼统地可以分为简单悬吊和肌瓣转位两种方法。其中简单悬吊为非动力化的，常用的肌筋膜供区为颞肌筋膜或大腿外侧阔筋膜，该法近期有较好的静态恢复，但远期纤维挛缩，悬吊松弛，效果欠佳，它主要适用于对永久性、难治性面瘫的矫治，特别是对于面瘫后的严重上睑下垂和口角歪斜在静态时能起到一定的矫治目的。该术式的不足在于其不能解决表情运动时不对称畸形，仍为姑息性治疗手段。

肌瓣转位法则试图用邻近的其他肌肉代替表情肌行使面部表情功能，经排除额肌、颈阔肌和胸锁乳突肌的应用价值后，肯定了颈肌瓣、颞肌或咬肌瓣提拉眼睑和口角的可行性。Gillies首先应用颞肌及其筋膜移转治疗面瘫，20世纪60至70年代被广泛应用，众学者认为颞肌及其筋膜移转的长度是足以矫正眼与口的畸形的。该法的优点是：消除了无血供组织（筋膜）易坏死，缺损，萎缩，滑动及伸展性差的缺点；可直接将肌肉插入要矫正的部位，充填萎缩的面部；若面肌尚有功能，可将颞肌与之交叉，提高了颞肌的支配神经长入面肌的机会。而其他局部肌肉如胸锁乳突肌、颈阔肌、额肌移转治疗面瘫，由于肌肉的方向不利于口角的恢复，肌肉力量不足以完成面部运动，不如颞肌瓣转移有优势。而目前更适用的是带血管、神经的邻位肌瓣转位术，多用带血管、神经的颞肌肌束矫治面瘫后的眼睑不能闭合畸形，实际上它已将以前的静态矫治技术发展为动态的。

利用颞肌瓣转位矫治面瘫手术的关键在于：①切取颞肌筋膜瓣时一定要切取足够的长度，如颞肌筋膜不够长，可延长切取部分帽状腱膜；②蒂部应保持一定的宽度以保证血运和神经支配；③在保证血运和神经支配的基础上，充分游离蒂部以获得充足的组织量；也可将颞肌远端分为2～3叉，分别悬吊不同的部位；④与面肌的贴附最好是面与面的接触，禁忌仅做点对点的缝合；⑤矫正量应略大于正常范围，以避免术后悬吊不足或下垂复发；⑥悬吊高度可以通过调整瓣的蒂部获得，先完成面肌与瓣的缝合，然后牵拉瓣的蒂部直至获得理想的位置后，再将瓣的蒂部与周围组织严密缝合固定；⑦如患者年轻，面部萎缩部明显可选择部分颞肌而不用全层颞肌，对于面部肌肉萎缩明显的患者，通常选择切取全层颞肌以获得良好的术后丰满度；⑧颞部缺损畸形可采用残余颞肌回旋封闭缺损的方法，也可用人工皮片填充缺损。⑨面部切口应尽量短小，而且应注意选择隐蔽的部位。

该方法的主要缺点是：破坏了颞肌的完整性，主要靠在手术当中的处理来尽量减少供区凹陷畸形的发生；面部通常有切口瘢痕，有学者曾将之改良经口内途径移转肌瓣，避免了面部瘢痕；长期效果其动态效果仍然欠佳，还不能达到表情肌功能的真正恢复。

2. 邻位其他运动神经转位交叉吻合术矫治面瘫　当面神经损伤时，早期的面神经断端吻合或神经移植是首选治疗方案。但当受损的面神经近端残端不能用来吻合时，则必须利用其他的动力神经输出来刺激神经传导。该方法是指应用舌下神经、咬肌神经、副神经、舌咽神经或膈神经等其他面神经的邻位运动神经转位修复患侧面神经的方法。1879年Drobnike应用副神经-面神经吻合治疗面瘫，术后产生颈肩连带运动；Bulance（1878），Hardy May（1957）及Perret（1967）尝试膈神经-面神经吻合，患者术后静止时出现面部抽搐，当深呼吸，咳嗽及大声说话时面部出现明显不对称，伴半膈麻痹等畸形；舌下-面神经吻合术自1903年由Korte首例报告后，Conley和Baker等沿用之，患者获得静态下良好的肌张力及一定的运动功能，但随后易产生半侧颜面萎缩，舌萎缩及自主怪相等畸形。

（1）面-舌下神经转位交叉吻合术矫治面瘫：Korte（1903）首创的面-舌下转位神经交叉吻合术，最初用于乳突、腮腺区肿瘤根治性切除术后造成的面神经缺损的即时修复，但手术遗留的半侧舌瘫，影响语言功能，患者多有顾虑。后来有人提出用舌下神经降支可以减少这种损害，但也有学者提出舌下神经降支的运动纤维成分或不足以支配面神经远端的效应肌肉。因此临床应用也多有争议。

1）该术式适应于：①各种面瘫时，面神经的中枢侧不能利用，而周围支结构尚存在，表情肌尚未严重萎缩，对直接电刺激有肉眼可见的收缩反应。②没有其他脑神经损害。术前准备要特别注重了解面瘫的病程，详细了解患者对手术的心理承受能力，特别是对牺牲舌下神经后遗症的顾虑，如暂时性半侧舌瘫，做必要和充分的解释和预后估计。

2）手术方法：①从乳突尖沿胸锁乳突肌前缘向下颌骨下缘下 2cm 设计 8～10cm 弧形切口。②翻瓣并解剖面神经总干或颞面干、颈面干的周围侧断端，做充分游离。③解剖舌下神经及其前降支。术中需注意如有必要可应用 2% 利多卡因做颈动脉窦封闭。舌下神经一般经颈内、外动脉的浅面或在颈外动脉深面走向舌骨舌肌浅面，二腹肌中间腱段覆盖舌下神经。舌下神经的前降支常紧贴颈内静脉浅面，分离时应特别小心，以免损伤静脉。④神经对位：确定舌下神经后沿其干向近心端游离到二腹肌后腹深面，再沿舌骨舌肌表面向周围侧游离。游离的长度应略长于舌下神经自二腹肌后腹下缘至面神经总干周围侧断端的距离。再沿舌下神经降支向下游离，游离的长度应使其降支的近心端足以达到面神经残端术野。⑤吻合神经：分别将舌下神经降支近心端与面神经远心残端进行吻合，如果面神经远心端为多个分支，则最远端行神经的端 - 端吻合，其余分支行端 - 侧吻合。

3）术中的注意要点：①原则上我们常常选择使用舌下神经降支，必要时可带部分舌下神经主干，不主张切断其主干，以免造成术后的舌瘫。②面神经和舌下神经对位时常受到二腹肌后腹的阻挡，如果神经对位时有张力，可切开二腹肌后腹，将舌下神经中枢侧断端置于此肌裂口内，或将神经绕过二腹肌后腹的深面，经肌腹的上缘穿出，与面神经总干吻合。③在解剖舌下神经干时，常常遇到枕动脉、面总静脉和舌静脉，如这些血管有碍视线和解剖，可予妥善结扎切断，以利显露。舌下神经降支与颈内静脉关系密切，解剖时要特别小心，避免损伤。

（2）副神经 - 面神经转位交叉吻合矫治面瘫：最早记录的面 - 副神经交叉吻合术是由 Drobnik（1897）完成的。手术的特点和性质与面 - 舌下神经交叉吻合术的基本一样，手术遗留的功能障碍常有斜方肌萎缩和抬肩无力，这对有些年轻患者危害也是巨大的，选择该术式应当慎重。

目前该术式的适应证相对局限，主要用于腮腺区恶性肿瘤侵犯面神经主干，并造成面神经近心端不能用于神经吻合的病例，且有颈深上淋巴结转移并与副神经下端粘连时，我们可以在完成根治性颈清扫术后，利用副神经的近心端向颅底方向分离后，和面神经远心端的各残端进行吻合，利用副神经的近心支配面神经的支配区域的肌肉运动。需要注意的是如果副神经能够保留的情况下，不主张牺牲副神经来修复面神经功能，以免造成副神经损伤后的并发症。

（3）咬肌神经 - 面神经转位交叉吻合术矫治面瘫：自 Spira 1978 年首先报道了咬肌神经作为动力神经应用于面瘫后面中部和口周瘫痪表情肌修复的有效性。近年来越来越多的学者开始关注、研究咬肌神经在面瘫治疗方面的应用，大量研究表明利用咬肌神经降支修复面瘫疗效显著，而且由于咬肌神经解剖位置较为恒定，便于寻找，且与面神经干相毗邻，使其逐渐成为邻位其他运动神经转接术矫治面瘫的首选。

咬肌神经与面神经位置接近，其下行分支有足够的长度能够被解剖分离出来，可以直接和面神经的颧、颊支或主干吻合，而不需要神经移植；由于咬肌神经被截断前已发出数个分支，且各分支之间存在交通支，所以截断一个分支并不会影响咬肌的功能。在咀嚼过程当中，咬肌和颞肌、翼外肌、翼内肌有协同作用，由于他们之间功能的重叠，即使咬肌的功能被部分削弱，也很少出现咬合异常和颞下颌关节紊乱。最重要的是，近来研究发现咬肌神经主干上有约 2 700 个有髓鞘动力轴突，其下行分支上约有 1 500 个，其高密度的有髓鞘动力轴突与面神经的颧、颊支的轴突数量相匹配。同时也有胚胎学证据证实了三叉神经部分纤维掺杂在面神经干之中。演化模型也确认了面神经纤维与三叉神经动力通路伴行，通过咬肌神经 - 面神经交通支最终汇聚到面神经干。这很可能就是咬肌神经 - 面神经移植效果显著的重要原因。

咬肌神经发起自三叉神经下颌支的前段，是三叉神经 3 个动力分支之中最长的。咬肌神经通过卵圆孔出颅以后，位于咬肌动脉的后上方，与其伴行向下，在下颌骨乙状切迹处穿出后进入咬肌，穿行于咬肌深、中层之间。咬肌神经位于咬肌内的位置较为恒定，通常我们可以在颧弓下方 1cm、耳屏前 3cm 处找到咬肌神经主干。

手术方法：应用咬肌神经治疗面瘫的方法主要有：直接与面神经干吻合，Baby-sitter 神经寄养和双神经支配，以及有神经支配的神经肌肉移植。

1）直接与面神经干吻合：此种方法适用于早期病例，在肌肉尚未萎缩，无退行性病变时方可获较好效果。该法适用于即刻的面神经损伤，面神经主干缺损较多，其近心端不能被利用，而远心端神经组织结构正常的病例。多见于腮腺区恶性肿瘤侵犯面神经近心端时，面神经主干受累严重病例。该法可使瘫痪的面部恢复一定的运动功能，遗憾的是神经转位后表情肌并非由面神经支配，术后往往出现表情运动的不自然和不对称，甚至面部表情运动不是由面神经支配的自如的运动，而是和所转接的神经支配区域肌肉的运动相关。但是咬肌神经 - 面神经吻合可以更快速地重建功能，并且能够避免供区神经的并发症。

2）Baby-sitter 神经寄养和双神经支配：目前认为，一旦面神经损伤出现面瘫症状，患侧表情肌就开始出现肌肉萎缩，这一过程是缓慢而持续发展的过程，到面瘫后 3～4 年，面部表情肌出现不可逆的萎缩。在传统的跨面神经移植治疗过程中，有较长一段时间肌肉没有神经支配，得不到有效的刺激。在这一时期内，瘫痪的肌肉和神经肌肉接点可能会出现不可逆的萎缩和纤维化，降低了神经移植后轴突再生的成功率。为了保持肌肉的活力，可以利用其他动力神经暂时性地与面神经远端或拟行跨面神经移植处的神经干吻合。在后续的过程中，再生的跨面神经移植被转置到面神经干的目标位置，用来寄养的神经被去除。

3）有神经支配的神经肌肉移植：对于面瘫持续时间较长的患者，以上两种修复方法通常很难达到满意的效果。在这种情况下，有神经支配的神经肌肉移植成为首选的治疗方式。1976 年，Harii 等报道了他们运用颞深神经支配的股薄肌瓣移植来治疗面瘫能够恢复良好的微笑功能，但是这种微笑缺乏自发性。为了进一步改善微笑功能，人们发现利用对侧面神经干作为动力源的游离组织移植，可以使患者获得自然的微笑。Zuker 等首次描述了他们利用咬肌神经作为动力源的双侧游离股薄肌移植来治疗双侧面瘫的梅 - 罗综合征患者，获得良好的效果结果。利用咬肌神经作为游离肌肉移植的动力源来重建微笑的优点与直接面神经吻合的优点一致，如：手术区域内的解剖相对容易，有潜在的神经输入，一次手术即可完成（跨面神经移植需要两次手术），相对快速地取得临床观察结果（2～4 个月），对咀嚼功能影响较小。然而，利用咬肌神经作为供体神经能够使患者获得诸如静息状态下面部的对称性、有意识的微笑功能、进食和语言功能的改善等多方面的益处。但它仍有不足，主要表现为微笑时肌肉收缩缺乏自发性和同步性。这一目标很难达到，需要长时间的、有计划的术后康复。

综上所述，邻位其他运动神经转位交叉吻合术矫治面瘫为面神经近心端不能用于吻合的病例提供了其他神经修复的选择，此类手术的特点是要用邻近的其他运动神经来支配面神经的远端，会有损害另外运动神经的缺陷，因此要严格把握适应证。此类手术的要点：①一定是在面神经主干不能暴露的情况下的姑息手术；②在选择供区神经时首选对供区功能影响不大的，比如咬肌神经降支和舌下神经降支；③如迫不得已必须选择副神经时切忌将副神经主干切断，可寻找其支配胸锁乳突肌分支或将神经劈开用其部分，以免造成副神经支配功能的丧失；④由于端 - 侧吻合技术的发展，如面神经残端为多个断端时常可选用该技术；⑤术后应加强面肌的表情功能训练，以防止表情肌的萎缩，从而巩固效果；⑥要使表情肌功能恢复到最接近正常，在保证表情肌不发生萎缩的前提下，尽早行跨面神经移植手术。

【典型病例】

患者男性，42 岁，发现右腮腺肿物 2 个月，术前穿刺活检示：右腮腺腺样囊性癌。术前面神经功能正常（图 5-42）。术中发现肿物包裹面神经总干，肿物与神经无法分离，在安全边界完整切除肿物后，探查发现面神经主干近心端不可及（图 5-43），近心端见面神经颈面干和颞面干完整。向前于咬肌内寻找咬肌神经（图 5-44），并将咬肌神经离断，与面神经主干远心端行端 - 端吻合（图 5-45）。术后 1 年复诊，可见术区恢复良好，面神经功能恢复理想，HB 评级Ⅱ级（图 5-46）。

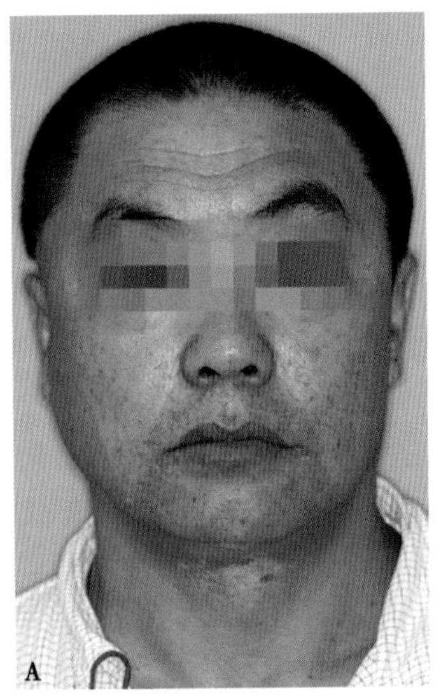

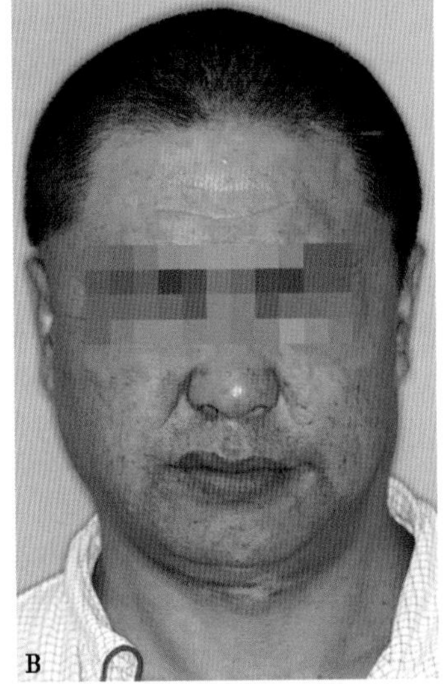

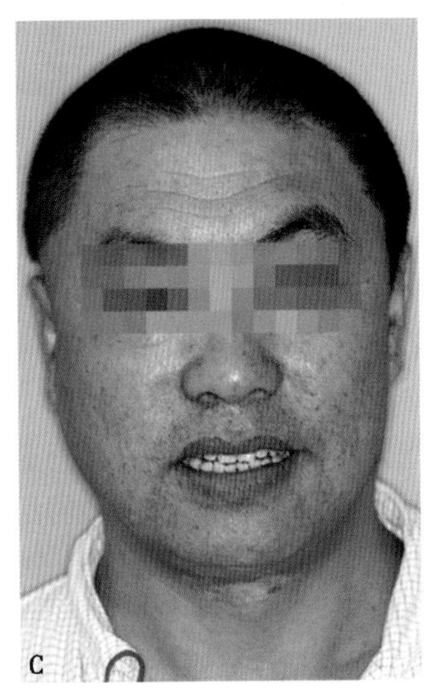

图 5-42　患者术前面相显示面神经功能正常

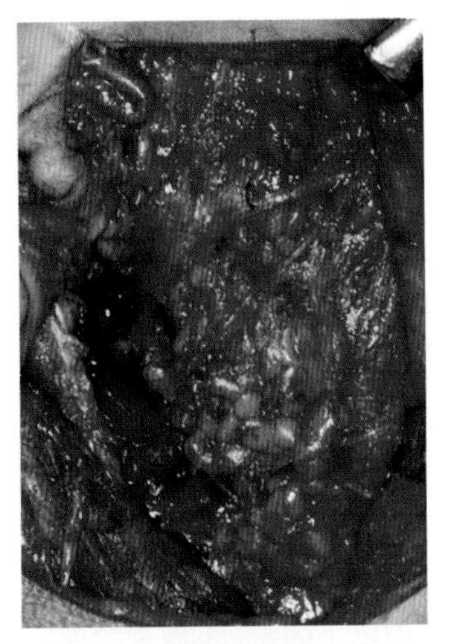

图 5-43　切除肿瘤后无法寻及断裂面神经主干的近心端

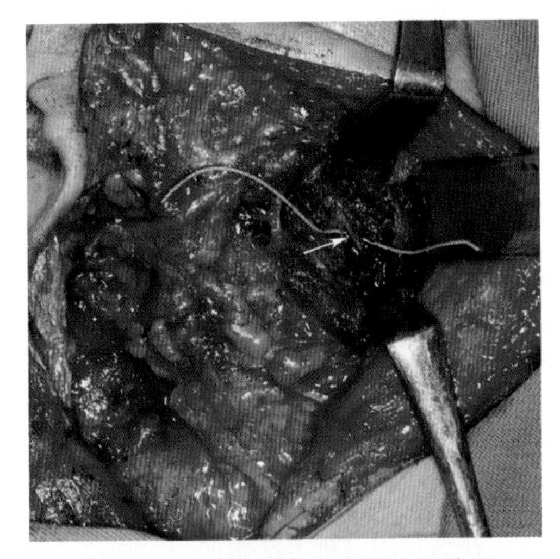

图 5-44　向前于咬肌内寻及咬肌神经

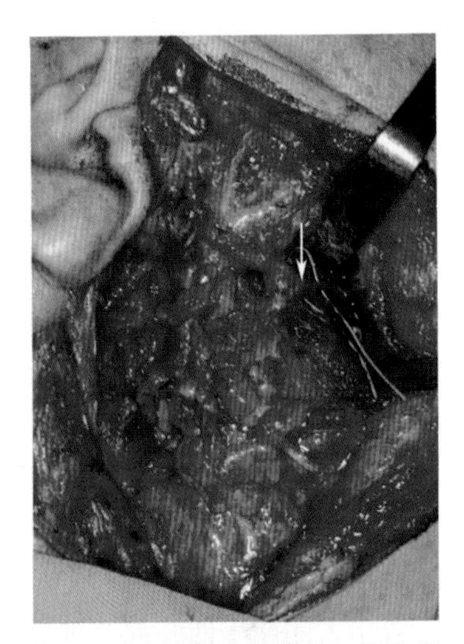

图 5-45　切断咬肌神经，将咬肌神经的近心端与面神经主干远心端行端 - 端吻合

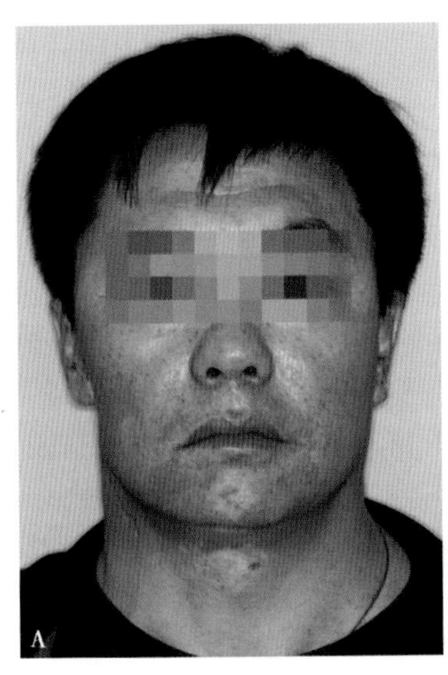

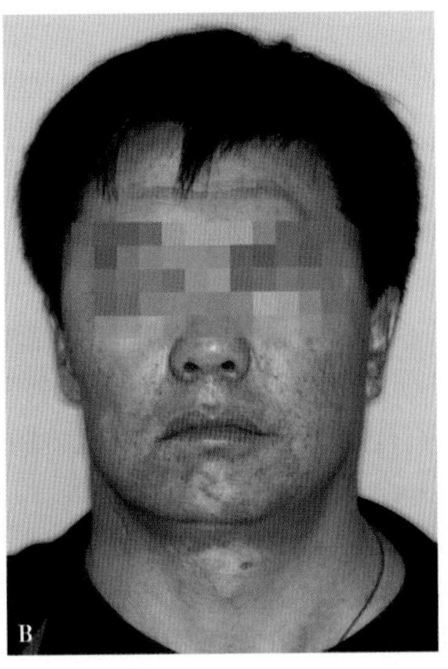

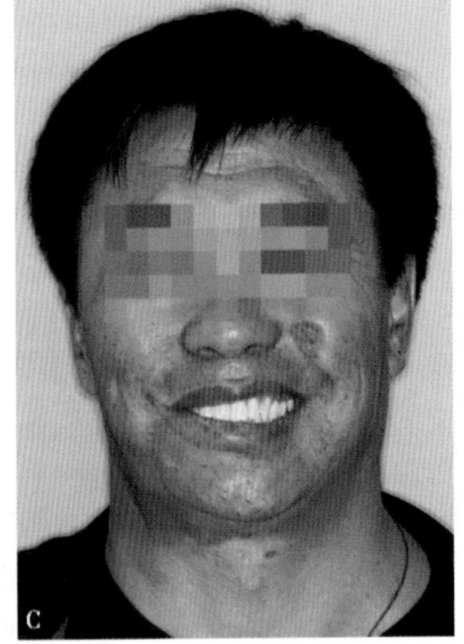

图 5-46　术后随访面相，面神经功能 HB 评级Ⅱ级

3. 神经修复术矫治面瘫 口腔颌面外科门急诊常常会碰到较为新鲜的面神经损伤病例，因此首次术中的神经修复很关键。这些技术包括神经吻合术、自体神经移植术、神经移植植入术等术式。

(1) 神经吻合术：是面神经外科修复手术均需采用的基本技术，适用于较新鲜的神经损伤，且神经缺损短直接缝合无张力，神经断端损害轻的病例。按照吻合方法的不同又分为神经外膜缝合术、神经束膜缝合术和神经外膜束膜联合缝合术，其中以神经束膜缝合术效果为佳，但在实际操作中有一定困难。该法是所有面神经修复技术中效果最佳的。也有学者研究了神经端 - 侧吻合技术对神经功能恢复的影响。

神经端 - 端吻合术适用于面神经周围支第 1～3 级分支的完全性或不完全性断裂。神经端 - 侧吻合术是对神经端 - 端吻合术的一种补充，其原理是根据失神经支配的靶器官产生可弥散的神经趋向因子和溃变的周围侧神经产生局部趋向因子诱导完整的神经轴突发出侧支，重新支配失神经的靶器官。

1）神经外膜缝合法：临床最常用的方法，自 1829 年至今沿用了 100 多年。20 世纪 60 年代以后，由于显微外科技术、器械及材料的发展使得缝合更为精确。具体方法是：面神经顺行或逆行解剖暴露神经断端，手术野彻底止血后，在手术显微镜下游离面神经的两个断端各 1cm 长，不剥离神经的外膜。在神经断端的组织床上垫一块有色的薄膜，将神经的两个断端自然顺放在薄膜上，根据损伤神经的粗细选用 7-0 至 10-0 无创显微针线做等距离 3 点间断缝合，使神经束或束组获得准确的对位。神经较粗者可以适当补针。神经吻合完成后将吻合处两侧的神经外膜缝合固定在周围的软组织床上，以防止在冲洗、止血、关闭伤口、转动体位、撤出引流条时可能拉断吻合处。

由于做到了神经断端间的彻底减张，对吻合神经强度的要求没有对吻合血管的要求高，但是要求神经断端间自然的、准确的对位是绝对的，尽可能使再生神经恢复原有的支配范围。

2）神经束膜缝合法：在新鲜神经断裂伤，较粗大的神经束或束组的空间位置容易确定，一般在 2 级分支以上。为了获得更为精确的吻合效果，将神经束膜对位缝合的方法。具体方法是：在手术显微镜下游离面神经的两个断端各 1cm 长，衬垫有色的薄膜后，剥离神经的外膜至少 5mm 长，将主要的神经束或束组游离出来，自然顺放，将空间位置相对应、直径大致相等的束或束组用 10-0 或 10-0 无创显微针线做间断缝合，使神经束或束组获得更准确的对位。一般较粗的束或束组缝合 2～3 针，较细的缝合 1～2 针。各束间缝合的部位应当相互错落，以减少瘢痕造成的粘连。最后将神经外膜的断口处与周围组织缝合固定。由于神经束膜菲薄，吻合强度更弱，故对神经断端之间的减张要求更高。

从理论上讲，神经束膜缝合法是合理的。如果能够准确识别运动神经束和感觉神经束，这种方法更适用于较粗大的躯干四肢混合神经。但是，在选择用这种方法做面神经吻合时还需考虑以下因素：①做神经束之间的解剖时对神经的损伤较大；②较细的束支能缝合 1～2 针，其对位的准确性难以保证；③束间产生的瘢痕较多，可能阻碍神经再生；④面神经周围支几乎是纯运动神经，运动神经与感觉神经错吻合的机会非常小。

3）神经外膜 - 束膜联合缝合法：后来临床上也有采用外膜 - 束膜联合缝合法的报道。这种方法不需要剥离神经外膜，只要将外膜和外膜下较粗大神经束的束膜一起与对侧断端相应的外膜和束膜缝合，即可使神经干中各束或束组获得相对准确的空间对位，吻合处的物理强度优于神经束膜缝合法。

4）神经粘结法：这种方法的准备工作同神经外膜缝合法，只是在手术显微镜下用显微外科镊将两断端的神经外膜对合，涂以纤维蛋白胶，依序完成对神经吻合处的封闭。由于此种生物胶的强度有限，要求吻合端之间绝对没有张力，使用时还要防止胶浸入神经束的断面。当然，近年来也有文献报道了神经的激光吻合技术。

5）神经端 - 侧缝合法：临床上我们也常常会碰到无法进行神经断端的端 - 端吻合时，或者面神经主要的 3 级分支缺损，而其他的分支未受损伤，可以将 3 级分支的周围侧断端游离适当的长度，向完整的面神经分支转位，在无张力的条件下，在完整神经干的侧面切除小段外膜（开窗），然后将 3 级分支的周围侧断端与开窗处做外膜缝合。

手术注意要点：①首先应该对面神经颅外段的解剖关系有清楚的了解，对于每个分支的分布区域及解剖层次应牢记在心；②手术通常为探查性手术，手术入路多选择原创伤切口；③寻找神经断端时最好在原创伤范围内，部分延期手术创口瘢痕粘连明显者可于创口两侧正常组织内分别寻找到未受损伤部分神经，再延神经走行方向解剖至神经断端；④在粘连明显，术区内很难辨别神经断端时，最好追踪神经至面神经总干或主分支，直至能够证明其为损伤神经的远心端或近心端；⑤应注意在行神经吻合术的神经断端应保证新鲜，神经色泽应明亮，外膜及束膜结构明显，如为嵌压损伤、压榨损伤或神经撕裂伤神经断端一定要修整至符合以上要求；⑥神经吻合应在无张力情况下进行，而且要对位准确，并应保证吻合口基底有正常组织支撑；⑦神经吻合后吻合口部位应妥善保护，防止在术后关闭创口时造成二次损伤；⑧最好有充分的软组织覆盖吻合神经部位，术后加压要适当；⑨术后给予神经营养药物，并在术后一定时间指导患者做面肌功能训练。

【典型病例】

患者男性，24 岁，左面部被刀砍伤后 45 天左侧全面瘫表现（图 5-47）。术中沿远切口在腮腺咬肌筋膜浅层向切口两端翻瓣，然后打开腮腺咬肌筋膜寻找面神经，再逆行解剖至原伤口处，暴露断端见面神经 5 个分支均断裂，可寻及 10 个神经断端（图 5-48），修整断端至完全正常神经结构后发现缺损均在 5mm 以内。进而行各分支的端 - 端以 8-0 缝线行神经外膜缝合术，术后见 5 个分支连续性均建立（图 5-49）。术后 45 天复诊，可见术区恢复良好，面神经功能恢复理想，HB 评级Ⅱ级（图 5-50）。

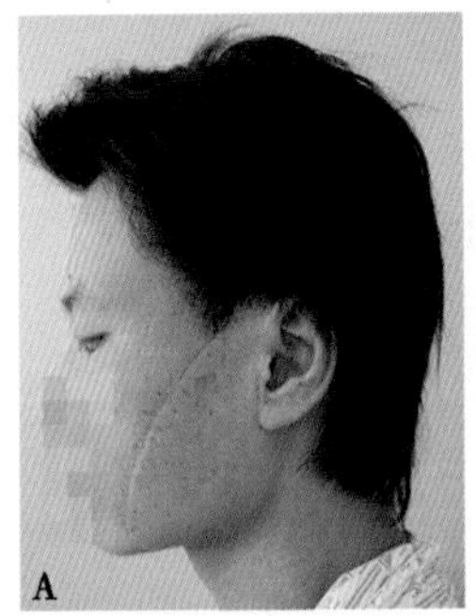

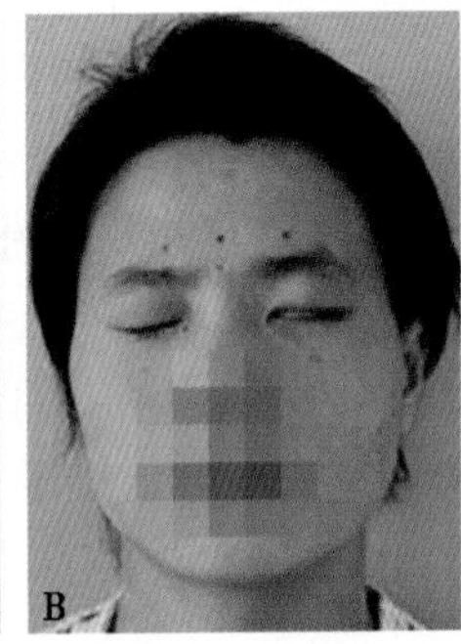

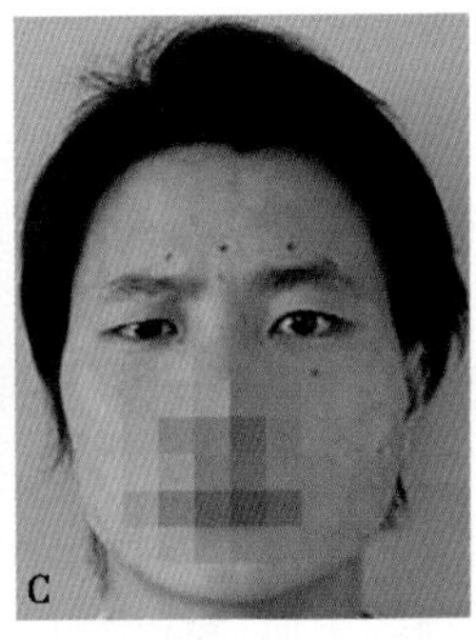

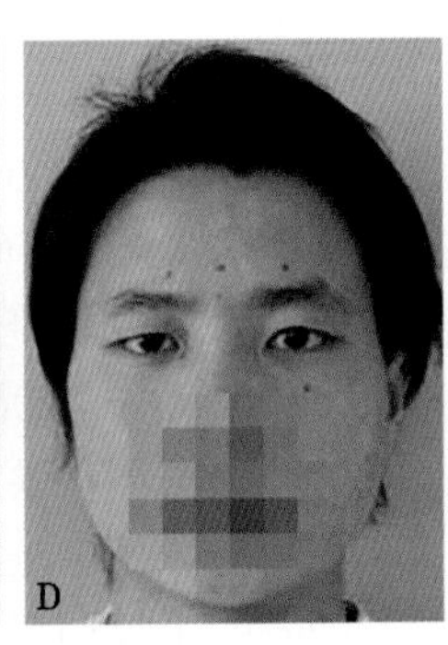

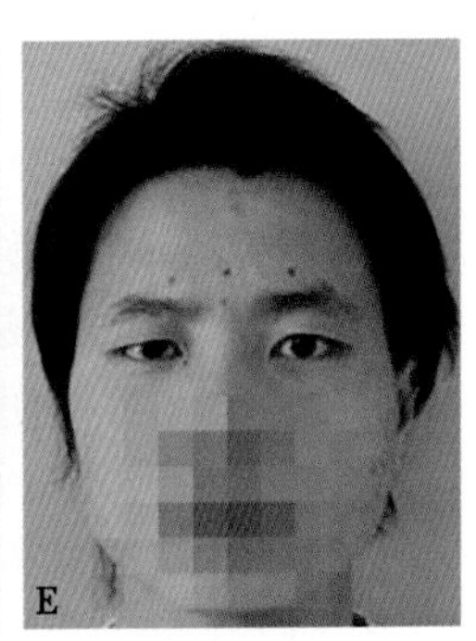

图 5-47 左面部被刀砍伤后左侧全面瘫表现

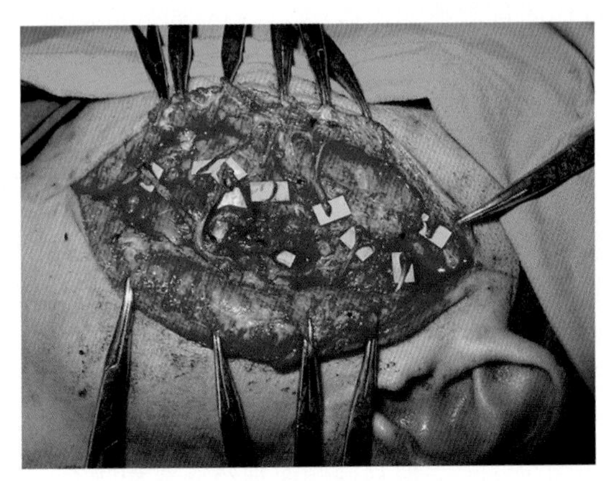

图 5-48 术中寻及 10 个神经断端

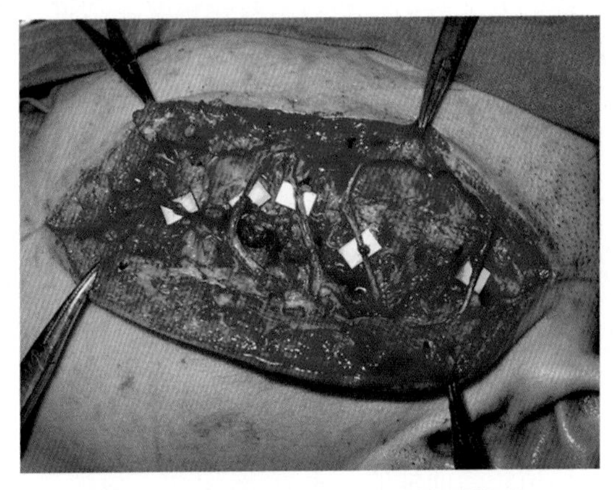

图 5-49 吻合神经后 5 个分支连续性建立

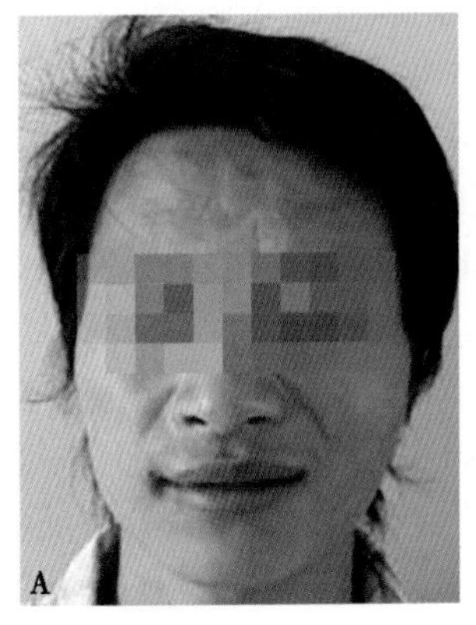

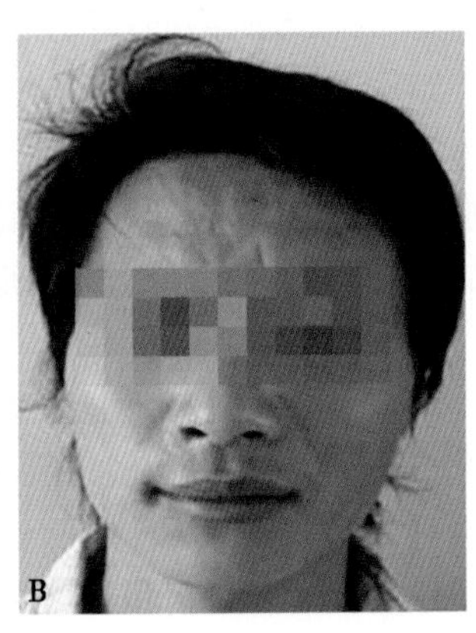

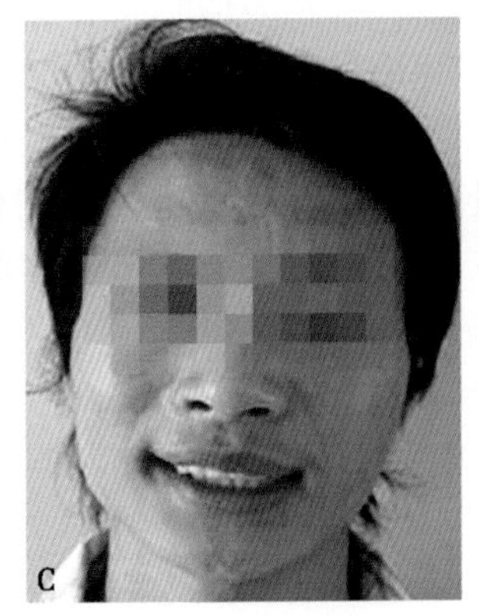

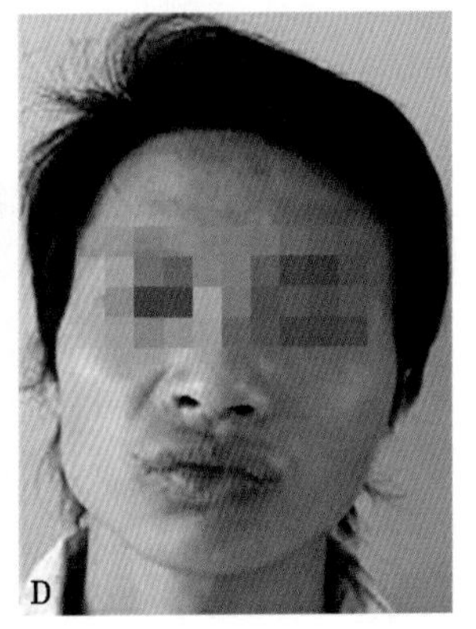

图 5-50 术后 45 天面神经功能基本恢复，HB 评级Ⅱ级

（2）自体神经移植术：即在神经缺损处移植一段自体的感觉神经来恢复受损神经的连续性。多在神经缺损长、不能直接吻合时使用。自体神经移植的供体一般采用走行较为表浅的感觉神经。周围感觉神经与周围运动神经结构上是一致的，具有生理的完整性、可兴奋性、绝缘性和双向传导等基本特性，是修复周围运动神经最佳替代物。这些神经容易切取，术后除了神经支配范围内的感觉丧失外，不遗留严重的后遗症。植入神经可来自于耳大神经、腓肠神经、股外侧皮神经以及前臂的感觉神经。其中以耳大神经为首选，因其位于腮腺手术的手术野内，便于获得，并且切取后供区感觉丧失对患者正常生活影响不大。另外耳大神经在上颈部常有多个分支，对于面神经多个分支损伤的患者比较适合。

神经移植术是修复面神经缺损最常用的方法，以自体神经移植效果最好。这种方法适用于面神经周围支缺损长度达到 5mm 以上时，不能用局部减张的方法使神经断端间取得无张力对位的情况，如因创伤、切除肿瘤等原因造成面神经从面神经管垂直部到表情肌任何长度的缺损，其必要的条件是：①面神经的中枢侧断端必须健康；②表情肌没有严重变性萎缩；③受床没有骨面暴露、死腔或感染。

耳大神经来自第 2、3 颈神经，在胸锁乳突肌后缘中点从深面浅出到肌肉表面，在颈外静脉后方与该静脉伴行向上进入腮腺和皮下组织，司腮腺、耳郭下部和耳后区的感觉。从耳大神经浅出的部位到其在腮腺内分支的长度可达 5cm。耳大神经主干内常有两个神经束，一粗一细，神经外膜组织较少。

耳大神经距离面神经手术区最近，具有取材方便、有一定的长度和较多的神经束、切取后不遗留严重的功能障碍等优点，是修复面神经缺损较理想和首选的材料。

1）手术方法：①腮腺切除术切口。②翻瓣，探查和解剖面神经。注意面神经近心端游离足够的长度，以便进行神经吻合。必要时可请耳鼻咽喉科医师协助磨开茎乳孔暴露更充分的神经长度以便吻合。③测量面神经缺损的距离和确定需要的供神经数量。④解剖和游离耳大神经：可在腮腺尾部寻觅耳大神经分支，逆行向其浅出的部位分离，然后在胸锁乳突肌后缘中点处做 2cm 长的水平切口，游离耳大神经，结扎切断后将神经供体取出，用生理盐水纱布包裹备用。若面神经周围支缺损在 2 支以上，断蒂前应将耳大神经的分支解剖足够的束数和长度。⑤将耳大神经放置在面神经缺损区内，近心端对面神经的远心断端，远心端对面神经的近心端，进行神经吻合。⑥冲洗伤口，彻底止血，缝扎切开的腮腺组织。对已打开面神经管的病例，为消灭乳突部骨腔和为移植神经提供软组织保护，可以切取蒂在乳突侧的胸锁乳突肌肌瓣，向上翻转覆盖在暴露的乳突腔内，周边与骨膜缝合。最后分层缝合皮下组织和皮肤，置半管引流条，绷带加压包扎。

2）手术注意要点：①关于神经断端暴露的要点同神经吻合；②移植神经段长度以吻合后没有任何张力为基本要求；③耳大神经为感觉神经，取材后应注意倒置以便保证正常的轴浆运输方向；④在修复多个分支损伤时，如耳大神经自然分支不够，可将神经束劈开。

除耳大神经外腓肠神经也是面神经移植的良好供体，它可以提供足够的可利用的神经段，特别是为横跨面神经移植提供了足够的供体神经。横跨面神经移植是由 Scaramel1a 与 Smith 首先创用的一种自体神经移植矫治面瘫的手术方法，是将一段游离自体神经移植于面部，一端与健侧面神经分支相吻合，另一端通过面部皮下隧道引至患侧用以支配患侧的表情肌运动，由此使患侧表情肌能够接受面神经核的冲动。该法适用于患侧面神经不能利用，但表情肌尚未萎缩，且组织床血运尚佳的病例。最近观点认为：在患侧表情肌尚未变性萎缩前，应尽快利用同侧邻近的神经，如舌下神经，与面神经进行吻合，意在尽可能减少表情肌丧失神经支配的时间；与此同时，实行横跨面部神经移植，待数月后应用移植的神经取代舌下神经，建立双侧同步运动。该法最大限度地保护和利用了患侧面部的表情肌，具有一定的优越性。若患侧面肌已萎缩变性，失去再生能力，横跨面部的神经移植即需结合吻合血管神经的游离肌肉移植完成功能重建。

【典型病例】

患者女性，10 岁半，因左腮腺黏液表皮样癌于当地医院行肿物扩大切除，切除术后即有左侧全面瘫表现，HB 评价Ⅴ级（图 5-51）。术后 4 个月要求行面神经修复手术。术中发现面神经主干残端和颈面干、颞面干残端，中间神经缺损 3～5cm（图 5-52），取耳大神经带分叉行神经移植手术（图 5-53），术中用 8-0 缝线行面神经主干和耳大神经近心端吻合，远心端两分支主干残端分别和耳大神经两个分叉进行外膜吻合（图 5-54）。术后 5 个月复诊面神经功能恢复中但效果不明显，HB 评级Ⅵ级（图 5-55A），术后 17 个月复诊面瘫症状明显恢复，HB 评价Ⅲ级（图 5-55B），术后 29 个月复诊，面神经功能恢复理想，HB 评级Ⅱ级（图 5-55C）

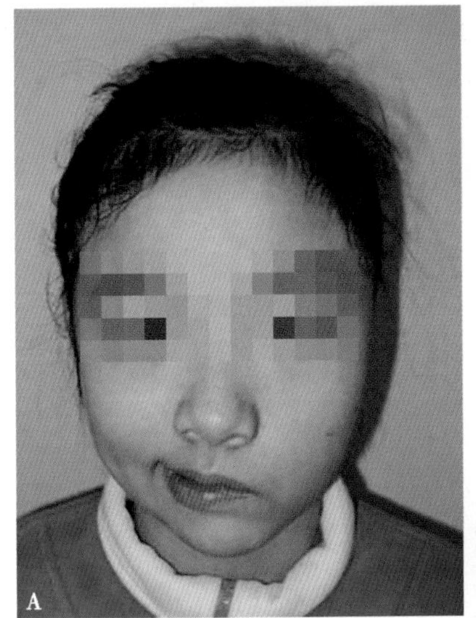

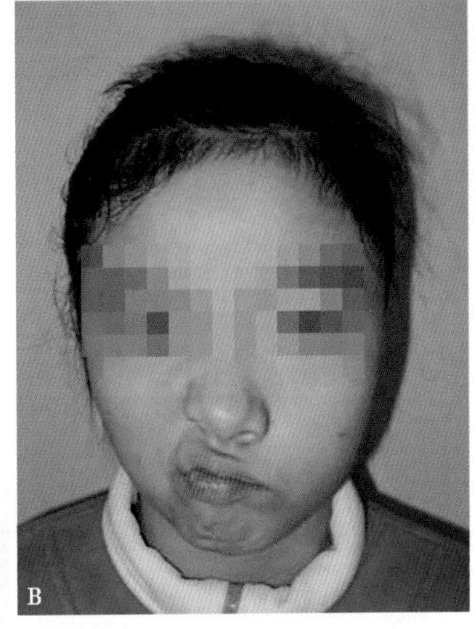

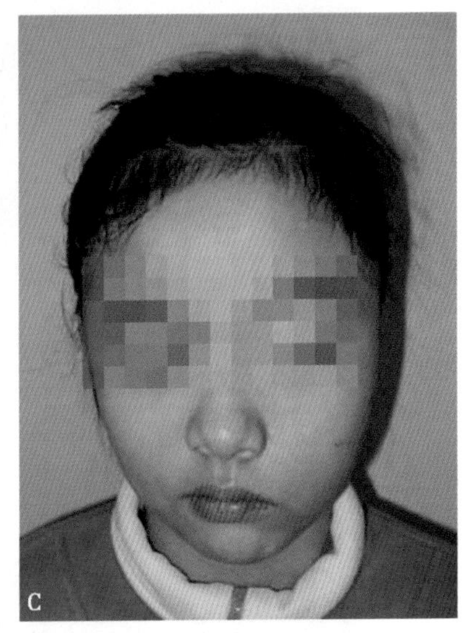

图 5-51 肿瘤扩大起初术后 4 个月

左侧全面瘫表现，HB 评价Ⅴ级。

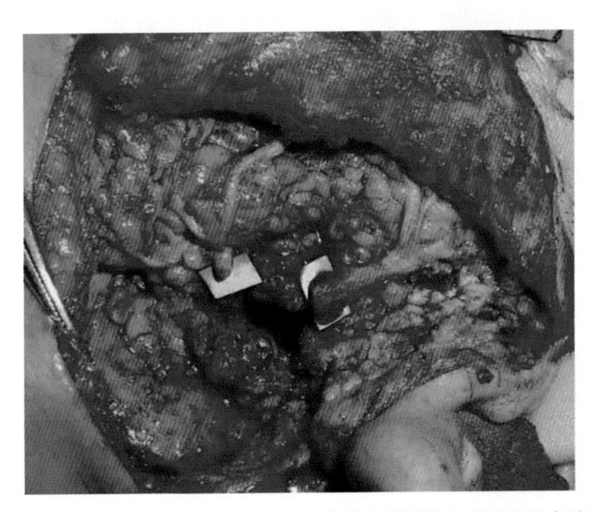

图 5-52 术中发现面神经主干残端和颈面干、颞面干残端

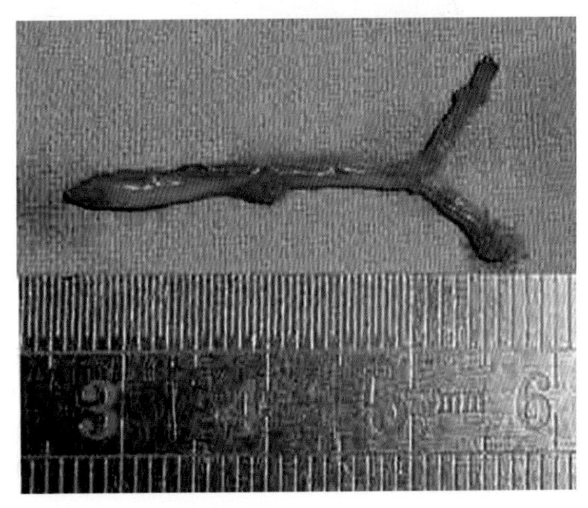

图 5-53 取 3～4cm 耳大神经带分叉，备行面神经修复手术

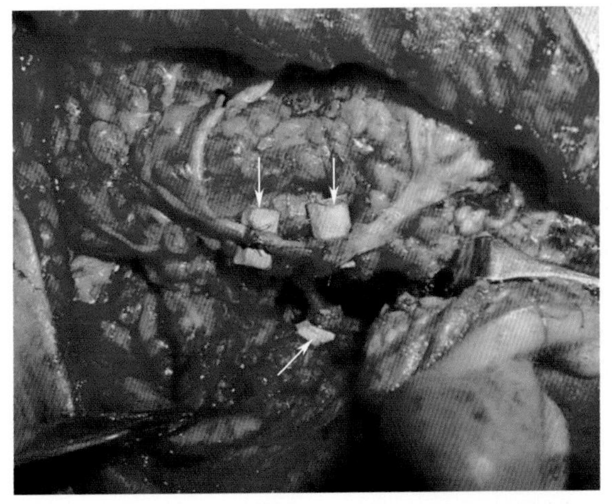

图 5-54 面神经主干和耳大神经近心端吻合（箭头示）

远心端两分支主干残端分别和耳大神经两个分叉进行外膜吻合（箭头示）。

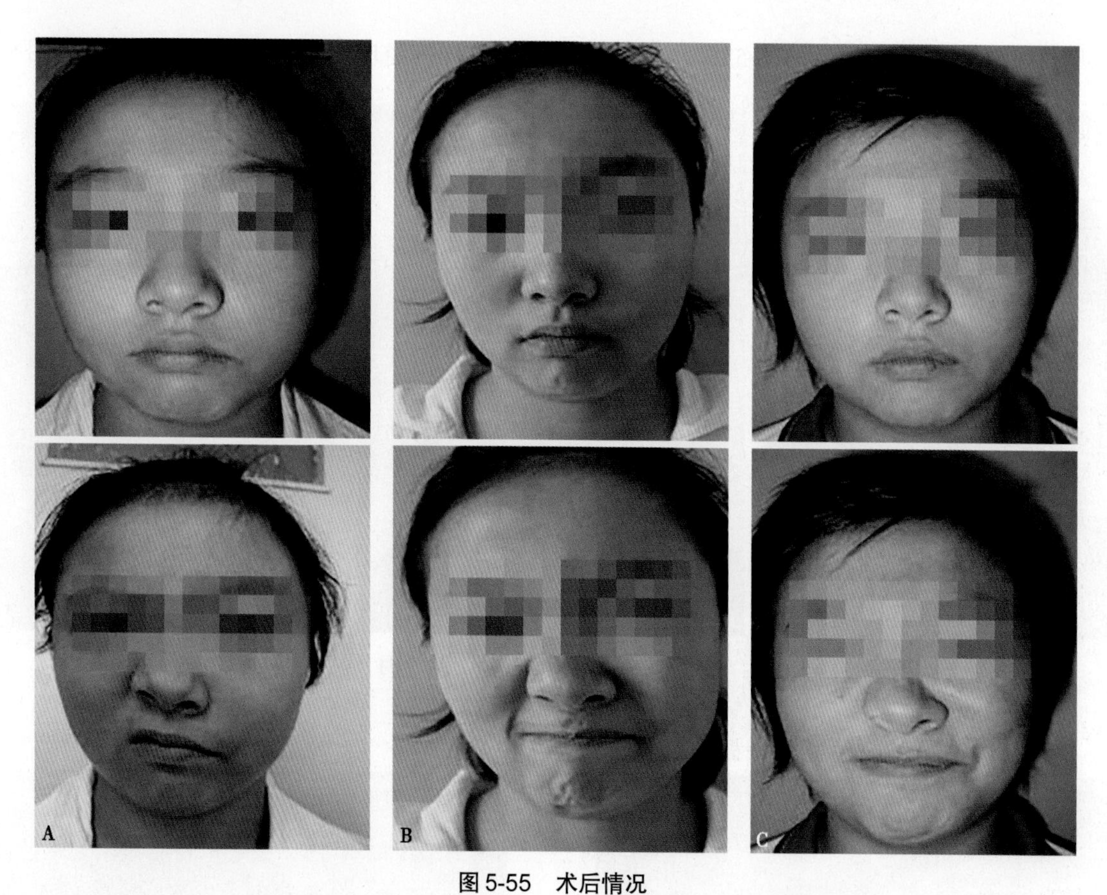

图5-55 术后情况

A. 术后5个月复诊面神经功能恢复中但效果不明显，HB评级Ⅵ级；B. 术后17个月复诊面瘫症状明显恢复，HB评级Ⅲ级；C. 术后29个月复诊，面神经功能恢复理想，HB评级Ⅱ级。

（3）神经移植植入术：是指将移植神经的末梢端直接植入受损表情肌的一种神经修复方法。适用于面神经末梢段缺损而无法施行吻合术，表情肌尚未完全萎缩时，一般在神经损伤后半年内。但神经植入的总体效果仍低于直接吻合，并且将神经植入未完全丧失神经支配或已完全萎缩并纤维化的肌肉很难发生再支配效应，因此应严格掌握该法的适应证。

血管化的神经移植：是在横跨面神经移植技术基础上，使被移植神经同时伴有血供的一种神经修复方法。适用于患侧面神经不能利用，表情肌尚未萎缩，受区有大量瘢痕、血运差的病例。常用腓肠神经带小隐静脉，将小隐静脉两端分别与健侧的动脉相接，患侧与静脉相接，使该段移植小隐静脉动脉化，以供给跨面移植的腓肠神经。

（三）游离肌肉移植矫治晚期面瘫

晚期面瘫也叫长期面瘫，一般指完全性面瘫时间超过2～3年，面神经功能无任何恢复。表情肌长时间失神经支配，出现了严重不可逆的肌纤维萎缩、纤维化和脂肪样变性。临床表现为患侧表情肌主动运动功能完全丧失，面部静态松弛下垂，电生理显示表情肌出现纤颤电位。晚期面瘫患者再进行面神经结构重建手术也无法恢复面部表情，只有引入新的、鲜活的肌肉动力源才能为僵化的面部提供重新运动的可能。

肌肉动力源可分局部肌肉和游离肌肉两类。局部肌肉动力源最常采用的颞肌，通过颞肌顺行或逆行转位与口角固定，利用咬牙训练的方式实现微笑重建。游离肌肉移植探索始于1971年Noel Thompson非血管神经化的趾短伸肌移植，1976年Harri报道了游离股薄肌移植的一期面瘫重建手术成功，标志着游离肌肉移植重建晚期面瘫患者微笑的新时代到来。此后学者们陆续报道了游离胸小肌、游离背阔肌、游离前锯肌、游离腹直肌、游离股直肌移植重建晚期面瘫的探索工作。但股薄肌、背阔肌或胸小肌等都不能整块应用，要裁剪到6～10g才适合面部移植，否则会导致面容臃肿畸形。

1．游离肌肉移植矫治面瘫　1971 年 Thompson 首先以拇、趾短伸肌游离移植来提高眼、口的对称性；将肌腱悬吊于颧弓上，肌腹环绕口轮匝肌来矫正口角畸形；以肌腱环绕眼轮匝肌，肌腹埋于颞肌来矫正眼睑畸形。1974 年 Haklius 将该法改良并推广，在口角畸形及眼睑畸形矫治中获得良好效果。Thompson 认为手术成功的因素在于：①必须在移植前两周切断肌肉的运动神经；②保持肌肉的完整性；③去神经的肌肉必须移植在有正常神经支配及血供的肌肉中且紧密接触，以利神经再生。其原理是：肌肉去神经后一系列变化允许肌肉在缺氧环境下存活相当长的时期，此期可重建血运，并从邻近正常肌肉获得神经支配。该法不用行血管吻合，肌肉及神经再生可靠，手术简单，病程短，供区损伤小，受区无臃肿，患者易接受，是恢复面瘫动态外观的有效方法。适于晚期面瘫，面肌已萎缩，面神经难以恢复者。

2．神经血管化游离肌肉移植矫治面瘫　20 世纪 70 年代开始，Tamai 和 Harri 等人先后在动物和人完成了吻合血管神经的肌肉游离移植手术；80 年代至今则推广至胸小肌、前锯肌、股直股、背阔肌、腹直肌及踇趾短伸肌的应用。

该技术为晚期面瘫患者表情肌已发生萎缩的唯一可行的功能性矫治方法。供肌源常用胸小肌、股薄肌和背阔肌等，其中以背阔肌最常用，神经为胸背神经，血管为胸背动、静脉。其他还有报道用其他供区血管神经化的游离肌肉移植。McCarthy 认为血管吻合游离移植肌肉结合面神经搭桥治疗面瘫的优点是通过健侧面神经来支配患侧面部表情肌运动，缺点是：至少有两次长时间的大手术；两个供区均留有瘢痕；面部运动 2 年后方可恢复；前额及口周仍有运动失调及紊乱运动；眼睑不可完全闭合。因为该术式存在神经吻合口瘢痕阻碍生长问题，且当神经长入期间，肌肉萎缩而不能起替代作用。尽管如此对于晚期面瘫治疗该法仍可供选择，只是选择供区肌肉应注意保证肌肉应有一定的横截面和体积，有一个较稳定可靠的神经血管蒂，最好供肌可供分成若干个相对独立的神经化肌束运动单位，以适应再造面肌的需要，还应注意要易于切取，对供区的形态功能影响要小。王成元应用无须裁剪的胸骨舌骨肌整块移植重建晚期面瘫取得了和股薄肌相似的效果。该肌肉是天然条形、重量在 6～8g 之间、无须要裁剪，手术过程简单，是一种新型晚期面瘫重建工具。

根据支配所移植肌肉的神经来源不同，分为一期重建和二期重建。一期重建常采用的神经源为咬肌神经、颞深神经或副神经。二期重建采用单一跨面神经移植或跨面神经移植 + 咬肌神经双神经支配方式。

（1）一期游离股薄肌移植

1）临床解剖：股薄肌属大腿的内侧肌群，是扁薄的带状肌，位于大腿浅层，以腱膜起自耻骨下支，向下于股骨内上髁平面移行为条索状肌腱，最后以扇形放散，止于胫骨粗隆内侧。具有内收、内旋髋关节的功能。股薄肌血供为多源性，有股深动脉的股薄肌支、旋股内侧动脉、闭孔动脉和膝降动脉等。股薄肌中、上部的供血是本移植肌瓣的血管蒂，动脉以来自股深动脉股薄肌支占绝多数，多从股深动脉内侧壁和前壁发出，发出后恒定行于长收肌的深面，与之伴行的静脉多数为双支，少数为单支，期间发出 2～3 支粗大的长收肌支，要提前结扎，防止出血后盲目止血伤及主干。支配股薄肌的神经均来自闭孔神经前支的分支，该神经进入大腿后，在长收肌与短收肌之间向内下斜行，逐渐与股薄肌的主要血管伴行，形成血管神经束，在股薄肌中上交界处前缘深部进入肌肉。咬肌神经是三叉神经的下颌神经分支与咬肌动脉伴行，该神经穿过下颌切迹后进入咬肌的深面，斜向前下，行走于咬肌中、深两层肌纤维之间，与咬肌纤维走行方向呈对角线样交叉。咬肌神经在咬肌区的临床定位在耳屏前 4cm、颧弓下 1cm 的交汇处，咬肌的中、深层之间进行寻找。咬肌神经按分支形态和分布情况分为单干型、双干型及三干型，临床手术中对于单干型尽可能追到末梢分叉处吻合分支，尽可能保护咬肌功能。

2）适应证：晚期面瘫、先天性面瘫、面瘫后凝固性表情，口角有效位移小于 2mm。

3）手术方法

A．术前准备：患侧面部咬肌功能、面动静脉血流、健侧下肢大腿功能检测。

B．麻醉及体位：采用全身麻醉。健侧经鼻插管，留置尿管。全头面颈部、双全下肢体消毒。患侧取仰卧位头高 10°～20°，健侧屈膝髋外旋外展。

C. 手术入路操作程序：自耳面沟向上下延伸切口。向上延伸到发髻后平行颞侧发髻做 4cm 头皮切口，向下绕下颌角下方 2cm，做 4cm 弧形切口，在 SMAS 筋膜深面游离组织瓣。

追踪面动脉到口轮匝肌窝轴处，可见上下唇分支，结扎切断面动脉。注意结扎面动脉的淋巴结支、咬肌分支、颊黏膜分支。追踪面静脉到咬肌前缘颊脂肪内，血管蒂至少保留 4cm。显露颧骨大小肌至口轮匝肌附着处。

移位面神经颊支、腮腺导管、面横动脉，在耳屏前 4cm、颧弓下 1cm 的交汇处切开咬肌筋膜，在中深层纤维中寻找咬肌神经，神经主干显露尽可能到末梢，长度约 2cm。

沿长收肌腱下 1cm 平行切开皮肤浅筋膜，长度 12cm，显露股薄肌、长收肌。牵拉肌间隙显露位于大收肌表面的血管神经蒂。运动神经自股薄肌上中上 1/3 处入肌。解剖血管蒂时注意结扎长收肌支，追到股深血管发出点。神经血管蒂设计在肌瓣上 1/3，切取长 15cm、宽 2cm、厚 2mm 条形肌瓣，5-0 可吸收线连续缝合肌瓣断端。

在口轮匝肌处缝合 5 针牵引线，反复调整牵拉观察面部外形后，将股薄肌近心端固定在口轮匝肌上。显微镜下 10-0 血管线吻合咬肌神经 - 闭孔神经、10-0 血管线吻合股薄肌血管与面动静脉。股薄肌远心端在适当张力下固定与颞部骨膜。面部和大腿内侧依次缝合、各留置引流一根。

【典型病例】

病例 1：患者晚期面瘫 10 年，行游离股薄肌移植一期面瘫重建，副神经为神经源（图 5-56～图 5-61）。

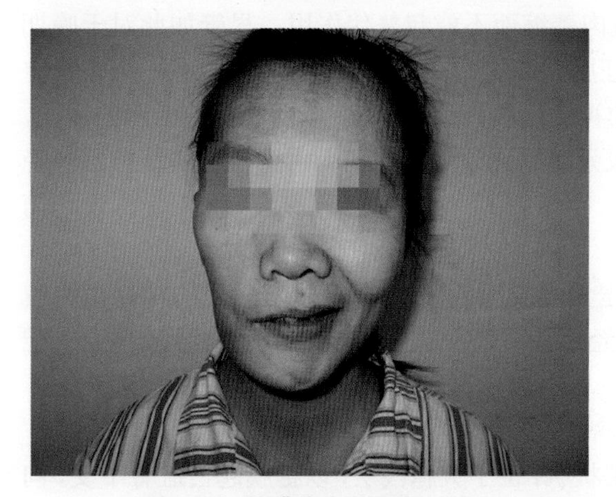

图 5-56　脑膜瘤术后面瘫 10 年

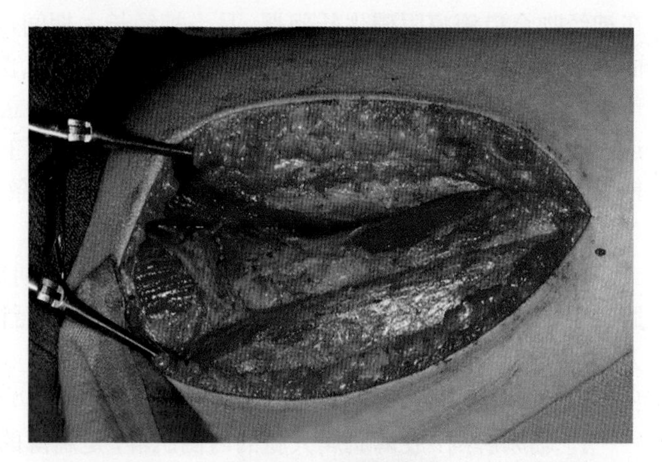

图 5-57　显露股薄肌

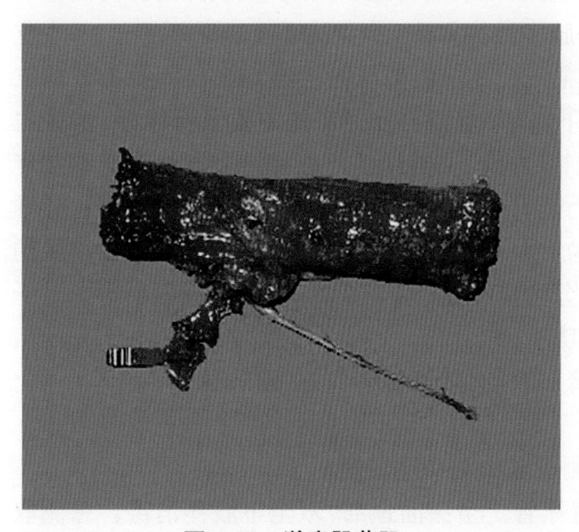

图 5-58　游离股薄肌

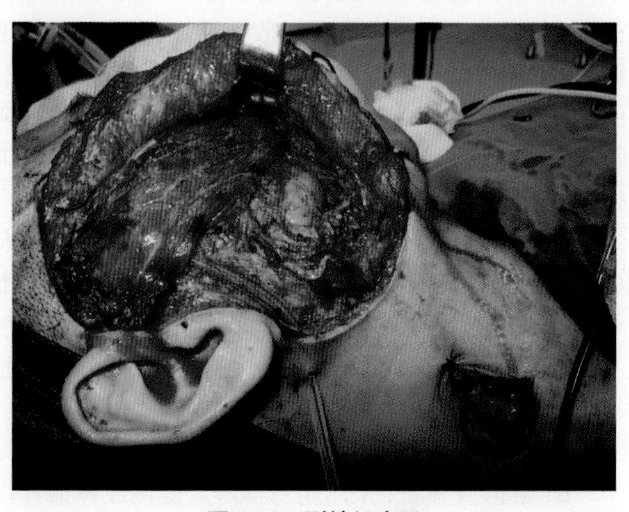

图 5-59　副神经支配

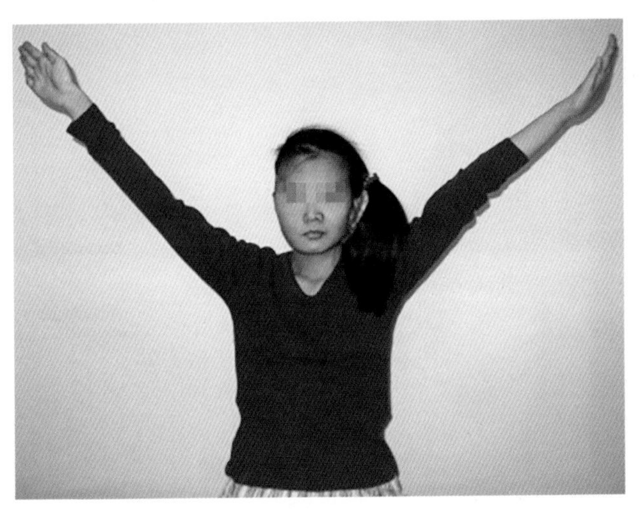

图 5-60　术后斜方肌功能正常

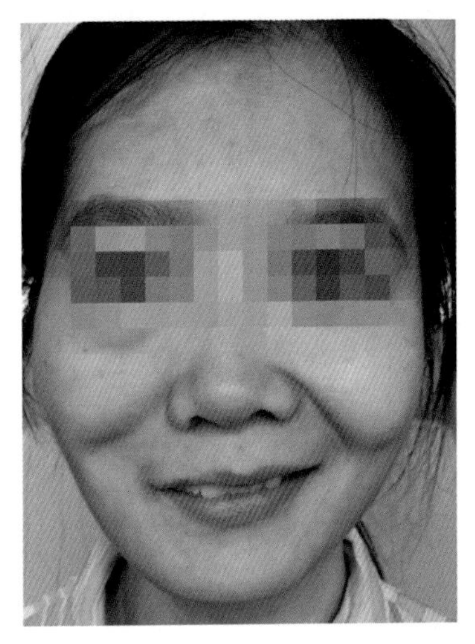

图 5-61　术后 6 个月效果

病例 2：患者整形术后面瘫 5 年，行游离股薄肌移植一期面瘫重建，咬肌神经为神经源（图 5-62～图 5-66）。

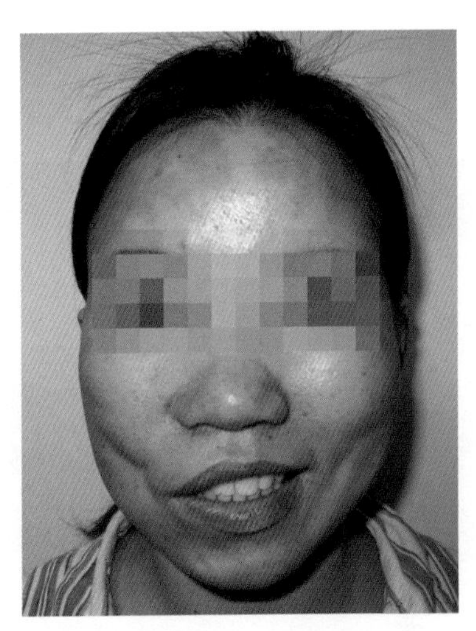

图 5-62　术前

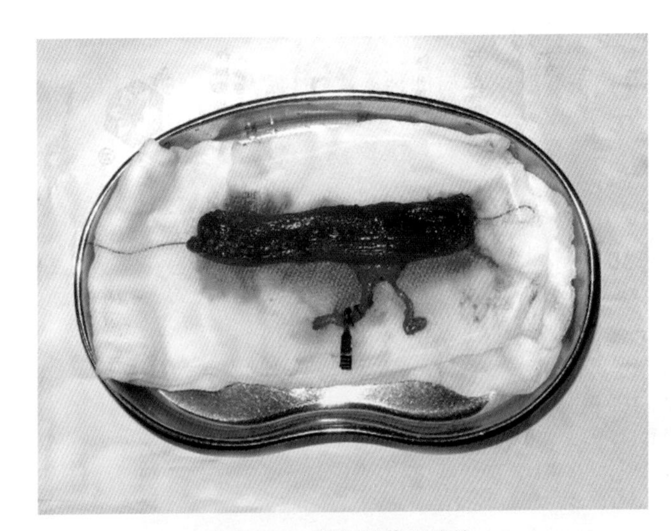

图 5-63　游离股薄肌移植

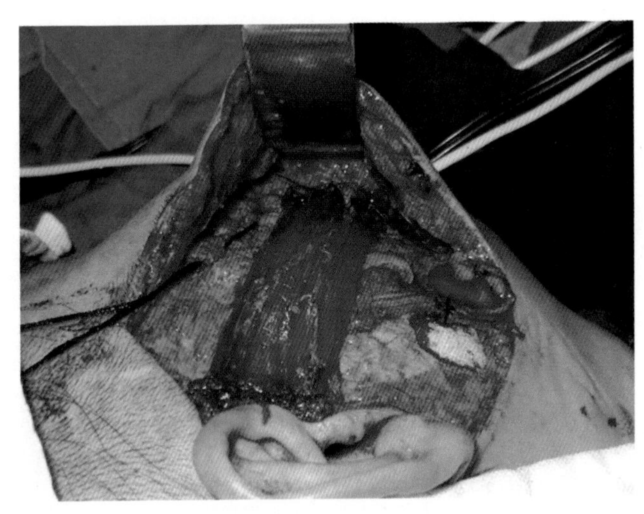

图 5-64　肌肉固定完成

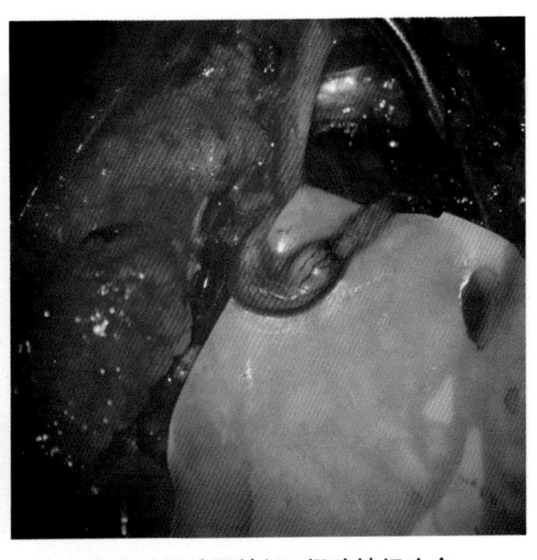

图 5-65　咬肌神经 - 闭孔神经吻合

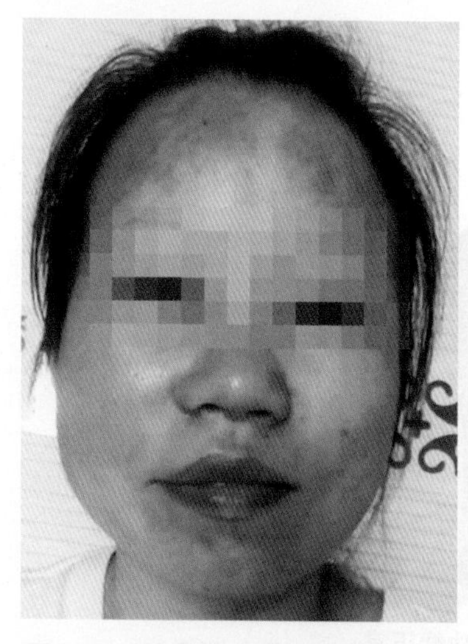

图 5-66　游离肌肉移植术后 4 个月

（2）二期游离股薄肌移植：二期股薄肌移植是在一期跨面神经移植后 9～12 个月，再行游离股薄肌移植手术。该手术优点可以重建自主微笑，缺点是增加供区损伤和有动力驱动不足的缺点。跨面神经移植术详见创伤性面神经损伤的治疗。

【典型病例】

患者腮腺肿瘤术后面瘫 5 年，行游离股薄肌移植二期面瘫重建，单神经重建（图 5-67～图 5-72）。

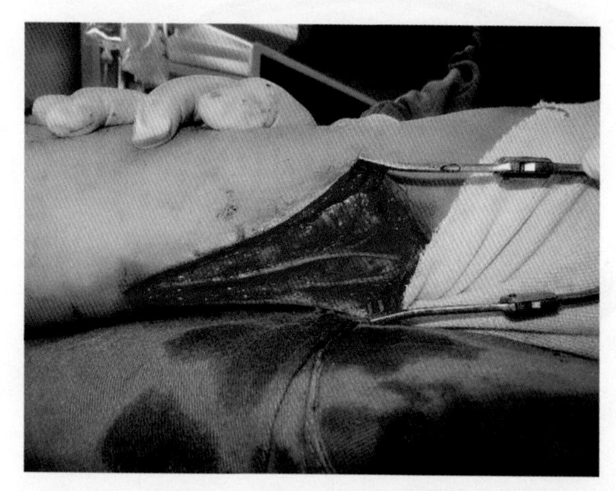

图 5-67　一期：小腿后外侧切口

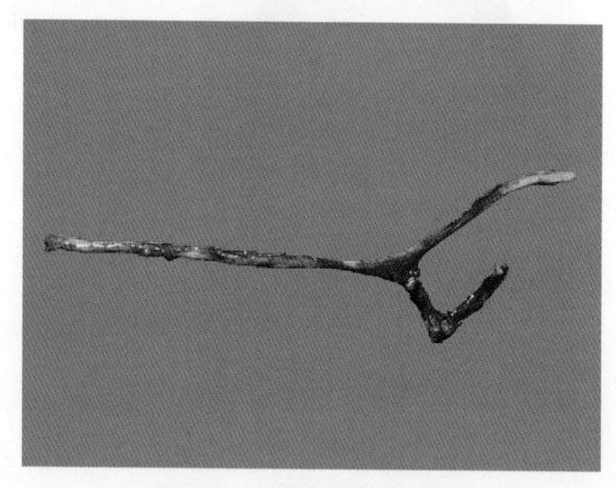

图 5-68　一期腓肠神经移植物

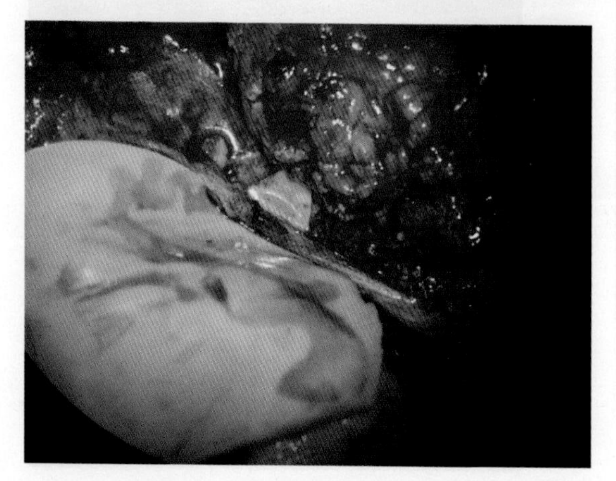

图 5-69　一期：腓肠神经与颊支吻合

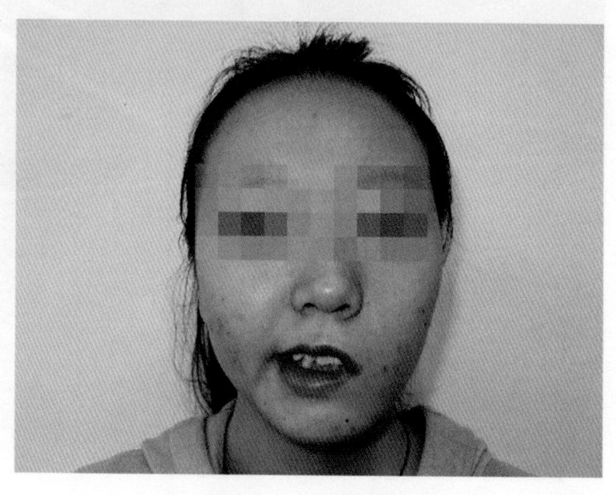

图 5-70　二期术前

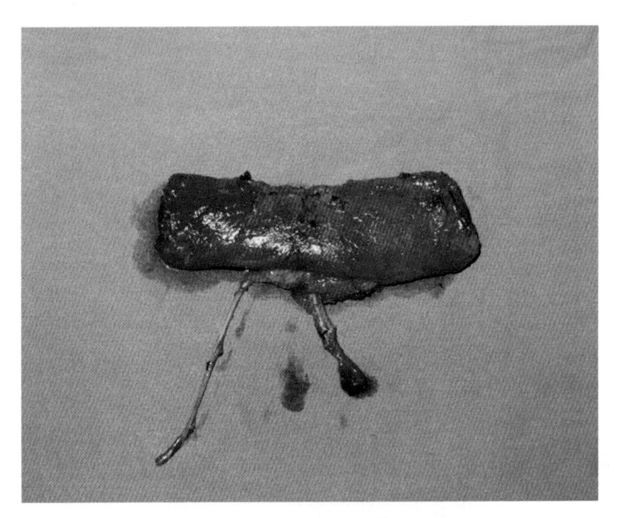

图 5-71 二期游离股薄肌移植

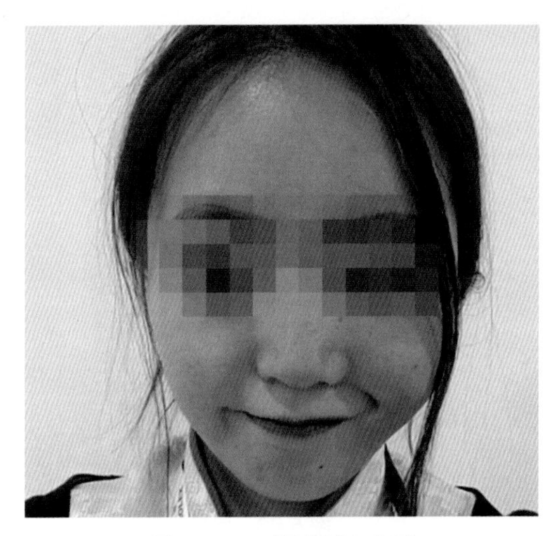

图 5-72 二期术后 6 个月

（3）一期游离胸骨舌骨肌移植

1）临床解剖：胸骨舌骨肌隶属舌骨下肌群，位颈正中两侧，左右对称。该肌血供来自甲状腺上动脉之胸骨舌骨肌支，较为纤细，直径在 0.3～0.5mm，1～2 支。静脉回流至甲状腺上静脉。该肌运动神经来自颈襻，颈 1 神经前支形成的颈襻上根，发出细小分支伴行该肌瓣血管蒂，颈 2、3 神经前支的纤维，形成的颈襻下根自该肌外侧中下 1/3 处多点入肌，该支粗大，常作为吻合神经。

2）适应证：晚期面瘫、先天性面瘫、面瘫后凝固性表情，口角有效位移小于 2mm。

3）手术方法

A. 术前准备：颈部术区无手术史。

B. 麻醉及体位：采用全身麻醉。健侧经鼻插管，留置尿管。全头面颈部消毒。患取仰卧位头高 10°～20°。

C. 手术入路操作程序

a. 颈部切口：自环状软骨水平，沿颈横纹以胸锁乳突肌前缘为中点，做 6～8cm 切口。游离皮瓣上至舌骨，下至胸骨上窝，内侧至颈白线，外至胸锁乳突肌后缘。自中线沿胸骨舌骨肌与胸骨甲状肌间隙显露胸骨舌骨肌穿支血管，逆行追踪到甲状腺上血管束，该处注意保护颈襻上跟。追踪甲状腺上血管束至发出点后结扎切断。在胸骨舌骨肌外侧缘显露颈襻下跟，追踪到颈神经根处切断。将胸骨舌骨肌在舌骨及胸骨附着点切断，断端 5-0 可吸收线连续缝合。

b. 面部切口：自耳面沟向上下延伸切口。向上延伸到发髻后平行颞侧发髻做 4cm 头皮切口，向下绕下颌角下方 2cm，做 4cm 弧形切口，在 SMAS 筋膜深面游离组织瓣。

自颞区显露颞浅动静脉，游离长度 2cm，以备吻合用。显露面动脉以其为标志辅助寻找口轮匝肌肌之窝轴，显露颧骨大小肌至口轮匝肌附着处。

移位面神经颊支、腮腺导管、面横动脉，在耳屏前 4cm、颧弓下 1cm 的交汇处切开咬肌筋膜，在中深层纤维中寻找咬肌神经，神经主干显露尽可能到末梢，长度约 2cm。

在口轮匝肌处缝合 5 针牵引线，反复调整牵拉观察面部外形后，将胸骨舌骨肌近心端固定于口轮匝肌。显微镜下 10-0 血管线吻合咬肌神经 - 颈襻上下根、10-0 血管线吻合甲状腺上血管与颞浅血管。胸骨舌骨肌远心端在适当张力下固定与颞部骨膜。面部和颈部侧依次缝合、各留置引流一根。

【典型病例】

患者男性，听神经瘤术后完全性面瘫 4 年，术前面神经评级 6 级（图 5-73）。手术采用血管神经化颈部肌肉移植重建（图 5-74～图 5-77），术后 6 个月出现咬牙性微笑表情，术后 1 年表情稳定（图 5-78）。

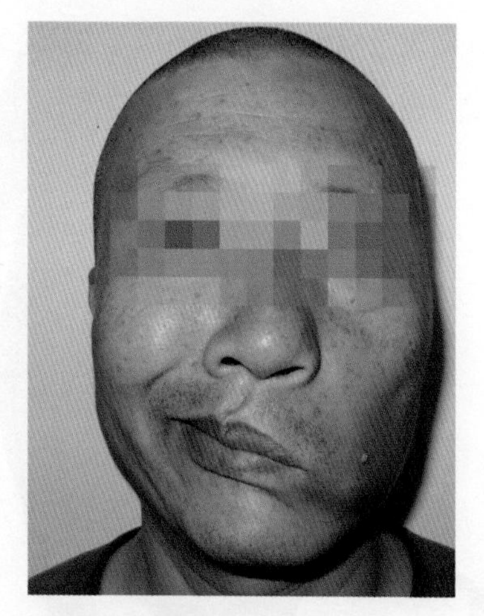

图 5-73 术前

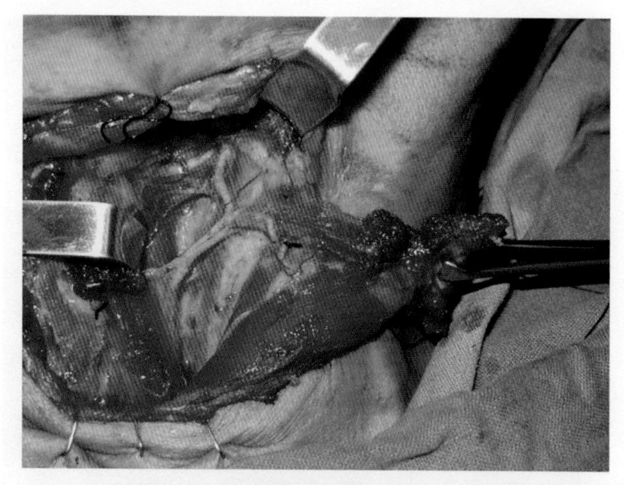

图 5-74 肌瓣血供来自甲状腺上血管

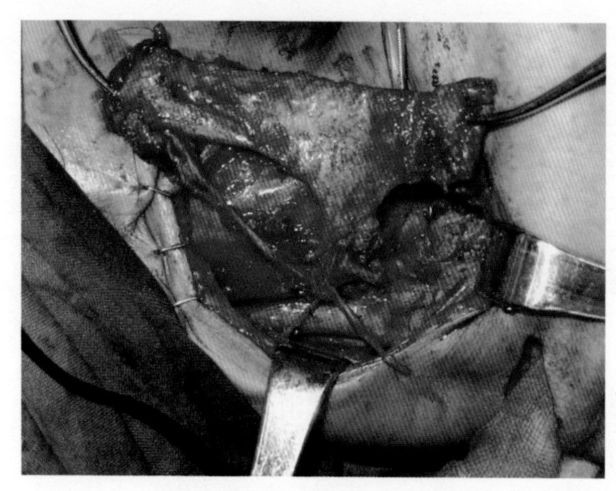

图 5-75 颈襻为肌瓣运动神经

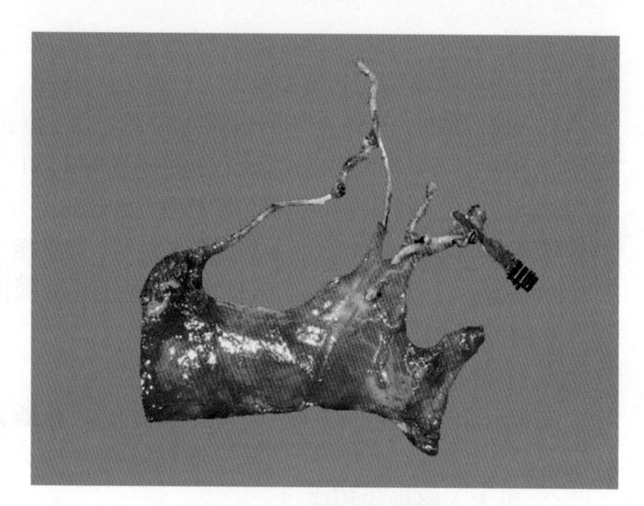

图 5-76 胸骨舌骨肌瓣

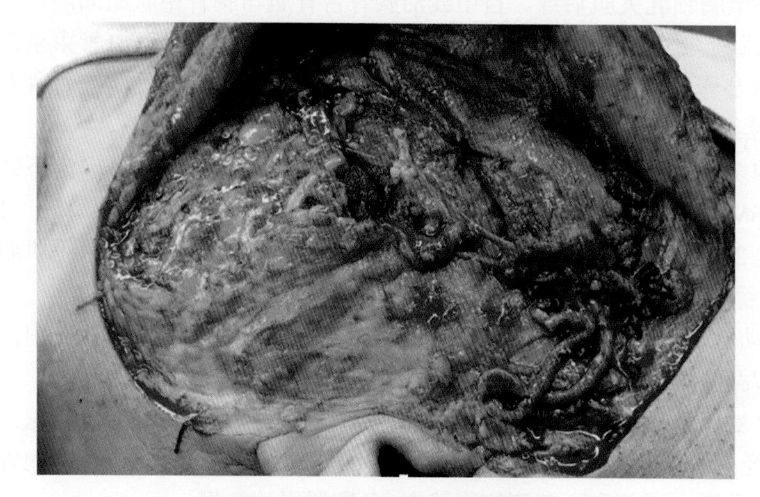

图 5-77 颞浅血管为吻合血管

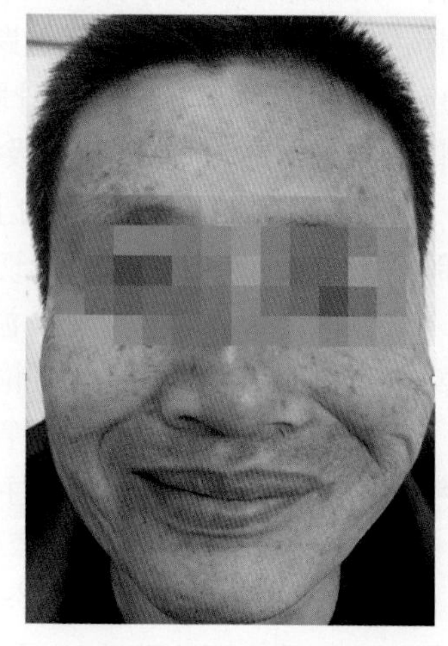

图 5-78 术后 1 年

（四）影响创伤性面神经损伤预后的因素

周围神经受损后，无论其自然恢复过程还是治疗后恢复过程均受诸多因素影响，归纳起来有以下几方面。

（1）损伤的性质及程度：据 May 等的研究，Ⅲ度以内的损伤其临床开始恢复时间及所能恢复到的程度都远较Ⅳ、Ⅴ度损伤要早且彻底，一般认为神经内膜管是否连续是判断神经功能能否完全恢复的一项指标，复合性损伤，如神经严重摩擦伤、过度的牵拉伤对神经损害程度均较单一损伤为重，临床多难以恢复或恢复时间延长。山口良二认为，如面神经纤维一半以上无变性，行神经修复后短期内可望完全恢复。神经切断吻合后，虽其再生良好，但神经肌肉却达不到完全正常的功能。神经受牵拉时，如半数以上神经纤维未变性，则其功能可于短期内恢复。

（2）损伤的部位：有研究认为损伤越近中枢端，其功能越难以恢复，原因是越近中枢，神经成分越复杂，越易发生错位愈合。

（3）年龄因素：有学者研究认为，除儿童外，面神经受损后其功能很难完全恢复正常，50 岁以上患者尤为困难。

其他影响神经功能恢复的因素还有损伤与修复相隔时间长短，损伤神经修复的准确性以及神经受损长度及是否伴有其他全身性疾患等。

（蔡志刚　王成元）

第十一节　血管化自体下颌下腺移植术

一、概述

角结膜干燥症，又称干眼症，是指各种原因导致的泪液质或量的异常、或泪液流体动力学异常引起的泪膜不稳定和眼表损害，是眼科常见疾病，可引起患者眼部不适和视力障碍，病变持续发展可导致角膜表面磨损、溃疡以致视力丧失，是致盲的重要原因。干眼症常见的眼科治疗方法包括人工泪液、环孢素、泪小点栓塞等，对轻症患者有一定疗效，但是对重症患者基本无效，重症干眼是严重危害人类健康的难治性疾病。

1986 年西班牙学者 Murube-del-Castillo 最先提出了血管化自体下颌下腺移植术的概念：将患者自身下颌下腺转移至颞部，吻合相应血管，并将下颌下腺导管经皮下隧道开口于患眼结膜穹窿部，从而以下颌下腺分泌液代替泪液，治疗眼干疾病。该技术随后相继被澳大利亚、德国、中国、美国等多国学者采纳，用于重症干眼症的治疗，证实了其有效性。

二、适应证及禁忌证

目前，血管化自体下颌下腺手术治疗的适应证是终末期的重症干眼症患者，唾液腺功能明显受损者为其禁忌证。具体来讲，其适应证和禁忌证应当包括如下内容。

1. 手术适应证　同时具有以下临床表现的重症干眼症患者：干眼症状严重；眼科检查提示患者出现因干眼症导致的视力下降，希尔默试验（Schirmer test）≤2mm/5 分钟，泪膜破裂时间（break-up time）<5 秒，角膜荧光素染色呈弥漫性点状或片状阳性，或角膜上皮结膜化；目前其他干眼治疗方法（药物治疗半年以上）无效。

2. 手术禁忌证　有以下情况之一的患者，不适合该手术：原发或继发性舍格伦综合征（Sjögren syndrom）；有明显的口干症状，唾液总流率<0.3g/min；^{99m}Tc 检查显示多个大唾液腺功能明显降低；全身情况不适合手术者。

三、术前评估

血管化自体下颌下腺移植术之前，应评估患者的全身及专科情况。除全麻术前常规检查之外，还应当对患眼、大唾液腺整体功能、下颌下腺功能以及供受区血管条件进行全面和完善的评估。

1. 患眼评估　患者术前的眼科评估应由眼科医师完成。按照手术适应证要求，详细询问患者眼干症状，记录患者病史和眼科治疗史，完成视力、西咪替丁试验、泪膜破裂时间以及角膜荧光染色检查。此外，因移植下颌下腺导管需在患眼上穹窿结膜囊处重新开口，故术前应对此处进行检查，对上穹窿处睑球粘连明显或者瘢痕化严重者，术中需注意扩大移植腺体导管口处“黏膜袖”切取面积。

2. 唾液腺功能评估　询问患者口干程度，检查口唇黏膜湿润度以及口底唾液池情况，分别测量静态和刺激状态下的全唾液流率以及双侧下颌下腺唾液流率，通过 ^{99m}Tc 核素检查评估双侧腮腺和下颌下腺分泌功能，以除外手术禁忌证。

3. 供受区血管评估　血管化下颌下腺移植常用的供体静脉为面静脉，受区静脉为颞浅静脉。但是在部分患者，面静脉可能游离于下颌下腺表面，并非下颌下腺的回流静脉，无法作为供体静脉使用。此外，也有部分患者面静脉过粗，管径同颞浅静脉不匹配，同样无法使用。因此下颌下腺移植术前可通过 CT 静脉成像技术或其他方法，评估面静脉是否有分支进入下颌下腺（有分支进入腺体者认为其可作为供体静脉使用），并测量面静脉和颞浅静脉管径，评估其管径匹配程度。下颌下腺移植首选同侧腺体作为供体，当术前评估同侧供体血管条件不满意时（面静脉非腺体回流静脉，或管径过粗），可考虑选择对侧下颌下腺作为供体。

四、手术步骤及注意事项

选择全身麻醉的方式施行手术，由口腔颌面外科医师、眼科医师和显微外科医师共同完成如下步骤。

1. 受植床制备　受植床位于患眼同侧颞部，自耳屏前向上设计“？”形切口（图 5-79），在颞浅筋膜浅面，皮下组织深面翻起组织瓣，显露下方的颞浅动静脉，解剖游离颞浅动静脉后，以罂粟碱孵育备用（图 5-80）。

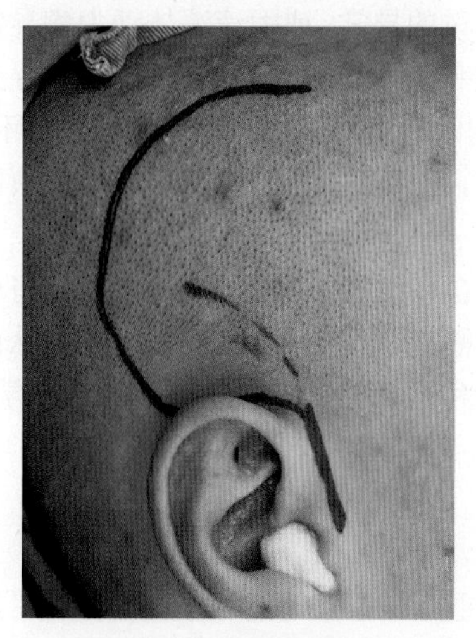

图 5-79　颞部切口

自耳屏前向上，在颞部设计“？”形切口。

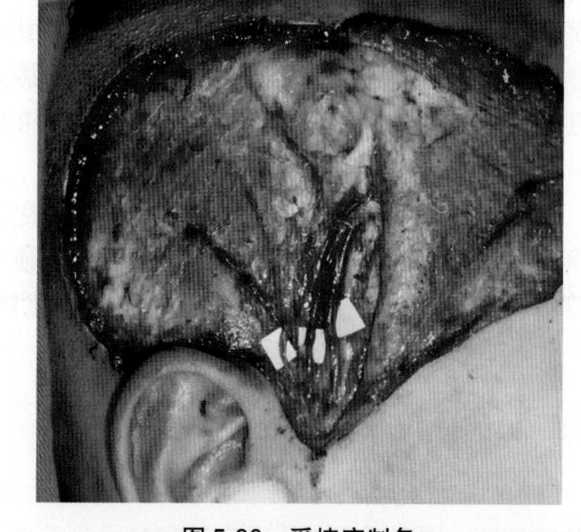

图 5-80　受植床制备

自皮下泛起颞部组织瓣，游离颞浅动静脉备用。

应注意颞浅动静脉位置表浅，故翻瓣层次切勿过深，以免损伤血管。可自切口线上方、受植床上部靠近颞顶部位开始翻瓣，首先显露颞浅动静脉终末端，借此可对翻瓣层次更有把握。吻合部位一般选择在受植床下部、耳屏前上方，因此处血管管径相对较粗。若此处管径仍不满意，可继续向下方分离，获得更大管径。

2. 供体获取　首先取颌下常规切口，保护面神经下颌缘支，解剖分离下颌下腺，保护面静脉、面动脉及其伴行静脉、腺门静脉，切断颌下神经节与鼓索的连接纤维（图 5-81）。继而取口底切口，解剖游离下颌下腺导管全长，并保留导管口周围黏膜（图 5-82，图 5-83）。

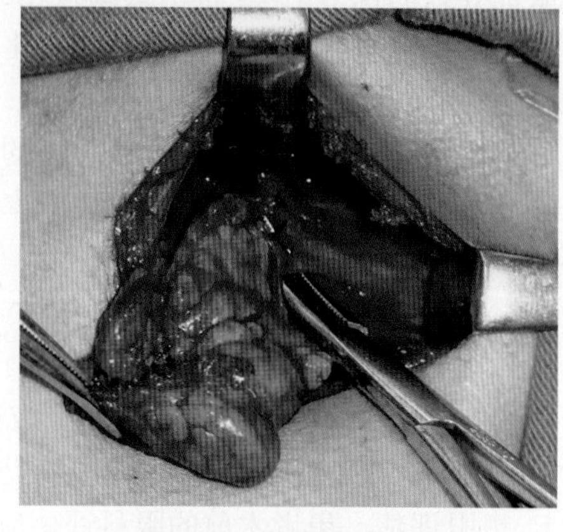

图 5-81　游离下颌下腺

颌下常规切口，保护面动脉及其伴行静脉和面静脉近心端，以及下颌下腺导管同腺体相连，游离下颌下腺。

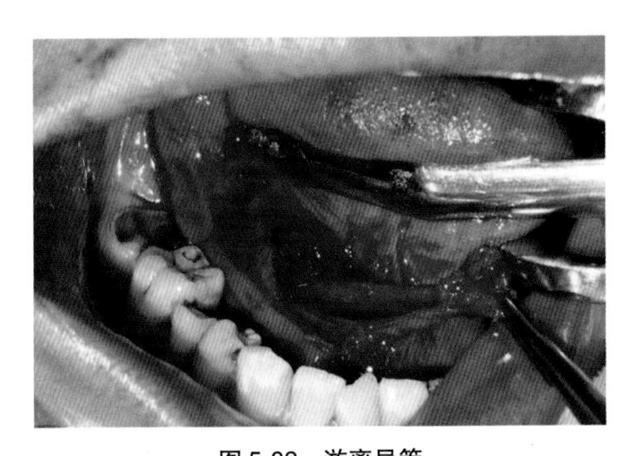

图 5-82 游离导管

口底切口，保护游离下颌下腺导管全长，保留导管口周围“黏膜袖”。

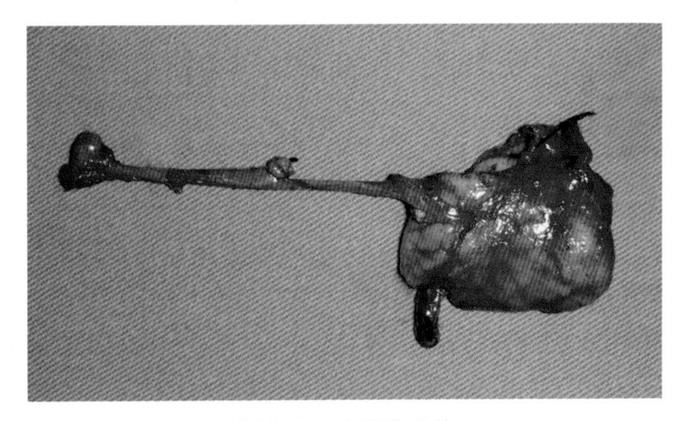

图 5-83 完整的供体

包括下颌下腺腺体，面动脉及其伴行静脉近心端，面静脉近心端，下颌下腺导管全长。

应注意下颌下腺供体的切取不同于常规下颌下腺肿瘤治疗中的腺体切除。在游离腺体过程中需避免过度解剖游离面动脉及其伴行静脉，以及面静脉，以免损伤相应血管到腺体的细小分支。需保护并游离出下颌下腺导管全长，在导管游离过程中避免过度解剖舌下腺，以免术后引起舌下腺囊肿；游离下颌下腺导管过程中常常遇到舌下腺大管，可给予重新开口；根据患眼上穹窿处是否存在睑球粘连及其程度，决定下颌下腺导管口处“黏膜袖”的制备范围，需注意避免损伤对侧导管口。

3. 主要供体回流静脉的确定　面静脉通常作为首选供体静脉使用，但是需确定其为下颌下腺回流静脉，判断方法如下：充分游离下颌下腺，仅保留面动脉及其伴行静脉和面静脉近心端时，首先离断面静脉，观察是否有回流血；供体完全离体后，以肝素生理盐水自面动脉近心端灌注，观察面静脉是否有回流，可进一步确定其是否为下颌下腺回流静脉。

4. 血管吻合　此步骤由显微外科医师完成。游离完成的下颌下腺转移到颞部受区，选择适宜动静脉进行血管吻合（图 5-84）。动脉吻合常规选择面动脉同颞浅动脉，静脉首选面静脉同颞浅静脉吻合。面静脉非腺体回流静脉，或面静脉管径过粗的情况下，可选择面动脉伴行静脉。

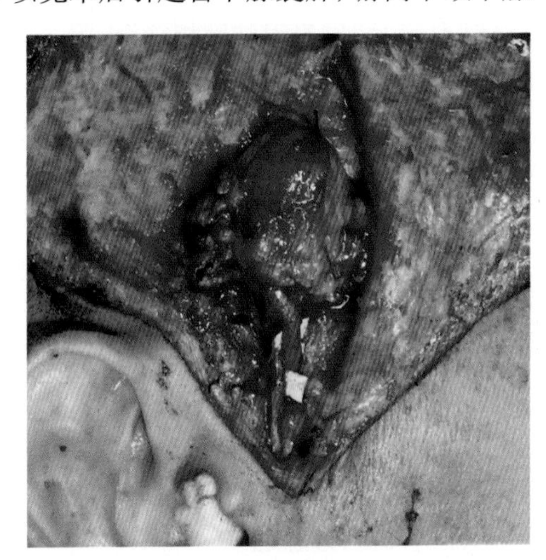

图 5-84 血管吻合

将供体移植固位于受植床，面动脉和面静脉分别同颞浅动静脉相吻合。

5. 部分下颌下腺移植　下颌下腺分泌流率通常大于泪腺，因此部分患者术后可能出现移植腺体分泌量过多，造成溢泪。因此，对于术前评估中下颌下腺体积大、功能好，预计移植术后可能引起明显溢泪者，可于血管吻合完成后，于远离腺门部、避开供血动脉和回流静脉，以腺小叶为单位去除部分腺体组织，行部分下颌下腺移植手术，以减轻或预防术后溢泪。

6. 导管转移　此步骤由眼科医师完成。于患眼结膜上穹处切开黏膜约 0.5cm，于皮下制备隧道，联通颞部受植床和结膜上穹切口，将导管经皮下隧道引至结膜穹窿部切口，导管周围“黏膜袖”与穹窿部切口周围结膜缝合。于导管内留置尼龙小管 7～10 天，以避免伤口愈合过程中出现导管口狭窄（图 5-85）。

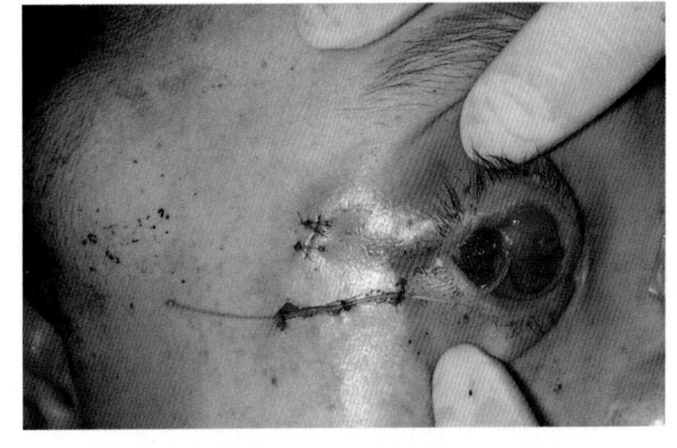

图 5-85 导管口缝合

导管经皮下隧道到达患眼结膜上穹，导管口周围“黏膜袖”同结膜缝合，完成导管在患眼内的开口，导管内留置尼龙小管一根。

五、术后常见并发症的预防和处理

（一）血管危象

同常规游离皮瓣移植类似，血管化自体下颌下腺移植术后可出现吻合血管危象，包括静脉栓塞、动脉栓塞和动脉痉挛。由于移植腺体覆盖在颞部组织瓣之下，因此无法直接观察到腺体，术后早期对腺体血运的监测只能靠间接的质地触诊以及引流液量和颜色判断。移植腺体吻合血管出现静脉栓塞时，触诊可及组织瓣下方腺体质地变硬，同时引流液量增加，且颜色变暗；随着静脉血栓发展，受植床中出现血肿时，其表面组织瓣可出现淤血表现。动脉栓塞和动脉痉挛的判断相对较难，腺体可出现质地过软，引流液通常无明显变化。

对移植术后的血管危象，应强调术后持续监控，争取早期发现、及时处理、重新吻合相应血管，其探查处理原则同常规游离皮瓣一致。但是对于探查失败者，不必早期摘除移植腺体，可加强抗感染治疗，部分移植腺体可经由周围毛细血管长入、进而达到部分腺体组织成活，并在术后保持一定量分泌，达到眼干治疗效果。

（二）移植腺体导管阻塞

多因导管口瘢痕挛缩或移植下颌下腺分泌过少所致，应强调其预防。为预防导管口瘢痕挛缩导致导管堵塞，一方面在供体制备时，保留导管口周围一定面积的口底“黏膜袖”，在导管于患眼内重新开口时，将该“黏膜袖”同患眼结膜相缝合；另一方面在完成导管重新开口后，于导管内放置尼龙小管，并于术后保留 7～10 天。为预防移植腺体分泌过少导致导管堵塞，可在术后“休眠期”给予促分泌措施，增加移植腺体分泌量，包括：按摩移植腺体，局部热敷，使用辣椒碱霜剂局部涂布或卡巴胆碱腹部皮下注射。

导管阻塞一旦发生，应早期干预，根据阻塞程度不同，给予个体化治疗措施。初始治疗方案可选择强化干预措施，即同时使用多种促分泌方法，包括按摩移植腺体、局部热敷、辣椒碱霜剂局部涂布及卡巴胆碱皮下注射，对于早期、堵塞因素为导管内黏液栓子者，强化干预引起的大流量分泌起到类似“导管内冲洗”的作用，可帮助清除管腔内黏液栓子。强化干预无效者，可尝试自导管内逆行插入尼龙小管，以生理盐水逆行冲洗，一方面起到扩张导管的作用，另一方面可帮助清除导管内堵塞沉积物。导管逆行插管失败者，多存在较严重的导管器质性狭窄，需手术治疗。狭窄部位位于导管口者，可去除狭窄部位导管，将剩余导管重新开口；狭窄部位位于导管中段，去除狭窄部位导管后，剩余导管长度不足以重新开口者，需行血管移植导管再造，通常选择头静脉来重建导管。

（三）机会性溢泪

移植腺体的分泌水平受天气、身体运动等因素影响，术后溢泪通常在气温高、身体剧烈运动后出现或加重，因此又称为机会性溢泪。对其预防及治疗，应根据患者具体情况，选择个性化策略。在术前评估中预计会出现明显术后溢泪者，可选择部分下颌下腺移植术；对于移植术后溢泪明显，一年四季、各种条件下均感眼泪过多者，可选择移植腺体减量手术，即在局麻下重新翻起颞部组织瓣，并于远离腺门处切除部分腺体组织（根据溢泪程度，切除量通常需达到移植腺体总体积的 1/3 到 1/2）；对于仅在夏季天气炎热时出现溢泪者，可于入夏前局部注射肉毒毒素，并于每年重复，帮助患者控制季节性溢泪；对于仅在身体剧烈运动时出现溢泪者，可在活动前局部涂布阿托品凝胶，帮助患者控制运动相关性溢泪。

六、移植术后腺体功能变化及疗效评估

（一）移植腺体分泌规律

移植腺体分泌功能术后出现规律性变化：移植术后 1～2 天，腺体无明显分泌功能，称之为“短暂失功能期”；术后 3～5 天，腺体出现大量的分泌，西咪替丁试验通常在 35mm/5min 以上，称之为“暂时性溢泪期”，该期的出现是移植腺体成活的重要标志；术后 7 天到 3 个月，腺体再次失去分泌，称之为“休眠期”，长达 3 个月的“休眠期”是移植腺体导管堵塞的高发时间，应注意给予持续促分泌治疗；术后 3～4 个月，移植腺体分泌功能恢复，并保持长期稳定，称之为“功能恢复期”，腺体持续分泌，达到治疗效果。对下颌下腺移植手术的疗效评估，应在“功能恢复期”进行。

（二）疗效评估

不同国家的多个团队的研究结果均证实了血管化自体下颌下腺移植对重症干眼症的治疗效果：患者术后眼干症状消失，可停用或少用人工泪液，眼表结构改善，部分患者视力有不同程度提高。北京大学口腔医院俞光岩课题组对手术成功的163侧患眼进行了长期随访，结果显示术后一年时，西咪替丁试验由术前0mm/5min增加至18.5mm/5min；角膜荧光染色评分由11.25下降至7.25，泪膜破裂时间由0秒增加至3秒；56.3%的患者视力出现不同程度提高；87.7%的患者对总体治疗效果满意。

（苏家增　蔡志刚　俞光岩）

第十二节　数字化外科技术在颅颌面修复与重建中的应用

一、概述

数字化外科（computer-assisted surgery）是一个外科学领域的概念，代表着基于一系列计算机辅助技术来开展手术设计、引导手术及其他操作的实施，也被称为计算机辅助外科、图像引导手术（image-guided surgery）。数字化外科技术是基于医学影像学、图像分析及处理技术、计算机辅助设计/制造技术（computer-aided design/computer-aided manufacture，CAD/CAM）、快速成型技术（rapid prototyping，RP）、逆向工程技术（reverse engineering，RE）和外科导航技术（surgical navigation）发展而成，是医学、计算机科学、工程学、材料学、精密制造等多学科融合的技术。通过数字化外科技术，可以获得物体的三维模型，辅助疾病的诊断，获得直观的解剖部位关系，并可以在计算机上模拟手术，制订手术方案，并引导手术按计划实施。20世纪90年代起数字化外科技术就已开始应用于口腔颌面外科，随着技术的进展，目前已广泛应用于口腔颌面外科各类手术的设计和实施当中，大大提高了手术的个性化、精确度和安全性。

在游离组织皮瓣修复颌面部缺损手术当中，其难点在于颌面部解剖形态特异，对于美观要求高，而要将供区骨按受区解剖形态塑形以满足外观及功能的适配，其难度很高。数字化外科技术可以提供可视化手术设计，并根据设计情况制造相应的手术导板、植入物或配合导航手术，从而降低了手术难度，提高了手术效果的稳定性。目前已被广泛接受和应用在临床各场景当中。

数字化外科技术由多项基本技术构成，以下结合下颌骨缺损重建中的应用流程，逐项阐述。

二、数据获取

数据是实现数字化外科技术的根本，影像数据的数字化采集、图像重建技术为数字化外科技术提供了基础，而表面数据则可采集软组织、模型和牙列的形态，通过数据融合技术可以将多种来源的数据集中展示在一个坐标系中，以便判断不同结构间的关系和模型运算。

可供数字化外科设计软件进行分析和运算的数据来源多种多样，多层连续计算机断层扫描（multiple sectional computer tomography，MSCT/CT）、磁共振（magnetic resonance imaging，MRI）以及锥形束CT（Cone beam CT，CBCT）提供的是一组连续的二维薄层断层影像，通过图像重建技术将图像处理后生成三维立体模型，是数字化外科技术进行手术设计和引导手术的数据基础。螺旋CT作为口腔颌面部最常用的影像学检查手段之一，快捷、经济，可以为观察骨及其他组织提供较清晰的分辨率，CT的层厚越薄，基于CT重建获得的模型越精确；基于MRI重建的模型精度较差，因此MRI可以在颞下颌关节、颅底等部位的疾病中提供辅助信息。CBCT有放射剂量小、价格便宜、伪影小的特点，已经成为口腔医学日常获取三维数据的主要来源，文献报道基于CBCT影像的导航配准精度与螺旋CT无明显差异。临床上通常使用螺旋CT作为评估下颌骨病变的影像学手段，在数字化外科设计和应用中，薄层扫描的螺旋CT或CBCT均可作为缺损重建设计的数据来源。获取影像以DICOM（digital imaging and communications in medicine）格式存储，备后续使用。

影像获取的数据虽然在骨组织和软组织有较好的分辨率，但对于牙列的显示欠佳，在需要精确判断咬合关系或有制作以牙列为基础的手术导板需求时，可以采用口内扫描仪或激光扫描模型来获得牙列及咬合关系的三维形貌数据。

在获取CT和MRI影像时患者通常为仰卧位，面部软组织可能产生形变，在需要精确判断软组织形态时，采用手持面部扫描仪或3D照相机可获取软组织的三维形貌数据。

不同来源的数据都具有自己独特的坐标系，采用图像融合技术可将多个来源的三维数据整合，术者既可以观测单一结构亦可在系统中结合不同的数据来源进行综合分析（图5-86）。

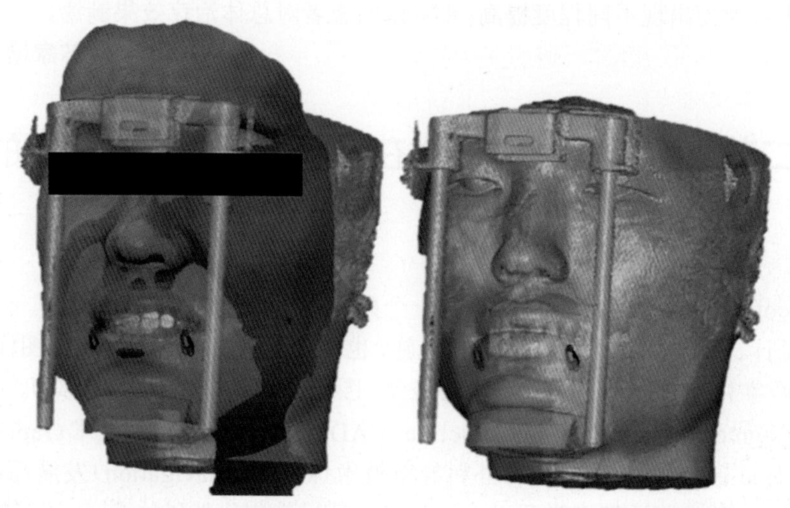

图5-86 面部扫描、CBCT、口内扫描的三维数据融合（可选择不同的现实方法以便观察）

在下颌骨缺损重建中应当注意的是，由于颞下颌关节可动，下颌骨位姿变化可能会为后续的虚拟手术设计及制造导板引入误差，因此在获取数据时应当保证下颌骨位姿是唯一的、可重复的。临床上通常通过制作个性化咬合导板使患者咬合关系稳定在同一位置上，再接受CT扫描。术中，戴入同一咬合导板，下颌骨位姿即与获取影像时的位姿重复。

三、虚拟手术设计

虚拟手术设计是利用医学影像设备获取的颅面部解剖结构的数据，在三维编辑软件环境下，对数据进行各种处理，模拟真实手术的过程，从而帮助术者优选效果最佳，风险最小的手术方案。

口腔颌面外科手术设计常用的商业化软件系统包括Mimics、Proplan CMF、Geomagics、iPlan System。虚拟手术设计软件的基本功能包括阈值选取、图像分割、三维测量、平移、旋转、镜像等，一些软件专门为下颌骨缺损重建开发了相应的设计模块，通过软件可以实现模拟骨块分割、手术截骨、骨段的虚拟复位、通过镜像等方法设计参考模型、设计重建骨瓣，通过设计软件模拟手术流程，获得理想手术效果的位姿信息。应当指出，虚拟手术设计应当遵循手术的基本原则，在每一步骤中设计者应考虑到其在现实中的可行程度，包括入路、暴露、咬合及固定方式等，以及手术设计将用何种转化方式来实现。

在下颌骨缺损重建中，首要目标是恢复下颌骨的解剖形态，其次应当兼顾功能和外形。下颌骨为马蹄形，具有开闭口、咀嚼、维持气道的功能，因此重建中应当关注髁突的位置以及上下颌骨的颌间距离以及颌间相对位置的恢复、以利于后续咀嚼功能的恢复；外形方面应当兼顾颏部、下颌骨下缘及下颌角的位置和形态的对称性。

1. 图像分割　应用不同组织的阈值范围差别，在设计软件中重建出所需观察和设计的解剖结构。如为下颌骨手术设计则以骨窗阈值进行重建，并使用骨块分割的功能将上下颌骨分离成两个独立的三维立体模型。通过图像分割，可以评估占位性病变的范围、毗邻，以及颌骨形变、髁突的位置、咬合关系等（图5-87A、B）。

2. 虚拟截骨　根据三维方向上的影像学数据判断病变切除的范围，根据此设计截骨。模拟术中的截骨方式，一般使用平面来做虚拟截骨设计。虚拟截骨后可以获得下颌骨剩余骨段的模型以及肿瘤部分的骨块模型（图5-87C）。

3. 骨段的虚拟复位　当缺损或病变时间较长引起了下颌骨健侧骨段的移位时，为了维持术后下颌骨功能的稳定，应当将下颌骨的剩余骨段恢复到正常功能位置（图5-87D）。

4. 设计重建骨瓣　下颌骨天然形态为马蹄形，通常用于重建下颌骨的供区为腓骨或髂骨，需要将直线的骨块进行截骨方可模拟出下颌骨的弧线形态。因此当缺损小于半侧时，可以通过镜像健侧下颌骨的形态获得缺损侧的重建参考；但缺损大于半侧时且下颌骨形变较小时，可以参考原颌骨形态；但缺损大于半侧，且下颌骨形变较大时，可以通过检索颌骨数据库找得到匹配的下颌骨模型或利用上颌牙弓形态及头影测量来指导重建骨块的摆放。有了参考模型后，在系统内导入供区骨模型，根据参考模型的形态设计重建骨瓣的位置和形态。应当注意恢复下颌骨相应的解剖结构，保证下颌骨对称性和髁突的生理位置，同时也应当兼顾颌间距离、颌间关系以利于后续牙列修复（图5-87D～F）。

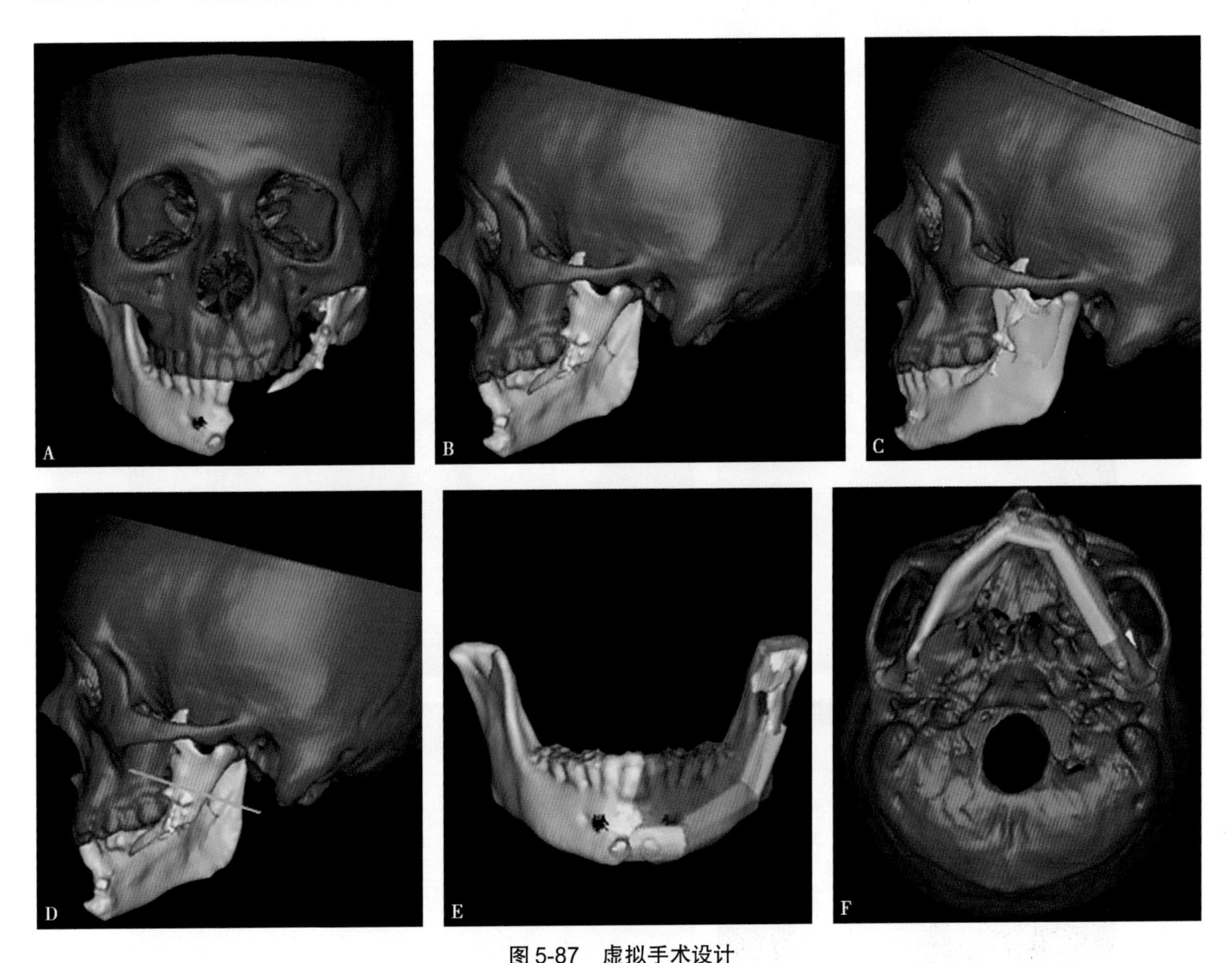

图5-87　虚拟手术设计

A、B. 骨块分割；C. 参考镜像健侧下颌骨（绿）将移位的髁突（黄）复位（蓝）；D～F. 根据参考模型设计腓骨重建下颌骨缺损。

四、设计转化

虚拟手术设计完成后，相应的信息需要通过一定手段转化到现实中，指导手术。目前常用的设计转化方法分为两大类：一类为模型引导手术，即利用快速成型技术，基于三维物体形态设计手术导板或个性化植入体，以此传递设计的位姿和形态信息；第二类是为影像引导手术，也就是导航手术，其原理类似于机动车定位的GPS技术，基于影像引导和近红外跟踪设备来获得所跟踪物体的实时位姿信息，从而使手术效果与设计一致。

1. 模型引导手术　模型引导手术包括手术导板和个性化植入体。通过计算机辅助设计，将虚拟手术的各步骤转化为一系列手术导板，是最简便且易得的数字化外科转化方法。手术导板可固定于下颌骨残端，引导手术截骨、骨瓣塑形，骨瓣摆放及固定。但下颌骨缺损两侧有充足骨量固定导板时（非髁突缺损），导板可起到把持下颌骨残端位姿的作用，可以有效简化手术（图 5-88）。但当缺损累及髁突及下颌角时，由于手术导板仅单端固定，容易产生形变，对于下颌骨形态的指导作用稍差，在这种情况下应用导航技术可以获得更好的定位。

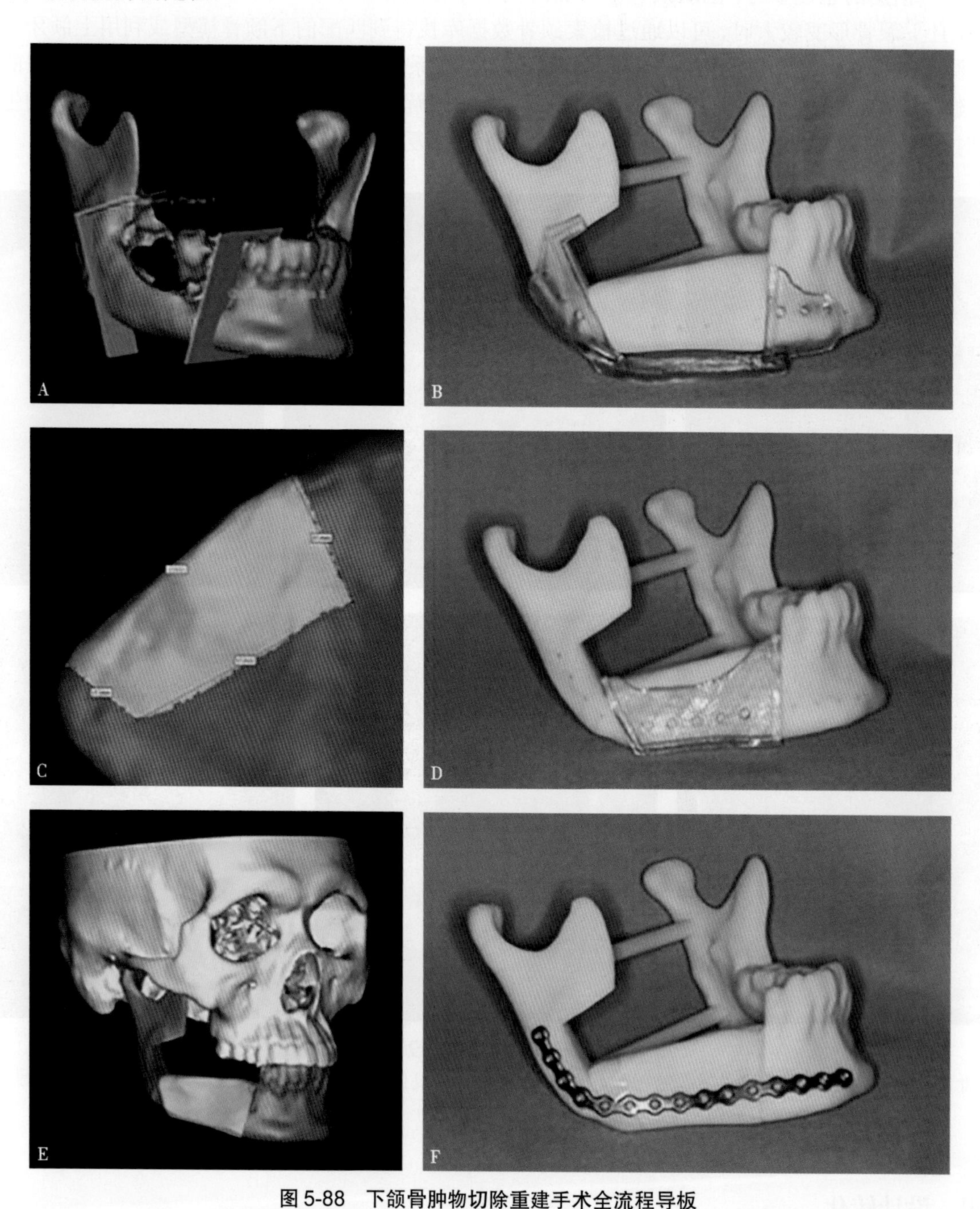

图 5-88　下颌骨肿物切除重建手术全流程导板

A、B. 下颌骨截骨设计及截骨导板；C、D. 髂骨重建设计及髂骨取骨导板；E、F. 髂骨移植设计及根据模型预弯制重建钛板。

个性化植入体包括个性化打印钛板及个性化钛网，根据重建骨块的形态设计相应的个性化钛板进行固定，可缩短术中弯制钛板的时间，同时对于应力不利的情况，可以根据应力分析结果设计其他形态的固定物。个性化钛网对于掩饰移植骨块直线的外形、恢复颏部的天然圆弧形态有优势，值得注意的是，个性化钛网刚性较强，应当保证其坚固固定于下颌骨残端、承托的移植骨血运良好且表面有充足的软组织覆盖（图 5-89）。当缺损范围较大时，刚性较强的个性化钛网可能造成应力不利，引发移植物松动等并发症，因此目前暂无大宗病例报告支持应用个性化钛网进行下颌骨大范围缺损的重建。

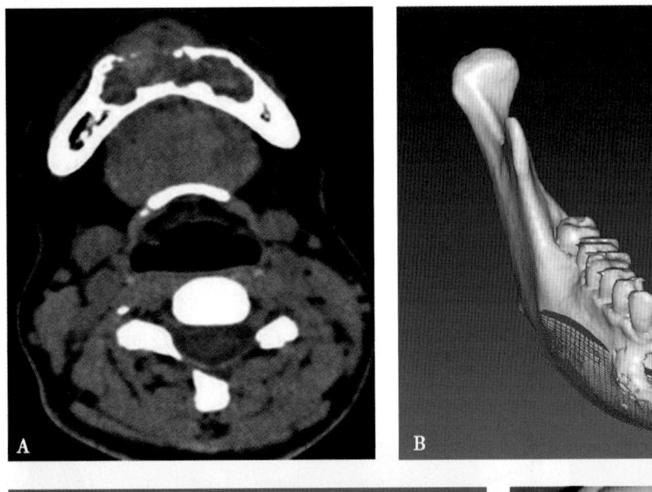

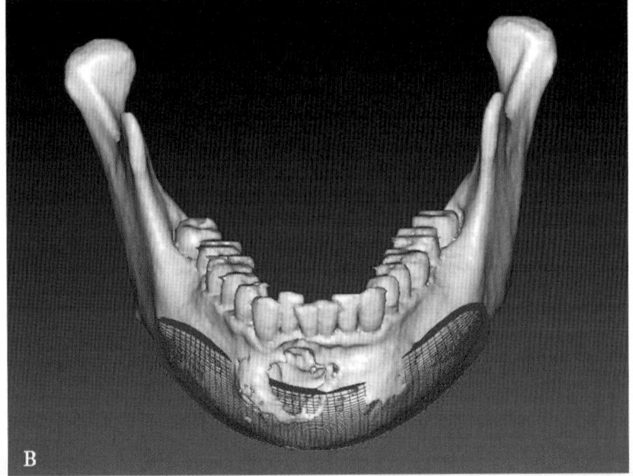

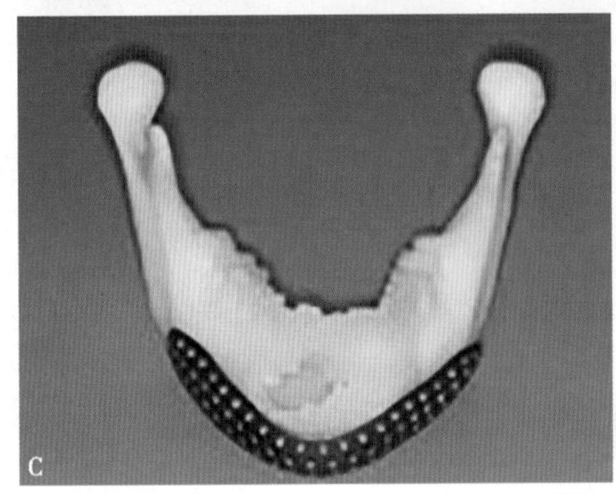

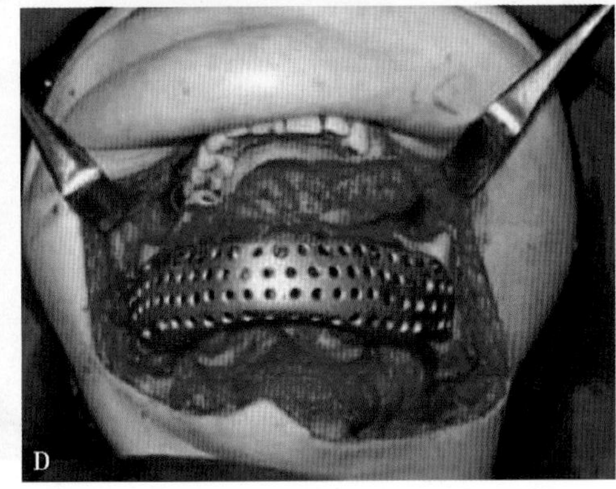

图 5-89 个性化钛网修复颏部缺损

A. 下颌骨低度恶性骨肉瘤累及颏部；B. 根据原颏部下缘设计个性化钛网修复颏部缺损；C. 打印下颌骨模型及钛网；D. 固定钛网，承托腓骨瓣。

2. 导航手术 导航手术技术可以类比 GPS 技术，导航系统配备一台近红外照相机（卫星），可对标志物体（车中的 GPS 元件）的位置进行跟踪，将其位置实时显示在工作站中的 CT 或 MRI（地图）。在术中，术者获得实时的位置信息，可以参照术前设计，确定截骨线、移植骨块的位置，从而实现手术设计的转化。以下介绍导航手术过程。导航手术基本设备如图 5-90。

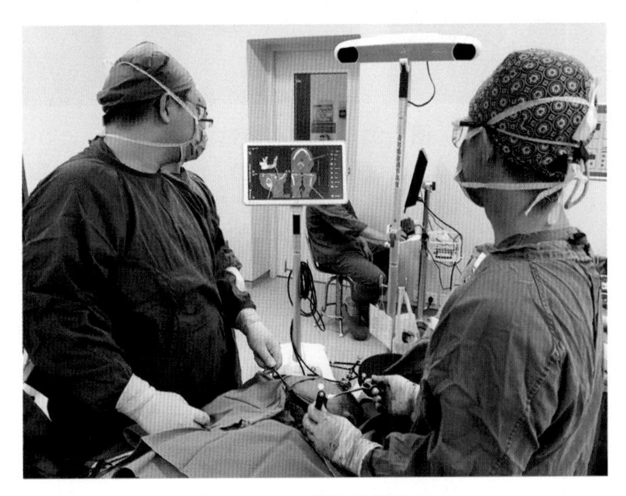

图 5-90 导航手术设备

近红外照相机追踪右侧术者手中的导航探针，将其位置实时显示于屏幕上。

（1）注册：注册是指将显示中的物体与影像中的同一个物体进行位置的关联，注册后，该物体的位姿就可以实时在工作站的影像中显示出来。注册是导航手术的基础，注册的精度将影响导航手术的精度。在下颌骨手术当中，下颌骨位姿的不稳定性是影响注册精确性的最关键原因，因此，应当通过咬合导板来保证患者拍摄 CT 时的下颌骨位姿与手术当中一致。手术当中，戴入咬合导板、行颌间固定后，再按照导航系统的注册步骤进行表面注册或标志点注册，注册完成后应当即刻验证下颌骨位置，当注册精度较差时，检查咬合是否稳定，排除系统及操作问题后重新注册。

（2）手术实施：术前将截骨计划、复位计划、重建计划导入导航工作站，在截骨、复位下颌骨残端、骨瓣就位等步骤中应用导航探针指示、将术前虚拟设计的位置及形态信息转移到手术当中（图 5-91）。在手术当中使用导航确认位置的每一步均应当确认下颌骨位于咬合导板内且颌间固定稳定，否则导航引导的位置信息可能产生偏差。在面侧深区手术时，导航同时可用于提示毗邻的解剖结构，以利于保护。手术完成后，可以使用导航探针即刻对骨块、剩余下颌骨的位置进行验证，如此可以及时发现位置的偏倚，尽早纠正。

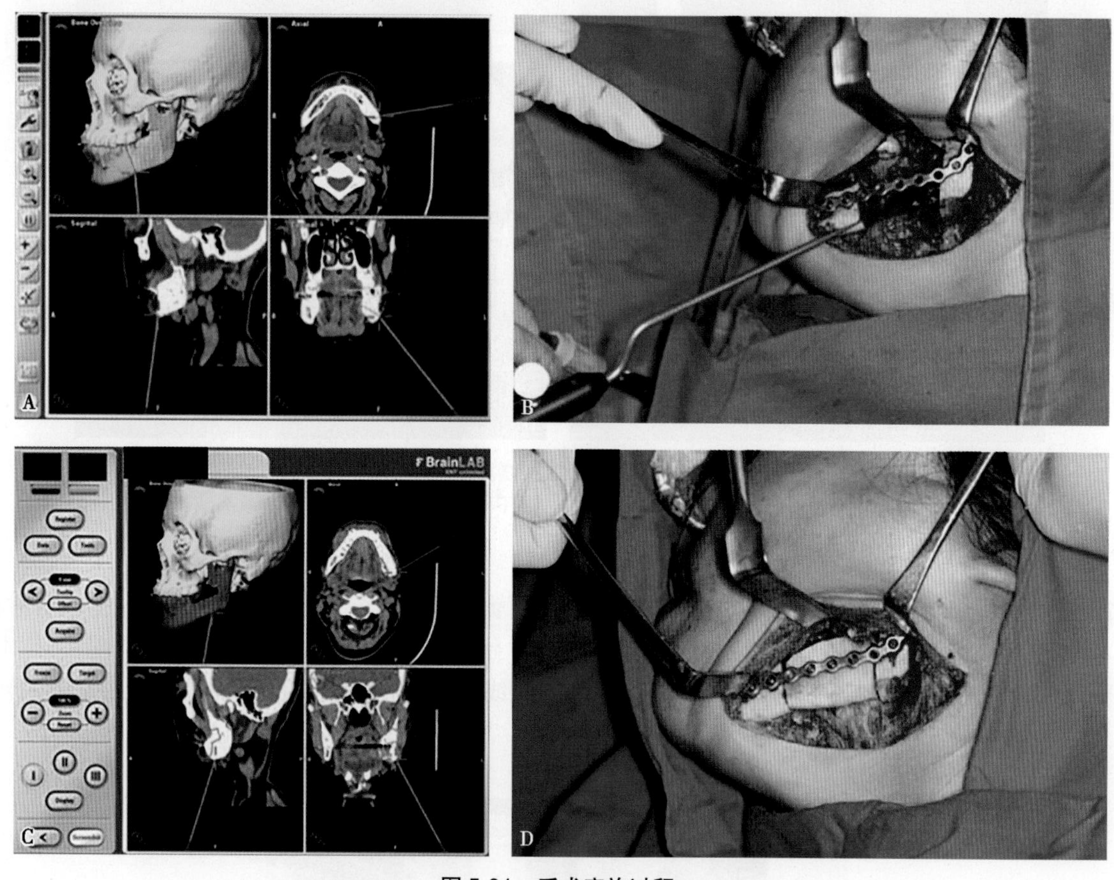

图 5-91 手术实施过程

A、B. 导航引导下截骨及验证截骨线；C、D. 导航引导下髂骨瓣就位。

导航技术可以辅助下颌骨精确截骨、辅助术中判断并保护重要的解剖结构、精确定位重建骨瓣及下颌角、髁突的位置并支持试验验证，提高了手术的精确性和安全性。尤其在累及下颌角及髁突位置的缺损时，导航技术允许以较小的切口获得良好的重建位置。但由于导航下颌骨手术有赖于颌间固定关系的稳定，当无法获得稳定的咬合如全下颌骨缺损的情况，不适合应用导航手术。

数字化外科技术通过数据融合将多源平台数据结合以辅助诊断及治疗计划，通过手术设计软件可以实现模拟口腔颌面外科大部分手术操作，它在下颌骨修复与重建中的优势日益明显，很好地弥补传统方法的不足：①使复杂的解剖结构三维可视化，利于术前预测手术难度、制订手术方案；②术前模拟手术可辅助完善手术准备，提前制造手术导板、植入物、预测术后效果；③为年轻医师提供操作机会，促进学术交流，同时也有利于医患沟通和预后评估；④精确定位，使手术更加准确、有效；⑤导航技术可实时指示危险区域，防止损伤重要解剖结构，从而使外科手术的精准度和安全性大大提高。

（梁 节 单小峰 蔡志刚）

主要参考文献

[1] 张志愿. 口腔颌面外科学[M]. 7版. 北京：人民卫生出版社，2013.

[2] 张震康，俞光岩. 口腔颌面外科学[M]. 北京：北京大学医学出版社，2013.

[3] 俞光岩，高岩，孙勇刚. 口腔颌面部肿瘤. 北京：人民卫生出版社，2002.

[4] 俞光岩. 口腔颌面外科手术精要与并发症[M]. 北京：北京大学医学出版社，2011.

[5] 唐举玉，魏在荣，张世民，等. 穿支皮瓣的临床应用原则专家共识[J]. 中国临床解剖学杂志，2016，34(1)：4-5.

[6] HELLER L，COLE P，KAUFMAN Y. Cheek reconstruction：current concepts in managing facial soft tissue loss[J]. Sem Plast Surg，2008，22(4)：294-305.

[7] 陈洁，蒋灿华，尹乒，等. 股前外侧 free-style 穿支皮瓣在口腔颌面部缺损修复重建中的应用[J]. 中华显微外科杂志，2015，38(1)：20-24.

[8] 吴立萌，蒋灿华，陈洁，等. 应用显微修薄股前外侧穿支皮瓣精细修复口腔颌面部软组织缺损[J]. 中华显微外科杂志，2015，40(1)：16-20.

[9] JIANG C，GUO F，LI N，et al. Multipaddled anterolateral thigh chimeric flap for reconstruction of complex defects in head and neck[J]. PLoS One，2014，9(9)：e106326.

第六章 断肢（指）再植

肢体不但是人们的劳动器官，而且还是重要的感觉器官，同时还是人们社交活动的重要器官，更重要的它还是人的整体美的重要部分。

患者失去肢体，成为永久残疾。目前假肢技术不断发展，已能制造出许多较为实用的假肢，但它毕竟是假的，仍不可能达到代替肢体所有的功能，更不可能弥补伤者心理上永久失去肢体的精神创伤。断肢再植是创伤外科研究的一个重要课题，各国学者为之相继探索和奋斗了几十年。

1903 年，Hopfner 对 3 条完全离断的狗腿进行再植，但均告失败。一条当即失败，一条术后 5 天感染死亡，另一条因伤口换药时麻醉中毒死亡。1953 年苏联 Lapchinsky 首先获得动物实验成功，并报道了长期随访的再植狗腿功能恢复情况。我国学者屠开元等在 1960 年开始对断肢再植进行了动物实验研究，有 5 条成功，6 条失败。1960 年，Lapchinsky 报道了一组狗大腿中段再植的 6 年随访结果，并首先阐述了冷冻在离断肢体保存中的作用。

1964 年 Mehl 等首先发表了一篇再植肢体对全身情况影响的论文，他们发现了再植术后治疗“毒血症”的有效方法，这引起了医师们的高度重视。Williams 等在未采用低温保存和灌注断肢的条件下，通过狗的肢体再植实验，发现了常温下离断肢体再植后还可能成活的时间限度。在他们的实验中，缺血时间少于 6 小时者，再植成活率达 90%，而长于 6 小时者仅为 20%。

直到 20 世纪 60 年代，断肢再植才在临床上获得成功。1963 年陈中伟等首例断腕再植成功。美国波士顿 Malt 等（1962，1964）再植全断的上臂成功。此后，再植外科在国内外较快发展起来。

同样，手作为人类最重要的劳动器官，手指及手部功能和外观直接影响人类的生活和工作。在断指再植方面，早在 1965 年，Buncke 和 Schultz 将猴的拇、示指带有鱼际肌及部分掌骨人为离断后进行再植实验，吻合其桡动脉和头静脉，结果 9 例中仅成功 1 例。O’Brien、Baxter 于 1974 年对猴的示指做掌骨平面离断再植实验，11 例中有 2 例成活。同年 Hayhurst 等亦以猴做指离断实验并冷藏后进行再植，结果前 3 次失败，后 7 次全部成活。

1966 年上海市第六人民医院陈中伟等在 6 倍放大镜下为一拇指离断患者再植在临床上首次获得成功。随后在国内，北京积水潭医院、中山医科大学附属第一医院、中国人民解放军第八十九医院等相继报道断指再植成功。国外 Kleinert 于 1965 年首先报道 1 例拇指离断再植成功。Komatsu 和 Tamai 于 1965 年亦成功地完成 1 例拇指离断再植，但 3 年后才做报道。

从 20 世纪 60 年代到 90 年代，随着显微外科设备和技术的迅猛发展和提高，断指再植的成活率从 50.2%～75% 提高到 82.8%～96.8%。吻合血管口径从 3.0～1.0mm 精细到 0.3～0.2mm。小儿断指再植、末节手指再植、旋转撕脱离断再植、多指离断再植等较复杂手术进步飞速。目前，国内外报道断指再植成功的年龄最小者仅 5 个半月，最大者 79 岁；十指离断再植成功 30 例。近年来指尖、指端再植，单指多段、多指多段再植，小组织块再植等高难度再植手术均获得成功。而且这些创新绝大多数是由国内学者，尤其是青年医师完成的。近年来，“超级显微外科”理论和技术在手外科得到广泛应用，断指再植与再造在许多情况下同步进行，许多末节离断、伴有组织缺损及严重毁损的断指、断掌，可通过微型皮瓣、穿支皮瓣、flow-through 技术、复合组织移植，以及嵌合组织移植等超级显微外科技术进行同步再植再造。这标志着我国断指再植水平不断地发展与创新，已趋巅峰阶段并居世界领先地位。

有学者把断指再植的发展演变划分成四个期：20 世纪 60 年代为探索期；70 年代为发展期；80 年代为硕果期；90 年代为功能期。断指再植技术发展到今天已由再植技术及成活率的研究主题转移到再植手指的功能及美观的恢复与重建上。许多回顾性资料报道，再植指的功能优良率远远低于成活率。从这一意义上讲，过去的硕果与辉煌仅仅是新阶段的基石和开始。再植手指的功能与美观达到接近正常程度，是今后研究的重要课题。

同样，随着交通业的飞速发展，交通伤、机械伤等高能量创伤导致的肢体（指）离断伤也有上升趋势，伤情更加复杂、患者对保肢（指），以及肢体（指）功能外观的要求更高，这对再植外科及重建外科提出了更高要求。断肢（指）保肢（指）技术与现代材料、敷料等新型材料结合应用，骨科与矫形外科、整形外科团队合作结合，微创技术与现代化智能化设备的应用，都会给断肢（指）再植技术带来新的飞跃。

第一节 断指再植

一、手指的应用解剖

（一）手指的浅层结构

1. 皮肤　手指掌面的皮肤较厚，富有汗腺，但无毛和皮脂腺，活动度很小。指掌侧皮纹有三条：近侧纹适对近节指骨的中部；中、远侧纹与近侧指间关节和远侧指间关节相当。指纹的两端是指掌侧与背侧的分界线，背面的皮肤较薄，含有皮脂腺，活动度较大，近节指生长指毛，在指腹处、神经末梢特别丰富。

2. 浅筋膜皮下组织　手指皮下组织含有少量脂肪，被伸入其间的纤维隔所分隔。纤维隔大部分由皮肤乳头层垂直伸向屈肌腱鞘及骨膜。因此，掌侧皮肤较固定。在指横纹处无皮下组织，皮肤直接与腱鞘相连，因而此处外伤感染时，常导致腱鞘炎。手背侧皮下组织疏松，几乎不含脂肪。

手指皮下组织聚集形成的纤维隔，分别由指骨的内、外侧伸向皮肤，称皮系韧带。每一指骨的一侧均有掌侧和背侧皮肤韧带。指固有血管神经即走行在两韧带之间。

（二）手指的血管和神经

1. 手指的动脉　每指均有 4 条，即 2 条指掌侧固有动脉和 2 条指背动脉，分别与同名神经伴行，形成掌侧血管神经束和指背侧血管神经束。

2. 指掌侧血管神经束　指掌侧总动脉在掌骨头平面分为两条指掌侧固有动脉，指掌侧总神经分为两条指掌侧固有神经的平面在动脉分叉平面近侧 1～1.5cm（相当于远侧掌横纹）处。分支后的指掌侧固有神经与指掌侧固有动脉约呈 30° 角向远端走行，至掌指关节平面，动脉和神经相伴行，组成血管神经束。沿屈指肌腱两侧行向远端。指掌侧固有动脉和神经的位置及排列关系很恒定，以各指中轴为准，在近节和中节指，指动脉位于指神经的背外侧。指固有神经沿途发许多分支分布于指掌侧及侧面，在近节指骨近端约 1.0cm 处恒定地发出一条横径 1.0～1.2mm 的背侧支，该支斜行越过动脉浅面走向近侧指关节背面，供应中、远节指背侧皮肤。指固有动脉在手指近、中、远节指骨的指骨头近端各恒定发出一条分支，经指屈肌腱与指骨颈之间的间隙与对侧的相应分支吻合，形成手指掌侧的 3 条动脉弓。指固有动脉发向背侧的分支有多条，其中出现率较高且较为粗大的是每节指骨的近、中 1/3 交界处与中、远 1/3 交界处的两条指背皮支。指背皮支在指背两侧发出上行支与下行支，与相邻指背皮支的下行支与上行支吻合，形成血管链。在末节指，指固有动脉主干逐渐走向内侧并与对侧动脉吻合，形成指端血管网。在甲床与远侧指间关节之间的中点恒定地发出约 0.5mm 的横行吻合支，与对侧同名支吻合形成指背动脉弓，由背动脉弓的远侧发出数小支至甲床。指固有神经则经指固有动脉浅面行向外侧，分成若干细支，终于末端指腹内（图 6-1）。

各指的血管神经在不同平面的外径见表 6-1。从表中可以看出指掌侧固有动脉在手指不同平面的管径也有一定的规律性，即拇指、示指、中指尺侧固有动脉较相应对侧动脉要粗，而环指和小指则是桡侧较粗，在断指再植时，可循此规律吻合优势侧血管。

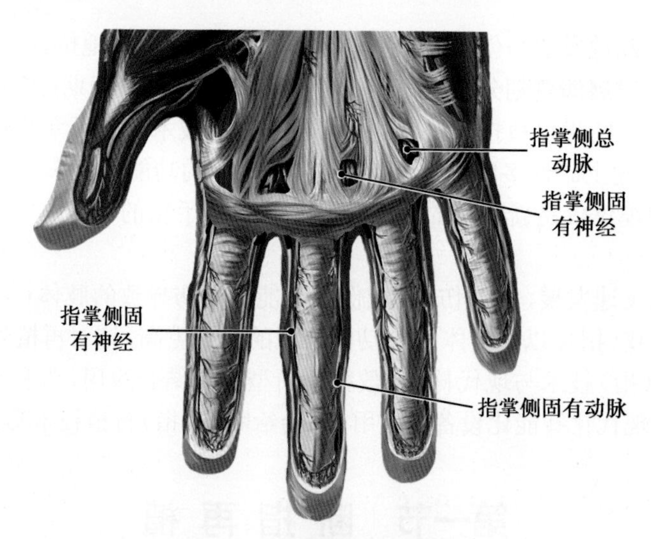

图 6-1 手指掌侧血管神经束

表 6-1 指掌侧血管神经外直径

单位：mm

测量部位	名称	拇指		示指		中指		环指		小指	
		桡侧	尺侧	桡侧	尺侧	桡侧	尺侧	桡侧	尺侧	桡侧	尺侧
掌指	动脉	1.2	1.5	1.4	1.6	1.5	1.7	1.6	1.4	1.6	1.1
关节	神经	1.5	1.8	2.1	1.5	1.7	1.6	1.5	1.5	1.4	1.5
近侧指	动脉	1.0	1.3	1.2	1.5	1.2	1.4	1.3	1.1	1.3	0.8
间关节	神经	1.4	1.4	1.3	1.3	1.4	1.4	1.3	1.3	1.2	1.1
甲根部	动脉	0.8	1.0	0.9	1.1	0.8	1.0	0.9	0.8	0.8	0.5

3. 指背侧血管神经束　手指背侧的血管神经束变异较大。拇指桡侧指背动脉来自桡动脉鼻烟窝段的分支，外径约 0.5mm，尺侧指背动脉来自第 1 掌背动脉，外径约 0.8mm，相应指背神经横径分别为 1.1～1.3mm，两者在拇指近端相伴行，在拇指远端神经则与发自拇指掌侧固有动脉的穿支相伴行。小指背侧的血管神经束与拇指类似，桡侧和尺侧指背动脉外径分别为 0.4～0.5mm，相应指背神经横径为 0.8～0.9mm。示指、中指和环指桡侧半指背血管神经约有 90% 仅分布到第 1 节指近侧半或达近侧指间关节背面，分布至末节指的极少。上述三指背侧大部分区域主要由指掌侧固有神经背侧支分布，并与其相伴行的指掌侧固有动脉的分支供应。因此，指背侧损伤时，除拇指和小指注意修复指背神经外，其余三指应以修复指掌侧固有神经背侧支为主(图 6-2)。

4. 手指的静脉　手指的静脉与身体其他部位相似，可分为浅静脉和深静脉。

指掌侧浅静脉纤细，起自指腹静脉网，互相吻合形成 3～4 条较大的静脉走向近侧，沿途相吻合成网，并沿途有支经指两侧走向指背，在指蹼处相邻的浅静脉汇合成小头静脉，汇入指背静脉。

指背浅静脉在甲下及指尖部形成静脉网，自甲床两侧的边缘起始，外径 0.3～0.4mm，沿皱襞向指背正中靠拢，约在远侧指间关节 12 点处会合，外径 0.5～0.6mm。在中节指中部纵行的静脉又互相吻合成网，在靠近近侧指间关节处又趋分散，跨过关节处浅静脉形成 4～6 条互相平等的静脉，外径 0.8～1.0mm，至近侧指间关节处浅静脉又互相吻合，形成 1～3 条静脉，其中以单弓多

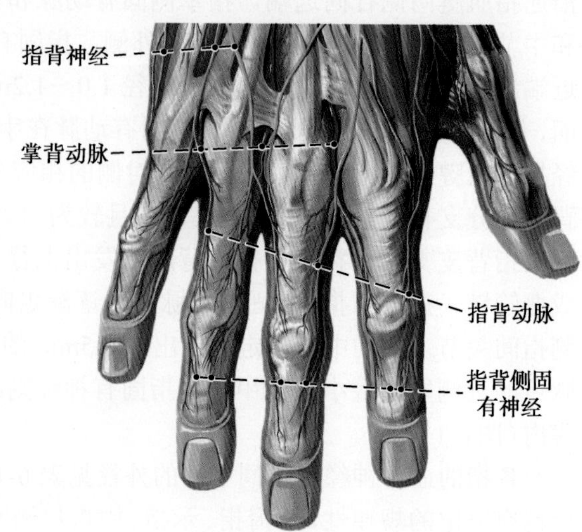

图 6-2 指背侧的血管神经分布示意图

见，占 74%，外径 1.0mm。拇指背面的浅静脉不形成弓，外径较其他指稍大，约 1.8mm。

指背浅静脉有以下规律性：中指背侧静脉，基本位于正中，其他各指的静脉，有偏离中线的倾向，示指和拇指的静脉偏向桡侧，环指和小指偏向尺侧。在掌指关节处，尺侧 4 指的静脉多位于 2 点和 10 点处。断指再植吻合静脉时，可在上述两处寻找静脉。

5. 手指的深静脉　指掌侧固有静脉与同名动脉伴行，主要起于肌腱与骨纤维鞘的小动脉伴行静脉，多为一条，纤细，伴动脉迂曲行走，汇入指掌侧总静脉，与指背静脉有许多交通支。指背深静脉与指背动脉伴行，起于掌指关节囊附近，汇入掌背动脉的伴行静脉。

手指的静脉是由深至浅、由掌侧到背侧，最后汇入手背静脉网。在手掌背侧，相邻指的指静脉互相吻合形成 4 条掌背静脉，掌背静脉在骨头处互相吻合形成手背静脉网。

6. 手指的静脉瓣　手指的静脉有较多的静脉瓣，多为双瓣，尤以浅、深静脉交通支上静脉瓣较多。其分布特点是：指背浅静脉瓣多集中在近节指中部，占 73%，中节指较少，末节最少，背侧多于掌侧。

7. 手指的淋巴管　手指皮肤及浅筋膜内有丰富的毛细淋巴管网，由网形成小淋巴管。淋巴回流与静脉相似，向手指背侧集中，每指形成 1～2 条输出淋巴管，在指蹼处转向手背与浅静脉伴行。

（三）手部深层结构

1. 指浅、深屈肌腱　指浅屈肌腱在近节指骨处覆盖并包绕指深屈肌腱，在近节指中部，指浅屈肌腱变扁分成两股，形成腱裂孔，容深肌腱穿过，此段称指浅屈肌带，前行位于指深屈肌腱两侧并转至其深面，至近侧指间关节平面再行交叉，分别称为桡侧分裂带和尺侧分裂带。两侧的分裂带又分成交叉带和未交叉带两个纤维束。两侧的交叉带在近侧指间关节平面形成腱交叉，前行少许止于中节指骨底。指深层肌腱穿过指浇屈肌腱孔后，开始变宽在末节指骨底形成广泛的止点，或平行分成两股止于末节指骨。指浅、深屈肌腱交接处及肌腱抵止处，均有短腱纽和长腱纽，指深、浅屈肌腱的供血血管均起自指掌侧动脉弓，自短腱纽和长腱纽进入肌腱(图 6-3)。

2. 伸肌腱　扩张部在近侧与掌指关节囊及侧副韧带相连，也与近节指骨背面相连，这样的连结在功能上有重要意义。一是可使近节指骨有背伸作用；二是可稳定掌指关节，使蚓状肌和骨间肌发挥作用，而使中节和末节指背伸。向远侧伸肌腱分成三个小腱束，即中间腱束和两侧小腱束。中间腱束止于中节指骨底背侧和关节囊，可伸近侧指间关节。两侧小腱束间有横行纤维相交叉，并与中间腱束连成一股，止于末节指骨底背侧(图 6-4)。

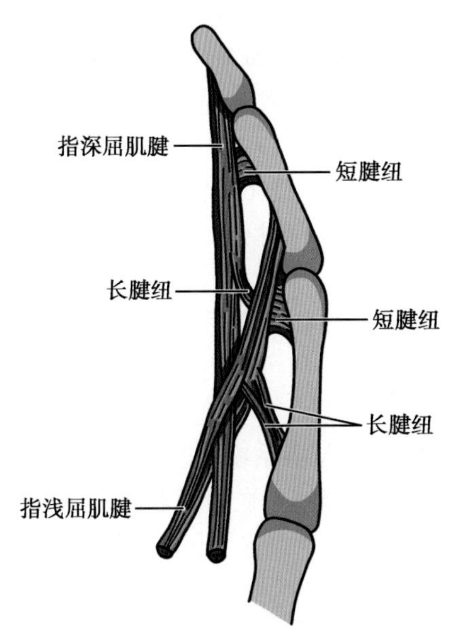

图 6-3　指屈肌腱抵止示意图

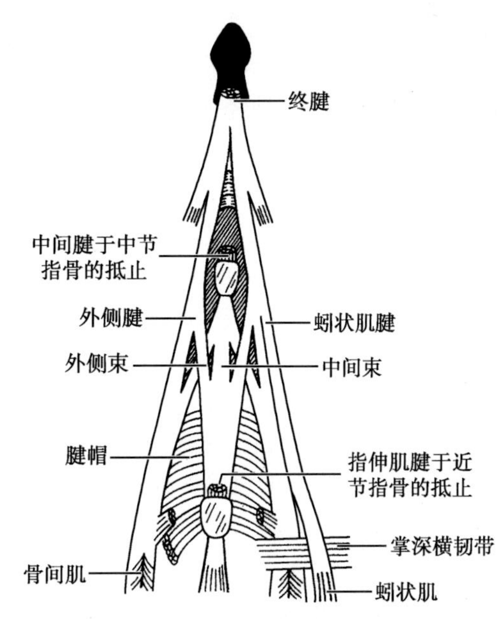

图 6-4　伸肌腱抵止示意图

由于伸肌的上述结构特点，在手指屈曲时，可维持两侧小腱束不致向掌侧滑脱有重要意义。因此，中间腱束断裂而小腱束完整时，表现为近侧指间关节丧失主动伸能力，而远侧指间关节仍能伸。中间腱束和两侧小腱均断裂时，则近、远侧指间关节均失去伸的能力，并呈屈曲现象；一侧的腱束断裂时，虽然近、远侧指间关节伸无明显障碍，但如损伤部位在两侧束汇合后的伸肌腱，则手指末节出现“锤形指”畸形，即远侧指间关节不能伸，近侧指间关节呈过伸现象。

3. 拇指伸肌腱 拇长伸肌腱越过桡侧腕长短伸肌腱浅面，桡骨远端背侧结节向腕背斜向桡侧，形成鼻烟窝内侧界，在第1掌骨和掌指关节处位于尺侧，并在掌骨头附近，与其他指伸肌腱一样，形成伸肌腱扩张部。拇短伸肌腱位于桡侧越过掌指关节分成浅、深两束。深束纤维止于近侧指骨底中部，浅束纤维则继续前行，形成伸肌腱扩张部的桡侧部分，与拇长伸肌腱共同止于末节指骨底。

拇指伸肌腱帽在桡侧有拇短屈肌腱止点，尺侧有拇收肌腱止点。这些来自鱼际肌的腱束在伸肌扩张部的近端，直接越过拇长、短伸肌腱，斜向远侧。拇指伸肌均由桡神经支配，当桡神经麻痹或拇长伸肌腱损伤时，由于鱼际肌的作用，仍能伸指间关节，但力量明显减弱。

二、断指分类

1. 按解剖分类 一般可分为完全离断和不完全离断。

(1) 完全离断：断伤指的两断端之间无组织相连续，或仅少许无生机及严重挫伤组织相连，清创时必须清除，从而使两断指段完全分离。

(2) 不完全离断：断伤指的两断端大部分组织分离，仅有小部分皮肤或软组织相连，其残留组织不超过手指周径的1/8，离断的远侧指段无血供。

2. 根据伤情分类

(1) 切割伤性离断：手指被刀、电锯、切纸机等锐器和机器切割所致离断。此类断指断面多较整齐，两断端软组织挫伤较轻，是再植较理想的适应证，再植成功率高。

(2) 挤压伤性离断：为重物或机械挤压、打击、碾轧等因素所致离断。此类断指多伴有远、近段软组织较广泛的挤压伤，皮下淤血或皮肤剥脱，指骨多为粉碎性骨折，常伴有血管神经和肌腱损伤。严重者可导致伤指微小动静脉和毛细血管广泛损伤，血栓形成率高，再植成功率较低。

(3) 旋转撕脱性离断：伤指为机械性旋转扭力或强力牵拉所致的离断。此类断指伤情较严重，多有血管、神经的严重牵拉伤和顺性或逆性抽脱，血管床损伤较广泛，肌腱可从肌腹处撕断。常伴有皮肤撕裂和缺如。再植往往须短缩伤指或做血管、神经、肌腱移植及皮瓣覆盖，该型断指也是再植成活率最低的类型之一。

(4) 咬伤性离断：指人、牲畜及其他动物咬伤所致离断。此类伤多为末节或中节横形离断，创面多不整齐，部分断指有血管、神经或肌腱的抽脱。因动物口腔污染较重，易发生感染，故清创一定要及时和彻底。

(5) 复合伤性离断：两种以上因素所致的指离断，常见的有热压伤、冻伤及化学伤合并机械伤等。此类断指远近段因复合性损伤、血管危象及血栓发生率高，临床不稳定期较长有时会在一周以上发生坏死，再植成功率低。应严格把握适应证，选择其中条件较好的试行再植。

(6) 爆炸伤性离断：平时或战时的枪、弹、鞭炮等火器爆炸导致断指，往往伴有手掌部组织开放伤，也是复合伤的一种。爆炸对伤手形成冲击、震荡及烧灼等多重损伤，组织损伤和污染均较严重，再植成功率低，可选择条件较好的手指试行再植或异位再植。

(7) 指部分组织离断：指手指部分组织完全离断，也称“小组织块离断”，多系锐器或者机械切割离断，离断组织内包含可供吻合的血管。通过 flow-through 技术精细吻合远近端细小血管可获成功，可恢复较好的功能和外观。

3. 根据离断平面分类

(1) 近节离断：掌指关节到近节指骨头平面的离断。

(2) 中节离断：近侧指间关节到中节指骨头平面的离断。

(3) 远节离断：远侧指间关节附近的离断。

(4) 指尖部离断：即甲根以远离断。

（5）斜行离断：跨过两个指节的大斜行离断。

（6）多平面（段）离断：一指或多指2个平面以上的离断。

4. 其他方法

（1）分度法

Ⅰ度缺损：手指远节部分缺损；

Ⅱ度缺损：拇指于指间关节，其他手指于远指间关节处缺损；

Ⅲ度缺损：拇指于近节指骨，其他手指于中节指骨处缺损；

Ⅳ度缺损：拇指于掌指关节，其他手指于近指间关节处缺损；

Ⅴ度缺损：拇指于第1掌骨，其他手指于近节指骨处缺损；

Ⅵ度缺损：拇指于腕掌关节，其他手指于掌指关节处缺损。

（2）拇指缺损分类法（3类6区）

Ⅰ类：拇指末节缺损。A区：拇指指甲及指端1/2缺损；B区：拇指末节全缺损。

Ⅱ类：拇指近节缺损。A区：拇指近节指骨远端1/2缺损；B区：拇指近节指骨全缺损。

Ⅲ：拇指掌骨缺损。A区：掌骨远端缺损；B区：掌骨全缺损。

三、断指再植适应证

断指再植没有绝对的适应证，是否需要再植，取决于医师的技术和患者的意愿两个方面。

1. 指体条件　离断指体有一定的完整段，再植后可恢复一定的功能和外观。

2. 血管和神经情况　血管神经缺损可以通过血管、神经移植或转位来修复，不是决定能否再植的重要因素；而离断指体远端有无健康的血管可供吻合，才是能否再植的决定因素，断指远段血管较完整、近端缺失，可利用相邻健指的血管神经移位与其吻合，或者采用小血管移植方法解决。

3. 离断平面　能够再植成功的断指离断平面因术者技术水平而异，只要伤者要求、术者吻合技术熟练，对于较整齐的切割性的断指只要吻合1条动脉和静脉即可成活。如果找不到静脉，只吻合动脉，采用小切口放血或拔甲放血方法短时间替代静脉回流。

4. 指别　符合再植条件的所有离断手指均应再植，如果全身或局部条件不允许或受限，则首选功能重要的拇指、示指、中指进行再植，待条件具备再行其他手指再植。也可根据功能需要和伤者的要求选择异位再植。

5. 时限　离断指体再植的时限，受气温条件和保存方式影响较大。常温下最佳再植时限6～8小时。冬季寒冷离断指体10～20小时甚至几十个小时都可以再植成功。夏季气温较高，经过妥善冷藏保存，时间也可延长十几甚至几十小时。如保存不当，6～8小时离断手指可出现组织坏死，血管内膜发生不可逆损伤，易形成血栓，再植风险增大。

6. 特殊类型的断指　随着超级显微外科技术和显微外科设备更新提高，再植技术也向超级显微范围不断突破。对于旋转撕裂伤、爆炸伤性断指、多平面离断、组织缺损型断指，以及小组织块离断等特殊类型断指，只要伤指条件允许、患者要求，均可予以再植。

四、断指再植禁忌证

1. 绝对禁忌证

（1）伴有危及生命的其他重要部位或脏器的损伤，需要长时间抢救生命的手术。

（2）伴有严重的疾病，不能耐受断指再指手术或再植手术会引起病情加重甚至危及生命者。

（3）患有影响周围血管的疾病，周围血管已经严重变性者。

2. 相对禁忌证

（1）断指条件不适宜再植，严重的压轧伤、撕裂伤性断指近于毁损，尤其是血管神经损伤广泛且较严重无法进行吻合者。

（2）指节损伤严重需缩短较多，一般小于手指1/2长度者，再植手指后过于短小影响功能和外观。

（3）断指污染严重，被乙醇、汽油等有害液体浸泡，或被冰水、盐水浸泡时间过长等，创面污染严重者。

（4）术前明确有高凝血状态或较严重出血倾向者，术后可能导致严重并发症者慎重再植。

（5）精神病患者或有癫痫病发作史者，术后不配合或无法护理。

（6）年迈体弱或有较严重的老年病患者。

（7）伤者不愿意再植者。

五、断指再植顺序

1. 清创术　清创术是再植的第一步，也是再植能否成活的首要环节。清创术的目的在于使不整洁、污染、不健康的断面变为相对整齐、清洁的健康断面，为组织修复创造条件。因此，在清创过程中应舍得花费时间，决不能因急于建立血供而忽视清创。一般单指或 2 指离断，一组手术人员即可完成断指远、近端的清创再植手术；如果 3 指以上离断，最好分 2 个手术组分别对断指远、近侧断端清创，能大大缩短缺血时间，提高再植效率和成活率。近端清创时，最好在气囊止血带或指根部橡皮止血带下进行，以保持术野清晰。常规按以下步骤清创。

（1）刷洗：用消毒毛刷反复刷洗断指两断端及其四周皮肤，连续刷洗 3 次，每次 3～4 分钟，每次刷完用盐水或蒸馏水冲洗干净。以此清除创面和四周皮肤的污垢和污染物。

（2）泡洗：将断指远端和近端均浸泡在 1∶2 000 氯已定液中 3～4 分钟，以达灭菌之目的，严禁用稀聚维酮碘和乙醇泡洗断指。

（3）断指创面的清创：应在手术显微镜下进行。清创时按解剖层次由表及里、由浅到深，逐层切除已污染和无生机的组织。先从指断端的背侧开始切开皮肤，顺时针环一周切除 1～2mm 皮缘至真皮下层，继续环形切开筋膜层，注意在此层中边切边寻找血管、神经、伸 / 屈肌腱等重要组织并标记大体位置，直至清创到指骨断端。切下的组织应为一薄层完整组织，犹如“卷起一层地毯”。此清创方法可将断面污染和无生机组织毫无遗漏地清除掉，使损伤、污染创面变成相对清洁整齐的创面，也有利于显露血管、神经等重要结构。

2. 指骨固定

（1）指骨清创：在软组织清创基本完成后最后行指骨清创。除按常规将骨折两断端的污染面彻底清除外，还要根据再植要求适当缩短骨骼，一般要求指骨两断端各截短 2～3mm，小儿则应在 2mm 以内。一般用咬骨钳或咬骨剪清除骨骼后，用骨锉锉平整；有条件可用手外科小摆锯截骨更为精确。近关节处离断时，靠近关节端尽量少切除骨骼，必须缩短骨骼可从远离关节端截骨，尽量保证关节完整。一端关节面破坏而另一端关节面相对完整时，可将已破坏的关节端修整或切除，应尽量保留一侧关节端完整，形成一个半关节待后期行关节成形或人工关节置换，一般初期不做关节融合。小儿及青少年患者，应尽量保留骨骺关节的完整，以免影响其后期生长发育。

（2）指骨固定：清创后指骨固定，一般采用内固定方式。单一克氏针骨髓腔内贯穿固定法为多数医师习惯采用的方法，操作简便，省时省力，固定相对牢固，虽贯穿指间关节但对关节损伤较小。成人一般选用 0.8～1.5mm 克氏针贯穿固定断指近侧和远侧两个关节即可。此外，采用交叉克氏针、微型钢板、钢丝、微型螺丝钉和尼龙丝线等固定方式，临床上都有大量病例报道。这些方法各有利弊，选择哪种方法可根据断指伤情、器械条件及个人习惯来定，但必须遵循固定稳定、便于对位、省时简便、对关节损伤小等原则。指骨固定的先后应遵循再植顺序，注意尽量少剥离骨膜并同时保护关节囊，半关节者应在关节附近缝合侧副韧带及部分软组织，以保持关节稳定性。为防止骨端分离及旋转，可将指屈腱鞘两侧各缝合一针固定线。指骨固定时间要根据伤情和局部情况而定，一般以 4～6 周为宜。不必等 X 线片显示骨折处完全骨性愈合才去除内固定，以便及早在医师指导下行功能锻炼，防止关节僵直（图 6-5）。

3. 修复肌腱　指伸屈肌腱修复的优劣，直接关系到手指运动功能的恢复程度。肌腱修复顺序已基本达成临床共识：一般按背侧指伸肌腱→指深屈肌腱 →指浅屈肌腱→最后缝合较完整的手内在肌肉的顺序，肌腱在滑车处离断者应尽量同时修复或重建滑车。

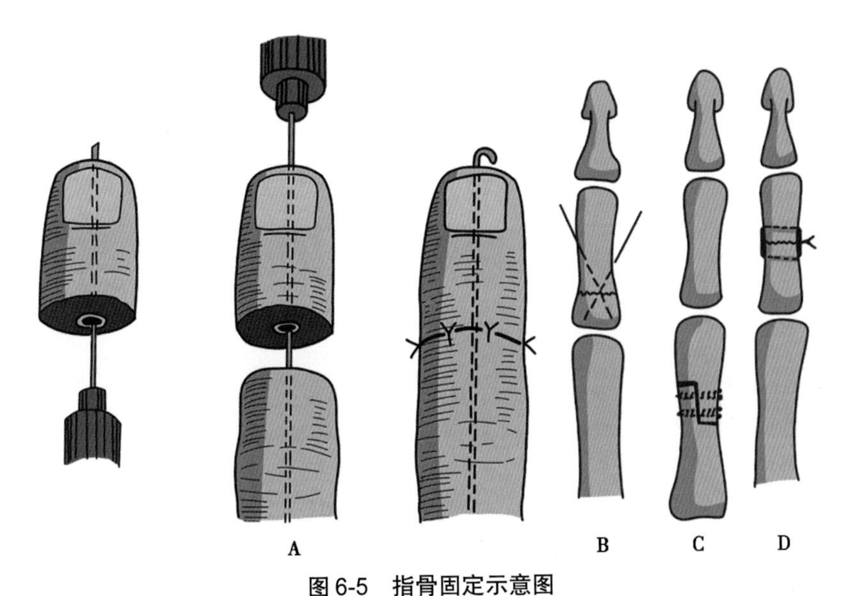

图 6-5 指骨固定示意图

A. 细克氏针贯穿固定法; B. 克氏针交叉内固定法; C. 小螺钉内固定法; D. 细钢丝内固定法。

(1) 指伸肌腱修复：手指伸肌腱解剖及生物力学结构较为复杂，拇指和其他手指解剖上有较大差异。一般 2～5 指在中节指骨以远至伸肌腱止点处断裂，只需修复中央腱。止点处撕裂应做腱止点固定，可用指骨细钢丝固定或丝线软组织固定。如手术中远指间关节已融合，此段中央束可不修复；如在掌指关节与近节指骨近侧离断，除中央腱束外，尚有蚓状肌与骨间肌构成的侧腱束，应同时予以修复。拇指修复相对较为简单，直接将离断伸肌腱端 - 端缝合即可。伸指肌腱缝合一般使用 1-0～3-0 丝线或尼龙线做“8”字。缝合前应将断端修齐，长度适中，但应保持一定张力，缝合时要注意保持断面对合整洁、平滑。

(2) 指屈肌腱修复：根据肌腱断裂部位和平面选择不同修复肌腱的方法。如在近节指骨，应修复指深屈肌腱、指浅屈肌腱、腱鞘及滑车。肌腱在中节指骨中段以远至末节止点段离断，可只修复指深屈肌腱和滑车，切除残余指浅屈肌腱。肌腱断裂后由于肌腱本身的弹性，两断端尤其是近断端往往回缩到鞘内。遇此情况可首先将近侧断端指间关节尽量屈曲，肌腱断端即会从鞘内伸出，用钳牵出贯穿肌腱缝的牵引固定线，避免肌腱回缩，也便于缝合。如为旋转撕脱等暴力伤，远段肌腱可能短缺或抽脱，此时可沿腱鞘纵行剖开寻找。对于肌腱近侧断端，可尽量屈曲腕关节和掌指关节，并由近向远揉挤肌腱掌指部，经此法一般肌腱近侧断端即能伸出鞘外；亦可采用细小血管钳从鞘管断口探入夹住肌腱断端牵出鞘管。如上述两种方法仍不能找到肌腱断端，则应在其近侧掌部或腕部切开，找出相应肌腱并缝牵引线后，还纳入鞘内再由断端牵出缝合。无论采用哪种方法修复，应遵循对肌腱血液循环尤其是腱内循环影响小、尽量做到微创操作的原则。缝合前先将肌腱两断端修剪整齐，缝合时断面要对合准确，腱纤维尽量内翻不暴露粗糙面，缝线张力一定要适中，过紧易造成肌腱内循环绞窄，过松断端对合不良。采用双针“王成琪腱内缝合法”或改良 Kessler 缝合法，此法打结简单、省时、牢固、平整。为使肌腱断端对合更加严密、光滑牢固，笔者主张在肌腱内缝合后，可再用 9-0 单丝尼龙缝合线将断端做连续缝合，使断面纤维及线结封闭，减少粗糙面。对于腱鞘较完整的断指，清创时踺鞘应尽量保留，肌腱缝合完成后，再用 8-0～9-0 连针尼龙线将腱鞘做间断或连续缝合，注意将边缘尽量外翻，保证鞘管内壁光滑。在滑车处的断指，如滑车有撕裂或损伤应同时修复滑车。肌腱张力必须在缝合前调整好，一般以保持手和指的自然休息位为宜(图 6-6)。

锐器伤较为整齐的断指，浅、深肌腱一般要求同时修复，在近侧指节中点以近的断指，应先修复指深屈肌腱，后修复指浅屈肌腱。某些断指肌腱断裂平面与骨关节及皮肤离断面不一致，如在旋转撕脱等外力作用下肌腱可从肌腹处逆行抽出，或从远端肌腱附着处顺行撕脱，无法进行对端缝合。在这种情况下，前者可采用邻指指浅屈肌腱转移，或用掌长肌肌腱、尺或桡侧腕屈肌肌腱代替；后者则一般采用细钢丝或带线铆钉将断端重新固定于止点处，若肌腱长度不够则应做肌腱移植。在断指创伤较重或创口污染严重时，肌腱和腱鞘受损范围较广泛，很难按上述方法予以修复，即使将深浅肌腱同时修复，术后往往导致严重粘连而影响功能。此种情况可将浅腱于近节指骨基底的止点下 1cm 处切除，做单一指深屈肌腱缝合，以防粘连。

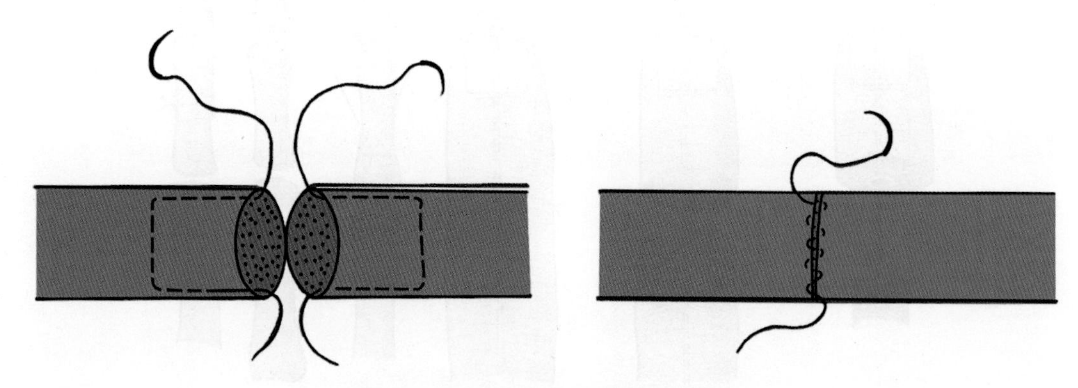

图 6-6 双针腱内肌腱显微缝合示意图

4. 吻合血管

(1) 吻合血管前的准备：断指再植手术的成败，主要取决于吻合血管的质量。为此，吻合血管前还必须做好以下准备。

首先要在 4～6 倍手术显微镜下，细致检查血管质量，必要时沿血管走行纵行剖开 1～2cm 皮肤显露血管探查，发现血管出现“红线征”“缎带征”段均应切除，管腔内膜模糊或有絮状物出现亦应予以切除直至血管内膜正常。血管长度不够时，可行血管移植，不可姑息血管长度而勉强吻合。以下情况常为血管有损伤，均应剪除：①血管由正常的粉红色变为暗红色，且失去正常光泽（红线征），此现象提示血管外膜、平滑肌及内膜损伤；②血管尤其是小动脉由正常的弹性光圆变为松软似衣服袖带（缎带征），此现象为血管牵拉造成平滑肌撕裂损伤所致；③血管周围有血肿，提示有小分支断裂或血管壁损伤；④清创完成后用肝素盐水冲洗时断端管腔，管腔内有絮状物或附壁小血栓如冲洗不掉，提示为血管壁裂口或内膜撕裂。

此外，清创后吻合血管之前应先将血管周围的筋膜等软组织缝合几针，使血管两断端靠近，可减少血管张力便于吻合。血管外膜周围适当游离 2～3mm，清除多余脂肪保留健康的软组织，使吻合后的血管位于血供良好、松软平坦的血管床中，可减轻刺激及炎症反应，有利于血管愈合。

(2) 吻合指静脉：手指静脉主要位于指背侧 9 点到 2 点范围内，在真皮下伸肌腱浅层的浅筋膜层，不同断面口径不同，由指根到指端由粗变细，成人指根静脉口径一般为 0.8～1.0mm，末节指端口径则为 0.4～0.5mm。2～5 指一般采用顺行再植顺序，先吻合手指背侧静脉，拇指多采取逆行顺序先吻合指动脉。吻合方法较多，目前最常用的为四定点或两定点等间断缝合法。吻合血管时显微镜下术野显露较小，一般在 2cm 以内，可在吻合口浅面将远近端皮肤缝牵引线牵拉，可将静脉暴露更加清晰，便于操作。吻合数量一般动静脉比例为 2∶3 或 2∶4，只要血管条件好，应尽量多吻合静脉（图 6-7）。

(3) 吻合指动脉：指动脉位于指屈肌腱两边指骨浅面纵向走行，指神经与指动脉伴行构成神经血管束。指动脉口径从指根到末节和静脉一样递减，近端一般为 0.6～0.8mm、远端为 0.2～0.3mm。顺行方法一般先静脉后动脉，而拇指或特殊情况也可先吻合动脉。指动脉吻合推荐采用近端肢体充气止血带，指根皮筋止血方法过紧或时间过长容易损伤动脉，建议慎用。尽量少用血管夹或只在近侧清创时短暂使用。将动脉周围皮肤缝几针牵引线向周围牵开，使术野显露清楚。如有条件，2 条指动脉均应吻合，可为断指保障充足血供，提高成活率并使再植指外形和感觉恢复更优良。吻合单条动脉有报道出现手指纤细、怕冷及感觉不良等症状。动脉吻合针序同静脉吻合方法，操作灵活方便而且能保证吻合质量（图 6-8）。

(4) 缝合指神经：每一指的 2 条指神经均应缝合，这不但有利于恢复手指灵敏的感觉，也有利于手指的神经营养，使再植手指具有丰满、光滑的外观。指神经的吻合应在手术显微镜下，用 10-0 连针尼龙线缝合，每条指神经缝合 3～4 针即可，对合整齐，仅做外膜缝合。

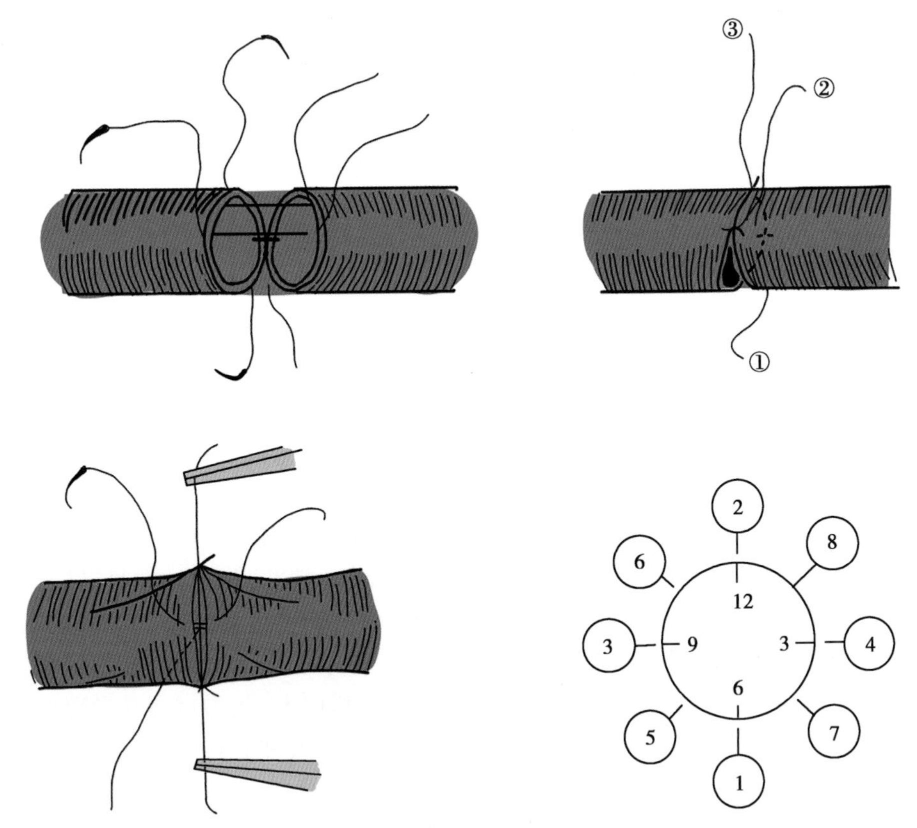

图 6-7　等距四定点先缝合侧壁法及针序(王成琪缝合法)

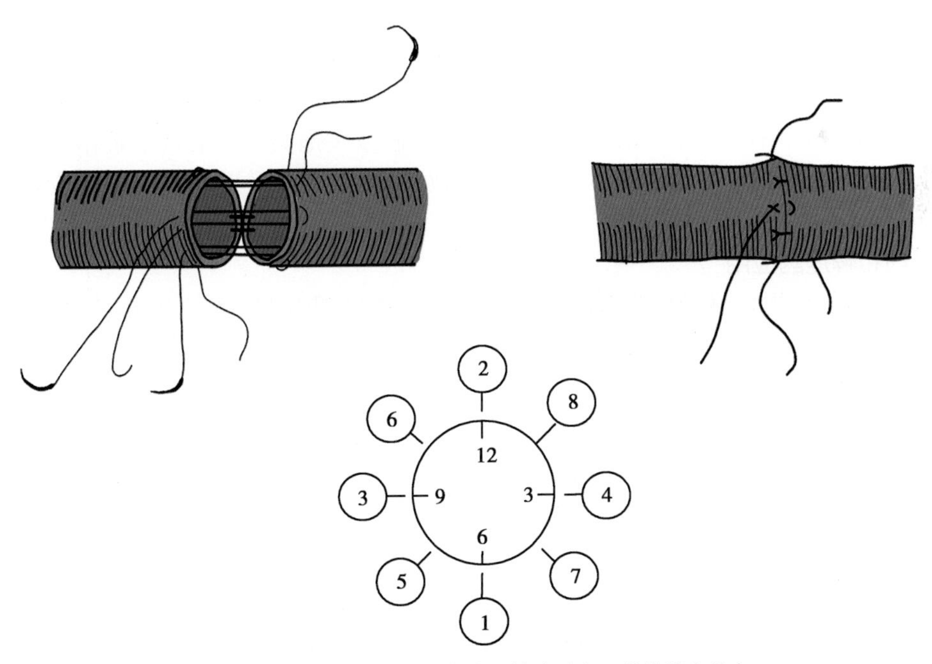

图 6-8　等距四定点褥式外翻缝合法(王成琪缝合法)

(5) 缝合皮肤：缝合断指皮肤时，如果皮肤松弛可直接对位缝合。如果背侧较紧，最好采取几个小 Z 形缝合，将环状皮缘切几个小 Z 形减压，以防环形瘢痕压迫。静脉吻合口紧贴皮下；指前外侧皮下亦有动脉和神经，缝合此处皮肤时最好在手术显微镜下，用 3-0～5-0 细丝线及眼科细针缝合。进针点要避开血管，以防损伤或压迫血管。皮肤缝合宜宽松，不可过紧，以免压迫血管，并在远离吻合口部位放置引流条，有利于渗血溢出。

(6) 包扎和固定：再植术后包扎再植手指时，第一层用灭菌的凡士林纱布剪成小块分贴在皮肤缝合处，再用剪成小块的干纱布敷盖，外层用大块纱布松松覆盖。这样更换敷料时容易揭下。应避免缠绕式包扎，以防指体肿胀或血痂干固压迫血管。敷料包扎后常规用石膏托保护制动，以防牵拉碰撞患指。成人可用前臂石膏托，远端应超过手指或塑成半握拳状。小儿断指再植术后用“飞机式”胸臂石膏夹固定，可防止患儿骚动或用健手抓触患指。

六、术中注意要点

1. 清创时既要彻底切除一切污染和无生机组织，又要珍惜健康组织。清创应按毫米计量组织去留。除皮肤边缘、肌腱和骨骼外，血管神经等重要组织清创最好在显微镜下进行。

2. 手术中发生血管痉挛应及时解除，指动脉清创后应先放止血带，观察动脉近端搏动情况，如果近端喷血良好可放心吻合；如虽有搏动但断端不喷血或呈微量渗血，应继续探查明确是否痉挛引起还是存在损伤后再行吻合，否则易形成血栓。对于术中血管痉挛，一般不主张用液压扩张或机械扩张法，因手指血管腔细小，液压机械扩张易损伤内膜。采用3%罂粟碱液血管外膜周围注射解痉效果较好。

3. 吻合血管的质量是再植成败的关键，必须集中精力操作，精准、轻柔地在显微镜下精细缝合。每进一针的缝合都必须检查一下是否在管腔内是否挂到对壁，缝完牵引线头检查管腔是否对称，确保质量。

4. 血管神经吻合恰当的张力非常重要，一般为动脉最大牵引长度1/2，或者断端的自然距离为0.8～1.0cm，一般不超过1.5cm为适中的张力。不足可采用小血管移植术，张力过高易导致血管痉挛和血栓。指背、前臂皮下小静脉、废弃指的血管均可作为移植材料。指神经尽量直接吻合，张力过高可采用近端游离方法解决，缺损较大可行废弃指神经或桡神经浅支移植。

5. 优化手术操作程序，减少手术时间，是减少血管刺激、避免血管危象及感染等并发症的重要环节。因此，应根据断指数量、指别和医师习惯，采用正确的顺序和方法进行再植，以便节省时间。

七、术后观察和处理

(一) 合理应用抗生素

断指再植术后常规应用抗生素预防感染，首选青霉素族或头孢类等广谱抗生素作为预防感染用药，手术前半小时用药。一般预防用药不超过3天。术后发生感染则应采用联合抗生素应用，一般为5～7天。

(二) 抗凝药和解痉药应用

断指再植术后常规应用抗凝药和解痉药，临床上常用药物有罂粟碱、妥拉唑啉、低分子右旋糖酐、低分子量肝素钠或低分子量肝素钙等。罂粟碱为交感神经拮抗药，属吗啡类药物，解除血管平滑肌痉挛作用明显，临床上多作为首选血管解痉药。预防用药一般成人剂量为30～60mg，皮下或肌内注射，每6小时1次。再植术中可在吻合端血管外膜周围预防性注射3%罂粟碱注射液，术后发生动脉危象者应在半小时内首选3%罂粟碱注射液在吻合口远近端皮下注射，同时静脉给药10～20mg缓慢推入或者肌内注射30mg。妥拉唑啉具有组胺样作用，能直接松弛血管平滑肌，解除动脉痉挛；用量25～50mg，每天1～2次，通常与罂粟碱等交替使用效果更明显。低分子右旋糖酐、低分子量肝素钠或低分子量肝素钙为抗凝用药。预防性用药为每日注射一次，采用皮下注射。每日注射2 850IU(3ml)就可有效起到预防血栓作用，一般应用3～5天。如果发生小血栓或在探查术后，则建议改为每12小时注射一次，剂量0.3～0.5ml持续7～10天。低分子右旋糖酐以往也多为一线预防和治疗用药单独，或者与低分子量肝素钙等联合应用。

(三) 断指血液循环观察

再植术后前3天，应每小时观测患指血液循环情况。主要观察患手指颜色、温度、毛细血管压迫试验和指端小切口出血等情况。再植指红润，皮温与健指相同或不低于2℃，毛细血管压迫试验在正常时间内，小切口出血较多且鲜红，表明血液循环良好。否则须查明是动球供血不足，还是静脉回流障碍，并及时处理。动脉血管痉挛与小血栓早期临床很难鉴别，出现危象时，可先按痉挛处理，肌内注射罂粟碱

50mg、肌内注射安拉苏林 25mg，观察 1 小时症状无改善，即应立即手术探查，不可延误时机。

(四) 更换敷料

断指再植术后 1 周内，最好每天更换敷料，以便及时观察患指有无肿胀、血肿感染，以及血痂等。内层或血痂粘住的纱布不可强行撕揭。应先用温热的 1∶2 000 氯己定液浸泡患指 2～3 分钟，用无菌敷料包扎时注意贴近创面放置油纱和小碎纱布块，外周用纱布松散包扎。切记不用凉的乙醇、碘酒及生理盐水等擦洗，并注意保持室内温度，以防因寒冷引起血管痉挛。

第二节 特殊类型断指再植

一、十指离断再植

双侧多手指离断并不少见，双手十指完全离断因其特殊的致伤机制，仍为备受关注的罕见病例。十指完全离断属较严重创伤，由于失血、疼痛、精神紧张和恐惧等对患者全身和局部都会造成较大创伤。再植手术复杂、规模大，需要组织一定数量具有娴熟的显微外科技术和旺盛精力的手术人员。因此临床报告多指离断再植较多，但十指完全离断全部成活率远低于单指再植。中国人民解放军空军军医大学西京医院首先报道了 1 例十指完全离断再植获得成功，首创十指再植世界纪录。1986 年 11 月中国人民解放军第八十九医院报道了世界第 2 例双手十指离断再植取得成功(图 6-9)。此后又有多家医院相继报道十指离断再植成活，标志着双手十指离断再植技术逐渐走向成熟。目前全世界十指离断再植成功的报道已达 30 余例(表 6-2 为前 20 例十指离断再植成功病例)，而且大部分病例都是在我国完成的，手术后功能恢复较为理想，充分显示我国断指再植技术在国际处于领先地位。

表 6-2 十指完全离断再植成功前 20 例

病例	手术年月	手术单位	手术时间
1	1986.01	中国人民解放军空军军医大学西京医院	27 小时 00 分钟
2	1986.11	中国人民解放军第八十九医院	21 小时 45 分钟
3	1987.03	韩国仁济大学医学院	31 小时 00 分钟
4	1987.03	韩国首尔高丽大学医学院	31 小时 00 分钟
5	1987.11	韩国仁济大学医学院	27 小时 30 分钟
6	1988.03	韩国首尔高丽大学医学院	27 小时 30 分钟
7	1988.05	沈阳医学院附属中心医院	33 小时 43 分钟
8	1988.10	中国台湾嘉义市仁义医院	36 小时 00 分钟
9	1922.02	大连医科大学附属第一医院	33 小时 40 分钟
10	1993.12	中国人民解放军第一五三中心医院	9 小时 15 分钟
11	1994.06	北京积水潭医院	32 小时 00 分钟
12	1995.07	东莞市虎门医院	18 小时 10 分钟
13	1995.10	郑州大学第一附属医院	26 小时 30 分钟
14	1996.12	中国人民解放军第一五三中心医院	6 小时 45 分钟
15	1997.11	中国人民解放军第一五三中心医院	7 小时 15 分钟
16	1997.12	中国人民解放军兰州军区兰州总医院	18 小时 00 分钟
17	1998.07	广州和平骨科医院(原广州和平手外科医院)	12 小时 00 分钟
18	2000.01	温州市中医院	10 小时 30 分钟
19	2000.01	中国人民解放军第四七四医院	16 小时 30 分钟
20	2004.11	中国人民解放军第一五三中心医院	9 小时 00 分钟

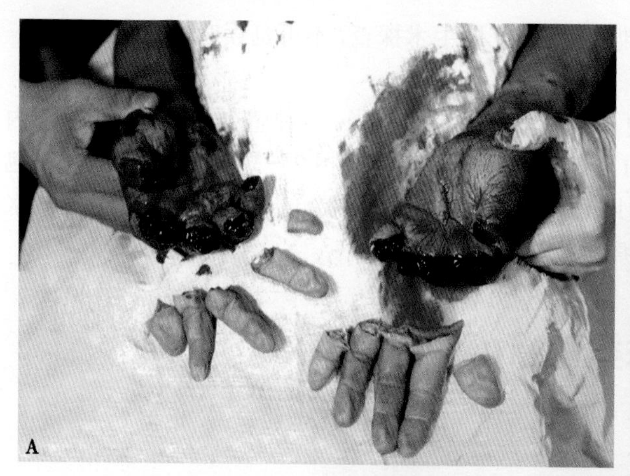
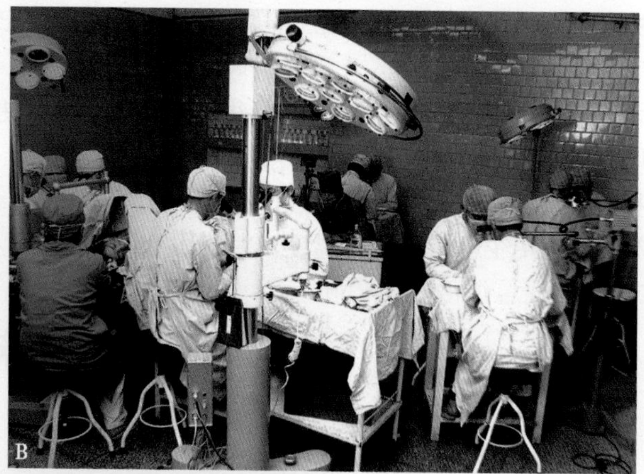
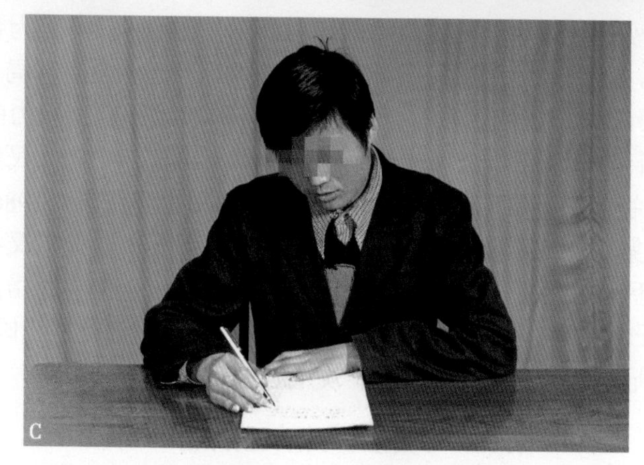

图6-9　十指离断
A. 手术前；B. 手术中；C. 手术后。

(一) 适应证

1. 全身情况良好，能耐受长时间手术者。

2. 断指具有完整性，有可供吻合的血管。

3. 对呈现低血容量休克患者，应先予以纠正后再实施再植手术。如果缺血时间较长，可先进行远端清创，同时尽快输血升压，相对稳定后边抗休克边再植。

4. 一般选择切割性损伤，如切纸机、铡刀等致伤的过程是先压后切，断面整齐断指远近端挫伤较轻，个别指体压伤呈现轻度瘀斑，一般不会造成血管损伤。

5. 其他同断指再植适应证。

(二) 术前准备

由于多手指离断，出血较多，且手术中还有一定失血量，在手术前充分补足血容量并备血对防止休克发生及保障再植手术成活均尤为重要。术前须仔细检查断指动、静脉的损伤情况，如发现活动性出血先给予加压包扎止血，必要时可提前使用充气止血带。另外，十指离断患者不同于普通断指患者，他们往往会有焦虑、紧张，担心手术后能否生活自理能力，能否恢复工作等心理压力。术前谈话时应提前做好耐心解释和安慰工作。消除顾虑，增强治疗信心，配合手术及术后功能康复训练。

(三) 再植方法及手术要点

1. 手术人员的分配　十指再植手术时间长，对手术者体力和精力消耗大，因此应根据技术力量进行合理搭配，分多组同时手术，对保障手术成功率，缩短手术时间，减少温缺血时间，提高术后功能优良率具有重要的作用。在报道的病例中，除了中国台湾嘉义市仁义医院吴国君医师独立奋战 36 小时将十指全部再植成活外，其他病例大多是分组实施手术，从而使该类手术由 36 小时缩短到 10 小时以内。因此，在医院手术人员充足的前提下，无论是从患者伤手预后，还是从医务人员体力考虑，手术分组实施更为可取。

2. 麻醉方法　双侧臂丛阻滞或高位硬膜外阻滞麻醉，也可选择全身麻醉。国内早期报道成功病例中，大多采用双侧臂丛神经阻滞麻醉，具有安全、麻醉时间长、对全身情况影响小等优势，但要求双侧麻醉要有时间间隔，最好在20分钟以上，防止麻醉药物应用过量的危险出现。随着国内麻醉技术的不断提高和患者对疼痛耐受及要求的提高，近几年国内病例均采用全身麻醉，韩国和中国台湾报道的病例也均采用全身麻醉。

3. 清创术　各断指远、近端按分组同时进行清创。常规用无菌肥皂刷洗双手及离断的手指3遍，用2%过氧化氢溶液冲洗3遍，1∶2 000氯己定溶液泡洗双手及离断手指15分钟。常规消毒铺无菌单。在手术显微镜下行断指远、近端的清创。清创顺序参考再植顺序进行。按拇-小指顺序，依照解剖层次，“卷地毯式”由浅入深，对不同的组织结构分别予以清创。由于十指离断多为切割伤，伤口整齐，污染较轻，清创时可区别于挫伤、污染较重伤口的清创，树立有限清创概念。即在传统清创方法基础上，针对不同污染创面、不同污染组织而实施相应清创措施。清创时血管、神经亦只做简单标记，不用较多去除血管外周组织。如发现血管神经张力较大，可通过适当游离近端血管、神经束亦可达到减低张力目的，一般无须做血管神经移植；肌腱适当修剪至断面整齐即可；指骨清创时可用锐刀切除薄薄的一层断面污染组织，一般无须咬骨剪去除骨质。对关节平面离断伤力求达到关节解剖复位。不做关节融合，有条件应做关节侧副韧带及关节囊等修复这样，再植后不仅恢复了指体正常生理解剖结构，各指长度不变、关节生理弧度正常，十指长短比例协调、美观。

4. 止血带使用方法　为便于操作，保持术野清晰，再植时双上肢应使用止血带。以往十指离断再植手术时间较长，一般在十几小时甚至超过20小时，每再植一个手指都需使用1～2次止血带(时间)，长时间反复使用止血带，患者耐受力下降，往往表示酸胀疼痛无法保持体位，从而拖延手术进程。有时被迫放松止血带改用血管夹，导致创面渗血，术野不清，给操作带来困难。且反复长时间使用止血带术后易引起患肢严重肿胀乃至神经损伤。同时血管夹使用不当也易对血管造成损伤，引起小血管顽固性痉挛甚至血栓。中国人民解放军第一五三中心医院行十指再植时，将止血带使用与再植程序进行改良：在第一个止血带时间完成近端清创，松止血带间隙行骨骼固定、伸屈肌腱修复，若创面渗血不多可行骨骼固定、伸屈肌腱修复；若创面渗血严重，再上止血带后再完成上述操作。下一个止血带时间吻合所有指背静脉，松止血带间隙缝合指背侧皮肤；最后一个止血带时间吻合所有指动脉神经、缝合掌侧皮肤；松止血带单手5指同时通血。这样避免了反复上止血带及变动手位造成先通血指可能发生的血管危象及给肢体造成术后肿胀的弊端，克服了单纯使用止血夹因创面渗血带来的术野不清及对血管造成损伤的危险。大大提高了再植的质量和效率。

5. 再植方法及手术要点　十指离断一般先再植拇指，后依次再植中、环、小示指；即从桡侧依次向尺侧顺序再植，其主要目的是先保证主要功能指成活。先将离断手指分为几个手术组清创，再存放在4℃冰箱中，一个手指再植完成后，再将下一个手指从冷藏箱中取出再植，其目的是尽量减少温缺血时间，也为较多学者所采用。这是指到指的逐指再植法。在显微外科发展相对成熟的今天，对显微再植技术娴熟的手术者，可采用多指同步清创、再植法更为简便快捷。依照王成琪提倡的按解剖层次“卷地毯式”清创方法，由浅入深，对断面暴露污染的不同组织结构分别予以清除，分组对双手离断5指的远、近端同步清创，再按拇指→小指的顺序双手同步再植、同步通血，可大大缩短缺血时间。有指蹼相连的离断手指远端皮肤尽量不切断可保护内含的浅静脉网有利于血供恢复。清创同样按指背侧皮肤→静脉→肌腱→掌侧皮肤→指固有动脉、神经→骨骼顺序进行，使手术时间由原来36小时缩短至10小时左右。十指离断再植成功与否，除娴熟的显微外科技术外，再植手术顺序和方法，以及整个再植团队的科学配合都至关重要。

(四) 手术后处理

患者置特护病房，保持室温25℃左右，必要时用局部烤灯照射，保持病房安静通风良好，并减少对患者的各种刺激。用双侧前臂石膏托或塑料夹板制动3周，同时适当抬高双侧上肢使双手略高于心脏水平。由于十指离断再植较一般断指再植具有更多的吻合血管数目和吻合口，手术后发生血管危象概率更高，所以更应密切注意血液循环的观测，对小血管危象要做到及时发现、及时处理。如果出现血管危象，应在明原因，去除引起危象的原因，行局部热敷、罂粟碱封闭等解痉处理，观察30分钟无效时，应立即手术探查，手术探查应尽量减少对其他手指的不良刺激，防止诱发更多的手指出现血管危象。

显微外科手术后常规用药，即应用抗凝、抗痉挛、抗感染药物。对烦躁、不配合的患者或难以忍受的疼痛可适当应用镇静、镇痛药物。

1. 及时更换敷料　由于伤口渗血多，干结的纱布敷料很容易造成环形压迫而导致血液循环危象发生。但过多地更换敷料易刺激患者伤口引起疼痛，而且反复变动手位，容易导致血管痉挛。因此敷料更换应视情况而定，通常一到两天更换一次。以保持敷料松软不压迫再植指。

2. 术后功能康复训练　十指再植术后涉及双手全部手指，其功能康复训练尤为重要。通常在术后 2 周开始进行手指主动属、伸功能锻炼，逐渐增加活动度。克氏针内固定通常在 4～6 周取出，时间过长可能导致关节功能丧失。一般术后 2 个月时开始行被动功能锻炼，医务人员应系统地指导患者及家人有条件可借助器械进行主被动康复训练，此过程通常需要 2 周甚至更多时间才能让患者逐渐恢复到被动正常活动度。

二、多平面断指再植

手指两个平面以上多节段离断称多平面离断，也称多段离断和多节离断。临床报道的损伤类型有单指多节离断、多指多节离断、多平面断掌断指等复杂严重损伤。多平面断指再植相对于单平面离断再植，其伤情复杂、吻合血管平面多、手术难度和显微外科技术要求都更高（图 6-10）。

（一）多平面断指再植适应证

1. 符合常规断指再植适应证；
2. 离断的每一阶段指体相对完整，没有严重的挤压和碾挫伤；
3. 有可供吻合的动静脉血管；
4. 指骨关节及肌腱等组织较完整，术后可恢复手指外观和功能。

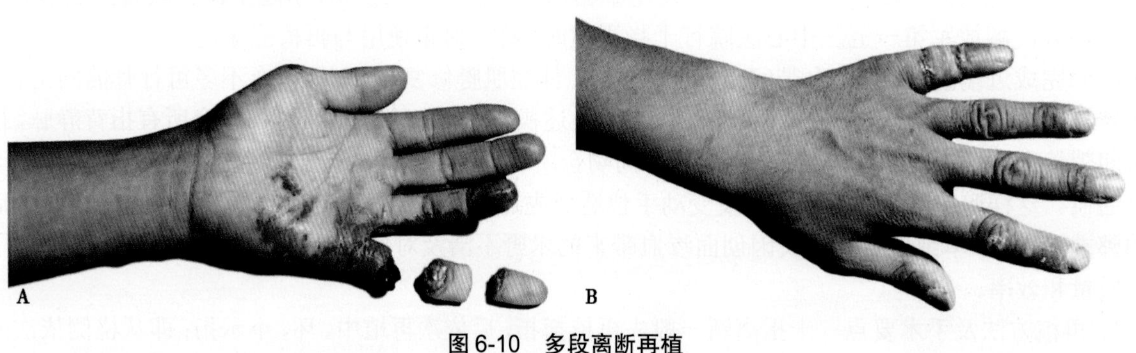

图 6-10　多段离断再植

A. 手术前；B. 手术后。

（二）手术要点

1. 再植术中要珍惜保留组织，每个断面的清创精细严格，切除组织不可过多、每节段应足够长度，以免再植后影响功能和美观。清创时必须按毫米计决定组织去留。同时注意每一断段的血管、神经等重要组织保护。清创时血管不可游离过多，一般不超过 1mm。

2. 先再植远侧段，在无血离体条件下按照断指再植顺序吻合远侧段，然后再植近侧段，操作较为方便。

3. 采用克氏针贯穿髓腔内固定，操作简便省时、创伤小也相对牢固。

4. 多段离断再植增加了血管的吻合口，更易发生血管危象。吻合必须精益求精，保证每一个吻合口质量。一般在张力许可情况下，尽量直接吻合。如果血管缺损需行血管移植时，应注意保护中间段断指的血管长度和组织血供，血管尽量不要剥离太多以免影响中间节段血供。

三、指尖离断再植

指尖离断指手指中节远 1/3 以远（拇指指间关节）的离断。也有人把指间关节以远、甲根以远部分称指尖；末节指骨以远部分称指端。

张成友将指尖分4区：Ⅰ区，指骨以远；Ⅱ区，指甲弧影以远；Ⅲ区，弧影到甲床根；Ⅳ区，甲根到关节。Yamano按血管分布分3区：Ⅰ区，指动脉弓以远的部位；Ⅱ区，为远指间关节至动脉弓；Ⅲ区，为中节指骨远1/3至远指间关节。田万成将YamanoⅠ区损伤又分3个型：1型，甲弧到半月线；2型，指甲中段以远；3型，为混合型(各种斜型)。

指尖是指甲根以远的部位，在日常生活与工作中使用最多，损伤极为常见。随着显微外科和手外科技术的发展与普遍应用，以及人们生活水平提高、审美观念的不断更新和对手部功能的需求，要求手部自身完美的愿望日益增加。王成琪(1982年)首先对直径0.2mm微小血管进行实验研究，成功率高达90%以上，为推动显微外科技术的发展作出了巨大贡献。田万成(1986年)将此项技术应用于临床，在断指再植中试行吻合直径0.2mm左右的微小血管，也获得了成功，并形成了一整套独特的吻合微小血管的技巧，为解决指尖再植这一难题奠定了基础。指尖离断实行再植后，可满足患者的这一心理需求，其成活率高达95.4%，是减少手指伤残和恢复美观的最有效方法。

(一) 指尖应用解剖

指尖是手指血管与神经支配的终末区域，组织结构细微，在显微镜下对指尖血管和神经进行系统解剖发现：

(1) 动脉从指动脉弓处向远端有5个主要分支，位于掌侧指屈肌腱表面，两侧各1条，外径0.1～0.2mm，居中者3条为腹终末支，外径0.2～0.3mm。5条主干相互交汇，任何一条均可供吻合。起始点的解剖投影位于指甲半月线处(图6-11A)。

(2) 静脉指尖掌侧静脉紧贴皮下，管壁菲薄。其分布规律为拇示、中、环指静脉在尺侧外径稍粗大，小指的静脉在桡侧稍粗大。这一规律主要与手指的耐压摩擦有关，凡手指受压摩擦侧静脉外径细小，相反侧静脉外径则较粗大。静脉外径达0.1～0.4mm。在指甲中段以近均可供吻合(图6-11B)。

(3) 神经自手指远侧指横纹处向远端延续中呈树状分支，在动脉弓处由动脉前内侧移行至动脉前外侧，外径达0.2～0.3mm，每支均可供吻合(图6-11C)。

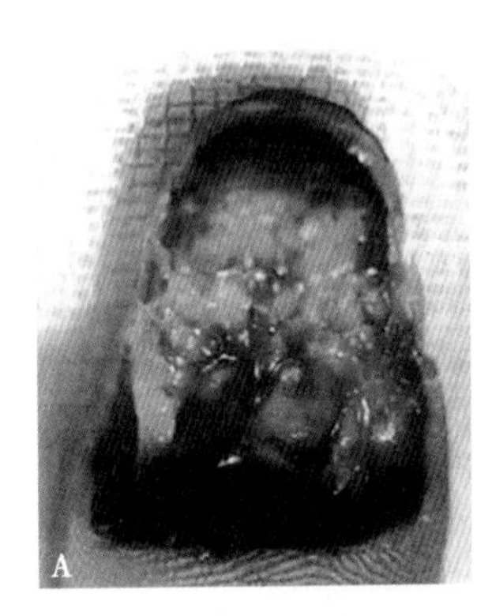

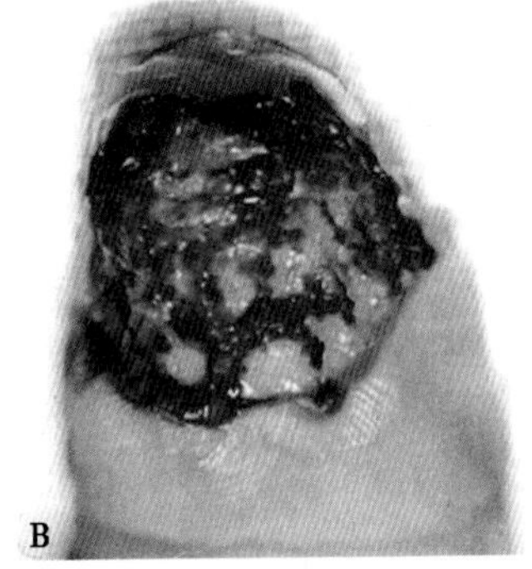

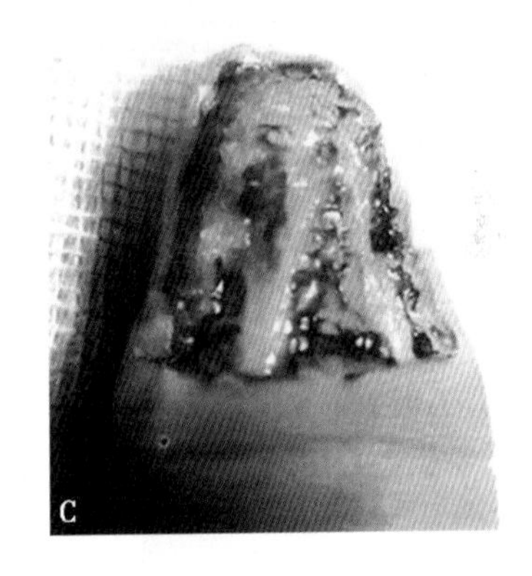

图6-11 指尖应用解剖

A. 指尖动脉解剖；B. 指尖静脉解剖；C. 指尖神经解剖。

通过指尖显微解剖学研究，已能寻找出动静脉的分布规律。在此基础上，笔者又做了手指血管铸型(图6-12，图6-13)，对指尖血管的立体构型进行了观察。结果显示：①在指尖血管铸型标本中，指尖血管呈立体网状构型，在每个指动脉弓上可见3～5个动脉终末分支，居中者外径相对粗大。②在采用静脉灌注的标本中，未发现手指掌、背侧静脉蓝染铸型，而手指区静脉均呈动脉铸型，这与标本灌注时压力不易掌握有关。③在指尖透明标本中，指尖血管亦呈立体网状构型，在指动脉弓上亦可观察到动脉终末分支，居中者外径相对粗大。④与显微解剖结果比较，指尖的血管铸型与透明标本观察到的结果为动脉立体构型。两种方法的研究结果较为一致，同样都能为指尖再植提供解剖学依据，指导医师进行指尖再植手术。

(二) 指尖离断分型

根据指尖显微解剖和指尖损伤程度，大部分病例可找到供吻合的静脉，少数病例则无可供吻合的静脉，故又将YamanoⅠ区损伤分为六种类型，可为指尖再植手术提供方便(图6-14～图6-16)。

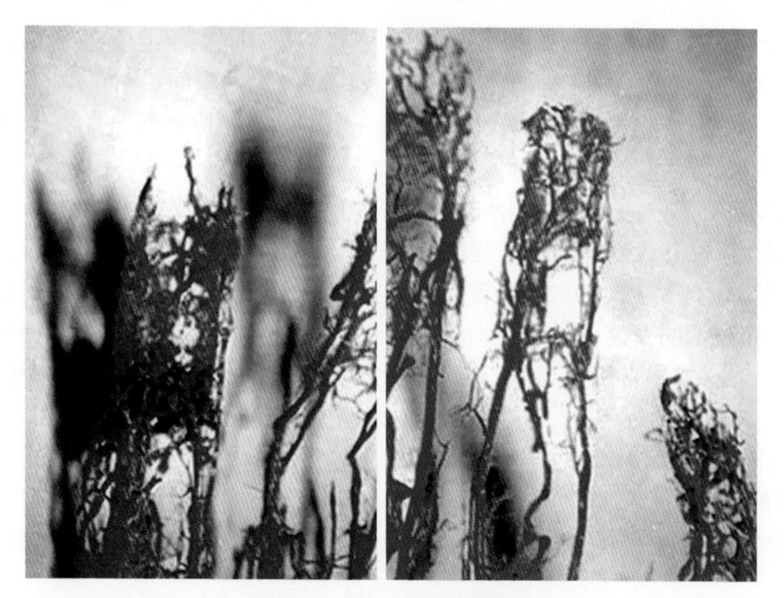

图 6-12　指尖血管铸型标本

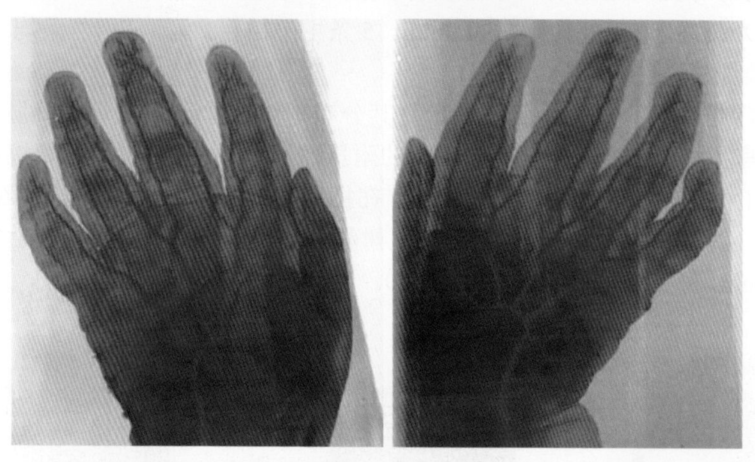

图 6-13　指尖血管透明标本

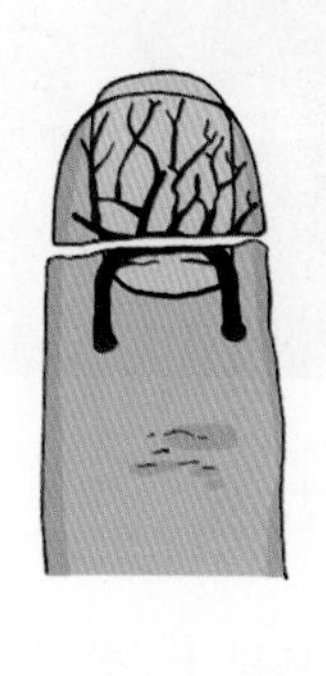

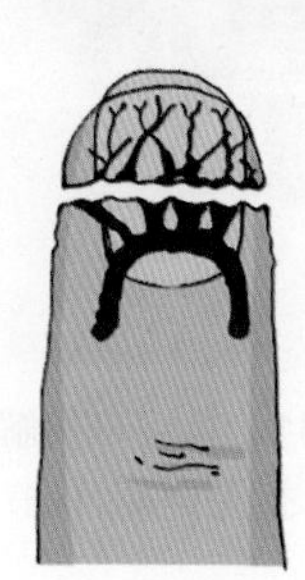

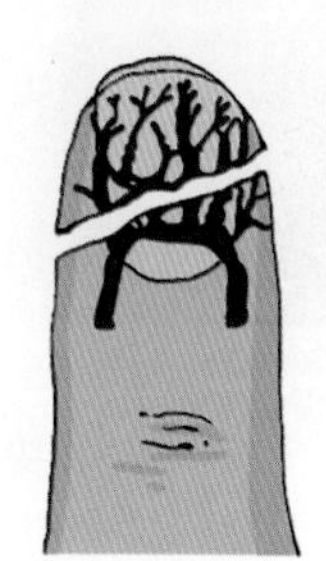

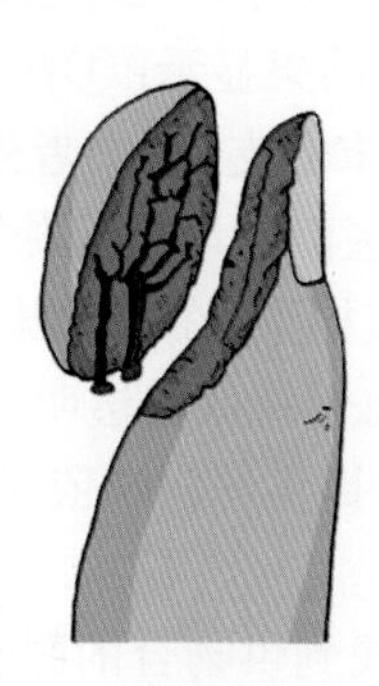

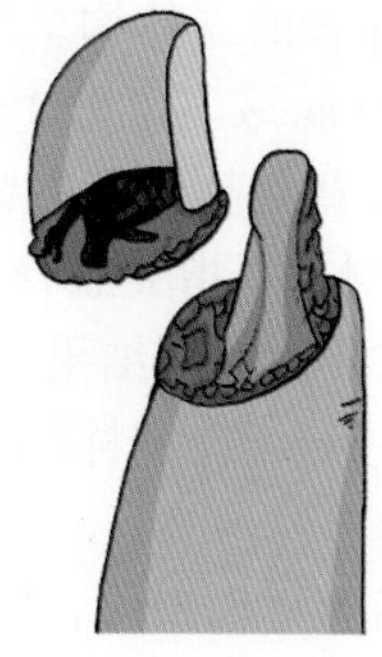

图 6-14　指尖离断分型示意图

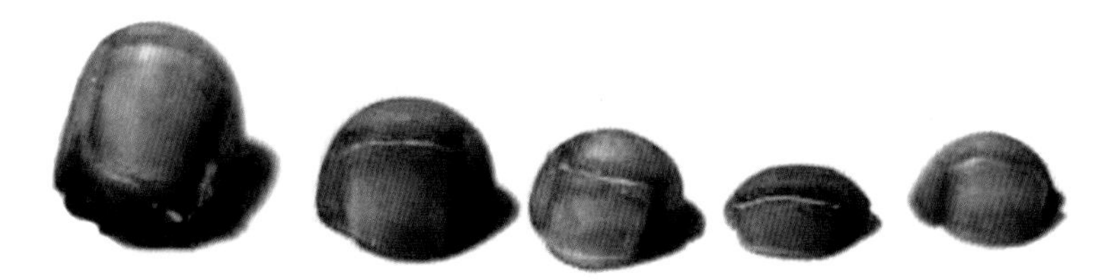

图 6-15 1 ~ 3 指为Ⅰ型，4 ~ 5 指为Ⅱ型

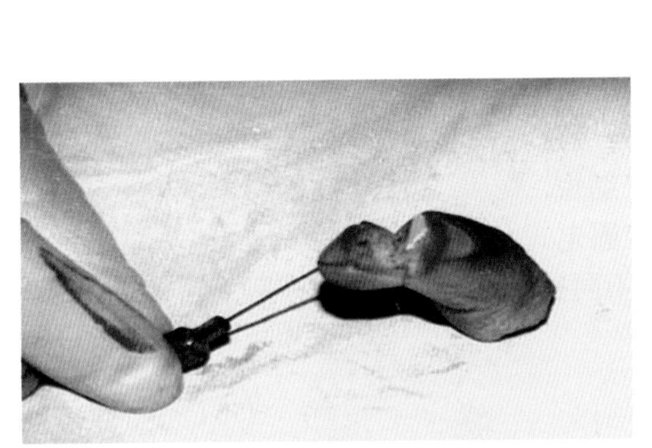

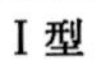

Ⅰ型

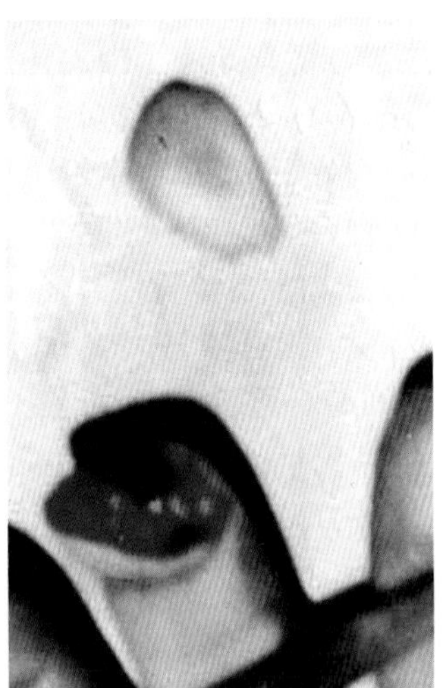

Ⅱ型

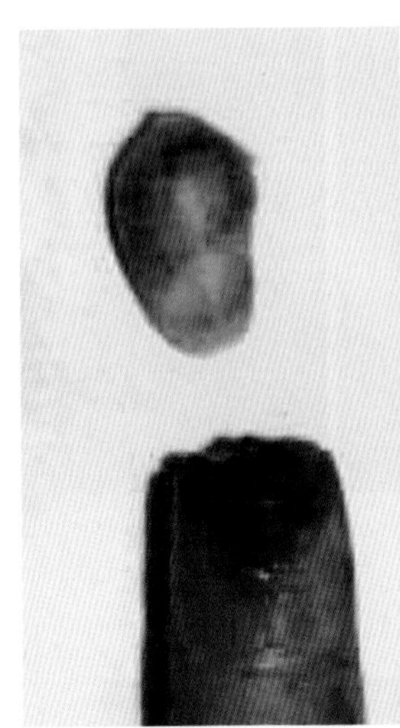

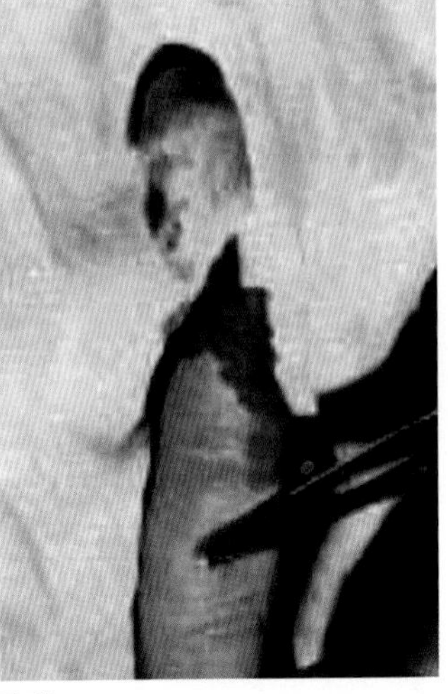

Ⅲ型

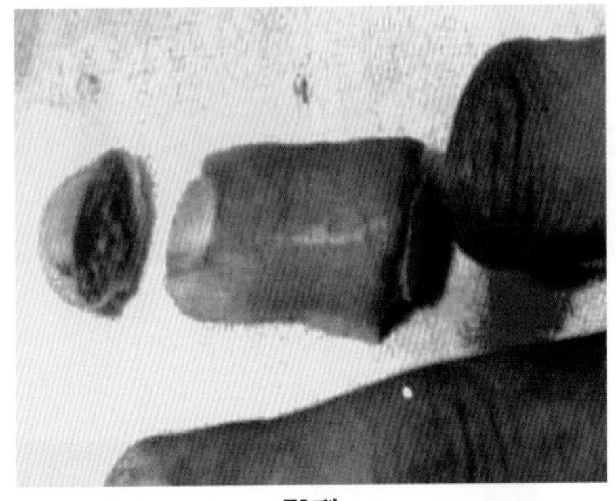

Ⅳ型

图 6-16 典型指尖离断病例

Ⅰ型：为甲弧至半月线处离断，正好伤及指动脉弓，可在指腹侧找到供吻合的静脉。

Ⅱ型：为甲中段以远离断，5 个指动脉终末支均受损，掌侧难以找到供吻合的静脉。

Ⅲ型：为指甲区各种斜形离断，指动脉弓或 5 个指动脉终末支中的部分分支或指动脉弓部分受损，掌侧可找到供吻合的静脉。

Ⅳ型：为指腹撕脱离断，指动脉弓或动脉终末支部分受损，掌侧有供吻合的静脉。

Ⅴ型：为指尖脱套离断，指动脉弓损伤或在其近端撕脱损伤，掌侧亦有供吻合的静脉。

Ⅵ型：为指尖任何一型离断伴有同一手指近端不同平面的离断，手指损伤严重，再植难度增大，两段离断进行再植时必须吻合掌侧静脉。

(三)手术方法

指尖离断是一个特殊的离断平面，指尖背面为指甲，施行再植时必须吻合指尖掌侧静脉，由于指尖掌侧静脉解剖的特殊性，指尖再植推荐采用逆行法断指再植，否则无法吻合掌侧静脉，再植顺序为掌侧皮肤→皮下静脉→指动脉→指神经→骨骼固定→闭合伤口。指尖血管外径细小，尤其是小儿血管，其外径仅为0.1～0.2mm，就吻合血管而言非常困难。尽管在清创中或吻合时要剪除一段损伤血管，只要血管张力容许尽量不做小血管移植。可采用游离近端血管方法缓解张力。作者在568个指尖再植中，539指均吻合动、静脉各1条，29指仅吻合1条动脉，无1例行血管移植。对指尖进行再植手术。如果静脉缺如或者过细没法吻合，应视情况继续再植，可单纯吻合动脉，采用小切口放血等方法替代静脉回流。再植手术方法较一般手指再植方法简单，因断端在肌腱止点远侧故不需缝合肌腱，指骨一般不予缩短，简单清创后可用细克氏针或者注射针头贯穿固定。手术一般在1.5小时内即可完成(图6-17)。不同类型指尖离断再植见图6-18～图6-23。

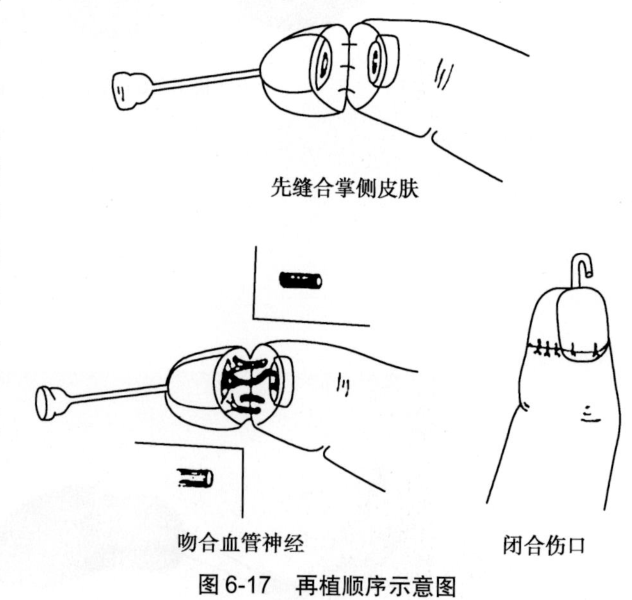

图6-17 再植顺序示意图

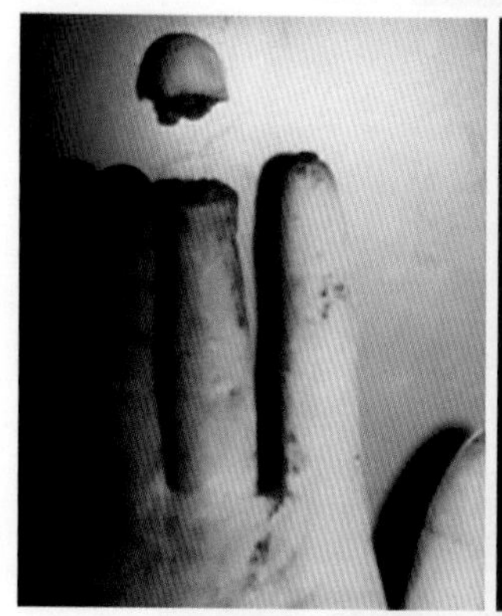
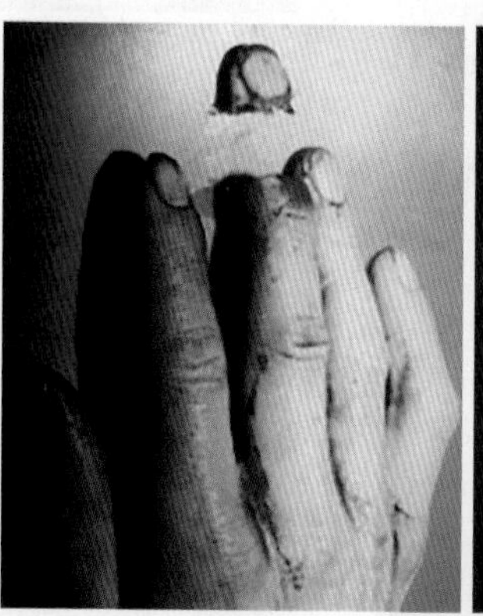
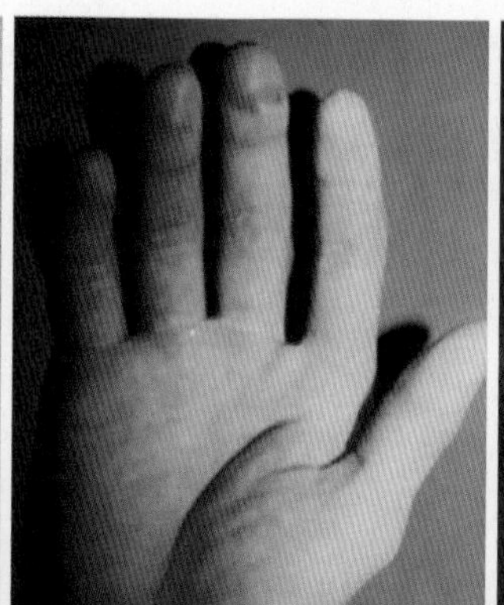
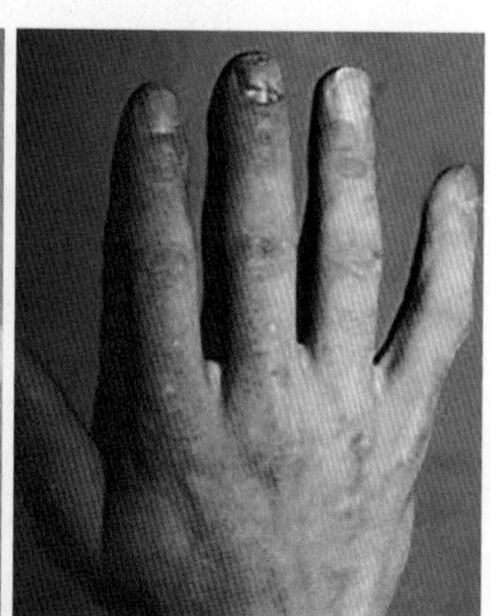

图6-18 Ⅰ型指尖离断手术前后对比

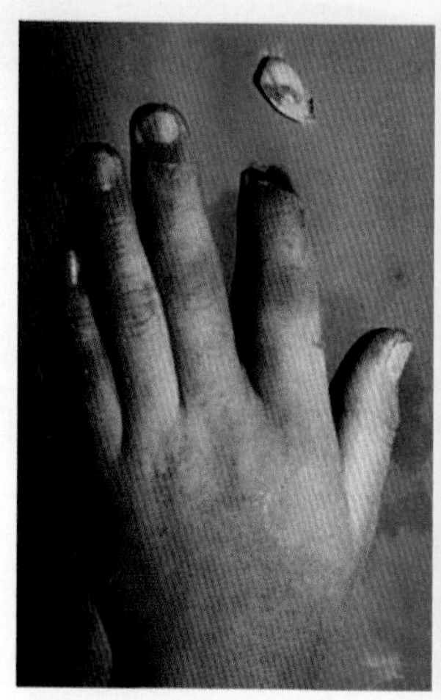
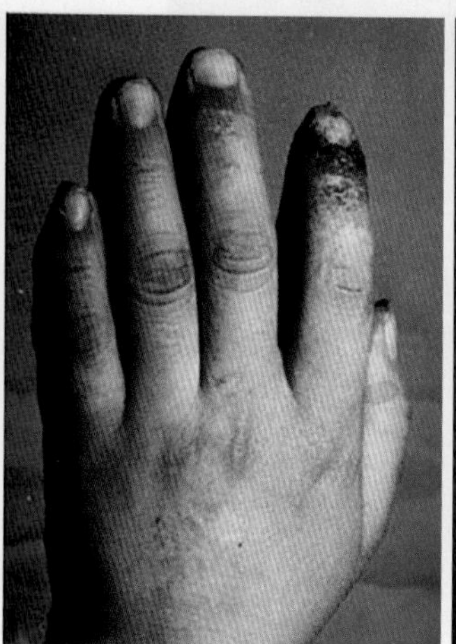
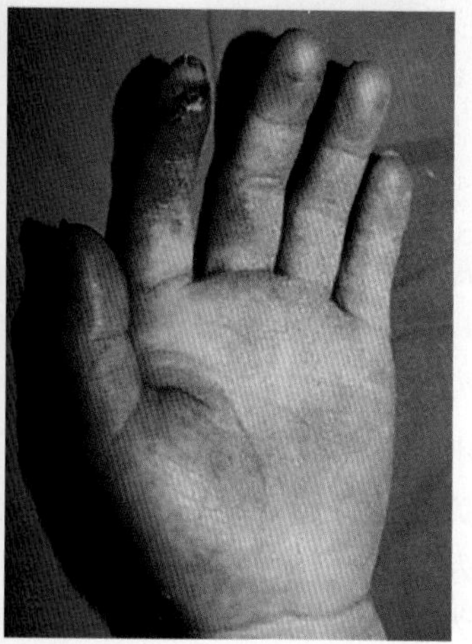

图6-19 Ⅱ型指尖离断手术前后对比

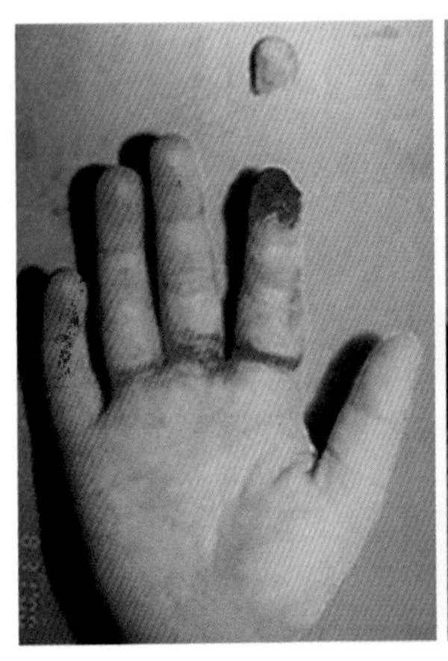
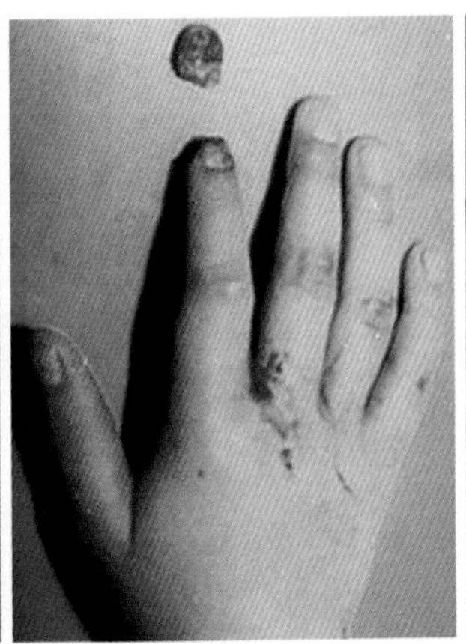
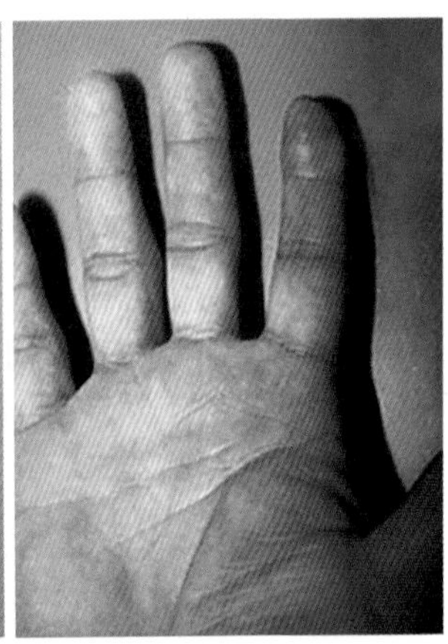

图6-20　Ⅲ型指尖离断手术前后对比

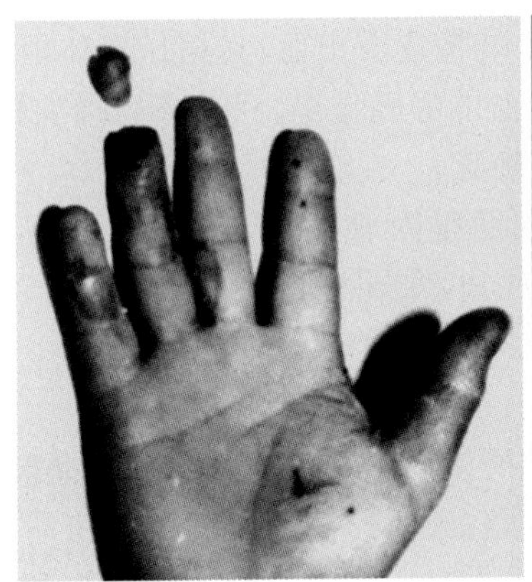
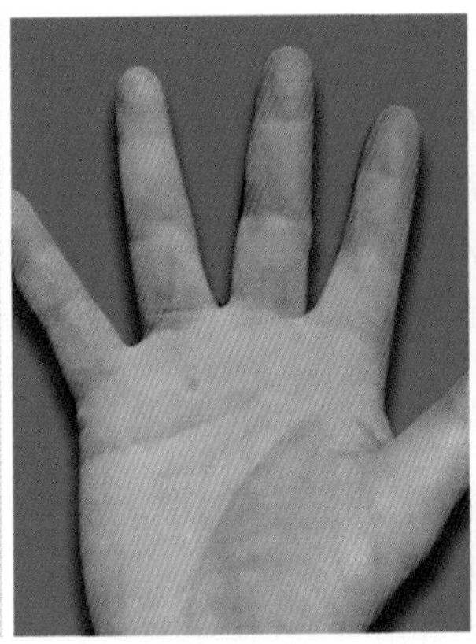
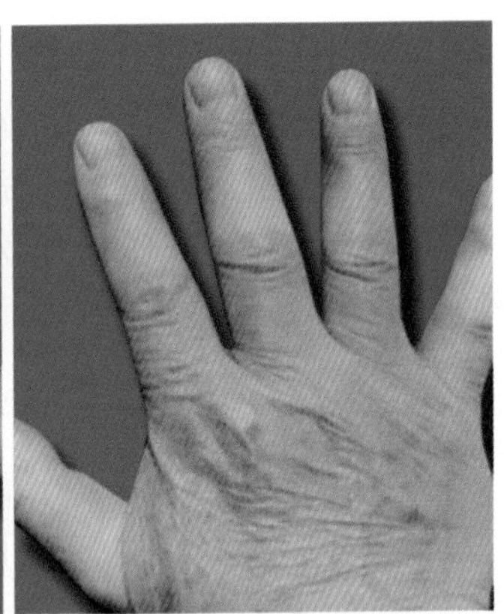

图6-21　Ⅳ型指尖离断手术前后对比

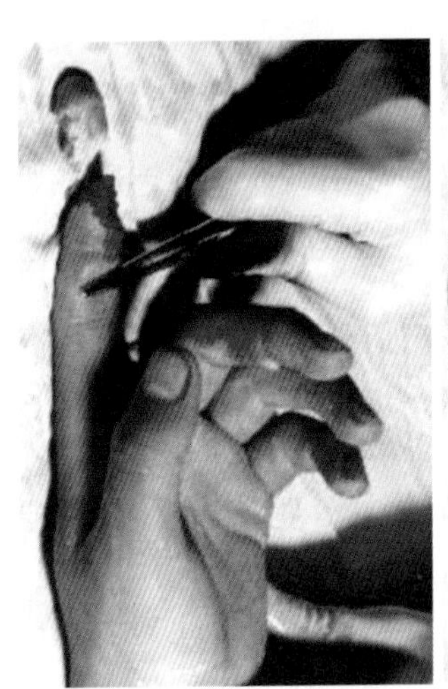
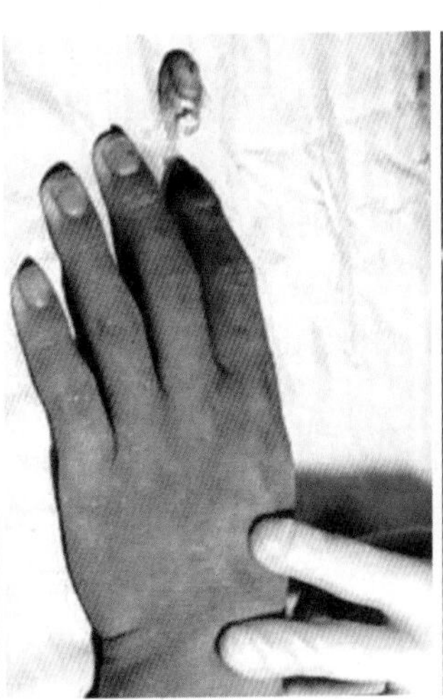
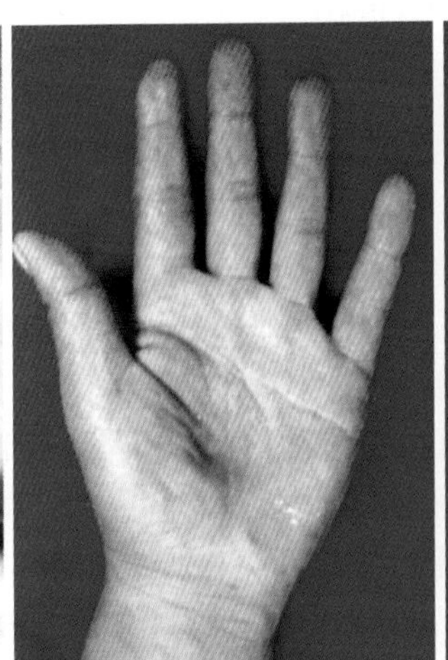
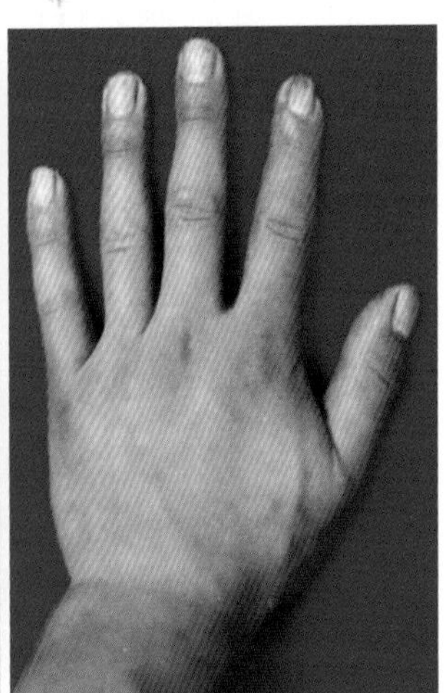

图6-22　Ⅴ型指尖离断手术前后对比

（四）术中注意事项

指尖组织小，血管纤细、静脉往往较难寻找且吻合更困难，再植时应注意：

1．指尖清创不同于其他部位断指，因其离体组织小，尤其是小儿更细小，创缘不可切除过多，可用手术刀刮除创缘污染物或用显微剪刀在镜下仔细修剪，并在清创中找出血管神经适当加以保护。应最大限度地保护指伸、屈肌腱和关节囊等重要组织，骨折断端一般不做缩短。

2. 指尖动脉分布规律　①两侧指动脉达甲弧形线平面形成弓状；②弓以远发出5个分支，居中者外径最粗（成人0.2～0.4mm，小儿0.1～0.2mm）；③主要动脉分支均位于属指肌腱附着区掌侧面，可找出2～3支，在各种指尖再植类型中。按上述解剖规律寻找到可供吻合动脉并不困难。亦可用拇、示指挤压断指腹侧，将动脉断端挤出断面显露，便于辨认、寻找。

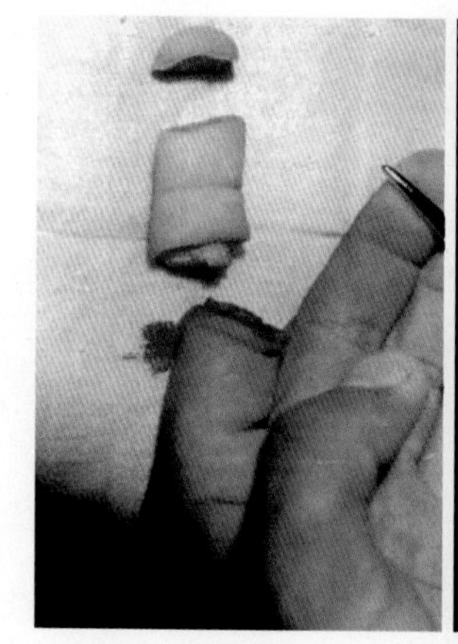
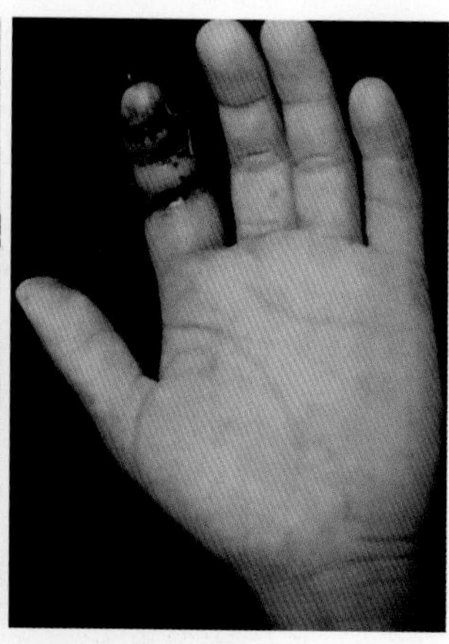

图6-23　Ⅵ型指尖离断手术前后对比

3. 指尖静脉分布规律　①指尖掌侧真皮下静脉呈敞网状结构；②相对较粗的主干位于指腹两侧，小指以桡侧，其他指以尺侧较粗大，每个手指另一侧相对细小（又称指尖静脉的优势侧或非优势侧），静脉外径0.1～0.4mm。静脉寻找方法：①按显微解剖部位，可于真皮深面仔细寻找；②按静脉优势侧，小指主要在桡侧，其他手指主要在尺侧寻找，容易发现静脉；③按皮下出血，可挤压离体指尖，出血处即是静脉；④按手指残端静脉暴露部位，有时近端断面有明显淤血的静脉显出，可在离体指尖相应的解剖部位找到远端静脉；⑤动脉先行吻合待通血后寻找，出血处即是静脉。

4. 指骨固定　离体指尖中指骨较少，末节指骨底又有指屈肌腱附着，一般不再缩短。清创时只需将骨折端用刀片刮出污物及碎屑，固定前一定先对位看是否有成角，如果断面不平整可用骨锉锉平再行固定。

（五）术后处理

1. 通血前静脉给予低分子右旋糖酐200ml，并在吻合血管端周围软组织内注射30%罂粟碱0.5ml。

2. 常规处理按断指再植术后常规用药、换药及外固定。

3. 指尖再植后，对仅吻合动脉患者再植术后，推荐在24～48小时后使用低分子量肝素钙或低分子量肝素钠，持续3～5天，对减少血管危象的发生具有重要作用。

四、旋转撕裂性断指再植

旋转撕裂性断指指旋转暴力牵拉扭转导致的断指，这种类型的断指更为复杂。其损伤特点为：①损伤重，血管神经及肌腱等受旋转及牵拉暴力所产生“橡皮筋”样断裂：拉长—断裂—回弹的损伤模式。血管神经往往逆行或顺行抽脱。肌腱组织往往从腕部肌腹逆行撕出。②以拇指最为多见，占手指撕脱离断的55%左右，其次为示指和小指。③骨离断平面多从关节囊处裂断，或呈螺旋性、粉碎性骨折。不同平面撕脱的再植成活率有显著差异。Aziz对27例拇指撕脱离断患者再植成活率进行比较，掌指关节近侧离断再植成活率为83%；而掌指关节以远则为38%。

这种牵拉—断裂—回弹的损伤，血管、神经、肌腱等组织通常不在一个平面断裂，往往伴有肌腱、神经、血管抽脱；不但清创困难，正常段血管和神经范围很难确定，损伤程度也难以判断，再植难度大，需要根据医师的经验，仔细解剖，细致观察，准确判断损伤界面和范围并彻底清创，据此制订再植手术方案。此型断指再植成活率较低，文献报道一般在42%～66%。术后手指功能较差，二期多需行功能重建手术。

（一）清创

组织损伤重，污染也重，清创较困难，要认真细致、费时耐心进行清创。除将损伤和污染的组织彻底切除外，对血管和神经必须在显微镜下进一步清创，一般需沿血管神经束将远近端游离更长，直到确定血管外膜颜色、弹性大致正常，吻合血管前还需进一步进行内膜辨析和清创。抽脱的神经、肌腱原则上予以剪除。

（二）血管神经修复

仔细判断血管损伤范围，清除可疑受伤的血管段，已抽脱裸露的血管段不应再保留。由于是扭转及牵拉外力致伤，血管神经常有较长段的损伤。因此，在吻合血管前，还必须对血管再进一步清创，必要时应沿血管走行剖开检查，直至内膜正常血管段方可进行吻合。如果为逆行撕脱断指，远端血管较完整，往往近端较长段血管缺失，近端血管缺损可用小血管移植或采用邻指动脉修复。而顺行撕脱断指较为麻烦，如远断端两侧无可吻合的动脉，应放弃再植或采用其他方法进行再造修复。神经有条件一期修复，但往往伴随血管一起抽脱，一般无法直接再吻合，可采用神经移植或邻指神经转位方法修复。

对于此类血管神经缺损，可采用以下处理方法解决：

1. 血管神经移植术，可利用不能再植的废指上的血管神经、皮下小静脉和桡神经浅支等进行移植。

2. 邻指的血管神经转移术，即切取邻侧健指的血管神经束转移至断指与该手指血管神经相吻合，安全方便，较为常用。

3. 皮肤缺损时可切取指背侧皮瓣、掌背皮瓣等局部皮瓣转位修复，亦可采用游离穿支皮瓣修复，游离静脉皮瓣内可携带小静脉与断指静脉吻合，也可用 flow-through 技术桥接指动脉皮瓣修复。

4. 顺行撕脱断指一般能找到一侧动脉，也应尝试再植，静脉可选掌侧静脉同时吻合增加供血回流。如远端无法找到动脉应放弃再植。采用足趾、微型皮瓣等予以再造修复。

（三）肌腱修复

撕脱性断指往往伴有伸屈肌腱自腱腹交接处撕脱，原位很难修复。往往采用肌腱转位修复，如多指撕脱离断，其他手指无可供转位肌腱时，可考虑行前臂部分肌腱转位修复，如掌长肌腱转位重建伸指功能，肱桡肌腱转位重建屈指功能，尺侧屈腕肌腱转位重建伸指功能等。

（四）骨关节修复

一般此类型断指多为关节部位撕脱断裂或者为旋转螺旋形骨折，关节处裂断有条件应予以修复关节囊，可以用贯穿克氏针或外固定架短时间辅助固定。大螺旋骨折或粉碎骨折应将骨片复位直接钢丝或丝线捆绑牢固固定。也可固定可采用微型钢板、交叉克氏针及纵向克氏针固定，最好加石膏外固定短时间制动。

五、断指移位再植

多指离断，有的断指远侧段损伤严重，有的断指远侧段损伤严重，相对应的近侧手指残端损伤较轻；有的断指远侧段完整，对应手指近端毁损，不适宜原位再植。可将远端完整的断指移位再植于近端相对完好的手指残端上。可将较完整的断指移位于条件较好指的近侧断端再植，以恢复另一指的功能和外观。

这种废指利用移位再植术，尽管较为复杂费时，但为患者保留了自己的手指和部分功能，远胜于假手而常感到满意。对于手掌部严重的挤压损伤，既往可将其尚完整的手指移植于腕部甚至前臂尺、桡骨处，亦能恢复手的部分功能。但外形较为难看，俗称“蟹钳手”。近几年由于假肢及美容手的快速发展，电子手的功能外观完全能达到和满足生活中简单动作。许多患者宁可选择电子手也不接受“蟹钳手”，临床上在再植适应证应根据情况灵活掌握。

（一）适应证

1. 多个离断手指有 1～2 个完整，具备再植条件。且拇指、示指等重要手指缺如，且近端条件可满足受区要求。

2. 手掌相对完整，手指离断较多，但远、近端条件无法全部再植，或者因全身因素无法全部再植，可选择重要手指先行再植，挑选适合长度、外形相近的手指在拇、示或中指断端再植。

3. 手掌毁损、部分手指完整，根据患者意愿决定是否移位再植。如同意再植，主要选择 2 指分别再植于尺骨、桡骨远端重建拇指、小指，形成“蟹钳手”，可恢复部分持物、夹捏功能。

（二）手术要点

1. 首选重要指再植　首先移植再植功能重要的手指，如拇、示、中指。手指移植于腕部时，应注意与拇指对指位，保持适度的虎口夹角，便于捏握物。

2. 注意保持各指的长度　多个手指移位再植时，应注意保持各个手指的自然长度和外形，即中指最长，环指、示指次之，拇指稍过示指的掌指关节，小指达远侧指间关节为宜。

3. 骨骼固定　手指间的移植采用细钢针贯穿髓内固定即可，手指移植于前臂尺、桡骨时可将一指移植于桡骨上，另一指移植于尺骨上。将尺、桡骨的外侧截成梯形与指骨的梯形对接，并各向外倾斜 15°，以保持 30°～40° 的虎口夹角。

4. 吻合血管　断指移植于手掌近侧、腕部时，移植指的血管与受区血管直径相差较大，可采取端 - 侧吻合，与受区血管的分支相吻合或行小血管移植术。

六、小儿断指再植要点

小儿断指再植虽然基本与成人相似，但由于小儿处于生长发育期，手指血管、神经等组织细小薄弱，小儿不能自控，手术后难以配合，常常哭闹和骚动不安，影响再植指成活。因此，小儿断手指再植术又有其特点（图 6-24）。

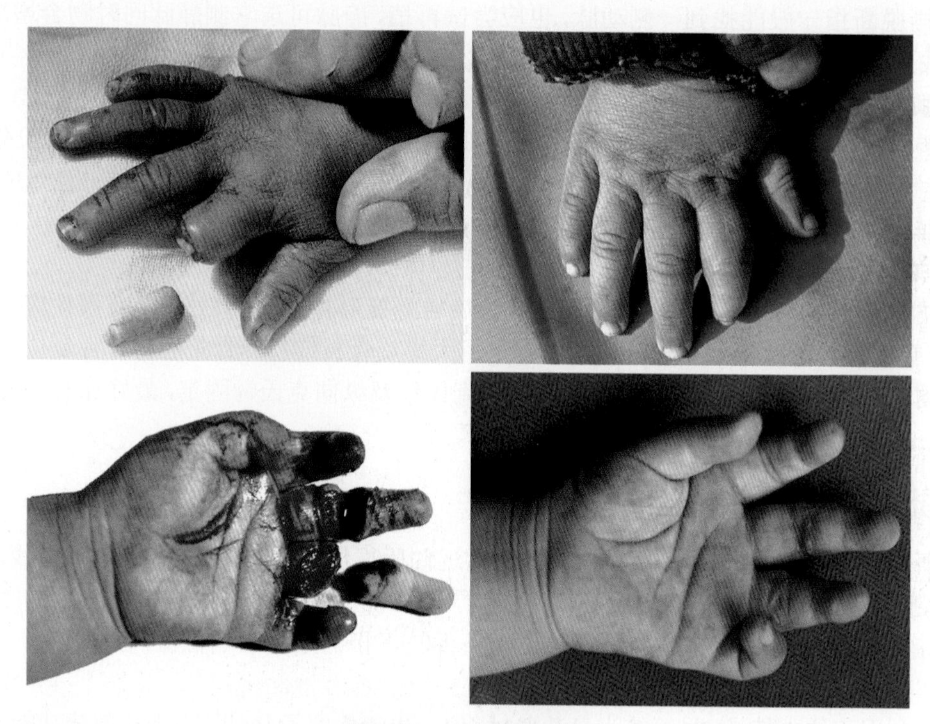

图 6-24　小儿断指再植

（一）骨骼固定

小儿骨骼细小，处于生长发育期。因此，在清创缩短指骨时，要注意保留骨骺，去留应以毫米计，骨骺部分原则上不予以清除，污染较重或有部分缺损时也应最大限度保留。可采取以下措施：

1. 指骨断端可用刀片刮除表面污染物，一般不用咬骨钳截骨缩短，骨骺部断面即使有污染也只进行表面清创，有部分缺损也尽量保留。

2. 如血管或软组织缺损较大必须缩短指骨，应在远离骨骺端截骨缩短，而干骺端指骨尽量不短缩。

3. 如同时多指离断，可利用废指骨骺移植修复可再植手指缺损骨骺。

4. 皮肤软组织缺损采用带血供的皮瓣移植术，覆盖裸露的指骨，可保持手指长度。

（二）吻合血管

小儿断指关键是吻合血管，一般小儿动脉血管较成人细小，口径最细在 0.2mm 左右，且管壁薄、韧性差、反应敏感，清创及吻合中很易损伤和发生血管危象。宜采用 15～20 倍的手术显微镜，11-0 或 12-0 连针尼龙线间断缝合血管。要确保每一针线准确无误、精细缝合。血管清创时除明显损伤的部分必须剪除外尽量不去除过多血管，外膜剥离 1～2mm 即可，管腔内务必仔细辨别是否有絮状物及杂质，如发现必须予以清除，清创后用肝素盐水或生理盐水冲洗管腔。吻合时要轻柔、缓慢，减少刺激和过度动作，吻合血管同时一定保持局部温度，防止室内温度太低诱发血管痉挛。同时，上臂使用止血带压力不宜过高，且止血带时间不宜过长，建议不超过一小时放松一次，保持组织经常性灌注有利于减少术后血管危象发生。

（三）神经修复

每一指的2条指神经争取都予修复，以便恢复较好的感觉和营养。根据神经断面粗细可采用11-0或10-0连针尼龙线间断缝合，每条神经缝合2～3针即可。

（四）术后制动

术后护理是小儿断指再植的棘手难题，如何有效制动是防止血管并发症和术后安全恢复的前提条件。采用“飞机形”前后胸臂石膏夹板固定，既可有效固定患指，又可防止建指抓动。必要时适量应用冬眠疗法3～5天，使患儿在再植修复后的关键期处于安静状态，有利于患儿安全度过危险期。

七、寄养与延迟再植

（一）适应证

寄养与延迟再植应视为断指再植的特殊情况，常规下只要患者全身及局部条件允许均应急诊行断指再植。当存在以下情况时可以考虑采用寄养或者冷冻储存延迟再植。

1. 离断手指远端相对完整具备再植条件，但近端手指毁损或者软组织及血管神经缺如较大无法一期进行原位再植、手掌基本结构存在，需先进行近端软组织重建修复后才施行再植。

2. 离断手指远端相对完整具备再植条件，但创区尤其是近端污染较严重、通过清创无法有效降低感染发生率，原位再植后易发生严重感染，致再植失败。

3. 离断手指远端相对完整具备再植条件，近端损伤严重不具备一期再植条件，但该指别相对重要（如拇、示指），需要保留不适合异位再植。

4. 多指离断，患者同时有严重脏器损伤或者已经发生休克等需要抢救生命，无法进行急诊再植，经与患者家属沟通，可采用冷藏甚至超低温冷冻方式进行断指储存，待病情稳定后再行再植。

5. 特殊情况下急诊患者不愿意再植或者因其他特殊因素无法实施再植，可选择延迟再植。

（二）手术方法

1. 一般将需寄养手指暂时吻合在对侧手背、指蹼、足背等部位，将指动静脉分别与受区相近口径血管吻合，指骨一般需固定到受区骨骼上以保持再植术后寄养手指的相对制动。寄养指的肌腱、神经在断端不做处理，待后期回植原位再行吻合。

2. 寄养手指回植时间主要根据患者全身及局部情况进行评估，一般在3个月以上。局部条件主要看是否具备再植条件，其中皮肤条件最为重要，皮瓣覆盖3个月没有感染症状，炎性反应消失。如果仍有创面和渗出，应继续治疗延迟再植。

3. 再植步骤、注意事项和术后处理与常规再植相同。

八、小组织块再植

（一）概述

手指中的小块组织离断，若带有可供吻合的血管，可以进行再植。其损伤特点为：组织小，吻合操作空间小，技术要求难度高。从文献报道来看，一般组织块较小不超过一个指节范围，组织块中往往不伴有指骨，仅有动脉、神经，部分伴有静脉部分或缺如。

（二）手术方法

①清创应按有限清创的原则，主要目的是寻找血管。尽量减少组织的清除，一般仅清除异物及明显损伤坏死的组织，皮肤、血管神经及骨尽量不要去除。②吻合以动脉为主，可将指受区向两端沿动脉走向做切口并用牵引线牵开，暴露好受区的血管，须吻合一条血管两个口。一般先吻合远断口再吻合近侧断口。偏掌侧的组织块可寻找指掌侧静脉吻合，偏背侧则用侧方或背侧静脉吻合，血管短缺应做血管移植。如组织块内可吻合的静脉，可只吻合动脉，用小切口放血等方法替代。③如含有骨、肌腱等组织，应先将指骨用克氏针贯穿或斜穿固定，肌腱按常规吻合后，再行血管神经修复。④皮肤缝合应在显微镜下进行，尽量宽松，缝针在小组织块中贯穿组织尽量要少，以免损伤血管及重要组织。

九、组织缺损型断指再植

随着显微外科技术和设备的不断发展和提高，尤其是“超级显微外科”理论和技术的推广应用，传统的适应证也不断被刷新和突破，以往比较复杂合并组织损伤、缺损的断指通过各种替代补救办法而再植成功。临床上常见断指合并的组织缺损类型包括：指动脉缺损；指静脉缺损；指骨关节缺损；皮肤缺损；复合组织缺损等。

（一）指动脉缺损

经过显微镜下血管清创后，指动脉在正常张力牵拉仍无法对接吻合，可采取以下措施：

1. 将指动脉沿断端向两侧进一步游离，一般 0.5～1.0cm 的缺损，通过此法即可减张吻合。

2. 经过游离仍无法吻合，在指外观及功能条件允许的情况下，可进一步缩短指骨。

3. 指动脉缺损在 2cm 以上，指骨无条件进一步缩短，应做小血管移植。

4. 如撕脱性断指双侧指动脉抽出平面不一致，清创后如双侧指动脉原位缝合时存在缺损，可采用交叉吻合的办法克服缺损。

（二）指静脉缺损

指再植中无法通过局部游离血管、牵拉周围筋膜组织等方法直接吻合，再植中常见静脉缺失有以下几种情况：静脉缺失（>2cm）；非末节指段静脉缺损或损伤严重；非末节指段静脉过细、少；末节指背侧静脉缺损；末节无可吻合静脉。可采用以下几种处理措施：

1. 静脉逆转法　经游离延长仍有静脉短缺，可在近端通过游离寻找侧支静脉逆转或转位吻合远端。

2. 静脉桥接法　可用相邻指背侧静脉或手掌背侧小静脉移植桥接。

3. 动静脉转流方法　在远段无静脉时可用远端的两条动脉，一侧与近端动脉吻合，另一侧则与近端的静脉吻合，即动脉静脉化；反之，亦可用静脉动脉化吻合，但此种方法成活率较低，一般用于末节或远端。

4. 拔甲放血　只吻合动脉末节拔除部分指甲放血，局部肝素浸润（图 6-25A）。

5. 小切口放血　远端无静脉缺如可只吻合动脉，指腹两侧辅助小切口放血，局部肝素浸润（图 6-25B）。

6. 小切口水蛭吸血　国外常用人工饲养水蛭放置再植指末端小切口，利用水蛭吸血同样达到减压作用。

7. 通过拔甲、小切口放血和小切口水蛭吸血减压，维持动脉灌注及毛细血管压力在正常范围，如果动脉压力较大可两种方法同时应用。一般建议放血 5～7 天，1 周后逐渐通过侧支循环建立替代恢复静脉回流。

8. 指动脉静脉化　将远段一侧动脉与静脉吻合，使其静脉化，起到静脉回流的作用（图 6-26）。该方法早期有报道因属非生理循环替代，现在一般较少应用。

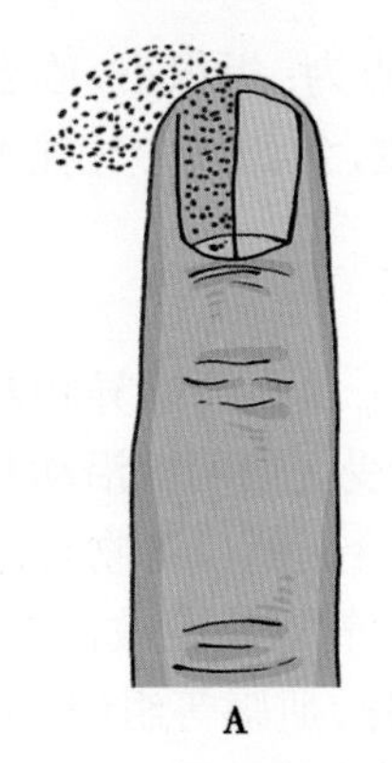

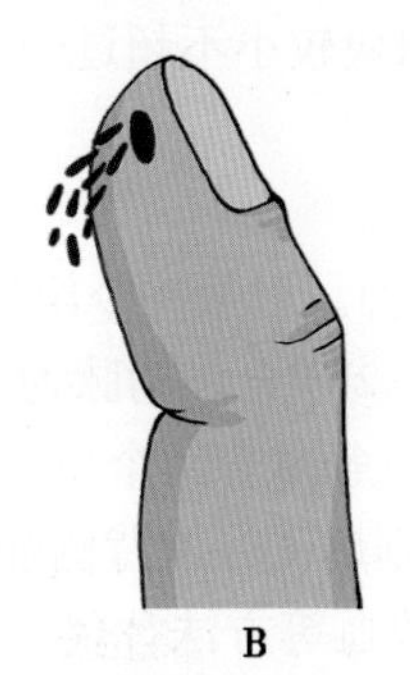

图 6-25　末节指段静脉缺损
A. 拔甲放血；B. 小切口放血。

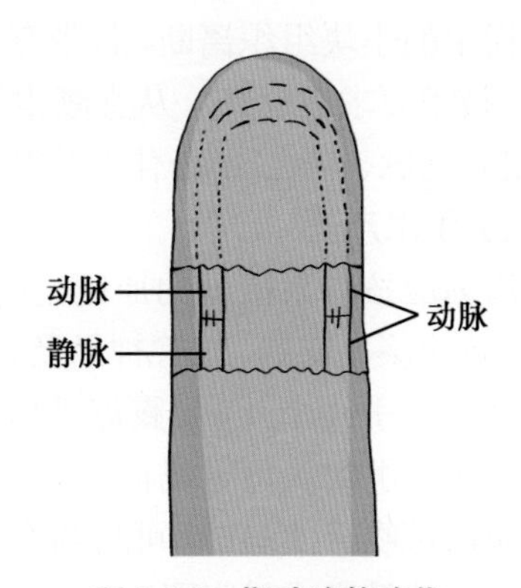

图 6-26　指动脉静脉化

(三)骨关节缺损

一般按骨关节的长度来决定指再植的长度。随着人们的审美观念及对功能的要求的提高，小短指、僵直指、半关节指等异形再植已不再被人们接受。再植同时行骨关节重建可达到美观的外形和良好的功能。

方法：①指骨短缺或因粉碎骨折无法保留原长度，软组织及血管神经不短缺，可采用游离足趾骨或髂骨移植重建指的正常或接近正常长度。②指关节缺损：在软组织条件允许的情况下，可同期采用带血管足跖趾或趾间关节移植重建手指关节。③如指骨短缺同时伴有血管的缺损，皮肤及其他软组织条件尚可，可在游离植骨的同时，行小血管移植，最大限度地保留再植指的长度。④再植手指关节缺损或者僵直，肌腱和皮肤良好二期可行人工关节置换术。

(四)皮肤缺损

皮肤缺损在断指再植中较为常见，在骨、肌腱、血管等重要结构清创后长度适宜吻合，发现皮肤缺损，肌腱、静脉甚至指骨吻合后将外露；或因血管吻合通血后张力增高，皮肤无法直接缝合。解决方法有：①指掌侧皮肤缺损 1cm 左右，传统采用近侧 V-Y 形皮瓣推移；近年来大都采用指背动脉血管皮瓣或者指背神经营养血管皮瓣修复。②较大指掌侧皮肤缺损，传统方法切取邻指皮瓣修复，近年来大都采用指背动脉血管皮瓣、指背神经营养血管皮瓣及掌背侧皮瓣修复。③指背侧皮肤缺损，同时伴有静脉缺损，可采用带浅静脉的静脉皮瓣(flow-through 技术)移植同期修复静脉及皮肤。较大面积缺损可采用逆行掌背侧岛状皮瓣修复。④远离吻合血管区的小缺损，有较好的软组织床可采用小皮片生物黏合剂粘贴或新型生物辅料覆盖。⑤游离穿支皮瓣，多选择对侧手部、足部趾蹼、前臂、小腿等部位。

(五)复合组织缺损

同时伴有两种以上组织缺损的断指，一般损伤比较严重，应严格掌握适应证。组织缺损较大或者缺损组织较多的断指，如果再植需要切取较多健康组织，特别是在血管条件不好、组织缺血时间较长、污染较重、再植后功能不佳等情况下，可放弃再植。血管是成活的关键，血管缺损必须首先予以再通，按照前述动静脉血管缺损方法予以重建。皮肤也是必须一期修复的组织，延迟覆盖皮下裸露区组织将出现坏死尤其是血管、肌腱等重要组织，直接影响再植手指的成活和功能。骨关节缺损也往往伴随皮肤缺损，可采用足趾节段移植加再植、带血管小关节加皮瓣移植等方法，也可分步进行，先行皮瓣覆盖再植成活后二期行人工小关节置换重建。肌腱组织缺损如果一期条件不允许可等再植手指成活后，二期再行修复重建。

十、断指再植并发症

断指再植的并发症分为早期和后期两个阶段，两者没有明确界限。早期并发症主要为局部血管危象、感染及出血，一般是指手术后住院期间，以术后 48～72 小时内最易发生。后期并发症主要是指再植术后患者功能和外观上的不足。早期并发症虽然没有断肢再植严重，一般无生命危险，但再植手指术后有时一天内可发生多次血管痉挛或者反复出现血栓，观察不细致不到位，处理不及时、不妥当可导致再植失败。同时，创伤和再植手术对患者心理精神状态和全身一般情况影响也不可忽视，精心护理和温情关怀，对并发症的预防和再植成活率也至关重要。

(一)血管危象

它是断指再植术后最常发生的并发症，主要是指再植手指发生血管痉挛或血栓形成导致手指血液循环障碍。

1. 动脉危象　一般早期动脉易发生血管痉挛，如果处理不及时可转化为血栓，也可由于清创不彻底或者吻合质量较差直接形成动脉血栓，两者临床症状有时很难区别。发生动脉危象时，再植指苍白、指腹胀力低、皮温低于健指 2～3℃、指端小切口出血很少或不出血等。

2. 静脉危象　因手指静脉平滑肌较少，很少出现长时间痉挛，一般危象为血栓形成。清创不彻底或者吻合质量较差直接是最常见原因，也可因为包扎敷料或体位不当压迫引起。临床表现为：手指呈青紫色，指腹胀力高，指背可出现紫色水疱，皮温亦低于健指 2℃左右，指端小切口出血涌呈暗红色。

3. 血管危象的处理　再植术中发生动脉痉挛，尤其是手术室温度较低，断指缺血时间较长的情况。可采用局部 40℃左右温盐水热敷升温解痉。临床常用药物有罂粟碱、妥拉唑啉、丹参注射液和利多卡因。

罂粟碱在临床上多作为首选血管解痉药物。再植血管危象一般选择针剂,预防用药一般成人剂量为30～60mg,皮下或肌内注射,每6小时1次。再植术中如发现血管损伤迹象或者手指为挤压撕脱性离断,或血管反复出现痉挛,可在吻合端血管外膜周围预防性注射3%罂粟碱注射液,术后发生动脉危象应在半小时内首选3%罂粟碱注射液在吻合口远近端皮下注射,同时静脉给药10～20mg缓慢推入或者肌内注射30mg。妥拉唑啉具有组胺样作用,能直接松弛血管平滑肌,解除动脉痉挛;用量25～50mg,每天1～2次,通常与罂粟碱等交替使用效果更明显。丹参注射液为中药制剂,通常作为辅助和预防用药,尤其是老年患者,以及伴有动脉硬化、高血压等病患者使用。利多卡因为麻醉药物,主要通过臂丛阻滞麻醉用于上肢顽固性血管痉挛的预防和治疗。一般经过局部处理和药物应用几分钟后痉挛即得到解除。如经上述处理1小时内仍无缓解,应立即行手术探查,绝不可延误时机。

抗血栓治疗对血管危象预防疗效肯定,临床上目前多选择安全性较高的低分子量肝素钙或低分子量肝素钠,低分子右旋糖酐也多为一线预防用药。链激酶、尿激酶一般不作为断指再植抗栓溶栓用药。但一旦发生危象应尽快局部或手术处理,抗血栓治疗不作为血管危象的治疗药物推荐,而可用作危象解除后预防和巩固药物使用。

(二)感染

断指再植术后感染发生率较低,王成琪等报道一组6 125例断指再植患者仅18例发生感染。这可能与断指创面组织较少,以及有效清创有关。一旦发生感染会影响再植成活率,或形成慢性骨髓炎较难治愈,严重影响手指功能。因此,再植术中首先要彻底清创,彻底清除远近端污染坏死组织及异物,氯己定泡洗程序可有效杀灭断指表面细菌,术前1小时常规全身应用抗生素,术后建议常规使用2～3天抗生素。对于渗血较多患者要经常更换敷料,尤其是术后前3天需要每天更换敷料。保持局部相对清洁干燥,同时便于观察患指情况,一旦有感染现象,及时应用广谱高效抗生素。

(三)高凝状态和出血倾向

由创伤、手术导致的全身应激反应,或者多手指离断,以及合并有其他部位较严重损伤导致的大量失血血液浓缩,都可引发机体保护性生理反应,通过四肢末端小动脉收缩较少末梢灌注并释放肾上腺素介质,以保证重要脏器循环。导致血小板浓度增高、血液凝固物资增加从而引发高血凝状态。有报道部分患者再植手术后发生高凝血状态或出血倾向而导致再植失败。发生高凝状态者即使经过反复吻合血管,并同时给予抗凝治疗仍多数导致再植指失败。因此,断指患者应常规每天检查血小板计数,出凝血时间检测。如果血小板计数过高,应及时采用低分子量肝素等抗凝疗法。而对于出血倾向者,在不影响患指血液循环情况下,可适当减少低分子右旋糖酐等抗凝药量,必要时输少量新鲜全血等。并时刻注意防止外伤和其他脏器大出血。

(四)断指再植后期并发症

后期并发症主要包括肌腱断裂、粘连、指关节僵硬、感觉功能障碍,以及再植指畸形等。往往需要再次甚至多次手术,方能获得较满意功能。常见的方法有:

1. 肌腱探查松解术　断指再植手术后肌腱粘连发生率较高,术后固定和制动,主被动锻炼不及时是发生粘连的主要原因,伤情和缝合方法不当也是导致肌腱粘连发生主要因素。在拔出内固定恢复关节活动度后即应及时进行主被动肌腱活动,一般需要在医师指导和保护下进行,多数患者通过锻炼可获得较满意功能。经过锻炼仍无法获得理想活动度,检查有明显肌腱粘连症状,一般应在再植术后4～6个月进行肌腱探查粘连松解术,此时骨骼基本愈合或较稳定,肌腱粘连松解后可进行有效强度的功能练习,可获得满意疗效。松解术必须完全彻底,术中牵拉肌腱无阻挡,断端增生瘢痕和线头应一并清除保持肌腱相对光滑。如发现关节囊及侧副韧带挛缩可同时给予松解,术中被动活动达到或接近正常活动度。

2. 肌腱转位和移植术　探查如为肌腱断裂,一般再次原位缝合较为困难,应采用进行肌腱转位术或(自体或异体)肌腱移植术。再植手指肌腱再断裂后瘢痕较重且一般短缩,尤其是近节以远“无人区”部位不宜做肌腱移植,勉强缝合影响功能。一般采用相邻手指指浅屈肌腱近端转位方法与再植手指肌腱远端缝合,恢复屈指动力。在近节离断或掌部肌腱缺损可采取游离肌腱移植方法,通常切取自体掌长肌腱或趾深肌腱移植。异体肌腱和人工肌腱粘连发生率较高,一般不推荐使用。

3．骨骼和关节重建术　断指再植术后出现骨畸形愈合、骨缺损、骨不连和关节损伤情况，应在二期予以重建。根据再植手指皮肤愈合情况，有无炎症及肿胀，被动锻炼达到的活动度等来确定手术时机。一般选择在再植术后4～6个月内进行。

指骨出现成角、旋转等畸形愈合，在不影响功能情况下一般不推荐予以做矫形手术，除非患者强烈要求或者影响功能。手术可采用简单截骨矫形方法纠正畸形，固定方式可选择交叉克氏针或者微型钢板。指骨不连或缺损较少的患者，一般采用短缩修整，重新固定。应选择较为牢固的固定方式，一般推荐微型钢板或者精细的外固定支架。贯穿克氏针在此类患者中应当谨慎使用。缺损较大影响手指外观及功能者，可考虑行游离髂骨块经过塑形后植骨填补空缺。可采用贯穿克氏针或克氏针辅以外固定架联合固定的方法。涉及关节损伤或缺损的，采用带血管第二足趾趾间关节游离移植术重建损伤缺损手指关节，可获得较满意功能。近几年随着人工关节质量和水平的不断发展提高，部分学者相继报道采用人工关节行手指关节重建术，也获得了理想功能。

十一、断指再植术后手功能康复

断指再植手术成功只是通过再植手术使断指成活，但最终目的是恢复手的良好功能和外观。由于肿胀、疼痛、感觉丧失、制动所致关节挛缩、肌腱粘连等因素导致再植指功能优良率远远低于再植成活率。目前，我国断指再植无论数量还是成活率均已达到国际领先水平，从单指到十指完全离断再植成活均在90%以上。然而，断指再植如何通过积极有效的手术和系列康复治疗，最大限度地恢复离断手指功能，是近十年手外科领域研究的重点。

（一）再植手功能分期康复

有人把断指再植的康复分为早、中、后三期，更有学者提出断指“康复一体化”或“康复链”概念。其根本理念就是从手术就开始到术后住院期间乃至出院回家或转到专业康复机构，康复训练一直在持续进行，不同时间阶段进行不同的康复治疗。手术本身就是康复的初始，每一步精准微创的操作，肌腱、神经吻合血管缝合的质量，骨关节的正确处理都是能否后期良好功能的前提条件。

早期康复的任务是减轻肌萎缩和关节挛缩，促进组织康复，保持全身健康。一般术后1周左右为康复医师介入期，主要是康复治疗团队与手术治疗团队对损伤、手术方式、术者要求的了解和沟通，对早期功能评定和功能预期的判断，包括肌腱吻合条件，骨折固定方式，断指以外其他损伤情况和患者的康复需求；适当地对肩、肘关节的摆放指导可以预防肩、肘关节僵硬，心理疏导缓解患者的焦虑抑郁状态，力求患者及家属对治疗方案理解配合。此期无须过多物理治疗措施参与，继续强调摆放肩关节于稍外展位置，放置手部于略高于心脏水平，以利于静脉回流，消除肿胀，可摇高床头至半卧位。术后3～4周软组织基本愈合，患指成活拆线。此期可根据患者有无残余创面、肿胀情况、有无关节僵硬挛缩等，按骨折及神经损伤后早期康复原则进行功能康复治疗。术后6周后，骨折愈合，外固定去除后，可综合骨折、肌腱神经损伤中后期原则进行持续性康复锻炼，手部功能恢复不完善时，为了日常生活能力的尽快恢复，一般在康复医师指导下，在具备条件专业康复科室进行以下有针对性专业训练，包括手指感觉训练、精细动作训练和作业疗法训练等。

（二）手功能训练方法

1．手指感觉训练　可细分为：①触觉训练：反复用适当压力橡胶圆柱体按压患指周围皮肤，然后停止，闭眼体会前后的差异。再着重锻炼移动触觉，眼睛看着以适当力度在患指处滑动，然后停止并体会前后的差别。这两种触觉的恢复运动均2次/d，每次10分钟。②温度感觉训练：用患指分别触摸盛有冷水和温水的两个瓶子，用患指分别触摸两个小瓶，睁眼和闭眼感受两者间的差异。2次/d，每次10分钟。③复合感觉训练：将玻璃弹珠、小木块、红枣、六角螺帽、橡皮、花生、螺钉、砂纸和硬币共9种不同的物件均埋入大米中，测试患者能否正确判断自己所触摸的物件。

2．精细动作训练及作业疗法（occupational therapy）　为恢复离断手指功能有目的、有针对性地从日常生活劳动中选择一些作业进行训练，以提高手指灵活性和实用功能。常用训练内容一般包括以下几点：①日常生活活动能力训练：如穿脱衣服鞋袜、洗漱梳理、进食等；②职业技巧训练：如木工、缝纫、打字、操作电脑等；③家务劳动：清洗、烹饪、打扫卫生、家用电器使用等；④工艺制作：雕刻、刺绣、工艺编织等；⑤文娱活动：演奏、纸牌、棋类、球类运动、书法、绘画等。较完善的作业疗法过程应从功能评价开始，明确手部功能损害性质及范围，以选择适当地修改内容及方法，然后指导患者系统地进行练习。

3. 其他　祖国传统医学康复治疗：以中医基础理论为指导，运用中医心理、中药、针灸、推拿、传统体育运动、饮食、传统物理疗法（水疗、蜡疗等）、娱乐等多种方法，针对病残、伤残诸证的病理特点，进行辨证康复。心理辅导及康复：通过心理学的方法进行睡眠管理、疼痛管理、情绪管理，促进沟通，提升患者的依从性和自信心。

需要强调的是，断指再植术后的锻炼及康复治疗时，由于手术后早期血供可能不稳定，骨骼、肌腱生长尚不牢固，很容易导致医源性损伤和其他并发症。因此，早期锻炼临床医师必须亲自动手辅助患者锻炼，要密切注意患者的术后状况，及时调整选择最佳的训练和康复方法。中后期重点关注患指的正常生活功能，包括手指灵活性、握力、捏力的提升，持久力的增强和功能性触觉的恢复。经过一段时间规范的康复锻炼仍无法改善功能或有明确的肌腱、关节损伤、缺损等无法通过康复训练恢复功能，应果断采用手术方法重建或矫形。

十二、断指再植的功能评价

关于断指再植的功能评价，国内外早期已有一些评定标准。例如，朱满弘（1977）、Jones（1982）、中野和玉井（1983）、陈中伟（1984）等分别提出手功能评价建议和方法。有的内容太烦琐，临床应用非常不便；有些过于简单，评价易出现偏颇。1975 年，美国手外科推荐总主动活动度（total active movement，TAM）系统评定方法，用关节总体活动度测定法评定屈伸肌腱疗效，即远指间关节主动屈曲度数之和作为该手指的总主动活动度；以各关节伸直位作为 0°，过伸部分不计。

$$TAM = F(MP+PIP+DIP) - E(MP+PIP+DIP)$$

总主活动度 = 总关节屈曲度之和 − 各关节伸直受限之和。

评定标准：优，活动范围正常；良，TAM>健侧 75%；可，TAM>健侧 50%；差，TAM<健侧 50%。

1984 年，陈中伟提出断肢再植评定标准按照关节活动度、肌力、感觉功能、恢复工作能力四个方面进行评价（表 6-3）。

表 6-3　陈中伟（1984 年）断肢再植评定标准

等级	关节活动度	肌力	感觉	工作能力
优	原有的 60%	4～5 级	>S3	原工作
良	原有的 40%	3～4 级	S3	轻工作
可	原有的 30%	2～3 级	S2	生活自理
差	< 原有的 30%	0～1 级	S0～1	无实用功能

1989 年，中华医学会手外科学组与《中华外科杂志》共同召开手功能评定标准专题研讨会。一致同意在我国手外科界推广使用国际标准“A 与 B 的复合值 = A+[B×(100−A)]÷100”的复合评定方法。同时制定出我国手功能评定标准应遵循的原则。2000 年，中华医学会手外科学会召开了“上肢功能评定标准专题研讨会”，制定出断肢（指）再植，拇、手指再造，上肢周围神经，肌腱、腕、肘关节等功能评定标准。

顾玉东提出的断指再植功能标准见表 6-4。

表 6-4　顾玉东（2000）断指再植评定标准

评分	运动	感觉	外观	工作能力
4	TAM 正常	>S3	正常	原工作
3	健侧的 75%	S3	较满意	轻工作
2	>健侧的 50%	S2	尚可	有部分功能

注：综合评价，优，13～16 分；良，9～12 分；可，5～8 分；差，4 分以下。

（一）运动功能

用 TAM 系统评定标准（20 分）。

（1）拇指

1）拇指对指（10 分）：可以，10 分；困难，5 分；不能，0 分。

2）拇指关节自主活动度（10 分）：掌指关节 ROM+ 指间关节 ROM= 总 ROM。

总 ROM >90°，10 分；<90°，5 分；强直，0 分。

（2）手指：关节自主活动度（20 分）：掌指关节 + 近位指间关节 + 远位指间关节总屈曲度 − 总欠伸度 = 总 TAM。总 TAM 200° ～<260°，16～20 分；130° ～<190°，11～15 分；100° ～<130°，6～10 分；<100°，0～5 分。

（二）日常生活活动度（20 分）

1. 捡针（指甲捏）。
2. 捡分币（指腹捏）。
3. 写字（三指捏）。
4. 提（提箱柄、壶柄等重物）。
5. 拿大茶缸（握）。
6. 锤钉子（强力握持）。
7. 上螺丝（中央握持）。
8. 系鞋带（综合细动作）。
9. 扣纽扣（综合细动作）
10. 开广口瓶（综合强力握持和精细握持）

完成良好，2 分；

可以完成动作不太好，1 分；

不能完成，0 分。

（三）感觉恢复（20 分）

按照英国医学研究会评定标准（1954）进行评分。

S4：感觉恢复正常，两点分辨觉<6mm，20 分；

S3+：除 S3 外，尚有部分两点分辨觉存在，16 分；

S3：浅痛觉与触觉完全恢复，没有过敏，12 分；

S2：浅感觉与触觉有少许恢复，8 分；

S1：皮肤深痛觉恢复，4 分；

S0：神经管辖区无任何感觉，0 分。

（四）血液循环状态（10 分）

优：皮肤色泽、温度正常，不需特殊保护，10 分；

良：色泽稍差，温度略低，怕冷，8 分；

差：肤色苍白或发绀，明显发凉，特别怕冷，4 分；

劣：肤色灰暗或发绀，冷天不敢外露，2 分。

（五）外观（20 分）

优：再植指没有旋转、非功能成角畸形、外形丰满，短缩<1cm，无明显功能影响，20 分；

良：再植指轻度旋转、非功能成角畸形、轻度萎缩，短缩<1.5cm，无明显功能影响，16 分；

差：旋转、成角畸形影响功能、有萎缩，短缩不超过 2cm，8 分；

劣：畸形明显，短缩超过 2cm，严重影响功能及外观，4 分。

S1，皮肤深痛觉恢复；S0，神经管辖区无任何感觉。

（六）恢复工作情况（10 分）

优：恢复原工作，10 分；

良：参加轻工作，7 分；

差：不能工作但能自理生活，3 分；

劣：不能工作生活也不能自理，0 分。

根据以上六项评分，等级分值：优 80～100 分，良 60～79 分，差 40～59 分，劣<40 分。多指离断时，对于关节活动各指各个关节独立检查，然后相加，除以指数，取其平均值。

第三节　断掌再植

手的局部解剖及血供情况在断指再植一节已专门讨论，同样适用于断掌再植。但手掌部解剖结构较之手指更为复杂，手掌离断伤的形态也千变万化，因而断掌再植不同于断肢或断指，手术过程较为困难，在临床实际应用中需更加精细和准确的解剖定位和分型作为基础。张绍祥等于 1989 年提出：把手掌部动脉血供分为 3 个区段 7 个横断面，而后对其配布形态及供养范围进行研究；在此基础上，又进一步将手掌从矢状及横状两个面各分成 8 个断面 64 个等面积的正方形小区；利用计算机对每个小区的动脉网络进行三维显示及形态构筑分析，以此可模拟出手掌任意部位与方向离断后，断面远、近两侧的血管形态及断处血管支的出现率、位置和管径等有关参数。为断掌再植提供了解剖依据。

手掌部离断伤的发生率较断指低，但复杂性和严重程度却明显增加。陈中伟 1963 年报告第一例断腕成功后，Heyer（1967）、哈尔滨医科大学（1977）、中国人民解放军第八十九医院（1978）等相继报道断掌再植成功。经过几代人的不断努力和探索，断掌再植技术水平和成功率都有了很大提高和进步。中国人民解放军第八十九医院 1978—2018 年已行断掌再植 1 050 余例，成功率达 95.8%。由于手掌比手指的解剖结构更为复杂、离断形态多变、创伤相对严重及再植技术要求较高等特点，国内外的相关研究也日益广泛和深入。为了便于总结临床经验，进一步提高成活率及改善术后功能，许多学者都对断掌的分类分型做了大量的工作，并提出了各自的分类分型方法。

一、断掌分型

（一）按掌部动脉解剖位置分型，将断掌分为四型

Ⅰ型：掌近部离断，即掌深动脉弓以近的离断，也称弓上部离断。

Ⅱ型：掌中部离断，即掌深动脉弓与掌浅弓之间的离断，也称弓部离断。

Ⅲ型：掌远部离断，即掌浅动脉弓以远的离断。

Ⅳ型：混合型离断，指断面斜形或较复杂，分别涉及以上两种或三种类型。

（二）以掌部解剖为基础分型，将断掌分为五型

Ⅰ型：掌前部离断，指掌指关节以远的指根部离断。

Ⅱ型：掌中部离断，离断部分在掌骨，多位于掌指关节以近，故掌心及掌浅动脉弓常被破坏，正中神经和尺神经已分成数支指总神经及肌支，伤后修复比较困难。

Ⅲ型：掌根部离断，离断平面在腕掌关节部位，此处腕管结构集中，尺、桡动脉为动脉干口径较粗，神经亦相对集中，易于修复，但术后容易发生粘连。

Ⅳ型：混合型断掌，离断平面不规则或为斜形，较以上几型复杂，再植与否需根据伤情不同解剖断面灵活掌握。

Ⅴ型：毁损型断掌，损伤广泛严重，断掌伴有大面积组织缺损，腕掌骨粉碎性骨折或脱位并缺损，血管损伤广泛难以修复，无法原位再植，可采取移位再植法。根据伤情，可将离断的远侧段移植于掌部、腕部或前臂远端再植，也可恢复手的一定的功能。

（三）按断掌形状分型

1. 横形断掌　在断掌范围内的横向或稍有倾斜的断掌。

2. 斜形断掌　断面有较大倾斜（一般超过 20°）并跨越 2 个或 3 个以上区域。

3. 纵劈形断掌　指从手掌的两掌骨之间纵向劈开的断掌，其断面不仅涉及手掌的远、中、近 3 个区

域，而且常伤及前臂，神经、血管的主要断面在前臂。

4. 圆圈形断掌　这种离断断面呈环形，常涉及手掌的各部，而且骨骼、血管、神经、肌腱等有 2 处断面，再植时须将两个断面同时修复，即“镶嵌”式再植术，难度较大。

5. 掌部毁损性离断　指严重的冲压或挤压造成离断的手掌部分或完全毁损，断掌无法再植，但尚存较完整的手指，可行异位再植。

临床也可采用综合分型法，将以上几种分型法综合成一个类型，较为简单实用。例如，掌前部横行完全离断(掌指部断掌)；腕掌部斜行不全离断，掌中部毁损性离断等。断掌分型示意图见图 6-27。

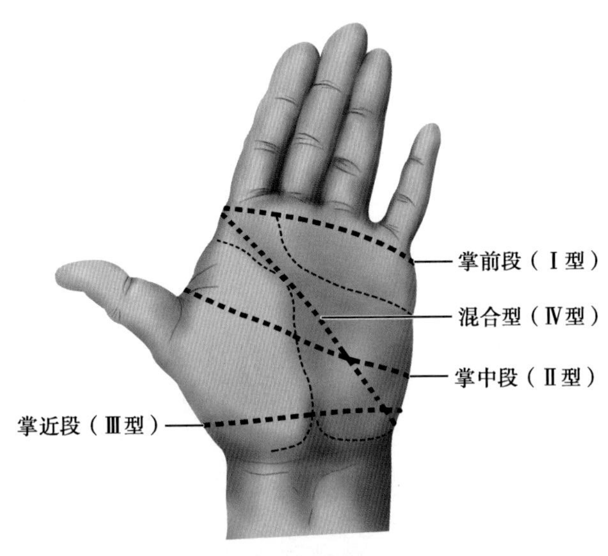

图 6-27　断掌分型

二、断掌再植手术方法

断掌再植的适应证、术前和术后准备及处理基本同断指再植，在此不再重复。断掌再植步骤及顺序也大致与断指再植相同，但每一步的具体操作和解剖结构较断指再植更为复杂和困难，简要分述如下。

(一) 断掌再植清创术

断掌再植术的清创和断指再植一样，彻底清创是再植成功的先决条件。由于手掌结构复杂，损伤往往较断指严重。故清创时一定要比断指花费更多的时间，必须熟悉该断面的解剖结构和组织层次。根据损伤原因、性质和程度，软组织形态与颜色等综合判断。除了刷洗、泡洗和术野消毒外，创面损伤组织的清除，是非常重要的环节，应认真细致地有步骤、有层次地进行。一般从断端的一点(近或远端)开始，环行切除皮缘 0.5～1.0cm，然后由浅到深逐层切除污染与无生机的组织。进一步处理皮下筋膜组织及脂肪层、神经、血管肌肉、肌腱、骨与关节，将其断面切除一层。在切割性损伤和创缘较整洁的断端，皮缘清创可只切除 0.1～0.2cm。但于对深部组织，尤其是血管神经组织清创时，因掌部血管神经的方向走行复杂，应先确定血管神经在该部位的位置和走向，最好做上标志，以便清创时应予避开和保护。待创面清创完成之后，再在显微镜下再进行精细清创。掌骨的清创应根据其损伤程度、皮肤软组织的缺损情况、血管及神经的长度等几方面因素来决定其保留的长度，原则上掌骨缩短要略大于皮肤软组织 1cm 左右。掌部的肌肉及脂肪结缔组织应严格清创，根据损伤情况，污染、失活组织可以多切除一些。对于离断的肌腱应逐一找出两断端，用锐剪修剪齐后，分别采用双针腱内缝合法缝合肌腱。如怀疑近端肌腱有抽脱或回缩，断面找不到肌腱，应纵向延长切口或从前臂另行切口探查寻找。

两断面清剪完毕后，再用 1∶2 000 的氯己定液泡洗 3～5 分钟，不建议用稀聚维酮碘水浸泡，污染严重者可加用过氧化氢溶液冲洗，进一步杀灭创面细菌，从而获得相对清洁、整齐的创面。

(二) 骨关节固定

在两断端彻底清创后，应先行骨关节固定。固定前应充分估计血管神经肌腱的长度及皮肤的覆盖范围，如有两种以上结构短缺，尤其是皮肤覆盖创面困难时，应将掌骨继续短缩；当单一结构短缺时，如有条件应保留掌骨长度，采用自体组织移植修复缺损组织或留待二期处理。掌指关节应尽量保留完整，否则将影响手的捏握与持物功能并有碍美观。拇指的腕掌关节是其主要功能关节，清创时亦应尽量不破坏其完整性，以利恢复拇指的功能活动范围。

固定方式可根据情况、个人习惯、断掌类型，以及伤情来选择，目前临床较常用的方法有克氏针贯穿法、交叉固定法、微型钢板螺丝钉固定法、微型外固定支架、钢丝固定法等。无论选择哪种方法，都应遵循省时简便，固定牢固，破坏性小，对功能影响小的原则。过分复杂的固定会耗费术者过多的精力和时间，从而影响后续重要和精细结构的修复。笔者经过多年临床实践，将上述几种方法做了比较，以克氏针贯穿固定法较为简便快捷实用，且无明显功能影响。

断掌固定应将每一离断掌骨对合固定；克氏针近端应穿入腕骨至桡腕关节，远端从掌骨头或近节指骨背侧穿出；对腕掌部的骨折，应在背伸 20°～30°、拇指外展位固定，用克氏针分别贯穿第 1～5 掌骨至桡腕关节（图 6-28）。

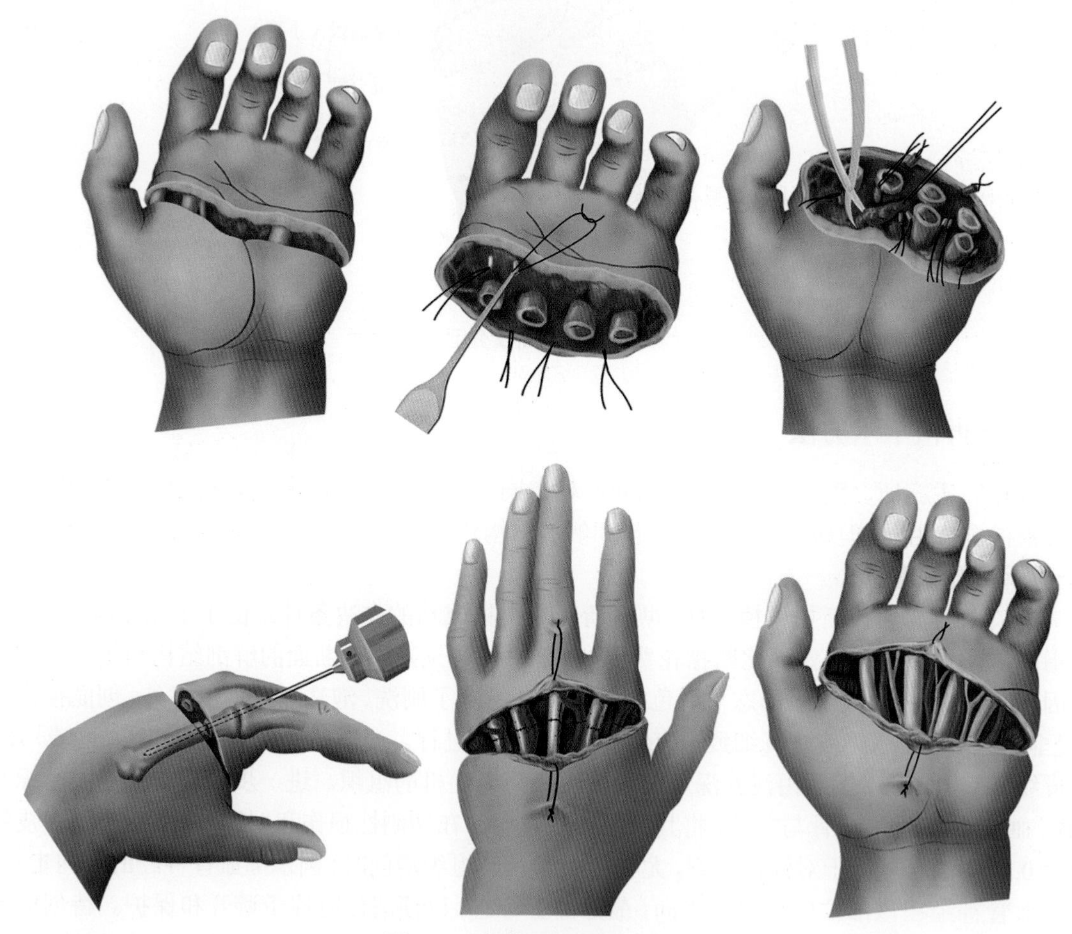

图 6-28 断掌再植手术示意图

（三）吻合血管

根据断掌部位、类型、损伤程度等选择修复血管的方法。

1. 掌近段离断再植 动脉可吻合掌深弓或掌浅弓，这些血管口径比较粗，吻合比较容易，但由于血管不在直线寻找较为困难。

2. 掌远段离断再植 掌内血管呈多种类型，血管弓不完整或成树枝状。如浅弓破坏，近端只有 2 个断端，而远侧有多根指总动脉甚至指固有动脉的断口。需要在术中根据具体情况灵活地搭配组合。按其血管分布及其口径进行吻合。如果吻合桡动脉分支，拇指和示指血供恢复较好；如果吻合尺动脉，可恢复中、环、小指血供。吻合指总动脉可供养相邻两指，吻合指动脉通过指蹼内丰富的侧支循环，亦能供应相邻两指。在断指再植过程中，我们提倡，只要血管条件较好，应尽量多吻合血管，以保持充足的血供。

在不同平面的断掌，两断端血管的口径常不一致，有的相差较大，遇此情况应将口径小的一端剪成斜面，相对扩大口径，采用三或四定点褥式缝合，以使较小端口径进一步扩大，并使内膜外翻，针距边距保持均匀一致。吻合血管的针数也应根据血管口径的大小决定。如果采用 9-0～10-0 连针尼龙线，对腕掌部尺桡动脉吻合 12～16 针；指总动脉间，指总动脉与指动脉吻合，可采用 10-0 或 11-0 针线缝合 8～10 针。静脉吻合的针数可少些，针、边距可稍大点，一般缝合 6～8 针即可。

掌腕部或掌中部的离断，通血后应检查拇指血供情况，若拇指血供不足，应探查并吻合拇指动脉。

手的静脉是由深静脉回流到浅静脉，断掌再植只要吻合手背静脉就能保证足够的静脉回流，然而能吻合的深静脉，还是应当尽量吻合，以保持血流平衡。

关于动静脉吻合的数量。不论是动脉还是静脉只要有条件具备应尽量进行吻合，尽可能重建复原充足血运以利手功能恢复。

（四）神经缝合

断掌再植过程中神经应当争取一期修复，手内的感觉及运动神经支，应争取全部缝合。在掌中段，应重点缝合正中神经鱼际回返支及各指总或指固有神经；尺神经分支处损伤时，可根据神经束的形态、外膜血管的走向，以及断端自然位置等，可将近侧神经干束分开，并按运动束和感觉束相应的位置分别与远端的支作束组膜缝合，神经有缺损可作束间移植。

（五）肌腱修复

断掌再植时也应争取一期修复肌腱，以便于早期进行功能练习。拇指伸屈长肌腱一期缝合。对于手指，其伸指肌腱在吻合手背静脉之前缝合，而指屈肌腱，根据离断的部位采取不同的修复方法，例如在指近节离断，可切除远侧指浅屈肌腱，以近端指浅屈肌腱或指深屈肌腱与远端指深屈肌腱缝合；在掌腕部离断，应同时切除腕横韧带。在掌指部断裂，还须切除部分纤维鞘管，预防粘连。只要肌腱对合严密，缝合得光滑，即使在掌指部鞘管内或鞘管附近的断腱一期缝合仍可获得良好效果。

断掌再植后，由于瘢痕形成，组织粘连，常需要二期手术松解术，此时组织的解剖和辨识较困难，易误伤血管神经，因此屈肌腱亦应争取一期修复为宜，早期进行锻炼防止或减轻粘连。少数病例需要松解手术时，应当特别细致柔和地操作，钝性、锐性结合仔细解剖分离，使用肌腱剥离子时应特别小心，防止误伤血管（图 6-29，图 6-30）。

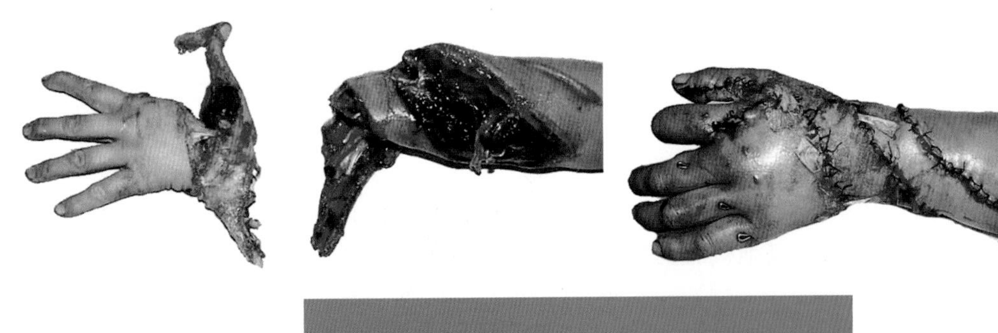

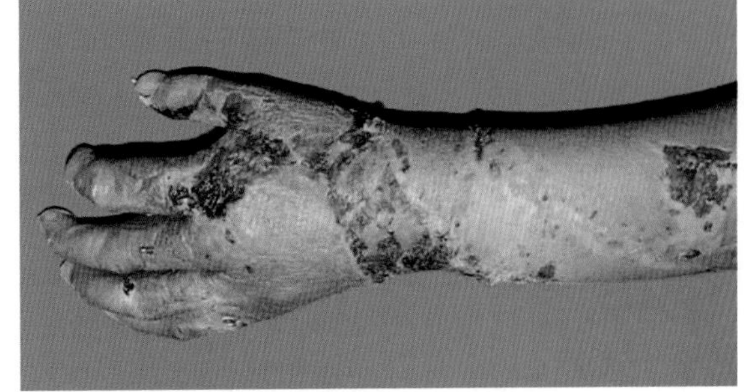

图 6-29 断掌再植术前、术后照片（一）

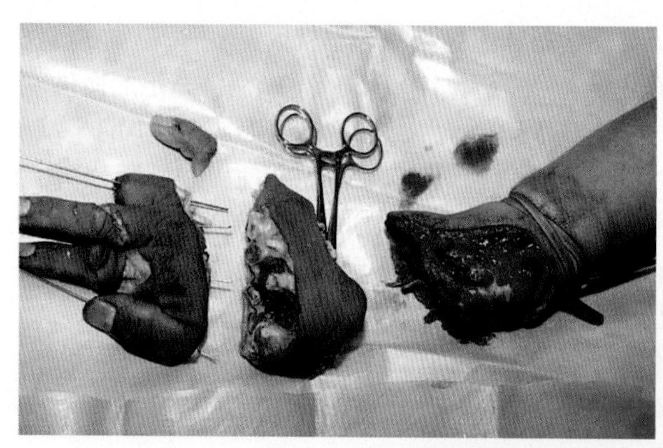

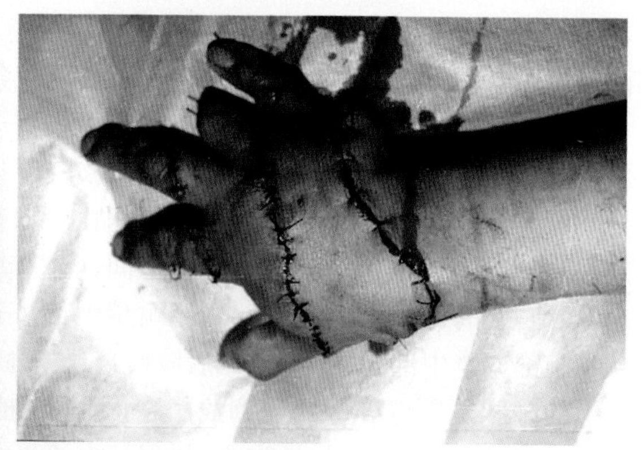

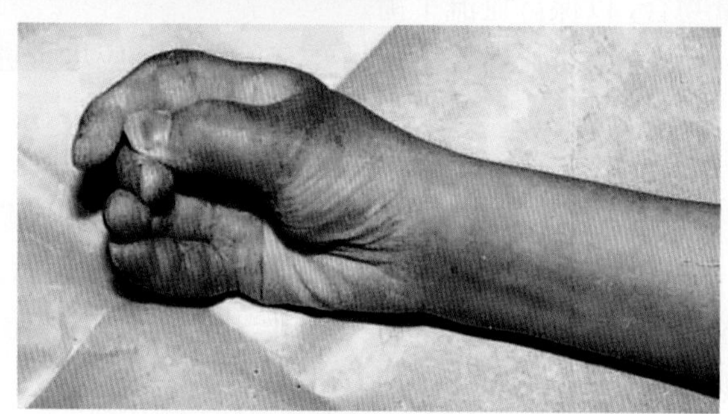

图6-30 断掌再植术前、术后照片(二)

(六)皮肤覆盖

断掌再植时一期封闭创面最为重要，为此适当地缩短骨骼，争取无张力下缝合皮肤可有效保护深部组织，降低感染、坏死发生，也为晚期修复创造了条件。若清创后皮肤缺损太大，应采用游离植皮及皮瓣转移等方法及时覆盖，封闭创面。

三、断掌再植后的观察和处理

断掌再植手术的完成只成功一半，手术后的观察和并发症处理亦是重要环节。断掌再植手术耗时长，手术后患者除本身创伤因素外，出血、疼痛、紧张及止血带反应等均可引起全身情况变化、患指的术后变化更时常发生，因此，必须熟悉掌握断掌再植术后观察和处理要点。

(一)抗生素的应用

断掌再植术后常规应用抗生素预防感染。预防性的用药，首选安全有效的青霉素族和二代头孢，损伤严重或者污染较重的患者、断掌保存不当、再植通血时间较长等感染发生率较大时，可采用广谱有效的抗生素或联合应用。

(二)抗凝药和解痉药的应用

断掌再植术后常规应用解痉抗凝剂，主要是采用罂粟碱 30mg，肌内注射，每 6 小时 1 次；妥拉苏林 25mg，肌内注射，每 8 小时 1 次。其他抗凝药物包括低分子量肝素钙、低分子量肝素钠、低分子右旋糖酐等。一般应用一周左右停药。

(三)观察血液循环

断掌再植术后血液循环的观察非常重要，再植术后血液循环危象发生率较高，及时观察和处理是挽救断指的重要环节。尤其是再植术后的前 3 天，应当每小时观测患指血液循环情况，主要观察项目是远端手指的颜色、温度、毛细血管压迫试验和指端小切口出血情况等。再植指红润、皮温与健指相同或不低于 2℃、毛细血管压迫试验在正常时间内和小切口出血较多且鲜红，表明血液循环良好。如果手指色苍白或青紫，皮温低于健指 3℃，小切口不出血或出血暗红等，应考虑血液循环出现问题，即刻查明是动脉供血不足，还是静脉回流障碍，不论何种原因均应及时处理。血管痉挛还是栓塞临床很难鉴别，当发现血液循环危象时，先按痉挛处理，即肌内注射罂粟碱 30mg、妥拉苏林 25mg，或静脉滴注罂粟碱 30mg，部分专家不主张局部注射罂粟碱，观察1小时仍无改善，应立即手术探查，不可延误时机。

(四) 更换敷料

断掌再植术后1周内，最好每天更换敷料，以便及时观察患指有无肿胀、血肿、感染，以及血痂或干纱布压迫等。内层为血痂粘住的纱布不可强行撕揭。应先用温热的1:2 000氯己定浸泡患指2～3分钟，待纱布湿透变得松而软容易揭下，观察伤指无异常时即可用温热的1:2 000氯己定液擦洗后用无菌敷料包扎。不宜用冷的乙醇、碘酊及生理盐水擦洗，以防因寒冷引起血管痉挛。

断掌再植手术主要并发症与断指再植相近。

四、断掌再植术后的再手术

断掌再植术后常由于伤情严重、清创后组织缺失、肌腱粘连、术后固定制动、缺乏正确和连续的锻炼等因素，导致术后功能受限。加上再植后的皮肤瘢痕、神经感觉异常及外观不足等，常常需要进行二期重建修复以及矫形美容手术方能达到满意的功能和外观。常见的术式有：

(一) 肌腱粘连松解术

由于创伤和手术，手术后肌腱粘连时常发生，一般应在再植术后2～3个月进行肌腱粘连松解术，此时骨骼基本愈合或较稳定，肌腱粘连松解术后应立即进行功能锻炼，防止再粘连。

(二) 肌腱移植术

部分患者限于当时的条件肌腱未能修复，需要在再植术后2～3个月进行肌腱移植术，可切取掌长肌腱或趾深肌腱移植。患者也可采用人工肌腱、异体肌腱，但文献报道术后效果低于自体肌腱。

(三) 骨骼和关节手术

如果有骨缺损、骨不连和关节损伤需要进行手术者，可在再植术后4～6个月内进行，可选择人工关节置换，尤其是掌指关节尽量不做关节融合。

(四) 瘢痕松解及美容手术

尤其在复杂断掌皮肤损伤范围广或条件较差，或者合并感染等情况，再植成活后也会遗留较大瘢痕和挛缩，既影响手的功能也会导致难看的外观。一般采用瘢痕切除、Z成形、皮瓣移植等手术予以矫形美容，恢复良好的外形。

断掌再植的功能练习包括利用支具锻炼再造示指功能、握皮球练习手内肌肌力、健手固定再造拇指掌指关节屈伸、指间关节练习等(图6-31)；功能评价参阅断指再植。

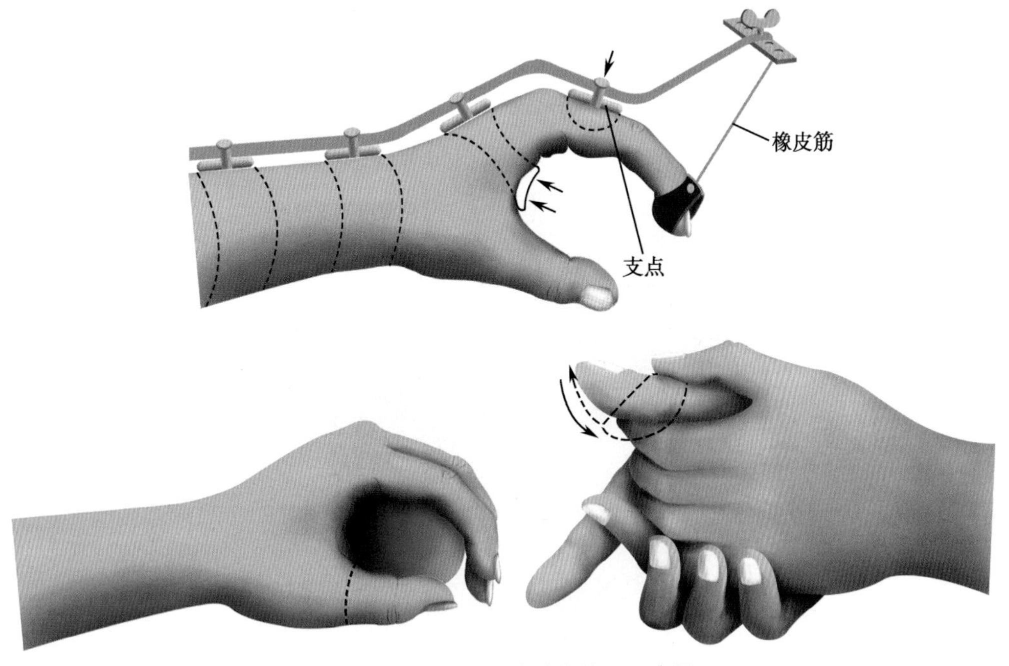

图6-31 断掌再植的功能练习示意图

第四节 断 肢 再 植

一、四肢的应用解剖

断肢再植手术是对骨骼、肌肉、神经和血管等多种组织的综合修复，在清创和修复过程中必须熟悉四肢不同平面的解剖结构及其相互关系。现将肢体主要平面断面解剖做简要介绍。

(一) 上臂上部断面结构

在臂的上 1/3 段，肱骨接近圆形，在大结节嵴和小结节嵴和结节间沟底部，分别有胸大肌、大圆肌和背阔肌附着，其间夹有肱二头肌的两个头和喙肱肌。附于肱骨外侧的是丰满的三角肌。后方附着肱三头肌。主要的血管神经束位于内侧部。若首先找到容易辨别的肱动脉，可以此为核心确定其他重要结构。与肱动脉完全贴靠在一起的是两条伴行静脉。三条上肢的主要神经干围绕在肱血管周围；前方为正中神经，后方为桡神经，内侧为尺神经。肌皮神经已贴近肱二头肌，开始分散。上肢的另一条静脉回流的主渠道是头静脉，位于前方的胸大肌与三角肌之间的浅沟内(图 6-32)。

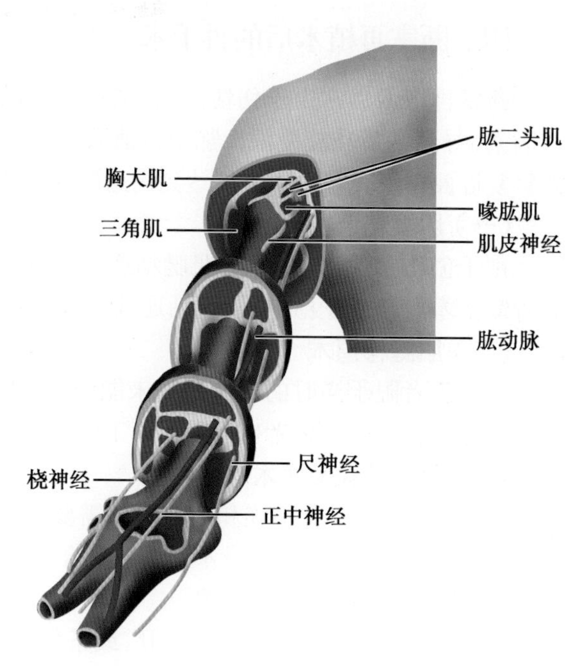

图 6-32 上臂断面示意图

(二) 上臂中部断面结构

在臂中 1/3 段，肱骨为圆柱状，骨密质较厚实。在三角肌粗隆处，有强大的三角肌附着。肱骨前方有肱肌附着，浅层有肱二头肌腹；后方有肱三头肌附着。在这一段，主要血管神经干分别列居内侧和外侧。内侧的这一组血管神经束较为重要，首先也是先辨认肱血管束，一般仍是一条动脉与两条伴行静脉。靠近最内侧的浅层，还有一条管径粗大的贵要静脉。在肱血管束前方有正中神经，内侧有尺神经。肌皮神经已分散，夹在肱二头肌与肱肌之间尚可找到延续为前臂外侧皮神经的主干。外侧的一组血管神经束较细小，有桡神经和肱深血管，夹在肱肌与肱三头肌之间。在外侧浅层，在肱二头肌与肱肌之间有头静脉通过(图 6-33)。

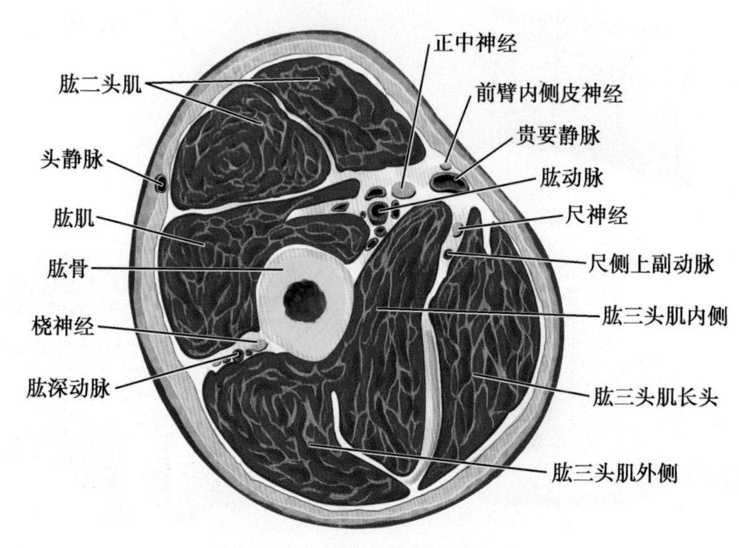

图 6-33 上臂中部横断面示意图

(三)上臂下部断面结构

在臂下1/3段,肱骨呈三角形。后方有肱三头肌附着,前方有肱肌附着。主要的血管神经束在内侧。在肱动脉和两条伴行静脉构成的血管束前方有正中神经干。尺神经已逐步转向内后方。内侧皮下有管径粗大的贵要静脉。与此静脉伴行的有前臂内侧皮神经。在肱肌的前方有肱二头肌,此两肌之间有肌皮神经的终末支-前臂外侧皮神经。在肱肌的外侧有肱桡肌,此两肌之间有桡神经,与桡神经伴行的有肱深动脉与桡返动脉之间的吻合血管。皮下浅层有头静脉通过。

(四)前臂上部断面结构

前臂上部桡骨与尺骨之间有骨间膜;深筋膜与尺骨后缘、桡骨外侧缘之间有肌间隔,骨间膜和肌间隔将前臂分隔为两个区格。本段的主要血管神经束有两个。桡血管神经束在前区格外侧,桡动脉有两条伴行静脉,位于肱桡肌与旋前圆肌之间;桡神经浅支位于桡血管束的外侧,两者间有一定的距离,并不是紧相靠在一起。尺血管神经束在前区格的内侧,尺动脉和两条伴行静脉位于旋前圆肌的深面,尺神经居尺侧腕屈肌与指深屈肌之间。尺血管与尺神经之间距离较远。在前区格的皮下浅层中,桡侧有前臂头静脉,尺侧有前臂贵要静脉,但后者常较分散、成为数支。与头静脉伴行的有前臂外侧皮神经,与贵要静脉伴行的有前臂内侧皮神经。在骨间膜前方有骨间前血管。

在前臂上部的前区格内,各个肌肉尚未完全分开,主要构成来自肱骨内髁的屈肌总腱,已能分辨的是以旋前圆肌为主的前方肌块,内侧有尺侧腕屈肌和附着于尺骨前方的指深屈肌。在后区格内,较清楚可识的是附着于桡骨的旋后肌和后方的指伸肌。

在前臂上部后区格内的血管和神经均较细小。在旋后肌与指伸总肌间可找到桡神经深支。紧靠骨间膜后方,可以找到骨间背侧血管。在皮下浅层,可以找到来自桡神经的前臂后皮神经(图6-34)。

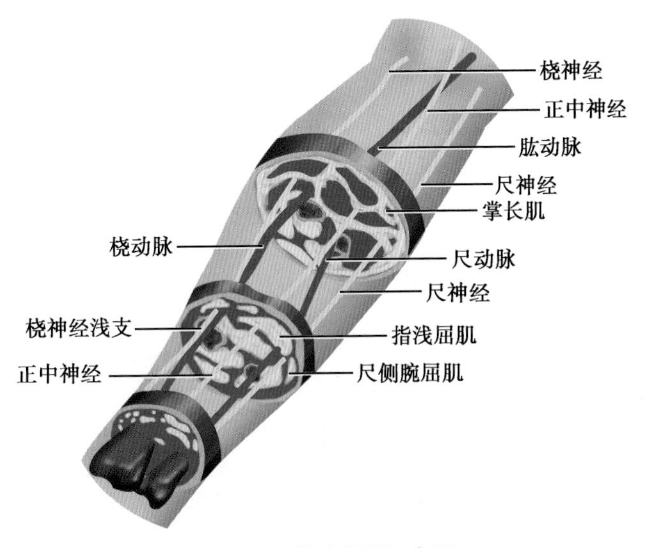

图6-34 前臂断面示意图

(五)前臂中部断面结构

这一段的结构较典型,桡、尺骨间膜和内外侧肌间隔分隔得比较清晰。在前区格内肌肉可概略地分为三层:浅层有5块浅屈肌,由外而内是肱桡肌、旋前圆肌、桡侧腕屈肌、掌长肌和尺侧腕屈肌;中层为指浅屈肌,深层为拇长屈肌和指深屈肌。主要血管神经束有三束:外侧的桡血管神经束位居肱桡肌深面,包含有一条桡动脉、两条伴行静脉和桡神经浅支,血管与神经紧靠在一起;内侧的尺血管神经束,位于深面的为指深屈肌,位于前部浅面的为指浅屈肌;中间的正中神经位于指浅屈肌与指深屈肌之间。骨间前神经和血管位于骨间膜前方。

在后区格内,肌肉可分为两层:浅层由外而内有桡侧腕长伸肌、桡侧腕短伸肌、指伸肌、小指伸肌和尺侧腕伸肌;深层有拇长展肌、拇长伸肌和示指伸肌。血管神经束较细小,骨间后血管和神经位居浅、深两层伸肌之间。在前臂中部,在皮肤和皮下组织中较粗大的血管和皮神经有:桡侧的头静脉和与其伴行的前臂外侧皮神经，尺侧的贵要静脉及与其伴行的前臂内侧皮神经；后方有前臂后皮神经(图 6-35)。

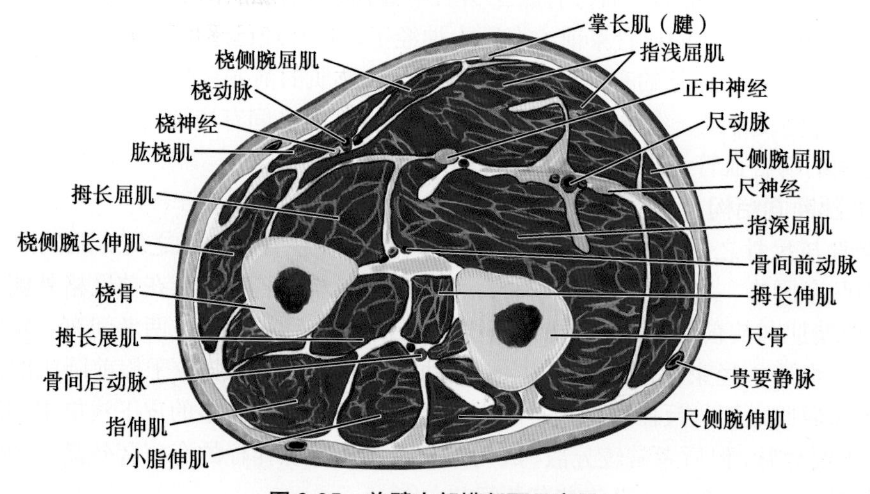

图 6-35 前臂中部横断面示意图

(六) 前臂下部断面结构

在前臂下部，围绕桡、尺两骨的主要为肌腱。只有骨间膜前方，附于两骨的旋前方肌全为肌质。在前区格内，肌腱有：桡侧腕屈肌腱、拇长屈肌腱、掌长肌腱、尺侧腕屈腱；两个指屈肌腱分散成数个腱条，一般至示指的肌腱先分开。指浅屈肌腱的 4 个腱条排列，通常是至示指和小指的肌腱在前方、至中指和环指的肌腱在后方，手术可以牵动每一条肌腱，即可见到相应的手指有屈曲运动。在后区格内，肌腱有：拇长展肌腱、拇短伸肌腱、桡侧腕长伸肌腱、桡侧腕短伸肌腱、拇长伸肌腱、示指伸肌腱、指伸肌腱、小指伸肌腱和尺侧腕伸肌腱等 9 条肌腱。

在这一段的血管和神经的位置均较表浅。在靠近桡侧部的皮下有头静脉和桡浅神经；在深筋膜下则有桡动脉干及其两条伴行静脉。在掌侧的中部，紧靠掌长肌腱深面有正中神经干，在尺侧部，主要的血管神经束为尺神经和尺血管(一条动脉，两条伴行静脉)(图 6-36)。

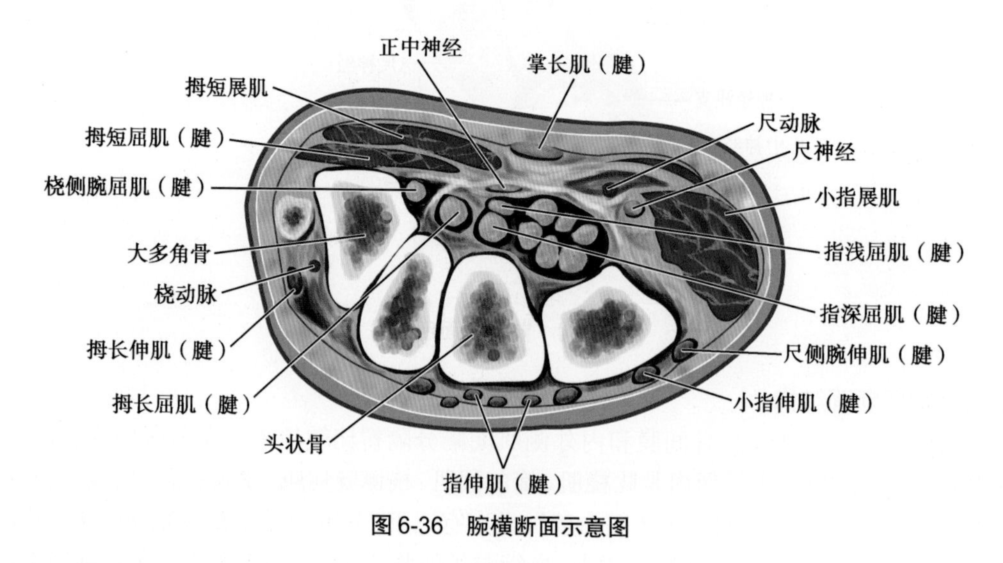

图 6-36 腕横断面示意图

(七) 股上部断面结构

在股上 1/3，若离断面较高，经过股三角区时，股骨适对大、小转子处，骨骼粗大而不规则，主要为松质骨；若离断面略低，接近于内收肌管处，股骨呈圆形，密质骨厚实。在股上部，肌肉分为三群：后群为臀大肌和股后肌群(股二头肌长头与半腱肌尚融合，半膜肌腱膜部)；内侧群为内收肌群(可分为大收肌、长收肌和股薄肌)；前群在低位处是股前肌群(股四头肌和缝匠肌，在高位处尚有髂腰肌)。

主要的血管和神经有两处：①股神经和股血管，在股三角部离断时，它们位居髂腰肌与股收肌群之间；在内收肌管上部离断时，股动、静脉及隐神经位居前肌群与收肌群之间，在长收肌的深面则有股深动、静脉及其分支。②坐骨神经，在臀大肌和股后肌群的深面，可见到粗大的坐骨神经。

在股上部皮下，前内侧处有粗大的大隐静脉通过；股后上方有股后皮神经。

（八）股中部断面结构

股中部股骨呈圆形，密质骨特别厚实，中为骨髓腔。此处深筋膜发出三个清晰的肌间隔，向深面集中附着于股骨粗线，将股部明显地分为三个肌群：前肌群、后肌群和内收肌群。其中前肌群所占的面积最大；内收肌群已比上部缩小，仅见三个长肌（长收肌、大收肌和股薄肌）；后肌群较细小，可见到股二头肌的两个头、半腱肌和半膜肌。

此段主要的血管和神经有 3 处：①股动脉、股静脉和隐神经，居前肌群与内收肌群之间，恰在缝匠肌深面；②股深动脉和股深静脉位置较深，亦在长收肌的深面；③坐骨神经位居后肌群与内收肌群之间，在半腱肌、半膜肌和股二头肌长头深面。

在股中部的浅层结构中，主要有粗大的大隐静脉通过，位居前内侧区的皮下（图 6-37）。

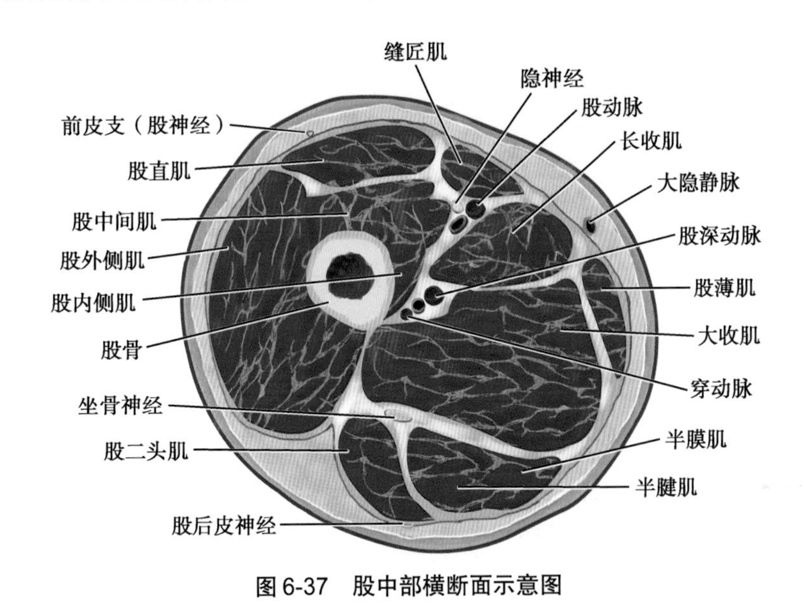

图 6-37 股中部横断面示意图

（九）股下部断面结构

在股下部，股骨呈三角形，体积粗于中部，密质骨深面的松质骨比例增加。前肌群所占面积继续增大。收肌群所占面积急剧缩小。仅见股薄肌和大收肌腱性；后肌群中半腱肌已呈腱性，半膜肌的肌性部较粗大。

主要的血管和神经有两处：①股血管和隐神经在内收肌管中，此处股动脉发生较大的分支 - 膝降动脉；②在后群肌之间有坐骨神经。

浅层结构中的大隐静脉，在股下部的位置已经移至内侧区。

（十）小腿断面结构

小腿部主要的负重骨是胫骨，在横断面上，从上至下由三角形逐步过渡为四方形，中部的骨密质坚厚，两端则松质骨较多。胫骨的前嵴和内侧面直接位于皮下，血供较差。腓骨四周有较多的肌肉附着。胫、腓骨之间有坚韧的小腿骨间膜相连。由小腿深筋膜在腓侧发出小腿前肌间隔和小腿后肌间隔，分别附着于腓骨前缘和后缘。从而构成小腿前、外、后三个骨筋膜鞘，分别包绕小腿前肌群、外侧肌群和后肌群。

小腿中部断面是有代表性的典型断面。在前骨筋膜鞘中，附着于胫骨的是胫骨前肌，附着于腓骨的是腓骨长肌和腓骨短肌，介于上述两肌之间有趾长伸肌（浅层）、踇长伸肌（深层）。主要血管神经束是由一条胫前动脉，两条伴行静脉和一条腓深神经组成，位于骨间膜的前方。

在骨后筋膜鞘中，粗大的小腿后肌群可分为深、浅两层。深层有三块肌：附着于胫、腓两骨和骨间膜后方的是胫骨后肌，附着于胫骨的有趾长屈肌。附于腓骨的有跗长屈肌。浅层有粗壮的比目鱼肌和腓肠肌。骨后筋膜鞘中有两个主要血管束，均在深、浅两层肌肉之间，靠近胫侧的是一条胫后动脉。两条伴行静脉和一条胫后神经；靠近腓侧的是一条腓动脉和两条伴行静脉。

在外侧骨筋膜鞘中有腓骨长肌和腓骨短肌，其间有腓浅神经穿过。在小腿部的浅层有两组浅静脉和皮神经：在内侧有大隐静脉和隐神经；在后方有小隐静脉和腓肠神经。在小腿中上部，腓肠神经尚未合成以前，与小隐静脉伴行的是腓肠内侧皮神经，在小隐静脉的外侧是腓肠外侧皮神经（图 6-38）。

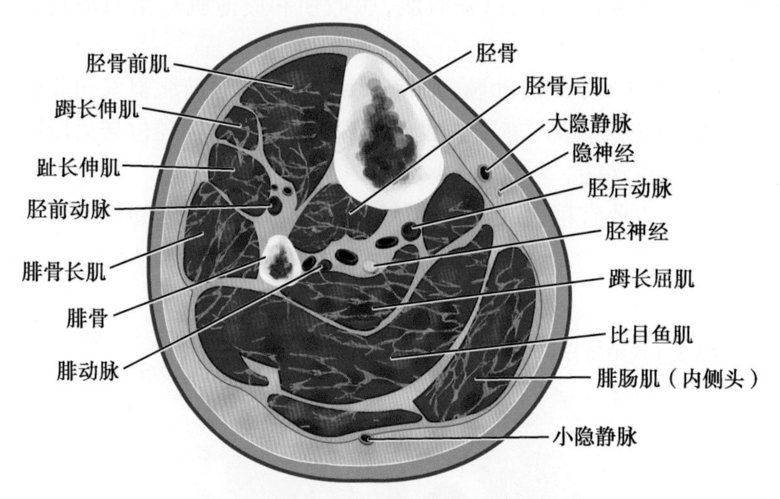

图 6-38 小腿中部横断面示意图

二、肢体离断的分类

肢体离断主要是由机械损伤引起。在战争时期，枪伤、爆炸伤也是肢体离断的一个原因。在和平时期，由于误击、爆炸、交通事故等，也可使肢体发生不同程度的离断。由于致伤因素不同，病例的伤情各有特征，在治疗方法上也有所不同。根据创伤的性质进行分类，大致可分为以下类型。

（一）根据创伤的因素分类

1. 切割性离断 由锐器所造成，如刀伤、切纸机、铣床、铡刀等。这类损伤大都是上肢离断，伤断面较整齐，是再植条件较好的病例。

2. 碾轧性离断 这类损伤多由火车轮、汽车轮或机器齿轮等钝器所致。这类损伤可发生于上肢、下肢，所有组织虽在同一平面上离断，但截断处的骨骼多系粉碎性骨折，神经、血管等重要组织损伤严重，再植有一定的难度，需要将毁损部分进行一定的缩短。

3. 挤压性离断 这类损伤由笨重的机器、石块、铁板或由搅拌机及重物挤压所致，在上肢与下肢均可发生。离断平面不规则，组织损伤严重。常有大量异物挤入断面与组织间隙中，不易清除净，清创时必须将毁损部分，进行缩短。

4. 撕裂性离断 这是因肢体被连续高速转动的机器轴、皮带、滚筒（如车床、脱粒机）、风扇或电动机转轴旋转离断。一般以上肢较为常见，再植难度很大，肢体不但要缩短，而且还必须将血管、神经等重要的组织向两断端解剖分离一定的长度，方能达到正常部位，才能进合吻合。

此外，高温滚筒引起的肢体离断，由于肢体断成若干碎块，离断肢体的远侧段失去完整性，肢体残缺不齐，或由于高热而致组织蛋白质凝固，在上述情况下不易进行再植。

5. 枪、弹伤性离断 平、战时枪伤或弹伤所致的肢体离断，损伤比较严重，必须彻底清创，需要将毁损部分进行适当地缩短，掌握时机。不论是上肢或下肢，只要离断的肢体两断端有一定长度较完好的肢体，就可以实行再植。

上述肢体离断的分类，有利于分析手术指征、设计手术方案和估计对预后。

（二）根据离断程度分类

为了便于科学的统计和经验交流，根据肢体离断的程度，肢体离断又可以分为完全离断和不完全离断两种。

1. 完全离断　①离断肢体的远侧部分完全离体，无任何组织相连，称之为完全离断。②断肢只有极小量损伤的组织与人体相连，再植手术前经过彻底清创，必须将这部分无活力的相连组织切除，实际上亦已变为完全离断。这类损伤也应归纳为完全离断。

2. 不完全离断　受伤肢体局部组织大部分已离断，并有骨折或脱位，残留有活力的组织相连少于该断面软组织面积的 1/4，主要血管断裂或栓塞，肢体的远侧部分无血液循环或严重缺血，不吻合血管肢体必将坏死。不完全离断肢体的再植手术并不比完全离断容易，因为前者往往由钝性碾轧、挤压伤所致，软组织创伤范围较广泛，离断的创面参差不齐，组织的去留难以确定，再植成活率并不比完全离断高。

肢体离断的部位可以发生在上肢或下肢的不同平面，上肢的发病率较下肢为高。这是因为上肢劳动操作较多，受伤的机会也较多，其中尤以前臂、手掌的离断较为最常见，上臂次之。而下肢以小腿与踝部较多，大腿离断较少。

离断部位越高，肢体血管的口径越大。再植手术中，重建血液循环比较容易；但由于神经离断的平面高，神经再生所需时间长，肌肉和神经终端将逐渐发生退变萎缩，功能恢复晚而较差。反之，如果肢体离断平面低，血管口径小、数量多，再植手术时，血液循环重建比较复杂，而神经再生所需时间短，功能恢复较好。

三、断肢再植手术适应证

断肢再植手术应具备一定的条件，必须掌握好适应证，才能获得较好的效果。但断肢再植的适应证不是绝对的，在决定能否进行再植手术，以及手术预后时，应当详细检查，慎重考虑，周密计划，不能随便放弃再植，也不能盲目进行再植。主要应考虑以下几个基本条件。

（一）患者的全身情况

在发生创伤性肢体离断的同时，患者的身体其他部位也常可能遭到严重损伤，例如胸部、腹部脏器、颅脑、脊髓损伤等。这些脏器如果同时发生损伤，随时都可能导致生命危险。除了这些合并损伤，即使单纯的高位肢体离断，也可造成严重的创伤性休克而危及生命。所以，绝不能只顾局部不顾整体，必须首先积极处理危及生命的合并症。有时在某些危及生命的情况下，不得不放弃肢体再植，以保全生命。

一些病例，经抗休克和处理并发症后，全身情况得到改善。在这种情况下，可慎重认真地进行再植手术。

（二）离断肢体的完整性

为使肢体再植后存活，并恢复较好的功能，离断肢体应具有一定的完整性。一般地说，断面比较整齐的切割伤，经再植后容易获得成功。

对于撕裂性损伤，血管床部分破裂，再植效果往往比较差。但是，只要足量切除损伤段组织，做必要的肢体缩短，仍有可能再植成功。

双下肢同时离断的患者，当一侧离断肢体的近端条件较好、远端粉碎时，不能再植；而当另一侧离断肢体的远端完整、近端再植条件差，原位再植预后不良时，可将尚完整的远端肢体再植于另一侧条件较好的近端，此异位肢体再植的方法可以恢复较好的功能。

广泛的碾轧伤、爆炸伤，以及合并严重烧伤的断肢，因其完整性已严重破坏，再植不能成功。挤压性损伤，有时肢体外形尚好，但其血管床已被广泛破坏，肢体远端有明显的皮下淤血、瘀斑，再植很难成功。

断肢保存不好，直接浸泡于低渗、高渗或凝固性消毒溶液中，会引起软组织，特别是血管内膜的严重损伤，可导致再植成功率降低，甚至丧失再植的可能。

（三）再植时限

肢体离断到再植重建、血供恢复，有一段缺血时间。若在这段时间内，组织细胞尚未发生不可逆变性，再植肢体可以存活。离断肢体经再植后还可能存活的最长缺血时间，称为再植时限。

肢体离断后，在缺氧条件下，组织细胞开始了一种由轻到重、由量变到质变的病理演变过程。肢体中，肌肉组织代谢最旺盛，对缺氧的耐受性最差，肌细胞变性速度快、程度重。一般认为，常温下肌肉对缺血的耐受时间为4～6小时。最长不超过8～10小时。

离断平面高，离体肢体内肌肉组织丰富，对缺血、缺氧耐受性差，再植时限短。而断掌、断踝断指(趾)等肢体远端的离断，肌肉组织很少，再植时限可适当放宽。有报道常温下缺血20～22小时的断掌再植成功。

在寒冷的季节，或经冷藏后，再植时限可适当放宽；相反，气温高，又未经冷藏，虽然离断时间不到8小时，也可能组织发生严重的变性。明显超过再植时限的断肢，不宜行再植手术。

冷藏断肢，能增加其缺血耐受性，延长再植时限。但是，当离断肢体含有丰富的肌肉组织时，表面接触式冷藏效果较差，冷藏只能使再植时限稍有延长。而像断掌，离断肢体所含肌肉本来就少，且因体积小，冷藏效果好，冰袋冷藏就可使其再植时限大大延长，甚至可达30小时以上。王增涛再植全断的示指，经过深低温保存81天再植成功，实为罕见。

肢体离体时间短，组织变性轻，不仅再植后功能恢复较好，而且再植的存活率明显增高。因此，对于肢体离断伤，一是及时进行有效的冷藏，二是抓紧时间进行再植，以免延误时机。

(四) 再植的肢体有一定功能与外观

断肢再植的目的不仅是断肢成活，更重要的是恢复其功能和保持一定的外观。如估计到再植后功能不能恢复，或严重影响外观，则不宜再植。如下肢再植，若缩短太多，即使存活也不能负重行走，又给安装假肢带来困难，这种情况就不宜再植。

与下肢相比，上肢主要功能在于手的提、捏、持物等，而且上肢的假肢功能还不够理想。因此，在考虑上肢再植指征时，应持积极的观点。对于碾轧性或挤压伤断肢，切除较长毁损组织、缩短肢体后进行再植，也可恢复一定的功能。

有些上臂或肩部撕裂离断者，臂丛神经在较高部位伤断，甚至从椎间孔中撕脱，对于这种神经损伤，目前尚缺乏有效的修复方法。即使再植肢体存活，由于失去感觉和运动功能，将成为赘物，故不宜再植。但对于能通过二期显微外科手术重建肢体功能的断肢，可以考虑再植手术。

四、断肢的急救处理

断肢后的急救处理，应当做到分秒必争，争取在最短时间内运送到能进行再植的医院，尽快恢复肢体的血液循环。

(一) 现场急救

不论在战场、野外、街道或车间，都应将患者和断肢简单而有效地进行包扎、止血，尽快送到有条件进行再植手术的医院。如伤肢被机器卷入，应当即刻停机，把机器拆开，将肢体取出。切不可用倒转机器的方法取出肢体，以防肢体再次遭受损伤。

断肢的近端应用清洁敷料加压包扎。最好不用止血带。对必须使用止血带者，应每小时放松止血带1次。放松时，用手指压住近心侧的动脉主干，以减少出血。对于大部离断的肢体，在运送前，应当用夹板固定伤肢，以免在转运时再度损伤。

离断下来的肢体，其断面亦应以清洁敷料包扎，以减少污染。若离医院较远，转送时应尽可能用速度最快的交通工具，并设法将离断肢体冷藏保存。但切忌将肢体浸泡在任何液体中，包括生理盐水。临床证实，用液体浸泡的断肢，再植存活率明显降低。冷藏时，亦不可使冰块直接接触肢体，以免引起冻伤。可将断肢置于塑料袋内密封，再置于垫有4～5层纱布的冰块上。

若患者有严重休克，转运前应首先及时处理休克，防止转运途中发生生命危险。

(二) 急诊室处理

患者进入急诊室后，医师应迅速了解受伤经过。根据病史和检查结果，做出较准确的估计。如患者无严重休克或危及生命的合并伤，应立即将伤肢和离断的肢体一起摄X线片。并立即送手术室，准备手术。

当发现患者有严重的合并伤而危及生命时，应首先处理合并伤。同时，可将离断肢体先送手术室，经过刷洗、消毒，以12.5U/ml肝素盐水灌注冲洗血管床后，用无菌巾将其包好，保存在2～4℃冰箱中备用。

患者到达急诊室后，应立即输液，配好适量同型血，并迅速通知手术室和有关医师，做好手术前准备。

五、断肢再植手术

虽然断肢再植手术在我国开展得较为普遍，但从骨科手术范畴讲，它仍然是比较复杂的手术。术者必须掌握肢体不同平面的应用解剖，并且应熟练地掌握骨科、血管外科、整形外科，尤其是显微外科等基本理论知识和熟练的技术。在此所述手术顺序和手术方法，仅属一般规律，每个断肢伤情各不相同，手术方法因人而异。因此，具体手术时，应根据伤情和医师的技术水平，灵活设计最佳手术方法。

（一）手术前的准备和麻醉

1. 手术室的准备　当接到断肢再植手术通知单后，手术室工作人员必须密切协作，迅速布置手术室，备齐手术用物。手术室应置备3个无菌手术桌：一置离断肢体，一置清创器械，一置再植手术器械。断肢再植术的清创用器械应与再植器械分开，预防污染。

再植器械包括：①骨骼缩短与合适的内固定器材，应按具体离断平面与骨端情况准备；②缝合肌肉与肌腱的3-0～5-0连针线；③缝合血管与神经的7-0～9-0连针线，血管夹，小血管镊、钳、剪和持针钳等；④血管冲洗的器材：12～18号平头针或直径1.0mm的细塑料管及20ml注射器。一般应用12.5U/ml肝素等渗盐水滴注血管断端，以防干燥。

2. 麻醉　根据患者的不同情况和部位，可选用不同的麻醉方法。硬脊膜外阻滞麻醉是当前常用的麻醉方法。上下肢手术均可采用连续高位硬脊膜外麻醉。这种麻醉对全身血液循环和呼吸影响小，可以根据手术需要任意延长麻醉时间，并且患者在手术时保持着清醒状态。是常选用的麻醉。而对于合并颈部或胸腹部损伤的患者，一般还是以应用气管插管全身麻醉为宜。

（二）清创术

清创术不仅是重要的手术步骤，也是对离断肢体各部分组织创伤情况进一步全面了解的过程。这对于决定再植手术计划是极其重要的。因此清创时要舍得花费一定的时间，既要进行彻底的清创，又要详细地了解判断伤情，为是否再植打下基础。

1. 刷洗　先用无菌肥皂水和消毒毛刷，刷洗离断的两段患肢，范围应当距断端20cm，并用大量等渗盐水冲洗。应反复洗刷3次，每次2～3分钟。

2. 泡洗　刷洗后将断肢两断端在1∶2 000的氯己定液中泡洗2～3分钟，进行灭菌。

3. 创面清创　手术野消毒、铺无菌巾，最好分2个手术组进行清创，可缩短时间。一组处理离断肢体的近段；另一组处理离断肢体的远段。两组医师在清创过程中应及时互通创面的各部分组织创伤情况、切除的长度，以利于再植手术过程中进一步修整手术方案。

(1) 断肢近端清创：根据组织的断面是否出血及组织的形态、色泽等判断组织的生活情况，决定取舍。清创必须按组织的层次、从外到里、由浅到深地逐层进行修剪、切割污染的和无生机的组织。将损伤、污染较严重的创面，变成相对清洁、整齐的创面。如此，才能达到有效的清创之目的。在断端创面逐层的清创过程中，要注意皮下或肌肉间的血管和神经，找出主要的神经和血管，修建剪除已被污染的薄层周围的筋膜和断端；如果断端缩回较深，应切开组织解剖清楚切除断面。用黑色丝线结扎血管和神经断端，作为标志以备再植时容易寻找。

严重污染的骨关节断端应当用咬骨钳咬去一部分显露出新鲜的断面，未完全离断的骨骼片，如果没有明显的污染，仍应保留，不可轻易丢弃。

对于大部离断的肢体，虽然相连接的软组织不多，只要还有生机，仍要注意保留，因为这些软组织中的毛细血管和淋巴管对肢体的存活有益。

(2) 断肢远端清创：由于没有血供，所以不能从有无出血来判断远端组织是否有活力。因此，应根据经验，从每种组织的形态、色泽及损伤、污染程度判断组织的去留。凡皮肤有广泛而严重的撕脱，皮肤呈紫褐色，有皮内血肿，或由于重物碾轧，皮肤被压得很薄，且与皮下组织脱离者，则应视为失去活力的皮肤，应予切除。发生撕裂性损伤时，常伴有一长段皮肤如袖套状从离断肢体近端撕下。对这种撕脱性断肢的皮肤，也可暂不切除，待血液循环恢复之后，注意观察该处皮肤血运情况，如血运良好，可利用此皮瓣遮盖伤口，予以缝合；如血运较差，应切除其皮下脂肪，修剪成中厚皮片以做植皮之用。

肌肉失去血液供应3～4小时后，对一般刺激的反应常较迟钝，所以，断肢远段肌肉的去留应主要根据肌肉纤维的颜色、弹性、肌腹的完整性，以及肌肉内有无血肿等形态变化来判断。

肌腱的切除范围，应根据肌腱是否保持正常的光泽，腱旁膜是否完整，以及肌腱的形态来决定。形态较为完整的肌腱应予保留，对不必要的肌腱应予切除，以免术后粘连。

对于神经的去留问题，应在清创时细致观察判断，形态较完整的神经尽量保留。

4. 再泡洗　创面清创之后，应再次用1∶2 000的氯己定液泡洗2～3分钟，进一步达到灭菌之目的。然后，更换手套和手术器械，铺盖无菌巾，进行再植手术。

5. 血管床的处理　较大肢体的离断，血管较粗大，按解剖行径一般比较容易寻找。离断肢体的血管床情况可通过对动脉的冲洗进行判断，冲洗的目的有三个。

(1) 探查断肢血管床的完整性：从动脉灌注液体(含有12.5/100ml生理盐水)，如果静脉无液体流出或肢体组织肿胀，可能有血管床破坏，必要时切开探查血管，以判断是否能进行再植。

(2) 冲洗血管腔内的积存血：经过冲洗，可以排出组织中积蓄的部分代谢产物和血管中的积存的血液，减少机体对毒性物质的吸收，并提供通畅的血管床为，重建血液循环打好基础。

(3) 扩张血管：断肢常有痉挛和关闭的小血管和毛细血管网，冲洗可起到扩张血管、恢复毛细血管的回吸作用，有利于今后微循环的改善。

血管冲洗方法：可选择一根次要动脉或条件较差不准备缝接的动脉，在其断口上缝吊一针作为标志。清除该动脉断口处的凝血块后，选用12～18号经过特制的或自制的平而光滑的头针插入血管腔中，再用20ml肝素盐水缓慢注入进行冲洗。但要注意针头必须与血管纵轴平行方向轻轻插入，推注液体的压力不要太大，应缓慢而平稳地推注，防止损伤血管内膜。如注入时无阻力，冲洗液自动脉交通支、骨髓腔和静脉断口流出，可继续冲洗，直到回流液清澈为止。冲洗量应与回流量基本相等，并不引起远端肢体的肿胀，这种情况说明血管床完整、通畅。若冲洗时阻力较大，静脉回流量不多或远端肢体肿胀，说明血管床有阻塞或破裂，这种情况吻合血管后很容易形成血栓。

对于肌肉组织较少的腕、踝关节以远的断肢，如果断面比较整齐，损伤不太严重，可以不进行血管冲洗，以减少血管的刺激和损伤，同时也节省手术时间。

再植手术前，对于引起血管床不畅的因素需分别做相应的处理。不然，若急于做吻合血管，术后可能会发生血液循环障碍。

对断肢近端和远端断面处损伤血管的清创，可待准备吻合血管前再次进行。

以上是过去常用的冲洗方法。目前，我们对较为整齐的断肢一般不冲洗，以减少对血管的损伤，并节省时间。因为在临床发现离断的肢体并没有积血和血块冲出(图6-39)。

(三)骨骼固定

彻底的清创术、预防感染是再植成功的基础，高质的吻合血管是断肢成活的关键，肌肉、骨骼与神经的修复是功能重建的重要保证。

一般情况下骨骼的固定是常规再植手术的第一步，是软组织修复的基础。当然特殊情况下可先吻合血管缩短热缺血时间。由于在肢体离断后，断面处的软组织有一定程度的回缩，而清创中必须切除无活力组织，所以骨骼相对较长，骨端超出所有的组织之外，必须将骨骼进行一定程度的缩短，才能适应各种组织的修复。此时应从各种组织的缺损程度综合考虑，例如血管、神经的长度，应在吻合后无张力情况下为宜。而肌肉、肌腱，以及皮肤覆盖等需要有一定的张力，为此在进行骨骼固定前，要根据各种组织的情况，估计好骨骼缩短的合适长度。

然而，上述各种组织以何种组织为依据进行骨骼缩短呢？根据笔者的经验，应首先考虑的组织为肌肉和神经，然后为血管和皮肤。进行骨骼缩短时，先剥离适当范围的骨膜，待骨端切除后将骨膜袖覆盖在骨连接处，有助于骨愈合。但是，骨骼缩短的范围上下肢不同，上肢的功能主要是手和臂的灵活操作，即

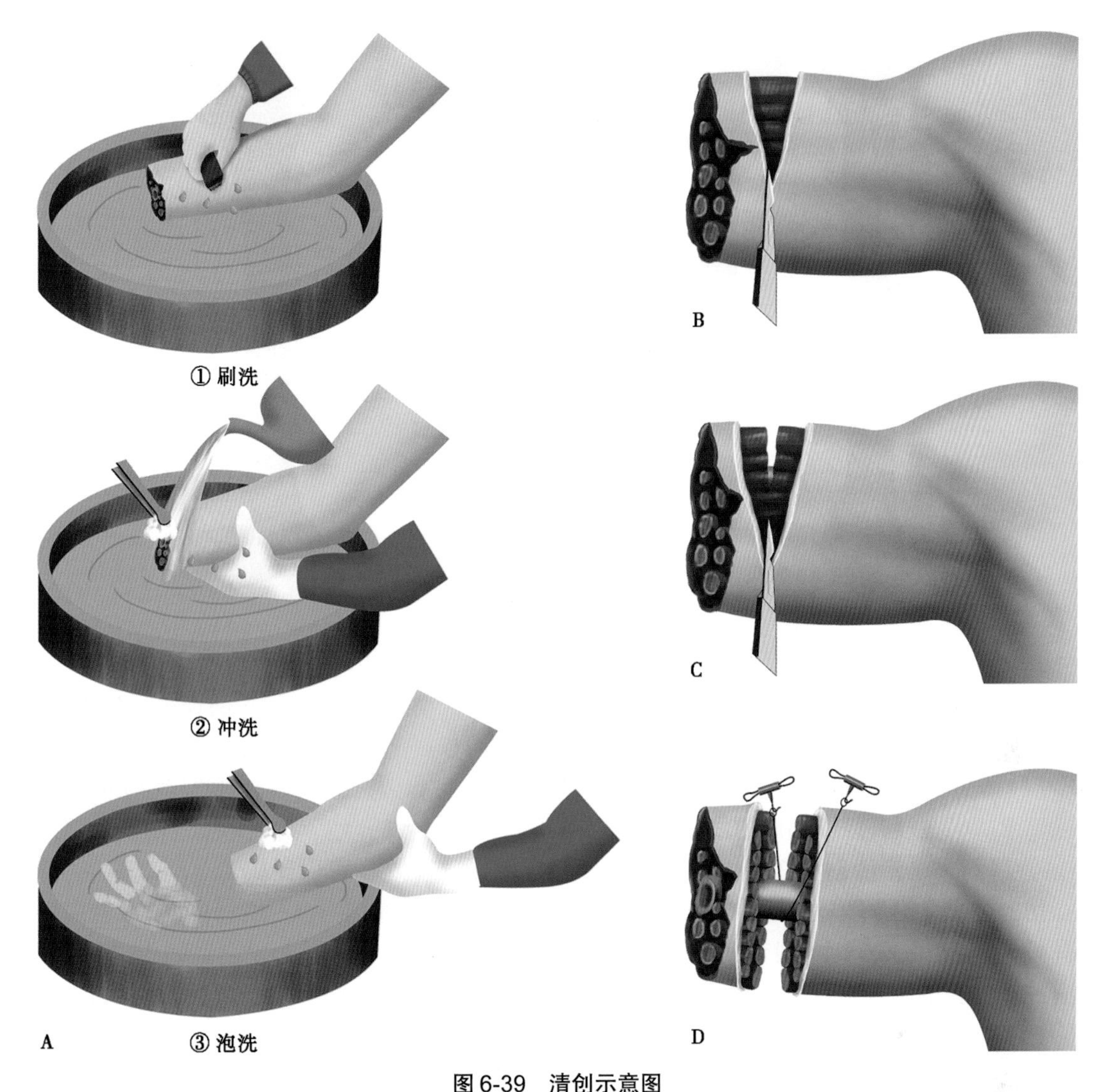

图 6-39 清创示意图

A. 清创顺序；B. 皮肤创面环形切除；C. 肌层创面环形切除；D. 骨骼创面环形切除。

使上下臂骨骼缩短得较多，只要手部能恢复部分功能，再植肢体总比假肢要灵活和实用。然而，如果下肢缩短超过 10cm，不仅影响负重和行走，而且妨碍安装假肢，在这种情况下再植无意义。但小儿例外，因小儿处于发育期间，根据缩短的情况行骨骺阻滞术或骨骼延长术，可适当矫正两侧下肢不等长。

当经过关节离断关节软骨有一定程度的损伤，以及一侧关节软骨相对完好而另一侧损伤时，均不宜做骨缩短，应尽量保留关节，再植后仍可以恢复关节的部分功能。当关节离断部有关节面的严重损伤，无法保留关节功能时，只能做骨缩短行关节融合术。

在断肢再植手术中，断肢再植时骨骼固定的要求是(图 6-40)：简便迅速，稳固省时。一般经过骨干的离断，可将两个骨端咬成相对的阶梯形，用 1～2 枚螺丝钉贯穿固定，亦可采用不同形式的髓内针固定。经过骨干骺端的离断，将一端骨干插入干骺端内，并用一枚螺丝钉贯穿固定，或用不锈钢针做交叉固定及钢板固定均可。骨骼固定后，如果有骨缺损，可选择一些没有污染的碎骨片、人造骨等植入促进骨愈合。

(四) 吻合血管

由于吻合血管的优良对断肢存活起着决定性作用，为了更有把握地保证吻合的血管通畅，再植手术中必须应用手术显微镜或放大眼镜进行缝合血管。不可因血管较粗大而忽视手术显微镜的应用，手术显微镜判断组织，尤其是血管内膜损伤的程度和缝合血管的质量优于肉眼。因此，吻合血管前必须做好充分准备，严格按照临床路径实施，具体方法及注意事项包括：

1. 全身血容量补充　肢体离断的患者，常有较大量的失血，在缝合血管前，必须补给足够的血容量，

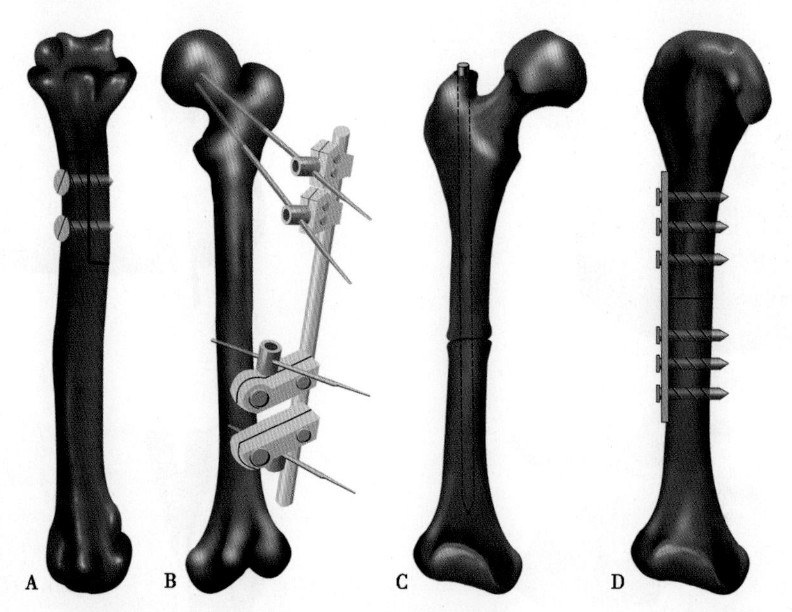

图 6-40 骨骼固定示意图

A. Z 形接骨螺丝钉固定；B. 外固定架固定；C. 髓内针固定；D. 钢板固定。

使收缩压维持在 100mmHg 以上。不然，血管腔充盈不足，可以引起血管痉挛和吻合口血栓形成。吻合血管后，离断肢体需要大量的血液去充盈，若全身血容量不足，可导致有效循环血量迅速下降，再度出现休克。所以手术医师在放开阻断动脉的血管夹前，必须事先了解患者的血压，并及时给予补充。

2. 血管清创　血管清创应在 4～6 倍的手术显微镜下进行，这样可以比较清楚地观察到血管情况。血管有损伤的标志是：血管失去正常的光泽和粉红色，变成灰青和暗红色(红线征)；或是血管失去正常的圆滑与弹性，变得松软和弯曲(缎带征)。血管周围有血肿或注入液体时血管壁出现膨胀；管腔中内膜有破裂或有冲洗不掉的附壁血块等。对于这些有损伤征象的血管必须彻底切除。血管长度不足，不能行对端吻合，可行血管移植术修复缺损，不可在过大的张力下勉强吻合。切忌为了姑息血管的长度而没有彻底剪除有损伤的血管，勉强进行吻合。

细心修去距血管断口 5～8mm 的血管外膜，以免在缝接血管时将其带入血管腔，导致吻合口血栓形成。

对于肢体近侧离断的血管，在解剖清楚后，亦可采用上述方法对血管进行清创和判断。近段动脉血管通畅的标志是：放松血管夹动脉端有血液迅速喷射出。近段静脉可自用平头针注入肝素盐水，探索血管腔的通畅情况。正常静脉在推注肝素盐水时，无明显阻力。

3. 血管痉挛的处理　血管断裂时，由于创伤刺激和自然控制出血的防御机制，常发生痉挛。小血管管腔小，血管痉挛对血流通畅的影响更明显。小儿的血管较成人弹性强，故其发生痉挛比成人严重。在不解除痉挛的情况下做血管吻合，很容易形成血栓。因此，防治血管痉挛在断肢再植中是很重要的。

4. 血管深部软组织床的修复　在做吻合血管前，应先将血管深部软组织做必要的修复缝合。这样可减少吻合血管时的张力，并使吻合后的血管周围没有死腔、血管不与骨和内固定物接触，以减少对血管的刺激。

5. 动静脉的比例　肢体的静脉回流不足是导致再植后肢体肿胀的主要原因。动静脉的比例应在 1∶1.5 以上，以保证血液循环的平衡。笔者主张尽量多吻合血管，不论是动脉还是静脉，只要有可供吻合的血管，都进行吻合，以便使再植肢体得到更多的血管供应。即便如此，也达不到未断肢体的血供水平。

在手足部，静脉血的流向主要是从深静脉流入浅静脉。而在腕关节和踝关节附近，静脉血的流向是由浅入深并不易反流。所以在腕和踝关节水平的离断主要是缝合浅静脉。若单纯缝合深静脉，常会引起浅静脉淤血，严重者可发生皮肤淤血性坏死。在腕关节和踝关节以近的肢体再植时，必须缝合 1～2 条深静脉，若深静脉不能对端缝合，也可将远段的深静脉与浅静脉做对端缝合、端 - 侧缝合或行血管移植。

6. 动静脉吻合的顺序　一般情况下以先吻合静脉，后吻合动脉为宜。当缺血时间较长时，为了使肢体尽早得到血供，也可先缝一根动脉和静脉，即放开血管夹，在通血的情况下再吻合其他的静脉。

7. 血管吻合的方法　可分为两类：一类是缝合法；另一类是非缝合法。对于不同口径、不同性质的血管，吻合的方法可根据医师的习惯和条件选择，当前多数是采用缝合法（图 6-41）。

（1）缝合法分为间断缝合法、连续缝合法及套叠缝合法。

1）间断缝合法：最常用，效果也较好，可适用于不同口径与性质的血管。缝合时血管壁的对合较准确，不易引起狭窄，但费时、操作要求亦高。

2）连续缝合法：可采用二定点或三定点，缝合速度比较快。但血管壁的对合欠准确，有时可引起狭窄，适用于缝接直径大于 2mm 的血管。一般用于肘、膝关节平面以上的断肢再植手术。

3）套叠缝合法：一般仅需缝合 2～3 针，操作方便、费时少，血管内膜上没有缝线暴露。但是它要求血管必须有足够的长度，二者口径必须大致相等。对于小血管，套叠缝合有可能使管腔产生较明显的狭窄。

（2）非缝合法包括：①吻合器缝合；②激光焊接；③黏合法等。虽然它具有省时、牢固、对合整齐等优点，但因需要特殊设备、价格昂贵等诸多问题应用受限。目前吻合器缝合已广泛用于临床，一般用于静脉血管吻合且口径 0.8mm 以上者。

8. 血管缺损的处理　一般主张对损伤的血管进行彻底的清创。但常有血管缺损，因此，必须根据情况，正确地处理。对直径大于 2mm 的血管，如果缺损不超过 2cm，而又在关节附近，则可凭借关节的屈曲适当地向两端游离，可以进行对端吻合。过长的血管缺损须做血管交叉缝合，或采用自体小动脉、静脉移植修复。新鲜的自体静脉是理想的血管移植好材料，缝合后通畅率高，不破坏肢体的血液循环，故临床上多采用自体静脉移植。

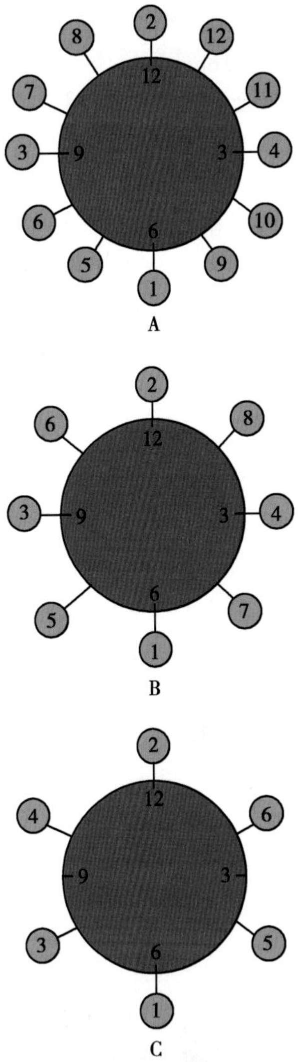

图 6-41　血管吻合针序示意图

A. 缝合 12 针针序；B. 缝合 8 针针序；C. 缝合 6 针针序。

血管吻合或移植后，其周围须有血供良好的软组织床及皮肤覆盖，否则吻合口或移植血管易发生变性，一般在 4～5 天内出现血栓，最后甚至坏死、脱落而引起晚期出血。

9. 血液循环恢复的征象　血管缝接后，松去血管夹，若出现下列征象则说明血液循环重建良好。吻合的动脉和静脉充盈良好；再植肢体远端有动脉搏动；再植肢体皮肤红润，毛细血管充盈时间不超过 2 秒；再植肢体的皮肤温度逐渐上升，接近正常。对血供有怀疑时，可以在指（趾）端以粗针刺一小口，出血旺盛者，则表明动脉血供是良好的。

血管吻合后出现动脉血供不足，原因可能是血管痉挛或血栓形成。可用 2% 利多卡因溶液温敷，或静脉推注 3% 的罂粟碱 1/2 或 1/3 支。如经上述处理后，血液循环仍未改善者，则需切除吻合口再重新吻合或行血管移植术。

（五）肌肉与肌腱的修复

肌肉和肌腱的早期恢复，有利于关节主动功能锻炼，预防关节粘连和挛缩，加速肢体功能的恢复，特别是对上肢与手部的功能恢复更为重要。另外，早期修复肌肉，还有助于保护骨折处，尽快建立血液循环，促进其愈合。修复肌层时，先缝合肌间隔或骨间膜，分清肌肉在哪个筋膜腔内，再对准相应肌肉的两断端缝合，以免远端和近端的伸、屈肌群交叉而误缝在一起。

1. 掌骨平面的离断　在掌侧，应修复大小鱼际肌、拇长屈肌腱、指深屈肌腱；在背侧，应修复拇长伸肌腱和指总伸肌腱。

2. 腕部或前臂下 1/3 的离断　在掌侧，应修复拇长屈肌腱、指深屈肌腱的远侧与指浅屈肌腱的近侧交叉缝合；在背侧，应缝合拇长伸肌腱、桡侧腕长、短伸肌腱及指总伸肌腱。

3. 前臂中和上 1/3 的离断　主要是肌腹的离断，应缝合掌侧屈肌群的肌腱与肌腹和背侧的腕、指伸肌群。

4. 肘部及上臂下、中 1/3 的离断　在屈侧，应缝合肱二头肌；在伸侧，应缝合肱三头肌。

5. 下肢功能主要是负重，所以对于肌肉与肌腱的修复要求不如上肢高，但是必须修复主要的伸、屈肌群。大腿应修复股四头肌、腘绳肌和股内收肌群；小腿主要是修复后方肱三头肌、胫前肌、腓骨长短肌、腓肠肌、比目鱼肌、踇趾伸肌和屈肌；足和踝部早期缝合跟腱与胫前肌群，腓骨长、短肌腱及踇趾伸肌和屈肌。

6. 肌肉和肌腱的缝合方法　应根据离断部位不同情况选择缝合方法（图 6-42）。

肌腹的离断一般用丝线做褥式缝合。由深层向浅层逐层缝合，每一针应包括离断边缘的肌膜与筋膜。对于较粗大的肌腹，除缝合断肌边缘一圈外，应在中心加缝几针，消灭死腔，以免形成肌肉内血肿和空腔。

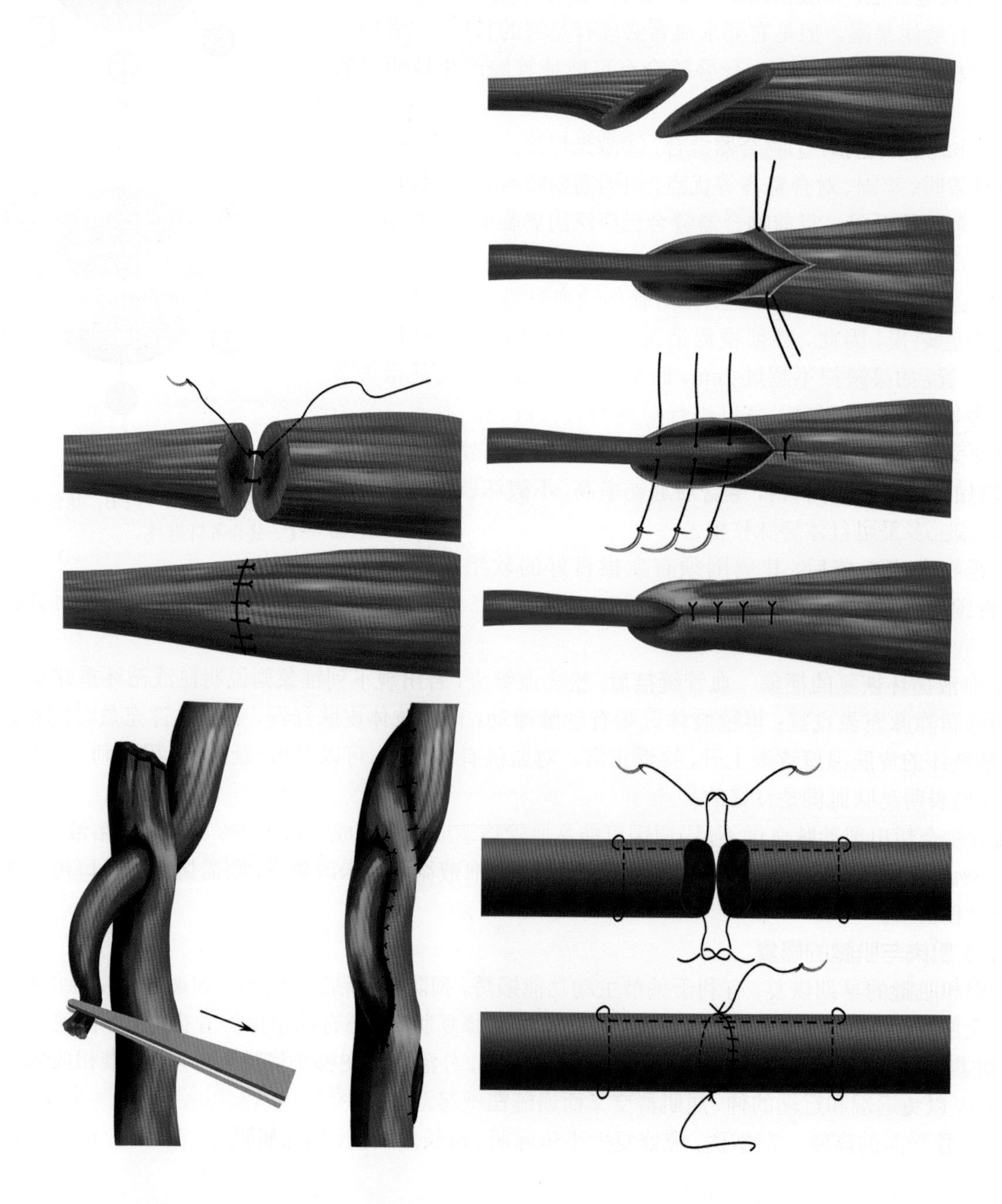

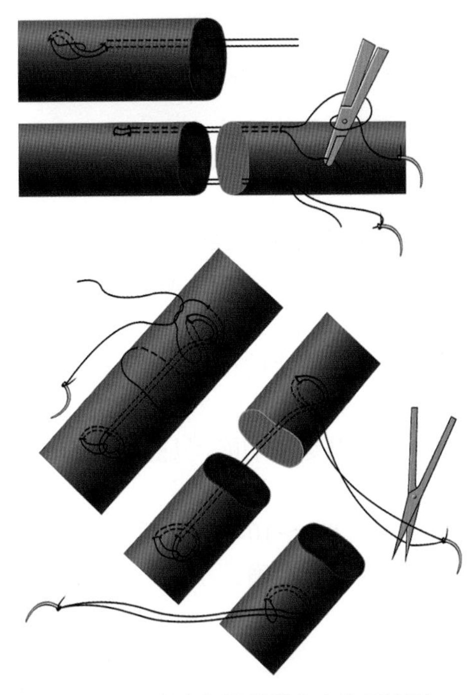

图 6-42　肌肉和肌腱缝合方法示意图

肌腱的断裂，一般采用王成琪改良的肌腱内双针缝合方法，用 2～3 号锦纶丝线行对端缝合或“∞”对端缝合。对粗细不一的肌腱离断，可采用鱼口式缝合。肌腱与肌腹交界处断裂的修复是比较困难的，因为肌腱组织韧而细，而肌腹组织脆而粗，缝合时应先将远端肌腱缝吊 1～2 针在肌腹中，以后再把肌腹包裹在该肌腱上，用间断褥式方法缝合数针。尽量避免把肌腱断端缝合在一个平面，应相互错开缝合，以防止术后粘连。

（六）神经的修复

1. 争取一期修复神经　对于神经修复的时间，一般应争取在再植手术时一期修复。早期修复神经不仅解剖显露清楚，而且可借助骨骼的缩短、关节屈曲、神经移位等，使神经在无张力下进行良好的对端缝合，同时做神经改道也较晚期修复方便。有时神经断裂不在离断的平面，而是从近处抽出，如果该神经没有严重的挫伤，清创切除后，断端的神经束轴突清晰可见，则可在神经离断的相应部位另做切口，将抽出的神经通过皮下隧道拉回神经离断部位，进行对端缝合，也可获得较好的功能恢复。但对于严重撕裂伤所致的肢体断裂，神经的挫伤严重，不易确定切除的长度，则不宜进行早期修复者，可将神经两端扎黑线做标记，固定于适当的部位，准备二期修复。

上肢的主要神经，如臂丛神经、正中神经、尺神经、桡神经、肌皮神经和指总神经，以及下肢的坐骨神经、股神经、胫后神经、腓总神经和跖内、外侧神经，应尽可能一期修复。一般不影响肢端感觉的皮神经，包括桡神经浅支、隐神经等，如有困难可以不缝合。

总之，神经的初期缝合对再植肢体的功能提前恢复有利，但必须根据具体情况来决定。肢体离断平面越高、患者的年龄越大、神经修复的时间越晚，则神经功能的恢复也越困难。

2. 神经缝合技术　神经两断端解剖分离清楚后，以锋利的刀片切除碾伤的神经断端，直至神经纤维束清晰可见。对于粗大神经断面处的活跃出血点应予结扎。

周围神经多为混合神经纤维组成，在缝合时应对合准确，避免扭转，以免将感觉和运动神经纤维交叉对接而影响功能的恢复。一般可根据神经断面的内部结构及形态，包括纤维束粗细情况、神经营养血管的位置及神经纤维的方向和分支情况来判断、对合。

3. 神经缝合无张力　在较大的张力下缝合神经，可导致神经内的微循环障碍，同时神经纤维受到牵拉，会引起纤维化，甚至缝合的神经纤维尚能对合，而没有缝合的神经纤维可能回缩而增大空隙，以致影响神经的再生和传导功能的恢复。因此，神经缝合无张力是公认的原则。为了使神经缝合无张力，可采用以下的方法(图 6-43～图 6-46)。

(1) 减张缝合固定：在缝合神经之前，先将神经周围筋膜缝合 1～2 针减张线，从而使神经断端缝合处无张力。

(2) 关节屈曲减张：关节屈曲不宜超过一定的限度，如腕关节屈曲不超过 30°、肘关节和膝关节都屈曲不超过 90° 的范围是适宜的。

(3) 神经移位减张：如上臂离断而桡神经缺损，可将其移位至肱骨前方缝合，常可得到 3～4cm 的长度代偿。肘部离断而尺神经缺损者，可将其置于肱骨内上髁的前方缝合。正中神经也可将旋前圆肌的浅头切断后，前移至更浅的位置，从而达到减张缝合之目的。

(4) 神经转移或神经移植：上述方法不能解决的神经缺损，可采用附近的神经转移术修复，神经缺损较大的只能采用神经移植。可采用影响肢体感觉不大的皮神经进行神经束间移植，也可考虑用电缆式神经移植修复。神经移植后的功能恢复，尤其是运动功能，只能达到 50%～60% 的程度，不如神经对端缝合效果好。

神经缝合应在手术显微镜下进行，采用 9-0～10-0 连针尼龙线，进行神经外膜、神经束组膜及束膜的缝合，根据神经束的大小、位置、形态等，要对合准确。

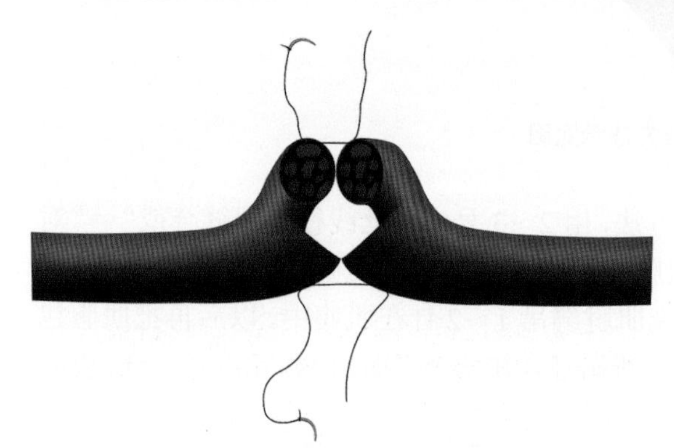

图 6-43　神经减张缝合示意图

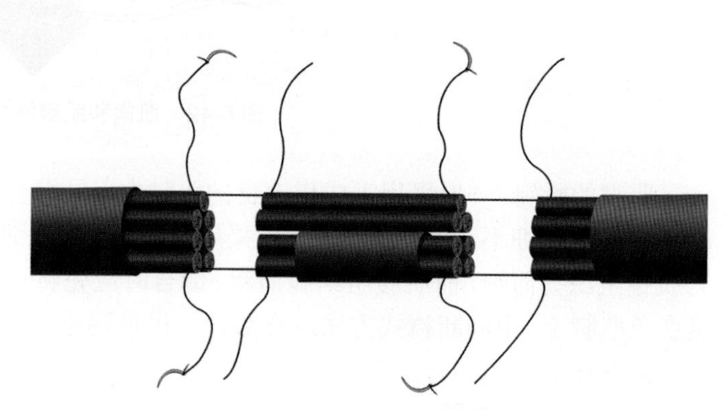

图 6-44　神经缝合示意图

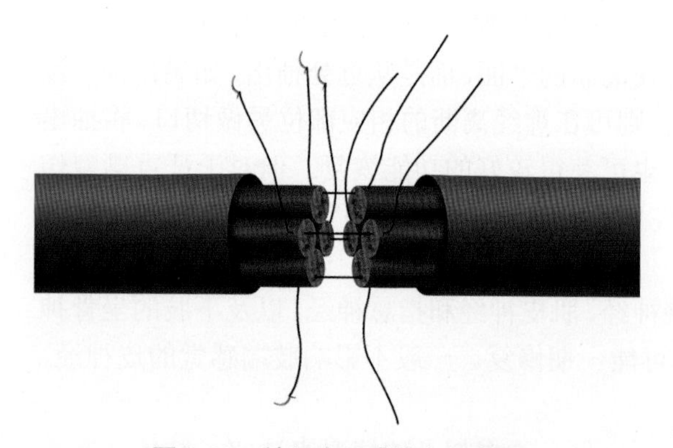

图 6-45　神经束组膜缝合示意图

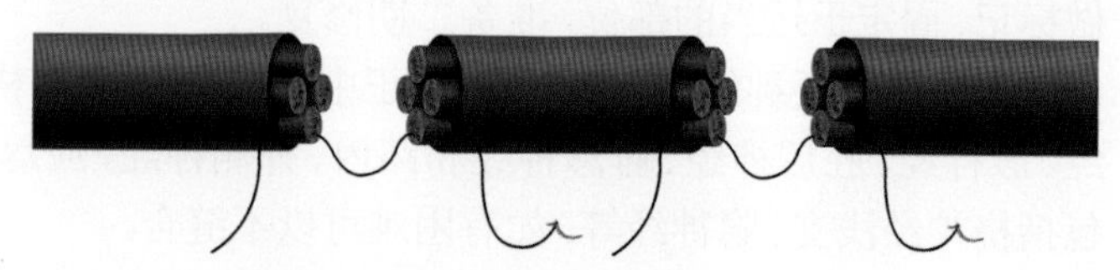

图 6-46　神经移植束组膜缝合示意图

(七) 皮肤修复

早期良好的皮肤覆盖，不仅有助于肢体的存活，预防感染，减少瘢痕，还为后期的修复手术创造良好的条件，缝合时皮肤应无张力，切勿过紧而压迫静脉，影响血液回流。

不同性质的肢体离断再植，缝合皮肤方法也各不相同。如整齐的切割伤，皮肤伤口常是环绕肢体一圈，为了预防后期的环状瘢痕挛缩，常规做几个斜形小切口，与原伤口成 60° 角，将皮肤与皮下组织掀起，做 Z 形皮瓣整形缝合。对于挤压性断肢，皮肤的损伤常是不整齐的，有时需要做皮瓣移植或皮片植皮。例如汽车轮胎、火车等碾性损伤完全或大部离断，常有大块皮肤缺损，常需要采用吻合血管的皮瓣移植覆盖创面。

缝合皮肤之前，应在各个筋膜间隙内放置橡皮片引流条。因为再植术后，多数被切断的小动脉、小静脉和淋巴管无法吻合，有的无法彻底结扎，术后常有渗血和积液，可使组织压力增高，或形成积液与血肿，从而影响静脉回流。及时引流，可避免一些并发症（图 6-47，图 6-48）。

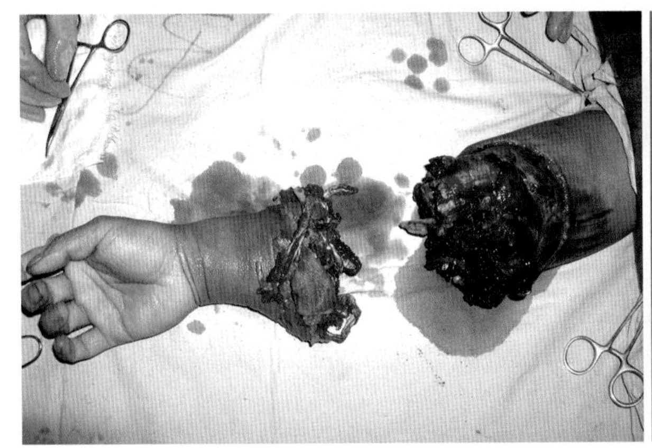
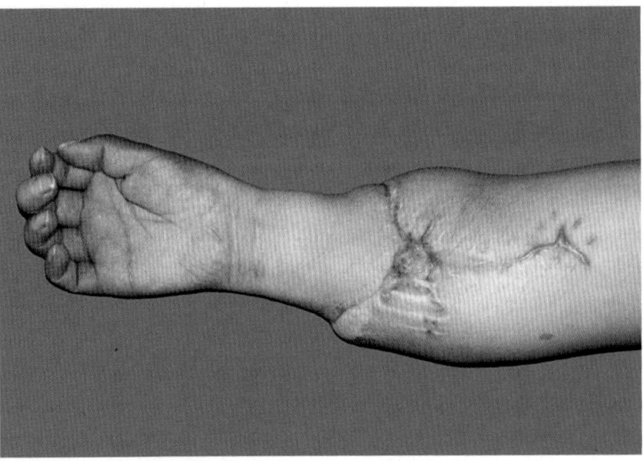

图 6-47　前臂离断再植术前后

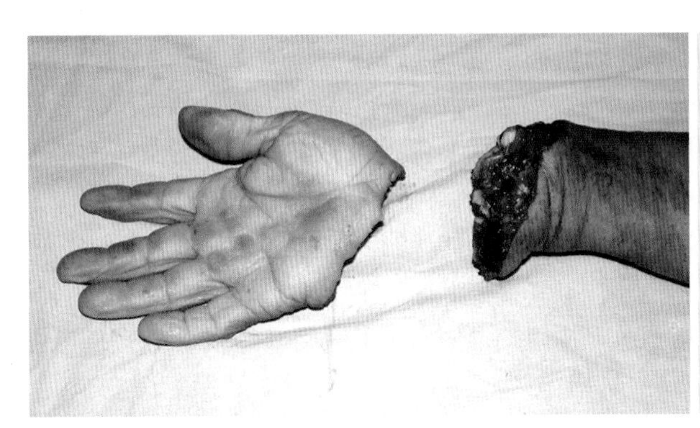
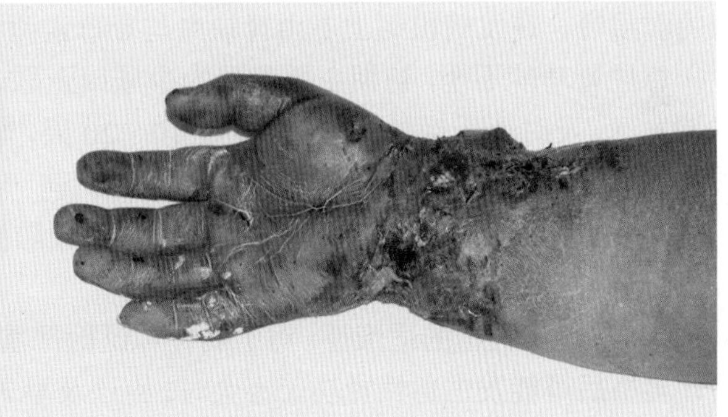

图 6-48　腕部离断再植术前后

（八）术后包扎与固定

再植手术完成后，患肢用无菌纱布松松包扎，并外露指端便于观察血运。

外用石膏托固定保护。一般上肢的离断，如骨骼的内固定良好，只需一个上肢的石膏托即可，并保持肘关节 130°、腕关节背屈 15°。手部的关节应置于功能位。对于肩锁关节的离断，宜用外展架与石膏托固定。对于经过股骨的离断，宜用髓内针、钢板、外固定架等固定。小腿部离断，一般应用钢板、外展架等固定，然后置于石膏托或托马式架上，便于观察血液循环。

六、断肢再植术后处理

断肢再植手术，不仅要重视手术质量，而且也要重视手术后的观察与处理，这是断肢再植手术成败的两个重要环节。

（一）全身情况观察与处理

除了继续观察可能存在的颅脑、脊髓、胸与腹部的重要脏器的合并损伤外，对于断肢再植术后一些重要并发症要有充分的认识。及时发现问题及时处理，是保证再植成功的重要环节。

1. 血容量不足　断肢患者，经创伤时的失血和长时间的手术，血液循环恢复后肢体的灌注及术后创面不可避免地渗血等，随时可出现血容量不足，导致失血性休克。由于血压下降，周围血管痉挛，引起血流变慢，吻合血管口容易形成血栓，使再植手术失败。因此，必须密切观察血压、脉搏的变化，及时有效地输血、输液，使血压维持在收缩压 100mmHg 以上。由于升压药物对周围血管的收缩和痉挛，易造成再植肢体和肾脏等脏器的缺血和吻合血管的血栓形成，加重再植肢体组织缺氧，并增加急性肾功能不全发生机会。因此,应尽可能不用升压药物。对于血容量情况的估计,可以用下列方法判断。

(1)估计失血量:根据损伤的性质、离断的平面、急救措施,以及完全离断或大部离断伤等,可以大约估计失血量。并预计手术当天的输血、补液量。大腿离断失血平均为7 500ml,小腿离断平均为4 500mml,足踝部离断平均为2 000ml,上臂离断平均为4 000ml,前臂离断平均为3 300ml,手腕与手掌部离断平均为2 100ml。

(2)周围循环情况的观察:血容量补充足够后,健侧肢体的手指与足趾末端温热而微红,肢端毛细血管充盈时间不超过2秒。此外,可观察锁骨上方的颈外静脉的充盈情况,如其充盈可见,则可以认为患者血容量是接近正常的。

(3)血浆比重的测定:正常血浆比重为1.027,如血浆比重为1.024～1.025,则表示血容量不足。

(4)中心静脉压的测定:对并发严重创伤的休克患者血容量测定有一定的意义。在血容量减少性休克时,中心静脉压降低,同时心脏排血量也减少,这是监测血容量较好的方法。

(5)血常规的检查:术后应根据病情需要经常做红细胞计数、血红蛋白与血细胞比容的检查,以供补液与输血的参考。

2. 急性肾功能不全(急性肾衰竭)防治　断肢再植术后引起的急性肾功能不全,是一种严重的并发症,若处理不当,不但影响肢体成活,甚至危及生命。断肢再植术后引起急性肾功能不全的主要原因有:长时间的低血压,肢体的挤压伤,离断肢体缺血时间长,清创不彻底,肢体并发感染,血管收缩性升压药物的滥用等。在发病机制上多由肾缺血与肾毒素两种综合因素而引起。

急性肾功能不全,初期主要表现为少尿或无尿、氮质血症、高血钾和酸中毒。如能在术后严密观察,早期发现,及时而正确处理,安全度过10～20天,即可自愈。治疗原则包括水分的限制、高血压的控制、酸中毒和氮质血症的解除。

急性肾功能不全的预防是很重要的,如果预防措施及时、有效,可以防止其发生。为此,应注意采取以下防治措施。

(1)选择好再植的适应证:对于高位广泛而严重挤压伤,肢体缺血时间长,而又未经妥善处理的断肢,估计再植后可能发生急性肾功能不全时,应该及早采取预防措施,甚至放弃再植手术,以保生命安全。

(2)彻底有效的清创术:这也是预防急性肾功能不全的重要环节。对于肢体长度的保留和切除组织的多少,必须根据挤压伤严重程度而定,既不可过多地切除有活力的组织,过度地缩短肢体,影响今后的功能,也不能为了保存肢体的长度和过分"爱惜"组织,而将已经失去生活力的组织保留。对于严重污染的骨端,应当用咬骨钳咬去;对于没有血液供应的肌肉,或肌肉有严重挤压伤,均予以切除。否则,不但术后容易发生感染,由此还可能导致急性肾功能不全;而且即便是不感染,单就严重挤压坏死组织的分解产物足可导致急性肾功能不全。

(3)深筋膜切开减压术:肢体伤断至吻合血管重新获得血供,缺血时间超过8小时甚至十几个小时,尤其是在未经冷藏的情况下,肢体肿胀很常见,肢体严重的肿胀将导致血液循环障碍。如能及时有效地行深筋膜减压切开术,不仅有利于防止再植肢体肿胀而引起的筋膜间隙高压症,改善肢体组织的微循环,而且可使某些坏死分解产物、毒性代谢产物,以及大量的氧自由基引流出体外,减轻全身,尤其是肾脏的毒性损害。在少尿或无尿的情况下,深筋膜减压切开引流,可以代替肾脏的某些功能。

(4)逾量补液:在断肢再植过程中,离断肢体缺血时间较长,组织损伤较重,尤其是出现茶色甚至酱油色尿时,应逾量补液,以促进毒素排泄。一般是按超过每天计算补液量1/3补液,例如,每天计算补液量为4 000ml,可以补给5 500～6 000ml,有时一天可以补给8 000～9 000ml,同时静脉滴注能量合剂与利尿合剂。在心、肾、脑、肺等重要脏器功能良好的情况下,逾量补液能促进毒素排泄,可以保护重要脏器,尤其是肾脏功能,预防急性肾功能不全的发生。

(5)及时发现,尽早处理:急性肾功能不全的早期表现有胃纳不佳、呕吐、呃逆、腹胀,进而出现烦躁不安、神志恍惚。要严密观察,特别要注意尿量、尿色、尿常规和血生化的变化。若出现早期征象,及时处理,只要措施得当,常能早期控制,使病程停止或逆转,不发展到典型的急性肾功能不全。

断肢再植的患者并发急性肾功能不全,有指征须将再植的断肢切除时,必须特别注意手术时可能引起大量毒素的突然吸收而加重病情。所以，这样的截肢手术宜在止血带控制下进行，或先拆除缝线，切除已缝合的静脉，放掉部分肢体内的积血，避免毒素的重吸收。截肢的部位应选择在组织健康的平面，而且应采用开放性截肢方法，并使创面获得良好的引流。

3. 脂肪栓塞综合征　这也是断肢再植容易发生的种严重并发症，必须引起重视。创伤愈严重，脂肪栓塞发生率愈高，症状也愈严重，甚至可以发生猝死。栓塞可发生在全身各脏器，但以肺、脑和肾的栓塞在临床上表现最为突出。

脂肪栓塞的肺部症状表现为：咳嗽、呼吸困难和低氧血症，胸部摄片可见雪片状阴影，痰中可发现脂肪球等；脑部症状表现为意识不清、谵妄、昏迷；肾脏症状表现为少尿，尿中可检出脂肪滴。此外，皮下、结膜下及眼底可发现出血点。如能及时发现，处理得当，脂肪栓塞是可以防治的。

4. 再灌注损伤　较大肢体的离断，尤其是肌肉较丰富的肢体，当吻合血管恢复血供后，可引起再灌注损伤。大量的无氧代谢和分解代谢产物，尤其是氧自由基的大量产生，可以导致重要器官组织的破坏。首先引起血管内膜的损害，造成微循环障碍，从而导致重要器官组织的破坏。这是断肢再植较严重的并发症，必须引起高度重视，要严密观察，及时采取有效的防治措施。对此种患者应定时抽血测定氧化物歧化酶（SOD）和谷胱甘肽过氧化物酶（GSH-PX）的含量。断肢再植手术后氧化物歧化酶和谷胱甘肽过氧化物酶明显降低，同时伴有 MDA 升高时，说明已经发生了再灌注介导现象。再灌注损伤一般常发生在手术后 3～72 小时内，应迅速采取清除氧自由基的抗氧化治疗。例如，应用地塞美松、静脉滴注甘露醇、氧化物歧化酶和维生素 C、维生素 E、半胱氨酸、酪氨酸及微量元素等。只要处理及时得当，不但能够保全再植的肢体，而且能减轻机体的损害而保全生命。大肢体的离断、缺血较长时间者，必须高度注意急性再灌注损伤。

（二）局部情况的观察与处理

1. 局部血液循环的观察　为了细微观察和及时处理以上可能发生的情况，护理任务特别繁重。再植术后要每 1～2 小时详细地观察全身和局部情况，发现问题及时处理。断肢患者的病房应严格消毒隔离，并保持室内一定的温度（20～25℃）、湿度与适当的通风。

常观察以下的局部情况：①皮肤颜色及指腹的形态：皮肤红润、指甲粉红、指腹丰满，说明血液循环良好。如果皮肤颜色苍白、指腹软瘪，可能是血液循环不良。②肢体位置改变时的皮肤颜色；测定动脉供血情况的简单方法是将患肢抬高 5～10 分钟后放平，一般在 4～6 秒内肤色变红。若无变化，即为血液循环不良。③毛细血管压迫实验：用手指压迫患肢皮肤，皮肤颜即色变苍白，移去压迫后 2～3 秒内皮肤颜色转红润，显示血液循环良好。否则，为血液循环不良。④皮肤温度测定：测定时应在相同的环境条件下与健肢的相对应点进行比较，患肢侧常较健肢侧高 1℃（室温 20～25℃）或相为正常，患肢低于健侧 2℃为血液循环不良。⑤脉搏测定：可用指测定再植肢体桡动脉、足背动脉或指（趾）动脉搏动情况。当触不到动脉搏动时，应进一步检查。⑥超声波测定：超声多普勒可测及末端的指（趾）动脉，既不增加组织损伤，又可反复探测，是判断肢体血液循环比较准确的方法。能听到指动脉血流声，为血液循环正常；听不到指动脉血流声，为动脉循环不良。⑦指（趾）端出血情况：在指（趾）端针刺或小切口观察出血情况，出血鲜红而涌者为血供良好。⑧其他检查：必要时可采用放射性核素进行血液循环的测定，彩超测定等。

综合上述观察指标，动脉受阻与静脉受阻的鉴别要点见表 6-5。

表 6-5　断肢再植后血液循环危象主要表现

观察项目	动脉	静脉
断肢（指）肤色	苍白	紫红
皮温	低于健侧 2～3℃	低于健侧 2℃
指端张力	低	高
多普勒探测	无血流声	无或弱
毛细血管压迫实验	不显或迟缓	不显或少快
指端出血	无或少	多、暗红

突然发生的循环危象，大多数由血栓形成引起。反复发生的供血不足，一般由血管痉挛所引起。再植肢体血液循环危象一旦发生，首先需迅速判断为动脉危象还是静脉危象；是血管痉挛还是是血栓形成。血管痉挛可反复出现，均为动脉供血不足之现象，一般经输血、静脉滴注 6% 低分子右旋糖酐，肌内注射罂粟碱 30mg、妥拉苏林 25mg 等抗凝、解痉药物，以及局部保温等处理后，可逐渐好转。如果在 1～2 小时无改善应疑有血栓形成，应及时手术探查，发现血栓要切除吻合口再行吻合，如血管长度不够可做血管移植，切不可过长时间观察，以免耽误时机。

2. 再植肢体肿胀的处理　再植肢体出现一般性的肿胀，是创伤性的反应，1 周左右即可消失。而较严重的进行性肿胀，常是威胁肢体存活的重要原因之一，必须及时地处理。肢体的肿胀必然压迫静脉和毛细血管，造成静脉回流受阻和微循环障碍，自此形成肿胀进行性加重的恶性循环。当肿胀达到一定程度，再植肢体间隙内的压力与小动脉压相等时，血液循环停止。所以，肢体再植术中应注意预防、术后应密切注意肿胀的发展，及时找出原因，做相应的处理，以阻断这种恶性循环的发展。

再植肢体肿胀的原因有下列几点：①静脉回流不足：有血管本身的因素或血管外因素。血管本身因素常见的有以下几种：静脉吻合数量不足、吻合口狭窄、静脉痉挛、血栓形成、血管扭曲、血肿或血痂压迫等。血管外因素可为筋膜边缘、关节附近的筋膜支持带压迫、皮肤缝合过紧或血肿、肌肉肿胀、缝线、石膏过紧压迫等引起静脉回流障碍。②清创不彻底：断面有坏死的部分组织残留，引起周围组织的炎性反应等。③血肿压迫：再植肢体的断面未结扎的细小的动、静脉，血液循环重建后引起出血，形成血肿压迫血管，或断面修复不严密留有死腔，渗血、淤积而压迫血管。④再植肢体损伤严重：离断肢体缺血时间过长、组织损伤严重等，可造成组织不同程度的变性、渗出、甚至部分组织坏死等，这种变性，必然造成相应的细胞肿胀和组织间隙的严重水肿，进而压迫血液循环，形成恶性循环，导致肢体严重肿胀。⑤其他原因：局部创面的感染、动脉与静脉缝接错误、体位不当、淋巴回流障碍等，均可引起再植肢体肿胀。

再植肢体肿胀程度，可根据皮肤的皱纹、肢体外形与周径的改变，以及两定点间表面距离增加的速度来判定。

在断肢再植手术过程中，如能注意到以上的因素，采取相应措施，预防或减轻再植肢体肿胀是可能的。例如高质量的吻合血管，尽量地多吻合动、静脉，彻底有效清创，细致结扎出血点，消灭死腔，注意引流等，这些措施得当，术后肢体肿胀就比较轻，血液循环状况比较稳定。

对于一些损伤比较严重、缺血时间较长的病例，估计术后可能发生肢体肿胀时，应做预防性深筋膜切开减压术，同时采用高压氧、补充白蛋白、静脉滴注能量合剂等治疗措施，可以较快地改善和疏通微循环，有效地防止和减少肢体的肿胀。

3. 再植后伤口感染的处理　肢体离断是一种严重的开放损伤，伤口常有较严重的污染，并且创面存有损伤而失活的组织，这种条件很适合细菌迅速繁殖，导致感染。伤口一旦感染，不但严重威胁肢体的成活，而且也严重威胁患者的生命，应认真对待、积极处理。伤口感染可引起血管壁的坏死、血栓形成、血管破裂出血，导致手术失败，严重者还会引起败血症，危及患者生命。为了预防感染的发生，应注意下列几点：①术前创面的保护：应重视断肢的保存与残端的保护，在受伤现场和送院途中，尽量注意避免再损伤与伤口污染，用无菌巾和消毒棉垫妥善包扎伤口。②手术中无菌和微创操作：除强调细致、彻底、有效地清创外，清创器械应当与再植手术器械分开，清创完成后，重新铺盖无菌巾，并更换手术衣和手套。对于有皮肤缺损的创面，应当用游离皮片皮瓣覆盖。对不能消除的死腔，可在封闭的切口内做连续吸引，外加适当的压力，直至死腔闭塞。一般伤口内放置橡皮引流条，保持通畅引流 2～3 天拔出。③术后严格消毒隔离：最好将伤员安置在断肢监护病室，保持适宜的室温，严格消毒隔离制度，防止一切交叉感染。④合理应用抗生素：断肢患者，必须注射破伤风免疫球蛋白。

术中和术后应立即应用抗生素，预防感染。首选青霉素、链霉素肌内注射，或庆大霉素静脉滴注，有利于抑制革兰氏阳性和阴性的细菌。

一旦有感染症状，应按照正确的外科抗感染治疗原则，对局部伤口进行充分引流，消除坏死组织，采用抗生素局部湿敷。经过细菌培养和药敏试验后，及时调整敏感的抗生素全身应用。注意全身支持治疗，必要时可多次小量地输入新鲜血和血浆、白蛋白等。

4. 术后的抗凝处理　断肢再植是否用抗凝治疗，应视具体情况而定。一般认为，再植手术，保持吻合的小血管通畅的关键在于仔细而精确的缝合技术，而各种抗凝剂只能起一些辅助作用，不能提高血管的通畅率，而且有时还因为解痉抗凝剂的作用，引起一些并发症。例如，鼻出血、尿血、月经过多等；亦可引起局部的出血而形成血肿，压迫血管而造成循环障碍。特别对于合并有胸腹部及颅脑损伤者，以及患有溃疡病、食管静脉曲张等患者，用抗凝治疗，有潜在性大出血的危险。因此，对于血管条件较好的断肢进行再植，一般不需要应用肝素和双香豆素之类的抗凝剂进行全身性的抗凝治疗；可以常规应用 6% 低分子右旋糖酐、小剂量的阿司匹林、罂粟碱及妥拉苏林等。小剂量的阿司匹林具有一定的抗凝作用，能减少血液中血小板的黏附和积聚，降低血细胞的汇集，从而改善微循环。成人剂量每次 0.25g，3 次 /d 口服。还可加用复方丹参、山莨菪碱等活血化瘀药物。

对于血管条件较差或吻合后反复血栓形成或做血管移植者，在局部严密止血后，又无全身其他禁忌证的情况下，术后可适当应用小剂量的肝素等抗凝治疗。一般每 6～8 小时每千克体重给 1mg 肝素计算，静脉连续滴注，维持凝血时间在 15～20 分钟，但必须定时检测出凝血时间和凝血酶原。

5. 高压氧治疗　高压氧主要是能提高血浆中物理溶氧量，在 3 个大气压下，可较正常气压下增加 22 倍。由于组织摄氧仅限于物理状态溶解的氧，而氧合血红蛋白必须通过还原作用释放氧气于血浆内，才能被组织摄取，因此高压氧可使细胞得到充分的氧供应，使钠泵恢复运转，水肿逐渐消退，组织细胞的微循环得到改善。因此，在断肢再植手术后，如出现下述情况，可以应用高压氧治疗。①断肢缺血时间较长(10 小时以上)。②再植术后出现血液循环障碍者。③再植术后发生循环障碍，并经手术探查重新恢复血液循环者。

以上情况并非绝对，而应根据离断平面高低、缺血时间长短、周围环境温度、断肢的临床表现及高压氧舱的条件等来决定。高压氧治疗过程中，常配合应用白蛋白、能量合剂及低分子右旋糖酐等收效可更好。

七、断肢再植后期处理和康复治疗

断肢再植目的不只是断肢再植成活，而更重要的是要恢复肢体的功能和外观，为此除了精细的手术外，还必须进行一系列的康复治疗才能达到理想的效果。这要求再植手术时，不但要注意每一个环节的功能重建(彻底清创，优良的再植手术，合理地修复各种组织等)，还要术后有适当的后期处理和良好的康复措施。

(一) 功能康复应分阶段进行

1. 伤口愈合和肢体存活阶段　术后的最初 1～3 周为静养期，保持再植肢体的稳定，避免各种不利的刺激，以便促进各种组织修复，保证肢体成活。在这个阶段，要用适宜的外固定，防止血管、神经和肌腱等牵拉、碰撞等损伤。注意改善血液循环、促进肿胀消退、促进伤口愈合。

2. 训练阶段　术后 4～5 周后，再植肢体的已成活，此时可以开始进行康复治疗。在医师的指导下，必须循序渐进、缓慢而柔和地进行关节被动和主动活动。从而达到改善微循环，促进各种组织修复，恢复感觉和运动功能之目的。早期可在专职康复或医务人员指导下进行，必须坚持循序渐进，缓慢而柔和地进行主动和被动地活动各个关节，轻柔地进行肢体按摩(由主体的远端向近心端按摩)。也可利用一些器械和支具扶助锻炼。例如，可同时采用理疗、中药熏洗、皮球、泡沫塑料等支具扶助锻炼等措施效果更好。

术后 2～3 个月已基本骨性愈合，可进一步加强关节运动的锻炼。神经功能的恢复速度取决于神经伤断的部位与感受器的距离，距离短恢复得快，距离长则恢复得慢。感觉功能的完全恢复，有时需要几个月甚至更长。再植肢体在神经功能恢复之前，由于没有感觉，在采用物理治疗时，应防止灼伤和外伤。

(二) 心理治疗

虽然再植手术已获成功，但是导致肢体离断的外伤对患者来说是一个非常可怕的经历。此外，再植后肢体外形的不足和部分功能与美观的丧失，不可避免地在患者心中留下阴影。患者心理平衡，需要一个较长时间的调整，才能真正接受这些变化，正确对待它，积极配合治疗才能获得较好的效果。功能康复的努力在很大程度上受患者的精神和意志状态的影响。医务人员和家属都应当以积极的姿态，促使患者多想“留下了什么，应做些什么”，而不是沉浸在“失去了什么，遗憾终生的”的痛苦之中。

(三)职业训练

肢体再植成功后，可根据患者的职业特点，采取一些特殊的功能锻炼方法，鼓励其早日恢复力所能及的工作，不但有利于功能的康复，而且更可以恢复良好的精神状态。

(四)断肢再植的后期处理

后期再植肢体功能检查是为了进一步了解再植肢体功能恢复情况和发展趋势，是否需要后期功能重建手术等。检查内容包括：肢体外形、骨关节功能、周围神经再生、血液循环及肢体综合功能等情况。①肢体外形：应对肢体长度和周径进行测量，并与健侧肢体在相同姿势下的测量数值进行对比，以观察肌肉萎缩、瘢痕挛缩及畸形的表现。②骨与关节的功能：检查骨折的愈合情况，有否畸形愈合或骨折不连接及延迟愈合。测定肢体各关节活动度，再植肢体的各部关节的主动和被动活动度均应分别列表记录，适时地进行处理。③神经恢复情况：注意检查痛觉、触觉、关节位置觉、震颤觉及实体辨别觉。二点辨别感觉具有一定的定量意义。正常手指端二点辨别感觉小于6mm，手掌和足底小于20mm，手背和足背小于30mm。根据再植肢体测定的数值可估计其神经恢复的程度。Tinel征可了解神经是否获得再生与神经再生的速度。还应注意测定再植肢体的肌力，必要时可给予肌电图检查。肌力的恢复是神经再生的重要标志。神经营养的恢复表现为皮肤汗腺的分泌，一般皮肤出汗较感觉恢复早，可应用碘酊淀粉试验或茚三酮试验测定。④肢体综合功能：肢体再植手术的最终目的是再植肢体综合功能的恢复，即患者能进行日常生活的各项操作，如穿衣，盥洗、进餐、负重行走、使用工具、书写、编织等。此外，如文娱和体育活动亦应是再植肢体综合功能的必要检查项目之一。

(五)断肢再植后期的功能重建

1. 骨骼的后期修复　如果肢体再植术后4～5个月仍有骨不连接，或有骨缺损，应适时地处理以便及早进行功能锻炼。引起骨缺损或不连接的原因有：①创伤严重，骨断端粉碎，清创时又无法将这些碎片修复、故缺损较大，同时在再植手术时不宜立即进行植骨；②骨断端的固定不良；③软组织缺损，骨端外露；④过早地去除外固定，试图行走或进行治疗功能锻炼；⑤局部血液循环不良。

(1)骨不连的治疗：再植术后4～5个月骨断端仍不愈合时，应按骨不连进行处理。切除两端硬化骨质，打通髓腔，根据不同部位，可选用带血供的骨块、骨膜瓣植骨为好，滑槽式移行植骨、骨膜和松质骨片移植，或人造骨植入等也可采用。

(2)骨缺损的修补：可切取带血供的、形态和长度合适的自体髂骨块，紧密镶嵌于缺损之处，效果较好。如在关节平面的骨缺损，若局部软组织许可，也可采用人造关节成形术，以恢复缺失的关节功能。

(3)下肢不等长的矫正：骨支架重建时，根据软组织创伤的程度，骨端需要进行相应的缩短。这对于上肢离断者，多数不会有严重的影响，只要腕、手和各关节功能正常，短缩的肢体就可以恢复较好的功能。而对于下肢离断者，如骨骼缩短的长度少于3～4cm，则可由骨盆倾斜与穿垫高鞋跟的矫形鞋来代偿与矫正；如缺失缩短过长，超过7cm，则难以用上述方法矫正，必要时可以采用健侧下肢骨骼缩短或患肢骨骼延长术予以矫正。对于儿童，由于骨骺发育尚未完成，可行健侧股骨下端与胫骨上端干骺端延长术矫正其缩短的长度。

2. 肌肉与肌腱的后期修复　修复的目的主要是修复承担主要功能的肌肉和肌腱，恢复肢体的主要功能。后期肌肉与肌腱的修复方法有如下几种。

(1)肌腱松解术：创伤性离断的肌肉和肌腱，多在同一平面断裂，再植修复时很难避免重叠在一起，日后常发生相互间或与周围软组织的瘢痕粘连。经理疗和锻炼后仍不能消除者，应在手术后2～3个月内进行粘连松解术。

(2)肌腱移植术：肢体再植时由于肌腱缺损较多，不能一期修复，可在再植手术后3～4个月行游离肌腱移植。移植的肌腱可取自掌长肌腱、跖肌腱或足背趾总伸肌腱。切取肌腱时应注意保留腱旁膜的完整。

(3)肌腱转移术：对于合适的病例，采用肌腱转移可代偿不能修复的肌肉与肌腱的功能。不论肌力的缺损是由于肌肉已被切除，还是由于神经的损伤不能恢复，均可采用肌腱转移手术。术前应详细检查各组肌力，对于不同的病例应按具体情况设计转移方法。

(4) 肌肉转移术：对于离断的肢体肌肉缺损较多，或已失去神经支配的肌肉，可以采用健康的肌肉转移术恢复功能。如肱二头肌或肱三头肌的缺损，可以应用胸大肌或背阔肌的外侧部分转移来代偿屈伸肘的功能。

(5) 带血管神经的肌肉移植或综合组织移植：离断的肢体，神经肌肉均缺损较多，上述方法不能恢复肌肉的功能时，可采用带血管神经的游离肌肉移植，或游离综合组织移植重建肌肉的功能。常用于游离的肌肉有胸大肌或背阔肌等。术中，除了吻合血管还应将该肌的神经与受区的某支运动神经吻合。如果离断的肢体肌肉、肌腱及皮肤均有较多的缺损，受区创面或瘢痕较大，可施行带血管的肌肉皮瓣或肌腱皮瓣游离移植术，一起修复多种组织缺损。

3. 神经的后期修复　根据离断的平面，预计神经再生达到平面的时间，检查感觉和运动恢复的情况，如果没有达到预计的平面，应当查明原因进行处理。常采用方法有以下几种。

(1) 神经松解术：神经吻合后，由于各种组织再生过程中瘢痕形成，神经外可能形成紧缩带压迫，或神经内瘢痕形成，都能影响神经的再生和传导。因此，适时地进行神经松解术，是神经功能恢复的必需措施。否则错过时机，将影响功能恢复。

再植术后定期检查 Tine 征，在 3～4 周内不向远侧推进，神经吻合处可触到较大的神经瘤等，是手术探查的指征。术中可见神经被瘢痕或被环状条索束带压迫，则可沿神经纵轴，将吻合口附近 0.5～1cm 长的神经鞘、神经瘤的表面，以及神经内的瘢痕，用刮须刀片，做纵向切开，直至见到正常的神经纤维束为宜。

(2) 二期神经吻合术：在再植手术时，因为某种情况不能一期修复神经者，可将神经两断端缝扎标记线，向对侧适当地牵引，保持神经的长度，固定于软组织内，可于再植术后 2～3 个月内进行神经二期神经吻合术，以便早期恢复功能。

(3) 神经缺损的修复：由于撕裂伤、挤压伤神经缺损太多，或难以确定神经损伤的范围，可根据缺损的性质与部位选用下列手术进行神经修复：①神经襻移植术：这种方法可修复 10cm 以上的神经缺损，一般选择一条次要功能神经来修复主要功能神经。②神经移植术：对于缺损不超过 10cm 且不能用其他方法修复者，可考虑采用游离神经移植。可供移植的神经来源有前臂内侧皮神经、隐神经、腓肠神经和股外侧皮神经等，如果移植的神经太细，可切取多段并联移植。③神经交叉吻合术：由于两条神经不在同一平面断裂，如原来的神经缺损较大，不能做对端吻合，可以考虑做神经交叉吻合，牺牲一条功能次要的神经，以保证功能主要的神经获得恢复。神经交叉吻合以单纯感觉性或单纯运动性神经效果较好。④神经带蒂转移术：对于缺损较大的神经损伤，有时可以考虑做神经带蒂转移。例如，上臂上段的离断，常伴有肌皮神经损伤，可将同侧第 3 或第 4 肋间神经转移至上臂，与肌皮神经肌支吻合，以恢复肱二头肌的功能。⑤带血管的神经移植或转移：应用显微外科技术，采用带血管的桡神经浅支、腓肠神经等移植，或转移至缺损处与神经断端吻合。此方法的优点是移植神经无缺血变性过程，较一般的移植方法效果好。例如，局部皮肤瘢痕，可同时游离带神经皮瓣移植。⑥运动神经的植入与终板再生：动物实验已经证明，凡失神经支配的肌肉，将运动神经分成纤细的神经纤维，分散植入横纹肌纤维周围，可形成新的运动终板。因此，对于神经自肌腹抽出或神经于肌肉进入处离断时，后期可采用此方法，以便恢复此肌肉的部分收缩功能。⑦神经损伤的其他处理：不能用以上方法修复的神经损伤，或神经修复而未能恢复其功能者，可采用肌腱转移术，代偿某些失去的肌肉功能；也可应用肌腱固定术、关节融合术及弹性支架等，使肢体关节处于功能位，也可改善一部分功能。

4. 再植肢体后期循环障碍的处理　再植肢体后期循环障碍常见于以下的原因。

(1) 动脉供血障碍：由于血管损伤清创不彻底，或缝合质量欠佳，也可能在晚期发生动脉血栓形成而造成阻塞。可以根据术后的时间，估计是否建立了侧支循环，一般在术后 10 天开始建立侧支循环，15 天左右时侧支循环丰富。当出现循环危象时，估计侧支循环尚未形成，则应立即手术探查；如果已建立丰富的侧支循环，则先行体位性或被动充血性，促进侧支循环建立的训练。如再植肢体在功能锻炼时仍有缺血表现，则应进行彩超检查，证实有动脉栓塞时，根据栓塞部位动脉周围软组织的情况决定是否施行血管移植术或旁路移植术，改善动脉供血。

(2) 静脉回流障碍：静脉由于受压或血栓形成而造成回流障碍，在后期亦有发生，离断平面环状瘢痕挛缩引起静脉压迫较为多见。经过详细检查，找出原因及时地进行处理。若为环状瘢痕压迫，应细心地将其切除，并做2～3处Z成形术或带蒂皮瓣移植术，以松解环形的挛缩。

(3) 淋巴回流障碍：断肢再植过程无法吻合淋巴管，淋巴回流恢复，需要等待术后3～4周淋巴管自行愈合，肢体肿胀也随之逐渐消退。当再植肢体严重的淋巴回流征象，甚至出现了象皮肿时，可选择时机进行手术治疗。例如，切除挛缩的瘢痕进行小静脉与淋巴管吻合术等；亦可行皮瓣移植术，使远侧肢体的淋巴液透过皮瓣内淋巴管的愈合与沟通，从而改善淋巴回流。

八、断肢再植的功能评定

断肢再植的目的是使再植的肢体恢复一定的功能和美观。再植的肢体成活不等于手术成功，再植的肢体如果没有感觉和运动功能，这个肢体反而成为赘物。因此，断肢再植的功能和美观要求达到一定的标准。国内外有几种评定标准，结合笔者的实践，采用下列评定功能的标准较为简单实用。

(一) 上肢功能评定标准

Ⅰ级：再植肢体可以恢复原工作，合计关节活动度(包括再植平面近侧的一个关节)超过健侧的60%；神经功能恢复良好，肌力恢复达4～5级。不畏寒冷，外观正常。

Ⅱ级：可以恢复适当的工作，关节活动度超过健侧的40%；主要神经(如正中神经、尺神经等)恢复接近正常，并能耐受寒冷，肌力恢复达3～4级。

Ⅲ级：能满足日常生活需要，关节活动度超过健侧的30%；运动或感觉神经恢复不完全(如只有单一的正中神经或尺神经恢复，或正中与尺神经只恢复)，肌力恢复达3级。

Ⅳ级：肢体存活，但无实用功能。

(二) 下肢功能评定标准

下肢的功能，主要是持重和行走。

Ⅰ级：恢复原工作，步态正常，感觉良好，膝踝关节活动度接近正常。

Ⅱ级：恢复适当工作，轻度跛行，感觉功能良好，关节活动度超过健侧的40%。

Ⅲ级：能胜任日常生活，行走需要穿矫形鞋，足有感觉较差，但无营养性溃疡。

Ⅳ级：患者需借助拐杖行走，足底无感觉，可能存在营养性溃疡。

再植肢体一旦存活，即使功能恢复不理想，但如果比假肢好，患者一般不同意再截肢，除非有下述情况，才考虑再截肢。

(1) 再植肢体剧烈疼痛，经久不愈。

(2) 再植肢体并发慢性骨髓炎或化脓性关节炎，经久不愈。

(3) 下肢严重不等长和畸形，缩短的再植肢体不装假肢不能行走，而由于再植肢体的存在妨碍了装配合适的假肢。

(4) 患者要求再截肢。

九、肿瘤瘤段切除后肢体再植

既往肢体恶性肿瘤的常规治疗是早期施行高位截肢。这种方法虽能切除肿瘤，但同时也失去肢体而造成严重的病残。近年来，应用显微外科技术，能在彻底切除肿瘤的基础上，行远侧段肢体移位再植，从而保留肢体的一定功能。

(一) 手术适应证

1. 低度恶性骨肿瘤，或不宜行局部切除的恶性软组织肿瘤。瘤段切除后基本上不会有局部复发或远处转移者。例如骨巨细胞瘤、骨软骨瘤、Ewing瘤以及早期的成骨肉瘤等。

2. 瘤段切除后再植后要能有一定的功能。在上臂，低度恶性肿瘤的瘤段切除后，肢体再植的指征较强。上肢的主要功能可通过保留的肘关节和手来完成，切除较大段肢体后，患肢仍能满足生活甚至一般工作的基本功能。而下肢的主要功能是负重和行走，下肢的稳定性和长度是非常重要的。因此，需要慎重考虑下列情况。①膝关节必须切除时，可将踝关节及足旋转移植于大腿下段，以便通过该关节更好地控制假肢的活动。②患者一侧下肢已丧失，肢体长度对功能无重要影响时，可行断截后再植。保留的肢体长度不重要，残留的肢体配合对侧假肢，有助于患者的站立和行走。③儿童骨髓闭合前段截再植后，可通过骨骼延长或限制对侧肢体生长来平衡双下肢长度。④患者本人和家属同意此手术方法。

(二)手术原则

1. 切除范围要适当　切除范围应按恶性肿瘤外科切除的基本原则，既要彻底切除肿瘤组织避免复发，又要保留一定的肢体功能。对于骨恶性肿瘤已经有骨髓腔扩散者，应将整条骨连同其周围软组织一同切除。对于恶性程度低、病理检查确无髓腔转移者，一般可在距 X 线片所示肿瘤上下各 5～6cm 处切除。肿瘤侵犯肌肉等软组织时，应将其全部彻底地切除。主要的血管、神经，如穿过或贴近肿瘤组织，应毫不犹豫地将其与瘤体一并切除，血管、神经通过移植修复。如果血管、神经离肿瘤较远，并经病理检查确无肿瘤组织浸润者，可将神经周围的软组织彻底地切除，保留神经并将其盘于皮下，避免神经功能丧失。

2. 术中组织学检查　术中病理检查对决定手术方案有重要价值。可根据理检查报告，制订手术计划或改变原手术计划，选择最佳手术方案。

3. 术中要严格防止肿瘤组织的扩散　术前能采用非损伤性检查确诊者，应尽量避免对肿瘤的挤压、穿刺或活检。手术应在充气止血带控制下进行，避免血液扩散。同时手术野要严格隔离，将肿瘤组织用塑料袋严密包扎，避免血液沾污健康创面。

4. 化疗和放疗　术后必须坚持正规的化疗和放疗，预防肿瘤复发。

(王剑利　赵志钢　张　龙　王成琪　李　飞　刘光军　潘朝晖　郭庆宝　康　皓)

主要参考文献

[1] 裴国献. 特殊断指再植术 // 顾玉东，王澍寰，侍德，主编. 顾玉东•王澍寰手外科学[M]. 上海：上海科学技术出版社，2002.

[2] 王成琪，陈中伟，朱盛修. 实用显微外科学[M]. 北京：人民军医出版社，1992.

[3] 陆裕朴，胥少汀，葛宝丰，等. 实用骨科学[M]. 北京：人民军医出版社，1991.

[4] 葛宝丰，卢世璧. 手术学全集(矫形外科卷)[M]. 北京：人民军医出版社，1996.

[5] 盛志勇，王正国. 现代战伤外科学[M]. 北京：人民军医出版社，1998.

[6] 钟世镇，徐达传，丁自海. 显微外科临床解剖学[M]. 济南：山东科学技术出版社，2000.

[7] 裴国献，王澍寰，钟世镇. 显微手外科学[M]. 济南：山东科学技术出版社，1999.

第七章 断指再造

第一节 拇-手指再造

一、概述

拇指在手的功能发挥中起到了非常重要的作用，占整个手功能的40%。拇指作为唯一可与其他4指对合的手指，几乎参与了手的精细捏持、三点稳定捏持、抓握等大部分功能的行使。2～5指则占据全手功能的60%，其中示、中指各占20%，环、小指各占10%。一旦拇指、手指全部或部分缺失，将丧失相应比例的手功能。因此，再造缺失的拇指与其他指具有重大意义，而拇指缺损的再造更是重中之重。

1. 利用手部组织再造拇指　拇指再造的文献记载最早追溯为1852年，法国医师Huguier将第1、2掌骨间隙加深，扩大虎口，恢复一部分夹持功能。1884年，Verowdart医师切除患者第2掌骨的残余部分，以加深虎口。

随着时代的发展及外科技术的提高，显微外科应运而生。再造的拇指不再仅仅满足于夹持功能，而是追求兼顾美观及功能。但最初的拇-手指再造全部集中在利用手部组织来修复患指功能上，后来逐渐出现各种形式的利用足趾移植再造拇、手指术。Hanctte于1888年发表了一篇论文，介绍了其老师Guermonprez对1例拇、示、中3指部分缺损的患者施行再造手术，其通过截除示指，把残存的中指移位到拇指上完成再造。因而，Guermonprez被认为是开创了利用其他手指拇化的先河。

1908年，Noesske为1例拇指缺损的男性青少年采用分期皮管植骨成形术获得成功，一期做胸部皮管，二期植入胫骨骨条，但缺点是再造后拇指臃肿、持物不稳、缺乏感觉且怕冷。1920年，他又推荐利用近节趾骨植骨，再造的拇指外形得以改善。再后来Moberg（1955）、Littler（1960）、Tubiana（1960）及Verdan（1964）先后采用邻指血管神经束岛状皮瓣转移来重建拇指尺掌侧感觉，使得再造的拇指血运及感觉得到改善。

自从Guermonprez利用中指拇化（1887）之后，许多学者相继利用损伤残缺的示、中、环指进行移位拇指再造。而Noesske于1919年开始用健全的示指或其他手指转位拇指再造。Hulsmann（1919）利用环指转位拇化。Hilgenfeldt虽认为各指均可转位，但主张首选中指转位拇化。随着病例的增多及研究的深入，学者对于指别的选择意见日趋一致，认为示指与拇指毗邻，血管神经转位容易，通常被作为优先转位指，次选为环指。

对于拇指部分缺损，Millard于1957年开创了拇指残端三角帽手术（cocked-hat procedure），在拇指残端根部做一半环形切口，残端皮肤做帽状提升，在骨残端上植骨使拇指延长，同时加深虎口。Matev（1967）采用骨延长器来增加第1掌骨长度并加深虎口。

带血管蒂岛状皮瓣问世后，皮瓣包绕植骨块的拇指再造术就应运而生。关桂春（1983）、Stack（1983）等将前臂逆行桡动脉岛状皮瓣联合桡骨块移位拇指再造。后来又发展到用示指背侧岛状皮瓣、示指桡侧岛状皮瓣移位拇指再造，示指背侧和中指桡侧岛状皮瓣移位联合拇指再造，示指尺侧和中指桡侧双叶岛状皮瓣移位拇指再造等方法，均在临床上获得成功。

2. 利用足部组织再造拇指　早在1898年，奥地利医师Nicoladoni就独辟蹊径，致力于利用身体其他部位组织完成拇指再造。Nicoladoni采用分期手术把右侧第2足趾通过带蒂移植的方式转移到拇指残端上，将手足连接在一起，待侧支循环建立后断蒂，再进行功能重建。后来也有一些学者做了类似手术，但由于手术周期长、痛苦大、再造拇指血供不佳、感觉较差、外形和功能亦不理想，最终这一术式未能获得推广。

20世纪60年代，显微外科再一次飞速发展，翻开了拇-手指再造的新篇章。Buncke、Schultz于1964年进行了动物实验，吻合猴的足背动脉与桡动脉，大隐静脉外侧终末支与头静脉，完成了踇趾移植拇指再造术。他们进行了4次实验，3次获得成功，为临床开展该术式奠定了实验基础。之后Cobbett（1968）、Buncke（1973）及Tamai（1974）先后报道了足趾移植再造拇指的成功病例，使拇指再造进入了一个全新的时代。

在我国，上海第一医学院附属华山医院和中山医院（现为复旦大学附属华山医院和中山医院）的手外科医师在杨东岳教授的带领下，通过解剖学研究，于1966年完成了中国第一例第2趾游离移植再造拇指的手术，术后患手再造拇指功能恢复良好，抓握有力并恢复了精细感觉。供足虽切取了第2趾，但负重、行走功能没有明显损害，因而此术式得到了迅速推广。1992年中华医学会全国第二届显微外科学术会议汇编显示，已有12个单位用此术式再造拇、示指569例，总成功率在90%以上。Morrison于1980年报道应用游离踇趾皮肤甲瓣移植再造拇指，具有供足、不减少趾数、再造拇指外形好的优点。Foucher（1980）为使再造拇指的外形更接近正常拇指，他采取纵行切取踇趾腓侧皮肤与第2趾胫侧皮肤组织，再将两者对卷起来，缝合成指筒再造拇指，大小合适、外形美观，称为双趾扭卷拇指再造法。1982年，陈中伟在国内首先报道利用踇甲瓣移植再造拇指。

我国张涤生在1978年对拇指掌指关节附近有严重瘢痕挛缩的患者，采用携带足背皮瓣的第2趾移植行拇指再造获得成功。程国良（1989）在此基础上使用带瓶样、菱形足背皮瓣的第2趾或踇甲皮瓣移植及用复合组织移植，通过血管串联或并联吻合的方法使拇-手指再造一期手术获得成功。至此，拇-手指再造走向成熟和精细，手术成功率得到大幅提高。

对于全手缺损，Vilkki于1985年将第2趾的趾列取下，移植于桡骨中段以完成夹持动作。于仲嘉（1979）、陈中伟（1981）在足趾移植的基础上，别取双侧第2趾移植到人造不锈钢的掌骨或桡骨残端上，形成“再造手”。之后于仲嘉又利用踇甲皮瓣与髂骨条再造拇指，以第2或第2、3趾联合移植再造示指或示、中指，以完善“再造手”。程国良、潘达德（1980）对前臂下1/3及腕掌部组织部分缺损但仍保留几个手指的患者，利用废弃的断指移位再植于桡、尺骨残端并形成虎口，同时修复屈、伸指肌腱及神经，重建血液循环，急诊完成了患手部分功能重建术。此术式利用废指一期再造，患手外形与功能比前臂分叉术及足趾游离移植“再造手”好，被国内外广泛推广。

缺失的拇、手指或全手可以再造或部分再造，恢复完美的功能，是手外科、显微外科的重大进展。尽管当前已有许多单位能够进行这类手术，并有很高的成功率，但以显微外科技术再造拇、手指，仍属于技术难度较大的手术。因此，手术操作有待简化，基础理论仍需深入研究。相信随着科技及显微外科的进一步发展，拇-手指再造将会再次出现划时代的进步。

二、拇、手指缺损的分度

拇、手指缺损有多种分度标准，但大同小异，只是细化程度不同，如Ⅰ1、Ⅰ2、Ⅱ、Ⅲ1、Ⅲ2、Ⅳ、Ⅴ1、Ⅴ2、Ⅴ3、Ⅵ十度，Ⅰ、Ⅱ、Ⅲ、Ⅳ四度，以及Ⅰ、Ⅱ、Ⅲ、Ⅳ、Ⅴ、Ⅵ六度。本书中拇、手指缺损的分度采用后者，因其在临床上应用起来更为简单、实用，现详细介绍如下（图7-1）。

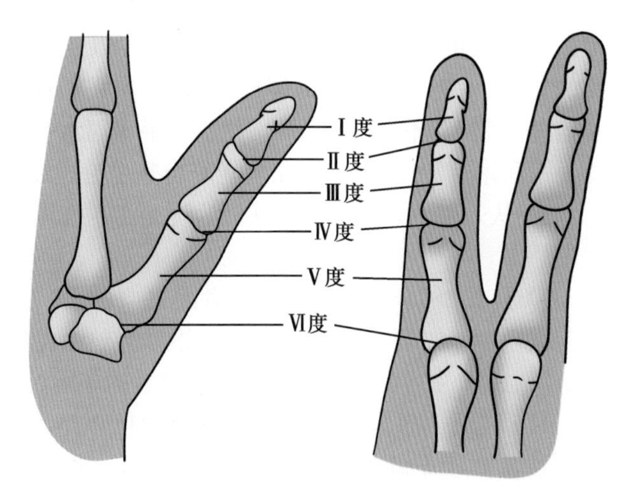

图7-1　拇、手指缺损的分度

1. Ⅰ度缺损　Ⅰ度缺损指手指远节部分缺损。

拇指Ⅰ度缺损将丧失拇指功能的20%～30%，丢失手功能的8%～12%；单纯示、中指的Ⅰ度缺损将丧失每指功能的20%～40%，丢失手功能的4%～8%；单纯环、小指的Ⅰ度缺损将丧失每指功能的20%～40%，丢失手功能的2%～4%。

2. Ⅱ度缺损　Ⅱ度缺损指拇指于指间关节，其他指于远侧指骨间关节的缺损。拇指Ⅱ度缺损将丧失拇指功能的50%，丢失手功能的20%；单纯示、中指的Ⅱ度缺损将丧失每指功能的45%，丢失手功能的9%；单纯环、小指的Ⅱ度缺损将丧失每指功能的45%，丢失手功能的4.5%。

3. Ⅲ度缺损　Ⅲ度缺损指拇指于近节指骨，其他指于中节指骨的缺损。拇指Ⅲ度缺损将丧失拇指功能的60%～90%，丢失手功能的24%～36%；单纯示、中指的Ⅲ度缺损将丧失每指功能的50%～70%，丢失手功能的10%～14%；单纯环、小指的Ⅲ度缺损将丧失每指功能的50%～70%，丢失手功能的5%～7%。

4. Ⅳ度缺损　Ⅳ度缺损指拇指于掌指关节，其他指于近侧指间关节的缺损。拇指Ⅳ度缺损将丧失拇指功能近100%，丢失手功能的40%；单纯示、中指的Ⅳ度缺损将丧失每指功能的80%，丢失手功能的16%；单纯环、小指的Ⅳ度缺损将丧失每指功能的80%，丢失手功能的8%。

5. Ⅴ度缺损　Ⅴ度缺损指拇指于第1掌骨，其他指于近节指骨的缺损。拇指Ⅴ度缺损已丧失全部拇指功能，丢失手功能的40%；单纯示、中指Ⅴ度缺损将丧失每指功能的85%～95%，丢失手功能的17%～19%；单纯环、小指Ⅴ度缺损将丢失每指功能的85%～95%，丢失手功能的8%～9%。

6. Ⅵ度缺损　Ⅵ度缺损指拇指于腕掌关节，其他指于掌指关节部缺损。拇指Ⅵ度缺损已丧失全部拇指功能，丢失手功能的40%；单纯示、中指Ⅵ度缺损将丧失每指功能的100%，丢失手功能的20%；单纯环、小指Ⅵ度缺损将丢失每指功能的100%，丢失手功能的10%。

三、拇、手指缺损的急诊预处理和术前评估及准备

1. 急诊预处理　①严格的清创术：决定施行延期再造拇、手指时，严格而彻底的清创显得尤为重要，这也是延期再造的基本条件。在清创过程中既要彻底，也要为功能重建与修复做必要的保留，这两者是相统一的。凡挫灭污染的皮肤、皮下组织、神经、肌腱、血管及骨骼，该清创切除者绝不能保留，但掌指关节完好并有内在肌附着者应予以保留，清创手术既要彻底又要有些保留。②急诊处理拇、手指缺损时，常常需要用皮瓣闭合创面，以尽可能保留患指的长度，不能采用短缩指骨直接缝合的方法。③神经、肌腱、血管预处理：在急诊清创时尽可能保留，可用肌腱缝线与周围软组织临时固定肌腱，在显微镜下探查指固有动脉、神经、指背静脉或掌侧静脉，确认血管管壁无挫伤，弹性好；并给予血管、神经断端结扎留线标记，方便亚急诊再造。

2. 术前评估及准备

（1）一般准备

1）心理准备：外科手术会引起患者和家属的焦虑、恐惧等不良心理，尤其是年老和年幼的患者。因此，医务人员应从关怀、鼓励的角度出发，就病情、施行手术的必要性、可能取得的效果、手术的危险性、可能发生的并发症、术后恢复过程和预后，以及术中输血可能的并发症和不良反应等，以恰当的言语和安慰的口气，对患者做适度的解释，向患者家属做详细的介绍，提供有关手术的真实情况，取得他们的理解和信任、减轻其不良心理反应，并签署手术同意书、输血同意书和麻醉同意书；使患者能以积极的心态接受手术和术后治疗，使患者家属能配合整个治疗过程。

2）从入院至术前1天，每日清洗足部，尤其对于有双足“脚气”的患者，术前需要用聚维酮碘每日擦洗。

3）贫血：部分严重手外伤患者因失血量大，常伴有贫血，术前可以通过输血进行治疗。输血可有效改善微循环、维持组织供氧，但应严格掌握输血指征。一般来说 Hb>100g/L，可以不输血；Hb<70g/L，应给予输血；Hb在70～100g/L，应根据患者的年龄、心肺代偿功能和有无代谢率增高等来决定。

4）高血压：患者血压在160/100mmHg以下，可不做特殊准备。血压过高者，麻醉诱导和手术应激可并发脑血管意外和充血性心力衰竭等危险，术前应选用合适的降压药物（如钙通道阻滞剂等）以控制血压，但并不要求血压降至正常水平才进行手术。利血平等通过使儿茶酚胺类神经递质贮存耗竭而达到抗

高血压作用的药物，应用后术中易出现顽固性低血压，所以术前 1 周应停用。对于有高血压病史、进入手术室血压急骤升高的患者，应与麻醉师共同抉择，必要时延期手术。对于病史较长的高血压患者，还应结合患者的具体情况，注意有无继发性脏器损害（如心、脑、肾等脏器）及相关的伴随病（如高血脂、糖尿病等），进行相应的检查与治疗。

5）心脏病：虽然伴有心脏病的患者，其总体手术死亡率高于非心脏病患者，但实际上大多数患者手术耐受力仍然良好。只有在其进展、不稳定或失代偿时，危险性才明显增加，成为拇 - 手指再造手术的禁忌证，包括新近的心肌梗死、不稳定或进展型的心绞痛、心力衰竭失代偿、严重的主动脉瓣或二尖瓣狭窄及严重的高血压心脏病等。

6）呼吸功能障碍：呼吸功能障碍的主要表现是轻微活动后就出现呼吸困难。哮喘和肺气肿是两个最常见的慢性阻塞性肺功能不全疾病。术前肺功能不全的患者，术后肺部并发症如低氧血症、肺不张和肺炎的发生率增加。长期吸烟史、重度咳嗽病史、肥胖、年龄超过 60 岁、胸部或上腹部大手术史，以及慢性阻塞性肺疾病、支气管扩张、麻醉时间超过 3 小时等均是术后肺部并发症的易感因素。体格检查要注意有无哮鸣音和呼气延长。凡有肺功能不全的患者，术前都应该做血气分析和肺功能检查、胸部 X 线片、心电图等。用力呼气量和第一秒用力呼气量检测对肺功能的评估极有价值。结合患者的年龄和体形，若数值低于 50% 说明存在严重的肺部疾病，术后并发症可明显增多。有严重肺功能不全的患者，术前若并发感染，必须控制后再施行手术。

7）肝疾病：肝炎和肝硬化是最常见的肝疾病。鉴于肝病患者可以无明确的肝病史，亦无明显的临床表现，因此患者术前都应做各项肝功能检查，以便了解或发现事实上存在的肝功能损害。一般来说，肝功能轻度损害者不影响手术耐受力；肝功能损害较严重或濒于失代偿者，手术耐受力则显著削弱，必须经过较长时间的严格术前准备，方可施行择期手术；肝功能有严重损害者，如有明显营养不良、腹水、黄疸等，或急性肝炎患者，则不宜施行再造手术。

8）肾疾病：麻醉、手术创伤、某些药物等都会加重肾的负担，所以应常规进行实验室检查了解患者的术前肾功能状况。依据 24 小时内肌酐清除率和血尿素氮测定值可将肾功能损害分为轻度、中度、重度三类。轻至中度肾功损害者经过适当内科处理一般能较好地耐受手术。重度损害者只要在有效的透析疗法的保护下，也可以相当安全地耐受手术，但术前应最大限度地改善肾功能。

9）糖尿病：糖尿病患者的手术耐受力差，术前应控制血糖，纠正水、电解质和酸碱平衡失调，改善营养状况。为了预防再造术后发生感染，术前应预防性使用抗生素。施行拇 - 手指再造手术前，糖尿病患者血糖已控制在轻度升高状态（5.6～11.2mmol/L）较为适宜。手术应在当日尽早施行，以缩短术前禁食时间，避免发生酮症酸中毒。

（2）特殊准备

1）对双手、双足均摄 X 线片，便于术前测量手指长度，进行精准的再造设计。

2）术前应检查足背动脉、第 1 跖背动脉的走向及搏动情况，有条件者可用超声 Doppler 探查。彩超检查第 1 跖背动脉，了解第 1 跖背动脉的 Gilbert 分型，早做准备，提高手术成功率。对于 Gilbert Ⅲ型，需考虑采用足背动脉 - 足底深动脉 - 第 1 趾底总动脉这一供血系统来切取足趾。对于受区也需行术前检查，了解受区血管通畅情况，并仔细检查受区皮肤软组织条件，评估术中可能遇到的困难，做到心中有数。

3）根据以上检查，制订最佳再造手术方案，并对术中可能发生的情况做应有的预判及采取相应措施。

4）手术显微镜及器械与缝合材料的全面检查与准备。

四、拇、手指缺损再造的适应证

从理论上讲，任何手指的任何缺损都有再造的必要，但人类的代偿适应能力强大，实际中并非所有手指的缺失均需要再造。单一手指或单一手指部分缺损，一般功能障碍不大，只有特殊职业才有再造的必要。所以医师需结合残指的长度，患者年龄、职业、仪表与交际需要等综合考虑。其中手指缺损的程度是决定是否需要再造最重要的参考指标。

示、中、环、小指的功能占全部手功能的60%，该4指全指缺损无疑是手指再造的适应证。示、中、环指全指缺损，小指虽完好，但不能与拇指完成对捏功能者，也是手指再造的适应证，以再造中、环指为宜。若环、小指或示、中指全指缺损，另两指正常，则不必再造；若示、中、环、小指Ⅲ度及以下缺损或示、中、环指Ⅲ度及以下缺损，小指正常也不必再造，因残存指的长度能够代偿。

医师在选择适应证与制订手术方案时，必须全面衡量，实事求是地做出评估，即使不能完全满足患者的需求，也要为患者功能及外形着想。

拇-手指再造的手术方法有很多，适应证也不尽相同。下面笔者分别就传统的拇指再造术及各种形式的足趾移植拇-手指再造术简要介绍其适应证。

1. 虎口加深术　拇指Ⅲ度缺损伴虎口轻度狭窄者、不愿做足趾移植再造或其他掌指骨延长手术者，可选用虎口加深的方法来相对增加拇指长度，提高拇指功能。这一手术创伤小，仅采用虎口皮肤Z成形及邻近皮瓣转移来加深、扩大虎口。

2. 拇指残端提升加长术　拇指Ⅲ度缺损，要求保留近节指骨在1cm以上，掌指关节伸、屈活动正常，拇指残端为松软的皮肤且虎口部皮肤正常，不愿选其他方法再造或加长者。

3. 皮管植骨拇指再造术　拇指Ⅳ度、Ⅴ度缺损，残端及虎口部皮肤瘢痕挛缩，年龄较大，不愿接受足趾组织移植及其他拇指延长术者。

采用皮管植骨拇指再造术具有操作简单、成功率高的优点，也能恢复拇指一定外形与功能，但再造后的拇指外形臃肿，血供及感觉差，缺乏关节活动，因而其功能较差，且易受冻伤及烫伤，故目前很少被临床应用。

4. 示指或残指转位拇化术　拇指Ⅳ度或Ⅴ度缺损，鱼际部肌功能正常，而示指或环指于近侧指骨间关节以远缺损，但指根部皮肤软组织正常，不愿接受足趾组织移植再造者。凡选用正常示指移位者应慎重考虑，尤其是显微外科技术发展至今，选用正常示指移位并非上策。

示指或残指转位拇化术是将正常或已有部分缺损的示指或其他残指转移到拇指残端用来延长或代替拇指的方法。由于移位时连同关节、肌腱、血管、神经等组织一并转移，故移位后其功能、活动、感觉、外形等方面比较理想，为不少医师所欢迎。但采用本方法无法恢复手指的正常数目，且若将正常的手指转位，则必须切除一部分示指的掌骨或指骨，这不仅增加了新的创伤，也影响手功能。因此，只有在示指或其他手指有残缺的情况下，才值得施行。

5. 带血管神经蒂皮瓣移位加植骨拇指再造术　拇指Ⅲ度、Ⅳ度缺损，残端皮肤柔软正常，皮肤瘢痕挛缩，不愿接受足趾移植、虎口加深及残端提升者。

目前拇指再造的方法虽多，但均有不足之处。采用手指转位或足趾游离移植再造需牺牲一个手指或足趾；采用传统的皮管植骨再造拇指因外形臃肿，缺乏感觉，易被冻伤、烫伤与破溃；拇指残端提升长度不够；虎口加深，拇指实际长度不增加。若采用带血管神经蒂皮瓣（如示指背侧岛状皮瓣、第1掌背皮瓣联合示指近节背侧皮瓣）转移代替以上诸多方法，使再造拇指获得血供和有良好感觉，手术一次完成，外形、功能也较满意，是一种可选择的方法。

6. 游离足趾移植手指再造术　①单纯拇指Ⅱ度以上缺损；拇指Ⅰ度缺损，可根据患者性别、年龄、职业及要求施行；②手指全部缺损，残端无功能长度；③示、中、环、小指于近节中段以远全部缺损或残指尚有长度而不能与拇指完成对捏者；④示、中、环、小指中有1～2或1～3指缺损及部分缺损，明显影响功能与外形者；⑤符合以上情况的先天性手指缺如者。

游离足趾移植拇指再造或其他指除以上适应证外，还应根据患者再造需求与愿望，年龄为5～50岁，全身情况良好，无器质性疾病，肝肾功能正常，趾及其他趾外形正常，足部无外伤、手术史，无活动性脚癣或甲癣。

7. 踇甲皮瓣移植拇指再造术　①拇指皮肤呈套状撕脱无再植条件者；②拇指Ⅲ度缺损；③拇指再植术后发生血管危象，无成活希望者。

Morrison于1980年首先报道了应用踇甲皮瓣移植拇指再造的方法。该方法是对拇指皮肤套状撕脱伤者，利用其完整的骨支架及伸屈肌腱，采用吻合血管的游离踇甲皮瓣包裹移植的自体骨以完成再造。采用踇甲皮瓣移植拇指再造具有不减少足趾数，外形近似拇指的优点。

8. 趾踇移植拇指再造术　拇指Ⅲ度以内的缺损。儿童拇指Ⅲ度缺损可选全踇趾移植再造；成人拇指Ⅰ度、Ⅱ度缺损宜选踇趾远节部分移植再造。这一方法在西方较流行，但在我国应用较少。踇趾移植拇指再造是一种可选择的方法，应根据患者伤情、意愿及术者的经验和习惯而定。

9. 带足背皮瓣的足趾移植拇指与其他指再造术　拇指Ⅳ度缺损伴虎口挛缩及拇指Ⅴ度、Ⅵ度缺损基部有一定软组织床，多个手指缺损伴手背皮肤瘢痕挛缩者，可根据虎口皮肤瘢痕挛缩程度及手背皮肤缺损面积，采用带不同形式足背皮瓣的第2趾（第3趾）或踇甲皮瓣移植施行再造与修复。如果受区有大面积皮肤缺损，难以采用带足背皮瓣覆盖时，则可选用复合组织移植拇指与其他指再造术。

10. 复合组织移植拇指与其他指再造术　拇指缺损伴虎口及手掌、背侧皮肤严重瘢痕挛缩，一经手术切除造成大面积皮肤缺损。拇指缺损同时距再造指较远手部组织缺损。难以采用带足背皮瓣的第2趾移植完成再造与修复者，需从其他部位切取游离皮瓣移植一期完成再造与修复。

复合组织移植拇指与其他指再造是指除切取足趾组织或切取带足背皮瓣的足趾移植外，同时还需切取另外一处或两处其他游离组织移植，采用吻合血管的方法来重建血液循环的再造与修复。

（芮永军　刘　浩　喻爱喜）

第二节　足趾移植的相关解剖

一、足部皮肤的解剖

足部皮肤厚实，耐磨，不易移动，富有敏锐的感觉神经；有内在肌和外在肌，既是足趾运动的动力肌，同时也是维护足部功能的结构。足部结构与手部类似，掌侧皮肤厚实粗糙，耐磨，无滑动，敏感，背侧皮肤松弛，滑动度大，静脉系统主要分布于背侧，趾骨分布与指骨相同，踇趾有两节趾骨，2～5趾各三节指骨，每个足趾有单独的血管神经束，伸屈肌腱系统，有单独的血液循环和能够独立运动，这是足趾移植再造手指提供解剖基础。

二、足部动脉的解剖

足部血供主要来自胫后动脉和胫前动脉。胫后动脉于内踝下出分裂韧带后分出足底内侧动脉和足底外侧动脉，是足底血供的主要来源。足底内侧动脉在足底内侧沟内，其末端与第1跖底动脉结合；足底外侧动脉在足底外侧沟内沿第5趾外侧发出一固有趾底动脉，向内与足背动脉的足底深支吻合构成足底弓，并发出4条跖底动脉。而第1跖底动脉又发出3条趾底动脉，即踇趾胫侧及腓侧趾底动脉及第2趾胫侧趾底动脉。在第1跖骨底远1/3处与足底内侧动脉构成一X形交叉。这一血管走向及血供关系为足趾移植提供了又一个供血系统（图7-2）。

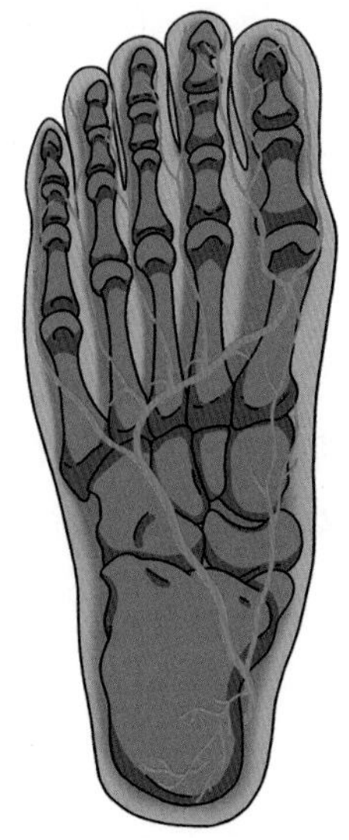

图7-2　胫后动脉及其在足底的分支示意图

1. 足背动脉　随着显微外科的发展，踇足背皮瓣足趾移植术的开展，足背动脉解剖学资料引起外科工作者的重视。胫前动脉在十字支持带下缘移行为足背动脉，它是胫前动脉的直接延续，在内、外踝连线的中点，经踇长伸肌腱与趾长伸肌腱之间，进入足背，足背动脉贴近足骨和足韧带走向第1跖骨间隙，其内侧为踇长伸肌腱，外侧为踇短伸肌，在第1跖骨间隙的近侧附近分为两个终支，即足底深动脉和第1跖背动脉。①足底深动脉穿过第1骨间背侧肌两头之间与足底外侧动脉吻合，形成足底弓。②第1跖背动脉沿第1骨间背侧肌表面至第1～2跖骨头之间，分三条踇背动脉，分布于踇趾背两侧缘及第2趾内侧缘；另外，足背动脉还发出弓形动脉，跗内、跗外侧动脉。弓形动脉在趾蹼处各分为两条趾背动脉，位于跖骨头的背面，向远端发出第2～4趾的趾背动脉，分布于第2～5趾的趾骨间隙内行进。

跗内、跗外侧动脉起于足背动脉中段，与弓形动脉吻合成网。若弓形动脉过细或缺如，这些动脉则粗大；若胫前动脉过细或缺如，足背动脉常由腓动脉的终末支取代（图 7-3）。

2．第 1 跖背动脉　它在第 1 跖骨间隙内前行，有同名静脉和腓深神经伴行，三者排列关系一般是静脉最浅、神经次之、动脉最深；沿途发细支至跖趾关节、骨间肌及邻近皮肤，在趾蹼附近发出两条趾背动脉，分布于踇趾和第 2 趾相对缘背侧；在跖趾关节平面与足底动脉交通并发出踇趾腓侧趾固有动脉、第 2 趾胫侧趾固有动脉。第 1 跖背动脉平均长 4.7cm。第 1 跖背动脉也发出较多纤细的皮支并与附近动脉相互吻合，形成皮肤动脉网。以上解剖结构特点为切取足背皮瓣及带足背皮瓣的第 2 趾或踇甲瓣移植提供重要解剖依据。

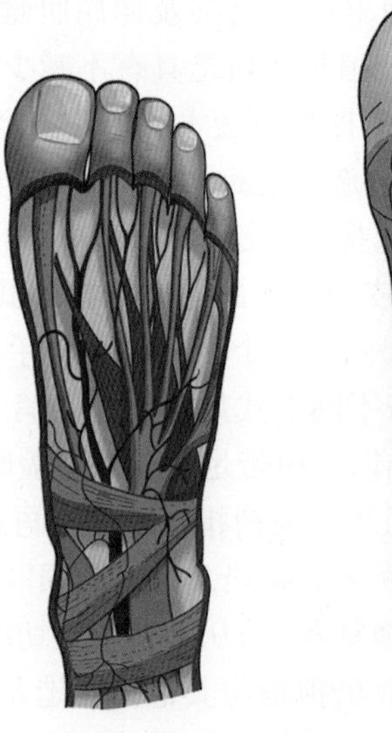
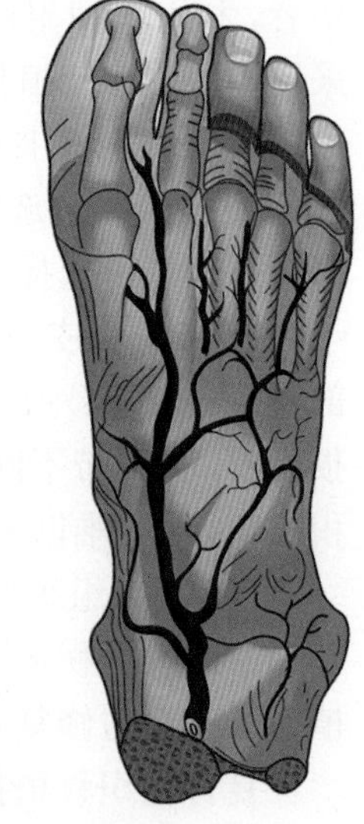

图 7-3　足背动脉示意图

第 1 跖背动脉按起始和在第 1 跖骨间隙的位置，Gilbert 将其分为 3 型。

（1）1Gilbert Ⅰ型（图 7-4）：第 1 跖背动脉起始和走行位置较浅，在骨间肌浅面与深筋膜之间走行，部分其近端有薄层肌纤维束覆盖，远端移行为趾背动脉。Ⅰ型可以分为Ⅰa 型和Ⅰb 型。Ⅰa 型：第 1 趾背动脉走行在足背皮肤与第 1 骨间肌表面之间。Ⅰb 型：第 1 趾背动脉走行在第 1 骨间肌浅层。

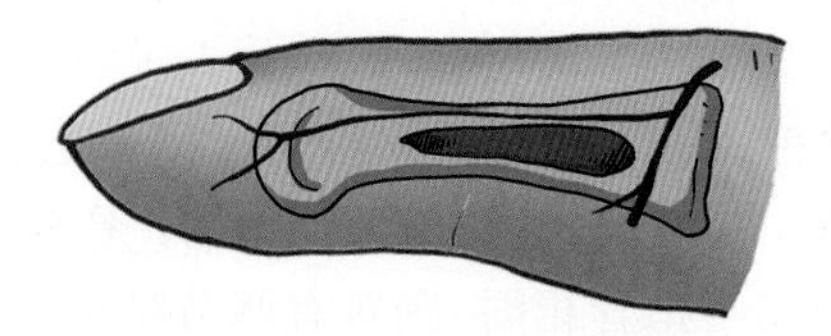
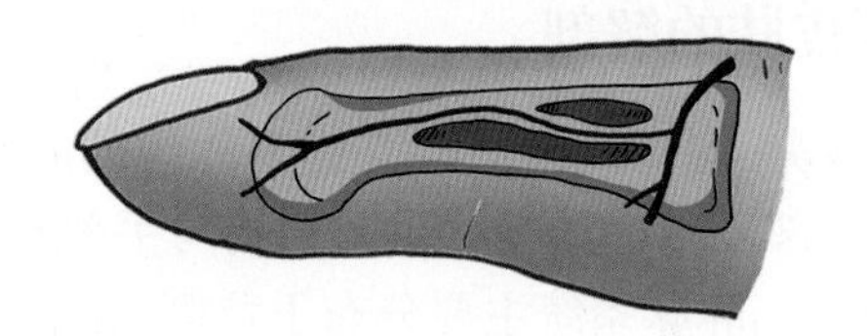

图 7-4　第 1 跖背动脉 Gilbert Ⅰ型

（2）GilbertⅡ型（图 7-5）：第 1 跖背动脉起始位置较深，与第 1 跖底动脉共干起始于足背动脉末端或足底深支转为足底动脉弓处附近。若近侧段（约 2/3）在骨间背侧肌内行走，远侧段浅出骨间背侧肌至浅面为Ⅱa 型。若完全行走于骨间背侧肌深层，且由足底深支发出小支沿骨间背侧肌表面行走者为Ⅱb 型。

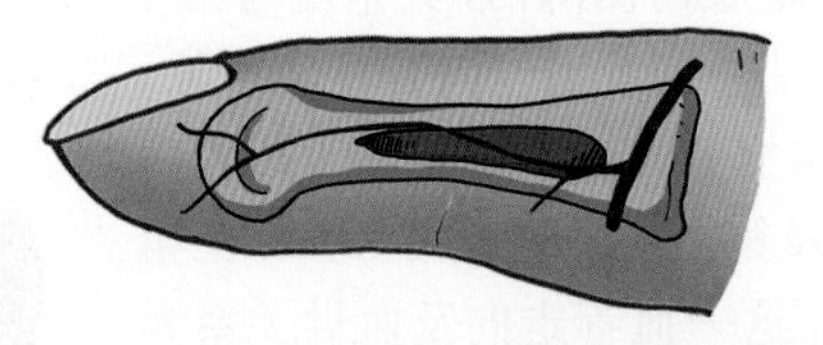
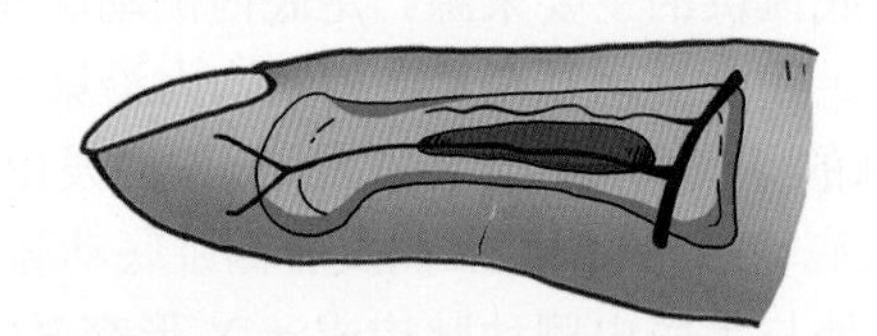

图 7-5　第 1 跖背动脉 Gilbert Ⅱ型

（3）Gilbert Ⅲ型（图 7-6）：第 1 跖背动脉极细，外径小于 1mm 或缺如。该细小的第 1 跖背动脉不足以提供足趾组织移植术后的血供。Ⅲ型出现率为 8.4%～12%。当术中遇到Ⅲ型时操作较困难，需细心向深处解剖，采用足背动脉 - 足底深支 - 第 1 跖底动脉这一供血系统来切取足趾组织。

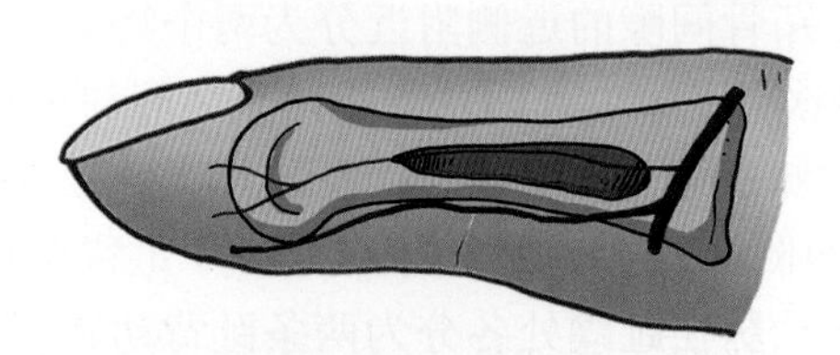

图 7-6　第 1 跖背动脉 Gilbert Ⅲ型

3. 足底深动脉　在第1跖骨间隙近端从第1骨间背侧肌两头之间穿入足底，与足底外侧动脉吻合形成足底动脉弓。在足趾组织移植术中遇第1跖背动脉Ⅰ～Ⅱ型时，为了保持足背动脉-第1跖背动脉的连续性，常切断结扎足底深支；若术中遇Ⅲ型时则需保留深支，以足背动脉-足底深支-第1跖底动脉这一供血系统来切取足趾组织。足底深支外径为1.8～3.0mm。

4. 第1跖底动脉　它来自胫后动脉，发自足底弓。第1跖底动脉主要提供踇趾和第2趾跖侧血供。第2跖底动脉发自足底弓的最后一支跖底动脉，与来自足背动脉的足底深支汇合后，该动脉于第1跖骨中段向胫侧钻入第1跖骨跖侧面，并向远侧延行于第1跖骨远1/3的跖底处。该动脉与足底内侧动脉，踇趾胫侧趾底动脉在第1跖骨下1/3跖底构成X交叉，并绕过踇趾外侧籽骨走在跖骨头横深韧带下，走向第1趾蹼，并与来自第1跖背动脉的踇趾腓侧趾底及第2趾胫侧趾底动脉经趾总动脉相吻合，向踇趾底发出踇趾腓侧趾底动脉及第2趾胫侧趾底动脉。以上这一解剖关系为临床提供采用足背动脉-足底深支-第1跖底动脉这一供血系统来切取足趾组织的解剖基础。

第1跖底动脉起始有4种基本类型。Ⅰ型：起自足底深支与足底动脉弓相连处一段足底动脉弓，占60.0%；Ⅱ型：与第1跖背动脉共干起自足背动脉延续部或足底深支与足底动脉弓连接处，占30.9%；Ⅲ型：为足底内侧动脉的直接延续，占5.5%；Ⅳ型：为足底外侧动脉的直接延续，占3.6%。虽然第1跖底动脉起始有多种形式，但起始后的走行非常恒定，起始后立即偏向第1跖骨的跖面外侧走行，与跖骨的关系有偏外形、居中型和偏内型3种类型。第1跖底动脉全程呈S形弯曲，根据其走行的部位可分为近侧段（深部）和远侧段（浅部）。近侧段在踇收肌深面贴第1跖骨前行，经踇短屈肌内、外侧头之间，然后贴踇长屈肌腱外侧浅出，移行于远侧段。远侧段位置较浅，在第1跖骨间隙内走向趾蹼。

第1跖底动脉在跖骨头和籽骨的后方与足底内侧动脉的分支形成典型的X形动脉吻合。参与形成吻合的血管：近端外侧为第1跖底动脉近侧段，内侧为足底内侧动脉的分支；远端外侧为第1跖底动脉远侧段，内侧为踇趾胫侧趾底固有动脉。第1跖底动脉近端外径为1.5（0.7～2.5）mm，远端为1.2（0.7～2.4）mm，平均长5.2cm。第1跖底动脉远端位置较浅，与第1趾足底总神经伴行，可在趾蹼和第1跖骨间隙远端解剖分离该段血管，逆向向近端分离，显露较容易。若要切取第1跖底动脉全长为蒂或保持足背动脉-足底深支-第1跖底动脉-趾动脉系统的连续性，则需解剖显露第1跖底动脉近端。近端位置较深，解剖游离时要切断跖骨深横韧带，扩大第1跖骨间隙，切断踇短屈肌外侧头和踇收肌附着部。

三、足部静脉的解剖

足部静脉分为深静脉和浅静脉两组。深静脉与知名动脉伴行向近端回流；浅静脉是足部主要回流静脉。浅静脉主要有2条，即大隐静脉和小隐静脉。浅静脉是足趾移植时需切取的静脉（图7-7）。

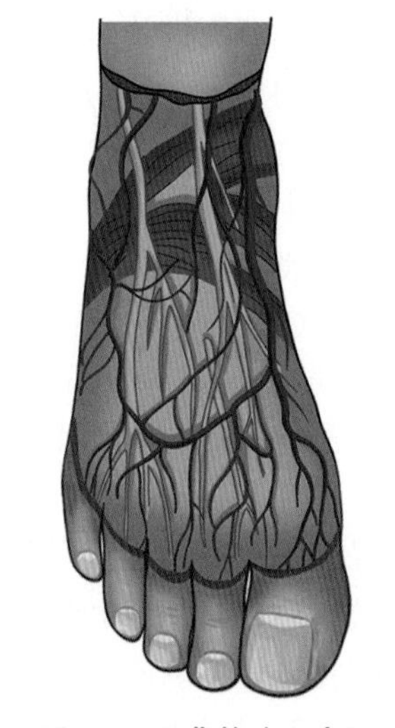

图7-7　足背静脉示意图

大隐静脉：是足背和第1～3趾血液回流的主要血管。此静脉位于足背偏胫侧。

小隐静脉：是足外侧及后侧血液回流的主要血管，位于外踝的后方，向近端行走与腓肠神经相伴行。

足背静脉弓：由趾背静脉汇合而成。静脉弓的内侧端连大隐静脉，外侧端连小隐静脉。

四、足部神经的解剖

胫神经于内踝后分裂韧带下分为足底内侧神经及足底外侧神经。足底内侧神经相当于正中神经，足底外侧神经相当于尺神经。足底内侧神经支配踇短展肌、趾短屈肌、踇短屈肌及第1、2蚓状肌，该神经又分为3根趾底总神经并各自又分为两个趾底固有神经而布于第1趾至第4趾各相对侧的皮肤。足底外侧神经分深支及浅支发出趾底神经至小趾的外侧面及第4、5趾的相对侧。足底外侧神经支配跖方肌、小趾展肌、小趾短屈肌、第3、4蚓状肌、骨间肌及内收肌（图7-8，图7-9）。

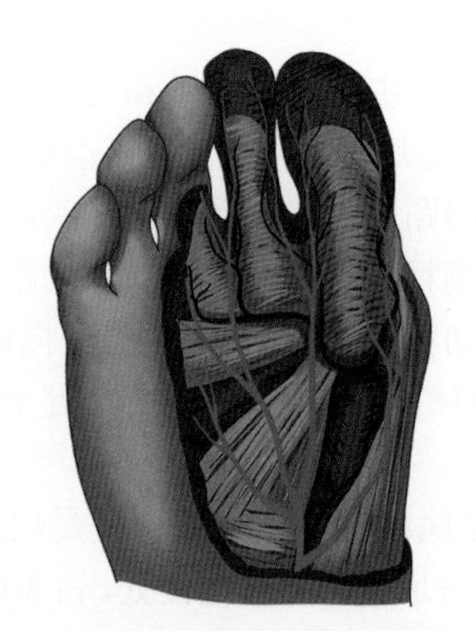

图 7-8 与踇趾有关的跖内在肌

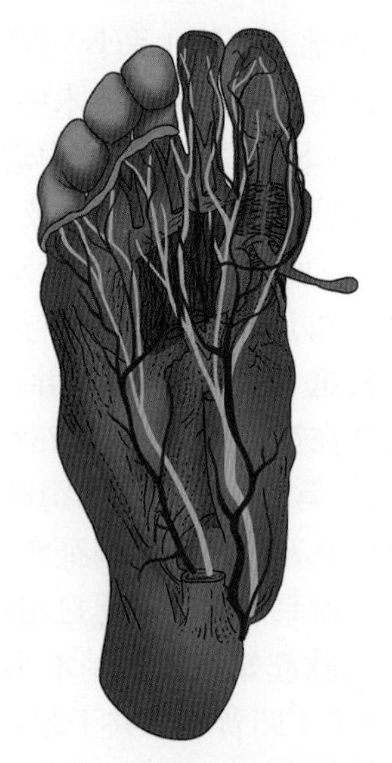

图 7-9 跖侧的动脉与神经

（崔大平）

第三节 足趾移植再造拇指

一、拇指Ⅰ～Ⅱ度缺损的再造

拇指Ⅰ～Ⅱ度缺损的指体残端粗大，与第 2 趾相比明显不匹配，踇趾末节移植更为合适，故可以采用踇趾末节移植、改良踇甲瓣加髂骨植骨等再造、吻合指 - 趾动脉重建血供的再造方案，也可以采用腹部带蒂皮管植骨再造拇指。

（一）踇趾末节移植再造

1. 切口设计

（1）受区切口设计：亚急诊再造，残端创缘皮肤修正，Ⅰ度缺损在近节基底背侧设计 2cm 切口，以便分离浅静脉，沿尺侧血管神经束方向设计纵向切口，暴露尺侧指动脉及指神经；Ⅱ度缺损静脉分离同Ⅰ度缺损，创缘背侧向近端设计 1.5cm 纵向切口，分离伸肌腱断端，指掌侧切口设计同Ⅰ度缺损（图 7-10）；择期再造，残端做环形或冠状切口，并对皮下进行剥离，皮肤切口设计同亚急诊再造。

（2）供区切口设计：测量健侧拇指长度，根据健侧长度及残端皮肤缺损情况设计踇趾末节皮肤切口。拇指Ⅰ度缺损踇趾甲襞以近 1cm 作为最远端切口限制线设计环形皮肤切口，拇指Ⅱ度缺损在踇趾趾间关节处设计环形皮肤切口；胫侧以保留 2mm 甲沟为皮肤切口限制线，踇趾胫侧偏趾底自近节保留 14～17mm 舌形瓣，自近端向远端逐渐合并，远端跨过趾端中线，舌形瓣内包含胫侧趾动脉神经束。腓侧近端向趾蹼间背侧设计纵向皮肤切口 4～5cm（图 7-11）。

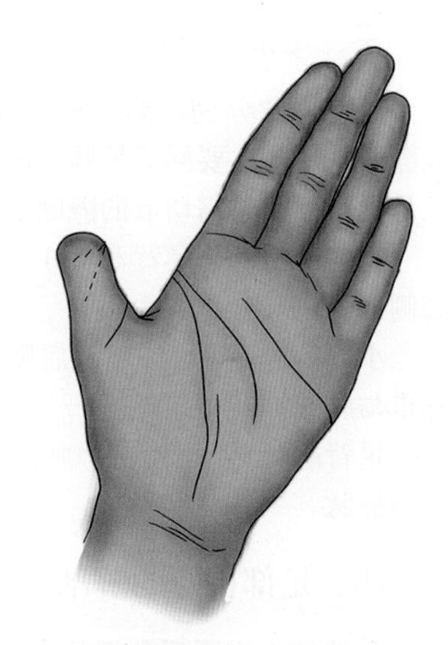

图 7-10 拇指Ⅰ、Ⅱ度缺损受区切口

2. 手术方法和步骤

（1）受区准备：上臂气囊止血带止血，沿设计切口切开近节基底背侧皮肤，皮下钝性分离出较粗的指背静脉 1～2 根；指掌侧沿设计切开皮肤，皮下锐性分离，分离出尺侧指固有动脉断端及指神经断端，修整断端后备用；Ⅰ度缺损残端指骨修整，切除残端硬化骨质开通髓腔，Ⅱ度缺损切除近节远端关节面。

（2）供区切取：踝关节上止血带（不驱血），沿踇趾背侧及跖背设计切开皮肤，趾背皮肤仅切开浅筋膜层，暴露出浅静脉，找出合适的进入踇趾的背侧静脉1～2根，逆行向近端分离趾背静脉及跖背静脉4～5cm，切除多余脂肪及结扎并切断主干静脉的其他分支；皮瓣近端切口内钝性分离，分离出近端腓侧趾动脉及趾神经，根据受区血管需要长度可向近端分离至第1跖背动脉；胫侧切开皮肤至趾骨，于趾骨骨膜表面游离舌形瓣，使胫侧血管神经束包含在舌形瓣内，结扎趾动脉趾关节分支，舌形瓣游离至趾间关节；于趾间关节断离或根据长度截断末节趾骨，仅血管神经束与踇趾末节相连；松开驱血带，观察踇趾末节血液循环情况，待切取的踇趾末节血运恢复后，根据受区血管神经长度需要切断趾动脉、神经、趾背静脉，创面止血，切除近节远端关节面软骨，胫侧舌形瓣覆盖踇趾残端，直接缝合闭合供区创面。

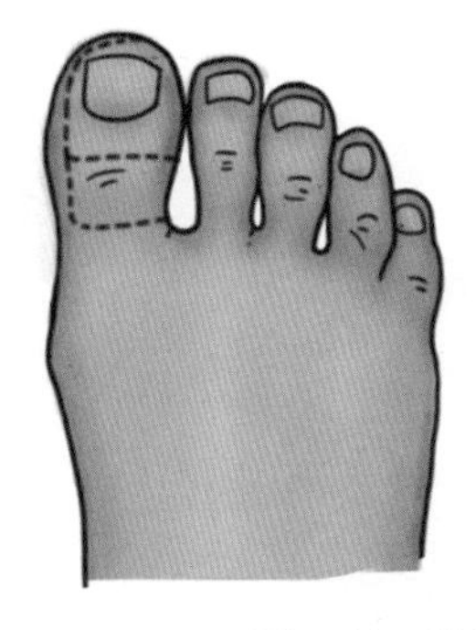
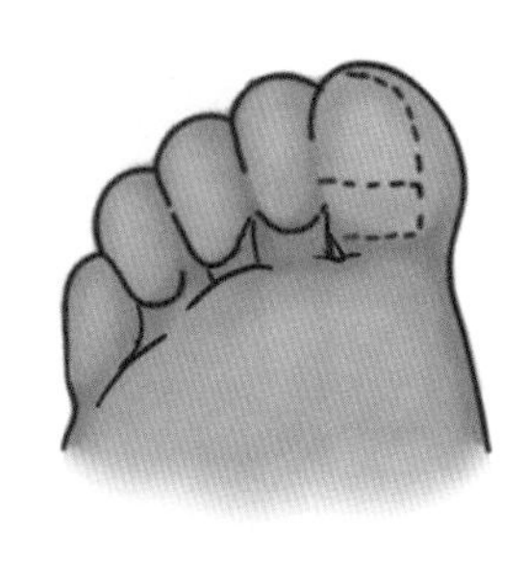
图7-11 拇指Ⅰ、Ⅱ度缺损供区切口

（3）移植趾再造：离断踇趾移至受区，测量健侧拇指末节长度，用健侧拇指末节长度减去残留末节基底的指骨长度作为所需移植长度，通常可以较健侧拇指略短。根据此长度切除多余拇指末节趾骨，从两侧分别纵向切除末节基底膨大骨嵴，缩小末节趾骨直径约2/5，修剪脂肪组织，胫侧切口缝合，重塑踇趾末节，使重塑末节与受区指体匹配，大小近乎健侧拇指（图7-12）；用直径1.0mm克氏针纵向固定踇趾末节与受区，趾背静脉通过皮下隧道至近节背侧切口内，分离静脉断端的外膜组织，与近节指背静脉吻合，尺侧指固有动脉及趾动脉断端在调整紧张度后吻合，缝合指神经-趾神经，重建再造指血液供应。受区温盐水冲洗，根据皮肤张力切除多余皮肤后缝合，保持一定的皮肤紧张度，松开上臂止血带，观察再造指血液循环，带血运恢复后，包扎，石膏托固定。

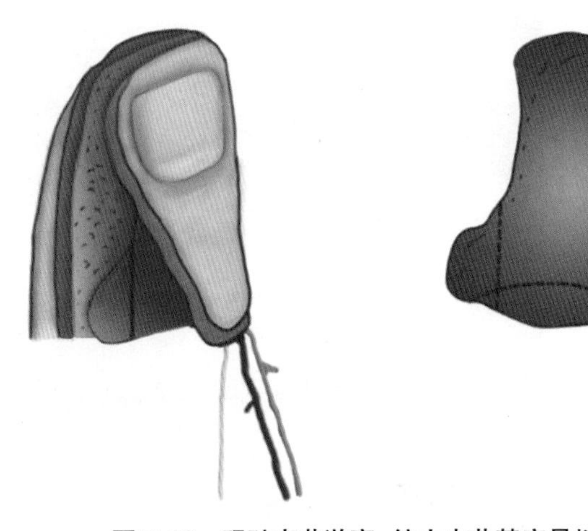
图7-12 踇趾末节游离，缩小末节基底骨嵴

3．注意事项

（1）拇指Ⅰ～Ⅱ度缺损再造，均选择同侧踇趾。

（2）胫侧切口需距甲沟2mm以上，保证甲沟的完整，避免甲床畸形生长，舌形皮瓣内包含踇趾胫侧趾动脉及趾神经，贴趾骨骨膜分离舌形瓣避免舌形瓣内血管神经损伤。

（3）分离浅静脉时应从近端皮缘开始，先找出合适的浅静脉1～2根，逆行分离。

（4）再造指重塑时，踇趾基底骨嵴需切除。

（5）如拇指血管神经束近端撕脱缺损，血管向近端延伸至鼻烟窝桡动脉腕背支及头静脉的分支或采用其他指的血管神经束转位供血。

（6）为保证踇趾末节的外形与健侧相似，可以切除多余皮下的脂肪组织，但要注意保护血管神经。

【典型病例】

患者男性，32岁，机器压伤拇指致拇指甲根部以远缺损（图7-13A），X线片显示拇指末节中段以远缺损。患者要求重建拇指外观及功能，给予踇趾末节部分移植再造拇指（图7-13B）。全身麻醉下，拇指创缘皮肤修整，近节指背切开，分离出浅静脉，尺侧切开皮肤，分离出尺侧指动脉及神经（图7-13C）；于同侧踇趾设计末节部分移植，踇趾舌形瓣设计在掌侧，在指甲近端1cm处设计环形切口，带入末节1.5cm趾骨，近端游离趾动脉和神经，背侧游离浅静脉，完全游离后掌侧缝合重塑再造指（图7-13D），单枚克氏针纵向固定骨折，显微镜下修剪尺侧指动脉、趾动脉及神经断端，调整长度后吻合指动脉-趾动脉，指神经-趾神经，近节背侧吻合跖背静脉-指背静脉。松止血带，再造趾恢复血液供应（图7-13E），术后预防感染、扩充血容量、抗凝、解痉等对症治疗。再造指成活并行功能训练，功能及外形恢复良好（图7-13F～H）。

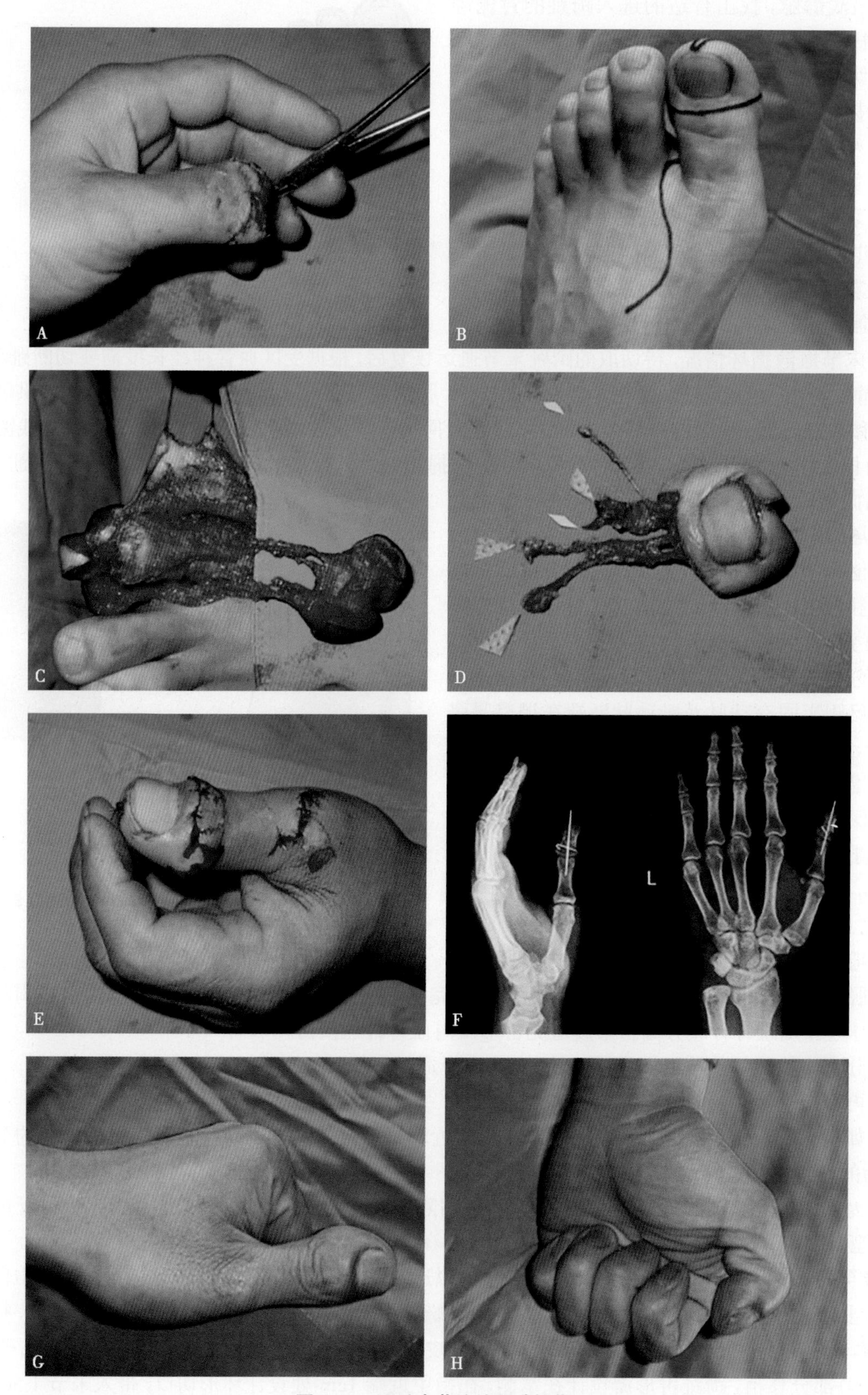

图 7-13 踇趾末节移植再造拇指

A. 拇指甲根部以远缺损；B. 术前设计踇趾末节部分移植；C. 游离踇趾末节；D. 完全游离的踇趾末节部分；E. 踇趾再造术后外形；F. 拇指再造术后 X 线片；G. 2 年后再造拇指伸直功能；H. 2 年再造拇指屈曲功能。

（二）改良踇甲瓣加髂骨条移植再造拇指末节缺损

1. 切口设计

（1）受区切口设计：残端做环形或冠状切口，并对皮下进行剥离，皮肤切口设计同踇趾末节移植再造之亚急诊再造。

（2）供区切口设计：同踇趾末节移植再造。

2. 手术方法和步骤

（1）受区准备：同踇趾末节移植再造。

（2）供区准备：同踇止末节再造。

（3）髂骨条切取及固定：测量健侧拇指末节指骨的大小，根据结果于同侧髂前上棘后侧切取带骨皮质的髂骨条，长 3～4cm，宽 1.2～1.5，厚 1cm。并按根据健侧拇指末节指骨外形修整髂骨块，用直径 1mm 克氏针纵向固定，髂骨皮质部分置于背侧。

（4）踇甲瓣（图 7-14）移植再造：根据受区创面所需，修剪脂肪组织，胫侧切口缝合，包裹移植髂骨块，调整皮肤紧张度后缝合侧方切口，重塑拇指末节，大小可近乎健侧拇指。趾背静脉通过皮下隧道至近节背侧切口内，分离静脉断端的外膜组织，与近节指背静脉吻合，尺侧指固有动脉及趾动脉断端在调整紧张度后吻合，缝合指神经 - 趾神经，重建再造指血液供应。术后处理同踇趾末节移植再造。

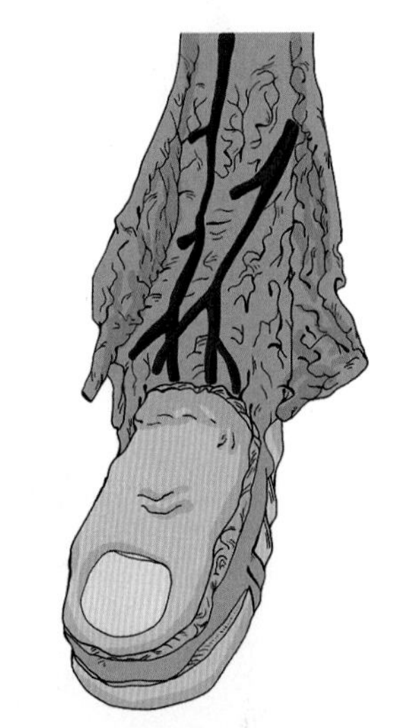

图 7-14 踇甲瓣血管解剖示意图

3. 注意事项

（1）选择同侧踇趾。

（2）胫侧切口需距甲沟 5mm 以上，保证甲床正常生长，舌形瓣可尽量设计偏掌侧，尽量保留部分负重区。

（3）踇甲瓣要贴骨膜分离，甲床剥离时要用钝性剥离子骨膜浅层剥离，避免甲床破损或骨膜完全剥离，影响供区植皮。

（4）髂骨块修整时保留骨皮质，骨块略大于指骨，皮质骨置于背侧，可用单枚克氏针于皮质骨下贯穿固定。

（5）如果拇指血管神经束近端撕脱缺损，处理方法同踇趾末节移植再造。

（6）踇甲瓣切取手术需在放大镜下操作，切除多余脂肪，使重塑拇指更加接近健指，同时可避免血管损伤。

【典型病例】

患者男性，20 岁，外伤致拇指末节缺损，行残端修整，后因外形及功能要求行再造。入院诊断拇指Ⅱ度缺损（图 7-15A）。患者要求保留踇趾，故设计改良踇甲瓣植骨再造拇指。拇指残端开口状切开，皮肤分离，切开皮肤，分离出尺侧指动脉及指神经，近节背侧切开分离出指背静脉，指骨长度修整，切除硬化骨；同侧踇趾设计改良踇甲瓣，舌形瓣设计在偏掌侧，根据再造指长度踇趾趾间关节处设计环形切口（图 7-15B），切开皮肤，分离趾背静脉向近端游离，分离出腓侧趾动脉及神经，于骨膜表层游离甲瓣，舌形瓣包含胫侧趾动脉及神经，予以保留；于髂前弧形处截取髂骨块，修整骨块成指骨状，1 枚克氏针纵向固定于拇指指骨（图 7-15C）。完全游离踇甲瓣（图 7-15D），缝合掌侧切口，套入植骨块，显微镜下吻合指动脉 - 趾动脉、指神经 - 趾神经、跖背静脉 - 指背静脉。一次通血，再造指恢复血液供应，术后预防感染、扩充血容量、抗凝、解痉等对症治疗。再造指成活后行功能训练，功能及外形恢复良好（图 7-15E、F）。

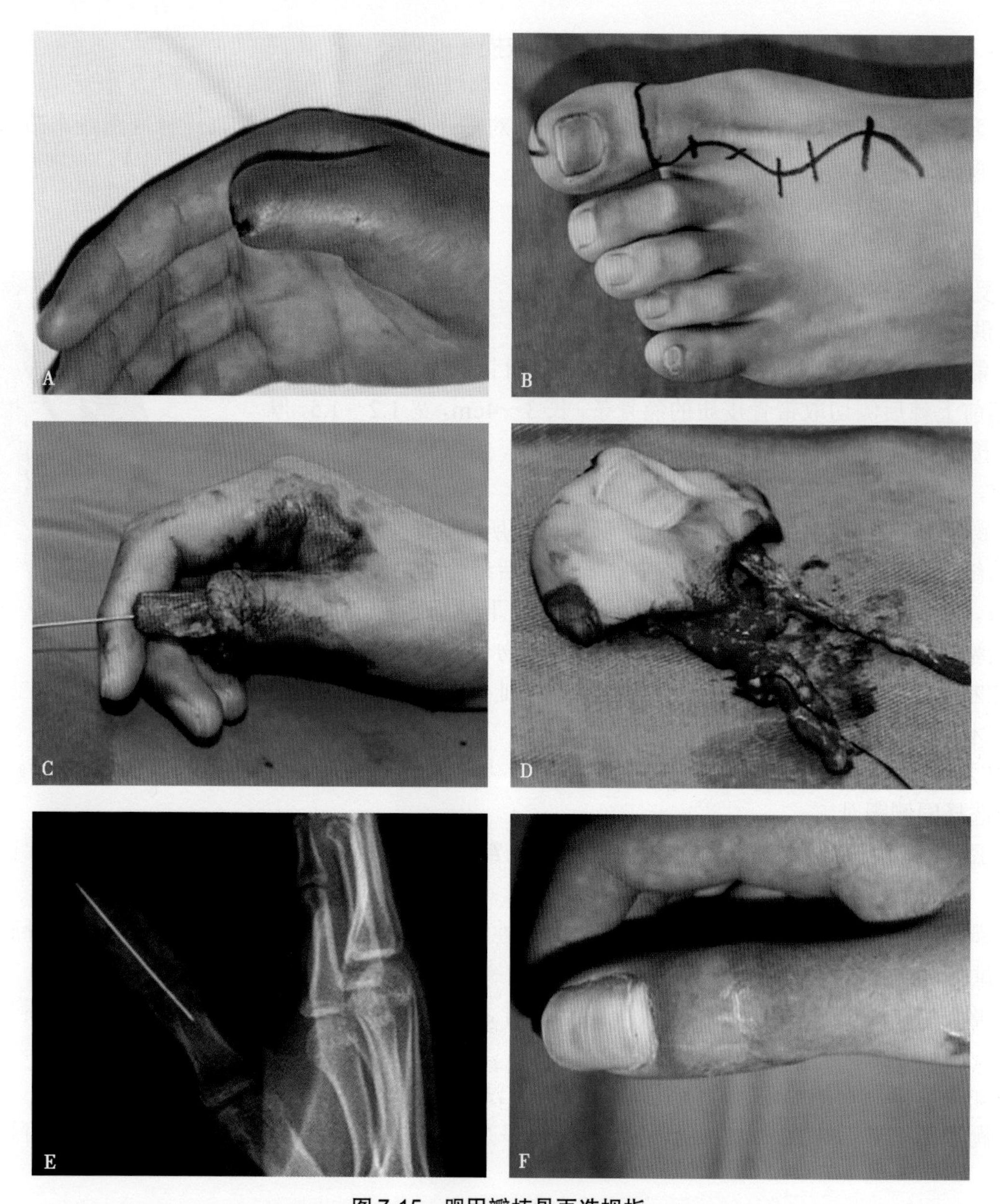

图 7-15 踇甲瓣植骨再造拇指

A. 拇指末节缺损；B. 术前设计改良踇甲瓣；C. 髂骨移植，单枚克氏针固定；D. 完全游离的踇甲瓣；E. 植骨 2 个月，指骨基本愈合；F. 3 个月后拇指外形。

二、拇指Ⅲ度缺损的再造

拇指近节相对较长，远端缺损和近端缺损对拇指造成不同的影响，可采用不同的再造方案。拇指近节远端缺损，拇指仍保留一定长度，可按照拇指Ⅱ度缺损评估，手术方法和步骤基本等同拇指Ⅱ度缺损再造。

对于拇指近节近端缺损，再造术式较多，包括第 2 趾移植再造拇指、髂骨植骨加踇甲瓣联合移植再造拇指、带血管神经蒂岛状皮瓣植骨再造拇指、腹部带蒂皮瓣植骨再造拇指、残指移位再造拇指等。最经典的再造术式是第 2 趾移植再造拇指，术后功能恢复较好，但第 2 趾较拇指细小，外观有明显缺陷。也可采用髂骨植骨加踇甲瓣联合移植再造拇指，外形较佳，但功能不如第 2 趾移植再造好。最佳再造方法是全形再造，切取第 2 趾的趾骨及肌腱、血管神经复合组织加踇甲瓣联合移植，重塑拇指外形，既保留了第 2 趾的关节活动，又恢复了拇指外形。带血管神经蒂岛状皮瓣植骨再造和残指移位再造只能作为特殊类型术式，不能常规选择。腹部带蒂皮管植骨再造拇指是一种可以选择的术式，可以在基层医院开展，优点是手术操作难度较小、可以恢复拇指长度，但皮瓣感觉较差，易冻伤和烫伤，外形差，对后期功能恢复有较大影响。移植髂骨有骨质吸收风险，手术过程同拇指Ⅰ～Ⅱ度缺损的再造。

（一）第2趾移植再造拇指

第2趾移植再造拇指是最经典再造术式，但外形缺陷较大。

1. 切口设计

（1）受区切口设计：拇指残端掌背侧分别设计掌背侧长V形纵向切口，向两侧分离，V形大小可根据切取的第2趾的掌背设计的V形皮瓣大小调整。鼻烟窝处设计斜行切口，约3cm，以便暴露头静脉及桡动脉腕背支（图7-16）。

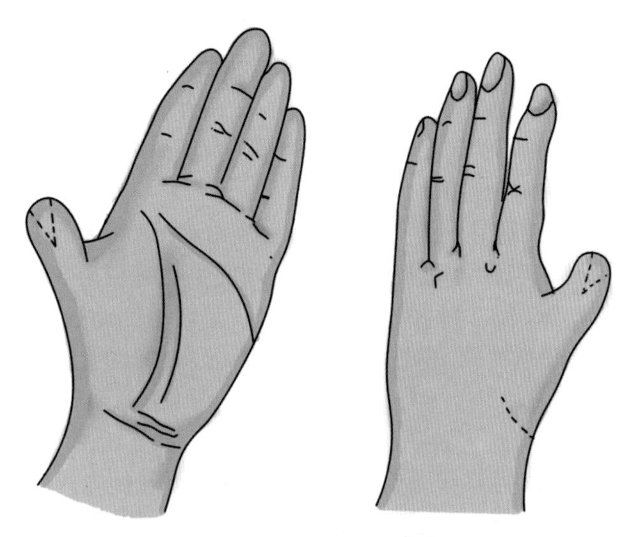

图7-16 受区切口设计

（2）供区切口设计：根据拇指残端创面情况设计切口。选择对侧第2趾，在第2趾的趾根部跖、背侧分别设计V形皮肤切口，䠒趾、第2趾蹼间矢状方向皮肤切口，连接跖、背侧V形切口（如有必要可根据受区创面大小向两侧扩大以能覆盖血管神经束），足背V形顶点线向近端设计S形切口，约10cm，以便分离大隐静脉、足背动脉及第1跖背动脉（图7-17）。

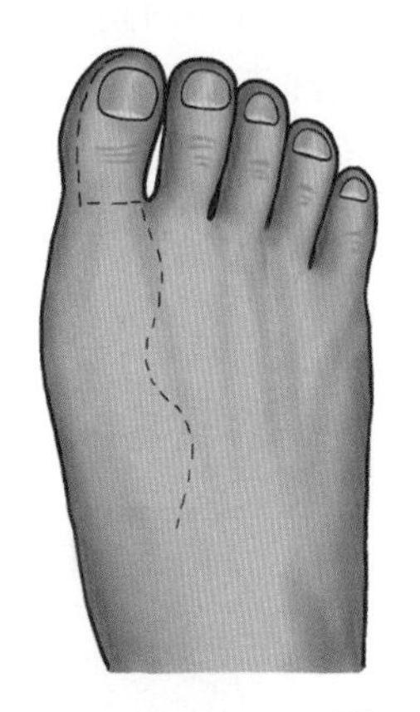

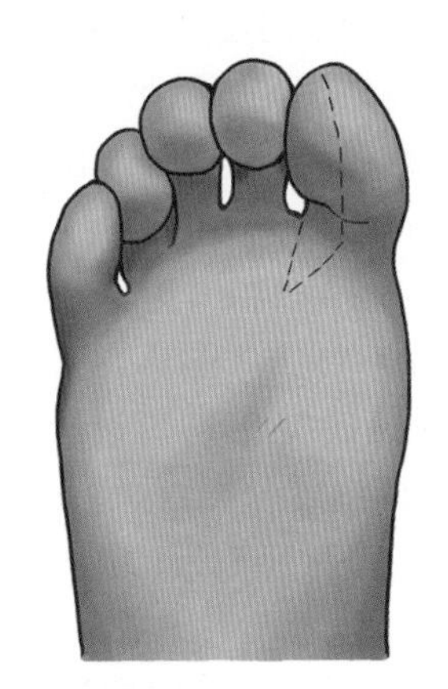

图7-17 供区切口设计

2. 手术方法和步骤

（1）受区准备：残端创面按设计切开掌背侧长皮肤，背侧锐性分离出伸肌腱，掌侧分离出拇长屈肌腱，恢复伸屈肌腱弹性，断端做好固定备用；双侧指神经钝性分离，断端标记，双侧皮肤、皮下组织充分松解，以便于移植趾两侧皮肤缝合，避免驼颈畸形。鼻烟窝沿设计切口斜行切开皮肤，钝性分离出头静脉，保护并牵开拇长、短伸肌腱及桡神经浅支，钝性分离出桡动脉腕背支备用，从残端至鼻烟窝做皮下隧道，用血管钳贯通隧道时动作要轻柔，切忌损伤皮下血管，隧道要宽畅，切断隧道内的纤维束条，防止术后压迫血管蒂，术者可使用自己小指测试隧道宽畅度。

（2）供区切取：切取第2趾是足趾移植再造的经典术式，游离切取的顺序是静脉-动脉-趾底神经-趾屈肌腱-趾伸肌腱-骨关节。

1）静脉游离：静脉切取应由远向近端解剖游离。沿趾背V形及足背S形切口设计切线开皮肤至筋膜浅层，掀起皮肤，在第1趾蹼背侧找到合适的浅静脉2～3根，分离此静脉至进入第2趾的趾背静脉，并由此逐渐向近端解剖游离趾背静脉、足背静脉、大隐静脉。沿途结扎静脉其他分支，其中深浅交通支一定要结扎，保留第2趾的趾背静脉、跖背静脉、足背静脉弓及大隐静脉的连续性，使第2趾有完整的静脉回流系统。

2）动脉游离：动脉切取应由近向远端解剖游离。在足背切口的近端踇长伸肌腱和趾长伸肌腱之间分离出足背动脉，切开足背动脉血管鞘，向远端游离，途中切断踇短伸肌腱，分离足背动脉及伴行静脉，沿途需结扎内踝上动脉、跗外侧动脉及跗内侧动脉。在第1、2跖骨间仔细找出第1跖背动脉的位置。解剖游离出足底深支，再向远端解剖游离第1跖背动脉，第1跖背动脉根据血管走行位置可按Gilbert分为三型，需根据不同分型进行不同层次解剖游离。

Gilbert Ⅰ～Ⅱ型者，切断第1、2跖骨间背侧骨间肌，游离出第1跖背动脉，向远端游离，切断结扎其他足底穿支、第1跖背动脉的踇趾腓侧趾背动脉分支，在趾蹼间小心解剖游离，可见第1跖背动脉、第1趾足底总动脉、踇趾腓侧趾固有动脉、第2趾胫侧趾固有动脉、足底内侧动脉构成的X形交叉，切断并结扎踇趾腓侧趾固有动脉、第1趾足底总动脉，保证第1跖背动脉至第2趾的趾背动脉及胫侧趾固有动脉连续性，从而保障第2趾的血液供应。

Gilbert Ⅲ型者，可以采用三种方法来游离第2趾：

A. 采用顾玉东提出的第二套供血系统来切除保证第2趾的血液供应。游离足背动脉，于跖跗关节平面分离出至第2跖背动脉，在第2跖骨间隙内向远端游离，在趾蹼间游离出与第2跖底总动脉的交通支，保留交通支，近端切除第2跖底总动脉，在向远端游离至第2趾腓侧趾固有动脉，结扎并切断向第3趾胫侧的趾固有动脉。

B. 采用足背动脉-足底动脉深支-第1趾足底总动脉这一供血来源顺序切取。沿足底深动脉向下分离，于第1跖骨间隙深层找到与足底深动脉相延续的第1趾足底总动脉，向远端分离。于第1趾蹼间切开皮肤，于第2趾胫侧找到趾固有动脉，逆行向近端分离直至相延续的第1趾足底总动脉，切断向踇趾腓侧的趾固有动脉，切断跖横韧带，再向近端游离第1趾足底总动脉，再切断踇内收肌及踇短屈肌腱，于跖趾关节处离断，提起足趾向近端游离第1趾足底总动脉，直至足底深支。

C. 第1跖背动脉不予游离，趾蹼间分离出第2趾的趾固有动脉，在完全游离足趾后分别切断第2趾的趾固有动脉及足底深支，在显微镜下吻合足底深支-第2趾的趾固有动脉，重建第2趾血液供应。这样可避免足底切开，减轻足部功能影响。

至此，动脉及静脉解剖游离完成（图7-18）。

3）神经切取：沿第2趾跖底V形切口设计切开皮肤，皮下分离，结扎切断趾蹼间踇趾与第2趾、第2趾与第3趾之间的静脉交通，皮下分离，剔除多余的脂肪，在第2趾两侧分离出趾底神经，沿神经向近端游离，高位切断趾底神经，标记断端。

4）足趾游离及肌腱切取：于第2趾底向近端切开屈肌腱鞘管，分离出趾深浅屈肌腱，尽量向近端分离后于高位切断，伸肌腱向近端游离后切断。

至此，第2趾游离全部完成，根据受区的血管蒂长度，在合适的长度切断足背动脉及伴行静脉、大隐静脉。供区的跖骨头软骨面切除，软组织覆盖跖骨头，趾蹼间直接缝合。

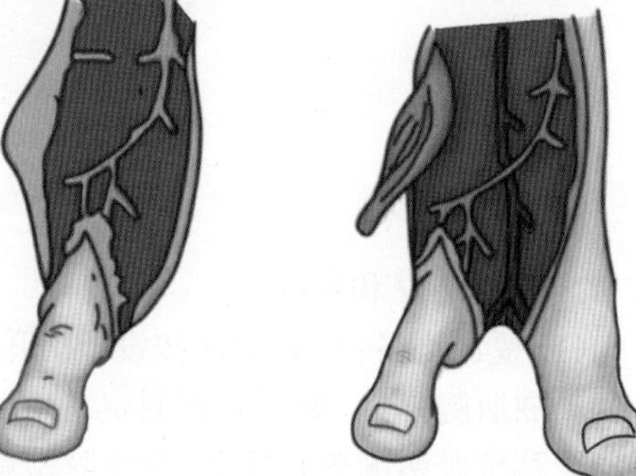

图7-18 第2趾移植的血管游离解剖示意图

（3）骨的固定：再造拇指长度以皮肤软组织能无张力缝

合为前提。根据长度，切除第 2 趾近节近端趾骨，行内固定。内固定的方法包括：①克氏针固定：单枚 1.2mm 克氏针固定，远端从中节穿出，近端固定掌指关节；2 枚 1.0mm 克氏针交叉固定骨折。②钢丝十字固定：骨折端修平整，在距骨端 4mm 处用 1.0mm 克氏针分别在指骨及趾骨的矢状面和额状面分别打两个贯通骨孔，使两骨孔呈十字交叉，用 0.4mm 钢丝分别穿入相应的骨孔，钢丝拧紧固定，剪除多余钢丝，残头紧贴骨膜。③指骨钢板固定：骨端修整，根据两端的指骨长度选择合适的指骨钢板固定。

（4）肌腱、神经修复：先缝合伸肌腱，后缝合屈肌腱。调整伸肌腱张力，用 4/0 肌腱缝线做多个 8 字缝合。切除第 2 趾短屈肌腱，调整屈肌腱张力后用 4/0 肌腱缝线采用改良 kessler 缝合。拇指近端指神经及第 2 趾的趾神经断端分别修剪，在无张力条件下采用 8/0Prolen 无损伤线缝合 4 针，如有神经缺损，可在供区取腓浅神经或足背皮神经移植。神经采用外膜无张力缝合。皮肤无张力缝合。

（5）血液循环重建：用生理盐水湿润血管神经，第 2 趾血管蒂通过受区已经冲洗湿润好的皮下隧道送至鼻烟窝处，理顺足背动脉和大隐静脉，防止血管交叉压迫，同时需要调整血管张力，显微镜下修剪足背动脉及大隐静脉断端，结扎足背动脉伴行静脉；受区切断桡动脉腕背支，结扎远端，修剪断端，用一支 12 500 单位肝素钠注入 500ml 生理盐水配成冲洗用肝素盐水分别冲洗桡动脉腕背支、足背动脉、大隐静脉、头静脉管腔，观察血管腔内无漂浮物及血管内外膜有无分离，避免凝血块及组织残留。动静脉均采用端对端吻合重建血液循环，桡动脉腕背支 - 足背动脉吻合、大隐静脉 - 头静脉吻合，动静脉断端用血管夹分别固定止血，在显微镜下采用二点法吻合两侧，背侧先吻合 2 针，通过血管夹翻出深面，再吻合 2 针，保证断端管壁外翻，松血管夹。

松止血带，观察动脉吻合口有无搏动及扩张，静脉吻合口有无漏血及喷射样出血，如有明显出血需给予补充吻合，再观察再造指血液循环情况，待再造指恢复血液供应后，缝合皮肤切口，温盐水冲洗后包扎，石膏托固定，术毕。

3. 注意事项

（1）为保证移植足趾血管神经束位于拇指尺侧宜选择对侧第 2 趾移植再造拇指

（2）移植第 2 趾背侧近端 V 形瓣通常可以设计至跖骨中段，掌侧设计至跖趾关节。

（3）受区两侧皮肤应充分松解，使供趾能平顺地嵌植在掌背侧 V 形切口内，消除再造趾驼颈畸形；伸屈肌腱需锐性分离松解，恢复肌腱弹性。如伸拇肌腱缺损，可采用示指固有伸肌腱来重建伸拇功能。受区屈肌腱有回缩，在断端仔细分离，必要时可在腕部做辅助切口寻找屈肌腱，缝合屈肌腱前一定要检查肌腱滑动度；如屈肌腱缺损，可从环指转浅屈肌腱重建屈拇功能。

（4）解剖游离血管时，避免动脉、静脉损伤，游离时动作轻柔，避免血管牵拉。剔除不必要的血管蒂部及趾底脂肪组织，可以改善再造指外形，消除粗颈畸形。

（5）游离第 2 趾断蒂之前需松开止血带，观察第 2 趾血液供应，可给予罂粟碱局部湿敷、温盐水热敷消除血管痉挛。

（6）供区的跖骨头关节软骨需切除，防止后期滑囊炎发生。

（7）骨固定时要选择合适的固定方式，要保证骨端的紧密接触，以利于骨质愈合。

（8）肌腱缝合时要注意张力调整，避免张力过高，造成后期伸屈受限。

（9）受区皮下隧道需充分分离，足够宽敞，切断隧道内纤维束条，避免血管蒂受压，造成血管危象。

（10）血管吻合前要调整血管蒂长度，避免术后血管扭曲；需要肝素盐水冲洗血管腔，避免血管栓塞。

（11）分离足趾血管时一定要注意变异，特别是 Gilbert Ⅲ型。

【典型病例】

患者男性，50 岁，左拇机器压伤致毁损伤，急诊行清创术。诊断拇指Ⅲ度缺损（图 7-19A），为恢复手功能要求行拇指再造，计划行游离第 2 趾移植再造拇指（图 7-19B）。全身麻醉下拇指残端切开，残端指骨修整，掌侧切开，分离出尺侧指神经，鼻烟窝处做 3cm 斜行切口，切开皮肤，分离出头静脉和桡动脉腕背支备用。设计第 2 趾移植，切开皮肤，游离趾背静脉、跖背静脉、足背静脉到大隐静脉，游离足背动脉、第 1 跖背动脉、第 2 趾动脉，完全游离第 2 趾。供区切除第 2 跖骨头软骨，趾蹼间直接缝合。根据再造拇指长度切除近节部分趾骨，克氏针固定再造指，第 2 趾神经与拇指双侧指神经外膜吻合，血管蒂通过皮下隧道至鼻烟窝，分别吻合桡动脉腕背支 - 足背动脉，大隐静脉 - 头静脉（图 7-19C）。再造指功能及外形良好（图 7-19D～F）。

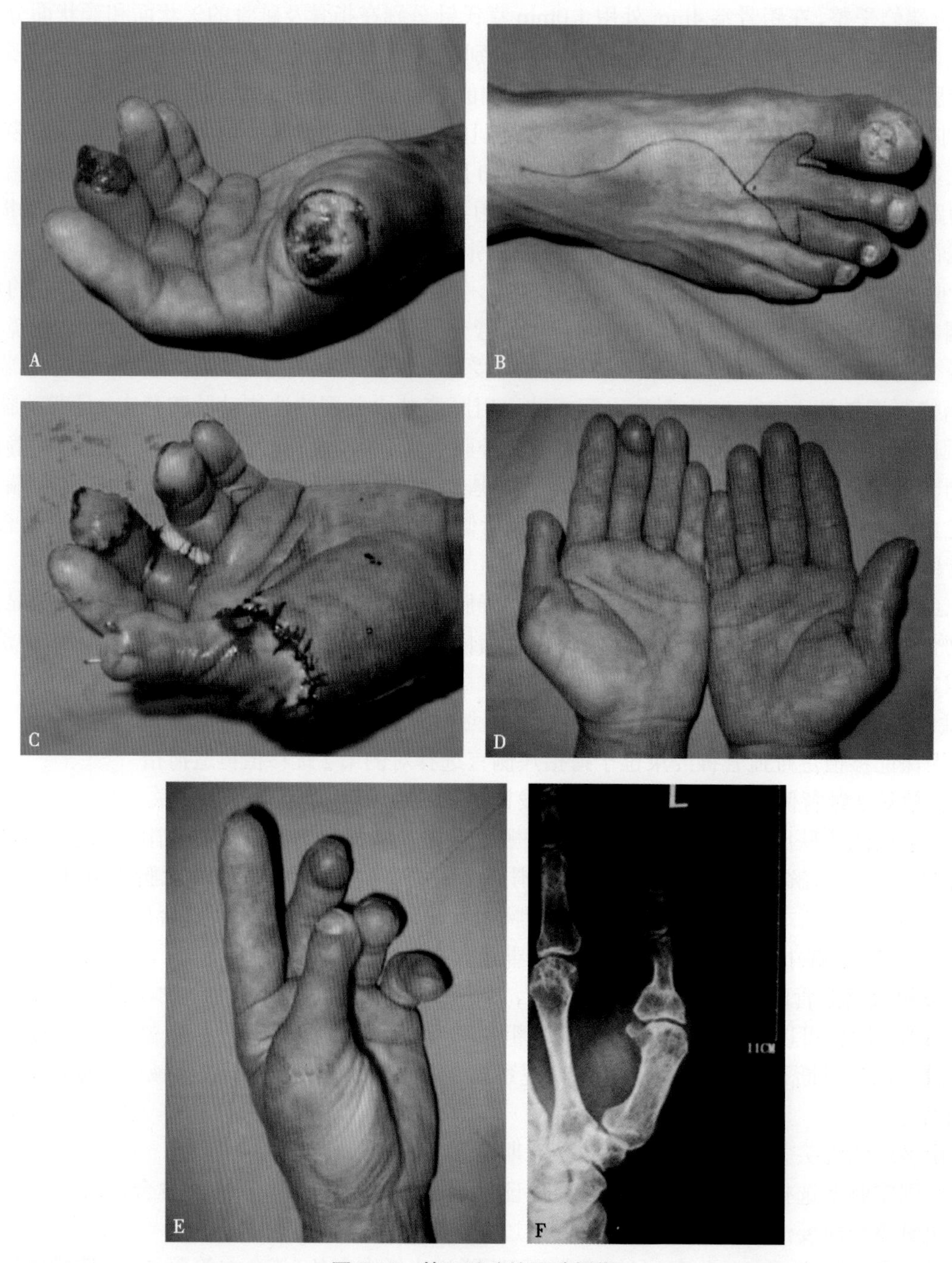

图 7-19 第 2 趾移植再造拇指

A. 拇指Ⅲ度缺损；B. 术前设计第 2 趾皮肤切口；C. 拇指再造术后即刻；D. 再造拇指与健侧对比；E. 再造拇指对指功能；F. X 线片显示骨质愈合。

（二）全形再造拇指

全形再造拇指是拇指Ⅲ度缺损的最佳手术方法。切取第 2 趾骨关节、肌腱及踇甲瓣复合组织重塑拇指，既保留了足部踇趾功能，又重建了拇指外形，改善了第 2 趾再造纤细的外形缺陷。

1. 切口设计

（1）受区切口设计：同第 2 趾移植再造拇指Ⅰ～Ⅱ度缺损。

（2）供区切口设计：根据拇指残端创面情况设计切口。选择同侧踇甲瓣，根据缺损长度在踇趾近端设

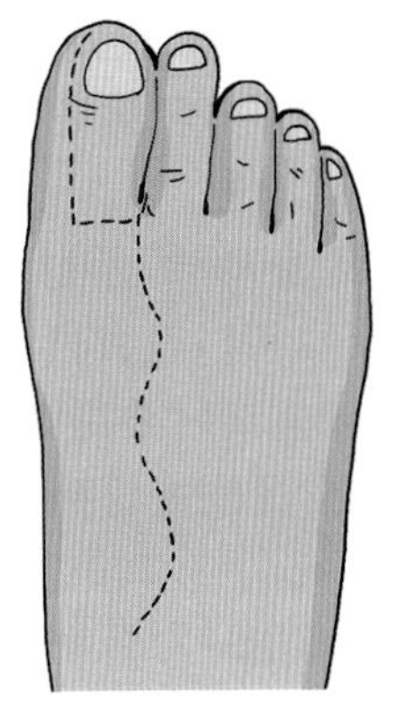
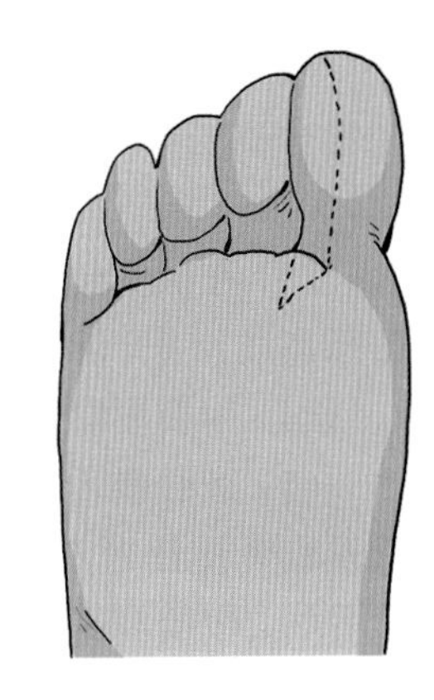
图 7-20 供区切口设计

计环形皮肤切口，胫侧以保留 5mm 甲沟为皮肤切口限制线，踇趾胫侧自近节环形切口线保留宽 14～17mm 舌形瓣，自近端向远端逐渐合并，远端跨过趾端中线，舌形瓣内需包含胫侧趾动脉神经束，保证舌形瓣血液供应。第 2 趾做胫侧正中矢状切口，远端至于趾尖，保证甲沟完整，近端在趾蹼间与踇甲瓣切口线相连，从踇甲瓣趾蹼间切口向近端足背做 S 形切口设计，约 10cm，以便分离大隐静脉、足背动脉及第 1 跖背动脉（图 7-20）。根据创面大小可向近端扩大踇甲瓣并带入部分跖背皮瓣。

2．手术方法和步骤

（1）受区准备：同第 2 趾移植再造拇指Ⅰ～Ⅱ度缺损。

（2）供区切取：游离切取的顺序是静脉 - 动脉 - 踇甲瓣 - 趾底神经 - 第 2 趾骨关节 - 屈肌腱 - 趾伸肌腱。

踇甲瓣切取：S 形切开足背及趾蹼皮肤、皮下组织，锐性向两侧分离皮下组织，掀起皮肤，保护浅静脉，在第 1 趾蹼背侧找到合适的浅静脉，分离此静脉至进入踇趾的趾背静脉，并由此逐渐向近端解剖游离趾背静脉、大隐静脉。沿途结扎无关分支，保留第 1 趾的趾背静脉、足边静脉弓及大隐静脉的连续性，保留跖背静脉与第 1 跖背静脉的交通支，使第 1 趾有完整的静脉回流系统。

将踇短伸肌腱牵开，在足背切口的近端踇长伸肌腱和趾长伸肌腱之间分离出足背动脉，切开足背动脉血管鞘，向远端游离，途中切断踇短伸肌腱，分离足背动脉及伴行静脉，沿途需结扎内踝动脉，跗外侧动脉及跗内侧动脉。在第 1、2 跖骨间仔细找出第 1 跖背动脉的位置。解剖游离出足底深支，切断并结扎，再向远端解剖游离第 1 跖背动脉，第 1 跖背动脉根据血管走行位置可按 Gilbert 分为三型，需根据不同分型进行不同层次解剖游离，游离方法同前。

踇趾腓侧趾神经及第 2 趾胫侧趾神经向近端游离，分别高位切断，结扎标记。按设计线切开踇趾胫侧皮肤、皮下组织，于伸屈肌腱、趾骨骨膜表面锐性切取踇甲瓣，于踇趾骨膜表层用剥离子仔细分离甲床，保证甲床完整，甲床剥离后在趾骨骨膜浅层锐性游离皮瓣，使腓侧血管神经束包含在踇甲瓣内，结扎趾固有动脉骨膜穿支，彻底游离踇甲瓣，仅血管神经束相连。

第 2 趾甲瓣切取：按术前皮肤切口设计切开第 2 趾胫侧皮肤、皮下组织，于胫侧趾动脉、趾神经表面向背侧及掌侧锐性分离，使胫侧血管神经束保持与骨关节的连续，背侧、掌侧分别在肌腱腱膜浅层锐性分离，保证肌腱及滑车的完整性，骨膜表层用剥离子仔细分离甲床，保证甲床完整，甲床剥离后在掀起皮瓣，在趾骨腓侧骨膜浅层锐性游离皮瓣，腓侧血管神经束包含在第 2 趾甲瓣内。从远端向近端彻底游离第 2 趾甲瓣。

第 2 趾骨关节及肌腱切取：第 2 趾跖底切开屈肌腱鞘管，尽量向近端分离屈肌腱，高位切断屈肌腱，伸肌腱向近端分离足够长度后，高位切断伸肌腱，第 2 趾于跖趾关节平面切断。

至此，踇甲瓣及第 2 趾复合组织游离完成，仅血管蒂连续，松驱血带，观察踇甲瓣血液供应情况，观察第 2 趾的趾骨表面渗血情况。

（3）供区创面处理：切除第 2 跖骨头关节软骨面，生理盐水冲洗切口，止血后闭合足背切口。第 2 趾甲皮瓣覆盖踇甲瓣供区，如趾背有残留创面则切取小腿内侧全厚皮片植皮打包，外敷包扎，石膏托外固定受区。

游离复合组织重塑：理顺踇甲瓣和第 2 趾血管蒂，防止血管压迫及扭转，用踇甲瓣包裹第 2 趾，皮下固定趾骨及皮瓣，防止踇甲瓣滑动，根据健侧拇指周径修建缝踇甲瓣皮肤后复合踇甲瓣胫侧皮肤切口，重塑再造指外形。

（4）骨的固定：同第 2 趾移植再造拇指Ⅰ～Ⅱ度缺损。

（5）肌腱、神经修复：同第 2 趾移植再造拇指Ⅰ～Ⅱ度缺损。

（6）血液循环重建：同第 2 趾移植再造拇指Ⅰ～Ⅱ度缺损。

3．注意事项

（1）宜选择同侧踇甲瓣和第 2 趾移植组合再造拇指。

（2）受区两侧皮肤应充分松解，使供趾能平顺地嵌植在双侧创面内，可以消除驼颈畸形；伸屈肌腱需锐性分离松解，恢复肌腱弹性。如伸拇肌腱缺损，可从示指转示指固有伸肌腱重建伸拇功能；如屈肌腱缺损，可从环指转浅屈肌腱重建屈拇功能。

（3）在放大镜下解剖游离，避免动脉、静脉损伤，游离时动作轻柔，避免血管牵拉，剔除不必要的血管蒂部脂肪组织，仅保留血管、神经，可以改善再造指外形，消除粗颈畸形。

（4）甲瓣要贴骨膜分离，甲床剥离时要用钝性剥离子骨膜浅层剥离，避免甲床破损或骨膜完全剥离。

（5）趾胫侧舌形瓣内必须包含胫侧血管神经束，剔骨皮瓣内必须包含第2趾腓侧血管神经束，保证踇趾及剔骨皮瓣血液供应。

（6）甲瓣和第2趾组合重塑拇指时二者血管蒂需交叉，必须完全理顺二者血管蒂，避免二者因血管蒂扭转和牵拉出现血管危象。

（三）改良踇甲瓣

改良踇甲瓣加髂骨块是再造拇指Ⅲ度缺损的有效手术方案。可以重塑拇指外形，且足部功能损伤较小，无足趾缺损。但如果髂骨块较长的话，有一定髂骨吸收概率，故选择此术式时需谨慎；另一缺点是无法重建拇指屈肌腱功能，影响拇指功能。

1. 切口设计

（1）受区切口设计：在拇指残端设计环形切口，掌、背侧分别设计纵向皮肤切口。鼻烟窝处设计斜行切口，约3cm。

（2）供区切口设计：测量健侧拇指长度，根据健侧长度及残端皮肤缺损情况设计踇趾近节皮肤切口，近节腓侧设计环形皮肤切口；胫侧以保留2mm甲沟为皮肤切口限制线，踇趾胫侧自近节保留14～17mm舌形瓣，舌形瓣可设计在偏掌侧，自近端向远端逐渐合并，远端跨过趾端中线，舌形瓣内包含胫侧趾动脉神经束。腓侧近端至足部设计S形皮肤切口，约10cm，以便分离大隐静脉、足背动脉及第1跖背动脉。

2. 手术方法和步骤

（1）受区准备：同第2趾移植再造拇指Ⅰ～Ⅱ度缺损。

（2）踇甲瓣切取：同改良踇甲瓣加髂骨条移植再造拇指末节缺损。

（3）髂骨条切取及固定：同改良踇甲瓣加髂骨条移植再造拇指末节缺损。

（4）血液循环重建：同第2趾移植再造拇指Ⅰ～Ⅱ度缺损。

3. 注意事项　同改良踇甲瓣加髂骨条移植再造拇指末节缺损。

三、拇指Ⅳ度缺损的再造

拇指Ⅳ度缺损，缺损相对较长，采用第2趾移植再造，术后能恢复一定的拇指伸屈功能，但第2趾较拇指细小，外观有明显缺陷。与拇指Ⅲ度缺损一样，最佳再造方法也是全形再造。根据拇指掌指关节近端关节面的情况决定行关节融合还是成形术。

（一）第2趾移植再造拇指

对于Ⅳ度缺损，第2趾移植的切取方法同拇指Ⅲ度缺损的再造。

1. 切口设计

（1）受区切口设计：拇指残端掌、背侧分别设计长V形切口，V形开口在远端，尖在近端。鼻烟窝处设计斜行切口，约3cm，以便暴露头静脉及桡动脉腕背支（图7-21）。

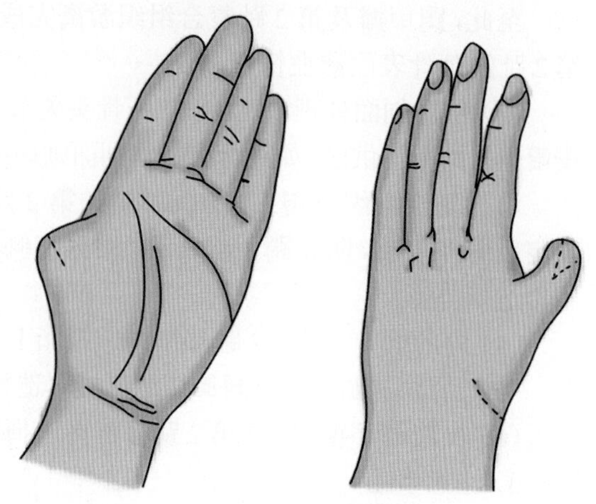

图7-21　受区切口设计

（2）供区切口设计：选择对侧第2趾移植。根据拇指残端创面情况设计切口。如果残端有足够多的皮肤，在第2趾的趾根部跖、背侧分别设计V形切口，踇趾、二趾蹼间矢状方向切口，连接跖、背侧V形切口。足背V形顶点线近端做S形切口，约10cm，以便分离大隐静脉、足背动脉及第1跖背动脉；如果残端皮肤有缺损，需根据缺损的面积，在第2趾近端跖背设计蝶形皮瓣。

2. 手术方法和步骤　同第2趾移植再造拇指Ⅲ度缺损。

3. 注意事项　同第2趾移植再造拇指Ⅲ度缺损。

（二）全形再造拇指

全形再造拇指既是拇指Ⅲ度缺损的最佳术式，也是拇指Ⅳ度缺损的最佳术式。切口设计、术方法和步骤、注意事项同全形再造拇指Ⅲ度缺损。

四、拇指Ⅴ度缺损的再造

拇指Ⅴ度缺损已丧失全部拇指功能，丢失手功能的40%，是再造的绝对指征。拇指Ⅴ度缺损，第1掌骨部分缺损，虎口有缺损，为恢复功能，再造拇指时需重建虎口。对于拇指Ⅴ度缺损，根据虎口缺损的情况可以选择不同的手术方案。如果虎口取皮肤软组织保留比较完整，则根据第1掌骨缺损情况，可以把拇指Ⅴ度缺损再分成三度。一度掌骨缺损在远端，近掌骨颈，此类缺损中第1掌骨仍保留一定长度，选择的再造术式可参考拇指Ⅳ度缺损再造。三度掌骨缺损在近端，类似掌骨完全缺损，选择的再造术式同拇指Ⅵ度缺损再造。对于中段缺损的二度，可采用带菱形足背皮瓣的带跖趾关节的第2趾移植再造、带足背皮瓣的扩大型踇甲瓣加带跖骨的第2趾腱骨组合移植，如创面不能覆盖，可选择皮瓣覆盖残留创面再造拇指。对于虎口区缺损较多的病例，单纯采用上述的再造方案无法重建虎口，造成再造拇指无对掌功能，故联合股前外侧皮瓣或上肢游离皮瓣重建虎口是必要的。

（一）第2趾、跖趾关节加足背皮瓣再造拇指Ⅴ度缺损

此手术方案适合虎口区相对完整，第1掌骨区缺损为主的拇指Ⅴ度缺损。

1. 切口设计

（1）受区设计：在手掌桡侧拇指残端设计高脚杯状皮肤切口，远端为弧形切口，形成舌形瓣，近端为纵向切口。前臂远端设计横向皮肤切口，3～4cm，以便显露头静脉和桡动脉及伴行静脉（图7-22）。

（2）供区设计：以对侧第2跖趾关节为中心点，第2跖骨为中心线，向胫腓侧展开设计一菱形皮瓣，边长3～5cm，远近端长3～4cm，皮瓣近端设计S形皮肤切口至踝前（图7-23）。根据创面缺损情况也可以跖背向腓侧展开设计舵形皮瓣，以便覆盖拇指桡侧缺损（图7-24）。踇趾、第2趾蹼间设计纵向皮肤切口，跖底设计V形皮肤切口，与趾蹼切口相连。

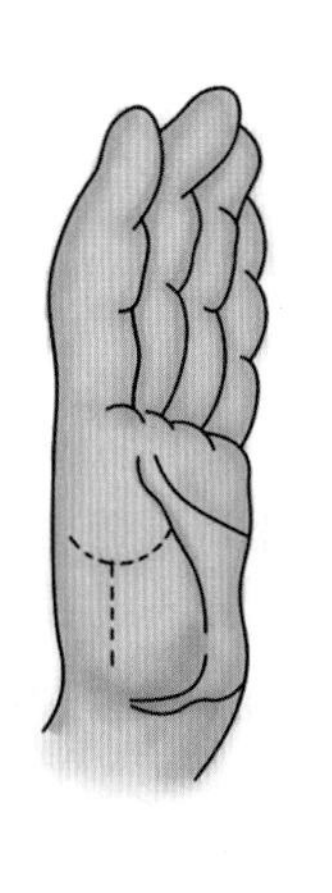
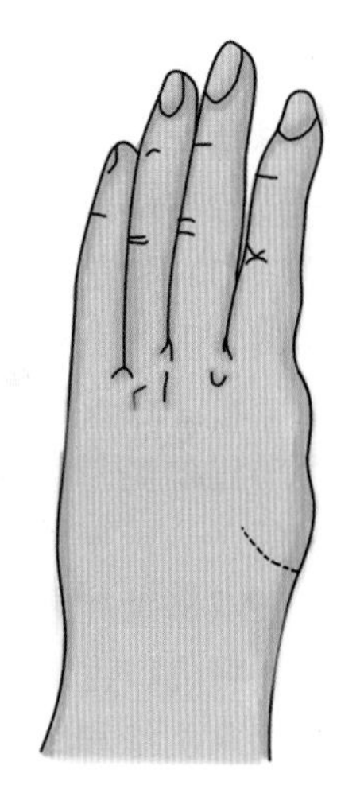

图7-22　受区切口设计

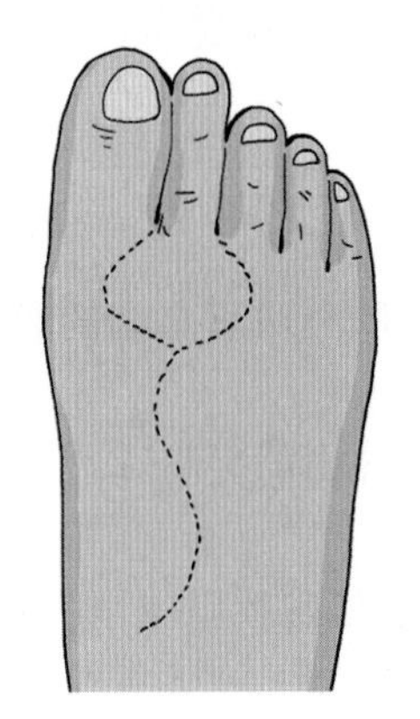
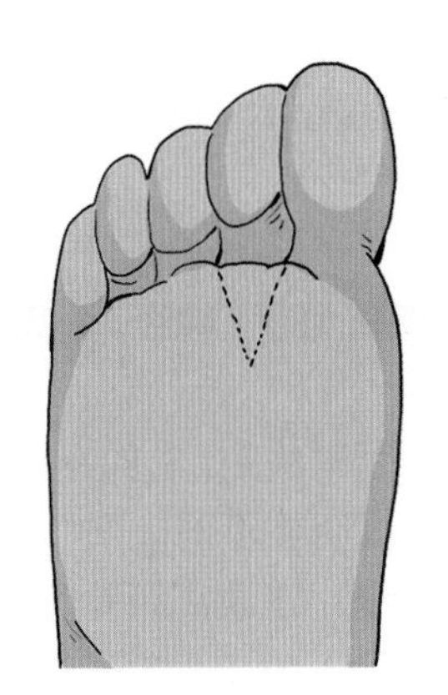

图7-23　第2趾加跖背菱形皮瓣设计

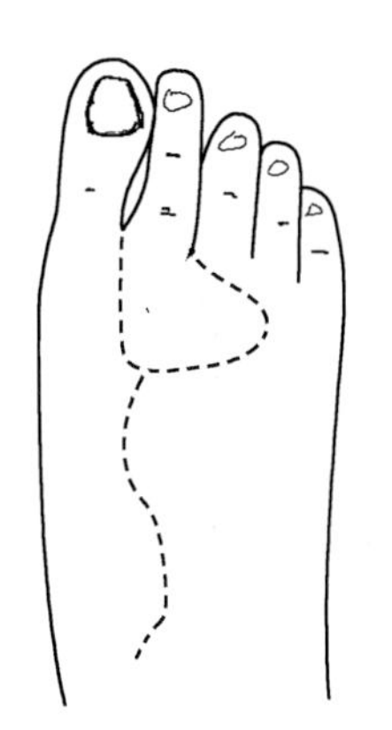
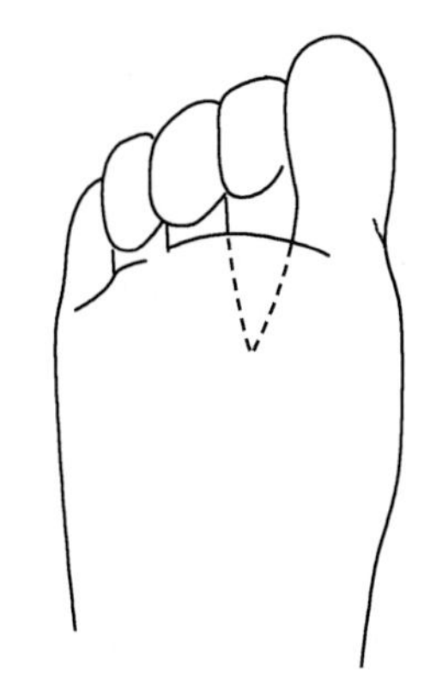

图7-24　第2趾加舵形皮瓣设计

2. 手术方法和步骤

(1) 受区准备：按杯状皮肤切口切开皮肤，皮下剥离，向远端逆行分离舌形瓣，近端向两侧分离皮下组织，掀起皮肤。在第 1 掌骨残端尺侧解剖游离出拇指神经，并向近端松解，恢复指神经滑动，修整断端后标记；于第 1 掌骨背侧锐性分离出拇长、短伸肌腱，锐性松解，恢复伸肌腱弹性，如拇长、短伸肌腱缺损，可在第 2 掌骨头尺背侧做 1cm 切口，切开皮肤，找出尺侧的示指固有伸肌腱，切断。于前臂远端第 4 伸肌腱鞘背侧做 2cm 切口，切开皮肤，分离出示指固有伸肌腱，从近端抽出伸肌腱，通过皮下隧道至第 1 掌骨背侧备用；在第 1 掌骨掌侧锐性分离，找出屈肌腱断端，向近端松解，恢复拇长屈肌腱弹性，如拇长屈肌腱缺损，可切取环指指浅屈肌腱转位重建；在鱼际肌处锐性分离出拇短展肌，给予充分松解，恢复弹性，如缺损，Ⅱ期做拇外展功能重建。如鼻烟窝处完整，可在此做切口，分离出桡动脉腕背支及头静脉，观察断端是否利用。如鼻烟窝处血管闭塞，可在前臂远端设计切口切开皮肤，钝性分离，显露并解剖出桡动脉及伴行静脉和头静脉。杯状切口至前臂切口做皮下隧道，隧道要足够宽敞。

(2) 供区切取：按足背菱形皮瓣设计切口切开皮肤，浅筋膜下分离，在皮瓣近端找出进入皮瓣的浅静脉 2～3 根，保留进入皮瓣的静脉并向近端解剖游离经足背静脉至大隐静脉，切断沿途分支，切断并结扎皮瓣周围与大隐静脉无直接联系的静脉分支，游离出整个静脉血管蒂。分别从皮瓣的胫腓侧向第 2 跖骨于足背深筋膜下掀起游离皮瓣，保留皮瓣内静脉的完整性和连续性。

动脉游离、神经切取具体方法第 2 趾移植再造拇指Ⅲ度缺损。

切断跖趾关节处的内在肌，分离第 2 跖趾关节及第 2 跖骨，根据掌骨缺损长度选择合适的平面截断第 2 跖骨，高位切断伸肌腱、屈肌腱。

至此，带跖骨及足背皮瓣的第 2 趾解剖游离完成，仅足背动脉及大隐静脉相连。松止血带，沿游离第 2 趾的动脉系统用罂粟碱外敷，热盐水湿敷，第 2 趾及足背静脉恢复血液供应。血管蒂长度取决于受区动静脉情况。切断血管蒂后修复跖骨头横韧带，趾蹼间缝合，足背软组织覆盖第 2 跖骨残端，创面止血，全厚皮片移植覆盖足背缺损区。

(3) 移植再造：对照健侧拇指长度，适当调整跖骨长度，修整跖骨断端，调整第 2 跖骨和第 2 掌骨夹角和旋转度，用交叉克氏针固定。

第 2 趾长、短伸肌腱分别与拇长、短伸肌腱缝合，趾长屈肌腱与拇长屈肌腱缝合，跖板前移，避免跖趾关节过伸畸形。拇短展肌与桡掌侧骨间肌缝合，如拇短展肌缺损，环指浅屈肌腱移植重建拇指对掌对指功能。

双侧趾神经与拇指指神经断端缝合，第 2 趾血管蒂通过皮下隧道至前臂切口处。

将虎口舌形瓣，跖底 V 形瓣，足背菱形瓣适当调整，舌形瓣充填于跖底 V 形瓣和背侧菱形瓣之间，舌形瓣掌侧缘和跖底 V 形瓣缝合构成虎口掌侧区，菱形皮瓣包裹第 2 跖骨，菱形皮瓣胫侧部分覆盖背侧构成虎口背侧区，菱形皮瓣腓侧部分覆盖大鱼际肌创面。

前臂切口内修整大隐静脉及足背动脉断端，切断桡动脉及头静脉，结扎远端，近端断端修整后用端 - 端吻合的方法分别吻合桡动脉 - 足背动脉，大隐静脉 - 头静脉，冲洗，松止血带，罂粟碱外敷动脉蒂，热盐水湿敷，再造指恢复血液供应，观察血管吻合口无出血，逐层缝合，包扎，石膏托固定。

3. 注意事项

(1) 选择对侧第 2 趾移植再造拇指。

(2) 在放大镜下剔除不必要的血管蒂部脂肪组织，保留血管，神经，分离出跖底皮肤与肌腱之间的脂肪组织，可以改善再造指外形，消除粗颈畸形。

(3) 足背皮瓣的设计尤其重要，需要根据虎口缺损的面积决定，它的存在决定术后虎口的大小。

(4) 带与不带跖趾关节是完全不同的概念，切取时难度明显不同。

(5) 跖趾关节切取后在供区形成的凹陷性缺损极难处理，在游离跖骨时需要尽可能保留软组织，防止缺损过多。

(6) 供区植皮困难，在切取皮瓣时要保证骨膜的完整，增加植皮成活概率。

（7）残端的舌形瓣要充分游离，避免虎口过小。

（8）骨固定时要注意跖骨与第2掌骨的旋转角度，保证拇指的对掌对指位。

（9）对于掌骨三型缺损的病例，二期进行功能重建。

（二）踇甲瓣加第2趾骨、跖趾关节移植再造（全形再造）

此手术方案同样适合虎口区相对完整，第1掌骨区缺损为主的拇指Ⅴ度缺损，但较第2趾、跖趾关节加足背皮瓣再造拇指的外形逼真，但足部创伤较大，且风险较前者明显增加，术后功能同前者。

1. 切口设计

（1）受区设计：同第2趾、跖趾关节加足背皮瓣再造拇指Ⅴ度缺损。

（2）供区设计：同全形再造拇指Ⅲ度缺损。

2. 手术方法和步骤　同全形再造拇指Ⅲ度缺损。

3. 注意事项　同全形再造拇指Ⅲ度缺损。

（三）踇甲瓣加第2趾骨关节移植联合股前外侧皮瓣或上肢皮瓣再造

虎口区皮肤软组织缺损较多的病例，采用扩大踇甲瓣加第2趾骨关节移植无法重建虎口，术后必然造成虎口狭窄，术后再造拇指无对掌对指功能，重建虎口成为手术成功与否的关节。故采用联合股前外侧皮瓣或上臂外侧皮瓣、前臂骨间背皮瓣重建虎口是必要的。

1. 切口设计

（1）受区设计：皮肤切口设计同前，并切除虎口区瘢痕组织。

（2）供区设计：同全形再造拇指Ⅲ度缺损。另外关节虎口区皮肤软组织缺损的面积于大腿前外侧或上臂外侧、前臂背侧设计游离皮瓣。

2. 手术方法和步骤

（1）踇甲瓣及第2趾骨关节移植及重建：同踇甲瓣加第2趾、跖趾关节移植再造。

（2）股前外侧皮瓣切取：在对侧大腿设计股前外侧皮瓣，以旋股外侧动脉降支为蒂的穿支皮瓣，不带阔筋膜，皮瓣切除后旋股外侧动脉与足底深支动脉吻合，旋股外侧动脉降支的伴行静脉与大隐静脉的分支吻合。

（3）前臂骨间背侧皮瓣切取：以前臂骨间背侧动脉为蒂，可设计以骨间背侧动脉为蒂的远端蒂带蒂皮瓣通过皮下隧道覆盖虎口区创面，也可以设计成游离皮瓣，前臂骨间背侧动脉与足底深支动脉吻合，皮瓣的前臂浅静脉与大隐静脉的分支吻合。

【典型病例】

病例1：患者男性，16岁，左手机器压伤致拇指毁损伤，急诊行清创残端缝合术（图7-25A）。入院诊断：左拇指Ⅴ度缺损。患者家长要求行再造拇指，计划行同侧踇甲瓣和第2趾腱骨移植全形再造拇指（图7-25B）。全身麻醉下拇指残端切开，残端指骨修整，掌侧切开，分离出尺侧指神经，鼻烟窝处做3cm斜行切口，分离出头静脉和桡动脉腕背支备用。设计踇甲瓣及第2趾腱骨组合移植。切开皮肤，游离趾背静脉、跖背静脉、足背静脉到大隐静脉，游离足背动脉、第1跖背动脉、趾动脉，解剖游离踇甲瓣及第2趾腱骨，剥离第2趾甲瓣，切断血管，完全游离踇甲瓣和第2趾腱骨组织（图7-25C、D）。供区切除第2跖骨头软骨，第2趾甲瓣覆盖拇指缺损创面，近节趾背少许创面全厚皮片植皮。把踇甲瓣和第2趾腱骨组织组合成拇指（图7-25E），根据再造拇指长度切除近节基底关节面软骨，克氏针固定再造指，踇甲瓣神经与尺侧指神经吻合，重建屈伸肌腱，血管蒂通过皮下隧道至鼻烟窝，分别吻合桡动脉腕背支-足背动脉、大隐静脉-头静脉（图7-25F～H）。一次通血，再造指恢复血液供应，术后预防感染、扩充血容量、抗凝、解痉等对症治疗。再造指成活后行功能训练。

病例2：患者男性，14岁，机器绞伤左手急诊入院，急诊行左手清创，诊断左拇指Ⅴ度缺损、多发掌骨骨折（图7-26A、B）。二期行带跖骨的第2趾加股前外侧皮瓣再造拇指（图7-26C、D）。在全身麻醉下行左手清创，伸屈肌腱转位（图7-26E），常规解剖游离第2趾（图7-26F），解剖游离股前外侧皮瓣（图7-26G），组合再造左拇（图7-26H～J），克氏针固定跖掌骨，调整肌腱张力缝合，缝合指神经-趾神经，吻合桡动脉-足背动脉、足背动脉的足底穿支-旋股外侧动脉降支、大隐静脉-头静脉、旋股外侧动脉降支伴行静脉-副

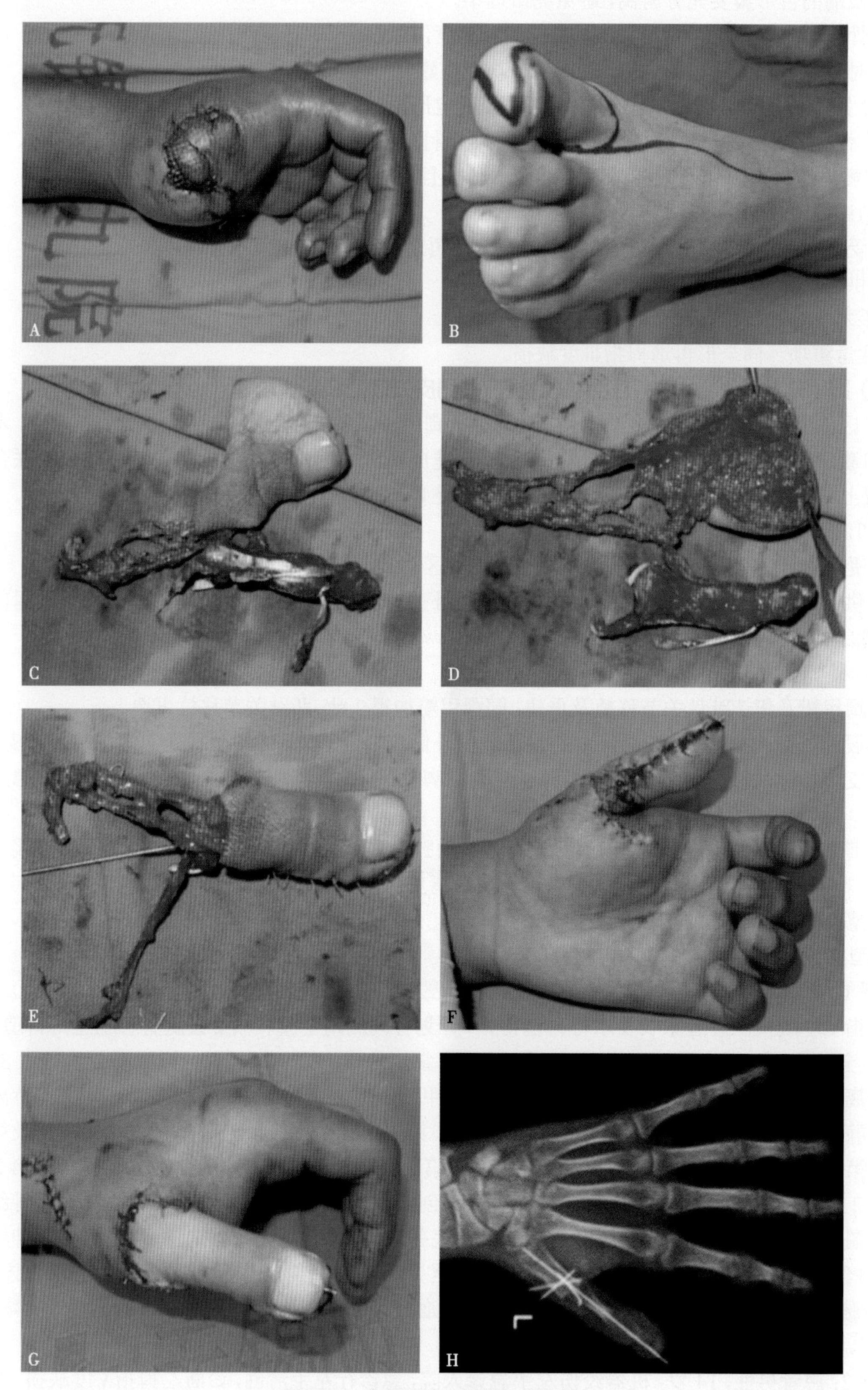

图7-25 全形再造左拇指Ⅴ度缺损

A. 左拇指Ⅴ度缺损；B. 术前䠷甲瓣及第2趾设计；C. 组织游离后背侧观；D. 组织游离后掌侧观；E. 䠷甲瓣和第2趾重塑拇指；F. 拇指再造术后即刻侧方；G. 拇指再造术后背侧观；H. 术后X线片。

头静脉、桡动脉伴行静脉。一次通血，皮瓣及足趾血供建立。术后石膏托固定，给予预防感染、抗凝、解痉等对症治疗。成活后给予功能训练（图 7-26K、L）。

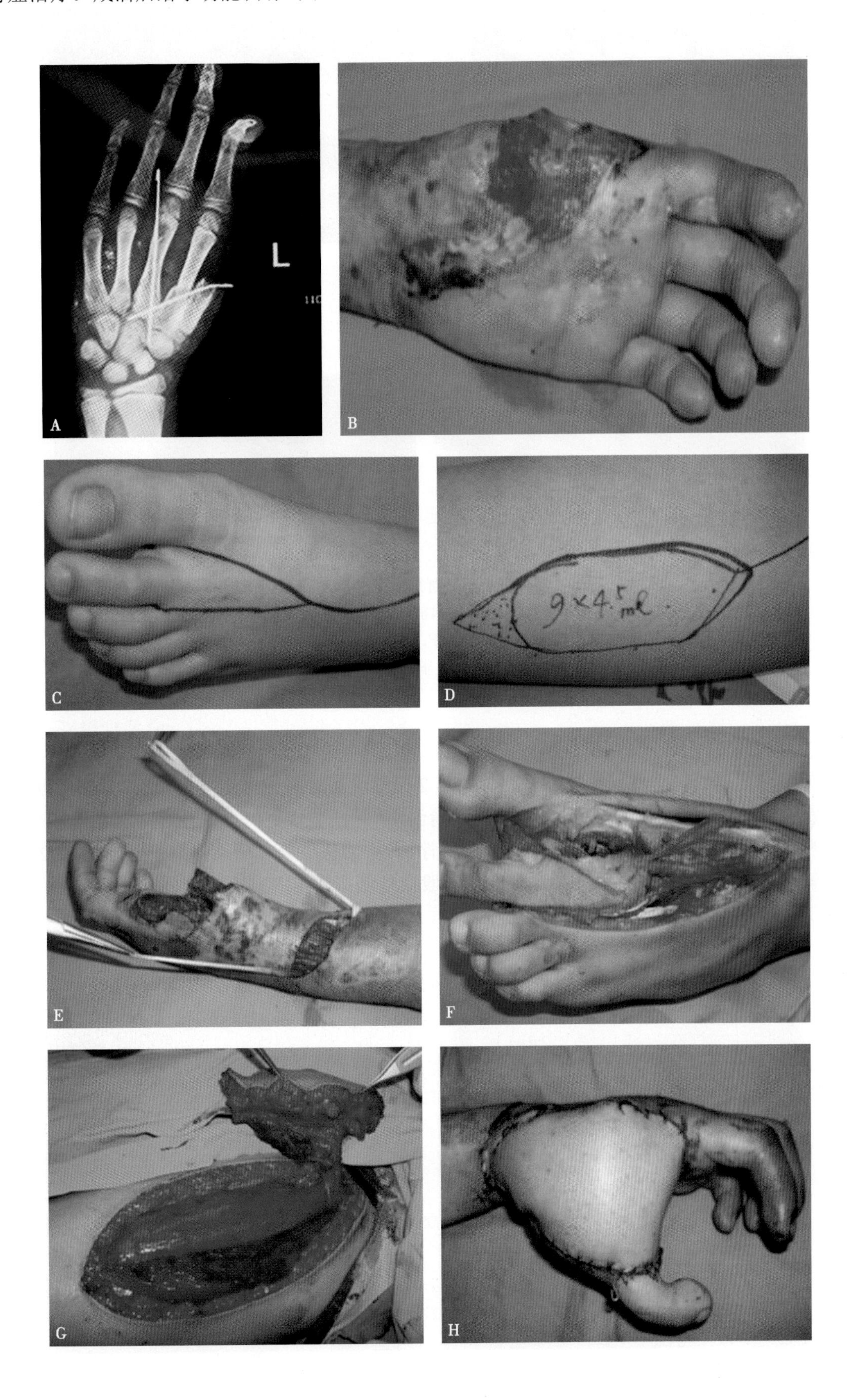

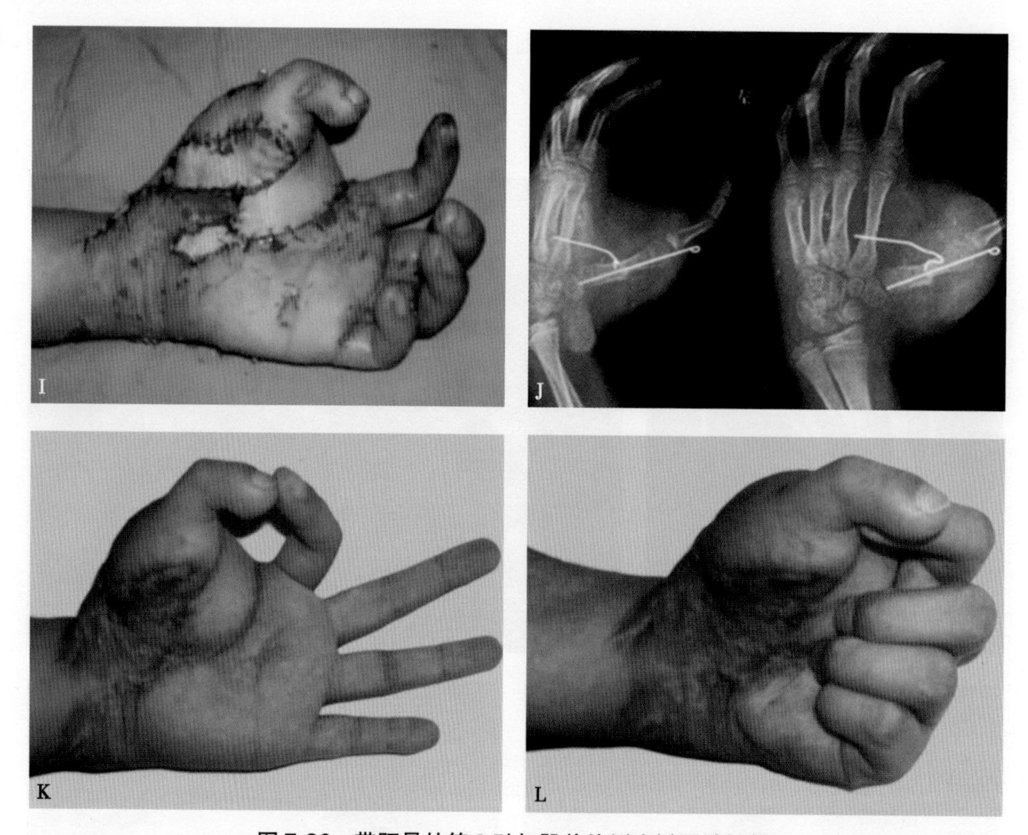

图 7-26　带跖骨的第 2 趾加股前外侧皮瓣再造拇指

A. 清创术后 X 线片；B. 左拇指Ⅴ度缺损；C. 术前左足第 2 趾切口设计；D. 术前股前外侧皮瓣切口设计；E. 左手肌腱转位重建伸拇、屈拇功能；F. 第 2 趾游离；G. 股前外侧皮瓣游离；H. 拇指再造术后即刻背侧；I. 拇指再造术后即刻掌侧；J. 术后 X 线片；K、L. 术后 5 个月功能。

病例 3：患者男性，38 岁，右拇指机器压伤入院。诊断右拇指Ⅴ度缺损（图 7-27A、B）。急诊给予清创。二期带足背皮瓣的扩大型踇甲瓣加带跖骨的第 2 趾腱骨组合移植再造右拇，虎口创面选择股前外侧皮瓣修复（图 7-27C）。全身麻醉下进行手术，右拇清创，掌骨残端修整，创缘皮肤修整，肌腱转位，解剖游离带足背皮瓣的扩大型踇甲瓣加带跖骨的第 2 趾腱骨，踇甲瓣包裹第 2 跖趾骨重塑拇指（图 7-27D），克氏针固定，修复拇指伸屈肌腱、神经，虎口创面用游离股前外侧皮瓣覆盖，吻合桡动脉 - 足背动脉、足背动脉的足底穿支 - 旋股外侧动脉降支、大隐静脉 - 头静脉，选股外侧动脉降支伴行静脉 - 副头静脉、桡动脉伴行静脉。一次通血，皮瓣及足趾血供建立（图 7-27E）。术后石膏托固定，给予预防感染、扩充血容量、解痉等对症治疗。成活后给予功能训练（图 7-27F、G）。

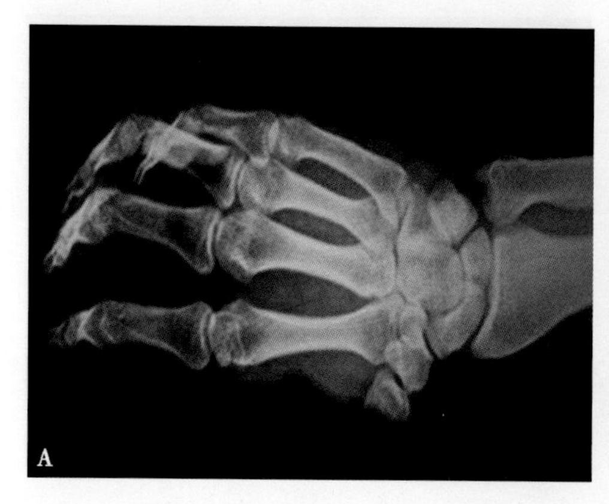

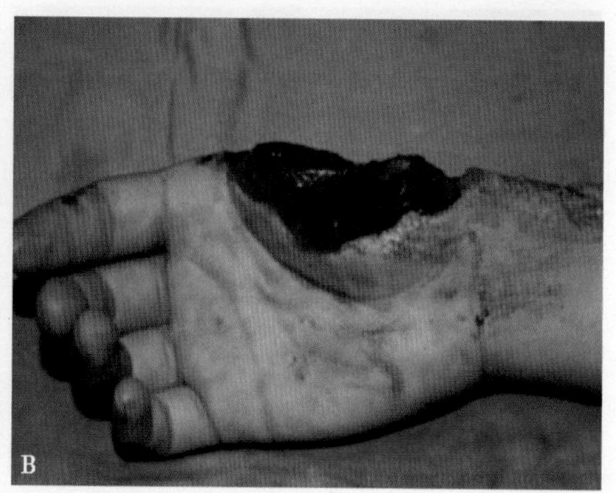

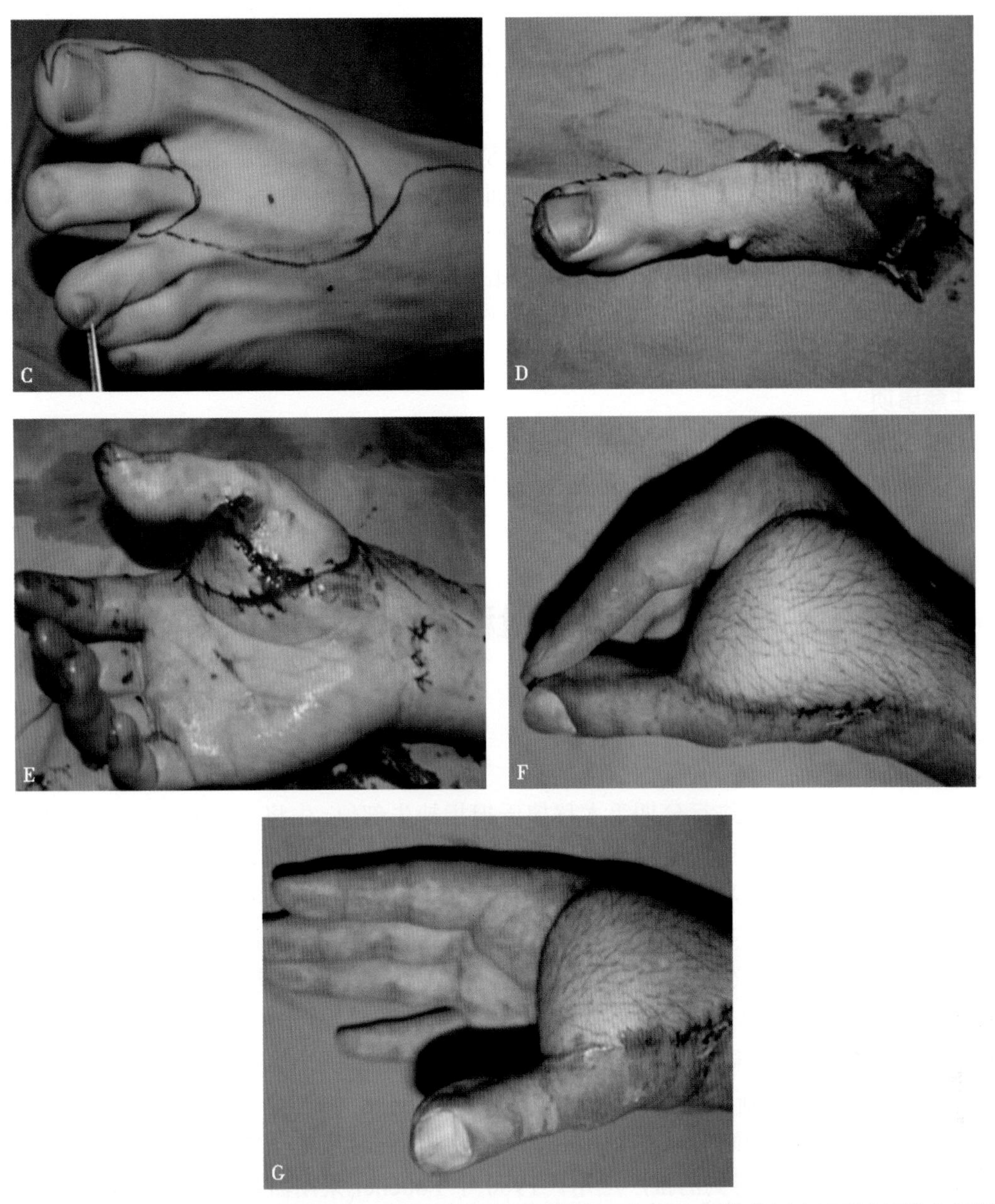

图 7-27　带足背皮瓣的扩大型踇甲瓣加带跖骨的第 2 趾腱骨组合移植、股前外侧皮瓣联合再造右拇指

A. 术前 X 线片；B. 右拇指Ⅴ度缺损；C. 术前左足皮肤切口设计；D. 拇指重塑后外形；E. 拇指再造术后即刻；F、G. 4 个月后拇指功能。

五、拇指Ⅵ度缺损的再造

（一）概述

拇指Ⅵ度缺损和Ⅴ度缺损一样，有绝对的再造指征。与拇指Ⅴ度缺损相比，Ⅵ度缺损由于掌骨缺损，近端固定位置为大多角骨或第 2 掌骨，可以直接固定于对掌位，但需要参加对趾功能。带跖骨及跖背皮瓣的第 2 趾移植是合适的手术方案，但有了虎口区皮肤软组织缺损，仅带跖骨及跖背皮瓣的第 2 趾移植无法重建虎口，所以联合股前外侧皮瓣或上肢皮瓣移植重建是必要的，也可以采用带跖骨的第 2 趾、扩大的踇甲瓣全形再造联合股前外侧皮瓣组合移植。示指转位拇化也是可以选择的手术方案，示指转位再造拇指会在特殊再造类型中叙述。

（二）切口设计

（1）受区设计：切口设计同拇指Ⅴ度缺损再造，杯状皮肤切口，前臂横行皮肤切口。

（2）供区设计：切口设计基本与拇指Ⅴ度缺损设计相同。主要是跖背菱形皮瓣较前者要大，尤其是远近端宽度较前者大。股前外侧皮瓣皮肤切口按创面大小设计。

（三）手术方法和步骤

手术操作基本同拇指Ⅴ度缺损。与前者不同的是跖骨与大多角骨固定，可以直接将第2趾置于对掌位，不行重建对掌功能，但仍要重建对指功能。可以取环指浅屈肌腱转位，重建对指功能。如果大多角骨缺损，需要与第2掌骨固定。固定方法有两种：①第2掌骨桡侧切除部分皮质骨，第2跖骨修成长斜形，螺钉固定；②跖骨横断面，第2掌骨桡侧做三角形缺口，跖骨种于三角形切口内，多枚克氏针固定。

拇指再造重塑后，股前外侧皮瓣覆盖剩余创面，血管蒂通过皮下隧道至鼻烟窝，吻合足背动脉的足底穿支 - 旋股外侧动脉降支，旋股外侧动脉降支伴行静脉 - 大隐静脉分支。

（四）注意事项

（1）跖骨固定时要注意与第2掌骨的夹角和旋转角度，需维持拇指的对掌对指位。

（2）虎口区皮肤不够时尽量用皮瓣修复，避免虎口狭窄。

（芮永军　钱　俊）

第四节　足趾移植再造手指

一、单指缺损的再造

（一）概述

1898年Nicoladoni将踇趾进行分期手术移植于拇指缺失部位，先将手足缝合于一起，待踇趾与拇指间重建血运后再行断蒂完成拇指功能重建。这种重建方法病程长，病患痛苦，且再造拇指血运差，易冻伤，感觉、外形均不佳，目前已无人使用。有学者采用皮管再造踇指，虽能恢复部分功能长度，但仍存在畏寒、臃肿、感觉差等缺点。还有学者使用示指或其他手指移位再造拇指，功能上优于上述再造手指，但仍需牺牲一个手指，目前仅建议使用于包括拇指的多指离断，且患者不愿足趾再造的病例中。采用掌骨延长器延长拇、手指仅适用于Ⅲ度缺损者，其提升延长度十分有限，外形与功能也并不理想。

1966年，上海第一医学院附属医院杨东岳教授与中山医院协作，将第2趾游离移植再造拇指获得成功，为拇 - 手指再造开拓了新的途径。1969年英国的Cobbctt、1973年美国的Buncke、1974年日本的Tamai以及1976年澳大利亚的O'Brian等分别报道采用游离踇趾或第2、3足趾移植的方法再造拇、手指获得成功，从此这种再造方法得到的推广应用。1980年Foucher采用游离足趾进行拇、手指部分缺损的再造。1987年方光荣采用吻合趾指动静脉为拇、手指部分缺损进行了再造，使拇 - 手指再造技术进一步提高。与其他再造方法相比，吻合血管的足趾移植再造拇、手指具有以下优点：

（1）手术一期完成，减轻病患痛苦及经济负担。

（2）再造手指长度、外观满意，具有指甲。

（3）血运良好，不畏寒。

（4）功能佳，可行屈伸、对指、对掌等基本功能。

（5）可携带神经，从而恢复手指的感觉。

（6）对供足功能损伤小，供区隐蔽。

（二）适应证

单纯拇指Ⅰ2度以上的缺损；第1～5指全部缺失；第2～5指近节中段以远缺损或残指不能与拇指完成对捏者；第2～4指近节中段以远缺损，小指虽完好但无良好功能者；符合以上的先天性拇、手指缺失；为了职业、美观等需求，对单个或2个手指缺失或部分手指缺失者，也可考虑再造。

（三）手术方法选择

（1）凡拇指Ⅰ～Ⅲ度缺损及其他手指部分缺失者，可采用踇趾末节及第2趾行再造；

（2）拇指Ⅲ2度缺损，可选用第2趾或踇趾甲皮瓣加植骨移植再造；

（3）拇指Ⅳ～Ⅴ1度缺损，可选用带跖趾关节的第2趾或踇趾甲皮瓣结合第2趾的趾骨的移植再造；

（4）拇指Ⅴ2度以上缺损，可采用菱形足背皮瓣结合跖趾关节的第2趾移植再造，同时重建虎口及对掌功能；

（5）再造拇指长度与正常拇指相等或稍短，一般不超过示指近节中段；

（6）再造拇指一般选择同侧踇趾、踇甲瓣或对侧第2趾，再造手指一般选用同侧第2、3足趾为宜；

（7）凡第2～5指缺损保留掌指关节者，可切取第2趾，掌指关节缺损者，可切取带跖趾关节的第2趾移植，注意重建蚓状肌功能。

（四）切口设计

1．拇指Ⅰ2～Ⅲ1度缺损及其他手指部分缺失者选用第2趾移植再造者，可选用鱼嘴式切口（图7-28）。选用踇趾末节移植再造者，可选择切口（图7-29）。

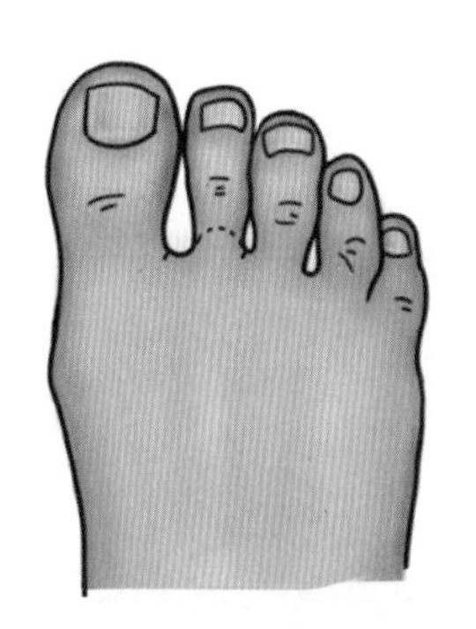
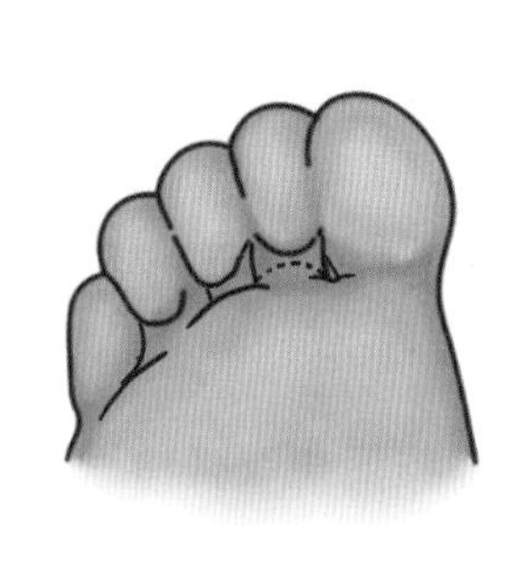

图7-28 选用第2趾移植再造者切口

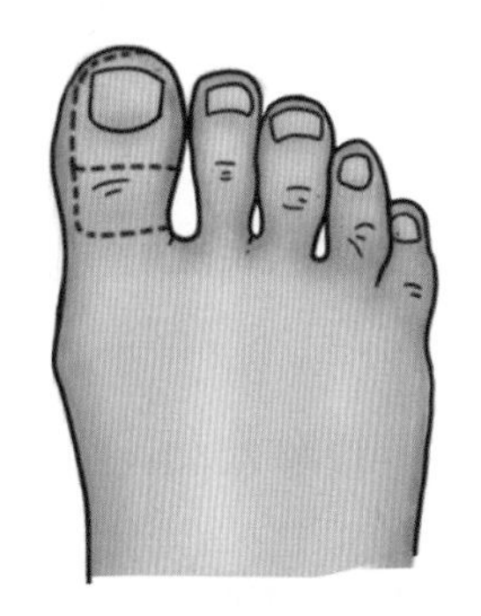
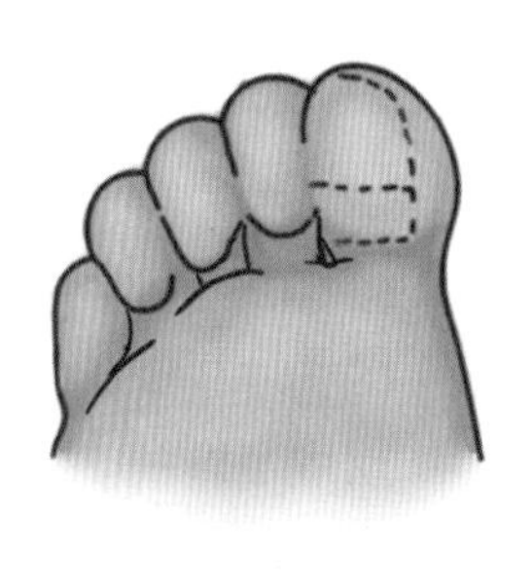

图7-29 选用踇趾末节移植再造者切口

2．拇指Ⅲ2度缺损，选用第2趾移植再造者，趾背侧可采用双V形对称切口（图7-30）。

3．拇指Ⅳ度缺损，可选用第2趾再造带足背皮瓣切口，跖侧做V形切口（图7-31）。

4．拇指Ⅴ度及Ⅵ度缺损，受区无皮肤瘢痕挛缩者，选第2趾再造，足背采用菱形足背皮瓣切口，跖侧V形切口（图7-32）。若虎口及受区有严重瘢痕挛缩及皮肤缺损者，选用第2趾再造，足背采用瓶样足背皮瓣切口，跖侧V形切口（图7-33）。若采用瓶样足背皮瓣仍不能满足皮肤覆盖，可另外切取游离皮瓣覆盖创面。

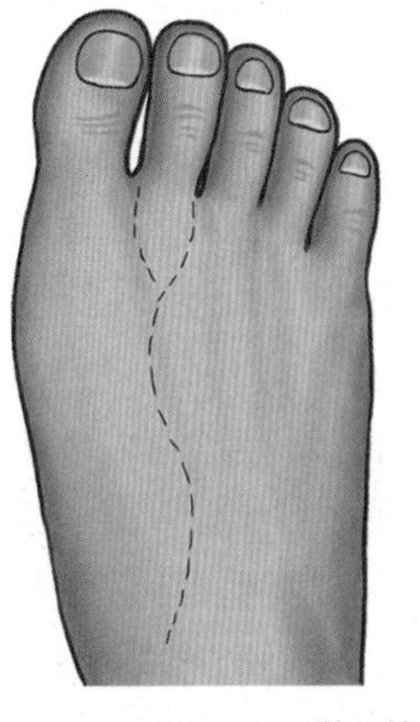
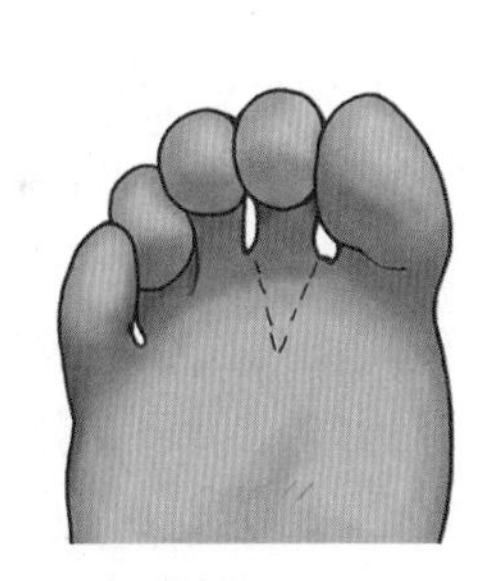

图7-30 选用第2趾移植再造者切口

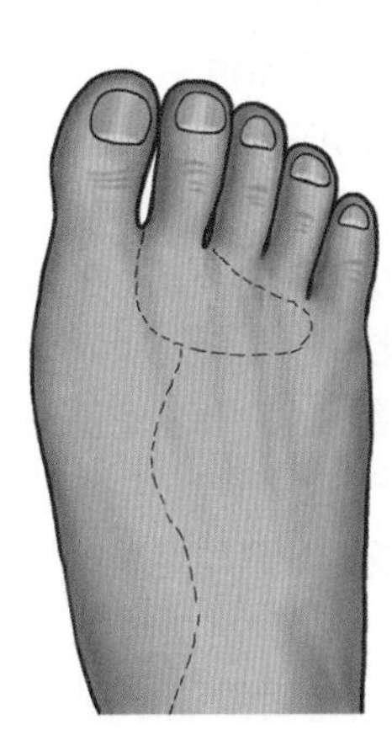

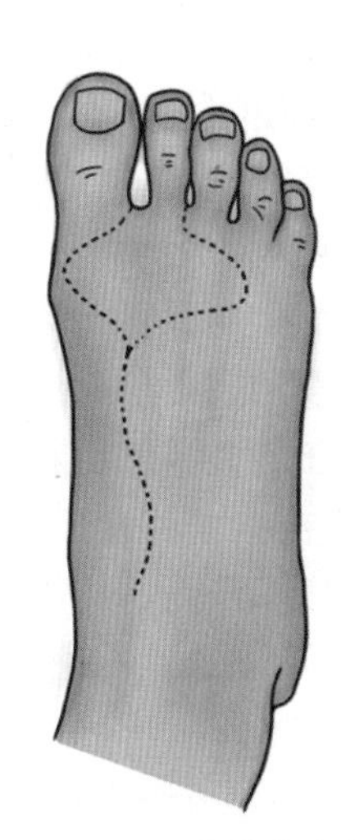

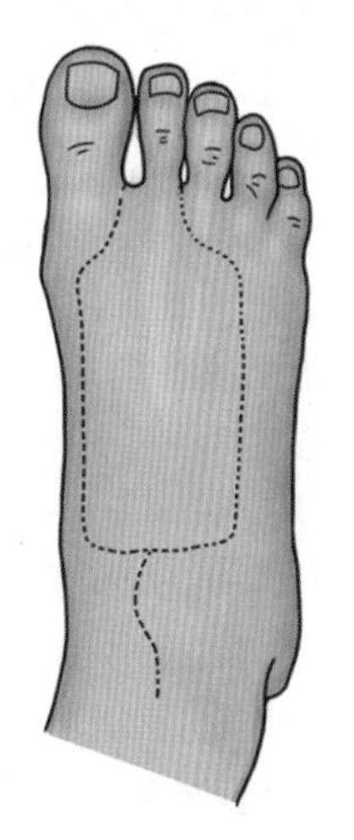

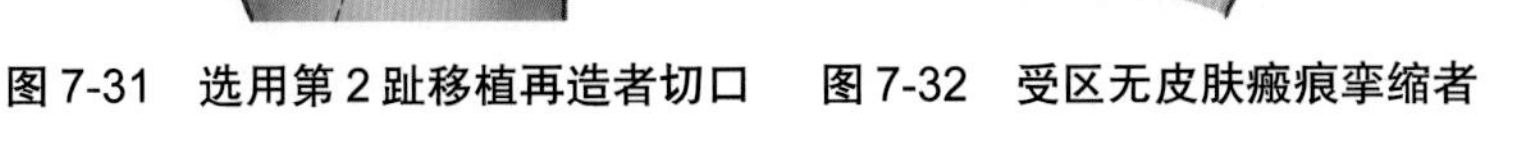

图7-31 选用第2趾移植再造者切口　图7-32 受区无皮肤瘢痕挛缩者　图7-33 受区有皮肤瘢痕挛缩或皮肤缺损者

5．第2～5指缺损行单指再造时，跖背侧做V形切口。

6．拇指Ⅲ度以内缺损或单纯拇指套脱选用跚趾甲皮瓣移植时，采用切口（图7-34）；若拇指皮肤缺损较多，可采用带足背皮瓣的跚趾甲皮瓣的切口（图7-35），跖侧切口同上。

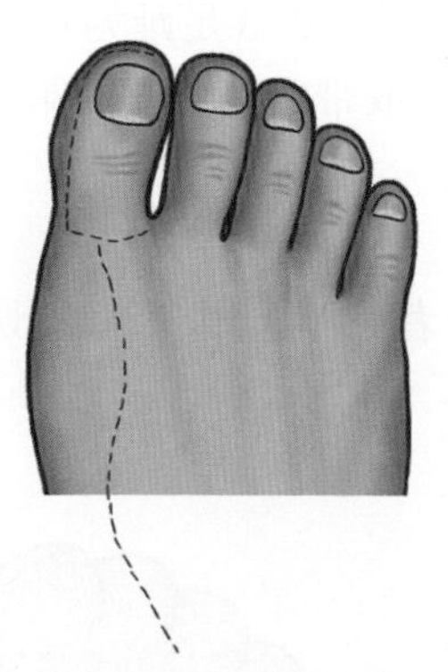

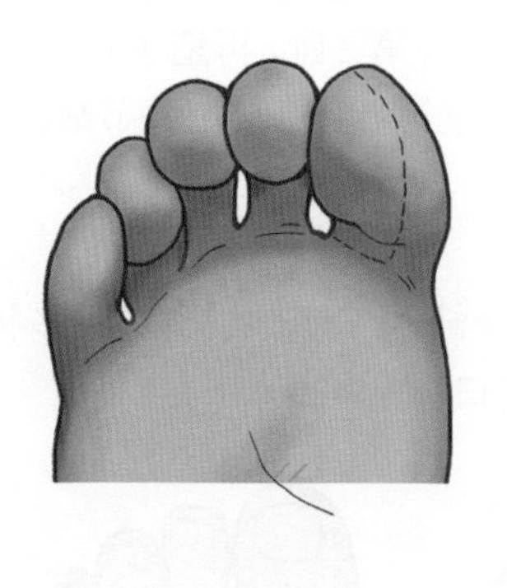

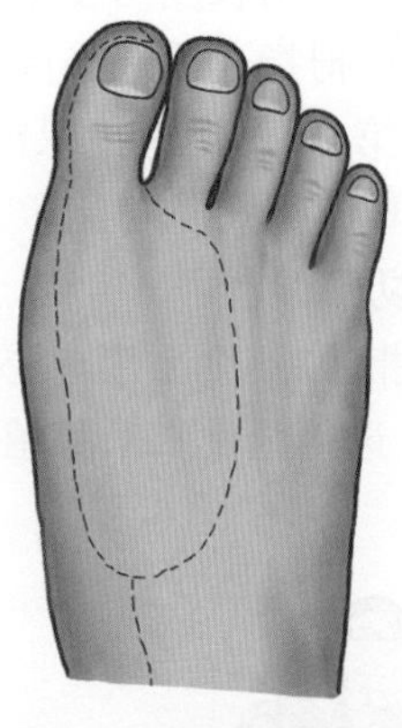

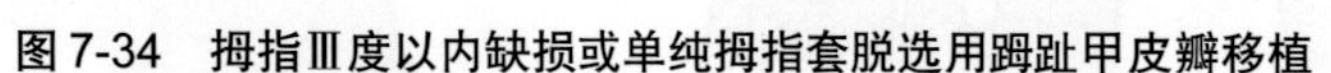

图7-34　拇指Ⅲ度以内缺损或单纯拇指套脱选用跚趾甲皮瓣移植

图7-35　带足背皮瓣的跚趾甲皮瓣的切口

（五）足趾的切取

切取足趾的手术顺序为：先切取静脉，后切取动脉，继而切取肌腱、神经，最后截断关节或骨骼。

以切取第2趾为例，止血带充气（不驱血），按设计的切口切开皮肤后，首先解剖游离足背皮下与第2趾无关的静脉并给予结扎，保留与第2趾相关的指背静脉（图7-36）。在游离结扎分支时应十分小心，因为在止血带下很难辨认1mm以内的动静脉，一般小动脉管壁厚，略硬，弹性强，小静脉管壁薄，腔内常有静脉血充盈而呈紫红，弹性差。待静脉解剖游离结束后，用盐水纱布覆盖保护。在切口近端寻及足背动脉，沿该动脉走行小心分离，结扎小分支及附近小静脉，继续向远端寻找由足底深支发出的第1跖骨背动脉。第1跖骨背动脉一般有3种位置：足背动脉之延续；起自足底深支之中上部；起自足底深支之中下部。当然有9%～14%的第1跖骨背动脉细小甚至缺如（GilbertⅢ型），应另当别论。属于GilbertⅠ～Ⅱ型者，第1跖骨背动脉远端均位于跖骨头横韧带背侧，当解剖游离到此段时，应根据切取组织需要不同而有所不同。切取第2或第3足趾时，应结扎跚趾腓侧及腓侧趾底动静脉，使第1跖骨背动脉、第2趾胫侧趾背动脉、趾总动脉及第2趾胫侧趾底动脉保持解剖的连续性，并注意保护分向第2趾的其他分支，以确保第2趾的血液供应。在切取跚趾甲皮瓣时则相反，应结扎切断第2趾胫侧趾背及趾底动静脉，使第1跖骨背动脉、跚趾腓侧趾背动脉、趾总动脉及跚趾腓侧趾底动脉保持解剖的连续性，并保留分向跚趾腓侧的分支，以确保跚趾甲皮瓣的血液供应。特别注意，如切取跚趾甲皮瓣联合第2趾的趾骨再造手指时，需保留第2趾胫侧趾背及趾底动静脉及跚趾腓侧及腓侧趾底动静脉，并保护分向跚趾腓侧及第2趾胫侧的分支，以确保跚趾甲皮瓣联合第2趾的趾骨再造指体的血液供应。此时，足趾的动静脉游离已基本结束。

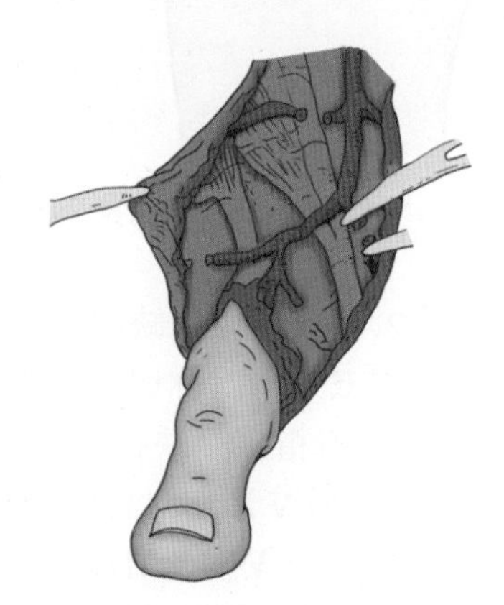

图7-36　保留与第2趾相关的指背静脉

于第2趾跖底行切口（图7-37），切断并结扎第2、3趾间动静脉联系，掀起足底V形皮瓣，在第2趾两侧寻及趾底固有神经，并高位切断，做好标记。在足背高位切断趾长伸肌腱和趾短伸肌腱。此时，应根据再造指长度决定截骨平面。如需携带跖趾关节，根据术前设计用摆锯或线锯截断跖骨，保护跖趾关节囊。如不需携带跖趾关节，可自跖趾关节处切开关节囊，从而游离第2趾。切开屈趾肌腱鞘管，根据受区屈指肌腱缺损情况切取足够长度的趾长、短屈肌腱（图7-38）。最后充分游离足底深支，保护与足背动脉及第1趾骨背动脉的连续性，尽深处切断并结扎该动脉。

此时，第2趾除足背动静脉、大隐静脉相连外，其余组织均已离断。松止血带，用温盐水湿敷趾体及血管蒂，经5～10分钟，趾体血运可恢复。如经30分钟热敷，趾体仍苍白，应立即寻找原因，尤其注意趾

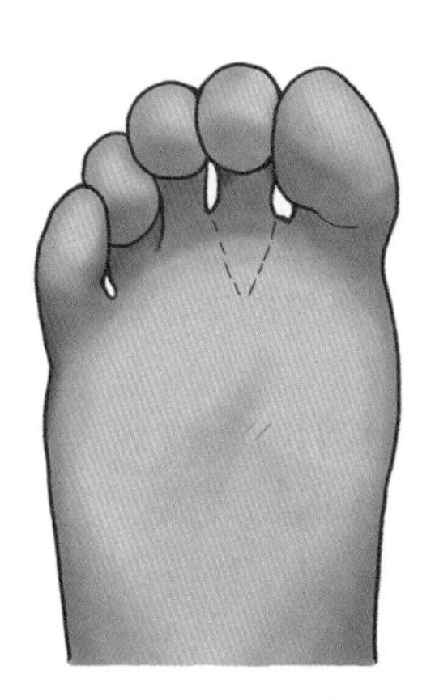

图 7-37 于第 2 趾跖底行切口

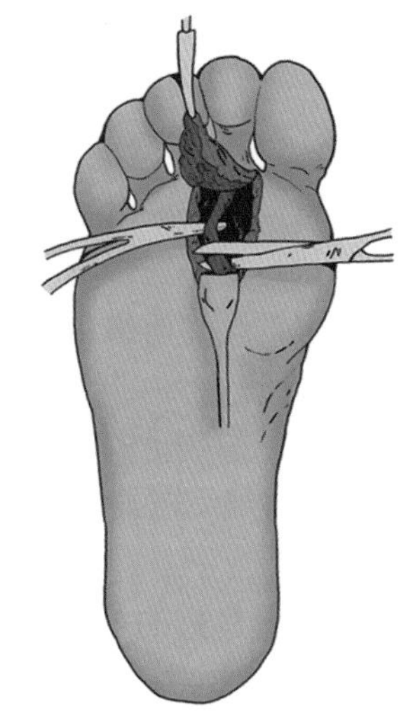

图 7-38 切取足够长度的趾长、短屈肌腱

体的动脉血管是否受损。如血管无损，可使用罂粟碱持续湿热敷，直至血管痉挛解除，趾体血运恢复。如血管受损，应根据损伤情况给予修复，如不能修复，可改变再造方式。趾体的切取完毕，待受区准备好，可行断蒂。供区创面如可直接关闭，直接缝合关闭伤口，如不能直接关闭，可用残留软组织覆盖骨折、肌腱外露部分，其余未覆盖部位，取中厚或全厚皮植皮修复。如携带的足背皮瓣切取过大，肌腱、骨质外露，可另切取游离皮瓣覆盖供区创面。有部分病例属于 Gilbert Ⅲ型时，有时存在血管口径较粗起于足背动脉之弓状动脉的第 2 跖骨背动脉，这时可选用足背动脉、足背弓状动脉及第 2 跖骨背动脉供血系统来切取第 2 趾。

当受区准备好后，将切取的第 2 趾断蒂，尽量游离足够长度的血管蒂，以保证血管在无张力下吻合。断蒂时应先阻断动脉，再阻断静脉，离体足趾清洗后移至受区。再造步骤如下：

1. 骨与关节的固定　根据术前设计，处理受区残端骨质，经切取的足趾的趾骨与受区残留的指骨或掌骨用交叉克氏针或微型钢板固定，一定要保证再造手指的力线，防止再造指体旋转。另外，无论是再造拇指或手指，做骨内固定前应充分调整以使皮肤能无张力缝合为原则，如皮肤缝合困难，宁可再行短缩。

2. 肌腱的修复　一般顺序为先修复伸肌腱，再修复屈肌腱，调整再造手指于休息位。受区的伸、屈肌腱均须彻底松解，有良好弹性，如原肌腱可用，直接与原肌腱缝合，如不可用，伸肌腱可选用示、小指固有伸肌腱，屈肌腱可选用邻指屈指浅肌腱移位修复。

3. 重建血运　受区的血管通常选用鼻烟窝处的头静脉和桡动脉，也可选用手背浅静脉、尺动脉、掌深、浅弓及指总、指固有动静脉。如选用桡动脉，通常要分离皮下隧道，隧道应选择于正常皮肤下，隧道到短而直，宽度一般能容纳术者一指为宜。血管吻合尽量选择端对端吻合，如管腔不匹配，可先行沿血管寻找是否有合适分支，如无可使用分支，可采用端 - 侧吻合法吻合。

4. 神经修复　一般神经吻合需严格在无张力下吻合，指神经较细小，通常使用外膜缝合法。如神经缺损较长，可采用神经移植修复。当修复两侧指神经困难时，再造蹬趾时，以修复尺侧神经为主，再造示、中、环指则以修复桡侧指神经为主，小指以修复尺侧为主。在此，再次强调感觉功能的重要性，对待神经吻合要象血管吻合一样。

5. 创面修复　足趾移植时应一期消灭创面，有血管蒂的地方应以正常皮肤覆盖。通常情况下，通过术前的良好设计，一般受区创面均可直接缝合关闭创面（图 7-39），如受区皮肤缺损创面过大时，应通过术前设计，将骨质、肌腱外露部分用正常皮肤覆盖，其余外露部分可取中厚或全厚皮植皮修复，打植皮包时，应适度加压，避免创缘皮肤坏死。创面修复后，温盐水清洗手部，于再造手指创缘下引流条，纱布包裹伤口，留观察窗以便术后观察再造指体血运，

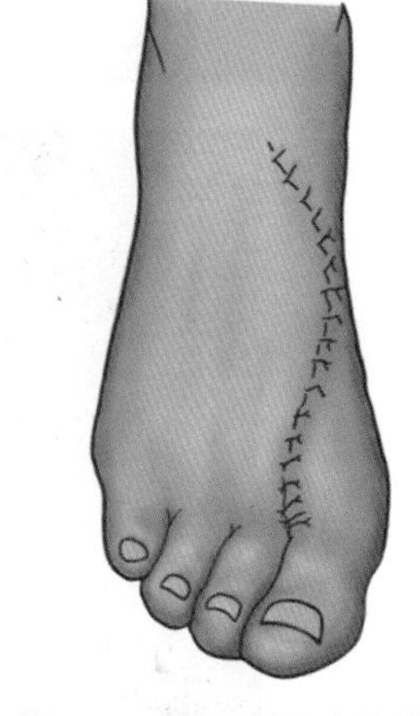

图 7-39 供区创面直接缝合

特别注意的是血管蒂处切忌放置过多的纱布，以免渗血凝固后压迫血管蒂，导致血管危象发生，外石膏保护。

（六）注意事项

1. 再造时应求质量，不应求指数多。

2. 再造的骨内固定尽量不应影响关节活动。

3. 受区要选择良好的动力肌来重建再造指的屈伸、对掌及蚓状肌功能。

4. 切取足趾时对血管、神经、肌腱的保留应宁长勿短，尽量避免用游离移植的方法弥补。

5. 供足应以切取后不影响足的功能为原则。

6. 切取分离过程应小心、轻柔，特别注意保护血管蒂，断蒂前要放止血带止血，观察且确定血运良好后再行断蒂。

7. 再造指血管蒂应有良好的基床和皮肤覆盖，放置血管蒂应尽量避免屈曲、打折，血管长度不够时，应切记不能有张力吻合，必要时取血管架桥。

8. 患者年龄最好选择于 5～50 岁之间，全身情况良好，无器质性疾病，肝、肾功能正常，患者年龄大且有器质性疾病不宜行再造手术。

9. 供区第 2 趾或䟢趾外形正常，足背无外伤、感染史，无冻疮，足背静脉未反复穿刺输液，足部无足癣或甲癣，才能适合再造手术。如有足癣或甲癣，应在治愈后再择期安排手术，凡有冻疮者可选夏秋季节手术。

10. 再造术后 7～10 天绝对卧床休息，避免寒冷、吸烟环境刺激，给予“三抗”治疗，严密观察再造指体血运，如发生血管危象，必须及时早期处理。

11. 术后 4 周可保护下行指体功能锻炼，加强患者出院前宣教，指导患者早期功能锻炼。

12. 再造指体感觉恢复时间较长，告知患者避免早期用再造手指持开水杯，避免烫伤。

【典型病例】

病例 1：患者男性，23 岁，机器绞伤致左示指远节缺损 2 小时，诊断：左示指Ⅱ度缺损（图 7-40）。

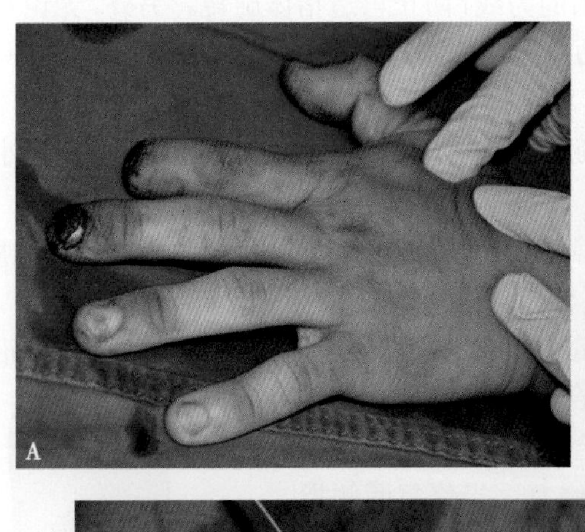

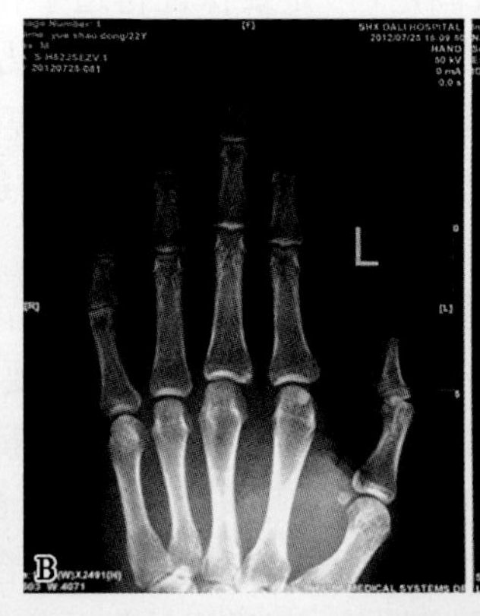

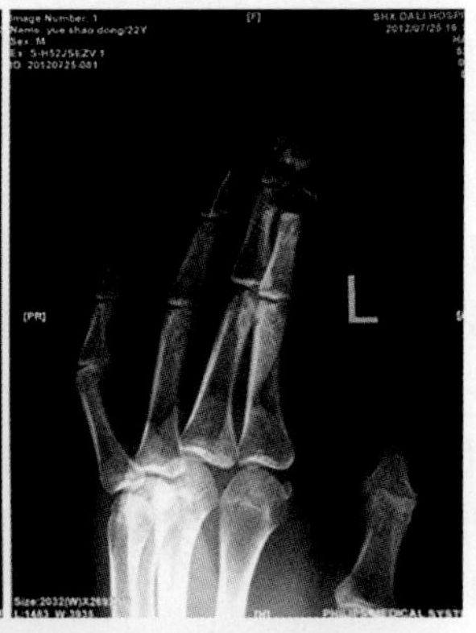

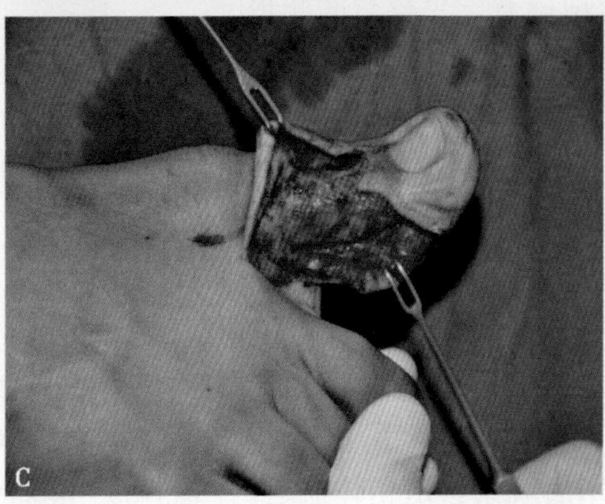

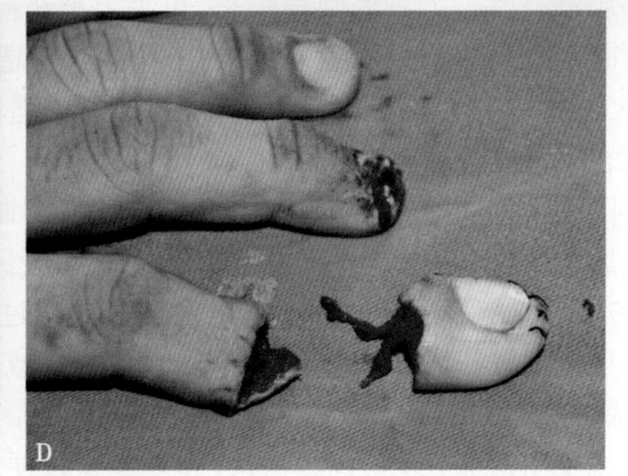

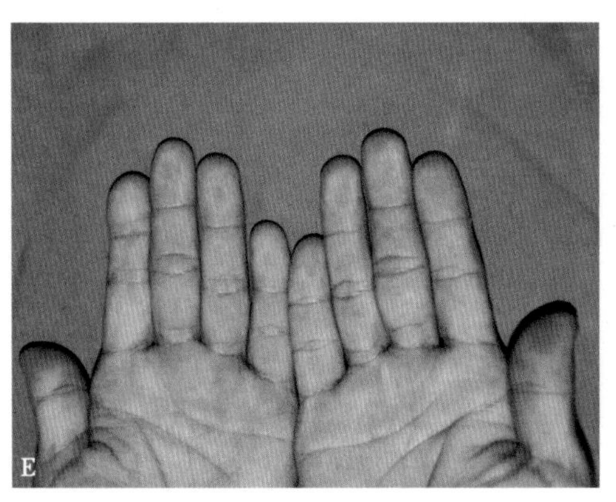
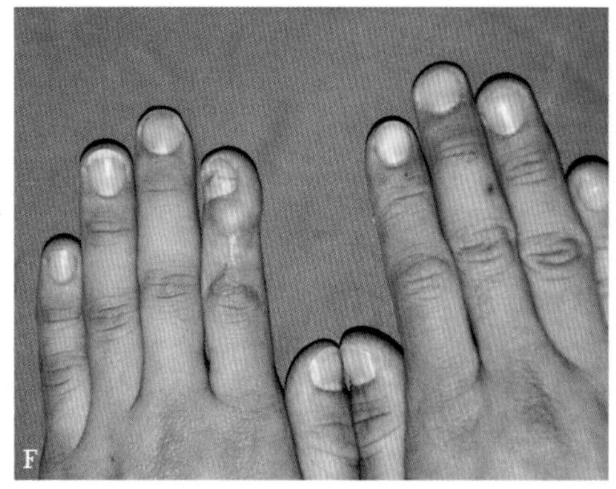

图 7-40　踇甲皮瓣再造示指末节

A. 术前外观；B. 术前 X 线片；C. 术中切取踇趾甲皮瓣；D. 踇趾甲皮瓣移至受区；E. 术后 2 个月掌侧外观；F. 术后 2 个月背侧外观。

病例 2：患者男性，35 岁，机器夹伤致右示指缺损 2 小时。诊断：右示指Ⅰ度缺损（图 7-41）。

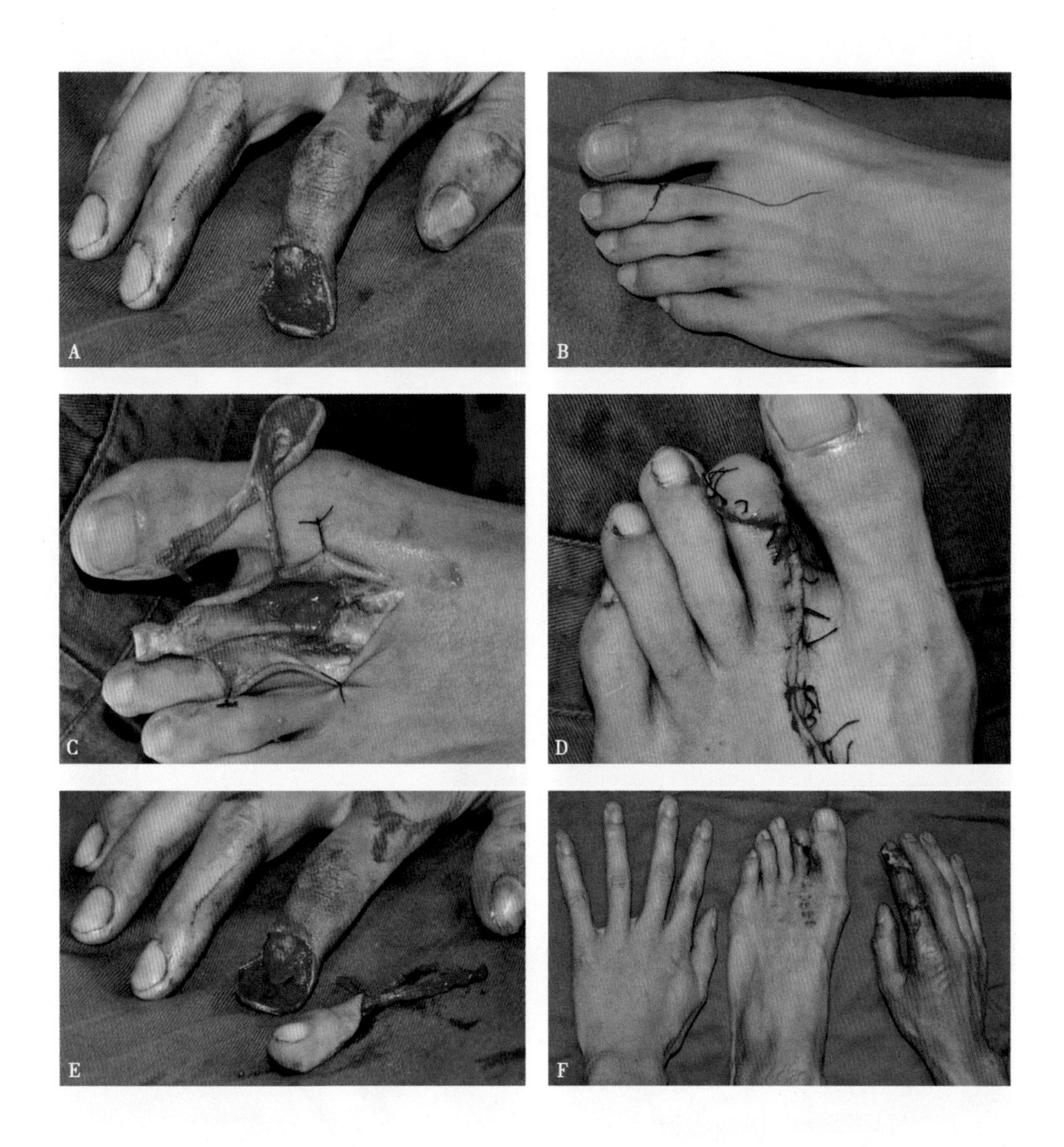

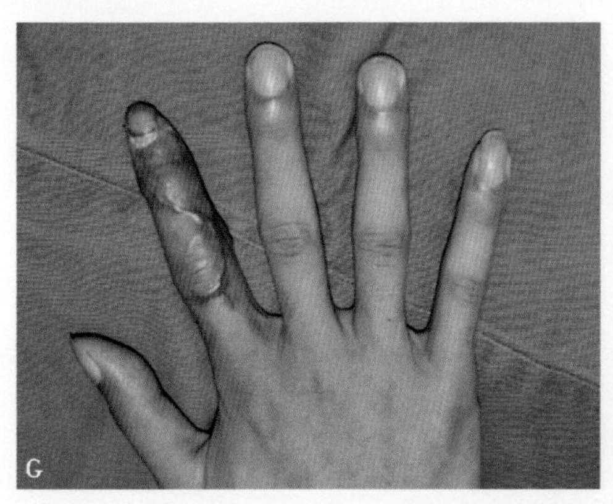

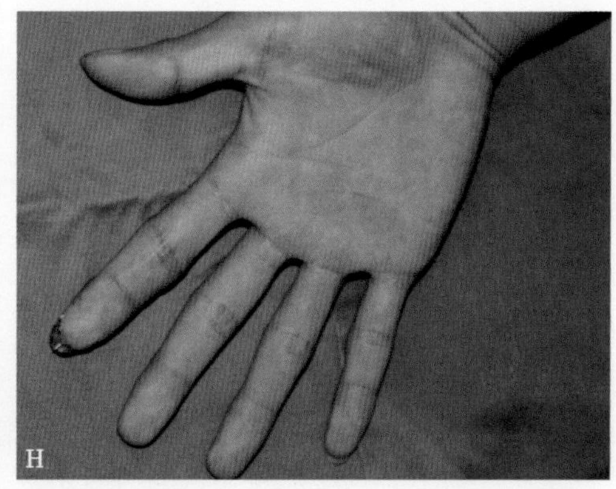

图 7-41　部分第 2 趾再造右示指

A. 术前外观; B. 术前切口设计; C. 术中切取第 2 趾; D. 切取第 2 趾后供区外观; E. 游离第 2 趾再造; F. 拆线后外观; G. 移植术后 3 个月背侧观; H. 移植术后 3 个月掌侧观。

病例 3: 患者男性, 35 岁, 外伤后致右示指缺损 2 小时。诊断: 右示指Ⅰ度缺损(图 7-42)。

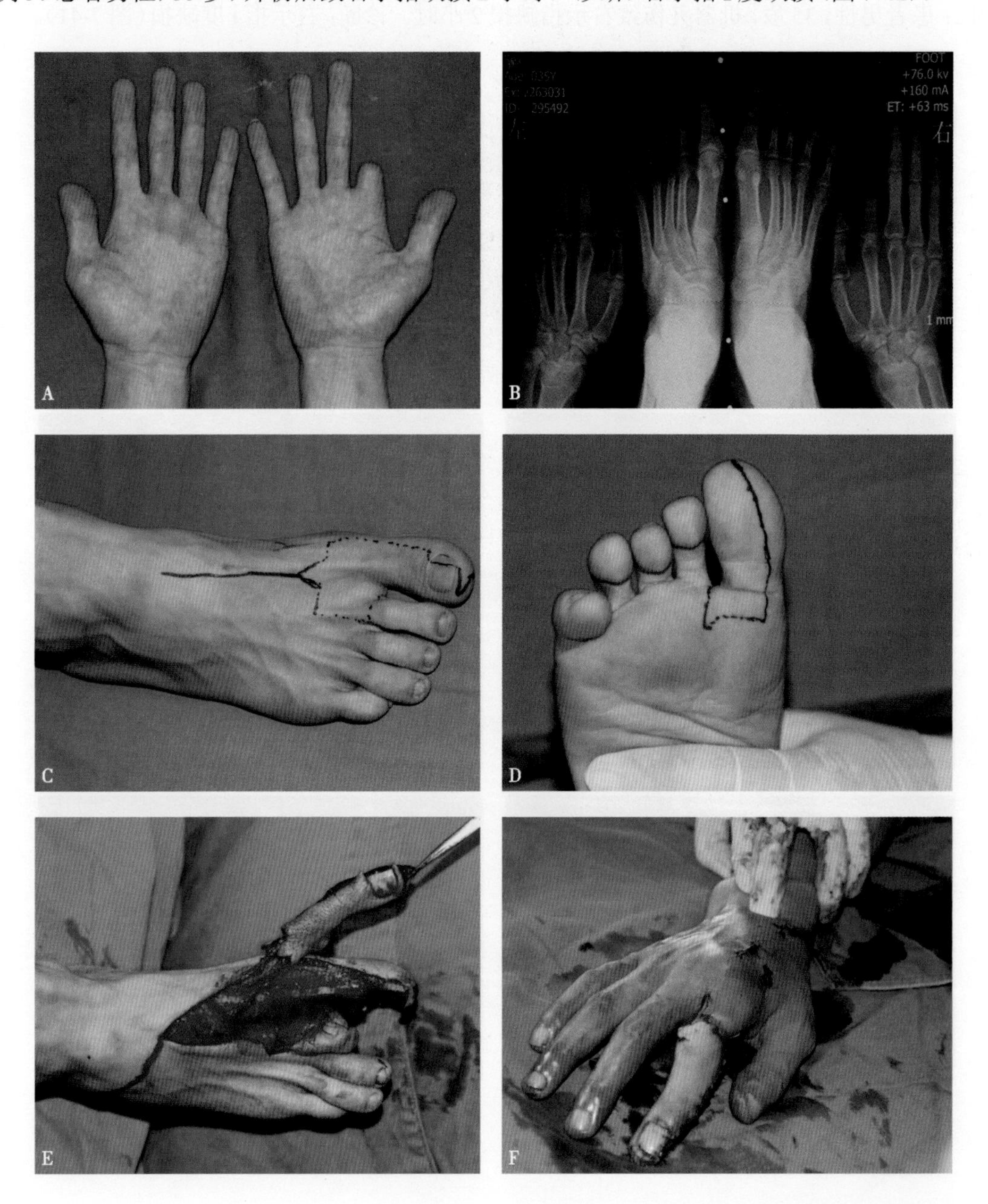

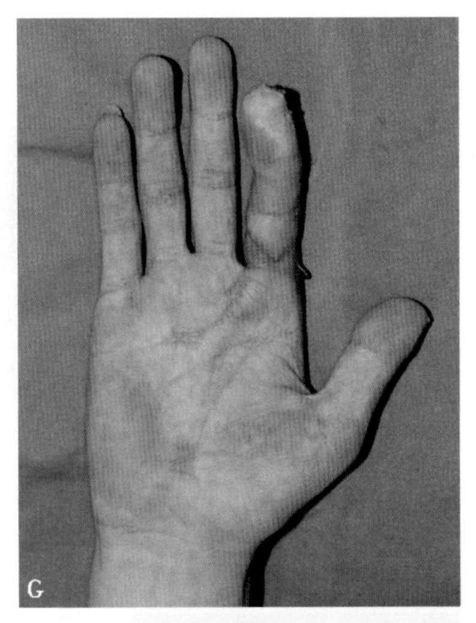
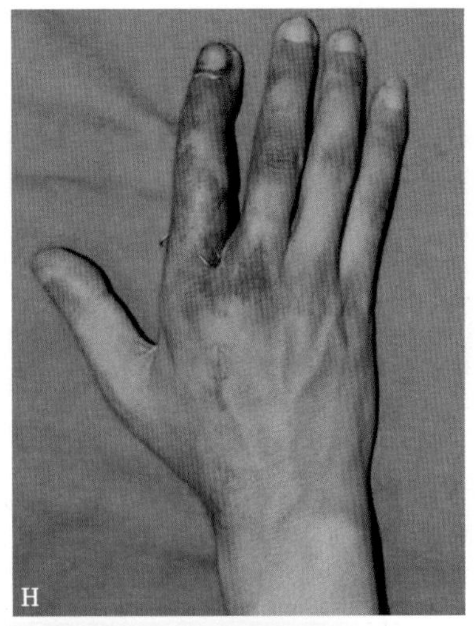
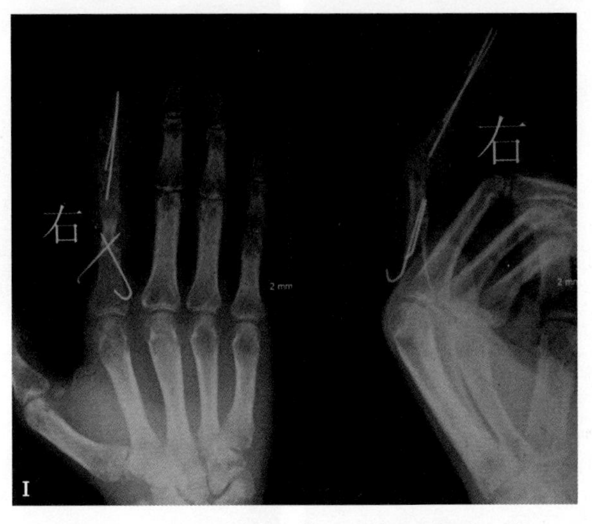

图 7-42 踇趾甲瓣联合第 2 趾的趾骨再造示指

A. 术前外观；B. 术前 X 线片；C. 术前设计背侧观；D. 术前设计跖侧观；E. 术中切取踇甲瓣联合第 2 趾的趾骨；F. 移植术后外观；G. 再造术后 2 个月掌侧观；H. 再造术后 2 个月背侧观；I. 再造术后 2 个月 X 线片。

病例 4：患者男性，26 岁，切割伤致左环指出血疼痛 3 小时余。诊断：左环指Ⅰ度缺损（图 7-43）。

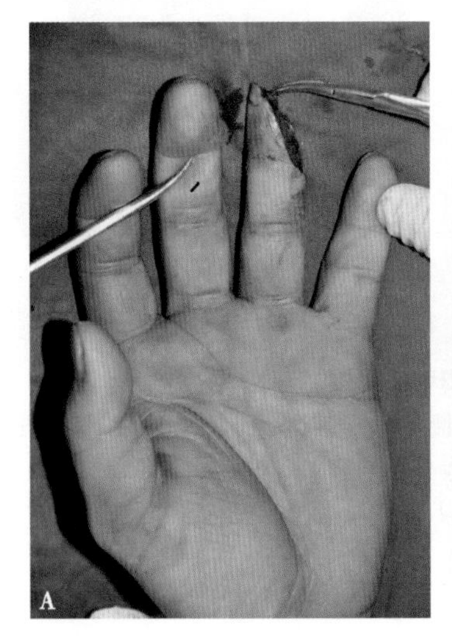
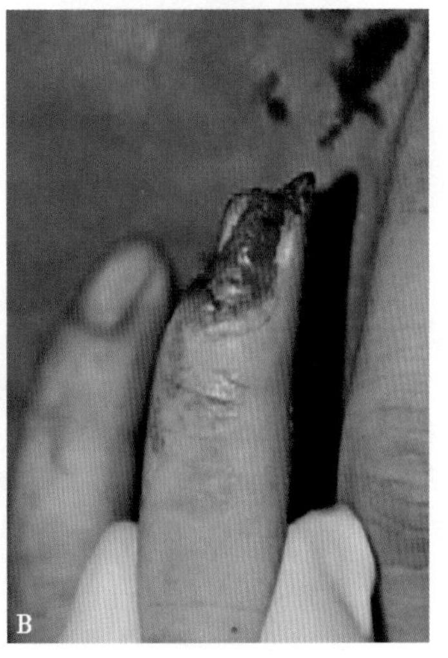

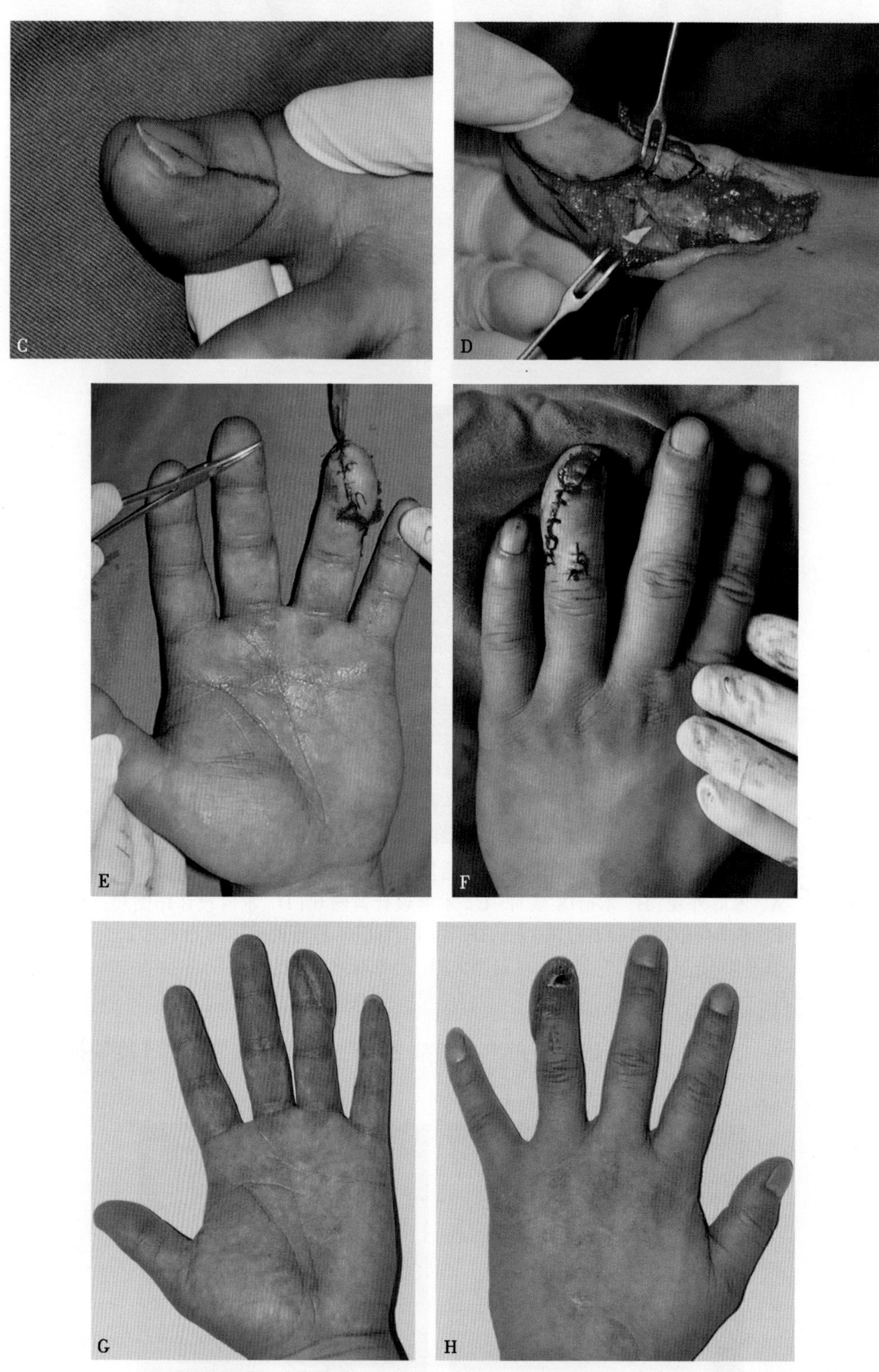

图7-43 部分踇甲瓣再造左环指

A. 术前外观（掌侧）；B. 术前外观（背侧）；C. 术前设计；D. 术中切取踇甲瓣；E. 踇甲瓣移植后（掌侧观）；F. 踇甲瓣移植后（背侧观）；G. 移植术后1个月（掌侧观）；H. 移植术后1个月（背侧观）。

二、2 指缺损的再造

（一）手术方案和切口设计

1. 手术方案

（1）2 指Ⅰ～Ⅵ度缺损的再造：单个手指远节缺损的再造的手术方案也适用于 2 指远节缺损的再造（图 7-44），特别是示中指缺损的再造，因为示中指在全手功能中所占比例较大，对日常的工作及生活至关重要。

（2）2 指Ⅴ度以上缺损，相邻手指缺损的再造术式包括：两个独立的足趾移植或以单一血管为蒂第 2、3 趾（或第 3、4 趾）的复合移植，指蹼近端的缺损再造最好选择第 2、3 趾的复合移植（图 7-45），这种术式不仅重建了指蹼，同时供趾从同一足切取，只需吻合一套血管。指蹼远端的缺损因选择第 2、3 趾的复合移植会造成并指畸形，最好采用独立的足趾移植再造手指。

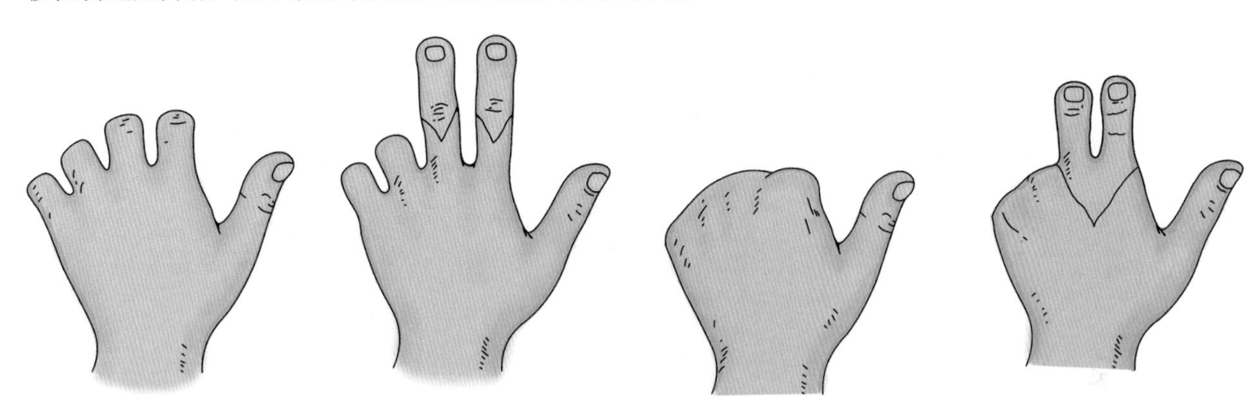

图 7-44　2 个独立足趾移植再造示意图

图 7-45　以单一血管为蒂第 2、3 趾（或第 3、4 趾）的复合移植再造示意图

2. 切口设计　两个独立的足趾移植再造，手术切口设计同单个手指再造。

以单一血管为蒂第 2、3 趾（或第 3、4 趾）的复合移植再造，在足部供区第 2、3 趾背侧及足底侧各做一个 U 形切口，背侧切口再与足背的 S 形切口延续。

（二）手术方法和步骤

两个独立的足趾移植再造，手术方法和步骤同单个手指再造。以单一血管为蒂第 2、3 趾的复合移植再造为例。

止血带充气（不驱血），按设计的切口切开皮肤后，显露和分离第 2、3 趾背侧的趾背静脉、跖背静脉、足背静脉弓和大隐静脉的静脉回流系统。显露和分离足背动脉 - 弓状动脉 - 足底深支 - 第 1、2 跖背动脉 - 第 2、3 趾背动脉的动脉供血系统。在双足趾切取时，必须保留第 2、3 趾动脉供血的完整性。如遇Ⅳ、Ⅴ型弓状动脉时，第 2 跖背动脉由足底动脉发出，切取时须同时仔细分离趾底动脉、趾底总动脉、跖底动脉，直至足底内侧动脉。此血管类型在切取复合移植再造时并非为单一血管为蒂，而是由足背动脉及足底内侧动脉分别供血，在重建血供时也需分别吻合。在足底侧切口内显露第 2、3 趾的趾长、短屈肌腱，并尽可能在近端水平将其切断。分离第 2 趾胫侧趾足底固有神经，第 2 趾腓侧、第 3 趾胫侧的趾足底固有神经和趾足底总神经，以及第 3 趾腓侧的趾足底固有神经，并于尽可能近端水平将其切断。于第 2、3 趾近节趾骨基底截下第 2、3 趾（如手指于掌骨头部缺损，可于第 2、3 跖骨干远端截骨，保留跖趾关节，以重建掌指关节）。根据所需的长度在足背切断第 2、3 趾的趾长伸肌腱及腓浅神经皮支。此时，第 2、3 趾仅足背动静脉和大隐静脉与近端相连，其余组织已完全游离（图 7-46）。放松止血带或止血夹，观察第 2、3 趾的血液循环情况。待手部解剖、分离手术结束，即可将足趾的血管蒂在适当的位置切断，断蒂时应先截断静脉，再截断动脉。

足趾移至受区：用克氏针或微型钢板固定第 2、3 趾近节趾骨于手部受区的指骨上（如手指于掌骨头部缺损，则为第 2、3 跖骨与手部掌骨固定），并使双趾处于与拇指对指的位置。在背侧远端的切口内，将双足趾的趾长伸肌腱在足趾伸直位分别与近端的指伸肌腱缝合，缝合张力稍大一些。如足趾在缝合伸肌腱后，其远节仍然下垂，可将足趾上的蚓状肌腱与近端手指的侧腱束抽紧缝合，或将蚓状肌腱在足趾伸直位下缝合固定于附近的骨膜或关节囊上。在掌侧切口内，将双足趾的趾长屈肌腱与近端的指深屈肌腱缝合，趾短屈肌腱与指浅屈肌腱缝合，并调整足趾于半屈曲位。将双足趾两侧的趾神经分别与近端的指固有神经和指总神经缝合（图 7-47）。双足趾的足背动脉、大隐静脉和腓浅神经皮支，经手背皮下隧道在腕部分别与桡动脉、头静脉和桡神经浅支吻合（图 7-48）。如遇Ⅳ、Ⅴ型弓状动脉时，足背动脉与桡动脉在手背处吻合，足底内侧动脉在掌侧与指总动脉或掌浅弓吻合。

双足趾移植重建血液循环后缝合伤口（图 7-49），同时放置橡皮引流条。纱布包裹伤口，留观察窗以便术后观察再造指体血运，特别注意的是血管蒂处切忌放置过多的纱布，以免渗血凝固后压迫血管蒂，导致血管危象发生。外用石膏保护。

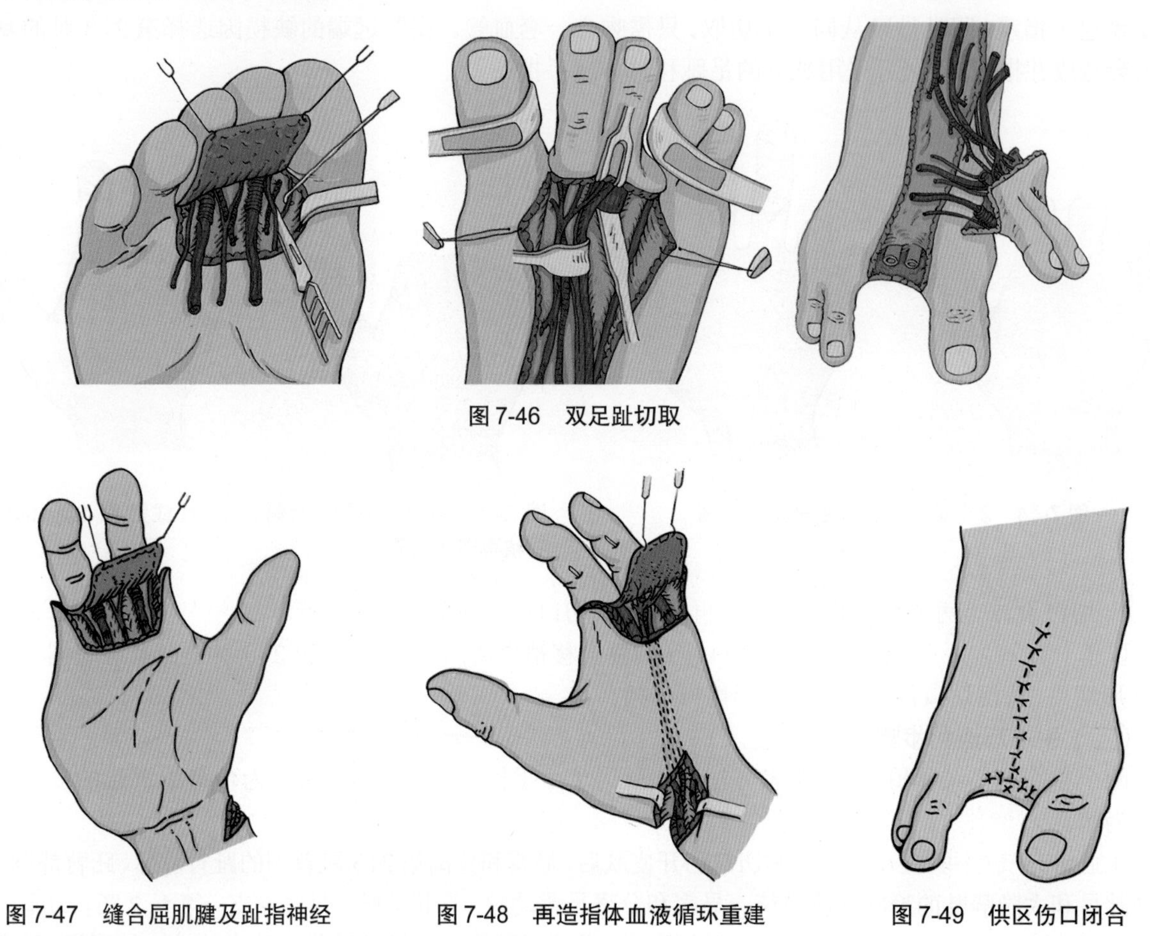

图 7-46　双足趾切取

图 7-47　缝合屈肌腱及趾指神经　　图 7-48　再造指体血液循环重建　　图 7-49　供区伤口闭合

（三）注意事项

1. 再造的骨内固定尽量不应影响关节活动。

2. 受区要选择良好的动力肌来重建再造指的屈伸、对掌及蚓状肌功能。

3. 切取足趾时对血管、神经、肌腱的保留应宁长勿短，尽量避免用游离移植的方法弥补。

4. 采用切取第 2、3 趾一并再造手指时，整个操作程序是把两趾骨骼、肌腱及神经均应同步修复，最后重建两再造指血液循环。

5. 切取时保留第 2、3 趾的趾底动脉的完整性，如单一血管蒂供血致趾体灌注不足时，可用其中一条趾底动脉做第 2 条动脉供血，以保证动脉灌注。

6. 供足应以切取后不影响足的功能为原则。

7. 切取分离过程应小心、轻柔，特别注意保护血管蒂，断蒂前要放止血带止血，确定血运良好后再行断蒂。先断静脉，观察静脉回流情况，以回流量大的血管作为主要回流静脉。

8. 再造指血管蒂应有良好的基床和皮肤覆盖，放置血管蒂应尽量避免屈曲、打折，血管长度不够时，应切记不能有张力吻合，必要时取血管架桥。

9. 患者年龄最好选择于 5～50 岁之间，全身情况良好，无器质性疾病，肝、肾功能正常，患者年龄大且有器质性疾病不宜行再造手术。对于有长期吸烟史的患者慎重考虑再造。

10. 供区第 2、3 足趾或踇趾外形正常，足背无外伤、感染史，无冻疮，足背静脉未反复穿刺输液，足部无足癣或甲癣，才能适合再造手术。如有足癣或甲癣，应在治愈后再择期安排手术，凡有冻疮者可选夏秋季节手术。

11. 再造术后 7～10 天绝对卧床休息，避免寒冷、吸烟环境刺激，给予“三抗”治疗，严密观察再造指体血运，如发生血管危象，必须及时早期处理。

12. 术后 4 周可保护下行指体功能锻炼，加强患者出院前宣教，指导患者早期功能锻炼。

13. 再造指体感觉恢复时间较长，告知患者避免早期用再造手指持开水杯，避免烫伤。

【典型病例】

病例 1：患者男性，17 岁，机器切伤致右手示中环指缺损 7 小时，诊断：右手示中环指Ⅰ度缺损（图 7-50）。

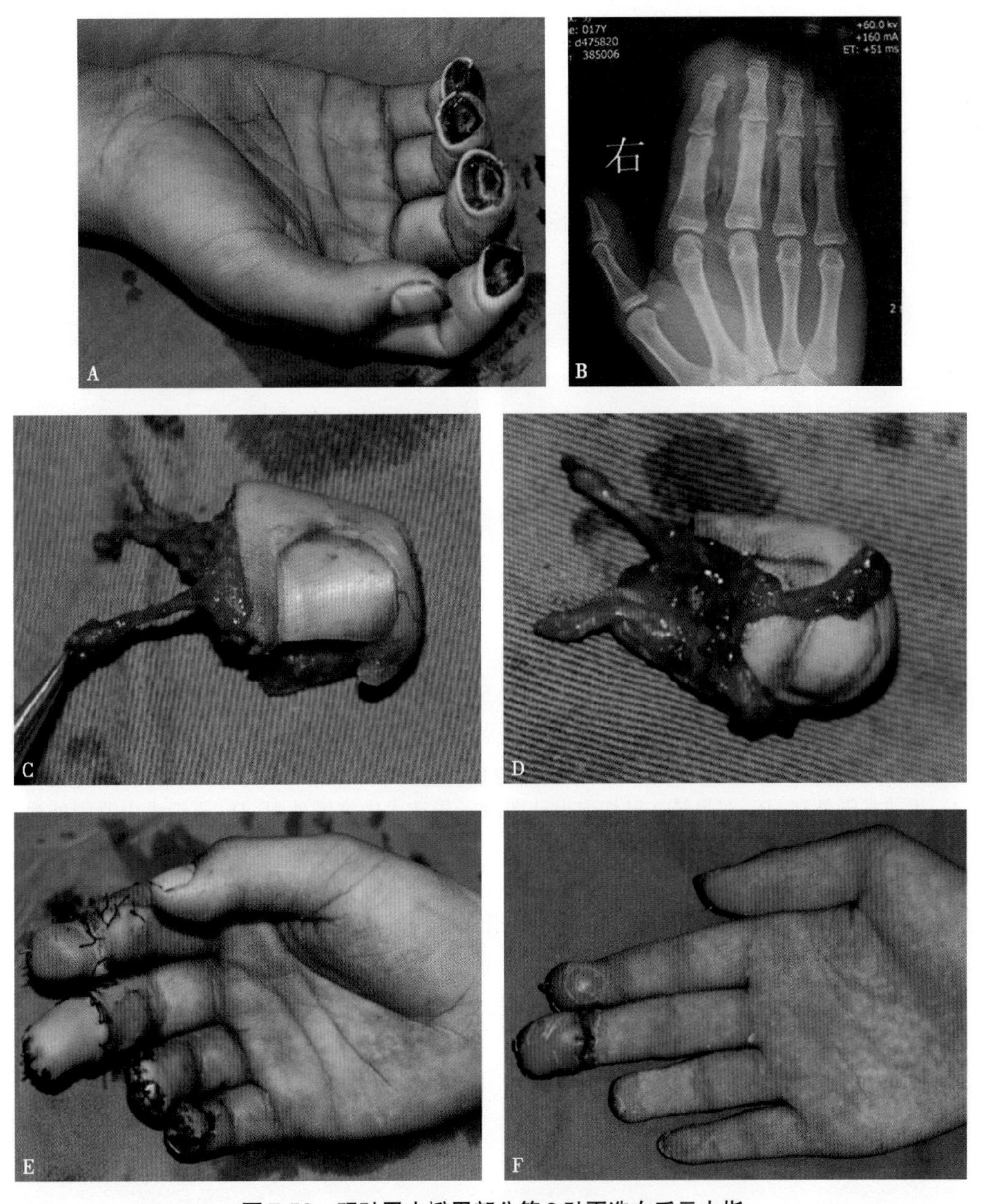

图 7-50 踇趾甲皮瓣甲部分第 2 趾再造右手示中指

A. 术前外观；B. 术前 X 线片；C. 切取踇趾甲皮瓣；D. 切取第 2 趾；E. 再造术中外观；F. 术后 2 个月手掌外观。

病例 2：患者女性，32 岁，机器绞伤致右手示、中、环指缺损 2 小时。诊断：右手示、中、环指Ⅳ度缺损（图 7-51）。

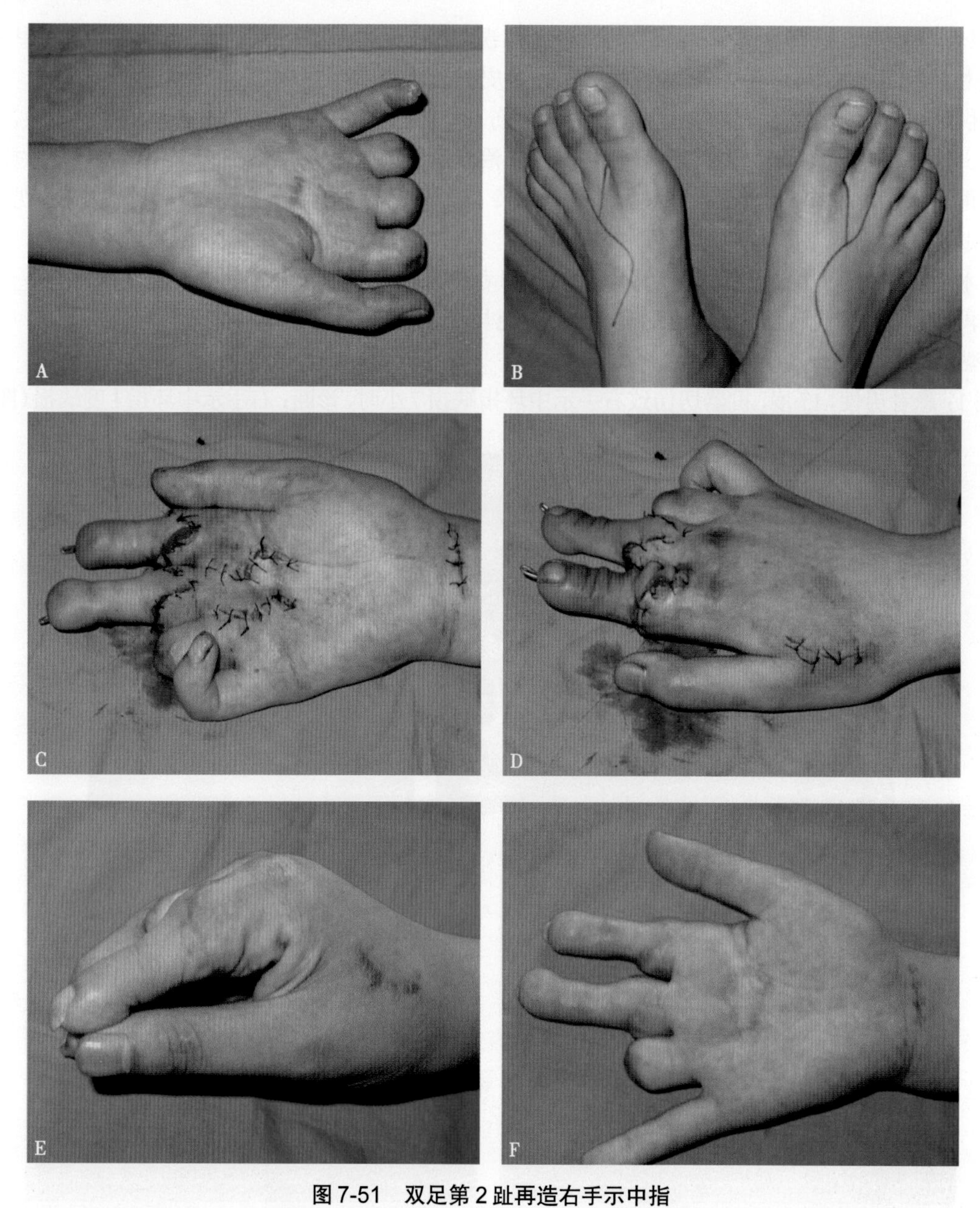

图 7-51　双足第 2 趾再造右手示中指

A. 术前掌侧外观；B. 双足第 2 趾切取设计图；C. 再造术中掌侧外观；D. 再造术中背侧外观；E. 再造指对指功能；F. 再造指掌侧外观。

病例 3：患者女性，50 岁，机器绞伤致右手示中指离断 6 小时。诊断：右手示中指度Ⅳ缺损（图 7-52）。

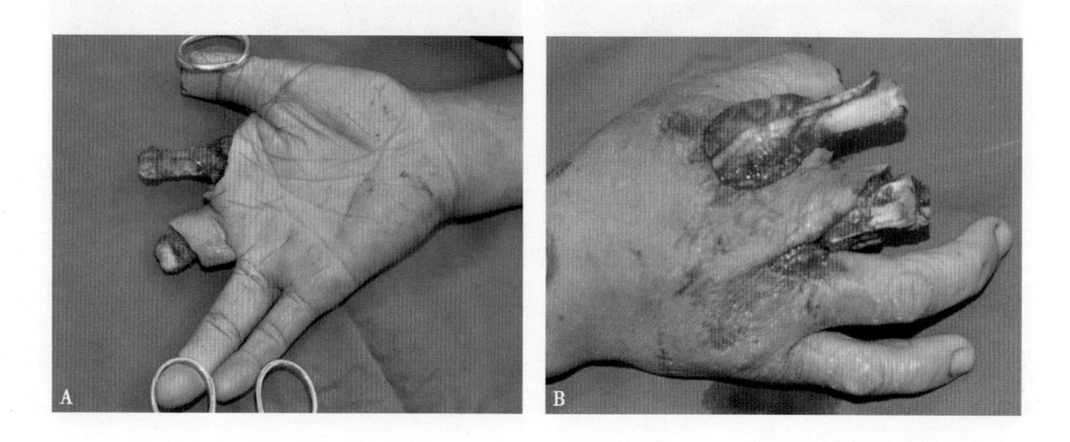

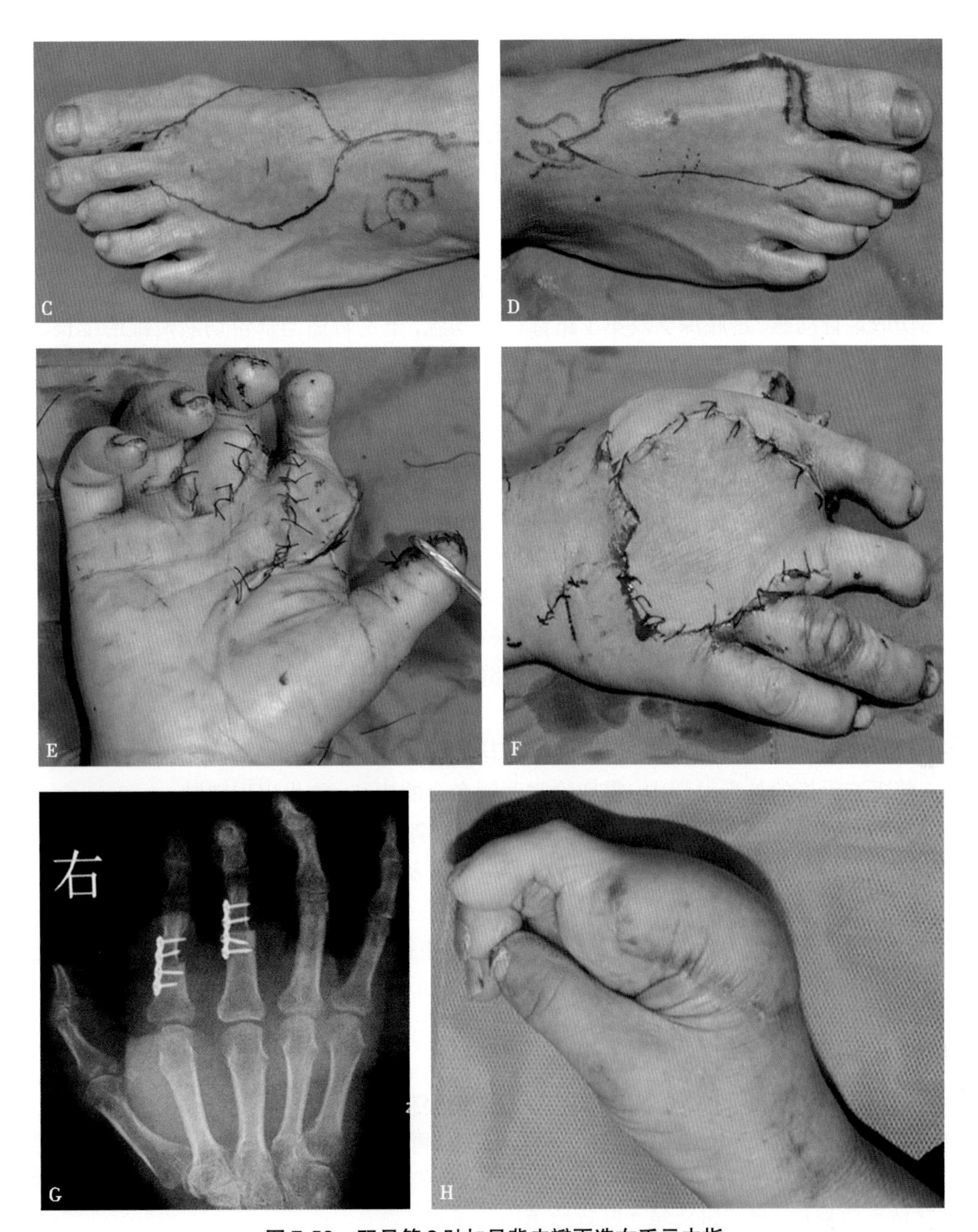

图 7-52 双足第 2 趾加足背皮瓣再造右手示中指

A. 清创术中掌侧外观; B. 清创术中背侧外观; C. 术前左足设计足背外观; D. 术前右足设计足背外观; E. 再造术中掌侧外观; F. 再造术中背侧外观; G. 再造术后 X 线正位片; H. 再造术后 2 个月功能。

（滕云升）

三、3、4 指缺损的再造

1. 手术方案和切口设计 根据残存手指的部位与功能及手指缺损的部位与程度，结合患者的要求，根据残存指部位设计再造示、中指中的一指或两指。我们一般选择一足的第 2 趾再造一指或者两足的第 2 趾或一足的第 2、3 趾再造两指。切口设计参照第 2、3 足趾移植的切口设计。

2. 手术方法和步骤 在此主要介绍对侧第 2、3 趾移植再造示、中指。手术分两个手术组同时进行，一组切取第 2、3 足趾，一组做手部受区的相关准备。

(1) 受区准备：于示、中指残端正中设计一个 X 形皮肤切口，切开皮肤向两侧各掀起一舌状瓣，做皮下松解以覆盖第2趾胫侧及第3趾腓侧创面。在掌侧创面找到并分离示、中指两侧残留的指固有神经并进行标记，在同一切口内找到两指的屈指肌腱，并进行锐性分离和松解，小心分离出第1或第2指总动脉，在示、中指近节指骨背侧找到伸指肌腱并进行锐性分离和松解，咬除两指残端的硬化骨，开通髓腔，在手掌背侧根据掌背静脉的走向做横切口，找到并分离一条较粗的浅静脉，如指总动脉条件较差，可在鼻烟窝做横切口，显露头静脉及桡动脉腕背支。

（2）供区准备：供区切口设计及第2、3趾的切取：于对侧设计第2、3趾矩形皮肤切口，在足背做适当延长切口。切开皮肤，按常规切取2、3趾相连的跖背静脉及大隐静脉，分离血管足够的长度；沿足背走向，顺行分离切取足背动脉、足底深支及第1跖背（底）动脉，于足背适当部位切断两趾的趾长、短伸肌腱；于跖侧按切口切开皮肤掀起矩形皮瓣，分离第2、3趾的趾底神经并尽高位切断标记；切开两趾屈肌腱鞘管，尽可能高位切断两趾的趾长短屈肌腱；根据手指缺损的长度于足部不同平面离断两趾，此时除足背动脉及大隐静脉相连外，其余组织均已离断，供区创面予以直接残端修复缝合。

（3）移植再造：第2、3趾断蒂后移至受区，切除多余无关组织后，咬平两趾的趾骨，将其置于两指骨残端，并用两侧舌状瓣试以覆盖两侧创面，若两侧皮肤仍有张力可再缩短部分指、趾骨，直至皮肤在无张力下缝合为原则，将趾骨与指骨间进行有效的内固定，缝合骨膜，先修复两趾伸肌腱，再修复两趾屈肌腱，使张力调节于休息位；于显微镜下缝合两指趾神经，第2、3趾足背动脉及大隐静脉通过皮下隧道与掌浅弓或指总动脉及掌背皮下静脉，或通过皮下隧道与鼻烟窝头静脉、桡动脉腕背支吻合，重建再造示、中指血液循环，根据再造手指外观，皮肤可做必要修整后缝合。

3. 手术注意事项

（1）手术切取过程中保护并保持第2、3趾间组织结构的连续性。

（2）在修整再造手指的外形过程中，需切除掌背侧多余的皮肤，防止出现臃肿。

（3）为保证第2趾胫侧第3趾腓侧皮肤创面覆盖，指趾骨应适当短缩。

（4）若第2、3趾移植再造于中、环指位，术中可将示指及小指残端指骨及皮肤做适当修整，以形成较满意的外形。

（5）再造2指时一般均取对侧第2、3趾移植再造示、中指，以第3趾代示指、第2趾代中指使示指略短于中指，利于再造后手的外形与功能。

四、1～5指缺损的再造

1. 手术方案和切口设计　手指全部缺损是拇-手指再造的绝对适应证。以再造拇、示、中三指为宜。我们一般首选用一足的第2趾再造拇指，另一足第2、3趾再造示中指；切口设计参照第2、3足趾移植的切口设计。也可选择一足的踇趾甲皮瓣移植再造拇指，另一足的第2、3趾移植再造示、中指，或选一足的踇趾甲皮瓣移植再造拇指，另一足选第2趾移植再造一手指。

2. 手术方法和步骤　在此主要介绍对侧第2趾移植再造拇指，同侧第2、3趾移植再造示、中指。手术可分三个手术组同时进行，两组切取双足足趾，一组做手部受区的相关准备。

（1）受区准备：根据手指的缺损程度及残端的情况，设计切口，分离和松解残端残留的指神经，伸、屈指肌腱和肌肉组织，咬除手指残端的硬化骨，开通髓腔，分离出第1或第2指总动脉，根据血管条件，必要时向近端分离至掌浅弓，在手掌背侧根据掌背静脉走向做横切口，找到并分离一条较粗的浅静脉，在鼻烟窝做横切口，显露头静脉及桡动脉腕背支。

（2）供区准备：在受区的对侧第2趾及同侧第2、3趾设计皮肤切口，按第2趾及第2、3趾手术切取步骤切取上述足趾组织并根据受区伤情携带必要的组织及足够长的血管神经，断蒂后移至受区，受区创面予以直接残端修复缝合。

（3）移植再造：将解剖分离出的第2趾及第2、3趾断蒂后移植至受区，对侧第2趾移于拇指，同侧第2、3趾移于示、中指，与受指完成骨关节内固定、修复伸、屈指肌腱，根据受区情况尽可能完成拇对掌功能与蚓状肌功能重建，修复指-趾神经，第2趾足背动脉及大隐静脉通过皮下隧道与鼻烟窝头静脉、桡动脉腕背支吻合重建血液循环。第2、3趾足背动脉及大隐静脉通过皮下隧道与掌浅弓或指总动脉及掌背皮下静脉合重建再造示、中指血液循环。修整缝合皮肤，完成拇-手指再造。

3. 手术注意事项

（1）根据患者的伤情及具体要求，制订合理的手术方案，以重建并尽可能恢复患肢的功能。

（2）再造的血液循环重建可根据受区的解剖选择合适的供血动脉及静脉，尽可能减少对受区的手术创伤。

（3）尽可能一次手术恢复手较好的外观，必要时需二次行手部相关整形手术得到更好的外观。

（4）术中需选择弹性好和损伤轻的肌肉和肌腱组织，完成其功能重建，并选择有效的缝合方式进行修复，并根据手指关节的活动，调整好肌腱和肌肉的张力。

（5）合理选用手部动力肌，宜选粘连轻，弹性好，损伤轻，有正常神经支配的动力肌，修复伸、屈指肌腱及其功能重建，术中注意诸关节的活动范围及肌腱张力的调节，以利功能恢复。

（6）根据手部指骨残留的情况，选择合适有效的内固定，早期恢复功能锻炼。

（7）术中需修复指-趾的指神经，当神经缺损时，可选用其他手指神经移位修复或腓肠神经移植。

【典型病例】

患者男性，42岁，机器绞伤致右手5指毁损8小时。诊断：右手五指V度缺损。行一侧第2趾再造拇指，另一侧第2、3趾复合移植再造示中指（图7-53）。

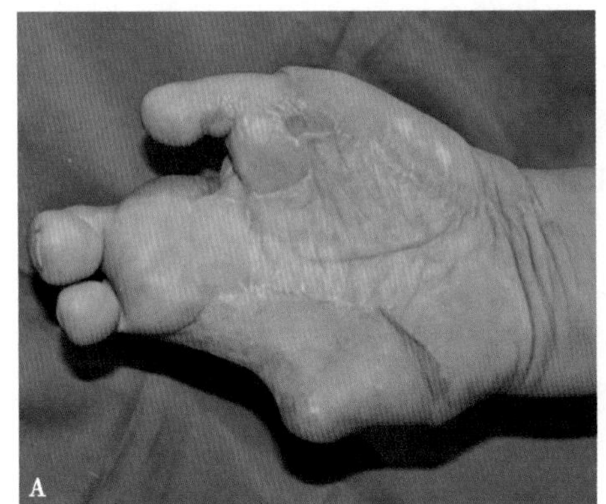

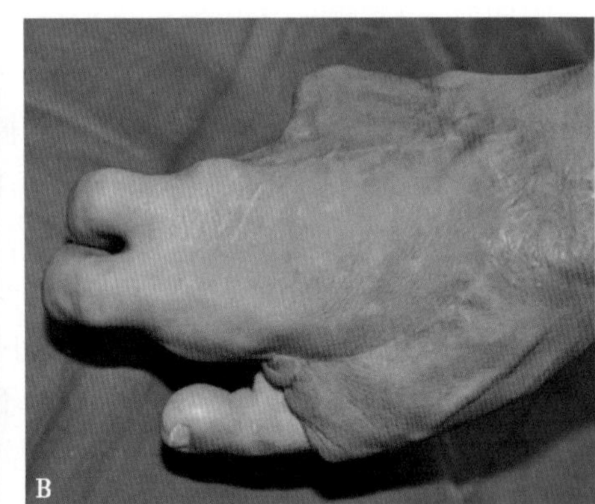

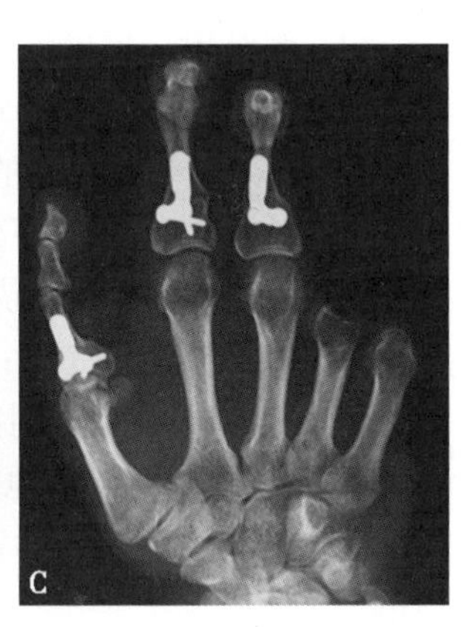

图7-53　第2趾再造拇指，另一侧第2、3趾复合移植再造示中指

A. 再造术后1年掌侧外观；B. 再造术后1年背侧外观；C. 再造术后1年X线正位片。

（芮永军　陶先耀）

第五节　拇指脱套伤的再造

一、末节脱套伤的再造

（一）䟴趾甲皮瓣移植修复再造拇指末节脱套伤

1. 手术方案和切口设计　根据撕脱拇指的末端至近端皮肤撕脱平面为䟴趾背侧皮瓣的长度，设计同侧䟴趾甲皮瓣。先用标记笔画出切口线，保留䟴趾胫侧底宽为1.4～1.7cm，包含䟴趾胫侧趾底血管神经束的舌状皮瓣，于第1、第2跖骨间背侧做S形切口，以充分暴露足背动脉及大隐静脉或第1跖背动脉及跖背静脉。

2. 手术方法和步骤

（1）手部受区的准备：对拇指彻底清创后，探查拇长伸、屈肌腱的止点情况，近端找出拇指尺侧指神经并标记之；于鼻烟窝做横切口，显露头静脉及桡动脉腕背支。

（2）供足䟴趾甲皮瓣的切取：根据切口设计线切开皮肤，在皮下由远至近依次显露并分离出䟴趾的趾背静脉、跖背静脉及大隐静脉，切断结扎其他静脉分支，然后由近至远依次解剖游离足背动脉及第1跖背动脉，切断结扎第1跖骨背动脉分向第2趾胫侧趾背及趾底动脉，保留第1跖背动脉分向踇趾的腓侧趾背及趾底动脉的连续性。然后在踇趾跖侧切开皮肤，分离出踇趾腓侧趾底神经并高位切断标记之。再沿设计切口切开皮肤保留胫侧舌状瓣，将踇趾甲皮瓣于背侧深筋膜浅层及拇长伸肌腱腱周组织上掀起至腓侧，用尖刀片在甲床与末节趾骨背侧骨膜间小心作锐性剥离，注意对甲根部的保护，要求既不损伤甲床又不过多切取骨膜，这样分离有利于保证甲床有效的血供，并保证趾背植皮的存活和踇趾甲皮瓣指甲的完整性，然后于跖侧掀起皮瓣并在趾骨上保留一层脂肪组织。皮瓣掀至腓侧时应把腓侧血管神经一并包含在内，此时除足背动脉和大隐静脉相连外其他组织均已离断。

（3）踇趾甲皮瓣移植：受区准备完毕后，踇趾甲皮瓣血管蒂游离足够长度后，见皮瓣血供稳定，断蒂后移至受区。先将踇趾甲皮瓣包绕拇指残留的指骨，摆正踇趾甲皮瓣位置，缝合踇趾甲皮瓣胫侧及掌背侧皮缘以形成拇指，血管蒂通过皮下隧道引至鼻烟窝。然后于显微镜下缝合趾 - 指神经，分别将头静脉 - 大隐静脉，桡动脉腕背支 - 足背动脉进行吻合。待踇趾甲皮瓣重建血液循环后，对皮肤予以修整，缝合受区所有切口。

（4）供区创面覆盖：供区创面可直接行植皮打包加压固定，也可将踇趾粗隆咬除并予以修整，用胫侧舌状皮瓣覆盖于趾骨残端，所余踇趾创面取中厚皮片移植，严密加压包扎，并行石膏托固定3周。

3. 手术注意事项

（1）踇趾甲皮瓣尽可能同侧切取，这样踇趾甲皮瓣包裹指骨后，皮肤缝合瘢痕位于拇指桡侧，拇指尺侧尽可能恢复正常皮肤感觉。

（2）踇趾甲皮瓣切口的周径：长度设计要适宜，周径要比健侧拇指宽5～8mm，近端皮瓣要略长，能与拇指残端皮肤在无张力下缝合，设计切口时踇趾腓背侧近端近第1趾蹼处，应带上三角形皮瓣植后嵌入拇指背侧，防止环形瘢痕狭窄。

（3）切取甲床应完整：剥离甲床时应特别小心，主要用15号尖刀片从胫侧向腓侧分离，必须在甲床与骨膜间隙间小心锐性剥离，这一间隙虽不是十分清楚，但只要小心锐剥离，这一间隙还是容易分离的，在分离过程中既不过多地把骨膜留于甲床下，导致趾骨外露，也不过多地把甲床留于骨膜上，导致甲床坏死，失去踇趾甲皮瓣的重建指甲的特色。为了保证趾甲的完整性及外形，也可将末节踇趾一并切取移植。

（4）掀起趾背皮瓣时应从踇长伸肌腱的腱周组织浅层掀起，以利皮片移植，分离趾腹时除带上腓侧血管神经束及跖侧足够皮肤外、尽量少带跖侧无用脂肪组织，减少再造指体积。

（5）重视供区创面处理：切取踇趾甲皮瓣时，踇趾胫侧需保留1.4～1.7cm带有血管神经束的舌状皮瓣。此轴型皮瓣以覆盖踇趾残端骨面及保留踇趾胫侧皮肤感觉，供区创面植皮易发生坏死，有时需长时间换药才能使植皮存活，植皮前需观察供区创面流血情况，必要时需咬除部分血运欠佳的趾骨，植皮常用中厚皮片移植打包加压固定，石膏托固定制动。

（二）用带远侧1/2末节趾骨的踇趾甲皮瓣修复拇指脱套伤

1. 手术方案和切口设计　先用标记笔画出切口线，保留踇趾胫侧底宽为1.4～1.7cm，其包含踇趾胫侧趾底血管神经束的舌状皮瓣，足背做S形切口。根据受区皮肤缺损形状及大小于同侧设计踇趾甲皮瓣，使皮瓣略偏腓侧。

2. 手术方法和步骤

（1）手部受区的准备：对拇指彻底清创后，咬除拇指末节指骨的远2/3，探查拇长伸、屈肌腱的止点情况，近端找出拇指尺侧指神经并标记之；于鼻烟窝做横切口，显露头静脉及桡动脉腕背支。

（2）供足皮瓣切取：切开皮肤，在皮下由远至近依次显露并分离出踇趾的趾背静脉、跖背静脉及大隐静脉，切断结扎其他静脉分支。然后由近至远依次解剖游离足背动脉及第1跖背动脉，切断结扎第1跖骨背动脉分向第2趾胫侧趾背及趾底动脉，保留第1跖背动脉分向踇趾的腓侧趾背及趾底动脉的连续性。然后在踇趾跖侧切开皮肤，分离出踇趾腓侧趾底神经并高位切断标记之。再沿设计切口切开皮肤保留胫侧舌状瓣，将踇趾甲皮瓣于背侧深筋膜浅层及拇长伸肌腱腱周组织上掀起至腓侧，当向上掀起皮瓣于踇趾的趾间关节离断，皮瓣继续掀至腓侧时应把腓侧血管神经一并包含在内，此时除足背动脉和大隐静脉相连外其他组织均已离断。

（3）踇趾甲皮瓣移植：受区准备完毕后，踇趾甲皮瓣血管蒂游离足够长度后，见皮瓣血供稳定，断蒂后移至受区。剔出踇趾甲皮瓣末节趾骨的近 1/2，咬除末节趾骨基底膨大部分，咬除拇指末节指骨的远 2/3，保留伸屈肌腱的止点，使两断面周径一致，用克氏针纵穿固定，保证断面充分接触。将踇趾腓侧固有神经与拇指尺侧固有神经吻合，皮瓣覆盖伤指后缝合踇趾甲皮瓣胫侧及近端皮肤关闭伤口，将其血管蒂通过皮下隧道或明道引入解剖鼻烟窝处吻合足背动脉和桡动脉及其一条伴行静脉，继而吻合大隐静脉与头静脉。

（4）供区创面覆盖：供区咬除近节趾骨关节面，胫侧舌状皮瓣反转缝合直接关闭创面。

3. 注意事项

（1）为预防修复术后拇指肥大，需完全去除踇趾末节近端的膨大及两侧的粗隆。再根据断面需要，修剪拇指末节指骨，使其大小一致，良好对合固定，从而保证指一个趾骨早期愈合拔针，早期功能锻炼。

（2）为预防踇趾甲皮瓣切取后胫侧舌形皮瓣坏死，皮瓣宽度必须保证 1.5cm 以上，且包含胫侧神经血管束，遇跖背动脉 GilbertⅢ型时，将第 1 跖底动脉分离至接近 X 形交叉处切断结扎近端，然后与足背动脉足底深支吻合重建踇趾甲皮瓣血运，不要破坏 X 形交叉和胫侧血管束的联系，保证踇趾胫侧皮瓣的血运。

【典型病例】

患者男性，双手拇指末节脱套缺损，指骨外露，甲粗隆缺损。一期清创，二期采用双足带部分末节趾骨的踇甲瓣再造双手拇指（图 7-54）。

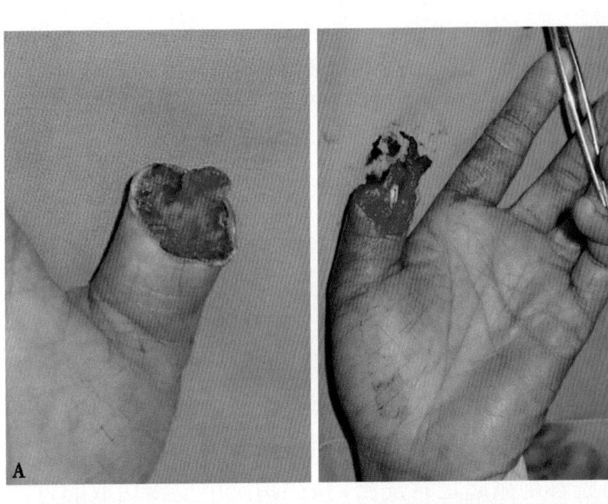

A

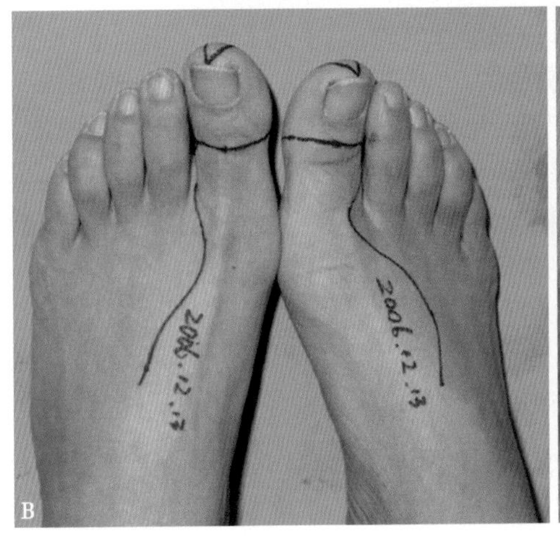

B

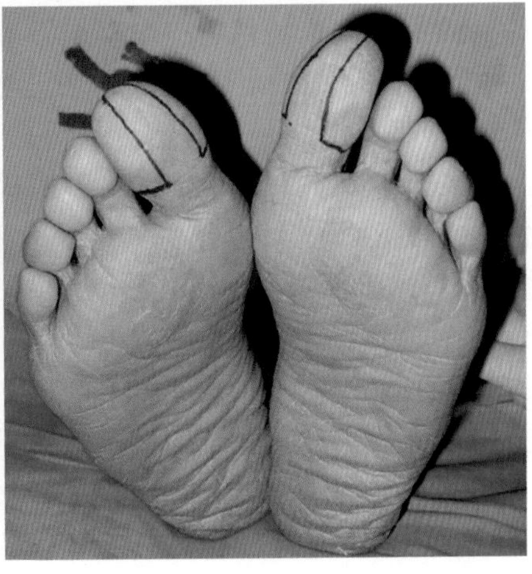

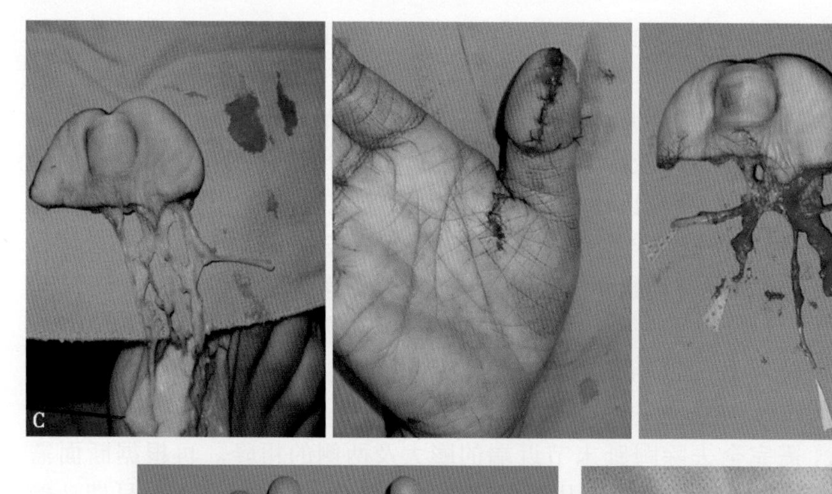
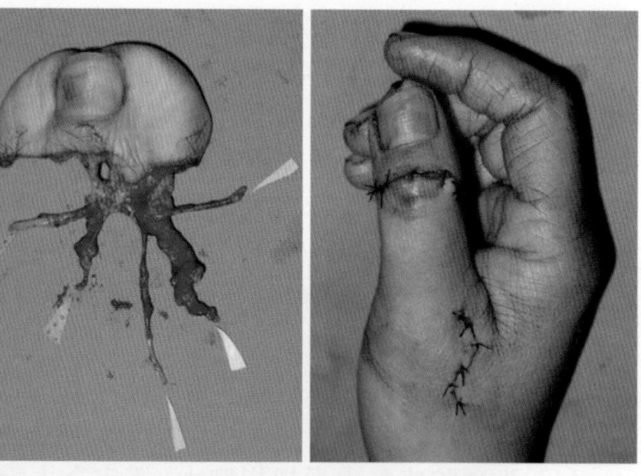
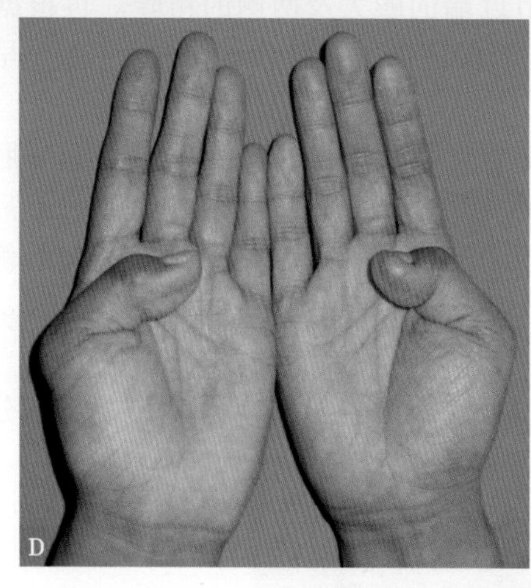
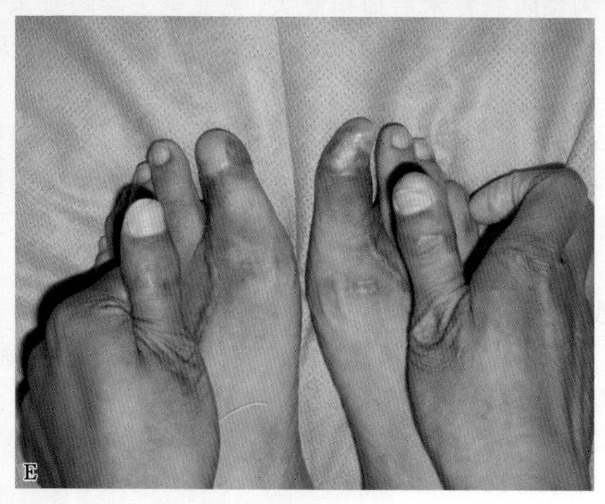

图 7-54 双足踇甲瓣修复双手拇指末节脱套缺损

A. 双侧拇指末节脱套缺损；B. 双足带部分末节趾骨的踇甲瓣设计；C. 双足皮瓣切取修复术后外形；D. 再造双面外观及功能；E. 双足的踇趾外形。

二、全拇指脱套伤的再造

（一）踇趾甲皮瓣移植修复再造全拇指脱套伤

对于拇指全指脱套伤的再造，踇趾甲皮瓣仍是修复的最佳方式，当拇指脱套皮肤存在较大创面的缺损时，我们可选择踇趾甲瓣携带合适大小的足背皮瓣进行联合移植再造。根据受区皮肤缺损形状及大小于同侧设计踇趾甲皮瓣连同足背皮瓣的联合皮瓣，使皮瓣略偏腓侧，以保证足背动脉皮支所供的足背皮瓣及踇趾甲瓣血供。手术前先解剖掀起足背皮瓣，按照踇趾甲皮瓣切取的方法相继再解剖掀起踇趾甲皮瓣。联合皮瓣掀起后供区创面应选用中厚皮片移植打包加压包扎。

（二）踇趾甲皮瓣和第 2 趾腹皮瓣联合修复指脱套伤

1. 手术方案和切口设计　伤指背侧远指间关节至近端皮肤撕脱平面为踇趾甲背侧皮瓣的长度。健侧相应手指近端撕脱平面处周径加 0.5cm 为带足背皮瓣踇趾甲皮瓣的近端的宽度。测量掌侧踇趾尖至趾根部距离、掌侧手指远指间关节近端撕脱平面两者相减缺损的部分为第 2 趾侧腹的长度，第 2 趾侧腹长度为中节中段至指根部软组织缺损处；测量近指间关节周径切取踇趾甲皮瓣处周径，两者相差为第 2 趾侧腹长度。踇甲大小根据健侧相应手指的大小切取。

2. 手术方法和步骤

（1）手部受区的准备：同踇趾甲皮瓣移植修复再造拇指末节脱套伤。

（2）供足皮瓣设计与切取：根据设计皮瓣的大小，首先在皮瓣近端做偏向胫侧的 S 形切口，并相应切开皮瓣近端的皮肤，分离出足背静脉的踇趾甲皮瓣属支，通常有 2～3 支，沿足背皮瓣的腓侧切开趾蹼背侧皮肤向两侧分离。解剖出由足背皮瓣向第 2 趾侧腹发出的浅静脉在趾蹼间分离出踇趾和第 2 趾固有动脉和神经及趾底总动脉，切开第 2 趾侧腹皮肤，游离皮瓣。切开踇趾甲皮瓣的周边皮肤，保留好三角形的舌形瓣，切取部分踇趾甲，游离踇趾甲皮瓣，形成一个以足背静脉和第 1 跖背动脉为血管蒂的带足背皮瓣的部分踇趾甲皮瓣和第 2 趾侧腹皮瓣两个组织。

（3）皮瓣的移植：待受区准备好后根据所需血管蒂的长度断蒂，调整好指甲的位置缝合踇趾甲皮瓣，并从远端开始缝合皮肤，指侧方及掌侧缺损的皮肤用第 2 趾腹和足背皮瓣来覆盖。皮瓣神经与指两侧神经缝合，第 1 跖背动脉或趾底总动脉与指总动脉吻合，足背静脉经过指蹼间与手背浅静脉吻合。

（4）供区创面覆盖：供区予以彻底止血后，取中厚皮片移植，严密加压包扎，并行石膏托固定 3 周。

3．注意事项

（1）正确设计是手术成功的关键。要仔细测量缺损的范围，特别是所携带足背皮瓣的大小和旋转方向，如要同时修复虎口，足背皮瓣就要大。

（2）第 2 趾侧腹皮瓣以修复指侧方和近端掌侧缺损，为使该皮瓣有足够旋转度，血管蒂通常在 2cm 以上，皮瓣如需更长可以向趾尖延长。为减少供区外形结构的破坏，踇趾甲皮瓣的三角形舌形瓣不能小于周径的 1/3，且第 1 趾蹼应保留，以免影响足的行走。

（3）血管的分离和吻合是手术成活的关键。此手术供区动脉的分离较容易，主要是第 2 趾侧腹皮瓣的静脉回流，它是通过趾背静脉至足背皮瓣的静脉弓回流，此处趾背浅静脉管壁薄易损伤。

（芮永军 陶先耀）

第六节 带血管蒂组织瓣移植修复手指脱套伤

手指脱套伤的修复，以往大都采用截指或带蒂皮瓣的简单方法处理。截指导致患者手指缺损，带蒂皮瓣外观差，感觉差，无疑对手指的外观和功能都会造成很大的影响。随着解剖学和显微外科技术的高速发展及普及，大量的外科皮瓣的广泛应用，对于皮肤缺损有大量的外科皮肤可以进行修复。随着组织缺损修复的理念越来越受到重视，目前截指处理的方法已经被摒弃，临床上首先考虑外科皮瓣修复缺损，且取得了较好的临床效果，应用显微外科技术修复手指皮肤脱套伤的优势越来越突出。

手指脱套缺损有多种分型。根据脱套手指的数目不同，可分为单指脱套、2 指脱套和 3、4 指脱套伤。根据缺损的部位分型。通过对缺损的分型，可以更好地选择修复的方法，规范手术治疗方案，使修复效果达到最大化。用于修复手指脱套伤的皮瓣种类较多，按皮瓣距离受区的远近分为近位、远位皮瓣；按是否需要吻合血管分为游离、带蒂皮瓣；同一种皮瓣因为切取形状不同又分为管状、袋装及双叶状皮瓣等。因此选择一种合适的皮瓣进行修复手指脱套伤尤为重要。

一、单指、2 指脱套伤的再造

单指皮肤脱套伤主要是指单一手指皮肤、指腹和指甲的缺损或毁损，积极治疗单指脱套伤可保留手指长度，最大限度保留手功能。如采用足部皮瓣仅需单足供区就行完美修复，对于 2 指脱套伤，采用双足供区也足够修复。

（一）第 2 趾甲皮瓣

常用的截指、远位带蒂皮瓣、局部带蒂皮瓣、单纯游离皮瓣等方法均不能同时完成伤指指甲、指腹、神经、皮肤缺损的全面修复，以上各种修复方法都有不足之处。1992 年，Khouri 等报道第 2 趾甲皮瓣急诊修复 1 例小指皮肤脱套伤取得成功。

根据手指皮肤脱套伤的特点侯瑞兴等将手指脱套伤分为二度，Ⅰ度脱套伤：2～5 指皮肤脱套范围自指中节中段至指尖，采用单纯第 2 趾甲皮瓣修复。Ⅱ度脱套伤：2～5 指皮肤脱套范围自指根部至指尖，采用带足背皮瓣的第 2 趾甲皮瓣修复。

单纯第 2 趾甲皮瓣

1．皮瓣设计 根据伤指皮肤缺损的长度量取第 2 趾甲皮瓣的长度。在皮瓣近端画取其环形切口线，沿此线在趾背和趾底分别向近端各设计1个小三角瓣。皮瓣侧方切口位于第2趾腓侧-侧中线，近端与环形线相连，远端止于远侧趾间关节平面。

2. 手术方法和步骤

①受区的准备：彻底清创后，标记双侧指固有动脉、神经和2～3条指背静脉，观察撕脱平面、范围、深度，有无累及指骨，关节及肌腱，双侧血管神经束撕脱程度。咬除指伸屈肌腱止点以远的末节指骨，防止末节指骨血供不足致骨吸收。②皮瓣的切取：按术前皮肤切口设计切开第2趾近端皮肤浅层，仔细分离出浅静脉，先近端分离至足背静脉，结扎并切断其他分支，第2趾腓侧皮肤、皮下组织，于腓侧趾动脉、趾神经背侧向背侧锐性分离，向掌侧贴骨膜锐性分离，使腓侧血管神经束保持与皮肤软组织的连续，背侧、掌侧分别在肌腱腱膜浅层锐性分离，于远侧趾间关节平面离断趾骨，带入末节趾骨，在趾骨胫侧骨膜浅层锐性游离皮瓣，胫侧血管神经束包含在第2趾甲瓣内。从远端向近端彻底游离第2趾甲瓣。向近端分离血趾固有动脉及趾神经，根据长度可向近端游离至第1足底总动脉，结扎并切断蹈趾腓侧分支。至此，带有末节趾骨、趾腹、趾甲、甲床的第2趾甲皮瓣游离完毕，去除末节趾骨的关节面后备用。供区做残端术。③移植：带趾骨的第2趾皮瓣包裹脱套手指，用1.0mm克氏针做贯穿关节的末节趾-指骨固定。双侧趾动脉和指动脉端-端吻合2条，双侧趾神经与指神经缝合，足背静脉与手指背浅静脉吻合2～3条，如侧方仍有皮肤缺损，取全厚皮片植皮。

3. 术后处理 术后常规给予制动、保暖、“三抗”等治疗，石膏托固定，成活后强调早期主被动活动。

带足背皮瓣的第2趾甲皮瓣

1. 皮瓣设计 根据伤指皮肤缺损的长度量取第2趾甲皮瓣的长度。皮瓣侧方切口位于第2趾腓侧-侧中线，近端与环形线相连，远端止于远侧趾间关节平面。在皮瓣近端画取切口线，在趾底分别向近端设计1个小三角瓣，背侧带入足背皮瓣，并且根据不同缺损创面可以设计成杯状、菱形、舵形皮瓣。

2. 手术方法和步骤 ①受区的准备：彻底清创后，在手术显微镜下标记受区的动脉、神经和静脉。受区的动脉根据伤情不同，分别采用指固有动脉、指总动脉或掌浅弓。受区的静脉选用掌骨头间静脉和手背静脉。如为示指根部以远脱套伤，选用鼻烟窝的桡动脉和头静脉作为受区的吻合动静脉。受区的神经选用指固有神经或指总神经。末节指骨的处理同单纯第2趾甲皮瓣。②皮瓣的设计：根据伤指皮肤缺损的长度量取皮瓣的长度。所带足背皮瓣的大小根据伤指中节中部以近皮肤缺损面积的大小决定。设计时要考虑到第2趾甲皮瓣跖侧所带三角瓣的大小。位于第2趾的侧切口同单纯第2趾甲皮瓣。③皮瓣的切取：按设计线切开足背皮肤，解剖游离进入足背皮瓣内的足背静脉。如血管吻合口位于鼻烟窝，则解剖足够长的大隐静脉。细心解剖游离足背动脉和第1跖背动脉。如第1跖背动脉为Gilbert Ⅲ型难以解剖时，改用分开供血的方法，即足背动脉供血足背皮瓣，趾足底固有动脉供血第2趾甲皮瓣（近端血管用邻指指固有动脉岛状瓣中的指固有动脉）。尽量游离足够长的趾足底固有神经。皮瓣的游离平面、皮瓣的侧切口、皮瓣内趾骨的处理均同单纯第2趾甲皮瓣。供区去除近、中节趾骨后，足背部植皮覆盖创面。④皮瓣移植：用克氏针做不贯穿关节的末节趾指骨固定，防止皮瓣旋转。吻合相应的动脉2条、静脉2～3条、神经2条。

3. 术后处理 同前。

4. 注意事项

（1）第2趾甲瓣的切取长度应根据伤指皮肤撕脱的长度而定，凡缺损于近侧指间关节以远者，可顺利切取包裹形成较好外形。

（2）由于第2趾较细小，手指指骨较粗，第2趾甲瓣包裹后造成尺侧皮肤缺损，可取全厚皮片移植，以利外形。

（3）切取第2趾甲瓣时，必须小心将动脉、静脉和神经完整地保留于皮瓣内，防止损伤。

（二）改良蹈甲瓣

改良蹈甲瓣是再造手指脱套伤的有效手术方案。可以重塑手指外形，且足部功能损伤较小，无足趾缺损。

切口设计、手术方法和步骤、注意事项同改良蹈甲瓣再造拇指缺损。

（三）跗甲瓣和第2趾腹联合皮瓣

该皮瓣修复手指外形逼真，有指甲，且指甲与健侧大小形状相似，有饱满的指腹及良好的感觉，手术一次完成，可早期做功能锻炼，功能恢复好。可以双侧足部同时切取，修复2个手指脱套伤。

1. 切口设计　伤指背侧远指间关节至近端皮肤撕脱平面为趾甲背侧皮瓣的长度。健侧相应手指近端撕脱平面处周径加0.5cm为带足背皮瓣甲瓣的近端的宽度。测量掌侧趾尖至趾根部距离，掌侧手指远指间关节近端撕脱平面两者相减缺损的部分为第2趾侧腹的长度，第2趾侧腹长度为中节中段至指根部软组织缺损处；测量近指间关节周径切取甲瓣处周径，两者相差为第2趾侧腹长度。甲大小根据健侧相应手指的大小切取。

2. 手术方法和步骤

（1）皮瓣的切取：根据设计皮瓣的大小，首先在皮瓣近端做偏向胫侧的S形切口，并相应切开皮瓣近端的皮肤，分离出足背静脉的甲瓣属支，通常有2～3支，沿足背皮瓣的腓侧切开趾蹼背侧皮肤向两侧分离。解剖出由足背皮瓣向第2趾侧腹发出的浅静脉。在趾蹼间分离出趾和第2趾固有动脉和神经及趾底总动脉，切开第2趾侧腹皮肤，游离皮瓣。切开甲瓣的周边皮肤，保留好三角形的舌形瓣，切取部分趾甲，游离甲瓣，形成一个以足背静脉和第1跖背动脉为血管蒂的带足背皮瓣的部分甲瓣和第2趾侧腹皮瓣两个组织。供区以腹股沟全层皮片打包加压包扎。

（2）皮瓣移植：待受区准备好后，根据所需血管蒂的长度断蒂，调整好指甲的位置缝合甲瓣，并从远端开始缝合皮肤，指侧方及掌侧缺损的皮肤用第2趾侧腹和足背皮瓣来覆盖。皮瓣神经与指两侧神经缝合，第1跖背动脉或趾底总动脉与指总动脉吻合，足背静脉经过指蹼间与手背浅静脉吻合。

3. 注意事项　如要同时修复指蹼，足背皮瓣就要大。其他基本同跗趾甲皮瓣和第2趾腹皮瓣联合修复指脱套伤。

（四）髂腹股沟皮瓣

髂腹股沟皮瓣是早期的修复方案。髂腹股沟皮瓣内含有旋髂浅动脉及其伴行静脉，该血管变异小，约70%于腹股沟韧带下方行至髂前上棘，皮瓣的长度不受任意皮瓣长宽比例的限制，供区面积大。并可根据需要设计多种形状的皮瓣，血液供应丰富，从而大大提高了成活率和抗感染能力。因其内有大量神经终末小体，皮瓣感觉恢复也较为满意。髂嵴皮下脂肪少，形成的皮管不太臃肿，远较其他腹部皮瓣美观，并且利于手指功能恢复。皮瓣蒂部留有5cm以上的长度，患者手部关节均有一定的活动度，痛苦较小，有利于手功能的康复。由于皮瓣外观较正常拇指差异较大，目前这种术式不是单指脱套伤修复的常规选择。

1. 切口设计　在腹股沟韧带中点下方2.5cm处扪及股动脉搏动点，与髂前上棘顶点作连线，并向髂嵴延伸，此为皮瓣的轴心线，以此线设计皮瓣，下界距轴线5cm，上界距轴线10cm，远端可达整个髂骨翼。皮瓣长度为创面所需长度再加1～2cm，蒂长5～7cm，宽度为创面宽度在增加1～2cm。

2. 手术方法和步骤　在患侧以腹股沟韧带中点下方约2.5cm股动脉搏动处为点，与髂前上棘作一连线为该皮瓣轴线，取清创后的皮肤缺损布样，在同侧按上述设计画出皮瓣轮廓，距股动脉以外3cm处，保留4.5cm左右宽度皮肤为蒂，按皮瓣设计画线切开皮肤至深筋膜，由远向近游离皮瓣至股动脉附近，把蒂部皮肤缝成管状，消灭蒂根部创面以保护血管。供皮区创面自皮下充分游离后予以直接缝合。

将患者手移至下腹部用皮瓣覆盖手部创面，皮瓣边缘与手指创缘间断缝合，蒂部置橡皮引流片，妥善包扎。上臂与前臂用宽胶布固定于躯干上5～14天。3周后行橡胶管夹持蒂部试验，皮瓣颜色无改变后断蒂。

3. 注意事项

（1）应用带蒂髂腹股沟皮瓣转移一期修复手指皮肤脱套伤，清创是主要环节，对失活的皮肤肌肉要彻底清除，防止感染发生。

（2）对骨骼、神经血管要尽量保留，并争取进行一期修复以利于功能恢复。

（3）带蒂处理是手术成功的关键，要保持松弛，防止折叠、压迫和扭曲，保持干燥。

（4）末节指骨是否保留需要根据指骨的颜色及血液供应决定。

（五）游离M形骨间背皮瓣

局部带蒂或岛状皮瓣可较好地修复脱套创面，但受血管蒂旋转限制，修复仍有一定的困难。随着显微外科的发展，游离趾甲瓣修复手指脱套伤已获得了良好的外观及功能，但会对足趾造成一定的损伤。采用游离M形骨间背皮瓣修复脱套伤也，供区损伤轻，但再造手指外形欠佳。

1. 解剖基础及切口设计　前臂骨间后侧动脉经旋后肌深头下缘穿出，沿尺侧腕伸肌与小指伸肌之间深层走行，沿途除发出13～19条肌支营养伸肌群外，还发出5～13支皮支供应前臂背侧皮肤，血管较恒定，最粗皮支动脉外径（1.5±0.2）cm，血管口径与手指固有动脉口径相当。最粗的骨间后动脉穿支起自肱骨外上髁至尺骨小头桡侧缘连线，距肱骨外上髁7.0～12.0cm。皮瓣形状应设计为M形，以利于折叠覆盖脱套创面。动脉穿出点应尽量设计于皮瓣中央，以保证皮瓣边缘血供。因骨间后侧动脉沿途肌支众多，肌瓣并不需要特殊设计，只需根据术中情况选择邻近皮穿支的肌支即可。

2. 手术方法和步骤　以肱骨外上髁至尺骨小头桡侧缘连线为轴线，在此连线的中1/3段，用多普勒血流探测仪测出1～2条皮穿支，以皮支穿出点为中心设计皮瓣，皮瓣大小比创面放大约0.5cm。先切开皮瓣尺侧，显露尺侧腕伸肌及小指伸肌的肌间隔，确定骨间背血管皮支入皮瓣后，逆向分离显露骨间背血管束。可见其发出肌支进入尺侧腕伸肌，选择合适位置的肌支，切取较为薄平的2.0cm×2.0cm尺侧腕伸肌，切开皮瓣另一侧，寻找前臂后侧皮神经入皮瓣后，向近端游离到足够吻合长度切断、标记。也可切取皮瓣相连的1条浅静脉以增加皮瓣的血液回流。游离皮瓣沿皮穿支、肌皮穿支向近端游离血管蒂至足够吻合长度，分离过程中应保护其伴行的骨间后神经。血管夹阻断骨间背侧血管的远端，确认皮瓣及肌瓣血液循环良好后断蒂，供区止血后直接缝合。采用皮瓣修薄技术，保留皮支穿入点，修去四周皮下脂肪，将肌皮瓣移至手指创面，肌瓣展平后包裹末节指骨并予可吸收线缝合固定，M形皮瓣折叠包裹脱套创面，显微镜下分别将骨间后动脉穿支与指固有动脉、伴行静脉与掌侧静脉、皮瓣浅静脉与指背静脉、前臂后侧皮神经与指固有神经吻合。术后常规抗感染、抗凝、抗痉挛、保温治疗，石膏托患肢固定制动。

3. 注意事项

（1）创面近端要先解剖出可供吻合的指固有动脉，皮瓣血管蒂要充分游离。以保证游离后有足够吻合长度。

（2）可携带一根浅静脉以增加皮瓣回流。

（3）手指中末节的周径为4.0～6.0cm，皮瓣设计长度要至少比健侧周径大0.5cm，以避免缝合张力过高，影响血供。

（4）桡神经深支或其分支与骨间背动脉相伴行，动脉与神经相距在1.0cm之内，游离时要注意保护神经，防止损伤。

（5）因血管蒂细小，术中特别要注意不可扭转，以防止术后血管卡压。

二、3、4指脱套伤的再造

单纯3、4指脱套伤少见，往往合并手掌背侧皮肤脱套，该类型损伤是手外伤中最严重损伤之一，多由两个滚轴间碾轧或两个有一定间隙物体将手不断卷入时，机体保护性回抽所致手部皮肤软组织呈套状撕脱性损伤。

（一）双足踇甲瓣和第2趾侧腹联合皮瓣加股前外侧皮瓣

3、4指脱套伤，缺损组织量大，无法一期分别修复。示、中指作为仅次于拇指的功能手指，在多指脱套伤中应该首先考虑修复，因此，可以选择示中指分别单独重建，环小指合并重建，二期分指。基于此理念，采用双足踇甲瓣和第2趾侧腹联合皮瓣再造示中指，环小指创面用股前外侧皮瓣修复，是一种理想的再造方式。

1. 手术方法和步骤

（1）踇甲瓣和第2趾侧腹联合皮瓣切取及再造示、中指同2指脱套伤再造。

（2）股前外侧皮瓣切取：在对侧大腿设计股前外侧皮瓣，以旋股外侧动脉降支为蒂的穿支皮瓣，不带阔筋膜，皮瓣切除后旋股外侧动脉与足底深支动脉吻合，旋股外侧动脉降支的伴行静脉与大隐静脉的分支吻合。

（3）血液循环重建：再造示指联合皮瓣的足背动脉与桡动脉腕背支的远处端 - 端吻合，大隐静脉与头静脉吻合；再造中指联合皮瓣的足背动脉与桡动脉腕背支近端端 - 端吻合，大隐静脉与再造示指联合皮瓣的大隐静脉分支吻合；环小指皮瓣的选股外侧动脉降支与再造中指的联合皮瓣的足背动脉的足底穿支端 - 端吻合，其伴行静脉与贵要静脉吻合。

2. 注意事项

（1）受区及皮瓣的动静脉要搭配合理，避免动静脉交叉，造成术后血管压迫，出现血管危象。

（2）按照示指、中指、环小指的顺序进行再造。

（3）对技术要求高，操作复杂，应取慎重态度，除非较大技术力量，同时需密切熟练合作才能完成。

（二）腹部S形皮瓣

腹部 S 形皮瓣属于传统腹部随意皮瓣中的一种，由于皮瓣蒂在两侧，皮瓣血供互不干扰，供区可直接闭合，在修复手指脱套伤时也常选用。

1. 切口设计　根据手指脱套后缺损区形状于一侧腹部设计 S 形皮瓣，其中两侧 S 形皮瓣长宽比不超过 1.5∶1，切取深度在深筋膜浅层。

2. 手术方法和步骤　彻底清创，热压伤者如不能确定烧伤的深度及范围，可在 3～5 天内行延迟修复术，去除末节指骨，如指蹼存在可行并指，保留部分末节指骨，用克氏针分别固定手指于伸直位。

根据术前设计切开皮肤后，在深筋膜浅层掀起皮瓣，将皮瓣远端的 2/3～3/4 修薄，形成带真皮下毛细血管网的超薄皮瓣。将两皮瓣对合成袋状，将手指置于袋状皮瓣之中。供区直接关闭，若张力较大可行皮下组织游离，屈曲同侧髋关节即可一期关闭腹部供区。

3. 术后处理　术后 3～4 周行断蒂术，术后 3 个月后分期行分指术。

4. 注意事项

（1）腹部平脐水平一侧一般可切取 20cm 宽的皮瓣，手部皮肤缺损采用的皮瓣其宽度只能在 10cm 以内，否则设计易造成皮瓣坏死。

（2）一般设计腹部 S 形皮瓣，皮瓣面积应比实际创面大 10%～20%。皮瓣远端的 2/3～3/4 一期可修薄成真皮下毛细血管网的皮瓣，断蒂后，再将皮瓣蒂部脂肪修薄。

（三）股前外侧皮瓣

游离皮瓣技术已逐渐成熟，克服了传统带蒂皮瓣治疗周期长而致关节僵直等缺点，其中游离股前外侧皮瓣应用广泛。自徐达传等首先报道股前外侧皮瓣解剖以来，不少学者应用游离双侧股前外侧皮瓣修复手指脱套伤，获得较好的临床效果。

1. 切口设计　股前外侧皮瓣的动脉主要有旋股外侧动脉降支的肌皮动脉穿支和肌间隙皮支，静脉为动脉的伴行静脉。旋股外侧动脉自股深动脉或股动脉发出后分为升支、横支和降支。其中降支最粗大，行程最长。降支在股直肌与股外侧肌之间行向外下方，其体表投影为 L 形，从髂前上棘至髌骨外上缘连线（髂髌线）中点与腹股沟韧带中点作一连线，这一连线的下 2/3 段即为降支的体表投影。在降支发出第 1 个股外侧肌皮动脉穿支上方的 10.0cm 处，是血管截断和吻合的常用部位。

根据受区创面剪出布样，画出髂前上棘至髌骨外上缘连线，在此连线中点标记，以此点为圆心 3.0cm 的范围内用超声多普勒仪测定第 1 肌皮动脉浅出点的位置并标记，该点与腹股沟中点的连线为血管蒂的体表投影。根据样布分别于双侧大腿设计包含该点的皮瓣，长宽度均放大约 0.5cm。

2. 手术方法和步骤　扩创，咬除坏死的末节指骨，于创面近端解剖出桡动脉及伴行静脉、头静脉、贵要静脉，皮下静脉备用。

（1）皮瓣设计与切取：为满足二期行分指的需要，顺内侧切口切开皮肤、皮下组织、阔筋膜，在股直肌与股外侧肌之间找到旋股外侧动脉降支，沿降支由上而下分离，追踪其向外发出的穿支，切开皮瓣上下缘，在阔筋膜与股直肌之间寻找进入阔筋膜的穿支。采用“会师法”处理血管蒂，分离血管蒂是手术的关键步骤，要慎重结扎细小血管分支，尤其对肌皮动脉型，必要时可带少量肌袖。

（2）皮瓣移植，血液循环建立：双侧皮瓣断蒂后在显微镜下清除血管蒂部多余组织，结扎血管分支。

将两块皮瓣皮肤向外相对缝合(瓦合)并将手指进行分指后套入供区。皮瓣与创缘缝合固定数针,两皮瓣动脉相互连接后桥接入桡动脉,静脉分别与桡动脉伴行静脉及头静脉、贵要静脉吻合,两皮瓣的股外侧皮神经分别与桡、尺神经行端-侧接合。松开止血带观察动脉搏动及静脉充盈情况,创面止血后闭合创面,皮瓣下放置半引流管。

(3)供区处理:止血后,供区以腹部全厚皮片打包植皮覆盖。

(4)术后3个月行示、中、环、小指分指及皮瓣修薄术。

3. 注意事项

(1)股前外侧皮瓣的穿支位置不恒定,有高位和低位,因此术前需应用多普勒血流探测仪准确定位。

(2)沿股直肌和股外侧肌之间的肌间隙寻找旋股外侧动脉降支及其穿支。

(3)切取皮瓣时,血管蒂周围可带一圈岛状阔筋膜,但不可将阔筋膜与皮瓣分离,以免造成皮瓣和血管蒂"脱套"而伤及皮支。

(4)血管蒂周围岛状之外的皮瓣部分可修薄至真皮下血管网层。

(5)分离皮瓣血管蒂时要注意保护股外侧肌的神经肌支。

【典型病例】

患者女性,42岁,右手2~5指脱套伤,急诊清创,腹部包埋。完善术前准备后,在气管插管麻醉下行"游离双足踇甲瓣带足背皮瓣和第2趾侧腹皮瓣移植","游离同侧股前外侧皮瓣移植"。双足踇甲瓣带足背皮瓣和第2趾侧腹皮瓣分别移植再造右手示中指,同侧股前外侧皮瓣移植修复右手环小指。

血管吻合:将再造示指的踇甲瓣及第2趾的足背动脉和桡动脉腕背支远处端-端吻合,大隐静脉和受区腕部的头静脉吻合。再造中指的踇甲瓣及第2趾的足背动脉和桡动脉近端端-端吻合,大隐静脉和再造示指皮瓣的大隐静脉分支吻合。同侧股前外侧皮瓣、供血动脉为旋股外侧动脉降支和再造中指的足背动脉的足底穿支动脉吻合,伴行静脉和贵要静脉吻合。

后期给予环小指皮瓣整形和分指,给予功能训练,恢复较好外形及功能。双足无足趾缺损,行走无影响(图7-55)。

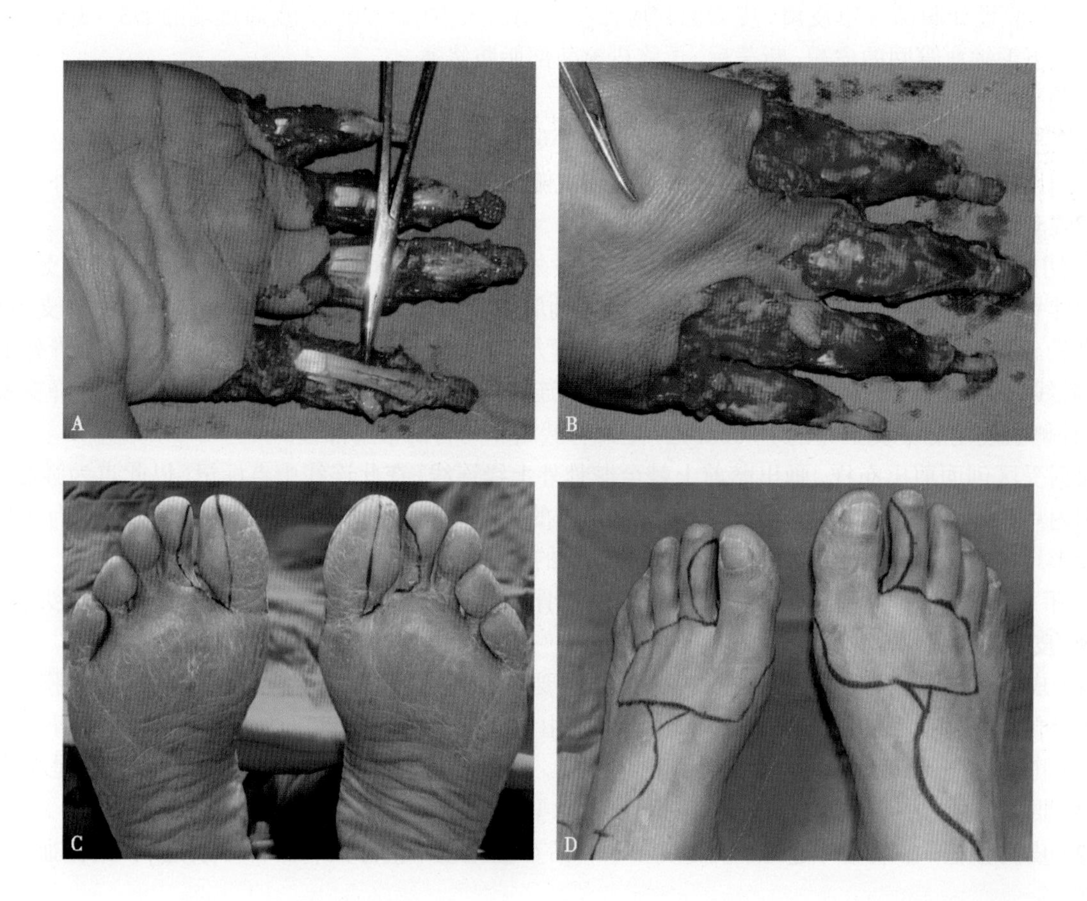

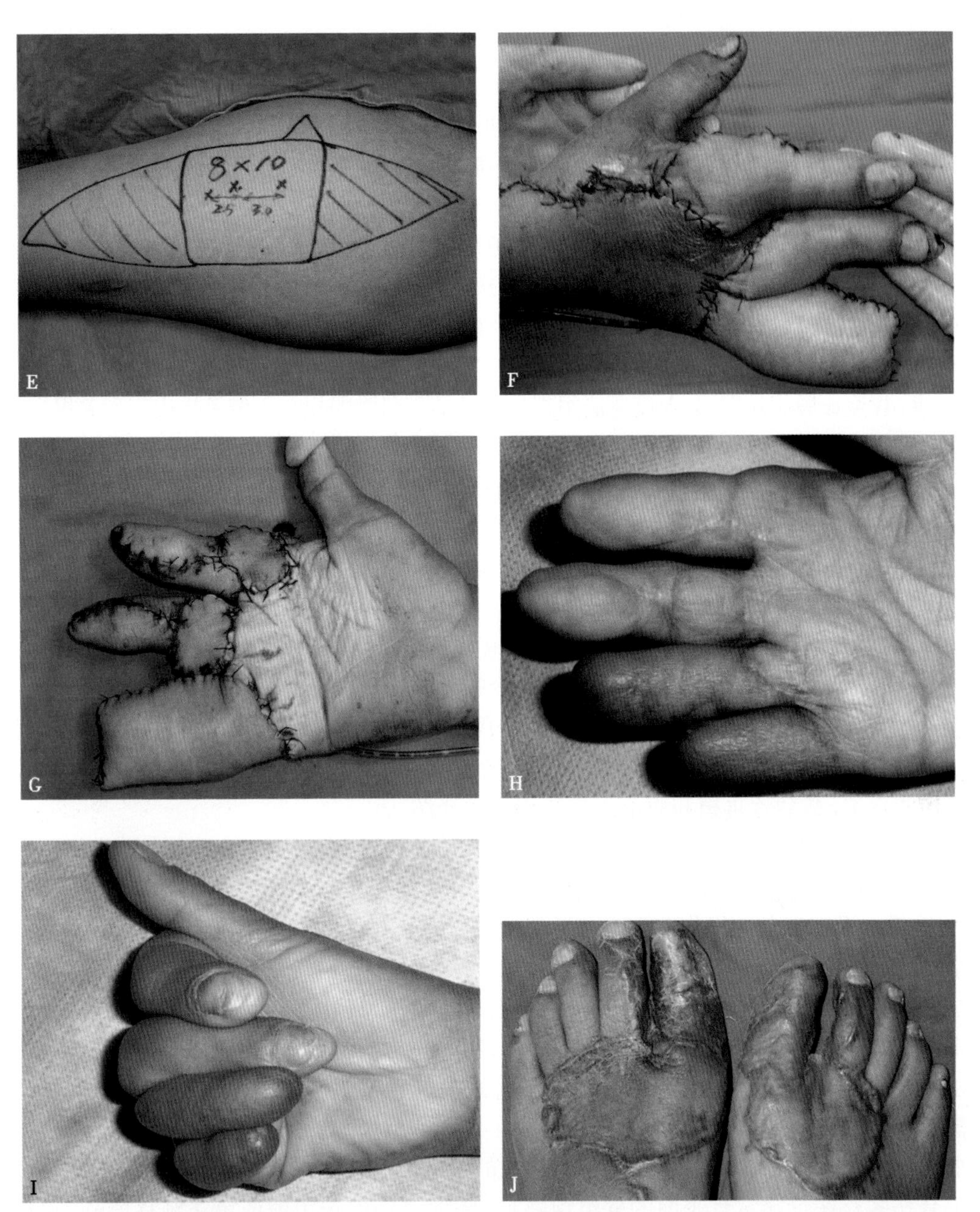

图 7-55　双足踇甲瓣带足背和第 2 趾侧腹联合皮瓣加股前外侧皮瓣再造 2～5 指脱套伤

A、B. 2～5 指脱套缺损；C、D. 踇甲瓣带足背和第二趾侧腹联合皮瓣设计；E. 股前外侧皮瓣设计；F、G. 皮瓣修复术后；H、I. 再造 2～5 指外观及功能；J. 双足外形。

（邵新中　杨晓亮）

三、全手脱套伤的再造

手脱套伤的治疗是非常具有挑战的，其损伤特点：在前臂、腕部和手背多在深筋膜浅层撕脱，手掌部多从掌腱膜的浅层撕脱；而手指部则在屈肌腱腱鞘和伸肌腱的浅层撕脱。由于手掌部存在掌腱膜的保护，位于掌腱膜深层的血管神经束多数完整，而手指部的血管神经束多随同皮肤一起向远端撕脱。全手脱套伤更是手部脱套伤中最为严重的一种类型，皮肤软组织自腕横纹向手指中末节逆行撕脱，更有甚者脱套组织完全离断。基于这种损伤特点，将撕脱的皮肤原位缝合或采用游离植皮等方法，必然导致大面积的皮肤坏死、创面感染、后期瘢痕挛缩等并发症。所以，对于全手脱套伤要有足够的认识，即使治疗及时，经过顺利，但最终伤手仍不免遗留严重的畸形及功能障碍。

(一)病因

全手脱套伤常见于造纸厂、橡胶厂等某些工种的工人，多因为两个转动的滚轴将手卷入，因滚轴间存在一定的间隙，所以多数不会造成掌骨或指骨的骨折，但却能够将手掌或手指紧紧地固定住。而此时因伤者的机体保护性回缩躲避，猛力抽手，就会造成手部皮肤软组织呈套状撕脱。

(二)分型

手部套脱伤的分型比较多，有些学者根据脱套范围进行分型。洪建军等提出四型分型法：单指型、多指型、多指合并手掌部皮肤套脱伤、全手皮肤套脱伤，又根据是否合并拇指脱套在各个分型中再细分为A、B两个亚型。潘风雨等提出五型分法：单指型、手掌部撕脱、手背部撕脱、半手脱套伤、全手脱套伤。

也有些学者根据手部脱套组织损伤的程度进行分型。程国良等提出五度分法：Ⅰ度血供正常，Ⅱ度血供不足，Ⅲ度无血供，Ⅳ度撕脱组织毁损，Ⅴ度撕脱组织伴骨关节及肌腱毁损。丁健等提出三型并根据每种分型提出治疗意见：Ⅰ型为脱套组织血供正常，可给予直接性清创缝合术；Ⅱ型为脱套组织血供不足或无血供，可通过显微技术恢复血供；Ⅲ型为脱套组织无血供我或毁损，无法利用撕脱组织修复创面，需要进行组织移植重建。

张全荣等根据手部脱套部位和后期功能重建的差异分为：拇指脱套伤、2～5指脱套伤、手掌手背脱套伤和全手脱套伤，并根据此分型来构制游离组织组合移植修复手脱套伤。

(三)治疗

全手脱套伤的治疗非常具有挑战，其治疗方法也是非常多。因手部皮肤软组织具有一定的不可替代性，应该尽可能充分利用脱套组织。因此，对于急诊的处理，首先应该积极地对脱套组织进行重建血供。而对于脱套组织毁损、急诊重建血供失败的患者，一般要根据创面情况选择不同的修复方法，比如腹部包埋二期植皮、腹部S形皮瓣。对于功能要求较高的患者可以选择组合组织移植修复。我们本章节重点介绍全手脱套伤的再造，故急诊再植和腹部皮瓣修复不做介绍。

手部脱套伤多为多个手指及手掌手背的组织缺损，缺损面积大，因此需要多个游离组织进行组合移植修复。我们根据手部缺损的区域及功能重建的需求分为拇指重建、手指重建、手掌手背修复。

1. 拇指重建　手部复杂性损伤获得良好功能的关键是拇指的重建，有灵活的拇指和良好的虎口可以做对指对掌功能，也可以做拿捏动作。

(1) 传统踇甲瓣：适用于拇指末节指骨完整的手部脱套伤，但由于仅留有踇趾胫侧少部分皮肤，踇趾的趾底负重区破坏，踇趾供区创面植皮不易成活，后期行走供区可能出现疼痛，影响行走及运动。

(2) 带末节趾骨的踇甲瓣：适用于拇指末节指骨缺失的手部脱套伤，再造指接近正常的拇指功能，但是足供区需要切除一节踇趾。

(3) 游离第2趾：适用于拇指近节指骨平面缺失的手部脱套伤。

拇指脱套伤多存在近端掌骨平面的软组织缺损，因此在切取踇甲瓣或第2趾移植时，可以携带足背皮瓣一并修复拇指，外形相对较股前外侧皮瓣要满意。

2. 手指重建　对于手指重建的个数要根据患者的需求来决定，在重建好拇指的基础上，再重建1个手指，能够恢复手指的对捏。如重建2个手指，手指的对捏的稳定性更好，灵活性和外观会更为满意，这样才能达到“可以接受的手”的标准。但是这都需要积极和患者进行沟通，尊重患者的意愿。对有特定劳动需求的患者，一般是在拇指再造后，再移植两个第2趾重建示中指或中、环指，具体如何重建，要取决于残留骨结构的平面。再造手指关节活动度主要依靠残留的掌指关节，因为足趾的趾间关节活动度较小，而且再造术后手指肌腱仍存在不同程度的粘连。因此在急诊清创时，尽量保留掌指关节并保护好关节周围结构。

当然，对于拒绝行足趾移植再造的患者，如果骨关节结构好，可以选择单纯的皮瓣包裹，也能够恢复手指的对捏功能。

3. 手掌手背创面覆盖　手背的重建一般是要求皮瓣薄，尽可能恢复好的外观，因此可以选择股前外侧超薄皮瓣。手掌的重建要求是尽可能恢复感觉的，皮瓣内一定要带有神经，且选择耐磨的皮瓣。足底内侧皮瓣是最佳选择，但因切取范围较小，一般应用较少。

对于手背皮肤撕脱在掌骨平面，掌侧在掌指关节以远的脱套伤，可采用单侧股前外侧皮瓣折叠或分叶覆盖手部和手指。但由于单侧股前外侧皮瓣在顶部折叠，其手指的顶端顶于皮瓣的中央，一旦皮瓣过紧及皮瓣肿胀，易导致皮瓣的远端坏死。而分叶皮瓣能够很好地避免此种状况。

对于腕横纹以远的手部皮肤套脱伤，其皮瓣缺损面积大，可采用第2～5指并指应用双侧股前外侧皮瓣覆盖手掌、手背和虎口皮肤缺损。

下面重点介绍临床常用的三块组织瓣和四块或五块组织瓣：

1. 三块组织瓣移植修复全手脱套伤　三块组织瓣移植可用于全手脱套伤、伴有拇指缺损的多指损伤及2～5指的毁损伤，是重建复杂性手损伤最常用的组织移植方式。

适应证：

（1）对于全手脱套伤者：拇指用踇甲瓣修复，如拇指末节指骨坏死，应带末节趾骨踇甲瓣；2～5指并指后一侧股前外侧皮瓣修复手背及指背，另一侧股前外侧皮瓣修复掌侧及虎口处。

（2）对于伴有拇指缺损的多指毁损伤及手掌背软组织缺损者：踇甲瓣或第2趾移植再造拇指，股前外侧皮瓣修复手掌背创面，另一侧第2趾移植再造示指或中指。

（3）对于2～5指毁损伴有手掌背皮肤缺损者：双侧第2趾再造示中指或环指，再造指的位置首先考虑掌指关节完整，其次为虎口大小，然后根据手掌背软组织缺损大小，用股前外侧皮瓣或上臂外侧皮瓣修复。

因此，三块组织组合移植方式有：踇甲瓣＋双侧股前外侧皮瓣或其他皮瓣；踇甲瓣＋另一侧第2趾＋股前外侧皮瓣或其他皮瓣；双侧第2趾＋股前外侧皮瓣或其他皮瓣。

【典型病例】

患者男性，36岁，右全手脱套伤，自腕部以远完全脱套，拇示指末节指骨部分坏死，3～5指自中节以远坏。完善术前准备后，在气管插管麻醉下行“游离同侧踇甲瓣＋足背皮瓣再造拇指并修复拇指背侧创面，游离双侧股前外侧皮瓣修复手掌及手背创面”。踇甲瓣＋足背动脉皮瓣采用足背动脉与桡动脉相吻合，静脉为大隐静脉与头静脉相吻合，神经为趾神经与拇指尺侧指神经相吻合；剩余创面为虎口区、手背及手掌区域，采用游离双侧股前外侧皮瓣修复。右侧股前外侧皮瓣的旋股外侧动脉降支与尺动脉相吻合，旋股外侧动脉的伴行静脉与贵要静脉及尺动脉伴行静脉相吻合，吻合皮瓣的股前外侧皮神经与尺神经手背支。左侧股前外侧皮瓣的旋股外侧动脉降支与足背动脉的跗外侧动脉吻合，回流静脉与大隐静脉的属支吻合，吻合皮瓣的股前外侧皮神经-桡神经浅支。足背及大腿供区腹部全厚皮片植皮。术后1年随访，拇对指外展、对指功能良好（图7-56）。

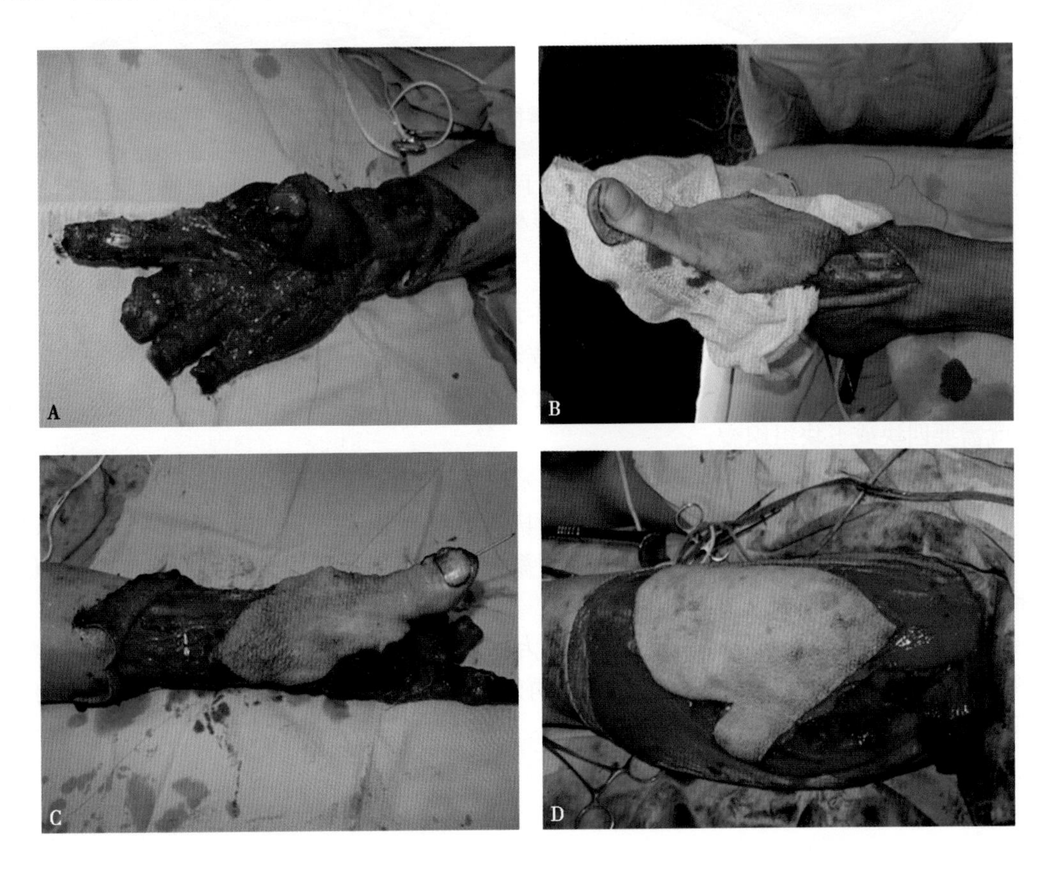

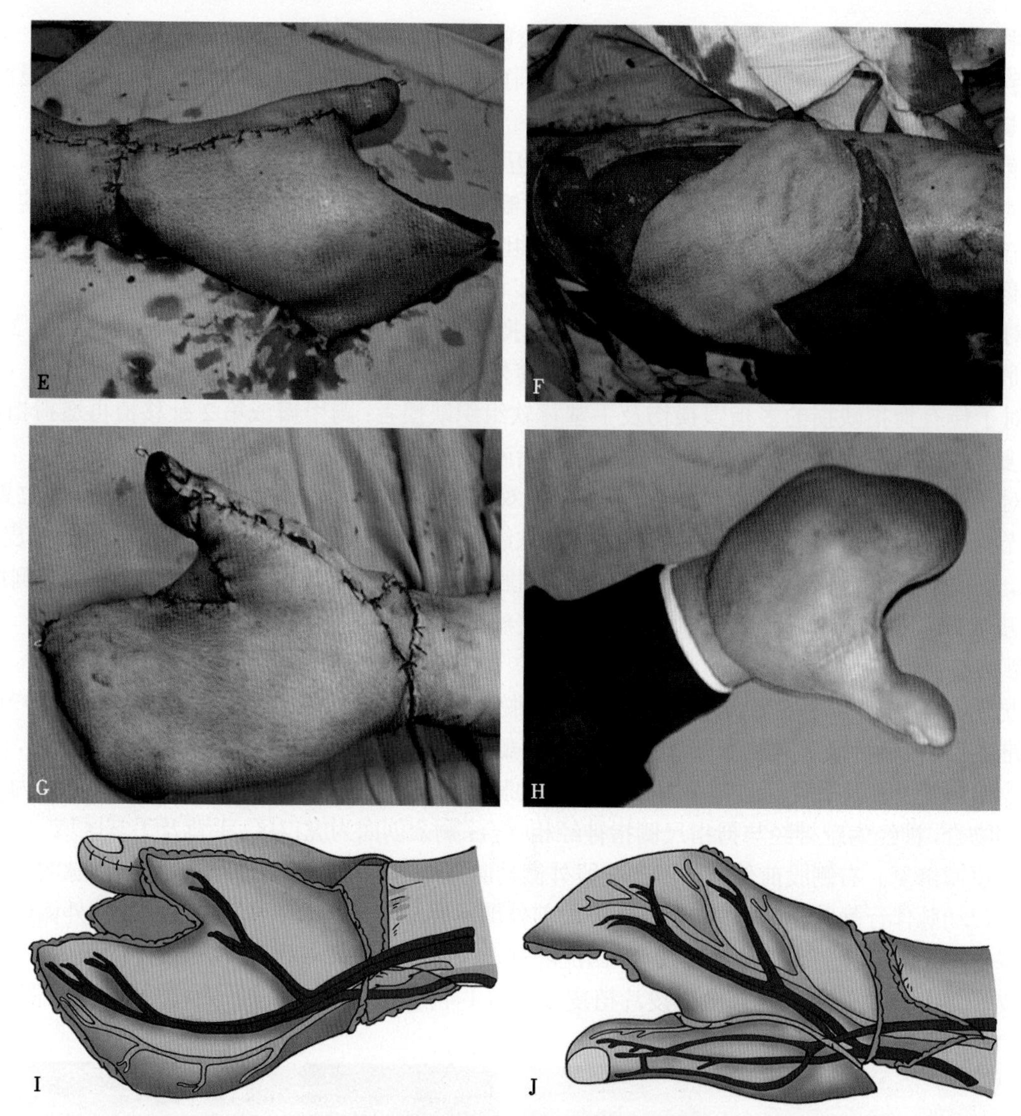

图 7-56 三块组织瓣移植修复全手脱套伤

A. 手部创面情况；B. 游离踇甲瓣＋足背动脉皮瓣；C. 踇甲瓣＋足背动脉皮瓣再造拇指；D. 游离左侧股前外侧皮瓣；E. 左侧股前外侧皮瓣修复手背及；F. 游离右侧股前外侧皮瓣修复手掌虎口区域；G. 3 块组织瓣修复术后；H. 术后 1 年外形及功能；I、J. 血管组合示意图。

2. 四块或五块组织瓣移植修复全手脱套伤　对于 1～5 指毁损的严重全手脱套伤的重建一直是临床中最棘手的，此时选择三块组织瓣很难达到理想的修复。为获得满意的再造手功能，在重建好拇指的基础上，再重建 1 个手指，能够恢复手指的对捏。如重建 2 个手指，手指对捏稳定性更好，灵活性和外观会更为满意，就需要四块或五块组织瓣。

(1) 适应证：拇指多为不同程度的皮肤撕脱伤，采用踇甲瓣修复拇指，拇指修复后再造 1 个手指解决手对指、对掌功能。由于皮肤撕脱软组织缺损大，一块皮瓣很难修复所有创面，一般需用两块皮瓣才能覆盖。因此常用的四块组织组合移植方式为多为踇甲瓣＋对侧第 2 趾＋双侧股前外侧皮瓣；如创面不大，也可以选择踇甲瓣＋双侧第 2 趾＋股前外侧皮瓣。

如果要从持物的稳定性和灵活性考虑，我们认为需要 3 个手指，但这就可能需要五块组织瓣，一般可以选择踇甲瓣再造拇指，游离双侧的第 2 趾移植再造示中指或中环指，剩余创面采用两块组织瓣修复。五块组织组合移植可完全满足最严重的脱套伤。

【典型病例】

患者男性，39 岁，右全手脱套伤，自腕部以远完全脱套，1～5 指自近节远端坏死。完善术前准备后，在气管插管麻醉下行“游离同侧带末节趾骨的踇甲瓣与第2趾移植再造拇指和示指、游离对侧第2趾游离移植再造中指、游离同侧股前外侧皮瓣修复手背侧及指蹼处、游离对侧股前外侧皮瓣修复手掌侧及虎口区创面”、。

血管吻合：将踇甲瓣及第2趾的足背动脉和大隐静脉与受区腕部的桡动脉和头静脉吻合。带足背动脉和大隐静脉的第2趾与尺动脉和贵要静脉吻合。同侧股前外侧皮瓣、供血动脉为旋股外侧动脉降支，与足背动脉的分支跗外侧动脉吻合，对侧股前外侧皮瓣供血动脉旋股外侧动脉降支与足背动脉的跗外侧动脉，回流静脉分别与头静脉、贵要静脉、大隐静脉的属支或尺动脉的伴行静脉吻合、。

术后1年手部外形及功能良好，足部供区无不适（图7-57）。

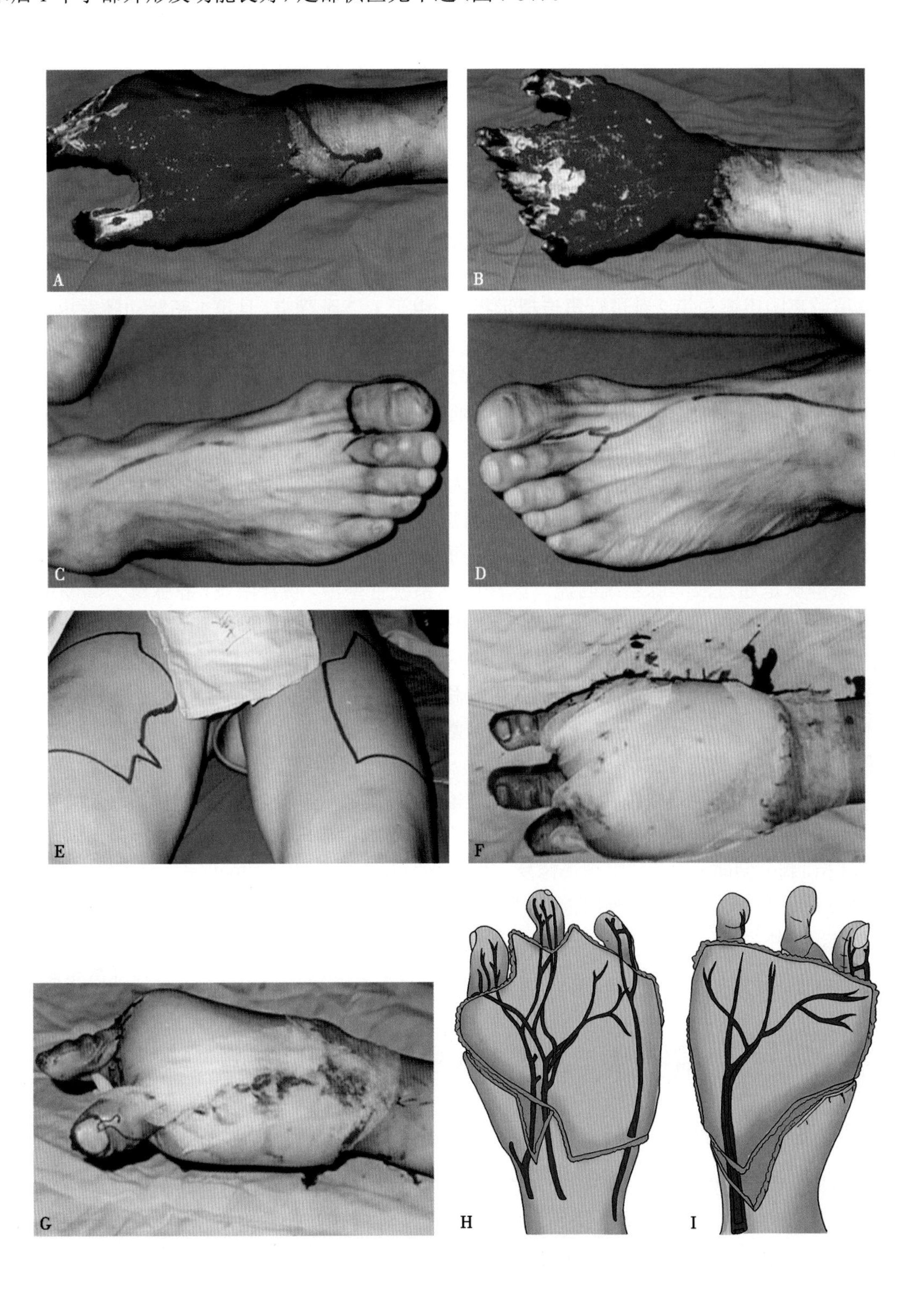

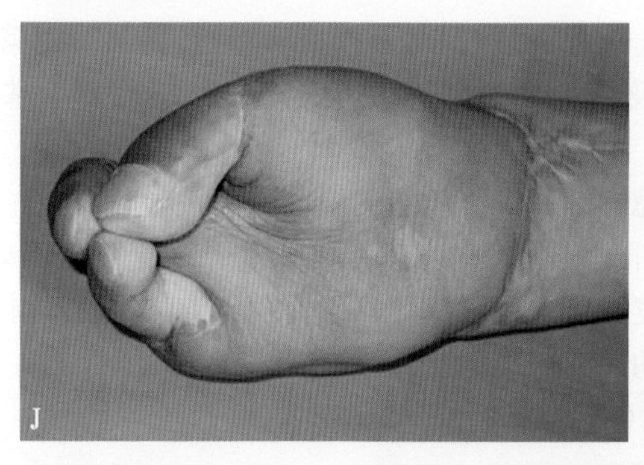
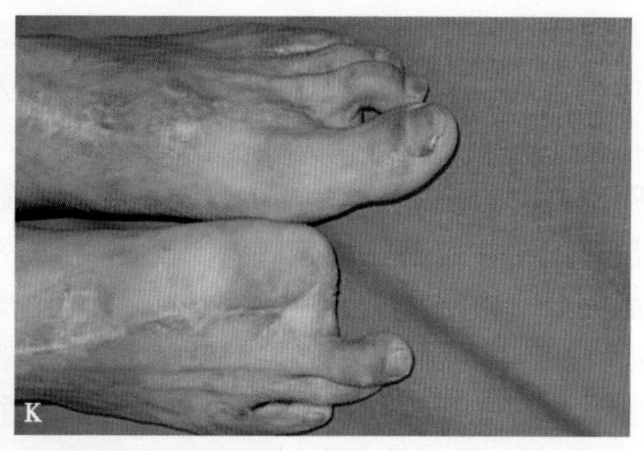

图 7-57 五块组织瓣移植再造全手脱套伤

A、B. 手部创面情况；C. 设计右足踇甲瓣和第 2 趾再造拇示指；D. 设计左足第 2 趾再造中指；E. 设计双侧游离股前外侧皮瓣修复手掌及手背创面；F、G. 再造术后；H、I. 血管组合示意图；J. 再造术后 4 年功能良好；K. 足部供区无不适。

（2）注意事项

1）虎口建立：虎口的建立对再造手的外形与功能起关键的作用。为防止术后内收肌的挛缩，术中用 2 枚克氏针固定第 1、2 掌骨使拇指处于对指位。

联合移植游离踇甲瓣与第 2 趾进行再造拇示指时，由于 1、2 趾蹼窄，且第 1 跖背动脉发出的踇趾和第 2 趾的趾固有动脉之间距离短，移植于手部会影响虎口的开大。我们为了开大虎口，术中采取切断第 2 趾的趾动脉与第 1 跖背动脉的第 2 足底深支吻合，这样增大了指蹼的跨度，使拇指有良好的功能和外形。最后在皮瓣的整形中，通过对皮瓣的修薄及部分拇内收肌的切断可进一步增大虎口，同时积极配合做虎口支具固定，防止挛缩。

2）血管搭配：血管搭配在多块组织的移植中最为重要。游离组织的动脉供血中尽可能减少串联的吻合方式，因为此法如第一吻合口出现痉挛或栓塞，将造成所有组织移植失败。更多应采用并联的方式，这样大大降低了手术的风险度，手术操作也简便。对每块组织的回流静脉要尽可能地多吻合，并能确保每块组织有一条静脉是通过浅静脉系统回流。因深静脉系统管壁薄，吻合困难，静脉压力高易造成高压反流。另外，受区血管必须在正常组织中选择，防止创伤性刺激造成血管的肿胀和炎性反应。

3）如何选择移植组织的数量：移植组织的多少应根据手部创伤情况而定。对于全手脱套伤而言，如果只再造一个拇指，一般是需要两块或三块组织组合移植，一块为踇甲瓣或第 2 趾重建拇指，另外的一块或两块为股前外侧皮瓣或其他皮瓣修复其余创面，但多数情况是两块，具体如何选择要视创面的大小；如果要再造拇指和示指或中指，则需要三块或四块组织瓣，一般可以选择踇甲瓣或第 2 趾再造拇指，第 2 趾移植再造示指或中指，剩余创面采用一块或两块股前外侧皮瓣修复；如果要从持物的稳定性和灵活性考虑，我们认为需要 3 个手指，但这就可能需要五块组织瓣，一般可以选择踇甲瓣再造拇指，游离双侧的第 2 趾移植再造示中指或中环指，剩余创面采用两块组织瓣修复。我们认为五块组织组合移植可完全满足最严重的脱套伤。

4）合理安排手术：术前要有充分的准备，特别是对供受区血管的估计。根据血管的情况需设计多套血管处理方案。另外，由于手术时间较长，术者必须有丰富的临床经验，但更重要的是需要团队的合作。

（芮永军 田 健）

第七节 小儿拇、手指缺损的再造

一、适应证和手术时机

对于小儿拇、手指缺损的再造，需综合考虑患儿多方面的情况，包括缺损平面、缺损手指数目、患儿家属的需求、对手指再造的迫切性等。患儿的健康状况、医疗问题及伴发损伤也应被考虑在内。

目前国内大部分报告患儿拇 - 手指再造的最佳年龄是 4 岁左右。有报告认为婴儿在 9 个月时进一步发育手指抓的功能，而获得3个手指对捏功能是在1至2岁之间，因此，先天性拇、手指缺如的患儿，最佳的足趾移植时间是11个月。在这个阶段手术的优点不但可使大脑皮质尽早重新整合、“遗忘”畸形的存在，而且有利于骨骼的重塑和肌肉的发育。这个手术时机在国内大部分医院具有很大的挑战性，一方面由于手术时间长，患儿家长担心麻醉的安全；另一方面，普遍认为患儿的血管纤细、脆弱。事实上小儿的血管虽然纤细，但富有弹性，内皮细胞生长快，其特殊的血管结构特点有利于吻合后抗缺氧能力，抗凝血、抗痉挛功能都较成人好，成活率高。因此，笔者认为结合手术安全等情况，小儿足趾移植再造拇、手指的时机在2岁时较为合适。

小儿拇、手指外伤性缺损治疗多采取先行残端缝合，后期行再造手术。急诊再造时伤指断端解剖关系清楚，清创时肌腱、血管、神经易游离，骨断端新鲜，拇、手指指骨与移植趾的趾骨愈合快，术后功能恢复快；有利于保留更多的有用组织，避免2次修复而无法关闭创面；避免后期手术时要处理手指残端瘢痕，并节囊挛缩，肌腱粘连和骨愈合慢等后遗症；减轻患者多次手术痛苦，缩短手指再造疗程，拇-手指再造术后一旦拔除克氏针就使用伤手，功能恢复较成人优。但急诊再造风险更大，术后感染的机会较后期再造大，为此，伤指清创可分2次进行：先将患指常规消毒，肉眼清除挫伤失治的组织和污物，再进行伤指消毒，在镜下对肌腱、神经和血管等组织分别清创，这样既能最大限度保留健康组织，又能减少感染的发生。彻底清创是组织移植成活的关键。

1．手术方案及设计原则　应根据缺损部位、程度、残指外形、受区皮肤条件、骨、关节、肌腱及神经的残存情况，结合患者要求、供足的外形、术者技术状态、再造与修复及预计术后功能恢复的可能性，制订周密的手术方案，恢复手的功能和外观。具体要求如下：

1）有足够的长度：拇指再造的长度应略短于正常的拇指，以不超过示指近节中段为限，其他手指应视手指缺损程度及供趾长度而定。一般应略短于正常手指长度，对于全手缺失，再造长度均可适度缩短，只要满足对指功能即可。

2）血液供应良好：应用吻合血管的足趾组织移植再造，其血液供应最满意；用局部转移或带血管蒂皮瓣再造拇指，其血液供应尚属良好；用皮管植骨再造拇指者，其血液供应较差。

3）感觉灵敏：没有感觉的手指不仅常易致伤（烫伤、刺伤），而且功能也严重受限，在各种再造方法中，手指、残指移位最理想，足趾与踇甲瓣移植者次之，血管移植者最差。

4）屈伸有力：有力的屈伸是手指运动功能的重要方面。对于拇指，若有伸屈功能，则捏握有力，能充分发挥手应有功能；但对于其他手指，如果没有屈伸功能，就失去了手指再造的意义。

2．拇、手指各类缺损的再造术式选择　①拇指Ⅰ度、Ⅱ度缺损，残端无萎缩，宜选踇趾末节移植，采用吻合趾-指动、静脉施行再造；拇指Ⅱ度缺损且残端萎缩者，选用第2趾移植。②拇指Ⅲ度缺损，宜选第2趾移植再造。③拇指Ⅳ度缺损，宜切取带跖趾关节对侧第2趾移植再造，若造成部分皮肤缺损，可选用带舵样足背皮瓣及跖趾关节的第2趾移植再造。④拇指Ⅴ度、Ⅵ度缺损，受区采用杯状皮肤切口，供足切取带菱形足背皮瓣及跖趾关节对侧第2趾移植重建虎口再造拇指，并根据拇短展肌保留与缺损情况做对掌功能修复与重建。⑤手指Ⅰ～Ⅳ度缺损者，应根据缺损指别部位，再造后功能恢复的可能性及外形需要选择再造。单一小指可不予再造；单一示、中、环指缺损以改善外形为目的，根据第2、3趾的长短、外形进行选择，采用吻合趾-指动、静脉重建血液循环施行再造；2～5指同时为Ⅲ～Ⅳ度缺损以不宜再造为上策。⑥手指Ⅴ度缺损，可根据缺损部位，指别，缺损指多寡，是否保留指蹼等做合理设计。除小指外，单指缺损以增进外形为目的实施再造，2～5指同一平面缺损，以再造示、中指或中、环指，以重建功能为目的选择再造。⑦示、小指或单一中、环指Ⅵ～Ⅶ度缺损不宜再造，2～5指同一平面缺损，酌情选择一侧或两侧带跖趾关节的第2趾移植再造示指或示、中指，并重建蚓状肌功能。⑧造成虎口及大面积皮肤缺损，选用带不同形状足背皮瓣的第2趾或趾甲皮瓣移植再造，若仍不能修复创面时，可切取薄型小面积游离皮瓣移植采用血管并联或串联吻合重建血液循环施行再造与修复。⑨先天性拇、手指缺如要求再造者，应考虑到神经、肌腱及血管缺如的可能性，术者须采取应对措施实施再造。⑩对全手指缺损者，可根据拇、手指缺损程度，患者要求，足趾移植后功能恢复的可能性，供足切取后功能影响全面考虑，制定“少而精，不求多而全”的手术方案，以再造一拇一指或一拇二指为宜。⑪对拇、手指部分缺损，凡要求获得专科修复者可选用足趾相应组织移植，采用吻合趾-指动、静脉重建血液循环，施行修饰性修复与重建。⑫拇、手指外伤性截指，无再植条件并要求一期再造，可根据以上方案，实施急诊或亚急诊足趾移植拇-手指再造与修复。⑬拇指皮肤套状撕脱伤，可选用带末节趾骨的趾甲皮瓣移植再造；手指皮肤套状撕脱伤，可选用第2趾甲瓣移植再造。

二、手术方法和步骤

（一）足趾移植拇-手指再造术

1. 切口设计　根据拇指或手指缺损程度及局部皮肤情况而定，足部切口设计大致有以下几种。

（1）足趾跖、背侧常规V形切口：拇指掌指关节及其以远缺损和单一手指再造，受区皮肤正常者，常采用此切口。

（2）第2趾带足背皮瓣的切口：根据拇、手指缺损程度及局部情况，可采用以下几种皮瓣设计。

1）瓶样足背皮瓣：以第1趾及第1跖骨为轴，自趾蹼向两侧对称延伸，适用于第1掌骨桡侧严重贴骨瘢痕及虎口轻度挛缩的拇指再造，或手背大面积皮肤缺损的手指再造。

2）单向（舵形）足背皮瓣：以第3趾及第2跖骨为轴，向足背腓侧展开呈舵形。适用于拇指掌指关节平面缺损伴虎口轻度挛缩者。

3）双向（菱形）足背皮瓣：以第1趾及跖骨为轴，向两侧呈等边三角形展开形成菱形足背皮瓣。它适用于基部皮肤平整的拇指经掌骨或腕掌关节平面缺损者。

采用第2趾移植再造拇指者，第2趾一般从对侧足切取。再造手指者，一般从同侧足切取足趾，多指缺损分别用短蒂移植再造者。可选用双侧足的第2、3趾。若采用䟅趾或䟅趾甲皮瓣移植再造拇指，均从同侧切取。

（3）手部切口：应根据拇、手指缺损程度，具体伤情，皮肤条件及手术方法进行设计。通常有：拇指及手指残端矢状切口，长蒂移植时鼻烟窝处加做S形切口；第1掌骨缺如或部分缺如，采用桡侧弧形切口，掀起的皮瓣形成虎口；2～5指近指蹼处缺损，同时需再造两个手指，残端做H形切口。

2. 第2趾长蒂移植拇-手指再造术　此为传统的移植术式，需切取足背动脉及大隐静脉，我们称之为“长蒂移植”。适用于拇指指间关节、近节及掌指关节平面的缺损和手指中、近节缺损。手术分两组进行，一组切取足趾，另一组为手部受区做准备。

（1）切取第2趾：按常规设计V形切开第2趾背侧皮肤，再向足背做S形切口。先游离与第2趾相连的跖背静脉，再顺其走行逐渐向近端解剖游离出足背静脉弓及大隐静脉，直达内踝前下方，切断与第2趾静脉回流无关的静脉属支。于踝前切开部分交叉韧带，显露足背动脉，沿该动脉走行切断䟅短伸肌腱，游离足背动脉至足底深支及第1跖背动脉，若第1跖背动脉非细支型和缺如型，则切断结扎足底深支。继续游离第1跖背动脉至趾蹼分叉处，保留通向第2趾的所有分支及与跖底动脉吻合支，切断结扎䟅趾腓侧趾背及趾底动脉，并于吻合支近端切断结扎跖底动脉，切断2、3趾间的组织。

第2趾跖侧V形切口，向近端游离双侧趾固有神经，游离劈开趾总神经达所需长度高位切断，切开腱鞘根据所需长度尽量高位切断趾长、短屈肌腱，于足背切口内显露趾长、短伸肌腱，于适当部位切断。根据再造指所需长度将趾骨截断或关节离断，使足趾完全游离，仅有足背动脉及大隐静脉相连。放开止血带观察趾体血液循环，若动脉痉挛，应沿动脉走行滴数滴罂粟碱，并用温盐水纱布湿敷，痉挛即可缓解。

（2）手部准备：拇、手指残端矢状切口，寻找并游离伸、屈肌腱及两侧指神经，于鼻烟窝处做S形切口，解剖分离头静脉及桡动脉。自鼻烟窝切口至拇、手指残端切口做皮下隧道，宽度以能容下一手指即可。

（3）移植：①将第2趾的大隐静脉及足背动脉分别结扎切断移至受区，缝合受区创面。指-趾骨固定：采用克氏针贯穿固定、双克氏针交叉固定或钢丝交叉固定法。②修复肌腱：编织或8字缝合伸肌腱，Kessler法缝合屈肌腱，张力调节至自然屈指位。③缝接指趾神经，9-0线外膜缝合。④吻合血管：将大隐静脉及足背动脉通过皮下隧道引至鼻烟窝部切口内，在无张力下，用9-0线端-端吻合大隐静脉-头静脉、桡动脉-足背动脉，趾体即恢复血液循环，清洗止血后缝合各创口皮肤。

3. 携带足背皮瓣的第2趾移植术　用于拇指缺损伴虎口狭窄或皮肤缺损的再造修复、手指缺损伴手背皮肤缺损的再造修复或携带跖骨移植再造全长手指者。

（1）受区准备：切除拇、手指残端瘢痕，修整骨端，寻找解剖出指神经及伸、屈肌腱。切除所有瘢痕。

若为急诊患者，受区需彻底清创，并找出神经、肌腱。鼻烟窝处切口游离出头静脉及桡动脉。

（2）足趾及皮瓣游离：根据受区情况设计第 2 趾加足背皮瓣的切口，于皮瓣近端切开，游离出大隐静脉及足背动脉，切开皮瓣两侧，于足背动脉及趾长伸肌腱深层剥离，将足背动脉、第 2 趾和伸肌腱、跗短伸肌包括于皮瓣内。切断结扎足底深支后，继续游离第 1 跖背动脉至趾蹼处，切断到踇趾的所有分支以及与第 3 趾的组织联系。跖侧切口游离趾神经及趾长屈肌腱足够长度后切断。趾骨或关节离断，则第 2 趾连同足背皮瓣已完全游离，观察血液循环良好，即可断蒂移植，供区植皮修复。

（3）移植：将切取的组织移植于受区，克氏针固定指趾骨，缝合伸、屈肌腱，皮瓣覆盖创面，缝接两侧指 - 趾神经，吻合头静脉 - 大隐静脉、桡动脉 - 足背动脉，血供恢复，止血后缝合各创口，橡皮片引流。

4. 足趾短蒂移植再造拇、手指　即不切取足背动脉及大隐静脉，而行指 - 趾血管吻合或吻合跖底（背）动脉的足趾移植。拇、手指掌指关节以远缺损，残存指血管尚存或拇主要动脉、指总动脉完好，均可行足趾短蒂移植再造。手指部分缺损再造，尤其是多指部分缺损的再造，是其最佳适应证。

足趾短蒂移植与长蒂移植相比有如下优点：①手足创伤小；②不破坏手足主干血管；③移植不受血管变异影响；④手术需时短；⑤能做到缺多少补多少。

（1）受区准备：拇、手指残端切开或断端清创（急诊），解剖游离出指背静脉（若损伤则游离至指蹼静脉）、双侧指动脉（若损伤则游离至指总或拇主要动脉）、双侧指神经，找出伸、屈肌腱。

（2）供趾切取：根据受区情况设计足趾切取长度及环切线，切开皮肤游离趾背静脉、趾底动脉、趾神经、伸肌腱和屈肌腱至足够长度切断，若趾血管长度不足，可向近端游离至跖背静脉及跖底或跖背动脉。关节或趾骨离断，足趾即切取完成，供区缝合。

（3）移植：将切取的足趾，与断指残端连接，克氏针或钢丝固定，缝接伸、屈肌腱，吻接静脉、动脉及神经，血供恢复，缝合皮肤。

多指缺损者，可一期切取多指再造，也可分期再造。

（二）踇趾甲皮瓣移植拇指再造术

1. 长蒂移植（带足背动脉及大隐静脉）

（1）受区准备：拇指创面清创或残端切开，寻找游离出指神经，在鼻烟窝处 S 形切口，游离出头静脉及桡动脉，拇指创面与鼻烟窝切口间做皮下隧道。切取髂骨瓣修整后。移植于缺损拇指，克氏针固定。拇指脱套伤者保护好骨骼、肌腱，不需植骨。指骨缺损较短者，可不予植骨，而行带末节趾骨的踇趾甲皮瓣移植。

（2）踇趾甲皮瓣设计：根据健侧拇指周经及伤指缺损情况，在同侧踇趾画出带趾甲的皮瓣，于是踇胫侧底面保留一带血管神经蒂的舌状皮瓣。足背设计 S 形切口线。

（3）踇趾甲皮瓣切取：沿设计线切开皮肤，游离踇趾甲皮瓣背侧静脉，游离至与其相连的大隐静脉，切断结扎与踇趾甲皮瓣无关的静脉属支。游离足背动脉第 1 跖背动脉到达趾蹼，切断发向第 2 趾的所有分支，保护通向踇趾甲皮瓣的所有分支。将踇趾甲皮瓣从背侧深筋膜下伸肌腱的浅层掀起，于甲床和骨膜间锐性剥离趾甲，再于跖侧掀起皮瓣，在骨膜表面保留一层脂肪组织。将腓侧趾神经高位切断。此时，踇趾甲皮瓣已游离，只有足背动脉、大隐静脉相连，观察血液循环良好即可断蒂移植。供区创面植皮打沙包加压包扎，足背切口缝合。带末节趾骨移植时，用胫侧舌状皮瓣覆盖骨端。

（4）移植：将踇趾甲瓣移于受区，包绕骨骼，吻合指 - 趾神经，将大隐静脉及足背动脉引至鼻烟窝部切口内，分别与头静脉及桡动脉吻合，血液循环恢复，止血，缝合皮肤，皮瓣下置橡皮片引流。

2. 踇趾甲皮瓣短蒂移植（不带足背动脉及大隐静脉）

（1）适应证：拇指掌指关节以远缺损。尺侧指动脉尚存或拇主要动脉完好者。

优点同足趾短蒂移植。

（2）手术方法

1）受区准备：清创，解剖游离出指背静脉、指动脉、指神经，若血管损伤可向上游离出手背静脉及拇主要动脉。髂骨瓣移植修复指骨，或不植骨，而用带末节趾骨的踇趾甲皮瓣移植。

2）踇趾甲皮瓣切取：按要求设计踇趾甲皮瓣切取线，按设计线切开皮肤，先游离踇趾甲皮瓣背侧静脉至所需长度切断，游离腓侧趾动脉达所需长度，若不足则继续游离到跖底或跖背动脉达足够长度后切断，游离腓侧趾神经足够长度后切断。踇趾甲皮瓣剥离同长蒂移植。供区植皮修复。

3）移植：踇趾甲皮瓣移至受区，将其静脉、动脉、神经分别与伤指残端游离出的静脉、动脉、神经吻接。血液循环恢复，皮瓣止血，缝合皮肤，置橡皮条引流。

（3）注意事项

1）小儿的血管组织存在易痉挛的特性，因此分离血管时需轻柔操作，注意锐性解剖，还应具备扎实的解剖理论知识及较高的成人足趾移植水平。

2）术前通过超声多普勒血流仪大体估计跖背动脉的类型和受区血管状况，设计合适的手术方案，降低术中探查。

3）小儿对麻醉及手术的耐受性较成年人差，应尽量缩短操作时间以减少手术风险。可分为两组实行操作，一组清创和受区血管分离，另一组游离足趾。

4）屈伸肌腱切取的长度以使缝合点处在肌腱Ⅲ区为佳，避免术后肌腱在鞘管内出现粘连。

5）应依照手指残端长度及骨骺设计截取趾骨位置及长度，以内固定尽量不接触骨骺、重建手指长度比正常略短为原则。最好使用交叉克氏针固定，避免固定时经过骨骺关节。若不可避免，可使用直径0.6～0.8mm单针贯穿固定，愈合后尽早取针。

6）血管蒂一般较长，4～5cm，通过皮下通道到达吻合口，需避免血管扭曲及旋转。

7）双足趾移植或补充游离皮瓣覆盖创面时，动脉供血通过桡动脉，静脉回流通过头静脉、贵要静脉。

8）术后小儿由于疼痛及环境影响等极易哭闹，出现血管痉挛概率大，故术后3～5天予亚冬眠治疗。

（4）功能训练：在家长及患儿的主动合作下，进行完善的康复锻炼。术后3～4周，取出克氏针后主动屈、伸指间及掌指关节，鼓励患儿努力多使用重建指，培养其使用患手的习惯。小儿常会形成用健手代替患手的习惯，故白天暂时固定健手，使其只可使用患手；睡觉时去除固定，避免影响健手功能。小儿没有主动锻炼的意识，可先训练全手的整体协同能力，然后加强单一手指的功能训练。6～8周后，因为肌腱、骨骼、神经、血管都已愈合，可行手指关节被动活动，加强肌力，配合捏皮球等抗阻力锻炼，通过拿笔、持筷、系扣子等训练对指、对掌功能。通过重建指触碰橡皮或木块等软或硬东西开展感觉训练。

【典型病例】

病例1：患儿女性，5岁，先天性手畸形，游离第2趾再造先天性手指缺损（图7-58）。

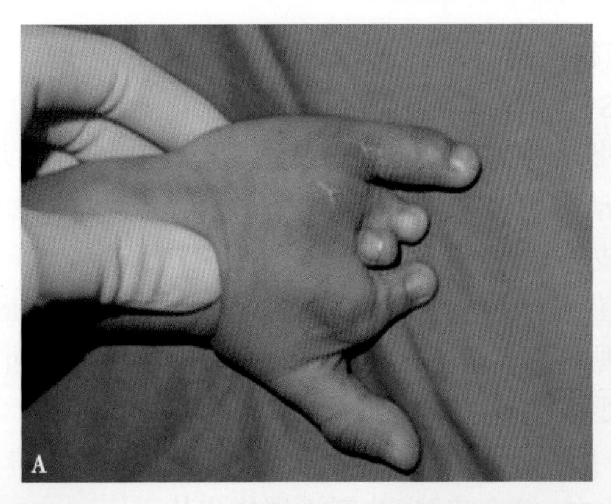

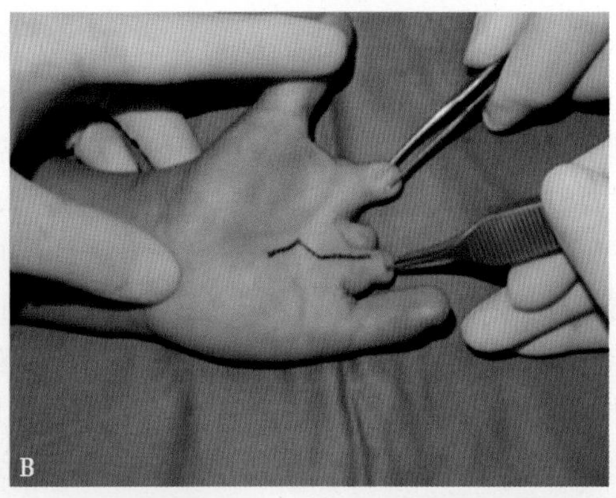

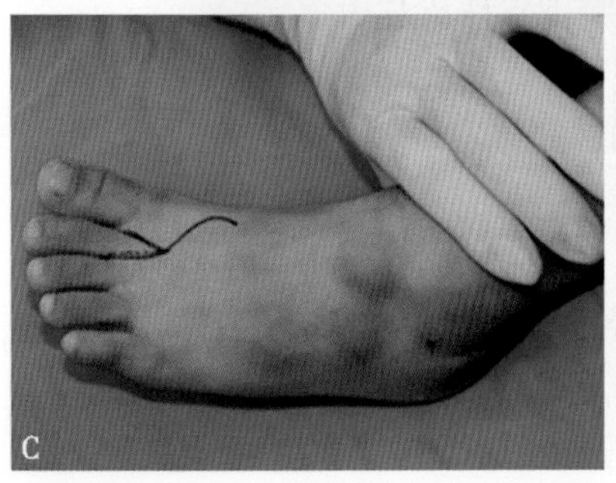

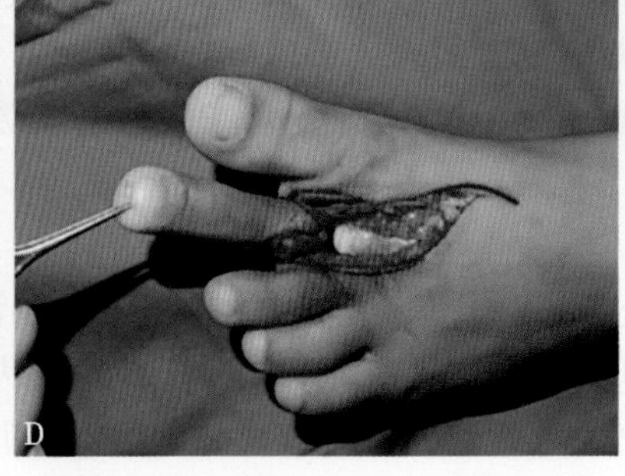

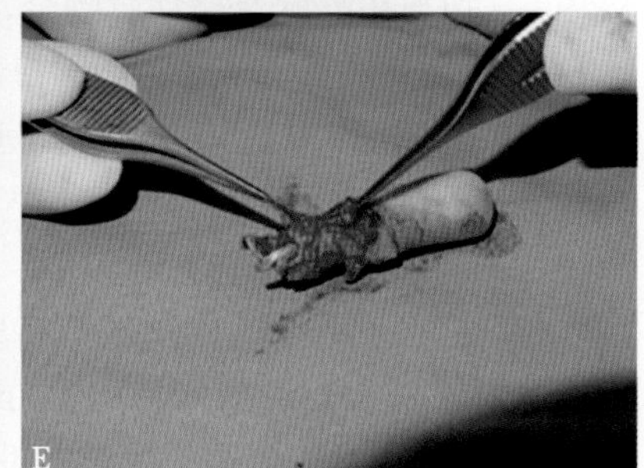

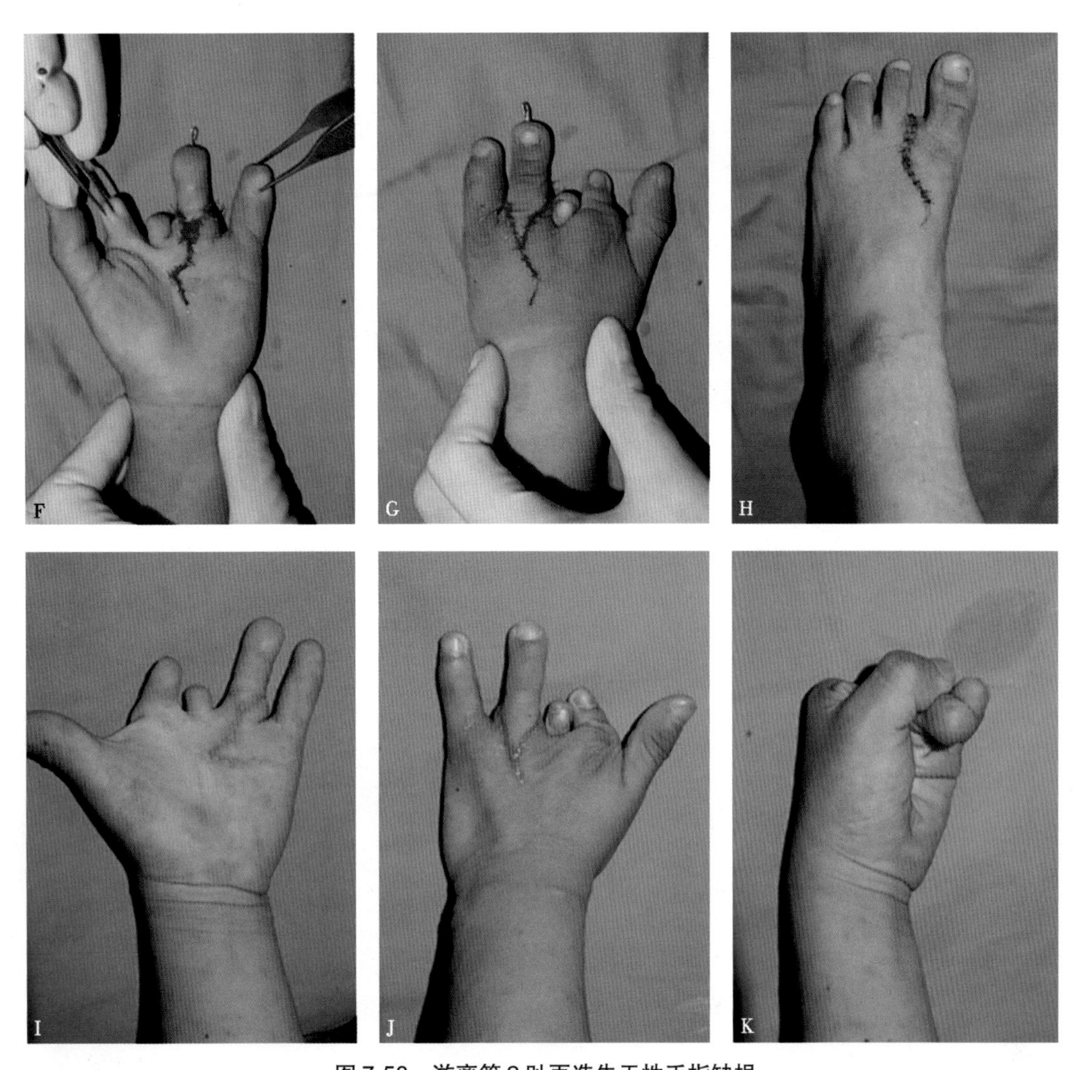

图 7-58 游离第 2 趾再造先天性手指缺损

A. 术前外观；B. 受区切口设计情况；C. 供区切口设计情况；D、E. 第 2 足趾移植前后术中照；F～H. 术后即刻手指及足部供区外观；I～K. 末次随访手部外观。

病例 2：患儿男性，3 岁，机器压伤致右示指末节斜行离断缺损，游离部分踇趾甲皮瓣修复手指缺损（图 7-59）。

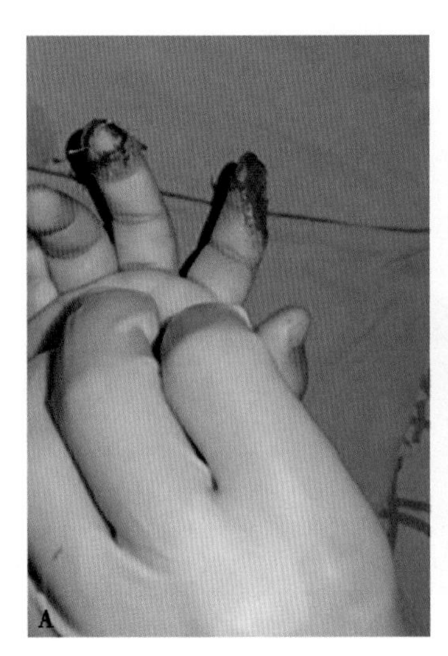

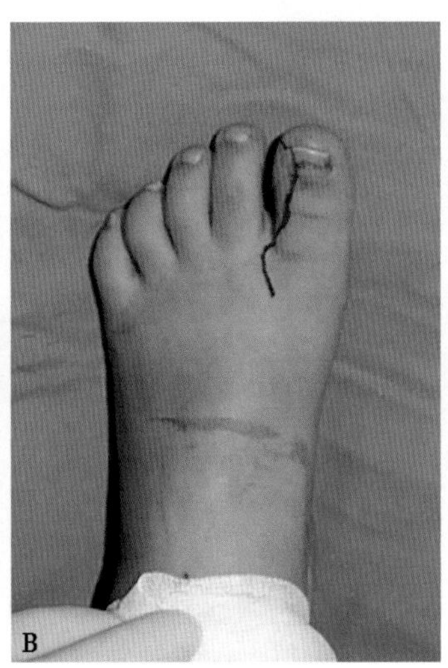

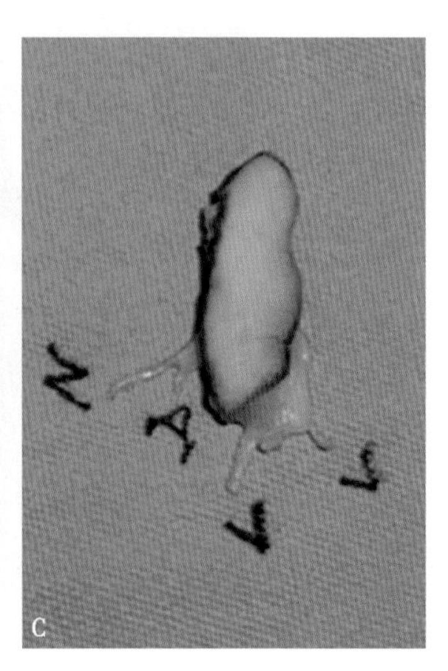

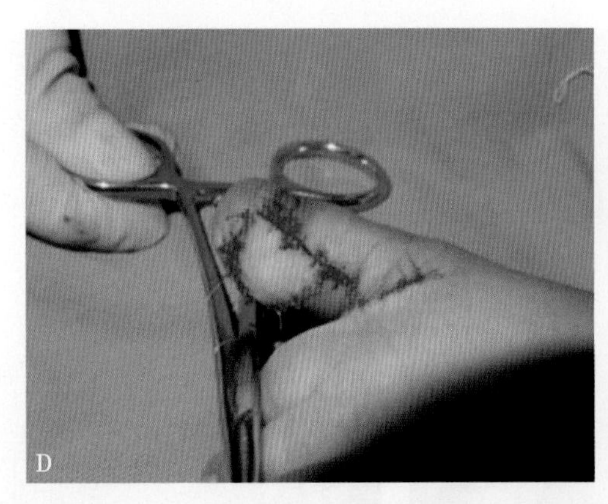
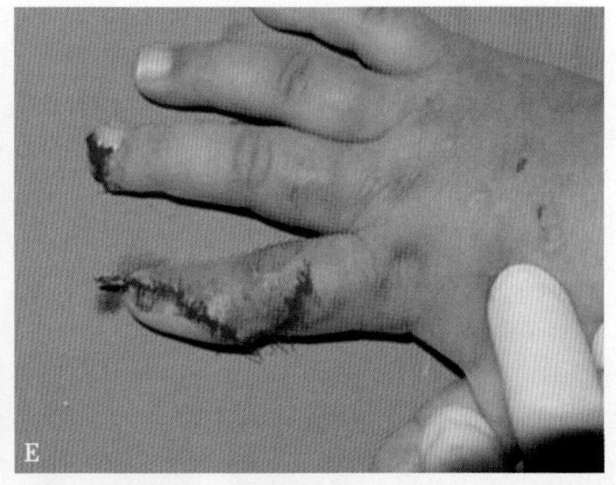

图 7-59　游离部分踇趾甲皮瓣修复手指缺损

A. 术中外观；B. 踇趾甲皮瓣设计情况；C. 踇趾甲皮瓣切取情况；D. V-Y 推进皮瓣修复供区；E. 踇趾甲皮瓣移植后手指外观。

病例 3：患儿男童，4 岁，右拇指不全断再植术后坏死残端创面，踇趾再造拇指末节缺损（图 7-60）。

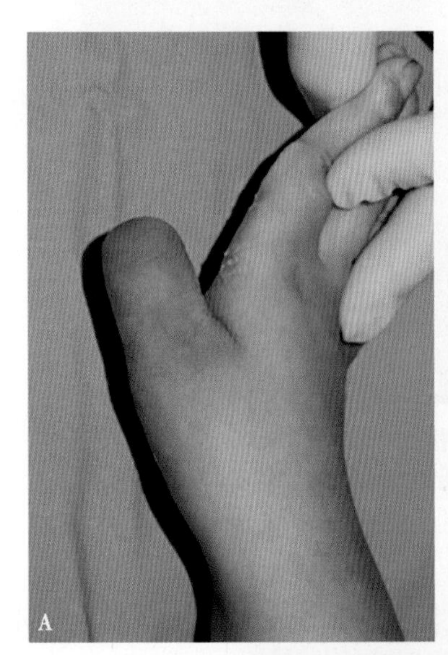
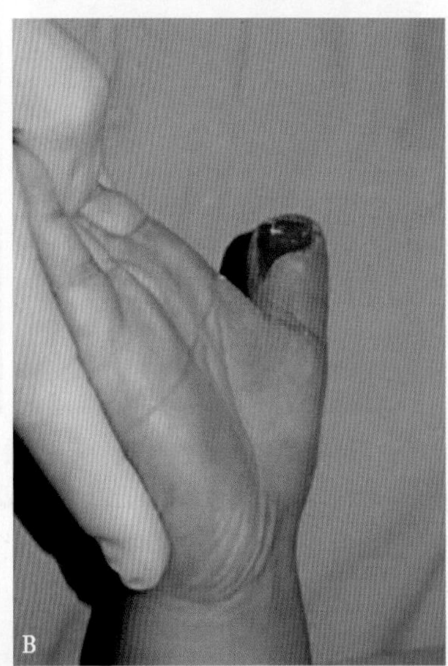
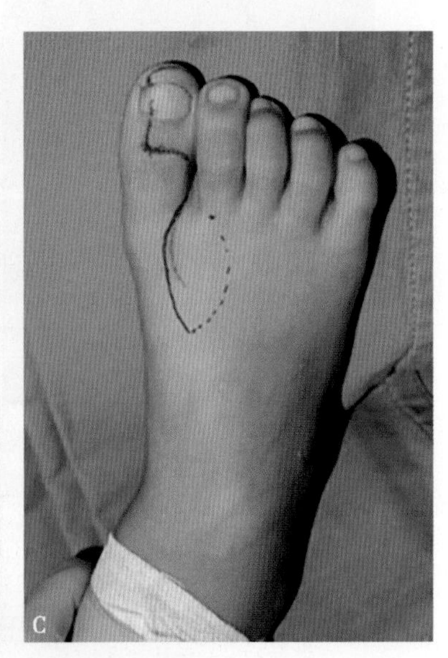
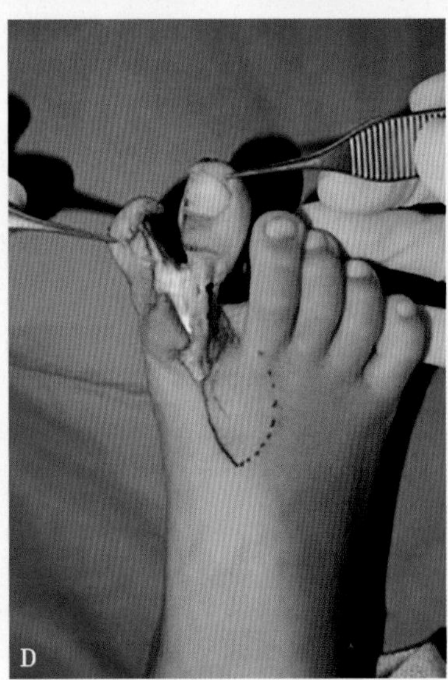
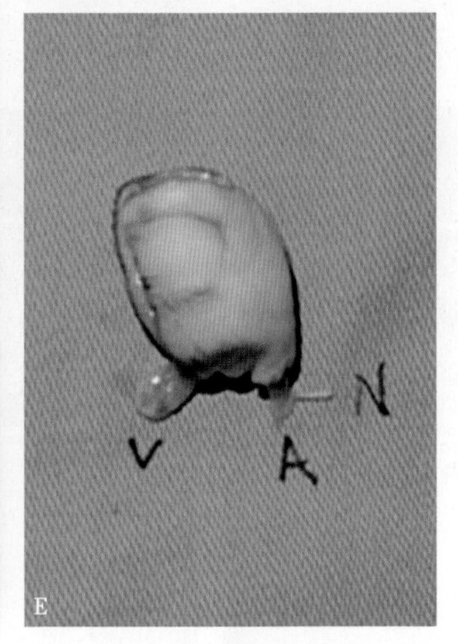

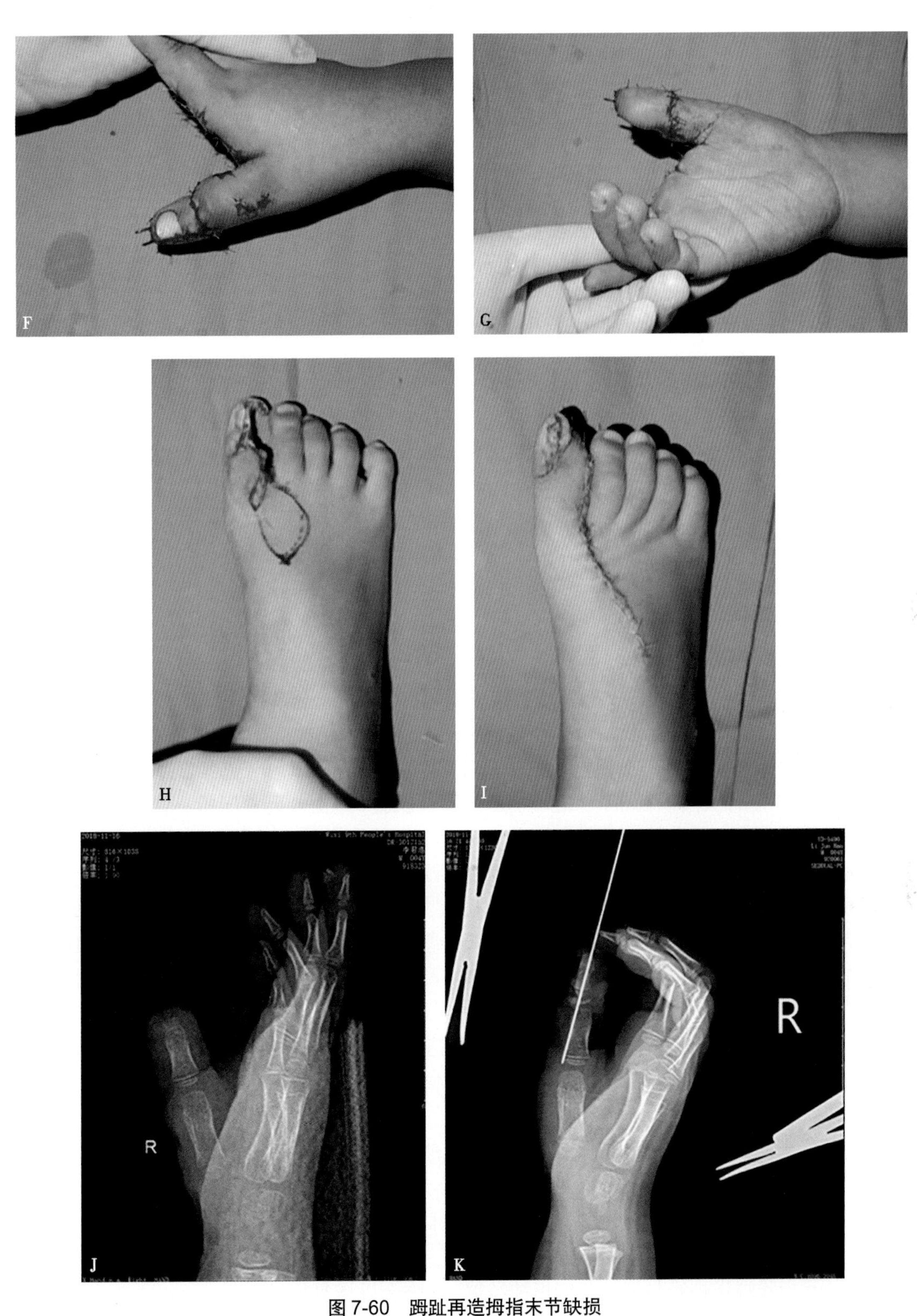

图 7-60 㧟趾再造拇指末节缺损

A、B. 术前外观；C、D. 部分再造足趾切口设计；E. 术中切取；F、G. 术后即刻手部外观；H、I. 设计第 1 跖背动脉穿支皮瓣修复供区；J、K. 术前、术后手部 X 线片。

（芮永军 印 飞）

第八节 特殊类型再造

一、示指转位拇化术

（一）创伤性拇指缺损

当拇指缺损，而示指或其他手指亦有部分缺损时，可选择残指（小指除外）拇化术以加长或代替拇指。该术式将残指关节、肌腱、神经、血管等组织一起移位至拇指残端，可以重建拇指长度及感觉。示指拇化可以通过截除第 2 掌骨达到开大及加深虎口的效果，因此其术后的功能活动、感觉及外形均较为理想。相比游离足趾再造拇指，残指拇化在手术操作上相对简单，移位时可以完整保留神经血管束，成功率较高，临床上开展较为广泛。然而该术式并不能恢复手指正常数目，且必须切除部分示指或其他指体的掌骨或指骨，因此只有当示指或其他手指残缺时才适宜开展这类手术。若仅有拇指缺损而其他手指完好，只要手术医师具备基本的显微外科技术，目前主流观点认为行游离足趾再造拇指更为适宜。

1. 适应证　拇指Ⅳ度或Ⅴ度缺损，鱼际部肌功能正常，示指或其他手指于近侧指间关节以远缺损，且至少有一侧完好的神经血管束，残端软组织条件好。

2. 麻醉与体位　采用臂丛神经阻滞麻醉或全身麻醉。患者平卧位，患肢外展 60° 于手术台并扎上臂气囊止血带。

3. 手术方法

（1）切口设计：在示指残端根部做一环形切口，背侧呈 V 形，在手背自 V 形尖端处，向桡侧至拇指残端另做一弧形切口。

（2）手术过程：切开并游离形成一拇指蹼舌状皮瓣，将皮瓣掀起至掌指关节水平，保留背侧静脉网并适当游离，显露示指桡侧指固有动脉、指神经及指屈肌腱，显露中指桡侧指动脉，在指总动脉分叉以远结扎，将示指尺侧及中指桡侧指神经分离至第 2 掌骨中段。在背侧切口内分离第 2 掌骨间隙，切断示、中指的蹼韧带和第 2、3 掌骨头间横韧带，于近端切断示指伸肌腱，钝性分离骨间肌。骨膜下显露第 2 掌骨，在第 2 掌骨基底斜行截骨，并在第 2 掌骨近端截取长约 1.5cm 的掌骨皮质骨备做髓腔内固定的骨栓。将拇指残端的瘢痕骨及软骨面切除并扩大髓腔，将所截断示指残端移位至拇指，用截下的骨栓做髓腔内固定。将示指残端旋前，使其掌侧与残留拇指掌侧对齐。将第 1 骨间背侧肌缝在示指尺侧原第 1 骨间掌侧肌的腱止点处。把拇短展肌腱止部与移位示指第 1 骨间背侧肌腱止处缝合。将拇长伸肌腱与示指伸肌腱缝合。把之前两块皮瓣互换位置，形成新的虎口并缝合。手术完毕，敷料包扎，石膏固定于外展对指位。

（3）术后处理：持续石膏托固定再造拇指于外展对指位。术后 2 周拆线，术后六周骨愈合后拔除克氏针并拆除石膏托，开始行拇指功能锻炼，同时配合理疗体疗。

4. 注意事项

（1）避免损伤示指桡侧神经血管束及尺侧指神经，注意分离后长度是否适合转位，若神经束张力大，需短缩掌骨。

（2）将残端固定至拇指位时，需使拇指呈对掌位。

（3）重视内在肌重建，缝合后张力宜稍高。

（4）可切断示指残端指神经与拇指两侧指神经端 - 端吻合以恢复拇指感觉。

【典型病例】

患者男性，33 岁，工作时左手不慎被机器绞伤，左拇指近节以远完全毁损。患者 3 年前同侧示指因外伤行残端修整术，术后示指末节缺如。因示指残指长度超过健侧拇指，故术中自示指近节指骨近端截骨，一方面可以保留示指掌指关节，另一方面再造拇指的外形也较合适。术后 1 个月，X 线示再造拇指骨折端骨痂形成。术后 3 个月，复查示伤口愈合，虎口区皮瓣血供良好，无明显瘢痕挛缩，再造拇指外形满意。示指残指再造拇指，不仅可以恢复拇指长度，同时也可以恢复重要的对指功能（图 7-61）。

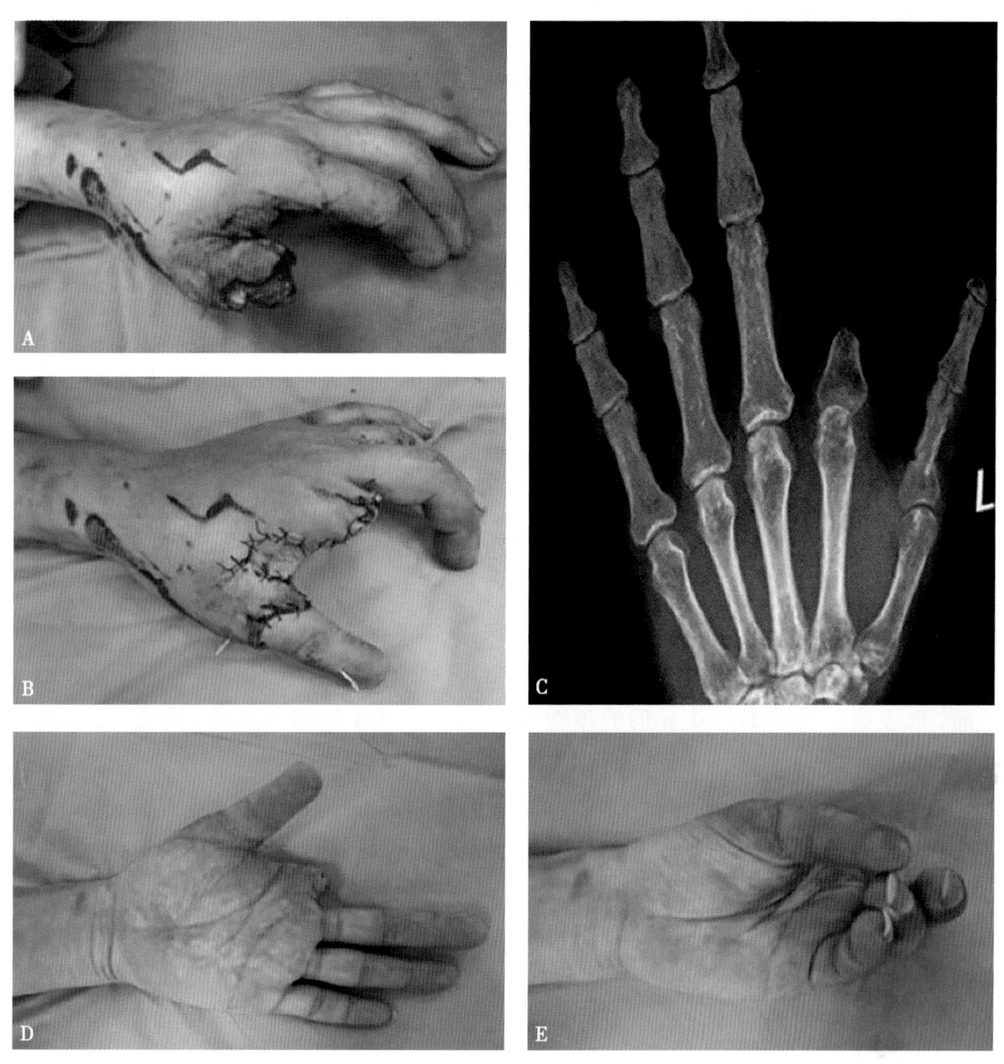

图 7-61 示指残指移位再造拇指

A. 患者术前外观；B. 术中；C. 术后 1 个月 X 线片；D、E. 术后 3 个月外观及功能。

（二）先天性拇指发育不全

目前国内外将先天性拇指发育不全分为五型。Ⅰ型：轻微发育不良；Ⅱ型：鱼际内在肌缺如虎口狭窄，尺侧副韧带发育不良；Ⅲ型：Ⅱ型基础上合并外在肌和肌腱异常、骨骺发育不良，其中根据腕掌关节是否稳定又分为ⅢA 和ⅢB 型；Ⅳ型为漂浮拇；Ⅴ型为拇指缺如。

对于Ⅰ、Ⅱ、ⅢA 型，由于拇指的骨关节系统存在，因此只要通过软组织的手术就能达到良好的矫正效果。Ⅰ型症状较轻微，没有组织结构缺损，通常不需要治疗。Ⅱ、ⅢA 型中以鱼际肌，尤其是拇短展肌缺如或发育不良最为常见。临床表现为鱼际肌平坦，近侧掌横纹不清晰，拇指呈内收位，常继发第 1 指蹼皮肤挛缩，从而影响拇指的主动及被动对掌、外展。前者需行拇外展功能重建术，后者在拇外展功能重建术的同时，还要行第 1 指蹼 Z 成形术，以便恢复拇指的对掌、外展功能。若同时有拇指掌指关节过伸畸形，其发生原因是拇短屈肌发育不良，而拇长、短伸肌肌力正常，使掌指关节屈伸两侧的肌力不平衡，导致掌指关节过伸畸形。行拇外展功能重建时，需将拇指的掌指关节掌侧关节囊紧缩。若同时有拇指掌指关节屈曲畸形，原因是缺少正常的拇长伸肌，使末节不能主动伸直（被动可以伸直），需用肌腱移位术行拇长伸肌重建。若同时合并拇指先天性狭窄性腱鞘炎，还需切除拇指腱鞘起始部，改善拇指指间关节的屈曲畸形。拇长伸肌缺如用示指固有伸肌或桡侧腕伸短肌移位；指总伸肌缺如用尺侧腕屈肌移位；手内在肌缺如用环指浅屈指肌重建小肌肉功能；桡侧腕屈肌缺如用尺侧腕屈肌移位至掌长肌腱止点以纠正腕尺偏；指深屈肌缺如用指浅屈肌在前臂远端移位，使屈指动力传导到末节，改善握拳、持物功能。

对于ⅢB型、Ⅳ型和Ⅴ型，因都有骨关节的缺指畸形，迄今尚无完美的治疗方法，国外一般主张做示指转位拇化术，以重建拇指的功能。此外，也有采用第2趾移植再造拇指，或用带血管的骨或关节移植治疗先天性拇指发育不全的报道，但由于拇指鱼际肌和第1掌骨的缺如，造成移植术后外形和功能不太满意。在拇指先天性短小畸形中，漂浮拇指由于掌、指骨都缺如，做示指转位拇化，无论功能与外形都可以作为拇指功能重建的首选方法。

1. 适应证　先天性拇指发育不全ⅢB型、Ⅳ型和Ⅴ型。

2. 手术时机　此类手术在拇指先天性畸形的修复中，不仅要切除多余的组织，更重要的是要保留和保护好需转位的组织。从手术安全性考虑，建议患儿在4～6岁间进行手术，此时患儿的手指血管和神经较粗大，不易误伤。且此类患儿由于拇指功能丧失，习惯性用示指进行夹指完成部分动作，这样通过几年的训练，示指的力量相对增大，手术后功能训练较易配合，拇指能达到良好的功能。但手术年龄也不宜过迟，否则易造成患儿的心理障碍。

3. 麻醉与体位　采用全身麻醉。患儿平卧位，患肢外展60°于手术台上并扎上臂气囊止血带。

4. 手术方法

（1）切口设计：示指背侧从掌指关节至近节指骨做V形切口，在V形中间纵行切开形成第一、二两块皮瓣。掌侧在近指间关节近端做一横向切口，与V形的顶端相连。掌骨远侧1/3处做n形切口至掌指关节平面，形成第三块皮瓣。从n形的顶端至V形中下1/3处作一连线，将第一、二两块皮瓣嵌于n形内。

（2）手术过程：①指背切开处理：先切开指背侧及桡掌侧部的皮肤、皮下组织，显露示指的指背静脉，通常分离2支较粗的静脉，并尽可能选择位于示指桡侧的静脉，向近端游离，结扎于指尺侧及示、中指蹼间的静脉，分离静脉直至腕关节。同时分离示指伸肌腱，并在掌骨中段切断。②指掌侧切开处理：沿设计线切开掌侧皮肤，仔细分离两侧的指血管神经束，充分游离示指尺侧的血管神经束，在指总动脉处结扎至中指桡侧指动脉，并分离示指尺侧指神经至第1指总神经。游离第1骨间背侧肌，对示指尺侧的骨间肌一并分离，并在中指的桡侧止点处切断。保护支配肌肉的血管神经束，在保护好示指掌指关节周围组织的同时，剥离贴附在掌骨上的软组织至基底部。③示指转位：测量健侧拇指掌、指骨的长度，自第2掌骨中段截断，将示指完全游离，并剔除部分掌骨，使转位侧拇指的长度比健侧略短0.5cm。调整好拇指的位置，用0.8mm克氏针交叉固定拇指并旋转至对指对掌位，示指移位第2掌骨近端与腕掌部周围软组织缝合形成假关节，或近端掌骨形成斜面与掌骨残端固定。示指伸肌腱可与残端拇长伸肌腱缝合。如拇长伸肌腱缺如，则要短缩示指伸肌腱，使转位后的拇指掌指关节与指间关节全部在伸直位。中指骨间背侧肌与示指的尺侧掌指关节远端缝合。关闭切口。

（3）术后处理：屈肘100°长臂石膏托固定，抬高患肢以促进静脉回流。术后2周拆线，术后4周拔除克氏针并拆除石膏托，开始行拇指功能锻炼，同时配合理疗体疗。

5. 注意事项

（1）血管神经的保护：由于患儿年龄小，血管口径较细，术者一定要在头戴式2.5倍放大镜视下操作。指背静脉和示指尺侧的指动脉、神经要游离足够的长度，以保证示指转位至拇指后重要组织无张力、无牵拉。

（2）拇指对指对掌位的建立：这是手术的关键步骤，为保证拇指对指对掌位，可用1枚克氏针先做固定（4周后拔出）。示指转位后掌骨的固定可做假关节或与第2掌骨的残端融合。术后2年随访X线片显示拇指掌骨与第2掌骨已完全融合。

（3）指伸、屈肌腱的处理：伸肌腱的肌腹伸缩性欠佳，因此示指伸肌腱一定要切断，紧缩后各关节在伸直位再作缝合。屈肌腱不需要切断，因为屈肌腱经过4周固定后，肌腹已经部分收缩，再次活动锻炼时屈指肌张力能自行调节；而且屈肌腱切断后修复易造成粘连，影响手指的功能。

（芮永军　龚　灏）

二、关节移植

手部掌指关节和指间关节缺损的治疗是手外科难题之一，以往的修复方法效果难以满意。关节成形术操作简单，不需牺牲正常关节组织，系常用传统治疗方法，但疗效差。不吻合血管的游离关节移植，功能疗效较成形术提高，但关节易变性，骨连接较慢是主要缺点。显微外科的深入发展也为关节移植开辟了新的途径。自 Buncke 等以带血管蒂的掌指关节移植获得成功以来，临床上应用带血管的自体关节移植修复已获得较好的效果。根据受区关节缺损情况可分为全关节移植和半关节移植，移植供区主要选取跖趾关节和近侧、远侧趾的趾关节，目前主要以修复掌指关节、近侧指间关节为主。

（一）全关节移植修复

1．适应证

（1）骨肿瘤切除后有两端关节面的骨损伤者。

（2）创伤后骨关节远近端缺损。

（3）关节炎引起关节破坏，关节僵硬。

2．手术方法和步骤

（1）手术设计：根据关节骨质缺损长度、皮肤缺损的面积，在同侧以第 2 趾近侧趾间关节（趾趾关节为供体）或者跖趾关节（跖趾关节为供体）为中心，第 2 趾胫侧趾底固有动脉或第 1、2 跖背动脉为组织瓣轴线设计组织瓣。如手指皮肤缺损面积较大可带足背皮瓣。

（2）受区处理：于伤手受区背侧纵向切口，切开皮肤及皮下组织并逐步由浅至深显露关节缺损处的两端骨骼，并行骨膜下适当剥离。用咬骨剪修整至正常骨质。如连同伸、屈指肌腱一并缺损，也应将远、近两端肌腱同时显露。用钢量出缺损的骨关节及伸、屈肌腱的长度，再于显露切口的近端解剖出手背静脉及掌侧的指总动脉。若为晚期的患者，在行小关节移植时，其受区局部瘢痕粘连严重，无法寻出正常的血管断端。则在患手的鼻烟窝处解剖出头静脉、桡动脉和桡神经浅支，以备与供体关节的血管神经吻合。

（3）移植关节切取：根据受区骨及关节缺损的部位和长度。分别与跖趾关节或近趾间关节背侧设计带有梭形皮瓣的足部关节。如伤手为相邻的两个掌指关节或掌指关节连同相同手指的近位指间关节一并缺损时，则将同一趾的跖趾关节和近位趾间关节一同取下，同样用微型电锯按手部骨及关节缺损的同等长度截骨，并根据受区所需游离出足够长度的肌腱、血管和神经。此时游离解剖后的足部小关节只有血管和神经蒂与足部相连，松止血带后观察其复合小关节的血液循环情况。

（4）关节移植：将断开血管和神经蒂的足部小关节移至受区缺损处，根据受区关节缺损长度再次修剪骨面，使其骨断面良好紧密地对合，并用克氏针纵行或交叉固定骨关节或者采用微型钢板螺钉固定，也可用细钢丝行十字交叉固定。修复伸、屈指肌腱，将足部关节所携带的梭形小皮瓣与受区处皮肤适当简单定点缝合固定。然后在手术显微镜下吻合静脉、动脉及神经。松止血带后，创面用电凝止血，创口内放置橡皮片引流后，缝合皮肤，并予以患手石膏托功能位固定。

3．注意事项

（1）两组医师同时进行供、受区手术，缩短手术时间。

（2）因跖趾关节背伸活动大于跖屈，故重建掌指关节时，可将跖趾关节倒置，同时将过厚的跖板在保留关节囊完整及部分跖侧屈肌腱鞘的情况下做楔形切除，以增加跖趾关节的活动范围。

（3）采用顾玉东的方法，不倒置跖趾关节，将跖骨头跖面与受区掌骨远端截面固定。

（4）跖趾关节的血供由两侧由趾底血管供及第 1、2 跖背动脉供应，该两关节支到达关节囊附近处均呈弥散状分支。关节的血液供应均不超过构成关节两相邻骨长度的一半，故临床可切取的跖趾关节长度也不宜超过相应跖骨及近节趾骨的 1/2。

（5）在解剖切取足趾关节或关节复合组织时，要保护好关节周围的韧带、关节囊、血管及神经分支。要把跖趾关节或趾间关节的趾伸肌腱止点腱纤维和跖板完整地保留在供体上，在切除病变手部关节时，应将指伸肌腱止于掌指关节或指间关节的止点腱从止点切断，使其保留在指伸腱上，将掌指关节处的矢状束保留在掌骨头横韧带上。跖趾关节植入受区固定后，将留在近节趾骨底的止点腱缝合，以建立掌指关节的伸展功能；将跖趾关节的跖板与趾屈肌腱纤维鞘缝合，以完善掌指关节的屈曲功能。

（6）近侧趾间关节植入受区同定后，将中节趾骨底的止点腱与指伸腱中央腱缝合，建立其伸展功能；指伸腱上的支持带与植入关节的关节囊侧面缝合，以建立其稳定装置；将跖板与趾屈肌腱纤维鞘缝合，以完善其屈曲功能。这样使移植关节成为一个完整的结构和功能单位。

（二）半关节移植修复

临床上吻合血管足趾全关节移植修复手部关节损伤得到了较好应用，疗效满意。手指半关节损伤，采用全关节移植还是半关节移植，目前观点统一。全关节移植受区须扩大手术范围，势必造成肌腱滑车系统的破坏，术后肌腱粘连程度高，关节活动度常恢复欠佳，移植关节固定难度增加，操作复杂，固定不牢固出现关节扭转现象、骨折延迟愈合或不愈合等并发症，手指长度难以把握，足趾关节周径偏小，手指外形存在一定的瑕疵，功能恢复不满意。足趾半关节移植修复指间关节少有报道，可能有担心关节面不相匹配、关节需开放操作造成一定损伤、术后关节功能受影响、关节囊及侧副韧带缝合修复位置不准确等原因，术后出现关节脱位现象。

（1）近侧趾间关节与近侧指间关节的结构特点：近侧趾间关节与近侧指间关节均为滑车关节，均由近节趾（指）骨滑车和中节趾（指）骨底构成。关节静止时，两关节趾（指）骨底关节面均与滑车关节面的下2/3接触，呈微屈状态。两关节伸展度均为0°，屈曲度为80°～90°。

（2）足趾关节与手指关节伸肌腱的结构特点：趾伸肌腱与指伸肌腱的形态结构、功能特点基本一样。均由长伸肌腱、骨间肌腱和蚓状肌腱共同构成（足部尚有短伸肌腱）。在近节趾（指）骨背面，伸肌腱均分为3个束，即1个中央束和2个侧束，分别作用于近侧趾（指）间关节和远侧趾（指）间关节。

（3）重建关节稳定性的基础：手术时应将指伸肌腱上的支持带与植入关节的关节囊侧面缝合，以建立其稳定系统。若单一关节面损伤同时累及关节囊及侧副韧带，应携带关节囊及侧副韧带移植；同时伴有伸屈肌腱缺损或神经损伤皮肤缺损时，在趾关节移植的同时携带相应的组织联合移植修复。

以下讲述游离趾间半关节移植修复掌指关节缺损的临床应用手术过程。

1. 适应证　半关节损伤同时累及关节囊及韧带。

2. 手术方法和步骤

（1）手术设计：按照所需的掌指关节的所缺长度、背侧皮肤缺损面积或需带肌腱和关节囊的于第2趾近侧趾间关节设计。于皮肤表面用记号笔画出所需关节的长度及皮瓣的面积。画出骨离断平面。

（2）受区处理：对损伤掌指关节采用背侧入路解剖，精确测量骨关节缺损的长度、关节的位置和所需肌腱、血管、神经的长度等。

（3）移植关节切取：于第2趾背侧切口线近端先切开皮肤。暴露皮下静脉，沿途分离切取，结扎不影响回流之属支，于跖侧方游离趾底固有动脉及神经，保护好进入近侧趾间关节的关节支，自皮瓣边缘游离切取。按肌腱缺损的长度高位切断肌腱，根据受区缺损程度来决定是否完全切取关节囊，预防肌腱与皮肤或骨分离。

（4）关节移植：按预先设计离断平面离断所需骨质长度。将对掌骨头面损伤者采用第2跖骨头关节移植，对近节指骨底关节面损伤采用第2趾近节趾骨关节移植，用克氏针交叉固定或十字钢丝固定。将足背动脉和大隐静脉通过皮下隧道转移至鼻烟窝处，分别与桡动脉和头静脉行端 - 端吻合。随关节同时转移至手部的梭形皮瓣与手部切口两侧皮肤缝合在一起，最后关闭所有切口，放置皮片引流。

（5）术后处理：术中即刻透视复查移植关节正位、斜位、侧位X线片，了解骨折端对位情况。术后带血管的关节移植给予“抗凝、抗痉挛、抗炎”等治疗。术后1～2周，移植关节成活后，即开始行移植关节被动的屈伸活动及正常手指主动的关节活动。并逐日增加活动量及活动的次数；术后3～4周，开始移植关节主动的屈伸活动，并逐日增加活动量及活动的次数；术后5～6周，视骨折愈合情况去除克氏针后开始进行系统的康复治疗。

3. 注意事项

（1）两组医师同时进行供、受区手术，缩短手术时间。

（2）在切取第2跖趾关节手术时，可以采取附带一块梭形皮瓣的办法，这样所带的皮瓣转移至手部后可减轻对深部血管蒂的压迫，同时还可作为“窗口”观察及了解血管是否通畅、移植关节血液循环是否良好。

（3）在切取这块皮瓣及将肌腱与关节分离时必须非常小心、细致，以确保皮瓣与关节的连续性。

（4）若手术取同侧跖趾关节，则皮瓣从跖趾关节偏外侧切取，若取对侧跖趾关节，则皮瓣从跖趾关节偏内侧切取较好。

【典型病例】

病例1：患者男性，27岁，左3、4掌指关节毁损伴手背皮肤软组织缺，急诊行简单清创克氏针临时固定，创面稳定后再次在全麻下行吻合血管第2跖趾关节移植重建左第3、4掌指关节缺损。全麻下行吻合血管第2跖趾关节间关节移植重建掌指关节。

（1）手术设计：对伤者先行彻底清创，标记血管、神经及肌腱备用，精确测量骨关节缺损的长度、关节的位置，术前X线测量骨缺损和所需肌腱、血管、神经的长度及皮肤的面积。

（2）供区切取：按照所需骨关节的长度、皮肤缺损或需要携带皮肤的面积于第2趾相应部位设计。于皮肤表面标记出所需关节的长度及皮瓣的面积，画出骨离断平面。于第2趾背侧切口线近端先切开皮肤，暴露皮下静脉，沿途分离切取，结扎无关分支，于趾侧方游离趾底固有动脉及神经，注意保护好进入近侧趾间关节的关节支。自皮瓣边缘游离切取，按肌腱缺损的长度高位切断肌腱，注意预防肌腱与皮肤或骨分离。按预先设计的骨离断平面小心离断骨质，远端趾骨关节面部分保留，携带趾动脉血管束（远端尽量游离足够长度以利于翻转），远端趾趾半关节备用于第3掌骨半关节移植，至此除血管蒂相连外，其余组织均已游离，放松止血带进行通血试验，观察游离跖趾关节复合组织瓣及，远端趾骨半关节血运，组织通血10分钟后断蒂移至受区，供区行截趾。

（3）受区处理：将第2跖趾关节复合组织瓣断蒂后，修整第3、4掌指关节缺损骨面，对移植关节骨骼分别行克氏针交叉固定（注意跖面与背面倒置），缝合相对应关节囊两端处骨膜、关节囊瓣伸肌腱、双侧指-趾神经，足第1跖背动脉与桡动脉吻合，足背静脉与头静脉吻合，通血良好。缝合皮肤，供区足部植皮覆盖。术后移植组织瓣成活，克氏针固定6周拔出，手部关节功能获得良好恢复（图7-62）。

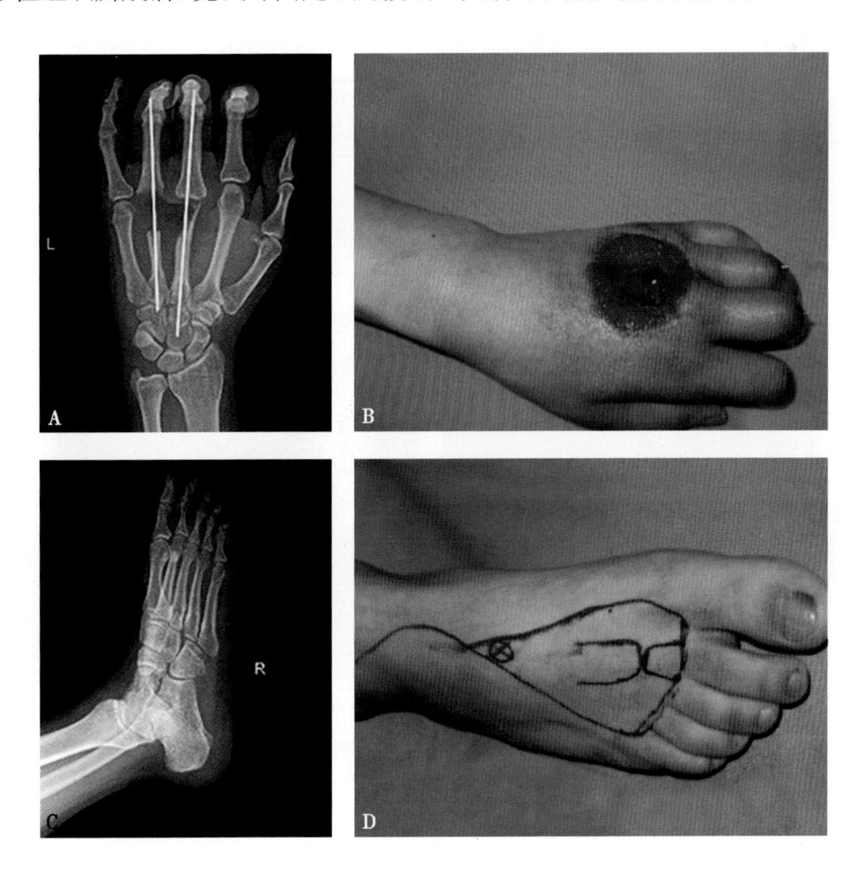

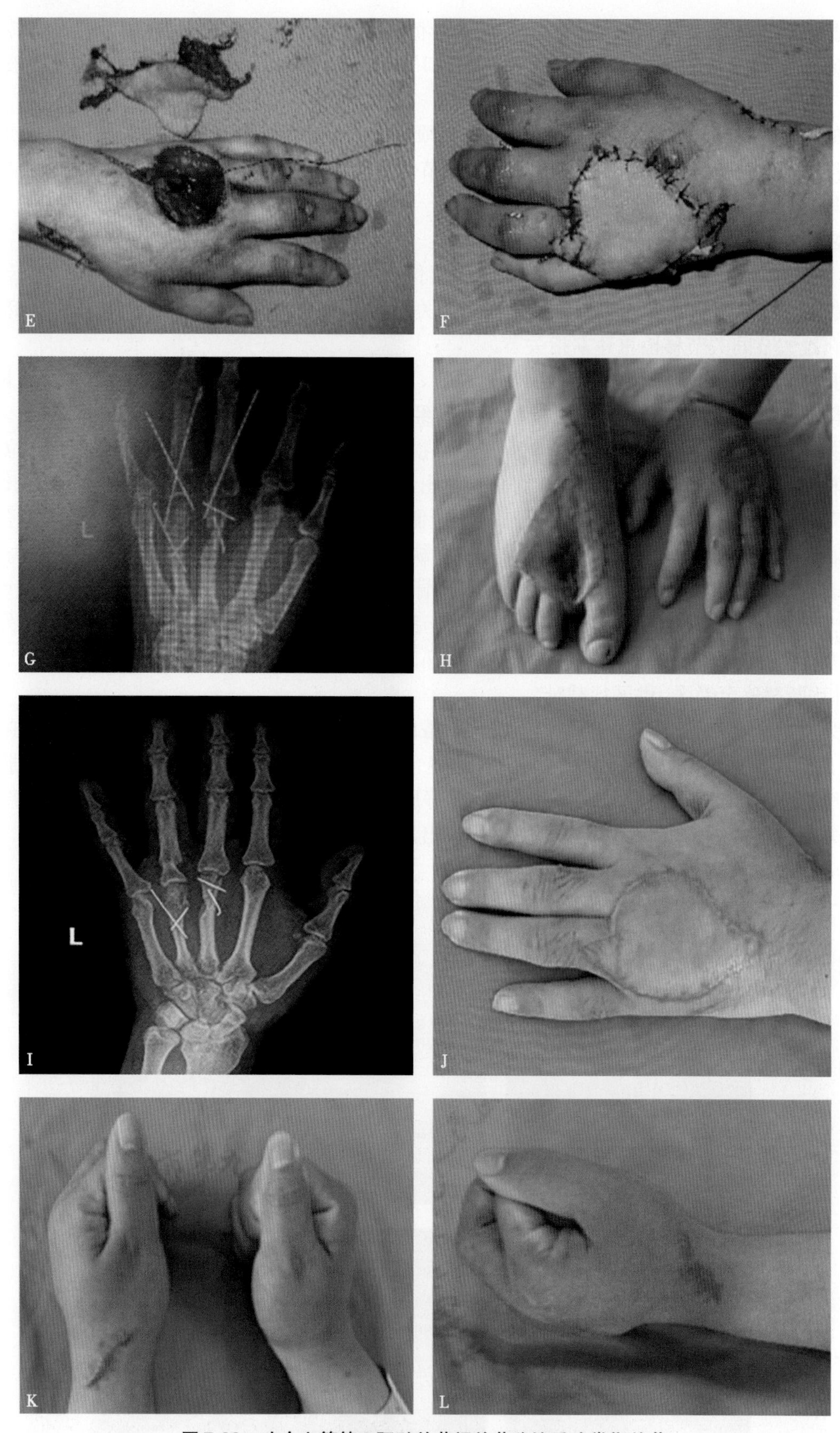

图7-62 吻合血管第2跖趾关节间关节移植重建掌指关节

A. 术前手部X线片；B. 手部创面，手背皮肤缺损，伸肌腱缺损；C. 术前足部X线片；D. 根据创面设计足部复合组织瓣；E～H. 组织瓣移植手部后，皮瓣成活，供区植皮成活；I～L. 术后8个月移植关节骨愈合良好，移植关节功能恢复良好。

病例 2：患者男性，46 岁，因机器伤致右手第 3 掌指关节毁损，部分掌指骨缺损。全身麻醉下行取第 2 趾间关节移植重建第 3 掌指关节术（图 7-63）。

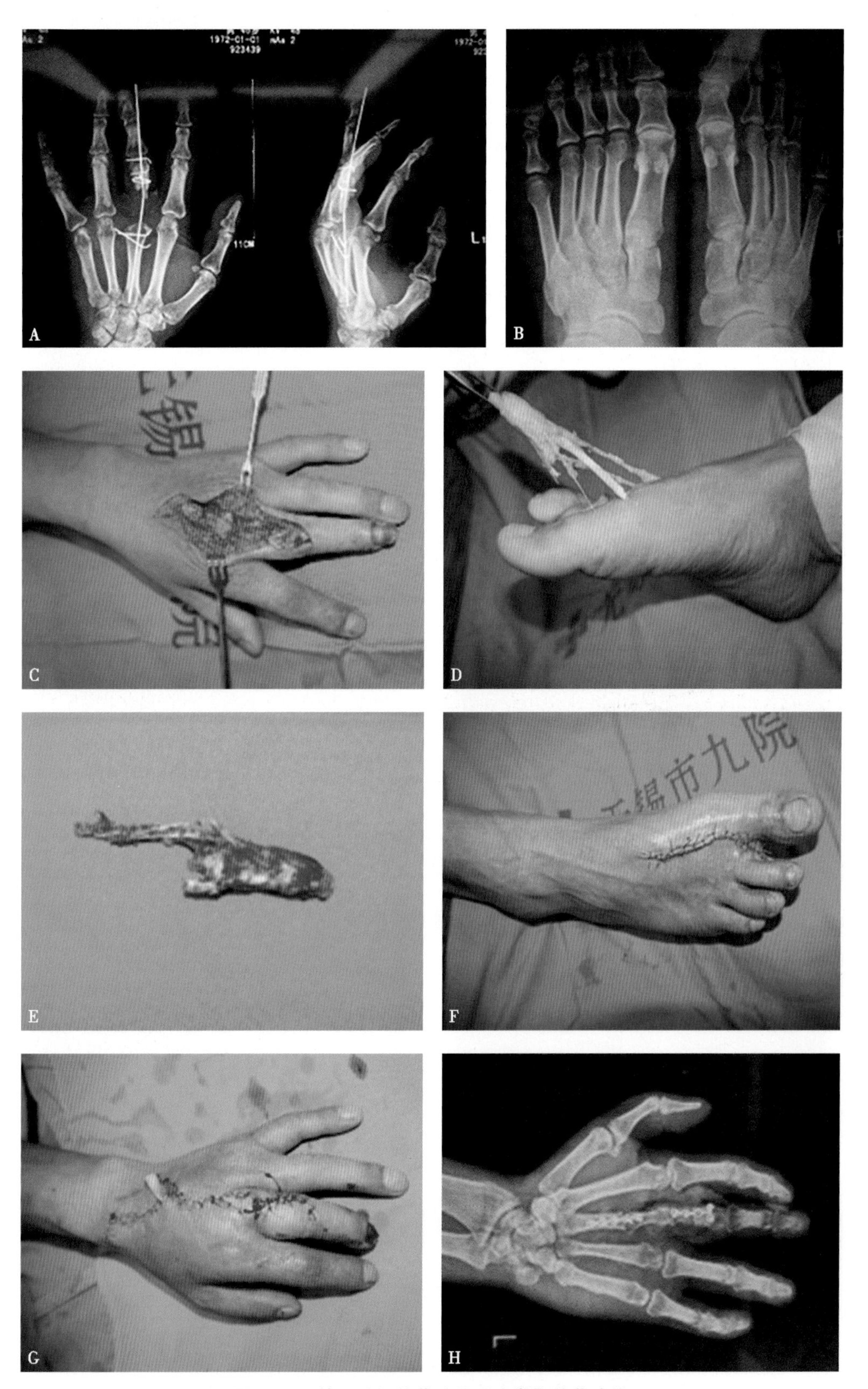

图 7-63 第 2 趾间关节移植重建掌指关节功能

A、B. 术前手部和足部 X 线片；C. 术中受区缺损情况；D. 关节游离；E～H. 移植关节骨骼固定，远、近端采用微型指骨钢板固定，术中行趾指神经吻合，指总动脉与第 1 跖背动脉吻合、手背静脉与大隐静脉吻合。

（1）手术设计：术前拍摄双手和双足的 X 线片，测量关节缺损的长度及掌指关节远近段分别缺损的长度。

（2）供区移植关节的解剖：设计时携带第 2 趾间关节组织瓣，同时携带两侧趾神经，解剖出同源的第 2 跖背动脉及足背静脉。

（3）受区各组织的显露：暴露受区缺损的关节，并测量缺损关节的长度。做手掌侧切口，解剖出指总动脉、指神经。

（4）受区缺损关节的重建：受区缺损关节的重建是手术成功的关键。对移植关节骨骼的固定，远、近端采用微型指骨钢板固定。肌腱缝合口远离移植关节，以免术后影响关节的活动度；术中行趾指神经吻合。血管行指总动脉与第 1 跖背动脉吻合，手背静脉与大隐静脉吻合。

病例 3：患者男性，20 岁，因机器伤致右手 PIP 关节毁损缺如，伴有桡侧皮肤软组织缺损。全身麻醉下行取第 2 趾间关节复合组织瓣移植重建右手示指近侧指间关节术（图 7-64）。

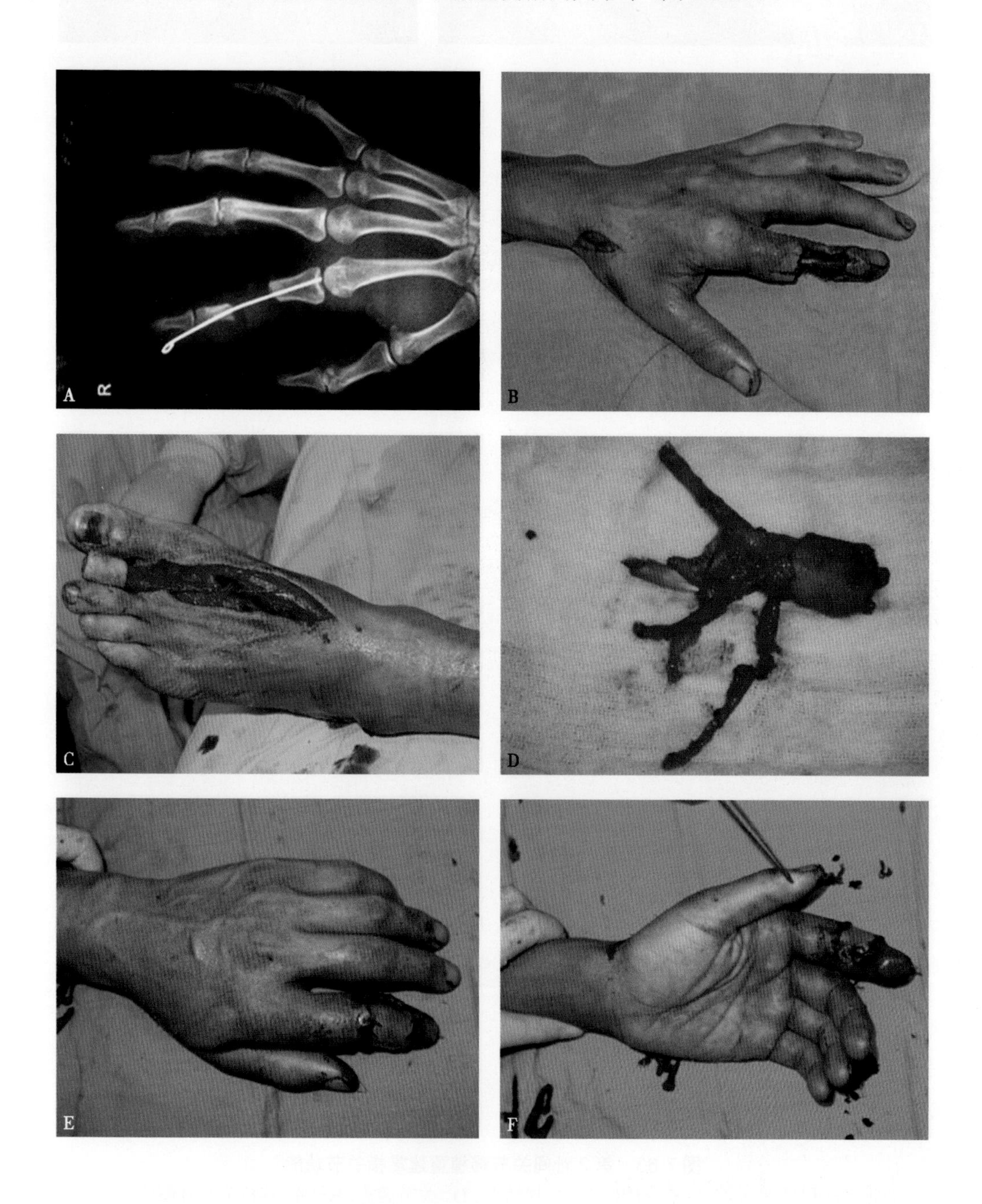

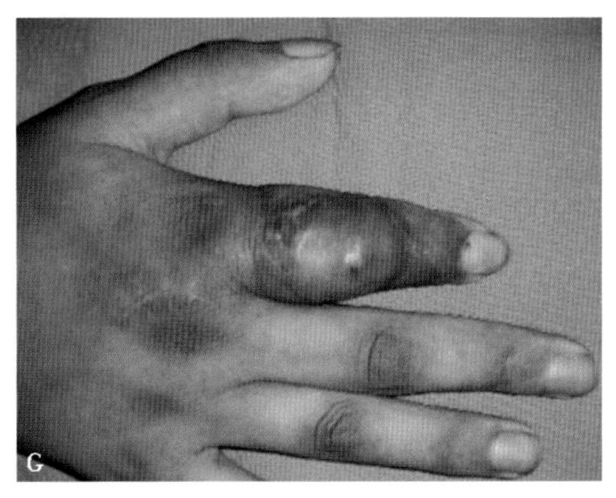

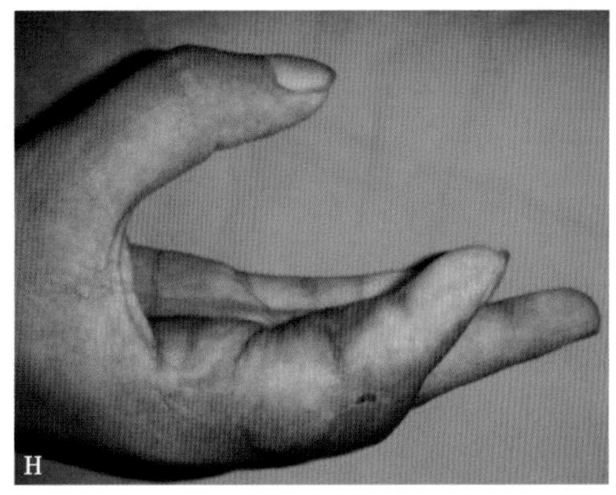

图 7-64 第 2 趾趾关节移植重建指间关节功能

A、B. 指 PIP 关节缺损，桡侧半组织缺损；C、D. 切取第 2 趾趾关节复合组织瓣，保留足够长度骨质、肌腱、神经及血管蒂；E、F. 血管行桡动脉与第 1 跖背动脉吻合、手背静脉与大隐静脉吻合，神经行趾指神经吻合；G、H. 术后 PIP 关节恢复部分功能，手指外形良好。

（芮永军 刘 剑）

三、拇指残端指骨延长术

拇指残端指骨延长提升后，恢复拇指的功能长度，且保持的残端皮肤的正常感觉，外形也有一定的保证，但拇指残端提升的长度有限，无指甲是其缺点。

适用于拇指残端瘢痕轻、皮肤较松软的Ⅲ度缺损者，不适宜拇指Ⅳ度以上缺损。

（一）残端帽状皮瓣加髂骨植骨

1. 切口设计 于掌指关节稍近端设计环形切口（图 7-65）。

2. 手术方法和步骤 上臂气囊止血带下，沿术前设计环形切口切开皮肤、皮下软组织及浅筋膜。仔细分离拇指两侧血管神经束及背侧桡神经皮支，并在深筋膜下向近端做潜性分离，使拇指残端皮肤呈帽状皮瓣提升，放松止血带观察皮瓣血液循环（图 7-66）。待皮瓣血运恢复后，咬除拇指残端硬化骨显露近节指骨髓腔，于髂前上棘后侧切取一长 3～4cm、宽 1cm、厚 1cm 的自体髂骨条，修成直径跟拇指指骨直径大约相等，将骨条远端修成圆面套入拇指残端帽状皮瓣内并向远端支撑起皮瓣，观察提升长度及皮瓣血运；当提升到一定长度后以不影响皮瓣血运为限，截除多余髂骨，近端修成栓状插入骨髓腔，用 1.0mm 克氏针贯穿固定髂骨于拇指近节指骨上。用帽状皮瓣及邻近软组织覆盖髂骨及指骨，取中厚皮片移植覆盖所有缺损创面（图 7-67），加压包扎石膏外固定，1 个半月后拔除克氏针后逐渐加强功能锻炼。

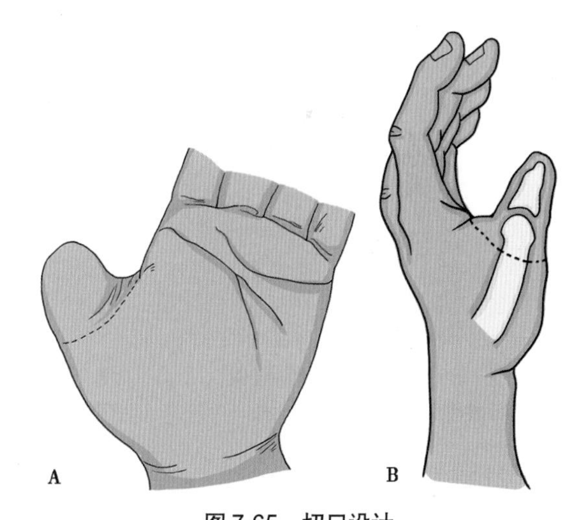

图 7-65 切口设计

A. 虚线示掌侧切口；B. 虚线示背侧切口。

3. 注意事项

（1）仔细分离，注意不要损伤拇指血管神经，尽量向近端游离足够长度，且尽量保证软组织完整性。

（2）拇指能延长的最大长度以植入的髂骨条不影响拇指帽状皮瓣血运为原则。

（3）应用帽状皮瓣，近端筋膜脂肪组织转移覆盖植入髂骨条方可进行皮片移植，加压包扎的力量以不影响拇指远端血运为原则。

（二）近节指骨自体延长加髂骨植骨

1. 手术方法和步骤 上臂气囊止血带止血，根据患者具体情况确定螺针和截骨部位及指骨延长器的

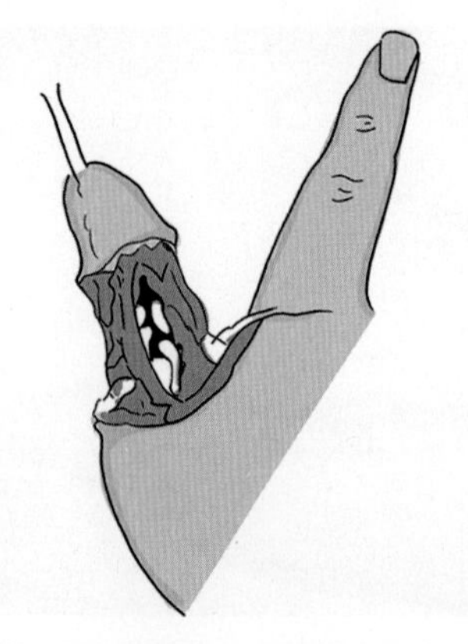
图 7-66 深筋膜下做潜性分离，使拇指残端皮肤呈帽状提升

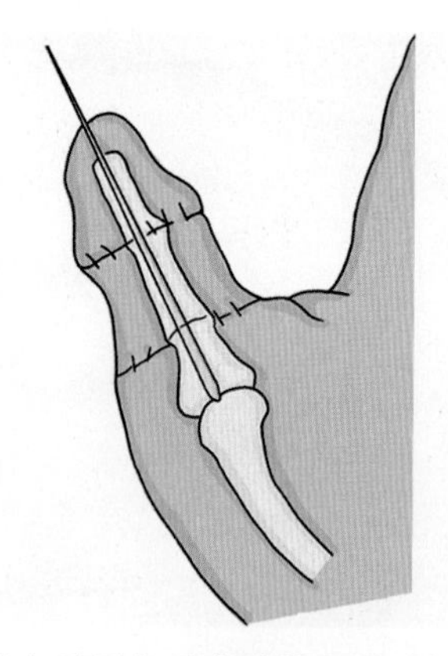
图 7-67 植入髂骨条后克氏针固定，缺损创面植皮

安装，用直径 0.80mm 克氏针钻孔，置入直径 1.00mm 螺纹针穿透两侧骨皮质（图 7-68），注意置入螺纹针之间应相互平行、处于同一平面并且垂直于所延长指骨的纵轴，于延长拇指螺纹针之间背侧做纵行皮肤切口，依次切开皮肤、皮下组织、肌腱、骨膜，仔细剥离部分骨膜，尽量保护骨膜的完整性，沿预先设计的截骨线钻一横排骨孔，用窄骨刀截骨，安装调整指骨延长器与露在皮外的螺纹针尾，逐层缝合切口，尽量修复骨膜。术后 1 周左右缓慢调整延长器延长指骨，以 0.50mm/d 的速度延长（图 7-69），每天分 2 次进行（图 7-70）。

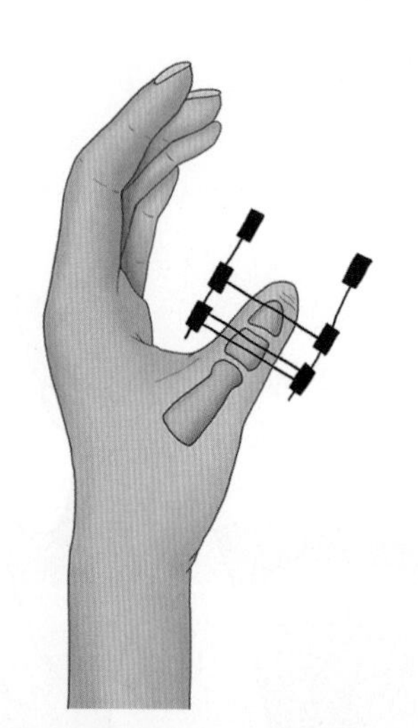
图 7-68 拇指近节指骨截骨，行微型外固定支架延长术

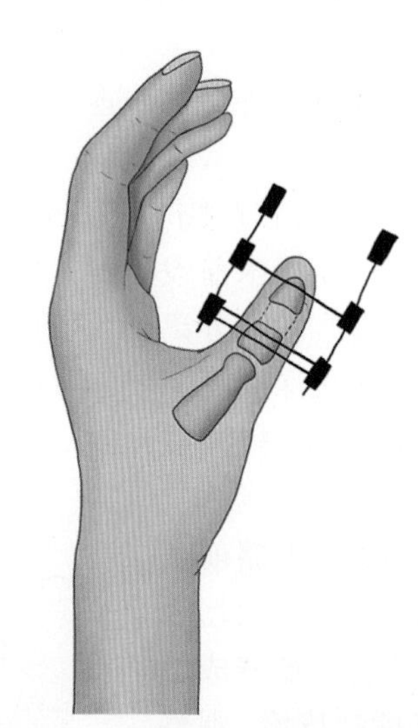
图 7-69 截骨术后 1 周左右缓慢延长外固定支架，牵拉延长指骨

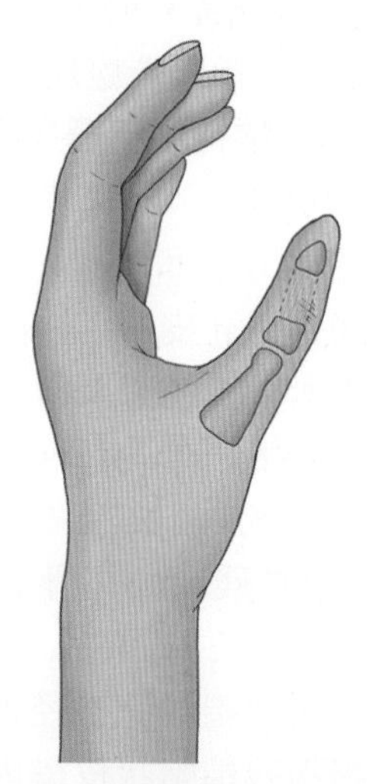
图 7-70 拆除微型外固定支架后拇指长度得到了延长

2. 注意事项

（1）指骨截骨平面尽量远离残端，保证远端指骨血液供应。

（2）截骨时应保留骨膜完整性及与残端皮瓣的连续性，避免损伤和过度剥离骨膜。

（3）控制好延长速度，防止延长过快导致骨不愈合，过慢导致骨折愈合无法再延长。

（4）术后定期复查 X 线观察骨折情况，并可根据 X 线情况随时调整延长速度。

（刘鸣江）

四、虎口加深术间接再造拇指

适用于拇指Ⅲ度拇指缺损并伴有虎口瘢痕挛缩的患者，不愿牺牲足趾或其他组织再造的患者。

（一）虎口 Z 形瓣改型

设计虎口处 Z 形改形切口加深虎口，适合Ⅲ度拇指缺损伴有轻度虎口瘢痕挛缩的患者（图 7-71）。

1. 手术方法和步骤　上臂气囊止血带止血，在虎口设计Z形切开，切开皮肤及皮下软组织，掀起两侧三角皮瓣，显露并切断拇内收肌横头，扩大并加深虎口，切断挛缩的拇内收肌条索，将2个三角皮瓣互换转移缝合皮肤，有缺损处予以植皮修复，加深虎口，相对延长拇指（图7-72）。

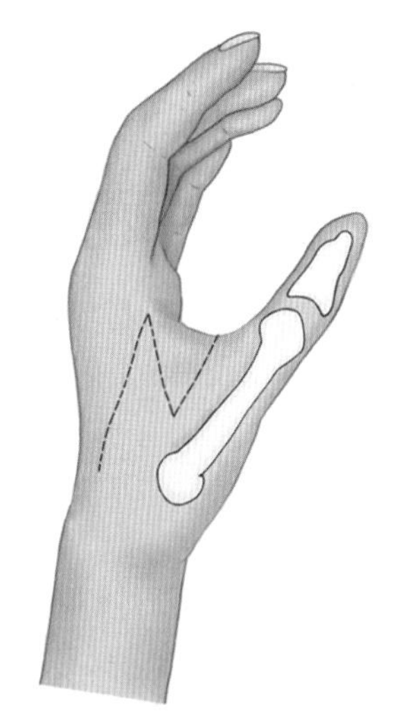

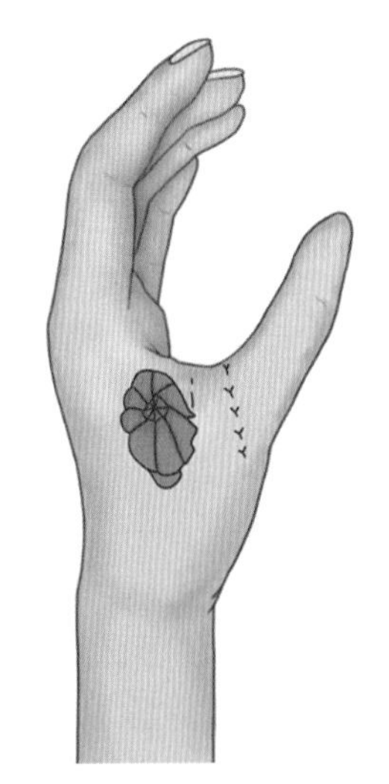

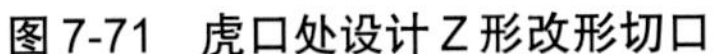

图7-71　虎口处设计Z形改形切口

图7-72　经皮瓣转移加深虎口，相对增加拇指长度

2. 注意事项

（1）Z形改形按正规切口要求设计，使边长对称，保证每个三角皮瓣有充分血液供应。

（2）为了加深虎口，可以切断拇内收肌横头，宜保留斜头，以维持拇内收功能。

（二）虎口开大加皮瓣修复

虎口设计纵向掌背侧切口，设计以前臂骨间背侧动脉为蒂的带蒂皮瓣或其他穿支皮瓣（图7-73）。

1. 手术方法和步骤　上臂气囊止血带止血，纵行切开虎口至第1掌骨中远端段，切除虎口处瘢痕，术中根据缺损创面设计以骨间背侧动脉为蒂的岛状皮瓣，切开皮肤，皮下分离，带入皮设计，观察穿支进入皮瓣后游离皮瓣，于穿支近端结扎并切断骨间背侧动脉，逆行游离皮瓣后通过腕背皮下隧道覆盖虎口缺损创面，皮瓣皮神经于桡神经浅支缝合，从而加大加深虎口，相对延长拇指长度（图7-74）。

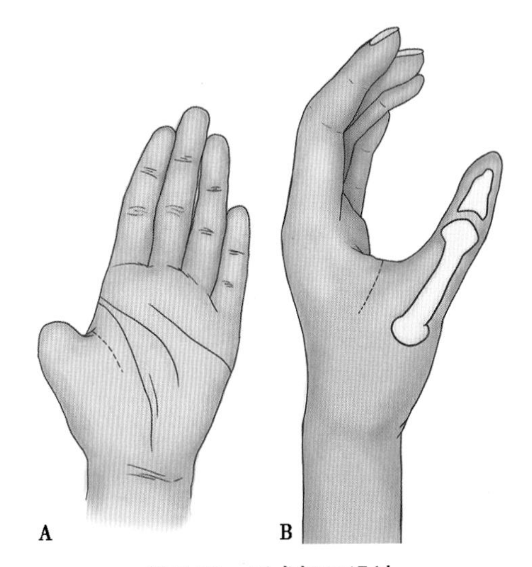

图7-73　手术切口设计

A. 虚线示掌侧切口；B. 虚线示掌侧切口。

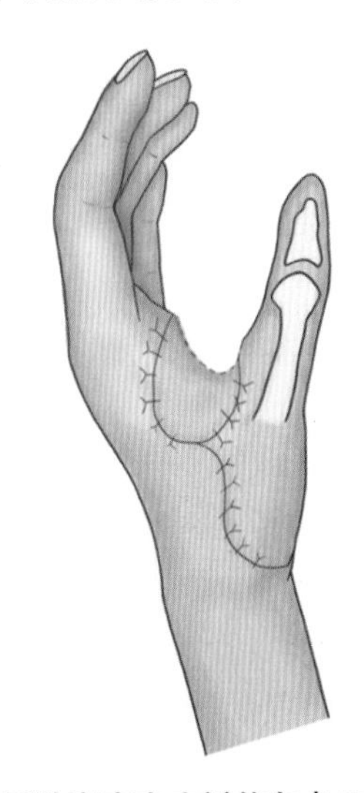

图7-74　用游离穿支皮瓣修复虎口缺损创面，间接延长拇指残端长度

2. 注意事项

（1）术中应将虎口瘢痕全部切除，最大限度地开大加深虎口。

（2）术中根据虎口缺损面积的大小设计游离穿支皮瓣，尽量修薄，除前臂骨间背岛状皮瓣外，可以选择旋股外侧动脉降支穿支皮瓣或上臂桡侧副动脉穿支皮瓣等修复缺损创面，皮瓣中携带皮神经与受区皮神经吻合，以利于恢复皮瓣感觉。

（3）术后应将虎口固定在开大位置，防止瘢痕再次挛缩。

（4）前臂骨间背侧血管近端切断前需要进行夹管试验，观察皮瓣血供充分再切断结扎。

（刘鸣江）

第九节 拇-手指再造术后血管危象的原因分析及防治

虽然足趾移植再造拇、手指术式及技术的不断发展和提高，但再造指的血管危象仍有较高的发生率，血管危象的发生和处置转归是影响再造指成功率的重要因素。若发现血管危象，及时、正确地处置，对再造指的成活率有重要意义。

一、血管危象的类型

血管危象分为动脉危象和静脉危象，根据病理又可分为血管栓塞和血管痉挛。临床上常见的血管危象包括动脉栓塞、动脉痉挛、静脉栓塞、静脉痉挛及动静脉均栓塞五种类型。血管危象既可发生在术中，也可以发生在术后，但以术后发生血管危象居多。

二、血管危象发生的原因

血管危象的发生机制和病理基础主要是血管痉挛和血管栓塞。血管痉挛如不能得到及时处置纠正必然会发展为血管栓塞，故血管栓塞是血管危象发生的主要病理基础。

诱发血管危象的因素很多，常见的原因有：血管因素；血管外机械物理因素；精神与环境因素；足部血管变异；术中操作不当导致血管损伤；血管吻合质量不佳等。每个病例可能是单一因素，也可能是多个因素同时存在危象发生导致。

1．血管因素　血管壁损伤、血管内膜损伤、血管张力过大。

2．血管外机械物理因素　是诱发血管危象最常见的原因，主要包括血管蒂卡压、迂曲、皮下血肿压迫、皮下隧道太小等。以上因素可造成血管的血流动力学改变而诱发血管危象发生，静脉尤其易因卡压出现静脉危象。

3．精神与环境因素　患者在术后存在精神紧张和睡眠不良，一般镇静药物不能很好纠正精神紧张和睡眠不足，易继发动脉顽固性痉挛。其主要原因是精神紧张和睡眠不足使交感神经异常兴奋，血中儿茶酚胺浓度增高，引起小血管平滑肌收缩，从而导致恶性循环。室温低、寒冷刺激也会导致血管收缩，造成血管痉挛。

4．术中血管损伤　术中对血管解剖过程中保护不足，操作粗暴，过度牵拉血管、钳夹血管均可以导致术中血管损伤。

5．血管吻合口质量不佳　小血管吻合技术水平是影响血管通畅率的重要因素。临床上常见的包含血管吻合是针距、边距不对称，血管壁内翻，吻合是把外膜带入管腔，血管张力大，两端口径差异大。

6．足趾血管变异　如足背动脉为GilbertⅢ型，血管解剖困难，游离过程中易造成血管损伤，导致血管危象；或需要桥接血管，增加血管危象发生的风险。

7．其他因素　吸烟、伤口疼痛等。

三、血管危象的临床表现

临床常见的血管危象主要是动脉痉挛、动脉栓塞、静脉栓塞三类。

1．动脉痉挛　发生原因是疼痛，血容量不足及低温。好发于近端血管。好发时间：术时或术后48小时后。临床表现：再造指肤色发白，毛细血管反应不明显或偏慢，饱满度不足，指端皮肤张力低，皮温较邻指低，但毛细血管反流始终存在。

2. 动脉栓塞　发生原因是血管内清创不彻底，管壁病变，吻合质量差，血流动力学紊乱及动脉长期痉挛。好发时间：术时或术后 1～3 天内，以术后 24 小时内多见。临床表现：再造指肤色发白，毛细血管反应无，再造指体饱满度不足，指端皮肤张力低，皮温明显低于邻指。

3. 静脉栓塞　常见原因是血管内清创不彻底，内膜损伤，吻合质量差，局部受压及感染引起。常发生于术后 1～3 天。临床表现：再造指肤色暗，发黑，或有花斑出现，毛细血管反应偏快，指腹皮肤张力高，有水疱生成，毛细血管反流最终消失。

四、血管危象的处置

拇 - 手指再造术后一旦发生血管危象，均应及时处理。血管痉挛，一般发生在手术后 3 天内，一旦发生应立即将患手置于低于心脏平面，拆除部分伤口缝线，用烤灯加热肢体。滴注罂粟碱有助于缓解痉挛，此外可用 2% 的利多卡因间断注入开放的伤口处或区域阻滞麻醉有助于缓解痉挛；然而如果观察 1 小时血运仍未恢复，血管持续痉挛或吻合口血栓，应立即进入手术室探查血管。处置方法包括解痉、解除卡压、重新吻合、静脉移植及植皮等，有些情况下血管外膜松解不全或小的血肿也可导致局部痉挛，一旦血管外膜完全切除或血肿清除，痉挛即可缓解。在第 2、3 趾复合移植中，如果动脉供血不足是由于近端血流不足，可用保留的第 2 趾或第 3 趾的趾底动脉做第二个动脉吻合。如果探查不及时，处理不当，其后果是难以设想的。探查术前必须向患者及亲属交代再次探查及坏死的可能性。探查术后的处置也很重要，患者经过长时间手术，术后发生血管危象又经手术探查，导致精神紧张、睡眠欠佳、甚至烦躁、悲观；儿童因害怕常哭闹不安。为了预防因心理、精神因素及睡眠欠佳等导致危象再次发生，除术后使用镇痛泵外，及时采用适量冬眠合剂，使患者充分入睡，持续应用 3～5 天再酌情处理，是预防术后再次发生血管危象的一项有效措施。

五、血管危象的预防

血管危象的预防贯穿术前、术中及术后等多个环节。

术前详细询问病史，了解患者的精神状态、睡眠情况及吸烟史，认真解答患者提出的问题，消除其各种顾虑，对吸烟者应嘱其戒烟，病区禁烟。充分讨论，合理设计手术方案。

解剖、游离足趾过程中应小心、仔细、轻柔，防止损伤血管，尤其对血管有变异时，术者应沉着冷静，小心解剖，顺藤摸瓜，采取各种应对措施仔细切取足趾组织，足趾解剖过程中，不宜带过多皮下组织，尤其血管蒂周围应尽可能少带组织，若近趾体处血管蒂周围组织过多，应在手术显微镜下清理，避免足趾与受区皮肤缝合时张力太大；对两血管断端认真地清创，剥离吻合口附近外膜外组织，避免吻合时带入管腔内；保证针距、边距对称，垂直进、出针及血管内膜外翻或平整对合；避免血管张力下吻合以及血管蒂过长迂曲或扭转，防止动、静脉之间错误吻接，准确无误地缝合每一条血管。贯通皮下隧道操作应轻柔，防止隧道内出血，隧道要直、宽敞；血管蒂通过处要有良好软组织保护，并有良好皮肤覆盖；皮肤缝合无张力，保证皮缘外翻，防止皮缘卡压血管。

术后病房应光线充足，空气新鲜，清洁、安静，室温恒定，给患者以良好的休息环境，不要饮用含可可或咖啡因的饮料，避免焦虑情绪。注意肢体保暖，制动，避免过度干扰患肢，减少血管的激惹，维持血压、补液充足、持续镇痛。

功能性再造时，通常移植两个足趾再造手指，多件组织组合移植给血管的通畅性带来挑战。为减少或避免血管危象的发生，术中应注意：利用桡动脉远端、近端分别与双足趾足背动脉吻合，确保各趾单独供血；桡动脉远端供血不良时，桡动脉近端与桡侧再造手指的足背动脉吻合，并利用其足背动脉发出的足底深支作为供血动脉，与尺侧再造手指的趾足背动脉吻合；建立静脉回流时要尽可能确保每件组织至少有一条独立的回流静脉；头静脉、贵要静脉往往有多个属支，均可作为回流静脉与足趾大隐静脉吻合；若受区静脉条件不佳时，建立其中一指静脉回流后，将其大隐静脉属支作为回流血管与另一指静脉吻合；必要时可利用尺动脉、腕背静脉或伴行静脉作为受区血管；闭合伤口或隧道时注意彻底止血，疏松缝合伤口，防止局部压迫。

修饰性再造时，往往采用趾-指动脉吻合，由于血管更细、更靠近创面，则发生血管危象的风险更大。术中应注意：血管必须清创至完全正常平面，有损伤的血管段必须切除；血管吻合口必须远离创面，将其置于正常软组织床中；防止动脉、静脉、指神经互相扭转及交叉卡压，避免造成血流障碍。

（刘承伟）

第十节　康复锻炼

一、早期康复

随着社会的进步，手指不仅是劳动功能上的需求，外形美观也不容忽视。与此同时，足趾的外形美观要求也在不断提高。手指再造是修复手指缺损的最佳方法，程国良提出：足趾移植再造拇指和手指外形的修饰理念，使手术方法不仅仅只关注功能概念，更要求具有外形和美学的理念。每例成功、完美的再造，不仅需要手术医师精心设计，而且充分的术前准备、术后康复、护理也至关重要。

选用足趾组织移植再造拇、手指不论选用何种内固定方法，术后应及时行康复锻炼，才能获得良好的功能。对手指再造术后的康复，首先强调积极的早期处理。再造手指术后血液循环的观察、手的位置正确放置、疼痛的缓解、肿胀的减轻、瘢痕的预防与治疗，定期随访和规范的康复指导，并在治疗过程中给予相应的人文关怀，从而使患者及家属能够更好地配合治疗，及早恢复健康。以提高患者的生活质量，尽早回归社会。

（一）术前康复

1. 心理护理　多数患者会因为担心再造手指是否能够存活、功能是否能够恢复，往往表现为烦躁、焦虑、恐惧，我们在接诊时，应给予同情、关心、体贴。并用简单易懂的话语进行康复宣教，同时介绍成功病例，让患者以最好的心态进行接下来的治疗。

2. 康复宣教　让患者了解手术后详细的康复计划，指导患者术后体位的正确摆放，下肢深静脉血栓的预防，未受伤关节的主动运动，踝泵训练等。

3. 加强与手术医师的沟通　手指再造术前，康复治疗师根据患者手指损伤程度的分型、手术方式的选择，与手外科医师共同为患者制订安全有效的康复方案。

（二）术后早期康复

1. 术后1～7天

（1）观察血运：术后除观察全身情况外，主要观察再造手指和足部皮瓣的血运情况。血管危象大致发生在术后3天内，尤以术后24小时为发生高峰。应严密观察再造指和足部皮瓣的皮温、颜色、局部张力及毛细血管反流情况，并与健侧对比，30～60分钟观察1次，发现异常及时报告医师。

（2）预防深静脉血栓：深静脉血栓属静脉回流障碍性疾病，好发部位为下肢。预防措施有：①术后抬高患肢时，不要在腘窝或小腿下单独垫枕，以免影响小腿深静脉回流；②足部皮瓣切取后，指导患者股二头肌、股四头肌和臀大肌等长收缩训练，有助于增强“肌泵”功能，促进下肢静脉血液回流，同样有助于深静脉血栓的预防；③健侧下肢采用气压治疗，每日2次，每次30分钟。气压治疗的原理是将产生的脉动气流经气管流进紧缚于肢体治疗处的气囊气室中，随着气囊内压力的不断升高，可产生大面积的挤压，该挤压的刺激可作用于深部肌肉组织，血管及淋巴管，提高血流速度，局部血流量增大，提高氧气和其他各营养成分供给，加速新陈代谢，有效预防下肢静脉血栓的形成。

（3）肿胀的控制：①体位的安置：术侧肢体制动，术后需绝对卧床休息7天，患肢固定，置于心脏位置或略高于心脏15°，有利于静脉回流。若患肢过高会影响再造拇指和足部皮瓣的血液供应，过低则不利于静脉回流。向患者解释术后绝对卧床休息的重要性，要取得患者的配合。②主动运动：主动运动是最有效的消肿方法，利用肌肉收缩时产生的“唧筒效应”可以有效促进组织间液的回流、消除肿胀。术后1周，患者再造手指血运正常，指导患者未受伤关节的主动活动。

（4）注意事项：①保暖：病室室温保持在25℃左右，湿度60%～70%为宜。术区局部烤灯保暖，采用

40～60W 烤灯，灯距 35～45cm 为宜，避免冷风直吹。②戒烟：严禁患者吸烟或被动吸烟，病房保持无烟状态。因烟草中的尼古丁等物质可直接造成血管痉挛导致再植失败。

2. 术后 8～14 天

（1）支具固定：术后肢体固定得妥善与否，将直接影响手术的成败，固定的目的是使皮瓣不易撕脱，蒂部不发生折叠、扭转。佩戴支具的原则：应当将关节保持在避免肌腱和神经血管束修复部位有张力的位置。

（2）主动运动：卧床 1 周后再造拇、手指和皮瓣成活后，即指导患者进行以下活动：①未受伤手指的屈伸主动活动；②肩关节的外展、内收、前屈、后伸主动活动；③肘关节、腕关节、前臂旋前、旋后主动活动；④膝关节的伸屈，踝泵运动。

（3）物理治疗：①红光治疗：再造拇、手指及供区皮瓣成活后，经手术医师的同意可以开始伤口护理。如果皮瓣受区或供区缝合边缘出现少量渗出，可以使用红光照射。红光照射最佳距离为 10～12cm，每天 2 次，每次 20 分钟。红光治疗仪的光源可产生高能窄谱光，发射的波长光纯度高且热量低，具有改善血液微循环、消炎、止痛、消肿，促进肉芽组织细胞再生及渗液吸收，且具有促进上皮细胞、成纤维细胞的再生与损伤毛细血管的修复，加速切口愈合，减轻愈合过程中疼痛。②磁疗法：Bassertt 等认为，电磁场在骨愈合中的作用主要是对钙盐产生动力学影响，从而加速组织钙化。脉冲电磁场能抑制炎症介质的致炎作用、增加细胞通透性、促进水肿吸收。治疗时间 60 分钟，每日 1 次，有心脏起搏器者禁用。注意事项：①使用时红光治疗仪不能直接接触患者，避免交叉感染；②叮嘱患者勿肉眼直视红光；③带有心脏起搏器的患者慎用。

3. 术后 15～21 天

肿胀的控制：

1）抬高患肢（同上）。

2）徒手淋巴引流技术：手淋巴引流技术为基于淋巴系统的结构，沿着特定的方向在皮肤上移动的一种轻微的按摩治疗技术。淋巴引流的操作参照 Föeldi 的方法，患者平卧位，患肢略高于心脏，沿体表淋巴系统分布和淋巴回流途径做原地揉动、挤压、腕部运动、回旋动作等。①患侧上肢治疗顺序：先按压区域淋巴结（锁骨上、腋窝），然后按上臂 - 前臂 - 腕部 - 手部引流区域的淋巴管走向做按摩。②供区下肢治疗顺序：先按压腹股沟区域淋巴结，然后按大腿 - 小腿 - 踝关节 - 足部引流区域的淋巴管走向做按摩。通过上述治疗促进周围淋巴液向中央淋巴系统的回流，达到减轻和消除患病肢体组织水肿的作用。治疗过程约需 1 小时，每天 1 次。

3）向心性按摩：向心性按摩可以减少充血，减轻水肿，对患肢进行由远端向近端的肢体按摩，用轻度到中等的力量，可以促进组织液向心脏回流。

4）自粘带缠绕：用自粘绷带缠绕皮瓣部位（伤口稳定，没有出血和渗出）。从远端向近端螺旋形缠绕，自粘带的后一圈要绑在前一圈宽度的 1/2 上，缠绕时压力≤30mmHg，压力过大会影响皮瓣处的血液循环。自粘带缠绕时应露出指尖，方便观察末梢血供。

（三）瘢痕防治

瘢痕防治一直是现代医学的难题，增生性瘢痕不仅影响美观，甚至导致功能障碍，严重影响患者的身心健康。瘢痕形成原本是创面修复的重要生理过程，但过度增生则是病理生理过程，是创伤外科的重要并发症。瘢痕控制可分为预防和治疗两部分。预防应从创伤发生时开始，目的是减少瘢痕发生，其重要性不亚于治疗。

1. 瘢痕预防

（1）手术或创伤之后应立即采取措施预防瘢痕，其中良好的外科手术操作和预防术后感染至关重要。

（2）硅凝胶膜应作为瘢痕的一线预防措施，在伤口上皮完全修复后尽早使用，持续至少 1 个月。

2. 瘢痕治疗　未成熟瘢痕的发展趋势是逐渐消退还是继续增生，早期判断非常困难。但如果红斑持续 1 个月以上，成为增生性瘢痕的可能性极大，应该采取正确的治疗措施。

（1）压力治疗：压力治疗主要对活动期的瘢痕有效，伤口愈合早期应用压力治疗有助于减轻增生性瘢痕的形成，一般在创面愈合后早期，越早越好。因早期胶原纤维间粘连较轻，愈合6个月后疗效降低。压力研究表明，压力可减少胶原形成，促进胶原分解，使螺旋状胶原束转变为平行排列，从而更接近皮肤正常弹性。加压的压力应超过毛细血管固有压力3.20kPa，但必须小于4.00kPa，否则会减少外周血液循环。治疗时间每天应在18～24小时，持续时间4～9个月。

（2）支具治疗：白天功能锻炼，夜间将关节处于功能位或对抗挛缩位固定以巩固白天治疗效果，防止术后瘢痕挛缩畸形的再次发生。

（3）外用药物：在进行一系列功能锻炼治疗的同时，辅助一些外用的防止瘢痕增生的药物，效果会更好。

（4）激光治疗：激光治疗具有精度高、创伤小、操作方便等优点。激光治疗是运用激光造成瘢痕可控的有限损伤，刺激机体启动再生修复程序。其主要机制包括去除瘢痕组织、损伤与抑制瘢痕内的血管组织、抑制纤维组织生成和过度增生、诱导Fb凋亡、促进瘢痕内胶原再生与重建。有研究表明，二氧化碳点阵激光和2 940nm铒点阵激光都对瘢痕挛缩有治疗效果，且二氧化碳点阵激光疗效更佳。

（5）手法按摩：以不同程度的手部压力作用于皮肤及皮下组织来放松皮肤、改善循环、减轻疼痛，可以软化增生性瘢痕。

（6）物理治疗：在创伤早期适时有效地应用各种物理因子处理创面，可以有效地预防或减轻瘢痕的增生。瘢痕的物理治疗不是创面愈合后才开始，而应始于创伤之后，贯穿于整个治疗过程之中，直到患者康复。①等幅中频正弦电流疗法：是指应用频率在1 000～5 000Hz范围内的正弦电流进行治疗的方法，又称为音频电疗法。它对烧伤和创伤后瘢痕有明显的镇痛、止痒和消炎消肿作用，有较好软化瘢痕和松解粘连的作用。②超声波疗法：超声波为20 000Hz以上的声波，超声波作用于人体后对组织产生微细按摩作用、温热作用、具有软化瘢痕的作用。

（四）供足下肢步态训练

近年来，足趾移植再造拇、手指已经成为手指外伤或先天性缺如再造不可替代的方法。再造术对患者供区的影响也逐渐被大家认识和重视。Stupka等的随访结果不容乐观，33%的患者存在静态负重障碍；67%的患者存在动态负重障碍；83%的患者存在瘢痕问题；33%的患者必须穿增加了软鞋垫的矫形鞋。此阶段康复的目标为减轻步行疼痛，恢复关节软组织的活动性，增加下肢和踝关节力量，增强本体感觉，逐步恢复正常步态。

拇-手指再造手术后康复治疗的目的是最终恢复和保持手的良好功能。这就需要在为患者修复与重建手的解剖结构与外形的同时，有计划地进行系统、科学的康复治疗。

二、中后期康复

手指再造术后康复治疗计划需要在详细了解病史及手术的类型后进行制订。因考虑皮肤、神经、肌腱、血管的愈合问题，中后期的康复治疗往往于再造术后3周后开始进行。

（一）术后4～6周康复治疗计划

1. 被动活动改善手指的关节活动度　此时患者伤口已基本愈合，即便合并肌腱的缝合，也已具有一定强度，但此时期缝合的肌腱仍有较高的断裂风险。因此，被动活动关节时力度要尽量柔和，同时需减少多关节同时做屈曲活动或伸展活动，以此来减少肌腱缝合处的张力。例如：被动屈曲拇指的指间关节时，可保持掌指关节、腕掌关节、腕关节均处于伸直位。另外，我们还可行关节轴向的牵引与挤压以增加关节液的流动，从而促进关节软骨的营养。

2. 主动活动改善肌腱的滑动性　此时期可指导患者行手指的主动屈伸活动。但不可抗阻力，每次屈伸时需要于主动屈伸角度最大位置保持10秒，然后再放松。但是需根据患者术前的肌力情况来指导患者进行屈伸训练。对于术前肌力较强的患者需叮嘱患者在主动最大屈伸位置保持时避免用力过度，以免造成肌腱的再次损伤。对于术前肌力较弱的患者，可叮嘱其在主动屈伸角度最大位置保持时可用较大力量。

3. 手指感觉保护及感觉再训练　此期因再造手指的痛温觉还未恢复，应注意防止冻伤、烫伤及擦伤。

可指导患者通过视觉来代偿手部的感觉。对于感觉再训练，我们要遵循感觉恢复的顺序进行。正常的顺序为：痛觉和温度觉→30Hz振动觉→移动性触觉→恒定性触觉→256Hz振动觉→定位觉→两点辨别觉→实物辨别觉。同时对于患者的感觉恢复至何种程度，需要进行仔细地康复评估，以达到更精确的治疗目的。

针对温度觉的恢复，可使用玻璃瓶分别倒入10℃左右的冷水与40℃左右的热水。然后，使用感觉异常的皮区接触不同温度的两瓶水，可于闭眼下仔细感受冷热不同的感觉。

对于触压觉的恢复，可用铅笔橡皮头触压需要感觉再训练的皮肤区域的不同部位。先通过睁眼观察，再闭眼感受所受刺激的位置，如此反复直至患者能准确指出所受触压的位置。对于静止性触觉恢复的患者，可进行移动性触觉的训练，使用棉签或者铅笔橡皮头轻轻划过感觉异常的皮区。患者可先于睁眼下感受划过的感觉，然后于闭眼下再进行，感受棉签或者橡皮头划动的方向，不断重复以加强患指的移动性触觉。

另外，可将感觉异常的皮区接触材质软硬不同、表面粗糙不等、形状各异的物体。训练时仍然是从睁眼到闭眼，然后再到睁眼，不断反复训练使患者学习掌握各种不同的感觉，从而训练患者的实物辨别觉。

部分患者在感觉恢复过程中会出现感觉过敏的现象。我们需要指导患者行感觉脱敏训练。指导患者使用柔软的毛巾不断摩擦感觉过敏区域，随着患者敏感程度的下降可逐渐增加摩擦的粗糙程度。但是，对于感觉过分敏感，使用软毛巾擦拭仍感觉难以承受的患者，可指导其戴上薄手套或使用自粘绷带包绕住感觉过敏区域再进行擦拭。当敏感程度降低后再直接于皮肤上行软毛巾擦拭。另外，我们还可指导患者将患手接触不同质地的织物棒或将手放入装有大小、质地不同的颗粒的盒子内进行搅动，训练时也需从稍能耐受的刺激开始。

为了加强感觉再训练的效果，可指导患者结合镜像疗法进行感觉再训练。镜像疗法又称镜像视觉反馈疗法，是利用平面镜成像原理，将健侧活动的画面复制，通过视错觉让患者想象镜中活动的是患侧，从而重塑大脑内的功能。

4. 疼痛管理　对于没有伤口但锻炼后有手部胀痛的患者，可行冷热水交替浸泡的方法以促进血管的舒缩能力，从而消肿、止痛。此方法要求使用的冷水温度为10℃～12℃，热水温度为40℃～42℃。每次将患手浸于冷水中10分钟，然后再浸于热水中10分钟，最后再浸于冷水中10分钟。为了缓解疼痛，我们还可进行经皮神经电刺激治疗（TENS）及双氯芬酸超声波下透药治疗等物理因子治疗。

5. 瘢痕的软化　瘢痕增生可导致软组织的粘连，尤其是靠近关节处的瘢痕增生将影响关节的活动范围。因此，需要指导患者对瘢痕进行按揉。按揉时要注意力度和时间，尽量为多频次、短时间按揉，以免引起瘢痕处皮肤破裂。指导患者按揉时，需要叮嘱患者切勿只将注意力集中于瘢痕处，需要沿着瘢痕一圈均要进行按揉。因为瘢痕周围也将会有渗出，如果不进行按揉，周围也将机化变硬，从而影响手指的活动度。

对于大部分患者来说，坚持几天的瘢痕按揉后，可能会跟医师反映瘢痕处出现了小的水疱，此时患者将会自动暂停治疗来咨询医师。对于这种情况，我们需要告知患者继续行瘢痕周围软组织的按揉，瘢痕处暂时先停止按揉，平时可用自粘绷带进行缠绕以施加压力，数天后，瘢痕的这种张力性水疱将会被慢慢吸收。但是，也有部分患者会等到水疱破裂后才会来复诊。此时，我们需要叮嘱患者皮肤破损处切勿进行瘢痕的按揉、压力治疗等，可辅助行光子治疗以促进伤口愈合。

6. 内固定方式及肌腱缝合与否对康复治疗的影响　根据再造手术时骨的固定方式的类型，此期的功能锻炼也应有所不同。

如骨的固定是克氏针内固定，此期中可能还未将克氏针拔除。因此，被动活动时需要考虑是否有相邻关节被固定。同时，主动锻炼时也需注意，防止克氏针反复受力后导致疲劳断裂或变形。即使在注意的情况下，很多患者仍可能会因为关节的活动导致克氏针的移位。

如骨的固定方式选择的是钢板内固定，因钢板强度较克氏针强，而且对于关节的影响较小，对于这类患者此期的活动强度可稍强。

对于再造手术中未涉及骨与肌腱的手术，关节活动时不需要考虑肌腱受张力的情况，同时也不需要考虑再次骨折的风险，此时的功能锻炼强度可较强，尤其是关节的被动活动时可进行多关节的复合屈曲与伸展。另外，主动关节活动训练时可进行抗阻力训练，但是对于感觉减退区域的皮肤与新鲜瘢痕处需防止长时间抗阻训练时因摩擦引起的水疱或者皮肤破损。

（二）术后7~8周康复治疗计划

1. 被动活动　此期缝合的肌腱已可抵抗一定的强度。被动活动时可进行手指的复合性屈曲和伸展训练，但强度不可过大，以免引起肌腱的再次断裂。进行复合性屈曲与伸展训练时，需叮嘱患者用力时尽量柔和，避免突然发力。同时根据软组织的蠕变特性，需要叮嘱患者于自我感觉比较疼痛时或感觉阻力明显时停止继续发力，并在此位置保持一段时间，然后再放松，休息几秒后再继续此动作。除了复合性动作，上一时期的单关节活动仍可进行。此时，单一关节的被动活动强度可较强，仍然需要在疼痛或者阻力感较强时维持一段时间再放松。

2. 主动活动　可指导患者行小负荷的抗阻运动以促进肌力的改善，如使用质地较软的治疗泥等。可针对性地设计一些作业活动训练，如拧螺丝、捡豆子、插木棒等。训练时尽量从简到难，训练阻力不可过大。因肌腱滑动性受限，患者进行屈伸手指时往往会表现为近端相邻关节活动幅度更明显，而远端关节活动较少。此时，可指导患者行关节锁定训练。具体方法为：指导患者用健侧手固定住再造手指的近端关节，使其进行屈伸活动时，不再出现关节活动，此时肌肉收缩产生的力将更多作用于远端关节的活动，从而改善手指远端肌腱的滑动性。

3. 瘢痕的软化　可通过瘢痕的按揉、支具的牵伸、压力治疗及物理因子治疗等进行软化瘢痕治疗。以上综合性的保守治疗如果效果不佳，还可对瘢痕行激素与干扰素的注射治疗。其原理为抑制瘢痕组织的成纤维细胞的生长。

注意事项：对于记忆力较差的患者，他们往往会混淆锻炼的频次、维持时间及每次锻炼的次数，因此，我们进行指导时尽量以最少的锻炼动作达到最大的治疗效果。同时，频次、时间、次数都需要尽量统一，以免引起患者的记忆混乱。如尽量使用TENS原则，每个动作要求保持10秒，每个动作做完休息10秒，连续做10个，每天做10次。

（三）术后9~12周康复治疗计划

1. 被动活动　患者手指关节活动度如仍有问题，此期可行较大强度的被动牵伸训练，牵伸时间可保持一段时间以达到更好的效果。对于掌指关节屈曲受限的患者，我们可为其制作掌指关节屈曲牵伸支具，并指导其每两个小时持续佩戴20～30分钟，每天使用4～5次。

对于指间关节屈曲受限的患者我们可指导患者使用弹力绷带行拳击手套式的捆扎。该方法的维持时间和频次：每两个小时捆扎20～30分钟，每天使用4～5次。此时，若复合有掌指关节屈曲受限，可配合掌指关节屈曲牵伸支具一起使用。

2. 主动活动　使用质地较硬的训练泥或者手指训练器进行较大负荷的抗阻训练。参与各项作业活动训练，但是仍不建议搬运或者长时间单侧患手拎较重的物品，以免因肌力及肌耐力的不足引起二次损伤。

此期可加强手指的灵活性与协调性训练，同时可为回归正常生活、工作而进行个性化设计的作业与职业功能训练。

3. 瘢痕的软化　此期继续行瘢痕的软化治疗，尤其是夜间需全程使用压力治疗。

（施海峰　赵玲珑　王　骏　吴晓亚）

主要参考文献

[1] 顾玉东，王澍寰，侍德. 现代手外科手术学[M]. 上海：复旦大学出版社，2018.
[2] 王澍寰. 手外科学[M]. 3版. 北京：人民卫生出版社，2011.
[3] 韦加宁. 韦加宁手外科手术图谱[M]. 北京：人民卫生出版社，2003.
[4] 程国良. 手指再植与再造[M]. 2版. 北京：人民卫生出版社，2005.
[5] 芮永军，寿奎水，张全荣，等. 组合组织移植修复复杂性手外伤[J]. 中国修复重建外科杂志，2005，19(7)：514-516.

[6] 施海峰，芮永军，许亚军，等. 足趾复合组织联合皮瓣重建拇指缺损[J]. 中华手外科杂志，2012，28(1)：29-30.
[7] 孙文海，王增涛，仇申强. 手指Ⅳ～Ⅵ度缺损的全形再造[J]. 中华显微外科杂志，2011，34(4)：269-271.
[8] KOLLITZ K M，TOMHAVE W，VAN HEEST A E. Change in Hand Function and Dexterity with Age after Index Pollicization for Congenital Thumb Hypoplasia[J]. Plast Reconstr Surg，2018，141：691-700.
[9] 黄东，牟勇，吴伟炽，等. 指尖部缺损修饰性再造[J]. 中华显微外科杂志，2010，33(2)：153-154.
[10] 张丹妹. 红光治疗仪在骨科应用的临床观察[J]. 临床合理用药，2017，6(10)：149-150.
[11] 徐道明，郭海英，张丽丽. 创伤及术后肢体肿胀的康复治疗进展[J]. 中国康复医学杂志，2011，26(2)：131-132.
[12] 黄国锋，夏照帆. 瘢痕防治的临床方案及国际推荐意见[J]. 中华烧伤杂志，2011，27(3)：240-242.
[13] 朱希山，赵春华. 病理性瘢痕治疗进展[J]. 中华烧伤杂志，2007，23(5)：392-395.
[14] TANDARA A A，MUSTOE T A.The role of the epidemis in the contml of scarring：evidence for mechanism of action for silicone gel[J]. J Plast Reconstr Aesthet Surg，2008，61(10)：1219-1225.
[15] CHOI J E，OH G N，KIM J Y，et al.Ablative fraction laser treatment for hypertrophic scars：comparison between Er：YAG and CO_2 fractional lasers[J]. J Dermatolog Treat，2014，25(4)：299-303.
[16] 党瑞，易南，石梦娜，等. 超声波联合手法按摩治疗深度烧伤患者增生性瘢痕瘙痒的效果观察[J]. 中华烧伤杂志，2016，32(7)：426-428.
[17] 丁健，杨景全，吴志鹏，等. 手部脱套伤的分型和术式选择[J]. 中华显微外科杂志，2015，38(6)：557-560.

第八章 显微手功能重建

手功能是人类肢体诸多功能中最重要的，而因创伤、先天畸形所导致的手功能的部分或全部丧失，对患者工作和生活带来极大的不便，手功能重建一直是从事手、显微外科专业医师的动力所在。

区别于以往对损伤后连续性的恢复，显微手功能重建更着重于手部软组织，包括肌肉、神经、皮肤以及骨关节缺失后的功能重建，比如传统的再造仅仅是复合组织的移植，而显微手功能重建则更着重于在再造的基础上对外观的改善，关节屈伸活动的改善，伸屈肌腱的匹配以及对掌功能、内在肌功能、感觉功能的重建。再比如，以往的断肢（指）再植局限于肢体的成活，而显微手功能重建则在此基础上利用功能性肌肉移植、骨延长、损伤关节的重建等利用显微外科技术的复合手段，使经过显微重建的再植肢体更接近于正常的肢体功能，这需要在传统手显微外科技术上紧跟学科发展的前沿，利用更新的显微外科及其他交叉学科的新技术，来应用于功能重建的领域，使我们对手功能的重建达到新的水平。

关注于手功能重建，不仅仅有早期的神经修复、肌腱修复及骨关节修复的内容，更重要是在早期修复不良的基础上的再修复；同时，可利用我们尽其所能地想象和重新组合对手部残存组织的重新利用。因此，本章主要涵盖手部三大神经损伤后的晚期重建技术及功能性肌肉游离技术来重建手部功能，还包括对毁损性手部损伤的再组合，不仅包含经典修复技术内容，更重要的是包含部分探索及前瞻性的内容。

第一节 断肢（指）再植术后功能重建

修复离断肢体、重建四肢的外形及功能一直是患者的诉求。自 1963 年陈中伟院士成功进行世界首例断腕再植手术，五十多年来我国显微外科事业飞速发展，不仅断肢（指）再植技术在我国基层地区得到了广泛的普及、手术成功率得到提高，再植技术也逐渐向复杂损伤、特殊类型损伤等以往的再植禁区开疆拓土，将断肢（指）再植的适应证进一步扩大。适应证拓宽后，更复杂、更特殊及更严重的离断肢体等可以再植并存活。但由于严重的软组织、骨骼肌腱及血管神经的损伤，一期修复所有组织变得困难，再植后的肢体功能恢复并不尽如人意，使得二期的功能重建手术变得必要。断肢（指）再植术后的功能重建主要包括恢复骨骼、关节、肌腱、肌肉、神经等结构重建运动（或感觉）功能，以及对于部分神经肌肉功能不可逆性损伤后应用功能肌转位、游离动力肌移植等方法替代重建运动功能。

一、概述

目前我国的断肢（指）再植情况：再植平面从指尖到肩胛带离断再植；年龄从幼儿到老年；从简单的单指离断到多指、多节段离断再植，旋转撕脱性损伤及复合组织块损伤的再植，断指再植的适应证不断开拓，我国的显微外科断肢（指）再植水平不断提高。

（一）当今时代断肢（指）再植的目标

断肢（指）再植手术在我国基层医院广泛开展，且很多青年医师都可以胜任。目前显微外科医师关注的重点也从手术的成活率更多地集中在再植肢体的外形及功能恢复上，再植肢体的预期功能应好于截肢或佩戴假肢。因此，再植学界充分地认识到，保证离断肢体再植存活仅仅是再植术成功的基础，仅仅存活而无功能的再植肢体是无意义的，实现离断肢体以及手外形的重建及肢体功能的恢复才是显微外科医师断指再植的最终目标。因此，在选择手术适应证时，应认真考量再植后肢体外形和功能的获益，不做存活而无功能的再植。同时重视围手术期的护理及术后的复健，将更优的外形和功能重建作为追求的方向。

（二）断肢（指）的病理生理学

肢体离断后的病理生理学过程主要涉及血供切断后离断肢体组织缺氧的损伤，以及血管接通后肢体的缺血-再灌注损伤（IRI）过程。

1. 组织缺氧损伤

（1）无氧代谢：肢体离断后，血液循环随之中断。离断刚开始时，肢体依靠组织周围的血氧及营养物质勉强维持代谢；随后肢体在得不到灌注的缺血、缺氧条件下无氧代谢。一方面，无氧代谢产生的ATP减少，正常的细胞代谢活动受限；另一方面，由于细胞无氧代谢产物累积，使细胞和细胞膜结构受损，蛋白质和离子通透性障碍，细胞及组织水肿、受损。而后随着缺血缺氧造成的无氧代谢时间增加，细胞逐渐变性、坏死，表现为肢体不同的组织逐渐坏死。

（2）各组织对缺氧的敏感度：离断肢体的各类组织对缺氧的耐受时间不同。一般来说，肌肉对缺氧的耐受最差，常温下6～8小时将造成肌肉组织的不可逆性坏死。血管内膜及神经组织较肌肉耐受缺氧稍强，为8～16小时，皮肤、骨骼和肌腱对缺氧耐受最强，达到20～30小时。

（3）断肢（指）再植的时限：因离断肢体不同组织对缺氧耐受的时间不同，对于腕关节近侧（前臂）的离断伤，因肌肉组织对缺氧的耐受时间为6小时，因而热缺血时间超过6小时一般不考虑再植，而在冷藏的条件下，时间可延长至12小时；上臂离断伤因肌肉组织丰富，若发生肌肉坏死释放的大量肌红蛋白及钾离子进入血液循环，可导致患者急性肾损伤（AKI）及高钾血症，甚至危及生命，因此上臂离断再植的时限应当把握更加严格。对于手指离断伤，因断指没有肌肉组织，在4℃的条件下保存24小时之后仍可以再植。

2. 缺血-再灌注损伤　当离断肢体的血供恢复之后，有些情况下组织损伤反而加重，甚至发生不可逆的损伤的现象，称为IRI。其本质是缺血缺氧过程中的低氧、低钙和低pH基础上产生的代谢产物，在恢复血流后复氧、补钙和纠正酸中毒条件下反而产生了对组织损伤的效应。IRI的主要发生机制包括自由基的作用、钙超载以及白细胞的作用。

（1）自由基的作用：自由基为细胞内代谢产生的强氧化性代谢产物，在IRI的缺血期无氧代谢产物首先累积，复氧后随着氧化酶的激活产生大量的氧自由基，而细胞内Ca^{2+}的内流同样促进了这一过程；细胞膜的磷脂分子被自由基破坏也会生成脂质自由基。细胞内自由基的化学性质极其活泼，由于其强烈的氧化性，对细胞膜、膜蛋白及胞内蛋白、核酸产生破坏，在破坏的过程中再次产生大量自由基，最终导致细胞死亡。

（2）钙超载：钙超载的发生与细胞膜Na^+-Ca^{2+}交换障碍、生物膜损伤导致大量Ca^{2+}进入细胞质有关。钙超载可促进自由基的形成、加重酸中毒、破坏细胞膜并造成线粒体代谢功能障碍，并激活其他水解酶导致蛋白质及染色体损伤。

（3）白细胞的作用：再灌注时由于局部细胞黏附分子生成增多及趋化因子生成增多，导致白细胞在再灌注区域募集，并通过释放大量炎性介质导致微血管及细胞损伤，甚至无复流现象的出现。

IRI的发生与再植后肢体坏死、神经功能恢复障碍、骨延迟愈合及不愈合，组织纤维化及肌肉缺血挛缩甚至骨-筋膜室综合征的发生有关。

（三）断肢（指）术后远期并发症

在我国虽然断肢（指）再植获得当可观的成活率，但无法忽视的是有些再植术后的功能无法让人满意，再植获得“存活而无用”的肢体。虽然肢体存活可以给患者带来心理上的安慰，但无功能使得再植的成活变得毫无意义，甚至一些再植术后带来的畏寒、发凉、疼痛严重影响了患者的正常生活。

一方面，再植术后并发症的发生与患者受伤严重程度有关，现在许多复杂伤、复合伤的特殊类型离断损伤更多地进行再植抢救，初期损伤的严重程度大大地影响了再植后远期肢体的功能。另一方面，不可否认虽然再植在我国大范围开展，但由于一些基层医院其各种组织修复的原则及技术不过硬，血管吻合技术不到家，虽勉强可使肢体成活，但血供不足，长期处于缺血状态；同时术后功能康复措施不利，对体疗、理疗重视不够或不得法，使得再植肢体的功能恢复不理想。

再植肢体的远期并发症主要包括因断肢（指）手术短缩肢体处理带来的结构和功能的改变；术后制动及功能锻炼不适当造成的相应肌腱、关节等的粘连及僵硬；以及再植后由于血供不足、神经功能恢复不佳导致运动及感觉功能障碍。根据再植肢体内组织的种类，断肢（指）再植术后的远期并发症分类如下。

1. 骨组织并发症　再植术后骨组织的远期并发症主要包括两点：一方面，断肢（指）再植时会对骨骼进行短缩固定，以使血管在无张力的情况下吻合，造成再植后肢体短缩，尤其表现在下肢再植后，若肢体短缩严重可产生倾斜步态，影响患者行走功能；另一方面，由于肢体离断时骨组织遭受的组织缺血缺氧打击尤其是血管再通后产生的IRI，以及离断伤造成骨内血供、骨膜滋养血管被破坏，使得再植后易出现骨折的延迟愈合，甚至骨折不愈合。

2. 肌腱粘连及缺损　肌腱粘连是断肢（指）再植术后最常见的并发症之一，主要由于肌腱吻合处愈合过程中会与周围组织形成粘连，同时肌腱愈合过程中的制动也为粘连的促发条件，尤其是屈肌腱在Ⅱ区由于鞘管紧紧包裹术后肌腱与周围组织粘连严重。尽管术后的功能锻炼可以使粘连部分松弛，但无法从根本上解除粘连。离断伤时尤其是挤压和脱套损伤，常常将肌腱抽出而导致肌腱缺损无法修复，造成相对应功能的缺失。

3. 肌肉变性粘连　在断肢（指）损伤中，由于肌肉组织对缺血缺氧的耐受能力最差，加之再植后血管、神经功能恢复不佳，在长期血供不足以及失神经支配的情况下，离断平面以远的肢体肌肉组织容易发生变性、纤维化、瘢痕化，并造成组织粘连严重影响近端正常肌肉组织的收缩，纤维瘢痕化挛缩并牵拉远端肌腱，导致关节处于强迫位，丧失正常的屈伸及外展内收旋转功能。

4. 关节功能障碍　有时离断平面位于关节部位，使得关节软骨面遭受破坏，从而造成创伤后关节炎的发生。一般来说，通过关节平面的离断伤都会将关节做融合处理，有时软骨去除不完全及髓腔并未打通使得相应部位不融合，产生创伤性关节炎及骨不连。而在关节部位附近的离断伤，也会因愈合过程、血供不足及制动等造成关节周围结构粘连，关节囊产生瘢痕、硬化及粘连造成关节僵硬，甚至关节挛缩、关节强直等。

5. 瘢痕挛缩及瘢痕增生卡压　再植术后因局部组织愈合过程会产生瘢痕组织，有时瘢痕组织与周围组织粘连，或再植术后因血供不足等原因造成瘢痕挛缩，发生于关节周围时可表现为周围组织的活动障碍。皮肤环形瘢痕缩窄时血液回流受阻，使得缩窄平面以远的肢体肿胀。增生的瘢痕还可以对神经形成卡压，从而影响神经的功能恢复。

6. 神经功能恢复不佳　再植后由于一期手术修复时神经损伤严重，导致修复后神经功能恢复不佳及无法一期修复时，常造成相对应的运动及感觉功能缺失，会出现相应的肢体血管收缩舒张功能障碍，有些患者还会出现疼痛。

7. 血管功能障碍　与神经吻合相似，由于损伤严重或修复时吻合血管显微技术不过关，会导致血管功能障碍。再植术后近期主要表现为动脉或静脉危象；而再植术后远期主要表现为血供不足导致的肢体离断平面以远组织萎缩、变性及肢体畏寒、发冷等。

二、断肢（指）再植术后功能评价

（一）中华医学会手外科学分会断肢再植功能评定标准

中华医学会手外科学分会制定了上肢部分功能评定标准，该标准科学、准确、客观，并与国际接轨，适应我国目前基层的具体情况，简单实用、容易掌握且无须特殊检查仪器。评分采用百分制，再评为优、良、差、劣四个等级（表8-1）。

表 8-1 中华医学会手外科学会断肢再植功能评定标准

关节活动度总主动活动度(30分)	1. 肩关节(外展)			
	90°～60°	59°～45°	44°～30°	<30°
	6分	5分	3～4分	0～2分
	2. 肘关节(伸屈)			
	120°～90°	89°～60°	59°～30°	<30°
	7～8分	5～6分	3～4分	0～2分
	3. 腕关节(伸屈)			
	90°～60°	59°～45°	44°～30°	<30°
	3～4分	2～3分	1.5～2分	0～1.5分
	4. 掌指关节(屈伸)			
	90°～70°	69°～50°	49°～30°	<30°
	4～5分	3～4分	2～3分	0～2分
	5. 近指关节(屈伸)			
	100°～80°	79°～60°	59°～30°	<30°
	3～4分	2～3分	1.5～2分	0～1.5分
	6. 远指关节(屈伸)			
	45°～30°	29°～20°	19°～15°	<15°
	2～3分	1～2分	1分	0分
肌力	S4		17～20分	
	S3+		13～16分	
	S3		8～12分	
	<S2		0～7分	
感觉	S4		16～20分	
	S3+		12～15分	
	S3		8～11分	
	<S2		0～7分	
外形	正常或略显萎缩		8～10分	
	轻度萎缩		6～8分	
	中度萎缩		3～6分	
	重度萎缩		0～2分	
遗留症状	无麻木、疼痛或其他不适		10分	
	轻度麻木疼痛、轻度不适		7分	
	不适或麻木、疼痛		3分	
	疼痛过敏、成为累赘		0分	
工作情况	恢复原工作		10分	
	从事轻工作		7分	
	能满足日常生活需要		3分	
	无实用功能		0分	

注：评定方法：优：80～100分；良：60～79分；差：40～59分；劣：<39分。

（二）中华医学会手外科学分会断指再植功能评定标准

断指再植功能评定具体标准详见第六章相应内容。

三、恢复正常结构的功能重建

（一）再植术后松质骨移植

如前所述，再植肢体常常血供并不充分，加之受伤时对骨膜骨内血供的破坏、缺血-再灌注的作用，再植术后会出现肢体短缩（骨缺损）及骨不连的情况。除了肢体离断的原因，与骨折类似，骨折端分离、对骨折部位固定的不稳定及过于稳定也会导致骨不连的出现。对于骨不连，可以通过断端清理及截骨再应用骨延长术进行修复；同样也可以应用断端清理自体松质骨移植使得骨不连处再新鲜化，给予再次愈合的条件。在治疗骨不连时先将断端硬化部分切除，骨痂及死骨咬除，打通髓腔，进行“再新鲜化”；随后根据断端间缺损大小选择，缺损较大者采用自体髂骨块移植，而相对缺损较小者选择松质骨碎骨植骨，并可以将之前咬除的骨痂及异体松质骨植入断端，刺激断端的生长及愈合；应用锁定加压钢板，其固定具有极强的稳定性及抗扭转性，可避免术后骨折端不稳定。

1. 适应证　再植术后骨折不愈合（尤其是肥大型骨不连），萎缩型骨不连多需要髂骨移植，有些可考虑骨搬运治疗。

2. 手术方法

（1）术前准备：手术应尽量由行再植手术的外科团队进行，再植后许多血管神经及肌腱的位置并非正常的解剖学位置，再植团队对这些情况更加了解，便于二期手术的施行。此外，应术前完善X线检查、CT等了解骨不连及断端情况，血管造影了解再植后肢体血供情况；应仔细确认血管神经吻合情况，以免手术时将这些重要结构损伤。

（2）麻醉方式：下肢手术在硬膜外麻醉或腰麻下同时施行髂骨取骨及植骨术。上肢手术在局部麻醉下行髂骨取骨术。仰卧位时可采取髂骨翼前1/3部分骨质，俯卧位时取后1/3髂骨翼部骨质。患者取仰卧或俯卧位视植骨部位而定，一般取仰卧位。

（3）手术操作

1）内固定取出：按皮肤原来的切口逐层切开将钢板位置暴露。对于肱骨干骨不连应注意避免损伤桡神经。分离时应格外注意，因再植手术其血管神经肌腱可能不在正常的解剖位置，应谨慎分离避免这些重要结构的损伤。且由于多次手术极容易导致血管神经肌腱和周围组织粘连，应仔细分离。暴露钢板后拆除螺钉及钢板，暴露骨折端。

2）断端清理：仔细清理断端，将周围骨痂、肉芽组织、死骨及断端周围硬化骨均应咬除，直到有血运的部分。用钻将髓腔打通。咬除的骨痂用湿纱布包裹，后期可作为松质骨进行植骨。

3）自体松质骨移植：根据断端骨缺损长度选择取自体髂骨块移植或进行自体松质骨碎骨移植。由髂前上棘向后上沿髂嵴方向做8～10cm切口。逐层切开皮肤和皮下组织，直至髂嵴骨面，按所需长度用骨刀凿取相应的髂骨块。用刀片将髂骨块表面软组织刮除至暴露骨面。取髂骨的过程可由另一组医师同时进行以节省手术时间。修剪髂骨块以适合缺损部位。将异体骨、骨痂及松质骨碎骨混合打碎并植入断端、植骨周围。

4）锁定加压钢板内固定：在骨折端及髂骨块对合良好的情况下用锁定加压钢板内固定。固定后在钢板、髂骨块及断端之间尽量植入松质骨以促进愈合。

（4）术后处理：下肢手术后卧床，上肢手术后悬吊处理，接受抗感染治疗。术后2周可开始进行功能锻炼，之后每个月复查X线，观察骨痂愈合及断端生长情况。复诊时应注意骨不连处的复位情况，有无内固定松动、断裂等情况。

3. 注意事项

（1）对于再植术后发生的骨不连，因其本身骨的血供较差，有可能术后仍有不愈合的可能。

（2）再植手术后血管神经肌腱不在正常解剖位置，且常常与周围组织粘连，因此手术取内固定时必须十分谨慎。

（二）关节僵硬、强直及侧偏关节融合术

通过关节面或在关节附近的再植术后，常发生创伤性关节炎，使得关节活动障碍并疼痛。同时也有

再植术后关节畸形挛缩的报道，使得关节的功能大打折扣。在上肢功能中，恢复屈肘、屈指功能优于恢复屈腕功能；而在手部功能中，掌指关节的功能也比指间关节的功能更重要，掌指关节被认为是一定要保留并重建的；在下肢功能中，膝关节的功能也比踝关节重要。关节融合是人为地将关节固定并骨化，使之失去活动能力但固定于功能位使之可以行使功能，关节疼痛消失并可以矫正畸形恢复肢体或手指的正常形态，配合其他关节的活动可更好地行使手和肢体的功能。一般地，对于手部可以融合指间关节，并配合掌指关节行使大部分的功能；对于上肢可以融合腕关节，并通过恢复重建屈指屈肘功能恢复上肢大部分的活动。同时，关节融合还是除关节置换外的一个重要选择，特别是关节周围骨量有限或软组织有严重损伤很难达到软组织平衡时。因断指再植临床上数量较多，且指间关节解剖更为简单明了，在此以指间关节融合为例介绍关节融合的基本方法。

1. 适应证　断指再植后关节囊及侧副韧带缺损伴关节面不完整，使手指间关节运动不稳、手指疼痛无力；没有足够的动力或骨量进行关节置换术，或关节置换术或关节成形术失败后的补救手术；下肢小腿平面再植后出现足下垂及马蹄内翻足畸形，行走及步态均严重受影响，下肢短缩不明显，无倾斜步态者；前臂再植后为达到更佳的屈指功能或肌腱转位修复屈指功能时融合腕关节作为辅助。

2. 手术方法

（1）术前准备：除术前常规拍摄 X 线片了解局部手指的指间关节情况外，关节融合的角度还可以因患者的要求而有所改变。术前可以通过支具暂时将指间关节固定到某一角度，甚至可以用克氏针进行固定，让患者自己感觉融合的角度是否合适并随后进行优化。

（2）麻醉方式：神经阻滞麻醉。

（3）手术操作

1）关节面准备：手指背侧设计纵向切口，纵行劈开伸肌腱，暴露关节面。将关节软骨用咬骨钳完全去除，使关节面两侧为完全的松质骨。

2）断端处理并植骨：断端处理有碗锥及平面式截骨两种主要的方式。碗锥法为去除关节软骨后将近端修成圆锥形，远端修成一个凹面，并使得两端匹配紧密。碗锥法的支持者认为这种方法更便于调整融合的角度，并适用于多种固定方法。应用截骨法时应对角度进行严密的测量，并做到精确地截骨以避免偏斜畸形。

3）固定：固定的方式有很多种，根据关节的骨量及术者的偏好进行选择。目前主要包括克氏针固定（一根轴向一根斜行固定）、指间关节张力带、螺钉（推荐无头加压螺钉）、背侧迷你钢板、迷你外固定支架等方式。

（4）术后处理：敷料包扎，支具保护，骨质愈合前应予以石膏固定。一般 3 个月可以完全愈合。

3. 注意事项

（1）关节融合时处理关节面十分重要，应去除所有关节软骨。理想的关节面处理是使松质骨进行对合，且手指没有明显短缩。

（2）关节囊应注意保留，并用关节囊覆盖内固定物，以防止伸肌腱粘连。

（3）一般推荐近侧指间关节示指融合在屈曲 25°，中指屈曲 30°，环指 35°，小指 40°。

（4）融合的角度可以随着患者的职业和爱好进行调整。

关节成形术

在手部功能中掌指关节的功能更为重要，对于断指再植后因一期关节融合失败或其他原因导致掌指关节面不匹配的创伤性关节炎时，可通过掌指关节成形术重建掌指关节功能。掌指关节成形的方法主要包括关节切除成形术、软骨膜移植成形术、肋软骨移植成形术等。

关节切除成形术最早报道于 1954 年，通过切除部分关节头重建关节结构。后来的学者在此基础上发展出使用部分伸肌腱或掌板置入关节内，目前弹性硅胶衬垫是关节切除成形最常用的方法。软骨膜移植是将掌指关节面去除，随后切取自体肋软骨骨膜移植覆盖置换掌指关节表面。肋软骨移植类似，切取肋软骨骨块，并修剪为掌指关节面，重建掌指关节软骨面。

除掌指关节外，肘关节关节面不匹配时亦可通过肘关节成形术进行修复重建。

1. 适应证　再植术后关节不匹配，伴有疼痛、畸形及关节僵直。再植术后应考虑对重要关节，如掌指关节、肘关节、膝关节等的重建。

2. 手术方法　软骨膜移植、筋膜片移植及肋软骨移植成形术的基本思想和手术方法大体类似，采用不同的方法对关节表面置换，此处以软骨膜移植成形术为例说明手术方法。

(1) 术前准备：术前拍摄手的正侧位 X 线及胸片，观察肋软骨情况，根据掌指关节缺损程度设计切取的肋软骨大概范围及长度。

(2) 麻醉方式：全身麻醉（或神经阻滞 + 供区处局部麻醉）。

(3) 手术操作

1) 关节面处理：在掌指关节背侧做弧形或 Z 形切口，沿伸肌腱的一侧切开伸肌腱帽，切开剥离关节囊暴露关节面。根据掌指关节面受损情况选择用骨刀去除掌骨头或指骨基底部其中一者或两者的关节面，直至出现有血供的松质骨，将骨端修整成关节的正常形态，并用骨锉磨光骨端。切除关节内的瘢痕及病变组织。

2) 取肋软骨膜：在胸部平行于第 6 或第 7 肋骨做横切口，切开肌肉显露肋软骨，用骨膜剥离子小心剥离软骨膜，按所需大小取 1～2 片软骨膜。

3) 软骨膜关节表面置换：将软骨膜平整地覆盖在掌骨头和 / 或指骨基底部的骨端松质骨上，软骨膜的生发层朝向关节腔，并与骨膜缝合固定。两骨端均为软骨膜覆盖时之间置入硅胶膜 1 片。逐层关闭伤口。

(4) 术后处理：术后石膏托固定掌指关节于半屈曲位 3～4 周，之后开始功能锻炼。

3. 注意事项

(1) 关节软骨面应彻底去除。

(2) 手术时常剥离或切断一侧的侧副韧带及部分关节囊以方便操作，手术后应尽可能地修复以保持关节的稳定性。

关节移植术

对于掌指关节及指间关节面破损的患者，关节移植也是一种重建关节的方法。对于指间关节，可采用牺牲残缺的小指等不重要手指来重建示指、中指等较为重要的指关节。对于掌指关节，可选用吻合血管的第 2 跖趾关节移植重建。相比于传统的治疗方法，如关节融合术、人工关节置换术及不吻合血管的自体或异体关节移植术，带血管的自体关节移植因显微外科的发展，可以为手指重新获得一个具有一定屈伸功能，且又无痛而稳定的关节。对于小儿关节平面离断断指再植的病例，还可将骨骺及关节一期移位到手部，使手指具有纵向生长的特点。在此将对吻合血管的全第 2 跖趾关节重建掌指关节这一方法进行介绍。

进行第 2 跖趾关节游离移植前应对第 2 足趾的血供明确。其动脉供血系统有两组，为足背动脉 - 第 1 或第 2 跖背动脉系统和足底外侧动脉 - 第 1 跖底动脉供血系统，两者由足底深支相交通。在接近跖趾关节处，跖背动脉及跖底动脉发出横行的分支供应关节。而第 2 足趾的静脉回流分深、浅两组。浅静脉由第 2 足趾趾背静脉经跖背静脉、足背静脉弓回流至大隐静脉。深静脉由第 1 或第 2 跖背动脉的伴行静脉回流至足背静脉或足底静脉弓。

1. 适应证　掌骨关节面碎裂导致的掌指关节强直；软组织条件满意，功能预期良好；具备高资质的显微外科团队及中心支持。

2. 手术方法

(1) 术前准备：术前拍摄双手及双足的 X 线片，测量关节缺损长度及掌指关节远端近端分别缺损的长度。

(2) 麻醉方式：臂丛及连续硬膜外麻醉，或全身麻醉。

(3) 手术操作

1) 供区移植关节的解剖：经第 2 足趾的跖趾关节做足背 S 形切口。分离大隐静脉，并切断结扎大隐静脉和跖趾关节周围的静脉分支。分离腓深神经终末支并在尽可能近端的水平将之离断。切断拇短伸肌腱，并将其肌腹掀起，充分显露和分离足背动脉、足底深支和第 1 跖背动脉，注意保留第 1 跖背动脉与其到跖趾关节分支的完整。于第 2 足趾跖趾关节两侧的趾蹼处，切断结扎趾腓侧和第 2 趾腓侧的趾背动脉和趾底动脉。根据受区掌指关节所需的长度，于第 2 趾骨远端和近节趾骨中段水平，切断趾伸肌腱并截取第 2 跖趾关节。松开止血带并观察关节周围血供。若血管痉挛或血液循环不足，可用 2% 的利多卡因及温热生理盐水湿敷片刻缓解。待受区分离结束在合适的位置将血管蒂离断。解剖动脉尽量保证双套系统的来源，趾背动脉及跖底动脉双套血供来源可以充分保证移植关节的营养，防止其关节退变。供区截除跖趾关节后，可将远端趾骨截除，做短缩缝合。

2）受区各组织的显露：于掌指关节背侧做弧形切口，切开指伸肌腱的指背腱膜，充分暴露受区缺损的关节。于掌骨中远 1/3、近节指骨中近 1/3 截除掌指关节。设计切取的移植关节的长度，一般短 0.5cm；并解剖出鼻烟窝的头静脉、桡动脉、桡神经手背支备用。

3）受区缺损关节的重建：足部跖趾关节的背伸活动范围显著大于屈曲范围，因此移植到掌指关节时需将关节沿纵轴旋转 180°，即将移植关节原先的背侧作为掌侧。而后进行移植关节骨骼的固定，远近端均用不超过关节的十字钢丝、交叉克氏针或小钢板固定。肌腱的修复应保证其缝合口远离关节，以免术后影响关节的活动度，也便于二期肌腱粘连松解时减少对移植关节的影响。之后吻合神经，最后吻合血管。将跖趾关节的血管神经蒂经过宽松的皮下隧道拉至腕部切口，注意避免血管神经蒂在隧道内发生扭转。将关节的腓深神经与桡神经浅支的一条分支进行缝合。将桡动脉与足背动脉吻合或指总动脉与第 1 跖背动脉吻合，头静脉与大隐静脉吻合或手背静脉与足背静脉吻合。缝合关节背侧的伸肌腱膜及皮肤，伤口防止引流并包扎。

（4）术后处理：术后应用烤灯照射患手，保持室温 22～25℃，严密观察局部皮肤皮温、颜色、充盈程度及肿胀情况，手臂石膏托制动以免血管受机械性刺激而痉挛。3 天后拔除引流条，2 周后拆线，4 周后拔除克氏针并指导患者进行循序渐进的功能锻炼。

3. 注意事项

（1）急诊或亚急诊进行关节移植效果更佳，对于陈旧性病例，需通过物理治疗将局部瘢痕完全软化再进行关节移植术。

（2）根据术前双手 X 线片仔细设计关节近远端骨的长度，确保与其他手指的关节间隙在同一平面。

（3）术中务必将腓深神经的终末支与供区神经缝合。

关节置换术

目前掌指关节置换主要有弹性硅胶假体、关节表面置换及热碳解假体三种。

1. 适应证　掌指关节关节软骨损伤，手术松解无效或关节功能不能恢复者，活动时受限并伴有疼痛者。

2. 手术方法

（1）术前准备：术前拍摄手的正侧位 X 线片，并用模板在掌指关节标准的 X 线片上进行比对；准备所有型号的假体。

（2）麻醉方式：神经阻滞麻醉。

（3）手术操作

1）关节表面置换术：止血带下进行操作。以掌指关节为中心背侧切口，切断矢状束后纵行切开关节囊。在侧副韧带止点稍远处进行截骨，切除掌骨头。再做向近端及掌侧方向的截骨，截骨角度为 45°，近节指骨侧在基底进行 1～2mm 的截骨切除软骨，在掌骨背侧开髓，对骨髓腔试处理，测量假体大小，装入试模，活动关节。用大号针头将骨水泥注入近节指骨及掌骨端骨髓腔，并缓慢注入将髓腔充满。将关节复位后在伸直位等待骨水泥固化。去除多余的骨水泥并检查关节的活动性及稳定性。

2）热碳解假体：在止血带下进行操作。以掌指关节为中心背侧切口，切断矢状束后纵行切开关节囊，在掌骨背侧开髓，对骨髓腔处理，截骨角度为 27.5°，近侧关节开髓处理后截骨角度为 5°。之后测量假体大小并装入试模，活动关节，检查关节的活动性及稳定性。

（4）术后处理：术后将掌指关节控制在伸直位，指间关节不需固定。肿胀消退后去除外敷料，对于示指应处于轻度桡偏位，每日摘下支具进行功能锻炼，支具佩戴4～6周。对于其他手指可以用胶带固定，支具佩戴3～4周。

3. 注意事项

(1) 手术时应尽量保留关节囊，尽量保留骨量。

(2) 侧副韧带在止点附近被切断时应在掌骨颈钻孔穿针固定。

(3)"无接触"技术：关节在使用前应浸泡在盐水中，以防因静电吸附杂质。

关节松解术

再植术后尤其是离断平面在关节附近的再植手术，即使关节面未遭受破坏，也会因为影响肌腱、关节周围结构及术后制动，在再植术后出现关节囊挛缩及关节周围组织粘连的情况。对于再植术后已明确主动、被动活动受限的原因是关节僵硬、挛缩而非关节面破坏、肌腱神经等受损时，可通过关节松解术解除挛缩及粘连，极大地改善关节的活动能力。关节平面附近的断指再植后出现关节僵硬、挛缩的情况多见，此处以指间关节松解为例简要介绍。指间关节易因掌侧关节囊挛缩而屈曲挛缩，掌指关节易因侧副韧带挛缩而导致伸直挛缩。

1. 适应证　指间关节囊挛缩，关节面软骨及周围肌腱功能正常者，伴或不伴有皮肤挛缩。

2. 手术方法

(1) 术前准备：术前应了解吻合的血管神经位置，避免损伤。在行关节松解术前应明确诊断，即关节的活动障碍并非由关节软骨面损伤或肌腱活动障碍引起。

(2) 麻醉方式：神经阻滞麻醉。

(3) 手术操作

1) 挛缩结构显露：松解时在指关节侧方做纵切口，切开皮肤、皮下组织，注意保护前次吻合的血管神经束，显露屈指腱鞘，并在一侧打开，将指浅、指深屈肌向掌侧牵开，以显露指间关节挛缩的掌板及关节囊。

2) 挛缩松解：于掌板起点近端1cm处，将骨膜连同掌板做U形切开，并将此U形骨膜韧带瓣逆行剥离至关节间隙。轻柔地将指关节被动伸直，若伸直困难可将掌侧关节囊向两侧切开。

3) 严重挛缩处理：若掌侧副韧带挛缩严重，或出现皮肤继发挛缩，可于掌侧做横行切开，向近端及远端做Z形延长。切除指浅屈肌腱，按上述方法松解关节囊。松解后应用克氏针将关节固定于伸直位。

4) 切口关闭：伤口逐层缝合，放置引流并包扎。

(4) 术后处理：术后指托制动于伸直位，4～5天后开始主动屈指功能锻炼，辅助物理康复治疗。严重挛缩时3周拔除克氏针，之后再弹性牵引支具或弹性矫形器下进行屈伸功能锻炼。

3. 注意事项　关节松解术前确定为关节囊挛缩等关节本身因素引起者，关节软骨面损伤或肌腱受损者要进行关节面成形或肌腱重建手术。

(三) 肌腱粘连及缺损

肌腱粘连松解术

当肌腱表面有损伤时，无论是创伤本身引起还是手术操作，都会引发肌腱粘连。肌腱粘连是再植术后最常见的并发症之一，因此肌腱粘连松解术也是再植术后功能重建最常实施的一步。对于一些较为严重甚至伴有挫裂伤的离断伤，再植后常形成肌腱与周围组织较为严重的粘连；对于肌腱缺损的病例，肌腱移植术后也常常导致粘连。这些粘连往往较为严重，且无法通过自身功能锻炼进行获得关节的良好活动，因此需通过肌腱粘连松解术进行治疗。

1. 适应证　再植术后肌腱粘连，主、被动活动范围存在明显差别；最好单一存在肌腱粘连，无关节挛缩、无须肌腱延长或缩短、无须截骨等；肌腱移植术后3个月，存在肌腱粘连。

2. 手术方法

(1) 术前准备：尽量明确患者关节活动不良的原因，肌腱粘连松解术尽量不与其他术后需要制动的手术一起施行。

(2) 麻醉方式：局部麻醉。

（3）手术操作

1）屈肌腱松解可采用Z形切口，如有必要可显示肌腱全长。所有限制活动的粘连都应被切除。

2）松解时应特别注意保护滑车，若无法保护滑车应同时行滑车重建术或考虑分期的肌腱移植术。

3）若肌腱松解时损伤鞘管或瘢痕难以去除者，可考虑临时置入硅胶假体或进行分期重建。

4）肌腱松解的过程中每松解一处瘢痕后均应再次评估患者的关节主动活动度。

（4）术后处理：敷料包扎不应过紧，术后第1天即进行主动活动练习。

3. 注意事项

（1）所有限制粘连的结构都应该切除。

（2）松解时应保护滑车及鞘管结构，如果损伤则考虑分期重建术。

（3）对于同时进行关节囊切开、截骨、年龄大于40岁或延迟1年手术者，术后预后更差。

掌长肌腱移植术

再植手术时一般一期修复肌腱，当出现肌腱缺损时也一般一期移植修复。但若一期再植手术时肌腱缺损并未修复或因严重感染、挫裂等情况导致肌腱切除过多造成缺损者，可二期行肌腱移植术重建肌腱正常的形态及功能。此外，进行功能肌转位或Kapandji术时也常常需要进行肌腱移植。在功能重建术中肌腱移植可以说是修复肌腱长度缺损最合适最重要的方法。可以选择自体肌腱移植，最常取掌长肌腱，可以有效避免排斥反应，组织相容良好。同样也可选取异体肌腱进行移植。

1. 适应证　功能重建时肌腱长度缺损；缺失肌腱的动力并未损伤。

2. 手术方法

（1）术前准备：术前可通过体格检查、B超、MRI等手段了解掌长肌有无缺如，并通过检查其长度、粗细判断其是否可以用作肌腱移植。对于掌长肌缺失的患者可用足部趾长伸肌替代或应用异体肌腱。

（2）麻醉方式：神经阻滞。

（3）手术操作：根据修复肌腱位置选择合适的切口，逐层分离并暴露肌腱后，测量肌腱缺损长度。将肌腱断端修剪、清理前次手术缝线。在备取肌腱的腕关节腕横纹处行小横切口，在大、小鱼际纹中央的皮下显露分离掌长肌腱，并在此处将其切断。在切口内潜行剥离，然后依次从前臂的横行小切口内将肌腱抽出，根据需要切取适当长度的肌腱，最多可切至靠近肌腹处。应用肌腱缝线编织缝合，调整肌腱张力到较正常略紧。逐层缝合，放置引流皮片。

（4）术后处理：术后石膏固定，4周后固定解放，结合理疗、体疗等进行功能锻炼康复治疗。

3. 注意事项

（1）肌腱移植术后需要制动，因此最好不要与肌腱松解术同时进行。

（2）肌腱移植后常产生肌腱粘连，需再次手术行肌腱粘连松解，一般移植术后3个月后再进行松解。

（3）取掌长肌腱时应仔细辨认，切勿切断正中神经。

滑车重建术

滑车可以通过限制肌腱掌侧移位使手指产生最大限度的屈曲，使肌腱产生最有效的滑程。断指再植时未能重建滑车功能，或进行二期肌腱松解时损伤了滑车结构，会使肌腱向掌侧移位，从而使得关节的最大屈曲角度明显减少。此时有必要进行滑车重建以恢复手指弯曲的最佳功能。滑车重建包括游离肌腱移植重建滑车、指浅屈肌重建滑车、伸肌支持带重建滑车、掌板重建滑车及人工材料重建滑车。目前，Bunnell环绕法重建滑车应用广泛，此处加以介绍。

1. 适应证　滑车损伤导致屈指功能受损。

2. 手术方法

（1）术前准备：术前通过体格检查、B超等手段明确滑车结构受损，且手指弯曲因肌腱“弓弦”移位而受限。

（2）麻醉方式：神经阻滞麻醉。

（3）手术操作

1）于手指近节行手指正中切口，暴露屈伸肌腱，注意保护血管神经束。

2）将移植肌腱劈成两半。

3）用滑车钳经指背皮肤及伸肌腱之间，绕过指骨及屈肌腱的掌侧，将移植肌腱环状包绕伸屈肌腱。

4）调整滑车张力，以牵引屈肌腱近端时肌腱滑动无阻力，肌腱又不会隆起为宜。去除多余肌腱，缝合移植肌腱两端。

（4）术后处理：术后用环形支具固定4～6周以保护重建的滑车。术后锻炼时应注意保护滑车。一般3～4周可以开始有保护的功能锻炼，术后6周加大活动力度。

3．注意事项

（1）A2滑车重建时需要16cm长的移植物（绕指骨环绕2圈）。

（2）推荐重建滑车时移植物应自伸肌腱和指骨之间穿过。

（3）环绕肌腱时应注意保护两侧的血管神经束。

（四）神经功能受损

再植术后的一大远期并发症为神经功能恢复不佳。其中很大一部分是由于愈合的过程中由于神经周围组织的粘连、瘢痕形成等原因对神经造成卡压，使得受到卡压的神经病理表现为神经传导阻滞、轴索中断或神经断裂。对于神经连续性良好的瘢痕卡压病例，应尽可能地进行神经松解术以解放被卡压的神经。对于断裂或功能无法恢复的神经受损，也可采用神经移植或功能肌转位的方法重建神经或支配范围的活动功能。

神经松解术

对于再植术后因瘢痕卡压而造成功能障碍的神经，若神经连续性良好应予以松解。

1．适应证　若探查神经后发现神经受周围瘢痕压迫和绞窄的程度不重，则行神经外松解术。

2．手术方法

（1）术前准备：术前明确神经及血管吻合区域，切勿松解时损伤神经吻合。

（2）麻醉方式：神经阻滞或全身麻醉。

（3）手术操作

1）神经外松解术：若探查神经后发现神经受周围瘢痕压迫和绞窄的程度不重，则将神经外膜上的瘢痕去除；若瘢痕与神经外膜紧密粘连，则将外膜与瘢痕一起切除。

2）神经内松解术：手术时在受压神经干两端正常的神经外膜处，将神经外膜剪开，并用蚊式钳固定。向神经损伤部位分离神经束。轻柔分离神经束间的瘢痕组织并切除。注意不要损伤束间交通支及束内的神经纤维。神经束间松解后，将神经外膜切除。

3．注意事项

（1）神经松解需在显微镜下进行，以精确、彻底地切除神经周围或神经束间的瘢痕组织。

（2）术中注意对神经外膜上或神经内的出血点彻底止血，以免术后血肿而形成新的瘢痕。

（3）术中应注意将神经干置于健康的软组织床上。

神经移植术

对于缺损神经，神经的吻合应该在无张力的条件下进行。因此，当神经断端间缺损超过2cm时，需要进行神经移植而非在张力下进行神经缝合术。神经移植的方法主要包括游离神经移植、神经束间移植、神经干移植和带蒂神经移植。其中，临床上最多采用游离神经移植，大多数的神经缺损都可以采用此方法修复。神经束间移植时，神经束的对合更为精确。神经干移植应用不多且神经束对合很容易出现困难，因此越粗大、越长的神经干移植段，其中心血供越差、移植效果越差。带蒂神经移植概念较新，是为了保留移植神经的血供，但手术相对复杂。此处对游离神经移植简要介绍。

在神经移植术中，供区神经多采用四肢的一些皮神经，其解剖位置恒定、可以切取一定的长度且分支较少，切取后对原支配区感觉功能的丧失影响不大。常用的皮神经包括腓肠神经、隐神经、桡神经浅支及前臂内侧皮神经。

1．适应证　一期神经缺损未能修复或再植后神经功能恢复不佳及大段神经瘤形成者。

2．手术方法

（1）术前准备：术前根据原发损伤部位、Tinel征的部位及辅助的超声检查确定神经损伤部位。

（2）麻醉方式：神经阻滞麻醉。

（3）手术操作

1）缺损或损伤神经处理：根据术前确定的神经损伤及缺损部位，设计合适的切口并分离出需要修复的神经。若神经缺损则找出神经远近端。皮片牵拉并小心游离，找出各个分支。若为神经瘤形成者，切除神经瘤直至正常的神经束出现。

2）移植神经切取：测量各个分支的神经缺损长度。切取的移植神经（如腓肠神经）应比各个分支缺损的总长度长10%～15%。

3）神经缝合：移植神经切除后按各个分支缺损长度切断。移植神经摆放在正确的位置后用9-0或10-0缝线缝合。先缝合近端，之后分别和远端的分支缝合。

（4）术后处理：术后石膏托制动3周，之后拆除石膏进行功能锻炼。

3. 注意事项　为保证移植神经更易于成活，移植神经应更细、更短、外膜更薄，但前提是不对吻合口施加张力。

四、功能肌腱转位重建

撕脱伤、挫裂伤的肢体离断伤时，有时神经、肌腱常被抽出，或损伤较重时神经功能恢复不佳，甚至在开放性损伤组织挫伤、污染严重而被清创切除，造成这些部位的肌肉功能难以恢复。同时由于再植术后骨-筋膜室综合征的发生，及远端组织失神经支配，也常造成手内肌萎缩，手的抓、捏和握持、对掌功能丧失。此时可用周围其他有功能的肌肉通过转位来代替受损肌肉的功能，称为功能肌腱转位术。

功能肌腱转位使得再植术后的运动功能重建更加灵活、自由，对于严重神经损伤或再植术后并发骨-筋膜室综合征的病例，可以用其他功能良好的肌肉，重建受损的功能更为重要的肌肉。对于上肢，屈肘、屈指尤其是拇、示指的屈伸，以及拇指的对掌功能尤为重要，断肢再植术后的肌腱转位中重点介绍这些功能的重建。对于功能受损的腕关节多行关节融合而并未重建，一方面腕关节的屈伸重要性弱于屈肘、屈指，另一方面腕关节融合后也可解放出屈伸腕的肌肉进行屈伸手指功能的重建。对于腕关节活动受限可行Kapandji术重建前臂的旋转功能。

屈肘功能重建

对于离断平面位于上臂的再植，若肱二头肌受损严重导致再植术后屈肘功能受影响者，可通过肌腱转位重建屈肘功能。肌腱转位重建屈肘功能的方法主要有：背阔肌移位重建屈肘功能术、胸大肌移位重建屈肘功能术、屈肌群起点上移重建屈肘功能术及尺侧腕屈肌倒转重建屈肘功能术，其中背阔肌转移是重建屈肘功能最常用的方法。

（一）背阔肌移位重建屈肘功能

屈肘功能重建术中，因背阔肌肌力强大，血管神经蒂粗大、恒定且易于显露和保护，切口隐蔽，背阔肌移位为重建术的首选。背阔肌移位时通常使用双极移位法，即先将背阔肌游离，其起点固定于肱二头肌止点的肌腱上，其止点固定于肱二头肌短头的起点处。与保留背阔肌止点仅将起点移位至肱二头肌止点的单极移位相比，双极移位肌肉位于一条直线，肌肉力量易于发挥，但手术难度更大。背阔肌移位有两种行程方式，其一为在腋部及肘部之间通过皮下隧道；其二为通过肌皮瓣的方式覆盖在肱二头肌表面。一般推荐第二种方式，不会出现隧道卡压等情况。

1. 适应证　再植术后肱二头肌缺损或麻痹，屈肘功能丧失，背阔肌肌力4级以上。

2. 手术方法

（1）术前准备：术前检查背阔肌肌力，需达4级以上，肌力不足时应让患者功能锻炼，否则无法应用背阔肌移位。根据肱二头肌短头起点至其止点的长度设计切取背阔肌肌皮瓣的大小。设计时一般切取长度超过测量的6～8cm。

（2）麻醉方式：全身麻醉。

（3）手术操作

1）背阔肌肌皮瓣切取：按术前及术中确认的方案，设计好背阔肌肌皮瓣的范围。从背阔肌外侧缘分离，从远端至近端用钝性分离掀起肌肉。找寻支配背阔肌的胸背动静脉和神经及进入肌肉的部位，一般位于腋下 5～6cm。分离并结扎血管分支，注意保护血管神经蒂。随后切开肌皮瓣的内侧缘，并应带有腰背筋膜和肌膜的肌肉远端。肌肉切取的宽度应比皮瓣宽度大 2～3cm。在腋部做横切口，于结节间沟处切断背阔肌止点。

2）受区处理：肱二头肌中央做纵切口，肘部做向桡侧的横切口，暴露肱二头肌肌腱。

3）肌皮瓣覆盖及起止点重建：背阔肌肌皮瓣覆盖于肱二头肌表面。在肘部将其起点与肱二头肌腱穿过、反折并缝合。将肌皮瓣在手臂远端的部分缝合，肘关节屈曲 60°～70°，将背阔肌止点与肱二头肌短头穿过，抽紧肌肉再返折缝合。最后关闭伤口。

（4）术后处理：颈腕吊带和胸带将患肢固定在屈肘 60°～70°。术后 6 周用颈腕吊带控制肘关节固定于屈曲 90°，锻炼屈肘功能；8 周去除吊带，功能锻炼屈伸功能。

3. 注意事项

（1）切取肌皮瓣及移位时注意保护血管神经蒂，防止其损伤或扭转。

（2）许多再植术后患者上肢屈肘、屈腕、屈指功能均受损，在背阔肌移位时，可将腰背筋膜分为两束，除与肱二头肌腱固定外，与 2～5 指指深屈肌腱近端固定，可同时重建屈指功能。

（3）肘部可同时行滑车重建术，以减少背阔肌屈曲时的弓弦样改变，从而加强肘关节屈曲重建效果。

（二）其他屈肘重建方法

对于有些背阔肌肌力不足不适合进行背阔肌移位重建屈肘功能者，也可选用胸大肌转位屈肘功能重建术。胸大肌取胸大肌胸肋部分同样应用双极移位，并将远端与腹直肌鞘部分与肱二头肌腱固定，胸大肌止点与肱二头肌短头固定。需注意的是胸大肌不切取肌皮瓣，而是从胸大肌 - 三角肌间沟的切口下从腋部经过皮下隧道拉至肘部，因此胸大肌过大者可能在皮下隧道卡压。对于此类患者，术前应充分评估并应用其他方法重建屈肘功能。此外，还有将屈肌群起点上移，固定在臂的内侧肌间隔上，通过前臂屈肌作为屈肘的功能肌；通过尺侧腕屈肌倒转重建屈肘功能的方法。但上述后两种方法因上臂离断再植术后患者通常前臂肌力也较弱，目前应用很少，但在前臂屈肌肌力良好的情况下可考虑尝试。

因胸大肌转位屈肘功能重建术的方法与背阔肌转位重建类似，此处将尺侧腕屈肌倒转重建术略做介绍，作为两种主要方式的补充。

1. 适应证　肱二头肌麻痹，无条件施行背阔肌或胸大肌移位修复者，手部功能良好、尺侧腕屈肌肌力正常者。

2. 手术方法

（1）术前准备：术前评估尺侧腕屈肌肌力，评估患者手的功能。

（2）麻醉方式：神经阻滞麻醉。

（3）手术操作

1）分离尺侧腕屈肌：于前臂内侧，沿尺侧腕屈肌表面自腕横纹至肘下 7～8cm 处做纵切口。暴露尺侧腕屈肌远端 2/3。自腕横纹处将肌腱切断，并逆行游离尺侧腕屈肌。约在前臂全长近中 1/3 交界处见进入肌肉的第 3 动脉分支，分离 1～2cm。

2）尺侧腕屈肌倒转：于肘部做一横切口，自该切口至前臂近端做一宽松的皮下隧道，将尺侧腕屈肌腱经此隧道从肘部抽出。再于肱二头肌与三角肌间沟做一个纵切口，暴露三角肌止点。从该切口向肘部做一个宽松的皮下隧道，再将尺侧腕屈肌腱通过该隧道到达三角肌止点处。

3）固定：在尺侧腕屈肌逆转处，将肌膜与邻近肌肉肌膜间断缝合数针固定。缝合前臂及肘部切口。肘关节屈曲 80°下，将尺侧腕屈肌穿过三角肌止点处的肌腱，调整肌腱张力并与三角肌肌腱牢固缝合。缝合后肘关节自然伸直至 90°。关闭切口。

（4）术后处理：术后长石膏托将肘关节固定于屈曲 80°。术后 4 周去石膏托改用颈腕吊带，肘关节角度调整为 90°，锻炼肘关节主动屈曲功能。6 周后去除颈腕吊带，锻炼肘关节屈伸功能。

3. 注意事项

（1）肌肉分离时应注意保留前臂全长近中 1/3 交界处见进入肌肉的第 3 动脉分支，尺侧腕屈肌的血供及神经均从前臂近侧 1/3 穿入，故该肌肉最多可逆向游离至前臂近中 1/3 交界处。

（2）此种方法术后肌力不如背阔肌转位重建屈肘功能术好，但对于手部功能良好、尺侧腕屈肌肌力正常，又没有背阔肌或胸大肌转位条件的再植术后屈肘障碍的患者可以尝试。

对于再植术后肘关节屈伸功能障碍的患者，一般仅进行屈肘功能的重建。因肘关节的伸直可以在重力的作用下通过调整屈肘的力量达到，且伸直功能并没有屈肘功能重要，一般不会再牺牲其他肌肉做转位进行伸肘功能的重建。

屈指功能重建

再植术后正中神经损伤及功能恢复不完全时，在手部会表现出拇、示指的屈曲功能障碍。若尺神经功能相对完好，环指及小指的屈曲功能可以保留，中指也因与环指及小指指深屈肌的内在联系而具备一定的屈曲功能，表现为屈曲力量减弱。此时可用肱桡肌肌腱转移修复拇长屈肌，将示指与中指的指深屈肌腱在腕部平面以上与环指与小指肌腱进行侧 - 侧缝合。若正中神经及尺神经同时受损时，即全部手指的屈曲功能受损，此时应用肱桡肌腱移位修复拇长屈肌的功能，应用桡侧腕长伸肌移位修复指深屈肌功能。

1．适应证　再植术后屈曲拇、手指功能障碍，肱桡肌及桡侧腕长伸肌肌力正常。

2．手术方法

（1）术前准备：术前检查肱桡肌及桡侧腕长伸肌肌力，功能障碍者为此手术禁忌证。

（2）麻醉方式：神经阻滞麻醉。

（3）手术操作

1）在前臂背侧做弧形切口。暴露肱桡肌腱及桡侧腕长伸肌腱。在这两者肌腱止点处将其切断，并向近端分离肌腱。

2）在前臂远端掌侧做一个弧形切口，暴露拇长屈肌腱及指深屈肌腱。从切口向桡侧做皮下隧道到达背侧切口，将移位肌腱通过皮下隧道拉至前臂掌侧远端的弧形切口处。

3）将肱桡肌肌腱插入拇长屈肌腱中进行编入缝合，远端缝合于拇长屈肌止点。桡侧腕长伸肌腱插入指深屈肌中，并将远端与指深屈肌腱编入缝合。

3．注意事项　桡侧腕长伸肌的收缩幅度为 30mm，而指深屈肌的收缩幅度为 50mm，因此肌腱移位时应将四个手指在同一屈曲度且屈曲幅度较大的位置缝合。并在做伸腕动作时，可以通过肌腱张力的作用，使得手指获得更充分的屈指活动范围和力量。

拇对掌功能重建

拇指承担着手功能的 50%，在拇指功能中，对掌是其最重要的功能之一。拇对掌功能是一个多关节、多肌肉、多平面的复杂协调运动。可分为最初拇指在伸直位的桡侧外展，继而旋转至掌侧外展位，以及最后的掌指与指间关节弯曲三个部分。最终拇指指端达到小指掌指纹及远侧掌横纹指间。顾玉东院士根据拇对掌功能的三个组成部分依次的完成程度，将拇对掌功能分为差、可、良、优四度。

断肢再植术后，常由于正中神经功能恢复不完全或骨 - 筋膜室综合征造成手内肌萎缩，从而使拇指失去对掌功能。此时可通过前臂其他功能尚存在的功能肌行肌腱转位术，重建拇指对掌功能。对于拇指腕掌关节面软骨情况良好，但关节被动活动受限的情况，应先通过理疗或松解，使得关节挛缩去除后方可进行对掌功能重建。而对于拇指腕掌关节面畸形、僵硬者，对掌功能重建后效果不满意，不应采用这种方法重建。一般来说，拇指腕掌关节被动活动正常，又有可供肌肉或肌腱移位修复的条件，重建一个可以随意活动的拇指对掌功能是必要的。

目前，拇对掌功能重建的方式较多，本节将介绍几种较为常见的重建术。根据对掌功能缺失的原因、可供移位的肌肉或肌腱的条件以及整个手的功能进行综合考虑之后，医师制订个体化再植术后拇对掌功能重建方案。

（一）环指指浅肌腱移位重建拇对掌功能

拇对掌功能损伤最常见于再植术后正中神经功能恢复不佳。对于这种情况，若再植术后尺神经功能恢复良好，尺神经支配的环指、小指的屈伸肌及前臂尺侧的肌肉肌力良好，可考虑作为功能肌进行移位。

环指指浅屈肌功能相对重要性较低，且当指深屈肌肌力正常时对环指的屈曲影响不大，因此环指指浅屈肌腱为拇对掌功能重建的良好材料。转位肌腱长度不足时，可联合掌长肌肌腱移植。

1. 适应证　拇对掌功能障碍，拇指腕掌关节被动活动正常或接近正常，环指指浅屈肌、指深屈肌肌力正常者。

2. 手术方法

（1）术前准备：术前检查环指指浅屈肌、指深屈肌功能，有功能障碍者为此手术禁忌证。

（2）麻醉方式：神经阻滞麻醉。

（3）手术操作

1）在前臂远端掌侧做弧形切口，另于环指掌指关节掌侧做一小的横切口。于上述两切口内显露环指的指浅屈肌腱，在掌指关节处将肌腱切断，并从前臂远端切口中抽出。

2）于拇指掌指关节背侧做S形切口。用血管钳在鱼际部形成皮下隧道沟通到前臂掌侧的切口处。经此隧道将指浅屈肌拉至拇指掌指关节背侧的切口处。

3）腕关节被动屈曲40°～50°，拇指极度外展与伸直位下，将环指指浅屈肌腱先缝于拇短展肌肌腱上，然后将其远端穿经拇长伸肌腱下并与之缝合，最后再反折将残端缝在原肌腱上。

4）关闭切口。

（4）术后处理：术后虎口应用U形石膏托，将拇指固定于屈腕40°～50°，拇对掌、伸直位。4周后拆除石膏开始拇对掌功能锻炼。

3. 注意事项　术中肌腱移位缝合后应检查移位效果。当腕关节被动背伸，拇指被动对掌充分且通过拇短展肌轴线时，则肌腱缝合的张力合适。若腕关节背伸时拇指内收而不能对掌，则移位肌腱在鱼际部的皮下隧道中偏离拇短展肌的轴线，偏于背侧；若腕关节背伸时拇指屈曲而不能对掌，则偏于轴线掌侧；若对掌不充分，说明缝合张力不足。

（二）尺侧腕伸肌移位及掌长肌腱移植重建拇对掌功能

尺侧腕伸肌也由尺神经支配，可以作为功能肌腱转位术的备选。对于术前评估尺侧腕伸肌肌力正常，尺侧腕伸肌为最佳选择的，可行尺侧腕伸肌移位拇对掌功能重建术。特别是对于腕关节融合的再植术后患者，将前臂的屈伸肌解放出来，比环指指浅屈肌更加适用。肌腱转位过程中一般需联合应用掌长肌腱进行肌腱移植。

1. 适应证　拇对掌功能障碍，拇指腕掌关节被动活动正常或接近正常，尺侧腕伸肌肌力正常者。

2. 手术方法

（1）术前准备：术前检查尺侧腕伸肌功能，有功能障碍者为此手术禁忌证。

（2）麻醉方式：神经阻滞麻醉。

（3）手术操作

1）于前臂远端掌侧做小的横向切口，显露并分离掌长肌腱。将掌长肌在腕横纹处切断，并从前臂中1/3的小切口内抽出并切取10～12cm的掌长肌腱。

2）于前臂背侧远端1/3处，沿尺侧腕伸肌腱桡侧缘做纵切口，显露尺侧腕伸肌腱。在止点处离断，并向近端充分游离。

3）将尺侧腕伸肌腱经皮下隧道从背侧拉至前臂远端掌侧切口内。并与移植肌腱（掌长肌腱）的一端吻合。在拇指掌指关节背侧做S形切口，并沿拇短展肌轴线做皮下隧道，将掌长肌腱经此隧道拉至拇指背侧切口。

4）于腕屈曲40°～50°位，拇指充分对掌、伸直位时，将掌长肌腱缝合于拇短展肌与拇长伸肌腱上。检查肌腱移位的方向和张力是否恰当。

（4）术后处理：术后虎口应用U形石膏托，将拇指固定于屈腕40°～50°，拇对掌、伸直位。4周后拆除石膏开始拇对掌功能锻炼。

3. 注意事项　术中肌腱移位缝合后应检查移位效果（检查方法见环指指浅腱移位重建拇对掌功能）。

（三）拇短屈肌移位重建拇对掌功能

拇短屈肌也可以作为拇对掌功能重建的动力肌。从神经支配的角度看，拇短屈肌深头由尺神经支配，因此可用于再植术后正中神经麻痹导致的拇对掌功能障碍。从解剖的角度看，拇短屈肌与拇短展肌在起点处有约 1/2 重叠，在肌腹有 1/3 重叠；拇短屈肌主要止于近节指骨底掌侧，拇短展肌止点主要在掌指关节桡侧。因此，在拇短展肌麻痹时，应用拇短屈肌移位较其他方法其解剖位置更加直接，并避免了跨过多关节的缺点。同时，拇短屈肌还是拇对掌功能的协同肌，拇短屈肌移位后，由于作用力夹角改变，使得拇短屈肌抵消了内收和拇指伸直的合力而达到拇指外展。

1. 适应证　拇对掌功能障碍，拇指腕掌关节被动活动正常或接近正常，拇短屈肌肌力正常者。

2. 手术方法

（1）术前准备：术前检查拇短屈肌肌力，有功能障碍者为此手术禁忌证。

（2）麻醉方式：神经阻滞麻醉。

（3）手术操作

1）拇指掌指关节桡侧做 S 形切口，显露拇短屈肌与拇短展肌止点处。将拇短屈肌从其止点远端 1～1.5cm 切断，并向近端稍做游离。

2）在近节指骨近端游离拇长伸肌腱。将拇指置于对掌位。之后将拇短屈肌腱从拇长伸肌下通过，再返折拉向拇短展肌止点并做牢固缝合。

（4）术后处理：术后虎口 U 形石膏托将拇指固定于对掌位。4 周后去石膏锻炼拇指外展功能，并辅助物理治疗。

3. 注意事项

（1）术前有虎口挛缩、拇长伸肌腱向掌指关节尺侧移位、指间关节屈曲挛缩等均应矫正或术前松解。

（2）拇短屈肌腱较薄，注意不要损伤关节囊及桡侧籽骨。

（3）术后石膏不必过腕。

前臂旋转功能重建：Sauve-Kapandji 术

腕关节平面的断肢再植，多由于术前腕关节损伤严重，术中近侧列腕骨或尺桡骨远端切除，以及术后长时间的制动等，导致腕关节功能不良，尤以前臂旋转功能障碍显著。对于上肢功能，前臂旋转功能的重建较腕关节的屈伸更为重要。Sauve-Kapandji 术通过尺骨假关节的形成重建恢复了前臂的旋转功能，且通过下尺桡关节的融合还解决了下尺桡不匹配的问题。

1. 适应证　断肢再植术后前臂旋转功能障碍。

2. 手术方法

（1）术前准备：术前 X 线检查，了解腕关节受损情况。并应清楚吻合的血管神经的位置，避免损伤。

（2）麻醉方式：神经阻滞麻醉。

（3）手术操作

1）在前臂尺侧缘做纵行形切口，注意保护尺神经背侧感觉支，于尺侧腕伸肌及尺侧腕屈肌之间显露尺骨头。

2）切除长 10～14mm 的尺骨干，远端所留部分需足够打入螺钉。显露下尺桡关节，去除尺骨头及桡骨乙状切迹的皮质。

3）透视确认力线良好后，用从尺骨头经下尺桡关节向桡骨远端穿入空心钉导针，测深后将导针穿出桡骨及皮肤以防位置丢失。

4）沿导针钻入空心钉将尺桡骨远端融合，理想下空心钉应穿过四层皮质。在下尺桡融合部分植入松质骨，随后再将螺钉完全加压。

5）关节融合后应确保尺骨干空缺间隙为 10～12mm，必要时可用摆锯进一步修整截骨端。

6）最后将旋前方肌筋膜填塞尺骨间隙，并缝至尺骨干截骨端，以防止假关节间隙再度骨化。逐层关闭切口。

（4）术后处理：术后长臂超肘石膏托固定前臂及腕部于中立位 10～14 天，之后可换用可拆卸的腕关节支具，其间除功能锻炼外不间断佩戴至术后 8 周。之后可开始轻度力量训练。术后 3 个月内避免举重物及前臂强力扭转。

3. 注意事项

（1）术中应保护尺神经手背支，特别是在切取尺侧腕屈肌腱束时（固定尺骨截骨残端），如与处理尺骨应用同一切口，该神经损伤可能性大，因此应各使用独立的切口。

（2）下尺桡关节融合使用无头加压螺钉固定，可有效避免内植物局部皮下刺激。

（3）术中应将尺骨残端修整圆钝，并用旋前方肌包裹，否则可能旋转时将尺侧伸肌腱切断。

伸拇、伸指功能重建

对于再植术后拇指、手指伸直功能障碍者，若患手的屈曲功能良好、前臂掌侧屈曲肌群功能恢复良好，可考虑肌腱转位修复伸拇、伸指功能重建术。对于伸拇、伸指直功能丧失的病例，可采用掌长肌、尺侧腕屈肌肌腱移植分别修复伸拇、伸指功能。

1. 适应证　再植术后因桡神经功能未恢复或前臂背侧肌群损伤严重功能丢失，上肢的屈肌功能良好，被移位的肌肉肌力正常。

2. 手术方法

（1）术前准备：术前检查掌长肌、尺侧腕屈肌肌力，有功能障碍者为此手术禁忌证。

（2）麻醉方式：神经阻滞麻醉。

（3）手术操作

1）将掌长肌在腕横纹处离断，向近端游离 4～5cm 后，在前臂中远 1/3 交界处的小切口内将其抽出。于腕横纹尺侧将尺侧腕屈肌切断，并向近端游离至前臂中远 1/3 交界处。此时注意勿损伤深面的尺动脉及尺神经。

2）在前臂远端背侧做一弧形切口，暴露指总伸肌腱及拇长伸肌腱。在切口向尺侧腕屈肌分离处近端做皮下宽松的隧道；在切口的桡侧向前臂中远 1/3 处掌侧的小切口做皮下隧道。随后将尺侧腕屈肌腱和掌长肌腱分别经尺侧和桡侧的皮下隧道拉至背侧切口。

3）将尺侧腕屈肌插入指总伸肌腱内，将腕关节背伸 30°～40°，示指、中指、环指和小指的掌指关节伸直 0°位时，抽紧尺侧腕屈肌腱，并逐一缝合。将尺侧腕屈肌腱远端剩余部分水平剖开，切除上面的一半，将下面的一半肌腱反折并与尺侧腕屈肌肌腱近端缝合。

4）将掌长肌腱插入拇长伸肌内。将拇指放在伸直位，腕关节中立位，抽紧两肌腱缝合。同样处理掌长肌腱，将下面的一半反折缝合于近端。

（4）术后处理：术后前臂掌侧石膏托将手腕固定于背伸 30°～40°位，示指至小指掌指关节伸直 0°位，拇指背伸伸直位。石膏固定 4 周，之后拆除石膏并锻炼手部功能。6 周后进行被动及主动屈伸功能锻炼，并辅助以物理治疗。

3. 注意事项　肌腱缝合后应检查缝合张力。对于重建伸指，若腕关节背伸 15°～20°时，示指、中指、环指和小指的掌指关节处于 0°位，则张力适宜。否则需重新调整。对于拇指，若腕关节背伸位，拇指可以充分地屈曲至手掌内，当腕关节掌屈时，拇指完全伸直，但不过度背伸则张力合适。

骨间肌功能重建

手灵巧而复杂的功能同时依赖手外肌和手内肌的协同作用。手内肌主要包括骨间肌、蚓状肌、鱼际肌和小鱼际肌。再植术后手内肌的功能恢复常常不如意，主要是因为手内肌体积较小，肌纤维和支配肌肉的神经纤维数目少，且其位于肢体的最远端，断肢尤其是高位断肢时，手内肌长时间失神经支配，发生严重的萎缩和纤维化。手内肌麻痹时，即使手外肌的功能正常也会严重影响手的肌肉平衡，出现掌指关节过伸和指间关节屈曲畸形，即“爪形手”畸形。这严重影响了手的捏、握和抓持等精细动作。

对于骨间肌，若有合适的功能肌可以进行转位重建骨内肌功能，则可以进行重建，以恢复手的主动屈曲掌指关节及伸直骨间关节的功能，纠正“爪形手”畸形。手内肌的功能重建同样应该综合考虑患者手功能的丧失情况及手部可供修复的条件，并考量患者自身的其他因素，综合制订重建方案。目前主要有指浅屈肌腱移位和桡侧腕短伸肌腱移位重建骨间肌功能。

(一) 指浅屈肌移位重建骨间肌功能

应用指浅屈肌重建骨间肌功能时，将指浅屈肌腱劈裂分成4束，经由蚓状肌管分别固定在四个手指近节桡侧伸指肌腱键帽上。目前临床上应用较多。

1. 适应证　再植手内肌萎缩，手外肌功能良好，手部“爪形手”畸形；指浅屈肌肌力正常。

2. 手术方法

(1) 术前准备：术前检测指浅屈肌肌力，功能障碍者为此手术禁忌证。

(2) 麻醉方式：神经阻滞麻醉。

(3) 手术操作

1) 于掌横纹做横切口，分离牵开指总神经血管束，显露环指或环指和中指的指浅屈肌腱。

2) 于手指桡侧做纵向切口，显露手指近节桡侧的指伸肌腱键帽和侧腱束。于需要切取移位肌腱的环指和中指内切除一小段屈肌腱鞘，显露其内的指浅、指深屈肌腱，在靠近止点处将指浅屈肌腱切断，向近端游离，在掌部切口内抽出。

3) 将环指和中指的指浅屈肌腱各劈裂成2束，分别经由示指、中指、环指、小指的蚓状肌管，从手指的桡侧内切口抽出。

4) 将手掌指关节屈曲80°～90°位，近、远侧指间关节完全伸直位下，将移位腱束抽紧缠绕在近节指侧方的伸肌腱键帽和侧腱束上，并做牢固缝合。

(4) 术后处理：术后石膏托将手固定于腕关节背伸30°，掌指关节屈曲80°～90°，近、远侧指间关节完全伸直位5～6周。去石膏后功能锻炼。

(二) 桡侧腕短伸肌腱移位重建骨间肌功能

桡侧腕短伸肌移位重建骨内肌功能与指浅屈肌腱移位的方法类似。

1. 适应证　再植手内肌萎缩，手外肌功能良好，手部“爪形手”畸形；桡侧腕短伸肌肌力正常。

2. 手术方法

(1) 术前准备：术前检测桡侧腕短伸肌肌力，功能障碍者为此手术禁忌证。

(2) 麻醉方式：神经阻滞麻醉。

(3) 手术操作

1) 腕部做一个三角形切口，显露桡侧腕短肌腱，在靠近止点处切断，再将其从腕背侧伸肌支持带近端抽出。

2) 取移植肌腱(掌长肌腱或足趾长伸肌腱2条，每条劈裂成2束)4束与桡侧腕短伸肌腱做编织、包埋缝合。然后将4束肌腱经由腕背侧伸肌支持带下，分别经由示指、中指、环指、小指的蚓状肌管，从手指的桡侧内切口抽出。

3) 将手掌指关节屈曲80°～90°位，近、远侧指间关节完全伸直位下，将移植腱束抽紧缠绕在近节指侧方的伸肌腱键帽和侧腱束上，并做牢固缝合。

(4) 术后处理：同指浅屈肌移位重建骨间肌功能。

第二节　掌骨手和掌骨样手

一、概述

周围神经主干损伤、肢体及手严重损伤均可导致肢体主要功能障碍，影响肢体功能发挥。手显微外科发展初期，主要关注点在恢复损伤组织的连续性，或者提高再植肢体成功率。而随着显微外科技术的日益完善，人们将关注点更进一步放到恢复组织连续性后功能恢复情况。此时需要充分评估肢体残余功能情况，然后利用残余功能转位以部分代偿损失功能，或者利用功能性游离组织移植，如功能性游离肌肉移植、游离足趾移植再造手指等办法，重建肢体丧失的全部或者部分主要功能，即为功能重建的概念。提高对功能重建的重视，是手显微外科发展的必然阶段。

二、掌骨手

对于手部严重损伤造成的手指缺损，游离足趾移植依然是主要治疗方式。1997年魏福全最早提出了掌骨手概念，并同时提出了该类损伤的分型及再造治疗措施。掌骨手（metacarpal hand）定义为：手严重损伤累及多个手指的近节水平以近（即失去手指功能长度），无论伴或不伴拇指缺损都会导致严重的功能障碍。提出掌骨手分型及重建术式见表8-2和表8-3。

表8-2 Ⅰ型掌骨手

亚型	手指缺损水平	建议
ⅠA	MP关节远端	如果在指蹼远端水平缺损，选择双侧第2足趾移植 如果在指蹼近端缺损，选择第2、3足趾联合移植（经近节趾骨）
ⅠB	MP水平，关节软骨完整	第2、3足趾联合移植（带关节周围组织）
ⅠC	MP水平，关节软骨破坏或经掌骨水平	第2、3足趾联合移植（带跖骨移植）

表8-3 Ⅱ型掌骨手

亚型	拇指缺损水平	建议
ⅡA	掌骨颈以远水平	完整或修饰性大脚趾移植（经近节趾骨）
ⅡB	掌骨颈以近水平，有充分的鱼际肌功能	首先骨延长术或骨移植，后期行完整或修饰性大足趾移植或经跖骨第2足趾移植
ⅡC	任何水平，鱼际肌功能不良	首先再造手指，二期再造拇指，并行肌腱移位，重建拇指对掌功能
ⅡD	任何水平，腕掌关节破坏	于ⅡA和ⅡB相同，不过，治疗目的是重建一个稳定但没有活动度的拇指

该分型系统按重建的目的将掌骨手分为两种类型：Ⅰ型为所有手指在近节指骨中段以近缺损，同时拇指完整或从IP以远缺损（即保留了拇指功能长度）。Ⅱ型为所有手指在近节指骨中段以近缺损，同时伴拇指IP以近缺损（即拇指失去功能长度）。

从治疗方案看，Ⅰ型掌骨手畸形应至少重建两个相邻手指。根据手指缺损平面和掌指关节关系（ⅠA、ⅠB、ⅠC），可采用双侧足趾移植或双侧第2、3趾移植。其目的是恢复患手抓握功能和一定外形。后者主要指尽量保留手的级联外形。

Ⅱ型掌骨手畸形，应对供趾的选择和重建顺序进行系统性的考虑。其中对拇指系列需重点关注掌大关节和鱼际肌完整度。如果鱼际肌功能良好（ⅡA和ⅡB），可一期同时重建拇指与两个相邻手指；如果鱼际肌功能差（ⅡC），则应分期重建，首先重建手指，暂时应用拇指假体进行功能锻炼。这样方便决定二期重建拇指的长度与位置。在更复杂的病例中如两手都被累及，选择供趾时应充分考虑足部的功能障碍和畸形（供区损害）。对于双侧Ⅱ型掌骨手，可用三个足趾移植重建利势手，以获得三指对捏功能，而非利势手则重建两个手指以获得侧捏及指腹对捏功能。五个供体足趾可为右侧第2、3足趾和左第1趾、第3、4趾，留下的第2趾保留足部平衡。足趾移植可获得良好的手部功能，足部没有严重的并发症。

三、掌骨样手

2018年，魏福全及其同事对掌骨手进行了补充研究，提出了掌骨样手（metacarpal-like hand）概念，其和掌骨手损伤类似，区别是残留了有功能长度或完整的一个或者两个手指。掌骨样手分成两型。Ⅰ型：拇指系列完整或保留功能长度，2～5指中除一指完整或保留功能长度外，其他所有手指缺失功能长度。Ⅰ型分为两个亚型：桡侧型指示指或中指完整或保留功能长度；尺侧型指环指或小指完整或保留功能长度。Ⅱ型：拇指缺失功能长度，2～5指中仅一指完整或保留功能长度。Ⅱ型有四个亚型：a型：拇指掌指关节以远缺失；b型：拇指掌指关节或掌指关节以近缺失但鱼际肌完整；c型：拇指任何平面缺失，鱼际肌功能缺失；d型：拇指任意平面缺失，伴随掌大关节功能障碍。

对于掌骨样手，笔者提出再造方案如下：①Ⅰ型桡侧亚型：如虎口柔软完整，则游离足趾移植，以使得示中指获得完整，最终获得三点握持；如虎口条件差，伴有虎口狭窄或挛缩，则最好采用示指系列截指，游离足趾移植到中环指，以获得三点握持及更好抓握功能。②Ⅰ型尺侧亚型，通常游离足趾移植到截除的尺侧手指以获得勾拉功能和抓握能力；同时也可游离足趾移植到截除尺侧手指或一个桡侧手指，重塑手的级联外形和良好虎口，以获得更加合理的手抓握功能（图 8-1）。

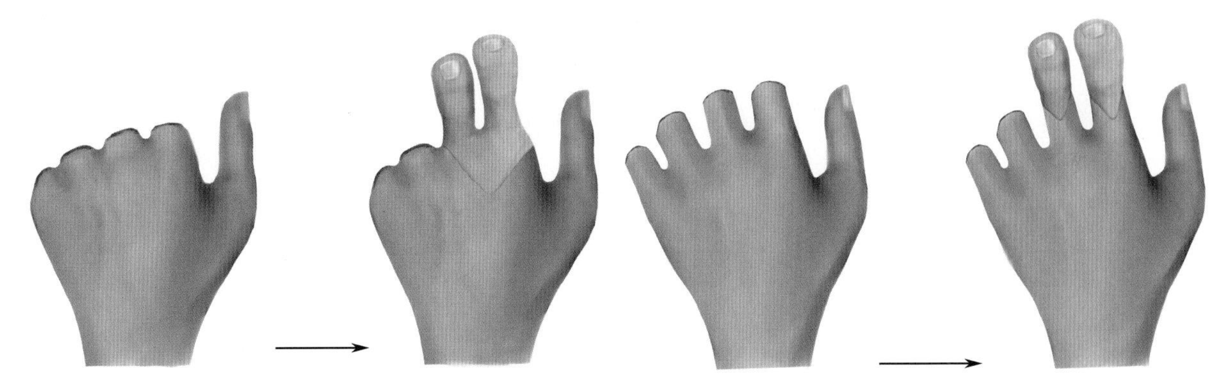

图 8-1 Ⅰ型掌骨手治疗策略示意图

对于Ⅱ型掌骨样手，笔者认为：a 和 b 亚型可以一期重建拇指和手指；而 c 和 d 亚型建议尽量分二期重建，即先参照Ⅰ型方案先重建手指，然后拇指行暂时临时义指佩戴，并进行功能锻炼，根据再造手指功能情况最后再造拇指，这样做的好处在于方便二期拇指再造时确定再造拇指长度、对掌角度。

【典型病例】

患者男性，25 岁，左手部冲压伤致 1～5 指缺失，术后 3 个月行游离右第 2 足趾再造左手环指，再造术后恢复部分手部功能（图 8-2）。

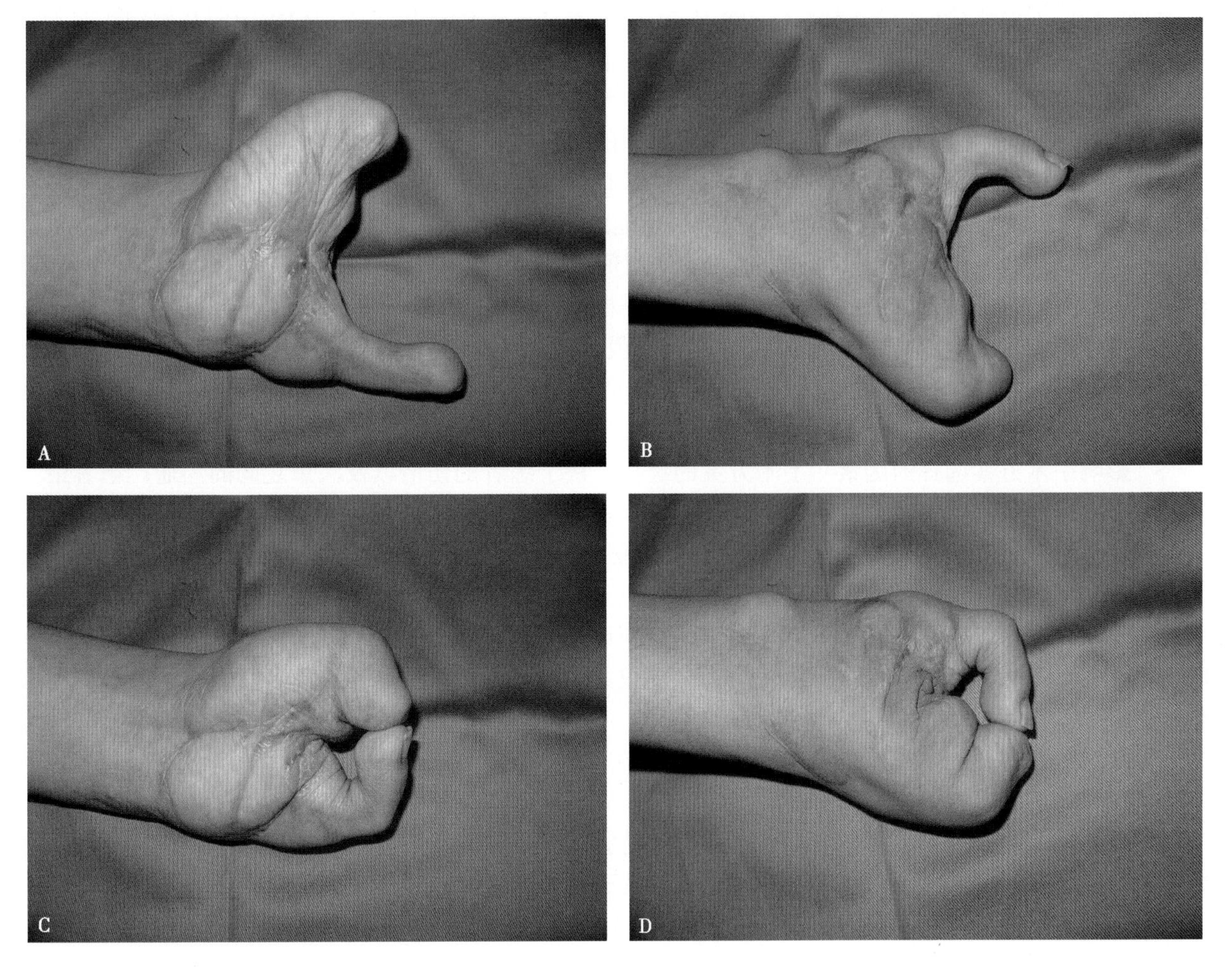

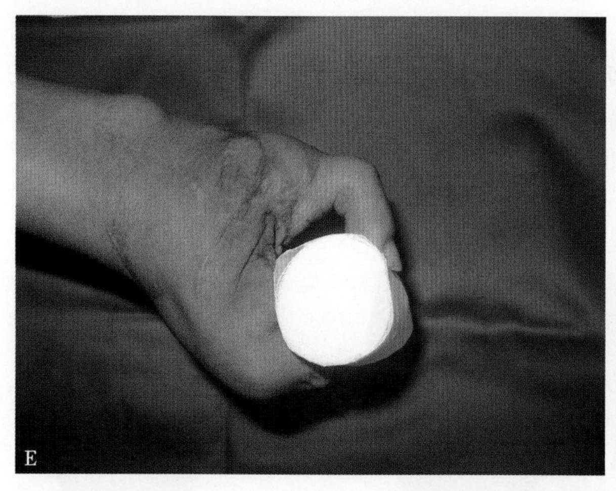
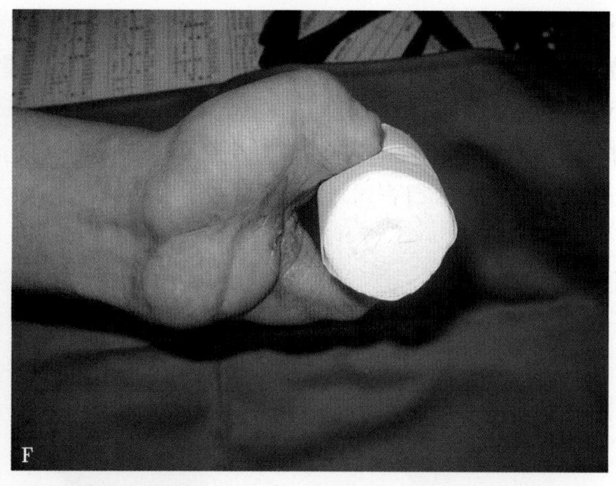

图 8-2 游离右第 2 足趾再造左手环指

A. 掌骨样手术后伸展功能(掌侧); B。掌骨样手术后伸展功能(背侧); C. 掌骨样手术后对捏功能(掌侧); D. 掌骨样手术后对捏功能(背侧); E. 掌骨样手术后持物(背侧); F. 掌骨样手术后持物功能(掌侧)。

第三节 手毁损性损伤一期功能重建策略及方法

一、概述

重度的碾轧、撕裂以及压砸性损伤,导致手的外形几乎不完整,伴有粉碎性骨折甚至骨缺损,以及肌腱、血管、神经的毁坏性损伤,皮肤及软组织碎裂挫灭,称之为手毁损伤。高动能致伤因素所导致的手毁损伤日益多见,手毁损伤造成手的皮肤、骨和肌肉组织的缺损,将严重影响手的功能,此类损伤修复困难、截肢率高;同时还可引发社会心理影响,造成心理伤残,对患者的生活和日常活动能力产生重大影响。如何最大限度地保留患手的外形和功能,一直是手外科的难点问题。

1. 手术时机的选择　手的毁损伤一期急诊手术时,组织新鲜,解剖层次相对清晰,血管、神经、肌腱易于显露,所以能够在一期彻底清创的前提下尽可能急诊一期行功能重建手术。选择一期急诊功能重建手术时,要确保患者一般情况良好,能够耐受较长时间的手术,否则可以先行清创手术,亚急诊行功能重建或创面修复术。同时合并其他严重复合伤时,则需根据具体情况选择合适的手部修复重建手术时机。

2. 治疗原则　由于毁损性损伤多种多样,几乎没有完全一样的病例,因此也没有唯一的“最佳方案”可供选择,但应遵循以下基本原则。①彻底清除失活组织。②重建良好的血液循环。③骨折的可靠固定,同时尽量减少可能造成的额外软组织损伤。④稳定且有良好血供的软组织覆盖。

3. 影响手术方案选择的因素　手术方案的选择取决于患者的伤情以及医患之间的沟通。患者最关心的往往是能否保留肢体,对功能重建术后的具体恢复情况和康复过程缺乏了解,所以医师应加强对患者术后功能、外观的评估和沟通,让患者充分了解保肢的利弊。截肢手术简单、手术及住院时间短、治疗费用低,但术后伤残等级较高。功能重建手术复杂,手术及住院时间长、治疗费用高,需多次手术,术后伤残等级低。在可能的情况下医师应组织全科或至少小范围的病例讨论,为患者提供最合理的手术方案。医师在决定治疗方案时一般处于主导地位,术后应给予患者系统的功能锻炼指导和必要的心理辅导。

二、手术方案的合理选择

随着显微外科技术的不断提高,手部毁损伤可选择的术式越来越多,同时,越来越多的患者要求尽可能地恢复手的功能和外形。根据伤情不同,手术方案选择大体归纳如下。

1. 单个手指毁损伤　强烈要求恢复手指功能和外形者,建议早期行功能重建手术。对于拇指Ⅰ度和

Ⅱ度缺损的患者，可以行足踇甲瓣修复，其余指末节部分毁损的可行部分足踇甲瓣或足第2趾甲瓣修复。拇指Ⅱ度以上缺损或其余指中末节毁损可患者可采取第2足趾游离移植修复术。对于不愿意或不宜行足趾移植修复的患者，应尽可能保留患指长度及功能。

2. 多指毁损伤　对同时有部分残存指体的患者尽可能按拇指、示指、中指、环指、小指顺序移位再植。如果再植示指有可能导致虎口缩小，影响手的功能，则应考虑第2掌骨截骨扩大虎口，然后优先再植中指，移位过程中要考虑残存指与受区的匹配程度、再植后的功能与外观情况。对无残存指体可利用的患者可根据相应的功能及美观需求，移植足趾行相应手指功能再造。

3. 手桡侧毁损伤　根据手桡侧毁损伤部位的不同分为五型（图8-3）。Ⅰ型：拇指毁损。Ⅱ型：拇指毁损并虎口皮肤缺损。Ⅲ型：拇指毁损、虎口皮肤缺损并示指毁损。Ⅳ型：拇指毁损、虎口皮肤缺损、示指毁损并中指毁损。Ⅴ型：拇指毁损、虎口皮肤缺损、示指毁损、中指毁损并手掌桡侧毁损。

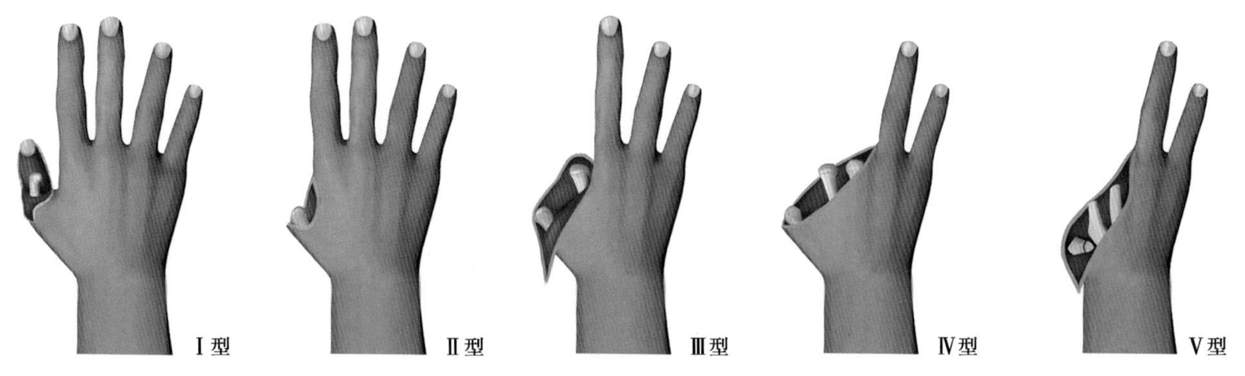

图8-3　根据手桡侧毁损伤部位的不同分为五型

根据手桡侧毁损伤分型的不同，应优先考虑恢复拇指功能。可采用残存手指移位再植的方法再造拇指，或取足趾移植再造拇指，拇指残端加长术，残指移位拇化等。手桡侧创面可应用各种皮瓣以及复合组织移植修复。在重建拇指的基础上，还需再重建1～2个能与拇指对指的手指。例如拇、示、中、环指毁损伤的患者，应考虑重建拇指、环指功能或重建拇指、中环指功能。手桡侧皮肤软组织缺损修复时，受区动、静脉的选择应优先用于手指再植再造，无法同时满足手指再植再造与皮瓣移植的，可应用带蒂皮瓣修复创面。

4. 手尺侧毁损伤　即环小指及其相对应的手掌尺侧部分毁损。这类损伤对手的功能影响相对较小，但对外形的影响却很大。根据患者需求的不同，可行相应缺损指的再植再造。手尺侧创面缺损根据大小不同可以采取各类游离皮瓣以及带蒂皮瓣进行修复，皮瓣供区的选择应顾及手尺侧的外形。

5. 全手毁损伤　根据伤情不同，有很多术式可供选择。可应用残存的手指异位再植或配合足趾移植再造拇指及可行对指功能的手指，同时取游离皮瓣组合覆盖手掌侧及背侧创面；残指（或配合足趾移植）腕部异位再植再造；前臂远端的“蟹钳样”急诊手再造（术中在前臂中立位时，异位再造指为对指位）；前臂分叉术等。对于全手毁损患者，根据废弃的断指远端的条件，选择2～3个可利用手指，分别固定于腕骨或者尺桡骨远端，再植的手指应调整好两指间分离角在20°～30°，两指额状面（即倾斜角）相交于90°～120°，使指体掌侧旋转150°，以形成良好的对指位。依据供指动脉外径选用相对应的近端动脉吻合。常选用的搭配方法是桡动脉与拇主要动脉或第1指总动脉吻合，尺动脉与第2或第3指总动脉吻合，在条件允许的情况下尽可能多地吻合静脉，保证回流通畅，减少术后肿胀。全手毁损的患者，如无足够的可利用残指，可采用游离足趾移植、游离组织块移植的方法修复重建。

异位再植应严格掌握适应证。一般要求患者的全身情况良好，能耐受手术，无其他合并损伤的存在。要充分利用好可异位同植的离断指体。根据恢复手功能的要求，精心设计、合理搭配。再造手要有对指、屈曲的手指功能，努力恢复手指的夹捏功能。尽最大的努力保留有生机可异位回植的组织，清创应尽量在手术显微镜下进行。对血管、神经、肌腱的吻接力求精细、准确。手掌部毁损的异位再植，吻合血管的两端口径往往相差较大，有时尚需做血管移植或端-侧吻合，对技术要求较高，血管吻合基本功必须扎实可靠。全手毁损伤再造手的外观与患者的期望值往往相差甚远，术后早期患者难以接受，除了术前要充分沟通及知情同意，术后必须在心理上给予辅导，强调手的功能角色，让患者逐步接受，同时通过系统的功能锻炼，达到生活自理的目的。随着科技的进步，假肢技术的不断提高，前臂远端截肢后安装机电假肢也是不错的选择。

6. 热压伤所致手毁损伤　严重手部热压伤常导致皮肤、肌肉、肌腱、神经、骨组织变性坏死，还会出现进行性血液循环障碍，继发性坏死。对于全手毁损伤的患者，由于损伤重、受伤面大，游离皮瓣移植效果往往不理想。应用血运丰富、抗感染能力强的腹部皮瓣等，可尽量保留损伤的肌腱及骨关节组织，维持肌腱及骨关节组织的解剖结构的完整性和连续性，较好地保存手指长度；常选用腹部带蒂皮瓣或腹部包埋处理。尽早适当清创是保存手指长度和手部功能的关键，早期手术能更有效地保存间生态组织，控制感染，更好地恢复手部功能；清除完全坏死的皮肤、皮下组织、肌肉、肌腱和死骨，伤手在腹壁内被包埋后，依靠皮瓣丰富的血运，将间生态组织及无血运的骨组织完全包裹起来，从而尽可能多地保存伤手组织。

术中尽可能保存拇指长度，最优化地维护手部功能。如能保留部分拇指，即使 2～5 指自掌指关节以远缺损，依靠拇指的对掌、内收及外展，也能满足日常生活的需求。2～5 指一般保留近节和中节指浅屈肌腱止点以近部分，包埋的指间关节均应用克氏针同定，以防皮瓣包埋期间手指移位和关节屈曲形成死腔，皮瓣断蒂后与残指愈合不良。有条件者包埋各指间可应用皮管分隔固定，以利于二期分指。皮瓣低位应放置引流管，进行局部引流和抗生素冲洗，预防皮瓣下坏死组织局部积液引起的感染。腹部皮瓣包埋 3 周后，在断蒂前应常规进行皮瓣延迟。如皮瓣过大，则可行多次皮瓣延迟。

第四节　正中神经损伤后晚期功能重建

一、概述

正中神经主干在前臂段主要支配旋前圆肌、桡侧屈腕肌、掌长肌、第 2～5 指屈指浅肌以及中指屈指深肌，正中神经的主要分支前骨间神经主要支配屈拇长肌、示指屈指深肌以及旋前方肌。而正中神经在腕平面以远主要支配拇短展肌、拇对掌肌、拇短屈肌、第 1 和 2 蚓状肌以及手掌桡侧三指半的感觉。鉴于正中神经的感觉功能无论早、晚期均可通过神经修复、移植或移位等手术来恢复，故晚期正中神经损伤时，需重建的仅为运动功能。根据其解剖特点，当出现低位正中神经损伤（前臂中下 1/3 以远）时，需重建的运动功能主要为拇对掌功能。而高位正中神经损伤时，需同时重建拇对掌，以及拇、示、中指的屈指功能。前臂的旋前功能以及屈腕功能因尺神经与桡神经功能的代偿并未完全丧失，故无须进行重建手术。

二、屈拇功能重建

1. 概述　正中神经肘关节平面以上损伤会出现屈拇功能障碍。各种原因造成屈拇不能或肌力不足时，需行屈拇功能重建。在进行屈拇功能重建时，首先考虑肌腱转位术。当正中神经高位损伤时，仅能使用桡神经支配肌重建屈拇功能。重建屈拇功能时，首要考虑问题为肌力，而非活动范围，因此首选肱桡肌作为动力肌进行屈拇功能重建。

2. 适应证　正中神经高位损伤后，各种原因造成屈拇主动不能而被动活动正常的患者。

3. 手术方法

(1) 术前准备：肌电图证实正中神经高位损伤，且屈拇长肌已出现电静息，无恢复可能。

(2) 麻醉及体位：采用臂丛神经阻滞或全身麻醉，患者取平卧位，上肢外展于侧台上。上臂上段扎气囊止血带。

(3) 手术入路操作程序

1) 切口：前臂中下 1/3 掌侧正中做 S 形或弧形切口。

2) 肌腱分离：暴露桡侧屈腕肌、掌长肌以及正中神经，向尺侧牵开后暴露屈拇长肌。于切口内桡侧寻及止于桡骨茎突桡侧之肱桡肌，将其自止点处剥离，逆向分离至腱腹交界处。切取肱桡肌时需注意保护桡神经浅支以及桡动脉。

3）功能重建：将肱桡肌引至屈拇长肌腱旁，与屈拇长肌腱行编织缝合。张力调整为屈腕 30°时拇指可被动完全伸直。

4）术后处理：松止血带，止血，置皮片或负压球引流，缝合皮下组织，关闭切口。长臂石膏固定 3 周（屈肘 45°，屈腕 30°）。

三、示中指屈指功能重建（尺神经功能良好）

1. 概述　正中神经在肘关节平面以上损伤会出现屈指功能障碍。一般而言，仅仅示指无法完成屈指动作。因为尺神经的代偿作用，中指的屈指动作往往可以完全，但无法抗阻力屈指。因此，在高位正中神经损伤而尺神经功能正常时，需要重建的仅有示中指的屈指功能。在这种情况下，可以选择将示中指屈指深肌与环小指屈指深肌编织缝合而重建其功能，也可使用功能正常的其他肌肉转位来恢复示中指屈指功能。但因屈指深肌的滑移度明显大于其他肌肉，故为了尽可能恢复示中指的屈指活动度，首选将示中指屈指深肌与环小指屈指深肌编织缝合。

2. 适应证　正中神经高位损伤后，各种原因造成示中指主动屈指障碍而被动活动正常之患者。

3. 手术方法

（1）术前准备：肌电图证实正中神经高位损伤，示中指屈指深肌已出现电静息，无恢复可能，且尺神经功能完全正常。

（2）麻醉及体位：采用臂丛神经阻滞或全身麻醉，患者取平卧位，上肢外展于侧台上。上臂上段扎气囊止血带。

（3）手术入路操作程序

1）切口：前臂中下 1/3 掌侧正中做 S 形或弧形切口。

2）肌腱分离：暴露掌长肌、正中神经、2～5 指屈指浅肌并将上述组织牵开，暴露 2～5 指屈指深肌。

3）功能重建：将 2～5 指调整至张力一致时将示中指屈指深肌与环小指屈指深肌侧 - 侧缝合。

4. 术后处理　松止血带，止血，置皮片或负压球引流，缝合皮下组织，关闭切口。短臂石膏固定 3 周（屈腕 30°）。

四、第 2～5 指屈指功能重建（合并尺神经高位损伤）

1. 概述　当正中神经与尺神经同时高位损伤时，第 2～5 指屈指深肌均无功能。在这种情况下，仅能使用其他肌肉转位重建第 2～5 指屈指深肌功能。最常用于重建第 2～5 指屈指深肌的肌腱为桡侧腕长伸肌腱。但因桡侧腕长伸肌的滑移度小于屈指深肌，故此功能重建后，如想恢复完全的手指活动度，需通过腕关节的背伸动作来代偿。

2. 适应证　正中神经以及尺神经高位损伤后，各种原因造成第 2～5 指主动屈指障碍而被动活动正常之患者。

3. 手术方法

（1）术前准备：肌电图证实正中神经、尺神经高位损伤，且第 2～5 指屈指深肌已出现电静息，无恢复可能。

（2）麻醉及体位：采用臂丛神经阻滞或全身麻醉，患者取平卧位，上肢外展于侧台上。上臂上段扎气囊止血带。

（3）手术入路操作程序

1）切口：前臂中下 1/3 掌侧正中做 S 形或弧形切口。第 2 掌骨基底部以及前臂中下 1/3 桡背侧横行小切口。

2）肌腱分离：自掌侧切口内暴露掌长肌、正中神经、2～5 指屈指浅肌并将上述组织牵开，暴露 2～5 指屈指深肌。自第 2 掌骨基底部切口内寻及桡侧腕长伸肌止点，切断，并从前臂中下 1/3 桡背侧切口内抽出。自皮下隧道引至掌侧切口内。

3）功能重建：将 2～5 指调整至张力一致时将桡侧腕长伸肌与 2～5 指屈指深肌编织缝合，张力调整为屈腕 30° 时，2～5 指可被动完全伸直；伸腕 30°～45° 时，2～5 指可完全屈曲。

4）术后处理：松止血带，止血，置皮片或负压球引流，缝合皮下组织，关闭切口。短臂石膏固定 3 周（屈腕 30°）。

五、拇对掌功能重建（高位损伤）

1. 概述　拇对掌功能重建术是指通过肌腱转位或肌肉移植等方式，重新建立拇指对掌功能的术式。其手术方法多样。北京积水潭医院曾比较过 18 种不同方式的拇对掌功能重建术后疗效，基本均能取得满意的手术效果。在正中神经高位损伤时前臂段的正中神经支配肌也同时瘫痪，故环指屈指浅肌以及掌长肌无法用做动力肌腱，在此介绍以桡神经支配肌为动力肌的功能重建方法。

2. 适应证　正中神经损伤后因各种原因拇指对掌功能无法恢复，但虎口距基本正常，第 1 腕掌关节被动活动良好之患者。

3. 手术操作

（1）术前准备：肌电图证实正中神经损伤，拇短展肌与拇对掌肌功能恢复不佳，主动对掌无法完成，但被动对掌、对指可完成的患者。

（2）麻醉及体位：采用臂丛神经阻滞或全身麻醉，患者取平卧位，上肢外展于侧台上。上臂上段扎气囊止血带。

（3）手术入路操作程序

1）切口：第 5 掌骨基底横形小切口；前臂中远 1/3 尺背侧纵向切口；腕部掌侧正中横形切口；前臂中远 1/3 掌侧横行小切口；拇指掌指关节背侧做 S 形切口。

2）肌腱分离：自第 5 掌骨基底切口内寻及尺侧伸腕肌止点，切断。自前臂尺背侧纵向切口内将尺侧伸腕肌抽出，向近端游离至腱腹交界处。自腕部掌侧小切口以及前臂中远 1/3 掌侧横形小切口内寻及掌长肌腱，切取掌长肌腱全长。将掌长肌腱与尺侧伸腕肌腱编织缝合，延长肌腱。将延长后之肌腱自皮下隧道引至腕掌侧切口内，再经皮下隧道引至拇掌指关节背侧切口。

3）功能重建：将掌长肌腱远端劈分为两束，一束与拇短展肌止点编织缝合，另一束与拇掌指关节尺侧关节囊编织缝合。张力调整为腕平伸时拇指对掌位。

4）可选择的其他方法：取前臂桡背侧切口，分离拇短伸肌，自腱腹交界处切断，自拇指掌指关节背侧切口内抽出，经皮下隧道引至腕掌侧与尺侧伸腕肌编织缝合。以此法重建拇对掌功能无须切取掌长肌腱移植。

5）术后处理：松止血带，止血，置皮片引流，缝合皮下组织，关闭切口。短臂石膏固定 3 周（屈腕 30°，拇指对掌位）。

六、拇对掌功能重建（低位损伤）

1. 概述　在正中神经低位损伤时，前臂屈伸肌群均可作为动力肌重建其功能。以伸肌腱为动力的功能重建法在上一节中已阐述，故在此主要阐述以环指屈指浅肌为动力肌重建拇对掌功能的方法。

2. 适应证　正中神经损伤后因各种原因拇指对掌功能无法恢复但虎口距基本正常，第 1 腕掌关节被动活动良好之患者。

3. 手术方法

（1）术前准备：肌电图证实正中神经损伤，拇对掌功能不佳，但环指屈指浅肌功能正常的患者。

（2）麻醉及体位：采用臂丛神经阻滞或全身麻醉，患者取平卧位，上肢外展于侧台上。上臂上段扎气囊止血带。

（3）手术入路操作程序

1）切口：环指掌指纹处横形切口；前臂近腕部掌侧 S 形切口，拇指掌指关节背侧做 S 形切口。

2）肌腱分离：自环指掌指纹切口处分离出环指屈指浅肌，于环指近指间关节屈曲时切断，自前臂切口内抽出，将环指屈指浅肌腱绕过尺侧屈腕肌后经皮下隧道引至拇指掌指关节背侧切口内。

3）功能重建：将环指屈指浅肌腱远端劈分为两束，一束与拇短展肌止点编织缝合，另一束与拇掌指关节尺侧关节囊编织缝合。张力调整为腕平伸时拇指对掌位。

4）可选择的其他方法：①于前臂切口内将尺侧屈腕肌肌腱劈分一束后保留止点，近端切断，将腱束返折后缝合于尺侧屈腕肌止点，形成腱环。将环指屈指浅肌腱穿过该腱环，再引至拇指掌指关节背侧切口内行重建术。②不做前臂切口而是于腕管出口处做纵向切口，分离出环指屈指浅肌腱，以腕横韧带为滑车，直接将环指屈指浅肌腱于掌部经皮下引至拇背侧切口内行重建术。

5）术后处理：松止血带，止血，置皮片引流，缝合皮下组织，关闭切口。短臂石膏固定3周（屈腕30°，拇指对掌位）。

第五节 尺神经损伤后晚期功能重建

一、概述

尺神经（ulnar nerve）神经束来源于 C_7～T_1，经中下干、内侧束后穿行于上肢内侧至肱骨尺神经沟，继续行走于前臂尺侧，行经腕尺管进入手部，分为深浅支支配肌肉及感觉。尺神经在前臂的肌支支配尺侧腕屈肌、环小指深屈肌，在手部深支支配掌短肌、小指展肌、小指对掌肌、第3和第4蚓状肌、骨间肌、拇收肌及拇短屈肌深头。尺神经浅支发出：①掌支，分布于小鱼际肌表面的皮肤；②背支，分布于手背尺侧和小指、环指尺侧半背侧的皮肤；③终末浅皮支，分布于手掌尺侧面远端皮肤和环小指尺侧掌面的皮肤。

根据神经损伤部位分为高位及低位损伤，高位损伤的部位在肘管及以近，低位损伤的部位在腕尺管及以远。尺神经高位损伤主要表现为尺侧屈腕肌及环小指深屈肌失能，小鱼际肌及骨间肌明显萎缩，导致各掌指关节过伸，环小指指间关节弯曲且夹纸试验阳性，称为“爪形手”畸形；拇收肌及拇短屈肌深支的失能导致Froment征阳性。其感觉障碍表现为手尺侧缘、小指及环指尺侧半感觉消失。

尺神经损伤后，早期的修复极为重要，大量的临床经验提示手内在肌的恢复极为不易，但手外肌及感觉成功恢复的概率很大。尺神经损伤后不能成功恢复的病例需要进行功能重建并恢复手的部分功能，根据损伤部位的不同修复的方式和原则也有区别。尺神经损伤后的功能丧失对伤者的手部功能影响颇大，当晚期神经恢复无进展时应积极进行手功能重建手术。

二、尺神经损伤晚期功能重建

尺神经损伤后尽可能地急诊吻合或移植吻合，术后半年左右无恢复则需要进行相应的功能重建。

1. 尺神经高位损伤后晚期功能重建　尺神经高位损伤功能障碍体现在屈腕桡偏，“爪形手”畸形，环小指末节不能主动屈曲以及相应区域的感觉障碍。

（1）尺侧腕屈肌功能重建：尺侧屈腕肌的失能会导致屈腕桡偏畸形及腕关节的不稳定。重建功能的手术方式分为动力型和静力型。动力型重建动力肌一般选择中指的屈指浅肌。静力型方式为尺侧屈腕肌的腱固定术，复杂病例可以采取腕关节融合术以达到稳定腕关节的目的。

（2）环小指屈指深肌功能重建：单纯的尺神经损伤可以采用示中指屈指深肌作为动力肌。在前臂中下1/3处做一个S形切口，找出示中环小指屈指深肌腱，调节张力后将其一并缝合，术后外固定3周，去除固定后积极进行康复训练。合并正中神经损伤需要采用尺侧伸腕肌转位进行第2～5指屈指功能重建。

（3）环小指感觉功能重建：感觉的重建可以采取桡神经浅支移位到尺神经掌浅支，但需要注意的是此类手术会造成相应区域的感觉丧失。另外，感觉的恢复相对运动的恢复等待时间更长，重建手术可以延长至2年，临床上亦有2年以上仍有恢复的病例。

2. 尺神经低位损伤后晚期功能重建　尺神经低位损伤与高位损伤明显的区别是手部“爪形手”畸形更明显，这是由于环小指屈指深肌腱的作用所致。低位损伤的功能重建包括第3、4蚓状肌、骨间肌、拇收肌及拇短屈肌深头的重建。

（1）第3、4蚓状肌功能重建：单纯的尺神经低位损伤一般采取环指屈指浅肌腱作为动力肌进行重建。将环指浅屈肌腱远端于其附着处切断，牵出手掌部切口，将其分为两束，并分别经蚓状肌管牵出环小指桡侧切口，在掌指关节屈曲，指间关节伸直位缝合至外侧束。术后石膏托固定掌指关节屈约60°位，指间关节完全伸直位3～4周，然后去除外固定进行康复锻炼。

合并正中神经损伤的病例可以采用尺侧腕伸肌加掌长肌进行重建。于手背尺侧第5掌骨基底处和腕背处各做一小切口，解剖尺侧腕伸肌腱止点并于止点近端1cm处劈开一半肌腱并切断桡侧半，分别在前臂和腕横纹处做切口，解剖掌长肌腱，并尽量长切取，将掌长肌腱U形返折成2束，近端与切取的尺侧腕屈肌缝合，远端两束分别通过手背皮下隧道，经掌骨间隙，通过环、小指桡侧的蚓状肌管抽出，在掌指关节屈曲70°～80°。指间关节完全伸直位下，将移位腱束抽紧牢固缝合在近节指侧方的伸肌腱帽和侧腱束上，术后支具固定3～4周，去除外固定进行康复锻炼。

对于复杂病例，若无可使用的动力肌，可以采用静力型重建方式，将环小指掌指关节关节囊及掌板紧缩固定即可代替部分蚓状肌功能。术后亦需牢固外固定3～4周。

（2）骨间肌功能重建

1）如屈指屈腕伸腕功能都在，首选Bannell法用指浅屈肌腱转位重建。于远侧掌横纹近端做横向切口利用示中指的屈指浅肌腱劈成两半，通过掌侧皮下隧道至各指近节远端桡侧固定于侧腱束及伸指腱膜。

2）如无上述肌腱可供转位，可以采用Brand法，采用桡侧伸腕肌加掌长肌或趾短伸肌移植进行重建，或者采用Fonler法，即利用示小指固有伸肌腱作为动力肌。

3）如无可供利用的肌肉，只能采用静力型重建，即利用关节囊或肌腱作为材料将各指固定于内收位。上述术后均需进行外固定4周。

（3）拇示指对捏功能重建：拇收肌及拇短屈肌深头的功能重建并不是必需的，如需重建可采取拇短伸肌止点移位至拇收肌止点，并将示指固有伸肌腱止点移位到第1背侧骨间肌止点处。术后固于拇示指对捏位外固定4周，解除固定后积极康复训练。

第六节 桡神经损伤后晚期功能重建

一、概述

桡神经发自臂丛神经，其神经纤维束主要来自$C_{5\sim8}$，在上肢发出肱三头肌肌支后发生的损伤相对常见，损伤的平面不同，产生的功能障碍也不同。高位桡神经损伤会导致伸腕、伸指、伸拇及拇外展功能障碍，以及桡神经浅支支配区域的感觉障碍。低位桡神经损伤一般是指骨间后神经损伤，这时桡神经已经发出桡侧腕长伸肌及桡侧腕短伸肌肌支，所以腕背伸功能得以保留，但由于尺侧伸腕肌瘫痪，腕背伸时会出现桡偏畸形。

1. 治疗方案及预后　相对于正中神经和尺神经，桡神经损伤后及时正确的治疗多数可获得良好的功能恢复，详细的病史询问、体格检查及肌电图等辅助检查结果对于判断其损伤性质非常重要。闭合性桡神经损伤可以先保守治疗，等待观察3个月左右再决定是否手术，在明确其发生断裂时，应该及时手术精准修复，能够直接修复的病例有望获得较满意的功能恢复。有学者报道桡神经缺损小于5cm的病例，采用神经移植的手术方法也取得较好效果。对于无法直接修复的桡神经缺损病例，有学者采用正中神经的指浅屈肌肌支转位修复桡神经亦取得较好疗效。但是，对于病程大于1年的晚期桡神经损伤的患者，宜采用前臂协同肌腱移位行功能重建术。

2. 常用于肌腱移位的供体肌肉　前臂常用于伸腕、伸指、伸拇及拇外展功能重建的肌肉有旋前圆肌、尺侧屈腕肌、桡侧屈腕肌、掌长肌、中指及环指的指浅屈肌。功能重建的方法及选择移位的肌腱组合方式众多，需要根据患者具体病情合理设计术式。

3. 选择肌腱移位的原则　①良好的关节被动活动度；②移位肌肉需要具备足够肌力及运动幅度；

③采用协同肌行移位术；④供体肌肉的可牺牲性；⑤移位术后尽量做到肌力直线牵拉；⑥前臂及手部良好的皮肤软组织条件。

4. 桡神经的解剖　臂丛神经后束在喙突下方发出腋神经后即为桡神经，其主要的神经纤维来自 $C_{5\sim8}$，桡神经在上臂向外下行走途中发出肱三头肌长头、内侧头及外侧头肌支后在肱骨外上髁上方发出肱桡肌肌支，然后发出桡侧腕长伸肌肌支、桡神经浅支，约有 58% 的桡侧腕短伸肌肌支从桡神经浅支发出，发出桡神经浅支后桡神经深支（骨间后神经）继续下行，约 42% 的桡侧腕短伸肌肌支从桡神经深支发出，然后骨间后神经依次发出支配旋后肌、尺侧伸腕肌、指总伸肌、小指伸肌、拇短展肌、拇长伸肌及示指伸肌肌支。

5. 桡神经损伤后晚期常用的肌腱移位术式　桡神经损伤后常用的肌腱移位术式选择有许多不同的肌腱移位术式组合选择用于桡神经晚期损伤后的功能重建，需要根据患者的具体病情合理选择。

（1）旋前圆肌移位到桡侧腕短伸肌：是最常用的伸腕功能重建术式，旋前圆肌移位到桡侧腕短伸肌而非桡侧腕长伸肌主要的原因是，桡侧腕短伸肌止点在桡侧腕长伸肌止点的尺侧，此种移位方式可以减少术后伸腕时桡偏畸形。

（2）桡侧腕屈肌移位到指总伸肌：是目前桡神经晚期损伤时常用的伸指功能重建方法。

（3）尺侧腕屈肌移位到指总伸肌：常用于高位桡神经损伤时重建伸指功能，但此种移位方式可能加重腕桡偏畸形，故禁用于骨间后神经损伤时的功能重建，以及明显腕桡偏畸形的患者。

（4）掌长肌移位到拇长伸肌：是最常用的伸拇功能重建术式，现多采用拇长伸肌腱改道移位至掌长肌腱，因为这样除了能重建伸拇功能外还可以改善拇外展功能。

（5）中指、环指的指浅屈肌移位到指总伸肌、拇长伸肌及示指固有伸肌：此种术式适用于掌长肌腱缺如的病例。

（6）高位桡神经晚期损伤功能重建的术式组合

1）旋前圆肌移位到桡侧腕短伸肌，桡侧腕屈肌移位到指总伸肌，拇长伸肌腱改道移位至掌长肌腱。

2）旋前圆肌移位到桡侧腕短伸肌，尺侧腕屈肌移位到指总伸肌，拇长伸肌腱改道移位至掌长肌腱。

3）旋前圆肌移位到桡侧腕短伸肌，桡侧屈腕肌移位到拇短伸肌和拇长展肌，中指指浅屈肌腱移位到指总伸肌，环指指浅屈肌腱移位到拇长伸肌及示指固有伸肌。

（7）低位桡神经损伤后晚期功能重建的术式组合：桡侧腕屈肌移位到指总伸肌，拇长伸肌腱改道移位至掌长肌腱。

二、旋前圆肌移位伸腕功能重建

1. 概述　桡神经高位损伤会导致垂腕垂指畸形，由于失去了桡侧及尺侧腕伸肌提供的伸腕动力，患者腕关节无法主动背伸，当晚期无法行神经修复时，采用伸腕肌的协同肌移位重建伸腕功能便成了较好的选择。旋前圆肌移位重建腕关节主动背伸功能已经逐渐被广泛接受，更早期的腱固定或腕关节融合术来维持腕关节背伸位的做法已逐渐不再采用。

2. 适应证　上肢桡神经高位损伤时腕关节主动背伸功能丧失，失去了神经修复机会的晚期患者，上肢正中神经完好，旋前圆肌及旋前方肌功能正常，腕关节本身无病变，被动活动良好。

3. 手术方法

（1）术前准备：详细询问病史，体格检查，观察前臂是否有瘢痕，肌肉萎缩等情况，检查腕关节被动活动度，前臂旋前圆肌及旋前方肌功能，肌电图检查了解桡神经损伤情况。

（2）麻醉及体位：采用臂丛麻醉，患者取仰卧位，患肢外展 60° 于手术台上。

（3）手术入路操作程序：①前臂中段桡侧做纵行 7cm 左右的切口，切口远端略斜向背侧并指向 List 结节，依次切开皮肤及筋膜层，逐层止血并注意保护皮神经，找到肱桡肌、桡侧腕长伸肌及桡侧腕短伸肌。②牵开肱桡肌及桡侧腕长伸肌，在桡骨中段找到旋前圆肌腱的止点并向近端确认旋前圆肌，在其止点处连同小部分长条状骨膜一起锐性切下，并适当向近端肌腹游离，注意不能损伤进入肌腹的神经肌支。③找到并确认桡侧腕短伸肌，将旋前圆肌腱及所带的骨膜组织在肱桡肌及桡侧腕长伸肌浅面移位插入桡侧腕短伸肌腱并在腕背伸 30° 时编织法缝合，缝合时旋前圆肌肌腹应保持较大张力状态，旋前圆肌移位时应避免压迫皮神经及静脉。

4. 手术要点

(1) 为了保证旋前圆肌腱有足够可供缝合的长度，应在其止点连同部分骨膜一起切下。

(2) 适当游离旋前圆肌肌腹但不能损伤其神经肌支，可以使移位肌肉产生的牵引力尽量成直线。

(3) 调整合适肌肉的张力及牢靠的缝合是手术成败的关键。

三、桡侧屈腕肌加掌长肌腱联合移位伸指伸拇功能重建

1. 概述　为了避免尺侧屈腕肌移位后产生的桡偏畸形，近年来，更多的学者采用桡侧腕屈肌移位重建指总伸肌联合掌长肌移位重建拇长伸肌的术式，而拇长伸肌腱改道缝合于掌长肌腱的方法，可以在重建伸拇功能的同时重建拇外展功能。

2. 适应证　上肢桡神经损伤，拇指及第 2～5 指主动背伸功能丧失，失去了神经修复机会的晚期患者，上肢正中神经完好，屈腕肌及掌长肌肌力正常，拇指被动伸指外展功能正常，第 2～5 指被动伸指正常。如果桡神经为高位损伤则联合伸腕功能重建术。

3. 手术方法

(1) 术前准备：详细询问病史，体格检查，观察前臂是否有瘢痕，肌肉萎缩情况，检查拇指主被动背伸外展情况，第 2～5 指主被动背伸情况。检查桡侧屈腕肌、尺侧屈腕肌肌力，检查掌长肌腱是否存在。肌电图检查了解桡神经损伤情况。

(2) 麻醉及体位：采用臂丛麻醉，患者取仰卧位，患肢外展 60° 于手术台上。

(3) 手术入路操作程序

1) 在前臂桡掌侧远段做纵行或弧形手术切口，止血后暴露桡侧屈腕肌及掌长肌，将桡侧屈腕肌腱在止点附近切断，掌长肌腱在腕横纹平面切断，并向近端肌腹适当锐性游离，以便于移位及调整方向，但需注意不能损伤进入肌腹的神经肌支。于前臂背侧中段纵向切口并延长至伸肌支持带，找到指总伸肌。

2) 从掌侧切口绕向桡侧至背侧切口之间做足够宽松的皮下隧道，注意勿损伤皮神经及头静脉，将桡侧屈腕肌通过皮下隧道移位至背侧，尽量使其与指总伸肌腱形成直线牵拉，将桡侧屈腕肌腱穿过 2～5 指伸肌腱，在腕关节背伸 30°，2～5 指掌指关节 0° 位时，保持肌腱较大张力时采用编织法缝合。也有学者建议将 2～5 指伸肌腱于伸肌支持带近端切断后，将其置于伸肌支持带浅面与移位的桡侧屈腕肌腱编织法缝合，这样做的好处是防止伸肌支持带影响移位缝合后的肌腱，并可使移位的肌腱产生的拉力更加接近于直线。

3) 在前臂背侧切口腱腹移行处切断拇长伸肌腱，拇指掌指关节背侧做横行小切口，抽出拇长伸肌腱后并通过皮下隧道改道引至前臂掌侧切口，注意隧道要足够宽松并且避免损伤皮神经及皮下静脉，在腕关节及拇指中立位调整肌腱张力与掌长肌腱编织法缝合。

【典型病例】

患者女性，66 岁。桡神经低位晚期损伤，伸拇、伸指障碍，行前臂肌腱转位功能重建。肌腱转位方式：桡侧屈腕肌替代指总伸肌、掌侧肌替代拇长伸肌（改道）（图 8-4）。

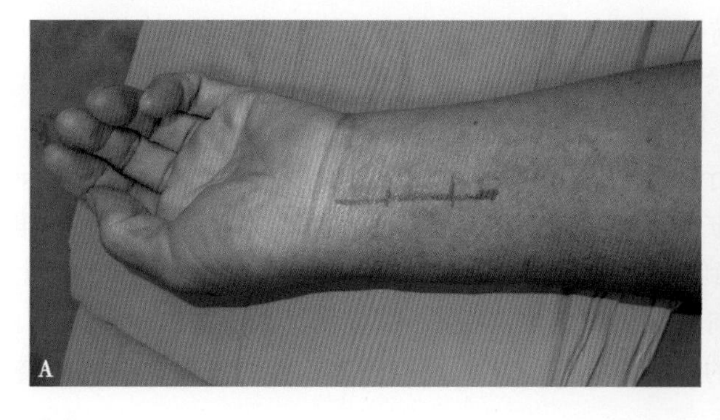

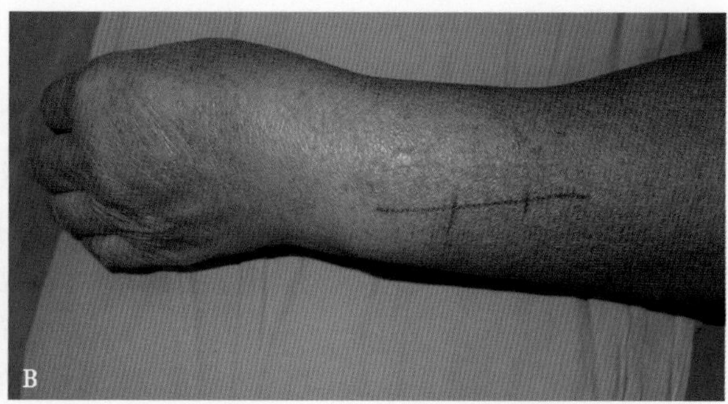

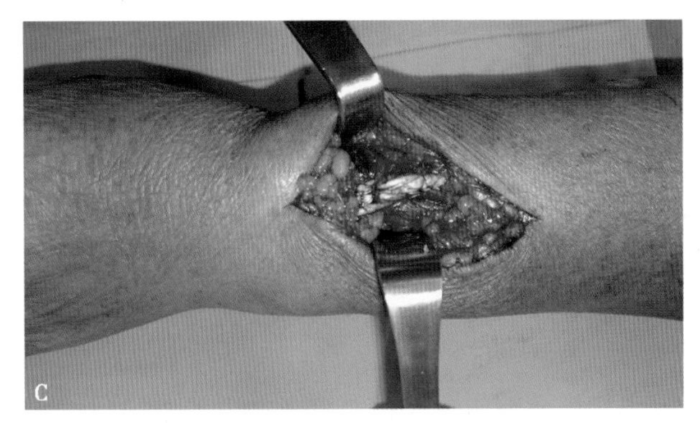
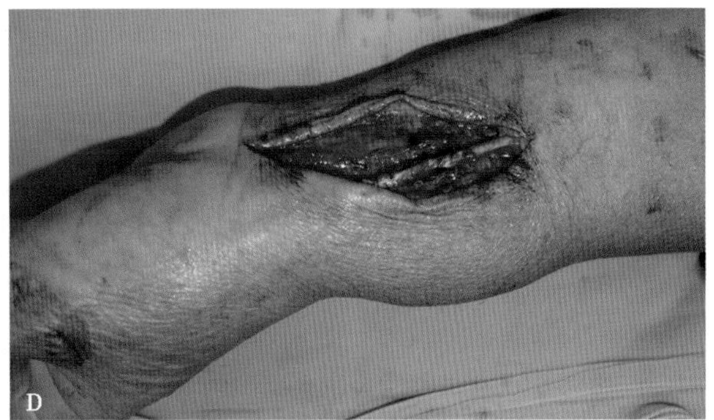
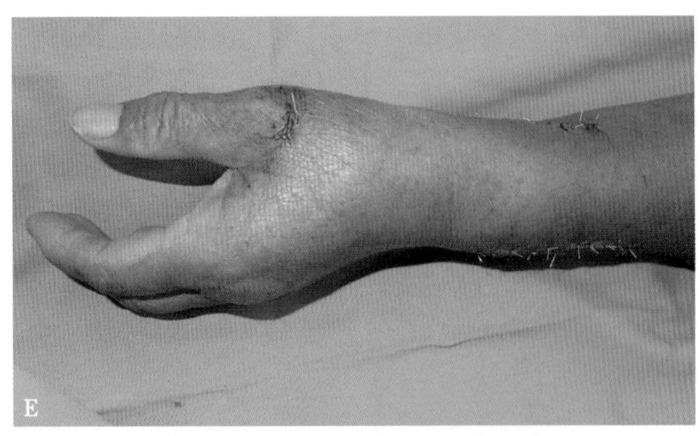

图 8-4　伸拇、伸指障碍患者行前臂肌腱转位功能重建

A. 手术切口设计（掌侧）; B. 手术切口设计（背侧）; C. 桡侧屈腕肌移位与指总伸肌缝合; D. 拇长伸肌改道至掌侧与掌长肌缝合; E. 拇长伸肌改道至掌侧与掌长肌缝合。

4. 手术要点

(1) 适当游离桡侧屈腕肌利于其移位并可以在缝合时尽量使产生的拉力接近于直线，但需要注意勿损伤进入桡侧屈腕肌的神经肌支。

(2) 调整肌腱缝合时的张力是手术的难点及要点，难以精准描述，需要经验积累。当肌腱缝合完毕，腕关节在背伸 15° 位时 2～5 指掌指关节处于 0° 位说明肌腱缝合张力合适。

(3) 牢靠的肌腱缝合非常重要。

四、尺侧屈腕肌加掌长肌腱联合移位伸指伸拇功能重建

1. 概述　桡神经高位损伤导致的晚期垂腕垂指畸形，用尺侧屈腕肌转位重建 2～5 指指总伸肌、掌长肌移位重建拇长伸肌联合伸腕功能重建获得过较好疗效，但是无论是桡神经高位损伤或者是低位损伤，均会失去尺侧伸腕肌肌力，而此时尺侧屈腕肌就成为唯一的尺偏力量。尺侧屈腕肌移位后会加重腕桡偏畸形，这种情况在桡神经低位（骨间后神经）损伤时更为明显，所以在有明显腕桡偏畸形及桡神经低位损伤时不宜采用此种移位方式。

2. 适应证　上肢桡神经高位损伤，失去了神经修复机会的晚期患者，无明显腕桡偏畸形，需联合伸腕功能重建术。

3. 手术方法

(1) 术前准备：详细询问病史，体格检查，观察前臂是否有瘢痕，肌肉萎缩情况，观察腕关节是否存在明显桡偏畸形。检查屈腕肌肌力、腕关节及拇指及 2～5 指被动活动度，检查掌长肌腱是否存在，肌电图检查了解桡神经损伤情况。

(2) 麻醉及体位：采用臂丛麻醉，患者取仰卧位，患肢外展 60° 于手术台上。

(3) 手术入路操作程序

1) 前臂远 1/2 掌尺侧纵切口，其远端向桡侧横行延长。切开后在皮下找到尺侧屈腕肌腱并在其止点

处切断，找到掌长肌腱在腕横纹处切断，将尺侧屈腕肌腱及其肌腹和掌长肌腱向近端适当游离，注意勿损伤进入肌腹之肌支。

2）前臂中段桡侧斜向背侧远端后折向 List 结节切口，找到指总伸肌及其肌腱，拇长伸肌及其肌腱，将尺侧屈腕肌在皮下移位至背侧，注意勿压迫尺动脉、尺神经及皮神经及前臂浅静脉，将尺侧屈腕肌腱穿入指总伸肌腱后在腕关节背伸 30° 位及掌指关节 0° 位维持合适张力下编织法缝合。

3）掌长肌腱移位至背侧与拇长伸肌腱在腕关节背伸 30° 位及拇指外展背伸位编织法缝合。将拇长伸肌腱改道掌侧与掌长肌腱缝合也是较好的选择。

【典型病例】

患者男性，54 岁。右上肢外伤致桡神经高位晚期损伤，行前臂肌腱转位功能重建。肌腱转位方式：旋前圆肌替代桡侧伸腕短肌、尺侧屈腕肌替代指总伸肌、掌长肌替代拇长伸肌（图 8-5）。

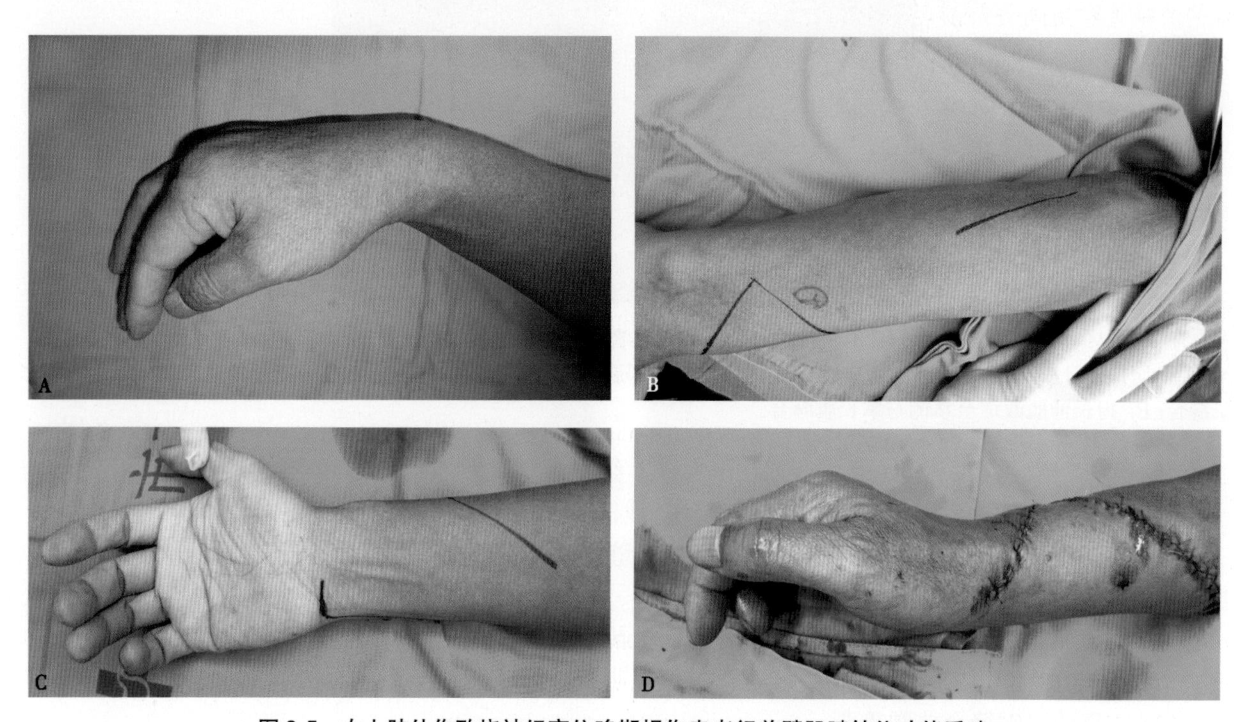

图 8-5 右上肢外伤致桡神经高位晚期损伤患者行前臂肌腱转位功能重建

A. 伸腕、伸指、伸拇障碍；B. 肌腱转位功能重建手术切口（背侧）；C. 肌腱转位功能重建手术切口（掌侧）；D. 术后。

4. 手术要点

（1）有明显桡偏及骨间后神经损伤的患者不适合此种手术方式。

（2）尺侧屈腕肌移位时勿对尺神经尺动脉等重要组织产生压迫。

（3）与前述肌腱缝合要点一样，肌腱缝合时调整合适的张力及牢靠的肌腱缝合是手术成败的关键。

五、中指、环指指浅屈肌腱联合移位伸拇伸指功能重建

1. 概述　掌长肌缺如的桡神经损伤晚期患者可以采用中环指指浅屈肌腱移位的方式。

2. 适应证　需要行肌腱移位术重建伸拇伸指功能的桡神经损伤患者，可以联合伸腕功能重建术。

3. 手术方法

（1）术前准备：详细询问病史，体格检查，观察前臂是否有瘢痕，肌肉萎缩情况，检查中环指指浅屈肌及指深屈肌肌力。观察关节被动活动度，肌电图检查了解桡神经损伤情况。

（2）麻醉及体位：采用臂丛麻醉，患者取仰卧位，患肢外展 60° 于手术台上。

（3）手术入路操作程序

1）手掌远端横行手术切口，显露中环指指浅屈肌腱，注意勿损伤中环指指动脉神经束，确认为指浅

屈肌腱后锐刀切断，游离并牵引至前臂中段掌侧切口内，找到尺桡骨骨 - 筋膜。

2）分别在骨间血管两旁的骨 - 筋膜上开窗，注意勿损伤骨间前后动脉及神经，前臂背侧纵向切口并在桡骨茎突处横行偏向尺骨茎突，将中环指指浅屈肌腱分别从骨 - 筋膜创口引至背侧，注意勿缠绕正中神经及其他肌腱。

3）腕关节背伸 30°位，2～5 指掌指关节 0°位，拇指背伸位时调整肌腱合适张力下将中指指浅屈肌腱与指总伸肌腱编织法缝合，环指指浅屈肌腱与拇长伸肌腱及示指固有伸肌腱编织法缝合。

4．手术要点

（1）掌长肌缺如的患者可以考虑采用此种手术方式。

（2）指浅屈肌腱穿越骨 - 筋膜时需注意勿损伤骨间前后血管并勿缠绕正中神经及其他肌腱。

（3）肌腱缝合时调整合适的张力及牢靠的肌腱缝合是手术的要点，肌腱缝合完毕可以适当被动活动腕关节并观察指间关节位置，如果肌腱缝合过紧或过松则需要重新缝合。

第七节　功能性游离肌肉移植

一、概述

功能性游离肌肉移植指将肌肉从原部位移植到身体另一个部位，并进行神经、血管显微吻合，从而恢复其血运及主动收缩功能。与其他游离组织相比，功能性游离肌肉移植除了需将供体肌肉的动静脉与受区管径匹配的血管进行显微吻合重建血运外，还需通过受区的运动神经与供体肌的神经吻合后神经再生而获得主动收缩功能。

上肢肌肉功能障碍常见于直接肌肉创伤、Volkman 缺血性肌挛缩、电烧伤、肢体再植后肌肉坏死、神经损伤后肌肉长期失神经支配及肿瘤扩大切除时侵及肌肉。功能性游离肌肉移植操作复杂，并不推荐常规采用，只有当创伤导致上肢肌肉缺损、功能障碍严重而简单肌腱移位无法解决时，才可考虑运用功能性游离肌肉移植改善功能。

1．肌肉生理学　每一块肌肉是由结缔组织把许多肌纤维结合在一起而构成的。每一条肌纤维长 1～40mm，由许多相互平行排列的肌原纤维组成，并包裹在肌内膜中。每一条肌原纤维由许多细而密的、平行排列的两种肌丝所组成，呈六边形；其中粗肌丝由肌球蛋白聚集而成，细肌丝主要由肌动蛋白组成。这些肌纤维的构型可能是带状的，也可能是羽状的，或是两者混合的。在带状肌中肌纤维沿肌肉长轴平行排列，其滑动幅度与肌肉长度成比例，从功能角度上说此特性很重要。羽状肌的肌纤维较短，这些肌纤维附着在一条肌腱上，肌腱可位于肌肉中央或偏一侧。肌肉收缩的总长度与这些短的肌纤维的长度成比例，而不是与整块肌肉的长度成比例。由于羽状肌的肌纤维横截面积比带状肌大，收缩力也大，临床上选择较大横断面的带状肌作为移植动力可提供良好的滑程和收缩力量。

肌肉收缩是相邻粗细肌丝滑行重叠的动力过程。肌肉收缩的力量与粗细肌丝重叠的程度成正比，因此当粗细肌丝重叠最少时肌肉最大牵张，收缩最弱。随着肌肉的缩短和粗细肌丝间重叠的增加，肌肉收缩力量逐渐加大直至肌丝完全重叠，达到长度 - 张力曲线的顶点。随着肌肉进一步收缩，肌原纤维迂曲成团，肌丝重叠部分少，收缩力量也小。肌纤维周围结缔组织网的弹性也可增加肌肉收缩力量，当肌肉处于完全伸直位时，这种弹性产生明显的张力。在肌肉生理实验中，单条肌纤维收缩幅度可达其最大牵张长度的 65%，然而在未受损的肌肉中，由于结缔组织网的限制，肌纤维的最大牵张长度是受限的。单根肌纤维收缩有全或无现象，而整块肌肉收缩的力量依赖于神经刺激激发的肌纤维的数量。当要求较弱的肌肉收缩时，只有一部分肌纤维被激活；当要求强有力地收缩时，大部分肌纤维都被激活。

2．供体肌肉的选择

（1）股薄肌：股薄肌位于大腿内侧，位置浅表，肌腹呈带状，近端宽而远端逐渐变窄。其腱性起点位于耻、坐骨支，肌腹位于长收肌与缝匠肌后缘，远端以一条界线清晰的肌腱止于胫骨结节下方的胫骨干内侧。在大腿远端，股薄肌肌腱位于缝匠肌肌腱后缘、半腱肌肌腱前缘。股薄肌的营养血管有 2～3 支，其中近端的血管蒂是最主要的营养支，该血管蒂位于长收肌深面，起于股深动脉，动脉管径1～2mm，长约6cm，于肌肉起点以远8～12cm进入肌腹。血管蒂中有两条伴行静脉，管径1～4mm。股薄肌的血管蒂存在变异，即主要营养血管蒂为两束，各有一条动脉和两条伴行静脉，分别营养远近端肌腹。在股薄肌的主要血管蒂平面，常有一恒定皮穿支血管从肌肉发出，因此肌肉近端1/2部位被覆的皮瓣血运可靠。股薄肌的神经支配来源于闭孔神经的分支，该神经支位于长收肌深面，紧邻血管蒂近侧入肌，由2～3束神经纤维组成。当刺激神经时，成年人的股薄肌收缩幅度可超过50%，可带来12～15cm的功能收缩长度。股薄肌的神经束分别支配不同区域的肌腹，通过控制电压与频率的神经刺激仪分别刺激不同束神经纤维，可在长轴上将肌肉分为独立的神经肌肉功能区。其中90%的病例为一束神经纤维支配肌肉的前20%～50%，其余神经纤维支配剩余肌肉。这种神经纤维支配单位的独立性可用于屈指重建时分别屈拇与屈指。

（2）背阔肌：背阔肌是人体最大的扁平肌，以腱膜起自下6胸椎的棘突、全部腰椎棘突、骶正中嵴及髂嵴后部。肌束向外上方集中，跨过肩胛骨下角，移行为扁腱，绕大圆肌下缘，止于邻近肱骨小结节嵴的结节间沟。其作用是使肱骨内收、旋后和后伸，当上肢上举被固定时，可引体向上。阔肌的营养血管为胸背动脉，此血管管径1.5～3mm，从距肌肉前缘2cm进入肌肉深层，入肌前血管蒂长8～12cm。动脉经常在起点处分为横浅支和前主支。在胸背动脉的走行过程中还发出许多分支到胸壁，包括前锯肌。血管蒂有两条伴行静脉，经常在进入腋窝时合二为一。背阔肌支配神经为胸背神经，其走行过程与血管相似，神经横截面约2mm，由2～3束神经纤维组成。80%的病例中胸背神经分为两股，分别支配肌腹内外侧，可分为两个独立的功能区。

二、游离股薄肌移植重建屈指功能

1．适应证　因创伤、缺血性肌挛缩、神经损伤、软组织肿瘤切除术等原因导致的前臂屈指功能障碍，无法用肌腱移位等简单方法重建屈指功能的患者。

2．手术方法

（1）麻醉及体位：采用连续硬膜外麻醉或全身麻醉，消毒范围需超过髋、膝关节，并将大腿和膝部露在无菌单外，术者站在供肢对侧，将供肢置于屈髋、屈膝且髋关节外展、外旋位。

（2）手术操作

1）切口及皮瓣设计：股薄肌位置浅表，在大腿近端内侧可以触及肌腹的轮廓，在肌腹近端体表投影设计皮瓣作为血运观察窗，皮瓣大小以切取后供区可以直接缝合为界。超过肌肉中段以远的皮瓣血运不可靠，而在近端横向范围内皮瓣血运可靠，因此皮瓣的横向范围可比肌腹宽，在切取过程中可调节皮岛的横向范围。切开皮瓣后，在其前后缘需将真皮与肌筋膜缝合，可防止皮岛撕裂、从而损伤皮穿支血管。在耻骨结节与胫骨结节内侧做一连线，根据需要重建的功能可在膝上或合并膝下切口来切取肌腱的长度。

2）肌皮瓣切取：行膝上切口，在缝匠肌后缘显露股薄肌的肌腱，此处腱性为一细长、独立的肌腱，没有肌纤维附着。牵引肌腱时近端肌腹可有活动，并在体表表现出来，据此可以判断肌肉表面的皮岛位置是否合适。如果所需的腱性部分长，可以在膝下胫骨结节内侧切口显露肌腱直至止点。由于股薄肌位置在大腿内侧偏后的部位，初学者容易将皮瓣位置设计得偏前，当切开近端皮瓣部分前缘显露肌腹后，再次牵拉肌腱判断皮瓣是否合适。如果皮瓣位置偏前，可以将皮瓣后缘再向后延伸，皮瓣横向范围大一点是比较安全的。切开皮瓣后缘，显露肌肉的前后缘，将供肢外展、外旋并伸膝以使股薄肌达到最大生理牵张长度，并在肌腹上间隔3cm做标记，用于肌肉移植至受区后调整张力。切断远端肌腱，向近端皮下潜行分离肌腱及肌腹远端，并将肌腱通过皮下隧道导致近端切口内，游离肌肉，尽可能将深部的肌膜带到股薄肌深面，减少因粘连带来的影响。在游离肌肉前缘时注意从长收肌与短收肌间隙进入肌肉的神经血管蒂，尽可能向近端游离血管蒂直至其股深动脉的起点，向近端游离神经直至神经呈现一整束的部位。切断股薄肌附着在耻骨及坐骨支上的腱性起点，在肌皮瓣仅有血管蒂相连时观察皮瓣颜色及真皮断面点状出血，明确肌皮瓣血运良好，此时将皮瓣原位缝合几针简单固定，等待受区准备完毕再断开血管蒂，尽量减少肌肉缺血时间。

3）受区准备：此步骤可与供区切取同时进行。根据受区原始损伤情况、动力神经源的位置、血管的位置综合设计切口，显露备用的肌肉起点、动力神经源、供体血管。多以肱骨内上髁或肱骨远端内侧为备用起点，显露骨间前动脉及浅静脉或者肱动脉及伴行静脉为供体血管，显露骨间前神经、正中神经或尺神经束支为动力神经源。在腕掌侧近端显露屈指深肌腱，并将肌腱进行同步编织缝合，与近端切口打通皮下隧道，切口相距较远时可在中间做小切口接力皮下隧道。

4）肌肉移植：将股薄肌移植于受区，先进行起点固定，将肌腹与深部滑床缝合固定后即刻进行血管吻合。我们一般先吻合动脉恢复肌肉供血以减少热缺血时间，待肌瓣静脉回流后进行静脉吻合，一般吻合一条静脉即可，另一条伴行静脉可以结扎。肌肉的血液循环系统建立后将肌腱经皮下隧道引入远端切口，与相应止点编织缝合。张力调节的技术：充分被动伸腕伸指，将股薄肌被动牵拉至其肌腹标记恢复3cm的间隔，将屈肌腱束与肌肉远端邻近放置，并同时在移植肌肉腱性部分及指屈肌腱上做标记，此标记即为肌腱缝合的位置。屈腕屈指时无张力条件下将四指的指深屈肌腱与股薄肌的肌腱在上述标记的位置处编织缝合。

5）关闭切口：先行缝合远端切口，再进行神经无张力吻合，再次观察肌肉血运良好，最后缝合近端切口。

【典型病例】

患者男性，24岁，因创伤导致前臂屈肌缺损，行游离股薄肌移植重建屈指功能（图8-6）。

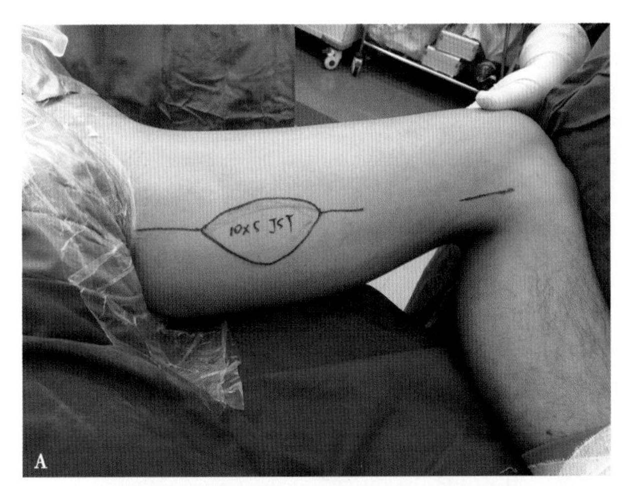

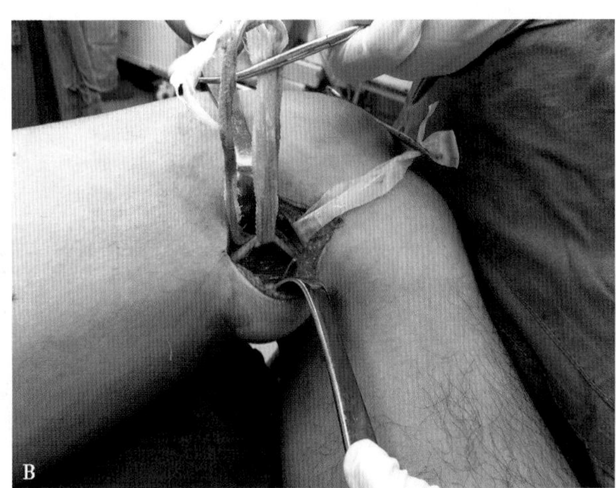

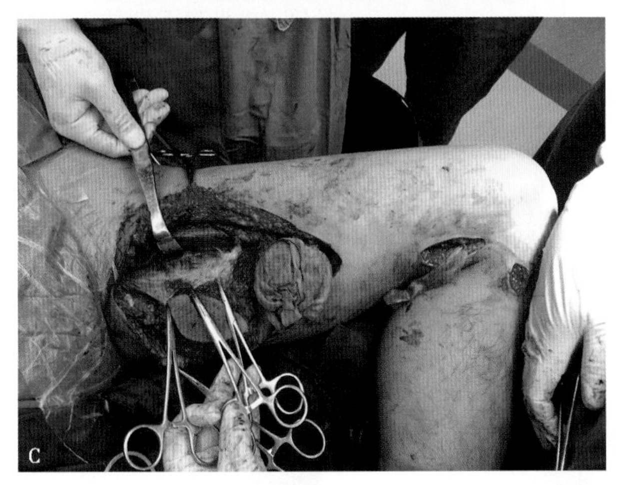

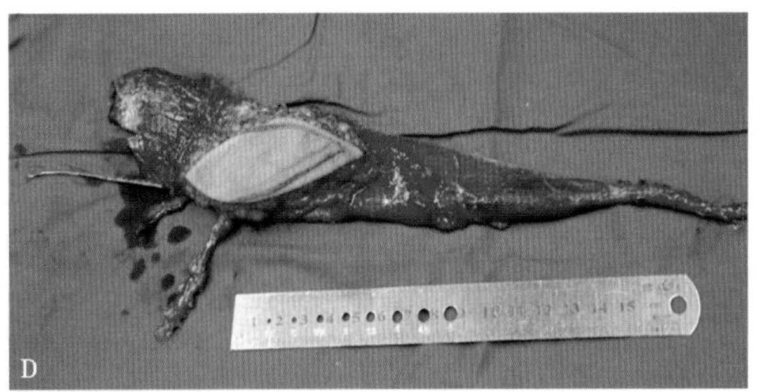

图8-6　游离股薄肌移植重建屈指功能

A. 耻骨结节与胫骨结节内侧连线，触摸股薄肌，并在肌腹表面画出皮岛，切口无须全程连通；B. 远端切口显露股薄肌肌腱；C. 显露近端神经血管蒂；D. 受区准备完毕后再完全游离肌皮瓣。

三、肘关节功能重建

创伤和周围神经损伤引起的肘关节主动屈伸障碍，在临床上十分常见。肘部屈伸肌力弱或无力、关节活动障碍，会减少手部在空间活动的范围，严重影响上肢的功能。因此，肘关节的功能重建，特别是屈曲功能重建十分重要。在此我们介绍神经麻痹引起的肘关节的功能重建，特别是屈肘功能重建。

（一）屈肘功能重建

肌肉和肌腱移位重建屈肘功能的方法很多，常见的有胸大肌移位术、胸小肌移位术、背阔肌双极移位术、三角肌移位术、前臂屈肌起点上移术及游离股薄肌移植术。

1. 背阔肌移位术

（1）背阔肌移位重建屈肘，有单级移位（仅将起点移位）和双极移位（起点止点同时移位）两种移位方式。双极背阔肌移位术有更合适长度和力线，血管交缠的可能低等优点，更受青睐。背阔肌由胸背神经支配（$C_{6\sim8}$），上臂丛损伤的患者，C_7 神经根有损伤时，其肌力会明显下降影响疗效，因此，术前检查背阔肌肌力十分重要。如上臂软组织缺损或瘢痕挛缩问题，还可背阔肌肌皮瓣修复软组织缺损。

（2）手术步骤（双极背阔肌移位术）：患者全身麻醉，侧卧位。取胸壁侧切口（图 8-7），平行于背阔肌外侧缘，依据受区需求可以设计宽 4～6cm、合适长度的皮瓣，切开皮肤筋膜后，由远及近、由外向内分

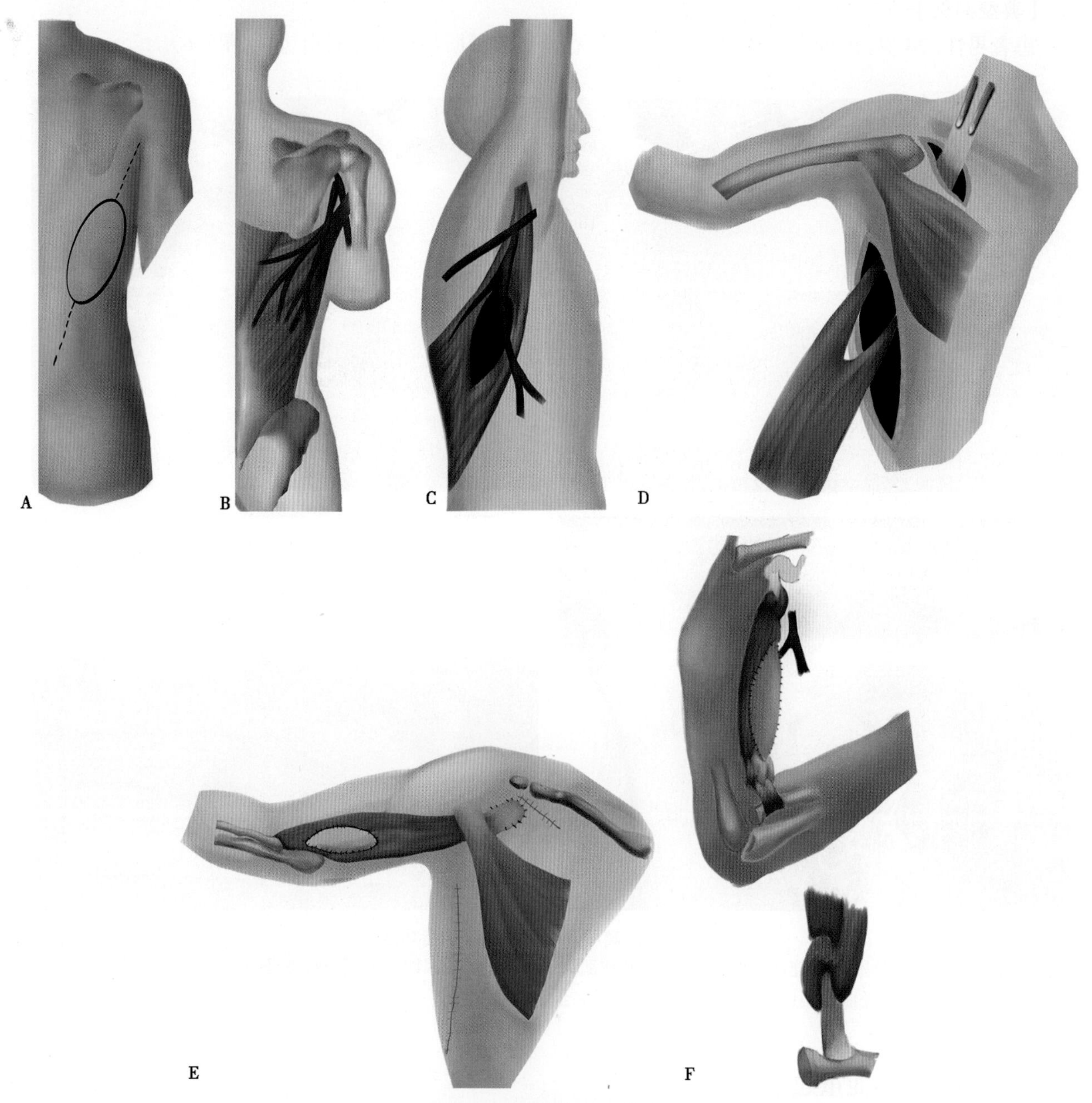

图 8-7 双极背阔肌移位术

A. 背阔肌体表投影；B. 背阔肌切口设计；C. 皮瓣切取；D. 背阔肌起止点双极移位；E. 背阔肌近端止点缝合于锁骨外侧或喙突上；F. 背阔肌远端止点缝合于肱二头肌肌腱上

离背阔肌浅、深层，注意保护胸背血管和神经。将背阔肌在肱骨的止点、连带要被筋膜及肌膜于起点切断。在喙突出做 3～5cm 横向切口，并在肘窝上肱二头肌下段做纵向切口，并在二者间做深筋膜下潜行隧道，宽度可容纳背阔肌。将背阔肌起点缝合在喙突或喙肱肌肌腱上，穿过上臂深筋膜下隧道，肘关节屈曲 60°～70°，背阔肌卷成管状包绕肱二头肌远端，注意恢复背阔肌长度和张力，将肌肉起点缝合在肱二头肌肌腱或尺骨上。注意背阔肌血管神经蒂部不要形成扭曲或牵拉。术后三角肌悬吊上肢保护 8 周。

（3）预期结果：大多报道背阔肌重建屈肘的结果是满意的。可能的并发症是屈肘肌力弱，与术前背阔肌肌力和术中肌肉张力不足相关。Zancolli 等报道 8 例双极背阔肌移位重建屈肘，主动屈肘达 105°～140°，屈肘肌力在 0.7～5kg。

2. 胸大肌移位术　Schulze-Berge 于 1917 年最早报道将胸大肌用于屈肘功能重建，1946 年 Clark 报道胸大肌移位术，此后单极和双极胸大肌移位均被报道过，单极胸大肌移位的缺点是可能导致肩关节内旋，双极移位更受青睐。

手术步骤：患者仰卧位，患侧肩下垫沙袋，整个患侧上肢及侧胸部消毒。胸前长弧形切口（图 8-8），起至腋窝前绕喙突，至胸骨外侧缘向下延续至第 7 胸肋关节。切开皮肤浅筋膜，暴露整个胸大肌浅层，将胸大肌自肱骨止点出切断，并从内侧起点处剥离切断，胸肋部带 12cm× 6cm 大小的前腹直肌筋膜。分离深层，注意保护胸内外神经血管蒂。在肘窝上肱二头肌下段做纵向切口或 Z 形切口，在上臂前间室做深筋

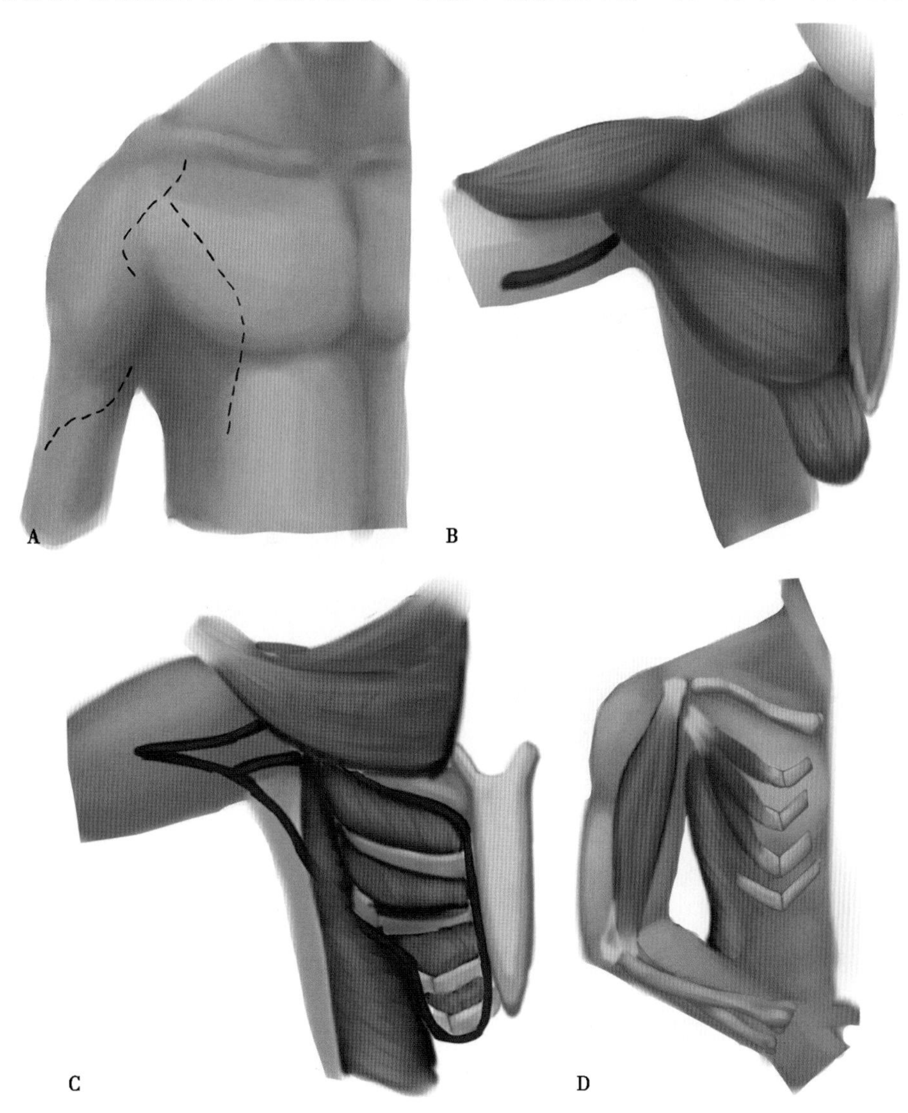

图 8-8　胸大肌移位术

A. 切口设计；B. 胸大肌起点带上部分前腹直肌筋膜；C. 胸大肌双极移位；D. 胸大肌近端止点缝合在锁骨外端，远端缝合于肱二头肌肌腱。

膜下潜行隧道，宽度可容纳胸大肌。整个胸大肌瓣旋转 90°，将肱骨止点缝合于锁骨上，胸大肌卷成管形穿过上臂皮下隧道至肘窝，屈肘 130°，调整合适张力后将胸大肌远端的腹直肌筋膜与肱二头肌肌腱编织缝合。术后支具悬吊上肢保护 8 周。

3. 胸小肌移位术　Fusi（2003）报道 29 例产瘫患儿胸小肌移位重建屈肘功能，屈肘肌力由术前平均 MRC 2 级增加到 MRC 4 级，肘关节功能评分由 2 分增加至 4 分。因此，当肘关节还存有二到三级肌力时，胸小肌移位是一个合理选择。

手术步骤：沿着腋前线做胸外侧切口，长 6～8cm。切开皮肤浅筋膜，找到胸大肌和胸小肌间隙，用神经电刺激仪探测胸内侧神经，并加以保护。然后进入胸小肌深层，由外向内将胸小肌在肋骨上的起点剥离，保留胸小肌起点处骨膜瓣，并将胸小肌缝合成管状（图 8-9）。于上臂中近 1/3 处做纵向切口长 6～8cm，于深筋膜深面做潜行通道达胸壁切口，将胸小肌引至出口。取自体肌腱（趾长伸肌）移植于胸小肌和二头肌间。于肱二头肌肌腱外侧做 3cm 切口，切开皮肤及筋膜，注意保护前臂外侧皮神经，屈肘 90°～100° 位，将移植肌腱与肱二头肌肌腱做编织缝合。

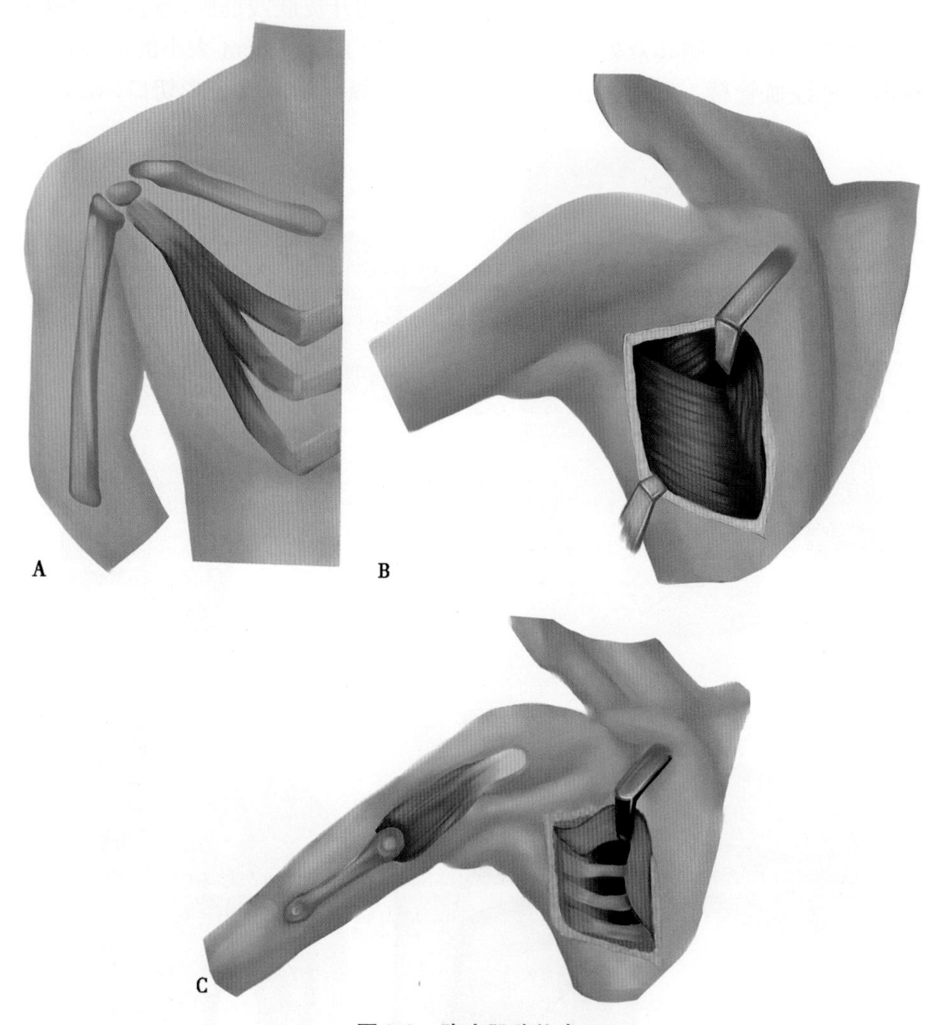

图 8-9　胸小肌移位术

A. 胸小肌体表投影；B. 胸壁切口显露胸小肌；C. 胸小肌远端通过移植肌腱与肱二头肌肌腱做编织缝合。

4. 前臂屈肌起点前移术　屈肌起点前移术最早于 1918 年由 Steindler 报道，也称为 Steindler 术。现在的术式是经 Mayer 和 Green 改良的术式，前臂屈肌和旋前肌的起点由肱骨内上髁前移至肱骨前侧，使屈肌群位于肘关节前方。改变其力线而使其成为屈肘的肌力。因此该术的前提是屈肌的肌力良好。最合适的选择是在术前患者有一定的屈肘肌力。术缺点。术后患者可能会出现肘关节伸直受限 39°～50°。

改良的 Steindler 术手术步骤：以内上髁为中心做弧形切口长度约 15cm。切开皮肤浅筋膜，注意保护前臂内侧皮神经。分离保护尺神经，注意保护尺侧腕屈肌的分支。前侧注意保护肱动脉和正中神经。分离暴露肱骨内上髁。然后用骨刀将肱骨内上髁凿开，宽约 2cm，厚度约 5mm。注意避免损伤内侧韧带复合体的起点（图 8-10）。将屈指肌和且旋前圆肌部分与尺骨前表面分离，注意保护正中神经的运动分支。分离显露肱骨远端的前侧，并将肱骨前皮质打磨。将肱骨内上髁可以前移 5～7cm。肘关节屈曲 130°。将内上髁骨块用全螺纹钉固定于肱骨的前方。止血、缝合伤口。肘关节于屈曲 120°，支具保护自至骨愈合。

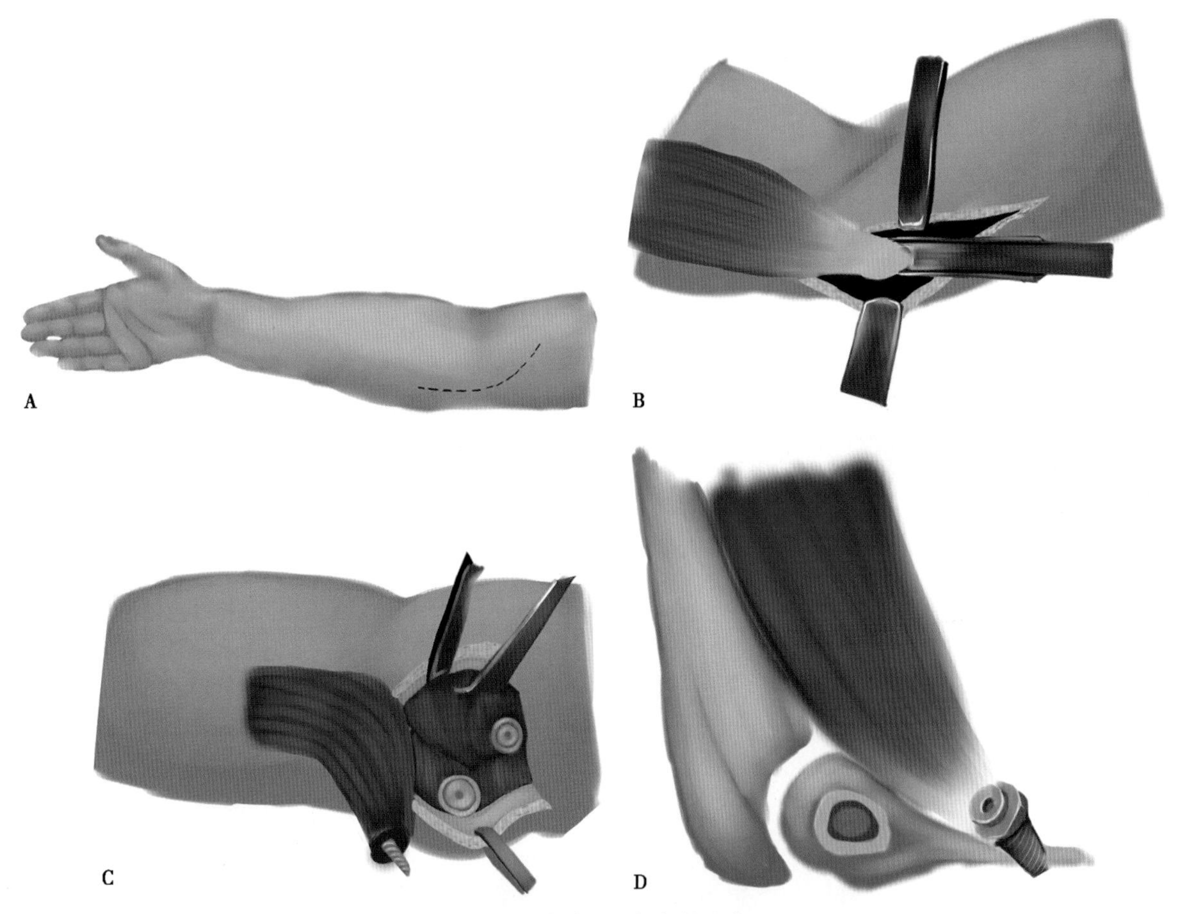

图 8-10 前臂屈肌起点前移术

A. 切口；B. 骨刀将肱骨内上髁凿开，避免损伤内侧韧带复合体起点；C. 肱骨前皮质打磨；D. 用全螺纹钉将内上髁骨块固定于肱骨的前方。

5. 肱三头肌移位术　直接将肱三头肌移位至肱二头肌肌腱可以获得可靠屈肘肌力，因其损失了主动伸肘功能而不受欢迎。但在一些特殊情况下，二头肌无力，肱三头肌肌力强有力，而且二者存在同步收缩时，将肱三头肌移位至肱二头肌肌腱重建屈肘不失为简单有效的方法。

手术步骤：患者半坐位，左肘后正中切口长约 15cm。切开皮肤浅筋膜，暴露整个肱三头肌后部。分离并保护尺神经。将肱三头肌肌腱止点从尺骨鹰嘴上剥脱并带 2～3cm 尺骨后侧骨膜瓣。与肘前窝单独做切口暴露肱二头肌肌腱，屈肘 90°，将肱三头肌肌腱由肱骨外侧引出至前侧，并与肱二头肌肌腱做编织缝合或用缝合骨锚钉在桡骨重建止点。术后屈肘 90° 为支具保护 6～8 周（图 8-11）。

6. 尺侧腕屈肌移位术　手术步骤如下：患者半坐位，前臂内侧切口长约 15cm。切开前臂皮肤浅筋膜，暴露整个尺侧腕屈肌远侧部分，保护尺神经，将尺侧腕屈肌肌腱止点切断。于肘前窝单独做切口，暴露肱二头肌肌腱，屈肘 90°，将尺侧腕屈肌肌腱由前臂引出至肘前，上臂中部外侧做 5cm 切口，暴露三角肌止点，将尺侧腕屈肌肌腱由肘前经皮下隧道引出至上臂外侧，并与三角肌肌腱做编织缝合。术后屈肘 90° 为支具保护 6～8 周（图 8-12）。

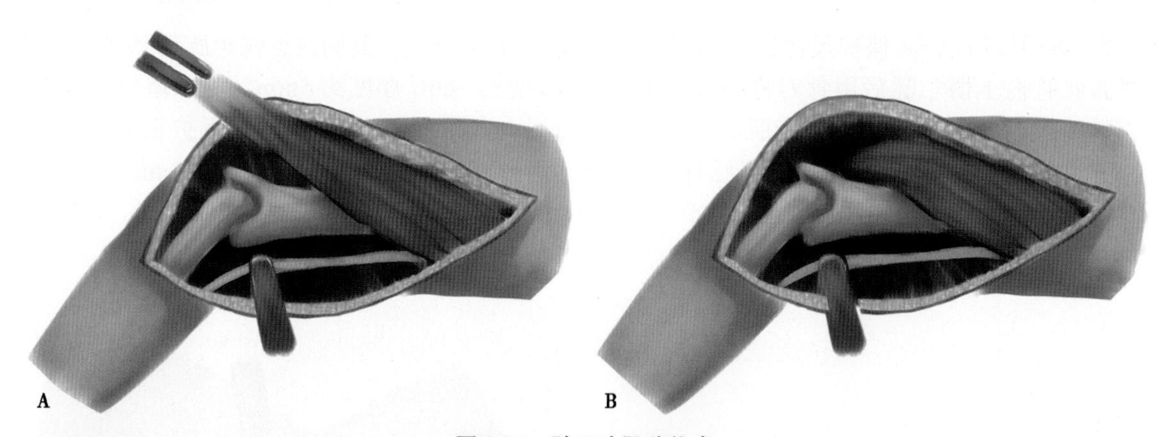

图 8-11　肱三头肌移位术

A. 将肱三头肌止点从尺骨鹰嘴上剥离；B. 将肱三头肌肌腱由外侧引至前侧，并与肱二头肌肌腱做编织缝合或在桡骨重建止点。

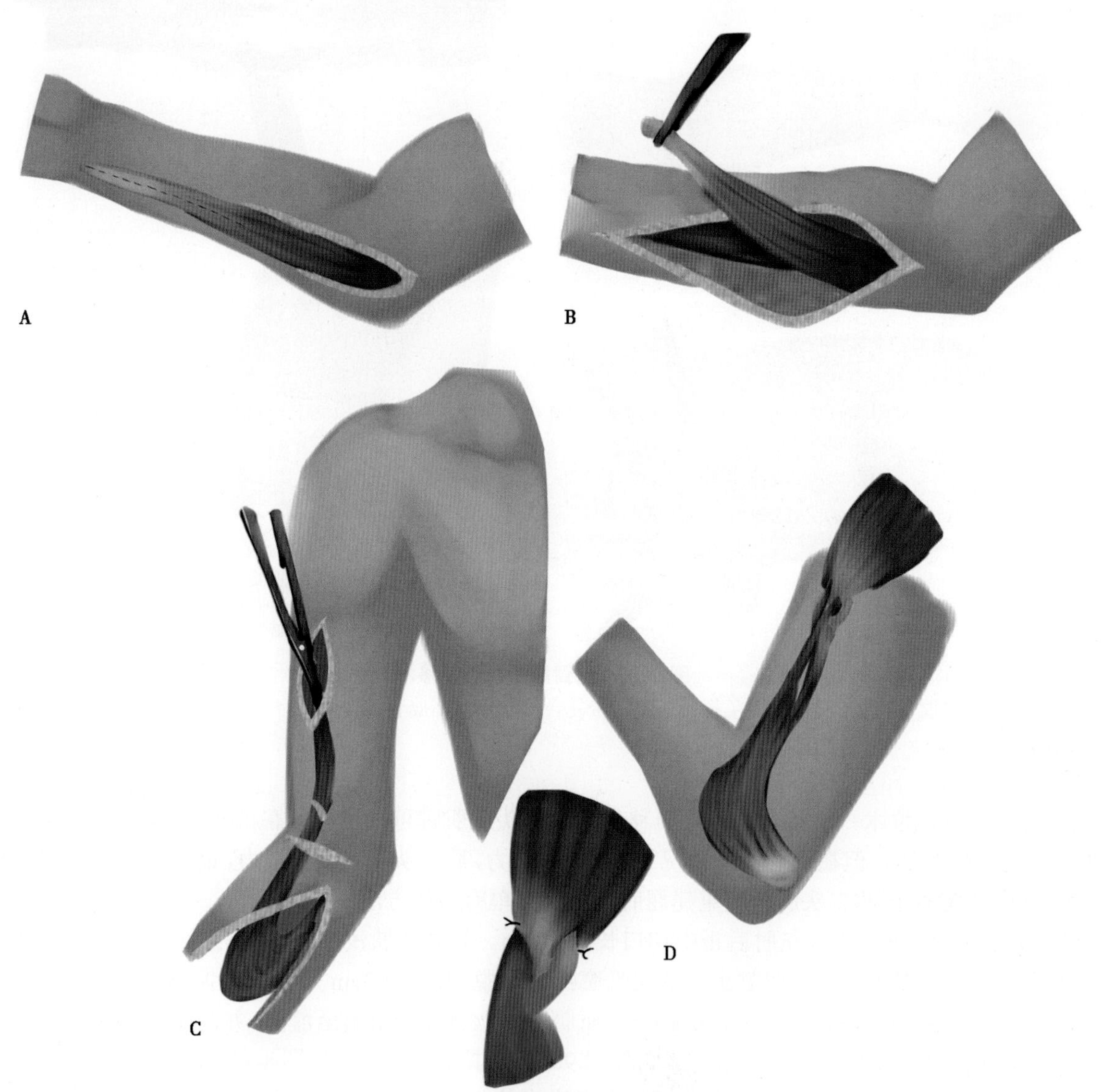

图 8-12　尺侧腕屈肌移位术

A. 切口；B. 尺侧腕屈肌肌腱止点切断；C. 将尺侧腕屈肌肌腱由前臂引出至肘前；D. 与三角肌肌腱做编织缝合。

7. 功能性游离肌肉移植术　当肘关节周围没有足够肌力的肌肉移位时，可以考虑做功能性游离肌肉移植术重建屈肘。年龄>65 岁的老年人行功能性游离肌肉移植术结果相对年轻人差；对于幼儿该手术技术难度相对较大，应慎重。锁骨下血管损伤是相对禁忌证。手术医师需要有扎实的显微外科技术理论基础。对于全臂丛损伤的患者，供区神经常用副神经或肋间神经，供体肌肉最常用的是股薄肌（图 8-13）。

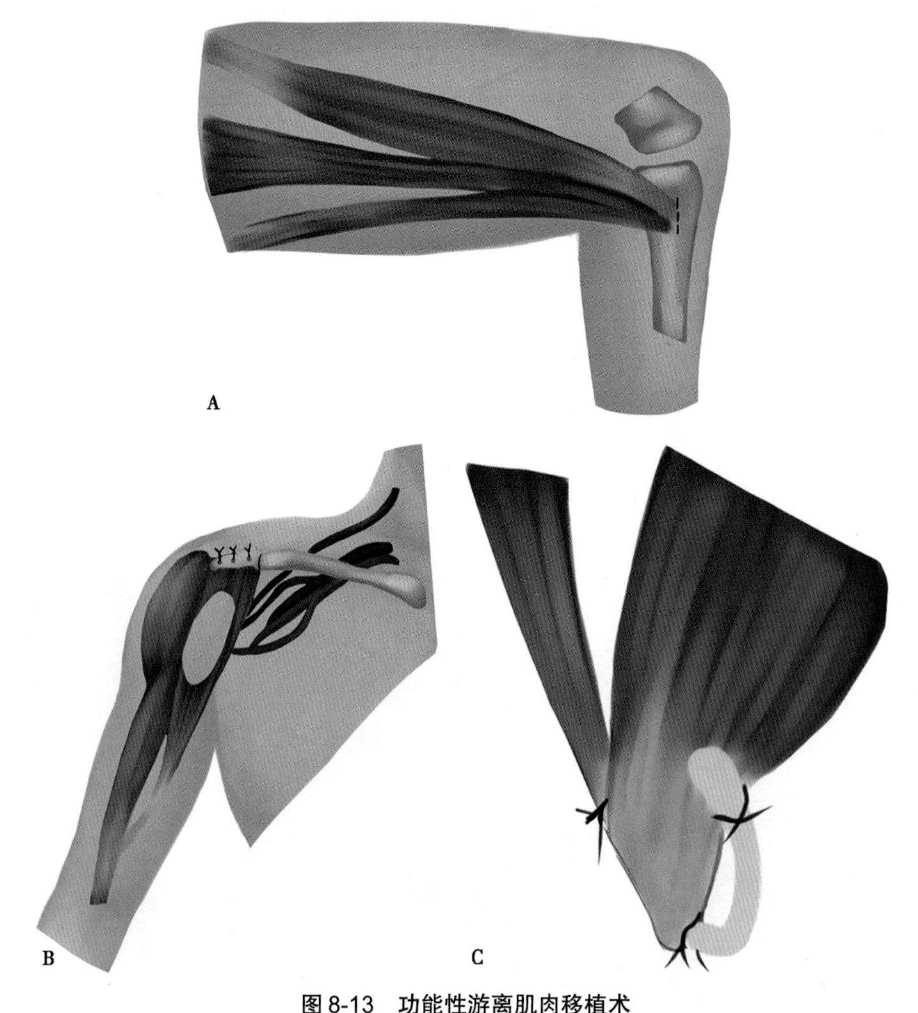

图 8-13　功能性游离肌肉移植术

A. 股薄肌切取设计；B. 股薄肌移植重建屈肘起止点；C. 肌腱缝合于肱二头肌肌腱。

手术步骤：

手术可分两组进行，一组依前述方法切取股薄肌肌皮瓣，根据需要设计皮瓣大小，切取时注意保留股薄肌表面肌膜，以避免粘连。另一组于依腋窝下皮纹至上臂内侧做切口，切开皮下、深筋膜，向上牵拉皮缘，游离皮下之肩关节前方，显露肩峰前沿，以此为游离肌肉的起点在肱二、三头肌间找到肱动脉，仔细探查合适口径的分支作为供血动脉，多以旋肱后动脉为宜，并选择动脉的伴行静脉，分别标记。

若以肋间神经为动力神经，则做胸侧壁平腋前线切口，长度从第 3 肋至第 5 肋，切开皮下、深筋膜，游离掀开背阔肌，显露第 3、4、5 肋，于各肋骨下缘切开骨膜，剥离器剥离之，在其内分离肋间肌找到肋间神经，辨别其肋间肌肌支，游离足够长度，将三条肌支并列缝合，以备与闭孔神经缝合。切取肌皮瓣后，起点缝于肩峰前沿，调节好适当张力，止点缝于肱二头肌止点肌腱上或肱桡肌腱上，如需同时重建屈伸指功能，可直接将股薄肌肌腱编织缝于屈指或伸指肌腱。吻合血管，缝合神经。术后常规“三抗”，屈肘 90° 石膏固定 3 周。

（二）伸肘功能重建

伸肘功能重建相对屈肘重建较少，但伸肘在某些情况下十分重要，如过头顶的操作、截瘫患者支撑身体和推轮椅动作等，有伸肘功能重建的需求，可以考虑伸肘功能重建。临床常用的肌肉移位方法有两种：肱二头肌移位术和三角肌后部移位术。

1. 肱二头肌移位术　肱二头肌移位重建伸肘功能的前提是肱肌和旋后肌功能正常，以免损失屈肘和旋后功能。

手术步骤：仰卧位，肘关节前内侧切口长约 15cm，切口皮肤深筋膜，保护前臂内侧皮神经，深筋膜下分离，在肘前窝注意保护正中神经和肱动静脉，分离出肱二头肌肌腱，并向近端分离二头肌肌腹，注意保护前臂外侧皮神经和肌皮神经及肌支。于肘后侧正中切口 5cm，暴露肱三头肌肌腱，于正中切开肌腱暴露鹰嘴止点，并在止点钻骨洞。于内侧做皮下隧道，将肱二头肌经隧道引出至后侧，保持力线呈直线，于肱三头肌肌腱中间引出，肘关节于伸直位，将肱二头肌肌腱与鹰嘴间做腱骨固定。术后肘关节微屈位固定保护 4～6 周。

2. 三角肌后部移位术　对于 $C_{5/6}$ 截瘫的患者，三角肌后部移位重建伸肘功能的结果是可靠的。报道的手术方法有几种，主要不同在于将三角肌止点链接到肱三头肌肌腱或鹰嘴的方法，有自体肌腱移植、阔筋膜移植或三头肌肌腱瓣翻转等。

手术步骤：患者侧卧位，取上臂上端纵向切口长 12～15cm，切开皮肤筋膜并分离暴露三角肌，在三角肌中部顺在肌纤维方向钝性分离，注意保护深面腋神经，后侧于三角肌和肱三头肌长头间隙分离，并将三角肌后部的止点从肱骨上锐性剥离，注意保护桡神经。于肘后做纵向切口长约 5cm，深筋膜下于两个切口间做潜行隧道。取自体肌腱（趾长伸肌肌腱）或阔筋膜移植，近端于三角肌后部止点编织缝合，经皮下隧道从肘后切口引出，肩外展 45° 肘关节伸直位，调整张力后与肱三头肌腱编织缝合或做腱骨固定。术后支具伸直位保护 4～6 周，然后逐步屈肘锻炼（图 8-14）。

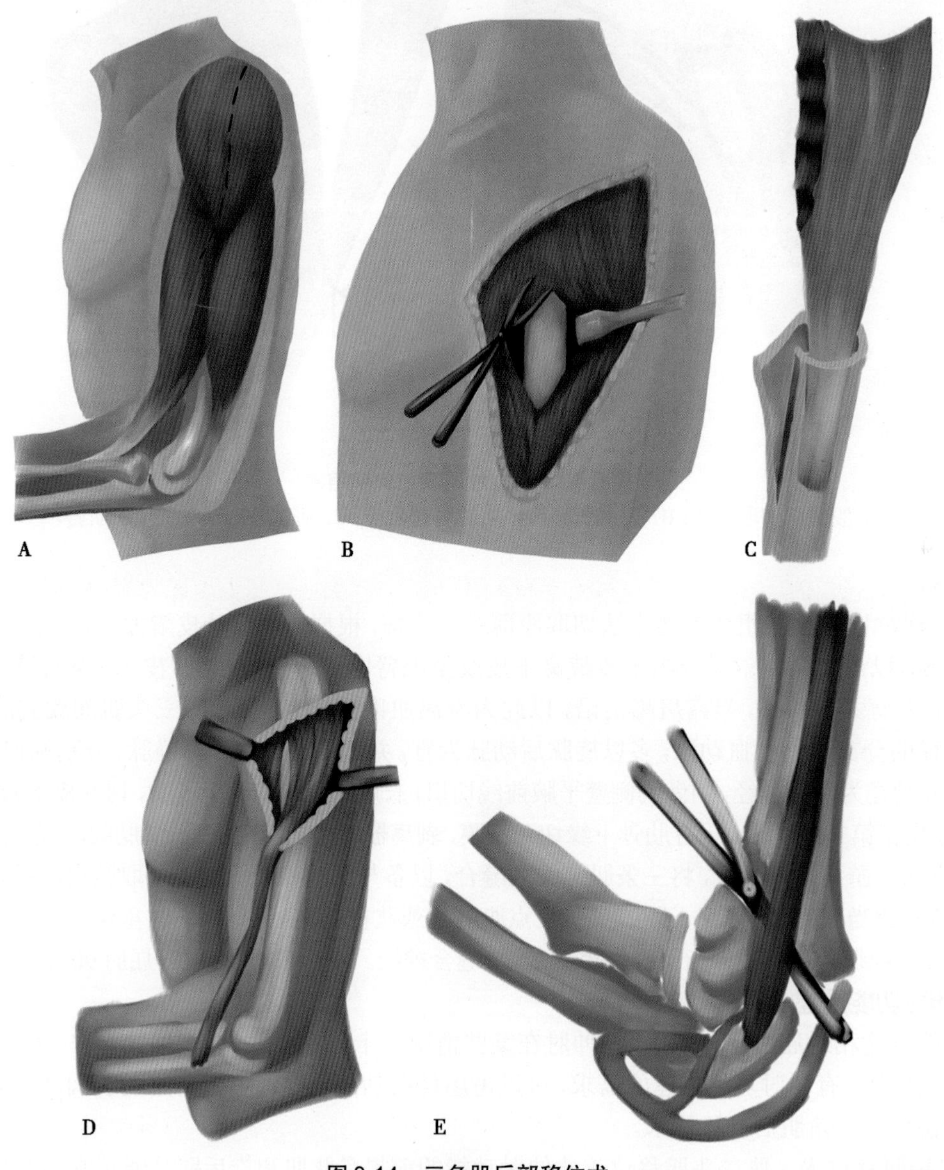

图 8-14　三角肌后部移位术

A. 切口；B. 切取三角肌后部肌瓣，保护腋神经；C. 阔筋膜移植；D. 止点缝合于肱三头肌肌腱；E. 或止点在鹰嘴穿骨洞缝合。

第八节 小关节移植在显微手功能重建中的应用

一、概述

手指关节损伤后引起的关节强直，直接影响手指功能，要重建一个稳定、持久、无痛小关节是手外科的难题之一，临床常用关节融合、关节成形及人工关节置换等方法很难达到理想的效果，因此，自体关节移植引起了广泛的关注。但不建立即刻血液循环的自体关节移植长期随访结果显示移植关节发生退行性变及关节破坏。Buncke以带血管蒂的掌指关节移植获得成功，术后随访未发生退行性变。此后Tsai等1982年对猴子的指间关节进行了血管吻合游离移植，后又应用于临床，均获得成功。国内郭恩覃等1980年以吻合血管的跖趾关节移植治疗外伤导致的拇掌指关节强直也获得成功。大量的足趾移植再造拇手指成功病例术后的关节功能恢复良好，未发生关节退行性变。由此可见吻合血管的自体跖趾关节、趾间关节移植重建掌指关节、指间关节可以达到稳定、持久、无痛及功能良好的效果。移植治疗一般原则为跖趾关节移植修复掌指关节、趾间关节移植修复指间关节，对于手指掌指关节及近侧指间关节的单关节损伤病例，应积极行关节移植，这对于改善整手功能意义较大；而对于多手指多关节损伤病例，若只行单关节移植，对整手功能改善意义不大；对拇指指间关节及第2～5指远指间关节损伤的病例，由于对手的功能影响较小，也无关节移植的必要。

二、跖趾关节移植重建掌指关节

1. 适应证

（1）各种原因导致的掌指关节破坏或完全缺损。

（2）掌指关节创伤关节炎伴疼痛，影响功能者。

（3）掌指关节骨性强直而丧失关节功能者。

（4）掌指关节成形术后关节不稳，功能欠佳者。

（5）既往因技术原因行关节融合术，现要求改善关节功能者。

（6）儿童掌指关节损伤伴骨骺损伤影响关节功能及手指生长者。

（7）先天性掌指关节畸形功能欠佳者。

2. 应用解剖

（1）第2、3跖趾关节的结构：跖趾关节为椭圆形关节，由跖骨头与近节趾骨基底构成。跖骨头分三部分，上1/3朝向前上方、中1/3朝向前方、下1/3朝向前下方，关节面弧度最高点在上、中1/3交界处。近节趾骨基底关节面呈浅窝状。关节静止时，近节趾骨基底关节面与跖骨头关节面的上1/3接触，使跖趾关节呈背伸状态。关节囊附于两关节面的周缘，背侧松弛，有趾伸肌腱加强，两侧有侧副韧带加强，该韧带起于跖骨头两侧的结节，向前下方，止于近节趾骨基底及跖板两侧。关节囊跖侧有纤维软骨样跖板加强，跖板背面与关节囊融合，成为近节趾骨基底关节面的扩张部分，伸趾时，跖板向远侧滑动，屈趾时向近侧滑动。其跖面与趾屈肌腱纤维鞘融合，共同围成骨纤维管道，近端较薄，附于跖骨颈，远端较厚，附于近节趾骨基底跖侧唇，两侧与侧副韧带及跖骨深横韧带相连。由于跖板厚而坚韧及关节面本身的结构特点，跖趾关节屈曲幅度较伸展幅度小得多。主动背伸为50°～60°，被动背伸85°～95°，主动跖屈为30°～40°，被动跖屈45°～55°。

（2）跖趾关节的血供

1）第2、3跖趾关节动脉：跖趾关节的血供较丰富，有来自跖背动脉的背胫侧、背腓侧支（3～4支），跖底动脉的跖胫侧、跖腓侧支及关节后动脉支。各动脉达关节近侧部时分出纤细的关节支，外径0.3～0.5mm，各关节支在关节囊彼此吻合，形成关节血管网。按其分布部位可分为关节囊支、髁支和干骺支，在关节囊远近端5mm范围内进入关节。

2）第2、3跖趾关节的静脉：关节的静脉与同名动脉伴行，多为2条，外径小于动脉，部分汇入与动脉伴行的深静脉，但大部分通过浅深静脉间的交通支汇入跖背静脉，为跖趾关节静脉回流的主渠道。

3）第2、3跖趾关节的神经：第2跖趾关节的神经来自腓深神经、腓浅神经发出的背侧支和足底内侧神经发出的跖侧支。第3跖趾关节的神经来自腓浅神经发出的背侧支和足底内侧神经发出的跖侧支。每个关节有关节支8～10支，外径0.3～1.5mm。

3．手术方法

（1）切除病变的掌指关节：在病变掌指关节背侧做S形切口，显露指伸肌腱，沿肌腱尺侧切开腱帽组织，将肌腱向桡侧牵开，显露其下方的病变掌指关节。沿关节囊周围切断掌骨深横韧带等关节周围组织，自掌骨颈及近节指骨基底用骨刀或电锯切除病变关节。关节截除后掌骨及指骨残端骨质应正常，无残端骨质硬化及髓腔狭窄，以免关节移植后发生骨不连。

（2）解剖受区血管神经

1）以指总动脉供血，掌背静脉回流：在手背切口近端掌骨之间解剖游离掌背静脉至正常部备用。在手背切口内解剖出手背皮神经。在掌侧沿近侧掌横纹或鱼际纹切开皮肤、掌腱膜，在指屈肌腱之间游离指总动脉及神经至正常部备用。

2）以鼻烟窝部桡动脉掌深支供血，头静脉回流：在腕部鼻烟窝做一个长5cm的斜切口，与虎口皮缘平行。在切口内游离出头静脉、桡神经浅支，切开深筋膜，在肌腱下游离出桡动脉深支，血管游离长度约3cm。将两切口皮下隧道打通。

（3）切取跖趾关节：在跖趾关节背侧及足背做S形切口，长约10cm。在皮下游离出至跖趾关节的跖背静脉，近端根据受区需要游离相应的长度。如受区与头静脉吻合，可游离至大隐静脉；如与掌背静脉吻合，游离至跖背静脉即可。然后切开深筋膜，解剖第1跖背动脉，Ⅰ型较浅，位于骨间肌浅层，与腓深神经伴行，Ⅱ型在第1跖骨与骨间肌之间的间隙内，而不是在骨间肌内部，只有近段少部分在骨间肌起点内，找出动脉后，沿其两侧锐性切割，至跖趾关节近端1cm，注意结扎分支，勿损伤血管主干。同时游离腓深神经至关节。在趾蹼部显露至跗趾的分支，切断并结扎。在近节趾骨拟截骨水平切断结扎第2趾胫侧趾动脉，使趾动脉及跖背动脉与跖趾关节紧密相连，以保证移植关节的血供。在腓侧皮下解剖出腓浅神经至跖趾关节的分支。沿跖趾关节囊切断关节囊周围韧带，在跖侧纵行切开屈肌腱鞘，保留跖板与关节相连，在腓侧将血管神经束与皮肤相连，以保证足趾的血供。如受区与桡动脉吻合，需游离足背动脉，在跖骨基底部切断跗趾短伸肌腱，在其下方找出足背动脉，沿血管两侧锐性切割，至所需长度，在跖骨基底切开骨间肌，切断足底深支并结扎，使跖背动脉与足背动脉连续。如第1跖背动脉为Ⅲ型，则游离跖底动脉为蒂。根据受区关节缺损的长度用骨刀或电锯截断跖趾关节。放止血带观察血运。

（4）移植关节：改善跖趾关节背伸有余而屈曲不足的方法：①通过跖、掌骨成角固定改变屈曲方向。②跖骨头冠状面截断，矢状面向跖侧旋转90°。③跖骨头下弧形截骨改善跖趾关节屈曲方向，笔者推荐使用跖骨头下弧形截骨改善跖趾关节屈曲方向，方法如下：将取下的跖趾关节保持跖趾关节囊完整，切除跖趾关节下跖骨近端屈肌腱鞘管壁层与跖趾关节囊之间过厚的跖板，以增加跖趾关节的灵活性，然后在跖趾关节跖侧关节囊附着处近端用骨刀或骨剪凿开骨皮质约3mm形成截骨入路，沿跖骨头关节面软骨下弧形截骨，注意保护关节面并保持截骨形成一个弧形缺损，截骨过程中不断屈曲跖趾关节，直至屈曲至90°且顺畅无阻力（图8-15）。截骨过程中注意保护关节囊的完整性以及侧副韧带的完整性。将截骨完成后的跖趾关节镶嵌在关节缺损处，选择纵穿或交叉克氏针固定于跖趾关节屈曲45°，使截骨后关节既不容易产生侧副韧带挛缩，又可以利用跖趾关节近节趾骨基底关节面在屈曲时产生的压力作用，将截骨后关节软骨面压在截骨后的跖骨上，使之容易愈合。

（5）血液循环重建：为防止关节移植至受区旋转后血管受压，移植关节应选用对侧足。①如与桡动脉吻合，将足背动脉、大隐静脉及腓深神经通过皮下隧道引入鼻烟窝切口内，注意血管在隧道内不要扭曲、受压，层次为神经在最下方，依次为动脉、静脉。调整好血管的张力，在显微镜下精细吻合血管神经。②如与指总动脉吻合，关节旋转后动脉在背侧，静脉在掌侧，应通过掌骨间隙将血管引出，注意勿使血管受压及扭曲。调整好血管的张力，在显微镜下精细吻合血管神经。

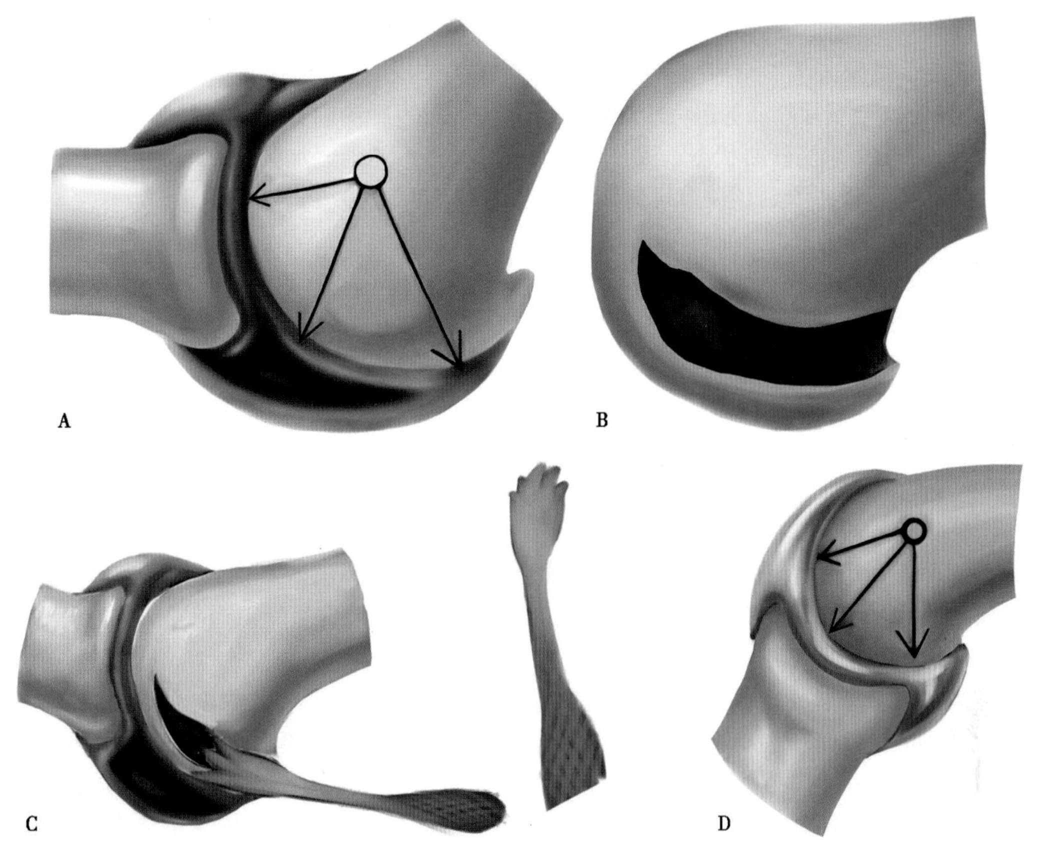

图 8-15　跖骨头下弧形截骨示意图

A. 跖趾关节截骨前示意图；B. 跖骨头截骨区示意图；C. 跖骨头截骨示意图；D. 截骨后屈曲改善示意图。

4. 术后处理　①按组织移植要求进行血液循环观察。②常规显微外科治疗。③石膏托固定 4～6 周，拔除克氏针后开始被动功能锻炼。④必要时行肌腱松解术。

5. 注意事项

（1）注意移植关节固定位置，防止旋转及成角畸形。

（2）如携带皮瓣同时移植，要设计好皮瓣的位置及大小，防止因皮瓣位置不对引起移植关节的旋转畸形，以及因皮瓣小引起移植组织的血液循环危象。

（3）术前认真设计手术，用多普勒听诊器仔细探测受区及供区的血管情况，根据血管情况设计血液循环重建方法。

（4）儿童跖趾关节移植时应将骨骺包括在内，避免损伤骨骺，以免影响关节发育。

（5）注意受区的病变骨要彻底切除，否则移植后易发生骨不连。

（6）血管分支结扎彻底，防止术后出血，形成血肿压迫血管。

三、趾间关节移植修复近侧指间关节

1. 适应证

（1）各种原因导致的近侧指间关节破坏或完全缺损。

（2）近侧指间关节创伤性关节炎伴疼痛，影响功能者。

（3）近侧指间关节骨性强直而丧失关节功能者。

（4）近侧指间关节成形术后关节不稳，功能不好者。

（5）既往因技术原因行关节融合术，现要求改善关节功能者。

（6）儿童近侧指间关节损伤伴骨骺损伤影响关节功能及手指生长者。

（7）先天性近侧指间关节畸形功能欠佳者。

2. 应用解剖

(1) 第2、3趾近趾间关节的结构：近趾间关节为滑车关节，由近节趾骨滑车与中节趾骨底构成。其上1/3与下2/3交界处被一横行隆凸分隔，上1/3朝向前上，下2/3朝向前下。关节静止时，趾骨底关节面与滑车关节面的下2/3接触，呈微曲状态。关节囊背侧薄弱，有指伸腱器加强，两侧有侧副韧带加强。跖板的附着同跖趾关节的跖板附着。该关节可做屈、伸运动(屈80°、伸0°)。

(2) 第2、3趾近趾间关节的血供

1) 第2、3趾近趾间关节的动脉为趾背动脉与趾底动脉发出的关节囊支、髁支和干骺支，其分布形式类似跖趾关节。各分支在关节囊周围1～4mm进入关节。

2) 第2、3趾近趾间关节的静脉主要为趾背静脉回流。

(3) 第2、3趾近趾间关节的神经：来自趾背神经和趾底神经，以趾底神经为主；有关节支8～9支。

3. 手术方法

(1) 切除病变的近侧指间关节：在病变近侧指间关节背侧做S形切口，显露指伸肌腱，确定是否保留，如保留，中节指骨基底采用阶梯状截骨，保留中节指骨背侧部分，以保证不破坏指伸肌腱在其上的止点。在近节指骨中部截骨，切除损伤的掌板，沿关节囊周围切断关节周围组织，截除近指间关节。关节截除后指骨残端骨质应正常，无残端骨质硬化及髓腔狭窄，以免关节移植后发生骨不连。

(2) 解剖受区血管神经

1) 以指总动脉供血，掌背静脉回流：同跖趾关节移植重建掌指关节。

2) 以指固有动脉供血：在手指腹外侧解剖指固有动脉及指神经，游离出2～3cm备用，在指背侧解剖指背静脉，游离2～3cm备用，至结构与动力正常部位。完成上述步骤后，放止血带，伤口内彻底止血。

(3) 切取趾间关节：在趾间关节背侧及足背做S形切口，长约10cm。在皮下游离出至趾间关节的跖背静脉或趾背静脉，近端根据受区需要游离相应的长度，然后切开深筋膜，解剖第1跖背动脉，方法同跖趾关节的游离。大部分病例只需游离趾底动脉即可，在足趾胫侧腹外侧解剖趾底动脉及神经，近端至趾蹼，远端至远趾间关节，切断结扎。沿关节囊游离关节，使其与周围分离，注意勿损伤腓侧血管，以保证足趾远端血运。根据受区关节缺损的长度用骨刀或电锯截断近趾间关节。放止血带观察血运。

(4) 移植关节：将取下的近趾间关节镶嵌在受区缺损处。用克氏针纵行贯通固定，或用交叉钢针固定，使关节屈曲20°～30°位。将截除的近指间关节植入近趾间关节缺损处做骨融合术。

(5) 血液循环重建：趾-指血管吻合如断指再植，调整好血管的张力，在显微镜下精细吻合血管神经。

(丁小珩　郭永明　沙　轲　谢庆平　薛云皓　吴彩凤　韩　栋　刘育杰　陆征峰　孙　一　滕国栋　文　根　仲霄鹏)

主要参考文献

[1] Scott W W. 格林手外科手术学[M]. 6版. 田光磊，译. 北京：人民军医出版社，2012.

[2] 韦加宁. 韦加宁手外科手术图谱[M]. 北京：人民卫生出版社，2003.

[3] Canale S T, Beaty J H. 坎贝尔骨科手术学[M]. 12版. 王岩，译. 北京：人民军医出版社，2013.

[4] 王澍寰. 手外科学[M]. 3版. 北京：人民卫生出版社，2011.

[5] 顾玉东，王澍寰，侍德. 手外科手术学[M]. 2版. 上海：复旦大学出版社，2010.

[6] 程国良，潘达德. 手指再植与再造[M]. 2版. 北京：人民卫生出版社，2005.

[7] 赵志钢，王剑利，魏海温，等. 毁损性手外伤急诊修复与重建的方法选择[J]. 中华显微外科杂志，2013，36(4)：395-397.

[8] 廖坚文，张振伟，庄加川，等. 手桡侧毁损伤分型初步探讨[J]. 中华手外科杂志，2010，26(4)：216-218.

[9] 李志清，王甲汉，吴起，等. 腹部瓦合皮瓣修复热压伤所致全手毁损伤[J]. 中华急诊医学杂志，2011，20(2)：208-209.

[10] Mackinnon S E, Roque B.Median to radial nerve transfer for treatment of radial nerve palsy Case report[J]. J Neurosurg, 2007, 107(3): 666-671.

[11] LOWE J B, TUNG T R. New surgical option for radial nerve paralysis[J]. Plast Reconstruc Surg, 2002, 110(3): 836-843.

[12] 赵炳显，李炳万，赵世伟，等. 改良津下法对不可逆桡神经损伤的手功能重建[J]. 中华手外科杂志，2010，26(6)：363-365

[13] OZKAN T，OZER K，GULGONEN A. Three tendon transfer methods in reconstruction of ulnar nerve palsy[J]. J Hand Surg Am，2003，28(1)：35-43.

[14] TAYLOR N L，RAJ A D，DICK H M，et al. The correction of ulnar claw fingers：a follow-up study comparing the extensor-to-flexor with the palmaris longus 4-tailed tendon transfer in patients with leprosy.[J]. J Hand Surg Am，2004，19(4)：595-604.

[15] 李绍光，顾立强，邵岩. 尺神经功能束组走行模式的三维重建[J]. 中华创伤骨科杂志，2004，6(12)：1358-1361.

第九章 足踝显微外科

第一节 概　　述

一、足踝部皮瓣的应用

皮瓣(skin flap)是带有自身血液供应、包含皮肤组织的活的组织块，它是外科组织瓣(surgical flap)的一种。临床开展皮瓣转移的目的多种多样，皮瓣外科所涉及的解剖部位比较广泛，上自头皮下至足底，因此皮瓣外科与许多专科的某些内容有联系、重叠和交叉。

20 世纪 50 年代以前，皮瓣外科发展缓慢，临床所应用的主要是带蒂转移的随意型皮瓣。皮瓣延迟、皮管形成、多期手术、固定肢体等是皮瓣外科的常用方法。20 世纪 60 年代以后，为配合显微外科游离皮瓣移植的开展，人们加快了寻找“轴型皮瓣”的进程。这期间的研究和认识奠定了皮瓣外科的理论基石。自 20 世纪 70 年代，吻合血管的游离皮瓣、肌骨瓣和肌皮瓣等因显微外科的开展而获得了发展。20 世纪 80 年代以来，皮瓣外科在理论上及临床应用方面都有了很大的发展，皮瓣的应用范围不断扩大。与皮瓣有关的基础研究和解剖学研究发展较快，这对寻找新的皮瓣供区起到积极的推动作用。据初步统计，全身可切取的皮瓣和肌皮瓣共有五十余处。为了改革传统的转移移植方法，国内外在 20 世纪 60 年代就开展了通过小血管吻合进行皮瓣一次游离移植的动物实验和临床应用尝试。1964—1965 年，张涤生等进行游离腹壁皮瓣原位再植和左右侧异位肾移植获得成功。1973 年，美国的 Daniel 首次应用手术显微镜进行吻合血管的髂腹股沟皮瓣移植，覆盖小腿内后侧新鲜创面获得成功，这一成就具有重要的临床意义，因为只需一次手术即可完成覆盖创面的全过程，不但大大缩短了创面愈合时间，而且能显著提高创面愈合质量，避免了传统皮瓣转移引起的一些弊端，从而使皮瓣的开发和研究在解剖学界、骨科界、整形外科界形成了新的热潮。1973 年，O’Brien 与 Shanmugan 描述了足背皮瓣。1975 年，Mccraw 与 Furlow 报道了 9 例足背皮瓣游离移植修复多种创伤性软组织缺损，获得成功，开始了足背皮瓣作为皮瓣供区的先例。1980 年，李会元报道了足内侧皮瓣，该皮瓣以足底内侧动脉为供应血管，皮肤质地接近手掌，特别适用于修复手掌部的皮肤缺损。1983 年，王成琪、钟世镇协作进行足外侧皮瓣的解剖学及临床应用研究，在临床应用 8 例取得成功。而后足部皮瓣的应用报道越来越多，如应用第 1 趾蹼皮瓣修复虎口区皮肤缺损，该皮瓣的皮肤厚度、弹性和外形均接近虎口，效果令人感到非常满意。至此，除足跟、第 1 和第 5 跖骨头负重区外，全足皮肤几乎没有不能切取作为带血管移植的皮瓣了。这些成功的例子很快促进了显微血管外科吻合技术在整形外科和创伤修复外科领域内应用的发展。

二、足踝部肌肉和骨关节瓣的利用

1. 足踝部肌肉　20 世纪 70 年代以来，在修复外科领域中，肌瓣和肌皮瓣(muscle flap and musculocutaneous flap)临床应用日渐广泛，为解决修复外科领域的难题提供了一种新的方法。1973 年，O’Brien 报道了应用吻合血管神经的趾伸短肌移植修复面神经麻痹后的部分表情肌功能。朱盛修于 1979 年 2 月设计了吻合血管神经的趾短伸肌皮瓣治疗 1 例跟骨骨髓炎患者，同年 4 月又用吻合血管神经趾短伸肌皮瓣移植术重建3例因火器性损伤的手内肌功能，手的对掌功能获得恢复。周训银（1981）采用吻合血管神经的趾短伸肌皮瓣修复火器性颌面部组织缺损，并重建口周肌功能获得成功。1980年，Hartrampf首先报道趾短屈肌皮瓣移植修复足跟部缺损，并详细介绍了肌皮瓣的显微解剖研究。此后，江华等在踇展肌游离移植应用解剖和肌肉内神经显微解剖的基础上，首次报道吻合血管神经的踇展肌游离移植重建晚期面瘫的部分功能。

2. 足的骨关节瓣 Strauch（1971）、Mccullough（1973）、Ostrup（1974）等首先报道带血管肋骨移植修复下颌骨缺损的实验研究。Taylor（1975）首次将带血管腓骨游离移植用于临床，修复胫骨巨大缺损获得成功。Buncke（1977）报道用复合肋骨皮瓣修复胫骨和下颌骨缺损合并皮肤缺损。Finley（1978）通过带血管骨膜移植的实验研究，肯定了活骨膜的成骨能力。1979年，用吻合血管的腓骨骨膜游离移植治疗先天性胫骨假关节，均取得良好的疗效。1980年，郭恩覃成功地进行了吻合血管的第2跖趾关节重建掌指关节的手术，开创趾关节重建指关节移植的先例。1982年，美籍华裔手外科专家Tsai报道了趾间关节修复近指间关节的手术，而后又用来修复远侧指间关节缺损。足除了跖趾关节和趾间关节可利用外，其他关节是无法利用的。跖骨与跗骨虽然形体很小，但也有开发的潜力。1991年，陈振光和张发惠通过解剖学研究，在临床上开展了带血供的骰骨瓣转位修复术，该术式的特点为手术简便、创伤小，丰富的骨瓣血供，用以修复距骨颈骨折，可以给损伤的距骨提供新的血供来源，早期可以防止距骨体坏死，晚期则可加速坏死骨质的修复，开创了跗骨瓣应用的新方法。1992年，张发惠等报道了带血管蒂楔骨瓣，还设计了带血管的跟骨瓣；1997年，他们通过解剖学研究提出了带血管舟骨瓣和带血管跖骨瓣。

足作为人体的一个重要器官几乎无处不被开发利用，在显微外科发展史上起到了举足轻重的作用。“手部缺什么，从足部取什么”，这似乎成了一条原则，手外科近40年来能如此飞跃发展，与足的奉献是分不开的。

三、足踝部创伤的显微外科修复

足踝部创伤性缺损多为撕脱伤或碾压伤，常伴有骨骼肌腱外露及跖背动脉损伤，虽然创面不大，但污染重、易感染、修复困难，创伤的突发性也使临床处理非常棘手，如不经过合理、正确、及时的修复，将会严重影响患者的生活和工作，并有可能造成终身残疾。下肢及足踝部位的先天畸形、瘢痕等疾病，在整形外科非常多见，手术复杂，需要仔细设计和手术操作，很多需要皮瓣来修复。

20世纪60年代，上海第六人民医院就开展断踝、断足再植的工作。1973年，上海第六人民医院断肢再植研究室在《中华医学杂志》上发表的《断肢及断指再植的认识与发展》中就有断足离断再植成功的报道。而后，中国人民解放军第八十九医院、北京积水潭医院、复旦大学附属华山医院等也先后成功地进行了断足再植。足背皮瓣薄，有感觉功能，血管口径粗，蒂长，皮瓣血供丰富，成活质量高。但供区创面的处理要求亦高，如覆盖不良会影响足的功能，应谨慎选用。McCraw、Furlow（1975）首先报道应用足背皮瓣游离移植，修复创伤性软组织缺损9例，获得成功。之后，很多学者分别报道了采用足背皮瓣、足外侧皮瓣、足底内侧筋膜皮瓣、小腿外侧皮瓣、小腿皮神经营养血管皮瓣等修复足踝部创伤缺损，并获得成功。目前，远端蒂皮神经营养血管皮瓣已成为修复足踝部创伤缺损的首选方法之一。

足是负重的器官，足的独特解剖结构和负重功能决定了足部皮肤缺损创面的修复不是单纯的覆盖，对感觉、骨支架建立的要求非常高，是足功能重建的一个重要组成部分，如何能更好地修复足踝部的创面是临床医师经常面对的难题。早在1989年，蔡锦方根据自身的实践提出足跟足底创面修复中的厚度重建问题，又提出足底感觉功能重建问题，把足底皮瓣移植修复感觉功能放到突出位置，并提出一整套修复足底缺损移植皮瓣重建血液循环、重建厚度、感觉及康复训练的方法，使显微足外科进入真正意义上的功能重建阶段。

足踝显微功能重建的另一个标志是足部分复合组织缺损后的修复与功能重建。随着交通事故及局部战争中地雷使用的增加，足部分缺损继而影响伤者行走负重的情况越来越多。足部缺损的重建可以追溯到20世纪80年代。1983年，王成琪、蔡锦方报道了他们在1980年完成的足跟离断再植，通过固定骨骼、吻合血管、神经的方法使再植获得成功，并恢复了较好的功能，这是首例通过再植的方法修复足跟部复合组织缺损的病例；因足跟是组织块，这也是组织块离断再植的最早病例报道。1987年9月，济南军区总医院用小腿外侧复合皮瓣带腓动、静脉逆行移植，用腓骨对折并排移植代替跟骨，用小腿外侧皮瓣修复足跟外侧皮肤缺损，用部分姆长屈肌及比目鱼肌充填缺损并恢复足跟饱满的外形，缝合腓肠神经外侧皮支重建足跟部感觉功能。足跟再造取得成功，术后 3 个月骨骼愈合，半年弃拐行走，3 年后发现腓骨逐渐跟骨化，足底两点辨别觉达到 1.0cm，可参加重体力劳动。

1989 年，蔡锦方又用肩胛部复合组织瓣修复前足胫侧缺损，用肩胛骨外缘替代第 1 跖骨，用肩胛骨皮瓣修复足内侧缺损。1990 年，他们又用小腿外侧复合组织瓣逆行移植修复前足腓侧半缺损，均取得成功。至此，足的各个负重部位的缺损均通过复合组织瓣移植修复成功。进入 20 世纪 90 年代，国内外许多骨科及整形外科专家将修复手部及其他部位缺损的技术应用到足外科修复上，使足缺损修复理论和技术产生了重大的变革。此外，还有许多学者把显微外科技术应用到足部疾病治疗上，如足部下肢肿瘤显微外科技术保足治疗、足部淋巴水肿的显微外科治疗、脑瘫的显微外科治疗、足缺血坏死的显微外科治疗、足部骨坏死、足部疼痛症的显微外科治疗，均取得了令人瞩目的进展。

足踝部缺损是一种复合组织缺损，修复需要复合组织瓣移植或多种组织瓣组合移植。修复足缺损的供区要求较高，必须符合足功能的要求，现有的供区种类还远远满足不了修复足缺损重建功能的要求，需要研究开发更多、更好、更符合足修复的供区，实现足缺损修复供区多源化，不同部位、不同范围都有相应的最佳选择并有各种不同替代方法，并根据每个患者具体情况选择应用。现有的供区研究深度也不够，也需要对其血管、神经、软组织、肌肉、骨骼的结构和功能进行研究，使之搭配更合理，并将对供区的功能影响减少到最低程度。

尽管足部的组织缺损修复已取得较高的成活率，但其功能还有诸多问题有待进一步解决，如足底缺损游离皮瓣移植，与其他部位有很大不同，其他部位的基本任务是创面覆盖，而足底除覆盖创面外，还必须能行走负重，需要耐磨、有韧性，有一定的厚度并恢复感觉，这些问题在不同程度上已得到解决。但是足底皮肤结构有垂直纤维，行走时不会打滑，修复足底除很小面积的前足或足跟部皮肤软组织缺损，可用皮肤结构相似的足心皮瓣移植解决术后打滑的问题；其他部位移植皮瓣在行走、负重时都有打滑的问题，至今没有得到很好地解决。

进入 21 世纪以来，我们除了对功能外形提出更高的要求，也对供区的损害更加关注，要尽量减小供区的损伤。虽然每种方法都不能尽善尽美，但这也恰恰是显微外科进一步发展、提高的动力。目前，临床上最常用来修复下肢及足踝部缺损的方法包括带蒂皮瓣和游离皮瓣。带蒂皮瓣主要是足背皮瓣、跖背皮瓣、跗外侧皮瓣、跖底皮瓣、足底内侧皮瓣、踝前皮瓣、外踝上皮瓣、腓动脉后穿支皮瓣、小腿内侧皮瓣、胫前动脉皮瓣、小腿外侧皮瓣等。游离皮瓣在临床上最常用的是前外侧皮瓣、脐旁皮瓣、腹股沟皮瓣、小腿内皮瓣、背阔肌皮瓣等。而腓骨皮瓣、髂骨皮瓣等，在前足缺损、跟骨缺损的再造等治疗方面也达到了满意的效果，使很多患者恢复了满意的行走功能。

四、足踝部组织瓣切取后对足功能的影响

足踝部组织瓣切取后，如不经过合理、正确、及时的修复，将会严重影响患者的生活和工作，并有可能造成终身残疾。损伤反应是生物有机体对组织破坏缺损的基本反应。对损伤的最佳反应是受损细胞全部更新及复合组织的功能恢复到受损前状态。然而，组织和器官为了适应特殊功能的需要而发生进行性的分化，使其在很大程度上失去再生能力。损伤的修复是为了恢复局部内环境稳定而发生的包括细胞学、病理学和生物化学的高度动力学的统一过程，目的是实现纤维组织的合成。因此，大多数损伤组织修复的主要过程就是瘢痕的形成过程。在机体的大部分区域，纤维蛋白的合成超过了细胞的再生，这种现象对外周神经组织的修复特别有害。分析其产生的原因、影响程度及寻找预防和治疗的方法，早就引起许多有识之士的重视。1990 年，Samson 报道了对 10 例足背供区进行长期随访的结果，认为供区并发症是一个不可忽视的问题。在早期有供区皮肤延迟愈合，局部蜂窝织炎，植皮部位坏死同时使肌腱裸露坏死、足趾缺血坏死等，晚期有伤口破溃、疼痛、足部感觉异常、瘢痕形成、趾伸肌腱粘连等，肌腱粘连发生率可高达 50%。国内也有学者报道了足背皮瓣切取后可引起小儿骨骺早闭的现象，直接影响小儿的骨骼发育。足趾移植的并发症也不少，踇趾切取术后疼痛的发生率为 50%。第 2 足趾移植对足底压力的改

变较轻，足部生物力学表明，第 2 足趾切除后足的负重点明显外移，主要落在第 3 跖骨上，踇趾的推移力减弱，对患者快速行走及跑步均造成一定影响，踇甲瓣切取后踇趾大部分僵直，背屈受者限占 20%，屈曲受限者占 15%；有 15% 的患者自述行走时有影响，其中 10% 的患者有行走跛行。另外，小腿部的组织瓣切取对足功能亦有不可忽视的影响，Gore 对 41 例腓骨移植患者进行了为期 2 年的随访，发现 15% 的患者有轻度或中度的疼痛，足部外翻肌力明显减弱。除足部肌力减弱外，足踝部疼痛、爪形趾等并发症几乎普遍存在。

足踝各个部位切取后对足负重的生物力学影响、对儿童发育的影响、对老年后足部退变的影响等，都有待更多研究。尽管对足部组织的切取应用不可能停止，但有一点可以肯定：足是一个功能器官，不应无限制地开发。必须节制对足的利用，能取其他部位时尽量不用足，能取小范围时尽量不取大范围。

因此，足踝部组织切取后如何修缮以使对足功能的影响降低到最小程度，需要下一番工夫。如足趾切取后对前足横弓的重建，妥善修复跖骨横韧带，维护前足横弓连续性，可以降低后足部疼痛和不适的发生率；踇甲瓣切取后游离植皮，常可发生瘢痕挛缩及溃疡，影响踇趾及整个足的功能，选择好的方法就可避免上述并发症的发生。诸如此类的研究有待更多学者的参与。

（王培吉 丰 波 李蕴好）

第二节 足跟再造

足跟部的皮肤有较厚的角质层、皮下有脂肪垫，具有耐磨、耐压及承重的功能和特点。足底皮肤筋膜除具有负重、吸收振荡功能外，还具有压力感受器、体感受器和防滑功能。足跟为足三点稳定的后支撑点，也是维持足底弓状结构的重要组成部分。严重创伤或肿瘤常导致足跟部分或完全缺损，对下肢的负重、行走都有很大的影响。

随着现代工业的发展，交通事故的增多，足跟伤患者逐年增加。由于足跟结构的特殊性，缺损后在临床上难以找到相似的材料修复。因此，解决足跟重建问题的关键是探索符合足部生物力学要求，以及能重建足跟功能的相应替代材料和技术方法。单纯的足跟皮肤软组织缺损，可以选择携带皮神经的皮瓣修复创面，同时重建足跟感觉，处理相对简单。对于合并跟骨缺损的足跟复合组织缺损的重建较为棘手。1975 年，Taylor 首先报道应用游离的腓骨段治疗骨缺损获得成功。1990 年，蔡锦方等报道应用折叠腓骨小腿复合皮瓣移植再造足跟取得成功，经过长达 10 年的随访，临床效果良好。1999 年，冯峰等报道应用小腿内侧皮瓣结合旋髂深血管髂骨瓣组合移植再造足跟，亦取得了很好的临床效果。陈振光报道应用带血管蒂肩胛冈骨瓣移植术再造足跟，同样取得不错的临床效果。潘朝晖等通过对上述三种骨（皮）瓣进行有限元及临床分析，认为应用髂骨（皮）瓣再造足跟效果优于其他两种方法。还有采用同种异体跟骨结合皮瓣再造足跟及牵拉成骨修复创伤后跟骨缺损取得成功的个案报道。结合国内外文献，腓骨（皮）瓣移植、髂骨（皮）瓣及肩胛骨（皮）瓣移植在临床上应用最为广泛。

一、适应证

足部结构的完整性是实现其行走、负重等功能的前提条件。如果因足跟缺损造成足底纵弓消失，则整个足的功能就很难发挥作用。从这个角度来说，足跟缺损造成足底纵弓消失的患者是足跟再造的适应证。

再造足跟的外形及功能与正常足跟无法同日而语，而且还存在一定的供区损伤及手术失败的可能。医师要在术前制订完善的手术计划，一方面有利于术中决策，另一方面有利于术前与患者讨论各种可能情况。另外，也必须权衡非手术治疗和手术治疗的利弊。目前，临床上行足跟再造的适应证主要考虑以下几点：①青壮年患者对足的外形及功能要求较高，应积极行足跟再造。老年人常合并慢性疾病，身体功能减退，活动量减少，不能耐受长时间手术及术后较长时间卧床与制动等，建议佩戴矫形器或截肢佩戴假肢等方法。②足跟创面清洁，或虽有轻度骨感染，但病灶能彻底清除。距骨完整或大部分完整。③供受区血管条件良好是组织移植成功的前提条件之一。术前仔细检查，常规行多普勒超声，必要时行血管造影检查。④供区皮肤软组织应无或很少损伤。

二、手术方式

（一）概述

足跟重建应达到下述要求：①每一种组织都要基本符合足跟的功能要求，如皮肤应有一定的厚度，耐磨耐压，有感觉；骨骼有足够的硬度，不致被压缩变形；在骨骼与皮肤之间有较厚的软组织充填，以分散压力，吸收振荡。②皮肤、皮下组织、跟骨应同期修复，力争恢复足跟解剖结构的完整性，以缩短疗程，提高疗效。③所有移植组织必须血供充足，尽可能同属一条动脉供应，以求整体移植。单纯跟骨缺损少见，多为复合组织缺损，软组织创面较大，单纯骨皮瓣在大多数情况下不能完全闭合创面，需在重建骨支架的同时行皮瓣手术覆盖创面。随着显微外科技术的发展，游离皮瓣及穿支皮瓣在临床上得到广泛应用，特别是股前外侧皮瓣，该皮瓣具有供区隐蔽，血管恒定、粗大，血管蒂长，可切取的面积大，切取后对供区影响小等特点，被誉为“万能皮瓣”。可以选择骨瓣及游离皮瓣形成复合组织瓣，达到一期足跟再造的目的，同时减小了对骨瓣供区的影响。

（二）腓骨（皮）瓣

1. 应用解剖　腓骨为细长的管状骨，向上延伸成近四方形的腓骨头，向下延伸成扁平的外踝。腓骨头的内侧有一个椭圆形或圆形的小关节面，斜形朝向，在其后方有一个柱状的突起。腓骨的这一部分与胫骨上端外侧髁上相应的小关节面对合形成微动关节。腓骨体一般有三缘及三面，是肌肉的主要附着点。外踝比内踝长，以一个较大的三角形关节面与距骨相对应，其后方有一个较深的外踝窝。腓骨的下1/4段对踝关节的稳定和功能至关重要，行腓骨段移植时，此区域必须保留在原位。腓骨有系统性血供，腓动脉是最重要的供血动脉，它发出的腓骨滋养动脉、弓状动脉、肌支、皮支、穿支、交通支等分布于腓骨、相邻肌肉和皮肤。腓骨中上段仅仅作为一个支柱供肌肉附着，并无重要的负重功能，血供丰富，又有肌肉附着，是骨（皮）瓣的主要供区。腓动脉通常在腘肌下缘下方2.9cm处起自胫后动脉，有两条静脉伴行，起点外径平均4.0mm（1.7～6.7mm），向外下行，距腓骨小头尖平面约10.3cm处靠近腓骨，沿腓骨内侧下行，贴近小腿后肌间隔，居腓骨长肌和比目鱼肌之间。腓动脉的主要分支有：①腓骨滋养动脉，供养皮质的内侧一半或2/3。1～2条滋养动脉起自腓动脉开口下方平均6.7cm（2.1～18.2cm），距腓骨头平均13.8cm（8.0～24.5cm），起点外径平均1.2mm，长度平均7.9cm，斜行穿过滋养动脉孔而后进入腓骨，在髓腔内滋养动脉分为升支和降支，供养腓骨。腓骨移植术取腓骨时，为保护滋养血管，上锯口应不低于腓骨上1/4与下3/4交界处，下锯口应位于上4/5与下1/5交界处。②弓状动脉供养骨皮质的其余部分，还营养踇长屈肌和腓骨长、短肌。弓状动脉平均9支，呈节段性由腓动脉发出，从后外前环绕腓骨。第1弓状动脉发出处距腓骨头下方9.2cm，此后每支间距3～4cm，外径逐渐增粗。同时弓状动脉发出肌间隔皮质和肌皮动脉穿支经小腿后肌间隔营养小腿外侧皮肤。③肌支，发自腓动脉，供养小腿肱三头肌、趾长屈肌及胫后肌。④穿支，1～8支，其中以1～2支较粗大，经腓骨内侧穿小腿骨间膜至小腿前面皮肤。⑤交通支。距外踝上方平均6.2cm（4.5～8.0cm）处发自腓动脉，向内侧经屈肌深面与胫后动脉交通，是骨（皮）瓣带蒂移植的解剖基础。小腿外侧皮肤血管小腿外侧的皮肤薄而松弛，移动性比较大，皮下组织厚度因人而异，腓肠神经的外侧分支和皮肤浅静脉均分布在这一层内。

2. 手术设计与切取

（1）术前准备：常规行下肢动脉彩超检查，确定胫前及胫后动脉完好。在腓动脉行程行多普勒超声探查其皮穿支的部位，标记待用。

（2）麻醉及体位：持续硬膜外麻醉，也可用全身麻醉。仰卧位，下肢外旋，或侧卧位，或采用俯卧位，下肢外旋。患肢抬高5分钟后，大腿根部气囊止血带充气，压力60kPa。

（3）受区准备：彻底清除创面内炎性肉芽组织、坏死肌腱及骨组织。反复冲洗创面，彻底止血。一般情况下，创缘均存在不同程度的瘢痕挛缩，对创缘做放射状切开，并于皮下组织内向周围适当游离，松解瘢痕。以健足为准，测出包括骨骼、皮肤、皮下组织等缺损的大小范围。在足背内侧解剖出足背内侧皮神经分支，待用。

（4）手术方法

1）腓骨头至外踝的两点连线，此为腓动脉的走行线，即皮瓣的轴心线，其中皮支穿出点约在腓骨头下 9cm 和 15cm 处，为肌皮支进入皮肤的关键点。根据创面大小设计皮瓣，一般较创面放大 15%～20%。

2）骨（皮）瓣的切取：首先切开皮瓣后缘，寻及腓肠神经外侧支，向近端游离适当长度，切断待用。自深筋膜下向前侧游离，于腓骨长短肌与比目鱼肌之间的间隙进入，注意保护穿支，选择较粗的 1～2 条皮支或肌皮支作为皮瓣的轴心点，根据穿支位置调整皮瓣的位置，以保证皮瓣的血供。如果较粗的皮支血管来自比目鱼肌、䠂长屈肌的肌皮支，在向深部解剖分离时应保留 0.5～1cm 肌袖于血管周围，以免损伤皮支血管。向后拉开比目鱼肌，剪开䠂长屈肌及腓骨长短肌，保留 0.5～1.0cm 肌袖在腓骨，向前后拉开，即可显露腓动、静脉走行在腓骨后内侧，寻及进入腓骨的滋养血管。按受区所需长度，以滋养动脉进入腓骨处为中心，在腓骨近、远端选定截骨平面，自腓骨外侧切开骨膜，骨膜下剥离，骨膜起子插入保护腓动静脉血管，线锯截断腓骨，向后旋转腓骨段，切断胫前肌肉、骨间膜及胫后肌，在腓骨及血管周围保留 0.5～1.0cm 肌袖。切开皮瓣前缘至仅有腓血管束与腓骨皮瓣相连。夹闭腓动、静脉血管束远端，松止血带，观察腓骨端及皮瓣边缘渗血活跃，切断、结扎腓动、静脉远端，沿腓动、静脉向近端锐性分离，根据受区所需血管长度，切断、结扎近端。自腓骨中段外侧切开骨膜，小心行骨膜下剥离，摆锯切除长约 1.0cm 骨段。腓骨重建跟骨的固定方法主要有两种方法：V 形固定和双排并列形固定。从力学角度和临床疗效分析，双排并列形腓骨瓣的相对稳定性较好，目前该腓骨固定方法在临床上应用较广。根据缺损的范围，在跟骨残端或距骨上调整好跟距角。双排并列形腓骨瓣移植方法：将腓骨对折插入距骨或跟骨残端凿出的骨洞内，双克氏针贯穿固定。V 形腓骨瓣移植方法：将折断的腓骨折断呈 V 形，夹角根据健侧跟距角及跟骨高度调整。腓骨瓣一端与距骨斜形连接，恢复足跟高度和内侧纵弓的骨性结构，另一端与第 5 跖骨基底连接，恢复足外侧纵弓的骨性结构，折断应用接骨板或克氏针固定。皮瓣逆行转位后，腓肠神经外侧支与足背内侧皮神经吻合，重建皮瓣感觉（图 9-1）。

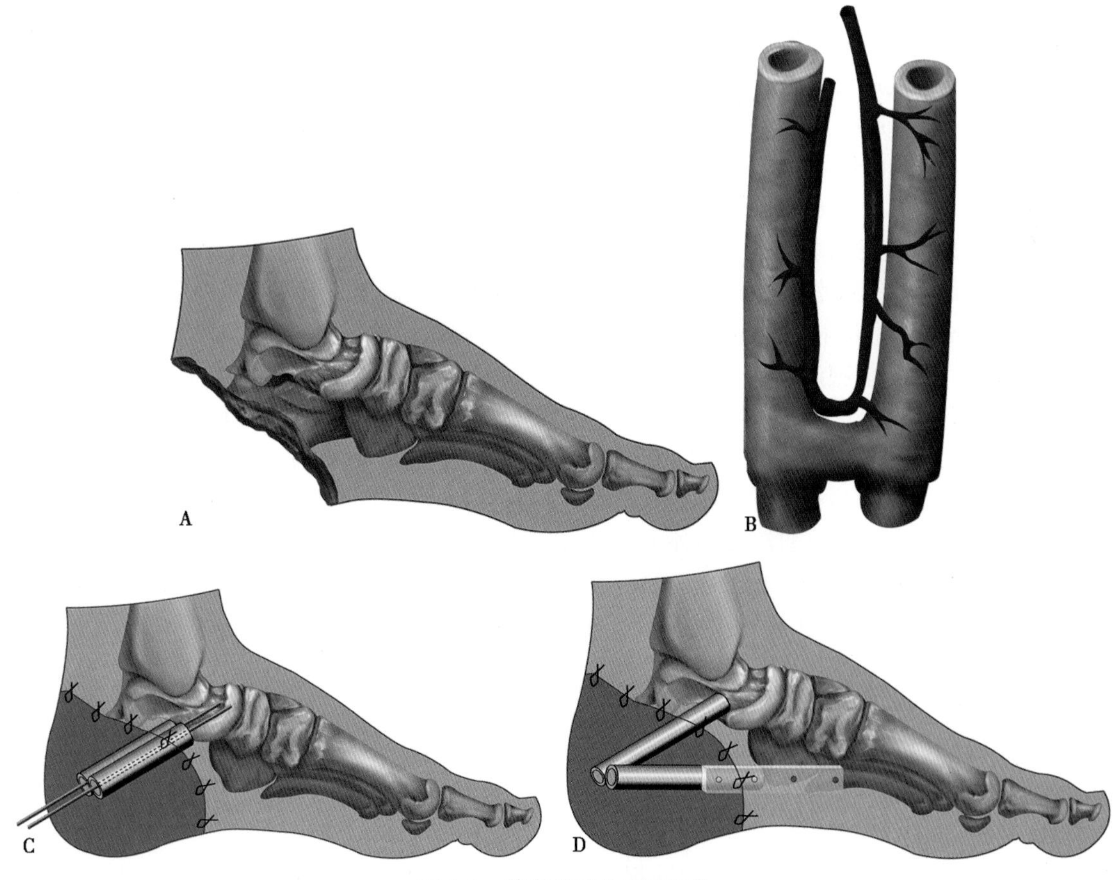

图 9-1 游离腓骨段重建跟骨

A. 足跟缺损示意图；B. 游离的腓骨段，中间截除 1.0cm 骨段；C. 腓骨段移植，双排并列形重建跟骨，克氏针自髓腔内贯穿固定骨折端；D. 腓骨段移植，V形重建跟骨，接骨板固定。

（5）术后处理：术后绝对卧床7～10天，患肢抬高或悬吊，避免血管蒂及移植的组织瓣受压，烤灯照射，常规抗炎、抗凝及解痉治疗7～10天，观察皮瓣的皮色、皮温、张力及点压回血变化情况，便携式多普勒监测动脉搏动。

（6）优缺点

1）优点：①腓动、静脉血管恒定，管径粗大，易于吻合。腓骨的滋养动脉解剖恒定，弓状动脉丰富。切取后的腓骨段有稳定的血管，易于成活。②腓动脉进入小腿外侧皮肤的穿支较丰富，解剖位置恒定，可以切取复合组织瓣，达到同时修复软组织缺损的目的。③供区和受区位于同一术野，无须变换体位，操作方便。④腓骨较长，均为骨皮质，提供的骨量较大，强度好。

2）缺点：①腓骨细小，折叠后接地面积较小，易于导致足底皮肤破溃。②皮瓣切取的面积有限，如创面较大，无法完全覆盖创面。如存在上述问题，可以选择游离股前外侧皮瓣修复。③腓骨远端参与构成踝关节，如切取的腓骨段较长，会对踝关节的稳定造成影响，故腓骨远1/4不可切取。④腓骨瓣的切取对肢体远端循环可能会造成影响，术前需行下肢动脉多普勒超声检查，确定胫前、后动脉完好，或至少其中一条动脉完好。

（三）髂骨（皮）瓣

1. 应用解剖　髂骨为不规则形扁骨，髂骨翼扁阔呈扇形。髂骨上缘肥厚为髂嵴，有外唇、中间线和内唇，分别为阔筋膜及腹壁前外侧肌肉的附着处，呈S状弯曲，前部凹向内，后部凹向外，全长位于皮下，有皮神经越过。髂嵴前部的血供来自臀上动脉深支的上支、旋髂深动脉、旋髂浅动脉和旋股外侧动脉升支。①臀上动脉深支的上支外径2.9mm，在髂后上棘与大转子尖连线中点上方6mm，前方5～10mm处发出，弓形向前，沿途分支滋养髂嵴前部外侧面。②旋髂深动、静脉平均起于腹股沟韧带下方1.4mm（变动于韧带上方15mm和韧带下方20mm之间），多数起自髂外动脉（59.5%），较少起自股动脉（40.5%）的外侧壁或后外侧壁。起点外径平均2mm（1～4mm）。发出后，向髂前上棘斜行，走在腹股沟韧带后缘有腹横筋膜和髂筋膜形成的纤维管内，此段约7cm的行程，称腹股沟段，发出3～5小支供养邻近肌肉。近髂前上棘处，髂腹股沟神经可能越过其前方（46.1%），股外侧皮神经越过其后方（15.4%）。其后，旋髂深血管沿髂嵴内唇弧形向后，走在腹横筋膜和髂肌之间，继之沿腹股沟韧带后缘的沟延伸至髂窝内壁，称此段为髂骨段，可作为寻找旋髂深血管的标志。此段直接或经髂肌支发出小支通过髂嵴内面小孔进入髂骨，经行至髂前上棘后方7.6cm处，与髂腰动脉、第4腰动脉和臀上动脉深支的上支吻合。动脉还发出一些肌支供养腹外侧壁肌肉及皮肤。旋髂深静脉多为一条，有时为两条，于髂外动脉外侧约2cm处形成单干，经髂外动脉前方汇入髂外静脉。③旋髂浅动脉为一皮动脉，营养腹股沟区及髂前上棘附近的肌肉、皮肤。多发自腹股沟韧带下1～4cm处的股动脉外侧壁（75.1%），其他可发自旋髂深动脉、旋股外侧动脉、股深动脉或旋股内侧动脉。发出后行于阔筋膜深面，分浅、深两支。浅支外径0.8mm，于缝匠肌内缘1.5～2.7cm处穿出阔筋膜，沿腹股沟韧带下2cm范围内达髂前上棘，部分浅支转而上行，延及下腹部上半，平均发出3～5皮支，分布腹外侧部。深支外径1.0mm，行于阔筋膜与缝匠肌之间，于髂前上棘附近多转向下外入臀区，供养相应区域皮肤。多有1条静脉伴行。④旋股外侧动脉升支起自旋股外侧动脉，升支起点外径（3.2±0.9）mm，升支长度（8.5±3.1）mm，在股直肌深面向外上走行，至阔筋膜张肌肌门处，分出髂嵴支，臀中肌支及阔筋膜张肌支。升支髂嵴支起点外径（1.2±0.6）mm，进入阔筋膜张肌后，走行在该肌内侧，距髂前上棘2～3cm处分出2～3支，进入髂嵴前部外侧缘骨质。髂嵴具有位置表浅，部位隐蔽，血供丰富，愈合能力强，骨瓣切取后对供区影响小等优点，是髂骨瓣取材的主要部位。

2. 设计与切取

（1）麻醉及体位：持续硬膜外麻醉，也可用全身麻醉。仰卧位，下肢外旋。患肢抬高5分钟，大腿根部气囊止血带充气，压力60kPa。

（2）受区准备：同腓骨（皮）瓣。

（3）手术方法：根据骨髂缺损及软组织缺损范围在同侧髂骨取带旋髂深血管的髂骨（皮）瓣。从腹股沟部股动脉搏动点内侧1～2cm起，在腹股沟韧带上2cm。平行于腹股沟韧带，朝向髂前上棘。然后从髂前上棘沿髂嵴的弧形做切口，根据所取骨块的大小，将切口向后延长。切开皮肤、皮下组织，显露腹外斜肌腱膜。于腹股沟韧带上约 2.0cm，平行于腹股沟韧带切开腹外斜肌腱膜，将腹内斜肌和腹横肌钝性或锐性分离，并向上牵开。再向深层切开腹横筋膜，用手在腹股沟韧带下触摸旋髂深动脉的搏动后定位，组织钳游离显露旋髂深动、静脉干，然后分别向远近端仔细游离旋髂深动脉，向近端追踪到髂外动、静脉起点处，向外侧追踪至髂前上棘进入髂骨处。在髂前上棘的内侧注意识别和保护向髂前上棘的血管分支和横跨血管的股外侧皮神经。根据所需切取髂骨块的大小游离髂骨，切取骨块。首先，将附着于髂嵴上的腹壁肌肉予以分离，仅保留一薄层肌肉于髂骨上，然后分离髂骨外侧面的缝匠肌、阔筋膜张肌起点。为保证髂骨的血供，游离髂肌时，注意保留旋髂深血管周围的肌肉及其与髂骨之间的连线。在保护血管蒂与髂骨连系的情况下，用骨刀或电锯切取所需的髂骨块。根据缺损的范围，在跟骨残端或距骨上调整好跟距角，修剪髂骨，将髂骨与距骨或跟骨残端复位，克氏针或螺钉内固定（图 9-2）。旋髂深动、静脉与胫后动、静脉吻合。

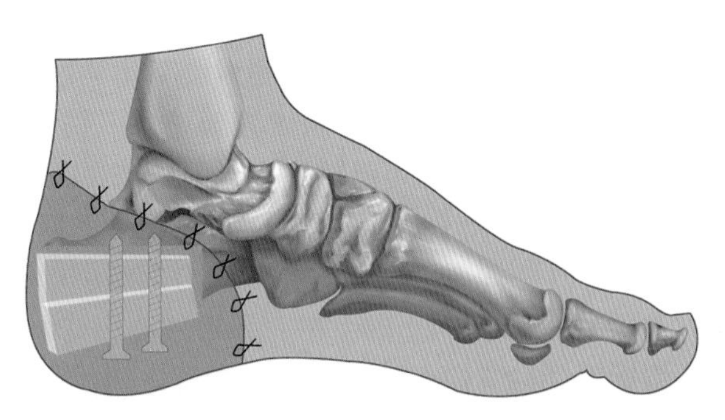

图 9-2 髂骨瓣及肩胛骨瓣重建跟骨，螺钉或克氏针固定

（4）术后处理：同腓骨（皮）瓣。

（5）优缺点

1）优点：①髂骨瓣宽大，提供的骨量较大，骨瓣上骨松质与骨皮质共存，既有较坚强的支撑力，又有利于骨愈合。②旋髂深动脉进入髂嵴处皮肤的穿支相对恒定，可以切取复合组织瓣，同时修复软组织缺损。③骨（皮）瓣供区隐蔽，对供区功能几乎无影响，切口可以直接闭合。

2）缺点：①供区与受区不在同一术野，术中需转换体位。②旋髂深动脉位置较深，不容易解剖。③皮瓣供区走行有髂腹下神经及髂腹股沟神经，切取骨（皮）瓣时有损伤可能，术中需注意保护。④皮瓣切取的面积有限，如创面较大，无法完全覆盖创面。如软组织缺损较大，无法用单一复合组织覆盖，可以采用小腿远端蒂皮神经营养血管逆行岛状皮瓣覆盖，也可选择游离皮瓣覆盖。

（四）肩胛骨（皮）瓣

1. 应用解剖 肩胛骨位于背部，为三角形扁骨，具有两面、三缘、三角和二突。它的上角很薄，上缘和脊柱缘也较薄，下角和外侧缘较厚，并有肌肉附着。肩胛冈把肩胛骨背面分成冈上窝和冈下窝，肩胛冈向外延伸为肩峰。肩胛骨下角、肩胛外侧缘及肩胛冈是肩胛部皮瓣、骨瓣及骨皮瓣设计的重要标志。肩胛骨主要由肩胛下动脉分出的旋肩胛动脉和胸背动脉供养。①胸背动脉为肩胛下动脉主干向下的移行，在距腋后壁下方 10cm，相当于肩胛骨下角处，胸背动脉进入背阔肌。胸背动脉的肩胛骨支在胸背动脉起点下方平均 4.1cm 处发出，在肩胛下肌外缘与前锯肌之间的间隙内，紧贴肩胛骨腋缘中下部走行，沿途发出 4～9 支外径 0.3～0.8cm 的肌骨支，分布于肩胛骨腋缘中下部背外侧、前外侧和肩胛下角。胸背动脉有 1 条伴行静脉，肩胛骨支均有 2 条伴行静脉，外径较同名动脉粗。②旋肩胛动脉在近三边孔处起自肩胛下动脉，起点外径平均 3.3mm，在三边间隙内分为深、浅两支。浅支穿过三边孔，应用肩胛部的皮肤，是肩胛皮瓣血管来源。深支在肩胛盂下 3～4cm，从肩胛骨外侧缘进入肩胛骨周围动脉网，分支至深面的肌肉和肩胛骨外侧缘。旋肩胛动脉主要供养肩胛骨外侧缘及其表面皮肤，对肩胛骨外侧缘的营养主要是通过骨膜血管。

2. 骨（皮）瓣的设计与切取

（1）麻醉及体位：首选全身麻醉。侧卧位，供区侧朝上。患肢抬高 5 分钟，大腿根部气囊止血带充气，压力60kPa。

（2）受区准备：同腓骨（皮）瓣。

（3）手术方法

1）胸背动脉蒂的肩胛骨瓣：自腋后壁顶部，沿三角肌后缘向后延伸6～7cm，再由腋后壁顶部斜向内下，止于肩胛下角下方2～3cm处做切口。切开皮肤、皮下组织及深筋膜，沿大圆肌与背阔肌之间的肌间隙做钝性分离，在肩胛下角处将背阔肌上缘纵行向下切开3～5cm，向外牵开切开的背阔肌，即可见到贴近肩胛骨腋缘中部下行的胸背动脉肩胛骨支。沿肩胛骨支仔细向外上方分离，结扎切断沿途肌支（前锯肌支）。分开与血管伴行的胸背神经。根据所需要的长度可分离至胸背动脉起始处或肩胛下动脉。在肩胛骨腋缘中下部背侧斜行切断大圆肌，骨瓣上保留约0.5cm的肌肉组织，以防损伤肌骨支；在前外侧应带少量肩胛下肌前外侧肌束，以保护从肩胛下肌前外侧面的血管分支，然后切断附着于肩胛下肌的前锯肌下方肌束。此时可根据需要切取肩胛骨腋缘中下部的骨瓣。

2）旋肩胛动脉蒂的肩胛骨瓣：三边孔位于肩胛冈中点和肩胛下角连线中点的水平线与肩胛骨外侧缘交点的稍上方。从三边孔沿肩胛骨外侧缘朝肩胛骨下角做弧形切口。切开皮肤、皮下组织及深筋膜，向外牵开三角肌后缘，显露三边孔。在大圆肌上缘可见旋肩胛动脉浅支的降支，自三边孔内侧向脊柱缘解剖可见旋肩胛动脉浅支的横支，伴随以上两个分支至三边孔，并向三边孔间隙深部解剖，在其顶部即可显露旋肩胛动脉主干及其至肌肉和肩胛骨的深支。在三边孔间隙内旋肩胛动脉发出数个细小的肌支，应予结扎。识别出旋肩胛动脉的深支后，将它的浅支切断，在肩胛骨外侧缘切断小圆肌，向下分离大圆肌，以扩大三边孔顶部的显露范围。将旋肩胛动脉向近端游离至起始部。用手指将肩胛骨外侧缘由胸壁掀起，以旋肩胛动脉深支为中心，向肩胛盂下1cm，从肩胛骨外侧缘向内侧用摆锯锯开2～3cm。根据受区所需移植骨的长度，从锯开处沿肩胛骨外侧缘向远端标出切取肩胛骨的长度，亦将其锯开2～3cm。分离所取的肩胛骨上的肌肉，骨瓣上保留0.5cm厚度的肌肉组织，注意保留旋肩胛动脉深支与所切取的肩胛骨之间的联系。按所需宽度，用骨剪将肩胛骨平行其外侧缘向内2～3cm予以剪断，此处肩胛骨较薄，很容易剪断。此时，只有血管蒂与切取的肩胛骨相连，待受区准备就绪，将血管蒂切断，骨瓣切取完毕。修复供区切断的肌肉组织，恢复其功能。

根据缺损的范围，在跟骨残端或距骨上调整好跟距角，修剪肩胛骨瓣，将骨瓣与距骨或跟骨残端复位，克氏针或螺钉内固定。胸背动脉或旋肩胛动脉与胫后动静脉吻合。如软组织缺损较大，无法用单一复合组织覆盖，小腿皮肤及血管条件允许的，可以采用小腿远端蒂皮神经营养血管逆行岛状皮瓣覆盖，也可选择游离皮瓣覆盖（见图9-2）。

（4）术后处理：同腓骨（皮）瓣。

（5）优缺点

1）优点：①肩胛骨平直，骨松质与骨皮质共存，既有较坚强的支撑力，又有利于骨愈合。②肩胛骨有多条血管供血，解剖恒定，血管口径合适，利于吻合。③胸背动脉及旋肩胛动脉的穿支丰富，可以切取复合组织瓣，且皮瓣提供面积大，可同时修复软组织缺损。④供区隐蔽，切口可以直接闭合。

2）缺点：①供区与受区不在同一术野，术中需转换体位。②提供的骨量有限。③切取复合组织瓣时，没有可供缝接的皮肤感觉神经，足底感觉功能恢复较差。

三、功能锻炼及功能评定

再造足跟成活是足跟再造成功的第一步。实现再造足跟的行走功能是足跟再造的终极目标。皮瓣成活后即可行物理治疗，促进消肿和神经功能的恢复。术后2～3个月X线证实移植骨骼愈合，可拄双拐部分负重下床活动，伤足可穿软底鞋轻轻接触地面，根据足跟皮肤及移植骨变化情况逐渐增加接触地面的时间和频度，并辅助理疗。发现有皮肤磨损征象，如红肿，甚至起疱则立刻停止负重，待皮肤完全恢复愈合后再开始进行锻炼。因足底感觉一般术后2个月才开始恢复，故早期知觉很差。在行走过程中，需依靠视觉观察皮肤有无破溃，随着皮瓣感觉功能的逐渐恢复，痛触觉逐渐起主要作用。在术后6个月以内下床负重者均有磨破皮肤的可能，至6个月足跟部所有移植组织神经营养改善，骨骼完全愈合。手术6个月后方可完全弃拐负重行走，但仍需注意皮肤破溃情况。足跟再造的功能评价可参考足踝再植功能评价标准，不再赘述。

（孙汝涛　刘会仁　王培吉）

第三节　前足再造

前足是指跗跖关节以远的部位，它占据足部两个负重点，是足弓的前柱，也是人体站立时的主要负重区（图 9-3）。因此，尽可能地保留前足，避免缺损，具有重要的临床意义。

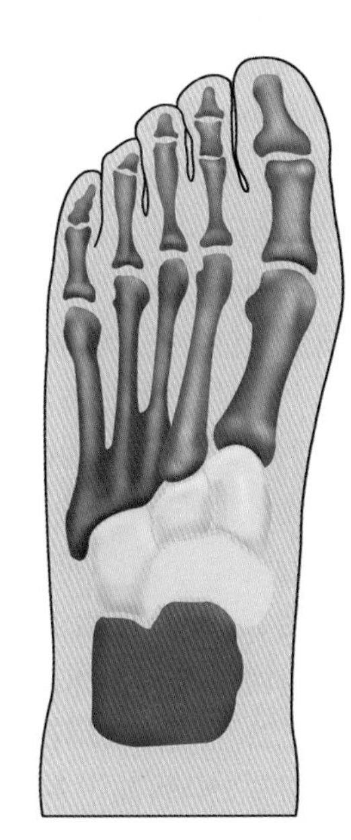

图 9-3　前足示意图

有学者用生物力学方法对足横弓压力及承重分布进行测试，结果表明：在足跟离地时，第 1 跖骨头的负重比例约占全部跖骨头的 32%，第 2 跖骨头其次，占 22%；承压测试第 1 跖骨占 50%。另外，不少学者认为足静态站立位时第 1、2 跖骨头及第 4、5 跖骨为前足主要负重部。当前足跖骨骨折或缺损时，修复与重建跖骨意义重大。

一、前足的应用解剖

足在进化过程中形成了完整的足弓结构，分为纵弓和横弓，纵弓又分为内侧纵弓和外侧纵弓。

内侧纵弓较高，由跟骨、距骨、舟骨、3 个楔骨和第 1 至 3 跖骨构成，舟骨位于其最高点，为关键足骨。在处于直立姿势时，有前后两个支点（负重点）：前支点为第 1 至 3 跖骨头；后支点位于跟骨结节的下面。由于此弓的曲度较大（其高径，即弓底至弓最高点的距离男性平均为 47.27mm，女性平均为 40.8mm），弹性较强，有缓冲振荡的作用，故也称弹性足弓。外侧纵弓较低，由跟骨、骰骨及第 4、5 跖骨构成，跟骨构成后支点，第 4、5 跖骨构成前支点。骰骨位于弓的高点，为关键足骨。此弓的骨与骨间韧带联合较强，比较稳定（其高径男性平均为 22mm，女性平均为 21mm），在行走跑跳时，在内侧纵弓承受躯干重力之前，外侧纵弓首先承受，参与维持直立姿势，故也称支撑足弓。

足底横弓自前向后有 3 个，因所处部位不同其构成也不相同。①在跖骨头平面，由第 1 至 5 跖骨头组成横弓，其中第 2 跖骨头离地面最高，第 3、4 跖骨头次之，第 1、5 跖骨头隔足底软组织与地面相邻。此部位的横弓较为软弱，负重时横弓变平，所有跖骨头都贴近地面。②在楔骨平面横弓由第 1 至 3 楔骨和骰骨构成。横弓外侧由骰骨接触地面。不会完全张开变平而仍能维持弓状。③在足舟骨与骰骨平面，横弓即由此两骨构成，骰骨与地面相接触，舟骨离地。

从以上解剖特点可以看出，前足除组成纵弓外，跗、跖骨还组成足横弓，正常的足弓可吸收行走及跑跳时产生的大部分振荡力，以保护足以上器官，特别是可使大脑免受振荡。所以在前足修复中一定要设法维护足弓，维护跖骨的长度与形态。在合并皮肤软组织缺损时，修复创面不应轻易短缩跖骨，而应该通过皮瓣移植来解决。第 1、5 跖骨不仅是组成横弓的两块基石，也是纵弓的重要组成部分，纵弓不完整，足底就失去三点支撑力学结构，足就降低了负重能力。

二、前足再造常用供区的应用解剖

前足缺损，是指包含皮肤、骨骼在内的多种组织缺损，修复时常需用复合组织瓣移植才能完成。临床能满足再造前足要求的供区主要有髂腹部、肩胛部、股部和小腿外侧部等部位，其中腓骨移植、髂骨移植和股前外侧皮瓣覆盖最为常用，腓骨相关解剖在足跟再造有详细介绍，本节仅介绍后两个部位有关的应用解剖。

（一）股前外侧皮瓣应用解剖

股前外侧皮瓣是以旋股外侧动脉降支及其肌皮动脉穿支为血管蒂的皮肤筋膜瓣。徐传达等（1984）

通过解剖学的研究提出利用旋股外侧动脉的肌皮穿支做轴型血管，做成不带肌肉的游离皮瓣，随后由宋业光、罗力生等首先应用于临床。该皮瓣血管蒂恒定，口径粗，可供切取皮瓣范围大，切取方便，部位隐蔽，有股外侧皮神经通过，可做成带感觉神经的皮瓣，不破坏肢体的主干血管，取同侧皮瓣移植修复足部皮肤软组织缺损，不用改变体位，十分方便，因此成为足踝外科常用的皮瓣之一。

1. 血管　旋股外侧动脉大多起于股深动脉，少数起于股动脉。发出后，在股直肌深面走向外并分出升支、横支和降支。降支最为粗大、在股直肌与股中肌之间走向外下方，沿途发分支穿过股外侧肌或肌间隙，至股前外侧皮肤，多数为肌皮动脉穿支，少数为肌间隙穿支。约在髂前上棘至髌骨外上缘连线中点的稍上方，降支动脉在股外侧肌与股直肌之间分为内、外侧两个支。内侧支沿股外侧肌与股直肌间隙继续下行，发出分支供养邻近的股中间肌、股直肌和股内侧肌的外下部，终支在膝关节外上方参加膝关节动脉网的构成，并与起自动脉的膝上外侧动脉相互吻合。外侧支沿股外侧肌向外下斜行，沿途发出 2.5 支（1～8 支）肌皮动脉（穿经股外侧肌）或肌间隙皮动脉，外径 0.6mm（0.4～1.1mm），供养股外侧肌和股前外侧部皮肤，并与膝上外侧动脉的筋膜皮支相沟通。

其中第 1 肌皮动脉穿支最粗大，是皮瓣的主要供血血管，其穿出点绝大部分位于以髂前上棘与髌骨外上缘连线中点为圆心、3cm 为半径的圆内，且集中出现于外下象限。旋股外侧动脉降支在发出第 1 肌皮穿支或肌间隙皮肤穿支之前的长度为 8～12cm，但因在股直肌之下，可利用的血管蒂长度多在 2～3cm。以近端血管为蒂的股前外侧岛状筋膜皮瓣很容易到达髋部受区。皮瓣的静脉有深、浅两组：①伴行静脉，多为 2 条，直接引流至深静脉系统；②皮下组织层中的股外侧浅静脉，回流入大隐静脉。其中伴行静脉是皮瓣游离移植时常用血管。

2. 神经　股前外侧皮神经在髂前上棘的前下方 7～10m 处穿出深筋膜，然后分为前、后两支。前支较粗长，沿髂前上棘与髌骨外上缘的连线下行，进入股前外侧皮瓣的供区。

（二）髂腹部应用解剖

髂腹部是多种皮瓣和骨皮瓣的供区，前足缺损的重建有的需用髂骨皮瓣，可以旋髂深血管为蒂，也可以旋髂浅血管为蒂，这是由其相关骨骼、血管和皮肤的解剖学特点决定的。

1. 髂嵴　髂骨是人体内最大的扁骨，作为移植供区，一般用髂嵴及邻近髂嵴的部分髂骨翼。髂嵴自髂前上棘延伸至髂后上棘，呈弧形弯曲，位于皮下，全长可摸到，是手术设计的重要骨性标志。髂嵴有外唇、中间线和内唇，分别为阔筋膜及腹壁前外侧肌肉的附着处。髂前上棘与耻骨结节之间的腹股沟韧带由腹外斜肌腱膜形成。腹壁前外侧三层肌肉中，最外面一层是腹外斜肌，起于下 8 根肋骨，肌纤维呈扇形附着于髂嵴外唇的前半部，髂前上棘以远肌纤维演变成腱膜，直接形成腹股沟韧带；中间一层肌肉为腹内斜肌，起自髂腰筋膜的联合层，髂嵴前 2/3 的中间带和腹股沟韧带的外 2/3，其肌纤维向上、内走行并以肌肉和腱膜附着在肋缘和腹白线上；最内层是腹横肌，起于髂嵴前 2/3 内唇、腹股沟韧带外侧束，止于腹白线。髂骨内侧的髂肌也附着于髂嵴上，其表面覆盖一层髂筋膜，为腹腔和盆腔连续性筋膜衬里的一部分，与腹横筋膜在腹股沟韧带处合并。

主要是旋髂深动脉参与髂骨血液供应，旋髂深动脉滋养支从髂嵴和髂翼内侧的骨孔直接进入骨髂，因此才有可能单独以旋髂深血管为蒂做游离髂骨移植。尤其是髂骨在两个平面上有弧形弯曲，特别适用于做前足修复，恢复足弓。旋髂深动脉也通过其附着在髂骨上的肌支供应髂骨，临床上以旋髂深血管为蒂移植髂嵴前 1/4 髂骨是安全的，但切取髂骨瓣时一定要在髂骨上保留 1cm 厚的肌袖。

2. 旋髂浅血管　在腹股沟韧带下 1～4cm 处发出。旋髂浅动脉起自股动脉者占 75.1%，起自旋髂深动脉者占 12.9%，起自旋股外侧动脉者占 8.0%，起自股深动脉者占 3.5%，起自旋股内侧动脉者占 0.5%。动脉外径单干者 1.5mm，共干者 2.1mm；旋髂浅静脉 79.5% 为 1 支，与动脉伴行不紧，外径 2.5mm。旋髂浅动脉是一支皮下动脉，主要营养皮肤，分布在髂前上棘附近的肌肉，部分进入骨膜。该动脉主干发出后行于阔筋膜深面，分深、浅两支，浅支于距缝匠肌内缘 1.5～2.7cm 处穿出阔筋膜进入浅层；深支位于阔筋膜与缝匠肌之间，两者均走向髂前上棘方向。应用旋髂浅血管为蒂髂骨移植，只有与皮肤同时移植，骨质才能获得较多的血供，一般不宜单独用作带血管的骨移植。

3. 旋髂深血管　与旋髂浅血管相比，旋髂深动脉和静脉外径大，解剖位置比较恒定，而且手术时可以游离的长度也长。旋髂深动脉起始于髂外动脉者占59.5%，起始于股动脉者占40.5%。多从起始动脉的外侧或后外侧部发出。大多数情况下，旋髂深动脉的起始部位于腹股沟韧带深面或位于其上方，偶尔也可位于其下方。根据笔者的手术病例，旋髂深动脉的起始点最高的部位在腹股沟韧带上方1.5cm，最低的部位在其下方2cm。在起始部，旋髂深动脉的外径为1～4mm，平均2mm。

自髂外动脉发出后，旋髂深动脉斜行向外上朝髂前上棘延伸，行程几乎是直线的。这一段被称为腹股沟段，因为在这段约7cm的行程中，动脉一直沿腹股沟韧带后缘走行。此段内，动脉位于由腹横筋膜和髂筋膜汇合形成的纤维管道内，发出小分支3～5支供养附近的肌肉。

旋髂深动脉主干沿着髂骨内唇的弧度并与之平行向后走行。血管位于腹横筋膜和髂肌之间。腹横筋膜与髂筋膜融合后沿着腹股沟韧带后侧缘的沟内延伸至髂窝的侧壁，因此可以作为手术解剖旋髂深动脉的标志。在其髂骨段行程内，旋髂深动脉直接或经过髂肌发出几个滋养支，经髂嵴和髂骨翼的内侧面的骨孔进入髂骨。这些小分支间隔为2～25mm，平均2cm。动脉还发出一些肌皮支穿过腹横肌供养腹外侧壁及其浅层的皮肤。

大多数情况下，旋髂深动脉只有一条伴行静脉。约40%的有两条伴行静脉。静脉的行程与动脉平行。在动脉的髂骨段，静脉位于动脉的上方，而在其腹股沟段，静脉位于动脉的前上方。这些动脉分支的伴行静脉汇合在一起，于髂外动脉外侧约2cm处形成单一静脉干，在髂外动脉前方经过，汇入髂外静脉。

旋髂浅动脉主要是一条皮肤动脉，它也有肌支，而肌支也有可能发出穿支供养肌肉表面的皮肤。因此，旋髂浅动脉供养腹股沟韧带外侧半上面的皮肤及大腿外侧上部的皮肤，它所供养的皮肤区域是以血管行径为纵轴的。在临床上设计一个以旋髂浅血管为蒂的皮瓣时，从腹股沟韧带下方2.5cm的股动脉上的一点，即旋髂浅动脉的起点开始，经髂前上棘画一条线作为皮瓣的纵轴。以此为轴心设计一个纺锤形的皮瓣，其内缘刚好位于股动脉上。如果希望血管蒂游离得长一些，或者为了避免皮瓣的内侧部过于臃肿，皮瓣的内缘也可以向外移至股三角的外侧。皮瓣的上界随个体的大小而异。

旋髂深血管也有一个位于髂嵴上面的比较恒定的皮肤供养区。该区皮肤是由旋髂深动脉的肌皮支供应血液的，这些血管沿着髂嵴的内唇走行，并在腹外斜肌于髂嵴的附着部附近从肌肉内穿出来。由于旋髂深动脉的分支和旋髂浅动脉通过纤细的交通支血管网彼此吻合，旋髂深动脉的皮肤供应区可以与旋髂浅动脉的皮肤供养区相连或重叠。不过旋髂深动脉的皮肤供养区较旋髂浅动脉小得多。基于这样一个解剖结构的特点，皮瓣必须与包含这些血管的肌肉组织一起移植才行。

三、腓血管复合组织瓣移植修复前足缺损

腓血管复合组织瓣可提供足够长度的腓骨来重建跖骨缺损，也可提供一定组织量的皮瓣来覆盖创面；既可带蒂转移，也可游离移植，是修复前足复合组织缺损的最佳选择。

（一）适应证

应用小腿腓血管蒂复合组织瓣修复前足适用于下述情况。

1. 前足复合组织缺损，外侧缺损带蒂转移或游离移植，如果是内侧缺损则游离移植。
2. 小腿外侧上段皮肤健康，无损伤、炎症，可以直接切取复合组织瓣，并可游离出相当长的血管蒂。
3. 创面感染已控制，病灶应相对稳定，周围皮肤软组织无红肿等急性感染现象，可对病灶实施彻底清除者。

（二）手术设计原则

1. 彻底清除病灶并切除失去功能的挛缩瘢痕组织。
2. 带蒂转移时腓动脉血管蒂要够长，皮瓣要尽量靠近近端，游离移植时则靠近远端。
3. 要携带腓肠外侧皮神经以重建足的感觉功能。
4. 腓骨远侧断端逆转插入跗骨或距骨应够深，以求可靠的稳定性。
5. 术前应仔细探查腓动脉皮支的穿出点，并以这些点为中心设计皮瓣，保证皮瓣有充足的血液供应。
6. 局部有较深腔隙时要同时携带部分比目鱼肌及踇长屈肌以填补残腔。

（三）麻醉及体位

选用硬膜外麻醉，也可选用全身麻醉。平卧位，手术侧臀部置沙袋抬高，膝关节微屈，髋关节微屈并内收。

（四）小腿外侧复合皮瓣切取

1. 将足部与小腿驱血后，上气囊止血带。

2. 在腓骨轴心线上自远而近画出皮肤切口标线。切口起点因切取的腓骨的长度而异，一般在腓骨远侧截骨面下 1cm 处。远侧 1/4 的腓骨必须予以保留，沿腓骨纵轴线向近侧延伸，到达腓骨头之后，略转向后方，继续向近侧延伸 3cm 或略长一些。沿切口标线切开皮肤，到达肌膜表面，再向前、后游离皮肤。在切口近侧显露腓总神经，并在腓骨颈部越过腓骨。

3. 游离胫前间隙　沿比目鱼肌之间做锐性分离，直达腓骨，在切口近侧，沿腓总神经旁组织的间隙内插入蚊式钳，挑起上面的腓骨长肌，切断它在骨上的附着部，然后向前向内拉开，显露腓总神经。游离腓总神经并向远侧跟踪分离，直到它分成腓浅神经和腓深神经。游离时，用橡皮条保护腓总神经并将它拉向前方。术者用左手握住患者小腿，用拇指向前向内推开腓骨肌及腓浅神经，同时右手用解剖刀紧靠腓骨切断腓骨肌在腓骨上的附着部，在腓骨上留下一薄层肌袖。边推边切，由近而远，直到切口远端。再从近侧开始，以腓深神经为向导，靠近腓骨切断趾长伸肌和踇长伸肌在腓骨前面的附着部，从而进入胫前间隙。显露胫前神经血管束。

4. 分离比目鱼肌及部分踇长屈肌　从腓骨头部和上 1/3 部位靠近腓骨切断比目鱼肌的附着处。将切断的比目鱼肌牵向后方，显露踇长屈肌。在切断踇长屈肌时，要略为远离腓骨，使约 1cm 的肌袖保留在腓骨上。

5. 截断腓骨　截断腓骨有利于血管的解剖和分离，在远端和近端预定截骨的部位，切开腓骨骨膜，做骨膜下剥离。在腓骨前、后各插入一把骨膜剥离器，在腓骨的内后方相遇。用这两把骨膜剥离器保护周围的软组织，用钢丝锯截断腓骨。用巾钳夹住腓骨两端。

6. 游离腓血管和腓骨　用巾钳将截断的腓骨向外牵开，并且要拉紧骨间膜。纵向切开骨间膜。切断胫后肌在骨上的附着部，将切断的肌肉和骨间肌牵向内侧，逐层解剖以显露胫后神经血管束和腓血管，剪开胫后血管与腓血管之间的结缔组织，注意在腓骨上保留腓血管及踇长屈肌肌袖内的腓骨血管肌支。向前、向内翻开腓骨，纵向切开剩下的踇长屈肌，将切断的腓骨向外牵开，便可完成腓骨游离。

7. 切取腓骨　结扎和切断腓骨远端腓动脉和伴行静脉。对于双腓骨组合移植病例，用显微血管夹暂时夹住腓血管远端，留待做血管组合时吻合血管用。放松止血带，确定腓骨有良好血供后，切断近端血管蒂。最后靠近胫后血管，分别结扎和切断腓动脉及其两条相伴静脉。

8. 关闭供区　仔细止血后，逐层缝合关闭创口。腓骨肌肌膜与比目鱼肌肌膜缝合。修复术中应该切断腓骨长肌的起始部，以免压迫腓总神经。最后，缝合皮下组织及皮肤。必要时在创口内放置橡皮引流条，防止术后血肿形成。

（五）骨骼固定

同肩胛骨固定一样也可分为嵌入固定和插入固定。固定方法与注意事项也相同，唯一不同的是肩胛骨有肩胛骨下角可利用，可顺利与邻近跖骨建立骨性连接。一般来说，如果只缺第 1 跖骨，把跗骨远端和移植腓骨远端制成粗糙面，用克氏针或钢板将之固定在一起就可以（图 9-4）。如果缺两根跖骨则需在移植腓骨和第 3 跖骨间植一骨块，再用一枚螺钉从移植腓骨经过植骨块一起固定到第 3 跖骨上，以重建足的横弓和纵弓。有学者报道不做骨性融合，而是分离解剖一段趾长伸肌腱，移植腓骨远端钻一骨孔，将趾长伸肌腱通过骨孔，环绕到第 4 跖骨颈部并绕过第 4 跖骨颈内侧再与趾长伸肌腱编织缝合，通过重建跖骨横韧带的方法固定移植腓骨远端，也能取得良好的效果。

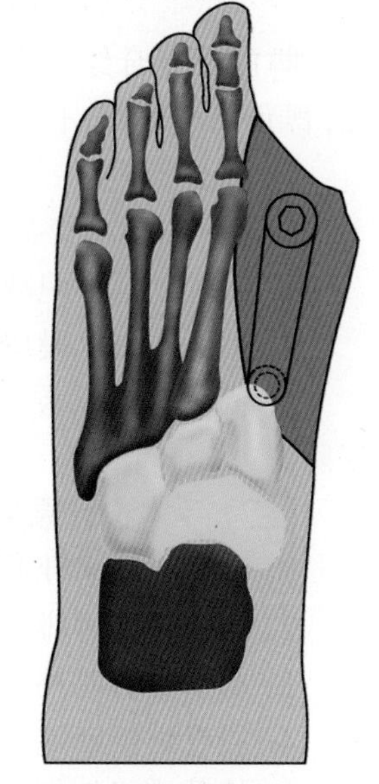

图 9-4　前足内侧缺损腓骨皮瓣移植再造前足

（六）感觉功能重建

小腿外侧复合瓣切取时携带腓肠外侧皮神经，复合瓣转位移植后可将腓肠外侧皮神经与足背中间或足背内侧皮神经缝合。因皮瓣切取位置偏小腿上方，腓肠神经切取长度有限，常不能直接与足背神经缝合，缝合时常需游离一段神经做移植，这样手术较麻烦。如果将趾神经从远端游离出来与腓肠外侧皮神经缝合，两断端距离较接近，缝合较为容易，趾神经两侧有重叠交叉支配，切取后对足趾感觉影响不大。

（七）注意事项

1. 连同腓骨头切取时要保护好腓总神经。一般先要把腓总神经游离保护起来。

2. 腓骨下1/4段参与踝关节组成，不能切除，否则将影响踝关节的稳定，久而久之可造成创伤性关节炎，如果切取腓骨超过全长1/4，宜在踝关节上胫、腓骨之间进行植骨融合，但腓骨远端所留长度不得少于5cm。

3. 手术中要保护好腓动脉穿支，防止皮瓣和腓骨分离。

4. 腓骨做嵌入移植时，如果邻侧跖骨头缺损，腓骨经髓固定后发现稳定性不好，应增加跖骨横韧带重建术。

（八）优缺点

1. 优点

（1）小腿外侧皮瓣切取范围较大，最大范围达39cm×10cm，可以满足前足皮肤修复的需要。

（2）有充足的骨量满足移植修复需要，除腓骨下1/4段不能切取外，其余腓骨均可作为移植材料。

（3）腓骨坚硬，术后下地负重不会被压缩变形。

（4）小腿外侧皮肤质地较好，厚度适宜，移植后不会太臃肿。

（5）可以携带腓肠外侧皮神经，重建前足的感觉功能。

（6）可以同时携带比目鱼肌和䟴长屈肌填补残腔，恢复比较饱满的外形。

（7）可携带肌肉，血供好，有较强的抗感染能力。

2. 缺点

（1）切取较复杂，需要较高的显微外科技术及临床操作能力。

（2）逆行转移有时静脉回流不足，尚需另外补充构建一条新的静脉回流通道。

四、股前外侧皮瓣与髂骨瓣联合修复前足缺损

前足部分缺损选用何种方法，除考虑供区因素外，主要取决于前足骨骼缺损情况。一般情况下，前足缺1～2根跖骨用腓骨或肩胛骨附加相关的皮瓣修复即可，如果缺3根跖骨，只有髂骨才够宽。但髂部皮瓣不能携带皮神经重建感觉，在此情况下可采用股前外侧皮瓣与髂骨瓣形成的组合瓣来修复前足缺损。为保证移植髂骨的血供，可将旋股外侧血管残端与供应髂骨的旋髂深动、静脉行flow-through吻合，以重建移植髂骨的血液循环。

（一）适应证

1. 前足缺损，长度不超过10cm，宽度不超过3根跖骨者。

2. 胫前动脉或胫后动脉有一根完好，不会对该侧肢体造成血供危象者。

3. 如系前足开放伤且合并感染，病灶基本稳定者。

（二）手术设计原则

1. 皮瓣面积要够大。

2. 要携带股前外侧皮神经。

3. 所取髂骨瓣要够长够宽，嵌入跗骨的长度应达1cm。

4. 选用同侧髂骨，利用髂嵴代替第1跖骨，并利用髂嵴的弧度重建足纵弓，利用髂骨翼的弧形重建足的横弓，利用髂肌恢复足底的厚度，并把供应髂骨的旋髂深动、静脉蒂准备好，以便与旋股外侧血管残端吻合。

（三）麻醉及体位

硬膜外麻醉，仰卧位。

（四）联合组织瓣设计

仔细测量前足骨骼及皮肤缺损范围，根据骨骼缺损范围在同侧髂骨取带旋髂深血管的髂骨瓣。根据

前足皮肤缺损范围和所需血管蒂的长度，在大腿设计相应大小和形状的股前外侧皮瓣。

（五）髂骨瓣的切取

由髂嵴中部做切口，沿髂嵴弧度切至髂前上棘，继续向前沿腹股沟韧带上方切开股动脉搏动处。在股三角腹股沟韧带上方显露股动、静脉及髂外动脉，在髂外动脉发出腹壁下动脉的对侧找到旋髂深动脉，沿血管束向髂骨方向分离，切断结扎沿途分支及腹壁肌肉的分支。在髂前上棘附近仔细分离出股外侧皮神经，保留好附着在髂嵴及髂窝的肌肉，髂骨外侧的肌肉予以剥离，按照设计大小用骨刀切取髂骨，备用。

（六）股前外侧皮瓣的切取

在髂前上棘外缘设 A 点，髌骨外缘设 B 点，腹股沟韧带触及股动脉搏动处为 E 点，AB 连线中点为 O 点，O 点即为第 1 肌皮动脉穿支的浅出点：OE 连线相于旋股外侧动脉降支的体表投影。皮瓣设计要以旋股外侧动脉降支的浅出点为中心，以 AB 连线为轴线向下设计。根据受区的需要设计相应的皮瓣。按设计好的标志线、先切开皮瓣内侧缘皮肤至深筋膜，在阔筋膜与肌膜之间分离皮瓣、将皮瓣向外翻起，解剖出股直肌与股外侧肌间隙，向内侧牵开股直肌，于股外侧肌与股中间肌间隙处显露旋股外侧动脉降支血管束、自其进入肌肉处与穿出肌膜之间的表面切断股外侧肌，把肌皮穿支从肌肉分离出来。按设计的皮瓣标记线切开外侧及远、近侧皮肤，直至阔筋膜下，沿筋膜向蒂部解剖分离、结扎切断至肌肉的小分支，直至蒂部，切断血管蒂，移植至受区。解剖时可采用以下方法增加血管蒂长度，以便于吻合，提高血管吻合的成功率：①按上述方法设计和切取皮瓣，如需要较长的血管蒂，则沿旋股外侧动脉降支分别向远、近侧分离。最后切开皮瓣的内侧缘，缝扎远、近端的血管蒂。②旋转加长皮瓣：利用探测的远端穿支形成皮瓣，使穿支位于皮瓣的远端皮瓣向大腿近侧设计，将穿支设计在皮瓣的远端 1/3 部，切取后旋转皮瓣 180° 覆盖创面。③血管 - 筋膜蒂皮瓣：把血管穿支设计在皮瓣的近端，皮瓣的近端部分仅切取筋膜，远侧为筋膜和皮肤全层。

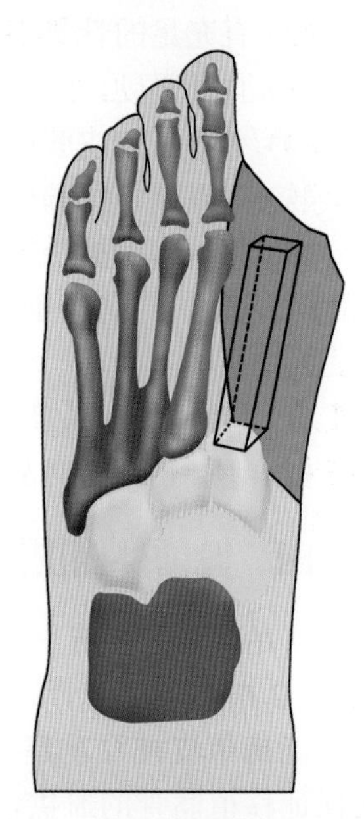

图 9-5　前足内侧缺损，髂骨联合股前外侧皮瓣移植再造前足

（七）固定骨骼

在跗骨凿上骨槽，其大小正好容纳髂嵴及髂翼。用 1 枚直径 2mm 克氏针从髂嵴远端穿入，垂直从髂骨表面穿出，将髂嵴及髂翼插入骨槽，将克氏针钻入跗骨中固定。髂骨的倾斜度相当于足纵弓弧度（图 9-5）。在髂嵴的前下角钻孔，邻近跖骨头制成粗糙面，将趾长伸肌腱穿过骨孔，捆绑在跖骨颈部。如果检查时发现固定尚不可靠，可从髂骨表面再向跗骨打一枚克氏针追加固定。

（八）皮瓣移植及旋髂深血管与胫后血管吻合

皮瓣切取后先予以定位缝合数针。将胫后动、静脉血管蒂和旋股外侧血管吻合，将旋股外侧血管远端与旋髂深动、静脉血管蒂行端端吻合，缝合后观察肌袖出血情况。

（九）神经缝接，重建足底感觉功能

将隐神经与股前外侧皮神经对端缝接。吻合神经可采用外膜缝合法，缝合处应避免张力。

（十）闭合创面

血管神经修复后即可闭合创口，皮下置引流条，手术侧石膏托固定。

（十一）术中注意事项

1. 髂嵴及髂骨翼用克氏针固定不可靠时，也可用长螺钉斜行向上将髂嵴固定到跗骨上。

2. 在髂嵴内侧应携带 1cm 肌袖，特别是髂前上棘附近是重建跖骨头负重点，其底面应有肌肉组织铺垫以恢复足底的厚度。

（十二）优缺点

1. 优点

（1）髂骨瓣宽，血供好，可重建足底感觉功能，符合前足的修复要求。

（2）利用 flow-through 方式重建髂骨血供，不增加创伤而又使移植髂骨重建血液循环。

（3）以髂骨瓣做修复材料，可以满足多根跖骨缺损修复的需要。

（4）股前外侧皮瓣血管恒定，操作相对简单，成功率高，安全系数大。

2. 缺点

（1）需要两个部位做供区，手术涉及三个部位，整个手术相对比较复杂。

（2）髂骨主要为骨松质，坚硬程度不如腓骨，早期下床负重活动要避免暴力，以防引起骨折。

（3）髂骨切取长度有限，如系跖骨合并跗骨缺损，本术式无法利用。

（吴学强　刘会仁　郭　林　王培吉）

第四节　足部骨关节缺损的显微外科修复

一、足弓的解剖及临床意义

（一）足弓的构成特点与功能

足弓是由跗骨与跖骨借韧带、关节及辅助结构形成的拱状结构，足有内外两条纵弓和横弓。内侧纵弓由跟骨、距骨、足舟骨、3 块楔骨和内侧 3 个跖骨构成，其顶位于距下关节，比外侧纵弓长且较高，活动性大，弹性好，是足弓的主要运动部分，可将来自胫骨的负荷传至足的前、中、后部。外侧纵弓由跟骨、骰骨和第 4、5 跖骨构成，较低较短，通常整个外侧纵弓接触地面，是足弓的负重部分，活动度较小，比较稳定，并支持内侧纵弓。Ridola 认为足有两条横弓，第 1 横弓位于前足和中足之间，在跖跗关节水平，它由 5 个跖骨基底、骰骨和 3 块楔骨构成，具有固有的稳定性；第 2 横弓与前足对应，于跖趾关节水平，由 5 个近节趾骨基底和 5 个跖骨头构成，它可抬高第 2 至 4 跖骨头。但也有学者认为横弓并不存在。足纵弓和横弓使足呈半弯窿形结构，使足底的神经、血管避免受压迫；足弓有一定活动度，有柔性韧性和弹性，能使足在着地时适应不同的路面；足在离开地面时具有一定的弹推力，利于跑、弹跳等各种运动；它可使载荷由弓顶分散到足的前、后部，缓冲地面对身体的冲击，保护脑和内脏器官免受振荡（图 9-6）。

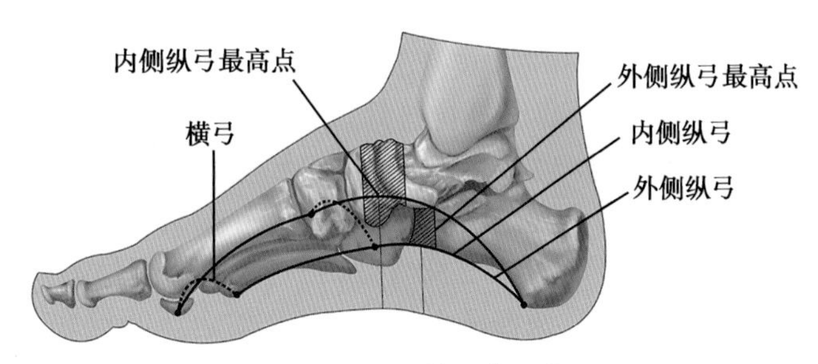

图 9-6　足弓的正常形态

（二）足弓的维持因素

1. 骨性结构　足弓骨结构的形状和大小各不相同，依次排列，构成形状和功能各不相同的关节，并相互嵌合，赋予足弓特有的外形和静态稳定性。足可分为内、外侧柱两大部分，距骨、足舟骨、楔骨、内侧 3 个跖骨序列及其关节构成内侧柱，跟骨、骰骨、外侧两个跖骨序列及其关节构成外侧柱。内侧柱中距舟关节、楔舟关节、第 1 跖跗关节较为重要，它们向上呈拱状凹陷，提供内侧纵弓的高度，其活动度相对较大，使足弓获得稳定性的同时又具有活动性，为足弓的柔性提供了基础，使它在负重期具有适应功能，在起步推进期发挥着稳定装置的作用。另外，楔骨为楔形嵌合，内、外侧楔骨突向远侧，超出中间楔骨，之间形成一隐窝，接纳第 2 跖骨底，使其牢固嵌入其中，且外侧楔骨内、外侧面的非关节区有楔骨骨间韧带和楔骰骨间韧带附着，这些解剖特点是形成横弓的主要因素，使足弓特别是第 1 横弓维持相对稳定，不易变化。外侧柱中跟骰关节和第 5 跖跗关节比较重要，与外侧足弓的高度有关，它们的运动幅度非常有限，具有固有的稳定性。跟骨为组成内、外侧纵弓的共同部分，距跟关节则发挥着整合内外足弓的重要作用。

故内、外侧柱共同维持着足弓的稳定。

跖跗关节复合体和足舟骨及其周围韧带在维持内侧纵弓的结构稳定上起重要作用。第 1、2 跖骨基底间没有跖骨间韧带连接，足的第 1 柱和第 2 柱的连接靠位于跖侧的第 2 跖骨基底和内侧楔骨之间的 Lisfranc 韧带。Lisfranc 韧带由内下方斜行至外上方，横跨纵弓及横弓的顶部，因此对纵弓及横弓起静态稳定作用。胫后肌腱附着在舟骨结节上，并有分支发送到 Lisfranc 韧带及各跖骨基底部，对足弓起动态稳定作用。舟骨结节上还附有跟舟韧带，如果足舟骨发生骨折脱位，则周围的韧带大都损伤，内侧纵弓即告破裂。

2. 韧带结构　单纯骨性结构仅为足弓提供了外形骨架，需要坚强的韧带结构进行连接和包绕才能形成一个整体，韧带结构在维持足弓稳定中也发挥重要作用。

(1) 跟舟跖侧韧带（弹簧韧带）复合体：包括跟舟内上、内下韧带，起自跟骨截距突，止于舟骨底部，包绕着距舟跟关节，厚而坚强，是维持内侧纵弓的重要韧带，可防止位于内侧纵弓顶点的距骨头发生下陷和内倾，切除弹簧韧带后产生平足畸形。胫骨后肌腱功能不全的患者多存在弹簧韧带复合体功能不全，胫骨后肌腱瘫痪使弹簧韧带的负担增大，日久可引起功能不全而使足弓塌陷，形成平足。

(2) 跖腱膜：其稳定作用犹如弓弦，拉紧足纵弓的前后两端，阻止足纵弓前后分离和塌陷。而且，跖腱膜与跖骨头处的跖深横韧带相互交织，组成强大的腱膜韧带系统，有助于维持足弓的三维形态。跖腱膜对足弓稳定性的维持作用最大，其次是跖韧带，再次是弹簧韧带。跖腱膜对内侧纵弓的静态稳定起到首要的维持作用。

(3) 跖长、短韧带：跖长韧带从跟骨的足底面和跟骨小结节延伸至骰骨足底面的骨嵴和骰骨粗隆，其深部纤维附着于此，浅层纤维延伸至第 2 至 4 跖骨，强韧而厚，是限制外侧纵弓塌陷的强有力的因素。跖短韧带起于跟骨前端下面，止于骰骨下面，位于跖长韧带深面。宽短而强韧，参与维持外侧纵弓。

(4) 三角韧带：尽管三角韧带是一个被动负重结构，被胫骨后肌腱保护，但它是足旋前的第 2 位静态限制因素，其距跟部分维持距下关节的稳定，胫舟部分直接参与足内侧纵弓的维持。三角韧带的功能不全可加重平足畸形。弹簧韧带、三角韧带胫舟部分和距跟骨间韧带对足弓的维持最重要，这些韧带虽很坚韧，但缺乏主动收缩的能力，一旦被动拉长或损伤，足弓将塌陷成为扁平足。

3. 足外在肌

(1) 胫骨后肌：胫骨后肌腱止于舟骨粗隆、楔舟关节下部、内外侧楔骨、骰骨和内侧 3 个跖骨的基底部，有对足弓维持的作用，是足最强的内翻肌，抵抗腓骨短肌，可促使前足内收，使舟骨紧抱距骨头，抬高内侧纵弓，保护加强弹簧韧带，并对后足内翻起到一定的支持作用，协助维持内侧纵弓，构成足弓的重要动力稳定装置。

(2) 胫骨前肌：止于内侧楔骨的内下面及第 2 跖骨底，可通过悬吊牵拉第 1 跖骨底和内侧楔骨而支持足内侧纵弓，且其止点落在足纵轴的内侧，故在踝关节背屈的同时可协助足进行内翻。

(3) 腓骨长、短肌：腓骨长肌腱斜行跨过足底，止于第 1 跖骨底外侧和内侧楔骨，可使足从内侧向外翻转，发挥维持横弓的作用。

(4) 跟腱：正常时跟腱对后足有轻微内翻的作用，通过对跟骨的牵拉而协调距下关节的运动，从而影响跗横关节的锁定状态，使足有效地进行力的传递，以维持足弓的动态稳定。

综上所述，骨、韧带结构参与维持足弓的静态稳定。足内、外在肌为足弓提供动力支持，参与维持足弓的动态稳定。

（三）临床意义

上述结构的损伤都可破坏足弓稳定性，最终造成平足症。创伤性平足症在临床也不少见，跟骨骨折可破坏正常足弓的骨韧带结构，导致创伤性平足的发生。对跟骨骨折的治疗，现普遍认为不仅要满意恢复跟骨的解剖形态特点以恢复足弓的正常形态，还应恢复关节面的平整以保持距下关节的正常活动，从而通过运动机制保持足弓的正常活动和柔性，并要纠正后足的对位和对线，使肌腱等发挥作用，减少致畸形力量的形成，这对预防平足的发生起重要作用。跖跗关节和中跗关节骨折脱位也可造成内外侧纵弓的骨韧带结构破坏而发生活动性平足，并造成后足负重特点和活动的改变，对这种损伤也应解剖复位并对足纵弓进行额外支持。Jameson 等认为，足舟骨位于足弓的顶端，是内侧纵弓最重要的骨性因素，对足弓垂直方向应力的维持起关键作用，足舟骨骨折不能解剖复位将会造成该关节不稳和足弓的塌陷，影响足的功能。沙尔科关节（Charcot joint）对足弓的结构外形和柔性具有重要意义，其骨折脱位也应解剖复位，恢复足内、外侧柱的长度，并避免融合，以保持该关节的协调稳定性，避免对足弓柔性及足弓动态、静态的稳定功能产生影响。总之，为了长期保持足的功能，应对上述结构的损伤给予正确的认识和恰当的处理。

（李振锋　邵留影　钱玉雯）

二、前足横弓损伤的修复与重建

（一）概述

在足部横弓中前足横弓最为重要，踇收肌横头是维持前足横弓的主要肌肉，跖骨横韧带也起到一定的支持作用。蔡锦方较早报道了用吻合血管的肩胛骨皮瓣游离移植修复第 1 跖骨，并重建了足的纵弓与横弓。马昕等采用压敏片法研究认为：5 个跖骨头均在负重结构中起重要作用，并在不同的步态时相承担不同比例的重量载荷，以第 1、5 跖骨头承重最多，任何跖骨（头部）的缺损，均可使足稳定失衡和弓形结构的改变，从而影响足功能。吴水培等应用计算机和软件技术，对正常足和跖骨缺损后足的生物力学改变进行研究分析：任何足横弓功能、形态的变化将产生跖骨头负重分布的异常，导致前足负重疼痛和行走异常。可见跖骨头缺损对足功能产生较大的影响，必须予以重建。对于多跖骨缺损，王剑利等则采用带血管游离髂骨块与皮瓣组合移植重建效果理想，患足无论外形及功能都能达到较高的优良率。

（二）应用解剖

正常站立，不负重时，第 2、3 跖骨为顶，第 1 及第 4、5 跖骨为臂，在前足腾空或非受力时，横弓存在；前足一旦受载横弓顶下降，所有跖骨都可与地面接触，随着身体重心前移，前足负荷增加，横弓顶下降，足横弓即消失，前足抬起时又恢复足横弓，这对于人体吸收振荡至关重要。因此，前足横弓缺损时一定要修复跖骨的长度与形态，特别是第 1、5 跖骨。

（三）适应证

前足跖骨头及横韧带的缺损、前足骨缺损伴皮肤全部或部分缺损。

（四）手术方法

1. 术前准备　患足 X 线、CT 平扫、三维重建打印预制模型，测出骨缺损的长度、形态及皮肤缺损面积。必要时行患肢 CTA 或 DSA 检查了解血管通畅情况。

2. 麻醉及体位　硬膜外或全身麻醉，仰卧位。

3. 手术操作

（1）跖骨横韧带的修复：完善相关检验检查，创面彻底清创，横韧带单纯断裂或挫伤者，争取给予直接修复缝合；横韧带组织缺损者，可行肌腱移植修复与重建，常用移植肌腱可选用邻近趾屈伸肌腱、筋膜移植等重建。

（2）前足单个跖骨头缺损伴皮肤软组织缺损的修复与重建。

1）测量出骨缺损的长度及皮肤缺损面积。

2）创面彻底清创。

3）选择供区：仅单个跖骨头缺损者，可选用不带血管的游离髂骨 + 邻近的轴型皮瓣转移修复；或采用骨皮瓣转移或游离移植修复。

4）切取的骨块修成跖骨头形状与受区克氏针固定，将携带的皮瓣转移或游离移植修复创面。

5）采用游离骨皮瓣移植修复者，骨皮瓣切取后游离至受区，骨骼固定后，将供、受区血管进行吻合。最后缝合皮肤，放皮片引流。

（3）前足纵弓、横弓同时缺损伴皮肤软组织缺损的修复与重建（见本章第 3 节）。

【典型病例】

患者男性，23 岁，机器挤压致左足踇趾第 1 跖骨远端完全离断，急诊行再植术，术后坏死。给予左足跗趾坏死组织清除，切取小腿胫后动脉穿支血管为蒂嵌合胫骨骨皮瓣，穿支皮瓣大小 8cm×8cm，移植胫骨瓣 4cm，游离移植修复第 1 跖骨头缺损伴皮肤软组织缺损，创面一期愈合，恢复了足的横弓外形及功能（图 9-7）。

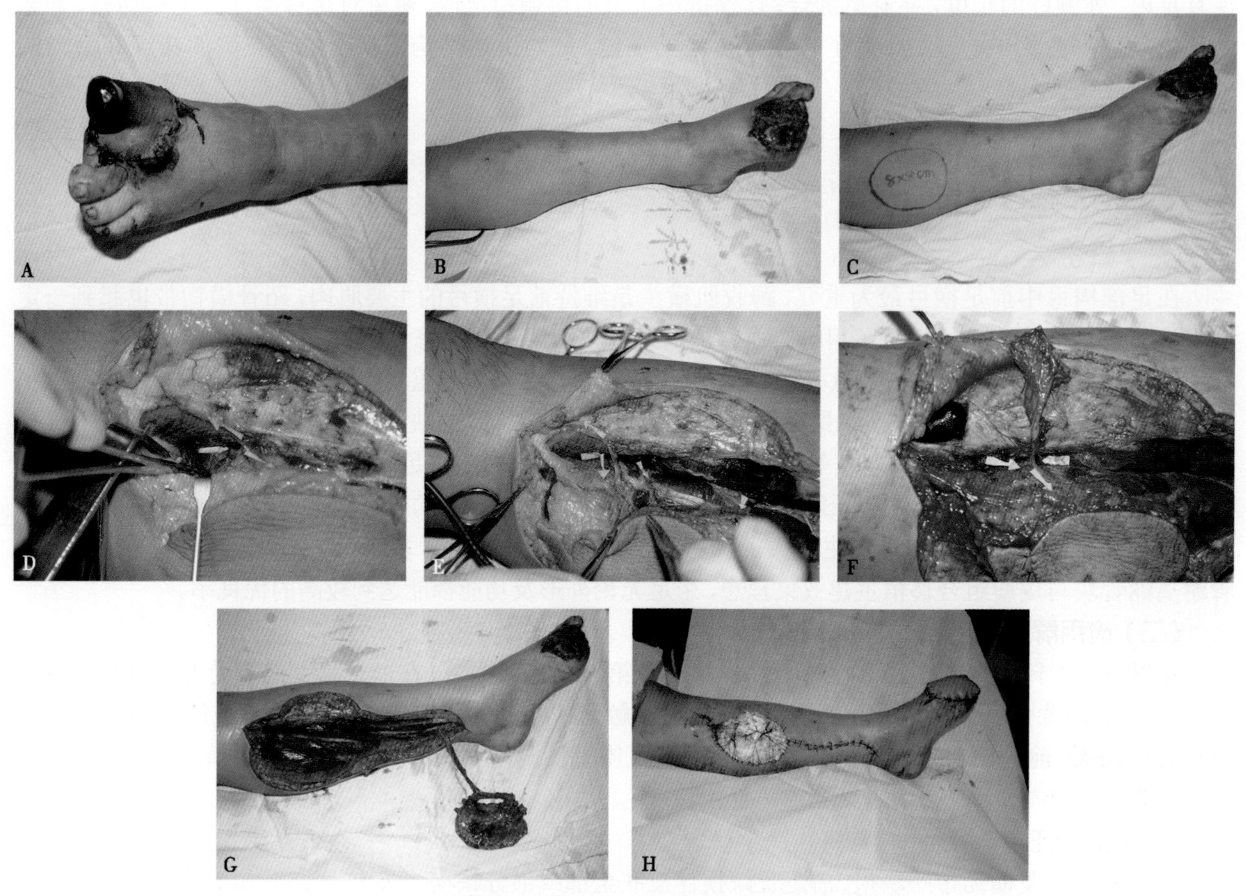

图 9-7 胫后动脉穿支血管蒂嵌合胫骨皮瓣重建前足横弓

A. 左足跗趾术后坏死；B. 第 1 跖骨头及皮肤缺损；C. 设计胫后动脉穿支蒂嵌合胫骨皮瓣；D. 显露胫后动脉穿支发出的骨膜支及皮穿支；E. 切取穿支皮瓣；F. 切取胫后动脉穿支骨膜分支骨瓣；G. 游离穿支嵌合骨皮瓣；H. 转移修复第 1 跖骨头及皮肤缺损。

（五）注意事项

1. 骨骼固定时注意足的纵弓与横弓的位置关系，争取在解剖位置上固定。

2. 游离皮瓣争取携带皮神经，可将其与供区神经吻合，恢复负重区的感觉功能。

3. 游离皮瓣、骨瓣或组织瓣处理好蒂部位置，防止血管蒂扭曲受压。

4. 创面加强换药，密切观察游离皮瓣或组织瓣血供情况，若发生血管危象及时处理。

5. 术后抬高患肢，并给予持续烤灯照射，合理应用抗菌药物，积极给予“三抗”（抗感染、抗凝、抗痉挛）药物。

6. 预防长期卧床引起的并发症，积极行健肢功能锻炼，预防深静脉血栓形成。

（周明武 付立策 王培吉）

三、前足纵弓损伤的修复与重建

（一）概述

前足的纵弓与横弓是不能截然分开的，如第 1 跖骨头既是纵弓的支撑点，又是横弓的支撑点，所以只有按缺损部位并以纵弓损伤为主来相对区分足弓的损伤。但在前足损伤的修复过程中，应兼顾足纵弓与横弓的重建。纵弓的力学结构复杂，修复要求高；外侧纵弓缺失不仅为骨骼缺失，还包括神经血管、足底软组织、韧带等，实际上是一个较大的功能单位缺失，重建时不仅需要重建坚实的骨支架，还要建立有厚度、有弹性的足底软组织层，以及有感觉、血液循环好的皮肤，移植材料来源困难。特别是此类损伤常合并邻近血管损伤，常常会遇到邻近组织瓣不能用的情况，既不能行带血管蒂组织瓣逆行移植，有时甚至吻合血管复合组织瓣也无法应用，修复与重建困难大。

Rajacic 等用吻合血管的腓骨瓣重建严重创伤后足部的骨、皮缺损，根据观察腓骨与跖骨的相似性，选用腓骨来替代第 1 跖骨缺损，并根据足部软组织缺损的大小，联合切取腓骨皮瓣移植。明立功等采用股前外侧皮瓣加腓骨瓣组合移植修复第 1 跖骨伴大面积软组织缺损，重建足的外形及功能。2017 年王剑利等采用旋髂深血管的髂骨瓣与带血管的足背皮瓣串联组合移植一期重建第 1、2 跖骨远端及前足缺损，恢复了足的生物力学结构及外观，收到满意效果。姚忠军等报道旋髂深血管蒂髂骨皮瓣移植再造跖骨并重建足弓，使骨和软组织缺损全部一期重建，重建足弓形态满意，可恢复负重行走功能。

（二）应用解剖

足弓由内侧纵弓、外侧纵弓和横弓三部分组成，是一个三臂桁架结构；内侧纵弓（内侧柱）由跟骨、距骨、舟骨、3 块楔骨及第 1 至 3 跖骨构成，此弓较高，有较大的弹性，故又称弹性足弓，起缓冲振荡的作用。外侧纵弓（外侧柱）由跟骨、骰骨及第 4、5 跖骨构成，此弓低而着地，弹性较差，主要与维持身体直立姿势有关，故又称支持弓。前足的纵弓与横弓是不能截然分开的，前部又参与足横弓的形成，后部为足跟，与内侧足弓合二为一，是人体直立的重要结构。三条弓两两相连，组成一个支撑三角，是人体直立负重与稳定的重要结构。当足弓的任何一部分缺失，足的支撑结构完整性就会受损，继而会影响到足的负重行走功能，所以只有按缺损部位并以纵弓损伤为主来区分足弓的损伤。

（三）适应证

足内、外侧纵弓任何部位的皮肤骨组织缺损。

（四）手术方法

1. 术前准备　同前足横弓损伤的修复与重建。

2. 麻醉及体位　硬膜外麻醉或全身麻醉，仰卧位。

3. 手术操作

（1）受区处理：创面彻底清创，测量出骨组织缺损的长度及皮肤缺损范围，探明损伤周围主要血管能否行血管吻合。

（2）供区选择：前足内侧或外侧纵弓骨缺损时，可选用吻合血管的肩胛骨皮瓣修复或吻合血管的腓骨皮瓣修复，皮肤缺损大时可选用与带血管股前外侧皮瓣等组合其他骨皮瓣重建。①外侧纵弓前部远端缺失的修复与重建：常用踝前皮瓣与吻合血管游离髂骨组合移植的方法，因为髂骨嵴有弧度，也有一定的坚实度，而踝前皮瓣可修复足底感觉，不足之处是踝前也位于功能区，对踝关节活动有影响。弥补方法是用小腿内侧穿支皮瓣修复踝部供区。②外侧足弓前部大部缺失的修复与重建：常用同侧腓骨皮瓣带血管蒂转位移植修复与重建，可携带腓肠外侧皮神经修复足部感觉功能，可携带部分足踇屈肌及腓骨肌修复足底厚度，并恢复较为饱满的外形。③合并邻近血管条件不佳的外侧纵弓缺失的修复与重建：如果同侧腓动脉变异包括缺如、终末端不参与踝关节血管网等，带蒂的腓骨皮瓣不能用。当同侧邻近血管或软组织损伤，吻合血管的游离复合瓣也不能用，可设计交腿腓骨皮瓣修复，也能取得良好的效果。④外侧纵弓顶部缺失的修复与重建：其缺损主要为骰骨、第 4、第 5 跖骨及周围软组织。一般用腓骨皮瓣或髂骨皮瓣修复。⑤外侧足弓后部缺失的修复与重建：足弓后部即足跟，足跟部缺损见足跟再造。

（3）供区切取：参考骨皮瓣移植等其他相关章节。

（4）移植骨组织与受区固定：通常采用克氏针固定、微型钢板内固定加软组织缝合。游离皮瓣、骨瓣或嵌合组织瓣移植覆盖受区后，应用显微外科技术与受区血管进行修复吻合。

（5）缝合创面后，皮下放置引流管引流，无菌敷料松软包扎创面，患肢石膏外固定制动。

【典型病例】

患者男性，60 岁，收割机致右足第 3、4、5 跖骨以远骨与皮肤软组织毁损，外侧楔骨远端缺损。急诊在硬膜外麻醉下行右足清创、骨折内固定并 VSD 覆盖创面术。全身情况改善后，行游离股前外侧皮瓣覆盖创面术。术后 5 个月后，在硬膜外麻醉下，行游离左腓骨嵌合穿支骨皮瓣修复外侧纵弓术，皮瓣大小 12cm×7cm，腓骨瓣 9cm。将腓骨分别截成 6cm、3cm 两段，保留腓骨骨膜组织，将长段腓骨与外侧楔骨固定，重建外侧纵弓，小段折叠后固定于重建的外侧纵弓远端与第 3 跖骨之间，以重建前足横弓。术后骨折愈合好，恢复了站立及行走功能（图 9-8）。

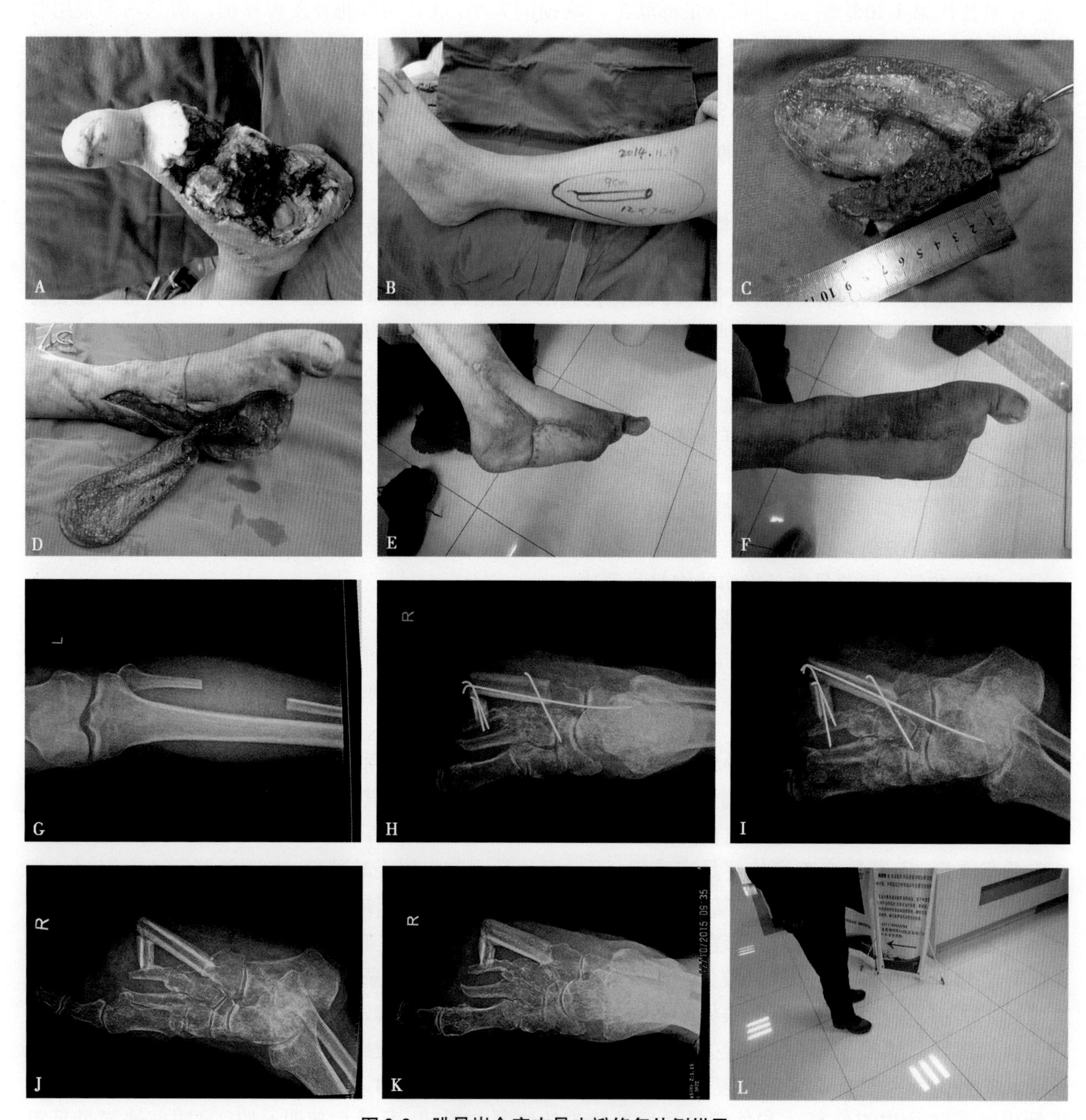

图 9-8　腓骨嵌合穿支骨皮瓣修复外侧纵弓

A. 术前；B. 术前嵌合穿支骨皮瓣设计；C. 骨皮瓣切取、游离；D. 移植骨固定重建纵、横弓；E. 术后侧面外观；F. 术后正面外观；G. 术后腓骨 X 线片；H. 术后正位 X 线片；I. 术后斜位 X 线片；J. 术后骨愈合斜位 X 线片；K. 术后骨愈合正位 X 线片；L. 术后恢复站立行走功能。

（五）注意事项

1. 根据“缺什么补什么、尽量恢复足弓完整性”的原则，尽可能保留原有组织，尤其是保护好足部骨骼支架的长度；骨骼缺损重建时，一定要移植带血管的坚质骨修复，力求达到相应的强度，而不会因行走负重压缩变形。

2. 当骨支架与皮肤软组织合并缺损时，应选用骨皮瓣一期修复骨骼与皮肤软组织的缺损，一定要重视足底感觉功能的重建，认真仔细准确吻接好神经，恢复足底皮肤感觉，能耐受摩擦。

3. 前足修复不可忽视韧带重建，要通过韧带的修复与重建维护足弓结构的紧密性和稳定性。

4. 在足弓的正常高度固定骨骼，必要时骨断端做成斜面。

5. 术后用石膏将患足固定于正常位置。

（周明武　杨瑞甫　董其强）

四、跗骨缺损的修复与重建

（一）概述

跗骨对于维持足弓的稳定起着至关重要的作用。足弓的稳定性直接关系到人体站立、行走、奔跑、跳跃等正常生理功能的发挥。楔骨、距骨、骰骨等跗骨骨折以压缩性骨折较为多见，足部严重创伤往往导致大面积软组织损伤、粉碎性骨折或骨缺损，跗骨缺损较小对足功能影响不大，可不予重建；但缺损体积较大或多块缺损，应予以及时修复与重建，否则，将会丧失原有的足部功能与肢体美观。

目前，对于跗骨缺损多采用带血管蒂的髂骨移植或骨移植联合皮瓣分期重建来完成，挽救了肢体，恢复了功能，疗效满意。但是对于严重复合组织缺损伴慢性骨感染患者，往往病程较长，重建更加困难。在此重点介绍感染性跗骨缺损的治疗。

（二）适应证

距骨头、足舟骨、骰骨、3 块楔骨及 5 块跖骨近端中任何一块或多块影响中足稳定的骨质或复合组织缺损。

（三）手术方法

1. 术前准备　术前要完善实验室检查，判定有无感染，完善 X 线、CT 或磁共振检查，对跗骨骨缺损范围及大小进行评估，以便选择理想的修复方式。

2. 麻醉及体位　硬膜外或全身麻醉，仰卧位。

3. 手术操作

（1）一期控制感染：首先是彻底的病灶清除。根据术前影像学定位、物理检查及术中“paprika 征”（红辣椒征）判断清创范围，由浅入深地切除局部瘢痕、邻近窦道、坏死及失活组织，移除内固定物，然后整块切除受累骨质。使用咬骨钳及刮匙清除炎性肉芽，直至新鲜出血的活力组织。要求切除大于 5mm 正常骨组织及大于 2mm 正常软组织范围。上述清创病灶组织均留取细菌培养及病理检查。清创完成后以过氧化氢、大量脉冲等渗盐水及 0.1% 苯扎溴铵冲洗伤口。固定方式及抗生素骨水泥制备：清创后形成的节段性骨缺损均予临时稳定，如克氏针及原残留内固定钢板，最后调配抗生素骨水泥（每 40g 庆大霉素骨水泥中加入 2g 万古霉素）填充骨缺损，骨水泥要求尽可能平滑地涂抹并包裹内固定钢板及骨缺损断端。骨水泥开始发热时使用冰盐水浸泡降温，以免损伤邻近重要组织。术后伤口常规放置引流并经验性静脉滴注广谱抗生素治疗，术后至少予敏感抗生素治疗 2 周，伤口愈合后出院。中足软组织覆盖：可采用游离（肌）皮瓣或邻近带蒂皮瓣转移修复，如股前外侧皮瓣、腓动脉前后穿支皮瓣等，在彻底清创植入抗生素骨水泥后闭合伤口。

（2）二期植骨重建：清创后 6～12 周，当局部无感染征象，红细胞沉降率及 CRP 恢复正常，局部软组织覆盖良好后开始行二期植骨。术前再次评估骨缺损位置及大小、足部长度、足弓高度、周围软组织情况，进而明确植骨量及最终固定方式。术中使用刀片做全层切开，并注意保护诱导膜和周围软组织。任何怀疑的病灶再次取冷冻切片检查及细菌培养。二期骨重建主要包括去除骨水泥、骨折再稳定、断端去皮质化及髂骨取骨植骨或同种异体骨植骨。

（四）术后观察指标

记录患者骨缺损外形、手术次数及抗生素使用情况；术后定期随访，同期复查 X 线片、血常规、红细胞沉降率及 CRP，观察感染有无复发、骨愈合情况、患肢功能活动，并记录并发症。当复查血常规、红细胞沉降率及CRP正常，并且局部无感染临床征象（窦道、疼痛）则认为感染无复发；通过连续X线片随访获得骨愈合时间并评价骨愈合情况。X线片显示节段骨缺损三面连续性骨痂形成即认为获得影像学愈合。通过观察患肢最终行走步态、足弓高度、外形及穿鞋的大小、劳动强度等评价肢体功能活动。

【典型病例】

患者男性，34岁，以“右足术后软组织缺损并感染2个月余”为主诉入院。查体：右足开放性外伤术后所见：右足背侧可见钢板外固定，足背内侧可见一皮肤坏死创面，大小约5cm×5cm，创面可见炎性物质，骨质外露，足背外侧可见一皮肤坏死创面，窦道形成，大小约为3cm×5cm，创面内可见炎性物质，足趾血供可，感觉麻木，足趾及踝关节活动受限，余无特殊。彻底清除足背坏死皮肤软组织，设计游离股前外侧分叶皮瓣覆盖创面，术后3个月行载抗生素骨水泥置入占位术，骨水泥占位8周后取出，可见诱导膜形成，取适量的颗粒状自体髂骨骨松质填充骨缺损部位。术后3个月复查X线片示骨性愈合，患肢外形及功能恢复可（图9-9）。

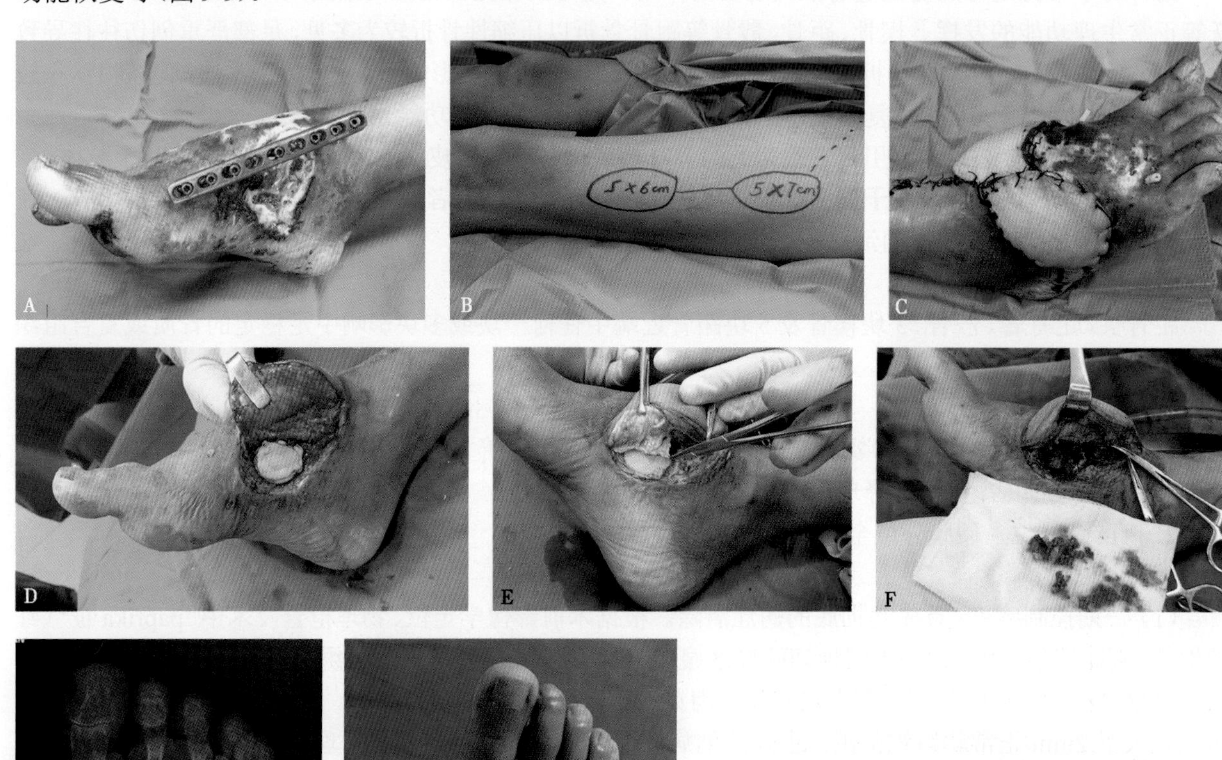

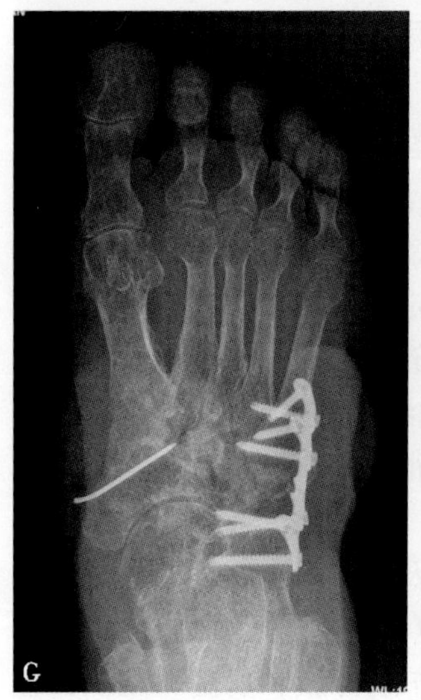

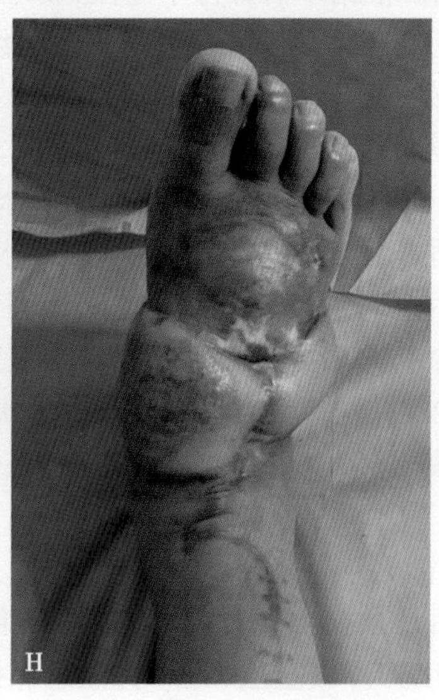

图9-9 膜诱导技术治疗感染性跗骨缺损

A. 右足术后软组织缺损并感染；B. 设计股前外侧分叶皮瓣覆盖创面；C. 皮瓣术后即刻情况；D. 皮瓣术后3个月于骨缺损区域放置载抗生素骨水泥；E. 骨水泥占位8周后取出；F. 取髂骨植骨；G. 术后3个月复查X线片；H. 术后3个月外形恢复。

（五）注意事项

1. 中足骨缺损重建的要求及难点　感染控制的关键是彻底清创及指标的检测。皮瓣要薄，弹性好，皮肤过于臃肿的患者无法穿鞋及行走，而且在负重部位最好带有感觉神经。另外，二期植骨时尽量保留距舟关节及跟骰关节，减少足部僵硬，为延长踝关节寿命打下基础；内固定一定要牢靠，建议内外侧柱采用钢板、螺钉及克氏针联合使用；重建足弓以对侧为参考，防止矫枉过正而形成高弓足。

2. 二期植骨前（至少6周） 强调再次评估患者感染控制及软组织愈合情况。对怀疑感染持续存在的患者应毫不犹豫再次手术清创，对周围软组织未充分愈合的患者应适当推迟二期植骨时间。一般大于6周才行植骨，大部分延期植骨的患者是由于软组织未能充分愈合。植骨时注意保护诱导膜，有必要再次取组织行冷冻切片检查，判断感染是否完全消除。保证植骨充分并选择更加稳定的固定方式能有效降低骨不连及再骨折等并发症发生率。

（宋 力 周明武 王培吉）

第五节 足踝部皮肤软组织缺损的显微外科修复

足部皮肤软组织是足的重要组成部分，足的行走、负重、吸收振荡等功能，只有在足底软组织结构完整的条件下才能完善地发挥，所以足底皮肤软组织损伤后修复绝不是单纯的创面覆盖，而是足功能重建的一个重要组成部分。

一、足部皮肤软组织的解剖学特点及修复要求

（一）足部皮肤软组织的解剖学结构特点

足背皮肤薄，富有弹性，皮下脂肪少，易滑动，有利于足部关节的活动。足底皮肤可分为负重区和非负重区，其浅层致密、厚实、耐压、耐磨，无毛、亦无皮脂腺，富有感觉，筋膜含较多脂肪，居于小纤维格内形成足底脂肪垫，有吸收振荡的功能，浅筋膜内有小纤维将皮肤与足底深筋膜紧密相连。

（二）足部皮肤软组织的修复要求

1. 皮肤软组织的质地要求 修复足部皮肤缺损时，应根据创面的位置选用不同的接近受区皮肤质地的皮瓣。如修复足底负重区皮肤软组织缺损，应选择质地接近、抗压耐磨，有一定硬度的组织瓣，最好携带感觉神经，以防止足底皮肤磨损破溃及受压变形。修复足背皮肤软组织缺损对皮瓣质地要求低，可应选择邻近供区皮瓣。

2. 皮肤软组织的厚度要求 足底有负重、吸收振荡等多种功能，这些功能的发挥除足部骨骼有特殊结构外，足底软组织结构的厚度也是很重要方面。在临床上经常遇到足跟足底缺损后功能恢复不理想的患者，常陈述行走不便，经常被磨破，有的甚至形成经久不愈的溃疡，其中原因之一就是皮瓣厚度不够，抗压耐磨力差。

3. 皮肤软组织的血供要求 足部皮肤软组织缺损常常伴有肌腱或骨质外露，简单移植薄皮不易成活，组织瓣移植需有稳定的血液供应方可成活。无论是游离组织瓣还是带血管蒂的组织瓣在移植过程中都需特别关注皮瓣蒂部的处理，比如游离皮瓣移植需特别注意血管蒂吻合的质量，带蒂组织瓣需特别注意蒂部扭转弧度及受压情况，蒂部的良好处理是血管蒂供血良好的保障，只有血管蒂供血良好，皮瓣才有充足稳定的血供，而良好的血供又是皮瓣成活的先决条件。另外，皮瓣应尽量选择能够携带感觉神经并与受区吻合，恢复一定的保护性感觉。

（幸超峰 王培吉）

二、足底感觉功能重建

对于足部组织缺损，应用没有感觉的皮瓣修复尽管可以封闭创面，但会出现粗糙干裂、不耐磨、不耐压等情况。鉴于足跟足底对感觉恢复要求甚高，故在皮瓣供区选择时应首先考虑皮瓣移植后能否恢复足底的感觉。足底感觉的功能重建需根据前足底、足跟、远离神经干的足底边缘特点进行。

（一）前足底感觉功能重建

对于前足底皮肤软组织缺损，如果缺损面积直径小于3cm，可选用踇外侧皮瓣，此皮瓣切取时可带神经血管蒂，取材方便，感觉恢复好，3个月至半年感觉恢复可接近正常；如果缺损面直径在3cm以上则可选用小腿内侧或外侧皮瓣，术中将皮瓣的隐神经或腓肠外侧皮神经与受区感觉神经缝接而恢复感觉。在

前足底受区感觉神经宜选用足背内侧或中间皮神经，这些神经主要支配足背部皮肤感觉，不会对足功能产生较大影响。

（二）足跟部感觉功能重建

对于足跟部皮肤软组织缺损，如果缺损面积直径小于 8cm，选用可选用足底内侧岛状皮瓣，该皮瓣带神经血管蒂转移，取材方便，感觉恢复好，同样可在半年内恢复感觉接近正常；如果缺损面积超过上述限度但未涉及全足，可用小腿内侧或外侧皮瓣，术中将皮瓣的隐神经或腓肠外侧皮神经与受区感觉神经缝接而恢复感觉。在足跟部受区神经一般选用腓肠神经，此神经内、外侧支在小腿中下 1/3 合支后周径较粗，缝接也较方便，且此神经主要支配足背外侧感觉，对足部功能影响不大。

（三）远离神经主干的足底边缘部位感觉功能重建

应用面积较大的皮瓣移植修复时，远离神经干的足底边缘部分常常感觉恢复不好，甚至是感觉盲区。故在选择皮瓣供区时除考虑良好的血供以外，一定要兼顾神经供给的最佳部位。对于不能恢复感觉的部位，可用神经皮支皮下埋藏等方法来弥补。

（幸超峰 王培吉）

三、足跟皮肤软组织缺损的修复

（一）概述

足跟皮肤软组织缺损一般由外伤、冻伤、肿瘤、感染等引起。足跟皮肤缺损根据缺损部位可分为跟外侧皮肤缺损、跟内侧皮肤缺损、跟后侧皮肤缺损、足跟部大面积皮肤缺损或合并足部其他部位的大面积缺损。一般认为，足底内侧皮瓣修复足跟部最佳，其外形及质地与缺损部位相似，还具有感觉；但因为切取面积有限，只能修复小面积的皮肤缺损。足跟大面积皮肤缺损治疗比较棘手，一般采取游离皮瓣、带蒂组合皮瓣移植。周明武等报道采用足底内侧皮瓣加腓肠神经营养皮瓣修复足跟部大面积皮肤缺损，用足底内侧皮瓣覆盖足跟负重区，腓肠神经营养皮瓣覆盖非负重区，能够兼顾外形及感觉，同时切取方式简单，便于开展。

（二）足底内侧皮瓣联合腓肠神经营养血管皮瓣修复足跟部大面积皮肤软组织缺损的应用解剖

足底内侧非负重区的皮肤厚度、组织结构与足跟部相似，且具有恒定的血管神经支配，切取较易，与足跟部毗邻，是修复足跟部负重区的最佳选择，但足底内侧皮瓣切取面积有限，临床上往往难以一次覆盖创面。腓肠神经营养血管皮瓣邻近足跟部受区，逆行转移可修复足跟部皮肤缺损，其血供主要来源于远端腓动脉后侧穿支及腓肠神经的营养血管。

（三）适应证

适用于修复足跟部大面积皮肤缺损，足底内侧供区及小腿后侧供区完好的患者。

（四）手术方法

1. 麻醉及体位　连续硬膜外麻醉，仰卧位。

2. 皮瓣设计及切取步骤

（1）足底内侧皮瓣的设计与切取：以内踝前缘延续线与足底内侧缘交点为皮瓣旋转点，从该点至第 1、2 跖骨头之间引一直线为皮瓣轴心线，在轴心线两侧的足内侧非负重区设计皮瓣。沿设计线内侧切开皮肤，分离显露足底内侧血管、神经束，在第 1 趾展肌与屈趾短肌间隙找到足底内侧神经血管束，将皮瓣远端血管切断。沿跖腱膜浅面逆行掀起皮瓣，将足底内侧血管及足底内侧皮神经包含于皮瓣内，术中注意保护足底内侧动脉发出的穿支，皮瓣蒂部经明道转移至足跟部负重区。

（2）腓肠神经营养血管皮瓣的设计与切取：以外踝后上方 5cm 腓动脉最低的一个肌间隔穿支为皮瓣的旋转点，腘窝中点至跟腱与外踝中点的连线为皮瓣轴线，在轴心线两侧根据足跟部足底内侧皮瓣修复后遗留创面的大小及形状设计皮瓣。在皮瓣蒂部切开，使皮瓣蒂部筋膜带的宽度不小于 3cm，切开深筋膜，找到腓动脉最远肌间隔穿支的位置并注意保护，近端切口直达深筋膜下间隙，将腓肠神经包含在皮瓣内，在深筋膜下层分离皮瓣，将皮瓣逆行转移修复创面。两皮瓣供区根据缺损大小直接拉拢缝合或植皮修复。

【典型病例】

病例 1：足底内侧皮瓣加腓肠神经营养皮瓣修复足跟部大面积皮肤缺损（图 9-10）。

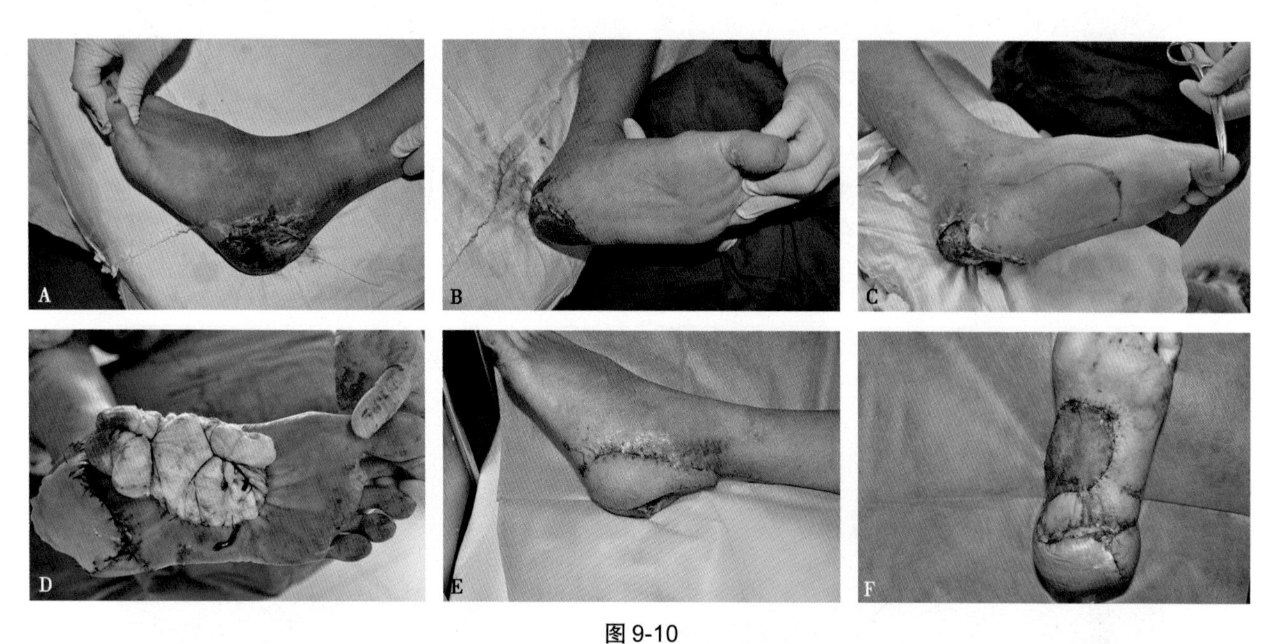

图 9-10

A、B. 术前创面情况；C. 足底内侧皮瓣设计；D. 足底内侧皮瓣及腓肠神经皮瓣切取即刻；E、F. 术后皮瓣成活情况。

病例 2：胫后动脉内踝上穿支皮瓣修复足跟部皮肤缺损（图 9-11）。

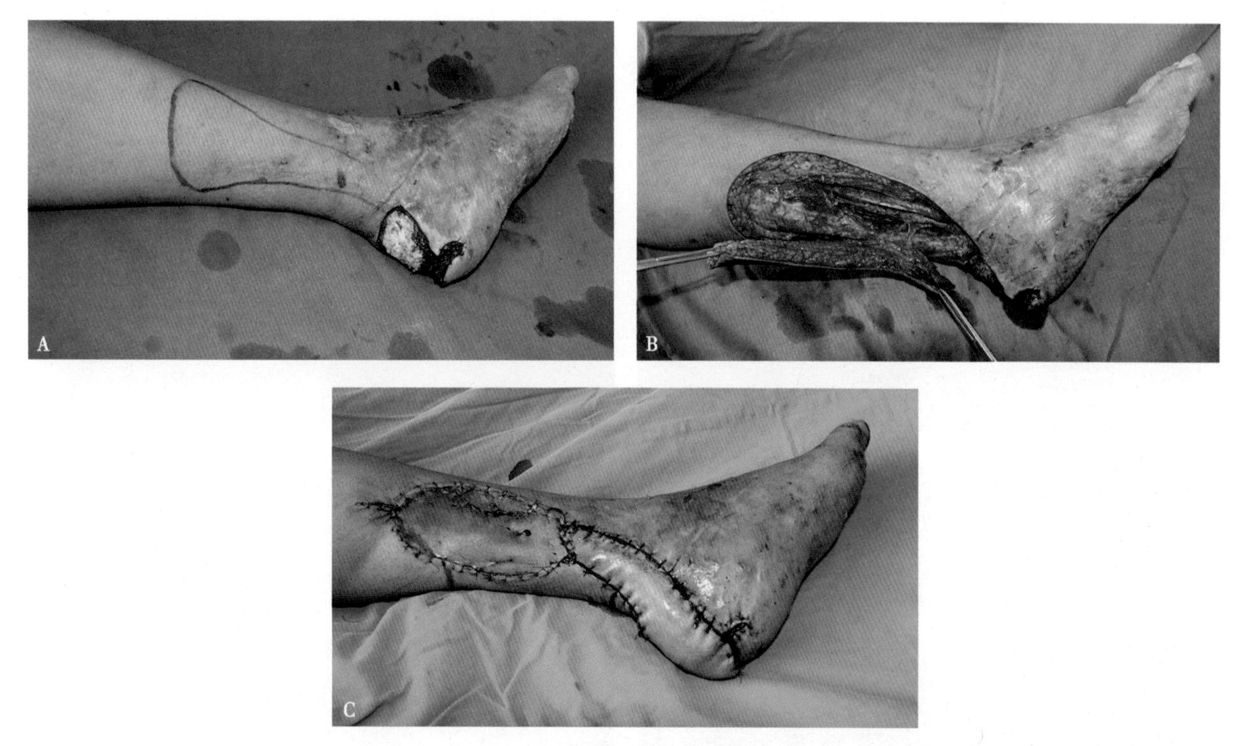

图 9-11

A. 术前及皮瓣设计；B. 皮瓣切取即刻；C. 皮瓣修复术后。

病例 3：游离足底内侧穿支皮瓣修复右足跟创面（图 9-12）。

病例 4：腓肠神经营养皮瓣修复左侧足跟创面（图 9-13）。

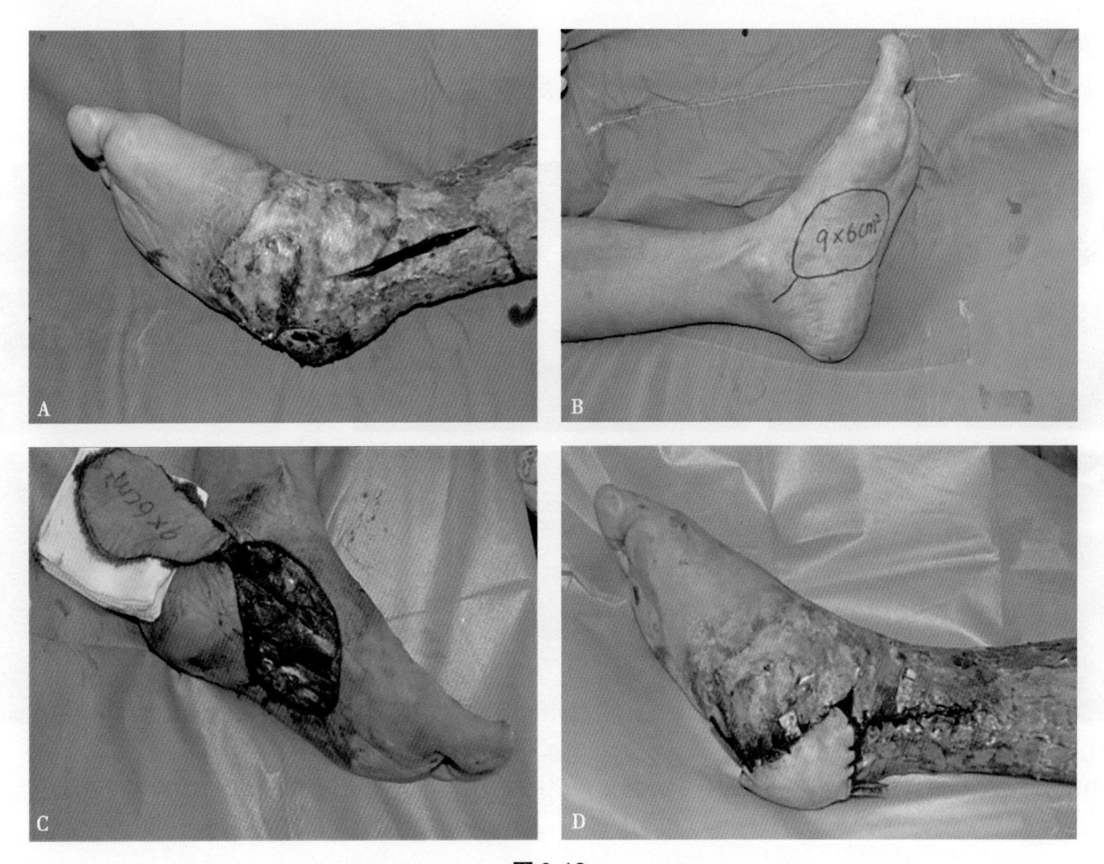

图 9-12

A. 术前皮肤缺损情况；B. 健侧足底内侧皮瓣设计；C. 皮瓣切取后即刻；D. 皮瓣修复术后。

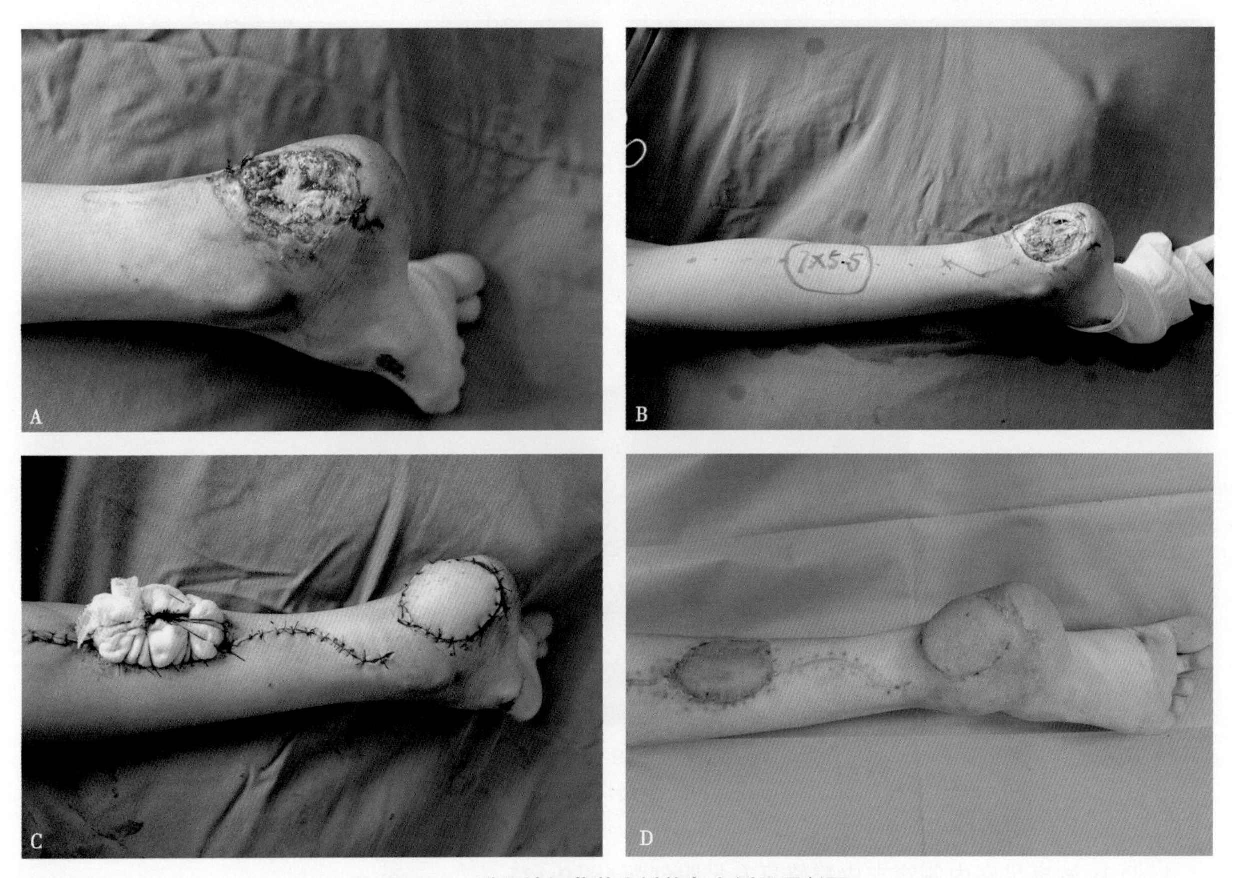

图 9-13 腓肠神经营养皮瓣修复左侧足跟创面

A. 术前创面情况；B. 皮瓣设计；C. 皮瓣修复即刻；D. 术后随访。

病例5：外踝上皮瓣修复右跟骨骨折术后皮肤软组织缺损（图9-14）。

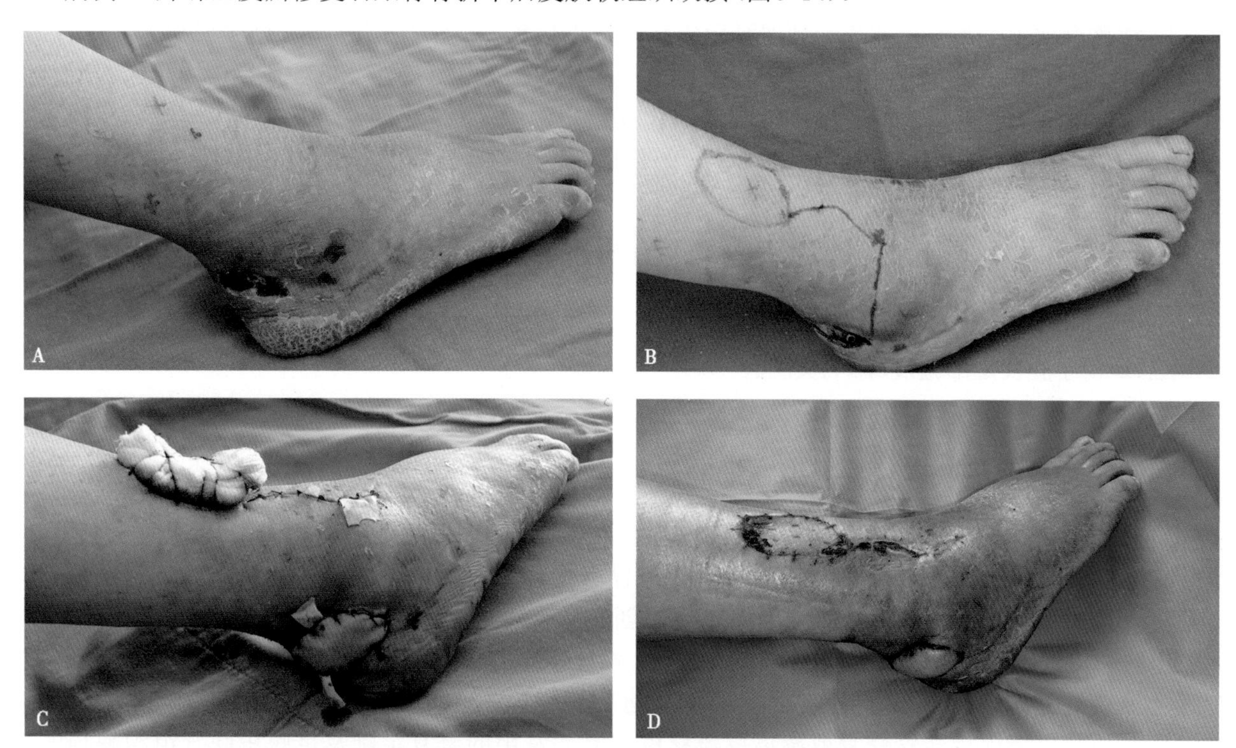

图9-14　外踝上皮瓣修复右跟骨骨折术后皮肤软组织缺损

A. 术前创面情况；B. 外踝上皮瓣设计；C. 皮瓣切取即刻；D. 术后随访。

病例6：腓肠神经营养皮瓣修复左跟后侧创面，腓动脉后穿支皮瓣修复右跟后侧创面（图9-15）。

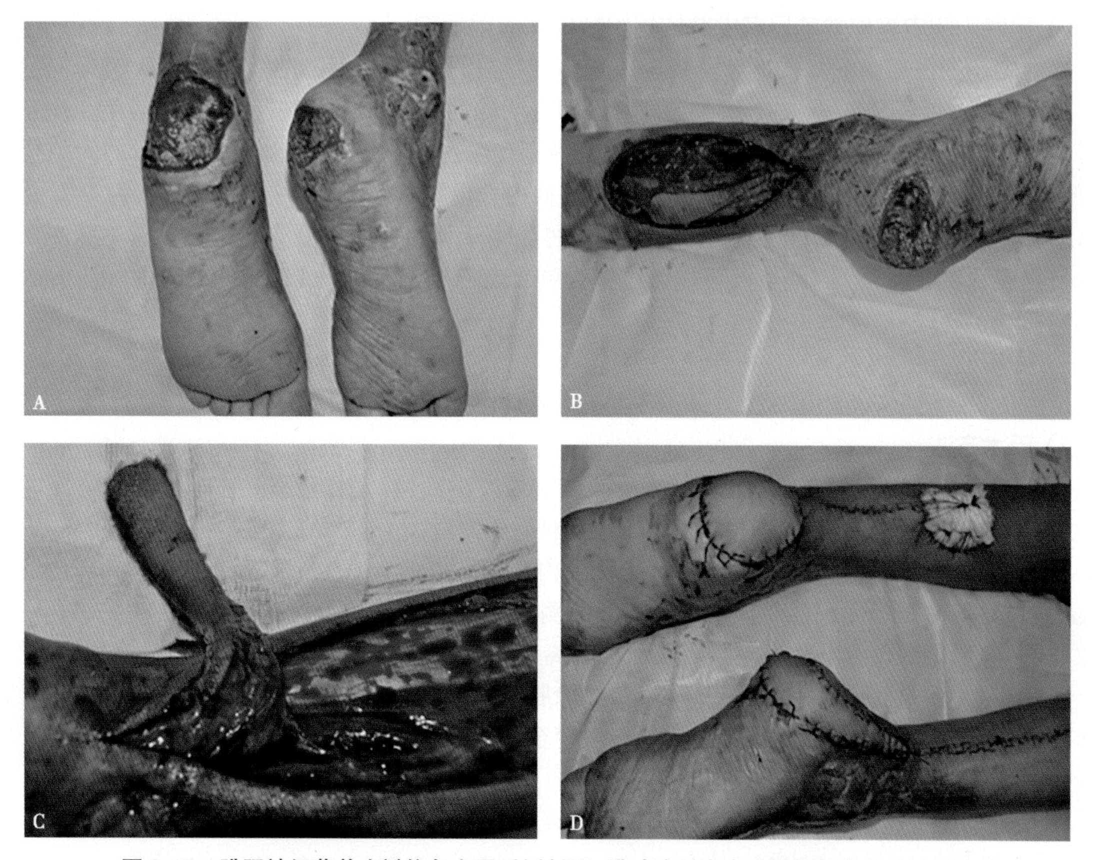

图9-15　腓肠神经营养皮瓣修复左跟后侧创面，腓动脉后穿支皮瓣修复右跟后侧创面

A. 术前情况；B、C. 腓肠神经切取中；D. 皮瓣修复术后。

（五）注意事项和优缺点

1. 注意事项 ①足底内侧皮瓣切取时应先在旋转点找到胫后动脉、胫神经，循胫后动脉、胫神经找到足底内侧神经血管束，切开皮瓣内外侧，使部分跖腱膜、足底内侧皮神经包含在皮瓣内。②腓肠神经营养血管皮瓣切取时蒂部小隐静脉的处理建议在皮瓣蒂部给予结扎，防止静脉血倒灌，减轻皮瓣术后肿胀。

2. 优缺点

(1) 优点：①不损伤肢体主要血管，创伤小。②足底内侧皮瓣修复足跟部负重区，腓肠神经营养血管皮瓣修复足跟部非负重区，可同时兼顾外形、感觉及功能。

(2) 缺点：①腓肠神经营养皮瓣外形略臃肿，可能影响穿鞋，必要时需二期行皮瓣整形。②需行植皮术，术后遗留小腿及足部瘢痕，影响美观。

（幸超峰 王培吉）

四、足趾及前足底皮肤软组织缺损的修复

（一）概述

前足皮肤软组织缺损时，常伴肌腱及骨外露，需行皮瓣修复。前足底皮肤软组织的特殊解剖结构与其负重、耐磨功能相适应，因角化、摩擦导致的创面愈合较为困难，故其修复必须满足以下要求：足够的皮肤和皮下组织覆盖和填充，耐磨、耐压性强；修复组织有可靠的血供，较强的抗感染和愈合能力；有感觉神经支配。该部位在足的远侧，距小腿较远，许多小腿部位的组织瓣无法做带蒂皮瓣应用，多采用足部带蒂皮瓣逆行转移修复或游离皮瓣移植修复。常用的修复足趾及足底皮肤软组织缺损的皮瓣有：跗外侧皮瓣、足内侧皮瓣、游离及带蒂足底内侧皮瓣、低位旋转点外踝上皮瓣、腓肠内侧动脉皮瓣及其他可携带感觉神经的游离皮瓣等。本节重点介绍足底内侧皮瓣，其他修复方式以典型病例加以介绍。

（二）足底内侧皮瓣修复前足底皮肤软组织缺损的应用解剖

足底内侧动脉在屈肌支持带下缘自胫后动脉发出后在踇展肌深面沿足内侧缘前行，沿途向足内侧区皮肤发出1～3个主要皮支，各皮支间在足内侧缘存在明确的弓状吻合，以较粗的第1或第2皮支为蒂可切取最大面积达12cm×7cm的足内侧皮瓣。足底内侧动脉主干支沿踇展肌与趾短屈肌的间隙行向前足底，在第1跖骨头水平穿出踇展肌与趾短屈肌间隔，向内分出踇趾底内侧动脉，向外延续为第1、第2趾间的趾总动脉，与足底外侧动脉终末支构成足底动脉弓。本干还直接发出分支与来自足背动脉的第1跖骨背动脉及足底深支相交通，因此皮瓣可以通过多个吻合支获得充足的动脉血供，构成逆行皮瓣的解剖学基础。

（三）适应证

前足底负重区皮肤软组织缺损，缺损面积不超出足底内侧皮瓣可切取最大面积。

（四）手术方法

1. 术前准备 术前常规多普勒超声检查穿支情况及发出部位，逆行转移时需确定远端动脉弓完好。

2. 麻醉和体位 硬膜外或全身麻醉。仰卧位，双下肢伸直。

3. 皮瓣设计及切取 以逆行带蒂转移为例：于内踝最高点下方3.5cm至第1跖骨头画一连线为皮瓣的轴线，按前足皮肤缺损面积的布样在足底轴线两侧画出皮瓣范围。沿足底内侧动脉轴线切开皮瓣近侧缘及部分展肌，沿足底内侧动脉走向自足底深部分离该动脉，并保护由深支发出走向皮瓣的分支，于深筋膜下掀起皮瓣，并使足底内侧皮神经完好。此时，除胫后动、静脉及足底内侧皮神经相连外皮瓣已完全游离。切断结扎足底内侧动、静脉主干，游离远端血管至跖趾关节水平。将皮瓣转位到前足底创面，皮瓣的神经与受区趾神经残端吻合，供区植皮修复。

4. 术后处理 患肢制动，常规应用抗感染及抗痉挛治疗，术后两周拆线。

【典型病例】

病例1：逆行跗外侧皮瓣修复前足皮肤软组织缺损（图9-16）。

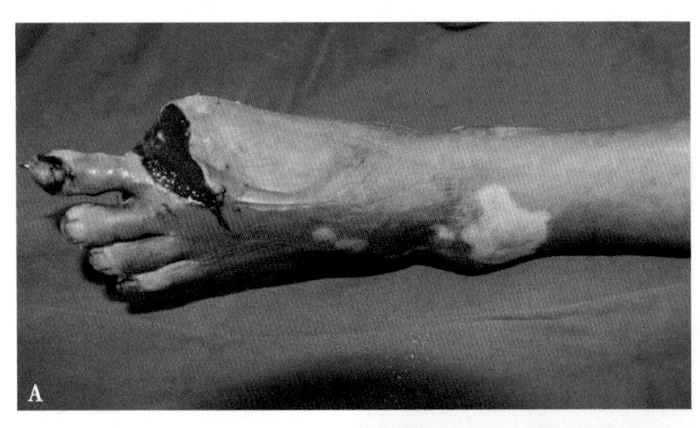
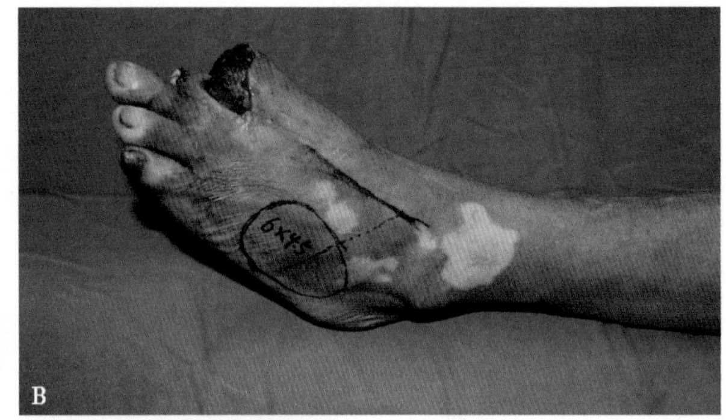
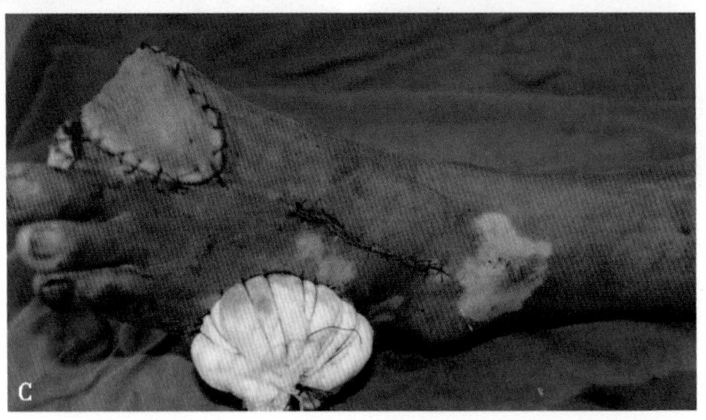

图 9-16 跗外侧皮瓣修复左足第 1 跖骨残端创面

A. 左足踇趾及部分足背创面情况；B. 皮瓣设计；C. 皮瓣修复术后。

病例 2：逆行跗外侧皮瓣及逆行足底内侧皮瓣修复前足皮肤软组织缺损（图 9-17）。

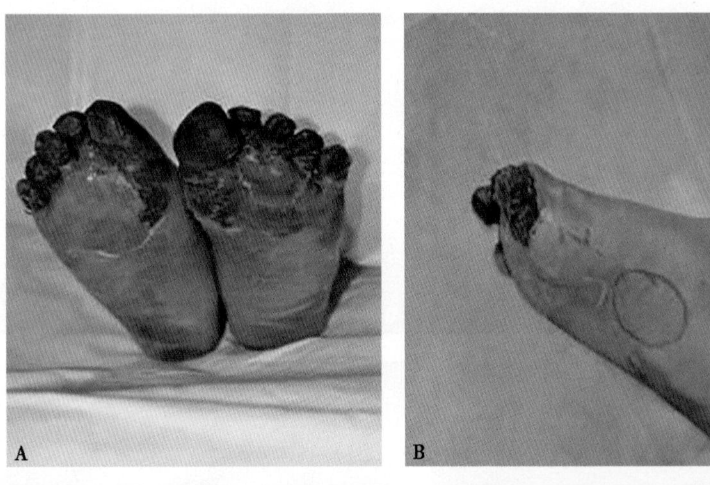
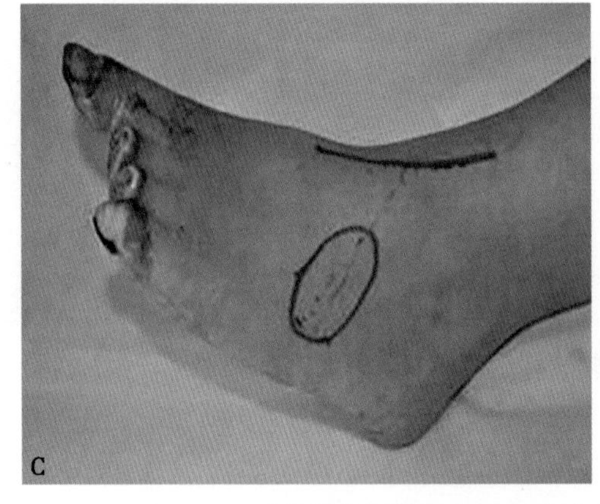
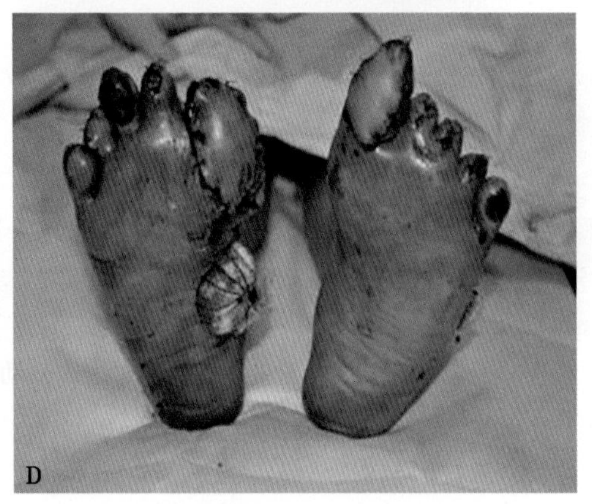

图 9-17 跗外侧皮瓣修复左足踇趾趾底创面，足底内侧皮瓣修复右足踇趾创面

A. 双足足趾坏死情况；B、C. 皮瓣设计；D. 皮瓣修复术后。

病例3：逆行足内侧皮瓣修复前足皮肤软组织缺损（图9-18）。

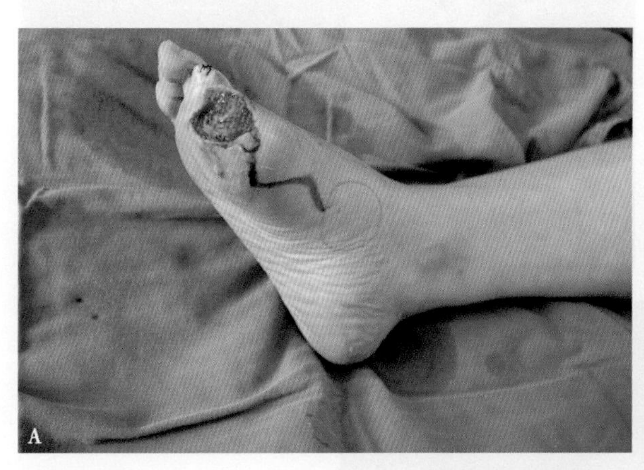
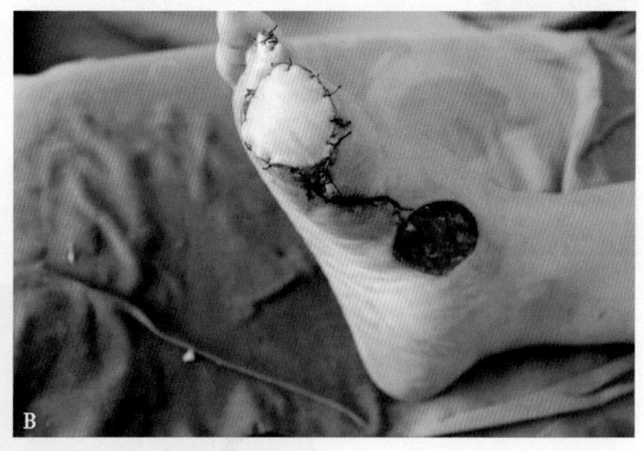

图9-18 足内侧皮瓣修复右足踇趾创面

A. 右足踇趾创面及皮瓣设计情况；B. 皮瓣修复术后。

病例4：游离腓肠内侧动脉皮瓣左足踇趾背侧创面（图9-19）。

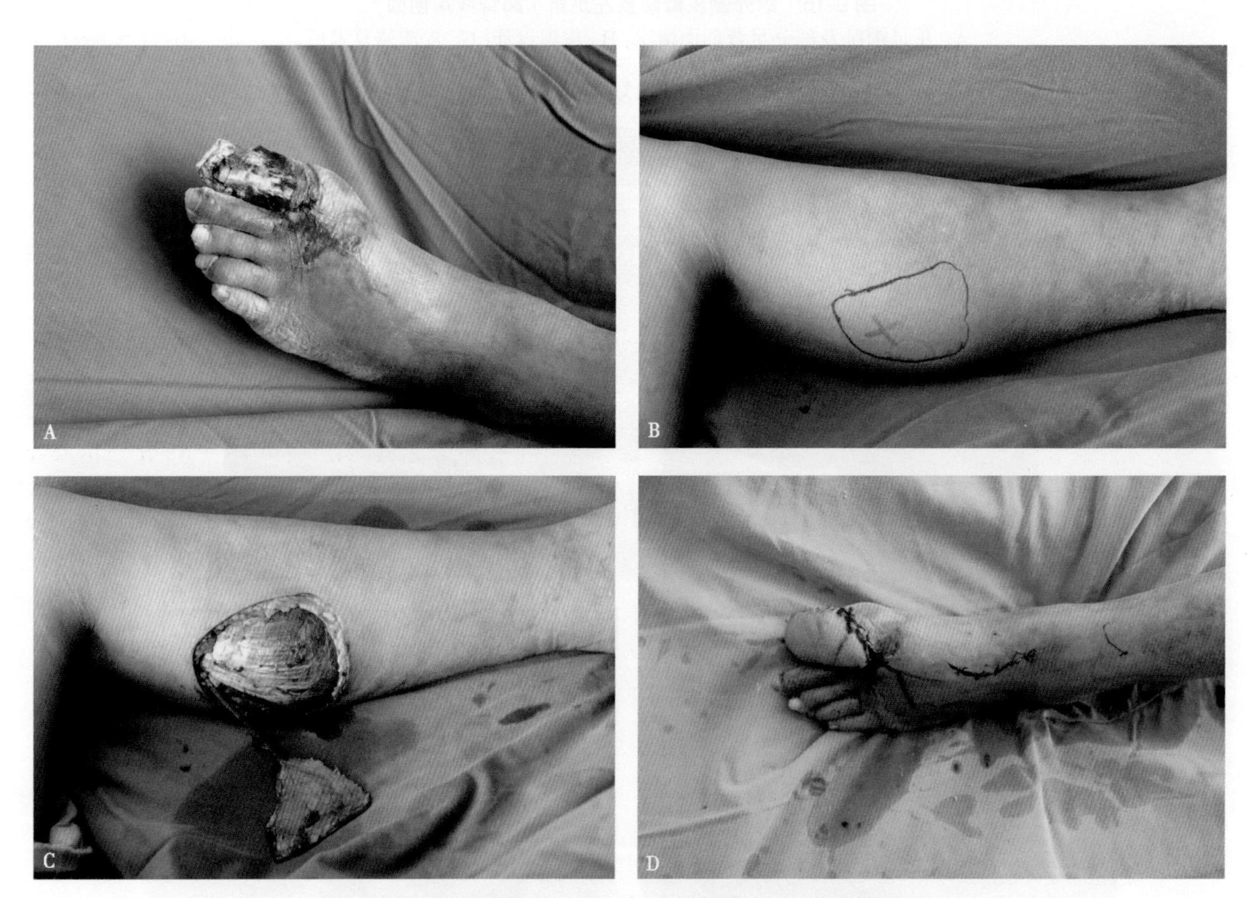

图9-19 游离腓肠内侧动脉皮瓣修复左足踇趾创面

A. 左足踇趾创面情况；B. 皮瓣设计；C. 皮瓣切取情况；D. 皮瓣修复创面术后。

病例5：逆行足底内侧皮瓣修复创面（图9-20）。

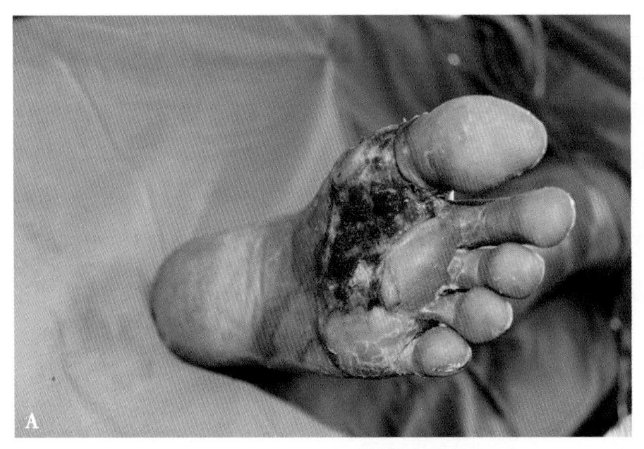
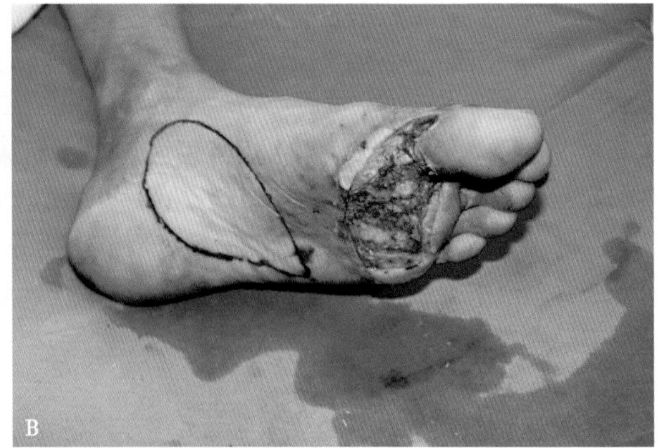
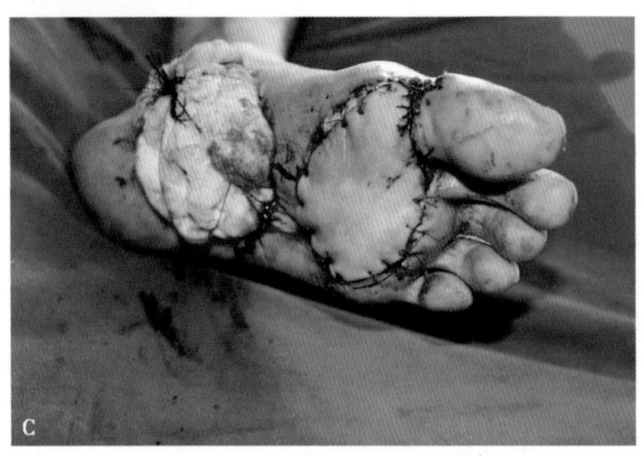

图 9-20 足底内侧皮瓣逆行转移修复左足踇趾创面
A. 左前足底创面情况；B. 皮瓣设计；C. 皮瓣修复创面术后。

（五）注意事项及优缺点

1. 注意事项 ①旋转点定于跖底部第 1 跖趾关节近侧 2cm 处，由于足底内侧动脉及其分支较细，外径大多小于 1mm，皮瓣切取时应充分牵开踇展肌，精细分离足底内侧血管近端段及足内侧第 1、2 皮穿皮。②掀起皮瓣时避免损伤骨膜及腱周膜并保护进入皮瓣的皮支。③逆行转移时，血管蒂扭曲或卡压，且无任何张力。

2. 优缺点

（1）优点：①本皮瓣薄而柔软，耐磨，色泽与受区接近，术后外形美观。②供区为足的非负重区及穿鞋的非摩擦区，术后并发症远比足背皮瓣少。③皮瓣供区与受区靠近，手术方便，创伤小等。

（2）缺点：供区需植皮修复，皮瓣缺乏感觉，修复足底负重部位时要吻合神经。

（幸超峰 熊颖杰 王培吉）

五、足背皮肤缺损的修复

（一）概述

足背皮肤软组织缺损临床比较常见，由于足背部皮肤较薄，肌肉、软组织少，足背皮肤及深部组织之间的联系不甚紧密，在外伤时容易撕脱，造成足背肌腱、血管及骨关节暴露，如不及时修复，肌腱等组织很容易因感染、缺血而发生坏死，而且足背一旦发生瘢痕挛缩，将引起仰趾、跟行足等畸形，对日后行走功能的影响较大。足背皮肤撕脱伤如面积不大，深部组织表面血供好，可用中厚皮片移植修复。但多数损伤较重，骨、关节裸露者需用带血管皮瓣修复，应用皮瓣修复足背皮肤缺损的方法虽然不少，但存在皮瓣厚薄不匹配、臃肿、显微技术要求高等缺憾，故寻找既能恢复良好外观，便于穿鞋行走，又能兼备耐磨耐压、手术简便易行的术式，一直是临床医师努力解决的问题。常用的修复方法有：跨区供血小腿前外侧皮瓣、胫后动脉内踝上穿支皮瓣、逆行外踝上穿支皮瓣、其他供区游离皮瓣移植修复等。本节重点介绍跨区供血小腿前外侧皮瓣。

（二）跨区供血小腿前外侧皮瓣修复足背皮肤软组织缺损的应用解剖

1988 年 Masquelet 首先描述以腓动脉终末穿支为供养血管皮瓣的临床应用，之后许多学者对小腿前外侧皮肤的血供进行了更加深入的研究，发现其中段血供主要来源于腓浅动脉，下段主要来源于腓动脉终末穿支及胫前动脉穿支，为多源性供血。腓浅动脉与腓浅神经伴行，其浅支在外踝上 5～7cm 与腓动脉终末穿支升支吻合，构成一条几乎不减口径“真性吻合”，成为腓浅神经阶段性营养血管。腓动脉终末穿支与胫前动脉分支于外踝上相互交通后发出 2～4 条穿支，各穿支与位于小腿中上部区域的腓浅动脉穿支间形成环环相扣的链式吻合，这是该跨区供血皮瓣切取的解剖学基础。此外，腓动脉终末穿支降支下行过程中与外踝前动脉和跗外侧动脉等存在吻合，这是该皮瓣旋转点下移修复前足创面的解剖学依据程。

（三）适应证

足背部大面积皮肤软组织缺损，小腿及踝部主干血管完好无损伤，皮瓣供区无损伤。

（四）手术方法

1. 麻醉及体位　硬膜外麻醉，仰卧位，双下肢伸直。

2. 皮瓣设计及切取步骤　皮瓣轴线为腓骨小头至外踝前上方连线，旋转点选择腓动脉终末穿支，皮瓣上界达腓骨小头下，下界可达旋转点以远 3～5cm，皮瓣切取宽度稍大于创面 1～2cm。先切开皮瓣前缘，自深筋膜层向后侧游离，于小腿上段显露腓浅动脉及其发出穿支、腓浅神经，下段显露腓动脉终末穿支及其升支、降支。保护升支与腓浅动脉浅支之间的交通吻合。再由后侧向前侧游离直至皮瓣完全游离。血管夹阻断近端腓浅动脉，松止血带后观察皮瓣血运良好后，于近端切断并结扎腓浅动脉。保留胫前动脉与腓动脉终末穿支之间的交通吻合。以最小角度旋转皮瓣覆盖远端创面，腓浅神经与受区神经端端吻合，皮瓣供区全厚皮片打包植皮修复。

3. 术后处理　术后患肢石膏固定，常规应用抗感染及抗痉挛治疗。术后 2 周拆线。

【典型病例】

病例 1：小腿前外侧皮瓣修复左足背侧创面（图 9-21）。

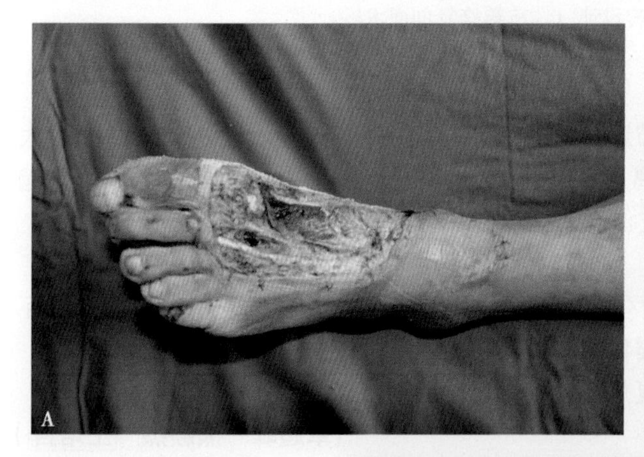

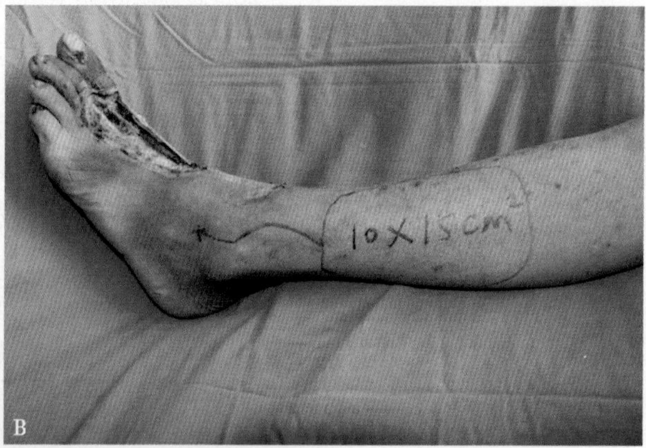

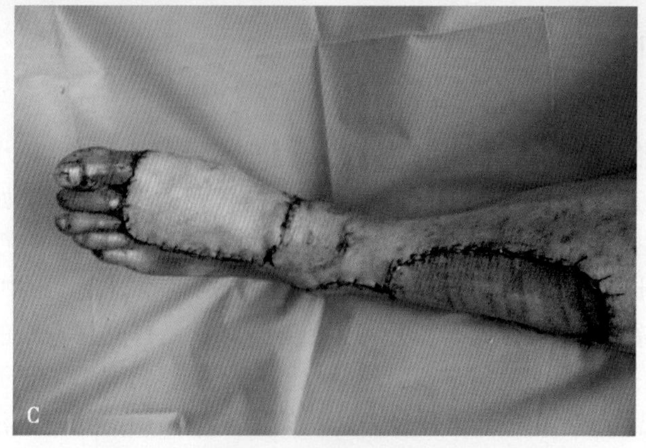

图 9-21　小腿前外侧皮瓣修复左足背侧创面

A. 左足背侧创面情况；B. 皮瓣设计；C. 皮瓣修复创面术后。

病例 2：小腿内侧胫后动脉穿支皮瓣带蒂逆行移植修复（图 9-22）。

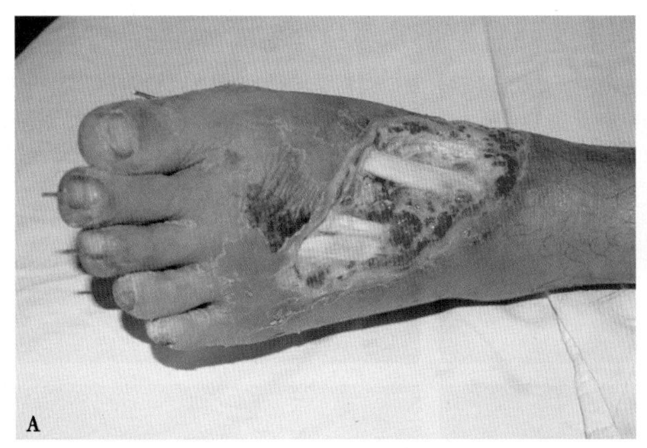

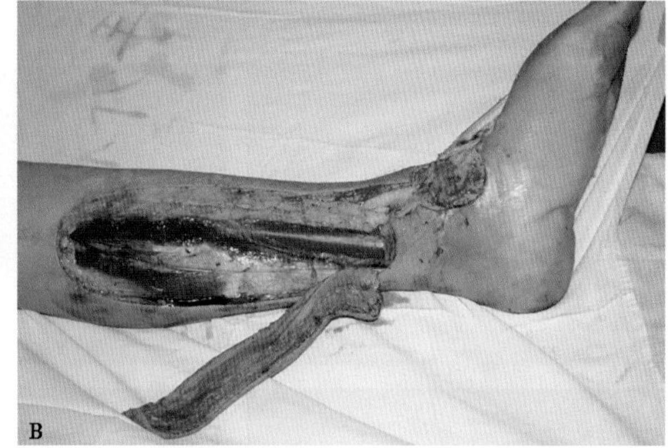

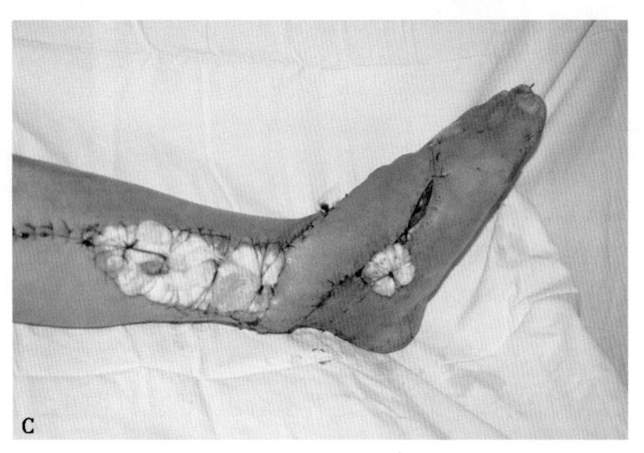

图 9-22　小腿内侧胫后动脉穿支皮瓣带蒂逆行移植修复左足背侧创面

A. 左足背侧创面情况；B. 皮瓣设计；C. 皮瓣修复创面术后。

病例 3：外踝上皮瓣修复足背创面（图 9-23）。

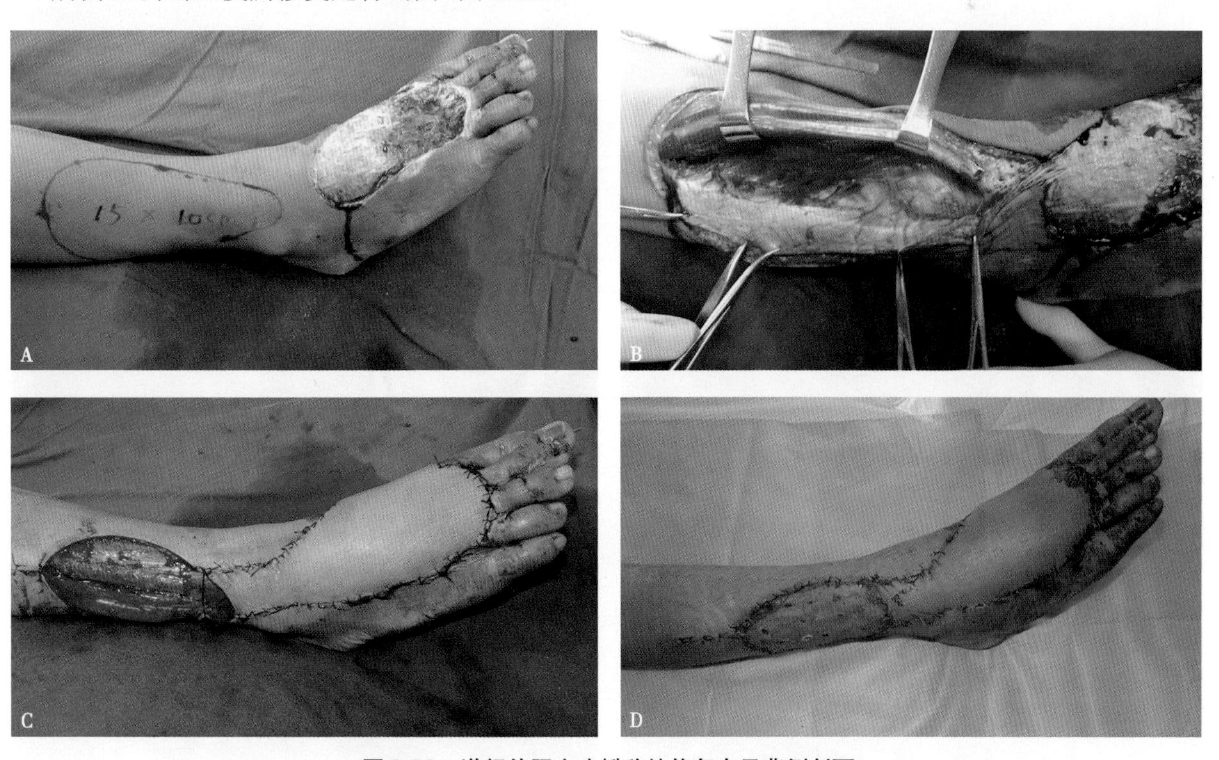

图 9-23　逆行外踝上皮瓣移植修复右足背侧创面

A. 术前情况；B. 术中显露腓动脉终末穿支；C. 术中修复即刻；D. 术后随访情况。

病例4：游离股前外侧皮瓣修复足背创面（图9-24）。

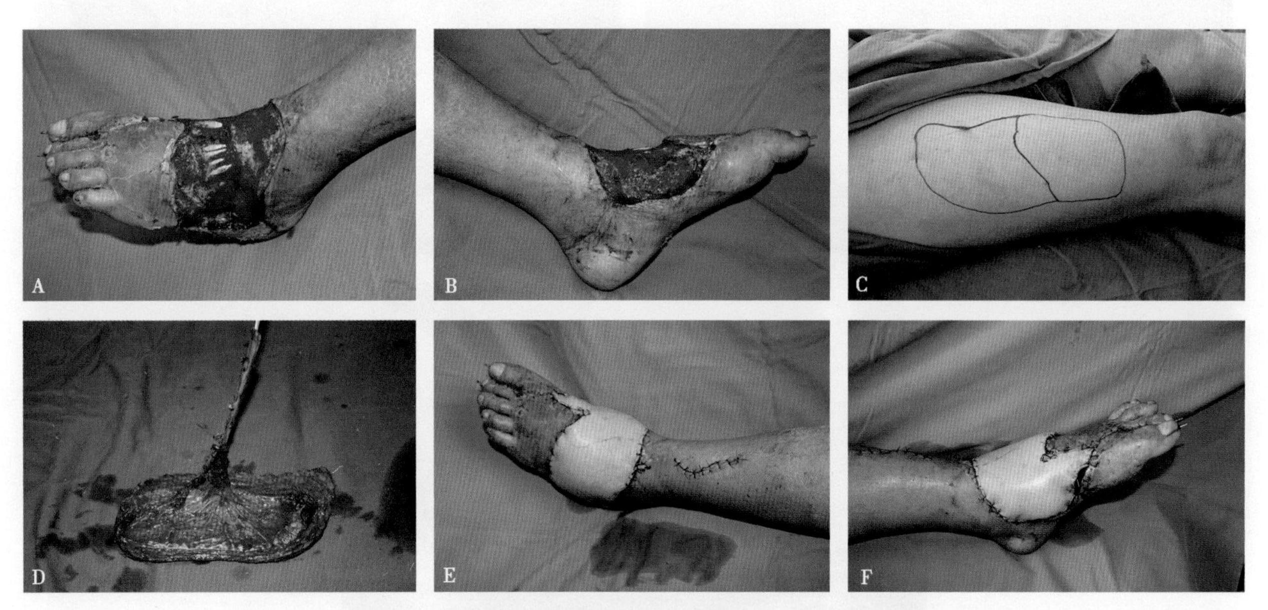

图9-24 游离股前外侧动脉穿支皮瓣修复右足背侧创面

A、B. 左足背侧创面情况；C. 皮瓣设计；D. 皮瓣切取；E、F 皮瓣修复术后。

病例5：游离股前外侧皮瓣+腓骨瓣串联修复足背复合组织缺损（图9-25）。

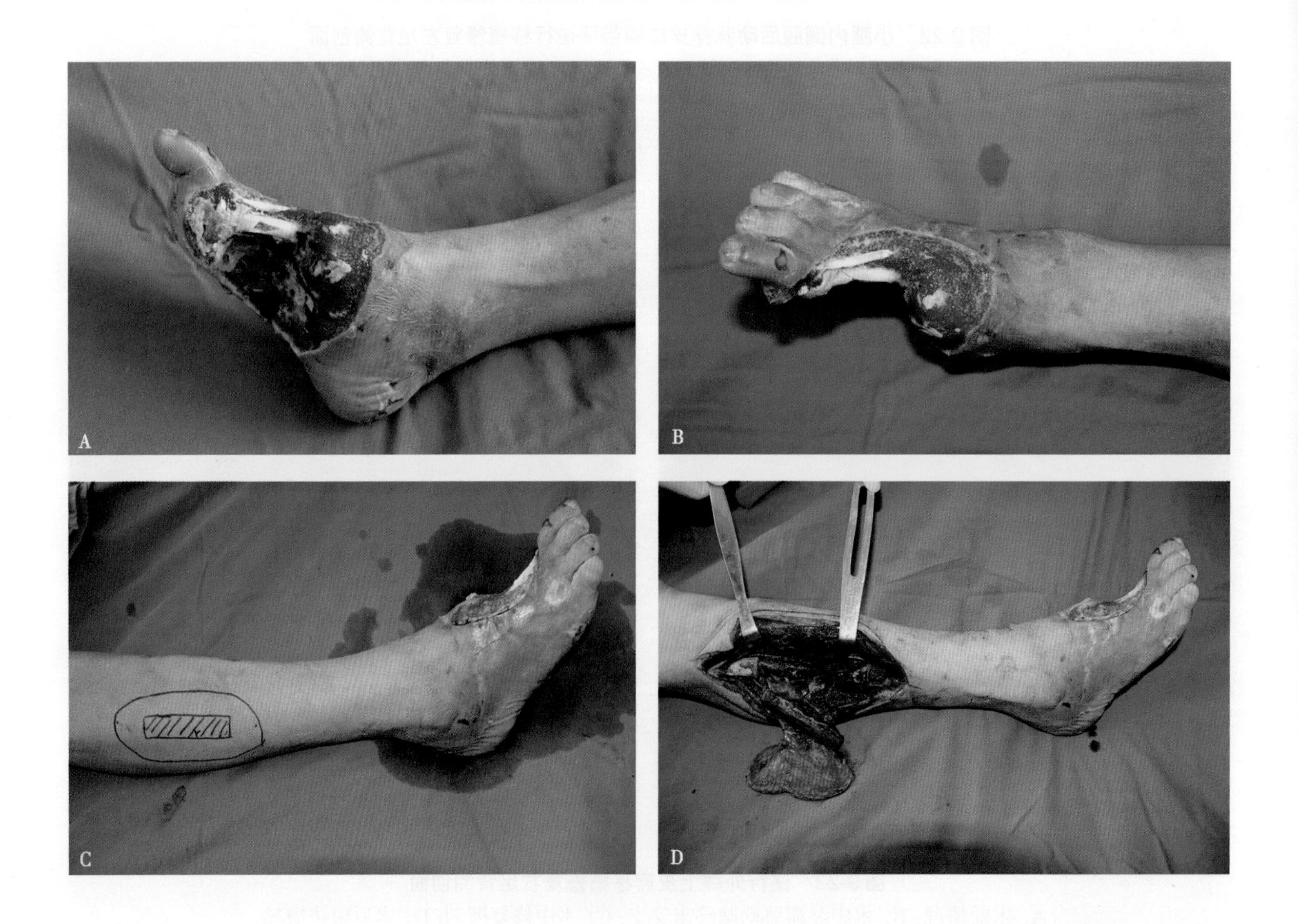

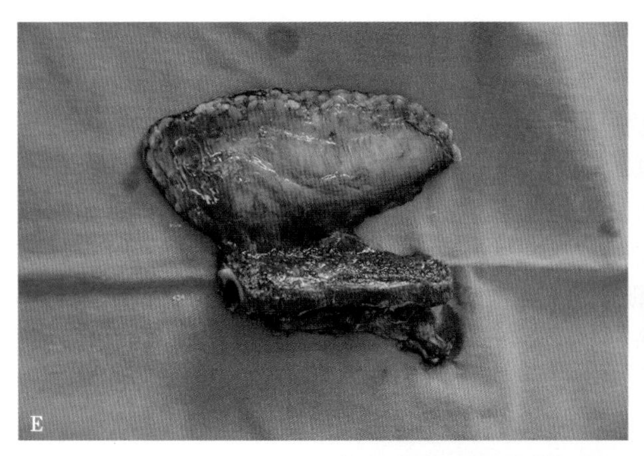
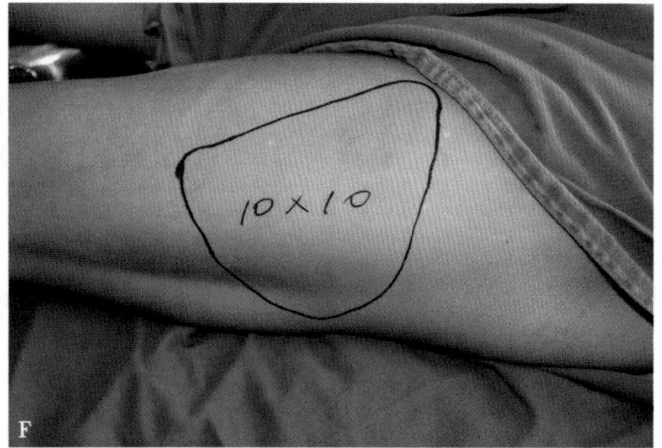

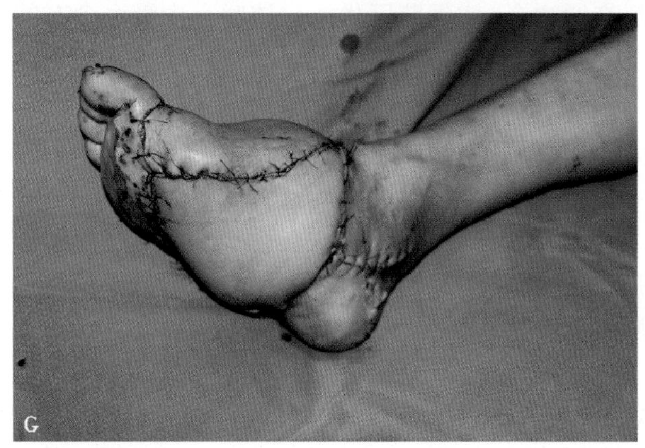

图 9-25 游离股前外侧皮瓣+腓骨瓣串联修复足背复合组织缺损

A、B. 右足创面情况；C. 腓骨皮瓣设计；D、E. 腓骨皮瓣切取；F. 股前外侧皮瓣设计；G. 两皮瓣串联修复术后。

（五）注意事项和优缺点

1. 注意事项 ①术前用便携式多普勒血流仪检查腓动脉终穿支及腓浅动脉，排除血管变异情况。②将皮瓣设计成以穿支为中心的螺旋桨样式，可对血管蒂部及肌腱、骨质外露部位起到良好的覆盖作用，降低皮瓣供区植皮坏死风险。③在解剖血管蒂部时应切除腓动脉终末穿支穿出点上、下约 3.5cm，两侧约 0.5cm 的骨间膜，结扎与皮瓣无关分支，向近端适当游离血管蒂以分散其扭转角度，以最小角度旋转皮瓣。④需注意腓动脉终末穿支有变异可能。

2. 优缺点

（1）优点：①皮瓣供血可靠，切取面积大，采用带蒂转移方式。通常不需要吻合血管，较其他术式操作相对简单、显著降低手术风险。②该皮瓣与胫后动脉皮瓣等主干血管型皮瓣相比，不携带小腿主干血管，不影响足部血供。尤其在小腿部同时合并有胫前、后动脉损伤时，切取胫后动脉皮瓣为手术禁忌。③与其他小腿部皮瓣保护性感觉恢复机制不同，该皮瓣携带腓浅神经与受区神经吻合后使保护性感觉恢复更快，更为可靠。④与其他小腿部皮瓣相比其旋转点更低。

（2）缺点：皮瓣切取靠近外踝，供区创面处理不当可能导致植皮坏死、腱外露。

（幸超峰 王培吉 李蕴好）

六、足底全部或大部皮肤及软组织缺损的修复

（一）概述

足底皮肤软组织缺损的修复，应尽可能接近生理状态，不仅移植的皮肤有一定厚度、须耐磨，而且最好具有保护性感觉功能，防止足底皮肤负重后形成压力性溃疡，尤其是足跟及前足第 1、5 跖骨头负重区。常用修复足底的皮瓣有携带股外侧皮神经股前外侧皮瓣、携带隐神经胫后动脉皮瓣等，这些皮瓣切取面

积较大，还可恢复足背感觉及足底厚度等。在此以隐动脉与胫后动脉供血联合皮瓣修复足底大面积皮肤软组织缺损为例，介绍足底创面的修复。

（二）隐动脉与胫后动脉供血联合皮瓣的血供机制及应用解剖

切取跨区联合皮瓣时，当以一轴型血管为蒂切取皮瓣时，另一血管则被结扎阻断致该供区血流压力下降，蒂近端供区血管则会向另一血管供区提供额外血流，使近端血管供区扩大到另一血管供区范围内，甚至可满足两个供区皮肤血供或超过两个供区，静脉则以迷宫式迂曲回流。依此机制可切取逆行胫后动脉和隐动脉跨区供血联合皮瓣。该逆行皮瓣血供来源于胫前和腓动脉在踝关节部形成的动脉弓；胫后动脉发出 2～8 支直接皮动脉穿支血管及多条肌间隙筋膜穿支血管，多个穿支之间相互吻合，构成纵向的深筋膜血管网（丛）；在皮下脂肪组织中存在纵向皮神经血管丛和浅静脉血管丛。在相邻的隐动脉供区，胫后动脉的皮支与隐动脉皮支组成丰富的血管吻合网，通过交通支、吻合支、关节网、微细血管网、动脉弓，将两个供区的穿支血管广泛交通吻合，实现跨区供血。该联合皮瓣内含有的感觉神经为隐神经，可与受区神经吻合，以便于恢复足底保护性感觉。

（三）适应证

适用于足底大面积皮肤软组织缺损且患肢小腿主干血管及皮瓣供区皮肤软组织无明显损伤者。

（四）手术方法

1. 术前准备　术前对双下肢进行血管造影或彩色多普勒超声检查，明确患肢小腿主干血管胫后、胫前血管是否完好，以及隐动脉及胫后血管穿支定位情况。

2. 麻醉及体位　全身麻醉或硬膜外麻醉，仰卧位。

3. 手术操作

（1）皮瓣设计：以内踝尖与股骨内髁做一连线，以此线作为轴线设计皮瓣，皮瓣上界可至膝关节上 10cm，下界至内踝上平面，前至小腿前中线，后至小腿后中线。根据受区的需要设计皮瓣的形状和大小，以及血管蒂长度。

（2）手术步骤：沿皮瓣设计线切开小腿部皮瓣前缘皮肤、皮下组织达深筋膜，在趾长屈肌与比目鱼肌之间分离出胫后血管，结扎进入肌肉分支，分离并保护胫后血管发出的穿支血管。沿皮瓣设计线前缘向上延长切口，沿缝匠肌前缘切开皮肤至深筋膜，保护好股内侧皮神经。在缝匠肌与股内侧肌间隙找出隐动、静脉，分离至膝降动脉主干至起始处，再沿血管神经向下分离至膝关节平面，结扎进入肌肉、关节血管分支，分离并保护好隐动脉发出的皮支和骨膜支及其与胫前返动脉及膝内侧动脉的吻合支。确认皮支血管进入皮瓣区后，做皮瓣后侧切口，同样在深筋膜下解剖，在肌间隔处向深层解剖，在胫后动脉主干处汇合，掀起皮瓣。结扎近端隐动脉，以远端胫后动脉为蒂逆行覆盖足部创面。皮瓣供区植皮修复。

【典型病例】

患者男性，46 岁，隐动脉与胫后动脉供血联合皮瓣修复足部巨大创面成功（图 9-26）。

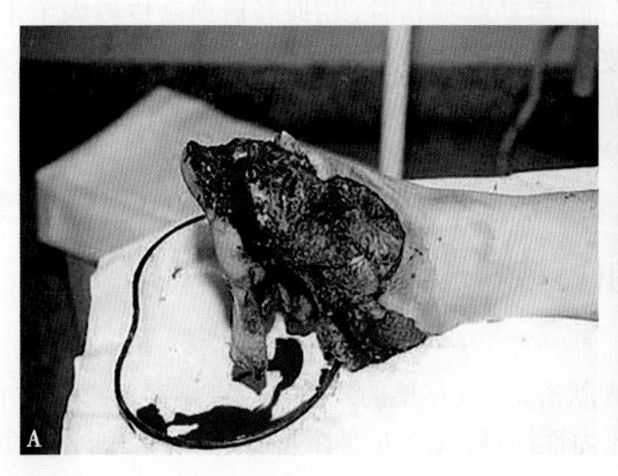

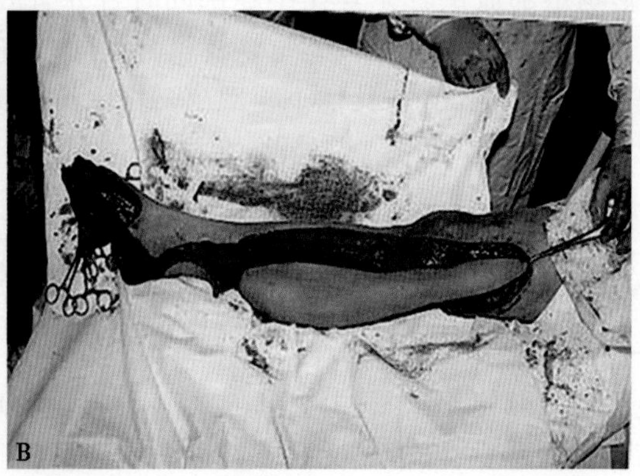

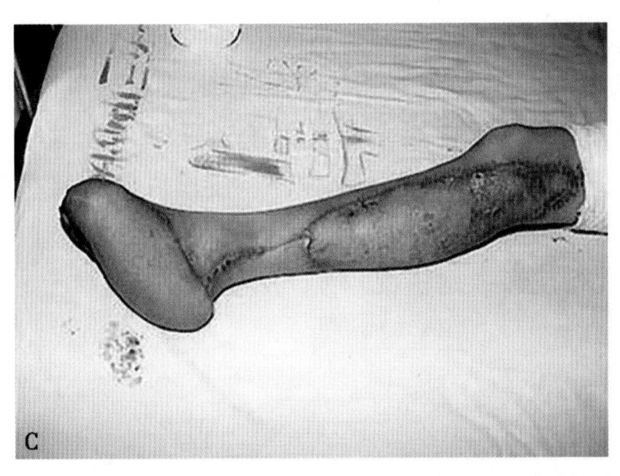

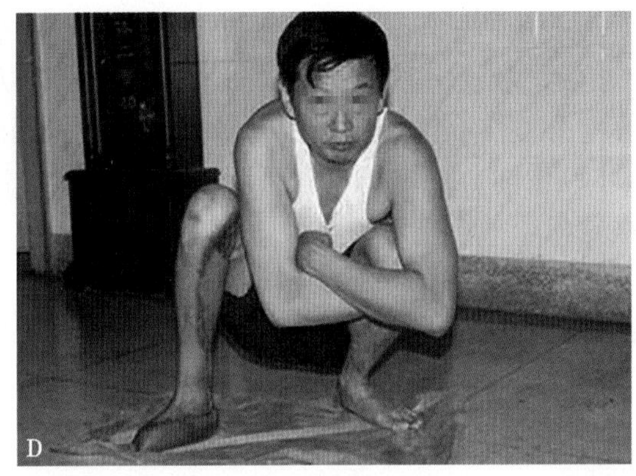

图 9-26 隐动脉与胫后动脉供血联合皮瓣修复足部巨大创面

A. 右足部皮肤撕脱伤，足趾毁损伤；B. 切取胫后动脉与隐动脉联合皮瓣，皮瓣面积 34cm×16cm；C. 逆行转移修复足底创面；D. 术后功能恢复情况。

（五）注意事项及优缺点

1. 注意事项 ①皮瓣切取中注意保护好胫后神经，严防损伤。②注意保护好胫后动脉上端皮支血管与隐动脉、膝内侧动脉发出的皮支血管分支之间的细小吻合血管。③血管蒂旋转点最多至内踝的后上缘，即内踝尖近侧处，勿使血管蒂扭曲、受压。

2. 优缺点

（1）优点：①皮瓣质地好，可切取面积大。②血管蒂较长，血管神经解剖位置恒定。③皮瓣含有感觉神经，可提供可靠的保护性感觉。

（2）缺点：小腿部留有较大面积瘢痕，影响美观为其缺点。

（周明武 幸超峰 杨 渊）

七、前足套状及全足皮肤软组织缺损的修复

（一）概述

前足套状及全足皮肤软组织缺损多为高能量创伤所致，因其创面特点为缺损面积较大，同时有足底部负重区缺损及其他非负重区骨质、肌腱的外露，单纯的游离皮片移植难以成活或后期因行走磨损等原因容易出现皮肤破溃现象，而单一的皮瓣往往无法完全覆盖创面，故手术时需要采取多个皮瓣或游离植皮与皮瓣组合的方式进行创面修复。

目前采用的创面修复方式主要有以下三种：①游离皮瓣＋游离植皮方式；②游离皮瓣＋逆行带蒂小腿部皮瓣方式；③两游离皮瓣串联方式。在此着重介绍两游离皮瓣串联方式。

（二）游离双侧股前外侧皮瓣串联修复全足皮肤软组织缺损的应用解剖

游离股前外侧皮瓣的源血管是旋股外侧动脉，其由股深动脉或股动脉发出后，分为升支、横支和降支。降支在股直肌与股外侧肌之间走行，并分为内侧支与外侧支，内侧支继续下行发出肌肉营养支，外侧支向外下分支影响股外侧肌与股前外侧的皮肤，旋股外侧动脉降支以第 1 肌皮穿支最常见，作为皮瓣的主要血管，多从降支主干末端或外侧支起始处发出。皮瓣的静脉为伴行静脉，一般有两条静脉伴行。皮瓣的神经为股外侧皮神经。可利用降支内侧支远端或降支发出的股中间肌肌支携带另一游离皮瓣。

（三）适应证

适用于同时合并有足底及足背大面积皮肤软组织缺损或全足皮肤脱套伤的患者。踝关节处需有正常的可为该串联皮瓣供血的健康的胫前或胫后血管。

（四）手术方法

1. 麻醉及体位 硬膜外或全身麻醉。仰卧位，双下肢伸直。

2. 手术操作

（1）受区准备：常规创面彻底清创，选择胫后或胫前血管作为供血血管，游离后备用，剪取能够完全

覆盖创面的布样。根据创面位置将布样一分为二，作为双侧股前外侧皮瓣切取依据。

（2）皮瓣切取及串联：根据布样设计皮瓣，常规方法切取双侧股前外侧皮瓣。将两皮瓣拼接，无血状态下将股前外侧皮瓣的旋股外侧动脉降支远端与另一股前外侧皮瓣的旋股外侧动脉降支近端行端端吻合，形成串联皮瓣。皮瓣覆盖创面，血管近端与游离好的胫前或胫后血管吻合。皮瓣供区直接拉拢缝合或植皮修复。

（3）术后处理：常规抗感染、抗痉挛等药物治疗，观察皮瓣血运情况，术后2周拆线。

【典型病例】

病例1：游离皮瓣+植皮修复足部皮肤软组织缺损（图9-27）。

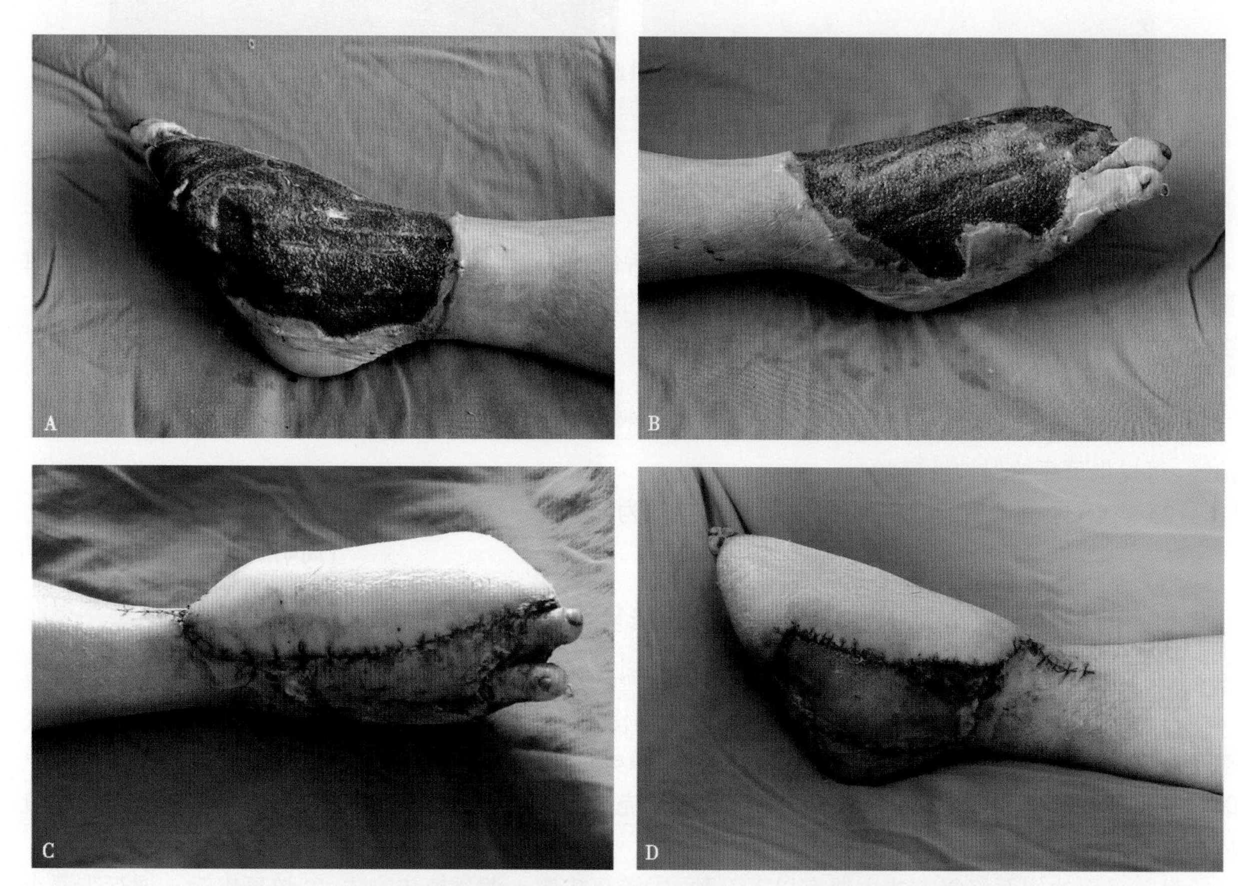

图9-27 游离股前外侧皮瓣联合游离皮片移植修复全足大面积皮肤软组织缺损

A、B. 术前创面情况；C、D. 术后皮瓣顺利成活。

病例2：游离股前外侧皮瓣+逆行股前外侧皮瓣修复前中足皮肤组织缺损（图9-28）。

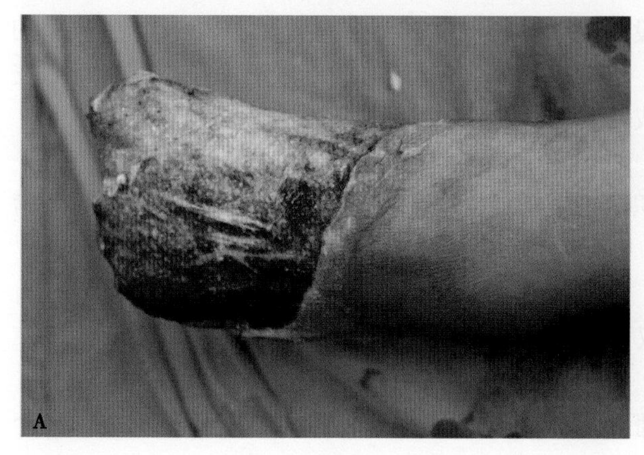

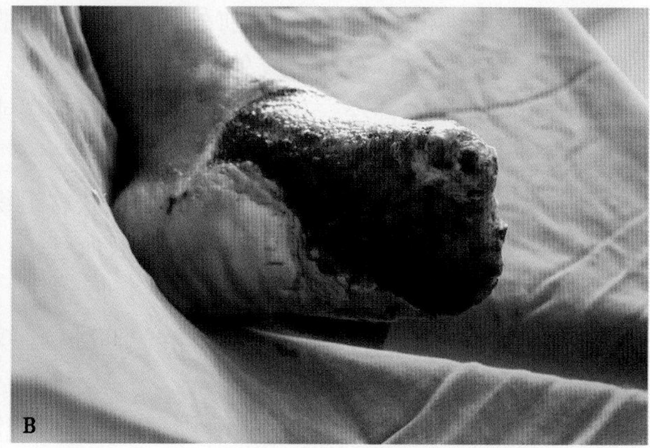

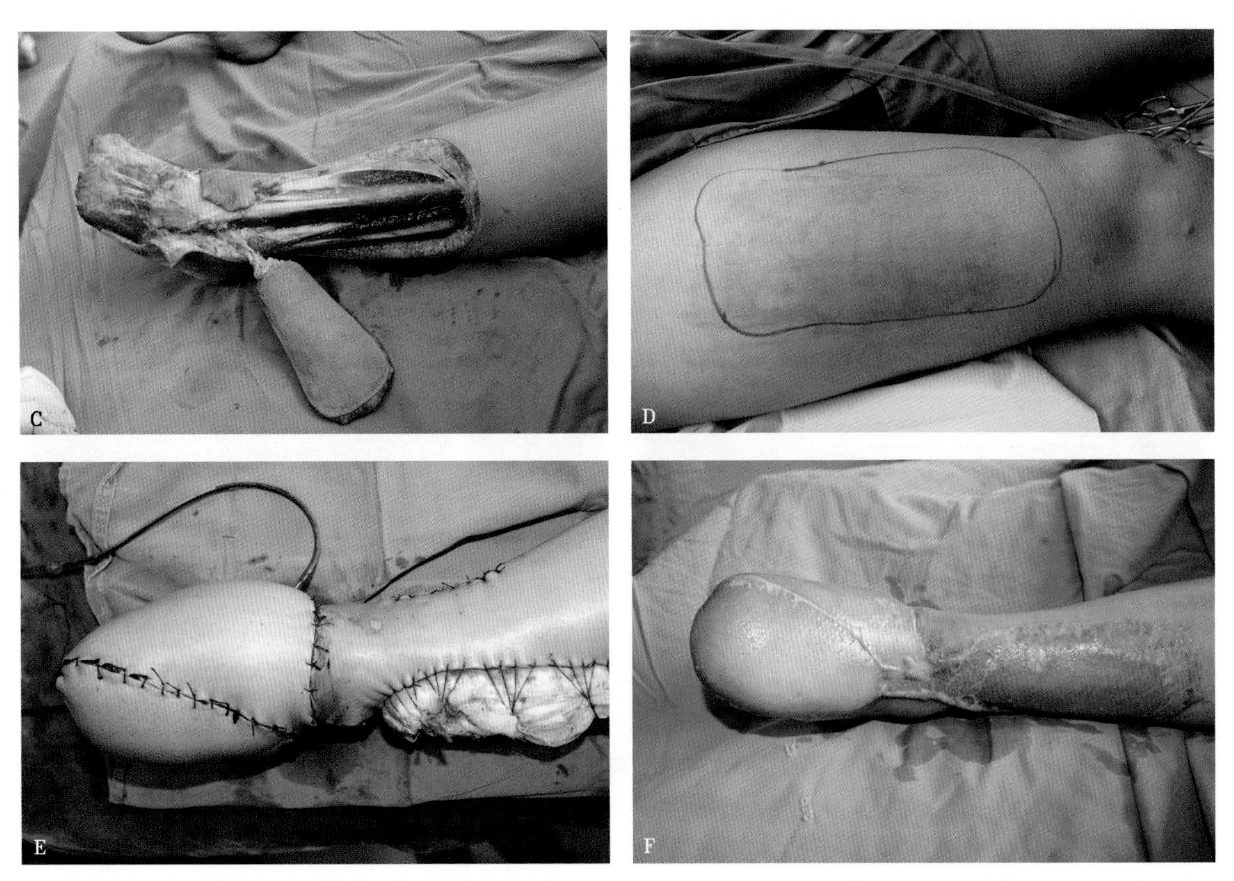

图 9-28　游离股前外侧皮瓣联合旋转点下移的外踝上穿支皮瓣修复足部套状缺损

A、B. 术前创面情况；C. 旋转点下移的外踝上穿支皮瓣；D. 股前外侧皮瓣；E. 皮瓣术后即刻；F. 术后 12 个月随访。

病例 3：游离双侧股前外侧皮瓣串联修复全足皮肤软组织缺损（图 9-29）。

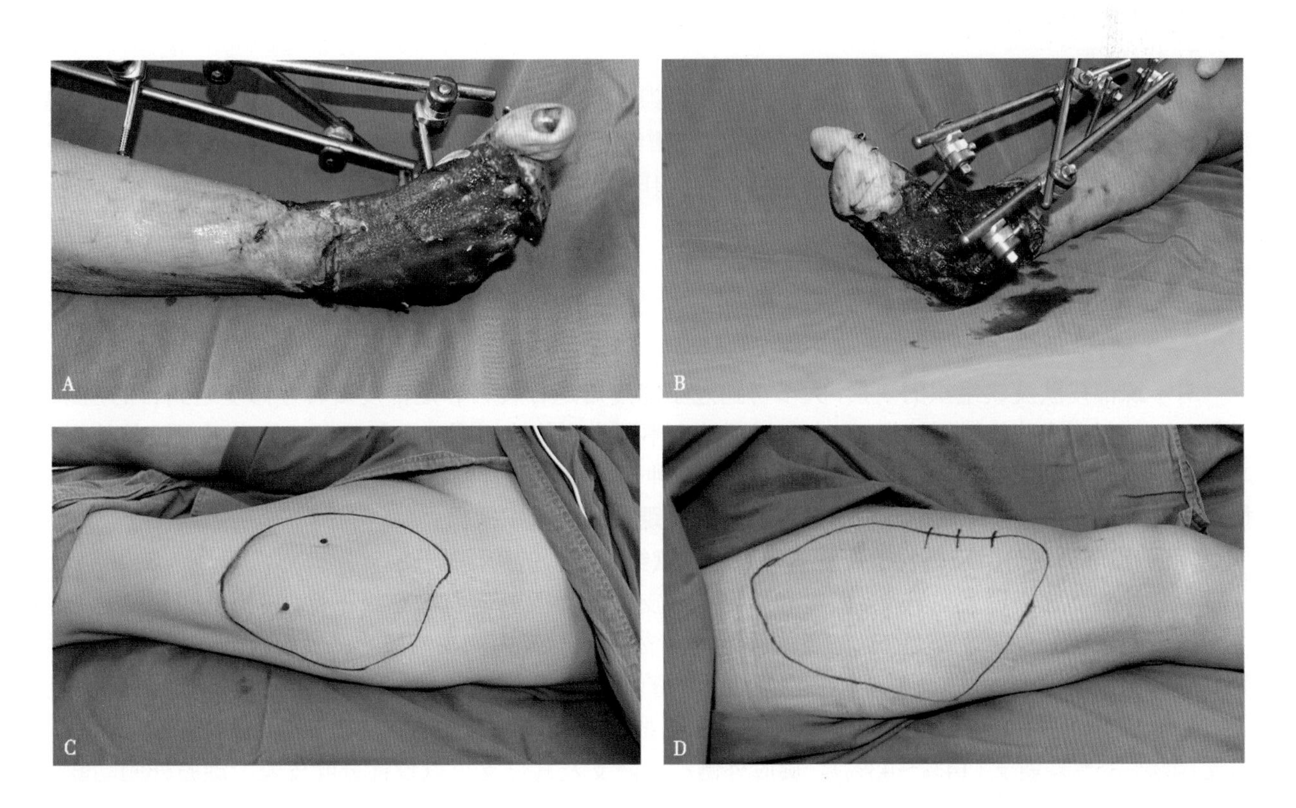

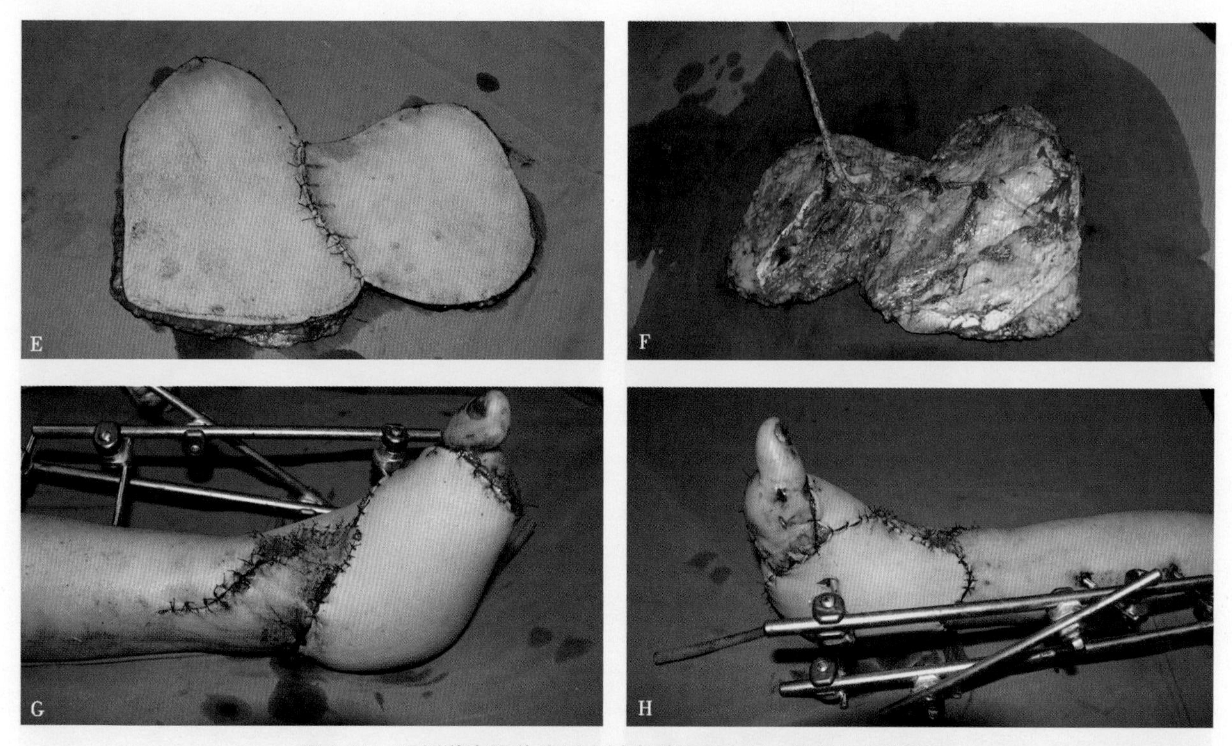

图 9-29 双侧游离股前外侧皮瓣串联修复全足皮肤软组织缺损

A、B. 术前创面情况；C. 左侧游离股前外侧皮瓣；D. 右侧游离股前外侧皮瓣；E、F. 皮瓣组合情况；G、H. 皮瓣修复创面术后情况。

（五）注意事项及优缺点

1. 注意事项 ①术前应行血管造影检查，明确股前外侧动脉降支的走行方向及血管类型，选取合适的组合方式进行皮瓣串联。②皮瓣在切取过程中，要提前考虑好血管串联的方式及血管蒂的长度。③两皮瓣串联需先拼接，无血吻合血管。

2. 优缺点

（1）优点：①可修复足部较大面积的皮肤软组织缺损。②皮瓣可携带肌肉、骨等组织制成嵌合组织瓣，修复复合组织缺损及深部有空腔的创面。③皮瓣组合方式灵活多样，可修复不同形状的创面。

（2）缺点：该术式对术者显微技术的要求高，操作相对复杂。

（幸超峰 周明武 王培吉）

八、踝部皮肤缺损的修复

（一）概述

对于踝部皮肤及软组织的缺损，大多可通过小腿皮瓣逆行转移和足部皮瓣转位修复达到目的，但对于踝部多处复杂皮肤软组织缺损，则大多需要结合不同类型的皮瓣联合进行修复。笔者采用股前外侧分叶皮瓣、游离股前外侧皮瓣联合带蒂转移皮瓣、多种带蒂皮瓣联合移植成功修复了踝部多部位的皮肤缺损。在此着重介绍股前外侧分叶皮瓣移植修复内外踝皮肤软组织缺损。

（二）股前外侧分叶皮瓣移植修复内外踝皮肤软组织缺损的应用解剖

旋股外侧动脉沿途发出升支、横支和降支。降支通常沿股外侧肌内侧缘下行，较少见的情况是在股中间肌表面走行。少部分降支在起始下方分为内侧支、外侧支，内侧支沿股直肌深面内侧走行，营养股直肌及股前内侧表面的皮肤；外侧支沿股外侧肌和股直肌间的肌间隔下行，形成穿过股外侧肌的肌间隔穿支或肌皮穿支，或两者都有，营养股前外侧的皮肤。股前外侧皮肤主要的穿支来源于降支（57%～100%）、横支（4%～35%）、斜支（14%～43%）。旋股外侧动脉降支及其分支可以设计分叶皮瓣。旋股外侧动脉的分支位置也存在变异。以降支为例，有 17% 的降支起源于旋股外侧动脉起始处，6%～13% 的降支直接起源于股深动脉，1%～6% 的降支直接起源于股动脉，这些变异影响了分叶皮瓣的中转方法。当发现 2 条穿支血管分别来源于横支和降支，但均起源于旋股外侧动脉时，继续向近端延长手术切口，仔细分离旋股外侧动脉系统，形成横支 - 降支联合皮瓣。

（三）适应证

各种原因导致的内外踝、踝后侧或合并足背皮肤软组织缺损伴肌腱、骨关节、跟腱外露的患者。

（四）手术方法

1．术前准备　应用多普勒血流仪探查旋股外侧动脉穿支穿出点，选择 2 个搏动声响较强的穿支点予以标记，将其作为皮瓣的血管蒂。选择的皮瓣供区还需满足能一期直接缝合的要求。

2．麻醉及体位　硬膜外麻醉或全身麻醉。仰卧位，双下肢伸直。

3．手术操作　设计连体分叶皮瓣时，尽可能使蒂部靠近各分叶的中央，边缘比创面扩大 1cm。首先根据设计线沿外侧切开皮肤及皮下软组织，向内侧掀起，根据术前标记，寻找进入皮瓣的穿支血管并进行保护。沿股直肌、股外侧肌肌间隔仔细分离，寻找旋股外侧动脉降支主干，采用会师法解剖游离，追踪穿支血管来源，注意保护伴行的股神经肌支。游离血管蒂足够长度后，适当去除皮瓣的脂肪筋膜组织进行修薄，保护真皮下血管网。应用血管夹给予穿支血管轮流夹闭试验，通过观察穿支供血范围内真皮下的渗血情况判断皮瓣血供，血供良好后沿标记线进行裁剪，形成分叶。常规切取皮瓣，断蒂后将两叶游离皮瓣分别覆盖创面，显微镜下解剖吻合血管，旋股外侧动脉或其降支与胫前或胫后动脉吻合，旋股外侧静脉与胫前或胫后伴行静脉吻合，确认吻合口通畅后关闭切口。

【典型病例】

病例 1：股前外侧分叶皮瓣游离移植修复内外踝皮肤缺损（图 9-30）。

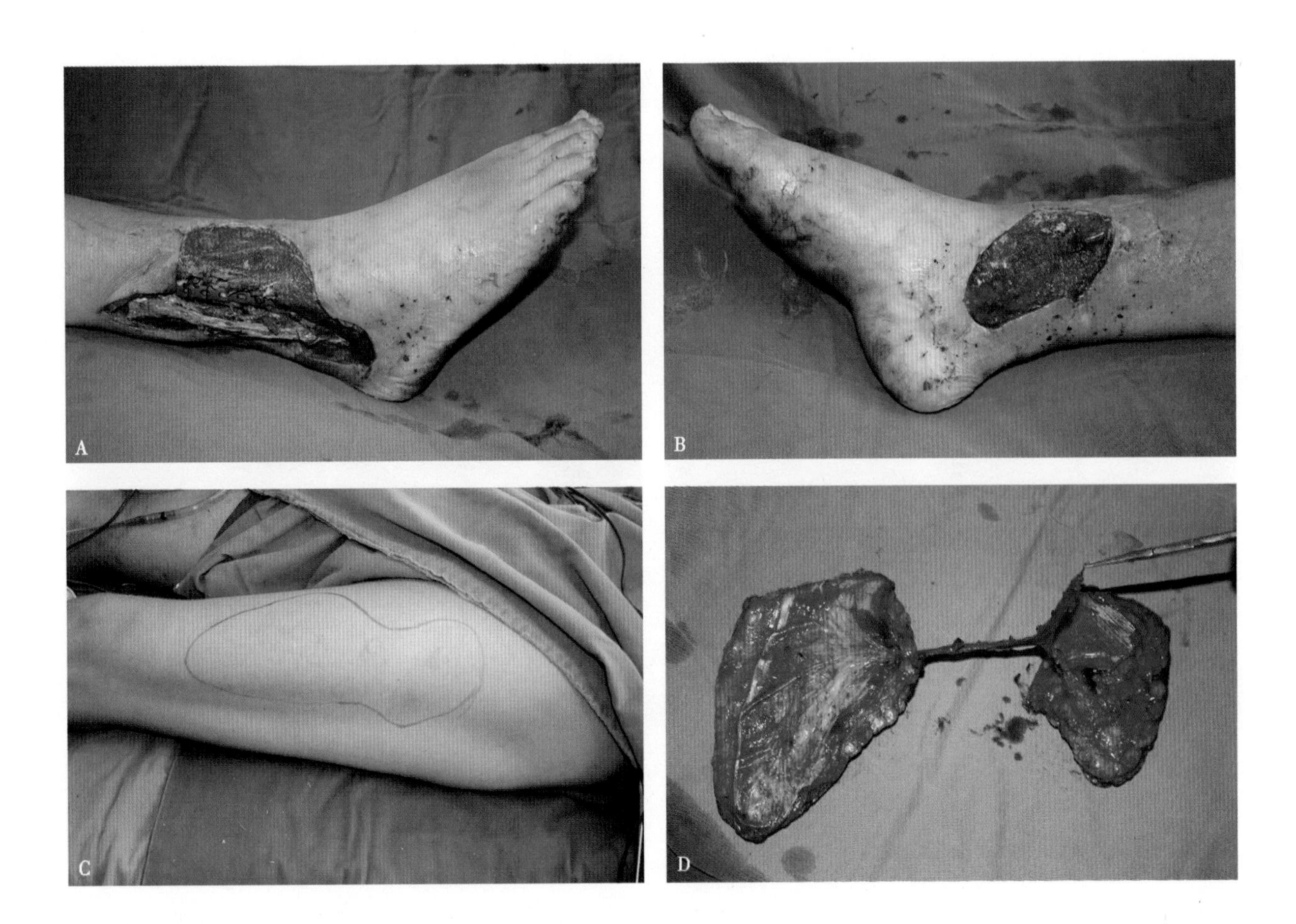

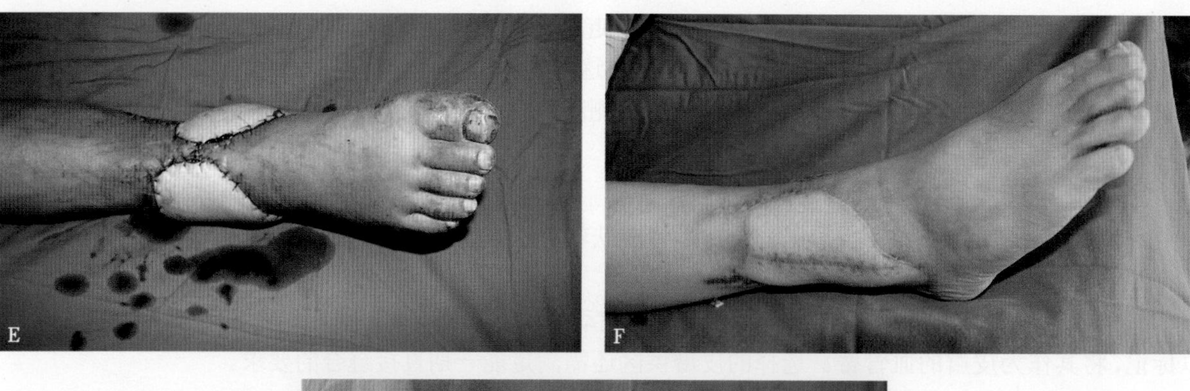

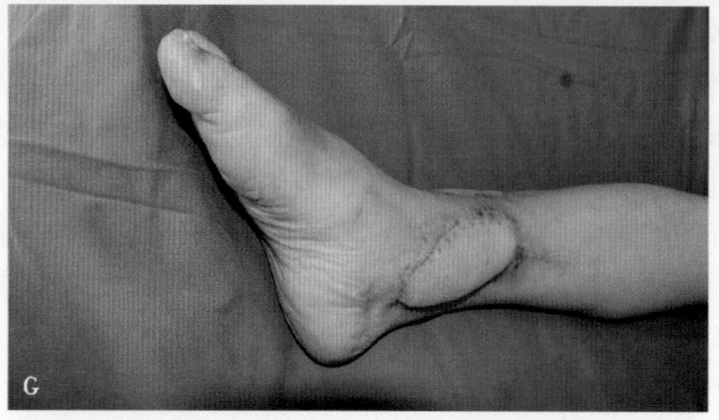

图 9-30 股前外侧分叶皮瓣移植修复内外踝皮肤软组织缺损

A、B. 右踝皮肤缺损，钢板外露；C. 先设计连体股前外侧分叶皮瓣；D. 裁剪后股前外侧分叶皮瓣；E. 分叶皮瓣修复右踝创面后外观；F、G. 术后 11 个月皮瓣外观良好，踝关节活动正常。

病例 2：游离股前外侧皮瓣 + 外踝上皮瓣修复内外踝皮肤缺损（图 9-31）。

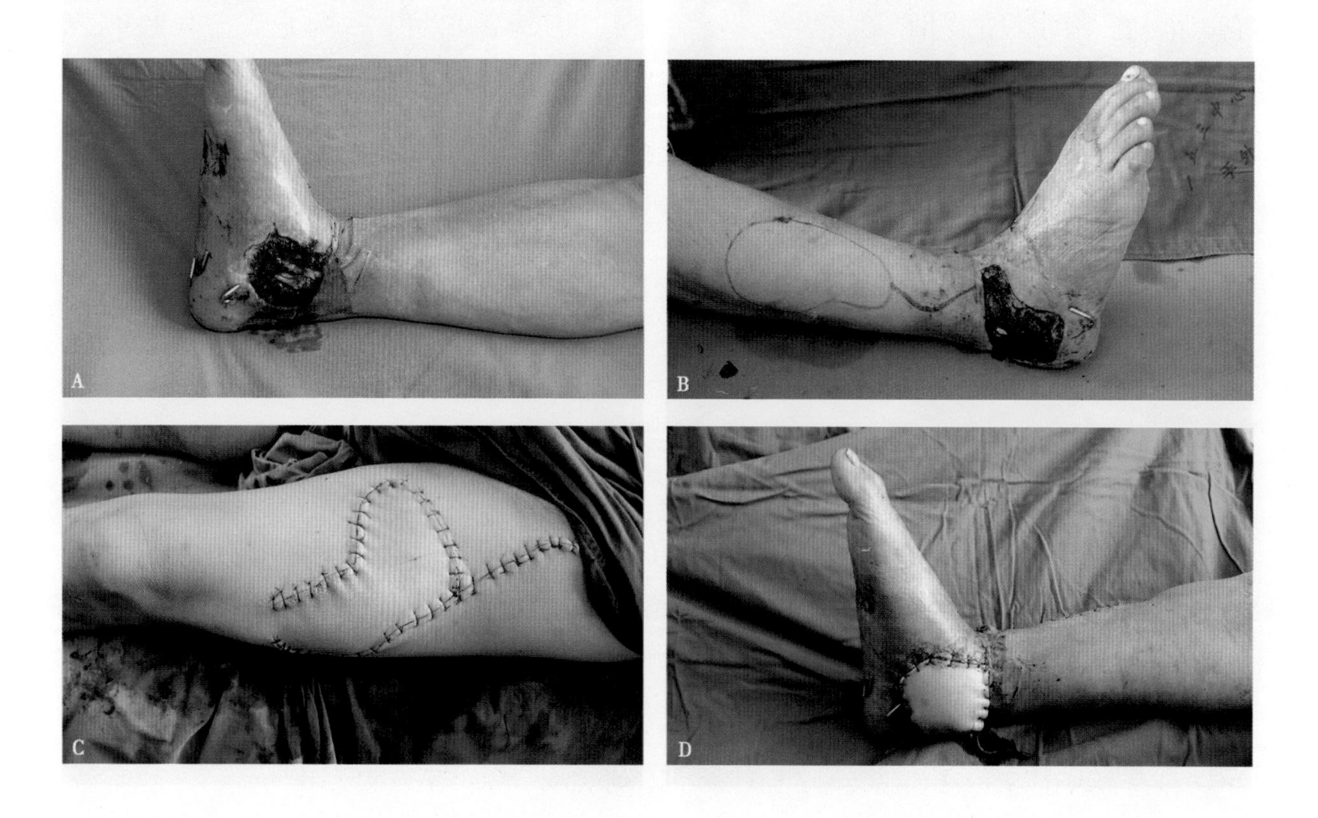

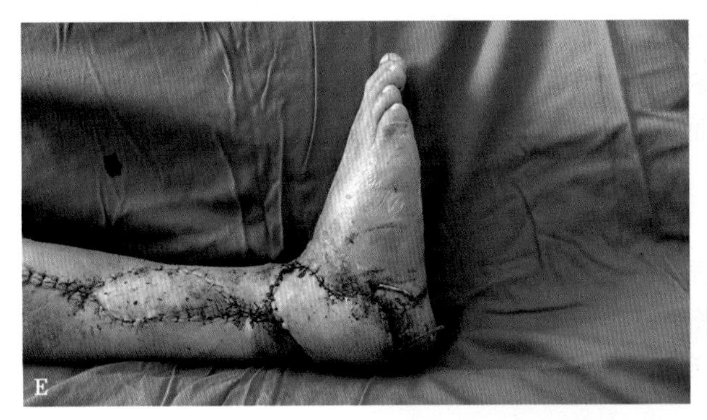

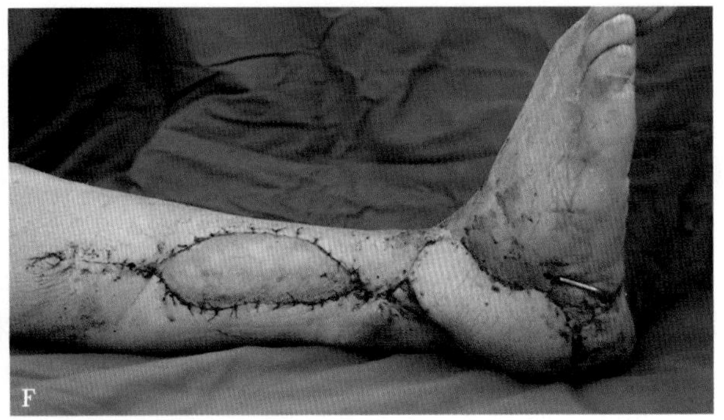

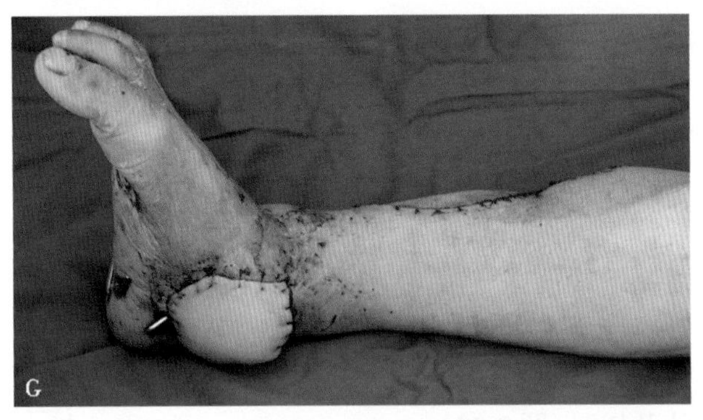

图 9-31 游离股前外侧皮瓣＋外踝上皮瓣修复内外踝皮肤缺损

A. 设计外踝上穿支蒂皮瓣修复外踝创面；B. 游离股前外侧皮瓣修复内踝创面；C、D. 皮瓣修复后外观良好；E. 游离股前外侧皮瓣切取后供区直接拉拢缝合；F、G、术后 1 个月复查，皮瓣外观良好，伤口愈合良好未见渗出。

（五）注意事项及优缺点

1. 注意事项 ①术前借助多普勒超声定位穿支，根据穿支位置设计分叶皮瓣。②术中采用四面解剖法解剖穿支血管。③设计两分叶皮瓣大小时应考虑供区直接闭合，避免植皮。④可携带肌肉形成嵌合组织瓣填塞空腔。

2. 优缺点

（1）优点：①可修复足踝部较宽创面或两单独创面；②分叶皮瓣每叶的宽度小于 8cm，供瓣区可以低张力直接闭合，减少供瓣区并发症。

（2）缺点：①穿支血管蒂解剖长度越长对股外侧肌肉的破坏越大，存在部分肌肉坏死的风险。②解剖分叶的穿支血管蒂耗时长，创面暴露久，增加创面感染机会。

（周明武 幸超峰 王培吉）

九、合并足与小血管损伤的足部皮肤及软组织缺损的修复

（一）概述

当小腿及足部受到强大直接的暴力作用时，尤其是 Gustilo ⅢC 型毁损性小腿损伤，易出现小腿及足部较大面积的皮肤软组织撕脱或缺损，同时有小腿主干血管损伤、严重开放性粉碎性骨折等，肢体濒临截肢。行肢体外固定及血管修复与重建血运后，常遗留足部及小腿大面积皮肤软组织缺损。由于患肢已无安全的血管接受直接游离皮瓣移植，同时为保证肢体血供，患肢残留主干血管或修复后血管不允许作为供血血管，只能借助健侧肢体的健康血管作为供血血管。为此，于仲嘉等首先报道的桥式交叉游离皮瓣比较好地解决了这个问题。裴国献等将桥式交叉移植改为桥式平行移植，且对于肢体两处创面，设计以胫后血管作为血供形成双蒂皮桥，有效地解决了肢体严重损伤多创面的修复问题。

（二）平行桥式吻合血管游离皮瓣移植修复足部皮肤软组织缺损术的应用解剖

桥式平行移植吻合血管的游离皮瓣移植术，必须有合适的血管来为移植组织供应血液，一般情况下选择健侧胫后血管作为供血血管，该血管具有以下优势：可游离长度长，切取后对健侧肢体血供影响小，

血管口径与携带游离皮瓣口径相当，可一分为二，作为两条供血血管，分别修复小腿及足部两处创面。

桥式吻合血管游离皮瓣修复足部皮肤及软组织缺损，皮瓣种类的选择应符合足部皮肤及软组织缺损修复的要求，特别在皮瓣质地、厚度、恢复感觉等方面能满足修复足部缺损的需要，临床上多选用股前外侧皮瓣或背阔肌皮瓣。

（三）适应证

各种原因导致的小腿及足部两处皮肤软组织缺损，小腿多条主干血管不健康，不能作为移植皮瓣的供血血管，或者患肢仅存一条相对健康的主干血管来维持肢体血供，需要保留，而对侧肢体完好的患者。同时患者全身状况良好，无其他不适宜长期卧床的基础疾病。

（四）手术方法

1. 术前准备　术前对双下肢进行血管造影或彩色多普勒超声检查，明确双下肢血管情况及健侧肢体胫后动脉穿支分布。

2. 麻醉及体位　硬膜外麻醉或全身麻醉。仰卧位，双下肢伸直。

3. 手术操作

（1）受区准备：为了与受区周围组织建立良好的侧支循环，受区需彻底扩创，如创面有长期骨外露，已经形成慢性骨髓炎，扩创后形成的骨缺损可行抗生素骨水泥暂时充填，二期利用膜诱导技术来修复骨缺损。

（2）皮桥及供区皮瓣设计及切取（图 9-32）

1）皮桥的设计切取：一般皮桥蒂部位于健侧小腿近踝关节部位，蒂部位置确定后，根据双下肢伸直位两小腿之间的间距，设计胫后动脉穿支皮瓣长度及胫后血管需切取的长度，皮瓣宽度一般在应不少于 8cm，为供血胫后血管提供宽松的环境。如患肢有小腿及足部两处创面，可将胫后动脉一分为二，分别于小腿近端及远端设计两皮桥，近端为顺行供血，远端逆行供血。

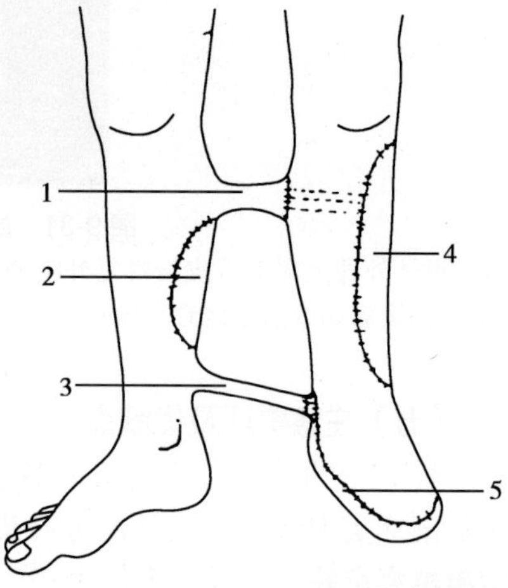

1
2
3
4
5

图 9-32　小腿双蒂皮桥移植修复示意图

1. 近端皮桥；2. 胫后动脉皮瓣供区；3. 远端皮桥；4. 背阔肌皮瓣；5. 股前外侧皮瓣。

2）修复创面皮瓣的设计及切取：皮瓣设计时应考虑皮瓣与对侧皮桥相连部位需得到良好的覆盖。修复足底创面的选择必须满足有一定厚度、耐磨、可携带皮神经等条件。

3）皮瓣移植、血管吻合及双下肢的固定：将之前切取游离的皮瓣断蒂并与受区缝合固定，皮瓣内血管与健侧胫后血管无张力吻合。血管吻合后，维持双下肢伸直位，皮桥自然松弛，用组合式外固定支架将双下肢平行外固定，避免皮瓣蒂部撕脱，便于术后护理。

4）术后处理：常规应用“三抗”药物 1 周，术后 3 周开始皮瓣血供阻断训练，一般术后 4～6 周皮瓣侧支循环已经完全建立，可行皮瓣断蒂术。

【典型病例】

患者男性，23 岁，左下肢外伤术后，行胫后血管供血双桥式皮瓣移植修复（图 9-33）。

（五）注意事项及优缺点

1. 注意事项　①受区创面的前期彻底扩创尤为重要，对于感染坏死组织不能姑息。②在制作皮桥时，截断胫后血管前应做血流阻断试验。③胫后血管在皮桥蒂部避免反折、扭转及卡压，其与主干夹角应大于 90°。④双下肢必须牢固固定于平行伸直位。

2. 优缺点

（1）优点：①有效解决了伤肢无供血血管的创面修复问题。②改桥式交叉移植方式为平行桥式，使肢体固定于更舒适的位置。③可形成远、近端两个血管皮桥，可同时修复小腿及足两处创面。

（2）缺点：①牺牲了健侧肢体一条主干血管。②虽然改桥式交叉为桥式平行移植，但仍需将双下肢长期固定并保持卧床。

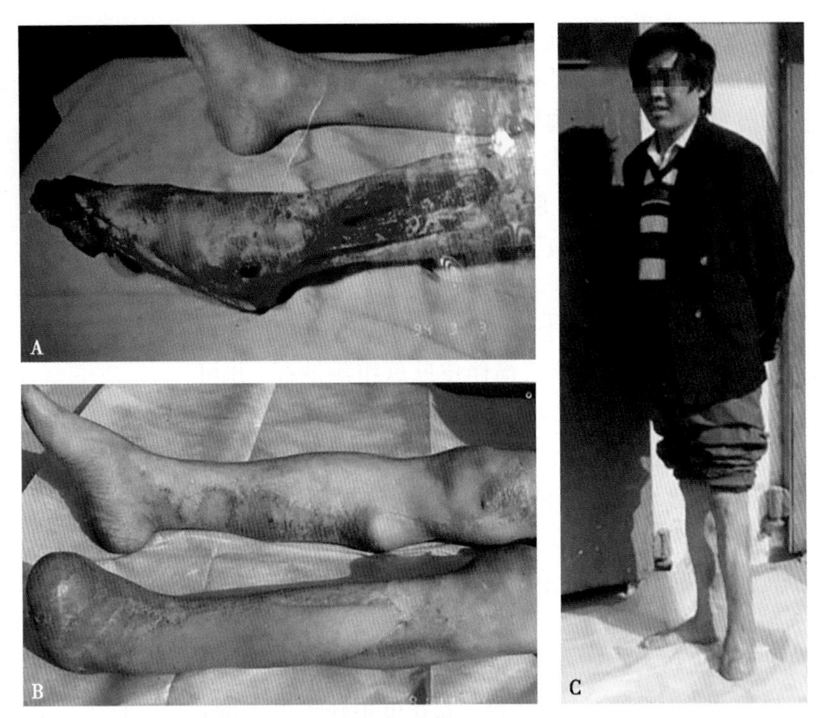

图 9-33 健侧胫后动脉供血双平行桥式皮瓣修复左小腿及左足部皮肤软组织缺损

A. 术前左小腿及左足创面情况；B. 皮瓣断蒂术后；C. 术后功能随访。

（周明武 裴国献 幸超峰 谢振军 苏 云 吴 迪 毛凯歌 相大勇）

第六节 小腿骨（膜）瓣的应用

随着显微外科技术的发展，国内外学者对各种骨瓣、骨膜瓣进行了深入研究，报道了多种带血管蒂骨膜瓣转位修复术和吻合血管的骨瓣移植术，获得了较好的治疗效果。大量临床实践证明：带血管蒂的骨瓣、骨膜瓣转移或移植治疗骨不连、骨缺损是目前最理想的治疗方法之一。本节重点介绍小腿常用并具有实用价值的带血管蒂骨瓣、骨膜转位或移植修复术的应用。

一、胫后血管肌间隙支胫骨骨（膜）瓣

（一）概述

胫骨在支持体重、直立行走中发挥着重要作用。1983 年李汉云通过对胫骨骨膜应用解剖学的研究，提出带血管蒂胫骨骨膜瓣移植的可行性；1985 年王书成临床应用取得成功。1996 年张发惠等详尽报道了胫后血管肌间隙支的解剖学研究。1997 年陈振光、钟桂午等先后进行了以胫后血管肌间隙支为蒂的胫骨内侧骨膜瓣移位术的临床应用。1999 年郑和平等报道了胫骨内侧中、上段骨膜瓣移位术的应用解剖学。之后，临床上相继报道了带血管蒂胫骨骨膜（骨）皮瓣移植术。2006 年周明武等应用健侧胫后动脉远端为蒂逆行胫骨骨膜皮瓣桥式转移修复 73 例骨不连、骨缺损，取得可靠的疗效。2007 年任飞等报道游离胫骨最长为 12cm，他认为胫骨瓣截取不超过胫骨体横截面的 1/2 时是安全的。由于胫骨外侧面骨膜瓣切取时，骨膜支或肌骨膜支血管蒂短，骨膜带蒂转移受到一定限制，操作不方便，近些年临床上应用较少。胫骨是主要承重骨，切取骨瓣不宜太大，不能作为主要骨瓣供区。

（二）应用解剖

胫骨为粗大长管骨，胫骨体呈三棱形，具有三缘与三面，胫骨内侧面和外侧面可作为骨膜供体。胫骨骨膜血供丰富，胫骨上 1/3 的血供来源有膝降动脉隐支（隐动脉）、膝下内侧动脉终末支、胫前动脉返支发出的直接骨膜支血管，胫前动脉肌骨膜支。胫骨内侧面隐动脉、膝下内侧动脉终末支骨膜血管与胫后

动脉肌间隙支血管相吻合，在胫骨内侧面形成骨膜血管网。胫骨中、下2/3的血供来源有：除胫后动脉滋养动脉及其肌间隙支发出的骨膜分支外，主要由来自胫前动脉发出的骨膜支血管供应，胫骨外侧面下段主要为直接骨膜支血管，胫前动脉踝上支粗大且与邻近骨膜血管相吻合，并可越过胫骨嵴与胫骨内侧面血管吻合。腓动脉远端穿支、腓浅动脉与胫骨远端肌间隔血管相吻合。伴行静脉汇入骨膜静脉（图9-34）。

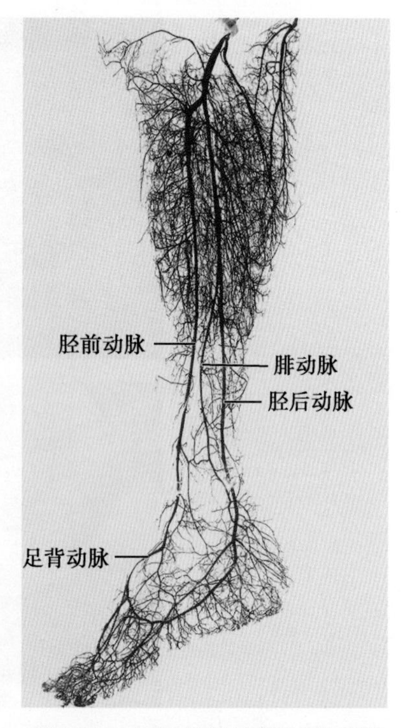

图9-34 小腿动脉铸型标本外侧观

（三）适应证

胫骨内侧面骨膜瓣带蒂转移适用于胫骨各段的骨不连；游离骨（膜）瓣移植修复足及其他部位较小的骨缺损伴皮肤软组织缺损，并可带胫后动脉桥接伤肢动脉血管缺损。

（四）手术方法

1．术前准备 术前行血管造影检查或多普勒血流仪探查胫后动脉穿支血管分布情况。

2．麻醉及体位 硬膜外麻醉或全身麻醉。仰卧位。

3．手术操作

（1）皮瓣设计：胫骨内髁与内踝连线为轴线设计骨（膜）瓣，以胫后动脉为轴，根据所需皮瓣大小设计合适的皮瓣，上界可至膝关节平面，下界至踝上2cm，前至小腿前中线，后至小腿后中线。骨膜瓣切取范围在胫骨内髁与内踝之间，前缘不超过胫骨嵴，后缘可根据所需骨膜大小适当切取胫骨后面骨膜。携带胫骨瓣不宜超过胫骨体横截面的1/2。

（2）受区准备：对伴有皮肤软组织缺损的开放性骨缺损进行彻底清创，清除失活组织，取出松动的内固定物。对于慢性创面或感染创面，彻底清创的同时，应尽可能保留骨干两端关节面及关节完整。解剖受区供血动脉，根据血管蒂长度解剖出就近与供区口径相当的静脉备用。

（3）骨膜（骨）皮瓣切取：按设计线先做皮瓣前侧切口，在深筋膜下由前向后切取皮瓣，直至胫骨（嵴）前缘。于深筋膜下向内游离皮瓣，显露胫骨骨膜并保护好胫后动脉发出的骨膜支血管，达胫骨内侧缘处，注意保护好胫后动脉发出的皮穿支血管，沿皮瓣设计线切开后侧切口，在比目鱼肌与趾长屈肌间隙，打开该间隙，显露胫后动、静脉及胫神经，解剖观察胫后血管发出的皮穿支及骨膜分支并加以保护，根据骨缺损大小及其所处创面部位，切取所需的骨膜（骨）皮瓣，如骨膜皮瓣（图9-35）、骨膜肌皮瓣（图9-36）、骨膜骨皮瓣（图9-37）。胫后血管与胫后神经分离，并向远近端各游离一段血管备用（血管蒂长一般3～4cm，最长为8cm）。

（4）修复方式：游离移植；顺行、逆行带蒂转移；桥式交叉转移（图9-38）。术后两下肢平行外固定。

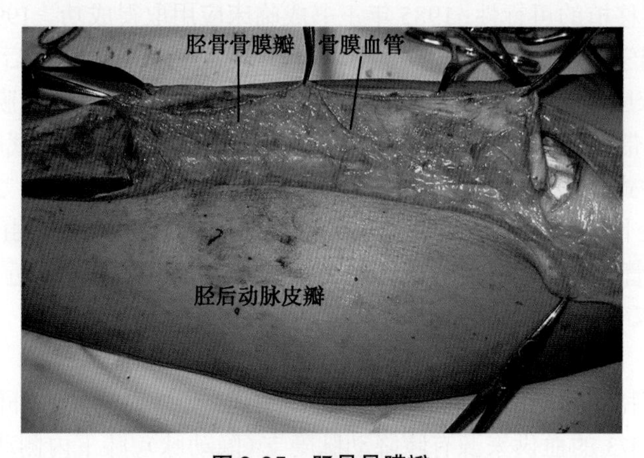

图9-35 胫骨骨膜瓣

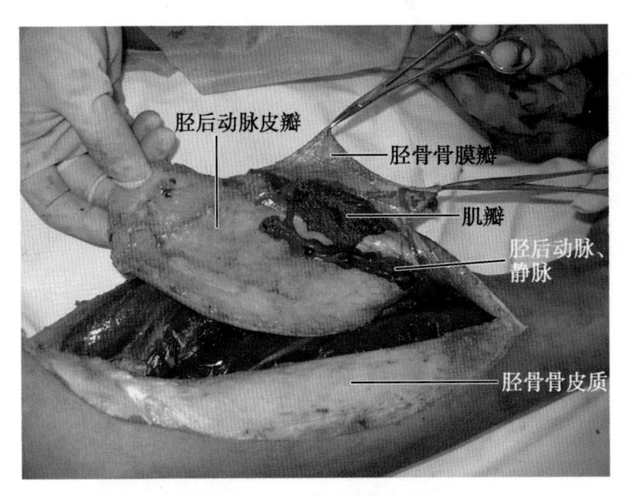

图 9-36 胫骨骨膜肌皮瓣

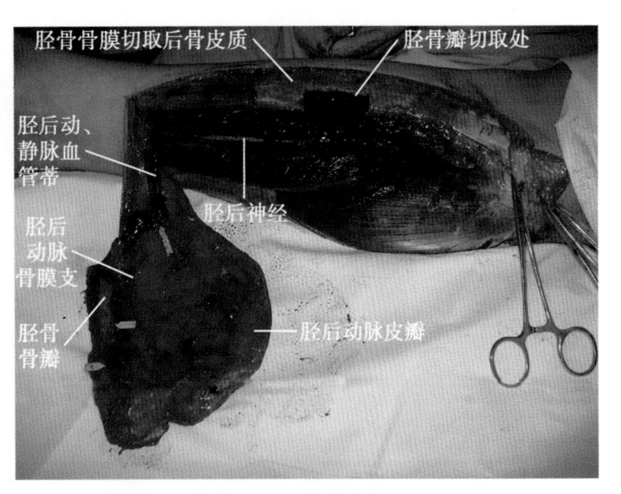

图 9-37 胫骨骨膜骨皮瓣

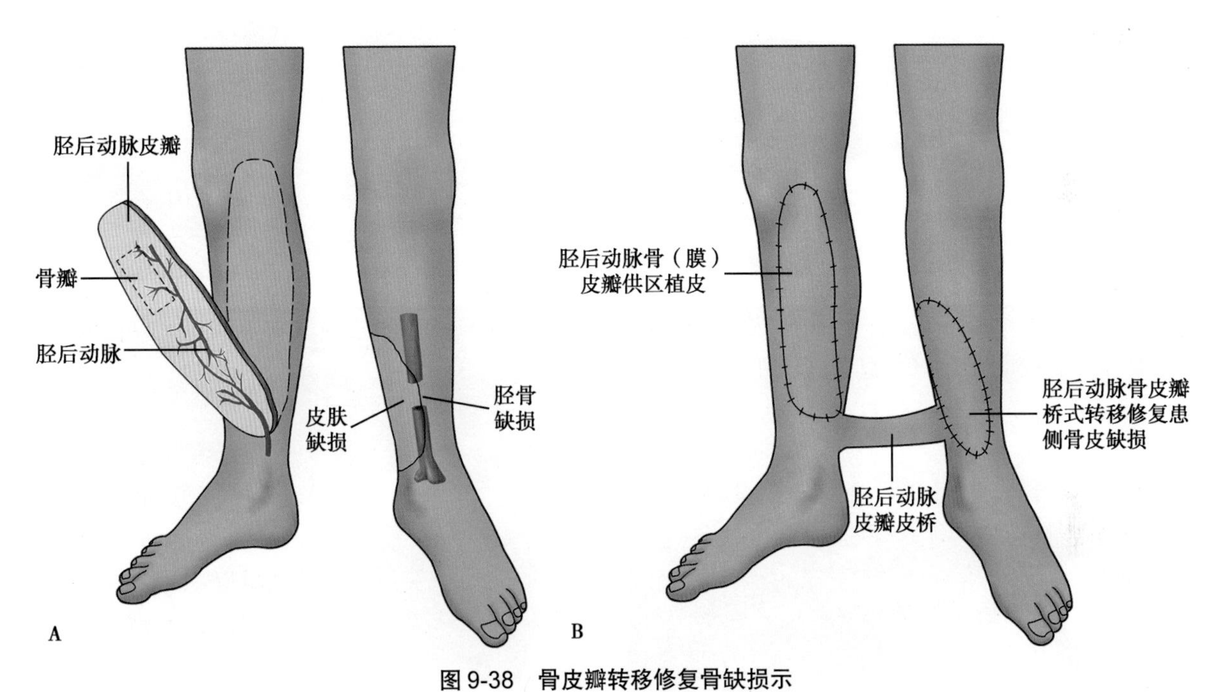

图 9-38 骨皮瓣转移修复骨缺损示

A. 胫后动脉骨皮瓣示意图；B. 骨皮瓣桥式转移修复患侧骨皮缺损。

【典型病例】

病例 1：患者男性，23 岁，因车祸致左胫腓骨下端开放性粉碎性骨折伴皮肤软组织挫伤，术后小腿下端部分皮肤坏死，骨外露。5 周后，行健侧胫后血管下端为蒂胫骨骨膜（骨）皮瓣桥式转移修复患侧骨外露、骨缺损。术中拆除外固定，创面扩创，取出部分游离骨折块，胫骨复位后留有 4cm×1.3cm 大小骨缺损，皮肤缺损面积 24cm×10cm，切取皮瓣切取面积 26cm×12cm，骨膜面积 11cm×6cm，骨块 4cm×1.3cm；将碎骨块及移植骨块用克氏针固定、胫骨外固定，骨膜皮瓣成活，于术后 14 天创面愈合，6 个月骨折线消失（图 9-39）。

病例 2：患者男性，33 岁，因车祸伤致右足第 1 跖骨开放性粉碎性骨折伴皮肤软组织挫伤，行创面清创、克氏针骨折固定、VCD 覆盖创面治疗，炎症控制后，行创面扩创、去除死骨，胫后血管远端为蒂胫骨骨（膜）骨皮瓣逆行转移修复第 1 跖骨缺损伴皮肤软组织缺损术（图 9-40）。

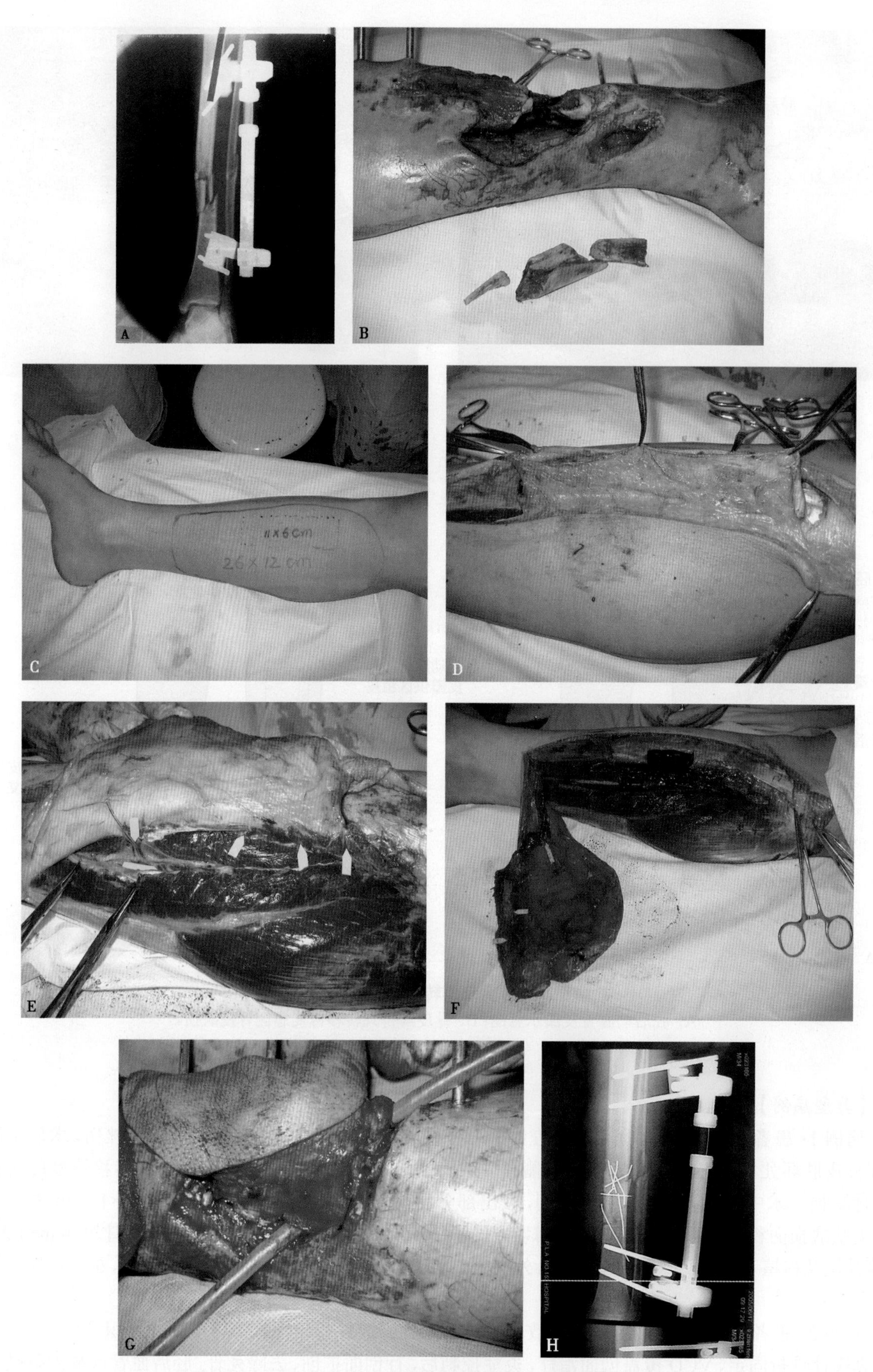

图 9-39　胫骨骨膜(骨)皮瓣桥式转移修复患侧骨外露、骨缺损

A. 术前 X 线; B. 术中清创、取出骨折块; C. 手术设计骨膜皮瓣; D. 切取骨膜瓣; E. 术中显示胫后血管; F. 切取骨膜(骨)皮瓣; G. 骨瓣修复胫骨缺损并给予骨折内固定,用骨膜包裹骨折处,皮瓣修复创面; H. 术后 X 线示骨折对位良好。

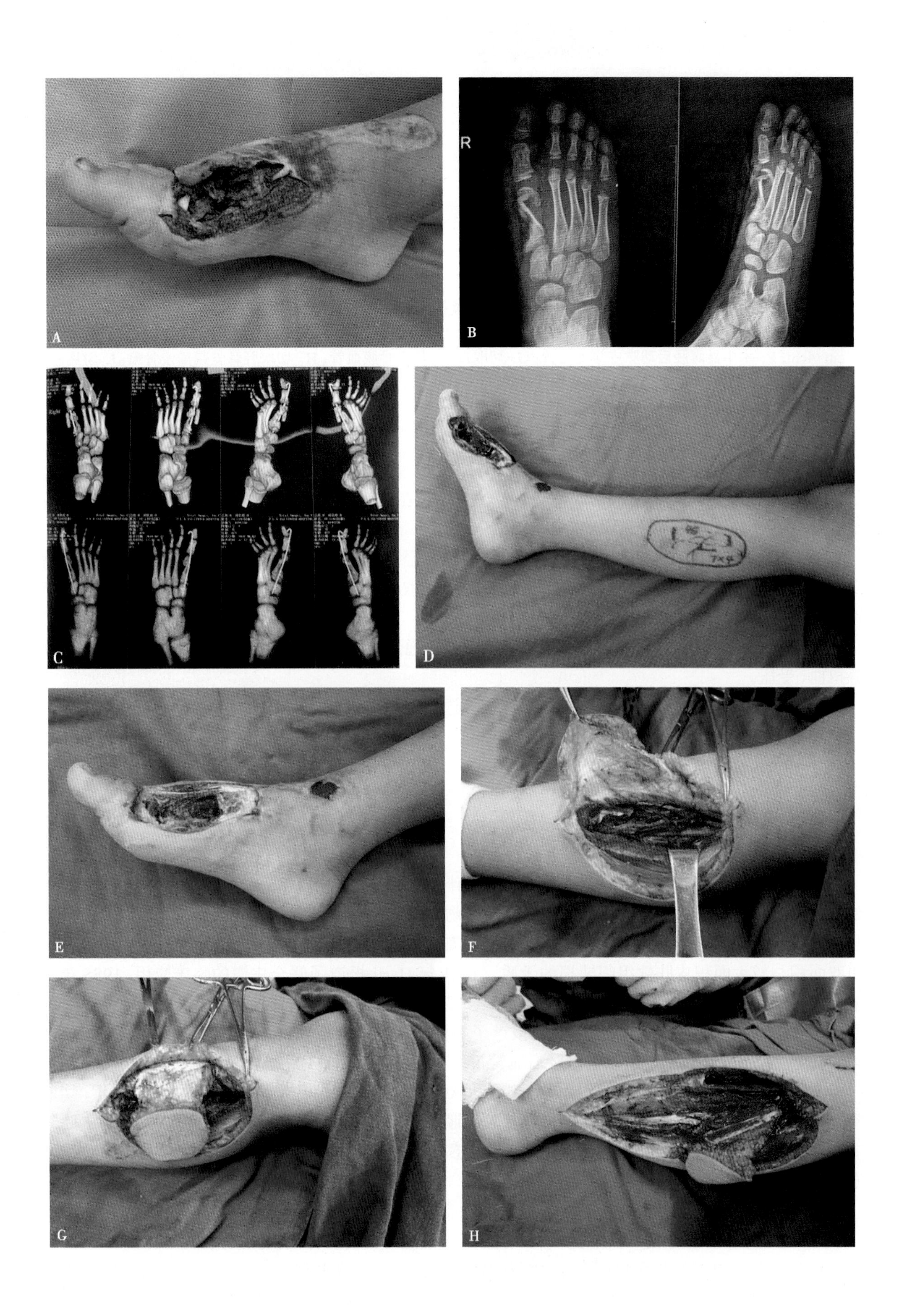

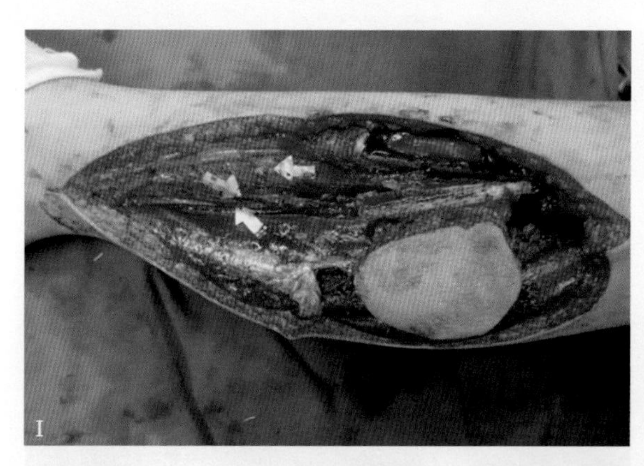

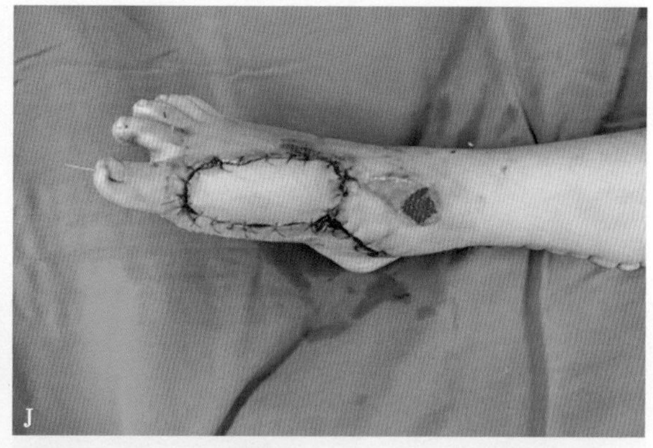

图 9-40 骨皮瓣转移修复第 1 跖骨缺损及皮肤缺损

A. 术前伤情；B. 术前 X 线显示骨缺损；C. 清创骨折固定术后 CT 片；D. 骨缺损修复术前扩创；E. 设计胫骨皮瓣 7cm×4cm；F. 术中显露胫后动脉皮穿支血管；G. 切取皮瓣，显露骨膜血管；H. 切取胫骨骨膜瓣及骨瓣；I. 游离胫后血管蒂，分离胫后神经；J. 皮瓣修复后外观良好。

（五）手术要点及注意事项

1. 以胫后动脉肌间隙支为蒂切取骨膜（骨）皮瓣，应在骨膜下紧贴胫骨分离，深浅要适度，防止深筋膜与骨膜分离脱套或伤及血管。

2. 在比目鱼肌与趾长屈肌间隙显露胫后动、静脉及胫神经，解剖观察胫后血管发出的皮穿支及骨膜分支并加以保护，根据骨缺损大小及其所处创面部位，切取所需的骨膜（骨）瓣，骨膜瓣应靠血管蒂的远侧部设计。保护好胫后血管、胫神经，以免损伤。

3. 胫后动、静脉为蒂的骨膜（骨）皮瓣带蒂转移时，通过皮下隧道或明道将皮瓣转移到受区，勿使血管蒂扭曲、受压。

4. 骨膜瓣转位骨折处后，要与周边组织缝合固定。

5. 切取骨瓣不宜太大，不能作为主要骨瓣供区。胫骨瓣截取横截面不超过胫骨体横截面的 1/2。

（周明武 王培吉 李蕴好）

二、跨区供血胫骨骨（膜）皮瓣

（一）概述

各种原因导致的小腿或足踝部骨外露、骨缺损伴大面积皮肤软组织缺损，由于主要血管均损伤伴长段缺损或病理改变，或各种因素导致患肢不能采用吻合血管游离复合组织瓣移植修复创面时，若采用健侧胫后动脉胫骨骨（膜）皮瓣桥式转移修复，对于伴有较大面积皮肤软组织缺损者，往往不能解决较小皮瓣切取面积与较大面积皮肤软组织缺损的矛盾。1981 年 Harii 报道了联合皮瓣的临床应用，1985 年范启申采用吻合一组血管的联合皮瓣移植，代替了吻合多组血管的组合皮瓣移植修复较大创面。从此，多种类型联合皮瓣应用于临床。2001 年周明武报道了多种类型跨区供血联合皮瓣修复大面积皮肤软组织缺损 48 例，之后，相继开展了采用以健侧胫后血管下端为蒂，携带肌间隙骨膜支血管及皮支血管为血供，切取逆行跨区供血胫骨骨（膜）骨皮瓣；或以健侧隐动脉为蒂，携带其骨膜支血管及皮支血管为血供，切取顺行跨区供血胫骨骨（膜）骨皮瓣，桥式转移修复患侧胫骨长段骨外露并骨不连、骨缺损及大面积皮肤软组织缺损。由健康部位血管为其提供营养，提高了抗感染能力和组织修复能力。较以往骨移植治疗骨缺损的方法更安全，提高了成功率。

（二）应用解剖

胫骨骨膜血供：胫骨骨膜血供丰富，诸多分支血管相互吻合成网，并有静脉伴行。

小腿内侧及膝内侧皮肤血供：胫后动脉发出 2～7 支直接皮动脉侧支，直接皮血管向肢体近侧又发出回返支血管；胫后动脉还发出肌间隙筋膜皮穿支血管，穿出深筋膜后，在其表面发出放射状分支，沿肢体纵轴上升与下降的分支口径较大，行程较长，多个肌皮穿支上升支和下降支相互吻合，构成纵向的深筋膜血管网（丛）；在皮下脂肪组织中存在纵向皮神经血管丛和浅静脉血管丛。这些血管丛在小腿的上部，与隐动脉和膝下内侧动脉形成的深筋膜血管网（丛）、皮神经血管丛和浅静脉血管丛相吻合（图 9-41，图 9-42）。

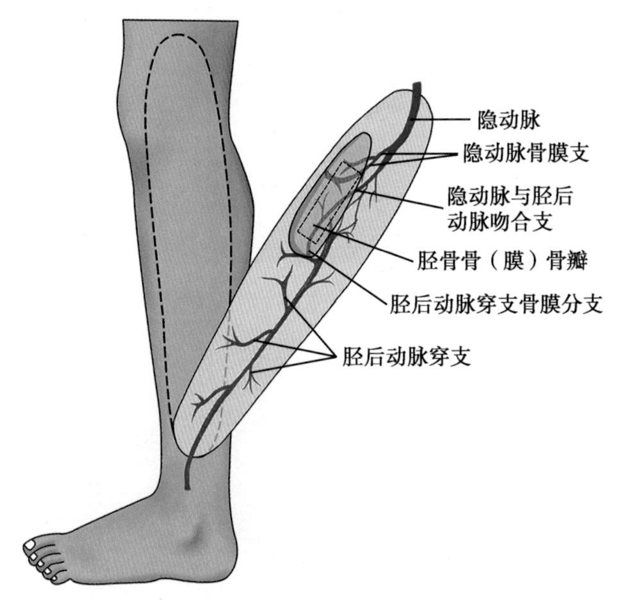

图 9-41 跨区供血胫骨骨（膜）骨皮瓣示意图

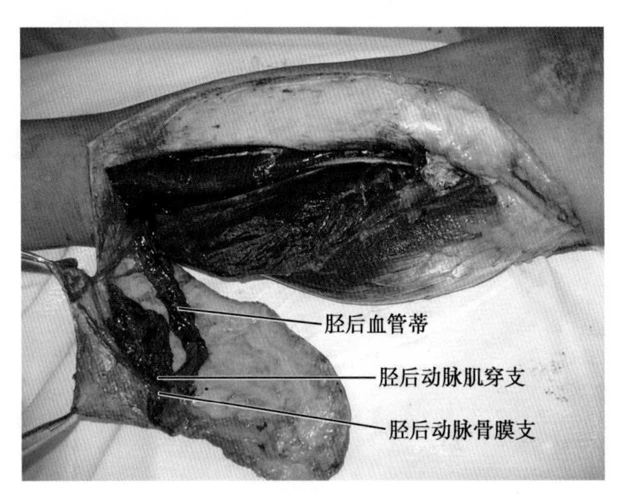

图 9-42 跨区供血胫骨骨（膜）皮瓣

（三）适应证

各种原因导致患肢不能采用吻合血管游离骨皮瓣移植修复的创面。

（四）手术方法

1. 术前准备 术前对双下肢进行多普勒超声检查或行血管造影，明确患肢血管情况。

2. 麻醉及体位 连续硬膜外麻醉或全身麻醉，仰卧位。

3. 手术操作

（1）创面处理：进行创面扩创，取出内固定物，对创面抑菌处理后，用外固定架对骨折进行固定。

（2）切取跨区供血骨膜皮瓣：胫骨中、下段创面修复时，以胫后血管下端为蒂切取逆行跨区供血胫骨骨（膜）皮瓣。在趾长屈肌与比目鱼肌之间分离出胫后血管，分离并保护胫后血管发出的皮支血管，解剖出胫后动脉中段发出的肌间隙骨膜支血管并加以保护，根据骨膜缺损大小及其所处创面的位置，以肌间隙骨膜支血管为蒂，切取所需骨膜瓣。胫骨上端创面修复时，以隐动脉为蒂切取跨区供血骨膜皮瓣。在缝匠肌与股内侧肌间隙找出隐动、静脉，分离并保护隐动脉发出的皮支和骨膜支及其与胫前返动脉及膝内侧动脉的吻合支，根据骨膜缺损大小及其所处创面的位置，切取所需骨膜瓣。跨区供血皮瓣切取参考前文。

【典型病例】

患者男性，36 岁，交通伤致左胫骨开放性粉碎性骨折伴皮肤软组织挫伤，在当地医院行骨折外固定治疗，术后胫骨中段部分皮肤坏死，胫骨外露，骨不愈合。9 个月后来院就诊，行胫后血管下端为蒂跨区供血胫骨骨（膜）骨皮瓣桥式转移修复患侧骨外露、骨缺损创面，骨膜切取面积 13cm×6cm，骨块 7cm×1.5cm，皮瓣切取面积 25cm×8cm；骨膜皮瓣成活，于术后 17 天创面愈合，7 个月骨折线消失（图 9-43）。

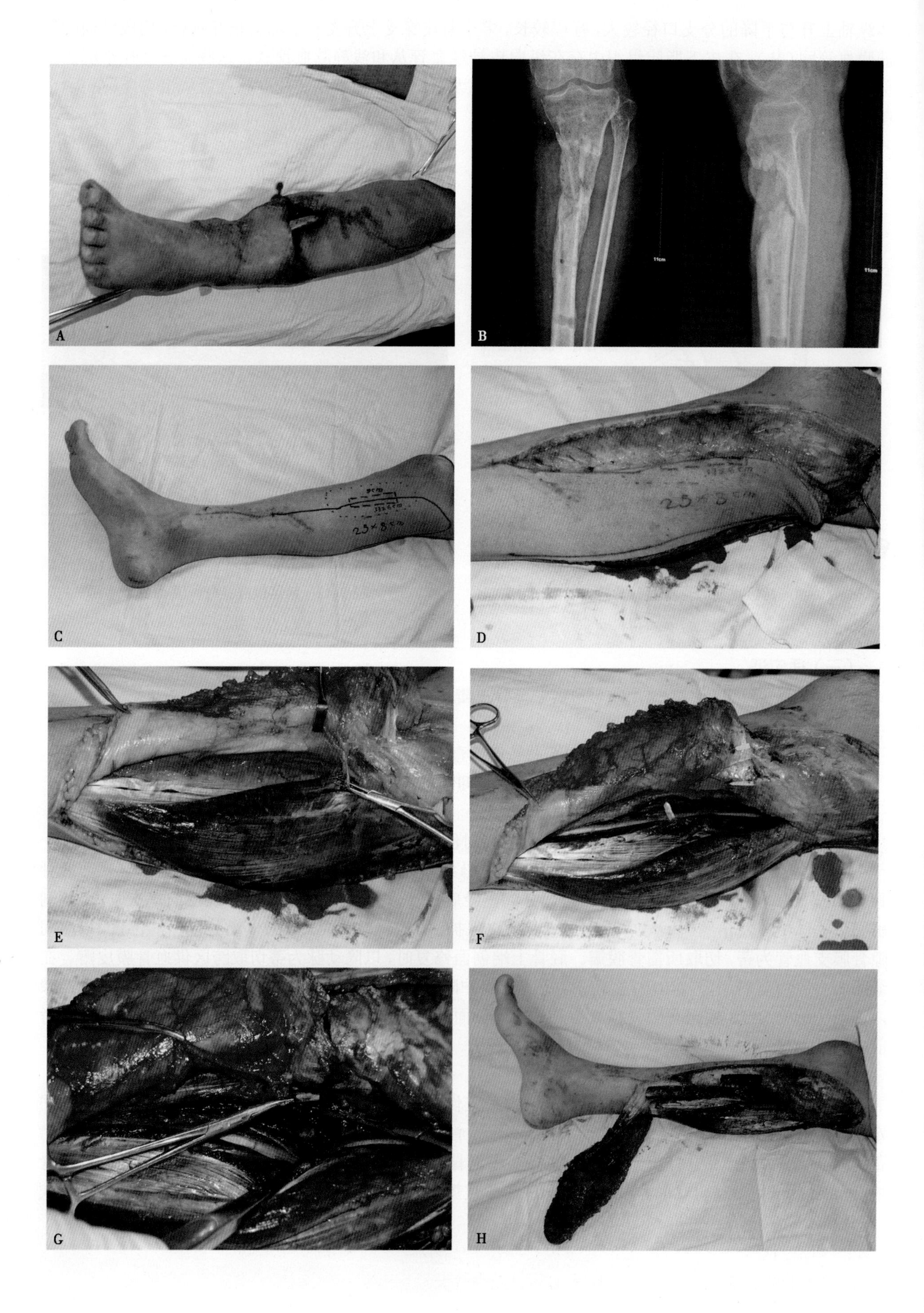

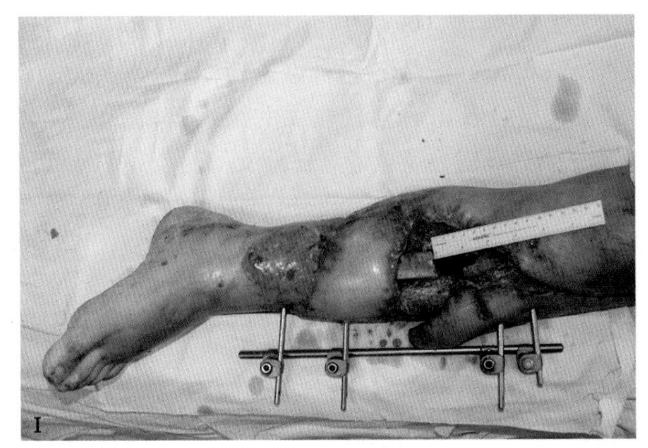

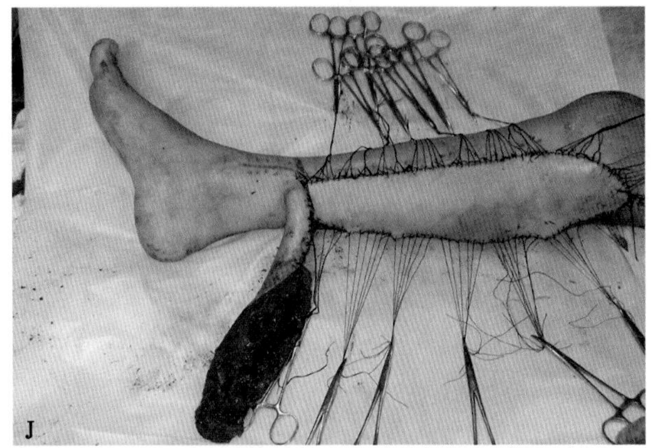

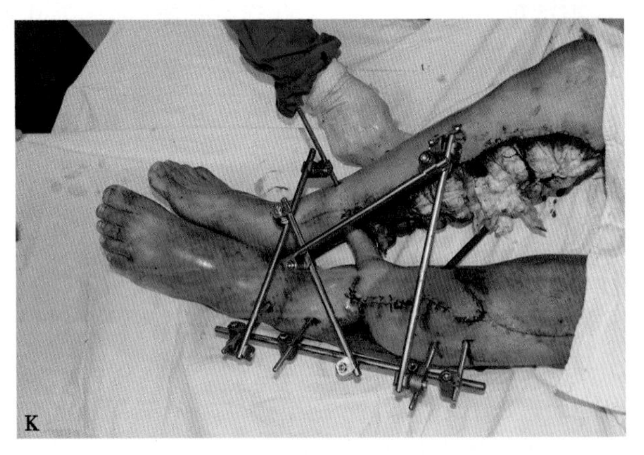

图 9-43 胫后血管下端为蒂跨区供血胫骨骨(膜)骨皮瓣桥式转移修复患侧骨外露、骨缺损创面

A. 术前情况；B. 术前 X 线片；C. 术前设计骨皮瓣；D. 切开皮肤，显露隐动脉与胫后动脉骨膜血管网吻合；E. 切断肌穿支血管；F. 解剖胫后动脉；G. 切断隐动脉、胫后动脉近端；H. 切取骨膜及骨瓣；I. 受区清创；J. 供区植皮闭合创面；K. 骨皮瓣桥式转移修复缺损。

（五）注意事项

以胫后血管下端为蒂跨区供血逆行胫骨骨（膜）皮瓣桥式转移时，皮瓣上端不超过膝关节上 10cm，骨膜瓣上端不超过胫骨粗隆为宜。以隐动脉为蒂跨区供血骨膜皮瓣桥式转移时，骨膜皮瓣下端不宜超过小腿中下 1/3 交界处。骨膜皮瓣最大切取面积还有待于进一步研究。采用邻近或健侧肢体血管供血，寄养组织修复肢体创面，不解剖患肢血管，避免了因手术创伤加重对肢体血液循环的影响。由健康部位血管为其提供营养，提高了抗感染能力和组织修复能力，为不能采用吻合血管组织移植治疗创伤组织缺损开辟了新的治疗途径。

（周明武 宋 健 王培吉）

三、胫后动脉穿支蒂嵌合骨皮瓣

（一）概述

1993 年 Koshimal 等最先报道了嵌合骨皮瓣，2008 年郑和平等报道了旋髂深动脉嵌合组织瓣的解剖学基础，同年，Daya 等报道了腓动脉嵌合穿支皮瓣的临床应用。2010 年柴益民等对腓骨皮瓣改良设计成既能分离又能组合，且仍使用同一血管蒂的腓骨穿支皮瓣；同年，潘朝晖等报道了旋髂浅动脉穿支嵌合骨皮瓣修复四肢骨与软组织缺损。临床上报道的绝大多数嵌合穿支皮瓣，仍然是以知名血管为源血管进行游离移植。

而以主干动脉发出的单一穿支为蒂，其次级分支分别携带胫骨瓣、肌瓣、皮瓣所形成的穿支复合组织瓣临床鲜见报道，这种复合组织瓣称为穿支蒂嵌合组织瓣，不同于以吻合知名血管为源血管的嵌合穿支皮瓣。2004 年 11 月周明武等应用胫后动脉穿支为蒂，分别切取穿支的次级分支骨膜支骨瓣及皮支皮瓣，所构成的穿支蒂嵌合骨皮瓣桥式转移修复患侧胫骨骨不连与骨缺损。他们于 2011 年报道了 9 例以胫后动脉穿支为蒂的骨（膜）皮瓣移植修复手部复合组织缺损，取得较好疗效。这种嵌合组织瓣，其源血管为胫后动脉穿支，切取单一穿支即可携带一组包含多种组织类型且各自有独立血供的组织瓣，即以主干动脉单一穿支为蒂，同时携带以穿支骨膜分支、穿支肌分支、穿支肌皮分支、穿支皮分支等穿支次级分支为血供，分别切取各自独立的穿支骨膜分支骨（膜）瓣、穿支肌分支肌瓣、穿支肌皮分支肌皮瓣及穿支皮分支皮瓣，所构成的复合组织瓣称为胫后动脉穿支蒂嵌合组织瓣，即在同一个穿支血管体区内切取的包含有多个不同种类的各自独立的组织瓣（如骨骼、肌肉、皮肤等），但又共同起源于一个穿支血管蒂的一组穿支组织瓣，仅需吻合单一穿支，即可移植两个或多个不同种类的组织瓣。

（二）应用解剖

胫后动脉中、上段穿支的解剖发现，有一种类型的穿支血管从胫后动脉主干发出后，自胫骨与肌肉间隙或肌间隙穿出，该穿支在行程过程中发出次级分支分别至骨膜、肌肉及皮肤，称为胫后动脉穿支肌分支血管、穿支骨膜分支血管和穿支皮分支血管。这些穿支的次级分支与胫后动脉主干发出的单一性质的骨膜支、肌支、肌皮穿支、直接皮穿支有本质区别。穿支血管至浅筋膜层的过程中可分为四种类型：①胫后动脉直接皮穿支血管，穿支在走行过程中未发出任何分支血管，以该穿支血管为蒂可切取典型的穿支皮瓣（图 9-44）。②胫后动脉发出的肌间隙穿支血管，在走行过程中，发出两个以上次级皮支血管分别至皮肤，以该穿支血管为蒂可切取穿支双叶或多叶皮瓣（图 9-45）。③胫后动脉发出的穿支血管，在走行过程中，分别发出穿支（肌）皮分支血管和穿支骨膜分支血管，以该穿支血管为蒂可切取穿支嵌合组织瓣（图 9-46）。④胫后动脉发出的穿支血管，自胫骨与肌肉间隙或肌间隙穿出，该穿支在走行过程中分别发出穿支皮分支血管、穿支肌分支血管和穿支骨膜分支血管，以该穿支血管为蒂，可切取穿支嵌合组织瓣；有的穿支皮分支血管再发出次级皮支分支血管，分别至皮肤，以该穿支血管为蒂可切取穿支嵌合双叶皮瓣；有些穿支骨膜分支入骨膜后，再分为上行支、横支、下行支参与形成胫骨内侧纵行血管网，其间发出分支至骨皮质，以此分支血管为血供可切取骨瓣；有些穿支骨膜分支再发出相对较粗大皮支，营养该处皮肤，以此骨膜皮支血管为血供可切取独立的穿支骨膜皮支皮瓣。以胫后动脉穿支骨膜分支为蒂，分别切取的穿支骨膜分支骨瓣、穿支骨膜皮支皮瓣，称为胫后动脉穿支骨膜分支嵌合组织瓣（图 9-47）。由于穿支次级分支细小，吻合血管时，仍要以胫后动脉穿支为蒂与受区管径相当的血管进行吻合。

（三）适应证

各种原因造成的四肢小段骨缺损伴皮肤软组织缺损。

（四）手术方法

1. 术前准备　术前行小腿数字减影血管造影，对胫后动脉中、上段发出的较大穿支，采用彩色多普勒血流成像（color Doppler flow imaging，CDFI）追踪其分支及走行，寻找穿支分别发出的次级分支至皮肤和骨膜的穿支血管。

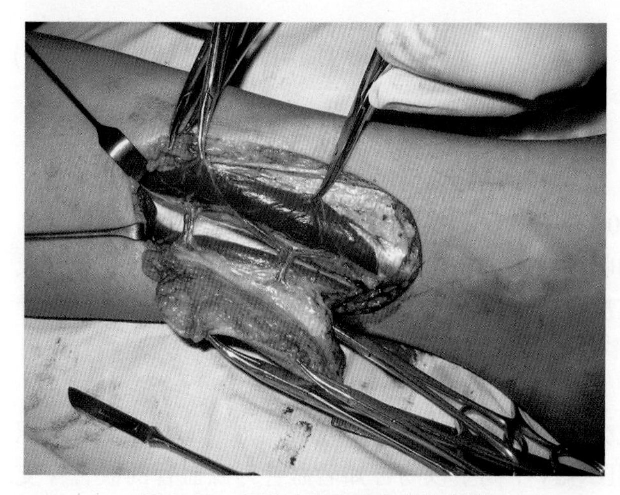

图 9-44　胫后动脉直接皮穿支血管

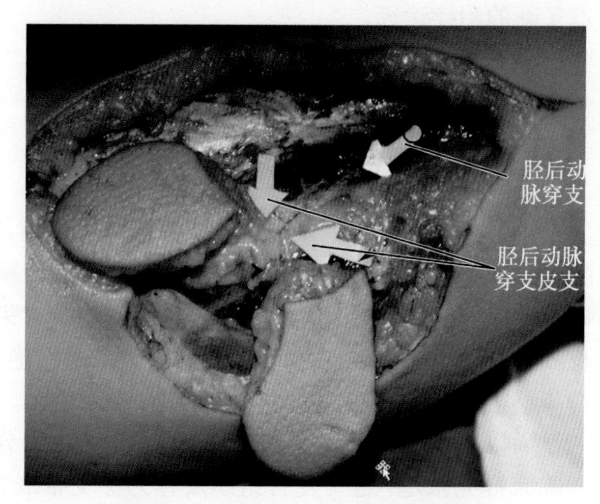

图 9-45　胫后动脉穿支次级皮支血管

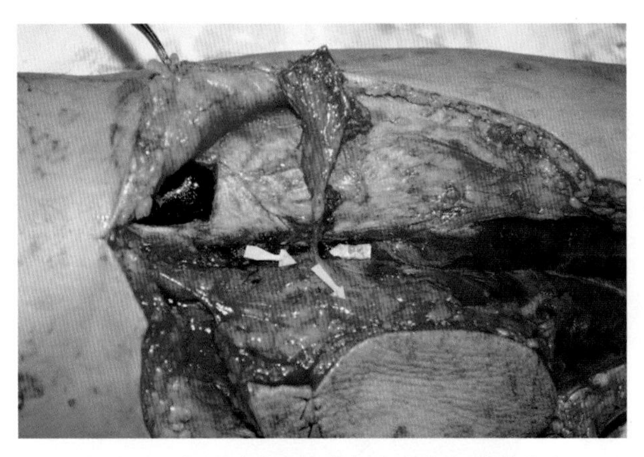

图 9-46 胫后动脉穿支次级皮分支和骨膜分支

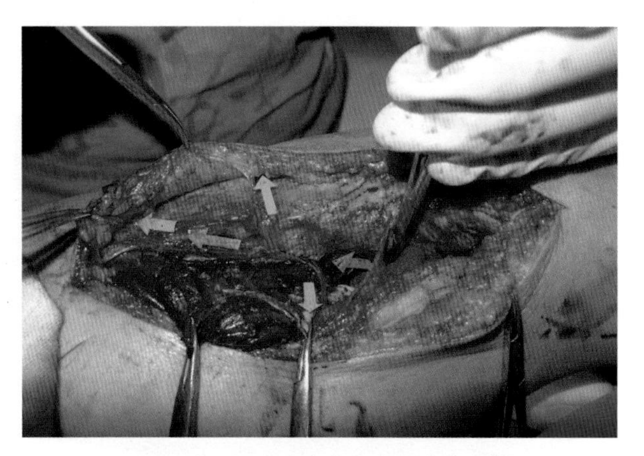

图 9-47 胫后动脉穿支多级分支血管

2．麻醉及体位 坐骨神经麻醉、硬膜外麻醉或全身麻醉。仰卧位。

3．手术操作

（1）创面清创（略）。

（2）胫后动脉穿支蒂嵌合组织瓣的设计：根据术前探查的穿支类型，以及受区骨缺损长度和皮肤软组织缺损面积，选择其中合适的胫后动脉穿支血管，设计以该单一穿支为蒂，其分支分别携带骨瓣和皮瓣，形成穿支蒂嵌合组织瓣。

（3）胫后动脉穿支蒂嵌合组织瓣的切取：沿设计线与皮瓣前缘切开皮肤至深筋膜，掀起皮瓣，遇见穿出深筋膜皮支血管并予以保护，随后沿着皮支血管穿出的部位逆行解剖，达胫骨骨膜处时，紧贴骨膜表面分离皮瓣，注意保护骨膜血管，如遇见有较粗大的皮支血管汇入骨膜血管，一定要妥善保护，此分支或许就是胫后动脉穿支向骨膜发出的次级分支至皮肤的再次级分支，以此血管可作为皮瓣的供血血管切取皮瓣，沿此骨膜分支血管逆行解剖至其进入骨皮质的血管分支处，可切取所需大小的骨（膜）瓣，再逆行追踪骨膜分支血管至胫后动脉发出的穿支起点，便可切取以该穿支为蒂的穿支嵌合骨瓣及皮瓣。如术前彩色多普勒血流成像显示不是该类穿支类型，而是胫后动脉穿支发出的骨膜次级分支，同时发出小腿后内侧方向的皮肤次级分支，应先在胫骨内侧面下缘切开皮肤，在腓肠肌与趾长屈肌间隙显露出胫后动脉发出的穿支起点，然后再沿着穿支走向顺行细致分离，确认其至骨膜的次级分支、肌肉的次级分支及皮肤的次级分支，据此穿支血管位置适当调整皮瓣切取的范围，并根据骨膜分支及其走行和创面骨缺损的长度，凿取带骨膜的胫骨块，骨膜的切取面积应大于胫骨条。受区若对皮瓣感觉的要求高，可设计成带神经的营养皮瓣，在游离皮瓣的过程中，找到穿过皮瓣的隐神经，根据受区所需神经的长度，可向近端或远端适当游离，以便于神经修复。松止血带，确定穿支嵌合骨瓣、皮瓣各自独立的血供良好后，依据所需血管蒂长度切断穿支，这样就获取了胫后动脉穿支蒂嵌合组织瓣。

（4）胫后动脉穿支蒂嵌合组织瓣修复受区创面：此组织瓣移植受区后，若为指骨或跖骨缺损，骨瓣直接嵌入骨缺损处，用克氏针、螺钉或微型钢板固定，骨膜与受区骨膜或周围软组织缝合固定；若为胫骨缺损，骨瓣适当修整后横向植入或纵向嵌插入骨缺损处，也可用带肌瓣填塞死腔，并用骨膜环形包裹骨缺损部位，适当缝合固定，然后用钢板内固定。穿支与受区合适血管吻合，充分引流，供区直接缝合或植皮。

【典型病例】

病例 1：患者男性，32 岁，1 年前因交通伤致左股骨闭合性骨折、胫腓骨开放性粉碎性骨折伴皮肤软组织毁损，当时行创面清创、股骨切开复位内固定、胫骨骨折外固定、胫后动脉穿支皮瓣局部转移修复皮肤缺损等手术治疗。1 年后来院复查，见左小腿中下段骨折处形成贴骨瘢痕，X 线示左胫骨骨不连、骨折端硬化、成角畸形。术中切除左小腿瘢痕组织、去除硬化骨折端，骨折处有长约 2cm 骨缺损伴 4cm×3cm 的皮肤缺损。在患者右小腿内侧中上部设计并切取一个携带 3.0cm×2.0cm×1.0cm 大小的胫骨条和 5cm×4cm 的皮瓣构成的胫后动脉穿支蒂嵌合组织瓣修复左小腿复合组织缺损。胫骨条横向插入左侧胫骨骨缺损处，然后应用 9 孔钢板固定。胫后动脉穿支及伴行静脉与患侧胫前动脉及伴行静脉于足背处逆行吻合。皮瓣供区直接缝合。术后 2 周，皮瓣完全存活，复查 X 线示骨折线对位及骨痂生长良好；术后 12 周，皮瓣稍臃肿，复查X线示骨痂生长良好、骨折线已模糊，患处皮瓣的颜色、质地及外形满意（图9-48）。

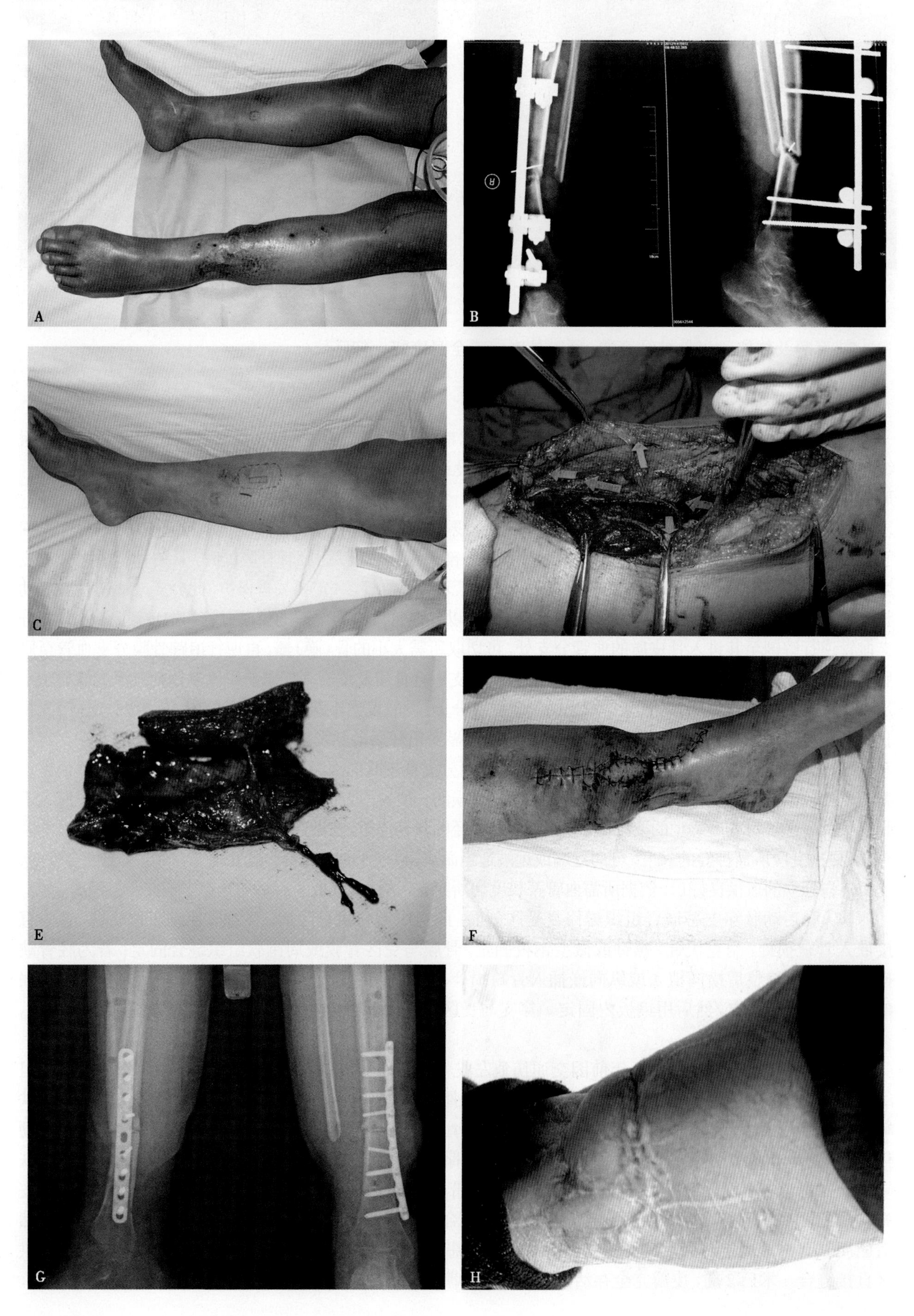

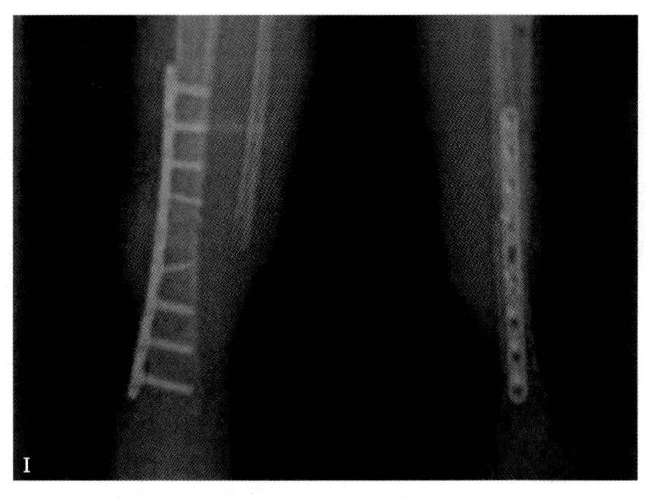
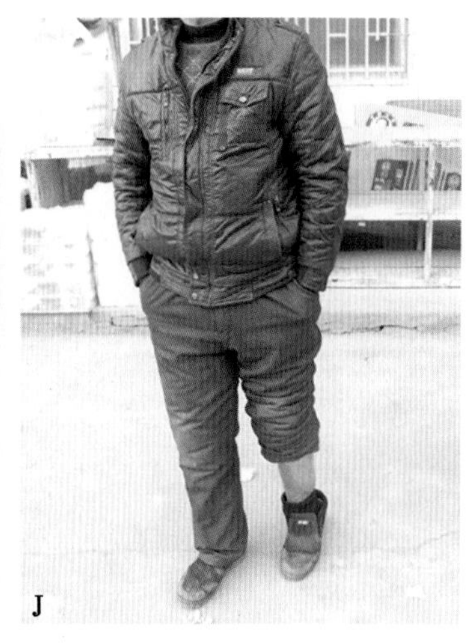

图 9-48　胫后动脉穿支皮瓣局部转移修复皮肤缺损

A. 术前创面可见贴骨瘢痕；B. 术前 X 线片示胫骨断端骨硬、骨不连；C. 术前设计 PTA 穿支蒂嵌合组织瓣；D. 显示骨膜支及骨膜皮穿支；E. 游离 PTA 穿支蒂嵌合组织瓣；F. 移位受区修复创面；G. 术后 2 周 X 线片；H. 术后 12 周皮瓣完全存活；I. 术后 12 周骨痂生长良好，骨折线模糊；J. 术后 15 个月，恢复行走功能。

病例 2：患者男性，50 岁，重物砸伤左小腿致左胫、腓骨上段开放性粉碎性骨折伴大面积皮肤软组织毁损，左小腿远端及左足无血供。急诊行清创、胫骨骨折外固定、腘动脉及胫后动脉探查修复、小腿皮瓣局部转移等手术治疗。术后因创面感染、皮肤软组织坏死、胫前动脉栓塞，再次行扩创、胫前动脉高位结扎、创面植皮等多次手术治疗，最后因小腿上段胫骨骨外露、骨感染伴窦道形成行健侧胫后动脉穿支蒂嵌合组织瓣桥式转移修复。术中对患侧小腿彻底扩创、切除窦道及炎性组织，去除死骨及硬化骨折端，测量骨缺损长度约为 2cm，皮肤缺损面积为 6cm×13cm，于健侧小腿内侧中上部设计并切取胫后动脉穿支蒂桥式嵌合组织瓣进行修复，骨瓣大小约为 3.0cm×2.5cm×1.0cm，皮瓣大小约为 8cm×25cm。将骨瓣横向插入胫骨骨缺损处，然后上外固定架加压固定，无张力下缝合皮瓣，置入引流条。术后 4 周，皮瓣及植皮区成活良好，复查 X 线示骨折线对位及骨痂生长良好；术后 8 周复查 X 线示：有大量骨痂生长、骨折线已模糊，患处皮瓣的颜色、质地及外形均较满意（图 9-49）。

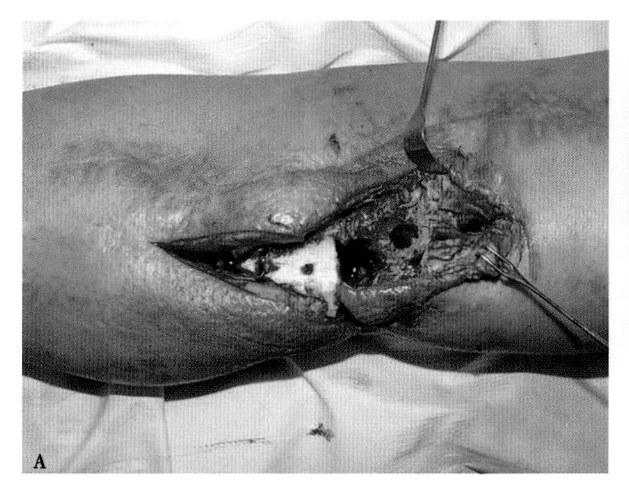
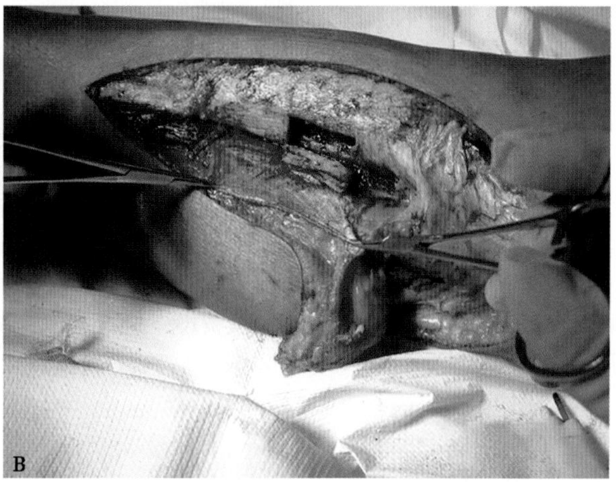

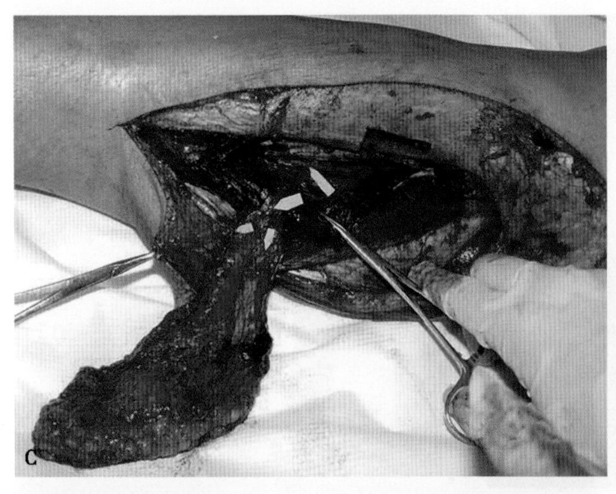

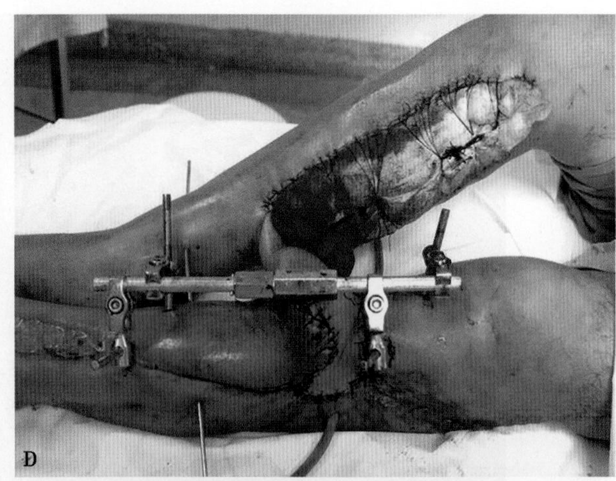

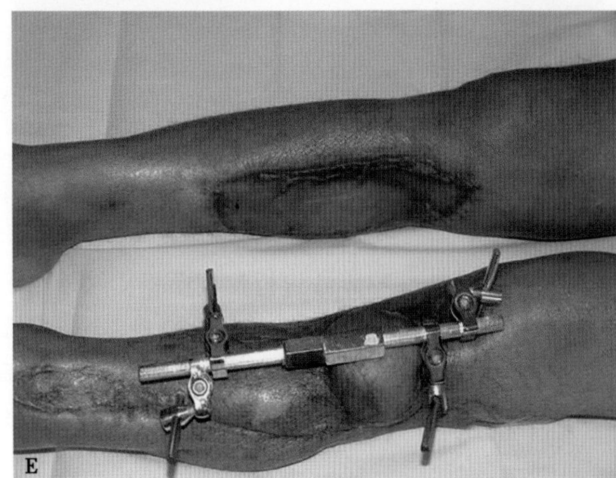

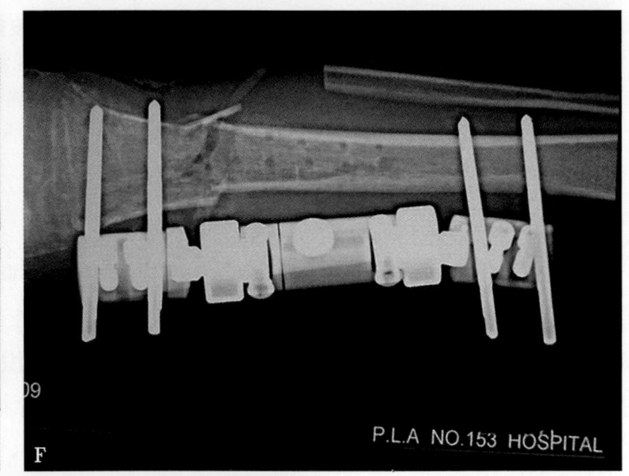

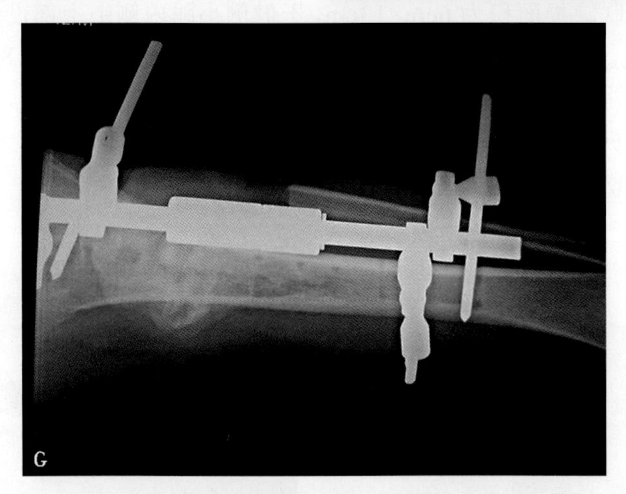

图 9-49 胫后动脉穿支蒂嵌合组织瓣桥式转移修复

A. 术中骨髓炎、骨缺损情况；B. 切取胫后动脉穿支发出的骨膜支胫骨骨膜（骨）瓣；C. 保留胫后动脉主干，以其穿支为蒂切取穿支嵌合骨（膜）皮瓣；D. 骨皮瓣桥式转移至受区；E. 术后 1 个月，皮瓣成活良好；F. 术后 4 周 X 线片示骨痂生长良好；G. 术后 8 周 X 线片示骨折线模糊。

（五）注意事项

1. 穿支具有多变性，不仅个体之间存在差异性，且同一个体不同侧肢体间也存在差异性。因此，术前应对患者下肢行数字减影血管造影，利于 CDFI 对小腿穿支血管部位、管径、走行方向、分布范围等形态学表现进行探测，筛选出适宜显微镜下吻合的穿支血管。

2. 解剖穿支血管时，做到稳、准、轻、巧，应避免损伤血管分支。

3. 在取胫骨瓣时，应用微型电动摆锯切取，骨膜切取面积尽量大于骨条，所取胫骨横截面不宜超过胫骨体 1/2。

（周明武 李 杨 王培吉）

四、带血管蒂腓骨瓣

（一）概述

Taylor（1975）首次报道吻合血管的腓骨移植治疗胫骨缺损，陈中伟等在该技术基础之上切取腓骨皮瓣重建肢体远端骨与软组织缺损取得成功。之后，腓骨瓣移植被广泛应用。近些年，由于计算机辅助设计和 3D 打印制造技术的发展，通过镜像技术设计构建对称的重建模型用于口腔颌面外科修复，达到了带血管蒂的嵌合腓骨皮瓣的精准修复与重建。

（二）应用解剖

1. 腓骨的血供来自三种动脉。①滋养动脉：距腓骨头平均 13.2cm，由腓动脉发出，供养骨干内 2/3 层骨密质和骨髓。②干骺端动脉：来自邻近的动脉，血供呈多源性，尤其以腓骨头端为典型，供血动脉有膝下外侧动脉、胫前返动脉、旋腓骨颈动脉、腓浅动脉。腓浅动脉 90% 来源于胫前动脉，10% 与胫前返动脉共干。③骨膜动脉：来自弓状动脉和肌支，除第 1 弓状动脉可由腘动脉或膝下外侧动脉发出，其余均由腓动脉发出，分布于腓骨干，其分支供养骨干外 1/3 层骨密质。弓状动脉平均有 9 支，沿腓骨体呈节段排列，分布于骨膜和肌肉。各弓状动脉之间有丰富的血管吻合。

2. 腓总神经在腘窝发出腓神经交通支和腓肠外侧皮神经，后者与腓肠内侧皮神经汇合成腓肠神经，临床上应用腓骨皮瓣或小腿外侧皮瓣时可携带这些皮神经来重建感觉。

（三）适应证

带蒂转移或游离移植可修复小腿胫骨、足踝部、前足骨缺损；游离移植还可修复口腔颌面、四肢骨与皮肤缺损。

（四）手术方法

1. 术前准备　术前行血管造影检查或多普勒血流仪探查胫后动脉穿支血管分布情况。

2. 麻醉及体位　硬膜外麻醉或全身麻醉。仰卧位。

3. 手术操作　以外踝尖至腓骨头的连线为轴线设计骨瓣与皮瓣，在腓骨长短肌和比目鱼肌间隙，显露腓动脉及其皮穿支血管，确认腓动脉皮穿支进入皮瓣后，选择 1～2 条较粗的居中的穿支血管并保护好，其余穿支结扎，然后切开皮瓣周缘，采用会师法将腓动脉皮瓣或穿支皮瓣游离。锐性分离附着于腓骨外侧面的腓骨长短肌和前侧面的趾长伸肌和踇长伸肌，根据受区骨缺损长度截断所需腓骨瓣，腓骨远端截骨面保留其远端 1/4 以上 6～8cm 的长度为佳，腓骨近端，一定注意隐藏于内后侧的主干血管，携带少许肌袖，以保护腓血管发出的骨膜血管，尽可能向近端游离血管蒂部，将腓骨完全游离备用。可切取腓动脉蒂腓骨瓣、腓骨皮瓣、腓骨嵌合穿支皮瓣、腓骨折叠骨瓣等骨皮瓣。

【典型病例】

病例 1：患者男性，36 岁，以“右足外伤术后皮肤缺损伴反复流脓 2 个月余”为主诉入院。查体：右足外踝后下方可见约 1.5cm×6cm 的皮肤软组织缺损，可见部分肌腱及骨质外露，创面有脓性分泌物渗出，足背感觉可，足趾活动度可，踝关节活动轻度受限。彻底清除坏死皮肤软组织及部分感染跟骨骨质，根据缺损创面的大小于小腿外侧设计腓骨皮瓣，注意保护腓总神经并小心解剖显露，于腓骨两端截取后将腓骨皮瓣嵌入跟骨缺损骨槽内，对位对线良好后以克氏针固定，观察皮瓣血供良好后将其覆盖于创面，术后 9 周复查 X 线片示移植腓骨与跟骨骨性愈合，术后 3 个月随访，外观恢复满意（图 9-50）。

病例 2：患者男性，32 岁，机器致右足自第 5 跖跗关节斜向第 1 跖骨头骨以远前足毁损，皮肤软组织毁损，远端缺损。在硬膜外麻醉下，采用右腓骨骨皮瓣修复外侧纵弓及前横弓，皮瓣大小 23cm×14cm，腓骨瓣 9cm。将腓骨分别截成 5cm、4cm 两段，保留腓骨骨膜组织，将长段腓骨与外侧楔骨固定重建外侧纵弓，小段折叠后固定于重建的外侧纵弓远端与第 1 跖骨头之间，以重建前足横弓，妥善处理第 1 跖骨、重建的第 5 跖骨远端与移植的小段腓骨之间的连接，避免二者之间骨性愈合，以便使足在负重及行走时保持一定弹性，术后恢复了站立及行走功能（图 9-51）。

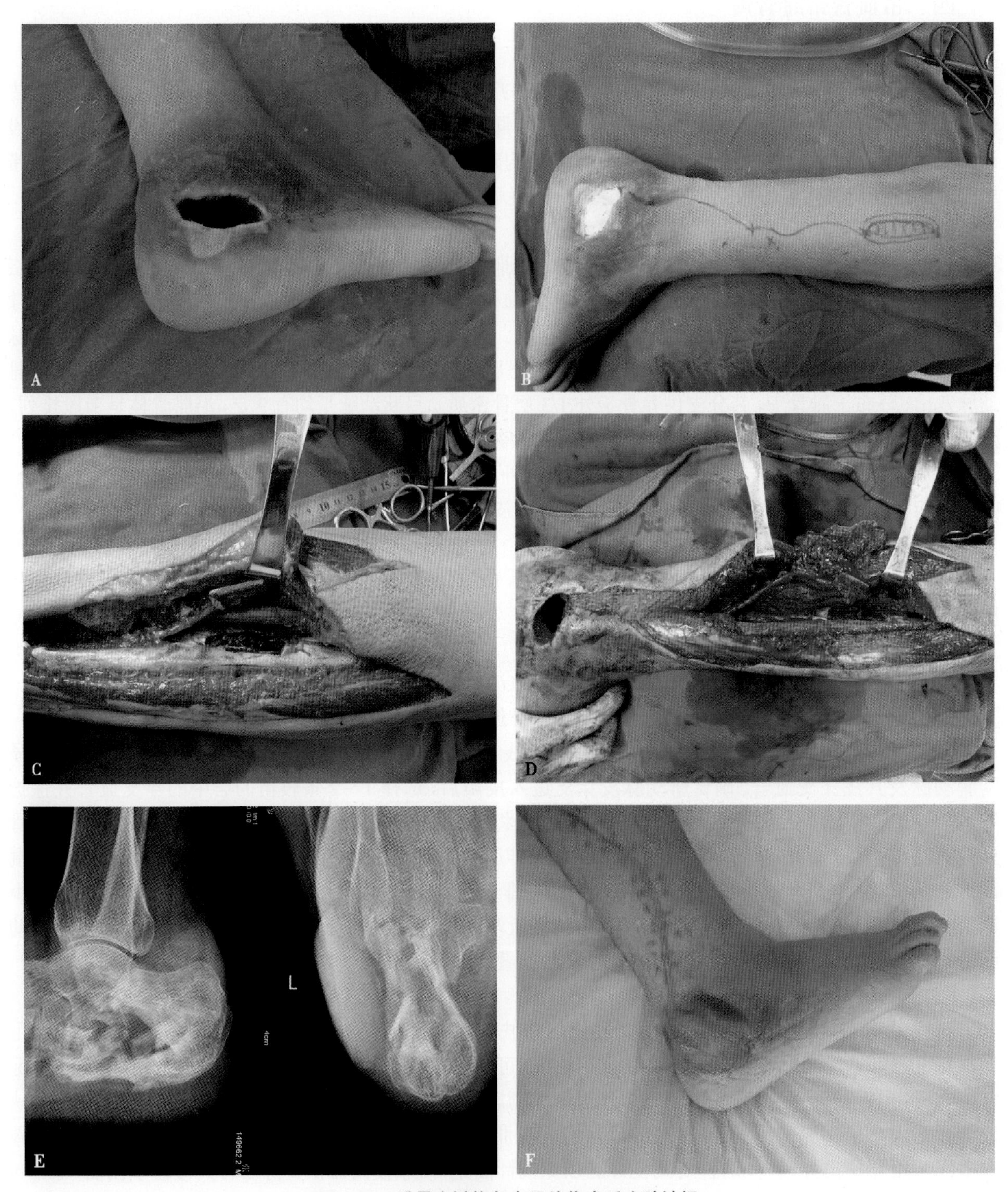

图 9-50 腓骨皮瓣修复右足外伤术后皮肤缺损

A、B. 跟骨骨髓炎伴复合组织缺损；C. 术中显露血管及复合组织瓣；D. 嵌合组织瓣的切取；E. 术后 9 周复查 X 线片；F. 患肢恢复情况。

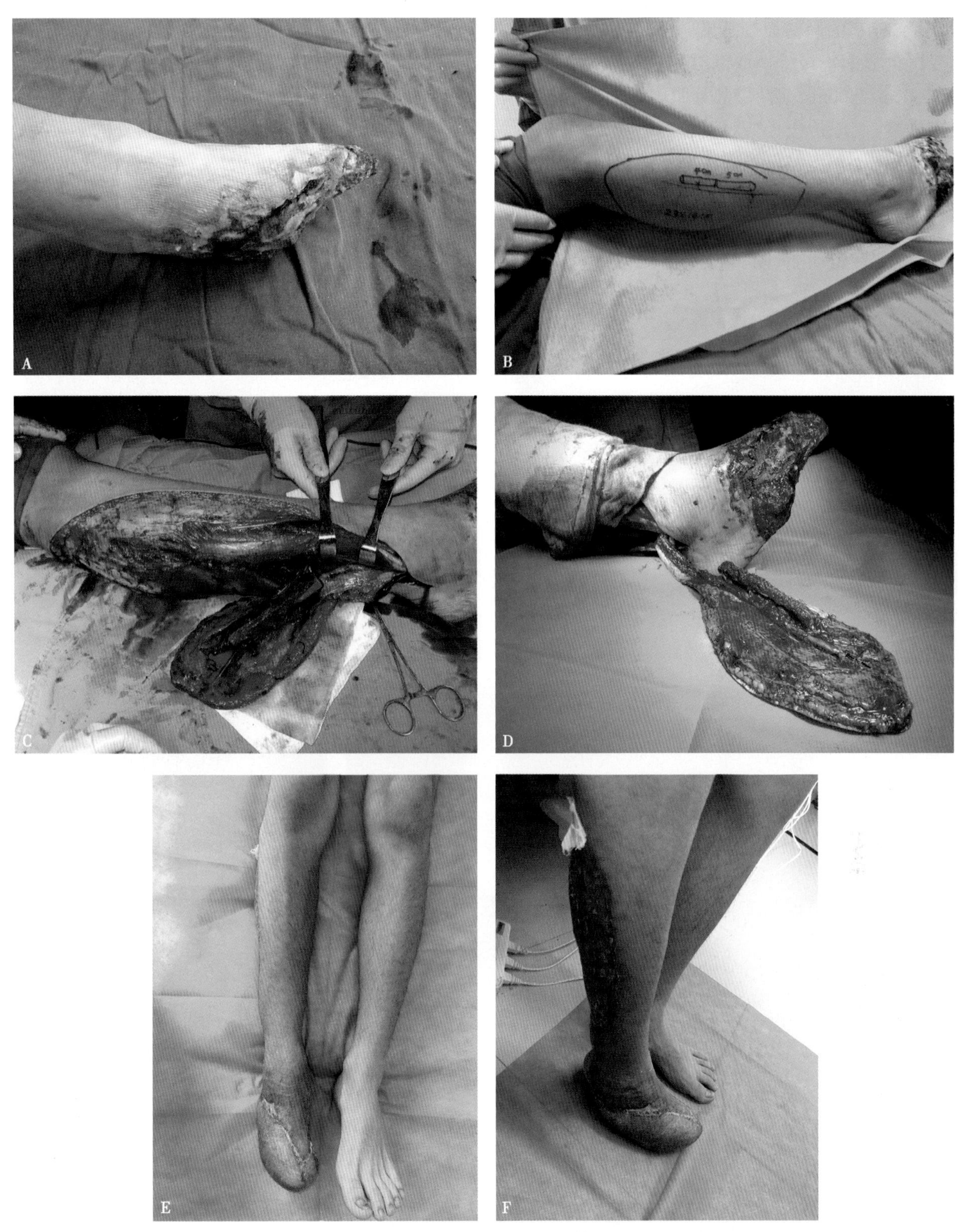

图 9-51　右腓骨骨皮瓣修复外侧纵弓及前横弓

A. 术前情况；B. 腓骨皮瓣设计；C. 腓骨骨皮瓣切取、游离；D. 腓动脉远端为蒂逆行转移骨皮瓣重建纵、横弓；E. 术后侧面外观；F. 术后恢复站立行走功能。

病例 3：患者男性，37 岁。右小腿被防盗门砸伤致右胫骨开放性粉碎性骨折，伴胫前血管损伤及皮肤缺损。急诊清创后，行外固定架固定后，部分皮肤缺损伴骨外露，经换药等处理半年仍未能消灭创面。遂行吻合血管折叠式腓骨皮瓣移植术。切除贴骨瘢痕，凿去胫骨断端坏死骨皮质，清除死骨及游离碎骨折块，找到栓塞的胫前血管近端，游离至内膜良好处，作为受区血管；术中测量胫骨缺损长度为 7.0cm。根据受区创面大小设计切取以对侧腓动脉为蒂的腓骨皮瓣，腓骨长度为 15.0cm，携带的小腿外侧皮瓣大小为 12.0cm×7.0cm，并携带部分肌肉组织。在保持骨膜连续性的情况下，将腓骨截断后自身对折并用螺钉固定两端，制成折叠式“双管”型腓骨皮瓣，移植至受区。分别修整胫骨及腓骨断端，用单臂外固定架和螺钉进行内固定，调整皮瓣覆盖创面，供区植皮闭合创面，并在手术显微镜下分别吻合腓动脉和胫前动脉及其伴行静脉各 2 条。通血后皮瓣颜色红润，腓骨瓣周围肌肉出血活跃，手术获得成功。术后 3～4 个月患肢开始负重，皮瓣弹性、色泽良好。术后随访 9 个月，复查 X 线片示移植腓骨成活，腓骨与胫骨骨性愈合良好，恢复行走功能（图 9-52）。

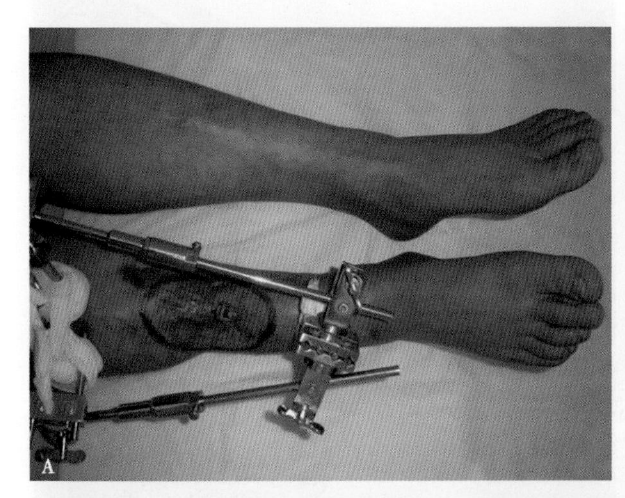

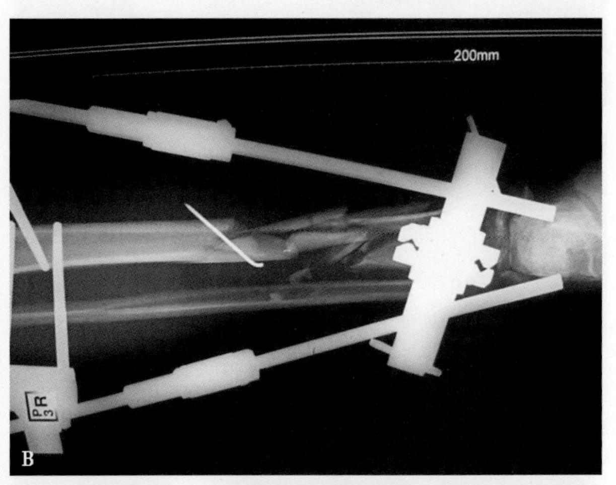

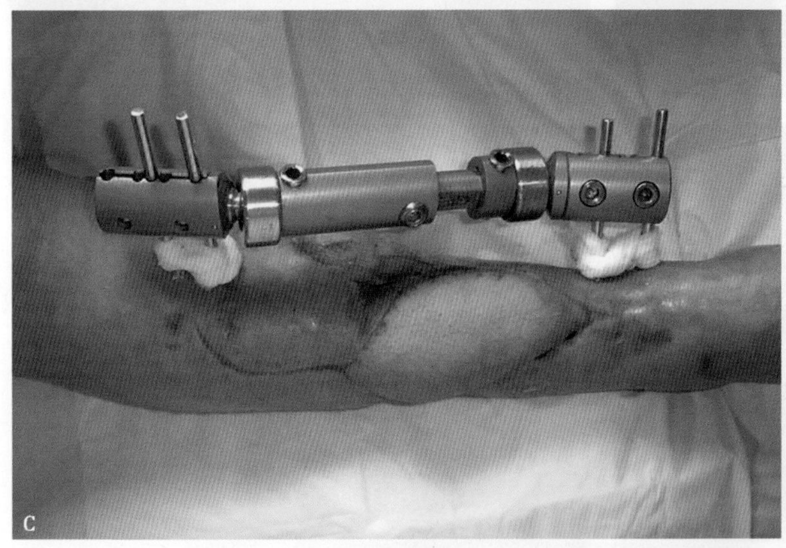

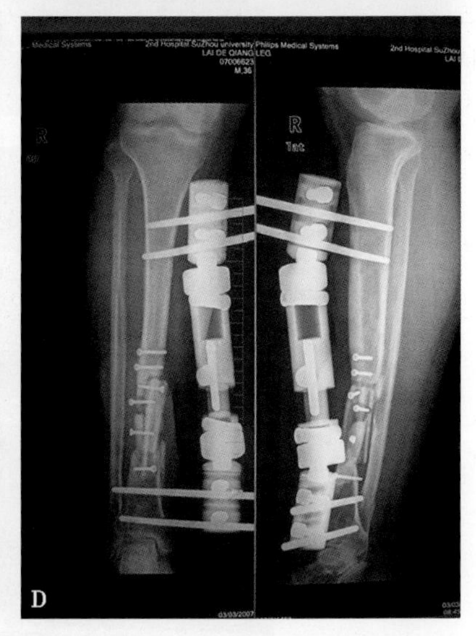

图 9-52 吻合血管折叠式腓骨皮瓣移植

A. 术前受区情况：右小腿皮肤软组织缺损、贴骨瘢痕伴骨外露；B. 术前 X 线片显示：右侧胫骨粉碎性骨折伴大段骨缺损及游离骨折块；C. 植后的腓骨皮瓣成活后愈合良好，皮瓣弹性、色泽良好；D. 术后 X 线片显示：折叠腓骨与胫骨骨性愈合良好。

（五）注意事项

1. 腓骨上端不参加膝关节的组成，上 3/4 段主要作为肌肉附着处，因此，包括腓骨头在内的上 3/4 段尤以腓骨中段血供特别丰富，适宜作为供骨部位。

2. 腓骨远端参与踝关节的组成，切取腓骨瓣的长度应保留外踝上 6～8cm 以上，以保持踝关节的稳定性。

3. 腓总神经绕过腓骨颈，在腓骨颈下方锯断腓骨时，应行腓总神经游离，妥当保护。切断腓骨长、短肌时应注意避免损伤腓浅神经及其肌支，切断趾长伸肌和踇长伸肌时要避免损伤腓深神经及其分支。

4. 切取含腓骨头的腓骨瓣移植，离断胫腓关节时，要防止损伤胫前血管。因为胫前血管正从胫腓关节稍下方的骨间膜孔穿出达小腿伸侧，术中可先显露出胫前血管，再离断胫腓关节。

5. 受区创面应控制感染，待肉芽组织新鲜后方可施行手术。

6. 吻合血管折叠式腓骨复合组织瓣游离移植手术范围大，技术要求高，要严格手术指征。临床上主要用来修复 6～10cm 胫骨长段缺损伴皮肤软组织缺损。切取腓骨的长度一般不超过 20cm，腓骨远端要保留足够长度，否则会影响踝关节的功能，所以本术式不适合修复 10cm 以上的胫骨长段缺损，而 6cm 以下的胫骨缺损可用其他更为适合的方法来修复。

（周明武 王培吉 宋 力 吴绍森）

五、带血管蒂跖骨瓣

跖骨头缺血性坏死多见于第 2 跖骨，第 3 跖骨头次之，好发于青少年；其确切病因仍不清楚，但目前多倾向于解剖学因素、生物力学因素。由于第 2 跖骨长于其他跖骨，而且第 2 跖骨近端又被三块楔骨所包绕，活动度最小，负重时该跖骨头因承受过度压力可引起骨质压缩、髓内压上升和血管栓塞，最终导致骨坏死。传统疗法有跖骨头或第 2 趾骨基底切除，单纯清除跖骨头骨赘和人工跖趾关节置换等，效果均欠满意。优良的手术方法以创伤小、保留跖骨头的负重功能为目的。因此，目前不主张做跖骨头切除。采用带血管蒂的骨瓣转位修复效果更可靠。张发惠（1997）、陈振光（1998）等进行了解剖学研究，并报道了跖骨瓣的临床应用。

（一）应用解剖

1. 第 1 跖背动脉　第 1 跖背动脉在第 1 跖骨间隙前行途中，呈对称性发出数条骨膜支，分布于第 1、第 2 跖骨的内、外侧面。当第 1 跖背动脉行至距第 1 趾蹼缘近侧（1.59±0.23）cm 处时，分出 2 条趾背动脉，并向跖底发出吻合支，与第 1 跖底动脉吻合。第 1 跖背动脉起始部外径为（1.65±0.30）mm，远端外径为（1.28±0.31）mm，主干段长（4.51±0.60）cm，伴行静脉 1～2 条。第 1 跖背动脉在第 1 跖骨间隙中的位置深浅不一。

2. 第 2 跖背动脉　第 2 跖背动脉在第 2 跖骨间隙前行途中，呈对称性发出数条骨膜支，分布于第 2、第 3 跖骨的内、外侧面。当第 2 跖背动脉行至距第 2 趾蹼缘近侧（1.64±0.20）cm 处时，分出 2 条趾背动脉，并向跖底发出吻合支，与第 2 跖底动脉吻合。第 2 跖背动脉起始部外径为（1.61±0.28）mm，其远端外径为（1.24±0.20）mm，主干段长（4.94±0.59）cm，伴行静脉 1 条～2 条。第 2 跖背动脉在第 2 跖骨间隙位置表浅。

（二）适应证

跖骨瓣适用于跖骨头缺血性坏死的修复。

（三）手术方法

1. 手术切口　平卧位，以第 2 跖骨为纵轴做 S 形切口，近端起自第 2 跖楔关节，远端至第 2 跖趾关节，能同时显露第 1、第 2 跖骨间隙及第 2 跖骨头。

2. 分离血管蒂和切取骨瓣　切开皮肤，在第 1 跖骨间隙骨间肌表面或浅层肌质中寻觅第 1 跖背血管。该血管如属Ⅰ型即可选用；如属Ⅱ型、Ⅲ型，可改取第 2 跖背血管。切开第 1 跖骨近端背外侧面，或第 2 跖骨近端背内侧面软组织，直达骨膜，以微动力摆动锯截取 1cm×0.5cm×0.5cm 骨瓣，骨膜范围可稍大于骨瓣。切断结扎第 1 或第 2 跖背血管的近侧端，提起骨瓣向远端分离其血管蒂至距第 1 或第 2 趾蹼缘近侧约 2cm 处。

3. 清除病灶及移位植骨　显露第 2 跖骨头，清除关节腔中所有软骨碎片，切除增生滑膜，凿除骨赘，修整跖骨头，以骨锉磨光。于第 2 跖骨头背面膨大结节部近侧，凿一槽洞，向头内深入约 0.5cm，槽洞宽 0.5cm、深 0.5cm、长 1cm，挖除头内死骨及肉芽组织，必要时可从跖骨近端取少量骨松质充填。将骨瓣嵌入槽洞内，骨膜与周围软组织缝合。术后石膏足托固定 2 个月。

（四）注意事项

1. 跖骨瓣供区有以第 1 跖背动脉为蒂的第 1 跖骨瓣或以第 2 跖背动脉为蒂的第 2 跖骨瓣可供选择。

术中主要依据第1、第2跖背动脉在跖骨间隙走行位置的深浅或是否缺如来确定。

2. 在切取骨瓣时，应避免骨瓣折断及骨膜脱套。凿取跖骨槽洞时，应先以钻头钻孔，然后再逐渐扩大，以防跖骨头骨质劈裂。需配备微型骨科器械。

3. 骨膜瓣范围可大于骨瓣，便于与周边软组织固定。

（五）手术要点

1. 带血管蒂跖骨瓣为跖骨头提供完整的供血系统和各种成骨因素。

2. 本术式可达到清除跖趾关节腔游离体，切除增生滑膜，骨内减压，挖除头内病变组织和凿除骨赘等多重目的，具有操作简便，创伤小，一次完成供、受区处理等优点。

3. 供区有两组血管蒂，临床可酌情选用，手术操作有较大的灵活性。

4. 第1或第2跖背动脉都有走行位置深浅的解剖关系，第1跖骨间隙很窄，手术操作有一定难度。

（宋　力　周明武　王培吉）

第七节　足踝部骨感染及骨髓炎的显微外科治疗

一、概述

骨感染（骨髓炎）是感染性微生物引起的骨的炎症，可仅局限于骨的某一部位，也可累及骨膜、骨质和骨髓，甚至累及周围软组织。

开放性骨折最常见于小腿和足，当足部遇到高能量致伤因素时，易导致开放性、粉碎性骨折，伴皮肤软组织挫灭或缺损，污染严重。严重创伤使局部和全身免疫功能下降，伤处组织血供受到严重破坏，血液循环较差，致使软组织坏死面积逐渐加大，故创面虽然经过彻底清创、骨折复位及坚强可靠的固定，术后仍可能有部分组织发生坏死，造成伴随创伤而来的感染。感染较长时间得不到有效控制，则会引起深部感染，导致骨感染，继而形成慢性感染。因此，只有有效控制骨折处局部感染灶，才有可能实现骨折或移植物植入后达到良好的愈合。对已经发生骨感染伴有大面积皮肤软组织感染，甚至是慢性感染者，骨折段内有多个较完整的骨段或多个较大骨折块，浸泡在脓液里，处于感染严重的炎性软组织的包围中，其本身也就成为感染源，如果不将这些骨折块去除，其周围的软组织虽然可能有较好的血供，但感染也很难得到控制。只有将感染的骨块（段）全部去除，同时将病骨周围的骨痂、炎性肉芽组织等一并彻底切除，感染病灶才有可能得到根治。在彻底清除感染病灶的同时，往往造成皮肤软组织缺损，或者其本身原来就存在皮肤软组织缺损，这又给治疗骨缺损带来了新的难题。感染灶内病骨取出后，患处软组织感染的控制和缺损创面的修复问题，通过创面扩创，病灶病原菌检测培养及药物敏感试验，筛选出有针对性的敏感抗生素全身和局部应用，或采用VSD技术控制创面感染，待感染控制或基本控制后，采用显微外科技术行皮瓣移植修复，可以达到一期修复创面的目的。

感染性骨缺损的治疗方法很多，主要有带血管肌（皮）瓣填塞、植骨术、骨移植术、Ilizarov骨牵拉成骨技术、Masquelet技术等。1977年，Mathes报道了利用肌瓣转位治疗慢性骨髓炎，1979年2月朱盛修采用吻合血管的趾短伸肌皮瓣治疗跟骨骨髓炎。对于较小的感染性骨缺损，可采用带血管肌（皮）瓣转位或移植填塞修复。对于皮肤软组织条件较好者，也可采用Ilizarov骨牵拉成骨技术，该技术治疗长骨干已较成熟，尤其是对感染性骨缺损的治疗有其优越性，但需要具备良好的软组织条件，在足部有些骨缺损应用该技术受限，跖骨、趾骨可以采用该方法。植骨是治疗骨缺损最常用的方法，骨的来源有自体骨、同种异体骨、人工骨等。此外，近几年随着组织工程材料及基因工程的不断深入研究，组织工程骨、引导性组织再生技术及转基因工程技术逐渐应用在骨缺损治疗方面。2000年Cobos等采用钛网打压植入骨松质治疗长骨节段性骨缺损。近些年，利用3D打印技术在术前对跟骨、距骨等足骨骨缺损进行精确测评，并用钛网制作出骨缺损模型植入足部骨缺损处，钛网内植入自体骨松质治疗足部骨缺损，取得较好疗效。但自体骨松质取骨量有限，往往需要加入同种异体骨或人工骨。带血管蒂自体骨移植是目前治疗骨缺损的金标准，带血管蒂的腓骨瓣、髂骨瓣、肩胛骨瓣移植治疗骨缺损较常用，可以修复伴有感染的骨缺损，但也有其不足之处，对于严重感染者，因感染得不到有效控制，术后可能因感染导致血管危象发生而手术失败。同种异体骨移植来源丰富、形态大小不受限制，但移植术后骨折愈合相对缓慢，甚至被完全吸收，存在免疫排斥反应、感染复发等导致失败的风险。组织工程骨在动物实验研究中取得了良好的效果，然而，其在感染性骨缺损的治疗方面，临床上仅有少量应用报道，应谨慎。20 世纪 80 年代，Nyman 等提出膜诱导组织再生理论，2000 年 Masquelet 首先采用膜技术应用于临床创伤性长骨干缺损的治疗，之后，Rezzouk 等将 Masquelet 技术应用于慢性骨髓炎导致的骨缺损的治疗，取得较好疗效。近几年，该技术在临床得到广泛应用。膜诱导性骨再生技术需要骨缺损区域有良好的成骨环境，对于伴有皮肤软组织缺损者，多采用皮瓣移植覆盖创面，同时行抗生素骨水泥、材料填充骨缺损，二期取出骨水泥再植骨；硫酸钙复合抗生素等填充较小的骨缺损，不需二期取出，这几种方法在感染性骨缺损治疗方面的应用较多，已在跟骨、距骨等方面应用。2012 年周明武等采用大段感染性游离胫骨异位血管化预购骨皮瓣二期回植，修复骨缺损及皮肤软组织缺损取得成功，为临床跟骨感染性缺损的治疗提供了新的思路。骨感染骨髓炎治疗的关键在于早期诊断、合适的手术方式和足量抗生素应用，多学科协同成立治疗小组，进行综合性治疗。

（一）感染途径

骨髓炎感染途径有：①血源性感染，细菌从体内其他感染灶，经血行到达骨组织引起的骨髓炎。②创伤性感染，细菌从伤口侵入骨组织引发的骨髓炎。③蔓延性感染，从邻近软组织直接蔓延而来导致的骨髓炎。

（二）分类

根据感染机制可分为血源性和外源性骨髓炎，创伤、手术、院内感染及邻近组织感染蔓延引起的骨髓炎称为外源性骨髓炎，临床上最常见。骨髓炎根据临床症状持续时间，分为急性骨髓炎和慢性骨髓炎两类。根据宿主对感染的反应，可分为化脓性骨髓炎和非化脓性骨髓炎。当前被广泛认可的分类方法是 Cierny-Mader 在 1985 年制订的成人骨髓炎分类方法。依据骨损伤累及范围和稳定程度分类：Ⅰ型骨髓型骨髓炎，感染局限于骨髓腔，骨内膜感染不伴随皮质的浸润，这种类型的感染发生于骨髓内柱；Ⅱ型浅表型骨髓炎，局限于皮质的外面，不能渗透到皮质，受累骨组织表面暴露，无死腔，需行软组织覆盖；Ⅲ型局限型 / 稳定型骨髓炎，既有皮质浸润又有骨髓的浸润，有边缘明确的皮质死骨形成，兼有Ⅰ型、Ⅱ型的特点，但是没有轴向稳定的缺陷，稳定性尚可；Ⅳ型弥散型 / 稳定型骨髓炎，感染累及整个骨结构，有死骨质片段，导致轴向不稳定性，能看到大范围的感染，既有皮质又有骨髓炎，但是不同的是有轴向稳定性的缺失。Ⅲ型和Ⅳ型是与开放性骨折有关的典型的感染，Ⅳ型损伤部分切除需要骨重建。

（三）病因

最常见的致病菌是金黄色葡萄球菌，其次为乙型溶血性链球菌和白色葡萄球菌，大肠埃希菌、铜绿假单胞菌和肺炎球菌较为常见，细菌毒力大小是外在因素，全身状况或局部骨骼抵抗力是内在因素。

与感染相关的因素主要有以下方面。

1. 院前处理不当　伤口暴露时间过长，不洁物品包裹，捆扎止血时间过长、固定方式不当等加重组织缺血，偏方治疗伤口。

2. 无菌操作不规范　手术人员因素，手术室因素，器械因素，手术材料不合格，缝合材料加重炎性反应。

3. 清创不彻底　就诊路途遥远、多次转诊错过最佳清创时机，不正确的伤口处理增加清创难度、碎骨块处理不当，尤其是多发伤、复合伤往往对清创的重视程度不够。

4. 早期治疗不当　休克、失血过多、有感染的生物体存在，严重的软组织损伤，感染风险与软组织损伤的程度相关。

5. 手术技术因素　①对合并大血管损伤的认识不够，只重视骨折固定，导致肌肉缺血坏死而没有彻底切除。②止血不当导致术中出血过多。③骨固定方式不当，内固定尤其是髓内钉增加感染概率。④骨筋膜隔室综合征没有及时处理。⑤遗留死腔。⑥伤口闭合后皮肤张力过大。⑦引流不当：时间过长、没有单独切口、没有负压引流。

6. 没有早期应用抗生素。

7. 营养不良、高龄、免疫力低下、糖尿病、骨坏死程度重及滥用抗生素等因素，易演变为慢性感染。

足部跟骨由骨松质构成，是血源性感染易发的部位。跟骨骨髓炎与长管状骨骨髓炎有不同之处，如同其他跗骨骨髓炎一样，骨皮质的破坏不是非常广泛。临床上常见的跟骨骨髓炎多数为创伤后感染引起。其他跗骨骨髓炎较跟骨为少，也分为急性与慢性，发病原因以开放性骨折合并感染多见，血源性者少见。其病程发展与病理特点与跟骨相似；诊断治疗原则也与跟骨相同。跖、趾骨骨髓炎多为开放性创伤后感染引起，或足底慢性溃疡久治不愈继发而来，血源性者罕见。

（四）临床表现及诊断

足部急性血源性骨髓炎较少见，其临床表现略。创伤性、蔓延性骨髓炎：创伤病史患者，通常主诉受累部位疼痛，或有负重困难，可有发热、心动过速和倦怠等症状。局部体征：肿胀、发热，偶尔发红、触痛，邻近关节活动范围受限。伤口持续流出脓性混浊液体，有腥臭味，周围皮肤常有色素沉着、质地僵硬、瘢痕水肿、窦道及死骨形成等症状，骨感染可导致骨折延迟愈合或不愈合，甚至有可能形成感染性骨不连；感染也可发生骨质吸收，形成感染性骨缺损。

骨髓炎的诊断应慎重，应根据开放性骨折病史、血管神经损伤情况、皮肤软组织损伤严重程度、药物滥用情况、先前不当治疗情况、机体免疫抑制状态、骨折愈合情况、内置物稳定性等综合判定，并结合各种辅助检查得出明确诊断，常用的有：实验室诊断检查，包括白细胞计数（WBC）、C 反应蛋白（CRP）及红细胞沉降率（ESR），血培养，脓液培养等。X 线检查常用，但早期骨质改变不明显。放射性核素显像对早期诊断骨髓炎有重要价值，但对慢性骨髓炎用处不大。正电子发射体层成像（PET）临床应用价值更大。MRI 在评估肌肉骨骼感染中发挥着重要的作用。CT 在评估骨髓炎方面，与 MRI 相比，在骨皮质的成像尤其是慢性骨髓炎成像方面具有优势。培养与活检鉴定病原微生物的种类和明确其对抗生素的敏感性，对治疗骨髓炎至关重要。分子学诊断最常用的方法是 PCR。PCR 通过鉴定细菌的核内容物来鉴定极微量的细菌残余。

（五）治疗原则

慢性骨髓炎的治疗应采用必需的手术和药物综合疗法。诊断明确后，首先优化宿主条件，如控制血糖、治疗血管疾病等。要对骨髓炎进行分类和分期，以确定治疗方案。对危及生命或肢体的感染，防止感染扩散是首要任务，其次才是对其进行逐渐控制。因此，识别病原微生物至关重要。根据骨活检或深部培养鉴别感染的病原体，选择敏感的有针对性的特异性抗生素治疗，否则，应使用广谱抗生素。一旦确定病变范围、患者体质，即可采取外科手术治疗。如果广泛切除后需要更大范围的重建，而患者的体质不能接受时，截肢也是一个较好的选择。

1. 抗菌治疗　使用抗生素治疗骨髓炎的持续时间是有争议的。对于病灶清除后要进行骨移植或重建者，抗生素宜应用 6～8 周。同时观察 C 反应蛋白和红细胞沉降率水平，必要时需反复活检，如果感染标志物提示没有感染加重，则不需要长期抗生素治疗。对于严重感染者，术后静脉应用抗生素 6～8 周后，再口服应用至 2～3 个月。抗生素缓释装置的应用可以达到较高的局部抗生素浓度和极少的全身吸收，且抗生素的释放是双向的。临床上将抗生素加入骨水泥、硫酸钙等人工材料中，并可复合多种骨诱导成分，作为骨移植替代品，其应用于填塞感染病灶清创后的死腔，具有缓慢释放抗生素的能力，有可吸收性，且具有骨传导、诱导成骨的作用。

2. 负压封闭引流（vacuum sealing drainage，VSD）　VSD 在骨科领域应用较广泛。VSD 对于皮肤软组织缺损合并感染的治疗有其优越性，可以减轻组织水肿、增加血流量、促进肉芽组织生长。VSD 治疗过程中，可适当应用抗生素进行创面冲洗，以控制感染。

3. 清创术　彻底清除感染灶是治疗慢性骨髓炎的关键，清除所有无活力的、无活性的组织，以去除感染的物质和碎骨块等，最好不致影响骨结构的稳定性。其目的是将坏死的、含氧量低的、感染的伤口变为一个有活力的伤口。术中要对慢性窦道、瘢痕皮肤、炎性肉芽组织、病骨周围的骨痂、死骨及坏死组织，以及将疑似失活组织全部彻底清创，对游离于感染灶的多个骨折块全部去除，如果达不到彻底去除感染源的目的，则应将多个骨折段全部整段去除。清除病骨要达到的标准是：局部无死骨和炎症浸润，骨皮质干横断面有明显的点状出血，强调骨皮质和骨松质的出血（骨干断端咬除 5～8mm）——“红辣椒征”，骨干呈浅淡红色，骨髓腔通畅，腔内无肉芽组织，髓腔出血活跃。应尽量避免剥离骨膜，防止加重骨的失活。必要时可应用激光多普勒血流仪准确评估骨的微血管状态，从而鉴定其是否应被去除。当发生骨髓腔感染时，可用髓腔锉将骨髓腔扩大 2mm。过分扩大会增加坏死骨的表面积，可能引起皮质坏疽和恶化感染。清创失败多因切除感染灶不充分，是导致清创失败的原因，必要时需行多次病灶清除术。

4. 骨重建术　严重的大范围的感染灶被清除后，往往造成较大骨缺损，形成死腔，需要进行骨重建，常用的方法有肌瓣填塞、植骨、骨移植、骨诱导再生、骨搬移等方法。以下内容重点介绍显微外科技术在骨感染骨缺损中的应用。

（周明武　李　杨　王培吉）

二、肌（皮）瓣移植术

（一）概述

肌皮瓣不仅用于皮肤软组织缺损修复，也用于感染性骨缺损的治疗，以填塞死腔并修复皮肤缺损。临床上开放性创伤后骨感染、骨髓炎较常见，且多数骨感染伴有皮肤软组织缺损，或切除窦道及窦道周围瘢痕组织后导致皮肤软组织缺损，在应用肌瓣填塞死腔时，同时要修复皮肤创面缺损，故临床上采用切取肌皮瓣较多，既可修复创面，又利于控制感染，是较好的修复方法。

（二）适应证

1. 急性创伤感染　创伤合并皮肤缺损，伴深部软组织缺损，有骨、关节、肌腱、血管、神经外露的创面。

2. 填塞死腔　急慢性骨髓炎病灶清除后形成的骨性死腔，慢性感染窦道切除后形成的软组织死腔，其周壁常因血供差而难以愈合，可用带血管蒂的肌瓣填塞。

（三）手术方法

1. 术前准备　病灶局部有急性炎症时，先切开引流，伴有皮肤软组织缺损者，需进行创面扩创，抗炎处理，必要时多次扩创，创面换药处理；或行持续负压引流冲洗，待急性炎症消退后，再行病灶清除及肌瓣、肌皮瓣转移或移植术。慢性骨髓炎患者，先对感染部位组织行细菌培养及药敏试验，术前选择敏感药物控制感染。要对创面情况及对供区造成的伤害做全面衡量，选择手术成功率高、功能与外形好、操作简单、对患者造成痛苦少的部位切取肌皮瓣修复。

2. 麻醉及体位　硬膜外或全身麻醉，一般取仰卧位，术中可根据切取肌皮瓣的供区选择合适的体位。

3. 手术操作

（1）彻底切除瘢痕组织、窦道、炎性肉芽组织，去除死骨、硬化骨折端，打通髓腔。创面用 0.9% 生理盐水冲洗后，用 1∶1 000 苯扎溴铵泡洗 10 分钟。

（2）根据受区皮肤软组织缺损及骨缺损部位和大小等情况，设计合适的肌瓣。原则上切取的肌肉要求至少有一个或几个血管蒂供血，以保证切取的肌肉有足够丰富的血供；设计肌瓣时，一般要比缺损部大 1/4 左右，才能使缺损处得到充分的填塞和覆盖，如果设计的肌瓣不够大，蒂部又短，转移时会因牵拉张力过度而造成肌瓣内血供障碍，从而引起肌瓣坏死。选择肌皮瓣的原则：就近原则，能带蒂转移，不游离移植；对供区破坏小、不影响供区功能及美观；用次要部位修复主要功能部位；如果显微外科技术娴熟，最好选择部位隐蔽、远处肌皮瓣作为供区，吻合血管游离移植肌皮瓣修复创面及骨缺损，最大限度地减小供区的损伤程度。

（3）按照设计线做切口，切开皮肤及皮下组织，在肌筋膜浅层向两侧分离，达所需要的宽度和长度，切取整块或部分肌肉，注意保护好肌瓣的神经血管蒂，以防误伤。肌瓣断面的血管应予以缝扎，将肌瓣整个游离后，其应有足够的移动性，以便无张力地移位于缺损部。肌瓣表面的肌筋膜务必保留，以便于移位后缝合固定。用于填充骨腔时，多在骨壁上钻孔缝合固定肌膜。若皮肤缺损肌肉移位后不能直接缝合，可在肌肉表面植游离皮片。临床上，单纯切取肌瓣者较少，多数都是在设计肌瓣时同时设计合适大小的皮瓣，形成肌皮瓣带蒂转移或游离移植修复创面并填塞死腔。

【典型病例】

患者男性，44 岁，高空坠落伤致左足跟骨粉碎性骨折，急诊行跟骨切开复位钢板内固定术。伤口愈合后，跟骨感染，经当地抗感染、多次扩创、去除死骨、换药等处理，形成慢性窦道、流脓，皮肤间断愈合，部分骨质被吸收。术后 11 个月余来我院就诊，给予创面扩创后，去除死骨，跟骨缺损 3cm×2.5cm×2cm，皮肤缺损 5cm×3cm。设计左小腿外侧肌皮瓣，皮瓣大小 6cm×4cm，肌瓣大小 4cm×3cm×2cm，带蒂转移修复左足跟缺损并修复创面，伤口一期愈合，外形满意（图 9-53）。

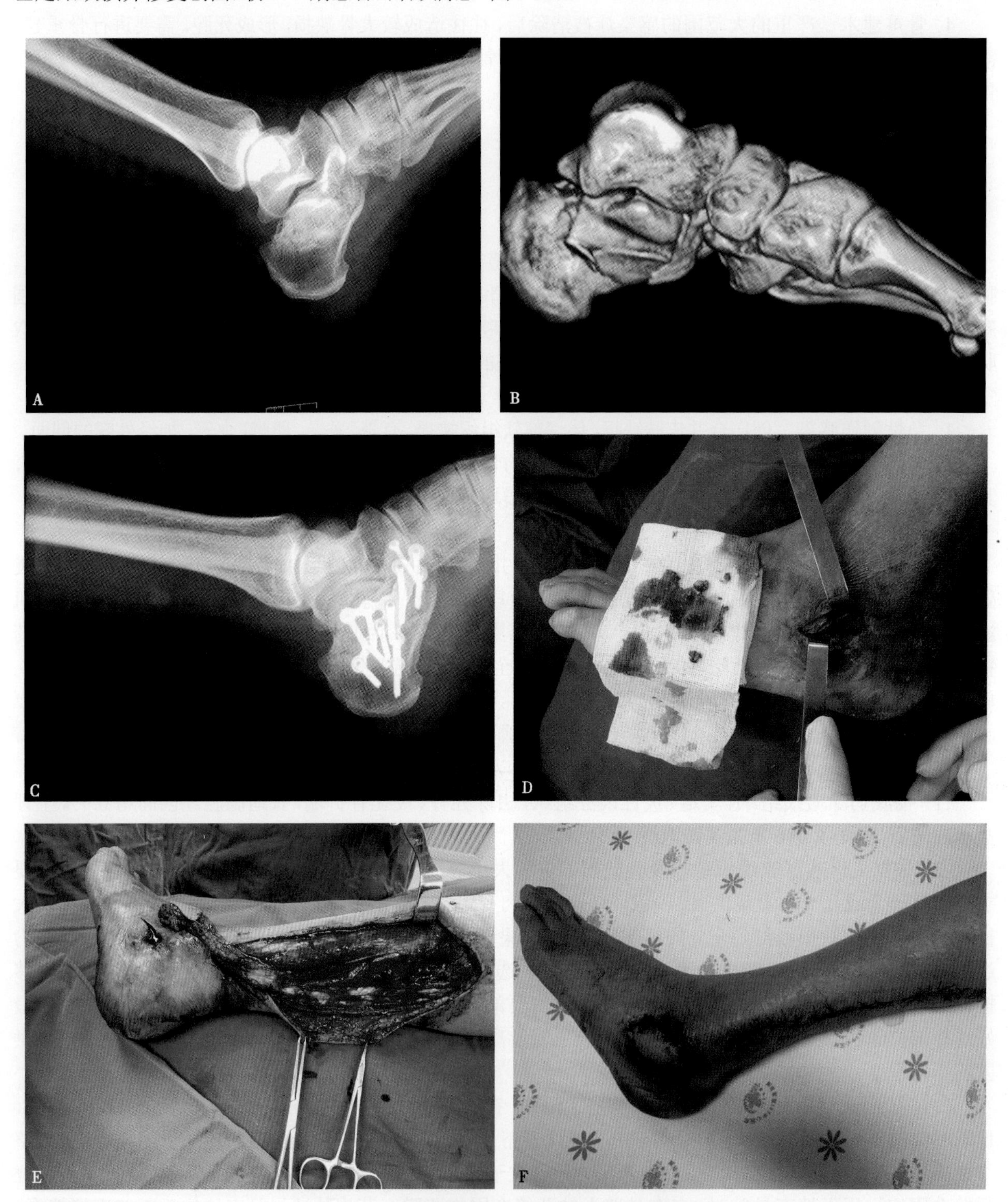

图 9-53 左小腿外侧肌皮瓣转移修复左足跟缺损

A. 术前 X 线片；B. 术前 CT；C. 跟骨内固定术后 X 线片；D. 清除跟骨感染坏死组织；E. 切取左小腿外侧肌皮瓣；F. 肌皮瓣转移修复左足跟缺损。

（四）注意事项

1. 设计肌皮瓣要够大，以满足填塞空腔及覆盖创面的需要。

2. 操作要仔细，注意保护好主要血管，勿损伤主要营养血管。肌皮瓣转位时，勿使蒂部血管牵拉、扭曲及锐性折弯，以免引起肌瓣部分坏死。

3. 如移位的肌瓣仅作为填塞死腔，不必保留肌肉运动神经；需重建受区肌肉功能时，要保留运动神经。

4. 术中要仔细彻底止血，以防肌瓣下积血，术后肌瓣下放置引流管，引流管的方向与主要营养血管方向一致，皮肤缝合时张力不宜过大，以免引起肌皮瓣张力过大，导致血管危象而影响肌皮瓣成活。术后抬高患肢。

（周明武　幸超峰　宋　健）

三、骨移植术

（一）概述

我国骨瓣移植研究始于20世纪70年代中期，1980年黄恭康报道了吻合血管的旋髂深血管髂骨瓣移植以后，各种吻合血管的骨瓣、骨膜（骨）瓣、骨皮瓣相继在临床广泛应用。目前，相关骨缺损的研究涉及自体骨移植、异体骨移植、人工骨移植、组织工程骨移植、转基因工程、骨搬移技术、膜诱导技术等，这些方法都有各自的适应证和优缺点。采用上述方法治疗感染性骨缺损，大多都需要结合显微外科修复技术完成。

（二）适应证

1. 自体游离骨移植适于胫骨下端、内外踝、足部骨缺损较小骨缺损。

2. 异体骨移植可用于2cm以内骨缺损或小范围腔隙性骨缺损，最好与自体骨松质或人工骨联合应用。

3. 人工骨适宜较小骨缺损修复，或作为骨缺损填充材料临时补充。

4. 带血管蒂骨移植：胫、腓血管蒂腓骨瓣转位于胫骨远侧、内外踝、足部骨缺损，跗外侧动脉蒂骰骨瓣治疗距骨较小骨缺损。

5. 吻合血管骨移植　常用的供区有髂嵴、腓骨、胫骨、股骨远端、肩胛骨外缘、肋骨，主要用于足踝部长段或大块骨缺损的治疗，特别适用于复合组织的修复与重建，尤其是同时合并有软组织缺损的复杂性感染性骨缺损，可通过吻合血管的骨肌皮瓣移植同时修复。腓骨皮瓣移植是复杂长段感染性骨缺损修复与重建最主要的方法。

6. Masquelet膜诱导技术结合植骨术　对感染性骨缺损的修复是一种较理想的方法。

7. Ilizarov技术适用于长段感染性骨缺损。

8. 自体大段游离骨异位血管化预购骨皮瓣二期回植，充分利用病骨，避免取自体他处骨。

（三）手术方法

1. 术前准备

（1）全身情况的了解与评估：仔细询问病史，体格检查，实验室检查，影像学检查，感染灶细菌培养及药敏试验，了解有无合并糖尿病及其他基础疾病，病变程度，有无贫血或低蛋白血症，程度如何？进行明确的手术适应证与手术耐受性的评估，做好围手术期准备，对于创伤患者还应了解受伤原因机制，了解治疗经过，伤情演变情况。

（2）局部病变（受区）：如骨折后曾经过何种治疗，手术时间，手术方式，骨折固定的方法方式，术中有无植骨，术后伤口愈合情况，伤口感染情况、演变情况及后续治疗。评估骨缺损发生部位，是骨干或干骺端，骨缺损骨不连的类型与程度，有无骨髓炎，通过X线片大致即可确定，必要时行CT或MRI检查。

（3）受伤肢体软组织状况：软组织结构是否正常完整，有无瘢痕，有无窦道，软组织缺损深部组织肌肉、肌腱、骨骼、内植物裸露情况，关节功能状况，肢体浅表动脉搏动状况，必要时行DSA了解伤肢血管状况，对行血管吻合骨移植很重要。

（4）骨移植供区准备：着重观察了解骨瓣供区体表软组织有无缺损、瘢痕及炎性疖肿、毛囊炎等妨碍切取术的情况。

2. 麻醉及体位　硬膜外或全身麻醉。仰卧位或根据手术需要调整体位。

3. 手术操作

（1）自体骨移植术：在选择和制订手术方式时，应从伤情实际出发，权衡利弊，遵循先易后难的治疗原则。传统自体骨移植，虽然要经过“爬行替代”过程才能获得骨愈合，但其方法简单，手术创伤小，是治疗小范围骨缺损常用的手术方法之一。

1）受区病灶清除：术中要对瘢痕皮肤、慢性窦道、炎性肉芽组织、病骨周围的骨痂、死骨及坏死组织，以及将疑似失活组织全部彻底清除，对游离于感染灶的多个骨折块全部去除，咬除骨折端硬化死骨，使骨皮质干横断面和骨松质有明显的点状出血，打通骨髓腔，清除腔内肉芽组织，达到髓腔出血活跃。

2）根据骨缺损大小，按比例调配载抗生素骨水泥，填塞死腔。

3）设计小腿部带血管蒂皮瓣、肌皮瓣或穿支蒂皮瓣。

4）切取皮瓣，将皮瓣转移至受区，缝合皮肤。

5）待受区创面愈合，感染得到控制3个月后，切开皮瓣边缘，暴露并去除骨水泥，切取髂骨瓣，将骨瓣剪成骨粒备用。

6）将髂骨骨粒填塞于骨缺损处。

7）缝合创面。

【典型病例】

患者女性，16岁，因车祸致双小腿胫骨、腓骨、跟骨开放性粉碎性骨折。行双侧胫、腓骨骨折钢板内固定，左足跟骨克氏针内固定、右足跟骨钢板内固定治疗。术后，左足胫骨远端钢板外露，左足跟、足底皮肤坏死、缺损，跟骨形成慢性骨髓炎。给予足踝部、足底创面扩创，去除感染坏死跟骨及炎性组织后，内踝及足底皮肤软组织缺损、跟骨缺损。分别设计右侧股前外侧皮瓣、胫后动脉内踝上穿支皮瓣，左足跟部骨缺损采用抗生素骨水泥填塞，胫后动脉穿支皮瓣转移覆盖外露钢板并修复足踝部创面，右侧股前外侧皮瓣游离移植修复足跟、足底皮肤缺损创面，皮瓣一期愈合，骨感染得到控制。术后半年，沿左跟骨后缘皮瓣边缘切开皮肤，取出骨水泥，可见其周围形成一光滑完整的纤维结缔组织骨诱导膜，有丰富的血管。取其自体髂骨，修剪成碎骨块，打压填塞诱导膜腔隙内，复合皮肤切开，术后抗感染治疗，切口一期愈合，跟骨自然愈合（图9-54）。

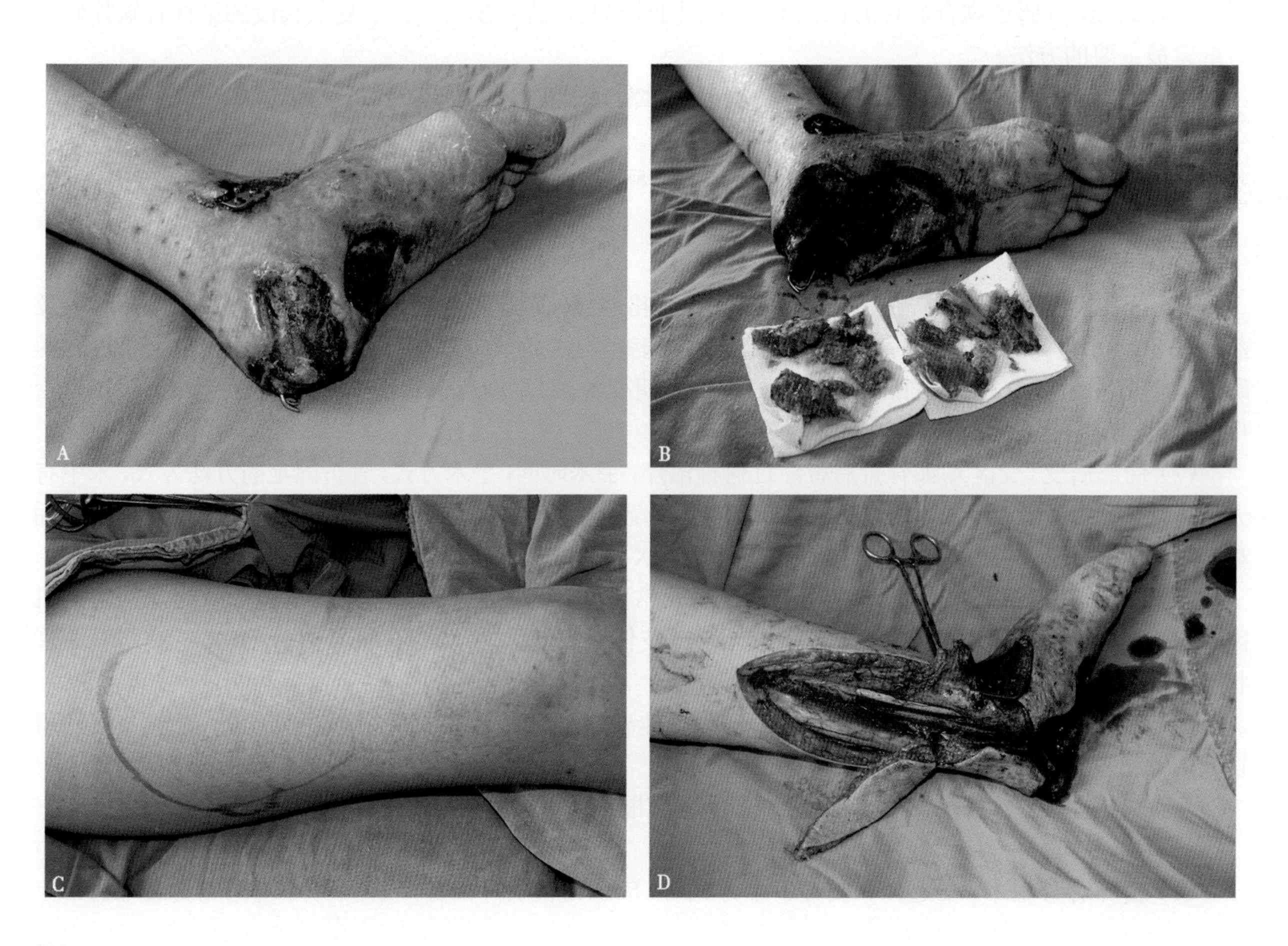

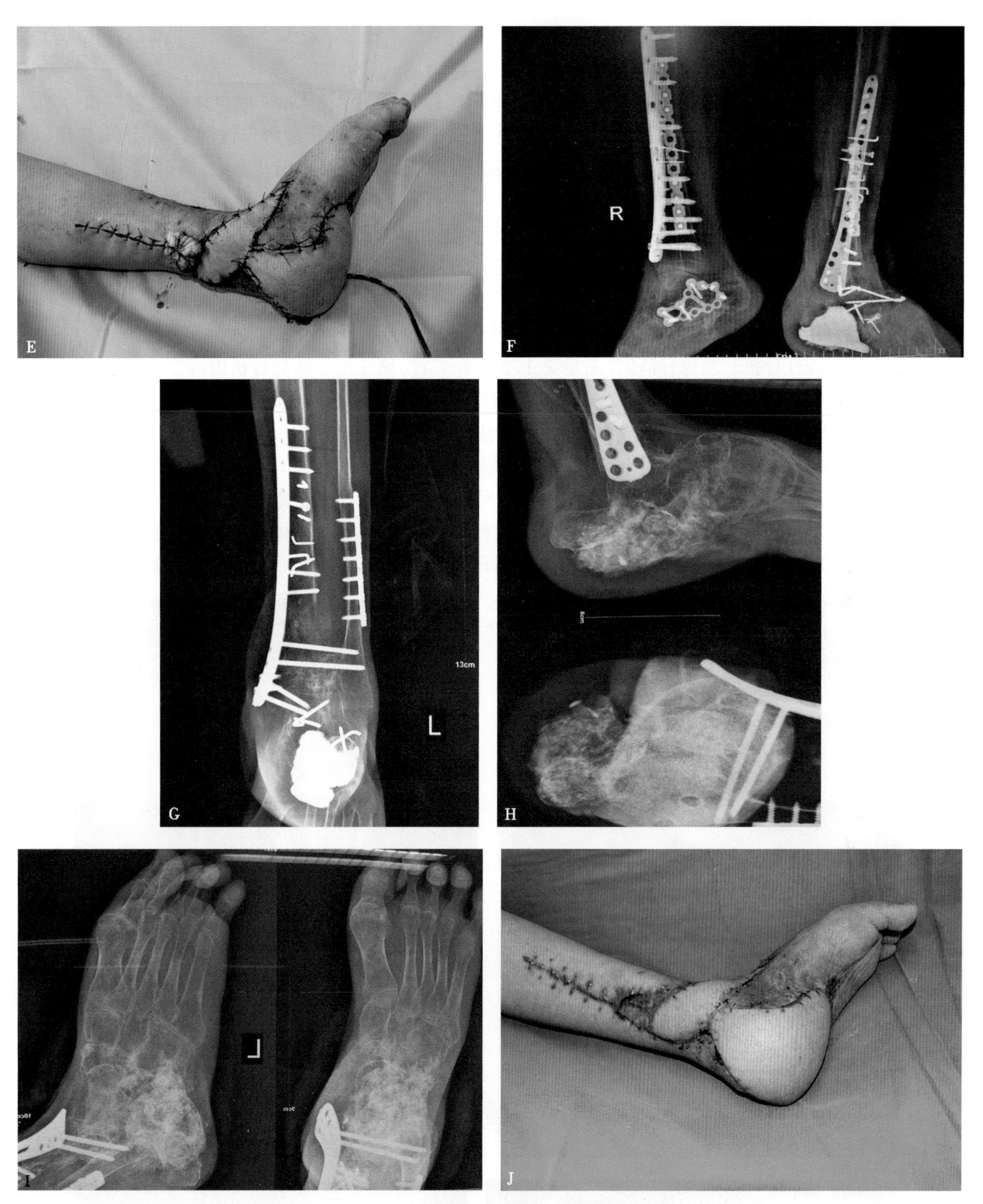

图 9-54　自体髂骨移植治疗左跟骨骨髓炎

A. 左胫、腓骨开放性粉碎性骨折内固定术后，钢板外露，足跟皮肤坏死、足底皮肤缺损；B. 足踝部、足底创面扩创，去除感染坏死跟骨及炎性组织；C. 设计股前外侧皮瓣；D. 设计并切取胫后动脉穿支皮瓣；E. 足跟部骨缺损采用抗生素骨水泥填塞，胫后动脉穿支皮瓣转移修复足踝部创面，覆盖外露钢板，股前外侧皮瓣游离移植修复足跟、足底皮肤缺损创面；F. X 线侧位片显示：左胫、腓骨骨折内固定，抗生素骨水泥填塞左跟骨缺损部位及大小，右胫、腓骨及跟骨骨折钢板内固定情况；G. 左小腿正位 X 线片显示：胫、腓骨内固定，抗生素骨水泥填塞左跟骨部位及大小；H、I. 左足侧位 X 线片显示：取出抗生素骨水泥后植入自体骨松质；J. 左足骨愈合后外观。

（2）同种异体骨移植术

1）受区病灶清除同前。

2）设计吻合血管的皮瓣、肌皮瓣或穿支蒂皮瓣。

3）切取皮瓣，将皮瓣移至受区并与受区血管吻合；缝合皮肤。

4）待受区创面愈合，感染得到控制3个月后，再行同种异体骨移植术和/或自体髂骨骨粒植骨术，术前三维CT检查，重建后采用3D打印技术，打印制作骨缺损模型，根据模型制作钛网支架，消毒备用。

5）沿皮瓣一侧切开骨缺损处皮肤，显露骨缺损部位，清除病灶炎性组织及瘢痕，咬除硬化骨折端。

6）将钛网支架置入骨缺损处。

7）将同种异体骨和/或自体髂骨骨粒置入钛网框架内，并与骨折端固定。

8）缝合创面。

【典型病例】

患者男性，28岁，因汽车碾压致左足第1至5跖骨开放性骨折伴大面积皮肤软组织碾挫伤，第1跖骨及第2跖骨近端粉碎性骨折。急诊行清创，左足第1、2跖骨旷置、第3至5跖骨骨折内固定治疗，术后创面皮肤软组织坏死、感染，肌腱外露，跖骨感染，经多次扩创，清除感染、坏死组织及抗感染治疗后，行游离股前外侧皮瓣修复左足创面术，皮瓣大小30cm×15cm。术后皮瓣成活，骨感染经抗生素生理盐水持续冲洗、创面换药，足部感染得到控制，创面愈合，遗留第1、2跖骨缺损。创面愈合后11个月余，行足部CT扫描，采用3D打印技术重建足部跖骨骨缺损模型，根据模型制作钛网跖骨支架，术中沿足背皮瓣外侧缘切开皮肤，清理瘢痕组织，显露跖骨缺损处，清理骨折端，取自体髂骨修剪成碎骨块，与同种异体骨块混合，置入钛网跖骨支架内，将植骨后的支架放置于第1、2跖骨缺损处，与跖骨两端复位固定，缝合创口，创面一期愈合（图9-55）。

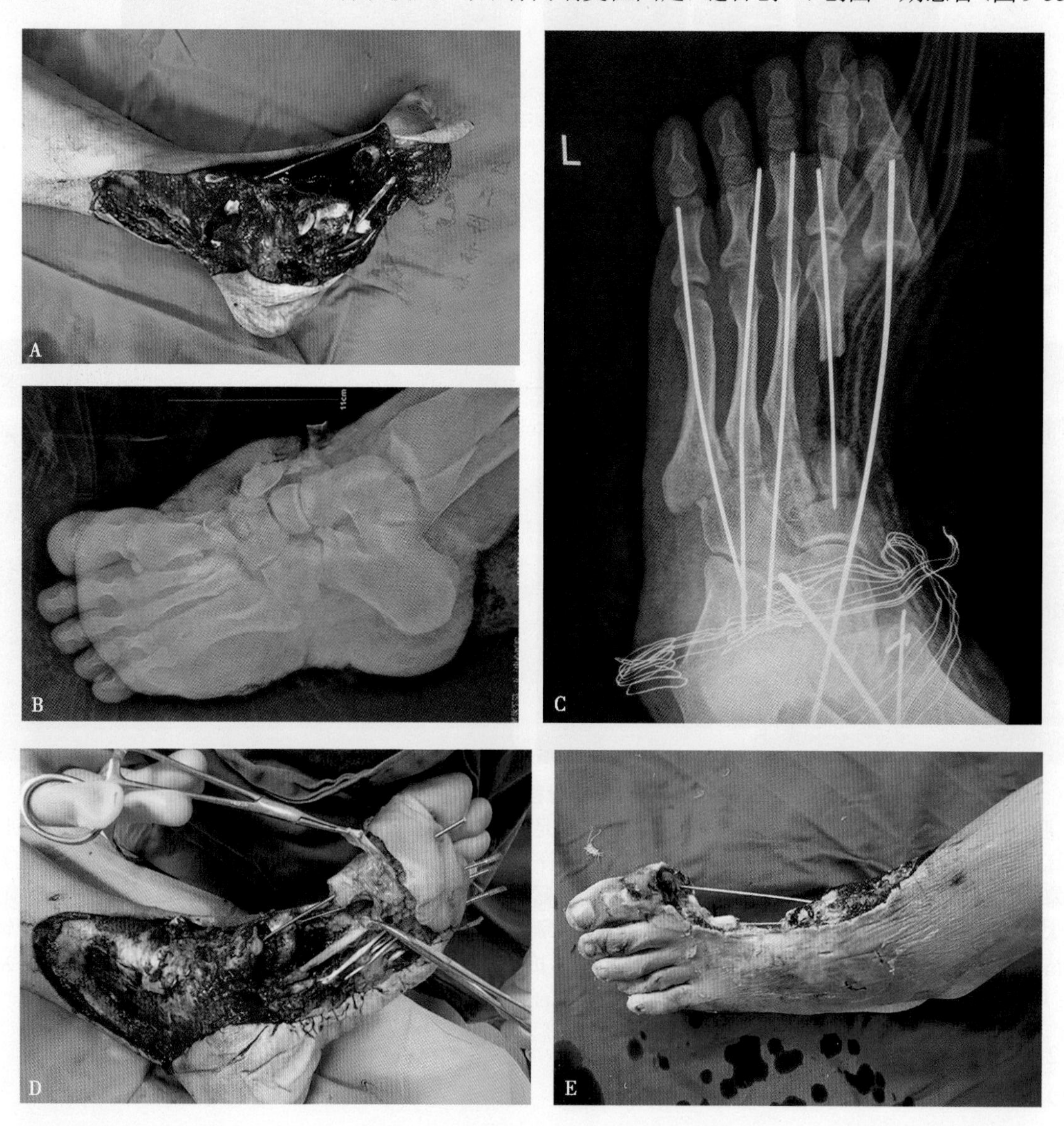

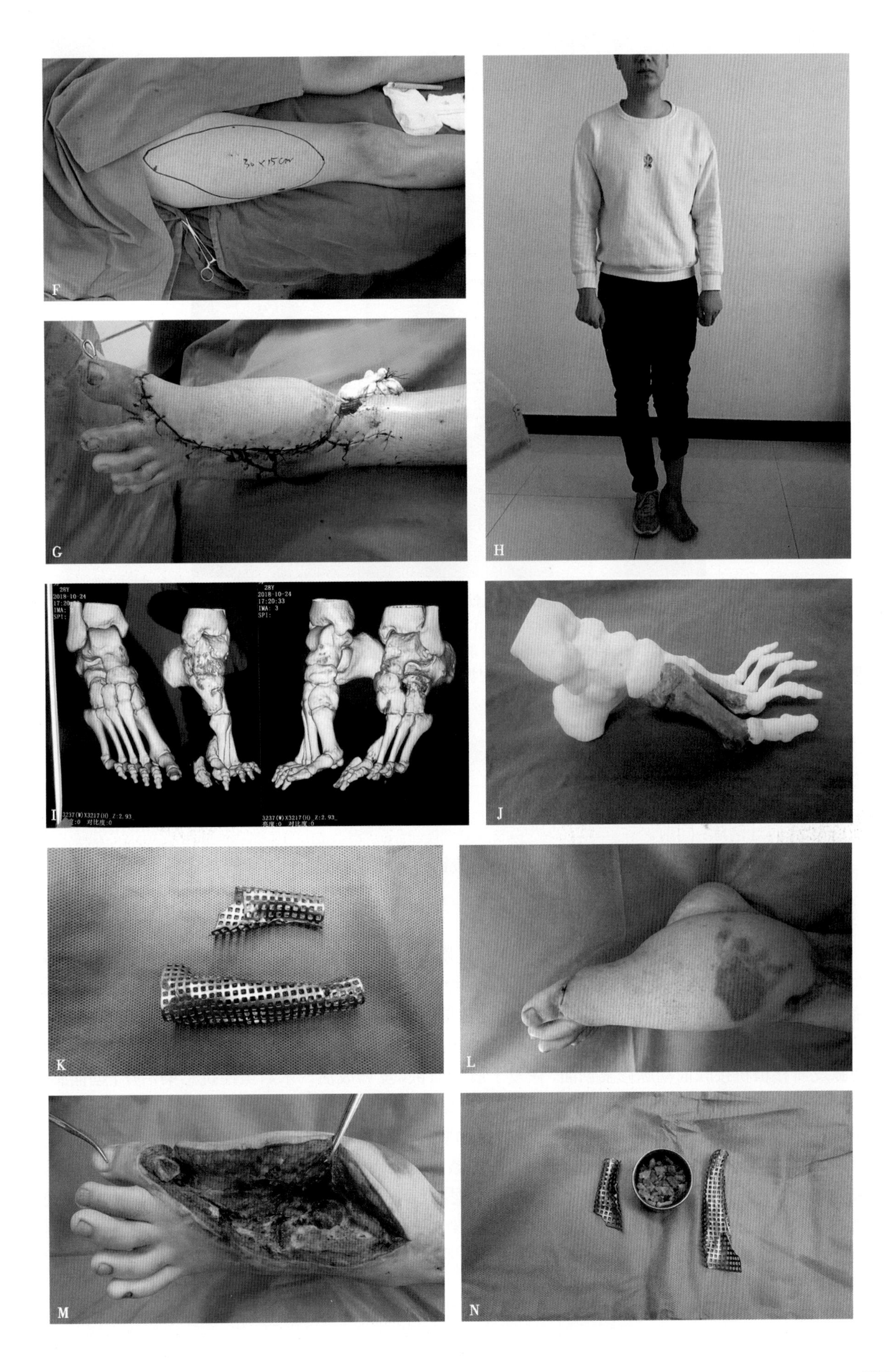
F
G
H
28Y
2018-10-24
17:20:33
IMA: 3
SPI:
I
J
K
L
M
N

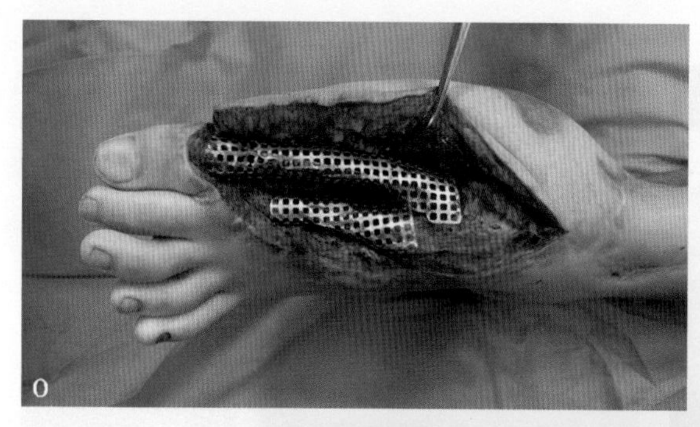

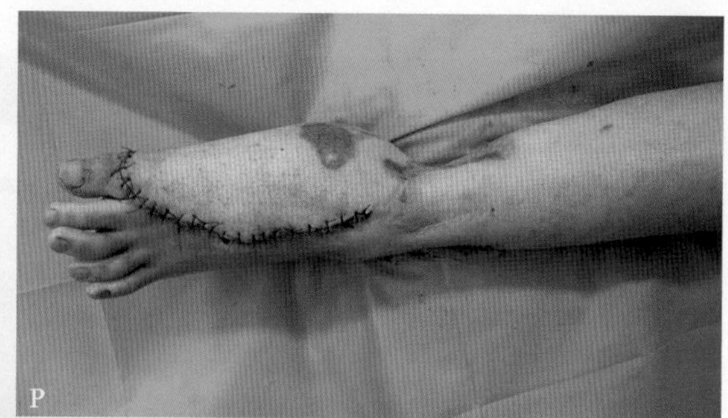

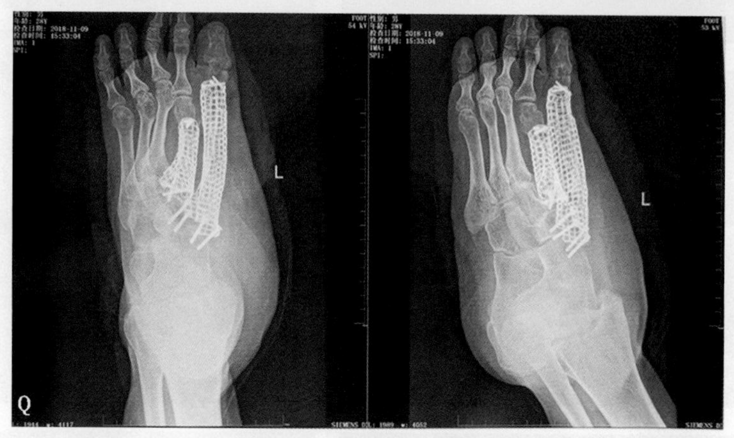

图 9-55　同种异体骨置入钛网支架内修复跖骨感染性骨缺损

A. 术前伤情；B. 术前 X 线片；C. 跖骨骨折内固定术后 X 线片；D. 术后感染；E. 术后感染创面扩创，切除坏死组织；F. 设计股前外侧皮瓣 30cm×15cm；G. 游离股前外侧皮瓣移植修复创面；H. 术后能站立但步态不稳；I. 二次手术前 CT 检查；J. 患侧足部 3D 打印模型；K. 根据跖骨缺损大小及形状，制作骨缺损钛网模型支架；L. 植骨术前足部外观；M. 病灶清除后显露骨缺损情况；N. 取髂骨及同种异体骨置入钛网支架内；O. 植骨后，将钛网支架放置于跖骨缺损处，复位内固定于跖骨两端；P. 缝合伤口；Q. 植骨术后 X 线正侧位片。

（3）人工骨移植术

1）受区病灶清除：同前。

2）根据骨缺损大小，调配载抗生素硫酸钙、磷酸钙等人工骨材料，填塞骨缺损。

3）缝合创面。

【典型病例】

病例 1：患者女性，38 岁，机器绞伤右小腿及足踝部，致胫骨远端、跟骨开放性骨折伴小腿及足踝部大面积皮肤软组织挤挫伤。在外院急诊行清创、胫骨骨折复位外固定、跟骨内固定、胫前血管修复、皮肤回植术，因胫后动脉长段毁损未能修复，术后创面皮肤软组织坏死、创面感染、跟腱外露。患者感染严重，致胫前动脉多次破裂大出血，转入我院后，给予急诊扩创、清除感染灶、切除坏死跟腱等组织，取健侧胫后动脉皮瓣移植桥接胫前动脉修复创面，恢复了肢体血供，皮瓣成活。术后虽经抗感染治疗，创面感染仍没得到有效控制，致使胫骨、跟骨形成慢性骨髓炎。给予胫骨及跟骨创面扩创、切除感染骨周围炎性肉芽组织、清除死骨，行万古霉素 + 硫酸钙填充胫骨骨髓腔、感染骨周围腔隙内及跟骨缺损处，2 个月后，抗生素硫酸钙吸收，再次扩创、去除感染灶，采用万古霉素 + 硫酸钙 + 磷酸钙填塞骨缺损处，胫骨部分外露，创面大小 8cm×2cm，跟骨外露缺损处部分，采用骨水泥覆盖以闭合创面。骨水泥覆盖骨外露、骨缺损处，分泌物逐渐减少直至无分泌物产生、创面干燥，骨感染得到有效控制，骨水泥周边创面逐步愈合。为促进创面修复，在小腿胫骨上段，行胫骨横向骨搬移术，术后月余胫骨及跟骨创面愈合，X 线显示有新骨生成（图 9-56）。

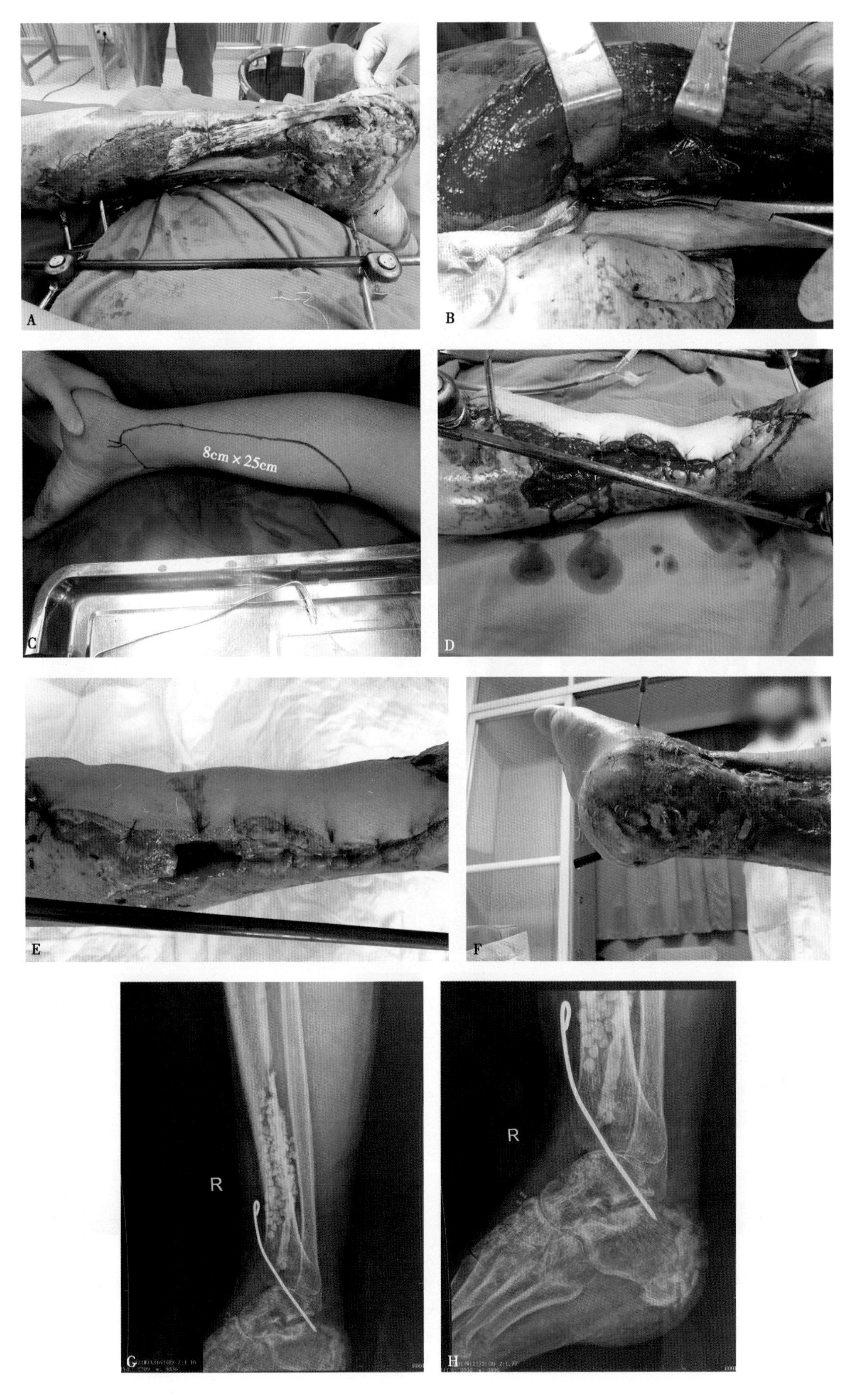
A
B
C
8cm × 25cm
D
E
F
R
G
R
H

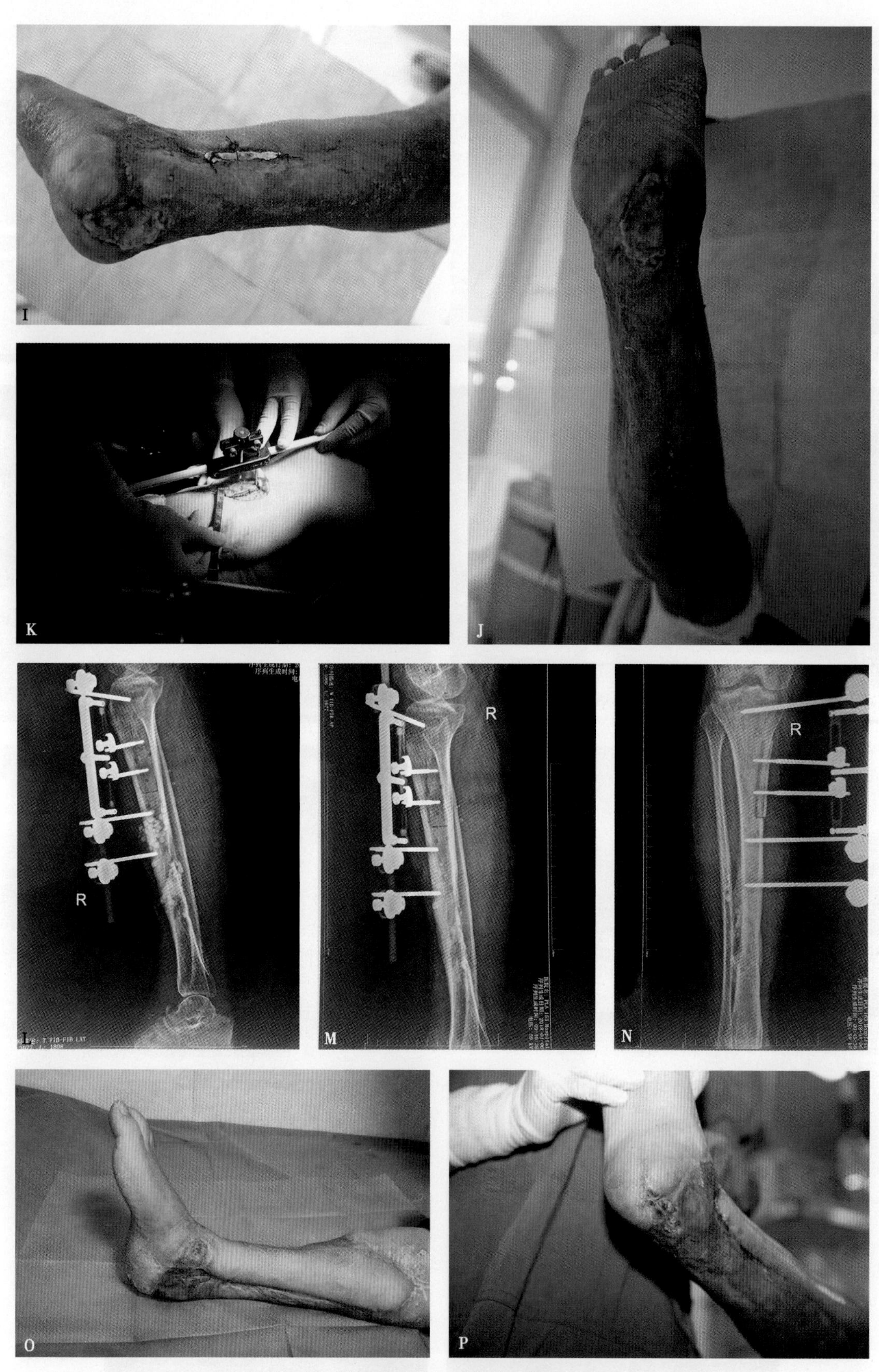

图 9-56 抗生素复合人工骨治疗慢性骨髓炎

A. 右小腿外伤术后感染；B. 术中探查胫前动脉；C. 设计小腿胫后动脉皮瓣；D. 胫后动脉皮瓣移植桥接胫前动脉；E. 胫骨感染；F. 足跟感染；G、H. 万古霉素＋硫酸钙填充胫骨骨髓腔及感染骨周围腔隙；I、J. 骨水泥覆盖胫骨、跟骨骨外露、骨缺损；K. 胫骨横向骨搬移；L. 骨搬移前 X 线显示骨缺损情况；M、N. 骨搬移 1 个月后，X 线显示有骨愈合新骨生成；O、P. 骨搬移 1 个月后，胫骨及跟骨创面愈合。

病例2：患者男性，41岁，右小腿胫、腓骨开放性骨折钢板内固定术后，胫骨外露，行股前外侧皮瓣游离移植修复小腿中下段皮肤软组织缺损。术后创面感染，胫骨形成慢性骨髓炎。给予胫骨病灶清除后，造成大段骨缺损，行万古霉素+硫酸钙填充胫骨骨缺损处，环形外固定支架固定胫骨，创面愈合后，行骨搬移治疗；术后19个月后骨折愈合（图9-57）。

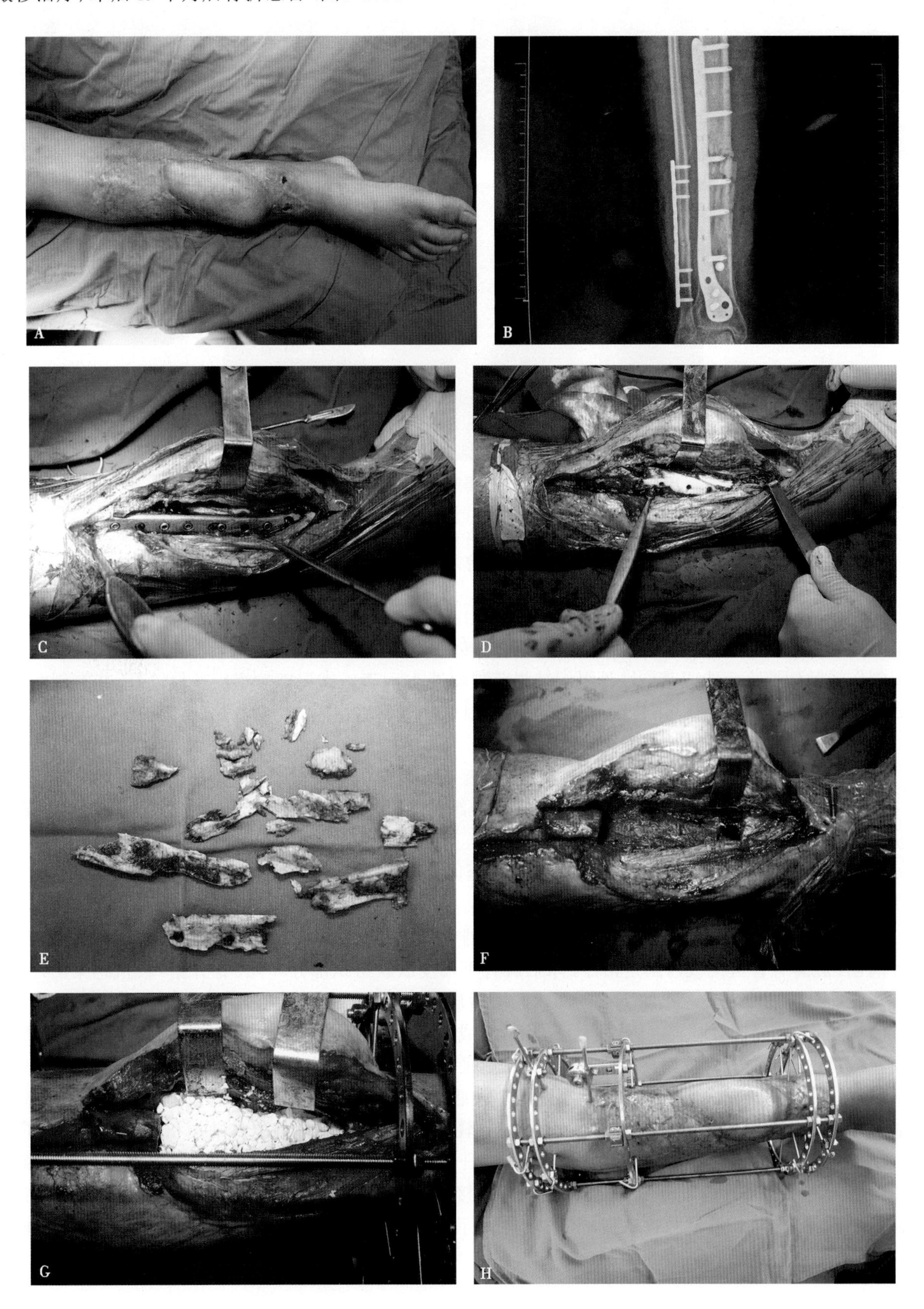

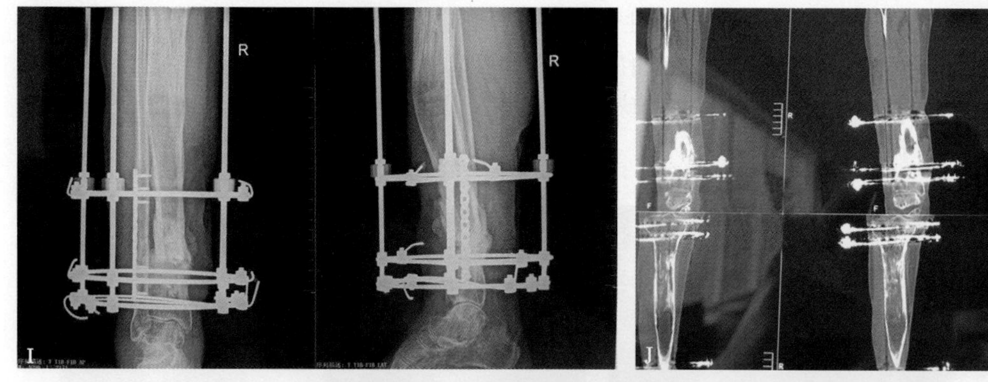

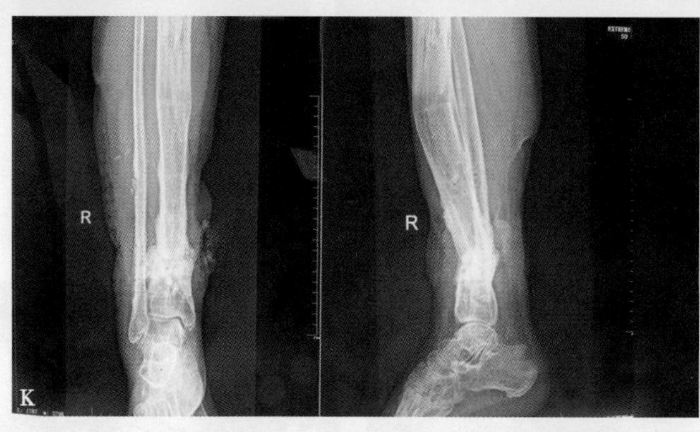

图 9-57 抗生素复合人工骨联合骨搬移治疗慢性骨髓炎

A. 左小腿外伤术后感染；B. 术前 X 线片；C. 解剖显露胫骨钢板；D. 取出胫骨钢板；E. 取出坏死胫骨；F. 病灶清除后，胫骨缺损情况；G. 万古霉素 + 硫酸钙填充胫骨骨缺损处；H. 环形外固定支架固定胫骨，创面愈合后，行骨搬移治疗；I. 骨搬移 19 个月 X 线显示骨折端愈合情况；J. 骨搬移 20 个月 CT 显示骨愈合；K. 拆除环形外固定支架，骨愈合良好。

(4) 骨皮瓣或嵌合穿支骨皮瓣游离移植或带蒂转移修复。在下列情况下，可选用带血管骨瓣移植术：①因创伤或肿瘤切除而造成感染性骨组织缺损范围超过 4cm 者。②局部软组织条件较差，伴有创面、窦道或广泛瘢痕组织的骨缺损，用传统的骨移植治疗困难者。

1) 受区病灶清除同前。

2) 设计吻合血管的骨皮瓣、嵌合穿支骨皮瓣或穿支蒂复合组织皮瓣。

3) 切取骨皮瓣、嵌合穿支骨皮瓣或穿支蒂复合组织皮瓣，将皮瓣移至受区并与受区血管吻合，缝合皮肤。

4) 供区创面植皮，荷包加压包扎，或皮肤牵拉器闭合创面。

【典型病例】

病例 1：患者女性，32 岁，因车祸致左小腿胫、腓骨开放性粉碎性骨折伴大面积皮肤软组织挫伤。急诊行清创、胫腓骨骨折钢板内固定治疗，术后胫骨下端皮肤软组织部分坏死、骨外露，经抗感染治疗后，行游离股前外侧皮瓣修复左小腿下端创面术。术后皮瓣成活，创面愈合。胫骨骨折处慢性窦道形成，间断破溃流脓，形成慢性骨髓炎。感染病灶清除后形成骨缺损，由于患侧肢体感染、皮肤瘢痕增生，患侧无健康血管可供吻合血管骨皮瓣移植修复骨缺损，遂采用健侧小腿胫后动脉骨皮瓣桥式转移修复感染性骨缺损伴皮肤软组织缺损。通常切取健侧小腿下端胫后动脉皮瓣作为皮桥，携带骨皮瓣桥式转移修复患侧骨缺损伴皮肤软组织缺损。本例患者为女性，为减轻患侧瘢痕，在切取修复骨缺损和皮肤缺损所需的小腿中上部骨皮瓣后，仅游离骨皮瓣远端胫后血管主干至踝关节上旋转点处，不再切取骨皮瓣远端小腿内侧皮瓣作为皮桥携带骨皮瓣，胫后血管裸露部分直接用刃厚皮片包裹覆盖，形成血管蒂携带骨皮瓣桥式转移至患侧骨缺损处，填塞胫骨缺损，胫骨复位后行外固定支架固定，皮瓣修复创面。术后创面一期愈合，骨折部位骨愈合良好(图 9-58)。

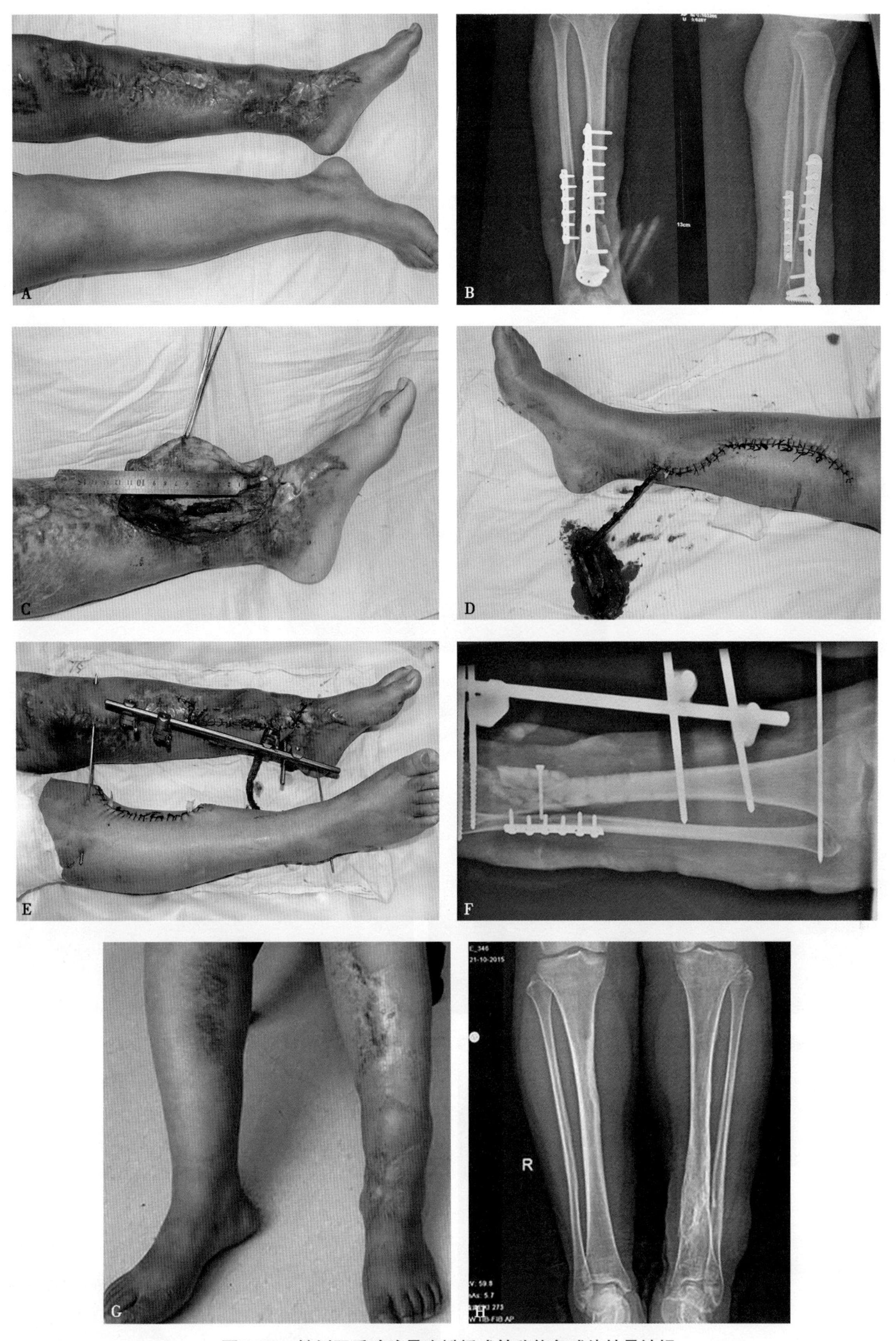

图 9-58 健侧胫后动脉骨皮瓣桥式转移修复感染性骨缺损

A. 慢性骨髓炎术前；B. 术前 X 线片；C. 骨髓炎病灶清除后骨缺损情况；D. 切取健侧胫后动脉血管为蒂携带小腿中上段胫骨骨皮瓣；E. 骨皮瓣桥式转移至患侧修复骨缺损及皮肤缺损；F. 术后 X 线显示胫骨对位情况；G. 血管桥断蒂后小腿外观；H. X 线显示胫骨缺损处骨质愈合。

病例 2：患者男性，33 岁。外伤致左足第 1 跖骨开放性粉碎性骨折伴皮肤软组织缺损。急诊在坐骨神经阻滞麻醉下行左足清创内固定、VSD 覆盖创面术，术后感染，多次行左足清创术、VSD 覆盖创面术，感染控制后，行健侧腓骨嵌合穿支骨皮瓣游离移植，修复第 1 跖骨缺损并皮肤软组织缺损，术后创面一期愈合，5 个月后恢复足部正常行走功能（图 9-59）。

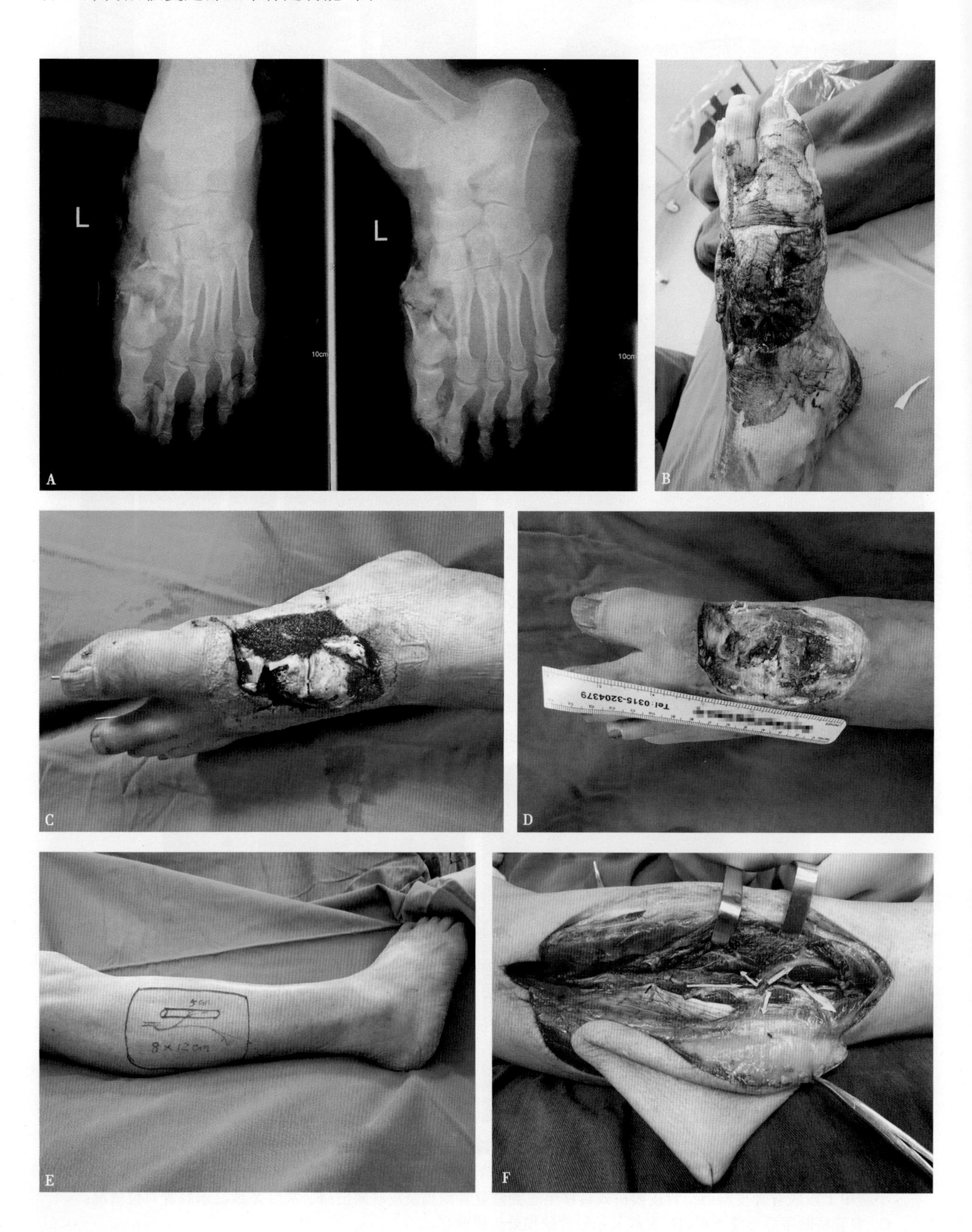

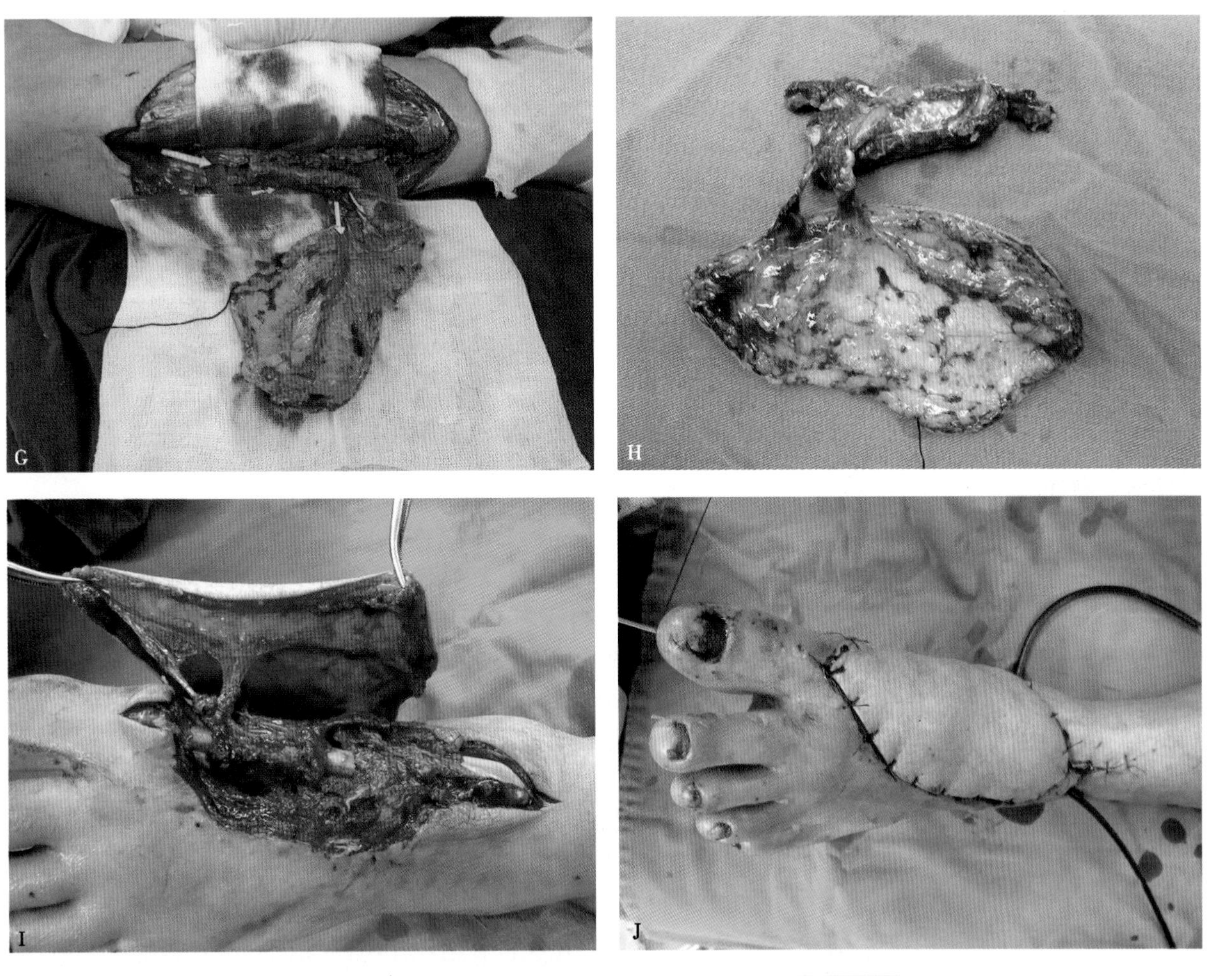

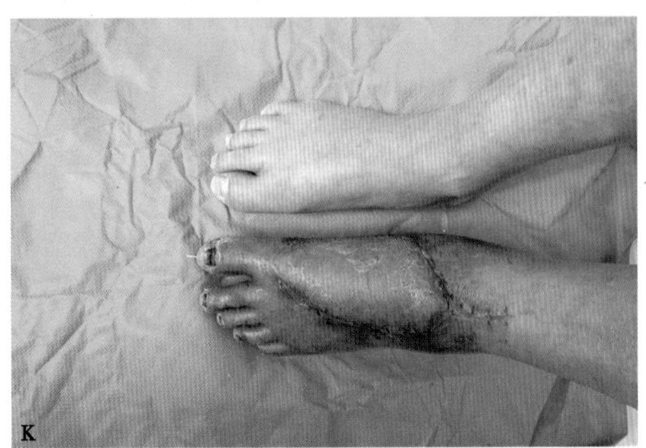

图 9-59 腓骨嵌合穿支骨皮瓣游离移植治疗跖骨缺损

A. 术前 X 线片；B. 术前情况；C. 术后骨感染；D. 清除病灶；E. 设计腓骨嵌合骨皮瓣；F. 解剖显露腓动脉及穿支；G. 切取腓骨嵌合骨皮瓣；H. 游离骨皮瓣；I. 嵌合骨皮瓣修复骨缺损；J、K. 术后外观。

（四）注意事项

1. 病灶清除要彻底，必要时可多次清理病灶。清除死骨及硬化骨折端，使骨端断面渗血为止。只要骨缺损<4cm，局部软组织条件较好，植骨床血供丰富，应首选传统游离自体骨移植。4～6cm 的骨缺损采用带蒂骨皮瓣转移修复骨缺损，对于>6cm 骨缺损，若血管蒂足够转移所需，可采用带蒂骨皮瓣转移修复骨缺损，否则选择带血管蒂骨皮瓣移植修复。腓骨切除时，必须在胫腓联合以上 3～5cm，防止下胫腓失稳。

2. 骨骼稳定性的维持与重建，无论何种植骨方式，必须使植骨后骨端和骨干维持有效稳定，长段植骨者可用解剖型接骨板或克氏针固定。可靠的骨骼稳定性，对术后尽早开始肢体及关节的康复训练，防止肌肉萎缩和僵硬，促进骨折愈合，预防深静脉血栓形成具有积极的作用。

3. 植骨床的创面覆盖应避免张力下关闭创口。如果存在软组织缺损，应用邻近皮瓣覆盖关闭创口，防止因张力过大导致创口愈合不良。

4. 必要时创腔放置引流，防止创面术后积血。术后 48～72 小时分次拔除引流。

5. 术后常规抗炎、抗凝及有效的镇痛治疗。

6. 早期可控的主被动肢体活动训练。

7. 定期随访及 X 线检查了解植骨愈合情况。

（周明武　邵留影　谢书强）

四、大块游离感染性跟骨异位血管化预购骨皮瓣二期回植术

（一）概述

高能量致伤因素导致的足踝部开放性粉碎性骨折，常有较大游离骨折块或伴有大面积皮肤软组织缺损，术后骨感染的概率较高，一旦感染易形成慢性骨髓炎，若将大块游离感染骨去除，将导致较大的骨缺损。如何在有效控制感染的同时修复骨缺损一直是外科较为棘手的问题。笔者设想将大段感染骨块在体外灭菌以后，放置在血供丰富的肌肉间隙中使其再血管化，感染骨在体内血管化的同时，采取适当手段对原感染灶进行控制感染治疗，恢复原感染灶处的软组织健康条件，待感染骨异位血管化完成后再回植原位，这样既可以缩短治疗时间，又能达到感染骨再利用之目的。如何加快移植物快速血管化，一直以来都是骨科领域研究的热点和难点问题。

研究者发现，骨愈合过程与局部血管生长表现出正相关性，随着局部血管增殖，成骨活性也大大提高。目前常用的方法是通过显微外科技术以加速再血管化的进程，主要有骨膜瓣包裹、筋膜瓣包裹、血管束植入及肌瓣包裹移植物等方法促进新血管的形成。Vögenlin 等制备含有动静脉束的血管化骨膜瓣联合人工骨修复骨缺损，证明带血管骨膜瓣具有显著的血管化原位骨组织作用。Casabona 等将组织工程骨植入裸鼠带血管的背阔肌皮瓣，术后组织学检查显示预构骨瓣中具有丰富的血供和新生骨组织形成。周明武等通过兔胫骨异位血管化实验研究，证实了其可行性，并于 2012 年对 1 例胫骨开放性骨折并大面积皮肤软组织缺损者，利用显微外科技术，将感染性游离长段胫骨（17.2cm）异位寄养于大腿外侧旋股外侧动脉供血区域，使其再血管并预购骨皮瓣，二期回植取得成功。之所以选择股外侧区域进行骨段再血管化，是基于可携带轴型血管（旋股外侧动脉降支）形成复合组织瓣移植，再者大腿外侧肌肉发达，血供丰富，能缩短再血管化时间。该方法在控制小腿感染及修复创面的同时，解决了大段游离感染骨再利用的问题，为大段骨感染性缺损的治疗提供了新术式。

（二）适应证

1. 大块（段）游离感染骨较完整。

2. 严重骨感染合并大面积皮肤软组织缺损及血管损伤；或因慢性炎症导致的血管变性；或因受区无可供吻合的血管而不能行带血管的肌皮瓣、骨移植治疗。

（三）手术方法

1. 术前准备　入院后给予抗感染、营养支持治疗，了解患肢血管情况，完善术前必要检查。

2. 麻醉及体位　全身麻醉或硬膜外麻醉，仰卧位。

3. 手术操作

（1）患肢创面处理：将所有无活力、无活性的组织、病骨周围的骨痂、死骨及坏死组织，以及将疑似失活组织全部彻底清创，对游离于感染灶的多个骨折块全部去除，刮除骨折断面，使骨横断面有明显的点状出血。大块游离感染骨块（段）体外清洗、钴 -60 照射灭菌处理。

（2）患肢创面封闭：采用 VSD 覆盖，或行皮瓣转移、移植封闭创面。

（3）游离骨置于异位：在大腿部沿旋股外侧动脉走行外侧做弧形切口，切开皮肤及皮下组织，显露股外侧肌，切开股外侧肌肌膜，将经灭菌处理后的骨块（段）埋藏于股外侧肌与股直肌间隙的旋股外侧血管

处，也可解剖旋股外侧血管至远端，测量足够长度在远端切断结扎，保留该血管在股直肌与股外侧肌间隙的皮穿支及肌皮穿支，将旋股外侧血管植入骨体内并行断端与其分支吻合，将股外侧肌肌膜翻转包裹骨块（段），克氏针固定骨块（段）后，缝合股前外侧肌肌膜，缝合右大腿皮肤切口，放置引流条。

（4）术后抗感染治疗，定期行血管造影，检测骨块（段）血管化进程，一般3～5个月完成血管化。待患肢创面愈合，感染得到控制后，行预购骨皮瓣回植术。

（5）再血管化骨皮瓣回植：患肢清创、解剖出骨折断端并去除断端硬化骨折端使其渗血活跃，去除其周围炎性肉芽组织等，解剖出受区可供吻合的血管，如受区无可利用的健康血管，可切取健侧小腿胫后血管皮瓣，桥式转移作为供血血管备用。

（6）切取预购骨皮瓣：于右大腿髂前上棘及髌骨外上缘连线为轴线，其中点为穿支点设计皮瓣，沿设计线上缘切开皮肤及皮下组织，逐层分离，寄养骨与周围组织嵌合良好，按照股前外侧皮瓣切取方式进行逐步解剖，完全游离皮瓣至仅与旋股外侧血管相连，观察皮瓣血运良好，寄养骨表面覆盖筋膜紧密结合骨皮质，类似骨膜组织，骨端断面渗血活跃，充分证明了再血管化成功。于旋前外侧血管根部切断，并结扎血管。间断缝合右大腿创面。将取出的骨皮瓣置于足部骨缺损处，复位后行钢板固定、斯氏针或克氏针固定骨块（段）。显微镜下吻合旋前外侧动脉与患侧足部血管或健侧胫后血管，通血成功后，缝合，固定患肢。术后给予“三抗”药物治疗，同时给予营养支持。定期行X线检查骨愈合情况。

【典型病例】

患者男性，21岁，车祸致右跟骨开放性粉碎性骨折，右足跟皮肤脱套伤，右股骨干骨折，右内踝骨折，右足距骨、足舟骨骨折，全身多处软组织损伤。急诊在全身麻醉下行右足清创、跟骨骨折内固定、血管神经肌腱探查修复、皮肤原位回植、VSD覆盖创面术、右胫骨结节骨牵引术。10天后行右股骨干骨折切开复位内固定术，更换VSD。术后2个月余行右小腿后侧皮瓣转移修复右足踝部创面术，术后创面感染、皮瓣部分坏死。跟骨取出体外灭菌处理后，行右足扩创、跟骨异位血管化术。术后15周行跟骨异位血管化预购骨皮瓣原位回植术，术后5天皮瓣出现血管危象，经探查修复，骨皮瓣顺利成活，伤口愈合（图9-60）。

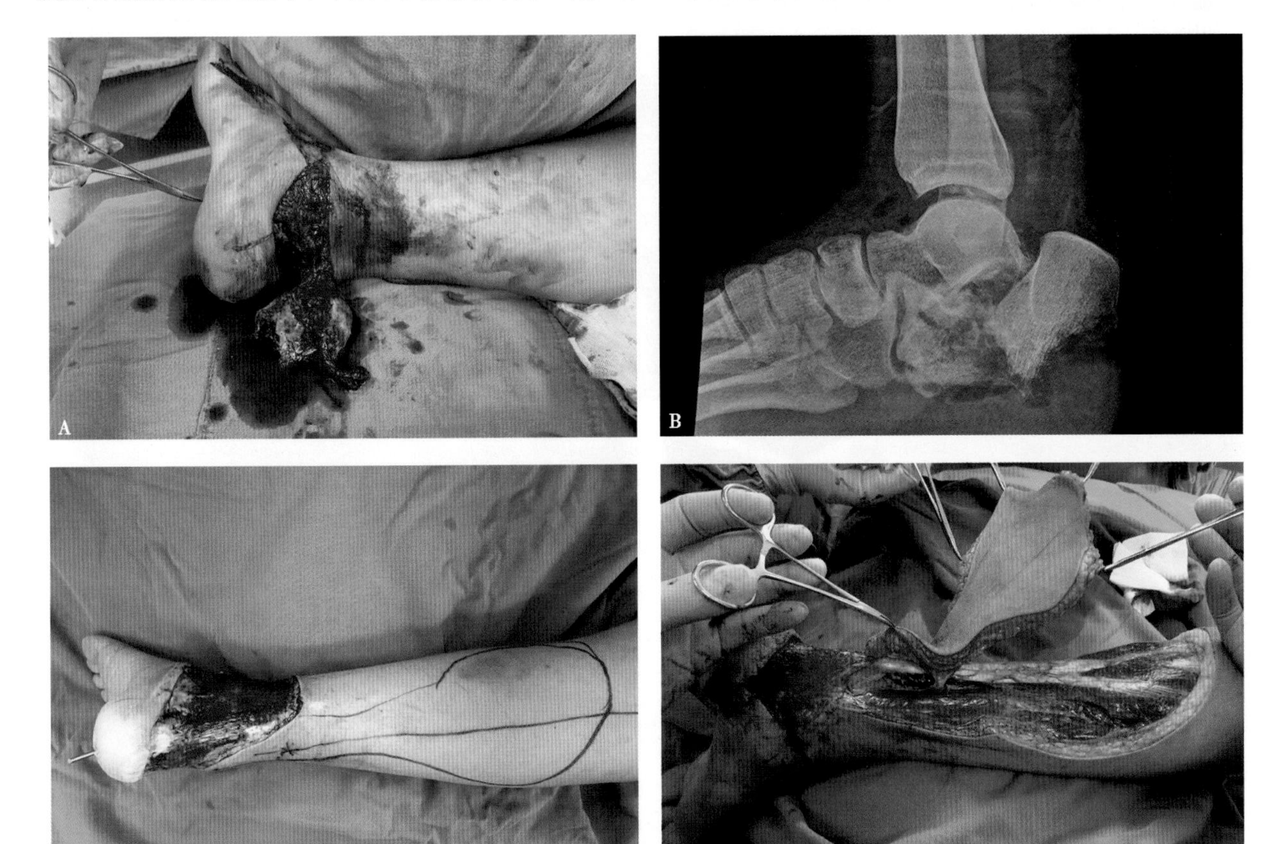

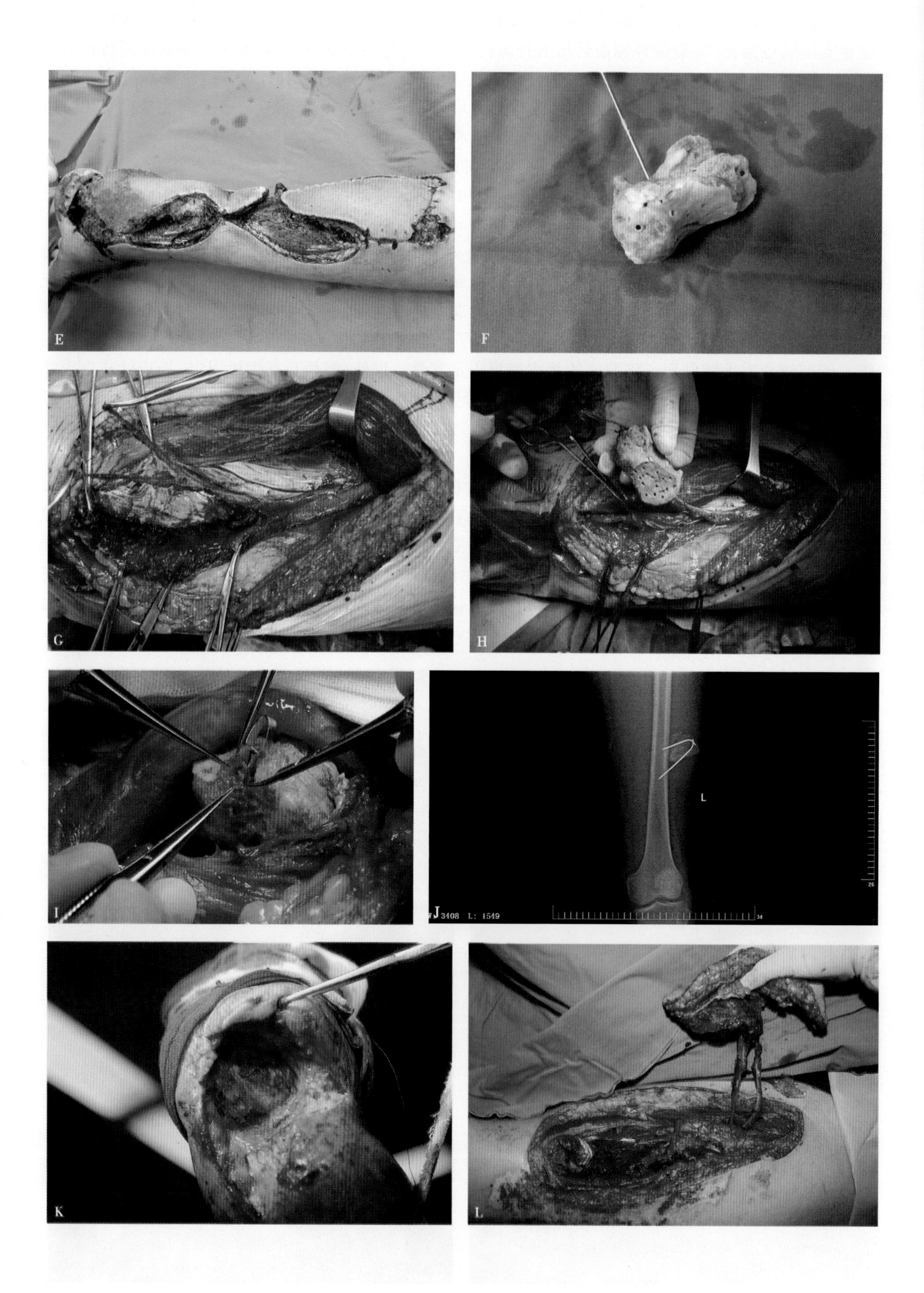
E
F
G
H
I
J
3408 L: 1549
L
26
34
K
L

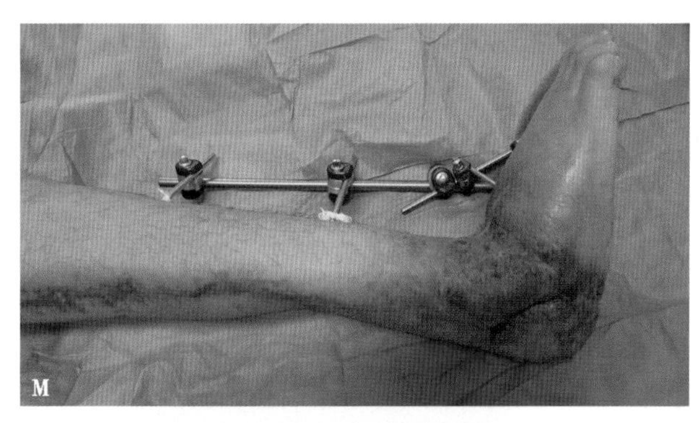

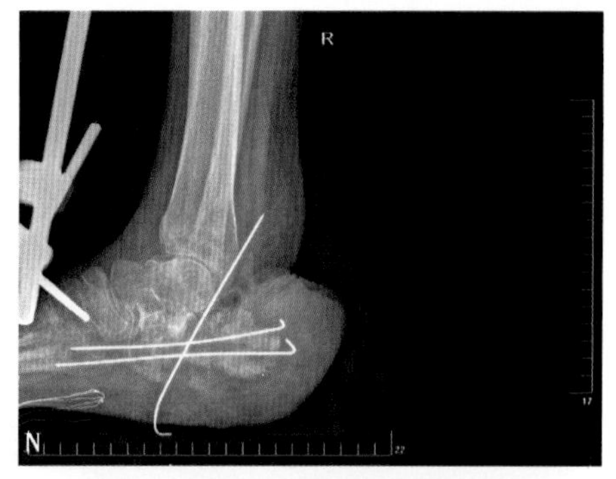

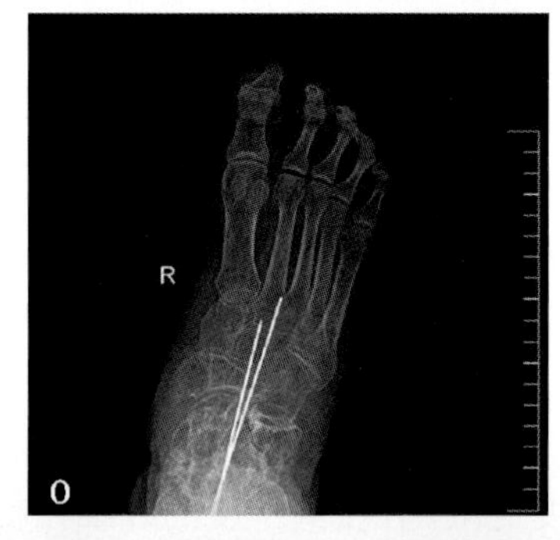

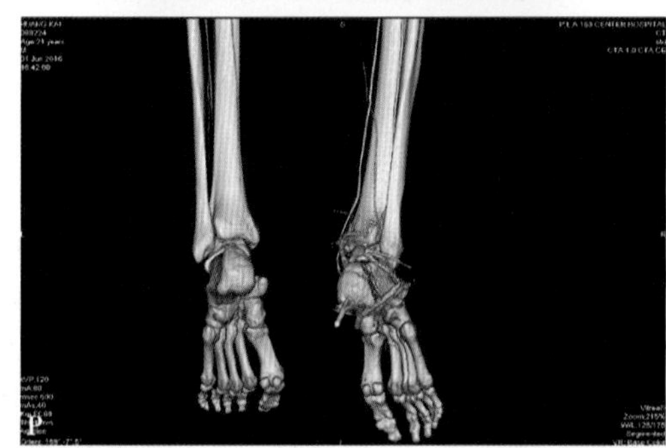

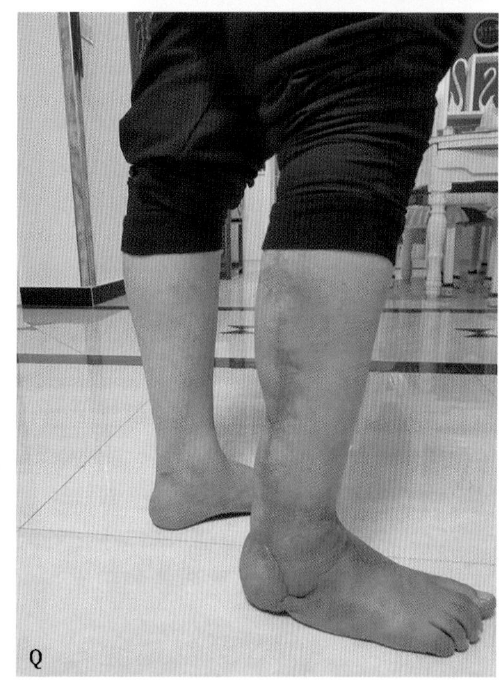

图 9-60 跟骨异位血管化预购骨皮瓣原位回植术

A. 术前情况；B. 术前 X 线片；C. 骨折固定术后皮肤坏死，清创术后；D. 切取腓动脉穿支皮瓣修复创面；E. 皮瓣远端坏死、创面感染；F. 感染游离跟骨取出、体外灭菌；G. 右股前外侧切开皮肤，在股直肌与股外侧肌间隙解剖旋股外侧动脉，游离出肌支，在远端切断动脉主干及肌支；H. 跟骨钻孔，将旋股外侧动脉降支及肌支经此通道引出；I. 旋股外侧动脉降支与肌支吻合，跟骨与股骨固定，缝合创面；J. 跟骨异位血管化术后 X 线片；K. 足部感染得到有效控制后，进行足部创面扩创、清除死骨及炎性组织；L. 切取大腿部异位血管化预购跟骨骨皮瓣；M. 骨皮瓣回植于足跟原位，创面一期愈合；N. 术后侧位 X 线片；O. 术后正位 X 线片；P. 术后三维 CT 检查；Q. 术后外观及功能。

（四）注意事项

1. 全身营养状况较差，免疫力低下，慢性骨髓炎超过 6 个月，急性发作期者；骨折块太碎，无法组合成较完整骨段者；急性感染引起脓毒血症者不宜手术。伤口有轻度感染，局部渗出液仅为组织液者，或人工骨材料植入后，肢体局部排斥反应，局部伤口有小窦道，流出淡黄色液体但无味道，这种类型伤情经过换药等处理可以愈合。

2. 关于手术切口的设计，考虑到异位血管化骨完成血管化后，二期回植修复胫骨缺损时，受区皮肤紧张，需要携带部分股前外侧皮肤以减小小腿部皮肤张力，故在设计手术切口时，应将髂前上棘与髌骨外侧缘连线作为皮肤切口上限，下限应为二期回植时所携带皮瓣宽度以外的范围，长度应大于骨段 4～6cm。在设计线下缘切开皮肤及皮下组织，其间应保护好旋股外侧动脉降支血管发出的皮穿支血管，以备二期回植时携带的股前外侧皮瓣有良好的血供。在股直肌与股外侧肌间隙分离组织时，尽量保护好旋股外侧动脉降支发出的肌肉分支血管，以免影响肌肉血供，避免减少血管化骨周围的血管数量而影响其血管化进程。

3. 将异位血管化骨与股骨固定时，要充分考虑二期回植时钢板应放置的位置，以便在行钢板内固定时，既要考虑固定操作方便且将来取钢板时也方便，又要考虑到不过度将皮瓣与骨段分离而影响其血供，同时还要避免回植时旋股外侧动脉降支血管受到挤压。

4. 清创后的创面要进行反复冲洗浸泡等处理。应明确致病微生物，根据药敏试验结果，有针对性地采取抗生素进行治疗，建议术后口服抗生素 3～6 个月，以便彻底控制感染。异位血管化骨回植的时机，应在创面愈合 3～6 个月后，感染彻底控制后实施手术，这时回植后感染复发的风险会大大降低。

（周明武　张　凯　王培吉）

第八节　关节镜技术在显微足踝外科中的应用

一、踝关节炎镜下清理

（一）概述

踝关节炎常继发于踝关节骨折、关节不稳及距骨坏死等疾病。由于上述疾病的发病人群年龄普遍偏低，故踝关节炎患者平均发病年龄也较髋、膝关节炎低，且常因为疼痛、肿胀、积液和功能受限而使得生活质量大大降低，甚至丧失生活能力。

（二）适应证

踝关节镜的适应证包括继发于滑囊炎的踝关节活动轻度受限、轻度到中度的纤维化粘连、骨赘、软骨缺损或游离体及轻度的不稳。踝关节炎伴随进行性关节破坏、明显的关节间隙狭窄、过度纤维化及明显的不稳定或畸形时不能使用踝关节镜，预行关节镜下踝关节融合术除外。在选择踝关节镜时，患者的症状、保守治疗的时间及患者的期望值也是非常重要且需要认真考虑的因素。

（三）手术方法

1. 术前准备　仔细检查踝关节运动范围、肿胀和行走状态是非常重要的。退变性关节炎的影像学表现和临床症状不总是一致的，某些患者的影像学表现严重，但临床症状不重。术前完善踝关节正侧位 X 线、踝关节 MRI 检查。

2. 麻醉及体位　全身麻醉或脊髓麻醉。仰卧位、术侧下肢放于 20cm 宽的支撑板上，健侧置于腿架上。标记笔描记解剖标志，确定外踝、内踝的骨性标志，在皮肤上标记足背动脉、胫前肌腱和第 3 腓骨肌腱的位置。采用常规入路：前外、前内入路，必要时前正中入路。

3. 手术操作

（1）建立入路：用 12 号尖刀切开皮肤 4mm，止血钳分离皮下组织，将钝性穿刺锥及套筒插入关节腔，置入关节镜，由助手徒手对抗牵引。

（2）常规探查关节腔：前外侧通路建立后，常规探查顺序进行探查。镜下可见：关节液混浊并有悬浮的碎颗粒、骨赘形成，胫距关节面软骨退变，呈斑片状剥脱，软骨下骨裸露、硬化，滑膜组织呈絮状、绒毛状增生。

（3）镜下冲洗：关节镜下利用林格灌注液边探查边冲洗关节腔，使视野清晰，同时达到冲洗关节腔的目的，术中冲洗能减少关节腔内退化的软骨及炎症因子，减少疼痛。

（4）关节腔清理：清理包括在关节镜下行软骨成形、游离体取出、骨赘切除、对引起撞击和增生的滑膜刨削等。对于软骨退变、损伤部位，需要使用刨刀及射频予以成形，去除不稳定的软骨组织。仔细探查，特别内外侧隐窝位置，清除关节内游离体。对于关节内骨赘，如在活动中产生撞击或阻碍关节活动时，应积极取出，去除撞击及阻碍因素，使用磨钻或小骨刀去除增生的骨性部分后局部成形。

（5）软骨损伤部位的关节镜处理：对于小的薄层软骨损伤可以在关节镜下直接利用等离子射频头成形。接近全层或全层软骨损伤、剥脱尽量行微骨折处理，以促进纤维软骨修复缺损。

【典型病例】

患者男性，48 岁，左踝关节炎。左踝关节活动范围背伸 10°，跖屈 50°，活动度减少。手术方式：左踝关节镜检＋关节腔清理（图 9-61～图 9-64）

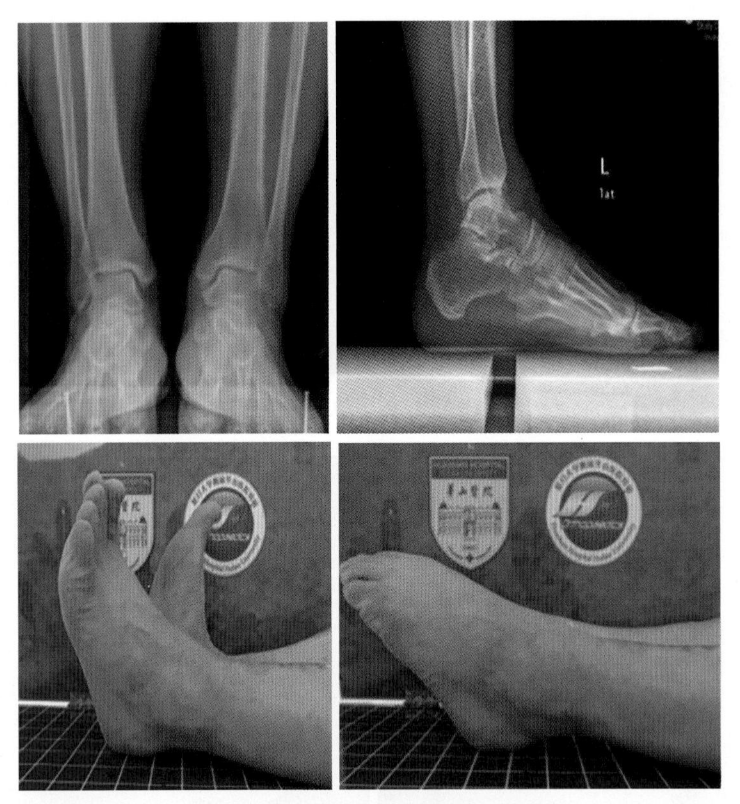

图 9-61 术前 X 线片及关节活动度

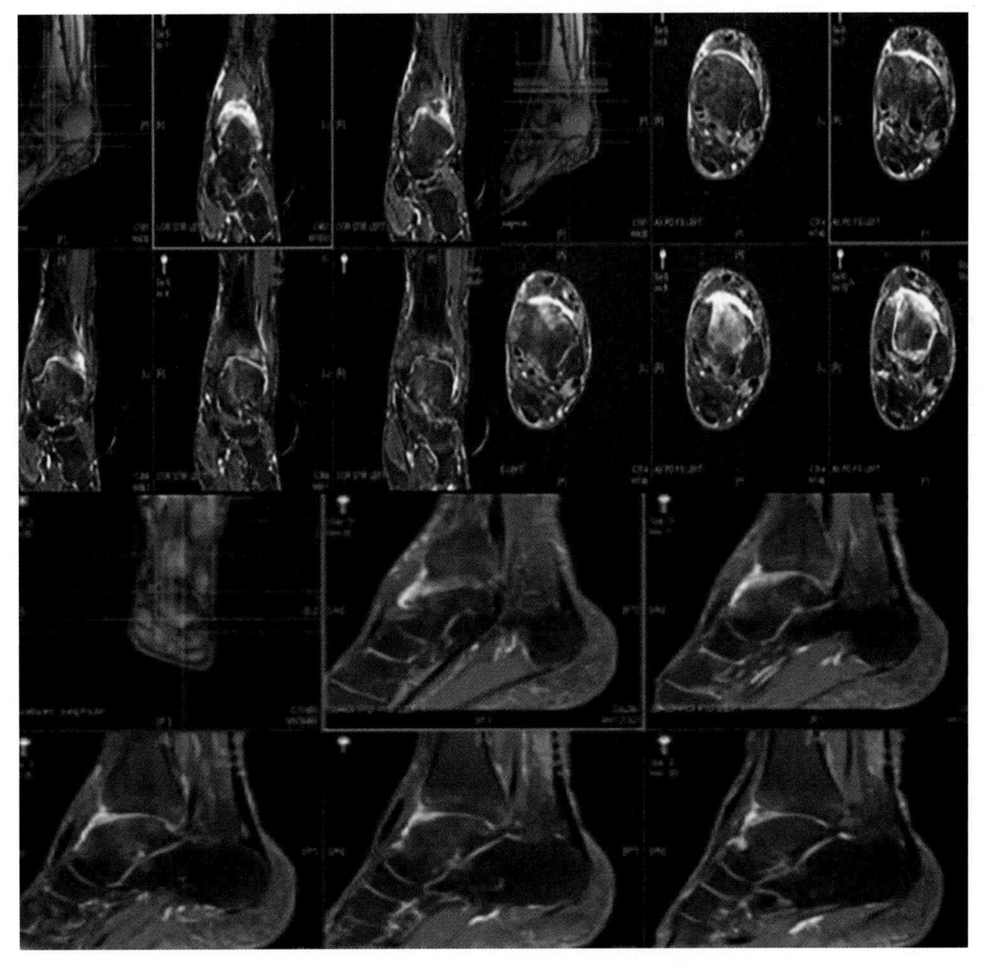

图 9-62 术前 MRI 示关节腔积液，滑膜增生

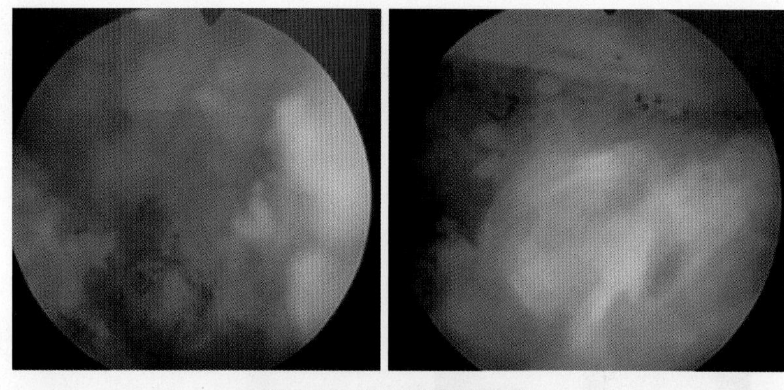

图 9-63 镜下见滑膜皱襞

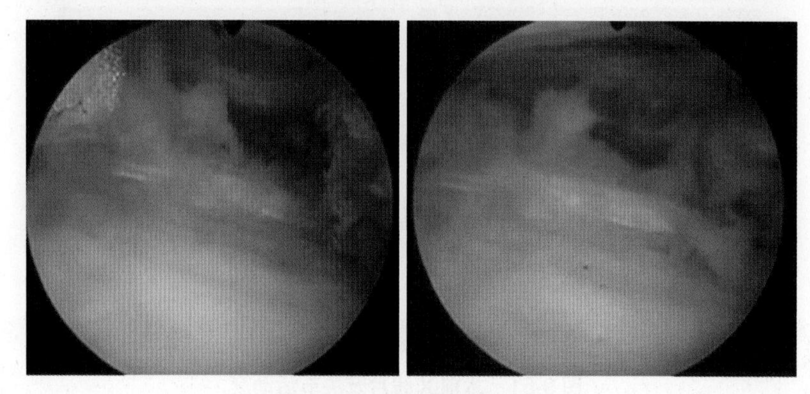

图 9-64 滑膜皱襞清理后

（四）手术要点

1. 对于面积小的软骨缺损，可行微骨折，而面积大的缺损，可考虑自体骨软骨移植修复。

2. 关节腔清理时，应保持软骨表面光整，避免损伤正常区域的界面。

3. 关节内的滑膜清理，仅限于明显充血、纤维化的增生滑膜组织，避免大面积清除滑膜组织，以免造成过多的创伤及术后出血，影响早期疗效。

二、距骨骨软骨损伤镜下修复

（一）概述

距骨骨软骨损伤（osteochondral lesion of the talus，OLT）曾被称为剥脱性骨软骨炎或距骨经软骨骨折，主要病因为单次或多次踝关节扭伤或骨折，高达 50% 的踝关节扭伤和 73% 的踝关节骨折会造成 OLT。踝关节作为全身吻合度最高并且软骨最薄（平均 1.2mm）的关节，囊液不容易排出并容易进入骨质导致骨髓高压而造成疼痛。主要症状表现为负重时踝关节疼痛、僵硬和活动受限。症状和体征不典型，确诊依赖于影像学，主要是踝关节 MRI 图像，是指导治疗的关键。治疗主要包括保守治疗和手术治疗，经典手术治疗包括微骨折和骨 / 软骨移植。在踝关节镜下清除水肿失活的距骨软骨后，通过钻孔产生骨髓刺激而增加骨髓细胞，既可以通过减压缓解疼痛，又能帮助距骨表面纤维软骨再生。

（二）适应证

对无症状或症状较轻的损伤可以保守治疗。初次发病，直径<1.5cm 的病灶，并且同时存在症状的患者可采用微骨折手术。直径>1.5cm 的损伤或合并距骨囊肿的患者可采用钻孔减压和植骨术。

（三）手术方法

1. 术前准备 X 线、CT 或 MRI 检查明确距骨软骨损伤的部位及体积，评估是否需要进行截骨。

2. 麻醉及体位 采用连续硬膜外麻醉或全身麻醉。仰卧位，适当抬高踝关节，使其处于适度悬空。

3. 手术操作

（1）切口：取踝关节前内侧和前外侧切口，长约 1cm，方便踝关节镜进入即可。

(2) 踝关节腔探查：在内侧或外侧探入关节镜光源，再用弯头止血钳探入另一侧切口，钝性分离皮下组织，直至关节镜显示止血钳已经分离皮下组织至距骨软骨缺损部分。入镜探查关节内滑膜增生情况，关节内游离体、软骨损伤情况，胫骨和距骨骨赘形成情况。若软骨缺损部分显露困难，则需要行内踝截骨显露距骨软骨缺损部位。

(3) 取出止血钳，使用关节镜刨削刀和射频对距骨软骨周围增生滑膜等进行探查和清理。

(4) 取出关节镜刨削刀和射频，探入环形软骨刮勺，对距骨软骨缺损部分的不稳定软骨和坏死骨进行完全切除并取出，切缘直至软骨与软骨下骨紧密连接无法被刮除处。然后对软骨缺损处进行清创，直至完全显露硬化区。

(5) 取出软骨刮勺，探入微骨折打孔锥(可用 2.0mm 或更细的如 1.4mm 克氏针)，在硬化区域钻孔。孔深约 5mm，孔距约 4mm。微骨折后可降低硬化区下压力，可见钻孔处有新鲜血液渗出。

(6) 对于合并踝关节慢性不稳定症状和体征的患者，在微骨折治疗距骨软骨损伤的同时，镜下探查距腓前韧带，并根据损伤情况对其进行修复或重建。

(7) 缝合：检查微骨折处是否处理完全及踝关节活动情况，冲洗切口，缝合关节囊。逐层缝合，关闭切口。

(8) 缝合后用 75% 乙醇擦拭切口，加压包扎，使踝关节处于中立位，石膏固定。

【典型病例】

患者女性，68 岁，因“右踝扭伤伴活动受限半年余”住院，诊断：右侧骨软骨损伤。行右侧踝关节镜下关节腔清理、微骨折手术(图 9-65～图 9-68)。

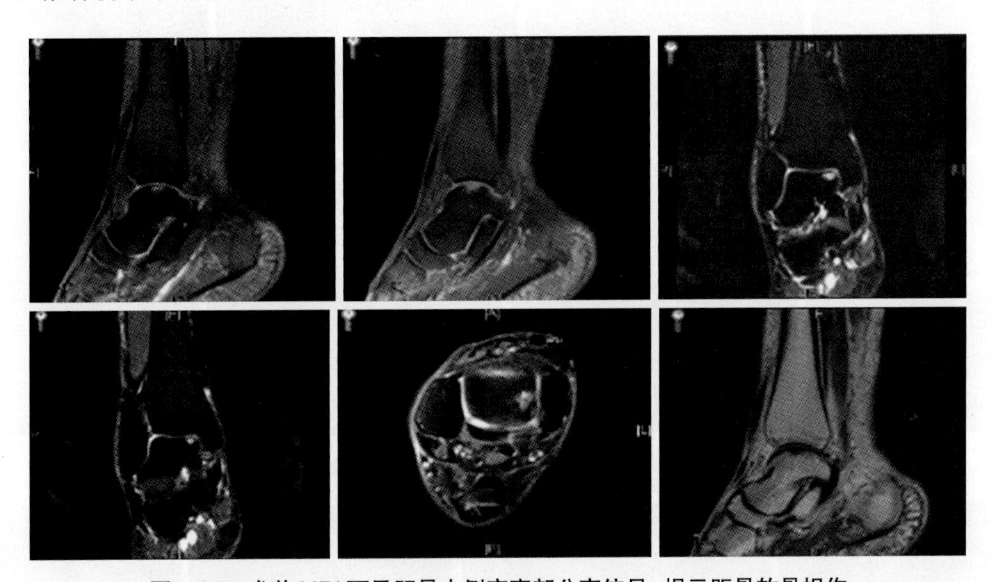

图 9-65　术前 MRI 可见距骨内侧穹窿部分高信号，提示距骨软骨损伤

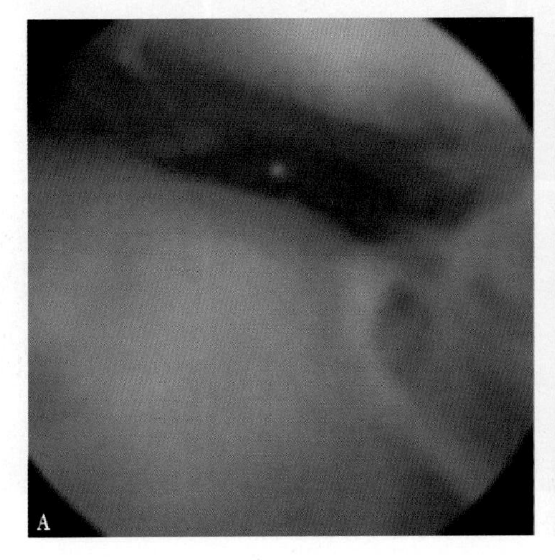

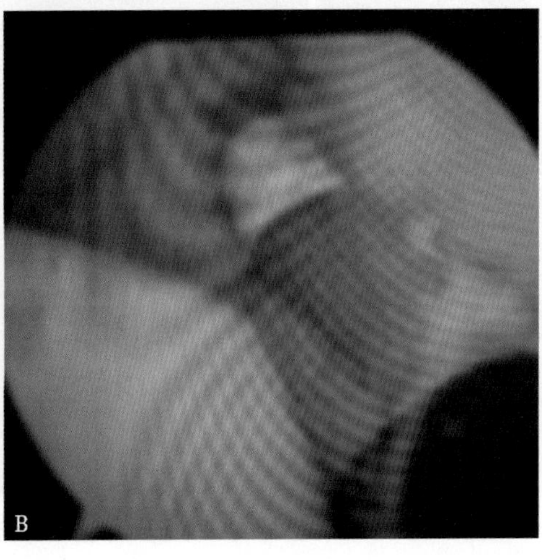

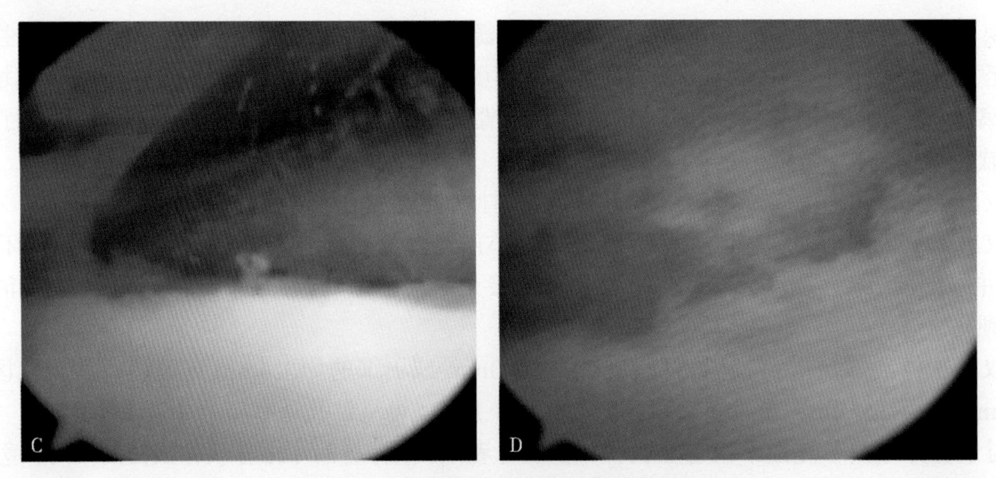

图 9-66 镜下关节腔清理及微骨折手术

A. 距骨软骨探查；B. 清理增生的滑膜；C. 微骨折；D. 微骨折手术后。

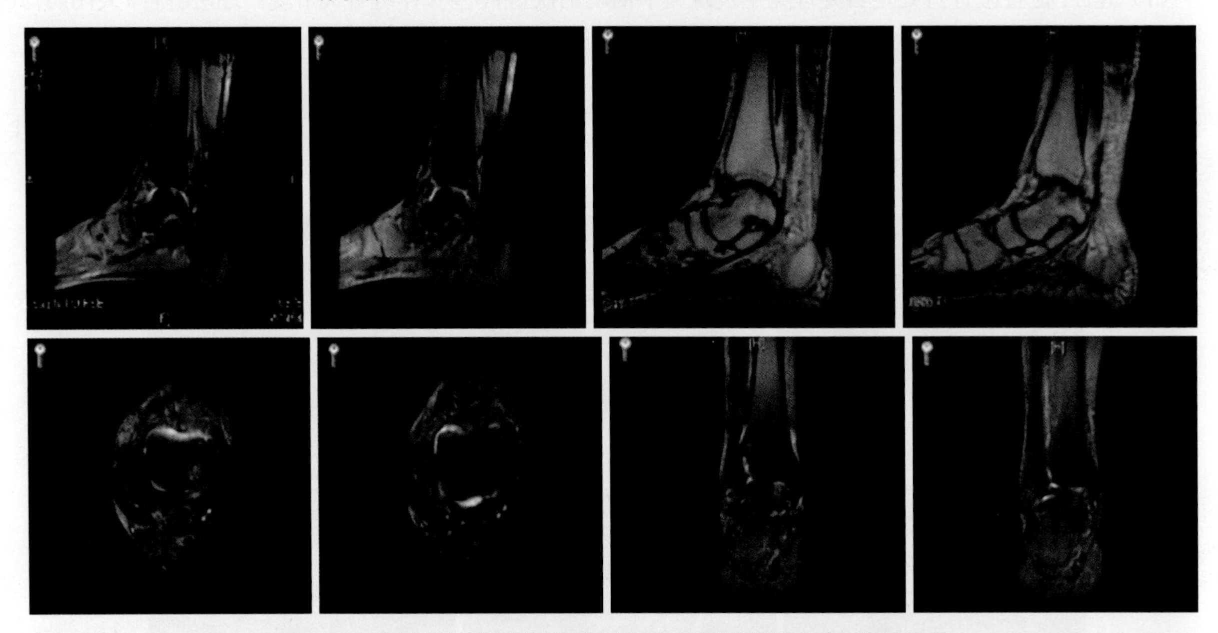

图 9-67 术后 3 个月 MRI 示原缺损高信号部分开始愈合，信号降低

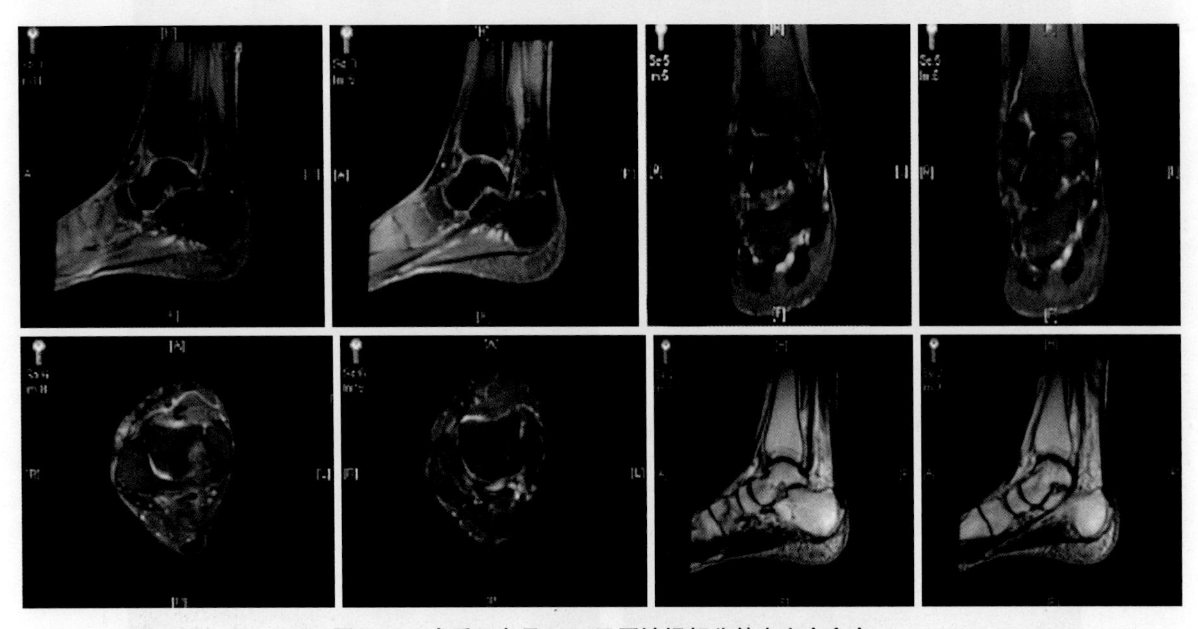

图 9-68 术后 9 个月 MRI 示原缺损部分基本完全愈合

（四）手术要点

1. 彻底清除不稳定的距骨软骨和坏死骨。

2. 对距骨软骨缺损区域进行充分清创，显露硬化区。

3. 使用微骨折打孔锥进行打孔，直至新鲜血液渗出。

4. 术中注意保护踝关节前部血管神经。

三、踝关节外侧副韧带镜下修补术

（一）概述

踝关节外侧副韧带损伤是踝关节最常见的运动损伤，伤后 10%～40% 的患者后期将形成慢性踝关节不稳，表现为踝关节反复扭伤、打软腿，同时可伴有踝关节肿胀、疼痛，关节僵直，肌力减退等。保守治疗无效时，需要手术修复或重建踝外侧副韧带。传统的切开手术创伤较大，并发症较多，而且对关节内病变的探查不够全面。随着关节镜技术的发展，关节镜在踝外侧韧带损伤诊疗中的作用愈发明显，包括辅助诊断和治疗关节内合并损伤及关节镜下修复或重建韧带两个方面。踝关节镜相对于传统的开放手术有明显的优势：皮肤切口小，手术视野宽，探查及手术处理关节内病损方便，如软骨损伤等，术后恢复快，术后并发症少。

（二）适应证

踝关节外侧副韧带急性损伤（Ⅰ度、Ⅱ度）一般采用保守治疗也能获得较好的疗效。当保守治疗无效，伴有踝关节慢性不稳、疼痛的患者或外侧副韧带急性损伤的年轻运动员可行手术治疗。外侧副韧带运动损伤大部分只累及距腓前韧带，单纯的距腓前韧带损伤可采用踝关节镜微创手术处理。

（三）手术方法

1. 术前准备　X 线、CT 检查排除骨折；踝外侧副韧带彩超、MRI 检查评估韧带损伤情况。

2. 麻醉及体位　连续硬膜外麻醉或全身麻醉。仰卧位。

3. 手术操作

（1）常规消毒铺巾，驱血，上止血带。

（2）踝关节腔探查：踝关节前内和前外入路，入镜探查关节内滑膜增生情况；关节内游离体、软骨损伤情况；胫骨和距骨骨赘形成情况。

（3）踝外侧韧带探查：清理距骨外侧与腓骨远端前方的间隙，清晰显露腓骨远端前缘，显露距腓前韧带。前外侧入路入镜，腓骨尖前 1cm 做关节镜入路后置入器械，清理腓骨远端前方皮下脂肪和腓骨肌腱腱鞘至清晰显露腓骨尖周围组织，腓骨肌腱深处可见跟腓韧带，探钩探查跟腓韧带完整性及张力，若发现跟腓韧带损伤，镜下修补较困难，需开放进行修补。

（4）关节镜辅助下踝外侧副韧带修复：在镜下将缝合锚钉置入腓骨，然后通过前外侧辅助切口将缝线穿过韧带和关节囊进行缝合、加强。

（5）缝合切口，无菌敷料覆盖，松止血带，短腿石膏后托固定踝关节于中立位。

【典型病例】

患者女性，68 岁，因“右踝扭伤伴活动受限半年余”住院，诊断：右侧踝关节外侧副韧带损伤，右踝关节不稳，剥脱性骨软骨炎（osteochondritis dissecans，OCD）。行右侧踝关节镜下关节腔清理、距腓前韧带修复、微骨折手术（图 9-69～图 9-73）。

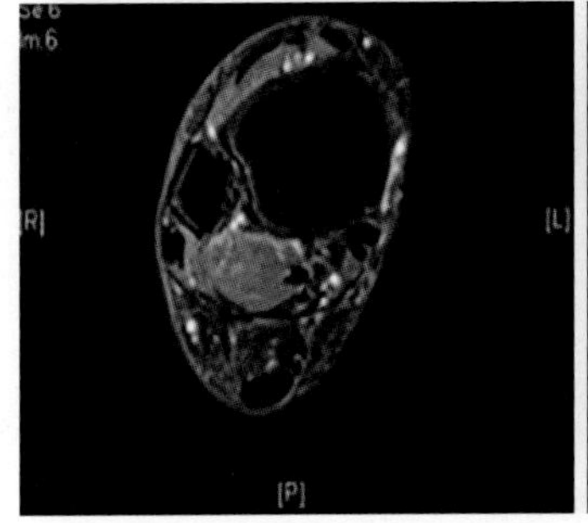

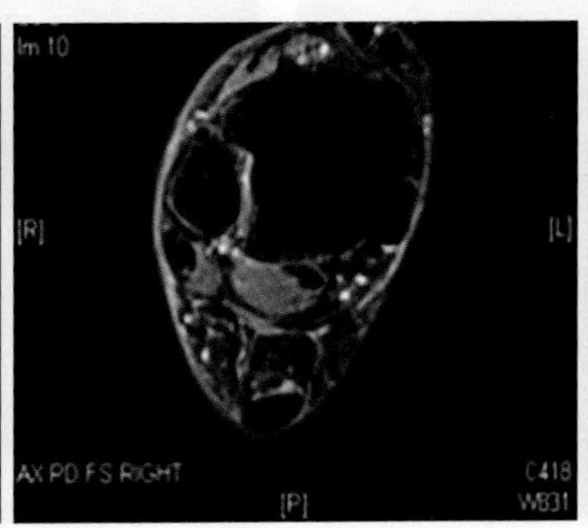

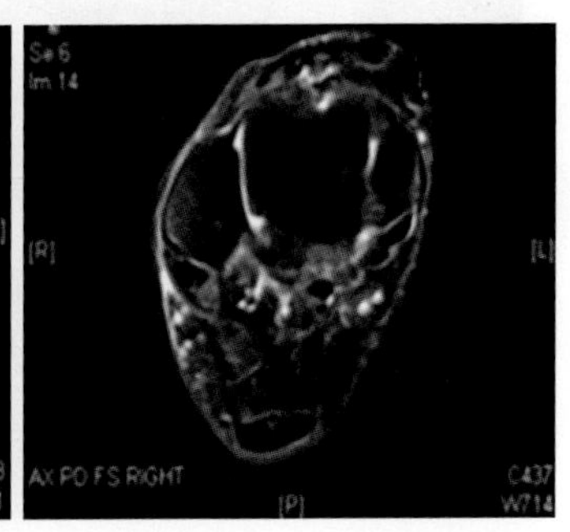

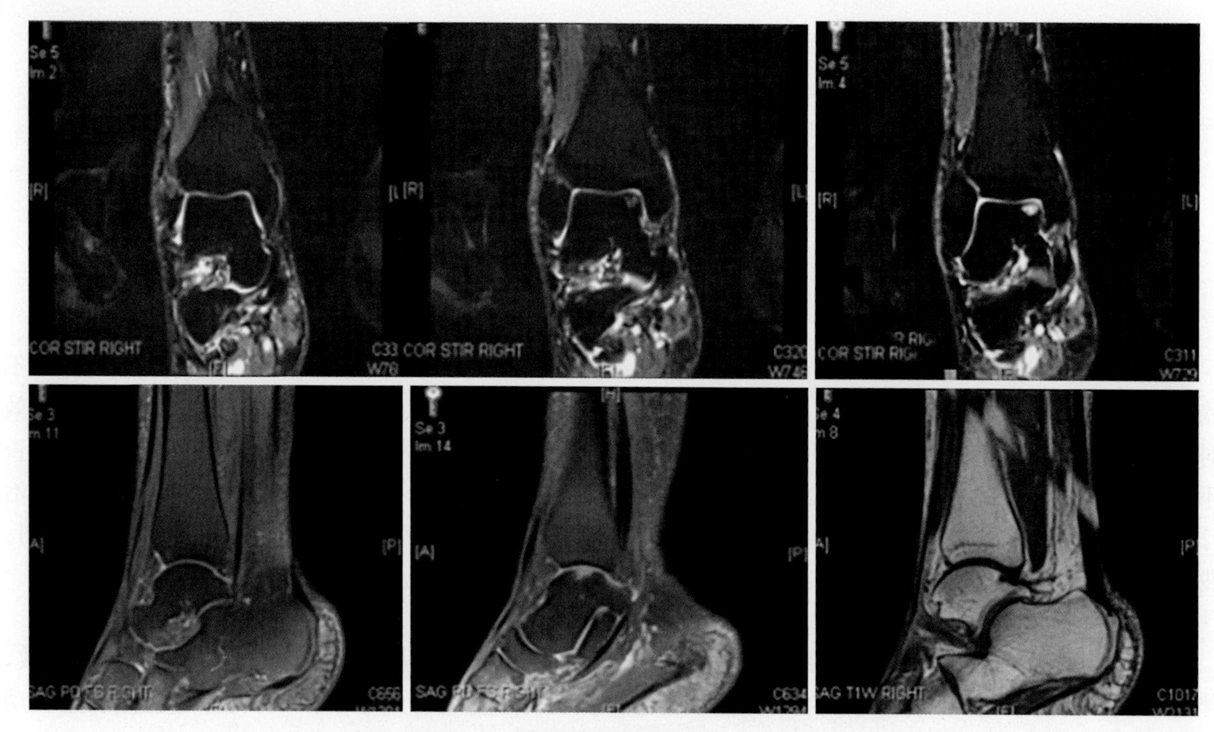

图 9-69 术前 MRI

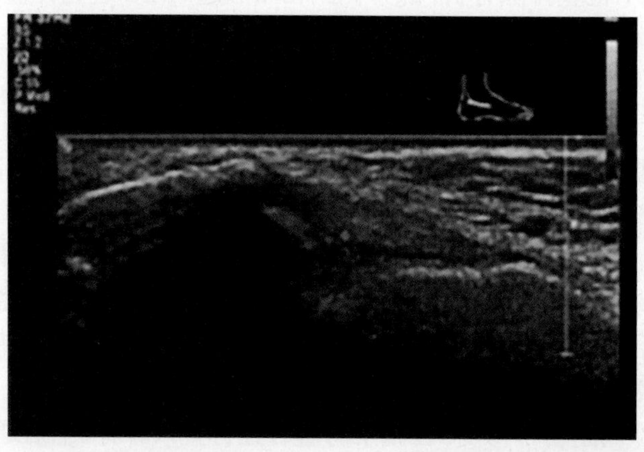

图 9-70 术前 B 超示：右侧距腓前韧带肿胀，外侧副韧带未见明显撕裂，踝关节滑膜增生，未见明显积液

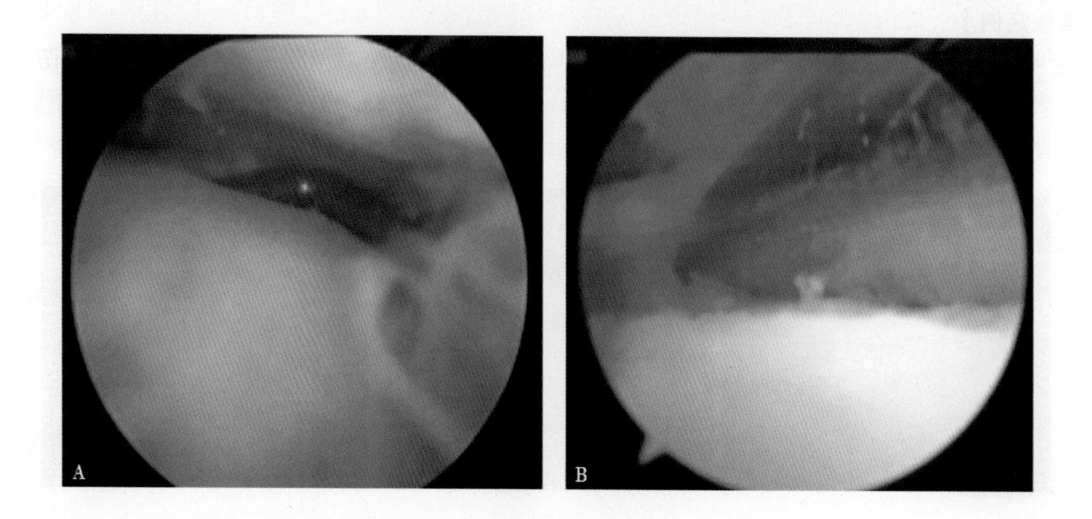

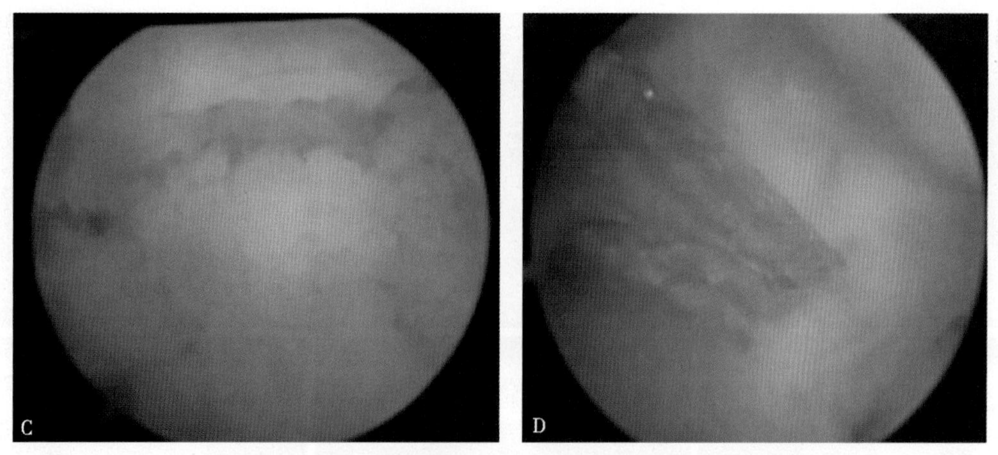

图 9-71　镜下关节腔清理、距腓前韧带修复及微骨折手术

A. 距骨软骨探查；B. 微骨折；C. 微骨折手术后；D. 距腓前韧带修复加强。

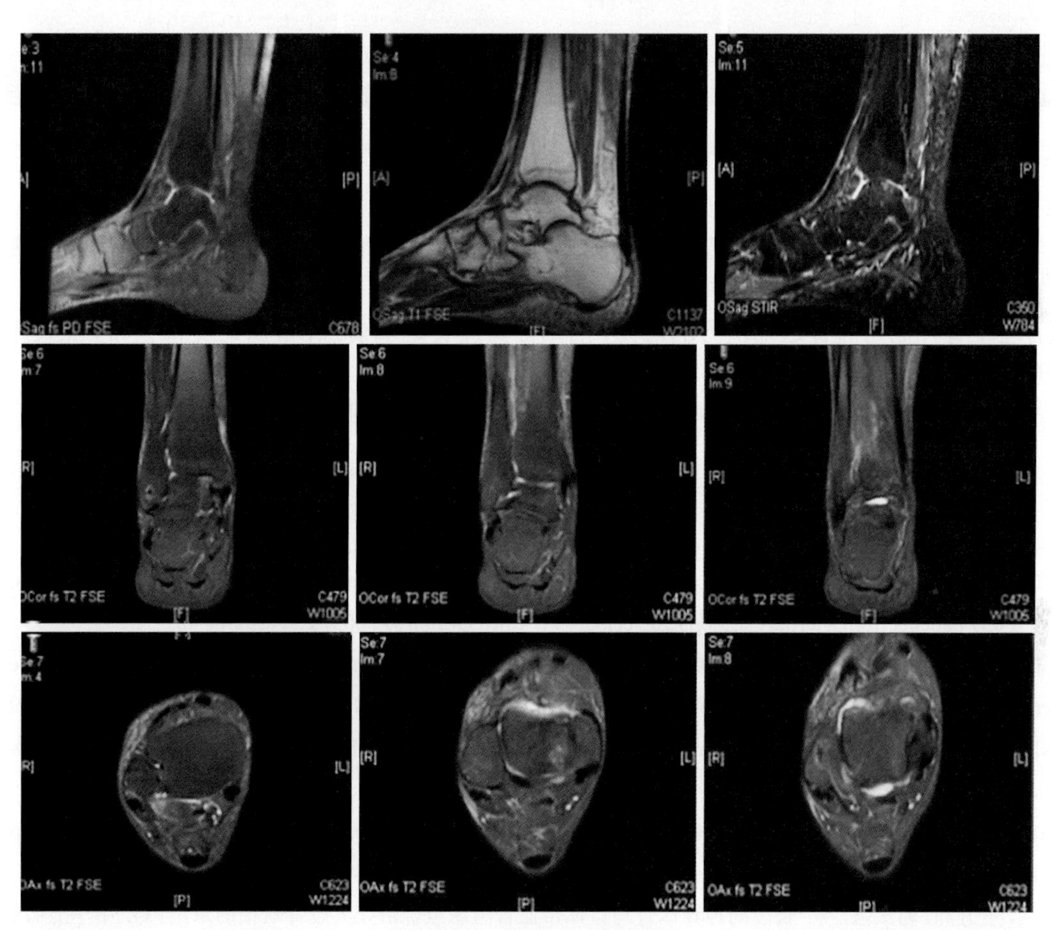

图 9-72　术后 3 个月 MRI

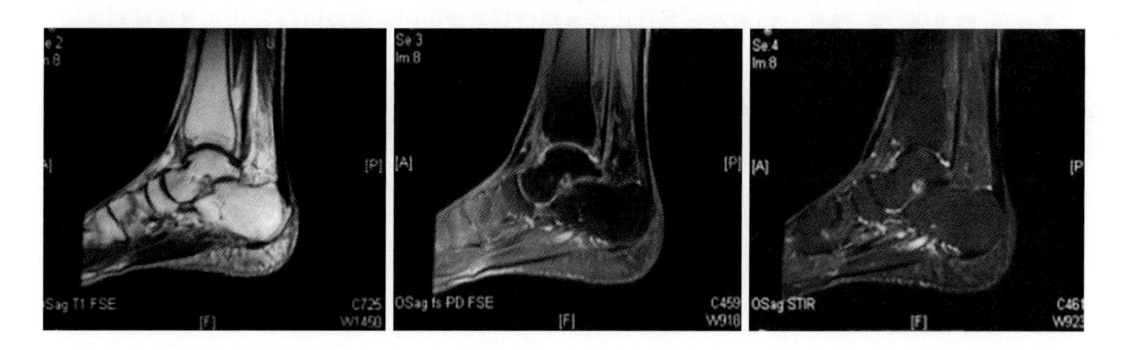

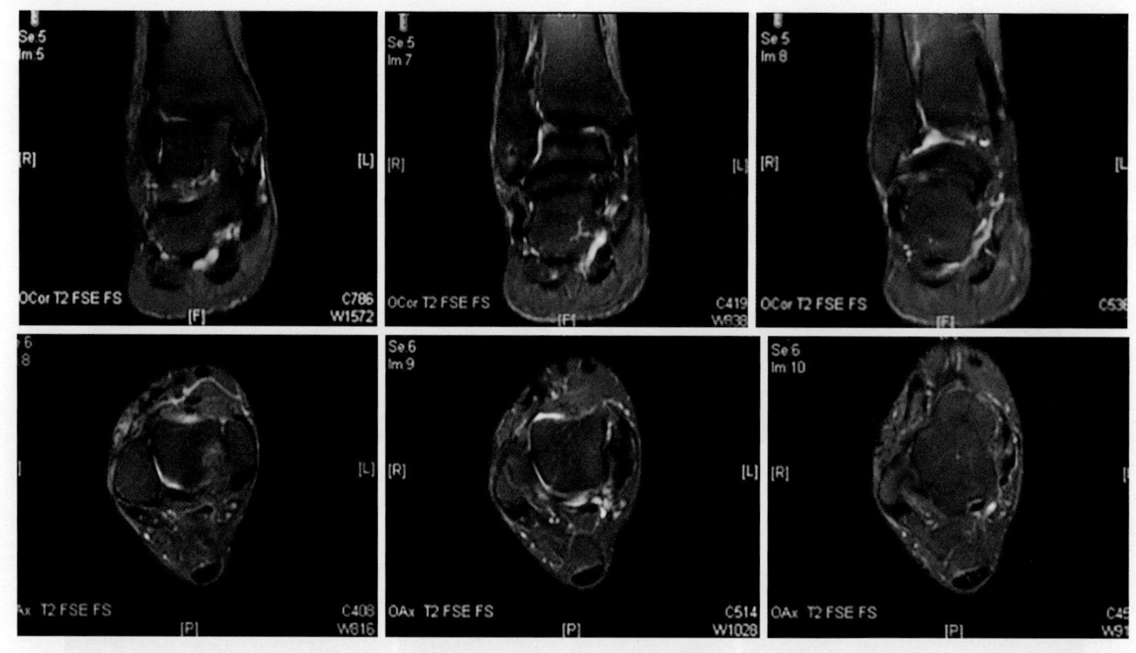

图 9-73 术后 7 个月 MRI

(四) 手术要点

1. 全面进行踝关节镜检查，探查关节滑膜、软骨情况，若有滑膜增生或软骨损伤等伴随疾病予以处理。

2. 清理距骨外侧与腓骨远端前方的间隙，清晰显露腓骨远端前缘，显露距腓前韧带，探查距腓前韧带松弛度、连续性、质地等情况。

3. 先体表标记腓浅神经的走行，再标记关节镜入路，避免损伤腓浅神经。

（王 旭 王培吉 李蕴好 石荣剑 于占勇 刘家寅）

主要参考文献

[1] SALTZMAN C L，SALAMON M L，BLANCHARD G M，et al. Epidemiology of ankle arthritis：report of a consecutive series of 639 patients from a tertiary orthopaedic center[J]. Iowa Orthop J，2005，25（19）：44-46.

[2] VALDERRABANO V，PAGENSTERT G，HORISBERGER M，et al. Sports and Recreation Activity of Ankle Arthritis Patients Before and After Total Ankle Replacement[J]. American Journal of Sports Medicine，2006，34（6）：993-999.

[3] SANDELL L J，AIGNER T. Articular cartilage and changes in Arthritis：Cell biology of osteoarthritis[J]. Arthritis Res，2001，3（2）：107-113.

[4] CHASSANIDIS C G，MALIZOS K N，VARITIMIDIS S，et al.Smoking affects mRNA expression of bone morphogenetie proteins in human periosteum[J]. J Bone Joint Surg Br，2012，94（10）：1427-1432.

[5] 王剑利，王五洲，郭永强，等. 长段同种异体骨与自体带血管组织组合治疗大段骨缺损的总结[J]. 中华显微外科杂志，2010，33（5）：371-374.

[6] 刘勇，王剑利，隋志强，等. 髂骨（皮）瓣在足部结构性缺损修复重建中的临床应用[J]. 中华显微外科杂志，2017，40（3）：263-264.

[7] 刘会仁，李瑞国，曹磊，等. 股前外侧皮瓣在肢体组织缺损修复中的几点改进[J]. 中华显微外科杂志，2008，31（6）：443-444.

第十章 四肢长骨骨缺损显微修复

第一节 四肢长骨骨缺损概述

各种病因引起的四肢长骨骨缺损临床常见，当缺损长度达 4cm 以上时（大段骨缺损），传统植骨骨愈合率低，可能遗留严重畸形与功能障碍，甚至是截肢。随着显微外科技术的发展，采用吻合血管的骨瓣移植重建大段骨缺损，改变了骨的愈合方式，提高了四肢大段骨缺损的治疗效果，目前已成为临床治疗四肢大段骨缺损的重要方法。

一、病因

引起四肢长骨骨缺损的病因很多，常见病因如下。

1. 创伤　创伤导致的四肢大段骨缺损最为常见，严重创伤引起的开放性或闭合性粉碎性骨折可导致四肢大段骨缺损。开放性粉碎性骨折骨外露时间长或者闭合性粉碎性骨折内固定不当（追求解剖复位、广泛骨膜剥离）均可导致骨坏死，坏死骨清除后可致大段骨缺损。

2. 感染　血源性骨髓炎或创伤后骨髓炎均可导致骨坏死，清创后形成大段骨缺损。

3. 肿瘤　四肢长骨是骨肿瘤的好发部位，一些疾病（如血友病、骨淋巴囊肿等）可直接导致四肢长骨骨缺损，发病于四肢长骨的恶性骨肿瘤（如骨肉瘤等），常需行根治性切除术，术后会导致大段骨缺损。

4. 先天性疾病或发育畸形　包括先天性疾病（如先天性胫骨假关节等）、先天性短肢畸形，切除病变节段或延长肢体后会继发大段骨缺损。

二、分类

1. 按病因分类　可分为创伤性、感染性、肿瘤性、先天发育性骨缺损。

2. 按骨缺损部位分类　可分为四肢长骨近端骨缺损、四肢长骨靠近干骺端骨缺损、四肢长骨干部骨缺损、四肢长骨远端近干骺端骨缺损和四肢长骨远端骨缺损（图 10-1）。

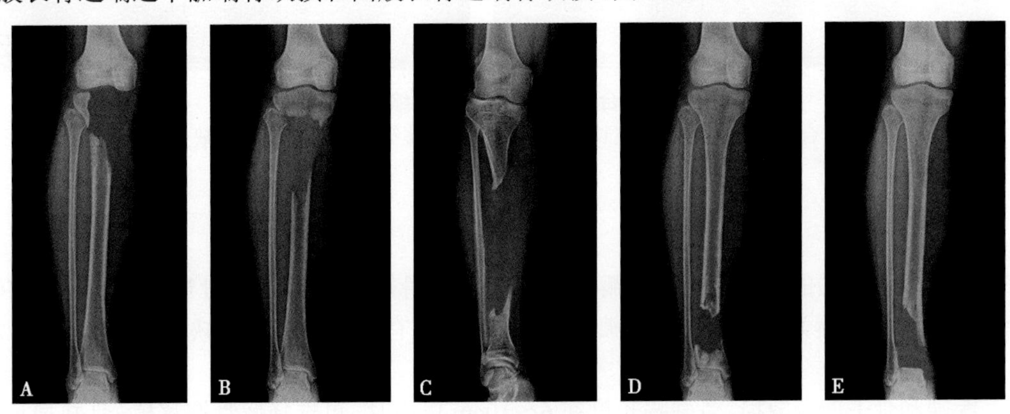

图 10-1　不同的骨缺损部位分类

A. 四肢长骨近端骨缺损；B. 四肢长骨靠近干骺端骨缺损；C. 四肢长骨干部骨缺损；D. 四肢长骨远端近干骺端骨缺损；E. 四肢长骨远端骨缺损。

3. 按骨质缺损范围分类 可分为四肢长骨节段性骨缺损和四肢长骨纵向半侧骨缺损(图 10-2)。

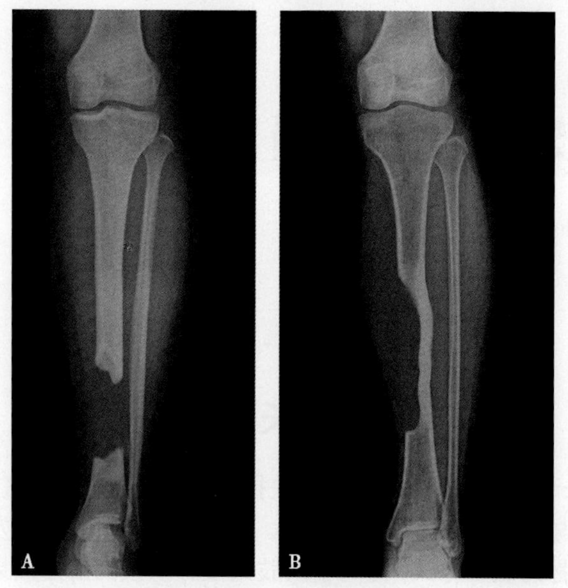

图 10-2 不同的骨缺损范围分类

A. 四肢长骨节段性骨缺损;B. 四肢长骨纵向半侧骨缺损。

4. 按是否合并肢体短缩分类 可分为合并肢体短缩的四肢长骨骨缺损和肢体等长的四肢长骨骨缺损(图 10-3)。

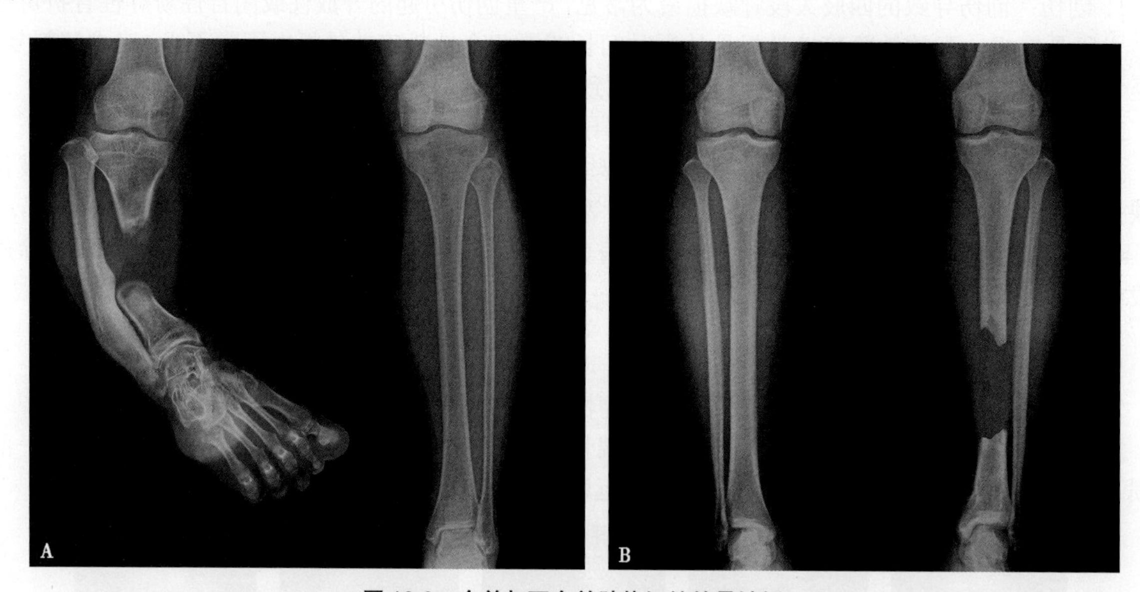

图 10-3 合并与不合并肢体短缩的骨缺损

A. 合并肢体短缩的四肢长骨骨缺损;B. 肢体等长的四肢长骨骨缺损。

三、治疗

治疗四肢大段骨缺损的方法包括腓骨瓣、髂骨瓣、肩胛骨瓣、肋骨瓣、肱骨瓣移植术。目前临床治疗四肢长骨缺损的常用骨瓣为髂骨瓣和腓骨瓣,如果同时合并有皮肤软组织的缺损,则应用髂骨皮瓣或腓骨皮瓣移植修复。

对于干骺端和骨干部骨缺损,骨缺损长度在 6~10cm 以内时,可选择髂骨瓣移植;骨缺损长度超过髂骨瓣修复范围时,选择腓骨瓣移植术。干骺端大段骨缺损的固定方式多选择钢板内固定或有限内固定加辅助外固定。对于合并关节面缺损的干骺端大段骨缺损,如桡骨远端、肱骨近端、腓骨远端等,可选择带腓骨小头的腓骨瓣移植术。

对于合并肢体短缩的大段骨缺损，可酌情选择髂骨瓣或腓骨瓣移植，二期选择 Ilizarov 骨延长技术，亦可直接采用 Ilizarov 骨延长技术治疗，特殊情况下也可先选择 Ilizarov 骨延长技术先行肢体皮肤软组织的延长，二期选择髂骨瓣或腓骨瓣移植。

下面重点介绍临床常用的髂骨（皮）瓣和腓骨（皮）瓣。

（一）髂骨（皮）瓣移植术

1. 概述　1979 年，Taylor 等首先报道了吻合旋髂深血管的髂骨（皮）瓣移植术。1980 年，黄恭康等报道了吻合旋髂深血管的髂骨瓣游离移植术。传统髂骨皮瓣属于骨 - 肌肉 - 皮肤复合组织瓣，骨、肌肉与皮下组织不分离，皮瓣自由度小，骨瓣一旦被固定，皮瓣位置就被限制，难以有效修复浅表创面，加之传统髂骨皮瓣设计多以髂嵴为中心，来自旋髂深动脉的主要肌皮穿支血管常常不包含在皮瓣内，术后皮瓣部分坏死的并发症发生率高。2001 年，Kimata 报道携带髂骨瓣的旋髂深动脉穿支皮瓣修复复合组织缺损，并提出了旋髂深动脉穿支皮瓣的概念。2012 年，唐举玉提出特殊形式穿支皮瓣的新概念，旋髂深动脉嵌合穿支皮瓣是旋髂深动脉穿支皮瓣的一种特殊形式，是指在旋髂深动脉血管体区内切取的包含有两个或两个以上不同种类的独立组织瓣（如肌肉、皮肤、骨骼等），这些独立组织瓣中至少含有一个穿支皮瓣，且供血动脉均起源于旋髂深血管，吻合旋髂深血管即可同时重建两个或多个独立组织瓣的血液循环。目前，临床常用的旋髂深动脉嵌合穿支皮瓣为髂骨瓣与穿支皮瓣的嵌合，两者仅以穿支血管相连，骨瓣可重建深部骨缺损，皮瓣有足够自由度可自由覆盖浅表创面，实现了创面的立体修复。

2. 应用解剖　髂骨为血供极其丰富的骨瓣供区，存在多个血供来源，供血动脉包括旋髂深动脉、旋髂浅动脉、髂腰动脉、旋股外侧动脉升支、髂外动脉直接分支，但旋髂深动脉是其最为可靠的供血动脉。旋髂深动脉主干从髂外动脉（59.5%）或股动脉（40.5%）发出后走行于腹横筋膜浅层、腹内斜肌深面，在髂前上棘内侧分为升支与终末支，升支走行于腹横肌与腹内斜肌之间，营养腹壁肌肉，并发出肌皮穿支营养局部皮肤，旋髂深动脉主干继续沿着髂骨内侧缘向外上方走行，发出数支细小分支进入髂肌及髂骨，并发出 1～2 支肌皮穿支血管供应髂嵴部皮肤，旋髂深动脉主干最终与髂腰动脉或腰动脉吻合。旋髂深动脉血管蒂长约 8cm、起始部外径约为 2.8mm，伴行静脉多为 1 支，与旋髂深动脉伴行，并于腹股沟韧带上方汇入髂外静脉。郑和平等将旋髂深动脉走行区域划分为 3 个部分：腹股沟部、髂嵴内侧部和髂嵴上部，旋髂深动脉分别发出腹壁肌支、髂骨支及最终的肌皮穿支。Bergeron 等进行的 12 例标本解剖研究发现：92% 的标本平均存在 1.6 支直径为 0.7mm 的穿支血管，位于髂前上棘后方 5～11cm、髂嵴上方 0.1～3.5cm 的区域，穿支点出现的区域面积为 31cm^2（图 10-4）。

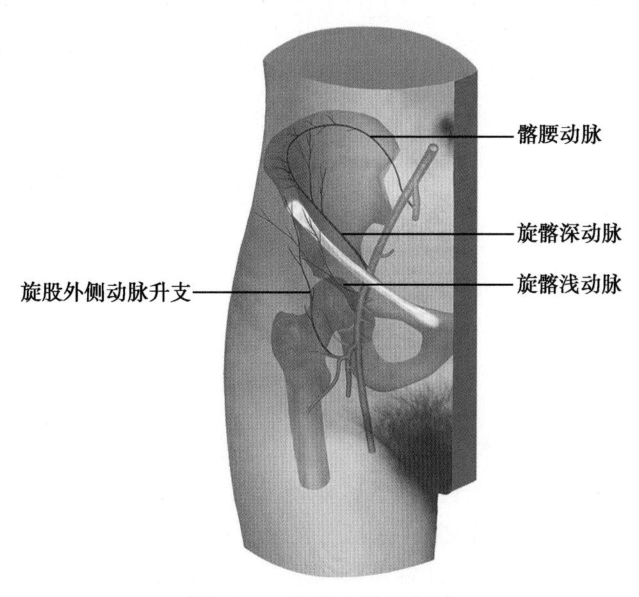

图 10-4　髂骨血供示意图

3. 适应证 髂骨富含松质骨，供骨量大，且具有血供丰富、愈合速度快、愈合能力强、不易感染等特点，适合于四肢长骨大段骨缺损的重建，特别适合于治疗感染性骨缺损、局部血供不良骨缺损和干骺端骨缺损。髂骨皮瓣适合于修复合并皮肤软组织缺损的四肢长骨大段骨缺损。

4 手术方法

(1) 麻醉：采用气管插管全身麻醉或硬膜外阻滞麻醉。

(2) 体位：患者取平卧位。

(3) 受区准备：先行四肢长骨骨缺损部位清创，清除坏死骨或病变骨，骨端硬化、髓腔闭塞时，去除硬化骨，打通骨髓腔。如感染严重或内固定松动，去除内固定，改外固定支架固定。将两侧骨断端成形、建立植骨窗。解剖受区动静脉备用。

(4) 髂骨(皮)瓣设计：自腹股沟中点沿腹股沟韧带向髂嵴设计切口。需要携带皮瓣时，则先以超声多普勒探测标记旋髂深动脉穿支穿出深筋膜的部位，并于该点附近沿髂嵴方向探测标记另一穿支穿出深筋膜点，以主穿支穿出深筋膜点为皮瓣关键点，以两穿支穿出深筋膜点的连线为皮瓣轴线，依据创面大小、形状设计皮瓣，皮瓣较创面放大约 0.5cm。

(5) 髂骨(皮)瓣切取：沿切口设计线切开皮肤、皮下组织、腹外斜肌，于腹股沟部切开部分腹内斜肌，显露并保护好股外侧皮神经，于腹股沟部股外侧皮神经上方显露分离出旋髂深血管，然后沿旋髂深血管向内、外侧切开剩余的腹内斜肌，显露分离出旋髂深血管腹股沟段，以钛夹与双极电凝处理沿途分支，再顺旋髂深血管切开髂嵴段腹内斜肌、髂肌，分离保护髂腹下神经与髂腹股沟神经，结扎髂腰血管，向内上方牵开髂肌暴露髂骨内板，然后于确定髂骨切取部位凿取髂嵴，向外下牵开，紧贴髂骨外板分离，保护好旋髂深血管，以骨刀凿取髂骨瓣。如果受区合并皮肤软组织缺损，需要同时携带皮瓣，则采用逆行四面解剖法先切取皮瓣，先切开皮瓣上缘，自上而下、自外向内分离皮瓣，发现术前探测标记的可靠穿支后，切开皮瓣下缘，浅筋膜层分离，会师至穿支，然后顺穿支向深层解剖，直至汇入旋髂深血管，然后按上述方法顺行切取髂骨瓣。

(6) 髂骨(皮)瓣移植：确定髂骨瓣或髂骨皮瓣血供可靠后，切断结扎旋髂深血管，将髂骨(皮)瓣转移至受区创面，髂骨瓣嵌入骨窗，以螺钉或克氏针固定，皮瓣覆盖浅表创面。旋髂深动静脉分别与受区动静脉吻合。

(7) 供区与受区创面的闭合：供区创面彻底止血，髂骨床填塞明胶海绵止血，放置硅胶引流管引流，将髂嵴复位，两端钻孔，以可吸收缝线缝合固定，分层缝合髂肌、腹内斜肌、腹外斜肌及皮下组织，皮内美容缝合闭合皮肤切口。受区创面采用间断缝合闭合切口，低位放置多根硅胶半管引流。

(8) 术后处理：术后予以抗凝、抗痉挛、抗感染药物治疗，术后定期复查 X 线片了解骨愈合情况，早期主、被动功能康复锻炼。

5. 优缺点

(1) 优点：带旋髂深血管的髂骨瓣移植，血管解剖较为恒定，血管蒂长、口径较粗，血供丰富且骨松质成分多，抗感染能力强，骨愈合快，适合于四肢长骨大段骨缺损修复(一般缺损长度在 6～10cm 以内)，特别适合毗邻关节的节段性骨缺损修复，有利于早期锻炼恢复关节功能。髂骨皮瓣移植适合一期修复合并皮肤软组织缺损的四肢长骨的大段骨缺损。

(2) 缺点：切取髂骨瓣创伤较大，渗血较多，可能导致手术部位血肿和感染；术中可能损伤股外侧皮神经、髂腹下神经和髂腹股沟神经；髂嵴切取后局部会遗留凹陷畸形；腹外斜肌、腹内斜肌、腹横肌未妥善修补处理，可能发生腹壁疝。

6. 注意事项

(1) 髂骨(皮)瓣移植有较高的技术要求，术者需要具备扎实的小血管解剖与吻合技能。

(2) 髂骨(皮)瓣移植受受区血管条件的限制，术前应常规行彩超检查了解受区动静脉情况；携带皮瓣时，术前常规行彩超或简易超声多普勒探测标记旋髂深动脉穿支穿出深筋膜的部位。

(3) 掌握髂骨(皮)瓣移植的适应证，髂骨瓣移植适合重建四肢长骨缺损长度在 6～10cm 以内，超过此长度，可能需要一并切取髂前上棘部，局部会遗留明显凹陷畸形并影响患者术后系皮带，向后延伸切取时由于髂骨存在一定弧度且后方骨质变薄，不能很好地嵌入骨窗，影响重建效果。随着 Ilizarov 骨延长技术的推广应用，目前临床更多选择骨段滑移技术来重建部分四肢长骨的大段骨缺损（如胫骨干部），但干骺端大段骨缺损（如胫骨近端、胫骨远端）、肌肉丰富部位大段骨缺损（如股骨）应用髂骨瓣移植有其独特的优越性。

（4）按传统髂骨皮瓣切取，骨瓣与皮瓣不分离，骨瓣位置固定后，皮瓣无法自由调整，术后皮瓣部分坏死发生率高。建议设计旋髂深动脉嵌合穿支皮瓣移植，穿支皮瓣与髂骨瓣仅以穿支血管连接，具有足够自由度，骨瓣位置确定后，皮瓣可自由调整覆盖浅表创面。

（5）股外侧皮神经损伤会出现股前外侧区域的皮肤感觉障碍，髂骨（皮）瓣切取时，要注意显露、分离并妥善保护。

（6）旋髂深血管纤细时，可改用髂外动脉发出的营养髂骨的分支血管为蒂或髂腰血管为蒂切取髂骨瓣移植。旋髂深血管为双血管型时，浅层血管主要供养髂肌，深层血管为髂骨的主要营养血管，切取髂骨瓣时，应注意携带深层的营养血管。

（二）腓骨（皮）瓣移植术

1．概述　1975 年，Taylor 首次报道了采用吻合血管的腓骨移植术治疗 2 例外伤性胫骨大段骨缺损。1979 年，陈中伟将吻合血管的腓骨移植术应用于治疗先天性胫骨假关节获得成功。1984 年，Yoshimura 首先报道了以腓动脉穿支血管为蒂的小腿外侧皮瓣的临床应用，当时称之为腓骨皮瓣（peroneal flap）。2004 年，Wolff 等首先报道了腓动脉穿支皮瓣应用于颌面重建取得了良好的效果。2008 年，Daya 等首先报道了由皮瓣与腓骨骨瓣组成的腓动脉嵌合穿支皮瓣的临床应用，实现了口腔颌面部三维缺损的立体修复。由于腓血管体区的解剖特点，可以根据创面修复需求设计切取包含腓骨骨瓣的腓动脉穿支嵌合皮瓣，实现同期立体修复，也能够携带腓动脉作为 flow-through 穿支皮瓣重建四肢主干动脉同时修复体表创面。

2．应用解剖　腓动脉是腓骨的主要供血动脉，腓动脉于腓骨小头下 6cm 左右从胫后动脉发出，起始部外径约 3.8mm，在腓骨内后方走行于胫骨后肌与踇长屈肌之间，终于外踝后方的外踝支和外踝前方的腓动脉终末降支，沿途发出数支穿支血管供养腓骨、邻近肌肉和小腿外侧皮肤。腓动脉皮肤穿支血管平均为 5 支（口径≥0.5mm），分为肌皮穿支（穿比目鱼肌和踇长屈肌）和肌间隔穿支（穿小腿后外侧肌间隔）两种类型，分布于距离腓骨后缘 2cm 以内的区域。小腿中段的穿支出现最为恒定，小腿近段主要以肌皮穿支为主，中远段主要以肌间隔穿支为主。穿支从腓动脉发出点至其穿深筋膜点的距离作为穿支血管长度，腓动脉穿支长度为（5±3）cm。小腿近 2/3 穿支血管较粗，直径在 1.2mm 左右，小腿远 1/3 穿支血管稍细，直径在 0.8mm 左右，两条伴行静脉口径粗于穿动脉。腓骨小头血供存在多源性，包括胫前返动脉、膝下外侧动脉、腓动脉等（图 10-5）。

3．适应证　腓骨为长管状骨，主要为皮质骨，支撑作用强、切取范围大，腓骨瓣移植适合于尺骨、桡骨、肱骨、胫骨、股骨等四肢长骨大段骨缺损的重建，腓骨皮瓣适合于合并皮肤软组织缺损的四肢长骨大段骨缺损的一期重建。因为腓骨小头的特殊形态结构，腓骨上段移植特别适合于桡骨远端大段骨缺损的重建，腓骨小头可重建桡腕关节，重建腕关节功能，亦可应用于重建合并肱骨头缺损的大段肱骨骨缺损和合并外踝缺损的大段腓骨骨缺损。

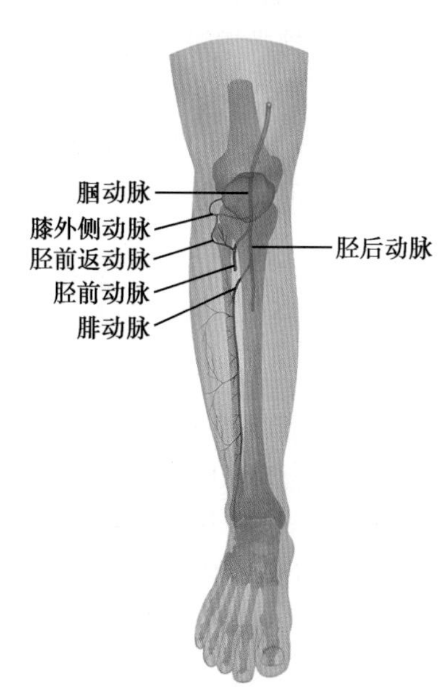

图 10-5　腓骨骨瓣血供示意图

4．手术方法

（1）麻醉：采用气管插管全身麻醉或硬膜外阻滞麻醉。

（2）体位：患者取侧卧位或屈髋、屈膝、下肢内旋仰卧位。

（3）受区准备：同髂骨瓣移植。

（4）腓骨（皮）瓣设计：腓骨（皮）瓣移植一般设计于小腿中 1/3。如需携带皮瓣，目前多设计为腓动脉嵌合穿支皮瓣，以术前超声多普勒探测标记的腓动脉穿支在小腿中段穿出深筋膜点为皮瓣的关键点，以相邻两穿支点的连线为皮瓣轴线设计皮瓣。如需携带腓骨小头重建关节功能，则于小腿上段设计腓骨骨瓣。

(5) 腓骨（皮）瓣切取：于小腿中段做切口，切开皮肤、浅筋膜和深筋膜后，沿腓骨长、短肌与小腿三头肌间隙锐性分离，牵开腓肠肌外侧头、腓骨长短肌后即可显露腓骨，紧贴腓骨分离并牵开腓骨长、短肌，切开骨间膜，暴露并保护好胫前动静脉和腓深神经，然后于拟定截骨部位切开腓骨骨膜，局部部分剥离保护腓血管，以摆锯或线锯截断腓骨，将腓骨骨瓣外旋，切断结扎腓血管远端，自远而近，切断踇长屈肌和比目鱼肌附着于腓骨的肌纤维。锐性解剖腓血管直至其起始部，处理沿途分支血管。如切取腓动脉嵌合穿支皮瓣，则先解剖分离皮瓣及穿支血管，腓动脉穿支皮瓣解剖完成后再切取腓骨骨瓣。

(6) 腓骨（皮）瓣移植：确认腓骨（皮）瓣血运可靠后，切断结扎腓血管，将腓骨（皮）移植于受区，腓骨骨瓣嵌入骨槽，上下端分别以螺钉或克氏针固定。将腓血管与受区动静脉吻合。

(7) 供区和受区创面处理：供区创面彻底止血后，分层缝合，闭合切口，间断缝合闭合受区创面，供区与受区创面深部放置多根硅胶半管低位引流。

(8) 术后处理：同髂骨（皮）瓣移植。

5. 优缺点

(1) 优点：①腓血管解剖相对恒定，口径较粗，骨瓣血供可靠。②骨瓣为长管状骨，支撑能力较强。③术式多样，可切取单节段移植，也可切取双节段移植，还可携带腓骨小头重建关节功能。④腓血管可以同时重建受区缺损的主干动脉。⑤嵌合移植时可实现骨与皮肤软组织缺损的一期修复，同时由于穿支皮瓣与腓骨骨瓣之间仅以穿支血管相连，有足够的自由度，可实现深部骨缺损与浅表创面的点对点立体重建，提高了此类复杂创面的修复质量。

(2) 缺点：①供区不够隐蔽，术后局部瘢痕影响小腿外观。②腓血管蒂较短。③腓血管位于腓骨后内侧，解剖分离有一定难度。④腓静脉管径粗大，与受区静脉常常不匹配。⑤损伤踇长屈肌可致踇趾屈曲挛缩畸形。⑥切取腓骨小头时可能损伤腓总神经。⑦皮瓣切取宽度有限。⑧体位不够方便。

6. 注意事项

(1) 腓骨小头下有腓总神经跨越，腓骨下段关乎踝关节的稳定性，设计腓动脉嵌合皮瓣移植时，骨瓣设计尽量选取腓骨中段，腓骨上端保留 5cm 左右以保护腓总神经，腓骨下段保留 7cm 以上以维持踝关节稳定性。

(2) 切取腓骨骨瓣时尽可能少地携带肌肉组织（保留 2～3mm 肌袖即可），可以减少对局部肌肉的损伤，避免术后骨筋膜室综合征和踇趾屈曲挛缩畸形。

(3) 截断腓骨骨瓣后将腓骨骨瓣外旋，有助于腓血管的暴露与分离。

(4) 小腿中段的穿支相对恒定、血管蒂较长、口径较粗，局部周径较长，皮肤移动度较上段和下段大，腓骨骨瓣携带皮瓣移植时适合设计于小腿中段。

(5) 腓动脉存在一定变异，术前进行彩超或 CT 血管造影检查可以减少手术的盲目性。

(6) 携带腓骨小头移植时，要注意携带胫前返动脉或膝下外侧动脉，同时注意保护腓总神经和重建股二头肌止点。

（唐举玉 张 兴）

第二节 肱骨骨缺损

肱骨骨缺损是指继发于某种病因后，肱骨近端、肱骨干或肱骨髁上的骨结构完整性受到不同程度的破坏，是临床上的常见病症。肱骨骨缺损病因较广泛，缺损部位的骨骼不完整使患者外形和功能受到一定程度的影响，从而严重降低了患者的生活质量。近年来，随着显微外科技术的发展，肱骨骨缺损的治疗方法呈现出多元化，该类患者的治疗效果也使医患双方越来越满意。

一、病因

临床上可见引起肱骨骨缺损的原发病症种类多样，除创伤、感染等常见原因外，骨肿瘤切除术后及先天性疾病或发育畸形等导致的骨缺损亦可见，常见病因如下。

1. 创伤　严重创伤包括肱骨开放性或闭合性的粉碎性骨折导致的肱骨骨缺损，以及创伤所致肱骨骨折端血供严重破坏，手术治疗不当可致骨不愈合甚至发生骨坏死导致骨缺损。

2. 感染　开放性或闭合性肱骨骨折发生感染，导致感染性骨不连，经清创后形成骨缺损；慢性骨髓炎后遗症也可表现为肱骨骨缺损和上肢不等长。

3. 肿瘤　肱骨是除股骨外，骨肿瘤最常见的发生部位之一，尤其是骨肉瘤，常需行根治术，因此导致“医源性”骨缺损。

4. 先天性疾病或发育畸形　包括先天性肱骨短缩和双上肢不等长等先天性或发育性疾病。

二、分类

按缺损部位分肱骨近端骨缺损、肱骨靠近干骺端骨缺损、肱骨干部骨缺损、肱骨远端近干骺端骨缺损和肱骨远端骨缺损（图 10-6）。

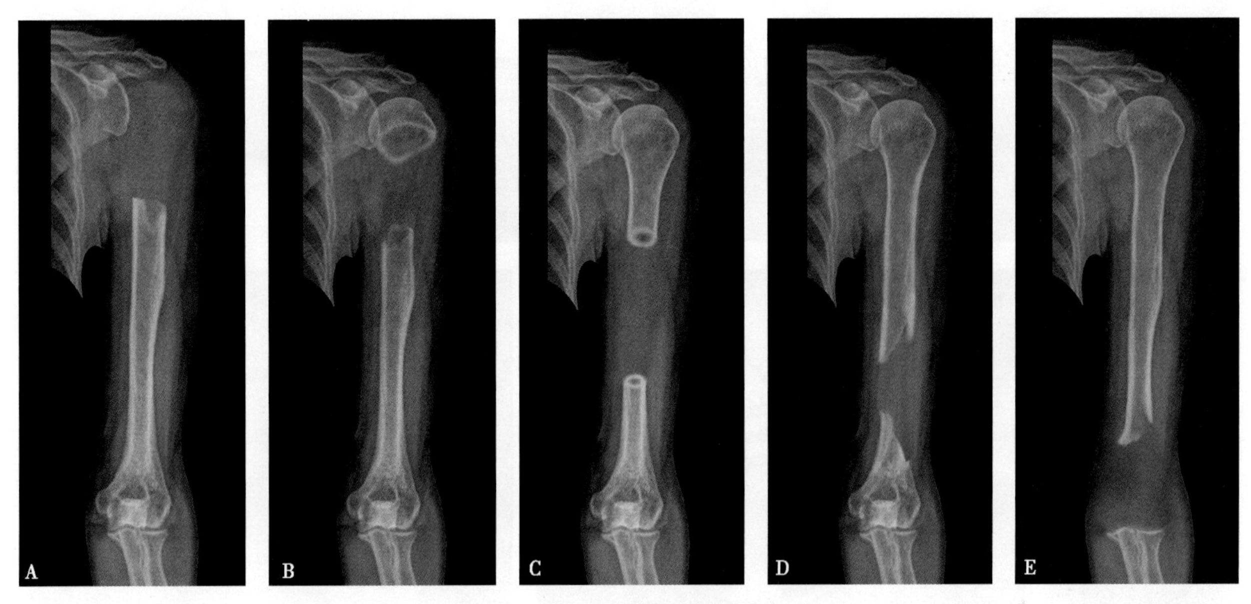

图 10-6　肱骨骨缺损分类

A. 肱骨近端骨缺损；B. 肱骨靠近干骺端骨缺损；C. 肱骨干部骨缺损；D. 肱骨远端近干骺端骨缺损；E. 肱骨远端骨缺损。

三、治疗

随着显微外科的蓬勃发展，活骨移植技术日趋完善。带血管蒂的骨瓣移植是显微外科治疗肱骨骨缺损的主要方法，该类骨瓣既可以局部转移也可以游离移植，后者更为常用。目前临床上治疗肱骨骨缺损的骨瓣供区常选择髂骨瓣移植和腓骨瓣移植，原因是其可供切取的体积和长度比较大，血液供应充分，对供区的影响较小。此外，遇到肢体与软组织复合性缺损时，可选择带血管的骨与皮肤复合组织瓣移植，效果甚好。可供临床应用的骨皮瓣主要有腓骨皮瓣、髂骨皮瓣和肩胛骨皮瓣，其中腓骨皮瓣最常用。

【典型病例】

患者女性，18 岁。主因“左侧肱骨慢性骨髓炎后遗症致肱骨大段骨缺损 5 年”入院。术前可见左上臂明显短缩畸形，X 线片及 CT 三维重建显示肱骨骨髓炎陈旧病灶、死骨形成、大段骨缺损。清创后，切取腓骨瓣游离移植修复肱骨骨缺损。术后 3 个月见患肢外观、功能及 X 线片得到根本性改善（图 10-7）。

注意事项：①肱骨近端、干部、远端骨缺损在 3～4cm 可以短缩上臂，以传统的钢板内固定，不行骨瓣移植术。如果肱骨不愈合、患者要求恢复上肢长度、肱骨骨缺损长度在 6～10cm，可以采用吻合血管的髂骨瓣移植术；如果肱骨缺损长度超过了髂骨瓣的修复范围，适合选择吻合血管的腓骨瓣移植术；如果肱骨近端大段骨缺损合并肱骨头缺损，适合选择携带腓骨小头的长段腓骨瓣移植。②肱骨大段骨缺损首选锁

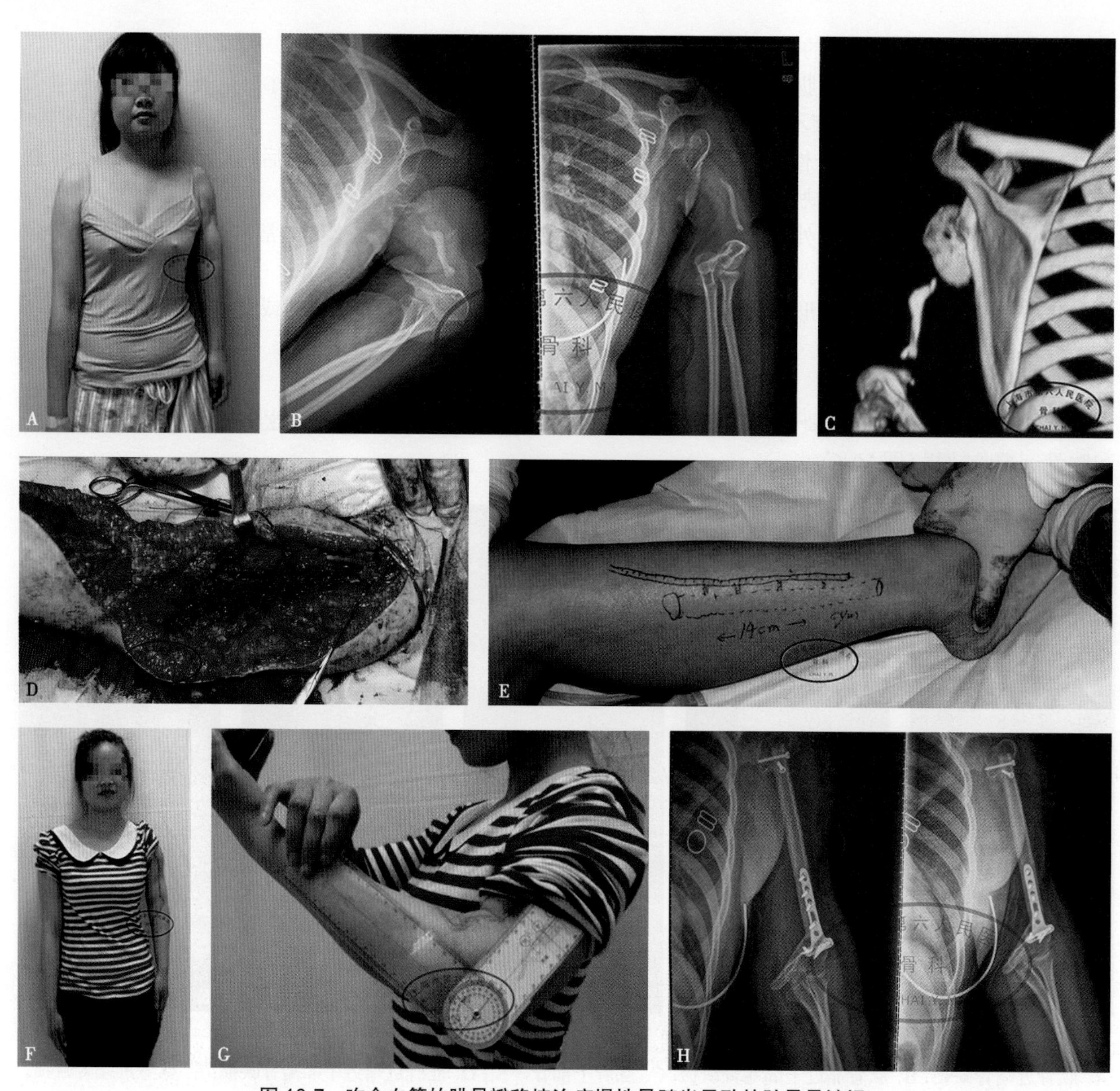

图 10-7 吻合血管的腓骨瓣移植治疗慢性骨髓炎导致的肱骨骨缺损

A. 术前患者外观；B. 术前 X 线片；C. 术前 CT 三维重建；D、E. 术中所见；F. 术后 3 个月患肢外观；G. 术后 3 个月功能恢复情况；H. 术后 3 个月复查 X 线片所见。（本病例由柴益民教授提供）

定钢板内固定，骨瓣移植至肱骨缺损处，骨瓣远、近端各以 1 枚螺钉内固定。如重建合并肱骨头缺损的大段骨缺损，可将腓骨插入肱骨远端，近端以克氏针固定，缝合肩袖、重建关节囊，远端以 2 枚螺钉内固定。③血液循环重建可采用腓动静脉与肱深动静脉吻合，或旋髂深动静脉与肱深动静脉吻合。如肱深血管细小、腓血管粗大，可选择腓动脉桥接肱动脉，腓静脉桥接肱静脉。

（康庆林　唐举玉）

第三节　尺骨骨缺损

长期以来，尺骨骨缺损一直是骨科的常见病，也是临床治疗的难点之一。患者因严重创伤、骨肿瘤切除、感染及先天性疾病等原因出现的尺骨骨缺损，大都需要进行骨移植来修复缺损和促进愈合。对于尺骨大段骨缺损的治疗，临床上多以自体骨移植为主，其中髂骨瓣移植和腓骨瓣移植是临床使用最多的游离骨瓣。

一、病因

尺骨骨缺损的病因主要有以下几个方面。

1. 创伤　多为高能量损伤，如车祸、碾压冲击伤引起的尺骨开放性或闭合性粉碎性骨折所致，急诊较常见。该类型骨缺损可以表现为部分缺损，也可能是结构完整的长段骨缺损。

2. 感染　多数是尺骨严重创伤后感染导致并发症，近年来发病率逐年增高。

3. 肿瘤　如尺骨某些骨肿瘤与肿瘤样病变行节段性骨切除术后的骨缺损。与肱骨不同，尺骨骨肉瘤临床上较罕见。此类多为结构完整性骨缺损。

4. 先天性疾病或发育畸形　多见于先天性尺骨短缩、缺如等畸形，相对其他病因较少见。

二、分类

1. 按骨缺损的范围和程度分类　目前临床上关于尺骨缺损没有统一的分类，多根据骨缺损的范围和程度不同，将其分为三型：骨缺损≤50% 骨干直径为Ⅰ型；骨缺损>50% 骨干直径为Ⅱ型；节段性环形缺损为Ⅲ型。

2. 按缺损部位分类　可分为尺骨近端骨缺损、尺骨近端靠近干骺端骨缺损、尺骨干部骨缺损、尺骨远端靠近干骺端的骨缺损和尺骨远端骨缺损（图 10-8）。

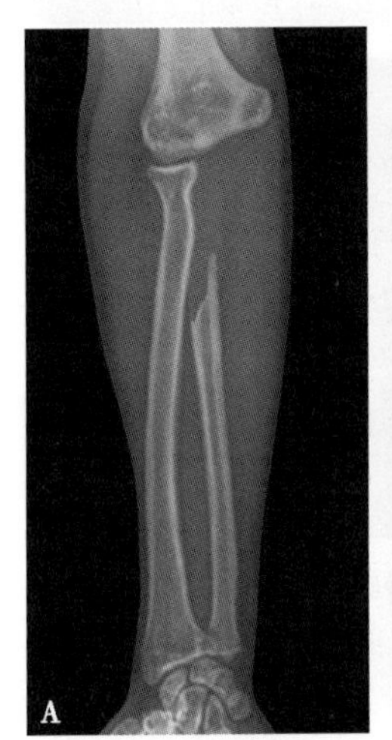

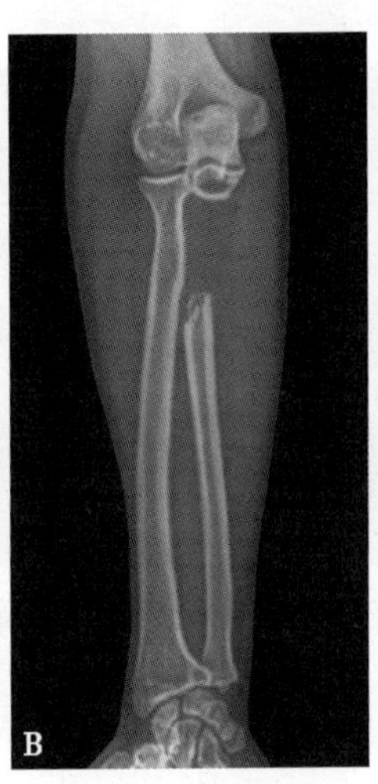

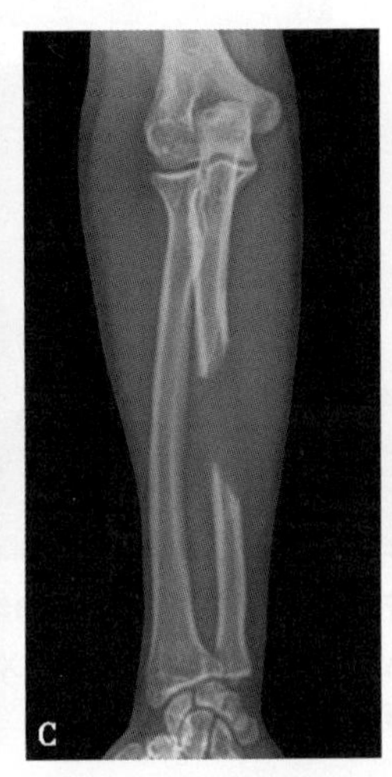

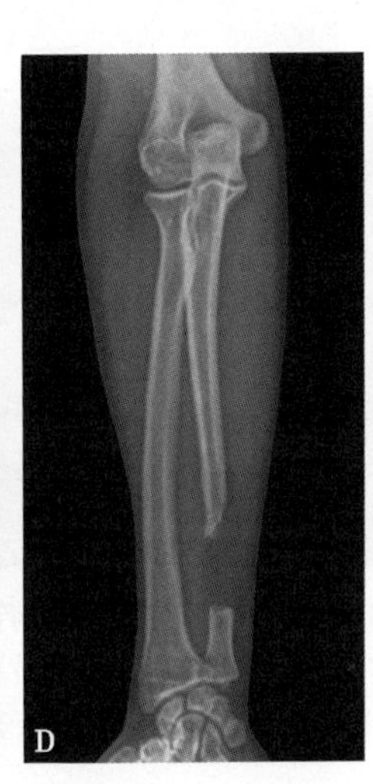

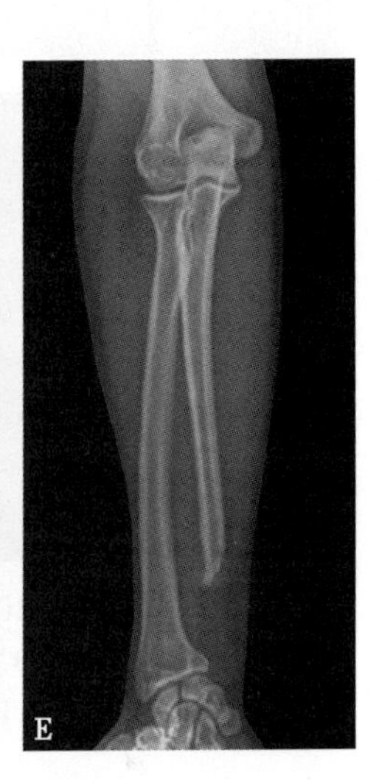

图 10-8　尺骨骨缺损按照缺损部位不同分类

A. 尺骨近端骨缺损；B. 尺骨靠近干骺端骨缺损；C. 尺骨干部骨缺损；D. 尺骨远端干骺端骨缺损；E. 尺骨远端骨缺损。

三、治疗

Ⅰ型缺损主要选用填充植骨的方法，可以是自体骨，也可以是异体骨；Ⅱ型缺损主要选择小节段大块髂骨支撑或填充植骨；对于Ⅲ型缺损，由于尺骨干部远端与腓骨形态、大小相近，首选吻合血管的腓骨瓣移植。当局部皮肤软组织条件不好时可选择吻合血管的腓骨皮瓣移植术；对于缺损长度在 4～10cm 以内（髂骨瓣能满足重建要求）的尺骨骨缺损，患者不愿牺牲腓骨，亦可选择吻合血管的髂骨瓣移植，合并皮肤软组织缺损时，选择吻合血管的髂骨皮瓣移植术；合并大面积皮肤软组织缺损时，可采用腓骨瓣或髂骨瓣与其他皮瓣组合移植。尺骨近端大段骨缺损时肱尺关节无法重建，肱桡关节不稳定，可选择肱桡关节融合获得稳定的肘关节；尺骨远端大段骨缺损（尺骨小头缺损），桡腕关节稳定，无须重建。

【典型病例】

患者男性，18 岁。10 年前外院误诊为左尺骨骨不连，6 年前曾接受内固定手术治疗，后取出；4 年前又见尺骨远端骨折，再次行内固定治疗，效果欠佳。结合病史及 X 线片，在我院确诊为“先天性尺骨假关节伴神经纤维瘤”查体：左前臂可见两处手术瘢痕，面部、颈部可见咖啡斑，前臂轻度弯曲畸形，左侧肘、腕关节活动可，左肘提携角为0°，左手指血运、感觉可。X线片显示：①左侧尺骨先天性假关节；②左侧桡骨远端弯曲畸形。术中切除尺骨病变骨，然后切取腓骨瓣游离移植修复尺骨骨缺损并安装外固定。术后透视显示外固定位置可。术后3个月随访，患者功能恢复佳，骨痂生长良好，予以拆除外固定（图10-9）。

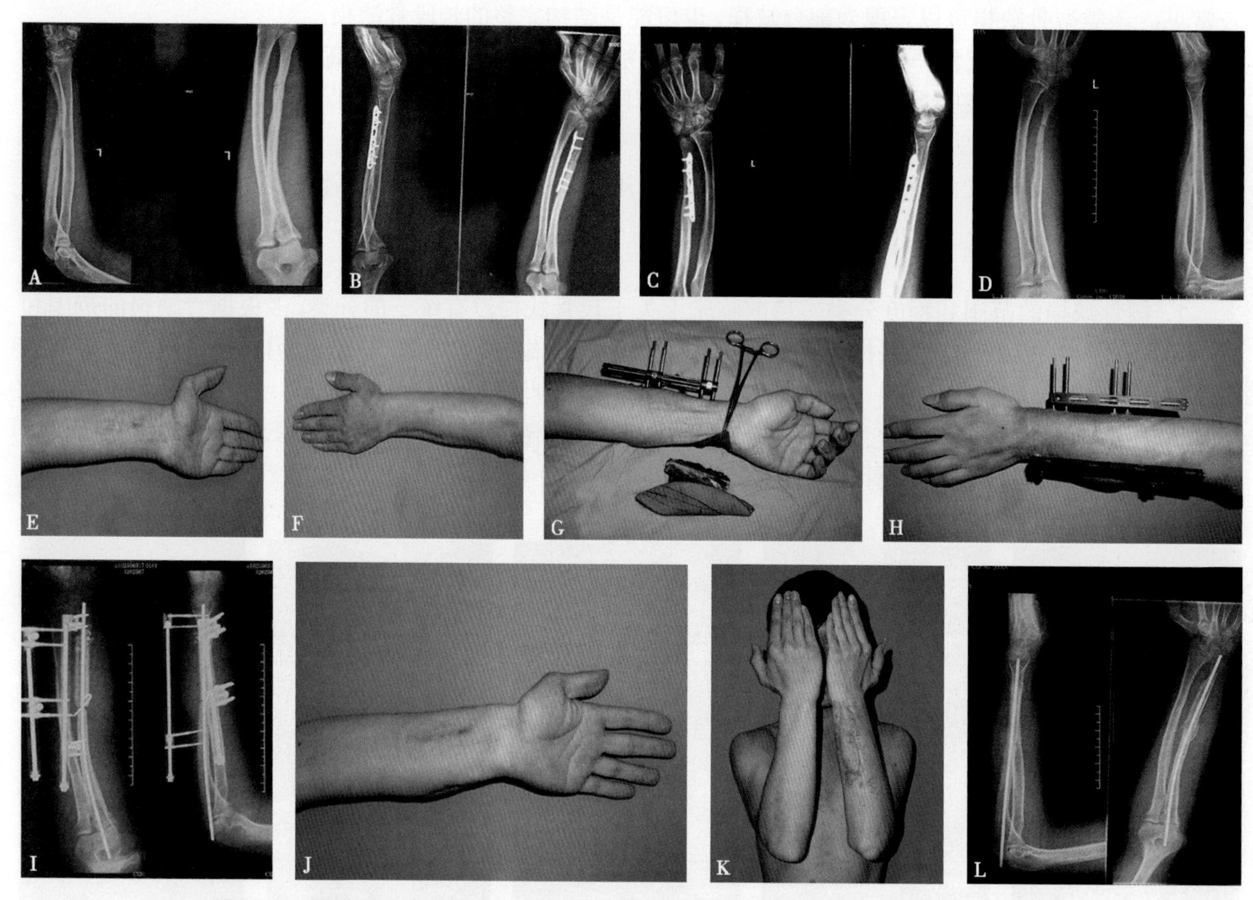

图10-9 腓骨瓣游离移植治疗先天性尺骨假关节伴神经纤维瘤切除后的尺骨骨缺损

A. 患者伤后X线片；B. 外院内固定术后X线片；C. 第二次内固定术后X线片；D. 腓骨瓣移植术前X线片；E、F. 腓骨瓣移植术前患者外观；G、H. 术中；I：术后X线片；J、K. 术后3个月外观；L. 术后3个月X线片。

注意事项：①靠近尺骨鹰嘴部的大段骨缺损，由于缺失骨量大，邻近关节直接影响肘关节功能恢复，因为髂骨瓣移植骨愈合快，切取骨瓣较大，更适合选择髂骨瓣移植。②采用腓骨（皮）瓣移植时，腓骨与尺骨可采用螺钉、钢板内固定，或酌情用外固定支架和髓内钉固定。采用髂骨瓣移植时，多选择钢板内固定。③受区血管可选择尺动脉、骨间掌侧动脉，选择尺动脉时建议采用腓动脉桥接尺动脉，做到重建腓骨瓣血运的同时不牺牲尺动脉，腓静脉口径粗大，受区静脉建议选择浅静脉，采用贵要静脉或肘正中静脉。应用髂骨瓣移植时，可选择旋髂深动脉与骨间掌侧动脉或尺动脉吻合，其伴行静脉与肘正中静脉、贵要静脉、尺动脉伴行静脉或骨间掌侧动脉伴行静脉吻合。

（康庆林　唐举玉）

第四节　桡骨骨缺损

桡骨骨缺损主要是继发于某种病因，如严重创伤、肿瘤切除术后、感染及先天性因素，出现桡骨骨干或干骺端皮质不同程度的破坏，亦是临床常见病症。由于骨缺损的存在，患者前臂、腕关节及手部活动受限，肢体外形欠美观，生活质量下降。近年来，其治疗方式和尺骨骨缺损类似，主要选用自体游离骨瓣移植进行修复重建，最常使用的骨瓣亦为腓骨瓣和髂骨瓣。

一、病因

与尺骨骨缺损类似，桡骨骨缺损的病因亦主要分为创伤、感染、骨肿瘤或肿瘤样组织切除术后、先天性疾病或发育畸形。

二、分类

1. 按缺损范围和程度分类　可分为三型：骨缺损≤50% 骨干直径为Ⅰ型；骨缺损>50% 骨干直径为Ⅱ型；节段性环形缺损为Ⅲ型。

2. 按缺损部位分类　可分为桡骨近端骨缺损、桡骨近端靠近干骺端骨缺损、桡骨干部骨缺损、桡骨远端靠近干骺端的骨缺损和桡骨远端骨缺损（图 10-10）。

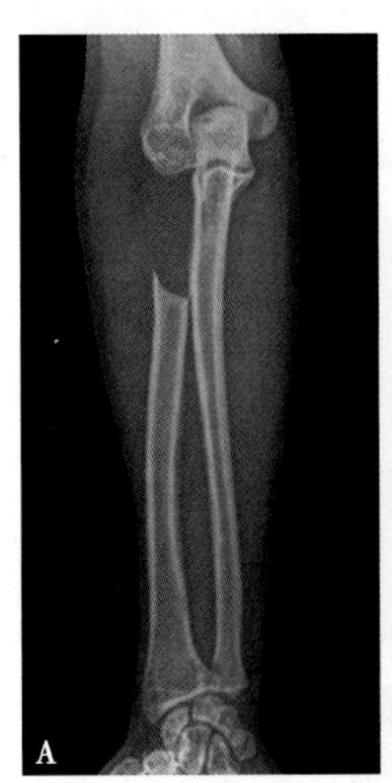

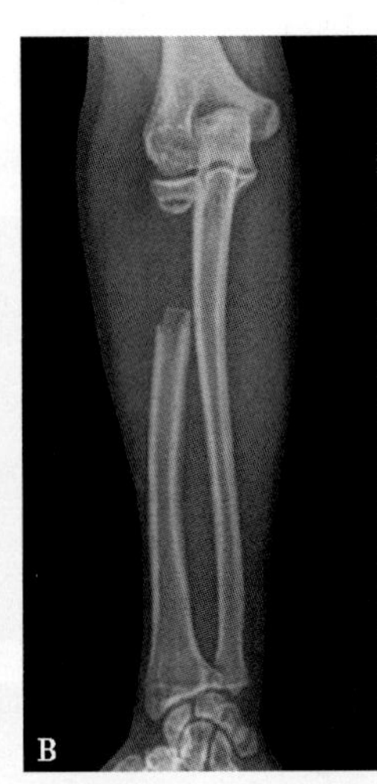

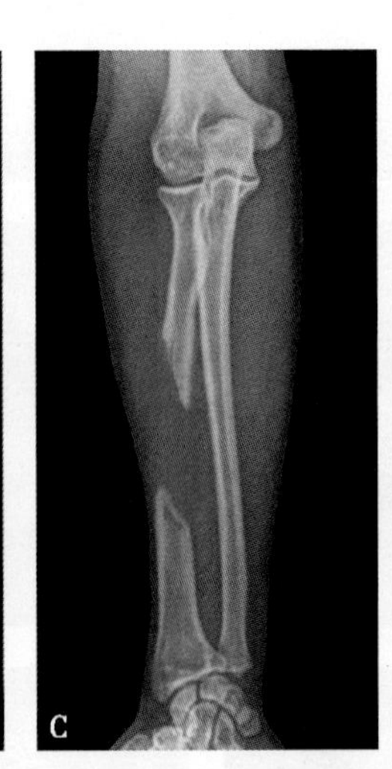

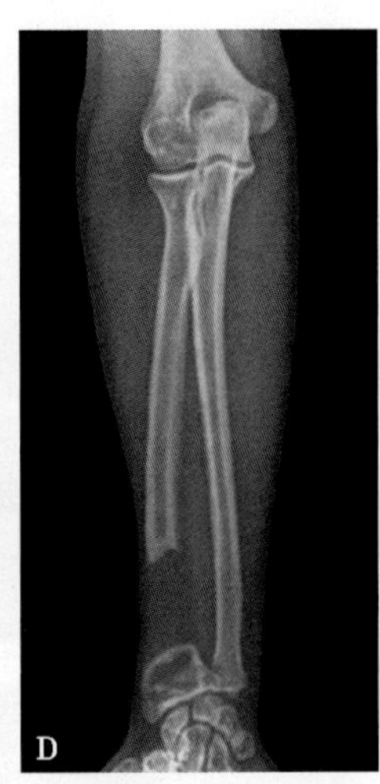

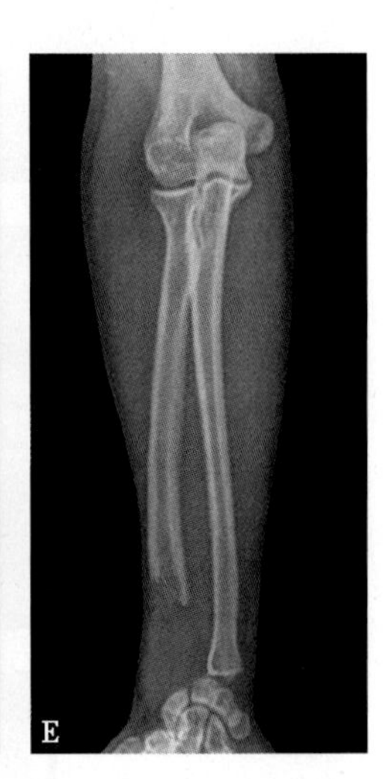

图 10-10　桡骨骨缺损按照缺损部位不同分类

A. 桡骨近端骨缺损；B. 桡骨靠近干骺端骨缺损；C. 桡骨干部骨缺损；D. 桡骨远端近干骺端骨缺损；E. 桡骨远端骨缺损。

3. 先天性桡骨缺如的分类

（1）Bayne 分型：将先天性桡骨缺如分为四型。Ⅰ型，桡骨远端发育不全；Ⅱ型，桡骨远端及近端均发育不全；Ⅲ型，桡骨局部缺如；Ⅳ型，桡骨完全缺如。

（2）Heikel 分型：亦将先天性桡骨缺如分为四型。Ⅰ型（桡骨远端短缩），桡骨远端骺板存在但发育延迟，近端骺板发育正常，桡骨仅轻微短缩，尺骨不弯；Ⅱ型（桡骨发育不全），远端及近端骺板均存在但发育延迟，导致桡骨中度短缩，尺骨变粗呈弓形；Ⅲ型（桡骨部分缺损），近端、中间或远端桡骨缺如，远端 1/3 缺如最常见，腕桡偏，尺骨变粗呈弓形；Ⅳ型（桡骨完全缺损），尺骨远端向桡侧形成假关节，尺骨短缩呈弓形。

相比而言，Bayne 分型相对于 Heikel 分型更为简洁，更有利于临床外科方案的制订。

三、治疗

桡骨骨缺损治疗要求恢复其正常长度并达到骨性愈合，保证上下尺桡关节的正常结构和功能，以改善患者前臂旋转和腕关节功能。

简单的桡骨骨缺损主要通过单纯植骨填充的方法进行治疗。对于桡骨大段骨缺损（大于 4cm），即使近端桡骨头缺损，但因为肱尺关节稳定，所以无须重建，亦可选择桡骨头假体置换。桡骨近端靠近干骺端骨缺损、桡骨干部骨缺损、桡骨远端靠近干骺端的大段骨缺损，临床上主要是采用腓骨瓣或髂骨瓣移植；桡骨远端大段骨缺损，桡腕关节丧失，适宜采用带腓骨小头的腓骨瓣移植重建桡骨缺损的同时重建桡腕关节。合并皮肤软组织缺损的患者，可选择腓骨皮瓣、髂骨皮瓣移植，或者采用腓骨瓣（髂骨瓣）与其他皮瓣组合移植进行治疗。

【典型病例】

患者女性，45 岁。因“右腕部疼痛伴活动障碍半年”入院。入院诊断为“右侧桡骨远端骨巨细胞瘤”。切除桡骨远端后桡骨骨缺损 7cm。于对侧设计带腓骨小头的腓骨瓣移植修复，腓骨瓣重建桡骨骨缺损后，采用钢板内固定，下尺桡关节以克氏针固定，重建下尺桡韧带与腕关节囊、桡侧副韧带，膝下外侧动静脉与桡动静脉吻合。术后病理结果回报骨巨细胞瘤。3 周后去除石膏与克氏针，开始腕关节伸屈与前臂旋转功能锻炼。术后 1 年随访，骨巨细胞瘤未复发，X 线片复查显示移植腓骨愈合良好，右腕关节伸屈、前臂旋转功能恢复良好（图 10-11）。

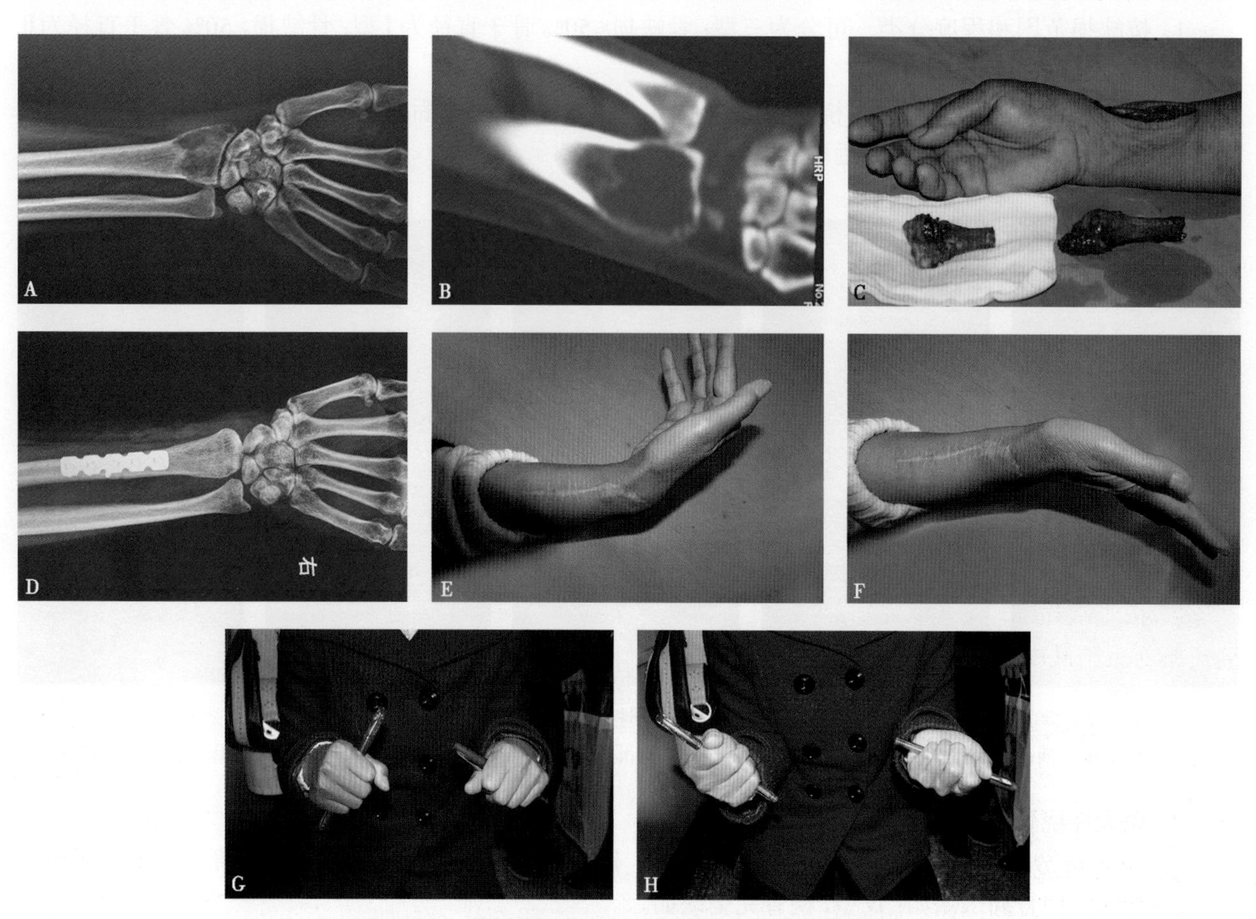

图 10-11　带腓骨小头的腓骨瓣移植治疗桡骨骨缺损

A. 术前 X 线表现；B. 术前 CT 表现；C. 术中切除桡骨远端并切取带腓骨小头的腓骨瓣移植；D. 术后半年复查 X 线片示移植腓骨与桡骨愈合良好，桡腕关节、下尺桡关节结构恢复良好；E～H. 术后 1 年随访，腕关节伸屈、前臂旋转功能恢复情况。

注意事项：①桡骨近端大段骨缺损（包括桡骨头），由于骨瓣移植难以重建上尺桡关节和肱桡关节功能，一般多采用尺骨截骨、远端桡骨移位与尺骨重建前臂稳定性。②桡骨干部形态、大小与腓骨相近，桡骨干部大段骨缺损首选腓骨瓣移植。③桡骨与尺骨形态不同，桡骨远端粗大，靠近腕关节的桡骨远端大段骨缺损由于缺失骨量大，邻近关节直接影响腕关节的功能恢复，因为髂骨骨瓣移植骨愈合快，切取骨瓣较大，更适合选择髂骨瓣移植。但如果合并桡腕关节面的缺损（如桡骨远端骨细胞瘤），需要重建关节面，则适合选择带腓骨小头的腓骨瓣移植，重建下尺桡关节时要注意韧带的重建，否则术后会发生下尺桡关节的分离。④桡骨远端大段骨缺损采用髂骨瓣移植，多选择钢板内固定；采用带腓骨小头的腓骨瓣移植，远端腓骨小头采用克氏针内固定，近端腓骨与桡骨采用钢板内固定。桡骨干部大段骨缺损采用腓骨瓣移植时，腓骨与桡骨可采用螺钉内固定，或采用钢板内固定，或酌情用外固定支架和髓内钉固定。⑤受区血管可选择桡动脉、骨间掌侧动脉，选择桡动脉时建议采用腓动脉桥接，做到重建腓骨瓣血运同时不牺牲桡动脉，静脉建议选择浅静脉，常用头静脉或肘正中静脉。采用髂骨瓣移植时，旋髂深动脉与骨间掌侧动脉或桡动脉吻合，其伴行静脉与头静脉、肘正中静脉、桡动脉伴行静脉或骨间掌侧动脉伴行静脉吻合。

（康庆林　唐举玉）

第五节 股骨骨缺损

高能损伤、骨髓炎、骨肿瘤等均可导致股骨骨缺损。股骨大段骨缺损是指股骨的结构与完整性因为各种病因遭到破坏，其缺损长度≥4cm，通过传统的植骨术难以获得良好的修复与重建。股骨作为人体最粗大的负重长管状骨，临床上股骨大段骨缺损的治疗不但要求重建骨的连续性，而且还要求机械强度高、修复后下肢力线好、能够恢复肢体的良好负重与行走功能。

一、病因

股骨大段骨缺损常由严重骨创伤、骨丢失引起，亦见于骨感染后死骨摘除、骨肿瘤瘤段切除之后等。

1. 严重创伤　高能量的创伤可导致股骨大段骨缺损，这种股骨骨缺损段容易发生在股骨的远端且往往合并大面积的皮肤软组织缺损。

2. 慢性骨髓炎　股骨干开放骨折清创不彻底或选择不恰当的内固定材料及闭合骨折早期处理中的各种医源性因素等可导致感染的发生，感染迁延不愈，经窦道可间断排出死骨，或感染经多次清创后均可遗留骨缺损，骨缺损和骨感染常同时存在。

3. 肿瘤　股骨远端是骨肿瘤的好发部位，对于低度恶性或者恶性肿瘤早期，目前均采用大段骨切除治疗，以期达到既切除肿瘤，又保留肢体，并能恢复一定功能的目的。

二、分类

1. 按病因分类　可分为创伤性股骨骨缺损、感染性股骨骨缺损与肿瘤性股骨骨缺损。

2. 按骨缺损部位分类　可分为股骨近端骨缺损、股骨近端靠近干骺端骨缺损、股骨干部骨缺损、股骨远端靠近干骺端的骨缺损和股骨远端骨缺损（图 10-12）。

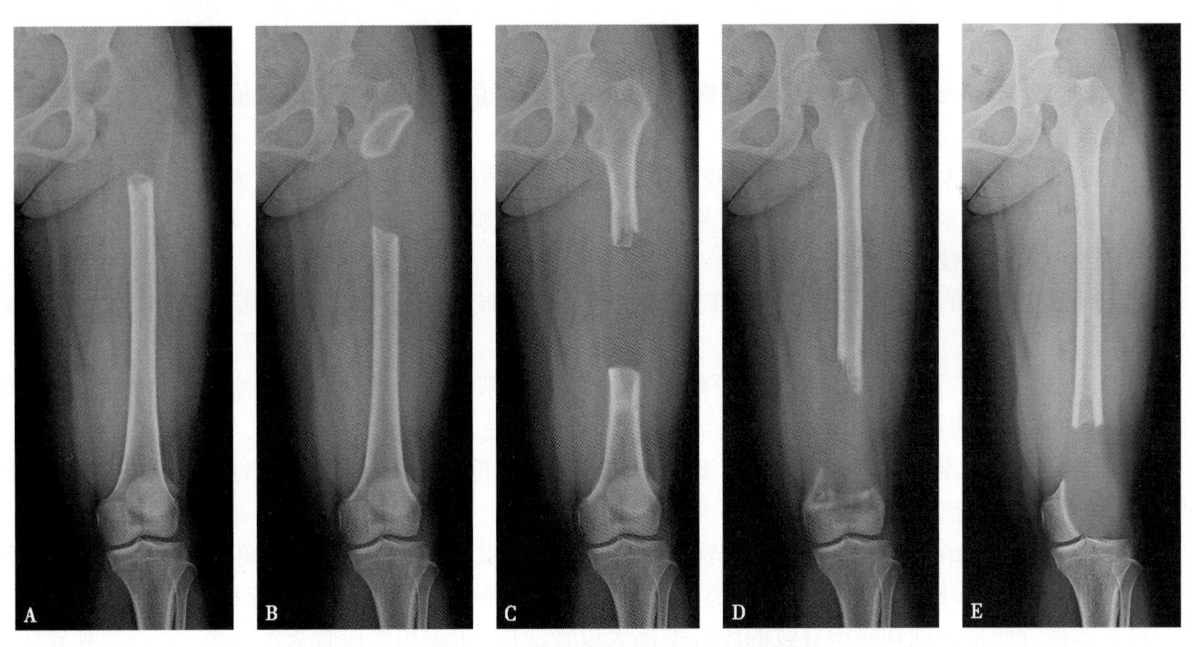

图 10-12　股骨骨缺损按缺损部位不同分类

A. 股骨近端骨缺损；B. 股骨靠近干骺端骨缺损；C. 股骨干部骨缺损；D. 股骨远端近干骺端骨缺损；E. 股骨远端骨缺损。

3. 根据是否合并肢体短缩分类　可分为肢体长度正常的股骨骨缺损和合并肢体短缩的股骨骨缺损（图 10-13）。

4. 根据局部皮肤软组织条件是否正常分类　可分为皮肤软组织正常的股骨骨缺损和合并局部皮肤软组织病变或缺损的股骨骨缺损。

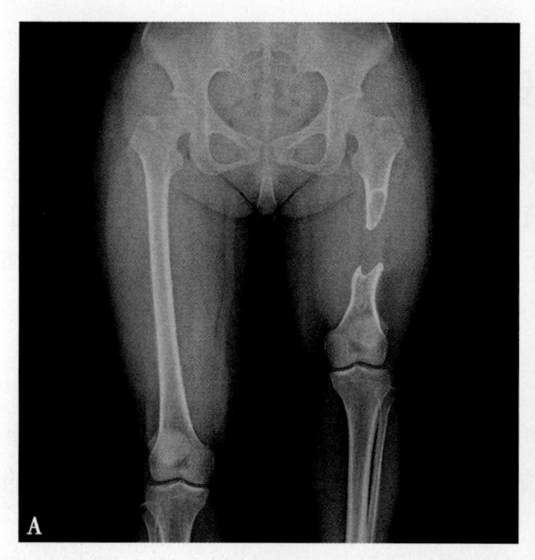

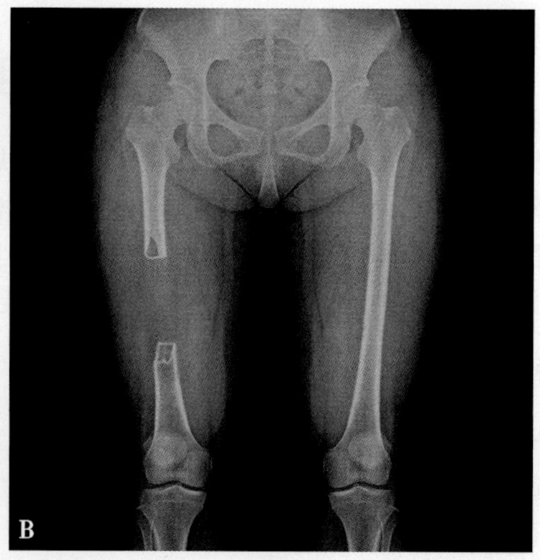

图 10-13 合并与不合并肢体短缩的股骨大段骨缺损

A. 合并肢体短缩的股骨骨缺损；B. 肢体等长的股骨骨缺损。

三、治疗

目前治疗股骨大段骨缺损临床常用的方法包括吻合血管的骨瓣移植、Ilizarov 技术、Masquelet 技术和人工假体置换术。

对于局部皮肤软组织条件好、不合并感染的创伤性股骨大段骨缺损，可选择钢板内固定、吻合血管的骨瓣移植，缺损长度在 4～6cm，适合采用吻合血管的髂骨瓣移植，超过此范围，适合采用吻合血管的双节段腓骨瓣移植（详见总论）；如合并局部皮肤软组织缺损，则适合采用吻合血管的髂骨皮瓣（旋髂深动脉嵌合穿支皮瓣）或腓骨皮瓣移植（腓动脉嵌合穿支皮瓣），或者采用吻合血管的髂骨瓣（或腓骨瓣）与其他皮瓣、肌皮瓣组合移植。术者不具备显微外科技术或医院缺乏显微外科设备，亦可选择 Ilizarov 骨迁移（骨段滑移）技术或 Masquelet 技术治疗，部分病例也可选择肢体短缩钢板或髓内钉内固定，待股骨愈合后再行股骨延长术。

对于感染性股骨大段骨缺损，则须彻底清除死骨和感染病灶，去除内固定，改为外支架固定，局部冲洗引流或以抗生素骨水泥填充无效腔，待感染控制后二期行吻合血管的骨瓣移植、植骨术（Masquelet 技术）或 Ilizarov 骨迁移技术治疗。

对于骨髓炎后遗的股骨大段骨缺损同时多合并骨不连和肢体的短缩畸形，临床治疗目前主要有三种方法。

1. Ilizarov 技术　既能延长肢体、矫正畸形，同时又能使股骨不连接的两断端实现骨性连接，但股骨大段骨缺损，临床疗程长，并发症多，患者往往难以坚持和接受。

2. 一期行吻合血管的骨瓣移植（髂骨瓣或腓骨瓣），二期再用 Ilizarov 技术进行股骨延长，可缩短疗程，是一种可行的治疗方法。

3. 一期采用 Ilizarov 技术使肢体皮肤软组织延长到健侧肢体同样的长度，二期采用吻合血管的骨瓣移植术（双节腓骨瓣移植）。由于皮肤软组织延长速度较骨延长快，亦可明显缩短疗程。

对于恶性肿瘤根治性切除所导致的股骨干部大段骨缺损，可采用瘤段骨灭活回植、大段同种异体骨移植或吻合血管的自体骨瓣移植术；对于恶性肿瘤根治性切除所导致的股骨近端或远端大段骨缺损，由于邻近关节，多选择带关节的人工假体置换术。

【典型病例】

病例 1：患者男性，35 岁。因“右侧股骨骨折术后骨不连”入院。入院后予以彻底清创，清创后股骨骨缺损长度达 6cm。于对侧设计髂骨瓣移植修复，切取髂骨瓣长为 7cm。髂骨瓣修整后重建股骨骨缺损，采用钢板内固定。旋髂深动脉与旋股外侧动脉降支吻合，其伴行静脉与旋股外侧动脉降支的一支伴行静脉吻合。术后创面一期愈合，术后 1 年随访，X 线片复查显示移植髂骨与股骨愈合良好，负重行走恢复正常（图 10-14）。

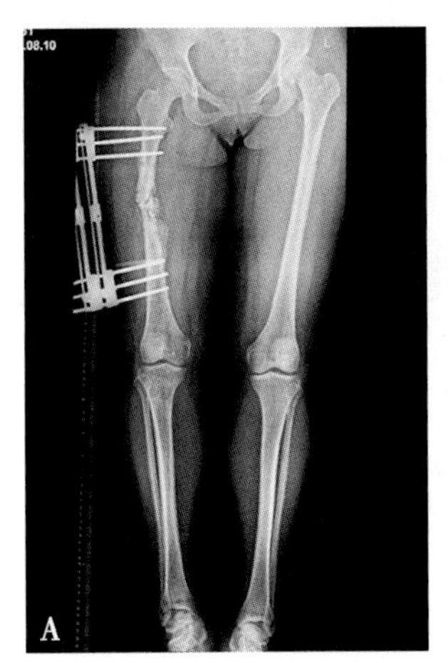
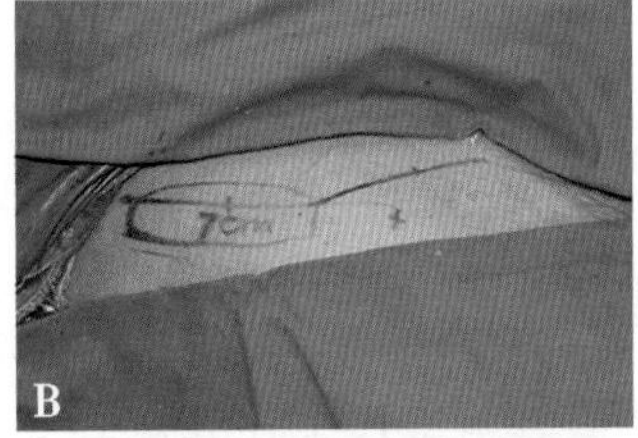
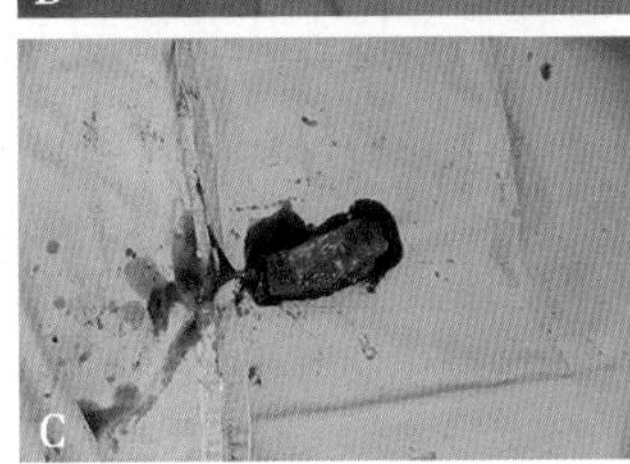
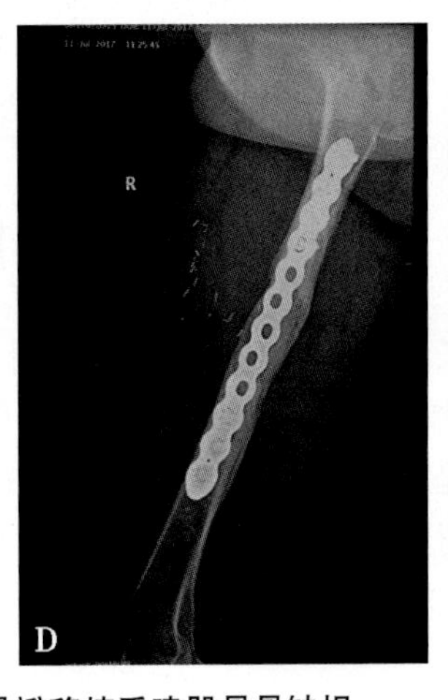
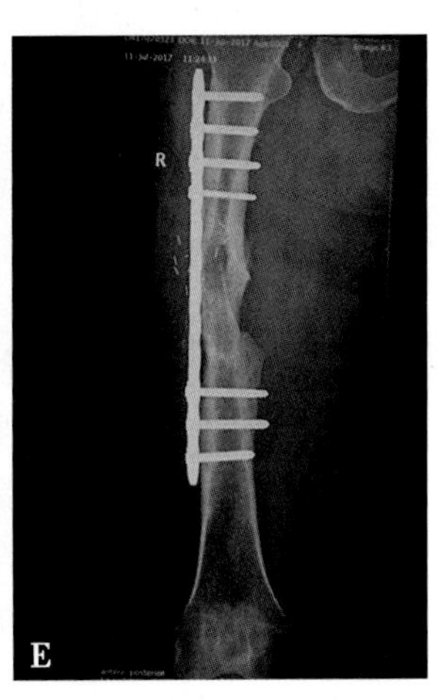

图 10-14　吻合血管的髂骨瓣移植重建股骨骨缺损

A. 术前 X 线片；B. 设计髂骨瓣；C. 术中髂骨瓣游离后；D、E. 术后 1 年随访，X 线片示骨折愈合良好。

病例 2：患者女性，31 岁。因“外伤后左侧股骨远端粉碎性骨折并感染”入院。彻底清创后股骨远端遗留大段骨缺损，一期外固定架固定，骨水泥填塞无效腔控制感染。二期设计双节段腓骨瓣移植重建股骨骨缺损，切取腓骨瓣长 18cm，中间截除 1cm 制成双节腓骨瓣，将成形后的腓骨瓣嵌入股骨骨缺损后，采用克氏针固定。腓动脉与旋股外侧动脉降支吻合，其伴行静脉与旋股外侧动脉降支的 2 支伴行静脉吻合。术后创面一期愈合，1 年后随访，感染无复发，X 线片复查显示移植腓骨与股骨愈合良好，患者负重行走恢复正常（图 10-15）。

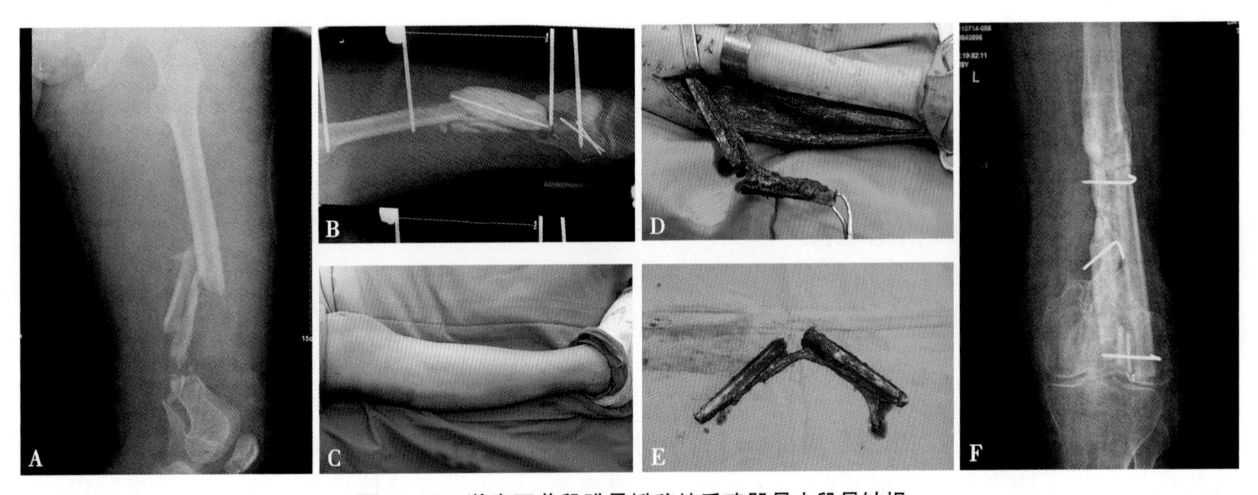

图 10-15　游离双节段腓骨瓣移植重建股骨大段骨缺损

A. 术前 X 线片；B. 一期外固定架固定，骨水泥填塞控制感染；C. 设计双节段腓骨瓣；D、E. 术中腓骨瓣游离后；F. 术后 1 年随访，X 线片示移植腓骨与股骨愈合良好。

注意事项：①术中要彻底清除股骨骨缺损处纤维组织、死骨、硬化骨，打通骨髓腔，对于合并感染的股骨骨缺损，须彻底清创待感染控制后再行骨瓣移植，对于感染严重者，可考虑分期手术。一期清创后，利用冲洗结合封闭负压吸引治疗 1～2 周，再行骨瓣移植术，以避免因为感染导致的手术失败。②髂骨瓣可供切取长度有限，一般仅适合于 6～10cm 以内的长段骨缺损；超过此范围的大段股骨骨缺损适合选择腓骨瓣移植；对于合并皮肤软组织缺损的大段股骨骨缺损，可酌情选择旋髂深动脉嵌合穿支皮瓣或腓动脉嵌合穿支皮瓣移植，或采用髂骨瓣（或腓骨瓣）与其他皮瓣、肌皮瓣组合移植。③大腿肌肉组织丰富，外固定术后并发症发生率高，外固定支架固定和 Ilizarov 技术要慎用。④股骨大段骨缺损不管采用显微外科骨瓣移植，还是采用 Ilizarov 技术或 Masquelet 技术治疗，都存在股骨愈合、结构重塑过程，没有实现股骨化之前都存在股骨再骨折风险。⑤股骨大段骨缺损只有在生物学重建失败或无法实行生物学重建重建才考虑行全股骨置换术。

（唐举玉 卿黎明）

第六节 胫骨骨缺损

胫骨的大小居人体长骨的第二位，仅次于股骨，它对于支持人体负重起着重要的作用。胫骨骨缺损是指胫骨的结构与完整性由各种原因造成破坏，胫骨大段骨缺损是指胫骨骨缺损长度超过 4cm 的长段骨缺损。胫骨大段骨缺损是骨科临床的治疗难点，治疗不当则致残率高，给患者的身心健康会造成严重影响。随着现代外科技术的发展，涌现了多种治疗胫骨大段骨缺损的方法，治疗效果也不断改善，目前临床治疗的目标不仅要重建骨的连续性，而且要恢复肢体的良好外形和功能。

一、病因

胫骨大段骨缺损常由于严重创伤、骨丢失引起，亦见于骨感染死骨摘除和骨肿瘤瘤段切除之后、胫骨先天性畸形及胫骨骨骺后天性损伤所导致的短肢畸形。胫骨是长管状骨中最常发生骨折的部位，占全身骨折的 8%～10%，交通伤最为常见。胫骨由于部位的关系，遭受直接暴力打击及局部碾压，容易出现粉碎性骨折而导致骨丢失；又因胫骨前内侧紧贴皮肤，所以开放性创伤较多见，临床可因软组织修复不当而继发感染，导致骨外露、坏死，死骨摘除后容易出现胫骨大段骨缺损。胫骨上端是骨肿瘤的好发部位，对于低度恶性或者恶性肿瘤早期，目前均采用骨肿瘤根治性切除的保肢手术，会导致胫骨大段骨缺损。除此之外，胫骨先天性畸形（如先天性胫骨假关节）及后天骨骺损伤所导致的短肢畸形在畸形矫正后也会出现胫骨大段骨缺损。

二、分类

1. 按病因分类　可分为创伤性胫骨骨缺损、感染性胫骨骨缺损、肿瘤所致或肿瘤根治性切除所致的胫骨骨缺损、先天性发育因素或后天骨骺损伤所致的胫骨骨缺损。

2. 按骨缺损部位分类　可分为胫骨近端骨缺损、胫骨靠近干骺端骨缺损、胫骨干部骨缺损、胫骨远端近干骺端骨缺损和胫骨远端骨缺损。

3. 按骨缺损范围分类　可分为胫骨节段性骨缺损和胫骨纵向半侧骨缺损。

4. 按是否合并肢体短缩分类　可分为肢体等长的胫骨骨缺损和合并肢体短缩的胫骨骨缺损。

三、治疗

1975 年，Taylor 等首次报道应用带血管蒂的腓骨瓣移植治疗胫骨大段骨缺损获得成功。1980 年，黄恭康等报道了吻合旋髂深血管的髂骨瓣移植获得成功，标志骨瓣移植进入一个新的历史阶段，为临床提供了诸多有效的术式以重建胫骨大段骨缺损。显微外科骨瓣移植技术治疗胫骨大段骨缺损疗效肯定，骨愈合快，大大缩短了疗程，有助于早期功能锻炼与重建肢体功能恢复。但显微外科技术在带来巨大优势的同时，也存在部分缺点，如供区损害、显微外科技术要求高、受受区血管条件的限制等。

胫骨大段骨缺损选用何种治疗策略，应充分根据患者的具体情况（如胫骨骨缺损的部位、长度、类型，受区的血管条件，以及皮肤软组织条件等）、术者擅长的技能和相应的设备条件等进行综合抉择：①如胫骨骨缺损长度在 6～10cm 以内（特别是胫骨干骺端大段骨缺损），且小腿血管及皮肤软组织条件好，建议选择吻合血管的髂骨瓣移植术。②如胫骨骨缺损长度在 6～10cm 以内合并局部皮肤软组织缺损，建议选择吻合血管的髂骨皮瓣移植术，由于穿支皮瓣技术的发展，嵌合穿支皮瓣较传统髂骨皮瓣具有更多优越性，目前旋髂深动脉嵌合穿支皮瓣已基本取代了传统的髂骨皮瓣移植。③如胫骨大段骨缺损长度超出6～10cm且局部血管与皮肤软组织条件好，建议选择吻合血管的腓骨瓣移植术。④如胫骨大段骨缺损长度超出6～10cm且合并局部皮肤软组织缺损，或小腿重度短缩Ilizarov技术延长失败，建议选择吻合血管的腓骨皮瓣移植术，由于腓动脉嵌合穿支皮瓣可以实现胫骨大段骨缺损和局部浅表皮肤软组织缺损的立体重建，目前腓动脉嵌合穿支皮瓣已取代传统的腓骨皮瓣移植。⑤胫骨大段骨缺损合并大面积皮肤软组织缺损，如胫骨骨缺损长度在6～10cm以内且位于干骺端，建议选择吻合血管的髂骨瓣与其他皮瓣（或肌皮瓣）组合移植术，如胫骨骨缺损长度超出6～10cm，建议选择吻合血管的腓骨瓣与其他皮瓣（或肌皮瓣）组合移植，如胫骨骨缺损位于胫骨干部，亦可选择一期游离皮瓣或肌皮瓣移植，二期选择Ilizarov技术（骨迁移）或Masquelet技术治疗。⑥如胫骨大段骨缺损同时合并小腿的短缩畸形，建议选择Ilizarov技术一次手术解决胫骨大段骨缺损（骨迁移）与肢体长度（骨延长）问题。部分病例亦可酌情选择一期选择吻合血管的骨瓣移植，胫骨愈合后二期再截骨选择Ilizarov技术肢体延长，或一期采用Ilizarov技术肢体延长获得等长肢体，二期采用吻合血管的腓骨瓣移植。

【典型病例】

病例1：患者男性，38岁。因交通事故伤造成右侧胫骨近端骨折、骨缺损5cm。在当地医院先后两次植骨，骨折不愈合。转我院设计吻合血管的髂骨瓣移植，旋髂深动静脉与腓肠内侧动静脉吻合。术后4个月复查显示胫骨已愈合（图10-16）。

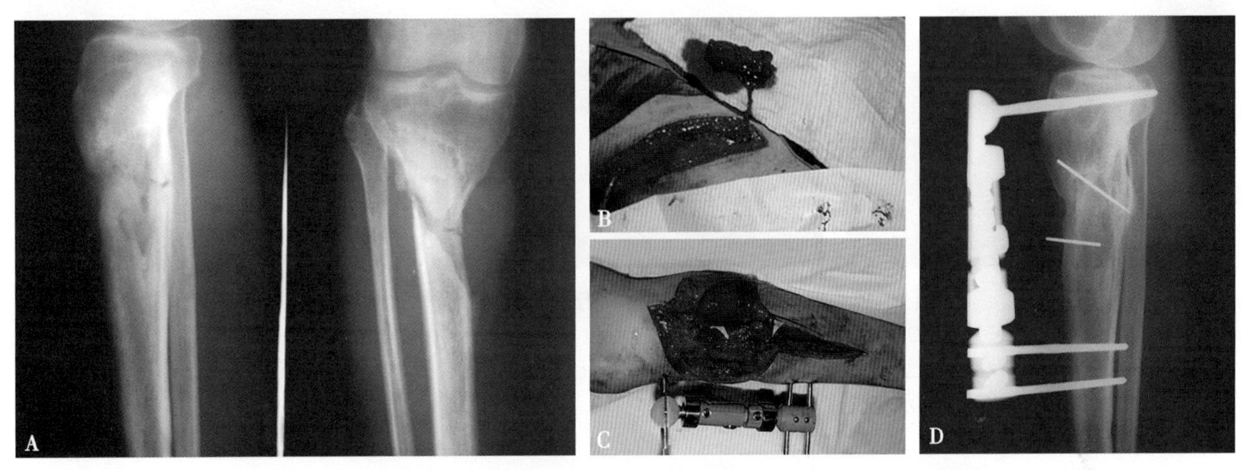

图10-16　吻合血管的髂骨瓣移植治疗胫骨近端靠近干骺端的大段骨缺损

A. 术前X线片片；B. 髂骨瓣已游离，血供良好；C. 髂骨瓣移植于受区；D. 术后4个月胫骨愈合良好。

病例2：患者男性，28岁。因“右小腿反复窦道流脓3年，先后8次手术骨折不愈”入院。术前可见右小腿近端局部窦道形成，X线片显示局部残留死骨、骨质有吸收。行彻底病灶清除、采用传统髂骨皮瓣移植术修复。术后3个月复查见移植髂骨瓣与胫骨愈合。术后9个月拆除外固定。术后6年随访，骨髓炎未复发，移植髂骨骨瓣塑形良好，骨髓腔再通，实现胫骨化（图10-17）。

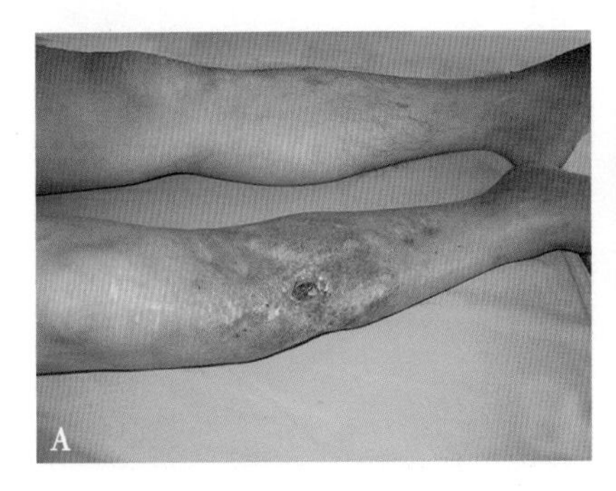

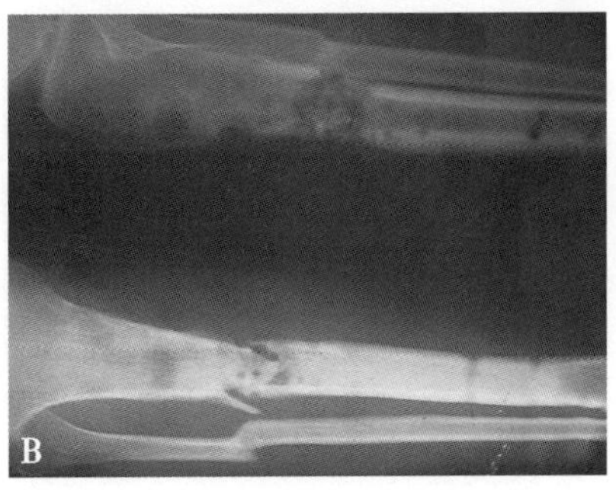

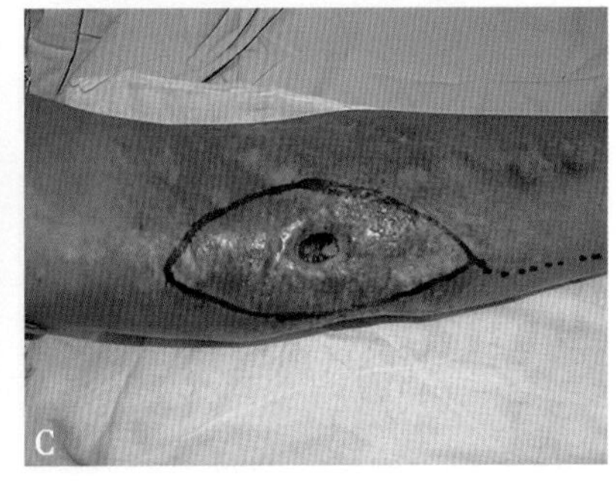

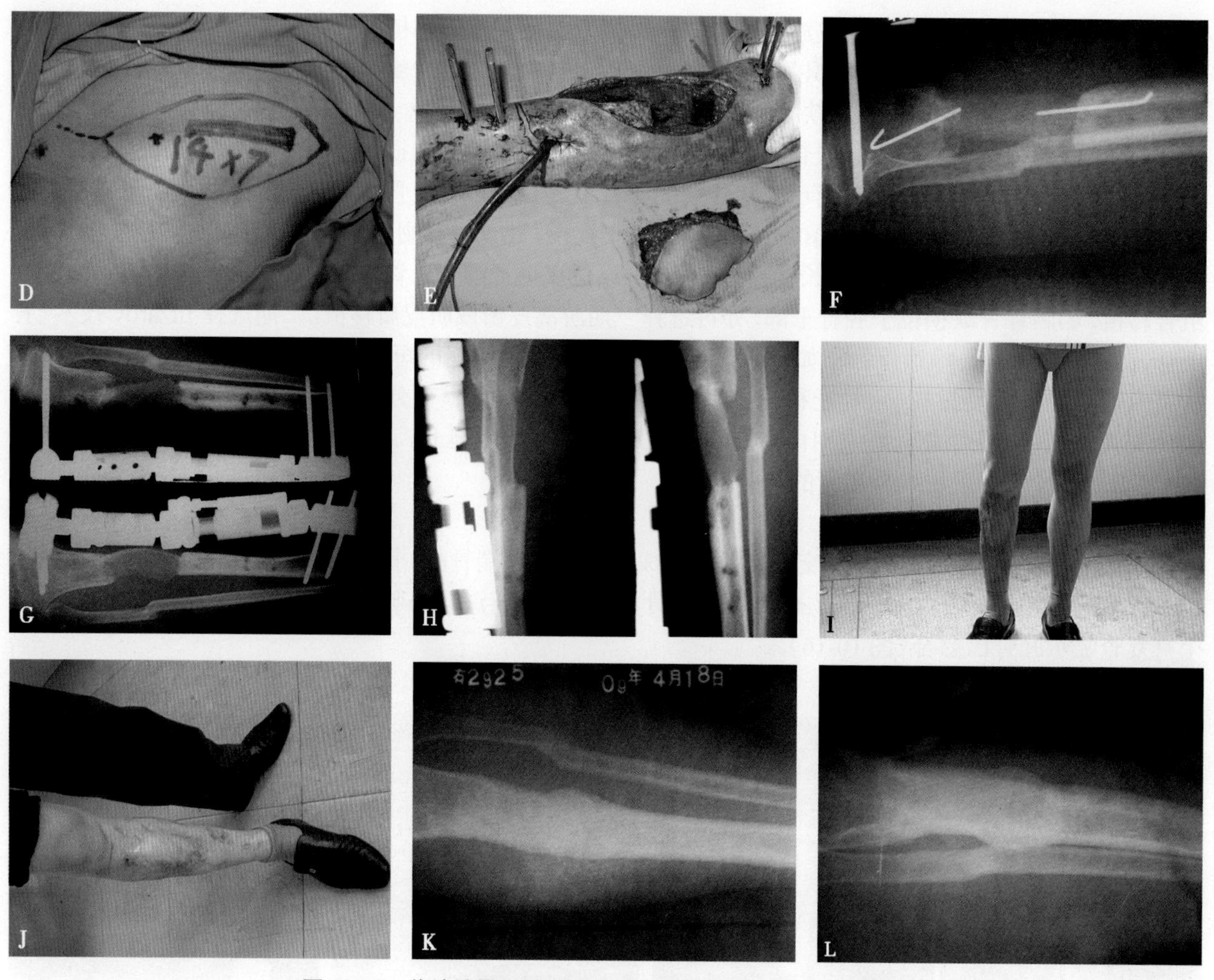

图 10-17　传统髂骨皮瓣移植术治疗胫骨创伤后骨髓炎骨缺损

A. 术前情况；B. 术前 X 线片；C. 病变组织切除范围；D. 髂骨皮瓣设计；E. 髂骨皮瓣已断蒂；F. 术后 X 线片；G. 术后 3 个月 X 线片示移植髂骨与胫骨已愈合；H. 术后 9 个月 X 线片示已骨性愈合；I、J. 术后 6 年随访，可见外形与功能恢复良好；K、L. 术后 6 年随访，X 线片示移植髂骨已实现胫骨化。

病例 3：患者男性，28 岁。因“右小腿外伤术后钢板外露、反复流脓 2 年，先后 6 次手术创口不愈”入院。行彻底病灶清除后，采用旋髂深动脉嵌合穿支皮瓣移植（髂骨瓣与穿支皮瓣仅通过穿支相连），髂骨瓣切取长度 9cm。术后皮瓣成活良好，创口一期愈合。术后 3 个月随访，感染未复发，X 线片显示移植髂骨瓣与胫骨已骨性愈合（图 10-18）。

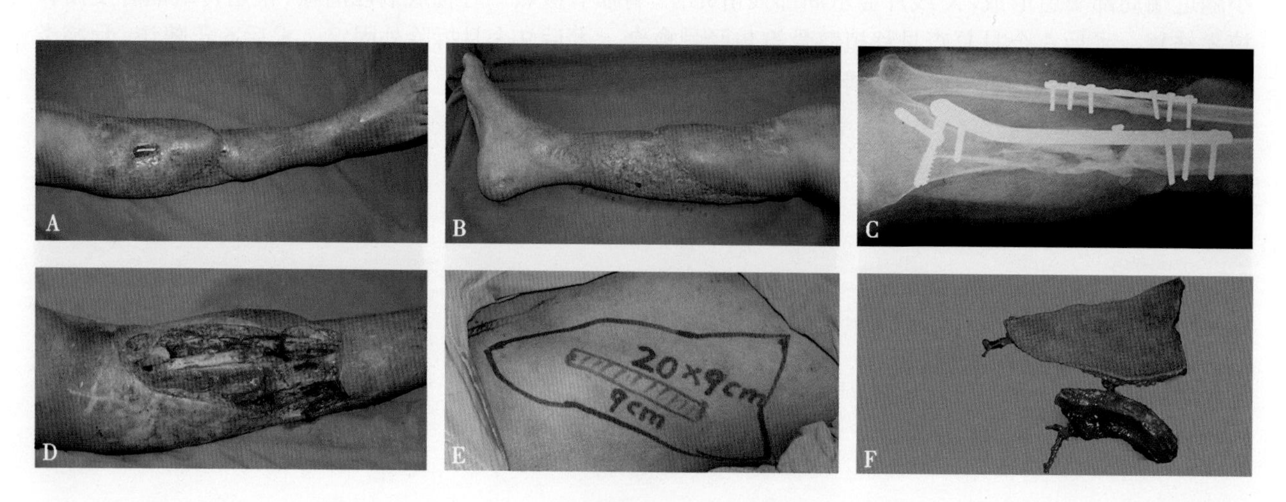

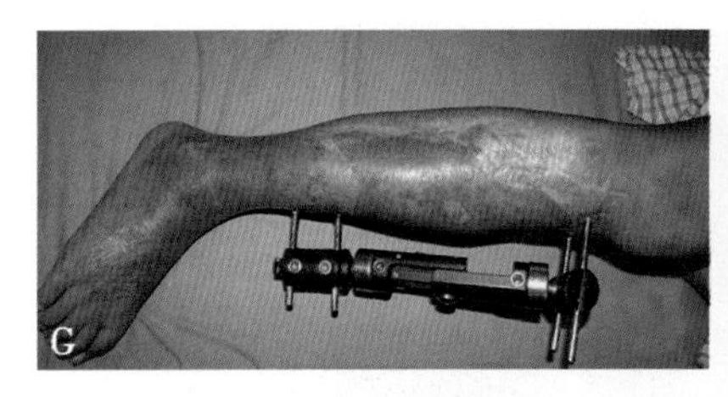
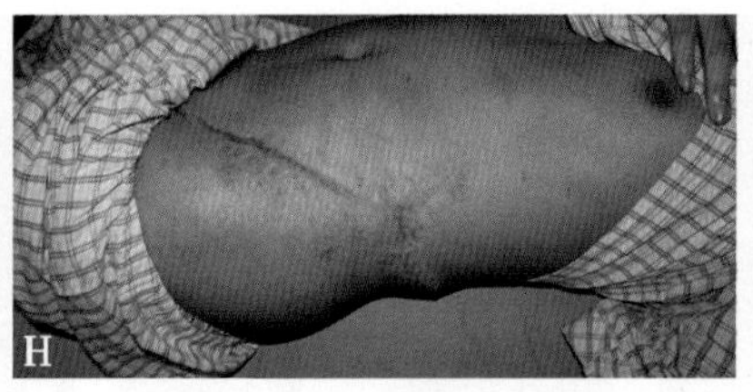
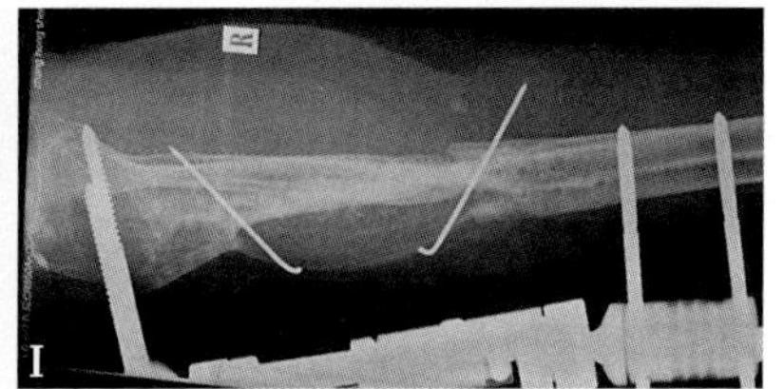

图 10-18　旋髂深动脉嵌合穿支皮瓣移植术治疗胫骨创伤后骨髓炎骨缺损

A、B. 术前情况；C. 术前 X 线片表现；D. 彻底清创后情况；E. 髂骨皮瓣设计；F. 旋髂深动脉嵌合穿支皮瓣已断蒂；G、H. 术后 3 个月皮瓣受区与供区恢复情况；I. 术后 3 个月 X 线片示胫骨已骨性愈合。

病例 4：患者男性，34 岁。因“左侧胫骨干部半侧大段骨皮质缺损（缺损 12cm）”入院。采用吻合血管的腓骨瓣移植重建。术后 6 个月随访，可见移植与胫骨已完全愈合（图 10-19）。

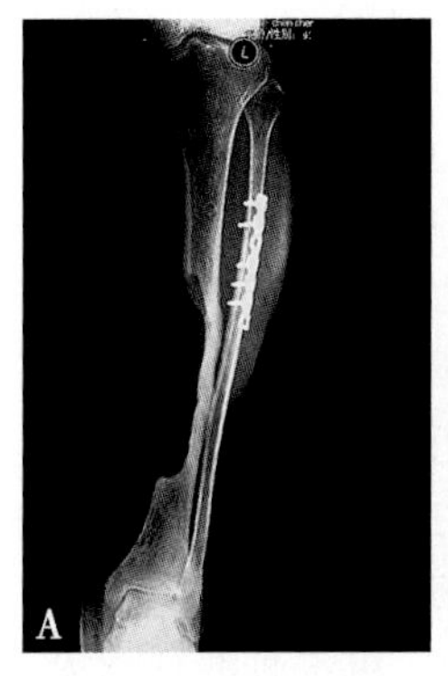
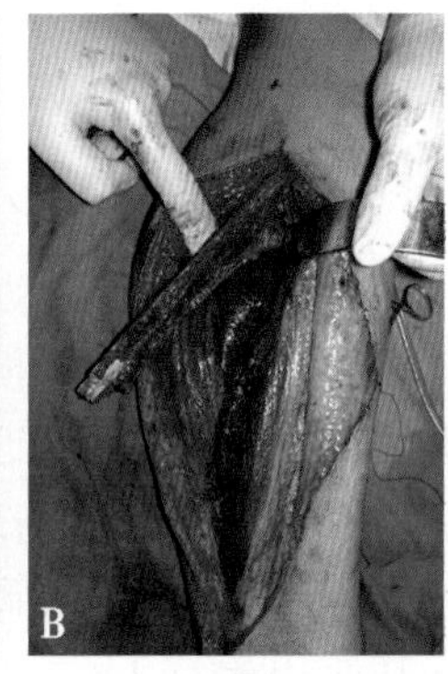
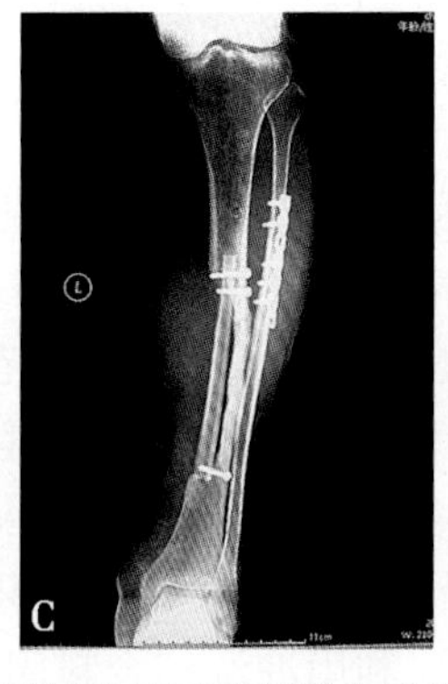
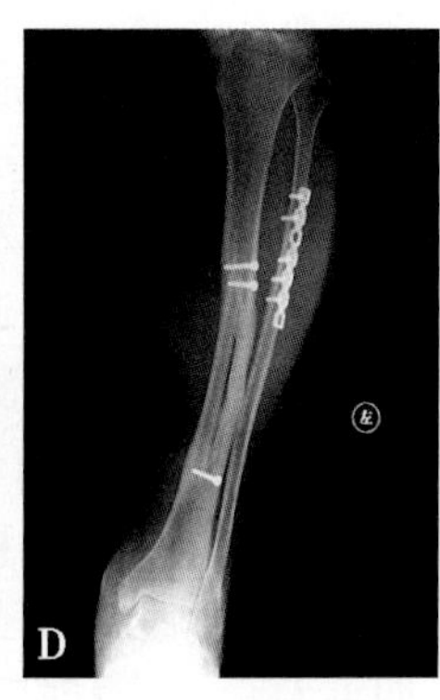
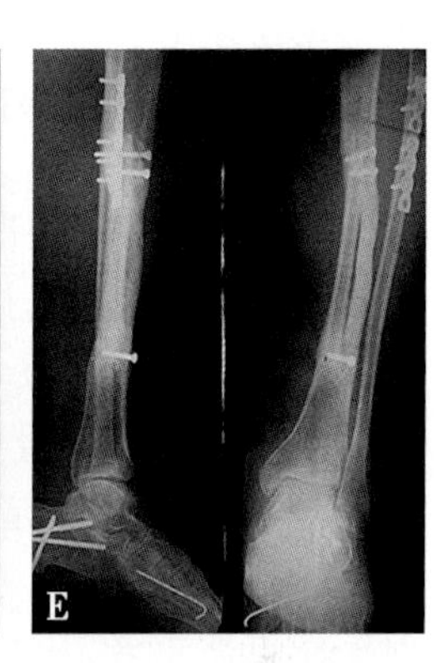

图 10-19　腓骨瓣移植重建胫骨大段半侧皮质骨缺损

A. 术前 X 线片情况；B. 切取腓骨骨瓣移植；C. 术后 X 线片表现；D、E. 术后 6 个月复查 X 线片示移植腓骨愈合良好。

病例 5：患者男性，24 岁。因“右侧胫骨骨折钢板内固定术后骨与钢板外露、反复流脓 3 年”入院。清创后胫骨缺损 13cm，皮肤缺损面积为 23cm×9cm。设计、切取腓动脉嵌合穿支皮瓣移植修复。术后 2 个月随访，可见伤口愈合良好，移植腓骨对位、对线良好。术后 9 个月复查可见腓骨已愈合，予以拆除外固定。术后 3 年随访，皮瓣色泽、质地良好，移植腓骨与胫骨融为一体（图 10-20）。

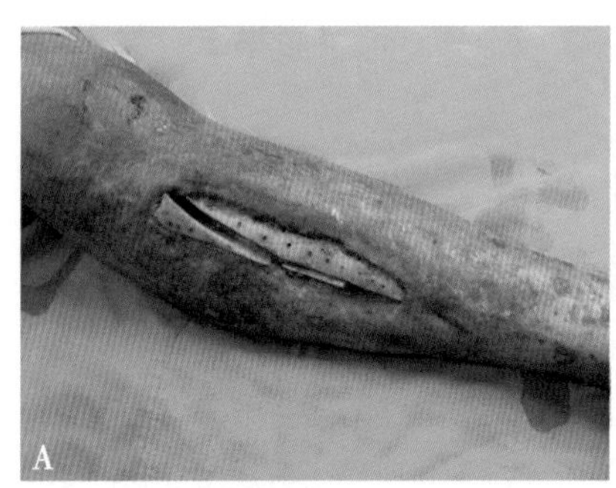
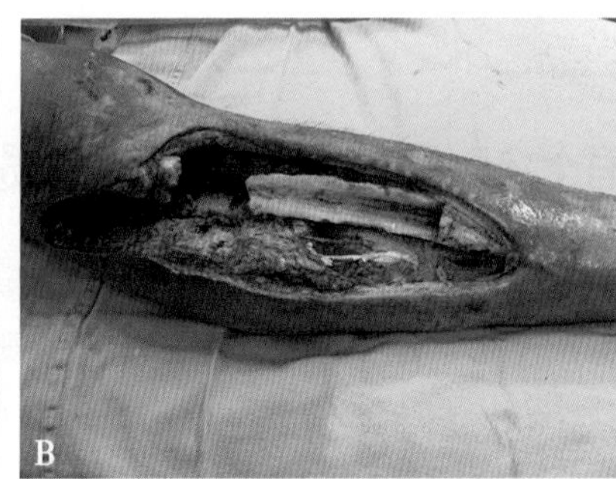
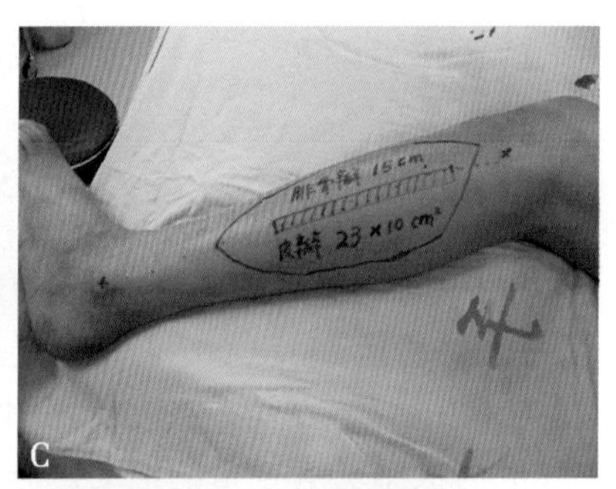
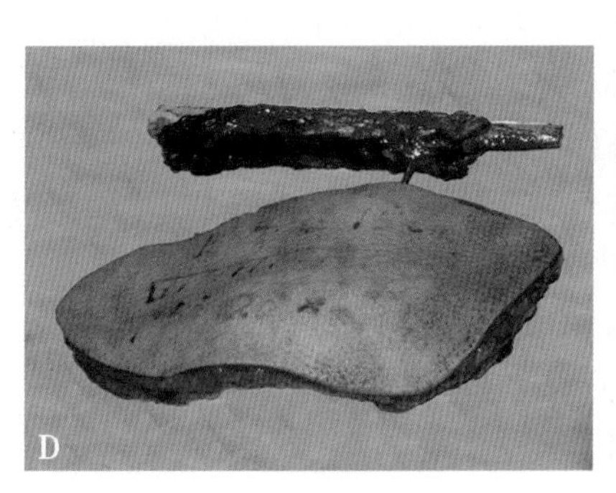
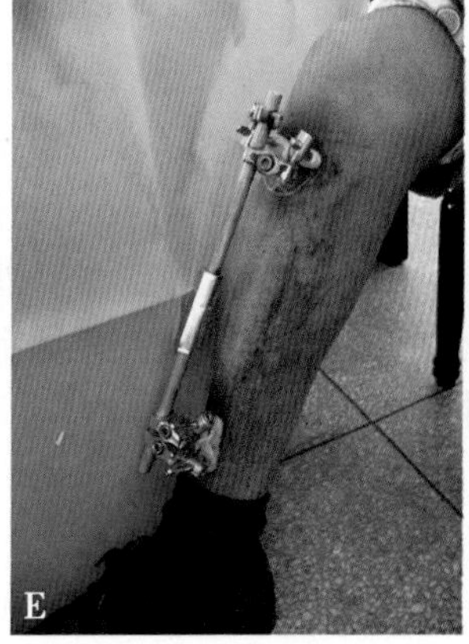
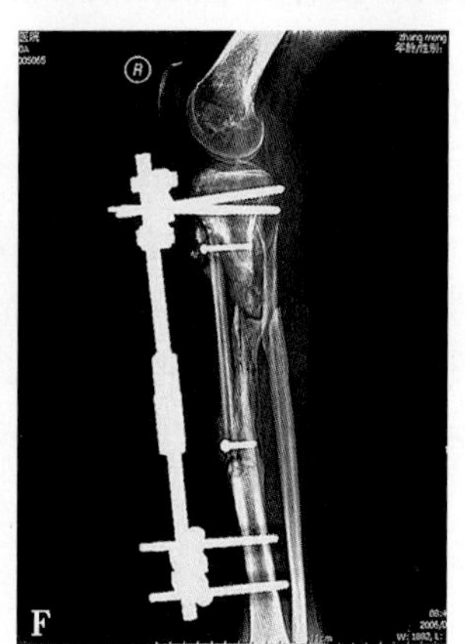

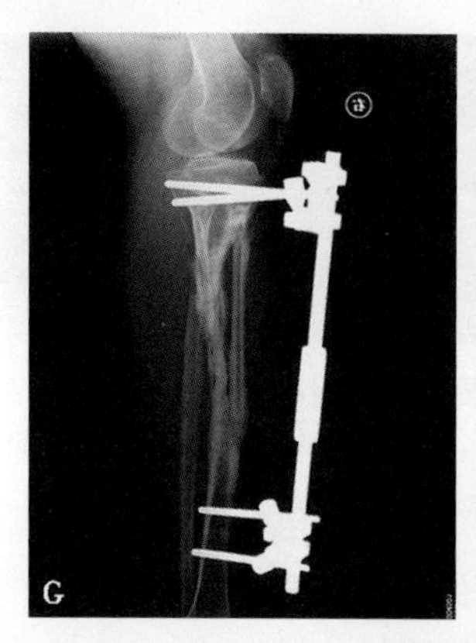
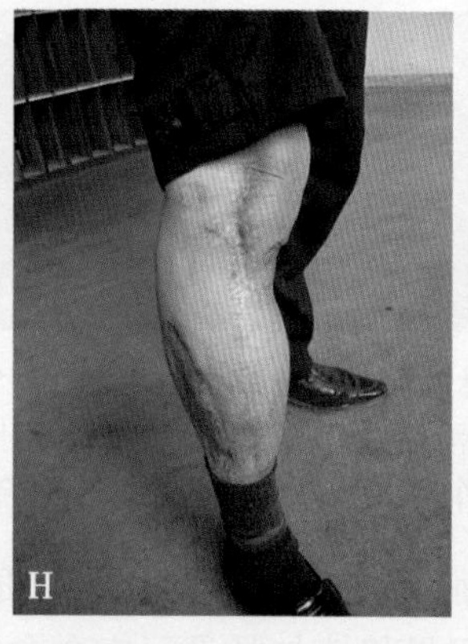
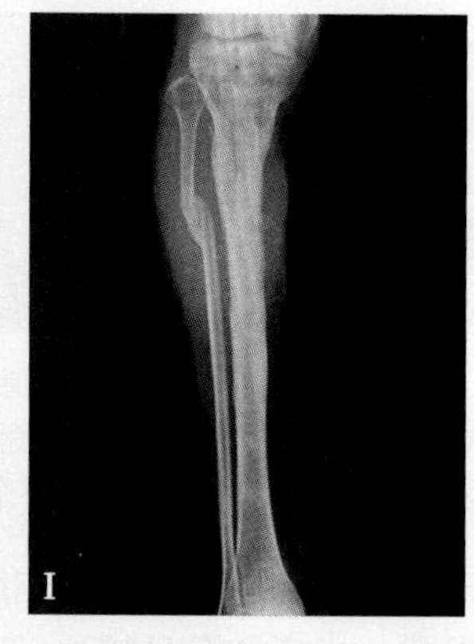

图 10-20 腓动脉嵌合穿支皮瓣移植治疗胫骨骨髓炎并大段骨缺损

A. 术前情况；B. 清创后；C. 皮瓣设计；D. 皮瓣断蒂后；E. 术后 2 个月受区恢复情况；F. 术后 2 个月 X 线片；G. 术后 9 个月移植腓骨愈；H. 术后 3 年随访，皮瓣受区外形恢复良好；I. 术后 3 年随访，X 线片示移植腓骨与胫骨融为一体。

注意事项：①胫骨不同于股骨，全长为“皮包骨”，胫骨发生大段骨缺损时常常合并局部的皮肤软组织缺损，临床多需选择髂骨皮瓣（或旋髂深动脉嵌合穿支皮瓣）和腓骨皮瓣（或腓动脉穿支皮瓣）移植。②胫骨骨缺损长度在 6～10cm 适合选择髂骨瓣移植，超过此范围的大段胫骨骨缺损适合选择腓骨瓣移植。③吻合血管的骨瓣移植骨愈合快，有利于肢体早期功能锻炼与恢复，因此，靠近膝或踝关节的大段胫骨骨缺损，原则上首选吻合血管的骨瓣移植，对于胫骨干部大段骨缺损，可以酌情选择 Ilizarov 技术或 Masquelet 技术治疗。④术中要彻底清除胫骨骨缺损处病变组织、窦道、瘢痕、死骨、硬化骨，打通骨髓腔，对于感染严重者，应分期手术，一期清创后，利用冲洗结合封闭负压吸引治疗 1～2 周，再行骨瓣移植术，以避免因为感染导致的手术失败。⑤胫骨大段骨缺损不管采用吻合血管的骨瓣移植，还是采用 Ilizarov 技术或 Masquelet 技术治疗，都存在胫骨愈合、结构重塑过程，没有实现胫骨化之前都存在胫骨再骨折风险。⑥成人腓骨瓣移植术后不容易实现胫骨化，选择双节段腓骨瓣移植或在腓骨瓣移植重建大段胫骨骨缺损的同时融合上、下胫腓关节，可减少胫骨再骨折的发生率。⑦由于传统髂骨皮瓣、腓骨皮瓣存在供区损伤大、不能实现胫骨大段骨缺损合并局部皮肤软组缺损的立体修复，目前大多已被旋髂深动脉嵌合穿支皮瓣和腓动脉嵌合穿支皮瓣所取代。

（唐举玉　吴攀峰）

第七节　腓骨大段骨缺损

腓骨为致密的长管状骨，直而坚硬，位于小腿外侧部，分为一体两端。腓骨体呈三棱柱形，有三缘及三面。确切地讲，腓骨截面在靠近近端处通常是三角形，中部呈不规则的四边形，远端趋向于不规则形。腓骨头近端扁圆形的关节面与胫骨近端外侧髁后外侧的腓关节面形成胫腓关节，当踝关节背伸或跖屈时，胫腓关节会有少量的活动。腓骨远端向下延续与胫骨远端外侧切迹形成胫腓连结，与距骨共同构成踝关节。有学者建议将腓骨下 1/4 段视为广义上的外踝。腓骨体上 1/3 附着有比目鱼肌，下 2/3 附着有踇长屈肌和腓骨短肌。在腓骨上 2/3 的前、外、后侧有趾长伸肌、腓骨长肌和胫骨后肌包绕，而下 1/3 少有肌肉附着。有研究发现，腓骨在踝关节中立位时承受 1/6 的体重，也有观点认为在自然状态下腓骨负重比例为 10%～20%，甚至可以达到 25%，并且随着踝关节的运动、位置和承重比例的变化而变化。

腓骨近端大段骨缺损（如腓骨上段切除）重新缝合固定外侧副韧带及股二头肌肌腱止点对膝、踝关节的稳定性无明显影响，腓骨中段大段骨缺损对膝、踝关节稳定性亦无明显影响，而腓骨下段大段骨缺损则直接影响踝关节的稳定性。因此，本章只介绍腓骨下段大段骨缺损的重建。

一、病因

腓骨下段大段骨缺损的常见原因包括创伤、感染、肿瘤和先天性疾病等。

二、分类

腓骨下段大段骨缺损依据治疗方法的不同，分为不累及外踝及关节面的腓骨下段大段骨缺损和合并外踝及关节面缺损的大段骨缺损（图 10-21）。

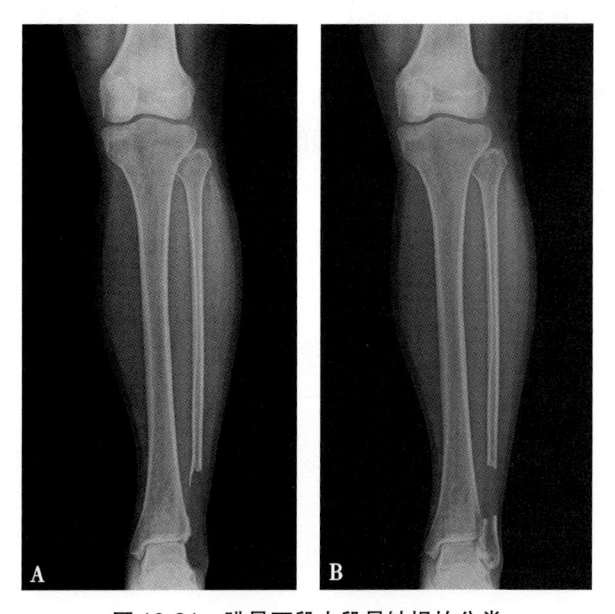

图 10-21　腓骨下段大段骨缺损的分类

A. 合并外踝缺损的大段骨缺损；B. 不累及外踝及关节面的腓骨下段大段骨缺损。

三、治疗

腓骨下段大段骨缺损需要重建以获得踝关节的稳定性。不累及外踝及关节面的腓骨下段大段骨缺损，可采用吻合血管的髂骨瓣或腓骨瓣移植进行重建。关于合并外踝及关节面缺损的腓骨下段大段骨缺损的治疗，由于腓骨小头与外踝的倾斜角、关节面夹角、关节面大小及最大周径相似，因此采用带腓骨小头的腓骨瓣移植重建骨缺损和外踝，其外形无太大差异，是较好的选择。

沿腓骨长轴设计切口，切口长度以可见胫距关节为准。切口须略弧向胫骨侧，以充分显露下胫腓关节。充分分离腓骨中下段肌群，清除下胫腓韧带，保留部分远端外侧副韧带，同时游离出腓血管或胫前血管备用。

吻合膝下外侧血管的带腓骨小头腓骨瓣切取：切口起自腘窝，向外下经腓骨头至其下 10cm 处止。切开皮肤及皮下组织，在股二头肌腱后缘，游离出腓总神经并注意保护，将腓肠肌外侧头向内侧牵拉，即可显露出膝下外侧动静脉，并可见其分支进入腓骨小头，在腓骨小头及腓骨后面切断比目鱼肌起点。依据外踝缺损长度，选定腓骨截骨平面，用线锯或摆锯截断腓骨，切开骨间膜，将腓骨向外旋转，离断上胫腓关节，并切断股二头肌腱。此时仅保留膝下外侧动静脉相连，检查确认腓骨瓣的血供情况。

吻合腓血管的腓骨头切取：臀部垫高，向对侧倾斜 15°～20°，膝关节略屈，小腿处于内旋位。切口设计于沿腓骨长肌与比目鱼肌之间间隙。保护腓总神经，钝性分离腓骨长短肌和比目鱼肌，向后拉开比目鱼肌，找到腓血管。依据外踝缺损的长度，在适当平面截断腓骨。离断上胫腓关节，保留部分股二头肌肌腱和关节囊。分离腓骨周缘肌组织，结扎远端腓血管束。游离近端腓血管束至胫后血管分叉处，此时，以腓血管为蒂带腓骨小头的腓骨瓣切取完毕。

将下胫腓关节面和胫骨前缘进一步切除，修整带血管蒂腓骨小头的关节面，使之与原踝穴各关节面严密对合，融合下胫腓关节，并用 2 枚加压螺钉固定。腓骨骨瓣远端与受区腓骨远端以螺钉或钢板内固定，修整关节面远端（距腓关节）用邻近骨膜瓣包裹。腓骨头携带的关节囊与受区局部关节囊缝合，缝合股二头肌肌腱，重建距腓韧带。将腓骨瓣血管与受区血管吻合重建腓骨瓣的血液循环。

术后“三抗”治疗，常规石膏外固定4周后行踝关节主动屈伸锻炼。

注意事项：①切取带腓骨小头的腓骨瓣进行移植时，要注意分离和保护腓总神经，防止造成健侧肢体的功能障碍。②腓骨小头切取时携带了部分股二头肌肌腱，需要重建股二头肌的止点以保持膝关节的稳定性，同时需重建腓骨肌和比目鱼肌的起点，防止其肌力的减退。③腓骨上段血液供应属多源性，主要包括膝下外侧动脉、胫前动脉及其分支、腓动脉及其弓状动脉和腓骨滋养支，膝下外侧动脉和腓动脉是腓骨头的主要血液供应来源。外踝及其近端缺损10cm以内者，切取腓骨头重建外踝时以膝下外血管为最佳血管蒂；缺损达10～14cm时，切取腓骨头重建外踝时以腓血管为最佳血管蒂。④采用吻合血管的带腓骨小头的腓骨骨瓣移植术重建合并外踝及关节面缺损的腓骨下段大段骨缺损，可望恢复部分踝关节功能，但难以重建近似正常的踝关节功能。因小儿随着生长发育，塑形能力强，其治疗效果优于成人。

（蔡喜雨　董　帅　唐举玉）

第十一章 骨坏死显微修复

第一节 概 述

一、骨坏死的定义及病理变化过程

骨坏死指人体骨骼中骨组织成分失去活性的现象，表现为骨结构破坏、骨组织营养中断、骨细胞死亡、骨小梁破坏等。对高危人群进行流行病学调查可以发现许多导致骨坏死的危险因素。有研究表明系统性红斑狼疮患者应用激素治疗，总量超过 28.4g，每日最大剂量超过 80mg，冲击疗法及平均剂量超过 16.6mg，均易导致骨坏死，日平均剂量比总量更有意义。对系统性红斑狼疮患者中有骨坏死者进行实验室及相关疾病危险因素的研究结果表明，激素的最大用量、应用激素引起的体形变化、LgG 抗心脂抗体水平、静脉血栓和血管炎的临床证据等与系统性红斑狼疮患者发生骨坏死有密切关系。Mont 回顾 1980—1995 年 47 例 81 个肱骨头坏死的患者，表明多数（77%）患者均有激素应用史，其次与饮酒有关（9%）；此外，中重度吸烟（32%）也是高危因素之一。

通过激素型股骨头坏死动物模型的组织病理、细胞超微结构、血生化检查发现，皮质激素的使用引起体内脂代谢紊乱、高脂血症及肝脏脂肪变性，随后可以出现股骨头内的脂肪变性与坏死。有报道单纯应用激素可造成家兔股骨头血流量下降，骨内压升高。应用管道铸型标本观察，激素治疗 4 周时，骨髓血窦扩张，大小不均一，治疗 8 周时更明显，故认为是股骨内静脉瘀滞所致，说明激素造成的静脉瘀滞是股骨头坏死的致病因素之一。根据血流动力学和病理学研究，非创伤性股骨头坏死的进展可分为静脉淤滞期、动脉缺血期和动脉闭塞期。疾病的进展与病因和发病机制中的股骨头的循环障碍和骨髓水肿征象密切相关，并且可以通过 DSA 和 MRI 影像结果得以区分这三个阶段。但该疾病已经被广泛认为是骨组织与骨髓的缺血所致，这一系列关键阶段的病理生理变化都紧密与股骨头内部的血供变化息息相关。

在激素性骨坏死中，多发性坏死较常见，但其他部位的临床症状并不严重。因此有人认为全身性血管受损是激素性骨坏死的原因。在一项用 X 线摄片、磁共振成像（MRI）和核素骨扫描对激素性股骨头坏死的髋、膝、肩、踝关节进行检查的研究中，发现多数病例是多发性骨坏死。股骨头以外最常见的部位是股骨外髁，其次是股骨远端干骺端、股骨内髁、肱骨头。有一半的病例股骨头发现塌陷，但膝、肩、踝比较少见。

近年来凝血异常和纤溶变化与骨坏死的关系已引起重视。股骨头内血栓形成，一方面，将损害动脉灌注，亦损害静脉引流，后者使骨内静脉压上升、灌注下降，加重股骨头缺血以至坏死，即进行性缺血学说；另一方面，激活的凝血过程产生了炎症反应，进而加剧了局部损害。同时由于继发纤溶使部分血栓溶解，尤其动脉内皮细胞膜脂质过氧化，致使骨髓内出血，进一步加重了股骨头的损害。有研究表明，血浆超氧化物歧化酶（SOD）活性下降，乳过氧化物酶（LPO）含量升高，说明氧自由基代谢参与骨坏死的病理过程。氧自由基一方面损害骨内微循环，造成微血栓，引起缺血；另一方面可以直接损害蛋白，引起骨内细胞变性、坏死。

股骨头软骨下骨区域的终末动脉与迂曲拱形的毛细血管相连，使血流易于瘀滞，尤其在局部血管收缩因子如内皮素等存在的情况下，有利于血栓形成。股骨头内小静脉被骨髓内肥大的脂肪细胞压迫也引起毛细血管血流瘀滞。血流瘀滞、血管内皮损伤和血液高凝 3 个因素造成循环内血栓形成。随着血栓与止血研究领域的迅速发展，尤其是许多分子标志物单抗的成功制备，使测定血栓状态的一些分子标志物成为可能，这一假说得到进一步证实。高凝和纤溶下降造成的局部血管内凝血学说为非创伤性股骨头坏死的早期诊断、早期治疗和预防提供理论根据。

骨坏死过程中存在广泛的血管损伤，可以分为动脉损伤、静脉损伤、微循环障碍三个类型。

动脉是构成股骨头血液循环重要的血管，其发生病变将会影响到股骨头整个血液循环。股骨头坏死患者的动脉病变最容易出现在股骨头区域内的小动脉上。静脉在血液回流中发挥了重要作用，一旦受到损伤将引起整个血液循环障碍。股骨头的静脉回流通过旋股内外侧静脉、股骨干中心静脉窦注入股静脉，以及臀间静脉和股骨颈后静脉。由于股骨头静脉分布的特殊性，一旦机体受到某些因素损伤，都可能造成分布在股骨头周围的静脉回流受阻，骨内血液循环受到破坏而最终缺血、坏死。国内外部分学者提出激素的治疗不仅会影响股骨头中动脉的分布，还会对静脉产生影响，而骨内静脉的病变也能引起股骨头缺血、缺氧而坏死。有研究表明，激素能够导致静脉狭窄及阻塞使股骨头静脉回流淤滞，引起股骨头缺血，这对促进股骨头坏死的发展具有重要作用。

微循环功能障碍主要包括三个方面：①血管炎症反应：病理因素引发组织细胞及血管内皮细胞损伤和炎症反应，大量白细胞和血小板活化聚集，导致微血管内血栓形成，引起微循环功能障碍。②微血管通透性增加：炎性介质破坏微血管内皮细胞和基底膜，内皮细胞收缩，间隙变大，导致血管通透性增加、组织间水肿，微血管受压狭窄；血液浓缩导致血流动力学改变，引起组织缺血、缺氧。③微血管内皮细胞功能障碍：致病因子破坏了内皮细胞增殖、迁移、调节血管舒缩等功能，最终导致循环血流灌注障碍。股骨头坏死患者由于受到一些病理因素的影响，会引起微循环中血管发生炎症反应，引发微循环障碍，进一步加重股骨头缺血。如 Drescher 等人发现糖皮质激素可以导致股骨头血流量减少，进一步发现软骨下毛细血管数量减少。同时激素还可以加重原有的血管炎症。

赵德伟对大剂量激素治疗患者采用前瞻性随机双盲对照研究方法，考察抗凝对照组联合扩血管药物，即低分子量肝素钠（5 000LXU 皮下注射，每日一次，连续应用 2 周）和治疗组扩血管药物（丹参、川芎嗪、银杏达莫等，每日一次静脉滴注，连续应用 2 周）早期干预能否降低骨坏死发生率，通过影像学评价股骨头坏死发病率以及病情进展，绘制随访患者股骨头生存曲线。对照组随访 24 例，随访时间为（10.65±1.61）年（7.5～13 年）；治疗组随访 22 例，随访时间为（11.49±0.77）年（10～13 年）。结果显示，对照组 10 例（41.7%）发生股骨头坏死，治疗组 3 例（13.6%）发生股骨头坏死，对照组股骨头坏死发生率显著高于治疗组。治疗组随访后 HHS 评分和 SF-36 生理职能评分均显著低于预防组。说明抗凝联合扩血管药物对激素性股骨头坏死的预防和治疗具有显著作用。该项临床试验结果从治疗学的角度验证了激素性骨坏死发生的血管内凝血学说。

二、骨内血供的检测方法

放射性微球技术主要是将放射性元素注入人体左心室，使其随着血液循环分布到全身，研究者可以根据自己的需要取该部位的血液检测其放射性，根据公式即可算出该区域的血流量变化情况。如在检测股骨头血供方面，研究者可以取该部分骨组织及血样，测定放射性，根据公式得出股骨头的血流变化。该技术操作简便、定量准确且价格便宜，但是由于是放射性物质对人体会产生损伤，且放射性物质无法排出体外，目前仅用于动物实验。

氢廓清技术可作为临床测定股骨头局部血流量的标准，准确性得到了国内、外学者的认可。其原理是 1961 年 Hyman 提出的在低阻抗的外部电路中，氢在铂黑电极表面氧化后产生的电流量与溶液中的氢浓度呈线性关系。该技术操作简便，设备简单，可以长时间重复定量检测局部血流量，但却无法测量整个组织血流量。

单电子发射计算机断层成像（SPECT）是当前临床检查中的高端的 CT 技术，其主要通过释放 γ 射线检测 ^{99m}Tc 标记的亚甲基二磷酸盐（^{99m}Tc-MDP）来鉴定局部的血流量，局部血流丰富或组织代谢旺盛时，

^{99m}Tc-MDP 就会大量聚集于该处，反之则较少。应用该技术可以对骨的血流及代谢进行半定量分析，从而判断股骨坏死的预后。但是对于小动物股骨头血流检测有一定的局限性，主要原因是血流相和血池相分辨困难。

动态增强磁共振成像技术（DCE-MRI）作为一种无创性影像学检查方法已经被许多学者用来评估股骨头的血供。目前临床上，已经有学者应用该技术测定股骨颈骨折的血流灌注情况，从而预测股骨头坏死的发生。对这些患者进行随访发现，在检测无血流灌注的 19 个病例中有 15 个发生了股骨头坏死。因此，DCE-MRI 可以作为一种辅助性手段判断股骨颈骨折的预后。

磁共振灌注成像技术（PWI）与 DCE-MRI 技术都需要借助体外磁共振对比剂，通过多次扫描目标区域对比剂的变化情况来评价局部血流的灌注情况。该方法可以有效地评价病变部位组织灌流情况，从而得知病变部位血管变化情况。目前该方法还处于动物实验研究阶段。Kawamoto 等发现 PWI 对兔股骨头缺血性坏死模型的诊断能力明显优于常规 MRI 检查。

多层螺旋 CT 灌注成像技术（MSCT）可用于股骨头坏死的早期诊断和疗效监测。它与动态增强磁共振，以及磁共振灌注成像都是通过测定体外对比剂局部的集聚与消散来间接反映组织的微循环灌注情况。对注射过造影剂的部位进行同层连续扫描，选取自己需要的部位绘制时间 - 密度曲线。

激光多普勒血流监测（LDF）技术是目前能够实时监测松质骨内血流的唯一方法，该方法原理主要是通过探头接收经红细胞反射的氦氖激光转变为光电信号后进行分析，从而得到灌注量，可以对局部血流进行多点连续监测。随着技术的改进，人们已经研究出许多配套 LDF 的多功能探头，使 LDF 的功能得到不断地加强，如新一代的 LDF 能够测定探头所及的任何范围的血供，同时也使测定的值更加准确，其在股骨头微循环的检测中应用前景广泛。

三、骨坏死的动物模型及发病机制

20 世纪 90 年代日本学者成功地研制了激素性骨坏死模型，为探讨骨坏死的发病机制提供了可能性。他们详细研究了血清病骨坏死模型的发病机制，并通过免疫组织化学、免疫荧光及血栓特殊染色（PTAH）证明，免疫复合物介导的红细胞外渗和骨髓循环内微血栓形成是骨髓和骨坏死的原因。在给家兔注射两次马血清后测定血小板总数、血栓素 B_2、血小板聚集、凝血及纤溶指标，显示血小板总数下降，血小板聚集率和血栓素上升，故认为复合物的沉积使血小板激活，引起红细胞外渗和动脉微血栓形成，这种微循环障碍进而造成骨坏死。他们还证明，血小板激活因子（PAF）联合内毒素可以产生骨髓内微循环损伤，形成骨坏死，且 PAF 的应用在内毒素诱导的骨坏死中是必需的，它可以增强两次注射 LPS 诱发的异常免疫反应。应用 PAF 抑制物可以降低微循环损伤和骨坏死的发生率。用内毒素造成家兔高凝状态，在此基础上应用激素，造成干骺端典型的骨坏死和修复变化。对早期标本行免疫组织化学染色，人们发现组织因子（TF）在骨髓脂肪细胞和单核细胞中明显表达，而组织因子在血浆中产生高凝状态。故认为高凝、纤溶下降在骨坏死中起一定作用。

用内毒素加激素造成家兔典型的骨坏死模型，测定坏死前后血中游离脂肪酸、甘油三酯、谷草转氨酶（GOT）、谷丙转氨酶（GPT）、纤维蛋白原、血小板、纤维蛋白活化剂抑制物（PAI-1），并于第 24 小时和第 4 周取标本做病理学和免疫组织化学研究。结果显示，第 24 小时和第 4 周均见骨坏死，第 24 小时在所有坏死血管内观察到明显血栓，24 小时内血小板计数明显下降，血浆 PAI-1 水平暂时升高。骨髓组织中脂肪细胞和单核细胞中组织因子明显表达，以第 5 小时最为明显。而单纯用内毒素者，股骨和肱骨坏死范围明显不如上述病变。单纯应用激素也只能见到一些小的坏死灶。故认为高凝和纤溶下降在此骨坏死模型中起了重要作用。有人运用类似模型，测定血栓前状态指标，结果表明内毒素和激素造成血栓前状态，引起高凝、纤溶下降和内皮细胞损伤，从而形成骨内微血栓，导致缺血，引起骨髓和骨坏死。此外氧自由基也参与了骨坏死的发病过程。通过给家兔内毒素和血小板激活因子（PAF）建立了骨坏死模型，静脉推注 LPS 10μg/kg，24 小时后静脉推注 PAF 10μg/kg，重复 1 次。1 周后见 13% 的家兔出现骨髓坏死，40% 的家兔出现广泛的骨坏死，因此认为连续给予 LPS、PAF 能产生广泛的骨坏死，PAF 在 LPS 之间应用是必要的，它能增强 2 次 LPS 注射产生的异常免疫反应。另一项研究表明，间隔 3 周给予家兔静脉注射马血清

2次，1周后观察到骨髓微循环损伤和骨坏死，而且此病变可被PAF抑制剂抑制。这说明血小板激活在此血清病骨坏死模型早期发病机制中起重要作用。

在酒精性骨坏死的基础研究方面有人经实验证实：过量饮酒可导致骨细胞脂肪变性。家兔在给予大剂量烈酒后股骨头软骨下骨细胞内出现大量脂肪物质沉积，考虑是由于高脂血症条件下进入骨细胞内脂肪物质增多，而处于缺血、缺氧状态下的骨细胞代谢活动下降，甘油三酯的水解和脂肪酸的氧化均难以进行，脂肪利用减少。骨细胞脂肪变性是骨坏死早期的一个变化过程，轻则导致骨细胞功能减退，骨基质生成减少，骨小梁变细、稀疏；重则骨细胞固缩、死亡，骨陷窝空虚。过量饮酒还可导致骨质疏松。饮酒可造成维生素D代谢紊乱，甲状旁腺和性腺功能减退，骨细胞代谢降低，成骨能力减弱，发生骨质疏松，导致局部受力面积减少而产生高应力。饮酒导致的骨质疏松失去对这种高应力的成骨反应，骨结构破坏，出现软骨下微骨折，引起局部骨内压升高和缺血。同时，乙醇可降低机体保护性疼痛反应，在应力条件下出现按应力分布的圆锥形坏死灶。

液氮冷冻模型是利用液氮的极低温效应造成局部骨组织变性坏死，血管痉挛，内皮受损，血管炎等，使股骨头血运减少造成股骨头坏死。该技术成熟，造模成功率高，实验动物死亡率低，坏死面积大，适用于股骨头治疗的研究。该坏死模型股骨头的血管、骨软骨的变化是一个突发的过程，与临床骨坏死的病程不太一致，但其作为研究股骨头坏死病变以及修复过程有重要价值。Takaoka用液氮冷冻法造成犬股骨头坏死，通过18个月的观察发现股骨头存在坏死及修复反应，但坏死区域与临床上不一致。Malizos研究发现股骨头坏死的修复从坏死周边的正常组织开始，通过纤维爬行替代逐渐修复坏死区，随后才发生血管长入。该研究表明，在股骨头坏死的修复过程中血管化晚于纤维化。同时我国学者杨述华、顾晓峰等也都进行了液氮冷冻模型的研究，成功地制成了股骨头坏死的模型。赵德伟等采用手术方法液氮即刻冷冻双侧股骨头，普通饲料饲养3、6、12周分别处死全部动物，分别观察X线摄片、大体形态、光镜及电镜下形态变化。结果液氮冷冻家兔股骨头大体及组织学形态在不同阶段均出现明显变化，符合股骨头缺血性坏死的病理变化特征，为股骨头缺血性坏死的动物模型制备提供了一种简便、易行的方法，可操作性强，实验中动物存活率高，因而也越来越受其他学者青睐。但此种方法也有一定弊端，此种模型只出现股骨头坏死，却很少出现股骨头塌陷，而股骨关节面是否出现塌陷是判断造模是否成功的关键指标之一。

创伤性股骨头坏死模型主要是利用手术方法直接破坏股骨头的血供，包括切断或结扎髋关节周围的动脉和/或静脉、人为造成股骨颈骨折、手术破坏骨髓内的滋养动脉和骨内血管网、髋关节脱位等。造模方法有很多，可供选择的动物主要有四足动物兔、犬、羊、猪，二足动物鸸鹋、鸡等。四足动物虽然在解剖结构上与人相似，但它们主要是前肢负重，后肢承重较小，而且造模术后由于保护性作用，它们又将反射性地减少后肢负重，这将有利于骨坏死的修复，所以此类动物模型更加类似人类早期创伤性股骨头坏死。鸸鹋、鸡等二足动物在生物力学上与人类相似，但在生物进化与解剖结构上与人类相差较远。一般认为骨折法和破坏血供法虽然很接近人创伤性股骨头坏死的病因模拟，但该方法对实验动物软组织损伤较多，破坏了关节的稳定性。选择性破坏血管也是破坏依照人类股骨解剖结构来命名的血管，而目前尚缺少对各类实验动物股骨解剖生理结构的公认理论。因此，这些解剖上的差异也可能导致造模不理想。例如，Xu等对鸡进行解剖，发现鸡的腹主动脉分出坐骨和髂外动脉。坐骨动脉在股骨后内侧的坐骨神经远端发出，并发出转子动脉、股动脉上营养动脉和股中营养动脉。中间的股动脉营养动脉穿透股骨并在骨髓腔内产生2条动脉——升支和降支。髂外动脉主要有2个分支——股动脉和股骨回旋动脉。他们还发现了2支从未被描述过的股动脉分支向髋臼（髋臼分支）和股骨头提供血液，这与人类股骨头血供有一定差异。因此笔者认为，完善对实验动物解剖生理认识有助于日后精准造模。对于液氮冷冻方法来说，不同学者、不同动物，其冷冻复温循环次数及时间也不尽相同，因此有待进一步规范化。近年来，有学者使用超声波造模，但因样本量相对较少，其效果有待进一步研究。创伤性ONFH的病理生理较为复杂，不同造模方法之间各有优缺点，因此笔者认为，应根据不同的实验目的，多因素联合考虑去选择最优的造模方法。

四、骨坏死的影像学表现和分类

应用MRI详细了解坏死的情况，对预测股骨头坏死后塌陷有十分重要的意义。日本学者对42例（53

髋）X线摄片阴性者的股骨头坏死患者行MRI检查，均表现为带状低信号区，据此低信号区上方脂肪强度区（FIA）的位置和范围分为四型。在股骨头坏死病情进展及股骨头塌陷过程中，不同病变时期不同区域骨小梁结构的改变特点不同，这种变化与股骨头内动血运变化紧密联系。股骨头坏死病变发展过程可以通过DSA和MRI影像结果得以区分这三个阶段。A型，FIA局限在股骨头内侧前上部分；B型，处于A、C型之间；C型，FIA为股骨头近端一半；D型，FIA比C型大。结果A型21个股骨头均无节段性塌陷，B型18个中9个，C型8个中6个及所有D型6个均出现塌陷。他认为坏死病变的位置和范围与节段性塌陷密切相关。有学者报道有1年激素应用史69例（95髋）患者MRI示股骨头坏死而X线片结果阴性，随访3年，42个塌陷。41个股骨头早期坏死范围超过负重区2/3，29个塌陷；而且14个坏死位置超过负重区2/3，坏死范围超过股骨头1/2，86%出现塌陷。相反坏死部位不到负重区1/3，范围不到1/4者无塌陷发生，作者认为激素应用超过1年MRI影像坏死病变部位和范围可能预测塌陷。他的另一项研究表明，MRI提示激素治疗后骨髓水肿与股骨头塌陷有关。有研究观察到应用激素大约3个月以后，MRI就能探查到股骨头坏死的带状征，用MRI评价激素治疗后患者股骨头坏死的大小，结果16例病变大约在用药10个月后自发减轻，他认为激素治疗1年以内股骨头有自愈能力。

骨坏死的基本病理变化是骨的坏死和修复。坏死阶段，骨组织和骨髓细胞坏死、溶解；修复阶段，血管肉芽组织和新骨的形成。Mihell根据MRI表现判断病理进程并将股骨头缺血性坏死分为四型：A型脂肪信号型，病灶在T_1加权像上为高信号，T_2加权像上为中信号；B型血液信号型，病灶在T_1和T_2加权像上均为高信号；C型水样信号型，病灶在T_1加权像上为低信号，T_2加权像上为高信号；D型纤维组织信号型，病灶在T_1和T_2加权像上均为低信号。A、B型表明骨组织和骨髓细胞的坏死、溶解，属于早期；而C、D型表明为肉芽组织生成，纤维化及新骨形成，属于晚期。

牟永忠结合Catterall及Salter-Thompson分型，根据MRI上的表现对股骨头缺血性坏死进行分型，以指导治疗。Ⅰ型：MRI信号为斑片、点状、带状等，少于50%的股骨头受累，关节面光滑，软骨无破坏，Mitchell分型属于A型及B型，可考虑行股骨头钻孔减压，带肌蒂或血管蒂髂骨植入，也就是可考虑保留股骨头。Ⅱ型：类同于Ⅰ型，但Mitchell分型属于C型或D型，可考虑卧床休息等非手术治疗。Ⅲ型：大于50%至全部股骨头累及，但关节面尚光滑，关节软骨无破坏，可行全髋关节置换或股骨头钻孔减压，带肌蒂或血管蒂髂骨植入。Ⅳ型：在Ⅲ型基础上，发生关节面毛糙，关节间隙变窄或髋臼病变，可行全髋关节置换或髋关节融合。

对股骨头坏死早期病例MRI表现的意见有分歧，Lang等将MRI表现分为三型：Ⅰ型是头内带状或环状低信号环绕中心高信号；Ⅱ型T_1为节段低信号，其远侧T_2高信号；Ⅲ型T_1、T_2都为节段低信号。

Kokubo等则提出五型改变：①头内广泛低信号；②头顶区低信号；③头内横形带状低信号；④散在低信号；⑤头下部低信号。

胥少汀等对非创伤性0～Ⅰ期股骨头坏死的MRI表现进行分型，在矢状位与Kokubo等的分型基本相同，分为：①头内散在低信号或多条低信号带；②头中部低信号带；③头顶区低信号带包绕中或高信号；④头内大部低信号；⑤头外上部低信号带，内有中信号区。

为显示前后改变全面反映头坏死的情况又将横断位的影像分六型：①头内广泛不均匀中低信号；②头前部低信号；③头前部低信号带包绕其内中信号；④头内大部低信号；⑤头外侧低信号中包绕中信号；⑥头内X形低信号。

笔者认为矢状位影像与横断位影像大多一致，也可以不一致。相一致的影像是头内大部低信号，头内散在或广泛低信号。头顶部低信号包绕中或高信号，在横断面则是头内大部低信号，头前部低信号或包绕中信号。MRI影像基本反映股骨头坏死的变化，由于一个头内不同区域病理改变不同，因此其影像改变也可不同，特别是头内多条低信号带或散在低信号，在横断面扫描时，不同平面即可出现不同信号表现。结合临床病例观察，股骨头坏死的近颈部常可修复，而头顶区前部常遗留有坏死后囊腔，如其顶部软骨下缺少骨小梁支持，则常塌陷，因此头顶侧及前侧的低信号区包绕中高信号区，应当认为是坏死区的重要表现。

为寻找可靠而重复性好的测定股骨近端髓腔内容转化的指标，韩国学者在MRI T_1加权像上设计脂肪骨髓转化指数，以观察它与股骨头坏死的关系。测定近侧股骨干骺端（SM）与大转子（ST）的信号强度，并设定骨髓转化指数（%）=（SM/ST）×100%。结果发现，近侧干骺端骨髓含脂肪量多者比含大量造血细胞骨髓者发生股骨头坏死的危险性明显增大。9例（10髋）经MRI检查为阴性但血管造影提示阻塞的股骨头坏死高危病例，通过髓芯活检和测压，发现髓内压增高（33～52mmHg），组织学检查显示为Arlet与Durroux分型的Ⅱ型（脂肪骨髓颗粒坏死）与Ⅲ型（完全性骨髓及骨小梁坏死）。对他们进行平均51个月（48～54个月）的MRI随访，结果并未发现骨坏死的表现。从这个结果可以看出，可逆性骨缺氧（骨髓水肿综合征）和不可逆性骨缺氧（典型骨坏死）之间有一个缺血阈值。缺血阈值的移行区所发生的边界性坏死是非进行性和可逆的。有研究收集4所医院21例骨坏死Ⅰ期病例（均为长期应用激素者）定期MRI检查，观察发生股骨头坏死的危险期。结果表明激素应用有一个历时9个月的危险期，当髋关节度过这个危险期（10～12个月），以后发生坏死的机会就会减少。

王刚等将全髋关节置换术切除的股骨头坏死标本按照磁共振扫描线将股骨头切开，进行精确定位，连续切取股骨头的完整切片，多平面取样，得到与磁共振扫描层面位置完全一致的组织切片，用比例放大的方法将MRI影像放大为与病理切片轮廓一致的照片，使二者完全重叠对应，将照片中的MRI高低信号范围描记在组织切片上，并用图像分析仪进行了骨组织计量学分析。测量指标包括平均骨小梁宽度（MTW）和平均骨小梁板间隙（MTS）。研究发现，平均骨小梁宽度和平均骨小梁板间隙无论在高信号区还是低信号区都有正常、增高和降低的表现，用传统的普通光镜观察很难区分高信号区和低信号区在病理特点方面本质上的差别。经多平面连续骨组织计量、配对 t 检验处理后显示二者有显著性差异，提示低信号区骨小梁之间离散程度大、机械强度低，低信号区较高信号区易发生骨折和塌陷。本实验的临床意义在于，可以推测磁共振影像的不同信号所代表的不同组织的机械强度和塌陷的危险性。平均骨小梁宽度和平均骨小梁板间隙这种形态学改变是骨组织机械强度的敏感指标。组织计量学方法使形态结构的变化得以定量表达，因而使形态与功能间的准确关系能够通过各种数学方法阐明。通过此项研究可以从功能变化的角度更深层次地了解股骨头缺血性坏死的病理改变。

戴平均等用DSA对带旋髂深血管的髂骨骨膜移植治疗股骨头坏死病例进行了检查，发现带旋髂深血管的髂骨骨膜移植后3周血管粗细、血液流速和术前基本相同。随着时间的推移，血管逐渐增粗血液流速逐渐加快，血管末端在股骨头内的团状改变逐渐增大，称之为“鸟窝”样改变，血管团周边的微细血管逐渐向股骨头软骨下延伸。研究认为用带旋髂深血管的骨膜治疗股骨头坏死重建血液循环是可靠的，通过DSA检查证实了移植的血管内径变粗是原血管重建股骨头内的血供逐渐增加引起的，而血液流速增快和造影剂在股骨头内由浓变淡是血液循环重新沟通后静脉回流通畅的结果。作者认为DSA为旋髂深血管移植术提供了可靠的依据。手术中根据DSA检查血管在腹股沟位置的高低、粗细，手术的把握加大，特别是年轻医生和解剖旋髂深动脉不太熟练的初学者，更为获益。

五、骨坏死治疗的相关基础研究

骨坏死中以股骨头坏死的治疗研究应用较多，方法有髓芯减压术、带肌蒂的骨瓣移植、血管束植入、带血管蒂的骨（膜）瓣移位（植）术、旋转截骨术、表面置换术和全髋置换术等。保留股骨头的手术是大家一致努力的目标。

有学者报道一种研究骨移植的股骨头缺损动物模型。作者将16只犬通过髋关节前外侧入路于头颈交界处软骨下缘开窗，挖出头内骨质50%，其中8只堵塞自体髂骨皮质骨柱和松质骨，余8只不做处理。结果骨移植组全部愈合，头无塌陷，软骨下骨强度为健侧的118%，而未处理组缺损部分存在，其中3个股骨头凹陷，软骨下骨强度为健侧的72%，作者认为该模型可以用来研究骨移植及其他一些辅助物质，如BMP和细胞因子对股骨头愈合的影响。采用液氮冷冻法将15只犬制作单侧股骨头坏死模型，并通过彻底挖除死骨及纤维肉芽组织，植入足够长和粗的人带血供骨柱至软骨下区，植入一定量的rhBMP-2和骨髓混合物，以加速成骨防止股骨头塌陷。结果表明，术后3个月大体和组织学股骨头的活力恢复，力学测试表明松质骨和软骨下骨的力学性能与对照组均无明显差别，可能防止股骨头后期塌陷。荷兰学者通过动物实验和临床证明堵塞骨移植对于年轻股骨头坏死患者是一种有前途的治疗方法。近年来的研究发现，骨膜细胞体外培养和体内移植后均能形成骨与软骨组织；在自体骨膜细胞移植修复缺血性坏死的实验研究中，于无菌条件下切取6只成年犬的胫骨骨膜，分别进行骨膜细胞培养，并建立双侧缺血性髂骨坏死模型。随机选择实验侧，对侧为对照侧。将培养的骨膜细胞移植到实验侧缺血性坏死的髂骨块内，对照侧不做骨膜细胞移植。6周后取出髂骨块进行组织病理检查发现：实验侧髂骨块内有大量新骨形成，新生骨质呈小梁状排列，小梁表面常有单层的成骨细胞覆盖，提示新骨形成活跃；而对照侧的髂骨块内无新骨形成。这说明自体骨膜细胞移植能促进骨的再生，对缺血性骨坏死具有修复作用。日本学者报告用带血管蒂髂骨移植治疗16例17髋股骨头坏死患者，平均随访2～5年，规定股骨头下沉2mm为塌陷，结果8个股骨头（47%）无塌陷，9个股骨头塌陷。作者分析术中植骨块的放置位置，得出髂骨块安放若更靠在股骨头前外侧部分则可能会阻止塌陷的结论。

美国学者在动物实验基础上，通过股骨头软骨的开窗行骨移植，共26髋（Ⅲ期与早Ⅳ期病例）。挖去所有死骨，插入自体髂骨骨柱及碎骨，加入脱钙骨基质。随访平均31个月（24～40个月），Ⅲ期优良率为80%、Ⅳ期仅为33%。他还用犬做实验，股骨头软骨下骨挖去50%，植入自体髂骨或髂骨加BMP，对照组不植骨。术后定期摄片，术后5个月取股骨头检查。对照组股骨塌陷，塌陷区充满纤维肉芽组织。骨移植组移植骨结合满意，开门处软骨正常，骨移植加BMP组骨愈合更满意。

Yoon报告12只犬股骨头外前上方做1cm×1.5cm大小软骨活门，挖去软骨下骨50%的骨质，植入自体髂骨块，其中6只股骨头内加入BMP。术后5个月，病理检查植骨结合良好，活门软骨颜色与形状正常，加入BMP组更为理想。BMP的广泛临床应用，可以改变过去认为游离植骨不易成功的结论。

有学者应用带旋髂深血管的髂骨瓣、头颈部开窗设计洞槽式植入。术中彻底地清除了股骨头内硬化坏死骨组织，有效地降低了骨内及关节囊内压；认为带血管蒂髂骨瓣洞槽式植入，对病变清除区域塌陷顶起缺损区有撑顶作用，更为不完全负重区应力集中部骨小梁修复改建提供了条件。本手术方法适用于FicatⅡ、Ⅲ期患者，对中青年患者可免做人工假体植入。有学者采用股骨头滑膜切除、头颈开槽减压、坏死骨刮除、同侧旋髂深血管蒂髂骨瓣植骨加新鲜胎儿软骨修复缺损关节面综合方法，治疗成人股骨头无菌坏死。作者认为旋髂深血管蒂髂骨植骨能较好改善股骨头血运，但不能修复股骨头软骨面塌陷缺损，而单纯新鲜胎儿软骨移植是较好地修复关节软骨的方法，但对于改善股骨头血运效果欠佳。采用此联合手术既改善了股骨头血液循环，又可修复关节软骨面的缺损。国内学者报道自1984—1995年使用不同手术方法治疗股骨头坏死136例（158髋），平均随访4.9年，优良率达89.9%。作者认为应正确地掌握治疗原则，针对病变各期采用相应方法。钻孔减压术和滑膜切除术对于早期病例效果较好；对于晚期坏死，则须彻底清除死骨，并行带血管蒂的骨移植术；双支撑骨柱移植术操作方便，血运好，支撑力量强大，股骨头内骨新生快，尤其对于年轻患者具有重要意义。对于Ⅳ期老年患者，宜行人工关节置换术。有学者报道利用骨基质明胶填充加股方肌骨瓣移植治疗股骨头缺血性坏死14例，术后随访4年，除1例X线分期为Ⅲ期的病例头坏死加重以外，其余各例均获得不同程度的治疗效果，尤以Ⅱ期病变效果最佳；8例中有2例恢复正常，6例骨小梁再现，软骨下囊变区消失；6例Ⅲ期病变者，其中3例塌陷的股骨头高度明显改善，2例头外形维持在术前状况，但都有骨小梁再现，1例坏死加重；14例均消除了临床疼痛症状。

中日友好医院采用DSA高选择性旋股内动脉造影，同时行抗凝及血管扩张药并配合全身用药，然后行关节内及股骨内髓芯减压，带旋髂深动静脉蒂髂骨（或骨膜）移植治疗股骨头坏死23例（25髋），其中特发性4例、激素性9例、酒精性6例、外伤后4例；按ARCO分期：Ⅰ期3例；Ⅱ期14例，Ⅲ期6例。动脉造影显示非创伤性坏死者旋股内动脉比较细，而创伤组较粗，提示除血管堵塞等因素外，尚有其先天性解剖缺陷。这就可解释为什么同样服激素或饮酒者，部分出现坏死，而部分没有。韩国Yoo报道自1979年以来行带血管腓骨移植术200例，85例（95髋）随访已超过5年。临床评价：优57%，良17%，可15%，差11%。X线片显示：53%改善，24%无变化，23%加重。5.2%行全髋置换术，疗效与病因无关。王坤正等观察了吻合血管腓骨移植治疗成人股骨头缺血性坏死520例，其中有创伤史者229例、服用激素药物史者228例、酗酒史者34例、原因不明者29例；术后315例获得1～15年的随访，结果提示优良率为86.6%。作者认为手术切开髋关节囊，在彻底清除股骨头内骨坏死囊变组织的同时，植入新鲜自体松质骨和股骨头颈部前外侧植入吻合血管的腓骨，增加了股骨头血液供给，充分减轻了股骨头内压力，腓骨为坚质骨，术后不易吸收，对股骨头颈部起到了支撑作用，并防止了股骨头进一步塌陷。

赵德伟等在临床实践中发现，股骨大转子的外侧隆起部呈半弧形状，转移到股骨头上部后，可以使股骨头恢复半球形状，为髋关节功能的恢复提供有利条件。股骨大转子有旋股外侧血管横支供血，属带血运的组织瓣，可以增加坏死股骨头部的血运，纠正其缺血状态。且大转子外侧附有骨膜、腱膜、滑囊等致密组织，能有效地防止粘连，在生物力学应力条件下，逐渐演变成软骨。为此赵德伟等通过对旋股外侧血管横支进行的解剖学研究认为：旋股外侧动脉横支口径较粗，直接向大转子前外侧发出 2～3 个分支，血管蒂 6～9cm，有两条静脉伴行，对大转子前上侧供血范围为 3.5cm×2cm×4cm 或 3.5cm×2cm×3.5cm。所以，带该血管为蒂的大转子骨瓣和联合髂骨（膜）瓣可转移到股骨头，在此基础上他设计了带旋股外侧血管横支的大转子骨瓣及联合髂骨（膜）瓣转移的方法，治疗不同病变的股骨头缺血性坏死，通过动物实验研究从基础理论上阐明其可行性，并在临床中设计了三种方法七种术式对 600 例不同病变的股骨头缺血性坏死进行了治疗，对手术前后疼痛、生活能力、关节活动、行走距离四项指标进行比较，差异有统计学意义（$P<0.01$）。X 线片的术前和术后比较，其优良率达 90%，有 1 例取病理证明有软骨样化生。该系列方法适合青壮年股骨头缺血性坏死的各期病变的治疗，将保留股骨头的手术治疗带入了全新的境界。

朱盛修等报道于股骨头顶部骺板上方取扇形切开软骨，不损伤骺板，凿一个骨槽，刮除病变组织后，向头内植入旋髂深血管髂骨骨膜瓣的方法治疗儿童股骨头缺血性坏死。陈振光等报道采用以旋股内侧血管深支股骨大转子骨膜瓣移位植入为主的综合方法，治疗儿童股骨头缺血性坏死 22 例，获得半年以上系统随访者 20 例，平均随访 2 年 3 个月，优良率占 85%；认为本手术能起到有效地减压和提供充分的血液循环，适用于 Catterall Ⅰ～Ⅲ型患者，对 Catterall Ⅳ型亦可收到一定疗效，残留畸形可待再次手术矫正。赵德伟通过解剖学研究，设计髂前下棘支髂骨膜瓣与升支的髂嵴支髂骨膜瓣在髋前外侧切口内同时切取，分别转移到股骨头骨骺板上下的术式治疗儿童股骨头缺血性坏死。认为该方法可以清除股骨头骺及干骺端死骨及肉芽组织，减轻骨内压及关节囊内压，促进静脉回流，同时增加股骨头骺及干骺端的血运，因而对本病的修复有利，使患儿的症状得到一定程度的改善，临床应用 11 例，术后疗效评价优良率达 82%。

在其他部位的骨坏死研究方面，有人对吻合血管的第 2 趾骨移植替代Ⅲ期缺血性坏死的月骨进行了解剖学研究，认为这一方法有解剖学基础、取材方便、形态合适、易于成活；血管蒂头状骨移位替代晚期缺血性坏死的月骨方法，可以骨间掌侧动脉背侧支为蒂设计手术，术式符合腕关节功能解剖和生物力学传导，是治疗晚期月骨缺血性坏死的一种有效方法；采用 X 线引导下经皮自体骨髓移植治疗陈旧性腕舟骨骨折 9 例，经随访 8 例骨性愈合，作者认为一般医院均可开展；在成人下肢解剖研究的基础上设计以内踝前血管为蒂，可切取舟骨背侧 2.0cm×1.0cm×0.5cm 大小的骨瓣，用于距骨颈骨折修复，经临床应用证实，手术简便、效果可靠；应用月骨摘除带蒂掌长肌腱填塞术治疗月骨缺血性坏死及合并骨性关节炎患者 10 例、陈旧性月骨脱位 6 例，随访 1～10 年，疗效满意；采用带掌背动脉蒂掌骨骨膜移植治疗腕舟骨无菌坏死 12 例，均获得成功，并恢复了近正常的腕关节功能。

第二节　骨坏死的流行病学

骨坏死是世界范围内备受关注的一个健康问题，不同病因所致的股骨头缺血到终末期时，出现了骨的死亡。人们曾经用许多名词来命名它，如无血运性坏死、特发性缺血性坏死、无菌性坏死、缺血性坏死。最初使用无菌性坏死是为了与感染引起的骨坏死相区别，无血运性坏死和缺血性坏死被认为具有相同的病因和病原。骨坏死这一命名描述了骨死亡的主要特点，在病因假说上也较为中立。

迄今为止，在全球范围内尚无股骨头坏死的流行病学报告。首次在国内开展的大规模非创伤性骨坏死流行病学调查结果显示：非创伤性股骨头坏死患者累积已达 812 万，男性患病率（1.02%）显著高于女性（0.51%），北方居民患病率（0.85%）高于南方居民（0.61%），城镇居民高于农村居民，糖皮质激素、酒精、高血脂、肥胖、高危职业（潜水员）、吸烟、糖尿病等均为非创伤性骨坏死的风险因素。许多研究发现骨坏死的患者相对年轻、预期寿命较长，事实上骨坏死经常伴随着酗酒、高脂血症、免疫抑制药用量的增加、糖皮质激素使用，而慢性疾病患者愈发追求更好的生命质量。这些不同情况是骨坏死的可能原因，但是很难去确定不同病因对疾病的影响程度。世界上许多健康中心都报道了不同的统计学数据。日本的大阪大学报告 23% 的股骨头坏死与酗酒有关，37% 的股骨头坏死与激素有关。美国的霍普金斯大学报道每年新增 10 000～20 000 例股骨头坏死病例，而其中年轻、活动较多的 20～50 岁的男性占多数。大多数研究对骨坏死发病例进行了粗略的评估，而事实上骨坏死发病率的确切数据是一个非常重要的课题。一项由 Hoaglund 进行的对比研究提示，日本患者在因为 ONFH 需要进行髋关节置换（THR）的比例是美国高加索人群的 4 倍。在高加索人群中，骨关节炎是行 THR 的主要原因；但在亚洲人群中，ONFH 是行 THR 的主要原因。例如，中国香港约有 45.6% 的 THR 患者诊断是 ONFH，而在英国这个比例只有 3%，在美国这个比例约为 10%。ONFH 的患者往往是年轻的、处于工作年龄的人群，因此，ONFH 对于亚洲国家的社会经济负担是非常大的。

第三节 骨坏死的病因及病理生理

骨坏死多发于中轴骨及四肢骨，与多种疾病及创伤有关。从各种文献资料统计看与骨坏死有关的因素有 60 多种，但也仅有创伤为已知特异性原因，而其他非创伤病例的病因尚未明确，可能是机械因素和生物因素的综合作用所致。

由于骨坏死起动的基础机制不清，为了阐述这些因素与骨坏死之间的关系出现了许多学说，如激素与骨坏死的关系就有五种以上的学说，但目前尚无一种学说能够比较圆满地解释清楚者的关系。如有的学者推测血液凝固和黏滞度增加是引起股骨头前上方承重部位血供机械性阻断，导致股骨头缺血性坏死的原因，但血液凝固性变化是全身性的，难以解释为什么只发生股骨头的坏死；也有的学者推测骨髓和脂肪变性坏死，继而引起反复脂肪栓塞，导致股骨头坏死，但难以解释脂肪栓塞既可堵塞股骨头承重部位血管，却为什么不堵塞股骨头其他区段或别的骨骼血管等。Arlet 和 Ficat 提出股骨头坏死的主要原因是股骨近端骨内压升高，其机制类似于四肢的骨 - 筋膜室综合征，然而有许多情况，如骨关节炎、骨内压升高却并不是都发展为缺血性骨坏死。另外，如果股骨头坏死是由于骨内压升高，则应出现整个股骨头坏死，而不是特定部位的区段坏死，所以目前的各种学说都有局限性和不完善的地方，尚待进一步完善。

骨坏死发病原因较多，但绝大部分原因及发病机制并不十分清楚，目前临床研究也仅以成人股骨头缺血性坏死及儿童股骨头缺血性坏死发病机制研究较为系统完备，而对于其他部位骨坏死的病因学研究少之又少。虽近年来国内外学者对骨坏死研究做了大量工作，但骨坏死的发生为多种因素共同作用的结果。

1. 各类疾病导致的骨坏死

（1）髋部疾病：①髋部创伤：包括股骨颈骨折、髋关节脱位、髋臼骨折、转子间骨折、轻微损伤。②髋关节发育畸形：先天性髋脱位、先天性髋内翻、髋臼发育不良。③小儿麻痹后遗症。④炎症：化脓性髋关节炎、髋关节结核。⑤非化脓性炎症：髋关节骨关节炎髋关节暂时性滑膜炎、色素沉着绒毛结节性滑膜炎。

（2）血液系统疾病：镰状细胞性贫血、地中海贫血、戈谢病、血友病、急性白血病、DIC、铁中毒（血色病）、血小板减少性紫癜。

（3）循环系统疾病：①动脉源性疾患：动脉粥样硬化、闭塞性动脉硬化、狭窄性动脉炎。②静脉源性疾患：血栓性静脉炎（包括血栓性浅静脉炎和深部静脉血栓形成）。

（4）呼吸系统疾病：支气管哮喘病。

（5）消化系统疾病：脂肪肝、溃疡性结肠炎和克罗恩病、Whipple 病、志贺菌、幽门螺杆菌及耶尔森菌感染后的肠炎。

（6）泌尿系统：肾病综合征、慢性肾功能不全。

（7）内分泌系统：皮质醇增多症（库欣病）、甲状腺功能减退和黏液性水肿、骨软化症。

（8）营养与代谢性疾病：糖尿病、痛风、高脂血症和高脂蛋白血症、黏多糖代谢病、肥胖症、骨质疏松、脂肪绝对过量、脂肪相对过量。

(9) 结缔组织疾病：类风湿关节炎、系统性红斑狼疮、血管炎（包括结节性动脉炎、过敏性血管炎、白塞病）、肠病性关节炎。

(10) 理化因素所致疾病：辐射病、潜水病、热损伤、四氯化碳中毒、氟中毒。

2. 医源性因素导致的骨坏死

(1) 治疗因素：①先天性髋关节脱位术后；②小儿麻痹后遗症；③肢体石膏固定过久；④术后下肢水肿。

(2) 药物：①激素；②乙醇中毒；③抗肿瘤药物：如天门冬酰胺酸等；④非甾体类药物；⑤过载铁（高血铁）。

(3) 其他：①妊娠：可能与妊娠时雌二醇和黄体酮增多所致的血液高凝、静脉栓塞有关，任何晚期妊娠DIC的其他原因，尤其是脂肪肝、子痫和羊膜栓塞可能是骨坏死的潜在原因。②避孕药。③脑膜炎球菌血症：导致DIC而引发骨坏死。④静脉注射麻醉药伴人类免疫缺陷病毒感染：可能因其继发抗磷脂类抗体综合征后并发骨坏死。⑤过敏反应：导致DIC而引发骨坏死。⑥烧伤：导致血液高凝状态。⑦糖原累积病。⑧异常球蛋白血症。⑨抗磷脂类抗体综合征。

不同原因引起的股坏死可呈现不同的范围和程度，但其基本病理变化是一致的，包括缺血性骨坏死与坏死后的修复，且坏死与修复不是截然分开。当缺血性骨坏死发生至一定阶段时，修复即自行开始。随后，坏死与修复可交织进行。多数情况下，首先在股骨头上方出现一个楔形坏死区。坏死区大小的变异很大，可局限于股骨头的1/4～1/3，也可延及几乎整个股骨头。早期其表层关节软骨仍属完好。由于其营养来自关节滑液，故股骨头软骨面可较长时间保持其厚度和弹性，股骨头仍维持原形，发病过程可分为4个阶段。Ohzono等通过血管造影与组织学对比的方法研究了38例股骨头缺血性坏死，通过断层技术将坏死股骨头分为正常血管区、修复血管区及无血管区。显微血管造影与每个区的组织学所见异常非常一致。坏死的范围取决于骨内营养动脉受损的程度与数量。局限性坏死伴有外骺动脉头内部分中断，广泛性血管损害则引起广泛的股骨头缺血性坏死，其中不但包括外骺动脉，也包括上、下干骺动脉。作为人体对坏死组织的自然修复反应，毛细血管、未分化间叶细胞与巨噬细胞从坏死骨周围正常血供的骨髓，侵入坏死骨髓内，在清除骨小梁间坏死碎骨的同时，成骨细胞在坏死骨小梁表面形成网织骨，使之逐步被新生骨所覆盖。这种增粗了的骨小梁以及骨髓内的钙化，是使X线片表现出骨密度增高的原因。早期细胞形态及功能的改变：对缺血最敏感的是骨髓细胞和成骨细胞。Kenzora用家兔观察，股骨头缺血2～4天，光镜下上述细胞出现细胞膜断裂，细胞轮廓不清，核固缩、核碎裂和溶解。骨细胞在缺血后，其光镜下结构保持正常可达16周以上。Rosingh用Feulgen-DNA染色见缺血后6小时骨细胞核内DNA显著减少，而骨髓细胞和成骨细胞缺血6小时已出现明显的变性和坏死改变。进一步用细胞放射自显影观察，成骨细胞和骨原始细胞在缺血后2小时对氚标记胸腺嘧啶的摄取即已停止，提示细胞内大分子合成障碍。由此可见，细胞功能丧失后，其结构在一定时间内可以保持完整。因此，综合判断组织细胞的活性是必要的。有学者提出骨坏死最早的组织学变化发生在骨髓。缺血2天后，造血骨髓内血管明显减少，出现圆形或卵圆形可能为充满脂肪的空隙，其周围的细胞从第4天起即丧失其核染色，出现核固缩、核破裂与核溶解，并最终消失。在脂肪骨髓内，5天后亦可显示类似较轻改变，并可伴小血管的坏死。相反，坏死骨小梁的骨细胞可较长时间仍然存在，一般骨陷窝内骨细胞需2～4周后才开始消失，可见骨小梁内成排的骨细胞消失，仅留下空虚的骨陷窝。在因激素及高血脂所引起的实验性骨坏死中，可以见到软骨下骨细胞内脂质的积聚，亦可在软骨下血管内看到脂肪栓塞，这些可能是导致骨坏死的直接原因。

正常的股骨头组织学表现为骨小梁分布规律，按应力骨小梁和张力骨小梁分布，软骨组织排列规则，细胞分布均匀，骨陷窝内细胞均匀分布。股骨头缺血性坏死的发病过程分为四期，Ⅰ期临床上无症状，X线无异常发现，通过病理活检或骨髓显影才能作出诊断。Ⅱ期显示异常不规则骨质密度增高影，主要为死骨区密度相对增高周围骨质疏松的结果。Ⅲ期以股骨头塌陷并伴有患区明显不规则骨质密度增高为新骨形成修复的表现。Ⅳ期为晚期变化，股骨头明显变形，X线见斑块状骨质疏松区及硬化区变化，并伴有继发性骨关节的改变。有实验证明，氧自由基损伤存在于股骨头缺血性坏死的各期病理过程中。氧自由基损伤与股骨头缺血性坏死互为因果，形成恶性循环。

从形态学上已确定将股骨头软骨下骨坏死分为4期，均有相应的X线片表现：第Ⅰ期主要特征是骨与骨髓坏死，无修复证据；第Ⅱ期坏死区同周边的修复过程明显；第Ⅲ期主要特征是关节面节段性塌陷；第Ⅳ期进展为继发性骨性关节炎。

从解剖学观察中我们知道，供应股骨头血液的动脉之间缺乏侧支循环，来自血管内外的因素都易影响股骨头的血供，而且发生缺血后难以代偿，股骨近端的静脉系统受到骨内外因素的影响后可引起静脉系统障碍，从而引起股骨头内的静脉淤滞、缺血。关于特发性股骨头坏死的发病机制还不很清楚，临床和基础研究的结果证实，尽管导致股骨头特发性坏死的条件不同，却有相似的结果，一般认为股骨头缺血性坏死的病理过程是不可逆的，最后结局是髋关节的退行性变。

（谢 辉 杨佳慧）

第四节 骨坏死的诊断

股骨头坏死的诊断较为困难，往往要综合患者既往史、临床表现和影像学检查和组织病理学才能确诊。有长期饮酒和长期应用激素史的人群应高度警惕股骨头缺血性坏死的发生，并定期随诊。临床表现虽然对诊断股骨头缺血性坏死意义较大，但早期和最终的确诊有赖于影像学和病理学诊断。关节镜与髓芯减压组织活检对股骨头缺血性坏死的确定诊断意义重大，但带有一定的创伤性。实验室检查对股骨头缺血性坏死只有一定的提示意义，目前还不能作为有效的确诊手段。

一、病史

股骨头坏死有创伤性和非创伤性之分，前者是指因股骨颈骨折或髋关节脱位，使股骨头的血供遭到破坏的结果。而后者除少数有明显原因者外，多数患者的确切病因与发病机制至今仍未完全明了。其中创伤性缺血性坏死较多，患者往往能追忆起有髋部外伤史，时间不定，大致是1年至十几年。小的外伤如扭伤、摔伤引起坏死的时间较晚，往往被大多数人所忽视，而大的外伤如关节内骨折，关节脱位则可较早地引起骨坏死。在非创伤性因素中，主要致病高危因素为激素，其次为饮酒，其他还有潜水、高空飞行及血液病等。非创伤性因素的发病速度以激素为最快，患者往往有短期大剂量或小剂量长期应用激素史，一般大剂量激素使用后几个月至1年即可引起症状。酒精性股骨头缺血性坏死患者，往往有长期大剂量饮酒史，时间和每次饮用量不同。此外询问患者是否有潜水史、是否有高空飞行史以及是否有内科相关疾病也十分重要。一般说来疾病的发展是逐渐加重的。有些患者病程中有一段缓解期，可能是关节软骨面的破裂导致骨内压降低，从而缓解了疼痛。但最终导致的骨性关节炎会使疼痛越来越重，关节的功能也会越来越差。

二、症状

1. 疼痛 大多数股骨头坏死患者的首发症状是疼痛。

（1）疼痛的部位和性质：初起时以髋和膝关节、大腿内侧为主，其次为大腿前、臀后、小腿外侧；以钝痛、酸痛多见，大多数患者往往不能确切叙述疼痛的性质。早期症状虽不典型，但常有以下比较有特异性的表现：髋部隐隐作痛或酸软乏力不适，或大腿内侧及腹股沟酸痛或有牵拉感，有的表现为膝关节无规律疼痛，患侧卧位时疼痛，很难摆出一个舒适的姿势。在病变中期，患肢剧痛，患者有时亦不能确切指出疼痛严重部位。晚期疼痛则固定在腰骶、髋、腹股沟、大腿内侧及膝关节处。中晚期持续性疼痛极难缓解，卧床休息虽能减轻疼痛，但不能终止疼痛。一部分患者的首发症状即是膝部疼痛不适。这是因为髋关节由闭孔神经前支支配，膝关节由闭孔神经后支支配，所以髋关节的疼痛可以向膝关节放射。

（2）疼痛规律：①夜间痉挛痛：夜间小腿和足部的剧痛感常使患者痛醒，疼痛可持续发作，也会不规律发作，持续数分钟到20分钟，睡眠时足跟不自主牵伸可诱发痉挛痛。其发生原因可能为神经肌肉接头处代谢产物堆积或代谢规律变化。②间歇性疼痛：早期会出现无诱因自动缓解期，多为数日卧床休息后出现，此时疼痛可完全或大部分缓解，但随着病情的进展，这种疼痛缓解期逐渐缩短，终转变成持续性疼痛。③休息痛：在病变急性进展期，有些患者的疼痛不但在休息时不减轻，而且在夜间疼痛更剧，甚至彻夜难眠，有时虽可勉强入睡，但体位稍一变动就会痛醒。这与精神因素和环境条件有一定关系，另外与就寝时血压偏低，原本缺血的组织缺血状态更加显著密切相关。

2. 跛行　早期患者由于股骨头内压力增高，并且由于髋关节的活动导致股骨头内压力进一步增高，疼痛逐渐加重而出现跛行。休息后由于骨髓腔内压力逐渐下降静脉回流重新通畅而好转。因而易出现间歇性跛行（常常突然发生，又突然消失，与间歇疼痛一致）。早期还易出现痛性跛行，早期是一种功能性改变，与疼痛呈平行存在的症状，因而在疼痛严重时需要拖拽来挪动患肢，形成特殊的痛性拖拽样跛行，因而往往需借助支具行走。晚期患者由于股骨头塌陷、骨性关节炎及髋关节半脱位可出现短缩性跛行，或出现混合性跛行（在痛性跛行基础上又出现股骨头塌陷而引起患肢短缩，呈混合性跛行），混合性跛行患者行走更加困难，多需双拐才能行动。

3. 髋关节功能障碍　早期疼痛轻微，关节活动受限不明显，髋关节活动可正常或轻微丧失，表现为向某一方向活动障碍，以内旋受限最常见。随着病情的发展髋关节逐渐出现功能障碍，髋关节功能由受限逐渐进展到严重的功能障碍，髋关节屈伸、抬高、内收外展、旋转等都受到影响。初期与肌肉痉挛及疼痛而诱发的被动性关节制动有关，后期则是关节囊、股骨头及髋臼畸形所致，出现行走困难，关节支撑力下降，逐渐出现不能负重，发展到严重时出现瞬间支撑能力丧失，导致患肢残疾。

4. 患肢肌肉松软无力　早期即伴有患肢无力、肌肉萎缩，随之皮肤无汗而发冷等症状，然而由于股骨头缺血性坏死的剧痛，上述症状多不会引起重视。但在中晚期患者就诊时已经能明确讲述出患肢出现肌肉松软萎缩、活动无力、肢体变细及皮肤干燥苍白等进行性肌营养不良症状。这些症状说明整个患肢供血障碍，而引起这些改变的根本原因为髋关节制动及肢体运动减少。

5. 关节肿胀、交锁、弹响　股骨头缺血性坏死患者由于反应性关节滑膜炎，常有患髋关节肿胀、积液，外观难以发现。在病变晚期，患者髋关节活动到一定方位时发出一种“咔”的响声，常见于屈曲稍外展位置，一般不疼痛亦无明显不适感，但会给患者带来心理上的压力，这种髋弹响可能与股骨头和髋臼变形、关节软骨面塌陷及碎裂、关节内游离体形成及滑膜变异有关，是形成骨性关节炎的一种临床表现，大约持续数月乃至年余，通过股骨头病变的修复重建会逐渐消失。

三、体征

1. 步态　由于股骨头形态变化、肌肉萎缩状态及髋关节畸形程度等的共同影响，临床出现各种各样的步态，由于髋的剧痛导致患者出现快慢交替步或痛性拖拽跛行；由于患肢剧痛及支持力不足，不敢负重，行走时必然出现患肢则负重相缩短，缓慢向前挪步，摆动相延长，导致正常步态的负重相、摆动相时间发生变移，严重的患者还需同侧上肢拖拽才能向前挪步；病情稳定后由于股骨头大多变扁平，如果下肢短缩 1～2cm，跛行多不明显，当下肢短缩>3cm 时就会出现患肢足尖着地的所谓“点脚”步态；由于疼痛、股骨头半脱位以及肌肉萎缩无力等，步行时躯干左右摇摆，利用骨盆倾斜来甩动下肢，两足间距比正常人宽，但在内收肌有明显肌痉挛时双足内收状态，呈剪刀式交叉向前搓动，即所谓“鸭步”步态；当髋关节屈曲活动度<60°或处于僵直状态时，上身呈前倾位，步行时上身呈规律性地前后摆动，呈所谓的“强直步”，此多见于髋关节强直或髋膨大者。

2. 关节畸形　股骨头缺血性坏死患者关节畸形常于晚期出现，早期由于反应性滑膜炎所致的肿胀，亦可出现患髋关节轻微畸形，但很难发现。患髋关节既可以出现屈曲位弹性固定畸形，亦可出现伸直位僵直畸形，也可能僵直于内收、外展位或某一角度上，给患者的生活和工作带来压力。

3. 压痛、叩痛　股骨头缺血性坏死早期可以无任何体征，尽管有患部酸胀、不适。随着病情的发展，可以出现患髋关节周围深压痛、叩痛。临床上最常见的压痛部位一般位于腹股沟、内收肌止点及臀部，大转子及足跟轴向叩击痛多阳性。

4. 活动功能检查　髋关节可沿额状轴、矢状轴、垂直轴三个轴进行活动。正常时髋关节 3 个平面的总活动度：260°～320°；髋关节活动稍受限：190°～<260°；髋关节活动部分受限：160°～<190°；髋关节活动明显受限：130°～<160°；髋关节活动严重受限：<130°。股骨头缺血性坏死中晚期髋关节活动功能必

然受到不同程度的影响，但与患者日常生活和工作关系最大的是髋关节伸屈功能，特别是屈曲状态，所以常把髋关节屈曲度作为临床重点观测项目。

四、特殊体征检查

1. 单足站立试验　此试验主要检查髋关节支撑功能。患者独自单腿站立，另一下肢屈曲离开地面，即髋关节支撑功能，此时髋关节承受力约为自身体重的3倍。股骨头缺血性坏死病变区受到压力的作用则会产生疼痛，严重时瞬间直立亦不能完成。所以患肢直立状态不仅反映股骨头病变程度，而且是判定疗效的有力依据，还可根据直立时患肢的耐受力来选用支具。

2. 足跟叩击试验　又称髋关节撞击试验，主要是检测股骨头病变稳定程度，可与腹股沟振动痛同时存在，且反应更为敏感，在髋关节病变比较轻微时即可呈现阳性反应。检查时患者呈仰卧位，术者一手握住患肢踝部，将足微托起，另一手握拳叩击足跟，如发生髋部疼痛则阳性。

3. 下蹲试验　屈曲能力为髋关节活动度的主体，临床检查常用以下三种下蹲式：

（1）人马步式：髋关节屈曲小于90°，患者只能勉强摆出下蹲姿势，而不能完成下蹲动作，且维持时间短暂，多见于晚期病变。

（2）足跟离地下蹲式：髋关节屈曲大于90°、小于110°，患者只能借助足跟离地来完成下蹲动作，且不持久，有时会出现下肢麻木或肌肉抽搐，多见于中期或晚期病变稳定者。

（3）勉强下蹲式：髋关节屈曲度基本正常，患者能完成下蹲动作，但动作吃力，常需借助上肢或膝关节来完成下蹲动作，此多见于早期病变，股骨头尚未发生明显畸形，主要为功能改变，疼痛缓解后可好转。

4.“4”字试验　检查时患者仰卧位，一侧下肢伸直，患侧屈髋屈膝，并外展外旋，将外踝放在伸直侧膝上部，曲侧膝关节贴近床面，摆成“4”字形，膝关节不能贴于床面为阳性。如能除外髋关节周围软组织损伤，则存在髋关节实质性病变的可能。然后，将足跟沿胫骨前缘下划至足背处伸直，检查内收内旋功能，全部动作完成后，基本上能说明髋关节在不同平面上的活动功能。股骨头缺血性坏死患者很难完成本试验，特别是晚期患者根本不可能完成，甚至连基本姿势也摆不出来。在做本试验时，禁忌强行拉、拽及下压，特别是老年人及女性，防止引起股骨头或颈骨折。

5. 内旋试验　患者仰卧，检查者立于患髋侧，令患者屈髋、屈膝，远侧手握住患者踝部相对固定，另一手掌扶于膝关节部并向内推压，使髋关节逐渐内旋，当髋关节在正常内旋范围内出现疼痛时为阳性。其原理是因为髋关节后外侧组织紧张，将病变的股骨头挤压于髋臼上所致，正常仅有不适或轻微疼痛。检查时要逐渐内旋髋关节，切忌用力过猛过快，以免塌陷变形的股骨头脱位。

6. 髋关节脱位或半脱位、艾利斯征及单足站立试验可呈阳性；伴阔筋膜张肌或髂胫束挛缩者髂胫束紧张试验可呈阳性。

五、辅助检查

1. X线检查　目前是常用的诊查手段，但对早期病变的发现有困难。CR的问世提高了诊断的准确性，利于发现早期病变。

2. CT　CT可以从冠状面及矢状面揭示微小病灶，有较高的分辨率，能清楚地显示不同组织，如骨软骨、硬化骨、死骨、反应性新骨增生及囊性变，可作出早期诊断。三维螺旋CT可以重建骨质，从大体上了解坏死情况，对治疗方案的选择有重要意义。

3. 骨内压测定　Ficat认为，对于X线表现正常或仅为轻度骨质疏松，临床无症状或仅轻度疼痛、髋关节活动受限者，骨的血流动力学检查可以帮助确诊有无早期股骨头缺血性坏死，其准确率达99%。

4. MRI检查　近年来，应用MRI诊断早期的股骨头坏死已受到了人们的重视。实践证明MRI是一种有效的非创伤性早期诊断方法，无X线辐射，对人体无任何损伤，微小的水分差和脂肪成分差就足以产生对比度，其准确性可以达到100%，MRI十分敏感，甚至也能发现骨髓水肿。

5. 动脉造影　骨缺血性坏死的根本原因是血液循环障碍，因此动脉造影可以发现动脉的异常改变，对骨缺血性坏死进行早期诊断。

6. 放射性核素扫描及闪烁照相　放射性核素扫描及闪烁照相是一种安全、简便、灵敏度高、无痛、无创的检查方法，患者易于接受。对于骨缺血性坏死早期诊断有很大价值。但该检查为非特异性检查，很多疾病也可出现阳性，双侧发病者，后发患侧早期可能出现假阳性，所以放射性核素扫描对股骨头缺血性坏死的诊断也有一定的限制。

7. 关节镜检查　关节镜技术大大提高了临床的诊疗效果。关节镜检查既是一种诊断技术，同时又可起到治疗的作用，对早期的骨坏死单纯关节镜下清理、冲洗，也能收到满意的效果。关节镜最初只应用于膝关节，随后发展应用到髋关节，如今关节镜几乎可以应用到所有的关节，肩关节、踝关节，甚至腕关节均可应用。该技术损伤小，可以直视下观察，大大提高了诊断的阳性率。因为痛苦小，患者也乐于接受，所以目前关节镜检查已经成为重要诊疗手段。

第五节　骨坏死的非手术治疗

一、一般治疗

一般治疗包括去除病因、减少负重。激素性骨坏死患者，应停止激素使用，酒精性骨坏死患者应停止饮酒，减压病性者应停止高压作业，血液病性者则应积极治疗血液病等。其次是休息，非负重关节应减少高强度活动，负重关节则应避免负重。主动的关节运动因有肌肉拉力的作用，应尽量避免；被动性的活动对防止关节粘连、肌肉萎缩是有益的。患者可以扶双拐行走，带坐骨支架，或用助行器。

减少髋关节负重可以防止股骨头软骨面的塌陷，同时应用抗凝、扩张血管及补钙药物，促进股骨头内的血液循环，增加股骨头血供，促进股骨头内的骨质修复。保守治疗适应于股骨头缺血性坏死 Ficat 分期Ⅰ期或Ⅱ期早期患者。对于股骨头内有大的囊变及死骨的Ⅱ期晚期患者，保守治疗很难使囊变消失，死骨亦难爬行替代，因为这些死骨常被新生骨小梁包裹，破骨细胞难以达到。Ⅲ期患者保守治疗亦不能使塌陷的软骨再次腾起，与Ⅳ期患者一样是保守治疗的禁忌证，只能采取手术彻底治疗。根据文献报道及笔者治疗经验，保守治疗效果欠理想，有报道非手术治疗只有 24% 的股骨头能保持 2～3 年的正常外形，其余 76% 均出现股骨头塌陷。国外统计临床改善率仅为 22%，而 X 线的改善率分别为Ⅰ期 35%、Ⅱ期 31%、Ⅲ期 13%。

保守治疗常用的西药有双氢麦角碱、甲基磺酚妥拉明、双嘧达莫、阿司匹林等，其作用原理是扩张血管、抑制血小板凝集，增加骨组织的血液供应，改善骨缺血状态。镇痛药物应采用非甾体类药物。但亦有长期应用吲哚美辛止痛药物有诱发骨坏死的报道。这些药物一方面使关节疼痛减轻，以致使患者更多地使用患病关节，另一方面能抑制前列腺素产生，妨碍骨质修复。

二、体外冲击波治疗

体外冲击波（extracorporeal shock wave，ESW）作为声波的一种，是一种有效的力学刺激，通过解压缩和压缩（疏密）的交替介质传播，发挥空化作用、拉伸力以及剪切力而达到对组织细胞的无损伤机械刺激，激活组织细胞的自愈机制，按其不同的震波源分为液电式、电磁式和压电式。20 世纪 80 年代中期，一些学者在动物实验中发现 ESW 可促进成骨细胞的成骨作用，于是开始将体外冲击波疗法（extracorporeal shock wave therapy，ESWT）应用在肌肉骨骼疾病的治疗中。

ESWT 作为一种非手术治疗的主要方式，从 20 世纪末开始应用到股骨头坏死中。研究表明，ESWT 可促进组织细胞因子如 VEGF、TGG-β_1 及 IGF-I 等的释放，促进血管生成并激活骨髓间充质干细胞介入，在缺血性疾病的防治中有应用前景。一些体内研究发现，ESWT 通过增强那些与血管再生有关的血管内皮生长因子（VEGF）、内皮细胞型一氧化氮合酶（eNOS）的表达水平，促进新血管的再生和骨骼系统损伤的修复。目前一些研究也显示，ESWT 的机械刺激作用可直接作用于细胞外基质，启动细胞生成和细胞核反应，通过信号转导通路机制刺激细胞的生成，分化、凋亡等。但其在细胞水平和分子生物学水平的作用机制仍未阐明。

ESWT 治疗股骨头缺血性坏死的可能机制：ESWT 穿过流体和软组织，在股骨头内产生极高的速度和压力，一般发生在阻抗变化部位，如骨与软组织界面或坏死区与正常组织之间的硬化带等，ESWT 还可以在正常骨与坏死组织不同界面发生反射或能量沉积，这种能量沉积可能是造成成骨和血管生成的原因。Ma 等人研究 ESWT 作用于兔股骨头坏死模型，发现 ESWT 可促进 VEGF 蛋白及其 mRNA 表达。由于 VEGF 可作用于血管内皮细胞，刺激血管内皮细胞的增殖，从而促进血管新生，并增加血管通透性，因此，ESWT 可通过 VEGF 的表达上调促进血管新生和改善血液供应。ESWT 作用后可增加 BMP-2 的生成和 mRNA 表达，而 BMP-2 是骨骼发育和修复的一种重要调节因子。

ESWT 作为骨科领域新兴起的非侵入性治疗方法，作用于局部组织后导致细胞因子释放、干细胞激活、血管生成等从而激活组织细胞的自愈机制。在临床应用中证实对股骨头坏死，尤其是早期股骨头坏死疗效明显，可明显减轻疼痛、改善功能，影像学上病灶明确缩小、骨髓水肿明显减轻甚至消除，促进血管形成及骨修复，可延缓甚至避免塌陷，影响疾病进行的自然病程。大量文献研究证实，ESWT 有效甚至优于一些手术治疗方法，值得同行认可与借鉴。

治疗方案：患者取仰卧位，反射体置于患髋侧方或前外，注意避开重要神经血管组织，如有内固定也注意避让。一般不需全麻或腰硬联合麻醉，可使用利多卡因凝胶表面麻醉并助耦合，治疗应由低能级开始，根据患者疼痛耐受度逐渐过渡到治疗能级，能量密度为 0.20～0.44mJ/mm^2（多尼尔 Compact Ⅱ的 B～C 级），治疗过程注意 C 臂透视定位监测。

可采用单次足量法或适量多次法。单次足量法选择坏死区及周边缘（硬化带）4～8 个治疗点，每点 600～800 次，总量 3 000～6 000 次；适量多次选取 3～4 个治疗点，每点 400～600 次，总量 1 500～2 000 次，连续 3 天或隔日 3 次。总量在 5 000～6 000 次为一个疗程，可根据病情适量增加，3 个月后可重复。

治疗阶段需保护下负重 3～6 个月，根据复查情况确定是否弃拐。患者分别在治疗后 3、6、12 个月及每年复查，行双髋正位蛙式位 X 线，必要时结合双髋 CT 平扫加二维重建及 MRI 检查，明确股骨头坏死修复及进展等变化情况。

三、电刺激治疗

Marvine 于髓芯减压后，将松质骨植入股骨头内，将直流阴极电线纵向置入减压隧道的松质骨内，电源置于大腿前侧皮下，植入松质骨后，与线圈相连，经过平均 21 个月的随访，92% 的患者 X 线有改善。Rock 等将带有电磁场的装置放于大转子处，每天 8 小时，共 2～18 个月，证明电磁场在 2～3 年内能减轻股骨头坏死的临床症状，改善 X 线表现，其治疗效果优于髓芯减压；尤其对于 Ficat Ⅱ期患者，有效率达 87%；对于 Ficat Ⅲ期患者，电磁场治疗亦优于髓芯减压。

关于阴极低强度直流电能促进骨生长的机制还不十分清楚，由于这种疗法是将金属电极直接接触骨组织，故有电解反应，阴极下电解反应的结果是组织酸碱度偏碱。另外，这种疗法无氧产生，又由于静电力的关系，带正电的 Ca^{2+} 吸向电极及其周围，而带负电的氧离子被排斥到离阴极较远的组织，其结果是局部可能出现氧浓度低、pH 上升和 Ca^{2+} 浓度高。1960 年国外学者曾发现骨代谢主要为无氧代谢；20 世纪 70 年代国外学者亦发现干骺端生长旺盛区的氧张力仅为 20mmHg，但骨干部位的则高达 110mmHg，在体外培养骨组织，低氧环境也适于骨生长。有人报道低氧张力可以刺激静止的多能细胞分化成成骨母细胞和软骨母细胞，并且也有利于钙盐从软骨细胞线粒体内释放而钙化。另一些作者则发现骺板等骨生长旺盛区，肥大细胞层 pH 也相对高。因此可以推测，直流电阴极引起的低氧、高碱性和高 Ca^{2+} 浓度环境可增加膜通透性和物质交换，以及扩张局部血管改善局部循环的作用，这可能是促进骨生长的重要原因。

四、高压氧治疗

高压氧可迅速提高血氧张力，增加弥散量和弥散距离，促进侧支循环的形成，所以对于新生血管的形成和成骨细胞的生长有促进作用。高压氧还可能增加机体的自身免疫力，高压氧可用于治疗骨科的骨缺血性坏死、骨折、骨不连、断肢（指、趾）再植及神经损伤等。

治疗方案：一般采用 200kPa 氧压 30 分钟 ×2 次，间歇 10 分钟，每日治疗 1 次 ×20～30 次；可连续实施，也可分阶段实施。

五、介入治疗

介入治疗股骨头缺血性坏死的原理是直接将溶栓剂大剂量注入股骨头供血动脉内，疏通髋关节附近的微血管，改善患肢骨的血液供应，继而增加侧支循环和疏通股骨头营养血管，使坏死骨质逐渐被吸收，新骨形成，股骨头得以修复。该方法适合于FicatⅠ期及Ⅱ期患者，但治疗效果不确切。

六、中药治疗

中医认为肾主骨、肝主筋，临床治疗当从肝肾不足论治。治疗肝肾不足的代表方剂为独活寄生汤，补益肝肾、强筋健骨。其能增加股骨头部的钙沉积和骨密度，同时止痛效果较好。另有学者认为，有效地消炎镇痛，减少局部炎症反应，是治疗无菌性股骨头坏死的重要方法。由于无菌性股骨头坏死的致病因素（包括应用激素，酗酒，高脂饮食等）多属实证，故临床中补益肝肾的方法也较少应用。但是，通过补益肝肾来给骨细胞营造一个良好的内环境，确实有利于延缓股骨头坏死的发生和发展。

结合中医对股骨头坏死的认识和各医家对股骨头治疗的经验，补肾可以推动气血在脉中畅通运行，改善缺血状态，提高股骨头坏死恢复的生长动力。活血化瘀药物的使用促进了股骨头坏死部位及其周围的血液循环，加快了骨质的吸收，促进了新骨质的生长。肾的激发和滋养有助于骨质的修复与再生。治疗时注重补肾与活血，有效地降低血液血栓素和内皮素的含量，降低血液黏稠度，使微循环得以改善，血小板聚集和血管收缩得以抑制，提高坏死组织修复的速度。

温补肾阳可以生髓长骨。当因外伤或疾病导致骨受到损伤时，促进骨自我修复的能力就来自于肾气。肾阳不足就使精髓难以得到温养，肾气不足将导致气血运行迟缓，经脉阻塞，从而导致股骨头供血不足，进而导致股骨头坏死。

中医治疗股骨头坏死，首先必须固本求源、温补肾阳。温补肾阳的中药有很多，常用的有淫羊藿、枸杞子、狗脊、骨碎补等。

综上所述，股骨头坏死的中医治疗多以活血化瘀与补肝肾、壮筋骨的药物为组方基础，应用中医药治疗本病具有很好的前景。中药治疗股骨头坏死，在活血化瘀、滋补肝肾的基础上主张辨证施治，同时要内外兼治，口服中药的同时配合外敷、熏洗、透入、按摩等。对于Ficat Ⅰ、Ⅱ期患者可在中药治疗的同时，限制肢体活动，患肢牵引；而对于Ficat Ⅲ、Ⅳ期患者，因股骨头软骨面已塌陷，则应积极手术治疗。

七、中医针灸与艾灸

选择合适的腧穴进行中医针灸能通畅经络，促进全身气血运行，改善股骨头微循环，促进死骨吸收和新骨形成。采用整体与局部治疗相结合，针刺“股六针”治疗股骨头，疗效确切。艾灸通过对经络穴位的温热刺激，加强机体气血运行，与针灸同用具有协同作用，疗效确切。目前艾灸、推拿等多联合针刺、中药等其他疗法，对于其单独应用是否具有良好疗效尚不明确。上述疗法用于股骨头坏死治疗相关文献报道较少，样本量及随访时间尚不足，其中、远期疗效有待进一步观察分析。

（谢　辉　孙　伟　战　杰　韩永台）

第六节　股骨头坏死的手术方法

髋部的手术入路有很多种，本节介绍几种常用的手术入路。

1. 前侧入路（Smith-Petersen入路）　切口始于髂骨嵴的中部，向前切开至髂前上棘，向远端并稍向外侧倾斜，切开10～12cm，根据暴露的要求可适当延长。切开浅深筋膜，注意保护股外侧皮神经。离断阔筋膜张肌和臀中肌在髂骨嵴的附着点。用骨膜起子骨膜下剥离髂骨外侧面臀中肌及臀小肌的附着点，在髂骨的外侧面与剥离的肌肉之间用纱布填塞，控制此部位滋养血管的出血。在阔筋膜张肌和缝匠肌及股直肌之间间隙进入，切断或结扎间隙内的旋股外侧动脉的升支。切开关节囊即可显露整个髋关节（图11-1）。

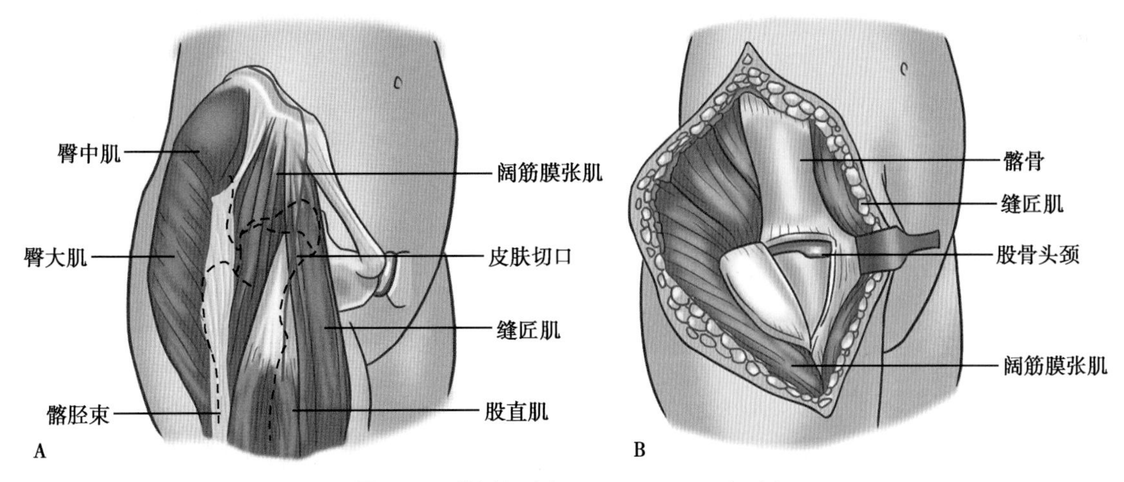

图 11-1 前侧入路（Smith-Petersen 入路）

A. 皮肤切开；B. 从髂骨的外侧牵开阔筋膜张肌及臀中肌后显露关节囊切开关节囊。

2. 前外侧入路（Smith-Petersen 改良入路） 患侧垫高半侧卧位，沿髂嵴前 1/3 向大粗隆前缘做皮肤切口，切开皮下脂肪层，沿阔筋膜张肌前缘切开筋膜，寻找并保护股外侧皮神经。沿髂嵴整齐切开外侧附着的肌肉，骨膜下剥离，牵开臀小肌及臀中肌前部，向前方牵开股直肌，即可完整显露髋关节前方关节囊，必要时可切断股直肌，可以更充分地显示髋关节（图 11-2）。

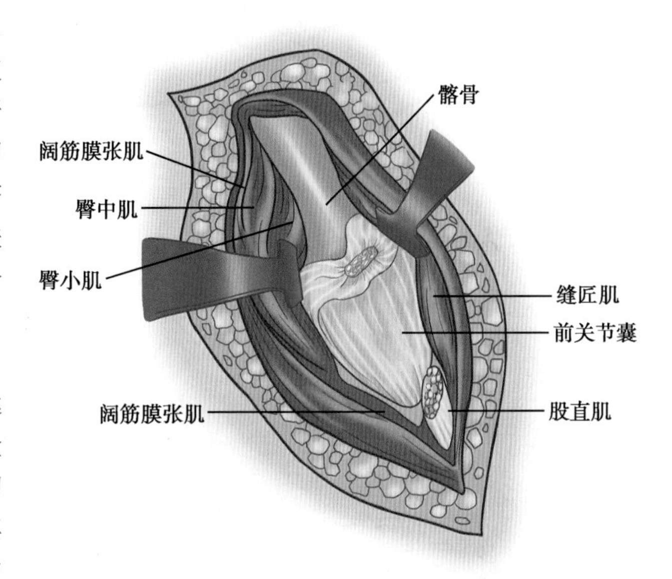

图 11-2 前外侧入路（Smith-Petersen 改良入路）

3. 外侧入路

（1）Watson-Jones 入路：切口始于髂前上棘远端和外侧 2.5cm，向远端和后侧切开，经过大粗隆的外侧和股骨干外侧至大粗隆远端约 5cm 处。切开浅筋膜，确定臀中肌和阔筋膜张肌的间隙，沿其间隙切开深筋膜，分别向前后牵拉阔筋膜张肌与臀中肌，显露髋关节关节囊，切开关节囊即可显露股骨颈前上方。如需更广泛地显露，需从粗隆上游离臀中肌的前部纤维，或施行大粗隆截骨术，并将其前上部分及臀中肌的附着点向近端翻转（图 11-3）。

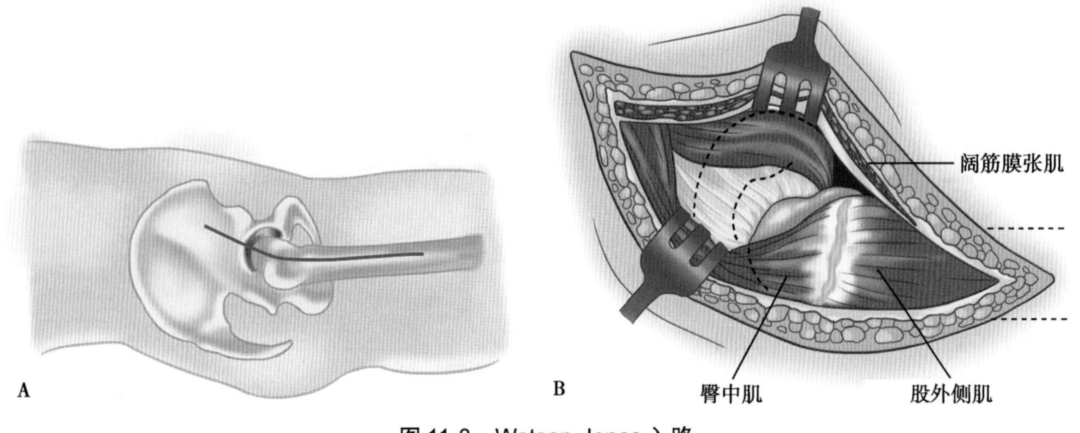

图 11-3 Watson-Jones 入路

A. 皮肤切口；B. 入路已完成，关节囊未切口。

（2）Harris入路：患侧垫高，使身体冠状面与手术床呈60°角。大粗隆后缘为基底部，做U形切口。在距髂前上棘后侧稍靠近端5cm处开始，向远端向后切至大粗隆的后上角，然后纵向延长约8cm，然后逐步弯向前方及远端，直至U形的两臂对称为止。切口浅深筋膜，显露臀中肌、大粗隆、股外侧肌，然后向远端牵开股外侧及的起点，在外展肌群与关节囊上表面之间放置牵开器，在股外侧肌结节远端1.5cm处至外展肌群与关节囊的间隙行大粗隆截骨，游离外展肌。在大粗隆上分开髋关节囊的上部分切断外旋肌群的止点，此时可完整显露髋关节关节囊外侧、前部、后部。向上方牵拉大粗隆及附着的外展肌，切开关节囊，可显露完整的髋关节，可向前或向后脱位髋关节（图11-4）。

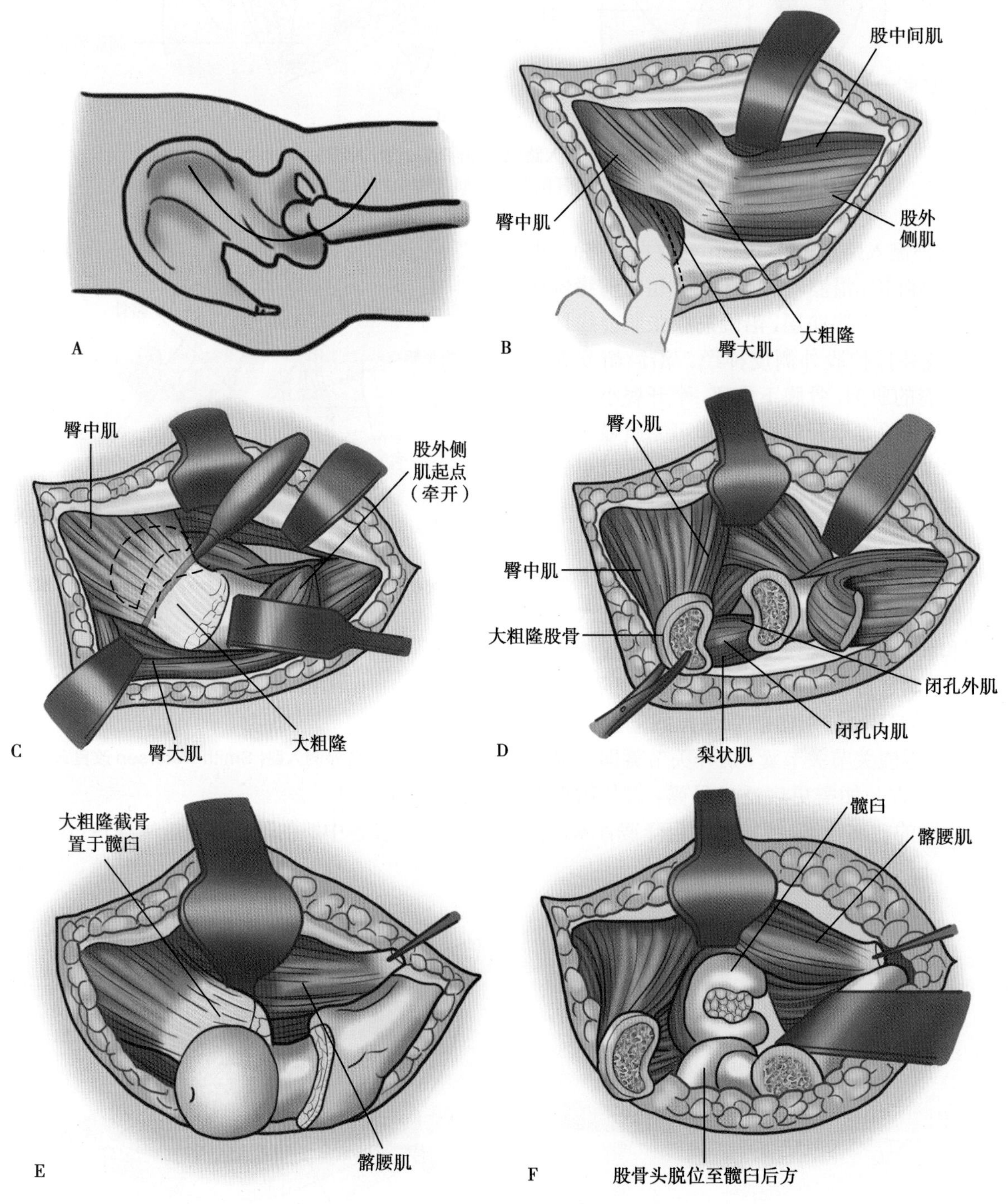

图11-4 Harris入路

A. 皮肤切口；B. 近端分离髂胫束到大粗隆，手指放置臀大肌止点髂胫束，同时切开阔筋膜；C. 在反折的阔筋膜处做短斜切口；D. 大粗隆截骨并向上牵拉；E. 显露股骨头周围所有组织；F. 向上牵拉大粗隆将股骨头向后方脱出，显露整个髋臼。

（3）McFarland 及 Osborne 入路：患侧垫高半侧卧位。以大粗隆为中心做外侧中线皮肤切口，切开浅筋膜，切开臀筋膜及髂胫束。向后牵开臀大肌，向前牵开阔筋膜张肌，暴露臀中肌及大转子。确认附于大粗隆后缘的臀中肌隆凸后缘，由此向远端斜行切开，跨经大粗隆直到股骨的外侧中线，切开筋膜及骨膜，直至骨质。沿股外侧肌向远端进一步切开直至皮肤切口的远端止点。然后，用手术刀或者锋利的骨凿将臀中肌附着部、骨膜、臀中肌与股外侧肌腱性结合部以及股外侧肌的起点一起从骨面上剥离下来。向前整体牵开臀中肌、股外侧肌及其腱性结合部。切开臀小肌肌腱，并向近端牵开即可显露完整的髋关节关节囊（图 11-5）。

（4）Hardinge 入路：患者取仰卧位或患侧垫高半侧卧位，以大粗隆为中心取反向的略呈 J 形的切口，切开浅筋膜、阔筋膜，向前牵开阔筋膜张肌，向后牵开臀大肌，显露股外侧肌的起点和臀中肌的止点。经大粗隆斜行切断臀中肌肌腱，保留肌腱的后半部分仍与大粗隆附着。在臀中肌中后 1/3 结合处沿肌纤维方向向近端分离，切断臀小肌，显露髋关节囊的前部（图 11-6）。

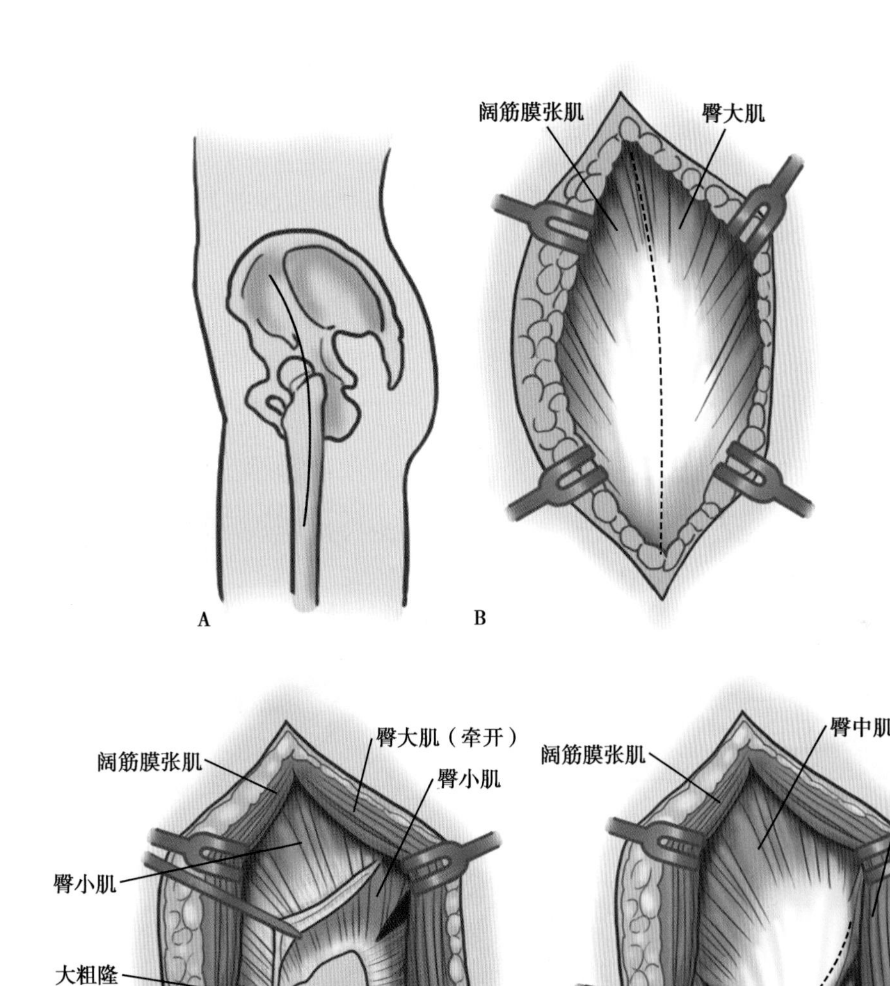

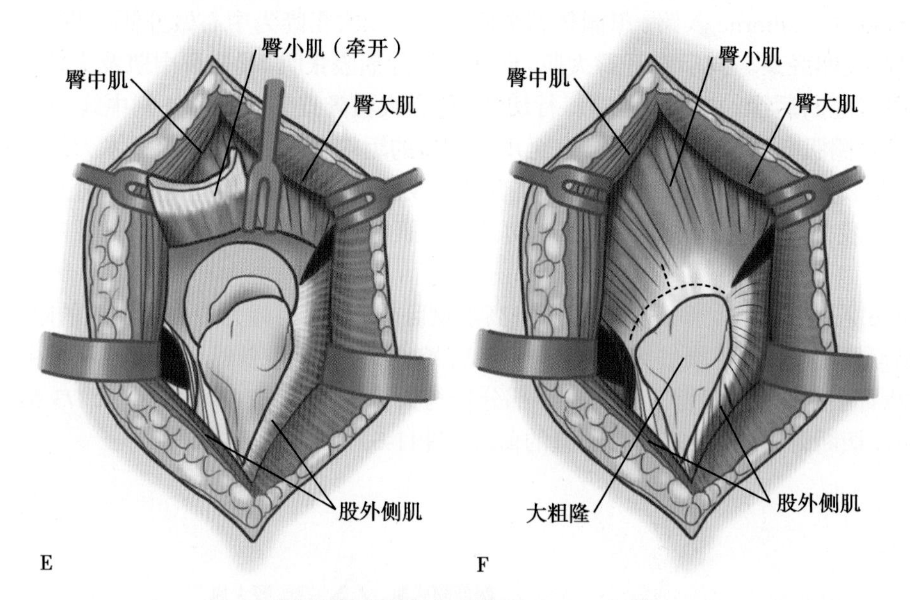

图 11-5 McFarland 及 Osborne 入路

A. 皮肤切口；B. 臀筋膜及髂胫束沿外侧中线切开；C. 斜经大粗隆切开至骨，远端至股外侧肌；D. 把臀中肌，股外侧肌向前方牵开；E. 劈开臀小肌肌腱，切断后向近端牵开；F. 切开关节囊，显露关节。

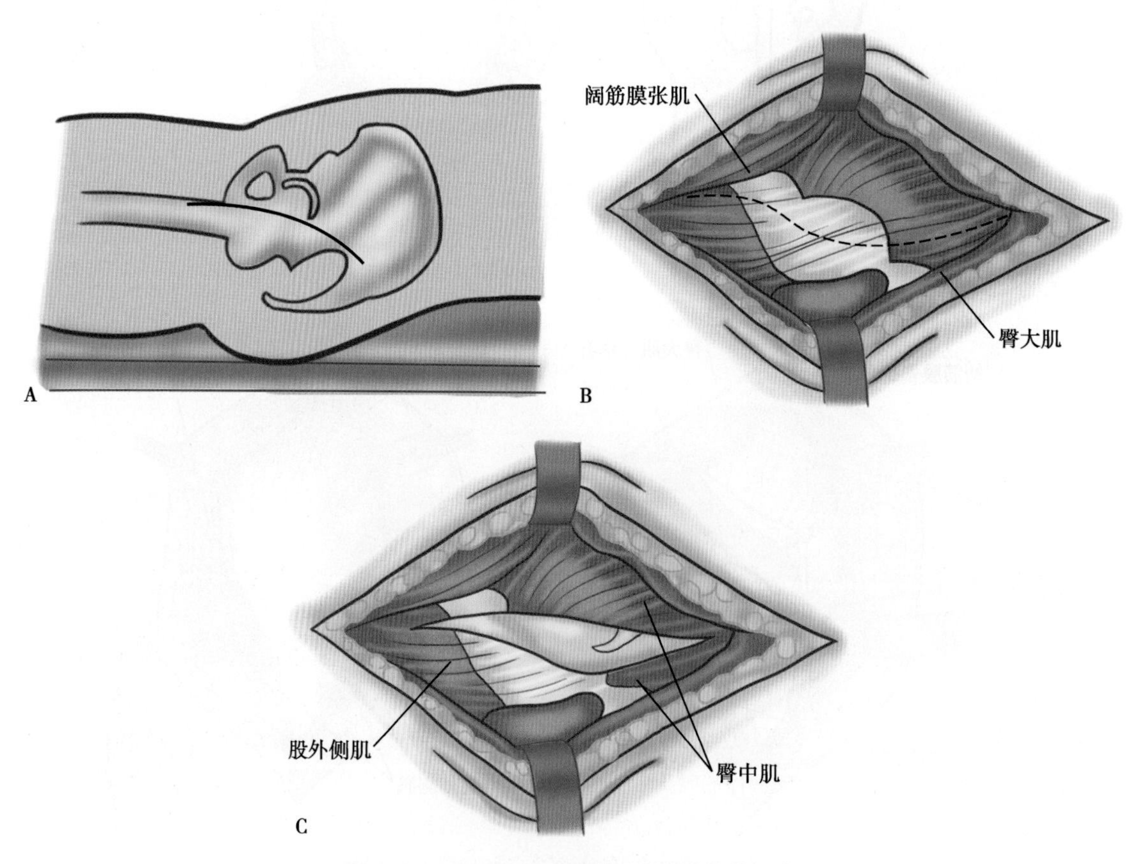

图 11-6 Hardinge 外侧或后外侧髋关节入路

A. 近似 J 形外侧皮肤切口；B. 向前牵开阔筋膜张肌，向后牵开臀大肌，臀中肌肌腱切口线已标出，后半部分保留附着于大粗隆；C. 显露髋关节囊的前部。

4．后外侧入路（Gibson 入路） 患者侧卧位，皮肤切口的近端始于髂后上棘的前方 6～8cm，向远端延伸至大粗隆的前缘，再沿股骨向远端走行 15cm 左右，切开浅筋膜，切开大粗隆及股骨近端的阔筋膜，沿臀大肌前缘或肌纤维分离切开臀肌筋膜。钝性分离，分开臀中肌后缘与邻近的梨状肌肌腱。切断臀中肌及臀小肌的止点，保留足够的肌腱附于大粗隆，以便于缝合。或者采用大粗隆截骨保留肌肉止点。然后将肌肉向前牵开即可显露髋关节囊（图 11-7）。

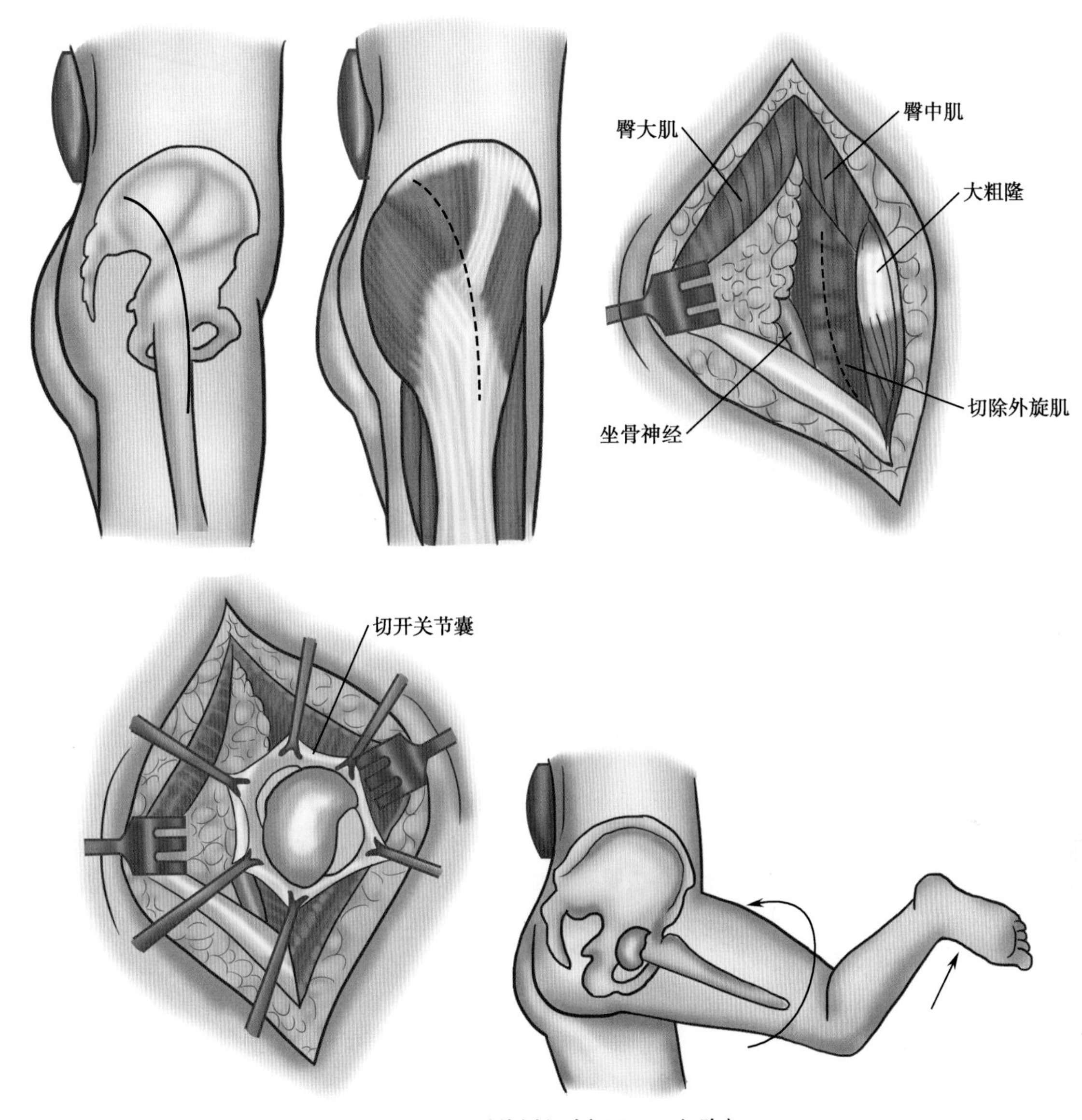

图 11-7 后外侧入路(Gibson 入路)
保留关节囊的前部，防止术后髋脱位，髋臼显露欠佳，但对于取出股骨头及植入假体，本切口已经足够

5．后侧入路（Moore 入路） 患者侧卧位，皮肤切口始于髂后上棘远端约 10cm 处，沿臀大肌纤维方向向远端及外侧延伸至大粗隆的后缘，然后平行股骨干向远端延长 10cm 左右。切开浅筋膜、深筋膜，钝性分离臀大肌纤维，避免损伤臀下动脉及臀下神经。牵开显露大粗隆，显露并切断梨状肌、孖肌和闭孔内肌，缝线标记以便术后缝合。牵开臀中肌与外旋肌群，髋关节囊的后方即可完整显露（图 11-8）。

6．外科脱位入路 股骨头血供主要来自旋股内侧动脉深支，并从股骨头颈交界处外上方进入股骨头。应用髋关节外科脱位入路进行大转子截骨并向前翻转，保护大转子后方外旋肌群的完整性，使在其中穿行的旋股内侧动脉得以保护。

患者取侧卧位，选择 Kocher-Langenbeck 切口，然后将大腿内旋，找到臀中肌后缘与大转子的后上方

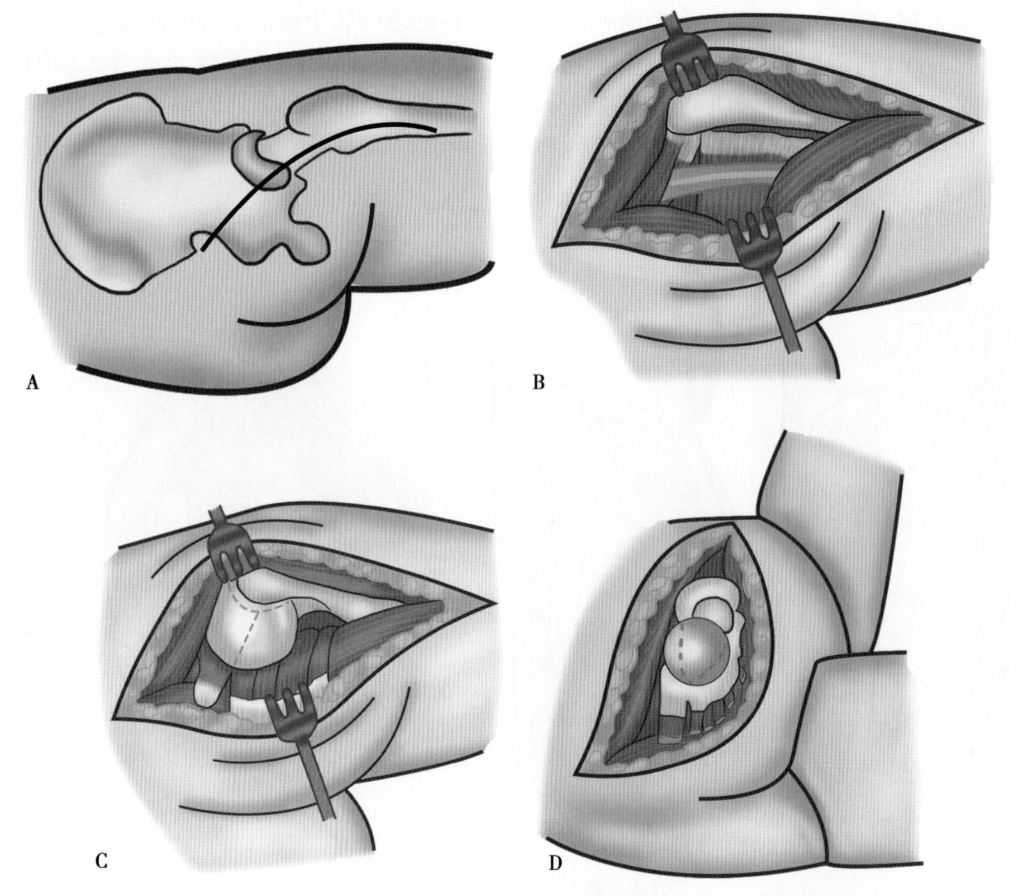

图 11-8 后侧入路(Moore 入路)

A. 皮肤切口；B. 将臀大肌纤维劈开并牵开，显露坐骨神经，大粗隆及短外旋肌；C. 从股骨切断外旋肌并向内侧牵开，显露髋关节囊；D. 打开髋关节囊，屈曲、内收内旋大腿使髋关节脱位。

转子窝。用摆锯做一个厚度约为 1.5cm 左右大转子截骨，注意保护大转子窝旁骨组织的完整性，避免损伤其下方走行的旋股内侧动脉深支。将分离的大转子连同臀中肌推向髋关节前方。从关节囊后下方向前上方剥离臀小肌，注意保护或小心切断梨状肌腱，因其下方既有支配股骨头的旋股内侧动脉深支穿行。显露关节囊的前部、上部和后上部。为了避免损伤旋股内侧动脉在股骨头的穿支，需要沿着股骨颈长轴在大转子的前方纵行切开关节囊，之后呈 Z 形在关节囊在股骨颈内侧的附着处切开并延长，在髋臼交界处转向后方切开股骨头后上方的关节囊。切开关节囊时应注意保护切口下方的股骨头软骨和关节盂唇结构。极度屈曲外旋股骨，切断圆韧带，股骨头即可脱出。在髋臼前方和下方横韧带处放置骨撬，此时全部髋臼与股骨头颈结构完全暴露清楚(图 11-9)。

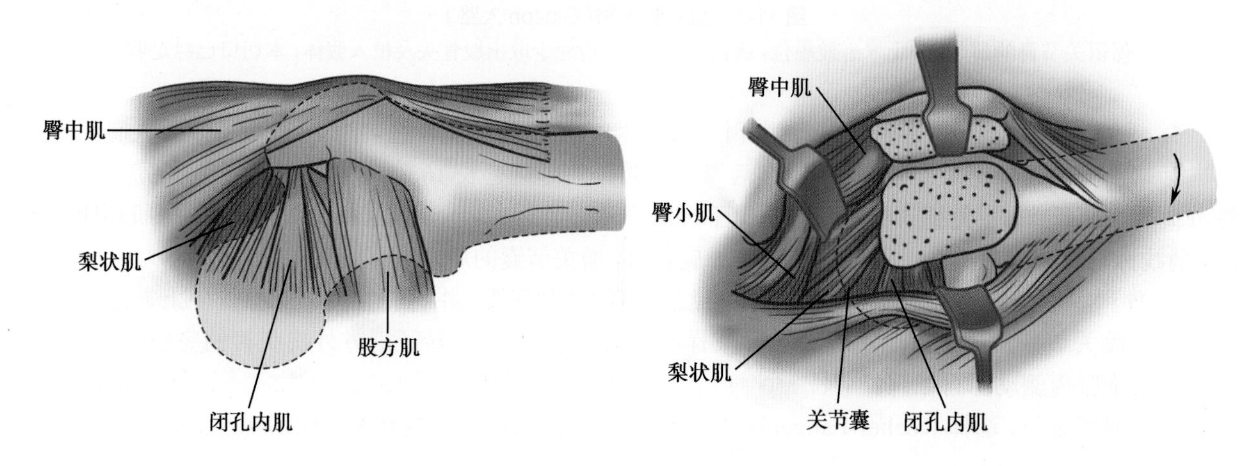

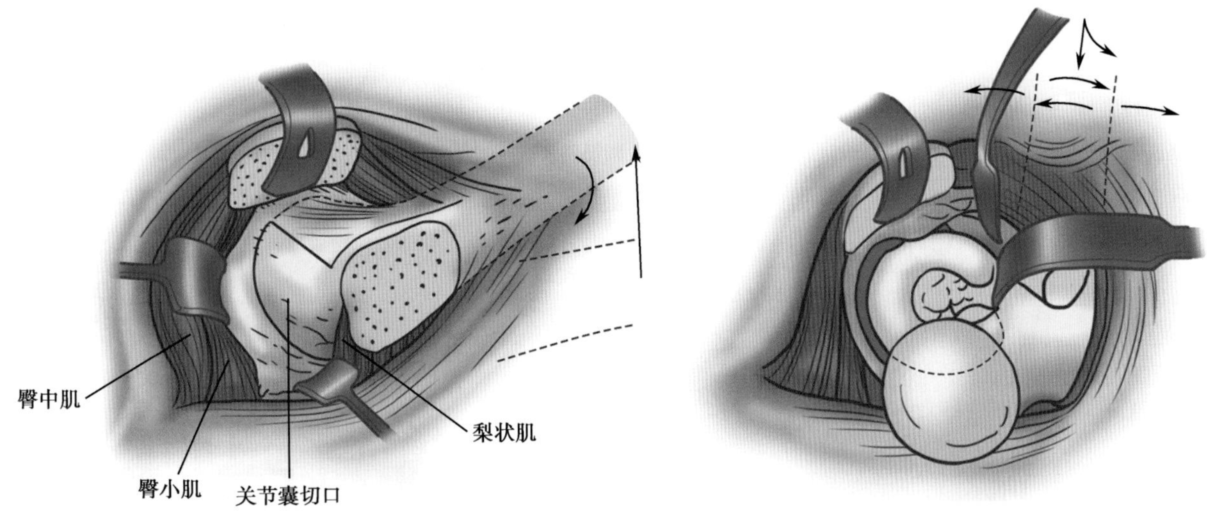

图 11-9 常见外科脱位技术示意图

一、带血管蒂骨瓣转移术

1. 带血管蒂大转子骨瓣移植术

（1）概述：旋股外侧血管横支大转子骨瓣的血管蒂解剖位置较为恒定，血管外径较粗，直接发出分支在大转子前外侧形成血管网。旋股外侧横支距旋股外侧动脉起点（2.3±1.1）cm 处发出。横支 82.7% 自旋股外侧动脉升支发出，有 13.5% 由旋股外侧动脉降支发出，仅 3.8% 直接发自旋股外侧动脉。横支发出后于股直肌深面外行，至阔筋膜张肌肌门处穿过股外侧肌深面，横支主干行向大转子后方参与构成大转子后部十字吻合网。横支一般有 2 条静脉伴行。该血管起始点外径（2.5±0.8）mm，可解剖长度（5.3±1.3）cm，与升支共干长度可达（7.5±1.2）cm。

（2）适应证：年龄小于 55 岁，股骨头缺血性坏死 ARCO 分期ⅡC～Ⅲ期的患者。血管造影提示旋股外侧动脉横支血供良好。

（3）手术方法

1）术前准备：X 线、CT 或者 MRI 影像学检查明确股骨头骨坏死的部位及体积。DSA 明确髋关节股骨头内及髋周的血供情况。

2）麻醉及体位：采用连续硬膜外麻醉或者全身麻醉，患者取仰卧位，患侧髋部垫高 40°～60°。

3）手术入路及操作程序

A. 切口：取髋外侧手术切口。选择在髂前上棘和髌骨外缘连线上，沿髂骨至髂前上棘下 3cm 处转向大转子外侧，然后，再转回到连线上形成一个近双 S 形切口，长 8～12cm。

B. 骨瓣切取：切开皮肤、皮下组织，十字切开阔筋膜，于阔筋膜张肌下，股直肌与股外侧肌间隙进入，在股直肌外侧缘与股外侧肌肌门处分离筋膜可见旋股外侧动脉横支，沿横支向股外侧肌分离，于股外侧肌起点下 1～2cm 处游离出血管蒂，为了保护大转子分支可带部分肌肉。在前外侧大转子处，切取带血管蒂骨瓣 2cm×1.5cm×2cm～3cm×2cm×3cm，并取松质骨，备用（图 11-10）。

C. 清除坏死骨：将阔筋膜张肌向外侧拉开，显露髋关节囊，十字切开关节囊，于头颈交界处用骨刀开窗，面积 2cm×1.5cm×2cm～3cm×2cm×3cm，根据术前影像学及术中评估，用高速电钻清除股骨头内坏死区的骨质。

D. 骨瓣植入及固定：将备用的大转子骨瓣及取自大转子的松质骨植入坏死骨清除后的股骨头病变区域，适力夯实，以合适规格的镁钉固定骨瓣（图 11-11）。

E. 缝合：检查骨瓣固定以及髋关节活动情况，冲洗切口，缝合上端的关节囊；置入引流管；逐层缝合，关闭切口。

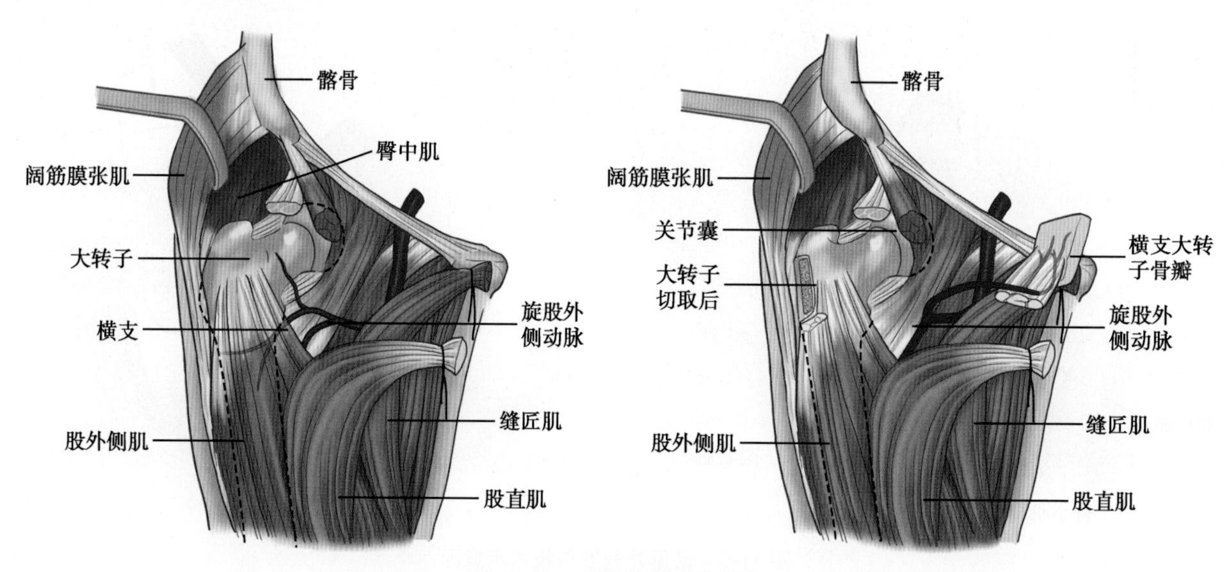

图 11-10 旋股外侧动脉横支

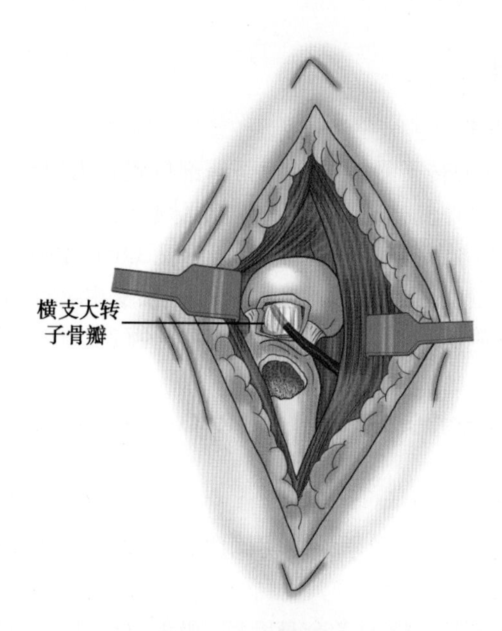

图 11-11 骨瓣植入

【典型病例】

患者男性，34 岁，双侧股骨头缺血性坏死，行左侧股骨头带血管蒂大转子骨瓣移植术（图 11-12，图 11-13）。

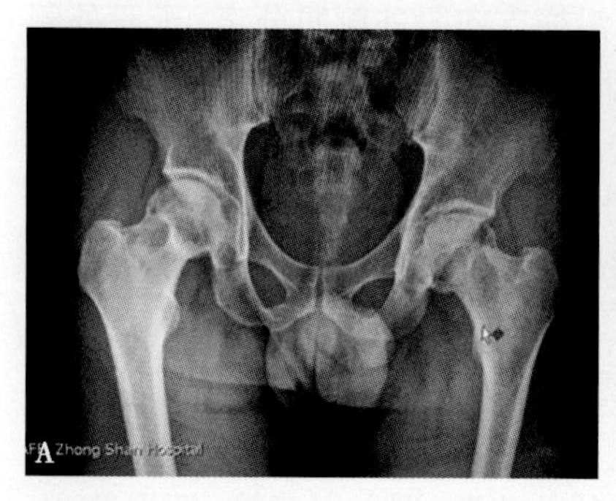

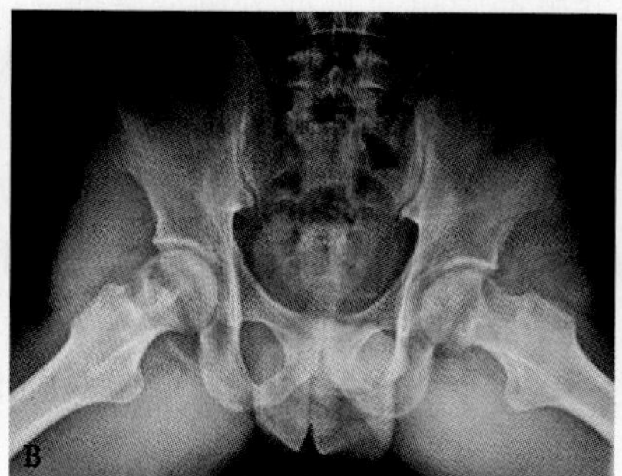

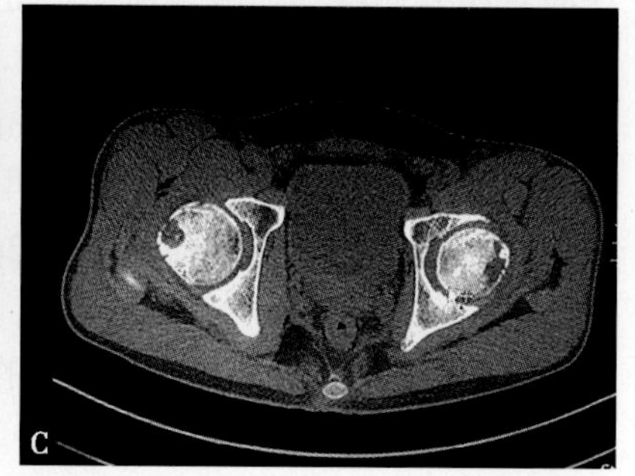

图 11-12 术前 X 线及 CT

A. 术前髋关节正位片；B. 术前双髋关节蛙位片；C. 术前双髋关节 CT。

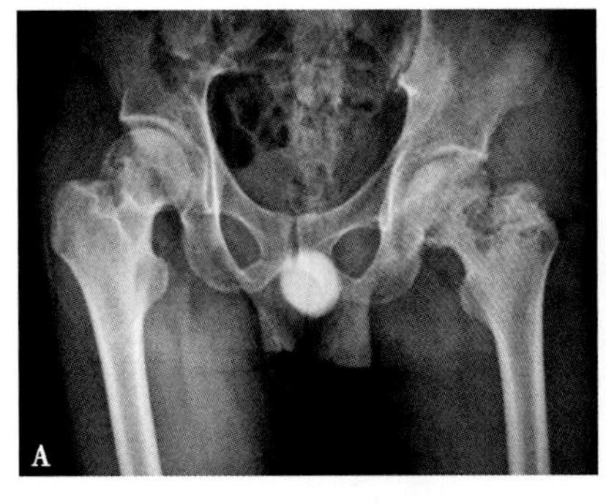

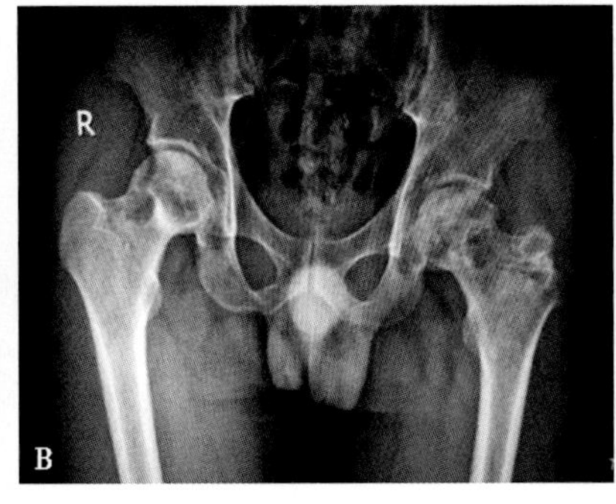

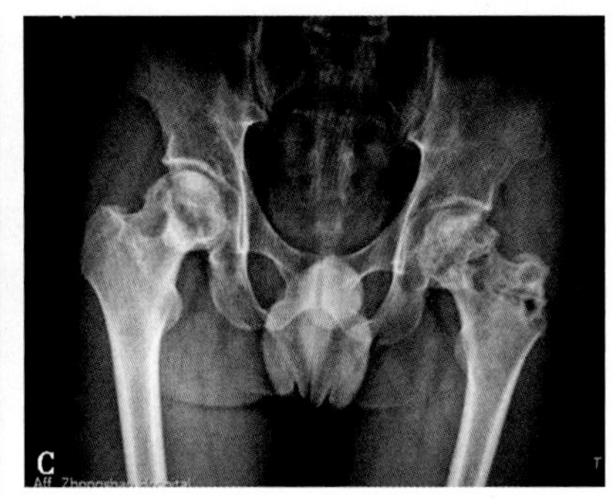

图 11-13 术后 X 线

A. 术后 2 周髋关节 X 线；B. 术后 3 个月髋关节 X 线；C. 术后 6 个月髋关节 X 线。

4）手术要点：彻底清除死骨及肉芽组织，排除新骨再生的屏障；留取足量的松质骨和足够大小的大转子骨瓣，确保能够填满股骨头的坏死区；骨瓣植入时需考虑对股骨头内骨质的支撑力及骨瓣的稳定性，防止股骨头塌陷；降低股骨头骨内压及髋关节囊内压，促进静脉回流；术中保护血管神经，避免股外侧皮神经的损伤。

2．带血管蒂髂骨瓣移植术

（1）概述：旋股外侧动脉的升支在起始处外径为（3.15±0.9）mm。升支主干经股直肌深面向外上走行，至阔筋膜张肌侧面，分出髂嵴支，臀中肌支和阔筋膜张肌支。髂嵴支沿内面向上走行，在髂前上棘分出 2～3 支。升支长度为（8.51±3.06）cm。

（2）适应证：年龄小于 55 岁，股骨头缺血性坏死 ARCO 分期ⅡC～Ⅲ期的患者。血管造影提示旋股外侧动脉升支血供良好。

（3）手术方法

1）术前准备：X 线、CT 或者 MRI 影像学检查明确股骨头骨坏死的部位及体积。DSA 明确髋关节股骨头内及髋周的血供情况。

2）麻醉及体位：采用连续硬膜外麻醉或者全身麻醉，患者取仰卧位，患侧髋部垫高 30°。

3）手术入路及操作程序

A．切口：选择在髂前上棘和髌骨外缘连线上，沿髂骨至髂前上棘下 3cm 处转向大转子外侧，然后再转回到连线上形成一个近双 S 形切口，长 8～12cm。

B．骨瓣切取：切开皮肤、皮下组织，保护股外侧皮神经。分离缝匠肌和股直肌，从股直肌外侧和阔筋膜张肌内侧的肌间隙进入并显露深筋膜。透过筋膜可见到旋股外侧升支主干。分离阔筋膜张肌，于其深面肌质内找到旋股外侧血管升支，结扎旋股外侧血管升支阔筋膜张肌下行支。带部分阔筋膜张肌肌袖分离升支至髂前上棘，保护血管蒂。中途结扎臀中肌支及阔筋膜张肌支。在髂前上棘外侧切取髂骨瓣，并取少量松质骨，备用。注意骨瓣切取髂骨外板，保留内板以不破坏整个骨盆的完整性。用骨蜡密封髂骨缺损处并缝合（图 11-14）。

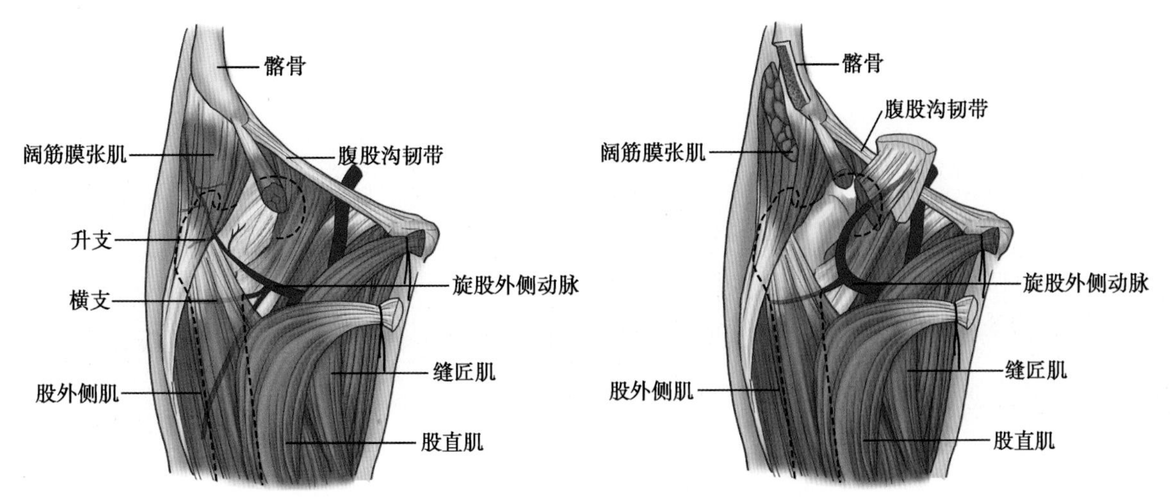

图 11-14 髂骨瓣的切取

C. 清除坏死骨，骨瓣植入：前侧显露关节囊，十字切开，于头颈交界处用骨刀开窗，根据术前影像学评估以及术中探查情况，用高速电钻和刮匙清除股骨头内坏死区的坏死骨。将备用骨瓣及取自髂骨的松质骨植入坏死骨清除后的股骨头病变区域，适力夯实，尽量恢复塌陷股骨头的外形(图 11-15)。

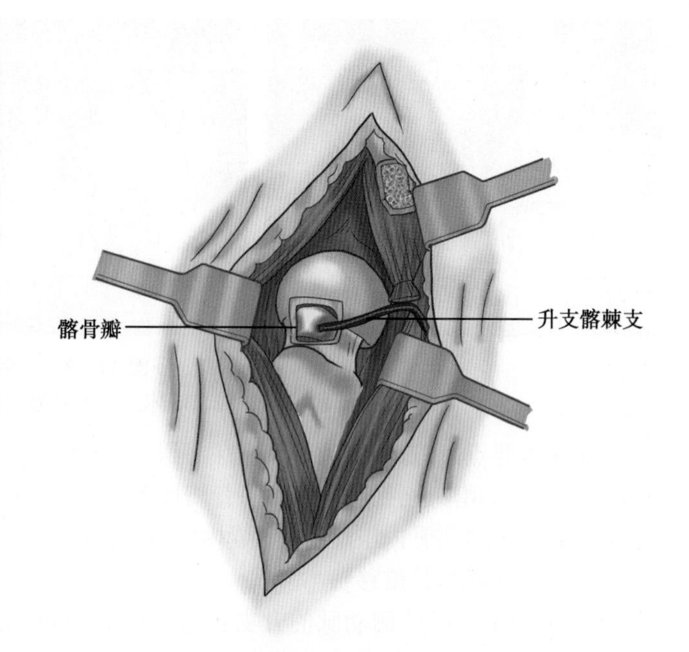

图 11-15 骨瓣植入

D. 骨瓣固定：植入镁钉，以合适规格的镁钉固定骨瓣。

E. 缝合：检查骨瓣固定以及髋关节活动情况，冲洗切口，缝合上端的关节囊。置入引流管。逐层缝合，关闭切口。

【典型病例】

患者女性，30 岁，右侧股骨头缺血性坏死，行右侧股骨头带血管蒂髂骨瓣移植术(图 11-16，图 11-17)。

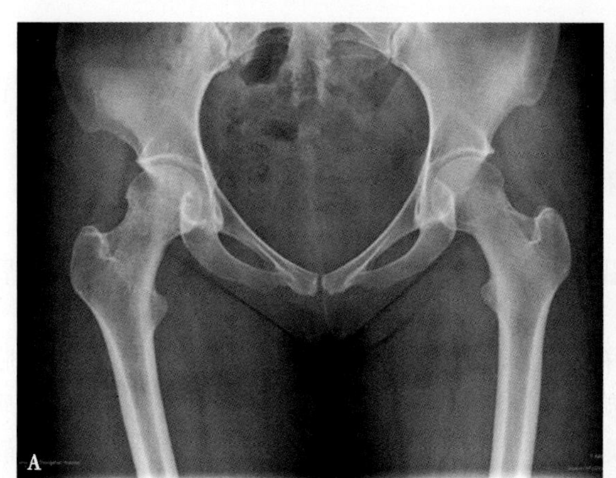

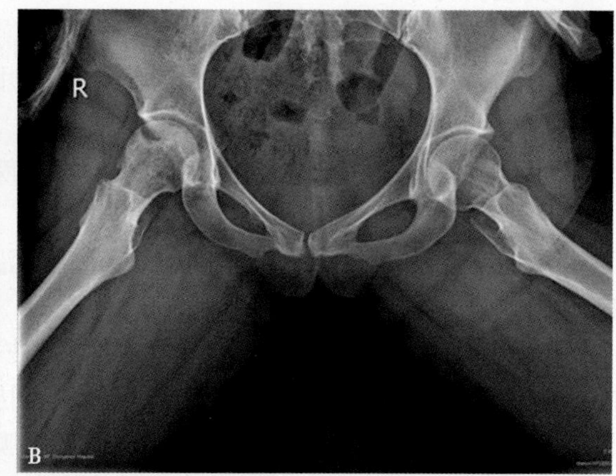

图 11-16 术前髋关节 X 线片
A. 正位片；B. 蛙位片。

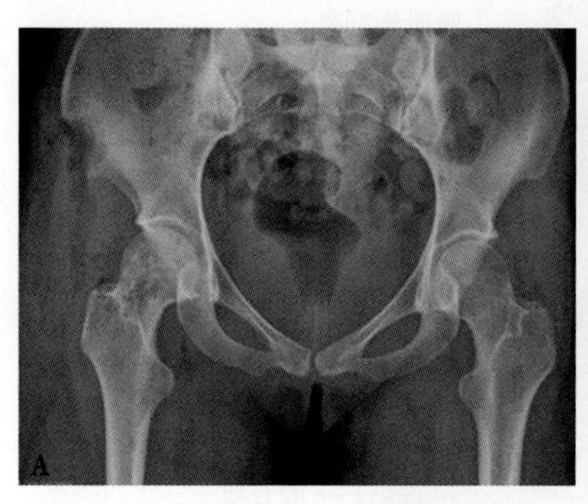

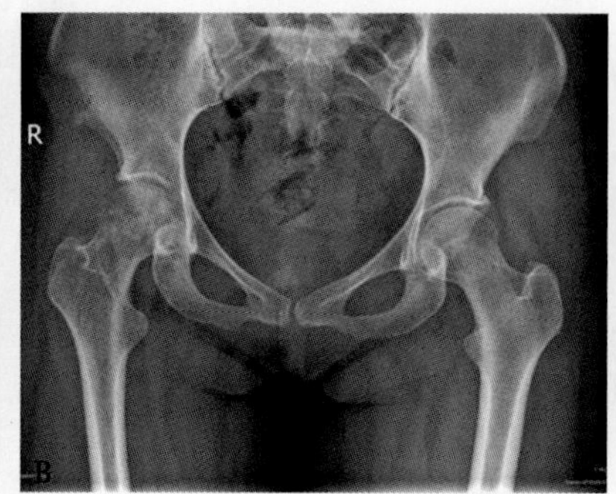

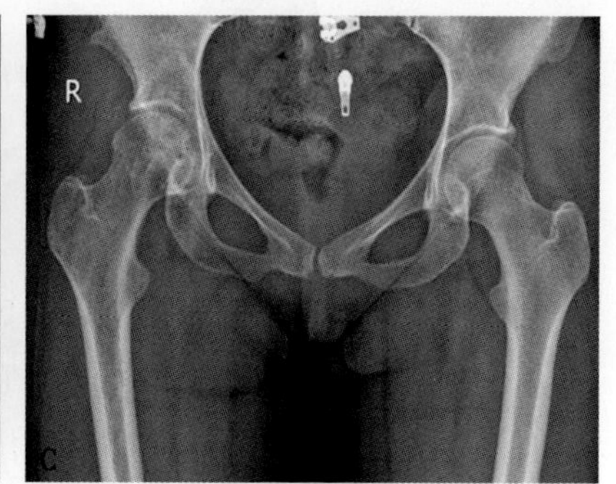

图 11-17 术后髋关节 X 线片
A. 术后 2 周；B. 术后 4 个月；C. 术后 8 个月。

4）手术要点：术中保护股外侧皮神经，避免股外侧皮神经的损伤；术中注意保护旋股外侧动脉升支血管蒂；彻底清除死骨及肉芽组织，排除新骨再生的屏障；留取足量的松质骨和足够大小的髂骨骨瓣，确保能够填满股骨头的坏死区；骨瓣植入时需考虑对股骨头内骨质的支撑力及骨瓣的稳定性，防止股骨头塌陷；降低股骨头骨内压及髋关节囊内压，促进静脉回流。

3. 带血管蒂骨瓣移植联合钽棒植入腾起术

（1）概述：多孔钽金属具有良好的生物相容性和介导骨生成的特性，其表面结构与股骨头内骨小梁结构非常接近，其表面的孔隙率为75%～80%，与骨的结构较类似，平均孔隙为550μm，因此适合人体组织快速长入。Bobyn等的实验表明，多孔钽金属植入物植入动物模型后出现迅速的骨长入和固定力。多孔钽金属棒植入物弹性模量为3GPa，介于软骨下骨板（1.SGPa）与皮质骨（15GPa）之间，远低于常用的钛合金植入物（110GPa），多孔钽金属棒的弹性模量与人股骨头软骨下骨相当接近，具有承担生理负荷的能力。多孔钽金属棒的作用如下：直达坏死区域，打破坏死区与正常组织区域的界限，有利局部组织的再血管化；为修复后股骨头提供力学支撑；诱导骨生成。联合应用带血管蒂髂骨瓣转移、钽金属棒植入治疗ONFH彻底清除了坏死骨、恢复了股骨头的正常轮廓、为修复后的股骨头提供了力学的支撑，有利于修复后股骨头的再血管化及骨再生。

（2）适应证：年龄小于55岁，股骨头缺血性坏死ARCO分期ⅡC～Ⅲ期的患者。坏死范围较大或者伴有明确的股骨头软骨下骨骨折、股骨头塌陷变形。

（3）手术方法

1）术前准备：X线、CT或者MRI影像学检查明确股骨头骨坏死的部位及体积。DSA明确髋关节股骨头内及髋周的血供情况。

2）麻醉及体位：采用连续硬膜外麻醉或者全身麻醉，患者取仰卧位，患侧髋部垫高30°。

3）手术入路及操作程序：可选取带血管蒂的髂骨瓣和大转子骨瓣，在上述取骨瓣的基础上，加入钽金属棒支撑骨瓣。下面以选取髂骨瓣联合钽棒植入为例，过程如下：

A. 切口：选择在髂前上棘和髌骨外缘连线上，沿髂骨至髂前上棘下3cm处转向大转子外侧，然后再转回到连线上形成一个近双S形切口，长8～12cm。

B. 骨瓣切取：切开皮肤、皮下组织，保护股外侧皮神经。分离缝匠肌和股直肌，从股直肌外侧和阔筋膜张肌内侧的肌间隙进入并显露深筋膜。透过筋膜可见到旋股外侧升支主干。分离阔筋膜张肌，于其深面肌质内找到旋股外侧血管升支，结扎旋股外侧血管升支阔筋膜张肌下行支。带部分阔筋膜张肌肌袖分离升支至髂前上棘，保护血管蒂。中途结扎臀中肌支及阔筋膜张肌支。在髂前上棘外侧切取髂骨瓣，并取少量松质骨，备用。注意骨瓣切取髂骨外板，保留内板以不破坏整个骨盆的完整性。用骨蜡密封髂骨缺损处并缝合。

C. 清除坏死骨，骨瓣植入：前侧显露关节囊，十字切开，于头颈交界处用骨刀开窗，根据术前影像学评估以及术中探查情况，用高速电钻和刮匙清除股骨头内坏死区的坏死骨。将备用骨瓣及取自髂骨的松质骨植入坏死骨清除后的股骨头病变区域，适力夯实，尽量恢复塌陷股骨头的外形。

D. 钽棒植入：①定位：由影像学提示病变区域中心点或小粗隆梢上方水平线与股骨外侧皮质的交点（即骨皮质由厚到薄的交界点）来确定导针的位置。②插入导针：以10°～15°前倾角从设计好的进针点钻入股骨头，直达X线侧位片上距离关节面5mm处，在此过程中需有C形臂X线机辅助，导针放置到位后不可外旋或内旋髋关节，以使导针在侧位和正位片上均位于股骨颈中央。③扩钉道：顺导针以空心扩孔钻将钉道直径由8mm扩至9mm，在此过程中，应清除钉道中的骨屑，再次扩钉道至10mm。④测深：拔出导针，以测深器测钉道长度。根据结果，确定采用不同长度的植入物（规格为70～130mm，以5mm递增，表面空隙率为75%～80%）。精确测量，避免假体露出皮质骨后导致软组织摩擦引起疼痛。⑤攻丝并植入钽棒：因植入物末端螺纹是非自攻的，故需要攻丝。旋入钽棒，需保持旋转方向与钉道一致，否则可能导致植入物断裂。将钽棒旋入至骨瓣移植处，促使塌陷处腾起，恢复股骨头外形。缝合上端的关节囊，逐层缝合关闭切口（图11-18）。

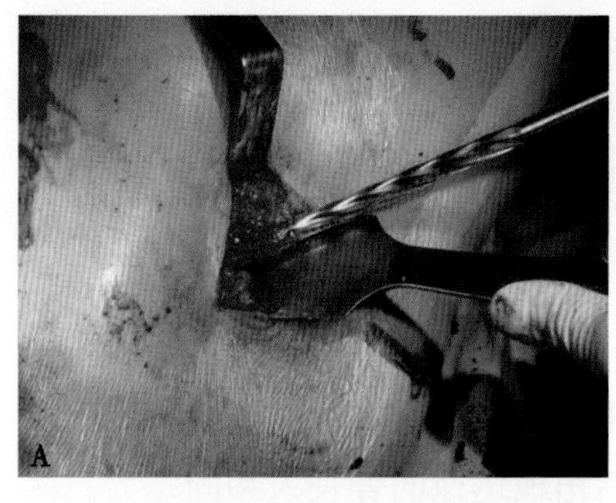

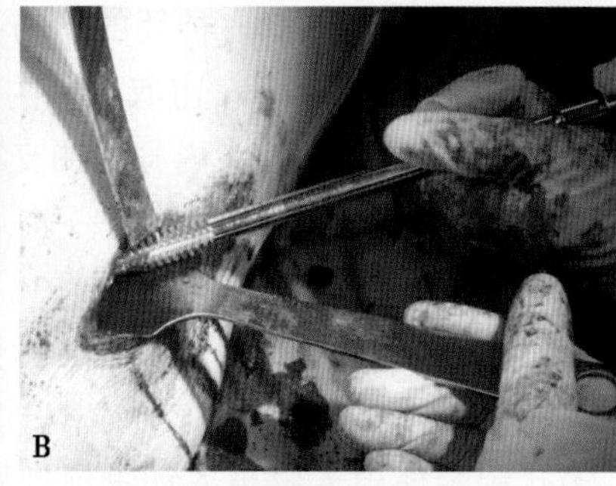

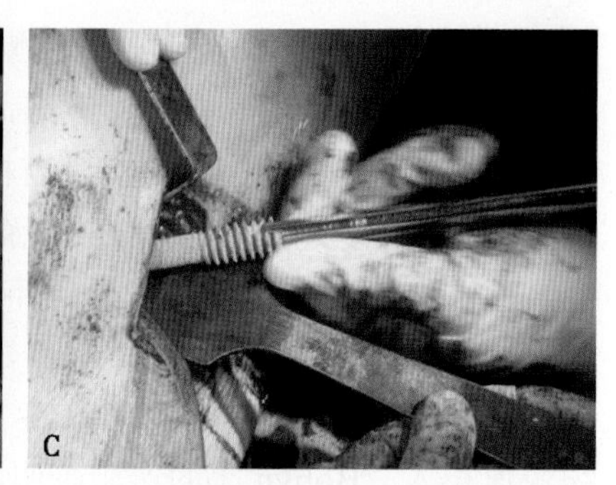

图 11-18 钽棒植入过程

A. 用空心钻扩钉道；B. 进行攻丝；C. 拧入钽棒。

【典型病例】

患者男性，32 岁，右侧股骨头坏死。行右侧股骨头带血管蒂骨瓣移植联合钽棒植入腾起术（图 11-19）。

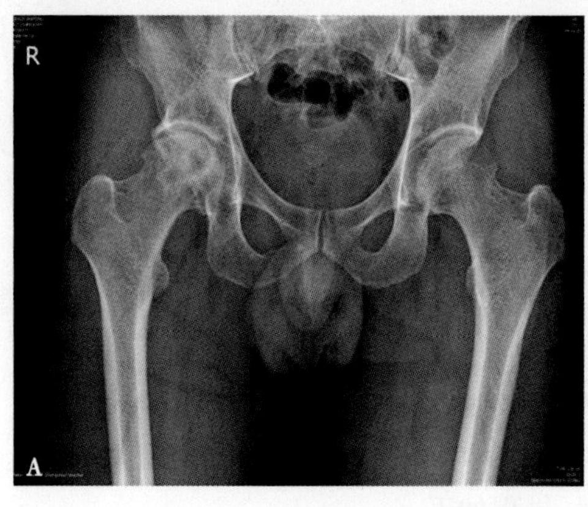

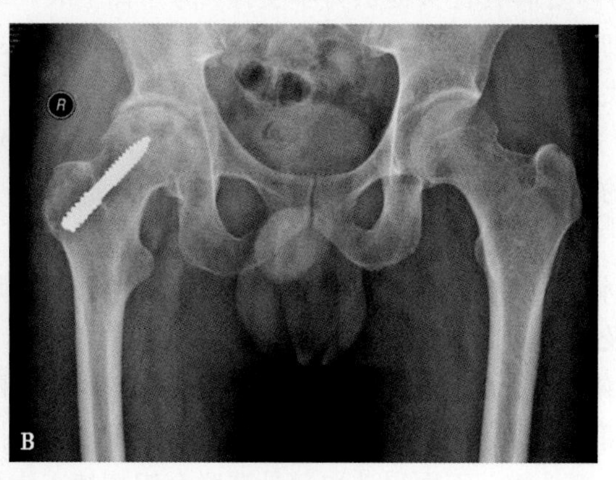

图 11-19 术前和术后 X 线片

A. 术前双髋关节正位 X 线片；B. 术后 18 个月双髋关节正位 X 线片。

4）手术要点：注意钽棒植入的方向，确保能够使塌陷处腾起，起到支撑作用；彻底清除死骨及肉芽组织，排除新骨再生的屏障；降低股骨头骨内压及髋关节囊内压，促进静脉回流；术中保护血管神经，避免股外侧皮神经的损伤。

二、吻合血管腓骨移植术

1. 概述：腓骨具有多源性血液供应，除腓动脉外，尚有胫前动脉和膝下外动脉等均可作为游离腓骨瓣的营养血管。腓动脉距腘肌下缘 2～3cm，亦相当于腓骨头下方平均 6.6cm 处自胫后动脉发出，起点外径平均为 3.7mm。有两条伴行静脉外径平均为 4.5mm，和主干行向外下，起始部距腓骨平均 1cm，越向下越靠近腓骨，跨过胫骨后肌上部后面，再沿腓骨后面与踇长屈肌之间下行，终支为跟外侧动脉。腓骨滋养动脉为腓动脉的分支，多数为 1 支，起点距腓骨头下平均 14.2cm，外径平均 1.2mm。滋养动脉于腓骨中段、距腓骨头下方平均 15cm 处，经滋养孔进入骨内，分为升支和降支。

血管吻合腓骨移植术可以防止和改善股骨头塌陷，促进局部骨血管化。其机制在于：①腓骨作为坚质骨为软骨下骨提供结构性支撑，防止骨小梁骨折及股骨头塌陷，为股骨头再血管化提供较好的环境。②骨内压升高可以导致股骨头坏死，此手术可以有效地达到减压及硬化带清除的目的。③游离腓骨移植是以较大的旋股外动静脉对股骨头颈部进行供血，可弥补关节囊切开造成的血管损伤，又可通过腓骨扇形张开的骨膜对腓骨与股骨相接处进行供血来促进其愈合。④选择在股骨颈部开槽，既达到关节囊切开的治疗作用，又使吻合后的腓骨动静脉等血管不至于受周围组织绞窄、挤压而发生闭塞，充分保证了股骨头血供。

2. 适应证　年龄小于 55 岁，股骨头缺血性坏死 ARCO 分期ⅡC～Ⅲ期的患者。小腿无外伤史及手术史。

3. 手术方法

（1）术前准备：X 线、CT 或者 MRI 影像学检查明确股骨头骨坏死的部位及体积。

（2）麻醉及体位：连续硬膜外麻醉，仰卧位，患侧髋部垫高30°。取髋部Smith-Peterson切口。对于单侧骨坏死的病例，通常取对侧腓骨，取腓骨侧常规安置气压止血带（图11-20A）。

（3）手术入路及操作程序

1）切取带血管蒂的腓骨：取健侧小腿中上1/3外侧切口（图11-20B），沿腓骨长、短肌和比目鱼肌之间显露腓骨，游离腓骨长、短肌起点并保留少许骨膜外组织，从腓骨小头下约5cm处向下切取腓骨6～8cm，分离骨间隙及部分肌组织，显露腓骨动静脉，保留相应长度血管，剪断结扎，体积分数1/1 000肝素盐水冲洗后备用。纵行切开腓骨滋养血管对侧骨膜，向两侧剥离到约腓骨周径的1/3，使腓骨骨膜成扇形展开（图11-20C～F）。

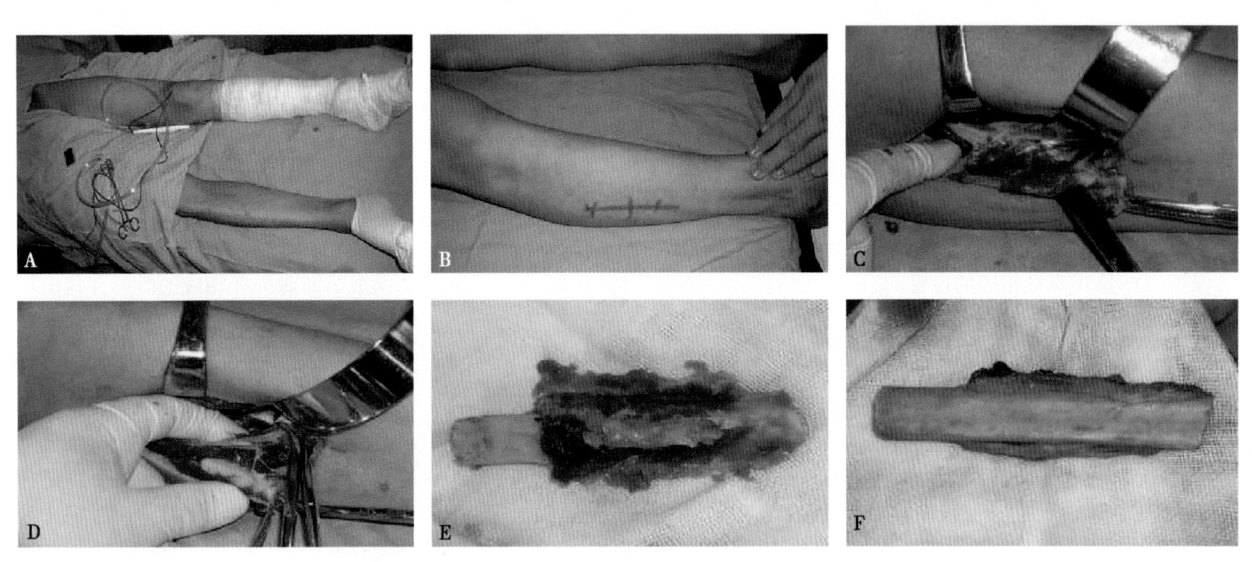

图11-20 吻合血管腓骨移植术

A. 手术体位；B. 腓骨手术切口；C、D. 显露腓骨动静脉，保留相应长度血管，剪断结扎；E、F. 纵行切开腓骨滋养血管对侧骨膜，向两侧剥离到约腓骨周径的1/3，使腓骨骨膜成扇形展开。

2）髋部手术技巧：患髋取Smith-Petersen切口入路（图11-21A），切开阔筋膜，沿缝匠肌和阔筋膜张肌肌间隙进入（需要辨明股外侧皮神经并加以保护）（图11-21B）。在髂前下棘下方约1cm处切断股直肌直头，在髋臼上缘切断反折头。翻起股直肌，辨认出其深层的旋股外侧动、静脉的升支并分离保护（图11-21C）。选择直径相应的血管，离断结扎后作为受体血管待用（图11-21D）。

暴露并纵行切开前侧关节囊，清理骨赘、血管翳组织及炎性增生的滑膜组织，用骨凿和电钻在股骨颈前外侧凿成与腓骨外径相应的骨槽。在C形臂X线机监视下直达软骨下区，用骨钻和骨匙通过骨槽刮除坏死囊变区内的死骨直至软骨下3～5mm（图11-21E）。

凿刮完毕后，将修剪的腓骨插入股骨头内（血管蒂朝前以便吻合），透视调整腓骨位置，使其能起到足够的支撑作用。连接腓骨骨膜剥离面与股骨颈骨槽部，向股骨头内植入自体松质骨（取同侧髂骨），以一枚可吸收螺钉将腓骨段与股骨颈固定。腓骨动静脉与旋股外侧动静脉升支以10-0尼龙线间断缝合（图11-21F）。

观察腓动脉的搏动，如吻合通畅，移植腓骨会有渗血。彻底冲洗伤口，逐层关闭。患髋置24小时负压吸引后拔除。

3）术后处理：牵引3～4周，3～6个月后根据影像学改变确定负重时间。常规应用抗生素，术后第2天皮下注射低分子量肝素钙4 100IU/d，连续5～7天；第2天即开始股四头肌等长收缩运动，3～4周内避免患髋活动，患髋适当给予皮牵引，4～6周后可行不负重功能锻炼，3个月后可部分负重，6个月后完全负重。双侧股骨头坏死均需行手术治疗者，第2次手术可考虑在第一次术后1～2个月后进行。

（4）手术要点：切取动脉时需仔细分离血管，保证切取足够长的血管以便移植吻合；注意腓骨段的植入方向，确保能够使塌陷处腾起，起到支撑作用；彻底清除死骨及肉芽组织，排除新骨再生的屏障；降低股骨头骨内压及髋关节囊内压，促进静脉回流；术中保护血管神经，避免股外侧皮神经的损伤。

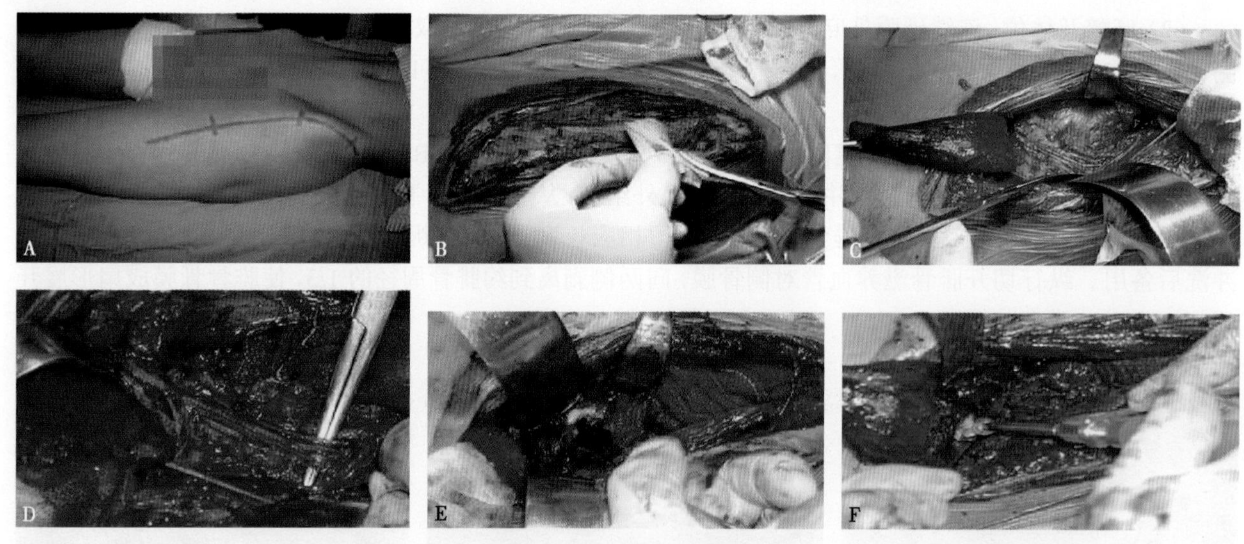

图 11-21　髋部手术技巧

A. SP 入路的皮肤切口；B. 辨明股外侧皮神经并予以保护；C. 翻起股直肌，辨认出其深层的旋股外侧动、静脉的升支并分离保护；D. 选择直径相应的血管，离断结扎后作为受体血管待用；E. 股骨颈前外侧凿成与腓骨外径相应的骨槽并挂出坏死骨质；F. 单枚可吸收螺钉将腓骨段与股骨颈固定。

三、血管束及松质骨植入术

1. 概述　有学者通过实验证明，在骨内单独移植一根动脉，则动脉可以堵塞；而将包括动脉和静脉的血管束移植到坏死的股骨头中，血管束可在局部产生微循环，促进股骨头坏死区的修复。动物实验可见坏死股骨头修复。Lee 采用股方肌连同大粗隆区骨块，并保留旋股内动脉分支，在股骨头坏死区内植入松质骨后填入带血管蒂的股方肌，骨块插入股骨头内，取得了良好的临床疗效。

2. 适应证　年龄小于 55 岁，股骨头缺血性坏死 ARCO 分期ⅡC～Ⅲ期的患者。

3. 手术方法

(1) 术前准备：X 线、CT 或者 MRI 影像学检查明确股骨头骨坏死的部位及体积。

(2) 麻醉及体位：采用连续硬膜外麻醉或者全身麻醉，患者取仰卧位，患侧髋部垫高 30°。

(3) 手术入路及操作程序

1) 切取血管束：切开皮肤、皮下组织，于股外侧皮神经外侧切开深筋膜、显露缝匠肌。阔筋膜张肌，骨膜下剥离髂骨外板的肌肉，将股外侧皮神经、缝匠肌牵向内侧，轻轻提起股直肌肌腹，于股直肌返折头下，距髂前下棘 8～10cm 处小心打开反折头，即暴露旋股外侧血管主干。术者佩戴手术放大镜（放大 2～3 倍），更换小血管外科器械，仔细分离旋股外侧血管的升、横、降支及其属支，直至肌肉内的终末小支，尽可能获得最大长度，每分离出 1 条血管，以 3-0 号丝线结扎末端，最后按血管归属，汇合成两束，生理盐水纱布包裹置股直肌与股中间肌间隙内保护备用。

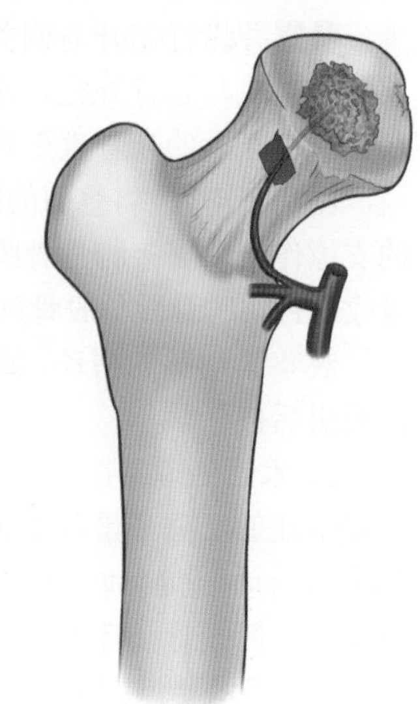

图 11-22　血管束植入及松质骨植入术

2) 头颈部钻隧道、血管束植入：显露并切开关节囊，切除增厚的滑膜，于前下方切除一个三角形关节囊（以便植入血管束），用直径 0.6～0.8cm 的之空心钻自头颈部前方向坏死区钻两个骨隧道，穿过坏死区的硬化带，直达软骨面下（髓心送活检），通过骨隧道刮除死骨及肉芽组织，尽量刮通囊腔间隔。软骨面塌陷者，取同侧髂骨之松质骨经隧道植入将其垫高，直至股骨头恢复或接近球形，软骨面有折裂、游离者，应做缝合固定；软骨面有缺损者，可取胫骨游离骨膜修补；股骨头有骨赘形成者，应凿除之，头增大者修小、锉圆，总称为股骨头成形术。最后用肠线结扎血管束末端，将血管束经骨隧道引入股骨头达软骨面下，肠线穿出软骨面相互打结固定血管束，检查血管束无受压，无扭曲，逐层缝合切口（图 11-22）。

3）术后处理：术后患肢外展中立位皮牵引 2～4 周，早期离床，扶双拐不负重行走，并指导患者功能锻炼，通过髋关节的屈曲得到塑形。术后 3～6 个月是功能恢复的关键时期。具体负重时间要根据临床症状、X 线片、ECT 等检查结果确定。

（4）手术要点：切取血管束时需仔细分离血管，保护好血管避免其扭转折叠；骨隧道需穿过硬化带，清除死骨及肉芽组织，排除新骨再生的屏障；切除部分关节囊，以免压迫植入的血管。

四、转子间旋转截骨术

1．概述　股骨头缺血性坏死的病变，常位于股骨头的外上方的前部，而股骨头的后部常保留有完整的外形、正常的软骨面及带有血液供应的软骨下骨。因此，1973 年日本 Sugioka 设计了转子间旋转截骨术，旨在转移坏死区，使其避免承重，收到了一定的效果。1984 年 Suigika 报告其手术结果时指出：股骨头的完整部分大于股骨头总面积的 1/3 者，手术成功率为 95%；而股骨头完整部分小于 1/3 者，手术失败率达 38%，股骨头缺血性坏死范围大者不宜采用此术式。

股骨头大转子为臀中肌、臀小肌及梨状肌止点，小转子为髂腰肌附着，梨状肌、上孖肌、闭孔内外肌、下孖肌附着于股骨转子窝，股方肌附着于转子间嵴，转子间截骨应避开肌肉附着处，可以避免手术损伤和术后带来的肌力丧失。股骨距位于股骨颈干结合部内侧内后方，为多层致密骨质构成的纵形骨板，为股骨上端内侧负重系统的重要组成部分，转子间旋转截骨应保留股骨距的完整性。

2．适应证　年龄小于 55 岁，股骨头缺血性坏死 ARCO 分期ⅡC～Ⅲ期的患者。

3．手术方法

（1）术前准备：X 线、CT 或者 MRI 影像学检查明确股骨头骨坏死的部位及体积。

（2）麻醉及体位：连续硬膜外麻醉，平卧位，患侧垫高 45°。

（3）手术入路及操作程序

1）显露：采用 Smith-Peterson 切口，切开皮肤、皮下组织及阔筋膜，于阔筋膜张肌与股直肌缝匠肌间隙进，用电刀切断阔筋膜张肌在髂嵴外板的附着至髋臼上缘，将阔筋膜张肌拉向外侧，缝匠肌及股直肌拉向内侧，显露髋关节囊。

2）截骨、游离股骨头颈部：用剥离器剥离开关节囊表面髂腰肌，十字切开关节囊，将股骨头脱出，观察股骨头破坏情况，股骨头复位，用电锯垂直股骨颈纵轴，在转子线远端 1cm 处行转子间截骨，再于小转子基底和大转子顶部和转子间截骨线垂直截骨，将股骨头颈游离。

3）旋转并固定：使股骨头向前旋转 45°～90°之间，将股骨头坏死区域旋转到非负重区（图 11-23），旋转时要注意保护旋股内侧动脉在股骨头后侧的分支，然后用三枚空心钉或动力髋螺钉固定，冲洗切口，缝合关节囊，放置引流管，逐层缝合关闭切口。

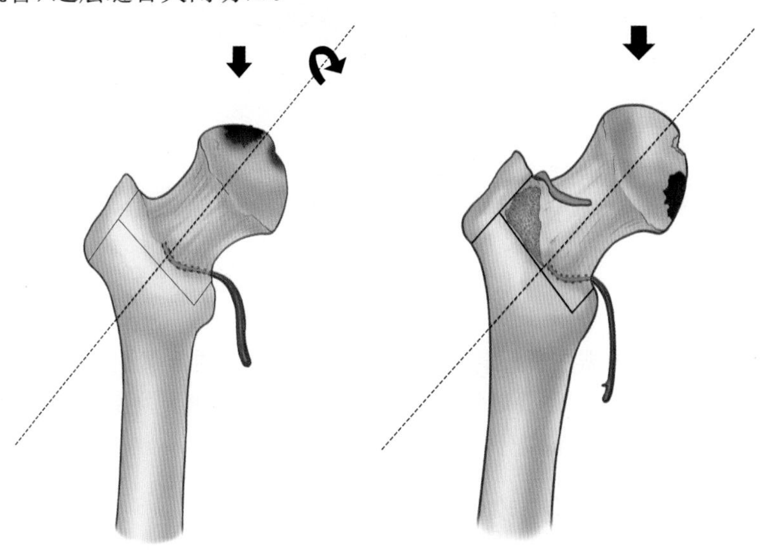

图 11-23　转子间旋转截骨术

（4）手术要点：显露截骨时注意保护旋股内侧动脉，避免损伤旋股内侧动脉影响股骨头血供；股骨头颈旋转时要确保坏死区域旋转到非负重区；给予螺钉内固定提供稳定的固定，以便截骨愈合。

五、髓芯减压术

1. 概述　股骨头坏死早期治疗中仍然以各种手术为主，其术式很多，其中髓心减压术以其操作简单、创伤小、缓解疼痛症状明显等优点在临床上广泛应用。可促进血管再生向死骨区蔓延生长，达到促进新骨形成的目的。髓芯减压术的目的是：①降低骨髓内压力；②钻开坏死边缘的硬化骨，消除供应股骨头血运的屏障；③重新植骨修复浅在的可恢复的病变。

2. 适应证　股骨头缺血性坏死 ARCO 分期Ⅰ～ⅡB 的患者。

3. 手术方法

（1）术前准备：X 线、CT 或者 MRI 影像学检查明确股骨头骨坏死部位及体积。

（2）麻醉及体位：连续硬膜外麻醉，仰卧位，患侧垫高 30°～40°。

（3）手术入路及操作程序

1）显露：在大腿外侧以大转子为中心，作 3～4cm 纵向切口，切开皮肤及皮下组织，分开股外侧肌，直到大转子，剥离大转子下方的股骨外侧骨膜约 2.0cm。

2）钻孔减压：分为单枚粗针减压与多枚细针减压。单枚粗针减压：在大转子下 1.0cm 处用克氏针在皮质上钻孔，穿透皮质后，调整角度沿股骨颈轴向方向转入股骨头内，直达股骨头坏死区中心部位，用 C 形臂 X 线机分别进行正位及蛙位透视，确保克氏针位于股骨颈的中央，同时穿入坏死区的中心。用直径 8mm 的空钻沿克氏针方向钻入，待空心钻进入预计深度或感到钻入费力时，再拍摄 X 线片，了解空心钻的位置，股空心钻进达软骨面下 4～5mm 为宜，退出克氏针与空心钻，取活检标本送病理检查。多枚细针减压：就具体方法同单枚粗针减压。

3）再取 3～5 枚相同粗细的克氏针平行已穿入的克氏针转入股骨头内，彼此之间间距 2～3mm。再次 C 形臂 X 线机透视正位及蛙位，确保所有克氏针穿入坏死区域内，退出所有克氏针。冲洗后逐层缝合（图 11-24）。

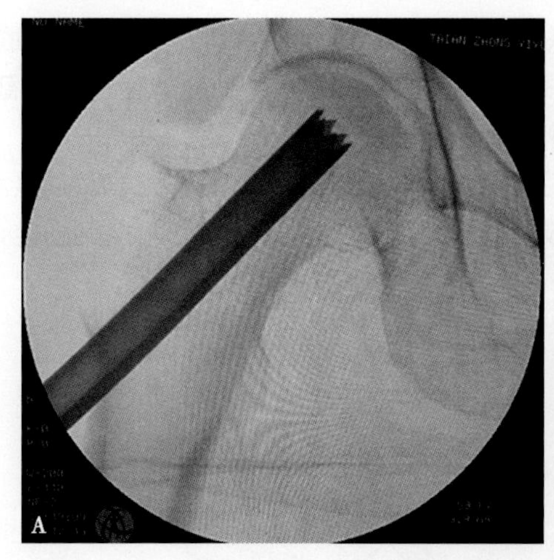

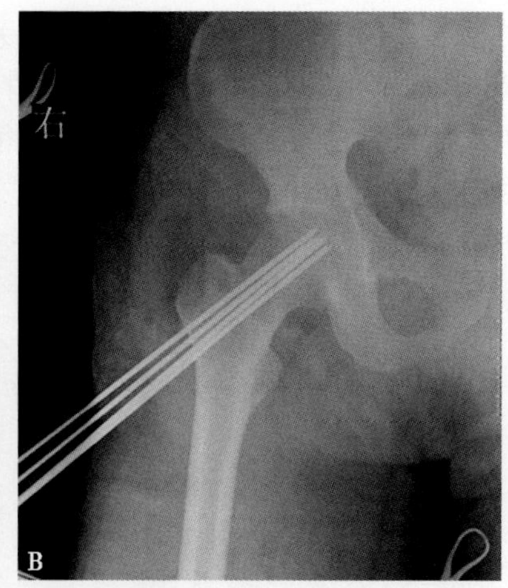

图 11-24　钻孔减压

A. 单枚粗针减压；B. 多枚细针减压。

（4）手术要点：钻入克氏针时需注意股骨颈轴向方向及股骨前倾角，确保穿入坏死区域；粗针加压时可用弯刮勺刮除隧道周围的坏死骨，必要时可将粗隆部的松质骨回植到坏死区；C 形臂 X 线机透视时需从正位和蛙位两个位置观察，确保减压充分。

六、髓芯减压骨髓间质干细胞体外培养回植术

1. 概述　髓芯减压虽然可以有效地延缓早期骨坏死的自然过程，但并没有彻底解决股骨头的修复问

题，骨内压升高的恶性循环若继续出现则会不断降低股骨头生物强度，最终导致股骨头塌陷。自体骨髓间充质干细胞来源充足，取材方便，增殖分化能力旺盛，并能分泌多种成骨活性因子，为爬行替代、骨折愈合创造了有利条件，已在体外研究及体内骨与软组织损伤修复方面已显示出良好的前景，能够有效地恢复股骨头的解剖和组织结构，防止股骨头塌陷。

2. 适应证 股骨头缺血性坏死 ARCO 分期Ⅰ～ⅡB 的患者。

3. 手术方法

（1）术前准备：X 线、CT 或者 MRI 影像学检查明确股骨头骨坏死部位及体积。

（2）麻醉及体位：连续硬膜外麻醉，仰卧位，患侧垫高 30°～40°。

（3）手术入路及操作程序

1）显露：在大腿外侧以大转子为中心，作 3～4cm 纵向切口。切开皮肤及皮下组织，分开股外侧肌，直到大转子，剥离大转子下方的股骨外侧骨膜约 2.0cm。

2）髓芯减压：方法同单枚粗针减压。

3）骨髓间充质干细胞的分离：髓芯减压的同时于同侧髂前上棘处行骨髓穿刺，用内含 2ml 肝素钠（200U/ml）的 30ml 注射器抽取骨髓 20ml，于 GMP 层流百级实验室进行细胞分离培养操作，稀释骨髓后加于细胞分离液面上，2 000r/min 梯度离心 20 分钟，仔细吸取血清与分离液之间交界面的云雾状单个核细胞层，生理盐水重悬，1 500r/min 离心 10 分钟，重复漂洗，计数有核骨髓细胞数量达到 1×10^6 个 /ml，并吸取少量细胞悬液，革兰氏染色镜检确认无污染，即可进行培养，培养液为自体血清与生理盐水配成 10% 的浓度，培养至第二代后于百级手术室内回植。

4）干细胞移植：将硬膜外导管针（管内套入细钢丝）从套管进入股骨头中心，立即行 X 线正、侧位摄片，确保导管位于股骨头内，拔出钢丝针芯，从导管向股骨头内注入自体骨髓间充质干细胞悬液 1.5～2ml（图 11-25）。

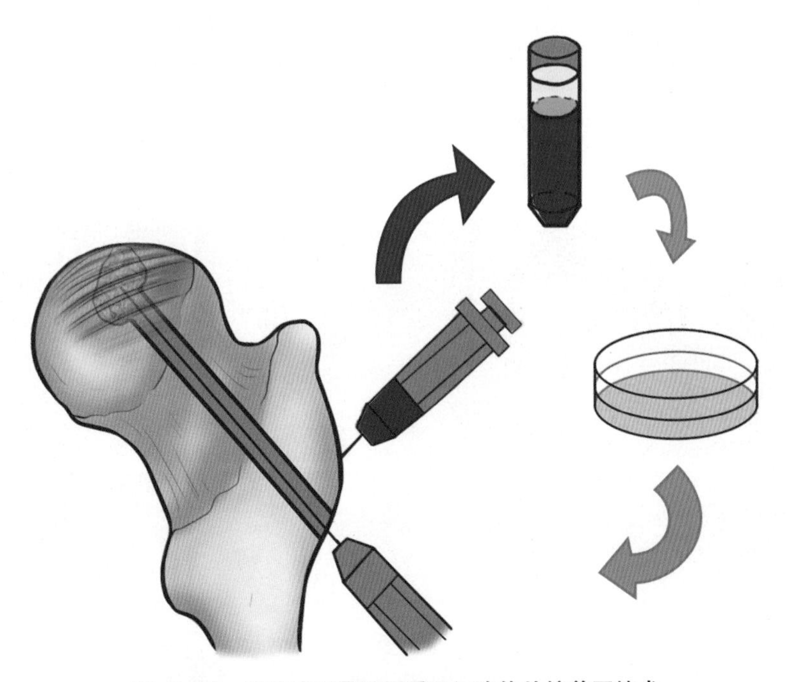

图 11-25 髓芯减压骨髓间质干细胞体外培养回植术

【典型病例】

病例 1：患者男性，48 岁，左侧激素性股骨头缺血性坏死，经髓芯减压联合干细胞治疗术后 36 个月随访，其影像学改变，显示坏死区逐渐缩小及局限（图 11-26）。

病例 2：患者女性，22 岁，双侧激素性股骨头缺血性坏死，经髓芯减压联合干细胞治疗术后 36 个月随访，其影像学改变，显示坏死区逐渐缩小及局限（图 11-27）。

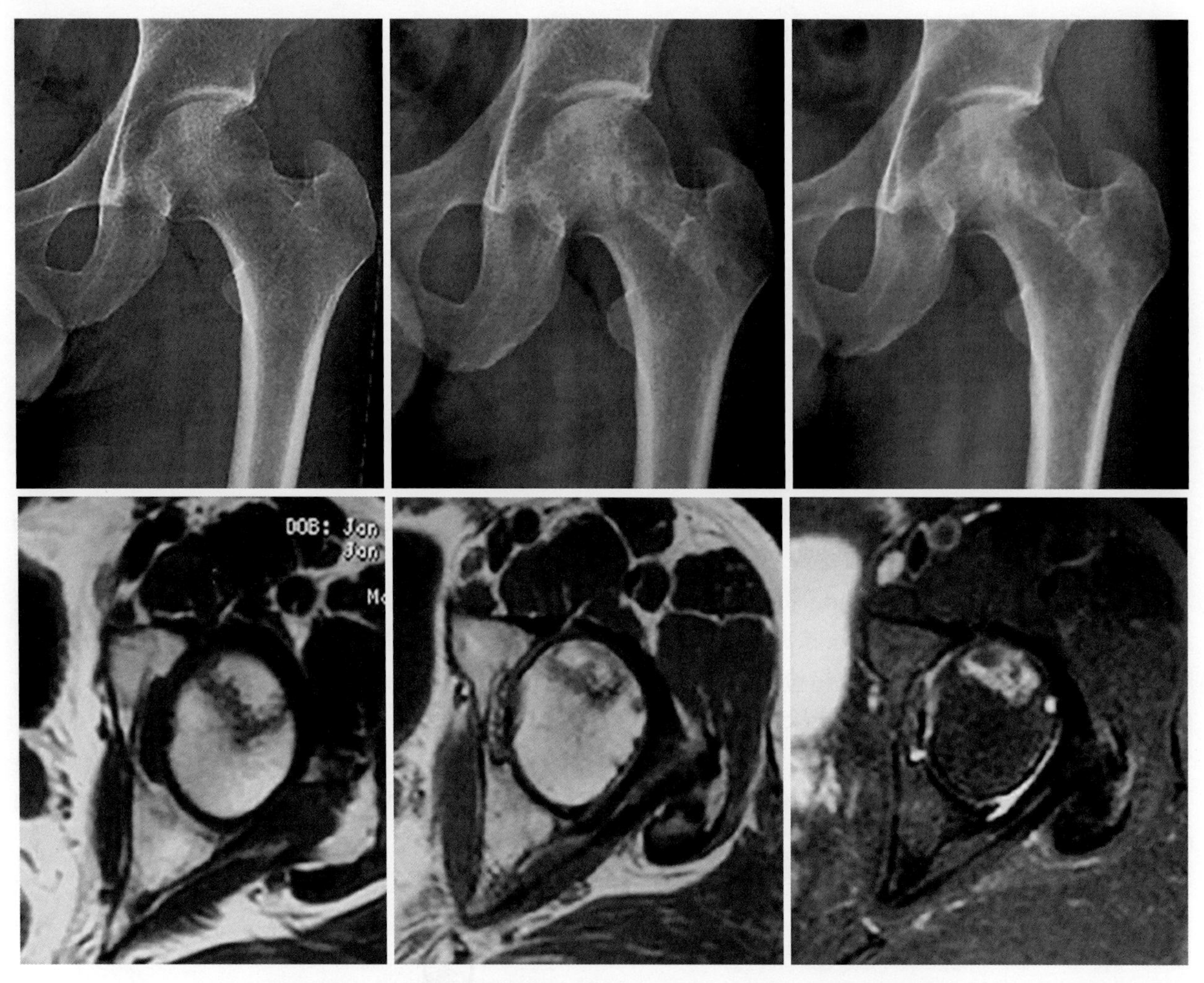

图 11-26 术前(左)、术后 12 个月(中)、术后 36 个月 X 线及 MRI(右)

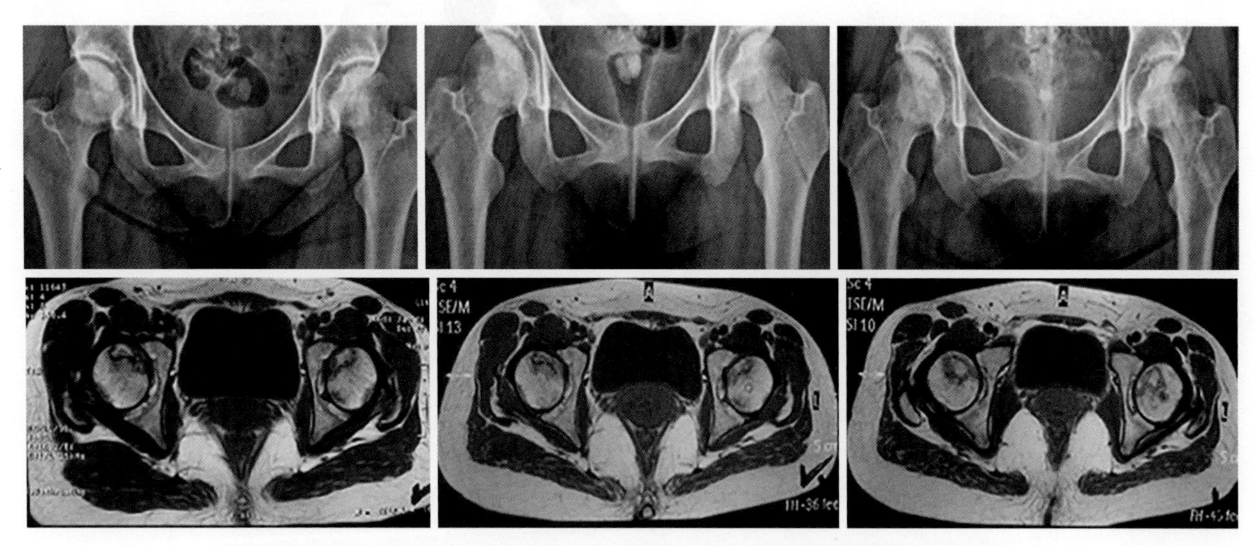

图 11-27 术前(左)、术后 12 个月(中)、术后 36 个月 X 线及 MRI 片(右)

(4) 手术要点：钻入克氏针时需注意股骨颈轴向方向及股骨前倾角，确保穿入坏死区域；粗针加压时可用弯刮匀刮除隧道周围的坏死骨，必要时可将粗隆部的松质骨回植到坏死区；C 形臂 X 线机透视时需从正位和蛙位两个位置观察，确保减压充分；干细胞分离及培养时注意无菌原则，避免细胞被污染。

七、缝匠肌蒂髂骨瓣移植术

1. 概述　缝匠肌位于大腿前面及内侧面的皮下，在腹股沟韧带及阔筋膜张肌之间起自髂前上棘及下方的骨面，向内下方走行，绕过股骨头内收肌结节的后方至小腿，与半腱肌、股薄肌共同形成“鹅足”，止于胫骨平台下方，肌全长约52.3cm，肌腹长约46.4cm，在髂前上棘下方10cm处肌腹宽2.3cm，厚约1cm。缝匠肌的血供呈节段性分布。肌的上部主要有股深动脉，旋股外侧动脉和股动脉近侧段的分支供应，肌的下部主要有膝降动脉的分支供应，缝匠肌蒂骨瓣主要涉及肌上部血供，上部血供主要来自股深动脉的缝匠肌支、旋股外侧动脉降支的缝匠肌支及股动脉近侧段直接发出的缝匠肌支，这些动脉均在髂前上棘下方10～18cm处由肌内侧缘入肌（图11-28A）。

2. 适应证　年龄小于55岁，股骨头缺血性坏死ARCO分期ⅡC～Ⅲ期的患者。

3. 手术方法

（1）术前准备：X线、CT或者MRI影像学检查明确股骨头骨坏死部位及体积。

（2）麻醉及体位：连续硬膜外麻醉，仰卧位，患侧髋部垫高30°。

（3）手术入路及操作程序

1）显露：取Smith-Peterson切口，长约12.0cm，切口起自髂嵴前部，沿髂嵴向前达髂前上棘，然后沿大腿前外侧向远侧延伸。切开皮肤及皮下组织，切开缝匠肌两侧的阔筋膜，找出股外侧皮神经，游离并向内侧牵开。

2）切取骨瓣：于髂前上棘处凿取骨瓣3.0cm×2.0cm×1.5cm，向远端游离缝匠肌蒂，约6.0cm，盐水纱布包裹骨瓣备用。

3）清除坏死骨、植入骨瓣：于髂嵴外缘切开臀中肌与阔筋膜张肌的附着部，用骨膜剥离器行骨膜下剥离。在剥离过程中以干纱布或温热生理盐水纱布填塞于髂骨外面及翻转的骨膜、肌肉之间，将股直肌向内侧牵开，阔筋膜张肌向外侧牵开，显露髋关节囊，注意关节囊下方5cm处的旋股外侧动脉升支，应将其切断、结扎，用骨膜剥离器剥离髋关节囊表面的髂腰肌和脂肪组织，T形或十字切开髋关节囊，切除增生的骨膜，修整股骨头边缘增生的骨赘；于股骨头颈部开窗，清除死骨及肉芽组织，取髂骨松质骨填入，适力夯实，将带缝匠肌蒂的髂骨瓣嵌入松质骨内，如果骨瓣稳定无须固定，如果不稳定给予镁钉固定（图11-28B）。

4）术后处理：术后患肢外展中立位皮牵引1个月，之后CPM肌功能锻炼，髋关节功能恢复满意后扶拐杖下床，3个月内患肢不负重，每月复查X线。

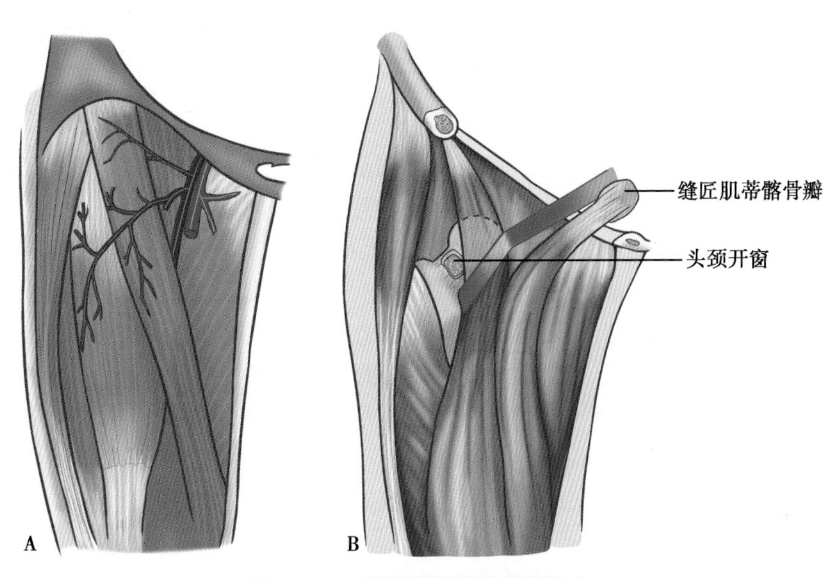

图11-28　缝匠肌蒂髂骨瓣移植术

A. 缝匠肌血管分布；B. 手术操作。

（4）手术要点：术中保护股外侧皮神经，避免股外侧皮神经的损伤；术中注意保护肌蒂，避免扭转卡压；彻底清除死骨及肉芽组织，排除新骨再生的屏障；留取足量的松质骨和足够大小的髂骨骨瓣，确保能够填满股骨头的坏死区；骨瓣植入时需考虑对股骨头内骨质的支撑力及骨瓣的稳定性，防止股骨头塌陷；降低股骨头骨内压及髋关节囊内压，促进静脉回流。

八、阔筋膜张肌蒂髂骨瓣转移术

1．概述　阔筋膜张肌位于髋部和大腿外侧，居于缝匠肌和臀中肌之间，以腱膜组织起于髂前上棘和髂嵴外侧唇的前部，全肌包在两层阔筋膜之间，上厚下薄，逐渐移行于髂胫束，髂胫束向下止于胫骨外侧髁，该肌全长 16.1cm。阔筋膜张肌的主要营养血管是旋股外侧动脉升支，升支主干经股直肌深面向外上走行，至阔筋膜张肌肌门，分出髂嵴支、臀中肌支和阔筋膜张肌支。髂嵴支沿内面向上走行，在髂前上棘分出 2～3 支，升支长度（8.5±3.0）cm（图 11-28）。

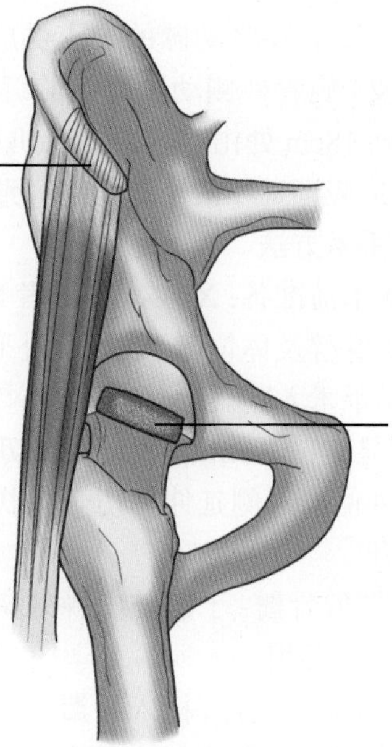

2．适应证　年龄小于 55 岁，股骨头缺血性坏死 ARCO 分期ⅡC～Ⅲ期的患者。

3．手术方法

（1）术前准备：X 线、CT 或者 MRI 影像学检查明确股骨头骨坏死部位及体积。

（2）麻醉及体位：连续硬膜外麻醉、平卧位，患髋垫高 30°。

图 11-29　阔筋膜张肌蒂髂骨瓣转移术

（3）手术入路及操作程序（图 11-29）

1）显露：取髋前外侧 Smith-Peterson 切口。切开皮肤及皮下组织、阔筋膜张肌前缘，保护股外侧皮神经。

2）切取骨瓣：分离阔筋膜张肌、股直肌间隙，显露股直肌深面的旋股外侧动脉，分离至其入阔筋膜张肌肌门处，注意勿损伤。于髂前上棘处切到髂骨外板骨瓣 3.0cm×2.0cm×1.5cm，将骨瓣向远端翻开，游离其肌蒂，长约 6.0cm，结扎肌肉断面的血管，盐水纱布包裹备用。

3）清除坏死骨、植入骨瓣：同缝匠肌蒂髂骨瓣移植术。

4）术后处理：同缝匠肌蒂髂骨瓣移植术。

（4）手术要点：同缝匠肌蒂髂骨瓣移植术。

九、股方肌蒂大转子骨瓣转移术

1．概述　股方肌起于坐骨结节外侧面，肌束斜行向后方，下缘小部肌束绕坐骨下缘至坐骨外缘，此部称上行部；之后转向水平向外上延于转子间嵴及其外侧的骨面，此部称水平部。股方肌止点的下缘在小转子上缘水平。股方肌终止部全部为肌性者占 99%，上部大部分为肌性，下 1/3 为腱性者仅占 1%。股方肌的血液供应主要来源于臀下动脉、旋股内侧动脉深支、股深动脉第 1 动脉升支的分支，并与股方肌止点的血管存在吻合支，股方肌主要靠多条血管分出的肌动脉分布供应，在肌表面和肌质内形成良好的吻合，分布到大转子区的血管，同时也分布到肌肉，而股方肌又以肌性终止于大转子。大转子筋膜血管亦来自以上血管，且与大转子骨膜血管存在广泛的吻合，切取股方肌大转子骨瓣包括了大转子供血范围，可以形成带肌蒂和血管蒂的骨瓣，血供丰富（图 11-30A）。

2．适应证　年龄小于 55 岁，股骨头缺血性坏死 ARCO 分期ⅡC～Ⅲ期的患者。

3．手术方法

（1）术前准备：X 线、CT 或者 MRI 影像学检查明确股骨头骨坏死部位及体积。

（2）麻醉及体位：连续硬膜外麻醉，侧卧位。

(3) 手术入路及操作程序

1) 显露：髋关节后外侧切口，起自髂后上棘外侧 5～6cm，斜向大转子顶部前缘，沿股骨干走向远侧，止于粗隆下 8～10cm 处。切开皮肤及皮下组织，于臀大肌外上缘处将其沿肌纤维走行分开，切开阔筋膜张肌后缘，显露臀大肌止点，切断部分臀大肌止点，将臀大肌牵向内侧，显露髋关节外旋肌群，注意保护坐骨神经，内旋髋关节，切断梨状肌、闭孔骨外肌与上下孖肌的转子间上点，向内侧分离显露关上后部。

2) 切取骨瓣：分离股方股上方的疏松结缔组织，于股方股附着点，用骨刀切取长方形骨瓣 3.0cm×2.5cm×1.5cm，向近侧翻转，盐水纱布包裹备用。

3) 清除坏死骨、植入骨瓣：T 形或十字切开髋关节囊，切除增生的滑膜，将髋关节后脱位，切除股骨头边缘增生的骨赘。于头颈交界处开窗，清除股骨头内的死骨及肉芽组织，植入髂骨松质骨，适力夯实，将带股方肌蒂大转子骨瓣嵌入开窗处的松质骨内，缝合关节囊及切断的外缘肌(图 11-30B)。

4) 术后处理：下肢外展中立位皮牵引 1 个月，每月复查 X 线。术后 3 个月逐渐负重行走。

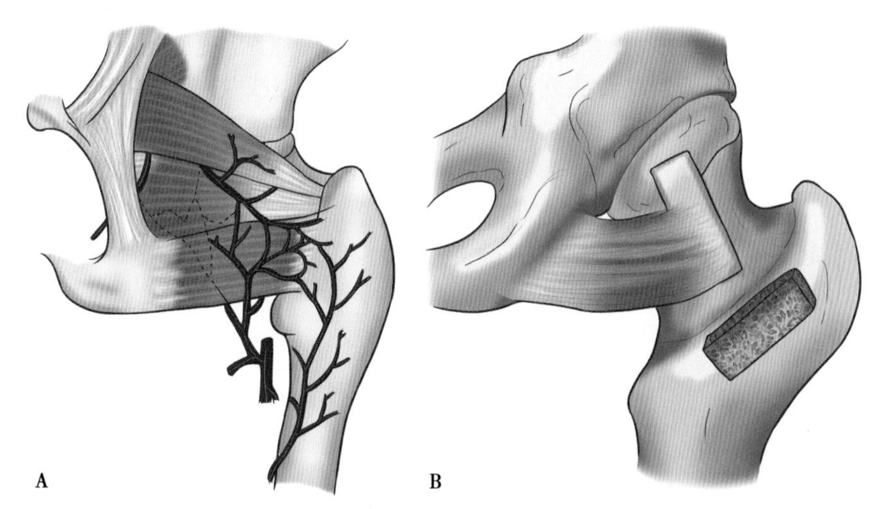

图 11-30 股方肌蒂大转子骨瓣转移术

A. 血管分布；B. 手术操作。

(4) 手术要点：彻底清除死骨及肉芽组织，排除新骨再生的屏障；留取足量的松质骨和足够大小的大转子骨瓣，确保能够填满股骨头的坏死区；骨瓣植入时需考虑对股骨头内骨质的支撑力及骨瓣的稳定性，防止股骨头塌陷；降低股骨头骨内压及髋关节囊内压，促进静脉回流；术中保护血管神经，避免坐骨神经的损伤。

(王春生)

第七节 其他骨坏死的手术方法

一、肱骨头坏死

肱骨头在解剖学结构上与股骨头有相似之处，而其坏死率却远低于股骨头，故临床上对其研究报道较少。引起肱骨头坏死的原因较多，其中外伤性肱骨头坏死最常见，其次为激素性、医源性。

肱骨头大部分包在关节囊内，肱骨头血流供应动脉是旋肱前动脉发出的前外侧动脉进入肱骨头，比较恒定，还有旋肱后动脉的内侧动脉，肱骨头在关节腔内无软组织附着，因此较大的外伤可引起外科颈骨折及关节脱位，尤其是Ⅳ型肱骨上端骨折合并脱位时，极易导致肱骨头动静脉直接损伤断裂或压力性阻塞，严重损伤肱骨头骨质血供。引起肱骨头坏死的血管闭塞及血栓形成，主要累及支配肱骨头的旋肱前动脉供应的区域，而肱骨头外下 1/4 通常不受累。造成上述改变的原因之一是旋肱前动脉走行较长，当肩关节外展及旋转时位于肩胛下肌下方的动脉段易受损伤，而位于后下方的旋肱后动脉则可能相对松弛。

在肱骨解剖颈骨折及肱骨外科颈骨折时，如暴力过大，软组织损伤严重，或曾经多次手法整复，可引起肱骨头坏死。气压病性骨坏死往往发生于邻近关节软骨或干骺端之骨松质，以股骨干下端及胫骨上端为好发部位，肱骨头坏死也较常见，在激素性骨坏死中，肱骨头的发病率仅次于股骨头而居第二位。放射性骨坏死与单纯骨缺血性坏死有相似之处，亦可通过损伤血管壁导致骨坏死。此外，肱骨头坏死亦散见于某些疾病或作为并发症出现，如酗酒、胰腺炎、痛风、戈谢病、镰刀形红细胞贫血病、红斑狼疮等。

肱骨骨坏死的病理和病理生理学类似于股骨头坏死，软骨下骨坏死可引起骨的生物损害，难以修复。生理状态下，软骨下骨可为关节软骨提供力学支撑，并协同关节软骨传递关节内负荷，缓冲约 30% 的关节内下传应力，维持关节匹配，防止关节内应力集中。此外，通过软骨下骨板和钙化软骨层的，终末血管可为关节软骨提供营养支持。如果反复的微小创伤导致小梁骨折及缺血修复与塑形，将不可避免地出现塌陷。当软骨下骨塌陷时，关节表面也会随之发生塌陷。这样会引起关节面不规则，软骨骨折和分层。这种病变会引起患者常见的肩关节活动时疼痛的症状。

肱骨头坏死患者的首发症状是疼痛，多无急性发作。患者多不能回忆起明确起病情况，病程为渐进性，主要与活动有关，休息可使症状缓解。晚期轻微活动引起疼痛，常夜间痛醒。患者常诉说肩部有交锁、弹响或疼痛、活动受限，可能由肱骨头软骨下骨折、骨软骨碎裂或关节内游离体所致。这种与活动有关的症状可持续较长时间，然后引起患者功能障碍，并出现静息痛。体格检查可有三角肌、肩袖肌肉萎缩。前屈和外展的主动活动首先受影响，因为这种活动可使肱骨头病变部位（最常见是在头的上方）受力。至病变晚期，关节炎性病变和疼痛的关节囊挛缩出现之后，关节被动活动亦受限。被动活动时可扪及关节内弹响，并引起患者症状。然而弹响并不一定引起症状。

肱骨头坏死 X 线表现：

Ⅰ期：软骨下区可见不规则密度点状密集区。

Ⅱ期：肱骨头近关节部位可见边缘样高密度区，偶见较大致密区但无软骨与骨的分离。

Ⅲ期：新月征；高密度区（同Ⅱ期）；明显裂隙。

Ⅳ期：高密度区，碎裂但无肱骨头轮廓改变。

Ⅴ期：轻度塌陷伴有垂直高度，宽度变小，关节面不规则。

Ⅵ期：严重塌陷伴有增生性关节炎改变。

肱骨头坏死的早期可采用非手术治疗，如肩关节理疗、避免上举过头及剧烈的运动、口服非甾体类抗炎药物等。同时可进行适当的被动活动，以防肩关节僵直。早期患者也可施行髓芯减压术，减轻骨内压，促进骨内静脉回流，对于关节内出现游离体有关节交锁症状者可采用肩关节镜下清理术，术后患者疼痛症状会得到很大程度地缓解，并可推迟肩关节人工假体置换的时间。施行全肩关节或半关节置换术时应慎重，尤其对于年轻人，因为术后患肩功能丧失很大。只有患者有明显的静息痛或继发性关节炎时，方可考虑关节置换。Ficat Ⅳ期患者由于关节面已塌陷，是施行肩关节置换的指征。

（一）旋肱后血管为蒂的肱骨骨膜瓣转位术

（1）概述：旋肱后动脉是腋动脉第 2 大分支，有 48.1% 与肩胛下动脉或旋肱前动脉共干起于腋动脉，有 32.5% 直接起于腋动脉，起点外径为（2.4±0.4）mm，距大结节顶点垂直距离为（6.5±1.0）cm，它紧贴外科颈与腋神经共同穿四边孔至三角肌深面，在四边孔处发三角肌肌支和大结节骨膜支，肌支管径为（1.9±0.3）mm，其末端与旋肱前动脉直接吻合。旋肱后动脉主干长为（8.2±1.6）cm。旋肱后动脉主干在出四边孔处大结节顶点下（5.6±0.9）cm 自发大结节骨膜支，沿大结节后外侧面向其顶点走行，沿途分出 4～5 条侧支呈扇形分布于大结节后外侧面骨膜，其起点管径为（1.2±0.2）mm，供骨面积为 3.0cm×5.0cm（图 11-31）。

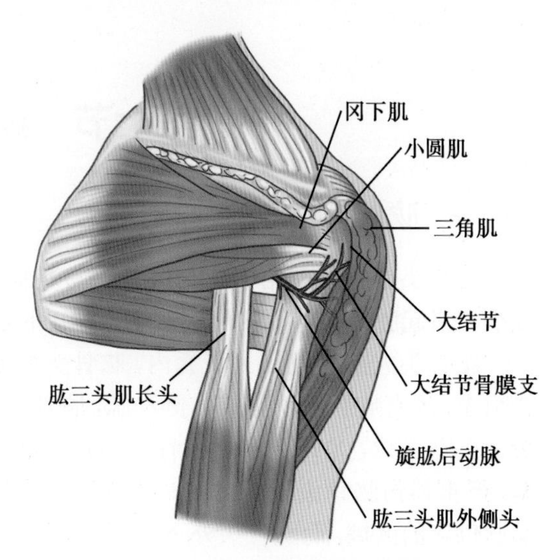

图 11-31　旋肱后血管走行

（2）适应证：肱骨头坏死。

（3）手术方法

1）术前准备：术前应进行详细体征、X线、CT或MRI等检查，大致明确病变的部位，以便术中重点观察。

2）麻醉及体位：患者俯卧位，头倾向对侧，患侧肩部垫沙枕，患肩外展，略前屈。

3）手术入路及操作程序：①切口：采用肩后侧入路，即自肩锁关节开始，向后越过肩峰至肩胛冈，再弯行向外下，约在腋窝后襞上4.0cm。②显露骨膜支和骨膜瓣切取：切开皮肤、皮下组织及深筋膜，找出三角肌后缘。向前游离，在其起点下方1.0cm处切断，并在骨膜下剥离直至肩锁关节，即可显露冈上肌、冈下肌和小圆肌，在小圆肌下方即四边孔出口处即可见旋肱后血管和腋神经主干及其分支，仔细分离腋神经，妥善保护旋肱后动脉的大结节骨膜支和三角肌肌支。在大结节后外侧面，以大结节骨膜支走行为纵轴，切取宽3.0cm、长5.0cm的骨膜瓣，将骨膜的生发层朝外，用可吸收缝线制成烟卷样备用，术中仔细结扎三角肌肌支和旋肱后血管延续支。③病灶处理与骨膜瓣移位：在冈下肌和小圆肌距其止点切断，纵行切开关节囊，显露肱骨头后部，从大结节顶点后上方沿解剖颈中间部分直达肱骨头中央区凿一个骨洞，洞深1.5～2.0cm，清理肱骨头坏死的肉芽组织及死骨，若肱骨头塌陷，则用特制的冲击器冲击肱骨头，尽量使其恢复正常。于大结节处凿取少量松质骨充填，然后将带蒂骨膜瓣移位植入骨洞，外周与周边软组织缝针固定，以防滑脱，再缝合关节囊及切断的冈下肌和小圆肌。

4）手术要点：在分离血管蒂及切取骨膜瓣的全过程中，要妥善保护腋神经、旋肱后动脉的大结节骨膜支和三角肌肌支；在切离骨膜瓣时，亦应在骨膜表面留下一个薄层肌袖，以保护骨膜支不被误伤。

（二）肩关节镜下清理术

（1）概述：关节镜手术是将具有照明装置的透镜金属管通过很小的切口插入关节腔内，并在监视器上将关节腔的内部结构放大，观察关节腔内的病变情况及部位，同时在电视监视下进行全面检查和清理病损部位。关节镜手术是一种微创手术，同时具有诊断和治疗两种功能。

（2）适应证：以下情况的患者可直接进行关节镜手术治疗：①肩部疼痛持续存在，经正规保守治疗6个月以上无效而影响正常工作、生活者；②疼痛急性发作，保守治疗不能缓解者；③不愿接受较长时间保守治疗者。

（3）手术方法

1）术前准备：①术前应进行详细体征及X线等检查，大致明确病变的部位，以便术中重点观察。②用记号笔标明肩缝及肩关节周围的骨性结构，包括喙突、肩峰、锁骨、肩锁关节等肩关节骨性标志和手术入口后方软点为关节镜入口，前方入口在喙突前外侧。

2）麻醉及体位：全麻或臂丛麻醉，侧卧于台上，身体向后倾斜20°，腋下放软垫，以保护腋部，患肢外展70°、前屈15°皮牵引，重量4.5～7.8kg（图11-32）。

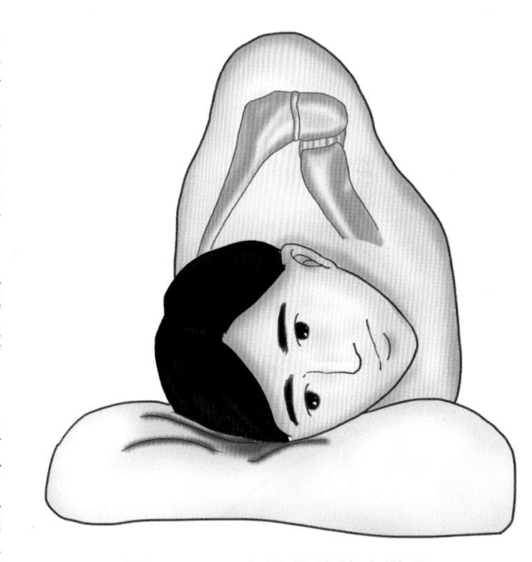

图11-32 肩关节镜检查体位

3）手术入路及操作程序：可选用后方入口、前方入口及上方入口三种入口。后方入口用于插入关节镜。前方入口或上方入口作为进水、放入探针、器械等。①后方入口：以肩峰外侧顶点为标志点，向下、向内各1～3cm作为入点。此点相当于冈下肌与小圆肌之间（图11-33A）。首先用18号针头插入后入口点，对准喙突穿刺入盂肱关节，注入1∶1 000肾上腺素盐水50ml扩张关节囊，回抽液体以证实针头在关节腔内。抽出针头时于皮下软组织注入盐水肾上腺素以减少出血。拔出针头，于插针处作5cm的皮肤切口，用4.5mm直径的关节镜套管及锐管芯向着喙突方向插入关节图（图11-33B），也可以进关节后改用钝头管芯，拔出管芯后放入30° 4mm直径的关节镜，于套管侧方连接入水管，接上光源及摄像头。②前方入口：于喙突及肩峰前外缘之间，在后方关节镜监视下，使从前方刺入关节内之针恰好位于肱二头肌头、肱骨头和关节盂形成的三角形中间（图11-34）；也可将关节镜插入三角区，从皮外见到亮点，在光点处插针；还可将关节镜对准三角区后拔出，放入斯氏针，向前穿出皮肤，并将皮肤切口扩大，另一塑料管套入斯氏针导入关节之后，从前方拔除斯氏针，前方入口放入器械，或进入管。③上方入口：位于锁骨上窗，即锁骨后缘、肩峰内缘的外侧（图 11-35）。用 18 号针通过冈上肌腹直接向着关节。针进入关节后，拔掉针头，于该点作 0.5cm 切口，放入 4.5mm 关节镜套管及管芯，作为进水管，或放入塑料套管插入器械。

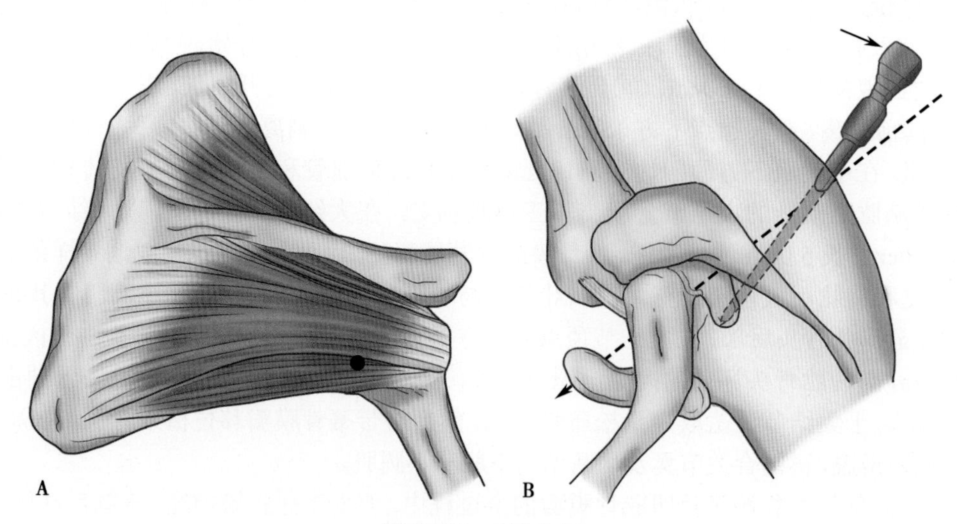

图 11-33 后方入口

A. 后方入口在网下肌小圆肌之间；B. 入口方向。

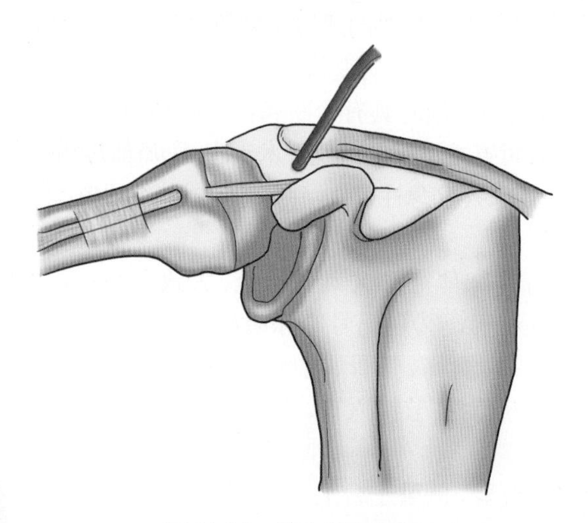

图 11-34 前方入口方向

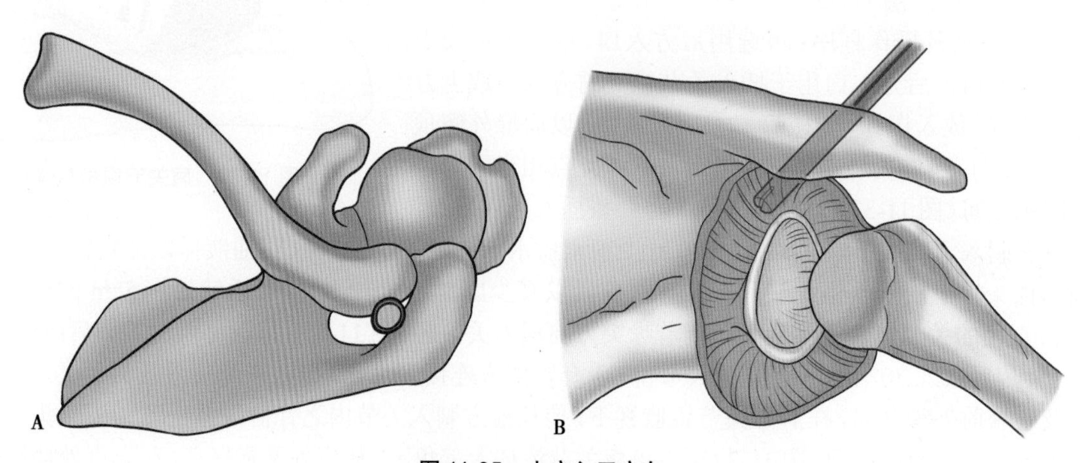

图 11-35 上方入口方向

A. 上方入口的解剖标志；B. 从关节内看上方入口的位置。

关节镜下清理：镜下发现因骨软骨骨折引起的关节面塌陷和分层时，骨软骨碎块用探针钝性剥离并托起，再用刨刀予以清除，修平软骨面，保护肱骨头的形状，关节腔内的游离体尽量摘除干净。清理同时，可在关节镜监视下，于肱骨解剖颈处，用粗克氏针向肱骨头内穿 4～5 个孔，至软骨面下，即为髓芯减压术，可起到降低骨内压，促进骨内静脉回流的作用。

（4）手术要点：牵引上肢时要适度，否则有引起臂丛神经损伤的危险；肩关节囊及周围软组织较膝关节厚，穿刺时不宜过猛，以免伤及关节软骨面。

（三）人工肩关节置换术

（1）概述：人工关节置换术是指采用金属、高分子聚乙烯、陶瓷等材料，根据人体关节的形态、构造及功能制成人工关节假体，通过外科技术植入人体内，代替患病关节功能，达到缓解关节疼痛，恢复关节功能的目的。

（2）适应证：①非制约性假体，适用于肩关节盂受累、关节面不光滑者；②制约性假体，适用于肩袖损伤难以修补、三角肌功能良好者；③半制约性假体，适用于肩袖损伤者；④双极型假体，适用于肩关节盂完好无破坏者。

（3）手术方法

非制约性人工全肩关节置换术

1）术前准备：检查患肩活动范围、肩袖功能检查、三角肌功能检查、腋神经皮神经和臂丛神经功能检查。应在外旋位 X 线片上行模板测量，选择肱骨假体型号；同时内旋、外旋及出口位 X 线片了解肱骨头各方向上的骨赘、有无撞击征和肩锁关节炎；摄腋位 X 线片了解肩盂的前后倾方向、有无骨量缺损及骨赘。必要时行 CT 或 MRI 检查。

2）麻醉及体位：仰卧位，肩胛骨下垫高 30°，肩关节外展外旋，位于手术台边缘，患者半坐位。全身麻醉或斜角肌间沟阻滞麻醉。

3）手术入路及操作程序

切口：取肩关节前内侧入路，切口起自锁骨水平，沿喙突至三角肌止点前缘，长 15.0cm。

肱骨准备：切开皮肤、皮下组织。于三角肌、胸大肌肌间沟暴露并结扎头静脉，向外牵开三角肌，切开胸锁筋膜至喙肩韧带处。在肩峰下插入骨撬，屈曲并外旋肩关节，结扎切断旋肱前动静脉，距止点 2cm 切断肩胛下肌腱，分离显露肩关节囊，注意保护腋神经。切开关节囊，清除所有滑膜、游离体。用假体试膜测量并标记截骨面，切除肱骨头（图 11-36A）。按假体柄的形状及大小用髓腔锉扩大骨髓腔。插入肱骨头假体试膜，肱骨头假体应在结节水平，后倾 30° 左右。

肩关节盂准备：显露关节盂（图 11-36B），于关节盂上开一骨槽，大小与盂假体相同（图 11-36C），刮除肩胛盂的髓腔，至喙突基底，做一个空腔，有利于骨水泥的固定（图 11-36D）。清除关节盂软骨，用探针测出关节盂腔的长度、宽度、深度，置入关节盂假体试膜，复位肩关节，检查肩关节的活动。

假体安装固定：肱骨假体插入后，应后倾 30°，对着关节盂，略高于大结节水平。用骨水泥固体关节盂假体和肱骨假体（图 11-36E）。将肩关节复位。检查关节活动度，冲洗关节腔，缝合肩胛下肌腱，不必缝合关节囊。缝合胸大肌、三角肌肌间隙。

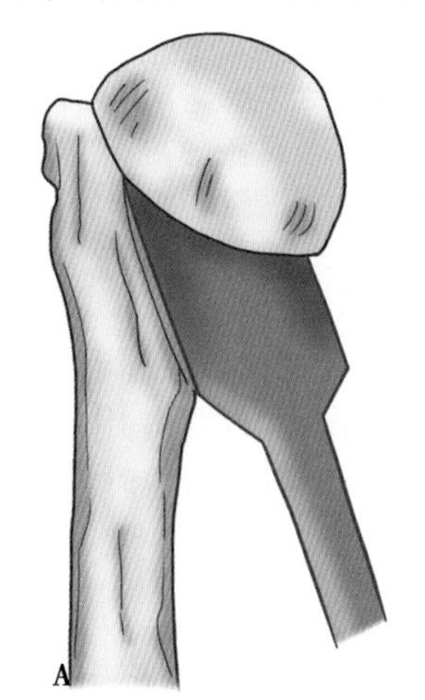

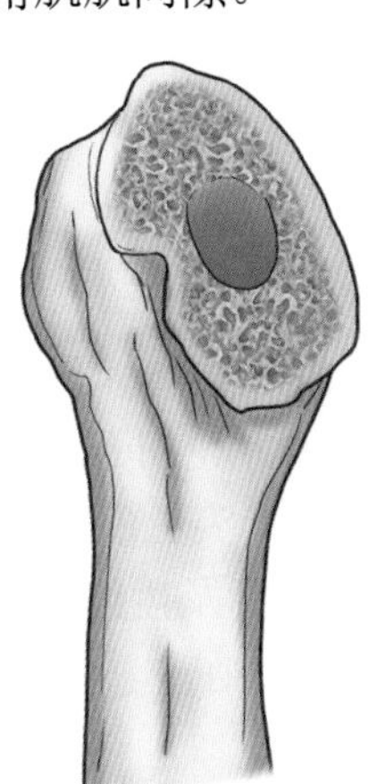
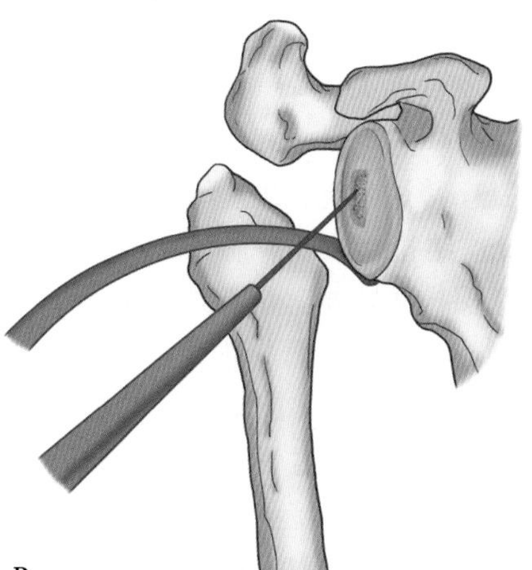

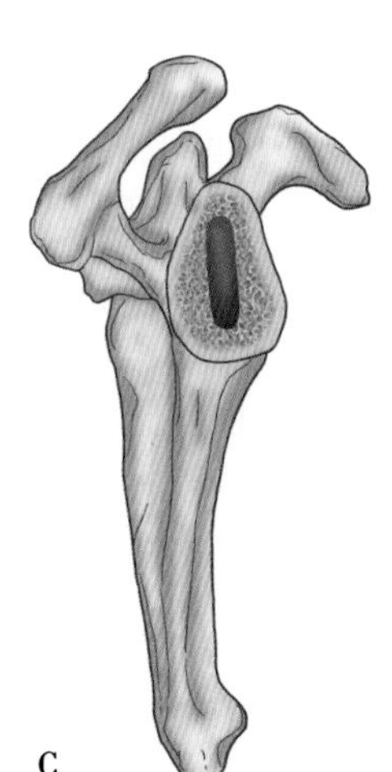

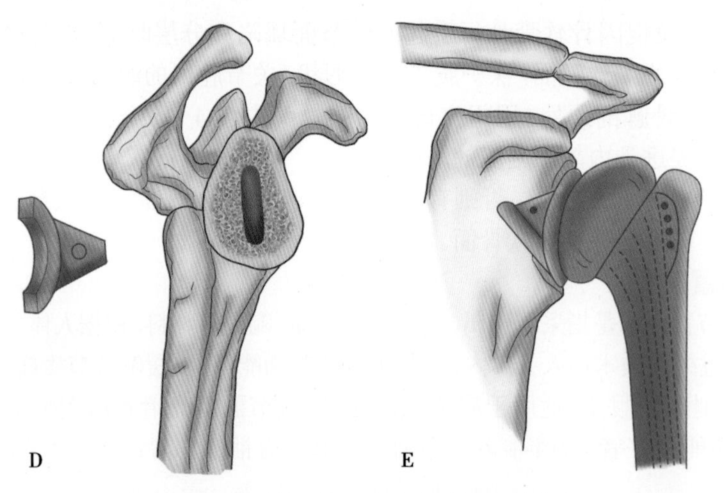

图 11-36 非制约型人工全肩关节置换手术方法

A. 沿肱骨头边缘切除肱骨头；B. 用板构拉开肱骨近端显露关节盂；C. 在关节盂面上开一个骨槽；D. 清除关节盂软骨面以便骨水泥固定假体；E. 假体植入。

制约性人工全肩关节置换术

1）术前准备：同非制约性人工全肩关节置换术。

2）麻醉及体位：同非制约性人工全肩关节置换术。

3）手术入路及操作程序

切口：起自肩峰上外侧，弯向内侧，之后向远侧越过喙突，延胸肌三角肌沟向远侧延伸，长约 15cm，将三角肌瓣翻向远侧，切开胸锁筋膜，距上点 2cm 切断肩胛下肌腱，切开关节囊，切断结节间沟内的肱二头肌腱长头，将其断端固定于肱骨上端，于肱骨解剖颈截断肱骨头，截骨线在冠状面应与股骨轴线成 45°。截骨成应与肱骨髁冠状面成内旋 25°。

切除关节盂表面的软骨和盂缘，用关节定位器在关节盂上钻三个孔，上、下孔直径为 3.2mm，中央孔直径为 6.3mm，孔深 2cm。检查关节盂假体合适后，于关节盂的三个孔内涂上骨水泥，金属杯的底面亦涂上骨水泥。将金属杯的柄插入中央孔，上下孔各拧入一个 2.5cm 长的螺钉，用髓腔锉锉开肱骨髓腔，填入骨水泥，置入肱骨假体，假体后倾约 25°。骨水泥凝固后，将肱骨假体和关节盂假体边接起来，冲洗切口，在锁骨和肩峰上钻孔，缝合三角肌断端。放置引流管，逐层缝合关闭切口（图 11-37）。

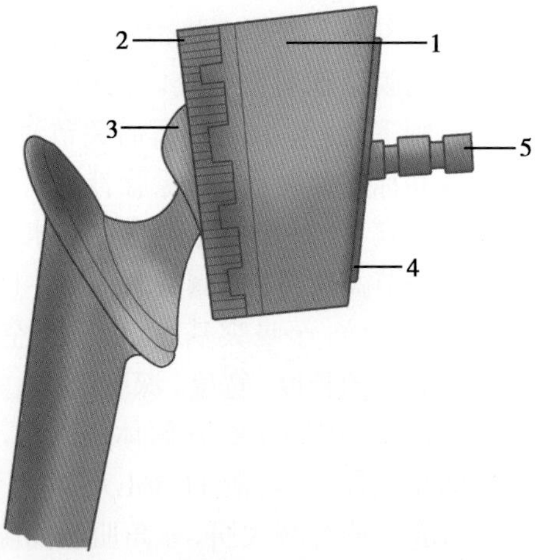

图 11-37 装配好的制约性人工全肩关节假体（MRTS），制约型假体

1：金属肩盂假体；2：金属杯；3：肱骨头假体；4：螺钉固定孔；5：肩盂假体固定柄。

半制约性人工全肩关节置换术（图 11-38A）

1）术前准备：同非制约性人工全肩关节置换术。

2）麻醉及体位：同非制约性人工全肩关节置换术。

3）手术入路及操作程序

切口：起自锁骨外 1/3，跨过喙突，沿三角肌胸大肌肌间沟向远侧延伸，切口长 17.0cm，结扎切断头静脉，牵开三角肌、胸大肌间隙，切开筋膜组织，将肱二头肌短头，喙肱肌向内侧拉开，注意保护肌皮神经。保护好腋神经，外旋肱骨，切开关节囊，显露肱骨头颈部，用肱骨假体试膜测量并标记截骨面，截骨面与肱骨干成 60°，截断肱骨头（图 11-38B），显露关节盂面，用关节盂定位器在关节盂上开窗（图 11-38C、D），清除关节盂表面的软骨及盂缘，刮除开窗处深层的松质骨，至喙突深面（图 11-38E～G），插入关节盂假体，位置满意后取出假体在空腔内填入骨水泥，固定关节盂假体（图 11-38H）。

用髓腔锉锉通肱骨髓腔（图 11-38I），插入肱骨假体（图 11-38J），复位肩关节，肩关节活动满意后，冲洗髓腔，填入骨水泥，植入肱骨假体，假体后倾 30° 冲洗关节腔，复位肩关节（图 11-38K），缝合关节囊和肩胛下肌，缝合三角肌，胸大肌间隙。

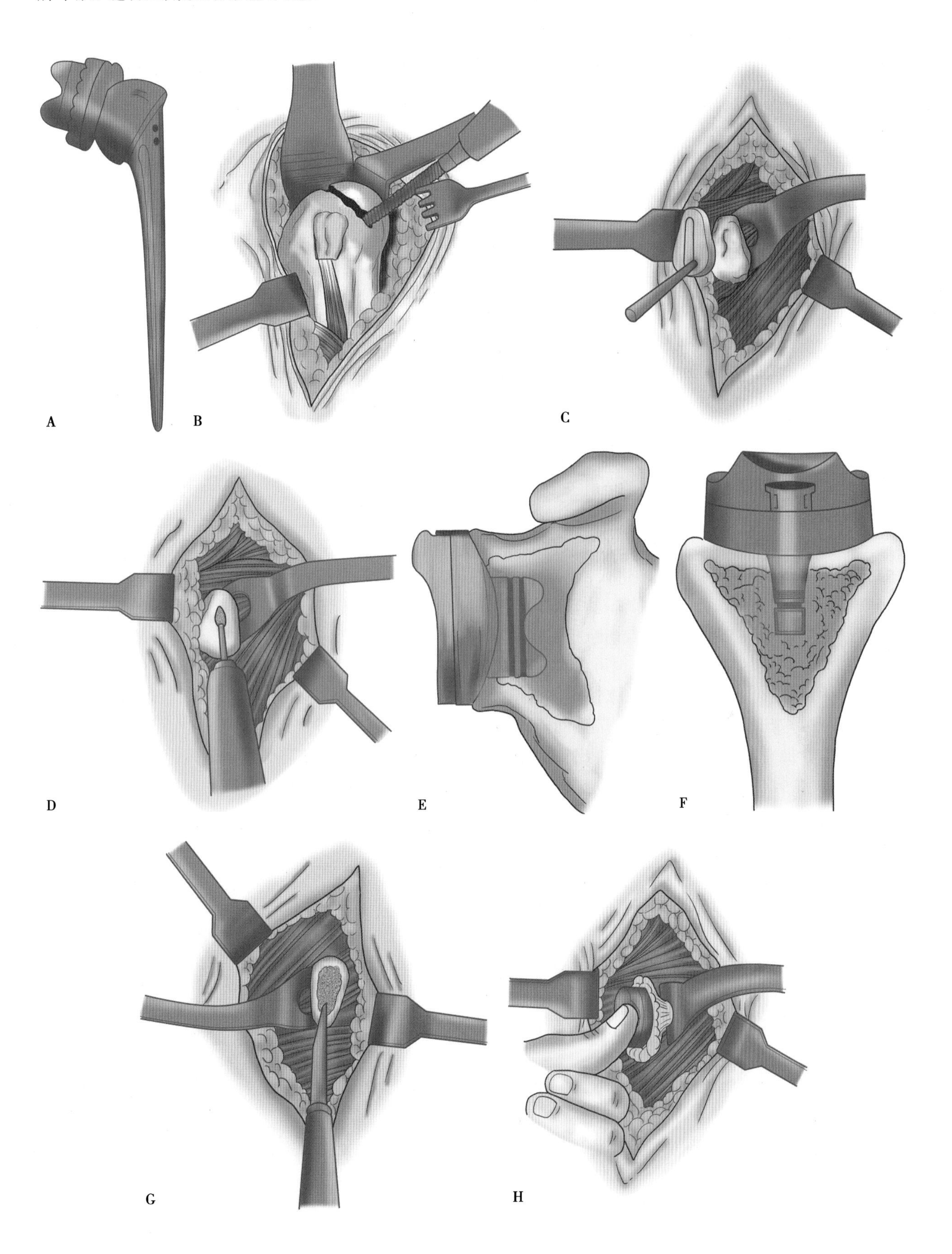

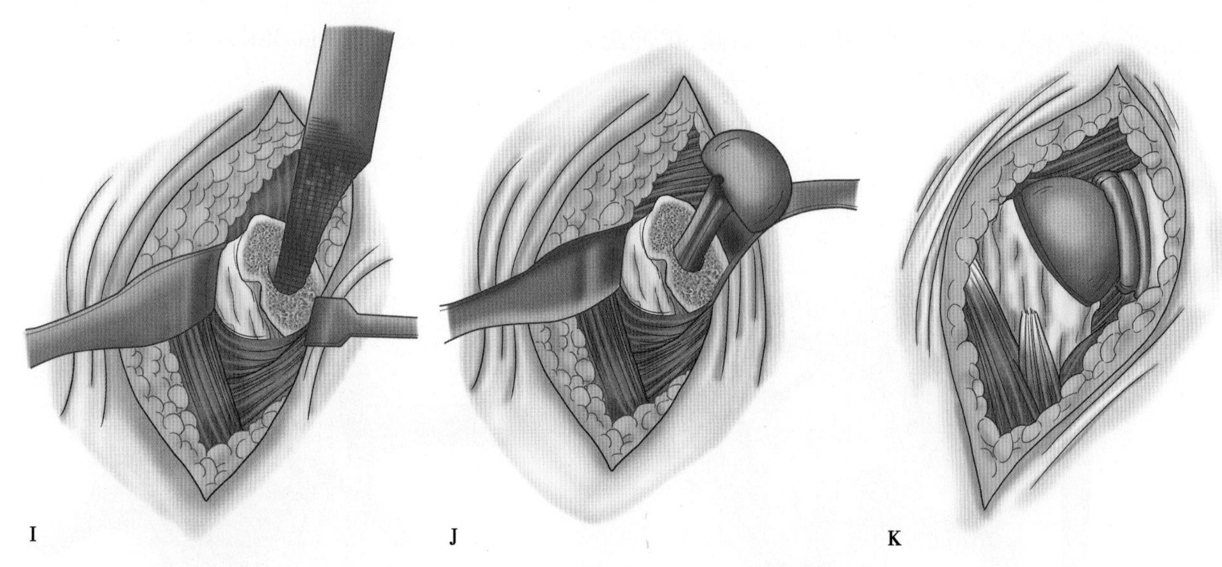

图 11-38 半制约性人工全肩关节置换术

A. 半制约性全肩关节；B. 切除肱骨头；C. 显露关节盂表面用导引器标出肩胛盂上开槽位置；D. 用磨钻在肩胛盂上开槽；E、F. 清理肩胛盂穹窿，以便接受肩胛盂假体上起固定作用的金属突起；G. 刮除喙突下和肩胛骨腋缘区的骨质；H. 插入肩胛盂假体直至骨水泥凝固；I. 用髓腔锉扩大肱骨干髓腔；J. 插入肱骨假体；K. 将假体复位。

双极型人工全肩关节置换术

1）术前准备：同非制约性人工全肩关节置换术。

2）麻醉及体位：同非制约性人工全肩关节置换术。

3）手术入路及操作程序：取肩关节前内侧入路，起自肩锁关节水平越过喙突，向下至上臂内侧，长约15.0cm，于三角肌、胸大肌之间隙进入，显露出头静脉，结扎、切断，显露喙突，截断喙突，连同附着的联合肌腱一起向远侧翻开。外旋肩关节，暴露肩胛下肌腱，距肱骨小结节起点2cm切断肩胛下肌腱及肩关节囊显露肩关节，于关节盂上缘止点切断肱二头肌腱长头，向远侧游离。外旋肩关节，使肩关节脱位，切除肱骨头，大结节后尽量予以保留，也可将大结节带其上的肌肉一起截下，切除肱骨头，病变的滑膜及关节盂骨赘。用髓腔锉锉通髓腔，插入肱骨假体试模，肱骨头的中心应后倾30°，并位于肱骨解剖颈上。关节活动度满意，取出假体，若肱骨大结节截断，于肱骨近端钻孔，用涤纶线穿过大结节及肱骨穿孔处。于髓腔内打孔，于肱骨前面钻孔，将线尾引出（图11-39A），用于缝合关节囊和肩胛下肌腱，冲洗钻口，向髓腔远端置入一个骨栓，填入骨水泥，将双极肱骨头假体植入（图11-39B），骨水泥凝固后，冲洗关节腔，缝合关节囊和肩胛下肌腱（图11-39C），将肱二头肌腱远段与关节囊缝合（图11-39D）。检查关节活动度，喙突可缝合于关节盂前缘（图11-39E），以防假体向前脱位，放置引流管，逐层缝合关闭切口。

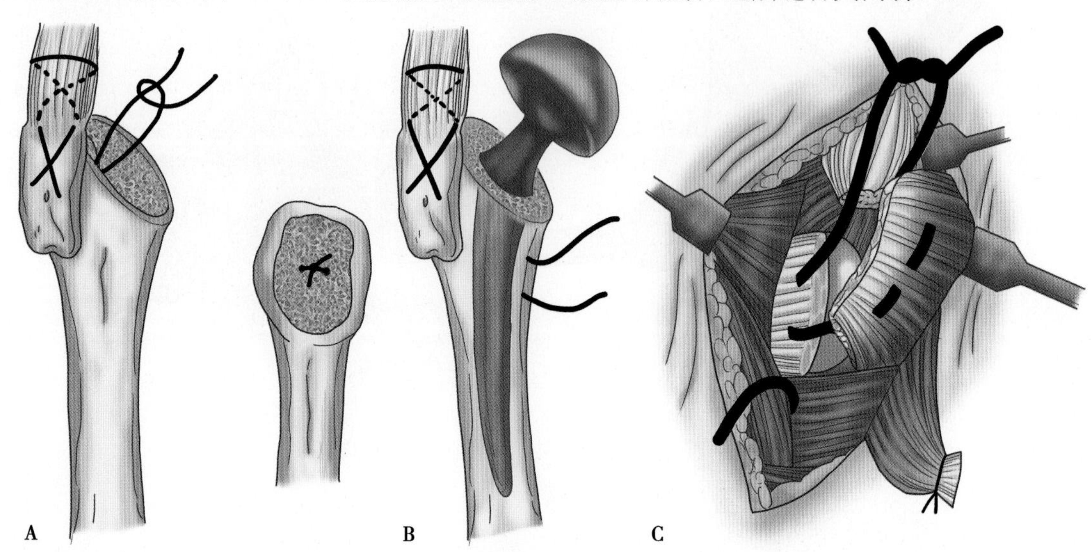

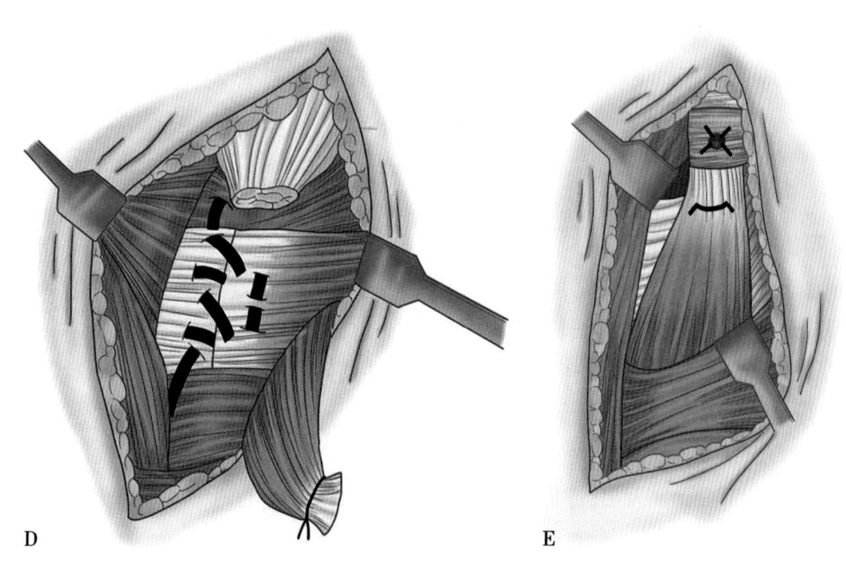

图 11-39 双极型人工全肩关节置换术

A. 将肱骨大结节缝回原处；B. 植入肱骨假体；C. 缝合关节将涤纶线自肱骨钻孔处穿出；D. 将肱二头肌腱长头缝在关节囊上；E. 重新固定喙突。

（4）手术要点

1）尽可能避免游离三角肌，牵拉时，要将三角肌、肩胛下肌保护好，以期术后尽早恢复功能。

2）肩胛下肌挛缩需延长，以克服外旋障碍。

3）对肩袖撕裂要进行修补，注意保护腋神经。

4）人工肩胛盂安放在中立位，不得有倾斜，其背部与肩胛骨要紧密接触，注意骨水泥应用技术，减少肩胛盂假体松动。

5）肱骨头截除高度、角度（包括与纵轴的夹角及后倾角）要准确，以维持肩周结构的正常张力。

6）当病变广泛时，不要忽略肩锁关节结构的处理。

二、月骨坏死

月骨坏死也称为 Kienbock 病，临床少见，患者多为女性青年，临床上所见的病例 54.5% 与外伤有关，这可能与其独特的解剖学位置有关。

月骨位于舟骨、三角骨之间，仅以韧带相连，共同组成弧状关节面与桡骨远端关节面构成桡腕关节，它四面为关节软骨，其血运主要依靠覆盖在掌背侧韧带中的血管供应。而腕部为运动栓链式活动方式，月骨为腕部运动中的关键性腕骨，承受巨大压力，腕部外伤极易造成月骨的骨折脱位，进而导致韧带损伤，破坏血液供应，引起月骨坏死。近年来的研究证明，月骨掌背侧滋养血管较多，损伤后难以发生完全的血运障碍。1928 年，Hulten 提出了尺骨负变异学说，近年来的生物力学研究结果也证明了尺骨负变异时导致月骨应力的相对集中而损伤月骨，但月骨坏死的病例中并不都出现尺骨负变异，尤其在亚洲人中只有 1/3，而正常人中尺骨负变异亦超过 30%，故对其病因至今仍缺乏一种合理的解释。

月骨坏死骨内静脉淤滞、静脉窦扩张、间质水肿、骨内压力增高，使毛细血管血液减少，导致骨坏死。其病理改变可见表面软骨细胞增生，进一步见骨组织变性坏死，排列疏松并可呈囊性变。

月骨坏死患者腕部肿胀和疼痛常向前臂放射，局部有轻度肿胀及压痛、腕关节活动受限，尤以腕背伸活动时受限最明显，被动过伸中指的掌指关节也可引起局部疼痛，第 2、3 掌骨头有纵向叩击痛，第 3 掌骨头低于相邻两个掌骨头高度。

月骨坏死影像学 X 线片在症状出现数月后方有改变，表现为骨密度增高，关节间隙变窄，周围腕骨骨质疏松，可发生囊性吸收及囊肿形成。数年后，骨密度可恢复正常，但骨外形不规则，囊肿也可持续存在。根据 Lichtman 分类，可分为四期：Ⅰ期，月骨形状正常，但可出现月骨内骨折，骨小梁断裂；Ⅱ期，可见月骨的硬化性改变；Ⅲ A 期，月骨除有硬化性改变外并伴有塌陷；Ⅲ B 期，在Ⅲ A 期的基础上伴有月骨掌屈畸形，腕正位像可显示舟骨变短，头状骨移向近端等；Ⅳ期，显示月骨硬化，塌陷碎裂和广泛的创伤性关节炎。

放射性核素 ^{99m}Tc 骨扫描对本病是一种有效的诊断方法，尤其在 X 线片诊断不明确时更具有诊断意义。一般需双侧对比扫描后，方可进行诊断，MRI 可早期诊断本病，对于 X 线片无任何发现的Ⅰ期病例，MRI 图像上可出现明确的低信号区改变。

月骨坏死早期治疗以保守治疗为主，可以局部理疗和石膏固定，疗效满意率可达 80%；亦有主张对早期患者施行尺骨延长及桡骨缩短术，以减轻月骨承受的压力。对于晚期病例，以手术治疗效果为佳，主要是显微外科治疗，亦有采用月骨置换、近排腕骨切除及月骨摘除等手术者，也可获得较满意疗效。

（一）骨间后血管尺骨远段骨（膜）瓣转位术

（1）概述：骨间后动脉从骨间总动脉发出，向后经斜索与骨间膜上缘之间穿过骨间膜，至其后面，穿出点位于肱骨外上髁下方 7.4cm。穿出骨间膜的骨间后动脉首先走行于拇长展肌与旋后肌尺骨附着部之间。走行于尺骨背侧缘与骨间后神经之间，位于骨间后神经旋后肌穿出点内侧平均 0.8cm 处。在此，发出骨间返动脉。骨间后动脉主干下行于骨间后神经内侧的前臂伸肌浅深层之间。下行约 1cm 后便向外下方发出桡侧肌皮支，之后主干逐渐浅出至尺侧腕伸肌与小指伸肌之间的深筋膜中下行。远端在尺骨茎突上方平均 2.5cm，与经小指伸肌深侧由外向内横行的骨间前动脉腕背支的分支相吻合。骨间后动脉在尺侧腕伸肌与小指伸肌之间的深筋膜中下行至尺骨茎突上 6.0cm 处起，开始有骨膜支经尺侧腕伸肌深面向内，分布于尺骨相应水平后面的骨膜，在吻合支以上发出骨间后动脉的骨膜支平均为 2.3 支，外径 0.4mm；在吻合支水平以下，吻合支向下发 1～2 支由尺骨头外侧行向远端；吻合支尺侧端沿尺骨后面下行的分支可以视为骨间前动脉腕背尺侧骨皮支向下的延续，该支向两侧分支分布于尺骨头（图 11-40）。

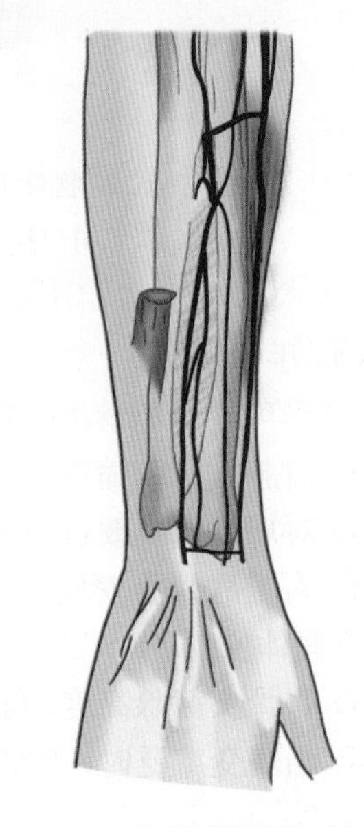

图 11-40　骨间后动脉的主要分支

（2）适应证：尺骨、桡骨中段和下段骨坏死、骨不连以及小范围骨缺损等。

（3）手术方法

1）术前准备：术前应进行详细体征及 X 线 CT 或 MRI 等检查，大致明确病变的部位，以便术中重点观察。

2）麻醉及体位：臂丛麻醉，仰卧位，前臂置手术床旁侧台，上臂缚止血带。

3）手术入路及操作程序

A. 切口：尺骨头桡侧纵向切口，长 6.0cm。切开皮肤、皮下组织，在尺侧腕伸肌背侧和小指伸肌背侧切开深筋膜，将二肌腱牵向两侧可见位于尺侧腕伸肌桡侧的骨间后血管束，用骨刀凿取尺骨茎突上 2.6cm 以上，1.2cm×0.4cm×0.4cm 的骨（膜）瓣，结扎切断骨（膜）瓣近端的骨间后血管束，以骨间前血管腕背支之间的吻合支为蒂。

B. 病灶清除，骨（膜）瓣移植：于腕背 S 形切开潜行剥离皮肤，并向两侧牵开，越过手术区内的静脉，可结扎也可拉向一侧，切口中部为腕背侧韧带，远侧为掌背筋膜。于拇长伸肌腱及指总伸肌腱之间切开腕背侧韧带，将拇长伸肌腱牵向桡侧，指总伸肌腱、示指固有伸肌腱牵向尺侧，纵行切开桡骨骨膜及腕关节囊，显露月骨，清除月骨内的坏死骨组织。于非关节部凿取 1.0cm×0.4cm×0.5cm 的骨槽，将骨间后血管尺骨远段骨（膜）瓣顺皮下隧道，嵌入已凿好的骨槽中，用克氏针固定，骨（膜）瓣的边缘与腕背软组织缝合，修复腕背侧韧带，缝合切口。术后石膏托固定腕关节于功能位 6～8 周。

（4）手术要点

1）切取深筋膜血管蒂时，保留深筋膜条 2～3cm 宽度，以利血管束的保护。

2）锐刀剥离骨膜，防止发生层的破坏。

3）转位隧道要宽敞，蒂勿受压、扭转及紧张。

（二）桡动脉茎突返支血管带桡骨茎突骨瓣转位术

（1）概述：桡动脉由桡骨前面绕过茎突下端，斜过拇长伸肌腱和拇长展肌腱深面，至腕背侧的鼻烟窝内，于茎突下方（1.2±0.3）cm 处向尺侧发出 1 支较粗的腕背支。由桡动脉腕背支的近侧发出分支返回茎突尖部，或直接由其近侧的桡动脉主干发出分支返回茎突尖部，即桡动脉茎突返支。桡动脉茎突返支为 1 支者占 76%，2 支者占 24%。根据桡动脉茎突返支的起始类型和支数，可归纳为 4 型。

1）单支型，由桡动脉干发出 1 支返回茎突，占 65.8%。

2）双支型，由桡动脉干发出 2 支各自返回茎突占 15.8%。

3）共干型，茎突返支与腕背支共干，也可以看作从腕背支发出到达茎突部，占 13.2%。

4）混合型，从桡动脉干发出 1 支，同时有 1 支与腕背动脉共干，占 2.6%（图 11-41）。

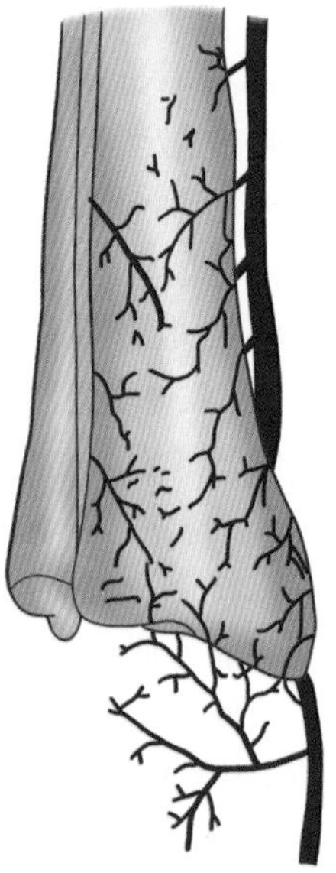

图 11-41　桡骨茎突的血供

（2）适应证：Lichtman 分期Ⅰ～Ⅱ期月骨坏死。

（3）手术方法

1）术前准备：术前应进行详细体征及 X 线 CT 或 MRI 等检查，大致明确病变的部位，以便术中重点观察。

2）麻醉及体位：臂丛麻醉，仰卧位，前臂置手术床旁侧台，上臂缚止血带。

3）手术入路及操作程序

A. 切口：采取经鼻烟窝长轴的腕关节外侧纵向切口或 S 形切口（图 11-42）。

B. 切取骨（膜）瓣：切开皮肤后，将桡神经浅支和头静脉拉向一侧，距桡骨远侧 1.2cm 处，拇长伸肌腱和拇短伸肌之间找到桡动脉，沿桡动脉尺侧向近端寻找到茎突平面，可见桡动脉向尺侧发出的腕背支和由桡动脉干或腕背支发至桡骨茎突的茎突返支。桡动脉茎突返支有时于高位发出，起始处在拇长展肌腱和拇短肌腱深面以茎突返支为蒂，沿该血管分布区切取桡骨茎突骨瓣 0.8cm×1.2cm。如切取骨膜瓣，可于茎突背外侧，拇短伸肌腱和桡侧腕长伸肌腱之间切取骨膜瓣 0.8cm×1.2cm，此处无肌腱覆盖。

C. 骨（膜）瓣的转位：将腕关节囊切开，显露月骨。腕关节尺屈，充分显露月骨，用骨凿清除月骨内的死骨，将骨瓣嵌入用一枚克氏针固定。或将骨膜瓣卷成一条，生发层向外，植入月骨内，骨膜瓣根部与腕关节韧带缝合（图 11-43）。术后石膏托固定腕关节于功能位 6～8 周。

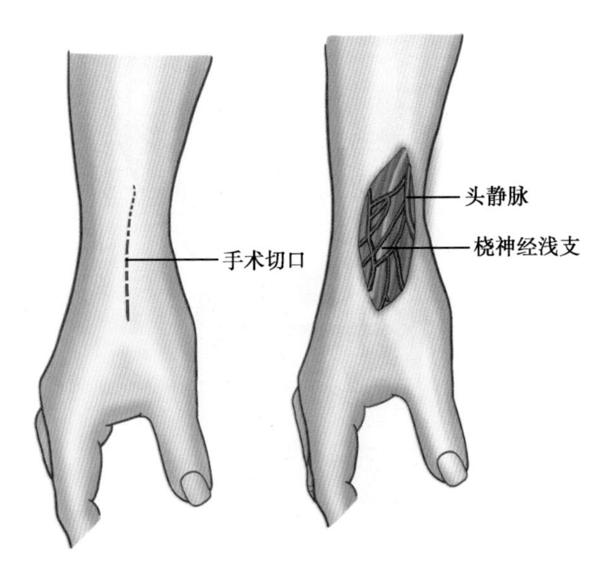

图 11-42　桡动脉茎突返支骨瓣修复月骨手术切口

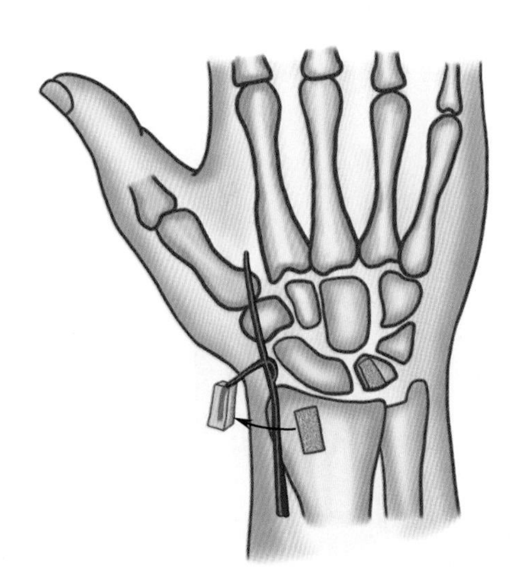

图 11-43　茎突返支骨瓣植入月骨

（4）手术要点

1）必须保护好桡动脉、桡神经浅支及头静脉避免发生不必要损伤。

2）由于桡动脉茎突返支血管细小，手术时动作应轻柔，注意无创操作，防止造成其损伤。

3）血管筋膜蒂长度适中，不宜过长或过短，避免过度牵拉、扭曲及折叠，以免影响骨瓣血供。

4）凿取骨瓣时应自近端向侧撬起。

5）修剪骨瓣时应保留茎突背侧滋养孔部分，即保留距离茎突尖 0.5～1.5cm 范围内骨块。该处为血管进入桡骨茎突背侧滋养孔集中部分。

6）凿取骨槽时不可用力过猛，防止月骨骨折块发生碎裂。

（三）旋前方肌带桡骨远端骨（膜）瓣转位术

（1）概述：旋前方肌位于前臂远侧，拇长屈肌和指深屈肌深面，紧贴尺桡骨及骨间膜的前面，为近似四方形的扁肌，其血供有骨间前动脉，桡、尺动脉的旋前方肌支和骨间后动脉的穿支。临床上采用的骨膜瓣有以桡侧旋前方肌支血管为蒂旋前方肌桡骨膜瓣或以骨间前血管为蒂旋前方肌骨膜瓣，以旋前方肌为蒂的旋前方肌骨（膜）瓣。

骨间前动脉主干在旋前方肌中部深面下行，至肌的下 1/3 或下缘分为 2 终支，骨间前动脉共发出 7～10 条旋前方肌支，肌支外径 0.3～0.8mm。动脉多数在肌的内中 1/3 和外中 1/3 入肌。桡动脉旋前方肌支有 1～4 支，距桡骨茎突 4.5cm，桡动脉发出一个恒定的肌支，分布于旋前方肌桡侧半下 2/3（图 11-44）。

（2）适应证：Lichtman 分期Ⅰ～Ⅱ期月骨坏死。

（3）手术方法

1）术前准备：术前应进行详细体征及 X 线 CT 或 MRI 等检查，大致明确病变的部位，以便术中重点观察。

2）麻醉及体位：臂丛麻醉，仰卧位，前臂置手术床旁侧台，不驱血，上臂扎气囊止血带。

3）手术入路及操作程序：于腕横纹向近端作大 S 形切口，切开皮肤、皮下组织，切开腕掌侧韧带，找到正中神经，加以保护，自掌长肌及拇长屈肌之间进入，向两侧牵开上述肌肉，可见位于拇长屈肌和指深屈肌深面的旋前方肌，骨间前血管神经束紧贴骨间膜的前方下降，在旋前方肌上缘分成数支，与尺桡动脉的分支形成血管网。以桡骨血管为蒂，分离旋前方肌尺骨附着部，切取尺骨骨（膜）瓣 2.0cm×2.0cm（图 11-45），如以旋前方肌为蒂，可切取尺骨骨（膜）瓣 2.0cm×2.0cm，亦可以骨间前血管为蒂切取旋前方肌桡骨骨（膜）瓣。切开腕横韧带，于拇长屈肌及指深屈肌之间进入，显露腕关节囊，切开，显露月骨，清除病灶，将带旋前方肌蒂的尺、桡骨远端骨膜瓣植入，术中注意勿损伤正中神经返支，勿使肌骨膜瓣的蒂部扭转。Z 形缝合腕横韧带，术后石膏托固定腕关节于功能位 6～8 周。

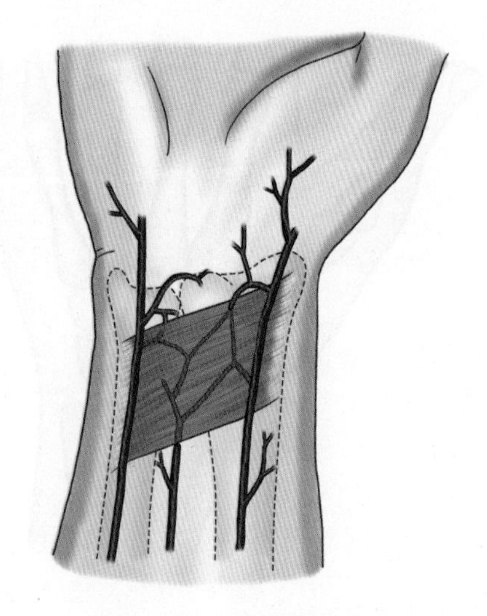

图 11-44 旋前方肌的血供

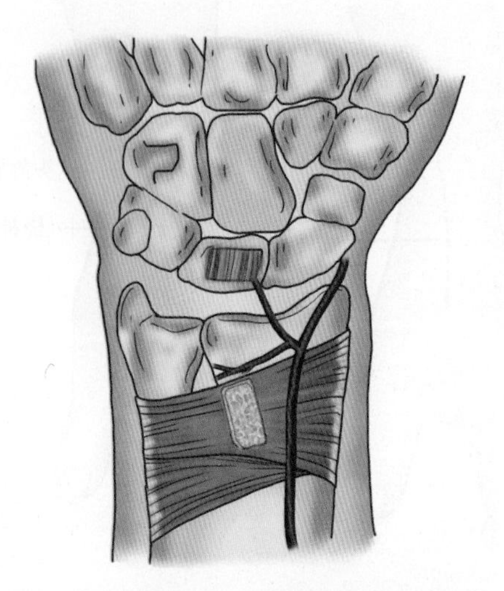

图 11-45 旋前方肌血管蒂骨瓣植入月骨

(4) 手术要点

1) 游离旋前方肌尺侧起点时，要注意保护尺神经和骨间前神经旋前方肌支，以免损伤神经。

2) 游离肌骨膜瓣时，将尺骨掌侧骨膜连同该肌之尺骨附着点向桡侧游离达到中线即止。

(四) 带蒂头状骨移位术

(1) 概述：头状骨的头与月骨近侧关节面均为近似于球形的关节面，两个关节面的外径、弧长与弧高相似，连贯性的横径与上下径基本相同(图 11-46)。应用头状骨移位替代月骨，相容性强，形成的桡头关节面接触面积大，受力分布均匀，不会发生关节面的软骨损伤和腕骨脱位(图 11-47)。头状骨血供以背侧为主，由腕背动脉网的分支供给，而腕动脉网由桡、尺动脉背支和骨间前动脉背支所组成(图 11-48)。

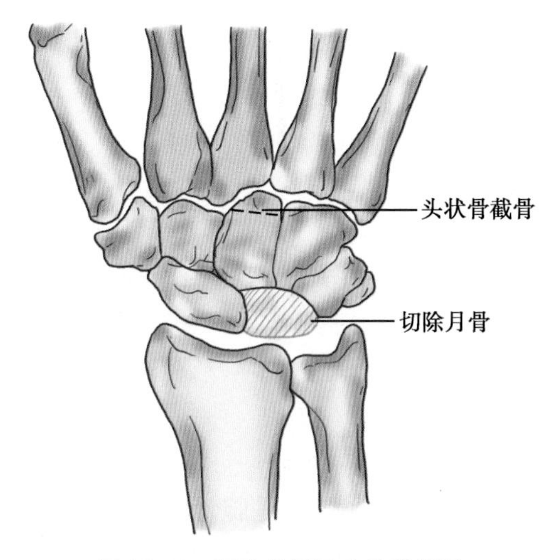

图 11-46 切除月骨及头状骨截骨

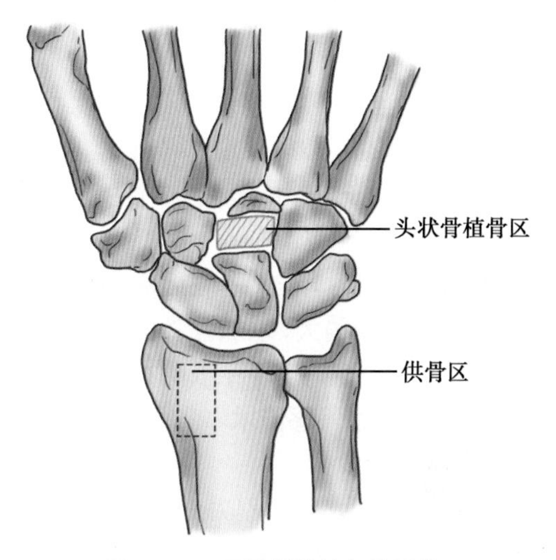

图 11-47 两骨断端植入桡骨块

骨间前动脉腕背支位置恒定，出现率 100%，于旋前方肌上缘穿骨间膜下缘至前臂背侧，有 2 条静脉伴行，走行于桡骨远端和腕骨的背侧，终支直接参与腕背侧动脉网的构成。该支起点约在桡骨茎突上 6.0cm、外径 1.3mm、末端外径 0.7mm，设计以骨间前动脉腕背支及伴行静脉为顺行血管筋膜蒂，带部分腕背动脉网，可保证移位的头状骨有充足的动脉供血和静脉回流，不会发生头状骨的坏死。模拟带血管筋膜蒂头状骨移位术模型，在动脉起点顺行灌注墨汁，可见血管蒂动脉充盈，头状骨断面有大量墨汁流出，证明头状骨血供的可靠性。

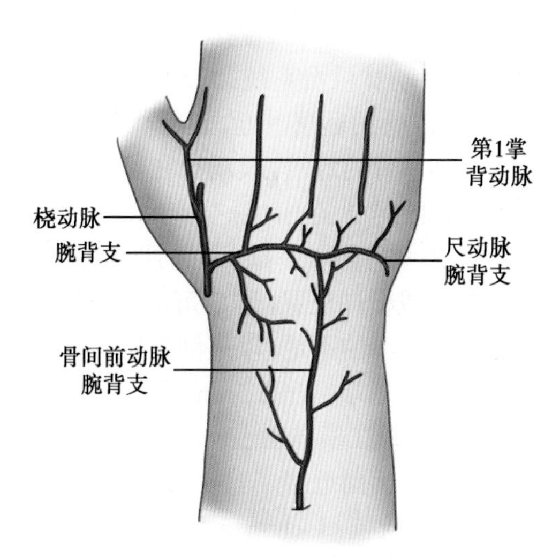

图 11-48 以骨间前动脉腕背支为蒂头状骨移位术，腕动脉网的构成，腕背支为蒂头状骨移植

(2) 适应证：Lichtman 分期Ⅲ期月骨坏死。

(3) 手术方法

1) 术前准备：术前应进行详细体征及 X 线 CT 或 MRI 等检查，大致明确病变的部位，以便术中重点观察。

2) 麻醉及体位：臂丛麻醉，驱血，上臂中 1/3 上止血带。

3) 手术入路及操作程序

A. 切口：腕背侧做 S 形切口，依次切开皮肤，皮下组织和远侧部分腕背横韧带，向两侧牵开拇长伸肌腱和指总伸肌腱，可见骨间前动脉腕背支及伴行静脉走行于桡骨远端及腕骨的背侧。

B. 游离血管筋膜蒂：由桡骨远侧缘至头状骨基底远端，以骨间前动脉腕背支及伴行静脉为轴心，切取宽约 1.5cm 的血管筋膜蒂，蒂部带有部分腕背侧韧带，注意保护好筋膜蒂与头状骨的连接。

C. 切骨：在头状骨背侧基底距腕掌关节近侧 2mm，垂直切断头状骨的基底部，同时在腕骨掌侧韧带下切断其在头状骨的附着点，向近侧掀起头状骨，继而切除月骨(图 11-49)。

D. 桡头关节成形，植骨及内固定：顺行将头状骨平行移向近端，头部球形关节面与桡骨远端相嵌合，于桡骨远端背侧切取 1.0cm×1.0cm×1.8cm 松质骨块，植入头状骨体与基底的断面间，用 2 根克氏针由背远侧斜向掌近端，交叉固定头状骨基底，植入骨块，头状骨体部及桡骨，血管筋膜与周围韧带缝合，修复腕骨背侧韧带。

E. 闭合创口：伸肌腱复位，逐层间断缝合腕背横韧带、浅筋膜和皮肤，掌侧石膏托外固定 6 周，由肘下至手掌指关节。

（4）手术要点

1）头状骨移位，必须保证移位段骨的血液循环，因此血管蒂应宽 1.5～2.0cm，切取时注意保护头状骨背侧筋膜、韧带。防止撕脱。

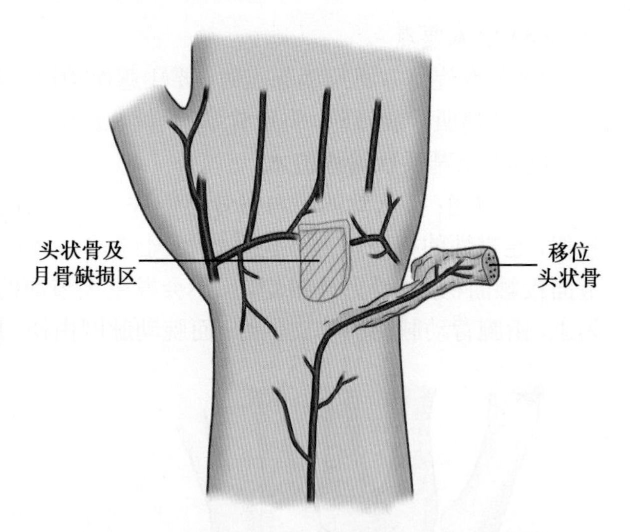

图 11-49 以骨间前动脉腕背支为蒂头状骨移位

2）头状骨截骨时，在其基底近侧 2mm，以锐器截骨，以保证头状骨两段的完整性。

3）植入骨块应稍大，以加强骨面嵌合，促进愈合，维持正常腕高及腕弓。

4）移位后血管蒂应理顺，以防折叠，确保血运通常。

（五）带蒂豌豆骨移位术

（1）概述

1）豌豆骨：豌豆骨形状似豌豆，为椭圆形，位于腕骨的内侧，三角骨的掌侧，是腕骨中最小者，在小鱼际的近侧容易摸到。背侧有一卵圆形的关节面，与三角骨相关节；其余各面均较粗糙，掌侧面为屈肌支持带、尺侧腕屈肌、小指展肌、腕尺侧副韧带、豆掌韧带的附着部。除掌面和背侧关节面外，其余的内、外、远、近四侧均有滋养血管孔。

2）尺动脉供血系统：尺动脉主干在腕部发出 1～2 条小动脉，长约 5mm，经豌豆骨的桡侧走向豌豆骨，在豌豆骨的远端附近，尺动脉发出掌深支，向背侧经过豆钩韧带和豆掌韧带之间穿行，也发出细小的返支至豌豆骨的远端；尺动脉在尺骨茎突附近发出腕背支，由腕背动脉网构成，腕背支经尺侧腕屈肌腱的深面，发出 1～2 条小动脉至豌豆骨的尺侧。豌豆骨周围的这些血管相互吻合，血液供应十分丰富。

3）手术解剖学基础：豌豆骨的纵径与月骨的横径相似，可将豌豆骨的远端向桡侧旋转 90°，将纵向的豌豆骨改成横向位置，刚好可填补月骨的缺损。同时尽可能保留豌豆骨两侧面的少量软组织，以弥补豌豆骨体积略小的不足，以尺侧腕屈肌腱为蒂豌豆骨替代月骨，由两骨的远端不在同一平面上，豌豆骨的远端比月骨的远端突出 5.5mm，因此向桡侧移位后，豌豆骨正好能达月骨的定点位置。为适应腕关节的功能，将豌豆骨在横向轴上向掌侧旋转 90°，嵌入月骨摘除后的空隙，即桡骨远端和头状骨之间，豌豆骨的背侧关节面朝向近端，与桡骨远侧关节面相对应形成桡腕关节，豌豆骨的掌侧面与头状骨相对应。

（2）适应证：Lichtman 分期Ⅲ～Ⅳ期月骨坏死。

（3）手术方法

1）术前准备：术前应进行详细体征及 X 线 CT 或 MRI 等检查，大致明确病变的部位，以便术中重点观察。

2）麻醉及体位：臂丛麻醉，仰卧位，前臂置手术床旁侧台。

3）手术入路及操作程序

切口：于腕尺掌侧做 S 形切口。

显露豌豆骨：切开皮肤，皮下组织，向两侧游离皮瓣，显露腕横韧带、尺侧腕屈肌腱、尺神经、尺动脉。于腕横纹近端，沿尺动脉主干向远端分离，可发现由尺动脉或小鱼际肌动脉发出的豌豆骨营养血管，斜向下内走形，进入豌豆骨，小心保护，切断附着在豌豆骨上小指外展肌，保留豆状骨周围组织少许。保留尺侧腕屈肌腱的附着部。从尺侧切开豆、三角骨关节囊，游离豌豆骨，保留营养血管及尺侧腕屈肌腱附着部

（图 11-50A），注意勿损伤尺神经。

显露月骨：在腕掌部，切开腕横韧带，将正中神经及屈指肌腱向桡侧牵开，显露腕管底。在桡腕关节囊掌侧，U 形切开关节囊，向远端翻转关节囊瓣，显露月骨及其周围关节面，用小咬骨钳咬除月骨。

带蒂豌豆骨移位：将已游离的豌豆骨向桡骨侧旋转 90°，植入月骨摘除后的间隙（图 11-50B），注意不使血管蒂扭转及有张力。若血管蒂有张力，可在豆状骨远端结扎切断尺动脉主干，携带尺动脉一起旋转植入月骨间隙。将腕管底掀起的 U 形皮瓣复位，与豌豆骨周围韧带作 Z 形缝合，扩大腕管。然后缝合皮肤。

术后石膏托在腕关节背屈 20° 位固定 3 周。麻醉消失后，开始手指屈伸活动，以避免肌腱粘连。

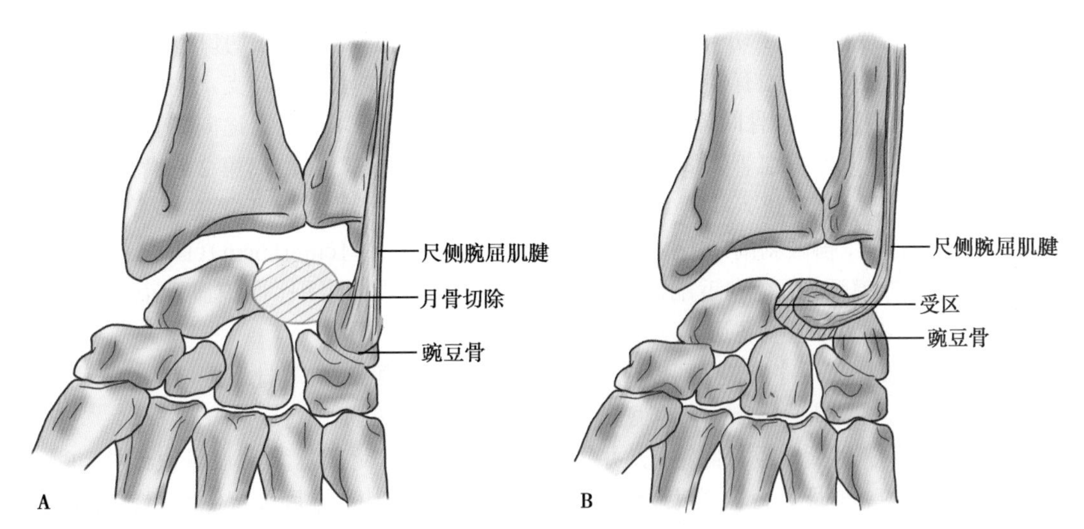

图 11-50 带蒂豌豆骨移位术

A. 切除月骨；B. 带蒂豌豆骨移位。

（4）手术要点：豌豆骨的血管蒂长度应足够，无扭转并应自尺动脉及尺神经的深面通过，确保不受压。

（六）带血管蒂第 1～3 掌骨瓣转位术

（1）概述

1）第 1 掌骨：血供主要来自拇主要动脉、拇指背桡侧动脉和鱼际支。在桡骨茎突下方 1.4cm 处与腕背支发出点相对，拇指背桡侧动脉由桡动脉桡侧发出，走向掌骨底，发出 1 支细的滋养动脉后，沿第 1 掌骨背桡侧的骨膜行向远端，终止于第 1 掌骨远侧端，主要分布于第 1 掌骨的骨膜。该动脉起始外径为 0.9mm，从起点到掌骨近端滋养动脉处的长度为 8.5mm。

2）第 2 掌骨：血供来自桡动脉、掌深弓和第 2 掌背动脉。第 2 掌背动脉多数（77.5%）起于桡骨茎突下方 1.3cm 平面的桡动脉腕背支，继而经桡侧腕长伸肌腱深面和桡侧腕长、短伸肌腱止点之间，沿第 2 掌骨间隙背侧下降，末端达掌指关节平面。沿途发分支至第 2、3 掌骨近端，2、3 掌骨体相对侧，第 2、3 掌骨体远端及骨间肌和骨膜。第 2 掌背动脉穿支型为掌深弓第 1 穿支所形成，在掌骨间隙近端与腕背支有吻合或无裸眼可见的吻合，穿支型占 20%，第 2 掌背动脉缺如型占 2.5%。

3）第 3 掌骨：血供来自第 2 掌背动脉，还来自掌心动脉、掌深弓穿支和第 3 掌背动脉供应。第 3 掌背动脉均由掌深弓第 2 穿支形成，但有桡动脉腕背支的分支与其吻合。起始端外径平均 0.9mm，末端外径 0.7mm。绝大多数于掌骨间隙分为 2 或 3 个终支外，绝大多数至指蹼，发出 2 支指背动脉后弯向掌侧与指掌侧固有动脉吻合，个别与指掌侧总动脉吻合，沿途有至第 3、4 掌骨的分支。

（2）适应证：Lichtman 分期Ⅲ～Ⅳ期月骨坏死。

（3）手术方法

1）术前准备：术前应进行详细体征及 X 线 CT 或 MRI 等检查，大致明确病变的部位，以便术中重点观察。

2）麻醉及体位：臂丛麻醉，仰卧位，前臂置手术床旁侧台。

3）手术入路及操作程序

A. 第 1 掌骨骨瓣移位修复手月骨：取第 1 掌骨桡侧缘切口，向腕背侧延伸，切开皮肤、皮下组织，解剖分离出拇指背桡侧动脉，以其为轴型血管，以第 1 掌骨近侧端的滋养孔为中心，凿取一个 1.0cm×1.0cm 的骨膜瓣，向近侧翻转备用。于腕背侧拇长伸肌腱及指伸肌腱之间进入，切开腕背侧韧带，将拇长伸肌腱拉向桡侧，指伸肌腱及示指固有伸肌腱拉向尺侧，显露桡腕关节囊，切开腕关节囊，显露月骨。清除坏死病灶后，将带血管蒂第 1 掌骨骨膜瓣植入月骨内（图 11-51A），用克氏针固定，骨膜瓣的边缘与周围韧带组织缝合。修复腕背韧带，缝合切口。术后前臂石膏托固定腕关节于功能位 8 周。

B. 第 2、3 掌骨瓣移位修复月骨：①切口：经第 2、3 掌骨背侧作 S 形切口，远端达示、中指掌指关节，近端达腕关节近端。②显露血管：切开皮肤、皮下组织，向两侧掀起皮瓣。在切口近端，将拇长伸肌腱向桡侧牵开，将指总伸肌腱和示指固有伸肌腱向尺侧牵开，充分显露桡动脉腕背支，并仔细寻找出第 2 掌背动脉及其伴行静脉。在第 2、3 掌骨间隙，沿第 2 掌背动脉向远端游离，结扎沿途向掌骨、骨间肌发出的分支，保留血管束周围组织以保护血管。③切取第 2 或第 3 掌骨骨膜瓣：在游离第 2 掌背血管束至接近示、中指掌指关节平面时，仔细辨认进入第 2 掌骨或第 3 掌骨远端的营养血管。于第 2（或第 3）掌骨颈、干交界处从掌骨中线切开骨膜，稍做剥离，用小骨刀切取掌骨周径 1/3（约 1cm×0.6cm）（图 11-51B）。保护骨膜的连续性。轻轻提起骨膜瓣，逆行向近端游离血管束，保留血管周围组织，保护血管束，放松止血带，观察骨瓣血运良好，用温湿纱布包裹备用。

对于第 2 掌背动脉掌深弓穿支型，则以桡动脉掌背支及其至第 2、3 掌骨近侧端的分支为血管蒂，凿取第 2 掌骨背尺侧或第 3 掌骨背桡侧、掌骨底长 1.5cm 的骨膜瓣（图 11-51C）。

于桡腕关节背侧暴露月骨，经背侧钻孔，并扩大成为骨隧道。将第 2 掌背血管束或桡动脉掌背支为蒂的掌骨瓣引入骨孔内，与月骨背血管束为蒂的掌骨瓣引入骨孔内，与月骨背侧软组织缝合 2～3 针固定，或用克氏针固定，避免骨瓣脱出。注意切取的骨瓣大小要合适，植入骨内不宜过紧，血管束不扭转，无张力，不成锐角。

术后在腕关节背屈 20° 位用掌侧石膏托固定 4 周，3 个月内患手不持重物。

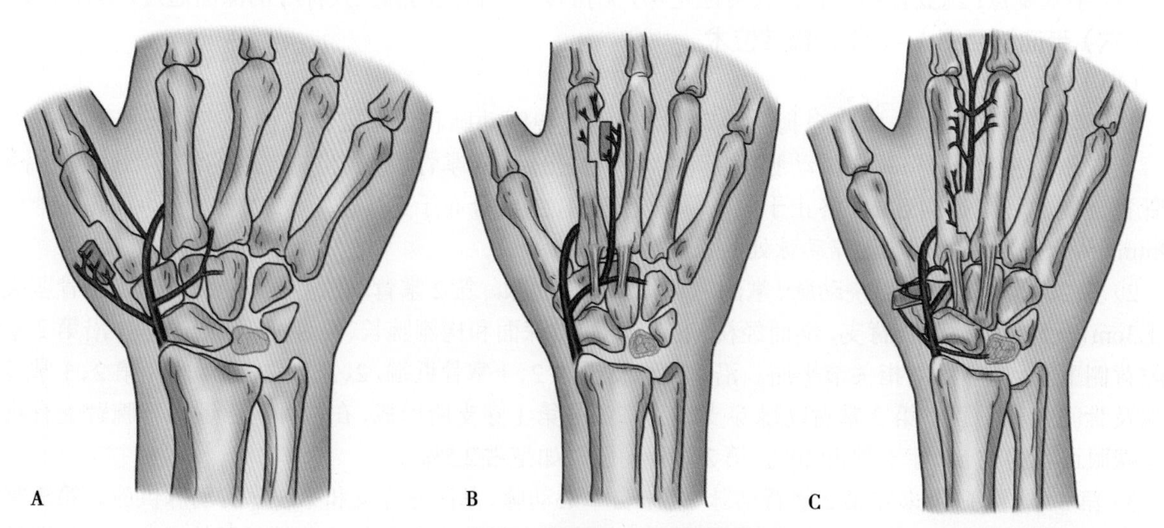

图 11-51　带血管蒂第 1～3 掌骨瓣转移术

A. 第 1 掌骨瓣转位术；B. 第 2 掌背动脉蒂第 2 掌骨瓣转位术；C. 桡动脉掌背支蒂第 2 掌骨瓣转位术。

（4）手术要点

1）骨瓣切取最好是位于掌骨的近端或远端 1.5cm 处。

2）用薄骨刀凿断骨皮质，注意误伤及滋养血管，保护骨膜与骨瓣的完整相连，避免造成骨瓣碎裂或骨瓣上骨膜与之分离。

（七）骨间前血管桡、尺骨(膜)瓣转位术

（1）概述：骨间前动脉于肱骨内外上髁连线下 6.2cm 处起始于骨间总动脉，起始处外径 2.3mm，向下穿拇长屈肌和指深屈肌深面，沿骨间膜的正前方下行（图 11-52A），骨间前动脉至旋前方肌上缘附近，发腕背支穿骨间膜至前臂后面，主干进入旋前方肌深面。腕背支外径 1.0mm，向后下方斜穿骨间膜至前臂伸肌的深面，贴骨间膜下行。至桡骨茎突上方平均 2.7cm 处分为内侧终支和外侧终支，分支前干长 4.7cm。内、外侧终支分别与尺动脉腕背支构成腕背侧动脉网。腕背支向两侧发出骨皮支。尺骨骨皮支于尺骨茎突上方 2.6cm 处发于腕背支，起始处外径 0.9mm，经深肌腱深面，向内下斜穿出尺侧腕伸肌和小指伸肌间隙，分为升、降 2 支。升支经尺侧腕伸肌桡侧上行，与骨间后动脉吻合，降支沿尺侧腕伸肌腱桡侧的尺骨头表面下行，沿途分出骨膜支和皮支。桡侧骨皮支发于腕背支的桡侧，起点位置较高，一般于桡骨茎突上方 4.5～6.0cm 之间发出，外径 0.9mm，沿拇短伸肌尺侧缘，斜行走向外下，沿途分桡骨骨膜支和皮支。骨间前动脉腕背支骨皮支及其终支都有骨膜支分出，分布于桡，尺骨远段的背面（图 11-52B）。

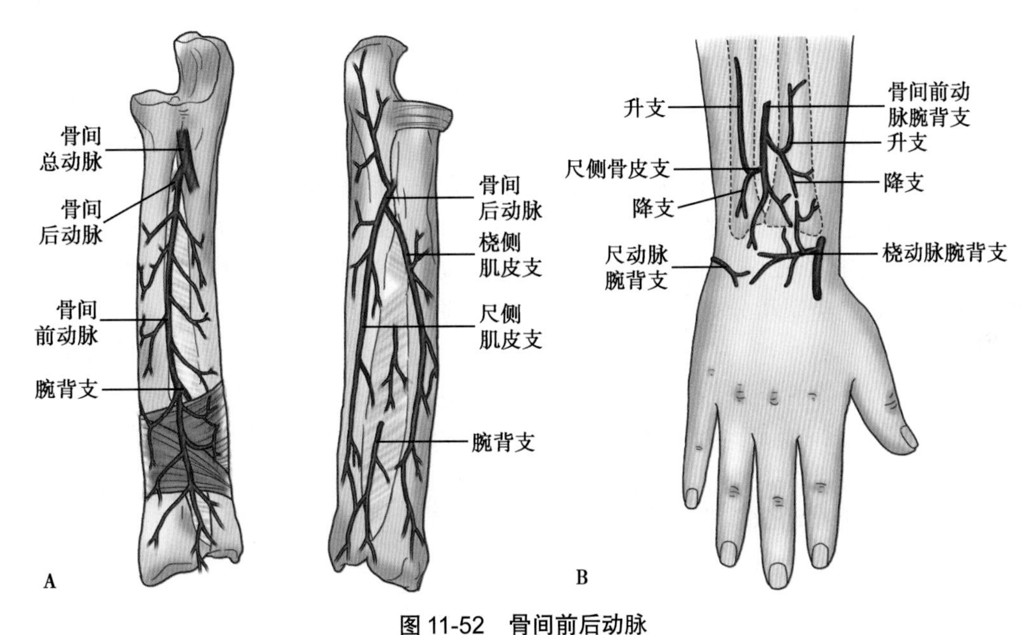

图 11-52　骨间前后动脉

A. 骨间前后动脉的走行分布；B. 骨间前动脉腕背支的分布。

（2）适应证：尺骨、桡骨中段和下段骨坏死、骨不连以及小范围骨缺损等。

（3）手术方法

1）术前准备：术前应进行详细体征及 X 线 CT 或 MRI 等检查，大致明确病变的部位，以便术中重点观察。

2）麻醉及体位及手术入路及操作程序

A. 骨间前血管蒂桡、尺骨（膜）瓣逆行转位术

麻醉、体位、切口：臂丛麻醉，患者仰卧于台上，前臂置手术床旁侧台，前臂掌侧中下部作长 S 形切口。

手术步骤：切开皮肤及皮下组织，于拇长屈肌和指深屈肌间隙进入，将上述二肌向两侧拉开，显露旋前方肌。在该肌桡（尺）骨附着端，保留 2～3mm 厚肌袖于桡（尺）骨表面，切开旋前方肌，凿取 1.0cm×0.5cm×0.4cm 大小的桡（尺）骨瓣，在骨瓣近端结扎切断血管束，游离一定长度的血管蒂。将带血管蒂的骨瓣向下转移至月骨的骨槽中，用克氏针固定，骨膜瓣边缘与周围软组织缝合固定（图 11-53）。

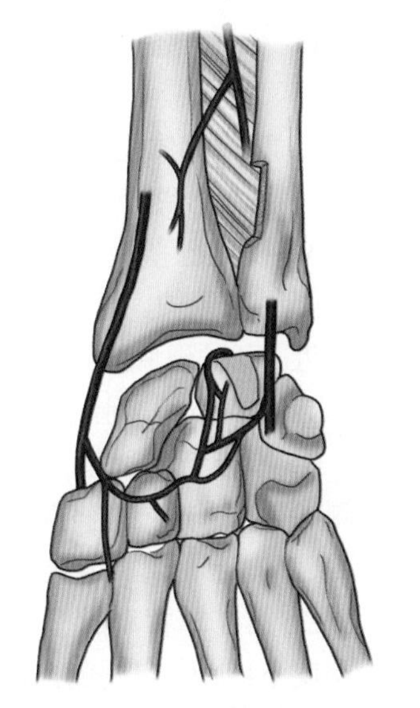

图 11-53　骨间前血管蒂尺骨远段骨（膜）瓣逆行转位术

B. 骨间前血管腕背支桡、尺骨（膜）瓣转位术

麻醉、体位、切口：臂丛麻醉，患者仰卧于台上，患肢置床旁操作台上，腕背侧正中纵向切口，长约10.0cm。

手术步骤：切开皮肤及皮下组织，显露腕背韧带。纵行切开腕背韧带，拉开拇长伸肌腱及指伸肌腱，显露腕和桡骨下端，可见骨间膜后面的骨间前血管腕背支血管束及与其相连的腕背血管网，带3mm筋膜分离骨间前血管腕背支，为增加血管蒂长度，可带部分腕背血管网，以此为蒂切取尺骨或桡骨骨膜瓣1.2cm×0.6cm×0.6cm大小，结扎骨膜瓣近端的腕背支，将骨膜瓣向远端转移至月骨骨槽内，用克氏针固定，骨膜瓣边缘与腕周围软组织缝合固定（图11-54）。腕关节功能位石膏固定8～12周。

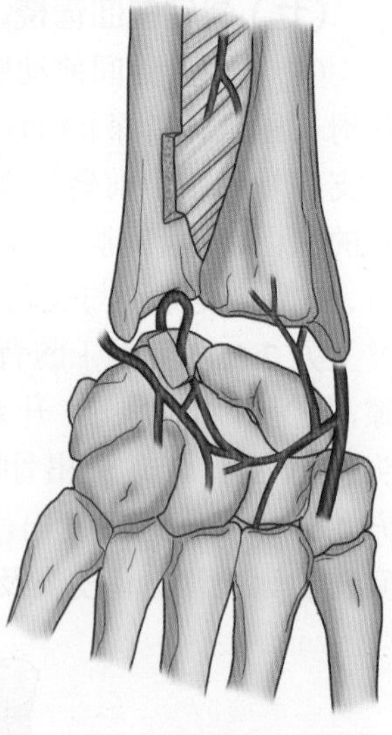

（4）手术要点

1）分离骨间背血管时必须连同尺侧骨间膜一并取下，才能保证血管束不受损伤。

2）切断旋前方肌时，必须保留一层肌袖于尺骨表面，以保护骨间背血管进尺骨的骨膜支。

图11-54　骨间前血管腕背支尺骨远段骨（膜）瓣转位术

（八）血管束植入治疗月骨坏死

（1）概述：桡动脉于桡骨前面绕过茎突下端，走行于拇长伸肌腱和拇短伸肌腱深面至腕背侧，走行于鼻烟窝内。于桡骨茎突下方约1.2cm处向尺侧发出1支粗大的腕背支；在桡动脉腕背支的近侧发出1～2支返回茎突尖部，即桡动脉茎突返支。该支平均长1.2cm，起点外径0～1.2mm之间。根据其起始类型和分支数可分为四型，详见前文。

拇指背动脉多数为单独血管，在桡骨茎突下1.5cm处，与腕背支发出点相对的附近由桡动脉发出，起始外径0.9mm，走向第1掌骨基底，在此发出一支纤细的滋养动脉，然后贴第1掌骨背外侧骨膜走向远端，终止于第1掌骨的远侧端。该动脉直接发于桡动脉者占82%，血管直径与腕背支相当。

第2掌背动脉根据其起始类型，分为3型：

1）腕背支型：起始于桡动脉腕背支，起始点在桡骨茎突下方约1.3cm，腕背支干长约0.9cm，于桡侧腕长、短伸肌之间穿出，走行于第2掌骨间隙，末端达掌指关节平面。此型占大多数。

2）穿支型：发于掌深弓第1穿支，在掌骨间隙近端与腕背支吻合，此型占26%。

3）缺如型：第2掌骨间隙无掌背动脉，此型约占2.5%。

（2）适应证：Lichtman分期Ⅲ～Ⅳ期月骨坏死。

（3）手术方法

1）术前准备：术前应进行详细体征及X线CT或MRI等检查，大致明确病变的部位，以便术中重点观察。

2）麻醉及体位：臂丛麻醉，前臂置手术床旁侧台。

3）手术入路及操作程序

A. 桡动脉茎突返支植入术：以腕关节外侧纵向切口，与鼻烟窝长轴一致。将桡神经浅支和头静脉拉向一侧加以保护。于桡骨茎突下方1.2cm处，拇长、短伸肌腱之间先找到桡动脉，沿桡动脉向上分离至茎突附近，可发现腕背支及其上方的茎突返支，于月骨上穿一个0.5cm的骨性隧道，将血管束引入骨性髓道，末端与腕背软组织缝合。

B. 拇指背动脉植入术：沿第1掌骨背外侧纵弧形切开，近端达鼻烟窝。将桡神经浅支和头静脉拉向一侧加以保护。于桡骨茎突下1.5cm解剖分离出拇指背动脉。向远端游离血管蒂，长约2.5cm。结扎血管蒂远端，于月骨上穿一个0.5cm的骨性隧道，将血管束引入骨性髓道，末端用腕背软组织缝合。

C. 第2掌背动脉植入术：于腕关节外侧纵向切开，向第2、3掌骨间隙延伸，近端达桡骨茎突，切开皮肤及皮下组织，向两侧掀起皮瓣，在切口近端，将拇长伸肌腱向桡侧牵开，将指总伸肌腱和示指固有伸肌腱向尺侧牵开，显露桡动脉腕背支，继而找出第2掌背动脉及其伴行静脉，沿第2掌背动脉向远端游离，结扎沿途向掌骨骨间肌发出的分支，于掌指关节平面近端切断结扎第2掌背动脉。显露月骨，于月骨上穿一个 0.5cm 的骨性隧道，将血管束引入骨性隧道，末端与腕背软组织缝合。

（4）手术要点

1）术中操作要轻柔，血管周围要保留软组织。

2）血管束不得有扭曲和张力，植入时骨孔要大于血管束一倍以上，植入前血管束血流要充足，最好有搏动。

3）有条件者在显微镜下游离，以预防血管束的损伤。

（九）掌长肌腱填塞和 STTC 融合术

（1）概述：舟骨不稳和腕骨塌陷是月骨无菌性坏死病晚期发生的基本问题，STTC 融合术能有效地防止舟骨的旋转脱位，限制腕骨间关节在同一个平面活动。因而可减轻头状骨向近端移位，达到恢复或保持其腕高。尽管月骨切除后可以用非生物和生物材料制成的植入体填塞月骨的空间或替代月骨，但晚期仍有可能存在非生物植入体的并发症和腕关节韧带的破坏，最终导致腕关节不稳定的发生。因此，填塞月骨切除后的空隙，或将植入体置换月骨术后，同时施行腕间关节融合术是非常必要的。

（2）适应证：Lichtman 分期Ⅱ～Ⅳ期月骨坏死。

（3）手术方法

1）术前准备：术前应进行详细体征及 X 线 CT 或 MRI 等检查，大致明确病变的部位，以便术中重点观察。

2）麻醉及体位：臂丛麻醉，上臂上 1/3 缚止血带，仰卧位，患肢置床旁操作台上。

3）手术入路及操作程序

A. 做腕背正中 S 形切口，将拇长伸肌腱拉向桡侧，指长伸肌腱、示指固有伸肌腱拉向尺侧，显露腕关节囊。于第 3 掌骨基底部一头状骨近端找到月骨，摘除坏死的月骨。

B. 游离并切取掌长肌腱全长（可带部分肌腹组织），卷叠成球状填塞于月骨空隙间，并将其与邻近关节囊缝合固定。

C. 显露并检查舟、大小多角骨及头状骨关节，切除舟、大小多角骨，舟头关节的软骨面，用 1.5mm 粗的克氏针固定舟头和舟、大小多角骨，取桡骨远端松质骨做成细条置于融合部。术后用石膏托固定患腕于轻度背伸位 4～6 周。

（4）手术要点

1）由于手术野的限制，操作须仔细，防止损伤掌侧的软组织。

2）切断桡神经浅支会引起拇指、示指背面和虎口麻木不适，该支在前臂下方桡侧，由肱桡肌腱下方进入皮下，应予保护。

3）注意勿损伤下尺桡关节，以免损害前臂旋。

（十）腕月骨摘除、带血管蒂豆状骨植入与局限性腕骨间融合术

（1）概述：豌豆骨不参与腕关节构成，切取后不影响腕关节功能，这是该手术生物学依据。豌豆骨移植代替月骨后，恢复了腕骨的整体结构及腕关节的正常力学传递系统，多个临床报道显示了其良好效果。

（2）适应证：Lichtman 分期第Ⅲ、Ⅳ期者。带血管蒂豆状骨植入替代月骨术后，豆状骨有萎缩、塌陷者。

（3）手术方法

1）术前准备：术前应进行详细体征及 X 线 CT 或 MRI 等检查，大致明确病变的部位，以便术中重点观察。

2）麻醉及体位：臂丛阻滞麻醉。仰卧位，患肢外展 90° 置于手术桌上，驱血后上止血带。

3）手术入路及操作程序

A. 切口：桡腕背侧弧形切口（图 11-55A）。

B. 腕月骨摘除，带蒂豆状骨植入术，手术方法同前。

C. 舟头关节融合术：切开皮肤与皮下组织，辨认并保护桡神经皮支。切开腕背侧关节囊，辨认头状骨与舟骨，用小骨刀切除舟头关节软骨。在桡骨茎突背侧加做切口，切取 0.6cm×1.2cm 大小骨块，移植于舟头间隙。分别缝合背侧关节囊，皮肤。

D. 舟骨与大小多角骨关节融合术：切开皮肤与皮下组织，保护桡神经皮支，沿第一腕掌关节近端暴露大小多角骨间关节及舟骨与大小多角骨间关节。用小骨刀切除大小多角骨间和舟骨与大小多角骨间的关节软骨，在桡骨茎突背侧另做切口，切取桡骨茎突 0.4cm×1.8cm 大小骨块，分为两块，一块植入舟头骨间隙，另一块植入舟骨与大小多角骨间隙（图 11-55B、C），缝合关节囊及皮肤。在腕背屈 20° 位石膏托固定。2 周拆线后，改为前臂短管形石膏固定 6 周。

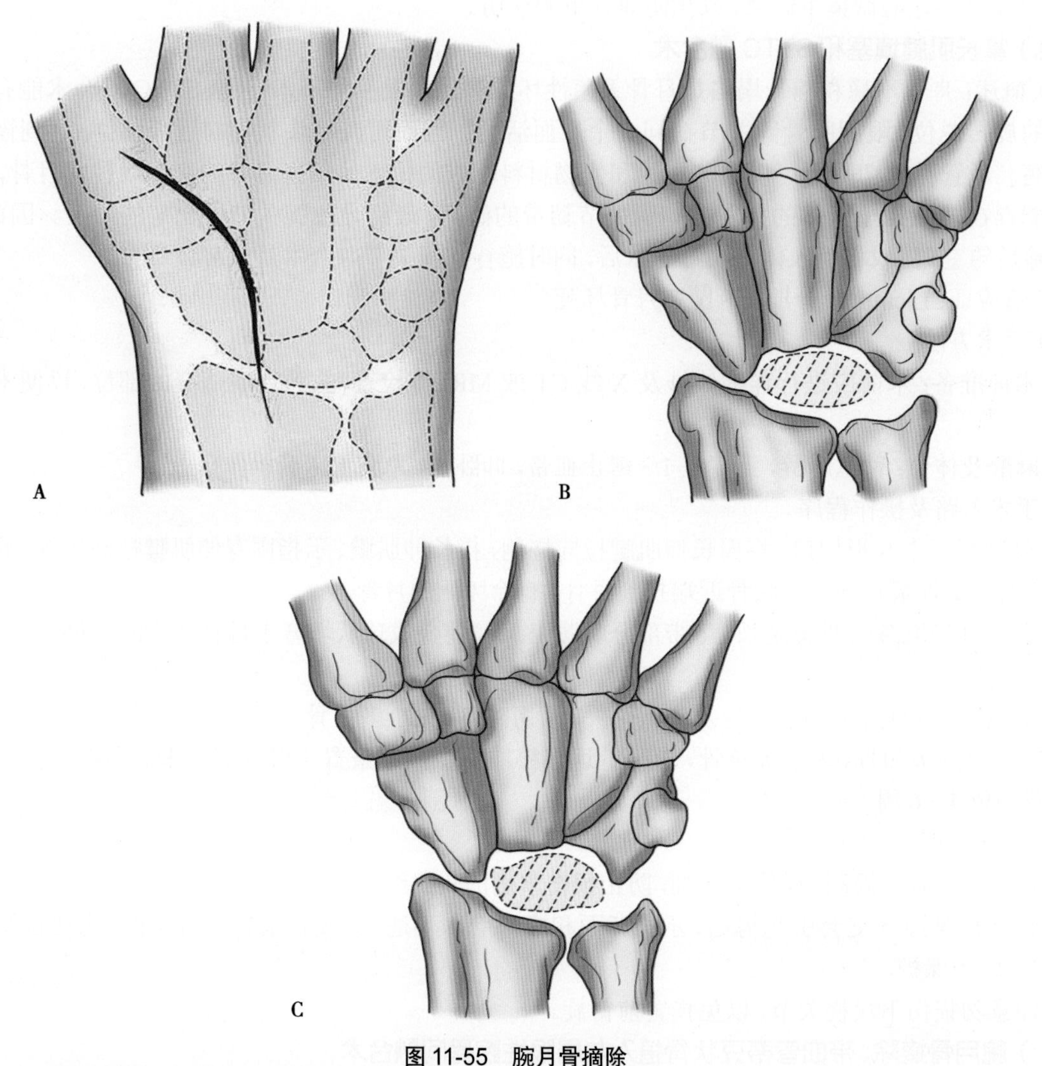

图 11-55 腕月骨摘除

A. 带血管蒂头状骨植入与局限性腕骨间融合术；B. 舟头关节融合；C. 舟骨与大小多角骨关节融合。

（4）手术要点

1）保护好豆状骨的营养血管，术中不可分离或离断豆状骨桡侧与尺动脉间的软组织，以便保护以尺动脉主干发出至豆状骨的营养血管。

2）可于豆状骨远侧结扎，切断尺动脉主干，以增加豆状骨的旋转幅度，然后连同尺动脉干与豆状骨移植在原月骨位置，从而避免对血管蒂产生张力。

（十一）人工月骨植入术

（1）概述：月骨对维持腕间诸骨的稳定具有重要作用，当其缺损后及时给予适当的假体置换，对维持腕部解剖关系，改善腕关节功能很重要。

（2）适应证

1）Lichtman 分期中属第Ⅲ、Ⅳ期患者，需摘除月骨者。

2）外伤性月骨脱位，手术摘除月骨后。

3）除月骨以外的其他腕骨结构正常，桡骨下端关节面无明显增生性改变者。

（3）手术方法

1）术前准备：术前应进行详细体征及X线CT或MRI等检查，大致明确病变的部位，以便术中重点观察。

2）麻醉及体位：臂丛麻醉，患肢外展90°置于手术桌上。驱血后上止血带，在手术放大镜下手术。

3）手术入路及操作程序

A. 切口：腕背正中作S形切口（图11-56A）。

B. 摘除月骨：按切口线切开皮肤，皮下组织。切开下份伸肌支持带，暴露指总伸肌腱及拇长伸肌腱。将拇长伸肌腱牵向桡侧，指总伸肌腱和示指固有伸肌腱牵向尺侧，充分暴露桡骨下端及腕背韧带。切开腕背韧带，仔细辨认月骨，判断无误后，沿纵轴牵引，增加桡腕间隙，并极度掌屈，充分暴露月骨，尽量争取整块摘除月骨。若整块摘除困难，可咬碎后摘除，但需仔细检查，不可遗留碎片在关节腔内，并注意保护周围各骨的关节软骨面不受损伤。保护掌侧关节囊完整，在三角骨的适当位置钻一个与假体柄相适应的洞，充分止血，冲洗关节腔。

C. 选择合适大小的月骨假体放入月骨摘除后的间隙（图11-56B），被动活动腕关节，观察假体是否合适，有无松动或脱位，若位置稳定，即可缝合腕背韧带，复位伸肌腱，修复伸肌支持带，缝合皮肤。用掌侧石膏托，在腕关节背屈15°位固定3周。

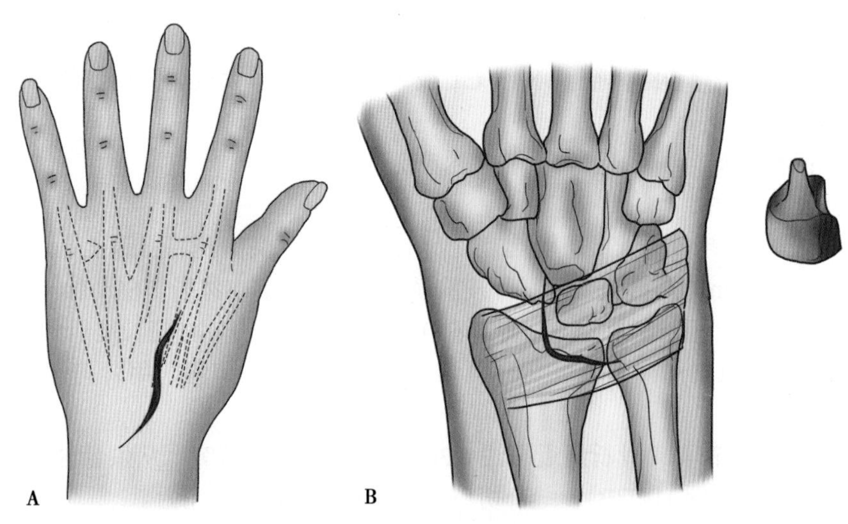

图11-56 人工骨月骨植入术

A. 切口；B. 人工月骨植入。

（4）手术要点：确认月骨后整块清除，注意勿残留死骨。

三、腕舟骨坏死

舟骨紧邻月骨、头状骨、小多角骨和大多角骨，缺血性坏死在临床上较少见。腕舟骨的血液供应主要来自桡动脉。桡动脉在鼻烟窝外分出2～4支恒定的小动脉，由外上向内下，穿过桡腕背侧韧带，经手舟骨腰部背侧嵴的远侧部及结节部进入骨内，供应该骨70%～80%的血液，此外尚有腕背网发出的分支也从该骨的背侧进入骨内。从手舟骨掌侧进入的血管较少，仅有掌浅支的鱼际支分出的小支通过腕掌侧韧带进入骨质。舟骨近1/3段血液供应由远侧经腰部而来，约有30%供血很差，因而骨折后愈合亦差，此部骨折有14%～39%不愈合。腰部骨折时，骨折线可为横形（稳定型），也可为斜形或垂直形（不稳定型），此为关节内骨折。腰部骨折后，近侧骨块血运差，坏死机会多。不稳定型骨折坏死率高达20%～30%。舟骨近侧骨折的发生率为20%左右，由于近侧骨折块小且血运差，很容易发生缺血性坏死。总体而言，舟骨的坏死率占舟骨骨折的15%。如舟骨骨折的近侧骨块与头状骨、角骨一起脱向背侧或掌侧，脱位骨块的坏死率可达55%，舟骨坏死可发生塌陷，逐渐发展为创伤性关节炎。

常常是由于创伤、发育障碍或其他疾病等原因破坏营养舟骨的血运，导致软骨内骨化异常或骨细胞死亡而出现。舟骨坏死病理改变可见表面软骨细胞变性坏死，骨细胞核变性坏死，部分呈囊性变，骨组织表现凸凹不平，影响关节运动。

舟骨坏死患者有外伤史，如经舟-月骨周围骨折脱位。腕舟骨区疼痛，劳动或活动时疼痛加重，腕挠偏后活动受限。局部轻度肿胀，鼻烟窝区有压痛，握拳叩击第2、3掌骨远端腕部有疼痛，经舟-月骨周围骨折脱位时，腕背侧有隆起畸形。

腕舟骨近端血供较差，当舟骨发生骨折时，近端骨折片供血不足发生坏死。临床X线表现与腕月骨坏死基本相似，而囊状透亮区更为常见。ECT可早期发现坏死区核素聚集影。MRI则更能早期发现坏死灶。

舟骨坏死治疗方法传统的有植骨、桡骨茎突切除术、近排腕骨切除术等，目前常采用显微外科治疗方法进行，效果明显提高。

（一）桡骨茎突切除及植骨术

（1）概述：腕舟骨为近侧腕骨中最大的骨，近端为略凸而光滑的关节面，与桡骨相关节。当腕关节向桡侧倾斜时，桡骨茎突与舟骨腰部外侧相接触，舟骨骨折后，腕关节的桡偏或尺偏活动，可以经腕中关节达到舟骨，通过骨折线，对骨折的愈合及骨折近端坏死的修复不利。

（2）适应证：腕舟骨坏死、腕舟骨骨不连。

（3）手术方法

1）术前准备：术前应进行详细体征及X线CT或MRI等检查，大致明确病变的部位，以便术中重点观察。

2）麻醉及体位：臂丛麻醉，仰卧位，前臂置手术床旁侧台。

3）手术入路及操作程序

切口：始于腕部掌桡侧起自拇长展肌腱止点处，斜向尺侧，至桡侧腕屈肌腱止点，然后顺沿桡侧腕屈肌腱向近心端延长，长约4cm（图11-57A），切开皮肤及皮下筋膜，小心勿损伤桡动脉。

显露桡骨茎突和舟骨：分离桡动、静脉，将其牵向尺侧，切勿损伤。将拇长展肌和拇短伸肌腱牵向腕背侧，桡血管和桡侧腕屈肌腱牵向尺侧。切开桡骨茎突骨膜及腕关节囊。用骨刀逐渐剥离桡骨茎突骨膜，确认舟骨骨折线。

切除桡骨茎突和植骨：在舟骨骨折线近端约0.2cm处，切除桡骨茎突。从供骨区切取游离骨块，按常规植骨法，植入舟骨骨折处（图11-57B）。缝合切口。前臂石膏托固定3个月。

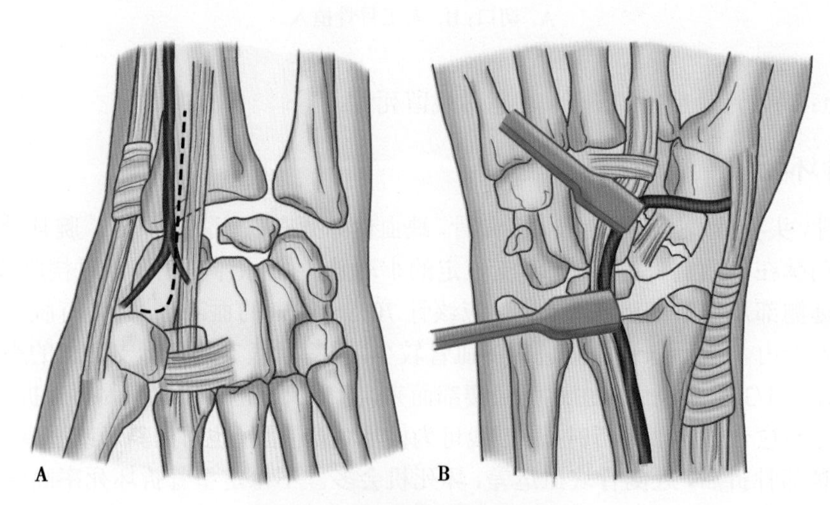

图11-57 桡骨茎突切除及植骨术
A. 切口；B. 桡骨茎突切除及植骨。

（4）手术要点

1）手术必须注意保护桡动脉及桡神经浅支，防止损伤。

2）切除桡骨茎突应在腕舟骨骨折线近侧，植骨固定可靠。

（二）腕舟骨切除术

（1）概述：腕舟骨切除术能明显减轻腕关节疼痛，并且能明显增加腕关节活动度。Mccombe 等报告，在舟骨远端切除术后，腕关节屈伸活动度增加。同时，该术式容易操作，不依赖内固定或融合，仅需要少量的内固定。

（2）适应证：腕舟骨坏死、陈旧性腕舟骨骨折。

（3）手术方法

1）术前准备：术前应进行详细体征及 X 线 CT 或 MRI 等检查，大致明确病变的部位，以便术中重点观察。

2）麻醉及体位：臂丛麻醉，仰卧位，前臂置手术床旁侧台。

3）手术入路及操作程序

切口及显露腕舟骨桡骨茎突切除及植骨术。

切除舟骨：切开关节囊，确认舟骨后，将拟切除舟骨周围与其相邻腕骨的韧带关节囊等组织切断，摘除舟骨。为避免误切其他腕骨，可于摘除骨块前插一个定位金属针，摄 X 线片确认后，再摘除骨块，之后缝合皮肤。前臂石膏托固定 2 周。

（三）腕关节融合术

（1）概述：近年来利用部分腕关节融合术治疗腕关节疾患的学者日益增多。部分腕关节融合术的应用起始于 20 世纪初，该术既能减轻腕关节疼痛，又能获得稳定和一部分活动度的优点。

（2）适应证：因关节外伤、炎症、退行性变等原因发生对应关节面不相称，引起严重的关节功能障碍，或顽固的关节疼痛，影响工作和生活，经非手术治疗无效，又不适合用其他手术来保留关节动度者。

（3）手术方法

1）术前准备：术前应进行详细体征及 X 线 CT 或 MRI 等检查，大致明确病变的部位，以便术中重点观察。

2）麻醉及体位：臂丛麻醉，仰卧位，前臂置手术床旁侧台。

3）手术入路及操作程序

Abbott 法：

切口：以腕关节为中心，在第 2、3 掌骨间，作腕背侧长约 8cm 的直切口或以桡骨背侧的 Lister 结节为中心，作一个 S 形切口（图 11-58A）。

显露腕关节：切开腕背韧带及桡骨 Lister 结节上的骨膜，骨膜下剥离而显露桡骨远端。将指伸肌腱，桡侧伸肌腱牵向桡侧，指总伸肌腱牵向尺侧。在桡骨远端边缘横行切开桡腕韧带后，用圆凿将腕关节的关节软骨凿除。从桡骨远端背侧掀起一个骨瓣（图 11-58B），用骨刀将舟骨、月骨及头骨背侧的骨皮质连同背侧的关节囊一并掀起（图 11-58C），显露腕关节，清除一切舟骨病变组织。

融合关节：用圆凿将桡腕关节的关节软骨凿除，将舟骨、月骨和头骨之间的软骨也予切除，用松质骨骨屑填入，于髂嵴前部取一个扁平骨片置于腕骨及桡骨掀起的骨瓣之间，将骨瓣压平，使之与移植骨片密贴。使腕稍背屈至所需角度，此时，植入的骨片即被夹紧，缝闭关节囊的横切口，放松气囊止血带，止血后逐层缝合切口。

Smith-Petersen 法：

此法将尺骨远端切下，用植骨片。只适用于远端桡尺关节已有病损时。

切口：做平行于尺骨远端的弧形切口，长约 6cm，远端达第 5 掌骨基底背侧（图 11-59A）。

切除尺骨远端：切开尺骨远端骨膜，行骨膜下剥离，切下 2.5cm 长的一段尺骨远端（图 11-59B）切开皮肤及皮下组织，切开尺骨远端骨膜，行骨膜下剥离，切下尺骨远端长约 2.5cm（图 11-59C）。

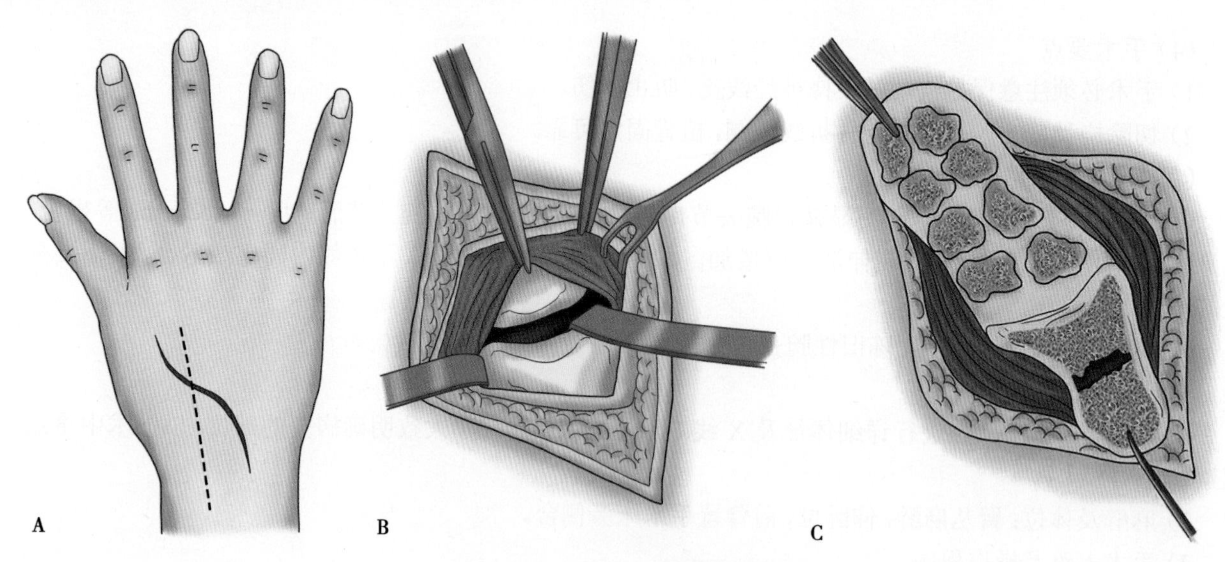

图 11-58　Abbott 法腕关节融合术

A. 切口；B. 在桡骨上掀起骨瓣；C. 在腕骨上掀起骨瓣显露腕关节。

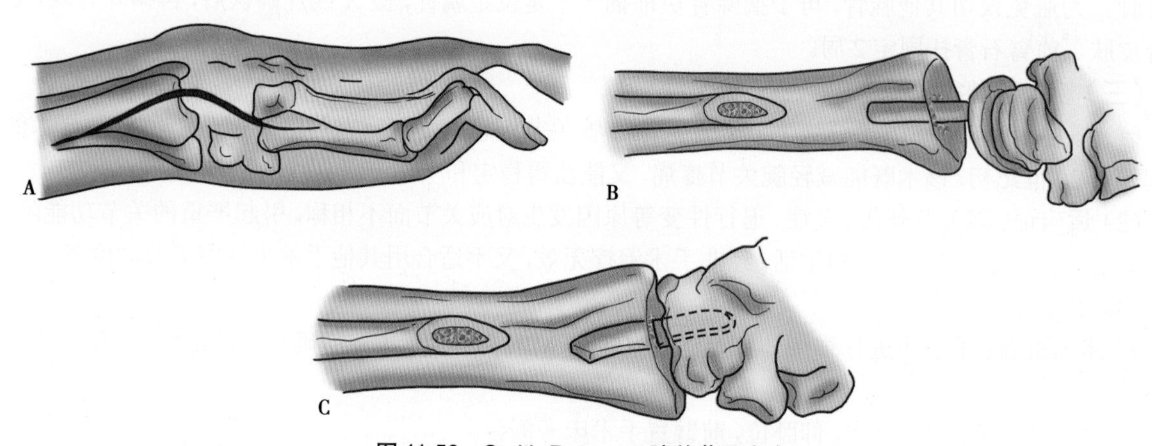

图 11-59　Smith-Peterson 腕关节固定术

A. 切口；B. 切除尺骨远端；C. 骨片已植入。

显露及融合桡腕关节：显露桡骨远端的尺侧、桡腕关节及腕骨，切除软骨面，在桡骨远端开一个骨槽，并在相应的腕骨上开一个孔道，从切下的尺骨小头上截取与骨槽形状及大小相符的骨片嵌入桡骨及腕骨的骨槽中。将剩余的尺骨远端骨质剪碎后，充填于腕关节空隙中，逐层缝合切口。

Gill 法：

此手术对合并严重桡腕关节炎的月骨及舟骨坏死病例，特别是患者为重体力劳动者时，较为适用。融合只限于桡腕关节，不包括腕掌关节，以便保存一定的掌弓及握力，手术方法有几种。

切口：在腕背侧第 2、三掌骨间做纵向切口长约 8cm，切口中心在桡腕关节，或以桡骨背侧 Lister 结节为中心做 S 形切口（图 11-60A）。

显露：切开腕背韧带及覆盖在 Lister 结节上的桡骨骨膜。骨膜下显露桡骨远端。将桡侧腕长、短伸肌腱及拇长伸肌腱向桡侧牵开，将指总伸肌腱向尺侧牵开，在桡骨远端边缘横行切断桡腕韧带后，将近排腕骨的纤维组织切除，即显露桡腕关节。

融合：将近排腕骨的背侧皮质凿除，在桡骨远端背侧冠状切下一个骨片（图 11-60B），并将此骨片向远端滑动，使其桥架于近排腕骨与桡骨之间（图 11-60C），腕略背屈，间断缝合韧带，逐层缝合切口。

肘上石膏管型包至指尖及拇指，肘呈直角，前臂中间位，腕背屈 15°～20°，手指及拇指稍屈，3 周后换肘下石膏管型固定 10 周。

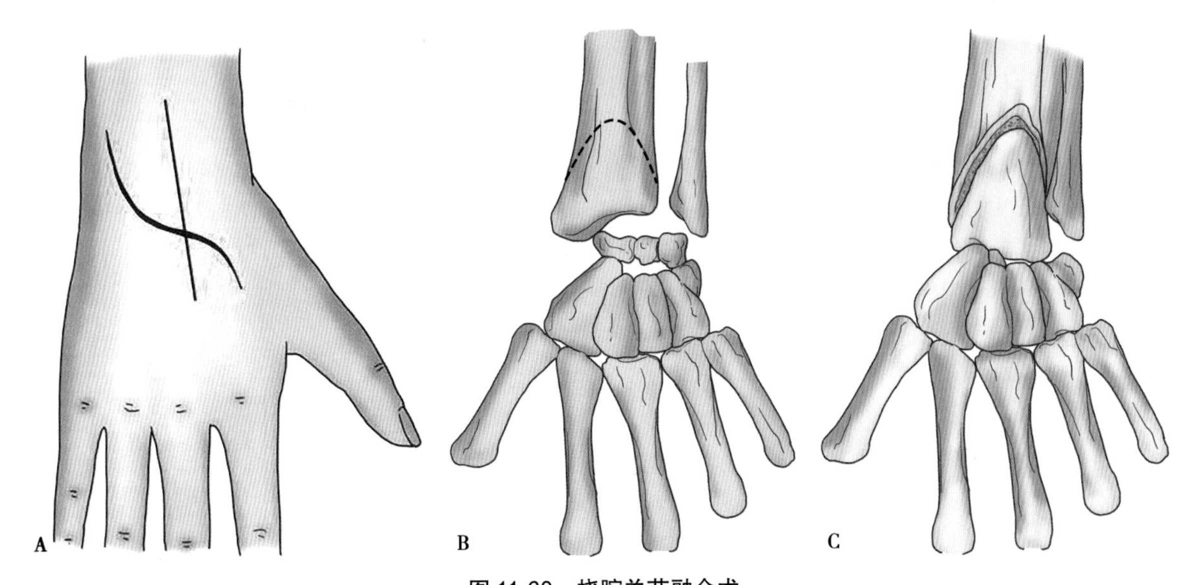

图 11-60 桡腕关节融合术

A. 纵切口或 S 形切口；B. Gill 法切骨线；C. 融合已完成。

（四）其他

其他方法还有骨间后血管尺骨远段骨（膜）瓣转位术、桡动脉茎突返支血管蒂桡骨茎突骨瓣转位术（同月骨）、旋前方肌蒂桡、尺骨远端骨膜瓣转位术（同月骨）、带血管蒂第 1～3 掌骨瓣转位术（同月骨）、骨间前血管桡、尺骨（膜）瓣转位术（同月骨）、血管束植入术（同月骨）。

四、膝关节坏死

膝关节是继发性骨坏死的好发部位，仅次于髋关节，90% 以上的患者同时有髋部骨坏死。膝关节坏死以股骨内髁多见，其次为股骨外侧髁、胫骨内侧髁及髌骨。病因及发病机制尚未清楚，目前主要观点为血液供给障碍造成的骨梗死。膝关节受到创伤，可导致其软骨下骨板的微小骨折，使附着其上的骨与软骨塌陷，进而造成髓内压力增高和疼痛。另外也有人提出，在特发性骨坏死的致病因素中，半月板创伤也有相当重要的作用。有作者认为半月板的撕裂与此病有关，在活动中，碎裂的半月板挤压关节面有可能引起股骨内髁的局部坏死。膝关节特发性骨坏死的病例，出现突然发作的疼痛，可能与急性半月板的撕裂有关。一些膝关节骨坏死的患者关节造影所显示的半月板撕裂也可能是骨坏死的结果，而不是它的原因。由于患者多为 60 岁以上的妇女，故绝经后骨质疏松、软骨退行性改变也是可能的发病因素。膝关节骨坏死手术中，可以发现在负重区局部关节塌陷，仍保留在原位的关节软骨和骨性碎片，而这些碎片可能有轻度的移位或脱落，游离于关节腔中或是包埋在远隔部位的骨膜中，片状坏死区软骨表面皱褶和塌陷，周围可有反应性新生骨的形成及囊性变。滑膜常较肥厚，骨性碎片周围的滑膜可纤维化。

股骨外侧髁骨坏死与股骨内侧髁骨坏死相比，病灶面积大得多且有广泛的软骨及软骨下骨坏死。胫骨坏死可见平台内侧软骨下骨有骨质减少，骨小梁排列疏松，骨细胞核溶解消失。髌骨坏死病变部位多在髌骨上端、骨组织呈局灶状坏死，骨小梁排列不规则，骨细胞核消失，表面软骨细胞变性坏死。

股骨内侧髁特发性骨坏死主要发生于 60 岁以上的妇女。其特点为膝关节前内侧部的突发疼痛与压痛。疼痛一般较缓和，但夜间较重，活动后亦会加重。大多数患者注意到此种疼痛发作很突然而且很明确，患者甚至能够记忆起疼痛的起始时间，体检可发现膝关节内侧肿胀，股骨内髁压痛，膝关节活动受限。根据放射学检查标准可分为四期：

Ⅰ期：X 线片正常，MRI 则可有异常发现，T_2 加权像异常者常有疾病进展，放射性核素扫描亦可对Ⅰ期患者进行诊断，表现为核素吸收增高，提示软骨下骨坏死。

Ⅱ期：患者 X 线片显示股骨内侧髁的轻度塌陷。

Ⅲ期：有透光性病灶，称之为新月征。

Ⅳ期：关节严重塌陷，ECT、MRI更能明确地显示坏死病灶的范围。

股骨外髁骨坏死与特发性股骨内侧髁骨坏死相比，特发性股骨外侧髁坏死罕见，因为膝关节所受的大部分应力作用于膝关节内侧部分，故膝关节外侧部分不存在微骨折的危险因素。股骨外髁骨坏死最常见于因膝部肿瘤而行膝关节局部放疗后，或退行性骨关节炎局部使用激素后，主要表现为膝内侧肿胀、疼痛，无明显的内翻畸形，体检有股骨内髁压痛，膝关节活动受限。影像学X线片早期可见股骨外髁密度降低，骨质疏松，之后逐渐出现透亮区、囊性变，晚期广泛的软骨下骨及软骨面受累，关节间隙变小，关节面塌陷。放射性核素早期即可发现软骨下骨的吸收增加，提示软骨下骨的坏死，MRI更能早期地反映坏死区的部位、范围。

胫骨内髁骨坏死好发于两个年龄段：幼儿型见于3岁以下，儿童型多见于8～13岁。幼儿型多为两2左右肥胖的幼儿，约半数为双侧性，膝内翻明显，腔骨上端弯曲，大多9～10个月时就开始走路、步态蹒跚、臀中肌步态，有时与生理性膝内翻相混淆。但经过1年的观察，膝内翻不但没有减轻，反而愈加明显，并且胫骨上端内侧出现喙突状隆起，可在皮下触及而无疼痛，常合并胫骨内旋，膝反张，小腿短缩和外翻足。儿童型多为单侧性，常在5～12岁出现，膝关节内翻畸形较轻，小腿短缩畸形明显，胫骨内髁突出，有时有疼痛和压痛。其X线表现为胫骨平台内侧部分的软骨下骨有骨质减少。骨扫描可见胫骨平台内侧部放射性核素吸收增加，在侧位像上病灶表现得很清楚、与特发性股骨内髁骨坏死明显不同是的，后者放射性核素的吸收集中于股骨内侧髁。

髌骨骨坏死罕见。常见病因为创伤、使用激素及全膝置换术后，亦有特发性髌骨坏死。发病部位几乎都在髌骨上端，这可能与该部位血运差有关。患者主要症状是膝前区疼痛，疼痛逐渐加重，上、下楼梯时疼痛加重，查体可见膝关节肿胀，髌前区压痛，伴关节积液者可有浮髌征阳性。髌骨研磨试验可以阳性。髌骨骨坏死早期患者X线检查可以无阳性发现，放射性核素扫描，可以显示核素吸收，揭示坏死灶的存在。MRI更能清楚地显示髌骨坏死区的部位及范围。中期患者X线片可见透光区，骨质 硬化，关节面不平整，晚期可有髌骨变形，边缘增生，出现髌股关节炎的表现。

膝关节坏死的非手术治疗包括限制负重，口服止痛药物等，但只有20%的患者获得满意疗效，所以应尽早手术治疗。手术治疗包括髓芯减压术，关节镜下清理术，胫骨截骨术，如果出现髁塌陷，只能考虑行单髁或全膝关节置术，尤其是50岁以下皮质激素引起者。

（一）关节镜下清理术

（1）概述：通过对患者实施膝关节镜下清理术后，取得显著效果，其与开放术相比，具有多种优势，能通过关节镜清除患者关节腔内炎症积液，能修复患者受损半月板，从而缓解膝关节疼痛，能避免开放术中的缺点，避免清除患者过多正常组织导致患者正常生理功能受到破坏，引起创伤，能显著促进患者膝关节功能恢复。

（2）适应证：适用于40岁以上肥胖妇女，关节边缘骨赘比较明显，关节内有游离体，关节负重面完整者。

（3）手术方法

1）术前准备：术前应进行详细体征及X线CT或MRI等检查，大致明确病变的部位，以便术中重点观察。

2）麻醉及体位：取仰卧位，进行连续硬膜外腔阻滞麻醉。

3）手术入路及操作程序：按常规关节镜检查的方法进行麻醉，消毒，铺单，进行关节镜检查，去掉关节内游离的骨与软骨，剥去关节面上半游离的软骨面，去除关节表面的浮渣，清除退变或碎裂的半月板软骨，将清理的软骨边缘修整，使之不再有软骨的剥脱，用大量生理盐水冲洗，对有软骨下骨暴露处可用克氏针进行钻孔减压，用平凿或电动钻头磨平骨赘，对无症状的骨折可予以保留。利用钬激光进行关节软骨成形，速度快，清除效果好，修整后软骨成斜坡状。

（二）胫骨高位截骨术

（1）概述：股骨轴线与胫骨轴线有5°～8°外翻角，手术截骨要过度矫正5°，膝关节内侧间隙变窄后，有内翻成角，内翻角＋外翻角＋过度矫正角＝手术矫正角度，每纠正1°内翻角，需于楔形骨块基底面切除1mm，楔形截骨的上方截骨线应位于胫骨关节软骨下2cm，与关节面平行，上下截骨线应在胫骨结节的近侧端。

（2）适应证：适用于胫骨内侧平台及股骨内侧髁骨坏死，年龄65岁以下，无关节面塌陷。

（3）手术方法

1）术前准备：认真检查膝关节，确定关节的活动范围、畸形程度，并检查关节内、外侧固定装置及前后交叉韧带，以确定有无关节不稳。拍摄单下肢负重位内、外翻应力下 X 线片，判断膝关节的侧方稳定性。

如果患者有严重的关节积液，应行关节穿刺检查，以排除关节内感染等其他病变。

行关节造影，以了解各关节间室的情况及关节面是否光滑完整、有无关节内游离体。

拍摄单下肢负重位下肢力线片，画出下肢力线，测量畸形角度。为测量准确应注意拍片长度要足够，避免肢体旋转。同时应该记录有无膝关节半脱位，并拍股骨髁和髌骨切线位片。

测量截骨角：Coventry 用 Boucher 等所设计的方法来计算截除楔形骨的大小。在楔形基底部每 1mm 长大概可矫正 1°，例如矫正 20° = 楔形基底长 20mm。也可应用 Slocum 等方法来准确测量切骨基底的宽度，在术前用一个三角形进行测量。

2）麻醉及体位：取仰卧位，进行连续硬膜外腔阻滞麻醉。

3）手术入路及操作程序：手术在气囊止血带下进行，连续硬膜外麻醉，神经处于松弛位，皮肤切口从腓骨近端的外侧髁向胫骨结节做一斜切口，然后折向胫骨嵴向远端切开 5cm 长。切开皮肤，沿胫骨髁表面肌肉止点切开，于骨膜下剥离，沿胫骨外骺表面向外后侧剥离，超过腓骨头到达髁后外侧面，沿胫骨结节及髌表面剥离至胫骨内髁表面。沿胫骨内髁表面继续剥离，显露胫骨髁内侧面。在不切开膝关节内、外侧关节囊的情况下，即可显露胫骨内外侧髁。将髌韧带向前方拉开，在胫骨髁外侧面距关节面 2cm 左右的平行关节面，于胫骨髁外、前及内侧面画出截骨线，按术前测量所得楔形骨块的宽度，刻画出下方截骨线。二线应于胫骨内髁相交。用骨刀或电锯沿截骨线切开，切除楔形骨块。内后皮质的切断比较困难，切除楔形骨块前部后，去除其间的松质骨，看到骺后侧皮质后，用骨刀切断之。边切边将小腿外翻，最后将两断端骨面相互拉紧，可选用角接骨板、螺丝钉固定，亦可采用骑缝钉固定于髁前外侧。屈伸膝关节，确认固定可靠后可缝合切口。术后长腿石膏后托固定 6 周。

（4）手术要点

1）术中要注意保护腓总神经，最好将腓总神经首先分离出用橡皮条加以保护。截骨时应将膝关节置屈曲 90° 位，特别是在凿除后侧皮质时应用牵开器将腘动、静脉向后拉开，防止损伤。截骨须在直视下进行，可分次取出楔形骨块。

2）为防止胫骨关节面的碎裂，近侧截骨线设计要准确，操作要轻柔。如果胫骨内侧塌陷，则近端截骨线斜向内下方，以增加近侧端骨的体积。

3）缝合切口前应修复膝关节外侧副韧带。股二头肌腱和外侧副韧带在腓骨上固定，应保持一定张力，防止发生膝关节不稳定。

（三）人工全膝关节置换术

（1）概述：目前国际上很多使用美国史塞克公司和捷迈公司生产的人工全膝关节假体，以史塞克公司生产的 Osteonics 人工全膝关节假体为例，说明后纵韧带保留型人工全膝关节置换术的手术方法。适用于 65 岁以上，股骨内外侧部均受累的Ⅳ期患者。

（2）适应证：骨坏死或肿瘤等病变所致的严重疼痛和 / 或功能障碍，55 岁以上膝关节骨性关节炎，创伤性关节炎以及类风湿关节炎等。

（3）手术方法

1）术前准备：膝关节一般检查、膝关节的测量检查、膝关节韧带稳定性检查以及膝关节 X 线检查等。术前 1～2 天开始静脉滴注抗生素，严格地术前皮肤准备，手术室严格的无菌环境及医生的无菌操作，对预防术后感染是很重要的。

2）麻醉及体位：取仰卧位，进行连续硬膜外腔阻滞麻醉或全身麻醉。

3）手术入路及操作程序

切口：一个标准的前正中切口是相对较好的（图 11-61A），但任何以前的切口也可被使用或合并运用以降低皮肤坏死的风险。通过靠近髌骨中线边缘内侧大约 1cm 的髌骨旁切口进入关节囊（图 11-61B）。

纵向切开股四头肌以使髌骨充分外翻并使膝关节有足够的屈曲(图 11-61C)。

股骨准备:

股骨远端旋转定位:使用电钻在股骨髁间凹的中心处钻一个洞(有两种规格的洞供大的或小的膝关节使用),进入髓腔(图 11-61D)。可以选用下列 2 种方法之一决定旋转的定位:①以内外上髁作为参考,做股骨髓腔内定位。将股骨上髁导向器放进髁间凹洞内,并作以下任何一种方法调整:将滑车沟与导向器的竖杆垂直;将股骨髁对准水平杆两旁的狭缝。这两种方法中的每一种都能使导向器与股骨髁的轴线相平行。一旦旋转被定位后,通过导向器的狭缝,用电刀或骨凿做股骨髁的轴线标记(图 11-61E)。移去导向器。T 形手柄插入股骨力线定位导向器内,将股骨力线定位导向器插入股骨髓腔内,使其狭缝与股骨远端的标记对准(图 11-61F)。使用两枚骨钉钉入远侧洞内,将股骨力线定位导向器固定于股骨远端上。②将股骨力线定位导向器插入股骨髓腔,将外旋 3° 股骨力线导向器装入股骨力线定位导向器的狭缝中,注意导向器的左、右侧。通过这个导向器,判断内、后外侧髁部的大小相同(图 11-61G)。使用两枚无头骨钉钉入远侧的洞内,将股骨力线定位导向器固定于股骨远端上。移去外旋导向器。

前侧初步截骨:将测深器充分装入前部截骨导向器中,将前部截骨导向器插入股骨力线定位导向器前方的 2 个孔内(图 11-61H)。测深器的尖端指明了最后股骨截骨时锯片的最终位置。调节测深器的尖端至前外侧皮质骨的高点上,这样的保留性前侧截骨,可避免在股骨切迹处过度损伤骨皮质。在截骨前可移去测深器,之后进行截骨(图 11-61I)。在截骨完成后,移去前侧初步截骨导向器,仍将股骨力线导向器固定于原位。

股骨远端截骨:通过螺钉将远端截骨导向器与远端截骨导向器架装配在一起。装置插入股骨力线导向器前方的孔中并降低装置,直至远端截骨导向器平整地贴伏在前侧表层截骨面上。拧紧侧方的螺钉以固定导向器。在将股骨远端截骨导向器固定在股骨上之前,可使用外部力线杆确认力线。将力线导向手柄连接在股骨远端截骨导向器上,并在手柄上插入外部力线杆,当力线杆与股骨头中心相交且从侧面观察与股骨的轴线大致平行时则表明力线正确(图 11-61J)。在标记为“0”的孔内钉入两枚无头钉子。股骨远端截骨导向器有 8mm 或 10mm 的截骨构造,即可允许作股骨远端 8mm 或 10mm 截骨。在“X”钉孔内打钉,以将导向器固定。去除股骨远端力线导向器。去除髓内杆,拆除股骨远端截骨导向架,仅保留股骨远端截骨导向器在原位。锯去股骨远端(图 11-61K),之后拆除截骨导向器。将远端截骨导向器向上抬起脱离无头钉,再经“+2”或“4”孔重新套在无头钉上,这样可截去另外的 2mm 或 4mm 股骨远端骨质。

股骨测量:使用尺寸测量器可以决定截除股骨的合适尺寸及股骨假体的大小。

股骨前方、后方和斜面截骨:将股骨截骨导向器放置在股骨远端。使用木槌,击入两枚带锯齿的钉子于股骨内。在导向器的边缘使用巾钳能获得额外的稳定性(如果骨质硬化,可先钻洞,再击入固定钉子)。完成剩余的四个股骨截骨面(图 11-61L)。截骨的顺序为:后髁、后斜面、前髁骨皮质、前斜面。

胫骨准备:

胫骨力线的定位:可选择胫骨髓外力线定位,也可选择胫骨髓内力线定位。

胫骨髓外力线定位:屈屈膝关节,将胫骨髓外力线导向器放在胫骨干上,用弹性钳在踝关节上方夹住胫骨远端。

将装置的头部贴在胫骨突起处。当头部放置合适时,在力线导向器的近端杆部和前侧骨皮质之间应有一个手指的宽度,将近端固定钉定位于胫骨突起处,并应首先轻叩最后侧的钉,以固定头部的前后方向位置。现在可调整旋转,然后通过击入第二枚钉子以固定。拧紧垂直螺母以固定导向器近端杆(图 11-61M)。当装置的垂直杆在下、侧位观察时均与胫骨长轴相平行时,则力线定位即完成了。(在放置胫骨力线导向器前,不管是髓外还是髓内的导向器,将胫骨向前致半脱位是很有用的。通过在股骨截骨骨面之下、后十字韧带之前放置一把弯 Hohmann 拉钩,可以非常容易地做到这一点。如果后十字韧带与胫骨髁间隆突的后部有异常的粘连,则会引起膝关节屈曲时像书页一样打开。使用弯曲骨刀通过骨膜下方式非常柔和地松解后十字韧带,不要在准备胫骨截骨的平面以下松解后十字韧带。

体表标志常被使用以获得正确的轴线力线和旋转,包括:胫骨结节 - 力线杆通常位于胫骨结节的内侧 1/3 处;第 2 跖骨一般同踝关节中心保持一条直线。

胫骨高度截骨平面：通过按压胫骨测深器上的按钮，将胫骨测深器装在相配的胫骨截骨导向器上，将胫骨截骨导向器和胫骨测深器套在胫骨髓外力线导向器上，调整测深器的位置至胫骨平台上所期望的部位（图 11-61N）。胫骨测深器提供 2mm 和 8mm 的截骨平面。（2mm 的装置允许切除测深器所指示的点下方 2mm 的骨质，8mm 的装置允许切除测深器所指示的点下方 8mm 的骨质）。

胫骨近端截骨：使用两枚骨钉将胫骨截骨器固定在胫骨近端。拧松固定胫骨截骨器与胫骨髓外力线导向器上的螺母。拧松力线导向器杆的垂直调节螺母。使用拔钉器，拔除固定在胫骨近端的两枚在力线导向器顶部的带头固定钉。将力线导向器的近端杆向上从截骨导向器的顶部抽出来。向后方推移胫骨截骨导向器直至其碰到胫骨前部。通过“X”钉孔钻一枚骨钉，进一步固定截骨器于胫骨上。使用 1.25mm 厚的锯片截骨（图 11-61O）。

胫骨髓内力线定位：

钻孔及髓内杆的位置：如果骨棘很高，可先做初步截骨以削平胫骨平台并显露一些松质骨区域。使用钻头钻孔，用以进入髓腔。一般认为胫骨髓腔入口的取点为胫骨平台左右方向的中线与胫骨平台前后方向的前、中 1/3 交界线的交叉点（图 11-61P）。还可以使用导向击打器做开口，将髓内杆与 T 形手柄连接在一起，插入髓内杆，并锁定。将髓内杆插入孔口内并将其推进至髓腔内。一旦髓内杆的位置确定了，就可拆去 T 形手柄（图 11-61Q）。

胫骨截骨平面：将适合胫骨截骨器和胫骨髓内力线导向器装配在一起，将测深器插在胫骨截骨器顶部内侧或外侧的孔内，放松按钮，锁定测深器的位置（图 11-61R）。将装置套管在胫骨髓内杆上，使胫骨测深器指向胫骨平台上所期望的位置。拧紧螺母使胫骨髓内力线导向器固定在胫骨髓内杆上。向后方推动胫骨截骨器下至其碰到胫骨前部。

胫骨近端截骨：一旦截骨平面确定，使用钻头，通过“0”孔钻入，将胫骨截骨器固定在胫骨前部。通过“X”钉孔钉入，将进一步固定胫骨截骨器于胫骨上。按压按钮将胫骨测深器拔除。拧松截骨器上的螺母，将胫骨髓内力线导向器从胫骨截骨器上取下。重新在髓内杆上装上 T 形手柄，将髓内杆和胫骨髓内力线导向器一起拔出，仅留胫骨截骨器钉在胫骨上。通过胫骨截骨器上的狭缝作胫骨平台截骨。之后将胫骨截骨器拆掉。

三角形龙骨准备：

胫骨假体尺寸测量：将胫骨试模与力线手柄装配在一起，并将其放在胫骨平台截骨面上。选择能最好地覆盖胫骨平台的尺寸，尺寸略大些要比尺寸小好些。

胫骨假体力线定位：将股骨假体试模重新装在股骨上，把胫骨内衬垫装在胫骨试模上。将装配好的内衬垫试模和胫骨试模放在胫骨平台上并做复位试验。从总体上评定假体的匹配程度、韧带稳定性和关节活动范围。这时可以进行整个下肢力线的评定。重新将力线手柄联结在胫骨试模上，并在手柄上插入 2 根力线杆。力线杆应在正、侧位方向上都与下肢的机械轴平行。一旦确定了满意的力线和胫骨假体方位，则在胫骨前部的骨皮质上以试模前部边缘的参考标记做标记。移去假体试模并将内衬垫试模从胫骨试模上拆下来。使胫骨试模上的前部参考标记与胫骨前部皮质上的参考标记相对应，重新放好胫骨试模。按放时，应与胫骨前部骨皮质齐平。通过试模上位于内侧和外侧的孔钉入两枚小头的固定钉以固定试模于胫骨平台上。

胫骨龙骨冲压：“骨水泥型龙骨”在龙骨周围形成一层骨水泥外套；“压配型龙骨”在龙骨周围形成一种压配的界面。对较密的骨质，在进行最后的冲压前可能需要进行数次中间冲压步骤。如果碰上特别坚硬的骨质，那么在进行胫骨冲压前可在试模上装配一个冲压导向器，并钻一个引导性的孔。可将胫骨冲压塔装在试模上，即将冲压塔套在试模顶部的两枚固定钉上，在随后的胫骨冲压过程中，冲压塔将保证冲压的正确位置。将适合的胫骨冲压器装进胫骨冲压塔内（图 11-61S）。可在塔上装配好手柄以帮助在冲压时保持冲压塔试模的位置和稳定性。可使用木槌进行击打冲压。如使用全聚乙烯胫骨假体，应首先使用全聚乙烯胫骨冲压器。

胫骨假体植入：先植入金属胫骨平台，再植入超高分子聚乙烯内衬垫。将胫骨假体植入 / 取出器与植入物装配在一起。将胫骨平台插入准备好的胫骨截骨面上，直至其完全进入。保持植入物的位置，清除所有多余的骨水泥。在装配内衬垫时，牵开膝关节，向后倾斜内衬垫放进胫骨平台中，内衬垫后唇必须置于胫骨平台后壁内的唇下方。然后向前撤入内衬垫（图 11-61T）。

股骨假体植入：同安装股骨试模一样，将合适尺寸和外形的股骨假体装配在股骨植入 / 取出器上，将假体安放在准备好的股骨上直至其完全匹配（图 11-61U）。

缝合：在骨水泥凝固后，彻底地冲洗关节，用吸引器吸干净，放松止血带后止血，放置引流管，逐层缝合关闭切口。

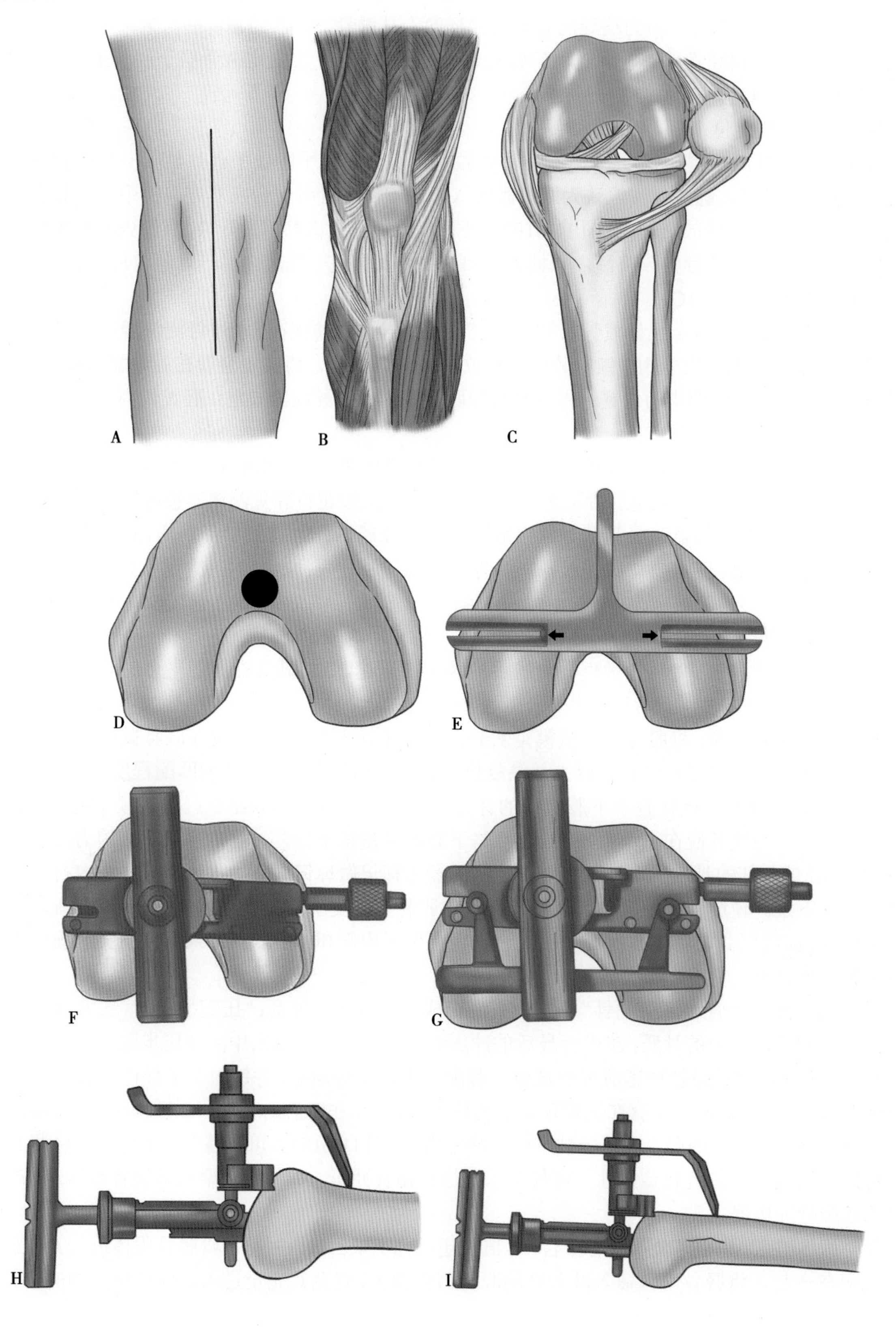

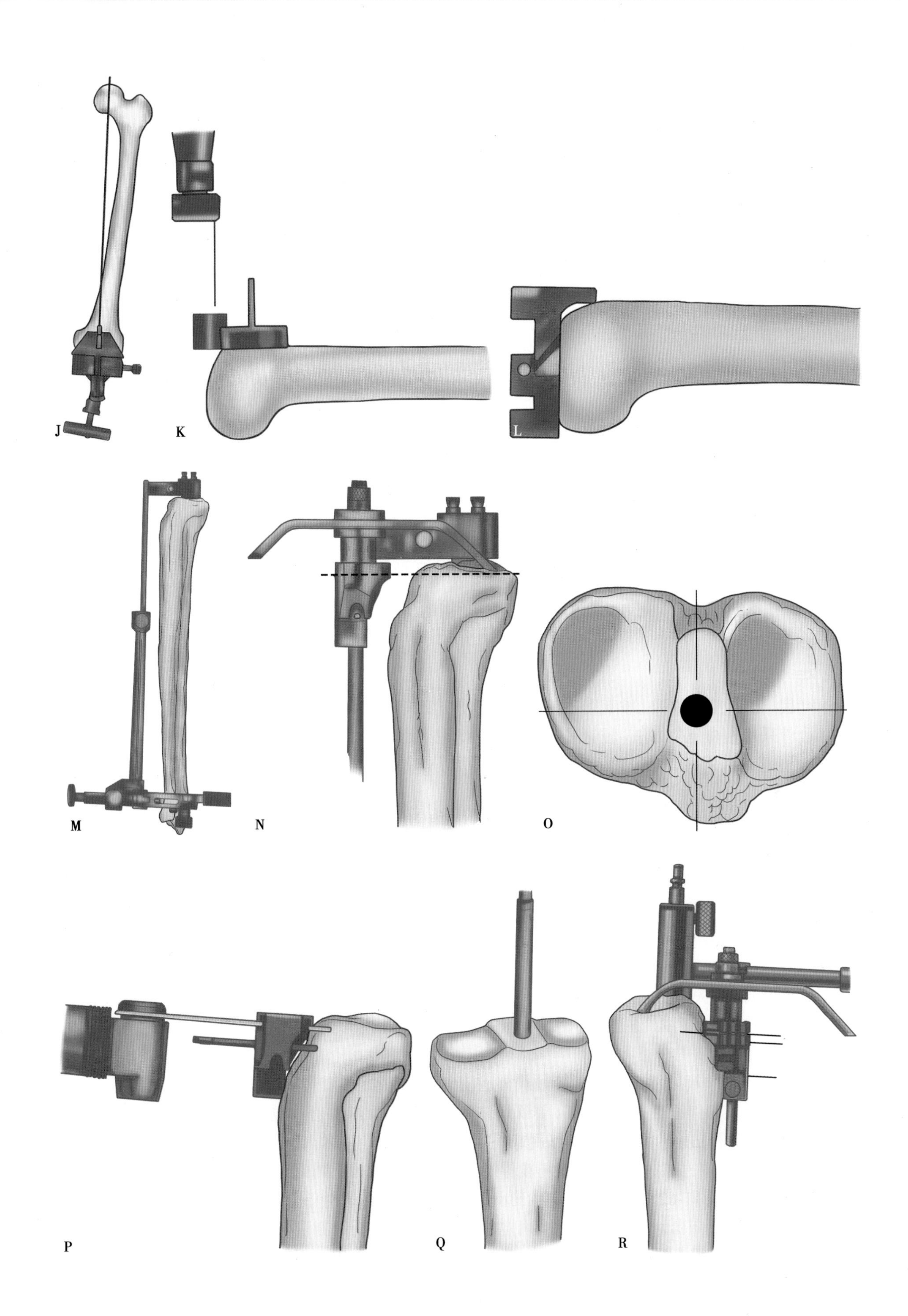
J
K
L
M
N
O
P
Q
R

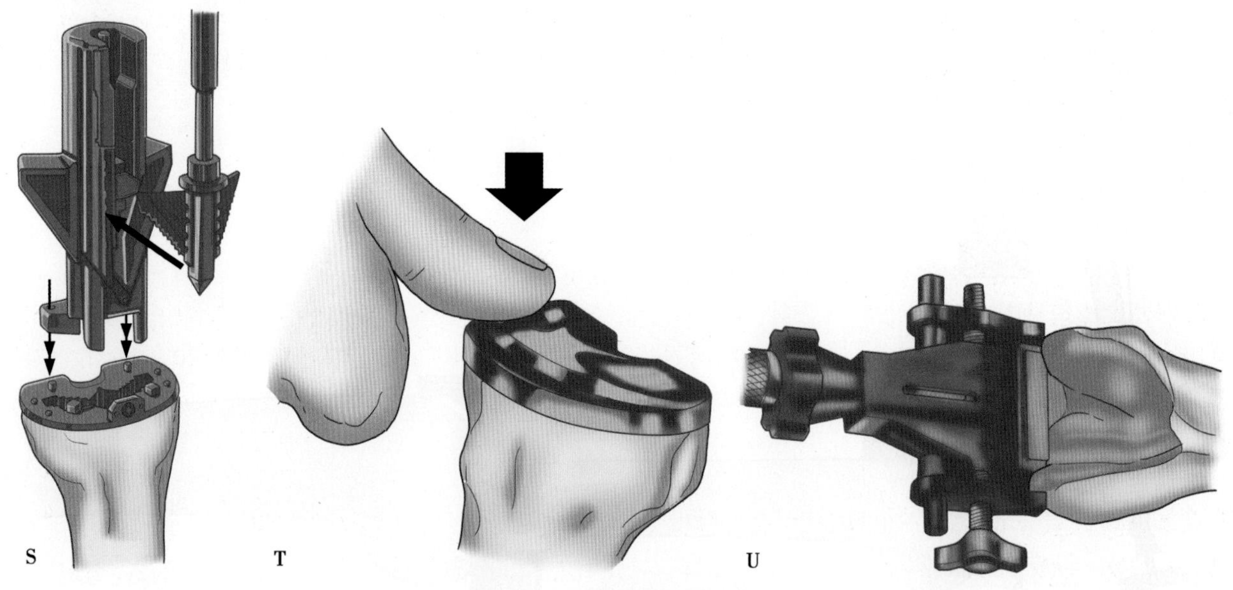

图 11-61 人工全膝关节置换术

A. 切口；B. 于髌旁切开进入膝关节囊；C. 髌骨外翻显露膝关节腔；D. 股骨髁间凹中心钻洞；E. 于狭缝标记股骨髁轴线；F. 股骨力线导向器狭缝与股远端标记对准；G. 安装外旋 3° 股骨力线导向器；H. 安装股骨前部截骨导向器和测深器；I. 进行股骨远端前侧截骨；J. 使用外部力线杆确认股骨力线；K. 进行股骨远端截骨；L. 安装股骨截骨导向器；M. 安装胫骨髓外力线导向器；N. 安装胫骨截骨导向器和测探器；O. 进行胫骨近端截骨；P. 胫骨髓内力线定位钻孔；Q. 安装髓内杆；R. 安装胫骨截骨导向器和测深器；S. 进行胫骨龙骨冲压；T. 安装胫骨平台托及胫骨平台内衬垫；U. 安装股骨假体。

（4）手术要点

1）彻底切除增生的骨赘，髌下脂肪垫、半月板及交叉韧带，脉冲冲洗器彻底清创。

2）股骨采用髓内定位方法，胫骨采用髓外定位方法。

3）股骨远端截骨时，矫正 FTA 角为外翻 5°～7°，误差不超过 2°；切除胫骨平台 8～10mm，保持后倾 5°。

4）选择适当试模测试，原则是以膝能充分伸直，关节要稳定，切忌过紧。

（四）单髁假体置换术

（1）概述：该手术只切除病变的关节面，因此切除的骨质较全关节置换少，植入人体的异物少，手术时间手术创伤和并发症少。即使手术失败，也可再次手术行全膝关节置换。

（2）适应证：适用于年龄 65 岁以上，病灶大于股骨内髁直径 50% 的Ⅲ期患者。

（3）手术方法

1）术前准备：膝关节一般检查、膝关节的测量检查、膝关节韧带稳定性检查以及膝关节 X 线检查等。术前 1～2 天开始静脉滴注抗生素，严格地术前皮肤准备，手术室严格的无菌环境及医生的无菌操作，对预防术后感染是很重要的。

2）麻醉及体位：取仰卧位，进行连续硬膜外腔阻滞麻醉或全身麻醉。

3）手术入路及操作程序：以 Omnifit 单髁假体为例，Omnifit 单髁假体包括钴铬合金制成的股骨假体，高分子聚乙烯平台和钴铬合金平台托，可用或不用骨水泥固定。手术入路同全膝关节置换的术入路。首先切除半月板前角，伸直膝关节，在手术侧股骨髁上用亚甲蓝做标记，该点为伸膝时股骨与胫骨接触面的前缘，称为前标记（图 11-62A）。用摆锯自前标记切除少许软骨和软骨下骨，再切除前标记至后髁的软骨，以供安装股骨切割导向器。用股骨测量板确定股骨髁的大小，股骨测量板的弓应与股骨髁的弧度相仿，测量板前缘卡在前标记上，其手柄与股骨干相平行（图 11-62B）。用亚甲蓝标记出股骨髁前后面的中点，再沿股骨测量板画两点的连线（图 11-62C），确定出股骨髁的中轴线。

将已选定的股骨钻切导向器放在股骨髁上，导向器的前缘对着前标记，并且通过导向器上的小孔应能见到亚甲蓝画的股骨髁中轴线（图 11-62D），如果导向器的大小合适，可从股骨后髁切除 3～5mm 的骨质（图 11-62E），扶稳股骨钻切导向器，由助手经导向器先钻两个 3.2mm 孔（图 11-62F），再钻两个 6.4mm 孔（图 11-62G），然后切除股骨后髁（图 11-62H）。卸下导向器，自后髁断面沿前述亚甲蓝线，用薄的摆锯切出一个骨槽，至靠后侧的 3.2mm 孔（图 11-62I），骨槽宽度应达 3.2mm，以供股骨假体后翼嵌入。

选一个大小合适的股骨修整导向器，将其固定在前述的 6.4mm 孔上（图 11-62J），用特制的修整钻，自后向前修整股骨髁（图 11-62K），切除 2～3mm。卸下导向器，再用骨锉将骨面锉平整（图 11-62L）。屈膝 100°，安上股骨试模（图 11-62M），此时股骨试膜的安放应很容易，与已修整出的股骨髁骨面正好吻合（图 11-62N），试膜的前缘嵌入股骨髁。经股骨试膜中央钻一个骨洞（图 11-62O），屈膝 90°，安上胫骨对线导向器，此导向器测量杆的大小应与股骨假体相配套，借一个固定针穿过股骨试膜中央孔，使之与导向器测量杆相连（图 11-62P），此时胫骨对线导向器应与胫骨长轴平行，并与第 2 趾相对，导向器测量杆应与其上的切割导向器切面成 90°（如果位置得当，经切割导向器测量杆切除 3mm 的骨质）（图 11-62Q），经切割导向器在胫骨上钻两个 3.2mm 小孔，插入固定针，予以固定。卸去胫骨对线导向器。屈膝 90°，取一个胫骨假体试膜，使之与股骨假体试膜对合后中央孔相对，经两者的中央孔打入一固定针（图 11-62R），使胫骨假体试膜与胫骨平台面垂直，经两者的接触点，即平台前缘和后缘，此线即为垂直切割边界。

在切割导向器引导下，垂直锯开平台（图 11-62S），然后贴着切割导向器的平面切除平台病变关节面（图 11-62T）。此时可以很方便地切除半月板后角及股骨、胫骨后侧的骨赘。选择一个与平台前后径最相近的胫骨假体试膜，除去胫骨切割导向器，安上胫骨假体试膜（可适当修整平台断面），保证屈膝 0°～100° 时，胫骨假体试膜不翘起（图 11-62U）。

除去股骨及胫骨假体试膜，选择胫骨相同型号的胫骨钻孔导向器放在平台断面上，经此导向器在平台上钻两个 6.4mm 孔（图 11-62V），适当扩大孔口的前缘（便于插入胫骨假体上的短柄）。

屈膝 90°，植入胫骨假体（图 11-62W），嵌紧，检查其前后缘是否与骨面紧密贴合，然后打入股骨假体。最后检查假体位置，对线关系及关节活动。

（4）手术要点

1）畸形矫正。过度矫正的结果可能会使正常侧的关节软骨发生退变。

2）关节间隙及切骨。切骨深度及斜度与膝屈曲 - 伸直平衡有关。

3）矫正后关节松紧度。关节间隙至少要有 2mm 空隙以利承受膝关节完全伸展时内外翻应力。

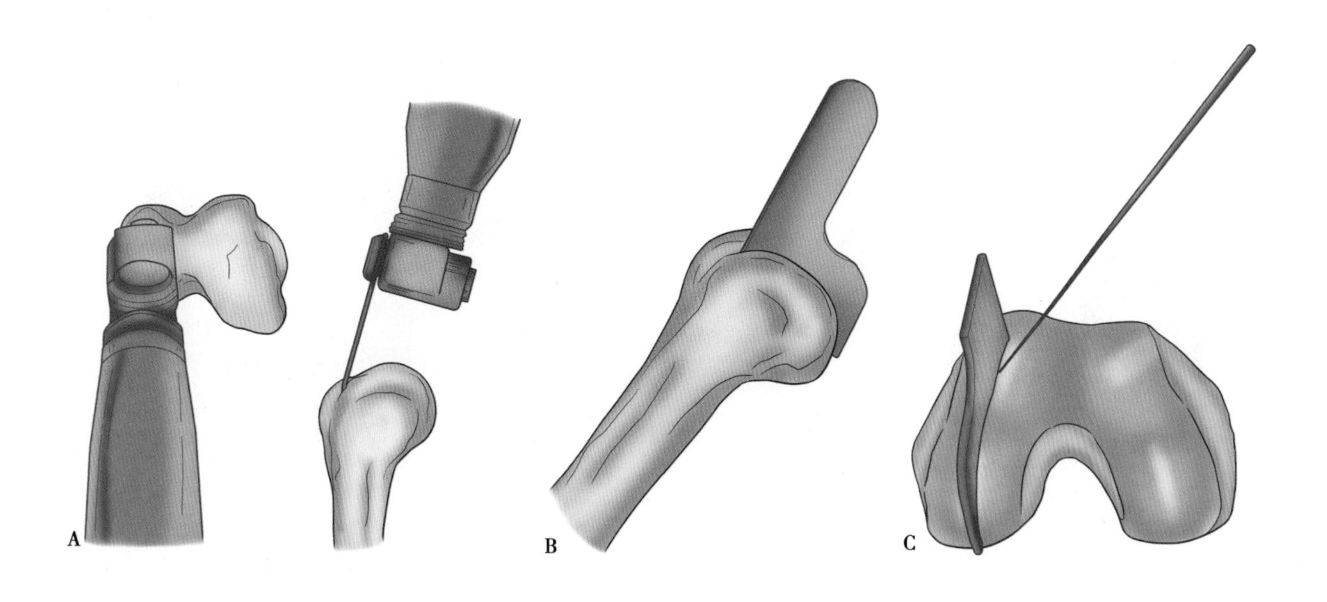

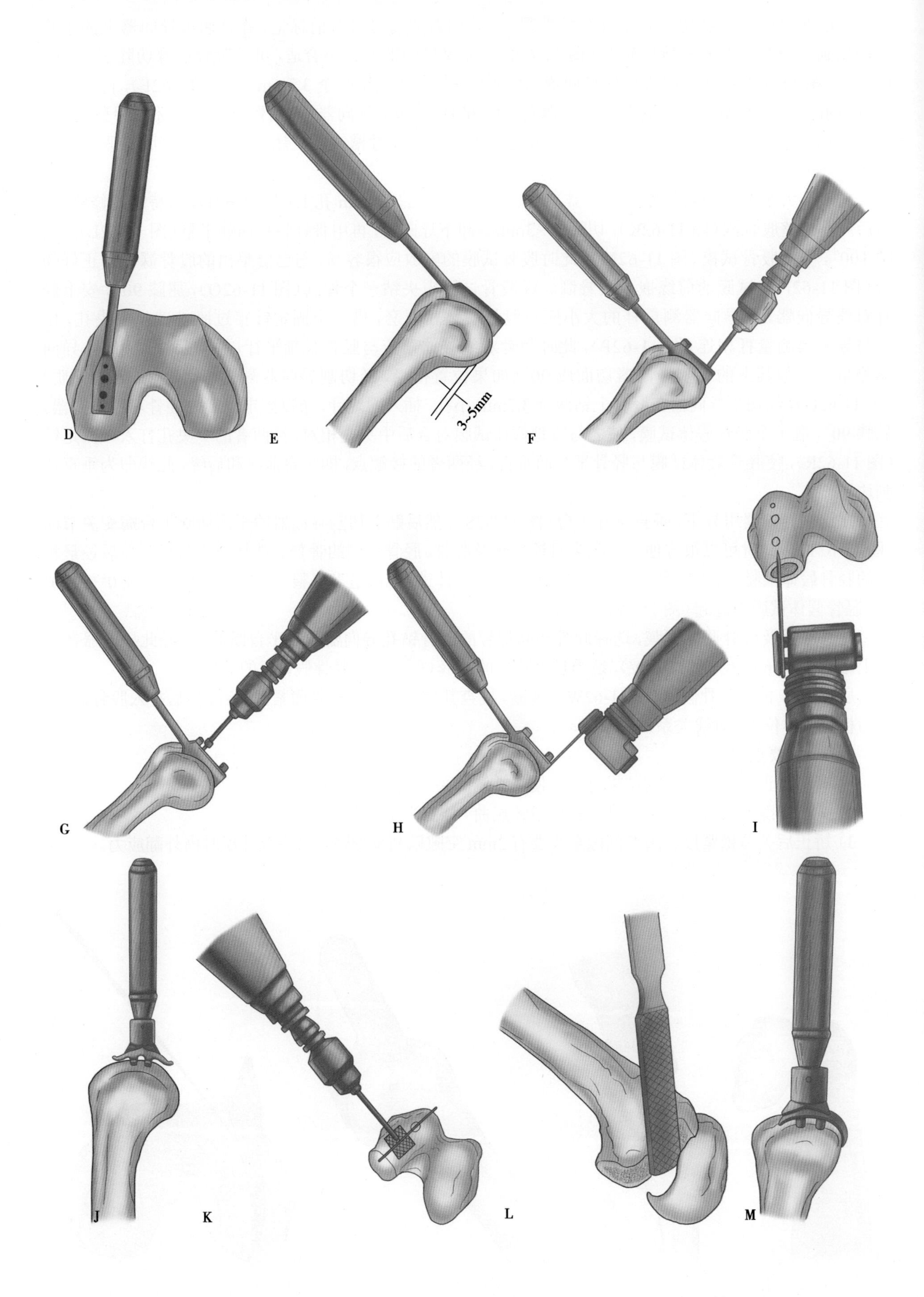
D
E
3~5mm
F
G
H
I
J
K
L
M

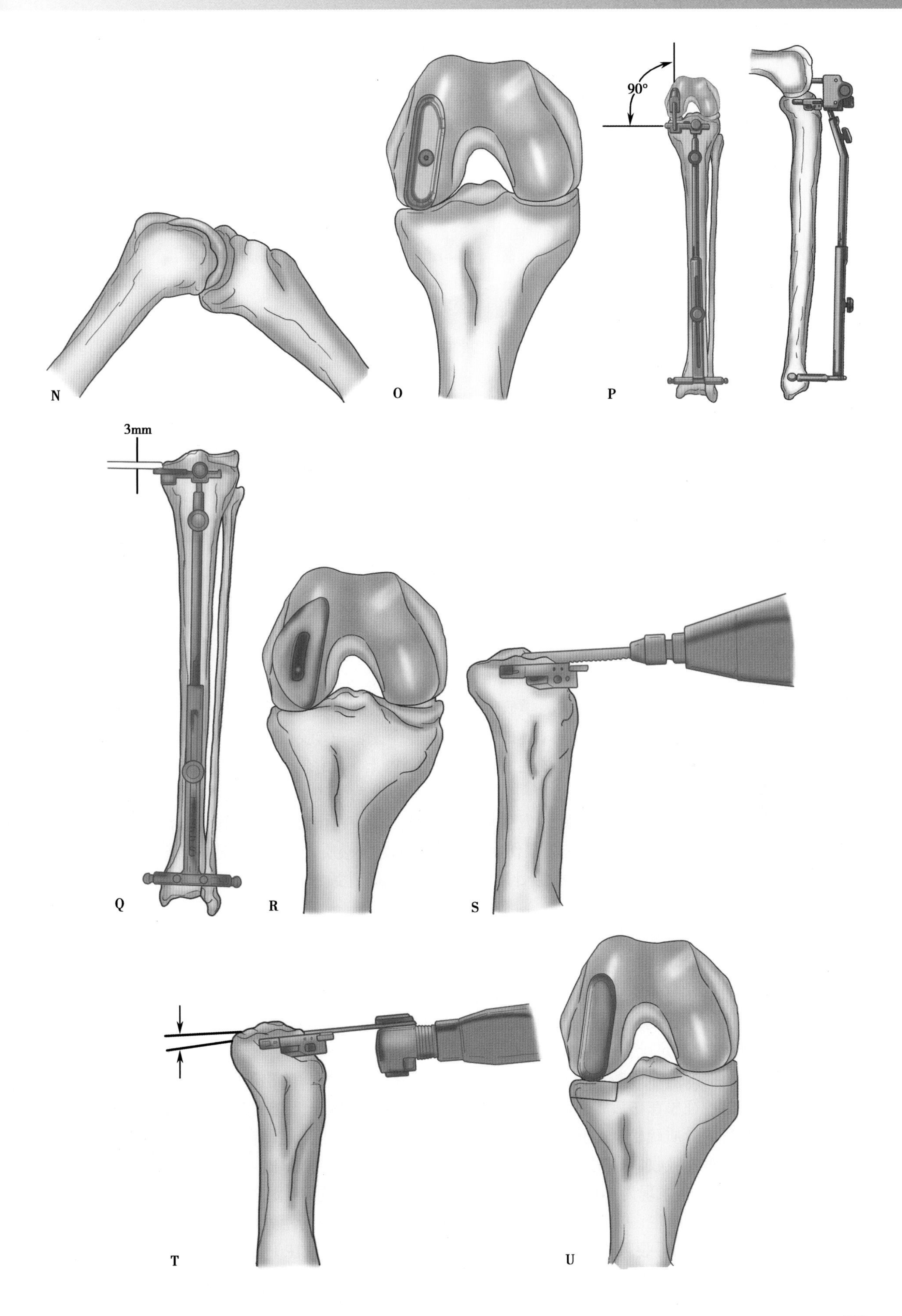
90°
N
O
P
3mm
Q
R
S
T
U

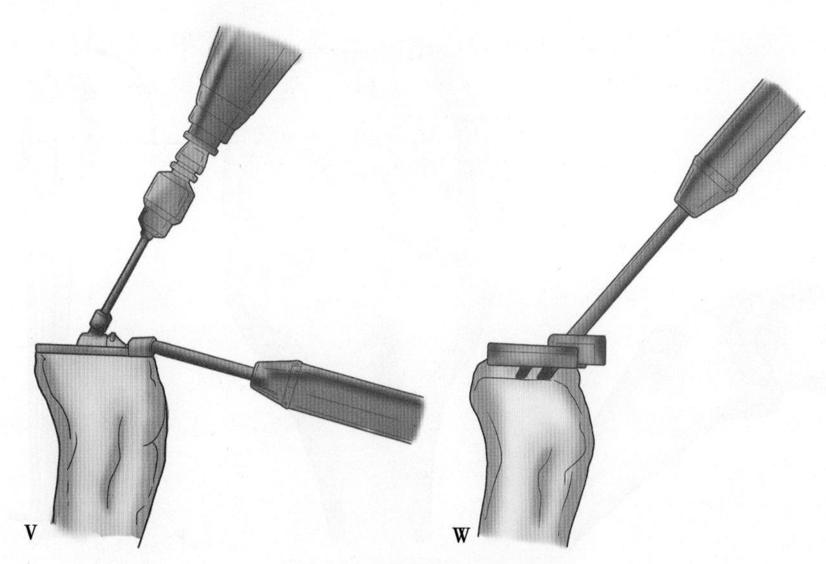

图 11-62 单髁假体置换术

A. 前标记；B. 测量板前缘卡在前标记上；C. 确定出股骨髁的中轴线；D. 将已选定的股骨钻切导向器放在股骨髁上；E. 从股骨后髁切除 3～5mm 的骨质；F、G. 经导向器钻孔；H. 切除股骨后髁；I. 切出一个骨槽；J. 股骨修整导向器，将其固定在前述的 6.4mm 孔上；K. 修整股骨髁；L. 用骨锉将骨面锉平整；M. 安上股骨试模；N. 股骨试膜已修整出的股骨髁骨面正好吻合；O. 经股骨试膜中央钻一个骨洞；P. 安上胫骨对线导向器；Q. 胫骨对线导向器应与胫骨长轴平行；R. 胫骨假体试模与股骨假体试模对合后中央孔相对；S. 垂直锯开平台；T. 贴着切割导向器的平面切除平台病变关节面；U. 除去胫骨切割导向器，安上胫骨假体试模；V. 除去股骨及胫骨假体试模；W. 植入胫骨假体。

五、距骨坏死

距骨坏死亦称为 Freiberg 病，好发于 12～18 岁女性，坏死常发生在第 2 跖骨头，偶可见于第 3 跖骨头及第 4 跖骨头。本病较为少见，对于病因学研究目前尚未见系统报道，目前仅以外伤后导致距骨坏死为大家所公认。距骨的血液供应十分丰富，其血液供应有三个来源：①胫后动脉；②胫前动脉；③腓动脉。按部位归纳为：①距骨头的血液供应是由足背动脉分支至内上半，跗骨窦动脉供应外下半部；②距骨体的血液供应为：跗骨管动脉供应中，外 1/3；三角支供应内 1/3，跗骨窦动脉分支供应外下一小部分；③距骨后结节由胫后动脉的跟骨支供应。距骨发生坏死的主要因素有：①2/5 的关节软骨覆盖距骨表面，血管进入距骨内部的入口集中，极易因外伤而损伤血管。②距骨为骨松质，单纯骨折对血供影响小，不会引起坏死，但受伤造成压扁性骨折后，会形成距骨局部坏死。③当距骨颈骨折同时合并距骨后脱位时，将发生坏死。

距骨坏死主要病理变化为软骨细胞变性坏死，距骨关节表面不光滑，骨小梁排列不规则伴有骨细胞消失，部分骨组织呈囊性变，晚期骨组织塌陷伴关节活动功能障碍。

距骨坏死的患者常有走路多或站立久的病史，且常与跖骨干疲劳性骨折同时发生，步行时足前部疼痛，有时呈发作性剧痛，受累关节肿胀，活动受限。受累的跖趾关节常过伸，有时可触及跖骨头粗大，活动跖趾关节可引起疼痛，足趾背伸时疼痛加重，患者足弓较低，横弓松弛，常有轻度跛行。

早期距骨坏死的放射学诊断很困难，经常诊断延误至周围有活性骨骼出现骨质疏松使坏死的距骨体密度相对增加。这种征象在伤后 1～3 个月内表现明显，可能伴随着囊性变及关节面的塌陷。相反，伤后制动出现整个距骨的骨质疏松则是预后良好的征象，提示骨骼的血运充足。在距骨近侧端的软骨下出现放射性透亮带表示骨质吸收。晚期出现关节面塌陷，距骨变形。ECT、MRI 则更能早期发现坏死的存在。距骨坏死在 X 线片上常表现为单侧发病，距骨密度增高，伴囊状透光影，距骨头变扁，滑车低平，继发关节退变时可表现为骨质增生、关节间隙变窄等。距骨坏死的 MRI 表现为距骨顶或其上方 T_1WI 的低信号，多条不规则条带状、低信号裂隙样病灶，T_2WI 及短时反转恢复序列（STIR）像上呈高信号，可伴骨髓水肿的坏死灶、骨皮质破坏或完整。

距骨坏死早期可采用保守治疗，如口服止痛药物，支具，石膏固定，限制负重等，如治疗3个月效果不满意，则可采用手术治疗，对于塌陷前期可采用髓芯减压术，手术创伤小，术后患者疼痛可明显缓解，采用显微外科治疗，如带血管蒂骨瓣转移血管束植入等效果更为满意。对于塌陷期患者，因此期患者伴有踝关节骨性关节炎，只能考虑采用胫距融合或距骨切除胫跟融合术，手术技术要求高，手术时间长，术后需平均7个月的外固定。

（一）带血管蒂内侧楔骨瓣转位术

（1）概述：内侧楔骨的血供主要由内踝前动脉、跗内侧血管的分支供应，内踝前动脉起自胫前动脉占56.7%（图11-63A），起自足背动脉占43.3%，主干斜向前内，紧邻胫骨前肌腱内侧行向前内，达内侧楔骨内缘占70%。主干在足舟骨粗隆后方与附内侧动脉的后行支形成岛状吻合的占30%（图11-63B），内踝前动脉行至内侧楔骨背侧面时，发出2～6支外径为0.2～0.8mm的骨膜支，分布于内侧楔骨的腱后内侧面。跗内侧动脉发自足背动脉内侧，起始后主干紧邻胫骨前肌腱外侧，达内侧楔骨内侧骨缘占70%，主干向后与内踝前动脉形成岛状吻合弓占30%。动脉经内侧楔骨内侧时发2～9支外径为0.2～0.9mm的骨膜支，分布于内侧楔骨前部分。跗内侧动脉走行时，与足底内侧动脉浅支、内踝前动脉的终支于骨面形成动脉网，相吻合。

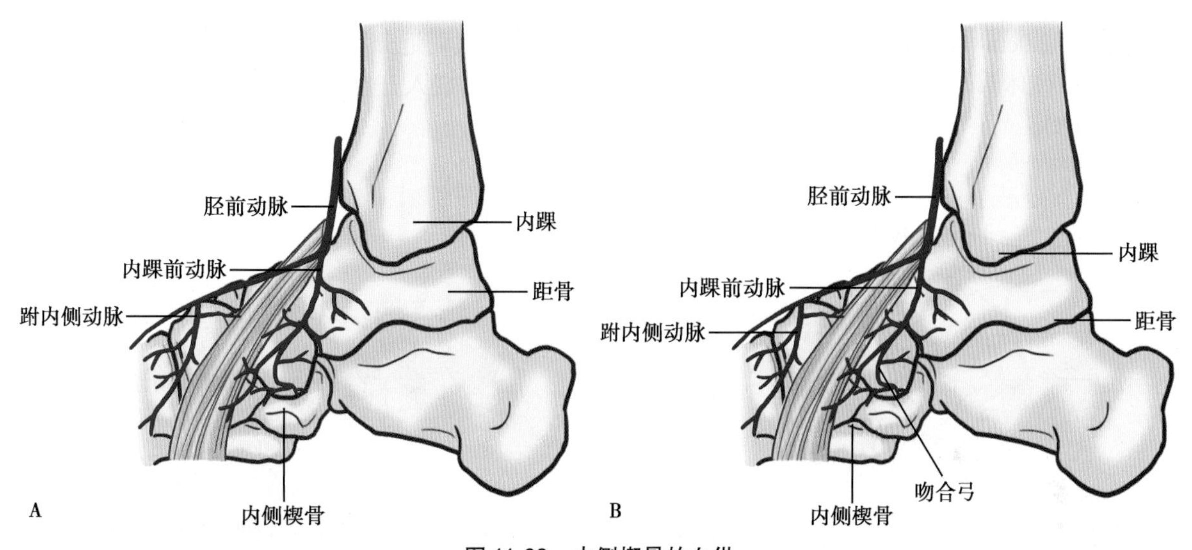

图11-63 内侧楔骨的血供
A. 内踝前动脉主干型；B. 吻合支型。

（2）适应证：Ficat and Arlet分期Ⅱ～Ⅳ期距骨坏死。

（3）手术方法

1）术前准备：术前应进行详细体征及X线CT或MRI等检查，大致明确病变的部位，以便术中重点观察。

2）麻醉及体位：取仰卧位，进行连续硬膜外腔阻滞麻醉。

3）手术入路及操作程序：取踝前内侧切口，起自内踝上方，沿胫前肌腱延伸至跗跖关节以远，以便充分显露内侧楔骨。切开皮肤、皮下组织，将胫前肌腱和㧗长伸肌腱向两侧拉开，在胫前肌腱内侧缘找到踝前动脉主干，如以跗内侧动脉为蒂，则应先显露足背动脉，在胫前肌腱外侧相当于距舟关节处寻找跗内侧动脉。分清内侧楔骨边界，凿取带血管蒂楔骨瓣1.5cm×1.5cm，将带血管蒂骨瓣掀起后，由远而近分离血管束至其根部。显露踝关节囊并切开，于距骨负重区关节面内下方开窗，清除死骨。将胫前肌腱向内侧牵开，将带血管蒂骨瓣从腱下向内后移到距骨开窗处，嵌入，无须外固定。楔骨创面涂骨蜡止血，术后局部加压包扎。术后短腿石膏后托固定6～8周。

（4）手术要点

1）凿取骨瓣时，尽可能将胫骨前肌提起并向内侧拉开。带血管蒂的骨瓣从腱下向内后旋至植骨部。

2）楔骨残腔应妥善止血。

（二）带血管蒂骰骨瓣转位术

（1）概述：骰骨背侧的血供来自跗外侧动脉，该动脉由足背动脉外侧发出，发出点位于距舟关节面上方1.5cm左右占多数，少数于关节面下方发出。动脉斜经足舟骨外侧，继而穿踇短伸肌和趾短伸肌的深面，紧贴骰骨的背侧面至第5跖骨附近。动脉多横跨骰骨背侧中份，从动脉两侧分出5～12支外径在0.2～1.0mm之间的骰骨支分布于骰骨背侧，进入骨质内（图11-64A）。

（2）适应证：Ficat and Arlet分期Ⅱ～Ⅳ期距骨坏死。

（3）手术方法

1）术前准备：术前应进行详细体征及X线CT或MRI等检查，大致明确病变的部位，以便术中重点观察。

2）麻醉及体位：取仰卧位，进行连续硬膜外腔阻滞麻醉。

3）手术入路及操作程序：取踝前外侧入路，切口起自踝关节上外侧方，斜向下行，越过距骨体前外侧面至骰骨区，沿第4跖骨向前延伸。切开皮肤，皮下组织，将踇长伸肌和趾长伸肌拉向外侧，沿足背动脉的外侧，于距舟关节找到跗外侧动脉的起始点。于跟骨前方，切断趾短伸肌，将其向远端翻开，显露骰骨表面的跗外侧血管分支，分清骰骨四周边界后，以跗外侧血管在骰骨背侧的走行为轴，平行于跟骰关节线，切取骨瓣2.0cm×1.0cm×0.5cm。将带血管蒂的骨瓣掀起，由远而近分离血管束至起始处。切开踝关节囊，显露距骨颈体部，于其外侧开窗，清除距骨内的死骨，将骨瓣嵌入开窗处。骰骨创面可用趾短伸肌填塞（图11-64B）。

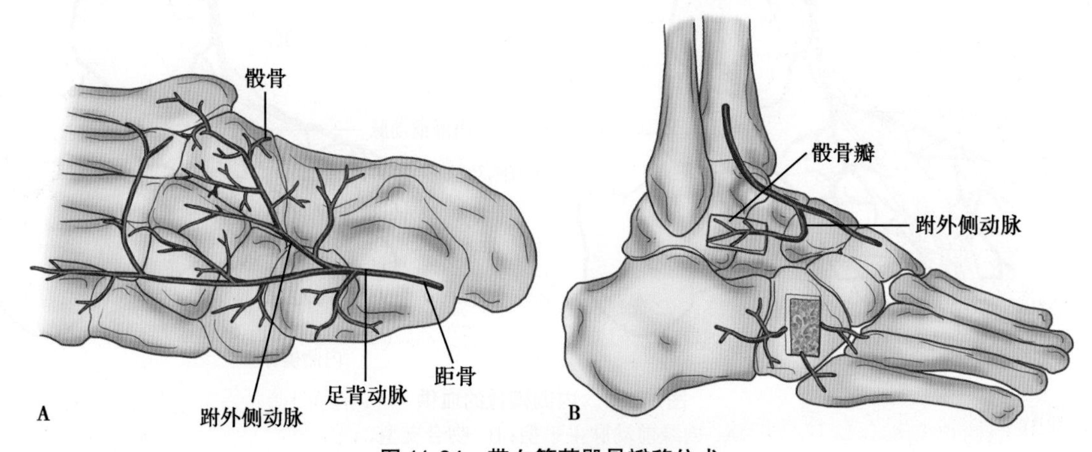

图11-64 带血管蒂骰骨瓣移位术

A. 骰骨的血管分布；B. 带血管蒂骰骨瓣转移。

（4）手术要点

1）取骨瓣时应根据骰骨形状取成上宽下窄楔形，以保证骨瓣厚度并避免损伤骰骨各关节面。

2）骨折应解剖复位牢固固定。骨瓣与距骨应紧密嵌合，必要时以克氏针固定，并加用石膏外固定8～12周。

（三）带血管蒂跟骨瓣转位术

（1）概述：跟骨外侧动脉是腓动脉的终支之一，经跟腱与外踝之间穿出深筋膜，于跟骨表面走行至第5跖骨粗隆，沿途发出跟骨外侧的骨膜支5～10支，外径0.2～1.0mm。跗外侧动脉发自足背动脉外侧，经骰骨背侧时，向跟骨外侧端发2～3支外径为0.7～1.0mm的骨膜支。

腓动脉穿支的降支自外踝尖上方5.8cm处于小腿间膜穿出，改名穿支，其降支位于筋膜下，沿外踝前外侧下行，于踝沟处与外踝前动脉吻合。吻合后的动脉经趾短伸肌表面，沿腓骨肌腱前缘走向足的前外侧，与跗外侧动脉相吻合，沿途发出1～3支骨膜支分布于跟骨体前外侧。

外踝前动发动脉发自足背动脉外侧，于内、外踝间边线上或下方发出，走行于趾长伸肌腱、第3腓骨肌深面，向前外走形，与腓动脉穿支的降支吻合，发出骨膜支分布于跟骨前外侧（图11-65）。

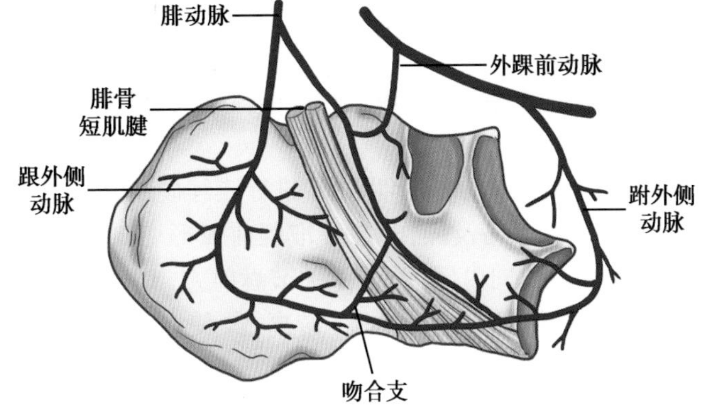

图 11-65 跟骨的血管分布示意图

（2）适应证：Ficat and Arlet 分期Ⅱ～Ⅳ期距骨坏死。

（3）手术方法

1）术前准备：术前应进行详细体征及 X 线 CT 或 MRI 等检查，大致明确病变的部位，以便术中重点观察。

2）麻醉及体位：取仰卧位，进行连续硬膜外腔阻滞麻醉。

3）手术入路及操作程序

A. 带血管蒂跟骨外侧骨瓣转位术：取踝前外侧切口，切口向远端延伸至第 4 跖骨底。切开皮肤、皮下组织，于足背动脉外侧找到跗外侧动脉，以其跟骨骨膜支为蒂，切取 1.5cm×1.0cm×1.0cm 骨瓣，掀起骨瓣，向近端分离其血管蒂至根部，向上转位嵌入距骨开窗处。

B. 带血管蒂跟骨后外侧骨瓣转位术：取踝后外侧切口，向远端延伸至第 5 跖骨底，于皮下找到跟外侧动脉以其为轴，结扎血管蒂远端，骨后外侧骨瓣，大小 2.0cm×1.5cm×1.0cm。掀起骨瓣，向近端分离血管蒂，长度足够后，将骨瓣转位嵌入距骨开窗处。

（4）手术要点

1）切取深筋膜血管蒂时，保留深筋膜条 2～3cm 宽度，以利血管束的保护。

2）锐刀剥离骨膜，防止发生层的破坏。

（四）带血管蒂足舟骨瓣转位术

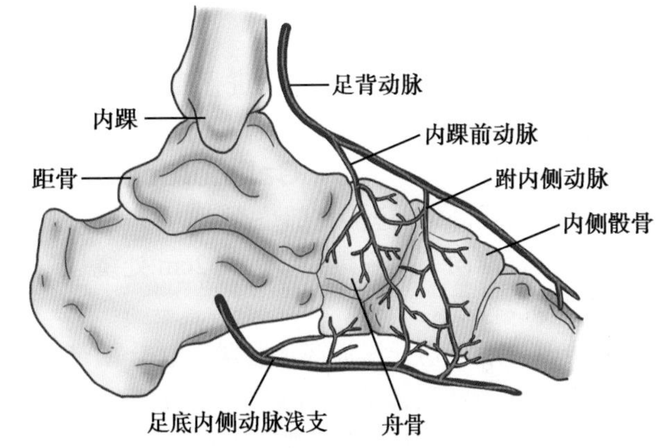

图 11-66 足舟骨血管分布示意图

（1）概述：内踝前动脉、跗内侧动脉的应用解剖同前（图 11-66）。

（2）适应证：Ficat and Arlet 分期Ⅱ～Ⅳ期距骨坏死。

（3）手术方法

1）术前准备：术前应进行详细体征及 X 线 CT 或 MRI 等检查，大致明确病变的部位，以便术中重点观察。

2）麻醉及体位：取仰卧位，进行连续硬膜外腔阻滞麻醉。

3）手术入路及操作程序：取内踝前切，口起自内踝上方 3.0cm，沿踇长伸肌腱及胫骨前肌腱之间向远端延伸，长 8.0cm。切开皮肤，皮下组织，将胫骨前肌腱拉向外侧，显露足背动脉及其分支内踝前动脉，分清足舟骨边界，以内踝前动脉为蒂，在足舟骨背侧切取 1.0cm×1.0cm×0.5cm 骨瓣，将骨瓣掀起，顺其血管蒂向近端分离至根部。将骨瓣转位嵌入距骨开窗处。

（4）手术要点

1）舟骨与距骨头呈球面相接，其内侧半前后径较外侧半宽，中部骨质最厚。故切取骨瓣应尽量在其内侧半前份偏中部，所取骨膜范围可较骨瓣略大一些，以便与周边组织缝合固定，截取骨瓣时应避开舟骨粗隆部以免损伤胫后肌腱止处。

2）切取骨瓣后的舟骨残腔需妥善止血，并切取一条姆展肌肌瓣顺向转位充填于该腔隙。

3）修复距骨缺损时，如舟骨瓣骨量不足，可连同切取部分第一楔骨的骨膜或骨质。构成联合骨（骨膜）瓣而增加其植骨量。

（五）血管束植入术

（1）概述：足背动脉为胫前动脉至伸肌上支持带下缘易名而成，向下行经踇短伸肌内侧及其深面，于第 1 跖骨间隙的近端发出第 1 跖背动脉，分支至踇趾背面两侧缘与第 2 趾背面内侧缘。

（2）适应证：血管束植入术适用于距骨坏死及跟骨骨折不愈合。

（3）手术方法

1）术前准备：术前应进行详细体征及 X 线 CT 或 MRI 等检查，大致明确病变的部位，以便术中重点观察。

2）麻醉及体位：取仰卧位，进行连续硬膜外腔阻滞麻醉。

3）手术入路及操作程序：取踝前弧形切口长 7.0cm，切开皮肤，皮下组织及伸肌支持带，将足背血管及腓深神经拉向内侧，显露踝关节囊前方，切开。于距骨体外侧向距骨中心钻孔，直径 3mm，循切口内缘足背动脉找到第 1 跖背动脉，游离之，使血管蒂长 4～6cm，切断结扎血管蒂远端，将其末端添入骨洞内，血管蒂根部筋膜与距骨周边关节囊缝合。

（4）手术要点

1）术中准确辨认血管束，避免误伤其他血管。

2）血管束植入时应注意防止血管扭曲、受压及张力过大，固定要牢靠。骨隧道直径要求为所植入血管束的 2 倍，且以能顺利贯穿对侧为佳，有助于引流隧道积血和维持骨内外压力平衡。

（六）胫跟融合术

（1）概述：胫距跟关节融合（tibiotalocalcaneal arthrodesis，TTCA）是指为减少患者痛苦，并维持足踝部的稳定性，而对踝关节和距下关节同时进行融合的手术方式。

（2）适应证：胫距跟融合术适用于距骨坏死，踝关节和距下关节创伤性关节炎。

（3）手术方法

1）术前准备：术前应进行详细体征及 X 线 CT 或 MRI 等检查，大致明确病变的部位，以便术中重点观察。

2）麻醉及体位：取仰卧位，进行连续硬膜外腔阻滞麻醉。

3）手术入路及操作程序

Calandruccio Ⅱ型外固定架的胫跟关节融合术

患者取仰卧位，患侧臀部垫高。从腓骨前方 1～2cm 踝尖近端 10～12cm 处开始，作一个前外侧切口，与腓骨平行地向下在胫距关节远侧 2cm 处绕过附骨窦区弯向前，再延长 6～8cm，切开皮肤，皮下组织，注意保护腓浅神经。

从切口近端切开深筋膜达胫腓前联合韧带，切断之，继而切断踇短伸肌腱和趾短伸肌表面的筋膜，切开距腓前韧带和残留的关节囊，以显露距骨体外侧部分。掀起跗骨窦处的全厚皮瓣，其中包括伸肌支持带的所有成分，距骨颈部韧带和所有趾短伸肌和踇短伸肌，显露距骨颈、后关节面和附骨窦。用拉弓向前拉开，切开关节囊到达距舟关节。

定位外踝的截骨线，用电锯或骨凿在踝关节近端约 3cm 处切断腓骨，截骨方向从近端外侧向远端内侧，内侧截骨点应比踝顶高约 1cm，注意保护腓骨长短肌，将切下的腓骨远端和外踝切成小块移植骨。

确定距骨颈和距骨体交界处，在交界处远端用 3.2mm 钻头横行钻几个孔，从距骨颈部将距骨体截断。

截骨后，从内踝尖近侧 5cm，胫骨内缘前侧开始做一个内侧切口，越过胫骨顶与内踝交界处弯向远侧，横过胫骨前后肌腱之间到距舟关节处，如大隐静脉影响操作，可将其切断结扎。将切口后侧皮瓣向后拉开，截断内踝。注意保护胫后肌腱，显露距骨体内侧部分、距骨颈和距舟关节内侧部分，将切口前侧皮瓣向前拉开，跖屈踝关节，显露距骨体，从内侧将已截断的距骨体摘除。

距骨体摘除后，去除胫骨顶及跟骨后关节面的软骨和软组织，也包括载距突，去除跗骨窦区的皮质骨，为融合提供创面。从跟骨中线前侧穿入一根粗斯氏针，经跗骨窦进入胫骨顶中央，从胫骨顶前侧皮质表面去掉一个薄片皮质，以供与距骨颈创面融合。安装 Calandruccio Ⅱ型加压固定架，将内、外踝截除的骨质制成颗粒状植于所有的关节面，跟骨的跗骨窦区。将足固定于外旋 10°～15°、外翻 8°～10° 和跖屈背屈中立位上，用短腿石膏或夹板固定 3 周。如果在前后或外翻位上需要调整，可重新拧紧相关的螺母，第 6 周至第 8 周间去除外固定加压器，使用短腿管型石膏固定 6～8 周。

用髓内钉的胫跟关节融合术

患者体位、内外侧皮肤切口、软组织分离、距骨体的去除及距骨头颈固定到胫骨前部的过程与CalandruccioⅡ型加压固定器手术基本相同，只是固定采用髓内固定（图 11-67A、B），术后短腿石膏固定6～8周。

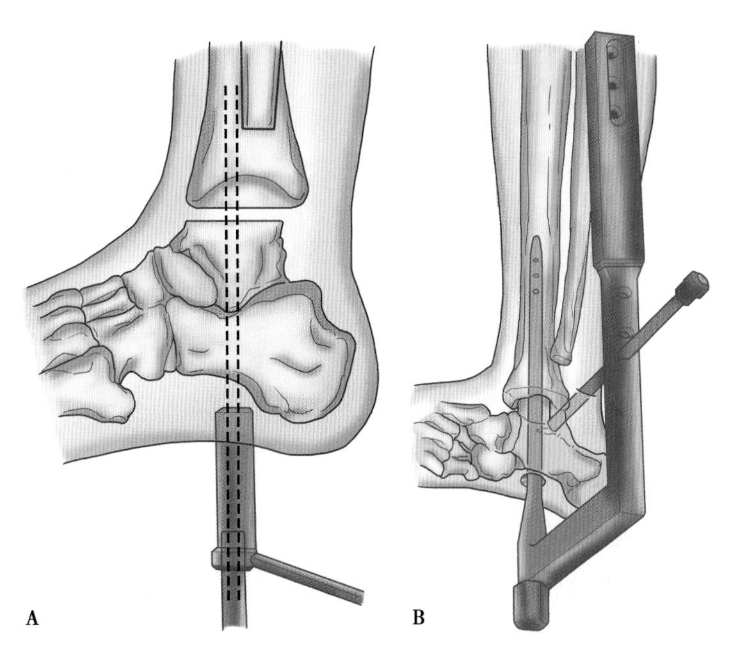

图 11-67 胫跟关节髓内钉融合术
A. 跟骨胫骨扩髓；B. 插入髓内钉行胫跟关节融合。

Blair 融合术

从踝关节近侧 8cm 到内侧楔骨作一个前侧纵向切口（图 11-68A），在踇长伸肌腱和趾长伸肌腱之间分离，将踇长伸肌腱及胫前血管前及腓深神经向内侧牵开。沿切口方向切开关节囊，切除距骨体（图 11-68B），不要损伤距骨头，颈部。从胫骨远端前方用电锯截取一条 5cm×2.5cm 的长方形骨皮质条，在距骨颈上方作一个深 2.0cm 的横槽，将骨条滑动插入槽中（图 11-68C），将足保持在背屈 - 跖屈中立位、外翻 5°、外旋 10° 位置上。用螺丝钉将植骨片近端固定到胫骨上（图 11-68D）。通过跟骨纵行向上穿入一根斯氏针，达胫骨远端 3～10cm 以上，以增加稳定性。于融合部位周围填入松质骨颗粒。用长腿管型石膏固定，膝关节屈曲 30°。术后长腿石膏固定 6 周。

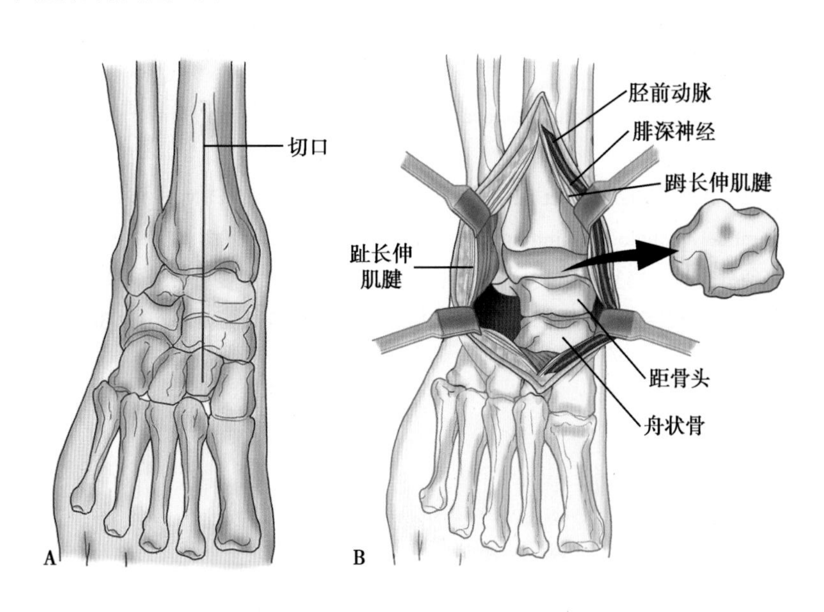

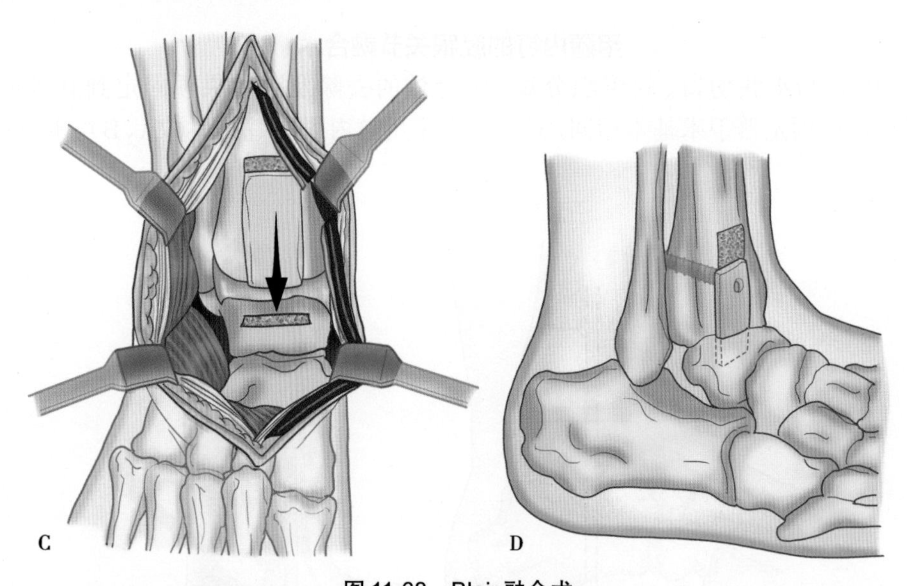

图 11-68 Blair 融合术

A. 踝关节前方入路；B. 切除距骨体；C. 滑动植骨；D. 植骨块固定。

（4）手术要点：术中要将踝关节、距下关节和腓骨下端的关节软骨完全去除，植骨块要与胫骨、距骨、跟骨紧密接触，并在其间隙处充填松质骨片。

用螺丝钉固定植骨片，以及术后石膏固定时要保持足踝的良好位置，男性可固定 0° 位，女性可允许有 10° 跖屈，足无内翻或外翻的中立位。

（赵德伟 谢 辉 赵振华 王本杰 王春生 康鹏德 刘保一 程亮亮 杨 帆 王秀利 秦彦国 沈计荣 贾俊青 柴 伟 王思夏）

主要参考文献

[1] 朱盛修，周谋望. 带血管蒂髂骨骨膜移位治疗股骨头缺血性坏死的实验研究[J]. 中华骨科杂志，1993，13（1）：60-63.

[2] 朱盛修，张伯勋，周谋望. 带血管蒂的髂骨骨膜移植治疗股骨头缺血坏死[J]. 中华医学杂志，1992，72（3）：501-502.

[3] 朱盛修. 现代显微外科学[M]. 长沙：湖南科学技术出版社，1994：419-420.

[4] 王岩，朱盛修，赵德伟. 带旋髂深血管蒂髂骨骨膜移植治疗股骨头缺血坏死及疗效评价[J]. 中华骨科杂志，1995，15（9）：567-568.

[5] 朱丽华，韩祖斌，李承球，等. 第二跖骨头坏死[J]. 中华骨科杂志，1991，11（5）：357-358.

[6] 吴晋宝，秦月琴，程心恒，等. 第一跖背动脉的分布及吻合[J]. 临床应用解剖学杂志，1984，2（1）：6-7.

[7] 赵德伟，王卫明，崔旭，等. 髋前入路带血管蒂骨（膜）瓣转移治疗股骨头缺血性坏死[J]. 中华显微外科杂志，2000，23（2）：257-259.

[8] MONT M A，HUNGERFORD D S.Non-traumatic avascular necrosis of the femoral head[J]. J Bone Joint Surg，1995，77：459-474.

[9] MAZIEREA B，CHIRON P H，AZIZA R，et al. Bone morphogenetic protein（BMP）used in core decompression surgical technique in hip in pig model，pathological findings[J]. ARCO News Letter，1994，19：105-106.

[10] 中国医师协会骨科医师分会显微修复工作委员会，中国修复重建外科专业委员会骨缺损及骨坏死学组，中华医学会骨科分会显微修复学组. 成人股骨头坏死临床诊疗指南（2016）[J]. 中华骨科杂志，2016，36（15）：945-954.

第十二章 脊柱显微外科

第一节 颈椎病的显微外科治疗

颈椎承载头颅的重力，参与胸廓上部的构建并位于胸椎之上，也受到双肩的支撑作用。颈椎除与头颅和躯干脊柱结构连接外，还与椎管内外的脊髓神经系、交感神经系、动静脉脉管系统及颈部深浅肌群等形成的三维结构相连接。由于颈椎结构比胸腰椎细小，各种组织很致密，曾被视为手术禁区。自Robinson Smith于1955年、Colward于1958年、杨克勤等于1964年分别在国内外报道颈椎病的诊治经验之后，颈椎病才逐渐被人们所重视。现报道较多的是应用显微技术治疗各种颈椎病及颈椎损伤，疗效均优于传统手术、椎间盘镜手术和各种单元或多元经皮穿刺微创技术，降低了医源性损伤及并发症的发生率。

一、颈椎的应用解剖

颈部是连接躯干与头颅的部位，其活动度大、结构特殊、有重要的血管神经通过。标准的颈椎由前方的椎体和后部的椎弓构成，椎体和椎弓围成一孔，称椎孔。椎孔相连成一管，称椎管，容纳脊髓和神经根及其被膜。椎体是短圆柱形，中部略细，上下两端膨大：前面在横径上凸隆，垂直径上略凹陷；后面在横径上凹陷，垂直径上平坦，中央部有滋养血管通过的小孔。椎弓呈弓形，由1对椎弓根、1对椎板、4个关节突、2个横突和1个棘突构成。椎弓根的上下缘各有一凹陷，分别称椎骨上切迹和椎骨下切迹。相邻椎骨的椎骨上下切迹围成一孔，称椎间孔，有血管、脊神经根、脊神经节及其被膜通过。椎板是椎弓后部呈板状的部分，相邻椎骨的椎板之间有黄韧带。棘突起于椎弓后方正中，两侧椎板连接部，突向后下方，为肌肉和韧带的附着部。关节突有4个，每侧各有1个向上的关节突和1个向下的关节突，它们位于椎弓根和椎板相连的部位。相邻椎骨的上、下关节突构成关节，称椎间关节。横突每侧各1个，起自椎弓根和椎板相连接处，上、下关节突之间，突向外侧，为肌肉和韧带的附着部。第7颈椎棘突较长，又称隆椎。在发生退行性病变时，由于钩椎关节和关节突椎间孔缩窄，颈神经根及椎动脉将受压迫。

颈椎第1、2节分别为寰椎和枢椎，其解剖结构复杂。寰椎无椎体及切迹，亦无棘突和关节突，由前后弓和两侧块组成，呈环状，两侧的上关节突与枕骨骨架关节面形成寰枕关节。寰椎前、后弓较细，与侧块相连处更脆弱。寰椎两侧有横突椎动脉孔，大部对称呈圆形，便于椎动脉通过。在寰椎两侧端，侧块后下方为寰椎椎动脉沟（有时双侧不对称），有椎动脉跨过，然后向上进入颅内。在寰、枢椎外伤脱位，行寰椎后弓切除减压时，应特别注意切勿损伤两侧寰椎椎动脉沟内椎动脉；行C_1后弓剥离暴露、器械内固定或切除减压时，应特别注意切勿损伤椎动脉。笔者测量了102例国人颈椎标本C_1后弓，发现两侧寰椎椎动脉沟全间距平均为(38.83±1.92)mm、半间距平均为1.94mm。建议分离寰椎后弓时，自中线向外侧分离不要超过15mm，在这个范围内切除不会损伤椎动脉（术中避免用电刀）。如需行后路Apofix寰、枢椎固定上椎板夹，术中操作时还应根据具体情况，注意切除减压的范围，否则易出血不止。术中为避免损伤椎动脉，建议在手术显微镜辅助下进行，这样术野清晰，寰椎后弓测量准确，可预防术中并发症的发生。枢椎椎体下部与一般颈椎几乎相同，但枢椎棘突肥大较宽，其棘突尾分叉且短，长度较C_7棘突稍短。枢椎上部椎体向上伸出齿状突，齿状突前后各有一卵圆形关节面，分别与寰椎前面及寰椎横韧带相连。脊髓和齿状突共约占寰椎矢状径的2/3，因此寰椎与齿状突有约1/3间隙尚可允许一些病理性移位，但若移位10～12mm，易致脊髓损伤。C_5～C_6及C_6～C_7是脊柱活动度较大的部位，也是脊柱中最早出现退行性疾病和容易外伤的部位。

颈椎的运动节段（motion segment，MS）或脊柱功能单位（functional spinal unit，FSU）包括邻近两个椎体及其间的椎间盘与韧带。一般分为前部结构和后部结构，前者包括椎体、椎间盘、椎弓和相连的韧带，后者包括相应的椎弓、椎间关节、横突棘突和韧带。颈椎的生物力学功能是：①负荷的传递；②三维空间的生理活动：③保护颈髓：④维持椎间隙高度；⑤防压缩及建立脊柱的稳定性。颈椎运动节段为颈段脊柱的基本功能单位，是维持颈椎稳定性的基本单位。C_2～C_3及C_7～T_1椎间盘是整个颈椎承载系统中最关键的部分，对颈椎的活动和负重起重要作用。它不仅可吸收振动、减缓冲击，而且能将所承受的载荷向不同方向均匀分布。椎间盘的主要生物力学功能是吸收振荡、冲击能量、维持椎间隙的高度、对抗压缩力并使相邻两椎体的相对活动限制在很小范围内，并与后方的小关节面共同承受头颅的压缩载荷。椎间盘的负荷很复杂，它具有承受和抵抗挤压、弯曲和扭转的能力。1992年郭邦辅、张铺福等研究发现，如果对脊柱功能单位加以一定量的压缩力，椎间盘损伤是以终板或椎体发生骨折为主，而椎间关节及关节突关节移位与脱位会同时存在。作者认为椎间盘对扭转外力的抵御功能较弱，扭转是椎间盘损伤的主要原因，颈椎后部组织具有抗载、引导、抗剪切力等功能，对脊柱起控制作用。颈椎后部结构承担较大的负荷，功能关节突与椎间盘之间的负荷分配随脊柱位置的不同而改变，后伸位时关节突的负荷最大。颈椎的韧带多数由胶原纤维及弹性纤维组成，它承担着脊柱的大部分张力载荷。颈部除黄韧带外，脊柱韧带的延伸率较低，故可与椎间盘一起，提供脊柱的内在的稳定。中下段颈椎区域的前纵韧带跨越中央颈段脊柱，与椎间盘连接较松弛，后纵韧带位于椎体背侧，与椎间盘连接较紧密。黄韧带与每一个椎板相连，处于椎管后侧。颈椎后侧韧带提供颈椎前屈时的主要稳定力，而前侧韧带则提供颈椎后伸时的主要稳定力，颈椎的屈伸以C_5～C_6运动幅度最大，但侧屈与旋转活动愈往下愈小。颈椎运动学在生物力学特征上主要涉及静力学、动力学及其稳定性等方面。目前颈椎静力学的研究重点在于分析平衡状态下椎体、椎间盘乃至韧带的生物力学性能，以及各种不同姿势对颈椎运动的影响。颈椎承受的各种载荷均较其他椎体小，特别是压缩载荷。在松弛站立或坐位时，颈椎负荷较轻；在旋转和侧弯时，负荷将增加；在极度屈曲时，负荷明显升高，其中以下颈椎的运动节段更为明显。分析运动过程中作用于颈椎上的载荷及其颈段的动力学特性较为困难，颈椎四周肌肉的肌力对脊柱运动起到重要作用。

（一）颈椎的骨性连接

寰椎和枢椎间的连接有其特殊性，枢椎和其下诸椎骨之间的连接基本上是一致的。椎体借椎间盘和前、后纵韧带紧密相连，椎间盘位于相邻椎体之间，前、后纵韧带分别位于椎体的前、后方。前纵韧带是人体内最长的韧带，厚而宽，较坚韧。在人体颈椎手术中可见到该韧带几乎与椎体骨膜及椎间盘纤维组织紧密相连，故当颈椎间盘退变向前凸起形成骨赘时，前纵韧带极易被推开，形成间隙，局部出血后产生血肿，继而出现纤维化、软骨化，导致局部骨化。这种较大的鸟嘴状的骨赘不但压迫食管，而且还可以压迫或刺激附近的交感神经链，甚至气管或下部的喉返神经等组织，从而产生一系列症状，称前纵韧带骨化型颈椎病。后纵韧带较细长，虽也较坚韧，但比前纵韧带弱，位于椎体的后方，为椎管的前壁，后纵韧带骨化易压迫脊髓，产生严重的脊髓型颈椎病。后纵韧带骨化合并颈椎钩椎关节骨赘增生时，两者同时存在并压迫脊神经，可使患者症状加重。影像学与体征一致时应手术治疗，可施行前路或前后路一期或二期手术，在手术显微镜辅助下进行彻底减压，清除增生的后纵韧带可预防疾病复发。在颈椎椎体的侧后方有钩椎关节，形成椎间孔的前壁。钩椎关节的后方有颈脊神经根、根动静脉和脊神经脊膜支，其侧后方有椎动脉、椎静脉和椎神经。椎弓由椎间关节和韧带连接而成。相邻椎骨的上下关节面构成椎间关节，由薄而松弛的关节囊韧带连接起来，其内有滑膜。横突之间有横突间肌，对颈脊柱的稳定性所起的作用很小。椎板之间有由弹力纤维组成的黄韧带，呈扁平状，黄色，弹性大，很坚韧。棘突之间有棘间韧带和棘上韧带，使之相互连接。棘间韧带发育较好，在颈椎后部形成项韧带，临床上颈椎病常合并项韧带骨化，压迫项韧带本身及附近组织的交感神经，出现相应的症状，彻底切除骨化的项韧带，可改善临床症状。

（二）颈椎的椎间盘

自第2颈椎起，两个相邻的椎体之间都有椎间盘。椎间盘由周缘的纤维环（纤维软骨）、中央靠后的髓核及上下椎体面上的透明软骨板组成，富有弹性。因此相邻椎体间有一定限度的活动，能使其下部椎体所承受的压力均衡，起到缓冲外力的作用。颈椎间盘的总高度为脊椎总高度的1/5～1/4；颈椎间盘的前部比后部高，从而使颈椎具有前凸曲度。颈椎间盘的横径比椎体的横径小，双侧钩椎关节部无椎间盘组织。它们的特点如下。

1. 纤维环　纤维环位于椎间盘的周缘部，由纤维软骨组成，纤维环的纤维在椎体间斜行，在横切面上排列成同心环状，相邻环的纤维具有相反的斜度，相互交叉。纤维环的前方有坚强的前纵韧带，前纵韧带的深层纤维并不与纤维环的浅层纤维融合在一起，却加强了纤维环的力量；纤维环的后方有后纵韧带，并与之融合在一起，后纵韧带虽较前纵韧带弱，亦可加强纤维环后部的坚固性。纤维环的周缘部纤维直接进入椎体后缘的骨质内，较深层的纤维附着于透明软骨板上，中心部的纤维与髓核的纤维互相融合。纤维环的前部比后部宽，因此髓核的位置偏于后方，髓核的中心在椎间盘前后径中后1/3的交界部，是脊柱运动轴线通过的部位。纤维环后部较窄，力量较弱，髓核易向后方突出。但纤维环后方中部有后纵韧带加固，突出多位于侧后方。纤维环主要化学成分有：①胶原，它是构成纤维环的结缔组织；②弹力素，可保持组织的弹性；③蛋白多糖，存在于结缔组织的细胞外基质，并与水分相结合。

2. 髓核　髓核含水量很高，纤维环的含水量比髓核少。髓核被纤维环包裹，使椎间盘像一个体积不变的水袋；椎体在髓核上滚动，并将所承受压力均匀地传递到纤维环。椎间盘的弹性、张力与其含水量的改变有密切关系，含水量减少时其弹性和张力均降低。椎间盘受到压力时，水外溢，含水量减少；压力解除后，水又进入，含水量又恢复。在正常生理状态下，坐位、立位或负重时，椎间盘脱水而体积变小；卧位或解除负重时，又吸收水分而体积增大。当椎间盘退变时可释放炎症因子（如一氧化氮、前列腺素E_2）及其他化学介质等。

椎间盘的主要生物力学功能如下：①椎间盘是颈椎运动节段的轴心点，髓核像一个密闭的、可变形的球体，可以承受各个方向的应力并允许脊柱向各方向活动。②作为一个减震垫，椎间盘承受多种应力，如压力、张力、弯曲力、剪切力及旋转力。在压缩力与旋转作用时，应力先造成纤维环破裂，随后髓核经破裂处突出。

3. 透明软骨板　透明软骨板即椎体的上下软骨面，作为髓核的上下界，与相邻椎体分开。软骨板的大小和形状与上下相连的椎体相当。透明软骨板与椎体高度的增长有关，它有防止髓核突入椎体松质骨的作用，若软骨板破坏，髓核可以突入椎体，在影像上可以形成许莫氏结节。椎体上下无血管的软骨板如同其他关节的关节软骨，可以缓冲压力保护椎体、防止椎骨遭受压力，只要软骨板保持完整，椎体就不会因压力而发生吸收现象。软骨板还可视作半渗透膜，在渗透压下，水分可以扩散至无血管的椎间盘。

（三）颈椎骨性结构的血供

颈椎的血液循环主要来自椎间动脉，颈椎的椎间动脉多发自椎动脉，椎间动脉一般一条，有时成对，沿脊神经根的腹侧，经椎间孔，分支进入椎管内。椎间动脉在椎间孔内分为3个主要分支：①脊侧支，供应硬膜、硬膜外组织、黄韧带和椎弓的血液循环。②中间支，供应神经根和其脊膜的血液循环。③腹侧支，供应硬脊膜、硬膜外组织、韧带和椎体的血液循环。颈椎的静脉血汇集于颈椎静脉丛，分为两部分：①椎内静脉丛，汇集椎骨、硬膜和硬膜外组织的静脉血，经椎间静脉的分支汇入椎间静脉，在颈部汇入椎静脉。②椎外静脉丛，汇集椎骨及其周围组织的静脉血。在切除颈椎钩椎关节增生部、横突前弓减压及椎弓根内固定定位穿刺时，注意勿损伤神经根和椎动脉干及其重要分支。

（四）颈椎的脊髓及脊神经支配

1. 颈椎的脊髓（颈髓）　颈椎管内的脊髓位于椎管的中央，呈扁圆柱状。脊髓上部，在枕大孔处始自延髓，其下部自T_{12}以下逐渐变尖，形成脊髓圆锥。脊髓全长粗细不等，有两个膨大处，分别称颈膨大和腰膨大。颈膨大始自颈髓第3节段至胸髓第2节段，在颈髓第6节段处最粗。脊髓发出的脊神经共31对：颈8对，胸12对，腰5对，骶5对，尾1对。脊神经根自脊髓发出后，在椎管内的走行方向随脊髓节段不同而异，上部两个颈脊神经的神经根走向外上方，其余均走向外下方，位置越低斜度越大。每一对脊神经与脊髓相对应的部分，称脊髓节。一般来说，脊髓颈节比相应的脊椎高一个椎节。颈髓的横径为14～16mm，前后径为7～9mm，横径等于前后径的1.5～2.0倍。颈髓的横切面为扁椭圆形，而椎管的横断面为等腰三角形，等腰三角形的底在椎管的前方。

2. 颈髓的结构

（1）颈髓的内部结构：在颈髓的横切面，中央部有灰质、周围部有白质，颈髓的灰质和白质都很发达。灰质在横切面上呈蝴蝶状，其两侧形状相等。灰质的中心有中央管，中央管的前后各有一条带状灰质，分别称灰质前连合和灰质后连合，将左右两侧的灰质连接在一起。灰质的左右两侧均由前角和后角组成。白质内含众多的纵行神经纤维，主要由有髓纤维组成，在其中也有无髓神经纤维。纵行纤维有上行纤维和下行纤维，按其部位分为前索、侧索和后索三部分。前索位于颈髓的前部、前外侧沟的内侧，主要由下行纤维束组成。侧索位于颈髓的侧部，前外侧沟和后外侧沟之间，由上行纤维束和下行纤维束组成。在临床上侧索硬化症的症状常与颈椎病混淆，它常表现为上、下运动神经元合并受损的混合性瘫痪，如肌萎缩、肌束震颤，同时存在锥体束征表现，但无感觉障碍。后索位于颈髓的后部、后外侧沟的内侧，主要由上行神经纤维束组成，传导本体感觉和精细触觉。

（2）颈髓的外部结构：脊髓腹侧正中线上有一条纵行的深沟，称前正中裂；在其两侧有一外侧沟，前根的根丝由此沟从脊髓内穿出。脊髓背侧正中线上有浅沟，称后正中沟，其深部有由薄层胶质板所形成的后正中隔伸入脊髓2～3mm；在脊髓的后外侧，相当于后根根丝穿入部有浅沟，称后外侧沟。在前外侧沟和后外侧沟内，有根丝纵向排列成行，每一脊髓节的根丝各合成一条神经根。腹侧者称前根，由传出的运动纤维组成；背侧者称后根，由传入的感觉纤维组成。前根和后根在椎间孔内的脊神经节的外方，合成为脊神经。在第5颈节或第6颈节以上、颈髓的两侧，于后根的稍前方有一排神经纤维沿颈髓两侧上行，组成副神经的脊髓根，经枕大孔进入颅腔后，与其延髓根合并，组成副神经。副神经脊髓根的神经纤维支配斜方肌和胸锁乳突肌。

（3）颈髓的血供：脊髓的动脉来源有两个。①来自椎动脉的脊髓前动脉和脊髓后动脉。②除椎动脉外，尚有颈深动脉、肋间动脉、腰动脉和骶动脉的椎间动脉脊膜支。颈髓的血液循环主要由椎动脉的分支供应。脊髓前动脉发自椎动脉的末端，左右脊髓前动脉下降至锥体交叉附近合为一支，沿脊髓前正中裂迂曲下降，沿途接受6～10支前根动脉。脊髓后动脉是小脑下后动脉的分支，左右两条脊髓后动脉沿脊髓后外侧沟下降，沿途接受4～8支后根动脉，脊髓后动脉在后根的侧方进入脊髓，分布于后索和后柱。在颈部，主要发自椎动脉，而颈髓的下端部发自颈深动脉。前根动脉达到脊髓前正中裂时，向上下分出升支和降支，与相邻前根动脉的降支和升支吻合，称脊髓前动脉。后根动脉达到脊髓后外侧沟时，在后根丝的侧方，向上下分出升支和降支，与相邻的降支和升支吻合，称脊髓后动脉。脊髓静脉的分布大致与其动脉相似。在脊髓前面，有6～11条前根静脉；在脊髓后面，有5～10条后根静脉，收集脊髓表面静脉丛静脉回流。

（4）脊神经根：脊神经的前根和后根在椎管内向椎间孔延伸，穿过各层脊膜时，各层脊膜分别呈鞘状包于前根和后根的周围，称脊膜袖。袖内的软脊膜和蛛网膜之间仍有间隙，此间隙与蛛网膜下腔相通连。前根和后根在椎管内的排列是前根在前后根在后，神经根穿出硬脊膜后发生扭转，在椎间孔的中部呈上下排列，后根在上前根在下。前根和后根穿出硬膜后，在两根的覆被硬膜之间有一裂隙，称脊膜囊。前根和后根达椎间孔内，脊神经节在外方，合在一起组成脊神经；硬膜亦在该部与椎间孔的骨膜和脊神经的外膜融合在一起，将脊神经予以固定，并对脊髓有固定作用。在颈部，脊神经的神经根较短，其走行近于水平方向，故对脊髓的固定作用较大。在颈部，椎间孔的前壁为上椎体下部及下椎体上部的一部分，椎间盘后缘和钩椎关节；椎间孔的后壁为上下关节突前面，上下壁有两个“切迹”，分别称颈椎上、下神经沟。

3. 脊神经出椎间孔后的神经支配　脊神经出椎间孔后有交感神经的节后纤维参与，立即分为3支：一小支为脊膜支，两大支为前支和后支。第1颈脊神经和第2颈脊神经分别由枕骨寰椎间和寰枢椎间走出，与下位脊神经不同，不是由椎间孔穿出，而是由狭窄的骨骼间隙穿出。第1颈脊神经的前根较大，其后根很小或缺损。第2颈脊神经为混合神经，其后支较前支为粗大，是颈脊神经中后支最大者。脊神经按照脊髓节段，呈节段性分布。虽然皮肤的神经支配是按节段分布，但每一皮节的带状区有相邻的上位皮节的神经纤维和下位皮节的神经纤维参加，形成相互重叠掩盖现象。

4. 颈部的交感神经　颈部脊神经没有交感神经节前纤维，只有交感神经节后纤维。颈部交感神经节前纤维来自上部胸脊神经的白交通支，其节后纤维组成灰交通支，分别与所有的颈脊神经连接，并有吻合支与有关脑神经相连接。由灰交通支至脊神经的节后纤维，随脊神经分布到周围的器官，如血管、腺体和竖毛肌等；也伴随脊神经脊膜上的血管分布。颈交感神经分布范围极为广泛，既分布到头部和颈部，也分布到上肢。颈交感神经还分布到咽部和心脏。颈内动脉周围的交感神经，伴随动脉的分支分布到眼神经，支配括约肌和上睑的平滑肌，也支配椎动脉周围，形成交感神经网。对于椎动脉型颈椎病，当椎动脉受压痉挛时，可行交感神经剥离术，在手术显微镜辅助下操作，可避免椎动脉的损伤。

（五）颈部与背部肌群

颈部是头与躯干之间的部分，在解剖上将颈部划分为前、后两部分。在斜方肌前缘后方的部分为后部，或称项部；在斜方肌前缘前方的部分为前部，即颈部。在颈后部的肌肉，称项部诸肌；在颈前部的肌肉，称颈部诸肌。颈部肌肉的发生来源比较复杂：起源于鳃弓的肌肉有下颌舌骨肌、二腹肌、颈突舌骨肌、颈阔肌、斜方肌和胸锁乳突肌；由躯干肌节腹侧部向上延伸的肌肉有肩胛舌骨肌、胸骨舌骨肌、胸骨甲状肌和甲状舌骨肌；起源于颈部肌节腹侧部的肌肉有斜角肌和椎前肌；颈后部深层的肌肉是颈部肌节的固有肌。

二、颈椎病显微外科治疗原理

（一）颈椎病显微外科治疗概况

颈椎病也称颈椎综合征，颈椎病的发病率、就诊率、确诊率逐年增加，已受到世界卫生组织的关注。颈椎病不但好发于中老年人，青壮年亦常见，如长期从事低头作业的人员、长期使用手机者、职业舞蹈家，以及经常使用颈部动作者等。笔者在专科门诊接诊的颈椎病患者占该门诊患者的2/3，具有显著的职业特点。颈椎病早在1948年就被国际骨科协会命名为独立的疾病，并公认分为5型：颈型、神经根型、脊髓型、椎动脉型（眩晕型）及交感神经型。笔者认为还有其他特殊类型的颈椎病，如颈前纵韧带骨化型颈椎病、创伤性颈椎病及混合型颈椎病。

颈椎病的主要发病机制是颈椎间盘退行性变、颈椎失稳、侧方钩椎关节增生、骨赘压迫或化学物质（神经体液因素等）刺激或压迫颈椎后侧方的神经根、脊髓、血管（椎动脉）或颈椎前方的食管、气管、喉返神经、交感神经链等，从而产生一系列临床症状。在诊断及外科治疗技术不断发展的今天，广大医疗工作人员对颈椎病的发病机制有了更深的认识，认为颈椎病不能单纯用机械压迫因素来解释，它还与颈椎失稳、血管因素和化学因素引起的炎性水肿有关。早期、轻度者可行非手术综合治疗，而对于影响肢体功能、生活质量甚至危及生命者，应该尽早手术治疗。

在欧美一些国家，神经外科医师治疗颈椎病多采用显微外科技术。而在我国，颈椎病的治疗基本由骨科医师承担，以常规开放手术为主，所以显微外科技术在颈椎病的应用受到了限制。近几年国内利用显微外科技术治疗颈椎病、腰椎间盘疾病及脊柱肿瘤等，取得了显著的疗效。随着技术的熟练掌握及使用范围的扩大，目前有学者认为在显微镜辅助引导下进行脊柱手术是标准术式。利用显微外科技术治疗脊柱相关疾病，手术创伤小、更加安全，不但可彻底地解除了脊髓及神经的一切压迫、改善临床症状、恢复脊神经的功能，还可以减少医源性损伤，获得传统手术无法达到的手术疗效。

（二）颈椎手术显微镜的种类和使用原理

1. ASOM-4型A类　配置手术显微镜多功能设计，助手镜与主刀镜呈90°或180°观察，同时满足脊柱显微外科手术需要，主镜与助手镜具有超高亮度，术野更加清晰。该型带机架，可开机调焦置中，有故障报警提示、照明亮度数码显示等功能。

2. ASOM-4型B类　配置双人双目手术显微镜，可足控及自控微动调焦，也可手动四档变倍，主、副手镜同倍率、同术野、同光路，多功能设计，助手镜与主镜离90°或180°观察，同时满足脊柱显微外科手术需要；主镜与助手镜90%～100%超高亮度，术野更加清晰；具有二维微动机构，行程、操作灵活，开机调焦置中，X-Y平动，自动回零。

3．ASOM-4 型 C 类　配置手术显微镜足控自动微动调焦、手动或电动连续变倍，X-Y 平动双光纤 0°同轴照明，主刀镜和助手镜手动 / 电动连续变倍（现用手控，已不用足控），三维微动机构，连续变倍，其他功能同上。

4．其他高档的显微镜　随着高科技技术在民疗器械中的应用，越来越多的高档显微镜进入医疗市场，为开展脊柱显微外科手术提供了更大的选择空间。目前的手术显微镜种类较多，如小巧的教学手术显微镜、术中手术导航系统显微镜等，不但可配合计算机断层扫描，还有摄像或录像装置等。一般手术显微镜皆可放大 8～10 倍，术野清晰，可减少术中并发症，提高颈椎病手术质量及疗效。

目前用手术显微镜进行精细的手术，被广泛地应用于骨科中的各类手术治疗中，尤其在脊柱外科，它要求暴露清晰、操作精细、组织辨认清晰等。临床上主要用于颈椎疾病、腰椎疾病、脊髓损伤、髓内外肿瘤的手术治疗等。随着医疗技术的提高，精准、微创理念在脊柱外科中的提倡，它更具有时代特色。传统的手术显微镜是双目立体显微镜，观察时有立体感，可以保证手术精确顺利。现代手术显微镜上还装有电视图像系统，又称显微外科电视系统及摄像系统，提高了图像处理功能。

（三）颈椎病显微外科治疗的基础研究

（1）椎间孔测量与神经根型颈椎病的关系：椎间孔由两个“切迹”所组成，由椎体钩突后上缘到相应的上关节突上缘及由椎弓根形成的底部所组成，称“颈椎上神经沟”；在下方与其相应的部分称“颈椎下神经沟”。在椎间盘因退行性病变而狭窄时，小关节、钩椎关节因慢性损伤所致骨赘增生并使椎间孔变窄，造成神经根受压，在椎间纤维环破裂突出向一侧时，自然要挤压同侧的神经根。若神经根在沟内长期受压迫，促使其出现水肿、炎症变化等病理改变，临床上就会产生一系列颈、臂丛神经压迫症状。最近国内外学者进行的颈椎椎间孔与椎间隙的高度关系的研究认为：不同程度的椎间隙变窄，导致椎间孔面积减少在统计学上有显著性差异，因而椎间孔内神经的压迫应得到重视。在显微镜辅助引导下行微创手术，可完全避免椎间孔内神经损伤。

（2）颈椎椎管内径测量与脊髓型颈椎病的关系：颈椎间盘前后径的测量、颈椎椎管内径测量的方法很多，国内外多数学者多采用不同方法在 X 线片上进行测量。Murone 主张测量颈椎矢状径为椎体后缘中点与椎板、棘突结合部之间的最小距离，颈椎后纵韧带骨化所致椎管狭窄率在 40% 以上即有诊断意义。矢状径测量一般适用于颈椎病变椎管内有骨赘增生者。颈椎间盘前后径测量方法：根据颈椎 X 线侧位片进行测量，具体计算公式是：（上一椎体下缘前后径 + 下一椎体上缘前后径）÷2×0.75−2= 病变椎间盘前后径。例如：测量一位患者的 C_5～C_6 椎间盘前后径数值（包括骨赘在内），C_5 下缘为 21mm，C_6 上缘为 23mm，平均为 22mm，减去 X 线放大的 25%（即 ×0.75）=16.5mm，再减去保险系数 2.0mm，为 14.5mm。这是标准的需切除病变椎间盘前后径的数值。

为了得到临床上需要的真实数据，陈鸿儒等选取 102 例病例、816 个干燥椎骨（C_1～T_1）进行全面测量，测量椎管内径、椎间孔大小、寰椎椎动脉沟及上关节突间距、横突椎动脉孔变异等指标，计算国人椎骨各部正常数值范围，为研究及诊治各型颈椎病提供了可靠、真实的资料。1992 年党耕町等利用 X 线侧位片测量一组 411 例正常颈椎矢状径，提出了“比值法（椎管矢状径与椎体矢状径比值）”，并用于发育性颈椎管狭窄的诊断中，实践证实了其临床应用价值。临床上在手术显微镜辅助引导下手术时，用三刃刀或环钻在后纵韧带前 2mm 切除椎间盘，可避免椎管内脊神经的损伤。

（3）椎动脉孔变异与椎动脉型颈椎病的关系

1）颈椎两侧横突孔支持、保护两侧椎动脉，使椎动脉由锁骨下动脉分出后顺利通过各颈椎横突孔而达到颅内。尤其是颈椎部椎动脉，位于椎体钩椎关节前外方，若该关节出现退行性变或增生，易压迫椎动脉，使椎动脉管腔变小、痉挛等，在临床上会产生一系列椎动脉供血不足的症状。

2）椎动脉究竟由第几横突孔进入：根据 Anson 的统计，550 例标本大部分椎动脉由第 6 颈椎横突孔进入，右侧 496 例，左侧 494 例；尚有由第 4、5、7 横突孔进入，占极少数。有学者对 102 例标本的研究显示，T_1 左右横突均无孔，C_7 横突孔无孔占 2 例，呈小孔或极小孔，其中有 1 例横突有 3 个小孔畸形者都在 C_7；椎动脉由第 6 颈椎横突孔进入左侧有 100 例（除无孔及小孔各 1 例外），右侧有 101 例（除小孔 1 例外），其他虽有横突孔异常改变，但孔都比较大，椎动脉都可以进入。上述研究表明椎动脉大多数是由第 6 颈椎横突孔进入。

椎动脉型颈椎病临床表现复杂，但若了解其解剖关系，掌握其病理改变，由其产生的一些特殊症状则不难解释，也易于诊断。在了解及掌握颈椎病病型的基础上，加之熟练的显微外科手术技能及椎动脉造影等辅助诊断，临床症状明显者可考虑在前方椎间盘切除及椎间植骨基础上开展椎动脉减压术，可切除椎体横突前弓及钩椎关节前外侧增生突出处的骨赘两节以上，使椎动脉孔扩大，达到椎动脉减压的目的。

三、手术步骤及术中注意事项概述

（一）手术步骤

1. 常采用胸锁乳突肌内缘小切口。处理 C_3～T_1 也可取锁骨上两横指的横向切口，内端略超正中线，外端略超胸锁乳突肌前缘，常需结扎颈外静脉或颈前静脉。颈阔肌于两处切口均被切断，暴露下层组织。

2. 切开颈深筋膜浅层，将胸锁乳突肌牵向外侧，暴露深面的肩胛舌骨肌。于中间脏性组织处将该肌切断或者向外侧牵拉，无须切断，但注意勿伤及进入该肌的舌下神经的分支。

3. 将颈鞘（或血管鞘）向外推，喉、气管、食管（内脏鞘）推向对侧，暴露其间的甲状腺静脉，处理上位颈椎时，须暴露甲状腺上静脉；处理下位颈椎时，须暴露甲状腺中静脉。

4. 将颈鞘与内脏鞘进一步分开，暴露横于它们之间的甲状腺下动脉；在右侧还有右喉返神经；暴露甲状腺下动脉。处理椎间盘时尽可能远离喉与气管，以免误伤喉返神经。同时注意避免误伤从其浅面下行的交感干及其分支。

5. 环状软骨平对 C_6 椎体，可借此推测椎体的序列。长而较突出的 C_6 椎横突前结节也可作为推测的根据，它平对 C_6 椎体的上部。C_7 横突前结节不显著，且与 C_6 横突后结节位于同一个冠状面上，正常情况下比颈椎间盘突出稍高，但当有椎体前面上下缘骨质增生时则相反，故不应以高低作为绝对依据。此时应把手术显微镜拉到手术野，在术野中可看到放大 6～8 倍的颈椎间盘处颜色稍白，其上下椎体前面常有血管横越，此血管为椎体前横静脉。在做颈椎间盘切除时，预先应双极烧灼止血，行前路手术切除椎间盘之前烧灼椎体前横静脉，可减少出血。若在显微镜下手术血管看得更清楚，烧灼准确，止血彻底。

6. 切开椎前筋膜，翻起前纵韧带，即达椎体及椎间盘。若不损伤两侧颈长肌，出血较少。颈长肌垂直部及下斜部深面为椎动脉第二段，椎骨段的部位。若行椎动脉减压，应在相对病变处切断颈长肌，两端结扎，翻开，可暴露横突前弓、钩椎关节增生的骨赘及椎动脉，然后在显微镜下行椎动脉减压术，但切断颈长肌之前，应先结扎颈升动脉分支，以减少颈长肌出血。

（二）术中注意事项

1. 注意交感干于 C_5 平面穿出椎前筋膜下行，处理横突时避免误伤。还应注意上行有分支入椎间孔的颈升动脉。处理 C_5～C_6 时甲状腺上动脉可牵向上，处理 C_3、C_4 时则牵向下，不应切断。

2. 右侧入路由于右喉返神经斜行程较短，使喉与颈鞘之间的空间牵开度受限。从左侧进入无此限制，但由于绝大部分胸导管均居左侧，有误伤的危险，故由颈右侧经皮穿刺操作进入比较安全。处理横突或切除钩椎关节骨赘时须切断颈长肌，颈长肌深面是椎骨段椎动脉及其分支，故切除椎间盘时不要超过颈长肌内侧缘或钩椎关节，以预防出血。同样在显微镜下手术，保持术野清晰下进行极其重要。研究表明，脊神经脊膜支与椎动脉分支的走行相关，是神经根型颈椎病产生颈肩痛的原因，这为脊神经脊膜支阻滞疗法提供了理论依据。掌握椎动脉脊支各分支的分布及颈椎横突椎动脉孔前弓（内外侧椎弓营养动脉）、钩椎关节（椎动脉—脊支—根动脉—椎管前后支）的血供与大小脑动脉解剖学关系，借此可解除颈椎病骨赘刺激而致椎动脉痉挛或闭塞，以及脑组织供血不足引起的体位性眩晕等症状。

四、神经根型颈椎病

1884 年 Rust 将自颈至臂腕部的某种特征性临床表现称为颈臂综合征（cervical brachial syndrome），但未能包括各类型颈椎病，只是提出颈椎增生压迫颈神经根会产生一种病理改变。1958 年 Smith-Robinson、Cloward 开展了颈椎病的前路手术。杨克勤在国内率先报道了 1960—1981 年近百例颈椎病，并总结治疗经验。21 世纪以来赵定麟、贾连顺等开展了大量有关颈椎病的研究工作，取得了很好的疗效。笔者于

1982—1996 年在广东省首次开展了颈椎病的诊治工作，并对手术及非手术治疗各型颈椎病的疗效做了比较：其中非手术组 1 284 例，神经根型颈椎病（cervical spondylotic radiculopathy，CSR）588 例；手术组 210 例，CSR 108 例，说明 CSR 在各型颈椎病中发病率最高。国内外统计数据显示，CSR 占颈椎病患者的 42%～60%。近年来青少年颈椎病患者数呈逐年上升趋势。1999—2000 年天津市第一中心医院对 2 000 例颈椎病患者进行调查表明：12～13 岁、16～18 岁为颈椎病高发年龄，集中在升学阶段，其中年龄最小的仅有 9 岁。CSR 发病原因是多方面的，多因长期伏案姿势欠妥、背重物（书包等）、玩电脑等，造成颈肌劳损，使脊柱颈段处于应力过大，颈椎间盘、钩椎关节及小关节突发生退变及增生，继而椎间孔变小、椎间孔狭窄、颈椎不稳，退变组织刺激或压迫神经根，引起相应区域感觉、运动及反射功能障碍。

（一）病因与病理

CSR 的发病原因主要是椎间盘的髓核突出与脱出，后方小关节的骨质增生，钩椎关节的骨刺形成，以及其相邻的 3 个关节（椎体间关节、钩椎关节及后方小关节）的松动与移位，造成脊神经根刺激或压迫。由于神经根由前根和后根合成，自椎管进入椎间管时二者基本位于同水平面上，椎管的中部，后根位于前根的上方，因此受压部位不同而症状各异。如神经前根受压，则肌力改变较明显；神经后根受压，则感觉障碍症状较重：但感觉与运动障碍两者往往同时出现，感觉神经纤维的敏感性较高，因而会更早地表现出症状与体征。例如钩突后部骨赘压迫前根，表现为所属的肌肉痉挛、疼痛；钩突尖部骨赘压迫后根，表现为所属皮区及肌区胀痛。颈椎和颈髓节基本上位于同一水平，脊神经根水平向外出椎间管，而不行经椎间盘后方，单纯椎间盘突出压迫神经根不像腰椎间盘那样容易发生。

（二）临床表现

1. 症状　颈肩部、头枕后部、颈部酸痛，疼痛可沿神经根分布而向下放射至前臂和手指，轻者表现为持续性酸胀疼痛，重者疼痛如针刺、刀割，甚至产生皮肤过敏反应，如抚摸时有触电感、麻木感或如隔层布样感觉。病史经常是先颈肩痛后反复发作，逐渐加重，进一步发展到放射性疼痛。也有因外伤而诱发，颈部活动受限，咳嗽和用力时疼痛麻木加重；有时还会出现手无力、沉重感或持物不稳甚至肌肉萎缩等，此时还应注意分析是否合并脊髓受压。

2. 体征　颈部活动以后伸、向患侧侧屈受限明显，颈部僵硬，生理弧度变小为特征。压痛点多位于风池穴、棘突、棘旁、肩胛骨内上角。国内学者曾对 168 例 CSR 患者进行肩仰区压痛点调查，发现单侧 111 例（左侧 63 例，右侧 48 例），压痛部位在内侧上角 63 例、内侧缘 45 例、下角 2 例、外侧上角及下角各 1 例；双侧 31 例、双肩胛骨内上角 15 例、内侧缘 12 例。检查时受压神经根分布区均有痛、温、触觉改变，早期痛觉过敏，后期或压迫较重时则感觉减退：肱二、三头肌反射减弱，患肢肌力下降，甚至肌萎缩；椎间孔挤压试验阳性，臂丛牵拉试验阳性。

（三）专科与特殊检查

1. 专科检查　颈部活动受限、颈项肌肉紧张且有压痛点，冈上肌、冈下肌、斜方肌、菱形肌或者胸大肌上可有压痛点。臂丛神经牵张试验阳性，Spurling 压颈试验阳性。有一部分为单一椎间隙及其单一脊神经根受压的症状，但在临床上常遇到多节段颈椎病变，症状复杂，如第 6、7 颈椎神经根同时受压，刺激斜角肌痉挛，迫使第 1 肋骨升高，压迫锁骨下动脉及臂丛，产生前臂及手部尺侧疼痛、麻木。应注意与第 8 颈椎神经根受压相鉴别。定位不明确时，要参考肌电图和颈椎 MRI 检查加以确定。

2. 特殊试验　①椎间孔压缩试验，又称叩颈（轴心叩痛）试验。②椎间孔扩大试验，又称引颈试验。③Jackson 试验。④前屈旋颈试验。⑤颈神经根牵拉试验，因同时可检查臂丛神经，故又称臂丛神经牵拉试验。⑥上肢后伸试验。⑦前斜角肌加压试验。⑧Spurling 压颈试验。⑨颈静脉加压试验。⑩Adson 征：让患者端坐，头略向后仰，深吸气后屏住呼吸，将头转向患侧，检查者一手抵住患者下颌，略给阻力，另一手摸着患侧桡动脉，如脉搏减弱或消失，则为阳性。

（四）影像学检查

1. X 线片　颈椎侧位 X 线片可见颈椎生理前凸减小、消失或反常弯曲等改变。椎间隙狭窄，椎体前后缘骨质增生，轻度椎体滑脱和项韧带钙化；斜位片可见钩椎关节及关节突关节增生的骨刺突向椎间孔，椎间孔变形变小。特别提醒注意：X 线片病变征象必须与临床表现相一致，而且应以临床表现为主来判定病变节段。

2. MRI　MRI 能显示椎间盘变性、髓核后突向根管或椎管内的程度，突出物大小和偏向患侧的位置，定性定量较精确。重症及需手术患者多选用 MRI。

3. CT　CT 可以显示各椎节的骨性结构，对颈椎管狭窄、后纵韧带骨化、黄韧带骨化等诊断有很强的优势，但其对软组织显示不够清楚。因此，一般不作为常规检查，但有条件者尽可一起完成。

（五）诊断与鉴别诊断

1. CSR 的诊断标准　该病具有典型根性症状，常有颈肩疼痛、酸胀、麻木，且范围与颈脊神经所支配的区域相一致。患者出现颈部痛、活动受限，受累的神经根分布区域可出现感觉减退，被受累的神经根所支配的肌肉肌力可减弱，甚至出现萎缩；并可沿上肢放射到手指和 / 或向头枕部放射痛，其症状出现范围与某节段颈脊神经分布部分相吻合。典型体征如臂丛神经牵张试验阳性、Spurling 压颈试验阳性、Hoffmann 征阴性。辅助检查典型特点：X 线摄片显示病变椎间隙变窄，骨质增生，骨刺突入椎间孔，椎间孔变小；MRI 还可显示椎间盘变性，髓核突出压迫神经根的征象。当症状和影像学检查不符合时，应对影像学检查与临床表现进行综合分析，原则上以临床症状为主作出诊断。

2. CRS 的鉴别诊断　该病需与下列疾病相鉴别：①胸廓出口综合征；②腕管综合征；③正中神经受损"猿手"；④桡神经受损，如垂腕；⑤尺神经炎，如"爪形手"；⑥除外颈椎实质性病变，如结核、肿瘤等。

（六）治疗

1. 非手术治疗

（1）药物治疗：主要药物有肌肉松弛剂和非甾体抗炎药，同时用消肿、脱水、营养神经等综合治疗，可减少疼痛、扩张血管、营养神经功能。

（2）颈椎牵引可以减少神经根的压迫及刺激，间歇性还是持续牵引、牵引重量、牵引时间因患者的耐受情况而定。

（3）康复、理疗。

（4）以脊神经脊膜支阻滞疗法为主，颈围固定。效果差者收入住院手术，术后恢复满意。

2. 显微外科治疗术式及注意事项

（1）前路减压，椎间盘切除、人工椎间盘置换术：该术式要严格选择病例，仅用于椎间盘退变压迫神经者。

（2）骨赘明显增生者，采取以切除钩椎关节骨赘及一切致压物为主的前路减压、椎间植骨融合术。

（3）合并颈椎不稳者，除前路减压外再加内固定或钢板、界面内固定术。

（4）后路或侧路手术可行椎间孔扩大术，适用于椎间孔狭窄压迫神经根者。

（5）颈椎病的显微手术是近年开展起来的，取得了较好的疗效，适用范围广，但需要严格选择适应证并随访远期治疗效果。

3. 手术技巧与并发症预防

（1）显微镜下的操作：手术显微镜主要用于切除骨赘、刮除剩余椎间盘组织、切开后纵韧带、暴露神经根及硬脊膜等较细致的手术操作，可避免损伤神经及椎管内出血。术者需要经过严格培训并考试合格后，才能完成手术关键部分的操作。

（2）金属固定系统的使用：钢板的螺钉孔要与固定的椎体中部平齐，先对角线临时固定，钻孔时用导向器可准确钻进螺钉，否则晚期有钉板松动、脱落的危险。行 Cage 等内固定者，都需要加植骨。植骨的目的是融合，金属器械内固定是临时的，植骨融合才是永久的。植骨融合能维持椎间隙的高度及曲度，稳定椎体，避免复发。

（3）预防甲状腺血管损伤及骨槽内出血：在暴露软组织时，上段颈椎易损伤甲状腺上动脉，中段颈椎易损伤甲状腺中静脉，下段颈椎易损伤甲状腺下动脉。其原是剥离损伤、结扎不牢靠脱线，故在处理以上血管时应仔细，按外科血管处理原则，两端双重缝合结扎，完全可避免脱线。在椎间盘切除或椎体次全切除后，有时发现发现血从骨槽内涌出，其主要原因是椎体内丰富的营养血管及椎管内静脉丛被破坏、椎管外前静脉丛在椎体前方的吻合网被破坏。预防措施是：①可在病变椎间盘切除前，将上下两个椎体前横静脉烧灼，使骨槽内出血减少；②取骨髓时，骨槽先用吸收性明胶海绵暂时压迫止血或局部用骨蜡填塞止血，待植骨时取出吸收性明胶海绵后，立即将骨块嵌入骨槽，此时可以完全止血；③若植骨后仍有少量渗血，应该用纱布擦干后置入凝血酶粉末，亦可完全止血。

（4）预防喉返神经损伤：喉返神经损伤主要发生在下颈椎病手术中，行 C_6～C_7、C_7～T_1 部位手术时，为暴露最下位颈椎，用拉钩拉切口或时间较长而误伤位于深面的喉返神经，患者可立刻因声带麻痹而出现声音嘶哑。处理方法如下：①神经牵拉：喉返神经牵拉伤引起的声音嘶哑，一般是暂时性的，术后采用理疗、神经营养药物等，一般 2～3 个月后可渐渐恢复。②神经切断：应在术中找到两个断端，行神经端-端吻合术，能否恢复，要看损伤程度及应用显微外科的技巧，一般预后较差，但亦有康复的报道。2008 年刘忠军报道，颈椎前路在显微镜下行"小切口"手术具有很好的优势和临床实用性，比内镜手术适应证宽。笔者开展的手术显微镜下行神经根脊髓减压术有同样体会：与内镜相比，手术显微镜不但手术适应证较宽、出血少，而且术中能在手术显微镜下细致分离组织，椎间盘髓核组织切除彻底，并发症少，费用低，是值得推荐的治疗方法。

五、脊髓型颈椎病

脊髓型颈椎病（cervical spondylotic myelopathy，CSM）于 1952 年由 Brain 首先报道，因颈椎增生、椎间盘退行性改变及后纵韧带骨化压迫，导致脊髓受压或脊髓缺血，继而出现脊髓的功能障碍，引起一系列临床症状。1955 年 Oconnell 认为颈椎病有三方面病变：①颈椎间盘突出；②原因不明的退行性变；③继发于颈椎间盘突出的病变，并认为其不但压迫神经根而且可以压迫脊髓，甚至可以产生不可逆的损害（前脊髓动脉受压或血栓）。CSM 是颈椎病中病情严重的一个类型，非手术治疗无效后应尽早进行手术治疗，以解除脊髓的受压，恢复其血供及功能。

（一）病因与病理

CSM 的基本原因是脊柱退行性变，主要病因如下。

1. 动力性因素　由于颈椎节段的不稳与松动，后纵韧带的钙化，椎间盘膨隆，髓核的后突，黄韧带的前凸，突向椎管对脊髓致压，有时可因体位改变而消失。

2. 机械性因素　因骨质增生，尤其是钩椎关节增生形成骨赘，髓核脱出后形成粘连无法还纳。

3. 血管因素　前脊髓动脉供应 60%～70% 的脊髓血运，若脊髓血管遭受压迫或刺激，可出现痉挛、狭窄甚至血栓形成，以致减少或中断对脊髓的血供。由于缺血的部位不同，其相应支配区表现出各种脊髓缺血症状，严重者则有可能出现脊髓压迫段变性，产生不可逆转的后果。

4. 椎管先天性发育性狭窄　从病因学角度来看，变性的椎间盘髓核突向椎管压迫脊髓或椎体后方的骨刺，小关节增生，黄韧带肥厚、前凸、钙化，甚至椎板增厚，致使椎管狭窄压迫脊髓及影响脊髓的血液循环，从而出现症状复杂繁多的颈脊神经感觉、运动、反射与大小便排泄功能障碍。因其危害较严重，故了解 CSM 的初始症状，对于早期诊断和及时治疗本型颈椎病是很有帮助的。

（二）临床表现

1. 症状　按人体解剖部位可把 CSM 的症状做如下分类。

（1）上肢症状：常见单或双上肢运动障碍，仅感觉障碍或感觉及运动障碍同时存在，症状有疼痛、麻木、酸胀、烧灼样异感、发抖或乏力。可发生于五指尖，单指或多指，手背或手的尺侧；有的症状见于肩、上臂或前臂，或双臂、双腕同时疼痛，亦有沿神经根分布区域放射痛麻者。

（2）下肢症状：表现为单或双下肢的神经功能障碍。单纯下肢运动障碍有下肢无力易跪倒及颤抖等症状；单纯感觉障碍，则双下肢发麻，双足如踩棉花等异样感觉；也有感觉、运动均障碍者。

（3）偏侧症状：表现为一侧手臂发胀、同一侧腰部及同一侧下肢疼痛及肌肉震颤。

（4）交叉症状：表现为一侧上肢麻木而对侧下肢疼痛。

（5）四肢症状：即四肢的神经功能都出现障碍，如双足小趾及双手尺侧麻木，或短期内四肢相继出现运动感觉障碍。

（6）头部症状：主要是头痛、头晕或头皮痛。

（7）排尿排便功能障碍：开始是尿急、尿频、排尿不尽和大便秘结，渐至尿潴留或大小便失禁。可伴腰酸腿软，男性阴茎龟头部感觉异常。

2. 体征

（1）根据神经系统症状和体征，将 CSM 分为 5 种：脊髓横贯型损害、布朗 - 塞卡综合征（Brown-Sequard syndrome）、脊髓中央型损害、运动神经元病征及合并神经根病征。

（2）Ferguson 等将 CSM 归纳为 4 种综合征：①神经根症状为主的外侧或神经根综合征。②以长束体征和症状为特点的中央或脊髓综合征。③兼有神经根和长束体征和症状的混合型综合征。④血管综合征：可不存在特定型感觉或运动障碍，血管性缺血引起的脊髓多为变性损害。Abramovitz 等又增加了前侧综合征。它不包括神经根或长束体征和症状，仅为脊髓前角受累。Ohwada 等将前侧综合征归因于屈曲位脊髓过度牵拉时引起椎间盘后突处的前角细胞局部受损。

（3）脊髓病手：令患者手臂前伸，手掌向下手指伸直时，小指略呈外展，严重者示指、环指不能向中指靠拢。另一症状是手指握拳速度减慢，这是脊髓受压损害后患者手指骨间肌麻痹的结果。

（4）感觉减退：最早出现于下肢，逐渐向上，感觉平面不规则，肌张力增高，腱反射亢进，霍夫曼征及巴宾斯基征阳性，腹壁反射、提睾反射等减弱或消失。X 线检查：椎体后缘骨刺形成、椎管矢状径变小，可伴有颈椎后纵韧带骨化。MRI 对定位诊断有重要价值。CSM 早期：下肢行走无力，易跌倒，伴有震颤，或伴有上肢麻木、疼痛、活动不灵活；颈部僵硬，转侧不利。CSM 后期：肌肉萎缩、下肢失用、肌力和张力下降、大小便失禁、语言障碍等，往往易危及生命。

（三）神经反射检查

1. 浅反射　浅反射是指通过刺激皮肤或黏膜引起的反射。浅反射减弱或消失者提示病变位于上运动神经元。腹壁反射：反射中心位于 $T_{7\sim12}$。通过肋间神经传导。该反射消失，表示此处反射弧中断或其上脊髓功能受损，常见于脊髓损害。提睾反射：反射中心在 $L_{1\sim2}$，经腹股沟神经和生殖股神经传导。该反射消失，表示高位脊髓损害。CSM 患者可有上述反射消失。

2. 深反射　深反射是指通过叩击肌腱或骨膜等，较深在组织引起肌肉牵伸反射者。膝反射：反射中心在 $L_{2\sim4}$ 段，由股神经传导。颈椎病患者勿忘检查膝反射，这是发现脊髓高位受损、下运动神经元反射亢进、锥体束征阳性的便利方法。

3. 病理反射　病理反射是指上运动神经元受损，使节段性反射亢进，甚至原来已被抑制的反射再现。颈椎病出现反射异常极为普遍。CSM 患者可有颈痛、步行困难、步态不稳、上肢痛、麻木、感觉异常、软弱无力，常合并神经根压迫症，可出现膀胱功能障碍、小便排解困难；可并发腰椎管狭窄症，出现下肢痉挛性瘫痪（硬瘫）。物理检查可发现下肢呈上运动神经元瘫痪表现，上肢呈下运动神经元瘫痪表现，但脊髓病变尾侧相应上肢水平也可有上运动神经元瘫痪改变。

（1）霍夫曼（Hoffmann）征：为反向桡反射，即弹拨中指末节指骨背面，同侧拇指、示指间关节屈曲。颈后伸可增加霍夫曼征的敏感性。

（2）莱尔米特（Lhermitte）征：颈屈或伸位时引起异常或触电样感觉，常见于下肢。掌颏反射：检查者一手持住患者手腕，使其呈自然伸展状，另一手用棉签的尾端自手掌中部斜向虎口处划动，与此同时观察同侧下颌部颊肌，阳性者可见该肌有收缩动作，CSM 患者可有阳性征。少数霍夫曼征阴性者，本征可能出现阳性而具有诊断意义。

（3）巴宾斯基（Babinski）征：又称划足试验。阳性者为轻划足底时，趾背屈，可伴其他足趾呈扇形展开，提示锥体束受损。阳性者表明上运动神经元病变。但在以下情况亦可呈阳性：大脑智能发育不全，2 岁以下婴儿，深睡或昏迷，中毒，全身严重感染及足趾屈肌瘫痪者等。个别正常人亦可能出现阳性，因此须综合加以评定。

（4）奥本海姆（Oppenheim）征：又称压胫征。检查者用拇指和示指背侧在胫骨前、内侧处由上而下划过，阳性者为足趾背屈，体征和巴宾斯基征一样。

（5）戈登（Gordon）征：又称腓肠肌挤压征。阳性者当捏压腓肠肌肌腹时，出现足趾背屈，体征和巴宾斯基征一样。

（6）轮替性动作和障碍：痛温觉、轻触觉可有改变，位置觉和震颤觉为更特异性表现。上肢受累可为单侧，下肢受累多为双侧。在异常反射出现之前常有精细动作障碍及步态不稳，可有轮替性运动障碍，即缓慢或不协调地迅速交替运动，步行困难。

（7）锥体束征：为脊髓型颈椎病的主要特点，其产生机制是致压物对锥体束（皮质脊髓束）的直接压迫或局部血供减少。临床上多先从下肢无力、双腿发紧（如缚绑腿）及抬步沉重感等开始，逐渐出现足踩棉花感、抬步打漂、跛行、易跪倒（或跌倒）、足尖不能离地、步态拙笨及束胸感等症状。检查时可发现反射亢进，踝、膝阵挛及肌肉萎缩等典型的锥体束症状。腹壁反射及提睾反射大多减退或消失，手部持物易坠落（表示锥体束深部已受累）。最后呈现为痉挛性瘫痪。

（四）专科分型及专科检查

1. 专科分型　锥体束在髓内的排列顺序，从内及外依序为颈、上肢、胸、腰、下肢及骶部的神经纤维，视该束纤维受累部位不同可分为以下3种类型。

（1）中央型：锥体束深部先被累及，因该神经纤维束靠近中央管处，故称中央型。症状先从上肢开始，之后才波及下肢。其病理改变主要是脊髓沟动脉（脊髓根动脉：包括2～7支前根动脉和6～25支后根动脉的一些根动脉与脊髓沟动脉相吻合，以增加脊髓的血液供应）受压或遭受刺激所致。一侧受压，表现为一侧上肢症状；双侧受压，则出现双侧上肢症状（又称上肢型）。

（2）周围型：指压力先作用于锥体束表面而下肢先出现症状，当压力持续增加波及深部纤维时，症状延及上肢，但其程度仍以下肢为重。其发生机制主要是椎管前方骨赘或脱出之髓核对硬膜囊前壁直接压迫的结果（又称下肢型）。

（3）前中央血管型：即上、下肢同时发病者。此型主要由脊髓前中央动脉受累所引起，通过该血管的支配区造成脊髓前部缺血而产生症状。该型特点是患病快，经治疗痊愈亦快（又称四肢型）。

以上3种类型又可根据症状轻重而分为轻、中、重3度。轻度是指症状出现早，虽然有症状，但尚可坚持工作。中度是指已失去工作能力，但个人生活仍可自理。如已卧床休息，不能下床及失去生活自理能力，则属重度。一般重度者如能及早去除致压物，仍有恢复的希望。但继续发展至脊髓出现变性甚至空洞形成，则脊髓功能难以获得逆转。

2. 专科检查

（1）脊髓单侧受压性CSM：症状出现典型和非典型的布朗-塞卡综合征。常有病变水平以下同一侧肢体肌张力增高，肌力减弱，腱反射亢进，浅反射减弱及病理反射Hoffmann征等阳性；严重者还可有踝阵挛和/或髌阵挛。还可伴有触觉和深感觉障碍，病变对侧肢体以感觉障碍为主，主要是痛觉和温度觉障碍，但此感觉障碍的区域多与病变水平不相符且该侧肢体的运动功能良好。

（2）脊髓双侧受压性CSM：早期症状有的病例以运动障碍为主，有的病例以感觉障碍为主。而病到晚期均表现为程度不同的上运动神经元或神经束损害的不完全痉挛性瘫痪，症状主要有步态笨拙、步态不稳、活动受限，甚至卧床不起，呼吸困难。四肢肌张力增高，肌力减弱，腱反射亢进，浅反射减退或消失，霍夫曼征等一些病理反射阳性，还有踝阵挛和髌阵挛。本体感觉、浅层感觉、痛觉及温度觉都可以出现不同程度的异常改变。患者常有胸、腰部束带感。上述感觉障碍的平面与程度也不一定一致，部分病例感觉障碍平面呈多节段性分布，重症患者的括约肌功能障碍。

（3）单纯脊髓受压性CSM：根据其运动束障碍的范围，又可分成四肢瘫、三肢瘫、双上肢瘫、双下肢瘫、偏瘫、交叉瘫。

（4）感觉障碍：临床表现多种多样，归纳大致分为3种。①躯干有感觉障碍而下肢感觉正常，这种患者的躯干可能有条束带状痛觉过敏区、痛觉减退区和痛觉丧失区：也有痛觉减退区与痛觉过敏区同时存在的症状，为上部条束带区痛觉过敏而下部条束带区痛觉减退或痛觉丧失。②躯干有感觉障碍并且整个下肢有感觉障碍，这两者的部位相连通，感觉障碍的性质相同。但下肢感觉障碍是单侧或双侧可不确定。③躯干有感觉障碍同时伴有上肢或下肢呈套状、片状或在指（趾）尖端局部性的感觉障碍。

将CSM的专科检查体征做上述分型，有利于辨识上述情况有可能是CSM，提醒患者尽快去医院行进一步检查、诊断和治疗，把握治疗的最好时机。脊髓病变按神经定位征诊断困难，须结合影像学检查。

（五）影像学检查

1. X 线片　椎管矢状径<12mm 可诊断为椎管狭窄。动力性侧位片可显示病变椎体间关节呈梯形变，病变椎间隙变窄，椎体后缘骨质增生或韧带钙化，先天性椎体融合等。不少学者用 X 线侧位片测量椎管矢状径，用来诊断颈椎管狭窄。Pavlov 比值为椎管前后径除以椎体前后径，可消除 X 线片的放大误差。按比值算，椎体与椎管矢状经比值大多<1∶0.75，绝对值在 12～14mm 为相对狭窄，<12mm 为绝对狭窄。

2. 脊髓碘油造影　可见硬膜囊压迹，在正侧位片上表现为颈髓假性增宽，并有程度不等的门间样横断形充盈缺损，单发或多发，重度者完全阻断。若在造影过程中调整头部位置，或可见碘柱向一侧蛛网膜下腔呈细线样上流或见碘油再从上到下充盈对侧，显示分节段梗阻；侧位水平投照 X 线片上可见椎间隙平面硬膜囊前缘压迹超过 2mm 或者阻断。

3. 腰椎穿刺奎氏试验　试验结果阴性提示蛛网膜下腔有部分梗阻，脊髓有受压。

4. MRI　可显示椎间盘突出或脱出，脊髓受压可呈波浪样压迹，T_1WI 强度减弱，严重者脊髓可变细。MRI 还能清晰显示、区分椎管内肿瘤、脊髓内外肿瘤、脊髓空洞症，利于 CSM 的鉴别诊断。

5. CT　扫描检查对 CSM 的诊断有价值，特别是对后纵韧带骨化的显示比 MRI 清晰。轴位 MRI 或 CT 用于测量脊髓压迫率，为脊髓最小矢状径除以同一层面最宽横径。减压术后压迫率仍<0.4，并持续半年以上，脊髓截面积<30mm²，脊髓截面积 / 椎管截面积<0.2 提示预后不良。若减压术后压迫率增至 0.4 以上，脊髓截面积增大超过 40mm²，提示脊髓功能恢复。

6. 电生理检查　可有体感诱发电位及运动诱发电位异常。白质传导束，特别是薄束和皮质脊髓束受累可改变诱发电位，甚至颈体位变化可影响诱发电位。成人上肢很少有“H”反射出现。而大部分 CSM 患者持续存在。这样“H”反射可用来定量评价，监护脊髓和神经根受压的客观进展。

（六）诊断与鉴别诊断

1. 诊断要点

（1）临床上有脊髓受压表现，分为中央及周围两型。中央型症状先从上肢开始，周围型症状先从下肢开始，又分轻、中、重 3 度。

（2）患者多为中年以上，颈部多无不适，手握力差，手动作笨拙，精细动作失灵活；下肢无力，步态不稳，易跌倒，或伴肢体麻木、疼痛、条束带感及手套式麻木。

（3）有感觉障碍，但很少完全身麻醉痹，常是触觉、痛觉迟钝而深感觉存在，其感觉障碍区域呈片状或带状不规则分布。

（4）有肌张力增高、腱反射亢进、霍夫曼征阳性、髌阵挛、踝阵挛。脊髓病手是脊髓型颈椎病的特征症状，表现为患者手指内收肌无力，手臂和手前伸，手掌向下，其小指外展或不能维持内收 30 秒，严重者环指或示指均不能向中指靠拢。

（5）影像学检查：X 线片、MRI 及 CT 扫描可见椎管狭窄或多病变椎间隙变窄，髓核突出，椎体后缘骨质增生，脊髓受压迫等征象。

2. 鉴别诊断

（1）脊髓空洞症：多发于 20～30 岁的年轻人，有时感到臂部疼痛。有感觉分离障碍，即患者温度觉及痛觉减退或消失，而触觉和深感正常。

（2）原发性侧索硬化症：主要症状为进行性、强直性瘫痪，肌张力增高，浅反射消失，肌肉萎缩明显，但无感觉障碍及膀胱症状，奎氏试验阳性。

（3）肌萎缩性侧索硬化症：无感觉障碍，起病常见肌无力，但病情迅速发展为上肢肌肉萎缩性瘫痪，小块肌肉受累严重，手形如鹰爪。下肢出现痉挛性瘫痪，腱反射亢进，病变累及脑干时，可发生延髓麻痹、发声含糊不清、不自觉地流出唾液、吞咽障碍并危害生命。

（4）后纵韧带骨化严重者可压迫脊髓，临床表现与 CSM 大致相同。X 线片及 CT 扫描清晰显示骨化病灶，呈连续状或间断状改变。

（5）脊髓粘连性蛛网膜炎：病史中大多有椎管穿刺、椎管内或椎管外注药、腰椎麻醉或脊髓造影情况。可见脊神经感觉根和运动根的神经症状，也可见脊髓的传导束症状。腰穿奎氏试验阴性。脑脊液检查，细胞和蛋白的增加无定数，差异大；脊髓造影时，碘油通过蛛网膜下腔困难，分布为点滴延续的条索状，酷似蜡泪。

其他尚需与颈强直性脊柱炎、颈膨大部脊髓肿瘤、枕骨大孔区肿瘤、肋间神经痛、多发性硬化、颈椎隐裂、颈椎结核、椎管内肿瘤等鉴别。

（七）治疗

1. 非手术治疗

（1）颈围制动：可减少因脊椎活动骨赘对神经根的刺激引起的神经组织肿胀、炎性反应，增加因脊髓和神经根已经受到减损的可利用的空间。夜间制动尤其重要，可避免睡眠中颈椎运动失控。老年人不宜长期卧床，但颈椎制动和卧床对治疗颈痛或上肢痛急性发作有效。长期使用支具可造成椎旁肌萎缩，所以宜间断使用，结合等长运动练习有助于保持肌张力。

（2）颈牵引：牵引治疗颈或上肢痛可能有效，不过某些患者轴位牵引可增加疼痛，使神经症状恶化。牵引过度使椎动脉痉挛，引起脑供血不足，易致头痛、头晕等临床症状。

（3）药物治疗：①肌内注射维生素 B_{12}，口服 ATP 等，较重者使用激素，增强颈椎稳定性，防止颈椎钩椎关节增生的骨赘损害脊髓，同时有抗肌痉挛作用。服用非甾体抗炎药可减轻慢性痛。②局部麻醉药和类固醇硬膜外注射对减少神经痛有暂时疗效。③中药外敷能使局部血管扩张，改善血运，通过药物的渗透吸收，直接作用于“病灶”。④骨刺膜外敷，因静电作用，对颈椎病有一定疗效。在进行治疗中应密切观察病情，切忌任何粗暴的操作及手法按摩等，一旦病情加剧，应及时早期施术，以恢复脊髓血供及功能。

2. 手术治疗

（1）适应证与禁忌证

1）适应证：①急性进行性颈髓受压症状明显、经临床检查或其他特殊检查（MRI、CT 扫描等）证实者，应尽快手术。②病程较长、症状持续加重而又诊断明确者，脏器功能健全者。但 70 岁以上、全身情况较差者应慎重。③脊髓受压症状虽然为中度或轻度，但经非手术疗法 1～2 个疗程无改善而影响工作者应及时手术。

2）禁忌证：①脊髓型颈椎病，合并脊髓空洞症、原发性侧索硬化症、肌萎缩性侧索硬化症及神经元性疾病者。②脊髓型颈椎病，病程较长，伴严重脏器功能不全及 80 岁以上者应慎重。

（2）手术入路及术式选择：视病情、患者全身状态、术者技术情况及手术操作习惯不同等，选择最有效的手术入路及术式。

1）手术入路：以锥体束受压症状为主者，原则上采取前方入路；而以感觉障碍为主，伴有颈椎椎管狭窄者，则以颈后路手术为主。两种症状均较明显者，视术者习惯先选择前路或后路，1～3 个月后再根据恢复情况决定是否需行另一入路减压术。

2）术式：因髓核突出或脱出者，先行髓核摘除术，之后酌情选择界面内固定术，或植骨融合术，或人工椎间盘植入术。因骨赘压迫脊髓者，可酌情选择相应的术式切除骨赘。手术椎节之范围视临床症状及 MRI 而定，原则上应局限于受压的椎节。跳跃性椎间盘退变，即两个病变椎间盘之间有一个正常椎间盘相隔时，如 C_3/C_4、C_5/C_6 两病变椎间盘其 C_4/C_5 为正常椎间盘，应切除 3 个椎间盘并分别做植骨融合或行 C_4 椎体次全切除、椎骨融合。若 C_4/C_5 不融合则会产生代偿性活动度增加，促使 $C_{4/5}$ 的椎间盘退行性改变后，使钩椎关节增生形成骨赘，压迫脊神经的临床症状又重现。

（3）前路手术：①钩椎关节骨赘明显压迫硬脊膜者，可在手术显微镜辅助下，切除钩椎关节骨赘致压物，行前路减压、椎间植骨融合术。②后纵韧带骨化合并张力性压迫、钩椎关节增生、椎体不稳者，行前路手术。在椎体后缘减压时，可在手术显微镜辅助下进行，先将椎间盘切除，高速磨钻切除后纵韧带骨化块，尽量暴露硬脊膜。

（4）后路手术：后路手术目前以半椎板切除椎管成形术较为理想，操作时应注意减压范围要充分，尽量减少对椎节稳定性的破坏。后路手术有：①颈后路手术治疗颈髓腹背受压合并颈椎不稳定的 CSM。②椎板成形术治疗颈椎椎管狭窄症。③单开门椎管扩大成形术及单开门加“门轴”侧植骨术或植骨融合固定术。④一期后路单或双开门治疗多节段 CSM 都可获得良好疗效，必要时再行前路手术。

3. 手术技巧与并发症预防

(1) 减压范围小的可取自体髂骨带三面质骨块进行椎间植骨融合，减压范围大的则要行 Cage 内固定。

(2) 髓内减压：当脊髓发生变性、局部有空洞或液化灶肘，MRI 检查脊髓有明显改变者，传统术式往往达不到理想的效果，这时在常规减压、植骨、融合内固定手术的基础上，在显微镜下打开脊髓硬脊膜，松解局部粘连，打开空洞、清除液化灶，可以取得满意的疗效。

六、颈型颈椎病

颈型颈椎病(CSN)是各型颈椎病共同的早期临床表现。CSN 的病因是颈椎间盘初期退行性变，继而纤维环和髓核脱水、张力低下，致颈椎失稳，产生一系列症状。以往有学者不承认此型，但经临床观察若此型不加重视或治疗不当，会转变为其他型颈椎病，所以应早诊断、早治疗。

(一) 诊断

1. CSN 的临床表现　CSN 的症状以颈部症状为主，颈部症状可轻可重，轻者仅仅是一般的不适；重者除了颈部疼痛外，颈活动一般受限。患者以青壮年为多，个别也可在 45 岁以后才首次发病，患者以颈部酸、痛、胀及不适感为主。在颈椎后方有病变椎节的棘突间处可有压痛但多较轻，项韧带处可扪及一硬块伴压痛。早期可有头颈、肩背部疼痛，有时疼痛剧烈。不敢触碰颈肩部，触压则痛，约有半数患者头颈部不敢转动或歪向一侧，转动时往往和躯干一同转动。颈项部肌肉可有痉挛，有明显压痛。急性期过后常常感到颈肩部和上背部酸痛。这时椎节失稳，不仅引起颈椎局部的内外平衡失调及颈肌痉挛，且直接刺激分布于后纵韧带及两侧根袖处的脊神经脊膜支末梢，并出现颈部症状。一般没有肢体麻木、步行障碍等症状，个别患者上肢也可有短暂的感觉异常：躺下后症状减轻，站位或坐位加重。做向上牵颈试验，在发作期可能出现颈部肌肉痉挛，以致患者多取“军人立正体位”(颈部自然伸直，生理曲度减小或消失)。

2. CSN 的影像学改变　在 X 线片上，除颈椎生理曲度减小或消失外，一般无特殊改变，约 1/3 的病例显示椎间隙松动(轻度的梯形变)。此种情况多见于椎管矢状径较宽者，此时动力位侧位片上可有椎间关节不稳的现象。症状加重时可行 CT 或 MRI 检查，可见病变的椎体出现退变，其边缘有骨赘增生等病理改变。

3. CSN 的诊断标准

(1) 主诉头、颈、肩疼痛等异常感觉，并伴有相应的压痛点。

(2) X 线片上显示由度改变或椎间关节不稳，具有“双地”“双突飞”“双凹”“增生”等表现。

(3) 排除颈部其他疾病，如落枕、肩周炎、风湿性肌纤维组织炎、神经衰弱及其他非椎间盘退行性变所致的肩颈部疼痛，有时颈部扭伤及颈肩部纤维组织炎等也会出现类似颈型颈椎病的症状，须加以区别。

(二) 非手术治疗

1. 药物治疗　目前，西药治疗以肌肉松弛剂(盐酸乙哌立松片或复方氯唑沙宗片)和非甾体抗炎药为主。主要作用是减少颈肌痉挛，减少骨赘前滑囊的分泌，因而可以减少疼痛，扩张血管、营养神经、抗衰老、预防和抑制椎后骨赘增生。

2. 颈椎牵引　用枕颌牵引带做颈椎牵引，患者可采取坐位或卧位，为了方便可取稳当的靠坐位，使颈部躯干纵轴向前前倾 10°～30°，避免过伸。要求患者充分放松颈部，牵引重量多采用 2.0～2.5kg，开始时用较小重量以利患者适应。每次牵引近结束时患者应有明显的颈部受牵的感觉，但无特殊不适，如这种感觉不明显，重量应酌情增加。每次牵引持续时间通常为 20～30 分钟(若无不适，可酌情增加)，每日牵引 1～2 次，10～20 天为一疗程，可持续数个疗程直至症状基本消除。最近暨南大学附属第一医院利用电脑自动牵引器械进行间歇牵引，一般牵引 2 分钟，放松或减小牵引重量 1 分钟，反复进行半小时左右。结果认为有利于放松肌肉，改善局部血液循环，且安全、疗效显著，但需掌握好适应证。

3. 理疗　理疗能改善局部血液循环，放松痉挛肌肉，缓解症状。方法可选用高频(微波、超短波)、低中频电疗(间动电疗，电脑中频)、超声波、磁疗等。

4. 运动疗法　颈椎病的运动疗法主要是做医疗体操练习，头颈部有 6 个动作：前屈、后伸、左侧弯、右侧弯、左旋及右旋，其他尚有全身颈保健操。颈椎病医疗体操的目的与作用主要有两方面：通过颈部各方向的放松性运动，改善颈椎区域血液循环，消除水肿，同时牵伸颈部韧带，放松痉挛肌肉，从而减轻症状；增强颈部肌肉，增强其对疲劳的耐受能力，改善颈椎的稳定性，从而巩固治疗效果，防止反复发作。

5. 脊神经脊膜支阻滞疗法　脊神经脊膜支阻滞疗法的机制是阻断 NSV 的反射及传导，改善局部血液循环、抑制肌肉在挛，达到镇痛目的。大部分患者易接受此种疗法，临床证实确能减轻或消除症状，尤其对颈型颈椎病有明显疗效。

6. 颈椎围领固定　笔者自制的颈椎围领 cvPC-Ⅱ型是带孔双层塑料围领，以固定复位后之正常位置，需 20～30 分钟，在家中佩戴 3～4 次，每次至少 20 分钟。该型颈围使颈部呈轻度前屈位，有持续固定牵引作用，能使病椎之椎体上、下分离开，椎间盘间隙扩大，使两侧椎后骨赘距离拉大，从而避免刺激或压迫神经根、脊髓或椎动脉。长期定时佩戴，完全能代替颈牵引器，可在家中随时方便使用。尤其在显微镜下行颈椎病术后佩戴，可获得外固定及稳定作用。

笔者观察 401 例颈型颈椎病患者，按以上综合疗法治疗，疗效显著。大量的临床观察证实，此型实际上是颈椎病的最初阶段，也是治疗的最有利时机。因而这个类型的提出，对于颈椎病的防治具有重要意义。

（三）显微外科治疗

是否进行手术治疗，主要根据病情需要。该型大部分不需要手术，若非手术久治无效且症状加重，影像学检查又有较明显退变并影响生活质量，则可行微创手术颈椎间盘切吸术。近年，Marco 用臭氧髓核氧化技术治疗颈椎间盘病，安全、微创、速效，但可以加快椎间盘的退变。若 X 线、CT 或 MRI 示椎后有明显骨赘增生，可在手术显微镜辅助下行前路小切口病变椎间盘切除骨赘刮除椎间植骨融合术。笔者观察 401 例，2 例手术显微镜辅助引导下行前路小切口椎间盘切除骨赘刮除椎间植骨融合术，近远期效果均满意。但施行手术时应持慎重态度，掌握好适应证。

1. 显微外科技术辅助下的颈椎前路手术　颈前路椎间盘切除、椎间融合、钛板螺钉内固定术在颈椎创伤、退变等疾病中已得到广泛的应用，并取得了优良的效果。其治疗的主要目的在于脊髓及神经的彻底减压、颈椎生理曲度的恢复及颈椎稳定性的加强。在颈前路减压手术中采用显微外科技术，早在 20 世纪 80 年代中末期已经得到大多数神经外科和脊柱外科医师的认同，并逐渐成为标准技术在临床中推广应用。

颈前路显微镜下行减压融合术具有以下技术优势。首先，颈前路手术所使用显微镜是颈椎显微外科技术必需的设备，目前高端脊柱外科显微镜为可变焦镜头，工作距离一般在 200～500mm，放大倍率为 1∶6，300W 氙气灯能够提供足够亮度的冷光源同轴照明。它可使术者与助于在面对面配合时同视野相互操作，因此显微镜下术野显示的清晰度和立体感较肉眼或内镜下均大大增强。其次，显微镜下术野放大 14～20 倍，可提高颈前路减压手术的精确性、有效性和安全性。镜下可清楚地判断椎体后缘压迫程度、后纵韧带的双层结构、硬膜及硬膜外静脉丛等，从而保证操作的精确性。镜下操作可避免对脊髓和神经根组织的过多激惹，有效减少对该组织的损伤，特别是对于脊髓受压严重的患者更为有用。另外，显微镜下可配合使用双极电凝可彻底处理微小的出血点，利于保持术野清晰可见、方便精细操作，可减少术中止血不彻底、术后出血、硬膜外血肿等并发症。因此，颈前路显微镜下操作的精确精细性及安全性非常规手术能比，对周围组织破坏的可能性大大降低。国外 Beuneau 等统计显示，显微镜下手术的神经组织损伤发生率为 0.1%，低于常规手术 3% 的发生率。而内镜手术为非直视手术，其图像立体感差（二维图像），同时放大倍数只有 2～3 倍；并且学习掌握显微镜所需时间较内镜微创手术短，手术器械的镜下操作经短时间训练即可掌握。

2. 手术适应证与禁忌证

（1）适应证：①单节段或双节段正中或旁正中椎间盘突出。②单节段或双节段正中或旁正中颈椎病。③脊髓型颈椎病明确为前方脊髓受压。④椎体骨折伴骨折块移位。⑤颈椎过伸伤。⑥颈椎椎体良性肿瘤或转移瘤。

（2）禁忌证：①病变明显来自于颈椎后方的压迫。②甲状腺肿大者。③前方超过 3 个节段的脊髓受压，为相对禁忌。

3．术前准备　①术前3～5天指导患者行气管推移训练及颈部后伸训练。②术前常规行C形臂X线透视机定位。

4．手术步骤

（1）麻醉：一般采用气管插管全身麻醉。

（2）体位：仰卧位，双肩下垫软枕，颈项部垫方形颈枕，使颈椎呈轻度伸展位，头枕部垫头圈固定，双上肢靠近躯干并用胶布粘贴向尾端牵拉双肩，以便术者可以靠近患者操作，并利于投照术中侧位片。

（3）切口：根据手术医师的喜好，选择颈右侧横行或斜行切口，横切口沿皮纹方向走行，术后瘢痕小，美观，但暴露节段较小，横切口外端起自胸锁乳突肌外缘，横形走行至前正中线，长4～5cm。而斜切口沿胸锁乳突肌前缘由外上斜向内下走行，长6～7cm，具有暴露节段多的优点。一般舌骨平对第3颈椎体，甲状软骨平对第4、5颈椎体，环状软骨平对第6颈椎体。

（4）入路：切开皮肤后，行皮下分离，横行切开颈阔肌，必要时可以横行钳夹横断肩胛舌骨肌，扩大暴露范围。找到胸锁乳突肌，确认胸锁乳突肌前缘，在其前缘内侧锐性切开颈深筋膜浅层即封套筋膜。触摸颈动脉搏动，确认颈动脉鞘位置，在颈动脉鞘内侧切开包绕肩胛舌骨肌的颈深筋膜中层，将胸锁乳突肌和颈动脉鞘牵向外侧，带状肌及气管、食管和甲状腺牵向内侧，暴露颈椎体前侧。钝性分离颈深筋膜深层，包括气管前筋膜和椎前筋膜，暴露前纵韧带。甲状腺下动脉一般在平第6颈椎体平面，在颈动脉鞘和椎血管之间弯向内侧，而右喉返神经多在甲状腺下动脉前方与其交叉或穿行于该动脉的两个分支之间。如果未见到甲状腺下动脉和喉返神经，不必刻意将其分离，以免损伤。如果甲状腺下动脉影响操作，可将其结扎，结扎时远离甲状腺下极可避免损伤喉返神经。

（5）定位：为了明确手术节段是否正确，术中可用注射器针头插入椎间隙，拍颈椎侧位X线片，以明确手术操作椎间隙。

（6）椎间隙减压：明确手术节段后，切开前纵韧带，将手术显微镜对准椎间隙，调节瞳距和焦距。于拟减压椎间隙上下节段椎体中央，拧入Caspar撑开器螺钉，安装Caspar撑开器撑开。并在颈长肌内缘行骨膜下剥离至两侧钩椎关节，自动拉钩牵开固定。在前期操作中显微镜用低倍放大倍数，而减压阶段开始显微镜用高倍放大倍数。

尖刀切开纤维环，用髓核钳取出椎间盘组织，用刮匙进一步刮除残余椎间盘组织直至椎体后缘。暴露后纵韧带，刮匙刮净上下椎体软骨终板。若髓核未突破后纵韧带，可不切开后纵韧带。若髓核突破后纵韧带，可用带钩神经剥离子轻轻钩起后纵韧带后切开，1mm枪钳咬除后纵韧带及椎体上下缘骨赘，也可使用高速磨钻，直至硬膜无压迫。减压完成后可行椎间隙融合铜板内固定。

（7）椎体次全切除减压：明确减压椎体节段后，用尖嘴咬骨钳咬除椎体直至椎体后缘骨皮质，再选用高速磨钻去除椎体后缘骨皮质及骨赘，咬除后纵韧带。为达到彻底减压，减压槽宽度应达到两侧钩椎关节，大约为16mm，深度应达到后纵韧带。减压完成后可行铁网融合钛板内固定。

（8）冲洗、关闭：关闭切口前应严密止血，切口内放置引流管以防血肿形成及可能引起的气道阻塞，缝合颈阔肌及皮肤。

5．术后处理

（1）术后床旁应常规备有气管切开包。术后24～72小时内应严密观察有无喉头水肿，有无出现呼吸急促、呼吸窘迫等，一旦出现应及时处理，行急诊床旁气管插管或气管切开。

（2）严密观察引流液的量和颜色。如出现引流血量突然增加，或出现新鲜血液及局部组织肿胀，应视为有活动性出血存在，应及时探查伤口。若引流液澄清，量多，考虑可能为脑脊液漏，应及时处理。

（3）术后多痰者应予以雾化吸入、吸痰处理。若发现呼吸音改变，应注意是否存在肺不张，一旦确诊，可在支气管镜下吸痰或肺灌洗处理。

（4）术后根据临床表现，结合血常规、红细胞沉降率、C反应蛋白及PCT等，适当应用抗生素预防感染，应用甘露醇及类固醇激素减轻脊髓及神经根水肿。

（5）术后佩戴颈托8～12周，防止钛板螺钉松脱及植骨不融合。

（6）尽早行四肢功能锻炼，防止肺炎、压疮、尿路感染及下肢深静脉血栓形成。

6. 显微外科技术辅助下前路手术操作要点

（1）减压时对椎体后缘骨赘或后纵韧带钙化增生的组织，应选用高速磨钻切除，高速磨钻可精确地对目标区域进行减压，配合显微镜的放大视野，不同形状和直径的钻头可满足不同区域的减压要求。在使用磨钻的同时助手须用生理盐水对磨钻处理区域冲洗冷却，防止脊髓热损伤。

（2）用带钩神经剥离子探查骨赘清理情况，对切除骨赘后纵韧带与硬膜粘连紧密者，可用微型带钩刀剥离子深入后纵韧带与椎体后壁间隙，旋转 90° 后提起后纵韧带并用尖刀切断，可以暴露突破后纵韧带的髓核及淡蓝色半透明的硬膜囊，再用 1mm 薄型枪式咬骨钳咬除后纵韧带。

（3）显微镜下止血有利于保持术野清晰，方便操作，镜下可清晰找到细微出血点，对减压骨赘处出血可用骨蜡填封止血，对硬膜外静脉丛有明确出血点可使用双极电凝止血，对较多出血点可以用小块吸收性明胶海绵加脑棉片止血。

（4）显微镜下可以观察到脊髓膨隆状态甚至脊髓表面血管的搏动，尽量松解至神经根起始部，脊髓型颈椎病减压深度为完全切除后纵韧带至硬膜囊膨隆。

7. 显微技术辅助下颈椎病前路手术并发症及其防治

（1）切口皮下血肿感染：颈椎前路手术后，因术中、术后止血不彻底，术后引流不畅等原因致切口皮下血肿形成，且未及时处理，可并发皮下血肿感染，致切口感染、切口愈合不良、切口裂开等切口并发症。

1）切口皮下血肿感染的原因：①颈椎手术后皮下小血管电凝止血不彻底或结扎血管线脱落。②颈椎切口部胶皮膜引流不畅，导致残留血液淤积形成血肿，未及时处理，引发感染。

2）处理技巧：①急性皮下血肿发生迅速，但不会导致患者神经功能恶化，保守处理对部分患者有效。应早期紧急开放切口，二次手术，在显微镜辅助下找到出血点，再行电凝或结扎血管。②勿卷曲切口部胶皮膜，放置位置应靠近手术植骨处，尽量引流通畅，检验证实感染者应追加抗生素。

皮下血肿并发感染只要处理及时，对神经功能、椎体间植骨、内固定等无影响，否则要彻底清创、取出内固定物。

（2）食管等内脏鞘膜损伤及穿孔：食管等内脏鞘膜损伤导致食管穿孔是颈椎手术后最严重的并发症之一，临床虽然少见，但据报道其病死率为 10%～46%。预后取决于致病原因、受伤部位、食管的本身疾病等。施行颈椎手术可能误伤食管致食管穿孔、食管漏并发感染，一旦确诊即要积极处理，否则感染严重极易造成死亡。

预防措施及处理技巧：术中应避免使用锐利的牵开器，操作要轻柔，处理内侧结构时要小心，必要时可在术前置胃管，以利术中胃管的辨认。如在术中发现刀误伤食管被穿破，应立即在显微镜下缝合、修补，防止产生食管漏，修补后应注入亚甲蓝进一步证实。但有时往往患者术后发生水肿、气管食管瘘或纵隔炎时，食管穿孔方被发现，这时处理非常棘手。食管穿孔的治疗包括静滴抗生素、鼻饲、引流、清创和修补，以及尽早请有关专科会诊处理等。更为重要的是熟练地掌握颈前入路的解剖学，以预防为主，在暴露手术椎体前，应将外侧动脉鞘、内侧的内脏鞘仔细分开，应用颈深部较宽的拉钩向两侧轻轻拉开，保护好血管与气管、食管等重要结构，以预防术中或术后并发症的发生。

（3）脊神经损伤与喉返神经损伤

1）脊神经损伤

A. 术前发生脊髓或神经损伤的患者，一般术前基础病变很严重，往往手术搬动失误就会加重。首先应注意麻醉和体位。目前颈椎前路手术均采用仰卧位、气管插管全身麻醉。插管和翻身时一定要轴线翻身，勿出现加重损伤的动作，有条件者术中可应用监测脊髓感觉诱发电位，术中呼吸监测也很重要，以便及时发出警惕信号。

B. 术中退变性疾病双减压时，在钩椎关节附近侧角处凿除脊神经受压的骨赘、用环锯式或煤铲式间盘切除器处理椎间盘时容易损伤脊髓和神经。因此，处理椎间盘时不能超过后纵韧带，手术时应先测量好椎间盘的前后径数值，进入椎管后尽量小心或在显微镜下操作，禁止使用粗暴动作，可避免对脊髓、神经的损伤。使用刮匙刮除骨赘时，刮匙背面不能挤压硬膜脊髓部，刮匙头部凹形面对着骨赘部，强调双手协作，一只手握刮匙，另一只手握住把柄中部稳定刮匙，做到稳定、准确、轻柔，严防失手。如果间盘碎片或大骨赘已呈穿破状，则必须谨慎切除后纵韧带和骨赘，并在手术显微镜引导下应用外科手术。

在前路手术中，脊髓受损的发生率较低。术后一经发现，即应给予激素及脱水药物治疗，应先摄颈椎侧位X线片，检查植骨块位置，再行CT或MRI。找到术后脊髓受损的原因后，应立即手术探查，避免并发症进一步发展。

2）喉返神经损伤

A. 喉返神经的解剖：脊柱颈段的迷走神经进入胸腔后发出喉返神经，两侧行走途径不同。右侧在锁骨下动脉之前离开迷走神经，绕动脉的前、下后再折向上行，沿气管食管沟的前方上升，在环状软骨后方进入喉内。左侧行走途径较长，在迷走神经过主动脉弓时离开迷走神经，绕主动脉弓部之前、下、后，然后沿气管食管沟上行，在环甲关节后方进入喉内。

B. 喉返神经损伤的原因：主要是术中误切或电凝灼伤喉返神经，暴露时过度牵拉喉返神经引起局部炎症、水肿等创伤反应。术后一旦出现声音嘶哑，需考虑喉返神经损伤。多数为暂时性，一般在1个月后自行恢复。如术中切断了喉返神经，则会遗留永久症状。

C. 处理方法及预防措施：①除应熟悉解剖结构外，更主要的是拉钩应轻而不能暴力，每20～30分钟放松一次，缓解对喉返神经的压力。②改进拉钩，如拉钩头部改为凹形，使喉返神经处于凹位处。③若有声音嘶哑可用甲钴胺（mecobalamin）等神经营养药，同时配合针灸、高压氧等综合治疗，一般2～3个月可恢复。④声音嘶哑持续6个月以上，应行喉镜检查。神经损伤后应观察6个月（仍应积极治疗），待其自行恢复。长期不愈者应行手术治疗。因神经变性、局部组织细胞坏死，已失去活性，应将局部坏死段切除，按显微外科技术进行吻合，恢复喉返神经自身功能。

（4）浅部、深部血管损伤

1）浅部血管损伤　为预防术后出血，血压正常后，应将患者头部抬高，在手术显微镜辅助下仔细止血和常规放置引流，必要时结扎甲状腺上、下动脉。颈动脉和颈内静脉受损出血者极为少见，若有损伤，应在该血管上下阻断进行吻合，因血管较粗，一般都能止血，效果较好。

2）深部血管损伤

A. 颈长肌切断后，应在病变椎体相对处先结扎颈升动脉分支，然后后切断，暴露钩椎关节增生的骨赘及椎动脉受压处，以病变椎间盘为中心暴露三节段椎体。在手术显微镜下仔细游离椎动脉及其分支，在骨膜下分离，切除钩椎关节增生的骨赘之前应先测量其三维解剖间距。

B. 向外侧的解剖不宜过远，否则会伤及椎动脉和神经根。椎动脉撕裂后，应直接暴露其孔内段再行修补，而不直行填塞止血。若一侧椎动脉损伤出血不止时，可行结扎止血，一般很少影响脑供血不足症状。

C. 切骨创面出血可用骨蜡止血。硬膜外静脉丛出血可用冰盐水冲洗，可在显微镜下双极电凝止血。

D. 切除病变椎间盘时，应先将上及下椎体前静脉电灼，预防切除病变椎间盘时出血。

（5）植骨块或金属内固定物移位、脱落

1）植骨块脱落

A. 因骨槽内椎间盘剩余组织切除不彻底，椎体上下部分软骨组织还存在，再加上颈椎伸屈活动过多而致。故术中既要彻底刮除骨槽内剩余椎间盘组织，又要去除椎体上下面的软骨盘，使其形成一个骨性粗糙面。

B. 植骨块应比骨槽稍大，大约2mm，取带三面皮质骨块，以使其牢固地嵌入椎间。

C. 术后若发现植骨块未全脱落，临床上无食管等压迫症状，则不需要取出骨块，可戴颈围，保护颈部勿过多活动，植骨块最终可自行融合。若植骨块已完全脱落，并有吞咽时异物顶住感，甚至吞咽困难、呼吸障碍，应再行手术，检查骨槽内不利于植骨块固定的因素，修整后用原骨块植骨。要特别告知患者，颈部暂时减少活动，颈围外固定3个月，基本都能获得满意的愈合。

2）金属内固定物移位

A. 钢板必须放在合适位置，要适当塑形，其长轴尽量贴近颈椎前表面；螺钉孔要与固定的椎体中部平齐，螺钉要牢固固定在椎体上。螺钉不牢固时一定要检查原因，不可有侥幸心理。

B. 一旦发生钉板松动需要翻修或调整。需将病变椎间盘彻底切除，刮除增生的骨赘；同时取自体髂骨进行椎间植骨或用Cage、钛网加骨颗粒植入椎间隙，再固定。

(6) 术后护理不当：术后护理不当与术后护理过程中仰卧进食，致使产生气管堵塞、吸入性肺炎有关。预防及处理方法如下。

1) 颈椎病术后患者的体位护理应备“五枕头”。头颈应采取微伸仰卧位，大方薄枕垫于双肩后胸背部、长圆枕放颈后部、小方枕垫头枕后部、左沙垫枕和右沙垫枕放置双耳旁，以防旋转。

2) 颈椎病术后患者应有特护及专业医师值班，尤其手术当天晚上极为重要，要在患者床头置气管切开包。

3) 颈椎病术后患者当天下午或晚上一般需禁食，若有口渴可用棉签蘸凉开水吮吸多次即可。若需喝水或进流食应在护理人员协助下，患者取半卧位进行。仰卧位进食或喝水易致呛咳，甚至产生吸入性气管堵塞，使呼吸衰竭。故术后患者应睡在有手摇的半卧位床上，随时可以坐起(颈部已有颈固保护)。在颈部制动下，亦可在当天晚上或术后1～2天下床走路及开始正常饮食等。

(7) 颈椎病前路手术后复发：前路手术由于减压较彻底，颈椎融合后稳定性好，手术的疗效是肯定的，文献报道有效率在90%～97.5%。术后复发的原因主要有：术中减压不彻底，病变部位遗漏而没有手术，植骨块塌陷、前脱位，手术入路选择不当，术后血肿形成，邻位节段病等。关于再手术的问题，应针对手术复发的原因，选择前路、后路或侧路手术。前路手术为避免瘢痕可按颈横纹切口入路，上颈椎按第1颈横纹，中下颈椎按第2颈横纹入路，手术切口针对病椎部位，分离各层直接暴露病变椎体，常规进入，术后瘢痕不明显，低头时瘢痕更难以看见，不影响颈部功能活动，再次手术者均取得良好效果。

七、颈椎管内髓外肿瘤

椎管内原发性肿瘤不多见，一般多自后路施行手术，个别情况下可从侧方或前路施行手术，并可采取分期多路切口。下面仅阐述从颈椎后路施行手术的良性肿瘤。

(一) 病理解剖

属于椎管内的良性肿瘤主要是神经鞘膜瘤(又分为神经鞘瘤与脊膜瘤)，目前有以下几种。

1. 神经鞘瘤　由神经鞘细胞所组成，占椎管内肿瘤的28%左右，常生长于脊神经后根处，可波及几个椎节。其大小及长度不等，多位于蛛网膜下腔，亦可发生于硬膜外；外面有光滑、完整的包膜，且可呈囊性。好发于脊髓的一侧，少与脊髓粘连，但可压迫脊神经而产生临床症状，也易穿过硬膜达硬膜外，形成哑铃状，并可造成椎间孔等破坏。血供来源于与神经根伴行的动脉。镜下观显示有瘤细胞为梭形，排列成束状，少伴有水肿及坏死。瘤旁四周为正常的施万细胞及小梁结构。

2. 脊膜瘤　以中年女性多见，占椎管内肿瘤的10%～15%；以脊柱胸段常见，脊柱颈段次之。肿瘤可发生于蛛网膜或软脊膜，并常与硬膜内壁牢固粘连，而与脊髓少有粘连。肿瘤表现光滑、包膜完整，少有生长于硬膜外者；血供来自脊膜。镜下见瘤细胞为脊膜内皮细胞，呈漩涡状排列，间质为多少不等的纤维组织，故又称脊膜纤维瘤。

3. 血管瘤及脂肪瘤等其他肿瘤少见。

(二) 临床表现

位于颈段椎管内的肿瘤，视病变的部位、时间及发展速度不同，其临床症状呈各种形式。一般情况下，可分为早、中、晚期，对应压迫程度的轻度、中度、重度。从神经受惹情形来看，亦可区分为激惹期、一侧受压期及受压期。

1. 早期　当肿瘤位于椎管内、骨外时，早期体积多较小，此时最先通过脊神经脊膜支而引起颈部症状。随着肿瘤的进展，或是波及脊神经根时，则可表现为神经根受激惹症状，包括上肢疼痛、肌力减弱、麻木感、持物易坠落等，亦可伴有躯干或下肢的运动及感觉障碍等症状。

2. 中期　随着肿瘤组织的不断增长，其在椎管内所占位置逐渐增大，便使脊髓组织逐渐到受压肿瘤侧，以致造成表现各异、程度不同的脊髓不全受压综合征；临床上较多出现的有脊髓前角综合征、脊髓后角综合征及脊髓半切综合征等，并视肿瘤的部位不同而表现各异。

3. 晚期　此期少见，可起脊髓严重损伤，各种临床表现明显。此期时间长短不一，从数周甚至数十年不等。除与肿瘤的病理特性有关外，亦与肿瘤生长的部位及椎管狭窄程度密切相关。一旦进入本期，由于脊髓受压时间较长，在脊髓变性之前，争取手术减压，有希望恢复；若脊神经变性，其病理改变无法逆转。

（三）影像学检查

1. X 线片　一般病例多无阳性结果，除非肿瘤体积较大，自椎间孔处向外发展而侵蚀骨质出现缺损阴影。

2. MRI　可显示肿瘤的形态、大小及确切部位，较 CT 扫描清晰，且属无创检查。

3. 脊髓造影　在无 MRI 的条件下，多需采取脊髓造影显示病变，大多数表现为杯状阴影缺损，并与椎节的间隙常不在同一平面，这对颈椎间盘突出症、颈椎钩椎关节增生等疾病的鉴别十分重要。

4. 其他检查　包括 CT 扫描、硬膜外造影或超声检查等均可作为参考，可酌情选用，对个别病例用 X 线片加硬膜外造影，有助于进一步确诊。

（四）治疗

1. 手术治疗方法　椎管内肿瘤一旦确诊应尽早手术治疗。

颈椎管内髓外肿瘤的传统经典手术方法是采用经后正中入路，按肿瘤部位先分离椎旁肌，切开棘上韧带，咬除棘突及全椎板后切开黄韧带，仔细电灼肿瘤旁支配小血管，分离粘连并止血，在保护脊髓的前提下，完整切除肿瘤，彻底解除脊髓压迫。若肿瘤较大或为哑铃形可分期切除。全椎板切除的方法虽然切除较彻底，但破坏脊柱后柱结构，降低脊柱的抗压强度，远期可影响脊柱的稳定性，导致脊柱后弯畸形。

现采用在显微镜辅助下行半椎板切除减压、肿瘤切除加植骨融合术，具体手术方法如下。

（1）临床使用特殊器械及设备：①带冷光源深部拉钩；②尖嘴四关节椎板咬骨钳；③微型椎板凿骨器；④微型切割剥离器：⑤瘤组织刮除器（弯、直型）；⑥双人双目手术显微镜；⑦C 形臂 X 线透视机等。

（2）麻醉与体位：全身麻醉后患者取俯卧位。

（3）定位与切口：所有患者于术中行 C 形臂 X 线透视机定位肿瘤节段以定位标志为中心，根据肿瘤的大小取不同长度的后正中直切口。

（4）分离椎旁肌，暴露椎板：高位颈段或中下段分离至棘上韧带后，在病变侧骨膜下分离椎旁肌，暴露椎板，一般情况向外不超过关节突外侧缘，保留棘上以及棘间韧带。对于肿瘤累及椎管外的病例，必要时切除部分或全部关节突。

（5）切开黄韧带，暴露硬脊膜：在手术显微镜辅助下于接近肿瘤的表面切开硬脊膜，确认肿瘤后分离肿瘤周边，在镜下仔细分离肿瘤包膜与脊髓或神经根的粘连。

（6）切除肿瘤：电凝肿瘤的供血动脉及瘤蒂，尽量完整切除。如肿瘤较大，无法整块切除，则先切开包膜行肿瘤囊内部分切除，缩小体积后再分离包膜切除，用瘤组织刮除器彻底刮除剩余肿瘤。

（7）对侧部分外板切除：对于肿瘤较大者可行患侧半椎板切除后，再用微型椎板凿骨器将对侧部分外板切除。邻近小关节处之外板骨质较硬，在切除时应小心，亦可用高速磨钻操作。若肿瘤暴露仍不完全者可切开对侧椎板全层：按前者同法切除椎板外板，使椎板厚度减少，之后用薄型冲击式咬骨钳将对侧椎板完全切断，并充分暴露硬膜囊。此为本手术之关键步骤，操作时为防止误伤脊髓或脊神经根，应边切除边用神经剥离子松解，并小心切断黄韧带时不要损伤硬脊膜。椎板切断部位一般距小关节内侧缘 2～3mm，其椎节数视椎管狭窄范围而定。

（8）单开门减压椎板成形、扩大椎管术：椎管有狭窄者可将对侧椎板外板完全切断后，通过对棘突加压而扩大该椎板切开处间距，如此则达到扩大椎管矢状径之目的。此时对侧内板形成不全性骨折状，形成“门轴”。为防止术后椎板恢复原位，可于椎板内层与硬膜囊之间放置肌肉组织或脂肪块充填或用椎板支撑钛板固定。同时，注意保护好“门轴”，它一旦塌陷会引起医源性压迫。这时可将半椎板切除的部分骨做成条状骨组织填充在“门轴”侧植骨，以加强外板并稳定椎体，同时可有效保持脊柱的稳定性。

（9）半椎板成形植骨术完成以后，彻底止血，保留黄韧带，缝合硬脊膜。将椎旁肌肉缝合在棘间韧带上，严密缝合筋膜，防止出现无效腔，采用U形缝合使皮肤与皮下对合良好，一期愈合。

（10）术后处理：高颈段的肿瘤术后需用自制CPVC-Ⅱ型围领保护6～8周，一般术后卧床2～3天即可鼓励颈托固定下床活动，并予以营养神经及功能锻炼等综合治疗。一般术后7天拆线（前路切口5～6天拆线）。

2. 手术技巧与并发症预防

（1）分离椎旁肌时注意应从病变侧骨膜下分离椎旁肌，以减少出血，若有肌组织或椎板骨血管孔出血可用电凝或压迫止血。颈椎体积小，前路出血少，后路易出血。但颈椎后路手术切开时按后正中分离，可明显减少出血量。

（2）根据肿瘤的大小选择需要切除的椎板数，以肿瘤上下端完全暴露为度。先用尖嘴四关节椎板咬骨钳咬除半侧椎板，外侧至小关节突，内侧至棘突基底，然后用微型椎板凿骨器咬除半侧椎板外侧至小关节突（或用高速磨钻把肿瘤的椎板打开），特别注意勿损伤脊神经；应在微型切割剥离器保护下进行切除。

（3）保留黄韧带：半侧椎板切除后，下方为黄韧带，保留棘突侧椎板的黄韧带。上关节侧大部切开游离翻开，在显微镜辅助下切开硬膜，切除肿瘤，脊髓恢复波动。除在半椎板成形加脂肪垫外，还需黄韧带回原位，覆盖其上，预防术后脊神经与骨板的粘连。

（4）肿瘤和脊髓有粘连较重时，用微型切割剥离器轻柔分离，避免强行牵拉而造成脊髓损伤。对于较大或哑铃形肿瘤，遵循先椎管内再椎管外的原则，分块切除肿瘤。要注意不能残留瘤组织，应在显微镜下彻底清除；保护好脊神经，避免损伤。

第二节　腰椎疾病的显微外科治疗

一、腰椎疾病显微外科治疗进展

1857年，Virchow首次描述外伤性腰椎间盘疾病。内科医师通过对腰痛及坐骨神经痛机制的研究，提出了各种保守治疗方法，与此同时，也逐渐发展出了新的外科术式治疗脊柱疾病。1977—1979年，Yasargil和Caspar通过使用手术显微镜、微创手术技术及专用微创手术器械来治疗腰椎疾患，首次提出了椎间盘切除术“微创”的概念。1983年，Kambin和Gellman设计出一种6.5mm外径的工作通道，可通过5mm内径的专用髓核钳等器械。之后Maroon等报道了在透视下将一直径2mm的探针经皮穿入腰椎间隙的早期经皮腰椎微创研究。1987年，Choy等初次报道了经皮激光髓核消融术。1993年，Mayer等提出将内镜用于经皮椎间盘切除术，Smith等随后设计出专用于显微内镜下椎间盘切除术的内镜系统及配套器械。

进入21世纪后，随着先进微创手术器械的出现及手术技术的改良，微创脊柱外科得到了飞速的发展。微创脊柱手术通过减少软组织的剥离和切开，达到减轻术后疼痛和早期活动的目的。与开放手术一样，微创手术要达到治疗效果也需要充分减压神经受累区域、固定失稳节段、恢复脊柱序列。目前，腰椎后路微创手术包括以下几点要素：①减少自动撑开器造成的肌肉挤压伤；②避免切开关键肌肉的腱性附着点，尤其是多裂肌位于棘突上的起点；③充分利用已知的神经肌肉界面；④通过限制手术通道的宽度最小化周围软组织损伤。微创手术的一个重要目标是减少脊柱后路2个重要椎旁肌群的损伤：①深部的旁正中肌群，包括多裂肌、棘间肌、横突间肌及短回旋肌；②浅层的竖脊肌。传统后正中入路开放椎板切除术需破坏小关节突的完整性及损伤棘间韧带 - 腱性复合体，会导致术后腰椎屈曲失稳。为了减少对稳定性的破坏，微创腰椎手术可保留棘突、棘上、棘间韧带及相应的多裂肌附着点。目前应用最广泛的微创腰椎手术技术是微创腰椎间盘切除术。这套系统最早由Foley和Smith发明，由一套同轴扩张器及不同长度的管状工作通道组成，最常用18mm管道建立工作通道，手术操作在显微镜下完成。一些研究比较了微创腰椎间盘切除术与传统开放手术，证明微创手术术中软组织损伤、神经根激惹、出血量及术后疼痛感都少于开放手术，而住院时间、恢复期及重返工作时间均更短。微创腰椎半椎板切除术也是一项应用较多的技术。腰椎微创手术的重要原则是保持多裂肌附着点的完整性，传统的椎板切除术中棘突会被切除，多裂肌会向侧方回弹，当缝合切口时，无法将多裂肌起点修复到棘突上。单侧入路半椎板切除术可以使椎管得到彻底减压，通过调整管状撑开器的角度可以显示棘突及对侧椎板腹侧，进而对中央管及对侧侧隐窝进行减压，在此操作中，可以将硬膜囊适当牵开。腰 3 水平以上的腰椎解剖结构不同于下腰椎，其椎板及关节突均较窄，行单侧手术入路时，若不切除足够的下关节突，将难以暴露侧隐窝。此时，可以通过交叉术式来进行侧隐窝的暴露及操作，即通过左侧半椎板切除来暴露右侧 - 侧隐窝，反之亦然。有众多研究对后路微创腰椎减压术的有效性和安全性进行了评估，其中需要重视的是微创腰椎手术的学习曲线，一些研究证实在术者开展微创腰椎手术的初期有着较高的并发症发生率。

椎间融合术有多种术式，如前路腰椎椎间融合术、后路腰椎椎间融合术、经椎间孔腰椎椎间融合术，以及腹膜后极外侧椎间融合术。由于传统的后路腰椎椎间融合术需要广泛的减压范围及双侧神经根牵拉才能到达手术操作区域，因而 Harms 和 Rolinger 提出经椎间孔腰椎椎间融合术替代之，经椎间孔腰椎椎间融合术可通过单侧椎间关节突进入椎间隙。与后路腰椎椎间融合术相比，经椎间孔腰椎椎间融合术能明显减少术中对神经根的牵拉，同时，对于腰椎管狭窄症等，可由单一后路切口同时行前路椎体间隙融合。Lee 等比较了微创经椎间孔腰椎椎间融合术与开放经椎间孔腰椎椎间融合术的临床疗效与影像资料，2 组患者在术后 2 年随访时疗效相当，但微创治疗组在术后早期疼痛改善、手术时间、出血量、恢复时间、住院时间及并发症发生率上有优势。Dhall 回顾性比较了 2 组各 21 例患者，分别采用微创及开放经椎间孔腰椎椎间融合术，开放手术组的出血量及住院时间明显长于微创治疗组，但 2 组术后 2 年的临床疗效相当。Selznick 等报道，与初次手术相比，对腰椎再次手术患者采用微创经椎间孔腰椎椎间融合术并不增加出血量及神经损伤的风险，但术中硬脊膜撕裂的风险较高，且由于腰椎再次手术需要术者有丰富的微创手术操作经验。有学者报道了腹膜后侧方入路经腰大肌椎间融合术，称腰椎及外侧椎间融合术（extreme lateral interbody fusion，XLIF），此法由侧方微创小切口进入，通过腹膜后间隙及腰大肌，在术中神经监测仪及术中透视辅助下完成椎间融合。侧方入路时髂骨翼阻挡腰 4～5 以下节段的暴露，同时由于腰丛神经穿出腰大肌后 1/2，因而手术通路经腰大肌前 1/3 至 1/2 部分最理想。

二、腰椎疾病显微外科治疗方式

目前腰椎微创椎弓根螺钉系统的植入方式主要有经皮和旁正中小切口方式，主要优点是保留多裂肌功能。经皮椎弓根螺钉植入方式是通过使用 Jamshidi 空心穿刺针，在 X 线透视引导下进入经皮穿入椎弓根，插入导针后取出穿刺针，沿导针按直径由小到大插入软组织扩张器，建立植钉通道，最粗直径的扩张器可作为植钉的保护套筒；经由导针插入空心椎弓根螺钉，在螺钉尾端导向器的帮助下安置钛棒，可以最大限度地减少软组织损伤。而使用小切口植钉技术，则是在植钉节段旁正中切一纵行小切口，其投影水平应靠近椎弓根外缘，然后经由最长肌与多裂肌之间隙进入，扩张间隙后安置自动撑开器，暴露人字嵴处，锐性开口椎在进钉点开口后，以椎弓根探针插入椎弓根，植入椎弓根螺钉，暴露范围足够大，允许局部进行咬骨、植骨及融合操作。小切口植钉技术比经皮植钉技术有更多的优点：可以在直视下操作，以利于术者辨认解剖结构，可使用空心椎弓根螺钉或普通椎弓根螺钉，同时还便于行后路植骨操作。然而小切口植钉技术有可能损伤向尾侧横突延伸的背侧神经的内侧支，此神经支用于支配多裂肌、横突间肌、韧带以及上一节段的关节突，在乳突处插入椎弓根螺钉时有可能造成此神经损伤。Regev 等在一项尸体解剖研究中发现，小切口植钉技术比经皮植钉技术更易损伤背侧神经的内侧支，因而他们建议在上一节段采用经皮植钉的方法，最大限度地避免多裂肌系统去神经化。

总的来说，大量文献已经报道了微创椎弓根螺钉技术的安全性与准确性。Ringel 等统计了 103 位患者使用经皮植钉技术植入的 488 枚椎弓根螺钉，只有 3% 的螺钉位置是不能接受的，最终有 9 枚螺钉需要手术翻修；患者的透视暴露剂量少于其他的透视下介入性操作，但是手术医师所接受的放射剂量是非脊柱骨科操作者的 10～12 倍。尽管如此，高精度、便携式 C 形臂 X 线透视机依旧随着脊柱微创技术的发展而起到越来越重要的作用。Kim 等报道在微创手术时使用术中导航技术可以使术者在需要透视时离开手术区域，因而明显降低射线暴露，减少透视剂量及避免术中穿戴笨重的铅衣。微创技术的推广仍存在障碍，主要是因为操作技术有一定难度且缺少专业培训机会，导致学习曲线较长，不易掌握技术。Webb 等调查发现，大部分脊柱外科医师都认同微创手术是更先进有效的治疗方法，且希望有更多的机会尝试操作；然而，大部分医师仍因为考虑到技术难度及缺少正规培训而无法在实践中选择微创。Lee 等发现，尽管微创微创手术早期的学习曲线较长，但此技术是良好的手术选择方式之一。Nowitzke 评估了使用小切口减压技术的学习曲线，发现前 7 位患者中有 3 位术中改行开放手术，而后 28 位患者再无改行开放手术；Dhall 等和 Villavicencio 等报道微创手术相关并发症发生率较高。缩短微创手术的学习曲线，首先需要不断研究、改进更利于操作的手术器械，其次需要建立先进完善的培训学习系统。

脊柱后柱是动态稳定结构，通过多组腱性附着于脊柱的肌群来维持平衡。在人类，脊柱的稳定和运动通过主动及被动两种方式控制。多裂肌具有短而有力的肌纤维，能够在短距离内产生较强的力量，是维持脊柱稳定的重要结构。传统的后路正中切口腰椎手术会破坏多裂肌的腱性止点及血供，加上术中挤压伤，可能破坏脊柱的稳定性。腰椎微创手术的目的就是为了减少手术损伤，尽量持脊柱的稳定性；基本目标是：将手术切口区域限制到能够清晰、安全暴露操作的最小范围，最小化破坏维持脊柱正常功能的解剖结构。传统的自动撑开器由于肌肉会对造成较重的挤压伤，在显微微创手术中已被对肌肉、血管、神经挤压损伤较小的叶片组装式管型撑开器所代替。腰椎微创手术技术仍在不断改进发展中，正确评估各种技术的优点及风险性对指导临床治疗有重要意义。

第三节　腰椎间盘突出症的显微外科治疗

一、腰椎间盘的解剖特点

（一）结构

腰椎共有 5 个椎间盘，由上下软骨终板、中央的髓核及周围的纤维环组成。

1. 软骨终板　椎体上下面各有一个软骨终板，厚约 1mm，中心区薄，呈半透明状，位于椎体骺环之内。骺环在成人为椎体周围的骨皮质环，其作用在少年时为软骨源性生长带，在成年时为椎间盘纤维环的附着处。在婴幼儿软骨终板的上、下面有微细血管穿过，在生后 8 个月微细血管开始关闭，到 20～30 岁完全闭塞，故成人软骨终板属于无血供组织。同一椎体上、下软骨终板的面积不同，第 1 至第 4 腰椎的下软骨终板的前后径较上软骨终板大；而第 5 腰椎椎体的软骨终板则相反。从第 1 至第 5 腰椎软骨终板的面积逐渐加大。软骨终板的形状在第 1、2 腰椎呈肾形，第 3 至第 5 腰椎为椭圆形。由于该终板内无血供及神经组织，故损伤后不痛，也不能自行修复。软骨终板可承受压力，保护椎体。软骨终板有许多微孔，有渗透作用，可将水分及营养物质渗透至椎间盘。成人的软骨板无血管和神经支配，因此损伤时无疼痛，也不能自行修复。当软骨板有破损时，髓核可突入椎体，形成 Schmorl 结节。

2. 髓核　位于椎间盘内，位置随生长发育而变化，出生时位于椎间盘中央，成年时位置后移，位于椎间盘内偏后方。

3. 纤维环　分为外、内两层。外层由胶原纤维组成，内层由纤维软骨带组成，纤维环前部由前纵韧带加强，后部较薄。在纤维环的前部，内、外层纤维各自平行斜向两椎体，纤维相互交叉重叠为 30°～60°角。纤维环的后部纤维则以更复杂的分层方式排列。整个纤维环为同心环状多层结构，外层纤维比较垂直，越接近中心纤维越倾斜，接近软骨终板时几乎呈平行纤维。纤维环的相邻纤维层交叉排列，可能与髓核对其所施内部压力有关，也可能与来自椎体的压力和脊柱的运动有关。

（二）腰椎间盘的应用解剖

1. 腰椎间盘与神经根、马尾神经　腰椎、骶椎的神经根从硬膜囊发出，于硬膜囊侧前方向远端走行，经由同节段椎弓根内侧后出椎间孔。L_1～L_4 的神经根的发出位置往往较低，常位于相同节段椎体的中上 1/3 处发出。由于在椎管内走行距离较短，而且不经过椎间盘水平，因此椎间盘突出往往不会对上述神经根产生压迫。但当椎间盘脱出或合并中央管和 / 或神经根管狭窄时，可压迫神经根。如果椎间盘突出为中央型巨大突出，可压迫硬膜囊内的神经，从而在临床上出现相应的神经根损害表现。L_5 和 S_1 神经根发出位置较高，常于上位椎体的中下 1/3 处发出，而且经过椎间盘水平后向远端走行，因此易受到突出的椎间盘的压迫。如 L_5 神经根于 L_4 后方从硬膜囊内发出，向远端经 $L_{4、5}$ 椎间盘水平后向外，经 L_5 椎弓根内下方入椎间孔（图 12-1）。因此，$L_{4、5}$ 椎间盘突出时 L_5 神经根常受累。

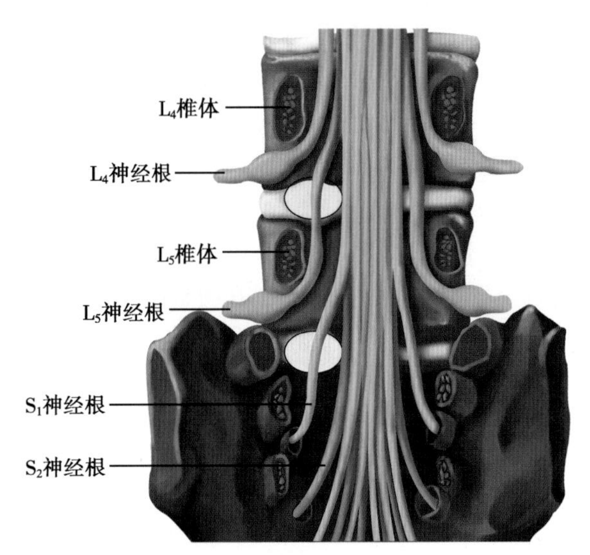

图 12-1　腰椎神经根走行

如果神经在硬膜囊外受到压迫，称为神经根损害；如果神经在硬膜囊内受到压迫，称为马尾损害。例如，患者 L_5～S_1 椎间盘无突出，$L_{4、5}$ 椎间盘左后突出（无脱出），压迫硬膜囊及左侧 L_5 神经根，而患者有左侧 L_5 及 S_1 两个神经根损害的症状体征。对于此患者，L_5 神经根的损害是由于神经根受压所致，应该称神经根损害；而 S_1 神经根受损的表现严格意义上并不是神经根损害，而是马尾损害，原因是 S_1 神经根在 $L_{4、5}$ 间盘水平尚未从硬膜囊内发出，受到压迫的神经是位于硬膜囊内的组成 S_1 神经根的相应马尾神经。由于马尾损害常出现大小便功能障碍或鞍区感觉异常，因此临床医师常常将马尾损害与上述症状等同起来，认为只有出现鞍区感觉障碍或大小便功能障碍时才能诊断马尾损害，显然这是一个常见的误区。

对于脊柱外科医师而言，术中神经损伤是非常严重的并发症。此类并发症的发生原因多样，但其中有一个原因不容忽视，即神经根发出位置异常或神经根畸形。如临床中有些患者的 S_2 神经根发出位置偏高，在间盘水平已经从硬膜囊发出，此时椎管内会出现两个神经根。S_2 神经根往往位于硬膜囊的侧方，而且紧贴硬膜囊，而 S_1 神经根位于硬膜囊的侧方偏腹侧，逐渐向外远离硬膜囊从椎弓根内下壁离开椎管（图 12-2）。如果在进行椎间盘切除操作时，误将 S_2 神经根当作 S_1 神经根，将硬膜囊及 S_2 神经根拉向中线后即进行椎间盘切除的相应操作，极易伤及外侧的神经根。此外，腰椎神经根的共根畸形亦应引起重视。因此，在掌握手术技术的同时，应仔细阅读术前的影像学资料，了解不同患者的腰椎解剖特点，降低神经损伤的可能性。

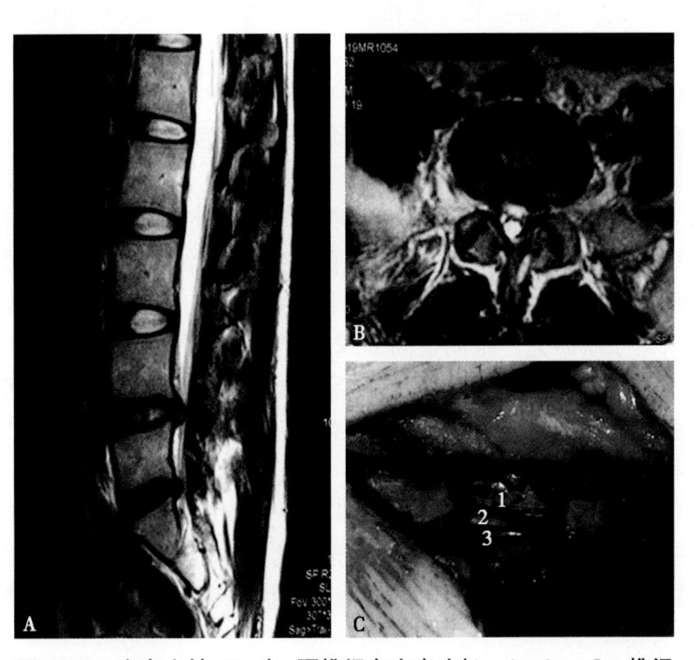

图 12-2　患者女性，24 岁，腰椎间盘突出症（L_4、L_5、L_5～S_1，椎间盘右后突出），行右侧 L_4、L_5、L_5～S_1 椎板间开窗间盘切除术

A、B. MRI 图像显示 L_5～S_1 椎间盘突出；C. 术中照片，左侧为尾端、右侧为头端，椎板间开窗后显露硬膜囊及神经根，发现硬膜囊外侧（1）有两个神经根，S_2 神经根（2）发出过高，位于 S_1 神经根（3）的内上方。

2. 脊神经脊膜支　又称脊膜支或返神经，是由脊神经发出的一支分支，起于背神经节之上。它在脊神经分出前支和后支之前分出，有交感神经的分支加入，通过椎间孔之后又重返椎管，与主干反向走行。在椎管内，脊神经脊膜支分成较大的升支和较小的降支，各相邻的升支与降支相互吻合，形成脊膜前丛和脊膜后丛，遍布于脊膜全长。脊神经脊膜支分布于脊膜、椎管、脊柱的韧带及脊髓的血管。在硬膜外脊神经脊膜支主要支配椎间盘纤维环、椎间关节的关节囊、黄韧带、侧隐窝等。脊神经脊膜支是椎管内存在无菌性炎症、化学性或机械性损害引起腰痛的传导系统。椎间孔内的脊神经根、周围结缔组织以及微小动静脉均有脊神经脊膜支的分支，因此，在腰椎间盘退变、小关节增生或位置改变等，均可通过它们导致不同程度的疼痛。脊神经脊膜支含有痛觉纤维，在急性腰椎间盘突出时，刺激它可引起腰背痛，这也是腰椎间盘突出时引起腰背疼痛的原因之一。脊神经脊膜支与间盘源性腰痛也密切相关。此外，研究发现脊神经脊膜支通过感觉神经纤维与椎旁交感神经干的交通支相连。临床上有些患者为下腰椎的椎间盘突出，但患者在出现相应神经受损表现的同时还出现大腿前方及腹股沟区的疼痛或麻木感，术后症状消失。分析原因可能与下腰椎的脊神经脊膜支通过交感神经与L_1、L_2背根神经节相连有关，大腿前方的这种症状可认为是一种牵涉痛。

二、腰椎间盘突出症的病因与病理

（一）病因

1. 基本病因

（1）腰椎间盘的退行性改变是基本因素：髓核的退行性改变主要表现为含水量的降低，并可因失水引起椎节失稳、松动等小范围的病理改变：纤维环的退行性改变主要表现为坚韧程度的降低。

（2）损伤：长期反复的外力造成轻微损害，加重了退行性改变的程度。

（3）椎间盘自身解剖因素的弱点：椎间盘在成年之后逐渐缺乏血液循环，修复能力差。在上述因素作用的基础上，某种可导致椎间盘所承受压力突然升高的诱发因素，即可使弹性较差的髓核穿过已变得不太坚韧的纤维环，造成髓核突出。

（4）遗传因素：腰椎间盘突出症有家族性发病的报道，有色人种本症发病率低。

（5）先天发育异常：先天发育异常可使下腰椎承受的应力发生改变，从而构成椎间盘内压升高和易发生退行性改变和损伤。

2. 诱发因素　在椎间盘退行性变的基础上，某种可诱发椎间隙压力突然升高的因素可致髓核突出。常见的诱发因素有增加腹压、腰姿不正、突然负重、妊娠、受寒和受潮等。

（二）病理

主要根据腰椎间盘突出形态进行病理分型。正常椎间盘形态与椎体上面相一致，其前面圆隆，后缘则两侧凸起，后正中部凹陷。大多学者认为椎间盘向前方突出节椎体前方时，很少引起临床症状，故临床意义不大；但笔者认为腰椎间盘前方突出有可能是引起腰痛、下腹痛及下肢怕冷发凉的原因之一，前方突出是否引起临床症状尚缺乏系统研究。椎间盘向上或下方突出至椎体内绝大多数无临床症状（图 12-3）。

1. 膨出　椎间盘的纤维环完整，只是椎间盘向后呈圆隆形膨起，与正常椎间盘后缘相比，其后正中的凹陷消失，代之以膨隆形改变。这种类型多是椎间盘突出的早期表现或退变，由于不压迫神经根，所以多不引起神经根受压症状。

2. 突出　椎间盘的纤维环断裂，导致其内层纤维环及髓核向后外侧突起，使纤维环局部膨隆。但椎间盘外层纤维环完整，或仅有少量纤维环完整，其内退变及变性的髓核从破裂口处突出，除突出物机械压迫神经根外，还能从中漏出大量化学炎症因子。这些炎症因子刺激神经根产生严重的症状体征，一般以后外侧突出为常见。

3. 脱出　当纤维环完全破裂，其内的髓核及变性的椎间盘物质自纤维环脱出至椎间盘外，位于后纵韧带下方。这种椎间盘突出临床上也很常见，引起的症状和体征也很严重。

4. 游离　游离髓核及变性的椎间盘组织自破裂的纤维环及后纵间带穿出硬膜外，之与椎间盘分离，成为游离组织，这种游离椎间盘可向上下移动，有时可在椎体后面，还有极少数至硬膜囊后面，此种椎间盘突出压迫神经根及硬膜囊，引起严重的疼痛症状及大小便障碍。

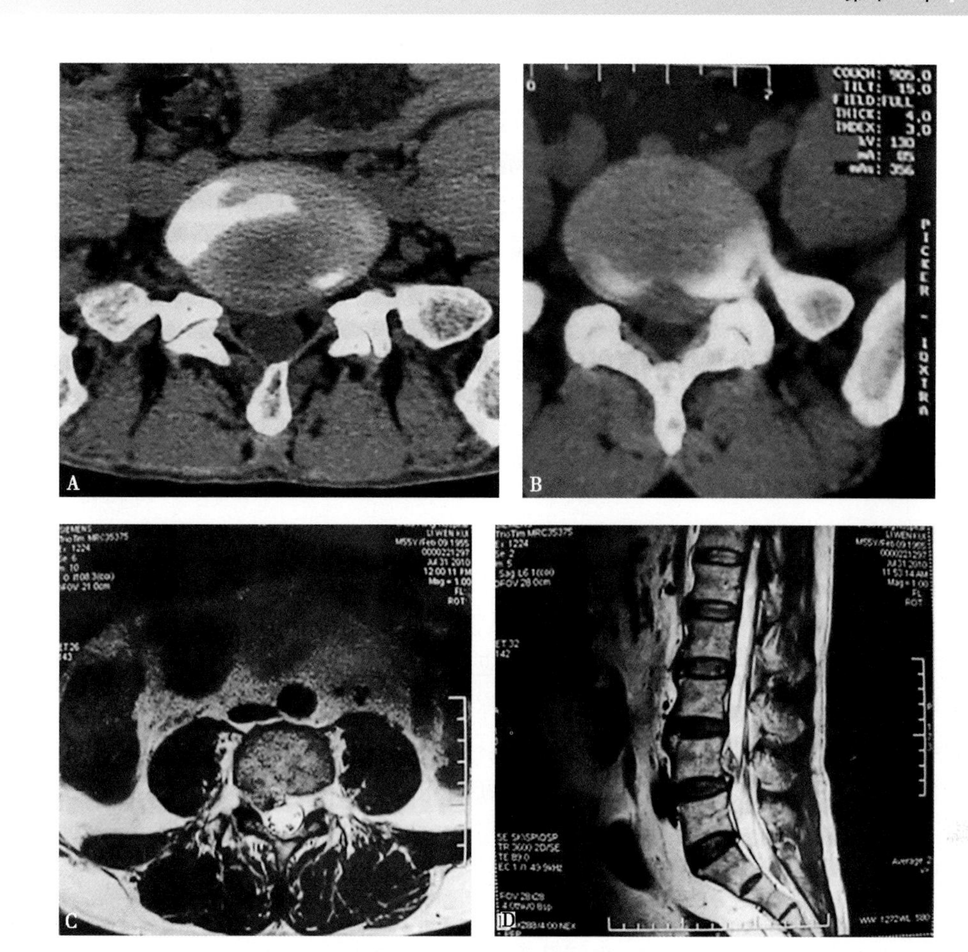

图 12-3 腰椎间盘突出分型

A. 膨出型；B. 突出型；C. 脱出型；D. 游离型。

5. 硬膜下型 突出的髓核穿破硬膜囊进入硬膜下间隙，此种情况引起严重的马尾神经粘连，症状重，手术操作复杂，术后恢复较差；临床上少见，几乎均是粗暴重力手法按摩及扳正治疗所造成。

6. Schmorl 结节 当上下软骨板发育异常或后天损伤后，髓核可突入椎体内，在影像学上呈结节样改变。此类型对椎管内的神经无压迫，因此常无神经根症状。

以上根据椎间盘突出程度及压迫部位而分类。还有一种分类方法是根据椎间盘后方突出部位分为椎间孔型、后外侧型和中央型 3 种。后外侧型最常见，突出物压迫下位神经根的肩部、前部和腋部。椎间孔型压迫椎间孔内走行的上位神经根，如 L_4～L_5 椎间孔型压迫 L_4 神经根，L_5～S_1 椎间孔型突出压迫 L_5 神经根。中央型突出压迫硬膜囊及马尾神经，除非突出巨大，或存在双节段突出，一般轻度、中度突出很少出现症状，因为马尾神经在硬膜囊内的位置偏后。还有一些罕见类型，如腰大肌内椎间盘突出、硬膜囊后方突出等有待进一步研究。

（三）疼痛性质及机制

腰椎间盘突出症是腰腿痛的最常见原因之一。腰椎间盘突出导致腰腿痛的原因不仅包括对神经根的机械性压迫，而且包括对周围组织产生化学性刺激、自身免疫反应等。通常认为腰椎间盘突出直接压迫神经根将会引起神经根性疼痛。但有研究发现，正常神经在机械性发生改变时并不发现放射性疼痛，而是感觉和运动功能障碍。但慢性损伤的神经根对机械性压迫非常敏感。多个临床研究表明，神经根炎症和机械性压迫在神经根病变的发生中起重要作用。Kuslich 等发现 167 例患者中，90% 的患者在术中会因为神经根受到刺激而产生疼痛，而在正常神经根中上述发生率只有 9%。突出椎间盘的压迫还可造成神经根血运障碍，导致神经根水肿。神经根内或周围的炎症可导致局部炎性细胞反应。许多患者在急性发作时出现严重的神经根性疼痛，经过保守治疗后症状明显改善或消失，但复查磁共振后发现椎间盘突出程度无变化，神经根依然处于压迫状态。此现象亦提示神经根炎症是导致疼痛的重要因素。此外，髓核的脱出意味着具有免疫原性的组织与自身免疫系统的接触，这将导致免疫发生而引发相应神经症状。椎间盘突出引发的腰腿痛，其中部分由神经根刺激所致，部分则由椎管内广泛存在的脊神经脊膜支受刺激所引起。椎间盘后方及后纵韧带、黄韧带、小关节囊上有脊神经脊膜支分布。神经根袖腹侧有Hofmann韧带和椎间孔纤维束带固定，从而限制神经根的移动。Hofmann韧带上亦有脊神经脊膜支分布。当神经根受到顶压时，Hofmann韧带紧张，脊神经脊膜支受到刺激后产生腰部、臀部以及大腿后侧疼痛。

三、腰椎间盘突出症的临床表现

腰椎间盘突出症常发生在20～50岁患者中，男性明显多于女性，老年人群发病率较低。下腰椎连接腰椎和骨盆，活动度较大，承载的压力最大，椎间盘容易发生退变和损失，因此，$L_{4、5}$和L_5～S_1椎间盘突出的发病率最高，占90%～97%。多个椎间盘同时发病的患者仅占5%～22%。

（一）症状

1. 腰痛　腰痛是大多数患者所具有的临床症状，常为患者的首发症状。多数患者先有反复的腰痛，此后出现腿痛，部分患者腰痛与腿痛同时出现，也有部分患者只有腿痛而无腰痛。腰椎间盘突出症所引发的腰痛是由于突出的椎间盘顶压纤维环外层、后纵韧带以及固定神经根的Hofmann韧带，刺激椎管内的脊神经脊膜支所致。机械性压迫和局部的炎症反应刺激脊神经脊膜支产生疼痛，表现为腰骶部弥漫的钝痛，有时会影响到臀部。此类疼痛为牵涉痛，又被称感应痛。

2. 坐骨神经痛　由于绝大多数患者是$L_{4、5}$或L_5～S_1椎间盘突出，因此97%左右的患者表现为坐骨神经痛。典型的坐骨神经痛是从腰骶部向臀部、大腿后外侧、小腿外侧或后侧至足部，呈放射性疼痛。患者在增加腹压或改变体位时可引发疼痛加重。对于其他高位腰椎间盘突出而言，常表现为股神经的损害，患者出现大腿前方的麻木、疼痛，但高位腰椎间盘突出的发生率小于5%。

3. 股神经痛　就是放射痛沿股神经走行，自腹股沟部至小腿内侧及足内侧。患者常述胫骨前方疼痛，主要见于L_3～L_4椎间盘突出和L_4～L_5椎间孔型腰椎间盘突出症。

4. 马尾神经损害　当腰椎间盘向后正中突出或髓核脱出时可对硬膜囊内的马尾神经产生压迫，患者可出现鞍区的麻木感，大小便的功能障碍，严重者会出现尿潴留。上述症状是马尾神经受损的典型表现。但正如前文所述，严格意义上讲，只要硬膜囊内的神经受到压迫并产生相应的临床表现，从解剖学的角度均应称马尾损害。因此，马尾神经损害并不一定都出现大小便的功能异常，也可表现为双侧多个神经根的损害或是单一神经根的损害。如$L_{4、5}$椎间盘一侧突出，压迫同侧的L_5神经根及硬膜囊，患者表现为L_5和S_1个神经根损害，此时S_1神经根的损害严格意义上应称马尾损害。

（二）体征

1. 腰椎侧弯　这是临床上常见的体征，它是一种姿势代偿性侧弯。为了能够减轻神经根的压迫和牵张，腰椎会根据椎间盘突出和神经根之间的位置关系来进行代偿。如果突出的椎间盘位于神经根外侧，则躯干向健侧弯曲；如果突出的椎间盘位于神经根的内侧，则躯干向患侧弯曲。腰椎的侧弯是为了能够缓解神经根所受的刺激，有时患者的骨盆亦发生代偿性倾斜，导致双下肢“不等长”而影响行走。

2. 腰部活动受限　绝大多数患者都有不同程度的腰椎活动受限。由于脊神经脊膜支受到刺激，使患者因腰部疼痛而影响活动。此外，腰椎活动特别是前屈活动将会对受压的神经根产生牵张作用，加重下肢的放射性疼痛，导致患者腰椎活动明显受限。

3. 压痛及骶棘肌痉挛　多数患者会在病变节段的棘突间或椎旁有压痛，严重时按压局部会引发或加重坐骨神经痛。

4. 麻木　麻木的范围与神经根受压后出现相应皮肤支配区一致，这也是以协助定位及诊断的指标之一。第4腰神经根受累时，小腿前内侧麻木；第5腰神经根受累时小腿外侧及足背部麻木；第1骶神经根受累时足底麻木及小腿后部麻木。

5. 肌肉无力及萎缩　神经根受压后前根受累可出现肌肉无力及萎缩。由于四肢肌肉受多个神经节段支配，同时一个神经根又支配数块肌肉，所以根性肌肉无力及瘫痪多累及多块肌肉，但很少有整块肌肉出现完全瘫痪及萎缩，这是由四肢肌肉的神经支配特点所决定的。但每个神经根所支配的主要肌肉肌力改变及萎缩明显，可由此推测受累神经根。如 L_4 神经根主要支配股四头肌，L_5 神经根主要支配拇长伸肌及胫骨前肌，S_1 神经根主要支配腓骨长、短肌，所以 L_3～L_4 椎间盘突出时多出现股四头肌无力及萎缩，膝反射减弱，L_4～L_5 椎间盘突出时可出现拇背伸、踝背伸障碍无力，甚至足下垂，L_5～S_1 椎间盘突出时出现足外翻受限，甚至腓肠肌无力，跟腱反射减弱。

6. 患肢发凉　神经根内除含有一般躯体感觉和运动纤维外，还有内脏运动和感觉纤维，所以一部分病例可以出现内脏运动神经纤维损伤的症状，产生患肢血管舒缩障碍，表现为患肢发凉，这种冷由内向外，由骨、肌肉至皮肤，保暖多不能使之缓解，可伴有足部湿凉，肤色发深或苍白。足背动脉搏动正常，与下肢动脉性疾病不同。

7. 直腿抬高试验及加强试验　此试验由法国学者 Laseque 于 19 世纪首先提出，故又称 Laseque 征。患者仰卧，检查者站在患者一侧，一手托起患者的踝关节，另一只手置于大腿前方保持膝关节伸直，然后将下肢慢慢抬起。如果在抬起的过程中（70° 以内）出现同侧下肢的放射性疼痛，则为直腿抬高试验阳性。在直腿抬高试验阳性时，缓慢降低患肢高度，当放射痛消失时维持患肢高度，然后被动背伸同侧踝关节，若再次出现下肢放射性疼痛，则为加强试验阳性。在直腿抬高试验过程中，如果患者下肢在离开床面 50° 以内即引发疼痛，则几乎可以确定患者有腰椎间盘病变。此试验是腰椎间盘突出症的特征性体征，其阳性率接近 90%。L_4～S_3 神经根构成了坐骨神经，在直腿抬高时这组神经均会受到牵拉而向远端移动。正常时腰椎的神经根具有一定的活动度，大约可滑动 4mm，下肢可抬高至 70° 左右。一般在超过 70° 时才会有牵扯感。但当椎间盘突出时神经根受到挤压或周围有粘连，在直腿抬高时神经根受到进一步牵张刺激，导致了下肢放射性疼痛。临床上，L_4～S_1 的椎间盘突出时可以出现坐骨神经痛。如果是 L_2 以上的腰椎间盘突出，则不会出现直腿抬高试验阳性，通常可以采用股神经牵拉试验来检查。

即使患肢主诉一侧腿痛，也应对双下肢进行直腿抬高试验。直腿抬高试验交叉试验，是指抬高患者的一侧下肢，保持膝关节伸直，在抬高的过程中若引发对侧下肢的放射性疼痛，则为交叉试验阳性。在抬高一侧下肢的时候，位于对侧的腰椎神经根会受到轻度的牵拉。因此，此试验提示患者的腰椎间盘突出较为巨大或为中央型突出，神经根受压较为严重（图 12-4）。

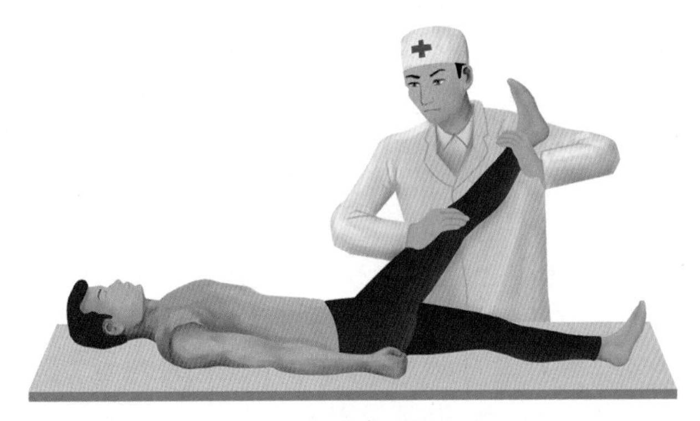

图 12-4　直腿抬高试验

8. 股神经牵拉试验　患者俯卧，患侧髋和膝关节伸直，将下肢抬起使髋关节过伸，若引发大腿前侧放射痛即为阳性。医师亦可采用另一种方法进行检查：患肢俯卧，下肢伸直，抬起患侧小腿使膝关节屈曲，若出现大腿前侧放射痛亦为股神经牵拉试验阳性。此项检查的原理与直腿抬高试验相同（图 12-5）。

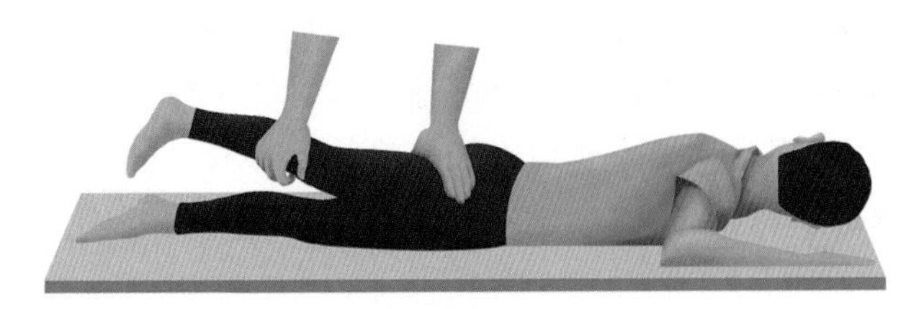

图 12-5　股神经牵试验

四、腰椎间盘突出症的影像学检查

1. X 线检查　腰椎正侧位 X 线片检查虽不能显示椎间盘和神经结构，但部分患者可有椎间盘突出的间接表现。腰椎间盘突出症患者在 X 线上常表现为病变节段椎间隙变窄，椎体的前后缘可有唇样骨质增生；后方的小关节可有增生肥大。当患者症状较重时，X 线片常常可见腰椎轻度侧弯。若椎间盘突出合并纤维环钙化，有时在椎间盘后缘处可见钙化影。当腰椎间盘合并有椎体后缘离断时，X 线侧位可见间盘上方椎体后下缘或间盘下方椎体后上缘结构不规整、有缺失，在椎间盘后缘水平有时可见离断椎体后缘影像。随着影像学的不断发展以及 CT、MRI 检查的不断普及，一些医师认为在患者已有 CT 或 MRI 检查的时候，X 线检查可有可无。而实际上 X 线检查的临床重要意义决定了它应被作为腰椎间盘突出症患者的必备检查项目。X 线检查最重要的临床意义是鉴别诊断。通过 X 线检查可以排除腰椎肿瘤、感染以及畸形等。近年来，随着对节段稳定性重视程度的不断提高，将腰椎过伸过屈侧位 X 线片亦作为常规检查项目。动力位 X 线片能够反映病变节段的稳定性，这对全面评价患者的病情十分重要。当患者决定进行手术治疗时，动力位 X 线片的临床意义更为重大。它不仅能够评价手术节段的稳定性，同时还能体现手术相邻节段的稳定性，为合理制订手术策略提供重要临床信息。

2. CT 检查　CT 可以清楚地显示腰椎骨性结构，包括椎管形态、间盘钙化或椎体后缘离断等。腰椎间盘突出时 CT 可表现为椎管内椎体后缘出现突出的椎间盘影，椎管与硬膜囊间的脂肪层消失，神经根受压移位，硬膜囊受压变形等。若行 CT 影像三维重建，将会清楚地看到整个腰椎的立体结构，特别是在矢状位上显示双侧峡部结构。若为术后患者，三维重建 CT 还可显示植骨融合情况。CT 软组织窗可以较清楚地看到椎间盘突出的部分、方向、严重程度等，CT 检查的确诊率可达 90% 以上。

3. MRI 检查　MRI 无放射性损害，可以全面地观察腰椎间盘是否病变，并通过不同层面的矢状面影像及所累及椎间盘的横切位影像，清晰地显示椎间盘突出的形态及其与硬膜囊、神经根等周围组织的关系，另外可鉴别是否存在椎管内其他占位性病变。此外，MRI 还能够显示和分辨椎间盘的退步程度，为临床提供重要的诊断信息。Pfirrmann 等将腰椎间盘退变分为不同等级，并以此来评价椎间盘退变的严重程度。但对于突出的椎间盘是否钙化的显示不如 CT 检查。

4. 其他检查　肌电图检查可以协助确定神经损害的范围及程度。通过对下肢不同组肌肉的电生理检查，根据异常结果来判定受损的神经根。

五、腰椎间盘突出症的诊断与鉴别诊断

（一）诊断

临床上可以根据其病史、症状、体征，以及影像学检查来明确诊断。大多数腰椎间盘突出症病例并不难诊断，如果患者有腰痛或下肢放射性疼痛，查体有神经损害体征，特别是直腿抬高试验阳性，影像学显示腰椎间盘突出压迫神经，常可诊断腰椎间盘突出症。但在诊断过程中一定要重视两点：一是如何合理应用影像学检查来明确诊断，二是临床症状、体征及影像学结果三者要相互符合，否则诊断无法确立。腰椎间盘突出症的临床表现有时较为复杂，因此应强调症状、体征和影像学之间的一致性，这不仅有利于明确诊断，更有利于确定引发症状的相应节段，避免漏诊、误诊、过度治疗，甚至错误治疗。

（二）鉴别诊断

1. 腰肌劳损　腰肌劳损是腰部肌肉及其附着点筋膜，甚或骨膜的慢性损伤性炎症，为腰痛的常见原因。其病因常与过度劳累或久坐有关。临床上主要表现为慢性腰部疼痛，腰痛为酸胀痛，休息可缓解，但卧床过久后会出现不适，活动后可缓解，活动过久会再次加剧。发作时往往不能久坐。疼痛有时有明确的痛点，痛点往往位于肌肉的起止点附近或神经肌肉结合点。但有时疼痛呈弥漫性，无确切位置。有时当腰痛发作较为严重时，也可出现臀部及大腿后方的疼痛甚至麻木，这是由于脊神经脊膜支受到刺激所致。但患者往往无下肢的放射性疼痛及麻木，疼痛不会超过膝关节，影像学也没有椎间盘突出神经受压的表现。

2. 腰椎小关节紊乱　相邻椎体的上下关节突构成腰椎小关节，为滑膜关节，有神经分布。当腰椎小

关节的上、下关节突在活动中发生异常错动时，可引发相应的临床症状。此时，中医常称之为腰椎小关节紊乱。到目前为止，在西医中尚无被公认的诊断名称来反映此类病症。临床上常被诊断为腰椎筋膜炎、软组织损伤或急性腰扭伤等。但国外文献常将此现象归结于腰椎不稳定范畴，认为是由于腰椎的退变或腰肌的劳损导致节段间稳定性降低，并因此出现腰椎节段间的异常活动而引发症状。急性期可因滑膜嵌顿产生疼痛，慢性病例可产生创伤性关节炎，出现腰痛。此种疼痛多发生于一侧椎旁，即一侧的小关节位置，有时疼痛可向同侧臀部或大腿后放射，易与腰椎间盘突出症相混。该病的放射痛一般不超过膝关节，且不伴有感觉、肌力减退及反射消失等神经根受损之体征。对鉴别困难的病例，可在病变的小关节突附近进行局部封闭治疗，如症状消失，则可排除腰椎间盘突出症。

3. 腰椎管狭窄症　神经源性间歇性跛行是最突出的临床表现，患者自诉步行一段距离后，下肢酸困、麻木、无力，必须蹲下休息后方能继续行走。骑自行车可无症状。患者症状重而体征轻，即症状体征分离，这是本病的一个重要临床特点。部分患者有根性神经损伤的表现。影像学显示腰椎中央管和 / 或神经根管狭窄，神经受压。过去认为有无神经源性间歇性跛行是腰椎间盘突出症和腰椎管狭窄症的重要区别，但实际上大于 30% 的腰椎间盘突出症患者合并有间歇性跛行。两者的鉴别还需要结合影像学检查。

4. 腰椎结核　早期局限性腰椎结核可刺激邻近的神经根，造成腰痛及下肢放射痛。腰椎结核有结核病的全身反应，如低热、盗汗、消瘦、食欲缺乏等。但近年来结核病的临床表现往往不很典型，但腰痛常较严重。实验室检查表现为红细胞沉降率加快，C 反应蛋白增加，有时患者可有血红蛋白降低等贫血表现。X 线片上可见椎体或椎弓根的破坏，椎间隙变窄。CT 扫描可显示 X 线片不能显示的椎体早期局限性结核病灶。有时 CT 或 MRI 可以发现椎旁脓肿形成。

5. 椎体转移瘤　疼痛加剧，有时夜间加重。若合并有神经压迫，可引发下肢放射性疼痛甚至马尾神经损害。肺癌、乳腺癌、肾癌、前列腺癌常发生骨转移，通过全身的相关检查可查到原发肿瘤。X 线片可见椎体溶骨性破坏，但椎间盘常正常。CT 及 MRI 可确定椎体破坏的范围，以及神经受压的程度。局部 CT 引导下穿刺活检可提高诊断率，亦有利于发现肿瘤来源。

6. 神经根及马尾肿瘤　为慢性进行性疾患，无间歇好转或自愈现象，常呈进行性损害，MRI 及增强 MRI 可以明确诊断。

7. 髋关节骨关节病或股骨头无菌性坏死　此前，在腰椎间盘突出症的临床鉴别诊断中极少提及此病。但在临床上，此病常表现为髋部疼痛，有时表现为臀部的疼痛，甚至会因为局部疼痛而出现间歇性跛行。由于髋关节疾病可引起同侧膝关节的疼痛（此为牵涉痛），因此有时会被误诊为腰椎间盘突出症。如果患者同时存在腰椎间盘的退变，则更容易被误诊。但如果仔细询问病史及临床查体，会发现此类患者髋关节活动受限，髋关节被动活动时会引发局部疼痛，部分患者会有腹股沟区的疼痛，而下肢的感觉及肌力正常。影像学显示髋关节相应的病变。

8. 梨状肌综合征　坐骨神经从梨状肌下缘或梨状肌肌间隙下行。如果梨状肌因外伤、炎症或其他因素而导致增生肥大，可在肌肉收缩过程中刺激甚至压迫坐骨神经而引发症状。患者的症状主要以臀部及下肢疼痛为主，症状与运动相关。查体可见臀肌萎缩，直腿抬高试验阳性，但下肢缺乏神经损害的定位体征。在梨状肌收缩时，即髋关节旋外、外展位对抗阻力时可引发症状，此情况在椎间盘突出症中较少见。

六、腰椎间盘突出症的非手术治疗

大多数腰椎间盘突出症患者可以经非手术治疗缓解或治愈。其治疗原理并非将突出的椎间盘组织回复原位，而是改变椎间盘组织与受压神经根的相对位置或部分回纳、减轻对神经根的压迫、松解神经根的粘连、消除神经根的炎症、从而缓解症状。

（一）主要适应证

①病程较短，症状较轻的患者；②疼痛症状较重，但病程短，且神经功能基本正常；③病程虽然较长，但对工作生活影响较小，且神经功能（特别是肌力）基本正常；④虽病史较长，但以往非手术治疗有效；⑤全身状态较差，无法耐受手术者。

（二）非手术治疗方法

1. 绝对卧床休息　初次发作时，应严格卧床休息，强调大、小便均不应下床或坐起，这样才能有比较好的效果。卧床休息3周后可以佩戴腰围保护下起床活动，3个月内不做弯腰持物动作。此方法简单有效，但较难坚持。缓解后，应加强腰背肌锻炼，以减少复发的概率。

2. 牵引治疗　采用骨盆牵引，可以增加椎间隙宽度，减少椎间盒内压，椎间盘突出部分回纳，减轻对神经根的刺激和压迫，需要在专业医师指导下进行。

3. 推拿、按摩　推拿、按摩可以缓解腰椎局部肌肉的痉挛，改善局部血液循环，同时可以使突出的椎间盘部分回纳，从而减轻神经的压迫。当腰椎间盘突出较巨大或间盘已脱出时，采用此方法存在一定的风险，有些患者在治疗后出现症状加重，甚至马尾神经损伤、足下垂。因此，在采用此方法时治疗应慎重。

4. 药物治疗　针对腰椎间盘突出症的药物治疗应包括神经营养、止痛、消炎以及活血化瘀等药物。患者的疼痛症状与神经的炎症反应关系密切，因此建议采用非甾体抗炎药，这样不仅可以止痛，同时可以有效控制神经的无菌性炎症。有许多针对腰腿痛的中药对改善神经和局部组织的血运、消除局部的炎症亦有较好的效果，因此可酌情使用。对于疼痛症状重，但神经损害较轻的患者，除上述药物外，还可以静脉应用脱水药及激素治疗3～5天，20%甘露醇每日分次静脉滴注，地塞米松5mg每日一次静脉滴入。此方法可有效缓解神经根的炎性水肿，减轻炎症反应，消除疼痛。但对于高龄或体弱患者，若应用脱水药物治疗时间较长，应注意肾功能和水、电解质平衡。

5. 硬膜外或神经根封闭　神经受到突出椎间盘压迫后，会在其周围产生炎症反应，大量的炎症介质会刺激神经根以及椎管内分布的脊神经脊膜支分支，从而引起腰痛和放射痛，局部注射治疗可以抑制炎症反应，阻碍疼痛刺激的传导，减轻神经根的炎性水肿。此方法属于疼痛治疗的一部分。在国外绝大多数患者在保守治疗无效之后，常接受此类疼痛治疗；在国内此方法尚未普及。

七、腰椎间盘突出症的手术治疗

当腰椎间盘突出症患者出现以下情况时，应考虑手术治疗：病程超过3个月，经严格保守治疗无效；保守治疗有效，但仍反复发作且症状重；病程较长，对生活或工作产生严重影响。若患者神经损害严重，出现足下垂或马尾神经损害，应急诊手术治疗。若患者疼痛严重，无法入睡，强迫体位，经保守治疗无效，即使未出现足下垂或马尾神经损害，也可作为急诊手术指征。

腰椎间盘突出症的手术治疗方法有很多种，主要包括常规手术治疗和显微外科治疗。

（一）常规手术治疗

在此主要介绍椎板间开窗间盘切除术。此术式主要适用于后外侧型腰椎间盘突出症、中央型腰椎间盘突出症、以神经根管狭窄为主的腰椎管狭窄症。若患者存在下列情况，则不宜采用此术式：椎间盘突出节段不稳定；巨大椎间盘突出，开窗难以切除；椎体后缘离断或较大的后纵韧带骨化；中央管狭窄；极外侧间盘突出。上述情况常需切除更多的骨质而影响腰椎节段的稳定性，因此常需融合固定术。对于椎间盘术后复发者，可根据病情来决定是否采用此术式。

（二）显微外科治疗

显微外科治疗技术主要分为三大类：第一类是通过物理或化学方法使髓核变小或消失，减小纤维环的张力，使纤维环部分回纳；第二类是采用微创通道进行腰椎间盘的切除手术；第三类是在显微镜辅助下通过不同手术入路进行腰椎间盘切除融合内固定术。

1. 第一类治疗方法　包括髓核化学溶解法、激光经皮椎间盘切除术、臭氧消融术、等离子射频消融术等。

（1）髓核化学溶解法：Smith于1964年将木瓜凝乳蛋白酶首次用于治疗腰椎间盘突出症患者。通过溶解椎间盘内的髓核，使椎间盘内压力降低，突出的髓核回纳，从而达到治疗的目的。但此方法有时术后出现局部神经根刺激，甚至会引发严重的顽固性的腰背部疼痛，而且疗效不确定。由于髓核溶解后椎间盘松弛度明显增加，破碎的髓核亦再次突出，因此复发率也较高，目前已较少使用。

（2）激光经皮椎间盘切除术：是利用激光的热能使椎间盘组织干燥脱水，而非机械性切除。术者依然无法看到实际的病变部位或直视下切除椎间盘。Enthusiasts 等报道此方法疗效很好，但有研究发现其疗效尚低于髓核化学溶解术。

（3）臭氧消融术：是由欧洲兴起的椎间盘突出症微创治疗技术。臭氧是已知可利用的最强氧化剂之一，能够氧化分解髓核内蛋白质、多糖大分子聚合物，使髓核结构遭到破坏，髓核被氧化后体积缩小，使纤维环不同程度地回缩。同时，臭氧还有消炎作用，减缓神经受到的压迫，具有安全、有效、损伤小、恢复快等优点。

（4）等离子射频消融：射频电场在刀头电极周围形成等离子体薄层，经等离子体作用，组织被分解为简单的分子或原子低相对分子质量的气体，从而使髓核回缩，达到治疗目的。

虽然上述方法机制不同，但理念是一致的，即通过化学或物理的方法使髓核固缩或分解气化等，从而达到神经减压的效果，而且上述方法均无法在术中看到操作区域，并非所有的病例均适用此类方法。此方法主要适用于无中央管或神经根管狭窄、无椎体后缘离断、无椎间盘纤维环钙化、无椎间盘脱出或游离，但需要手术治疗的患者。医师在采用此类治疗前，应严格掌握手术指征，避免将指征盲目扩大而影响疗效。此外，此类技术的术后远期疗效明显低于传统的手术，术后椎间盘突出的复发率相对较高。因此，医师在术前有责任让患者清楚了解此类技术的优点及局限性。

2. 经皮穿刺腰椎间盘切除术　经皮穿刺腰椎间盘切除术（percutaneous disceolomy，PD）是近 30 年发展起来的一项微创介入治疗技术。Hijukata 及其同事于 1975 年在日本率先开展了此项技术，取得了初步疗效。此后，Kamhin 及 Gellmean 等于 1983 年亦相继报道了各自的临床经验。国内于 20 世纪 90 年代初期开始应用此技术，在这方面也积累了较为丰富的经验。目前，此项技术在世界范围内得到较为广泛的推广。此方法的适应证是具有外科手术切口治疗指征的患者，但不能完全取代传统的外科手术切口治疗方法。存在下列情况者不应用此术式：全身状态差，不能耐受手术；穿刺部位皮肤有感染或破溃；椎间盘脱出或完全游离；椎间盘纤维环钙化；腰椎节段不稳定；影像学检查显示椎间盘突出，但临床上只表现为腰痛，而无下肢根性疼痛；腰椎退行性病变严重，椎间隙严重狭窄，导致神经受压的因素为侧隐窝狭窄、关节突增生、黄韧带肥厚与骨化等；合并马尾神经损害；肌力严重减退、足下垂；存在显著的社会 - 心理因素。

（1）手术器械与设备：主要包括穿刺导丝、套管、纤维环切割器、髓核钳以及 C 形臂 X 线透视机；可透 X 线手术台。

（2）手术步骤

1）体位：患者取侧卧位，患侧在上，肋部垫枕，屈膝屈髋，腰部屈曲，双手抱膝，以使后方椎间隙张开，利于定位和穿刺。

2）确定皮肤穿刺入点：在透视下找到拟行穿刺的椎间隙。将 1 枚克氏针横置于肋部体表，使其刚好通过此椎间隙的中心，这样可在体表沿克氏针走向画出标志线，沿此标志线向患侧旁开后正中 8～14cm 处即为皮肤穿刺点。根据患者体形可适当调整穿刺点位置。

3）局部麻醉下放置工作套筒：经穿刺针将导丝置入椎间隙中央，保留导丝退出穿刺针。以进针点为中心做皮肤切口，长约 0.5cm。沿导丝将套筒置入并抵于纤维环后外侧。套筒由小到大依次放入，最后保留大号套筒，并拔出导丝。

4）椎间盘切除：经套筒置入环锯，轻轻推压环锯，确认未引发神经刺激症状后，在纤维环上开窗，退出环锯，用髓核钳切除间盘组织。切除是避免髓核钳插入过深。操作过程须在 X 线监视下进行。椎间盘切除后，经套筒冲洗，缝合皮肤。

（3）术后处理：口服预防剂量抗生素 3 天，患者于术后当天或次日开始下床活动，同时进行腰背肌练习。术后次日可出院。

（4）并发症：此术式并发症发生率非常低，主要有椎间盘炎、神经根损伤、腰大肌血肿、腰背肌痉挛及血管、肠管损伤等。有资料显示，在美国近 3 万例患者接受了此术式治疗，无一例死亡，其中腰椎间盘炎发生率为 0.2%。

（5）术式评价：此术式的有效率在 70%～97%。Kambin 报道 100 例患者，随访 1～6 年，87% 的患者获得了满意的疗效。经皮穿刺腰椎间盘切除术对椎管无直接干扰，保持了节段的稳定性，减少了硬膜外粘连的发生，创伤小、痛苦少，较为安全，患者康复快。尽管该手术的优势明显，但依然存在一些缺陷，如患者的髂嵴位置较高或椎间隙塌陷，术中就难以找到通道的精确置入点。而且当椎间盘碎片已游离时，手术操作比较困难。对于需要全身麻醉的患者，神经根损害的风险也较高。

3. 腔镜下椎间盘切除术　为了能够在可视下完成腰椎间盘的切除减压，目前人们已发展出内镜下腰椎微创治疗技术，其主要包括 3 种：后外侧椎间孔镜下腰椎间盘切除术、后路经椎板间隙入路内镜下腰椎间盘切除术、前路腹腔镜下腰椎间盘切除术，前两种应用较多。

后外侧椎间孔镜下腰椎间盘切除术是经后外侧入路，通过椎间孔“安全三角区”进入椎间盘。此入路与经皮穿刺椎间盘切除术基本相同。手术可以在局部麻醉下完成。由于椎间孔镜的应用，使早期的后外侧经皮椎间盘盲切发展到目前的内镜下椎间盘切吸，从过去单纯经 Kambin 安全三角区进入椎间盘进行间接椎间盘减压，发展到当今可直接通过椎间孔进入椎管内进行神经根松解和减压。在可视下操作，不仅可以治疗包容性椎间盘突出症，而且对于部分椎间盘脱出患者也可直接切除。研究已经证实，此术式治疗包容性椎间盘突出症与传统术式相比疗效相同，且创伤小、操作较为安全、疗效确定。

4. 内镜微创下椎间盘手术

(1) 经后外侧入路或经椎间孔入路

1) 1982 年 Schreiber 首次将内镜用于经皮后外侧穿刺髓核摘除术过程，称为椎间盘镜（discoscopy）。1983 年 Kambin 首次报告了经后外侧椎板间隙途径关节镜下腰椎间盘切除术（arthroscopic microdiscetomy，AMD）的关节镜技术和设备。随着光纤内镜及手术器械的发展，AMD 不断发展。1996 年 Ditsworth 研制出经椎间孔入路的脊柱内镜（transforaminal spinal endoscopy，TFSE），可允许器械在工作管道内灵活操作。1997 年 Yeung 研制出第三代脊柱内镜（Yeung endoscopy spine system，YESS），至此，AMD 的适应证也由单纯膨出、突出的椎间盘发展到极外侧型椎间盘突出。其他如游离型等各种类型的椎间盘突出，同时也可以做关节突关节切除椎间孔成形术、侧隐窝减压术等。

2) 技术原理和优缺点

原理：一是椎间盘内减压使突出物回纳，间接解除对神经根的压迫；二是切除突出的椎间盘，甚至切除增生的骨赘、关节突关节，椎间孔成形，侧隐窝减压，直接解除对神经根的压迫。

侧后路脊柱内镜手术是一项真正意义上的微创手术，属于椎管外手术，避免进入椎管及干扰椎管内结构。它有以下优点：①保护硬膜外组织及神经血管结构，避免静脉淤滞和慢性神经水肿；②防止硬膜外出血和神经周围和硬膜外纤维化形成；③保护硬膜和神经、韧带结构，以保证椎管内的神经结构在屈伸时活动自如；④防止传统手术中椎旁肌过度牵拉所致失神经支配；⑤防止在传统手术中去除骨质和关节突较多而导致的术后脊柱失稳和脊柱滑脱；⑥保留了部分后侧纤维环及后纵韧带，减少了椎间盘突出复发的概率；⑦椎间盘椎间孔内、外的突出均可应用，避免了关节突切除造成的腰椎运动节段失稳。但该方法也有一定的局限性，尽管随着技术进步，适应证范围不断拓宽，但对游离的、移位的椎间盘取出仍较为困难。骨赘、关节突肥大，游离髓核难以切除者仍不适合该术式。对于髂嵴水平较高的患者，穿刺成功亦有困难，术者须依靠术中 C 形臂 X 线透视机协助手术，暴露在 X 线下的时间较长。

3) 穿刺点的确定和穿刺过程

A. 确定第 1 骶椎：在 C 形臂 X 线透视机透视下首先确定第 1 骶椎，以此为标志确定准备穿刺的椎间隙。将一 5mm 粗的金属棒置于腰上方，首先透视下画棘突连线的纵线，再使其平行于椎间隙，画出所需穿刺的椎间隙的体表背部平行于椎间隙的横线。一般情况下，距中线棘突连线患侧旁开 8～10cm 处平行于此椎间隙处定位进针点，然后画出标记。当患者较胖时，则穿刺点略向外移，较瘦时，穿刺点稍向内移。但是若太靠外侧，则有可能进入腹腔，引起肠穿孔，导致严重的并发症；若太靠中线，则不能在纤维环旁通过。

B. 穿刺技术：以此穿刺点进针，与躯干矢状面呈 35°～60°，与椎间隙平行穿刺，边注入麻醉药，边旋入穿刺针，直至纤维环后外侧触到纤维环时，可有阻力感，透视下确定穿刺针尖位置是否正确。理想的针尖位置应该是在正位透视下针尖位于椎弓根内侧缘连线以外，侧位透视 F 针尖位于相邻椎体后缘的连线上。这样穿刺位置适于大多数后外侧椎间盘内镜下手术。但是对于椎间孔外的椎间盘突出，则穿刺位置及放置器械位于椎根外侧缘连线。

C. 穿刺位置：穿刺位置的正确与否和工作通道的正确放置对建立良好的镜下术视野和精确地切除病变组织十分重要。理想的放置通常尽量靠背侧和头侧，从而可以安全地暴露行走神经根硬膜外脂肪和突出的椎间盘。因此，穿刺针应放置在椎弓根的内侧缘，而不是椎弓根的中央。若工作通道尽量靠头侧，则可暴露穿过该椎间孔的出口根及由它构成的“工作三角区”。

穿刺针必须进入“工作三角区”。此区的前边界为穿出的神经根 - 出口根，下界为下方椎体的终板上缘，内缘为硬膜和硬膜外脂肪组织。“工作三角区”后方为关节突和相邻节段的关节突关节。在冠状面，“工作三角区”可分为 3 个层面，即椎弓根内缘线、椎弓根中线和外侧线，椎弓根内缘线代表椎管的外界。手术穿刺技术是侧后路内镜下椎间盘切除术的关键技术，是手术成功与否的关键。决定最佳穿刺进针点和穿刺路径因素包括：正确的手术体位；摄正位片、侧位片和特殊体位片时 C 形臂 X 线机的正确放置；术前对患者的脊柱解剖及病理状况，如脊柱侧弯、前凸等的影像学了解；运用几何概念正确判断角度、高度和空间范围的能力和理解每个腰椎节段解剖变异的空间变化。

在 L_5～S_1 节段，S_1 宽大的关节突和高耸的骨盆将使进针和放置器械困难。因此，术前 Ferguson 位（通常是 20°～30° 斜位）的 X 线检查十分重要。为了获得尽量靠后的位置，进入椎间盘时最好稍微靠上，刚刚越过上位椎体的下终板，但与 S_1 的上终板平行，这个位置对行走神经根和出口神经根的暴露最好，因为这时管道最靠近神经根的腋部。若尝试尽可能靠近神经根和硬膜囊放置管道时，必须小心，防止在置入钝性的保护套管前移走穿刺针的过程中损伤神经根和硬膜囊。

4）并发症

A. 椎间隙感染：除因椎间盘结构特点及血液循环差而抗感染力弱因素外，操作时穿刺针、髓核钳和内镜多次插入与抽出可能是导致椎间盘感染的重要原因。若有条件，最好行双侧穿刺清除椎间隙感染组织，注入抗生素。

B. 神经损伤：主要为穿刺过程或放置扩张器、工作套管时挫伤神经根，或术后出血，出现相应肢体的皮肤感觉过敏。因此术中应用局部麻醉，患者保持清醒。操作过程中动作应轻柔，若出现疼痛，可停止进针并稍将针退出，调整方向后再继续穿刺。操作过程中应始终固定好工作套管，可有效避免在钳夹髓核中损伤神经。

C. 其他并发症：如血管损伤、肠管损伤、腰大肌血肿等与器械有关的并发症，但较少发生。

（2）经侧方入路：后外侧入路和椎间孔入路椎间盘镜手术治疗腰椎间盘突出症已经成为比较成熟的方法，但是对于严重椎间盘突出和游离型的治疗，这两种方法均比较困难。从理论上讲，椎间盘突出后进入的是椎管。后外侧镜和椎间孔镜由于角度不够，无法直视进入椎管的椎间盘组织，有可能造成椎间盘组织遗漏而影响治疗效果。另外，临床工作中可以看到，后外侧入路难以解决中央型和突出型的椎间盘突出，甚至后外侧椎间盘突出解决得也不是太好。我们在进行后外侧椎间盘摘除过程中发现这个问题后，一直试图通过加大外展角度达到直接椎间盘的摘除。分析影像学资料时发现，巨大椎间盘突出时硬膜囊已经退缩到双侧上关节突与外前缘连线的后方。这时经椎间孔进行椎管的 90° 穿刺是安全的，侧方前路椎间盘镜下手术是摘除突出超过上关节突连线病例的可靠方法。侧方入路椎间盘镜下手术的临床解剖主要是其进针后需要经过的组织及径路的解剖测量。

1）椎管侧方穿刺角度角度为 90°：以椎间盘平面下位椎体上关节突前缘为基点，从侧方 90° 进行穿刺。$L_{4,5}$ 椎管穿刺由浅入深的主要结构有腹外斜肌、腹内斜肌、腹横肌、腰方肌、腰背筋膜深层、腰大肌、椎间孔、椎管。从断面解剖结构观察，男性的后腹膜脂肪较女性的厚；女性的前腹壁脂肪较男性的厚。90° 穿刺有可能会损伤升降结肠。侧方穿刺入路时输尿管、血管、肠道损伤概率较小。穿刺过程中毗邻的重要结构主要有同节段的神经根、硬膜囊和下节段神经根，手术时应用局部麻醉，刺过程中没有发生造成的无法完成手术过程的疼痛和神经损伤。

2）穿刺径路解剖测量：同侧上关节突前缘至背侧皮肤的垂直距离为（6.03±0.66）cm；经皮穿刺点至后正中线皮肤的距离为（18.08±1.88）cm；经皮穿刺点至同侧上关节突前缘的距离为（13.70±1.69）cm：升

结肠和降结肠距离双侧上关节突前缘连线的距离分别为(3.52±1.22)cm 和(3.49±1.26)cm。髂嵴最高点离 $L_{4、5}$ 椎间盘水平线的垂直距离为(0.02±0.78)cm。髂嵴最高点的连线与双侧 L_4 上关节突前缘连线基本在同一冠状面上。

3) 解剖学图示与临床应用的差异：过去教科书后外侧入路的图示与正常解剖不符合，影响了手术医师的想象和发挥的空间。实际上，90° 穿刺途径上没有重要的结构，对正常椎间盘的椎管进行穿刺，即进入硬膜囊。

孔镜的扩张管进入 Kambin 三角时，要预防对椎弓根下方的行走根以及椎管内的下行根造成损伤。由于穿刺针靠后方，从上关节突的前方进入，没有损伤行走根。侧路镜选择的均是椎间盘突出超过上关节突连线的病例，因此从侧方进入后一般不对下行根构成威胁。

4) 椎间盘水平上关节突前缘是穿刺的重要标志：上关节突后侧全部是骨性结构，只有通过上关节突的前缘才能进入椎管和椎间盘。从椎间盘突出患者的 MRI 和 CT 水平扫描图上观察，椎间盘突出后，硬膜囊已经被压迫退缩到双侧上关节突前缘连线的后方，这时从 90° 水平位通过上关节突前缘进入椎管是安全的，而且只有进入椎管才有可能取出脱出到椎体后方的椎间盘，这是选择上关节突作为侧方入路椎间盘摘除术重要解剖标志的依据。

5) 体位的选择：局部麻醉和微创手术特别强调体位和术前定位的重要性。由于患者处于清醒状态，合适的体位有助于缓解患者的紧张心理，更好地配合术者的手术操作。良好的体位有助于器械进入病变部位，方便术者的操作，有利于手术的正常进行。侧卧位情况下，检查直腿抬高试验可观察手术的效果。可是临床上侧卧位操作远比俯卧位困难，如果不是严重的股神经牵拉症状，患者无法平卧，一般不选用这样的体位。俯卧位时从侧方入路进行椎间盘摘除必然涉及内脏位置的关系。俯卧位时侧路椎间盘镜从侧方进入患者的体内，术者的操作方便患者也较为舒适，是比较合适的手术体位。除去常规的影像学检查外，术前患者都有一张俯卧位的 CT 平片，据此我们可以分析内脏与进针途径的关系，通过调整角度，避免可能的内脏误伤。根据 MRI 和 CT 扫描片，评价突出间隙硬膜囊压迫的程度，决定进针的角度。侧方入路椎间盘镜下椎间盘摘除手术采用局部麻醉，患者处于清醒状态，可配合医师完成整个穿刺过程，如果刺到神经根时患者会主诉放射痛提示医师调整。如果进入硬膜囊可以抽出脑脊液，提醒手术医师调整穿刺角度。因此，穿刺过程中任何损伤神经和硬膜囊的可能都被降到最低。椎间盘镜进入椎管后是在直视下完成椎间盘的摘除过程，即使硬膜囊膨隆也不会受到误伤，因此经侧方经椎间孔椎管穿刺和手术是比较安全的。

经皮侧方 90° 穿刺 L_4～L_5 腰椎间孔椎管是一项技术要求较高的微创技术，正常情况下 L_4～L_5 腰椎间椎管穿刺会直接损伤神经根进入硬膜囊，但是当突出物较大时，加上患者的配合，穿刺是可行的。侧方穿刺的方法直接到达椎管，术中直接看到神经根和硬膜囊，直接切除巨大和脱出的椎间盘。

(3) 经椎板的椎间盘镜入路：显微内镜椎间盘切除术(micro endoscopicdisecectomy，MED)是 Foley 和 Smith 在 1997 年介绍的治疗腰椎间盘突出症的一种微创手术技术。经棘突旁 15mm 左右皮肤小切口，定位针插到椎板下缘，逐层扩大至 16mm 或 18mm 通道管达椎板下缘表面，通道管内插入带有冷光源的 4mm 直径内镜镜头，将通道下的视野放大在监视器上。在通道内使用特殊的手术器械，切除部分椎板及黄韧带进入椎管，手术方法同标准显微椎间盘切除术。它有放大视野和照明效果好、皮肤肌肉等软组织损伤小、减少了住院时间和费用等优点。

治疗腰椎间盘突出症的目的是充分解除神经根压迫。大多数腰椎间盘突出症伴有关节突增生、椎体后缘增生、侧隐窝狭窄、黄韧带肥厚和钙化。单纯髓核摘除很难解除神经根管狭窄和神经根压迫，所以前方、后外侧入路和单纯髓核减压的治疗效果不佳。由脊柱后方入路经椎板间隙切除突出腰椎间盘的方式与常规腰椎间盘术式相同。与开放性手术相比，具有达到病变距离最短、损伤组织最小的优点，术中肌电图研究表明 MED 手术操作对神经根机械创伤小。与开窗手术相同，能直视下保护神经组织，检查神经根受压的范围，可达到使神经根充分减压的目的。MED 结合了常规切开手术神经组织减压的可靠性和微创外科技术的长处，被称脊柱外科中突破性进步，目前已在很多医院临床应用。

1) 影响 MED 手术的局部解剖变异等因素：MED 使医师面临新情况，暴露范围与切开手术不同，因切口小、没有直接触觉，手术操作受椎板间隙周围解剖结构的变化影响很大，这种情况并不少见，如关节突关节发育性或增生内聚、椎板过厚、突出椎间盘靠近椎板和椎板冠状面倾斜等，都能明显影响内镜器械进入椎管。完成MED的医师需要对椎板间隙周围的解剖结构及其空间相互关系有充分了解。与手术关系密切的解剖学因素有：①棘突和关节突关节畸形。②椎板畸形。③节段高度，节段越高越困难。经L_5与S_1椎板间进入椎管操作最容易，S_1神经根呈垂直方向走行容易牵拉，而$L_{4、5}$椎板间隙较窄，相对于椎间盘水平的椎板较低，椎管内径小神经组织较多，L_5神经根走行呈水平方向，移动范围小。经$L_{3、4}$椎间隙暴露椎间盘非常困难。④背部软组织厚度，如肥胖患者，内镜通道口位置不易移动，不宜选择此手术。

2）体位

A. 俯卧位：患者俯卧脊柱手术架上，使腹部悬空不受压迫，屈膝屈髋，腰椎后凸。

B. 40°斜位：因肥胖腹部过大俯卧腰椎不能后凸，或心肺功能原因不能俯卧。为减小体位压力及腹腔压力，从而减小硬膜外腔静脉丛的压力。调整侧卧位体位，并部分俯倾和侧凸，简称40°斜位。优点：①胸廓运动不受限制，腹部完全放松，胸式呼吸和腹式呼吸不受限制：俯倾腹腔压力减少：②腰椎充分后凸，切除椎板少：增加椎体后缘椎间隙，容易切取髓核；③患者较舒适，术中可调节腰椎、下肢位置，医师可坐位或立位手术；④损伤关节突关节的机会少：⑤神经根检查游离程度增加，暴露根管清楚。

3）椎间盘的节段定位：显微内镜使用小切口时，要求准确选择切口的位置。医师手术需精确定位。皮肤消毒后最好在铺无菌巾前定位，亦即切开皮肤前定位。在预定切除椎间盘椎板下缘表面刺入穿刺针，C形臂X线机定位。注意与患者术前CT或MRI核对，特别是在有腰椎骶化或骶椎腰化的情况时更应注意。同时注意穿刺针方向与病变椎间隙一致，术中若有不确定的解剖结构，或术中椎管内未找椎间盘突出时，需要重新定位。

4）手术操作技术

A. 建立手术通道：在棘突旁1.5cm处，纵行切开皮肤2cm。MED的核心技术之一是逐步扩大，不剥离肌肉，导针沿穿刺针方向刺向病变椎间隙上部椎板。将第一扩大器刺入椎板下缘建立MED手术通道后探查椎板、椎间隙、棘突。用第二扩大器剥离椎板表面骨膜和黄韧带表面脂肪，然后逐步扩大至1.8cm内径套管，将此套管置于椎板下缘表面，向下加压内径套管，固定臂固定套管，同时将其固定于床边轨道。将主机显示器连接于包括摄像头、冷光源导线、冲洗管的内镜镜头。调整内镜头与视野的距离为10mm左右，调整内镜焦距至显示器画面清晰。为防止手术通道内软组织进入，须始终对通道向下加压。调整通道和显微内镜对准手术操作中心，通道和显微内镜一同移动。通道随时旋转内镜至最佳视角和视野以便操作。少量生理盐水冲洗可清除积血，保证术野清楚。

B. 进入椎管：双极电凝止血，剥离椎板和黄韧带表面软组织，切除残余软组织。用椎板咬骨钳扩大椎管。切除范围包括棘突根部、上椎板内下缘；下关节突内侧部。由内向外切开椎板和黄韧带，边分离边切开可以避免损伤硬膜囊，当突出间盘与椎板和黄韧带无间隙时，需沿突出椎间盘头侧分离。使用超薄椎板咬骨钳环行切开椎板。切除部分黄韧带扩大视野，切开椎板后边分离边切除外侧黄韧带，注意分离被突出间盘压扁并与黄韧带粘连的神经根：切除外侧黄韧带，暴露硬膜。

C. 暴露神经根和突出椎间盘：确定硬膜外侧缘后，找到神经根发出部位和神经根。不能用锐性器械寻找神经根。确认神经根后即可将神经根拉向内侧，用神经根拉钩保护之。找不到神经根的原因：脱出髓核位于神经根腋部、未切除向内侧突起的关节突关节、神经根与黄韧带粘连、神经根发育异常等。此时易出血.用小棉块塞入神经根外侧，起到止血和暴露突出椎间盘的作用，再用神经拉钩保护。或在突出椎间盘表面分离硬膜和神经根，找到硬膜外静脉，双极电凝止血。小切口内过多的出血会导致方向错误、硬膜囊撕裂、神经根损伤。少量出血，如3～5ml，就能覆盖视野，因此，应尽一切办法控制出血。

D. 摘除游离髓核和切除椎间盘：在寻找神经根和牵拉神经根时，应寻找和随时摘除游离髓核解除神经根压迫方便手术操作。分离神经根周围粘连，此时常能发现游离髓核，避免将游离髓核推入椎管上方或下方。分离游离髓核与周围粘连后，游离髓核能自动疝出。可用椎板钳扩大神经根管外侧，暴露突出椎间盘。双极电凝凝固后纵韧带，防止环切后的后纵韧带出血，切开后纵韧带和纤维环，切除后突的髓核组织及部分纤维环，刮除椎间残余髓核组织并彻底清洗。在切除椎间盘过程中，控制神经根牵拉的方向，避免牵拉时间过长，过度牵拉神经根，牵拉程度应不超过中线。在切除椎间盘过程中间歇牵拉神经根。对于没有骨性神经根管狭窄病例，切除外侧黄韧带即可，无须椎板钳扩大神经根管，避免损伤内侧关节突关节囊而影响术后腰椎活动。

E. 神经根管扩大：目前认为腰椎间盘切除术的首要目的是充分解除神经根压迫，检查上下神经根管，根据狭窄程度扩大神经根管，由头端向尾端分离硬膜外侧，使用神经根保护器及棉片将神经组织拉向内侧，然后切除残余黄韧带和增生关节突，切除肥厚或钙化的后纵韧带和纤维环。切除部分椎板下缘及椎体后上缘骨唇，向前方及外侧扩大神经根管，使神经根充分游离。

F. 止血和预防粘连、关闭创口：如术中渗血较多，可在椎板缺如处置引流管一枚，由椎旁皮肤引出。彻底清洗后，向神经根周围和椎间隙注入透明质酸凝胶，拔出通道管。缝合腰背筋膜及皮下组织，用可吸收线进行皮内缝合。

G. 切开手术：如术中有减压不彻底、神经根粘连分离困难、出血不止、硬膜损伤需要修补等情况，需立即改为切开手术。

5）并发症的防范和处理：MED 与开放性手术一样，也有可能损伤硬膜而导致脑脊液漏，发生神经根损伤、术后神经根炎、椎管内积血、神经周围瘢痕粘连、椎间盘炎。神经根管扩大彻底减压和尽可能减少对椎管内组织的干扰是该手术成功的关键。

5. 显微镜下腰椎手术　20 世纪 70 年代，显微镜技术开始应用于脊柱外科领域。Yasagil 和 Williams 等分别报道了显微镜下腰椎间盘摘除术。循证医学证据显示，脊柱显微外科技术较之传统脊柱外科技术优势明显：通过手术显微镜，术者可以获得更好的术野照明及更有效的放大倍率。实施显微镜辅助手术时，术者的姿态更符合人体工程学特点，避免了术者的职业性慢性脊柱伤害。现代手术显微镜自带的记录系统，可以对手术实况进行视频和照片的转播和储存，具有良好的示教作用和法医学功能。在现代外科技术飞速发展的大背景下，手术显微镜优异的照明性能和放大作用成就了脊柱外科手术的精细化；显微镜辅助脊柱手术其切口和对组织的损伤更小，手术部位感染更少，术中神经损伤和硬膜破裂的发生率也更低。这些优点说明显示，脊柱显微技术同时也顺应了脊柱外科手术微创化的大趋势。

（1）显微镜手术的适应证和禁忌证

适应证：①各类型 LDH 反复发作，保守治疗无效，临床症状与体征显著，相关检查如 X 线片、脊髓腔造影、CT、MRI 等影像学检查与症状相符的阳性病例。②LDH 的合并症，如椎管狭窄症、侧隐窝狭窄症、腰椎峡部不连者。③腰椎术后复发对腰椎间盘突出术后复发、手术不彻底者。④腰椎内固定术后仍有神经症状需再手术者，Cage 植入后压迫或松脱刺激神经者。⑤需要翻修者腰椎术后仍有神经症状者。

禁忌证：腰椎发育性椎管狭窄、多节退行性变、Ⅱ度以上腰椎滑脱者，因其减压范围广、显微操作困难，需行常规开放手术。

（2）手术方法

1）术前准备

A. 体位：患者俯卧拱形手术床上，或侧卧位使腹部不受压，可以减压出血。

B. 麻醉：腰椎麻醉或硬膜外麻醉，现大部分用气管插管全身麻醉。

C. 测量好病变椎间盘之前后径，先拍摄病椎 X 线侧位片，皆按公式计算。

D. 一般无须输血，若腰椎间盘切除 2 节或年龄稍大者，可备适量同型血。

E. 术前、术中须拍摄病椎 X 线定位片。

2）手术步骤

A. 切口与暴露：取背部正中略偏棘突旁切口，用亚甲蓝的标记，定位，做纵行小切口 2.0～2.5cm，暴露上下 2 个棘突顶端，仔细从骨膜下剥离开肌肉和筋膜组织，暴露出上下椎板、小关节突及黄韧带，放置带冷光源特制拉钩，拉开软组织。开窗式或推板自然间隙进入 $L_{4、5}$、L_5～S_1，间隙较大者可用微型电动磨钻行椎板开窗，也可按椎板自然间隙进入，按每位病例个体骨结构而定。

B. 手术显微镜下行显微解剖及暴露椎间盘：①暴露到手术部位后引入手术显微镜，用显微手术尖刀将黄韧带剥离成上、外、下三面游离的黄韧带瓣，潜行切除增厚的黄韧带皱褶部及突出的球状部，保留黄韧带后面的薄层，以免椎管粘连。②在镜下可清楚看到硬膜外脂肪及其血管，用微型神经根剥离保护器轻柔推开后，暴露蓝色硬脊膜及黄白银色神经根，用微型神经拉钩，拉向一侧。③探查椎间盘有无突出，若有突出，即见到突出椎间盘上的静脉丛，电凝后再处理椎间盘组织。④镜下椎间盘切除，在镜下细心分离开椎间盘上的静脉丛预防操作时出血，此时突出的纤维环及髓核完全暴露出。用尖刀十字切开纤维环，摘除的髓核或用环钻法切除椎间盘，有残留可用微型直髓核钳取干净。该方法适用于单纯腰椎间盘突出无动力性不稳者。⑤微型环钻腰椎间盘切除植骨融合术。用微型环钻腰椎间盘切除器进行切除全部突出的椎间盘纤维及髓核组织，包括上下椎间软骨保留终板，便于椎间植骨。⑥椎间植骨融合及内固定。切除突出的椎间盘后，患者不要翻身，即在髂骨翼取带三面皮质骨块做椎间骨移植。该方法适用于腰椎间盘突出并椎体动力性不稳及第二次手术者。每次切除椎间盘之前应测量好前后径的数值，以便确定切除范围。然后在一个切口中，用大一号的环钻取髂骨翼，取出的骨块大小也要测量，要比切除病变椎间盘的前后径短2mm，最后行椎间植骨融合术。该法称显微环钻式（或煤铲式）腰椎间盘切除椎间植骨融合术。⑦合并椎管狭窄症者，应先做神经根管、侧隐窝桥式潜行减压，用微型切骨平凿减压。有腰椎峡部裂者亦应切除假关节及受压的纤维软骨，再做椎间盘切除术。⑧显微镜下仔细检查及处理创口，用细导尿管探查椎管内有无上下节段间盘突出，各层组织出血点要电凝止血，检查是否有硬膜、神经损伤，椎间隙内有无骨碎片，彻底冲洗创口，放置引流，关闭切口。筋膜及皮下用可吸收缝线，皮内缝合后手术结束。⑨术后24～48小时拔出引流管，无植骨者2～3天可下地活动，植骨或二次手术者卧床休息2周，骨质好、椎间有融合器者在腰围保护下3～5天下床活动，一般腰围需固定6～8周。

（3）手术技巧与并发症预防

1）镜下术野的解剖关系及手术技巧：医师应熟悉脊柱解剖及显微外科技术，在处理黄韧带及脊髓、神经根时必须在外科显微镜下操作。由于术野小，在此术野下医师应能辨识各种正常及病理组织，应经过培训且有良好的手、眼配合技能。

A 硬脊膜：认清硬膜外静脉丛，操作轻柔，用微型分离器剥离，粘连处先用双极电凝烧灼血管，后切断分离，避免出血，小心牵拉硬脊膜囊以免损伤，产生脑脊液漏。

B. 神经根由硬脊膜分出，因间盘突出压迫脊神经根致水肿，牵拉不慎损伤后，神经症状恢复慢。用微型神经根分离器慢慢剥离，不要持续牵拉时间太久，动作要轻柔，可预防损伤。

C. 椎间盘：腰椎间盘髓核突出，常是神经根的“肩上型”，位于神经根外上侧；而“腋下型”位于神经根内下侧，在镜下应识别。椎间盘表层常附静脉丛，电灼止血后，分离神经根并拉向侧方，用微型环钻，将纤维环及髓核一并切除或用尖刀十字切开纤维环并行髓核摘除，在此刻要保护好脊神经，此是手术关键之一。

2）椎间盘与椎间孔、椎间孔外椎间盘突出的显微解剖及显微技术

A. 美国学者McCulloch提出脊柱“三层楼”概念。第一层为椎间盘，第二层为上一椎体下1/3，第三层为下一椎体上半2/3，称“McCulloch脊柱”层楼。其目的是确定突出的椎间盘所应对的骨性结构，以期选择恰当切口及切除最少骨组织范围，到达病变间盘，具体对应情况见图12-6。

B. 椎间盘与椎间孔、椎间孔外椎间盘突出的显微外科处理要点。

首先，依据腰椎正位X线片，即皮肤切口的术前放射标记决定手术切口及位置（图12-7～图12-9）。

其次，在显微镜辅助下，切除腰椎间盘之前，一定要测量腰椎间盘前后径。测量方法：在腰椎X线侧位像中测量，拍摄X线片时应固定焦距，笔者所在医院影像科定为100cm，具体计算公式参照颈椎间盘前后径测量方法。例如：测量一位患者的$L_{4、5}$椎间盘前后径之数值，若L_4下缘为3.6cm，L_5上缘为3.8cm，平均为3.7，减去X线放大的25%（即×0.75）=2.95cm，再减去保险系数2mm，为2.75cm，这是标准的需切除病椎椎间盘前后径的数值。但同时必须考虑患者的骨骼大小、性别。在手术显微镜切除腰椎间盘时，注意切除的大小，以预防超过椎体后缘的后纵韧带而损伤硬脊膜内的脊髓和神经。也有学者曾报道个例穿破腹主动脉者，值得警惕，谨慎操作。故在显微镜下行腰椎间在切除椎间植骨融合内固定术中，椎间盘切除及椎间盘植骨都需要预先测量并设计好，这是手术关键之一。

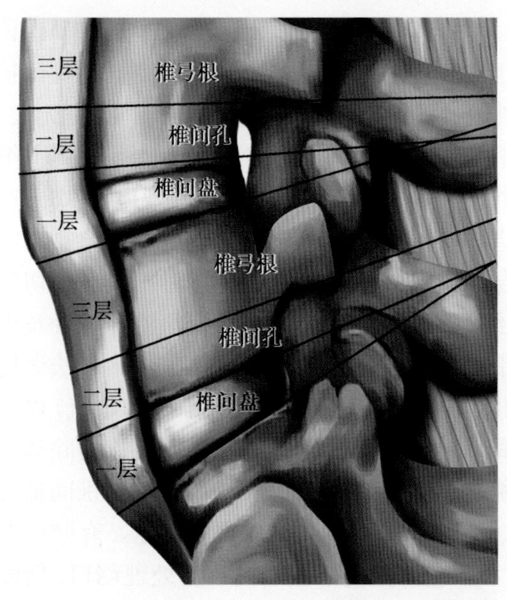

图 12-6 McCulloch 脊柱“三层楼”理论示意图

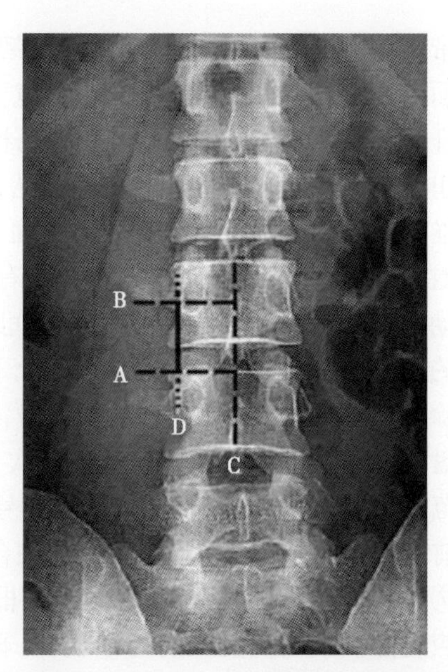

图 12-7 腰椎 X 线正位片示皮肤切口的术前放射标记

A. 一侧病变椎间隙上缘水平线；B. 病变椎间盘上位，横突的下缘水平线；C. 在棘突中线与 B 垂直连线；D. 病变椎间隙上位或下位椎弓根外侧缘，AB 的垂直连线。AB 两条水平线之间的垂直线段，即皮肤切口。

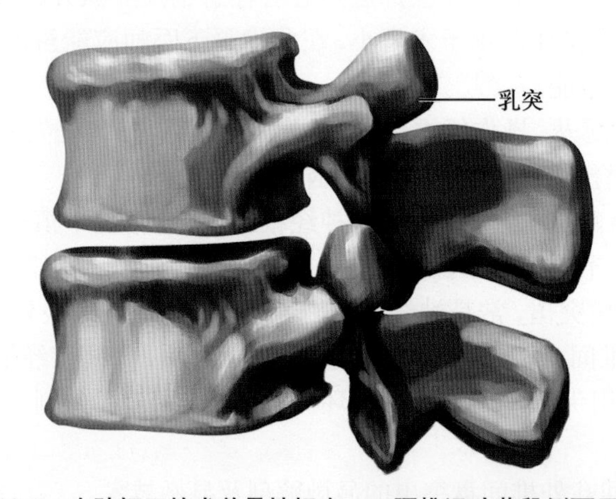

图 12-8 皮肤切口的术前骨性标志——腰椎运动节段侧面示意图

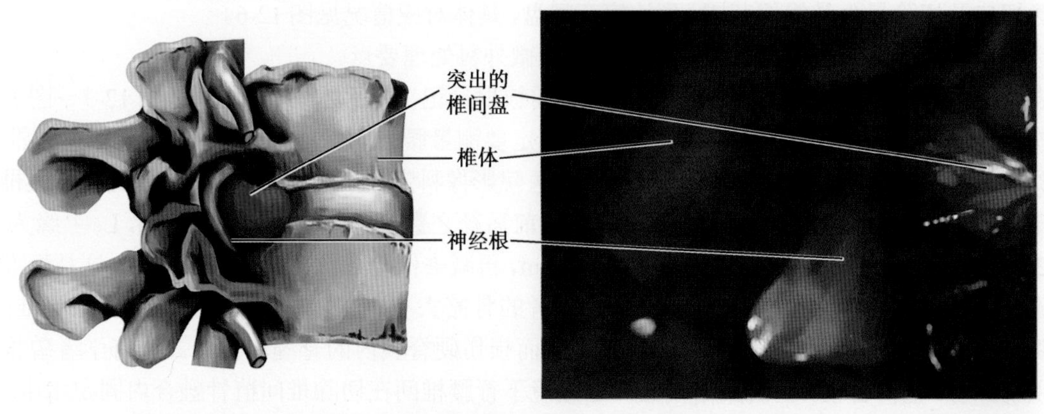

图 12-9 横突间韧带自下位横突上表面和峡部外侧分离，以免损伤位于上位椎弓下外侧角的根动脉

3）显微镜下腰椎术后椎管内形成瘢痕组织的预防

A．早期用游离硬膜外脂肪覆盖，预防术后粘连及瘢痕组织在椎管内形成，或在骨窗处喷注医用生物蛋白凝胶，预防术后瘢痕粘连。

B．近来有学者提出保留黄韧带，在显微镜操作下暴露腰椎板间隙，用微型手术刀切开并剥离黄韧带，用神经根拉钩将神经根拉向对侧以充分暴露突出的腰椎间盘，椎间盘摘除和神经根松解后，将黄韧带瓣恢复到原来解剖部位，能降低术后腰椎管外瘢痕向腰椎管内生长，这是天然的解剖结构屏障。

C．将人造膜缝合在腰椎关节囊上、软组织与硬膜之间，可预防瘢痕形成。黄韧带切除后可预防术后腰椎管外瘢痕向腰椎管内生长。

D．治疗腰椎间盘突出症合并椎管狭窄的患者时，保留部分黄韧带可预防瘢痕形成。取腰椎椎板自然间隙入路，因黄韧带增厚或椎板内聚所致黄韧带皱褶嵌入压迫脊神经，在显微镜下切除黄韧带增厚部或皱褶部及突出的球状部，保留黄韧带后面一薄层，先铺些脂肪组织，再盖上薄层黄韧带，以免椎管粘连。在显微镜辅助下，操作更为仔细。

在显微镜下行腰椎椎板自然间隙入路，未过多咬除椎板骨性结构，因而稳定了脊柱。保留腰椎部分黄韧带不但技术操作可行，再用游离硬膜外脂肪覆盖，预防腰椎管瘢痕形成，效果显著，但必须掌握好手术的适应证。

第四节 退变性腰椎管狭窄症的显微外科治疗

退变性腰椎管狭窄症是脊柱外科常见的疾病之一。1954 年，Verbiest 首次将腰椎管狭窄症作为一种独立疾病系统地进行阐述，并首先描述了间歇性跛行（intermittent claudication）的概念，即表现为患者行走后出现一侧或双侧腰痛和下肢麻木乏力，休息后缓解，行走后症状再发并反复出现。随着国内外学者的不断研究，人们对腰椎管狭窄症有了越来越深入的认识，腰椎管狭窄症是腰椎中央管、神经根管、侧隐窝或椎间孔由于骨性或纤维性结构异常增生，导致不同范围管腔内径狭窄，从而造成神经血管结构受压引发相应临床症状；强调了 3 个方面，即神经根管狭窄、构成椎管内的神经结构以外的软组织因素，以及腰椎稳定性丧失，这对深入了解腰椎管狭窄症病理生理特点、明确分型和指导治疗有重要参考价值。

退变性腰椎管狭窄症老年人发病率较高，在 50 岁以上的人群中发病率为 1.7%～8.0%，女性高于男性，腰椎管狭窄症合并腰椎滑脱的发生率女性明显高于男性。

一、概念

这里要强调，腰椎管狭窄症是一个症状学诊断：只要具有间歇性跛行的临床表现，就可以给出诊断。具体地说，不论致病因素是发育性椎管狭窄、椎间盘突出还是腰椎滑脱，只要存在间歇性跛行，就都属于腰椎管狭窄症的范畴。在书写诊断时，一般将腰椎管狭窄症写在前面，后面写明具体的致病因素，如“腰椎管狭窄症，$L_{4、5}$ 椎间盘突出”。笔者也注意到，有些初学者对腰椎管狭窄症的诊断感到无所适从，并不是因为不理解其症状学诊断的本质，而是未搞清间歇性跛行的内涵。“间歇性跛行”不能仅从字面意思简单理解为行走功能受限。“间歇性跛行”有两方面的含义。第一，跛行是由下肢一些特征性的不适感所引发：行走一定距离后，下肢出现酸、麻、胀或疼痛，如同灌铅，因而行走乏力，出现跛行，不得不停下来休息。第二，跛行有其特征性的缓解方式和发作规律：坐下或蹲下休息后（即腰椎屈曲后），症状会逐渐缓解，又可行走，但行走一定距离后症状复现，再次引起跛行，如此反复。因此，有些颈椎病患者虽然也存在间歇性跛行（脊髓源性间歇性跛行），但这种跛行不论是患者的不适感觉还是缓解方式都与典型的间歇性跛行不同，因而不能归入腰椎管狭窄症的范畴。

另一个困惑来自于腰椎管狭窄症与腰椎间盘突出症的区别与联系。简单地说，从临床表现看，前者主要是间歇性跛行，后者主要是坐骨神经痛；从致病 / 致压因素看，前者原因更多更复杂，腰椎整体退变较重，后者相对单纯，腰椎整体退变相对较轻；从患者人口学特征看，前者中老年多，后者中青年多。当然，腰椎管狭窄症与腰椎间盘突出症之间也存在交集。比如一位青年患者，没有发育性的椎管狭窄，没有腰椎滑脱，而 $L_{4、5}$ 巨大椎间盘脱出，引起间歇性跛行，其他节段退变不严重。此时，诊断为腰椎管狭窄症或腰椎间盘突出症都是可以的，如果选择前者，可以写作“腰椎管狭窄症，$L_{4、5}$ 椎间盘脱出”。当然，如果该患者的症状并不是间歇性跛行，而是坐骨神经痛或马尾损害，那毫无疑问应该诊断为腰椎间盘突出症。

临床上患者的表现多种多样，只要对病情有清晰的认识，掌握上述基本概念和原则，具体病例具体分析即可。实际工作中，在符合诊断原则和疾病命名规范的前提下，不同医师对同一病例可能会做出略有不同的诊断，表现了不同医师各自关注的方面，应该说没有什么绝对的正确与错误。

二、病因与病理生理

退变性腰椎管狭窄症由于三关节复合体退变所导致，包括椎间盘、与其相连的上下方椎体和关节突关节。退变可以起始于任一个关节，但最终结局均为三关节同时受累。本病的病理学特征有黄韧带肥厚、椎小关节增生、椎板骨质增生、椎体后缘骨赘形成、后纵韧带肥厚或骨化等，并可能合并椎间盘突出、峡部崩裂、腰椎滑脱、脊柱侧弯等。KirkaWy 认为退变可能起始于小关节突滑膜炎，滑膜炎进一步发展使关节软骨变薄、关节囊松弛，增加了脊柱的活动度，使椎间盘退变加速，由于腰椎活动度加大，椎间小关节骨赘增生加快，导致椎管狭窄，并且上关节突骨赘可导致侧隐窝狭窄，下关节突骨赘可导致中央椎管狭窄。Spivak 认为退变也可能起始于椎间盘，椎间盘塌陷时神经孔变窄出现椎管狭窄，并且椎间盘高度降低、椎体周围韧带松弛、椎体异常活动增加，导致黄韧带肥厚、关节突关节退变和骨赘形成，加上突出的椎间盘，可导致侧隐窝狭窄及中央椎管狭窄（图 12-10）。

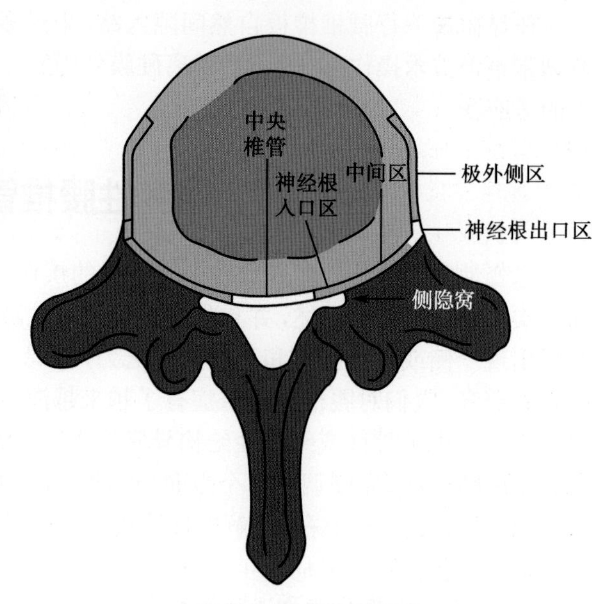

图 12-10 侧隐窝狭窄

Kornblum 总结脊柱退行性疾病所引起的腰椎畸形或不稳也是腰椎管狭窄症的主要因素，如成年腰椎侧弯弧凹处的塌陷使相邻的椎弓根之间的椎间孔变小，退行性腰椎滑脱前部椎体的半脱位能导致椎板下部和下关节突之间的椎管狭窄，加上小关节退变骨质增生共同促成了腰椎管突出狭窄。腰椎管狭窄症导致腰腿疼痛的病生理机制可以归纳为以下几方面：①椎管容积减小，直接导致椎管内压力增加，神经根缺血，有实验表明，当硬膜囊内压力在 8～9.3kPa 时，动脉供血停止，在 4kPa 时马尾神经静脉回流消失；②神经根受压或腰椎活动时，神经根被增生的组织摩擦充血，同时由于椎管压力增加，导致椎管内硬膜外静脉丛回流障碍和椎管内无菌性炎症，引起相应的神经根症状；③由于神经根受压、血液循环障碍造成充血和水肿，以及无菌性炎症，炎症介质如缓激肽、组胺、前列腺素 E_1、前列腺素 E_2、白三烯、P 物质等，这些物质的作用下又可加重局部组织渗出、充血和水肿。因此，本病腰痛和下肢痛的主要症状学特点，是在腰椎管狭窄症的病理学基础上，这几方面因素综合作用的结果。

三、临床表现

单纯中央型椎管狭窄的患者，典型表现是间歇性跛行，症状通常在直立或行走数百米后出现，表现为一侧或双侧腰酸、腿痛、麻木、沉重感、乏力等感觉，以致出现跛行，症状发生并不按皮节分布。患者为了减轻疼痛，往往取腰部前屈位而不愿直腰、挺胸站立，故出现“姿势性跛行”，即休息或坐位或侧卧屈髋、弯腰后症状缓解或消失，劳累或站立步行、腰部后伸时加重。这是因为腰椎前屈位椎管面积大于后伸位面积，而后伸时，椎管后方的小关节囊及黄韧带挤向椎管和神经根管，压迫神经根和马尾神经。腰部恢复至伸直位或略前屈位时，椎管宽度恢复，症状也随之减轻或缓解。

单纯侧隐窝狭窄的患者，由于是特定神经根受压，间歇性跛行较少，而主要表现为相应神经根分布区的感觉异常、肌力减弱、腱反射减弱等。马尾神经受压的患者，会出现会阴区麻木、异常感觉和针刺样感觉。部分患者可出现排尿、排便障碍及性功能障碍体格检查上，常见腰椎前凸变平、活动范围减少，直腿抬高试验阴性。腰椎前屈不受限，当取过伸位及侧屈位半分钟左右可诱发症状，腰椎前屈时症状消失。神经根管狭窄严重的患者，可出现下肢感觉障碍、肌力减弱、腱反射减弱或消失，直腿抬高试验可阳性。总体上，腰椎管狭窄症的患者，往往症状、主诉较多、较重，但阳性体征却较少。

一项对100例患者的研究发现，95%的患者表现为腰背痛和坐骨神经痛症状，91%的患者出现间歇性跛行，70%的患者出现下肢感觉障碍，33%的患者出现肌力减退，12%的患者出现大小便障碍；腰背痛平均出现14年，而坐骨神经痛平均在前2年出现；42%的患者有双下肢相关的主诉，其余58%的患者则出现单侧下肢的症状；有47%的患者出现2根神经受累的表现。

四、诊断与鉴别诊断

根据详细的病史、典型的临床症状和体征，结合影像学表现，本病诊断并不困难，其中最具诊断价值的症状为间歇性跛行。然而，本病的间歇性跛行称神经源性间歇性跛行，此外有两大类疾病同样以间歇性跛行为主要特点，但是其病理生理机制与本病截然不同，重视并正确识别间歇性跛行十分必要。

一类是脊髓受压引起，以下肢无力为主要表现，称脊髓源性间歇性跛行，代表疾病有脊髓型颈椎病、胸椎管狭窄症、椎管内肿瘤等，这类间歇性跛行表现为由于下肢肌张力增高所导致的行走协调性降低，患者可有踩棉花感，可有胸腹部束带感；与腰椎管狭窄症相比，大小便功能障碍更为常见。体征较多，可归因于脊髓受压造成的感觉和运动传导障碍，具体表现为出现感觉平面，下肢肌力降低但肌张力增高，膝腱反射及跟腱反射亢进，髌阵挛、踝阵挛、Babinski征多为阳性。

另一类是下肢动脉供血不足所致，称血管源性间歇性跛行，代表疾病为血栓闭塞性脉管炎。本病属于慢性全身中小动静脉受累的全身性疾病，多见于青壮年男性，多有吸烟史，间歇性跛行同体位无关，多无神经受压症状，但有肢体缺血表现，如步行后动脉搏动消失，小腿青紫、苍白，下肢发凉、麻木、酸胀、疼痛。本病感觉异常多位于下肢后部肌肉，与神经根分布无明显相关性，足背动脉和胫后动脉搏动减弱或消失，病程后期可产生肢体远端的溃疡或坏死。

五、治疗

当患者出现腰痛、下肢疼痛、神经源性间歇性跛行等症状时，即提示需要治疗加以干预。治疗的目的在于缓解疼痛、维持或改善日常活动能力。对于一些患者，非手术治疗可以很好地改善症状；而对于另一些患者，经过非手术治疗仍然不能从事日常活动或工作，则应考虑手术治疗。

(一) 非手术治疗

通常退变性腰椎管狭窄症在确诊后首选非手术治疗，非手术治疗虽然不能在解剖层面上改变椎管空间和神经的关系，但是可以消除或减轻神经根、马尾神经、硬膜及硬膜以外组织的炎性反应和水肿，从而减轻或改善症状。非手术治疗的方法很多，不同的治疗方法各自存在不同的优缺点，临床上进行选择时，多依赖于临床经验报道和随访调查。目前，常用的非手术治疗方法包括物理治疗、药物治疗和侵入性非手术治疗。

1. 物理治疗

(1) 休息：应注意睡床的软硬度要适中，可缓解腰肌痉挛，从而减轻疼痛。

(2) 推拿、按摩和针灸：理论上能活血化瘀、疏通经脉，从而缓解症状。然而，目前缺少直接的证据支持推拿、按摩、针灸在腰椎管狭窄症治疗中的效果。

(3) 有氧运动和姿势锻炼：对于骑自行车等有氧运动在腰椎管狭窄症中的疗效，目前报道尚少。姿势锻炼是指加强前屈腹肌的锻炼，避免腰部过伸活动。Fritz研究表明，腹肌加强后能自然地控制腰椎于过屈位，有助于增加椎管内容积，减轻神经压迫，促进静脉回流，缓解下肢症状。

(4) 制动：佩戴弹力围腰等支具可以限制腰部活动，维持腰椎姿势，对抗后背肌收缩力量，缓解疼痛，但应该注意佩戴时间，过长则引起腰背肌力量下降，失去治疗作用。

（5）心理治疗：心理社会因素被认为是急性腰痛慢性化的相关因素之一，Karjalainen 等证明心理治疗有助于慢性腰痛的改善。

2. 药物治疗　药物治疗的目的在缓解疼痛，减轻局部组织无菌性炎症反应，以及营养神经组织。目前用于控制腰椎管狭窄症疼痛的主要药物如下。

（1）非甾体抗炎药：对缓解腰痛有确切的疗效，选择性 COX-2 抑制剂由于胃肠道不良反应较少而一度被广泛地推崇。然而，心血管疾病患者或高风险人群在长期使用 COX-2 抑制剂后，心血管事件的发生率增加，因此也在一定程度上限制了该类药物的使用。

（2）肌肉松弛药、麻醉类镇痛药：对于未能全剂量使用非甾体抗炎药的患者，通常联用本类药物。对于症状严重而单用非留体类抗炎药效果不佳者，短期应用麻醉类镇痛药物是有利的，该类药物能有效止痛，缓解腰痛、下肢痛及间歇性跛行症状，但不具备抗炎作用。长期使用该药，特别对于老年患者，可能其不良反应将带来更大的风险。

（3）抗抑郁药：本类药物作用于中枢神经系统，可能对慢性疼痛有缓解作用。研究表明抗抑郁药能够减轻患者下肢麻木和疼痛，改善睡眠。抗抑郁药对于有抑郁症状的慢性疼痛者有效，然而，对非抑郁状态的患者作用却不确切。此外，通常认为改善局部微循环的药物、神经营养药等对改善症状有效。曾有研究表明，降钙素对于有较轻神经症状的腰椎管狭窄症患者有效，但系统性综述却证明降钙素与安慰剂的疗效相当。而对于神经营养药，如甲钴胺，腰椎管狭窄症疼痛症状及神经系统体征的疗效并不确切，但却能延长行走距离，改善间歇性跛行。总之，关于不同药物的疗效和指征选择，尚需要更多的高级别循证医学证据来支持。

3. 侵入性非手术治疗　腰椎管狭窄症及其导致的椎管内神经的机械压迫，可引起神经根的结构性和化学性损伤。神经根的水肿和静脉瘀血导致进一步的压迫和缺血性神经炎，从而引起神经毒素的渗出，例如可引起炎症和水肿加重的磷酸酯酶和白三烯。糖皮质激素具有抗炎特性，可减少白细胞的游走，抑制炎性细胞因子释放，稳定细胞膜。上述反应及其减少水肿的能力成为硬膜外糖皮质激素注射治疗腰椎管狭窄症的理论基础。硬膜外激素注射用于治疗腰椎管狭窄症已有多年的历史，最理想的适应证是患者有急性神经根症状或神经源性间歇性跛行，且常用的物理治疗或药物治疗均无满意疗效，已对日常生活产生显著影响。

（二）手术治疗

1. 手术治疗总体原则　目前主张采取有限化术式，即以最小的创伤，在达到充分、有效的马尾和神经组织减压的同时，维持脊柱的稳定性。

2. 手术适应证　非手术治疗不能控制且不能耐受的严重下肢疼痛伴或不伴腰痛；持续的下肢症状、进行性间歇性跛行经过 2～3 个月非手术治疗无明显效果；严重神经压迫和进行性神经功能丧失；马尾神经综合征者应考虑手术治疗，同时症状、体征和影像学检查应一致。单纯的影像学检查结果不能作为判断是否手术的标准，也并非所有非手术治疗失败的病例都需要接受手术，只有患者不能耐受时才考虑手术。对手术时机，目前尚存在争议，通常认为退变性腰椎管狭窄症是缓慢进展的疾病，不会快速发展、危及生命，延迟手术可能并不影响手术疗效。另外，尽管腰椎管狭窄症较少发生马尾神经综合征，然而，一旦出现膀胱功能障碍或显著的进行性下肢无力等表现，急诊手术指征是绝对的。

3. 手术方法　接触椎管内神经组织受到的压迫是外科治疗的目标，有学者认为，一个或多个节段的椎板切开减压术是腰椎管狭窄症手术的标准治疗方案，该手术要求在充分减压的同时维持脊柱的稳定性，尽量地保留腰椎小关节，以减少医源性脊柱不稳的发生。传统的减压手术主要有全椎板切除、半椎板切除，但其创伤较大，对脊柱的稳定性影响较大。因此，减少创伤及微创减压的术式应运而生。

（1）椎板减压术

1）全椎板切除术：先将椎板双侧切除，再行神经根管、侧隐窝扩大减压。主要适用于中央型椎管严重狭窄、多节段严重狭窄、运动节段有骨桥形成或计划行脊柱融合术者。该术式的优点是暴露充分，可以处理椎管任何部位的狭窄。缺点是破坏了脊柱后方大部分结构，对脊柱稳定性有较大影响，并且可能发生脊柱后方软组织和硬膜的粘连、纤维化增生，导致术后神经继发性压迫，其疗效随时间延长可能呈下降趋势。术中注意保留上下关节突的关节面 1/3～1/2，以减少对脊柱稳定性的破坏，如果破坏过多造成脊柱不稳定，则应考虑融合。硬膜外可覆盖游离脂肪或吸收性明胶海绵以减少术后粘连。对于侧隐窝狭窄者，除了切除部分上下关节突，还要注意切除突出的椎间盘、椎体后缘增生的骨赘和钙化的后纵韧带，方能达到充分减压。尽管该手术可以处理任何部位的椎管狭窄，但长期随访其疗效，术后脊柱不稳仍然是最大的缺点。因此，基于该术式的缺点，临床上不应对任何椎管狭窄都行全椎板切除，应该避免不必要的椎板切除对脊柱稳定性造成的破坏。

2）半椎板切除术：最适用于单侧的侧隐窝狭窄、单侧的神经根管狭窄、单侧关节突肥大和中央型椎管狭窄而对侧无症状者。术中探查神经根管时要注意沿神经根走行，探查神经根管前方、侧壁、后壁有无狭窄和压迫。从理论上讲，此方法由于切除的腰椎后方结构较少，因而在维持脊柱稳定性上要优于全椎板切除术。

3）椎板间开窗术：此方法手术创伤较小，对脊柱稳定性影响较小。随着多节段开窗、双侧开窗技术的发展，其适应证越来越广泛，并且疗效也得到了长期随访研究的证实。但是，应该指出该术式对神经结构的暴露不如椎板切除术，因而需要更丰富的手术经验和技巧，否则容易因减压不充分而使术后疗效降低。

（2）腰椎融合与内固定：对于合并腰椎不稳、腰椎滑脱、腰椎侧弯、椎间盘突出等情况的复杂腰椎管狭窄症病例，认为减压后进行植骨融合是必要的。融合的方式通常有后方或侧后方融合、后路椎间融合，以及前路椎间融合。对合于并腰椎侧弯或后凸者，因为腰痛与脊柱姿势失衡有关，所以在充分减压的基础上尽可能恢复腰椎在矢状面和冠状面上的生理弧度是治疗的关键。经椎弓根内固定和椎体间或后外侧融合，可以达到恢复腰椎的生理序列和防止术后平背综合征的目的。侧弯是内固定的指征，对于进展性侧弯更应按照脊柱侧弯的治疗原则更加积极地治疗。

总之，腰椎管狭窄症减压后融合的具体指征大致包括：大于 50% 的双侧小关节或 100% 单侧小关节切除；相同节段再次减压手术；术前提示脊柱不稳、腰椎滑脱、脊柱侧弯或后凸畸形；严重的腰痛、一个以上正常高度椎间盘切除、多节段减压也应考虑融合。对内固定的应用还有争议，主要集中在内固定能否提高融合率、临床效果两方面。目前使用内固定的指征可总结为：矫正柔韧性 / 进行性腰椎弯曲；两个以上的运动节段融合；伴有腰椎滑脱的复发性腰椎管狭窄症；和相邻节段相比，滑移>4mm 或成角>10°。

（3）显微镜技术在腰椎管狭窄症单侧入路双侧减压术中的应用：在 20 世纪早期，如 Mixter 和 Barr 所描述的那样，由于缺乏安全、简便、准确的成像技术，手术治疗腰椎间盘突出分为双侧暴露至少 2 个阶段的腰椎和椎板切除术 2 个步骤，这一过程被称标准椎间盘切除术（SD）。随着成像设备的不断改进，以及人们对椎旁肌肉和脊椎后方结构对脊柱稳定作用的深入认识，外科医师能够对椎间盘突出进行准确的术前定位，从而促进了微创技术的发展。在 20 世纪 70 年代，很多微创方法得到发展，其中显微腰椎间盘切除术（MLD）开展广泛。它可以通过一个小切口对细微的病理结构进行放大观察，减少了肌肉组织的破坏性分离，更容易辨识深部的结构，对神经结构的操作更轻柔，而且能够直接观察椎间隙。通过 MLD 技术接受腰椎间盘切除术的患者预后显著改善，这使得 MLD 技术成为腰椎间盘手术的金标准。

同时，对于腰椎管狭窄症的患者，在手术显微镜的辅助下，应用“顶部”技术通过单侧入路对中央和侧方椎管进行双侧减压，应用椎板内成形扩大中央和侧方椎管是对传统的入路和减压技术的改良。该技术可以用于单节段、双节段或多节段手术进行单侧或双侧手术。采用单侧入路可以保留对侧椎旁肌肉，保留大部分对侧小关节，从而完全保护了对侧椎旁间室组织。该技术既用于单纯减压，也可与融合手术联合应用。该技术的适应证：①单侧或者双侧下肢疼痛，下肢沉重感，臀部或大腿疼痛。②非特异性下肢无力，感觉异常和麻木，反射迟钝或消失，常无清晰的根性症状。③进行性神经损伤症状。④神经性步态异常（间歇性跛行）伴行走距离缩短。⑤站立困难。⑥腰椎前屈和脊柱屈曲是疼痛缓解。⑦站立、行走、腰背过伸时疼痛加剧。⑧腰椎前凸减少，平背综合征。⑨下腰痛。⑩膀胱功能障碍，即马尾综合征。禁忌证：①以腰痛为主。②明显的垂直方向失稳。③明显的滑移不稳定，伴有动力性腰椎管狭窄症。④Meyerding Ⅰ度以上的稳定的滑脱。⑤侧向滑移>6mm。⑥脊柱侧弯>30°。⑦继往开来既往已进行过广泛椎管内减压手术。⑧有全身麻醉和手术的其他禁忌证。⑨先天性腰椎中央椎管狭窄。

一般认为，上述减压手术技术可以用于所有获得性腰椎中央管和侧方椎管狭窄的患者，不必考虑手术节段的数量和狭窄的程度。如果患者仅以腿痛症状为主，不伴有间歇性跛行，可以只进行减压手术。如果患者腰痛程度与腿痛接近或甚于腿痛，或者患者伴有严重的僵硬和/或滑移和/或冠状面上严重侧弯畸形，则应考虑在减压同时进行稳定或者重建手术，例如椎弓根螺钉为基础的钉棒固定。

显微镜下腰椎管减压手术利用双目镜能提供的术区三维立体成像，镜下术野清晰和立体感较之肉眼或内镜下观察均大大增加，这些特点有别于头镜及椎间盘镜；能定点止血，定点减压，尤其对狭窄病史长、硬膜囊和黄韧带粘连重的病例；能通过显微镜直视下用神经剥离器和长柄尖刀分离、切断粘连带，彻底解除硬膜囊和神经根的压迫，极大地提高了手术的安全性。

显微镜下腰椎管减压手术的优点和缺点：

优点：①切口较小且美观。②单侧入路双侧减压。③减少对于同侧椎旁肌和关节突关节的损伤。④保留对侧椎旁肌肉、韧带和其他软组织。⑤保留对侧小关节。⑥保留棘上韧带和棘间韧带，维持后方张力带复合体。⑦维持阶段稳定性，避免节段过度活动或不稳定，因而减少融合的需要。⑧可很好地暴露中央椎管和双侧神经根管（侧隐窝）中的神经结构，可直视硬膜囊和神经根。⑨可精确而有效地进行椎管内止血。⑩减少软组织损伤。⑪减少手术出血。⑫减少瘢痕组织形成。⑬加速患者的康复和活动。⑭减少术后疼痛。

缺点：①目标区域以外视野有限，可能导致其他解剖结构和未看清楚的神经结构的损伤和破坏，进而导致神经损伤。②对手术技术要求较高，特别是对侧减压时，如果减压不充分，可能导致手术效果不佳。③不可能（同侧）或很难（对侧）对极外侧椎管狭窄进行减压。④对于多节段患者，手术时间交椎板切除术明显延长。⑤手术医师需要先进行显微镜手术的培训，在一个狭小的工作通道内进行手术，有“学习曲线”。⑥需要显微镜，或至少有头灯加手术放大镜。

（4）显微镜技术结合微创经椎间孔入路腰椎椎体间融合术（minimally invasive surgery transforaminal lumbar interbody fusion，MIS-TLIF）在腰椎管狭窄中的应用

1）MIS-TLIF：1982年，Harms和Rolinger首先介绍了TLIF手术，作为传统的PLIF术式的改善，TLIF手术已被证实是一种安全有效的腰椎融合术式。TLIF术式为：正中切口，双侧植入椎弓根螺钉系统，从减压一侧剥离椎旁肌，切除小关节，经椎间孔暴露椎间盘，切除髓核组织并刮除上下终板，从椎间孔行椎间植骨并放入椎间融合器，保留对侧的后方结构。然而，TLIF手术也同样伴随着医源性腰椎软组织和肌肉损伤。1994年，Foley和Simth设计了一种独特的管状牵开系统，用于显微椎间盘切除，其由一系列的连续扩张器组成，以无创的方式分离肌肉，以暴露术野；2003年，基于该非扩张管状牵开系统及改进的可扩张管道，他们提出MIS-TLIF的概念。在治疗退行性疾病中，MIS-TLIF逐渐被认可，是一个安全可靠的技术，可以用于施行单节段或双节段手术，以及某些翻修手术。

A. MIS-TLIF的主要适应证：①原发性退变性椎间盘疾病导致椎间盘行下腰痛，伴或不伴椎间盘突出。②节段性不稳定导致下腰痛，伴或不伴神经根压迫，如溶解性或退行性不稳定、溶解性或退行性Ⅰ度或者Ⅱ度腰椎滑脱、创伤性不稳定、过度椎骨关节面切除术或者椎弓根峡部切除术后不稳定或者医源性不稳定、单侧关节突关节发育不良。③既往手术导致下腰痛，伴或不伴神经根压迫，如椎间盘切除后综合征、椎板切除后综合征。④DDD、侧隐窝狭窄、溶解性或退行性脊椎滑脱、椎间盘切除后或椎板切除后综合征导致的椎体间、椎间盘间隙塌陷，伴椎间孔神经根压迫。⑤假关节形成需行椎间融合时。

B. MIS-TLIF的禁忌证：①腰椎矢状面及冠状面畸形，如退行性后凸或脊柱侧弯、椎板切除术后后凸畸形。②多节段疾病。③髂骨翼突出的高骑骨盆。④病理性肥胖。

C. MIS-TLIF的优缺点：与传统切开TLIF手术比较，该技术通过工作通道扩张肌间隙，建立有效的手术通道，避免大范围剥离或切断椎旁肌软组织，能更好地保留腰椎棘突、棘间韧带及腰肌局部血运，并减少术中出血及术后疼痛，有利于患者术后恢复。MIS-TLIF术中通过将工作通道内移，扩大了减压范围，对于部分腰椎中央管狭窄也可进行有效地减压；保留了腰椎后部张力带结构功能，增加了脊柱生物力学的稳定性，有效减少了腰背肌肉萎缩和软组织瘢痕的形成，有利于腰背肌功能的恢复，降低了术后腰背痛的发病率。同时，手术微创操作及小切口可消除患者对手术的恐惧感。工作通道取出后椎旁肌基本完整、完全闭合，减少了死腔形成，减少了引起感染的可能，降低了术后长时间腰背痛的发生率和疼痛程度，

术后恢复快。

虽然 MISS-TLIF 技术具有上述优点，但同样存在下列不足：①需要培训及认证。②仅限于 1 或 2 个节段，此外，局限性多节段手术无法完成。③术野局限。④较开放手术有陡峭的学习曲线。⑤增加 X 线暴露时间。⑥长阶段后凸及脊柱侧弯无法完成。⑦病理性肥胖者无法施行该手术。

D. MIS-TLIF 操作过程：患者全身麻醉成功后，将患者俯卧位置于可透视脊柱手术床上。C 形臂 X 线机透视下在皮肤上标记手术切口部位，手术切口定位于减压平面旁正中 3～4cm，因患者存在解剖差异，以 C 形臂 X 线机透视定位为准，通过一个切口完成椎管减压、植骨、椎间融合器植入，无须另行增加切口。常规消毒，铺手术巾及切口手术膜，沿皮肤标记行旁正中约 3cm 长纵向切口，按直径由细到粗插入 Quadrant 撑开器，建立工作通道，直达手术减压区域。所有的操作均通过工作通道在直视下进行，手术过程不借助或使用内镜系统。手术时，在有症状或症状较重的一侧建立工作通道，通过工作通道暴露关节突关节，使用骨刀、骨凿等工具切除有症状一侧的下关节突及部分上关节突，从后外侧暴露椎管。因患者的关节突及椎管常伴有瘢痕及骨质增生，仔细清理关节突及椎板上的瘢痕，分离出骨性结构，对于辨认解剖标志会有帮助。暴露椎管后，钝性分离硬膜外脂肪，仔细辨认硬脊膜及神经根，尤其需辨认神经根走行及出口位置。保护好硬脊膜及神经根后，在 Kambin 三角内切开纤维环进入椎间隙，充分切除髓核组织，刮除终板，并以大量生理盐水反复冲洗椎间隙。使用椎间隙撑开器稍开撑开椎间隙，插入不同型号椎间融合器使模以确认最适合的型号，向椎间隙内置入足量自体骨块（取自之前切除的小关节突及部分椎板骨块，若植骨量不够，则从髂后上棘处取松质骨块补充），植骨时需注意将植骨块置入椎间隙前 1/3，并打压牢固，再将已填充好自体骨的合适大小的椎间融合器置入椎间隙内，放入合适深度，取出椎间隙撑开器。如果患者存在双侧神经根受压症状，选取症状较重的一边减压后植骨与融合器，对侧则仅行减压。移除 Quadrant 通道，在同一切口内，术者用手指触摸定位椎弓根螺钉进钉点，使用经皮椎弓根螺钉系统，从进钉点插入 Jamshidi 针，C 臂透视确认位置无误后，沿 Jamshidi 针内孔插入克氏针，沿克氏针植入尾端连接引导套筒的椎弓根螺钉，通过引导套筒经皮插入钛棒，当双侧螺钉及钛棒均安置好后，同时纵向压缩椎间隙，并锁紧尾帽。也可根据术者习惯在工作通道内直视下植入椎弓根螺钉，亦能达到目的。

E. MIS-TLIF 远期临床疗效评估：作为评估腰椎融合手术后远期临床疗效的主要指标，疼痛视觉模拟评分（VAS 评分）、Oswestry 腰椎功能评分（ODI 评分）是目前常用的评分标准。VAS 评分是评价患者疼痛程度有效的指标，具体操作是：画一条 10cm 的横线，横线的一端数值为 0，表示无痛；另一端为数值为 10，表示最剧烈的疼痛；中间分为 1～9 的刻度，用以表示逐级递增的疼痛程度；让患者根据自我感觉在横线上画记号，表示疼痛的程度。研究认为，与开放 TLIF 手术比较，微创 TLIF 手术患者可以更早下床活动锻炼，但远期患者疼痛症状的缓解效果相当，没有显著性差异。ODI 评分则分为 10 个问题，每题 5 个选项，分值 0～5 分，总分 0～100 分；总分越低，症状越轻，功能越好。meta 分析发现，微创 TLIF 手术与开放 TLIF 手术患者术后 6 个月、2 年 ODI 评分结果相当，结合 VAS 评分分析结果，可以认为两种方法的远期临床疗效相当。

2）显微镜技术结合 MIS-TLIF

A. 适应证：在原有显微镜技术手术适应证的基础上，可增加以下几点：①以腰痛为主。②明显的垂直方向失稳。③明显的滑移不稳定，伴有动力性腰椎管狭窄。④Meyerding Ⅰ度以上的稳定的滑脱。⑤侧向滑移>6mm。⑥既往已进行过广泛椎管内减压手术。

B. 手术操作过程：常规 MIS-TLIF 手术操作后，取棘突正中切口，切开皮肤，锐性分离皮下组织后，半圆形切开筋膜，钝性骨膜下剥离椎旁肌肉至关节突关节，暴露上下椎板各一半。放置可撑开的或者固定的拉钩，完全清理术野中的软组织。

在显微镜视野下使用高速磨钻结合切除近端的一半椎板至黄韧带止点游离，可见硬膜囊外脂肪或硬膜囊为止。同时，应该把棘突的前面部分打薄直至看到硬膜外脂肪为止，切除远端椎板的近端部分，完成椎板间开窗。如果患者小关节突增生明显，应该从内侧打薄下关节突，进行追歼小关节的有限截骨。

先减压同侧的中央椎管狭窄。用剥离器、钩子或椎板咬骨钳分离、牵开、切除黄韧带。倾斜成角的咬骨钳可以在切除椎板时看得更清楚，因而比直角咬骨钳更好用。如果硬膜外有粘连，可以从内侧向外侧分离粘连，牵开硬膜。潜行切除上位和下位的椎板，解除残留的压迫。如果有中央管的滑膜囊肿，此时可于直视下切除，确认硬膜囊没有损伤。此时可以暴露由上关节突、关节囊和残留黄韧带组成的同侧 - 侧隐窝及下面的神经根。用剥离器牵开硬膜外侧边缘和神经根。用小的咬骨钳咬除剩余的黄韧带和致压的关节囊。使用磨钻打薄上关节突的内侧部分，潜行减压小关节下方，扩大神经根管。如果椎弓根明显压迫神经根，需同时切除椎弓根内侧，有时还需要切除部分下位椎板。从神经根的肩部进行减压可以减少神经损伤的危险。打开侧隐窝以后，在显微镜下可以看到神经根的后部和外侧直至椎间孔。

减压对侧中央椎管和侧隐窝时，需要先把手术床向对侧倾斜约 20°，适当倾斜显微镜，切除棘间韧带的前部和棘突基底部。牵开硬膜囊，直视下用椎板咬骨钳剥离对侧黄韧带，如果有粘连，可以用剥离器轻松分离。如果有硬膜的骨性压迫，可以用磨钻打薄小关节突的内侧部分，如果需要的话或者出于安全考虑，可以用神经根拉钩牵开硬膜囊。用椎板咬骨钳进一步潜行切除上下椎板进一步扩大椎管，暴露神经结构。切除对侧小关节的部分关节囊，切除上关节突的内侧打开对侧 - 侧隐窝。潜行减压关节突下部，暴露和减压走行神经根至椎弓根下缘。此时，应该确认神经结构（硬膜、神经根）充分减压并充分止血。如果是骨面的出血，可以用骨蜡或者磨钻止血。留置引流管，缝合切口（图 12-11）。

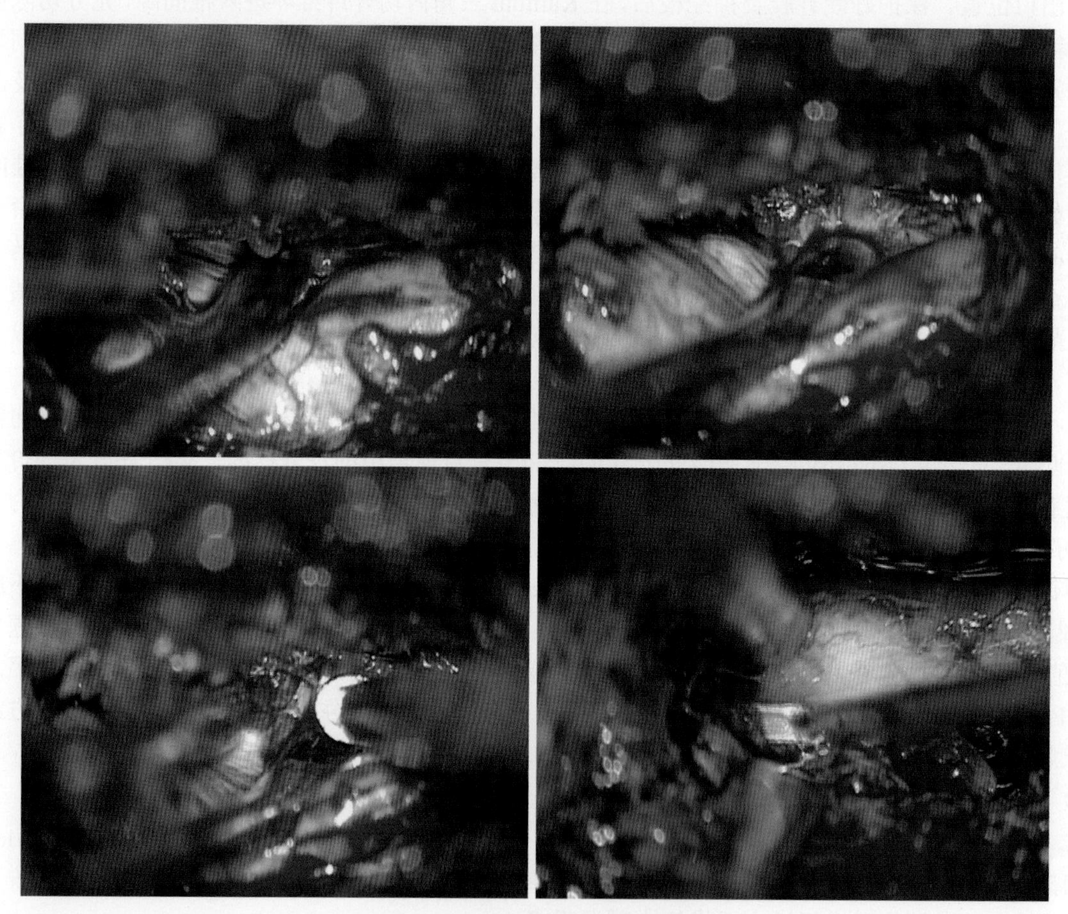

图 12-11 显微镜下的术中视野

笔者体会，在行此种手术过程中显微镜操作时，要充分保留关节突的骨质，保证关节突的强度，尽量维持脊柱后柱的完整性。

第五节 骶管囊肿的显微外科治疗

骶管囊肿是指发生于骶管内的囊性病变，命名及分类较混乱，如骶骨嵴膜囊肿、Tarlov 囊肿（神经根周围囊肿）、骶管内蛛网膜囊肿、骶管内硬膜外囊肿、骶管滑膜囊肿等。骶管囊肿临床症状以骶管内神经受压表现为主，囊肿与硬膜囊一般有交通孔，交通孔为瓣膜样。1938年Tarlov在30例尸体解剖中首次发现骶管囊肿，1972年片冈洎将其统称为骶神经根囊肿。

一、发病机制

骶管囊肿的发病机制尚无定论，Tarlov认为创伤后蛛网膜下隙出血，红细胞蓄积，阻碍神经外膜静脉回流，引起蛛网膜下隙扩张，逐渐形成了囊肿。Paulsen等认为，囊肿通过一个活瓣（阀门）与蛛网膜下隙相通，活瓣只允许脑脊液进入，但脑脊液无法流出，这样液体逐渐蓄积形成囊肿。

Bartels等认为先天性、创伤性、退行性和炎症改变均可诱发本病。多数学者认为本病是一种先天性或自发性蛛网膜疝，在腹压增大或动脉搏动时，脑脊液的压力增高，脑脊液通过蛛网膜薄弱处逐渐流入先天性缺陷的憩室而形成囊。

二、分类

1. Goyal分类　Goyal等将其分为五类。

（1）神经周围囊肿及神经根憩室：位于后根神经节的神经鞘（即Tarlov囊肿）。

（2）神经根袖扩张：神经节近侧的蛛网膜腔扩大。

（3）硬膜内蛛网膜囊肿：硬膜内或硬膜的蛛网膜囊袋。

（4）硬膜外蛛网膜囊肿：经硬膜缺损的蛛网膜疝。

（5）创伤性神经根囊肿：软脊膜撕裂后的脑脊液积聚。

2. Nabors分类　Nabors等将其分为三类。

（1）Ⅰ型：无神经根纤维的硬膜外脊膜囊肿。

（2）Ⅱ型：有神经纤维的硬膜外脊膜囊肿（即Tarlov囊肿）。

（3）Ⅲ型：硬膜内脊膜囊肿。

3. 其他分类　也有人建议根据囊肿内是否有神经纤维或细胞，将骶管囊肿分为单纯型和神经根型两种类型。单纯型囊肿内和囊肿壁上不含有神经纤维或细胞，而神经根型囊肿中有神经纤维穿行于囊肿内或囊肿壁上。

三、临床表现

1. 腰骶部钝痛　骶神经根囊肿多表现为腰骶部钝痛，症状与体位的变换有关，由于囊肿多与蛛网膜下隙相通，站立时脑脊液可进入囊肿内，使囊肿扩张，囊壁上的神经纤维受到牵张和压迫而症状加重。卧位囊肿内脑脊液则可流出，囊肿体积缩小，其张力减低，从而减轻了对神经根的挤压牵拉，症状随之减轻。一般上午轻下午重，站立或行走后症状加重，卧床休息症状可减轻。在久坐或站起来的过程中常有腰及下肢疼痛。

2. 压迫症状　随着年龄的增长，囊肿也逐渐增大，压迫症状也随之加重。常有间歇性跛行，临床上常误诊为腰椎管狭窄症。如骶神经根受累，则表现为马尾神经压迫和刺激症状，以会阴部马鞍区感觉异常为主，有的表现为排尿功能紊乱或性功能障碍、肛门烧灼样疼痛，有的误诊为马尾神经瘤。临床症状轻重与囊肿大小和压迫程度有关。

四、影像学特点

1. X线片　腰骶部正位X线片多作为常规检查，但很少有阳性发现。囊肿较大、病史较久者，以骶椎为中心的侧位片有的表现为骶骨侵蚀现象、骶椎椎管扩大、椎管前壁即椎体后缘有橄榄状凹陷性密度减低区；有的椎管后壁即椎板变薄，严重者椎板有中断现象，合并腰骶部先天性骶椎隐裂和移行者多见。

2. CT及MRI　骶管囊肿因其位置的特殊性，临床表现又与其他椎管内疾病相似而未引起人们的重视。CT扫描腰椎间盘不容易注意骶管情况而漏扫，除非骶管囊肿引起明显骶管骨质吸收。CT的密度分辨率高，对囊肿周围骨质结构的改变显示佳，评价囊肿对椎管骨壁的压迫性骨质吸收优于MRI，若结合增强扫描，亦能大致确定囊肿的性质。但是由于受骨伪影及分辨率的影响，肿瘤与周围组织的关系在CT上显示欠清晰。MRI 对水的敏感度高，在囊性病灶的诊断中，CT 不及 MRI。MRI 能较好地显示囊肿大小、数目、分布、内部结构及其与周围组织的关系。MRI 表现：①囊肿位于骶管内，呈卵圆形，串珠状及不规则形，可以单发或多发；②囊肿境界清楚，囊壁菲薄，信号与脑脊液相似，T_1WI 呈均匀一致的低信号，T_2WI 呈均匀的高信号，增强扫描囊壁及囊液无强化；③囊肿主要位于第 1～3 骶椎平面骶管内。

3．MRI 脊髓造影　MRI 脊髓造影具有成像迅速、无创伤性，无须造影剂便可获得高反差的图像。经三维重建后的图像克服了腰椎生理弯曲的影响，可获得包括腰骶部冠状位在内的各方位图像，结合常规矢状位和轴位的图像，能替代传统的脊髓造影检查，提供腰骶部硬脊膜外腔、神经根及神经根鞘的影像学表现，可为临床准确地诊断腰骶部神经根肿瘤提供客观的影像学依据。Masato Tanaka 认为，阀门机制对囊肿的形成可能起重要作用，MRI 脊髓造影中是否出现充盈缺损阳性现象是评价是否手术的有用指标。

五、治疗

由于骶神经根囊肿的发病机制目前尚无定论，治疗也无明确的方式，且效果不确切。有瘢痕体质者在选择治疗方案时更应慎重，因其可能影响治疗的效果。

（一）保守治疗

由于大多数骶神经根囊肿（约 70%）临床症状较轻或无明确的神经症状，可行保守治疗，如物理治疗及硬膜外药物注射等。

（二）手术治疗

对于有症状者，应在除外椎间盘突出、椎管狭窄或骶管内肿瘤的前提下积极手术治疗。在此介绍骶椎板切除并囊肿切除术。

1．手术适应证　一般来说，出现下列情况可行手术治疗：腰腿痛或间歇性行保守治疗无效，影响正常生活或工作；腰腿痛伴下肢肌力、感觉减退；会阴部疼痛或感觉减退，大小便或性功能障碍。

2．手术方法　手术应在显微镜下操作，将囊肿壁修剪成形。用显微剪刀锐性切除囊肿壁，不应钝性剥离，避免损伤神经根，不要强求完整切除囊壁。手术应找到脑脊液漏口，用血管吻合线进行关闭（Ⅰ型），或重塑抖神经根袖（Ⅱ型）。

采取全身麻醉，头低臀高俯卧位，做后正中切口，暴露骶骨椎板，切除相应椎板，以暴露病灶为原则达到微创的目的，暴露神经根及囊肿，大多数囊肿位于骶管内硬膜外，近端与硬膜囊相连，张力较大，周围骶管壁的骨质有不同程度的压蚀，在单人双目手术显微镜下仔细钝性分离囊肿与周围的粘连，探查囊肿大小，用注射器抽吸囊肿内脑脊液，如囊肿根部（囊肿与硬膜或神经根的交通孔）局限争取将囊肿全部切除，医用生物蛋白胶喷涂封闭交通孔，如囊肿根部较大或沿神经根扩张可先切开囊肿，此时可见受累的神经根及交通孔脑脊液从此孔溢出。对髓内部分的囊肿壁予以探查、电灼然后再切除髓外部分的囊肿壁，这样可减少复发的概率。予翻转囊壁紧密缝合，医用生物蛋白胶喷涂于囊肿与硬脊膜或神经根的交通孔，术后采取去枕平卧位，利用自身重力压迫手术切口以防止积液及脑脊液漏，予以正压引流。

3．手术要点　注射器抽吸囊肿的目的是判断囊肿根部的交通孔情况。针头尽可能小以免术中脑脊液漏，影响视野；囊壁破溃后附着于皮层或血管表面切除困难时，先于术野注满生理盐水让破碎的囊壁漂浮后逐一清除干净：对于多囊性的蛛网膜囊肿要求尽可能彻底切除每一个囊肿囊壁；壁清除完毕后保持创面的相对干燥，因为血液、脑脊液或生理盐水等会影响医用生物蛋白胶的凝固。

4．术后处理　注意观察是否有脑脊液漏，术后观察大小便情况，肢体麻木情况，预防感染，营养神经，有减压固定的患者注意卧床休息的时间。

5．注意事项　术后患者应尽可能采取头低臀高俯卧位，伤口用沙袋压迫，下床活动应在 1 周以后，术后戴围腰，3 周后进行功能锻炼。目前，治疗以显微手术为主，而囊肿抽吸、注入药物等“微创”方式，无法消除囊肿的占位效应，更无法解除脑脊液对囊肿周围组织的冲击，故不建议采用。

（王　征　付大鹏　刘宝戈　王　冰　朱泽章　芦建民
于晓兵　尚德鹏　李方财　吴子祥　刘　晖　吴　兵）

第十三章 开放性骨折显微外科治疗

第一节 概 述

一、开放性骨折治疗的历史演变

1. 开放性骨折治疗历史 开放性骨折是指骨折附近皮肤或黏膜破裂，骨折处与外界相通，为创伤骨科常见病、多发病。

开放性骨折是严重威胁人类生命安全的大事件，其中伤口感染和败血症是创伤后危及生命的严重并发症。历史上最早有关开放性骨折治疗的记载是古埃及，当时人类就已经认识到，处理开放性骨折时如何实现外露的骨骼软组织覆盖是其中的关键所在。因此，在抗生素发明之前，开放性骨折处理的核心问题始终是感染问题。为避免伤员发生伤口的感染、败血症，并导致死亡的发生，开放性伤口的伤员不得不尽早截肢。Billroth 在 1866 年回顾了 96 例胫骨开放性骨折患者，其中 36 例死亡，28 例截肢；Volkman 在 1878 年报道，开放性骨折患者的死亡率为 38.5%；在美国内战时期，股骨开放性骨折的死亡率高达 32%，而开放性骨折的总死亡率则高达 26%；在第一次世界大战中，股骨开放性骨折患者的死亡率高达 80%。

战争对开放性骨折治疗技术的发展起到极大的促进作用。冷兵器时代，复合性损伤相对较少，但到了 14 世纪，随着火药在战争中的大规模应用，伴随开放性骨折发生的各种严重的复合损伤急速增多。巴伐利亚军医 Heinrich Prolspeadlt 记载了人类历史上第一例枪弹伤病例。法国军医 Ambroise Paré（1510—1590）曾尝试用沸油来治疗开放性骨折，由于油的来源短缺，后又尝试用蛋清、松节油和玫瑰油混合替代沸油，并取得了不错的效果，伤口内的黏稠脓液明显减少。他强调了扩大伤口、清除污染的重要性以及强调骨折的充分复位。在美国独立战争（1775—1783）时期，来自纽约国王学院的 John Jones 出版了指导青年军医的开放性骨折处理原则教材，书中提出了“保命高于保肢”，指出了医师下决心进行急诊截肢的重要性；也提出了要扩大伤口以利复位和清除骨碎片，强调夹板固定和每日换药。在发生于 1853—1856 年的克里米亚战争中，军医 NikolaiPirogov（1810—1881）开始在伤员中使用石膏固定技术。他最早在 1851 年注意到了石膏，并在 1854 年开始大量应用于开放和闭合性骨折的早期处理，获得良好效果。

随着工业革命的发展，现代医学也逐渐发展起来，外科技术日臻进步。如果将 20 世纪之前的开放性骨折治疗作为蒙昧时期，在进入 20 世纪后，开放性骨折的治疗进入了快速发展阶段。20 世纪以来，现代开放性骨折的治疗、发展历经了 4 个阶段。20 世纪初期为第 1 阶段，由于感染和败血症是造成伤员死亡的主要问题，此阶段治疗的主要目的仅为挽救伤员的生命。第二次世界大战期间为第 2 阶段，由于在 1928 年英国人亚历山大•弗莱明发明了青霉素，并在第二次世界大战中开始大批量生产，使得开放性骨折的感染问题得到有效控制，因开放性骨折造成的死亡率大大降低。此时开放性骨折治疗的主要目的为保存肢体；主要采用的是钢丝和钢板进行骨折的内固定。20 世纪 50 年代，苏联的 Gavril Abramovich Ilizarov 在西伯利亚救治大量第二次世界大战遗留伤员的过程中发明了环形外固定架。20 世纪 60 年代中期为第

3阶段，治疗的焦点主要集中于如何预防感染。此时期，随着AO内固定理论和技术的发展，钢板坚强固定技术得到普及。20世纪60年代中期以后至今为第4阶段，随着抗生素应用增多及骨科医师临床治疗经验的提高，治疗的主要目的转移为如何保留受伤肢体的完整功能。

2．开放性骨折治疗的现代理念　随着现代工业的飞速发展、车辆的增多，工伤及车祸事故所导致的开放性骨折也较以往明显增多。开放性骨折因受外界高能量暴力造成，因此常伴有周围软组织、血管、神经、肌肉的损伤，除此之外，还可能同时存在危及生命的颅脑和胸腹部脏器的损伤，病情复杂、治疗困难。因此，对于开放性骨折的认识要全面，不能仅仅着眼于“开放性骨折”，而应视患者为一个整体，结合损伤发生的机制，综合全身进行考虑。根据创伤救治“保命 - 保肢 - 保功能”的顺序开展救治。对于严重的合并有多脏器复合性损伤的开放性骨折患者，首先应关注的是如何采取有效措施挽救患者的生命。因此，患者在初入院时，需要有效稳定生命体征，在挽救生命的基础上初步稳定骨折端，待全身情况稳定后再进行骨折的治疗。

损伤控制理念最早提出于第二次世界大战时期，成熟于20世纪80年代，Stone等正式将其命名为“创伤控制外科”（damage control surgery，DCS），早期主要应用于外科严重创伤及大出血患者。该理论认为，严重创伤常出现致死三联征，即低体温、代谢性酸中毒和消耗性凝血功能障碍，是造成创伤治疗结局不良的一个主要原因。因此，该理论主张初期简化手术，避免实施过大打击的复杂手术所可能引起的恶性循环，带来了治疗结局的改善。20世纪90年代，该理论逐步应用到骨科，提出了“创伤控制骨科”（damage control orthopaedics，DCO）理念。DCO概念强调创伤早期减少生理紊乱和炎症反应，旨在早期行初始、快速、暂时的骨折固定，待全身情况好转后行二期确定性处理。DCO手术既不同于常规住院手术，也不同于一般急诊手术，是一种应急分期手术的理念。其处理模式是采取简便可行、有效而损伤较小的应急救命手术处理致命性创伤，进一步复苏，计划分期手术处理非致命性创伤。DCO的目的是：救命、保肢、控制感染、避免生理潜能进行性耗竭，为计划确定性手术赢得时机。其中，在多发损伤的出血控制期就包括了开放性骨折创面的临时处理、骨折端的临时固定（外固定支架、骨盆带和C型钳等）等措施，而创面的最终处理与骨折确定性手术期的选择，则一直存在较大的争议。但需要说明的是，时间只是决定因素之一，更重要的是患者的病理生理状态。较大创面与复杂骨折的处理本身创伤也较大，对患者生理状态影响较大，确定性手术时间选择必备条件为纠正低温状态和恢复凝血功能，最佳条件为：氧分压和血氧饱和度、氧输送正常；出血控制；血流动力学状态稳定；代谢性酸中毒纠正；无其他威胁生命的因素存在。

无论是否合并其他脏器的损伤，对于合并软组织损伤的开放性骨折患者，在欧美国家，都要求具有较高年资的创伤骨科和整形外科医师会诊，无论是急诊临时创面和骨折的处理，还是分期治疗，最终确定性手术，也由两个科室专业医师协商处理意见，或同台手术，同期完成创面的修复和骨折的治疗。因此，针对合并软组织损伤的开放性骨折，无论急诊还是分期救治，均需要创伤骨科与整形外科之间良好地合作与配合，或组成高效、协作的团队。对于合并软组织损伤肢体开放性骨折，传统一般采用急诊清创、创面简单覆盖、骨折端外固定支架治疗，特别对于软组织的处理，待软组织坏死界面清晰后，进行二次清创，再最终完成创面的覆盖和闭合；后期在排除软组织和骨折端感染后，将外固定支架更换成内固定物。上述开放性骨折的分期治疗，对患者全身状况影响较小，对感染的预防和控制较明确，对软组织坏死界面的判断相对清晰，术后并发症较少。但这种分期治疗，延长了治疗周期，多次手术也增加了患者在经济和心理上的负担。近年来，随着医疗技术的不断提升和各种辅助手段的日新月异，在彻底、有效清创的基础上，在患者全身生理状况允许的前提下，越来越多创伤骨科医师与整形科医师团结协作，或精于显微外科技术的创伤骨科医师团队，一期进行创面的修复、闭合和骨折的处理，取得了良好临床效果。这种有效清创、一期修复创面和骨折的处理理念，也称为“orthoplastic”，即“骨整形”理念，是值得关注的发展热点。

3．中国开放性骨折诊断与治疗指南　2019年，余斌教授联合国内创伤骨科专家，推出了《中国开放性骨折诊断与治疗指南（2019）》。该指南从10个方面阐述了中国开放性骨折治疗的原则和策略，为提高我国创伤救治水平、规范开放性骨折的诊断和治疗流程，提供了第一手的指导性建议和意见。

二、显微外科在开放性骨折治疗中的应用

严重开放性骨折常伴有骨关节、肌腱、血管、神经等更深层次组织的外露或者损伤，在治疗时，不但要对缺损的皮肤或者软组织进行修复，更重要的是对创伤骨关节或肌腱进行修复处理。应用显微外科技术治疗皮肤、软组织缺损，通过将带有血管蒂的皮瓣移位或者吻合血管的皮瓣移植术，将创伤部位加以修复，实现创面的封闭，避免深层组织的感染和坏死。这些皮瓣转移技术，包括了各种穿支皮瓣、肌皮瓣、肌瓣和 flow-through 皮瓣，近年来在开放性骨折的创面覆盖领域取得巨大进展。针对开放性骨折所造成的各种程度的骨缺损，应用显微技术，将带血管蒂的自体骨段或骨瓣进行自体骨移植，通过吻合血管，保证自体骨段或骨瓣的成活，不但提高了骨折愈合率，而且还缩短了骨折愈合时间，改善患者预后，降低骨折愈合过程中出现的骨不连以及骨折愈合畸形等现象的概率，有助于患者术后早期恢复，具有较高的临床应用价值。

（郭永明　孟国林）

第二节　开放性骨折的评分及分型

一、开放性骨折的常用评分系统

开放性骨折是骨折的一种独特类型，因为开放性骨折中骨骼直接暴露于环境并导致污染，且存在软组织完整性的破坏，而这两点均会增加感染、骨骼延迟愈合、骨骼不愈合甚至截肢的概率。针对开放性骨折，已有多种分型和评分系统被报道。最常用的分型是以创面大小、骨膜软组织损伤、骨膜剥离和血管损伤为基础的 Gustilo-Anderson 分型。但此分型在提出时仅应用于胫骨开放性骨折。美国骨创伤协会分型委员会于 2010 年提出的首个开放性骨折 OTA 分型系统。

其他分类方法包括广泛应用于欧洲的 Tscherne-Oestern 分类法，开放性骨折分为Ⅰ～Ⅳ级（表 13-1），此分类法包括其他方法所没有的软组织损伤和筋膜间室综合征。AO-ASIF 将类似于 Tscherne-Oestern 分类法的软组织损伤分类法加入其广泛的骨折分类系统中，此分类系统包括皮肤（闭合和开放性骨折）、肌肉和肌腱损伤及神经血管损伤（表 13-2），该分型系统对软组织损伤内容比较全面。

同时，人们也提出了一些创伤评分体系。印度 Ganga 医院开放损伤评分（GHOIS），根据覆盖组织、功能组织、结构组织、合并情况进行评分（表 13-3），这种方法需要清创之后才能更加准确地评分，对于复杂骨折的治疗具有指导意义。AO 学会提出并在前瞻性研究中报道了 Hanover 骨折评分系统（HFS，表 13-4），评分包括七个方面，此评分系统内容较为全面，但实际使用时较为复杂。Johansen 等和 Helfet 等提出损伤肢体严重程度评分（MESS，表 13-5），该评分评估创伤能量、血流动力学、肢体缺血程度及患者年龄，可提供保肢或截肢的客观参考标准，对严重的开放性骨折治疗方法选择具有一定的指导作用。在此基础上，McNamara 等对其进行修改，增加了神经损伤的评分和软组织损伤 / 污染评分 NISSSA。他们认为 NISSSA 比 MESS 对预测严重的开放性骨折是否需要截肢具有更高的敏感性和特异性。此外，还有创伤评分系统（TS）；创伤评分修整系统（RTS）；创伤严重程度评分系统（ISS）；修正后的简明创伤严重程度评分系统（MISS）；儿童创伤评分系统（PTS）。这些评分系统都试图定量评价骨折相关软组织损伤的程度及感染或其他不利于愈合的问题发生的可能性。

表 13-1　开放性胫骨骨折的 Tscherne-Oestern 分类

Ⅰ级	骨折块从内向外刺破皮肤，没有或很少皮肤挫伤
Ⅱ级	任何类型的皮肤裂伤伴有周围皮肤和软组织的挫伤和中度污染，可与任何类型的骨折同时发生
Ⅲ级	骨折伴有严重软组织损伤，常伴有主要血管和 / 或神经的损伤；所有伴有缺血，严重粉碎和筋膜间室综合征的骨折属于此类型
Ⅳ级	肢体的完全和不全离断，指所有重要结构离断，尤其是主要血管断裂导致肢体完全缺血；剩余软组织不应超过肢体周径的 1/4（任何再血管化的损伤为 3 级）

表 13-2 软组织损伤的 AO-ASIF 分类

程度	
1	正常（开放性骨折除外）
2～4	损伤的严重程度增加
5	特殊情况
皮肤损害（闭合性骨折）	
IC1	无皮肤损伤
IC2	无皮肤裂伤，但有皮肤挫伤
IC3	环形脱套
IC4	广泛的闭合性脱套
IC5	挫伤皮肤坏死
皮肤损害（开放性骨折）	
IO1	皮肤由内向外破裂
IO2	皮肤裂口<5cm，皮缘挫伤
IO3	皮肤裂口>5cm，皮缘失活
IO4	皮肤全层挫伤，撕脱，软组织缺损，肌肉肌腱损伤
肌肉肌腱损伤	
MT1	无肌肉损伤
MT2	环形损伤，仅涉及 1 个间室
MT3	严重损伤，涉及 2 个间室
MT4	肌肉缺损，肌腱撕裂，广泛挫伤
MT5	筋膜间室综合征 / 挤压损伤
神经血管损伤	
NVI	无神经血管损伤
NV2	孤立性神经损伤
NV3	局部血管损伤
NV4	广泛的节段性血管损伤
NV5	复合型神经血管损伤，包括肢体完全或不全离断

表 13-3 印度 Ganga 医院开放损伤评分（GHOIS，Gustilo 小腿ⅢB 型，1994，2015）

项目	评分
1 覆盖组织：皮肤和筋膜	
1.1 伤口既无皮肤缺损也未跨越骨折处	1
1.2 伤口跨越骨折处，但无皮肤缺损	2
1.3 伤口未跨越骨折处，但有皮肤缺损	3
1.4 伤口跨越骨折处，且有皮肤缺损	4
1.5 伤口周围广泛皮肤缺损	5
2 功能组织：肌肉肌腱和神经	
2.1 肌肉肌腱结构的局部损伤	1
2.2 肌肉肌腱完全损伤，但可以修复	2
2.3 不可修复的肌肉肌腱损伤，某一间室部分缺损或胫神经的完全损伤	3
2.4 某一间室的内容物的完全缺损	4
2.5 ≥ 2 个间室的缺损甚至大部离断	5
3 结构组织：骨和关节	
3.1 横、斜形或蝶形骨块小于周径 50%	1
3.2 大于周径 50% 的蝶形骨块	2

续表

项目	评分
3.3 无骨缺损的粉碎、多段骨折	3
3.4 骨缺损小于 4cm	4
3.5 骨缺损大于 4cm	5
4 合并情况：以下每种情况各加 2 分	
4.1 清创距离受伤时间间隔大于 12 小时	2
4.2 下水道、有机物污染或农田损伤	2
4.3 年龄大于 65 岁	2
4.4 依赖药物控制的糖尿病或可导致麻醉意外的心肺疾病	2
4.5 伴有胸部或腹部的多发伤，ISS 评分大于 25 分或有脂肪栓塞	2
4.6 低血压，收缩压< 90mmHg	2
4.7 同一肢体还存在另一处严重创伤或有骨 - 筋膜室综合征	2
总结	
≤14 分 建议保肢	
≥17 分 通常截肢	
15～16 分 灰色区	

表 13-4 Hanover 骨折评分系统

项目	描述	评分
A 骨折类型	A 型	1
	B 型	2
	C 型	4
骨缺损	<2cm	1
	>2cm	2
B 软组织		
皮肤（伤口挫伤、擦伤）	无	0
	<1/4 周长	1
	1/4～1/2 周长	2
	1/2～3/4 周长	3
	>3/4 周长	4
皮肤缺损	无	0
	<1/4 周长	1
	1/4～1/2 周长	2
	1/2～3/4 周长	3
	>3/4 周长	4
深部软组织（肌肉、肌腱、韧带、关节囊）	无	0
	<1/4 周长	1
	1/4～1/2 周长	2
	1/2～3/4 周长	3
	>3/4 周长	6
截肢	无	0
	不完全离断	20
	不完全性碾压	30

表 13-5 损伤肢体严重程度评分(MESS)

MESS 变量	特征	评分
骨骼软组织损伤		
低能量	刺伤，简单骨折，民用枪伤	1
中能量	开放或多发骨折脱位	2
高能量	近距离枪击伤，军用枪击伤，挤压伤	3
极高能量	节段性骨折，骨折严重粉碎，骨缺损，脱套伤，严重污染	4
肢体局部缺血(>6 小时，分数加倍)		
轻度	脉搏微弱，但灌注正常	1
中度	无脉搏，毛细血管充盈时间延长，感觉障碍	2
重度	无脉搏，凉，缺血，无感觉，麻木	3
休克		
血压正常	血压正常，收缩压>90mmHg	0
暂时性低血压	有暂时性低血压	1
持续性低血压	即使补液，仍持续低血压	2
年龄		
青年	<30 岁	0
中年	30～50 岁	1
老年	>50 岁	2

注：总分≥7 分，应尽早截肢；总分≤6 分，应尽力保肢。

二、开放性骨折的 Gustilo 分型

Gustilo 和 Anderson 于 1976 年对 1 025 例开放性骨折进行分析，按照创面大小、污染程度、软组织损伤程度及骨折特征进行分类，为感染性骨折的结局提供了预后信息。并于 1984 年对这一系统进行了改良，将Ⅲ型进一步分为三个亚型(表 13-6)：ⅢA 型开放性骨折，有广泛软组织撕裂伤或形成皮瓣，但骨骼仍有适当的软组织覆盖，或者不论伤口大小的高能量外伤，包括节段性或严重的粉碎性骨折，甚至包括那些创面只有 1cm 撕裂伤。ⅢB 型开放性骨折有广泛的软组织缺失并伴有骨膜剥离和骨外露，这类骨折常被严重污染。ⅢC 型开放性骨折包括伴有动脉损伤需要修补的开放性骨折，而不论软组织创口有多大。这种分型法简单易懂，能较好地区分开放性骨折的严重性，已被广泛应用。

表 13-6 Gustilo-Anderson 开放性骨折分型

类型	创面	污染程度	软组织损伤	骨损伤
Ⅰ	<1cm	清洁	小	简单轻微污染
Ⅱ	>1cm	中度	中度，部分肌肉受损	中度污染
Ⅲ[a]				
A	常常>10cm	污染	严重，伴有挤压伤	常常污染，有适当的软组织覆盖骨折处
B	常常>10cm	污染	严重的软组织覆盖缺损，常需要软组织重建手术	骨外露，中度至重度污染
C	常常>10cm	污染	严重的软组织覆盖缺损合并需要的血管损伤，可能需要软组织重建手术	骨外露，中度至重度污染

注：[a] 节段性骨折、农田损伤、严重污染环境中发生的骨折、霰弹伤，或高速枪击伤均属于Ⅲ型开放性骨折。

尽管此分型被广泛用于开放性骨折的评估，但提出时却仅针对胫骨开放性骨折，该分型对损伤特征的定义并不严谨，使得医师在急诊室进行骨折分型存在困难。此外，Gustilo-Anderson 分型一个显著的缺陷在于未将治疗的概念纳入考虑，比如如何关闭软组织创口。理想的分型系统应该是损伤的分型指导治疗，而非治疗决定分型。例如该分型对于严重的开放性骨折，在保留肢体或早期截肢的选择上不能提供充分的依据。

在 *Rockwood and Green's Fractures in Adults* 中，作者提出了 Gustilo-Anderson 分类的不足：定义进行了很多次修改，在实践中缺乏一个统一的标准；ⅢB 型损伤覆盖的范围太过广泛；主要依赖于伤口的大小；未分别评价皮肤、骨骼、肌肉肌腱的损伤严重程度；没有解决治疗的问题（保肢 vs 截肢）；观察者之间的可靠性较差。

在临床应用 Gustilo-Anderson 分型时，笔者认为仅仅根据在急诊室对创面和 X 线片的观察便做出骨折分类易导致错误，应该结合清创术中探查，对此例开放性骨折有完整彻底的认识后才能做出更为准确的分类，此外，分类应指导治疗才更具有临床意义。顾立强等通过回顾性分析病例提出改良 Gustilo 分型（表 13-7），以 Gustilo 开放性骨折分类为基础，结合 AO/ASIF 软组织开放性皮肤损伤 IO 分类和开放性损伤的病理生理动态变化，将开放性骨折的软组织损伤、缺损类型分为五大类型与若干亚型，补充拓展了Ⅲd 型、Ⅳ 型、Ⅴ型（含Ⅴa、Ⅴb、Ⅴc、Ⅴd 型）。此改良分型有以下特点：将软组织评价细分为皮肤伤口、肌肉、神经、血管等，涵盖损伤程度与损伤范围；既要重点评估急诊清创术中组织损伤的程度和范围，又要基于病理生理动态变化，进行动态评价；突出节段性肢体损毁伤，积极运用早期显微外科修复方法；突出广泛性肢体损毁伤，对“组织失结构化”进行果断截肢；提出Ⅴ型，即原为闭合性骨折因各种原因转变为开放性骨折，诊疗上有预见性。

运用此分型指导临床治疗时，顾立强等提出：肢体严重创伤截肢指征，关键在于创伤本身的严重程度与范围、肢体的缺血时间，也要结合全身情况、有无感染等并发症综合考虑。主要包括 4 方面：

1. 肢体严重广泛毁损性损伤（开放性骨折Ⅳ型）。

2. 大血管损伤（Ⅲc 型），肢体缺血超过一定时限（如 24～48 小时），肌肉坏死明显，已并发肾功能不全等。

3. 肢体严重损伤、缺血（Ⅲc、Ⅲd 型），合并威胁生命的损伤，或全身状态差（如患甲状腺功能亢进症）、年龄大等。

4. 肢体严重创伤（Ⅲb、Ⅴc、Ⅴd 型）出现严重感染等并发症，如大量肌肉（肌群）坏死、缺损，神经不可逆性缺血坏死或损伤、长段缺损，大血管栓塞、血供差，皮肤大面积缺损。骨组织大段缺损或广泛骨髓炎，关节僵硬等。这里强调 2 个或 2 个以上肢体节段的广泛性肢体毁损伤（Ⅳ型），早期治疗时就要果断截肢，“不作无用功”；而对于局限于 1 个肢体节段的节段性肢体毁损伤（Ⅲd 型），则要积极应用显微外科技术保肢治疗。

表 13-7 开放性骨折软组织损伤缺损分型(改良 Gustilo 分型)

改良 Gustilo 分型	皮肤伤口/缺损	肌肉损伤	神经损伤	大血管损伤	肢体血供	污染	骨折	损伤节段	与 Gustilo 分类关系
Ⅰ型	<1cm/−	−	−	−	良好	轻	简单骨折	<1	Ⅰ型
Ⅱ型	<5cm/−	−/+	−	−	良好	中	简单/粉碎	<1	Ⅱ型
Ⅲ型									
Ⅲa	5～10cm/<5cm×8cm	++	+	−	良好	中/重	粉碎骨折	<1	Ⅲa 型
Ⅲb	>10cm/>6cm×10cm	++++	++	−/+※	早期良好	重	粉碎缺损	≤1	Ⅲb 型（3～7 天内若感染，肢体血供不良）
Ⅲc	>1cm/可有缺损	−/+	−/+	++	严重缺血	重/中	粉碎缺损	≤1	Ⅲc 型（Ⅲc^{+}）（若血管未修复，24～48 小时肢体坏死）
Ⅲd	>10cm/>6cm×10cm	++++	+++	++++	严重缺血	重	粉碎缺损	1	Ⅲb + Ⅲc（节段性肢体毁损伤）*

续表

改良 Gustilo 分型	皮肤伤口 / 缺损	肌肉损伤	神经损伤	大血管损伤	肢体血供	污染	骨折	损伤节段	与 Gustilo 分类关系
Ⅳ型	>10cm/>50cm×10cm（少数闭合性）	++++	++++	++++	严重缺血	重	粉碎缺损	≥2	> Ⅲb + Ⅲc（广泛性肢体毁损伤）[#]
Ⅴ型									（原为闭合性骨折，因各种原因转变为开放性骨折）

注：[※] 前臂、小腿平面以下单独一条动脉（桡动脉或尺动脉、胫前动脉或胫后动脉）损伤，肢体早期血供良好；但 3～7 天内若感染，另一动脉受波及栓塞，则肢体血供不良。

* 节段性肢体毁损伤，远端肢体完整但缺血。

[#] 广泛性肢体毁损伤，多为开放性，皮肤、肌肉、血管、神经等软组织与骨关节硬组织毁损、缺失，损伤肢体严重缺血；少数为闭合性（Ⅳ型），污染轻，但“组织失结构化”。

Ⅴa：骨折断端由内向外刺破皮肤；Ⅴb：医源性手术后皮肤坏死伤口感染；Ⅴc：皮肤脱套伤后坏死缺损；Ⅴd：筋膜室综合征切开减压后。

三、开放性骨折的 OTA 分型

在 2010 年 OTA 分类法委员会提出了一种新的开放性骨折分型方案。他们通过文献系统综述提取相关指标，评估开放性骨折的严重性，然后通过收集创伤骨科专家独立对相关因素进行重要性排序的数据和意见提出初步分型方案。最后通过临床适用性研究和进一步完善 OTA 分型系统。结果发现皮肤缺损、肌肉损伤、动脉损伤、骨量丢失和污染是排序最高的五项相关因素（等级排序）（表 13-8）。在初次清创结束后评估被认为是使用开放性骨折的 OTA 分型的最佳时机。它为患者入院后还未接受任何治疗时就进行分类提供了一种系统化的方法。其总体目的在于基于损伤病理解剖学特征，对临床相关的成人和儿童上肢、下肢及骨盆开放性骨折进行统一分型，以便临床医师和学者进行更好地交流与研究。

表 13-8 开放性骨折的 OTA 分型

开放性骨折的 OTA 分型
皮肤
1. 损伤可以估计
2. 损伤无法估计
3. 广泛性脱套伤
肌肉
1. 损伤区域内无肌肉；不会出现肌肉坏死；部分肌肉损伤但不影响肌肉功能
2. 部分肌肉缺损，但肌肉功能良好；损伤区域内小块肌肉坏死需要切除，肌肉 - 肌腱单元功能未损伤
3. 肌肉坏死，肌肉功能丧失；部分或全部筋膜室组织切除；肌肉 - 肌腱单元功能完全丧失；肌肉缺损程度无法估计
动脉
1. 动脉损伤不伴远端肢体缺血
2. 动脉损伤伴有远端肢体缺血
污染
1. 无或轻度污染
2. 浅表污染（容易清除，污染物未埋入骨质或深部软组织）
3.
a. 污染物埋入骨质或深部软组织
b. 高危环境污染（院子、下水道、脏水中等）
骨量丢失
1. 无骨量丢失
2. 存在骨缺损或骨质去血管化，但远端和近端骨块仍有连接
3. 存在骨段缺损

（王洪刚 艾合买提江·玉素甫）

第三节 开放性骨折的治疗

一、清创

1. 清创时机 传统观念认为，清创越早，感染发生率将会越低。“6小时原则”基于Friedrich于1898年动物实验结果提出：受伤后早期细菌仅仅停留在创口表面，经过一段时间繁殖并侵入组织内部后才发生感染，因此，应争取在潜伏期内进行清创。此后陆续有多篇文献支持了上述论断。但是Schenker于2012年的一篇meta分析文献，囊括16篇文章中的3 539个开放性骨折病例，认为在考虑到所有感染、仅仅考虑深部感染或仅考虑到严重开放性骨折感染时，延迟清创与高感染率之间并没有关联。但是该文也同时提出，此文并没有否定“6小时原则”，而是希望更有前瞻性地研究探讨开放性骨折初始清创的时限问题。

BOA在对大量临床资料进行回顾性分析基础上于2009年修改了“6小时原则”：开放性骨折应该由专业的骨科和整形外科医师团队在24小时内完成。2016年NICE指南做出了更为详尽的建议：GustiloⅢ型骨折在12小时内完成清创，GustiloⅠ型和GustiloⅡ型骨折在24小时内完成清创即可。

总之，如果有一支经验丰富的团队进行清创，当然越早越好；如果清创团队暂时无法即时组建，可以在有效抗生素预防使用同时，尽快组织清创团队施行手术。

2. 组织活力的判断 清创手术时组织活力的判断至关重要。一般说来，如果伤口没有明显活动性出血，止血带仅仅只能是备用，在没有止血带条件下进行清创可以有效判断组织活力。皮肤和皮下组织是否失活，仔细观察创缘的渗血情况即可。如果皮肤广泛脱套，即便皮肤边缘有缓慢渗血，亦需十分小心决定取舍。因为此时皮下血管网正在逐步形成血管网栓塞，将皮肤削薄后进行反取皮植皮更好。肌肉组织判断失活要困难一些。由于肌肉特殊的解剖结构和血液供应方式，往往表面的肌肉会有血液供应，如果使用电刀进行刺激，一般会引起收缩，事实上，深层的肌肉组织可能已经坏死。此时，可以沿肌纤维方向探查深层，使用“指碎法”将坏死肌肉清除。除明显污染或游离的骨膜组织可以切除外，需尽量保留骨骼表面软组织。大块游离骨或关节面骨块彻底清洗后可以尽力保留，小的非结构性游离骨块可以清除，对骨的处理要尽量小心，第一次清创时不宜大刀阔斧。如果骨髓腔开放，亦需探查髓腔内有无异物。

3. 冲洗 对创面进行机械性刷洗清创后，伤口冲洗就成为了重要的环节。反复、大量冲洗液有助于清除掉组织上沾染的微生物和外来微细组织。应该使用何种液体冲洗创面，大量的动物实验和临床试验都做了较深入的探讨。抗菌剂溶液对伤口灌洗后可以有效清除细菌，但是对于停留在血液循环不良组织上沾染的细菌，则没有作用。实验证实，48小时后滞留区细菌会暴发性生长。因此，生理盐水仍是目前推荐的最佳冲洗液体。文献中一般推荐GustiloⅠ型、GustiloⅡ型和GustiloⅢ型使用冲洗量为3L、6L、9L。

是否需要加压对伤口进行冲洗也是近年研究的热点问题之一。毋庸置疑，动力加压冲洗可以把伤口表面细菌机械清除，但是亦可以将部分表面细菌推入深面组织，增加感染风险。同时研究也说明，加压冲洗后会破坏骨质微循环系统，导致骨折延迟愈合或不愈合。脉冲冲洗也是动力加压冲洗的一种，仍需要谨慎使用。

总之，对于伤口的冲洗，需要掌握的原则仍然是以下几点：生理盐水、大量、低压、反复。

（潘振宇）

二、治疗决策

1. 保肢还是截肢

（1）概述：四肢严重开放性骨折常同时累及皮肤、肌肉、骨骼、神经、血管等重要结构，是创伤骨科治疗中一个非常棘手的问题。对于上肢，由于没有很好的假肢替代，尽量应该予以保肢。而对于下肢，保肢与截肢的手术指征也一直存在争论，保肢虽然在治疗初期能让大多数患者和家属所接受，但患者却面临着需要长期治疗、经历多次手术、昂贵的治疗费用、勉强保留的肢体因功能欠佳而延迟性截肢、甚至因保肢引起全身严重并发症威胁生命的诸多风险，对医师而言也是对其治疗水平的极大考验。而截肢会使患者因此丧失劳动能力甚至生活自理能力，成为家庭和社会的沉重负担，患者也会因终生失去肢体承受巨大的心理和生理痛苦。因此，下肢严重开放性骨折时选择保肢与截肢就成了困扰患者、家属和医师的决策性难题，而选择保肢后，如何保住已处于濒临截肢边缘的肢体、如何恢复肢体的感觉、运动功能，为患者保留一个功能优于假肢的肢体是临床医师经常面临的考验。

（2）适应证：影响下肢严重开放性骨折肢体截肢的危险因素包括局部和全身因素。前者主要指皮肤、软组织（血管、神经、肌肉）及骨骼的损伤严重度与肢体缺血时间，后者包括休克、年龄、并存疾病等。通过对以上参数进行适当划分与取舍并予评分产生了目前主要的 6 种截肢评分系统：MESS 评分、Hannover 骨折评分（hannover fracture scale，HFS）、毁损肢体综合征指数（mangled extremity syndrome index，MESI）、预测保肢指数（predictive salvage index，PSI）、保肢指数（limb salvage index，LSI）及 NISSSA 评分。由于各个评分系统大多建立在小样本回顾性资料的基础上，而大样本回顾性研究与前瞻性研究表明各种评分系统预测截肢的敏感度存在很大差异，且不能准确预测保肢者的功能结局，因此近年来损伤评分系统饱受各种争议。大多数预测指标被批主观、复杂及难以广泛使用，故其实用性和适用性受到一定的限制。MESS 评分系统根据骨骼软组织损伤程度、肢体缺血、休克和患者年龄来进行分类评分，分数越高，预后越差，虽然也有它自身的局限性，但较其他评分有着简单、客观、准确性高的优点，常作为严重开放性骨折保肢与截肢的首选评分系统。该评分系统指出总评分≥7 分者即应考虑截肢，而近年来的研究认为，随着显微外科技术的进步以及手术医师经验的积累，MESS 评分 7～8 分的严重创伤肢体都可以试行保肢治疗，为截肢或保肢的相对适应证。MESS 评分≥9 分为截肢的绝对适应证，≤6 分则是保肢的绝对适应证。此外，如存在以下情况，为截肢的绝对适应证：胫神经毁损，但初期的足部无感觉或胫神经横断伤有恢复的可能，并不是截肢的绝对适应证；肢体广泛的挤压伤，或不能控制的感染和坏死；无法重建的血管损伤。英国 BOA 指南认为截肢决定至少需要两位高年资医师参与，如有可能，患者及家属也应该参与其中，如医师与患者及家属意见不统一，建议与最近的创伤中心联系讨论。当然保肢也要参考患者及家属的意愿、经济和全身情况、假肢功能预测。

（3）手术方法

1）保肢手术方法：保肢手术内容主要包括大血管、神经损伤修复、皮肤软组织大面积缺损修复，大块骨缺损移植、复合组织缺损重建等方面。

①手术前准备：患者接诊后先积极维持生命体征，将损伤肢体妥善包扎止血、简单外固定、药物止痛，以减小副损伤。继而评估患者全身状况，了解有无危及生命的合并损伤，如胸腹部严重闭合性损伤、颅脑外伤等情况，判断有无创伤失血性休克以及休克的程度、失血量，急诊即行快速补液扩容并交叉配血、输血治疗，待生命体征平稳后方可进行保肢手术。术前应系统检查肢体损伤程度，包括皮肤、肌腱（肉）、血管、神经、骨与关节损伤、肢体完整性、远端血运、感觉、运动功能等，对急诊一期手术、二期功能重建手术、创面覆盖手术、大概的医疗费用等情况做出初步的预估和计划，并与患者和家属进行沟通，征得患方的同意和配合方可进行保肢手术。②麻醉方式选择：患者血压稳定、术前准备就绪后，行保肢手术。术前根据患者年龄、伤情及肢体损伤程度，酌情选用全身麻醉或神经阻滞麻醉。急诊一期手术清创手术时需要扩大创面，防止遗漏，大量生理盐水反复冲洗，彻底清除创面内污染、坏死及失活组织。清创后分别探查肌腱（肉）、血管、神经损伤情况，判断肌肉、皮肤及远端肢体血运状况，了解骨骼、软组织缺损面积等。保肢手术一般情况下先恢复骨骼连续性及稳定性，为软组织、血管、神经修复创造条件，骨折多用外固定支架简单复位固定，可结合有限内固定处理以维持骨骼稳定性及下肢力线，防止再损伤。其次按照肌肉、肌腱、神经、血管的顺序争分夺秒进行修复，若缺血严重，在骨骼重建后立即修复主要血管，以缩短肢体缺血时间，防止肌肉组织大面积坏死。原则上能一期修复尽可能一期修复，必要时可行腓肠神经移植，但当局部污染严重且缺损较多时，建议标记后二期处理为妥。当血管缺损>2cm 且无法通过远近端游离松解行端 - 端吻合修复时，果断行自体大隐静脉游离移植修复，通血成功后均需将小腿进行切开减压，防止术后肌肉缺血坏死以及坏死毒素吸收，导致急性肾衰竭甚至危及生命。骨与肌腱、神经外露时有条件的需用局部肌瓣转移或肌皮瓣移植修复，多数无条件的可应用 VSD 临时覆盖处理，待二期行皮瓣移植手术。术后 72 小时是保肢手术患者的高危时段，大多数危重并发症多会在这一时段出现，如血管危象、肾衰竭、特异性感染、休克等，因此术后 72 小时要密切观察患者的生命体征、局部血运及感染情况，定时复查血尿常规、肝肾功能、电解质、记录 24 小时出入水量及尿量，一旦出现肾衰竭、特异性感染如气性坏疽、难以纠正的休克等危及生命的情况时应毫不犹豫地予以截肢手术以

保证患者的生命。经急诊一期保肢手术后遗留的大块骨缺损可分别根据情况二期应用显微外科技术如带血运的髂骨或腓骨移植，或采用骨搬移技术，或采用 Masquelet 技术（诱导膜技术）进行修复重建。而大面积皮肤软组织缺损可应用局部转移皮瓣、桥式皮瓣、游离肌皮瓣或穿支皮瓣进行覆盖，同时伴有骨缺损、皮肤软组织缺损时，还可利用同一血管蒂的腓骨皮瓣进行游离移植，可达到一举两得的效果。

2）截肢手术方法：下肢截肢根据部位，具体可分为以下几种。

①半骨盆切除：髂嵴对接受腔的适配及悬吊非常重要。坐骨结节有利于负重，因此，应根据条件尽量保留髂嵴和坐骨结节。②髋部截肢：保留股骨头和颈，在小转子下方截肢，而不做髋关节离断。这有助于接受腔的适配和悬吊，增加假肢的侧方稳定性，增加负重面积。③大腿截肢：要尽量保留残肢长度，即使是短残肢也应保留。大腿远端截肢应尽量保留残肢长度，距离股骨髁关节面 5cm 以内的截肢均可以安装膝关节离断假肢。④膝关节离断：是理想的截肢部位，它提供了极好的残肢端负重，股骨髁的膨隆有助于假肢悬吊，长残肢对假肢的控制能力强，大腿假肢的主要负重部位在坐骨结节，体重力线通过坐骨结节的前外侧，引起骨盆前倾，同时伴有腰前突加大，当断端负重时，力线接近正常，由于残肢末端负重，当站立或行走时残肢末端直接感觉反作用力，假肢膝关节容易获得稳定，有利于控制假肢。因此，膝关节离断假肢的代偿功能要明显优于大腿假肢。⑤小腿近端截肢：只要能保证髌韧带的附着，在胫骨结节以下截肢即可安装小腿假肢，膝关节的保留对下肢功能极其重要，其功能明显优于膝关节离断假肢。⑥小腿截肢：以中下 1/3 交界为佳，一般保留 15cm 长的残肢就能够安装较为理想的假肢。小腿远端因软组织少、血运不良，不适合截肢。一般来讲，因周围血管病而进行的小腿截肢不应该超过膝关节下 15cm 的水平。⑦赛姆截肢：为理想的截肢部位，虽然截肢水平相当于踝关节离断，但是残端被完整、良好的足跟皮肤所覆盖，具有稳定、耐磨、不易破溃的特点，残肢端有良好的承重能力，行走能力良好，有利于日常生活活动，其功能明显优于小腿假肢。踝关节离断是不可取的。⑧足部截肢：同样要尽量保留足的长度，也就是尽量保留前足杠杆力臂的长度，在步态周期静止时相的末期使前足具有足够的后推力非常重要。前足杠杆力臂的长度缩短可对快步行走、跑和跳跃造成极大的障碍。

【典型病例】

病例 1（下肢保肢）：患者女性，45 岁，“车祸致右小腿流血、疼痛 4 小时”而入院，体检：右小腿广泛的软组织挫裂撕脱，污染严重，右足感觉正常，右胫前和胫后动脉可触及。诊断：右胫骨开放性骨折（Gustilon ⅢB 型）（图 13-1～图 13-4）。

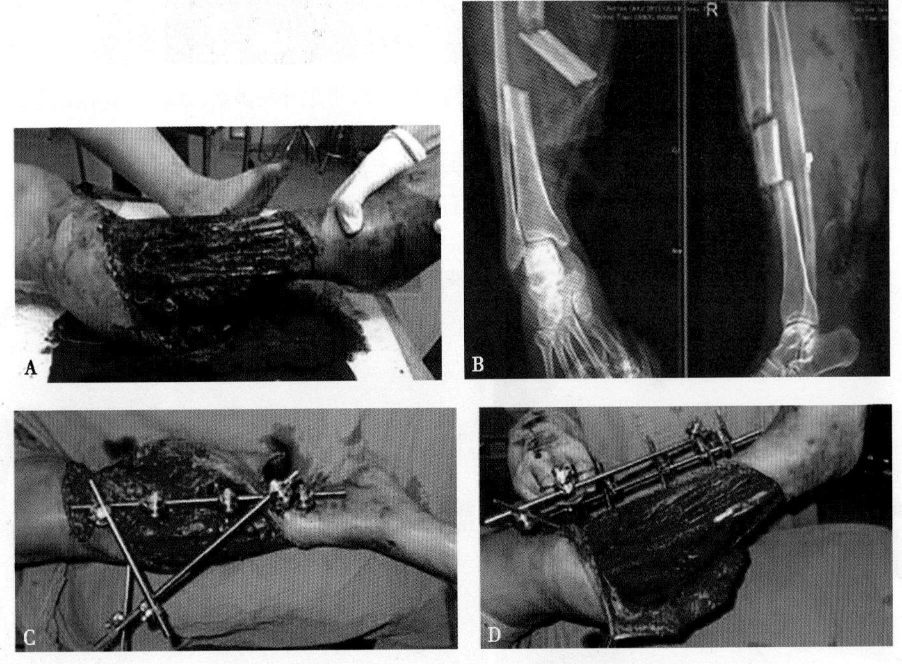

图 13-1　急诊予以彻底清创，骨折断予以克氏针有限内固定加外固定

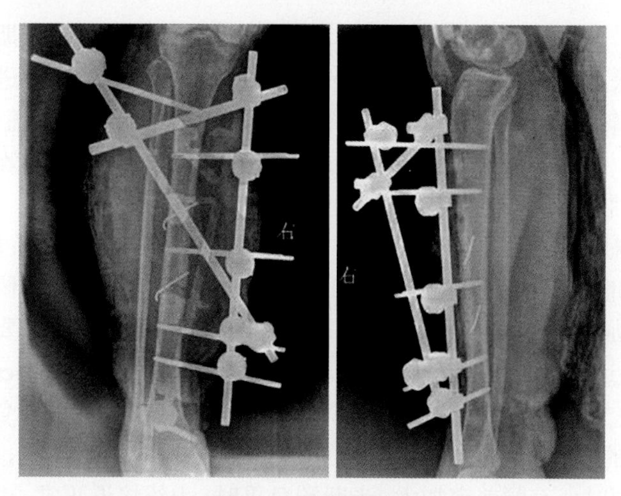

图 13-2 术后 X 线片

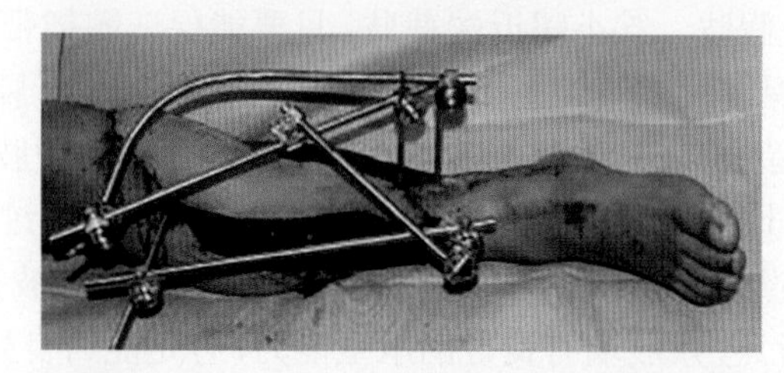

图 13-3 因为胫骨前面骨外露，1 周后切取左大腿股前外侧皮瓣移植覆盖胫前创面，剩余创面植皮

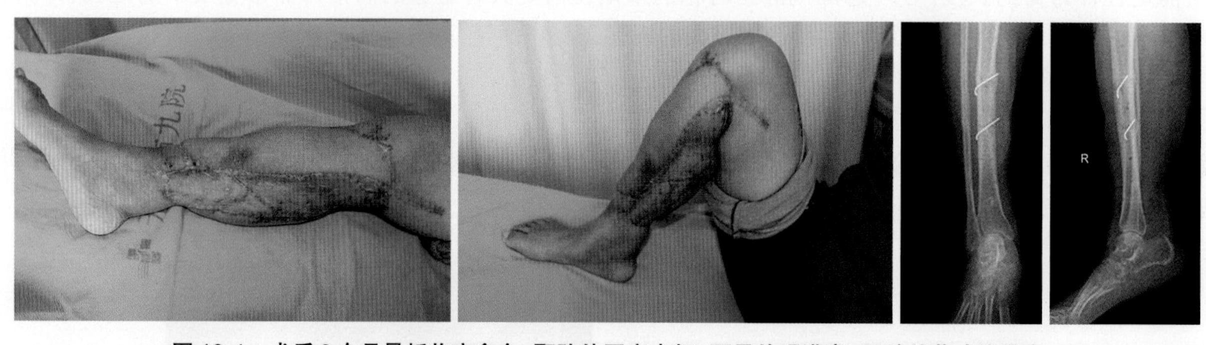

图 13-4 术后 9 个月骨折临床愈合，取除外固定支架，可见外观满意，踝膝关节功能满意

病例 2（上肢保肢）：患者男性，41 岁，“机器绞伤致右上肢流血、疼痛 2 小时”而入院，体检：右上肢广泛地脱套，右手毁损，右腕尺桡动脉可触及。诊断：右上肢脱逃伤；右手毁损伤（图 13-5～图 13-7）。

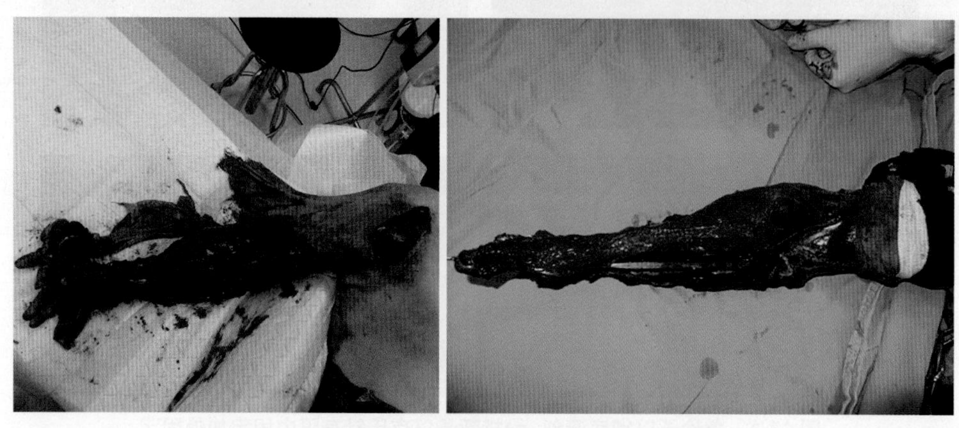

图 13-5 右上肢广泛地脱套伴右手毁损伤，予以清创术

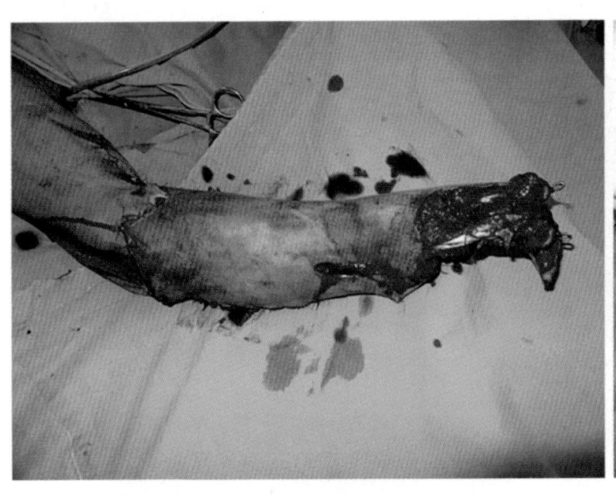
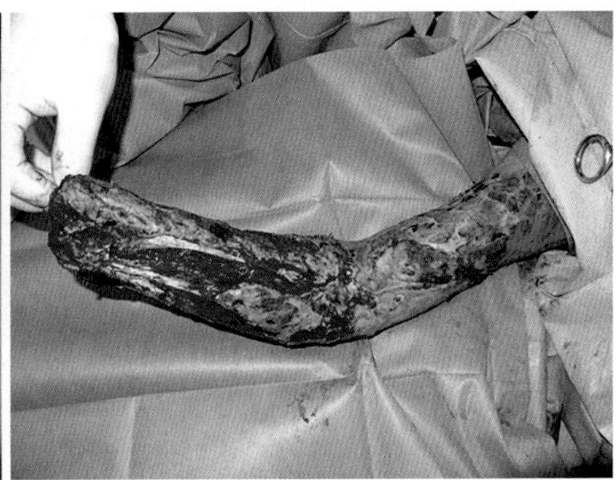

图 13-6　原位植皮，后期部分植皮坏死，肌腱外露

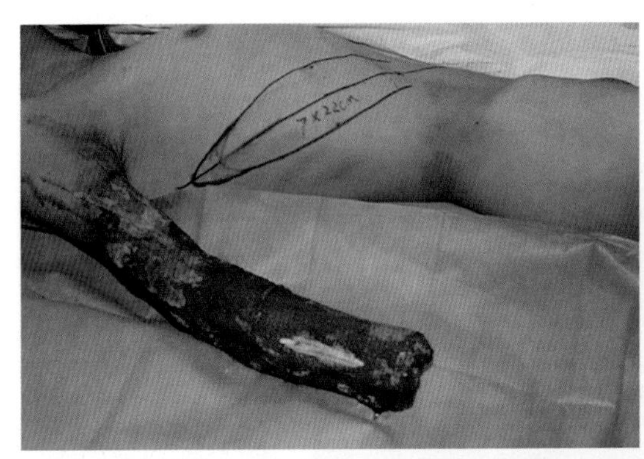
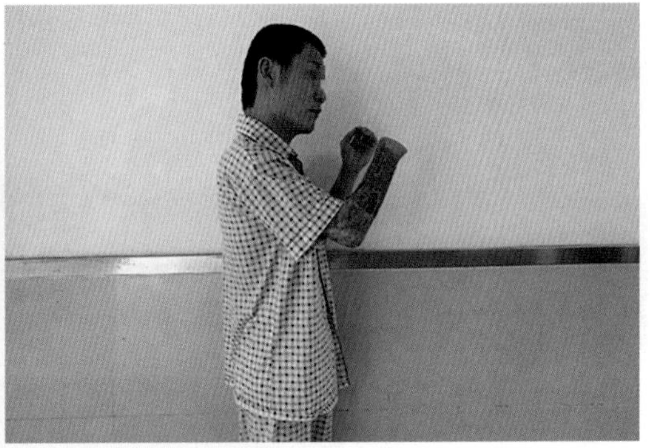

图 13-7　胸脐带蒂皮瓣修复外露的肌腱，肘关节保留大部分功能

病例 3（下肢截肢）：患者男性，69 岁，因“重物砸伤致左小腿疼痛、流血 5 小时”而入院。体检：左小腿下段粉碎性开放性骨折，胫前胫后动脉闭塞，左足血运无，感觉减退。诊断：右胫骨开放性骨折（Gustilon ⅢC 型）（图 13-8，图 13-9）。

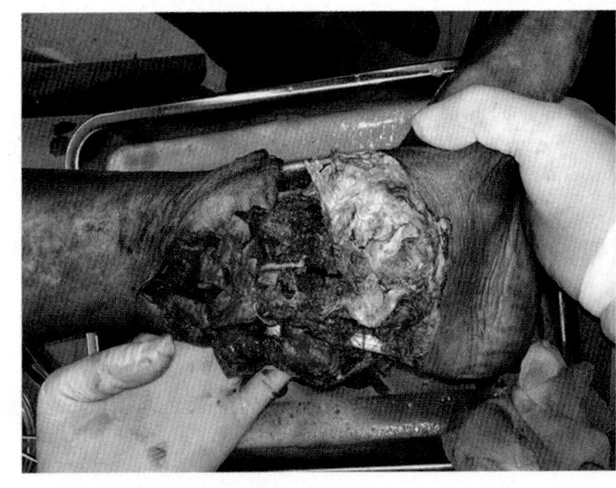
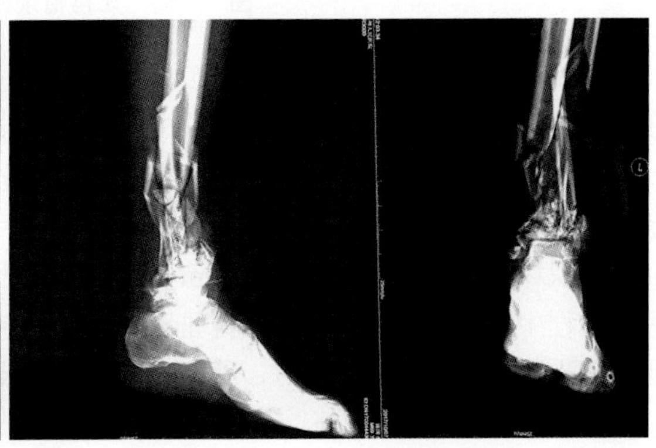

图 13-8　因为患者年龄大，移植血管吻合成功率低，且骨折为粉碎性且累及踝关节面，愈合差，故急诊行截肢术

病例 4（上肢截肢）：患者女性，52 岁。因“机器致左前臂离断 10 小时”而入院。体检：左前臂完全离断，肢体远端无血运，断端毁损严重，离断肢体远端污染严重，可见铁片及纸片碎屑，碾挫伤严重（图 13-10）。

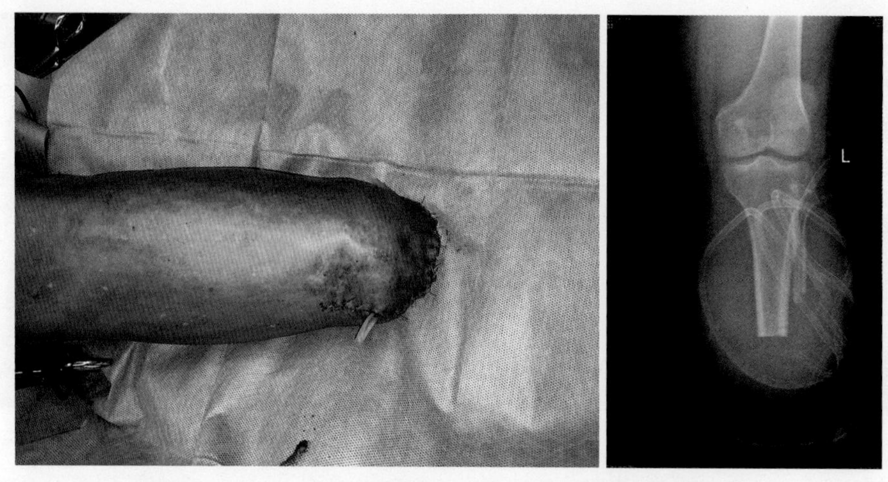

图 13-9　在中上 1/3 处行截肢术，而不是尽量保留胫骨的长度

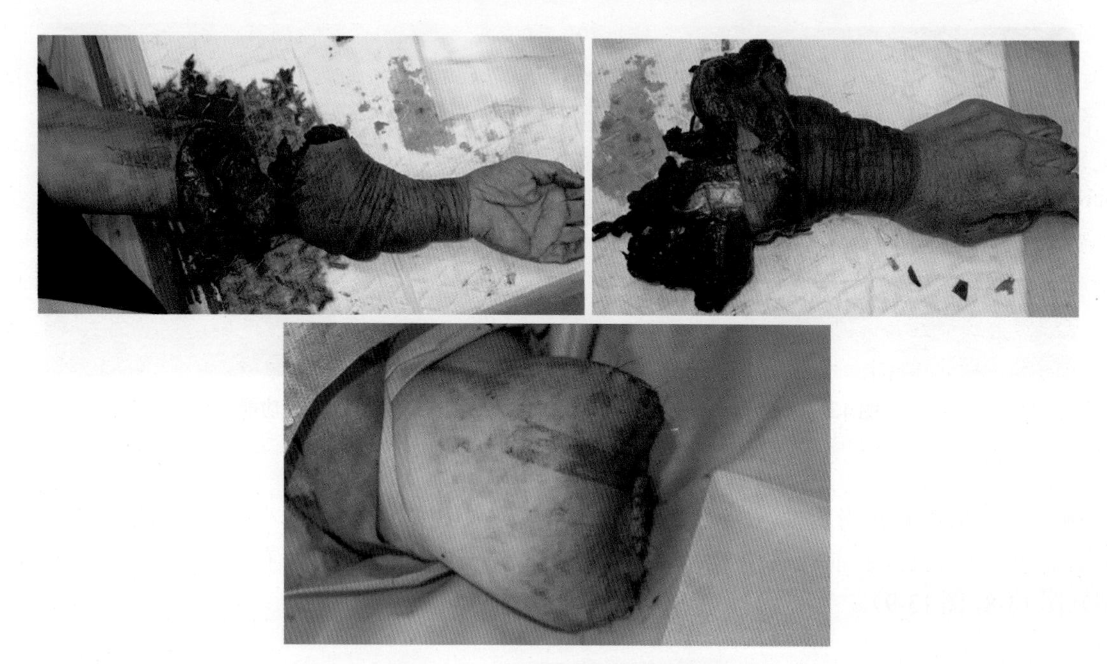

图 13-10　无再植条件，予以截肢

（4）手术要点

1）保肢手术要点：保肢手术一般情况下先恢复骨骼连续性及稳定性，为软组织、血管、神经修复创造条件，骨折多用外固定支架简单复位固定，维持骨骼稳定性，防止再损伤，其次按照肌肉、肌腱、神经、血管的顺序争分夺秒进行修复，若缺血严重，在骨骼重建后立即修复主要血管，以缩短肢体缺血时间，防止肌肉组织大面积坏死；血管、神经缺损>2cm 时，需取自体大隐静脉及腓肠神经游离移植修复。

在保肢过程中，要贯穿骨科损伤控制理论，它是指导复杂创伤救治的纲领。要遵循生命第一、肢体第二的原则，在危及生命的损害去除后，尽可能一期修复肢体组织损伤；当多发伤危及生命时，截肢不容等待，需当机立断，挽救生命。另外，从心理角度而言，尽管保肢患者的肢体功能并不优于截肢患者，但保肢体患者的满意度和心理层面的生存质量高于截肢患者。

2）截肢手术要点：截肢手术同样遵守矫形外科手术的基本原则，要认真周密地设计、仔细地组织处理，为切口良好愈合，获得满意功能的残肢创造条件。截肢是一种破坏性手术，但又是重建和修复手术。在设计手术方案时，应在满足治疗要求前提下，最大限度地保留患肢的功能，获得较为理想的残肢，以便装配的假肢发挥良好的代偿功能。①下肢截肢部位的选择除小腿截肢外，均应以保留较长残肢为原则。理想的残肢皮肤有适当的活动性与紧张度，不要与骨端粘连。②于截骨平面近端锐刀切断神经后，将神经断端埋入周围正常肌肉，可有效预防残端神经瘤。③术中剥离骨膜自截骨平面向远侧进行，尤其是儿童更要轻柔操作，残端要反复冲洗，避免骨膜损伤骨刺形成。④建议残端采用肌肉瓣成形术，将相对应肌瓣互相缝合，使截骨端被完全覆盖包埋，避免形成圆锥形残端，以满足假肢容受腔的装配要求。对于肌肉丰厚的部位可适当修薄，避免软组织过多影响假肢安装。肌肉应基于4C（Contractility：收缩性，Color：颜色，Consistency：张力，Capacity To Blend：出血状态）的原则来清创，千万不要低估肌肉的损伤程度。⑤截肢残端包扎建议采用弹力绷带固定以求有效减少渗出及肿胀，使残端尽早定型，效果满意。截肢术后即刻安装临时假肢是当今的发展趋向，但我国截肢治疗贯穿在医院 - 假肢厂 - 社会、家庭三个环节中，术后即装的假肢较难完成。⑥儿童截肢要充分考虑长骨的骨骺及截肢后残端过度增生问题。由于儿童创伤愈合潜力大，对保肢指征可放宽。适当的延迟截肢对儿童是适宜的，要尽量保留长度及最远端有活力的骨骺。

2．内固定还是外固定

（1）概述：开放性骨折一般经彻底清创后需将骨折端复位及固定，需采用对损伤区域的血供及其周围软组织损伤最小的方法来固定，选择固定方法取决于骨折的部位、类型、局部软组织缺损的程度、清创的效果以及患者的全身情况等。根据以上情况选择内固定、外固定或内固定外固定联合使用。根据开放性骨折的Gustilo分类方法，对于GustiloⅠ型、Ⅱ型、ⅢA型损伤，清创缝合后外固定支架临时固定，如无感染，伤口愈合后尽早更换内固定；如污染不严重，患者全身情况良好，清创缝合后也可以一期予以内固定，但对于胫骨干骨折，一般主张髓内钉而非钢板内固定，选择扩髓还是非扩髓髓内钉，目前还存在争议，尺桡骨骨折按照关节内骨折处理，尽量解剖复位加钢板内固定。对于Gustilo ⅢB型损伤，如患者情况良好，污染不严重，清创彻底后，72小时之内，可予以内固定并同时皮瓣覆盖创面。对于GustiloⅢC型损伤，多采用外固定支架固定以减少肢体的热缺血时间，但尺桡骨在有皮瓣或软组织覆盖的情况下尽量采取钢板内固定。外固定支架具有快速、损伤小的优点，也存在钉道感染、患者不耐受的缺点，急诊多用于临时固定，而不能早期更换为内固定，也可以作为终末固定方式。2017版英国开放性骨折治疗指南认为Gustilo ⅢB型损伤，外固定如不能在72小时之内更换为内固定，并同时皮瓣覆盖创面，则外固定作为一种终末固定方式。外固定转换成内固定的时机存在争议，一般认为随着外固定时间的延长钉道感染的风险会逐渐增加，而内固定感染的风险也会相应增加，外固定转换为内固定的时机一般认为在2周之内是安全的，因此只要患者病情平稳，创面愈合，无红肿热痛和渗出，炎症得到控制，炎症指标呈下降趋势，应尽早更换为内固定。无法在早期更换为内固定者，也可考虑把外固定当成最终固定，必要时加用克氏针、螺钉、小钢板等有限内固定，尤其对于干骺端或关节面骨折。

对于Ⅲ型损伤的处理不同，可以根据情况应用钢板、螺钉、髓内钉及外固定支架，GustiloⅢA骨折多可选择内固定治疗；干骺端骨干骨折多选用外固定，偶尔用螺丝钉行有限的内固定；可以保肢的Gustilo ⅢB型和ⅢC型损伤，在下肢外固定是首选的方法；而对于上肢，特别是尺骨、桡骨骨折，固定原则为解剖复位、坚强固定，早期行功能锻炼，外固定难以达到以上要求，多出现复位不良、骨不连，需二期手术治疗，患肢功能差，因此可选择内固定治疗。

全身情况不稳定需创伤控制或皮肤条件不明确时，可选择采用外固定支架临时固定。用外固定架可以方便地评估皮肤和软组织，甚至适合于存在不稳定软组织的稳定骨折。涉及关节或骨髓的骨折可能需要内固定以维持关节面和骨骺的对线。一般选择克氏针、螺钉或有限内固定、伴或不伴外固定进行固定。可先治疗软组织损伤、待软组织愈合后，再通过清洁切口行关节内骨折的切开复位和内固定。

（2）内固定

1）上肢所有开放性骨折，下肢GustiloⅠ型、Ⅱ型、ⅢA型骨折。

2）手术方法：①术前准备：伤口彻底清创、冲洗、术前抗生素应用。②上肢采用臂丛或全身麻醉，下肢采用连续硬膜外麻醉或者全身麻醉。③手术入路操作程序：手术部位常规消毒，对于开放性伤口常规使用大量生理盐水反复冲洗，对污染严重创面可应用3%的过氧化氢溶液冲洗伤口及周围皮肤，去除伤口中的血渍、污物及失活坏死组织。根据骨折类型，选择合适内固定材料，对有血管神经肌腱等损伤，行修复治疗，对上肢皮肤软组织缺损者，可急诊或二期行皮瓣覆盖。

【典型病例】

患者女性，47岁，右前臂车祸伤致GustiloⅢB型损伤。急诊行清创、钢板内固定术（图13-11）。

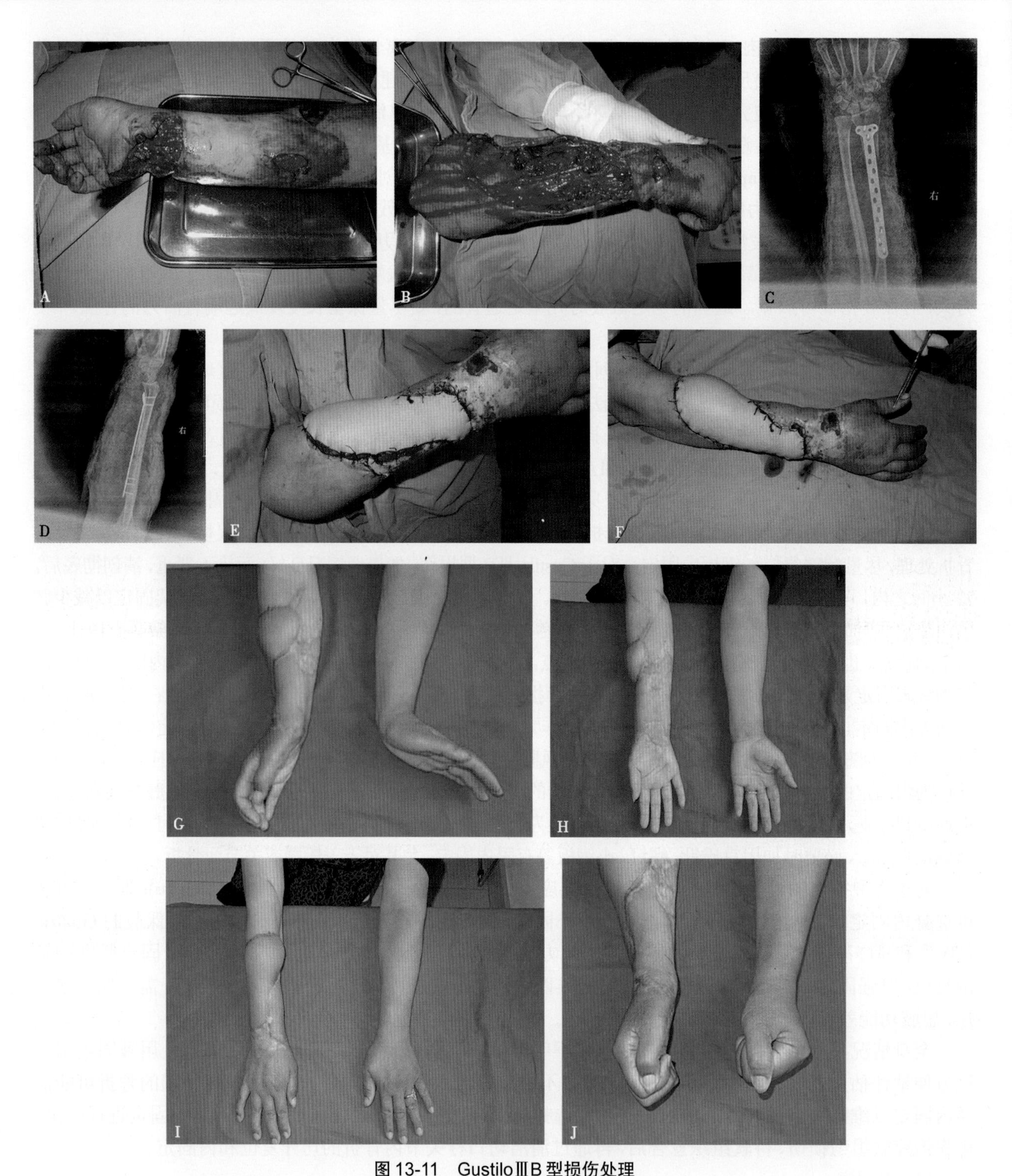

图 13-11 GustiloⅢB 型损伤处理

图 A～D. 急诊行清创、钢板内固定术；E、F. 创面行股前外侧皮瓣修复；G～J. 随访术后患肢功能良好。

3）手术要点：①清创不用止血带，彻底清除失活、坏死软组织。②尺桡骨骨折需解剖复位，坚强固定，下肢骨折需保持力线正确。③皮肤缺损早期行皮瓣覆盖。

（3）有限内固定＋外固定

1）适应证：开放性关节内骨折，骨折需行解剖复位，短期内无法行内固定者。

2）手术方法：①术前准备：伤口彻底清创、冲洗、术前抗生素应用。②麻醉及体位：上肢采用臂丛或全身麻醉，下肢采用连续硬膜外麻醉或者全身麻醉。③手术入路操作程序：手术部位常规消毒，对于开放性伤口常规使用大量生理盐水反复冲洗，对污染严重创面可应用 3% 的过氧化氢溶液冲洗伤口及周围皮肤，去除伤口中的血渍、污物及失活坏死组织。关节内骨折块尽量予以解剖复位，克氏针、螺钉或小钢板进行有限内固定，尽可能保留所有有血供的骨折块，减少软组织的剥离，跨关节外固定支架予以加强固定。急诊行血管神经肌腱等损伤修复治疗，对皮肤软组织缺损者，可急诊或二期行皮瓣覆盖。如条件允许，尽早去除外支架，并进一步加强内固定，以有利于患者关节的早期功能锻炼。

【典型病例】

患者女性，73 岁，因“右小腿外伤致右膝疼痛伴血运障碍 6 小时”而入院。诊断为“右胫骨平台骨折 + 右腘动脉腘静脉断裂”。予以一期胫骨平台有限钢板螺钉固定 + 腘动脉腘静脉修复 + 跨膝关节外支架（图 13-12）。

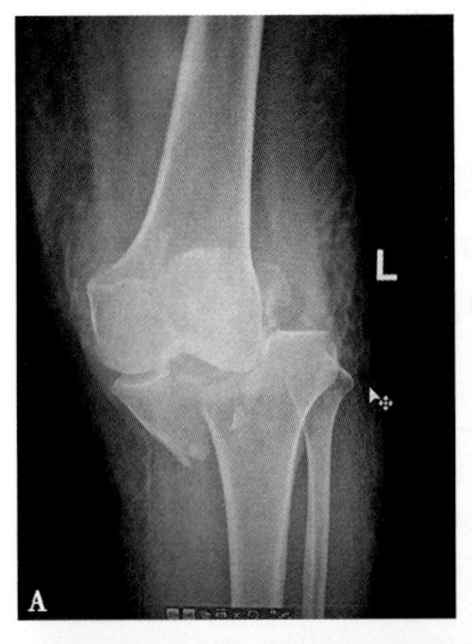

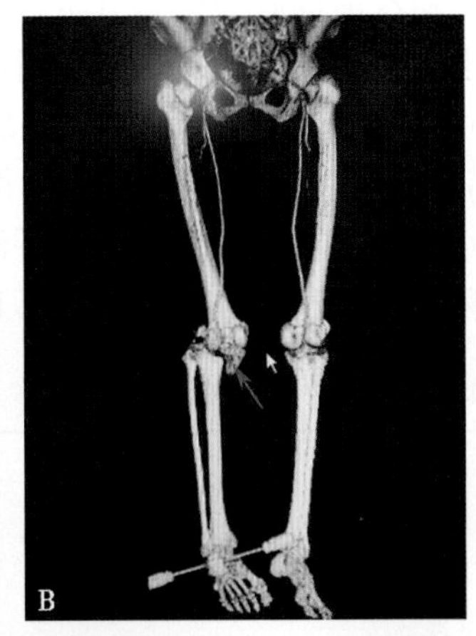

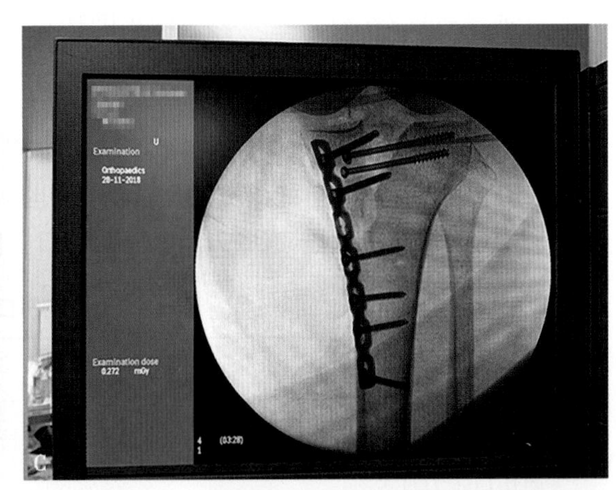

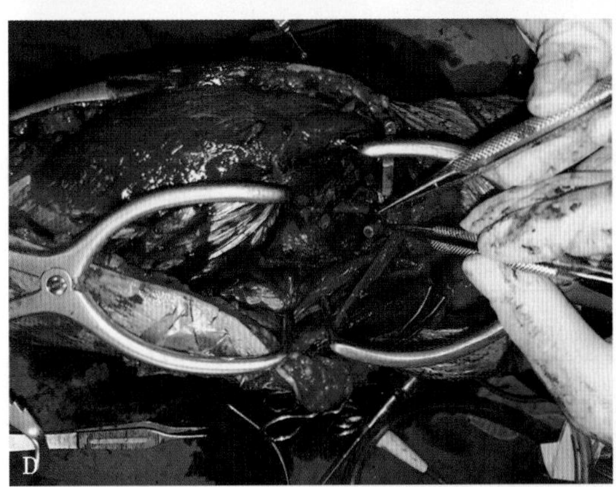

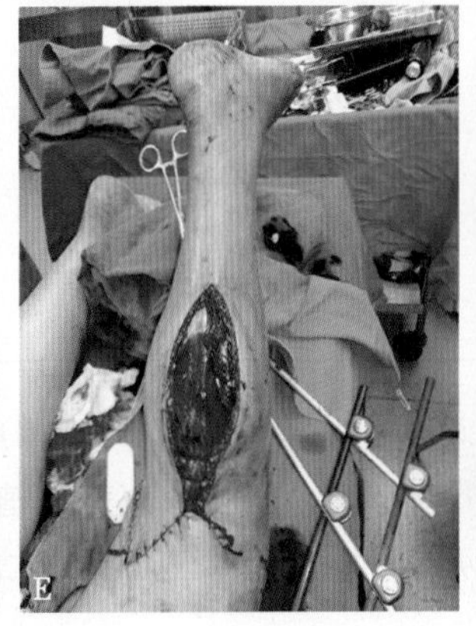

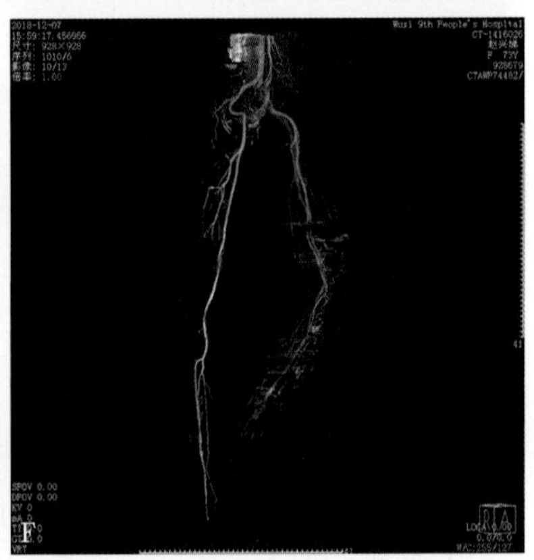

图 13-12 右胫骨平台骨折 + 右腘动脉腘静脉断裂处理

A、B. 左膝可见全髁型骨折脱位，术前 CTA 可见左腘动脉在骨折处断裂；C、D. 首先在仰卧位下行左胫骨平台有限内固定，然后在俯卧位下修复腘动脉及腘静脉；E、F. 外支架予以跨关节加强固定，术后 CTA 见左腘动脉及静脉通畅。

3）手术要点：①内固定应采取微创的方法，尽量减少软组织和血供的破坏。②尽量采用螺钉、克氏针、小钢板等表面积小的内固定物。

3. 骨和软组织一期处理还是分期处理

（1）概述：开放性骨折的治疗过程中，骨折的手术固定是非常关键的。开放性骨折的固定方法包括螺钉、钢板、髓内钉、外固定架及这些材料联合使用。骨折固定的目的是在获得足够的复位和固定的同时保护软组织和骨的血运，以利于患者和患肢早期运动和恢复功能。

（2）骨折是否一期内固定：对于 Gustilo Ⅰ、Ⅱ、ⅢA 型开放性骨折，如患者情况良好，伤口污染不严重，推荐一期内固定，尺桡骨按照关节内骨折进行处理，尽量解剖复位加钢板内固定，而胫骨干骨折，一般主张髓内钉内固定，选择扩髓还是非扩髓髓内钉，目前还存在争议。对于 GustiloⅢB 型开放性骨折，若具备熟练的显微外科技术，在高年资医师主持的彻底清创后可在皮瓣一期移植闭合创面的同时进行骨折的最终内固定。对于ⅢC 型骨折患者，要视具体情况而定，前臂尽量采用钢板一期内固定，而胫腓骨多采取外固定临时固定。对于污染、受伤时间超过 24 小时的开放性骨折，或需要创伤控制的多发伤患者，尽量避免一期内固定，可利用外固定支架临时固定，必要时于 48 小时内再次清创，72 小时内皮瓣移植的同时进行骨折的最终固定。最新的英国开放性骨折治疗指南指出：只有在可以立即进行明确的软组织覆盖后，才能进行明确的内固定；急诊清创后无法闭合创面，则需在 72 小时内闭合创面，同时更换坚强内固定。若患者已存在严重感染，则外支架可作为最终固定，或者反复清创待创面完全愈合后再考虑更换内固定。

（3）伤口是否一期闭合或修复：伤口关闭是创伤治疗中颇具挑战性的领域。通常来说其治疗目标是在最短的时间内，在造成患者伤口污染可能性最小的情况下关闭伤口。一旦完成清创，需要根据受伤时间、部位、受伤组织是否能进行无张力缝合及污染程度来决定能否立即关闭伤口。

传统理念认为，对于有骨折内固定的伤口，在初次清创时要保持开放。然而，目前绝大多数医师认为 Gustilo ⅢA 型以下的开放性伤口都应将其关闭，但对于伤口的闭合时机目前仍存在争论。早期理念认为，早期的软组织修复闭合伤口更有利于患者的术后康复及降低感染率，但后期随着抗生素的应用以及负压引流技术的广泛使用，越来越多的文献证明，二期手术闭合创面亦可获得较低的感染率及较高的功能，但随着延迟时间的增加，伤口感染的风险也会相应增加，英国开放性骨折治疗指南建议伤口闭合的时机在 72 小时之内，最多不超过 7 天。一期伤口关闭的绝对和相对禁忌证见表 13-9。

表 13-9　一期伤口关闭的绝对和相对禁忌证

绝对禁忌证
重度污染伤口（污水、农场）
大面积软组织缺损（高能量武器伤、枪伤）
关闭伤口张力过大
刺伤
相对禁忌证
伤口开放时间大于 12 小时
动物或人类咬伤（除外面部咬伤）
深部骨折（争议中）
急性筋膜切开减压伤口

当无法实现一期关闭伤口时，可考虑二期关闭。一期对开放的伤口使用人工皮肤或者 VSD 负压引流材料覆盖。待肿胀消退后二期直接缝合或行皮肤或皮瓣移植修复。二期关闭伤口的缺点在于：延长了治疗周期，增加了治疗费用和患者的痛苦；感染风险增加；更大的瘢痕；可能需要进一步伤口处理。

【典型病例】

病例 1：患者男性，56 岁，因“高温机器绞伤右前臂致疼痛、流血 2 小时”而入院。诊断为“右尺桡骨开放性骨折（GustilonⅢB 型）；右手背及右前臂Ⅲ度烧伤”。予以一期尺桡骨内固定 + 二期皮瓣覆盖（图 13-13～图 13-16）。

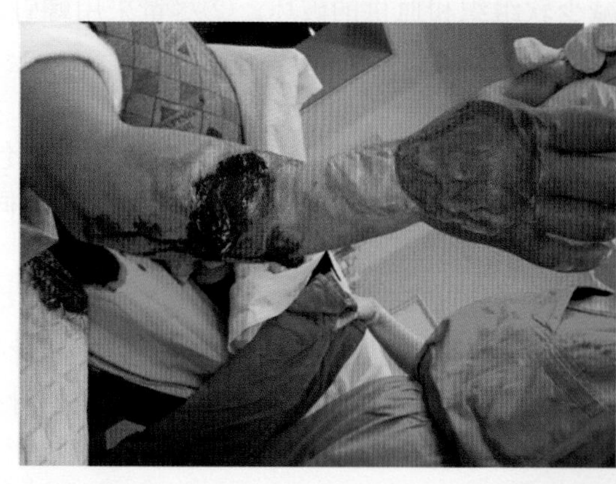

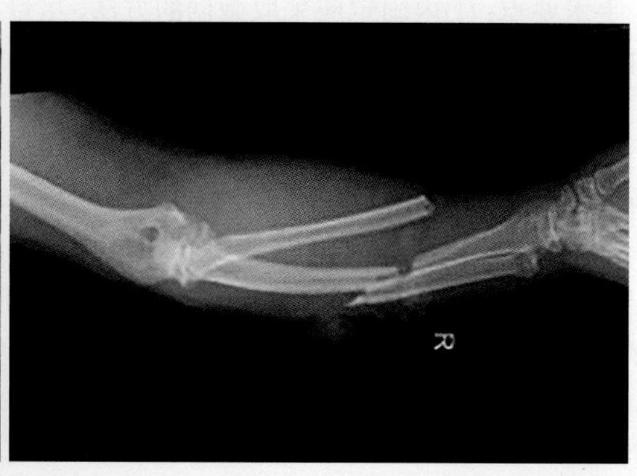

图 13-13　急诊术前

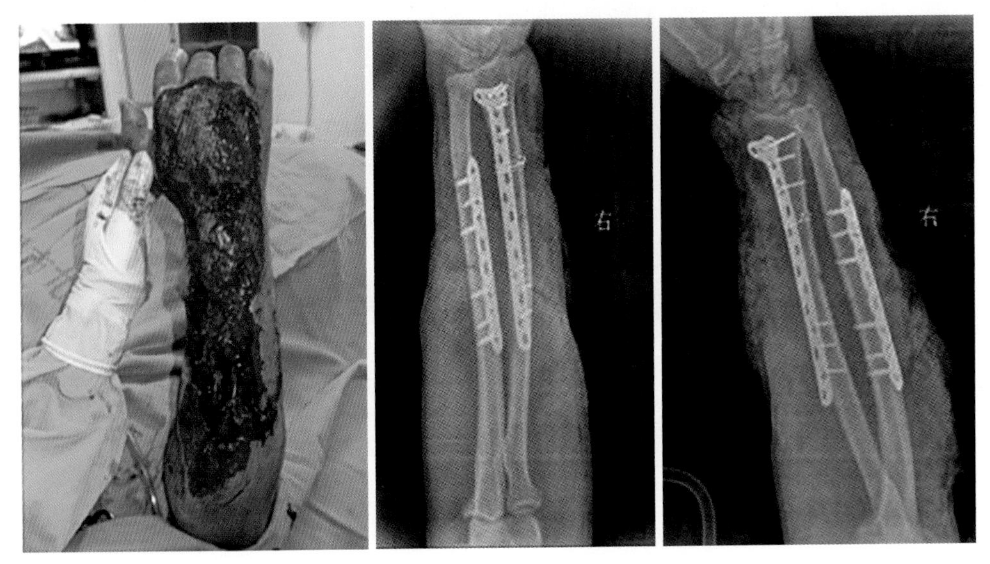

图 13-14　急诊术后

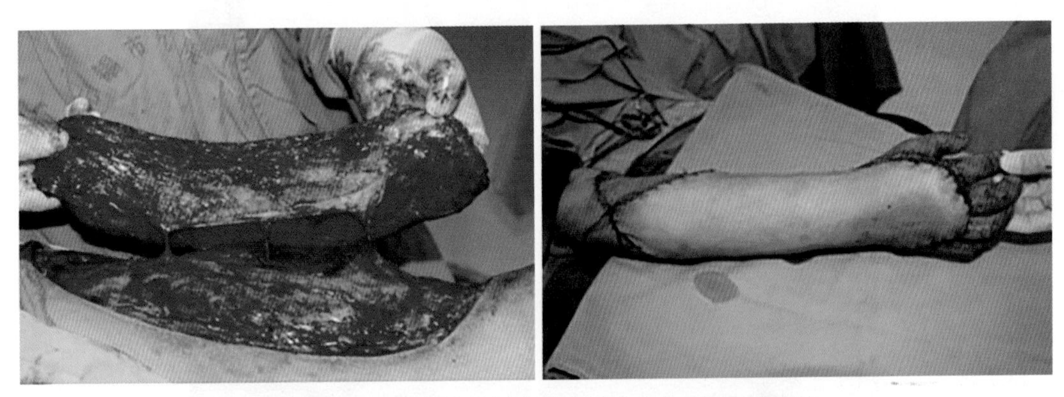

图 13-15　二期股前外侧皮瓣移植覆盖右前臂背侧创面

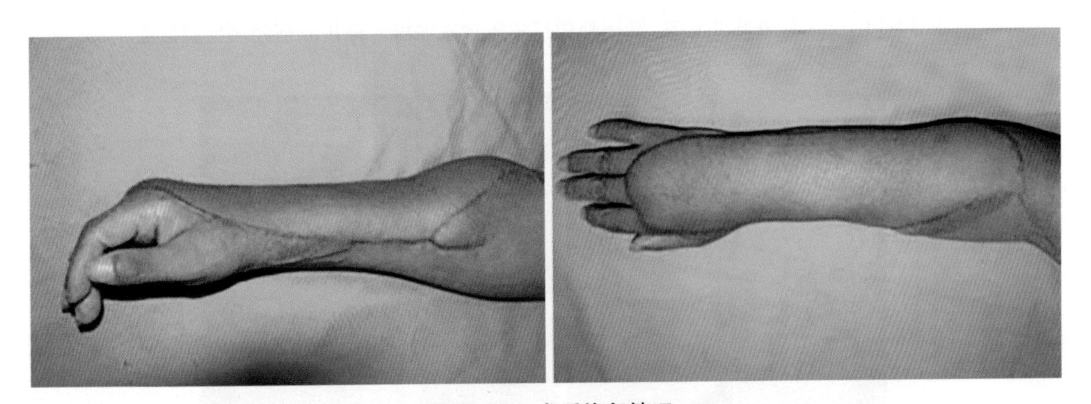

图 13-16　术后恢复情况

病例 2：患者男性，48 岁，因"因车祸伤致右小腿疼痛、流血 2 小时"而入院。诊断为"右胫腓骨开放性骨折（GustilonⅢB 型）"。急诊予以清创缝合 + 腓骨内固定 + 胫骨外支架固定 + 伤口 VSD 覆盖，48 小时后予以钢板内固定 + 骨水泥填充 + 皮瓣（图 13-17～图 13-19）。

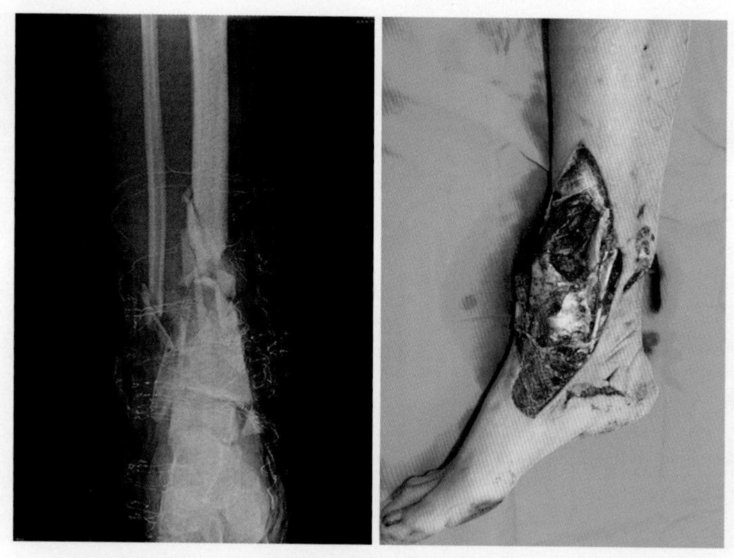

图 13-17　可见右胫腓骨开放性粉碎性骨折，急诊予以清创 + 外支架 +VSD 临时覆盖

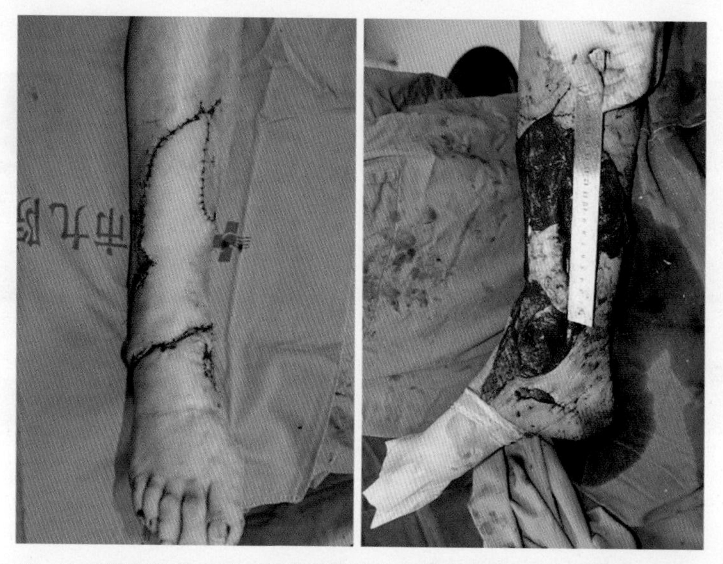

图 13-18　2 天后去除外支架，缺损处用抗生素骨水泥填充并用股前外侧皮瓣覆盖

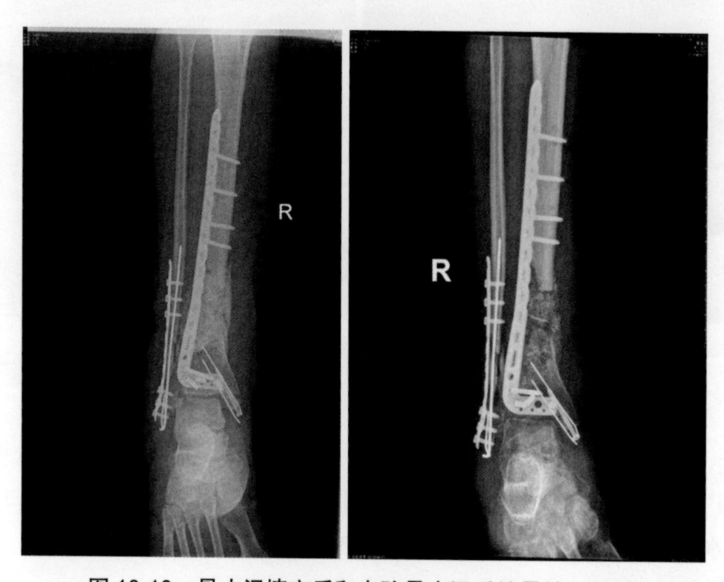

图 13-19　骨水泥填充后和去除骨水泥后植骨的 X 线片

4. 骨缺损的修复时机与方法

（1）概述：开放性骨折往往是由高能量损伤造成，常常合并有骨缺损，对于有足够软组织覆盖的小范围骨缺损，可以用传统的自体松质骨或骨移植替代物进行植骨。但是，对于大段骨缺损，其治疗时间漫长，疗效不确定，给患者的生理和心理都造成了巨大的痛苦。近年来，随着外科技术的发展，诱导膜技术、牵张成骨技术、带血运自体骨移植成为了大段骨缺损的主要解决方案。另外，脱钙骨基质（DBM）、骨形态发生蛋白（BMP）、组织工程技术等也有相关报道。

（2）骨缺损的定义：临界骨缺损是指导致骨折不愈合的最少缺损大小，在成人，一般指骨缺损的直径超过骨周径的 50% 或者长度超过 $2cm^2$。通常，对于骨缺损的治疗需结合患者的年龄、健康状况和骨缺损的体积，同时需要结合术者的经验。表 13-10 列举了骨缺损不同的修复方法的优缺点。

表 13-10 骨缺损的修复方法

修复方法	骨缺损大小	优点	缺点
自体骨移植	<5cm	一期重建；无疾病传播；无免疫排斥反应；成本低；骨诱导、骨传导、成骨	供区损害，数量有限，无结构性
异体骨移植	未知	无供区损害，无体积限制，具有皮质骨结构性，体积扩增	骨结合 / 重塑能力有限，潜在疾病传播可能，无骨诱导和成骨性，费用高
DBM	节段性骨缺损应用未证实	骨诱导，无供区损害，体积扩增	无结构性，无节段性骨缺损重建证据，费用高
BMP	节段性骨缺损应用未证实	骨诱导，植骨增强作用	影响诱导膜技术，无结构性，费用高
诱导膜技术（Masquelet 技术）	>10cm（5～24cm）	RIA 可以获得足够的骨量，可用内固定或外固定，重建时间与缺损长度无关，费用低	供区损害，二期手术，骨重建时间长（平均 9 月），异体骨和自体骨比例不能超过 1∶3
牵张成骨（Ilizarov）	5～10cm（平均）（理论上）	无供区损害，无缺损长度限制，技术可靠，合并软组织缺损可同时应用（STSG 或游离皮瓣），多段截骨搬运可缩短重建时间	重建时间长，重建的时间由缺损长度决定，长时间应用外支架并发症发生率高，环形或空间外固定架费用高
短缩	1～3cm	最简单快速的方法，允许早期伤口闭合，上肢的耐受性好，单骨肢体骨缺损者耐受性好，无供区损害，费用低	肢体功能障碍，尤其是下肢；缺损长度有限制；可能需要二次手术行肢体延长纠正长度
带血管腓骨移植	10～20cm	与诱导膜技术和牵张成骨技术相比大缺损的重建时间短得多，腓骨肥大来支撑负重，费用低	供区损害，需要显微外科术，新生骨骨折发生率高，通常局限于胫骨缺损
截肢	不适用	与保肢和骨缺损重建相比治疗时间短；应用现代假肢，年轻患者功能好	永久性肢体丧失，并发症发生率高，终身佩戴假肢

（3）相关软组织缺损的修复：创伤性骨缺损常常合并软组织缺损，造成治疗难度增加，同时严重影响患者的预后。创伤骨科、整形外科及血管外科医师联合的团队可以获得较好的结果，软组织覆盖的策略可参照重建阶梯理论（图 13-20），选择最简单的方法闭合创面。行软组织覆盖的手术者需要掌握显微外科技术，可行轴型皮瓣及游离皮瓣手术。

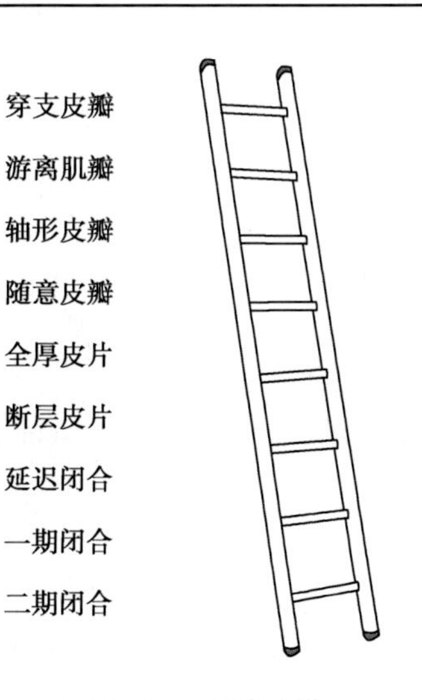

图 13-20 重建阶梯

（4）骨缺损修复的时机：由于存在骨缺损，可能出现内固定或外固定失效，因此，植骨的时间越早越好。开放性骨折植骨时机可以在伤口闭合时，或者延期植骨。由于开放性骨折潜在感染的风险较闭合骨折高，同时，一旦发生感染，会造成骨移植物吸收，植骨失败，因此多数学者建议延迟植骨。植骨时间一般建议创面闭合后 6～8 周，血清学指标正常（血沉、C 反应蛋白、降钙素原等），同时患者不再应用抗生素。如果存在小面积不愈合的伤口，植骨手术需要延后，这些伤口需要再次清创，让其一期愈合。所有开放性伤口需要行 5 处深部组织细菌培养及 1 处组织学检查（寻找真菌）。如果 5 处中有 3 处培养出相同的细菌，可以考虑诊断为感染，需要敏感抗生素治疗 6 周，同时定期检测血沉、C 反应蛋白、降钙素原等血清学指标。

近年来，随着"Orthoplastic"概念的提出，创伤骨科与显微外科有机结合，开放创面行皮瓣覆盖的同时行内固定治疗，使开放性骨折的治疗周期显著缩短。有学者认为，只要软组织条件良好，闭合创面的同时可以行植骨手术，与延期手术相比，并没有增加感染率。

（5）骨缺损修复的方法

1）自体骨移植：自体骨移植仍是目前临床应用最广泛、效果最确切的骨缺损修复方法，自体骨可提供骨自然愈合过程所需的各种要素：成骨干细胞、骨传导基质、一系列骨生长因子，而且自体骨无免疫排斥反应，骨诱导作用最佳，效果满意，因此被认为是治疗骨缺损的金标准。但是自体骨供应有限，而且增加创伤和痛苦，在临床中带来诸多不便。自体骨的主要供体部位是髂骨，最常见的并发症是疼痛及感染。但随着医疗技术的不断进步，自体骨的取材部位和移植形式越来越多样化。RIA 是一种新型自体骨取骨工具，通过专用工具，对股骨髓腔进行扩髓、重洗并抽吸，以获得更多的自体骨。研究显示，使用 RIA 从单侧股骨获得的自体骨平均体积为 40ml（25～75ml），而单侧髂骨获得的自体骨体积一般为 15～20ml。Sagi 等研究显示，与髂骨相比 RIA 在血管、骨和造血生长因子上有更高的基因表达，而血管、骨和造血生长因子对骨折早期愈合至关重要。但是，RIA 尚未广泛临床应用，同时也存在一些并发症，如医源性骨折、股骨前侧皮质穿孔、出血量多、异位骨化等。

2）同种异体骨移植：同种异体骨有多种形式，最常使用的是经冷冻、干燥处理后的同种异体骨。经过多重加工、消毒、储存后，虽有正常的骨质强度、较低的免疫原性，但成骨相关细胞均被破坏，生物学性能明显受抑，仅可充当填塞骨缺损的结构成分，术后骨不愈合、移植物断裂或塌陷、感染再骨折等并发症仍然是亟待解决的难题。对于异种骨，最大限度消除其免疫原性的处理方法复杂，且生物活性的丢失在所难免。但其最大的优势是来源丰富，可大量获取和储存。鉴于此，有学者提出将自体松质骨与异种骨进行有效结合重组，构建新型植骨材料，不仅减少了自体供区取骨量，也在低免疫原性的前提下，提升异种骨的生物活性，有利于骨缺损修复；在此基础上，也可结合抗生素，制备具有缓释功能的重组异种骨，有利于局部感染的预防和控制。

3）人工骨及组织工程骨：研究各类人工植骨替代材料的关键是克服自体或异体骨固有的缺点，而这正是临床迫切需要解决的问题。理想植骨材料应该具有以下特点：良好的生物相容性；生物可吸收性；骨传导性；骨诱导性；结构与骨相似并且性价比高、易于操作使用。临床现常用的人工骨材料有各种类型的骨水泥、生物陶瓷、组织工程骨等。骨水泥类材料主要有磷酸钙骨水泥、丙烯酸酯类骨水泥等。生物陶瓷主要包括羟基磷灰石、生物活性玻璃等。组织工程骨则是利用组织工程技术研制出来的新型人工骨材料。人工骨材料还包括纳米晶胶原基骨材料、硫酸钙 Osteoset 颗粒骨移植替代品、锶羟基磷灰石骨水泥、纳米碳酸钙 / 聚左旋乳酸复合材料等。

骨组织工程技术是近年来研究的热点，骨组织工程被誉为修复骨缺损的完美技术。组织工程学是将细胞活体组织移植与生物材料结合，用以合成人工组织和器官。组织工程技术主要包括种子细胞、激活因子和支架材料。组织工程学构建的一个重要环节就是选择能够提供种子细胞生长及能联合细胞因子发挥作用的支架材料。组织工程骨具有可修复大面积骨缺损、无免疫排斥反应、无致病性等一系列优点，是最为理想的骨移植材料。由于种子细胞具有费用高、操作复杂等缺点，单纯的复合材料植入治疗骨缺损同样有一定效果。

早期的研究表明一些细胞因子，如骨形态 BMP-2、碱性成纤维因子、血管内皮生长因子、胰岛素样生长因子等有利于骨组织的生长，含细胞因子复合材料植入治疗骨缺损取得了很好的效果。组织工程学技术修复骨缺损正在由传统的单一材料到复合材料转变，细胞因子、载药缓释系统等载入到复合材料中，为加快修复骨缺损提供了良好的动物实验依据。

大段骨缺损的修复是目前临床骨科治疗面临的棘手问题之一，组织工程骨是一种人工制备的含有活体细胞的骨替代材料，它能形成新的功能性骨组织，修复大块骨缺损，并可按需塑形及大量制备，是理想的骨修复材料，但其在体内的成骨效率还需进一步提高。虽然目前的组织工程学技术治疗骨缺损大多仍停留在动物实验阶段，很多缺陷还有待考究，进一步应用于临床还需深层次的实验研究，但其应用前景是非常值得期待的。

4）诱导膜技术：2000 年 Masquelet 等提出的诱导膜技术是治疗长管状骨节段性缺损的一种新策略（图 13-21），该方法分为两个节段：先将聚甲基丙烯酸甲酯骨水泥植入骨缺损部位，进行结构性重塑，若合并软组织缺损，应运用皮瓣技术进行有效覆盖；6～8 周后，待诱导膜形成后进行二次手术，取出骨水泥并在膜内植骨，最终达到骨愈合。Masquelet 技术是通过诱导膜内松质骨较快成骨，并塑形皮质化来修复长段皮质骨缺损，其关键技术在于诱导膜提供物理、生物性作用，同时，植入的自体松质骨本身具有良好的骨诱导和成骨属性。已有很多文献报道了诱导膜技术修复骨缺损的优势，认为其特别适合于大范围缺骨、骨缺损伴严重感染及骨肿瘤术后骨缺损患者。其优势是操作简便、并发症少、骨愈合较快、易于被患者接受和在临床上推广；感染率低，移植成功率高，负重时间早。

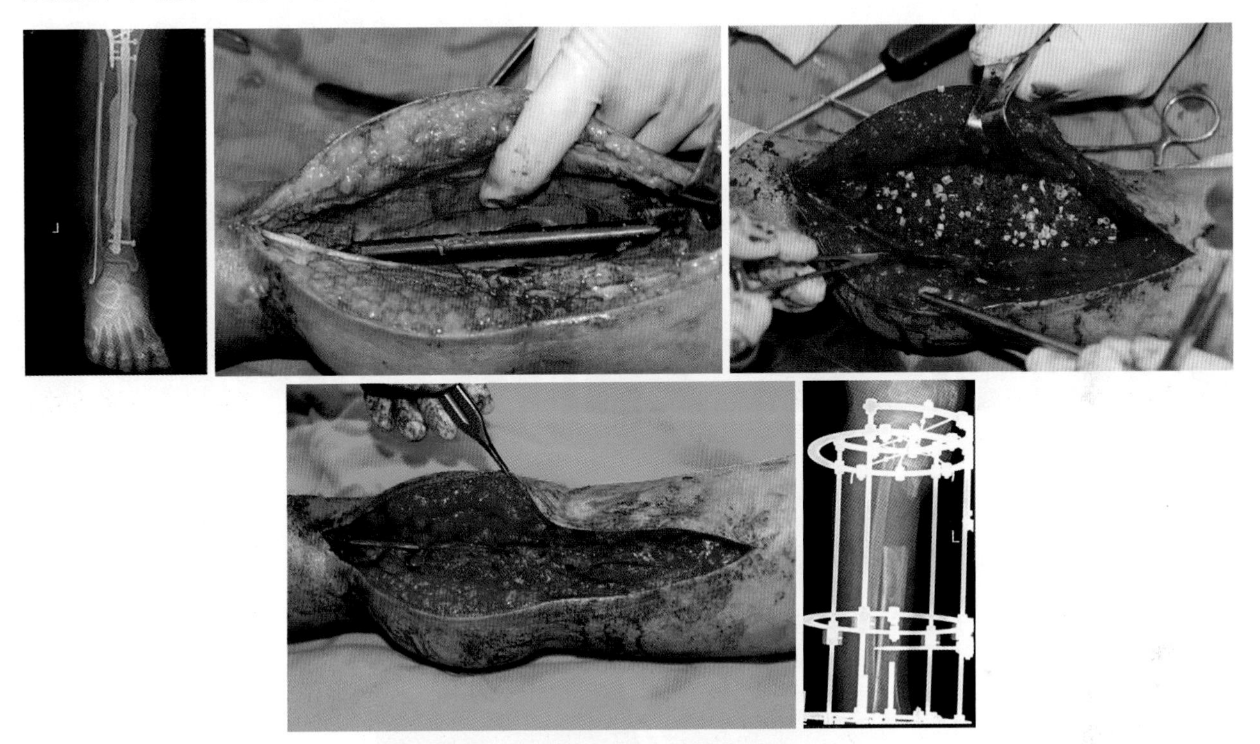

图 13-21 Masquelet 技术示意图

首先沿髓内钉埋入抗生素骨水泥以填充骨缺损，予以皮瓣覆盖，3 个月取出骨水泥，可见诱导膜，然后在诱导膜内植入松质骨

对于应用范围，Masquelet 等报道高能量创伤后四肢 4～25cm 的长骨缺损经过外固定支架固定后采用该技术，经过平均 8.5 个月的随访，患者下肢可完全负重。对于创伤后因感染形成骨髓炎和骨缺损的患者，Scholz 等报道通过彻底清创，应用 Masquelet 技术诱导成膜并植骨，获得满意的骨愈合疗效。对于大段骨缺损，该技术有其局限性，即自体松质骨的来源有限，可将自体松质骨与同种异体骨进行混合使用，但同种异体骨与自体骨的比例≤1∶3。

另外，在骨水泥植入过程中，可联合抗生素有效预防和控制局部感染的发生，Masquelet 技术在节段性骨缺损，尤其是大段骨缺损方面具有较多优势，缺点是需要二次手术，而自体松质骨难以满足大段骨缺损植骨量。需要指出的是，诱导膜技术的生物性属性、植骨材料、如何选择最佳隔离体在更短时间内诱导出自体膜等问题尚需进一步研究。

5）牵张成骨：牵张成骨技术是指运用外固定支架固定缺损两端骨段，并选择在一端或两端截骨，以既定的牵张节律逐渐牵开截骨后骨段，并向缺损区域的另一端缓慢搬运，对接后牢固固定，新生骨痂会在牵张区逐渐形成并开始矿化，最终重塑改建获得骨的完全再生。该技术最早于 20 世纪 50 年代由苏联的 Ilizarov 创建，80 年代开始逐渐推广至全世界，因此也称为 Ilizarov 技术（图 13-22）。经过半个多世纪的探索、总结和不断改进，牵张成骨技术已成为临床上治疗骨缺损的最有效手段之一。术中安装微创，能保护局部血运，术后固定牢固，有利于关节活动和早期功能锻炼；随访过程中可及时进行个体化调整。目前常用的牵张节律为 3～4 次 /d，每次 0.25mm。Hutson 等分析了 19 例大段长骨缺损的患者（平均缺损 9.4cm），平均 1cm 新生骨获得完全再生需 9.5 周，骨缺损越大，新生骨矿化和重建的时间越长。Papakostidis 等通过分析 37 篇运用牵张成骨技术治疗下肢大段骨缺损的相关文献（共 898 例患者），认为牵张成骨技术可有效治疗下肢大段骨感染和骨缺损，在成骨区或对接端再次骨折的发生率为 5%，神经血管并发症的发生率为 2.2%，当长骨缺损长度大于 8cm 时，肌腱挛缩、关节僵硬、钉道感染、神经血管损伤等并发症发生率将明显升高。因此，在治疗过程中，要根据患者的病情，慎重选择治疗方案。

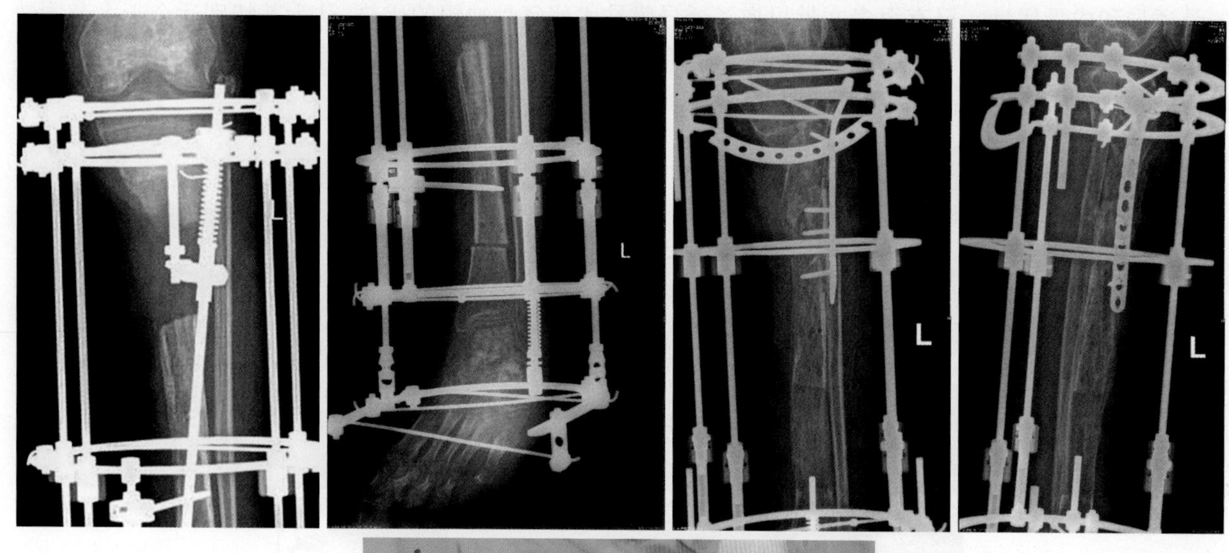

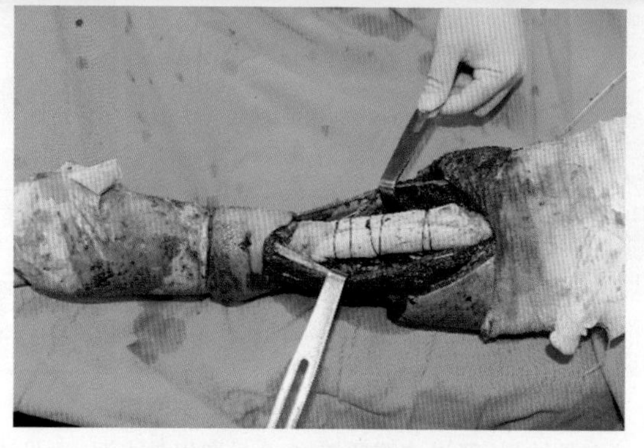

图 13-22 Ilizarov 技术示意图

装好 Ilizarov 环形外固定支架，在胫骨下段干骺端截骨，然后逐渐向上做骨搬运，最后在上段处理断端、植骨并内固定。

6）带血管骨移植：20 世纪 70 年代，Taylor 等首先报道通过血管吻合将带血管的自体腓骨移植修复大于 6cm 的骨缺损并获得成功。此后，随着显微外科的发展，该技术开始广泛应用于临床，成功修复严重创伤、恶性肿瘤或感染导致的骨缺损。自体骨移植并进行血管吻合不仅保证了骨缺损区的血液供应，骨组织中内皮细胞、成骨细胞等也能在良好的血液循环作用下完全成活，发挥其生物学功能；另外，良好的血液供应对于预防或控制感染至关重要，可促进连接区域获得快速骨愈合；同时，移植骨能很快适应缺损长骨的力学环境，并通过自身内部塑形，逐渐重建成与受区长骨相似的新生骨组织。目前，临床上常用的带血管骨移植包括以腓血管为蒂的游离腓骨移植和以旋髂深血管为蒂的游离髂骨移植。不同长度的游离骨移植适用于不同范围的长骨缺损。早在 1995 年 Hierner 等提出当长骨缺损超过 10cm 时，游离带血管的腓骨移植能获得满意的临床疗效，而当缺损长度不足 10cm 时，推荐使用游离髂骨移植。随着临床研究的深入，髂骨可利用的长度达 8～10cm，但由于其外形呈一定的弧形，当骨缺损超过 4cm 时，在游离后常需行切开修正方可应用，因此不常用于 4cm 以上的长骨缺损。游离髂骨时，其表面的皮肤和皮神经也可根据供区软组织情况进行充分利用，但因髂骨表面没有可以利用的肌肉、关节面或骺板，因此较少用于累及关节的骨缺损。而对于吻合血管的腓骨移植，除了远端 1/4 需保留以维持关节稳定，其余均可用于骨移植。对于成年人，一期即能获得长达 26cm 的管状骨。在移植过程中，为了在吻合血管时维持稳定，可将移植腓骨的近端和远端与供区长骨先行固定，若吻合失败，腓骨本身也可作为管状皮质骨发挥作用，该类手术对医师显微外科技术的要求较高，手术时间相对较长，适用于年轻患者，供区可引起膝关节和踝关节相关症状。

对于创伤后长骨缺损合并软组织缺损时，复合组织瓣是较好的选择，目前临床上最常用的是腹股沟 - 髂骨复合组织瓣和小腿外侧 - 腓骨复合组织瓣。腹股沟 - 髂骨复合组织瓣的血供来源于旋髂深动脉，主要用于上肢骨缺损长度较小的复合组织缺损。Zheng 等对 40 具标本进行解剖学研究，证实旋髂深动脉终末穿支位置恒定，管径较粗，分离简单，蒂部较长，有利于皮瓣与移植髂骨之间进行旋转，满足供区需求；同时他们报道了 5 例四肢复合组织缺损患者运用该复合组织瓣进行修复，获得满意疗效。腓骨皮瓣是临床适应证最广的复合组织瓣，适用于各个部位的节段性骨缺损。随着对腓动脉穿支解剖的深入研究，在切取腓骨皮瓣时，可以保留腓动脉达到小腿后外侧的穿支，增加皮瓣的切取面积，同时增加皮瓣的旋转灵活性，显著增加其修复范围和适应证。Wang 等首次将以腓动脉为蒂的腓肠神经营养血管皮瓣与同样血管蒂的腓骨进行复合游离，形成新型嵌合组织瓣，一期修复前臂大面积复合组织缺损，其中游离腓骨长度最长达 16.5cm，最大皮瓣切取面积为 25cm×10cm，最终均获得满意的临床疗效。应用显微外科技术修复骨缺损中，除了带血管蒂的自体骨，还有带血管蒂的异体骨移植、带血管蒂的自体骨膜移植、带血管的自体骨膜与组织工程化骨联合移植等，但这些方法仍然处于基础研究阶段，尚不能应用于临床。

7）短缩：肢体短缩是治疗节段性骨缺损最快速、最简单的方法，开放性伤口可以早期无张力闭合，这种技术最适用于上肢骨缺损，因为它不需要像下肢那样需要对称的长度。在大多数情况下，二期行牵张成骨可以恢复肢体长度。但是，肢体短缩不是无限制的，一般认为，肢体短缩不能超过 3cm，短缩太多有可能因为血管迂曲造成血运障碍。因此，肢体短缩术后需要定期监测肢体末梢血运。

8）截肢：虽然大多数骨缺损可以用现代骨科技术重建，但医师必须将预后向患者交代清楚，许多创伤性节段性骨缺损的年轻患者希望功能完全恢复，但是，功能障碍往往是由于皮肤、肌肉、血管和神经损伤的结果。软组织损伤的疗效比骨组织损伤的疗效更难预测。有时，重建后肢体功能不佳也是患者选择截肢的原因。另外，如果其他治疗方法都失败了，最终只能选择截肢。

在一项军事创伤截肢 / 保肢研究中，回顾性分析 324 名下肢受伤需要截肢或保肢的患者，接近 40% 的患者患有抑郁症，17.9% 的患者症状与创伤后应激障碍一致。截肢者较保肢患者更能参加剧烈的体育活动。涉及节段性骨缺损的威胁肢体的创伤是患者生命中的一个重大事件，一些年轻的患者可以从早期截肢和先进的假肢和康复资源中获益。

（6）总结：对于医师和患者而言，节段性骨缺损的治疗都是一个挑战，目前的治疗方法包括诱导膜技术、牵张成骨、肢体短缩、带血运骨移植和截肢等。一旦决定对节段性骨缺损进行重建，应该联合多学科，包括显微外科、整形外科、内科及感染科专家，结合患者自身情况，选择最恰当及治疗方式。

（黎逢峰）

三、骨外固定技术

开放性骨折好发于下肢，尤以胫骨开放性骨折最为常见。

胫骨开放性骨折的外固定治疗主的要策略：

（1）当最初的清创后无法达成终末稳定固定及开放创口的软组织覆盖，建议使用跨越式临时外固定。

（2）骨折的类型及骨质缺损的程度决定了最终使用何种骨折固定方式最为合适。

（3）外固定到内固定的更换应该尽早完成（推荐 1 周之内）。

（4）如果伤口污染很轻微（Ⅰ型开放性骨折），内植物植入的同时能够实现软组织覆盖，那么内固定的使用是安全的。

（5）如果伤口污染严重、骨质缺损量大、多段骨折，可以使用新型的多平面环形外固定架（ILIZAROV 架）。

大部分的创伤科医师都倾向于使用内固定来治疗骨折。但是对于开放胫骨骨折，外固定架必然是首选的治疗方式。

1. 临时外固定　即使是临时的固定，软组织的修复也有利于骨折稳定的固定。同四肢骨折处理原则一样，“损伤控制”原则也应用于开放胫骨骨折的患者。在起初的清创术后，不推荐使用牵引及长腿石膏来维持骨折端的临时固定。跨越式的外固定是一种便利的能实现临时固定的选择方式，但其应用需要考虑到后期可能的骨折内固定手术入路。另外，患者未来可能因各种原因而不能选择再次手术。因此，临时外固定有可能是最终治疗，必须要固定的足够牢固。

方便及可快速应用的外固定方式有多种。不同手术医师选择使用的外固定装置会因骨折的类型、二期骨折固定手术的方式、固定踝关节及膝关节的必要性而多种多样，但是首选必须实现坚强固定的原则。图 13-23 展示了小腿的横断面结构和相关的安全置针通道。对于大部分的胫骨中段开放性骨折，简单的前方外固定装置就足够了，这个位置的外固定也允许进行大部分的骨折内固定手术（图 13-23A）。对于更远端及更近端的骨折类型，分别跨越踝关节及膝关节的固定，将获得更强的稳定性及更好的软组织损伤控制（图 13-23B～D）。胫骨外固定的安全置针点（图 13-24）可以从开放的网上资源中了解到，如果手术医师对此不熟悉，应该进行查阅。

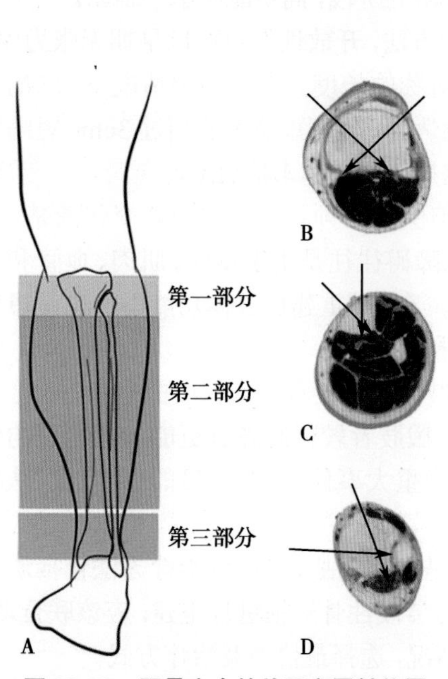

图 13-23　胫骨安全的外固定置针位置

A. 胫骨可以简单地分成 3 段，每段都有相应的恒定的安全置针通道。B. 第 1 段，胫骨后方的神经血管束靠近于中线，并且直接位于胫骨皮质的后方，倾斜的置针能够避免意外损伤。C. 第 2 段，在后方的胫骨皮质及神经血管束之间有一个起缓冲器样作用的后方深层肌肉间隔，大部分置针点可以从这个前内侧进入。但只要小心避免额外损伤，前后方向的置针也是安全的。判断矢状面上的置针通道方向是非常有用的，因为能提供二期肢体矢状面两侧手术很好的入路视野。D. 第 3 段，前后方向上的螺钉能够通过一个小切口置入，并且胫前肌的内侧缘与跗长伸肌之间的平面可以被找到，前内侧方向上的置针也是有效的，但在需要用远端内侧筋膜皮瓣覆盖骨折创面时，需要注意避免置针时影响内侧的皮肤。

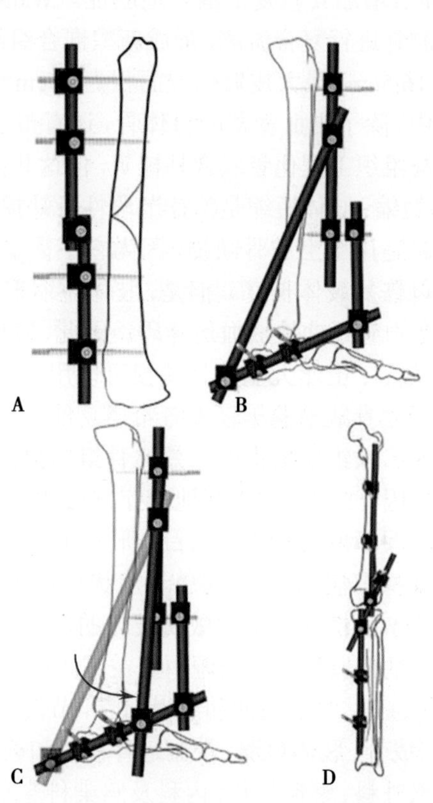

图 13-24　胫骨安全的外固定置针位置

A. 进针点在胫骨前嵴内侧 1cm 处，然后可以构造简单的矢状面跨越固定架。这为大多数二期内固定手术提供了良好的入路。B. 胫骨的置针位置大约在胫骨前嵴内侧 1cm 处，2 个冠状面的置针位于跟骨内侧面及距骨颈的内侧面，这种设计可以通过稳定前足来很好地控制胫骨远端的稳定，其他可选择的置针点包括第 1 跖骨及第 5 跖骨的基底部，但这些部位需要使用更小直径的固定针。C. 为了获得手术在胫骨远端内侧的入路，调节斜后连接杆的位置，这个杆可以在手术后调回原来的位置或者使用二期终末固定方式来代替。D. 控制膝关节的活动（在矢状面上）及经过胫骨近端前方、后方是开放性胫骨近端骨折使用跨越式外固定架的两点要求。第一点的达成是通过在胫骨及股骨的矢状面上置针，一个额外的股骨远端前外侧的置针能够非常大地增加外固定架的稳定性。第二点的实现是通过将胫骨针保持在胫骨近中接合部的远端。通过这样的设计，可以方便二期使用局部或者游离带血管蒂皮瓣来修复软组织缺损。

2. 骨折终末固定方式　对是否应该使用外固定或内固定而进行的系统性评价仍有争议，目前的文献研究还无法得出何种固定方式更加安全有效，因为缺乏可靠的RCT研究。

影响终末骨折固定方式的因素：

1）骨折的解剖类型：骨折的类型是最终使用何种固定方式的重要决定因素。伴有很少骨质缺损的骨干的损伤适合使用锁定髓内钉固定；涉及关节的骨折适合使用解剖钢板。伴有严重骨质缺损的骨折、干骺端粉碎性或移位大的关节内骨折、复杂多平面的骨折及那些伴有踝关节、膝关节不稳定的骨折适合使用环形外固定架进行终末固定。

2）最终覆盖骨折的时机：虽然能够通过负压吸引装置或者抗生素链珠来实现临时的软组织覆盖，但是尽早的最终创面覆盖显然是更有利的。如果使用了内固定方式，在同一个手术过程中实现创面的覆盖是非常重要的。即使使用外固定架，延期的创口覆盖也会导致伤口感染率增高。

开放性骨折（Gustilo Ⅰ型和Ⅱ型开放性骨折）的创面在经过清创后可以简单地缝合，加上外固定架的使用，是合适的治疗方法。如果创口的闭合需要行一期局部皮瓣或者游离皮瓣覆盖，同时进行最终的骨折固定，那么依旧可以使用一期内固定的方式治疗骨折，并且感染率低。相反，如果使用临时的外固定和延期闭合伤口，那么内固定的转换应该要谨慎进行。理想的方案是尽早转换为内固定并且立刻进行最终软组织覆盖。临时跨越式的外固定转换为内固定的相关风险还未被测评量化，有文章认为比较安全的间隔时间应为5～14天，但有基础研究表明来自外固定钉道的髓内感染是一种早期的现象，并且感染会从一个钉道沿着髓腔到蔓延到其他的钉道。如果计划从外固定更换为内固定方式，我们推荐应该在清创和临时外固定后72小时内进行（这通常暗示在第二次手术的时候就应该进行），并且最终的软组织覆盖也要同时进行。如果这个更换固定方式的时机错过了，应该考虑最终使用新型多平面 / 环形 ILIZAROV 外固定架来治疗。

3）软组织及骨质缺损的部位及程度：如果骨质缺损非常大，需要应用骨搬运技术，那么外固定肯定是更好的选择。少量骨质缺损的骨折（通常是楔形的骨折块，而不是块状的骨折块），并且缺损的骨质通常是被挤压出的小骨块或者被清理的游离骨折碎块，这种情况可以单纯进行植骨并使用普通外固定或者内固定治疗，而不必进行骨搬运。

4）感染程度：内固定方式不应该应用于受到道路砂粒和土壤严重污染的损伤创口。

5）死腔的产生与治疗：在严重的损伤中，软组织的缺损发生于原始损伤（创伤的直接作用）及二期（清创手术中的清理）。无论哪个过程，都会产生死腔。对于软组织缺损或死腔的治疗方法包括负压吸引装置的覆盖，抗生素骨水泥链珠的填塞，以及在某些情况下，先尽量短缩患肢，后期再依靠骨搬运恢复患肢的长度。但必须注意，如果使用短缩患肢的方法来治疗软组织缺损，将影响固定方式的选择，显然此时内固定不适用。

在最初清创的时候，跨越式的外固定架是达到骨折端稳定的一种便捷技术。如果最终的软组织覆盖在一期手术能够达成，并且感染很轻微，那么多数骨折类型适用内固定的方式治疗。如果软组织覆盖延迟、感染严重、骨折类型复杂（伴或不伴骨质缺损），多平面环形外固定架或肢体重建系统外固定（LRS）是更合适的选择。在一个真正的综合性的开放性骨折手术方案中，骨与软组织的修复策略必须同时考虑，不可偏颇。

（胡稷杰）

四、创面临时覆盖技术

随着社会经济的进步及现代工业、交通建设的发展，在临床上各种高能量损伤及复合伤日益增多，同时随之而来的各种复杂、难治性创面也对临床医务工作者提出新的挑战。如何对创面进行正确评估、准确的诊断以及合理的治疗，逐渐成为当今临床研究的热点。

（1）创面的定义：正常软组织在外界致伤因子以及机体内在因素作用下所导致的损害。常伴有皮肤完整性的破坏以及一定量正常皮下组织与肌肉的丢失，也称为伤口或者创伤。

在传统观念上，创面的分类有以下四种：

1）按创面形成时间分为，急性创面和慢性创面；

2）按解剖深度分为，浅伤、半层伤、全层伤；

3）按创面发展程度分为，红色创面、黄色创面、黑色创面；

4）按创伤原因分为，机械性损伤创面、化学性损伤创面、热损伤创面、放射性损伤创面、溃疡性创面。

尽管经过多年研究，创面的分类仍存在争议：如 Cauchoix 和 Duparc 分类只涉及浅层组织，未考虑深层组织的损伤；Gustilo 和 Anderson 分类的内容虽然包括了骨骼是否有足够软组织覆盖的问题，但是没有详细列举软组织损伤的程度；Tscherne 分类对软组织损伤的严重程度进行了整体分析，但在重复可信性等方面存在局限。针对上述问题，AO 应用定义明确的术语对软组织损伤进行了详尽的评估，并发表了一套对于骨与软组织损伤更加精细和详尽的分型系统（表 13-11，图 13-25）。

表 13-11 AO 的软组织损伤分类

项目	软组织损伤	
闭合性骨折	IC 1	无皮肤损伤
	IC 2	皮肤挫伤，但无裂开伤口
	IC 3	局限性套脱伤
	IC 4	广泛性、闭合性套脱伤
	IC 5	挫伤而致坏死
开放性骨折	IO 1	皮肤由内向外刺伤
	IO 2	皮肤由外向内破损<5cm，边缘挫伤
	IO 3	皮肤由外向内破损>5cm，挫伤严重，边缘失活
	IO 4	严重的、全层挫伤、擦伤、广泛开放性脱套伤，皮肤缺损

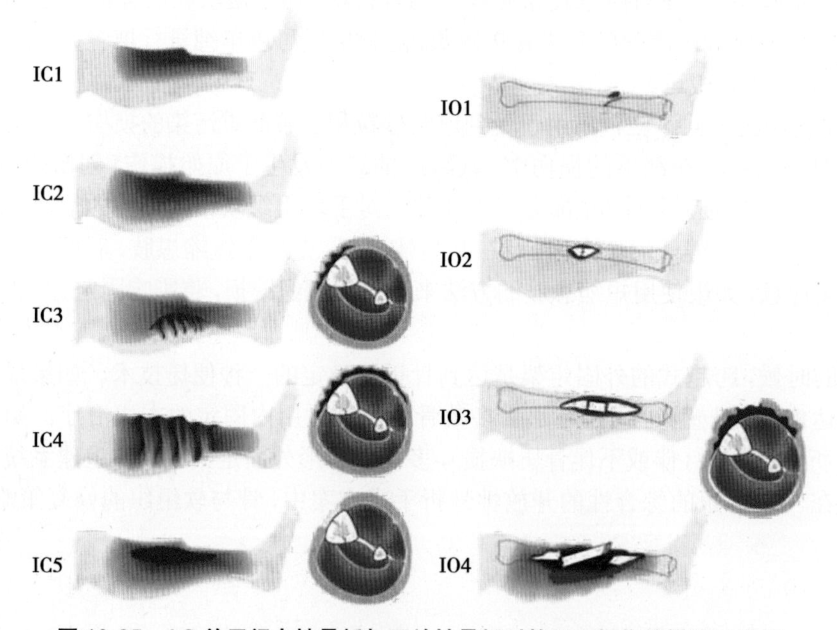

图 13-25 AO 关于闭合性骨折与开放性骨折时软组织损伤的描述示意图

（2）骨科创面的病因及分类：现代创伤救治在开放性骨折的治疗上已形成明确的共识，即：软组织损伤是高能量损伤中最重要的部分；同时，软组织损伤往往决定最初的、有时是最终的肢体损伤处理方案。而创面的处理，正是软组织损伤治疗的重要方面。

骨科创面的病因主要包括以下六点：

1）外伤性组织缺损，即各种外伤因素造成软组织缺损和骨折外露。

2）外伤后肉芽性创面，即急性期外伤创面处理不当所致。

3）骨与关节感染性创面，指治疗不当或病原菌呈亚慢性进展、继出现慢性骨髓炎或骨关节感染，最终形成创面。

4）皮肤或皮下组织肿瘤切除后的缺损，临床上常见于皮肤血管瘤及皮肤癌、黑色素瘤等。

5）瘢痕切除后的创面，此类创面常伴肌腱、神经损伤或骨关节畸形。

6）压疮，常见于神经系统损伤或骨折保守治疗等需长期卧床患者。

骨科创面的类型，按创面可修复的时机及创面病理特点可分为新鲜创面、污染创面和感染创面。

1）新鲜创面，指可进行即刻创面的修复。包括：在受伤后7～12小时以内接收彻底清创的急症外伤性创面，瘢痕切除后的创面，皮肤软组织肿瘤切除术后残留的组织缺损。

2）污染的创面，指经处理后，但须经3～7天的观察，不宜作Ⅰ期修复的创面。包括：急症外伤伤后>12小时或创面污染严重不能排除感染的创面，皮肤组织肿瘤切除后局部不能排除感染存在的创面，骨与关节感染后形成的局部不能排除感染的创面。

3）感染创面，指由于局部软组织感染、骨髓炎或关节感染导致的创面。皮肤作为机体生理屏障，对于防止感染以及维持内环境稳定至关重要。骨折几乎均伴有不同程度的软组织损伤，但通常仅为骨折部位周围软组织损伤。然而，即使在没有骨折的情况下，肢体软组织亦可能发生广泛损伤，而不正确的处理方法则可能导致功能损伤，如疼痛、功能受限等。目前初期处理软组织损伤手术大多授权于低年资骨科医师，这样放弃了传授正确的软组织初期处理方法的机会。一支有经验的、成熟的创面初期处理团队，对每例病例初期进行有目的地处理，是保证疗效、缩短手术时间的正确方法。

（3）创面治疗基础研究

1）软组织损伤修复的生物学过程：组织修复，是机体对各种有害刺激物、致伤因素作用所造成损伤的一种重要的防御适应反应。通过细胞再生、重建等过程，使伤口得以愈合，损伤组织得以重建，破坏的组织连接性得以恢复，而且还能不同程度地恢复其功能。组织缺损处在修复时，增生的细胞可以是与受损组织相同的实质细胞，也可以是结缔组织细胞。其中，由损伤周围的同种细胞来加以修复的过程称为再生修复过程，该过程包括炎症反应、成纤维细胞增生及胶原合成（肉芽增生期）、血管形成、伤口收缩及瘢痕挛缩及再上皮化等病理生理阶段。

在创伤修复过程中，根据细胞再生规律、创伤程度及范围、合并感染与否及医疗处理是否恰当等不同条件，将伤口创面的愈合过程分为一期愈合和二期愈合两种方式。然而无论哪一类愈合方式，肉芽组织生长成熟与上皮组织完全覆盖，是创面愈合的根本所在。因此，须强调上皮形成与肉芽组织生长同步，从而促进伤口及创面的愈合。

2）影响创伤愈合的主要因素：创伤修复是由多因素协同参与的一系列病理生理及细胞学变化的过程。影响创伤愈合的因素众多，可以总体概括为全身与局部因素两方面。全身因素包括患者的自身营养及整体能状态、重要器官功能、全身性基础疾病及药物治疗情况等。局部因素包括局部损伤性质、创面局部血肿及坏死感染等情况、异物残留、局部血液供应、局部用药及制动等治疗措施。

（4）创面治疗原则：在尽可能短时间内闭合伤口，完成再上皮化。治疗措施包括：清除刺激源及坏死组织，预防和控制感染，保护伤口及其周围组织，为伤口愈合提供一个湿润的环境，控制流出的液体和气体，使患者感到舒适，适当地局部处理，如清创、敷料覆盖、药物治疗。现代创面治疗观点认为，在进行创面清洗剂换药时，应尽量避免使用肥皂水、过氧化氢溶液、碘酊、醋酸等清洁消毒剂直接接触创面；若有必要用于感染或污染伤口冲洗，则要稀释后使用，且冲洗后一定要用生理盐水或林格液完全冲洗干净，以避免伤口的细胞受破坏而影响伤口愈合。此外，关于抗菌药物的使用，应在创面细菌培养的前提下合理使用，建议伤口细菌培养数$\geq 10^5$，全身性抗生素，伤口细菌培养数$<10^5$，则局部应用抗生素。

（5）创面临时覆盖方法：表皮擦伤、简单的切割伤和低能量损伤可以通过二期愈合或简单地一期关闭伤口而治愈，而高能量挤压伤、深部多发软组织损伤缺损、广泛脱套伤、严重污染伤口及农业机械损伤等则治疗方案完全不同。针对开放性骨折，骨折的迅速、坚强固定以及一期闭合伤口还是其治疗目的，然而现在的趋势却是反复清创及延期闭合伤口的分期手术，以期尽量减少伤口愈合并发症。若软组织缺损暂时无法关闭，则需多选择性的伤口创面临时覆盖技术进行保护处理。

1）敷料：敷料用来覆盖伤口创面直至皮肤功能恢复，敷料同时可用来治疗伤口，恢复创面皮肤的完整性。根据不同的伤口情况，敷料有多种用途，用来湿润或干燥创面、防止伤口进一步感染、释放抗生素、清创治疗伤口以及促进伤口愈合等。研究表明，湿润创面可有利于伤口愈合，因此理想的敷料应保持伤口创面的湿润而促进创面愈合。目前可供选择的创面敷料种类繁多（表13-12），由传统的生理盐水纱布、石蜡纱布，到抗菌、富含纤溶蛋白或生长因子的装置。近年来，伤口负压吸引法在创面初期临时覆盖方面得到广泛应用，效果令人满意。然而，我们仍需掌握多种治疗方法各自适应证以及相关优缺点。

表13-12　常见敷料的种类及类型

种类	类型	指征	优势	局限性
传统	纱布	外科敷料	价格低廉；较强吸收能力；	创面愈合无促进作用；无保湿作用；易粘连结痂
人工合成敷料	薄膜型合成敷料	表皮伤、缝合创面和低渗创面	透明、易观察，维持创面湿润，减轻疼痛	不适用于渗出过多的创面，渗出物堆积引发感染
	泡沫型合成敷料	大创面，高渗出物创面，如下肢静脉溃疡、糖尿病足等	可塑性强，敷料轻，感觉舒适；可作为药物载体保护创面；保持创面湿润，利于愈合；	多孔结构，肉芽组织易长入，脱膜时易感染；需辅助材料加以固定；不透明，难以评估创面生长情况
	喷雾型合成敷料	早期清创后创面、浅Ⅱ度烧伤创面以及供皮区	使用方便，易于观察创面，对细菌具有良好屏蔽作用；	黏附性和抗张力强度较差，保湿性差；无控制感染作用，不可用于污染创面
	水凝胶型合成敷料	皮肤擦伤、激光或化学损伤等表层伤口	可避免创面组织脱水，保持创面湿润；吸收创面渗出物，加速肉芽组织生长	无黏附性，需外层敷料固定；对细菌隔离作用不强；易感染，需勤换药
	水胶体型敷料	慢性溃疡、压疮	与创面无粘连，具有吸收渗液的能力；清创，促进创面愈合	不透明，无法直接观察创面；完全封闭，无法进行气体交换；易感染
生物敷料	同种异体、异种移植物	烧伤；实验材料	渗透性、黏附性与自体皮肤相似	伦理、宗教问题；来源有限；排斥反应；抗菌性差
	胶原生物敷料		良好生物相容性，具有止血与促凝作用；可联合负压治疗促进血管生成	不适用于渗出和感染性创面
	藻酸盐类合成敷料	高渗出慢性创面	极强的吸湿性，维持创面湿润，环境利于创面愈合；良好的密封性，防止细菌感染创面	无黏附性，需外层固定；不适用于干燥或有硬痂的创面
组织工程创面覆盖物	角质形成细胞膜片	用于烧伤和局部皮肤缺损	可永久覆盖创面	操作转运困难；深度创面很难存活，抗感染性差

传统敷料：传统敷料又称惰性敷料，主要包含各种类型纱布、湿性或干性不沾敷料以及疏松敷料，该类敷料价格低廉、技术含量不高，但其治疗效果未必比现代高科技敷料差，迄今为止临床应用最为广泛，而正确地选择应用需要更加丰富的经验。纱布可有效对伤口进行除湿，保持伤口邻近皮肤保持干燥，对大量渗液的开放性伤口，纱布敷料起干燥伤口的作用。近年来，传统敷料应用逐渐减少，主要因为纱布换药时引起创面疼痛明显。湿性盐水纱布、凡士林纱布以及干性多孔塑料覆盖纱布通常主要应用于清洁并有良好肉芽组织的创面伤口、术后有少量渗出的伤口，可有效减轻换药时创面的疼痛，但并不能完全阻止渗出物的粘连，可能引起疼痛及出血。此外，掺入抗生素的敷料有效起到局部创面抗感染效果，避免全身应用抗生素引起的相关不良反应。随着对伤口创面愈合进一步研究理解和要求，传统敷料逐渐显出其局限性，对创面愈合无促进作用，无法保持创面湿润，肉芽组织易长入纱布网眼中，敷料渗出时易导致感染等。因此，人们开始通过采用人工合成、物理或化学合成以及生物学合成等方式提高敷料性能。

生物敷料：生物敷料是一种接近于理想要求的敷料，是Winter在创伤修复“湿润愈合”理论基础上发展起来的新型创面修复和保护敷料。该敷料与传统敷料相比，具有良好的生物相容性、可降解性以及保湿性等，与创面黏附性较低，通过降低肉芽组织损伤、保持创面湿润、减轻疼痛、酶学清创等方面促进创面愈合，为伤口接受植皮做好准备。生物敷料在急诊创伤中的应用愈加广泛，作为创面临时敷料，可在伤口创面自然愈合过程中持续发挥作用，直至伤口达到终期覆盖条件。生物敷料包含同种异体皮肤、异种皮肤或胶原基质移植。天然生物敷料有自体皮、同种异体皮、辐照猪皮、羊膜等，目前覆盖创面最理想的方法是移植自体皮，但皮源有限，且取皮后存在感染、瘢痕形成等后遗症。异体皮是被证实较为有效的皮肤代用品之一，是比较理想的创面覆盖物，主要来源于尸体皮肤，有良好的皮肤屏障功能，但异体皮肤同样存在来源有限、保存条件、排斥反应、感染等临床问题及伦理学问题等。

人工合成敷料：随着工业、化工产业快速发展，高分子化合物为原料的现代人工合成敷料日益增多，人工合成敷料相比天然敷料更易观察、同时也是良好的药物载体，使用后可维持创面湿润，促进坏死组织脱落，可提供细菌侵入的机械屏障，主要包含薄膜型合成敷料、泡沫型合成敷料、水凝胶型敷料以及水胶体型敷料。由于所有的合成膜都是封闭的，如果置于污染创面会加重感染，尤其创面存在坏死组织时。

组织工程创面敷料：无论是人工合成敷料还是胶原生物敷料，均不能长期覆盖创面，皮肤组织工程则在此方面作了尝试，主要有培养的角质细胞膜片、培养真皮替代物及复合培养皮肤替代物（图 13-26）。但目前组织工程创面覆盖物用于临床仍有许多难题，其中细胞培养周期较长、难以大量生产和成本昂贵是目前面临的难题。

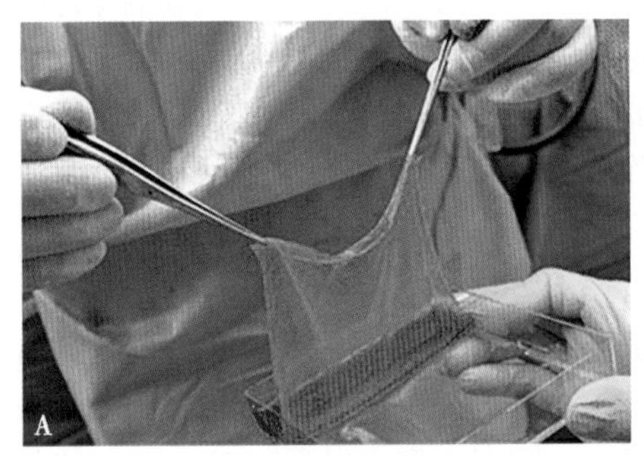

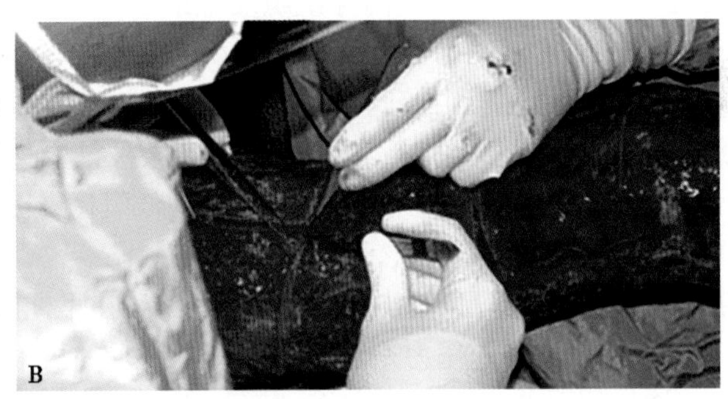

图 13-26 组织工程皮肤

A. 自体上皮培养移植物；B. 自体上皮培养移植物覆盖创面。

新型生物合成敷料：新型生物合成敷料其设计理念结合了生物敷料和合成敷料的特点，不仅能覆盖创面，还能主动参与创面愈合，提高患者舒适性，可防止细菌感染，提供良好的组织生物学环境。其主要原料是由醋酸杆菌属中的木醋杆菌在人为的操纵下产生的一种微生物合成纤维素，与其他临床常用敷料相比，具有组织相容性好、可根据创面制备不同大小和形状、无免疫原性和免疫反应性、可促进毛细血管形成而促进创面愈合等特点，可应用于大面积创伤及手、足和关节等结构复杂难以进行包扎固定的部位等。

理想型创面敷料应具备以下特点：

1）能保护创面，不会与创面粘连，更换敷料时不会二次损伤创面。

2）能为创面愈合提供一个良好的局部环境，主动促进创面愈合。

3）无免疫抗原性，不引发排斥反应和炎症；制作容易，储存消毒方便。

4）满足医务人员的需要，减少换药工作量，操作简单。

5）安全性高。当然，理想型敷料标准是相对的，迄今为止，各种敷料距此要求都还有相当距离，故对理想敷料的研究还有待进一步深入研究。

2）创面负压技术：创面负压技术（NPWT）是一种较新的创面覆盖技术。这种治疗手段是通过隔绝空气的真空敷料产生负压，从而促进急性和慢性创面恢复。创面负压系统由伤口敷料、多侧孔引流管、生物透性粘贴薄膜负压真空装置组成（图 13-27）。德国创伤医师 Fleischmann 于 1992 年发明了这种技术，并在次年首先将其运用于开放性骨折软组织缺损治疗当中。1994 年，裘华德先生将这种技术带入中国，应用在普外科疾病治疗中，并将这种技术命名为 VSD（vacuum sealing drainage）。1996 年，波蒙格利医学院的 Morykwas 等完成了创面负压技术（vacuum assisted closure，VAC）的基础研究，初步在动物实验及临床试验中，证明了其在急性、亚急性、慢性创面应用的基本原理和确实作用。

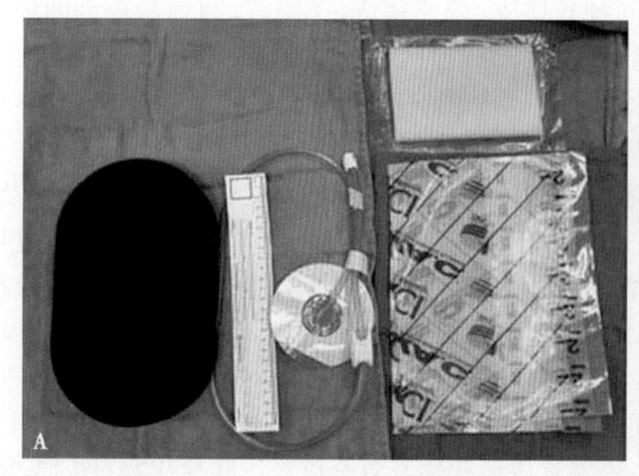

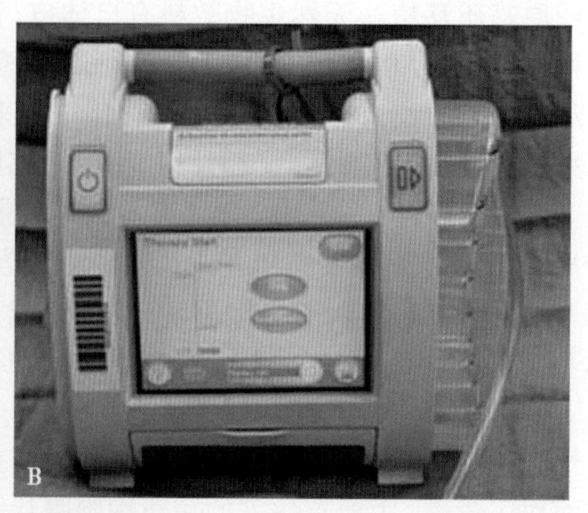

图 13-27 创面负压系统组成
A. 伤口敷料；B. 负压真空装置组成。

NPWT 可以显著促进创面肉芽组织及毛细血管的生长，这是上皮组织生长的必要条件，为后续的植皮或皮瓣转移提供良好的基础。Fabian 在动物实验中，发现负压技术可以创面的肉芽组织形成率明显增加。在一项前瞻动物实验中，研究者发现 NPWT 可以提升肉芽组织毛细血管血流速度，增加毛细血管管径，刺激内皮细胞和血管生成。这些可能与泡沫材料本身作为异物刺激炎症反应生成有关，而适当的负压机械作用，使得这种刺激作用被放大。其中，低氧诱导因子 -1α（hypoxia inducible factor-1α，HIF-1α）可能是其中最重要的因子。

负压的机械作用力可以增加创面局部的血流，在早期的研究中，研究人员在 1 369 名患者的治疗经验中得出，小于 80mmHg 的压力是创面组织所能承受的极限，更大的负压力（100～125mmHg）会加重局部组织水肿，增加创面出血和验证反应。随后，美国学者 Morykwas 等在研究中发现，125mmHg 的负压能够最大限度地丰富局部创面的血供，间歇性的压力吸引能够将维持供血量维持在最佳，一度成为压力设定的基线。Wackenfors 等在后续的研究中发现，负压压力的选择应基于不同的组织深度。目前，125mmHg 不再作为压力的统一标准，而是根据不同创面及患者耐受程度在 40～200mmHg 调整。

此外，还存在其他封闭的负压吸引系统促进创面愈合的机制，包括减轻创面水肿，维持创面湿润环境，减少创面细菌，缩小慢性创面等。适应证：严重软组织挫裂伤及缺损、开放性骨折、挤压伤和挤压综合征、急慢性感染创面、撕脱伤和植皮术、烧伤创面、腹腔手术预防性引流、糖尿病足、压疮等。绝对禁忌证：NPWT 系统的泡沫海绵不能与活动性出血点、血管吻合处、大血管、内脏器官以及神经直接接触；不能用于出血风险的患者。相对禁忌证：感染伤口如癌性伤口、烧伤痂壳覆盖的伤口、未控制的骨髓炎伤口、肠道瘘管。实际运用中，NPWT 出现问题的出血问题鲜见报道，而感染伤口也可以结合清创进行综合治疗。在开放性骨折的伤口处理中，彻底清创仍是开放性骨折术后预防感染治疗的重中之重，只有在彻底的清创的基础上才能发挥 NPWT 的创面促进愈合作用和控制感染作用。充分的清创，尤其是清除血运欠佳的组织，可以显著地减少清创次数及 NPWT 使用时间，缩短整体治疗周期。相反，如果不能及时地清除缺血的组织，负压反而会使其缺血情况加重从而增加发生坏死的概率。之后，在清创之后的创面，裁剪合适大小的泡沫海绵进行覆盖后，用生物透性粘贴薄膜进行密封，后在薄膜上剪出小孔，连接吸引管及负压装置。对于开放性骨折需要延迟闭合伤口、植皮或是皮瓣手术的患者，通常选择 125～150mmHg 的负压进行间歇吸引；但在中厚皮片的移植过程中，应选择持续吸引并在泡沫海绵下垫凡士林纱布，防止移除海绵时对皮片有所损害，压力根据患者耐受等情况控制在 75～125mmHg，并减少泡沫海绵的灌注防止皮片水肿破坏。海绵的更换时间在不同文献及教材中不尽相同，总体来说，理想情况下，泡沫海绵在创面的有效时间为2～7天。

作为开放性骨折创面临时覆盖的治疗方法，NPWT的选择仍需小心谨慎。尤其当负压材料覆盖于钢板螺钉系统之上时，负压治疗使用时间较长，创面可能会形成肉芽组织覆盖钢板螺钉。肉芽组织内的细菌可能定植于钢板螺钉之上，导致慢性感染。除此之外，在使用负压治疗使创面最终愈合时，会在局部伴随显著的纤维组织形成。此时，如果进行再次手术，比如肌腱转位、植骨术、内固定更换或取出，与肌瓣或局部转移皮瓣的柔软软组织相比，广泛的纤维组织会增加手术难度，并导致并发症。

总之，在临床应用中，NPWT无论作为开放性骨折清创后伤口的临时覆盖敷料，抑或是感染创面的治疗手段，都有着较高的有效性和安全性。

3）抗生素珠链袋技术：抗生素链珠最早应用于骨关节慢性感染，后逐渐应用于开放性骨折的局部治疗，临床研究表明其能显著降低开放性骨折的感染率，尤其对于Ⅲ度开放性骨折效果最佳。抗生素链珠用于开放性骨折的治疗，能填充死腔，在局部形成有效的抗生素浓度，并不增加全身毒性反应。对于无法一期关闭的创面，可以采用抗生素珠链袋技术（bead-pouch）临时覆盖创面，即将抗生素链珠填入开放或坏死的区域，接着闭合或以半透膜覆盖伤口（图13-28，图13-29）。传统的方法为生理盐水纱布覆盖创面，能阻止组织失水及继发软组织坏死，与此法相比，抗生素珠链袋技术更显优势，能聚集创面渗出液，浸润外露创面，在局部形成一个湿润的环境和保护层，同时该生理性液体含杀菌抗生素浓度，有效地降低感染风险；此外，半透膜对创面的覆盖能临时隔绝外部环境，降低院内感染发生率。多种抗生素可用于制作抗生素骨水泥，目前最常用的为妥布霉素和万古霉素，通常为2.4g妥布霉素或2.0g万古霉素加入40g骨水泥调制而成，在骨水泥面团期制作链珠，用不可吸收坚固缝线串联而成；为保证链珠大小均一，可采用制作模具或直接使用商品化抗生素链珠。具体手术操作如下：

A. 在放置抗生素链珠之前，必须对创面进行彻底清创，包括清除所有坏死、无血供、污染的组织，使用生理盐水全面冲洗创面。

B. 对骨折进行稳定的固定（通常为外支架固定）。

C. 将一串或多串抗生素链珠置入创面填充，如有可能，可缝合关闭伤口，如不能关闭，则通过聚乙烯伤口膜封闭创口，在封闭创口之前，根据具体情况可安置引流管，不使用负压引流。

D. 每48～72小时，应在手术室无菌条件下更换抗生素珠链袋以维持局部抗生素浓度，直到最终行直接缝合创口、植皮或皮瓣转移闭合创面。

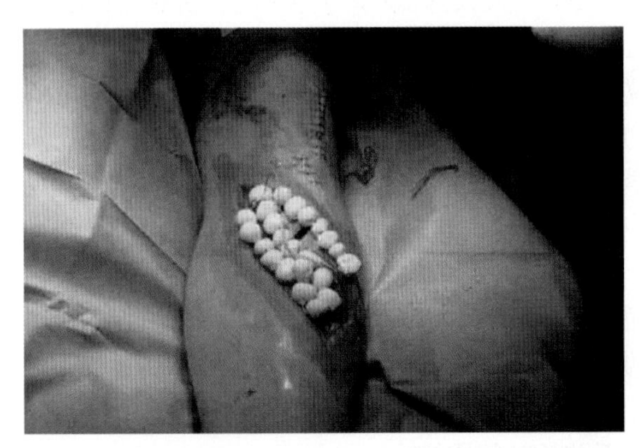

图13-28 彻底清创后将抗生素链珠放置于病灶处（术后X线片）

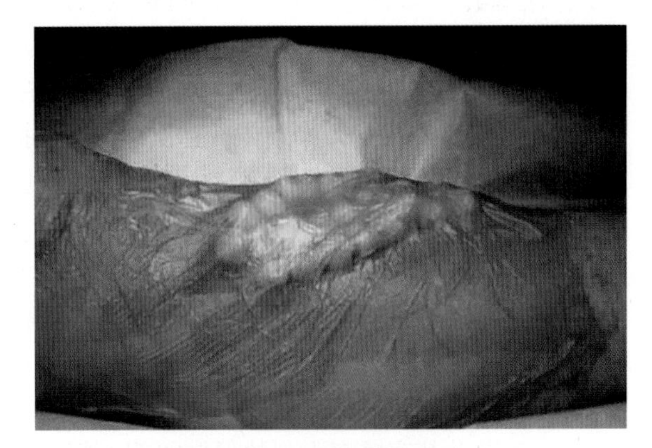

图13-29 以密闭敷料覆盖

对于不能一期闭合的创面，抗生素珠链袋技术可用于临时覆盖，利于创面的早期稳定，为二期软组织重建创造良机。早期的多个研究均证实该方法在创面修复中的满意疗效。Bowyer对334例开放性骨折采用抗生素珠链袋技术治疗，将感染率降低至4.2%，尤其对于感染风险较高的Gustilo Ⅲ度骨折疗效显著，将感染率从传统治疗的43.9%降低至8.7%。Henry结合抗生素珠链袋技术治疗204例开放性骨折，其中128例Ⅲ度开放性骨折的感染率降低至8.6%。由于伤口负压治疗技术的发展及广泛临床应用，目前抗生素珠链袋技术在开放性骨折的创面中应用逐渐减少，但其治疗理念仍值得借鉴，将局部抗生素治疗与伤口负压治疗技术相结合会逐渐应用创面的治疗，但其临床效果有待进一步验证。

4）富血小板血浆：富血小板血浆（PRP）是经离心操作从自体全血中提出取出来的血小板浓缩物，早期被作为屏障膜和生物凝胶用于临床止血。PRP中含有丰富的生长因子，对软组织有较强的修复作用，所以近年来PRP在创面修复领域应用越来越多。

PRP的主要成分是血小板，血小板内含有数十种高浓度的生长因子。当PRP被凝血酶和氯化钙等激活剂激活后，生长因子会大量释放，不同生长因子之间构成复杂的调控网络，通过生长因子彼此之间的协同效应。共同来促进创伤组织愈合。其重要的生长因子包括血小板衍生生长因子、表皮生长因子、转化生长因子、血管内皮生长因子等。

操作方法：

A. 创面：进行治疗前，创面多次进行清创，清除坏死组织、异物、脓液等。感染创面根据细菌学检查结果使用抗生素。在使用PRP前，务必使创面肉芽新鲜清洁无脓性分泌物。

B. 制备：（1）血液采集，约8ml；

C. 混匀样本，防止凝血；

D. 分离离心10分钟，3 000～4 000转/min；

E. 离心后，静置试管抽取PRP；

F. 使用：用生理盐水冲洗创面后，用无菌敷料吸干水分。将PRP置于创面内，在创面形成均匀的PRP凝胶层，并完全覆盖创面，然后用医用薄膜包扎创面。7～10天后拆开薄膜，观察创面愈合情况。

（隆晓涛　程建文）

五、严重开放性骨折的特殊治疗技术

1. 平行桥式游离皮瓣技术治疗严重肢体创伤

（1）概述：随着现代工农业、交通运输业的发展，临床上高能量及复杂损伤病例较多见，常致下肢大面积皮肤、软组织缺损伴重要血管损伤或缺损等，而且患肢因无可供吻接的血管修复困难，处理比较棘手。近年来，游离穿支皮瓣及显微外科技术的不断发展，为处理此类创面提供了更好的方法和技术保证。平行桥式游离皮瓣针对这类严重肢体损伤应运而生。该技术基本原理为：利用健侧的血管作为桥梁，结合游离皮瓣来修复患侧肢体皮肤软组织缺损。和患侧供血游离皮瓣技术以及交腿皮瓣相比具有以下优点：①血管吻合属于健康血管吻合健康血管，血管危象发生率大大降低；②供区、皮管桥和受区之间有一定空间，方便换药和皮瓣血运的观察；③双下肢固定于平行位，双下肢屈伸功能锻炼不受影响，且供区、皮管桥和受区之间关系恒定，不会对血管蒂产生牵拉。我国最早的桥式交叉游离背阔肌皮瓣移植由于仲嘉于1984年首先报道，裴国献于1981年11月报道1例左小腿后侧广泛皮肤缺损并溃疡、神经肌腱裸露伤者，成功地进行了吻合血管的小腿桥式背阔肌皮瓣移植。

（2）适应证

1）一般情况良好，能够耐受多次手术治疗；

2）患肢软组织严重损伤，局部皮瓣无法覆盖创面；

3）损伤局部没有合适的血管可用做移植皮瓣的供血血管，但肢体远端仍有足够的血供；

4）健侧肢体可提供健康的胫后血管作供血血管；

5）患者及其家属有强烈的保肢愿望，能够耐受双下肢长时间固定。

（3）手术方法

1）桥接血管和皮管的设计：术后需要使用外固定的方法将双下肢平行固定在一起，所以双下肢要保留一定的间隙，皮管理想的长度为8～12cm，预作皮管时其皮瓣的宽度为6～8cm。对于肥胖患者，可以采取以下措施准备皮管：①适当增加皮管的长度和宽度；②在保护好皮支血管的情况下，保留深筋膜，保留大隐静脉，减少皮管内容物；③对皮管两边远离皮支血管穿入皮肤处的皮下脂肪组织进行修剪，制备薄层皮管。皮管卷成后管腔内应保持一定的松弛度，以能轻松插入直径为0.5cm的圆柱形探子为宜。皮管远端边缘切取时呈半圆形，这样皮管卷成后远端呈斜面，有利于和游离皮瓣边缘进行瓦合。

2）游离皮瓣的选择、设计和切取：常用的皮瓣有：股前外侧皮瓣、背阔肌皮瓣。依据创面的大小和形状设计皮瓣的轴心和面积，皮瓣和血管蒂长度根据健侧皮管长度可适当调整。①健侧皮管长度较长时，游离皮瓣长度按正常原则切取；②健侧皮管长度较短时，游离皮瓣长度尽可能长一些，在皮瓣边缘和皮管瓦合后还可以将相邻皮瓣卷成皮管，以增加皮管的总长度。对于软组织缺损合并明显骨缺损的患者，切取皮瓣时可以携带部分股外侧肌，用以填充骨缺损死腔，减少术后感染风险。

3）皮瓣的串联和固定：将游离皮瓣的一端和皮管末端斜面瓦合，同时吻合动静脉。根据创面的位置、皮管长度，调整两腿间距离，将皮瓣覆盖于患肢创面。两腿间距离不能太大，要使皮管能保持一定的松弛度。通常双股骨髁间保持 5cm 距离即可。两腿之间的固定可以使用组合式外固定架固定双侧胫骨，操作起来简单易行，且术后可以进行屈膝、屈髋功能锻炼。在皮瓣覆盖创面时，注意不要使皮管和健侧腿之间以及皮瓣之间发生扭转。

【典型病例】

患者 21 岁，双下肢多发开放性骨折，左下肢较重，Gustilo Ⅲb 型，由外院转入我院，入院时情况及治疗见图 13-30～图 13-32。

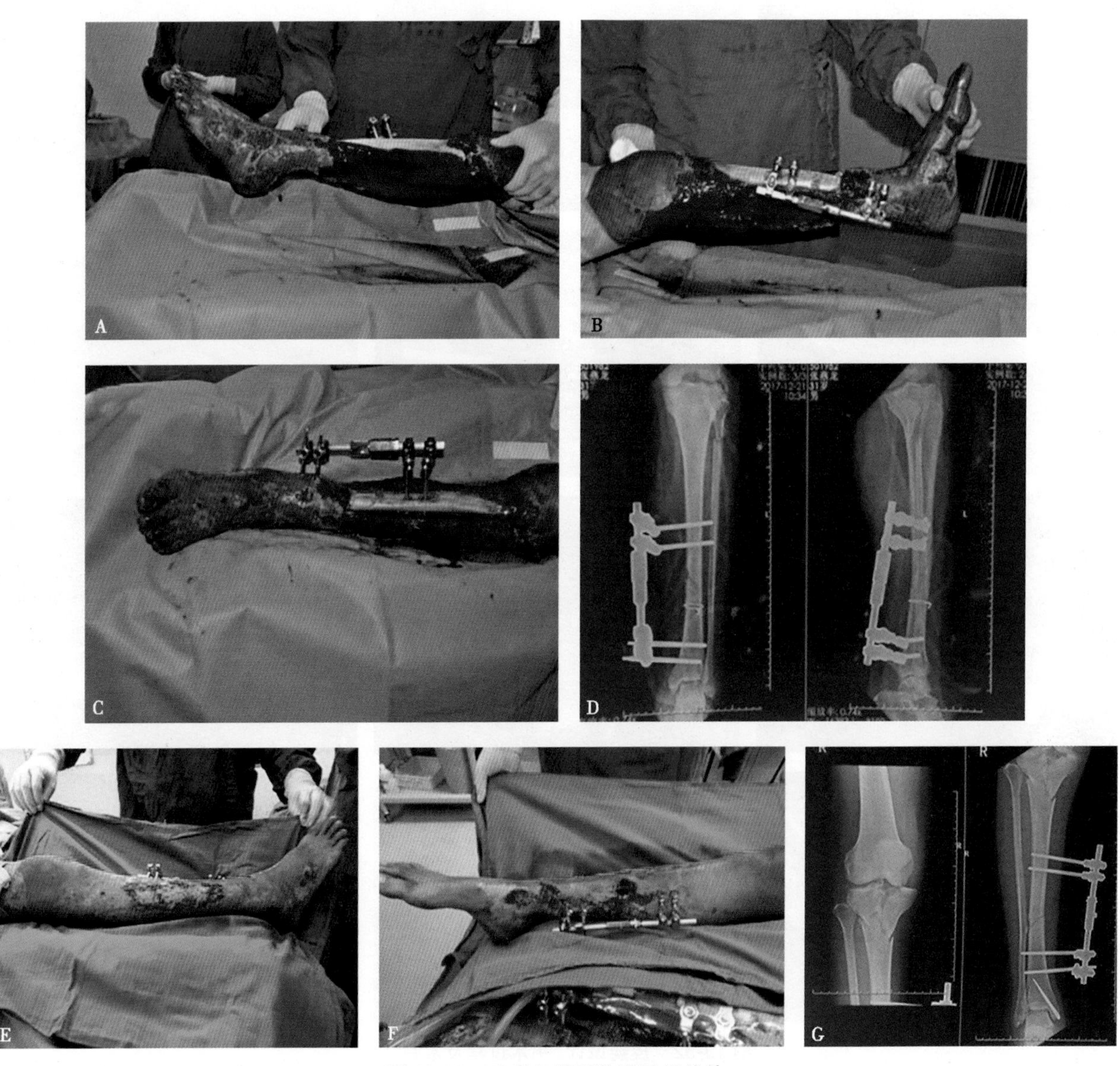

图 13-30 患者入院时外观及 X 线片

A～D. 左小腿外观及 X 线片；E～G. 右小腿外观及 X 线片。

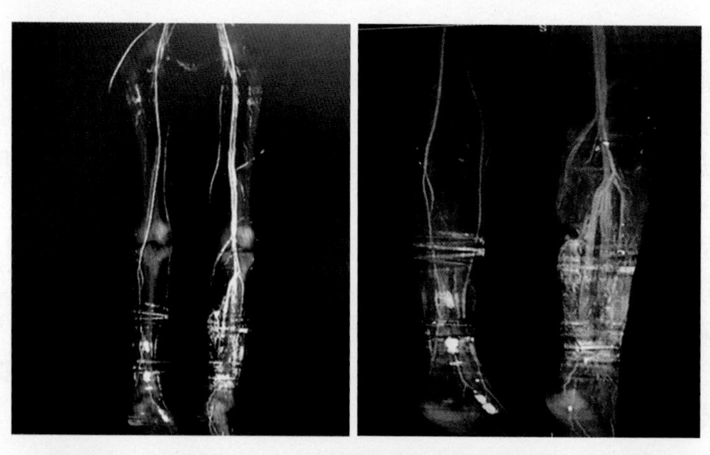

图 13-31 双下肢 CTA：左小腿胫前及胫后动脉远端均有损伤

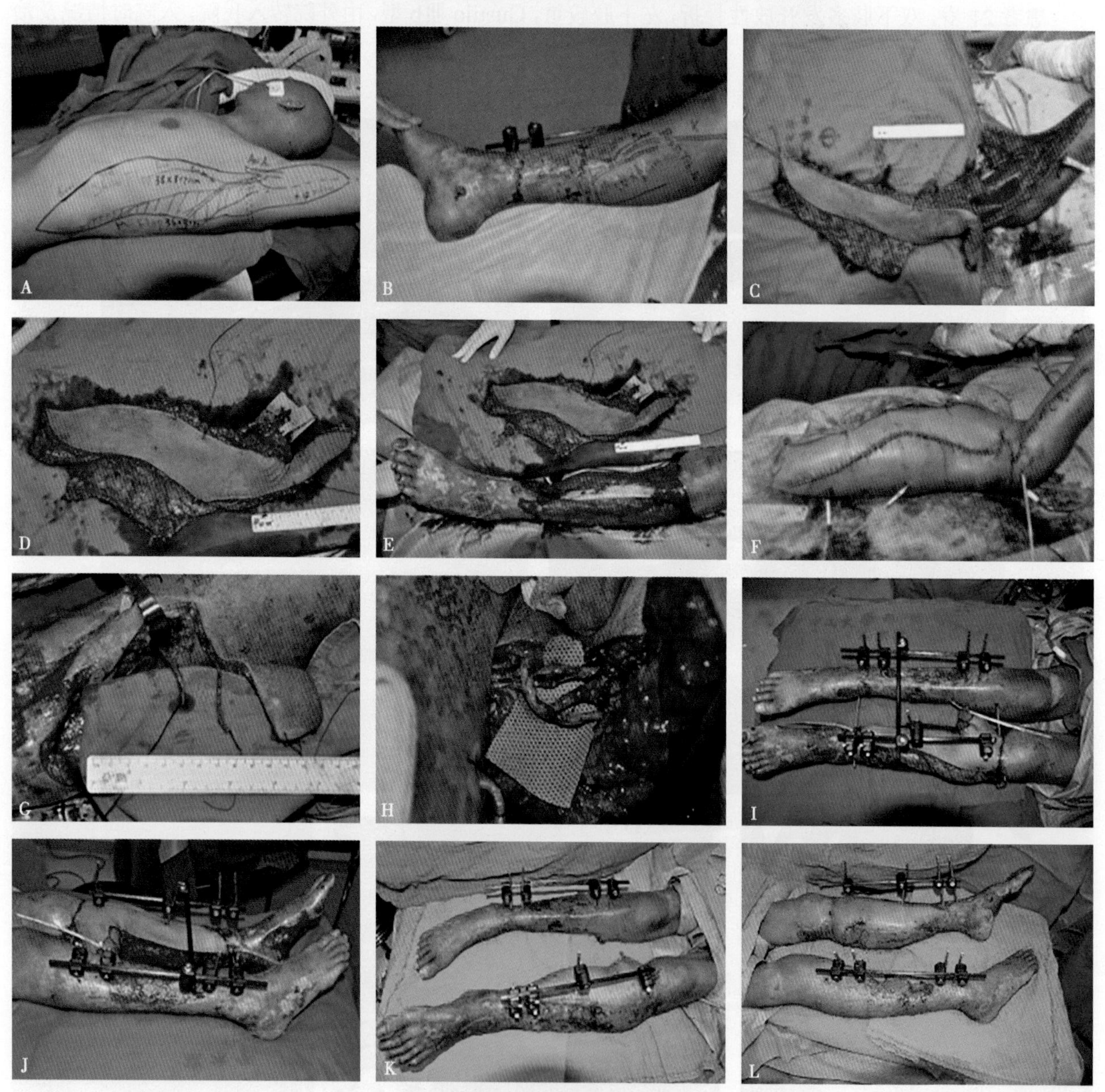

图 13-32 皮瓣设计、手术过程及术后情况

A. 背阔肌肌皮瓣设计；B. 胫后动脉桥式皮瓣设计；C. 背阔肌肌皮瓣游离；D. 切取的背阔肌肌皮瓣；E. 切取的背阔肌肌皮瓣放于左小腿；F. 供区直接缝合；G. 游离右侧胫后血管及皮瓣；H. 吻合 1 条动脉 2 条静脉；I、J. 术中用外固定架固定；K、L. 术后 11 周皮瓣断蒂，皮瓣成活良好。

（4）手术后注意事项

1）皮管和皮瓣的观察：术后 24～72 小时，皮管会发生肿胀，如果肿胀程度持续加重，甚至产生水疱，此时可能会对皮管内血管蒂产生压迫，从而影响皮瓣血运，导致静脉危象。此时，应及时拆除部分皮管缝线，减轻皮管内压力。在拆除缝线时要注意不能使动静脉直接暴露，应使用周边皮下组织对血管进行适当覆盖。拆除缝线后产生的创面使用油纱覆盖。另外注意避免皮桥过于下垂而导致皮桥折叠，保持适当张力，下方可垫棉垫。

2）术后体位和功能锻炼：术后双膝关节和小腿下方应用软垫垫高，勿足跟受压，必要时可将外固定架悬挂在牵引床上将双下肢吊离床面，这样既方便换药，又可抬高患肢，促进血液回流。术后 72 小时内不主张进行过多的功能锻炼，可鼓励患者等长收缩股四头肌；术后 72 小时发生血管危象的概率大大降低，可以进行更多的功能锻炼，包括主动和被动的屈髋屈膝训练、踝关节屈伸功能训练、双上肢力量训练等。在功锻炼过程中，可鼓励患者进行双下肢伸直位主动抬高训练，这对断蒂后患者尽快恢复行走功能至关重要。

（秦本刚）

2．flow-through 皮瓣技术

（1）概述：flow-through 皮瓣是用游离皮瓣的远近端血管蒂作为移植血管分别吻合受区主干血管的两端，可实现为受区远端组织供血的目的。flow-through 皮瓣近端血管蒂接受受区血管供血，而远端血管蒂作为另一套供血系统，传统或者说经典的 flow-through 皮瓣同时，皮瓣血管蒂发出的皮支和肌支可以携带皮瓣、肌肉或骨修复创面。1983 年，Soutar 等人首次使用前臂桡动脉 flow-through 皮瓣进行了头颈部重建。随后，Foucher 等人于 1984 年使用前臂桡动脉 flow-through 皮瓣完成了对伴有血管缺损的肢体损伤的修复。大量研究显示，该型皮瓣是同时修复主干血管缺损、软组织缺损的理想方法，能够一次性建立循环和覆盖创面。

传统的或者说经典的 flow-through 皮瓣是指修复软组织缺损的同时修复血管缺损。血管不仅供应皮瓣血供，而且同时承担修复缺损血管、重建肢体血运的功能。因此，flow-through 皮瓣的血管蒂应当具有口径大、长度长以及皮肤穿支丰富的特点。目前临床常用的 flow-through 皮瓣有：前臂桡侧皮瓣、前臂尺侧皮瓣、腹直肌皮瓣、股前外侧皮瓣、颞顶皮瓣、足背皮瓣、背阔肌皮瓣、大网膜皮瓣以及截肢肢体返取的带状皮瓣。

（2）生理学与血流动力学

1）flow-through 皮瓣的微循环可分为两套系统：第一套系统负责将血流从皮瓣的入口动脉直接输送到出口动脉；另一套系统内血液流经入口分支动脉 - 皮瓣内毛细血管网 - 出口静脉，在毛细血管网内完成养分与代谢产物的物质交换（图 13-33）。

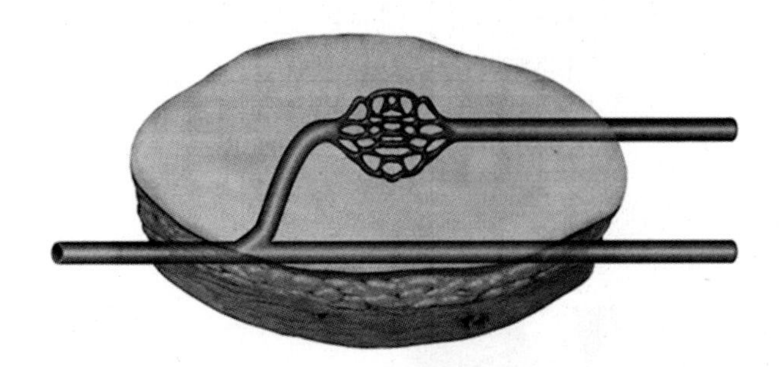

图 13-33 flow-through 皮瓣的两套微循环系统

2）相较于传统皮瓣，flow-through 皮瓣的血栓形成率更低，且对皮肤毛细血管的供血能力更强。

3）动脉 flow-through 皮瓣和静脉 flow-through 皮瓣的血流动力学特点相识，微循环中压力梯度变化符合正弦函数的变化特点。

4）基于 flow-through 皮瓣血流动力学特点及皮瓣动脉血流管道类型可将其分为三类：第一类动脉血流管道为单根动脉，该动脉横穿皮瓣，通常以轴向的形式存在（比如前臂桡侧皮瓣）；第二类动脉血液流通管道为2根独立的动脉，2根动脉从不同的区域进入皮瓣，在皮瓣内部通过复杂的毛细血管网相互沟通，完成血液运输任务；第三类为动脉化的静脉皮瓣，动脉血液流通管道为单根静脉，该静脉横穿皮瓣，以原静脉血流相反的方向接入动脉系统。

（3）适应证：flow-through皮瓣能够不牺牲主干血管、任意选择一根主干血管作为供血来源，因此，其首选适应证为受伤肢体仅存1支主干血管的病例。对于2支主干血管均损伤的病例，可以借助flow-through皮瓣的血管修复1支主干血管，必要时可以通过静脉移植延长血管长度。对于最常见的两根主干血管均存在的病例，也可以采用flow-through皮瓣，消除牺牲一根血管所带来的肢体末端“自主神经功能障碍”等并发症。

1）当覆盖软组织缺损需要血管重建时flow-through皮瓣可发挥作用。使用flow-through皮瓣来重建肢体重度损伤，可避免肢体截肢并长期维持肢体的外形和功能。

2）非创伤性因素所致的缺血性肢体保肢手术：如因外周血管疾病所形成的软组织损伤、肿瘤切除后的软组织重建、皮肤炭疽病扩创后的软组织缺损。

3）整形外科头颈部肿瘤术后的重建。

4）挽救前期植入的已明显缺血或血管堵塞的皮瓣。

5）改善手、足的慢性屈曲挛缩畸形，可恢复手指的伸展、延长血管蒂以增加供血、减轻对严寒耐受不良、获得具有完整感觉及皮温正常的手。

（4）手术方法（以股前外侧flow-through皮瓣为例）

1）术前准备：术前对供区进行血管造影，查看供区血供及血管状态。用血管探测仪探明皮瓣供区血管走向与肌皮动脉穿出点。据皮瓣受区创面大小和形状设计供区皮瓣的轴心和面积。

2）麻醉及体位：采用连续硬膜外麻醉或者全身麻醉，仰卧位。

3）手术操作过程：沿血管蒂的表面投影作皮瓣蒂部切口，分离股直肌与股外侧肌之间的间隙，向两侧牵开股直肌与股外侧肌，顺股直肌与股外侧肌间隙在股中间肌浅面寻找到旋股外侧动脉降支。沿降支向远侧解剖，显露第1肌皮动脉穿支及降支远端终末部分。沿肌皮动脉走向慢慢将肌纤维分开，直至深筋膜下，血管周围可保留一部分肌纤维以保护血管。游离皮瓣，观察皮瓣血运。尽量保留较长的降支远近端血管，切断血管。将皮瓣覆盖在创面上，降支远、近端分别吻合至待修复的血管远近端，使皮瓣同时发挥重建主干血管和覆盖创面的作用。

4）术后处理：术后常规应用抗生素、抗凝药物以及止痛药物。密切观察皮瓣血运及组织渗出情况。

【典型病例】

患者男性，19岁，机器外伤致左前臂毁损，前臂掌侧广泛毁损，手部感觉、运动、血运障碍（图13-34AB）。清创后见指深屈肌近端完全毁损，指浅屈肌近端部分毁损，桡、尺侧腕屈肌断裂缺损，掌长肌腱挫裂，正中神经挫裂，尺神经、尺动脉缺损超过15cm，桡动脉缺损超过15cm（图13-34C、D）。手术处理：彻底清创后行动力重建，指浅屈肌腱近端-指深屈肌腱远端；取断裂的远、近端掌长肌腱移植修复桡、尺侧腕屈肌。正中神经清创后屈腕位可以对端吻合；桡动脉及伴行静脉加创面采用股前外侧flow-through皮瓣修复（图13-34E～G）；尺神经及尺动脉用腓肠神经小隐静脉联合修复。术后血管造影显示真正意义的flow-though（图13-34H），术后半年随访时可见患肢功能良好（图13-34I）。

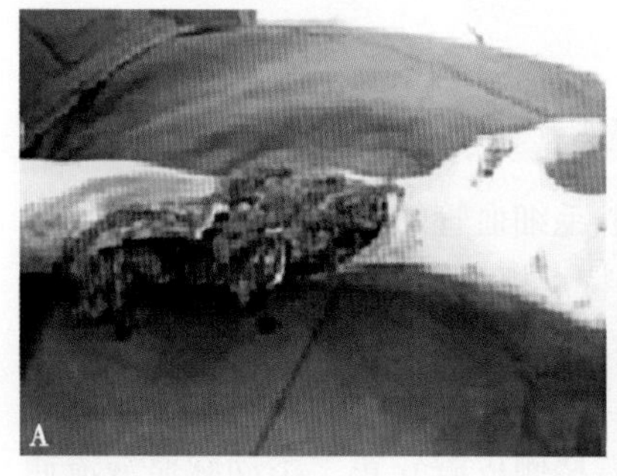

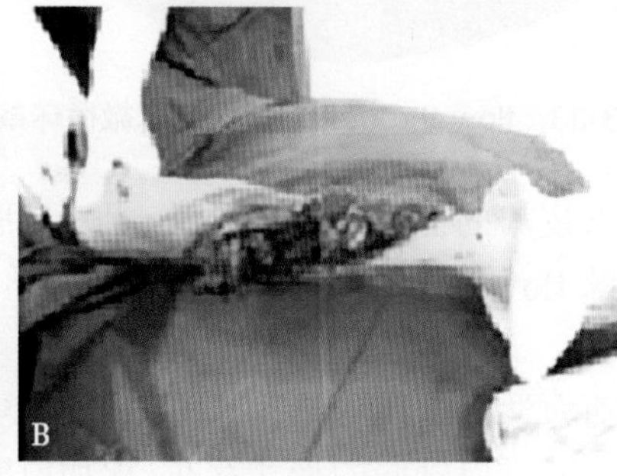

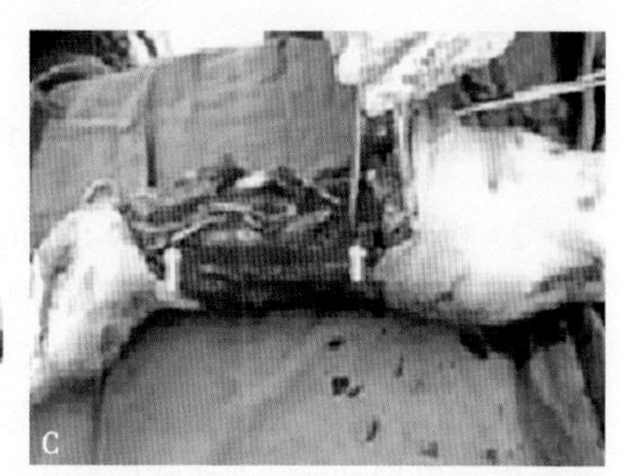

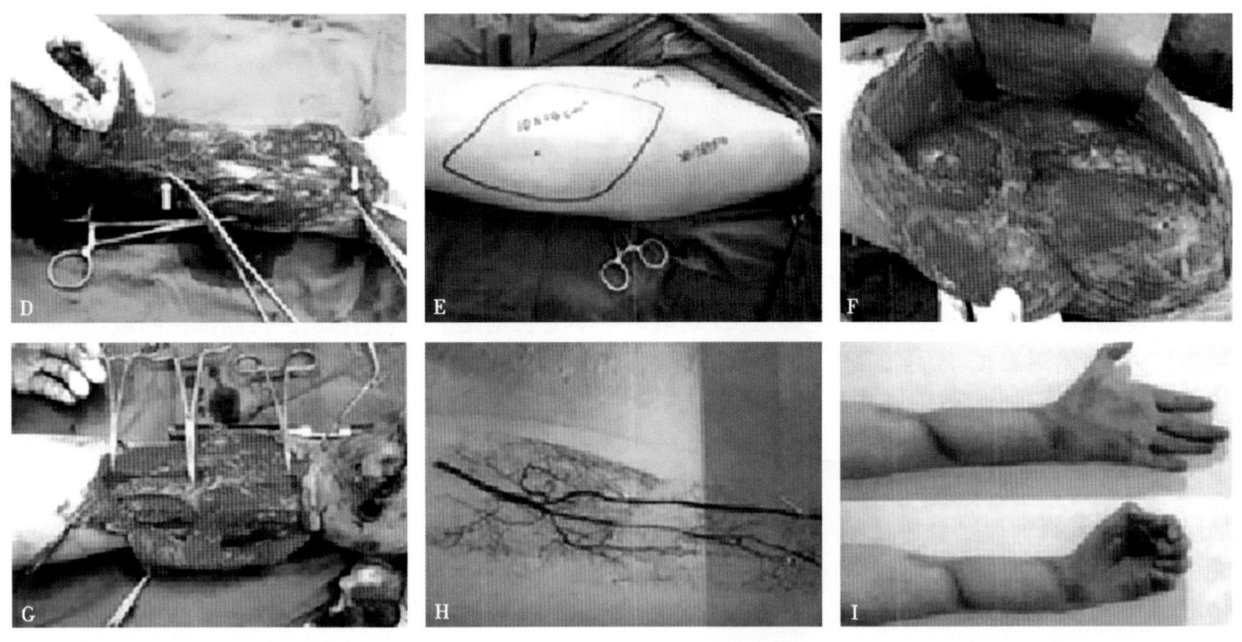

图 13-34 flow-through 皮瓣修复

A、B. 左前臂毁损，前臂掌侧广泛毁损，手部感觉、运动、血运障碍；C、D. 清创后见指深屈肌近端完全毁损，指浅屈肌近端部分毁损，桡、尺侧腕屈肌断裂缺损，掌长肌腱挫裂，正中神经挫裂，尺神经、尺动脉缺损超过 15cm，桡动脉缺损超过 15cm；E～G. 正中神经清创后屈腕位可以对端吻合；桡动脉及伴行静脉加创面采用股前外侧 flow-through 皮瓣修复；H. 术后血管造影显示真正意义的 flow-though；I. 术后半年随访时可见患肢功能良好。

（赵广跃）

3. 游离骨皮瓣修复伴大段骨缺损及皮肤软组织缺损的开放性骨折

（1）严重开放性骨折

1）肢体的严重创伤可造成皮肤、软组织及骨与关节的缺损。

2）传统的截肢或肢体缩短会导致肢体功能丧失。

3）随着科学技术的发展，显微外科技术修复组织缺损已成为临床治疗的有效手段，其中骨皮瓣移植修复成为主要治疗方法之一。

4）选择适宜的骨皮瓣，在移植有血运复合组织的同时有效地固定骨关节，并尽可能减小受区创伤是取得成功的关键。

5）髂骨皮瓣（图 13-35）及腓骨骨皮瓣作为人体的骨库之一，是临床上骨皮瓣移植最常用的供区。

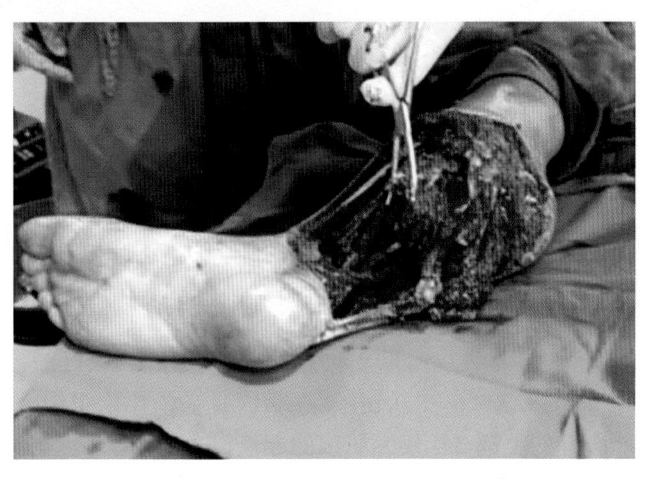

图 13-35 髂骨皮瓣修复内踝骨外露

（2）复合组织修复方法：作为复合性损伤，既有骨缺损又有皮肤缺损，选择的办法可以多种多样，而临床上较常用的一种就是游离骨皮瓣术。

1）游离骨皮瓣修复：①优点：一次性修复了软组织和骨缺损，减少了住院天数，减轻了患者痛苦。带血运的复合骨组织有利于骨愈合。②缺点：骨皮瓣切取相对困难，对术者要求高，风险高。

2）游离髂骨皮瓣：临床选择髂骨皮瓣移植修复具有以下优点（图 13-36）：①皮瓣血供由多皮支提供，可扩大皮瓣切取范围；②皮瓣的动脉口径较小，与受区皮支动脉吻合后不损伤受区的主干动脉；③因供区隐蔽，切取后可直接缝合，基本不影响供区功能及外观影响；④髂骨位置表浅，解剖恒定，取骨量大；⑤髂腹股沟皮瓣因含旋髂浅血管，保证皮瓣血供，切取时可不受长宽比例限制；⑥供区皮肤部位隐蔽，创面多能直接闭合，术后患肢可适当活动，体位较舒适。

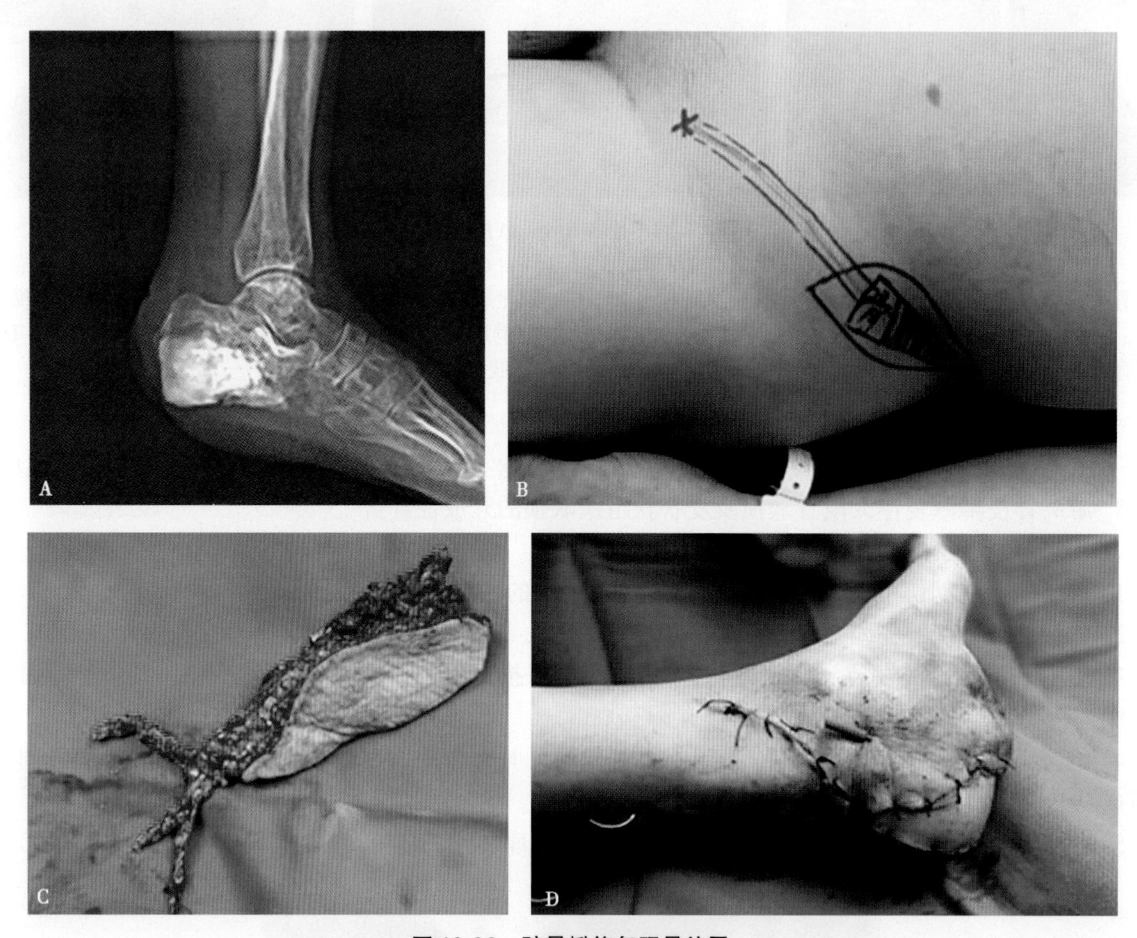

图 13-36　髂骨瓣修复跟骨外露

A. 跟骨骨折并骨外露；B. 髂骨皮瓣选取定位；C. 分离的带血管髂骨皮瓣；D. 髂骨皮瓣移植修复跟骨骨外露术后。

髂骨皮瓣缺点：①髂骨形状是弧形，超过 7cm 的骨缺损不适合髂骨皮瓣；②容易损伤股前外侧皮神经；③皮瓣面积有限，对掌部、前臂骨以及足部骨等缺损相对较小的部位，优选髂骨皮瓣修复能够起到更满意的治疗效果。

3）腓骨皮瓣

腓骨皮瓣（图 13-37）的优点：①腓骨皮瓣以皮质骨为主，能够起到较好的抗弯曲及支撑能力；②腓骨皮瓣较薄，面积为 13.0cm×7.0cm～22.0cm×8.0cm；③在长段骨缺损伴软组织缺损面积较大的临床治疗中具有较为良好的应用价值。腓骨的上部 3/4 仅为肌肉的起点，对下肢的负重与稳定影响不大，均可供移植用。故切取腓骨的长度，上段可包括腓骨小头，但腓骨下端的远侧 1/4 必须保存（至少保留 8cm 的长度），以保持踝关节的稳定性。

腓骨皮瓣缺点：①腓总神经必须首先分离并予以保护，特别是在切取包括腓骨小头的游离腓骨时更应注意保护；②解剖位置深，解剖血管有一定难度。

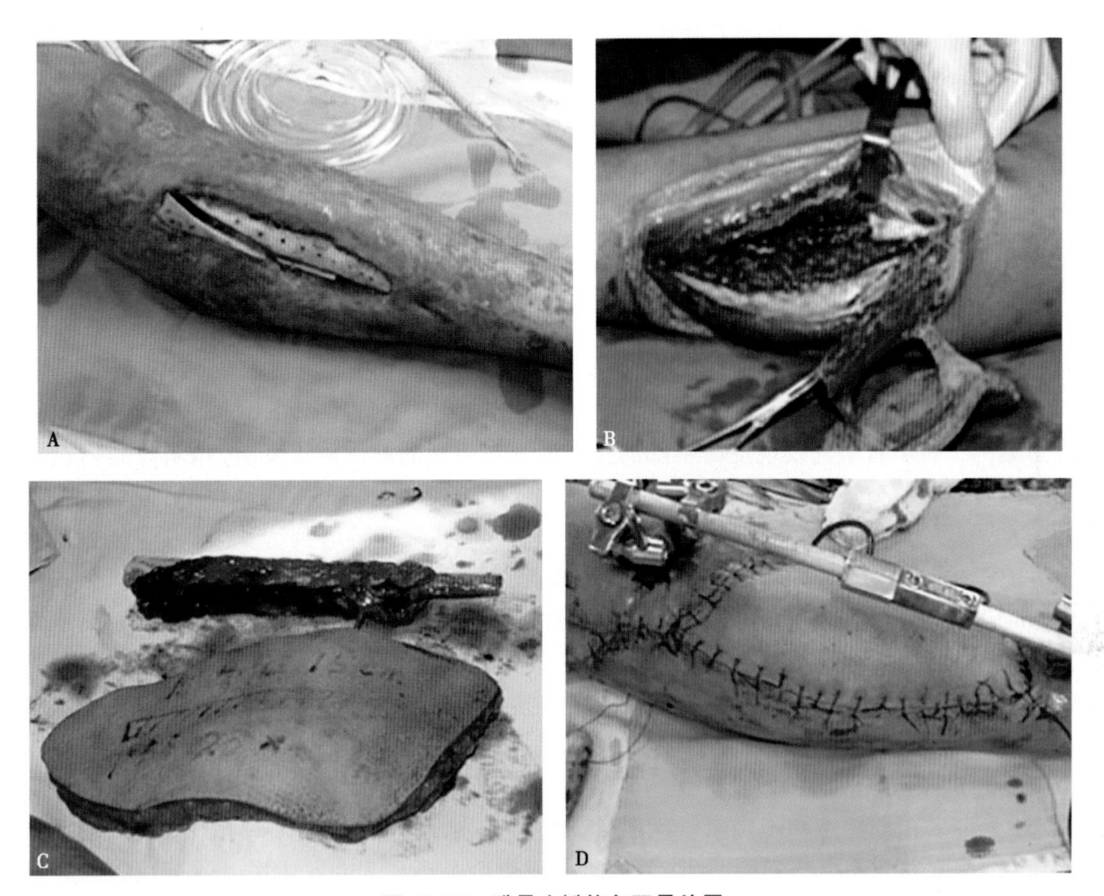

图 13-37 腓骨皮瓣修复胫骨外露

A. 胫骨骨折并骨外露；B. 腓骨皮瓣选取定位；C. 分离的腓骨皮瓣；D. 腓骨皮瓣移植修复胫骨外露术后。

（刘 俊）

4. 皮瓣结合 Masquelet 技术治疗 Gustilo ⅢB 型开放性骨折

（1）概述：近年来，车祸或高处坠落等高能量损伤所致的 Gustilo ⅢB 型开放性骨折在临床上极为常见。此类骨折合并骨缺损及严重的软组织损伤，极易发生感染、骨折延期愈合及不愈合、邻近关节僵硬等并发症。

既往的治疗方法主要有一次手术和分次手术两种观点。一次手术是指在彻底清创后早期植骨，同时应用显微外科皮瓣技术解决软组织修复问题，或者设计骨皮瓣游离移植。这类手术设计复杂，操作难度较大，且有时不易找到合适的组织瓣，在基层医院推广有一定难度；分次手术则先清创控制感染，皮瓣移植覆盖创面，待伤口完全愈合 6 个月以后再考虑骨缺损的治疗。这种治疗方案存在周期长、手术次数多、总费用高昂等问题，患者在等待下一次手术期间需要长时间制动，易致邻近关节僵硬。对于植骨术式的选择也是一个难题。有文献报道传统骨移植即移植不带血管的自体骨或同种异体骨一般仅适用 4.0cm 以下的小段骨缺损，对于超过 6.0cm 的长段骨缺损即使有好的软组织覆盖条件也不能避免部分甚至全部骨吸收的发生，而同种异体骨移植其爬行替代时间又极为漫长；带血管蒂的自体腓骨移植有血供好、容易愈合的优点，但对手术者显微外科技术要求高，操作复杂且血管吻合效果不易观察，术后易出现受区应力性骨折等并发症。

比起传统的治疗方法，皮瓣结合Masquelet技术治疗Gustilo ⅢB型开放性骨折具有明显的优势。将外科皮瓣移植技术特别是穿支皮瓣与Masquelet技术相结合，根据骨缺损大小植入抗生素骨水泥，既便于维持肢体长度、稳定骨折端，阻止软组织嵌入，又能比较彻底地消灭死腔并且局部缓释较高浓度的抗生素控制感染。同时，骨水泥的植入通过体内诱导在骨缺损部位产生膜结构，后期通过自体松质骨加异体骨移植方法对骨缺损行植骨治疗，减少了取骨量。用皮瓣转位或移植覆盖创面应对软组织缺损并增强局部的抗感染能力，在8～12周后随着皮瓣的成活及创面的愈合，有条件行二期手术，取出骨水泥并植骨，同时改行内固定，从而促进开放性骨折的治愈，其具备手术操作简便，效果可靠，治疗周期相对较短，后期改内固定后肢体运动便利等优点。

（2）皮瓣与Masquelet技术的应用

1）皮瓣在Gustilo ⅢB型骨折治疗中的应用：Gustilo ⅢB型骨折，常伴随皮肤及软组织缺损，创面较大。临床治疗过程中常需要转移皮瓣来修复。皮瓣大体可分为带蒂皮瓣和游离皮瓣两大类，创面修复过程中，皮瓣类型及修复时机的选择仍存在争议。

皮瓣选择：①带蒂皮瓣：如腹部皮瓣、胸壁皮瓣、胫前皮瓣、小腿内侧皮瓣、腓肠神经营养血管皮瓣等。由于手术操作简单，并发症较少，其安全、实用的特点在皮肤及软组织修复上独具优势。但带蒂皮瓣也有失败的案例。有学者研究发现皮瓣蒂部的扭转或受压引起的静脉回流受阻，或者皮瓣内包含大的浅静脉引起的皮瓣静脉负荷过大是造成带蒂皮瓣静脉危象的主要原因。在操作过程中，应保留一个较宽的筋膜带并防止蒂部的过度扭转，使蒂部经过宽敞的皮下隧道或敞开隧道到达受区，以避免静脉危象的发生。②游离皮瓣：显微外科技术的快速发展让游离皮瓣（如股前外侧皮瓣、flow-though皮瓣等）越来越多被应用于Gustilo ⅢB型骨折创面的修复上，可一次性解决主干血管及软组织缺损问题。游离皮瓣可以选择切取部位隐蔽，质地、厚度、组织结构接近受区的供区组织。张敬良等认为如果术者显微外科技术娴熟，游离皮瓣移植成活率可以达到甚至高于带蒂皮瓣，且较带蒂皮瓣更有可控性。但游离皮瓣术对术者显微技术要求较高，需相应的专科人员配备，手术难度大、耗时长。

皮瓣修复时机：Gustilo ⅢB型骨折在彻底清创后，若创面无明显污染或轻度污染，软组织及血管缺损范围较小，术前多普勒超声初步判断供区血管无明显变异，则可以用皮瓣移植一期修复创面，给创面带来新的血供，增强创面的抗感染能力，降低骨折延迟愈合及不愈合的发生率。若彻底清创后骨与软组织缺损较多；受伤至手术时间超过10小时，预计手术时间较长（超过4小时）；患者血压不稳定或大量输液、输血后，即便邻近皮瓣、肌皮瓣可供覆盖，也应放弃行一期皮瓣修复重建手术，而应用VSD覆盖创面。Hwang等研究发现，Gustilo ⅢB型骨折患者软组织与骨损伤严重，且患者血液处于高凝状态，急诊一期行游离皮瓣移植的失败率较高，应考虑延迟软组织修复，但应当于7天内进行。7天内行游离皮瓣覆盖效果明显优于7天后。Bhattacharyya等研究表明，对于Gustilo ⅢB型开放性骨折，7天内覆盖创面，感染率为12.5%，明显低于7天后覆盖创面时57%的感染率。也有学者主张皮瓣覆盖时机应在清创10天左右，避开缺损伤口邻近组织肿胀反应期，以利于皮瓣转位后顺利成活。

2）Masquelet技术在Gustilo ⅢB型骨折治疗中的应用：1986年，法国学者Masquelet等首次利用诱导膜和自体骨移植相结合的方法成功治愈长为25cm的大段骨缺损。随后该技术被广泛应用于感染性骨缺损、无菌性骨不连及肿瘤切除后骨缺损的治疗，并取得良好效果。

目前的研究发现，其机制为填充的骨水泥能刺激机体发生变态反应，在填塞物表面生成一层类膜样结构，因此，又称为诱导膜技术。此诱导膜在6～8周时能逐步增厚至1.0mm左右，成分主要由成纤维细胞组成，有丰富的垂直于骨长轴方向排列的血管系统并富含多种成骨生长因子，如VEGF、TGF-β及BMP-2等，还含有血管生成相关因子和成骨前体细胞。这些因子能促进二期植骨时成骨的皮质化和血管化，发挥类似骨膜的生物性骨诱导属性，同时可以阻碍纤维结缔组织进入骨缺损部位，隔开了周围包绕的肌肉和肌腱收缩滑动时可能存在的不良干扰，维持了力学的稳定，避免骨吸收的发生，表现出治疗更长的骨缺损也并不延长骨愈合时间的优势。

Masquelet技术主要包括两个相对独立的阶段：

第一阶段：需要对创面的骨和软组织进行彻底清创，将骨水泥填充于骨缺损区，连接两断端，必要时行肌皮瓣转移覆盖修复缺损软组织，然后用外固定支架或克氏针稳定固定患肢。置入的骨水泥主要有两个作用：首先，起到力学支撑的作用，防止纤维组织长入骨缺损区，为后期植骨的生长提供良好的生物微环境；其次，骨水泥周围形成的诱导膜起到生物保护作用，既可以促进植入骨的重建和再血管化，又避免了植入骨被吸收。

第二阶段：置入骨水泥后6～8周，在不损伤诱导膜的前提下，取出骨水泥，将足量的颗粒状自体松质骨填充骨缺损部位，再用钢板、髓内钉或外固定支架稳定固定患肢。

Masquelet技术经验：

第一阶段：彻底的清创和冲洗是促进愈合和防止感染的关键。为了预防感染，可以用含抗生素的骨水泥填充骨缺损，同时需要对患肢进行稳定固定，必要时行游离皮瓣转移覆盖修复软组织，保证有良好的血供，为后期植骨和骨的重建提供良好基础。

第二阶段：切开诱导膜取出骨水泥时，避免损伤诱导膜，根据骨缺损的范围确定植骨量，一般行自体松质骨植骨，骨量不足时可以取髂骨翼的自体骨进行移植或加入同种异体骨，同种异体骨的含量不应超过1/3，植骨时还可以加入骨髓穿刺液或骨诱导生长因子促进骨愈合，在无张力条件下闭合创面，再次对患肢进行稳定固定，避免患肢过早负重，否则会引起骨吸收，导致骨不愈合。

Masquelet技术要点：使用骨水泥时不能仅局限填充缺损，应将骨水泥超出骨折两端；在骨水泥硬化时进行降温；骨水泥填充物的周径应比骨骼周径略大，以软组织能包容为准；切开诱导膜，应用与骨膜下剥离相同的技术将其剥离；去除覆盖在髓腔表面的诱导膜，开通髓腔以促进血液循环；不要将植骨压得太紧；植骨后缝合诱导膜，创造一个密闭环境等。

Masquelet技术已成为临床治疗大段骨缺损的有效方法，但是不可避免地也存在一些不足之处，如大量植骨导致供区损伤、住院时间较长、需要二次手术、自体骨来源有限、松质骨皮质化时间较长等。其并发症主要包括应力性骨折、针道感染及局部热损伤、血肿、神经血管损伤、骨折延迟愈合、骨不连、轴线偏移、肢体不等长及骨吸收等。

（3）手术方法

1）术前准备：术前拍摄包含膝关节和踝关节的胫骨全长X线片，了解骨折形态；邻近关节处骨折做CT，了解关节面移位情况；多普勒评估创面附近血管穿支，并标记，拟做游离皮瓣修复的应评估伤肢血管条件及供区皮瓣血管穿支情况。

2）麻醉及体位：采用连续硬膜外麻醉或者全身麻醉，患者取仰卧位，患侧髋部垫高30°。

3）一期手术

A. 清创：清创是后期所有治疗的基础，应予以重视。清创在气囊止血带（不驱血）下进行，切除撕脱无血运的皮肤及皮下组织，皮下组织瘀斑及皮下静脉内血栓形成则提示皮肤损伤严重、坏死可能性大，可一并切除。根据肌肉颜色、出血情况、收缩力和肌肉韧性来判断肌肉活力。对无活力肌肉应彻底切除，有时修剪肌肉出血不代表肌肉有血运，可能是静脉血瘀滞所致。残留的无活力肌肉及血肿是细菌良好的培养基，往往是早期感染的主要原因，在清创时应引起注意。对主要的肌腱应尽量保留，神经清创应慎重，尽量保持其完整性，污染严重的外膜应予切除。断裂血管端应清创至正常血管内膜，光滑无分层，并远近端结扎、标记。对无血运的游离骨块应果断摘除，对大的包含有关节面的骨块应尽量保留。清创完成后，大量生理盐水冲洗创面。放松止血带彻底止血，再次检查，针对无血运的肌肉组织应彻底切除。

B. 固定：固定的选择应根据骨折部位、骨折形态、骨缺损程度、二期手术是否更换固定等综合考虑，虽然大量文献证明，在即可进行软组织覆盖的前提下应用内固定是安全有效的，但不能因此忽视外固定在开放性骨折治疗中的地位。无论选择内固定还是外固定、首先要恢复肢体力线和长度，必要时将大的游离骨块暂时复位作为整体复位时的参考，外固定架应简单稳定，不影响皮瓣覆盖时的手术操作。

C. 植入骨水泥：依据骨缺损的范围调制复合去甲万古霉素的骨水泥（抗生素浓度10%），在骨水泥处于棉团期时填塞入骨缺损处，也可先将骨水泥塑形成缺损胫骨的形状，然后再植入骨缺损处，使骨水泥块包埋胫骨远近端髓腔，并尽量靠近腓骨，在骨水泥固化过程中温度可达 90℃，应用盐水滴注降温防止损伤周围组织，待骨水泥固化后去除骨水泥碎屑。

D. 皮瓣移植：皮瓣选择根据小腿创面部位、大小和伤肢血管状况而定。如创面较小，可采用转位皮瓣修复，对小腿近端创面可采用腓肠肌内侧头肌皮瓣修复，小腿远端创面可选用腓动脉穿支皮瓣或胫后动脉穿支皮瓣修复，但急诊情况下有时软组织损伤界限难以判定，周围穿支有损伤可能，因此游离皮瓣值得推荐，且急诊条件下血管条件好，游离组织移植成活率高，游离组织移植对骨折局部软组织干扰少，为后期植骨创造良好的软组织条件。游离皮瓣血管蒂又可修复损伤血管，增加患肢血供。股前外侧皮瓣因皮穿支恒定，血管蒂长，术中不用变换体位受到骨显微医师的推崇，切取股前外侧皮瓣时采用内侧入路，依次切开皮肤、皮下组织及阔筋膜，与阔筋膜和股外侧肌之间寻找穿支。穿支出现的规律：偏远端穿支多为肌皮型穿支，偏近端穿支多为肌间隔型。如常规方法寻找穿支困难时往往有高位穿支出现，可向近端延长切口寻找穿支血管。逆穿支血管解剖追踪其上一级源血管，解剖过程中应轻柔操作，防止损伤穿支血管。仔细止血、结扎血管分支，有时穿支在肌肉深处走行，此时穿支周围可携带部分肌肉，既节约手术时间，又防止损伤穿支血管。股前外侧皮瓣血管蒂中动、静脉的口径比较粗大，对于小腿受区的胫前或胫后血管，口径比较匹配。术后深部放置负压引流管 3 天，抗凝、抗痉挛 7 天，全身敏感抗生素应用 10 天左右。术后缝线拆除后进行主动功能锻炼，预防失用性肌萎缩、关节僵硬，加强外固定支架护理防止钉道感染。

4）二期手术：术后 6～8 周在软组织愈合良好的情况下，复查血常规、血沉及 C 反应蛋白均正常后去除骨水泥填充物，并仔细保护骨水泥诱导形成的膜结构，凿通骨髓腔，然后在膜内填充切碎的颗粒状自体松质骨。必要时可将外固定转换为内固定，用锁定加压钢板固定骨折端，但必须保护诱导膜结构完整，髓内钉固定对诱导膜破坏小，并且可减少植骨量，值得推荐。术后放置负压引流并仔细缝合膜结构，确保“膜包骨”，密切观察创面，通畅引流，防止血肿形成，应用敏感抗生素预防感染。术后每月复查 X 线了解骨折愈合情况。

【典型病例】

患者男性，38 岁，因车祸伤致左胫骨开放性骨折（图 13-38），于急诊行清创、骨折复位外固定术、取对侧游离股前外侧皮瓣及植皮修复创面，并用抗生素骨水泥充填骨缺损（图 13-39～图 13-43）。术后 2 个月患者创面修复，取出骨水泥后用自体松质骨修复骨缺损，并仔细缝合诱导膜结构（图 13-44～图 13-46）。术后 6 个月，移植骨与胫骨愈合，移植骨无吸收，功能恢复满意（图 13-47～图 13-49）。

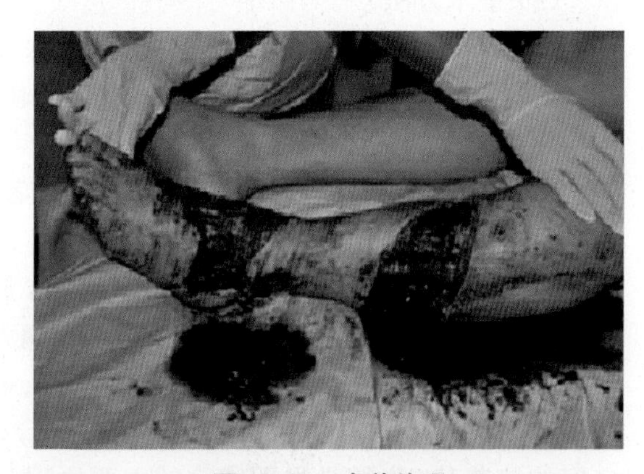

图 13-38　术前外观

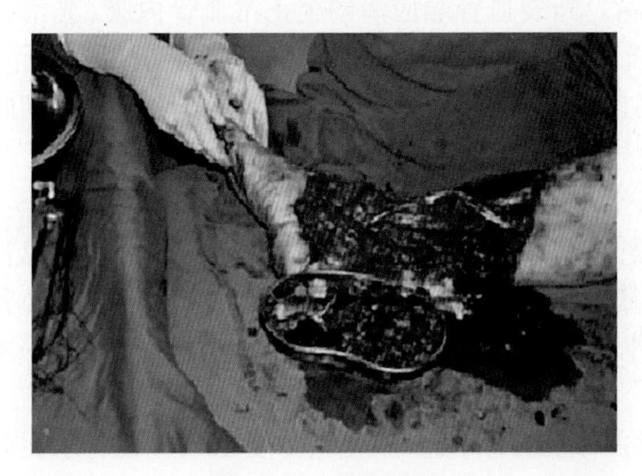

图 13-39　清创术后

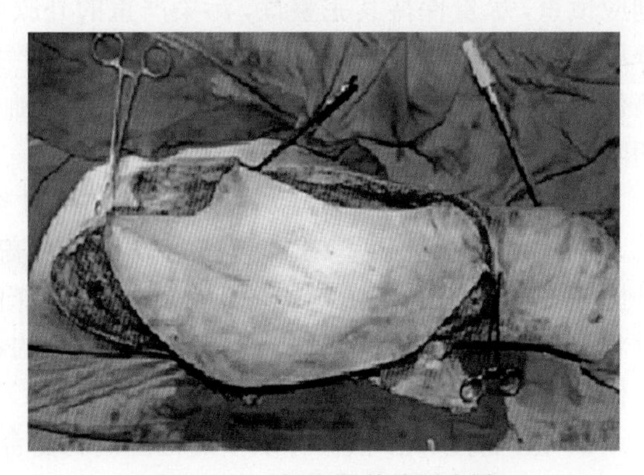

图 13-40　切取股前外侧皮瓣

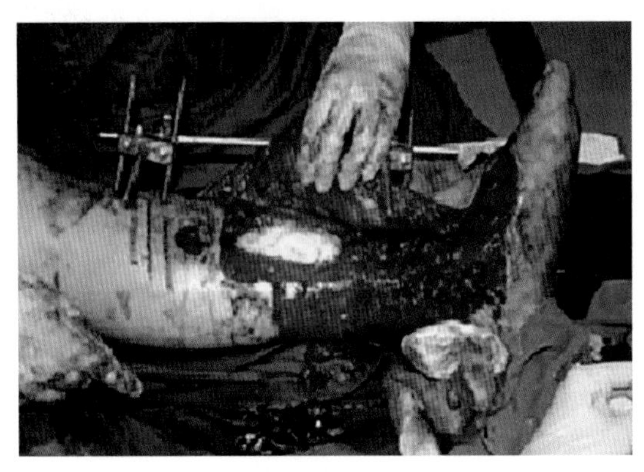

图 13-41　抗生素骨水泥充填骨缺损

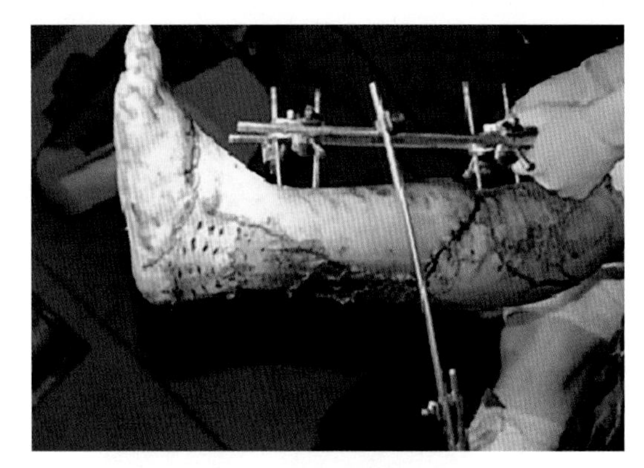

图 13-42　术后外观

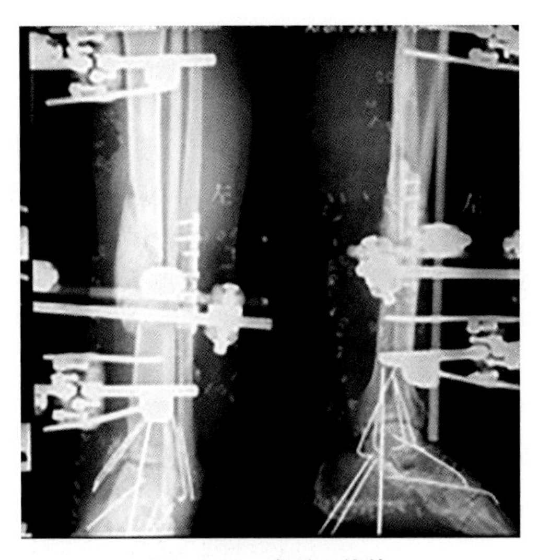

图 13-43　术后 X 线片

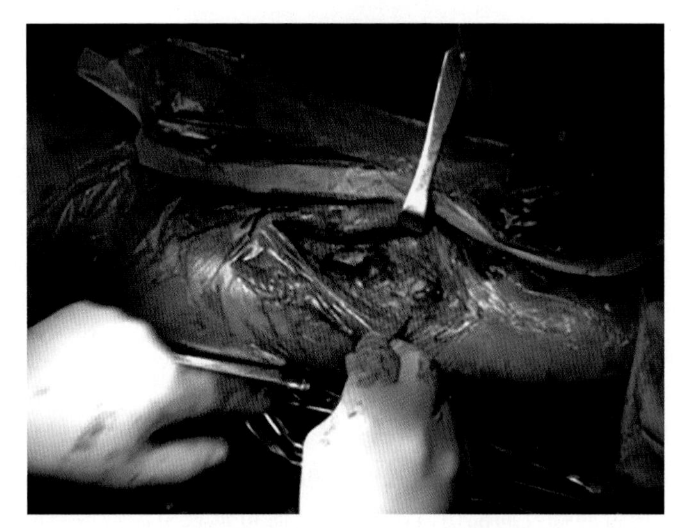

图 13-44　二期取出骨水泥植骨

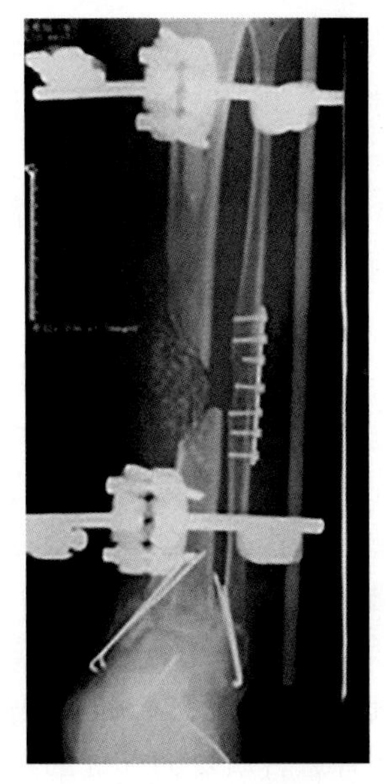

图 13-45　植骨术后 X 线正位片

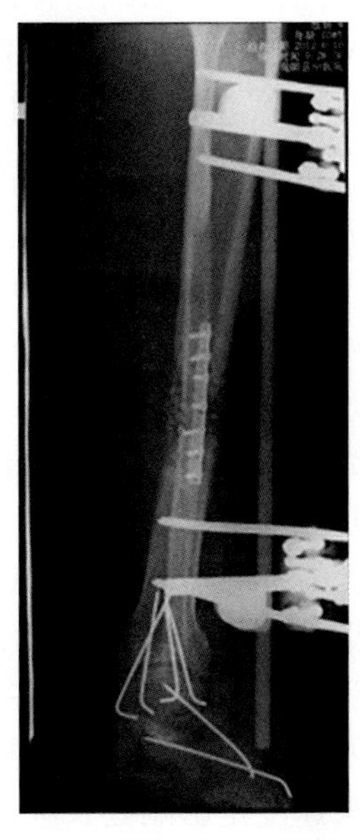

图 13-46　植骨术后 X 线侧位片

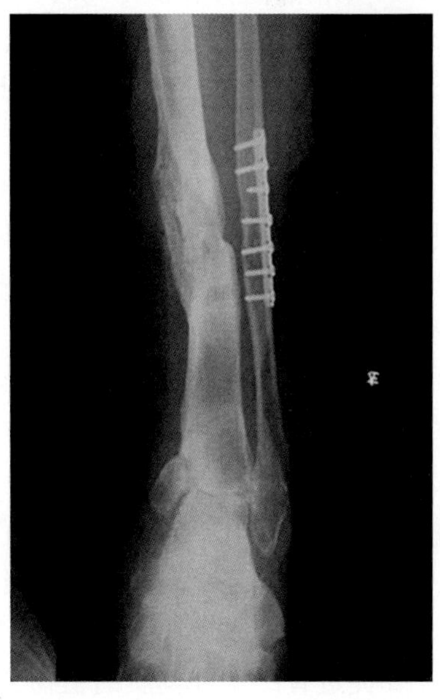

图 13-47　植骨术后 6 个月 X 线正位片，骨折愈合良好

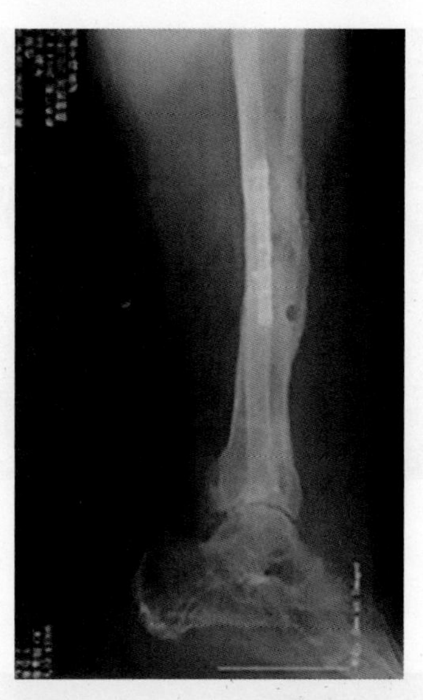

图 13-48 植骨术后 6 个月 X 线侧位片，骨折愈合良好

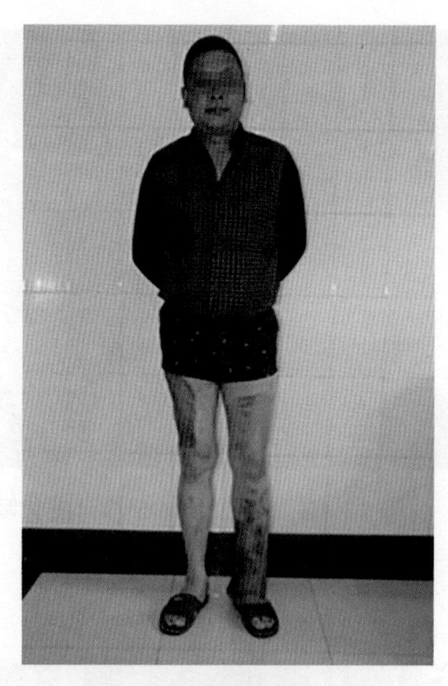

图 13-49 术后 6 个月功能

5）手术要点：①一期手术时应彻底清创，这是手术成功的关键，如何判断、确定组织活力进一步明确清创范围依赖术者术中判断、经验等清创有时需要反复进行。②皮瓣修复应尽早进行，越早进行软组织覆盖越有利于防治感染，缩短病程。③一期手术时放入的抗生素骨水泥应足够大，这样才能保证生成的诱导膜能完全包裹松质骨防止其被吸收。④6～8 周诱导膜的成骨作用最强，是进行二期植骨手术的最佳时机，过分等待虽然对控制感染有利但是会面临外固定针道感染、失用性骨质疏松、关节功能障碍等并发症。二期植骨手术前要确保无深部感染，局部无红肿热痛等炎症反应，白细胞及中性粒细胞计数、血沉、C 反应蛋白水平正常。⑤二期手术时认真保护骨水泥周围的诱导膜，植骨完毕后仔细缝合膜结构，确保“膜包骨”，这是植骨成功的关键。如果准备将外固定转化为内固定，内固定最好微创植入，并且在植入内固定过程中防止损伤诱导膜。⑥术后引流很重要，植骨部位血肿形成容易合并感染，术后应密切观察引流是否通畅及局部伤口情况，必要时可延长引流管放置时间。

6）总结与展望：目前，Gustilo ⅢB 型骨折的治疗仍存在争议。彻底清创是 Gustilo ⅢB 型骨折修复与重建成功的关键步骤已成为共识。患者身体情况、术者技术水平等原因决定 Gustilo ⅢB 型骨折的治疗方式。一期治疗及分期治疗均有各自的优、缺点。复合组织瓣移植和一期短缩加二期延长术可以一期修复骨与软组织缺损，闭合创面，可减少手术次数，缩短住院时间，但手术难度大、耗时长，适应证范围较窄。分期治疗基于 DCO 理念，治疗效果较确切，但患者需多次手术以分期修复骨与软组织缺损，住院时间长、费用高。

总之，Gustilo Ⅲ B 型骨折是创伤救治的难题，随着创伤骨科和显微外科技术水平的提高，治疗的方法日渐多样。我们在不同患者个体化治疗的基础上，应当对开放性骨折处理过程中的相关问题进一步探讨，以寻求更合适的治疗方案，为患者肢体功能的恢复提供更多的可能。

（刘 重 赵 岩）

5. 皮瓣结合骨搬运技术治疗下肢复合组织缺损　现代的骨搬运术始于 Codivilla 的研究，他于 1904 年首次采用股骨干截骨和跟骨牵引进行股骨延长，引起了较严重的并发症，但对后期骨延长技术的发展和完善有重要意义。1921 年 Putti 自行设计的单侧牵伸器进行股骨牵引延长，提出“最小创伤的截骨和渐进控制性的骨延长技术”。20 世纪 50 年代俄罗斯 Ilizarov 设计出环形固定器，并将微侵袭技术用于创伤矫形领域，目前已成为治疗骨缺损、骨不连、骨不愈合以及矫治各种肢体畸形的有效途径（图 13-50）。

1）Ilizarov 肢体延长的原理：Ilizarov 牵引方法所产生的机械应力可以刺激牵引骨痂中成骨细胞的增殖，并促进骨细胞外基质的生物合成。延长速度是影响延长区局部血流量和骨愈合质量的关键因素。如延长速度合适，未达修复组织断裂的程度，其低牵张力会刺激间充质细胞向骨细胞的演化，促进新骨组织的生成和改建，同时也有利于血流的恢复和周围软组织、神经的及时修复。不同延长速度除引起局部血流量减少的程度不同外，其血流量恢复时间亦不相同。较快速度延长时，局部血流量减少多，恢复正常所需时间长，组织缺血时间久，可能是导致延长区骨再生修复延迟或不愈合的原因之一。研究认为血管、骨膜及新生修复组织对 1mm/d 缓慢逐渐延长有很强的生物学适应能力，其低牵张力有利于各组织随骨延长同步增殖生长。

2）适应证

大段骨缺损的修复：传统的修复大段骨缺损的方法是采用带血供的骨瓣移植或游离植骨的方法填塞缺损处。游离植骨适用于小段骨缺损的填补，而对于大段骨缺损的填补则需要采用带血供的骨瓣进行移植，对相关手术要求较高，且需要附加理想的软组织血供条件。利用骨延长技术结合游离皮瓣可以修复严重的骨缺损合并皮肤软组织缺损的患者，尤其适合于胫骨缺损合并内侧皮肤软组织缺损，而外侧腓骨及外侧皮肤较完整的患者。现广泛采用 Ilizarov 肢体延长技术治疗大段骨缺损，不需采用游离植骨，疗效满意，是较为行之有效的治疗骨缺损的方法。

肢体延长：Ilizarov 肢体延长技术用于肢体延长，治疗先天性或后期损伤造成双侧肢体不等长等，可于上肢、下肢及手骨等多处进行牵拉成骨，包括骺板牵拉分离延长，骨干延长等，总体上对于轻症患者来说疗效较好。

足踝畸形的矫治：马蹄内翻足畸形在临床非常多见，轻症患者可通过传统的矫形外科手术进行治疗而得到满意的效果；而对于中重症患者而言，Ilizarov 肢体延长技术治疗马蹄内翻足畸形是在足踝部安装特殊的外固定装置，应用组织缓慢牵伸延长技术，再生相应的神经、血管、肌肉等软组织，使其畸形得到矫正，且并发症较少。

胫骨骨不连、骨缺损：Ilizarov 肢体延长技术在治疗各种骨不连、骨缺损中有显著效果，骨延长术可有效修复任意长度的骨缺损；同时可促进新生骨痂骨化速度，加快骨愈合时间，且临床治疗期间无须植骨。

3）并发症：包括肌肉挛缩和关节僵直、关节脱位、轴向偏移、神经血管损伤、提前愈合、延迟愈合和骨不连、再骨折、针道感染等，这些情况的发生多与牵引过度、操作不当、截骨时组织损伤和骨膜剥离过多、外固定松动或去除过早、截骨不完全、钢针长期固定等因素有关。

这种治疗方法的优点是：①手术分次进行，风险降低，即使皮瓣坏死，也没有造成浪费骨源；②牵引成骨可靠，可以解决长段骨缺损。缺点是：①患者至少需要 2 次手术，住院天数延长；②带牵引架，生活不便，痛苦较多；③由于住院时间长，费用较高；④牵引成骨有骨不愈合可能。

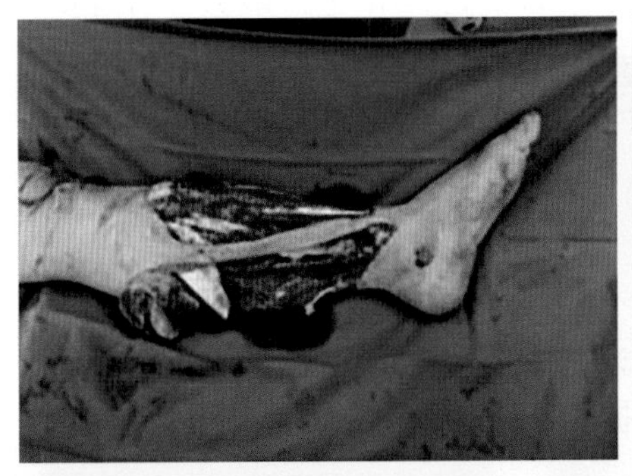
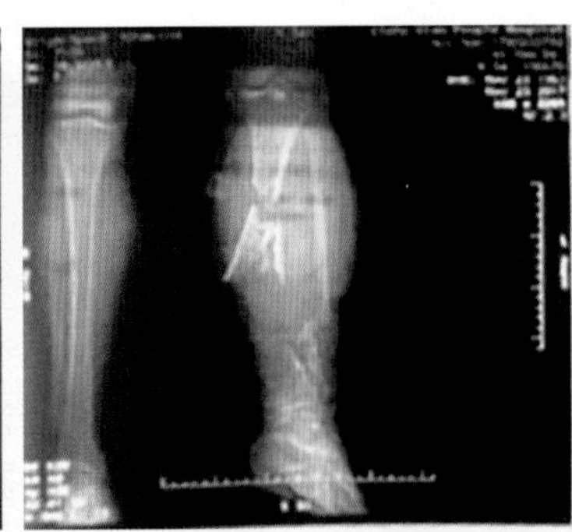
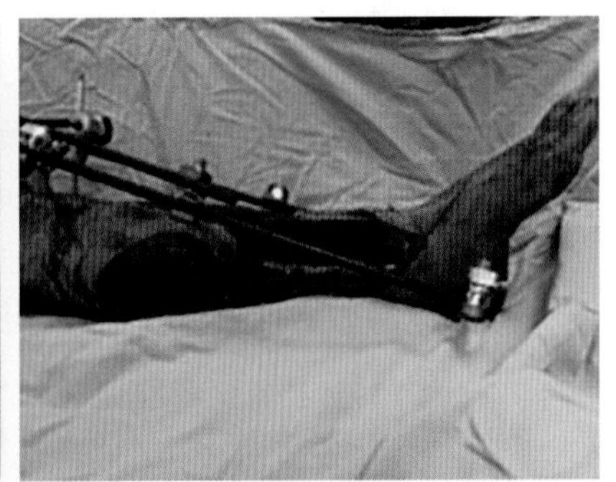
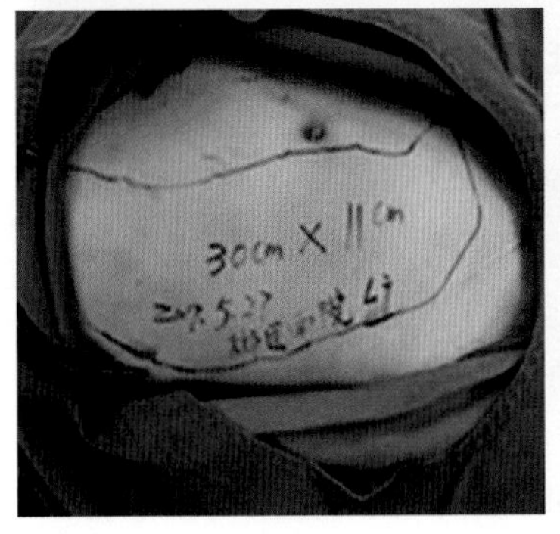

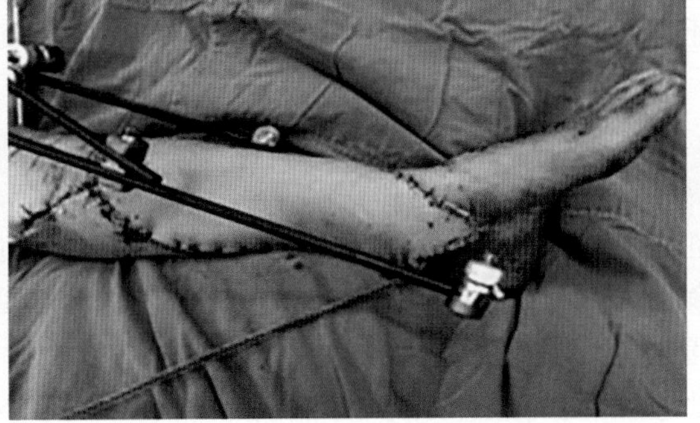
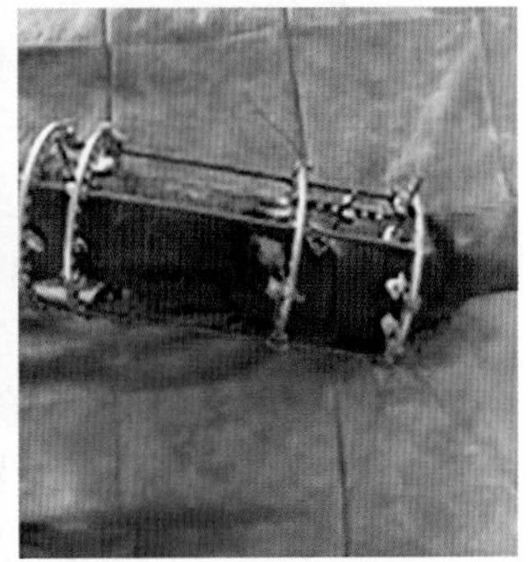

图 13-50　皮瓣结合骨搬运技术治疗下肢复合组织缺损

6. 短缩-延长治疗下肢节段性毁损伤　严重的肢体离断伤清创后常伴有皮肤、血管、神经、肌(肉)腱等软组织和骨骼不同程度缺损。一般认为 2cm 以内的下肢短缩对其外观和功能无明显影响，但当肢体短缩超过 3cm 时，肢体外观会出现畸形，随着短缩程度增大，也会造成严重的肢体功能障碍。所以再植时为避免肢体过度短缩，尽可能地恢复肢体功能与外形，常通过皮瓣血管桥接、异位寄养等方法进行保肢治疗，亦获得了较满意疗效，扩大了断肢再植的适应证，但由于增加了新的创伤和再植流程，使再植难度提高，再植风险上升。若不考虑肢体过度短缩问题，清创短缩后直接再植，成活后采用 Ilizarov 技术肢体延长，则可减少创伤和再植风险(图 13-51)。

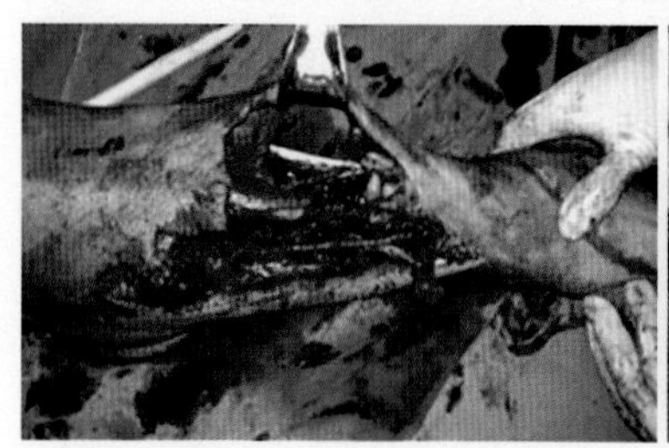
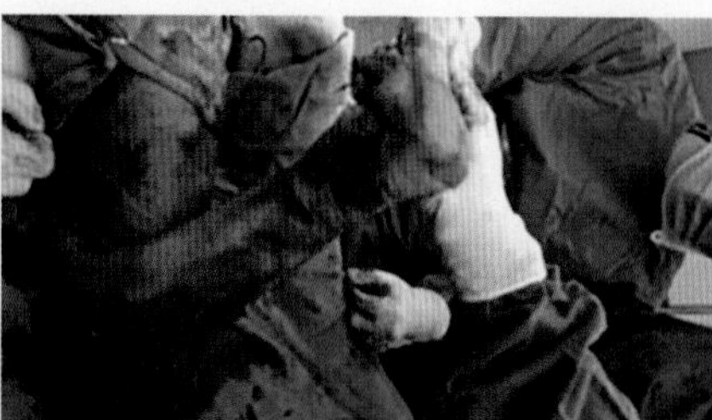
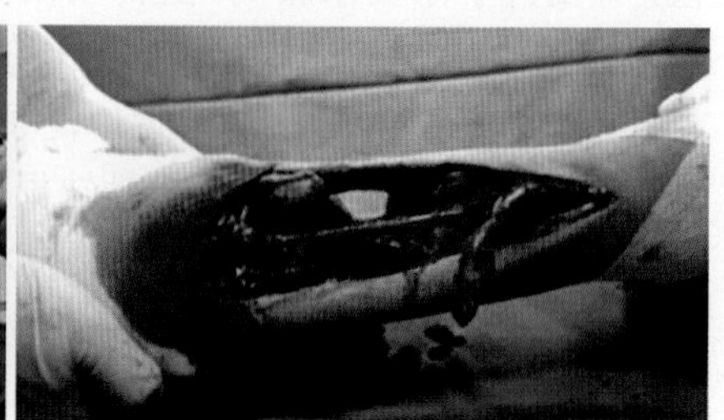
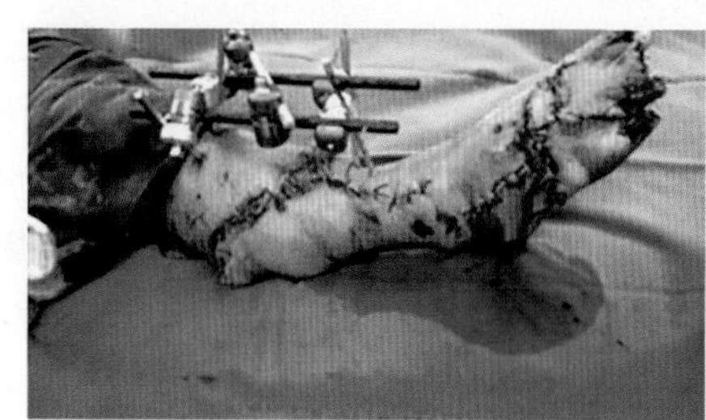
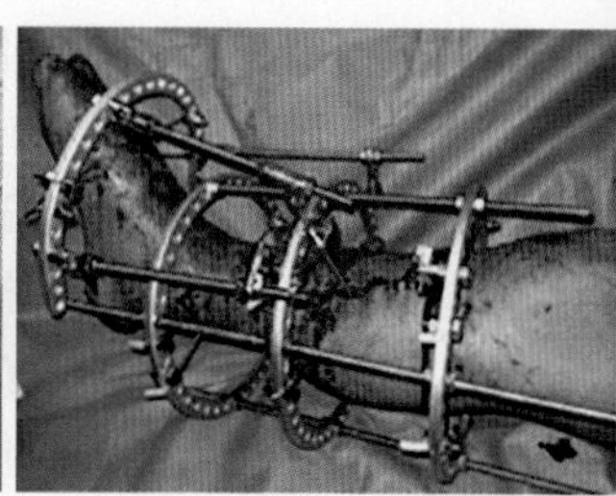
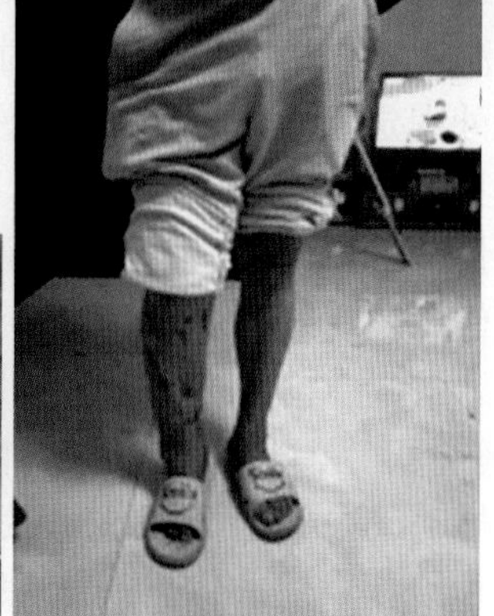

图 13-51　短缩-延长治疗下肢节段性毁损伤

(1) 优点

1) 短缩再植可解决皮肤、血管、神经、肌肉和骨骼组织缺损问题，减少了为保留长度而增加的游离皮瓣移植、血管移植桥接等新的创伤操作；

2) 简化再植过程，缩短手术时间，提高再植成活率；

3) 降低了手术风险，显微外科医师工作压力。

再植成活后通过 Ilizarov 技术进行肢体延长，可解决小腿离断不能过度短缩再植的问题。Ilizarov 肢体延长是通过微创截骨穿针外固定，靠缓慢、规律的外力牵伸调整来完成，手术创伤小，患者治疗参与度高，两种技术结合既降低手术风险、提高再植成活率，又减少创伤，扩大了再植适应证。

(2) 缺点

1) 治疗周期长，带架不方便，延长器还需不断改进。目前髓内自动延长器的临床应用已有报道，可解决这一问题。

2) 容易出现钉道感染：需要对钉道进行护理，目前护理方法大多是乙醇、聚维酮碘清洗、湿敷。

(3) 手术适应证：小腿离断往往合并创伤性休克，有些还伴有多发伤，应遵循“保命第一、保肢第二、评估兼顾”的治疗原则，是否保肢在适应证上应慎重选择。短缩再植后再延长的适应证包括：

1) 无严重多发伤，经输血、补液、止血等简单抗休克处理后生命体征稳定，全身情况允许再植；

2) 年龄在 75 岁以下，身体条件良好无重要脏器器质性疾病；

3) 仅小腿中下段组织毁损，踝足部肢体须完整，热缺血时间在 6～8 小时以内，具备短缩再植条件；

4) 无严重精神心理疾病，能够配合长时间外固定支架治疗；

5）考虑到小腿中下段短缩再植后再延长的操作极限，短缩再植时至少要保证小腿近端胫骨结节下5cm以内骨量及软组织足够，踝上2cm以内骨量及软组织足够。

（4）技术要点

1）以再植成活为目的，彻底清创，切除挫灭失活与可能失活软组织，主要结合皮肤软组织、血管缺损情况对骨折端截骨短缩，至少确保一组（胫前或胫后）血管质量能直接无张力吻合，软组织覆盖良好，为肢体成活创造有利条件。

2）若有骨缺损，采用简单快捷的穿针内固定或外固定；神经和肌腱尽量一期修复，过长时可松弛迂曲缝合，为肢体延长提供软组织长度储备。

3）尽量避免骨和肌腱外露，皮肤缺损时可采用封闭式负压引流技术保护创面，二期植皮，尽早修复创面，避免形成慢性感染。

4）因肌肉（腱）损伤缝合后6周才能完全愈合，神经组织缝接3～4周后愈合，血管吻合术后30天，吻合口弹性组织的形态结构才趋于正常，所以选择在再植肢体成活后至少1.5个月进行肢体延长，可避免延长过程中出现血管危象、肌腱断裂或神经再损伤情况，确保安全。

5）截骨平面选择在胫骨结节下1～2cm处，此处血运丰富、成骨快，且骨周为健康软组织，弹性良好，是较好的截骨延长部位，腓骨截骨一般选择在近端截骨，但要避免损伤腓总神经。若腓骨骨折端尚未愈合时可不用截骨。

6）严格按照外固定穿针原则操作，可避免或减少术后针道感染和疼痛发生。

7）安装延长器后5～7天按照1mm/d、4～6次/d的速度缓慢延长肢体，注意观察患肢血液循环和临床症状，必要时减慢延长速度。定期复查X线片，了解延长骨段的成骨情况。

8）术后早期下床康复训练尤为重要，可避免膝关节屈曲挛缩及踝关节僵硬。

9）预防足下垂发生，延长到位后锁定延长杆，结合骨矿化情况逐渐简化外固定，避免延长段成角畸形或再骨折的发生。

（刘 俊）

第四节 并发症的防治

一、创伤本身的并发症

1. 全身并发症

（1）全身性反应：创伤，特别是严重创伤除造成局部组织、器官损伤及功能障碍外，如开放性骨折等还可引起全身性反应。这种全身性反应是机体对创伤损害的防御性反应，反应的强度与创伤损害程度呈正相关。创伤的全身性反应包括神经应急反应、内分泌系统反应、代谢反应和血液循环反应等，这些反应存在互相影响、互为因果的联系。

由于疼痛、精神紧张、失血、失液等，下丘脑-垂体轴，交感神经-肾上腺髓质轴可出现应急效应。下丘脑-垂体轴的促肾上腺皮质激素、抗利尿激素、生长激素释放增多；交感神经和肾上腺髓质释放儿茶酚胺增多。如果血容量减少，肾素-血管升压素-醛固酮的释放易增多，胰高血糖素、甲状腺素等也可相继释放增多。创伤后能量代谢明显增加，机体会发生一系列复杂的代谢生化变化，包括蛋白质、碳水化合物、脂肪、水、电解质及维生素等代谢增强反应。多发性骨折的能量消耗比正常状态增加1/4，其变化与神经和内分泌活动密切相关，同时也会互相影响。由于低血容量和缺氧能加速细胞内分解代谢，所以，创伤后迅速恢复血容量是减少蛋白质分解的重要方法。糖的代谢变化是创伤后的主要代谢改变，创伤和出血多伴有血糖升高，呈高血糖症，尿糖也升高，这与肾上腺素分泌增加有关。血糖升高后血浆内游离脂肪酸浓度升高，也可能是造成创伤后脂肪栓塞的主要原因之一。随创伤的严重程度、失血、失液程度，还会有血液循环系统反应，脏器反应，免疫学变化等全身反应。创伤后严重的失血导致血容量不足，发生休克，机体出现血管收缩和心搏加速反应，以维持体内环境稳定。但这种反应如果持续，可能出现循环紊乱，使血容量继续减少，发生低血压性休克。创伤的器官反应中胃肠道可能出现应激性溃疡；肝胆功能减退；血液中嗜酸性粒细胞增多，血小板增多，有的发生凝血障碍。创伤引起的免疫抑制是可逆的，约在创伤后一周即可恢复。

（2）创伤后全身并发症：严重创伤或开放性骨折后的并发症依时间顺序可分为早期并发症和晚期并发症；依影响部位和功能障碍程度可分为全身性并发症和局部并发症。

1）早期并发症

A. 创伤性休克：机体遭受严重创伤或开放性骨折创伤后出现的有效循环血量下降，微循环灌流不足，引起包括心、脑、肺、肾等重要生命器官缺血、缺氧和细胞代谢障碍的临床综合征。创伤性休克往往发生在严重创伤失血、失液后。依据病因可分为创伤性低血容量性休克、创伤性心源性休克、创伤性血管源性休克、创伤性神经源性休克和创伤后感染性休克。创伤性休克在平战时都很常见，在开放性骨折中发生率更高。在各部位创伤中，腹部、骨盆、胸部穿透伤的发生率较高。创伤性休克较单纯的失血性休克的病因、病理要更加复杂，在平时及战时均常见，发生率与致伤物性质、损伤部位、致伤能量、作用时间、失血程度、患者平时生理状况和伤后早期处理均有关。在多发性创伤中休克的发生率可高达 50% 以上。创伤性休克属于低血容量性休克，急救时需要保持呼吸通畅，防止活动性出血，及时伤肢外固定和补充血容量，预防严重创伤引起的失血性休克。准确找出休克的病因，创伤性休克主要是活动性大出血和重要器官损伤所致的生理功能紊乱，应在原因明确的情况下实施纠正手术，同时充分止血及补液。由于损伤可能有血块、血浆和炎性渗液积存在体腔和深部组织，必须详细检查以准确估计丢失量。根据情况使用血管收缩药（如异丙肾上腺素、肾上腺素、间羟胺、去甲肾上腺素等）；使用血管舒张药，增加微循环的血流量，可选择 α 受体阻滞剂（苄胺唑啉、酚苄明等）和 β 受体兴奋药（异丙肾上腺素等）；纠正酸中毒，休克后往往导致酸中毒，使用 5% 碳酸氢钠、乳酸钠等纠正酸度。创伤后疼痛刺激严重者需要适当使用镇痛镇静剂。妥善临时固定（制动）受伤部位。对于危及生命的创伤如开放性骨折，应做必要的紧急处理。手术以及比较复杂的其他处理，一般应在血压稳定后或初步回升后进行。创伤或大手术继发休克后，还应使用抗生素，避免继发感染。其他治疗如供氧、利尿、ATP 应用、葡萄糖等。

B. 脂肪栓塞综合征：脂肪栓塞综合征是由于骨折处髓腔内血肿张力过大，骨髓被破坏，脂肪滴进入被破裂的静脉窦内，进而引起肺、脑脂肪栓塞。一般见于骨盆、长骨骨折后 24～48 小时，呈呼吸困难、意识障碍和瘀点。成人多见，少见于儿童。也有理论认为创伤的应激作用使正常血液中的乳糜微粒失去乳化稳定性，结合成直径达 10～20μm 的脂肪球而成为栓子，阻塞肺毛细血管。在创伤中肺灌注不良时，肺泡膜细胞产生脂肪酶，使脂肪栓子中的中性脂肪小滴水解成甘油与游离脂肪酸，释放儿茶酚胺，损伤毛细血管壁，使赋予蛋白质的液体漏至肺间质和肺泡内，发生肺出血、肺不张和低血氧。脂肪栓塞综合征临床表现差异很大，Sevitt 将其分为三种类型，即暴发型、完全型（典型症状群）和不完全型（部分症状群，亚临床型）。不完全型按病变部位又可分纯肺型、纯脑型、兼有肺型和脑型两种症状者，其中以纯脑型最少见。我国每年死于创伤人数达 70 万人，伤者更是达数百万，创伤已成为我国人口的第四位死因，其中 FES 是创伤骨折后威胁患者生命的严重并发症。

对骨折固定，操作时注意采用轻柔的手法，对预防脂肪栓塞十分重要。抬高患肢，预防感染，防治休克，维持血液正常 pH，抑肽酶的使用，都有很好地预防脂肪栓塞的作用。

治疗上主要是对症治疗，对重要器官（肺、脑）的保护，纠正缺氧和酸中毒，防止各种并发症。①呼吸支持疗法，供氧。②保护脑部，如降温，脱水治疗脑水肿，镇静。③药物使用，如激素类、氢化可的松，保持血小板膜和细胞微粒体膜稳定性，阻滞脂肪酸引起的肺部炎症；右旋糖酐增加血容量；肝素能够防止 DIC；白蛋白可与血管内多余的游离脂肪酸结合，减少对血管的损伤。

C. 重要内脏器官损伤重要周围组织损伤：①肝、脾破裂：下胸壁的严重损伤，常常导致肋骨骨折，同时还可引起肝脾破裂出血，导致休克发生。②肺损伤：在胸壁损伤导致肋骨骨折时，骨折端伤及肋间血管和肺组织，会出现气胸、血胸或血气胸，引起呼吸困难。③膀胱与尿道损伤：骨盆骨折情况下，可能引起尿外渗导致的下腹部、会阴疼痛、肿胀及血尿、排尿困难。④直肠损伤：骶尾骨骨折时可能导致直肠损伤，出现下腹部疼痛和直肠内出血。⑤重要血管损伤：如股骨髁上骨折，其远侧骨折端可导致腘动脉损伤；胫骨上段骨折导致胫前动脉或胫后动脉损伤；伸直型肱骨髁上骨折，近侧骨折端易造成肱动脉损伤。⑥周围神经损伤。⑦脊髓损伤。临床检查未能确诊，疑似存在腹腔脏器损伤，或有明显的内出血症状时，可考虑手术探查，但需要在维持全身状态平稳的前提下。有明确的脏器及组织损伤的患者，只要情况允许，应早期手术，并在术后维持呼吸、血压及酸碱水电解质平衡，减少休克、呼吸衰竭、凝血功能障碍、酸中毒、电解质紊乱等并发症的发生。

D. 挤压综合征：挤压综合征（crush syndrome，CS）是肢体、臀部等肌肉丰富部位受到挤压或长时间的重力压迫，导致肌肉坏死并引起高血钾、急性肾衰竭综合征，多见于房屋倒塌、工程塌方、交通事故等意外伤害。肢体臀部肌肉丰富处受到外界重物砸伤及长时间压伤，组织发生缺血、甚至坏死。因为肌肉受到挤压时间长，导致坏死毒素吸收，除去压力后血流再灌注损伤，毒素导致肾功能损伤。严重挤压伤可导致筋膜间隔综合征或挤压综合征。对于挤压综合征的治疗应该采取清创，除去坏死组织后，对持续肿胀，疼痛，发热的患者的肢体用 MR 扫描，对缺血性坏死区肌肉切除。治疗措施：①全身治疗：主要针对急性肾衰竭进行血液透析治疗；②肢体挤压严重，肢体近于毁损者，应截肢；③筋膜切开减压。预防上主要是预防急性肾衰竭，可采用伤后补液，如血浆或右旋糖酐；碱化尿液（静脉输注输 5% 碳酸氢钠）；利尿（20% 甘露醇）；解除肾血管痉挛；切开筋膜减压，改善循环。

E. 应激性溃疡：应激性溃疡（stress ulcer）指严重创伤、休克、手术后和严重全身性感染时发生的急性胃炎，多伴有出血症状，是一种急性胃黏膜病变。由于重症监护的加强，生命器官的有效支持，以及抗感染药物的更新，增加了发生应激性溃疡的机会，应激性溃疡的发病率近年来呈增高的趋势。严重创伤使机体处于应激状态的创伤有：严重外伤、大面积烧伤、颅内疾病、脑外伤、腹部手术等。骨折患者创伤越重，术后并发应激性溃疡概率越高。

治疗时积极处理原发病，消除应激源，抗感染、抗休克。首先采用支持疗法：①若病情许可，鼓励早期进食，以中和胃酸，增强胃肠黏膜屏障功能。②若有低蛋白血症、电解质和酸碱平衡紊乱时，应及时补充与调整。若出现应激性溃疡并发消化道出血，应采取下列措施进行治疗：①一旦发现呕血或黑便等消化道出血症状，此时除继续治疗原发病外，还必须立即采取各种止血措施及治疗应激性溃疡，立即输血补液，维持正常的血液循环。②提高胃内 pH，使之≥6，以促进血小板聚集和防止血栓溶解，创造胃内止血必要的条件。推荐使用 PPI 针剂（奥美拉唑），H_2 受体阻滞剂（法莫替丁、西咪替丁），胃内灌注碱性药物（如氢氧化铝等），也可考虑使用生长抑素类药物。在出血停止后，应继续应用抗溃疡药物，直至溃疡愈合。

预防措施：①术前预防：对拟行重大手术的患者，估计术后有并发症可能者，可在术前 1 周内应用口服抑酸药或抗酸药，以提高胃的 pH。常用的药物有：质子泵阻滞剂（PPI）奥美拉唑 20mg，1 次 /d；组胺受体阻滞剂：法莫替丁 20mg，2 次 /d；雷尼替丁 150mg，2 次 /d，西咪替丁 400mg，2 次 /d。②对于严重创伤、高危人群的预防：应在疾病发生后静脉滴注 PPI，使胃内 pH 迅速上升至 4 以上，如奥美拉唑（40mg，2 次 /d）。抗酸药有氢氧化铝、铝碳酸镁、5% 碳酸氢钠溶液等，可从胃管内注入，使胃内 pH≥4。黏膜保护剂有硫糖铝、前列腺素 E 等，用药时间不少于 2 周。

F. 创伤后急性呼吸衰竭：急性呼吸窘迫综合征（acute respiratory distress syndrome，ARDS）是一种以进行性呼吸困难和顽固性低氧血症为特征的急性呼吸衰竭。临床上是指患者原来心肺功能正常，由于严重创伤、感染、烧伤及休克等肺内外疾病袭击后，出现的肺泡毛细血管弥散性损伤为主要表现的临床综合征。呼吸困难是其突出表现；其次是脑缺氧，严重者出现精神错乱、躁动、抽搐等。缺氧使心率增快、血压上升。缺氧常进行性加重，需要愈来愈高的吸入氧浓度，才能维持满意的 PaO_2。

治疗：创伤后急性呼吸衰竭主要采取措施包括呼吸支持和肺外治疗。患者吸氧达到充分氧合的最低氧浓度，情况严重时，选择辅助呼吸，特别严重时改为外控呼吸，使用定容型呼吸机，挤压通气治疗。肺外治疗是控制病因治疗的一部分：①低温疗法：当吸氧浓度达到 60% 而 PaO_2 仍然是 60mmHg 时，可降低体温到 31℃左右，降低氧浓度，减轻肺损伤。②液体管理：肺“干一些”比“湿一些”更有利于气体交换，应及时补充胶体，及时补充血容量。③胃肠道功能建立：及早胃肠道进食，恢复胃肠道功能。④使用抗生素，预防感染。⑤使用肾上腺皮质激素，早期（24～48 小时）短期使用，刺激肺脏，稳定肺功能，改善微循环。⑥α受体阻滞剂，改善肺吸氧能力。

预防：一旦出现ARDS，预后多为不良，处理也相对复杂，预防和早期治疗尤为重要。临床上单独ARDS很少见，一般都是将其作为全身器官功能障碍综合征的一部分处理。休克、重度创伤患者的预防处理应注意：①发生休克后应迅速恢复血容量。②保留气道内导管，直至患者完全清醒及充分地通气。③鼓励患者深呼吸。④经常更换体位。⑤输血超过4个血量单位者，应使用标准的滤过器过滤。⑥补充营养。⑦控制输液量和速度。⑧给纯氧不宜时间过长，最好应用40%浓度的氧。⑨防止胃液吸入肺。

2）晚期并发症

A. 坠积性肺炎：坠积性肺炎多见于因骨折长期卧床不起的患者，特别是老年、体弱和伴有慢性病的患者，引起肺底部长期处于充血、淤血、水肿而发炎，有时可因此而危及患者生命。临床症状以发热、咳嗽和咳痰为主，尤以咳痰不利，痰液黏稠而致呛咳发生为其主要特点。坠积性肺炎属于细菌感染性疾病，多为混合感染，以革兰氏染色阴性菌为主。

处置：可以雾化吸入化痰药物、经常帮助患者拍背促进痰液排除，使用疗效好的抗生素抗感染。长期卧床的患者，抵抗力差，肺部排痰功能减弱，容易形成坠积性肺炎，治疗上加强抗感染治疗，增强患者的抵抗力；同时要积极查找坠积性肺炎病因，可做痰培养及药敏，纤维支气管镜，胸腔积液的常规和培养，重点查医院内感染的病原菌等；促进排痰、氨溴索雾化吸入等。

B. 压疮：严重创伤骨折，长期卧床不起，身体骨突起处受压，局部血液循环障碍，易形成压疮。依据压疮发生的严重程度，可采用非手术治疗或手术治疗方式。非手术治疗：定时翻身，免除压疮部位受压，保持创面干燥，每日红外线理疗。Ⅲ度压疮要勤翻身，更换敷料，剪除坏死组织，骨皮层被感染发炎甚至坏死，均适用外科手术治疗。手术治疗：早期应用有力植皮消灭创面。切除创面，减张缝合或局部皮瓣转位消除创面。预防：完全截瘫患者，最好缩短运输时间；担架上配置海绵垫；运输途中每2～4小时应变换体位1次；在医院中，2～3小时翻一次身，保持皮肤、床单干燥清洁。

C. 缺血性肌痉挛：可由骨折和软组织损伤直接导致，更常见的是由骨折处理不当所造成的，特别是在固定过紧等情况下。缺血性肌痉挛是骨折晚期最严重的并发症之一，也是骨-筋膜室综合征处理不当的严重后果，由于上、下肢的血液供应不足或包扎过紧超过一定时限，肢体肌群缺血而坏死，终致机化，形成瘢痕组织，逐渐挛缩而形成特有畸形。神经因子修复技术是一种新型生物治疗方法，神经因子通过颈动脉介入、鞘内介入或静脉回输，靶向定位输送到患者体内，针对患处激活自身神经细胞实现自身细胞分化，实现自我更新，修复并代替大量损伤的神经细胞，起到长期稳定的治疗效果，从而达到防止肌肉痉挛的目的。一般方式因包扎过紧导致缺血性肌痉挛，打开固定，抬高下肢，严重时需行松解手术治疗。

D. 深静脉血栓形成与肺栓塞：深静脉血栓形成主要见于下肢，多见于骨盆骨折或下肢骨折，下肢骨科大手术，下肢长时间制动，静脉血流缓慢，同时创伤所致血液高凝状态，易导致血栓形成。属于静脉回流障碍性疾病，是肺栓塞的栓子的主要来源，90%以上肺栓塞的血栓来自下肢深静脉。低位血栓，血栓位于膝关节以下，很少发生肺栓塞；高位血栓，血栓累及股静脉、髂静脉及下腔静脉，可能有50%发生肺栓塞。只有少数病例出现症状，表现为胸痛、咯血、呼吸困难、干咳、惊恐等。

治疗：①深静脉栓塞治疗。a. 非手术疗法：适用于周围型及超过3天的中央型和混合型。卧床休息和抬高患肢，起床休息1～2周，避免活动和用力排便，以免引起血栓脱落。垫高床脚20～25cm，使下肢高于心脏平面，改善静脉回流，减轻水肿和疼痛。下床活动需要穿弹力袜或弹力绷带，使用时间因栓塞部位不同，小腿肌肉静脉丛血栓形成为1～2周；腘静脉栓塞形成，多不超过6周；髂静脉血栓形成为3～6个月。溶栓疗法：常用链激酶、尿激酶和纤维蛋白溶酶。抗凝疗法：肝素和香豆素类衍生物。祛聚疗法：右旋糖酐-40，阿司匹林，双嘧达莫等。b. 手术疗法：静脉栓塞取出，适用于3天以内的中央型和混合型，切开静脉，直接取栓；下腔静脉结扎或滤网成形术，适用于下肢深静脉栓塞形成近心端延伸达下腔静脉并发肺栓塞者。②肺栓塞治疗。抗凝：肝素和华法林并用；溶栓治疗：尿激酶、链激酶；下腔静脉滤网；外科取栓及导管取栓。

预防：预防肺栓塞的关键是预防深静脉栓塞的发生，围手术期注意抬高下肢，加强主动活动，经常更换体位等。药物预防：华法林、肝素。

E. 缺血性骨坏死：骨折使某一骨折段的血液供应被破坏，发生该骨折段缺血性坏死。常见的有腕舟状骨骨折后近侧段缺血性坏死，股骨颈骨折后股骨头缺血性坏死。可以采取非手术疗法和手术疗法，改善血运或重建血运，更换坏死骨质。

F. 感染：开放性骨折，特别是污染较重或伴有较严重的软组织损伤者，若清创不彻底，坏死组织残留或软组织覆盖不佳，可能发生感染。处理不当可能易导致化脓性骨髓炎。主要是使用抗生素进行治疗或预防感染，保持伤口清洁，勤换药。

2. 骨 - 筋膜室综合征　骨 - 筋膜室综合征是由骨、骨间膜、肌间隔和深筋膜形成的骨筋膜室内肌肉和神经因缺血、缺氧而产生的一系列早期症候群，又称急性筋膜间室综合征、骨筋膜间隔区综合征。常由创伤骨折的血肿和组织水肿引起室内容物体积增加或外包扎过紧，局部压迫使骨筋膜室容积减小而导致骨筋膜室内压力增高所致。当压力达到一定程度如前臂 8.7kPa（65mmHg）、小腿 7.3kPa（55mmHg）状态时，供应肌肉的小动脉关闭，形成缺血 - 水肿 - 缺血的恶性循环。根据其缺血的不同程度而导致：①濒临缺血性肌挛缩：缺血早期，及时处理恢复血液供应后，可不发生或仅发生极小量肌肉坏死，不影响肢体功能。②缺血性肌挛缩：较短时间或者程度较重的不完全缺血，恢复血液供应后大部分肌肉坏死，形成挛缩畸形，严重影响患肢功能。③坏疽：广泛，长时间完全缺血，大量肌肉坏疽，常需截肢。如有大量毒素进入血液循环，还可导致休克、心律不齐和急性肾衰竭。

（1）治疗：对于该病患者，有条件的应做筋膜室压力测定。筋膜室压力超过 40mmHg，表明已发生筋膜室综合征。当压力在 30～40mmHg 时，一般认为是骨 - 筋膜室综合征的迫近期，常常需要做治疗性或预防性筋膜切开。临床检查是诊断的最重要依据。依肿胀、被动牵拉性疼痛、感觉障碍、肌肉运动力量减退和脉搏减弱等情况，可作出正确诊断。对于骨 - 筋膜室综合征，早期诊断、早期治疗是临床上的唯一良策。

切开筋膜减压是目前最有效的治疗方式，如处理得当将顺利恢复。患者肢体明显肿胀与疼痛、筋膜间隔张力增大、压痛，肌肉牵拉痛、筋膜间隔压力超过 30mmHg，即行筋膜切开术。手术时采用局麻，也可采用臂丛、硬膜外麻醉，忌用止血带。一般采用 S 形全长切开或几个间断切口，但要全长切开。如果肿胀不是十分严重，也可以采用非手术方式，抬高患肢，直至肿胀消退。

掌骨间隙减压术：常见受累间隙为第 2、3、4 掌骨间隙及拇内收肌间隙，对其减压应在手背第 2、3 掌骨之尺侧做直切开；拇内收肌间隙在虎口北侧切开，稍牵开第 1 背侧骨间隙，切开拇内收肌膜，使之减压。

（2）预防：开放性胫骨骨折合并骨 - 筋膜室综合征确诊后，立即做筋膜切开，受累筋膜室要减压彻底。骨筋膜的早期切开是预防严重并发症的有效措施。减压后可以改善微循环，减少有害物质吸收入血。筋膜切开后，应用脱水药，减轻组织水肿，预防肾衰竭。

3. 神经损伤　严重创伤的神经损伤可引起脊髓损伤和周围神经损伤。创伤，特别是严重创伤能够造成脊柱骨折和脱位的严重并发症，多见于脊柱颈段和胸腰段，出现损伤以下的截瘫。导致损伤以下部位的肌肉萎缩，麻木等。虽然已有很多关于脊髓损伤再生的研究，但目前尚未取得突破性进展，脊髓损伤所致的截瘫可导致终身残疾。因创伤部位不同，可以引起外周神经的不同部位损伤，特别是在神经与其骨紧密相邻的部位，如肱骨中、下 1/3 交界处骨折，极易损伤紧贴肱骨行走的桡神经；腓骨颈骨折易导致腓总神经损伤。

（1）治疗：周围神经损伤后，早期的修复对神经的恢复较为重要，在一些特殊创伤中不宜行一期修复时，可延后至伤口愈合 1～3 个月再进行二期修复；而锐器伤原则上应尽量一期修复。但时间不是绝对的因素，在尽可能早期修复的同时，也应积极面对晚期修复的患者。可通过神经松解术，解除骨折等引起的神经压迫或切除神经瘢痕组织。在缝合神经时若张力较大或存在扭转屈曲，易引起神经分离或缺血坏死，可采取神经移位或移植来进行修复。而对于不需手术或不宜行手术的神经损伤，应尽可能防止肌肉萎缩、关节僵硬，并为促进神经再生创造有利条件。通过骨折复位固定避免骨折端对神经的损伤；适宜支具的应用可有效防止瘫痪肌肉的过度牵拉；进行功能锻炼及电刺激等，可有效保持关节活动度，减少僵硬和挛缩的产生，防止肌肉萎缩和纤维化；同时可以应用神经营养药物，促进神经再生。

（2）预防：应加强在高危职业人群中的经常性宣传教育工作，强调安全措施的重要性，并应对大众进行预防教育，尽可能避免意外损伤情况发生，也就是伤前的一级预防。而在已发生脊髓损伤的情况下，在伤者运送及急救的过程中对脊髓二次损伤的防治工作尤为重要，也就是二级预防。在患者运送中，尽可能在专业医护人员的指导协助下进行，合理有效地选取最佳搬运工具及方法。脊髓损伤的伤后并发症发生率较高，常出现呼吸道衰竭、泌尿系感染及压疮等，可造成严重后果，甚至死亡。预防并发症发生也极其重要，通过伤后进行胸部物理治疗，早期开展被动活动、抬高下肢及按摩，也可对未完全瘫痪肌肉进行锻炼活动，也就是三级预防。以上措施如果及时并且有针对性地实施，可最大限度地减少肺不张、关节僵硬、挛缩等并发症，有利于康复。

4. 非感染性骨不连　骨不连是骨折治疗过程中较常见的并发症，发生率为5%～10%，尽管医学不断进步，但治疗效果仍然差强人意。骨折后固定器材使用不当，手术操作不规范，粉碎性骨折骨缺损，周围组织损伤血运破坏严重，个人体质差异以及术后不正确的功能锻炼，再次外伤等因素是非感染性骨不连的主要原因。损伤类型是导致骨不连的最常见原因，高能损伤所致的粉碎性骨折，严重的软组织挫伤，可造成骨折处血液供应不足，干扰外骨痂的形成，不利于组织修复。固定器材不当或内固定不坚定，导致应力因素不稳定。手术过程中骨膜剥离过多，破坏髓外血运供应，加重骨端缺血坏死，影响骨愈合。个人体质如骨质疏松、营养不良、糖尿病等状况，也同样会影响骨愈合。

（1）治疗：骨不连的治疗与骨折的第一次处理不同，由于是二次或者多次手术，也称“返修”。既然是属于返修，手术的顺利程度肯定不如新鲜骨折，因为可能存在以下问题：感染、皮肤缺损、固定所用的钢板螺钉和髓内钉松动或者断裂、骨质疏松、骨头上空洞太多、大块的骨缺损等，这些都是摆在医师面前的难题。建议采取如下措施进行治疗：①单纯植骨，仍使用原来的内固定器材，切开后，刮除断端间的瘢痕，植入适量的自体髂骨条或混合商品化的异体骨，3～6个月。②自体红骨髓注射，在C形臂的监视下，确定骨断端部位，穿刺抽吸自身髂骨骨髓100ml，注入骨断端，3周一次，连续3～5次，一般能奏效。③利用张力带原理解决骨不连，在钢板固定的对侧，单纯用国产支架固定，对抗钢板张力，促进骨愈合，适合钢板固定不稳定者。④对髓内钉固定不稳者，切开后，在骨断端的远近侧，分别紧贴髓内钉攻入皮质骨内一枚螺钉，限制主钉在髓腔内的晃动，使骨折端稳定，可同时配合自体骨移植效果更佳。⑤对已经错误实行动力化的髓内钉，髓内钉的主钉不用更换，只需找回原来的锁钉，或者其他类似的锁钉从原来的钉孔再拧回去，恢复髓内钉的稳定性，结合植骨，骨不连一般可以治愈。

（2）预防：骨不连虽然是骨折治疗的严重晚期并发症，但多数是在骨折早期治疗中已经形成发病基础，但在临床实践中发现不了的骨不连是医源性的；同时，有许多影响骨折愈合的是早期处理不当引起的。整复、固定和功能锻炼是处理骨折中的三个基本步骤。采用牵引时，防止过度牵拉，以免骨折端分离形成间隙。手法复位要早期进行，争取达到解剖或近解剖复位，避免粗暴手法复位。固定要完善，时间要充足，固定后要清除骨折端的有害应力。固定时间不宜太短。骨折愈合缓慢时要积极寻找原因，观察其固定是否松动。早期锻炼，把握好手术适应证。

（孙宏斌）

二、感染

感染是开放性骨折最常见的并发症，开放性骨折感染的发病率报道不一致，从0～23%，发病率的高低主要由开放性骨折的类型、清创及冲洗情况、抗生素应用、骨折固定方式，闭合创口时间等因素决定。感染一旦发生往往造成骨缺损及骨不连，治疗相关困难，可能导致终生的骨感染、功能受限，甚至肢体或生命的丧失，因此开放性骨折感染的预防及治疗意义重大。

预防：针对开放性骨折需进行严格、彻底的清创，术中严格遵循无菌操作原则，合理选择骨折固定方式以及良好的固定、消灭死腔、术中彻底止血、术后保持引流通畅以及预防性应用抗生素。

1. 浅表感染　创口的污染细菌主要来自人体体表的正常菌群和自然环境中的细菌；创伤后这些细菌进入伤口。在处理开放性骨折时，早期最主要的任务是采用积极有效的治疗措施预防感染扩散进入骨组织。术前彻底清创是预防开放性骨折感染的重要手段。一旦感染发生及时发现及治疗，遏制表浅感染进一步发展尤为重要。

（1）诊断：骨折后感染的早期发现及诊断主要基于患者的症状、体征和实验室检查。

1）局部皮温增高。

2）创口红肿、疼痛加重。

3）分泌物增多，从浆液转变为脓性。

4）创口出现异味。

5）全身败血症或菌血症的中毒症状。

6）实验室检查异常，如白细胞计数、C反应蛋白、降钙素原增高、红细胞沉降率增快。

7）创口分泌物的涂片及培养结果。

取分泌物或组织培养时，应从创口深部采集，同时行需氧和厌氧菌培养，浅表创口培养容易获得关于感染菌的错误信息。一旦感染的诊断成立，应积极处理，努力达到消灭感染，预防急慢性骨髓炎的目的。

（2）治疗

1）开放创口，彻底清除坏死的软组织：在无菌操作下充分暴露伤口，取出未吸收的缝合线，彻底排出脓液，坏死感染的软组织，负压灌洗系统冲洗（图13-52，图13-53）。

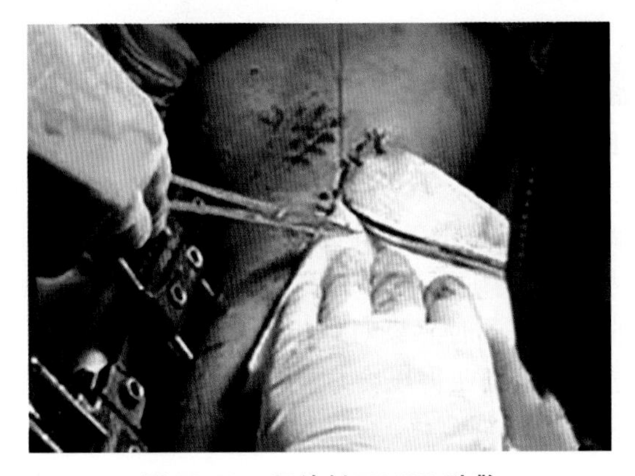

图13-52　开放创口VSD贴敷

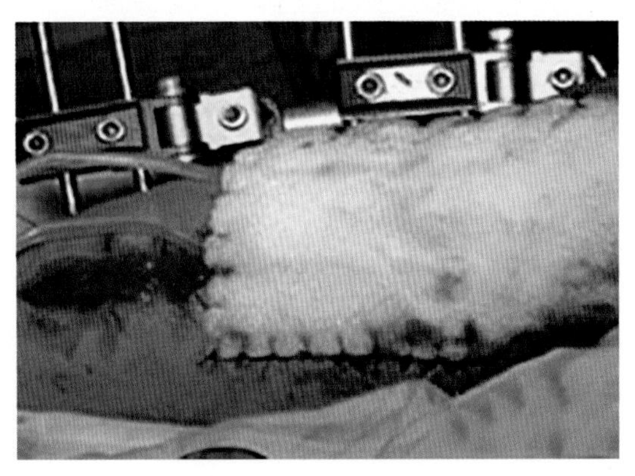

图13-53　VSD负压吸引

2）抗生素治疗：应提取深层组织行细菌培养及药敏检测，切口浅层或窦道分泌物培养结果多有表层细菌污染。

3）创口覆盖：当局部创口无红肿、无脓性分泌物、细菌培养阴性，全身无发热、寒战及感染指标正常后，可行创口闭合。如局部软组织良好，可行减张缝合；如软组织缺损严重，可采用局部旋转皮瓣、肌皮瓣、交腿皮瓣、各种游离皮瓣或穿支皮瓣覆盖；如软组织缺损面积不大，也可采用皮肤牵张器，行皮肤牵张术闭合创面。

2. 深部感染　开放性骨折内固定术后深部感染病情不易控制，病情迁延，感染伤口经久不愈，植入的内固定物外露，易并发骨髓炎等并发症，后期因骨质破坏造成关节僵直、骨不连，严重者可导致肢体坏死甚至死亡。开放性骨折术后深部感染，应积极预防，早期发现及时治疗，遗留肢体功能障碍者留待后期治疗。

（1）诊断：骨折术后深部感染有时难以判断。诊断标准：

1）全身体温增高，败血症或菌血症的中毒症状。

2）实验室检查异常，如白细胞计数、C反应蛋白、降钙素原增高、红细胞沉降率增快。

3）原骨折处出现酸胀感、深部疼痛、休息痛或原有疼痛加剧，患肢肿胀持续不退。

4）被动运动手指或脚趾所引起的牵扯痛，可作为前臂或小腿深部感染的一项参考体征。

5）X线片表现为软组织肿胀阴影，骨折端有吸收、变位，钉道有透光区出现，内固定物结构不良等。X线片示骨折端常没有外骨痂形成。

6）穿刺出脓性液体，可证实深部感染。

（2）治疗：深部感染一旦发生，主要的处理方法有：

1）发现骨折术后深部感染后，即按原手术切口，打开灶腔扩创清除坏死组织及炎性肉芽组织。

2）封闭死腔。

3）视情况决定术中是否取出内固定装置，据骨痂生长等情况，改用石膏或外固定支架固定。

4）术后加强引流，加强换药，对较大、较深的创腔应用对口引流冲洗。

5）充分地清创后，VSD 填塞于创腔内治疗骨折术后深部组织感染（图 13-54，图 13-55）。

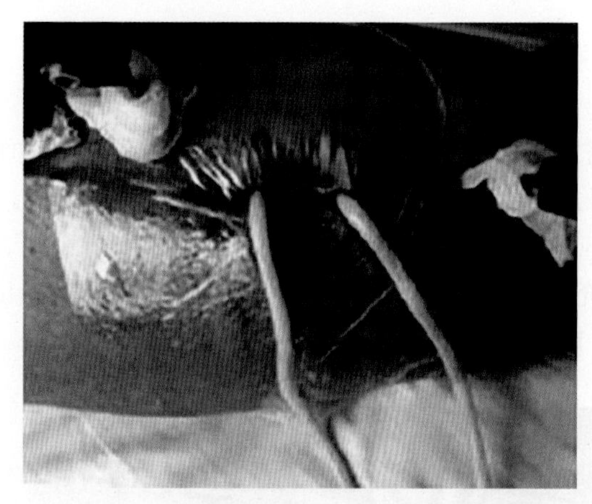

图 13-54 开放性骨折术后深部感染 VSD 吸引

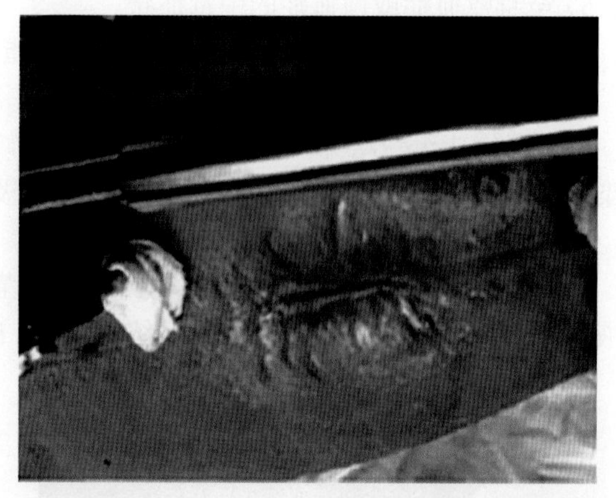

图 13-55 开放性骨折术后深部感染 VSD 吸引后

3．内植物的取舍 开放性骨折术后深部感染，由于内固定物的存在，抗炎药物无法到达感染间隙，创面感染分泌物无法及时引流，感染难以控制，有学者主张应在明确感染发生后立即取出固定物以利于感染治疗。然而可靠的内固定对骨折的愈合有极为重要的作用。同时感染对骨折影响具有两面性，一方面重度感染能造成局部组织坏死而影响骨折愈合；另一方面当感染在得以合理控制后，一定程度的感染能刺激局部组织增生而有助于骨折愈合。随着抗菌药物使用日益规范化、合理化，学术界逐渐出现了新的观点。

对于开放性骨折术后感染的取舍应视情况而定。根据感染情况、感染部位，钢板、螺丝钉是否出现松动，来决定钢板是否可以保留（图 13-56）。若感染较重，内固定物明显松动，骨折不稳则应取出内固定物改用外固定。根据不同患者的不同情况采取个性化综合治疗：

（1）对于急性期（<3 周）、早期（<10 周）、可控的感染，内固定物稳定的情况下，可保留原来内固定物，置管冲洗，并在骨折愈合之后取出固定物（图 13-57）；

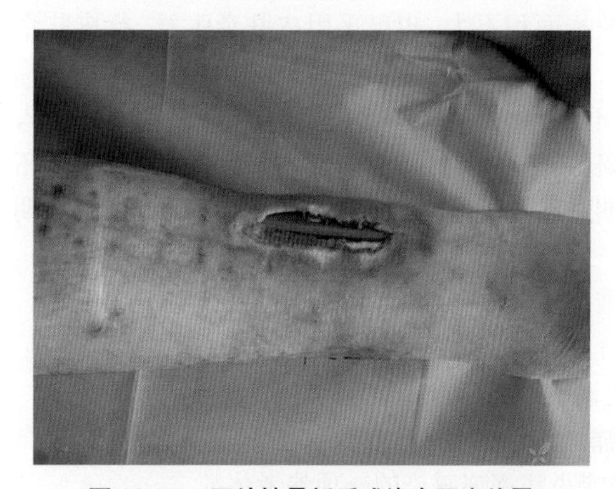

图 13-56 开放性骨折后感染内固定外露

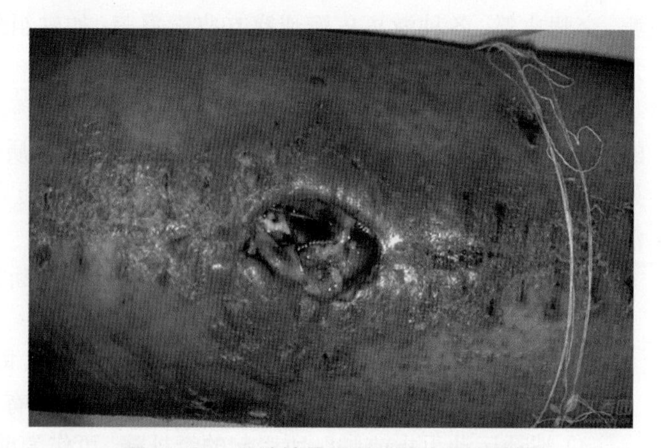

图 13-57 开放性骨折后感染内固定外露

（2）对于感染情况重、感染部位深，钢板、螺钉已经松动或骨折复位欠佳，难治性致病菌感染的患者应取出内固定，改用外固定。

（3）慢性期感染（>10 周），骨折已愈合，应取出内固定。

总之，去除和保留内固定没有绝对的金标准，关键是要根据患者的实际情况，内固定的去留强调个性化原则。

4. 骨感染　骨感染发展以骨折为中心向周围区域浸润，骨断端以及内固定物由于内脓性分泌物浸泡所污染，患者将出现骨质、骨膜、骨髓感染等并发症状。患者出现骨感染后，骨膜、骨质等处感染使骨出现大段坏死，患者自体骨质愈合停止，严重影响骨折愈合，导致慢性骨髓炎症、化脓性关节炎、感染性骨不连等难治性骨感染。

（1）诊断

1）病史及体征：全身持续发热、患肢疼痛、红斑、水肿；假关节形成、内固定松动、局部窦道形成。

2）影像学检查：骨感染在X线表现为骨腐蚀、反应性新骨形成、新骨的形成部位远离骨折断端；CT表现为骨质硬化，局部增厚，窦道等改变；MRI检查能清晰地显示骨感染的范围，较早识别骨感染，但部分受磁场影响的金属内固定无法检查；PET/CT：准确诊断骨折内固定术后骨感染，但花费较高。

3）实验室检查：白细胞计数、血沉、C反应蛋白及降钙素原检查。

4）细菌学检查：骨组织细菌学培养。

5）组织病理学检查：组织病理学检查是诊断骨折内固定术后骨感染的金标准。

（2）治疗

1）抗生素治疗：清创治疗后，根据药敏结果全身持续静脉用药4～6周，抗生素与骨水泥混合后制成抗生素珠链（图13-58，图13-59），置于创腔或骨性死腔，提高感染部位血药浓度。

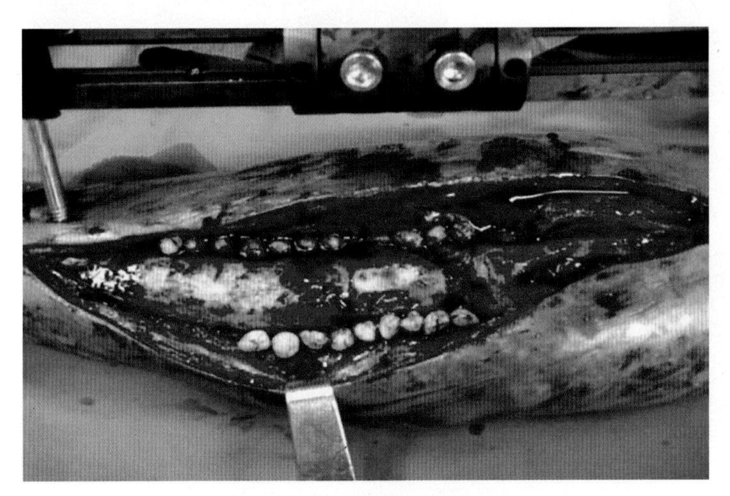

图13-58　抗生素珠链置入

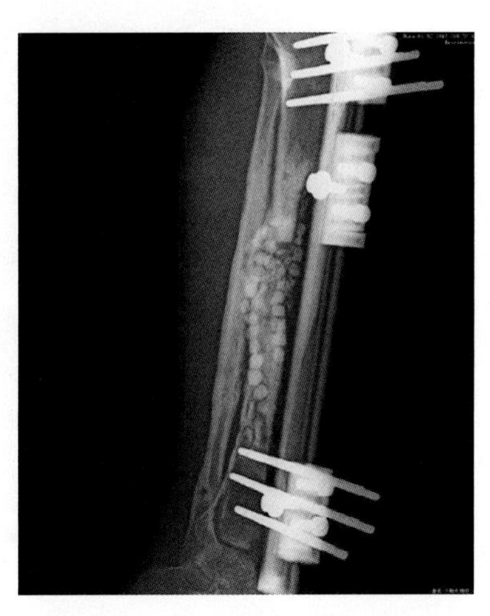

图13-59　抗生素珠链置入后X线

2）清创：充分彻底的清创是治疗骨感染的基础和前提，清创需要彻底清除失活组织与感染组织，已机化的瘢痕组织，髓腔脓液及炎性组织以及硬化的骨组织，直至骨与软组织出现新鲜渗血创面为止。

3）伤口冲洗与负压封闭引流：置管对口持续冲洗；VSD负压吸引能抑制细菌繁殖，降低组织间隙压力，减轻组织水肿，增加局部血供。

（3）骨缺损的处理

1）带血运的组织填塞：该项技术主要用于较小骨缺损（<6cm）的修复，可根据实际需要选择肌肉皮瓣或者筋膜皮瓣进行修复，筋膜皮瓣更有助于血管化，而肌肉瓣则更有益于成骨。

2）骨移植：根据缺损部位的大小可选择不同的手术方式，对于较小骨缺损（<6cm）的患者，可以采用单纯的游离植骨，而对于较大的骨缺损（>6cm），多采用带血管的骨移植，最常采用的是带血管游离腓骨移植。

3）骨搬运：对于慢性骨髓炎扩创后出现大段骨缺损（缺损>6cm），亦可选用骨搬运技术来修复。最常用的是Ilizarov法（图13-60～图13-65），其可以用于同时治疗大段骨缺损、软组织缺损、感染及下肢长度不等。

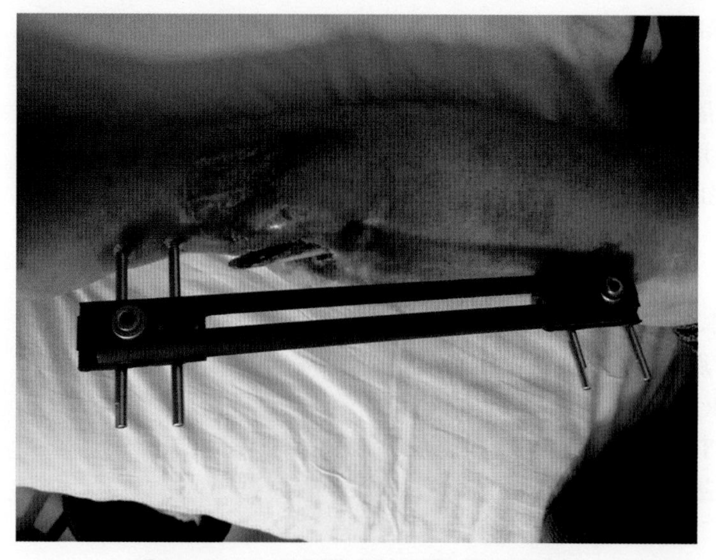

图 13-60 右胫腓骨开放性骨折术后骨感染

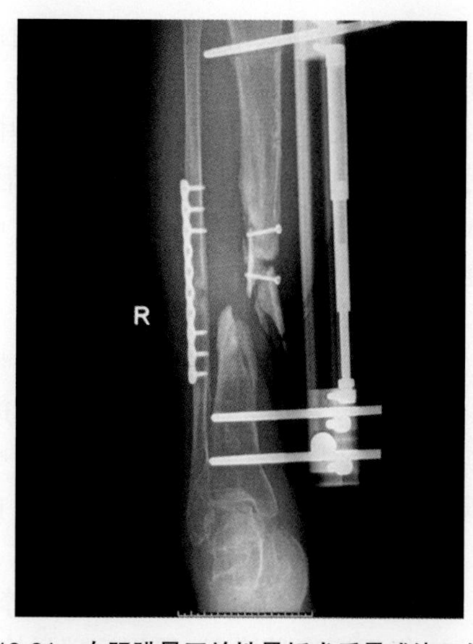

图 13-61 右胫腓骨开放性骨折术后骨感染 X 线片

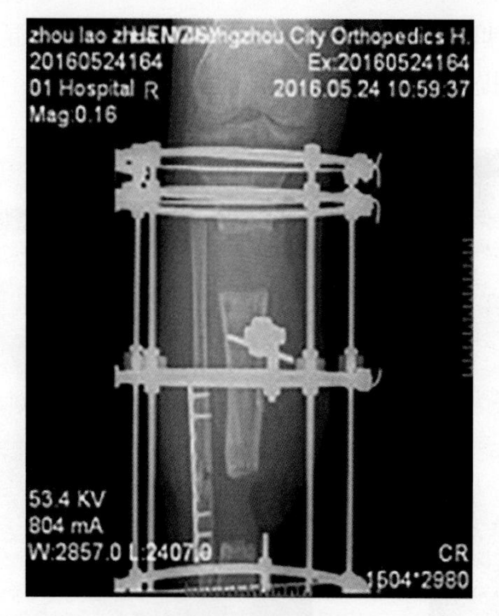

图 13-62 术后 X 线片

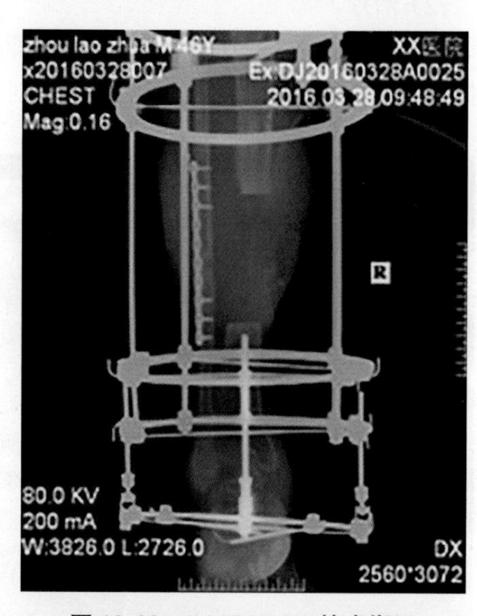

图 13-63 ILLIZAROV 技术搬运

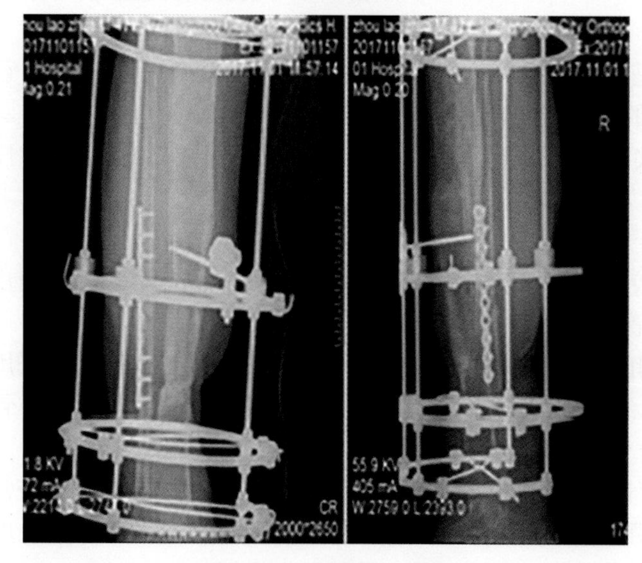

图 13-64 骨搬运 1 年后

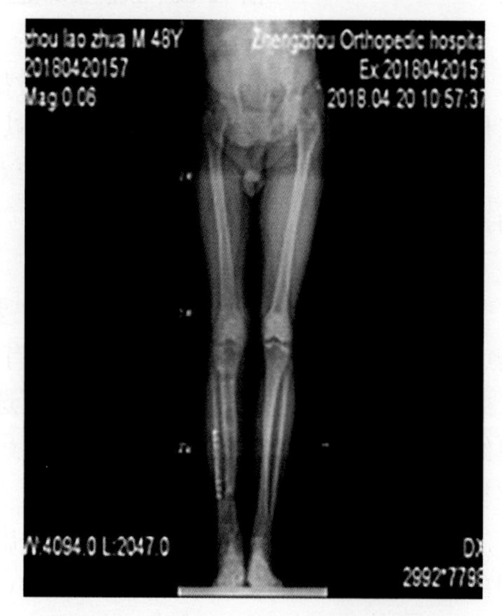

图 13-65 拆除 ILLIZAROV 支架后

总之，在抗感染治疗方面，建议对病灶进行细菌培养和药敏试验后，再根据结果选择敏感抗生素进行规范治疗；彻底清创是抗生素应用的前提和保证，也是降低术后感染复发的关键；对于骨缺损的处理，应视骨缺损的范围及患者的全身状况和条件综合考虑。

（刘建惠）

三、软组织覆盖并发症

1. 直接关闭伤口

（1）伤口产生的原因：伤口指皮肤组织完整性受到破坏，并常伴随有机物质的缺失。

1）各种外伤：刺伤、切割伤、挤压伤、咬伤、爆炸伤等。

①刺伤：是指尖锐物体（如刀尖、竹签等）猛力刺穿皮肤以及皮下组织造成的创伤。受伤特点：皮肤伤口很小，但皮下损伤深在，处理不当常常引起肌腱血管神经损伤的漏诊，如果有异物或污染物残留，未及时发现取出，常常引起皮下软组织广泛感染。②切割伤：是指皮肤、皮下组织或深层组织受到玻片、刀刃等锐器划割而发生破损裂伤。受伤特点：伤口比较整齐，面积小，但出血较多，少数伤口的边缘组织因有破碎而比较粗糙，严重者可切断肌肉、神经、大血管等，甚至使肢体离断。对于损伤神经血管肌腱，甚至肢体离断的，应保存好肢体，注意止血，尽快到相关专科医院保肢治疗。③挤压伤：是指身体的四肢或其他部位受到压迫，造成受累部位的神经、血管、骨、肌肉肌腱广泛损伤。受伤特点：挤压部位可能没有明显伤口或仅有较小的伤口，但皮下神经、血管、骨、肌肉肌腱广泛损伤，要求医师查体仔细，如漏诊常引起严重后果。④咬伤：是指人或动物的上下颌牙齿咬合所致的损伤。受伤特点：此类损伤常常伴有厌氧菌的感染，尽量一期清创引流，二期缝合，一期直接缝合常常引起皮下软组织厌氧菌感染。⑤爆炸伤：是指炸药包、手榴弹之类的爆炸物爆炸所致的损伤。受伤特点是程度重、范围广泛且有方向性，兼有高温、钝器或锐器损伤的特点，有些还合并坠落伤。此类患者一定要注意排除脑、胸腔及腹腔脏器损伤。

2）医源性损伤：如手术切口、穿刺引流口、医用胶撕伤等。

①手术切口：是指由于手术需要所造成的伤口。特点：此类伤口通常很整齐，但有时会因为缝合不当或无菌措施欠佳引起伤口不愈合，甚至感染。②穿刺引流口：是指由于体腔积血、积液、积脓或肿瘤性质不明取活检需要所造成的穿刺引流口，引流口要注意护理，常常由于护理不当引起引流口不愈合。③医用胶撕伤：是指由于皮肤菲薄、医用胶过敏或者操作人员太过暴力所造成的伤口。此类伤口处理得当很快会愈合。

3）皮肤疾病：疱疹、脓疱疮、癣、疥疮、剥脱性皮炎等。

①疱疹：是指疱疹病毒科病毒所致疾病。疱疹破裂后皮肤破损，处理不当容易伴发细菌感染。②脓疱疮：是指一种常见的、通过接触传染的浅表皮肤感染性疾病，以发生水疱、脓疱，易破溃结脓痂为特征。处理不当容易引起感染面积扩大。③癣：是指亲角质蛋白的皮肤癣菌，主要包括毛癣菌属、小孢子菌属和表皮癣菌属，侵犯人和动物的皮肤、毛发、甲板，引起的感染统称为皮肤癣菌病。真菌感染引起的皮损，处理不当时容易伴发细菌感染。④疥疮：是指由疥螨在人体皮肤表皮层内引起的接触性传染性皮肤病。常常引起剧烈瘙痒，皮损处理不当容易引起细菌感染。⑤剥脱性皮炎：是指皮肤存在广泛性水肿性红斑，伴有大量脱屑。由于皮肤受累面积≥90%，所以必须加强护理，预防继发感染。

4）内科疾病的并发症：糖尿病足、静脉曲张性溃疡等。

①糖尿病足：是指糖尿病引起的足部缺血性、神经性和神经缺血性病变，所导致足部出现不同程度感染、溃疡、坏疽。②静脉曲张性溃疡：是指由于血管因素或血管外因素所致的静脉内血液淤积，静脉压不断升高，导致静脉迂曲扩张，营养物质难以满足皮肤正常代谢，逐渐出现的一种皮肤溃疡。

5）放射性损伤：是指由于放射性射线所致的皮肤溃疡，常常伴有溃疡难以愈合。

6）其他原因：压疮等。压疮是指由于局部组织长期受压，发生持续缺血、缺氧、营养不良而致组织溃烂坏死，常常由护理不当所致。

（2）关闭创面原则：皮肤是预防感染的天然屏障，尽量一期关闭创面。一期关闭创面具有以下优点：

1）有利于组织的修复：一期关闭创面，避免了皮下组织和深部组织与外界相通，有利于深部组织的愈合，也有利于皮肤愈合。

2）降低感染：缝合皮肤组织后，封闭了创面，阻断了组织与外界的接触，可以减少细菌感染。

3）减少植皮的概率：一期不缝合，皮肤就会回缩，二期很多就需要植皮，给患者带来了更大的伤害。

4）止血、减少渗出：一期缝合切口，对皮下软组织形成局部加压，有利于局部的止血，减少了创面的渗出。

（3）二期关闭创面的适应证

1）特定疾病：骨-筋膜室综合征，必须切开等待二期缝合。

2）皮肤挫伤：皮肤及皮下软组织挫伤严重，皮缘渗血不好，缝合后可能会出现感染。

3）动物咬伤：一期缝合可能会导致感染；

4）超过12小时的开放性伤口；

5）感染创面；

6）内科疾病并发的皮肤溃疡创面。

（4）直接关闭伤口的并发症

1）创面裂开：强行拉拢缝合，导致皮肤缺血、开裂；

2）皮肤坏死：强行缝合，局部皮肤出现缺血，导致坏死；

3）功能受限制：重要的功能部位，强行缝合导致功能受限；

4）瘢痕形成：强行拉拢缝合，皮肤张力较高，瘢痕组织增生，影响功能及美观；

5）感染：污染较重的伤口缝合，可能导致感染面积扩大。

2. 皮瓣移植术后血管危象　皮瓣是指带有自身血液供应，包含皮肤组织的活的组织块（图13-66）。血管是皮瓣的生命线，它有动脉和静脉，动脉提供含氧的动脉血，供给皮瓣营养，静脉回收交换了营养物质的静脉血，有来有回构成一个循环，皮瓣才能成活。血管危象指皮瓣血管在各种原因下，血液流动受阻，造成血流不通畅，移植的皮瓣出现缺血或淤血现象，分为动脉危象和静脉危象。

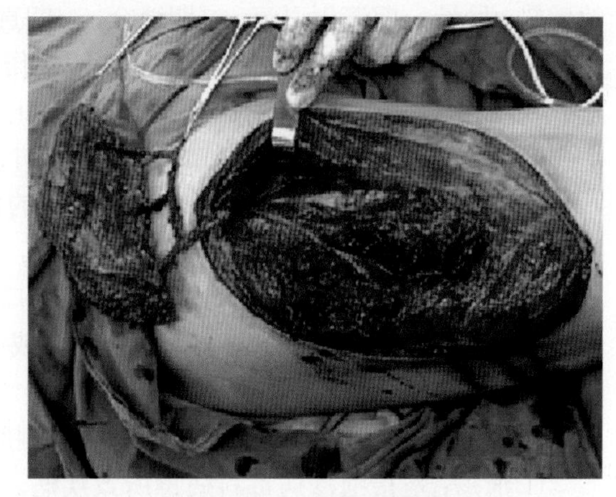

图13-66　股前外侧皮瓣

（1）皮瓣移植后血管危象原因：皮瓣移植后由于各种原因，在愈合过程中会出现血管痉挛，甚至出现血管栓塞，发生血管危象，出现皮瓣坏死。其原因：

1）术者显微操作经验不足：术者操作不精细，吻合质量不高、血管清创不彻底，未将损伤严重的血管清除。

2）血管自身的原因：由于外伤致组织损伤严重，血管吻合条件差；血管吻合的口径越小，术后越容易出现血管危象。

3）血液处于高凝状态：由于外伤的刺激，机体处于应激状态，术后吻合口容易出现血栓。

4）患者患有基础疾病：糖尿病，高血压等疾病所致的血管内膜受损，容易出现血栓。

5）卡压、扭曲等物理原因：由于皮瓣设计不合理，皮瓣蒂部缝合张力过大，以及术后肿胀的原因，导致血管卡压；还有血管蒂过长，在创面里面扭曲、成角，出现栓塞。

6）各种环境刺激：外界环境的刺激，例如寒冷、烟碱、过早运动和内在的环境比如疼痛、焦虑等可以引起交感神经兴奋，可以导致血管痉挛，吻合口血流缓慢，容易出现血管危象。

7）感染：感染是皮瓣发生血管危象的最严重因素，炎症侵犯血管，导致血栓形成。

（2）皮瓣移植后临床观察指标

1）皮瓣温度：①正常温度：移植组织的皮肤温度应在33～35℃，与健侧相比温差应在2℃以内，手术结束时移植组织的温度一般偏低，通常应在3小时内恢复。②注意事项：测量皮温（包括移植组织及健侧组织）的部位应固定，可用圆珠笔画出记号，以便定位观察；测定的先后顺序及时间应恒定；压力要恒定，一般用半导体点温测定计，当用压较大时，点的接触面也大，测出温度较高。③干扰因素：室温及患肢局部温度干扰：移植组织为失神经组织，温度调节功能已经丧失，极易受到外界温度的干扰，特别在局部有高温烤灯时，皮温的高低不能反映移植组织血液循环的实际状况。④变化规律：a. 平行曲线：移植组织与健侧组织的皮肤温度在相差 0.5～2℃以内呈平行变化，说明动静脉吻合口通畅，移植组织血液循环良好。b. 骤降曲线：移植组织与健侧组织的皮肤温度突然相差在 3℃以上时，大多是动脉栓塞，应立即手术探查。c. 分离曲线：移植组织与健侧组织的皮肤温度温差逐渐增大，一般 24～48 小时后皮温相差达 3℃以上时，这种曲线大多数是静脉栓塞表现。

2）皮肤颜色：①正常指标：移植组织的皮肤颜色应红润，或与健侧的皮肤颜色一致。②干扰因素：a. 光线亮暗的影响：在自然光线下观察皮肤一般较红，也易发现偏暗的皮肤颜色，在白炽灯下观察皮肤颜色偏白，在白炽灯下观察皮肤颜色偏红。b. 皮肤色泽的影响：皮肤色素较深的部位行组织移植后，皮色较难观察，如将足背皮瓣移植在掌心或前臂，一般皮色均较健侧深。同时皮肤色素又随个体不同而有所差异。③变化规律：a. 皮色变淡或苍白，说明动脉痉挛或栓塞。b. 移植组织皮肤上出现散在性瘀点，大多是静脉栓塞或早期栓塞的表现。随着栓塞程度的加重，散在性瘀点相互融合成片，并扩展到整个移植组织表面，表示栓塞已近完全。c. 移植组织的皮肤颜色大片或整片变暗，说明静脉完全栓塞。随着栓塞时间的延长，皮肤颜色暗红→红紫→紫红→紫黑。d. 当动静脉同时栓塞时，移植组织的皮肤呈灰暗色，继而变为洋红色，最后变为黑色。

上述各类危象的皮肤颜色的变化机制，主要是组织在缺氧后，随着缺氧程度及时间的改变，组织内红细胞中的血红蛋白及组织液中的胆红素等物质发生变化，引起颜色改变。

3）肿胀程度：①正常指标：皮瓣移植后肿胀程度判断。一般移植组织均有轻微肿胀（-）；移植组织皮肤有肿胀，但皮纹尚存在（+）；皮肤肿胀明显，皮纹消失（++）；皮肤极度肿胀，皮肤上出现水疱（+++）。②干扰因素：移植组织的肿胀程度很少受外界因素的干扰，是比较可靠的血液循环观察指标。③变化规律：动脉血液供应不足或栓塞时，组织干瘪；静脉回流受阻或栓塞时，组织肿胀明显；当动静脉同时栓塞时，肿胀程度不发生变化。

4）毛细血管回流测定：①正常指标：用手指按压皮肤时，皮肤毛细血管排空，颜色变白；放开手指后，在 1～2 秒内毛细血管恢复充盈。②干扰因素：a. 皮肤色素的干扰：皮肤色素深者不易测定；b. 组织部位：足趾移植后，趾端的毛细血管很容易观察，而腹部皮瓣则不易测定。③变化规律：a. 动脉栓塞，回流不明显；b. 静脉栓塞，回流早期增快，后期减慢；c. 动静脉同时栓塞后，因毛细血管内残留淤血，仍有回流现象，但充盈速度缓慢。

（3）皮瓣移植后仪器观察指标：任何仪器对移植组织的循环监护结果都不能替代临床观察，它们只是临床判断的辅助方法。到目前为止，尚无任何一种检查方法及仪器的监护可称为是理想的。故必须发展新技术、创立新方法，以提高移植组织术后血液循环监护的水平。

1）血流的测定：测定移（再）植组织的血流状态是显微外科临床最常用的监护技术，主要仪器有以下几种。

①超声多普勒血流计（UPF）：当高频声波射入血流时，入射声波的一部分被流动的红细胞散射而导致信号的频率发生变化，即多普勒频移。这是一项简单、快速、安全及可多次重复的方法。但临床的组织瓣监护结果并不理想。这是因为 UPF 要求测定时探头与血管具有很好的角度关系，当探头位置不合适时，就不易测出。②激光多普勒血流计（LDF）：是基于多普勒转换原理设计的种新型血流探测仪，它测定的是光线频率的转换，不是超声波。然而 LDF 在应用中明显地受到外界光线的干扰，所以其监护的准确性有待于进一步验证。③光电容积描绘仪（PPG）：PPG 作为血管性疾病的诊断方法，临床应用已有多年。其原理是光电脉冲传感器中的发光二极管发出红外线照射于皮肤表面（深度为 3mm），由皮肤表浅血管血液反射回的光线及传感器中的光敏晶体管接收转变成电信号。反射的红外线量随局部血容量的改变而迅速改变，从而随血管的搏动，电信号呈现出脉冲样的变化，经放大后可以直接显示或记录。PPG 的优点是无损伤、可重复连续测定；PPG 的缺点是易受外界光线的干扰、温度的影响以及探头与皮肤接触的压力影响。在静脉回流不足时，脉冲信号仍持续存在，所以 PPG 尚不能区别动静脉阻塞。④电磁血流测定仪（EMP）：当导电流体在磁场中经过时，形成一个移动的电导体，在磁及流体流动方向成直角的方向上产

生电动势，电动势强度与血流速度成比例，从而可测流量。应用 EMP 可测定直径为 1～2mm 血管的血流量。电磁血流计的应用在操作上要求极为严格，任何一个环节有问题均可造成测定上的误差，这也是其临床应用受到限制的主要原因。

2）色泽的测定：组织瓣的色泽在皮肤色素不变，吸入氧分压恒定、心血管呼吸功能正常的情况下，主要随乳头下血管丛的血流量及血液氧分压状态的变化而不同。Jones 应用反射光光谱测定仪（RSP）进行游离皮瓣的色泽测定的实验，可从某一波长的 RSP 分析来判断动脉输入及静脉回流的情况。所有成功的皮瓣，RSP 光谱位均高于失败的皮瓣。缺点是在应用不同波长光谱时要进行反射光的标准化，操作困难，不适合于连续测定。

3）组织代谢的测定：经组织的气体交换水平取决于血液循环的状况，所以测定经皮氧分压（$TcPO_2$）和经皮二氧化碳分压（$TcPCO_2$）是有效的监测方法。早期的气体分析是侵入性方法，后来采用了 Teflon 探头和质谱仪，显示气体张力与组织生存的相关性很好。新设计的小型热化气体敏感电极（Chark 电极）和气体分析仪，可提供准确的经皮非侵入性的气体分压监测。Chark 电极是由加热元件加热到 42～44℃，此时 $TcPO_2$ 电极下皮肤的毛细血管扩张，血流量增加，提供的 O_2 要比皮肤所消耗的 O_2 要多，剩余 O_2 经电极的透氧膜与 Chark 电极内的电解质发生反应，产生电阻变化，因而电流的大小与 O_2 含量成正比。$TcPCO_2$ 的测定原理基本上与 $TcPO_2$ 一样。对兔、猪的动物实验和临床组织瓣活力监测证明，$TcPCO_2$ 是移（再）植组织活力的敏感指标，反应迅速，利于早期察觉血管危象，准确可靠，可用于连续监护。但经皮气体测定也有其缺陷，它可受全身氧状况水平、局部组织代谢的氧消耗、气体传导以及某些探头性能的影响。

4）组织 pH 的测定：测定组织瓣的 pH 可以反映在血供不足、无氧代谢而造成乳酸聚积时的代谢变化。目前常用的 pH 电极有锑电极和玻璃电极，后者的应用广泛，敏感度也好。不同的 pH 可导致电极内电传导率的改变，从而由电极的输出信号可测出组织的 pH 变化。当组织瓣与邻近正常组织的 pH 相差大于 0.35 时，就有坏死的可能。但所有组织 pH 的测定都需将电极置于皮下或皮内，具有一定的损害性。

5）荧光素的测定：荧光素是目前临床试验中应用广泛的药物。荧光素钠由静脉注入后，经毛细血管扩散到组织间液中，当用紫外线（波长 360～400nm）照射时，就可看到代表皮肤血供好的黄色荧光及血供差而无荧光的蓝色。荧光效应最佳时间是注射后 15～20 秒，血浆半衰期约 20 秒，皮瓣清除时间 12～18 小时，机体清除需要 24～36 小时。用量根据肤色深浅，分别为 15～30mg/kg。此法尚不能明确组织瓣生存与可能坏死的界线，其次荧光素钠法受主观判断、客观环境、温度、注红时间等因素影响较明显。另外，应用荧光素钠尚有不良反应，如血压下降等，虽几经改进，但应用价值仍有待提高。

6）放射性核素的测定：①放射性核素组织瓣清除率：将一定量的放射性核素分别注入组织瓣远端及对照侧组织后，比较其放射性核素消除时间。常用的有 ^{32}P、^{22}Na、^{99m}Tc、^{131}I，指标有循环指数等，可准确估计血流量。②放射性核素标记的生物制品测定法：将放射性核素与红细胞、白蛋白标记后静脉注射用于测定，从而更全面地观察组织瓣的循环状态。

7）组织间液压的测定：这是利用一种改进的“针芯技术”，把针头插入皮瓣真皮内测定组织液压，以此来判断移植皮瓣的血液循环状态。动脉或静脉栓塞时组织间液压下降。由于这种方法需多次穿刺，对移植组织有一定损伤，同时针头常易堵塞而无法测定，从而影响其在临床上的应用。

8）肌电图的测定：这种方法适用于肌肉移植或肌皮瓣移植后。这是利用肌肉在缺血 60 分钟后，对电刺激后产生的 M 波反映出来的变化情况来监测移植肌肉血液循环的一种方法。一般地说，M 波在手术后 1～5 天内可消失，但如加强刺激及增加刺激时间，则仍可见到 M 波。若未见到 M 波，则提示血液循环障碍。在临床上较有意义的临界点是肌肉移植术后 90 分钟，即使是加强并延长刺激，其 M 波也全部消失，常提示动脉栓塞。

（4）血管危象的分类：

1）动脉危象与静脉危象的鉴别：①动脉危象：多见于吻合术后 1～3 小时内，病变发生突起，变化快，表现为皮肤苍白，皮瓣瘪陷，皮纹加深，皮温降低，脉搏减弱或消失，毛细血管充盈时间延长或消失，皮瓣渗血减少或不渗血。②静脉危象：多见于吻合术后 10～24 小时内，病变发生缓慢，表现为皮肤发紫，皮瓣丰满、膨胀，皮纹不明显或消失，皮温降低，脉搏存在，毛细血管充盈时间缩短、晚期消失，皮瓣渗血较多、为紫色血液。

2）血管痉挛与栓塞的鉴别：①血管痉挛：主要由于疼痛、血容量不足及温度下降等原因引起的，好发于手术时或手术后 48 小时以内，血管变化为管腔缩小、大部分闭塞，毛细血管反流始终存在，应用解痉药物、高压氧、交感阻滞剂及针刺方法有效，加温有助于缓解，皮瓣小切口可能有少许血水渗出，主要处理方法为抗痉挛治疗及严密观察吻合口远近端。手术探查表现为血管均变细，吻合口无栓塞征象，此时应立即终止手术，禁忌切除吻合口重接血管。②血管栓塞：主要由于管壁粗糙、血流缓慢及吻合质量差等原因引起的，好发于手术时或手术后 24 小时以内，管腔内被血栓栓塞，毛细血管反应消失，应用解痉药物、高压氧、交感阻滞剂及针刺方法无效，加温治疗有害，皮瓣小切口不出血，一经确诊，早期手术探查，手术探查表现为吻合口近端血管扩张，吻合口紫蓝色，有实质感，吻合口远端变细、无搏动，管腔中有血栓，在血栓以下切断不喷血，此时应切除吻合口重接血管或做血管移植。

（5）血管危象分期及临床意义

1）麻痹期：如发生危象，由于平滑肌细胞处在缺血麻痹状态，很难发生痉挛。故一旦出现血管危象，以血栓的可能性大，应尽早手术探查。

2）超敏期：血管平滑肌收缩能力具备，但无钙离子腺苷三磷酸酶（Ca^{2+}-ATPase），无能力舒张，一旦受到寒冷、疼痛、吸烟、突然的体位变动等刺激，即可发生痉挛，而且为顽固性痉挛。故要采取预防措施，一旦发生，解痉治疗为首选。解痉治疗无效时，才考虑手术探查。超敏期易发生血管痉挛的主要原因是 Ca^{2+}-ATPase 的缺乏，将 Ca^{+} 拮抗剂应用到显微外科手术中，有显著的防治痉挛效果。

3）恢复期：是一个逐渐恢复的过程，从手术后第 5 天开始，一般要 10 天，Ca^{2+}-ATPase 才接近正常。故在此期内痉挛的可能性较小，程度较轻。临床上，手术后 5 天，内皮细胞大多愈合，故一旦产生危象要考虑为局部感染、炎症刺激等其他因素。处理上要找出致痉挛的根本原因，以药物解痉治疗为主，彻底消除致痉挛的原因。

（6）血管危象的防治

1）血管痉挛的防治：血管痉挛常发生在手术进行过程中，也多见于手术后 48 小时后，引起血管痉挛的原因很多，其中以疼痛、创伤、血容量不足、室温过低以及血栓形成为主要因素。

采取下述措施一般即能避免：①麻醉效果必须满意，以硬膜外麻醉最好。②室温至少需保持在 25℃。③补足血容量，手术时及手术后 5 天内应每日输液 3 000ml。④手术操作要轻柔，减少对血管的刺激；手术后应谨慎换药，拔引流条。⑤手术中经常用温肝素普鲁卡因溶液（肝素 50mg 溶于 2% 普鲁卡因 200ml 中），或 2% 利多卡因溶液滴注已暴露的血管和血管缝接部位。手术后换药时应防止用冷生理盐水、冷乙醇刺激。⑥手术中血管断端痉挛，可用机械性或液压性扩张解除，亦可用 2% 利多卡因溶液等解痉药物局部滴注，并对移植组织进行肝素普鲁卡因溶液及利多卡因溶液灌洗，剥除痉挛段血管外膜，或外膜内 2% 利多卡因封闭。⑦必要时用解痉药物，如小剂量肝素（1/6～1/4 支）肌内注射或静脉滴注，并可用 10～20mg 山莨菪碱，或 10mg 双嘧达莫静脉滴注，或口服硝苯地平。⑧持续性痉挛应用高压氧治疗。⑨严禁主动与被动吸烟。⑩手术中或手术后疑为血栓引起的痉挛，应切除吻合口重接。

2）吻合口血栓及其处理

A. 重视动脉反复痉挛的处理：动脉吻合口血栓常发生在血管吻合后数分钟或数十分钟后，往往在栓塞形成前多次出现血管痉挛现象，多经解痉处理后缓解。如出现很快复现的痉挛应考虑为栓子所致，应将吻合口切除重接。

B. 重视皮缘活跃性出血的现象：静脉吻合口血栓常发生在手术后 12～24 小时内，很少在手术时立即发现。这是因为静脉吻合口栓塞后，组织淤积的静脉可以通过开放的皮缘微细血管渗出，而缓解血管危象的症状。当皮缘微细血管凝血过程完成后（一般需 12～24 小时），则静脉吻合口栓塞的危象才会在临床上表现出来。因此，在手术中关闭创面时应仔细注意皮缘出血现象，有活跃性难以控制的渗血或针眼出血明显时，应及时检查静脉吻合口，以便尽早发现、及时处理。

C. 及时探查，尽快重建血供的重要性：无论动脉或静脉血栓形成，均应及时探查，争取在缺血 6 小时内重建血供是关系到组织能否成活的关键因素。一般而言，从出现危象到确诊危象往往需要1～2小时的过程，从确诊危象到进入手术室探查又要1～2小时，从手术探查到重建血供再要1～2小时。因此从发现危象开始就应“马不停蹄”地进行下一步准备与处理，只有这样才能保证在6小时内重建血供，否则一切努力都将无效。

D. 确定血栓形成的原因与部位：临床中根据血管危象的特点区分动脉与静脉危象比较容易，同时尚应注意是单纯动静脉栓塞还是动静脉复合栓塞，以便在探查时同时解除。在探查时更重要的是明确引起栓塞的原因，以采取相应的措施。a. 吻合口缝合技术差造成栓塞：一般较局限。切除吻合口，在手术显微镜下，常可见血栓沿吻合口内面附着，大部分用镊子可将其整块剥下。血栓剥去后大部分内膜较光滑，但总有一处内膜较粗糙或有缝线与血栓黏着甚牢。b. 血管变异或血管损伤所致栓塞：一般为长段血栓，在吻合口处血栓与吻合口内膜黏附不牢，易剥脱。吻合口处栓塞为继发性栓塞，血栓的源头往往在血管变异或血管损伤的部位。c. 血管持续性痉挛所致栓塞：吻合口处无明显实质性血栓，往往发现以吻合口为中心的血管长段呈痉挛状态，一般发现此现象不应轻易切除吻合口，应用平针头，从血管分支结扎处刺入并注入2%利多卡因溶液，进行液压扩张，以解除痉挛。

E. 切除栓塞吻合口，重建游离组织血供：对吻合口栓塞应彻底切除病变组织，直到两吻合口断端有正常内膜。如切除血管过长、血管吻合有张力时应进行血管移植。在重接血管前，应清除淤积于血管床内的血栓条，血栓条的取出应完整，即有头（吻合口处）及逐渐变细的尾部。若残留血栓条在血管床内，必将影响血液循环重建后的通畅性。为了证实有无血栓条残留，可以用平针头刺入远端管腔内注入2%普鲁卡因溶液，观察有无阻力，静脉内有无反流。为了增加缺血组织内血管内膜的抗凝作用，可在灌注溶液内加入肝素溶液（50mg/100ml）。静脉吻合口栓塞，一旦切除栓塞，吻合口即可见高压、快速、色暗的静脉血喷出，这是一种良好的征兆，说明动脉血供也有问题，或说明游离组织内微循环也发生水肿，这往往是探查过晚的表现。如果切除栓塞静脉吻合口后，不仅远端有高压反流，而且近端也有高压反流，这说明引起静脉栓塞的原因与近端高压反流有关，不仅要重接吻合口，而且需要更换受区静脉。重建血供一定要争取在组织缺血6小时内完成。

F. 手术后的抗凝解痉处理：重接吻合口后应加大抗凝解痉药物的应用。

G. 高压氧的应用：缺氧时间过长者，应及时应用高压氧，改善组织缺氧性损害。

H. 再探查的指征：游离组织移植经历了一次血管危象后，由于血管内膜缺血、缺氧，更容易造成新的吻合口血栓形成，因此，应继续进行严密的血液循环监护。一旦危象产生，特别是毛细血管反流消失，应再及时探查。

3. 皮瓣移植后并发症及防治措施

（1）皮瓣移植后并发症

1）皮瓣切取或移植（转移）后因血供不足或障碍而引起皮瓣部分或完全坏死（图13-67）。

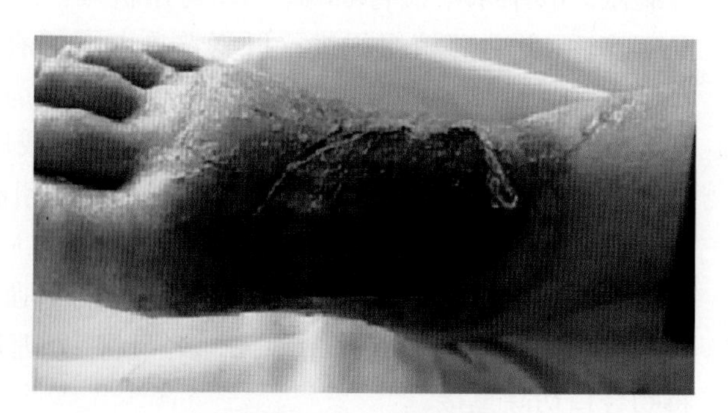

图13-67　皮瓣坏死

2）因皮瓣缝合张力较大而发生伤口裂开造成新的骨外露创面。

3）因止血不彻底皮瓣下形成血肿，影响皮瓣愈合。

4）因清创不彻底，皮瓣转移或移植后伤口感染，创面不愈或延迟愈合。

5）皮瓣切取后，供区创面处理不当，过紧拉拢缝合创面，导致供区肢体筋膜间隔综合征，造成供区肢体肌肉广泛坏死，甚至神经功能障碍。

（2）防治措施

1）必须了解供区皮瓣的应用解剖，血管神经蒂的位置及其走行，以及可能出现的解剖变异等，以免切取皮瓣时造成对血管的损伤。

2）应选用正常部位的皮肤和肌肉作为供区。对凡施行过手术、遭受过创伤或接受过放射治疗的区域，因血管可受到不同程度的损害，应当慎用。

3）正确估计受区创面的面积。由于病变切除后受区实际创面的面积要扩大，而皮瓣切取游离后皮瓣将会缩小。因此，设计时皮瓣面积一般要较创面面积大10%～20%为宜。切取肌皮瓣时其面积还应加大。对于使用单一皮瓣无法修复的巨大创面，可联合应用多块皮瓣组合进行修复。

4）皮瓣设计要合理，采用转移皮瓣修复创面时，应正确标明皮瓣旋转轴心和旋转半径。从旋转轴点至皮瓣远端的距离应大于轴点至创面最远端的距离，以使皮瓣转移后能无张力地覆盖远端的创面。

5）切取肌皮瓣时务必保护好肌皮动脉穿支，这是皮肤部分血运的唯一来源，术中应避免皮肤、筋膜与肌肉之间的任何剪力可能对肌皮动脉造成损害。可将皮肤边缘与肌肉边缘暂时性间断缝合固定数针，以免两者分离而影响皮瓣血运。一旦分离，应停止手术，3周后，待皮肤与肌肉间的肌皮血管重建后，再行切取。

6）切取肌皮瓣时，若皮瓣切取面积超过肌肉范围时，应包括完整的深筋膜，因为深筋膜有广泛的血管网，这对皮瓣远端的成活有重要意义。

7）在止血带控制下切取肌皮瓣，虽然在术中获得无血的手术野，但在上止血带后，往往因止血不彻底，术后易出现皮瓣下血肿，故切取肌皮瓣时一般不在止血带控制下进行。术中应仔细止血，术后皮瓣下放置引流，不宜采用加压包扎的方法来止血，以避免影响皮瓣血运。

8）术中应彻底切除受区血运差、无弹性的瘢痕组织，以免缝线缝在脆弱的瘢痕组织上，因术后组织肿胀而使伤口裂开。

9）皮瓣的血管蒂必须妥为保护。为此在显露血管蒂时操作应轻柔；皮瓣经皮下隧道时隧道应宽敞，且应避开骨突起部位，皮瓣旋转时血管蒂不能呈锐角扭转，以免血管蒂扭转、受压或过分牵拉而影响皮瓣血运。

10）精细的小血管吻合是游离皮瓣移植成败的关键，术中应采用9-0或11-0无损伤缝合线，在手术显微镜下进行精细的小血管吻合。若血管长度不够，宁可行血管移植，也不能在张力过大的情况下勉强缝合，否则必然引起吻合口痉挛、狭窄，最终导致血管栓塞而造成皮瓣血运障碍。

11）肌皮瓣移位后，肌肉边缘要与受区缝合固定，以免因肌肉的重力或回缩造成皮肤下死腔，影响皮瓣愈合，甚至影响皮瓣的血运。颌面部可采用宽胶布或绷带稍加固定，四肢可采用石膏托制动。

12）术后应密切观察皮瓣血运，一旦皮瓣出现血管危象，应查明原因，及时处理。如包扎过紧者，应立即松开敷料；如皮瓣下有血肿者，应清除血肿；对于血管蒂扭转受压者，经采用一般处理无效时应迅速手术探查，解除压迫；对于吻合口血栓形成者，应重新行血管吻合。

13）口腔内为污染环境，对转移至口内的皮瓣或肌皮瓣，应采用较粗的缝线，缝合要深，间距要密，边距要宽，以免伤口缝线过早脱落而导致伤口裂开。

（3）皮瓣移植后不愈合

1）皮瓣不愈合原因：①创缘不健康，坏死组织阻隔正常皮肤生长。②皮瓣血供不足，边缘坏死，导致愈合不良。③全身营养不良，皮肤再生能力差。④缝合张力过大，导致周缘皮肤坏死，愈合不良。⑤感染导致皮肤坏死，不能愈合。⑥大量渗出液，导致愈合不良。⑦制动或固定不好时，可因为皮瓣滑动而导致皮瓣不愈合。⑧其他原因。

2）处理措施：清创要彻底，尽量清除无血运或失活组织；皮瓣血管吻合质量要高，发现血管危象早期对症处理；手术后进食营养要充分均衡；皮瓣切取时要设计完美，避免切取过大或过小；早期有感染征象，应早期、及时、足量应用抗生素；皮瓣移植术后引流应充分；患者要制动，避免皮瓣滑动。

（4）皮瓣坏死后的处理：局部坏死的，估计能自行愈合的，让其自行脱痂修复；不能自行愈合的，要清除痂皮，创面想办法通过局部皮瓣转移、带蒂皮瓣、游离皮瓣等修复。完全坏死的皮瓣，需要去除坏死皮瓣，视创面情况，行扩创或者皮瓣修复，条件不好的，需要截肢。

（刘　俊）

四、粘连及关节挛缩

1. 背景知识　关节挛缩是指各种原因导致的关节的主动或被动活动范围下降，从而部分甚至全部丧失运动功能，大体上可分为创伤性和非创伤性两种。创伤性关节挛缩多由于骨折、脱位、烧伤、颅脑损伤引起；非创伤病因包括骨性关节炎、神经精神系统病变、滑膜炎或滑膜增生等引起。严重的关节粘连或挛缩影响了患者的关节活动度，上肢的活动度下降将影响穿衣、洗澡、吃饭、打字、接手机等日常活动，而下肢活动度的下降将使患者出现步态异常甚至不能独立行走，从而被迫使用拐杖甚至长期卧床。当存在严重的关节粘连或挛缩时，周围软组织如韧带、肌肉、肌腱等发生挛缩，以及可能出现的关节对合不良，将使患者在被动活动时产生严重的疼痛及受限。此时，关节挛缩一般难以自行恢复，将会显著降低生活质量。

2. 病因

（1）骨折及骨科手术：骨折创伤本身会诱发关节挛缩的发生。创伤后引起的关节周围组织的直接损伤，以及创伤后出血等的发生会引起关节周围组织的粘连。关节周围的外伤会导致附近的结构如关节面、关节囊、关节周围韧带和肌腱、肌肉发生损伤，继而发生本体感受器破坏、创伤后血肿纤维化和瘢痕粘连、关节囊及附近组织粘连挛缩，跨关节肌肉、肌腱、滑囊等组织挛缩和粘连，引起肌腱上下滑移受限，导致关节活动受限发生关节挛缩；创伤后关节挛缩的发生与成肌纤维细胞 - 肥大细胞 - 神经肽调控轴密切相关，学者普遍认为肥大细胞的活化是重要的中间环节。关节周围损伤和手术创伤的刺激，神经肽（如P 物质，降钙素基因相关肽）由脱髓鞘的 C 类神经纤维释放，一方面刺激肥大细胞脱颗粒，另一方面促进肌成纤维细胞分化。肥大细胞释放的组胺又可以进一步促进 P 物质的合成与释放，形成正反馈调控机制；肥大细胞本身又可以释放转化生长因子 -β_1（TGF-β_1）、血小板衍生因子 -1（PDGF-1）、成纤维细胞生长因子（FGF）、内皮素 -1 等介质调控肌成纤维细胞增殖分化，其中，TGF-β_1 在创伤修复早期阶段大量释放，促进局部间叶组织增殖和分化，被认为与纤维化关系最密切。肌成纤维细胞体内含有大量 α- 平滑肌动蛋白（α-SMA），后者可以通过细胞内收缩系统作用于细胞膜上整合蛋白，进而带动细胞外基质中胶原纤维移动，从而使软组织挛缩，研究表明肘关节粘连患者的关节囊肿，肌成纤维细胞含量远超正常值，Hildebrand 研究发现成纤维细胞在创伤发生后 4 周即开始增多。此外，一型和三型胶原、基质金属蛋白酶与基质金属蛋白酶抑制剂在关节挛缩患者组织中存在比例失调影响了正常细胞外基质的重塑，导致纤维增生等问题的发生。

骨折手术后使用绷带、夹板等固定，使患肢长期制动同样增加了关节挛缩风险。长期制动引发的关节挛缩的机制仍存在争议，目前主要分为两方面：关节源性和肌肉源性。Liu 通过兔子肩关节制动模型研究显示，制动 2～4 周后一型和三型胶原蛋白显著增多。但是在 Onoda 等人研究中，两种胶原蛋白并没有明显升高，这可能与检测手段误差有关。Sasabe 研究发现随着制动时间增长，一型胶原蛋白量逐渐增多，而三型胶原蛋白增多不明显，因此推测关节挛缩的进展与一型胶原蛋白合成增多有一定关联。Sasabe 研究还通过 α-SMA 染色发现肌成纤维细胞对关节挛缩的进展也起到重要作用。Peters 等人研究显示周期应力刺激会下调内皮素 -1 的表达显著抑制肌成纤维细胞的分化，因此长期制动会引起了周围组织机械刺激减少，引发非生理性的重建和适应性改变，促进肌成纤维细胞分化增殖最终引起关节组织形态生发生变化引发关节挛缩。此外，关节制动实际上是形成了缺氧的环境，并进一步引发了缺氧诱导的炎症反应。Yabe 等人研究表明兔子制动后血管逐渐减少，与缺氧环境相关的蛋白 HypoxyprobeTM-1 显著增多，缺氧诱导因子（HIF-1α）、VEGF、FGF2 等缺氧相关基因表达显著增多；白细胞介素 -6、1α、1β，肿瘤坏死因子（TNF-β）等验证相关基因表达显著增多。Robinson 等人既往研究表明，缺氧的环境可以促进肌成纤维细胞的分化。因此，长期的制动引发的缺氧环境最终促进肌成纤维细胞分化增殖，这是关节挛缩形成的重要过程。

除上述机制外，长期的固定使得静脉和淋巴回流受阻，影响血液和滑液循环，引起组织肌肉间形成血肿粘连，关节囊及韧带等组织出现缺血和营养不良同样可发生关节粘连、挛缩及活动受限。再者，由于关节周围肌肉长期处于不活动状态，引发肌膜硬化，弹性降低，使得整块肌肉延展性降低，也可发生肌性挛缩。Myden 等人研究发现肘关节附近损伤（骨折或脱位）3 周后屈伸的活动度平均仅为 66.8°，大部分患者 1 年后可缓解活动度上升为 126.8°，但是仍有 12% 的患者存在严重的关节挛缩需要再次手术。Doornberg 和 Forthman 等人研究同样显示肘关节周围损伤后关节挛缩发生率为 11%～15%。

（2）神经系统损伤：脊髓损伤或脑卒中患者由于肢体缺乏神经支配和营养并且由于活动减少，关节周围组织会发生粘连，伴随关节囊和关节周围肌性挛缩。患者发生痉挛性瘫痪时由于肌张力较高长期制动，引发肌肉痉挛和麻痹，并且增加软骨承受的压力更易发生关节挛缩。Krause 的一项 347 例患者的多中心研究显示脊髓损伤后发生严重关节挛缩发生率为 14.3%～31.8%；Diong 等人的前瞻性研究表明，脊髓损伤发生后有 11%～43% 发生主要关节挛缩，其中最常发生挛缩的关节依次为肩关节（43%）、腕关节和手部（41%）、踝关节（40%）、肘关节和前臂（33%）、髋关节（32%）、膝关节（11%）。临床研究显示四肢均发生瘫痪患者是关节挛缩的高危人群，发生率为 70%～83%。颅脑损伤患者中同样存在明显的关节挛缩，Yarkony 等人研究了 75 例患者，1 年后关节挛缩的发生率为 84%，其中髋关节为 81%、肩关节为 76%、踝关节为 76%、肘关节为 44%。而 Pined 等人研究显示关节挛缩的发生率为 23%。

（3）其他：烧伤、阿尔茨海默病、血友病等患者也均被临床研究证明显著增加关节挛缩的风险。

3．处理原则　临床上我们可以根据关节挛缩的严重程度，采用手法松解、物理治疗、矫形支具固定、药物治疗，以及手术治疗等手段。手法松解是通过对肘关节进行推拿、牵拉、屈伸等手法，促进关节液和周围血液的流通，增加本体反馈与深感觉，从而缓解疼痛，最终目的是松解肘关节，恢复关节活动度。物理治疗也是常用手段之一，主要通过超短波、远红外线、微波照射等方式，促进关节周围组织微循环，增加软组织弹性，从而改善关节活动度。佩戴矫形支具把关节固定在活动范围的最大角度位置，提供持续性张力引导组织重塑，从而改善关节活动度，并可以根据活动度的改善情况随时进行调整。目前临床上应用于关节挛缩的药物主要是非甾体抗炎药（NSAIDS），可以抑制体内前列腺素生物合成、抑制间充质干细胞向成骨细胞转化从而抑制异位骨化的发生，副作用是 NSAIDS 可能带来胃肠道反应，以及抑制骨折愈合。采用选择性 COX-2 抑制剂（如塞来昔布）可以降低胃肠道反应并对骨折愈合影响较小。由于肥大细胞是创伤后关节炎发生的关键环节，因此下调肥大细胞活性的药物如富马酸酮替芬（ketotifen）也得到一定程度的应用。除此之外，中医药在治疗关节挛缩方面有一定的疗效，如中药熏洗一方面可以起到消炎止痛的效果，另一方面可以形成气流中微小的固体颗粒对患处起到刺激、按摩作用，促进局部血流循环，从而软化、松解瘢痕组织。手术治疗的指征一般为保守治疗 6 个月无效，且患者主观上希望改善功能。当患者工作 / 生活受到影响时，手术指征可相应放宽，其中肘关节松解手术开展最多、技术最成熟，下面以肘关节为例介绍关节挛缩手术的方法。

4．手术方法（肘关节松解术）

（1）适应证：肘关节屈曲<130°，伸直>30°，非手术治疗 6 个月无效，或患者工作 / 生活受到影响主观上希望改善功能时。

（2）治疗原则：去除阻挡的骨化组织、松解组织粘连、切除增生肥厚的关节囊。当伸肘受限时，去除后方鹰嘴突的骨赘或部分去除鹰嘴窝，切除前方关节囊；当屈肘受限时，应清除冠状突的骨赘或部分切除冠状突，切除后方关节囊并松解肱三头肌腱。手术结束后如果存在关节不稳定可采用铰链式外固定架加以保护。

（3）入路的选择：肘关节松解术入路的选择取决于关节挛缩的性质及病变部位。常用的入路有三种：内侧入路、外侧入路、后侧入路。内侧入路又称“over-the-top”入路主要用于解决明显的屈曲受限。其优势在于可以游离尺神经，松解内侧关节囊，去除后内侧如鹰嘴尖及鹰嘴窝的骨赘，但一般无法解决桡骨头及冠状突的病变，存在损伤尺神经、正中神经、肱动脉的危险；外侧入路（Kocher 入路）主要用于解决伸直受限，可以松解肘前、后、外侧关节囊，清理鹰嘴窝和冠状窝内的骨赘及瘢痕组织，分离上尺桡关节前后方的病变并松解尺骨鹰嘴桡侧的粘连，但是不能充分显露肱尺关节内侧的部分，很难松解尺神经；后侧入路采用后正中切口，可松解尺神经及内侧副韧带后束，但无法充分暴露肘关节前方结构。一般内、外侧联合入路可兼顾上述各种情况。

内侧入路：

1）患者取仰卧位，切口起自肱骨内侧髁上 6～8cm，内侧肌间隔后方 1cm，平行于内侧肌间隔走行，远端向前臂延伸，切口长度为 8～10cm，注意保护皮下的前臂内侧皮神经。

2）暴露肱骨内侧髁、旋前圆肌和屈肌总腱的起点，肌间隔后方辨认尺神经并从内侧髁沿尺侧腕屈肌向远端游离并用橡胶瓣保护牵拉，关闭伤口时最好将尺神经前置。松解尺神经后可于肘管底部显露后内侧关节囊，其中内侧副韧带的后束应予切除，前束应予以保护。

3）近侧切除 5cm 长的臂内侧肌间隔，于肱骨前侧剥离肱肌，并用宽骨膜玻璃器（Cobb 拉钩）拉钩牵开，无论尺神经是否前置，均建议切除臂内侧肌间隔。

4）从肱骨后方牵拉肱三头肌显露后方关节囊。切开后方关节囊在肱骨和尺骨的附着处，从而显露鹰嘴窝。掀开或切除脂肪垫，清除鹰嘴窝中的纤维组织、骨赘等结构，恢复滑车关节面、尺骨鹰嘴及鹰嘴窝的解剖。向后牵拉肱三头肌以显露内侧肱尺关节，切除鹰嘴尖，用磨钻打磨鹰嘴窝直至不再发生撞击，以解决肘关节伸展的问题。

5）从内上髁切断旋前圆肌和部分屈肌腱，保留 1.5cm 宽的尺侧腕屈肌腱附着，并保留一定长度的腱袖以备术后吻合，牵开肌肉断端后暴露前方关节囊。清除冠状窝和桡骨头窝的纤维组织、骨赘等结构，并用磨钻打磨，如果需要可切除冠状突尖部的骨赘，以解决肘关节屈曲的问题，但临床上应用过顶入路处理冠状突内侧阻挡比较少。

外侧入路：

1）Kocher 切口起自肱骨外上髁后方开始，于肘肌和尺侧腕屈肌间斜向远端延伸至尺骨鹰嘴以远 3cm，切开皮肤、皮下组织至筋膜层（嘱患者手臂旋前以保护骨间后神经），沿尺侧腕伸肌与肘肌之间分离，向两侧拉开尺侧腕伸肌和肘肌，暴露后外侧关节囊、外侧副韧带复合体和旋后肌，注意保护尺侧副韧带前束。切开关节囊可以暴露桡骨头（注意不要切除环状韧带远端，容易损伤骨间后神经）。

2）将肱肌、肱三头肌向后牵拉，可以暴露后方关节囊。于桡骨头近端后侧切除近端关节囊暴露肱尺关节外侧沟，清除外侧沟及肱骨小头的游离体、增生滑膜囊、骨赘等结构。

3）于桡侧腕长伸肌和桡侧腕短伸肌间切开筋膜，牵拉桡侧腕长伸肌、肱肌、桡侧腕短伸肌暴露前方关节囊（保留外侧副韧带入路）。切除前方关节囊，清除冠状窝和桡骨头窝的纤维组织、骨赘等结构，并用磨钻打磨，如果需要可切除冠状突尖部的骨赘，以解决肘关节屈曲的问题。

4）仔细检查肘关节内外侧稳定性，以及后外侧旋转稳定性，必要时铆钉修复增强侧副韧带以保证肘关节稳定性。

5）关闭创面，常规应用铰链式外固定架固定肘关节。

【典型病例】

患者女性，39 岁，右侧肘关节创伤后挛缩，入院行右肘关节粘连松解术，术中采用内、外侧联合入路（图 13-68～图 13-76）。

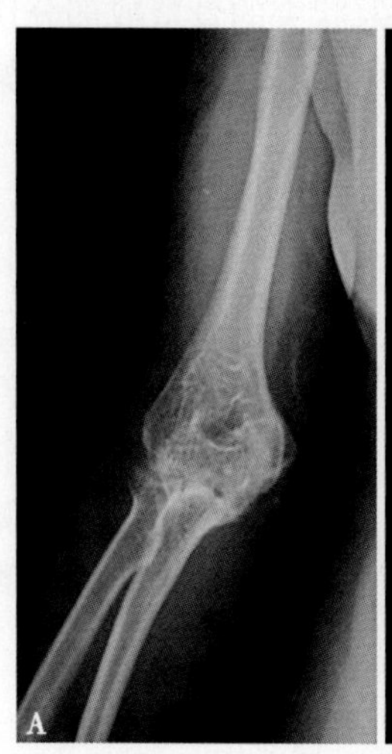
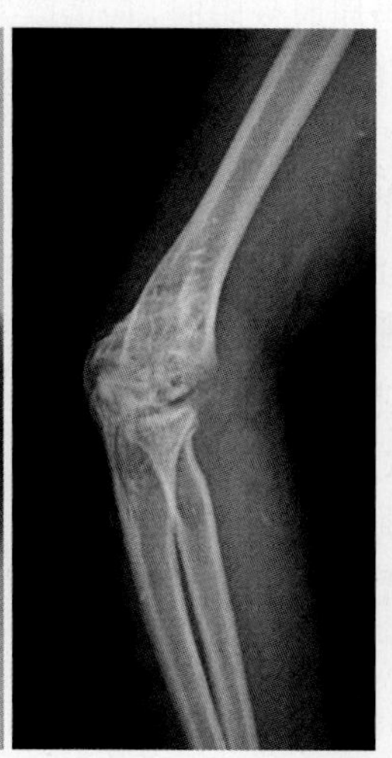
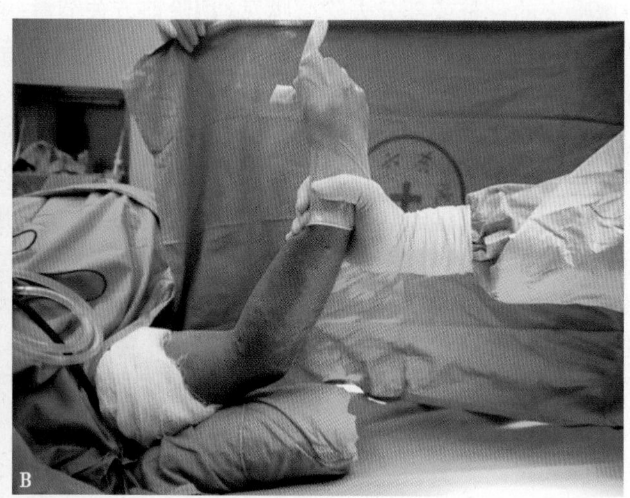

图 13-68 右侧肘关节创伤后挛缩患者术前情况

A. 术前关节粘连，大量骨赘形成；B. 术前关节活动受限。

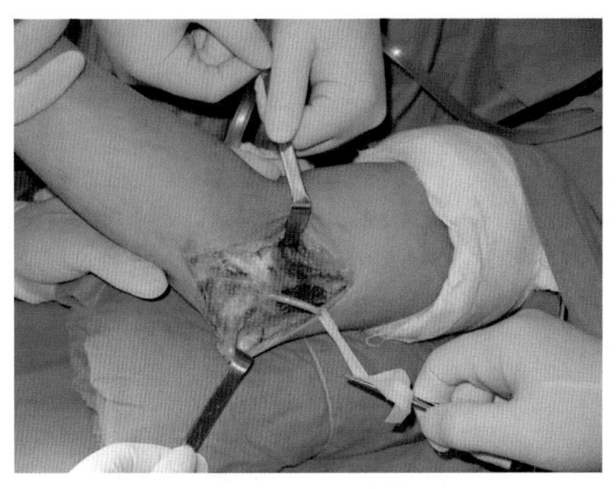

图 13-69 右侧肘关节创伤后挛缩患者术中处理(一)
以肱骨内侧髁为中心性 8～10cm 弧形切口，暴露肱骨内侧髁和整个旋前圆肌和屈肌总腱的起点，肌间隔后方暴露尺神经。

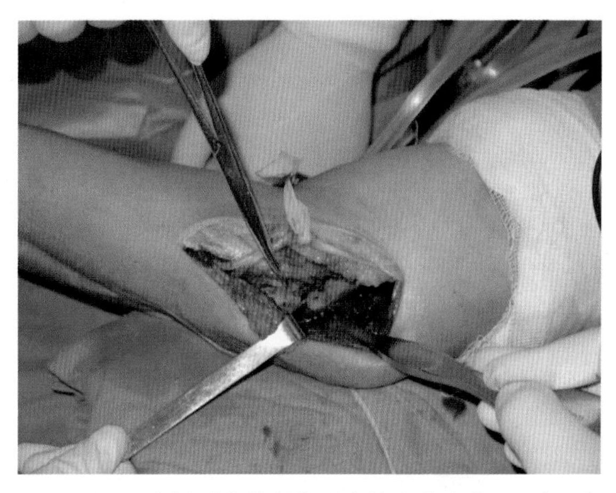

图 13-70 右侧肘关节创伤后挛缩患者术中处理(二)
游离尺神经，并用橡皮条牵开保护，掀开肱三头肌暴露后侧关节囊。

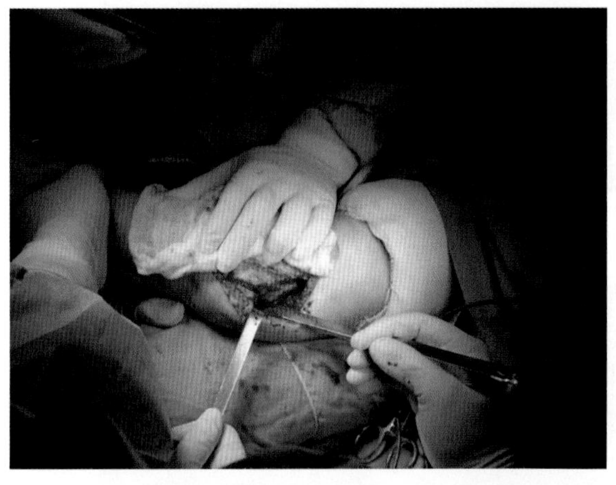

图 13-71 右侧肘关节创伤后挛缩患者术中处理(三)
清除鹰嘴窝的纤维组织、骨赘等结构。

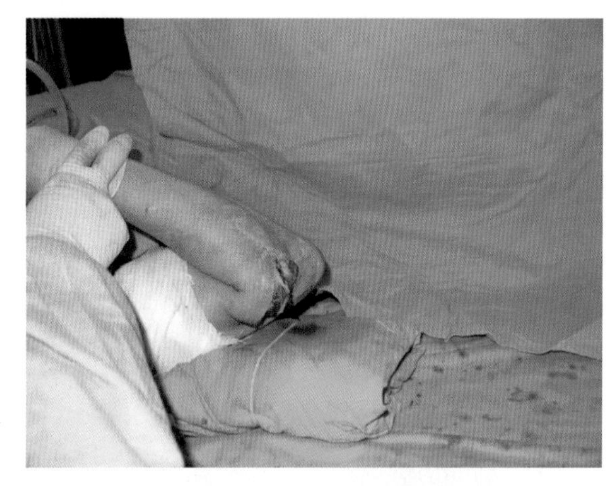

图 13-72 右侧肘关节创伤后挛缩患者术中处理(四)
外侧 Kocher 入路，暴露后外侧和前方关节囊，切除部分关节囊，清除游离体、增生滑膜囊、骨赘等结构，检查肘关节活动度，有无撞击。

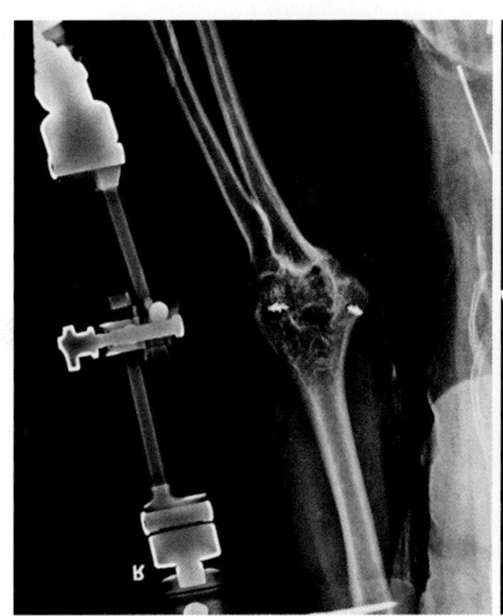
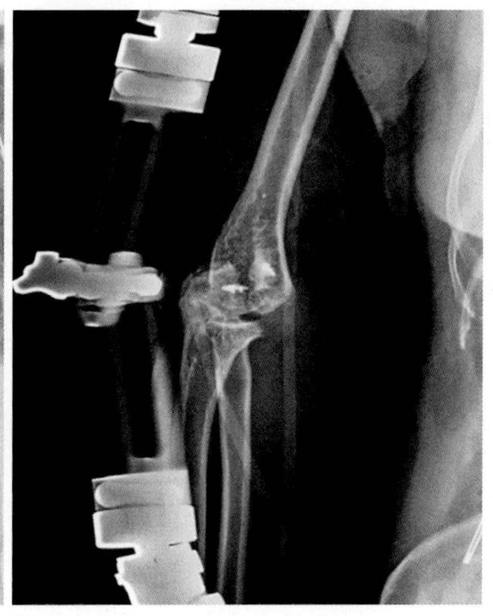

图 13-73 右侧肘关节创伤后挛缩患者固定方法
常规应用铰链式外固定架固定肘关节。

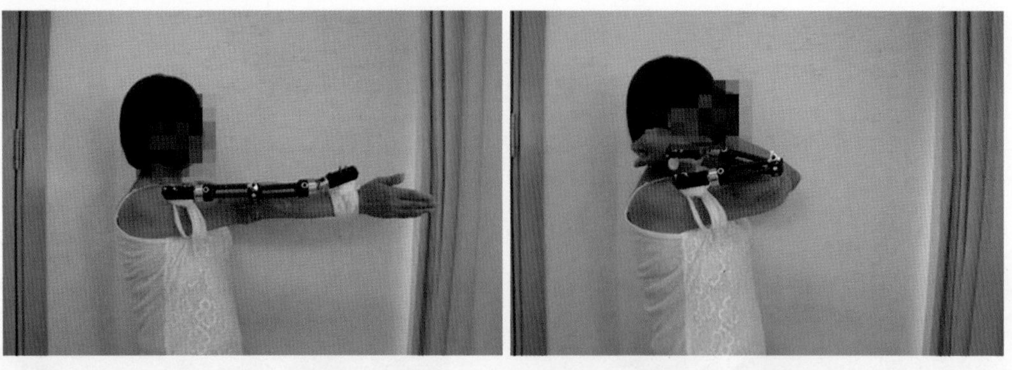

图 13-74　右侧肘关节创伤后挛缩患者术后 4 周患者肘关节活动度

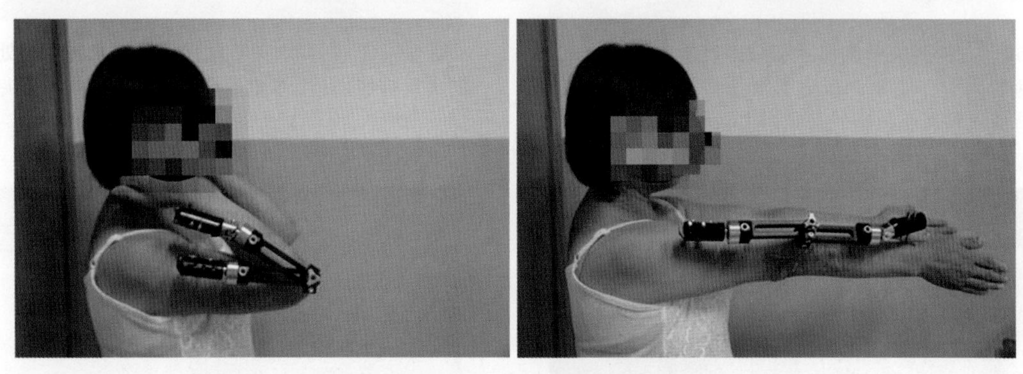

图 13-75　右侧肘关节创伤后挛缩患者术后 8 周患者肘关节活动度

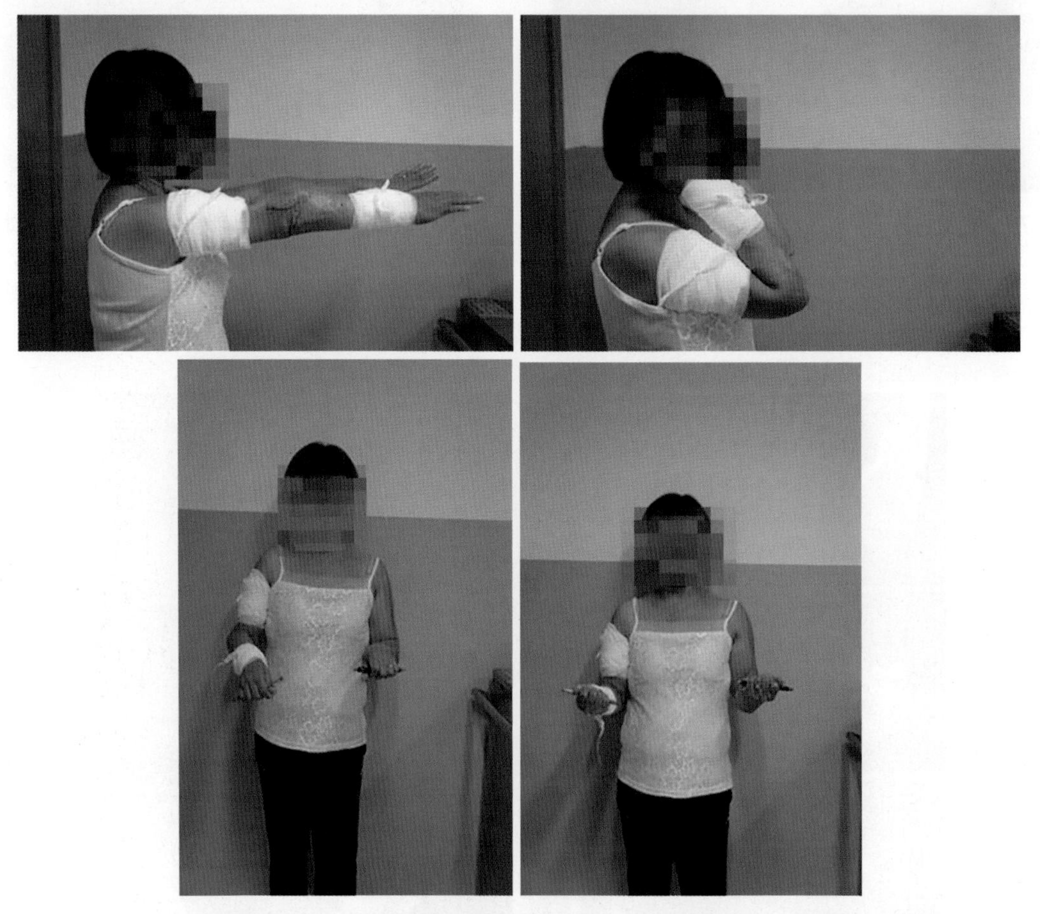

图 13-76　右侧肘关节创伤后挛缩患者术后 8 周拆除外固定支架后肘关节屈伸、旋转活动

（贾伟涛）

第五节　开放性骨折典型病例

病例1：患者女性，21岁。因车祸伤致左胫骨开放性骨折，于外院急诊行清创、骨折复位外固定术、术后伤口一直间断排脓并窦道形成2个月，经窦道细菌培养结果为金黄色葡萄球菌，转入我院后先行清创手术，摘除无血运骨折块，清除坏死骨及炎性组织后见胫骨缺损12cm（图13-77A、B）。第二次清创后放入抗生素骨水泥，换外固定支架为钢板固定，并取对侧游离股前外侧肌瓣及植皮修复创面（面积20cm×12cm）（图13-77C、D），术后2个月患者创面已修复（图13-77E），取出骨水泥后用自体松质骨混合颗粒人工骨修复骨缺损，并仔细缝合诱导膜结构（图13-77F）。植骨术后X线表现（图13-77G），术后7个月，移植骨与胫骨愈合，移植骨无吸收，下肢力线满意（图13-77H）。

病例2：患者男性，34岁。因矿石砸伤致右胫骨开放性骨折（图13-78A～C），急诊清创后骨缺损、胫前肌群、外侧肌群、胫前血管蒂、腓深、腓浅神经、前外侧大面积皮肤软组织缺损、胫后动脉栓塞、胫神经挫伤但连续性尚在，后侧跟腱、胫后肌腱、趾屈肌腱连续性可（图13-78D），清创后钢板固定维持肢体长度及力线，大隐静脉桥接胫后动静脉（图13-78E），急诊股前外侧皮瓣桥接胫前动静脉并修复软组织缺损（图13-78F、G），术后创面一期愈合，皮瓣完全成活（图13-78H），术后骨水泥充填骨缺损，外固定支架联合内固定维持肢体力线及长度（图13-78I、J），术后2个月利用环形外固定支架行骨搬移手术，

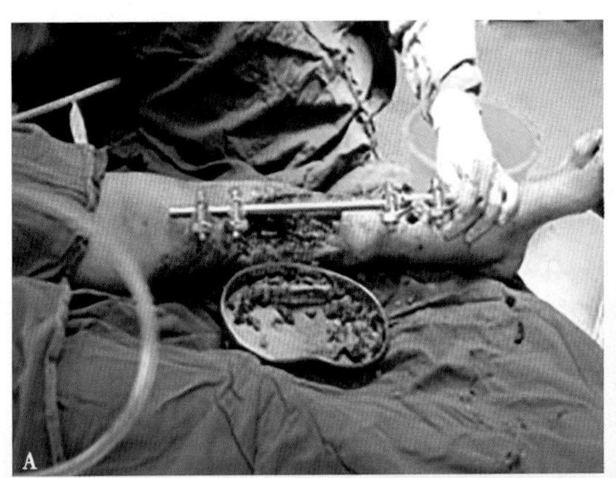

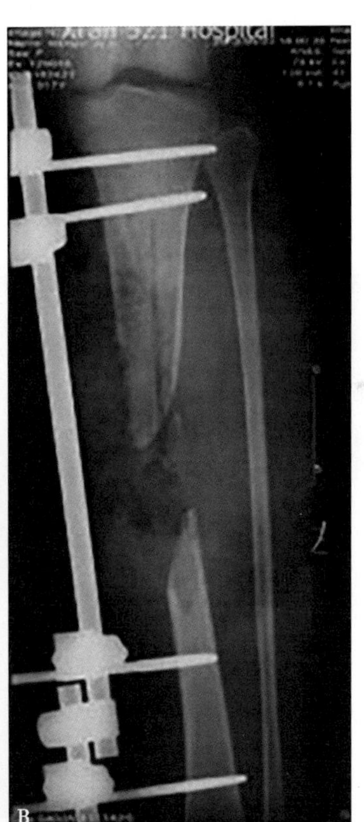

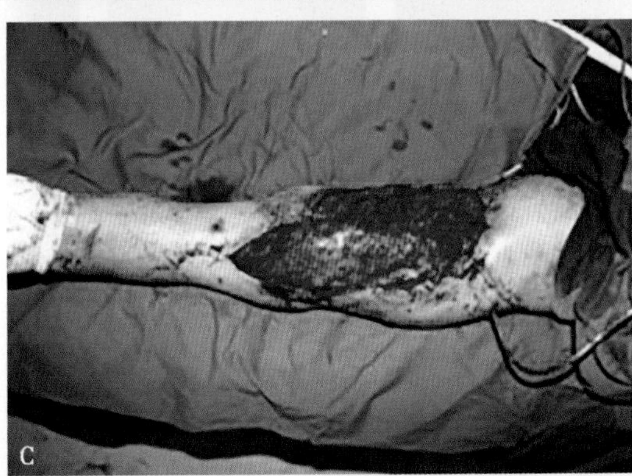

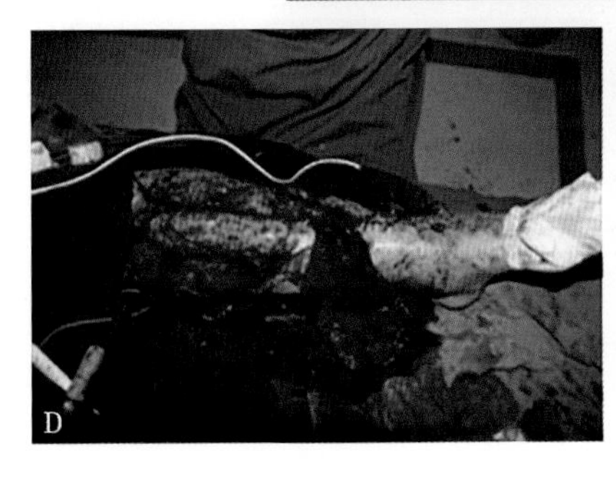

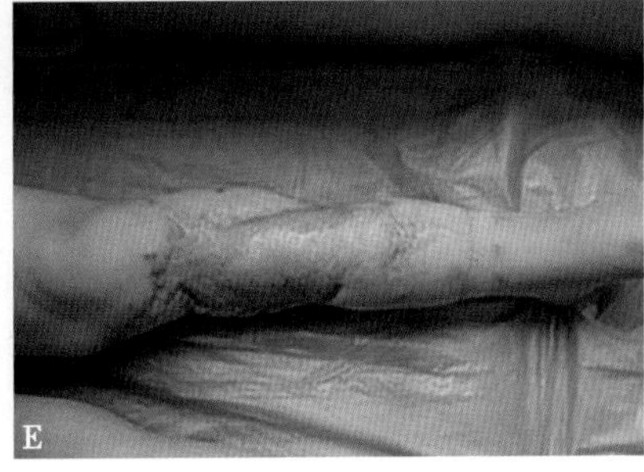

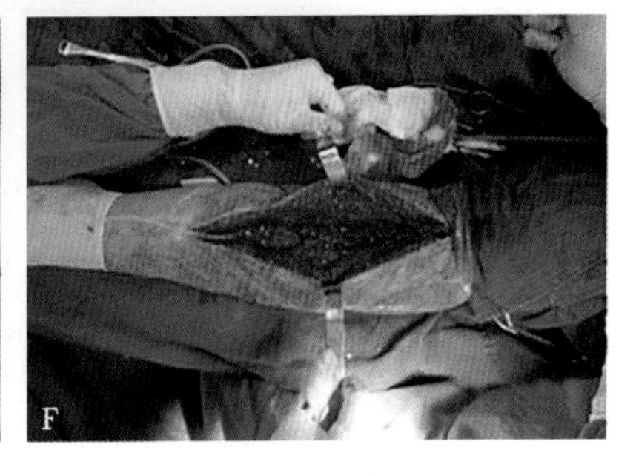

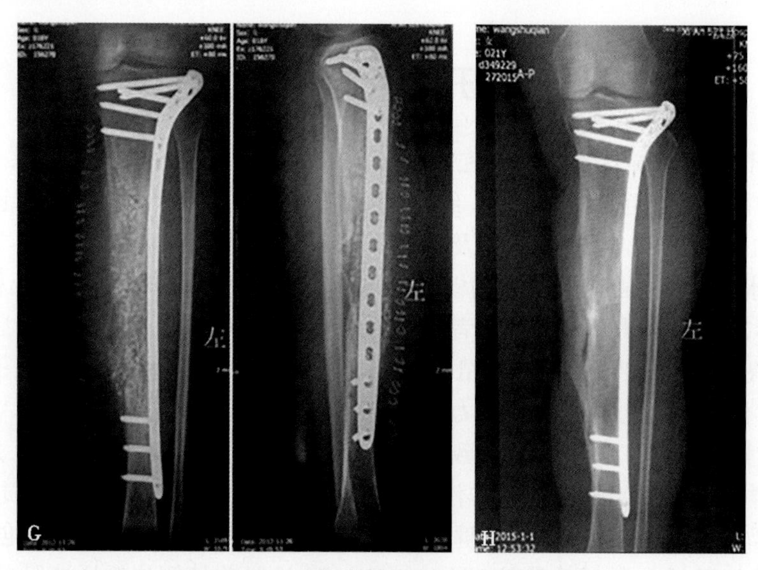

图 13-77 车祸伤致左胫骨开放性骨折

A. 清创后左小腿皮肤软组织缺损及骨缺损；B. 左胫骨缺损 12cm；C. 创面股前外侧肌瓣修复并植皮，抗生素骨水泥充填于左胫骨缺损处；D. 肌瓣修复术后外观；E. 术后 2 个月创面已修复，伤口周围无渗出及窦道形成；F. 切开植骨，仔细保护膜结构；G. 植骨术后 X 线表现；H. 术后 7 个月骨折已骨性愈合。

骨缺损 11cm（图 13-78K、L），骨搬运术后 14 个月对接端不愈合，行清理、植骨后愈合，愈合后拆除外固定支架（图 13-78M～O），患者功能恢复满意（图 13-78P、Q）。

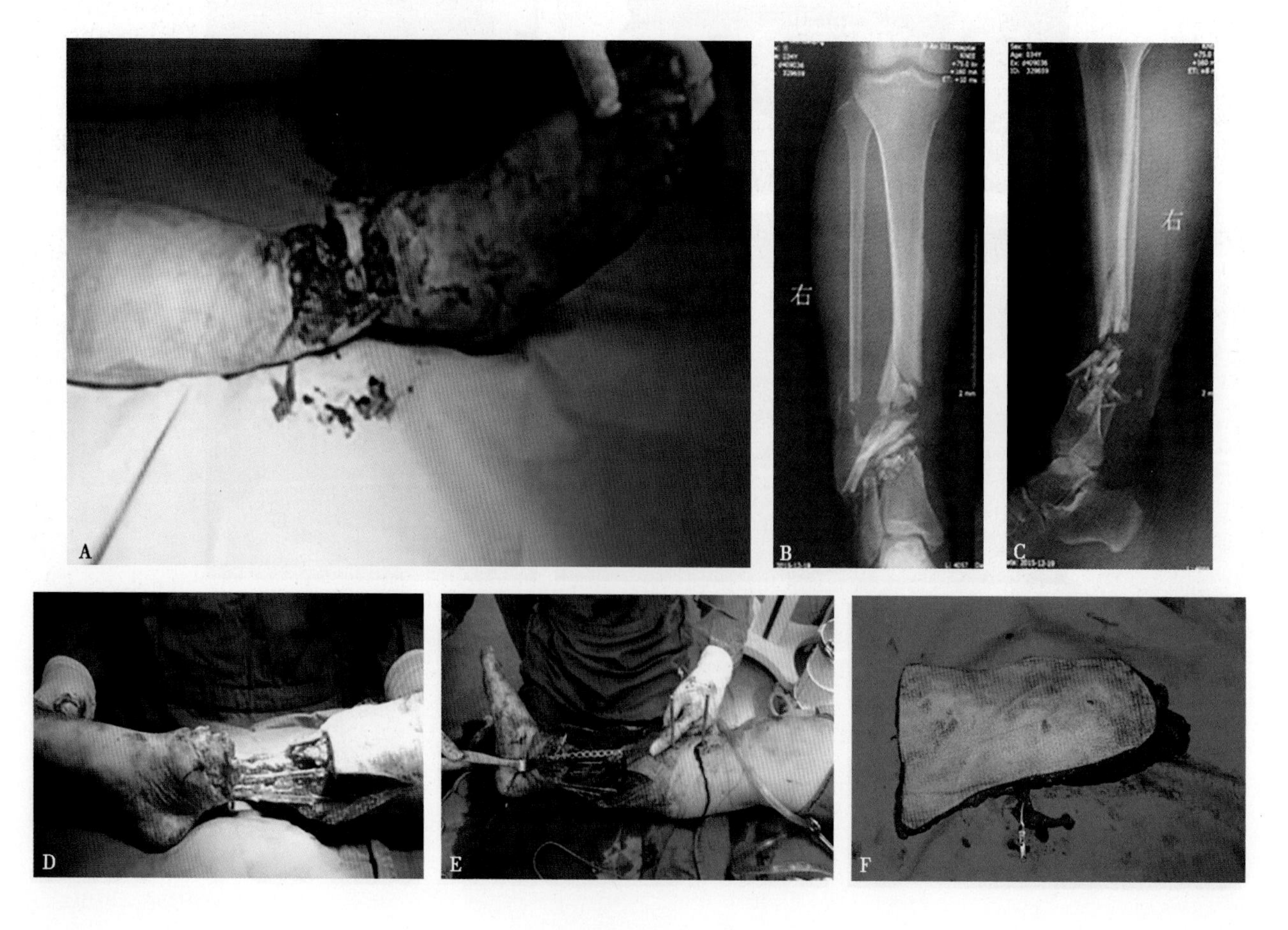

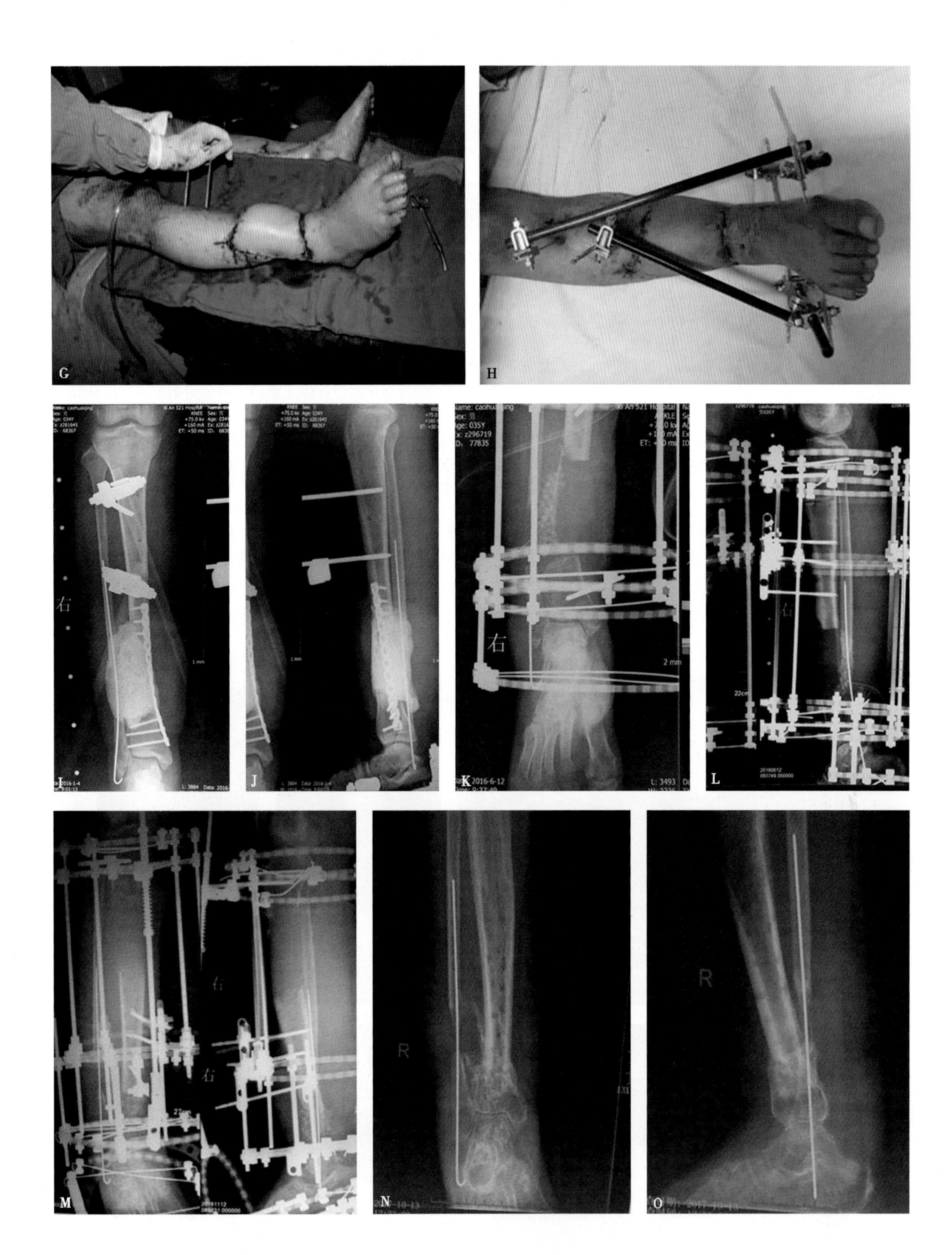

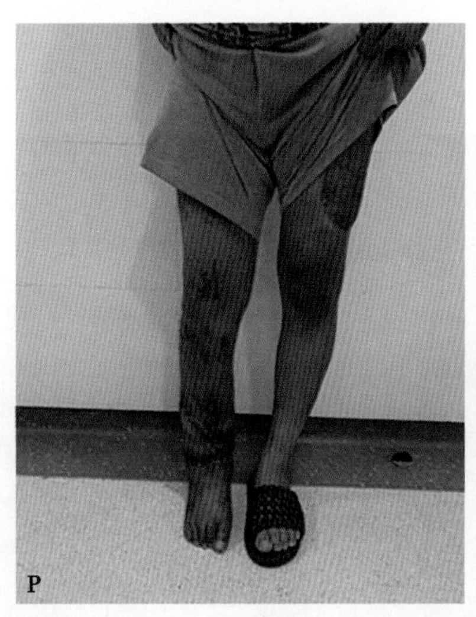

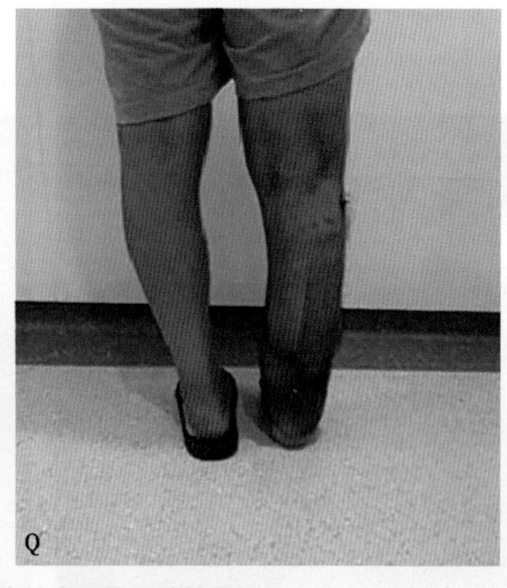

图 13-78 矿石砸伤致右胫骨开放性骨折

A. 术前外观；B、C. 术前 X 线片；D. 清创术后外观照，节段性毁损伤，远端缺血但肢体完整；E. 清创后钢板固定维持肢体长度及力线，大隐静脉桥接胫后动静脉；F. 急诊切取股前外侧皮瓣，皮瓣面积为 20.0cm×18.0cm；G. 皮瓣移植术后外观照；H. 术后 3 周皮瓣完全成活；I、J. 术后 X 线片；K、L：术后 2 个月利用环形外固定支架行骨搬移手术，骨缺损 11cm，骨缺损处植入可吸收硫酸钙骨水泥；M：骨搬运术后 14 个月对接端不愈合，行清理、植骨术后 X 线片；N、O：植骨术后 6 个月，对接端愈合，拆除环形外固定支架后 X 线片；P、Q：拆除环形外固定支架后功能。

病例 3：患者男性，29 岁。因楼梯上摔伤致左侧股骨开放性骨折（图 13-79A～C），急诊行清创后，股骨远端骨质缺失，骨水泥填塞，内固定维持肢体力线及长度（图 13-79D～G），术后 2 个月患者创面已修复，取出骨水泥后用自体髂骨修复骨缺损，植骨术后 X 线表现（图 13-79H～J），术后 11 个月，移植骨与股骨愈合，移植骨无吸收，下肢力线满意（图 13-79K、L）。患者功能恢复满意（图 13-79M、N）。

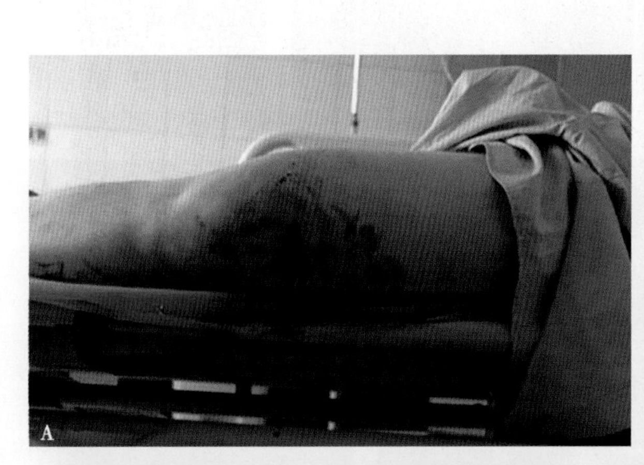

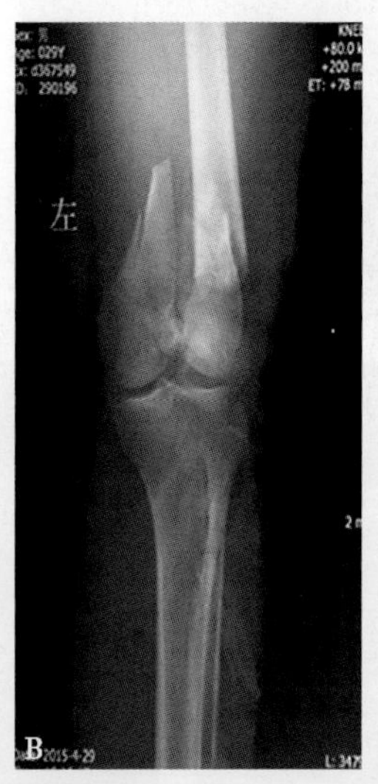

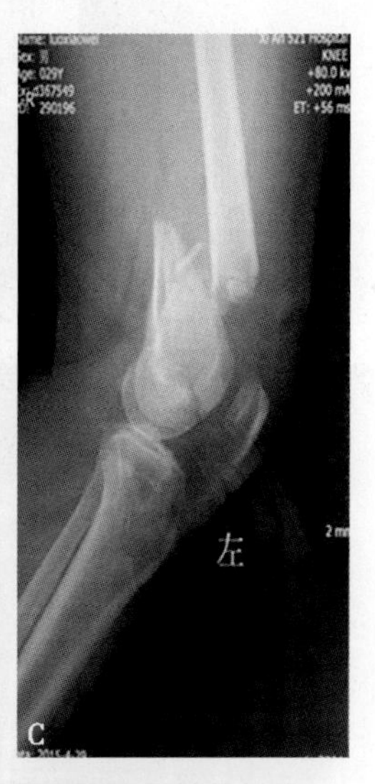

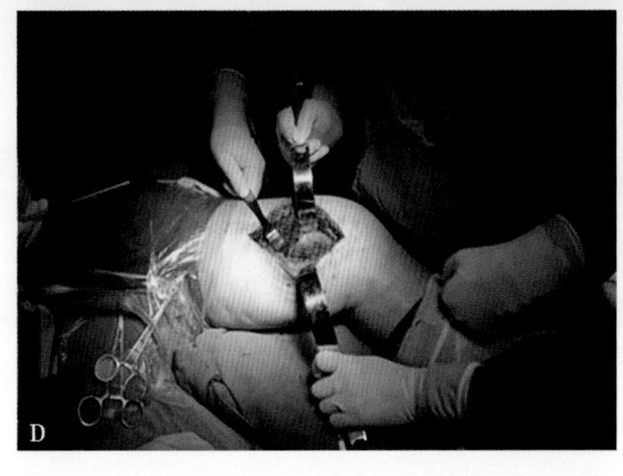

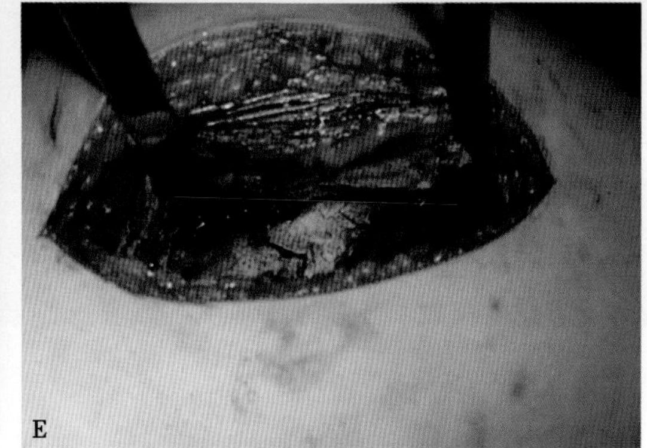

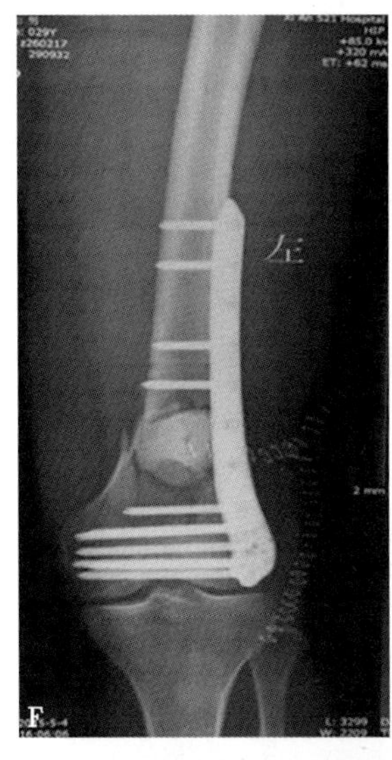

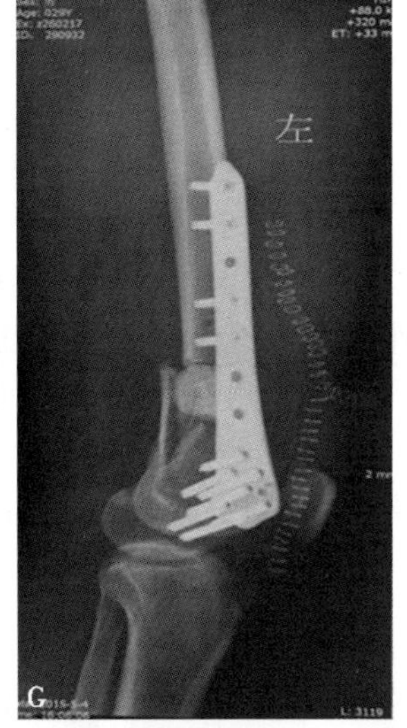

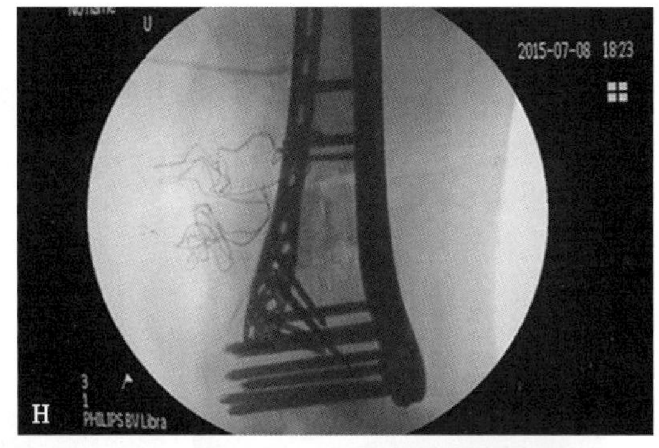

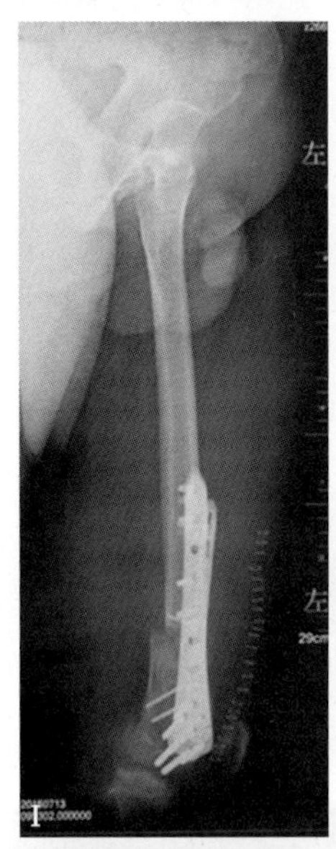

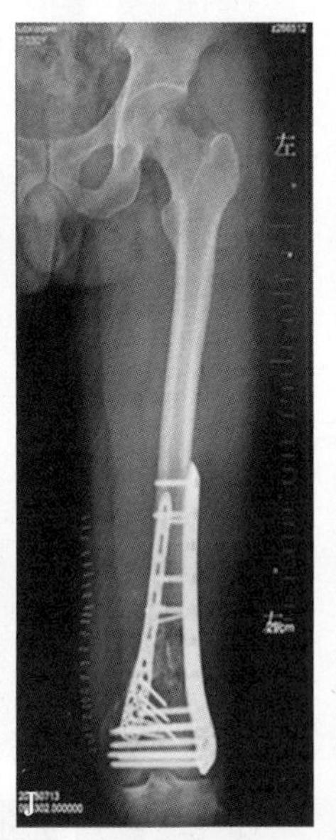

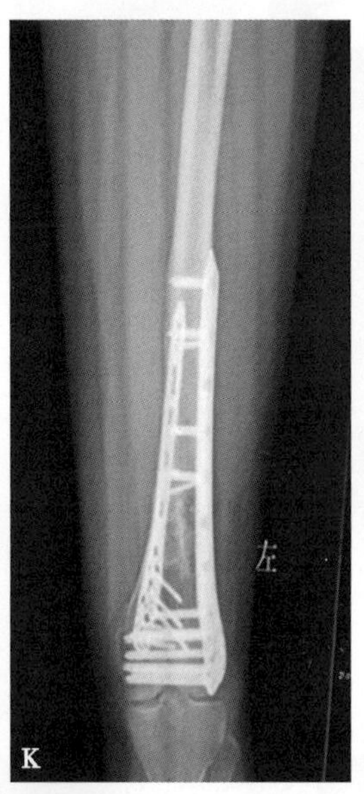

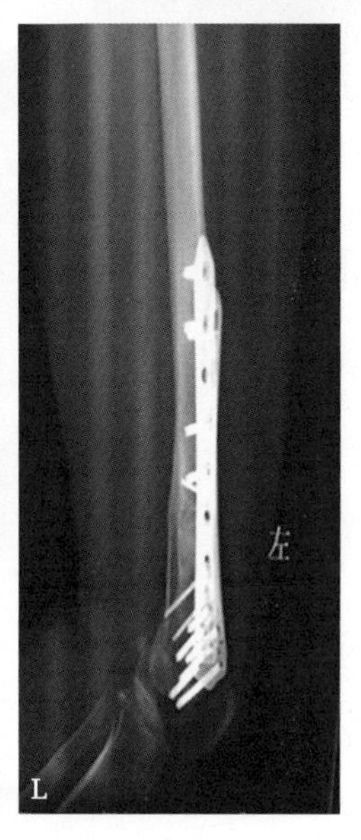

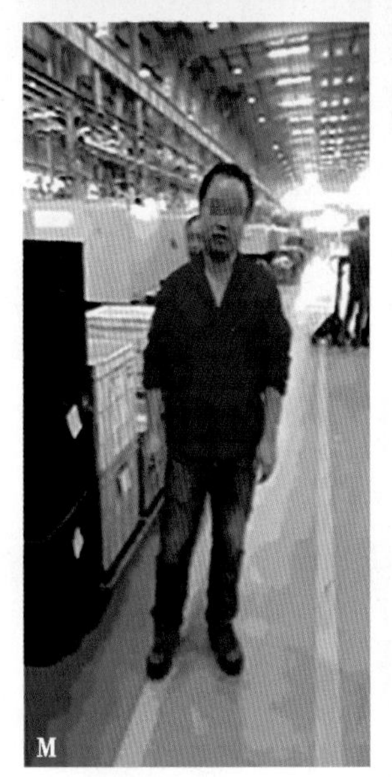

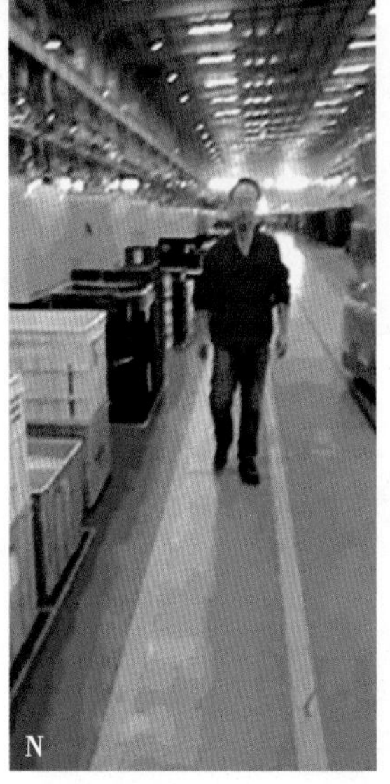

图 13-79 摔伤致左侧股骨开放性骨折

A. 术前外观；B、C. 术前 X 线片；D、E. 清创术中外观照，股骨远端骨质缺损；F、G. 清创后骨水泥填塞骨缺损处，钢板固定维持肢体长度及力线；H～J. 术后 2 个月骨水泥取出，自体髂骨修复骨缺损；K、L. 植骨术后 11 个月骨折端愈合，正侧位 X 线片；M、N. 患者术后功能。

病例 4：患者女性，41 岁。因车祸伤致右股骨开放性骨折（图 13-80A～C），急诊清创后右股骨缺损、股二头肌腱、腓肠肌内侧头断裂、腓总神经断裂、胫神经挫伤但连续性尚在，腘血管连续性完好（图 13-80D），清创后骨水泥充填骨缺损，钢板固定维持肢体长度及力线（图 13-80E～G），2 天后行股前外侧皮瓣修复软组织缺损（图 13-80H），术后创面一期愈合，皮瓣完全成活（图 13-80I），术后 2 个月行骨水泥取出清理、用自体松质骨混合颗粒人工骨修复骨缺损，植骨术后 X 线表现（图 13-80J），患者术后外观及功能恢复满意（图 13-80K）。

病例 5：患者男性，29 岁。因骑摩托车摔伤致左小腿远端离断（图 13-81A、B），于急诊行清创后，一期短缩 7cm 后，皮肤软组织缺损，利用游离股前外侧皮瓣移植修复缺损创面，大隐静脉桥接胫后动脉，骨折断端部分缺损，骨水泥填充，外固定架及内固定维持肢体力线及长度（图 13-81C～F），术后 1 个半月患者取出骨水泥后用自体骨修复骨缺损，胫腓骨近端截骨更换外固定行肢体延长，术后 X 线表现（图 13-81G），术后 6 个月，移植骨愈合，下肢力线满意，外固定架拆除（图 13-81H、I），患者功能恢复满意（图 13-81J～L）。

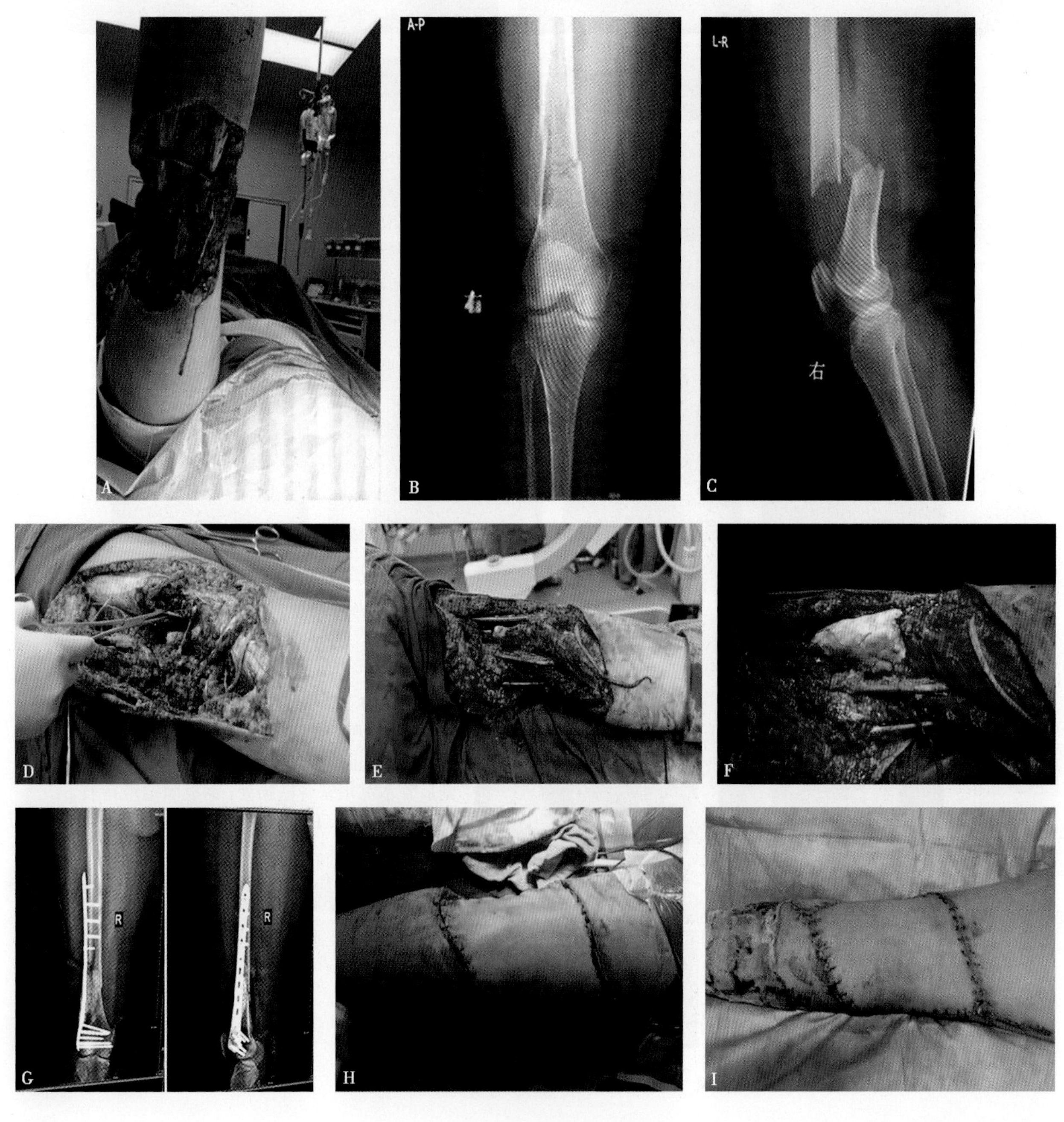

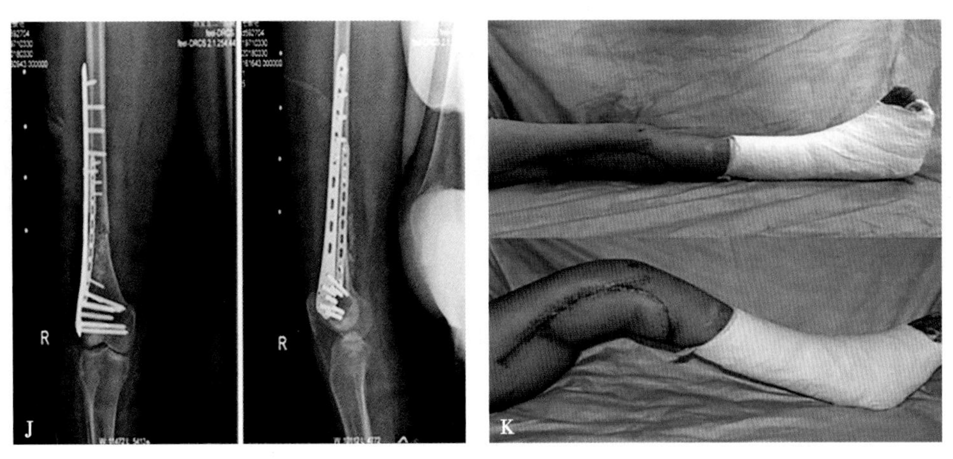

图 13-80　车祸伤致右股骨开放性骨折

A. 术前外观；B、C. 术前 X 线片；D. 清创术后外观，股动脉断裂；E、F. 清创后钢板固定维持肢体长度及力线，骨水泥填塞骨缺损；G. 术后正侧位 X 线；H. 2 天后切取股前外侧皮瓣，皮瓣面积为 20.0cm×15.0cm，皮瓣移植术后外观；I. 术后 2 周皮瓣完全成活；J. 术后 2 个月骨水泥取出植骨术后 X 线片；K. 植骨术后外观。

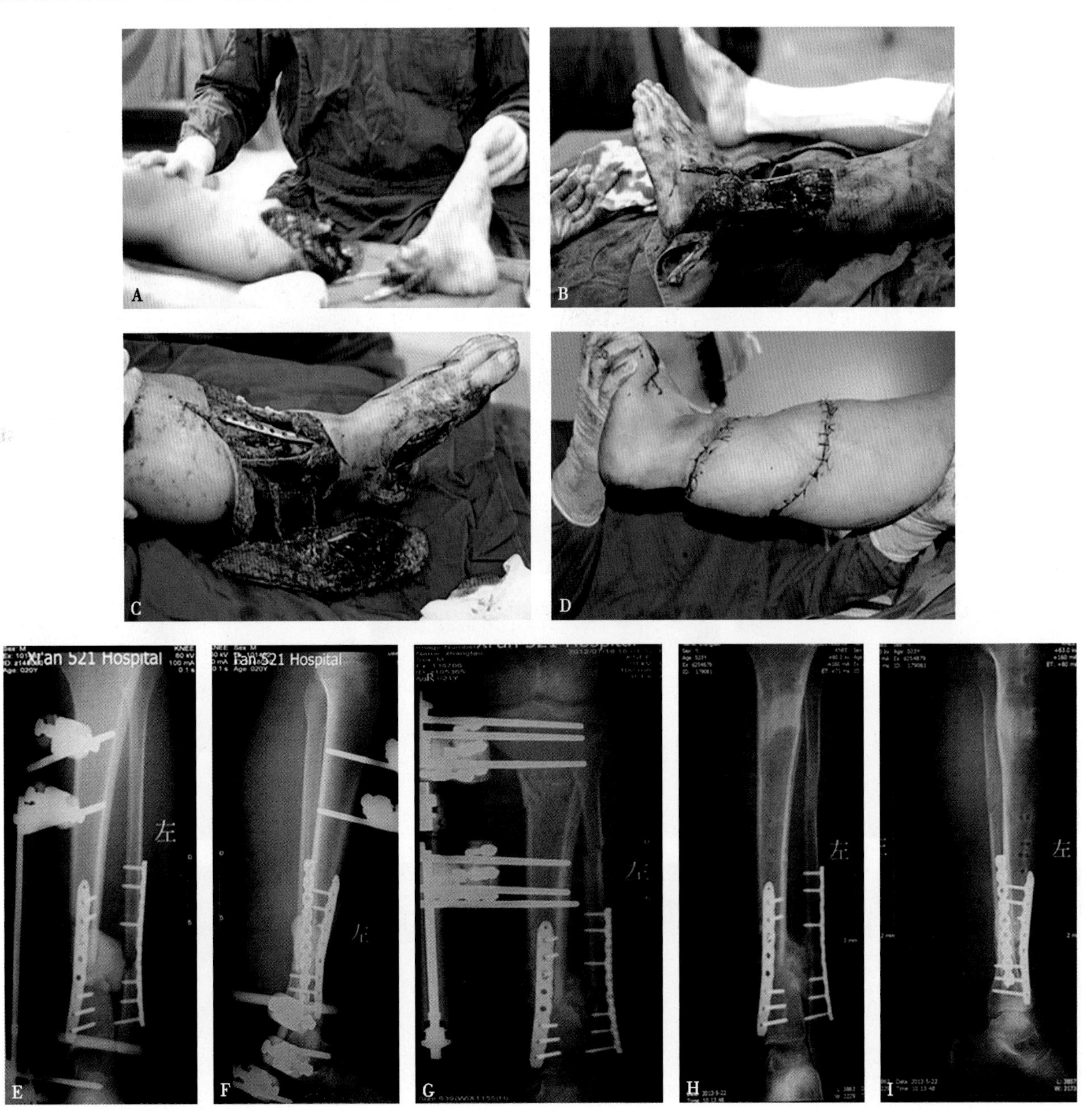

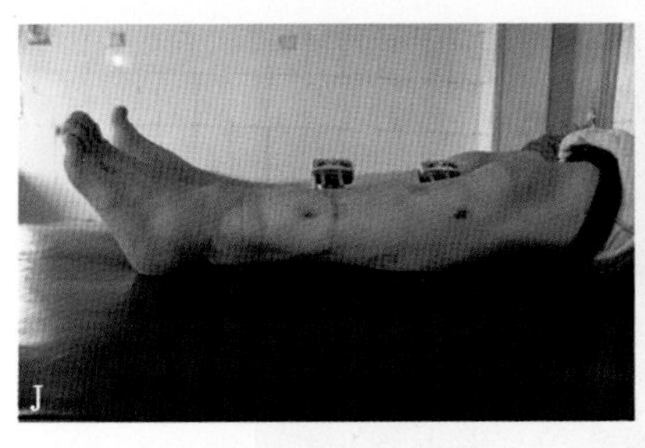
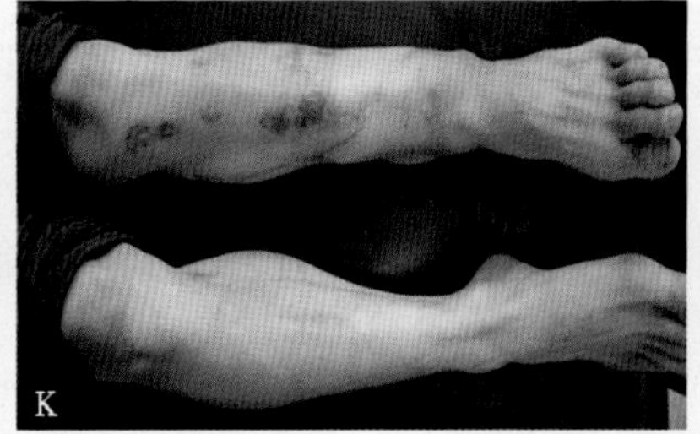
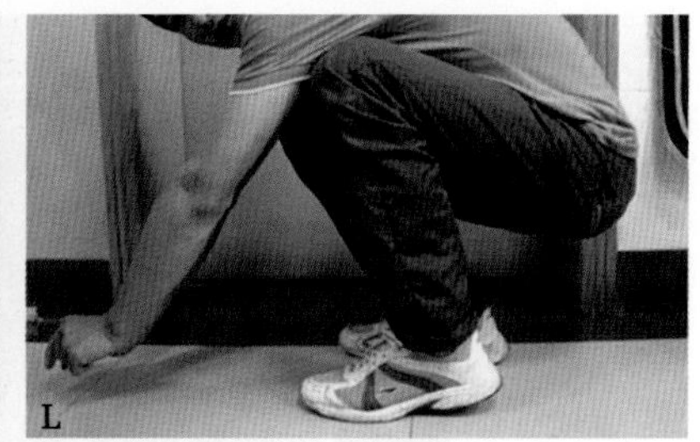

图 13-81　骑摩托车摔伤致左小腿远端离断

A、B. 清创后术中；C. 一期短缩 7cm，利用游离股前外侧皮瓣移植修复缺损创面，大隐静脉桥接胫后动脉；D. 皮瓣移植术后外观；E、F. 清创后外固定架及钢板内固定维持肢体力线，术后正侧位 X 线；G. 术后 1 个半月骨水泥取出更换外固定架术后 X 线；H、I. 术后 6 个月植骨愈合拆除外固定架后 X 线片；J、K、L. 患者肢体长度恢复，患者功能恢复满意。

病例 6：患者女性，22 岁。因汽车碾压伤致右股骨开放性骨折（图 13-82A～D），于急诊行清创探查，股四头肌、股二头肌断裂，股动静脉断裂、骨缺损、皮肤软组织缺损，修复股动静脉，清理游离无血运碎骨块，股骨短缩 7cm，外固定架维持肢体力线（图 13-82E～I），术后 2 周，伤口恢复良好（图 13-82J、K），术后 3 个月患者股骨近端截骨更换外固定行肢体延长，术后 X 线表现（图 13-82L），术后 12 个月，患者肢体长度恢复，外固定架拆除，患者功能恢复满意（图 13-82M、N）。

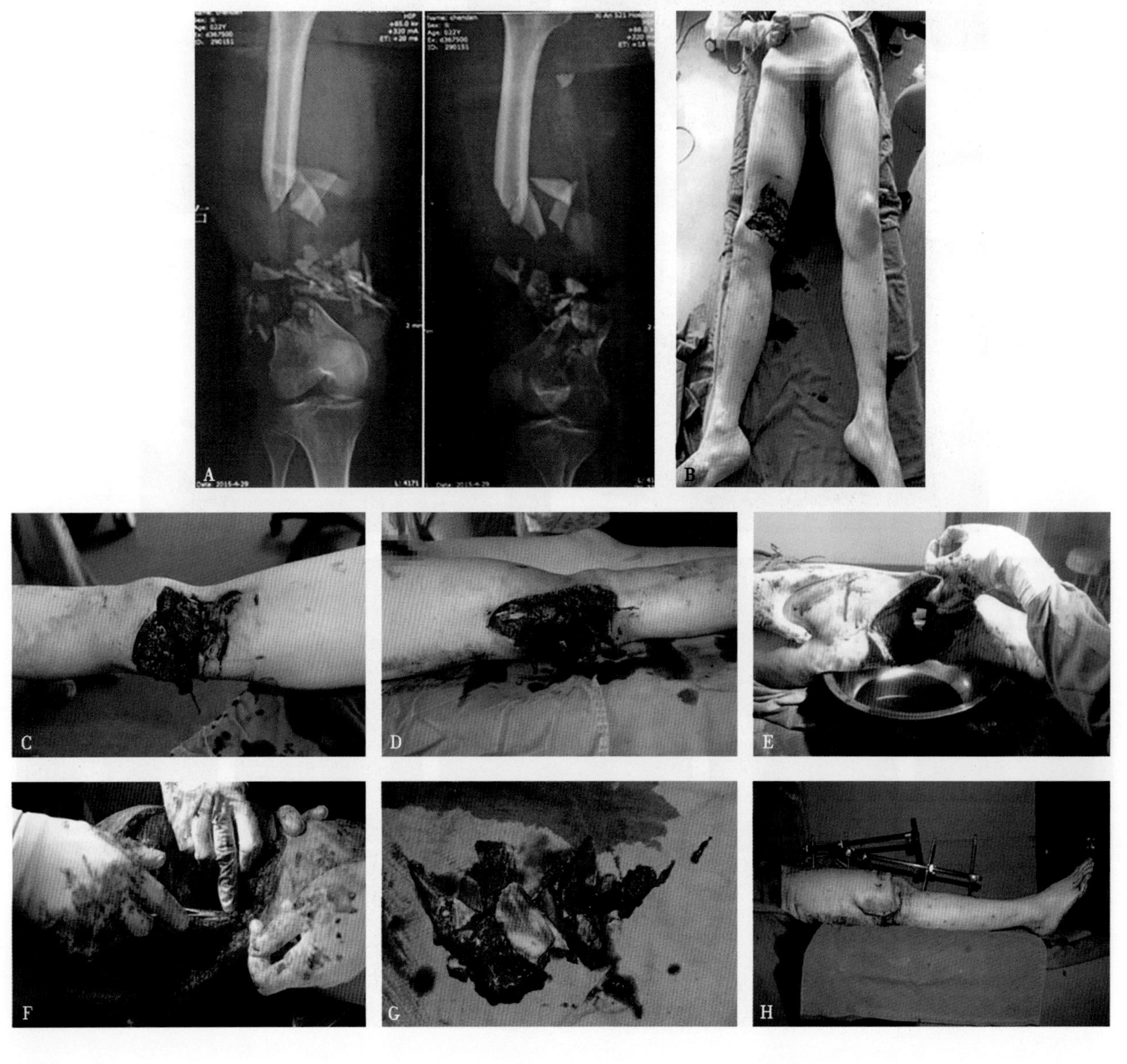

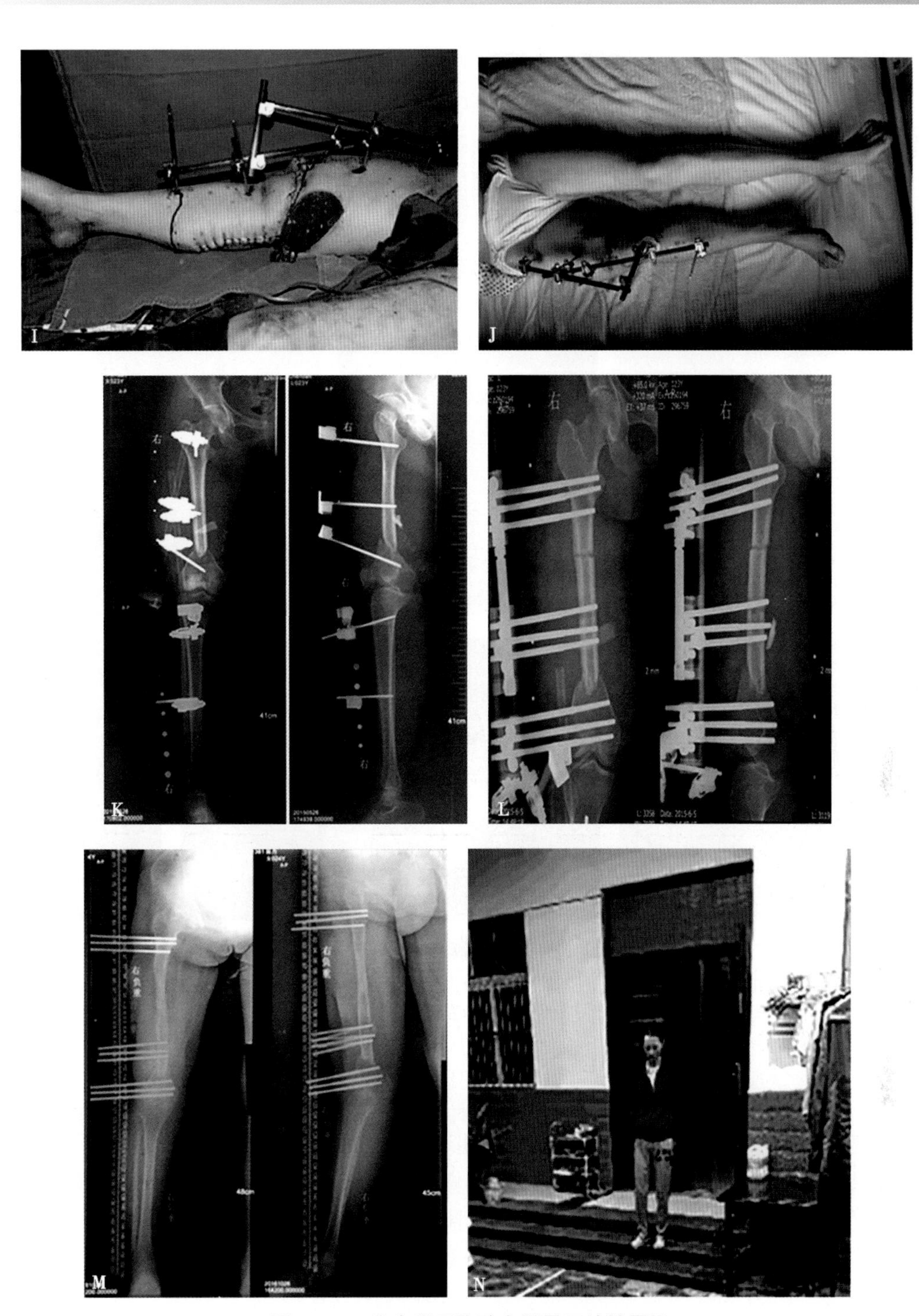

图 13-82 汽车碾压伤致右股骨开放性骨折

A. 术前 X 线片；B～D. 术前患者伤口外观；E、F 清创术后外观，股动脉断裂；G. 清理游离无血运碎骨块；H、I. 清创后外固定维持肢体长度及力线，修复股动静脉；J. 术后 1 周外观；K. 术后下肢全长正、侧位 X 线；L. 股骨近端截骨更换外固定行肢体延长，术后 X 线表现；M. 术后 12 个月下肢全长正侧位 X 线；N. 拆除外固定架术后外观。

病例 7：患者男性，41 岁。因重物砸伤致右胫腓骨骨折后 5 天，膝关节周围皮肤坏死（图 13-83A，图 13-83B），于急诊行清创，复位关节面，跨关节外固定架固定，腓肠肌内侧头肌瓣覆盖骨折端，皮肤软组织缺损处 VSD 覆盖（图 13-83C、D），术后 X 线（图 13-83E），术后 5 天拆除 VSD，见仍有胫骨外露，股前外侧皮瓣覆盖创面（图 13-83F、G），2 周后皮瓣成活，伤口恢复良好，拆除跨关节外固定架，改环形外固定架固定（图 13-83H），术后 X 线表现（图 13-83I）。

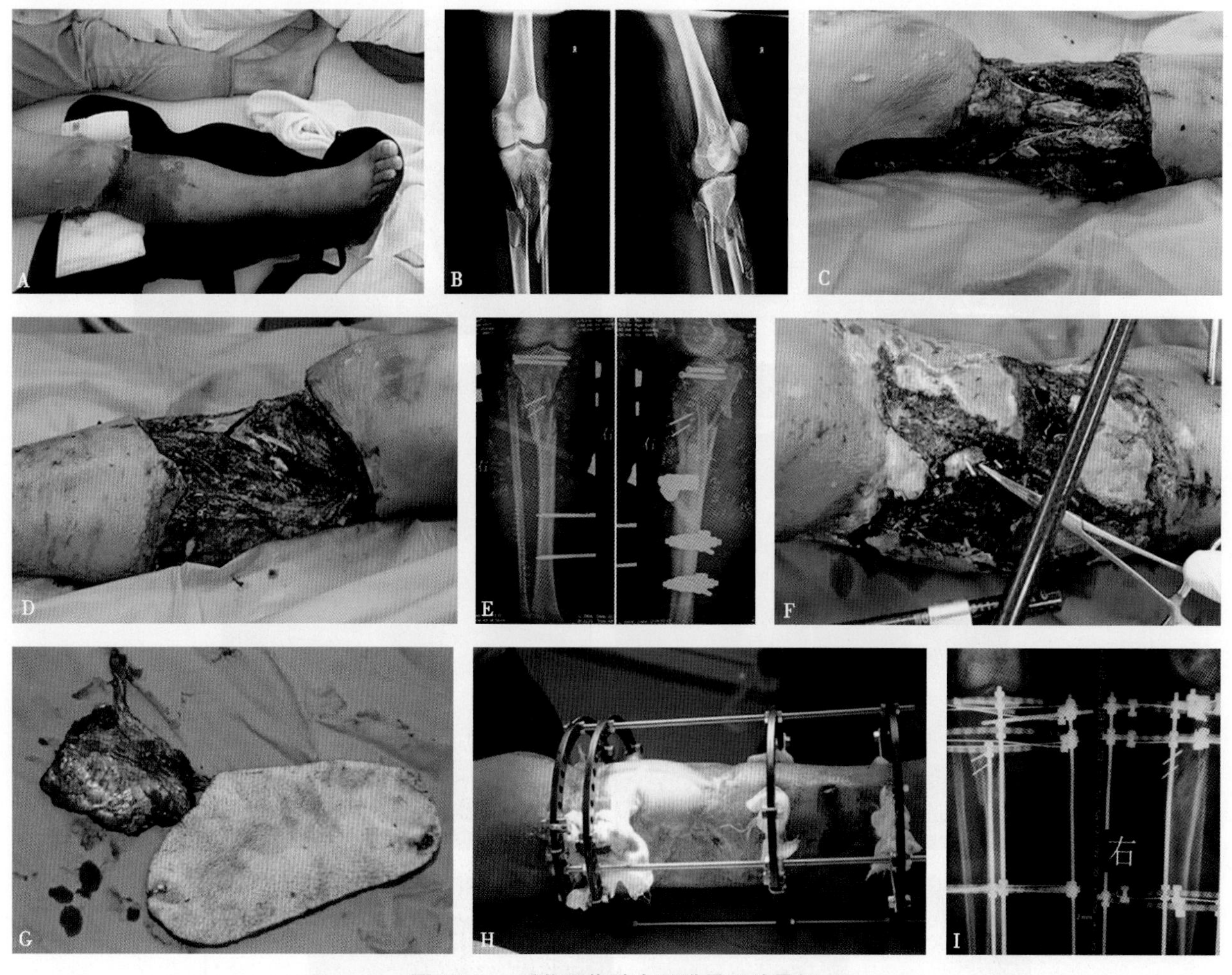

图 13-83　重物砸伤致右胫腓骨开放骨折

A. 患者入院伤口外观；B. 术前 X 线片；C、D. 清创术后外观；E. 复位关节面，跨关节外固定架固定术后 X 线；F、G. 术后 5 天拆除 VSD，见仍有胫骨外露，股前外侧皮瓣覆盖创面；H. 2 周后皮瓣成活，伤口恢复良好，更换环形外固定架；I. 术后 3 周右胫腓骨正侧位 X 线。

病例 8：患者男性，53 岁，因高处坠落伤致左小腿远端开放性骨折（图 13-84A、B），于急诊行清创后，内踝皮肤软组织缺损，利用小腿后外侧局部转位皮瓣修复缺损创面，骨折断端部分缺损，钢板内固定维持肢体力线及长度（图 13-84C、D），术后 5 个半月患者骨缺损处骨痂生长缓慢，用自体骨修复骨缺损，术后 X 线表现（图 13-84E），术后 1 年患者骨缺损处植骨处复查 X 线（图 13-84F）。

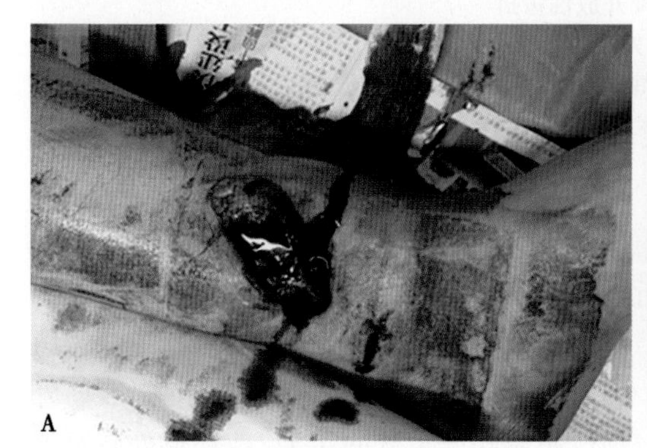

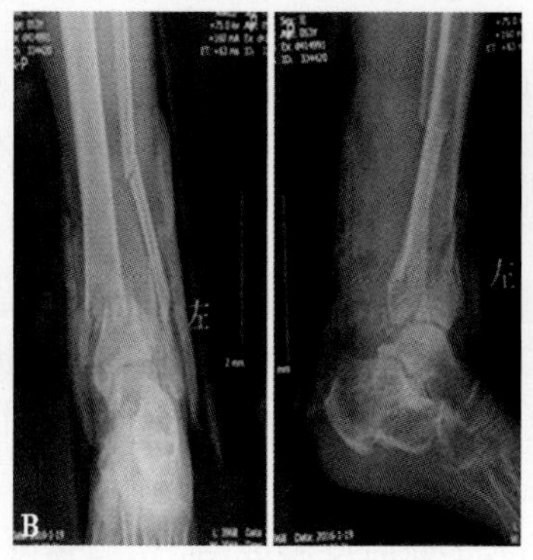

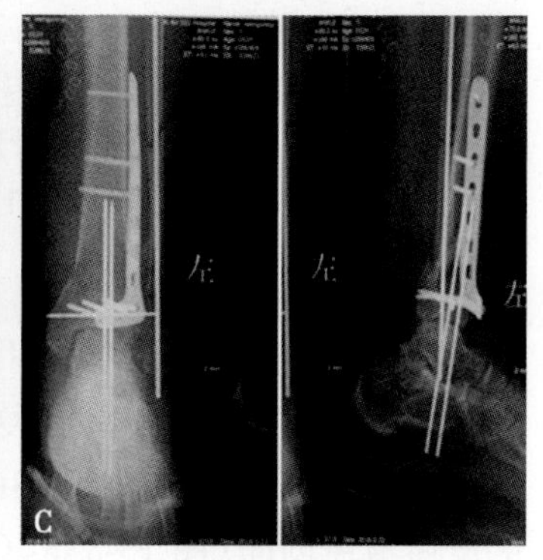

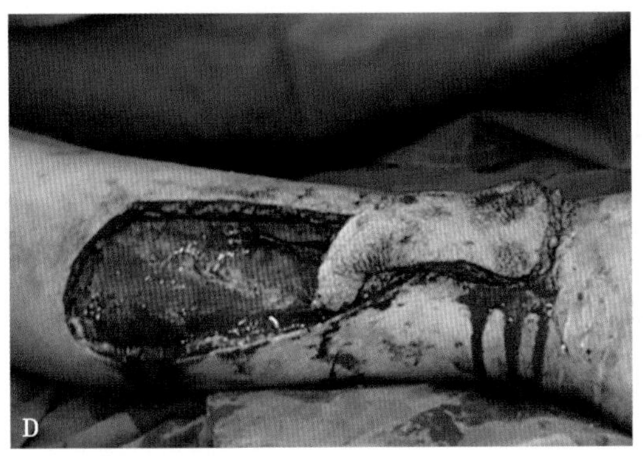
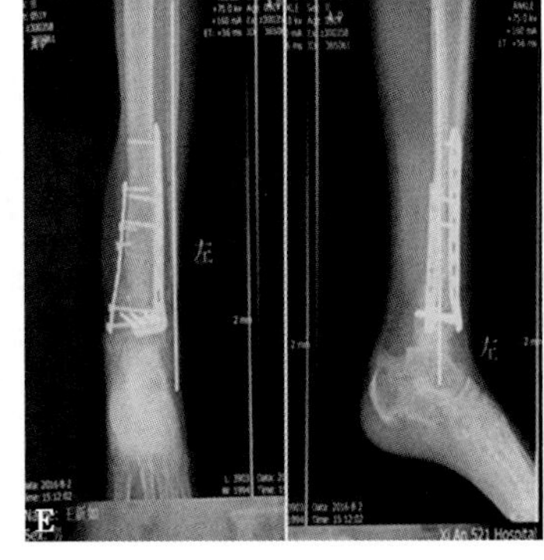
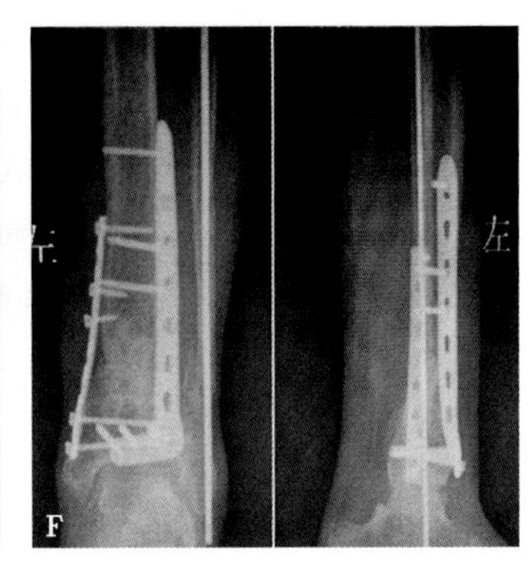

图 13-84 高处坠落伤致左小腿远端开放性骨折

A. 患者入院伤口外观；B. 术前 X 线片；C. 骨折复位术后 X 线；D. 小腿局部转位皮瓣覆盖内踝软组织缺损；E. 术后 5 个半月患者骨缺损处植骨术后 X 线；F. 术后 1 年患者骨缺损处植骨 X 线。

病例 9：患者男性，21 岁，因骑摩托车摔伤致右胫骨平台开放性骨折（图 13-85A、B），于急诊行清创后行右侧胫骨平台开放性骨折清创复位内固定 + 前交叉韧带修复术 + 髌骨骨折复位内固定（图 13-85C～E），术后 28 天行右膝关节后交叉韧带止点撕脱性骨折切开复位内固定术，术前 CT 及术后 X 线表现（图 13-85F、G），术后 3 个月患者复查 X 线（图 13-85H）。

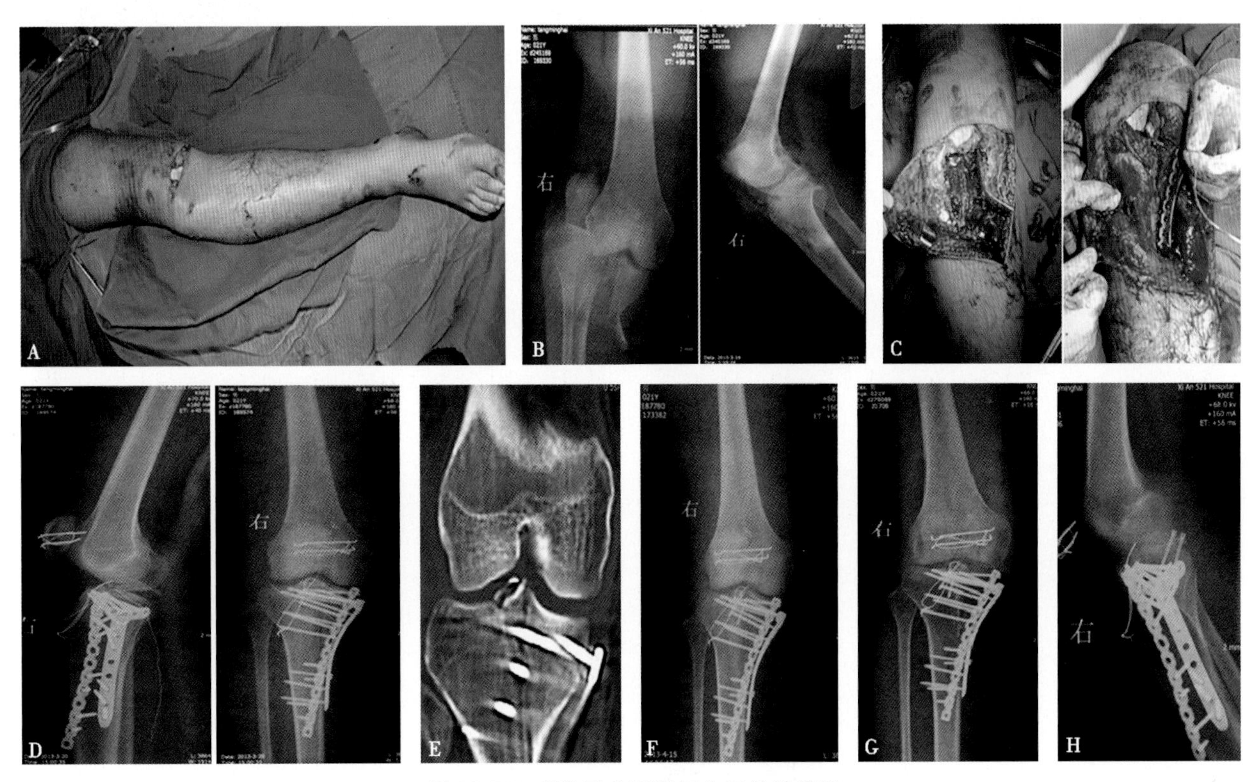

图 13-85 摔伤致右胫骨平台开放性骨折

A. 患者入院伤口外观；B. 术前 X 线片；C、D. 骨折复位内固定术中情况；E. 术后 X 线片；F. 术后 CT 示后叉韧带止点撕脱骨折；G. 术后 X 线；H. 3 个月后患者复查 X 线片。

（张 朝 厉 孟）

主要参考文献

[1] 顾立强，朱庆棠，戚剑. 开放性骨折改良 Gustilo 分型与保肢策略[J]. 中华显微外科杂志，2017，40(1)：13-15.

[2] MAUFFREY C，BARLOW B T，SMITH W. Management of segmental bone defects[J]. J Am Acad Orthop Surg，2015，23(3)：143-153.

[3] MAUFFREY C，HAKE M E，CHADAYAMMURI V，et al. Reconstruction of Long Bone Infections Using the Induced Membrane Technique：Tips and Tricks[J]. J Orthop Trau，2016，30(6)：188-193.

[4] MORYKWAS M J，ARGENTA L C，SHELTON-BROWN E I，et al. Vacuum-assisted closure：a new method for wound control and treatment：animal studies and basic foundation[J]. Ann Plast Surg，1997，38(6)：553-562.

[5] MALSINER C C，SCHMITZ M，HORCH R E，et al. Vessel transformation in chronic wounds under topical negative pressure therapy：an immunohistochemical analysis[J]. Int Wound J，2015，12(5)：501-509.

[6] BURGOS-ALONSO N，LOBATO I，HERNANDEZ I. Autologous platelet-rich plasma in the treatment of venous leg ulcers in primary care：a randomised controlled，pilot study[J]. J Wound Care，2018，27(Suppl 6)，S20-S24.

[7] KIEB M，SANDER F，PRINZ C J，et al. Platelet-Rich Plasma Powder：A New Preparation Method for the Standardization of Growth Factor Concentrations[J]. Am J Sports Med，2017，45(4)：954-960.

[8] 侯春林，刘小林. 中国显微外科历史回顾[J]. 中华显微外科杂志，2015，38(5)：417-419.

[9] WEBER D，DULAI S K，BERGMAN J，et al. Time to initial operative treatment following open fracture does not impact development of deep infection：a prospective cohort study of 736 subjects[J]. J Orthop Trau，2014，28(11)：613-619.

[10] KANAKARIS N，GUDIPATI S，TOSOUNIDIS T，et al. The treatment of intramedullary osteomyelitis of the femur and tibia using the Reamer-Irrigator-Aspirator system and antibiotic cement rods[J]. Bone Joint J，2014，96(6)：783-788.

[11] SASABE R，SAKAMOTO J，GOTO K，et al. Effects of joint immobilization on changes in myofibroblasts and collagen in the rat knee contracture model[J]. J Orthop Res，2017，35(9)：1998-2002.

[12] 刘珅，阮洪江，范存义. 肘关节僵硬治疗研究进展[J]. 国际骨科学杂志，2013，29(3)：353-354.

第十四章　软组织缺损皮瓣修复

第一节　皮瓣外科概述

皮瓣是指具有血液供应的皮肤及其附着的皮下脂肪组织，用于创面修复、功能重建及美容整形等。皮瓣手术历史悠久，但长时间停留在任意皮瓣水平。从20世纪60年代开始，在显微外科技术的推动下，皮瓣外科迅猛发展，学者们以“轴型皮瓣”为主，发现了各种类型的皮瓣，皮瓣成活机制、解剖学特点均基本阐明，形成了完善的皮瓣外科体系，为显微外科奠定了坚实的学科基础。

20世纪80—90年代，学者们发现了大量皮瓣供区，但是很多皮瓣存在血管变异、血管管径较细等问题，逐渐被边缘化。随着皮瓣血管分离技术、血管定位技术、小血管吻合技术的进步，很多较少使用的皮瓣供区重新被使用到临床，并且展示出特有的优点。穿支皮瓣是在肌皮瓣与筋膜皮瓣基础上发展而来的新型皮瓣，打破了深筋膜血管网是皮瓣赖以存活的传统观念，使皮瓣切取更为灵活，实现了以最小的供区损伤获得最佳的受区修复效果的目的。穿支皮瓣相对于传统皮瓣的优点之一就是能够切取更加薄型化的皮瓣。但是皮瓣供区浅筋膜层脂肪肥厚，不带肌肉与深筋膜的传统穿支皮瓣仍显臃肿，运用于手背、头颈和足踝等部位的浅表创面修复时略显突兀，由此衍生了显微削薄穿支皮瓣。显微削薄穿支皮瓣是Kimura于2002年提出的。唐举玉等给出的定义为：显微削薄穿支皮瓣是指保留穿支血管及其浅筋膜内分支和真皮下血管网、应用显微外科器械在显微镜下剔除了大部分浅筋膜层脂肪的穿支皮瓣。我国的真皮下血管网皮瓣首先是南方医科大学珠江医院司徒朴教授在临床开展，肖添友医师于1997年开展了真皮下血管网股前外侧皮瓣的基础研究。

皮瓣坏死的实质是皮瓣血流灌注不足与回流障碍，末端的血流不能满足细胞营养需求所致。Taylor等经血管解剖学研究，提出了血管体区（cutaneous angiosome）的概念，认为每一支知名的皮肤血管都能供应其所在区域的皮肤及皮下组织、肌肉、骨骼等多种组织，形成一个由浅入深的三维血管结构，相邻血管体区之间借Choke血管相互连接。Choke血管是连接相邻血管体的一类管径逐渐减小的血管，在正常情况下其两端的血流灌注压相等，处于功能性闭锁状态；一旦相邻血管体的动脉被阻断，在压力差作用下，血流会流过Choke血管所在区域（Choke zone），扩展到邻近的血管体区。寻找到控制Choke血管开闭和生长的关键机制，有望便捷、有效地调控该过程，以达到扩展皮瓣血运的目的。唐茂林团队和徐达传团队从Choke血管的形态学和扩展机制进行了深入研究，发现了Choke血管扩增的规律。Dhar等的动物实验发现，在结扎血管体区血管24小时后，血流会从邻近的血管体区流进Choke血管，2～3天内Choke血管管腔迅速扩张代偿，管壁变薄，血管内皮细胞及平滑肌细胞肥大增生，3天后管腔扩张速率变缓，管壁增厚，并于第7天达到峰值，然后趋于稳定状态，Choke血管持续开放。临床上皮瓣延迟是用于增加皮瓣血液供应的有效技术，在切取皮瓣的前1～2周策略性地阻断皮瓣的部分血供，使皮瓣处于一个缺血状态。

单个血管体区可提供的皮瓣范围较小，无法满足严重创伤、烧伤等引起的大面积皮肤缺损的修复要求，需要切取跨血管体区皮瓣。Cormack等依据血管供应范围将皮肤分为解剖学供区、动力学供区和潜力学供区三个层次。解剖学供区是某一源血管或其分支供应的最大解剖学区域，是最基础的供血区，解剖学供区与周围的血管体有丰富的血管吻合。紧邻解剖学供区的扩张部分为动力学供区，再向远处延伸则称为潜力学供区。动物实验和临床研究发现，切取跨3个血管分区的皮瓣时，易在潜力学供区与动力学供区之间发生坏死，此时常需要将皮瓣的远端血管进行额外吻合，以增强远侧的血液供应，保障皮瓣的成活。这种通过显微吻合血管、增强皮瓣血液循环的方式被称为血管增压。

穿支皮瓣具有小型化、精细化、薄型化、微创化的优点，是目前应用最广泛的组织缺损修复技术之一。

（黄文华　李严兵　玉洪荣　陈佳佳　黄　涛　吴思源）

第二节　上肢皮瓣应用解剖

一、肩胛部皮瓣

肩胛部皮瓣是以旋肩胛血管供应血液循环的轴型皮瓣。1979年由Gilbert首先报道。随后Urbaniak、Barwick及国内吴仁秀、于国中、邹宣、罗永湘等也先后报道了有关解剖学的研究和临床应用。旋肩胛血管解剖位置恒定，部位表浅，容易寻找，血管管径粗，便于吻合。而且供区隐蔽，切取面积较大，剖面大多又能直接缝合，不留显著瘢痕，对功能及外观影响小，因而肩胛部皮瓣是临床上比较广泛采用的皮瓣之一。

（一）应用解剖

肩胛下动脉由腋动脉分出后，于肩胛下肌前外缘下行，至肩胛骨外缘中部平面分成胸背动脉和旋肩胛动脉。前者继续下行，旋肩胛动脉沿小远肌下缘走行，穿过三边间隙（又称为三边孔，其上界是小圆肌、下界为大圆肌、外界为肱三头肌长头），绕肩胛骨腋缘后分成皮支与肌支。其中肌支（深部的分支）与颈横动脉深支及肩胛上动脉的分支有吻合，并供应肩胛骨、肩胛下肌、冈上肌、冈下肌、小圆肌与大圆肌等。皮支（浅支）为纯皮动脉即旋肩胛动脉皮支。旋肩胛动脉皮支绕肩胛骨腋缘后分为升支、横支和降支，供养肩胛背区皮肤。升支向内上斜行，横支横向脊柱，降支沿肩胛骨腋缘下降。旋肩胛动脉皮支各分支相互吻合，并与胸背动脉、肩胛上动脉及邻近的肋间动脉的皮支形成吻合。

旋肩胛动脉及其皮支多数均有2条伴行静脉。旋肩胛动脉始端的管径平均为2.5mm、静脉为3.3mm。旋肩胛动脉皮支始端的管径平均为1.1mm、静脉为1.7mm。从旋肩胛动脉的起点到皮支的近端，有1～7mm的血管蒂。血管蒂的长短及血管外径大小可因年龄及个体有差异，但血管的解剖相对比较恒定（图14-1）。

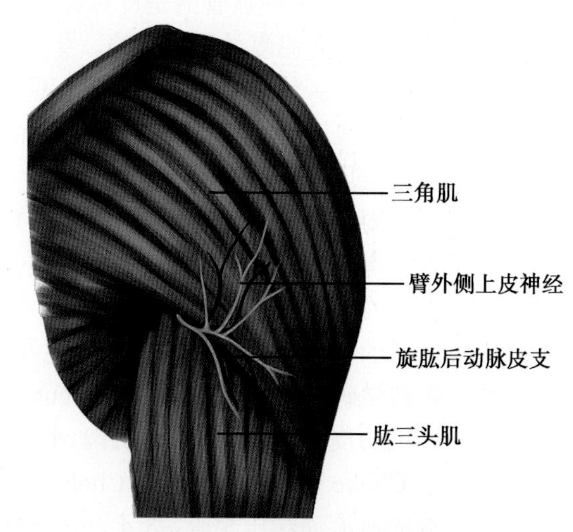

图14-1　肩胛部皮瓣的血供

（二）适应证

1. 带蒂转移可用于同侧腋窝、颈部、胸壁部皮损的修复，上臂上中部皮肤的缺损，以及携带肩胛骨形成的皮骨瓣可以修复上臂上中段骨和皮肤软组织的缺损。

2. 肩胛部皮瓣不带肌肉，皮瓣不会太厚，无毛发，可切取较大的皮瓣范围，形成游离皮瓣适用于修复四肢皮肤软组织缺损比较理想。必要时将该皮瓣连同肩胛骨一部分同时取下，形成骨皮瓣吻合血管可修复骨缺损。

（三）手术方法

1. 皮瓣设计　在皮肤上描画出肩胛骨的周界，瘦的患者可在靠近肩胛骨外侧缘触到动脉，也可以用多普勒探测，按解剖位置在腋后褶皱下缘上方2cm肩胛骨外侧缘定出旋肩胛动脉皮支始端的体表投影位置，以皮支的起始点为皮瓣的旋转点。以旋肩胛皮动脉的横支为主要供养血管，可设计横行皮瓣；以旋肩胛皮动脉的降支为主要供养血管，可设计纵行皮瓣，也可以旋肩胛皮动脉的横支、降支为主要供养血管设计共蒂的双叶皮瓣（图14-2）。

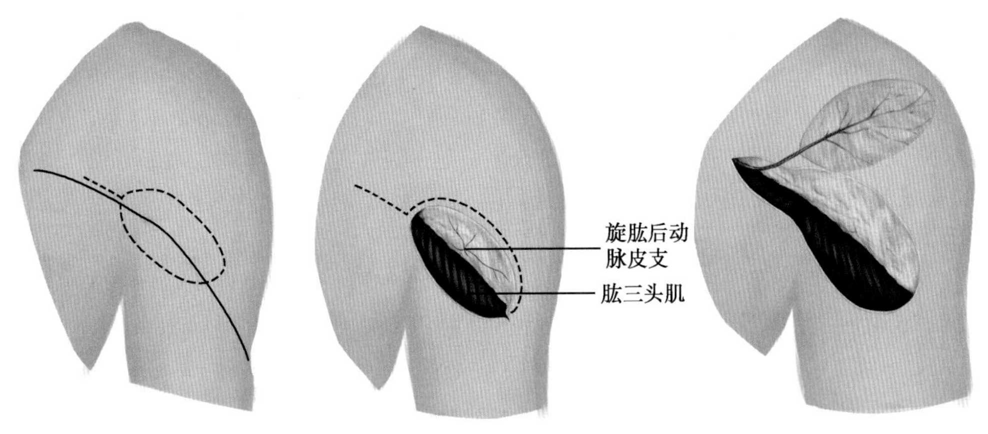

图 14-2 肩胛部皮瓣

2. 手术步骤 手术时先沿画痕切开皮瓣外侧切口，达肌膜浅面，向外侧牵开三角肌后缘，显露大、小圆肌，两者之间间隙即为三边间隙，并能触到或看见旋肩胛动脉的搏动。向三边间隙深面分离。切断、结扎在分离过程中遇到的旋肩胛血管去肌内的分支，直至到需要的血管蒂长度。一般游离血管蒂 4～5cm，足可以满足受区需要。然后再沿画痕将皮瓣四周切开，在肌膜浅面将整个皮瓣分离，只留血管蒂与基底相连。等待受区准备好后，即切断血管蒂，皮瓣不必进行灌洗，可直接移植到受区。

二、臂部皮瓣

上臂三角区皮瓣

上臂三角区皮瓣（ciehoid fasiocutanemis flap）位于臂上部后外侧，以旋肱后动脉的肌间隙穿支为血供，皮瓣中包含臂上外侧皮神经，可形成具有感觉功能的皮瓣，亦可作为吻合血管的游离皮瓣修复远处软组织缺损，如同时切取部分三角肌，亦可形成三角肌肌皮瓣。

（一）应用解剖

三角肌起于肩胛冈、肩峰和锁骨外端，肌纤维由前、外、后三面覆盖肩关节，止于肱骨外上三角肌粗隆。其主要功能是外展上臂，旋内、旋外肱骨。

三角区皮瓣的血供主要来源于腋动脉发出的旋肱后动脉（91%），少数来源于肱深动脉升支（9%）。旋肱后动脉经四边孔间隙，绕肱骨外科颈的后外侧，分出三角肌支和后缘支（肌间隙穿支）。三角肌支除供养三角肌外，尚有一部分较小的终末支穿过三角肌，到达覆盖三角肌浅面的皮肤，成为肌皮动脉的穿支。后缘支通常有 1～2 支，斜向外下，从三角肌后缘的肌间隙穿出，直接进入筋膜皮肤。肱深动脉升支不通过四边孔，而是从四边孔的下缘穿出。旋肱后动脉在四边孔后方平均外径为 3.8mm，伴行的静脉平均外径为 3.4mm。后缘支动脉处平均外径为 0.8mm，伴行静脉外径为 l.2mm。由四边孔至后缘支浅出处血管长约 5cm。臂上外侧皮神经与后缘支伴行。

（二）适应证

臂三角区皮瓣可用于局部转移，修复同侧肩部、上背部及腋窝部软组织缺损；也可作为吻合血管的游离皮瓣移植，尤其适用于需重建感觉功能的创面修复。

（三）手术方法

1. 皮瓣设计 用超声多普勒血管探测仪在三角肌后缘中部探测后缘支浅出点，并以此为中心设计皮瓣，皮瓣旋转轴位于四边孔，相当于肩峰角下 7cm 处。皮瓣远端可达鹰嘴上 5cm。

2. 皮瓣切取 按设计做皮瓣后缘切口，在深筋膜下向前掀起皮瓣，直至三角肌后缘，注意勿损伤从三角肌后缘浅出的皮支血管及臂上外侧皮神经。然后做皮瓣近侧切口，顺皮支血管逆行解剖直至四边孔处，显露旋肱后动脉主干。钝性分离三角肌后部，在辨清肌肉深面的血管走形后，按设计切取三角肌部分肌肉及表面皮肤，形成以旋肱后动脉为血管蒂的肌皮瓣，局部转移或游离移植修复受区创面。

臂内侧皮瓣

臂内侧皮瓣最早由Tegliacozzi于1597年描述，主要用于再造鼻和修复面部皮肤缺损以及改善外形。到目前为止，此皮瓣仍然是进行面部和鼻再造的皮瓣供区之一。1980年，Kaplan等人首先成功地将带有血管蒂的臂内侧皮瓣，游离移植并取得了较好的效果。近年来，越来越多的学者研究了此皮瓣血管及神经解剖，除以常规形式移植外，还可以神经血管为蒂的岛状形式移位，用于修复邻近部位皮肤的缺损。

（一）应用解剖

臂内侧皮瓣为多源性血管，主要由尺侧上副动脉供血（45.3%），也可以肱动脉（25%）、肱深动脉（8.7%）、腋动脉（5.4%）、尺侧下副动脉（4%）、肩胛下动脉供血等。尺侧上副动脉多数分支是肌支和神经营养支，皮支均比较细小，10%左右尺侧上副动脉不发皮支；主要起自肱动脉，占88.6%；起自肱深动脉者占8.6%；起自肩胛下动脉者占2.8%。因此，可以肱深动脉作为蒂，或肩胛下动脉作为蒂形成臂内侧皮瓣。

以肱动脉为蒂的供血动脉多在胸大肌止点下方6cm处起自肱动脉内侧面，动脉外径为1.0～2.5m，平均为1.7mm。发出后，与桡神经的肱三头肌内侧支伴行一段后，很快与原神经靠拢，并沿尺神经的内侧深面，在肱二头肌与肱三头肌之间的内侧肌间隔后方走行，其位置较深。血管蒂长8～14cm。在上臂中、下1/3交界处穿出内侧肌间隔，位置变得表浅。动脉自发出后，相距1～2cm。分出与肌支到肱三头肌长头和内侧头；也发出1～4条皮支至上臂内侧中、下部皮肤，并参加臂内侧皮瓣的血管网，约13%不发出皮支，尺侧上副动脉与肱二头肌肌支动脉之间有一种特殊关系，当尺侧上副动脉细小，或不发出皮支时，肱二头肌肌支动脉一定存在皮支，且管径较大，可作为臂内侧皮瓣的血管蒂。

尺侧下副动脉是臂内侧皮瓣的次要供血动脉。此动脉多在胸大肌止点下方18cm处起自肱动脉的内侧，血管外径为（1.50±0.07）mm，走行至内侧肌间隔，其长度为（13.5±0.10）mm，加入肘关节动脉网，与尺侧上副动脉有弓形吻合，并分支至上臂内侧下皮肤。来自肱深动脉、腋动脉、肩脚下动脉的皮支出现率不恒定，变化大，因此，通常不作为臂内侧皮瓣的血供来源。

尺侧上副动脉、尺侧下副动脉、尺侧返动脉等之间有动脉弓或网状吻合，可形成丰富的动脉网，从而保证了臂内侧皮瓣的血液供应。大血管一般不作为血管蒂形成臂内侧皮瓣。

尺侧返动脉在前臂屈肌群和正中神经的深面起于尺动脉，发起后分为前后两支皮支，前支在肱肌之间上升，与尺侧下副动脉吻合。后支发起后，经内上髁上后方，在尺侧腕屈肌起点的两个头之间上行，与尺神经伴行，终末支与尺侧上副动脉吻合，沿途发出2～3条皮支。在肱肌与肱三头肌间隙穿出，营养前臂下分内侧皮肤，可形成以尺返动脉为蒂的前臂内侧下部皮瓣。各动脉的伴行静脉、肱静脉、贵要静脉等是皮瓣的主要回流静脉。伴行静脉多为2条，位于皮动脉的两侧。在臂内侧中、下部，皮肤静脉汇入贵要静脉；上部皮肤静脉可直接汇入肱静脉。贵要静脉行于肱二头肌内侧缘的皮下组织中，向上走行至臂中、下部1/3交界处穿过深筋膜，循肱静脉内侧上行。多数在胸大肌止端下缘下方8～10cm处汇入肱静脉，少数直接汇入腋静脉。静脉外径为（2.83±0.13）mm。肱静脉多数有2条，少数为1条。上端外径为（4.01±0.17）mm，下端外径为（3.27±0.17）mm。在有2条肱静脉情况下，其中1条直径较细。

臂内侧皮瓣的感觉神经主要是臂内侧皮神经，其次是前臂内侧皮神经。此2条皮神经均起源于臂丛的内侧束。臂内侧皮神经先经过腋动、静脉之间，继而在腋静脉内侧，再沿肱动脉和贵要静脉内侧下行，约在上臂中点处穿过深筋膜至皮下区，支配臂内侧皮肤的感觉（图14-3，图14-4）。

（二）适应证

1. 作为桥式带蒂移位，上肢上举过头，修复鼻及面部皮肤缺损，或形成皮管再造鼻。
2. 局部带蒂旋转移位，修复邻近部位的皮肤缺损。
3. 上臂内收，桥式移位，修复侧胸壁软组织缺损。
4. 以尺返动脉为蒂，可形成臂内侧逆行皮瓣向肘部移位，修复肘前或肘后软组织缺损。
5. 作为桥式移位，将对侧肩、肘关节屈曲，修复对侧手部皮肤缺损。

（三）手术方法

1. 以尺侧上副动脉为蒂的臂内侧上部皮瓣　①手术设计以尺侧上副动脉为蒂的臂内侧皮瓣位于臂内侧皮肤区。皮肤前界为上臂前中线，后界为后中线，上界为腋窝，下界为内、外上髁连线。实际切取皮

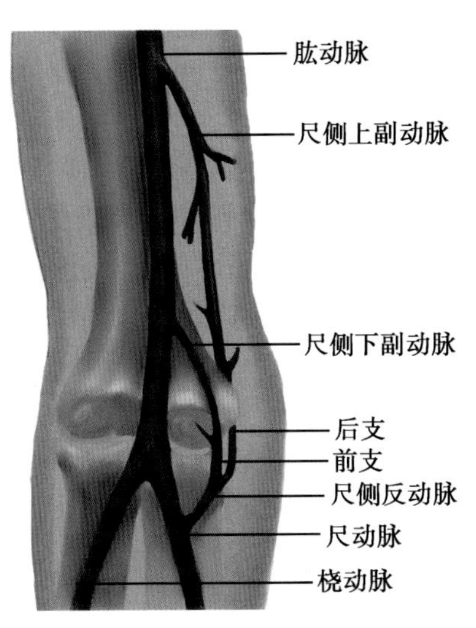

图 14-3 臂内侧皮瓣血供

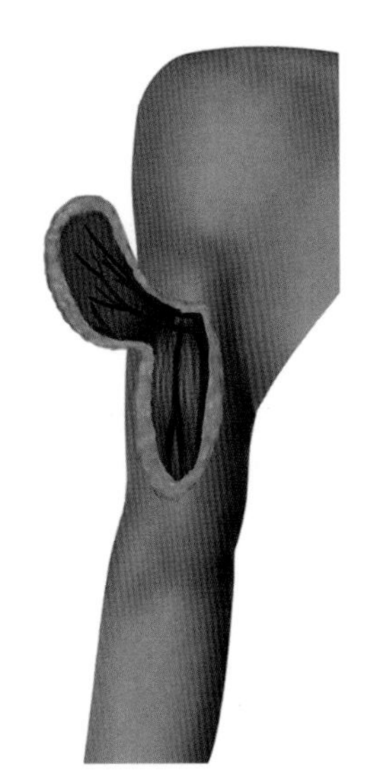

图 14-4 臂内侧皮瓣

瓣的范围按需要可大可小。由于此区皮肤的动脉有丰富的网状吻合和粗大的弓状吻合，血供充足，可切取较大面积的皮瓣，一般可达 8cm×20cm。必要时，还可向外及下方伸延。皮瓣内包含有贵要静脉、头静脉及动脉的伴行静脉。用多普勒测定皮瓣动脉位置，以此为中心画出所需皮瓣的大小和位置。②手术操作按以上设计线做切口，先切开皮瓣前缘直达深筋膜。在肱二头肌表面分离皮瓣至肌内侧缘，显露肱动脉；或在皮瓣后缘切开，沿肱三头肌表面分离至肱动脉。在胸大肌止端下缘下 6cm 处，于肱动脉内侧找到尺侧上副动脉和伴行静脉。解剖血管时，不要损伤伴行的桡神经肱三头肌内侧头肌支及其后方的尺神经。若从外侧向内侧解剖，则容易保护尺侧上副动脉皮支。然后切开皮瓣远端皮肤，在深筋膜下逆行向近端掀起皮瓣。在上臂中分，血管蒂位置较深，解剖时应特别注意。宜保留较多血管束周围组织，并注意保护皮瓣和深筋膜血管网及内侧肌间隔血管网联系的完整性，以保证皮瓣有良好的血液循环。若作为带皮蒂的或带筋膜的皮瓣移位，无须充分游离血管神经蒂。若需要获得更大的旋转半径及弧度，则需在肌间隔内仔细解剖。

2. 以尺返动脉为蒂的臂内侧下部皮瓣移位术 ①手术设计按尺侧返动脉的体表投影，以肱二头肌内侧为轴线设计皮瓣，其前后缘为上臂前及后正中线，近侧可达腋下，远侧可达肱骨内上近侧。旋转轴点在肱骨内上髁上 2cm 处。②手术操作按设计画线，先做皮瓣后侧切口，在深筋膜下向前外侧解剖，至内侧肌间隔时，可见由尺侧返动脉发出的几条筋膜皮支由肌间隔穿出进入皮瓣，将肱三头肌向后侧牵开，可见尺神经及其伴行的尺侧上副动脉或尺返动脉，注意加以保护。在前方按设计线切开皮肤皮下深筋膜，由内侧向后侧解剖至内侧肌间隔。将肱肌、肱二头肌向前内侧牵开，切开内侧肌间隔，即可见到肌间隔血管束。继续向上、下游离皮瓣，沿肌间隔解剖，由肌间隔穿支引导向深面解剖，即可发现尺侧返动脉。结扎切断近端血管束，形成仅有血管蒂的岛状皮瓣。由于血管束较细，一般均应保留血管周围 2cm 左右的肌间隔疏松组织，以保护血管不受损伤。充分游离的皮瓣可沿皮下隧道或切开皮肤移位至受区。

臂外侧皮瓣

臂外侧皮肤薄，大约在 20 世纪初就成为对侧手部皮肤缺损进行交叉移位的带蒂皮瓣供区。随着显微解剖学的发展，学者对这一部分皮肤的供血特点进行了深入研究，发现可以营养血管为蒂，进行局部旋转移位修复邻近部位的软组织缺损，也可作为带蒂交叉移位修复远隔部位的软组织缺损。

（一）应用解剖

臂外侧皮肤在其上、中、下部有不同的供血来源。临床上，依据不同的血管源可分别形成上、中、下部带蒂皮瓣。臂外侧上部皮肤由旋肱后动脉其发出的臂外侧上皮动脉供血。旋肱后动脉是腋动脉的分支，穿过四边孔后进入三角肌深面时，向下方发出 1～2 支皮支，与神经发出的臂外侧上皮神经一起出三角肌的下后缘，分布到臂外侧上部皮肤。出三角肌下缘处动脉外径为 0.8～1.0mm。有 2 条静脉伴行，外径较动脉略粗，该区皮肤的神经支配由腋神经最下方发出的皮支，称为臂外侧上皮神经，与臂外侧上皮血管伴行。经三角下缘浅出后分布至皮瓣内。神经由深筋膜穿出处横径为1.0～15mm。皮瓣可切取范围15cm×20cm。

臂外侧中部皮肤由肌间隙血管供血，即由肱动脉或肱二头肌肌支发出臂外侧皮动脉。臂外侧皮动脉于腋前襞下方约2cm发出后，经肱二头肌与肱肌之间、三角止点下方浅出，营养臂外侧中部皮肤。皮动脉由深筋膜穿出处外径为0.8～1.0mm，带长3～4cm。肱动脉发出处外径为1.5mm。此区皮肤有两组静脉回流：深组为肱外侧皮动脉的伴行静脉，一般为两条，外径为1.2mm；浅组为头静脉与肱外侧皮静脉的交通支，由头静脉回流入锁骨下静脉。

臂外侧中、下部皮瓣的主要供血动脉是发自肱深动脉的桡侧副动脉后支。肱深动脉的60%以一个总干起自肱动脉的后内壁，40%作为侧副动脉及中副动脉起自肱动脉。桡侧副动脉与桡神经一起穿过肱三头肌内侧头与长头之间，沿桡神经沟向下、外方向走行，在三角肌止点平面下约4cm处分出前支和后支。前支与桡神经伴行，主要发出肌支和关节支。后支紧贴于臂外侧肌间隔后方，在肱桡肌与肱三头肌三头肌之间下行，其位置逐渐浅出进入皮下，供应上臂下外侧和前臂上部皮肤的血液循环。桡侧副动脉与桡侧返动脉有丰富吻合，可形成以桡侧返动脉为蒂的臂外侧下部皮瓣，用于修复肘部皮肤缺损。以三角肌止点为准，桡侧副动脉及其后支在臂外侧肌间隔内的长度平均为6.1cm，动脉上段的外径为1.3mm，有1或2条静脉伴行，静脉平均外径为1.9mm，汇入肱静脉。皮瓣内还含有头静脉，汇入锁骨下静脉。

臂外侧下部皮肤由臂后侧皮神经支配。皮神经与桡侧副动脉后支伴行，或穿过肱三头肌到皮下。神经横径为2mm。臂外侧上、中、下三组皮动脉在臂部有丰富的吻合，因此只含桡侧副动脉一个主要动脉为蒂，皮瓣可切取范围较大（图14-5）。

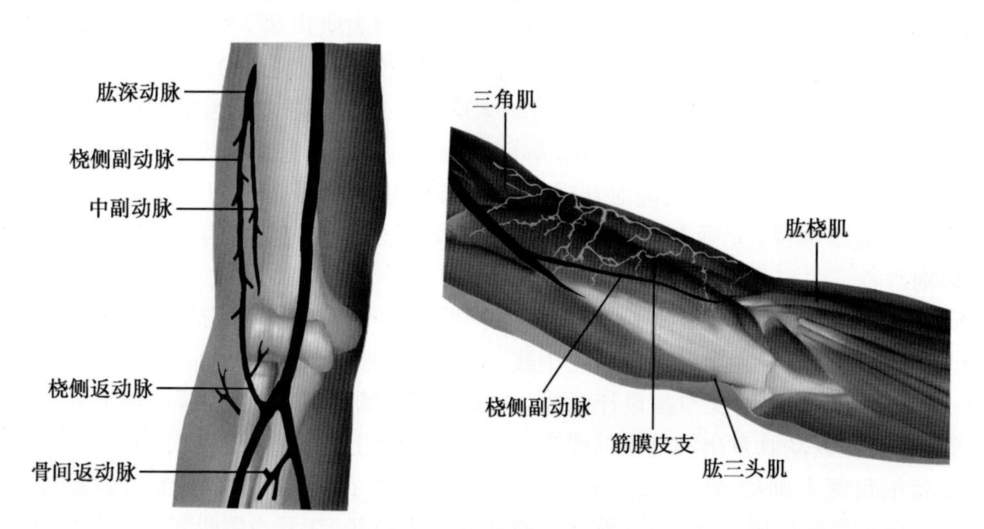

图14-5 臂外侧皮瓣的血供

（二）适应证

1. 以近端为蒂可用于修复肩、腋部软组织缺损，或作交叉移位修复对侧手部皮肤缺损。

2. 以远端为蒂，可用于修复肘前、后软组织缺损。

（三）手术方法

1. 以桡侧副动脉为蒂的臂外侧下部皮瓣移位术

（1）手术设计：用多普勒探测桡侧副动脉的位置、走行方向，并标记。从三角肌止点至肱骨外上髁画一条直线，此线为外侧肌间隔及桡侧副动脉的体表投影线。以此线为轴线，画出皮瓣的界线。一般前界可达上臂前中线，后界为上臂后正中线；近端可达三角肌中分，远端可达肘下5cm。旋转轴点在三角肌止点平面。

（2）手术操作：按设计线，先做外侧及上方切口，沿深筋膜深面剥离至外侧肌间隔；再做内侧切口，同样剥离至外侧肌间隔，注意保留贵要静脉和头静脉以及桡神经和臂后侧皮神经，然后切断部分肱三头肌外侧头的止点，暴露和分离肱深动脉、伴行静脉到适宜部位，再做下方切口。切断结扎头静脉、桡侧副动脉、桡侧静脉，逆行向蒂部游离。在分离过程中要注意结扎桡侧副动脉的肌支，并保持好深筋膜与肌间隔的紧密联系，使血管蒂通过肌间隔、深筋膜的血管网保持与皮瓣连接，直到形成以桡侧副动脉和其伴行静脉、头静脉、臂后皮神经为蒂的岛状皮瓣，即可移位于受区，若为了获得更大的旋转弧度，可向上分离皮神经和头静脉，但不可切断，再沿桡侧副动脉追踪解剖到血管从肱动脉的发出处，即可上移旋转轴点并加大旋转弧度。

2．以旋肱后动脉皮支为蒂的臂外侧上部皮瓣移位术

（1）手术设计：由肩峰与尺骨鹰嘴之间画线，在此线后方设计皮瓣。此线与三角肌后缘的相交处即为旋肱后动脉的浅出点，相当于肩峰下 7cm 处，可设计 15cm×20cm 皮瓣。

（2）手术操作：取侧卧位，按供区需要设计皮瓣的大小及形状。先做前外侧皮肤切口，从深筋膜下由前外侧逐渐向后方解剖，至三角肌后缘与肱三头肌间隙处。将三角肌纤维向外侧牵开，即可见到位于肌间隙内的神经血管束。然后切开皮瓣后侧皮肤，由后方向外侧、由下端向近端在深筋膜下解剖，直到肌间隙处。注意在肌间隙内的游离要保留一定量的疏松组织与皮瓣的联系，保持神经血管束与皮瓣的连接关系。沿神经血管束追寻，结扎部分进入三角肌、肱三头肌的肌支，直至解剖到四边孔间隙处，可获得较长的神经血管蒂，即可移位至受区。

3．以桡返动脉为蒂的臂外侧下部皮瓣移位术　由于桡侧副动脉与来自桡动脉的桡侧返动脉有广泛的交通吻合，因此也可以设计以桡侧返动脉为蒂的臂外侧下部皮瓣。

（1）手术设计：与以桡侧副动脉为蒂的臂外侧下部皮瓣移位术基本相同，只是旋转轴点在肱骨外上髁上方。

（2）手术操作：一般为逆行解剖法，即先切开皮瓣近端皮肤、皮下、深筋膜。在外侧肌间隔内找到桡侧副动脉，结扎切断。然后切开皮瓣两侧皮肤，逆行向肘部解剖。解剖层面始终在肱三头肌膜下进行，并将肌间隔内的疏松组织包含在血管束内。一般不必解剖到桡侧返动脉起始处，形成筋膜血管蒂进行移位。臂外侧中部皮肤少有作为独立的皮瓣进行移位，多以臂外侧上部或下部皮瓣携带中部皮肤，扩大皮瓣面积进行移位。

臂后侧筋膜皮瓣

臂后侧筋膜皮肤的血液供应，中上部来自肱动脉的直接筋膜皮肤穿支，下部则来自臂内侧下部和臂外侧下部的筋膜皮肤穿支。这些血管在臂后相互吻合，形成臂后侧筋膜血管网。臂后侧筋膜皮瓣指的是在上部切取的、由肱动脉的直接筋膜皮支供血的皮瓣，由 Masquelet 于 1985 年首先介绍，用于游离移植。

（一）应用解剖

臂后侧筋膜皮瓣的血供来自臂后筋膜皮动脉。该动脉由肱动脉后内侧壁（接近肱深动脉起点）发出的占 77%，由肱深动脉发出的占 19%，另 4% 由腋动脉末端发出。其中约有一半筋膜皮动脉在近端还发出至肱三头肌内侧头的肌支，其余均为直接筋膜皮动脉。尽管臂后侧筋膜皮动脉可能有多个起源，但起始后主干的走形却是非常恒定的。先在腋后襞的背阔肌（内侧）及大圆肌（外侧）附着处出腋窝，然后伴随桡神经发出的第一个皮肤感觉支——臂后皮神经，绕过肱三头肌长头的上后方，分布于臂后上半部皮区，相当于肱三头肌长头和内侧头上部表面的皮肤。臂后筋膜皮动脉与臂外侧和臂内侧的筋膜皮动脉有广泛吻合。臂后筋膜皮动脉的起点平均外径为 1.5mm，主干长 3～5cm。臂后侧筋膜皮瓣的静脉回流由其同名伴行静脉完成，多为 1 条，外径与动脉相近。由桡神经腋窝段发出的臂后皮神经与动脉伴行，臂后皮神经不仅能提供感觉功能，而且其周围的营养血管丛也是皮瓣成活的重要条件（图 14-6）。

（二）适应证

臂后侧筋膜皮瓣局部转移用于腋部组织缺损修复与瘢痕挛缩松解术，亦可游离移植。

（三）手术方法

1．皮瓣设计　以背阔肌与肱三头肌长头在腋后襞的相交处（四边间隙下缘）至肱骨外上髁作一条边线，该线的上 1/2 段为臂后筋膜皮动脉的行线，可用超声多普勒进行探测。皮瓣的切取范围：上界为腋后襞，下界为尺骨鹰嘴上 10cm，外侧界为肩峰与肱骨外上髁的连线，后侧界为肱二头肌内侧沟，面积约 13cm×7cm。

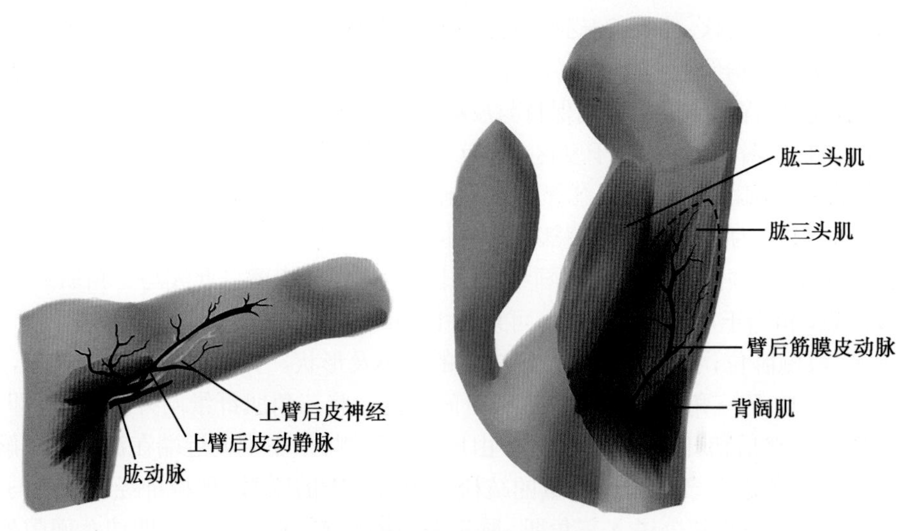

图 14-6 臂后侧筋膜皮瓣的血供

2. 手术步骤 患者俯卧或侧卧，肘关节屈曲至 90° 并将上臂吊起。按手术画线，先从皮瓣上端的外侧切开皮肤和浅、深筋膜，在深筋膜下小心向皮瓣近端解剖分离，于背阔肌与肱三头肌长头相交处的下方 2cm 左右，探查血管神经束，注意加强保护。从皮瓣四周切开，同样在深筋膜下，从肱三头肌肌膜表面，由远及近将皮瓣掀起，防止筋膜与皮肤分离，影响皮瓣血供。向上在腋窝的纤维疏松组织中追踪解剖，有时需结扎发出到肱三头肌内侧头的肌支，获得较长的血管神经蒂。修整受区后，将皮瓣经皮下隧道或明道无张力转移。供区在两侧创缘潜行游离后，多可直接拉拢缝合。

三、前臂皮瓣

前臂的主要血供来自肱动脉的分支——桡动脉和尺动脉。此两条主干动脉在腕部及手掌，有十分丰富的交通和弓形吻合，故可分别以尺动脉或桡动脉为蒂形成皮瓣进行顺行移位，还可切断动、静脉近端，以远端血管为蒂，形成皮瓣逆行移位修复组织缺损。

尺动脉、桡动脉血管蒂皮瓣

（一）应用解剖

前臂的主要血供是肱动脉在肘前方分出的尺动脉和桡动脉。桡动脉依其与肱桡肌的位置关系分为两部分。在前臂上份，桡动脉被肱桡肌覆盖，称为掩盖部，平均长 11.7cm，平均外径为 2.7mm，从动脉干两侧平均发出 4.2 条皮支。在前臂下份，桡动脉行于肱桡肌和桡侧腕屈肌之间，位置表浅，直接位于皮下，被浅、深筋膜覆盖，称显露部；平均长 10.1cm，外径为 2.4mm（桡骨茎突平面），从动脉主干两侧平均发出 4.6 条皮支。

尺动脉依其与肌肉的关系，也分为两部分。在前臂上份，尺动脉被旋前圆肌和指浅屈肌掩盖，称为掩盖部，血管平均长度为 10.79cm，平均发出 1.32 条皮支；在前臂下份，尺动脉走行于指浅屈肌与尺侧腕屈肌之间，被深筋膜覆盖，称显露部，血管平均长度为 10.88cm，平均发出 6.54 条皮支。血管起始部的平均外径为 3.9mm，掩盖部与显露部交界处为 2.7mm，尺骨茎突平面为 2.3mm，在豌豆骨近端（3.75±0.56）cm 处，尺动脉发出一个恒定的皮支，在尺侧腕屈肌深面，以与尺动脉呈 45° 发出后，走行于尺侧腕屈肌及尺侧腕伸肌之间穿出皮下，又分为上行支及下行支。上行支长（9.61±3.12）cm，其分支呈树枝状营养前臂皮肤。该血管有两条静脉伴行，同时有贵要静脉回流静脉血。

桡动脉和尺动脉在前臂皮肤内及皮支之间有丰富的微血管网互相吻合，此区皮瓣被为动脉干网状血管皮瓣。在腕关节及手掌，尺、桡动脉各分出深支与浅支，分别形成掌深弓与掌浅弓；在腕背及腕掌侧，又借各自的腕背支和腕掌支互相形成弓形吻合；手掌血管还借穿支与手背血管相吻合。

尺动脉在肘关节平面下 5cm 处有一较大分支，即骨间总动脉。在前臂骨间膜上缘又分为骨间掌侧动脉与骨间背侧动脉，分别于骨间的掌侧与背侧下行至腕部，与尺、桡动脉的分支及腕、掌吻合支吻合（图 14-7）。

各动脉都有同名静脉伴行，并回流入深静脉系统。在皮下，还有头静脉、贵要静脉分别起于手背桡侧和尺侧、经腕部上行于前臂尺、桡侧，逐渐向上、前，回流入肘正中静脉、头静脉及腋静脉。浅静脉间有很多网状交通，并有很多静脉瓣，以避免静脉血逆流。深静脉系统则缺乏静脉瓣。

前臂的皮神经分布，主要以尺侧与桡侧划分。尺侧为前臂内侧皮神经的前支、后支支配；桡侧为前臂外侧及背侧皮神经支配（图 14-8）。

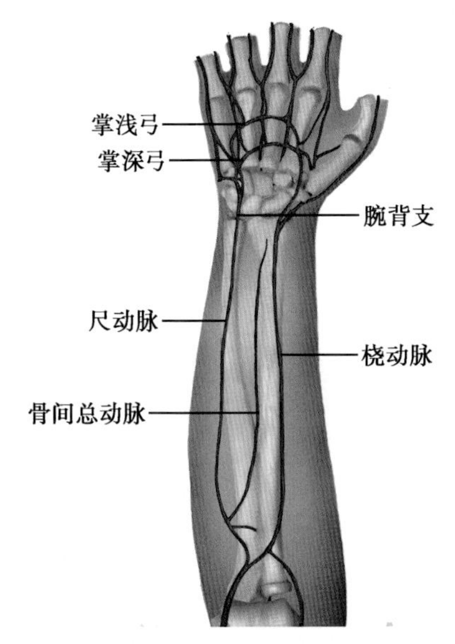

图 14-7 前臂动脉的解剖与吻合

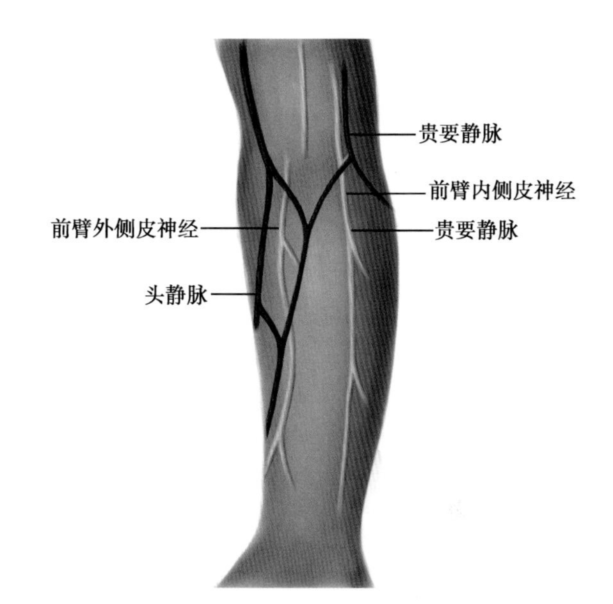

图 14-8 前臂表浅静脉和神经解剖

（二）适应证

1. 近端为蒂的前臂组织瓣可修复上臂下段、肘部、前臂近侧的皮肤。

2. 远端为蒂的前臂组织瓣可修复前臂远端、手、腕、掌部的皮肤。

3. 作为交叉又移位，可修复面部，以及对侧前臂、腕、手部组织缺损。

（三）手术方法

1. 以桡动脉近端为蒂的前臂顺行皮瓣

（1）手术设计：桡动脉的体表投影为肘横纹中点与横纹近侧 1cm 桡动脉搏动点的连线。以桡动脉的体表投影线为轴，近端在肘横纹下 5cm，远端在腕横纹近侧 1cm，在前臂偏桡侧可设计出 8cm×15cm 的组织瓣。顺行移位组织的旋转轴点在肘横纹下 5cm，逆行移位组织的旋转点在腕横纹近侧 1cm 桡动脉搏动处。

（2）手术操作：术前用多普勒或用手指触扪法检查出桡动脉的行径，确认其存在，以排除血管解剖上的变异或病理上的异常，用 Allen’s 试验以检查掌弓血管是否通畅；并确定选用桡动脉为蒂设计皮瓣，进行顺行移位。按手术需要设计皮瓣的大小形状。在皮瓣远端或血管的显露部切开皮肤、皮下和深筋膜，将深筋膜与皮缘作数针固定缝合，然后从皮瓣的尺侧缘、桡侧缘，在深筋膜与肌膜之间向中线锐性分离，内侧至桡侧屈肌腱、外侧至肱桡肌腱后小心解剖，避免损伤自桡动脉干发出的皮支血管。当见到皮下桡动脉后，即沿血管深面解剖，逐渐向近端掩盖部游离，并可切下部分肱桡肌肌腹。确认血管束及其周围组织均在皮瓣内后，再逐一切断并结扎桡动脉分向深面的肌支。前臂外侧皮神经可于切断，但应尽可能保留桡神经浅支不被损伤。充分止血后，用温热盐水纱布湿敷，放松止血带再彻底止血。用无损伤血管夹在皮远端暂时阻断动脉血流 15 分钟，观察皮瓣、手指的血液循环有无改变，若阻断动脉血流后，仍可见动脉远端的搏动，表示尺、桡动脉在手掌的交通支完好，即可切断皮瓣远端血管。将皮瓣通过皮下隧道或皮肤切口移位至受区。在移位中应防止血管蒂受压，或血管呈锐角折叠及扭曲，供区移植中厚皮片覆盖，打包包扎固定。当皮瓣移位修复关节部位的皮肤缺损或畸形时，关节也应作适当固定。

2. 以桡动脉远端为蒂的前臂逆行皮瓣

（1）手术设计：手术设计与以桡动脉近端为蒂的前臂顺行皮瓣基本相同。旋转轴点在桡骨茎突平面。

（2）手术操作：手术在气囊止血带下进行，先做皮蒂部切口，在桡侧腕屈肌桡侧显露桡动脉及静脉，注意保护。按皮瓣设计切开皮肤，直达深筋膜下，并由两侧向中心做锐性分离。在接近肱桡肌与桡侧腕屈肌间隙时，应在肌膜下分离，以防损伤自桡动脉发出的细小皮支，结扎桡动脉及其分支。将整个皮瓣完全游离后，用血管夹夹住皮瓣近端桡血管束，松止血带，观察手部及皮瓣血运、远端桡动脉搏动情况，如无异常，即在皮瓣近侧缘结扎并切断桡血管束，形成以远侧桡动、静脉为蒂的岛状皮瓣，逆行旋转移位修复手部创面。供区创面直接缝合或用全厚皮片修复。

3. 以尺动脉近端为蒂的前臂顺行皮瓣

（1）手术设计：以尺动脉为蒂的前臂皮瓣一般以血管的中、下 2/3 段为供血动脉设计皮瓣，以肱骨内上髁与腕横纹近侧 1cm 尺动脉搏动点间的连线为轴，在两侧设计皮瓣。

（2）手术操作：按设计线切开皮瓣远端皮肤达深筋膜下，将深筋膜与皮瓣边缘作数针固定缝合，分别从皮瓣的桡侧缘与尺侧缘在深筋膜与肌膜之间向中线作锐性分离，于指浅屈肌腱与尺侧腕屈肌腱之间显露尺血管，切断并结扎尺动脉向两侧及深面发出的分支。保护好尺动脉深面的尺神经，小心将尺血管束从深面分离，保证血管在皮内，再逐渐向近端掩盖部游离。放松止血带后彻底止血。用血管夹阻断尺动脉后检查皮瓣及手指血液循环情况。若正常，则可切断并结扎皮瓣远端尺血管，将皮瓣移位至受区，供区移植中厚皮片，打包包扎固定。

4. 以尺动脉远端为蒂的前臂逆行皮瓣

（1）手术设计：与顺行移位基本相同，旋转轴点在豌豆骨近端。

（2）手术操作：按设计先做腕部切口，将尺侧腕屈肌拉向尺侧，显露尺侧动、静脉。确定血管走向，在皮瓣两侧切开皮肤及深筋膜，从两侧向中线解剖。在邻近指浅屈肌与尺侧腕屈肌之间，应在肌膜下分离，以使尺侧动、静脉及其皮支包含在皮瓣内。待皮瓣完全游离后，先用血管夹暂时阻断近端尺侧动、静脉血流 5 分钟，若皮瓣及手部血运良好，则结扎切断血管，形成以尺血管远侧为蒂的前臂尺侧皮瓣，皮瓣血管蒂可游离至掌内 2.5cm，逆行旋转移位修复手部创面，供区创面一期缝合或用皮片修复。

5. 以骨间背侧动脉为蒂的前臂逆行皮瓣　以骨间背侧动脉为蒂的前臂背侧筋膜皮瓣分别由路来金、Penteado 等于 1986 年首先描述。该皮瓣不牺牲前臂主要血管，以包被血管网的分支与骨间背侧动脉的吻合网为血管源，形成血管蒂筋膜皮瓣，逆行转移可以修复手部创面。

（1）手术设计：在屈肘 90° 腕关节中立位，作肱骨外上髁至尺骨小头桡侧缘的连线、即为骨间背侧动脉的走行方向，为皮瓣的轴心线。皮瓣的旋转轴点在尺骨茎突背侧上 2.5cm。用超声多普勒予以确认血管的位置及走向。依据缺损的部位和大小，在前臂的中 1/3 段设计皮瓣，为避免血管蒂太短，可将皮瓣向近侧延伸，至肘下 4cm。

（2）手术操作：不驱血，在止血带下手术。在旋转轴点近端做桡侧纵行皮肤切口，切开皮肤、皮下组组和深筋膜后，从深膜下向尺侧游离，至小指伸肌与尺侧腕伸肌间隙内、见到骨间背侧血管束存在后，顺血管向远侧分离，直至尺骨茎突上 2.5cm 的旋转轴点，确认血管吻合弓存在，再做蒂部及皮瓣切口。蒂部皮肤切开后，保留 1.5cm 宽的浅、深筋膜组织蒂，以防止血管受到牵拉损伤。在深筋膜下与肌膜之间将皮瓣向中央分离，注意保持深筋膜层的完整。在伸肌的浅、深群之间沿血管蒂向近侧分离出血管束的近端及附近的肌间隔，注意保护好近侧的大皮支及骨间背侧神经。皮瓣和血管筋膜蒂完全游离后，先用血管夹阻断近侧血管蒂的血流，观察皮瓣血运。待确认皮瓣血运良好后，切断近侧血管蒂，将皮瓣向远侧掀起。修整受区创面后，将皮瓣经皮下隧道或开放切口转移。供区皮肤直接缝合后，残余创面植皮封闭。

6. 以尺动脉腕上皮支为蒂的前臂皮瓣

（1）手术设计：以豌豆骨与肱骨内上髁连线为尺动脉腕上皮支皮瓣的轴线，在此线两侧设计皮瓣。旋转轴点在豌豆骨近端 4cm 处。

（2）手术操作：在腕横纹近端，沿尺侧腕屈肌桡侧缘做直切口约 5cm，显露尺侧腕屈肌。在止点上切断尺侧腕屈肌腱，并向近端游离，其深面即可见到由尺动脉向内侧发出的腕上皮支。继续沿血管追寻，确认其进入前臂皮肤。按设计线切开皮瓣的远端、内侧和外侧，在肌膜下向血管蒂部游离，沿途需切断结扎近端的贵要静脉、尺动脉分支，即可形成仅以皮支血管相连的岛状皮瓣，经皮下隧道或切开皮肤移位至受区。供区创面小于5cm×5cm时可直接缝合，残余创面用游离植皮覆盖。

皮神经营养血管皮瓣

带皮神经营养血管蒂的前臂岛状皮瓣最早由Bertelli于1993年进行了应用解剖及临床应用病例报道。国内由柴益民于1998年报道。由于其不牺牲主干血管，带有皮神经，临床应用有一定优越性，近几年的临床应用报道有增多趋势，为修复前臂及手部软组织缺损可选择的皮瓣之一。

（一）应用解剖

前臂皮神经可来自肌皮神经、尺神经、正中神经、桡神经、前臂内侧皮神经、前臂外侧皮神经等。本节介绍以前臂外侧皮神经及前臂内侧皮神经营养血管为蒂设计的皮瓣。

前臂外侧皮神经是肌皮神经的延续部分。肌皮神经经肱二头肌腱后外侧穿出后，进入前臂，称为前臂外侧皮神经，于肘窝中点外侧进入前臂，以主干形式或以前支和后支的形式，支配前臂至腕平面桡、背侧皮肤感觉。主干长约7cm，横径为1.8～2.1mm。在皮下，主干或前支与头静脉伴行较紧密，其距离在5mm左右。后支与头静脉伴行不太紧密。前支长约8cm，后支长约7cm。前臂外侧皮神经的血液供应有4组来源，自上而下分别为：①肘窝外侧皮动脉，来源于肱动脉；②肱桡肌肌皮动脉；③肱桡肌内侧肌间隙皮动脉；④桡动脉发出的皮动脉穿支。这些来源动脉支互相吻合成网，与皮神经伴行，并发支形成神经外膜动脉，再发支进入神经内。在神经内又形成丰富的血管吻合。神经血管网与周围组织血管网形成丰富吻合，因此可设计以前臂外侧皮神经营养血管蒂顺行或逆行皮瓣。

前臂内侧皮神经由臂丛内侧束发出。与肱静脉及贵要静脉关系紧密。前臂内侧皮神经主干在胸大肌下缘起测量，其长度为10m，横径为2.8mm。在上臂中上1/3交界处穿出深筋膜前或后分成前支和后支，向下走于前臂内侧，为前臂尺侧皮肤提供感觉。主要血供来源于动脉的臂丛支、肱动脉的肌支及尺侧上副动脉。这些分支发起后，一般均斜向进入神经，形成神经周围血管网，再分支进入神经内。在神经内，其上行支及下行支又互相吻合成网。前臂内侧皮神经的主要营养动脉进入神经可分为3个部位：①前臂内皮神经主干的营养动脉在上臂上1/3段进入神经；②后支的营养动脉主要在中1/3段进入神经；③前支的主要营养动脉多在中、下1/3段进入神经。神经营养血管与周围组织的血管有丰富吻合，因此可设计顺行或逆行皮神经营养血管蒂皮瓣。前臂头静脉下段与桡神经浅支伴行；上段与前臂外侧皮神经伴行。贵要静脉与前臂内侧皮神经伴行。这两条主干静脉与神经之间有小静脉属支，与皮神经营养血管伴行静脉交通，为皮神经营养血管蒂皮瓣提供静脉回流（图14-9～图14-12）。

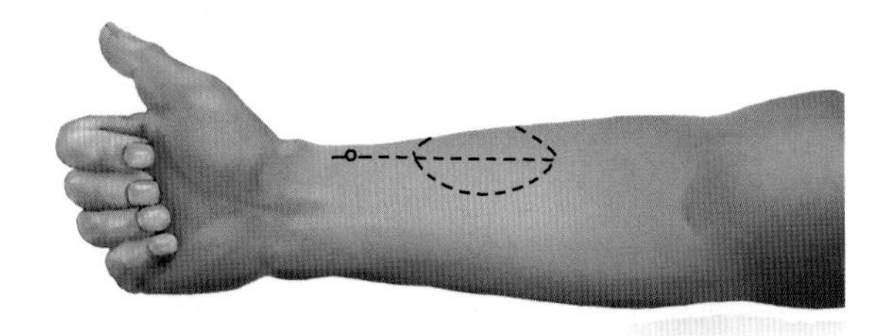

图14-9 前臂外侧皮神经营养血管逆行岛状皮瓣

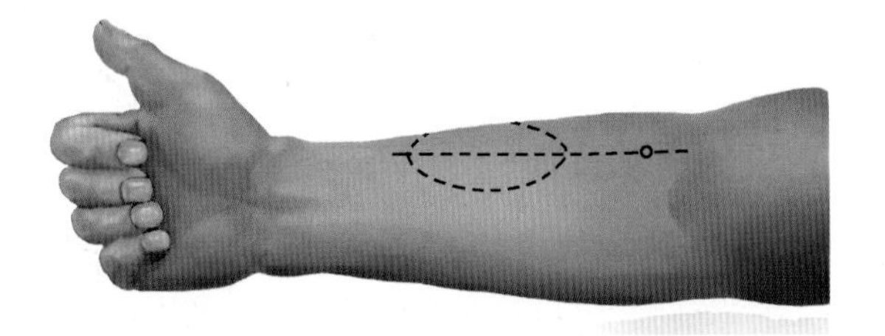

图14-10 前臂外侧皮神经营养血管顺行岛状皮瓣

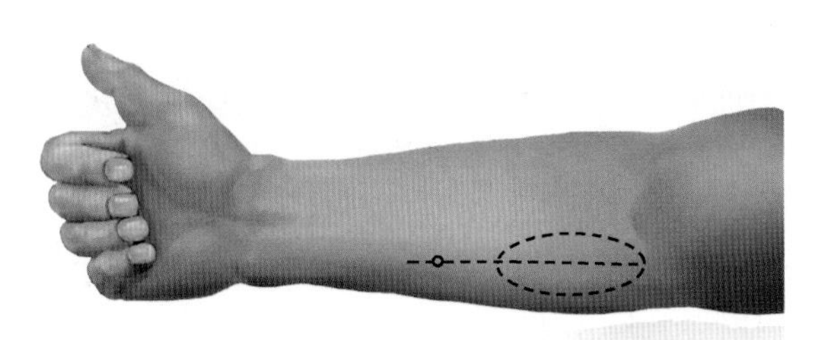

图14-11 前臂内侧皮神经营养血管逆行岛状皮瓣

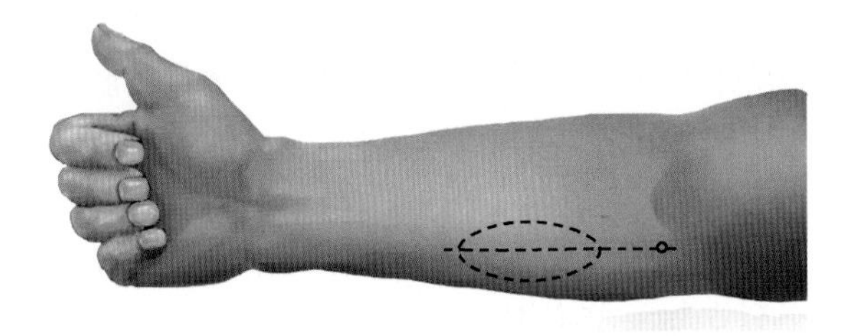

图14-12 前臂内侧皮神经营养血管顺行岛状皮瓣

（二）适应证

1. 顺行移位修复肘及上臂下段软组织缺损。

2. 逆行移位修复腕、手部软组织缺损。

（三）手术方法

1. 前臂外侧皮神经营养血管蒂皮瓣

（1）手术设计：在上臂不出血情况下扎止血带，使头静脉怒张，画出头静脉主干走行方向。以此静脉为轴，向两侧设计所需大小的皮瓣。若顺行皮瓣移位，旋转轴点在肱骨内、外髁连线下外方5cm；若以逆行移位，旋转轴点在桡骨茎突近端5～7cm。

（2）手术操作

1）顺行移位：首先沿设计线切开皮瓣远端皮肤、皮下及深筋膜。结扎切断头静脉及前臂外侧皮神经末端，确认皮神经及头静脉在皮瓣内。然后切开皮瓣两侧皮肤直到深筋膜，内侧由桡侧腕屈肌肌膜表面向外侧解剖，外侧在肱桡肌外侧缘肌膜下向内侧解剖，沿途结扎切断周围的血管。至蒂部时，切开皮肤后，保留1.5～2cm皮下筋膜蒂或皮肤筋膜蒂，形成前臂外侧皮神经营养血管蒂皮瓣，顺时针或逆时针移位至受区，供区则直接缝合或游离植皮覆盖。

2）逆行移位：基本手术方法与顺行移位相似，手术时先在肘下按设计切开皮肤皮下及深筋膜，在近端结扎切断头静脉及其属支，切断前臂外侧皮神经，并确认神经在皮瓣内。然后切开两侧皮瓣，始终在肌膜下解剖直至蒂部。为了保证蒂部的血供及静脉回流，可保留1.5～2.5cm筋膜蒂或皮肤筋膜蒂，形成逆行移位的前臂外侧皮神经营养血管蒂皮瓣，顺时针或逆时针移位至受区。供区创面全层皮片覆盖。

2. 前臂内侧皮神经营养血管蒂皮瓣

（1）手术设计：在上臂扎止血带，使贵要静脉怒张，画出贵要静脉走行方向。以此为轴，在两侧按受区形状及大小设计皮瓣。顺行皮瓣的旋转轴点在肘横纹下内侧5cm左右，逆行皮瓣的旋转轴点在腕横纹尺侧近端5～7cm，可设计皮瓣面积9cm×8cm左右。

（2）手术操作

1）顺行移位：先做远端皮肤切口，结扎切断贵要静脉及周围属支，然后切开皮瓣两侧皮肤。外侧在桡侧腕屈肌肌膜下解剖，内侧在尺侧腕伸肌肌膜下解剖，由两侧向中线解剖直到蒂部。切开蒂部皮肤，找到贵要静脉，在其附近即可找到前臂内侧皮神经，向远端追寻，确认神经及贵要静脉在皮瓣内，形成前臂内侧皮神经营养血管蒂顺行皮瓣，蒂部可保留1.5cm×2.5cm筋膜蒂。

2）逆行移位：先从肘下开始，结扎切断贵要静脉及前臂内侧皮神经，向皮瓣内追寻，确认其在皮瓣内，然后切开皮瓣两侧，始终在肌膜下解剖直至蒂部，即行逆行皮神经营养血管蒂皮瓣，一般应有2.5～3cm筋膜蒂或皮肤筋膜蒂更为安全。

四、手部皮瓣

手背桡侧皮瓣

手背桡侧半（以第3掌骨背为界）皮肤及第1背侧骨间肌的血供主要为第1掌背动脉。利用此血管为带形成的皮瓣移位，可矫正拇内收畸形，修复手背远端、腕部及前臂下分的软组织缺损。

（一）应用解剖

尺、桡动脉在腕关节平面均各发出一个腕背支，并在腕背侧靠近掌骨基底处互相吻合呈弓形，形成腕背动脉网。在此基础上，又发出4支掌背动脉，分别行走于两掌骨间的背侧，然后又各自发出2小支到手指，即指背动脉。第1掌背动脉是4支掌背动脉中较大者，主要行走于第2掌骨桡侧。该动脉于第1、2掌骨基底附近，发出若干分支，分别到拇指背尺侧及第1背侧骨间肌。第1掌背动脉的其中一支经第1背侧骨间肌的两个头之间穿至掌面，与掌深弓又形成弓形吻合。第1掌背动脉于示指掌指关节附近，发出3～5个分支与关节周围其他血管合呈网状。在示指近节背侧形成其终末支，直达近位指间关节平面。它有固定的较细的伴行静脉及不完全伴行的皮下较大的静脉，分别回流于桡动脉的伴行静脉及头静脉。伴行神经为桡神经浅支的第 1 掌背神经。示指近节背侧则由第 1、2 掌背神经共同支配。第 1 掌背动脉的体表投影为鼻烟窝桡动脉搏动处与示指掌指关节桡侧背面的连线。以此动脉为轴，可在手背桡侧，以第 3 掌骨背侧为界，做 6cm×7.5cm 的皮瓣。旋转轴点在动脉搏动与拇长伸肌相交处，或在桡动脉腕背支的起始部。若与示指近节背侧皮瓣联合应用，则皮瓣可达 6cm×10cm。此皮瓣也有称第 1 掌背动脉轴型皮瓣、第 2 掌骨背皮瓣者。

第 1 背侧骨间肌有两个头分别起于第 1、2 掌骨基底相邻面的对应处，止于示指的指背腱膜，由尺神经支配。主要功能是外展示指、屈示指掌指关节、伸示指末节，可大部横断供移位修复，对示指功能无显著影响。

根据第 1 掌背动脉于示指掌指关节附近有分支与关节周围其他血管吻合成网的特点，以示指掌指关节背面桡侧为蒂，可设计出第 1 掌背动脉逆行皮瓣。示指掌指关节背面桡侧为旋转轴点，第 2 掌骨桡侧缘为轴，以拇长伸肌腱与第 1 掌背动脉交点处为皮瓣最远端，在第 1、3 掌骨背侧间设计皮瓣，移位修复手掌远端桡侧及第 2、3 掌指关节背面的皮肤缺损（图 14-13～图 14-16）。

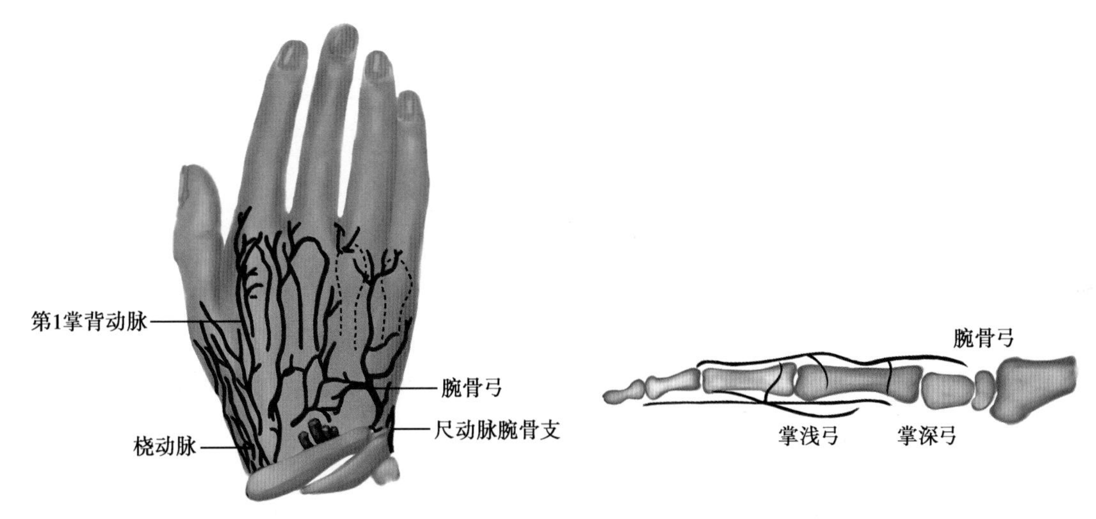

图 14-13　手背动脉的解剖

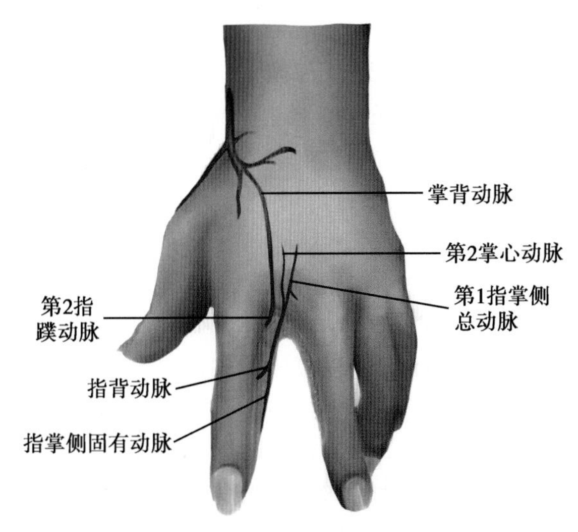

图 14-14　第 2 指蹼动脉与掌侧和背侧动脉吻合

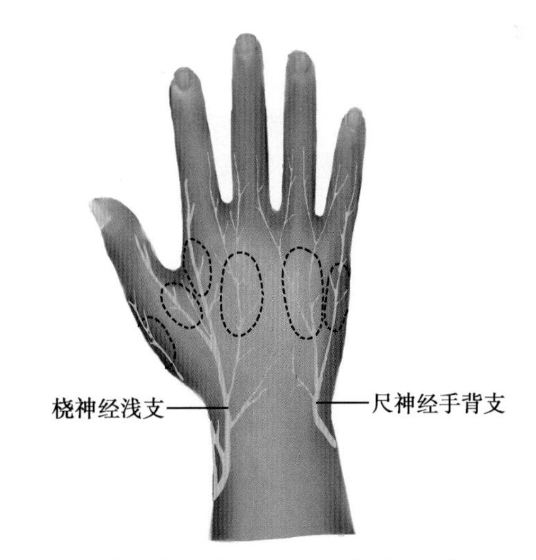

图 14-15　掌背皮神经的分布及皮神经营养血管皮瓣的供区

（二）适应证

1. 拇内收形成瘢痕性挛缩。
2. 以近端血管为蒂的顺行皮瓣可修复手部大鱼际区、腕平面及前臂远端软组织缺损。

3. 以远端血管为蒂皮瓣可修复手掌皮肤缺损。

（三）手术方法

术前应详细检查桡动脉腕背支有无异常，可用手指直接扪及或用超声多普勒血管探测仪检查，探明其走行方向，发现有无先天缺损。按手术需要设计皮瓣移位修复。

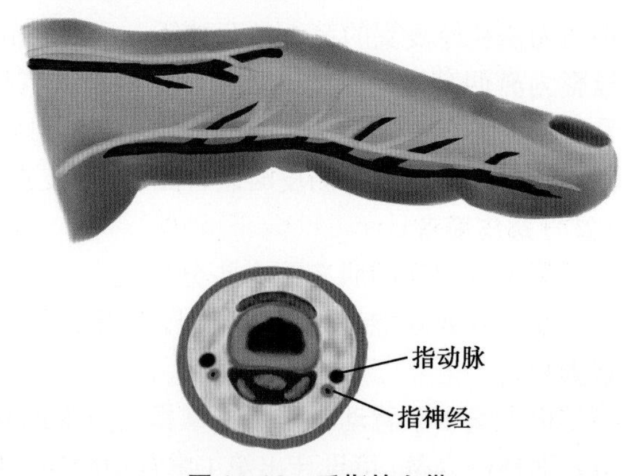

图 14-16 手指的血供

1. 无须解剖血管蒂的手背桡侧皮瓣

（1）手术设计：由鼻烟窝桡动脉搏动点至示指掌指关节桡侧画一条直线，以此线为轴，在两侧设计皮瓣。皮瓣尺侧缘不超过第 3 掌骨背侧，皮瓣桡侧可达拇外展短肌边缘，在鼻烟窝设计约 2cm 宽的皮肤筋膜蒂。

（2）手术操作：手术可以从设计好的皮瓣远端及两侧开始解剖，切开皮肤直达深筋膜，皮瓣内各静脉浅支与皮瓣外有交通者，均予以切断结扎，在第 1 骨间背侧肌肌膜下解剖，在第 2 掌骨桡侧，可携带一小束第 1 骨间背侧肌以保护血管束，不必解剖出血管束。在第 1、2 掌骨背侧，应于指背腱膜及伸指肌腱膜外解剖，保留腱周组织至鼻烟窝处，以皮肤筋膜为带，这样可以保证第 1 掌背血管神经束包含于皮瓣内。此法适用于矫正拇内收畸形。供区用游离植皮覆盖。

2. 解剖血管蒂的手背桡侧皮瓣

（1）手术设计：同上。

（2）手术操作：手术亦从设计好的皮瓣远端及两侧开始，进行向蒂部游离，分别结扎其深面的穿支血管与尺动脉腕背支的吻合血管，直至拇长伸肌腱的掩盖处。若旋转轴点设在鼻烟窝或该动脉的起始部时，则需切开轴点处皮肤及筋膜，解剖出血管束并携带周围部分疏松组织保护血管，形成岛状皮瓣。需切断皮瓣近端浅静脉，将皮瓣从拇长伸肌下面向上牵出，或从拇短伸肌腱下方向前牵出。此时应注意保护血管蒂及其伴行静脉。由于蒂部仅有血管束，使旋转幅度增大，可适用于修复腕部、前臂下份的皮肤缺损，或绕过拇指修复手掌近端的皮肤缺损。供区用植皮覆盖创面。

3. 第 1 掌背动脉逆行皮瓣

（1）手术设计：以示指掌指关节背桡侧为旋转轴点，以第 2 掌骨桡侧缘为轴线，在此线两侧设计皮瓣，皮瓣的尺侧界为第 3 掌骨背侧中线，桡侧界为拇长伸肌腱的尺侧缘，皮瓣的最近点为鼻烟窝。蒂部可设计为 2cm 宽的皮肤筋膜蒂。

（2）手术操作：首先切开皮瓣设计线的尺侧缘，直达深筋膜下层。在深筋膜下，骨间肌肌膜及伸肌腱膜表面解剖。结扎切断腕背动脉弓。切开皮瓣设计线桡侧皮肤切口，在深筋膜下解剖。在皮近端切开后，结扎皮下浅静脉、桡血管束，在深筋膜下逆行向蒂部解剖。可携带第 1 骨间背侧肌肌腹或部分肌束，直到蒂部，形成带皮蒂逆行皮瓣，即可移位至受区。供区用全厚皮片移植覆盖。

指侧腹皮瓣

人类的手指指腹侧具有非常精细的感觉，特别是具有良好的实体感觉，因此才能充分发挥手的作用。在手的皮肤、软组织损伤后，用一般的断层皮片移植或皮转移，均不能恢复手的实体感觉。指侧腹皮瓣以指掌侧固有神经和指血管束为蒂，移位于拇指或示指指端掌侧后，不但能恢复一般的痛觉、冷热觉等，还能恢复良好的实体感觉，是一个重建指端感觉功能的良好皮瓣。此术最早由 Moberg 于 1955 年描述，主要用于重建拇指缺损皮管再造术后的感觉功能，在后来的临床应用中，发现有更广泛的用途。1983 年 Roe 改进了这一手术，将指固有神经从皮瓣中分离出来，皮瓣内只有营养血管，可用于非感觉重要区的皮肤缺损修复。

（一）应用解剖

在手掌部，尺动脉主干的延续段与桡动脉的浅支联合组成掌浅弓（图 14-17）。此弓位于掌腱膜的深面，与近侧掌横纹走形一致，横跨屈指肌腱及其腱鞘的掌侧，并与正中神经向各指发出的分支相交叉。在弓的远侧发出一支小指掌侧固有动脉及 3 支指掌侧总动脉。指掌侧总动脉沿掌骨间隙向远端行走，各支在掌骨小头平面又分为两根指掌侧固有动脉。指掌侧固有动脉在手指与同名神经伴行，位于神经的背外侧。它走行于指纤维鞘管两侧，沿途发出若干分支以营养手指的皮肤、骨、关节和肌肉，并在近侧指间关节、远侧指间关节、指髓内与对侧指腹来的血管形成丰富的网状吻合和动、静脉短路吻合。示指尺侧和中、环、小指的动脉来自掌浅弓，拇指和示指桡侧的动脉来自掌深弓。

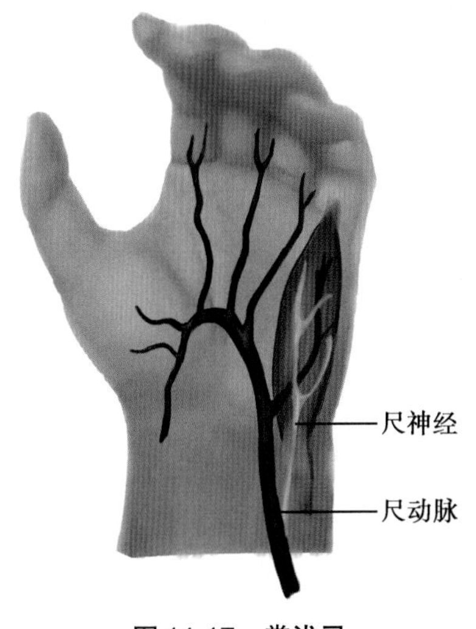

图 14-17 掌浅弓

正中神经从屈肌支持带（腕横韧带）深面到达手掌后，分出 3 支指掌侧总神经行走于掌腱膜和掌浅弓深面。第 1 指掌侧总神经分出 2 支指掌侧固有神经，至拇指尺侧和示指桡侧。另 2 支指掌侧总神经各分出 2 支指掌侧固有神经至示指尺侧、中指和环指桡侧。

尺神经由屈肌支持带浅面尺侧进入手掌，然后分为深、浅两支。浅支经掌短肌深面，在该肌的远侧缘分为 2 支，一支为小指尺侧固有神经，另一支为指掌侧总神经，后者再分为 2 支指掌侧固有神经。3 支指掌侧固有神经分布于尺侧一个半手指。手指背侧则分别由桡神经和尺神经的分支支配。

指掌侧固有神经行于指纤维鞘管的两侧，稍偏掌面。它沿途发出若干小支至掌面、侧面和中、远节背面的皮肤，并分布到掌指关节和指间关节。分布到皮肤的小支末端呈球状，为触觉小体和环层小体。

（二）适应证

1. 拇指缺损皮管成形术术后感觉及血液循环不良的功能重建。
2. 形成双叶指腹皮瓣再造指Ⅲ度缺损。
3. 形成逆行指腹皮瓣修复同指远端皮肤缺损。
4. 任何原因引起的拇指尺侧、示指桡侧指端感觉障碍，需重建感觉功能者。

（三）手术方法

1. 中指指侧腹皮瓣移位修复拇指腹侧皮肤缺损

（1）手术设计：先用亚甲蓝画出手术切口和皮瓣范围。皮瓣近端可超过远侧指横纹 0.5cm 左右，其远端距指甲的自由缘约 0.5cm，腹侧切口到中线，侧方切口超过指侧正中线，并弯向背侧少许。在指侧正中线画出手指切口，其远端连接皮瓣近侧缘，近端在指根部以 Z 形延伸到掌心。另外，在患指末节指腹所要修复的部位画出比皮瓣略小的轮廓。

（2）手术操作：患者仰卧位，患手置于手术桌上。用气囊止血。在充气之前先用驱血带驱血。首先在指侧做直切口，直达指根部。在指根处，切口向掌侧成角，并按预定切口线延至远侧掌横纹近侧约 1cm 处。切开皮肤、皮下时，注意不要用力过猛，以免损伤神经、血管。将皮肤略向两侧掀起，即可显露血管神经束及其周围组织。仔细解剖出血管神经束，在游离血管神经束时，应将周围的软组织带上一部分。在掌部指总动脉分叉处，切断并结扎供应邻指的指血管，同时可将指总神经做束间分离，以增加神经血管束的移动幅度。然后，在指远端的皮瓣设计线上切取皮瓣。该皮瓣应连同指神经一并切取，以保证术后获得良好的实体感觉。另外，在切断并结扎远端的指血管后，应在血管神经束的深面游离皮瓣，并使血管神经束与皮瓣紧密相连，不可分离，以保证皮瓣有良好的血液供应，按预先画出的轮廓切除拇指上的皮肤或瘢痕组织。

放松止血带，创面严密止血，并检查皮瓣血液循环。在皮瓣血供良好时，即可进行远处移位。用弯止血钳钝性分离，在皮下形成隧道。先在掌部形成皮下隧道，直到指根部。然后从虎口区到指根部形成另一皮下隧道，最后在拇指根部做一个小的横切口，连通两个皮下隧道。在形成掌部皮下隧道时，应在过掌部处尽量扩大，以使皮瓣顺利通过。将弯止血钳从患指根部切口进入掌部皮下隧道，在掌部用针钳钳住皮瓣上预先缝上的牵引线，牵引皮瓣通过皮下隧道。然后用同一方法，引导皮瓣到受区。皮瓣通过皮下隧道时，必须避免蒂的扭转和受压，必须防止蒂的根部在掌心处成锐角，以免影响皮瓣的血液循环，供区创面用全厚皮片移植，打包加压包扎。

2. 中环指双叶指侧腹皮瓣再造拇指

(1) 手术方法：手术设计与前述方法基本相同，但设计度较大。

(2) 手术操作：首先在掌部切口，解剖出第3指掌侧总动脉及神经，并游离出中指尺侧及环指桡侧的指固有血管和神经。按皮瓣设计切口依次切开皮肤掌侧、远侧及背侧，在指固有筋膜浅面解剖出指神经、血管束，使其包含在皮瓣内。沿途结扎至掌、背侧的分支与远端神经血管束。逆行向近端游离直至掌弓血管。血管束周围保留一定量的疏松组织。此时即形成带第3指掌侧动脉、神经的中环指双叶岛状皮瓣。

在指端做切口，充分暴露指骨残端。修整骨残端，露出骨腔。依再造指所需长度切取适当大小的自体髂骨条，以克氏针固定于指骨上作为再造拇指的骨支架。

在伤指残端掌侧与手指切口间作宽松的皮下隧道或切开皮肤，并引出双叶岛状皮瓣。将两皮瓣包裹髂骨条缝合，即再造一个新的拇指。供区创面用全厚皮片移植消灭创面。术后常规显微外科术后处理，2周拆线，6周左右开始活动拇指。

3. 指侧腹逆行皮瓣修复手指远端缺损

(1) 手术设计：在伤指尺侧或桡侧设计比指端皮肤缺损略大的皮瓣，示指宜在尺侧设计皮瓣、小指宜在桡侧设计皮瓣。旋转轴点一般易在近指间关节平面或远指间关节平面。

首先对伤指残端进行彻底清创，切除挫伤、坏死组织。残端修整圆钝，不可缩短太多。测量指间关节到指端皮肤缺损最远点的距离为所需要的血管蒂长度，在指侧腹近端设计略大于皮肤缺损的皮瓣。

(2) 手术操作：切开皮瓣近侧、腹侧及背侧，结扎切断近端指掌侧固有神经，并在神经血管束深面解剖。至指侧中分时仅游离神经血管束及其周围疏松组织，形成带血管神经蒂的逆行指腹皮瓣。切开血管蒂部至创面之间的皮肤，向两侧游离，但不能解剖血管束，以免中断逆行的皮肤。将皮瓣向远端旋转移位至指端创面，指神经残端与受区指神经残端缝合，重建皮瓣感觉功能，缝合皮肤。指侧近端创面用全厚皮片移植修复。

指中节背侧皮瓣

指背皮下组织疏松，皮肤与深层结构之间缺乏垂直的纤维束联系，因而皮肤有较大的移动性。指背皮肤的血供由指掌侧固有动脉分支供应，并且两侧指固有动脉的分支在指背有吻合。指背皮下浅静脉多，有丰富的静脉网，指桡侧静脉和指尺侧静脉在指背吻合，形成2～3排指静脉弓，手指血运主要靠指背静脉回流。

（一）应用解剖

指掌侧固有神经由正中神经和尺神经分出，分布到5个手指。拇指、示指和中指的两侧以及环指侧的指掌侧固有神经由正中神经分出；环指尺侧和小指两侧的指掌侧固有神经由尺神经分出。指掌侧固有神经在手指与指掌侧固有动脉一起走行于指纤维鞘管的两侧，神经略偏掌面，动脉居神经的背外侧。

指固有神经有感觉纤维和交感纤维（血管运动和汗腺分泌）但无运动纤维。在近节指骨基底平画，每一支指掌侧固有神经发出一背侧支，其直径约为0.5mm，它斜行走向远侧指背，分支支配中、远节手指背面皮肤。两侧指固有神经在指背的分布有交叉。

拇指和小指的指掌侧固有神经没有明确可见的背侧支，仅在指掌侧固有神经的远端发出若干小支支配远节指背面的皮肤。

（二）适应证

指中节背侧皮瓣实际上是Moberg在1955年倡导的，由Campbell推广应用的指腹侧皮瓣发展而来。它以指掌侧固有神经背侧支、指血管束为蒂，旋转轴点在掌浅弓平面，皮瓣面积可达4cm×2.5cm。可在修复拇指或其他手指的腹侧缺损时单独应用，也可与其他皮瓣联合应用再造拇指。

（三）手术方法

1. 手术设计　可以在食、中、环指背侧以尺侧或桡侧指固有动脉、指固有神经背侧支为供血血管，设计所需大小、形状相符的指背皮瓣。皮瓣远端可到指甲根约5mm处。在血管神经束一侧，切口过指侧正中线约5mm；在另一侧，切口只到指背的边缘，皮瓣近端在血管神经束的对侧平近指间关节平面，然后在指背侧斜向近端，到血管神经束一侧时约到指近节中分。实际切取时，皮瓣应比受区创面略大。用亚甲蓝画出手术切口及预定取皮瓣范围。

2. 手术操作　在臂丛阻滞麻醉或高位硬膜外麻醉下进行，在手术放大镜下操作。驱血带驱血后，将气囊止血带充气。首先在近指节血管侧做直切口，远端到皮瓣近侧缘，近端直达指根部。在指根处，切口向手掌成角至掌中部，暴露出神经血管束及其周围软组织。然后，在皮瓣设计线上切开。先做皮掌侧切口，在指纤维鞘的浅面向背侧作锐性解剖分离皮瓣。当皮瓣掀向背侧时，即可见神经血管束包含在皮瓣内。用小刀片纵行切开指掌侧固有神经周围的一薄层软组织，并紧靠神经进行锐性分离，将其从皮瓣中分离出来，指固有神经则在指侧。沿神经一直解剖到指根平面。在近节指骨基底附近，可见一斜向指背的神经分支，此即指掌侧固有神经的背侧支，应妥为保护，并沿该支向远侧分离，确认其进入皮瓣后，停止此处的解剖。切开皮瓣其他边缘，在伸肌腱的浅面游离皮瓣，保留腱周组织。切断并结扎远端指动脉，保留指掌侧固有神经，此时皮瓣即完全游离，应使血管蒂与皮瓣紧密相连，不可分离。然后提起皮瓣，向近端继续游离血管蒂，并沿指背神经向近端行束间分离，保留指固有掌侧神经，皮瓣内只含有指背神经及指掌侧固有动脉。在掌指关节平面附近，切断并结扎由指总动脉发出的另一指动脉，可一直解剖到掌弓平面。在行神经的束间分离时，最好使用手术显微镜，以保证操作的精细和准确。如不进行远距离移位，则神经血管蒂游离到指总动脉分叉处即可。

放松止血带，观察皮瓣血液循环。如皮瓣血液循环良好，在创面止血后，即可将皮瓣转移到受区。如需作皮瓣的远处移位，可先用弯止血钳在掌部和患指做一个宽敞的皮下隧道，在通过掌纹时，应尽量扩大，以利皮瓣顺利通过。然后，通过皮下隧道将皮瓣转移到受区。如是同一手指的掌侧皮肤缺损，将背侧皮移位到掌侧即可。供区的皮肤缺损用断层皮片移植覆盖，打包加压包扎。皮片可在同一肢体的上臂或前臂切取。

示指近节背侧皮瓣

示指近节背侧皮瓣由 Foucher 于 1979 年首先报道。原设计形状像风筝，因此被形象地称为“风筝皮瓣”。以第 1 掌、指背动脉和第 1 指背神经为蒂，并包含第 2 指背神经的分支。主要用于修复拇指背侧或腹侧皮肤缺损和进行虎口再造，亦可与其他皮瓣联合应用再造拇指。

（一）应用解剖

示指近节背侧皮肤由第 1 掌背动脉供血。第 1 掌背动脉起于在鼻烟窝的桡动脉发出者占 70%，有 30% 起于拇指主要动脉。也有少数缺失者，其发起处的平均外径为 2.5mm。发起后 75% 以动脉干行经第 2 掌骨桡侧，前行至示指掌指关节平面，分支进入示指背侧，称指背动脉。在示指伸直时，指背动脉位于示指伸肌腱中点的桡侧 8～10mm 处。另有 25% 为网状型，动脉起始后即分数小支，分布于掌背桡侧。从起始部斜行至掌骨附近的一段掌背动脉多位于浅筋膜内，其远端多位于深筋膜深面或第 1 骨间背侧肌的浅层。第 2 掌背动脉亦分出指背动脉进入示指背侧及其尺侧，并与第 1 掌背动脉发生吻合。由指背静脉网回流入手背静脉网。

示指背侧皮肤的感觉由桡神经支发出的指背神经支配。在第 1 掌背动脉起始处两侧 3～4mm 范围内，可找到此神经。在掌背及近端指背处，指背神经与动脉伴行（图 14-18，图 14-19）。

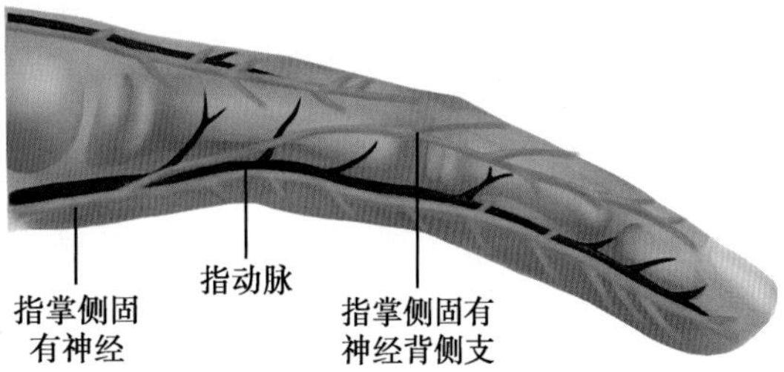

指掌侧固有神经
指动脉
指掌侧固有神经背侧支

图 14-18　手指血管神经解剖

（二）适应证

1. 第 1、2 指蹼间皮肤缺损，虎口挛缩成形术后的皮肤缺损；
2. 拇指腹侧或伴有伸肌缺损或裸露的拇指背侧皮肤缺损；
3. 拇指皮管成形术后的感觉功能重建。

（三）手术方法

1. 手术设计　先用亚甲蓝根据受区需要，在示指背侧画出切取皮瓣范围。最大切取范围为 9cm×(2.5～3)cm。皮瓣包括整个示指近节背侧的皮肤。第 1 指背动脉在近节指间关节平面形成终末支，因此

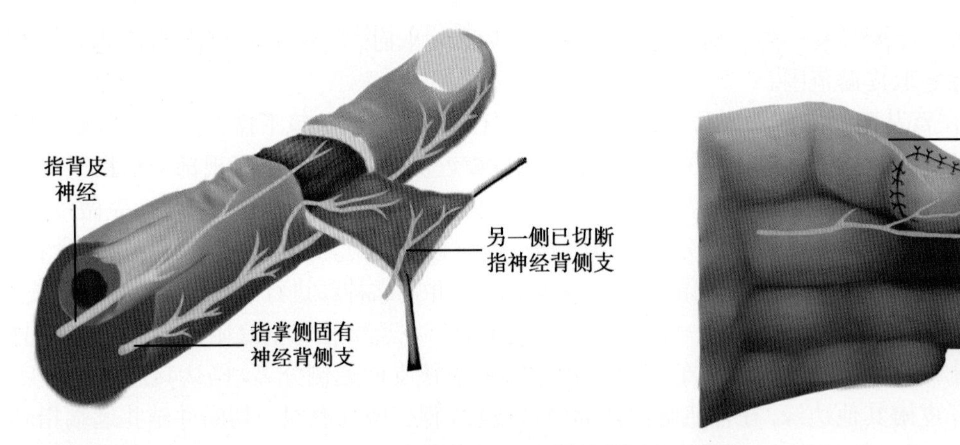

图 14-19 小指带两侧感觉神经

皮瓣的远端一般不应超过近节指间关节平面。皮瓣的近端通常在掌指关节平面。在需要较大面积的皮瓣时，也可到掌指关节的近侧，甚至可到第 2 掌骨基底平面。游离神经血管蒂的设计在第 2 掌骨的桡侧，因为在术中要保留第 2 指背神经到皮瓣尺侧缘的分支，故切口设计成 S 形，以利于进行神经束的分离。也可设计近端蒂 1.5cm 左右皮肤筋膜蒂。该切口的近端要一直延伸到桡骨茎突平面，才能使神经血管蒂得到充分的游离。

2. 手术操作 臂丛阻滞麻醉或高位硬膜外麻醉，在手术显微镜下操作。在不驱血的情况下，将气囊止血带充气。先作 S 形切口，切开皮肤、皮下后，在桡骨茎突远侧找到第 1 掌背动脉及其伴行静脉和第 1 指背神经，沿第 2 掌骨桡侧向远端游离，直到神经血管束进入皮瓣。在游离血管神经蒂时，应注意保留其周围的部分疏松结缔组织和筋膜，特别是在血管神经蒂的尺侧应保留得更多一些。如第 1 掌背动脉在起始部和斜行的一段行走于第 1 骨间背侧肌的浅层，则应带上部分肌膜或少许肌束在血管神经蒂上。

按预先画定的切口切取皮瓣。在伸肌腱浅面掀起皮瓣时，注意不要损害皮瓣内的静脉网，其要点是以充盈的静脉为标志，并一定要将其游离在皮瓣内。同时，还要注意不要将伸肌腱的腱周组织一并游离在皮瓣内。在皮瓣近端尺侧，于掌指关节平面有第 2 指背神经的分支和第 2 掌背动脉发出的示指背尺侧动脉进入皮瓣。切断并结扎由尺侧进入皮瓣的动脉，但应注意保护第 2 指背神经的分支，同时将该分支用束间分离的方法分离在皮瓣的血管神经蒂内。血管神经束完全游离后，长度为 5～8cm，为了保证血管神经蒂有足够的长度，以便皮瓣能顺利地移位，一般应游离到桡骨茎突平面远端。

放松止血带，检查皮瓣血液循环，并进行创面止血，如皮瓣血液循环良好，即可作远处移位在受区和手背切口之间，用弯止血钳形成一个宽松的皮下隧道，将皮瓣自隧道引出后覆盖受区创面。供区创面游离植皮，并打包加压包扎。若指侧皮肤缺损，或进行指再造时，则最好选用指侧腹皮瓣或指中节背侧皮瓣。

小指背侧皮瓣

小指背侧皮肤主要由小指尺掌侧动脉供血，由尺神经的小指神经支配，可形成带血管的小指背侧皮作邻近移位，以修复手掌不太大面积的皮肤缺损。

（一）应用解剖

小指尺掌侧动脉由掌浅弓发出后，沿小指球肌表面下降，分布于小指的尺侧缘，并有分支与由指侧固有动脉来的分支和掌背动脉的分支在小指背侧吻合，以营养小指尺侧及指背皮肤。

小指背侧皮瓣有与动脉伴行的静脉。主要回流静脉为指背静脉网，汇入贵要静脉。小指背侧皮肤感觉由尺神经的分支支配。尺神经在腕关节近侧约 5cm 处发出手背支，经尺侧腕屈肌腱及尺骨之间转向背侧，下行达手背。在腕关节背侧分为 3 条指背神经，一支达小指背侧尺侧缘，并直达末节指骨基底；一支分布于环、小指背侧的相对缘；一支分布于环、中指的相对缘。后 2 支神经只分布到环、中指的中节指骨基底，远端由指掌侧固有神经支配。尺神经在腕掌侧韧带的深面越过豌豆骨的桡侧进入手掌，分为深支和浅支。浅支发出一支小指掌侧固有神经，分布于小指掌侧尺侧缘。深支为指掌侧总神经，分支支配环、小指相对缘的皮肤感觉。

（二）适应证

1. 手掌及手背、腕平面的皮肤缺损。

2. 手尺侧无严重损伤及瘢痕。

（三）手术方法

1. 手术设计　按受区皮肤缺损的大小及形状在小指背侧设计皮瓣。可以小指尺掌侧神经血管为蒂设计小指尺、背侧岛状皮瓣，包含小指背尺侧皮神经分支在皮瓣内。其旋转轴点位于近侧掌横纹的尺侧缘。皮瓣远端可达远指间关节平面，桡背侧可达小指桡侧中线，尺侧可达小指尺侧中线，近端可达手掌尺侧缘中分。皮瓣面积一般为7.0cm×2.5cm。

2. 手术操作　按设计线首先切开近端皮肤，寻找小指尺侧神经血管束。在豌豆骨内下方，小指球肌的浅面不难找到，妥善保护。然后切开皮瓣远侧皮肤，直达深筋膜，在伸指肌腱膜表面解剖，将腱膜完整保留在伸肌腱上。切开皮瓣两侧，逆行向近端游离。至小指掌指关节附近，需结扎由掌背动脉和指掌侧固有动脉来的分支，并要切断或作束间分离尺神经的背侧支至环、中指的分支。整个解剖操作始终在伸肌腱膜的浅面进行，则能保证神经、血管分支在皮内。向近端充分游离皮瓣后，即可进行移位。向掌侧移位时，需将尺神经的背侧支向近端充分游离一段距离，这样才能在移位时不至牵拉神经引起麻痹。供皮区用全厚皮片移植覆盖。

（饶利兵　秦向征）

第三节　胸部皮瓣应用解剖

胸壁可分为胸前区、胸外侧区和胸背区。胸前区位于前正中线和腋前线之间，胸外侧区位于腋前线和腋后线之间，胸背区位于腋后线与后正中线之间。胸部的皮肤细腻，皮下组织菲薄，除胸骨表面皮肤外，均有较大的活动性，颜色与面部相近，是修复面颈部的优良供区。胸壁浅筋膜内含有脂肪、皮神经、浅血管、浅淋巴管和乳腺。胸前、外侧区的浅筋膜与颈部、腹部和上肢的浅筋膜相连续。

胸部和背部常见的受区血管，包括腋动脉及其分支、肩胛下动脉及其分支、胸背动脉及其分支和旋肩胛动脉。锁骨下部的胸肩峰血管也是可用的，其他主要的血管系统是胸廓内动脉及其穿支。常用的受区静脉除了这些动脉的伴行静脉之外，还有头静脉和颈外静脉。修复腰背部缺损有时会用到肋间动脉。胸部重建最常见的受区动脉包括胸背动脉和胸廓内动脉，较少使用的受区动脉包括旋肩胛动脉、胸外侧动脉、胸肩峰动脉和胸廓内动脉。肩胛下动脉通常源于腋动脉，向远端走行一小段距离即分为胸背动脉和旋肩胛动脉。胸背动脉走行2～3cm后发出2个降支来供养前锯肌。当供区血管口径较小时可以使用胸背动脉分支进行吻合。旋肩胛动脉从肩胛下动脉发出后靠外侧走行，然后穿过三边间隙延伸为皮动脉，为肩胛部皮瓣和肩胛周围筋膜皮瓣提供营养。

胸廓内动脉自锁骨下动脉发出后向下走行，位于肋软骨深面、胸膜表面。当这条血管离开肋缘后，继续下行变成了腹壁上动脉。胸廓内动脉通常通过切除第3肋软骨进行暴露。胸廓内动脉穿支于第2、3、4肋软骨上方很常见，可在该区域用作受区血管。胸外侧动脉是腋动脉的直接分支，有胸外侧静脉伴行。与胸背动脉相比，这些血管在腋窝内更表浅。胸肩峰动脉从锁骨下动脉发出，供养胸大肌。

一、胸前部皮瓣

胸前部皮瓣一般为轴型皮瓣，其上界为锁骨，下界为乳头水平线，内侧界为前正中线，外侧界为腋前线。前胸的皮肤和软组织主要由锁骨上动脉、胸廓内动脉（内乳动脉）、胸肩峰动脉和胸外侧动脉滋养（图14-20）。锁骨上动脉的胸支（图14-21）和胸廓内动脉的肋间穿支（图14-22）滋养的皮瓣更适合修复颈部和下面部，因为其更靠近颈部及下面部。

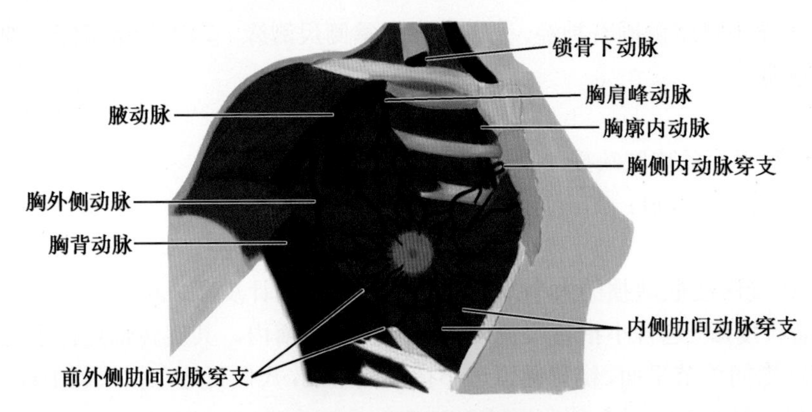

图 14-20 胸前部皮瓣解剖

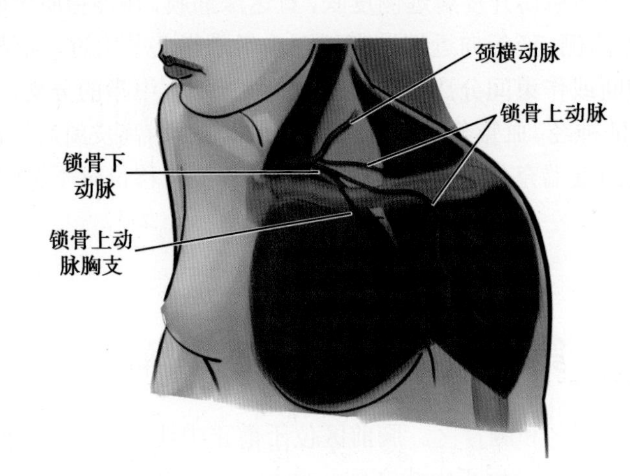

图 14-21 锁骨上动脉及其胸支解剖

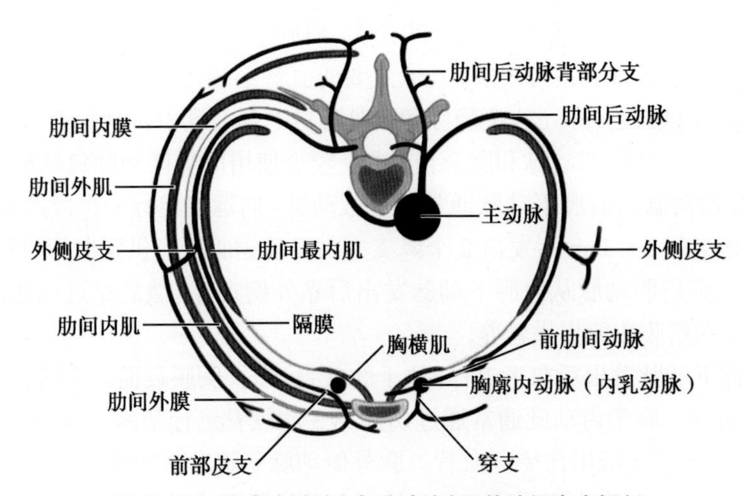

图 14-22 胸廓内动脉(内乳动脉)及其肋间穿支解剖

胡滨成等解剖 50 侧胸前壁，发现胸前部皮瓣的胸廓内动脉的肋间穿支血供来源有三种不同的情况：①以胸廓内动脉第 2 肋间穿支为皮瓣的主要动脉者占多数，共 29 侧，占 58%（图 14-23A）；②以胸廓内动脉的第 1 肋间穿支为皮瓣的主要动脉者，共 17 侧，占 34%（图 14-23B）；③动脉来源为胸廓内动脉第 3 肋间穿支者最少，共 4 侧，占 8%（图 14-23C）。

不管皮瓣动脉的来源是胸廓内动脉的第 2 肋间穿支或是第 1、3 肋间穿支，此皮瓣的主要动脉均从相应的肋间隙近胸骨之外侧缘附近穿出深筋膜，向外侧行于胸部浅筋膜内，其动脉主干的长轴均沿肋间隙或肋骨行走，动脉的分支也比较恒定，在动脉干的起始部胸骨旁线附近分出上、下两支，主干继续向外走行在锁骨中线附近，发出一分支向外上方抵至胸大肌三角肌间沟处，同时动脉主干继续转向下外方并在锁骨中线与腋前线间又发两分支，一支向下外、一支向下内。动脉分支情况及走行见图所示（图 14-23D）。此皮瓣主要动脉穿出深筋膜的位置，一般离相应的肋间隙之胸骨外侧缘约 0.45mm。

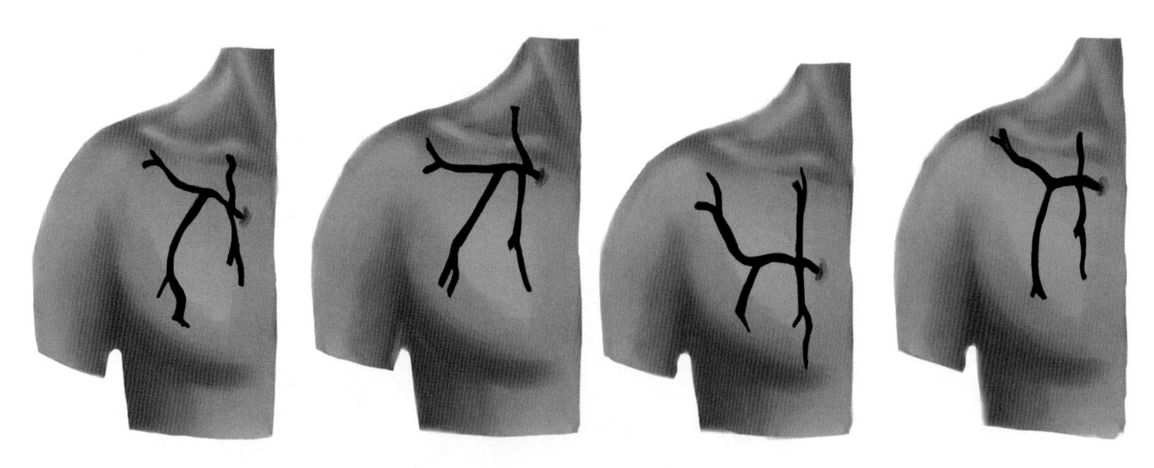

图 14-23 胸前皮瓣的胸廓内动脉的肋间穿支血供解剖

二、胸大肌肌皮瓣

胸大肌是上胸部一块很厚的扁扇形肌肉，支配上肢的内收和旋内。上部呈水平走形，下部呈斜行走向。上、下两部各有独立的血管神经系统，可制成多种形式的肌皮瓣、肌骨瓣和肌皮骨瓣。胸大肌肌皮瓣解剖位置恒定，位置浅表，切取容易，旋转弧大，覆盖范围广，可一期修复头颈部、肩部和上肢等部位软组织缺损，也可作为动力肌移位替代邻近瘫痪的肌肉，恢复肌肉功能。胸大肌肌皮瓣切取后对肩关节的正常活动无明显的影响；肌肉各部有独立的神经和血供，可作为亚单位肌（皮）瓣移植；血管恒定、粗大、蒂长，适合游离移植。

胸大肌根据其起点可分为锁骨部、胸肋部和腹部。胸大肌有 4 个起点：锁骨内侧半的前面的前内侧半；胸骨柄和胸骨前面的外侧半，向下延伸至第六或第七肋软骨；腹外斜肌腱膜。起自锁骨部的肌纤维斜向外下方走行，从胸肋骨头部的肌纤维向外上方走行。肌纤维最终合并形成一个宽约 5cm 的扁平肌腱，附着于肱骨大结节。

腋动脉是锁骨下动脉的延续，在锁骨下进入腋窝，在解剖学上腋动脉被胸小肌分为 3 段。从腋动脉不同节段发出的分支供应着该区域的不同组织。胸肩峰动脉干起于腋动脉的第二段，进入胸筋膜后分为四支：肩峰支、肱动脉支、锁骨支和胸肌支。锁骨支供应胸大肌的锁骨头；胸肌支向内侧分出一个分支滋养胸小肌，向下走行在胸大肌胸肋部分的深面，是胸大肌的主要血液供应。胸外动脉也起源于腋动脉的第二部分，沿着胸小肌的外侧边缘向下供给胸大肌的外侧部分。在女性中，它是胸大肌及其上方乳房组织血液供应的主要部分。胸大肌的穿支动脉供养表面的皮肤。由于胸大肌的一部分附着在胸骨前和第 2 至第 6 肋软骨，所以胸大肌也为这些结构提供了一些血液供应。

锁骨部和胸肋部的血管神经主要来自胸肩峰动脉和胸外侧神经，两者伴行，越过胸小肌上缘由肌肉深面进入肌肉，动脉外径为 1.9mm，血管神经蒂长均在 40mm 以上。胸大肌腹部纤维则由胸肩峰动脉或腋动脉发出的下胸肌支供应，神经支配来自胸内侧神经，两者经胸小肌下缘向内下方行走。胸大肌内侧还接受胸廓内动脉分支来的血液供应。肩峰动脉的分支均有静脉伴行，一般为一支，少数为两支。可单独或几支合成血管干后汇入腋静脉或头静脉，头静脉汇入锁骨下静脉处。血管神经蒂正好是位于胸小肌上缘处。胸大肌皮肤的血供，主要来自胸廓内动脉的穿支，此外，胸肩峰动脉在胸大肌表面发出许多肌皮穿支，与胸廓内动脉穿支和胸外侧动脉的皮支吻合（图 14-24）。

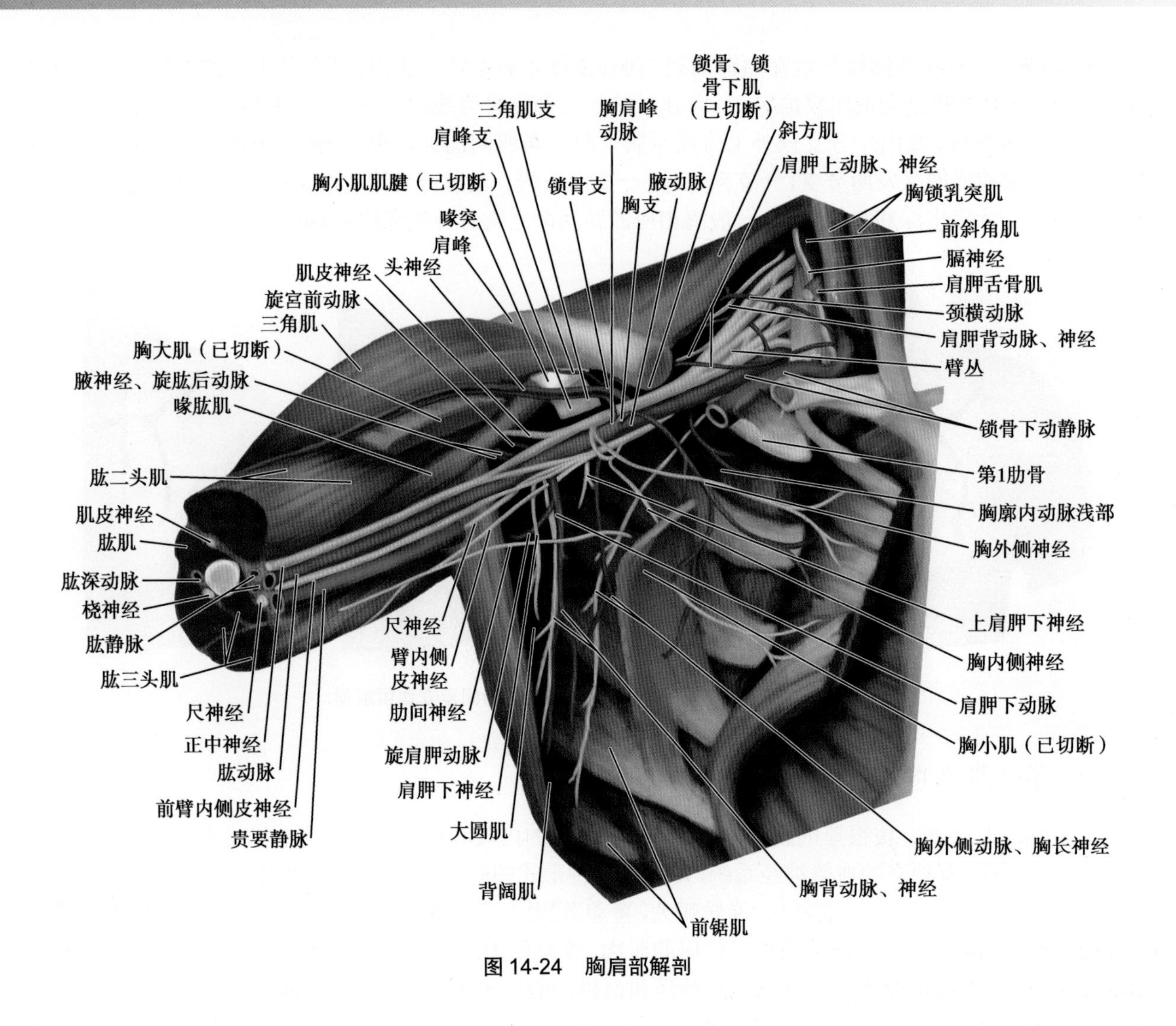

图 14-24 胸肩部解剖

三、侧胸部皮瓣

侧胸部皮瓣可用于四肢、腹部、头颈部等伴有骨、关节、血管、神经、肌腱和器官等组织外露的皮肤软组织缺损。对于四肢长骨慢性骨髓炎伴有皮肤缺损者，可用背阔肌肌瓣充填骨缺损部位，所携带的皮瓣修复皮肤缺损。

侧胸部皮瓣位于腋下胸部，其营养血管来自肱动脉、腋动脉发出的直接皮动脉（胸外侧动脉）或胸背动脉的侧胸皮动脉，其伴行静脉有1～2条。

1．直接皮动脉　直接皮动脉走行于皮下组织内，行程较长（平均 120mm），外径较大（平均 1.5mm），行程中向两侧发出分支（8～12 条），供应皮肤及皮下组织。常见的直接皮动脉有以下几条。

（1）肱胸皮动脉：发自肱动脉或肱浅动脉上端，经腋窝到达皮瓣区，出现率为 37%，起始处外径为 1.6mm。体表投影多数沿胸大肌下缘向前下内走行，达锁骨中线第 5 至第 6 肋间。

（2）腋胸皮动脉：发自腋动脉，浅出达皮瓣区，出现率为 15%。起始处外径为 1.4mm。体表投影大部分沿中线走行，达第 5 至第 6 肋间；小部分沿胸大肌下缘走行，达锁骨中线第 5 至第 6 肋间。

（3）肩胛下皮动脉：发自肩胛下动脉，达侧胸部皮瓣区，出现率为 7%。起始处外径为 1.5mm。体表投影沿中线走行，达第 5 至第 6 肋间。

2．间接皮动脉　间接皮动脉为营养肌肉的血管发出的皮动脉，它们与直接皮动脉间有吻合，营养侧胸部皮肤。其中来自胸背动脉的侧胸皮动脉恒定，且供皮范围大。可以肩胛下动、静脉为蒂，以胸背动、静脉外侧支及侧胸皮动、静脉为轴在侧胸部设计皮瓣。

3. 胸背动、静脉　胸背动、静脉是肩胛下动、静脉发出旋肩胛动、静脉之后另一较大的分支。胸背动、静脉沿中线下行，距腋后壁下方 10cm，出前缘 2cm 处，相当于肩胛下角，动、静脉进入背阔肌后分为内外侧支。外侧支沿背阔肌前缘 2～3cm 内下行，并发出皮肤穿支供应皮肤。肩胛下动脉或胸背动脉还发出侧胸皮动脉，因此胸背动脉能供应背阔肌前方侧胸部皮肤营养。血管蒂长度：胸背动、静脉从入背阔肌处至旋肩胛动、静脉处为 5～6cm，至肩胛下动、静脉处为 8～12cm。胸背动、静脉外径：动脉平均为 2.7mm，静脉平均为 3.4mm。胸背动脉外侧支：距肌肉外侧缘平均为 2.1cm。其外径：动脉平均为 0.8m，静脉平均为 1.0mm（图 14-25）。

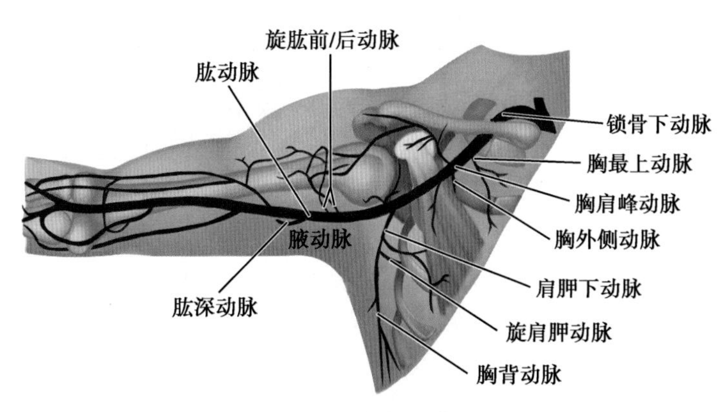

图 14-25　侧胸部血管解剖

四、背阔肌肌皮瓣

背阔肌肌皮瓣是身体上可供游离移植或带蒂移植范围最广、功能最多的皮瓣之一。该供区可制成供移植的皮瓣、肌皮瓣、肌瓣、骨肌皮瓣、分叶肌皮瓣、复合肌皮瓣或复合骨肌皮瓣以及管状肌皮瓣等，具有血供可靠、血管蒂长和管径大，且组织量大等优点，目前是整形外科最常用的皮瓣之一。背阔肌肌皮瓣最大可达 20cm×35cm，它可以与以肩胛下血管系统为蒂的各种皮瓣形成多种组合，可达到以单一血管为蒂的多个皮瓣同时修复多个缺损的效果。

背阔肌是胸大肌的镜像，是背部扁平宽阔的三角形肌肉。其腱膜起源广泛，延伸至第七及以下胸椎棘突、全部的腰椎、骶椎棘突，通过胸背筋膜达骶正中嵴及髂嵴后部等处。背阔肌上侧内部被斜方肌覆盖，除此区域之外，背阔肌是背部最表浅的肌肉。背阔肌覆盖了部分脊旁肌和大部分前锯肌。背阔肌中部以上的前缘下方，为疏松结缔组织，易与前锯肌分开，并构成腋后线的隆起；肌肉前缘向上只有疏松结缔组织与胸壁相连，并构成腋窝后壁；肌腹继续向上呈一束肌肉及肌腱，止于肱骨。背阔肌有众多重要功能，首要的是肱骨后伸、内收和旋内。其次可作用于肩胛下角使其紧靠胸壁，同时在下肢向前运动时有稳定和提升骨盆的作用。背阔肌除可协助咳嗽动作之外还可以协助手臂直接向背后运动，就像滑雪时使用滑雪杖向后撑地时的动作。

背阔肌血供有一条优势血管蒂（胸背动、静脉）和次要的来自肋间后动脉穿支的血供。肩胛下动脉在腋动脉第 3 段下方 2～3cm 处分出旋肩胛动脉和胸背动脉。在 30% 的患者中，肩胛下动脉和旋肱后动脉可共干从腋动脉发出。在大约 3% 的患者中，旋肩胛动脉直接发自腋动脉；在大约 2% 的患者中，胸背动脉直接发自腋动脉。胸背动脉在即将进入背阔肌前可能分出 3 个分支进入前锯肌，这在大多数病例可以看到（大于 75%）。这些血管管径 1～2mm，通常有 2 根静脉伴行。在乳房切除术中行腋窝清扫时，若胸背动脉被切断，那么上述前锯肌的侧支血管将成为背阔肌的主要营养血管。另外，较远也比较次要的可给背阔肌供血的附加血供来自旋肩胛动脉和肩胛背动脉走向大圆肌途中的分支。营养肩胛角分支动脉在进入前锯肌前，可作为血管蒂制取部分肩胛骨骨瓣。需在纤维脂肪组织内确定血管束发出部位，注意避免破坏经肩胛骨缘进入肩胛骨的细小血管（图 14-26）。

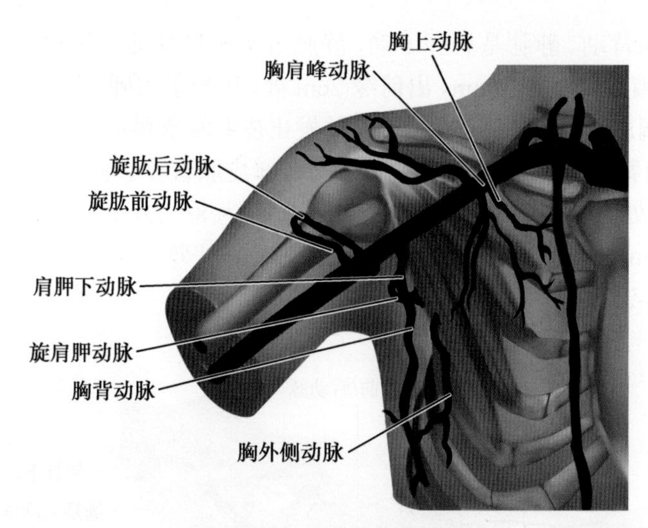

图 14-26 背阔肌血管解剖

胸背动、静脉尚有 2～3 支直接皮动脉，是经过肌腹进入皮肤，可被制成没有肌肉的“肌皮瓣”，实际应称之为胸背动脉皮瓣供移植。Angrigiani（1995 年）发现第一直接皮支位于腋后壁下 8cm、背阔肌前缘后方 2～3cm 处，穿过肌腹进入皮肤，血管直径为 0.4～0.6mm。第二穿支位于第一穿支下方 2～3cm 处，直径在 0.2～0.5mm。有时还会有第三支直接皮动脉出现。背阔肌还直接接受来自肋间动脉及腰动脉的供养，特别是第 9、第 10、第 11 肋间后动脉的外侧支及肋下动脉，这是外径较粗的皮动脉，有时可达 1mm 以上，可应用此动、静脉制成吻合血管的侧腹壁游离皮瓣供移植。因此，以肋间后动脉的外侧支的穿出处为旋转点，制成逆行旋转的背阔肌肌皮瓣，可修复胸腹壁或乳房的组织缺损。

肩胛下静脉口径约 9mm，一般长度可达 2cm。走行于腋窝中部，在背阔肌边缘下方，最终汇入腋静脉。旋肩胛静脉通常汇入肩胛下静脉，但也可以直接汇入腋静脉。旋肩胛静脉由两根伴行的静脉在进入肩胛下静脉前汇合而成，这两根伴行静脉口径均适宜于行显微吻合。上述伴行静脉与回流背阔肌的静脉平行走行。在下端肌肉附着处，可见数个静脉弓与前锯肌相连，在掀起皮瓣时这些静脉弓需切断。胸背静脉在分支为旋肩胛静脉前多数表现为双支，然后合并成为单独的伴行静脉。

五、胸脐皮瓣

胸脐皮瓣是一种非常有用的皮瓣，可以切取相当大的面积并且可以在大多数病例中直接缝合供区创面。该皮瓣无须游离血管蒂，解剖快速、方便，为手及其邻近前臂及肘部大范围软组织缺损且腹股沟皮瓣无法很好覆盖的病例提供了很好的解决方案。皮瓣的远端部分来自薄而柔韧的胸部皮肤，非常适合覆盖上肢缺损。

范启申与钟世镇通过解剖发现，腹壁下血管在腹直肌内上行中发出重要皮穿支。①脐旁穿支：该皮支从脐部平面横向外侧方向走行，称脐旁支，以此皮支切取的皮瓣称脐旁皮瓣（脐横皮瓣）。②胸脐穿支：该皮支是腹壁下动脉最上方，也是最粗大的皮穿支，长度为 19～22cm，与腹中线呈 45°，向外上方指向肩胛下角，在走向腋下时与第 8 肋间后动脉的外侧皮支吻合，供应皮肤的范围为外上腹与侧胸部。此皮支被称为胸脐支，其在侧胸部与外上腹部能切取巨长形皮瓣（长 40～46cm）。范启申、周详吉认为，该皮瓣的血管蒂虽然在腹壁下血管，但其皮瓣的供皮部位是从脐至同侧腋下的侧胸部，轴心血管为胸脐支与肋间后动脉的外侧皮支，从解剖部位与轴心血管考虑，将该皮瓣命名为胸脐皮瓣。范启申于 1987 年在国内首先以“胸脐皮瓣解剖研究与临床应用”进行报道。这样以腹壁下血管为蒂可制成胸脐皮瓣、脐旁皮瓣（脐横皮瓣）、腹直肌皮瓣或其复合组织瓣等。

胸脐皮瓣血供来自腹壁下动脉最上方的皮穿支 - 胸脐支。腹壁下血管多数起于髂外动脉（占 92%），少数起于股动脉（占 8%），经腹股沟韧带内 2/5 与外 3/5 交界处，斜向上至腹直肌外侧缘的后方，继续上升于半环线的前方进入腹直肌鞘内，在腹直肌鞘后叶与腹直肌之间向上升至脐旁，终末支与腹壁上动脉的终末支相吻合。腹壁下动脉除发出肌支供养腹直肌外，沿途还发出皮穿支，节段性地供养腹前壁的皮肤。腹壁下动脉所发出的各个皮穿支的间隔距离与肋间动脉和腰动脉的节段性分布相似，并与腹前外侧来的肋间动脉及腰动脉的前皮支相吻合。利用腹壁下动脉的脐旁穿支的供血渠道，可设计为脐旁皮瓣。胸脐支与邻近的腹壁上动脉、肋间动脉、腰动脉分支有丰富的吻合（图 14-27～图 14-29），供血能力较强。皮瓣切取面积：外上至腋后线第 5、6 肋间，内至正中线，外至距中线 14cm，临床上最大可以切取 46cm×12cm。腹壁下血管的长度：从起点至腹直肌外侧缘平均 11cm，至脐旁皮穿支为 16cm，至胸脐支为 19～22cm。腹壁下动脉起始处外径 2.6mm，伴行静脉多数为 2 条（97%），少数为 1 条（3%），外径为 1.5～2.5mm。胸脐皮瓣内都应当有由外上走向内下的节段性皮神经进入（肋间神经的外侧皮支），但这些神经细小，而且很难在术中加以辨认，又与血管无伴行关系，因此不能制成吻合血管的感觉皮瓣（图 14-27～图 14-29）。

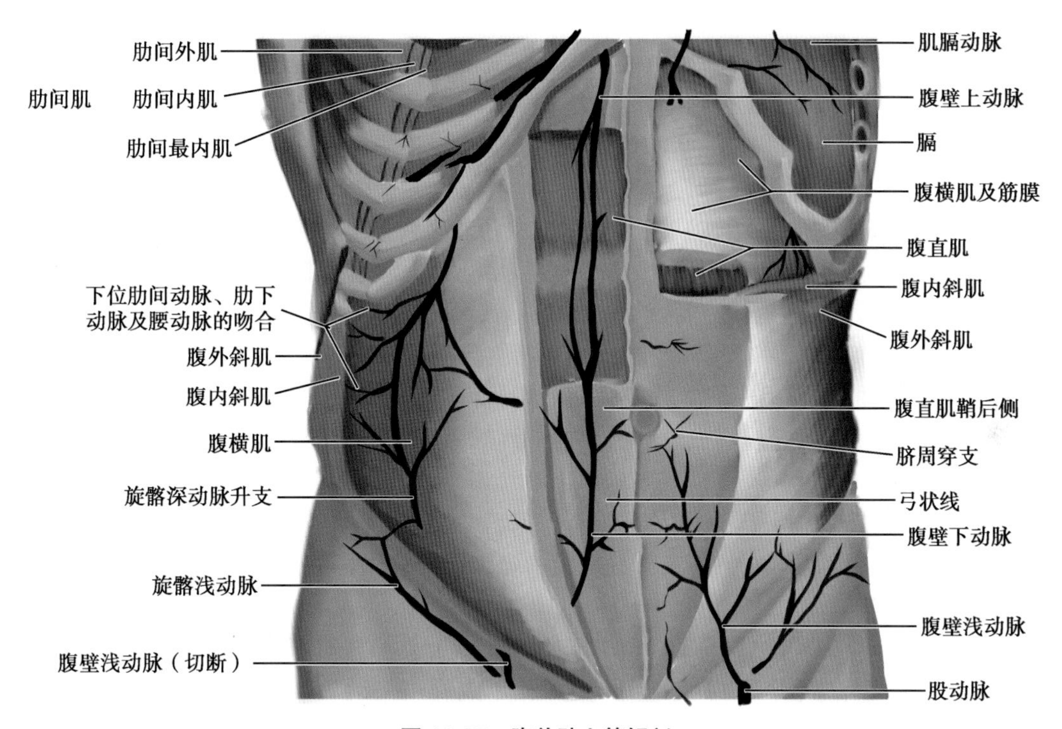

图 14-27 腹前壁血管解剖

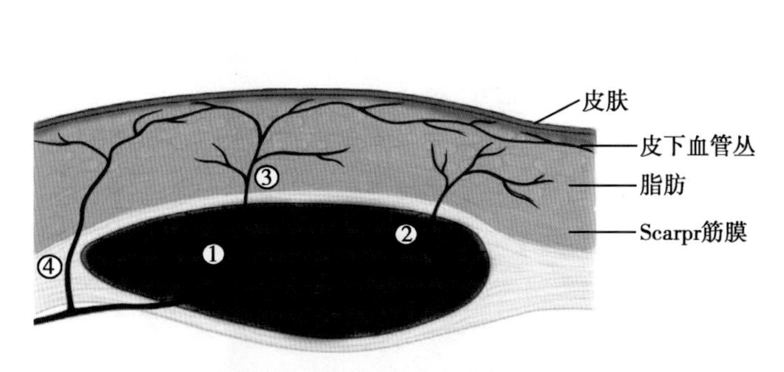

图 14-28 腹直肌轴向切面观显示腹壁下动脉不同分支解剖
①发出只到肌肉的分支；②发出大部分到肌肉的分支；③发出大部分到皮肤的分支；④筋膜皮肤穿支。

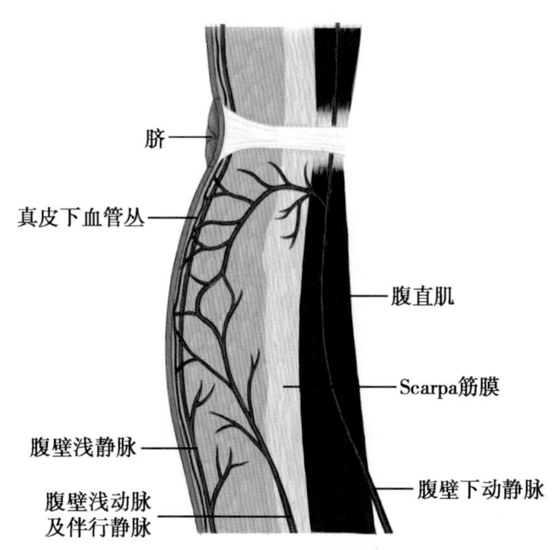

图 14-29 腹旁正中线矢状面观

在腹股沟韧带平面，腹壁浅动脉位于Scarpa筋膜深面，而腹壁浅静脉位于表浅皮下组织层。腹壁浅动脉在向头侧走行过程中越来越表浅，同时为真皮下血管丛提供血流，最后与腹壁下动脉脐周穿支相吻合。因此腹壁下和腹壁浅血管系统有共同的通道，可以交替灌注下腹部皮肤。

（谭海涛　罗　翔）

第四节　腹部及会阴部皮瓣应用解剖

腹部皮肤面积宽阔，薄而富有弹性，皮肤质量好，皮纹在脐上基本呈水平走向，在脐下略斜向下，与皮下组织连接疏松。腹部具有可供利用面积大、供区隐蔽、能一次修复较大的创面、可直接缝合等特性，适合制取较大面积的皮瓣，并可根据受区需要来设计携带皮下组织的多少；但腹部浅筋膜常较厚，由脂肪和疏松结缔组织组成，皮瓣易有臃肿的缺点。除腹股沟附近的皮肤移动性比较小以外，其他部位皮肤的伸展性、移动性都很大，仅在脐部与腹白线处与深部组织附着很紧。临床上常将腹部皮肤作为游离皮瓣的供区。会阴部皮肤是一个部位特殊的供区，对外阴部和尿道、阴茎的缺损修复，有独特的意义。

1. 腹部皮肤的血管神经　腹部皮肤的血液供应来源较多，吻合丰富。上半部的浅动脉细小，主要来自下位肋间后动脉和肋下动脉的外侧皮支和前皮支，前正中线附近为腹壁上动脉和腹壁下动脉的分支；下半部的浅动脉较粗大，主要来自股动脉的粗大的浅动脉，包括旋髂浅动脉、腹壁浅动脉、阴部外浅动脉三支。但腹部浅动脉的变异较多，没有大的血管干，给临床应用带来一定困难。

虽然腹部皮肤的动脉都有相应的伴行静脉，但伴行静脉比较细小。腹部皮肤的静脉回流主要依赖于三支浅静脉，即旋髂浅静脉、腹壁浅静脉和阴部外浅静脉。这三支浅静脉口径较粗大，多走行在浅筋膜的浅层，较易显露。

腹壁皮肤的神经支配来源于第7～12对胸神经前支和第1腰神经前支，它们分前皮支和外侧皮支，其中前皮支从前正中线两旁浅出，外侧皮支从腋中线的延长线处穿出，其分布具有非常明显的节段性特点，分布区相对恒定。

2. 腹部皮肤的境界与分区　腹部是躯干的一部分，位于胸部和盆部之间，包括腹壁、腹腔及腹腔脏器和腹膜腔。在人体表面，腹部的上界为胸廓下口，始于剑突，由此循左、右肋弓斜向外下方达第10肋下缘，经第10～12肋的游离端连至第12胸椎棘突。腹部下界则自耻骨联合上缘起始，向外侧经耻骨嵴至耻骨结节，沿腹股沟斜向外上方达髂前上棘，然后循髂嵴转向背侧，连至第5腰椎棘突。

临床上为便于描述腹腔脏器的位置常将腹部划分为若干区域（图14-30），如通过脐各作一个水平面和矢状面，将腹部分为左上腹、右上腹、左下腹和右下腹四个区；或者用两条水平线和两条垂直线将腹部分为九个区。上水平线是经过两侧肋弓下缘最低点（相当于第10肋）的连线；下水平线是经过两侧髂结节的连线；两条垂直线分别是经过左、右腹股沟韧带中点的垂直线，九个区分别称为：上部的腹上区和左、右季肋区；中部的脐区和左、右腹外侧区（腰区）；下部的腹下区和左、右髂区（腹股沟区）。

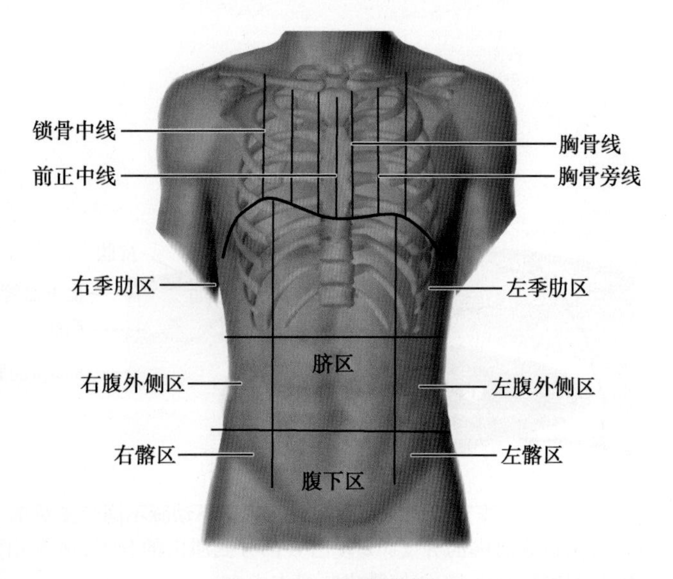

图14-30　腹部的分区

腹部皮肤血管解剖学是划分腹部皮瓣的重要依据。腹部皮瓣多为源于主干血管侧支的轴型血管皮瓣。因此，腹部皮瓣应根据腹部皮肤的血管供应区域和利于选择合适的皮瓣血管蒂用作较大的皮瓣进行分区。根据以上原则，腹部皮瓣可分为源于肋间血管蒂的季肋部皮瓣、源于腹壁下血管蒂的脐旁区皮瓣以及源于股血管分支的腹下部皮瓣。其中，腹下部皮瓣又分为源于腹壁浅血管蒂下腹部皮瓣、源于旋髂浅血管蒂的腹股沟部皮瓣以及源于阴部外血管蒂的阴部皮瓣（图 14-31）。

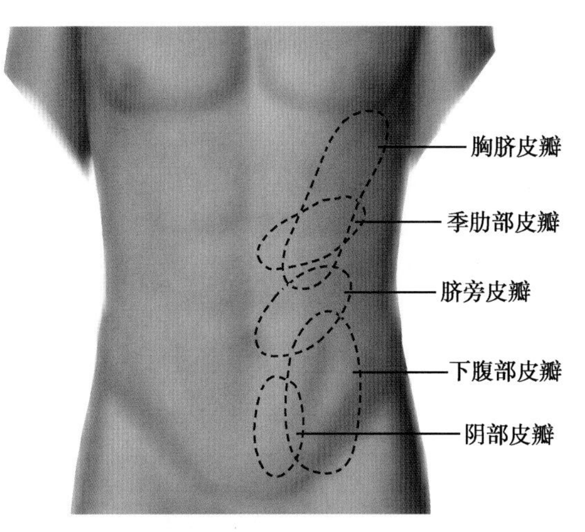

图 14-31 腹壁皮瓣供区

一、季肋部皮瓣

季肋部皮瓣，又称为侧腹部皮瓣，位于腹部上前外侧，其轴心血管为来自第 10、11 肋间动脉和肋下动脉的外侧皮支的前支，在背阔肌前缘处外径约为 0.9mm，血管蒂长约 24mm，与血管伴行的还有相应的肋间神经外侧皮支的前支。季肋部皮瓣可用于修复骶部压疮、乳房再造，通过交叉移植可修复前臂和手部等部位的组织缺损。

（一）季肋部皮瓣的血管

第 10～11 肋间后血管和肋间神经以及肋下血管神经在肋沟保护下形成血管神经束，三者由上而下是静脉、动脉和神经。肋间和肋下血管神经束在肋间肌之间行走，至腋中线附近，发出外侧皮支。外侧皮支由肋骨下缘穿出肋间外肌，再分为前支和后支。血管和神经外侧皮支的前支在背阔肌前缘穿出深筋膜，贴在腹外斜肌及其腱膜的表面斜向前下行走，因此切取皮瓣时宜将肌表面的筋膜与皮瓣一同翻起。在背阔肌前缘处肋间后动脉肌支平均外径：第 10 肋为 0.9mm，第 11 肋为 0.9mm，肋下动脉为 0.8mm；静脉前支外径分别平均为 1.0mm、1.0mm 和 0.9mm，肋间神经前支横径分别平均为 1.2mm、1.3mm 和 1.3mm。动脉外侧皮支的前支沿途分成许多小支，供养腹前外侧壁的皮肤。分布于腹直肌外侧缘、肋弓、腋中线和髂嵴平面之间，供应皮肤面积约 14cm×9.5cm。肋下动脉外侧皮支的前支行向髂前上棘，甚至可到股前上部，并和旋髂浅动脉吻合。静脉与动脉紧密伴行。

（二）季肋部皮瓣的神经

季肋部皮瓣的神经支配（图 14-32，图 14-33）来源于第 10～11 胸神经前支，第 10～11 肋间神经在相应肋间隙内向前下方走行，出肋间隙进入腹壁后，行于腹横肌和腹内斜肌之间，最后在腹直肌外侧缘穿腹直肌鞘，分布于腹直肌。肋间神经外侧皮支的前支为季肋部的主要感觉神经，具有典型的阶段性和重叠性，任一中间肋间皮肤感觉可完全被上下相邻肋间的皮神经覆盖。

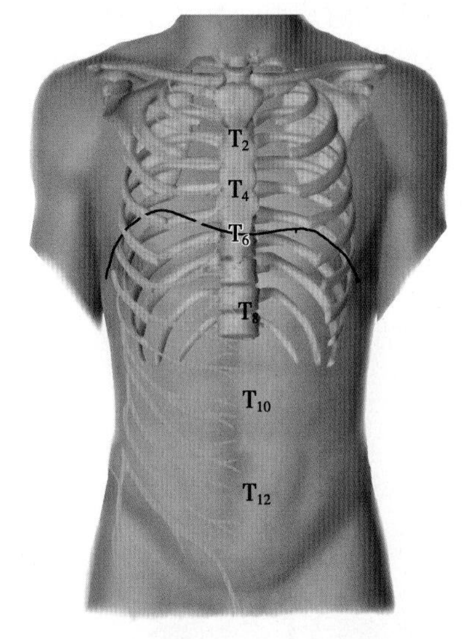

图 14-32 腹前壁皮神经阶段性分布

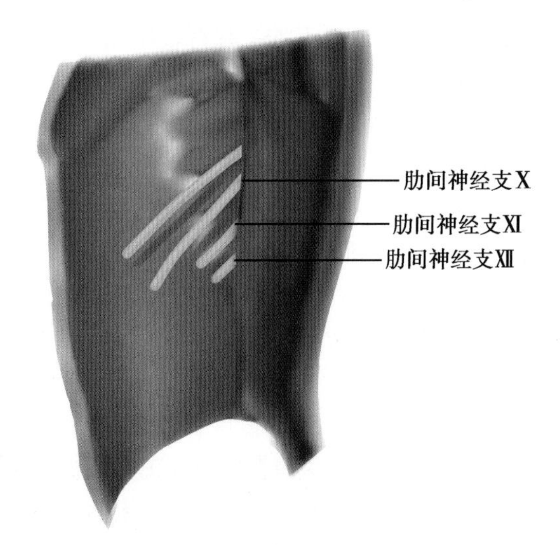

图 14-33 季肋部皮瓣的神经分布

（三）季肋部皮瓣的特点

该部位皮瓣的主要优点：肤色适宜、皮质好、不带肌肉，皮神经及其营养血管解剖位置恒定，营养血管直径相对较粗；可提供大面积的感觉皮瓣；切取容易，操作简便；皮瓣宽度在10cm内，供区多可直接拉拢缝合；皮瓣质地优良，部位隐蔽；由于皮神经伴行血管口径较粗，可向肋间追踪较长的血管神经蒂，进行游离移植。主要缺点为交叉移植用于修复前臂及手部缺损时尚需固定患肢。

（四）季肋部皮瓣的临床应用

季肋部皮瓣（图14-34，图14-35）可以同时带上第10、11肋间血管神经束和肋下血管神经束，也可以仅以行程较长、分布范围较广的第10肋间血管神经束为蒂。第10肋间血管神经束的行程自第10肋间隙延向脐。以第10肋间血管神经束为蒂时，皮瓣以上述血管神经束表浅为中心向上、下扩展。分离血管束时，如认为血管外径过小或长度不够，可切开背阔肌5～7cm，向后追溯，即可获得1.2mm以上的血管外径和7～9cm长的血管蒂。可用作有感觉的游离皮瓣，适用于骶部压疮、四肢面颈等创伤性皮肤的严重缺损，局部转移还可以用于修复胸、背及腰骶部组织缺损；交叉移植可修复前臂、手等部位的缺损。

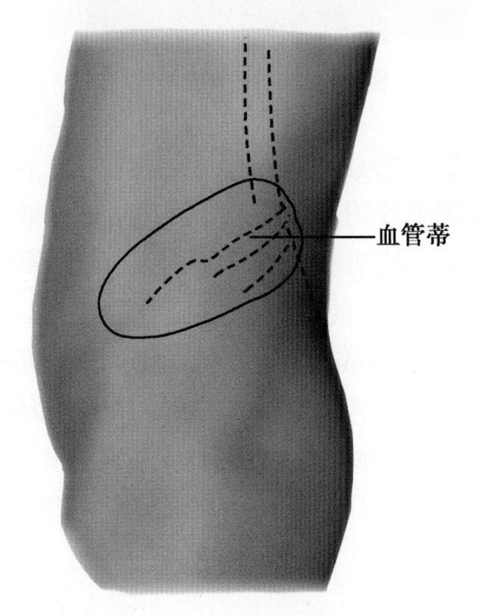

图14-34 季肋部皮瓣的设计

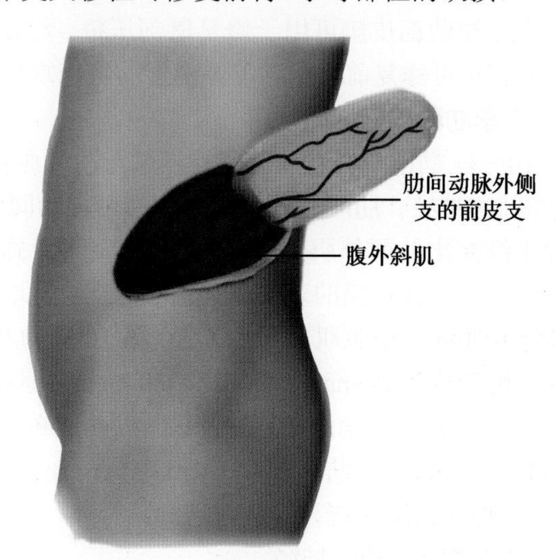

图14-35 季肋部皮瓣及其血管神经蒂

二、脐旁皮瓣

脐旁皮瓣，又称脐横皮瓣或胸脐皮瓣，是以腹壁下血管为蒂的皮瓣，位于脐周两侧的皮肤。该皮瓣于1983年由Taylor首先报道，并临床应用2例成功，称之为扩大的腹壁下动脉皮瓣。由于腹壁下血管在脐旁发出许多肌皮支分布于皮肤，并有较粗的肌皮支在脐旁穿过腹直肌前鞘后走向外上方，指向肩胛下角，加之血管蒂均采用腹壁下血管，且常带有一定的血管周围部分腹直肌肌袖，故被称为胸脐皮瓣或脐横皮瓣。以腹壁下血管为蒂作为移植或转移，并且供应皮瓣的血管多在脐旁穿过腹直肌前鞘分布于皮肤，因而被王成琪等称为脐旁皮瓣，这符合以皮瓣的主要部位兼顾主要血管的命名原则。脐旁皮瓣可用于修复四肢头面部大面积的皮肤缺损，但感觉功能恢复较差。

（一）脐旁皮瓣的血管

脐旁皮瓣血供（图14-36）来自腹壁下动脉的脐旁穿支，腹壁下动脉多数起于髂外动脉前壁，少数起于股动脉，经腹股沟韧带内2/5与外3/5交界处，斜向内上行，经腹直肌外侧缘至腹直肌后方，继续上行5cm，经半环线前方进入腹直肌鞘内，在腹直肌鞘后叶与肌之间上升至脐部或其附近形成终末支。在半环线处，动脉位居腹直肌中1/3者占50%，居外1/3者占47%，居内1/3者占3%；平脐部附近，腹壁下动脉主干或其主要终支居腹直肌中1/3者占82%，居外1/3者占15%，居内1/3者占3%。

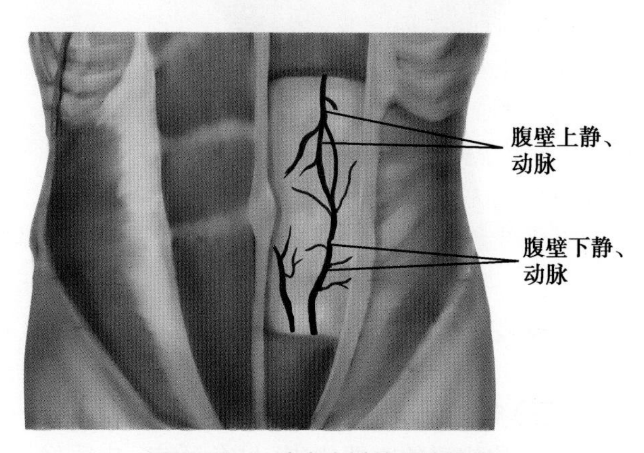

图14-36 脐旁皮瓣的血液供应

腹壁下动脉多数于半环线附近开始有较大分支，少数于接触腹直肌后有较大分支入腹直肌。动脉主干入半环线后，沿途有节段性分支发出，除了至腹内斜肌与腹横肌之间的肌支和至腹直肌的分支外，主要有肌皮动脉穿支。在每侧腹直肌鞘前面有排列较整齐的内、外两侧，上、下4～5排的血管束。内侧支多于腹直肌鞘内1/3穿出，且垂直穿过浅筋膜到达皮肤，管径较小，行程较短，供应腹直肌前面的皮肤；外侧支多自腹直肌鞘中1/3穿出，斜行向外上方，经浅筋膜到达皮下，管径较粗，行程较长，供应腹前外侧部皮肤。这些分支呈放射状排列，在脐以上的分支走向外上、在脐以下的则横行分布。在这些分支中，最粗最长的血管分支均在脐周，其中，腹壁下动脉在脐旁最大皮穿支均在脐周，长7～12cm，外径0.8mm，与中线呈45°斜向肩胛骨下角，且平行肋骨，在走向腋下时与第8肋间隙出来的肋间后动脉外侧皮支相吻合，供血代偿的能力较强，这些较粗长的分支是脐旁皮瓣的主要营养血管。

腹壁下动脉起始处的外径约为2.6mm，与腹直肌外侧缘相交处约为2.2mm，在半环线处约为1.8mm，在脐平面约为1.3mm，腹壁下动脉血管蒂的长度，从腹壁下动脉起点至腹直肌外侧缘相交处长约10.9cm，从起点至半环线长约16cm，均可作为皮瓣血管蒂估计长度。

腹壁下动脉与邻近动脉主要有深浅两层吻合，深部吻合在肌层内，上方与腹壁上动脉肌支相吻合，外侧在腹内斜肌、腹横肌及腹外斜肌处与下部肋间动脉或腰动脉肌支吻合；浅层吻合在皮下，分别与腹壁上动脉、肋间动脉皮支、腰动脉皮支、腹壁浅动脉及旋髂浅动脉吻合。腹壁上血管是腹壁下动脉在前腹壁的主要吻合血管。腹壁上动脉为胸廓内动脉的直接延续，大部分在肌肉于脐附近和腹壁下动脉分支吻合。

腹壁下静脉多数有内、外侧两支与动脉伴行，两个伴行静脉间有不少吻合支横跨动脉。内侧伴行静脉明显粗于外侧伴行静脉，在腹股沟韧带处，内侧伴行静脉外径约为2.7mm，外侧伴行静脉则约为1.4mm；在与腹直肌外侧缘相交处，内侧伴行静脉外径约为1.5mm，外侧静脉则为0.8mm；在脐平面，内侧静脉外径为0.9mm，外侧静脉则为0.5mm。因此，常用内侧伴行静脉为血管蒂进行吻合。

（二）脐旁皮瓣的神经

脐旁皮瓣的神经支配来源于第10、11肋间神经以及肋下神经的前皮支，常在相应肋间隙内或肋下向前下方走行，出肋间隙进入腹壁后，行于腹横肌和腹内斜肌之间，最后在腹直肌外侧缘穿腹直肌鞘，分布于脐下腹直肌。有部分纤细的前皮支，穿过腹直肌鞘的前叶，分布至皮瓣供区的皮肤。由于该神经细小（横径0.2～0.5mm），供皮范围较小，又不与血管伴行，神经蒂短而分散，一般不易制成吻合皮神经的感觉皮瓣。

（三）脐旁皮瓣的特点

脐旁皮瓣具有以下优点：皮纹细，富有弹性，色泽好；血管蒂长，血管口径粗，易吻合成功，且解剖位置恒定，变异较少，便于解剖；供血范围大：上至脐上6cm，下至脐下10cm，内至中线，外距中线14cm，外上方至腋后线第5～6肋间，皮瓣切取范围大，可修复较大面积缺损；供区隐蔽，且大多可直接缝合，不影响功能；可用于带蒂转移或游离移植。缺点是神经蒂短而分散，皮瓣移植后皮瓣感觉恢复差；腹壁浅筋膜脂肪较厚，皮瓣显得臃肿，常需修薄。

（四）脐旁皮瓣的临床应用

腹壁下动脉血管蒂从始点到腹直肌外侧缘10.9cm，口径较粗，腹壁下动脉起始处至胸脐皮支的血管蒂长度为19～22cm。在脐旁有许多较粗而长的分支穿出腹直肌鞘分布于皮肤，腹壁下动脉通过分支还分别与腹壁上动脉、腰动脉、旋髂浅动脉等有丰富的血管吻合。因此，以腹壁下血管为蒂，可设计包括脐外上皮肤及胸下分皮肤在内的较大型轴型皮瓣（图14-37），如脐上部斜行皮瓣、脐旁横行皮瓣、腹前纵行皮瓣、腹直肌肌皮瓣以及骨皮瓣等，可用于四肢因创伤、瘢痕或肿瘤等切除后所致长形创面。岛状皮瓣旋转可覆盖胸骨，覆盖对侧胸壁、腹壁、腹股沟和大腿上中段等创面。

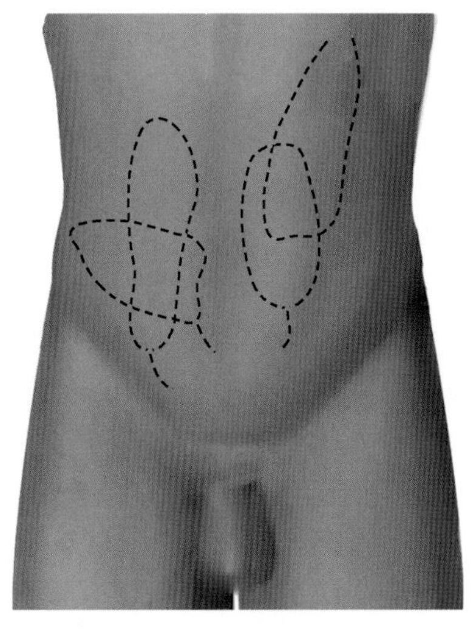

图14-37 脐旁皮瓣的设计

三、腹下部皮瓣

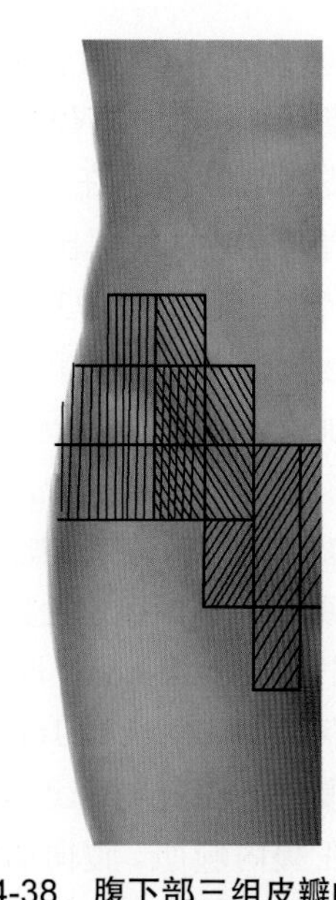

图 14-38 腹下部三组皮瓣的面积

腹下部皮瓣是由腹壁浅血管为蒂的脐下两侧的腹部皮瓣，可供利用的面积较大，供区可以直接缝合，是最早用作游离皮瓣的区域。由于滋养血管分布的区域不同，供应腹下部的动脉为源自股动脉的腹壁浅动脉、旋髂浅动脉和阴部外浅动脉。这三支浅动脉干和主支有的具有独立的起源，有的与其他动脉共干，有的缺如，从而组成起源不同的组合形式。这些浅动脉起源的上下排列也有规律性的顺序。根据皮瓣的轴心血管蒂可将腹下部皮瓣分为以腹壁浅动脉为轴心血管蒂的下腹部皮瓣、以旋髂浅动脉为轴心血管蒂的腹股沟皮瓣和以阴部外浅动脉为轴心血管蒂的阴部皮瓣（或称为下腹中部皮瓣）三部分（图 14-38）。浅动脉主要行走在腹前壁浅筋膜深层，因而以浅动脉血管蒂的皮瓣必须包括浅筋膜全层。但腹股沟区浅筋膜常较厚，因此该区皮瓣易有臃肿的缺点。

（一）腹下部皮瓣的血管

1. 腹下部皮瓣的动脉

（1）腹壁浅动脉：腹壁浅动脉可分为内、外侧两主支，但同时具有内、外侧主支的仅占 34%，其中 20% 两主支起源于同一动脉干。内侧主支出现率为 68%，平均外径为 1.0mm。内侧主支在深筋膜深面行走约 1.0cm 后，穿过筛筋膜或阔筋膜进入浅层，穿出点较集中在股动脉起点向下 2.5cm 处为中心、半径为 1.0cm 的范围内。内侧主支进入浅层后，多在股动脉起点内侧约 1.0cm 处跨腹股沟韧带进入腹壁，然后几乎垂直上行，最远的可达股动脉起点平面以上 15cm 左右，超过脐平面。若在股动脉起点内侧 1.0cm 处作一垂直线，即为切取以内侧主支为蒂的皮瓣的轴线，多数内侧主支位于此线内、外侧各 1.0cm 的范围内。内侧主支主要分布本侧下腹部的内侧半，此即为切取以内侧主支为蒂的皮瓣的中心区，其在腹部的延伸范围平均为 7.8cm×3.8cm。腹壁浅动脉外侧主支出现率为 66%，平均外径为 0.9mm。外侧主支在深筋膜深面行走约 0.5cm 后，大都穿过阔筋膜进入浅层，穿出的位置较集中在股动脉起点向外 0.5cm、向下 1.5cm 处为中心，半径为 1.0cm 的范围内。外侧主支进入浅层后，多在股动脉起点外侧约 1.0cm 处跨腹股沟韧带进入腹壁，也几乎垂直上行，最远的可达股动脉起点平面以上 15cm 处。若在股动脉起点外侧 1.0cm 处作一垂直线，即为切取以外侧主支为蒂的皮瓣的轴线，外侧主支多位于此线内、外侧各 1.0cm 的范围内。外侧主支主要分布于本侧下腹部的外侧半，此区为切取以外侧主支为蒂的皮瓣的中心区，其在腹部的延伸范围平均为 9.1cm×4.7cm，大于内侧主支所分布的范围。虽然两主支穿过深筋膜处都在其起点附近，但由于两主支走行在浅筋膜深部，采取皮瓣时不宜过薄，以切到腹外斜肌腱膜表面为宜。腹壁浅动脉起源变化较大，建议手术时在腹股沟韧带浅面、股动脉起点内侧或外侧 1.0cm 处寻找内、外侧主支，这样，既有利于寻找浅动脉，还可以避开韧带下方淋巴结的困扰。

（2）旋髂浅动脉：旋髂浅动脉主要供应腹股沟部。旋髂浅动脉可分为浅、深两主支。两主支同时存在的占 86%，其中 56% 两主支起于同一动脉干。旋髂浅动脉干较短，平均不到 0.2cm。浅主支出现率为 86%，平均外径为 0.8mm。浅主支在深筋膜深面行走约 0.5cm，穿出阔筋膜。动脉穿入浅层的位置与采取皮瓣的厚薄密切相关。浅主支穿出阔筋膜的位置较集中在股动脉起点向外 1.5cm、向下 1.0cm 处为中心，半径为 1.5cm 的范围内。浅主支的行程即手术时切取该皮瓣的轴线，是在股动脉起点下方 1.5cm 处作一与髂前上棘的连线，浅主支多半位于此线上、下各 1.0cm 的范围内。浅主支越过髂前上棘平面后，多数转向上行，可远达棘上约 10cm 处，超过脐平面。浅主支主要分布于腹股沟区外侧半，此即为切取以浅主支为蒂的皮瓣的中心区。深主支出现率为 100%，平均外径为 1.0mm。深主支在深筋膜深面，沿腹股沟韧带下方行走。若在腹股沟韧带下 1.5cm 处，沿韧带作一条平行线，即为切取以深主支为蒂的皮瓣的轴线，深主支多位于此线上、下各 1.0cm 的范围内。深主支在髂前上棘附近才穿出阔筋膜，穿出点较集中在髂前上棘下方 2.0cm 处为中心、半径为 1.5cm 的范围内。深主支穿出深筋膜之前，有时被股外侧皮神经越过。深主支穿出阔筋膜后，多转向外下，进入臀部。深主支虽然行走位置较深，但其末支以及沿途所发分支大都进入皮下，所以深主支仍是一个皮瓣动脉。但采用深主支设计皮瓣，则皮下组织和皮肤均过厚。深主支主要分布于股外侧部上份及臀部，此区为切取以深主支为蒂的皮瓣的中心区。由于深、浅两主支来源于同一动脉干的占56%，在采用旋髂浅动脉皮瓣时若能兼顾两主支，则可以扩大皮瓣的切取范围。

（3）阴部外浅动脉：阴部外浅动脉常分为上、下两主支。同时具有两主支的占82%，其中66%两主支起源于同一动脉干。当阴部外浅动脉干或其上、下主支与大隐静脉相遇时，动脉干和下主支多经过静脉的深面，上主支多经过静脉的浅面。阴部外浅动脉干或其上、下主支穿过筛筋膜进入浅层，穿出点都在大隐静脉末段的内侧缘或外侧缘，多集中在股动脉起点内侧1.0cm、向下5.0cm处为中心，半径为1.5cm的范围内。上主支出现率为88%，平均外径为1.0mm。上主支行向内上，在耻骨结节附近多数跨腹股沟韧带，少数越过耻骨嵴进入耻骨上区。若在股动脉起点之下5.0cm处作一与耻骨结节的连线，此即为切取以上主支为蒂的皮瓣的轴线，多数上主支位于此线两侧各1.0cm的范围内。上主支进入耻骨上区后，多数与对侧同名动脉吻合；过半数有分支转向下进入外阴部，分布于阴茎或阴蒂。上主支除分布外阴部外，主要分布于腹股沟区内侧分和耻骨上区，此即为切取以上主支为蒂的皮瓣的中心区，因而上主支可作为有毛皮瓣的血管蒂。下主支出现率为94%，平均外径为1.1mm。下主支几乎呈水平向内，进入耻骨前区。若自股动脉起点下方5.0cm处作一与耻骨嵴平行的线，此即为切取以下主支为蒂的皮瓣的轴线，多数下主支行走在此线上、下各1.0cm的范围内。下主支除主要分布股内侧部上份外，末支都进入外阴部，分布于阴囊或阴唇。阴部外浅动脉较恒定，由于分出上、下主支的较多，管径粗，与大隐静脉末段关系密切，在股内侧部上份有恒定的分布区，这些都有利于用作皮瓣血管蒂，也有利于用阴部外浅动脉干作皮瓣血管蒂。

2. 腹下部皮瓣的静脉　腹壁浅动脉的伴行静脉较细小（图14-39），多汇入腹股沟区浅静脉。浅层的腹壁浅静脉出现率为100%，其走向也不恒定，约2/5与腹壁浅动脉的一个主支相似，或是在两主支之间。其余3/5向内侧偏移，切取皮瓣时宜加以注意。腹壁浅静脉，除个别属支外，均汇入大隐静脉或其股部属支，汇入处平均外径为2.1mm。切取下腹部皮瓣时宜选腹壁浅静脉为蒂。

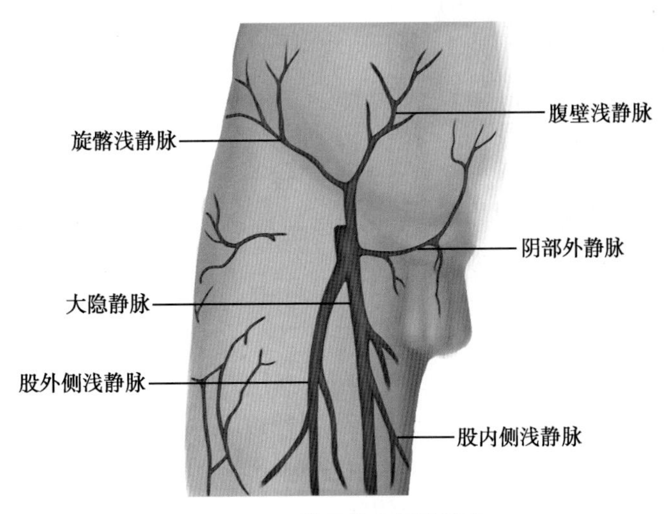

图14-39　腹下部皮瓣的静脉

腹股沟区浅静脉有浅、深两组。浅组的旋髂浅静脉位于皮下浅层，不与同名动脉伴行，出现率为88%，其走向虽不恒定，但与旋髂浅动脉的一个主支相似，或走在两主支之间的占78%，其余的偏向内侧，因而浅静脉可作为寻找浅动脉的标志。大多数旋髂浅静脉汇入大隐静脉或其股部属支，汇入处平均外径为2.1mm。切取腹股沟部皮瓣时宜选旋髂浅静脉为静脉蒂。旋髂浅静脉中约有半数全程位于腹股沟韧带下方，切取皮瓣时宜加以注意。浅静脉的深组即旋髂浅动脉伴行静脉，多汇入深静脉。

浅层的阴部外浅静脉即为阴部外浅动脉的伴行静脉，不存在浅、深两组静脉，这也有利于皮瓣静脉蒂的选用。当浅、深两组静脉同时存在时，阴部外浅静脉的走向多与阴部外浅动脉的一个主支相似或走在两主支之间。大多数阴部外浅静脉汇入大隐静脉或其股部属支，汇入处平均外径为2.0mm，宜作为阴部皮瓣的静脉蒂。

（二）腹下部皮瓣的神经

腹下部皮瓣供区内缺少有良好的、可供利用的皮神经，一般不能制作成带感觉神经的皮瓣。腹下部皮瓣的神经支配源于第11、12胸神经和第1腰神经前支，第11肋间神经、肋下神经以及髂腹下神经，支配的区域是腹壁下动脉穿支皮瓣的供区部位，其感觉皮支常伴着腹壁下动脉穿支分布到皮肤。第11肋间神经、肋下神经离开肋弓后向下走行于腹横肌和腹内斜肌之间，其外侧皮支几乎成一斜线分别从肋间肌和腹外斜肌穿出，前皮支则于近白线处浅出。肋间神经和肋下神经的肌支分布于肋间肌和腹前外侧壁诸肌，分布于从脐平面到脐与耻骨联合连线的中点平面，髂腹下神经在髂嵴上方进入腹横肌与腹内斜肌之间向前内行，于髂前上棘内侧穿出腹内斜肌，在腹外斜肌腱膜深面走行，达腹股沟浅环上方，穿出此腱膜浅出于皮下。沿途分支分布于腹股沟区的腹壁诸肌，皮支分布于腹股沟区和腹下区。

（三）腹下部皮瓣特点

1. 下腹部皮瓣　下腹部皮瓣（图14-40，图14-41）位于脐以下的左或右下腹部，其动脉蒂为腹壁浅动脉，静脉除相应的伴行静脉外，还有浅层的腹壁浅静脉。旋髂浅血管和阴部外浅血管从内外两侧与腹壁浅血管吻合。下腹部皮瓣，具有部位隐蔽、皮质较好、解剖层次较浅、分离容易、皮瓣设计灵活、易封闭供区创面等优点，但下腹部皮瓣的主要血管即腹壁浅动脉具有解剖位置不太恒定、轴心动脉不理想、口径较小、血管蒂短、与同名静脉无伴行关系等缺点，移植后成活率较其他供区皮瓣低，因而目前腹下部皮瓣较少作为游离移位皮瓣，但作为带蒂转移仍为较好的皮瓣。

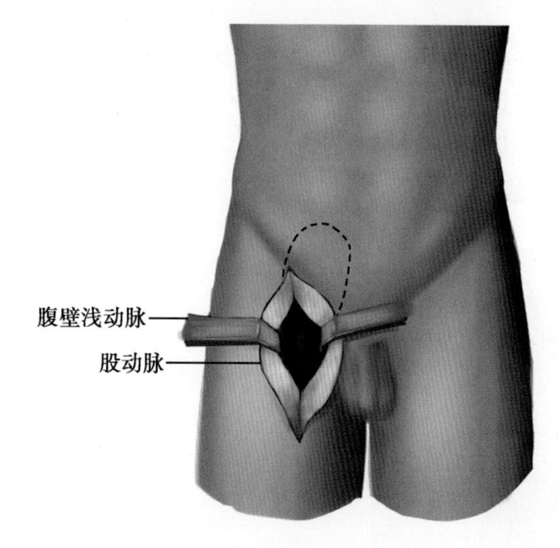

图14-40　下腹部皮瓣的血管蒂

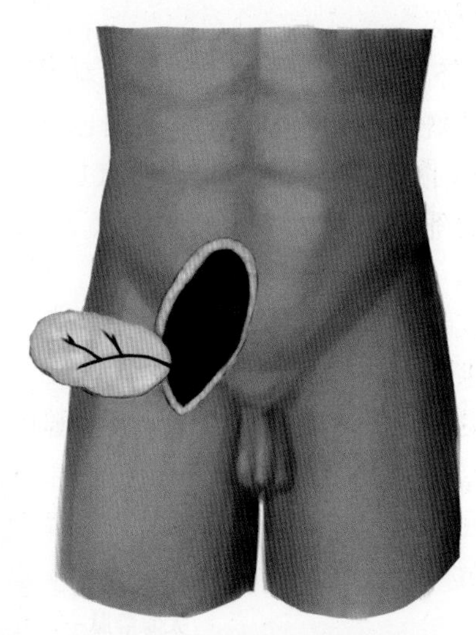

图14-41　下腹部皮瓣的设计

2. 腹股沟部皮瓣　腹股沟部皮瓣（图14-42，图14-43）是最早用作游离皮瓣的区域，可供利用的面积较大，供区可以直接缝合，但腹股沟区浅筋膜常较厚，因此皮瓣易有臃肿的缺点。腹股沟部皮瓣位于腹股沟的上下，稍偏外侧，其动脉是全身比较粗大的直接皮肤动脉，其动脉蒂包括旋髂浅动脉、腹壁浅动脉、阴部外浅动脉三支，以前两支为主；静脉除相应的伴行静脉外，还有浅层的旋髂浅静脉。

3. 阴部皮瓣　阴部皮瓣又称为下腹中部皮瓣，位于耻骨上区、耻骨前区并包括大腿内侧上区，阴部皮瓣位置隐蔽，局部有阴毛，可直接缝合，不影响功能。阴部皮瓣的动脉蒂即阴部外浅动脉，位置浅而恒定，静脉主要是浅层的阴部外浅静脉。供皮区血管蒂粗，较表浅，易切取，其缺点是皮肤稍厚。

（四）腹下部皮瓣的临床应用

腹下部皮瓣可以用于下腹部、会阴部、四肢创伤性或病灶切除后皮肤缺损创面的修复，面颈部创面或病灶切除后的修复。带血管蒂的下腹部皮瓣转移，还可修复附近创面，如股臀部的创面。阴部皮瓣的血管蒂即阴部外浅动脉上支平均外径仅为1.0mm，所以截取血管蒂时，可向下追溯到阴部外浅动脉的根部，管径可增粗至1.5mm。这种操作方法，有益于增加血管的蒂长和径粗。阴部皮瓣有毛发，可用于修复头皮缺损，术后可生长头发。

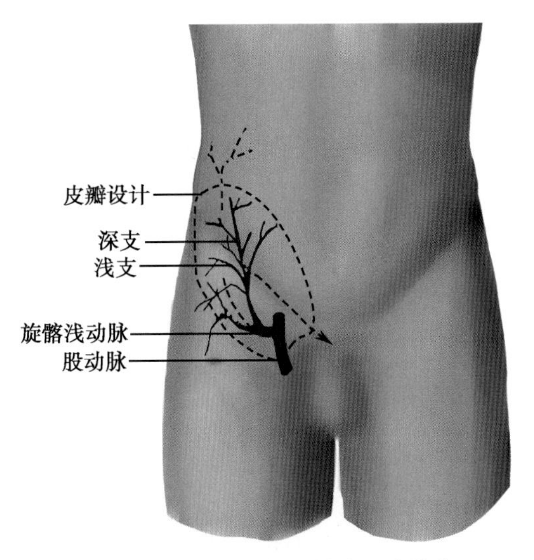

图 14-42 腹股沟部皮瓣的血液供应

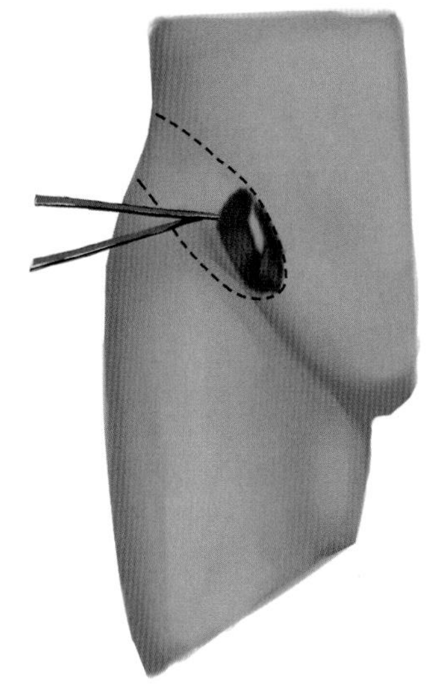

图 14-43 腹股沟部皮瓣的设计

四、会阴部皮瓣

会阴部皮瓣属于非常规供皮区，只有在一些特殊的情况下才考虑选用，如男性的阴囊皮瓣，仅在大面积烧伤，阴囊皮肤损伤的机会较小，供取材的可能性大，可以选为皮瓣移植的供区，或在修补尿道下裂时，作为带蒂移位应用；女性的阴唇瓣可用作需要色素沉着的乳头再造，或者移位用作形成阴道。

（一）阴囊皮瓣

阴囊部皮肤薄而柔软，皮下组织松弛，富有弹性，部位隐蔽，有色素沉着及少许毛发，可作为皮瓣的供区。取皮后可以直接缝合，无须另行植皮。

1. 阴囊皮瓣的血管　阴囊的血管（图 14-44）来源多样化，分别来自阴囊后动脉（阴部内动脉发出）、阴囊前动脉（阴部外动脉发出）和精索外动脉（腹壁下动脉发出）等，其中阴囊皮瓣的轴心血管是阴囊后动脉。阴囊后动脉是阴部内动脉的分支，在会阴中心点两侧为一单干，平均外径 1.3mm，到阴囊根部逐渐分为许多小分支，供养阴囊绝大部分的皮肤。阴囊后静脉与动脉伴行，多数（82%）为一支，少数（8%）为两支，平均外径为 1.7mm。

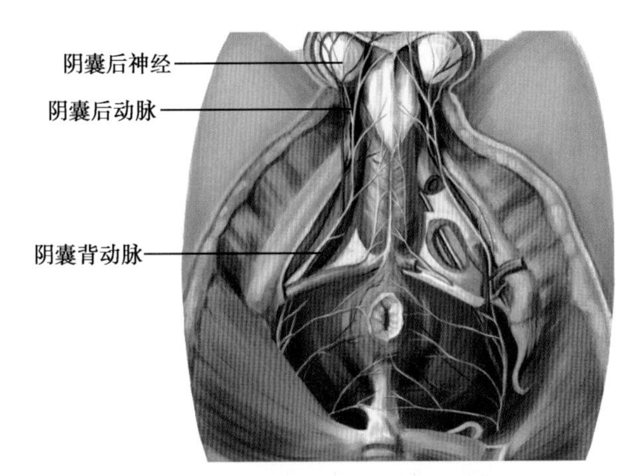

图 14-44 会阴部的血管神经（男性）

2. 阴囊皮瓣的神经　阴囊最主要的感觉神经是阴囊后神经，由阴部神经的会阴神经发出，与阴囊后血管伴行，组成共同的血管神经束。会阴神经在尿生殖三角分出细小的肌支和粗大的阴囊后神经。阴囊后神经通常是两支，即阴囊后神经内侧支和外侧支。神经外形呈扁带状，内侧支横径约 1.2mm，外侧支约 1.0mm。此外，尚有一些神经末梢可以到达阴囊的皮肤，但支配皮肤的范围很小。属于此类的神经有髂腹股沟神经、生殖股神经生殖支和股后皮神经的会阴支等。

阴囊皮肤深面是肉膜，受交感神经支配，交感神经节后纤维一般随阴囊后神经或血管外膜到达皮下的平滑肌，该平滑肌可以舒缩肉膜，从而调节阴囊表面积，以调节阴囊散热的速度。手术时切断皮瓣的血管神经蒂时，同时也切断了交感神经的节后纤维，皮下的肉膜将会松弛。

3. 阴囊皮瓣的特点　阴囊皮瓣有恒定的轴心血管，其外径在显微外科易于吻合的范围内，皮肤质地优良、部位隐蔽，取皮瓣后的供区可直接缝合，皮瓣中有感觉神经分布。皮瓣主要缺点是皮色较深，伴有稀疏的阴毛，可供皮的范围比较小，每半侧阴囊按成人活体阴囊皮肤松弛时估算可供皮面积为 5cm×7cm。

4. 阴囊皮瓣的临床应用　阴囊皮瓣的血管神经蒂十分稳定，个体之间差异很小，动脉、静脉和神经三者紧密伴行，该处血管神经束位于会阴浅袋内，贴于会阴浅筋膜深面。血管神经束恰好居球海绵体肌与坐骨海绵体肌之间。由于上述两肌隆起，两隆起之间有明显的凹槽，施术者可凭指端触扪即可感知血管神经束的位置。阴囊皮瓣常用作尿道损伤、尿道下裂、阴茎再造等，或者在面积烧伤的患者，阴囊未损伤的前提下，阴囊皮瓣亦可用作皮瓣移植的供皮区。

（二）阴唇皮瓣

大、小阴唇为两对纵行的皮肤皱襞，大阴唇外侧面有阴毛和汗腺，内侧面细薄平滑，含有皮脂腺，色泽较深。利用阴唇皮瓣或加部分植皮处理，可以用作修复阴道缺损或者乳头再造。

1. 阴唇皮瓣的血管　大、小阴唇的动脉（图 14-45）主要来自阴唇后动脉和阴部外浅动脉，两者吻合成动脉弓；少数有旋股内侧动脉的分支参加（26.3%）；偶尔见腹壁浅动脉或子宫圆韧带动脉分出细小分支与动脉弓吻合（均为 3%）。

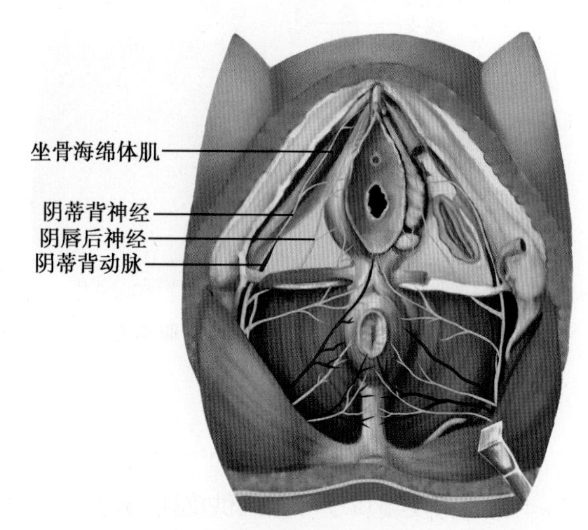

图 14-45　会阴部的血管神经（女性）

阴部外浅动脉自股动脉起始后，向内侧至阴股沟处，呈近 90° 弯向后，行于大阴唇根部或阴股沟皮肤的深面，与后方的阴唇后动脉吻合成第一级动脉弓，自弓上发出 4～8 支动脉至大阴唇，其中有 3～4 支各发一支向内侧互相吻合成第二级动脉弓，此弓多位于大、小阴唇间沟部皮下。再由第二级弓顶部发 3～4 条小分支至小阴唇，在小阴唇内合成第三级动脉弓，有时在小阴唇内可见第四级动脉弓，最后由动脉弓顶发支至小阴唇边缘。阴部外浅动脉起始处外径约 1.5mm，伴行静脉外径约 1.8mm。阴唇后动脉发自阴部内动脉的会阴动脉，向前与阴部外浅动脉吻合，会阴动脉还发出分支至阴唇后联合处的皮肤。阴唇后动脉起始部外径约 1.2mm。

阴唇的静脉有三条途径回流：阴唇前部为阴唇前静脉收纳，归入阴部外浅静脉；阴唇中份和后份的静脉分别流入会阴静脉，然后汇入外径约 1.5mm 的阴部内静脉。

2. 阴唇皮瓣的神经　阴唇的感觉神经（见图 14-45）由阴唇后神经发出，多数为两支（83.3%）。与同名动脉伴行，外侧支分布于大阴唇，内侧支经阴唇间沟分布于小阴唇，其中有一细小分支向前直至阴蒂部。

3. 阴唇皮瓣的特点　用于阴道形成术时，将两侧阴唇缝合成皮管，阴唇瓣细腻薄平，质地柔软，近似黏膜，富含血管神经和皮脂腺，再造产道收缩小，不易感染。

4. 阴唇皮瓣的临床应用　由于阴唇皮瓣的血管与神经不完全伴行。供应阴唇的动脉是由外侧向内侧分支分布，且互相吻合成弓；而神经是由后向前分布于阴唇。根据这种局部解剖特点和位置，手术时可由内侧向外侧将小阴唇两层剖开，可避免损伤小阴唇血供来源，若长度不够时，尚可分离部分大阴唇。阴唇皮瓣可作为供区修复阴道缺损治疗先天性无阴道或阴道闭锁。

（黄　飞　刘洪付）

第五节　穿支皮瓣应用解剖

穿支皮瓣（perforator flap）是由 Koshima 于 1989 年首先报道，穿支皮瓣这一概念的提出，推动了显微外科技术的进一步发展。穿支皮瓣是以穿支血管为蒂，其主要优点为：不切取肌肉组织，对机体的损伤小；可以根据需要选择性切取深筋膜，对供区的损伤小，愈后美观；设计较为灵活，移植方便（图 14-46）。因而在基础研究与临床应用研究方面都有大量人员参与，在全世界得到推广。

1. 穿支的类型　皮肤由表皮、真皮和皮下组织（浅筋膜）组成，其深面有一层深筋膜。供养皮下组织及皮肤须穿过深筋膜才能对其供血，凡穿过深筋膜供养皮肤的小血管称为穿支血管。穿支血管包括直接皮穿支、肌皮穿支和肌间隔穿支。

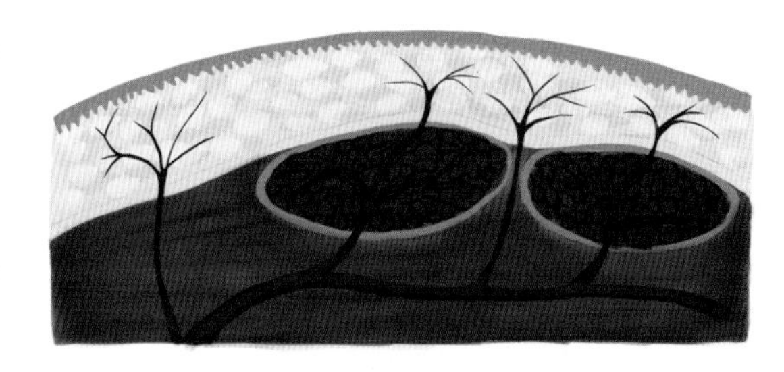

图 14-46 穿支皮瓣示意图

2. 穿支皮瓣的概念 对于穿支皮瓣的概念，存在广义与狭义之分。狭义上来讲，即是由穿动脉和伴行穿静脉供养的皮肤、皮下组织。穿动脉可以为穿肌间隔 / 隙，也可是穿行于骨骼肌至达皮肤的小血管。广义上来讲，凡是以穿支动脉为直接供血的组织瓣都可以称为穿支皮瓣。包括筋膜皮瓣、皮神经皮瓣、筋膜皮下瓣、真皮下血网皮瓣、薄皮瓣、超薄皮皮瓣、皮下脂肪瓣等。

3. 穿支皮瓣的命名 从解剖学上讲，穿支是指从深部源血管发出穿行于肌组织或肌间隔 / 隙或直接到达深筋膜的这一小段，因此穿支皮瓣也只是由穿支血管来供养的这一块皮瓣。但在临床应用上根据实际需要可能会对血管蒂的长度、外径等有一定的要求，因此实际皮瓣的切取可能是携带源动脉。经过多次穿支皮瓣学术会议的讨论，我国的专家达成共识，临床上对穿支皮瓣命名时一定要明确其皮瓣的血供来源、组织类型，以及特殊形式，如桡动脉穿支皮瓣、旋股外侧动脉降支穿支皮瓣、胸背动脉嵌合穿支皮瓣、骨间背侧动脉分叶穿支皮瓣等。

4. 穿支皮瓣的特殊形式

（1）螺旋桨式穿支皮瓣：螺旋桨皮瓣（propeller flap）最早由日本 Hyakusoku 于 1991 年提出。2006 年 Hallock 将穿支血管和螺旋桨皮瓣的旋转技术结合起来，首先提出穿支蒂螺旋桨皮瓣（perforator pedicled propeller flap，PPPF）概念。螺旋桨式穿支皮瓣通常以创面邻近的穿支血管为蒂，血管位于岛状皮瓣的偏心端。该皮瓣有三个特点：①仅以穿支血管为蒂，穿支血管为螺旋桨的旋转轴杆；②皮瓣为岛状，以穿支血管为界分为较大的皮瓣头部（大桨，用于覆盖受区创面）和较小的皮瓣尾部（小桨，用于覆盖部分供区）；③皮瓣旋转可达 180°。

（2）神经营养血管穿支皮瓣：1991 年 Bertelli 和 1992 年 Masqueletf 报道了皮神经营养血管与皮肤血供的相互关系，发现围绕皮神经的伴行营养血管丛对皮肤的血供有重要作用，提出了皮神经营养皮瓣（neurocutaneous flap）的概念。该皮瓣是指借助皮神经周围及皮神经内血管网为血供的一种特殊类型的筋膜皮瓣。与单纯穿支皮瓣的血供相比有其独特的优势。肌间隔穿支形成的深筋膜血管丛与皮神经营养血管丛的纵向链式吻合，可明显增加以穿支血管为蒂的皮神经营养血管皮瓣的切取宽度和长度。

（3）血流桥接穿支皮瓣：1983 年 Soutar 等报道，应用桡动脉皮重建头颈部缺损时将桡动脉桥接颈外动脉和面动脉，首先提出血流桥接皮瓣（flow-through flap）的概念。随后 1984 年 Foucher 等应用于修复四肢软组织缺损并同时重建主干血管缺损。血流桥接穿支皮瓣（flow-through perforator flap）是指利用穿支皮源血管（一级源血管，非主干血管，如旋股外侧动脉降支）的近端与受区主干血管（如桡动脉）近端吻合，其远端与受区主干血管远端吻合，在重建穿支皮瓣血液循环的同时重建或避免牺牲受区主干血管。该手术方式适用于各种创面的修复与重建，特别适用于伴有主干血管损伤的软组织缺损。

（4）超薄穿支皮瓣：超薄穿支皮瓣（microdissected thin perforator flap）系由日本学者 Kimura 于 2003 年首先报道，是指保留穿支血管及其浅筋膜内分支和真皮下血管网，应用显微外科器械在显微镜下切除大部分浅筋膜层脂肪的穿支皮瓣。皮瓣不携带肌肉、深筋膜及大部分浅筋膜层脂肪。临床适合肥胖患者的手（腕）足（踝）胫前、肘与膝关节周围、颈部、头面等区域的浅表创面修复。去脂时注意在穿支血管周围留有少量疏松组织以保护穿支蒂免受损伤。

（5）联体穿支皮瓣：联体穿支皮瓣（conjoined perforator flap）是指切取的穿支皮瓣在组织结构上相互连续，但皮瓣的长度超出了任何一支穿支血管蒂所能供应的范围，必在远端或近端进行血管吻合以重建轴型的血液供应。临床常用的有两穿支联体和三穿支联体两种术式，血液循环重建有内增压（turbo hane）与外增压。

（6）分叶穿支皮瓣：分叶穿支皮瓣（polyfoliate perforator flap）是依据双穿支穿支皮瓣和多穿支穿支皮瓣为基础设计切取的，是指在同一血管体区（供区）切取两个或两个以上的同类穿支皮瓣，移植时只需吻合一组血管（母体血管）即可重建两个或多个皮瓣血液循环。临床常用的术式为双叶穿支皮瓣和三叶穿支皮瓣，适合修复相邻的两个或多个创面。通过分叶皮瓣的重新排列，也可修复宽大创面，使原先需要植皮修复的供区可以直接闭合。

（7）嵌合穿支皮瓣：嵌合穿支皮瓣是指在同一个血管体区（供区）内切取的包含有两个或两个以上不同种类的独立组织（如肌肉、皮肤、骨等），这些独立组织中至少含有一个穿支皮瓣，且供血动脉起源于同一级源动脉，吻合一组血管蒂（即母体血管）即可同时重建多个独立组织瓣的血液循环。

（8）链式穿支皮瓣：链式穿支皮瓣已被广泛用于临床，多数学者采用其局部移位修复肢端缺损创面。链式穿支皮动脉供血主要依靠穿支动脉及其吻合支，血供较为丰富，该皮瓣静脉回流主要依靠穿支动脉伴行静脉，在皮部浅静脉和蒂部穿支动脉的伴行静脉有互相吻合的交通支，静脉回流非常畅通。由于链式穿支皮瓣穿支血管在经过深筋膜向浅层走行的过程中相邻的穿支间发出分支，形成具有一定方向性的血管吻合，从而使皮肤组织的血流“渠道”具有鲜明的方向性。皮肤链式血管丛以深筋膜表面、皮神经、浅静脉周围和真皮下层最为密集。因此，临床上为了提高手术成功率，在切取皮瓣时，不必追求典型的显露分离穿支血管的穿支皮瓣，而在穿支血管周围保留一定的组织即可。

（饶利兵　秦向征）

一、手部穿支皮瓣

第1掌背间隙穿支皮瓣

第1掌背间隙穿支皮瓣（first dorsal intermetacarpal perforator flap）又称虎口背侧穿支皮瓣，位于手背第1、2掌骨之间指蹼间隙处。1997由Tezcan首先报道，主要以远端为蒂转移修复拇指、示指掌面和大鱼际远侧部的皮肤组织缺损。

（一）应用解剖

桡动脉在穿过第1骨间背侧肌进入手掌之前，于鼻烟窝远侧发出第1掌背动脉，动脉主干沿第1骨间背侧肌下降，发出3条分支：①桡侧支，沿第1掌骨背侧走行，延续为拇指尺侧指背动脉，与桡神经浅支发出的同名皮神经伴行；②尺侧支，沿第2掌骨背侧走行，延续为示指桡侧指背动脉，有桡神经浅支发出的同名皮神经伴行；③中间支，沿第1骨间背侧肌的筋膜表面走行，至第1指蹼间隙，与桡神经浅支发出的同名皮神经伴行。在掌侧，拇指尺侧指掌侧固有动脉的背侧穿支和示指桡侧的指掌侧固有动脉的背侧穿支分布于第1指蹼间隙。掌侧的两条背侧穿支血管与第1掌背动脉中间支在虎口部形成丰富的血管吻合，这是第1掌背间隙穿支皮瓣的血管解剖学基础（图14-47）。

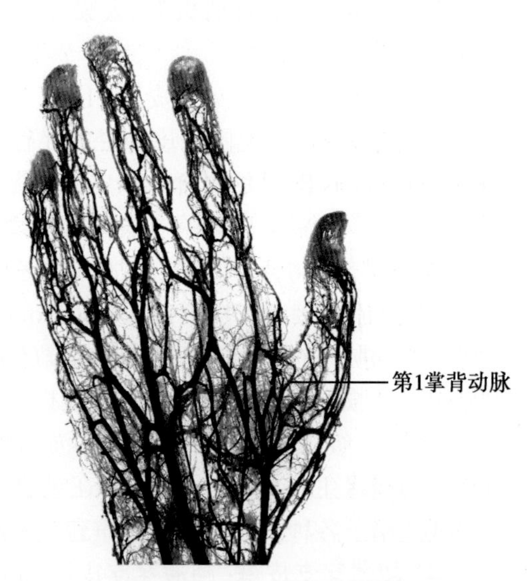

图14-47　第1掌背动脉解剖

皮瓣的静脉回流由与动脉伴行的静脉和周围组织中的细小静脉血管网完成。

皮瓣的神经支配来自第1掌背皮神经的中间支。手术时皮瓣向近侧多分离切取1～2cm，转位后与受区的拇指神经吻合，可恢复皮瓣的感觉功能。

（二）适应证

该皮瓣旋转后可达整个拇指、示指的近侧段和手掌桡侧半。一般以远端蒂的方式转移修复拇指、示指掌面和大鱼际远侧部的皮肤软组织缺损。

（三）注意事项

1．该皮瓣是掌背动脉逆行岛状皮瓣，不牺牲主要血管，供区可直接缝合，损伤小，手术操作简单；皮瓣耐磨，术后可重建感觉；对手功能无明显影响。

2．第1掌背动脉中间支细小，指掌侧固有动脉的背侧穿支在掌指关节平面亦较细小，因此在蒂部要保留较宽的皮下筋膜组织，这样能保护轴心血管不被损伤，同时能通过筋膜层的动、静脉血管网改善皮瓣的血液循环，有利于皮瓣的成活。

3. 供区是暴露部位，影响外观。皮瓣的切取范围常受限制。

掌背动脉穿支皮瓣

掌背动脉穿支皮瓣自Earley（1987年）报道以来，掌背动脉穿支皮瓣（metacarpal artery perforator flap）及其复合组织瓣以其血管蒂恒定、手术操作简便、供区可直接闭合等优点，已成为修复手指组织缺损的常规手术之一。

（一）应用解剖

掌背动脉属知名小动脉，位于手背伸肌腱的深面。第2、3、4掌背动脉由掌深弓的近侧穿支和腕背动脉网发出的交通支吻合而成。由掌深弓发出的3个近侧穿支，经第2、3、4掌骨间隙的近端，穿骨间肌至手背，构成第2、3、4掌背动脉的主要来源。向近端与腕背动脉网的交通支连接，向远端延续为指背动脉。在指蹼背侧，有掌心动脉的远侧穿支注入掌背动脉，以第2掌背动脉最多见（图14-48）。

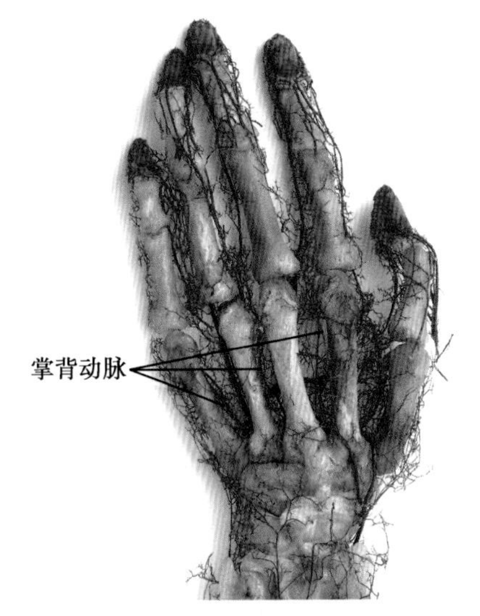

图14-48 掌背动脉解剖

第2指蹼动脉起自第1指掌侧总动脉或第2掌心动脉，与第2掌背动脉形成较为固定的吻合，吻合动脉介于掌、背侧血管之间，是沟通掌、背侧动脉的中间渠道，恒定存在，管径较大（大于0.8mm者，占53.6%），并且有1～2支伴行静脉。第2指蹼动脉的恒定存在及其与第2掌背动脉较为固定的吻合形式是第2掌背动脉逆行岛状皮瓣成功应用的解剖学基础（图14-49）。

手背的静脉：掌背动脉有2支伴行静脉，静脉在指蹼远端与指蹼静脉有吻合，并与指动脉的伴行静脉相吻合。同时手背的皮下组织内有丰富的浅静脉，通过深浅静脉之间的分流，有助于皮瓣静脉血的回流。

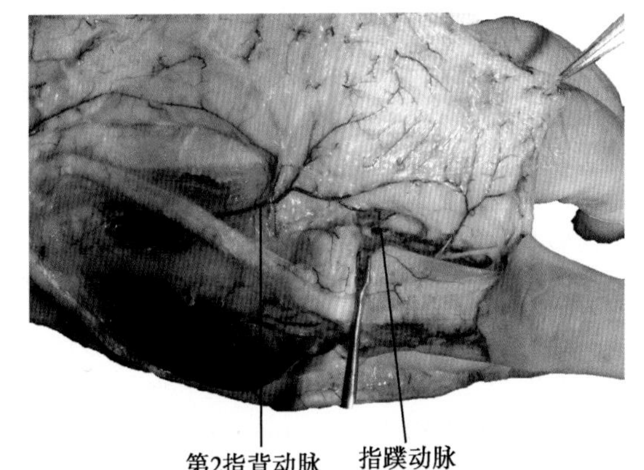

图14-49 指蹼动脉解剖

手背的皮神经：由尺、桡神经的手背支分别发出1～4条掌背神经，与掌背动脉相伴行，可作为皮瓣的感觉神经。临床上可作为供区，带血运或复合移植修复指神经缺损。

伸肌腱的血液供应：掌背动脉在走行中，节段性发出数支肌腱支，走行于两侧伸肌腱的腱周组织中，在肌腱表面呈弓状向上、向下走行，并与其他肌腱分支吻合，组成网状血管丛营养伸肌腱，为带肌腱的复合移植奠定了基础。

掌骨的血液供应：掌背动脉的分支主要营养邻近的掌骨底，与腕背动脉网的交通支相互吻合，走行在骨膜表面，在骨内呈放射状分布，因此可做带血运的骨瓣或复合组织移植。

（二）适应证

1. 手指皮肤软组织缺损伴有肌腱、骨骼外露。
2. 根据受区需要，可行带血运的掌骨、伸肌腱、掌背神经的复合组织瓣移植。
3. 手指感染创面的修复。

（三）注意事项

1. 掌背动、静脉较细小，分离时应注意保护、防止损伤。
2. 供区在3.5cm内一般均可直接闭合。
3. 分离时应将皮下组织内的掌背神经向近侧分离出2cm切断，以备与受区神经吻合。
4. 复合组织瓣切取时，要保证有足够的血管小分支进入皮瓣和组织瓣中，切取的腱旁系膜要与皮瓣相连，以免损伤细小的血管分支。

5. 优点 ①动脉恒定，血管位置表浅，操作较容易；②可同时修复皮肤缺损及肌腱缺损；③通过合理设计皮瓣供区创面大多数能够直接缝合；④皮瓣内皮神经可用于神经桥接或吻合，以恢复皮瓣感觉；⑤皮瓣皮肤质地、厚度、颜色同指背皮肤相一致。

6. 缺点 ①该皮瓣皮肤用于修复指掌侧皮肤缺损时，供区皮瓣皮肤组织结构与受区有差异，指腹饱满度稍差，耐磨性有差异；②因皮瓣近端以掌指关节为限，故此皮瓣不适于修复手指中节远侧以远皮肤缺损；③肌腱复合皮瓣用于修复屈指肌腱缺损时不能同时修复腱鞘。

大鱼际肌穿支皮瓣

大鱼际肌穿支皮瓣（thenar perforator flap）是以桡动脉掌浅弓为蒂的穿支皮瓣，常可通过顺行或逆行转移修复拇指掌侧软组织缺损及示指桡侧近侧指间关节附近软组织缺损。

（一）应用解剖

桡动脉在桡骨茎突水平发出掌浅支，穿经大鱼际肌或沿其表面下行，恒定地发出数条穿支到大鱼际肌表面筋膜及皮肤，主干继续向远端走行，与尺动脉形成掌浅弓（图 14-50）。桡神经浅支的部分终末支和前臂外侧皮神经的终末支形成这一区域的主要感觉支配神经。

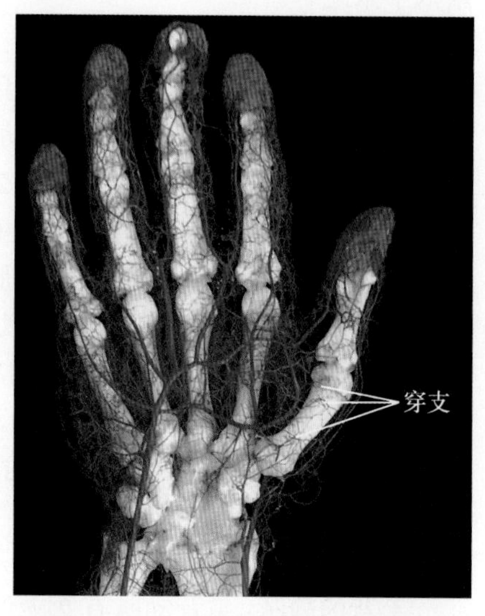

图 14-50 大鱼际肌穿支血管解剖

（二）适应证

大鱼际肌穿支皮瓣可设计成以桡动脉掌浅支为蒂、旋转点位于桡骨茎突的顺行皮瓣，也可设计成旋转点位于舟骨结节与示指近节横纹中点的连线远中 1/3 处的逆行岛状皮瓣，可修复拇指掌侧软组织缺损及示指桡侧近侧指间关节附近软组织缺损，其血管蒂为掌浅弓。

（三）注意事项

1. 皮瓣设计中应先明确桡动脉发出鱼际穿支的走行方向再调整切取皮瓣。鱼际穿支多从大鱼际掌侧发出，故切取皮瓣应先从桡侧做切口，这样不容易损伤穿支血管。

2. 优点 大鱼际部皮肤结构与手指相似，手术操作简单，在同一术野内进行，手术风险小，皮瓣成活率高，供区损伤小，皮瓣宽度<1.5cm 可直接缝合，供区外观及功能影响相对较小。

3. 缺点 大鱼际部是手部功能区，如皮瓣切取过大不能直接缝合或张力下缝合后瘢痕愈合，影响手部功能和外形，要慎重选择此供区；旋转蒂部往往偏臃肿，影响外观。

小鱼际肌穿支皮瓣

小鱼际肌穿支皮瓣（hypothenar perforator fiap）是以尺动脉掌浅弓皮支为蒂的皮瓣，常可通过顺行或逆行转移修复手部掌侧皮肤软组织缺损。

（一）应用解剖

小鱼际穿支来自尺动脉和掌浅弓或小指尺掌侧动脉，有 1～3 支。小鱼际穿支穿出小指展肌与小指短屈肌间隙，向上与尺动脉腕背支降支吻合，向下与相邻的小鱼际穿支或小指尺掌侧动脉穿支吻合。

尺动脉小鱼际皮支解剖位置较为恒定，距豌豆骨 1.6cm，发出后跨过尺神经，在筋膜层内由近端向远端前内侧行走，与其他分支形成皮下毛细血管网。该区皮下有掌短肌及脂肪垫，小指掌侧固有神经和血管位于脂肪垫、掌短肌与小鱼际筋膜之间（图 14-51）。

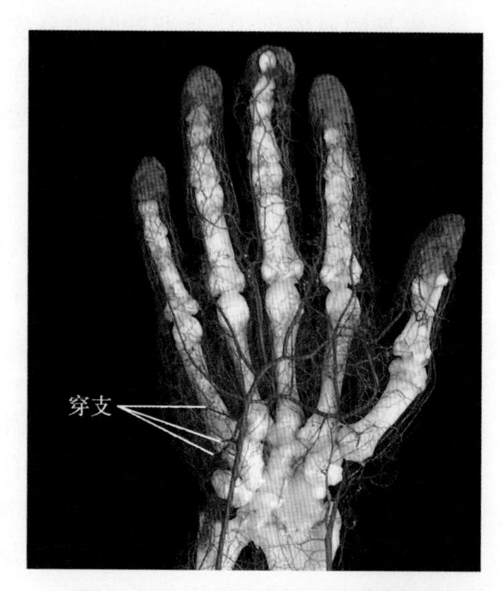

图 14-51 小鱼际肌穿支血管解剖

顺行小鱼际肌穿支皮瓣的血管蒂为尺动脉。逆行小鱼际肌穿支皮瓣的血管蒂为小指尺侧指掌侧固有动脉。小指尺侧指掌侧固有动脉进入小指后，沿小指尺掌侧走行，在指腹处与小指桡侧指掌侧固有动脉形成吻合，此为小鱼际皮瓣逆行转移的血供基础。

在掌浅弓的尺侧，发出小指尺侧指掌侧固有动脉。该动脉行于小鱼际的脂肪垫中，发出皮支分布到小鱼际皮肤的远侧2/3。在未发出小指尺侧指掌侧固有动脉前，从尺动脉干和掌深支发出小皮支分布小鱼际皮肤近侧1/3。二者的皮支在皮下吻合成血管网。

静脉均为伴行静脉。

小鱼际区皮肤的神经来自尺神经。尺神经在前臂中点发出掌皮支，沿尺动脉掌侧下降分布于小鱼际皮肤并支配掌短肌。

（二）注意事项

1. 优点　①皮瓣的质地、色泽与受区接近，修复后外观良好，对手功能及外形美观的影响较小；②皮瓣有独立的动、静脉及神经支配，血管位置较恒定，变异少，切取方便，手术成功率高；并可制成带感觉的皮瓣；③血管蒂较长，转移范围较大，可用于修复全指腹、腕部及大鱼际区的皮肤缺损；④供区在同一术野进行，便于手术操作，缩短了手术时间；供区损伤小，可直接缝合；⑤有明确伴行静脉回流系统，必要时可吻合皮下静脉促进回流。

2. 缺点　①有时需结扎尺动脉主干或掌浅弓，但对手的血供影响不大；②小鱼际部是手部功能区，如皮瓣切取过大致不能直接缝合或张力下缝合后瘢痕愈合，将影响手部功能和外观，要慎重选择此供区。

尺动脉腕背支手背穿支皮瓣

尺动脉的腕背支与尺神经手背支伴行，分布于腕背及手背尺侧，以此血管神经为蒂可形成手背尺侧皮瓣。1992年Oppikofer等报道了尺动脉腕背支手背穿支皮瓣（mid-hand perforator flap based on dorsalcarpal branch of ulnar artery）的解剖学研究，在国内该皮瓣亦已在临床上应用。

（一）应用解剖

尺动脉腕背支在豌豆骨近侧4.0cm处由尺动脉发出，主干在尺侧腕屈肌与尺侧腕伸肌间隙穿行1.0～2.0cm后分为升、降支。升支走向前臂近侧。降支伴尺神经手背支而行，经尺骨头前方与豌豆骨之间进入手背，沿第5掌骨与小指展肌间隙下行，在第5掌骨头上方与小指尺掌侧动脉穿支和/或小鱼际营养血管背侧穿支（小鱼际穿支）相吻合（图14-52）。

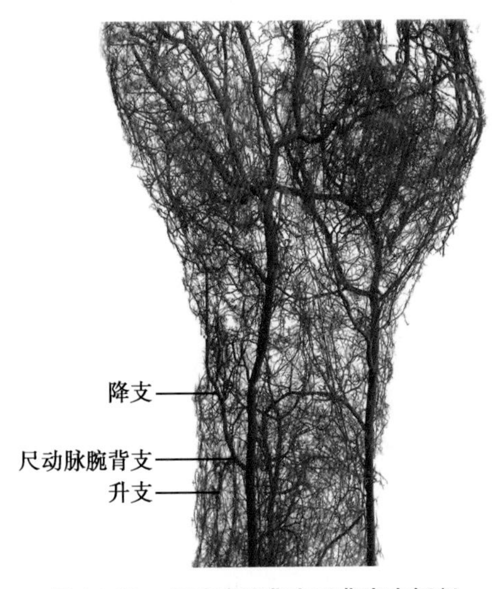

图14-52　尺动脉腕背支手背穿支解剖

尺神经手背支于豌豆骨近侧约8cm处自尺神经发出，在尺骨茎突上2.5cm转向手背尺侧，分为内、外侧支，内侧支较小，称为小指尺背侧神经，沿第5掌骨、小指掌指关节、近节指间关节尺侧进入皮肤。外侧支较粗，分2支，一支参与第3掌骨前皮神经的构成，一支为第4掌骨背皮神经，行走于第4、5掌骨间至环指和小指指蹼处，最后分为2支终支，一支支配环指尺侧，另一支支配小指桡侧。

（二）适应证

尺动脉腕背支手背穿支皮瓣是以尺动脉腕背支和尺神经手背支为血管神经蒂的皮瓣，有良好感觉功能。顺行转移，皮瓣可以移到手掌，用以修复手掌及腕部创面。逆行转移可修复手背及手指创面。

（三）注意事项

1. 皮瓣切取时可先在豌豆骨近侧约4cm处做皮瓣蒂部切口，在尺侧腕屈肌腱的桡侧显露尺动脉和尺神经，找到尺动脉腕背支和尺神经手背支。沿尺动脉腕背支走向做皮瓣切口，由近向远游离血管神经蒂，并根据其走向调整皮瓣设计。

2. 有些情况下尺动脉腕背支细小，终支在豌豆骨远侧2.7cm处终止，遇此情况皮瓣的远端应做相应调整。

3. 在深筋膜下游离皮瓣，并尽可能将第3、4掌背动脉连同腕背支一起切取，以保证皮瓣内血管网的完整性。

4. 切取单纯皮瓣时要保留伸指肌腱的腱旁组织，以利于供区植皮的成活。

5. 跨越腕关节切口要尽量为弧形切口，以免术后瘢痕挛缩。

小指尺掌侧动脉穿支皮瓣

小指尺掌侧动脉穿支皮瓣（little finger perforator fiap pedicled with ulnar palmar artery）以小指尺掌侧动脉穿支为蒂，临床上用于修复尺侧手掌及小指皮肤组织缺损。

（一）应用解剖

小指尺掌侧动脉起自掌浅弓凸侧的尺侧缘，少数由第3掌心动脉与掌深弓发出的分支汇合而成。该血管在第5掌骨头上3.5cm处起始后，沿小鱼际肌表面下降，分布于小指掌面尺侧缘。起始外径1.2mm，沿途发出掌侧皮支、背侧穿支和小鱼际肌支（图14-53）。

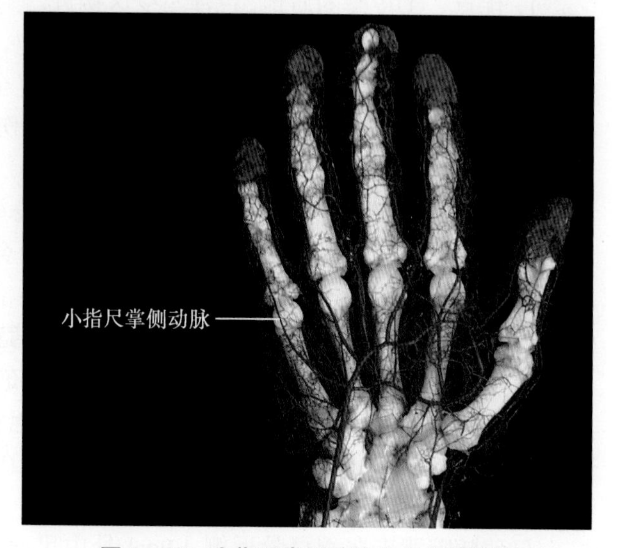

图14-53 小指尺掌侧动脉穿支血管解剖

不同起源的小指尺掌侧动脉发出的穿支穿出深筋膜位置相对恒定，穿出点位于第5掌骨头上1.3cm处，由小鱼际浅层肌（小指短屈肌与小指展肌）与第5掌骨之间穿出至皮下，与尺动脉腕背支降支形成直接或间接吻合，沿途发出细小血管分布于手背尺侧皮肤。小指尺掌侧动脉穿支起始外径0.8mm。穿支动脉干长2.0cm，有同名静脉伴行，外径略粗于动脉。

小指尺掌侧动脉穿支虽然细小，但穿出点恒定，且其发出的众多细小血管与尺动脉腕背支降支、小鱼际穿支相吻合，大大增加了皮瓣成活的可能性。

（二）适应证

手背、手掌及小指近节皮肤缺损。

（三）注意事项

1. 皮瓣的旋转点设计在第5掌骨头-颈交界处，即相当于掌远侧横纹第5掌骨头处，避免皮瓣蒂部穿支血供损伤。

2. 由于小指尺掌侧动脉穿支血管较恒定，小指尺掌侧动脉穿支于第5掌骨头上约1.3cm处，由小鱼际浅层肌腱与第5掌骨之间穿出至皮下，与尺动脉腕背支降支直接或间接形成吻合，沿途分出细小血管营养邻近组织。因此，术中在皮瓣蒂部尽量保留筋膜组织中的吻合血管网，以提高皮瓣成活率。

3. 将尺神经手背支设计在皮瓣内，可通过发散的血管分支与尺神经手背支旁血管网和尺神经手背支干内血管网吻合沟通，增加其轴向血液运输量，从而提高了手术的成功系数。

4. 优点　①小指尺掌侧动脉穿支解剖位置较恒定，皮瓣血供可靠，不牺牲主干血管，静脉回流通畅；②手术创伤较小、操作简便、安全可靠；③皮肤质量好，质地饱满，厚薄适宜，可制成感觉皮瓣；④供区受区在同一手术区域，手术进程简捷顺畅。⑤皮瓣宽度在4cm以内时，供区多能直接缝合。

5. 缺点　穿支血管短小，切取皮瓣面积受限。必要时会牺牲1支皮神经，影响相应部位的皮肤感觉。

指动脉背侧支穿支皮瓣

指动脉背侧支穿支皮瓣（perforator fiap based on the dorsal branch of the digital arter）是手部2～5指皮肤缺损修复的常用局部转移皮瓣。通常供区设计在近节背侧，修复面积较小时也可设计在中节背侧，根据创面缺损情况选择皮瓣血管蒂部轴点为手指的尺侧或桡侧。由于不损伤指掌侧固有动脉，损伤小，以近节或中远节指掌侧固有动脉背侧支为蒂，适宜修复末节指腹和指端皮肤缺损，术后指体饱满，外形佳，也适宜修复中节指掌、背皮肤缺损。

（一）应用解剖

指背动脉网由掌背动脉的终末支与指掌侧固有动脉背侧支相互吻合构成。在手指近节及末节指掌侧固有动脉背侧支与指背动脉网相互吻合。指掌侧固有动脉向远端走行过程中，沿途向背侧发出 4 支分支与背侧血管交通吻合，分别位于手指近节中段、手指近节远 1/3 段、手指中节中段及远侧指间关节（图 14-54）。指掌侧固有动脉背侧支的发出位置恒定，变异较少；指背逆行皮瓣的血运边界可达掌背区域。

皮瓣的静脉通过伴行静脉、浅 - 深静脉干交通支和指背丰富的皮下静脉网回流。

（二）适应证

根据创面而选择不同指动脉背侧穿支动脉，利用邻近组织移位修复创面，尤其适合修复手指背侧、侧方、指腹和指端缺损。

（三）注意事项

1. 手术要点　①皮瓣设计应略大于创面 1～2mm，皮瓣切取的“面”近端可至近指间关节背侧纹远端，远端可至远侧指间关节近端，靠蒂一侧其皮瓣边缘可设计至指侧中线，蒂对侧皮瓣边缘可超过指背中线，但不能超过对侧中线，旋转点不能超过远指间横纹。一般主张切开血管蒂明道移位，以防止蒂部压力过大影响血运。②手术解剖血管蒂时应尽量多保留指动脉周围的筋膜组织，以确保皮瓣可靠的静脉回流，吻合静脉可有效增加静脉回流。③由于指掌侧固有动脉背侧支自发出点至伸肌腱侧缘节段走行位置较深且恒定，故剥离切取时应紧贴伸肌腱腱周膜，注意保护伸肌腱腱周膜，以预防植皮术后伸肌腱粘连。切取皮瓣时切勿伤到真皮下血管网。术中不必剥离显露背侧支血管，以免影响皮瓣血供，只要保留 0.6～0.8cm 宽的筋膜带，一般都包含有该动脉。④切取逆行皮瓣时是以旋转点以远的指动脉间吻合支逆行供血，故旋转点应距创缘 5mm 以上，以确保指掌侧固有动脉中间掌横支的完整。⑤一般示指、中指、环指皮瓣设计于尺侧，小指皮瓣位于桡侧，优先取损伤较轻的一侧为原则。⑥分离皮瓣时注意保护指掌侧固有神经背侧分支，如需重建皮瓣感觉功能需确保其进入皮瓣。

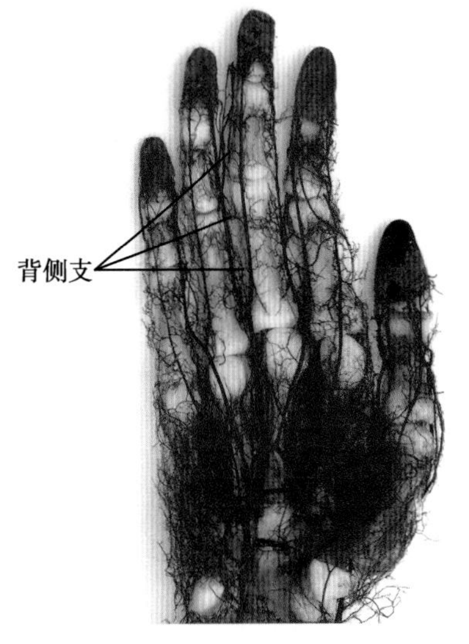

图 14-54　指动脉背侧支穿支血管解剖

2. 优点　①手术在同一手指进行，皮瓣质地、厚度、色泽与受区接近，不损伤其他手指，无须二次手术，患者容易接受。②皮瓣修复指端为正常皮肤组织，有利于感觉功能恢复。③由指掌侧固有动脉及背侧支供血，血管解剖位置恒定，血运可靠，操作简便、安全。④皮瓣携带感觉神经，与创面指固有神经精确吻合后，可以恢复精细感觉。⑤不牺牲主干血管，创伤小。

3. 缺点　①动脉直径细小，尤其是直径<0.1mm 者，吻合困难。②皮瓣跨越近侧指间关节者，植皮后可能影响手指功能。③供区不隐蔽，影响外观。

（李学雷）

二、侧胸部穿支皮瓣

侧胸部穿支皮瓣（lateral thoracic perforator flap）是多源性血供分布的皮瓣。

（一）应用解剖

侧胸穿支皮瓣位于腋下侧胸部，其营养血管来源广泛，可直接发自腋动脉或肱动脉主干，也可发自胸外侧动脉、胸背动脉、肩胛下动脉、胸肩峰动脉等。这些不同起源的侧胸筋膜皮穿支均经腋前襞与腋后襞上端连线这个“门户”进入皮瓣。

根据血管来源具体皮瓣分类包括：①胸背动脉肌皮穿支为蒂的侧胸穿支皮瓣；②胸背动脉直接皮肤穿支或肌间隔穿支为蒂的侧胸穿支皮瓣；③胸背动脉前锯肌支直接皮肤穿支或肌间隔穿支为蒂的侧胸穿支皮瓣；④腋动脉直接皮肤穿支或肌间隔穿支为蒂的侧胸穿支皮瓣；⑤肩胛下动脉直接皮肤穿支或肌间隔穿支为蒂的侧胸穿支皮瓣；⑥胸外侧动脉直接皮肤穿支或肌间隔穿支为蒂的侧胸穿支皮瓣（图 14-55）。

皮瓣的轴心静脉是其伴行静脉和/或浅层的胸腹壁静脉。胸外侧部皮瓣区的神经支配来自横向的节段性肋间神经外侧皮支，难以利用。

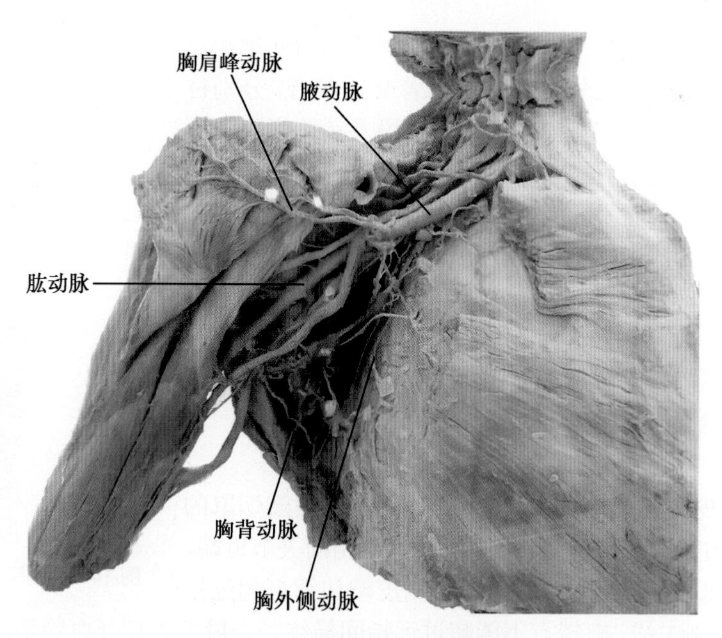

图 14-55 侧胸穿支血管解剖

（二）适应证

适用于修复四肢、躯干、头颈部皮肤软组织缺损，修复较长创面最为合适。

（三）注意事项

1. 侧胸穿支皮瓣的血管供应为多源性，因此术中正确选择穿支血管蒂非常重要，要选择血管蒂长且外径粗的动、静脉。术中要根据穿支的具体穿出位置，灵活机动地调整皮瓣的位置。

2. 先显露血管蒂再顺行分离皮瓣及穿支的方法极易损伤血管，不易对供区穿支情况做出整体评估。建议采用逆行分离皮瓣，即先分离皮瓣显露穿支再逆行分离至血管蒂主干，较为安全、方便。

3. 胸背动脉在肩胛骨下角水平进入背阔肌后，发出内、外侧（肌）筋膜皮支。外侧支属肌皮动脉，沿背阔肌前缘 2～3cm 下行，穿支供养表面的皮肤；内侧支属筋膜皮动脉，又称胸背动脉的侧胸皮支。两者均加入侧胸部筋膜皮肤血管网。在腋窝的直接筋膜皮血管较细时，可转而切取胸背血管穿支皮瓣。

4. 胸外侧筋膜皮动脉除有自身的伴行静脉外，尚有位置恒定、外径粗大的浅静脉——胸腹壁静脉。胸腹壁静脉收集来自胸外侧皮瓣区及胸腹部交界外侧部的静脉血，位于腋部皮下组织浅层，沿腋中线上行，注入腋静脉或其属支。可视术中具体情况有意识地分离携带皮下浅静脉并与受区静脉吻合，以促进皮瓣的静脉回流。

（李学雷）

三、股前外侧穿支皮瓣

以旋股外侧动脉为蒂的股前外侧皮瓣系徐达传等（1984 年）首先发现和报道，随后在全世界 20 多个国家得到了推广应用。由于部分患者存在受区外形臃肿、功能恢复差，供区遗留难看瘢痕甚至功能障碍的缺点，Koshima 等（1993 年）首先报道了股前外侧穿支皮瓣（anterolateral thigh perforator flap）的临床应用，随后有大量用于四肢体表软组织缺损、头颈部创面的修复、舌和乳房等器官再造的报道，且因可制作成特殊形式的股前外侧穿支皮瓣，如血流桥接、显微削薄、联体、分叶和嵌合穿支皮瓣等，股前外侧穿支皮瓣被冠名为“万能皮瓣”（universal skin flap）。

（一）应用解剖

依据临床实际应用所占的权重及目前研究趋势，下面依次对股前外侧皮瓣的穿支、降支、斜支及旋股外侧动脉主干进行介绍（图 14-56）。

1. 穿支　作为股前外侧皮瓣直接的血供来源，穿支的解剖学研究处在尤为重要的位置。大量研究表明股前外侧皮瓣穿支的解剖存在较大的变异，主要集中表现在以下四个方面。

（1）穿支分布位置的变异：研究表明股前外侧皮瓣的穿支主要集中在髂前上棘及同侧髌骨外缘连线的中点附近，Lin 等的报道符合这一观点。但是众多研究的结果不一，穿支分布不能被上述这样简单总结。有研究进一步发现，约有 80% 的股前外侧皮瓣穿支主要集中在以该中点为圆心半径 3cm 的圆形区域的下方象限内。Choi 等通过对 38 例大腿标本进行研究，指出有 85.6% 的穿支出现在以该中点为圆心的半径为 6cm 的圆形区域中。Yu 等研究并建立了 ABC 系统来确定股前外侧皮瓣穿支分布，指出大多数穿支集中在髂前上棘到髌骨外缘连线的中点（B 点）周围。还有报道表明男性和女性的穿支分布有区别，男性的穿支更靠近髂前上棘。

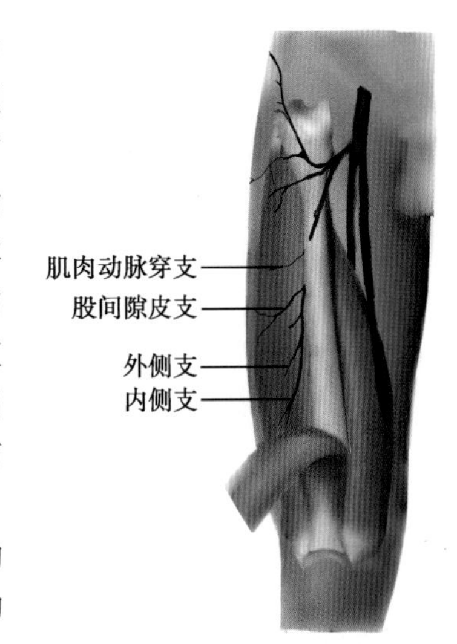

图 14-56 股前外侧动脉

（2）穿支起源的变异：股前外侧皮瓣的穿支主要起源于旋股外侧动脉的降支，部分起源于横支、斜支及升支，还有少部分起源于旋股外侧动脉、股深动脉及股总动脉。Lee 等通过对 110 例股前外侧皮瓣研究指出，皮瓣穿支单独起源于旋股外侧动脉降支的占 69.1%，单独起源于横支的占 9.1%，既起源于降支又来源于横支的占 21.8%。Wong 等研究表明，股前外侧皮瓣穿支有约 14% 起源于斜支。其他的一些研究报道认为，4.7% 的穿支起源于旋股外侧动脉，4.2% 起源于股深动脉，1.8% 起源于股总动脉。

（3）穿支穿出方式的变异：营养股前外侧皮瓣的穿支依据是否穿过肌肉通常被分为肌皮穿支和肌间隔穿支，有研究报道发现两种穿支所占比例变异较大。据 Choi 等的研究指出肌间隔穿支占所有穿支比例为 17.5%；而 Zhang 等的报道认为肌间隔穿支所占比例约为 32%；Wong 等通过对 89 例股前外侧皮瓣手术的观测，发现肌间隔穿支占总穿支数的 15%，肌皮穿支占 85%。同时也有报道将穿支分为三种类型，Seth 等通过对 106 例患者的计算机体层血管成像（CT angiography，CTA）进行研究后将穿支分为混合穿支、肌间隔穿支及肌皮穿支，三种穿支所占比例分别为 52.3%、33.9% 及 13.8%。

（4）穿支数量的变异：关于股前外侧皮瓣穿支数量的研究，文献报道结果不一。有学者通过对 110 例皮瓣进行研究后发现双穿支的情况最为多见，约占 53.6%，其次是三穿支，占 28.2%，最后是单穿支，占 18.2%。而另有研究指出每侧大腿平均包含 4.2 个股前外侧皮瓣穿支。Kim 等通过对 100 个患者的 139 侧下肢的 CTA 的观测，发现每侧大腿平均有 2.28 个股前外侧皮瓣穿支。

2. 降支 降支作为股前外侧皮瓣穿支最重要的起源血管，其解剖学已被广泛研究。研究报道的重点主要包括降支的起源和降支的长度。降支通常为旋股外侧动脉的分支而起源于旋股外侧动脉，也可和旋股外侧动脉一同起源于股深动脉或者直接起源于股总动脉。有报道将降支因起源不同分为 4 种类型，包括起源于旋股外侧动脉、与旋股外侧动脉共同起源于股深动脉、起源于股深动脉、起源于股总动脉。Sananpanich 等通过对 47 例大腿标本进行研究，发现降支起源于旋股外侧动脉的有 38 例，起源于股深动脉的有 8 例，直接起源于股总动脉的有 1 例，从降支起始处到其终止平均长度为 30.2cm。股前外侧皮瓣血管蒂长度被很多文章报道研究，它的长度一般为 9～15.2cm，而降支作为大多数血管蒂的主要组成部分，这些研究也间接说明了术中降支可切取的有效长度。

3. 斜支 Wong 等于 2009 年率先报道认为旋股外侧动脉的分支中存在斜支，并在 81 例旋股外侧动脉中发现有 31 例存在斜支，所占比例高达 35%。该研究团队于 2012 再次报道斜支的存在，并用一个病例对斜支陷阱进行了阐述。Zachara 等的研究也认为斜支的存在，在其报道中指出在 138 个穿支中有 8 个穿支起源于斜支。Lakhiani 等将斜支的变异总结为五种类型：斜支起源于降支、斜支起源于股深动脉、斜支起源于旋股外侧动脉、斜支起源于横支、斜支起源于股总动脉。Deng 等切取了大量的斜支皮瓣并进行了临床分类。也有报道提到因为斜支的出现，手术方案由依托降支远端的带蒂股前外侧皮瓣修复创面改为游离股前外侧皮瓣手术。斜支作为旋股外侧动脉的分支，被定义的时间并不长，但它的发现引发了很多学者的关注，究其原因主要是在股前外侧皮瓣移植中它的重要性可能仅次于穿支和降支。

4. 旋股外侧动脉 旋股外侧动脉一般起源于股深动脉，部分起源于股动脉，还有少部分起源于髂外动脉。Choi 等通过对 38 例大腿标本进行研究，发现 33 例旋股外侧动脉起源于股深动脉，有 5 例则直接起源于股动脉。Valdatta 等在 16 例大腿标本中发现，有 1 例旋股外侧动脉起源于髂外动脉。旋股外侧动脉远端通常分为降支、横支、升支和斜支。

（二）适应证

股前外侧穿支皮瓣多用于游离移植，其突出特点是皮瓣较薄，特别适合四肢、头颈和躯干浅表创面的修复。

（三）手术方法

股前外侧皮瓣血管的来源、走行、穿支数量和位置均存在不同程度变异。这些变异影响着皮瓣的切取，也影响股前外侧皮瓣的推广应用。下面我们将介绍如何通过合理的顺行切取方法，有效掌控血管变异带来的风险，顺利完成皮瓣切取。

1. 术前设计　患者取平卧位，自髂前上棘与髌骨外上缘做第一条连线，此线为皮瓣的轴线，此线中 1/3 段多有穿支出现。自髂前上棘与髌骨上缘中点做第二条线，此线为皮瓣内侧切口线。内侧切口线是股直肌和股外侧肌间隙的体表定位标志。皮瓣的设计应根据皮瓣轴线、内侧切口线和皮瓣轴线中点，综合受区创面大小，初步设计合理形状的皮瓣（图 14-57）。

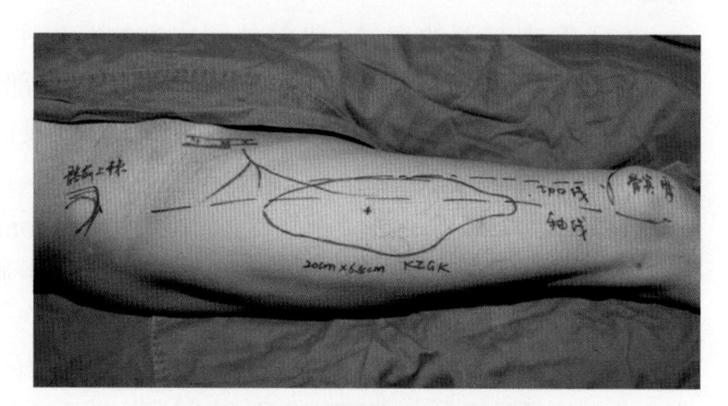

图 14-57　股前外侧皮瓣的设计

2. 皮瓣切取　皮瓣的切取从内侧切口线开始，由远端向近端切取。切开皮肤、皮下组织和深筋膜，向两侧牵开深筋膜。在切口中远段可见到肌肉间有一条纵向走形的淡黄色脂肪线、此线即为股外侧肌和股直肌间隙（图 14-58）。淡黄色脂肪线恒定出现在大腿前外侧中远段，是辨认股外侧肌和股直肌的关键所在。通过此种切口，既有利于清楚辨认肌间隙，又能有效防止肌间隔穿支的损伤。

3. 血管蒂的显露与分离　由远端向近端钝性分离股直肌和股外侧肌间隙，暴露旋股外动、静脉远端血管。轻度屈曲髋关节，近端钝性分离股直肌和股中间肌间隙，向内、向前牵开股直肌，充分暴露近端旋股外动、静脉系统。至此，皮瓣穿支发出的位置、数量，穿支血管的来源，不同穿支血管的类型均完全显露（图 14-59）。根据穿支位置、数量、来源等，结合受区创面需要，可适当调整皮瓣位置和形式，如分叶皮瓣、嵌合皮瓣、Flow-through 皮瓣等。这种先暴露穿支血管及皮瓣血管来源的方法，能有效规避血管变异带来的风险，并可根据受区需要调整皮瓣切取位置和切取形式。

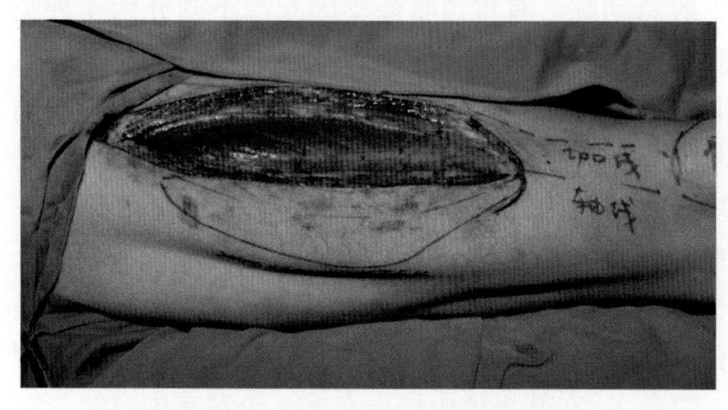

图 14-58　股外侧肌和股直肌间隙

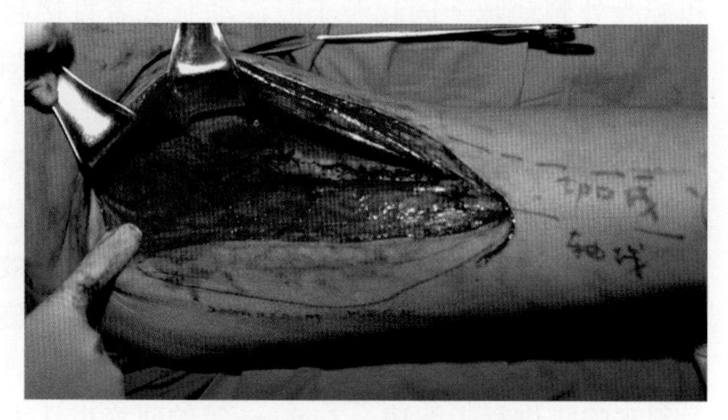

图 14-59　显露穿支血管

4. 皮瓣血管的保护　除了轻柔操作外，皮瓣血管保护还需要注意以下几点：①血管蒂分离需要包含周围筋膜组织，不裸化血管；②不向外牵拉股外侧肌和皮瓣；③不在动、静脉血管束内分离；④如果分离的穿支是肌皮穿支，需要保留血管周围少量肌肉组织，防止穿支痉挛（图 14-60）；⑤做外侧切口后，皮瓣远近端保留少许皮肤，防止意外过度牵拉皮瓣，减轻术者负担（图 14-61）；⑥当皮瓣血管蒂与股外侧肌神经伴行紧密或缠绕时，血管近端断蒂后，再做血管、神经间的顺行分离。

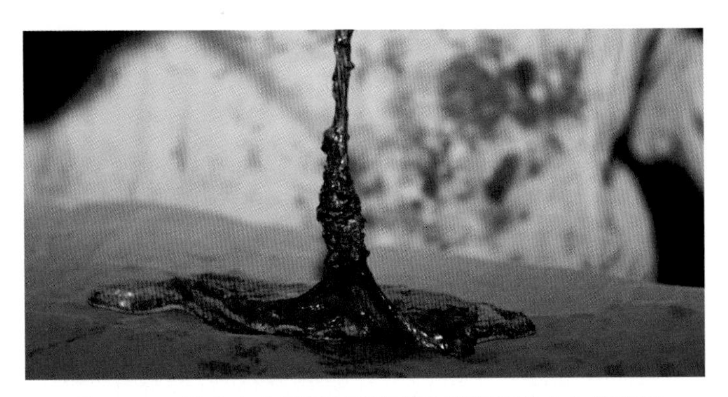

图 14-60 肌皮穿支周围要保留部分肌袖以防止血管痉挛

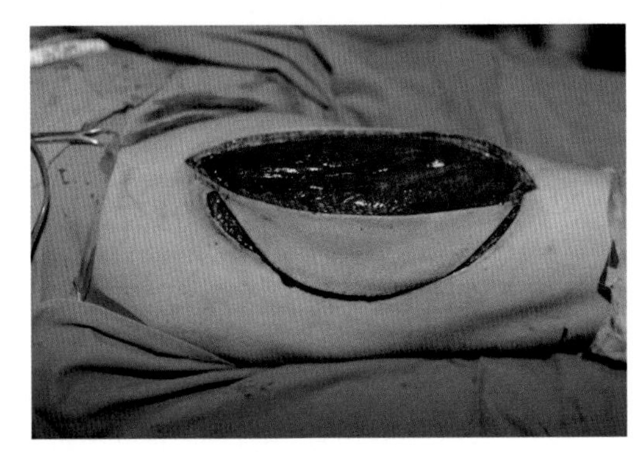

图 14-61 做外侧切口后，皮瓣远近端保留少许皮肤，防止意外过度牵拉皮瓣

（四）股前外侧皮瓣切取困难与对策

股前外侧皮瓣切取困难主要有三种原因：①穿支缺如。股前外侧皮瓣穿支数量存在较大变异，既往解剖学报道的穿支平均数量是 1.4～4.26 支，临床报道的平均数量是 1.6～3.24 支，在报道的 2 895 例病例中，有 1.8% 出现穿支缺如。②肌皮穿支。股前外侧肌皮穿支占 87%，肌间隔穿支只占 13%，有的肌皮穿支在肌肉中距离长、行走迂曲、分支多，造成切取困难。③术中意外损伤穿支血管。

当股前外侧皮瓣无法切取时，需要中转。皮瓣中转手术可分为在同部位中转和更换部位中转，股前外侧皮瓣一般在局部即可完成中转。阔筋膜张肌皮瓣和股前内侧皮瓣是常用的中转方案。两个皮瓣各有优缺点和适应证。阔筋膜张肌皮瓣起源于旋股外动脉横支，通常穿经阔筋膜张肌，特点是血管恒定出现，穿支分离较为困难，且此区域皮下组织较多。股前内侧皮瓣血管位于股直肌内侧，来源和出现均不恒定，皮瓣较阔筋膜张肌薄。特点是股前内侧皮瓣和与股前外侧皮瓣的穿支分布有互补关系，即当股前外侧皮瓣穿支越少、管径越细时，股前内侧皮瓣穿支将越多、管径越粗；反之亦然。中转方案选择应根据术中情况决定。如果发现股前外侧皮瓣穿支缺如，可中转为股前内侧皮瓣；如果术中损伤股前外侧皮瓣穿支，则建议中转为阔筋膜张肌皮瓣。

四、股前内侧穿支皮瓣

股前内侧肌穿支皮瓣（vastus medialis perforator flap）位于股部内侧下段，解剖学基础首先由郑和平（2008 年）报道，林涧（2010 年）成功应用于临床。以股内侧肌动脉穿支为蒂，可形成轴型皮瓣或跨区域供血皮瓣转位修复膝关节前、内侧面及腘窝皮肤软组织缺损。

（一）应用解剖

在股三角尖部自股动脉恒定发出的股内侧肌动脉，入肌肉后在肌内沿肌束行向外下方，直至髌旁并与髌周动脉环相吻合。沿途除发出肌支营养股内侧肌外，还发出 1～3 支（77% 为 1 支）外径 0.5～0.9mm 的肌皮穿支垂直穿过股内侧肌达深筋膜，并浅出至股内侧肌表面皮肤（图 14-62）。皮瓣切取面积可达 8.5cm×15.0cm。股内侧肌支的体表投影为屈髋、稍外展、旋外位，由腹股沟韧带中点与收肌结节连线中、下 1/3 交界点至髌骨中点作的标线。第 1 肌皮动脉穿支相对恒定，穿出点位于股内侧肌支体表投影线中点附近，相当于收肌结节上 9.4cm、髌骨中点垂线内侧 4.1cm 处。

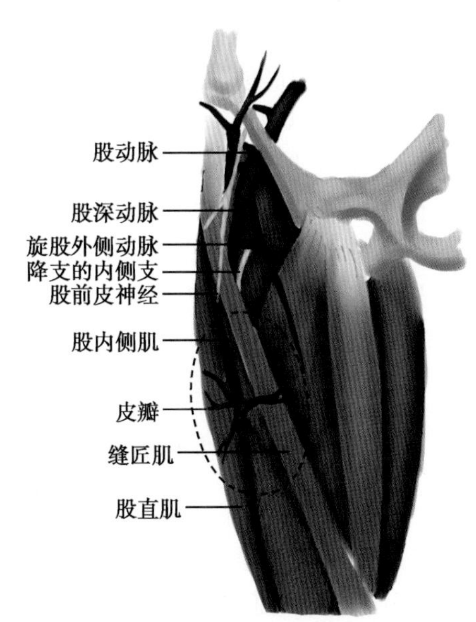

图 14-62 股前内侧皮瓣应用解剖

（二）适应证

设计应用方便灵活，切取面积较大，旋转灵活；供区较隐蔽，皮肤较为疏松，且周径较粗，一般都能直接缝合，尤其适合女性，不影响夏季小腿暴露，位于膝关节之上，切口瘢痕不影响关节活

动，也可游离移植修复足部皮肤缺损。术后皮瓣色泽接近正常，质地优良，不臃肿，不萎缩，外形美观，可制成感觉皮瓣。

（三）手术方法

1. 根据缺损面积大小，在伤肢股内侧，以股内侧肌动脉体表投影线为纵轴，以直接皮动脉发出点为中心设计皮瓣。

2. 若设计较大面积皮瓣时，以股中间皮神经体表投影线（腹股沟韧带中点与股骨内侧髁连线）为皮瓣纵轴，将直接皮动脉设计在皮瓣中下部。

3. 按术前设计画线，由近及远切开皮肤、皮下组织，首先切开皮瓣外上缘直达阔筋膜下层，将皮瓣向内下翻起至穿支穿出处，并适当调整皮瓣设计线。沿肌皮动脉穿支方向进行解剖，将肌纤维分开、切断，追溯穿支血管至股内侧肌动脉穿支发出点，尽量将更多血管穿支设计到皮瓣内，血管周围注意保留肌袖。

4. 皮瓣切取后，如选用近端蒂皮瓣则将股内侧肌支血管远端结扎，若选用远端蒂皮瓣可将股内侧肌支血管近端结扎，直至整块皮瓣除蒂外已全部游离，根据创面需要调整血管蒂，移位覆盖创面，供区直接缝合。

五、膝降动脉穿支皮瓣

膝降动脉的皮穿支虽然细小，但穿出点恒定，其发出的众多细小血管与邻近的髌周血管网、股内侧肌穿支、缝匠肌前缘及后缘的穿血管密切吻合，在膝关节内侧上部形成顺沿缝匠肌纵轴的血管丛。膝降动脉穿支皮瓣（descending genicular artery perforator flap）由郑和平（2010 年）首次报道，林间（2010 年）进行了临床应用。以膝降动脉穿支为蒂，可形成轴型皮瓣或跨区域供血皮瓣转位修复膝关节前面、内侧面及腘窝皮肤软组织缺损。

（一）应用解剖

膝降动脉关节支沿股内侧肌后内侧和大收肌腱之间径直下行，沿途发出股内侧肌支、大收肌腱支、骨膜支和皮穿支，终支移行为髌下支经大收肌结节前外侧至内侧半月板的平面，循半月板平面的关节囊表面横行向髌骨内下方，与膝下内动脉末端吻合后加入膝关节网。膝降动脉关节支皮穿支外径 1.2mm，于股骨内侧髁下缘上约 4cm，在股内侧肌、大收肌腱与股骨内侧髁所围成的三角形凹陷内穿过深筋膜至皮下，并分出众多的细小血管与邻近的髌骨周围血管网、缝匠肌前缘及后缘的穿血管、股内侧皮神经的神经旁和神经干血管链的分支密切吻合，在膝关节内侧上部形成顺沿缝匠肌和股内侧皮神经纵轴的血管丛。

（二）适应证

适应于修复膝关节及腘窝的组织缺损。

（三）手术方法

1. 根据受区创面缺损的大小、形状，以及膝降动脉穿支的走行、分支与吻合特点，以缝匠肌前缘纵轴为中轴，股内侧肌、大收肌腱与股骨内侧髁所围成的三角形凹陷内的皮支穿出点（一般在膝关节平面上 4cm）为旋转点，在膝关节内侧上部设计膝降动脉穿支皮瓣，皮瓣切取范围上界可达大腿内侧中点，下界位于膝内侧三角内。

2. 按术前设计画线，由近及远切开皮肤、皮下组织，在深筋膜下掀起皮瓣。从轴点至创面做一切口，将皮肤的两侧适当地皮下游离，形成一明道，供皮瓣蒂部宽松通过，放松止血带观察并确认皮瓣血运良好后转位覆盖创面。

3. 供区直接缝合或游离全厚皮片植皮。

六、隐动脉穿支皮瓣

隐动脉穿支皮瓣（saphenous artery perforator flap）位于膝关节内侧，具有质地柔软、血管蒂长、供区较隐蔽，可带感觉神经等优点。局部转位适宜修复腘窝、膝部及邻近组织缺损，双腿交叉移植可修复对侧小腿及足部创面。但供区位于膝内侧，供区不易直接缝合，需要植皮及膝关节暂时固定，稍有不便。随着新供区不断被发现，此皮瓣目前应用不多。

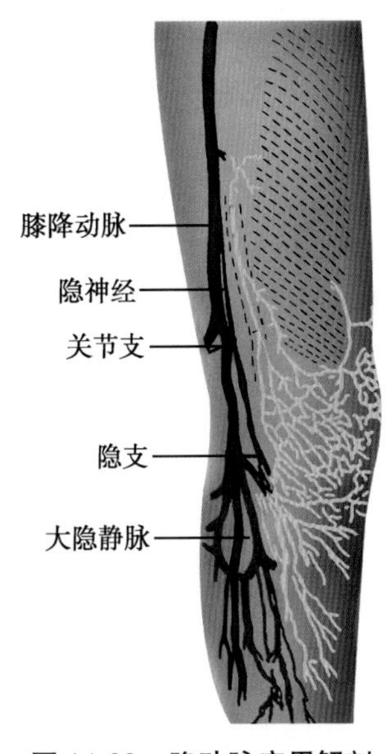

图 14-63 隐动脉应用解剖

（一）应用解剖

膝降动脉在收肌腱裂孔上方，起于股动脉，随后分为隐支及关节支。隐支在大腿中下部穿过缝匠肌深面的收肌腱板伴隐神经下行。在股薄肌与缝匠肌之间行约 10cm 后，至膝关节内侧浅出皮下，分布于小腿内侧上部皮肤，沿途与胫后动脉肌间隙支、腓肠肌内侧头的肌皮穿支和膝下内侧动脉的筋膜皮支吻合，可营养膝下前内侧面 14cm×6cm 的皮肤。皮瓣的静脉有深组伴行的隐静脉和浅组的大隐静脉。皮瓣的感觉神经，在膝上为股内侧皮神经，在膝下为隐神经（图 14-63）。

（二）适应证

可用于修复膝前、后部及大腿下部的皮肤缺损。

（三）手术方法

1. 以下肢内侧中线为轴，在膝上 10cm 至膝下 20cm 范围内设计皮瓣，标明皮瓣近侧切口线。

2. 先做皮瓣近侧切口，在缝匠肌外缘找到收肌管及股动脉，切开收肌管，将缝匠肌拉向外侧，找到膝降动、静脉及隐神经。

3. 做皮瓣后缘切口，在深筋膜下向前分离，沿血管神经束向远侧解剖。必要时切断缝匠肌，以利血管游离，保护至皮肤的皮支血管，在皮瓣远侧结扎、切断隐动、静脉。注意在皮下寻找大隐静脉，在皮瓣远侧切断之。

4. 按设计线切开皮瓣远端及前缘，在深筋膜下由上向下分离，将皮瓣完全掀起，形成血管神经蒂岛状皮瓣，可向近侧转移修复受区创面。

5. 主要优点 ①部位隐蔽，常有衣服遮盖，局部外观影响不大；②取皮瓣后不破坏下肢的重要血管、神经，也不会影响下肢的功能，对膝关节的屈伸无影响；③皮瓣质地柔软细嫩、色泽好、毛发较少，皮下脂肪较少，皮瓣薄；④带蒂岛状皮瓣转移范围较大，可用于修复膝前、后部及大腿下部的皮肤缺损；⑤隐动脉恒定、变异少，口径粗大，容易吻合；大隐静脉可资利用，因而皮瓣静脉回流通畅，不发生皮瓣水肿；⑥可制成感觉皮瓣移植。

6. 主要缺点 ①供区位于膝关节附近，供区创面多不能直接缝合，局部植皮受床欠平整，固定较困难，术后膝关节需用石膏托作暂时性固定；②常有隐神经支配区皮肤感觉丧失。

七、股后外侧近中段穿支皮瓣

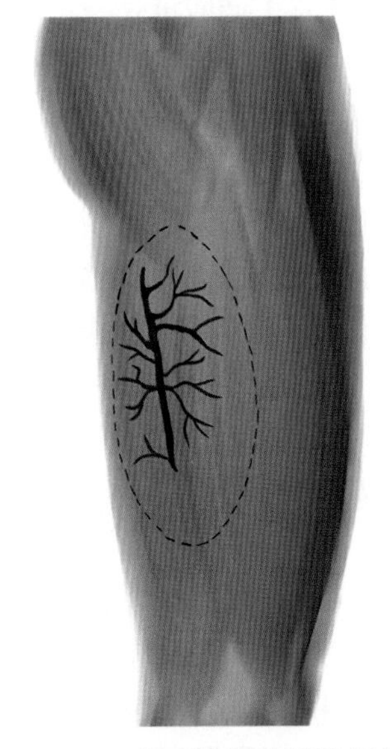
图 14-64 股后外侧皮瓣的解剖

（一）应用解剖

深动脉一般发出 3～4 支穿动脉，这些穿动脉在股外侧肌间隔中几乎呈垂直走向浅面，沿途发出数支细小肌支营养股外侧肌、股二头肌，最后穿出阔筋膜，并立即向四周分支，在阔筋膜浅面形成丰富的血管网（链），供养大腿外侧皮肤（图 14-64）。通常最为恒定的皮穿支有两支。一支为臀大肌止点下缘皮穿支（98.5%），来源于第 1 穿动脉（83.8%）或第 2 穿动脉（14.7%）。起点至浅出深筋膜点长 4.7cm，外径 1.6mm，伴行静脉外径 1.9mm，血供面积约为 10cm×20cm；另一支在股外侧肌和股二头肌之间，大转子与胫骨外侧髁连线的中点处（在股骨内、外侧髁连线上 8cm 处），多来源于第 3 穿动脉，其穿阔筋膜处外径为 1mm 左右。

（二）适应证

以股后诸穿支为蒂设计的穿支皮瓣可为下肢或身体其他部位皮肤移植提供游离皮瓣、近端蒂皮瓣、远端蒂皮瓣。

（三）注意事项

1. 设计皮瓣时，血管蒂不必在中央，可在皮瓣的一边，以尽量多地采取大腿外侧的皮肤。

2. 循股外侧肌间隔向上分离血管，到达皮穿支与肌支共干部位，不仅可增加血管蒂外径，亦可增加其长度，有利于手术操作。

3. 大腿后外侧供皮宽度在10cm以内时，均可直接缝合。

4. 游离皮瓣注意保护股后皮神经，切取感觉皮瓣时，将股后皮神经在臀大肌下缘处切断，用线结扎标示。

5. 解剖血管蒂时应深入深筋膜下间隙深部，以免将皮动脉的分叉处切断导致皮瓣供血的连续性中断。

八、膝上外侧动脉穿支皮瓣

（一）应用解剖

膝上外侧动脉于膝关节平面上4cm起自腘动脉或腓肠动脉，行向外上，沿途发出股外侧肌支、股二头肌支、关节支和皮支。其皮支走行于股二头肌短头与股外侧肌之间，在股骨外侧髁、股外侧肌和股二头肌所构成的膝外侧三角形凹陷内（图14-65），于关节上5cm穿出深筋膜（即髂胫束），在皮下组织内与邻近的髌周血管网、腘动脉、旋股外侧动脉降支及股深动脉的穿动脉等发出的肌皮穿支、肌间隙穿支等相吻合。皮瓣面积达20cm×5cm。皮瓣的静脉回流由伴行静脉完成，引流至腘静脉。

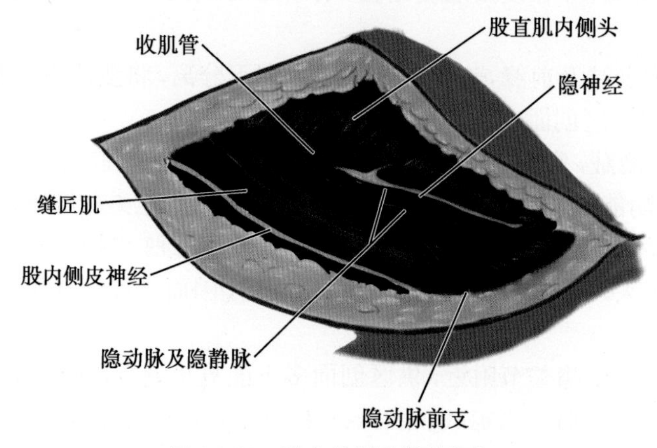

图14-65 膝上外侧皮瓣的解剖

（二）适应证

以膝上外侧动脉穿支为蒂的股前外侧穿支皮瓣为扩大切取的跨区皮瓣，供皮面积大。且膝上外侧动脉的位置较恒定，血管蒂粗，易于解剖及带蒂转位。术中又无须吻合血管蒂，因而简便易行，易于推广，适于急诊及基层医院应用。尤其是适用于小腿上部外侧、腘窝大面积缺损。另外，当膝下截肢部位太高，其创面的修复采用逆行岛状膝内侧皮瓣或逆行岛状缝匠肌下端肌皮瓣均不适宜时，可用此瓣修复。亦可将此瓣设计为游离皮瓣以修复头面部等各种软组织大面积缺损。若穿支动脉管径较小可追踪解剖至膝上外侧动脉的主干，直至合适的大小。

（三）注意事项

1. 先切开皮瓣的前缘达深筋膜下，由于髂胫束与皮肤滑动距离大，应先固定皮肤和深筋膜，防止分离。

2. 皮瓣下缘尽量不超过髌骨上缘水平线，以防术后影响膝关节功能。

3. 切取皮瓣时应取侧位，显露膝上外侧血管蒂时先将皮瓣后缘游离至股外侧肌间隔处，屈膝位，将股二头肌牵向后侧，在股骨下端后外侧即可显露膝上外侧血管起始处。

4. 切取骨瓣时可先将血管蒂切断，然后再切取骨瓣。

5. 切取髂胫束重建膝关节交叉韧带时，同时保留前侧及远侧两条皮支使髂胫束保留血供，如膝上外侧动脉的前支影响髂胫束逆行转位距离，可向股外侧肌内游离使其延长，如此可防止髂胫束转位后张力降低以避免坏死。

九、股后侧穿支皮瓣

股后侧穿支皮瓣（posterior thigh perforator flap）血供主要来自臀下动脉股后侧穿支及腘窝直接皮动脉，可设计成臀下股后穿支皮瓣与腘窝股后穿支皮瓣，前者可近端转移修复坐骨结节、大转子部的皮肤软组织缺失和压疮，后者可远端移位修复膝部和腘窝创面。

臀下股后穿支皮瓣

（一）应用解剖

臀下动脉起自盆腔的髂内动脉，经梨状肌下孔与臀下神经、股后皮神经一起走行，发出2～5支肌支供应臀大肌后，终支（臀下动脉股后皮支）与股后皮神经伴行，出臀大肌下间隙，走行于股后正中线的深筋膜下4～5cm后，即浅出至皮下组织中，该皮支沿途发出1～4支外径为0.5mm左右的皮支。臀下动脉终支由于与股后皮神经伴行，实际上成为皮神经的营养血管。由于沿途得到多个穿动脉的接力吻合与加强，纵向血管链十分明显，其血供可一直延伸至腘横纹上8cm。股后区的静脉回流主要是伴行静脉。

（二）适应证

适应于四肢、会阴部临床缺损修复，肢体大面积皮肤软组织缺损或会阴部、膝关节等特殊部位皮肤软组织或复合组织缺损的修复。

（三）注意事项

1. 在大腿上、中段，后正中线两侧各5cm的范围内设计皮瓣，S皮瓣的旋转轴位于臀大肌下缘，皮瓣远端可达腘窝上10cm。
2. 臀大肌下缘呈内上斜往外下，勿把皮肤臀皱襞当作臀大肌下缘标志，因二者并不一致。
3. 术中操作时应注意保护好血管蒂，勿使其有张力或锐性成角，隧道要够宽，勿使蒂部受压。
4. 尽量将血管蒂向近端游离至其主干处，以增加血管蒂的长度，移植时也可获得较好的吻合条件。

腘窝股后穿支皮瓣

（一）应用解剖

腘窝直接皮动脉为腘动脉上段在膝关节平面上7～11cm处恒定发出的一上行直接皮动脉，经半腱肌与股二头肌间的肌腔隙浅出。动脉口径2.0mm（1.5～2.5mm），蒂长8cm（6～12cm）。分布于股后中下部，并与股深动脉穿支、臀下动脉终末支等股后皮神经的营养血管相交通吻合。皮瓣区内有伴行静脉和股后皮神经。

根据受区缺损的大小、形状在股后设计皮瓣，沿股后侧腘窝横纹中点与臀沟中点连线为皮瓣的轴心线，旋转点位于腘窝上角（相当于股骨内、外上髁连线中点上5～8cm）腘窝直接穿支穿出深筋膜处。切开皮瓣蒂部外侧的皮肤，在深筋膜下向内翻起皮瓣，至腘窝上角股二头肌与半腱肌间隙，根据充盈的伴行静脉确定腘窝直接穿支发出的部位并细心保护和切开皮瓣其他周缘，于深筋膜下掀起皮瓣，沿途切断结扎细小的血管分支，在皮瓣近、远侧两端分别切断皮神经，结扎皮神经伴行的静脉主干，最后细致分离穿支血管束至1～2cm，保持穿支蒂血管位置不变，检查皮瓣血供，在保证蒂部无张力情况下转位覆盖创面，供区游离植皮覆盖创面。

（二）适应证

适合修复膝周软组织损伤与缺损。

（三）注意事项

1. 寻找阔筋膜张肌与臀中肌间隙　①先在股外侧区扪及阔筋膜张肌的后缘，即阔筋膜张肌和臀中肌的间隔。②在辨别清楚阔筋膜张肌的宽度后，术者用与患肢异侧的手掌心（如患者左下肢和术者右手）置于大转子上，将示指指向髂嵴，指尖约在髂前上棘后4cm，此时示指的位置即阔筋膜张肌和臀中肌的间隔。在该间隔远端11cm处作标记点，该点代表肌间隔穿（皮）支的平均穿出点。沿皮瓣内侧缘切开，在深筋膜浅层向后解剖，辨认清楚阔筋膜张肌和臀中肌间隔，以及肌间隔皮支后，调整皮瓣位置。

2. 如需切取复合组织瓣，注意保留肌皮穿支。打开肌间隔，沿穿支血管向深部的蒂部追踪，直至旋股外侧血管升支发出处，注意保留血管周围的筋膜袖，防止血管痉挛。

3. 如果需要更长的血管蒂，可在阔筋膜张肌内侧缘另做一切口，深部沿阔筋膜张肌内侧缘、股直肌和股中间肌的间隙分离，即可觅及旋股外侧动脉的其他分支。

（徐永清　饶利兵　秦向征）

十、小腿前外侧穿支皮瓣

（一）应用解剖

胫前动脉由腘动脉发出后，穿小腿骨间膜入小腿前间隔，于小腿上部行走于胫骨前肌与趾长伸肌之间，沿小腿骨间膜前方下行，穿趾长伸肌，继续于胫骨前肌与拇长屈肌之间下行。胫前动脉下行过程中，发出6～10支（平均8支）穿过肌间隙、筋膜、皮肤的动脉，外径0.3～0.8mm。这些穿支血管经3个肌间隙浅出深筋膜营养皮肤。第1间隙位于胫骨外侧与胫前肌之间，该间隙平均有2.9条穿支；第2间隙位于胫骨前肌与趾长伸肌之间，该间隙平均有1.1条穿支；第3间隙位于趾长伸肌与腓骨长肌之间，该间隙即小腿前外侧肌间隔，平均有4.7条穿支。腓浅神经与小腿前外侧肌间隔关系密切。在小腿上1/3（腓骨小头下约6cm处），腓浅神经行于该肌间隔深部；在小腿中1/3（腓骨小头下约14cm），腓浅神经行于该间隙的深筋膜之下；在小腿下1/3（腓骨小头下约22cm），腓浅神经穿深筋膜浅出，行于皮下组织。在腓骨小头下约4.7cm处，胫前动脉发出一穿支动脉，向前外侧走行，跨过腓浅神经、腓深神经表面（约2/3）或深面（约1/3），于趾长伸肌与腓骨长肌之间下行，于腓骨小头下7～11cm处，从外侧与腓浅神经伴行。该动脉起始外径为1.0mm，伴行静脉2条，外径分别约1.9mm、1.6mm。因这一腓浅神经伴行血管较粗且恒定，有学者称之为腓浅动脉。腓浅动脉于腓骨小头下约14cm处出肌间隔行走于深筋膜深面，在腓骨小头下约22cm处浅出深筋膜（图14-66），分为深浅两支，浅支较粗，发出分支营养小腿中1/3皮肤；深支较细，继续与腓浅神经伴行，深支为腓浅神经营养血管。腓浅动脉在下降过程中，尚得到3～4条胫前动脉下段肌间隔穿支血管汇入，并与腓动脉终末穿支的升支于外踝上5～7cm处在皮下组织中吻合，形成沿腓浅神经走行的纵向血管吻合链（图14-67）。这种链式吻合血管丛的存在是临床上远端蒂筋膜皮瓣的解剖学基础。

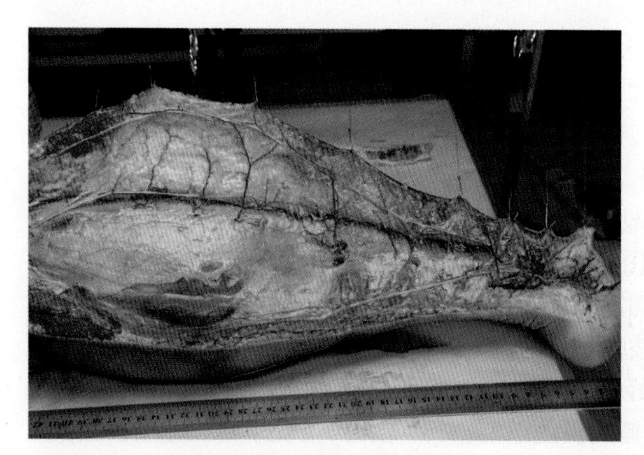

图14-66　腓浅动脉的分支

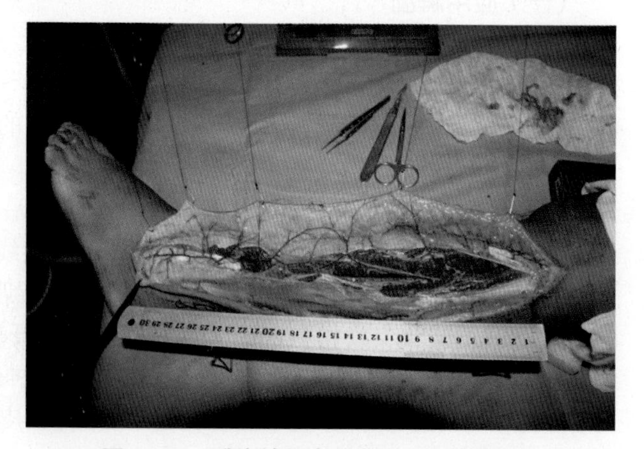

图14-67　腓浅神经走行的纵向血管吻合链

该皮瓣的静脉回流只有一套静脉系统，共2条，与动脉伴行，引流至胫前静脉。该皮瓣的皮神经支配为腓浅神经。

（二）适应证

1. 以近端为蒂，结扎远端腓浅血管，作岛状皮瓣顺行转移，可修复膝关节附近及小腿上段创面，并能保留感觉功能。

2. 以远端为蒂，结扎近端腓浅血管，作岛状皮瓣逆行转移，可修复小腿中下段、踝部及足背中近端创面（图14-68）。

3．以上下两端血管为蒂，特别适合小腿中段创面修复，如胫前大范围的骨外露创面。

（三）手术方法

1．皮瓣设计　皮瓣的轴心线为腓骨小头前缘与外踝尖前缘的连线，即腓浅动脉的体表投影。皮瓣的旋转点可位于轴心线上的任何一点，视受区部位而定。皮瓣的旋转轴心点前可至胫骨外缘，后可至小腿后中线，近可至腓骨小头下约5cm，远可至踝上5cm。皮瓣可切取的面积可达（20～30）cm×10cm。如以上方血管为蒂，皮瓣轴心点应上移，皮瓣设计于小腿前外中上区域，反之则设计于中下区域。皮瓣的皮支一般集中于小腿中段，故在设计皮瓣时应将中段完全设计于皮瓣切取范围之内（图14-69）。

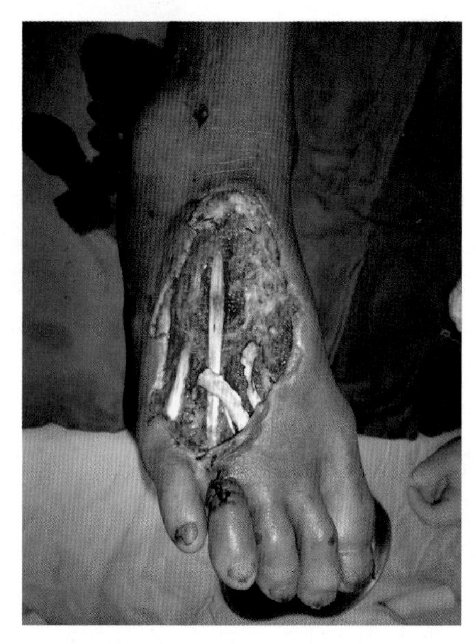

图14-68　足背中近端创面

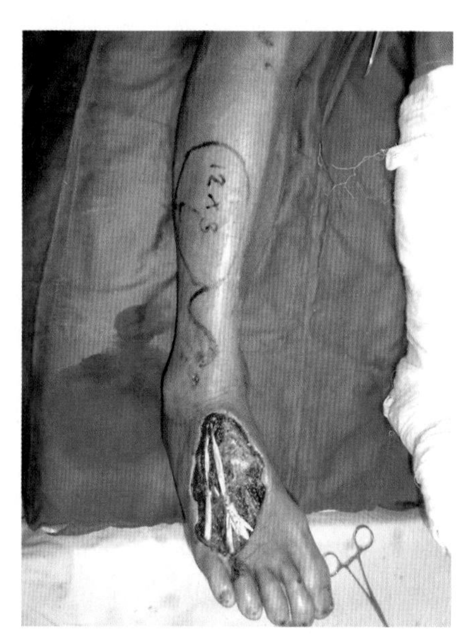

图14-69　小腿前外侧穿支皮瓣设计

2．手术步骤

（1）近端蒂筋膜皮瓣：常用于修复胫骨结节、腓骨小头等处的创面。

1）顺行法切取：首先解剖血管神经蒂。按设计于小腿中上1/3交界处，切开皮瓣后缘直至深筋膜下间隙。从深筋膜下的腓骨长肌肌膜表面向前掀起皮瓣，向轴心线解剖分离，直至腓骨长肌与趾长伸肌之间的小腿前外侧肌间隔。在小腿的上1/3，腓浅神经血管束走行于此肌间隔深处。发现腓浅血管的皮支应予以保护，将腓骨长肌牵开，沿该肌间隙向深部解剖分离，即可显露腓浅动脉主干。随后沿腓浅动脉主干仔细向远端分离，至小腿中段，可见腓浅动脉分为两支，一支较粗，为小腿前下外侧部主要供血皮支；另一支为腓浅神经营养血管，在腓浅动脉及皮支显露分离完毕后，再沿血管主干逆行向上尽可能解剖至胫前动脉起始部，及腓浅神经、腓深神经交汇处，全程游离出供血血管后，再将皮瓣其他缘切开，自深筋膜深面掀起，从而将皮瓣完全游离。一般游离至小腿下1/3并阻断该血管时。可见皮瓣远端渗血活跃。在分离皮支及腓浅动脉主干时均应切取部分肌袖以防损伤。对其间走行的肌支予以结扎，如为带血管顺行转移可修复小腿上部胫前或膝部创面，如作游离移植，则将该血管蒂向上游离至足够长，断蒂后与受区血管作吻合，皮瓣上方的神经可与受区神经吻合。将皮瓣无张力转移至受区。供区中厚皮片移植封闭。

2）逆行法切取：用超声多普勒确定了腓浅血管的深筋膜浅出点（小腿中下1/3交界处，或腓骨小头下22cm），做到了心中有数，或对该供血区结构已熟悉之后采用。直接从皮瓣远端切开，于深筋膜下向近侧掀起，不必仔细寻找，腓浅血管神经束即包含在筋膜蒂部之中。此法具有操作简单、耗时短的优点。

（2）远端蒂筋膜皮瓣：如将小腿前外侧筋膜皮瓣远端蒂部设计在外踝上5cm处，即是外踝上筋膜皮瓣，适用于修复踝部创面。此处叙述远端蒂筋膜皮瓣在小腿中下1/3创面的应用。

因腓浅动脉的中远段细小，与胫前动脉远侧的穿支之间的吻合也是以筋膜血管网的形式存在，因此在远端蒂的小腿前外侧皮瓣，其蒂部必须包含1.5～2cm宽的筋膜皮下组织。先自外踝上切开皮瓣的后外侧，自筋膜下将皮瓣掀起，在深筋膜深部显露出腓浅神经后，向蒂部分离，在趾长伸肌、腓骨长肌间隙将腓骨长肌牵开后可见深部的穿支浅出并与腓浅神经营养血管交通，再将腓浅神经及营养血管向上解剖至小腿中段，见明显皮支进入皮瓣，此时小心分离皮支，并注意皮支与腓浅神经营养血管之间的联系，在分离上方的血管及腓浅动脉时，应将该动脉主干暂时保留，随后切开皮瓣其他缘将皮瓣自深筋膜深面向轴心线掀起游离，在下方蒂部保留 1.5～2cm 宽的筋膜皮下组织，此时，除下方蒂部及上方腓浅动脉外，皮瓣其余部位均已游离，用血管夹阻断上方的腓浅动脉血运，松止血带，如皮瓣血供正常，尤其是上方远蒂端血运正常，即可结扎上方血管，游离下方神经筋膜蒂至合适长度，观察皮瓣血运循环良好后将皮瓣皮下隧道或者明道转移至受区（图 14-70）。

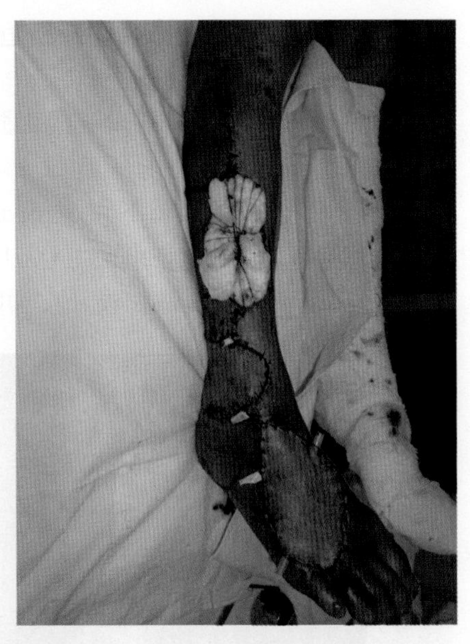

图 14-70 小腿中下远端蒂筋膜皮瓣的足背转移

（3）联合皮瓣转移：双蒂筋膜皮瓣的血供更丰富，成活可靠。将上方腓浅血管及下方腓浅神经营养血管均游离至合适长度，在上下蒂部将皮肤予以切断，以腓浅神经营养血管及腓浅血管为蒂，向前最大可推移 6cm，对胫骨中段长条状皮肤软组织缺损最为适宜。

（四）注意事项

1. 该皮瓣又称腓浅神经营养血管皮瓣，可见腓浅神经与皮瓣成活的关系密切。腓浅神经皮支支配小腿前外侧和足背的感觉功能，虽非负重区，但范围较大。掀起皮瓣时是否带上腓浅神经，应该从以下三个方面考虑：①受区是否需要重建感觉功能（如胫骨结节等受摩擦部位）；②供区的感觉丧失是否值得；③是否有利于手术操作，有利于皮瓣的血供不受损伤和皮瓣的存活。因腓浅神经在小腿中下 1/3 以上均于深筋膜深部走行，因此，如果切取的皮瓣位于此段，向下不超过小腿的中下 1/3 交界处，则从深筋膜下掀起浅层的组织瓣（筋膜皮瓣、筋膜瓣、筋膜皮下组织瓣），可将腓浅神经留在原位（仔细解剖），以保存足背的感觉。然而，因腓浅神经在小腿中下 1/3 交界处穿出深筋膜，走行于皮下组织中，在切取包含此段的筋膜皮瓣时，需牺牲腓浅神经。

2. 依皮瓣转移方式的需要，单蒂筋膜皮瓣的蒂部可采用三种方法处理。①全部保留皮肤、筋膜各层组织，使之成为半岛状皮瓣。这种方法对蒂部干扰较小，血供可靠，但转移受限，且有猫耳畸形，适用于邻近的胫前创面。②切开皮肤，保留筋膜组织，使之成为具有轴心血管和筋膜蒂的岛状筋膜皮瓣，具有第一种方法的优点，而蒂部的限制因素减少，旋转幅度增大，可作皮下隧道转移，消除了猫耳畸形。③切开全部皮肤与筋膜组织，以血管束为蒂，旋转幅度更大，但因腓浅血管细小，容易损伤。第二种方法，即蒂部保留 1～2cm 宽的筋膜组织比较可靠。

3. 此供血区无论以近端为蒂，还是以远端为蒂，均可设计切取不带皮肤的筋膜瓣或者筋膜皮下组织瓣，血供不受影响，成活的长度较筋膜皮瓣长。

（曾参军 黄华军）

十一、小腿外侧穿支皮瓣

腓动脉穿支皮瓣为小腿外侧皮瓣发展而来，可设计成腓动脉近、中段穿支皮瓣和腓动脉远段穿支皮瓣。前者适用于小腿局部创面覆盖，游离移植适用于手、足中小型皮肤缺损创面修复。后者适合于修复小腿下段、踝关节周围及足背皮肤软组织缺损，游离皮瓣可用于修复四肢较小面积的创面。

（一）应用解剖

腓动脉自胫后动脉发出后于比目鱼肌深面行向外下，至小腿中部在腓骨后面与䠂长屈肌之间下行，到外踝部终于跟外侧动脉。腓动脉沿途发出肌皮动脉、腓骨滋养动脉、弓形动脉、皮动脉、前肌间隔穿支、交通支，供应腓骨、邻近肌肉和小腿外侧皮肤（图 14-71）。腓动脉发出的皮动脉有 4～8 支，其中以第 2、第 3、第 4 支皮动脉的管径最粗大，分别于腓骨头下 9cm、15cm、20cm 穿出。各皮动脉直接（穿经小腿后肌筋膜）或间接（穿过比目鱼肌、跗长屈肌）穿过深筋膜到达皮下组织后分为前支、后支、升支、降支，各皮动脉之间吻合成链，并与胫前、胫后动脉发出的皮支有吻合（图 14-72）。当小腿皮瓣逆行转移时，胫前动脉和胫后动脉通过交通支逆行供养皮瓣。皮瓣的静脉回流有深组的伴行静脉和浅组的小隐静脉；当设计小腿外侧逆行皮瓣时由于下肢静脉瓣结构紧密，数目多，则需将小腿后侧的小隐静脉包含在皮瓣内，使之负担皮瓣的静脉回流。为了增强血管蒂长度及管径，临床应用经常选择胫后动、静脉发出腓动、静脉处作为血管缝接部分。小腿外侧皮肤内包含腓肠外侧皮神经。

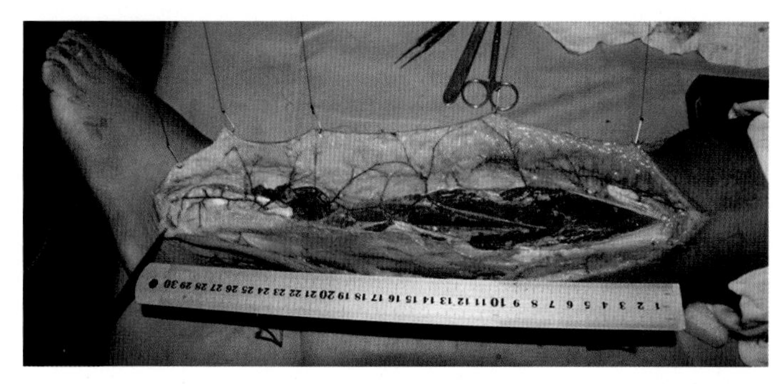

图 14-71 腓动脉及其分支

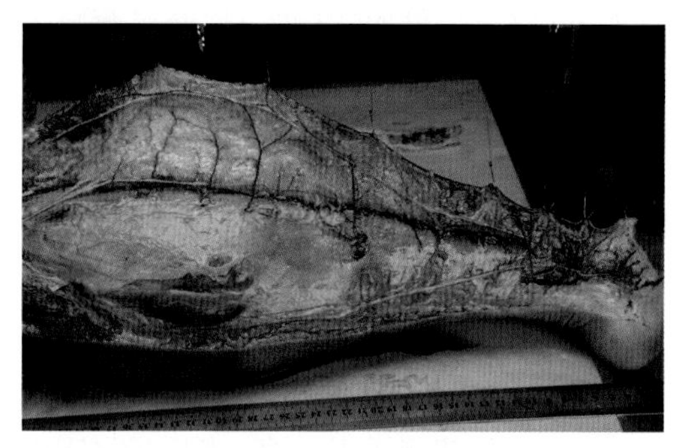

图 14-72 腓动脉皮支与胫后动脉皮支的吻合

腓动脉是供应腓骨、比目鱼肌、跗长屈肌、小腿外侧肌群和皮肤的主要动脉。但是由于丰富的血管吻合网的存在，切取该动脉后，上述结构的血供不受影响，可由胫前、胫后动脉的分支代偿。

（二）皮瓣设计

腓骨小头与外踝的连线为腓动脉的投影线，以此线为皮瓣的轴心线。在腓骨小头下方 9～20cm 是腓动脉的皮支进入皮肤的关键区，设计皮瓣时应将这一段包含在皮瓣内。皮瓣的 1/3 位于轴心线前方，2/3 位于轴心线后方。为增加皮瓣移位时血管蒂长度，设计顺行皮瓣可略偏远侧，设计逆行皮瓣可略偏近侧，但皮支进入皮肤的关键点必须包括在设计皮瓣内。最后需标明近侧或远侧切口线。

（三）手术方式及注意事项

1. 皮瓣切取 切开皮瓣后缘，在深筋膜下向前游离皮瓣至腓骨后缘，向前掀起皮瓣在比目鱼肌与腓骨肌所形成的外侧肌间隙内找出其间穿出的皮支与肌皮支，选出较粗的 1～2 条皮支作为皮瓣的轴心点。根据皮支血管的分布情况，校正或重新设计皮瓣的远近端及后缘，以保证皮瓣的血供。

2. 显露腓动脉 沿间隙切开腓肠肌、比目鱼肌，显露上段的腓动脉及中下段位于跗长屈肌深层的腓动脉。

3. 血管游离 沿血管纵行分开跗长屈肌，显露远侧腓血管。

4. 神经游离 将邻近腓血管的胫神经分离出来，并妥善加以保护。注意保护腓动脉至皮瓣的皮支血管不受损伤。

5. 皮瓣切取 将皮瓣拉回原位，暂时缝合，然后做皮瓣前缘切口，在深筋膜下向后解剖至外侧肌间隔处。

6. 皮瓣转移 ①顺行转移：皮瓣游离后，若向近侧转移修复膝部创面，可在皮瓣远侧切断血管，并沿腓动脉向近侧游离至血管起始部。②逆行转移：若逆行转移修复足部及踝部创面，在皮瓣近侧切断血管，并沿腓动脉向远端解剖直至获得足够长度。注意使远端血管蒂游离至外踝上为止，以避免破坏皮瓣血供。

皮瓣可经腓骨后转移，也可经胫腓骨间途径移向胫前。后者需切开骨间膜，不要损伤胫前血管。转移时注意血管蒂勿拉紧、扭曲、成角及压迫。皮瓣切取后转移或移植至创面，供区创面直接闭合或游离植皮。

（四）术式特点

1. 主要优点

（1）小腿外侧皮瓣以腓血管为供血血管，为非主要血管，切取后对肢体血供影响小，同时设计灵活，可根据受区需要包含或多或少的皮下脂肪。即使合并有单一胫前或胫后动脉损伤，仍可切取该皮瓣。

（2）血管解剖位置恒定，变异少，血管口径粗易吻合，血管蒂长。

（3）可携带腓骨、肌肉和皮瓣制成复合组织皮瓣，用于修复严重创伤和复杂的骨和皮肤软组织缺损。

（4）小腿外侧为非负重区域，相对隐蔽，可供皮瓣面积大，皮瓣色泽、质地好，厚薄适中，术后不臃肿，设计根据局部创面大小实施；供区皮肤切取宽度不超过6cm，可直接缝合。

（5）皮瓣应用灵活，可顺行、逆行移位或游离移植。同时利用腓血管近、远端吻合修复缺损的受区主干血管，改善血液循环；也可串联皮瓣修复巨大的组织缺损。

2. 主要缺点

（1）皮瓣形成时，需在肌肉内细致解剖血管蒂及小腿外侧肌间隙深部游离血管主干，操作难度大，容易损伤腓动脉肌皮穿支，手术时间长。

（2）皮支伴行静脉往往与受区静脉口径相差较大，且管壁薄，需要术者具备高水平的血管吻合技术。

（3）皮瓣供区较前臂隐蔽，但对小腿外形仍有影响。

（4）皮瓣设计较小时不容易携带上腓肠外侧皮神经。

（5）皮瓣切取长、残留创面较大时需植皮。

（6）部分患者毛发较多，术后受区因毛发而影响美观。

（五）应用要点

临床选用时应注意以下几点：①腓动脉穿支存在变异。因此，术前常规使用多普勒超声探测皮瓣供区动脉的走行、口径、血流速度，以保证其相对恒定。②设计皮瓣时，皮瓣需比创面大15%～20%，以达到皮纹不消失为宜。③皮瓣设计尽可能精准，皮瓣内需包含穿支血管进入皮肤的关键点。④设计切取皮瓣时，应熟悉供区的应用解剖，尤其对血管、神经的位置、走行以及可能出现的变异等要做到心中有数，以免损伤这些重要结构。⑤切取皮瓣翻至前肌间隔可见一些肌间隔皮支，要结扎并切断此类皮支，以免影响皮瓣营养血管的血供。⑥皮瓣转移后蒂部形成隆起畸形时，可在保证皮瓣血运情况下适当修整或留待后期处理，以尽量保持修复区良好的外观。⑦作逆行转移时注意血管蒂勿拉紧、扭曲、成角及压迫。⑧术后注意术区保温，行抗血管痉挛及抗血栓治疗。

（曾参军　黄华军）

十二、足背穿支皮瓣

足背穿支皮瓣是以足背动脉穿支为血供的皮瓣。该皮瓣内有感觉神经，皮质好，皮下脂肪少，弹性好，血管蒂长，管径粗，便于吻合，是修复足跟、足底、踝关节部的常用带蒂皮瓣，也是吻合血管的皮瓣移植术的常用供区，无论是带蒂转移还是游离移植，手术都相对容易，是临床上常用的皮瓣之一。但供区创面如覆盖不良会影响穿鞋和足的功能，应谨慎选用。

（一）应用解剖

足背皮瓣经常被误认为是轴型皮瓣。但是，该皮瓣的本质是一随意型的皮下组织皮瓣，仅通过细小的血管与足背动脉这一轴型血管相连。

足背动脉是胫前动脉的延续，从踝关节前方经伸肌支持带深面到达足背，足背动脉及其分支都发出一些细支穿出深筋膜，分布于足背皮肤及皮下组织，这是足背皮瓣的主要血供来源。此外，来自足底内侧动脉和足底外侧动脉的分支也分布到足背皮下。依据动脉来源和其分布区域，足背动脉分布到足背皮下组织的动脉分支基本上可以分为下列3组。

（1）中央组：直接从足背动脉或第1跖背动脉发出，发自足背动脉的皮支，在深筋膜下向内侧或外侧走行一段距离后，即穿出筋膜到达皮下组织，共4～7支。近侧分支常大于远侧，其分布范围亦较广，并分出细支到足背内侧皮神经上。

（2）中央旁组：近侧部分的分支由足背动脉本干及其跗内侧动脉和跗外侧动脉分出，它们先向内侧经䠀长伸肌腱下行，或向外侧经趾长伸肌腱和趾短伸肌下行，最后穿出深筋膜到达皮下，这些分支分布于内侧者有2～4支、外侧者有5～7支。远侧部分的分支来自第2至第4跖背动脉，除第1跖背动脉通常是足背动脉的延续外。第1、3、4跖背动脉的起点变异较大，它们可分别从弓状动脉、跗外侧动脉或足底动脉发出。因此，该区域皮肤和皮下组织的血供来源变异也较多。

(3) 边缘组：是来自足底内侧动脉或足底外侧动脉的分支，出足底经跗外展肌或小趾展肌和小趾短屈肌的深面，绕过跖骨或跗骨的侧缘转向背侧，分布于足背内侧缘或外侧缘附近的皮肤及皮下组织。

足背动脉皮瓣的血供主要来自中央组和中央旁组。边缘组的分布区域一般已超过足背皮瓣的范围。中央组的动脉分支只被深筋膜所覆盖，术中如能紧贴跗骨骨膜背面分离皮瓣，此组动脉分支就可以被完整地保留在皮瓣内。这是足背皮瓣动脉血供的主要来源。中央旁组的各个分支除跗外侧动脉的部分分支直接穿入皮下组织外，起始段都在肌腱或肌肉深面，最后才穿出深筋膜到达皮下。

足背皮瓣的静脉回流途径有三条。大隐静脉和小隐静脉：静脉血通过与皮瓣相连的皮下组织进入足背静脉弓，再分别经大隐静脉和小隐静脉流向内、外踝。二者中的任何一条均可保留作为回流静脉(如果同时保留了该侧的皮肤蒂)。足背动脉的伴行静脉，也是皮瓣静脉回流的途径之一。

足背皮肤组织的感觉神经主要来自于腓浅神经的分支，它们从外侧向内侧下行，在浅筋膜内走行，分布于足背的大部分区域，直到跗趾近侧部位的背面。另有腓深神经伴随足背动脉下行，向前分布于第1趾蹼间的皮肤组织及第1、第2跖趾关节。一般皮瓣移植后，其皮肤感觉均可望在3～6个月逐渐恢复。但如能同时吻接1条感觉神经，则感觉的恢复将更加迅速而完善。

术前通过门诊或超声多普勒确认胫后动脉及足背动脉的血流通畅性十分重要。由于足背动脉的搏动可从远侧的足底深支传导过来，搏动或血流可通过以下4个方式予以判别：①用手指在足背用力压迫(压闭)足背动脉后，在其近端能感到搏动。②用手指压闭住胫后动脉后，足背动脉搏动仍有力。③用手指压闭足背动脉后，胫后动脉搏动仍有力，说明其通畅。④用手指压闭足背动脉后，在其远侧的第1跖背动脉仍搏动有力，说明足底动脉弓通过交通支的血流丰富。后两种情况说明胫前动脉供血充分。远侧吻合的通畅有一定的价值，但对顺向皮瓣的成活并非必须。然而，对于切取由足背动脉远端的足底深支逆行供血的足背皮瓣而言，远侧吻合的通畅是十分重要的。

（二）适应证

足背皮瓣可用于修复足内、外侧的损伤，以及踝前、踝内、踝外侧的创面。能为内外踝提供优良的覆盖。虽然大隐静脉足够长，但如用足背皮瓣修复足跟或跟腱区创面，则可能需要移植一段血管以加长足背动脉。最近有文献报道，以足背动脉的远侧穿支为蒂(足底深支)，通过胫后动脉逆行供血，足背皮瓣可用于修复前足创面。

足背皮瓣的缺点：①切取相对困难，解剖费力耗时，皮瓣很容易与动脉血管脱离；②整个足背的感觉缺失；③足背供区的植皮，如果切取皮瓣时，足背的腱旁膜没有保留完整，植皮可能出现愈合不佳、容易破溃等问题。

切取足背皮瓣的前提是该足的胫后动脉和足背动脉均有血供，否则禁止切取足背皮瓣。皮瓣切取之后，皮瓣由足背动脉供血而成活，足体由胫后动脉供血而存活。需要注意的是，笔者所面对的大量的足部缺血性溃疡的患者，不能满足这一条件，即不能切取足背皮瓣。

（三）手术方法

1. 根据移植需要，在术前将血管分布情况用亚甲蓝在皮肤上标出，以作为切取皮瓣时的参考。足背上设计切取皮瓣的形状。皮瓣的远端可接近于趾蹼，两侧可达第1和第5跖骨内、外缘，近端可达伸肌支持带。

2. 手术从皮瓣的远端向近心端进行。先在趾蹼上方做横切口，直达肌膜表面，注意应保持跗长伸肌腱、趾长伸肌腱腱周膜的完整性。切断跖背静脉，分别结扎。切断跖背神经支，不要误认为是血管而进行结扎，以免术后引起疼痛。在第1跖间隙可能出现第1跖背动脉，亦予以切断结扎，使其包含于皮瓣中。沿皮瓣内、外侧做切口，深度在深筋膜表面和伸肌腱腱周膜表面，注意保护大、小隐静脉和足背浅静脉，以便在切断皮瓣的血供前有较多的静脉血管可供选择。从远端将皮瓣掀起，在跗短伸肌腱和跗长伸肌腱的汇合处将跗短伸肌腱切断，予以标记。使跗短伸肌腱包含在皮瓣中。继续在第1跖骨间隙中进行分离解剖，层次在骨间肌肌膜表面和跗短伸肌腱的深面。在两侧牵引跗长伸肌腱和趾长伸肌腱，以暴露第1

跖背动脉(有时存在)。再在第1跖骨间隙的基底结扎并切断足背动脉的足底深支及其伴行静脉。在足背动脉深面和跗骨关节表面分离足背动脉及其上方的皮瓣。此时对跗内外侧动脉的结扎应远离足背动脉。在分离过程中必须将皮瓣的真皮和深层组织缝合,以免皮瓣与足背动脉的血运联系被破坏。将两侧皮肤切口在皮瓣近心端连接,为了切取足够长度的足背动脉蒂,切口可向小腿方向延长。应分离足够长度的足背动脉和大、小隐静脉。必要时可以切开伸肌支持带,以便于向上暴露胫前动脉。整块皮瓣游离完毕,即等待受区准备妥善后行带血管蒂转移或切断血管蒂行游离移植。

【典型病例】

患者男性,44岁,因重物砸伤左足跗趾致软组织缺损入院,行足背逆行岛状皮瓣修复术(图14-73~图14-77)。

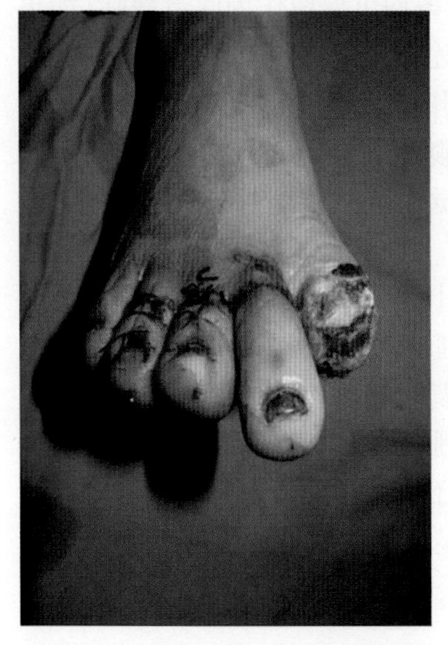

图14-73 重物砸伤左足跗趾软组织缺损

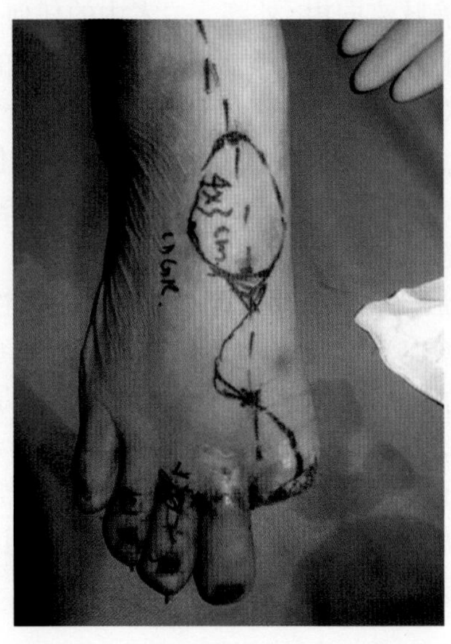

图14-74 术中足背逆行岛状皮瓣设计

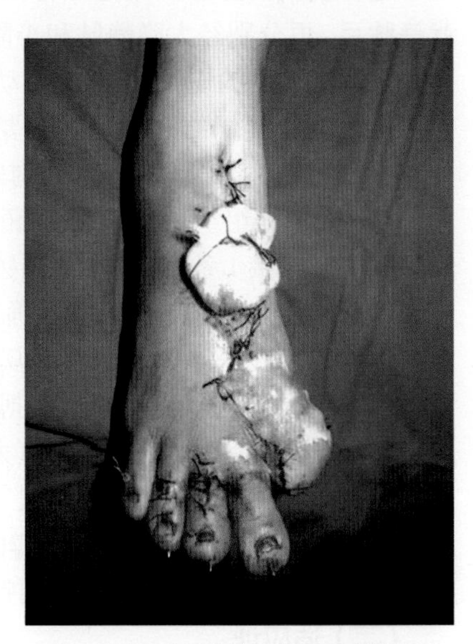

图14-75 足背逆行岛状皮瓣转移

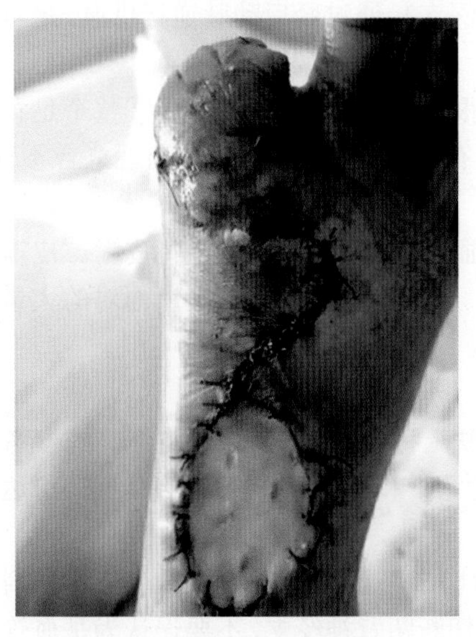

图14-76 足背皮瓣修复术后(一)

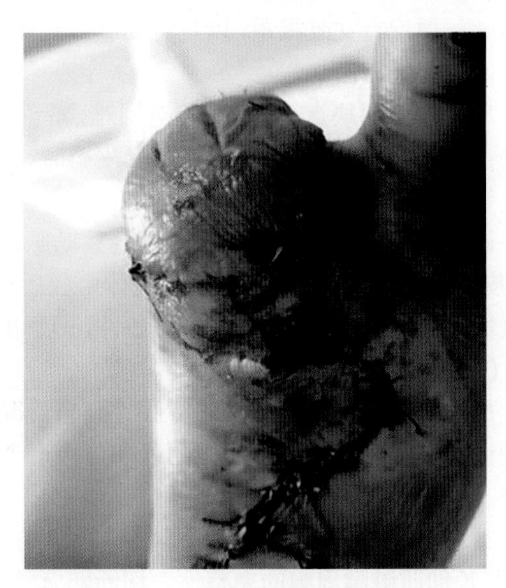

图14-77 足背皮瓣修复术后(二)

足背皮瓣应该看作是一块随意型皮瓣,附着在下方的轴心血管上。足背动脉皮瓣可用于修复足踝部的复杂创面,但更常作为游离皮瓣进行移植,有如下优点:皮瓣薄、有两条感觉神经、可携带伸肌腱及跖骨、足趾等共同移植。

(曾参军 黄华军)

第六节　三维打印技术在显微外科中的应用

一、概述

显微手足外科是一门侧重应用方法学手段解决手部功能和形态学问题的专业学科。传统的手足外科手术大多数使用手工测量、目测估计和拓制模形式等设计方法，手术方案通常受手术医师的经验及其习惯等主观因素的影响，这样的手术难以达到标准化、规范化。以拇 - 手指再造术为例，拇 - 手指再造术供区血管存在变异的可能，临床效果难以预测，风险较高，易引起医疗纠纷。目前，拇 - 手指再造技术仍存在无法真正解决的问题：一是术前目测估计不够精确，缺乏科学性、规范性，具有盲目性，风险高；二是再造指的功能恢复不满意；三是再造指的外观不理想；四是供区损伤大。因此，在临床上迫切需要寻求一种标准化、规范化、安全有效、再造指功能和外观接近正常手指、供区损伤更轻的手术操作方案。得益于医学三维（three dimension，3D）图像可视化技术、数字医学技术的迅速发展，利用计算机辅助技术即利用计算机重建患者个性化的 3D 立体化虚拟模型，在手术规划软件上观察、测量 3D 模型，对手术部位深入观察，既能精确设计手术路径和范围，使手术更加精确、微创，又能提升手术的质量和可靠性。

3D 打印技术从出现至今，得到了较快的发展，并不断展示出广泛的应用前景。3D 打印技术在医学领域的应用主要有术前规划、骨折虚拟复位、假体定制、组织工程、医患沟通及医学教育等。对于显微修复手足外伤手术而言，应用 3D 打印技术可根据患者的具体情况，制备手术规划模型、定制个性化假体等，不仅能简化手术操作、缩短手术时间，又能提高手术质量和治疗效果，降低手术风险。

虽然手足外伤修复经过多年的发展已颇为成熟，但是其创新发展仍面临诸多困难。如何与时俱进将现代高新技术、新材料、新手段引入手外科领域，进行跨领域、跨学科的合作研究，赋予手足外伤修复术新的内涵，是当今值得重视的一个问题和研究发展方向。如何结合 3D 打印技术，应用转化医学的理念力求解决手足外伤修复的问题正是本章探讨的内容。

二、相关应用解剖

本节重点介绍拇 - 手指再造足部供区供血系统及其静脉回流系统，以及临床应用。

根据文献报道，足部的血供主要来源于胫前动脉和胫后动脉。胫前动脉出十字韧带后走行于足背，称足背动脉。该动脉贴近足骨及足韧带，走向第 1 跖骨间隙，其内侧为踇长伸肌腱，外侧为趾短伸肌，在第 1 跖骨间隙近端附近分为足底深支和第 1 跖背动脉，通常有两条静脉伴行。足底深动脉在第 1 跖骨间背侧肌两头之间走向足底，与第 1 跖足底总动脉汇合构成足底足背的交通，于足底深动脉的不同部位向远端发出第 1 跖背动脉。这一解剖特点为切取跨趾、踇甲皮瓣及第 2 趾提供了两个重要的供血来源。顾玉东等认为按第 1 跖背动脉在第 1 跖骨间隙的位置，Gilbet 分型可分成三型（图 14-78）。Ⅰ型：第 1 跖背动脉走行于第 1 跖骨间背侧肌表面或浅层肌纤维之间，达第 1 跖骨间隙远侧端趾横深韧带背侧面，移行为趾背动脉，其出现率为 45%～66%。第 1 跖背动脉走行于足背皮肤下与第 1 跖骨间背侧肌表面之间者称足背动脉延续型，或称为 I_a 型；凡走行于第 1 跖骨间背侧肌浅层者称 I_b 型。Ⅱ型：第 1 跖背动脉位置较深，起于足底深动脉上中部，该动脉常于第 1 跖骨间隙远侧 1/3 处跨越至骨间背侧肌表面，称为 $Ⅱ_a$ 型；若走行于骨间背侧肌深层，并由足底深动脉发出一细小支沿骨间背侧肌表面行走者称 $Ⅱ_b$ 型。Ⅱ型出现率为 22%～46%。当术中遇Ⅰ型或Ⅱ型情况，均能顺利切取足趾组织进行移植再造术。Ⅲ型：第 1 跖背动脉极细或缺如，若有细支却不足以提供足趾移植的供血动脉，则不能以切取该动脉作为供血的足趾。Ⅲ型出现率为 8.4%～12.0%。足背动脉第 1 跖背动脉被称为第一套动脉供血系统，而当遇到 Gilbert Ⅲ型第 1 跖背动脉时可采用足背动脉 - 足底深动脉 - 第 1 趾足底总动脉，即第二套动脉供血系统。

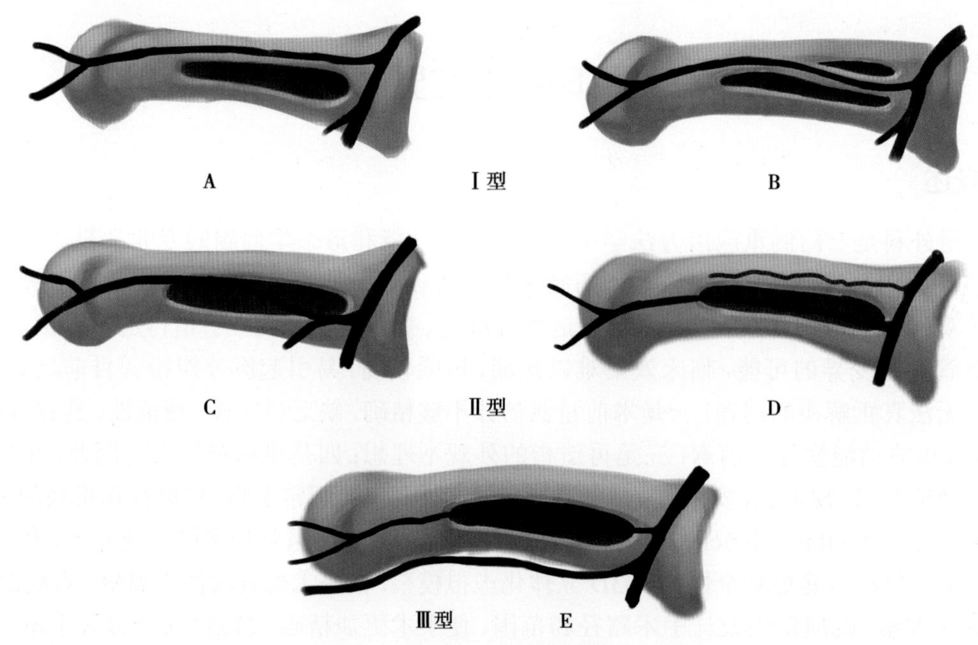

图 14-78 Gilbert 分型

A. Ⅰa 型第 1 跖背动脉；B. Ⅰb 型第 1 跖背动脉；C. Ⅱa 型第 1 跖背动脉；D. Ⅱb 型第 1 跖背动脉；E. Ⅲ型第 1 跖背动脉。

根据近年来皮瓣移植的临床资料统计，静脉危象是导致皮瓣移植失败的主要原因，静脉回流障碍导致的皮瓣坏死率高于动脉供血不足引起的皮瓣坏死率。皮瓣的静脉构筑基本上与动脉构筑近似，但静脉构筑与动脉构筑主要的不同是除有一套与动脉相伴行的静脉系统外，还有另一套不与动脉伴行的静脉系统。钟世镇等指出，皮瓣的血液回流以非伴行静脉为主渠道，伴行静脉仅起辅助作用。根据静脉基本构筑分析皮瓣的血液回流规律，最终要经过两类大静脉干回流：浅静脉干和深静脉干。这两类静脉干的情况与术式设计方案有密切关系。术式方案中通常吻合其中一套静脉即可达到血液回流的目的，但有的浅静脉干仅以通过皮瓣区为主，未能收纳供区大部分回流的血液，还必须再吻合其深部的伴行静脉干。1994 年，郭进学等报道趾腹的解剖学研究，指出蹈甲瓣的主要回流静脉为趾腹胫、腓侧浅静脉。

此外，蹈趾甲床的血供非常丰富，有其独立的一套供血动脉系统。在蹈甲上皮缘 5～8mm 处形成静脉网与趾背静脉网相沟通，再汇入足背静脉网，最终汇入大隐静脉，趾甲床静脉在甲床根部汇合，最终注入大隐静脉所属的足背静脉网中，静脉回流形态相对比较恒定。蹈甲瓣移植手术的难点问题就是静脉血液回流问题。笔者认为术前明确蹈趾静脉的走行规律，可使得蹈甲瓣设计及回流静脉的选择更为合理、准确、快速，使组织瓣的静脉回流得到更大的保障。蹈甲瓣具有独立的动、静脉。蹈趾背静脉是蹈甲瓣移植手术最重要的血管之一，有深、浅两组，浅静脉较为粗大，静脉回流主要以浅静脉为主，总的血流方向是由深入浅：深静脉 - 交通支 - 浅静脉 - 趾背静脉。其静脉走行规律遵循集中 - 分散 - 交通 - 再分散的形式。移植的皮瓣能否成活，关键在于术后皮瓣血液循环能否保持良好。良好的静脉回流可使皮瓣组织获得充分的营养，诸多临床医师体会用大、小隐静脉或足背浅静脉弓作回流静脉，有利于皮瓣的静脉回流，避免皮瓣肿胀，为皮瓣的成活提供保证。

采用 CTA 技术，术前即可获取供区血管、骨组织、肌肉等的活体解剖图像，以明确第 1 跖背动脉的分型及手术选取静脉的方案，有助于解决因血管变异导致的手术困难及盲目性，将传统的开放 - 观察 - 手术的模式改变为观察 - 开放 - 手术的模式；减轻供区因盲目解剖而增加的损伤，最大限度地保留供区组织，从而缩短手术时间、提高手术成功率。

三、三维打印技术辅助显微外科修复的优势

3D 打印技术正从诊断、术前设计、手术模拟、术中导航等全方位引领外科技术的深入发展，促使外科

技术向个性化、精确化、微创化和远程化方向快速发展。其优势在于精确定位术区解剖结构及病理组织；术前仿真模拟，制订手术方案；术中3D可视实时导航；确定切除范围和手术入路；虚拟现实、辅助教学及远程医疗等。

（一）有助于三维可视化和术前制订手术方案、模拟手术操作及术前医患沟通

以拇-手指再造为例，在以往的拇-手指缺损再造中，医师在术前制订的手术方案常缺乏对患者局部解剖的正常和异常组织的个性化定量描述。手术医师的构思和手术经验很难为手术组内每一位成员所共享，手术操作不易达成默契。对于足部复杂的血管分布，仅仅依靠术中寻找，往往会延长手术时间，加大手术难度，并增加副损伤的概率，一旦出现与术前设计不符，甚至会造成术前预定的方案终止，并要在术中改变手术方式。3D打印技术可实现由2D变3D、由平面变立体、由静态变动态的解剖模式，可将解剖结构立体地从任意角度、任意方向观察，实现足趾组织和拇-手指组织的3D可视化。通过该方法，手术医师可在术前对手术部位进行深入细致观察，确定最佳的手术方案，在手术规划软件上观察3D模型，可精确设计手术路径与范围，使手术更加精确和微创，提升手术的质量与可靠性。该方法还能够准确地显示轴型血管走行及足趾组织瓣的血供系统，清晰地显示二级血管，避免术中因血管变异导致组织瓣切取失败，减少术者对经验的过分依赖，缩短手术时间，使手术模式由传统的开放-观察-手术转变为观察-开放-手术，有助于提高再造术的质量和治疗效果。笔者甚至可以将设计的手术方案导入手术仿真系统进行虚拟手术操作，包括拼接、旋转、移位等操作，验证手术方案是否可行并用于指导临床实际操作。在此基础上，可以让患者及其家属观看手术方案设计的过程，使其理解手术方案，理解关于手术设计和操作上的局限性、术中存在的风险、术后可能出现的并发症等。这使得医患双方的沟通更加有效、顺畅，在一定程度上减少医患的纠纷和矛盾，促进医患关系的和谐发展。

（二）三维打印技术有利于制订拇-手指缺损的个性化、精准化再造方案

人体不同组织在形态、大小、解剖位置等方面存在个体化差异，以往对足趾组织的研究只是对其血供系统分型、走向、与周围组织关系形成一个概率、概念上的描述，术中一旦发现血管变异，往往需要改变手术方案且容易误伤血供系统，甚至导致手术失败。3D打印技术可将不同患者的足趾组织（包括血供）进行个性化、3D化、可视化，根据不同患者的组织缺损类型、大小、形状、深浅等的不同，通过3D医学软件对患侧手组织缺损与健侧手相同部位组织进行比对并3D重建虚拟修复，获取患侧手缺损程度及3D立体模型，实现手术设计精准化。同时，通过3D重建软件还可以测量出需要的血管蒂的长度、管径是否匹配等，有利于手术的顺利进行，确保手术成功。

（三）三维打印技术与拇-手指缺损再造相结合有利于临床教学

足趾移植拇-手指缺损再造术的发展跨越了近半个世纪，其手术方式已有了很多创新和改进，到目前为止，仍然是修复拇-手指缺损的最佳方法。然而，足趾移植拇-手指缺损再造术难度大、风险高，要求术者不仅具有熟练的显微外科技术，而且还要具备娴熟的解剖技巧，因此未能被大多数临床医师掌握，这些因素制约了拇-手指缺损再造术在临床中的推广和应用。足趾组织移植再造拇-手指缺损的显微外科手术的重点在于解剖。笔者应用医学图像重建软件如Mimiecs、Amira等对患者足趾和拇-手指等组织进行3D重建并3D打印实体模型，构建数字化足趾组织瓣应用于解剖教学和临床训练，打破传统的教学模式。数字化足趾组织和手指组织的虚拟可视技术应用于临床，可用于显微外科教学和临床训练。通过术前模拟图像与术中解剖结构相结合，可充分弥补目前在实体解剖标本短缺的情况下医学生和年轻医师临床技能训练的相对不足。

四、三维打印技术在显微修复中的应用

（一）三维打印技术在拇-手指再造手术中的应用

术前数字化设计结合3D打印技术获得患侧拇-手指缺损部分的3D实体模型，以3D实体模型为参考，采用样布技术等施行术前手术规划，对传统方法进行改良，可达到拇-手指再造术前准确设计跗趾供区的取材范围的目的。

1. 术前规划与数字化设计　在拇指再造术中，如何做到术前设计科学性、规范性，减少盲目性，减少供区损伤并最大可能恢复拇指功能是极为重要的，而数字化设计可使术前规划标准化、规范化、安全有效、再造指功能和外观接近正常手指且供区损伤更轻。具体操作步骤为拇指缺损患者入院后，进行常规入院检查，排除心、肺、肝、肾等器官功能异常，踇趾及其他趾外形异常，足部有外伤、手术史，有活动性足癣或甲癣，甲状腺功能亢进等禁忌证。完善相关术前准备，进行双手、双足 CT 平扫及双足 CTA 等检查。对患者双手、双足进行 CT 扫描（图 14-79）。扫描条件：电压 100kV，电流量 90mAs；层厚 0.75mm，矩阵 512×512；扫描时间 200ms。双侧手足同时进行 CT 扫描时，双手各指及供足 1 趾、2 趾、3 趾之间以厚纸片隔开使之尽量分开并伸直，尽量保持同一姿势，以避免术前模拟设计时 3D 模型需要再次分割，从而减小设计工作量。

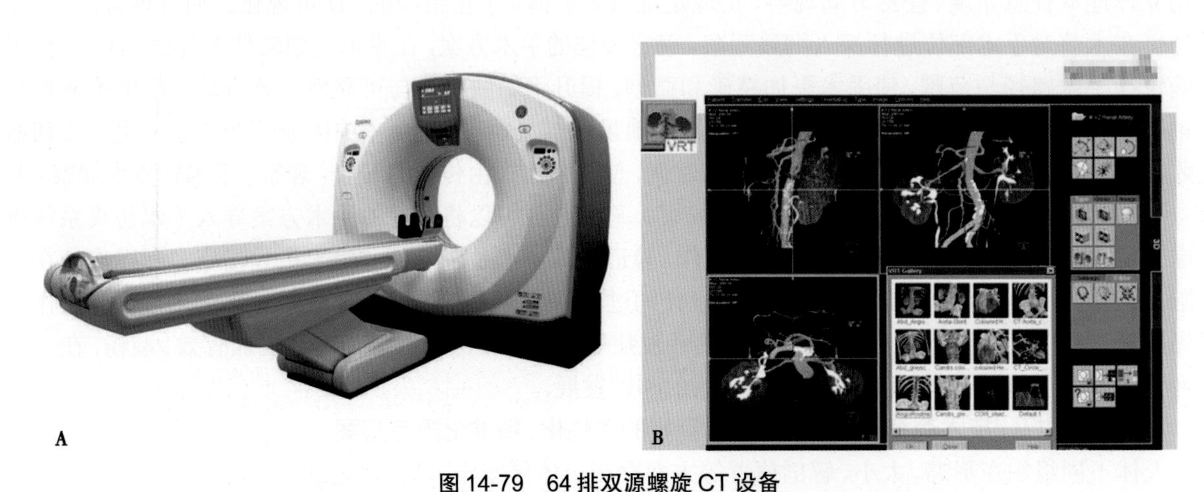

图 14-79　64 排双源螺旋 CT 设备

A. 64 排双源螺旋 CT（SOMATOM Definition Flash）；B. CT 图像工作站操作显示界面。

（1）足部 CT 血管造影检查：患者在 CTA 检查前应排除有明显的甲状腺病症，在造影检查前详细告知所有受检者需注意或可能出现的问题，并在书面知情同意书上签字同意。向患者解释检查中需密切配合，嘱其在扫描过程中严格制动，尽量保持均匀呼吸，避免肢体移动。告知患者注射对比剂时手臂会有轻微胀痛及全身一过性发热，以防患者在 CT 检查过程中惊慌。所有患者按常规做碘过敏试验，观察 20 分钟，注意有无心悸、恶心、呕吐、胸闷、荨麻疹、血压下降等反应。对碘过敏试验阴性患者于肘前静脉埋置套管针，使用注射器注入对比剂，然后以同等速度注入 40ml 生理盐水。对患者进行双足 CT 增强扫描。常规仰卧位，足先进，平静呼吸状态下扫描。扫描范围：双侧踝上约 5cm。CT 扫描参数：成年人 100kV（儿童 70kV），以 130mAs 为基准，采用自动剂量调控技术（CAREDose4D）；层厚 0.75mm，矩阵 512×512，视野（field of view，FOV）320mm^2，扫描时间成年人 8～10 秒（儿童 5～8 秒）；经肘正中静脉注射对比剂，成年人 120～140ml，儿童 2ml/kg，注射速度成年人 5ml/s、儿童 3ml/s。

采用透视触发扫描法，将触发扫描层设在踝上约 5cm，注射对比剂 15 秒后（儿童 10 秒）开始连续扫描，观察该处胫前动脉显影情况，当该处胫前动脉显影且密度达到最大时，成年人延迟 8～10 秒开始扫描（儿童延迟 5～8 秒）（图 14-80）。通过 DICOM3.0 协议传输至影像归档和通信系统（NeuPACS，Neusoft Corporation），输出 DICOM 格式的图像，并存储在图像工作站硬盘。

（2）CT 图像后处理并评估：应用 CT 图像后处理工作站的 2D 及 3D 重组技术多平面重组、最大密度投影、体绘制对图像进行后处理。CT 图像评估方法是由两名有丰富再造术经验的显微外科医师和一名有经验的放射科医师共同阅片，评估血管显示情况。评估内容为患者双侧第 1 跖背动脉的起源、走行及其与周围肌肉、骨骼的 3D 解剖关系。评估标准参考高萍等对腹壁下动脉深穿支 CT 血管造影的评估方法，图像评价标准分为 A+ 级、A- 级、B 级、C 级。A+ 级：血管显示非常清晰、连续、较粗，可见其完整分支，完全满足临床诊断；A- 级：血管显示清晰、连续性好，达到临床诊断要求；B 级：血管可见度尚可，但

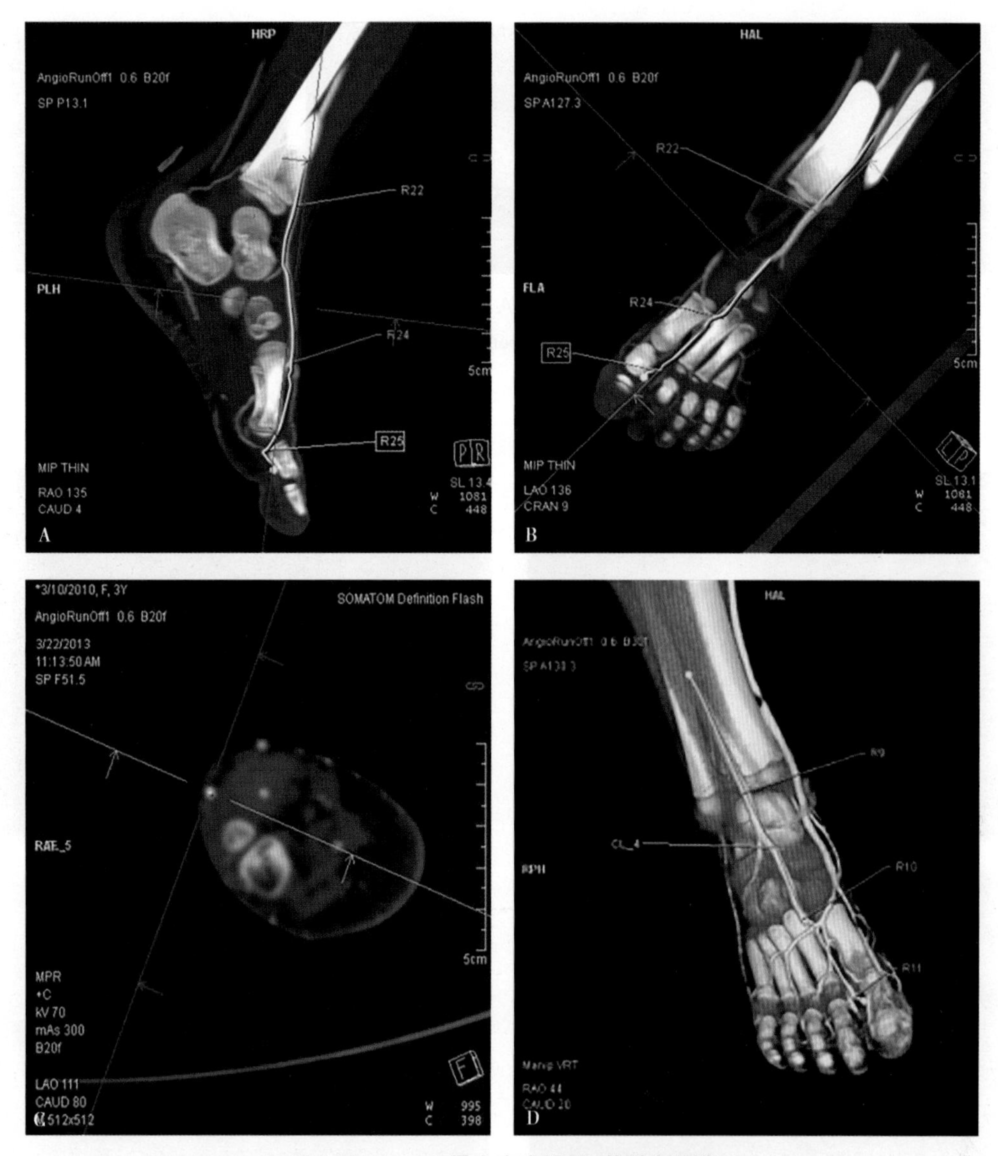

图 14-80　CTA 最大密度投影、体绘制图像

A. 矢状面最大密度投影像显示第 1 跖背动脉；B. 冠状面最大密度投影像显示第 1 跖背动脉；C. 轴面最大密度投影像显示第 1 跖背动脉；D. 体绘制图像显示第 1 跖背动脉。

有明显的伪影，血管连续性较差，尚可进行临床诊断；C 级：血管可见度差或未能显示，临床对此不能进行正确诊断。双足 CTA 数据经 VR 3D 重建后可清晰显示第 1 跖背动脉与第 1 跖骨间背侧肌的矢状面、横断面图像，通过该图像可明确第 1 跖背动脉与第 1 跖骨间背侧肌位置关系，据此可按照 Gillet 分型将其分为Ⅰ、Ⅱ、Ⅲ型第 1 跖背动脉。图 14-81A 从矢状面、横断面清晰显示第 1 跖背动脉走行于足背皮肤下与第 1 骨间背侧肌表面，为 Gillert Ⅰ型；图 14-81B 清晰显示第 1 跖背动脉绕过第 1 跖骨间背侧肌胫侧头走行于第 1 跖骨间背侧肌，在第 1、第 2 跖骨远端穿出，为 Gillbet Ⅱ型；图 14-81C 提示第 1 跖背动脉缺如，图像清晰显示足背动脉 - 足底深支 - 第 1 跖底动脉，为 Gillert Ⅲ型。以此指导手术方案的设计，能真正实现使手术模式由传统的开放 - 观察 - 手术转变为观察 - 开放 - 手术。

（3）图像编辑、3D 重建：将 DICOM 格式图像导入 Mimics14.0 软件。菜单操作 Segmentation/Thresholding，按照全部组织和骨骼设置阈值，并获得相应的蒙版（mask）（图 14-82）。3D 重建参数 Optimal/Shell Resduction1 实行双手、双足 3D 重建（图 14-83）。

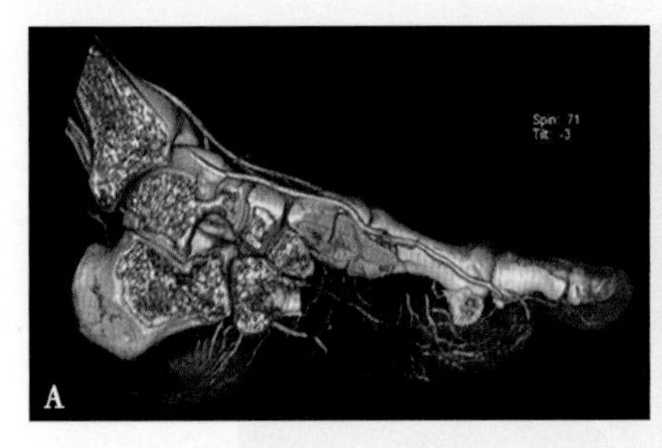
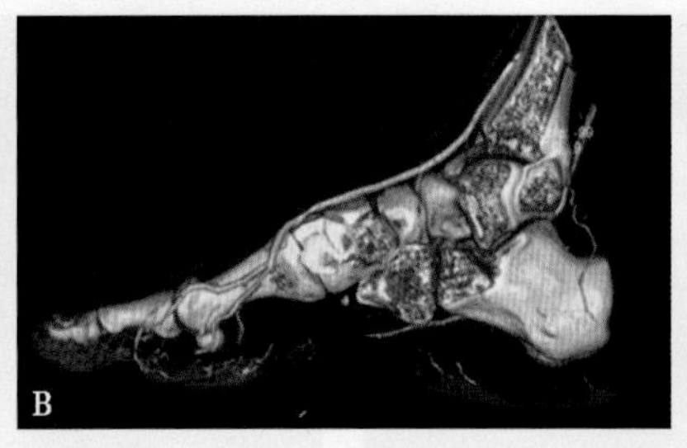
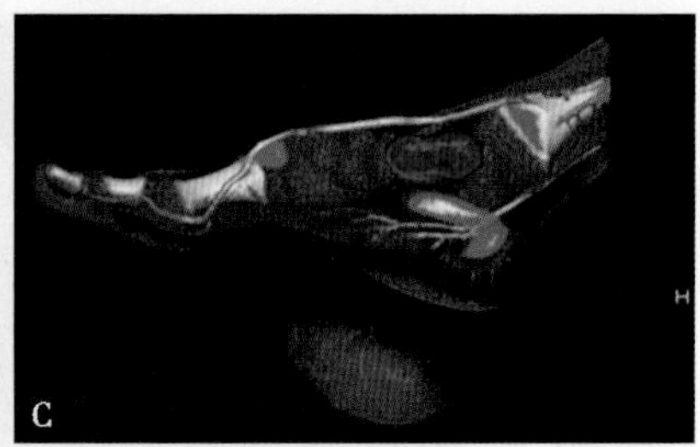

图 14-81　足部 CTA 数据 VR、MIP 图像
A. GilbertⅠ型；B. GilbertⅡ型；C. Gilbert Ⅲ型。

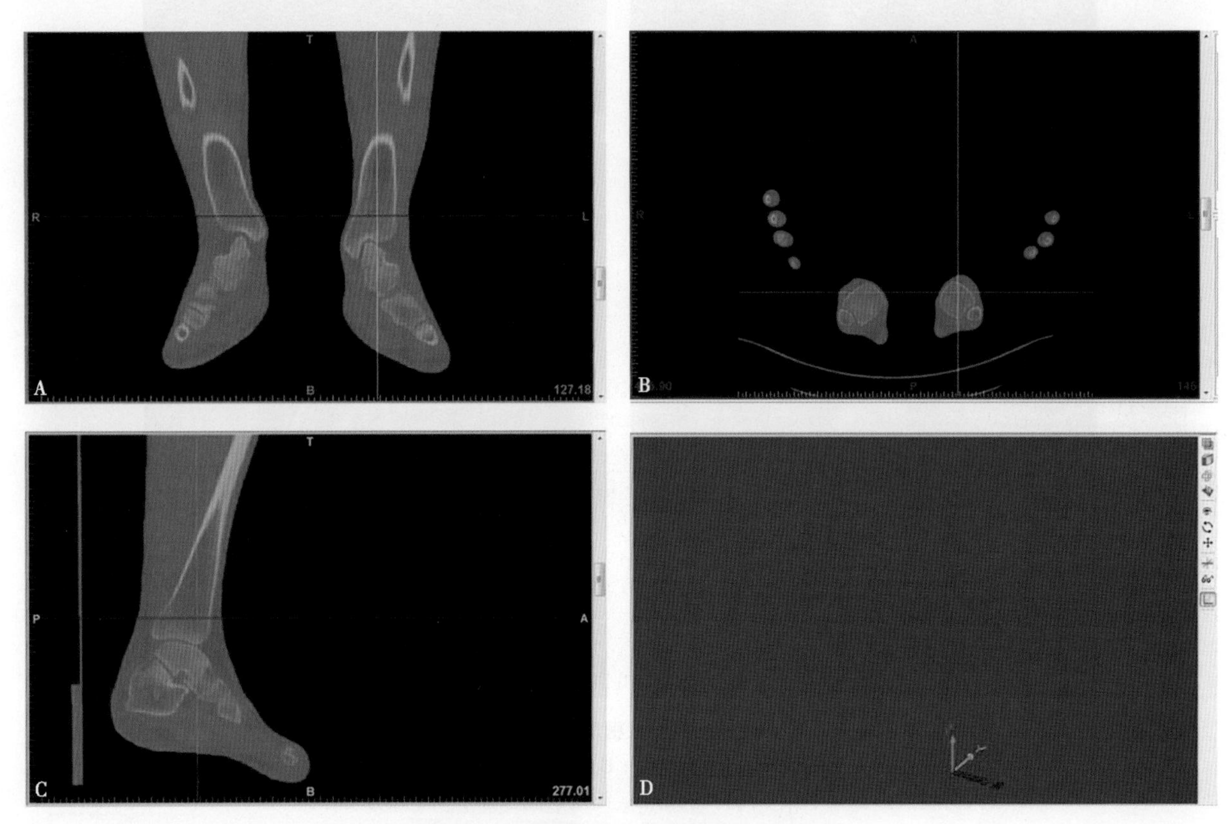

图 14-82　涵盖全部组织的蒙版(mask)
A. 冠状面；B. 横断面；C. 矢状面；D. 三维编辑窗口。

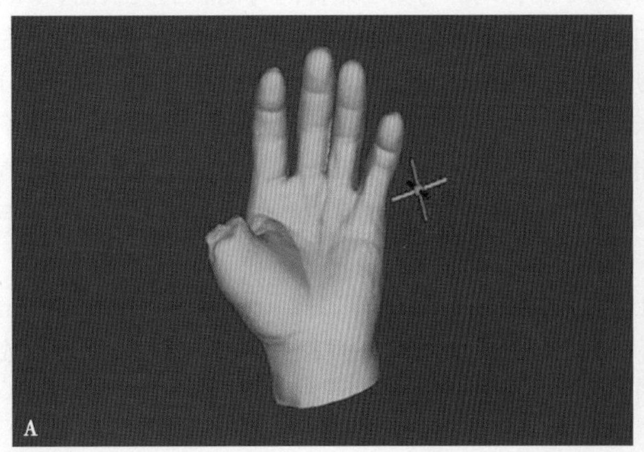
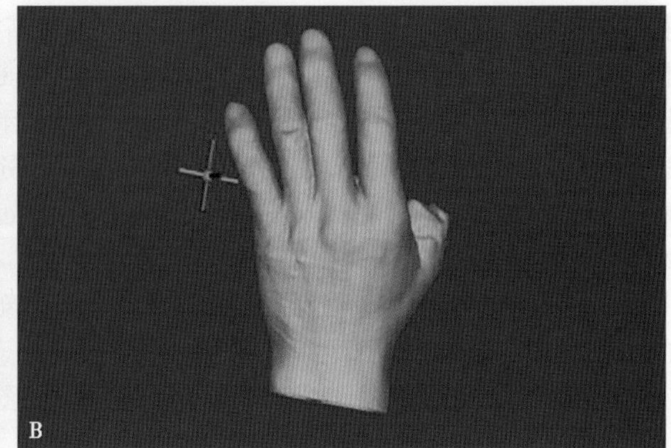

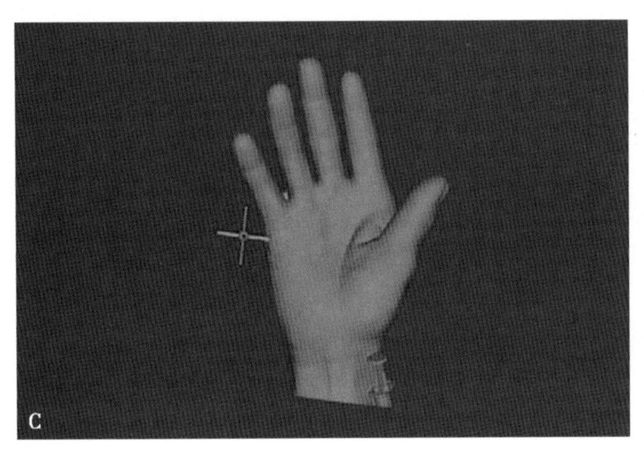

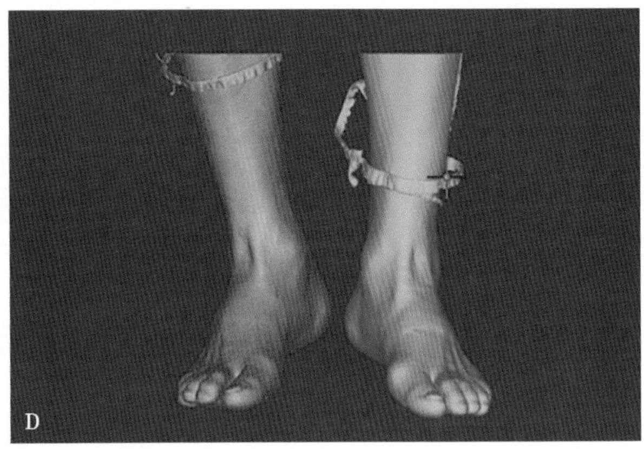

图 14-83 双手、双足三维重建
A. 左手掌侧；B. 左手背侧；C. 右手掌侧；D. 双足。

（4）健侧手镜像：运用医学 Mimics14.0 3D 重建软件的镜像功能，可以根据健侧手虚拟制造出患侧手伤前的全貌，这种镜像功能显然对数字化方案的设计极为有利。菜单操作 Simulation/Miror，可以通过矢状面生成镜像（图 14-84）。

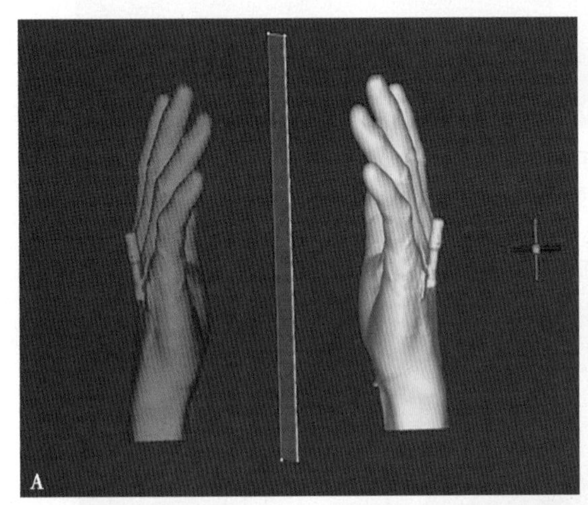

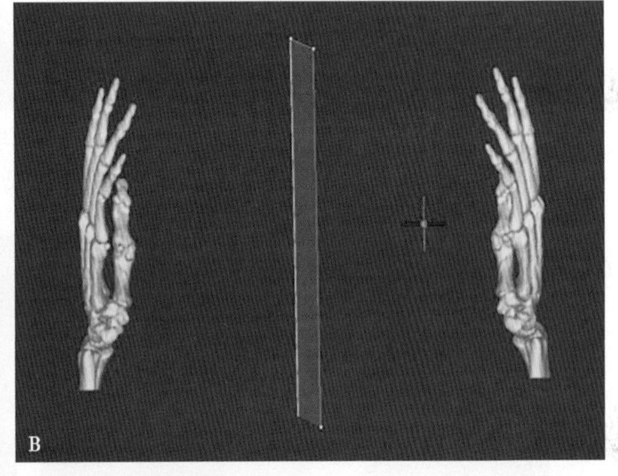

图 14-84 利用镜像功能，虚拟还原患侧手伤前全貌
A. 健侧手镜像；B. 健侧手骨骼镜像。

（5）患侧手虚拟修复：菜单操作 Simulation/Reposition。将健侧手镜像通过 Reposition/Move with Mouse&Rotate with Mouse 命令移动、旋转至患侧手的位置，使两者位置重叠，从而完成患侧手拇指形态学上的虚拟修复。

（6）确定修复范围：菜单操作 MedCAD/Create Spline。在患侧手拇指创面的边缘绘制边缘光滑的样条，利用样条进行健侧手镜像拇指修复范围的确定。简单的切割创面并不需要绘制样条，用简单的 Cut with Cuting Plane 或 Freeform Cut with Curve 即可，也可以使用 Boolean Operations 比对的结果进行切割或运算，切割或运算出来的组织即为伤指的实际缺损组织（图 14-85）。

利用样条可以轻易切割健侧手镜像拇指，获得完美修复患侧手拇指的有效方案和 3D 模型。如果患侧手因损伤引起软组织肿胀变大，使修复模块相对变小，可以利用 Simulation/Rescale Ohbject 功能对 3D 模型实现 X 轴、Y 轴、Z 轴方向上的变大或缩小以适应修复需要，该功能充分体现了数字化设计的优势（图 14-86）。

骨骼缺损的虚拟修复往往与软组织的不一致，而且当存在骨折时还需要进行内固定物置入，确定骨骼缺损的范围也是制订良好的修复方案的必需条件。这部分的数字化设计与上述基本一致（图 14-87）。

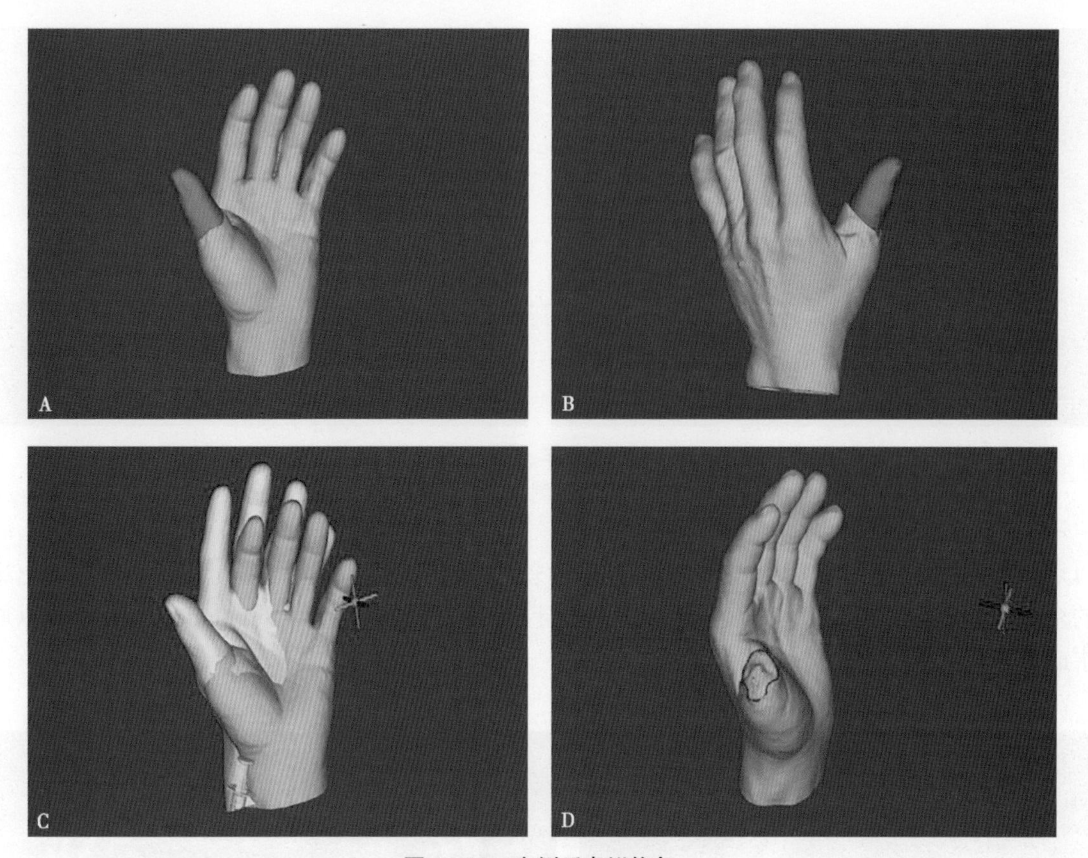

图 14-85 患侧手虚拟修复

A. 健侧手镜像移至患侧手；B. 绘制患侧手创面样条；C、D. 检测手镜像与样条位置。

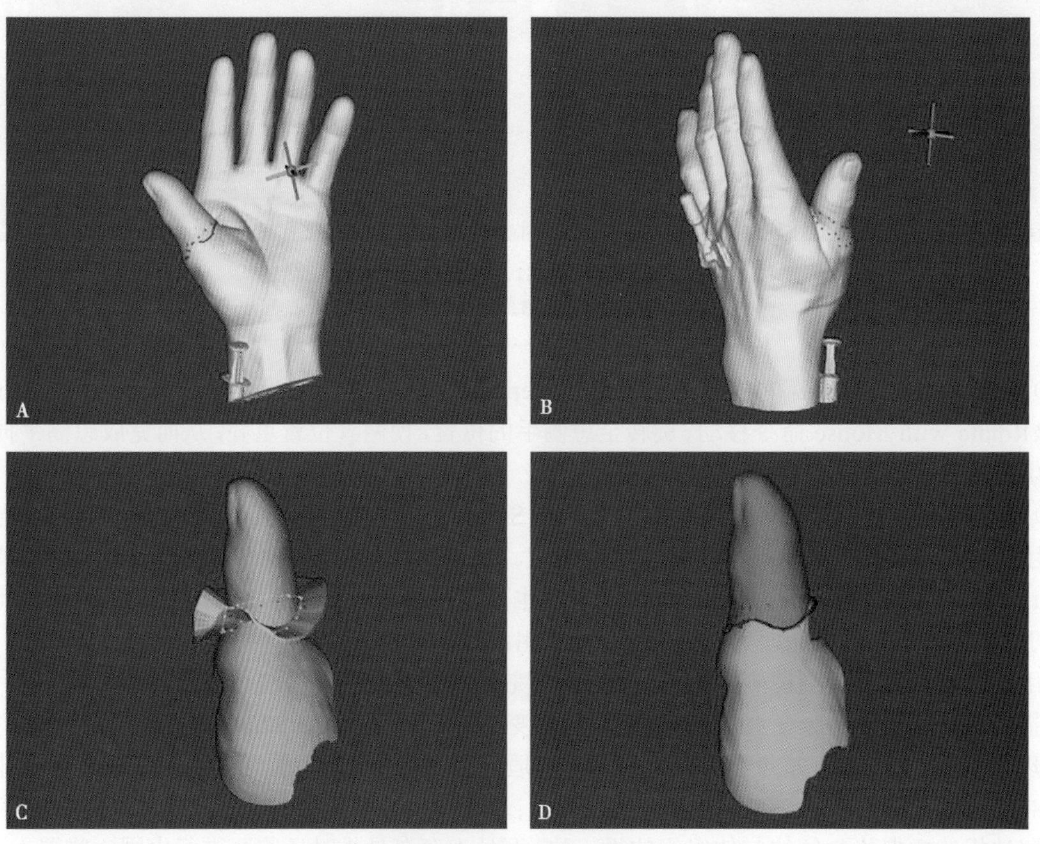

图 14-86 患侧手虚拟修复

A、B. 随着曲线自由切割；C、D. 修复模块与患侧手位置、大小比较。

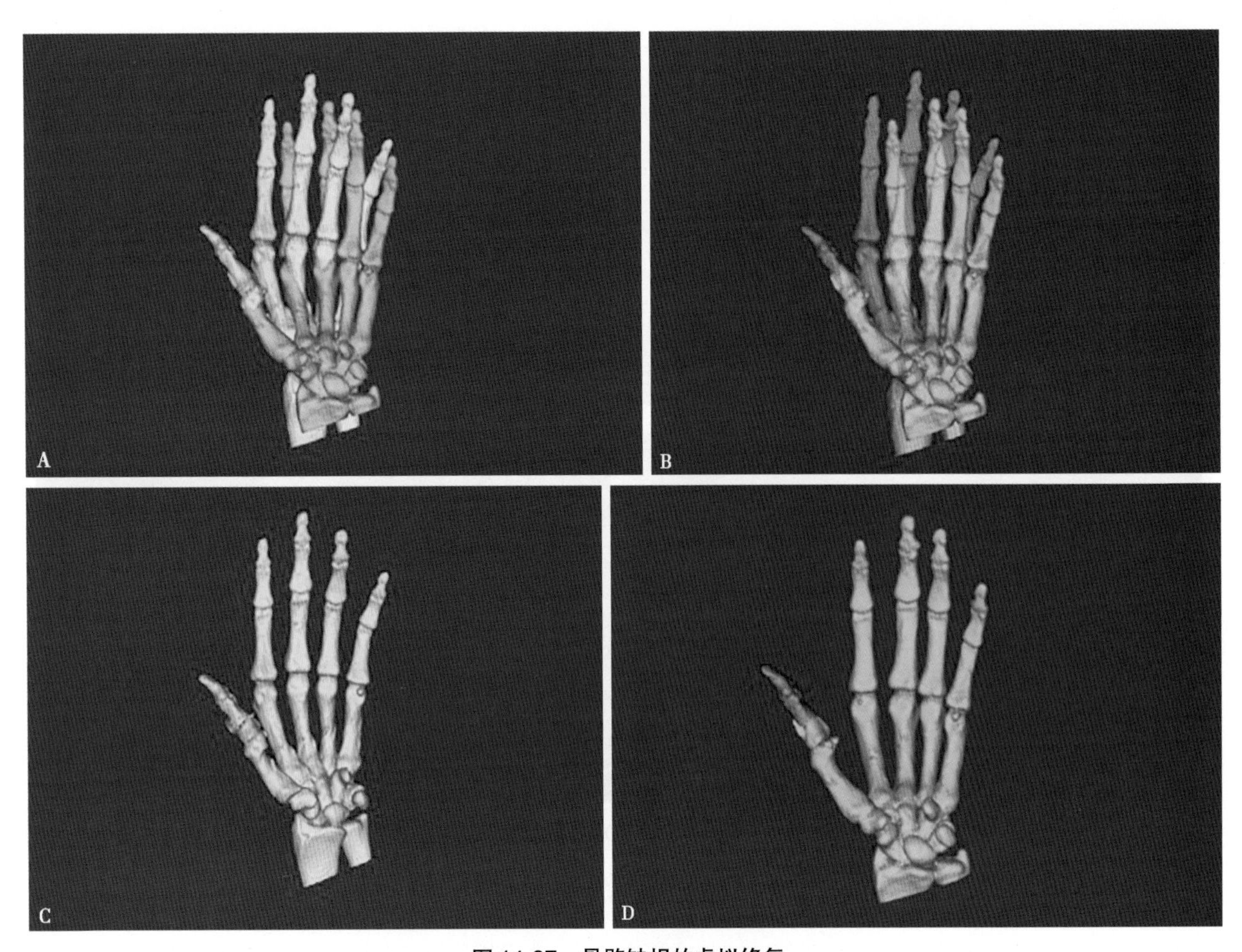

图 14-87 骨骼缺损的虚拟修复

A. 健侧手骨骼镜像移位至患侧手；B、C. 随着曲线自由切割；D. 获得骨缺损范围。

(7) 确定修复范围、手术方案：根据受伤手指或手缺损情况选择手术方案，根据术前 CTA 获得的足背动脉的血管分型、走行及足背部表浅静脉的走行，设计手术显露血管蒂的切口线，同时根据伤指血管缺损的程度测量出手术移植时需要游离组织血管蒂的长度。

2. 3D 打印技术与模拟手术　从 SD 卡中选取打印目标。需在电脑中安装专用软件，将 STL 等格式的文件导入其中，对模型的位置、精度等进行调整，尽量选择中等精度。模型的摆放应尽可能减少底座和支架的打印。导出 X3G 格式的文件，复制于 SD 卡中。再将 SD 卡插入打印机卡槽中。从电脑中选取打印目标。用连接线将打印机与电脑相连接（无驱动），将模型调整后，Make 界面弹出时，直接选取打印。如打印时耗材用完，需左键选择 Change Filament，将耗材装好后，选择 Resume Building 即可。当打印需要暂停时，可左键选择 Pause。当打印需要取消，可左键选择 Cancel Building。

3D 打印模型辅助拇指再造的实施：通过上述步骤获得软组织及骨骼缺损所需的修复模型，输出 STL 格式文件导入到 3D 打印软件专用，将模型移动、旋转至合适的位置，转化为 X3G 格式文件，专用 3D 打印机预热并实施打印指骨以及拟修复的手指或软组织模型。模拟再造或修复，并在术前、术中指导供区的切取，完成针对特定患者的个性化术前规划、模拟手术及术前应用于医患沟通（图 14-88）。

3D 打印模型要做到确定供区范围、辅助供区组织取材并使所取的供区组织可以完美修复组织缺损，可通过医用胶布敷贴在 3D 打印模型表面，裁剪后即获得用于指导供区取材的样布。重点标记指甲以及关节部位（图 14-89）。样布可指导供区取材：将敷贴于 3D 打印模型表面的胶布撕开，有少量皱褶的部分不必展开。将撕下的胶布粘贴于拟选择供区部位，根据胶布边缘画标记线，此标记线即为拟所取皮瓣、组织的范围、大小及形状，将样布覆盖于供区时需注意对应指（趾）甲部分的位置。至此完成数字化方案的设计、优化，以此指导现实手术。

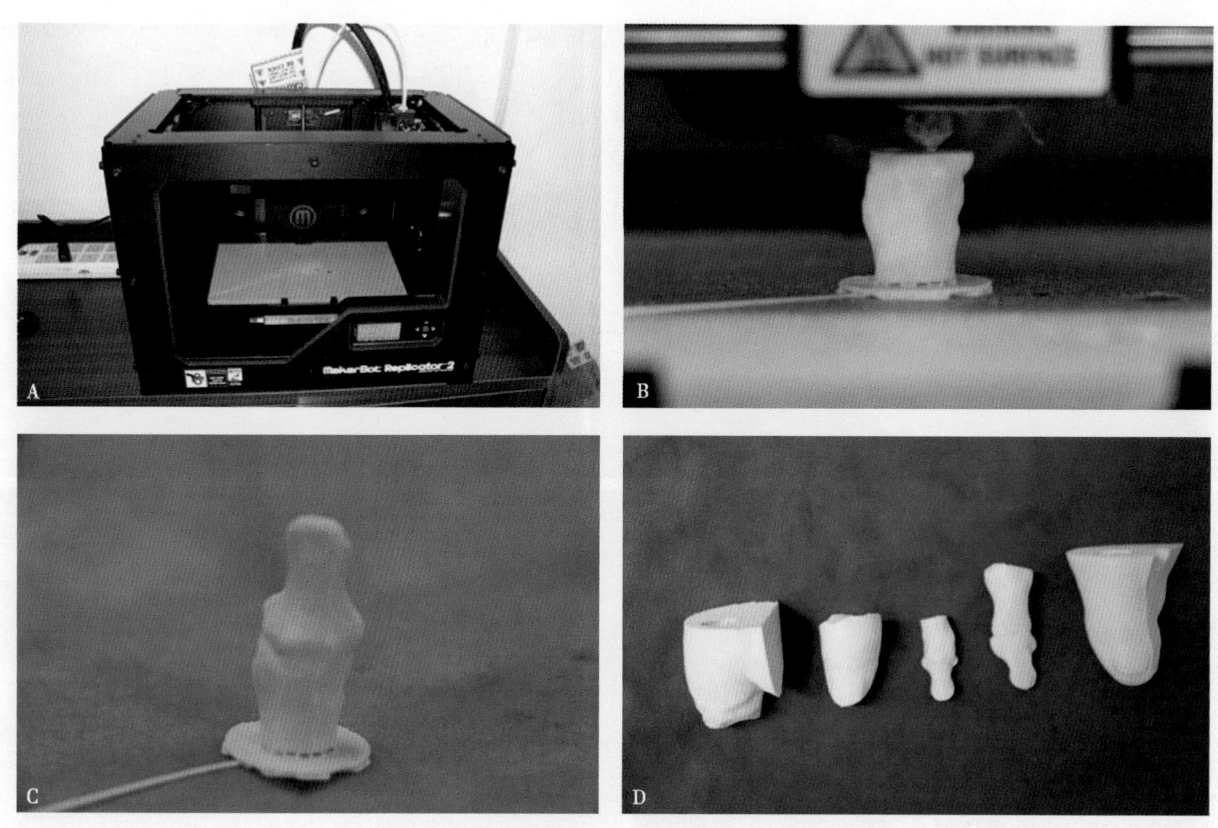

图 14-88 3D 打印过程

A. MakerBot 3D 打印机预热；B. 打印过程；C、D. 实体模型。

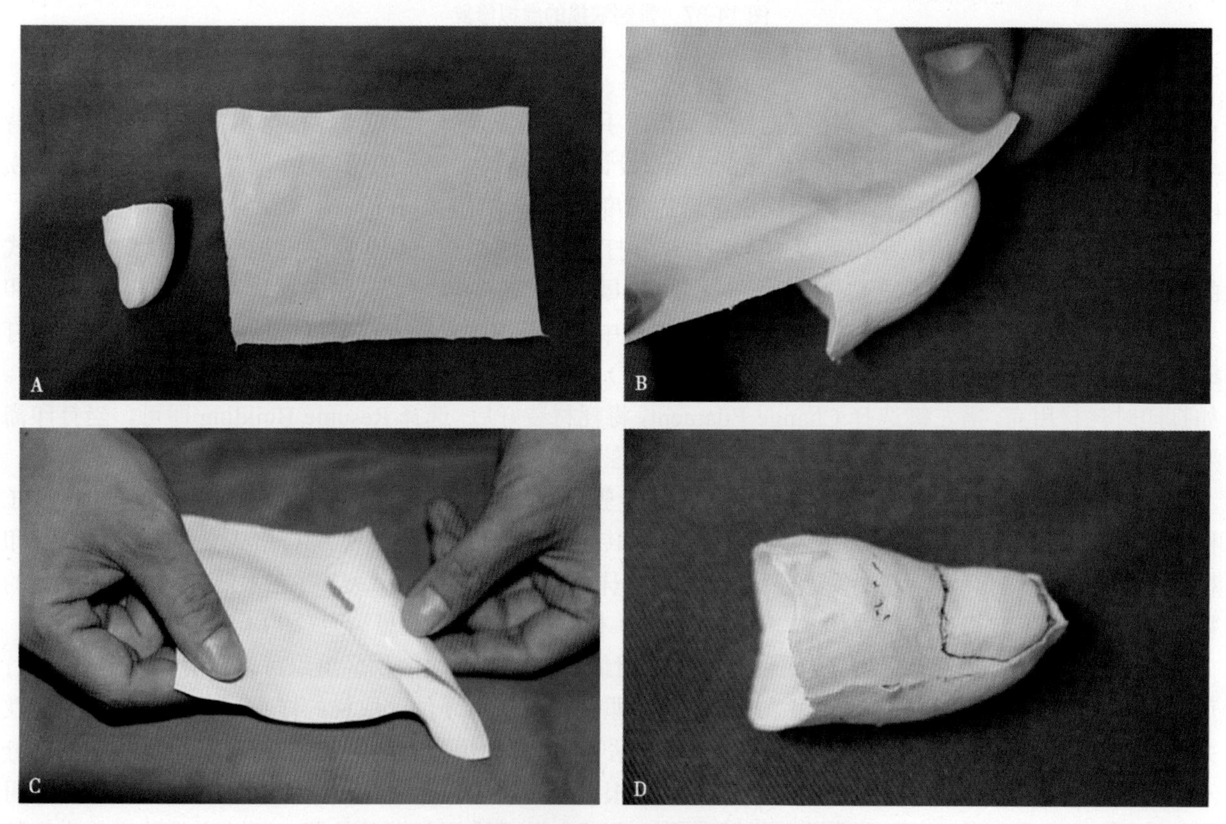

图 14-89 医用胶布敷贴 3D 打印模型指导供区取材

A. 模型与胶布；B、C. 裁剪并敷贴胶布；D. 敷贴后模型。

3. 手术操作 根据拇指缺损程度，选取手术方式：①拇指Ⅰ度、Ⅱ度缺损，选择踇趾末节或踇趾甲皮瓣再造。拇趾Ⅲ度缺损，选择踇趾甲皮瓣或第 2 趾再造。②拇指指腹缺损，选择踇趾腓侧趾腹皮瓣修复。③拇趾皮肤套状撕脱伤，选用带部分踇趾末节的踇趾甲皮瓣移植再造。④拇趾Ⅳ度缺损，选择带腓侧舵样足背皮瓣及跖趾关节的第 2 足趾再造，或带跖趾关节的第 2 足趾骨及肌腱组织联合拇甲瓣再造。⑤拇指Ⅴ度、Ⅵ度缺损，选择带菱形足背皮瓣及跖趾关节的对侧第 2 足趾再造或带跖趾关节的第 2 足趾骨及肌腱组织联合拇甲瓣再造。

具体操作：根据拇指及皮肤、神经、血管、肌腱等组织缺损情况，按照术前数字化设计方案设计第 1 足趾切取范围，并予画线标记。麻醉成功后，在气囊止血带下操作。尽可能清除污染、挫伤严重或失活软组织以及手部残端骨与肌腱，指神经、血管于显微镜下再次清创，清除水肿的神经、炎症坏死血管束到正常段。

甲瓣的切取、移植：按设计画线切开皮肤、皮下组织，解剖分离第 1 趾背动脉、足背动脉、足背的大隐静脉、足背静脉弓、趾跖背静脉。在跖趾关节处解剖分离趾神经。松开止血带观察拇甲瓣血运，确认其血运良好，待受区准备好后按 3D 打印的骨骼模型长度在足部进行截骨。将第 1 足趾断蒂，先固定骨关节，以直径 1.0mm 克氏针固定，尽量不贯穿关节。

缝合趾 - 指伸肌腱、趾 - 指屈肌腱。在手术显微镜下行神经及血管吻合：趾神经 - 指固有神经、大隐静脉 - 头静脉、足背动脉 - 桡动脉。血管神经吻合完成后松上肢止血带，观察血运情况。足部供区修整第 1 环骨残端后缝合趾骨头横韧带及足部切口，如因张力过大，取同侧大腿内侧全厚皮片覆盖创面，打包固定。

4. 术后处理 按断指再植和拇 - 手指再造术后常规治疗及护理，诸如常规保暖、抗痉挛、抗凝、抗感染等治疗，监测生命体征，密切注意观察皮瓣及再造手指的血运情况。定期复查 X 线片，术后 4～6 周视骨折愈合情况拆除克氏针。早期指导患者进行再造手指屈伸功能锻炼和系统康复锻炼。

5. 注意事项

(1) 尽可能采用急诊、亚急诊再造。急诊再造优点：减少手术次数及患者痛苦，减轻其经济负担，缩短治疗周期；可以尽可能利用废弃或残存组织，减轻对供区的损伤；组织炎症水肿未发生时急诊再造成活率高。采用急诊、亚急诊再造安全、有效，且有较多优势。

(2) 术前应用数字化成像与 3D 打印技术明确拇指缺损大小、长度并在供区进行很好的规划设计，术中精确切取，既有利于塑形，也有利于功能改善。

(3) 手指末节毁损时，如远侧指间关节完好，将供趾末节趾骨适合长度与受区残存的末节指骨基底部固定；如远侧指间关节已损伤，则保留供趾的第 2 节趾骨适合长度与手指中节指骨固定。

(4) 骨的固定以钢丝十字捆扎或克氏针交叉固定为主。

【典型病例】

患者男性，2 岁，因机器切伤致右示指远节完全离断 6 小时急诊入院。专科查体：右示指远侧指间关节处完全离断，远侧指间关节完整，近侧残端已缝合，中度污染，离断指苍白、干瘪、无血运。X 线片提示：右手第 2 指远节指骨缺如。患者伤后即到当地医院就诊，于当地医院予残端缝合包扎止血等治疗后转入我院就诊，患者入院当天急诊进行右示指断指再植术，术后再植示指干瘪，缺血坏死。随后完善相关术前检查，实施术前规划与数字化设计，CTA 检查获得基于患者个体化的足部供区血管 CTA 3D 图像，发现患者右足第 1 跖背动脉为 Gilbert Ⅰ型，观察第 1 跖背动脉来源、走行、分支分布情况及其在第 1 跖骨间隙与周围跖骨、骨间背侧肌的 3D 解剖关系，观察足背部浅表静脉走行。通过数字化设计（图 14-90），利用健侧手虚拟还原出右手示指伤前全貌，获得右手示指软组织及骨骼缺损所需的修复模型，通过 3D 打印机将再造部分的模型以 1∶1 比例打印，把医用胶布敷贴在 3D 打印模型表面，将样布围绕模型裁剪后即获得用于指导供区取材的样布，从而获得再造软组织实际缺损的大小，将撕下的胶布粘贴于拟选择供区部位，根据胶布边缘画标记线，此标记线即为拟所取皮瓣、组织的范围、大小及形状。于术前在足部供区体表标记拟切取足部血管的体表投影，选择血管解剖入路。于第 3 天进行游离右足踇甲瓣移植再造右示指术，按照术前设计方案游离右足踇甲瓣移植修复右示指创面，手术顺利，术后再造示指成活，伤口Ⅰ期愈合（图 14-91）。

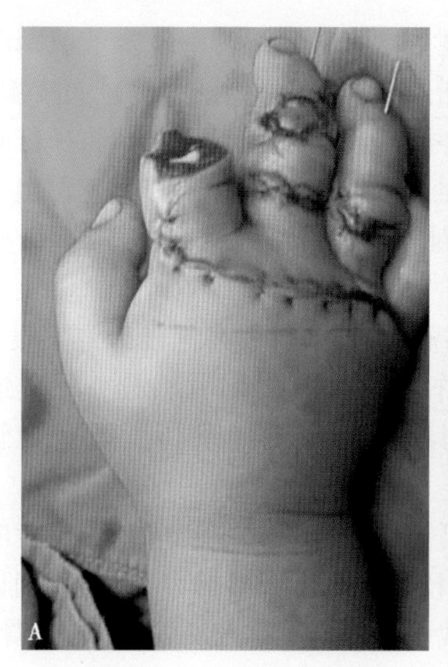
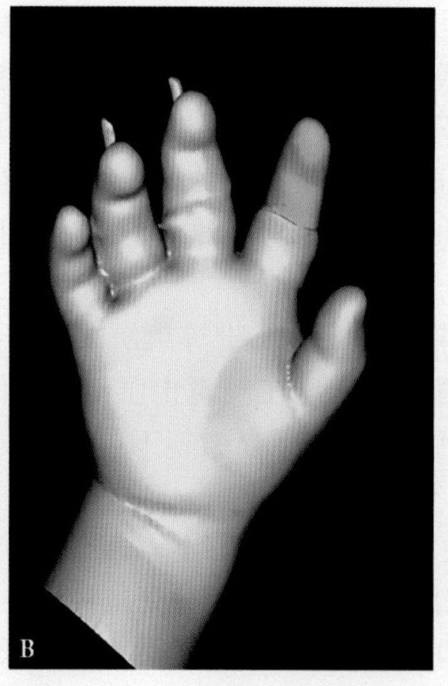
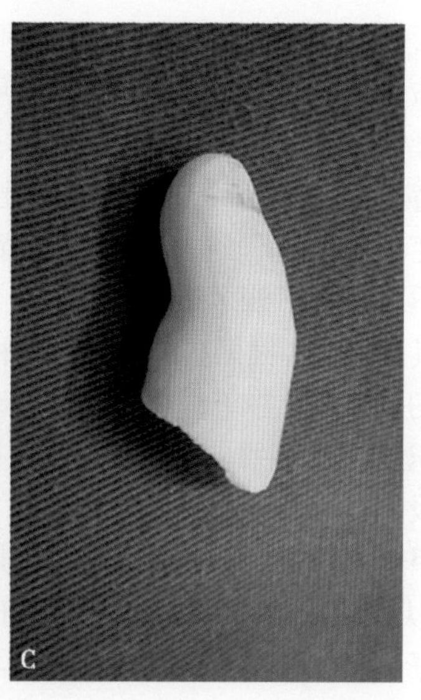

图 14-90 示指再造术前设计

A. 右手创面；B. 虚拟修复右手示指；C. 3D 打印模型。

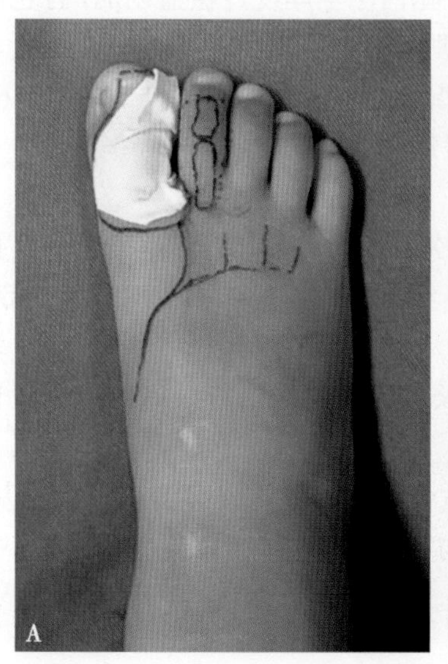
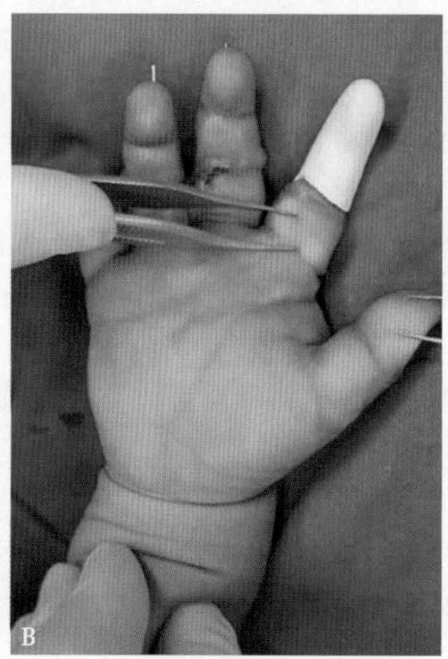
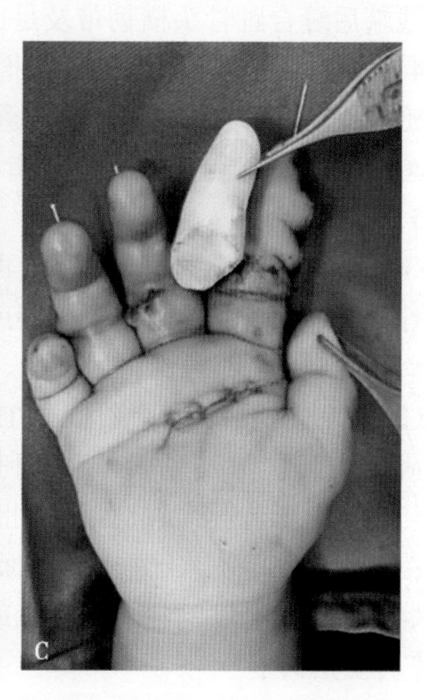

图 14-91 示指再造术中操作

A. 样布贴于右足供区，获取皮瓣形状及范围，标记血管走行；B. 再造示指形态；C. 再造示指形态与模型相近。

（二）三维打印在指间关节缺损精准修复中的应用

指间关节缺损是临床常见的一种疾病，其对于修复的要求较高。要求尽可能恢复指间关节形态与功能，实现指间关节关节面对合关系，以及活动范围的恢复，因此精准修复指间关节部分缺损从而实现手指功能的良好恢复，有利于早期康复锻炼。足趾关节移植修复指间关节缺损是一种较好的修复方式，对于恢复指间关节面的形态，改善预后具备较大的优势。但该术式取材于足趾趾间关节，由于指间关节与趾间关节形态学的差异，以及单纯趾间关节移植可能出现的关节不愈合等问题，如何实现精准修复指间关节缺损及关节功能最大限度地修复仍是困扰显微外科医师的问题，采用带血管蒂部分趾间关节移植修复是值得尝试的方法。

1. 术前规划与数字化手术设计　术前进行双侧手及双侧足薄层 CT 扫描获得 CT 扫描数据，将 Dicom 格式图像输出至 Mimics14.0 软件。具体操作步骤已在本章第一节详细阐述。在 Mimics 软件中进行阈值设定、区域增长及 3D 重建等操作，具体可参考笔者团队之前采用的经验方法（图 14-92）。

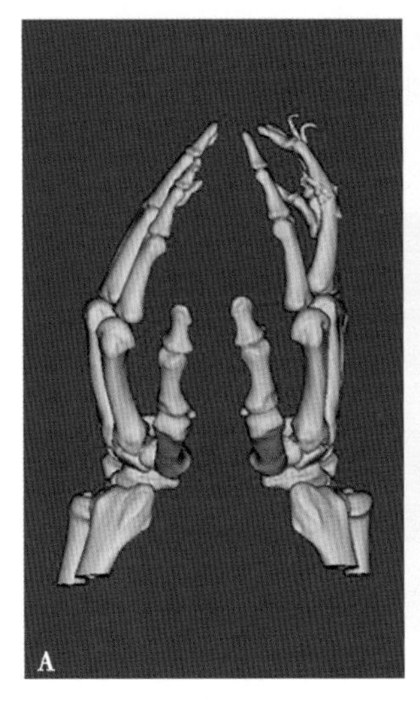
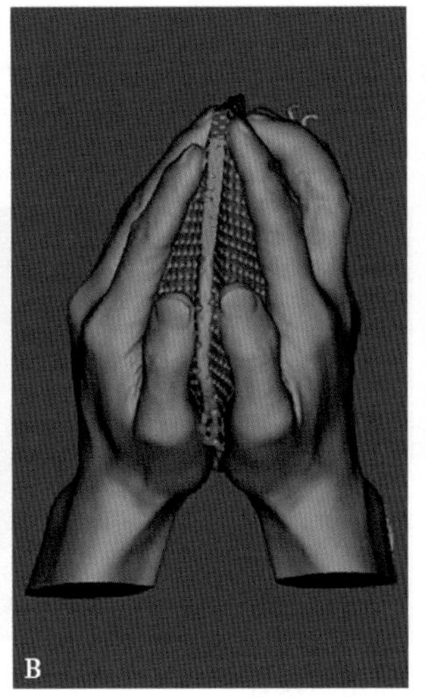
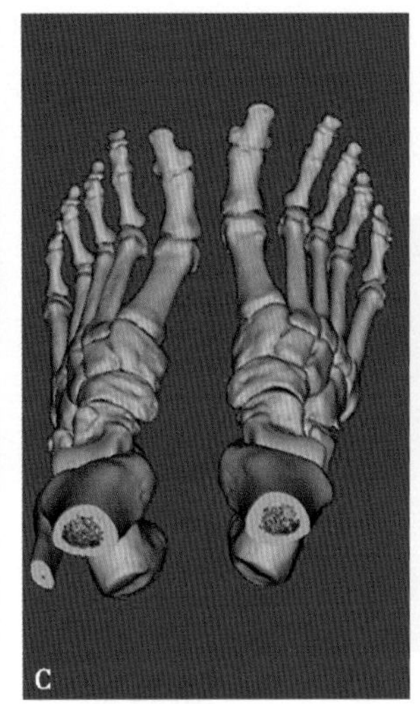
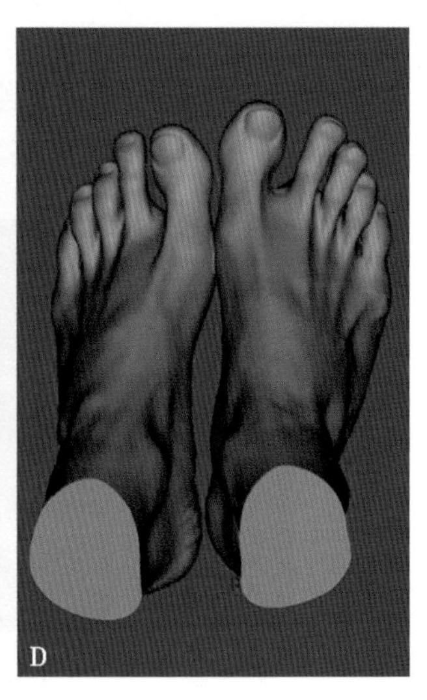

图 14-92　双手、双足三维重建
A. 双手骨骼；B. 双手软组织；C. 双足骨骼；D. 双足软组织。

进行虚拟关节缺损修复设计。扫描后重建从而显示关节缺损部分，利用对侧正常指间关节镜像匹配获得关节缺损部分，并再次匹配同侧趾间关节获得移植关节部分，并据此设计截骨导航模块（图 14-93，图 14-94）。

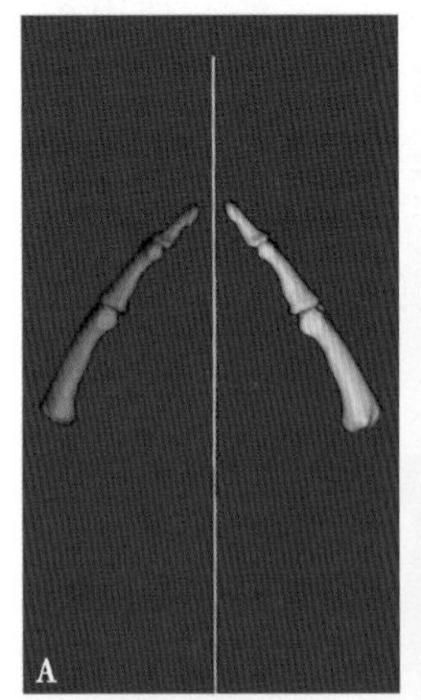
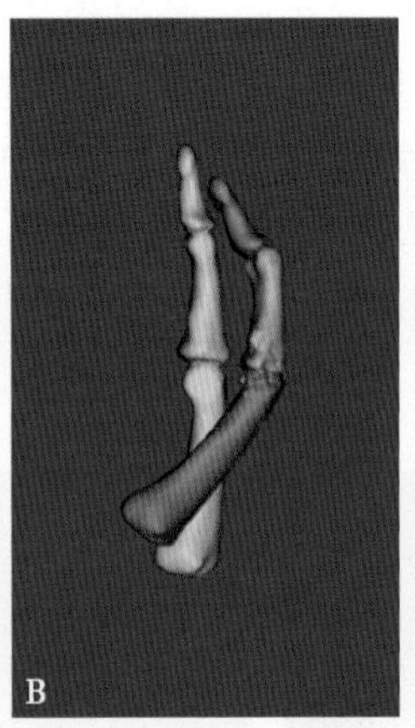
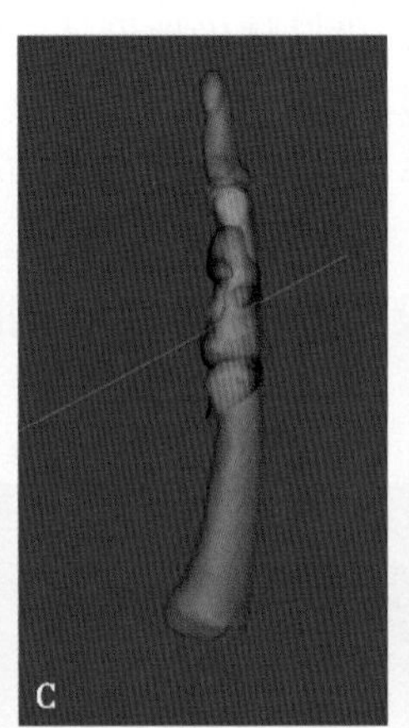
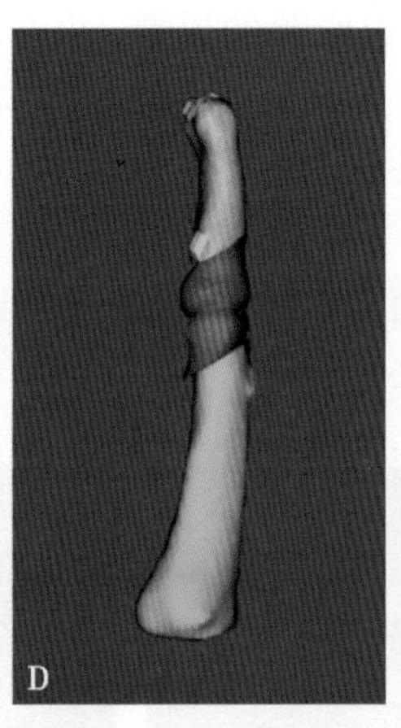
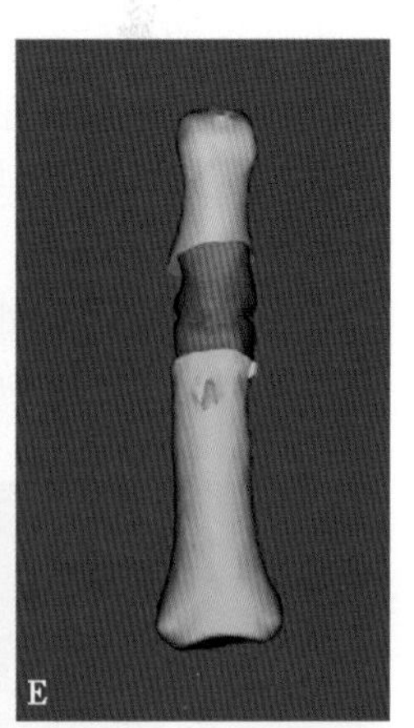

图 14-93　指间关节缺损数字化设计
A. 健侧镜像；B. 双侧对比；C. 获得缺损指间关节；D. 指间关节侧面；E. 指间关节背面。

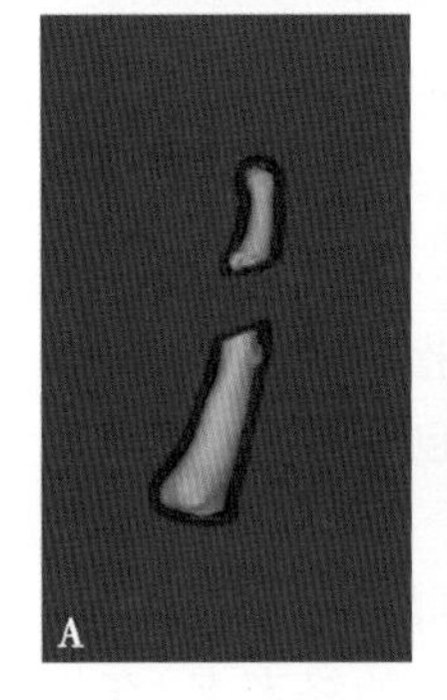
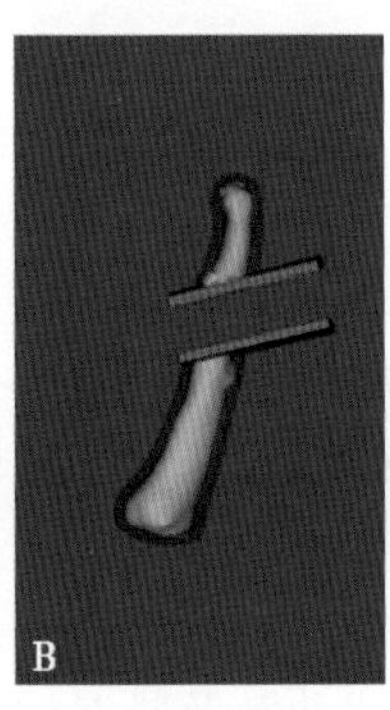
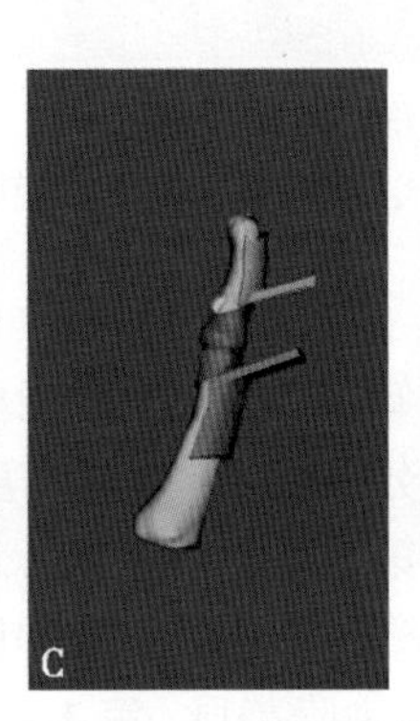
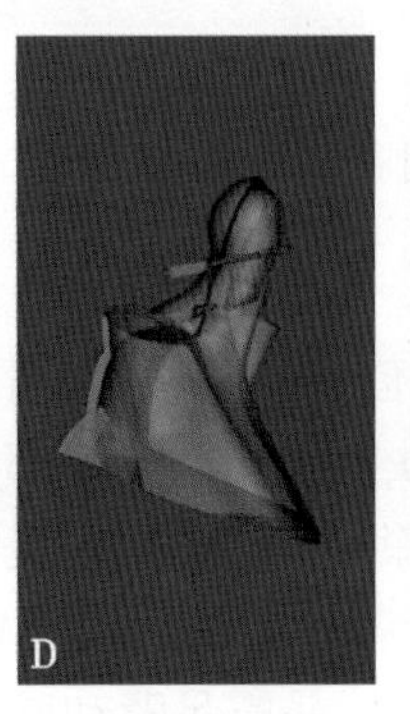
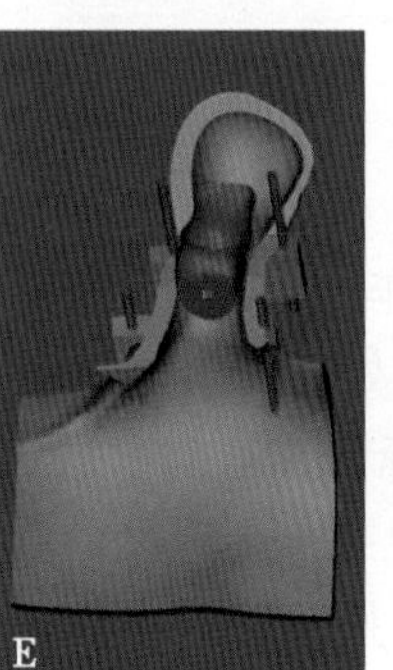
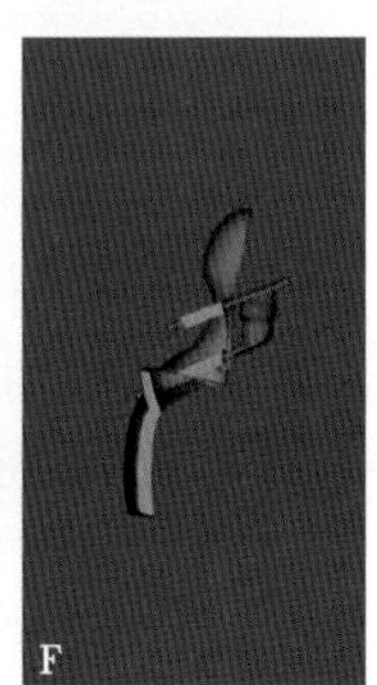

图 14-94　指间关节缺损数字化设计
A. 患者骨骼增厚；B. 设计截骨平面；C. 组合嵌套与指骨面；D. 与足部软组织匹配；E. 截骨导航模板背面；F. 截骨导航模板侧面。

对于皮肤缺损，同样可进行虚拟修复设计。重建后获得患侧及健侧手、足软组织模型，利用健侧镜像与患侧相互比较而获得软组织缺损部分，通过软组织变形匹配健侧正常手指皮肤镜像获得皮肤缺损部分（取自足趾皮肤且较实际略大10%面积）（图14-95）。

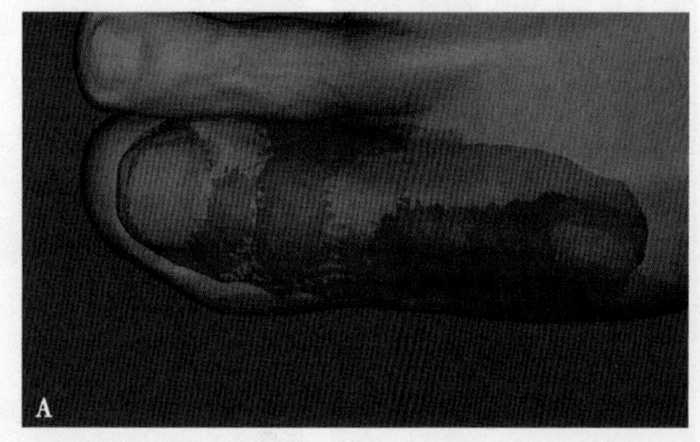
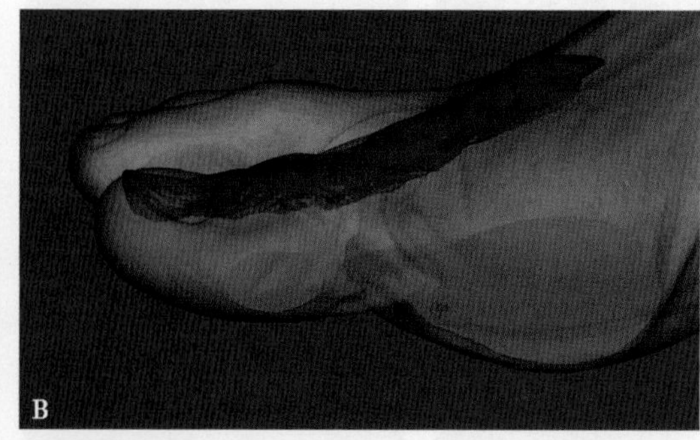

图14-95 缺损软组织设计

A. 缺损部分背面观；B. 缺损部分侧面观。

2. 3D打印技术与模拟手术 根据拇-手指缺损的类型选择手术修复的方案，运用Move、Rotate工具将从镜像切割出来的虚拟缺损组织移动至拟采用的足趾供区，模拟缺损组织位于供区足趾上的投影边缘稍大0.2～0.3mm即为供区组织的手术切线。根据术前CT后处理工作站对CTA图像进行体渲染容积再现的方式获得的足背动脉的血管分型、走向及足背部表浅静脉的走行设计手术显露血管蒂的切口线，同理可根据伤指血管缺损的程度测量出手术移植需要的游离组织血管蒂的长度。应用3D打印机可打印出需再造指的皮肤、骨组织等的模型，并可在供区精确地设计出所需皮肤、骨组织的大小、长短。使用3D打印机打印出受伤手指及其实际缺损模型，模拟进行再造或修复，并于术前、术中指导供区的切取，完成针对特定患者的个性化术前规划及具体手术实施，可使手术更规范化、精准化，再造指的外形更逼真，供区损伤更少。

应用医学图像处理软件Mimicsl4.0设计出患者个性化的指间关节缺损部分的模型，并使用3D打印机打印出来（图14-96）。

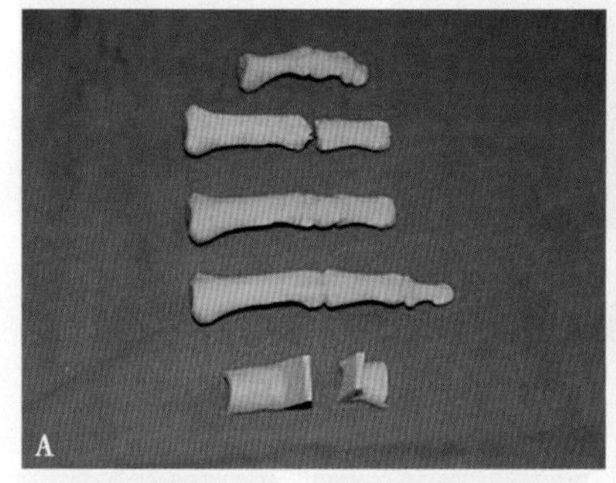
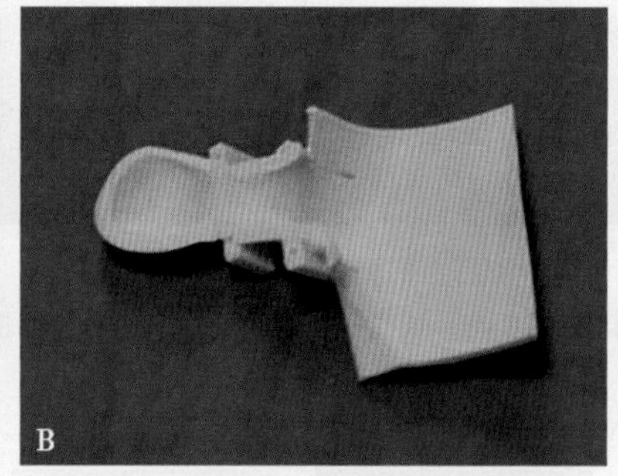
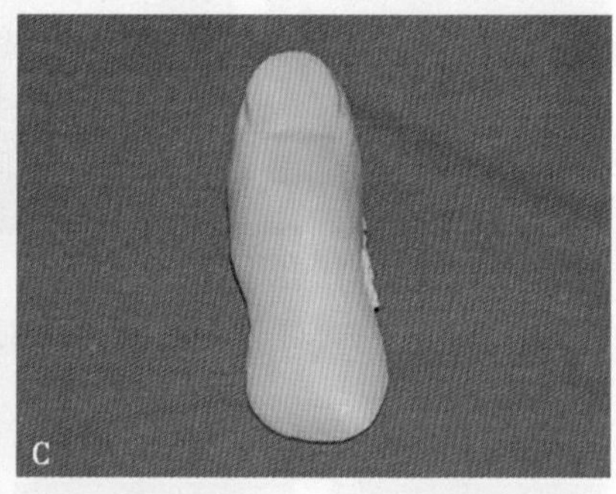

图14-96 三维打印实物模型

A. 指骨及指骨截骨平面；B. 托足式截骨导板；C. 缺损软组织形态模型。

3. 手术操作

（1）受区的处理：创面彻底清创，测量皮肤及骨缺损长度；游离桡动脉或指总动脉、指总神经、头静脉或掌背静脉并标记。术前根据3D打印皮肤缺损部分模型，设计同侧皮瓣范围，面积较创面扩大约10%。术前常规行彩色超声多普勒血流探测仪检测同侧足第1跖背动脉走行情况（图14-97）。

（2）关节缺损的切取：带血管蒂骨瓣的切取于臂丛神经阻滞麻醉联合持续硬膜外麻醉下进行。自足背至第2跖趾关节背侧做S形切口，暴露足背动脉、大隐静脉、第1跖背动脉及腓深神经的终末支，在骨间肌内分离解剖，注意保护关节支，结扎其他分支。到达踇趾腓侧缘时，在真皮下向跖侧锐性剥离，从近侧向趾端游离血管蒂直到有可靠分支进入骨皮瓣及趾间关节囊。

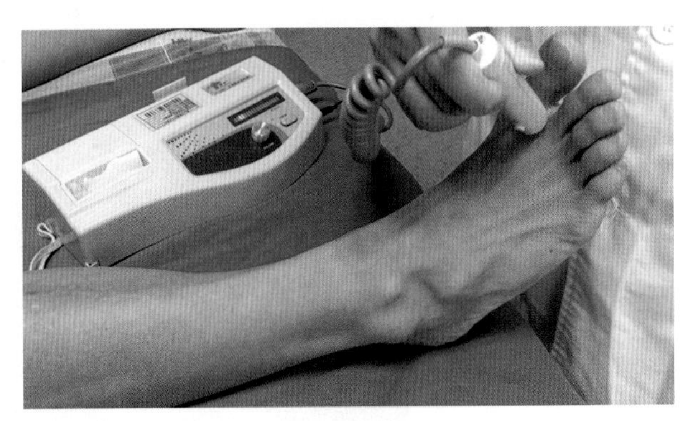

图 14-97 便携式多普勒血管探测仪
超声定位第 1 跖背动脉位置。

在 3D 打印截骨导航模板下进行精准截骨，足托与足底牢固贴合，固定足趾。指示孔穿入指示克氏针，摆锯锯片紧贴指示克氏针沿指示方向进行截骨，截骨同时注意保护血管及神经，获得与术前设计相符的截骨平面。将经过截骨改进的带血管蒂关节复合组织瓣植入掌指关节缺损处，跖骨与掌骨相接，趾骨与指骨相接，以克氏针固定。缝合断裂的伸、屈肌腱，对于缺损的伸肌腱以趾长伸肌腱桥接修复，并且尽量修复指伸肌腱的腱侧束部分，重建掌指关节的伸展功能。于显微镜下分别将足背动脉或第 1 跖背动脉与桡动脉或指总动脉吻合；足背伴行静脉与桡动脉伴行静脉吻合，大隐静脉与头静脉吻合。对于缺损指总神经，利用供体携带腓深神经桥接修复。

4. 术后处理 术后常规“三抗”治疗。关节携带的皮瓣作为“观察窗”，观察其血运情况，发现动脉或静脉血管危象时，及时处理，以保证移植关节的成活。术后 2～3 周行邻指屈伸功能锻炼，4～6 周行患指掌指关节及指间关节主、被动屈伸锻炼，配合理疗以及手功能康复器械进行锻炼。6 周后逐渐加大锻炼强度，并进行患指屈伸力量及持物锻炼。

5. 注意事项

（1）若是急诊修复指间关节缺损，考虑到打印模型需要较长时间，因此，可一期清创，尽可能保留健康软组织以便二期修复过程更加顺利。

（2）考虑到损伤引起软组织水肿等因素，游离足趾所带皮瓣的设计周径应比实际缺损的周径宽 15%～20%，以免缝合皮肤有张力，预防皮瓣切取后萎缩，以及影响皮瓣血运。术中游离血管蒂的长度要合适，长度不够容易造成血管吻合张力过大，血管太长容易造成血管盘曲，血管翻转后形成压迫，影响血运。

（3）在临床实践中笔者体会到，根据 3D 打印出的软组织与骨的模型，在供区精确地设计出所需供区皮肤软组织的面积以及骨组织的大小、长短，使手术更规范化、精准化，重建指间关节的形态更好，供区损伤更少。3D 打印技术可将不同患者的指间关节进行个性化、3D 化、可视化，根据不同患者的指间关节缺损类型、大小、形状等的不同，通过 3D 医学软件对患侧手指间关节缺损与对应健侧手相同部位指间关节进行比对并 3D 重建虚拟修复，获取患侧指间关节缺损程度和 3D 立体模型，真正做到手术设计精准化。同时，通过 3D 重建软件还可以测量出需要的软组织瓣的长度、宽度是否匹配等，有利于手术的顺利进行，确保手术成功，降低手术风险，缩短手术时间。

【典型病例】

患者男性，30 岁，因“电锯致伤右中环小指，疼痛流血畸形半小时”急诊入院。专科查体：右中指近侧指间关节屈曲畸形，背侧见一长约 5.0cm 不规则伤口，创缘不齐，创面严重污染，活动性出血，指间关节毁损，肌腱断端外露，指端血运可。右环指中节以远不全离断，仅留掌侧宽约 0.8cm 软组织相连，创缘不齐，创面严重污染，活动性出血，伤口内见肌腱骨质断端外露，远侧指体颜色苍白，干瘪，毛细血管反应差。右小指远节指背见伤口长约 2.0cm，深达骨面，创面污染，活动性出血，指端血运感觉正常。诊断：右环指不全离断伤、右中指近侧指间关节毁损、桡侧血管神经断裂、伸肌腱断裂、右小指皮肤裂伤（图 14-98）。一期行“右手伤口清创 + 右环指血管神经吻合、中节指骨克氏针内固定、伸肌腱修复、游离静脉皮瓣移植修复中节指骨 + 右中指近侧指间关节融合、血管神经吻合、深屈肌腱伸肌腱修复 + 右小指伤口清创缝合术”。CT 行双手、双足平扫，多普勒检查结果显示双足第 1 跖背动脉为 GilbertlⅡ型，将原始数据导入 Mimics 14.03D 重建软件进行数字化设计并 3D 打印模型和模拟手术（图 14-99）。术后随访，术后修复指间关节外观、功能恢复满意；外观接近正常，握拳、对捏良好，近节指间关节、远节指间关节屈伸功能良好（图 14-100，图 14-101）。

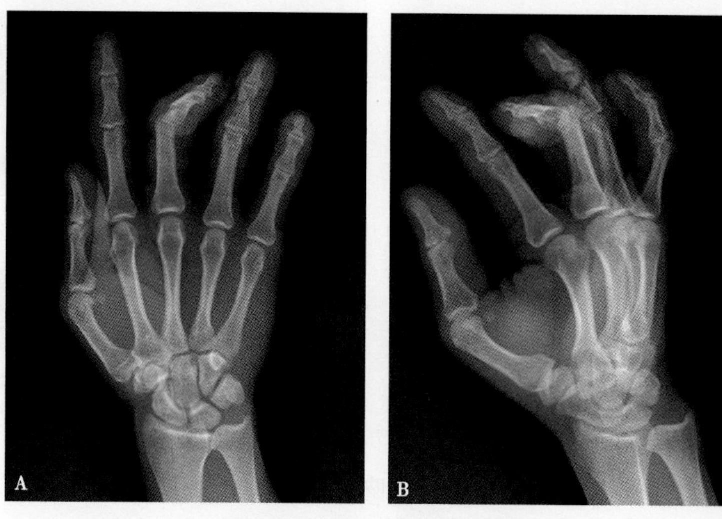

图 14-98 术前指骨 DR 透视

A. 第一次清创后指骨正位片；B. 第一次清创后指骨侧位片。

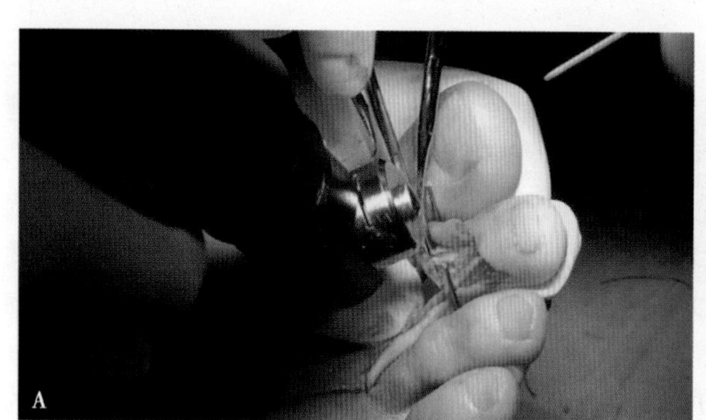

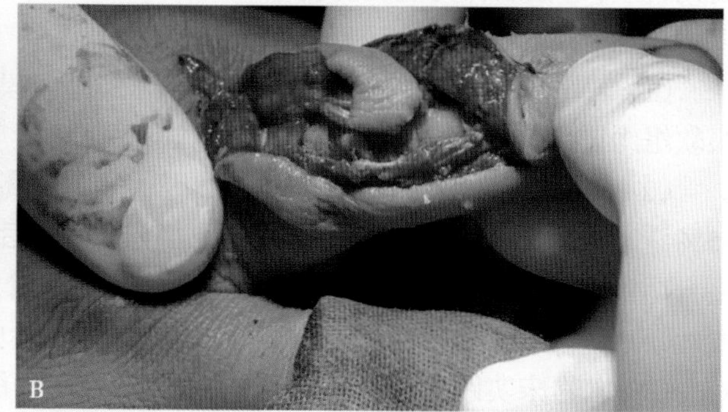

图 14-99 术中操作

A. 导航下精准截骨；B. 重建指间关节。

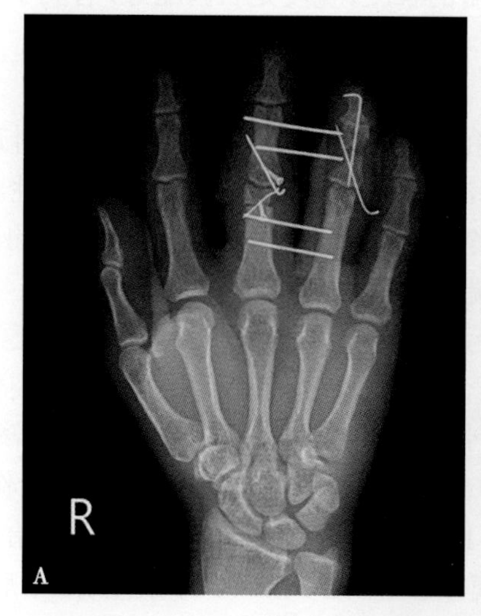

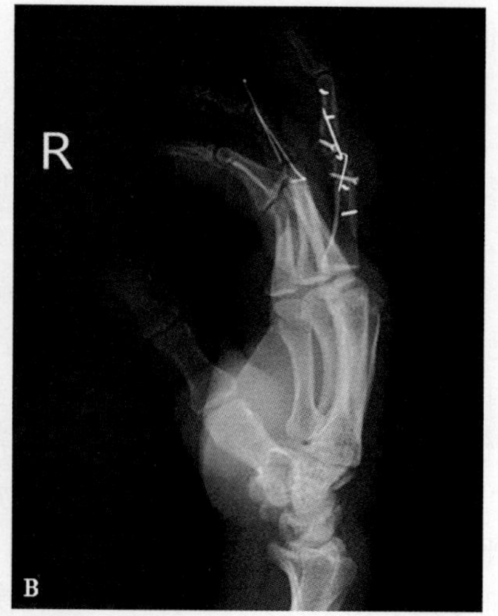

图 14-100 术后重建指间关节透视

A. 正位片；B. 侧位片。

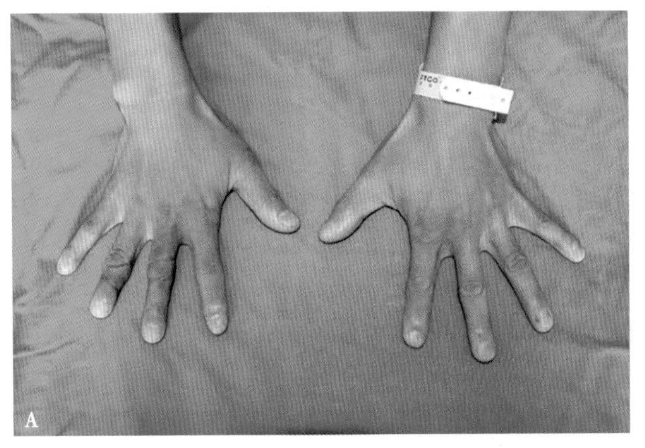
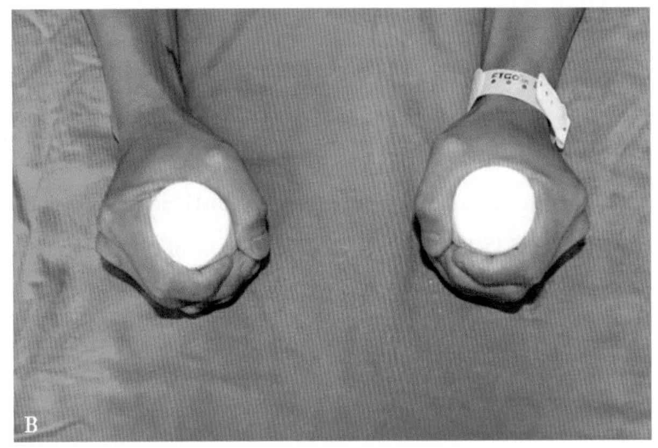

图 14-101 术后功能恢复
A. 外观形态与健侧接近；B. 抓握、屈伸功能明显改善。

五、总结与展望

总体而言，目前 3D 打印技术在显微外科中的应用仍以形态辅助为主，尚处于起步阶段。笔者认为，目前相关方面的应用还存在以下一些问题：一是基本生理功能演示功能存在不足。对于显微外科领域中的 3D 打印，在外形上基本与正常结构相仿，但在层次感空间运动相对位置的细化上仍需要进一步深入研究。二是逼真性及生物学相仿性有待提高。在具备基本形状外形之后，需要进一步对模型的颜色、质地以及手感进行全面的深化探索。另外，对于显微外科密切关注的相关问题，如模拟血液循环、骨骼肌肉运动等特性，尚存在一定距离。三是模型生物化可操作性可进一步提升。理想的状态是可以做到和正常解剖标本或者正常人体的外观形状一致，具备相应的生理功能模拟，以及操作的细节刻画更加具体和接近正常人体。另外，其生物力学的特性也是需要关注的一个方面。

3D 打印技术辅助显微外科修复的发展具有巨大的潜力，随着 3D 打印技术的不断发展，硬件与软件水平的不断提升，主要是机器材料以及打印技术的全面进步，将进一步提高打印效率，真正解决急诊手术的迫切需要。此外，随着研究的不断深入和技术的不断发展，3D 打印对于显微外科的帮助将不仅仅局限于形态辅助层次，将向个性化假体、个性化生物 3D 打印产品等更高层次不断取得新的进展。

**（黄文华 许 靖 韩 岩 何晓清 崔 轶 段家章 陈雪松 董凯旋
范新宇 樊志强 冯凡哲 刘应良 徐月仙 杨杜明 杨 曦）**

主要参考文献

[1] 侯春林，顾玉东. 皮瓣外科学[M]. 2 版. 上海：上海科学技术出版社，2013.
[2] WEI F C，MARDINI S. Flap and reconstructive surgery[M]. Singapore：Elsevier Pte Ltd，2009.
[3] CARRASCO-LOPEZ C，JULIAN IBANEZ J F，VILA J，et al. The anterior intercostal artery flap：Anatomical and radiologic study[J]. Plastic and reconstructive surgery，2017，139(3)：613e-619e.
[4] ANGRIGIANI C，ARTERO G，CASTRO G，et al. Reconstruction of thoracic burn sequelae by scar release and flap resurfacing[J]. Burns，2015，41(8)：1877-1882.
[5] TINHOFER I E，MENG S，STEINBACHER J，et al. The surgical anatomy of the vascularized lateral thoracic artery lymph node flap-A cadaver study[J]. J Surg Oncol，2017，116(8)：1062-1068.
[6] MCCULLEY S J，SCHAVERIEN M V，TAN V K，et al. Lateral thoracic artery perforator(LTAP) flap in partial breast reconstruction[J]. J Plast Reconstr Aesthet Surg，2015，68(5)：686-691.
[7] 王旭东，庄跃宏，宋付芳，等. 上侧胸部穿支的应用解剖学研究[J]. 中国临床解剖学杂志，2012，30(6)：605-608.
[8] 王成琪. 王成琪显微外科学[M]. 山东：山东科学技术出版社，2009.
[9] 谢松林，唐举玉，陶克奇，等. 指固有动脉背侧支为蒂的逆行掌指背筋膜皮瓣的应用解剖[J]. 中国临床解剖学杂志，

2010，28（1）：97-100.

[10] 郝攀登，郑和平，林涧，等. 小指尺掌侧动脉穿支皮瓣的解剖学基础[J]. 中华显微外科杂志，2013，36（1）：56-59.

[11] 徐永清，林涧，郑和平. 穿支皮瓣[M]. 北京：人民卫生出版社，2015.

[12] TAN H，YANG K，WEI P，et al. A novel preoperative planning technique using a combination of CT angiography and three-dimensional printing for complex toe-to-Hand reconstruction[J]. J Reconstr Microsurg，2015，31（5）：369-377.

[13] TAN H，LUO X，YANG K，et al. Repair of minor tissue defect in hand by transfer of free tissue flap from the toe[J]. Arch Bone Jt Surg，2014，2（1）：11-16.

[14] 莫勇军，课海涛，杨克勤，等. 3D技术在足趾微型皮瓣移植修复拇和手指缺损的应用[J]. 中华显微外科杂志，2015，38（3）：294-297.

[15] 莫勇军，谭海涛，韦平欧，等. 数字化技术辅助多手指缺损再造的应用价值[J]. 中华显微外科杂志，2014，37（4）：338-343.

[16] 韦平欧，谭海涛，杨克勤，等. 数字化技术辅助设计组织组合移植修复手严重损伤11例[J]. 中华显微外科杂志，2016，39（3）：281-284.

第十五章 压力性损伤创面显微外科修复

第一节 概 述

一、慢性难愈性创面的流行病学

除各类急性创面外，机体内在因素（如局部血液供应障碍、代谢异常、肿瘤等）作用下导致的糖尿病足、压力性损伤、术后难愈性创面、癌性溃疡等创面逐渐增多，形成了我国创面流行病学新的特征。全国大规模创面流行病学调查显示，创面的主要病因学已经由创伤型转变为疾病型，高发人群由以青壮年为主转变为以中老年为主。这些新变化提示需要创面治疗的人数在增加、创面的种类在增多、治疗难度在加大。创面修复专业也在向多学科协作转变，更多的与疾病型创面相关的科室参与其中，诸如烧伤、骨科、显微外科、肿瘤整形科、血管外科、内分泌科、修复重建科、创面护理等。同时，与创面修复相关的新方案、新技术、新药物、新敷料和新设备等因需而生，逐渐形成了鲜明的专科特色，并建立了许多专科临床路径和诊疗规范。

二、慢性难愈性创面的概念、病理生理及分类

慢性难愈性创面在国际上没有统一的定义，一般指由各种原因造成的皮肤软组织缺损，同时伴有重要深部组织暴露、坏死、感染、缺损等，难以自行愈合、处理困难的身体各部位的深度创面。其与急性创面除病因学不同外，还有很多病理生理学方面的差异，会影响其愈合：①创面愈合停滞于炎症期，基质蛋白酶活性增高，生长因子活性或靶细胞反应性下降，细胞衰老，炎症细胞浸润，促炎症因子过度释放，活性氧损害等；②创面的微环境不利于创面愈合，如压力性损伤缺血再灌注早期 IL-1、TNF-α 含量明显升高后形成级联反应，增强炎性损伤，压力性损伤边缘组织中 IL-1、TNF-α 最高，IL-8 在糖尿病创面中含量增加，是引起溃疡愈合能力降低的原因之一，在延期愈合的创面中 IL-8 含量增加，创面愈合以后，IL-8 的含量逐渐降低到正常水平；③慢性创面的 pH>7，呈碱性，对细菌的生长有抑制作用，但抑菌能力较弱，同时会增加组织代谢的负担、组织缺氧、细胞外基质过度损害和提高酶活性等。

慢性难愈性创面主要分为感染性创面、压力性损伤、脉管性溃疡、自身免疫相关性皮肤溃疡、医源性创面、体表肿瘤、先天性疾病；细分可分为压力性损伤、糖尿病足病、外科术后难愈性切口、血管性溃疡、风湿免疫相关性溃疡、血液病相关性皮肤溃疡、瘢痕溃疡、放射性溃疡、药物性皮肤损伤、遗传性创面、藏毛窦、窦道与瘘管、体表肿物、慢性骨髓炎、糖尿病性皮肤溃疡、低热烫伤、痛风结石溃疡、其他溃疡创面。慢性难愈性创面也有相对需要急诊处理的，如急性软组织感染（疖、痈、丹毒）、特殊感染性创面（非临床常见菌，如放线菌病、诺卡菌、皮肤炭疽感染，结核性溃疡）、坏死性软组织感染（快速坏疽病、Fournier 坏疽）等。

三、慢性难愈性创面床的准备新方法

从外科角度考虑，尽快彻底地去除坏死组织、不健康组织、异物、生物膜及不稳定瘢痕等是促进创面愈合的前提，也为下一步修复重建创造条件。既往急性创面清创多采用外科锐性清创（手术刀、剪刀、刮匙等）和机械钝性清创（镊子、止血钳、磨钻等），这些清创方式多少都会对健康组织产生损伤。而对于慢

性难愈性创面，清创需要尽量保留健康组织，所以要选择适合的方式进行创面床的准备。

1. 超声清创　利用超声波在冲洗射流中产生的“空化”效应，通过空化泡沫崩塌产生的微射流和高大气压去除创面表面和深层的细菌及真菌，是一种理想的溃疡处理方法，可代替传统的锐性清创术，用以处理复杂溃疡，同时还可促进创面愈合。因坏死组织和正常组织之间的抗张力强度差异，超声波空化效应只造成坏死组织细胞膜破裂，而对正常组织及新生肉芽无损伤；同时其利用空化效应和微射流的作用，还能提高局部氧分压，保护正常组织、加速创面愈合。

2. 敷料辅助的自溶清创　敷料辅助的自溶清创是在湿性愈合理论指导下使用各种水活性敷料湿敷于创面，促进坏死组织软化、溶解、清除，营造有利于愈合的微环境。创面湿敷能维持创面适宜的温度和湿度，保持创面湿润，无结痂形成，利于保护创面的神经末梢而起到减轻疼痛的作用，使上皮细胞在湿润的创面游移增生，促进多种生长因子的释放，有助于创面的组织生长。

3. 酶学清创　酶学清创使用较多的是糜蛋白酶，其能迅速分解变性蛋白质，能够使纤维蛋白及纤维蛋白原降解为肽链，并使已形成的网状纤维丝断裂。适用于感染切口的清创。

4. 生物清创　生物清创是指利用无菌幼虫（larvae）或蛆虫（maggot）吞食坏死组织，利用其分泌物对成纤维细胞活动的影响、其排泄物的杀菌及抑菌作用、其蠕动刺激渗液产生从而保持创面湿度等机制，最终促进肉芽生长的清创方法。

5. 其他　还有很多辅助清创方法应用也比较广泛，适应证及使用方案已被广泛拓展并用于治疗各种急慢性创面，大量的临床及基础研究显示其可增加创面的血流灌注、改善微循环、减轻组织水肿、改善血管通透性、抑制细菌生长、保持湿润环境、加速肉芽生长等，特别是对于复杂难愈性创面是一种有效地促进愈合的方法。近几年开始在国内应用的水动力清创系统，使用超高速水流可以做到快速、精准、微创，特别是在软组织清创方面具有独特优势，其通过对水流超声雾化冲洗处理提供一个湿润的环境，可有效去除各种细菌和微生物。

四、慢性难愈性创面覆盖新方法

各种厚度的游离皮片、局部旋转皮瓣、局部肌皮瓣（肌瓣）、游离皮瓣等的移植一直作为常规修复慢性难愈性创面的方案在临床中广为应用并不断被拓展。而对于慢性难愈性创面，有很多非常规的覆盖方式，有些方式虽不是永久性覆盖，但对创面有很好的保护及促进愈合的作用。MEEK 微型皮片移植技术在面积较大的创面，如大面积烧伤后创面、需要反复植皮的创面（如自身免疫系统疾病创面）的修复中较为适用，具有扩展能力比较高、抗感染能力强、手术时间短、瘢痕轻、康复效果好等特点。各种天然及人工合成的皮肤替代物，如脱细胞真皮、人工真皮、胶原 -GAG 真皮替代物、PGA/PGL 网 - 成纤维细胞真皮替代物及各类化学材料替代物可短时间覆盖创面，并可诱导创面愈合。随着组织工程学的迅速发展，正常皮肤组织通过体外培养接种到可降解支架上形成具有一定形态和功能的皮肤模型已成为可能，如永久化上皮角质形成细胞 HaCaT 增殖分化后可形成 12～15 个细胞层次的表皮结构，可作为体外皮肤种子细胞，并构建出组织工程皮肤。

五、再生医学技术在慢性难愈性创面修复中的应用

目前临床应用的创面修复再生医学技术主要有角质形成细胞、成纤维细胞、胚胎干细胞、表皮干细胞、骨髓间充质干细胞、真皮多能干细胞、脂肪多能干细胞等，因其可分化为皮肤的功能细胞、具有分泌功能、减少纤维化及减轻瘢痕等优势，已在临床中逐渐开展。特别是脂肪干细胞（adipose-derived stem cells，ADSCs）的临床及基础研究日益得到重视，其主要通过抽脂术采集，然后进行分离、培养、扩增获得。ADSCs 已在创伤修复领域取得了很多成就，在创面修复中可诱导再上皮化，促进血管形成、促使旁分泌细胞因子等促进邻近细胞组织迁移，特别是慢性难愈性创面如糖尿病足溃疡的修复已被证实明显有效，但因伦理学的限制，不能被广泛应用。不存在伦理学障碍的富血小板血浆凝胶技术，因其廉价、技术难度低、制备简单等优势，近些年其研究及应用得以发展迅速。富血小板血浆凝胶已被证实激活后可释放多种生长因子，如表皮生长因子等，通过多种生物学效应促进主要修复细胞的增殖分化；还可加速基质干细胞的分化，促进成纤维细胞的增殖等；并可减少渗出、减轻疼痛、减少瘢痕形成等。其制备方法得到不断

改进，自体单采技术将复杂的二次离心技术大大简化，更加适合临床应用。

六、慢性难愈性创面修复辅助技术的应用

慢性难愈性创面如糖尿病足创面常伴有骨髓炎，其修复必须彻底控制骨髓炎后才能进行，Masquelet技术主要指清创后将PMMA骨水泥放至骨髓炎处，4～6周形成诱导膜，其内含有丰富的微血管和胶原纤维，是间充质干细胞丰富的资源，其成骨活性和新生血管活性较高，其上可采用自体组织移植覆盖创面。很多创面因动脉灌注不足或微循环障碍修复困难，Ilizarov术被证实了在肢体牵拉区域可促进大量血管、微血管再生，从而改善血液循环，并可激发细胞增殖及生物合成，骨骼、肌肉、神经、血管、皮肤等软组织都能得到再生修复，特别是针对糖尿病足创面，若适应证掌握得当，有效率可达90%以上。

多种理疗方案，如高压氧、红光等已被证实在创面修复中起到良好的辅助作用。微波具有电磁波特征，能产生很强的热效应，可有效改善局部血液循环，加快局部代谢促进创面愈合；多国家、多中心临床随机对照试验显示冲击波治疗慢性溃疡，创面愈合率增加，创面愈合时间缩短，说明其作为慢性创面辅助治疗的可行性和临床价值。

七、慢性难愈性创面修复理念

慢性难愈性创面的治疗目标是愈合，愈合后才能考虑外观及功能等问题，不要在愈合前进行其他重建手术。整体观念一定要强，从创面入手，完善全身检查，把握机体整体化概念，内外兼治才能达到良好的愈合效果。慢性难愈性创面相对于急性创面愈合能力差，常规修复方式很难使其愈合，因此需要针对其病因及微环境进行治疗，整体情况改善后，再选择合适的方案进行修复。因慢性难愈性创面患者整体愈合功能下降，故尽量减少继发性损伤，如对于供皮区的选择要谨慎。后期康复及预防尤为重要，慢性难愈性创面的复发率很高，这是与急性创面不同之处，所以在愈合后要进行系统的预防宣教。

八、慢性难愈性创面显微修复临床治疗技术

慢性难愈性创面多数需要利用皮瓣及穿支皮瓣修复，但这并不是显微外科在慢性难愈性创面中的全部应用。因为显微外科的概念是利用光学放大设备和显微外科器材进行精细手术的学科，广义上讲，从清创开始，很多光学放大设备就已经在各种慢性难愈性创面的修复中开始应用了。

除了在常规清创中我们使用显微镜进行精细清创外，对于很多慢性深部窦道或深部缺损的清创，还需要使用手持式可视喉镜、纤维支气管镜进行探查或者操作（具体设备的操作方法详见说明书），特别是对于某些不能或无法开放清创的慢性难愈性胸部创面，如外伤后胸腔开放异物残留、开胸术后切口不愈合等（图15-1）。

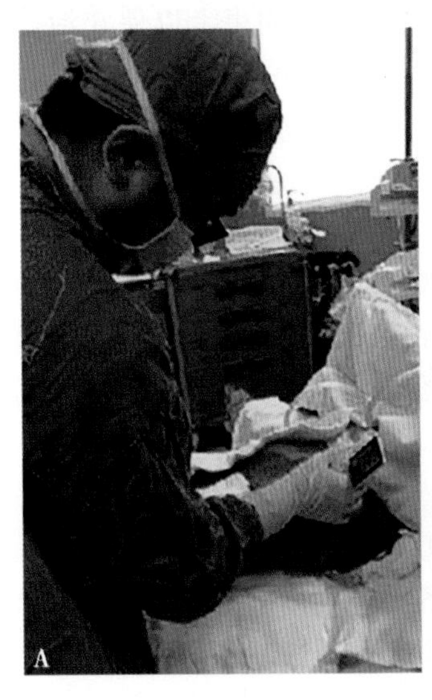
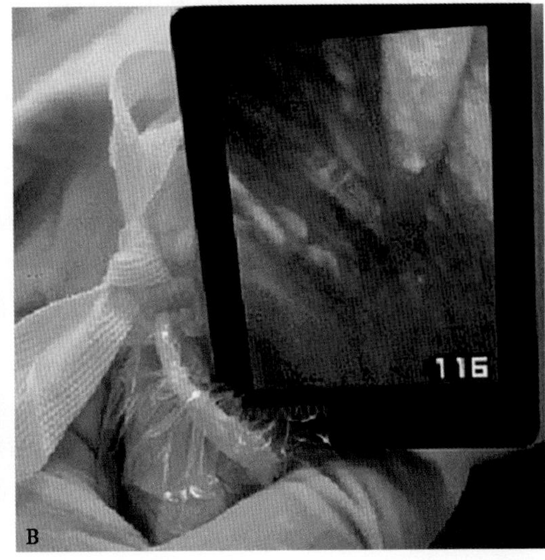

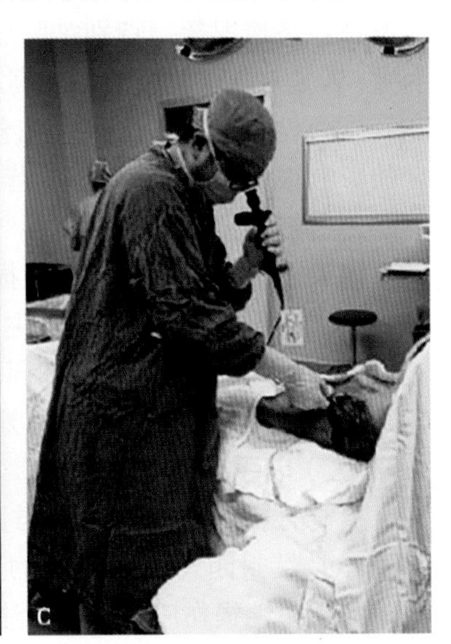

图15-1 应用手持式可视喉镜及纤维支气管镜清创

A. 应用手持式可视喉镜进行探查；B. 应用手持式可视喉镜清创深部缺损；C. 应用纤维支气管镜进行探查。

本章主要介绍慢性难愈性创面中特殊病种压力性损伤的显微外科修复方案。

第二节 压力性损伤的系统诊疗

压力性损伤又称为压力性溃疡，俗称为褥疮，是由于局部组织长期受压，致局部缺血（机械负荷导致毛细血管灌注下降，局部重要营养成分减少），组织液和淋巴液回流被破坏（代谢废物堆积），再灌注损伤（缺血后血流恢复，导致氧自由基大量产生），持续的细胞形变（局部细胞损伤或死亡），最终导致局部皮肤和皮下组织甚至骨质发生坏死溃烂。压力性损伤常发生于长期卧床的患者，如老年痴呆、截瘫、重症昏迷患者等，好发于骶尾部、坐骨结节处、髋关节处、背部、足跟、枕部等。其主要危险因素有内在因素（急性疾病、发热、药物治疗、年龄、意识水平、活动性差 / 不活动、营养不良、感觉障碍）、外在因素（压力、剪切力、摩擦力）和加剧因素（皮肤湿度、睡眠体位、二便失禁等）。

一、临床分级及表现

Ⅰ类：皮肤完整，出现压之不变白的红斑。

Ⅱ类：部分皮层缺损，浅表开放性的溃疡，创面基底潮红，表现为完整的或破损的浆液性水疱。

Ⅲ类：全层皮肤缺损，可见皮下脂肪，骨、肌腱、肌肉未外露，可伴有窦道或潜行腔隙。

Ⅳ类：全层组织缺损，皮肤、皮下软组织全层缺损，可伴有骨、肌腱或肌肉外露，通常伴有窦道或潜行腔隙。

不可分期的压力性损伤：深度未知，皮肤、皮下软组织全层缺损；创面覆盖有坏死组织和 / 或焦痂，无法判断实际深度。

深部组织压力性损伤：深度未知，皮肤完整，局部呈现紫色或栗色，或是出现充血的水疱。

二、必要的术前检查

除常规的外科术前检查外，还应该做分泌物细菌培养，可指导抗生素及外用药的使用；有多发严重的窦道，可行窦道造影检查，以指导手术。

三、治疗方案概述

（一）整体治疗策略

全面分析病情，制订合理的综合性治疗方案：创面是关键，但要整体考虑，包括患者机体情况、社会情况及经济情况等。特别是肿瘤晚期或重症内科疾病患者，麻醉风险高、生存周期短的患者以保守治疗为主；若是对生活质量要求较高、有较长生存期的患者，且其手术风险可控，则可考虑手术修复。

压力性损伤患者多数存在营养不良或营养过剩，这些都是需要调整的。营养状况对压力性损伤愈合的影响很大，应评估患者的营养状况，制定出个体化的营养支持治疗方案。营养支持目标值：白蛋白>28g/L；血红蛋白>90g/L。

如果采用手术修复压力性损伤，抗感染治疗是必需的。根据创面细菌培养的结果，针对性使用抗生素，必要时可联合使用多种抗生素。压力性损伤感染常为粪肠球菌、大肠埃希菌、金黄色葡萄球菌、铜绿假单胞菌等，有时存在多种细菌的混合感染，在细菌培养结果出来之前可先给予头孢类抗生素经验用药，怀疑存在厌氧菌感染时需加用奥硝唑治疗。

（二）非手术治疗方案

主要的非手术方案有持续封闭式负压吸引治疗、医用功能性敷料换药治疗及理疗。

1. 持续封闭式负压吸引治疗　持续封闭式负压吸引治疗已广泛应用于各种创面治疗中，对于需保守治疗的压力性损伤应首选该方法。优点为清除渗液及时，痛苦小，促进肉芽生长，加快愈合速度，减少换药工作量，特别是对于难以包扎固定部位的压力性损伤，具有明显的优势；缺点为价格昂贵。

2. 医用功能性敷料换药治疗　压力性损伤换药应至少每日 1 次，如渗出物过多则需多次换药，以渗出物不渗透外层敷料为宜。消毒剂可使用聚维酮碘溶液、生物酶制剂等（禁用碘酊等强刺激性消毒剂）。如窦道较深需要使用过氧化氢溶液，消毒完毕后以生理盐水将创面清洗干净。消毒完毕后外用银锌抑菌霜（银锌霜）混以成纤维细胞生长因子和表皮生长因子涂于创面，外敷银离子敷料等内层敷料，最后多层无菌纱布包扎。可适度清除明确坏死的组织。

3. 理疗　适当的理疗也可促进压力性损伤的愈合，包括红光治疗和激光半导体治疗等，这些理疗方法可改善创面局部血运，减轻炎症，促进愈合。

（三）手术治疗方案

手术治疗尽量分为两次进行，一期清创，待基底条件满意后，再行二期修复。

1. 清创手术　需要彻底清除坏死组织。先使用亚甲蓝染色窦道腔隙以保证窦道内壁（囊壁）全部着色，然后用手术圆刀沿创面边缘 0.5～1.0cm 切开皮肤全层，电刀沿窦道内壁厚度约 0.5cm 切除整个窦道内壁。保证所有蓝染组织全部彻底切除，若窦道内壁瘢痕组织较多，也应一并切除瘢痕至正常组织。基底若骨质外露，则应使用咬骨钳咬除感染坏死骨皮质至新鲜出血。彻底切除后冲洗、止血，术毕以持续封闭式负压吸引装置封闭创面。

2. 修复手术　因压力性损伤创面微环境差等原因，植皮成活率较低，除非周围条件差或创面面积过大，一般均选择皮瓣修复；对于耐磨部位尽量选择皮瓣修复。

四、皮瓣修复

尽量选择简单易行的皮瓣，如局部皮瓣，常用的局部皮瓣有菱形皮瓣、旋转皮瓣、推进皮瓣、V-Y 移行皮瓣等。双侧髋部多选择局部推进皮瓣，骶尾部及背部选择改良式菱形皮瓣或旋转皮瓣。

1. 菱形皮瓣　创面多为圆形或不规则形状，若准备行菱形皮瓣转移覆盖术，应尽量将创面缺损转变为近似菱形外观。于菱形短轴设计延长线与边等长，远点设计平行于边的等长线。注意：适当游离皮瓣基底周围的皮肤，缝合应尽量减少张力。

2. 旋转皮瓣　常用于骶尾部范围较小的压力性损伤创面，旋转皮瓣的设计应满足闭合创面、供区缝合、皮瓣血运、皮瓣远端无张力缝合等必要条件，设计方式多种多样，具体应考虑压力性损伤周围皮肤及软组织条件灵活选择。

3. 推进皮瓣　特别适用于范围较小的髋部压力性损伤。皮瓣位置尽量选择股前侧，皮瓣宽度应与创面等宽，长度应略长于创面长度以保证无张力缝合，皮瓣蒂部两侧可根据情况设计切除两个对称的 Buron 三角以增加推进距离。

4. V-Y 移行皮瓣　对于创面较浅的压力性损伤创面可以选择 V-Y 移行皮瓣修复。V 字的最宽处应与缺损处宽度相等，V 字两侧逐渐变窄，推进长度应至少是创面长度的 1.5 倍，可适当游离周围组织以保证无张力缝合。

五、特殊情况处理

严重压力性损伤常伴随骶尾骨或坐骨结节骨髓炎，需要彻底清除感染骨质，并辅以抗感染治疗，控制后才能修复；肛周附近创面可导致肛瘘、盆腔脓肿等，需要手术引流；大面积压力性损伤患者由于长时间消耗，导致患者营养不良和电解质紊乱，需营养支持和补液治疗；患者一般都处于长期卧床状态，好发坠积性肺炎，应及时化痰、排痰等。

第三节　特殊类型穿支皮瓣修复压力性损伤

一、腰臀部穿支皮瓣

腰臀部穿支皮瓣又称第 4 腰动脉后支降支穿支皮瓣，位于臀上部，该处皮肤较厚，浅筋膜发达。皮瓣血供为第 4 腰动脉后支，常用其降支作为皮瓣轴型血管。主要通过局部转移用于修复骶尾部上部创面。

（一）腰臀半岛状筋膜皮瓣

在一侧臀部设计皮瓣。在“腰三角”处，用超声多普勒血流仪确定第4腰动脉后支降支入皮点的位置。创面清创后，根据创面大小，以穿支点为旋转点，穿支点与大转子连线为轴线，皮瓣内侧缘与创面相连。皮瓣大小及形状以转移后能无张力地覆盖蒂部创面为宜。沿设计线做皮瓣内侧切口，切开皮肤、皮下组织及深筋膜，在深筋膜下向穿支蒂部解剖。结扎、切断入臀大肌穿支，注意保护进入皮瓣的第4腰动脉后支降支血管及其分支，向外侧掀起皮瓣，皮瓣掀起后向创面旋转覆盖，若皮瓣张力较大，可小心游离蒂部，适当延伸皮瓣活动度，注意保护“腰三角”穿支血管。

（二）腰臀单叶岛状筋膜皮瓣

标记骶棘肌外侧缘与髂嵴交角上1cm处（即第4腰动脉后支的深筋膜浅出点）作为皮瓣的旋转轴点，以该点与大转子连线为轴设计皮瓣。从轴点到皮瓣最远端的距离要大于从轴点至创面最远端的距离。标明皮瓣与骶部创面间的切口线。按设计先做皮瓣前缘切口，在深筋膜下、臀中肌浅面，向后切取皮瓣，注意勿损伤位于皮瓣深面的第4腰动脉后支。辨清进入皮瓣的筋膜皮支血管后，继续在深筋膜下向上切取皮瓣，并沿血管向远侧解剖游离皮瓣，形成以第4腰动脉后支为蒂的单叶岛状筋膜皮瓣。彻底切除骶部压力性损伤，切开受区与供区间的正常皮肤，岛状皮瓣向内旋转90°，修复骶部创面。供区创面通常均可直接拉拢缝合。

（三）其他类型腰臀部穿支皮瓣

1. 腰臀短双叶岛状筋膜皮瓣　在单叶皮瓣的前上方，向腹股沟及下腹部方向连接一个短的前叶皮瓣，形成短双叶岛状筋膜皮瓣；皮瓣切取转移后，其下叶修复骶部压力性损伤，前叶覆盖供区上部创面。

2. 腰臀三叶岛状筋膜皮瓣　在腰臀短双叶岛状筋膜皮瓣的近侧，再连接一个小的上叶皮瓣，形成腰臀三叶岛状筋膜皮瓣；局部转移能较好地修复骶部创面和一期闭合供区创面。

3. 腰臀长双叶岛状筋膜皮瓣　用于同时修复骶部和大转子部两个压力性损伤；在腰臀长单叶岛状筋膜皮瓣的前上方，向腹股沟下腹部方向连接一个长宽比例为3∶1～4∶1的前叶皮瓣，形成长双叶岛状筋膜皮瓣；皮瓣切取转移后，其下叶修复骶部创面，前叶覆盖大转子部创面。

4. 第4腰动脉后支降支筋膜蒂皮瓣　术前设计皮瓣时，只保留需要覆盖创面部分的皮肤，其余部分保留筋膜蒂；术前应用多普勒确定穿支位置，以穿支与大转子连线为轴，根据创面形状设计皮瓣，切开筋膜蒂皮肤，保留筋膜蒂组织，转移覆盖创面。

【典型病例】

病例1：腰臀单叶岛状筋膜皮瓣修复骶尾部上部创面。

患者男性，57岁，主因“截瘫致骶尾部上部压力性损伤”入院。入院后，用超声多普勒血流仪探测第4腰动脉后支穿出点，设计皮瓣把其降支血管包含在内。彻底清创止血冲洗后，将皮瓣转移修复，供区创面拉拢缝合。术后筋膜皮瓣成活，供、受区愈合良好（图15-2）。

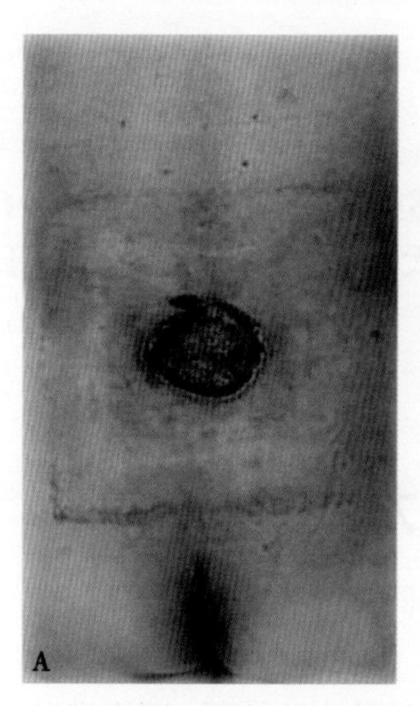

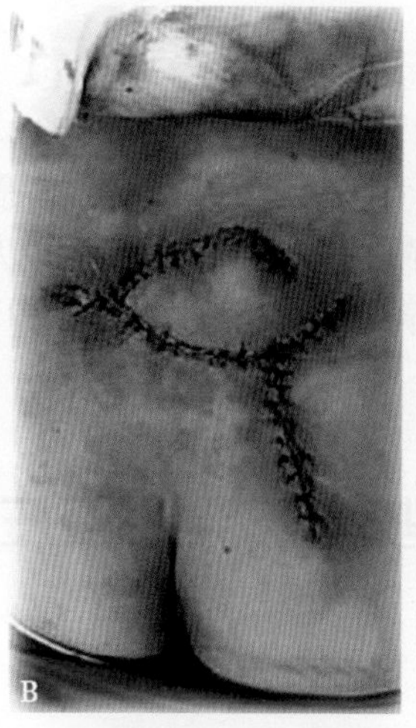

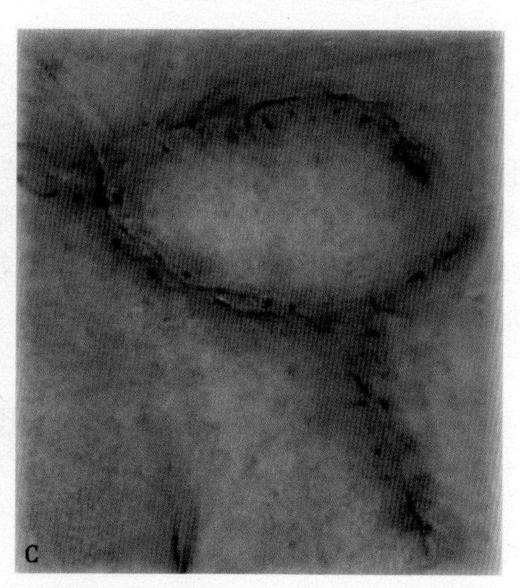

图15-2　腰臀单叶岛状筋膜皮瓣修复骶尾部上部创面

A. 骶尾部上部压力性损伤清创后；B. 皮瓣旋转覆盖；C. 术后2周创面情况。

病例 2：第 4 腰动脉后支降支筋膜蒂皮瓣。

患者女性，62 岁，主因“骶尾部下部压力性损伤”入院。入院后，用超声多普勒血流仪探测第 4 腰动脉后支穿出点，以穿支与大转子连线为轴，根据清创后创面情况设计皮瓣把其降支血管包含在筋膜蒂内。彻底清创止血冲洗后，将筋膜蒂皮瓣转移修复，供区创面拉拢缝合。术后筋膜皮瓣成活，供、受区愈合良好（图 15-3）。

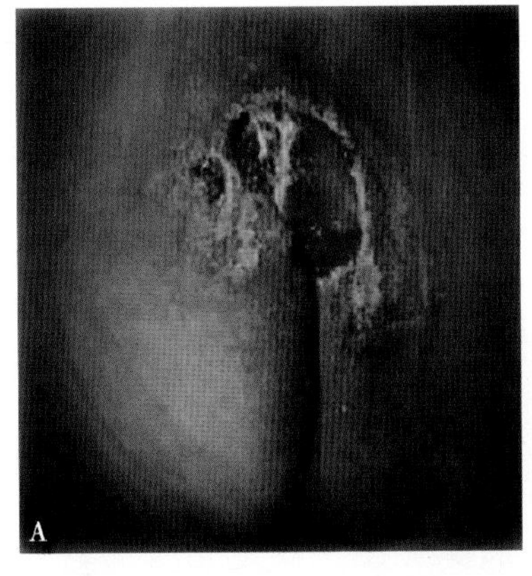

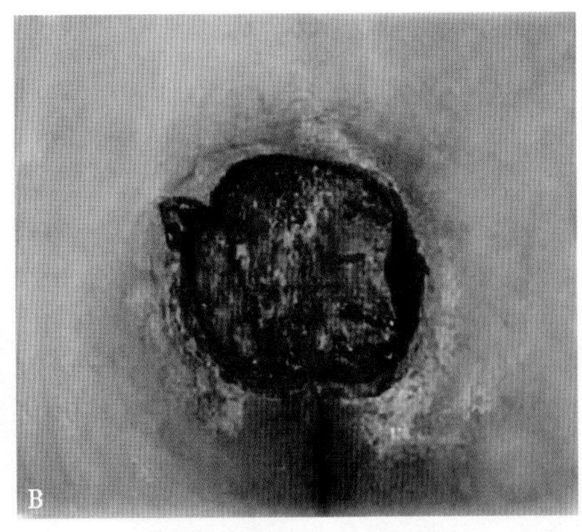

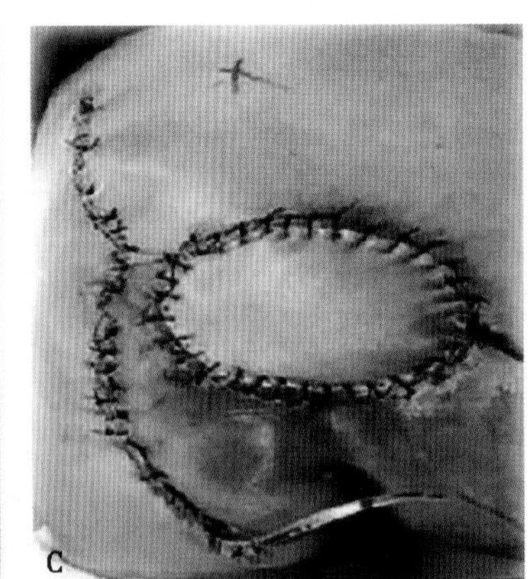

图 15-3 第 4 腰动脉后支降支筋膜蒂皮瓣

A. 骶尾部下部压力性损伤清创前；B. 清创后；C. 皮瓣旋转覆盖。

二、臀上、下动脉穿支皮瓣

通过臀上、下动脉供血的臀大肌肌皮瓣因其血供丰富、操作可靠、并发症少，成为臀部创面常规的皮瓣修复供区。但臀大肌肌皮瓣存在以下缺点：①血管蒂位置较深，手术操作复杂、出血量大、切取困难；②臀大肌切取后造成供区功能影响，影响伸髋及外旋功能，导致起身困难或步态失调；③部分肌肉切取后形成死腔，影响愈合；④臀大肌肌皮瓣血管蒂长度短，不宜游离和局部转移。臀上动脉和臀下动脉穿支是臀区皮肤的主要血供来源，设计以这些穿支血管为轴切取保留肌肉的穿支皮瓣，是臀大肌肌皮瓣的改良形式，手术操作方便，也可以克服很多臀大肌肌皮瓣的缺点。臀区有 20～25 个肌肉筋膜皮肤穿支和肌间隙筋膜皮肤穿支，口径为 1.0～1.5cm，长度为 3～8cm，穿支动脉伴行 1～2 条静脉。

臀上动脉穿支皮瓣适合修复骶尾部下部创面，臀下动脉穿支皮瓣适合修复坐骨结节处创面。

（一）皮瓣设计

臀上动脉穿支皮瓣穿支位置位于髂后上棘与大转子连线中、上 1/3 处，其连线为皮瓣轴线，术前可用多普勒确定穿支位置。皮瓣大小根据创面情况，选择供区可直接拉拢缝合为宜，皮瓣一般宽度不超过 10～12cm，长度可达 20～26cm。

臀下动脉穿支皮瓣穿支定位点位于髂嵴后与坐骨结节外侧连线的中、下 1/3 处，轴线位于臀横纹上方，纵轴宜以臀区中部沿大转子向下方为佳。

（二）手术步骤

1．臀上动脉穿支皮瓣 按术前设计切开皮肤及皮下组织，皮瓣的外侧多位于髂胫束、臀肌膜，以及阔筋膜张肌的浅面，远离血管，故由外向内沿深筋膜层掀起皮瓣更为方便。当到达术前定位的穿支定位点处时，仔细寻找、分离由臀大肌肌膜穿出的臀上动脉穿支，通常选择粗大的穿支血管束，结扎周围细小的穿支血管。循穿支向肌束间深入分离血管蒂至臀上动脉起始部，即可获得长度为 7～12cm 的血管蒂，此时将整个皮瓣掀起用于旋转或游离修复创面，供区直接拉拢缝合。

2．臀下动脉穿支皮瓣 皮瓣切取方法与臀上动脉穿支皮瓣类似，不同点在于循穿支向肌束间深入分离血管蒂至臀下动脉起始部时，需打开骶筋膜，此时应注意保护坐骨神经及阴部内动脉。皮瓣游离后的血管蒂长度可达 10～14cm。

术中需要注意，应严格按解剖层次切取肌皮瓣，臀大肌与臀中肌之间为一层疏松结缔组织，在此间隙内很容易将两者分离，不易损伤营养血管，出血也少；切取肌皮瓣时应小心分离臀上动脉浅支，术中不应暴露臀上动脉主干，以免造成其损伤而造成难以控制的出血；切取臀大肌上部肌皮瓣时，注意保护进入皮瓣的臀下神经分支；切取臀股部肌皮瓣时，注意保护股后皮神经，以使皮瓣旋转后有良好的感觉功能；臀大肌是髋关节的巨大伸肌，对于非截瘫患者不宜切取整个臀大肌作为供肌，以免切除后造成很大的功能障碍，宜选用部分臀大肌肌皮瓣作为供区，术后对髋关节功能影响较小。

【典型病例】

病例1：患者男性，62岁，主因“腰椎骨折截瘫致骶尾部下部压力性损伤”入院。术中彻底清创止血冲洗后，可见创面约为9×8cm，切取臀上动脉穿支皮瓣，岛状瓣旋转一期闭合创面，创面一期愈合，随访压力性损伤未复发(图15-4)。

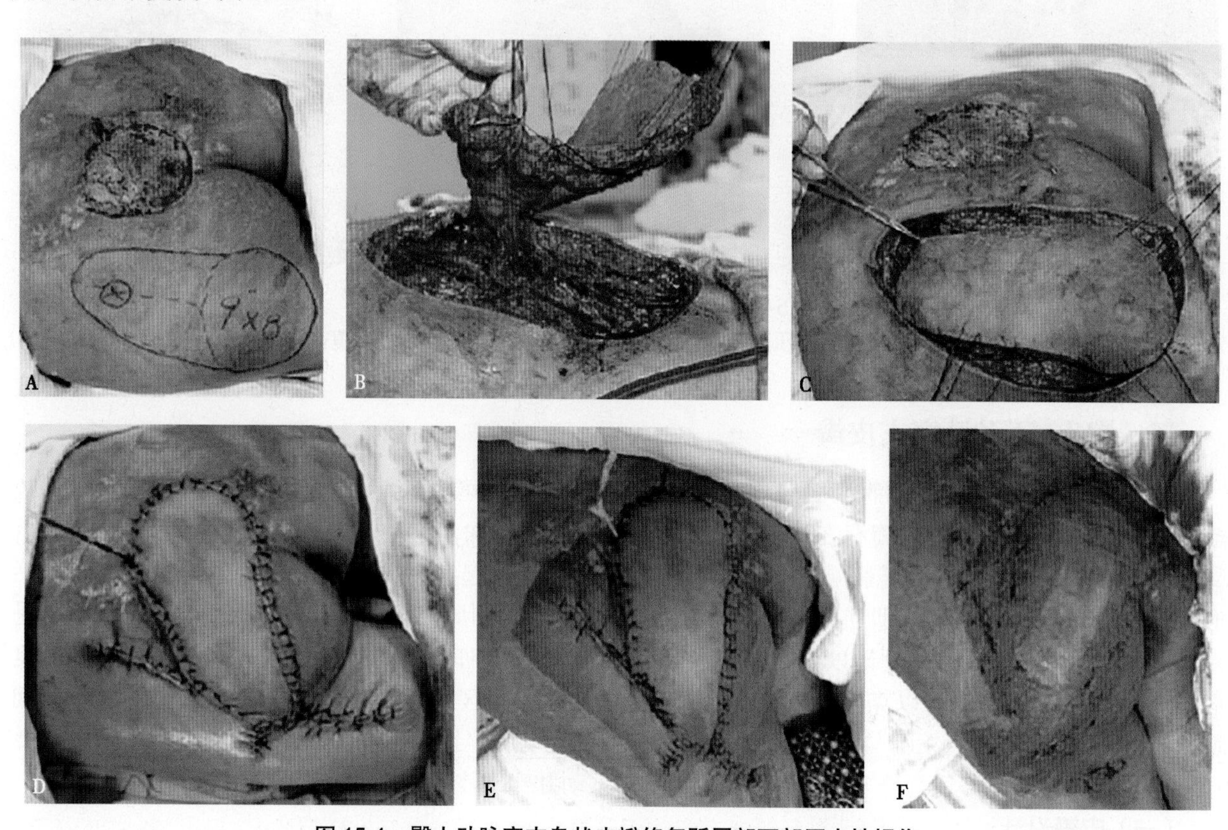

图15-4 臀上动脉穿支岛状皮瓣修复骶尾部下部压力性损伤

A. 骶尾部下部压力性损伤清创后皮瓣设计；B. 游离皮瓣，保留穿支血管；C. 皮瓣掀起；D. 皮瓣转移术后即刻；E. 术后2周；F. 术后3周。

病例：患者男性，61岁，主因“坐骨结节压力性损伤”入院。术中彻底清创止血冲洗后，可见创面约为10×8cm，切取臀下动脉穿支皮瓣，行局部推进覆盖，创面一期愈合，随访压力性损伤未复发(图15-5)。

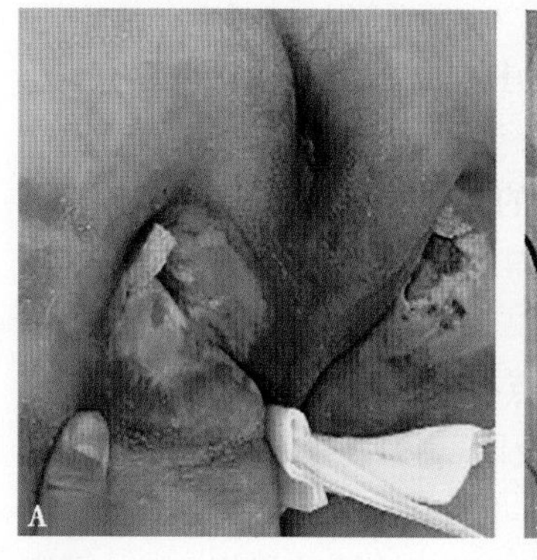
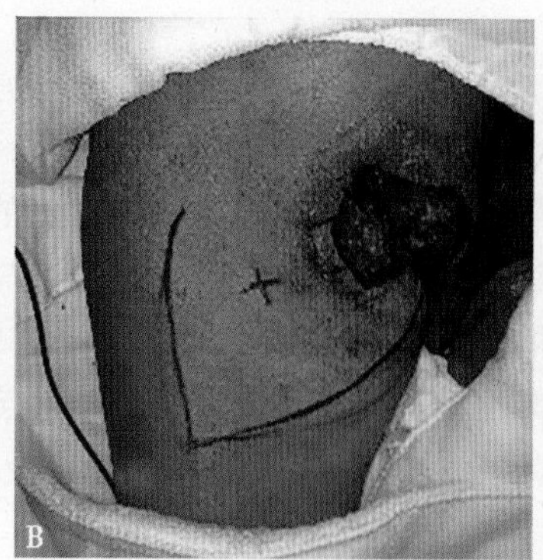
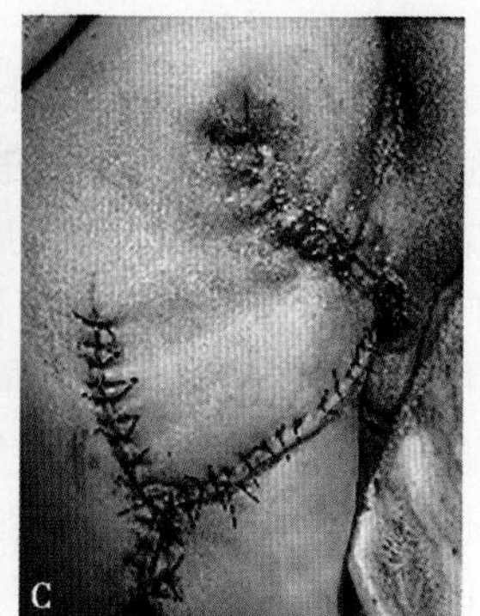
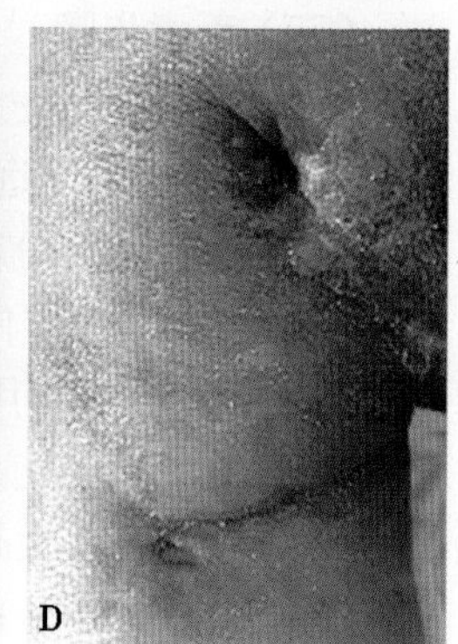

图15-5 臀下动脉穿支岛状皮瓣修复坐骨结节压力性损伤

A. 坐骨结节压力性损伤术前；B. 清创后皮瓣设计；C. 皮瓣掀起覆盖创面；D. 预后。

第四节 局部皮瓣、穿支皮瓣修复压力性损伤需要注意的细节

一、术中要点

设计皮瓣时，要注意其大小要满足术后皮瓣略有张力，局部皮瓣蒂部应保证足够的宽度，减少游离以保证皮瓣血运，皮瓣基底应与创面基底采用多点缝合固定以避免皮瓣与基底搓动影响愈合。皮瓣缝合后，可向皮瓣与创面间填充注射少量薄层外用冻干人纤维蛋白黏合剂，以减少术后渗出、积液，促进黏合。

穿支皮瓣术前要行常规超声多普勒血流仪检查确定穿支血管的位置，术中避免过度牵拉穿支皮瓣血管蒂部，缝合后皮瓣张力不宜过大。

二、术后要点

皮瓣术后可根据皮瓣大小于皮瓣下放置多根 3/4 引流管，建议使用 PU 材料的负压贴膜覆盖皮瓣整体，以固定皮瓣，保证引流，材料要超过皮瓣边缘；术区外用腹带或弹力绷带加压，术后 2 周内避免术区受压，术后 3 天内应首次更换负压贴膜或换药，拔出引流管，观察皮瓣情况。更换负压贴膜或换药时，应使用纱布卷由皮瓣近端向远端轻柔赶压皮瓣，避免存留积液；穿支皮瓣术后若皮瓣血运不佳，应积极探查或给予扩张血管及改善微循环的药物；截瘫患者存在肌痉挛，应于术后给予抗痉挛药物。

三、术后护理要点

应保证患者轴形翻身，避免拉、拽、扯等外力对皮瓣的影响。术后推荐使用悬浮床以减少翻身护理及翻身导致的皮瓣搓动。二便后须立即处理，特别注意术区负压贴膜的密闭性；大转子处的压力性损伤皮瓣术后要特别注意髋关节制动。

四、压力性损伤皮瓣翻修

压力性损伤创面经各种皮瓣修复后，因术后皮瓣搓动、护理不当、血肿、基底生物膜形成等原因，导致术区切口不愈合、皮瓣下空腔形成或皮瓣与基底未粘连等并发症，应根据具体情况选择适合的处理方式。

1. 皮瓣周围缝合切口未愈合、无腔隙，可给予换药或持续性密闭式负压吸引治疗。

2. 皮瓣缝合切口未愈合，每日渗出较多暗红色、褐色液体，但无明显感染情况，可冲洗后，注入外用冻干人纤维蛋白黏合剂填充，外用持续性密闭式负压吸引治疗。

3. 皮瓣缝合切口未愈合且出现潜行腔隙，但范围不大，可清创后再次缝合，外用持续性密闭式负压吸引治疗。

4. 皮瓣下出现较大范围腔隙或皮瓣与基底未粘连，应再次手术清创，去除生物膜，修剪创面基底、皮瓣基底及创缘，直至新鲜出血。冲洗彻底后，再次逐步按皮瓣手术顺序封闭创面。

5. 皮瓣下出现较大范围腔隙，清创修剪基底及创缘后，在封闭术区前，可留置输液管于皮瓣与基底间。完成缝合后，从输液管注入富血小板血浆凝胶及激活剂或外用冻干人纤维蛋白黏合剂，改善微环境及减少渗出，加强皮瓣与基底的粘连。

（章一新　郝岱峰　冯　光）

第十六章 肢体畸形修复

第一节 先天性手指畸形

一、并指畸形

并指是指相邻指/趾间的软组织和/或骨骼的不同程度的融合，是由正常的指趾分离及指蹼形成过程中的某一阶段失败所致。正常情况下，指蹼的远端与近节指骨的中央位于同一水平。第2、3、4指蹼是倾斜45°的沙漏样结构，由背侧向掌侧，从掌骨头至近节指骨中点水平，加入近侧指横纹（图16-1）。第2、4指蹼比第3指蹼宽，使得示指和小指可外展的程度更大。第1指蹼是一个菱形的宽阔皮肤，其由掌侧的无毛皮肤和背侧较薄的、活动性高的皮肤组成。如果指蹼的位置位于更远端，则称为并指畸形。

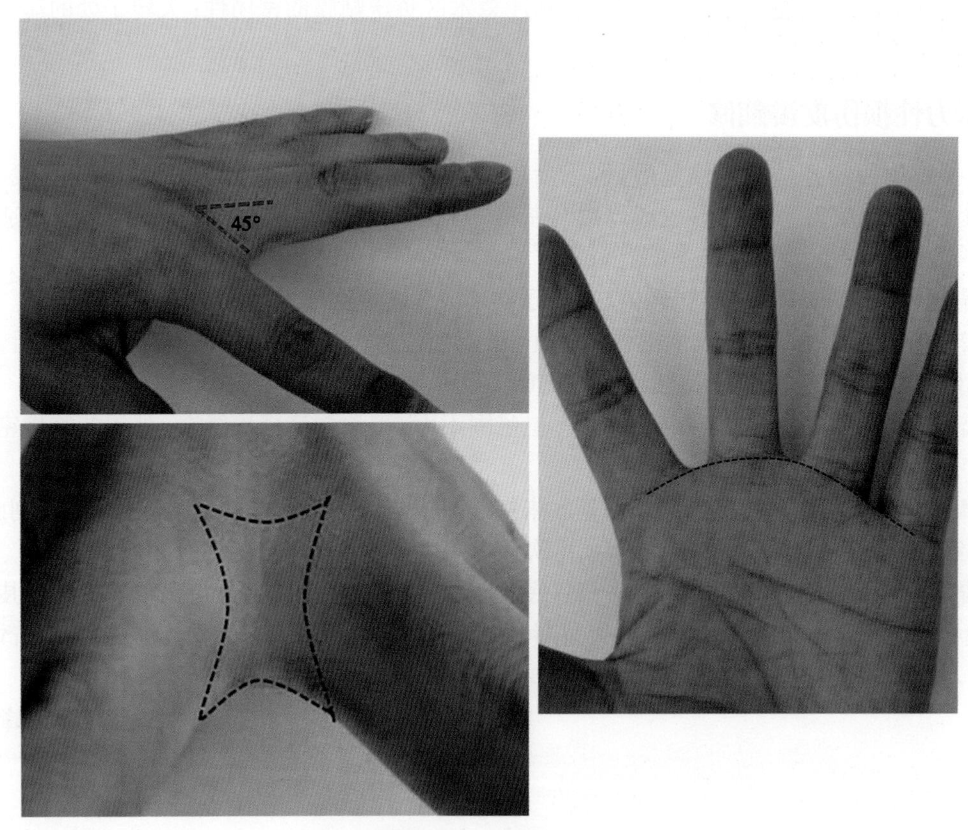

图16-1 正常指蹼

（一）流行病学

作为最常见的手部先天畸形之一，并指畸形的发病率约为1/2 000，50%的患者为双侧性并指。作为儿童手部先天畸形的一部分，并指畸形可单独出现或在许多综合征中出现，可伴发多指、屈指、短指、先天性指间关节融合等。在单独出现的并指中，以中环指受累最常见(57%)，其次为环小指(27%)。拇示指及示中指并指较少见。在综合征的病例中，拇示指及示中指并指相对更常见。10%～40% 的患儿有家族史，表现为常染色体显性遗传(图 16-2)，表现变异性及不完全外显率使男性发病较多(男∶女约 2∶1)，且同一家族中表现型多样。

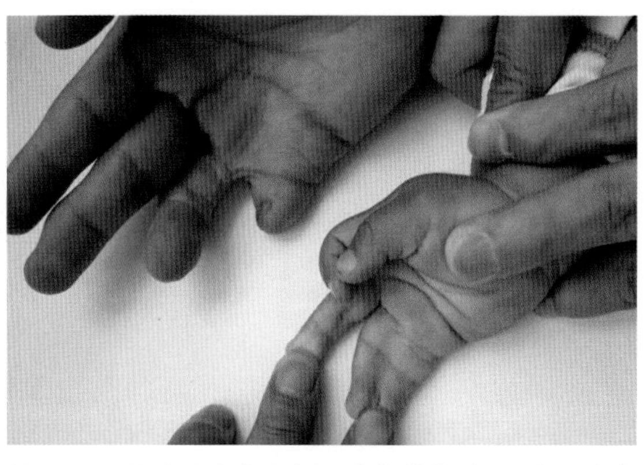

图 16-2　父女均患有左侧环小指并指畸形，表现为常染色体显性遗传(父亲曾进行过手术)

(二) 发病机制

并指畸形的发病机制还不完全清楚。目前认为，并指畸形由胚胎发育时期手板分化缺陷所致。

手指的形成是在胚胎期上肢终末手板内部中胚层分化的过程。在正常发育过程中，胚胎发育第 41～43 天，手指开始出现，第 53 天各手指完全分离。胚胎发育第 5 周，在原始手板出现并向远端生长的过程中，受到外胚层顶嵴(apical ectodermal ridge，AER)产生的成纤维细胞生长因子(fibroblast growth factor，FGF)的诱导，同时尺侧极性活性区(zone of polarizing activity，ZPA)分泌的音猬因子(sonic hedgehog，SHH)，与 5′ 同源盒转录因子(HOXA9-13 和 HOXD9-13)相互作用，决定指的数量和特征。SHH 诱导骨形态发生蛋白(bone morphogenetic protein，BMP)沿前后轴方向形成梯度表达。手指间组织的凋亡、手指间隙的形成是各手指分离的前提，这一过程受 BMP 的调控。在指 / 趾蹼区，BMP 通过抑制 AER 的 FGF 表达，诱导指蹼细胞凋亡；在指 / 趾骨区，BMP 通过上调 SOX-9 并维持 FGF 表达，促进指骨生长。在动物模型中，过表达 BMP 抑制物或持续激活 FGF 通路，皆可抑制指 / 趾蹼细胞凋亡，产生并指 / 趾畸形。BMP 抑制剂 Noggin(NOG)突变，可造成人类骨性关节粘连、并指和多指；*FGFR2* 突变可持续激活 FGF 通路，抵抗指蹼区 BMP 作用，造成并指。BMP 在指 / 趾蹼和指 / 趾骨区的差异表达如何建立，尚不清楚。

随着基因学研究的进展，基因突变与临床表型之间的联系日益受到关注。根据人类孟德尔遗传在线(Online Mendelian Inheritance in Man，OMIM)的数据，已知多达 287 个基因突变可导致分离型或综合征型并指 / 趾畸形，但是这些基因是否都在上述通路中发挥作用亦不清楚。临床上，*HOXD13* 突变是造成家族性并指畸形的最常见原因。根据突变位置与类型，可分为丙氨酸链长度变化、同源盒氨基酸变异，以及无义、移框和剪接位点突变等失功能突变。丙氨酸链长度变化阻碍 HOXD13 自身入核，并通过显性抑制作用阻碍其他正常 5′HOX 蛋白入核，造成多并指表型；同源盒氨基酸突变通过降低 HOXD13 的 DNA 结合活性或改变其靶基因识别，造成多并指或短指表型；失功能突变据推测是由于基因剂量减少而造成多并指表型。这些突变造成并指畸形的具体分子机制尚有待完全阐明。

(三) 分类

在并指畸形中，连在一起的手指可在指甲、指神经血管束、骨骼和肌腱等各方面表现出畸形。并指的皮肤外层不足以覆盖其分指后的各指独自的周缘，其皮下异常筋膜组成连续的、增厚的横向贯穿并指的结构。不全并指，仅有部分软组织相连，不累及指尖，指蹼成形于正常位置至指尖之间的任一位置(图 16-3)。完全并指，仅有软组织相连，但从手指基底到指尖完全累及。简单并指，仅有相邻手指的皮肤或软组织相连，关节多正常，指屈伸肌腱可独立地活动，虽然指结构的分叉可能较正常水平更靠近末端，但指神经血管的解剖结构是正常的。复合性并指以骨骼异常为特征，又称骨性并指，包括：①骨融合型，即两指骨在近端或远端融合；②横位骨桥型，即两指骨之间通过骨桥连接；③多指骨型，即通过中间多指的指骨形成连接。最常见的复合性并指异常为远节指骨间侧 - 侧融合，这种远端骨联合表现为并甲，伴有指端甲襞减少及横过骨块的两指甲基质之间变得平坦(图 16-4)。复杂并指有指骨或手指插于异常指蹼之间。肌腱及神经血管畸形的发生率随并指的复杂程度增加而升高(图 16-5)。

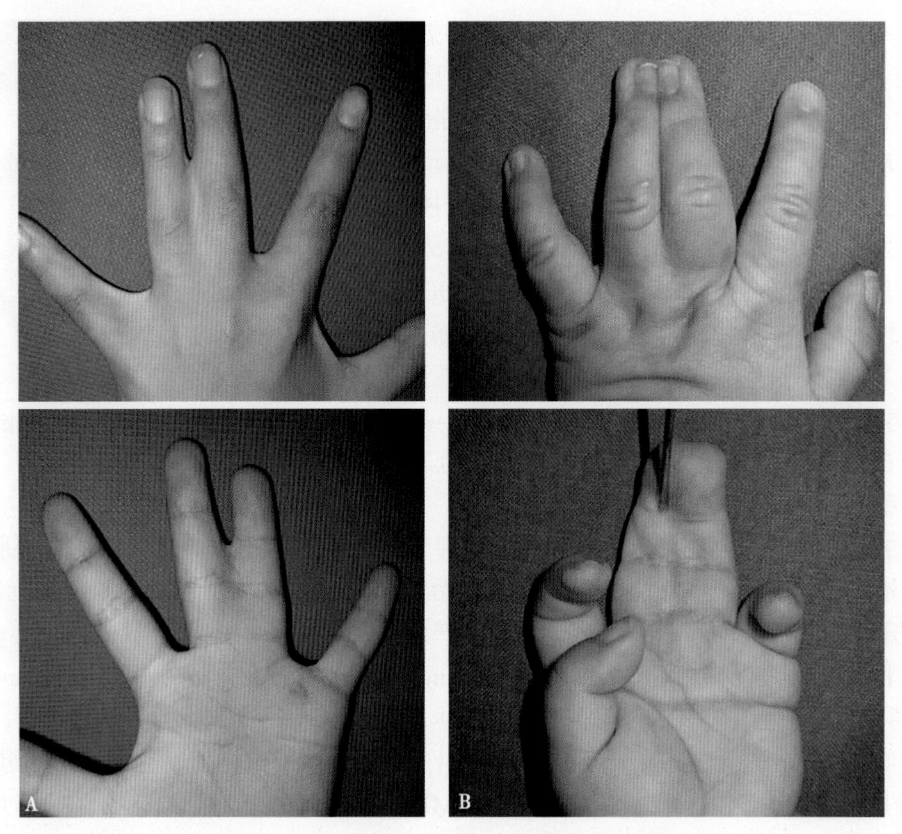

图 16-3　环小指不全并指（A）和完全并指（B）

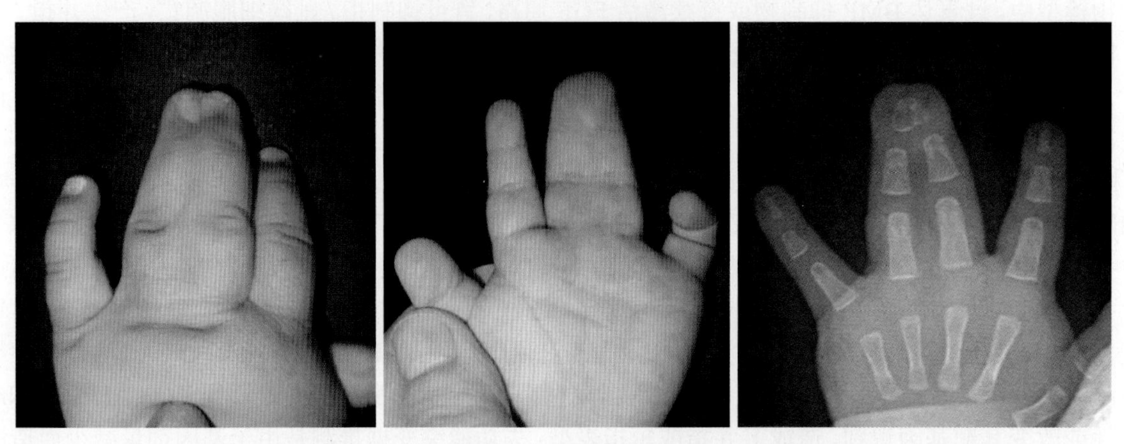

图 16-4　复合性并指

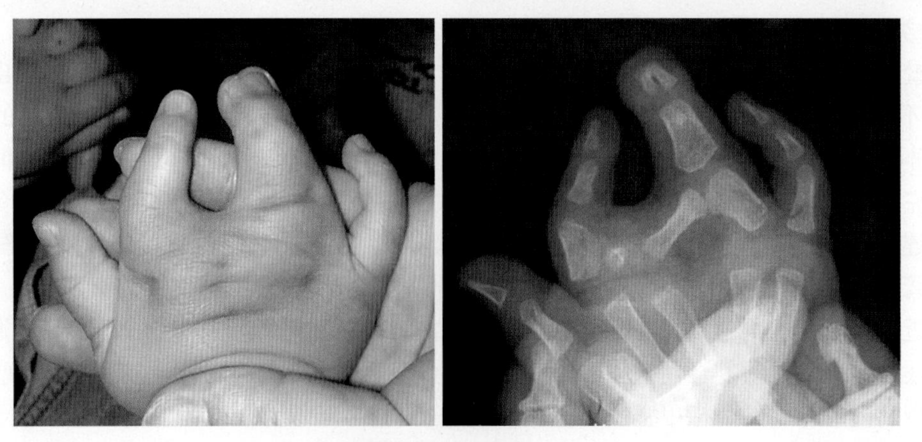

图 16-5　复杂并指

并指畸形的分型是相当令人困扰的。例如，家庭内个体间表型存在变异性，既有相同的表型，也有差异表型，尤其是当只有极少数个体存在特定的表型，而其他个体是罕见的并指畸形（如缺指、多并指、短指、屈曲指）时，分型工作十分困难。很多因素，如遗传模式、不完全外显率、遗传异质性、大量形态发生素参与肢体发育、形态发生素之间的相互作用，以及修饰基因或远程调控基因的参与（如 *ZRS*）都会使分型工作复杂化。因此，即使充分考虑肢体形态和分子胚胎学进展，仍无法将特定的并指畸形与对应基因进行关联。目前的分类方案是结合临床、遗传和分子生物学进展制订的。目前，文献中已经报道的非综合征型并指畸形至少可分为 9 种，主要遗传模式为常染色体显性遗传，其次是常染色体隐性遗传及 X 连锁隐性遗传；其中Ⅱa、Ⅲ、Ⅳ、Ⅴ、Ⅶ、Ⅷ型致病基因及其突变位点已经找到，其他并指畸形的遗传学机制仍然未知。

1. Ⅰ型并指 / 趾畸形　在所有已知的非综合征型并指畸形中，Ⅰ型并指畸形最为常见，表现为中轴织带：3/4 指并指，和 / 或 2/3 趾并趾。Ⅰ型并指 / 趾畸形又可分为 4 个亚型。

（1）Ⅰa 型并指 / 趾畸形（Weidenreich 型；zygodactyly；2/3 足趾并趾）：这种常染色体显性遗传病最初被 Weidenreich 命名为 zygodactyly，是表现最不明显的一型，在临床上常常被忽视，其特征为 2/3 足趾的皮肤性融合，双手正常（图 16-6）。极少情况下，也会涉及其他足趾，双足表型通常一致。症状轻微的表型是 2/3 足趾间的蹼轻微上升，或者只能通过皮纹异常检测才能发现。严重者，蹼可达到趾骨的顶端，甚至可以看到趾甲的紧密融合，第 2 足趾倾斜内翻。共分离实验显示其致病基因位于染色体 3p21-p31 上的 *ZD1* 基因座（表 16-1）。

（2）Ⅰb 型并指 / 趾畸形（Lueken 型；3/4 并指和 2/3 并趾）：这类亚型表现为 3/4 指和 2/3 趾的皮肤性融合（图 16-6），有时也会存在指端骨桥形式的骨融合，严重时可能累及第 2～5 指、第 1～5 足趾。在 Bosse 等报道的家系中，显性表型定位到染色体 2q34-q36 上的 *SD1* 基因（表 16-1）。

（3）Ⅰc 型并指 / 趾畸形（MontagU 形；3/4 并指）：这种罕见的常染色体显性遗传的特点是双手 3/4 手指的皮肤性 / 骨性融合，双足正常（图 16-6）。2014 年 Dai 等报道了两个中国人家系，通过连锁分析、基因测序，锁定致病基因为 *HOXD13*（表 16-1），并找到 2 个突变位点：p.R306Q 和 p.R306G。

（4）Ⅰd 型并指 / 趾畸形（Castilla 型；4/5 趾并趾）：这种亚型表现为第 4 和第 5 足趾的皮肤性融合，是已报道的第二常见的孤立性足趾皮肤融合，发病率为 0.22/ 万人。各种轻微形式的皮肤性融合在临床中易被忽视。这一亚型的遗传模式和外显率尚少见报道。

2. Ⅱ型并指 / 趾畸形（Vordingborg 型；3/4 手指和 4/5 足趾并多指 / 趾；synpolydactyly；SPD）　又称并多指 / 趾（SPD），是临床上异质性最强的一类并指畸形，呈常染色体显性遗传。并多指的标志性特征是 3/4 手指的皮肤性 / 骨性融合，第 4 和第 5 足趾在并趾区域内的完全或部分的多趾（图 16-6）。另外，并多指常伴有短指和屈曲指，是唯一有中轴多指 / 趾的并指。并多指具有显著的表型异质性，其所有的临床变异（约 18 种）可归结为 3 类：典型的并多指（a 型）；轻微变异的并多指（b 型）；罕见表型的并多指（c 型），各分型的临床表型见图 16-7。并多指是外显率较低的显性遗传，目前已发现 3 个与并多指有关的基因座（SPD1～3）。*SPD1* 临床和基因突变数据最完善，致病基因为 *HOXD13*，典型的 SPD1 是由于 *HOXD13* 基因多聚丙氨酸延展突变所致，另外，*HOXD13* 基因的错义突变也是一大诱因。有报道称 *FBLN1* 基因断裂可以导致 SPD2。通过连锁分析已经将 SPD3 的致病基因锁定在 14q11.2-q13 区域（表 16-1），但是还未发现具体致病基因。

3. Ⅲ型并指 / 趾畸形（Johnston-Kirby 型；4/5 或 3/4/5 并指）　该畸形影响 4/5 手指或 3/4/5 手指（图 16-6）。小指的中节指骨发育不全，环指为了适应与小指的融合，通常外翻，特别是完全融合的情况。并指通常内收，而且受影响的并指的指甲内侧通常也融合在一起。远端指节可能会形成骨桥，足一般不受影响，遗传模式为不完全外显的常染色体显性遗传。单纯的Ⅲ型并指是由于邻近的基因缺失综合征引起的不同临床表型。分子生物学研究显示，单纯的Ⅲ型并指是由于编码连接蛋白的多效基因 *GJA1* 发生突变导致的（表 16-1）。

4. Ⅳ型并指 / 趾畸形（Haas 型；所有手指完全并指）　Haas 型并指的发病率为 0.033/ 万人，呈常染色体显性遗传。表现为完全的皮肤性融合，伴有轴前或轴后多指。指甲可能为完全融合或只有轻微分离。手指的屈伸能力有限，而且手指连接在一起外观呈杯形。指骨有可能融为一个骨团，但是掌骨不存在骨性

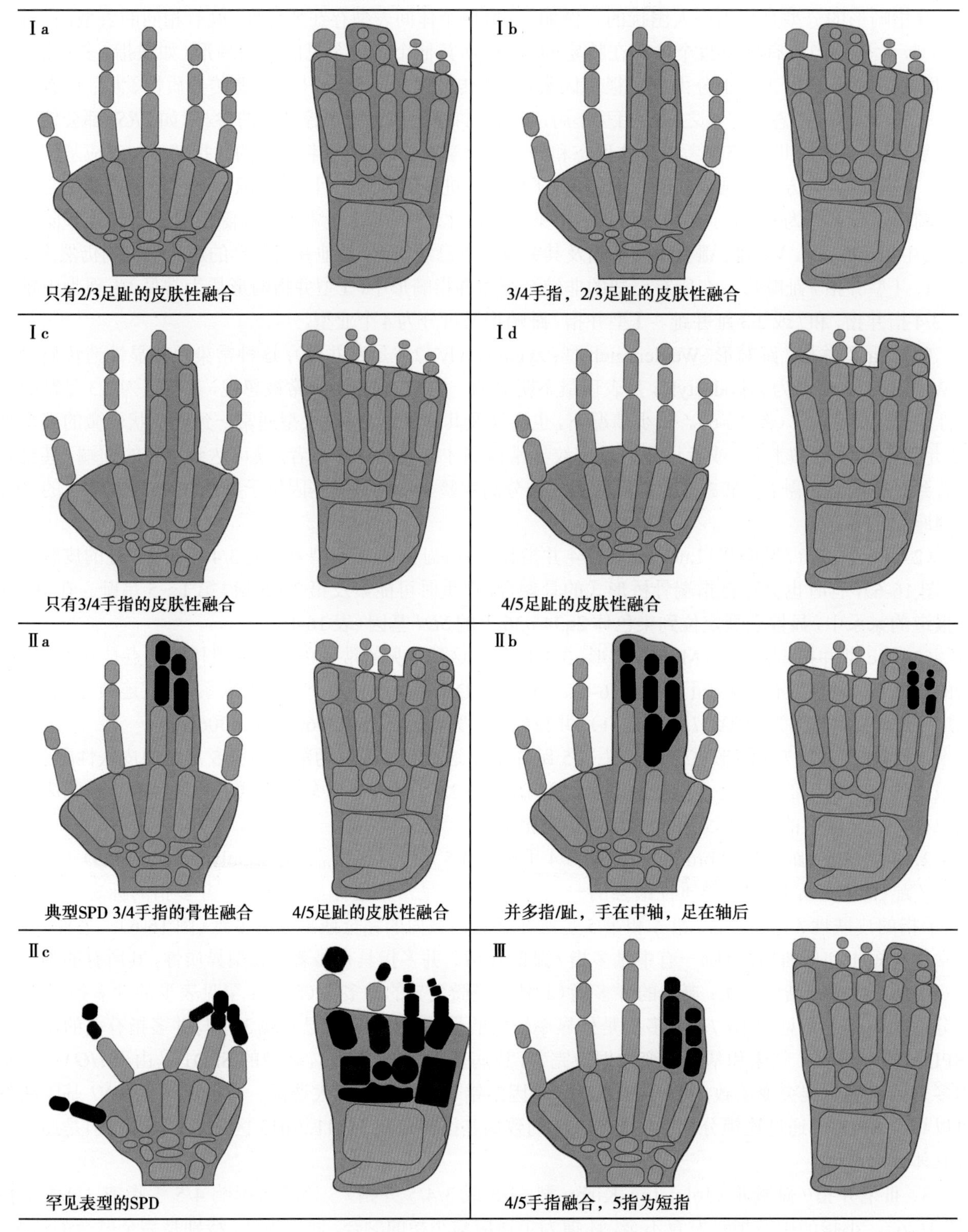

图 16-6 Ⅰ～Ⅲ型并指 / 趾畸形示意图

联结（图 16-8）。有文献报道，Ⅳ型并指 / 趾存在两种变异体：①典型的 Haas 型并指，没有足的畸形；②除了手的完全融合外，还伴有 5 个足趾的可变融合。这两种表型都是由于染色体 7q36（*LMBR1* 基因）上的 ZRS 区域发生突变引起，该区域包含一个远程调节基因 *SHH*。Lohan 等的研究发现 ZRS 区域的微重复（≥80kb）与 Haas 型并指有关（表 16-1），而更小的微重复（<80kb）则会导致更为严重的 Laurin-Sandrow 综合征。

5. Ⅴ型并指 / 趾畸形（Dowd 型；4/5 掌骨的融合） Ⅴ型的标志性特征是 4/5 掌骨的融合。其他症状包括融合的 4/5 掌骨缩短，2～5 手指的尺侧偏斜，3/4 手指间的指叉，5 手指的屈曲指，远端指骨的短指，

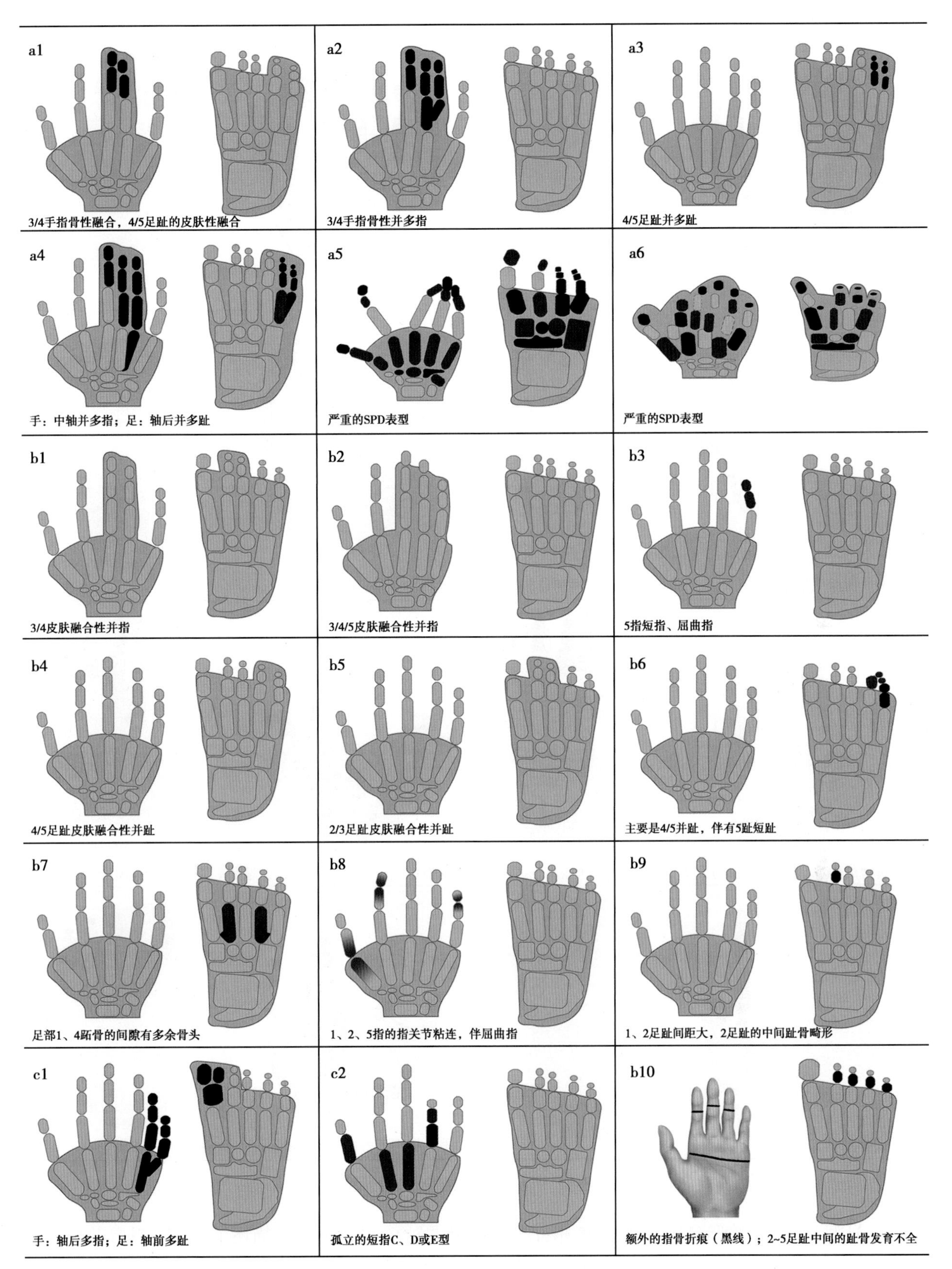

图 16-7　Ⅱ型并指/趾畸形各临床表型示意图

以及受影响的手指远端指节间的折痕消失。足部特征为：第 1 跖骨增生，第 2～5 跖骨缩短，导致跖骨内翻，足趾外翻（图 16-8）。Ⅴ型并指属于常染色体显性遗传，通过对 1 个中国家系的研究，将其致病位点锁定为 *HOXD13* 基因的 1 个错义突变 c.950A>G（表 16-1）。

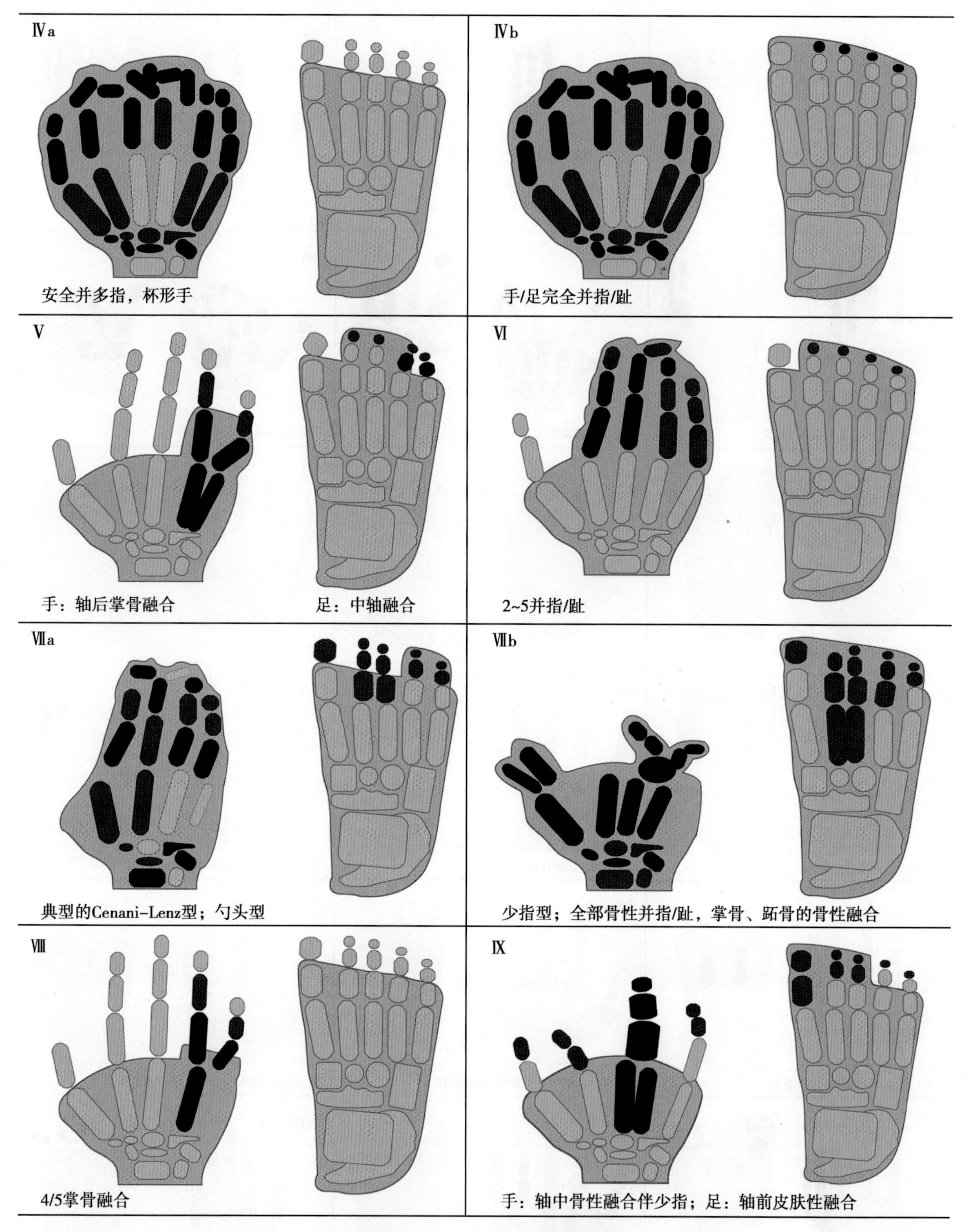

图 16-8　Ⅳ ~ Ⅸ型并指 / 趾畸形示意图

6．Ⅵ型并指 / 趾畸形（Mitten 型；2/5 指并指，2/5 趾并趾）　Temtamy 等描述了 1 例并指患者右手 2～5 手指融合在一起，而且远端指骨被合并为一个结状结构（图 16-8），足部表现为 2/5 并趾。该患者的第 2 个表弟也表现为同样的畸形，然而家系的其他成员则只有 2/5 足趾的皮肤性融合，没有手部畸形。该并指畸形为常染色体显性遗传，外显率低，且表型多变。

7．Ⅶ型并指 / 趾畸形（Cenani-Lenz 型，CLS；所有手指、足趾严重的骨性融合，并伴有手部的变形）　这种常染色体隐性遗传的个体表现为严重的手、足畸形。其特点是手骨排列紊乱，导致指骨无法识别。

腕骨、掌骨和指骨的不规则骨性融合，产生手被套在丝袜里的感觉（图 16-8）。这种异常可能涉及桡骨和尺骨的融合、缩短或退化，导致桡骨脱位及前臂缩短。下肢的变化类似上肢，可能有些趾骨缺失。另外，某些罕见的患者可能累及颅面和肾功能。Khan 等建议，Cenani-Lenz 型并指分为两种截然不同的临床表型，即勺头型和少指型。Kariminejad 等的研究显示，勺头型和少指型包含或不包含肾脏畸形，都是由于参与 Wnt/β 信号通路的 *LRP4* 基因发生突变导致功能异常。另一项研究表明，非综合征型 Cenani-Lenz 样少指类表型，伴有肾功能缺损和听力损失，呈常染色体显性遗传是由于 15q13.3 区域的 *GREM1* 基因与 *FMN1* 基因发生重组引起的（表 16-1）。

8. Ⅷ型并指 / 趾畸形（Orel-Holmes 型；4/5 掌骨的融合；X 连锁隐性遗传） 该类型的特征为 4/5 掌骨融合，小指尺侧偏斜，无其他异常（图 16-8）。4/5 掌骨缩短，使远端指骨过度分离，无法与其他手指平行，遗传模式为 X 连锁隐性遗传或常染色体显性遗传。2013 年，Jamsheer 等通过对 1 个波兰家系和 1 个德国家系进行外显子测序时发现，位于 Xq21.1 区域的 *FGF16* 基因的两个无义突变 p.R179X 和 p.S157X 导致Ⅷ型并指。2014 年该学者在 1 个散发男性病例中发现 *FGF16* 基因的 1 个截短突变 p.E158DfsX25，进一步证实 *FGF16* 基因与肢体发育有关（表 16-1）。

9. Ⅸ型并指 / 趾畸形（Malik-Percin 型；3/4 掌骨融合，伴有中轴少指，轴前并趾） 此类受影响的并指患者表现为中轴少指，3/4 掌骨融合为一个掌骨，拇指畸形，小指发育不全和屈曲指（图 16-8），另外伴有轴前并趾，而且所有的足趾趾骨发育不全。由于其并没有延伸至腕骨 / 跗骨，而且也不是以骨骼的异常排列为特征，临床上其严重程度要弱于 CLS。该并指畸形为常染色体隐性遗传，致病基因定位于染色体 17p13.3（表 16-1）。

表 16-1 并指 / 趾畸形分类特征

分类	类型 / 描述	手指织带	足趾织带	遗传模式	位置 / 基因
Ⅰa	ZD1；Weidenreich 型	正常	仅 2/3 足趾	AD	3p21-31
Ⅰb	SD1；Lueken 型	3/4 手指，皮肤 / 骨性融合	2/3 足趾，皮肤融合	AD	2q34-q36
Ⅰc	MontagU 形	仅 3/4 手指，皮肤 / 骨性融合	正常	AD	*HOXD13*
Ⅰd	Castilla 型	正常	仅 4/5 足趾，皮肤融合	AD	—
Ⅱa	SPD1；Vordingborg 型	并多指，轴中（3/4 手指）	并多趾，轴后（4/5 足趾）	AD	2q31；*HOXD13*
Ⅱb	SPD2；Debeer 型	并多指在中部和轴后	轴后多趾	AD	22q13.3；*FBLN1*
Ⅱc	SPD3；Malik 型	中部并多指	轴后并多趾	AD	14q11.2-q13
Ⅲ	SDTY3；Johnston-Kirby 型	4/5 手指，小指短	正常	AD	6q21-q23；*GJA1*
Ⅳa	SDTY4；Haas 型	所有手指并在一起；轴前或轴后多指，杯形手	正常	AD	7q36；ZRS 区（*LMBR1*）
Ⅳb	Andersen-Hansen 型	所有手指并在一起；轴前或轴后多指，杯形手	多种并趾类型，伴有多趾	—	—
Ⅴ	SDTY5；Dowd 型	4/5 并指伴掌骨融合；4/5 掌骨发育不全	轴中织带	AD	2q31；*HOXD13*
Ⅵ	Mitten 型	2/5 手指	2/5 足趾	AD	—
Ⅶa	Cenani-Lenz 型；勺手型	所有骨性并指伴有掌骨融合，勺头形状	所有骨性并趾伴有跖骨融合	AR	11p12-p11.2；*LRP4*
Ⅶb	少指型	少而变形手指	多变的并趾类型	AD	15q13.3；*GREM1-FMN1*
Ⅷa	Orel-Holmes 型	4/5 掌骨融合	正常	XR	*FGF16*
Ⅷb	Lerch 型	4/5 掌骨融合	正常	AD	—
Ⅸ	MSSD；Malik-Percin 型	轴中骨性融合伴有指骨的减少	轴前并趾伴远端趾发育不良	AR	17p13.3

注：AD：常染色体显性遗传；AR：常染色体隐性遗传；XR：X 染色体隐性遗传。

（四）综合征伴发的并指畸形

并指畸形既可以是单独出现的畸形，也可能是其他畸形的症状之一，在多种手发育不良畸形中，并指是重要表现之一，在分裂手畸形中，表现有并指畸形很常见，尚有多指并指、短指并指、指端交叉并指、肢体环状狭窄合并并指、铲形手发育不良并指等。在很多综合征中，并指也是症状之一，如阿佩尔综合征（Apert syndrome）、波伦综合征（Poland syndrome）等。文献记载有48种综合征的临床表现中有并指畸形。部分伴有并指畸形的综合征见表16-2。

表16-2 伴有并指的综合征

综合征	临床表现	遗传特征
Poland综合征	单侧短指并指畸形，胸大、小肌，胸骨头发育不良，乳房发育不良，腋蹼	未定
Apert综合征	狭颅症，眶距增宽症，突眼症，上颌骨发育不良，智力迟缓，复杂指端并指	常染色体显性遗传
Saethre-Chotzen综合征	狭颅症，眶距增宽症，突眼症，上颌骨发育不良，不全单纯性并指	常染色体显性遗传
Waardenberg综合征	尖头畸形，面口不对称，腭裂，耳畸形，鼻畸形，单纯性短指、并指畸形，偶有末节指骨分裂	常染色体显性遗传
Pfeiffer综合征	短头畸形，宽、短拇指及大足趾畸形伴有三节指骨单纯性并指	常染色体显性遗传
Summit综合征	尖头畸形，各种类型手足畸形	常染色体显性遗传
Noack综合征	尖头畸形，巨大拇指畸形，大足趾多趾，并指/趾	常染色体显性遗传
Carpenter综合征	尖头畸形，下颌骨发育不良，平鼻，智力低下，单纯性中环指并指	常染色体显性遗传
Oculodentaldigital综合征（眼齿指综合征）	小眼畸形，小角膜畸形，青光眼，小鼻，小鼻翼，小牙及牙釉发育不良，中环指并指	常染色体显性遗传
Orofaciodigital综合征Ⅰ（口面指综合征Ⅰ）	系带发育不良，裂舌，裂腭，唇中裂，下颌沟槽，牙槽突起，牙齿异常，上颌骨发育不良，单纯性并指，男性易死亡	X连锁显性遗传
Crofaciodigital综合征Ⅱ（口面指综合征Ⅱ）	裂舌，唇中裂，牙槽裂，下颌骨发育不良，并指	常染色体遗传
Acropectorol-vertebral综合征	并趾，小足趾多趾，掌骨/骨融合，胸骨突出，隐性脊柱裂，智力低下，颅面畸形，1/2足趾并趾	常染色体遗传

1. Poland综合征（PS） Poland综合征是一种罕见的先天畸形。其典型表现为一侧胸肋骨发育不良，一侧胸大肌、胸小肌及同侧上肢发育不良，女孩总是伴有乳房发育不良。手发育不良表现为患手短小，伴不同程度的短指并指，最常见的表现为三节或两节短指并指；中节指骨缺如造成短指，常合并不完全的简单并指；腕骨融合，前臂发育不良；拇指及虎口发育不良；并指常出现在近节、中节。其病因常认为是在胚胎发育第6周时，主动脉发出的锁骨下动脉受压迫，锁骨下动脉系列畸形，致使胸肌、手指发育不良，常常发生在右侧（图16-9）。但是，患者早期锁骨下动脉血流速度并无异常。因此，发病原因目前尚无定论。

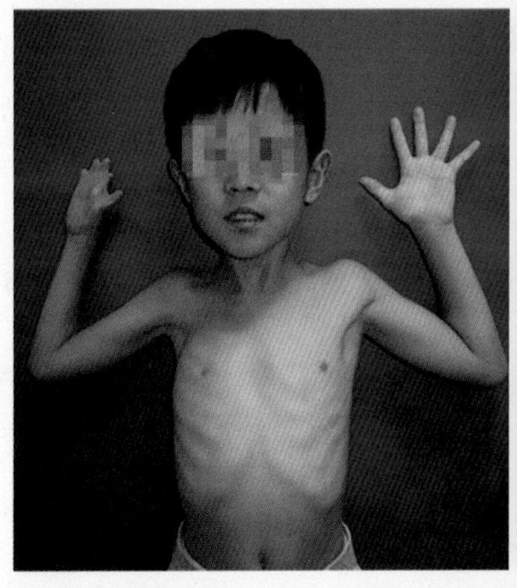
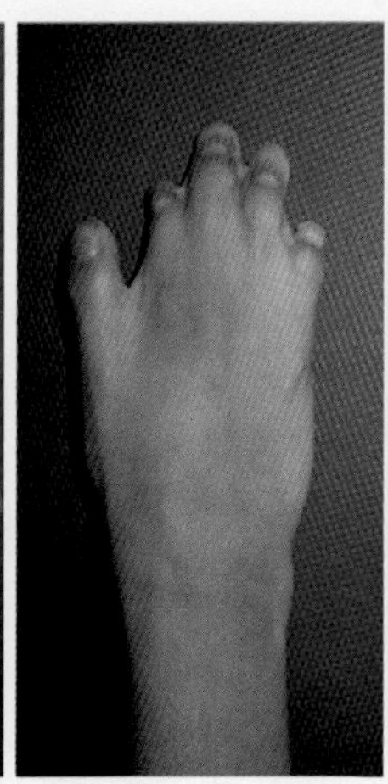
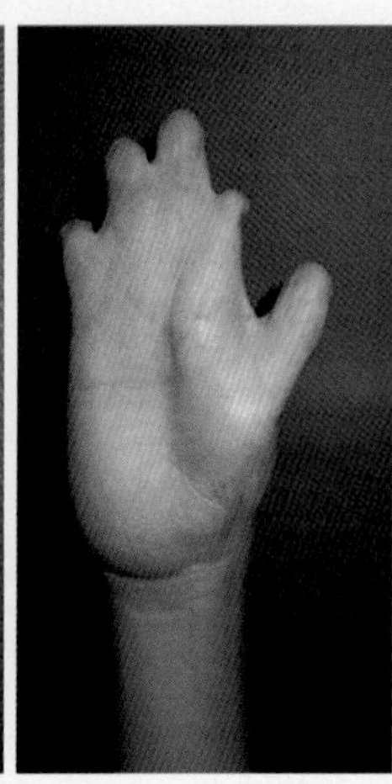
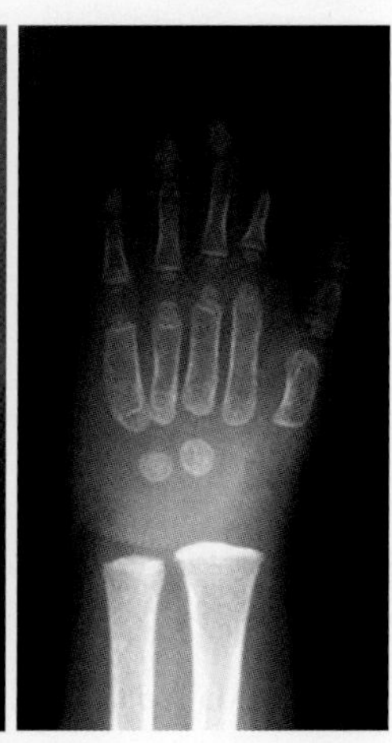

图16-9 男性儿童，9岁，Poland综合征，右侧胸大、小肌发育不良，右手发育不良，短指并指；X线片示：2、3、4、5手指指骨发育不良，虎口狭窄

其治疗原则为早期分离并指，以创建发育单位，改善腕指美学比例；早期分离松解关节粘连，以改善关节功能；结合再造、骨延长术，改善手指长度；胸壁缺损而影响呼吸者，应尽早重建胸壁稳定性，单纯轮廓缺损可通过二期背阔肌瓣转位或乳房再造等进行重建。手术效果取决于畸形程度和修复方式。

在文献中，Poland 综合征伴有多发性骨畸形的病例罕见。王炜教授发现一例罕见的胸部和手部发育不良病例：6 岁男孩，右侧胸大、小肌缺失，伴有多发性骨畸形，胸廓畸形，2、3、4、5、6 肋骨部分缺损，呼吸时有胸廓膨出和凹陷畸形；锁骨发育不良，尺、桡骨融合，腕骨发育不良，指骨畸形，但患侧手形态近似正常；类 Poland 综合征，又不同于 Poland 综合征，Poland 综合征一般只有胸部软组织畸形，因此，这一病例具有特殊性（图 16-10）。

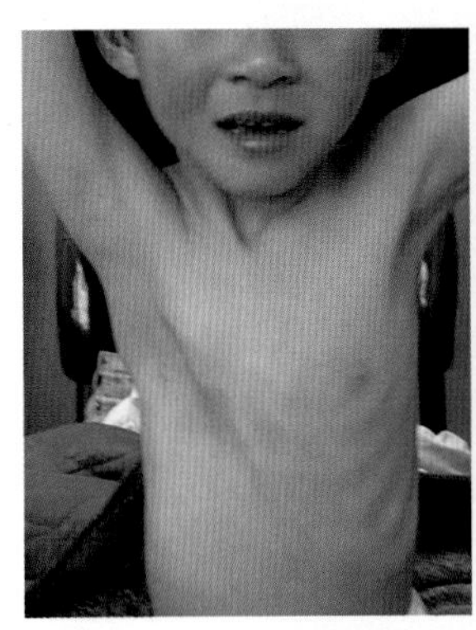
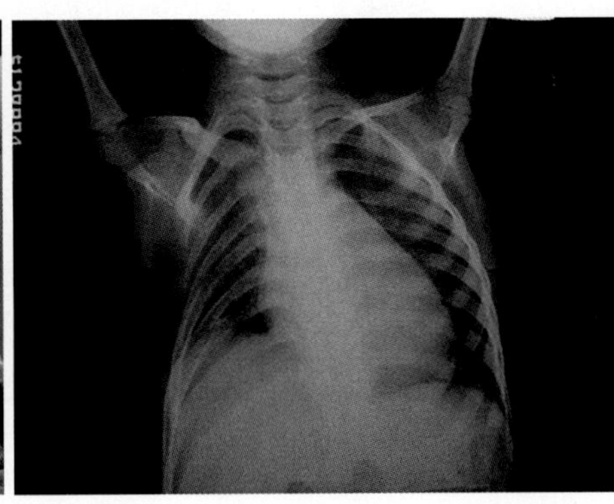
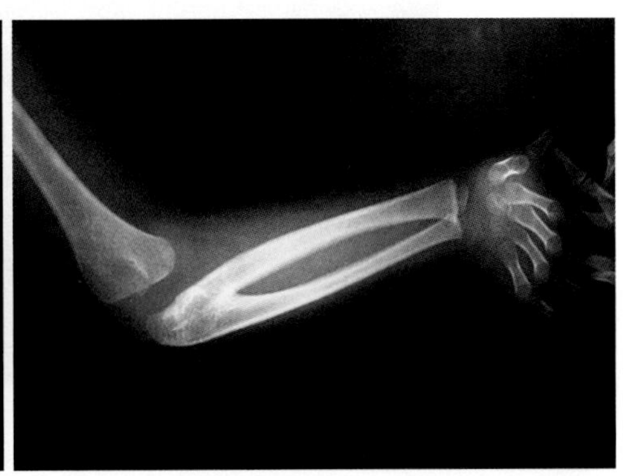

图 16-10 右侧胸肌缺失，胸廓畸形，多发性骨关节畸形。右侧胸肌缺乏，2、3、4、5、6 肋骨部分缺损，呼吸时有胸廓膨出或凹陷畸形。伴多发性骨畸形，尺、桡骨融合，腕骨发育不良，指骨畸形

2．Apert 综合征　又称尖头并指 / 趾畸形，由法国神经学家 Apert 于 1906 年报道，是一种较为罕见的综合征，儿童发生率约为 1/80 000；，特征表现为颅缝早闭、突眼、中脸部发育不良，以及对称性并指 / 趾，是成纤维细胞生长因子受体基因 *FGFR2* 变异所致，其定位于染色体 10q25-26，属于常染色体显性遗传。Apert 综合征的颅面形状与克鲁宗综合征（Crouzon syndrome）类似，但有些特征不同，头形前后扁而高，前囟门突出，眼眶上缘低陷，上颌骨发育不足，腭弓高而窄，常合并继发腭裂，有前牙开殆，患者易伴患痤疮、动眼神经麻痹、上眼睑下垂、额部皮褶及大耳垂等特征。诊断以临床检查及家族史（常为散发型）即可确定，辅以头颅 X 线及 CT 检查。手足 X 线检查可确定手、足畸形的骨病变。

Apert 综合征所伴发的并指 / 趾严重复杂，其包括示中环指的复合性并指及环小指的简单并指，不同程度的拇示指并指妨碍有效的抓握功能，且因拇指桡侧侧弯而加剧（图 16-11）。中列手指短且指间关节僵硬。在最严重病例中，所有远节指骨均互相融合，随着手指发育，外形变成花瓣样或成束状，且由于各指互相约束，在手掌上形成一个深洞。由于重叠及紧邻的甲板向内生长，常会导致甲襞感染。头状骨、钩骨融合及环小指掌骨之间的骨性融合多见。手部畸形的程度与颅面畸形程度成逆相关。手部畸形的分类依据第 1 指蹼有无受累以及中央指块的情况（表 16-3）。

除特征性的手部畸形外，上肢还表现为肩、肘畸形，盂肱关节的不对称发育导致粗隆过度生长及肩臼发育不良，随着生长，肩关节活动受限越来越严重，肘部畸形最常见累及肱桡关节。

该病治疗原则为进行患儿全身情况综合评估，6～12 个月内行颅腔扩容、后颅牵引或全颅重塑；满 12 个月龄时开始进行并指分离手术，以获得指体发育重塑。4～5 周岁后行面中部牵引成骨。有明显呼吸梗阻者随时行面中部前移手术。成年后进行额眉充填。

3．巴尔得 - 别德尔综合征（Bardet-Biedl syndrome，BBS）　是一种常染色体隐性遗传性疾病，表现为腹部肥胖、智力低下、肢体畸形，包括并指畸形、短指畸形或多指畸形，视网膜营养不良，色素性视网膜病变，性功能减退或性腺发育不良。Iannello（2002）报道了一个家庭 3 例 Bardet-Biedl 综合征（BBS），为两姊妹、一兄弟（66 岁、64 岁、54 岁）。Bardet-Biedl 综合征（BBS）可能发生并指畸形，但症状各异。

4．神经源性脂肪纤维组织增生巨指并指　神经源性脂肪纤维组织增生引起的进行性巨指并指（progressive macrosyndactyly）是一种少见的并指巨指畸形，这类并指畸形的治疗需兼顾并指和巨指的矫正。

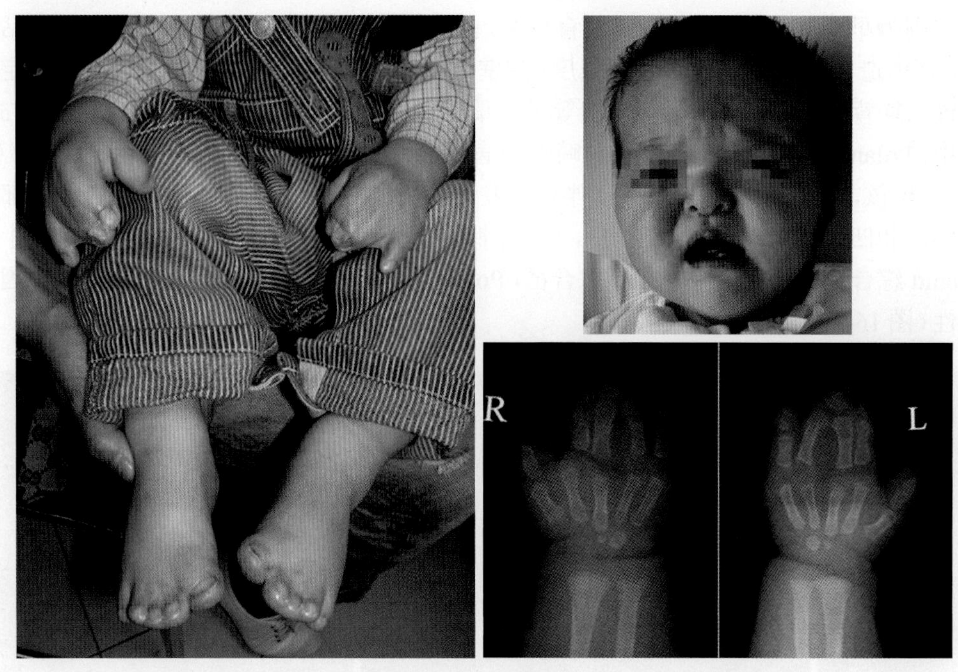

图 16-11 Apert 综合征的复合性多指并指

表 16-3 Apert 综合征手部畸形分类

分类	第 1 指蹼（虎口）	中央指块	第 4（环小指）指蹼
Ⅰ型：铲形手	不全单纯性并指	指块掌面平坦，掌指关节正常，指间关节不同程度融合	不全单纯性并指
Ⅱ型：勺状手	完全单纯性并指	指块掌侧凹陷，掌骨近端向外展，指尖融合，并甲	完全单纯性并指
Ⅲ型：蹄形手	完全复合性并指	拇指受累及，与指块一起，形成杯状结构；除小指外所有指并甲；示指列骨骼畸形；甲沟感染和掌侧皮肤浸渍样改变	单纯性并指，常伴有 4/5 掌骨的骨性联合

（五）并指畸形损害程度的分级及评定

所有的手及上肢先天畸形，均存在不同程度的外形及功能损害，如何衡量其畸形及损害程度，是整形外科、手外科医师共同关心的事情。Eaton 和 Lister（1990）对先天性并指畸形程度的分级就是一个有价值的尝试。

畸形损害程度的分级包括三部分：指蹼粘连程度分级、骨结构畸形及活动范围分级、形态损害分级。笔者认为，一种较为理想的并指畸形损害程度的分级方法，还应根据手部畸形形态、功能缺陷程度来分级，即根据手功能评定的方法，测定手各部的主动活动范围（active range of motion，ARM）及被动活动范围（passive range of motion，PRM），加上缺陷程度。客观地说，对于一个 1～2 岁的就诊患儿，要取得这些数据是不容易的。因此，Eaton 和 Lister 的分级方法简单易行，不仅可用于手术方法的选择，而且可以作为手术效果的评定依据。

1．指蹼粘连程度分级　测量较长的手指，取其手指完全伸直及外展位时，测量指蹼到掌骨头的距离与掌骨头到指尖距离的比例。其标准如下。

（1）Ⅰ度：并指范围≤1/8 掌骨头到指尖距离。

（2）Ⅱ度：并指范围为 1/8～1/4 掌骨头到指尖距离。

（3）Ⅲ度：并指范围为 1/4～1/8 掌骨头到指尖距离。

（4）Ⅳ度：并指范围>3/8 掌骨头到指尖距离。

2．主动外展范围的分级

（1）Ⅰ度：拇示指外展≥60°；手指外展≥30°。

（2）Ⅱ度：拇示指外展 45°～60°；手指外展 20°～30°。

（3）Ⅲ度：拇示指外展 30°～45°；手指外展 10°～20°。

（4）Ⅳ度：拇示指外展<30°；手指外展<10°。

3. 主动伸指或屈指损害程度的分级　以伸指不足及屈指不足的厘米数来测量，拇指则以外展功能失去的厘米数测量。

（1）Ⅰ度：指伸或指屈范围减少<0.5cm。

（2）Ⅱ度：指伸或指屈范围减少为 0.5～1.0cm。

（3）Ⅲ度：指伸或指屈范围减少为 1.0～2.0cm。

（4）Ⅳ度：指伸或指屈范围减少>2.0cm。

4. 形态损害分级

（1）Ⅰ度：正常外观。

（2）Ⅱ度：接近正常。

（3）Ⅲ度：明显可看出畸形。

（4）Ⅳ度：严重畸形，或手术前后形态没有变化。

（六）治疗

并指可对一个成长中的孩子在美容、功能及发育等各方面产生影响。拇示指并指会妨碍手抓捏功能的发育。其余各指间的并指会抑制各指独立的运动，尤其是外展，并因此导致手横向跨度的减小。不同长度的手指指间并指还会导致较长的那根手指被拘束，从而导致其向较短的手指侧弯，随着进一步生长，可导致近指间关节处的屈曲挛缩（图 16-12，图 16-13）。因此，需对并指患者进行详细的术前评估，并及时进行手术治疗。手术治疗需要重点把握以下方面：手术时机的选择，并指的分阶段分指，指蹼重建，手指分离与皮肤覆盖，甲襞重建，以及术后包扎护理，综合征型并指的矫正，术后瘢痕疙瘩的管理等。

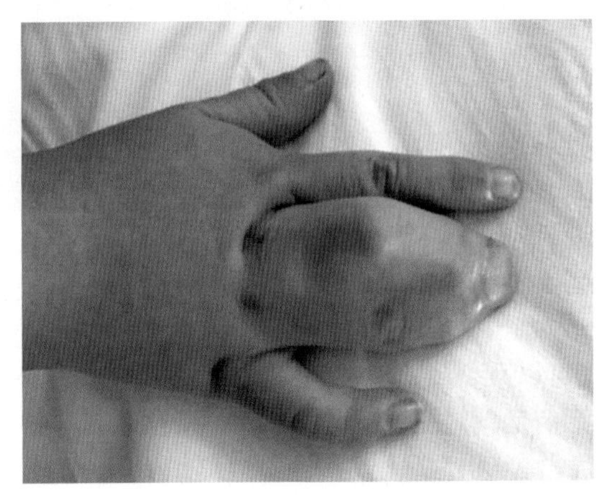

图 16-12　并指影响指体的发育，导致指间关节处的屈曲挛缩

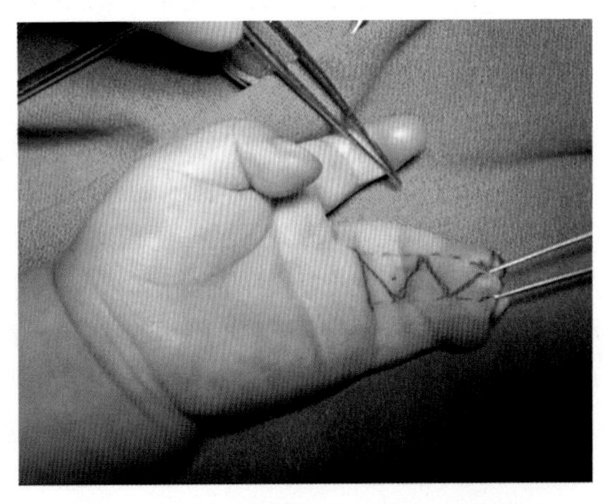

图 16-13　并指导致中环小指向尺侧成角

1. 术前评估　在术前评估并指患者时，需考虑的重要因素包括：受累指蹼的数量，并指的范围，指甲受累情况，以及有无合并其他畸形。体格检查需包括整个上肢、对侧手、胸壁及脚。放射检查发现有无骨融合，有无隐匿性多指（并指多指）或其他骨、关节畸形。进一步行超声或磁共振检查有助于判断复合性并指的屈肌腱和血管解剖有无异常。

2. 患者的选择　并指的治疗主要为手术治疗，适用于大多数病例。禁忌证包括：不伴有功能障碍的轻度不完全并指，不适宜手术的健康状况，或存在分指未遂会导致进一步功能障碍风险的复杂并指。有时，组织量不足以再造独立、稳定并可活动的手指（图 16-14，图 16-15），多见于中央性短并指畸形或并指多指畸形，分指有可能导致功能受损。并指畸形的矫正不仅需要彻底分离粘连的手指，同时需要尽可能减少手术次数，减少手术并发症。

3. 手术时机　并指分离术在新生儿期、整个婴儿期或延长至儿童期均可实施。早期手术治疗的指征包括畸形手指长度不一，远端指骨融合，以及拇指受累的复杂或复合性并指畸形。早期矫正这些畸形，可

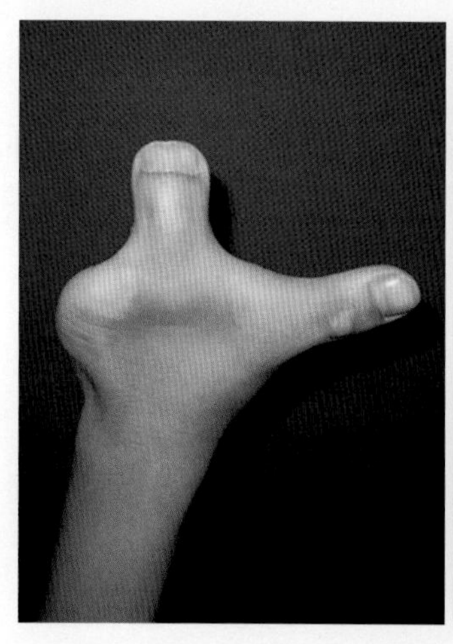
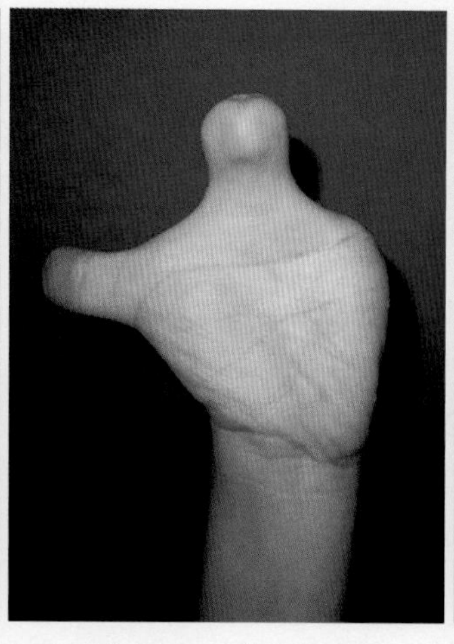
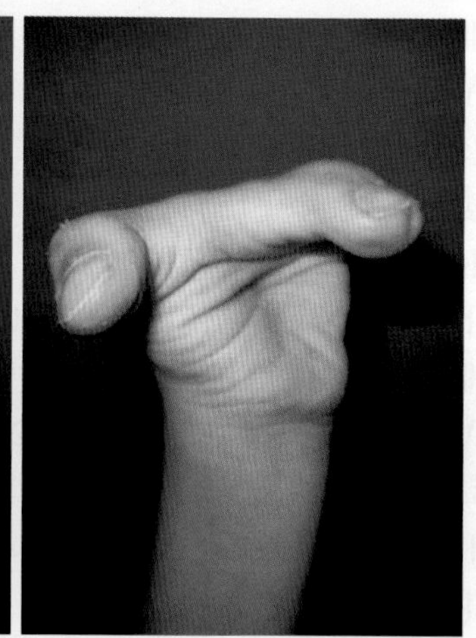

图 16-14　复杂并指

防止指骨发育不均衡，并有利于手指抓握功能的发育。Flatt 与 Ger 的长期随访发现，虽然受骨骼偏斜及畸形的影响需早期进行手术，但 18 个月大后进行并指分离的疗效更佳。治疗目标是在学龄前完成所有的分指手术。手术时机的选择还取决于受累手指的数量和并指是否为单纯皮肤性并指。多根手指的并指，其手术需分阶段进行，因为一次仅可分离患指的一侧以避免损伤皮瓣或手指的血管。所有手指并在一起时，其治疗常需分两个阶段，第一阶段分离拇示指及中环指，3 个月后进行第二阶段手术，分离示中指和环小指。另外，在第一阶段可同时进行所有手指的指端分离及远节指骨融合的分离术，从而为第二次手术打下基础。

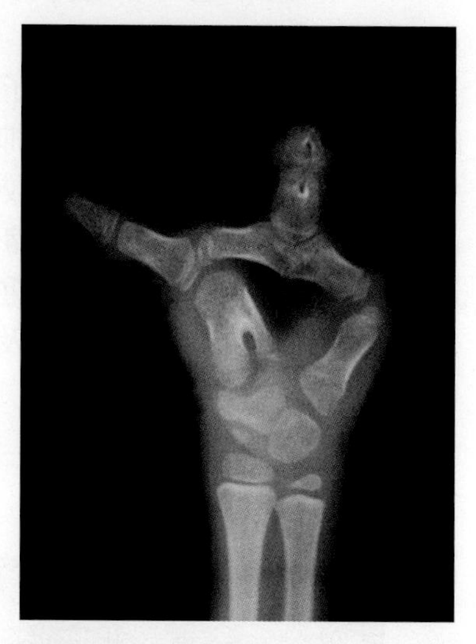

图 16-15　不宜手术分离的完全性邻近指骨融合的 X 线片

4. 并指分离术　并指的分离包括彻底分离异常发育的皮肤和皮下组织，同时需要分离异常发育的韧带和骨结构，在分割、切除两指间的筋膜时，不仅要注意识别保护各指的神经血管束，还要确保指蹼有足够的静脉回流。当多根手指分离时，每根手指必须保留至少一根指动脉，因而这些病例一定要有精确的手术记录。指神经远端分叉的处理可为束间切断，近端分离。简单并指分指是有意义的，可以从裂隙处取皮，皮片的颜色匹配。复杂并指分指由于近端有骨性融合，要重建滑车、共享屈肌腱，术后有运动缺失的风险。

（1）指蹼重建：并指畸形分离的关键点包括再造指蹼、修复指侧软组织缺损、分离指尖。重建功能及外形良好的指蹼是十分重要的。最常用的方法是从并指背侧近端做一矩形瓣。还有很多变化形式，如背侧梯形瓣、背侧瓣合并侧翼等。手背皮肤可设计为岛状皮瓣，按 V-Y 推进至指蹼空间。单独的并指掌侧面（或与背侧面一起）可通过三角形皮瓣交互插入来重建指蹼。

Z 成形是并指畸形治疗中最常使用而且有效的手术方法，Z 成形的灵活性很大，可谓变化无穷，要熟练掌握它是需要长期实践才能达到。对局限于手指近节的不全并指，指蹼可通过简单的 Z 成形、四瓣 Z 成形或蝴蝶瓣以加深或延长现有指蹼来达到复位效果（图 16-16）。此情形下，其他方法包括局部皮瓣互相组合，如三瓣指蹼成形术或 V-M 成形术。此外，不全并指常造成局部有足够皮肤的假象。然而，当重建结合处及局部皮瓣转移后，常在指蹼基底出现皮肤缺损，而在指蹼远端存在多余皮肤。Brennan 和 Fogarty 介绍了一种技术来处理相关情形，将远端皮肤通过岛状瓣向近端推进并与三角瓣联合重建结合处。近年来，以掌背推进瓣为核心的指蹼重建术能动员更多皮肤来重建指蹼，得到了新的发展。高伟阳等设计出五边形瓣重建指蹼，可使指蹼侧壁得到充分覆盖；田晓菲等的改良双翼皮瓣则有效提高了推进效率，可避免过多张力形成；笔者主张背侧沙漏样推进皮瓣直接重建指蹼，保持指蹼结构的完整性和生理倾斜角。

单Z成形，又称对偶三角皮瓣成形或交错三角皮瓣成形（图16-16A），适用于Ⅰ度并指，并指范围≤1/8掌骨头到指尖距离。

指蹼Z形切口手术设计：以并指指蹼缘线或为Z成形轴，在两侧各做一斜形切口，称为臂，轴与双臂形成方向相反的两个三角形皮瓣，切开皮肤后，制成两个对偶的三角形皮瓣，使两个三角形皮瓣互相交换位置缝合，能延长轴线距离，即松解了张力，达到解除并指畸形的目的。两个皮瓣的角度以60°为最佳，易位后延长的距离最多，达75%，成角45°者增长50%，成角30°者增长25%，超过90°的对偶皮瓣互相转位较困难。Z形皮瓣的两三角皮瓣，可以角度相等，也可制成一个角度大，另一个小一些，称为不对称的Z成形。这是最常选用的手术设计，并以此为基础有许多演变，包括双Z成形，连续Z成形，四瓣、五瓣、六瓣Z成形术等。Z形皮瓣的两臂长度通常可为0.5～1.0cm至1.5～2.0cm。注意Z成形的两臂切口不一定制成直线，可依据皮纹的变化，成弧形或流线形。

双Z成形（图16-16B、C），俗称四瓣法。双Z成形增加了延长轴线距离，较单Z成形更佳。适合于Ⅰ～Ⅱ度并指的整形手术，较多用于Ⅰ度并指。

Y-V成形术或V-Y成形术，也常在并指畸形矫正中应用。通过设计皮肤Y形切开，V形缝合，增加横向长度，达到矫正并指畸形的目的。V-Y成形术是设计皮肤V形切开，制成使三角形皮肤组织松解，退回到需要的位置，Y形缝合即达到组织复位。多个Y-V成形术，可较大地增加皮肤的横向长度，达到矫正并指畸形的目的（图16-16D）。

矩形瓣推进加Z成形，在手背设计一个矩形推进皮瓣，在指蹼掌侧设计一个单Z成形，加深了并指畸形矫正的深度，适合于Ⅰ～Ⅱ度并指的整形手术（图16-16E）。

Y-V成形术加双Z成形，构成了五瓣成形。指蹼中部设计皮肤Y形切开，V形缝合，增加横向的皮肤长度，达到矫正并指的目的，为了增加横向的皮肤长度，在Y-V成形的两侧，各设计一个单Z成形，达到矫正并指畸形的目的。图16-16F是蒂部在手掌的V形三角形皮瓣Y-V成形术，加双Z成形构成五瓣成形。图16-16G是蒂部在手背的V形三角形皮瓣Y-V成形术，加"海鸥"瓣双Z成形的五瓣成形。

手指侧指蹼舌状皮瓣旋转移植，加深指蹼，笔者常用于烧伤性不全并指的手术设计，也可用于先天性并指畸形的矫正，手术设计简单易行，其实也可归纳为Z成形的一种（图16-16H）。

姚建民、徐靖宏建立了筋膜蒂指蹼皮瓣后退术治疗单纯性并指，其设计要点见图16-17。在单纯性并指指蹼的远端设计指蹼皮瓣，以并指间纵向筋膜蒂的近端为蒂，手指掌、背侧尖端的皮肤设计V形切口，按正常指蹼比例，背面长度是掌面的2倍，锯齿状切口向近端延伸至蒂部，指蹼远端的筋膜蒂皮肤游离、转移进入指蹼的深部，皮下组织仔细分离，形成一个皮肤蒂，指动脉和筋膜蒂不被损伤，手指间两侧的皮肤用多个Z形缝合。该术式适用于指蹼皮肤丰富的单纯性并指，不能用于复合性并指及指端细小的完全并指。

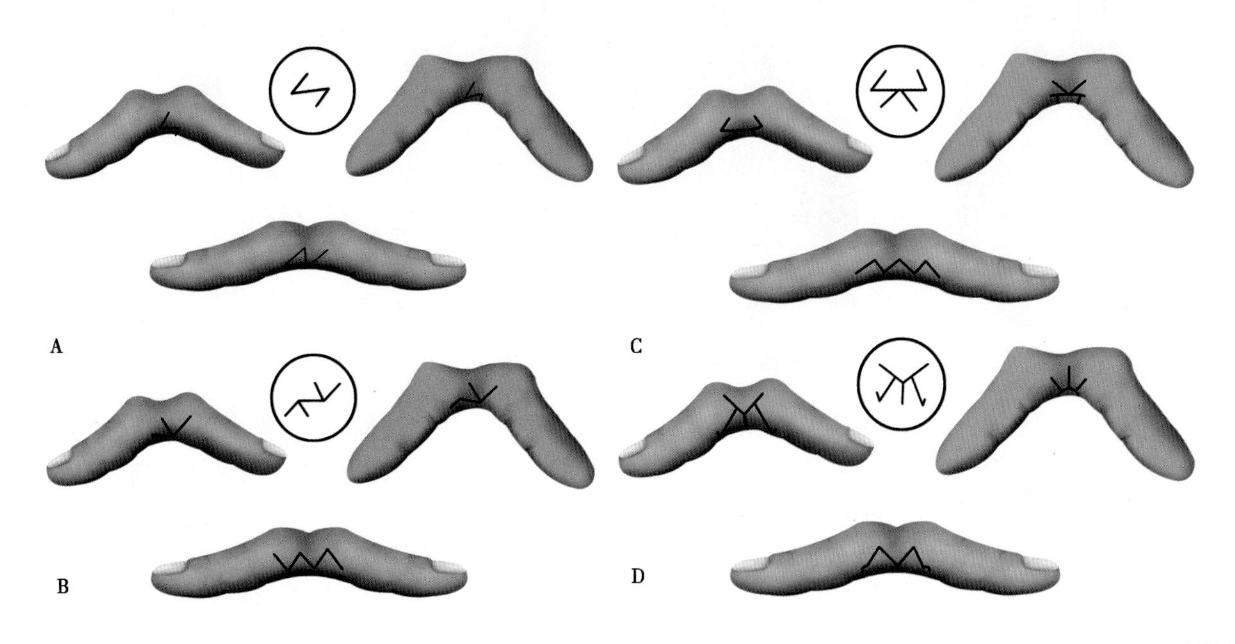

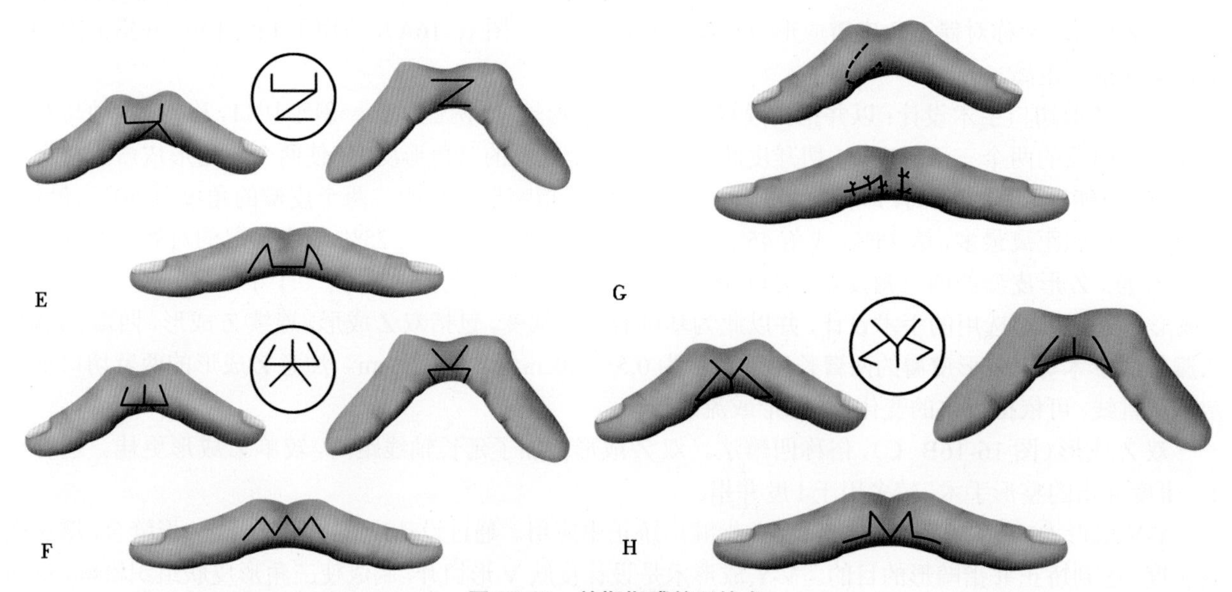

图 16-16　并指指蹼整形技术

A. 指蹼单 Z 成形；B. 交错四瓣法，反方向双 Z 成形；C. 镜影式两个相对的 Z 成形；D. V-Y 成形及 Y-V 成形；E. 矩形瓣加 Z 成形；F. 蒂部在手掌的 Y-V 加双 Z 成形——五瓣成形；G. 蒂部在手背的 V-Y 成形加“海鸥”瓣成形；H. 指侧舌状皮瓣转移。

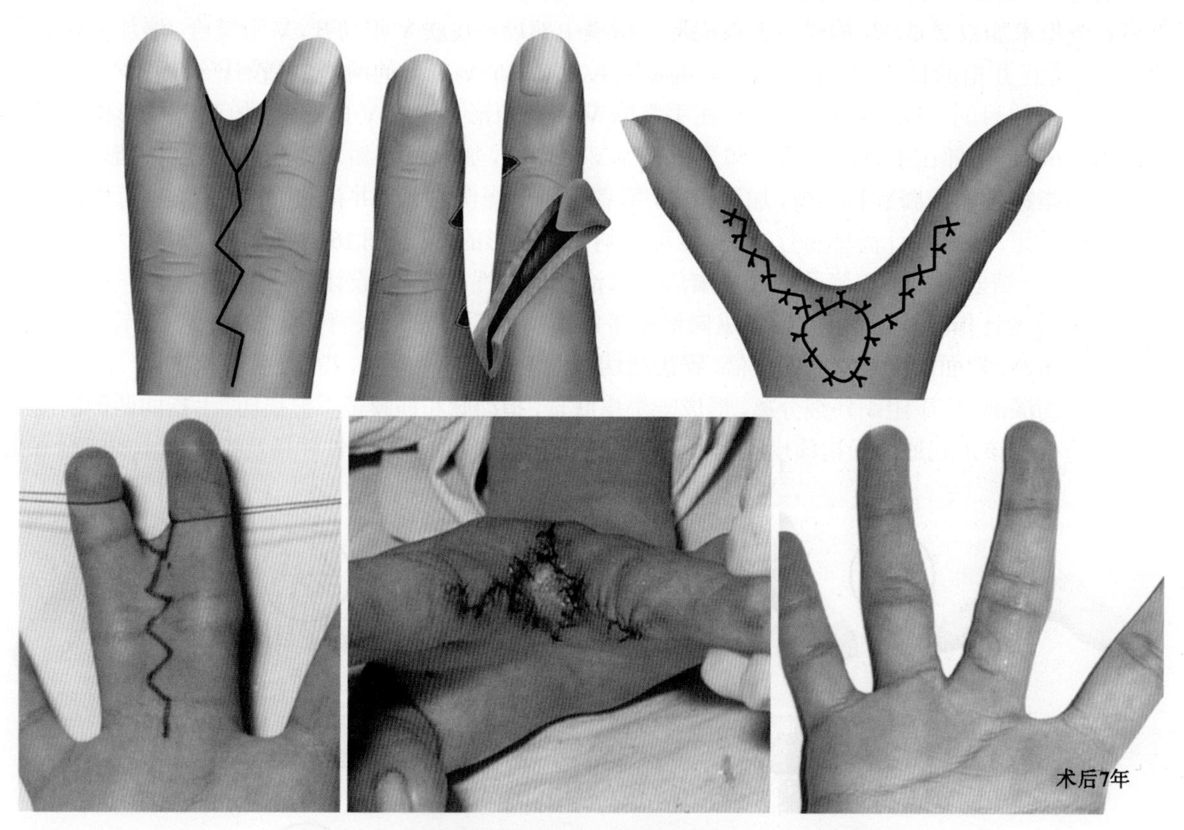

图 16-17　筋膜蒂指蹼皮瓣后退术的设计、术中及术后所见

丁晟设计了指间近远端筋膜蒂皮瓣来重建并指分离所造成的皮肤缺损，手术要点是于皮肤富裕的指间中段设计菱形皮瓣，横断一分为二。顺行的蒂点位于近节指骨根部，逆行蒂点灵活设计于轴线的远端，皮瓣顺行部重建指蹼，逆行部修复手指远端缺损（图 16-18）。

第 1 指蹼的并指可见于Ⅲ型分裂手、尺侧发育不全或综合征患者，如 Apert 综合征，并常合并拇指畸形，其较其他各指发生并指更影响手的功能。轻度至中度的第 1 指蹼并指可通过局部皮瓣治疗，如四瓣 Z

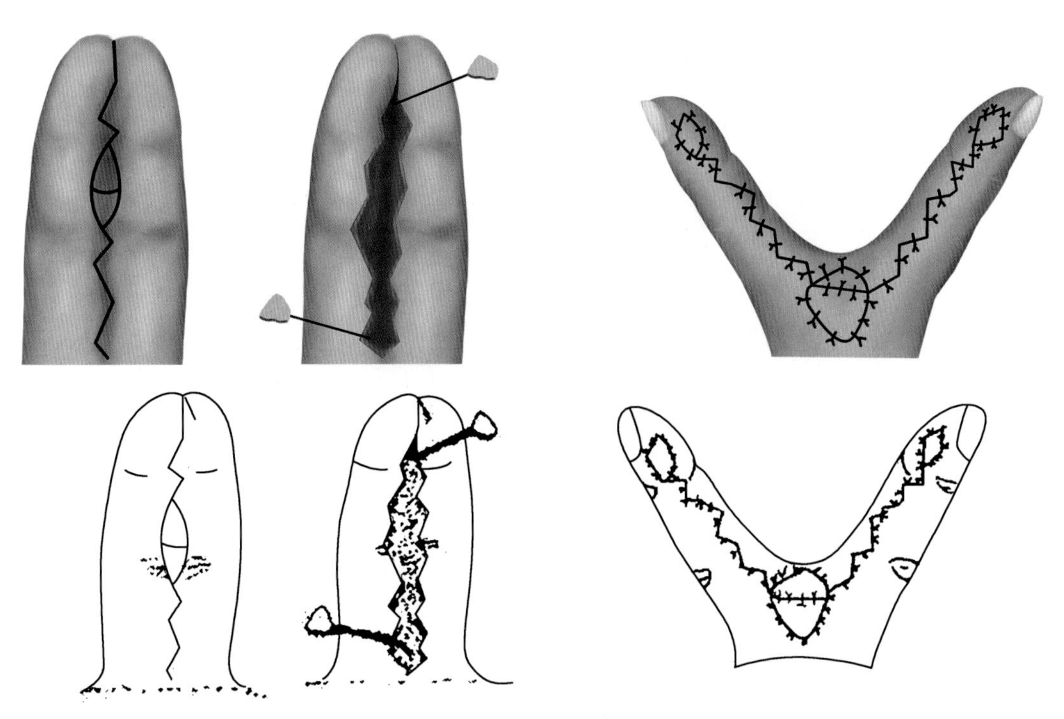

图 16-18 指间近远端筋膜蒂皮瓣设计要点

成形术。其他选项包括：示指的转移皮瓣，联合应用从示指桡侧及拇指尺侧的转移皮瓣，或在中央指蹼做 V-Y 皮瓣推进。严重并指伴显著的拇示指指蹼狭窄需要比局部皮瓣提供更多的皮肤，这种情况下，皮肤可通过手背部组织扩张后获取，或通过旋转推进皮瓣。远处的带蒂或轴形皮瓣，如腹股沟、骨间背侧或臂内侧皮瓣也可使用（图 16-19）。游离皮瓣能为严重皮肤缺损的并指综合征患者的手提供更多的覆盖。

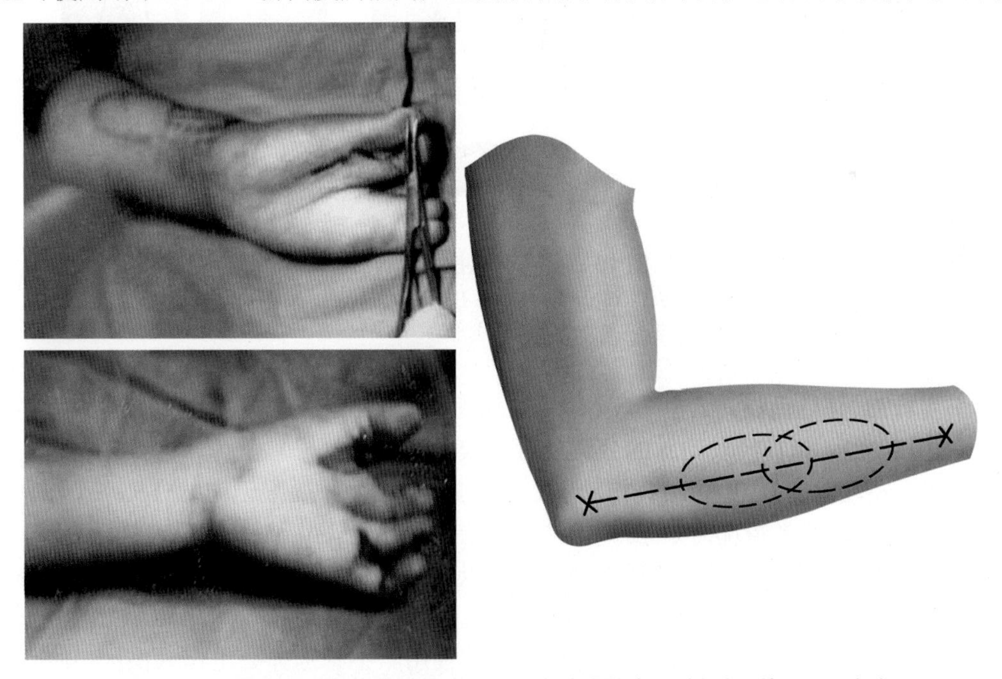

图 16-19 骨间背侧岛状皮瓣重建并指分离造成的虎口缺损（王炜，1984 年）

（2）手指的分离及皮肤覆盖：分离并指需要仔细设计切口从而优化使用可用的皮肤，手术显露手指分指的结构，切口的设计必须确保瘢痕收缩不会导致关节及指蹼间挛缩。现已演变出为数众多的切口设计，包括侧方基底的三角瓣和矩形瓣。Cronin 技术一直是并指分离最常用的技术，通过多个锯齿形切口形成并指掌侧及背侧的三角瓣，从而实现避免挛缩的皮肤覆盖（图 16-20A）。该方法的改良较多，很多旨在重新分配可用皮肤，从而避免指蹼处两侧的皮肤移植（图 16-20B～E）。Sawabe 近期发表了一系列并指分离病例采用侧中央直线切口用皮肤移植闭合创面，术后支具避免挛缩，后续切除遗留一个可以接受的侧中央瘢痕。这虽然违背了传统的技术，但当皮肤移植及瘢痕可能发生色素沉着或瘢痕增生时，还是有用的。另一个方法是 Sommerlad 的“旷置指”技术，残留的皮肤缺损任其自行二期愈合。然而，大部分医师担心这会导致二期瘢痕形成。

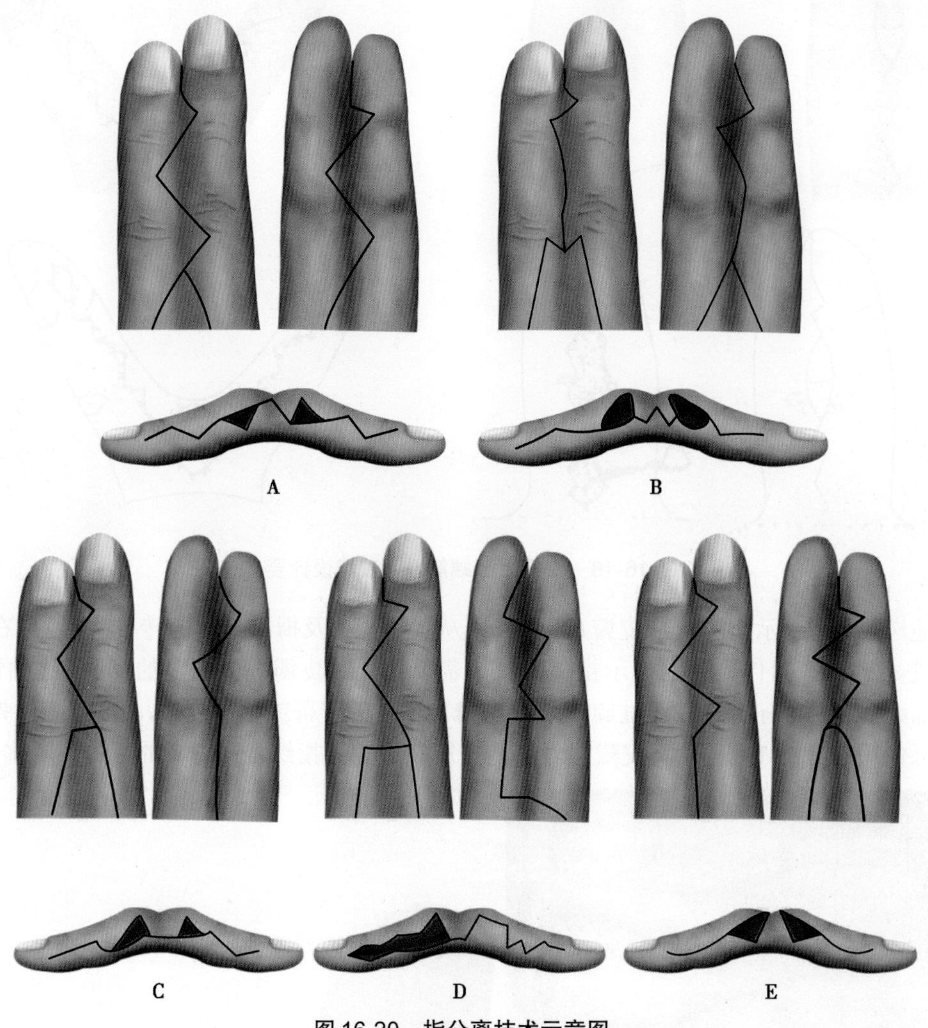

图 16-20 指分离技术示意图

A. 两手指分开，双三角皮瓣法（Cronin 的技术）；B. V-W 皮瓣再造指蹼；C. 手背矩形皮瓣；D. 手掌横向矩形皮瓣；E. 掌侧三角皮瓣，V-Y 成形。

分指手术需分割、切除两指间的筋膜，不仅要注意识别保护各指的神经血管束，还要确保指蹼有足够的静脉回流（图 16-21）。指神经及动脉的分叉处可能较设计的指蹼位置更远。这种情况下，如该指另一侧未行手术或术后指动脉完好，则可结扎指动脉。否则，指蹼的水平受限于动脉分叉水平，或可通过静脉移植来延长动脉长度（极少数情况需如此）。指神经远端分叉的处理可为束间切断，近端分离。

手指皮肤覆盖有赖于并指处掌、背侧皮瓣转移辅以皮肤移植。全厚皮片移植优先于中厚皮片移植，可减少挛缩。移植皮肤的供区多选择腹股沟区，其他供区包括上臂内侧、肘前窝、小鱼际、腕部或副指的皮肤。虽然包皮可能皮量不足及颜色不匹配，但也曾被使用。不管选择哪里作为供区，都要向患者仔细解释并获得其同意，因为会产生瘢痕。

为了改善皮肤整体的匹配度及避免皮肤移植后出现挛缩，不移植皮肤的重建技术开始被应用。这一技术需要在保护好指血管系统和神经的同时，去除手指的皮下脂肪从而减小手指周径，需要精细操作（图 16-22）。另一个避免皮肤移植的方法是从手背和 / 或邻近指获取皮肤。如需更多的皮肤，可通过组织扩张获得。有学者在并指远端安放骨牵引支架，横向牵引，从而扩张并指远端皮肤，使完全并指远端也获得足量可供转移的皮肤。虽然这一技术在并指中的应用有限，但为复合性并指的分离提供了新的手段。

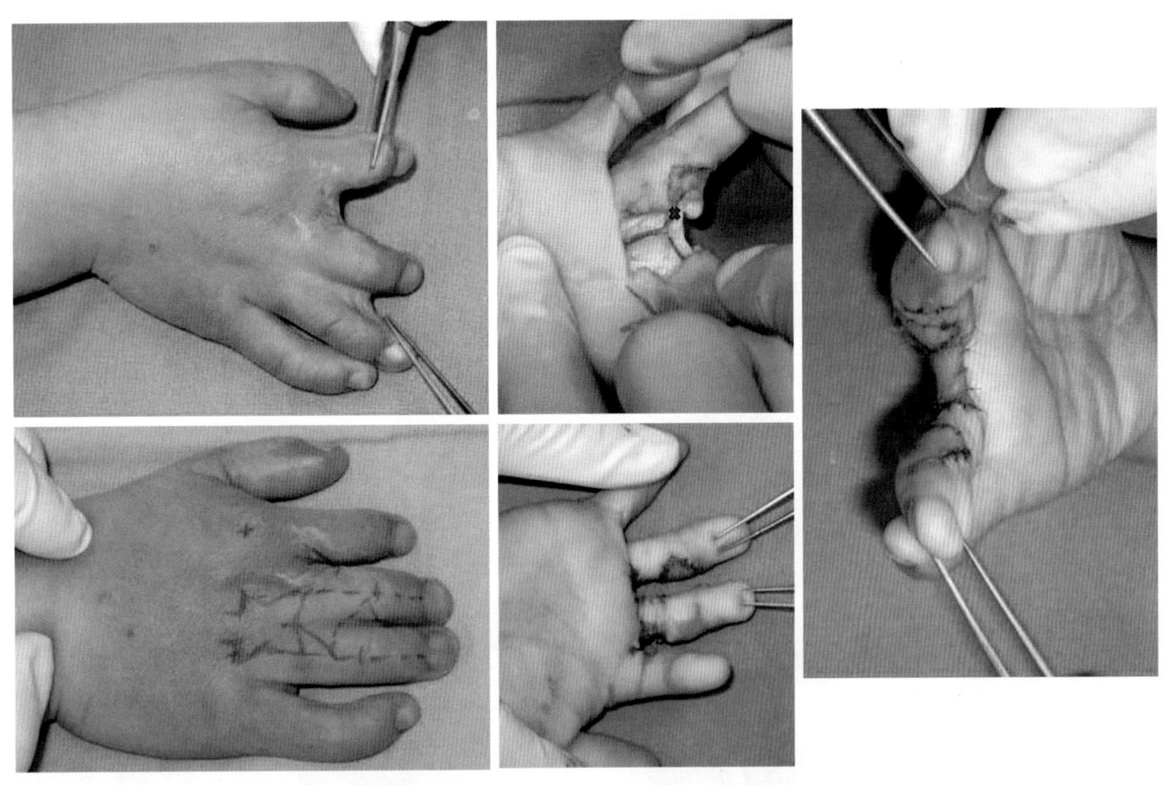

图 16-21 识别神经血管结构的分叉，避免单个手指双侧血供受到影响

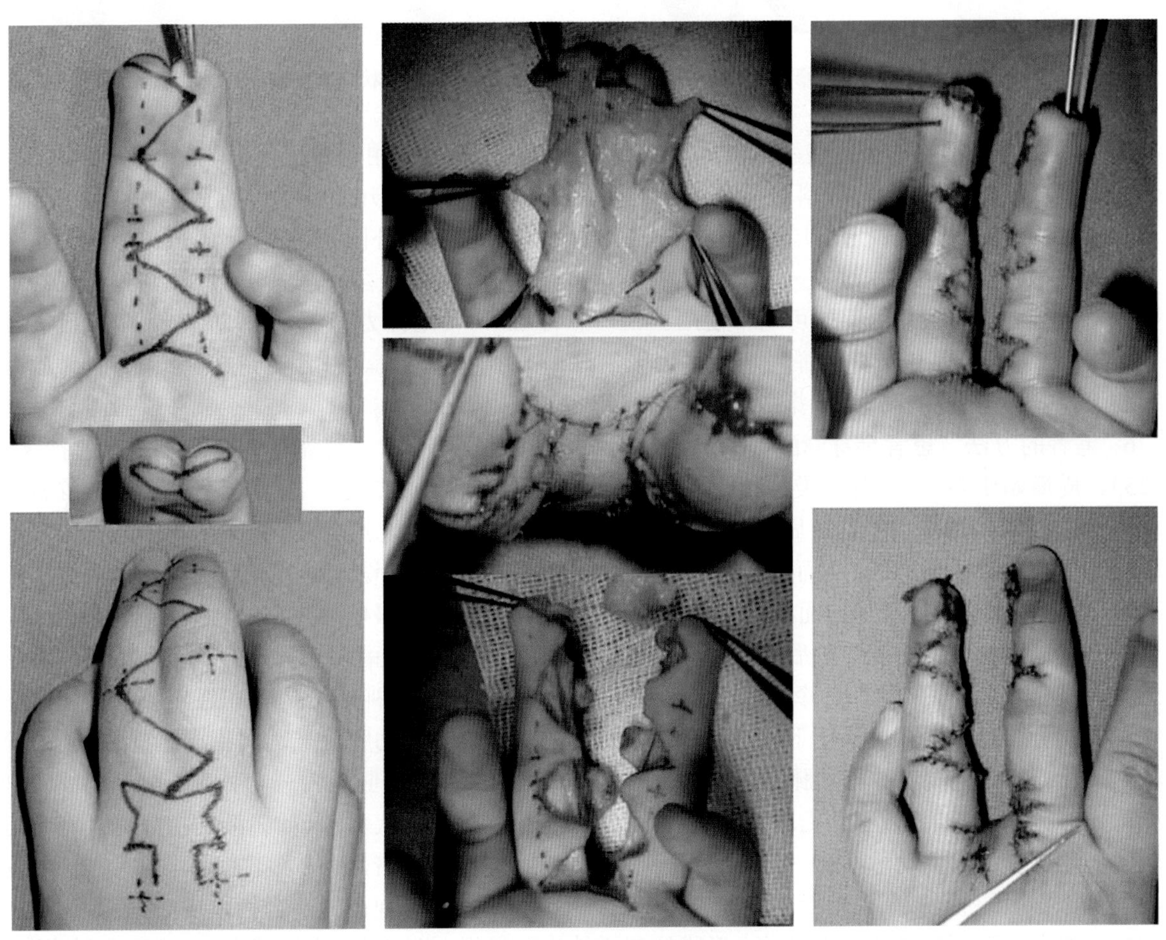

图 16-22 不植皮的并指分离术，手术要点包括重建指蹼的背侧皮瓣设计、甲襞再造成形、保留神经血管的减脂技术、精确的三角瓣缝合

（3）甲襞成形：甲襞是甲床、指甲与正常皮肤的过渡，作为手指末节的重要组成部分，甲襞的重建对于指甲的美观至关重要。完全并指分离，特别是合并有远节指骨融合的，需要再造甲襞。重建时应注意：①两个对称，即与手指对侧甲襞对称，与健侧手对应手指的甲襞对称，根据两个对应的甲襞的大小和外观给予重建；②尽量应用局部皮瓣转移技术，可以减少重建甲襞处的瘢痕，使重建的甲襞更加饱满；③甲襞重建过程中应同时注意甲沟成形，注意甲床于甲襞的平滑过渡；④甲下缘应弧度平滑，避免偏斜或人字形畸形。

远节指骨部可采用 Buck-Gramcko 介绍的技术处理。在并指远端设计交叉舌状瓣，分别折叠再造两侧甲襞；或者设计指背舌状旋转皮瓣 + 指端舌状皮瓣再造甲襞（图 16-23，图 16-24）。也可以在相联合的指腹处做一皮瓣重建一指的甲襞，再用该处的皮下脂肪瓣 + 皮肤移植来重建另一指的甲襞。还可以运用鱼际皮瓣等带蒂皮瓣重建甲襞，从足趾移植皮肤及皮下组织重建甲襞。

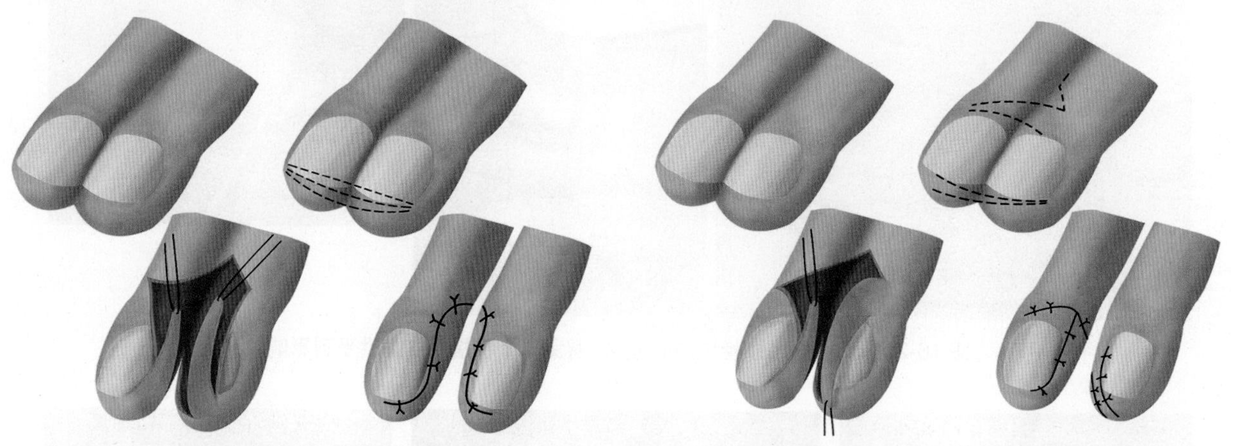

图 16-23 指端舌状旋转皮瓣，修复指端缺损　　图 16-24 指背舌状旋转皮瓣 + 指端舌状皮瓣修复指端缺损

5. 术后处理　适当的包扎是手术的重要组成部分。凡士林纱布用来覆盖伤口、植皮区，然后加以敷料、合成棉花及弹力绷带等。敷料必须对植皮区提供压力同时保护分开的各指。防粘连敷料可放于指蹼处，再用大纱布包扎固定。在幼儿，可加压包扎后再用过肘的支具行外固定，防止无意间的移位。是否进行其他固定取决于具体手术过程。笔者通常在术后 3 周去除敷料，换药、护理伤口。在伤口干燥并愈合前要注意防护。去除敷料后手即可正常使用。伤口愈合后，可使用弹力套 3 个月以控制瘢痕。硅凝胶敷贴、瘢痕内注射确炎醋松或其他弹力产品可用于治疗局部增生性瘢痕。患者在完成生长发育前，应持续进行随访，以发现继发的畸形，如指蹼变浅和瘢痕挛缩。

6. 笔者的方法　患者全身麻醉，上止血带后，进行并指分离手术。首先设计背侧皮瓣重建指蹼（图 16-25）。皮瓣始于掌骨头，外形类似指蹼沙漏样结构，延伸长度约 2/3 近节指骨长度。标记出皮瓣远端所要到达的近侧指横纹水平。随后，在指蹼皮瓣和近侧指横纹以远，分别在掌侧面及背侧面做锯齿形切口。切口顶点达到手指中线，从而使三角瓣具备较大的移动度。这种设计尽可能地降低了术后屈曲挛缩的可能，同时最大化所能覆盖的面积。皮瓣通过锐性分离，并使用双极电凝止血。背侧皮瓣首先分离，注意保护好伸肌腱的腱旁组织。然后，分离掌侧皮瓣及其下的神经血管束。保护好神经血管束的同时由远向近分离并指。拉开两指，保持牵引力下处理组织，有助于分辨血管神经结构。在近端解剖时注意标示血管神经的分叉处。在显微操作下可轻易分离出远端的指神经。若动脉分叉远离指蹼重建位置，处理方法前文已述。有时需要结扎指动脉。结扎动脉的选择有赖于邻侧指动脉是否成功分离。如两指的双侧指动脉均完好无损，常结扎较小的指动脉。然而，如果某一手指仍需再次手术（如二期并指分离），有时需结扎较大的动脉。如对侧动脉不清，可用血管夹夹闭指动脉后，松止血带，确认各指血运可靠。在嵌入皮瓣前，两指相邻边要进行减脂。减脂可减少皮瓣张力，改善手指整体外观。先缝合指蹼皮瓣，使其远端加入近侧指横纹，注意保持 45° 指蹼倾斜角，形成沙漏样结构。然后，指间三角皮瓣缝合，注意避免过多张力。使用 5-0 或 6-0 缝线（图 16-25，图 16-26）。

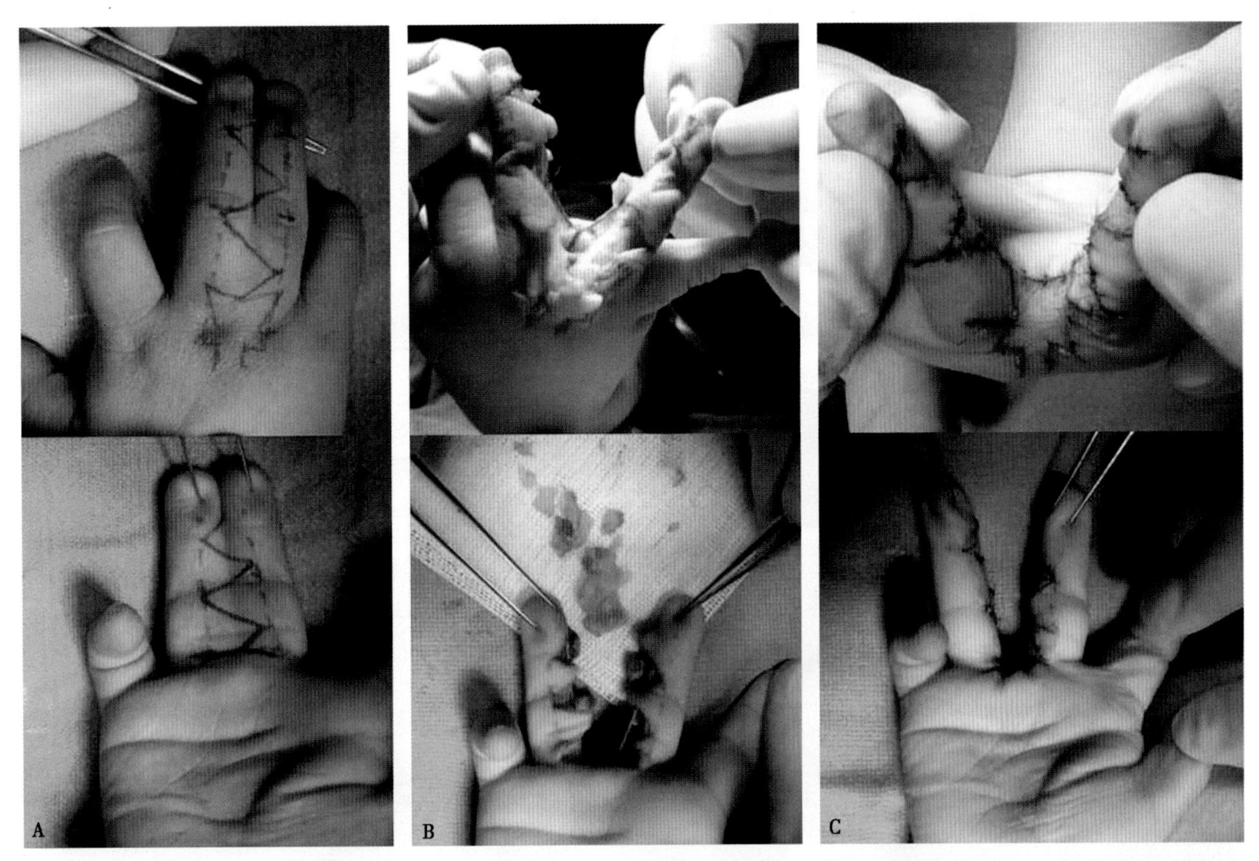

图 16-25 手术设计（A），保留神经血管束的精细减脂（B），指蹼沙漏样结构的成形、屈指横纹重建及三角瓣精确对合（C）

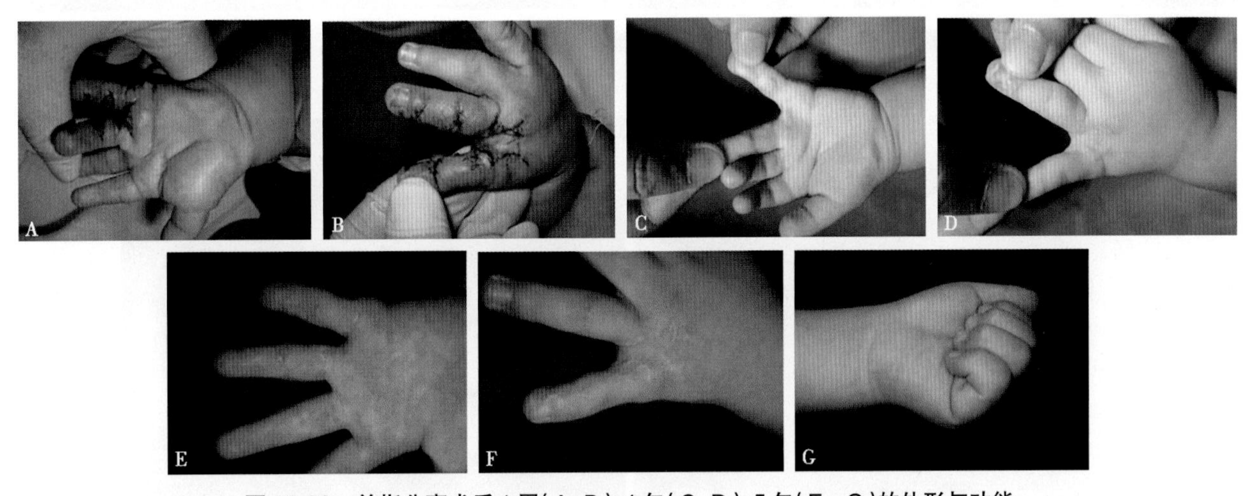

图 16-26 并指分离术后 1 周（A、B）、1 年（C、D）、5 年（E～G）的外形与功能

7. 术后并发症 早期并发症包括血管损伤、感染、伤口裂开及植皮坏死。术中精细分离可以避免血管损伤，术前修建清洁指甲可大大减少感染的发生，无张力缝合有助于避免伤口裂开，在血供良好的组织床上植皮可降低坏死率。

晚期并发症包括：①指蹼深度丢失，多由于皮瓣设计不佳，在手指基底部形成纵向瘢痕所致；也可与植皮坏死、指蹼皮瓣裂开等有关（图 16-27）。②关节挛缩（图 16-28），多由指间关节掌侧面瘢痕挛缩所致。这一并发症需切除瘢痕组织并进一步行皮肤移植，如局部有足够皮肤，也可行 Z 成形术延长瘢痕。③钩甲畸形、甲板歪斜，常由指尖、指腹软组织量不足导致。④关节不稳，多由于复杂并指分指后侧副韧带缺陷所致。⑤瘢痕疙瘩形成，大多与体质有关，常需要进行瘢痕疙瘩切除，重新植皮，进行瘢痕综合治疗

（图 16-29）。⑥术后继发畸形。复杂和复合性并指矫正术后，可出现指骨旋转、指骨偏斜，同时可能会出现手指功能不良。

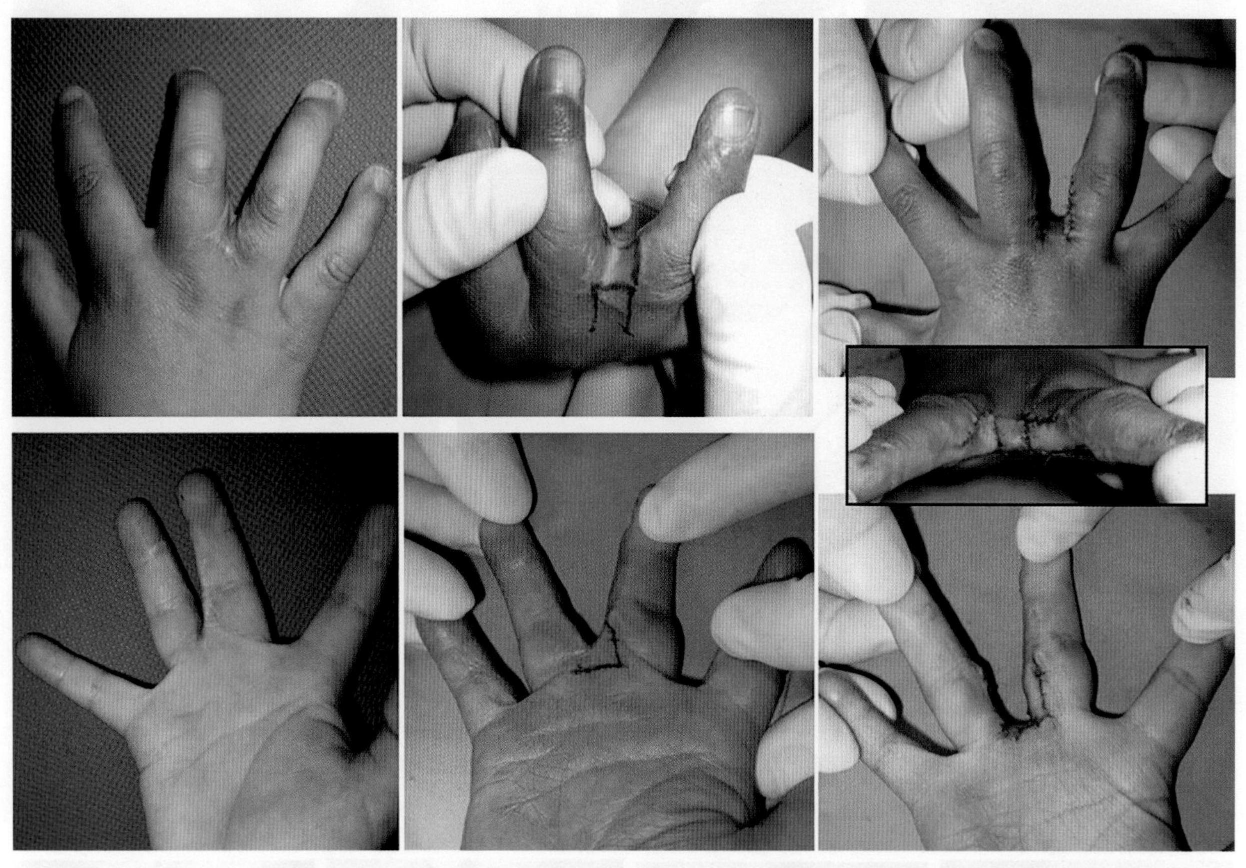

图 16-27　由于纵向瘢痕挛缩导致的指蹼深度丢失，笔者运用矩形瓣重新加深指蹼，重建手指亚单位结构

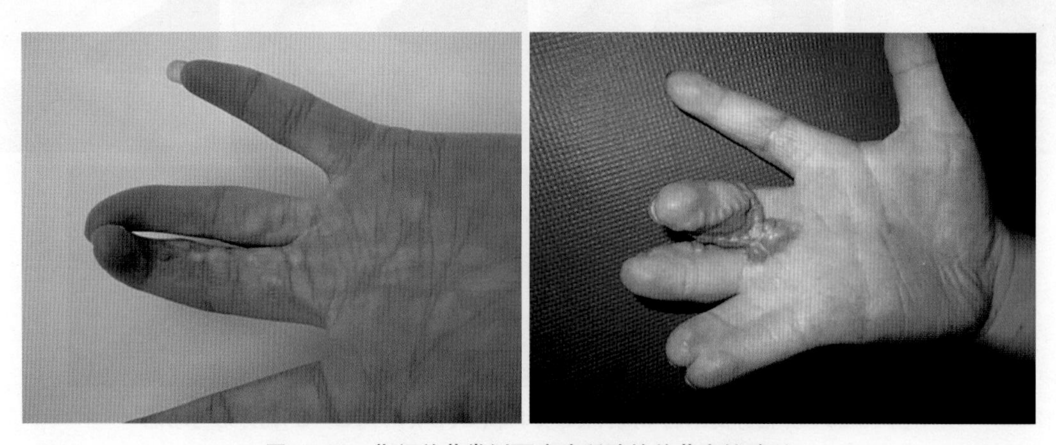

图 16-28　指间关节掌侧面瘢痕所致的关节挛缩畸形

皮片移植的并发症包括移植皮片成活不良、皮片收缩、指蹼变浅、毛发生长、色素沉着及增生性瘢痕。对于皮片移植而言，全厚皮片移植的效果优于断层皮片移植。断层皮片的皮肤收缩率为 40%，而全厚皮片的收缩率仅为 22%。

8. 并指术后瘢痕疙瘩的转归及管理　瘢痕疙瘩是继发于皮肤损伤后，以胶原过度沉积、超出最初损伤边缘呈浸润性生长、具有持续性强大增生力为特点的真皮纤维化疾病，常见于前胸、肩部、耳垂、上臂、面颊等部位。并指分离术后发生的瘢痕疙瘩相对罕见。瘢痕疙瘩的发病机制尚不明确，或与遗传、成纤维细胞功能、生物活性因子、胶原代谢、瘢痕体质、切口张力等相关。临床表现常有痒、痛与针刺感，影响

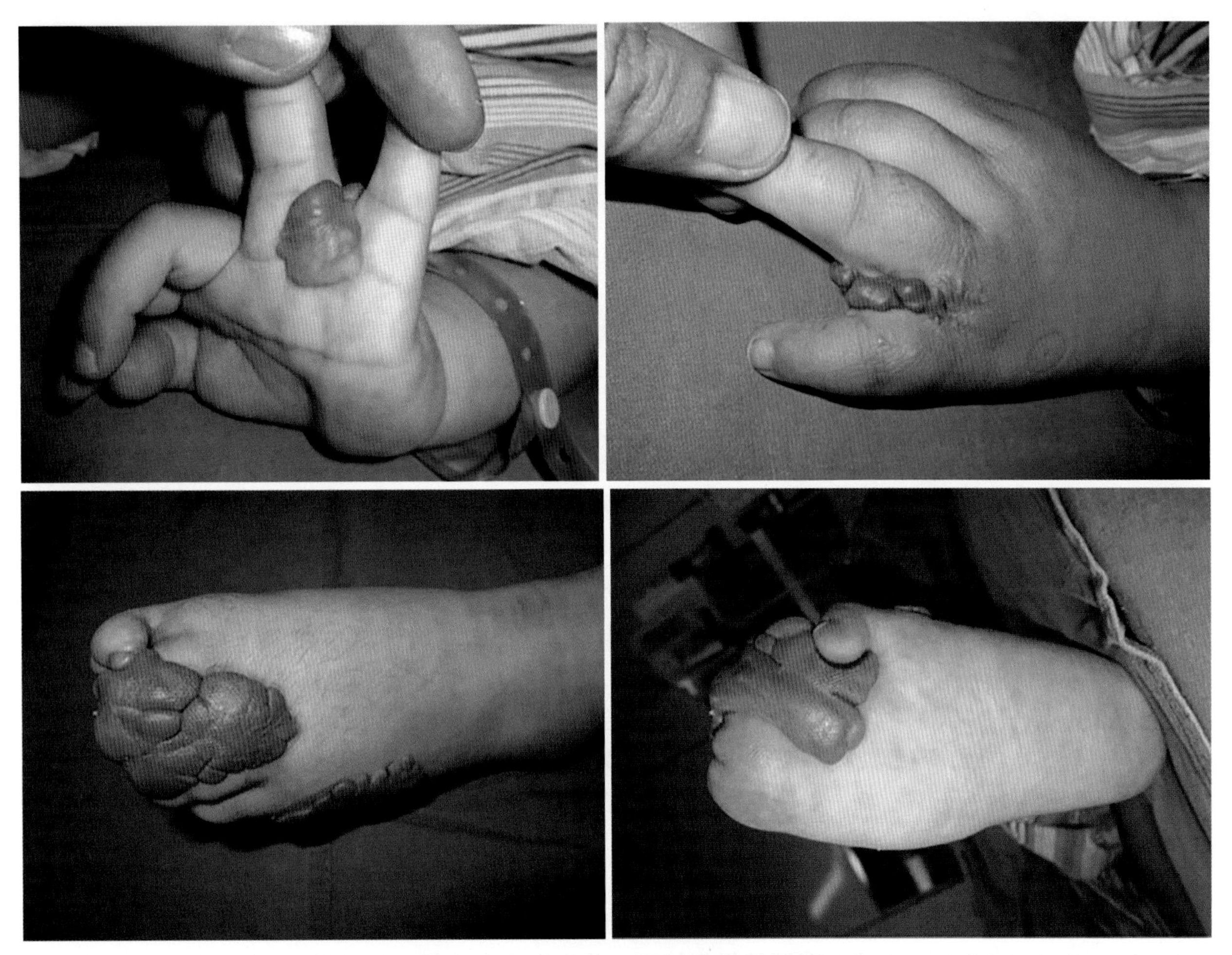

图 16-29 并指/趾分离术后瘢痕疙瘩形成

美观，手部瘢痕疙瘩常导致明显的功能障碍，给患者造成很大的精神心理负担。由于难以避免的复发性，目前对何时进行干预治疗、选择何种措施的争议颇多，随着对瘢痕疙瘩机制的不断认识，术后早期干预已成为共识。

早期干预方式包括：①瘢痕注射治疗，包括在瘢痕组织内进行氟尿嘧啶和类固醇类局部注射的标准方法。研究发现，低剂量甲氨蝶呤联合叶酸注射，可以对瘢痕组织生长起到良好的抑制作用，需要在出现瘢痕增生征象时及早进行。②光电治疗，该方法目前是临床研究热点，包括激光及其他相关治疗。强脉冲激光、595nm 脉冲染料激光的波长在血红蛋白的吸收峰范围，可以减少瘢痕供血，起到去红作用，适用于比较肥厚的增生性瘢痕或瘢痕疙瘩。③光纤治疗，将光纤导入瘢痕内部，直接的光热作用能够更加有效地发挥作用，促使瘢痕消退。④放射治疗，瘢痕疙瘩术后放疗应用于儿童，还存在争议，因其会增加诱发恶性肿瘤的概率、抑制骨骼发育，因此在临床上需要认真权衡利弊。⑤压力治疗，对指蹼采取压力治疗应术后早期开始，使用能对指蹼施加轴向压力的支具，可有效减少瘢痕疙瘩形成。临床上，某些病例可以观察到 2 年后瘢痕疙瘩自行萎缩的现象。因此，结合退缩期来进行治疗，可减轻患者的痛苦。

瘢痕疙瘩重在预防，术中的无菌操作、术后严防感染是第一道关口。预防性使用硅胶、压力治疗已成为术后的常规措施。一旦发生瘢痕增生现象，应早期干预，及时控制疾病进展。

（七）特殊病例的处理

1. 末端并指　末端并指是指远端融合而两指之间近端穿通，这是环状缩窄带综合征的一个特征（也称为羊膜带综合征）。50% 为双侧发病，50% 合并有缺指畸形。并指可表现为简单并指也可为远端多指融合形成指尖一团块的复杂并指。两指之间的缝隙可大可小（从针孔大小至宽阔通道），多位于指蹼以远（图 16-30）。环状缩窄以远的指体可水肿或萎缩。

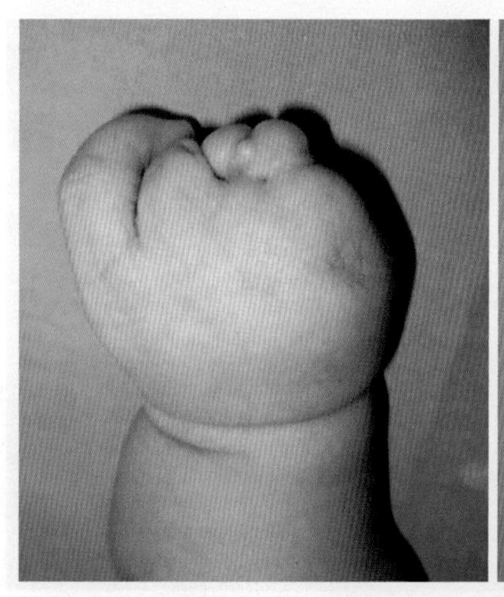
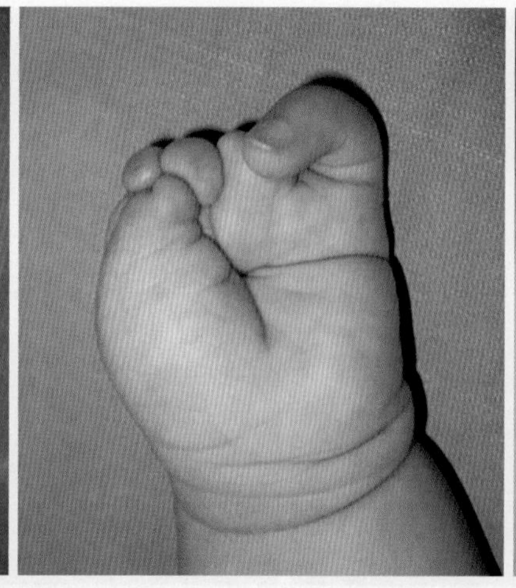
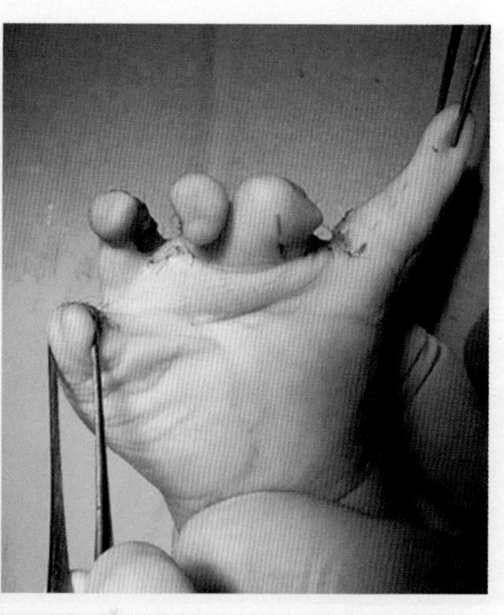

图 16-30 羊膜带综合征患者的并指，从背侧向掌侧有窦道，一般需要分次手术，首先分离指尖

治疗方法取决于远端畸形程度及窦道的位置和大小。远端指保存完好的轻度畸形可按常规分指，具体方法如前述。窦道可在重建表皮时一并覆盖或切除。若为更复杂的畸形，建议分期手术，分离指尖后延期重建结合处。分期手术使手指可以不受约束地生长。在严重畸形时，首选切除萎缩的指尖，因为将其与正常手指成功拼接的可能性很小。在松解并指时，缩窄环可一并切除并做 V-Y 成形。

2. Apert 综合征　Apert 综合征患者手部畸形的治疗安排，必须与颅面部及其他相关畸形的治疗相协调。这是一个复合手术，需要细致协调手外科与颅面外科的合作。手术目标是，2 岁前完成分指并纠正拇指畸形，从而使手功能正常发育。如果小指是有功能的，可以手术松解环小指的掌骨融合使小指可活动。肩、肘部很少实施手术。

手术的第一要务是重建足够大的虎口。一期手术按序松解皮肤、筋膜，延长手内在肌，腕掌关节囊切开从而使拇指列位于外展 45°位。轻微的虎口狭窄可用局部皮瓣如四瓣 Z 成形术。较重的狭窄伴有皮量不足，需要背侧旋转推进皮瓣或手背预行组织扩张。若为不完全的拇示指并指，笔者倾向于使用从示指桡侧做一移位皮瓣。示指皮瓣可开大虎口并缝合于鱼际纹处以纠正任何相关的屈曲、内收挛缩畸形。对更严重的虎口挛缩，Buck-Gramcko 曾报道成功应用一块大的背侧旋转皮瓣松解挛缩的病例。腹股沟及臂内侧的皮瓣可作为游离组织瓣移植。与人们普遍相信的情况相反，虎口的血管足以行微血管吻合。这种手术对麻醉的要求非常高，特别是需要一次进行双手的手术时。拇指的弯曲畸形必通过指骨截骨矫形术加以纠正。开放性楔形截骨术 + 骨移植可延长缩短了的拇指。截骨矫形术最好与分指术一期完成，术后可同时进行包括虎口开大及骨移植所需要的固定。移植骨可取自第 4、5 掌骨的骨性联合的分离手术。通常情况下，拇指桡侧会形成皮肤不足，可通过 Z 成形解决（图 16-31）。

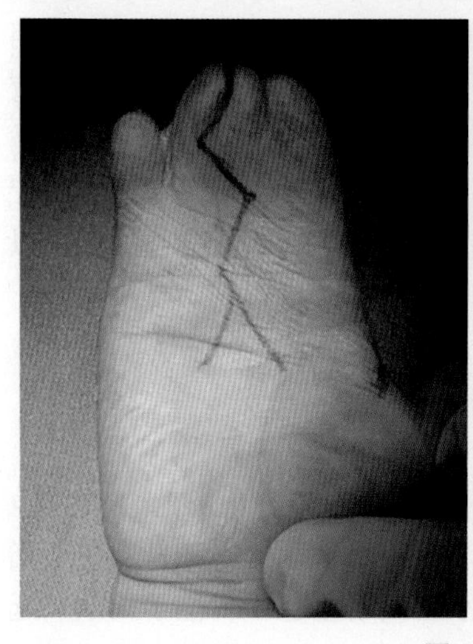
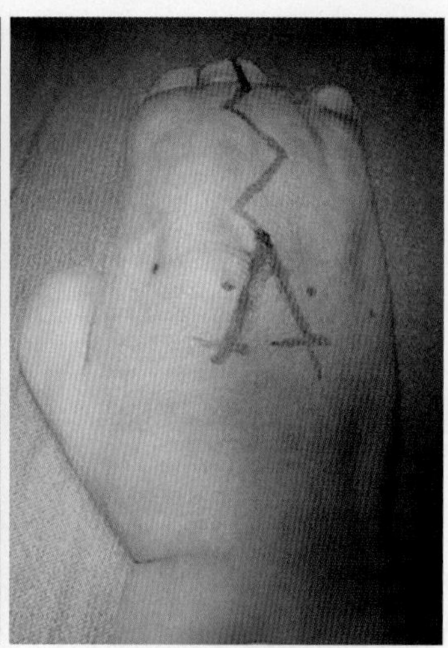
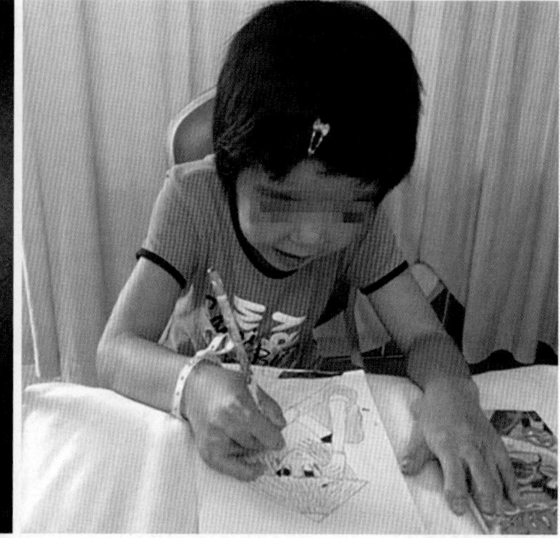

图 16-31 Apert 综合征手畸形的手术设计及术后功能

并指的手术分离一般分期进行，常见神经血管束异常。手术计划视虎口重建及示指状况而定。尽管希望能保留所有手指，但对于严重畸形的手指，如果预后不佳，可以放弃。三维 CT 可获取骨骼畸形的更多信息，可在行颅面部成像时一同进行。

当拇指松解后，抓紧机会松解远端骨联合，使蹄形手转变为如Ⅰ型的铲形手，这还有助于预防反复的指甲感染（患儿早期最常见的手部感染）。后续的各指分指手术分期进行，避免同时在一根手指的双侧进行手术。

对于严重的手部畸形，可分期松解。先分离远端骨性融合，并在两指间背侧做一纵向切口分离甲床。这一过程使复杂并指转变为简单并指，并使手指从骨性约束中解脱出来。指间缺损可用全厚皮片移植覆盖，使两指间可有一定程度的各自活动。移植产生足够的指腹皮肤，在后期分指时可重建甲襞等。Apert 综合征患者的手指伸展僵硬，并指的近端分离可采用直线切口，因为不存在其他患者在指间关节处纵向切口造成挛缩的风险。皮肤缺损用全厚皮片移植覆盖，因所需植皮量巨大，需要自下腹部取皮而非腹股沟区。需要强调的是，指蹼重建要让掌指关节能独立自由地活动，常用背侧皮瓣。

如小指有功能，需手术松解。环小指掌骨的骨性联合的松解，需要行筋膜或脂肪植入以避免复发。可以用切下来的骨质作为拇指弯曲畸形矫正术中用到的移植骨，Upton 的经验建议这一步最好在 5 岁后进行，可减少复发。第 5 指列的位置可通过松解腕掌关节、允许掌骨屈曲加以改善。

3．短指粘连畸形　短指粘连畸形（symbrachydactyly）以指蹼浅、指体短小为特征，常见于 Poland 综合征。多为单侧发病，严重程度从几乎完全缺指到相对完整的短指。当指体完整时，需手术治疗。手术方式为切断掌横韧带以增加各指的长度及活动度，指蹼处不应重建于两掌骨头之间过于近侧的位置，因为可能形成 V 形指蹼。Poland 综合征的手畸形多变，但中央数指最常累及，因为中节指骨较短，各指也较短。并指多为单纯性的，可为完全或不全并指。手术分离遵前述时机及技术。治疗安排与胸壁畸形的治疗（同侧肌肉移位）、女性乳房的重建相联合（图 16-32）。

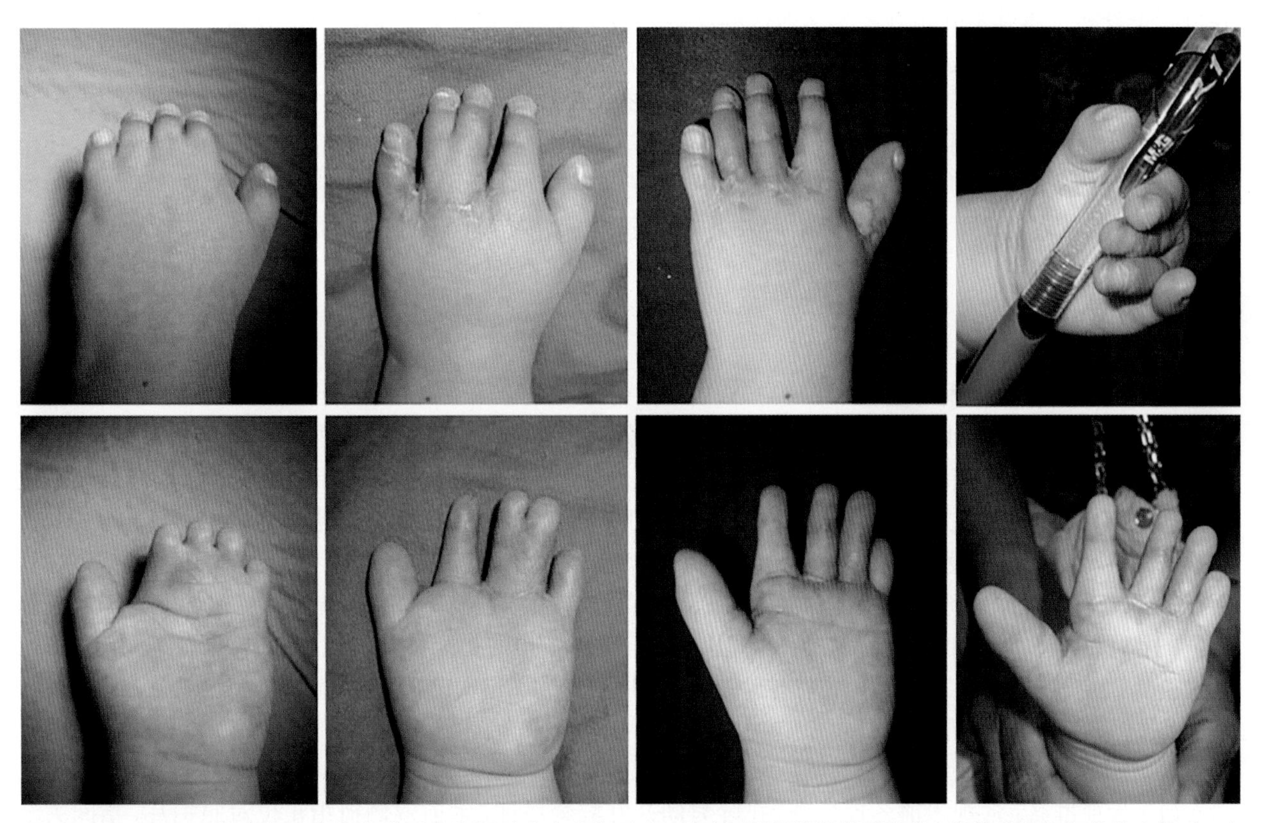

图 16-32　Poland 综合征短指粘连畸形患儿通过分次分指手术，重建屈指横纹及指蹼结构，指体获得良好的发育基础，功能与外形均有明显改善

4．并多指畸形　并指合并其他畸形中，以合并多指畸形最为常见。并多指畸形（synpolydactyly，SPD）需要与多并指畸形（polysyndactyly）相鉴别：前者指蹼中含有多余指骨，后者则无；后者由 *GLI3* 基因突变造成。

并多指畸形的治疗需要在手术前仔细评估患儿全身情况，并重点评估手足畸形。由于患儿年龄小，难以准确评估多余指与相邻并指之间的骨关节相连情况、内在肌发育情况，以及血管神经发育情况，术前可通过磁共振成像、超声及CTA等检查明确手足畸形的发育情况。复杂多并指畸形是否需要分离，一直存在争议。随着显微外科技术的提高，以及家属、患儿对手部功能和美学要求的提高，近年来人们对复杂并指合并多指畸形进行了分离，并获得满意效果。手术指征主要包括：①指间关节功能较差，而掌指关节功能良好的多指并指畸形中，骨性融合未累及掌指关节；②术后不加重指间关节功能的损伤，导致关节活动受限。手术并发症包括：术后关节不稳定、指骨力线异常、手指肌力不平衡、关节僵硬活动受限、瘢痕挛缩、指蹼爬行、指甲畸形等。手术方法包括：①皮肤覆盖，根据畸形的情况，灵活运用Z成形，将多余指皮肤用于覆盖分离的并指，骨性并连时，切开并连骨质，将并连皮瓣覆盖一侧，同时筋膜下皮瓣覆盖另一侧，筋膜瓣表面植皮，累及指间关节处时重建侧副韧带。②平衡肌力，严重并指多指畸形，存在内在肌指点异常，手术中需要根据具体情况行肌腱止点重建，重建掌横韧带。③调整骨关节力线，存在指骨力线异常时需截骨矫正，部分严重多指并指畸形存在三节拇、纵向括弧型骨骺等结构的斜指畸形，需要截骨矫正力线。

5. 营养不良型大疱性表皮松解症　营养不良型大疱性表皮松解症（epidermolysis bullosa，EB）患者的并指，并非真正意义上的先天畸形，而是鳞状上皮面瘢痕所致。EB是一种罕见的先天性起疱异质群体的病症。皮肤因不同层之间失去黏附而导致结构破坏。可根据起疱的程度和原因对其分类。单纯型大疱性表皮松解症由基底角化细胞层起疱所致，交界型大疱性表皮松解症由基底膜透明层起疱所致，EB则是由乳突真皮层Ⅶ型胶原蛋白的缺陷所致。EB伴随着真皮的反复损伤，导致并指和挛缩。常染色体显性和隐性遗传的EB已为人所知，常染色体隐性遗传的EB更为严重，手部畸形可进展为指端屈曲挛缩，使手指粘连成一团，拇指可能粘连在一起呈蚕茧状。手部的问题仅是复杂症状的一部分，病症需要多学科联合治疗。这些患者需各学科专家会诊，涉及专科包括皮肤科、消化科、眼科、口腔科、肿瘤科、心理科和麻醉科。手外科手术基于并指分离和挛缩松解及其后的皮肤重建。在这种情况下的并指（也被称为假性并指）通常由指间粘连引起，能够在去除瘢痕表面的包膜之后进行钝性分离。并指通常会导致指部屈曲挛缩或虎口挛缩。保留虎口是患儿手部功能恢复的关键。可从身体无瘢痕处取皮片移植（如腹股沟处）。局部皮瓣基本无法使用，因为在这些严重畸形的手上有太多的瘢痕。皮肤缺损可通过二期愈合或通过使用粘连指体上的皮肤，或切下的指部皮肤移植。虽然笔者成功地使用了腹股沟游离皮瓣来重建至关重要的虎口，但还是希望能使用中厚皮片。术后效果尚满意，但常常复发，再次手术的概率超过50%。

（王　斌　田晓菲　张红星）

二、多指畸形

（一）复拇畸形Ⅰ型和Ⅱ型

1. 概述　复拇畸形Ⅰ型为重复拇指在远节指骨分叉；复拇畸形Ⅱ型为重复拇指在远节指骨完全重复。Ⅰ型表现为共用一个指甲，且指甲变宽，中间可见分脊，Ⅰ型复拇要求手术治疗较少。Ⅱ型复拇表现形式多样，有多种亚分型。主次明确的Ⅱ型复拇方式为切除较小的重复拇，侧副韧带重建、甲缘重建。皮肤切口设计Z形切口，切口设计在侧方，防止线性切口挛缩。重复拇指具有独立的指甲、伸屈肌腱，指体往往存在侧偏畸形。手术切除较小指体，根据骨关节侧偏的原因矫正末节侧偏。指间关节粘连型为一类特殊类型的Ⅱ型复拇。X线片表现为Wassel Ⅱ型多指，但桡侧多指的指间关节以软骨融合，无主被动活动度。通过查体确定是指间关节粘连型的复拇指术前行磁共振成像确定关节面是否存在软骨连接。

2. 适应证　复拇畸形无论是否影响功能均具有手术指征，后述不再分析。

3. 手术方法

（1）术前准备：常规术前各项检查，排除婴幼儿麻醉禁忌证，术前双侧拇指正位对照拍片，指间关节粘连型可以行MRI检查观察关节形态（水合氯醛镇静）。确定主次拇指，切除发育较差的重复拇指。

（2）麻醉及体位：采用插管麻醉或者静脉复合麻醉+臂丛麻醉，仰卧位，上肢外展。

（3）手术操作

复拇畸形Ⅱ型：①切口：以桡侧多指为例，选择指间关节为Z形切口转折点，侧方锯齿状皮肤切口，沿桡侧甲沟掀起拇指桡侧皮瓣，指间关节平面切除桡侧指体，保留桡侧副韧带待重建。②骨关节侧偏矫正：若术前末节存在侧偏畸形，轻度关节倾斜可以行近节指骨头部分关节面成形，刀片切除部分关节软骨面。若近节指骨侧偏倾斜存在角度，指骨颈部进行楔形截骨。逆行穿入 0.8mm 克氏针并于指端穿出，复位骨折端后将克氏针穿过指间关节固定伸直位。调整韧带张力后用 5-0 PDS-Ⅱ线缝合侧副韧带止点于末节指骨桡侧面。③皮肤缝合：修建侧方皮瓣，多余皮肤切除，甲沟位置缝合一针内翻形成甲襞，其余切口锯齿状缝合。④包扎：无菌敷料包扎牢固，用弹力绷带防止纱布松弛，外用小夹板固定防止针头外露。⑤术后 4 周拆开包扎，拔针并开始功能锻炼，加压减轻瘢痕。

【典型病例】

患儿男性，6 岁。左手复拇畸形Ⅱ型，指间关节粘连型。行桡侧复拇切除，近节指骨颈部截骨矫正侧偏，侧副韧带重建，内固定（图 16-33）。

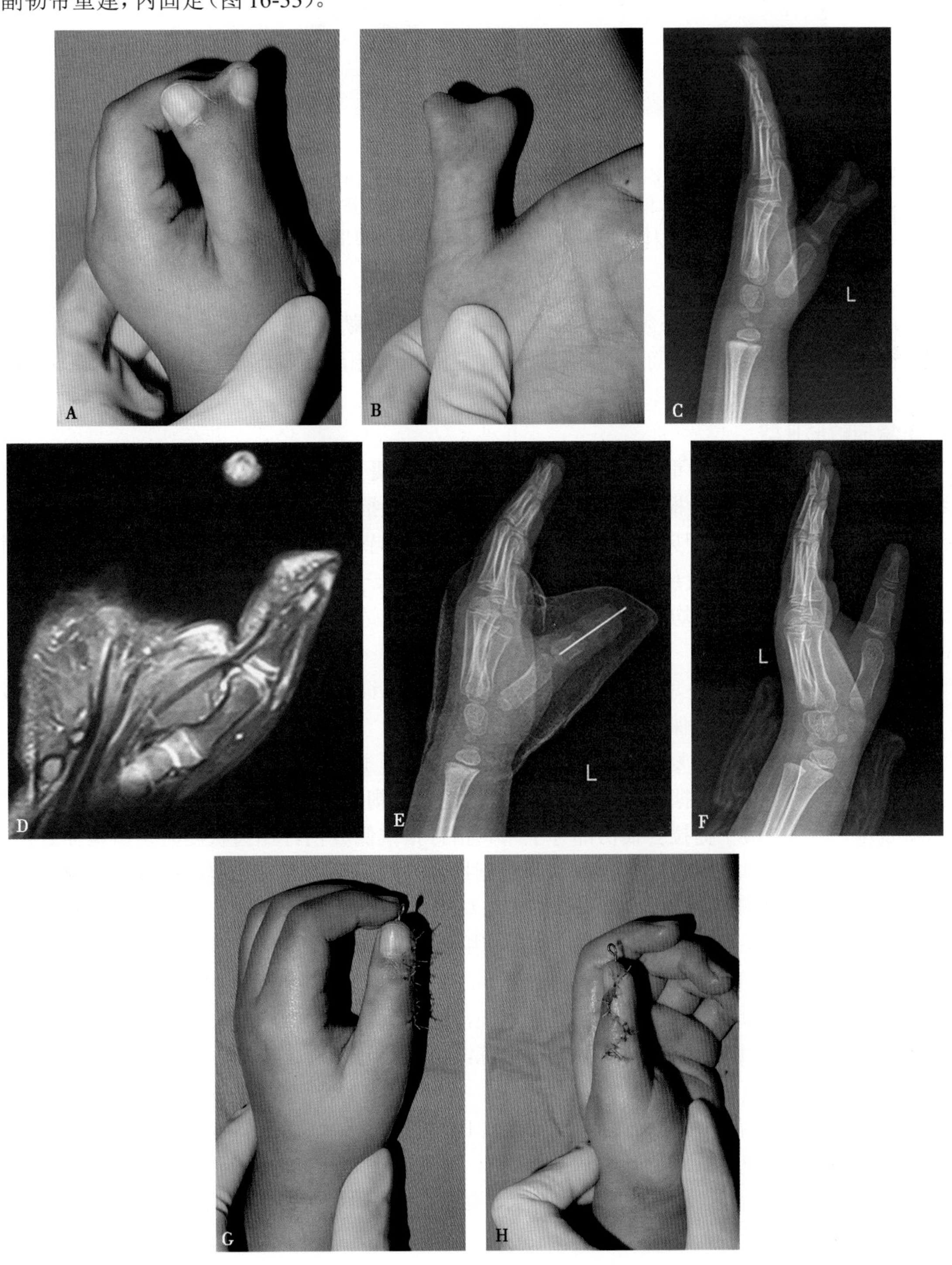

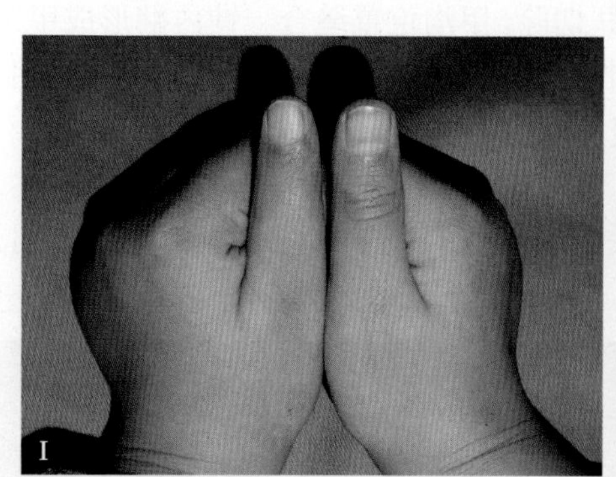

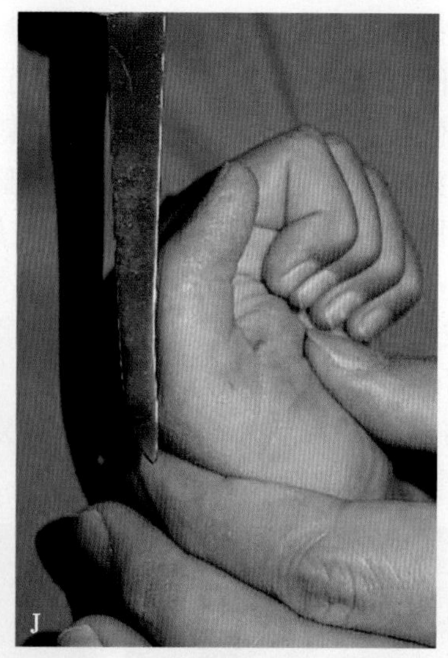

图 16-33 复拇畸形Ⅱ型

A. 术前背侧外观；B. 术前掌侧外观；C. 术前 X 线片；D. 术前磁共振成像；E. 术后即刻 X 线片；F. 术后 17 个月 X 线片；G. 术后即刻外观；H. 术后即刻侧面切口外观；I. 术后 17 个月复查双拇对照；J. 术后 17 个月拇指指间关节活动度。

4. 手术要点 ①皮肤切口必须锯齿状，防止线性挛缩侧偏发生。②术前判断骨关节主次之分，是否存在关节粘连。③截骨平面位于近节指骨颈部，避免损伤侧副韧带起点，尽量保留。④重视侧甲襞重建。

（二）复拇畸形Ⅲ型

1. 概述 复拇畸形Ⅲ型指重复拇指在近节指骨分叉。两个拇指均发育得较小，并且关节活动度较差，手术最佳方式是改良 BC。根据对侧拇指指甲宽度测量，指背、指掌侧分别行锯齿状皮肤切口，甲板剥离后，切除部分甲上皮扩大甲床，以保留发育较好一侧骨关节，关节外侧做切除一侧末节指骨的骨骺部分，只保留主指骺板。指骨皮质部分切除，将两个指骨合并为一体，仔细缝合甲床。

2. 适应证 两个指体发育均明显小于对侧拇指（<60%），适合改良 BC 术式。

3. 手术方法

（1）术前准备：常规术前各项检查，排除婴幼儿麻醉禁忌证，术前双侧拇指正位对照拍片，确定主次拇指，以发育较好的拇指做 BC 保留骨关节骨骺一侧。

（2）麻醉及体位：采用静脉复合麻醉 + 臂丛麻醉，仰卧位，上肢外展。

（3）手术操作：①切口：根据对侧拇指指甲宽度，确定复拇两个指甲需要保留的宽度，可以先预留多 1mm 指甲宽度，因术中镊子提拉会损伤部分甲床。指背指掌侧分别行锯齿状皮肤切口延伸到指间关节背侧。②拔甲：沿着指腹切口切开皮肤，以切除桡侧指体为例，桡侧末节指骨骨骺切除，并切除骨骺以远部分尺侧骨皮质，保留桡侧骨皮质，尺侧指体关节外切除部分远端桡侧骨皮质，使末节指骨相对缘对合平整，内翻的甲床剥离掀起，根据指骨对合的位置分别用 5-0 PDS-Ⅱ线缝合掌侧骨质双道，并用 0.6mm 克氏针横向固定末节指骨，修剪甲床，5-0 快薇乔线缝合一针甲上皮下缘的甲床，其余部分甲床用 9-0 Prolene 线间断缝合，皮肤缝合。③包扎：无菌敷料包扎牢固，用弹力绷带防止纱布松弛，外用小夹板固定防止针头外露。④术后 4 周拆开包扎，拔针并开始功能锻炼，加压减轻瘢痕。

【典型病例】

患儿男性，14 个月。右手复拇畸形Ⅲ型，行改良 BC 重建拇指术（图 16-34）。

4. 手术要点 ①改良融合切除一侧骨骺，保留一个相对发育较好的关节结构。②骨头刀削平整，对合避免出现局部凸起，掌侧缝合可以形成张力面，避免在背侧形成张力面。③拔甲后修复甲床，用 9-0 Prolene 线缝合减轻损伤。

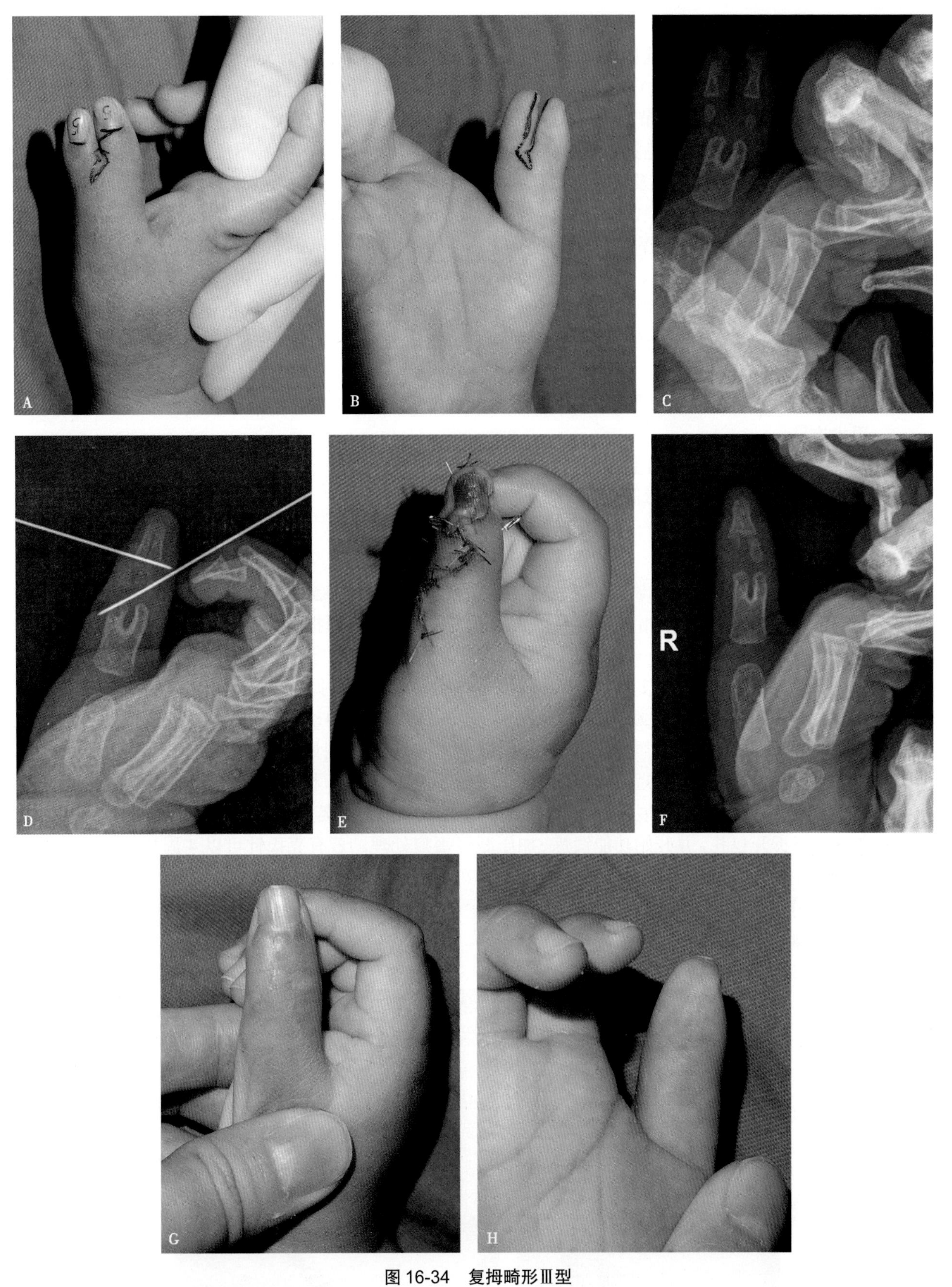

图 16-34　复拇畸形Ⅲ型

A. 术前背侧外观；B. 术前掌侧外观；C. 术前 X 线片；D. 术后即刻 X 线片；E. 术后即刻外观、甲床缝合；F. 术后 8 个月 X 线片；G. 术后 8 个月随访指背照片；H. 术后 8 个月随访指腹照片。

（三）复拇畸形Ⅳ型

1. 概述　复拇畸形Ⅳ型指重复拇指在掌指关节平面，根据不同的类型又分为A、B、C、D四型。ⅣA型发育不良型表形为桡侧多指发育不良，细小肉赘型甚至漂浮。手术同样注意是否有拇短展肌腱附着于多指上，需要重建于保留指体近节桡侧基底，完整切除避免骨骺残留。ⅣB型为主指尺偏型，拇指尺侧偏斜，常伴随虎口狭窄，X线片可见第1掌骨头膨大，掌骨颈部尺偏倾斜。手术不仅重建拇短展肌腱，需要第1掌骨颈部楔形截骨矫正侧偏及矢状位截骨且削掌骨头膨大部分。同时虎口开大Z成形。ⅣC型复拇表形为两个拇指同等大小均发育较小，手术重建拇短展肌腱同时，可以行改良BC或带血管神经蒂的岛状皮瓣扩容，改善指体细小外形。ⅣD型为分离汇聚型，常见蟹形畸形。两个拇指呈近节分离、末节汇聚表形。该类型拇指屈肌腱解剖变异，止点位于两拇指的末节基底相对缘，偏心止点，侧副韧带一侧松弛一侧紧缩，部分类型同时伴有近节指骨远端关节面倾斜角度。一系列解剖变异导致指体侧偏矫正较困难。手术矫正重视伸屈肌腱平衡及骨关节矫正，同时重视末节指体外形改善，常用岛状皮瓣改善指体不对称侧甲襞。

2. 适应证　各种类型复拇Ⅳ型，手术指征明确。

3. 手术方法

(1) 术前准备：同复拇畸形Ⅲ型。

(2) 麻醉及体位：同复拇畸形Ⅲ型。

(3) 手术操作

1) ⅣB型

A. 手术方式：①切口：拇指掌指关节桡侧锯齿状皮肤切口，延伸至掌骨远端-侧面切口。②探查复拇指指神经、指动脉解剖走行，指神经分叉位置存在变异，保留至拇指尺侧主指的桡侧指神经分叉，切断多指神经及电凝指动脉止血。分离拇长屈肌腱于分叉处切断多指指屈肌腱。背侧皮肤切口下掀起多指伸肌腱，于掌指关节平面解脱多指，沿着骨膜携带掌指关节囊剥离拇短展肌腱止点。切口近端显露掌骨头膨大，矢状面切除多指对应关节面部分骨质。对于18个月以内幼儿可以用刀片切削，对于大龄儿童可以用微型咬骨钳去除骨质。掌骨头倾斜角度根据术前X线片测量角度，若需要截骨则在掌骨颈部楔形截骨，单枚克氏针固定。拇短展肌腱用5-0 PDS-Ⅱ线缝合于近节桡侧止点。修剪皮肤，缝合。③包扎：无菌敷料包扎牢固，拇指外展位外用弹力绷带防止纱布松弛。若掌骨截骨则在外侧固定小夹板保护。④术后4周拆开包扎，并开始功能锻炼、加压减轻瘢痕处理。若有克氏针可以4周拔针并开始功能锻炼。

【典型病例】

患儿女性，8个月，左手复拇畸形Ⅳ型（图16-35）。

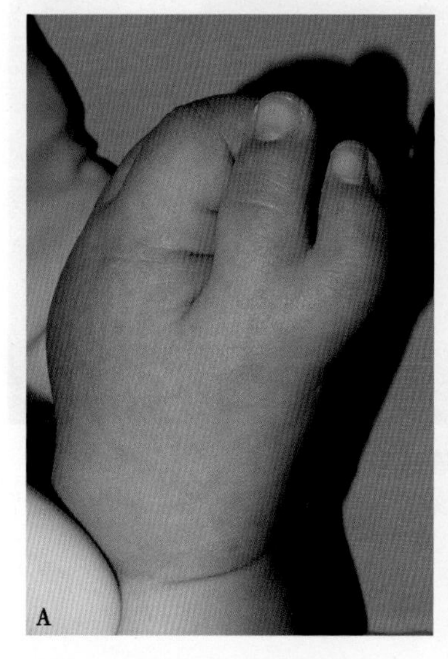

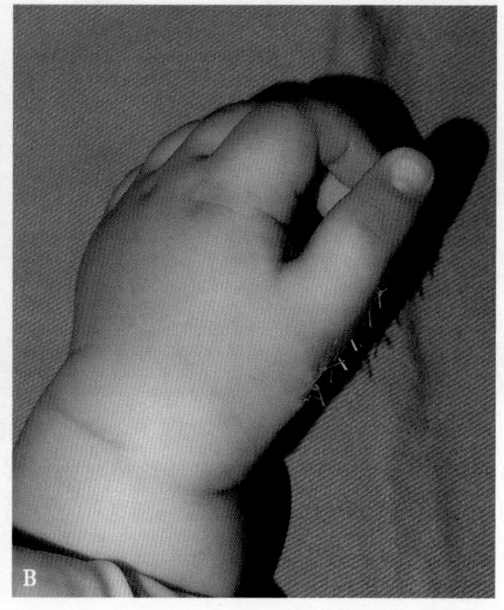

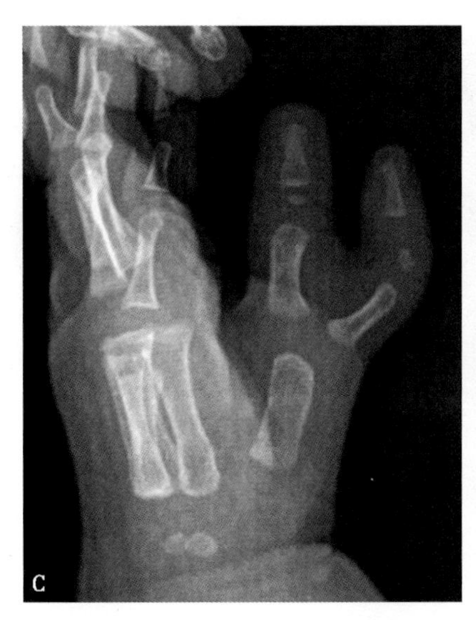

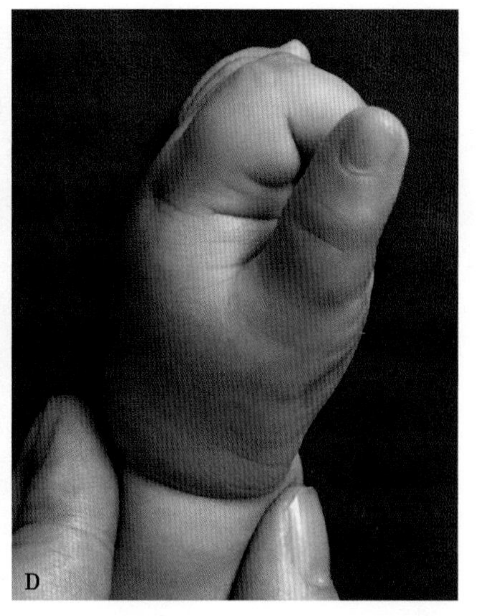

图 16-35　复拇畸形Ⅳ型

A. 术前背侧外观；B. 术后外观；C. 术前 X 线片；D. 术后 4 个月复查外观。

B. 手术要点：术前拍片必须确保拇指正位，确定第 1 掌骨是否存在尺偏角度，有尺偏角度必须截骨，防止术后出现拇指内收畸形。缝合拇短展肌腱止点需要合适的张力，这样做同样是为了避免术后拇指内收畸形。术后 4 周功能锻炼。

2）ⅣD 型

A. 手术方式：①切口：拇指掌指关节桡侧锯齿状皮肤切口，桡侧复拇指设计携带甲侧襞的靴形血管神经岛状皮瓣，皮瓣掌侧尖角位于指间关节横纹，背侧尖角位于甲上皮以近。尺侧拇指桡侧皮肤同样设计靴形皮瓣，桡侧复拇指靴形皮瓣替代尺侧主指的桡侧皮瓣，以增加甲侧襞。指间关节尺侧皮肤做连续 Z 形切口。②首先切开近节桡侧皮肤，探查桡侧指动脉神经血管束的走行，确定神经血管束正常发育，切开皮瓣切口，于屈肌腱腱鞘浅层分离皮瓣，仔细探查指动脉关节支，结扎指动脉关节支，将皮瓣携带神经血管束游离至掌指关节平面，桡侧复拇指的拇长屈肌腱从止点切取下，拇长伸肌腱从止点切取待用，拇短展肌腱于止点切取，携带掌指关节桡侧关节囊软组织，将复拇指切除，5-0 PDS-Ⅱ线缝合拇短展肌腱至尺侧指体近节桡侧基底，重建拇指对掌功能。此时皮瓣、伸肌腱、屈肌腱游离完毕，于指间关节尺侧切口，探查尺侧关节韧带组织，做韧带紧缩，并通过皮下隧道将桡侧拇长屈肌腱以 5-0 PDS-Ⅱ线缝合于尺侧末节基底，拇长伸肌腱止点通过背侧皮下隧道缝合于末节尺背侧。此时指间关节已经矫正立线伸直位。单枚 0.6mm 克氏针固定指间关节于伸直位。③包扎：无菌敷料包扎牢固，放松止血带观察皮瓣血运，血运正常可以直接包扎指端伤口。拇指外展位外用弹力绷带防止纱布松弛。在外侧固定小夹板保护。术后 4 周拆包拔针，白天继续支具或小夹板固定伸直位 3 周，夜间固定 3～4 周，开始功能锻炼、加压减轻瘢痕处理。

【典型病例】

患儿女性，12 个月，左拇指复拇畸形ⅣD 型，行桡侧复拇切除，肌腱平衡，靴形岛状皮瓣重建侧甲襞（图 16-36）。

B. 手术要点：术前拍片必须确保拇指正位，确定近节指骨头关节面倾斜角度，若倾斜角度>20°，术中根据情况需要近节指骨远端截骨矫正。术中解剖桡侧皮瓣指动脉关节支需小心，避免切断指动脉，若损伤指动脉及时更改手术方案，调整手术切口。平衡肌腱调节伸屈肌腱缝合张力。以术后即刻外观轻度矫枉过正为比较合适的张力。

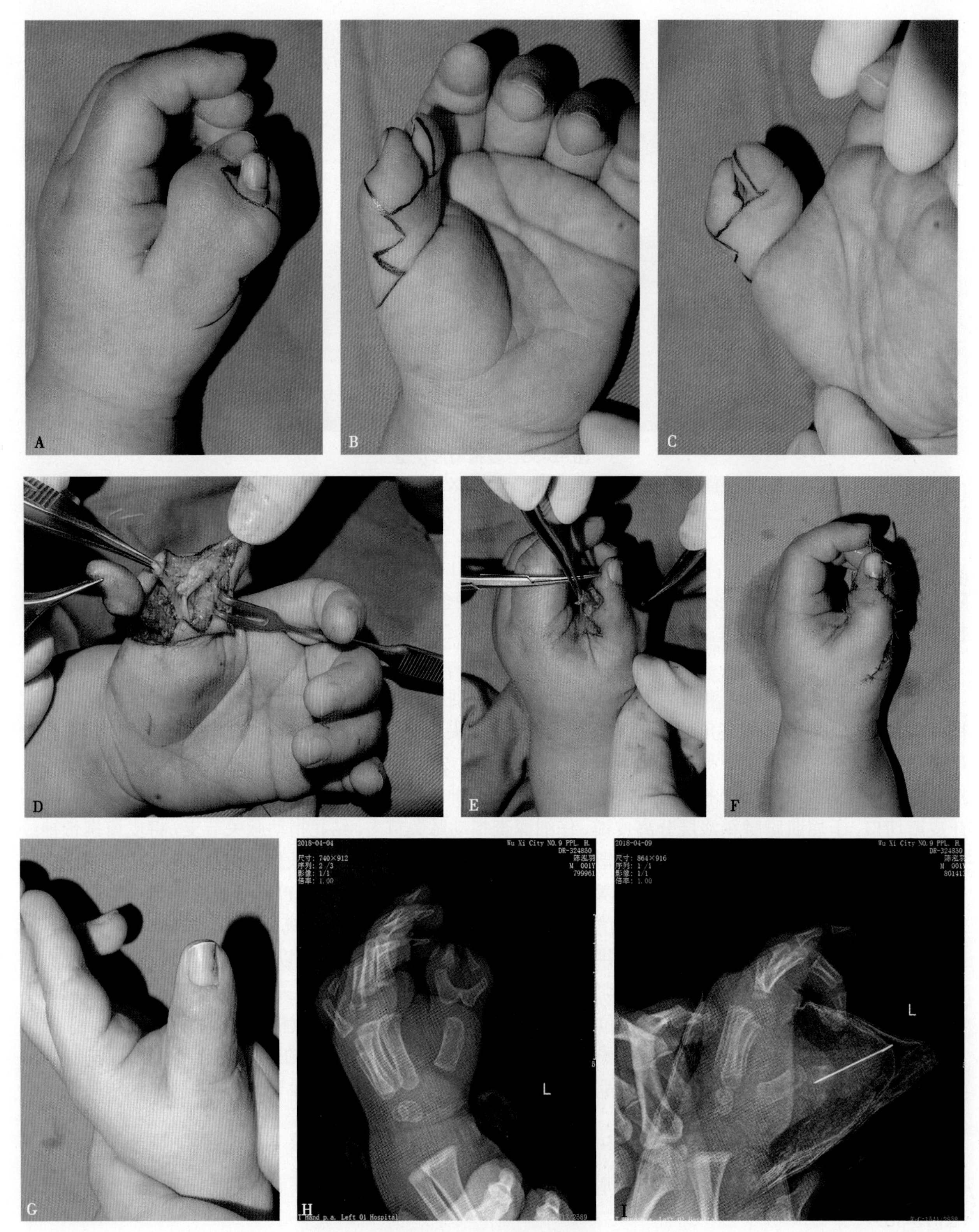

图 16-36　复拇畸形ⅣD 型

（四）复拇畸形Ⅴ型

1. 概述　复拇畸形Ⅴ型，表现为第 1 掌骨平面分叉重复。分叉平面靠近掌骨颈部或中段均有表现，一般以尺侧指为主干指，尺侧指体掌指关节尺侧关节囊可有不稳定松弛现象，术前仔细检查掌指关节稳定性，若尺侧关节囊松弛不稳定，术中同时于虎口切口行关节囊紧缩。第 1 掌骨存在尺偏角度，需要进行截骨矫正。

2. 手术方法

(1) 术前准备：常规术前各项检查，排除婴幼儿麻醉禁忌证，术前双侧拇指正位对照拍片，确定主次拇指，确定第1掌骨尺偏角度，切除桡侧发育较差重复拇指。

(2) 麻醉及体位：采用静脉复合麻醉+臂丛麻醉，仰卧位，右上肢外展。

(3) 手术操作

1) 切口：以桡侧多指为例，桡侧复拇指侧方S形皮肤切口。

2) 探查复拇指指神经、指动脉的解剖走行，指神经分叉位置存在变异，保留至拇指尺侧主指的桡侧指神经分叉，切断多指神经及电凝指动脉止血。分离拇长屈肌腱于分叉处切断多指指屈肌腱。背侧皮肤切口下掀起多指伸肌腱，于掌骨分叉平面截骨，切除多指，沿骨膜携带掌指关节囊剥离拇短展肌腱止点。掌骨尺侧倾斜角度根据术前X线片测量角度，在分叉处楔形截骨矫正侧偏，第一掌骨分叉处容易残留部分指骨，需切除彻底，容易残留凸起。单枚克氏针固定。拇短展肌腱用5-0 PDS-Ⅱ线缝合于近节桡侧止点。修剪皮肤，缝合。

3) 若掌指关节尺侧关节囊松弛，可以在虎口做Z形皮肤切口，探查关节囊，交叉紧缩缝合关节囊。

4) 皮肤缝合：修剪侧方皮瓣，多余皮肤切除，逐层美容缝合皮肤。

5) 包扎：无菌敷料包扎牢固，外用弹力绷带防止纱布松弛。外用小夹板固定防止针头外露。

6) 术后4周拆包拔针并开始功能锻炼、加压减轻瘢痕处理。

【典型病例】

患儿男性，12个月，右拇指复拇畸形Ⅴ型，行桡侧复拇切除，掌骨截骨矫正，内固定(图16-37)。

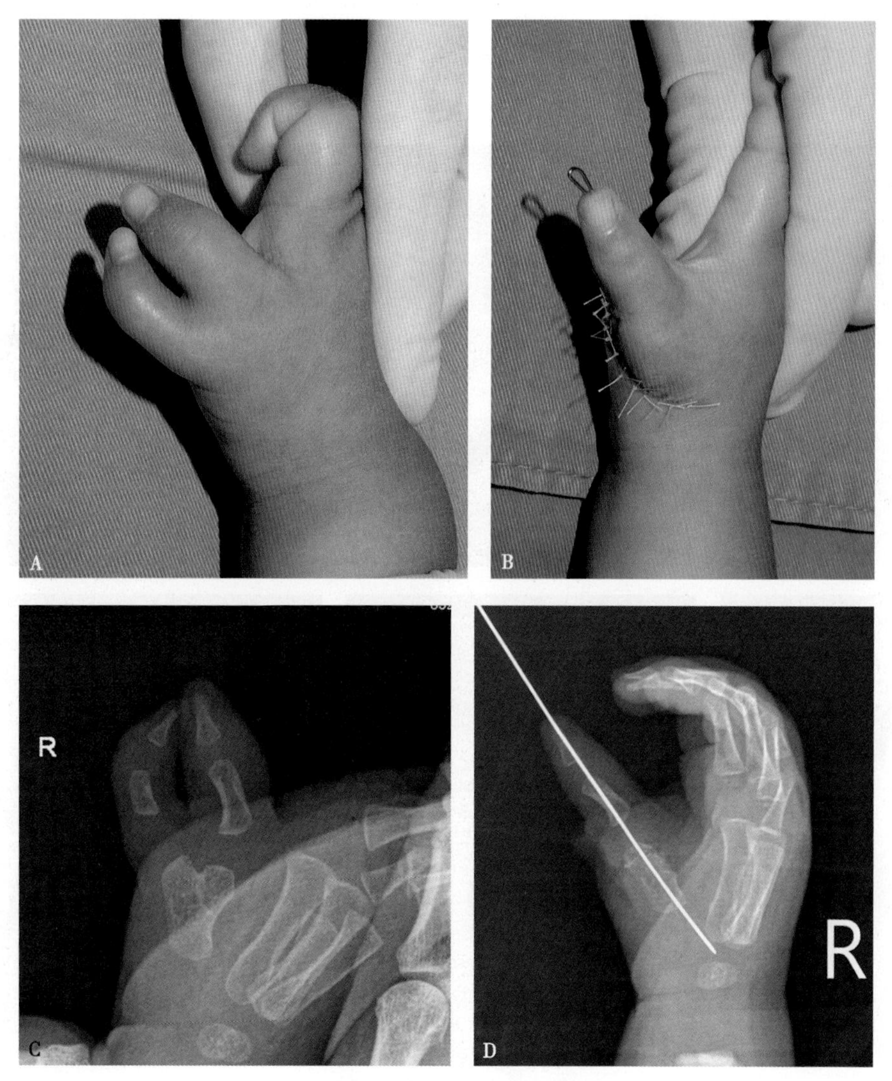

图16-37 复拇畸形Ⅴ型

3. 手术要点　①术前拍拇指正位片确定第1掌骨尺偏角度，分叉平面。②术前检查掌指关节稳定性，判断掌指关节尺侧关节囊是否需要紧缩。③拇短展肌腱止点尽量长段剥离备用。

（五）复拇畸形Ⅵ型

1. 概述　复拇畸形Ⅵ型，表现为腕掌关节平面分叉的复拇，常见表现为第1掌骨及复拇指掌骨在腕掌关节平面呈倒“八”字，掌指关节以远汇聚。该型表现尺侧主指掌骨内收，虎口狭窄，由于掌指关节尺侧关节囊松弛，呈现假虎口开大。同时伸肌腱发育不良，往往需要加强伸肌力量。手术需要矫正腕掌关节立线，掌骨外展，虎口开大，掌指关节尺侧关节囊紧缩。

2. 麻醉及体位　采用静脉复合麻醉+臂丛麻醉，仰卧位，右上肢外展。

3. 手术操作

（1）切口：设计拇指背侧M形皮瓣，以尺侧指体背侧皮瓣开大虎口，桡侧复拇指背侧皮瓣修复尺侧主指背侧皮肤缺损。

（2）背侧M形皮瓣切开，显露背侧伸肌腱，一般可见伸肌腱发育不良，游离桡侧多指神经备用。腕掌关节平面切除桡侧多指。保留拇长展肌腱止点重建于尺侧指掌骨基底。松解尺侧指体内收肌，外展第1掌骨矫正内收立线。同时紧缩尺侧掌指关节囊，克氏针固定第1掌骨伸直位及1～2掌骨间克氏针固定维持掌骨外展位。伸肌腱加强缝合后背侧皮瓣缝合，拇指背侧皮瓣覆盖成形虎口。桡侧冗余皮肤修剪后缝合。

（3）包扎：无菌敷料包扎牢固，外用弹力绷带防止纱布松弛。短臂石膏外固定。

（4）术后4周拆包，拆除石膏，拔针并开始功能锻炼、加压减轻瘢痕处理。

【典型病例】

患儿男性，14个月，左拇指复拇畸形Ⅵ型，行桡侧复拇切除，腕掌关节成形，掌骨矫正立线，虎口开大，关节囊紧缩内固定（图16-38）。

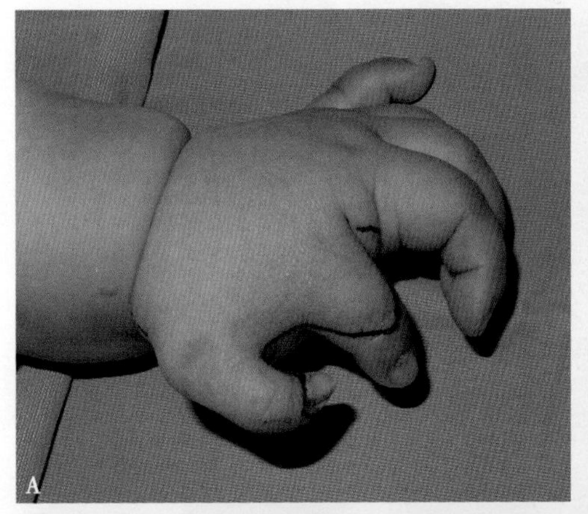

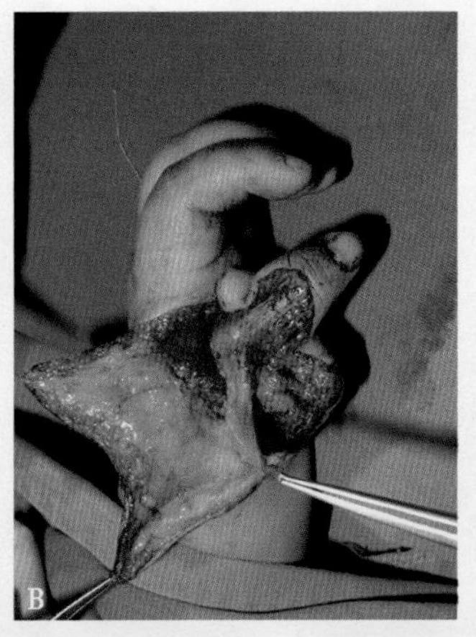

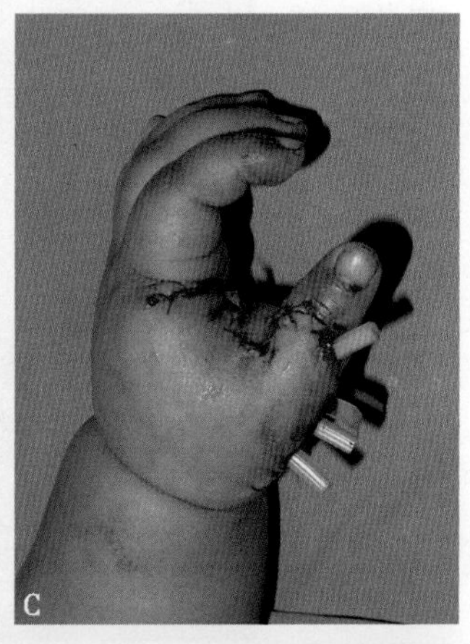

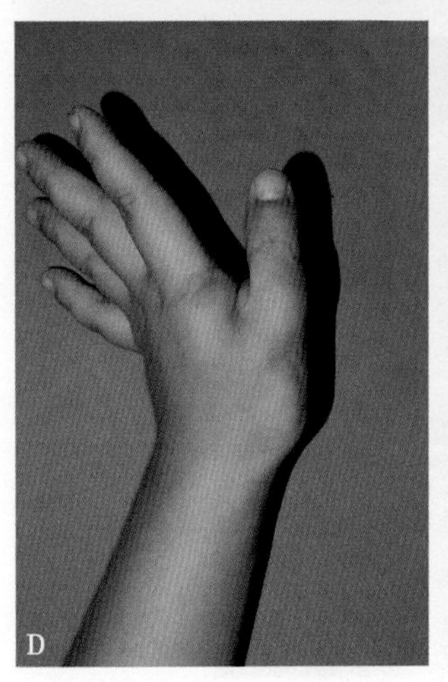

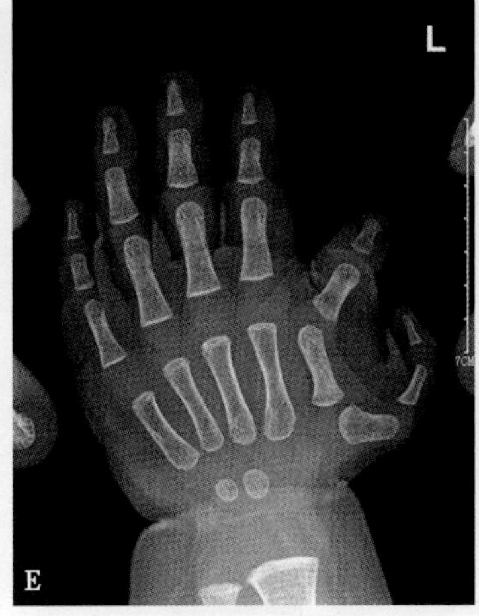

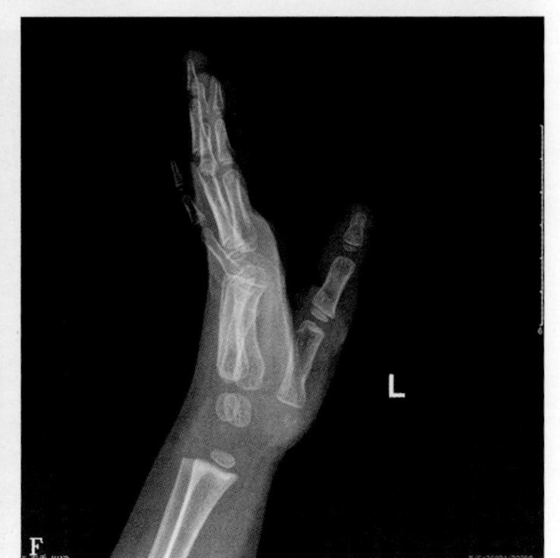

图16-38　复拇畸形Ⅵ型

4. 手术要点 ①术前检查掌指关节稳定性，尺侧指体掌指关节往往松弛，假虎口，需要明确重建的结构。②腕掌关节成形掌骨立线矫正后，维持掌骨避免内收，1～2 掌骨间的克氏针固定是必要的。③术前检查伸肌腱力量，往往需要加强伸肌腱。

（六）复拇畸形Ⅶ型

1. 概述 复拇畸形Ⅶ型，表现为无论何平面的重复拇指，均伴有三节拇。该型表现多样，三节拇同样有不同的分型，并且三节拇需要与骨骺肥大相鉴别。本部分内容以常见复拇伴三节拇举例说明。常规术前各项检查，排除婴幼儿麻醉禁忌证，术前双侧拇指正位对照拍片，确定主次拇指，确定三节拇形态，与骨骺肥大鉴别。必要时需行磁共振检查明确是否骨骺肥大。切除发育较差重复拇指，针对不同形态三节拇行骨块切除或关节融合一个。

2. 麻醉及体位 采用静脉复合麻醉＋臂丛麻醉，仰卧位，右上肢外展。

3. 手术操作

（1）切口：以桡侧掌指关节平面多指为例，桡侧复拇指侧方 S 形皮肤切口。三节拇桡侧 Z 形皮肤切口。

（2）分离拇长屈肌腱于分叉处切断多指指屈肌腱。背侧皮肤切口下掀起多指伸肌腱，于掌指关节平面切除多指，沿骨膜携带掌指关节囊剥离拇短展肌腱止点。拇短展肌腱用 5-0 PDS-Ⅱ线缝合于近节桡侧止点。修剪皮肤，缝合掌部切口皮肤。指间关节桡侧 Z 形皮肤切口，探查中间多余指节，确定两头关节软骨面存在为三节拇骨块，可以切除骨块，5-0 PDS-Ⅱ线缝合桡侧关节囊韧带，单枚 0.6mm 克氏针纵向固定指间关节于伸直位，缝合皮肤。

（3）包扎：无菌敷料包扎牢固，外用弹力绷带防止纱布松弛。外用小夹板固定防止针头外露。

（4）术后 4 周拆包，拔针并开始功能锻炼、加压减轻瘢痕处理。

【典型病例】

患儿男性，11 个月，左拇指复拇畸形Ⅶ型，主指三节拇，多指于掌指关节平面。行桡侧复拇切除，三节骨块切除，侧副韧带重建，内固定（图 16-39）。

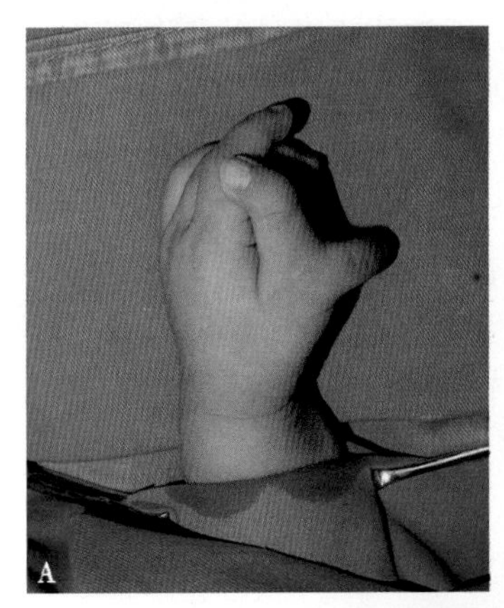

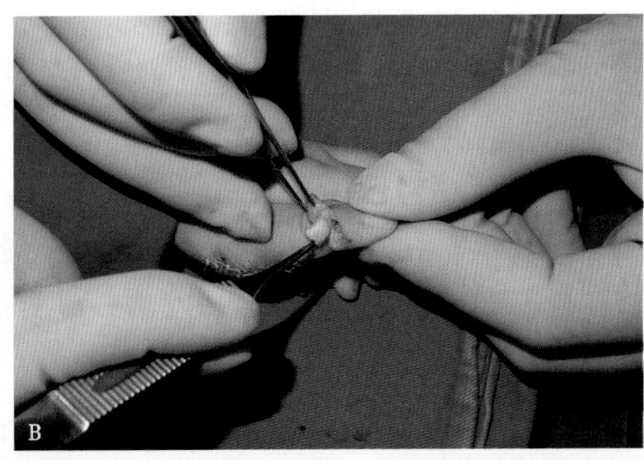

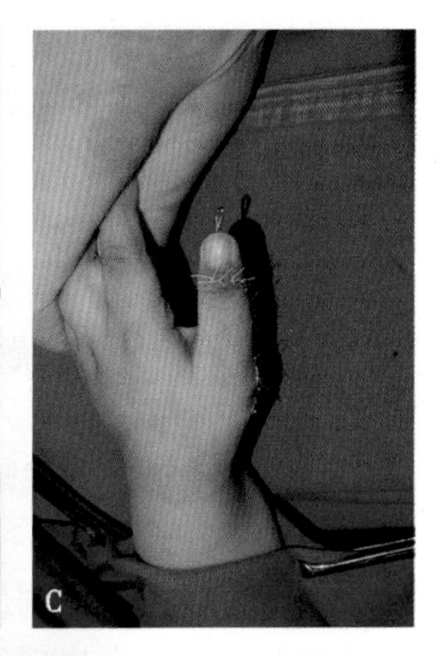

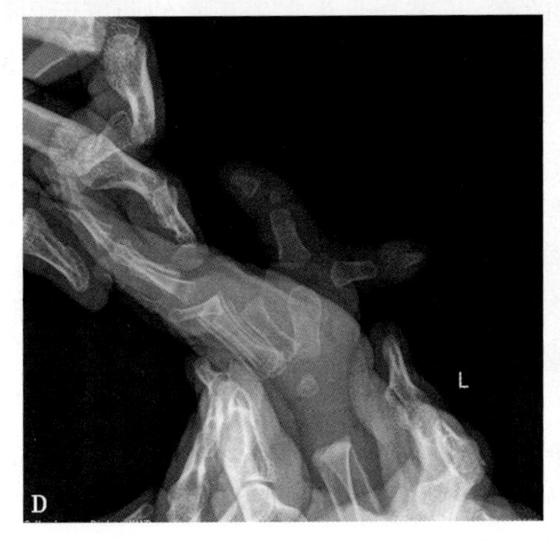

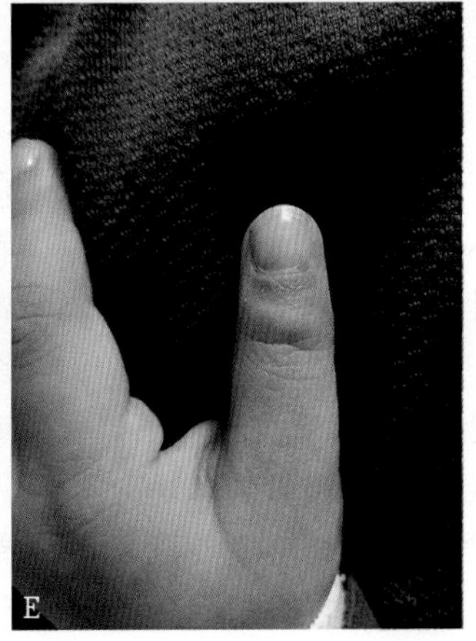

图 16-39 复拇畸形Ⅶ型

4. 手术要点 ①术前拍拇指正位片确定三节拇分型，并与骨骺肥大鉴别。②三节拇是否切除或融合根据骨块形态特点及关节活动度来确定。不同的年龄手术方案略有区别。骨骺闭合后处理三节拇融合更容易。③骨骺肥大需要在骨骺内截骨，确保生长线及关节面不受损伤。

（沈小芳）

三、屈指畸形

（一）概述

屈指畸形是指近指间关节（proximal interphalangeal joint，PIPJ）的非特异性屈曲畸形。自 1968 年 Smith 和 Kaplan 对弯曲指畸形进行详细描述以来，关于屈曲指畸形的临床特征和治疗方法都有所不同。发病年龄和累及手指的数量是整个临床表现的主要特征。该病不伴有关节内或关节周围肿胀，掌指关节和远指间关节不受累，但可能会出现继发的代偿性畸形。屈曲指畸形可以分为弹性或可复性和固定不可复性两类。两种类型的治疗方法不同。

屈曲指畸形的发病率小于 1%，多数病例散发。但是，该病可以遗传并认为是常染色体显性遗传，患者有不同的基因表达度和不完全外显率。大多数病例为轻度并无症状，不需要手术，重度者多累及多个手指，多是复杂畸形综合征的手部伴发畸形。约 2/3 的患者双侧发病，但程度通常不对称。

（二）分型

屈曲指畸形分为 3 型，Ⅰ型最常见，婴儿期既有畸形并单独出现。Ⅱ型在青春前期才会表现，为后天性或青春期类型，女性多见。此型患者多不能自行改善并且可能进展为严重的屈曲畸形。Ⅲ型畸形通常为严重的畸形并累及多指和双侧肢体，同时合并多种综合征。

（三）病因及病理改变

该病的准确病因尚不清楚，对其发病机制也没有一致的看法。屈曲指畸形中最常见的异常见于指浅屈肌腱和内在肌（蚓状肌和骨间肌）。其中指浅屈肌腱表现为挛缩、发育不良或肌肉无功能。肌腱可能发自掌腱膜或腕横韧带而非肌腹。在婴儿期和青春期的快速生长阶段中，不正常的肌腱结构不能随之生长，造成近指间关节屈曲畸形。异常的蚓状肌也被认为是屈指畸形的主要病因，包括缺如、起止点的异常等。

（四）诊断

Ⅰ型患者在婴儿期既有畸形并单独出现。Ⅱ型患者开始时畸形较轻，在青春前期快速进展，常累及小指，手指成角和外形问题而非肿胀、疼痛是患者的主要症状。固定的近指间关节挛缩意味着屈肌腱鞘、缰绳韧带、掌板存在挛缩。如果腕关节和掌指关节屈曲时可以增加近指间关节的被动活动度，说明存在指浅屈肌腱挛缩。在弹性畸形中，中央束固定试验有助于判断中央腱束的完整性。

（五）影像学表现

应用前后正位和侧位 X 线片评估近指间关节外形及周围骨骼情况。病史长的病例影像学表现异常，近指间关节周围会出现继发于长期屈曲畸形的改变，近节指骨头丧失正常的曲度而出现畸形。屈曲的中节指骨基底会使近节指骨颈掌侧产生凹痕。中节指骨基底通常扁平并且可能向掌侧半脱位。

（六）治疗

1. 保守治疗 保守治疗是治疗轻度屈指畸形的主要方式。<30°的屈指并不影响日常活动，为避免病情进展可以非手术治疗。正规治疗通常包括牵引、支具及序列石膏。对婴儿，支具需包括前臂以减少脱落。无论开始使用何种支具，间断的支具固定需要持续很长时间，直到骨骼发育成熟。

2. 手术治疗 非手术治疗失败或严重畸形需要手术治疗。治疗方法包括松解全部受累结构，包括筋膜、皮肤、肌腱、腱鞘、关节囊和侧韧带，重建或加强伸肌装置及必要的骨关节的矫正手术。手术需要解决所有的潜在致病因素和继发畸形。

（1）切口：根据挛缩的程度和皮肤条件选择使用近指间关节掌侧或侧正中切口。轻、中度屈曲挛缩可通过 Z 成形术进行治疗。严重的挛缩可使用全厚皮片移植或局部皮瓣。

（2）挛缩松解：近指间关节挛缩程度决定松解范围。对所有不正常的筋膜和纤维条索予以松解，为了获得足够的背伸可能还需松解屈肌腱鞘、指浅屈肌腱、缰绳韧带、侧副韧带和掌板。检查手指中的异常结构，特别是手内在肌和指浅屈肌起、止点，切除异常结构，彻底松解指浅屈肌腱尤其是其止点。直至达到近指间关节足够的背伸功能，使用Z成形术关闭切口，如皮肤有缺损需要行全厚皮片移植或皮瓣修复。

（3）肌腱移位术：对手内在肌功能不全者可以使用肌腱移位治疗。应用小指指浅屈肌腱移位到伸肌装置能降低近指间关节屈曲力量而增加背伸力量。方法是在A3滑车处切断指浅屈肌腱，并在A1滑车近端牵至手掌，通过蚓状肌管至手指侧背方并编织于侧腱束和中央束。调整张力到掌指关节屈曲30°时近指间关节完全伸直。小指指浅屈肌腱不正常时可应用环指指浅屈肌腱。肢体制动在腕关节屈曲30°、掌指关节屈曲、指间关节伸直位4周。

（4）骨关节矫治术：对伴有继发骨改变的严重近指间关节屈曲畸形通常不适合进行挛缩松解和肌腱移位术。对这些病例，矫正骨骼力线是矫正严重屈曲的首选方法。可以通过近节指骨背侧楔形截骨或关节融合术。截骨可以矫正畸形并转移活动弧，不能增加关节的活动度，可能手指屈曲部分受限并影响握持功能。

【典型病例】

患儿6岁，生后发现双手2～5指屈指畸形，中、环指屈指浅肌腱移位重建2～5手内在肌功能，术后3年手指屈曲、伸直功能良好（图16-40～图16-45）。

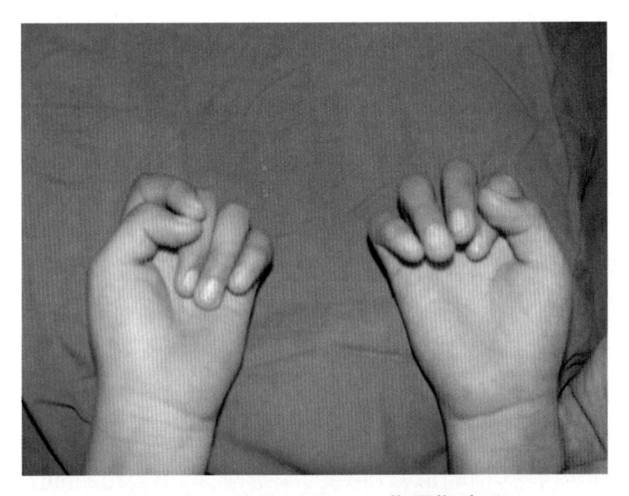

图16-40 患儿双手2～5指屈指畸形

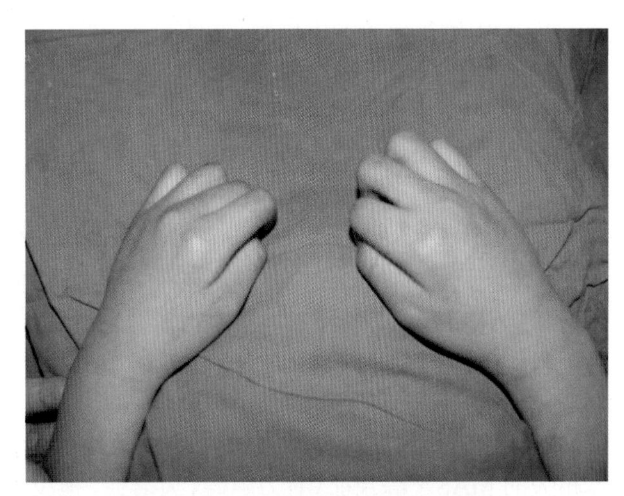

图16-41 患儿双手2～5指伸直畸形

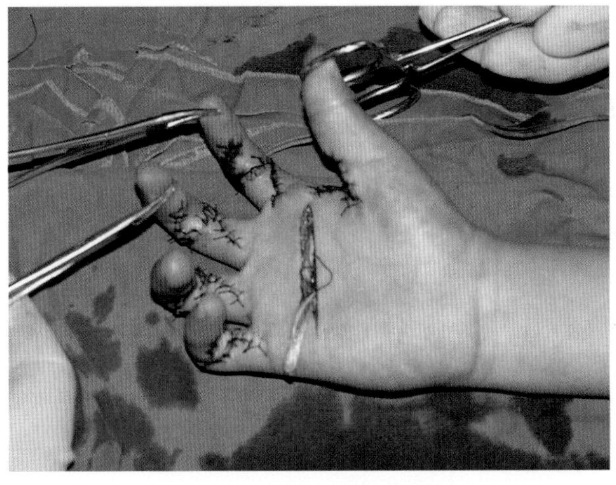

图16-42 Z成形术，中、环指屈指浅肌腱移位重建手内在肌功能

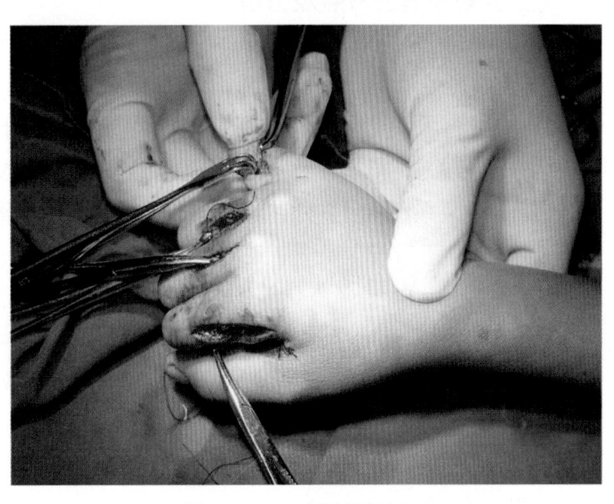

图16-43 手指背侧切口

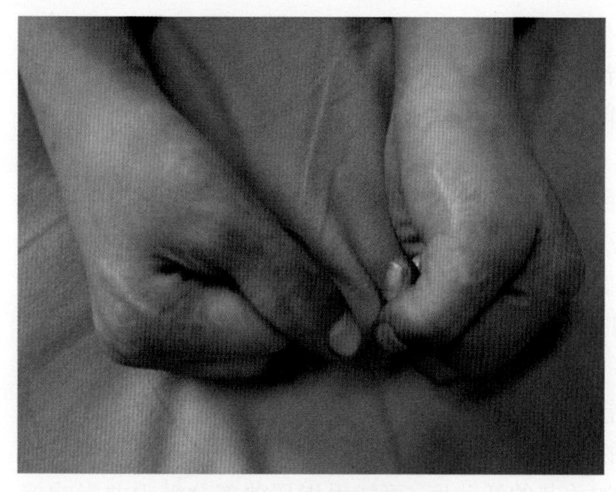
图 16-44 手指屈曲功能

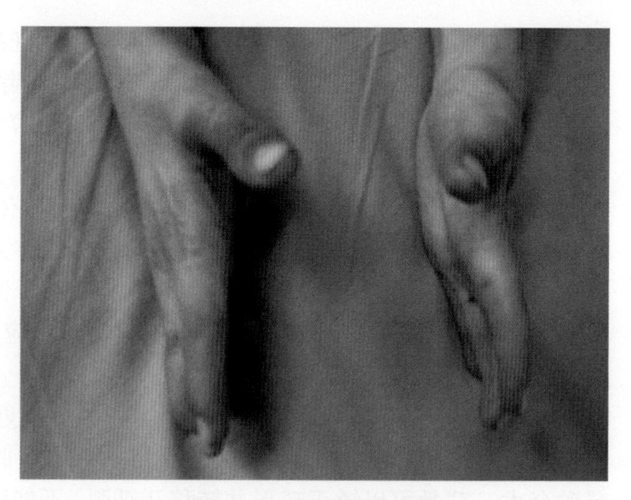
图 16-45 手指伸直功能

（七）要点

1. 屈指畸形小指最常受累。
2. 屈指畸形可表现在出生时或青春前期，可以伴有不同的综合征。
3. 大部分病例存在指浅屈肌腱或手内在肌的异常。
4. <30° 的轻度挛缩可以保守治疗。
5. 保守治疗无效或严重的畸形需要手术治疗，手术需要解决所有潜在致病因素和继发畸形。

（王彦生）

四、扣拇畸形

（一）概述

先天性扣拇畸形是有相同拇指形态学表现的一系列异常病变。其他描述先天性扣拇畸形的名称还有拇内翻、内收拇指、握拇畸形、屈曲内收拇指等。最轻的类型为拇指轻度屈曲内收，不能充分背伸。扣拇畸形最严重的类型会涉及其他手指，如由于手内在肌紧张而导致的手指先天性固定尺偏畸形，即所谓的“吹风手”畸形。一些复杂的畸形综合征，如 Freeman-Sheldon 综合征（吹笛面容综合征）和其他影响手和足的常染色体显性遗传病，常伴有特征性面容和骨骼肌肉异常。扣拇畸形也可能伴随智力障碍和X染色体相关的 MASA 综合征（智力障碍、失语症、拖曳步态和内收拇指畸形）。腭裂、颅缝早闭、Waardenburg 综合征和其他综合征中也可见到扣拇畸形。

（二）病理解剖特点及分型

扣拇畸形多由拇短伸肌缺如或发育不良引起，肌肉和周围软组织的缺陷导致手内在肌和外在肌系统肌力失衡、关节挛缩、虎口和拇指屈曲挛缩及形态和功能异常。Grünert 认为扣拇畸形的主要构成要素：伸肌结构发育不良，屈肌和伸肌的失衡；拇收肌、拇短屈肌挛缩，拇短展肌发育不良，内收外展失衡；虎口狭窄、掌侧皮肤缺损，可为发病原因或继发结果。McCarroll 根据解剖特点做出了更实用的分型，Mih 发展了这一分型系统。Ⅰ型扣拇畸形较轻，表现为伸拇装置缺如或发育不良。Ⅱ型扣拇畸形比较复杂，伴有关节挛缩、侧韧带异常、虎口挛缩和鱼际肌异常等表现。Ⅲ型扣拇畸形合并关节挛缩症或其他相关的综合征。

（三）诊断

先天性扣拇畸形以涉及不同严重程度的皮肤、外在肌、内在肌和关节等解剖结构异常为特点。该病主要依据临床而非放射学表现进行诊断。掌指关节不能充分主动背伸是所有类型扣拇畸形的共同特征。早期有学者试图根据病情严重程度将拇指畸形分为不同亚型，但是这种分型方法并未在临床中得以应用。

（四）治疗

1. 手术目的及时机　儿童扣拇畸形的首要治疗目的是恢复拇指位置以握持。拇指自手掌中复位也可以增强捏力和灵活性。治疗其他挛缩性疾病有效的手术方法也可应用于扣拇畸形的矫正。

早期治疗包括利用婴儿皮肤的弹性反复予以牵拉和支具。在这一时期，可以对畸形的各构成部分进行评估并制订相应的治疗方案。扣拇畸形的手术为择期手术，可以待患儿到一定年龄再进行手术，以减小麻醉风险和使手术操作更容易。

有四个主要的畸形组成部分需要分别治疗：①内在肌挛缩和缺陷；②拇指皮肤和软组织包裹缺陷；③外在肌缺陷；④僵直和异常的关节。重建手术开始时就应该考虑到所有需要解决的问题。

2. 重建方案

(1) 皮肤覆盖：评估软组织缺损程度最重要的步骤是确定皮肤和软组织缺损的平面。缺损可能涉及第 1 和第 2 掌骨构成的平面，即虎口挛缩。另外也可能涉及拇指屈曲弧定义的平面。涉及两个平面的皮肤和软组织缺损更为常见。单平面的皮肤缺损可以通过局部转移皮瓣，如 Z 成形术解决。双平面的缺损则一定需要畸形区域以外的组织进行填补。轻度单纯性虎口挛缩可以行 Z 形成形术，在拇指掌侧没有皮肤缺损时这种方法才有效。对于更常见的双平面缺损患者，可以使用示指桡侧的旋转皮瓣进行修复，这种皮瓣可以有效地矫正虎口挛缩，并允许拇指的桡侧外展运动。供区伤口可以 1 期闭合。皮瓣向近端和掌侧旋转覆盖虎口和拇指屈侧的皮肤缺损。

(2) 内在肌挛缩松解术：自腕横韧带上松解鱼际肌起点可以使第 1 掌骨脱离手掌平面。平行鱼际纹做切口逐步进行松解。通过此切口可以显露出拇内收肌两头和所有鱼肌结构，可见鱼际肌起点处的掌侧筋膜和纤维组织增厚。注意保护正中神经掌皮支和鱼际支。自腕横韧带上仔细剥离拇短屈肌起点，注意保护韧带完整性。轻轻牵开到内收肌的神经肌支，用剪刀将内收肌横头自第 3 掌骨骨膜上游离。掌深弓和尺神经终末支位于拇内收肌两头之间，必须显露清楚并予以保护。同样的方法游离内收肌斜头。拇内收肌和鱼际肌起点松解术的一个优点是保留了掌指关节的稳定性，因为肌肉的止点完好无损。保护神经的完好可使肌肉在新的起点上仍能发挥作用。另一种方法是在拇短屈肌及拇收肌的止点处做腱性切断或延长，同样可以达到解除内在肌挛缩的目的，缺点是可能造成肌肉部分功能缺失。

(3) 外在肌腱：异常的外在肌腱包括拇长屈肌的挛缩和缺如、发育不良。通过在前臂对肌腱进行长 Z 形延长可以保留肌腱的连续性。松解挛缩的组织后应该可以使拇指获得足够的被动伸直活动度。单纯性拇短伸肌缺如常常不需要肌腱移位。拇指的外在伸肌全部缺如最好使用肌腱移位术进行修复。推荐使用示指固有伸肌腱进行移位。指浅屈肌腱移位也可选用。然而关节挛缩症及相关疾病患者中往往指浅屈肌腱也有异常。

(4) 掌指关节屈曲挛缩的治疗：对于轻、中度的掌指关节挛缩，解决皮肤和肌腱问题就足够了。然而，对于严重病例，皮肤松解和肌腱移位后并不能解决掌指关节的挛缩状态。对这些患者可以一期融合掌指关节，但保留近节指骨的骺板（称为软骨融合术）。掌指关节固定于伸直位，以使之适应握持功能。

【典型病例】

患儿 4 岁，左拇指扣拇畸形，松解切断拇短屈肌深头及拇收肌横头、环指屈指浅移位重建伸拇及外展，术后 4 年拇指伸直和外展功能良好（图 16-46～图 16-51）。

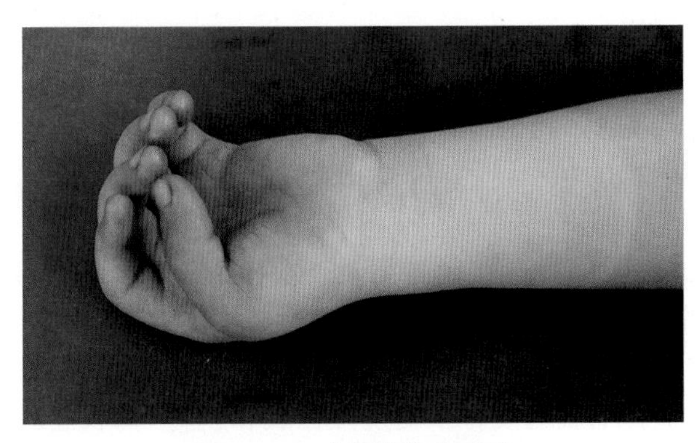

图 16-46 左拇指扣拇畸形

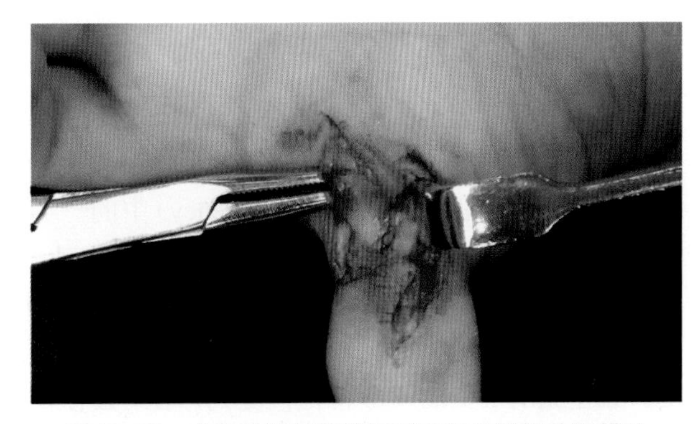

图 16-47 术中松解切断拇短屈肌深头及拇收肌横头

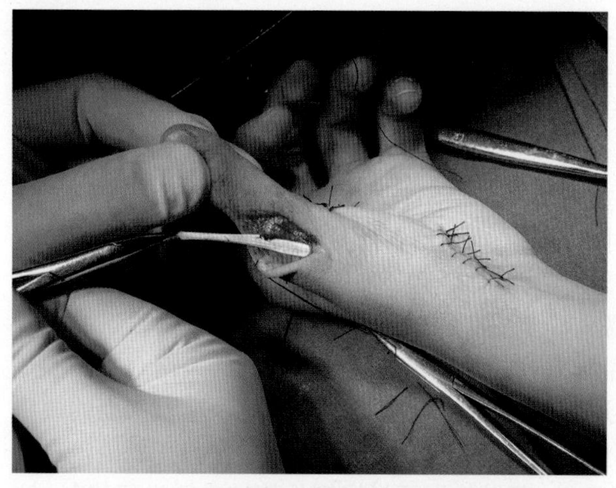

图 16-48 环指屈指浅移位重建伸拇及外展

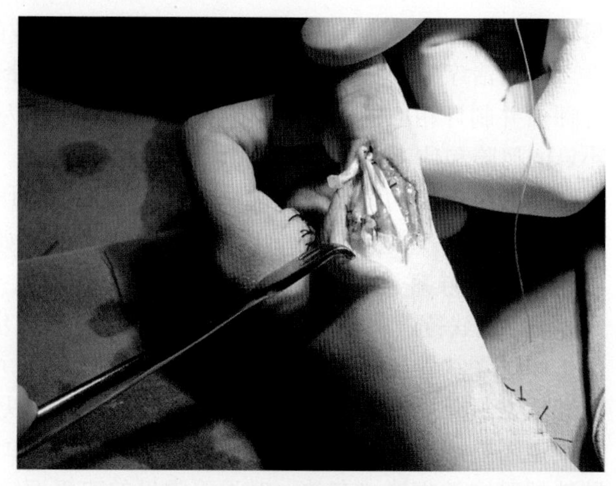

图 16-49 屈指浅肌腱止点于伸拇长肌腱

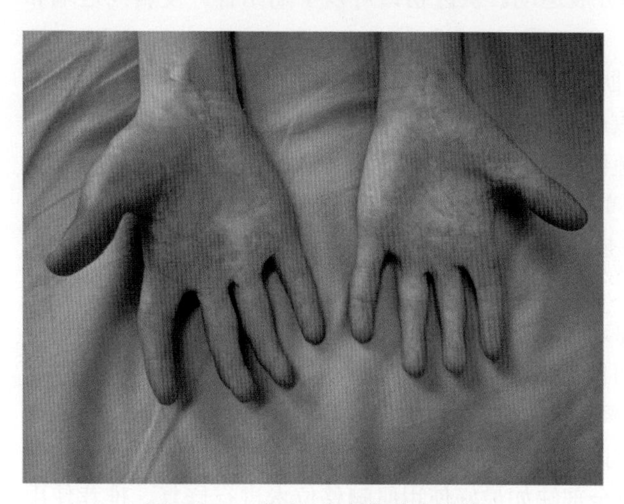

图 16-50 术后 4 年拇指伸直功能

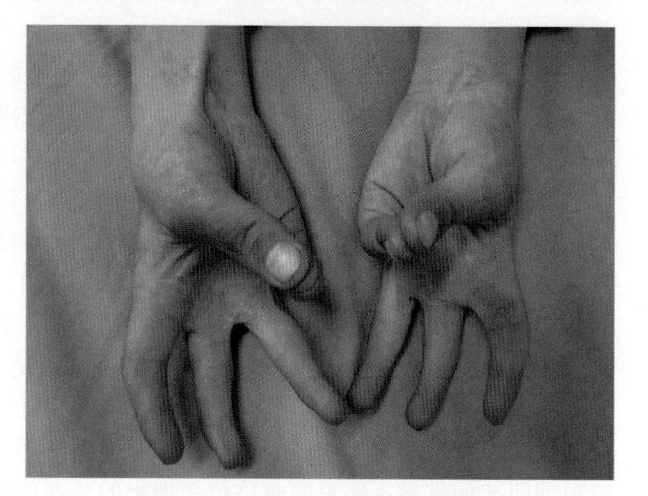

图 16-51 术后 4 年拇指外展功能

（五）要点

1. 扣拇畸形是关节挛缩性疾病（包括肌发育不良）的常见表现，可并发于“吹风手”等复杂的畸形或并发症。

2. 扣拇畸形常涉及虎口和拇指掌指关节掌侧皮肤两个平面缺损。

3. 扣拇畸形一期治疗的目的是使拇指离开手掌恢复握持功能。早期可反复牵引和支具固定。

4. 手术需要解决以下问题内在肌挛缩和缺陷、拇指皮肤和软组织缺损的覆盖、外在肌缺陷、僵直和异常的关节。

（王彦生）

五、拇指发育不全

拇指发育不全（thumb hypoplasia）是先天性手畸形中较为常见的一种类型。该畸形并非表现为单一的形式，而是包括了一系列从拇指外形略小到完全拇指缺损的畸形。因此，拇指发育不全也被认为是上肢桡侧列发育不良畸形（radial deficiency）中的一类。

现今常用的拇指发育不全分型系统为 Manske 改良的 Blauth 分型，该分型根据发育不良的组织结构和严重程度不同，将其分为 5 个大类（表 16-4）。Ⅰ型畸形较轻，拇指外形略小，没有特别的组织结构缺损，总体来说对功能影响较小。Ⅱ型的典型表现包括虎口狭窄，大鱼际肌严重发育不良或掌指关节不稳定。Ⅲ型具有Ⅱ型的畸形特征但更为严重，且存在第 1 掌骨基底的发育不良及外在肌和肌腱（拇长屈肌腱、拇长伸肌腱和拇短伸肌腱等）的异常。根据是否有稳定的拇腕掌关节（carpometacarpal joint，CMCJ），

Manske 将Ⅲ型进一步分为ⅢA 和ⅢB 两个亚型。Ⅳ型是拇指发育不全中较严重的一类，又称为“漂浮拇”。Ⅴ型为拇指完全缺损（图 16-52）。

表 16-4 拇指发育不全的 Blauth 分型（Manske 改良）

分型	表现
Ⅰ	轻微的发育不良，拇指外形略小；大鱼际内在肌（拇短展肌和拇对掌肌）可存在发育不良
Ⅱ	三大特征：虎口狭窄；拇短展肌和拇对掌肌发育不良或缺如（但拇短屈肌和拇收肌常不受累）；掌指关节不稳定（尺侧副韧带发育不良）
Ⅲ	具有Ⅱ型的畸形特征但更为严重；拇指外在肌（拇长屈肌和拇长伸肌）发育不良，解剖变异或缺损；第 1 掌骨基底发育不良 ⅢA：第 1 掌骨基底发育不良但存在，腕掌关节稳定 ⅢB：第 1 掌骨基底缺损，腕掌关节不稳定
Ⅳ	漂浮拇（发育不良的拇指只通过较窄的皮肤软组织桥与手相连，没有肌腱肌肉或骨骼连续）
Ⅴ	拇指缺如

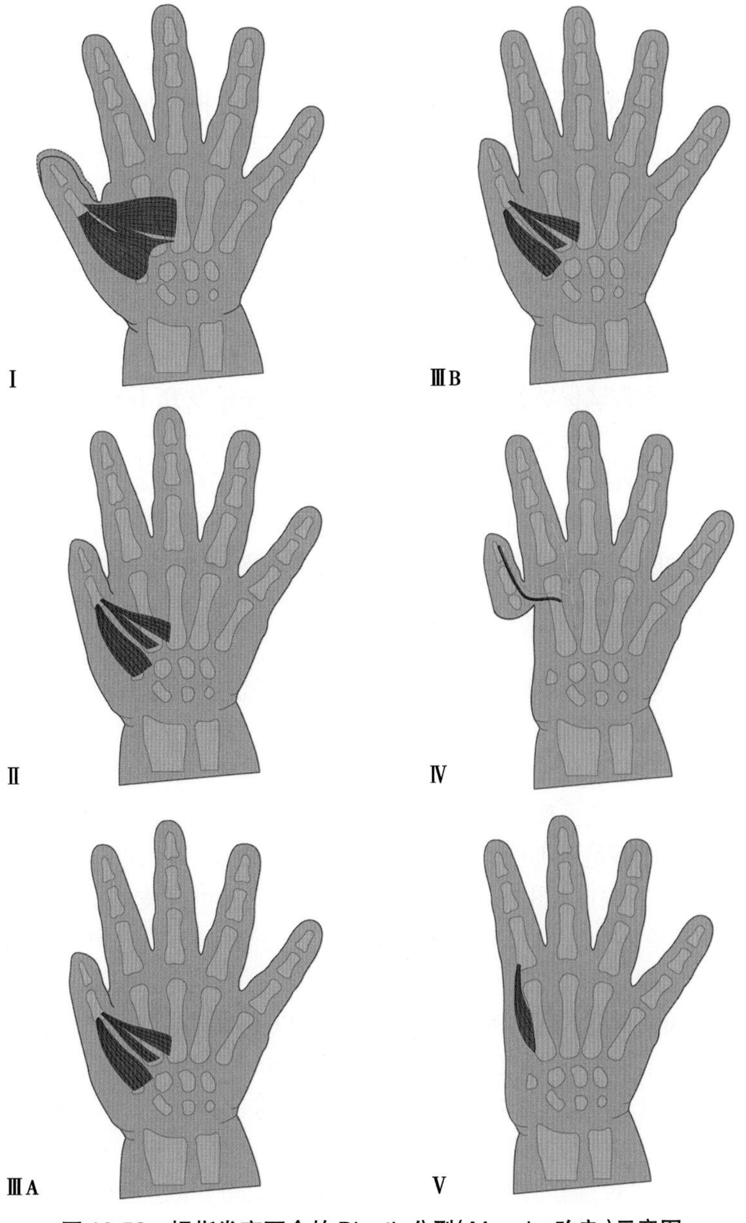

图 16-52 拇指发育不全的 Blauth 分型（Manske 改良）示意图

拇指发育不全畸形的患者，常合并全身其他部位的发育异常，或本身就是某些综合征的一部分。因此，在对此类畸形患者进行诊治时，不能仅局限于手部畸形，必须要考虑全身可能受累的情况，进行系统的检查评估。合并心血管系统的异常最为常见，需要首先考虑，推荐进行超声心动图检查进行筛查。合并全身骨骼、泌尿和血液等系统异常的情况也可发生，同样需要引起重视。临床上常与拇指发育不全合并发生的疾病或综合征包括：心手综合征，血小板减少伴桡骨缺如（throm bocy-topenia and absent radii，TAR）综合征，VACTERL 综合征，范科尼贫血（表 16-5）。

表 16-5 常与拇指发育不全合并发生的疾病或综合征

合并疾病	表现
心手综合征	心脏发育缺陷，最常见的情况为心间隔缺损
TAR 综合征	血小板减少伴桡骨缺损综合征；血小板减少在出生时出现，但随着生长会改善
VACTERL 综合征	全身多部位组织结构发育异常的综合征，包括椎体异常（V）、肛门闭锁（A）、心脏异常（C）、气管食管瘘（T）、食管闭锁（E）、肾脏缺陷（R）、桡骨发育不良（R）、下肢异常（L）
范科尼贫血	一种再生障碍性贫血，约 6 岁时逐渐出现，如果不进行骨髓移植可危及生命

改良 Blauth 分型可较好地指导拇指发育不全畸形的治疗。Ⅰ型拇指发育不全除拇指外形略小，一般功能不受影响，通常不需要治疗。Ⅱ型以上的拇指发育不全，拇指的外观和功能均受到不同程度的影响，往往需要进行手术治疗。手术治疗的方式分为拇指重建（reconstruction）和示指拇化（index finger pollicization）两大类。本部分将分别对这两类手术方式进行描述。

（一）拇指发育不全重建术

1. 适应证 Ⅱ型和ⅢA 型拇指发育不全通常进行拇指重建术。根据发育不全的严重程度和受累结构多少不同，重建术可一次完成或分步多次完成。

对于ⅢB 和Ⅳ型的严重拇指发育不全畸形，经典的治疗推荐为切除发育不良的拇指后进行示指拇化术。近年来，开始有一些学者尝试保留拇指进行重建的手术，并使发育不良的拇指获得了可接受的功能。尽管如此，这种对严重拇指发育不全类型（ⅢB 型，Ⅳ型）进行重建而非示指拇化的治疗方法，不仅对术者的经验与技术有较高要求，也需要更多的经验总结以获得更理想的疗效。

2. 手术时机 进行拇指重建术的时机目前仍然未达成共识，但多数学者建议早期进行手术。推荐早期手术的原因是期望尽早可以让患儿开始使用拇指，促进拇指对掌捏持功能的发育。考虑到麻醉风险和手术的复杂性，一般建议可于 1 岁到 1 岁半进行手术，因为在这个时期，正常拇指功能开始发育。

3. 手术方法

（1）麻醉及体位：患儿采用全身麻醉，在此基础上可附加臂丛神经阻滞麻醉。仰卧位，患肢外展，置于患侧的手术桌上。在上臂安置小儿止血带，驱血后在止血带控制下手术。

（2）虎口开大：手术第一步是开大狭窄的虎口。轻度虎口狭窄可通过松解第 1 骨间背侧肌筋膜和 Z 成形术治疗。可选择二瓣、四瓣或五瓣的 Z 成形术。四瓣或五瓣的设计可使虎口基底更为平滑。如果虎口狭窄程度比较严重，Z 成形不足以彻底开大虎口，则需通过皮瓣转移来开大虎口。推荐转移示指近节侧方三角形皮瓣旋转推进加宽虎口（图 16-53，图 16-54）。此皮瓣供区皮肤缺损区域可直接缝合，不需要植皮。设计这种皮瓣时，注意避免在虎口形成线性瘢痕。除关注皮肤皮下，严重虎口狭窄往往还需从第 2 掌骨部位松解第 1 背侧骨间肌。

（3）大鱼际内在肌缺损和拇指尺侧副韧带的处理：Ⅱ型以上的拇指发育不全畸形，往往存在掌指关节尺侧副韧带（ulnar collateral ligament，UCL）发育不良（图 16-55）。这种畸形可为原发性发育不良，也可继发于一个连接拇长屈肌和拇长伸肌的异常解剖结构（称为拇掌肌，pollex abductus）。拇掌肌逐渐将尺侧副韧带拉长变细，并会限制指间关节主动活动。手术必须松解异常的拇掌肌，并修复或重建尺侧副韧带。笔者将在下面介绍目前学界比较推荐的环指指浅屈肌腱移位，同时重建拇指掌指关节尺侧副韧带和拇对掌功能（见下一步大鱼际内在肌缺损的处理）。

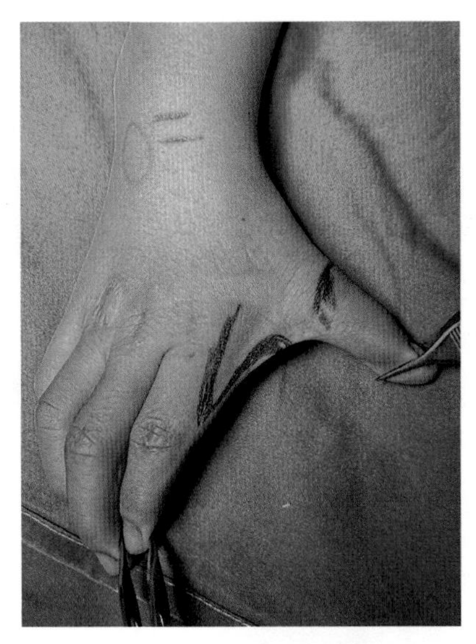

图 16-53　示指近节侧方三角形皮瓣的切口示意图

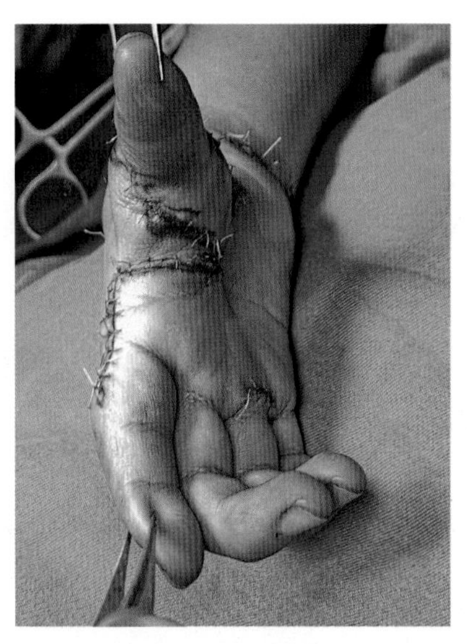

图 16-54　示指近节侧方三角形皮瓣旋转加宽虎口术后外观

拇对掌功能(拇短展肌功能)的重建通过肌腱移位的方法来进行。常见的供体肌腱的选择，包括小指展肌移位(Huber 手术)和环指指浅屈肌腱移位。由于环指指浅屈肌腱有足够的长度可供同时进行肌腱移位和尺侧副韧带重建，因此为比较推荐的供体肌腱。在严重桡侧列发育不良的患者，如果环指指浅屈肌腱有变异或缺损，可能就需要使用其他一些肌腱，如小指展肌或示指固有伸肌。

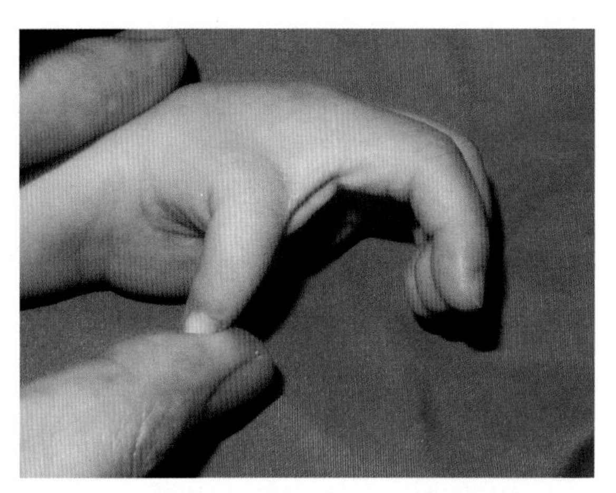

图 16-55　拇指发育不良畸形患儿存在掌指关节尺侧副韧带发育不良

从环指掌指关节掌侧做一约 1cm 的横向切口，保护神经血管束，显露并分离出环指指浅屈肌腱。在前臂远端掌尺侧做弧形或 Z 形切口，显露并分离出环指指浅屈肌腱和尺侧腕屈肌腱。从环指掌指关节切口将指浅屈肌腱切断，从前臂切口将其经腕管拉出。为了使移位的环指指浅屈肌腱的力线更接近将要重建的拇对掌功能的力线，需要将环指指浅屈肌腱绕过以尺侧腕屈肌腱一半腱束所制备的滑车。游离尺侧腕屈肌腱远端 2～3cm。将尺侧腕屈肌腱远端劈为两半，保留其远端止点，切断近端一半腱束，向远端返折形成一个套圈，在豌豆骨部位与自身缝合，如此制备好滑车。将环指指浅屈肌腱从尺侧屈腕肌的套圈内穿过(图 16-56)。在拇指桡侧做弧形切口，显露拇指桡侧，显露范围包括掌指关节至拇指近节桡侧。此切口内进行探查，如果观察到上述异常的拇外展肌腱(pollex abductus)，需进行松解以解除异常的桡偏应力。用弯钳从拇指桡侧切口插入，在拇指桡侧和前臂尺掌侧切口之间做一皮下隧道，从前臂切口将弯钳穿出。用弯钳抓住绕过滑车的环指指浅屈肌腱并拉至拇指掌指关节桡侧切口外。

掌骨进行处理以便进行肌腱移位和韧带重建。使用直径 1.0mm 克氏针平行于关节面穿过掌骨头，克氏针的方向是从掌骨桡掌侧指向尺背侧。透视确认克氏针位置满意后，用 1.5mm 克氏针扩大骨隧道以容纳移位的环指指浅屈肌腱。指浅屈肌腱束从骨隧道穿至拇指尺侧以重建韧带。此时，将腕关节置于轻度背伸功能位，拉紧指浅屈肌腱使拇指处于充分对掌位，在此张力下，将移位的环指指浅屈肌腱缝合到拇短展肌正常止点附近的骨和骨膜上。利用位于拇指尺侧的环指指浅屈肌腱游离端，在拇指尺侧重建掌指关节尺侧副韧带。将肌腱拉紧至拇指近节指骨基底，直接缝合至指骨以重建尺侧副韧带(图 16-57)。如果移位的指浅屈肌腱有足够的长度，可再将肌腱返折回来与自身缝合，以形成对尺侧副韧带的双束重建。最后，用一枚直径 0.8mm 的克氏针纵向固定拇指掌指关节，保护重建的韧带。对于少数患儿，拇指掌指关节尺侧副韧带功能良好，无明显不稳定者，就不必建立骨隧道，将环指指浅屈肌腱直接缝合至拇短掌肌腱正常止点部位的骨和骨膜即可。

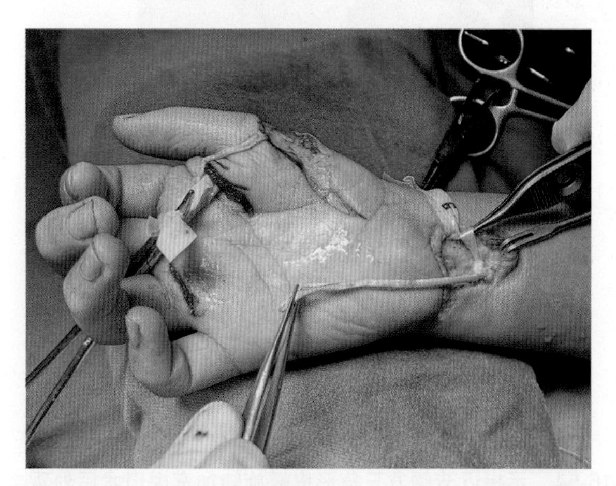

图 16-56 环指屈指浅肌腱从尺侧屈腕肌腱缝制的套圈内穿过

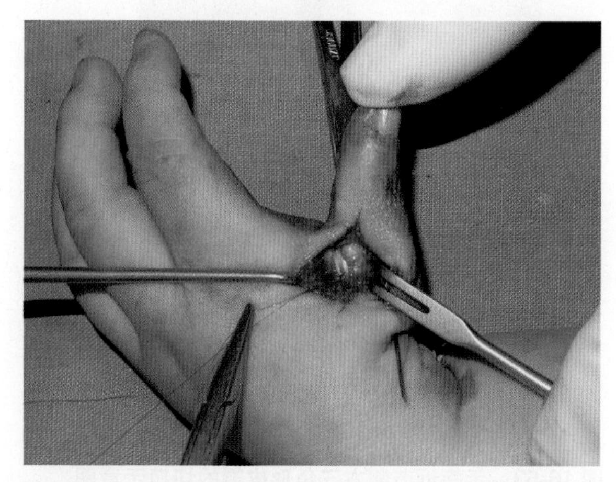

图 16-57 移位的环指屈指浅肌腱经骨隧道重建拇指掌指关节尺侧副韧带

ⅢA 型以上的拇指发育不全会合并外在肌腱的异常，常可累及拇长伸肌腱或拇长屈肌腱（或两者同时受累），往往也需要进行肌腱移位以重建相应的功能。这些外在肌腱的移位可与上述重建手术同时进行，也可在二期术中进行。对于拇长伸肌腱功能缺失的患儿，可采用示指固有伸肌腱移位加强拇长伸肌功能。拇长屈肌腱的重建相对更为复杂和困难。不少患儿在拇指远端有拇长屈肌腱的残迹，但近端没有相应的肌腹，需要取近端肌腱进行移位重建。供体肌腱通常可以选择掌长肌腱。需要注意的是，由于拇长屈肌腱残迹的力线往往异常偏移，屈肌腱鞘也发育不良，因此术中需要同时进行肌腱中央移位和滑车重建。术后，经过积极的功能康复锻炼，患儿有希望获得一定的屈拇和伸拇的力量，对手功能的发挥有较大帮助，虽然指间关节难以获得理想的活动度。

4. 术后处理　术毕使用可吸收缝线关闭切口，拇指人字形石膏或支具制动 4 周，然后在康复师的指导下循序渐进的主、被动活动锻炼及肌腱移位的再教育训练。

【典型病例】

患儿男性，至门诊就诊时 7 岁。体检显示右侧拇指发育不全，外形短小，虎口狭窄，大鱼际肌发育不良，拇指不能主动对掌，不能主动屈伸拇指，拇指掌指关节尺侧副韧带松弛（图 16-58）。术前 X 线片显示拇指序列骨关节发育较对侧短小，但第 1 掌骨基底存在（图 16-59，图 16-60）。临床诊断：ⅢA 型拇指发育不全。

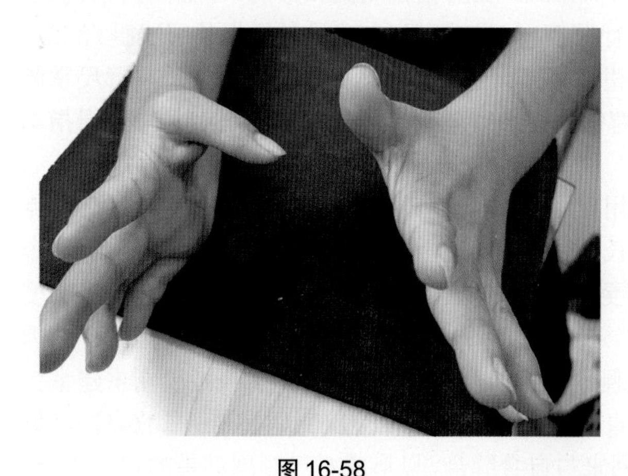

图 16-58
ⅢA 型拇指发育不良 7 岁患儿的术前拇指外观

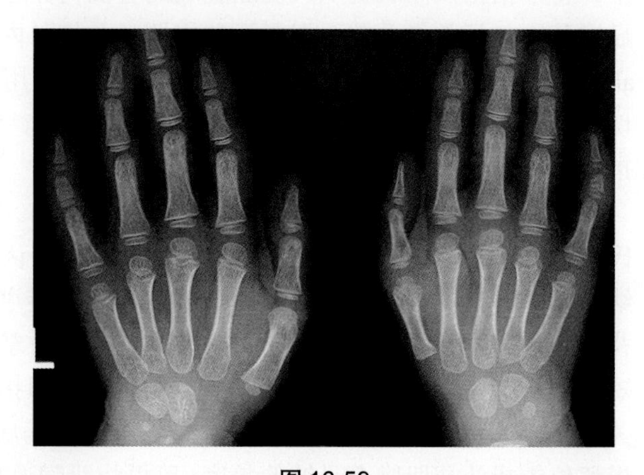

图 16-59
ⅢA 型拇指发育不良 7 岁患儿的术前双手正位 X 线片

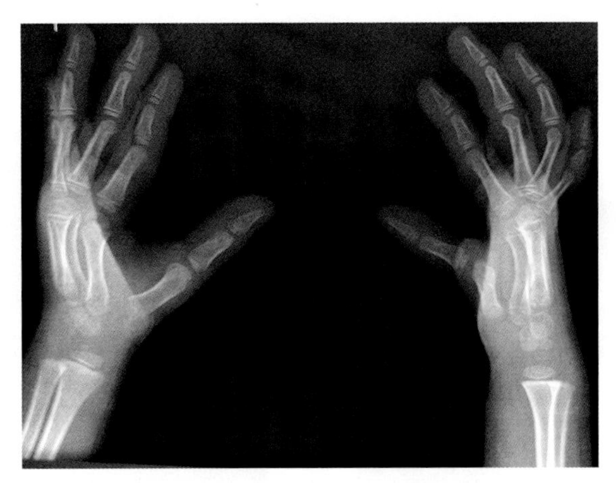

图 16-60
ⅢA 型拇指发育不良 7 岁患儿的术前双手斜位 X 线片

术中探查显示拇短展肌无发育，拇长屈肌及拇长伸肌发育不良。术中取示指近节尺侧三角形皮瓣移位开大虎口。取环指指浅屈肌腱移位同时重建拇对掌功能及掌指关节尺侧副韧带；掌长肌移位至拇长屈肌腱残端重建屈拇功能，示指固有伸肌腱移位加强伸拇功能。术后拇指外观及功能显著改善（图 16-61，图 16-62）。

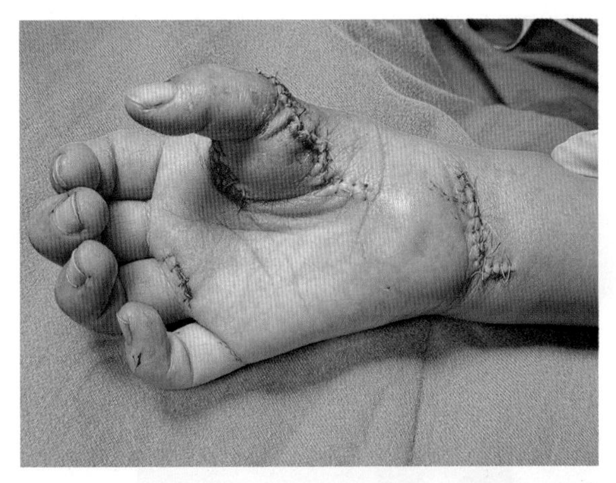

图 16-61 ⅢA 型拇指发育不良 7 岁患儿的术后患手掌侧外观

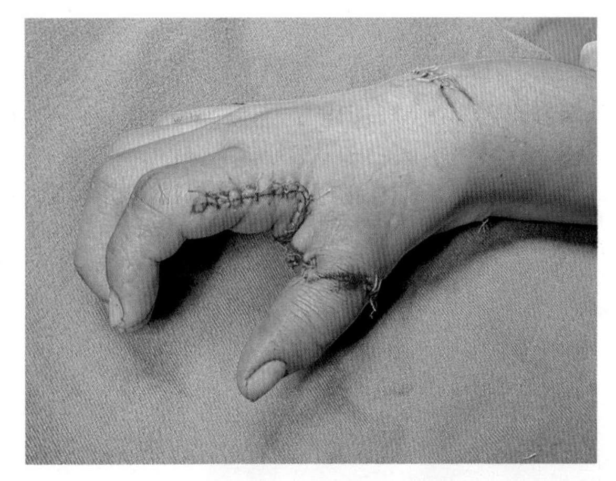

图 16-62 ⅢA 型拇指发育不良 7 岁患儿的术后患手背侧外观

（二）示指拇化术

1. 适应证 ⅢB 型、Ⅳ型和Ⅴ型属于发育较差的严重拇指发育不全类型，一般认为难以通过重建手术改善和恢复拇指功能，是示指拇化术的手术适应证。示指拇化术，顾名思义，就是将示指变为拇指。手术将示指的骨关节、内外在肌肉肌腱连同血管神经结构整体旋转移位至拇指应在的位置，来代替拇指的功能。示指拇化的同时，将发育不良的ⅢB 型和Ⅳ型拇指切除。

2. 手术时机 何时进行示指拇化术仍然存在争议。有观点认为应早期进行手术（6 个月到 1 岁）。推荐早期手术的原因，是期望在拇指对掌捏持功能发育之前进行拇化手术，这样可避免患儿代偿性形成利用其他手指并排侧捏的异常模式，影响拇化术后的功能康复。当然，考虑到婴幼儿全身麻醉的风险及示指拇化术的操作复杂度较高，在 1～2 岁进行手术是比较理性的选择。

3. 手术方法

（1）麻醉与体位：患儿采用全身麻醉，在此基础上可附加臂丛神经阻滞麻醉。仰卧位，患肢外展，置于患侧的手术桌上手术。在上臂安置小儿止血带，驱血后在止血带控制下手术。

（2）皮肤切口：既往文献中报道了多种皮肤切口的设计方法，其中被公认较合理和最为广泛采用的切口设计有两种，即 Buck-Gramcko 最早设计的切口和 Ezaki 和 Kozin 等报道的改良切口。本部分将主要介绍改良切口设计（图 16-63，图 16-64），该设计被认为可使示指拇化后的手掌侧皮肤更加平滑。

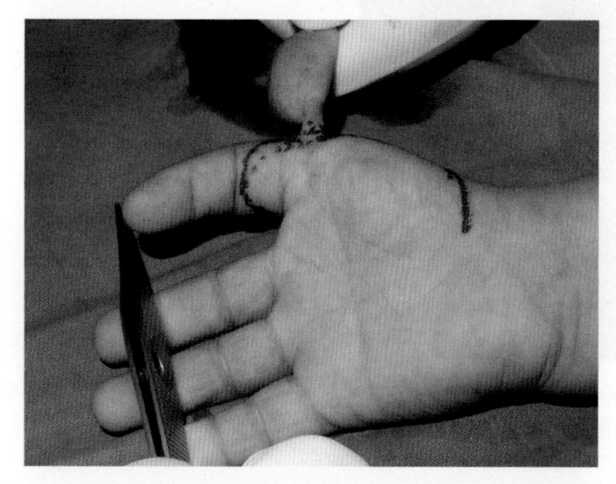

图 16-63 Ezaki 改良的示指拇化手术切口设计（掌面观）

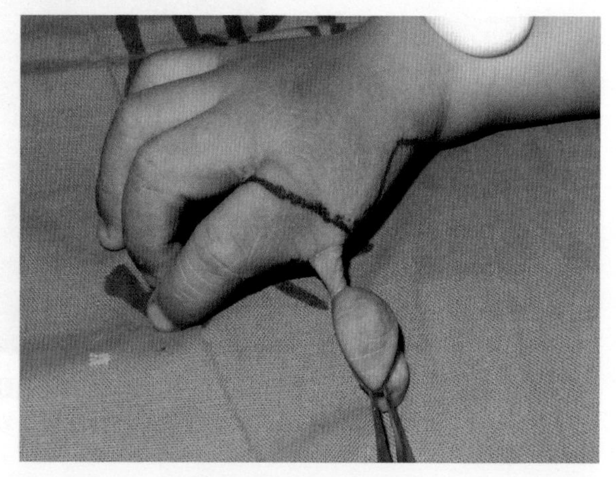

图 16-64 Ezaki 改良的示指拇化手术切口设计（背面观）

（3）指动脉与指神经的分离保护：首先切开掌侧皮肤，然后分离桡侧神经血管束。对于ⅢB 型和Ⅳ型拇指发育不全，沿切口切除发育不良的拇指。发育不良的拇指通常只有一根指神经和动脉。可沿指动脉向近侧追踪直到其与示指桡侧指动脉分叉处。该技术利于辨明示指桡侧指动脉的位置。接着向尺侧显露走向第 2 指蹼的指总动脉。定位走向示指尺侧和中指桡侧的指固有神经（图 16-65）。沿这两根神经向近侧显露至指总神经，并通过显微技术分离一段指总神经，以利于将示指在无张力状态下移位至拇指位置。按照类似的方法，将示指尺侧和中指桡侧指固有动脉分离。结扎中指桡侧指固有动脉（图 16-66），拇化的示指将以示指桡侧指动脉和指总动脉为蒂。

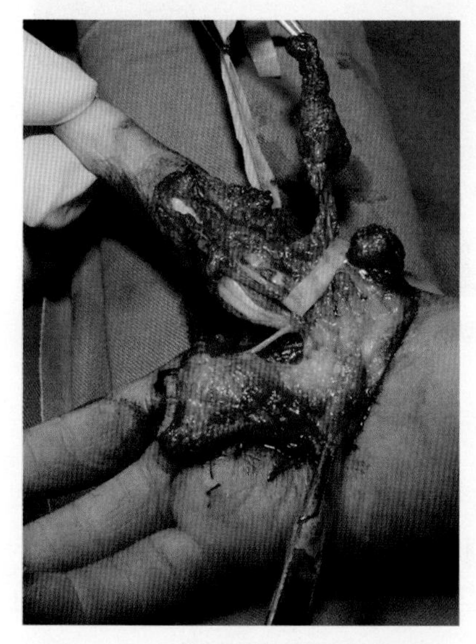

图 16-65 掌侧神经血管束的显露

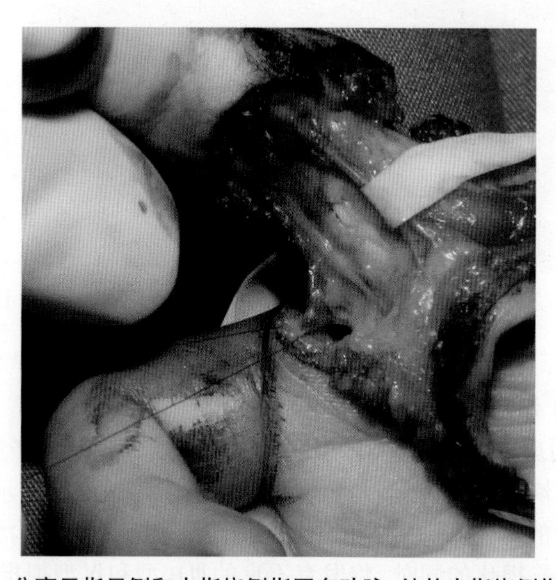

图 16-66 分离示指尺侧和中指桡侧指固有动脉，结扎中指桡侧指固有动脉

（4）屈伸肌腱与指背静脉的分离与准备：切除示指的第一个环形滑车，以避免屈肌腱皱屈，并切断掌骨头间韧带。从掌侧掀起背侧皮肤，显露并分离保护好背侧静脉（图 16-67）。显露示指伸肌腱，切断伸肌腱间联合，以保证伸肌腱对示指的牵拉方向为一直线。将第 1 掌侧和背侧骨间肌从第 2 掌骨和示指掌指关节部位掀起。追踪到其肌腱止于伸肌腱帽的部位，将肌腱止点连同一部分腱帽分离出来，以延长腱性成分，准备稍后进行肌腱移位。在掀起第 1 背侧骨间肌时需注意保护桡侧神经血管束，游离第 1 掌侧骨间肌时需要保护尺侧神经血管束。截骨之前需检视肌腱移位的止点部分。向背侧分离显露位于近侧指间关节部位的伸肌腱帽，同时注意保护周围的静脉。找到桡侧和尺侧的侧腱束，用缝线标记，分别作为第 1 背

侧和掌侧骨间肌肌腱移位的止点（图 16-68）。

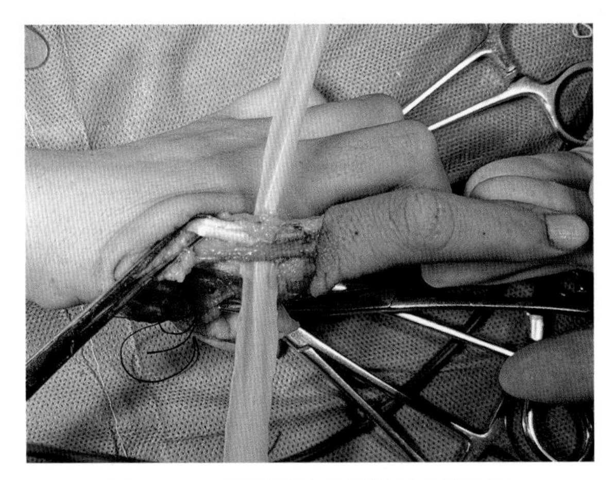

图 16-67　显露并分离保护好背侧静脉

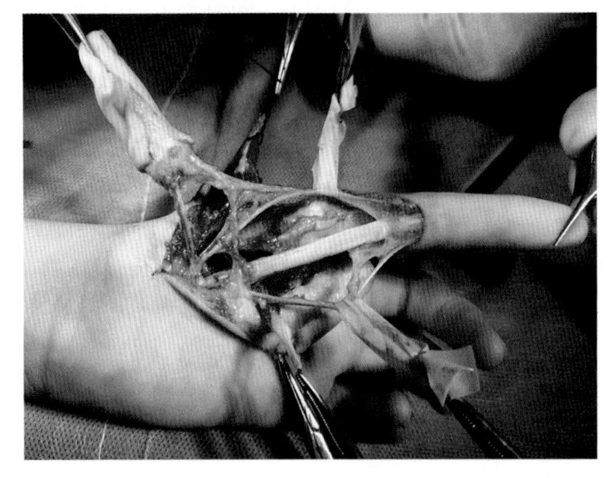

图 16-68　神经血管及待移位肌肉准备完毕

（5）第 2 掌骨截骨短缩：将第 2 掌骨基底部截骨，保留掌骨基底和骨骺。掌骨基底可进一步截成斜面，利于在适合的外展角度安置重建的拇指。将掌骨从近向远锐性分离，直至远侧骺板。直接用手术刀沿骺板进行掌骨远端的截骨，注意保护附近的侧副韧带（图 16-69）。进行骨骺阻滞以防拇化的示指过度生长。

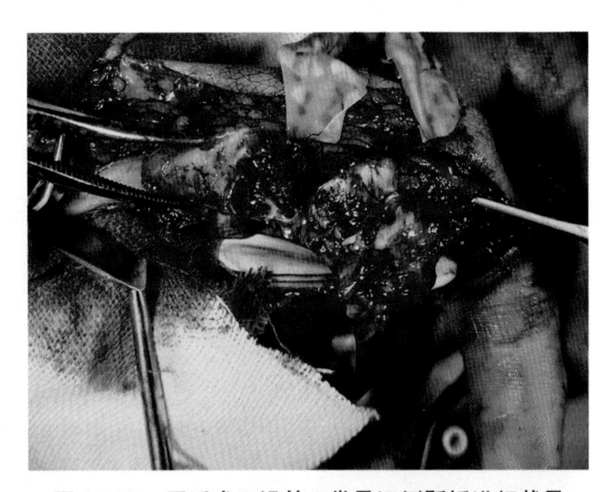

图 16-69　用手术刀沿第 2 掌骨远侧骺板进行截骨

（6）示指移位：将示指掌指关节置于过伸位可避免拇化后的腕掌关节过伸。因此，将示指掌指关节在过伸位用不可吸收缝线经骨骺和背侧关节囊进行缝合。然后，用克氏针从掌骨头穿至近节指骨，注意保护神经血管束。克氏针可从拇指尖部穿出或从近节指骨或近侧指间关节部位穿出。继续向前推进克氏针，直到掌骨头骺部只有少量针尖突出。示指缩短后，骨骺部置于掌骨基底略偏掌侧的位置，以使重建的拇指略超出手掌平面。示指置于 45° 外展和 100° ～120° 旋前位置，以重建正常拇指的力线（图 16-70，图 16-71）。将克氏针逆行推进，穿过掌骨基底后进入腕骨。可在掌骨基底和掌骨头骺间用缝线缝合增加此部位的稳定性。

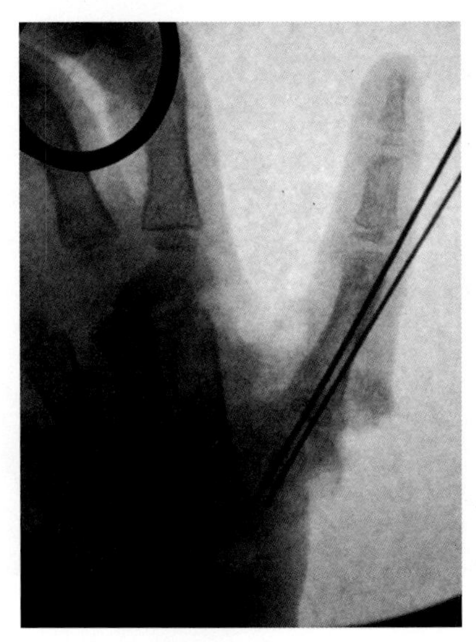

图 16-70　示指拇化后术中拇指侧位 X 线片

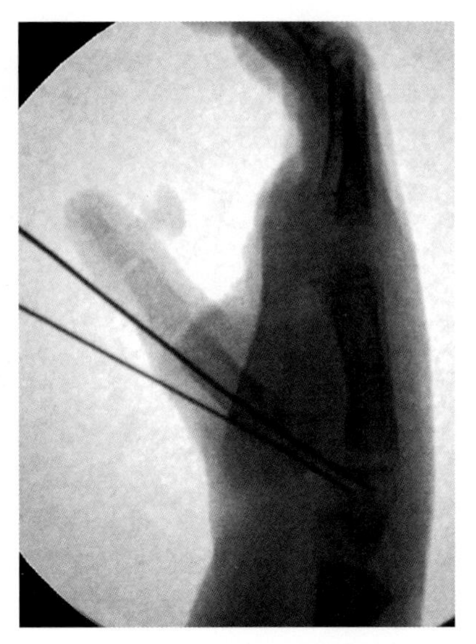

图 16-71　示指拇化后术中拇指正位 X 线片

（7）关闭切口：首先沿着重建拇指插入掌侧皮肤，注意保护神经血管束。虎口间隙可完全重建而不需要缝合。最后缝合背侧皮肤，此时往往需要进行一些调整以改善重建拇指的整体外观。

（8）观察血供：松止血带观察重建拇指的血供，通常重建拇指的血供很快能得到恢复。温生理盐水纱布浸泡重建拇指有利于防止可能出现的血管痉挛，促进血供恢复。如果重建拇指持续未恢复血供，可能需要对血管进行探查。

4. 术后处理　示指拇化术后的护理与微血管吻合手术类似，包括心电监护和拇指血供的观察。若发现动脉供血障碍的迹象，需要做好早期手术探查的准备。静脉回流障碍较动脉供血不足更为常见，表现为术后拇指肿胀青紫，首先可以抬高患肢，放松包扎的敷料，必要时松开背侧的缝线，甚至需要手术清除血肿，直到拇指的血供和静脉回流得以恢复。术后拇指人字形石膏或支具制动 4 周，然后在康复师的指导下循序渐进的主、被动活动锻炼及肌腱移位的再教育训练。

【典型病例】

患儿女性，至门诊就诊时 14 岁。体检显示左拇指发育不全，外观短小，与手部仅有较细皮条相连，临床诊断为Ⅳ型拇指发育不全（图 16-72，图 16-73）。术中切除发育不良的拇指，进行示指拇化，并利用发育不良拇指内的带蒂脂肪团块充填发育不良的大鱼际区域。术后显示拇化指外观满意（图 16-74，图 16-75）。

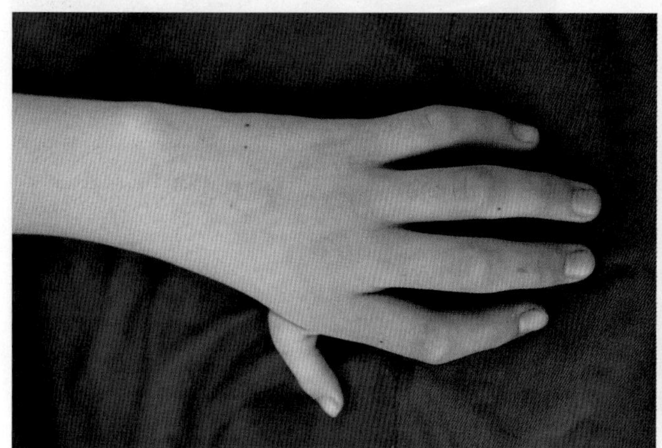
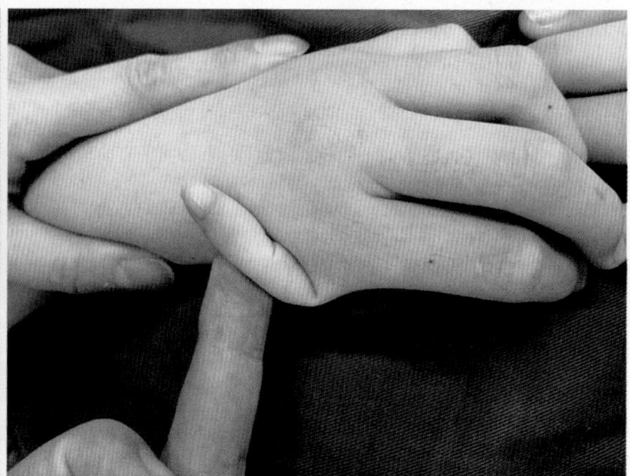

图 16-72　术前患手外观

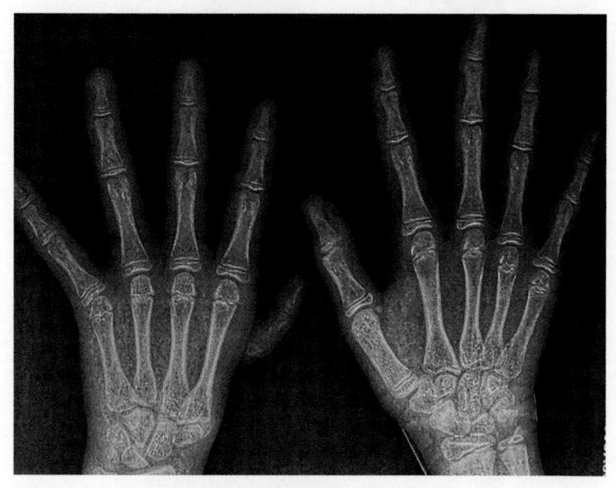

图 16-73　术前双手正位 X 线片

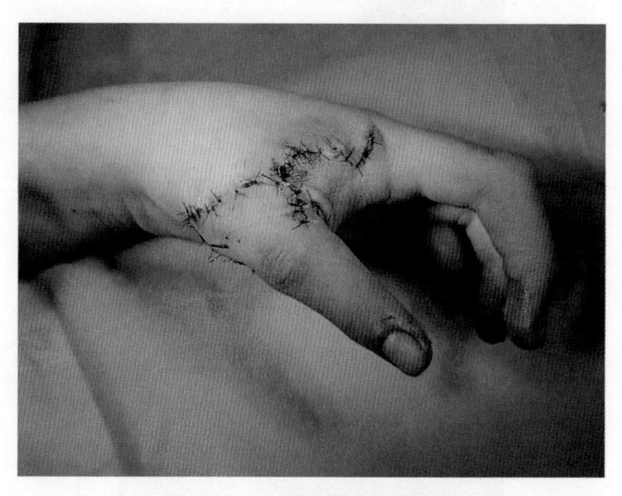

图 16-74　术后患手背侧外观

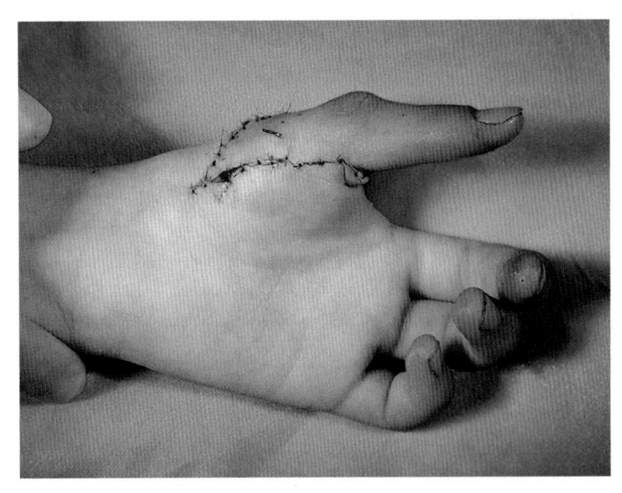

图 16-75 术后患手掌侧外观

（刘 波 陈山林）

六、巨指畸形

巨指畸形是以手指体积增大为特征的先天畸形，可累及单个，也可以累及多个手指，严重者可累及同侧肢体，形成巨肢症。在 Swanson 的手部先天畸形分类中，巨指为“过度生长”类先天畸形。但手指的增大可以是其他全身过度生长类疾患的其中一个表现，如神经纤维瘤病、海神综合征等；或者是手指的病变导致体积增大，如血管瘤、淋巴管瘤等，这两种情况均不属于真性巨指。本章节讲述的巨指畸形是除外上述两种情况的，特发性的手指体积增大，目前认为与神经的纤维脂肪病变有关，即真性巨指。

巨指的发病率很低，占上肢畸形的 0.9%。可仅累及一个手指，但更常见累及多个手指，示、中指同时受累最常见，其次是拇、示指，小指受累最少见。两个受累的巨指可同时伴发并指。

巨指的病因尚不清楚，绝大多数类型的巨指与神经的异常有关。近年的研究发现在很多巨指病例的病变组织中检测到 PIK3CA 基因的异常突变，认为巨指的发病与体细胞 *Pik3CA* 基因的激活性突变密切相关，但具体调控机制尚需进一步研究。巨指的病理改变主要表现为外膜被脂肪组织包裹的粗大的病变神经，伴随病变神经及其每一条分支走形的广泛脂肪增生，以及受病变神经支配区域所有的组织的过度生长，如肌肉增厚、肌腱增粗、骨关节增粗、增长等。这种组织的过度增长是以神经为导向的。正中神经受累导致的示指、中指巨指最常见，如果正中神经受累变得显著肥大，在腕管内可出现神经局部的明显卡压，但临床上很难观察到患者有典型的腕管综合征的变现，绝大部分并没有手指麻木疼痛的症状，考虑为神经的先天性病变有关。

巨指畸形可根据病变手指生长的速度分为静止型和进展型。出生后病变手指有增大，但进一步增长的速度与正常手指的生长速度基本一致的为静止型，病变手指增长速度更快的为进展型。临床上观察到，生长速度与病变累及的神经节段的远近及范围有关，越靠近神经的近端以及累及神经的范围越广泛，手指增粗、增长的速度越快。

巨指不仅影响手的形态，而且过度肥大常导致手指屈曲障碍，影响手功能。常用的手术方案为两大类：巨指减容术及巨指截指术。

（一）巨指减容术

1. 概述 对于肥大程度不重，尚有功能的巨指，手术治疗的原则是保留手指并行体积缩小，即巨指减容术。通过最大限度地切除增生的软组织，同时矫正偏斜的手指轴向，来获得尽可能好的手指外观和功能。

2. 适应证 巨指程度不重，手指各关节屈曲功能尚存，或者虽然末节屈曲障碍，但掌指关节、近节指间关节屈曲基本正常者。可量化的指标为，患儿巨指长度未超过正常成人手指的长度。

3. 手术方法

（1）术前准备：术前拍摄双侧手部 X 线片，对比双侧手指骨关节大小差异，必要时行三维 CT 重建骨关节形态，也可行患侧手指指神经及近端神经B超检查，明确神经病变范围。

（2）麻醉及体位：单侧巨指采用静脉复合加臂丛阻滞麻醉，双侧病变采用气管插管全身麻醉，平卧位，患肢外展。

（3）手术操作

1）切口：对于偏侧肥大，沿肥大手指严重的一侧，对称肥大则沿手指正中偏尺侧，设计锯齿状切口至病变起始处。

2）神经、血管的处理：在手指或手掌开始增粗增大的起始处切开皮肤及皮下组织，并向近端探查并显露神经病变与正常节段的交界处，即神经病变的起始处。该起始处通常与手指肥大的严重程度相关，仅末节肥大者病变很轻，神经病变的起始处通常在手指中节，病变非常严重者，可起始自前臂的正中神经、尺神经。通常神经异常粗大，而伴行血管正常。从神经病变的起始处仔细沿神经、血管解剖剥离直至指端，完整显露整条病变神经，同时保护血管。如果病变仅累及一侧指神经，可手术完全切除该侧粗大的指神经直至起始处，通过对侧正常神经的代偿，对该手指的感觉影响较小；也可保留部分神经束，主要是支配末节指腹的神经束，做神经束间剥离直至病变起始处，切除其他神经束支及其伴行的脂肪组织，保留的神经束体积可明显缩小，还可减轻手指的感觉障碍。如果两侧指神经均异常粗大，则两侧均只能保留部分神经束，切除其他神经束及其伴行的增生的脂肪组织后，可较大地缩小手指的周径。但处理两侧神经后，手指的感觉会有明显减退，如两点辨别觉距离会明显增大。

3）皮下软组织的处理：在保护手掌深、浅动脉弓以及指固有血管及其关节支等重要的血管前提下，尽可能切除沿病变神经分布的增生脂肪组织；皮肤可剥离减脂到接近真皮下血管网皮片的程度，使手指周径最大限度地缩小。

4）骨骼长度的处理：偏侧肥大的巨指，都会伴发该侧组织的过度生长导致手指向对侧侧偏，需同时行肥大侧指骨的楔形截骨矫正侧偏畸形，可以多节段同时矫正，并行克氏针固定。通过指骨患侧的楔形截骨也能达到同时短缩手指的目的，多数偏侧肥大病例通过楔形截骨可恢复正常的长度。如果是累及双侧的对称型肥大，整个骨关节均过度生长，需行横断性截骨缩短手指长度，指侧方入路，切除适当长度使手指短缩，断端对合后克氏针固定。此时，皮肤软组织会冗长，在游离指固有血管及背侧静脉并保护其末端供血的条件下，可以环形切除适当长度的皮肤软组织后远近端缝合，达到骨骼和软组织程度均短缩的目的。骨骺阻滞术：对于手指长度已经接近成人长度的儿童病例，可行骨骺阻滞术，于病变各节段指骨近端剥离骨膜，显露透明的生长板，15号小圆刀片切除整个生长板后断端对合、克氏针固定。但如果儿童病例通过截骨短缩后，手指长度已基本恢复正常者，则需要后续的手指继续生长，不能行骨骺阻滞术。

5）骨骼宽度的处理：巨指骨骼宽度增加不严重的儿童病例，可以手术切除关节附近隆起的增生骨骼组织及骨膜来达到减小骨骼宽度的目的。对于骨骼增宽严重的病例，通常推荐截指，对于必须保指的病例，可以做骨骼内纵行截骨，即手指背侧入路，切开伸肌腱，显露指骨，纵向切除指骨中间部分，两侧合并后融合，横行克氏针固定或钢丝捆绑，可以显著缩小骨骼宽度，但手术损伤大，术后易导致关节僵硬。

6）指甲整复：依据对侧正常指甲的大小保留患指指甲，切除远端及患侧多余的部分，同时截除部分对应的指骨，修补关节囊及侧副韧带，最后将保留的皮肤做甲缘成形，指甲可恢复基本正常大小。

7）切口关闭：在所有组织最大限度缩容后，调整并再次切除多余皮肤，锯齿状切口对合，无张力缝合切口。手掌侧、手背侧各留置橡皮引流条1根，无菌纱布绷带包扎，必要时再予支具或石膏托外固定。术后均需保留观察窗以观察指端血供。

【典型病例】

患儿女性，1岁9个月，左1、2指巨指。术前左拇示指巨指，设计锯齿状切口至腕部（图16-76）。术中由腕部探查，见正中神经肥大，外膜被脂肪包裹，行病变的神经外膜切除，保留神经束，同时尽可能切除伴随病变神经走形的增生的脂肪组织以及多余皮肤（图16-77）。同时行示指中节指骨桡侧楔形截骨矫正尺偏，0.8mm克氏针固定。术后即刻拇、示指长度正常，拇指体积正常，示指体积较前缩小（图16-78）。术后1年1个月，左拇指体积、长度正常、示指长度稍增加，手指屈伸活动正常（图16-79）。

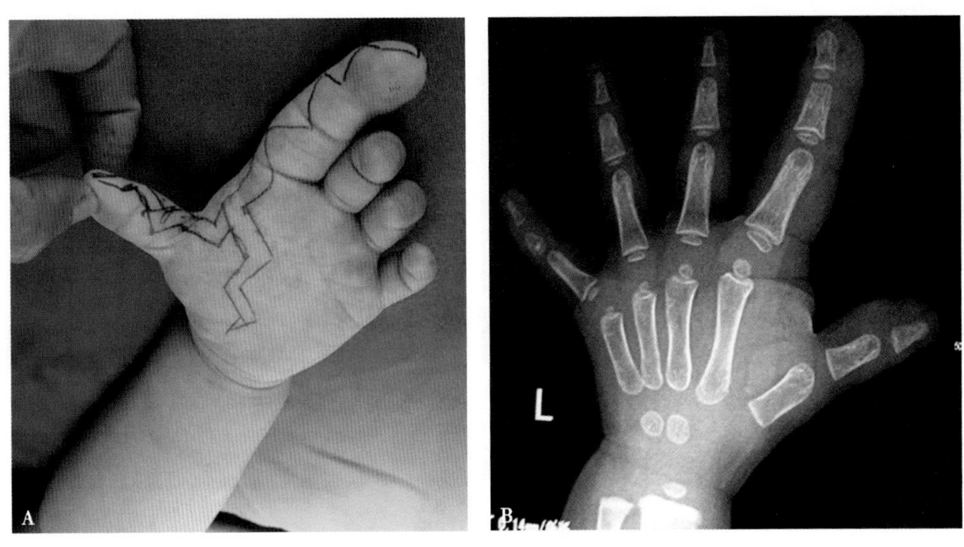

图 16-76 左拇示指巨指，设计锯齿状切口至腕部

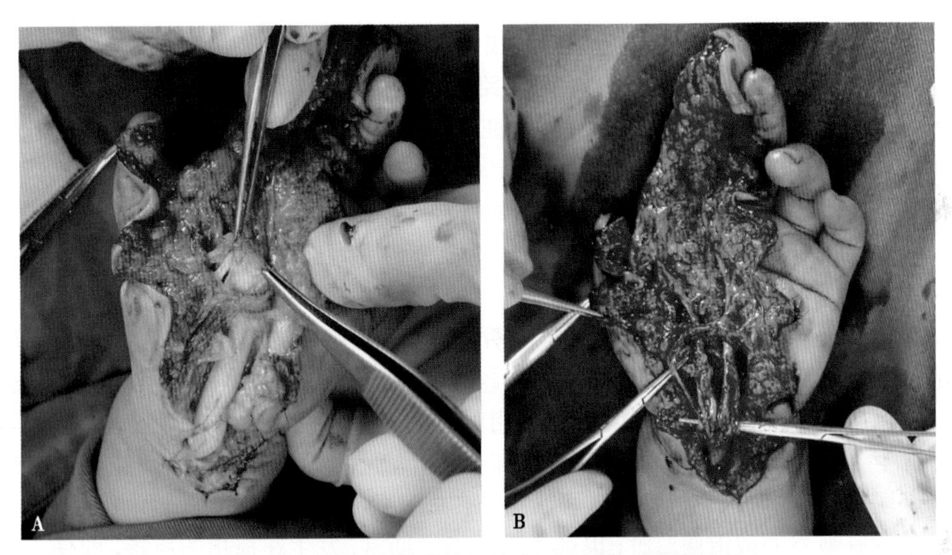

图 16-77 切除病变的神经外膜以及增生的脂肪组织

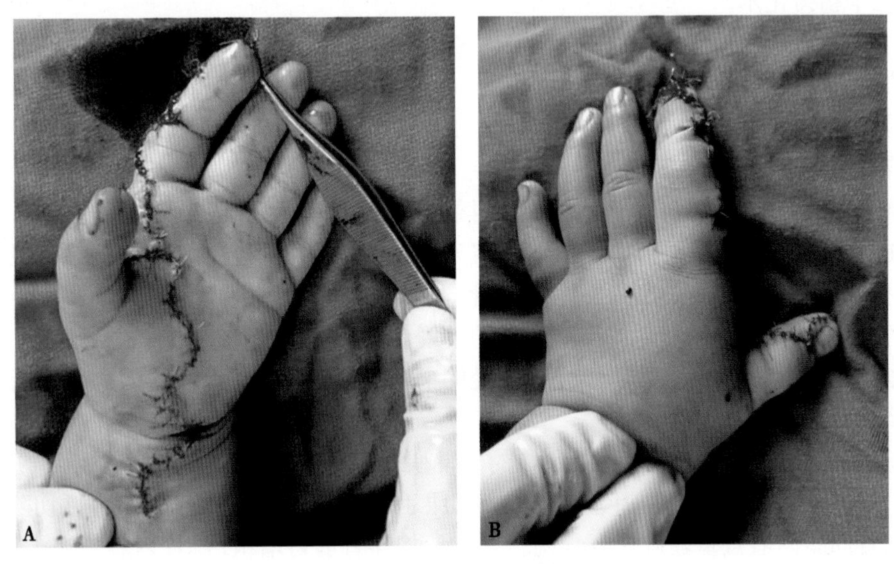

图 16-78 术后即刻

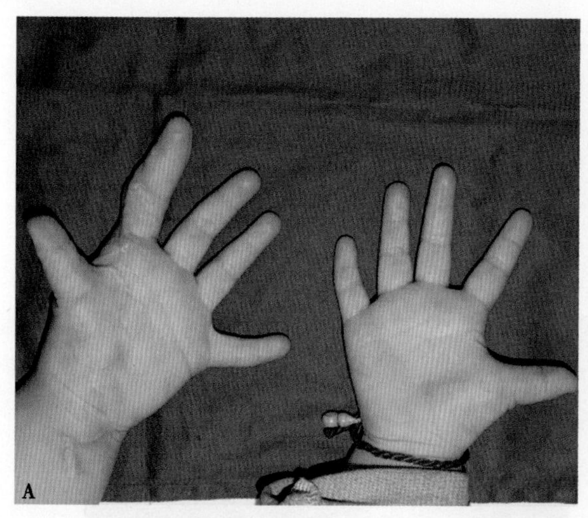
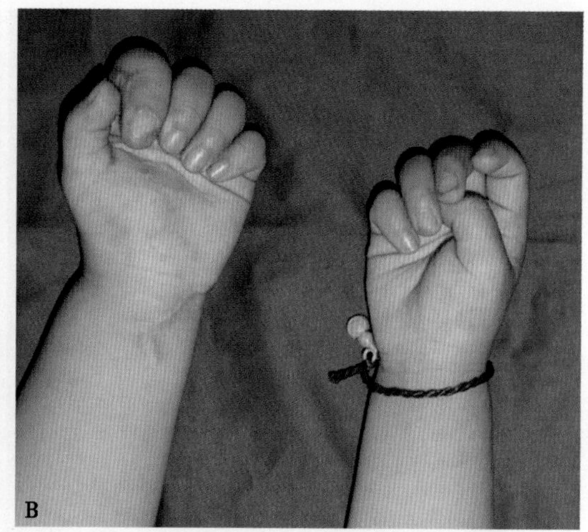

图 16-79 手指屈伸活动正常

4. 手术要点

(1) 设计锯齿状切口，避免跨指间关节的直线或角度小的弧形切口导致术后关节侧偏或屈曲。

(2) 从病变起始处开始探查神经较好，远端入路会因神经过于粗大失去形态而与周围脂肪组织相混淆，难以辨别。因伴行神经的血管相对细小，容易在切除脂肪组织时损伤，也建议从病变起始处开始，逐渐显露血管并保护。

(3) 如果要保留末节指腹的神经束，需在整个病变神经已经解剖显露后，从指腹处逆行做神经束间的分离，需在手术放大镜下操作，确保支配指腹的神经束支完整保留。

(二) 巨指截指术

1. 概述　对于严重巨指，异常巨大的手指不仅严重影响外观，也同时会丧失屈曲功能。完全不能屈曲的巨指甚至会阻碍患儿手的其他功能，成为累赘。此时，手术切除巨大的手指是推荐的选择，即巨指截指术。通过切除巨指指列，同时缩小手掌，来获得相对更好的外观和功能。

2. 适应证　巨指程度严重，体积显著超过成年人手指，且手指各关节屈曲功能丧失；或者虽然掌指关节尚残余一点屈曲功能，但近节指间关节屈曲完全丧失者；或者非拇指的单一巨指虽有屈曲功能，但外观较差且患者自身有强烈的截指意愿时，也可考虑截指。通常，发生在拇指的巨指，即使手指巨大，也仅行部分截指术，尽可能保留等同于正常拇指长度的近端，方便对捏。不得已要切除拇指时，也需要同时行示指或其他邻近手指拇化术。

3. 手术方法

(1) 术前准备：同巨指减容术。

(2) 麻醉及体位：同巨指减容术。

(3) 手术操作

1) 切口：沿拟切除手指根部两侧至手掌设计两条锯齿状切口，至手掌中段交汇。

2) 神经、血管的处理：巨指根部切开皮肤及皮下组织，显露并探查拟切除巨指的神经及伴行的指固有动脉至与邻指交界处，结扎巨指所属的两侧血管，保留邻指指动脉及指总动脉。剥离巨指所属的粗大神经至神经病变的起始处后切断。保留支配邻指的神经。

3) 皮肤软组织的处理：在保护邻指血管、神经的前提下，尽可能切除沿巨指病变神经分布的手部掌侧的增生脂肪组织。

4) 肌腱的处理：在手掌中段切断巨指所属的屈伸肌腱，显露并剥离骨间肌，如巨指所属骨间肌肥厚不显著可予保留，将止点重建在两侧相邻手指上。如果手掌过于宽大，肌肉肥厚，可以切除巨指所属的骨间肌，相邻两指骨间肌附着点重建以恢复骨间肌功能。如伴有前臂增粗，腕管内容物粗大压力增高，可同时切除截除手指所属肌腱的腱性结构及肌腹，这样可减小前臂周径及腕管减压。

5）截指及相邻手指合并：于巨指掌骨近端干骺端V形切除巨指掌骨连同整个手指及其附属结构，修整干骺端两侧残端，保留的相邻两指靠拢，使其对合后用两根交叉克氏针固定。

6）指蹼成形及切口关闭：在相邻两指并拢后，再次调整并切除多余皮肤软组织，锯齿状皮瓣对合缝合成形指蹼，关闭手背侧、掌侧切口，并各留置橡皮引流条1根。无菌纱布绷带包扎，较大儿童支具或石膏托外固定。

【典型病例】

患儿男性，2岁1个月。右侧示中指巨指，示指指间关节屈曲障碍。于示指指根部两侧做锯齿状切口至掌心，剥离肌腱、神经、血管并切断，将整个示指指列切除，掌骨近端采用V形切除，两侧残余干骺端合并，缩小虎口，克氏针固定（图16-80）。保留骨间肌并将止点重建，中指近节指骨桡侧楔形截骨，克氏针固定，皮肤软组织减容，末节指骨及指甲缩小后关闭创面（图16-81）。术后即刻外观，体积显著缩小，手指轴向矫正。术后即刻X线片显示截骨断端对合好（图16-82）。术后3个月，右手外形功能可（图16-83）。

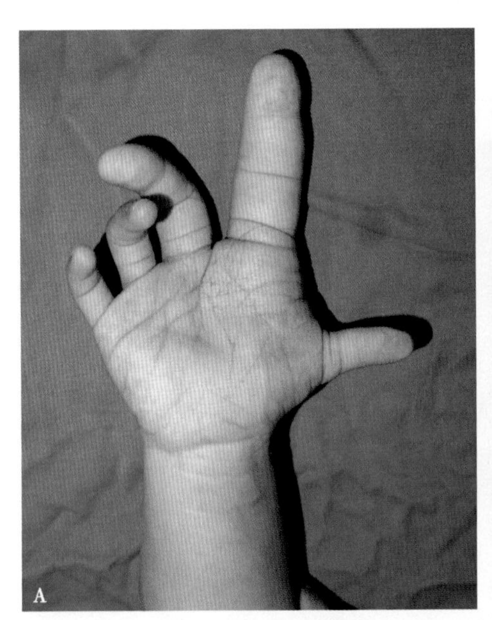

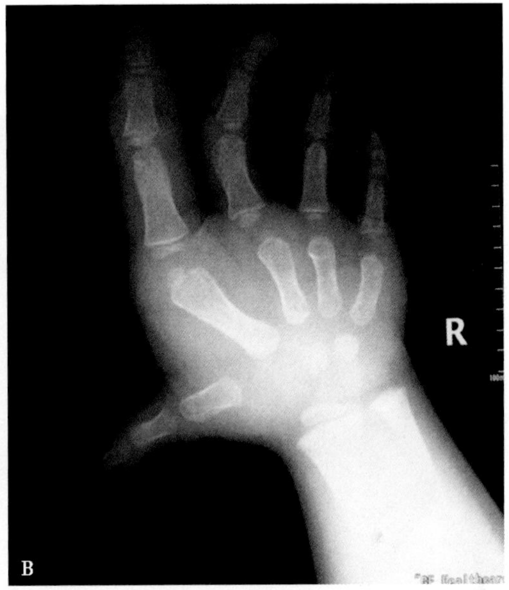

图16-80 术前手掌侧锯齿状切口至近端

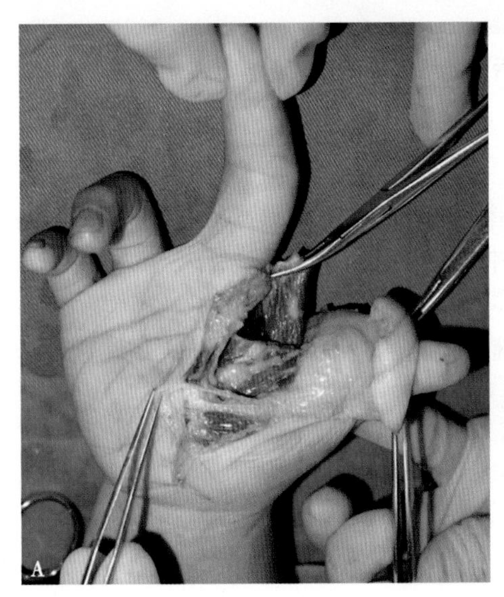

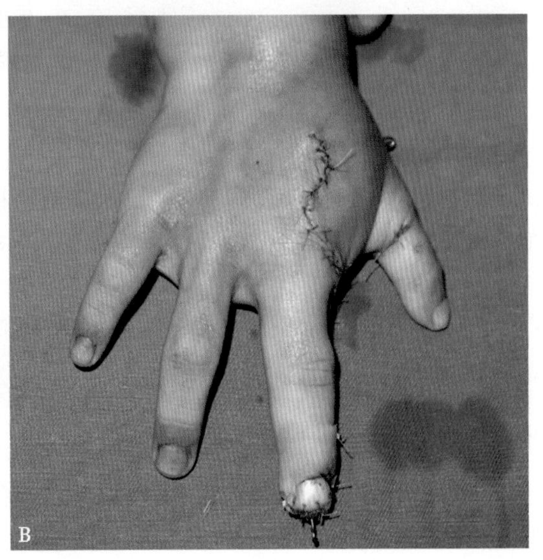

图16-81 术前X线片

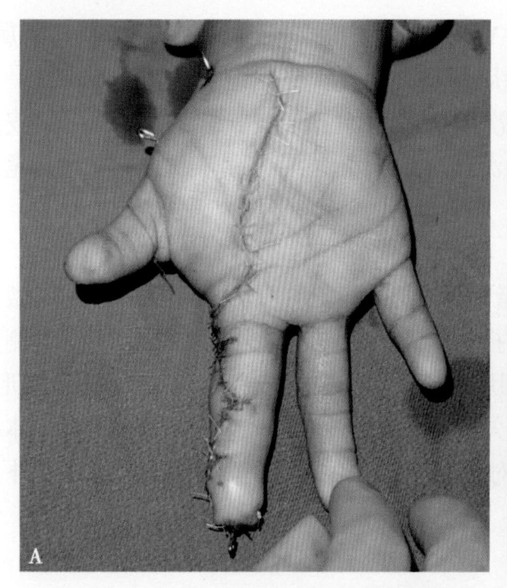
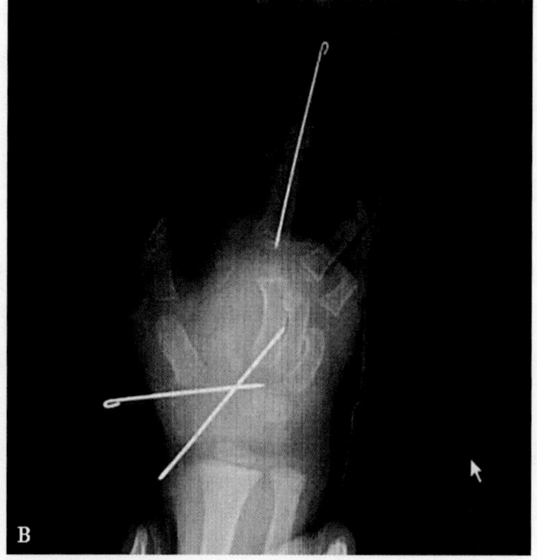

图 16-82　术中切除巨指所属的屈伸肌腱及部分骨间肌

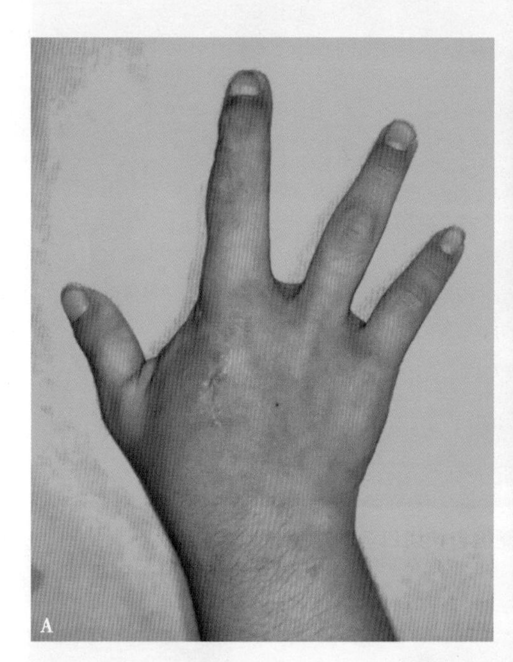
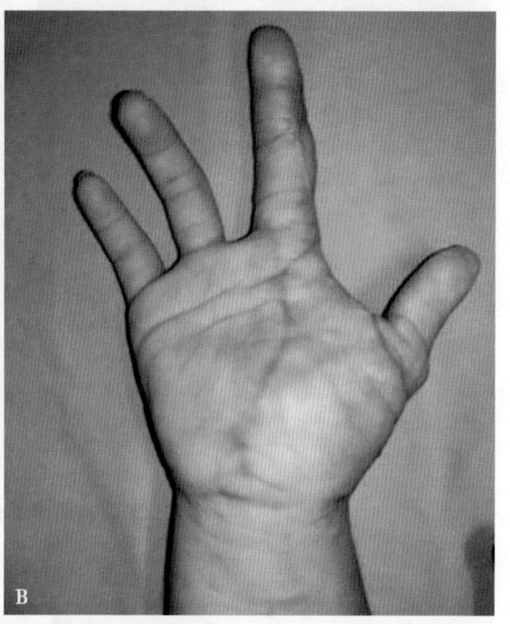

图 16-83　术后 3 个月

4. 手术要点

（1）切除手指两侧指蹼处设计锯齿状切口，避免跨指蹼处直线切口导致术后指蹼外形欠佳。

（2）在手掌近端或前臂切除病变手指所属的肌腱、神经甚至骨间肌可显著缩小手掌或前臂，改善外观以及使腕管减压。

（3）V 形切除巨指掌骨近端干骺端，可以在不破坏腕骨结构的同时使保留的相邻手指靠拢无张力。

（田晓菲）

七、拇指三指节畸形

拇指三指节畸形（triphalangism）是一种比较少见的先天性上肢畸形，发病率为 1∶25 000。拇指三指节畸形可以是一种单独的畸形，可累及单侧也可是双侧，双侧拇指发病占 87%，单侧占 13%；也可以合并其他畸形，如多指、并指、桡侧列发育不良、分裂手、足部畸形、唇裂、腭裂等，最常见的是轴前多指，轴前多指合并拇指三指节畸形占先天性上肢畸形的2%，而且10%的轴前多指都合并拇指三指节畸形；还可以是一些综合征的临床表现，如汤斯-布、Werner mesomelic综合征、奥瑟综合征和心手综合征等。

拇指三指节是一种常染色体显性遗传疾病，44%的患者有家族史。与之有关的致病基因可能有*HOXD13*、*GLI3*、*ZRS*。1994年，Heutink等通过对患病家系的基因检测发现，拇指三指节畸形的致病基因位于七号染色体长臂（7q36）。2002年，在荷兰南部一个有200例患者的大家系中，Lettice发现所有患者都有*ZRS*的点突变。*ZRS*位于染色体7q36.3，*LMBR1*的5号内显子内，具有高度的保守性，是*SHH*控制肢体发育的特异性加强子。*ZRS*突变可增加*SHH*的活性和在枝芽极化区前端的异位表达，导致拇指多指和拇指三指节畸形。随后，有学者发现在拇指三指节畸形患者中，可出现*ZRS*中部分碱基对的复制、缺失和换位。目前为止，已经报道有20多种*ZRS*点突变与拇指三指节畸形有关。

Wood根据拇指多余指骨的形态将拇指三指节畸形分为三个类型。Ⅰ型：拇指有小的楔形中节指骨，即delta指骨，有偏斜畸形，此型最常见；Ⅱ型：拇指较长，有三节指骨和完整近远侧指间关节，中节指骨发育不良呈不规则形，有偏斜畸形；Ⅲ型：拇指被正常的三节指骨手指所代替，与其他手指处于同一平面，没有对掌功能，即五指畸形手。

Wood分型是临床上最常用的分类方法，对治疗时机和治疗方法的选择有指导意义。Ⅰ型：多余的指骨较小，但是导致拇指偏斜畸形和正常指骨异常发育的主要原因，可以1岁左右早期治疗，手术摘除小的delta指骨。Ⅱ型：发育不良的中节指骨导致拇指偏长和偏斜，需要截骨矫正畸形；截骨术应该在拇指指骨骨骺出现后再进行，此型建议3岁左右手术治疗。Ⅲ型：拇指过长且没有对掌功能，拇指化术是一种好的选择，可在1岁之后进行手术治疗。对于Ⅰ型和Ⅱ型拇指三指节畸形，手术治疗的原则是恢复拇指的正常力线（矫正偏斜畸形），保持适当的长度，保留一个可伸屈的指间关节。

（一）delta指骨摘除术

1. 概述　delta指骨是位于拇指近节指骨和远节指骨之间的一小块多余的指骨，呈三角形，与近、远节指骨形成关节，但关节发育不完整；有单独的骨骺，骨骺不规则，呈C形。此delta指骨是导致拇指偏斜的主要病因，其不规则的骨骺进行性发育可加重拇指的偏斜畸形。早期摘除小得多的delta指骨，重建指间关节可以矫正拇指的偏斜畸形，保留指间关节的屈伸功能。如果拇指三指节畸形伴有多指、虎口狭窄和大鱼际肌缺如等，还需行对应的手术治疗，可以分期手术，也可一期手术同时处理。

2. 适应证　Wood分型中Ⅰ型的拇指三指节畸形患儿，指间关节偏斜>15°。

3. 手术方法

（1）术前准备：X线影像学检查明确拇指三指节畸形的类型，delta指骨的大小。心脏B超排除先天性心脏疾病，血常规、凝血功能和肝肾功能检查排除血液等其他系统疾病。

（2）麻醉及体位：小儿可采用全身麻醉或基础麻醉加臂丛神经阻滞麻醉，成人可选择臂丛神经阻滞麻醉。仰卧位，患肢外展位。

（3）手术操作

1）切口：拇指指间关节侧方（偏斜的凸侧）纵向直切口或背侧弧形切口。在做远端切口时注意不要损伤拇指指甲的甲根。

2）切除delta指骨：切口皮肤和皮下组织，在浅筋膜深面显露伸肌腱，向对侧牵开伸肌腱，显露指骨、关节囊和侧副韧带，切开关节囊和侧副韧带，分别从骨膜下向远、近端掀起关节囊和侧副韧带，显露delta指骨及其远、近的关节，注意要保留关节囊和侧副韧带在近节指骨头和远节指骨底的起止点。仔细辨认delta指骨后将其完整切除。

3）重建指间关节：将末节指骨复位，恢复拇指的正常力线，与近节指骨头形成新的指间关节，用5-0可吸收缝合线修复关节囊和侧副韧带，并用克氏针内固定。

4）闭合伤口：冲洗伤口，彻底止血，用5-0线间断缝合伤口。

【典型病例】

患儿女性，9岁，右侧先天性拇指三指节畸形，行右侧拇指delta指骨摘除术（图16-84～图16-89）。

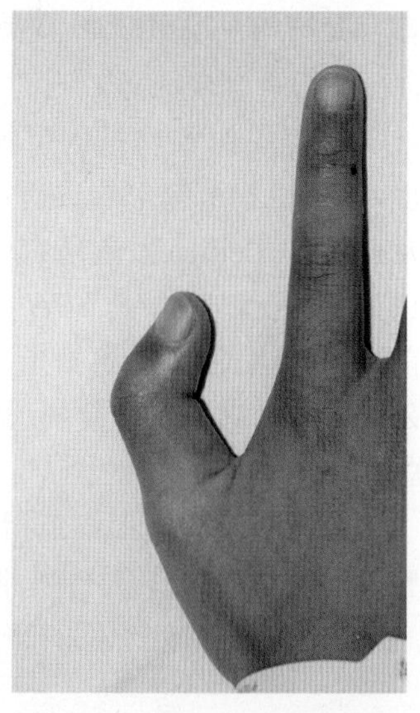

图 16-84　拇指三指节畸形，拇指尺偏畸形

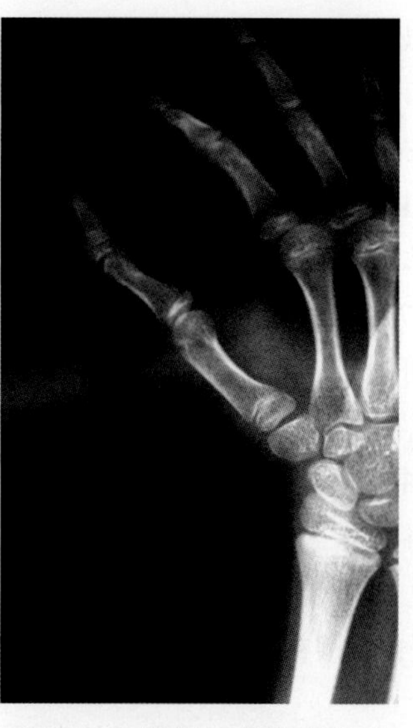

图 16-85　拇指三指节畸形，中间 delta 指骨

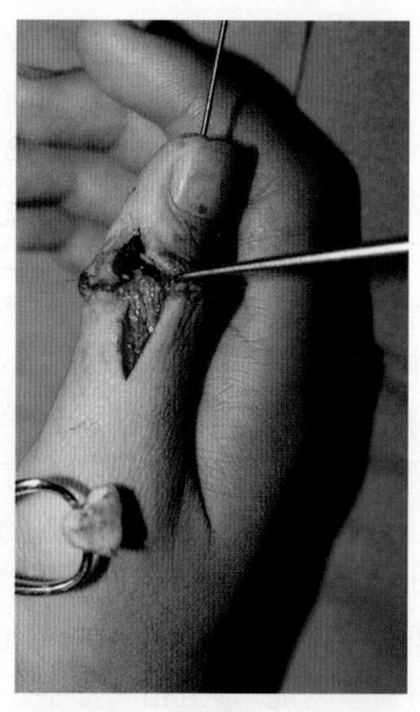

图 16-86　术中摘除 delta 指骨

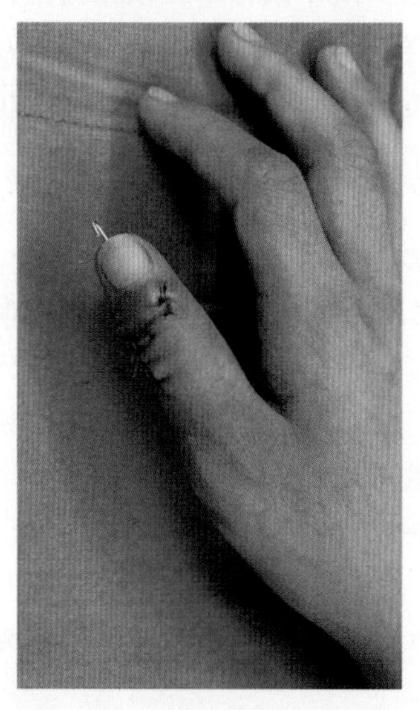

图 16-87　修复关节囊，闭合伤口

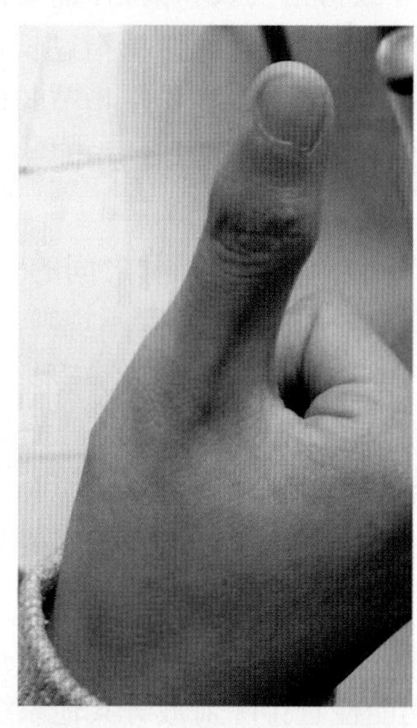

图 16-88　术后 3 年随访见拇指正常的力线和背伸

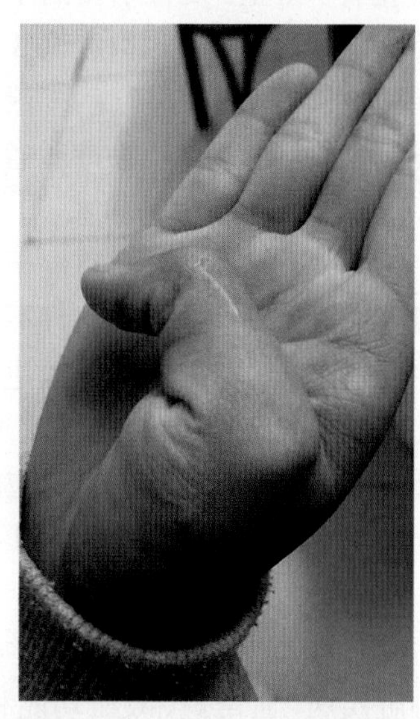

图 16-89　术后 3 年随访见拇指良好的关节屈曲活动范围

4. 手术要点

(1) 仔细辨认 delta 指骨，要完整切除，不能破坏远、近节指骨的关节面和软骨。

(2) 切开关节囊和侧副韧带时要保留足够多的腱性组织和在远、近节指骨上的起止点，便于指间关节囊和侧副韧带的重建。

(二) 闭合楔形截骨矫形术

1. 概述　delta 指骨较大或发育不良的中节指骨可以导致拇指三指节畸形显著的偏斜。这种成角畸形需要手术截骨来矫正；Vicker 报道一种非截骨的方法来矫正偏斜畸形，即切除中节指骨连续骨骺的峡部，再填入自体脂肪组织，患儿拇指的成角畸形可随年龄增长而矫正，指骨也能生长。国内外文献报道的截骨方法较多，主要分为两类：闭合截骨和开放截骨。开放式截骨有 Wood 截骨手术、Smith 截骨手术和 Flatt 截骨手术等；闭合式截骨主要是指闭合楔形截骨术，或伴有指间关节融合术。拇指三指节畸形不仅有偏斜畸形，还存在较正常拇指长的问题。因此，闭合式截骨术是目前临床应用最广的手术方式，既可矫正成角畸形，又可缩短拇指。对于拇指发育过长、偏斜严重、骨骺闭合者，除行闭合式截骨术外，还需行指间关节融合术（发育差的指间关节）。

2．适应证　Wood 分型中Ⅱ型的拇指三指节畸形患儿，Wood 分型中Ⅰ型的三角形指骨较大或指骨发育已停止的患儿，指间关节偏斜>15°。

3．手术方法

（1）术前准备：X 线影像学检查明确拇指三指节畸形的类型，中节指骨的形状、长度及其骨骺的形状，拇指偏斜的角度。心脏 B 超排除先天性心脏疾病，血常规、凝血功能和肝肾功能检查排除血液等其他系统疾病。

（2）麻醉及体位：小儿可采用全身麻醉或基础麻醉加臂丛神经阻滞麻醉，成人可选择臂丛神经阻滞麻醉。仰卧位，患肢外展位。

（3）手术操作

1）切口：拇指指间关节侧背（偏斜的凸侧）部弧形或 Z 形切口。在做远端切口时注意不要损伤拇指指甲的甲根。

2）显露指骨：切口皮肤和皮下组织，在浅筋膜深面显露伸肌腱，向对侧牵开伸肌腱，显露中间指骨和近侧指间关节。

3）闭合楔形截骨：仔细辨认骨、骨骺和关节等结构，确定截骨平面及截骨角度，切除适当大小的骨块，矫正偏斜，用交叉克氏针内固定骨折处，同时切除中节指骨近端不正常的骨骺，使保留的骨骺成水平位。

4）关节融合：从背侧切口指间关节囊，显露指间关节，楔形切除中节指骨近端骨骺或关节面，同时破坏近节指骨头的关节面，将两断面进行骨融合，矫正偏斜畸形后用克氏针内固定。

5）闭合伤口：冲洗伤口，彻底止血，可用 5-0 可吸收线缝合关节囊和韧带，5-0 线间断缝合伤口。

【典型病例】

患儿男性，3 岁，左侧先天性拇指三指节畸形，行左侧拇指中节指骨闭合楔形截骨内固定术（图 16-90～图 16-93）。

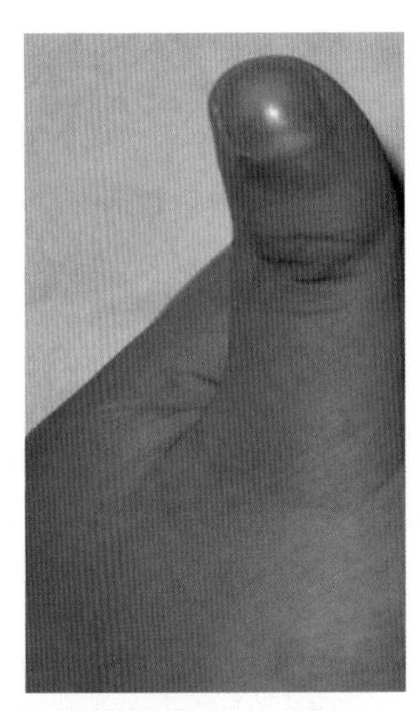

图 16-90　拇指三指节畸形，拇指尺偏畸形

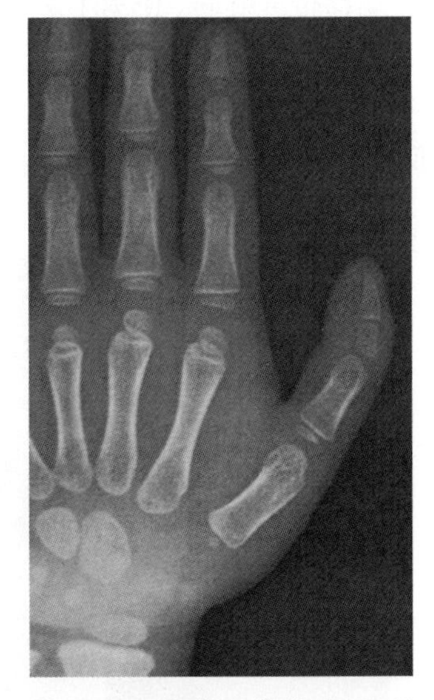

图 16-91　拇指三指节畸形，稍短小的中节指骨

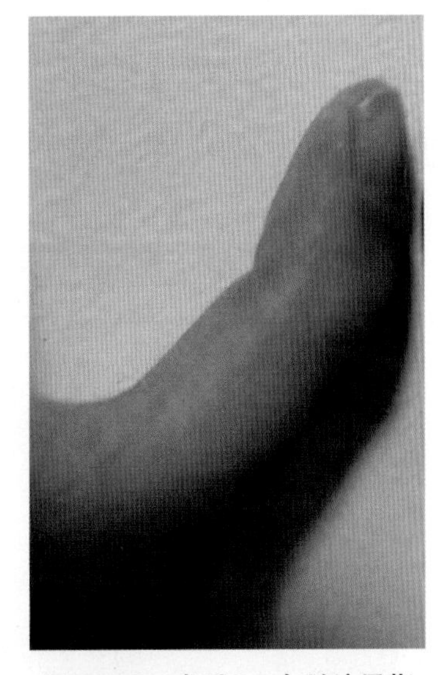

图 16-92　术后 3.5 年随访见指间关节屈曲范围

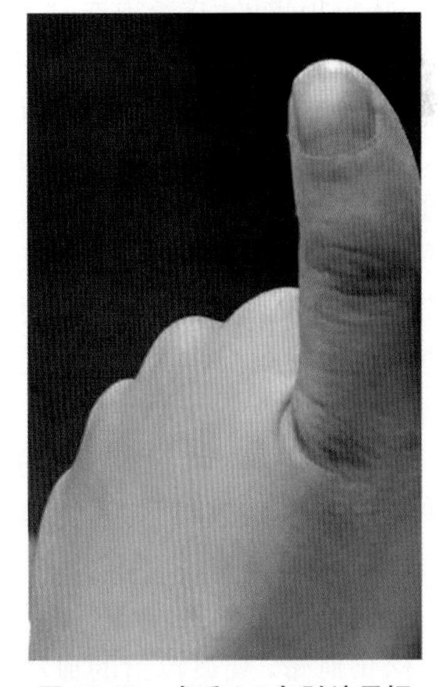

图 16-93　术后 3.5 年随访见拇指良好的力线

4．手术要点

（1）术前要确定是否保留中节指骨骨骺，若要保留，则在术中截骨后要修整骨骺，使保留的骨骺呈正常的水平位，预防继发偏斜畸形。

（2）截骨时保护好伸屈肌腱。

（3）偏斜畸形严重时，对侧的皮肤和关节囊韧带等挛缩组织可能需要松解。

（三）手指转位拇指化术

1. 概述　手指转位拇指化术主要用于先天性拇指发育不全Ⅲb 型、Ⅴ型及外伤性拇指缺损，常将示指转位为拇指。Wood Ⅲ型的拇指三指节畸形患者有一个没有拇指功能的五指手，可以采用相似的手术方法将第一个手指转位为拇指。

2. 适应证　Wood 分型中Ⅲ型拇指三指节畸形患者。

3. 手术方法

（1）术前准备：X 线影像学检查明确拇指三指节畸形的类型，掌、指骨的长度及骨骺的位置。心脏 B 超排除先天性心脏疾病，血常规、凝血功能和肝肾功能检查排除血液等其他系统疾病。

（2）麻醉及体位：小儿可采用全身麻醉或基础麻醉加臂丛神经阻滞麻醉，成人可选择臂丛神经阻滞麻醉。仰卧位，患肢外展位。

（3）手术操作

1）切口：拇指三指节掌指关节背侧 V 形切口，在 V 形两侧顶端切口环形向掌侧，掌侧切口应在掌指关节近端；掌骨桡侧纵弧形切口远端与掌指关节处的切口相连，近端达第 1 腕掌关节。

2）拇指肌腱神经的切取：按上述切口切开皮肤和皮下组织，首先在背侧显露指背和掌背静脉、伸指肌腱，在掌侧显露双侧的神经血管束和屈指肌腱，仔细向近端分离血管神经和肌腱；尺侧神经血管束分离到指总动脉神经时，可结扎示指桡侧指动脉，并将神经向指总神经近端分离，以利于拇指转位；切除屈肌腱的 A1 和 A2 滑车，避免屈肌腱皱屈；在近节指骨基底部水平切断伸肌腱结构，然后将其劈成三股。

3）拇指肌肉的切取：在拇指掌指关节的桡侧仔细分离第 1 骨间肌的腱性部分和止点，并将其从远端到近端游离，注意保护进入肌肉的神经血管束和近端的起点；切断第 1 和第 2 掌骨头间韧带，切断蚓状肌，同样方法将第 1 掌侧骨间肌从第 1 掌骨的尺侧分离。

4）拇指截骨：显露第 1 掌骨和近远端的关节，分别在第 1 掌骨头下和基底部截断掌骨，保留骨端周围的骨膜和软组织，去除掌骨中间部分以缩短拇指，重建后拇指尖最好不要超过示指近节指骨中远 1/3 交界线；掌骨头的骨骺要保留完整。

5）拇指移位：使掌指关节处于最大伸展位，将可移动并缩短的拇指向近端移位并旋转，使第 1 掌骨远近端靠拢，用 0.88mm 克氏针内固定，利用保留的骨膜组织来加强骨折处的稳定性。移位后的拇指应该处于掌侧外展 40° 和掌内旋 140° 的位置。

6）拇指的重建：将第 1 骨间背侧肌缝至伸肌腱的桡侧股，第 1 掌侧骨间肌缝至伸肌腱的尺侧股；将切断的伸肌腱近端做适当的缩短，将之缝回至中央股。重建的拇指应该处于外展伸直位。如果第 1 骨间背侧肌缺损，可用环指指浅屈肌腱重建拇指对掌功能。

7）虎口重建：将手掌背侧的皮瓣移位于拇示间，皮瓣可做适当修整避免重建的虎口挛缩。

8）闭合伤口：冲洗伤口，彻底止血，松止血带，观察拇指的血液循环情况。用 5-0 线间断缝合伤口。

【典型病例】

患儿男性，1 岁，右侧拇指三指节伴多指畸形，行手指转位拇指化和多指切除术（图 16-94～图 16-100）。

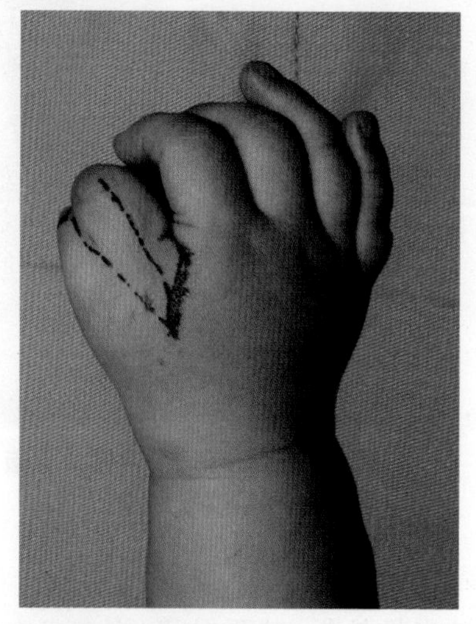

图 16-94　拇指三指节畸形伴多指背侧切口

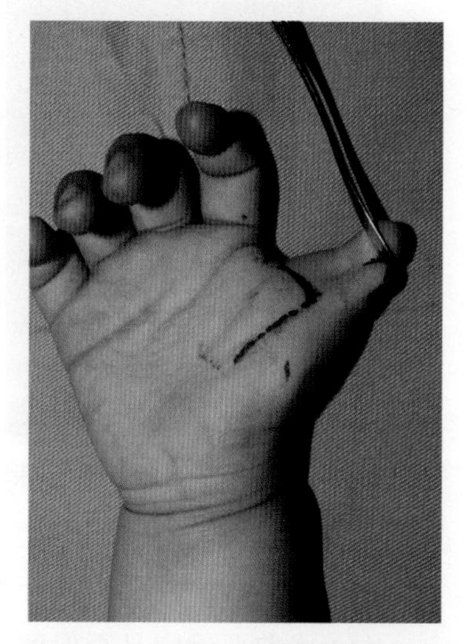

图 16-95　拇指三指节畸形伴多指掌侧切口

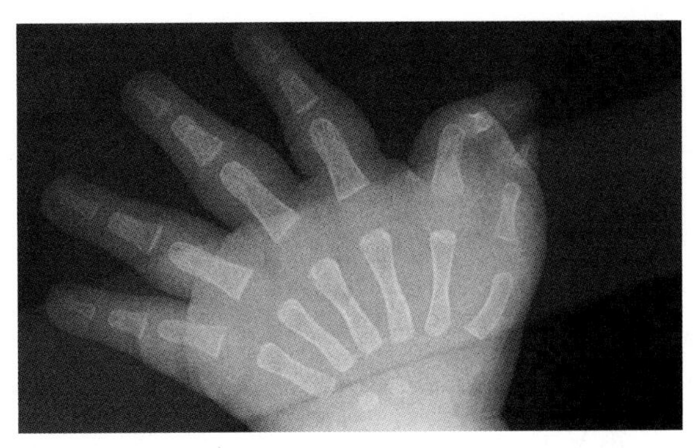

图 16-96 拇指三指节畸形伴多指的 X 线表现

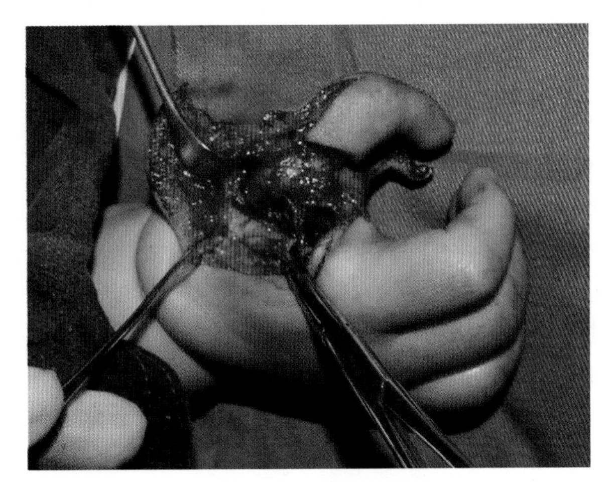

图 16-97 掌骨截骨

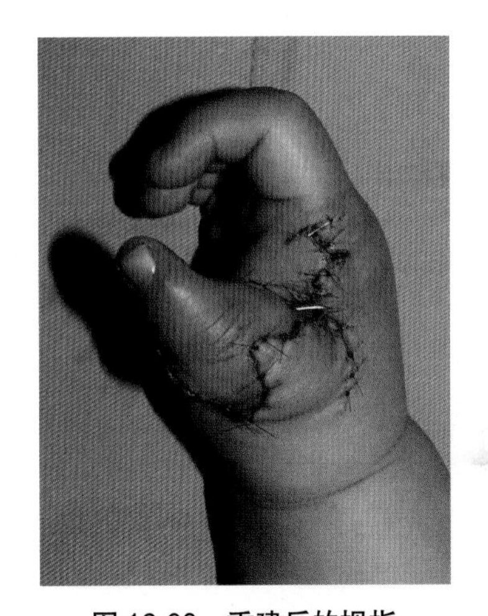

图 16-98 重建后的拇指

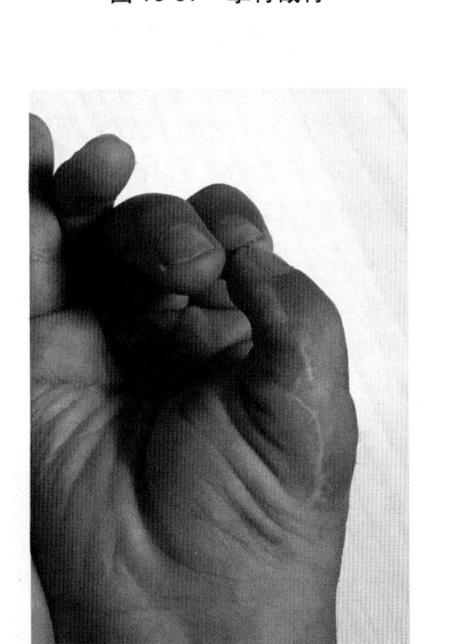

图 16-99 术后 4.5 年随访见拇指的对掌功能

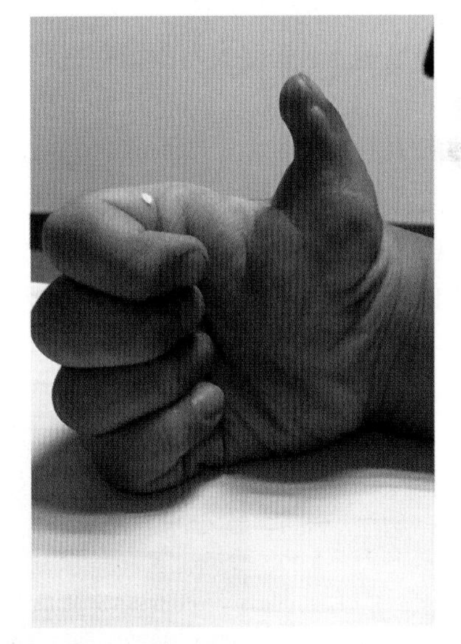

图 16-100 术后 4.5 年随访见宽大的虎口，良好的拇指外展和背伸功能

4. 手术要点

（1）游离掌背侧神经血管束时，应该适当保留其周围的一些软组织，避免血管的损伤和痉挛，导致拇指坏死。

（2）分离骨间掌侧肌和骨间背侧肌时，注意保护从掌侧进入肌肉的神经血管束。

（3）掌骨截骨时应保护掌骨头的骨骺。

（4）重建后的拇指不要过长，最好不要超过示指近节指骨中远 1/3 交界线。

（5）重建后拇指应该处于掌侧外展 40° 和掌内旋 140° 的位置，与示指相对。

（陈燕花　陈振兵）

八、第 4、5 掌骨融合

先天性掌骨融合或先天性掌骨骨连接最常发生在第 4、5 掌骨之间，少数发生于第 3、4 掌骨间或第 1、2 掌骨间，发生在其他掌骨间或多个掌骨间的情况较罕见。文献中对该疾病的命名不一，除上述最常用的两个命名，还包括第 5 掌骨缺损、第 V 型并指、尺侧拇指及先天性掌骨发育不良等。

先天性掌骨融合畸形可同时合并其他手部先天性异常，或存在于某些综合征中。最常合并的先天异常包括分裂手畸形，中央型多指畸形，尺侧纵列发育不良及 Apert 综合征等。孤立的第 4、5 掌骨融合畸形（不合并其他异常）也不少见，多为散发病例，但也存在家族发病的报道。

孤立的第 4、5 掌骨融合畸形在临床上可观察到手部存在不同程度的外观畸形，至少包括以下一个方面：手掌宽大或窄小；手掌尺侧存在骨性突起；第 4、5 掌骨头间距过大，引起第 4 指蹼过宽，宽大的指蹼在主、被动情况下都难以合拢；休息状态时小指处于外展位，不能与其他手指并拢；小指（有时包括环指）系列存在短小和 / 或旋转畸形。孤立的第 4、5 掌骨融合患者往往不存在显著的手功能障碍。患者的第 4、5 掌指关节屈伸活动度一般不受影响，但根据畸形类型的不同，外展和内收活动度存在一定的异常。

目前国际上多采用 Buck-Gramcko 分型方法，根据融合的范围将掌骨融合畸形分为 3 型。但该分型方法并没有考虑融合掌骨的形态及成角畸形，也不能指导临床治疗的选择。Foucher 等于 2011 年提出了一种采用四个英文字母 Y、U、I 和 K 来描绘融合掌骨形态的分型方法，但该分型中各亚型的划分相对复杂，很多时候与治疗决策并不相关。新近提出的基于掌骨间夹角（inter-metacarpal angle，IMA）的分型系统，将畸形分为三型（图 16-101）：Ⅰ型为 IMA 正常或小于正常，即第 4、5 掌骨间的关系处于从相互平行至正常分离状态之间；Ⅱ型为 IMA 大于正常，即第 4、5 掌骨间的夹角处于过度分离状态；Ⅲ型为 IMA 为负值，即第 4、5 掌骨间处于汇聚状态。依据小指的外形，每型均分为两个亚型：亚型 a 为小指外形不存在或只存在轻度短缩畸形；亚型 b 为小指存在严重短缩畸形，往往需第 5 掌骨牵拉延长术才能较好地改善外观功能（表 16-6）。该分型方法较全面地包括了各种畸形类型，并可指导相应的治疗。临床实践中，畸形的第 4、5 掌骨间 IMA 的测量方法为经过第 4、5 掌骨头骺中心的掌骨远侧畸形段轴线间的夹角。正常第 4、5 掌骨 IMA 的确定以对侧第 4、5 掌骨 IMA（单侧受累患者）或同侧第 2、3 掌骨 IMA（双侧受累患者）为参考标准（图 16-102）。临床实践中判断小指外形是否存在严重短小畸形（亚型 b）的简单标准为：完成第 5 掌骨撑开式楔形截骨手术后小指指端是否可达到环指的近侧指间关节水平。

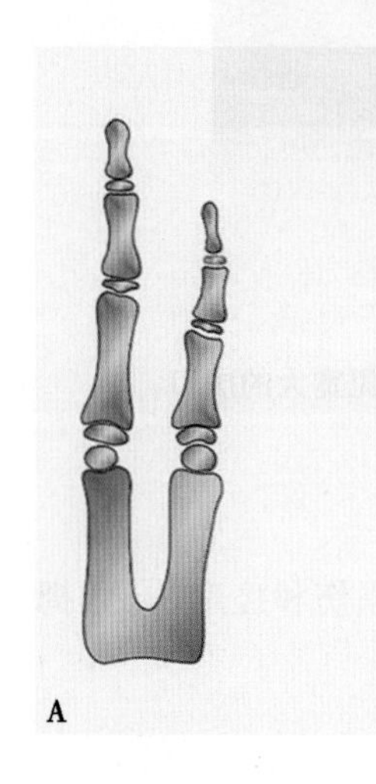

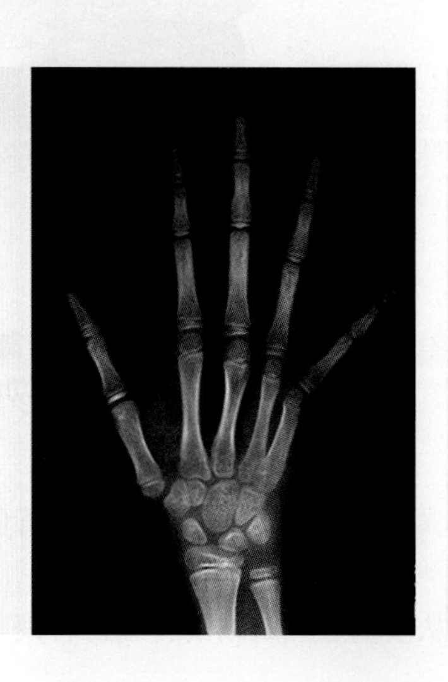
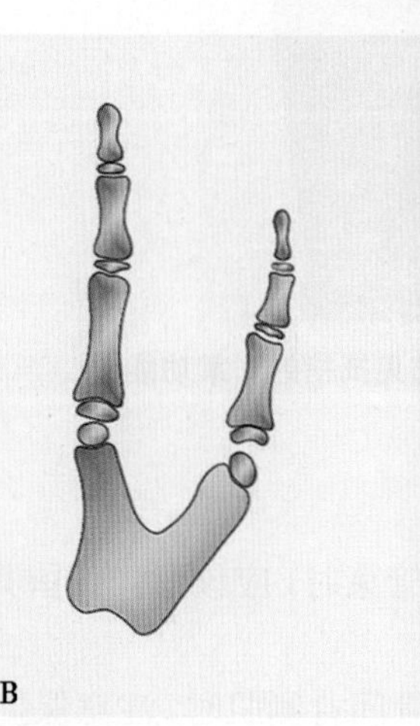

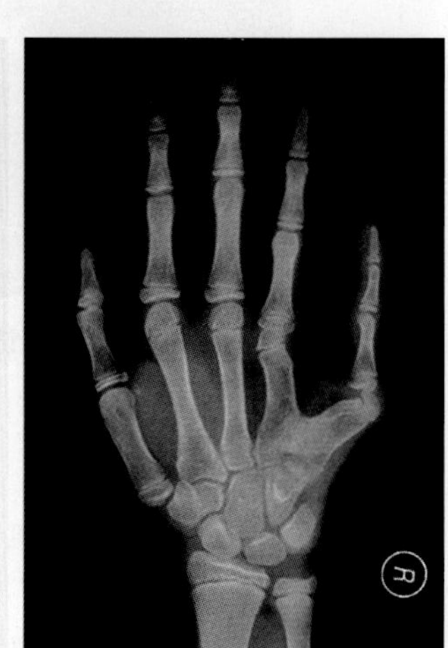

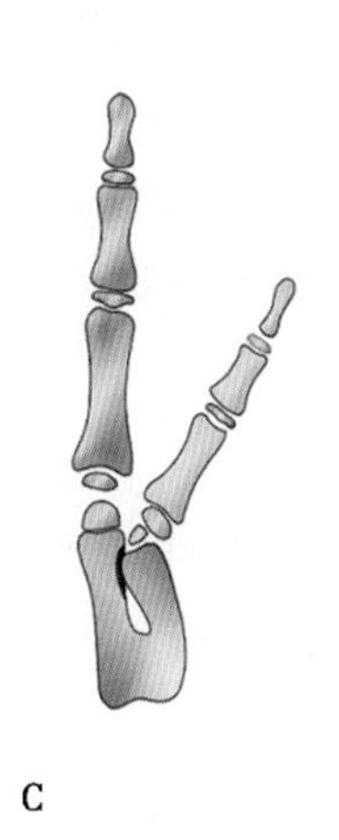

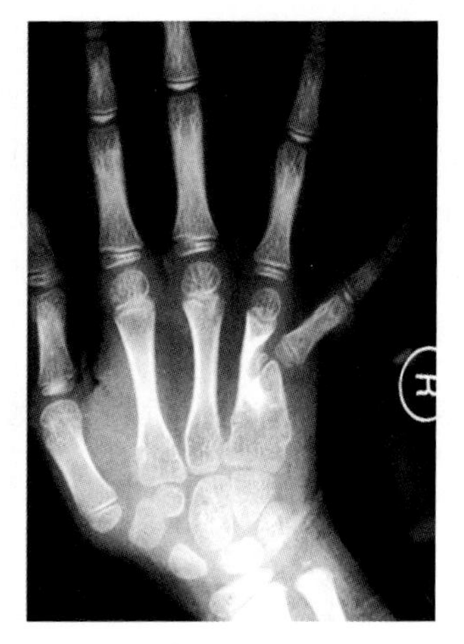

图 16-101　IMA 分型示意图

A. Ⅰ型，IMA 正常或小于正常；B. Ⅱ型，IMA 大于正常；C. Ⅲ型，IMA 为负值，即第 4、5 掌骨间处于汇聚状态。

表 16-6　掌骨融合的 IMA 分型方法及各型特点

分型	主要特点	其他外形特点
Ⅰ型	IMA 正常或小于正常	手掌无或只有轻度外形异常
a	小指严重短缩(−)	
b	小指严重短缩(+)	
Ⅱ型	IMA 大于正常	手掌宽大；手掌尺侧存在骨性突起；第 4、5 掌骨头间距过大，引起第 4 指蹼过宽
a	小指严重短缩(−)	
b	小指严重短缩(+)	
Ⅲ型	IMA 为负角	手掌窄小；休息状态时小指处于外展位，不能与其他手指并拢
a	小指严重短缩(−)	
b	小指严重短缩(+)	

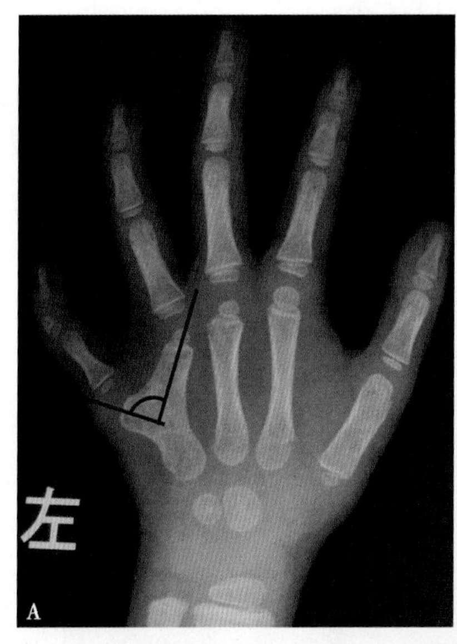

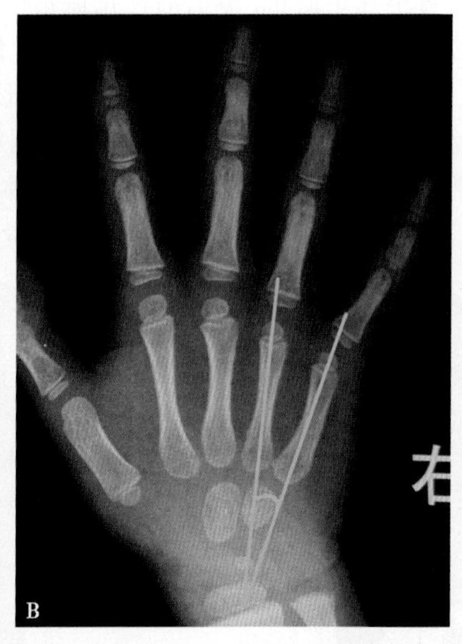

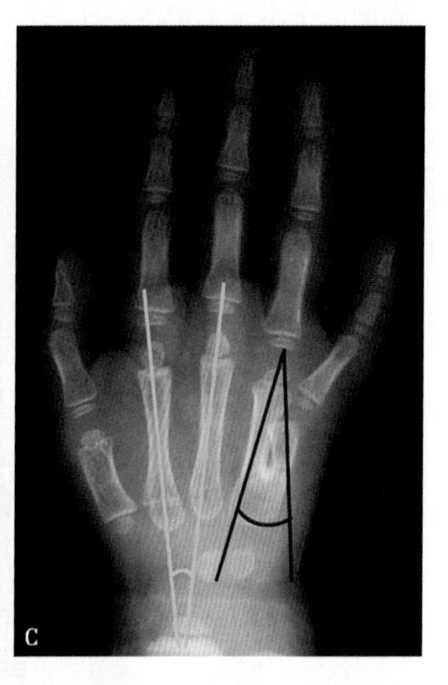

图 16-102　新分型的后前位 X 线平片示例

第 4、5 掌骨间 IMA 的测量方法为经过第 4、5 掌骨头骺中心的掌骨远侧畸形段轴线间的夹角。A. 蓝色显示增大的 IMA；B. 绿色显示正常 IMA；C. 绿色显示正常 IMA，蓝色显示 IMA 为负值。

（一）适应证

对于合并其他先天畸形的患者，其治疗方案的制订需要综合考虑合并畸形的情况而定。如 Apert 综合征患者的治疗需先进行并指分指，某些情况下才需要针对融合的掌骨进行手术。对于不合并其他异常的孤立第4、5掌骨融合畸形患者，文献报道和笔者的经验显示，不同患者或同一患者不同侧别的畸形可存在较大差异，必须在充分考虑掌骨融合范围、掌骨成角畸形情况、小指系列的发育情况、掌指关节骨与软组织情况及患者及其家属的意愿后，制订个性化的手术方案。手术治疗的主要目标是改善小指系列（有时也包括环指系列）的力线。一般情况下，IMA分型中的Ⅰ型对手外观及功能影响不大，不需要进行手术治疗。但如果小指系列严重短缩，也需手术增加其长度。IMA分型中的Ⅱ型和Ⅲ型，对手的外观和功能有一定影响，一般具有手术适应证（表16-7）。

表16-7 基于IMA分型方法的第4、5掌骨融合畸形的治疗策略

分型	治疗策略
Ⅰ型	保守治疗为主
a	保守治疗
b	第5掌骨牵拉延长术
Ⅱ型	减小IMA
a	第5掌骨内收截骨 ± 第4掌骨外展截骨
b	a型 + 第5掌骨牵拉延长术
Ⅲ型	增大IMA
a	掌骨融合部位切除、撑开 ± 第5掌骨外展截骨
b	a型 + 第5掌骨牵拉延长术

（二）手术时机

手术治疗的最佳时机仍然存在争议。虽然从6个月到成年期都有进行手术治疗的报道，但如果手术治疗的时间太晚，患儿骨骼继续生长塑性的潜力较小，而且肌肉和肌腱的挛缩也更严重。年龄太小则因为受骨骼体积限制不易进行骨性操作，而且骺损伤的概率也较大，也不容易在截骨后维持稳固的固定。因此，建议可在患儿1.5～2岁开始进行手术。

（三）手术方法

1. 麻醉及体位　患儿采用全身麻醉，在此基础上可附加臂丛神经阻滞麻醉。仰卧位，患肢外展，置于患侧的手术桌上手术。在上臂安置小儿止血带，驱血后在止血带控制下手术。

2. IMA分型Ⅱ型的手术治疗方法　Ⅱa型患者由于第4、5掌骨IMA过大，往往存在手掌宽大，手掌尺侧骨性突起，第4、5掌骨头间距过大和第4指蹼过宽，这些外观畸形是患者及家属要求手术的主要原因。过大的IMA多为畸形的第5掌骨远端过度尺偏引起，此类病例可采用第5掌骨尺侧撑开式楔形内收截骨进行治疗以减小IMA。从掌骨融合部位取楔形骨块作为撑开植骨的供体骨（图16-103，图16-104）。对少数第4掌骨也存在严重桡偏畸形的患者，可同时进行第4掌骨楔形外展截骨以进一步使IMA恢复至正常。

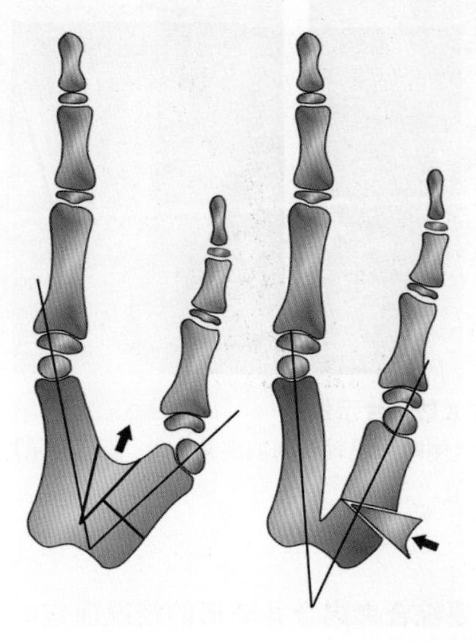

图16-103 从掌骨融合部位取楔形骨块作为撑开植骨的供体骨

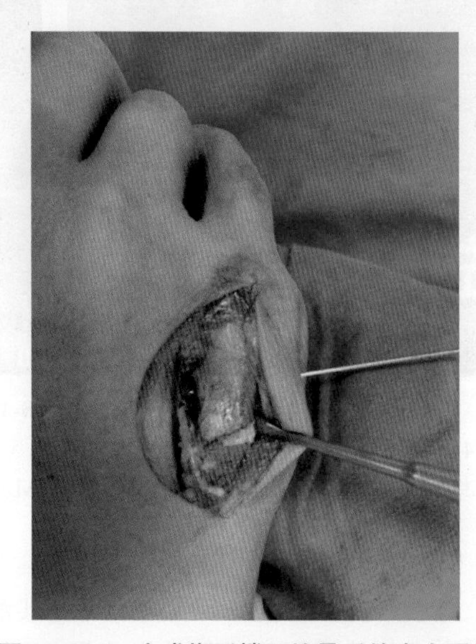

图16-104 完成楔形撑开植骨后的术中照片

3. IMA 分型Ⅲ型的手术治疗方法　Ⅲa 型患者由于第 4、5 掌骨力线为汇聚状态，IMA 为负角，往往存在不同程度的手掌窄小，休息状态时小指处于外展位而不能与其他手指并拢。外展的小指不仅外观难看，还会阻碍患者将手置入相对狭小空间（如衣裤口袋或手套）内。该型中掌骨汇聚程度较轻的患者可采用切除并撑开第 4、5 掌骨融合部位进行治疗。对掌骨汇聚程度较重的患者，可联合进行第 5 掌骨桡侧撑开式楔形外展截骨术，以使 IMA 和手的外观恢复至正常（图 16-105，图 16-106）。

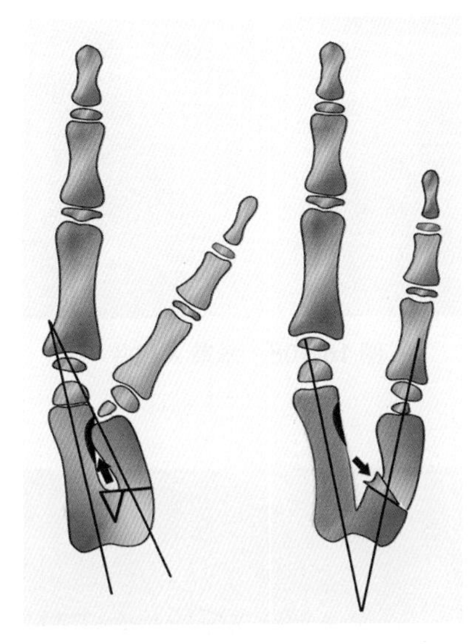

图 16-105　从掌骨融合部位取楔形骨块作为撑开植骨的供体骨

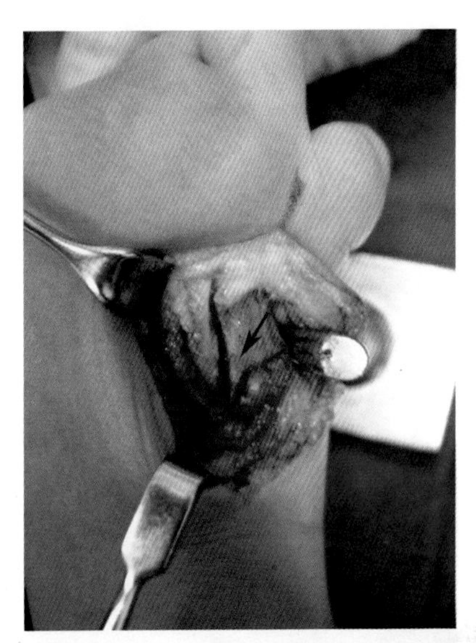

图 16-106　从掌骨融合部位取楔形骨块（箭头所示）用于撑开植骨

4. IMA 各分型中 b 亚型的手术治疗方法　对于各型中的 b 亚型患者，小指的严重短小畸形往往是影响手部外观和功能的不可忽略的因素，而且一期植骨延长术常不足以获得满意的结果，应在针对相应 a 亚型治疗的基础上联合采用第 5 掌骨牵拉延长术进行治疗。

（四）术后处理

患手截骨内固定术后予以石膏或支具外固定保护截骨部位 4 周，然后可以拆除外固定，在康复师指导下进行循序渐进的功能锻炼。

【典型病例】

患儿男性，就诊时 12 岁。出生后父母逐渐发现患儿双手小指不能与环指并拢，环、小指间距离增宽。随着生长发育逐渐发现小指较正常短小，处于尺偏位，手掌尺侧增宽突出，以左侧为著。患者述用双手可较好地完成各种日常活动，但做手插入衣裤口袋或戴手套等活动时存在一定不便。专科查体见双手小指力线在休息位时处于尺偏位，环、小指间距离增大，指蹼增宽。手掌尺侧增宽，第 5 掌骨头部位突出。小指可外展，但主被动内收受限，不能将小指与环指并拢（图 16-107）。各指屈伸活动度基本正常，但由于小指系列力线异常，握拳时环小指间存在轻度重叠。拇指与小指对指障碍。双上肢未见其他合并畸形。X 线检查如图 16-108 所示。双手正位示第 4、5 掌骨间存在骨连接，位于掌骨基底及近侧。第 4、5 掌骨形态异常，长度短于正常，横径增宽，以第 5 掌骨为著，导致小指掌指关节水平明显低于环指，小指末节远端低于正常，位于环指近侧指间关节水平。第 4 掌骨向尺侧成角弯曲，第 5 掌骨向桡侧成角弯曲，导致第 4、5 掌骨间夹角增大，环、小指间距增大。手部未见其他骨性异常。临床诊断为先天性第 4、5 掌骨融合 IMA 分型的Ⅱ型，进行第 5 掌骨尺侧撑开式楔形内收截骨，减小 IMA 以改善畸形外观。从掌骨融合部位取楔形骨块作为撑开植骨的供体骨。术后患手外观明显改善，X 线片显示 IMA 恢复正常（图 16-109，图 16-110）。

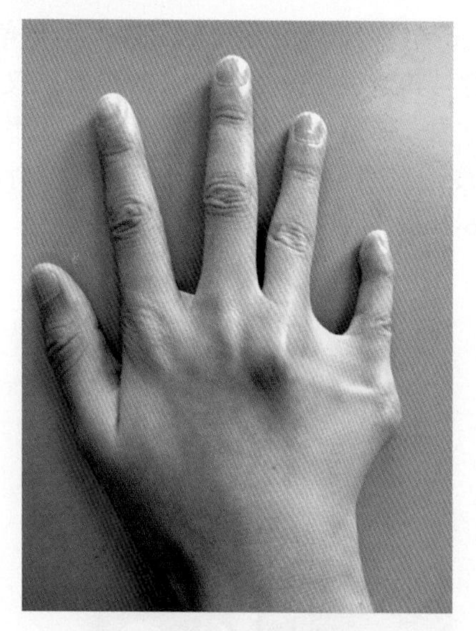

图 16-107　术后患手外观

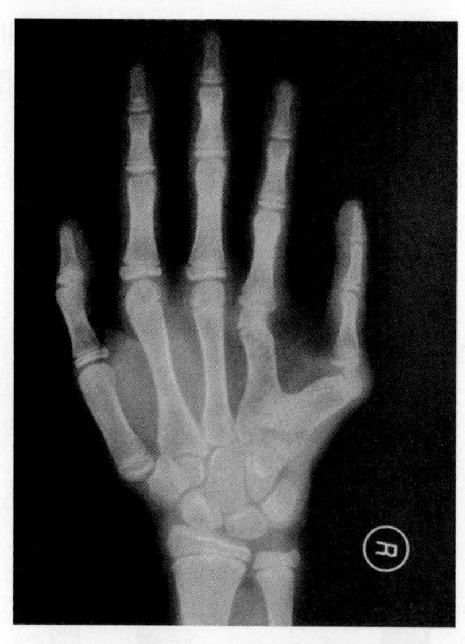

图 16-108　术前 X 线片

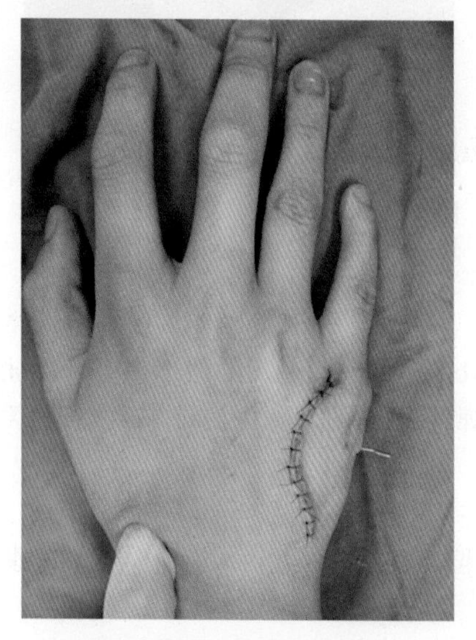

图 16-109　术后患手外观

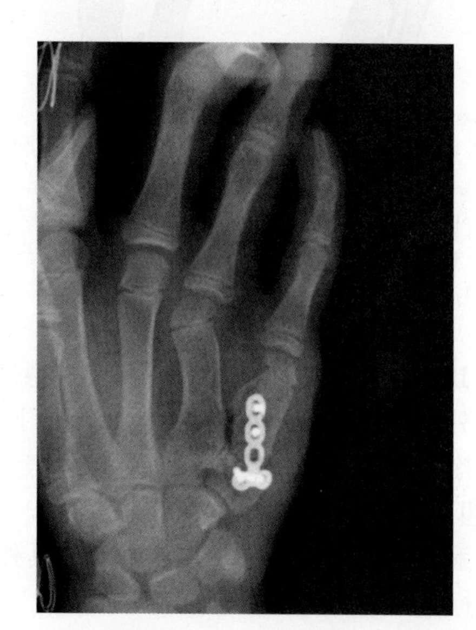

图 16-110　术后 X 线片

（刘　波）

九、先天性分裂手畸形

（一）概述

手的中央列形成障碍又称为分裂手（cleft hand，split hand）、龙虾手（lobster-claw）等。分裂手畸形常为双侧受累，但手的功能大多数能满足日常生活需要，有人形象地称为“功能是不错的，外形是灾难的”。由于手的外形丑陋，很多患者和家长有比较严重的心理问题。

Barsky 将分裂手畸形定义为手的中央 1 个或多个指列先天性缺如。典型分裂手畸形是手的中央部分形成 V 形或漏斗型的裂隙（图 16-111A）。不典型分裂手畸形的裂隙比较平缓，一般中央 3 个指列都缺如，拇指和小指也有不同程度的发育不良（图 16-111B）。通常中央缺如的手指会有残留的肢芽。不典型分裂手符合短并指畸形的一些共同特点，如单侧受累，多个手指不同程度发育不良，肢体近侧受累，有可能合并胸大肌发育不良等，与典型分裂手区别很大，基因类型也不同。因此 IFSSH 建议不要再使用这种容易引起混淆的分类。在此所讨论的均为典型分裂手畸形。

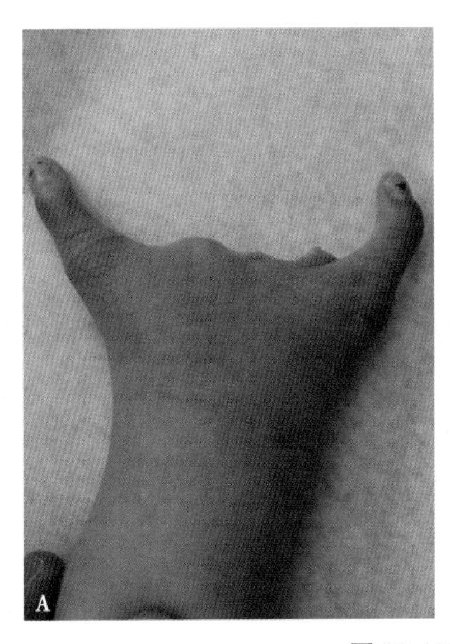

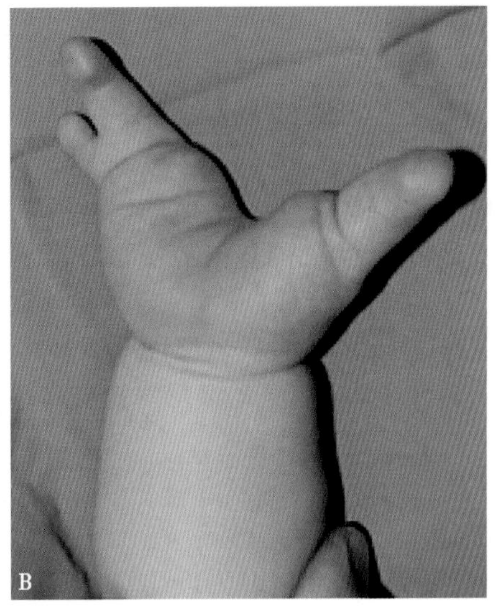

图 16-111 分裂手畸形

A. 典型分裂手畸形，裂隙为深 V 形，可以合并相邻指蹼的并指畸形；B. 不典型分裂手畸形，裂隙为平缓的 U 形，实际上是短指畸形的一种表现。

（二）病因学

Birch-Jensen 估计典型分裂手畸形的发病率为 1/90 000。在 Flatt 的研究中，分裂手畸形占所有上肢畸形的 2.3%，在 Ogino 的研究中分裂手畸形占 2.6%。34% 的家系为规律的常染色体显性遗传。其他家系的遗传类型不很规律，外显率也不同。Vogel 据此将分裂手畸形分为两型。Ⅰ型的家系遗传规律全部符合常染色体显性遗传，而且全部有双足受累。Ⅱ型的遗传类型不规律，双足不同程度受累。

先天性裂手和裂足是同时累及双手和双足的分裂畸形，也称为龙虾爪畸形。本病通常为常染色体显性遗传，但外显率可以有不同，极少数情况下也可以出现常染色体隐性遗传或 X 染色体遗传。其 6 个基因位点已经被找到，是 *Dlx* 同源框基因异常。EEC 综合征的病因是 *p63* 基因突变。*p63* 和 *Dlx* 编码的蛋白均位于外胚层顶嵴（AER）的细胞核内。

分裂手畸形与其他纵列形成障碍的区别：根据 Swanson 的分类，纵列形成障碍可以分成三类，即桡侧列形成障碍、尺侧列形成障碍和中央列形成障碍（即分裂手畸形）。桡侧或尺侧列形成障碍经常会累及前臂骨骼，而分裂手畸形却从不累及前臂，最多累及远端腕骨。而分裂手畸形中常合并不同表现的中央型多指并指畸形。而且在同一个分裂手畸形的家系中，可以同时存在于不同成员中。有的患者外形看上去是典型的分裂手，但 X 线片却显示近节指骨的并指和远端的缺如。种种证据表明，分裂手畸形和中央型多并指畸形有着某种联系。

Ogino 给妊娠大鼠使用抗肿瘤药白消安，可以诱发桡侧列和尺侧列形成障碍。诱发桡侧列形成障碍的给药时机是刚好在肢芽出现之前，而诱发尺侧列形成障碍的时机约需要更早一天。研究发现死亡的中胚层细胞分布均匀，肢芽内没有明显的细胞缺陷。因此，纵列形成障碍并不是由于肢芽内缺陷引起的。当给药时间晚于诱导纵列形成障碍的某个特定时间时，会诱导出中央型多指、不同程度的骨性并指和分裂手畸形。通过进一步的研究，Ogino 认为分裂手畸形和中央型多指畸形有相同的发生机制，从而对 Swanson 分类进行了改进。

基于以上研究结果，Ogino 在 1986 年修改了 IFSSH 分型，提出第 4 类疾病，指列诱导异常，将分裂手畸形、中央性多指畸形和骨性并指畸形同时归于这一类。日本手外科学会在 1996 年接受了对 IFSSH 分型的修改，称为日本改良分型。同时，按照多指和并指的特点，将指列诱导异常进行了分型。根据是否存在多指分为 P0～P4，分别代表没有多指（P0）、有末节多指（P1）、末节和中节多指（P2）、整根手指多指（P3）、从掌骨开始的多指（P4）。根据是否存在并指畸形分为 S0～S4，分别代表没有并指（S0）、末节并指（S1）、末节和中节并指（S2）、整根手指并指（S3）、从掌骨开始并指（S4）。但这种分类的改进和进一步分型似乎目前并没有被欧美国家广泛接受和引用。

（三）临床表现

Blauth 报道，分裂手畸形的 50% 为双侧病变，在单侧病变中，左右手比例为 4∶6，男女比例为 6∶4，约 1/3 的患者和并裂足畸形。

分裂手畸形的表现多样。根据分裂手的程度不同，可以从轻微的裂隙，不伴手指缺如，到缺如 4 个手指。缺如最常发生于中指，相邻的环指常表现为爪形手畸形，原因是蚓状肌和骨间肌异常。中指掌骨没有缺如的情况下，也可以向尺侧或桡侧偏斜，与相邻掌骨共同形成掌指关节，相对应的手指近节会比正常增粗。中指掌骨也有可能缺如，裂隙越深，相邻指蹼间越有可能发生并指畸形。也有可能合并小指发育不良和第 4、5 掌骨融合。不同形式的横形掌骨或指骨非常常见。当示指缺如时，拇指常为三指节或桡侧偏斜。

（四）手术分型

Saito 按照手指缺如的数目将分裂手畸形进行分型，后来 Wateri 和 Tsuge 按照同样的思路进行了分型，而且更加全面。每个类型可以分为近端型和远端型两个亚型。近端型为手指和掌骨都缺如，远端型为仅手指缺如，掌骨尚存。0 型：手掌裂隙，没有手指缺如。1 型：一个指列缺如。2 型：2 个指列缺如。3 型：3 个指列缺如。4 型：4 个指列缺如。

Manske 按照虎口的特点将分裂手畸形分型。因为相对于手中央的裂隙而言，虎口的特点更影响手功能。Ⅰ型：虎口正常；ⅡA 型：虎口轻度狭窄；ⅡB 型：虎口严重狭窄；Ⅲ型：拇示指并指；Ⅳ型：示指列缺如，虎口与裂隙相连续；Ⅴ型：拇示指列均缺如，仅余尺侧手指。

将这两种分型相结合可以更精确地描述畸形。

（五）分裂手畸形合并综合征

1．EEC 综合征　全称 ectrodactyly-ectodermal dysplasia-clefting 综合征。Rudiger 在 1970 年命名了 EEC 综合征，分别代表缺指、外胚层发育不全和唇腭裂。Rodini 和 Richieri-Costa 观察了各种临床表现的出现率，100% 均有外胚层发育不良，78% 存在缺指，71% 出现泪导管异常，58% 伴唇腭裂，15% 存在泌尿生殖系统异常，9% 伴耳聋，2% 伴智力障碍。如果出现肢体分裂，65% 为裂手加裂足畸形，25% 只有分裂手畸形。除了分裂手，也可以出现中央型多指并指畸形。Roelfsema 和 Cobben 在 1996 年对 230 例病例进行分析，总结了 EEC 综合征的三个基因突变位点：chromosome 7q11.2-q21.3；chromosome 19；chromosome 3。外胚层发育不良的主要表现为：皮肤光滑菲薄，干燥少汗，过度角化，皮纹改变，色素沉着，湿疹，牙齿缺陷，甲发育不良等，常有眼恐光症、少泪，口干症，头发黄，稀少，睫毛细，耻毛和腋毛稀少，半数患者合并泌尿生殖系统异常。

2．戈尔茨综合征（Goltz syndrome）　又称灶性皮肤发育不全（focal dermal hypoplasia，FDH），主要表现为皮肤、手、牙齿受累，局灶性真皮发育不良，皮肤异色症，并指，裂手，牙齿异常。Goltz 和 Gorlin 在 1962 年首次描述此症。多数为散发病例，也可以是 X 染色体显性遗传，半合子男性致死，由于 Xp11.23 位点的 *PORCN* 基因突变所致。多数为女性病例，出生后即有皮肤改变，包括萎缩、色素沉着、萎缩性红斑，可以出现多发黏膜和皮肤的乳头状瘤，特别是会阴、外阴、肛周区域，牙齿咬合不正很常见，出牙晚，牙齿小而尖，牙釉质缺失，毛细血管扩张，头发金黄、稀少、易碎、脱发，可以出现智力低下，但大多数神经系统发育尚可。

3．普拉德 - 威利综合征（Prader-Willi syndrome）　由瑞士的 Prader、Labhert 和 Willi 于 1956 年发表于德文文献。由于染色体 15q13.3 微缺失，表现与 15q11-q13 重复综合征重叠。比较基因组杂交（comparative genome hybridization，CGH）技术确定出了断点 4 和 5（BP4-BP5）。出生时即可有严重的面部异常。主要特点是所有分裂手患者都表现为发育延迟，智力低下，边界性 IQ，癫痫发作常见，众多先症者表现多样。

（六）治疗

1．手术目标　根据 Joseph Upton 的总结，手术有以下几个目标。

（1）保留或重建一个活动度良好、没有瘢痕挛缩、稳定的拇指。

（2）将示指列向尺侧移位。

（3）重建一个宽大、轮廓满意的虎口。

（4）纠正示指的旋转或偏斜问题。

（5）保留拇收肌的功能，如果有发育的话。

（6）手的整体外形满意。

2．手术指征　由于改善外形的需要，绝大多数分裂手畸形都有手术指征。Ⅳ型一般不需要手术，除非手术能改善现有功能。需要注意的是，所有手术在改善外形的同时要兼顾功能，不要使原有的功能受限。一般在1岁左右手术。建议由有经验的医师来实施手术。V形分裂手缺少拇指，可以行游离足趾移植，难度较高。此时应该结合足是否合并畸形。经过30年的发展，分裂手畸形的手术技术逐渐成熟。每个患者的具体解剖异常不同，因此手术也非常个性化。

3．切口设计　分裂手畸形不合并虎口狭窄的情况，只需要合并裂隙。合并裂隙时，最重要的是获得一个弧度和轮廓接近正常的指蹼，最常用Barsky法（图16-112）。Barsky利用一个手指的钻石形皮瓣做指蹼成形，同样的思路，Kelikian设计的皮瓣是矩形的，Tsuge设计的是三角形皮瓣。掌背侧的切口一般设计成折线形。背侧的折线切口不很美观，一般情况下，背侧纵向切口也没有问题。多余的皮肤要切除。

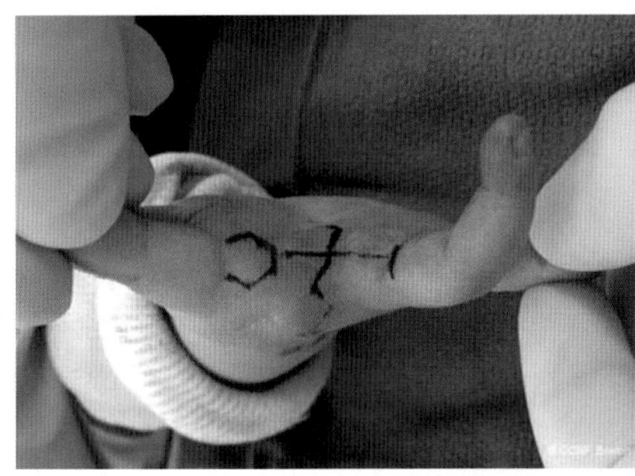

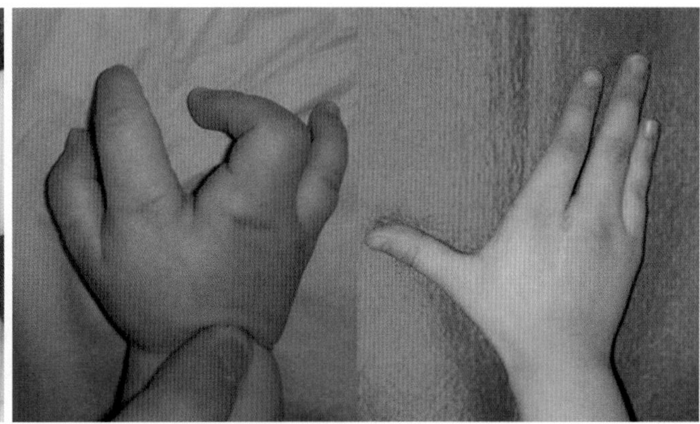

图16-112　Barsky法合并手指间裂隙

当分裂手畸形合并虎口狭窄时，在合并裂隙的同时，可以利用裂隙内的多余皮肤进行虎口开大。皮瓣的设计方式有很多种，常用的有Snow-Littler法、Ueba法、Miura法、Upton法等（图16-113～图16-116）。

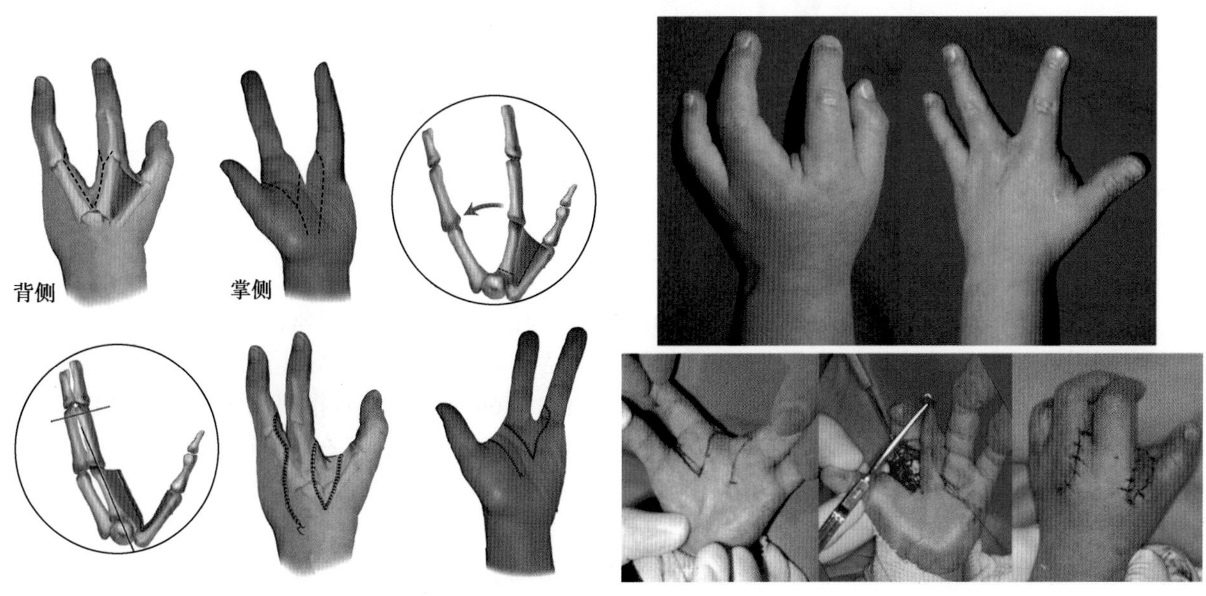

图16-113　Snow-Littler法

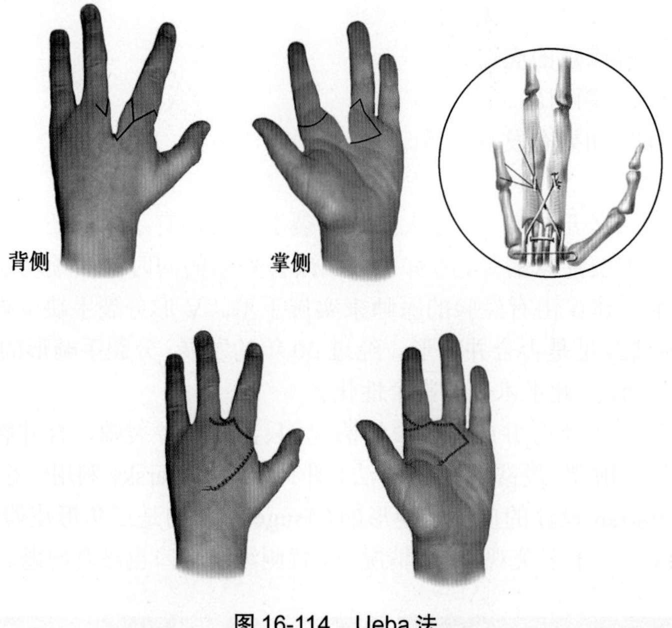

图 16-114　Ueba 法

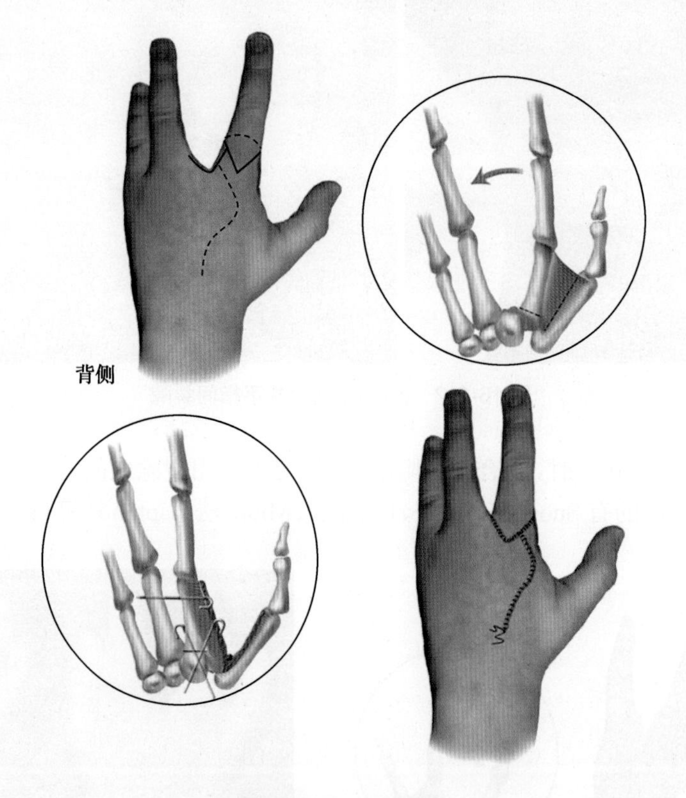

图 16-115　Miura 法

最重要的原则是切口越简单越好。Snow-Littler 法最为古老和直观，但经常出现皮瓣尖端坏死，继发瘢痕挛缩的情况，裂隙的皮瓣转位到虎口，旋转的角度经常不是很合适。Ueba 法对虎口开大的程度有限，掌背侧皮肤互换后遗留颜色和质地差异。Miura 法和 Upton 法都是从示指根部环绕切开，相对而言，Upton 法皮瓣的坏死概率更小。笔者推荐 Upton 法。在示指基底环绕切开，在裂隙内呈直线，并且延伸到拇指。这种切口显露清楚，皮瓣坏死率低。在形成新的指蹼时，需要在环指基底桡侧掀起一个逆行的皮瓣，皮瓣掀起后要形成向背侧 45° 的坡度。示指移位后虎口皮肤一般都非常充足，可以直接缝合。在担心直线切口可能造成挛缩的部位可以做 Z 形改型。背侧切口的缝合尽量只缝合皮下，不留蜈蚣脚瘢痕。掌侧的切口可以用 6-0 线外翻缝合。需要植皮的区域，从小鱼际取皮植皮，质地和颜色更适合。

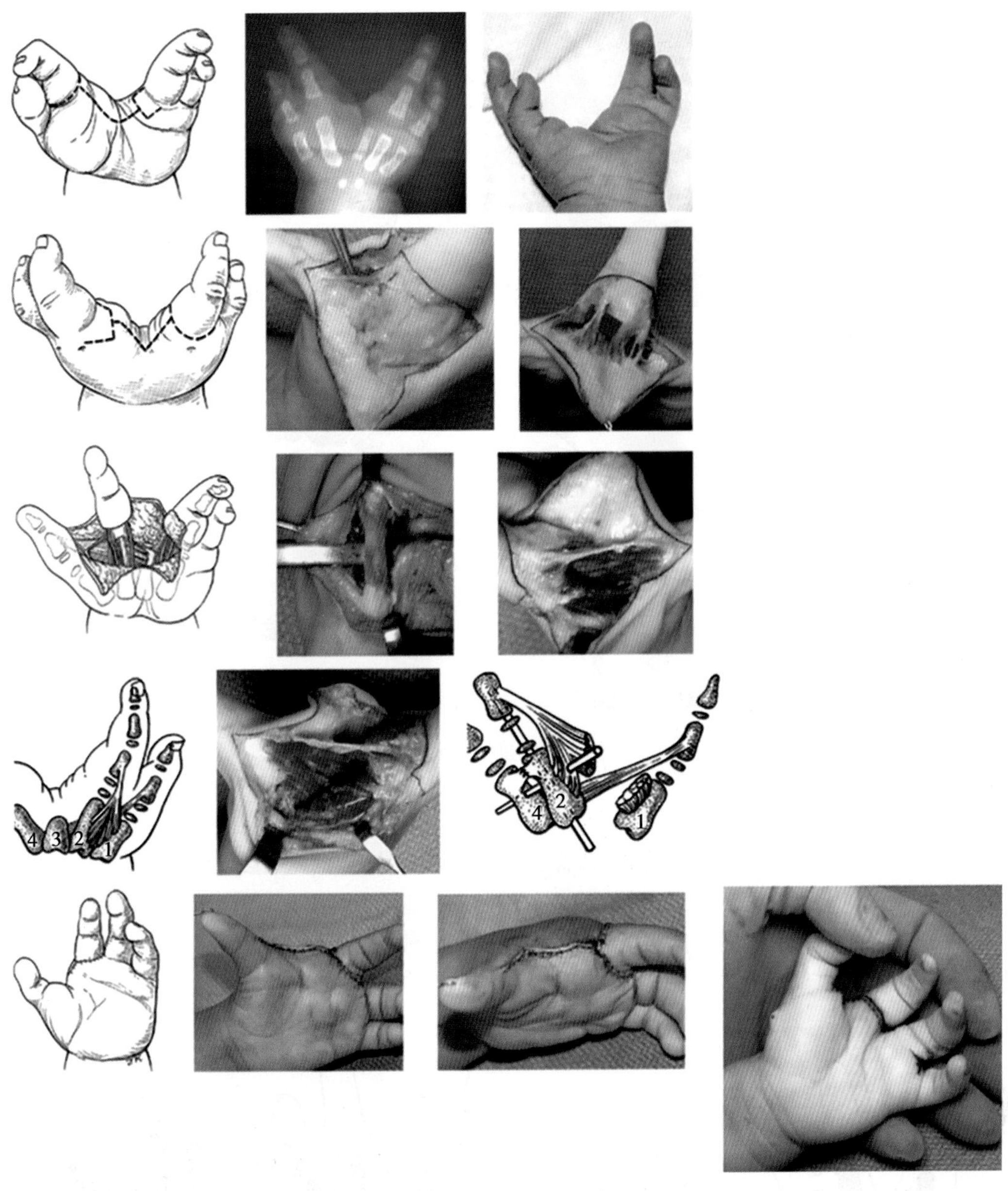

图 16-116 Upton 法

4. 内部结构的处理

（1）内在肌的处理：第 1 背侧骨间肌一般都发育良好，因此在示指向尺侧移位时，必须将第 1 背侧骨间肌从第 1 掌骨尺侧松解下来。注意不要切下第 1 掌骨的骨膜，否则会在虎口内形成异位骨化。

拇收肌对于维持强有力的捏力是非常重要的，因此要尽量予以保留。拇收肌的发育情况可以通过第 3 掌骨的形态做初步判断。第 3 掌骨发育完整或轻微细小的情况下，拇收肌一般都发育比较好。第 3 掌骨残留极少或缺如的，拇收肌一般也缺如。当第 3 掌骨基本正常时，可以将示指在掌骨头骨骺近端截骨，移位到第 3 掌骨上，这样就完整地保留了拇收肌。当第 3 掌骨发育比较纤细时，可以将第 3 掌骨从骨膜下切除，保留拇收肌在骨膜上完好附着。在示指列从掌骨基底水平向尺侧移位后，把保留下来的第 3 掌骨的骨膜包裹缝合在示指掌骨上，这样就重建了拇收肌新的起点（图 16-117）。

（2）示指的长度和旋转：仔细观察会发现示指经常存在两个问题。一是第 2 掌骨长度经常过长，二是掌指关节经常出现桡侧偏斜，尤其是拇示指并指时。因此在示指移位后，需要注意第 2 掌骨的长度不能长于邻近的第 4 掌骨，纠正手指的旋转，掌指关节有桡偏时需要截骨纠正。第 2 掌骨和第 4 掌骨之间要用不可吸收缝线尽量拉紧缝合。

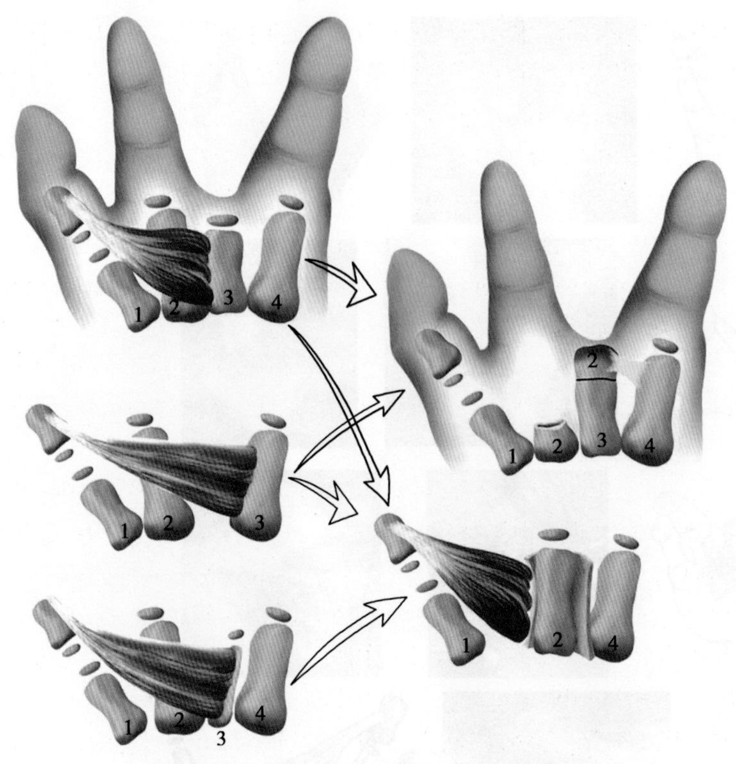

图 16-117　第 1 背侧骨间肌的不同处理方法

（3）掌骨的处理：如果裂隙中间的掌骨（一般是中指的掌骨）不影响闭合裂隙，可以不处理。当闭合有困难时，可以全部或部分切除中间残留的掌骨。有时这根掌骨会向尺侧或桡侧偏斜，并且与相邻掌骨共同形成掌指关节，此时要注意修复关节的侧方稳定性。有些情况下，为保留关节稳定性，也可以部分切除掌骨。存在横向骨影响闭合裂隙时，要将横向骨切除。少数情况下，示指列和环指列合并后会不平行，此时可能需要进行第 2 掌骨基底的截骨移位（图 16-118）。

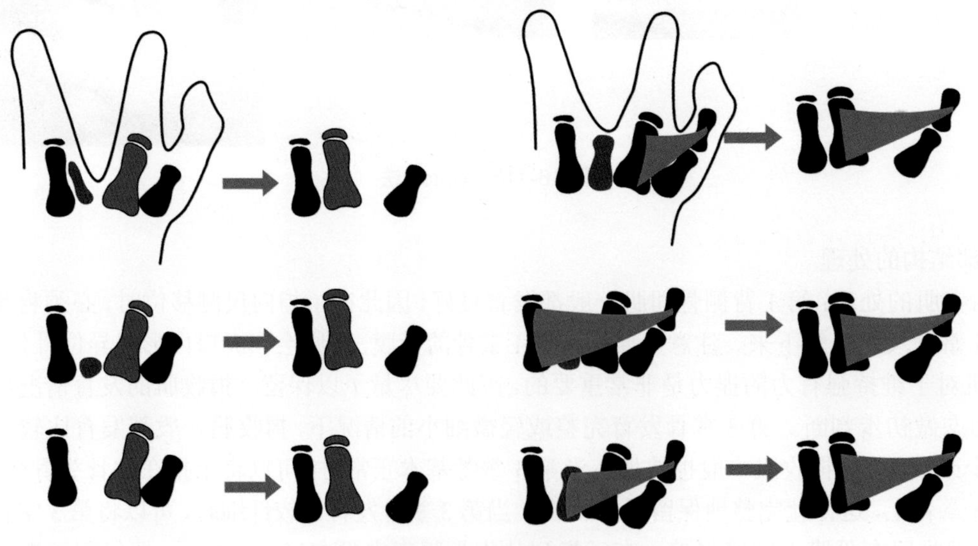

图 16-118　掌骨的移位

（4）重建掌骨间深横韧带：正常情况下，掌骨间深横韧带链接相邻掌骨头的前侧，与掌指关节掌板有融合，起到防止手指间相分离的作用。分裂手畸形时，掌骨间深横韧带缺如，需要重建。Barsky 在两个掌骨头骨骺近侧钻孔，用缝线捆绑。也可以利用周围的坚韧结构缝合，肌腱在掌骨间移植的方法。注意调节张力，过紧会出现手指的倾斜或旋转。如果缝合时感觉张力很大，可能需要先做截骨移位。Ogino 利用屈肌腱鞘重建掌骨间深横韧带，如果背侧有开裂倾向，可以利用伸肌腱束或肌腱移位拉拢缝合。

(5) 拇示指分指和虎口开大：如果存在虎口狭窄甚至拇示指并指，需要在合并裂隙的同时，利用裂隙的皮肤开大虎口。Snow 和 Littler 设计了基于掌侧的旋转皮瓣，将裂隙的皮肤转移到虎口，Takahashi 和 Yabe 利用背侧为蒂进行旋转，相对而言掌侧皮瓣的尖端坏死机会少一些。Miura、Ueba 和 Upton 分别用不同的方法在示指基底切开，将示指转移到尺侧，然后闭合皮肤形成开大的虎口，皮瓣血供可能更好地保留。需要注意保护尺神经进入拇收肌的肌支。Foucher 建议将环小指向桡侧截骨移位，但很少采用。当拇示指完全并指时，局部皮瓣都是不充分的，需要分指及局部皮瓣后在相应部位植皮。极少数情况下，环小指指蹼也存在狭窄，可以利用局部皮瓣转移开大。

(6) 手指偏斜：有时会合并拇指或示指的偏斜畸形，拇指多数是三指节，示指多数是中节指骨呈梯形导致。三指节拇指可以通过切除多余的三角形骨，同时紧缩侧副韧带来矫正。示指中节可以通过开放楔形截骨加植骨或闭合楔形截骨矫正。

(7) 环指爪形手的矫正：分裂手畸形合并环指屈曲畸形的情况很多见。这种畸形的出现与异常的内在肌和外在肌附着有关系。缺如的中指肌肉残端形式各样地附着在邻近手指结构上，导致了这种畸形。因此需要将这些迷走的肌肉松解下来。根据情况，也需要做指间关节松解、腱鞘松解、局部皮肤 Z 成形，甚至植皮。初期的表现类似屈指畸形，如果屈曲畸形长时间没有纠正，以后可能继发关键僵硬。这种屈曲畸形实际上与先天性屈指畸形不一样，因为在控制掌指关节过伸后，指间关节是可以主动伸直的，这更像是内在肌无力引起的。早期被动伸直关节和使用支具维持是有帮助的。在合并裂隙手术的同时，可以通过肌腱移位纠正这种爪形手畸形。通常在缺失指的掌骨残端或相邻肌腱附近可以找到缺失指的指浅屈肌腱和部分伸肌腱。残留的指浅屈肌腱可以缝合在近节指骨基底掌侧，纠正掌指关节的过伸，从而纠正爪形手畸形。要注意合并裂隙以后手指有无旋转，可以通过肌腱移位止点位置的调整来防止旋转畸形。

5. 术后处理　包扎完好后，用长臂石膏固定在屈肘 90° 位。不换药。克氏针、缝线和石膏在术后 3 周时拆除。之后可以开始活动手指。但需在夜间佩戴支具 6 周，维持虎口开大的位置。

6. 并发症　早期并发症可能包括伤口裂开、血肿、感染、克氏针退出、皮肤坏死等。有些问题容易在第一次手术时忽略，或者即使当时给予处理，也不一定可取得满意的效果，如拇指掌指关节不稳定、示指掌指关节偏斜、环指屈曲畸形、虎口再次挛缩等。所以术后要定期随访，如果有遗留的问题，可以及时再次手术。

（栗鹏程）

第二节　先天性上肢畸形

一、马德隆畸形

（一）概述

马德隆畸形（Madelung deformity）是桡骨远端掌侧和尺侧骨骺生长障碍导致的桡骨远端过度向尺侧和掌侧成角畸形。这种生长障碍可能是由于桡骨远端骨骺尺侧部分的骨性病变，同时合并连接在月骨和桡骨骺板近侧的异常掌侧韧带（Vicker 韧带）所致（图 16-119）。1855 年，Malgaigne 首先报道该病。1878 年，德国医师 Otto Wilhelm Madelung 详细描述了腕部畸形情况，并提出了可能的病因及可行的治疗方法，因此，后人就以他的名字命名了这种畸形。

马德隆畸形女孩多见，通常双侧受累。畸形在青少年时开始变得明显。该畸形的病因常为 Léri-Weill 骨软骨生成障碍，这是一种由矮小同源盒（*SHOX*）基因突变引起的显性遗传疾病，外显率为 50%，特征表现是四肢部分短小（mesolermic dwarfism）。

生长发育中的儿童腕关节反复受到应力也可导致部分骺阻滞，可导致类似马德隆畸形的外观。遗传性多发性外生骨疣（hereditary multiple exostosis，HME）和多发内生软骨瘤病（Ollier 病）都可有类似表现，可以统称为马德隆类畸形，区别的要点就是 Vicker 韧带的有无。

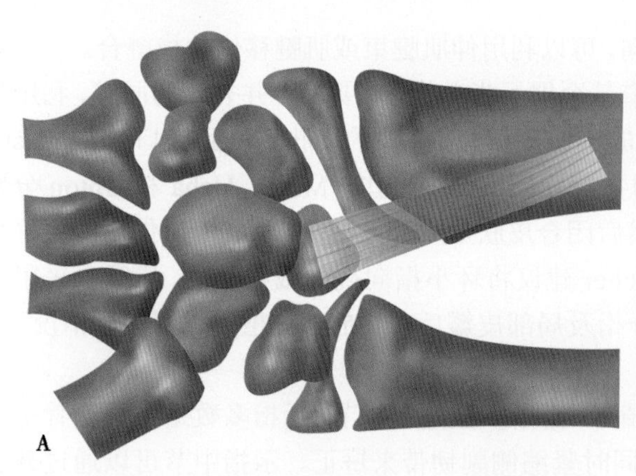

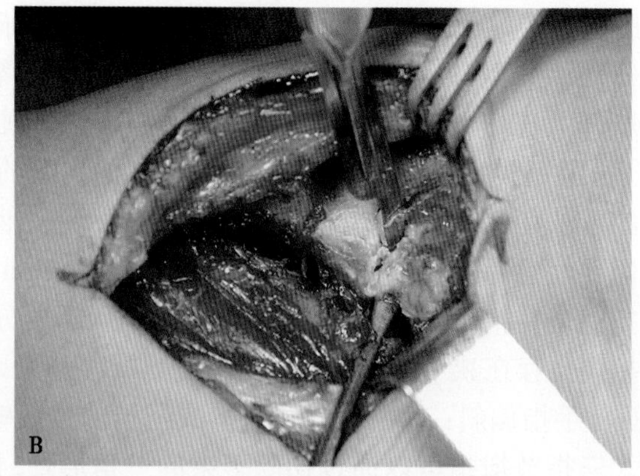

图 16-119 马德隆畸形

A. Vicker 韧带起自近排腕骨近端尺侧，止于桡骨远端干骺端近侧；B. 术中所见的 Vicker 韧带。

（二）临床表现

身材多矮小，受累腕部的尺骨远端向背侧突出，腕关节多表现为典型的“凹陷样”外观（图 16-120）。腕关节尺偏和背伸活动度可能会减少。前臂较正常短。这些临床表现对功能的影响较轻微。尽管如此，畸形较重的患者可因为疼痛而影响功能。

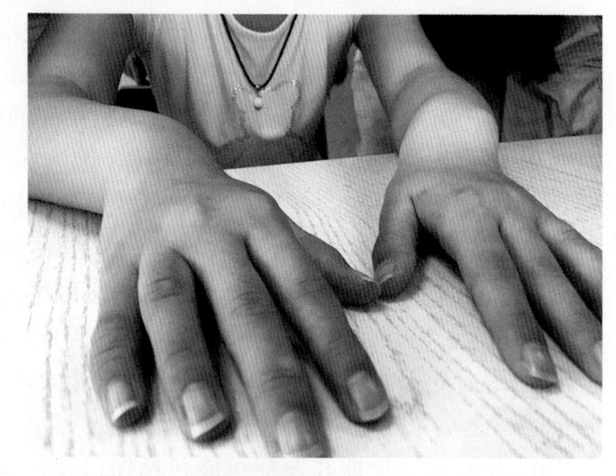

图 16-120 双侧马德隆畸形，均呈“凹陷样”外观

典型的 X 线表现包括：桡骨远端掌倾角和尺偏角增大；尺骨头向远端背侧脱位；月骨向近侧移位、其近侧关节面呈三角形；下尺桡间隙增宽等（图 16-121）。

全面的 X 线评估对于判断病情和制订治疗方案有一定意义（图 16-122）。

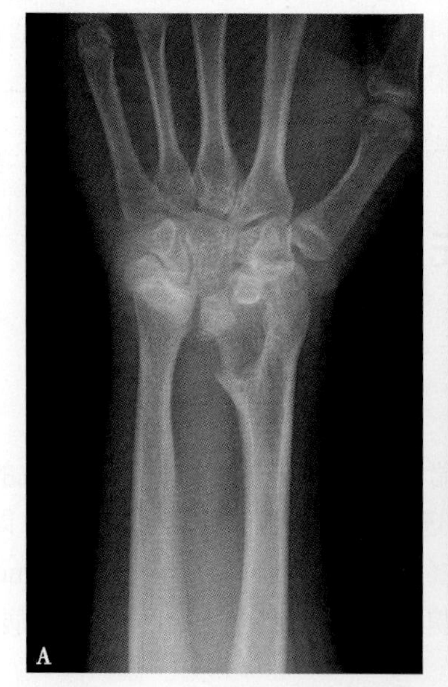

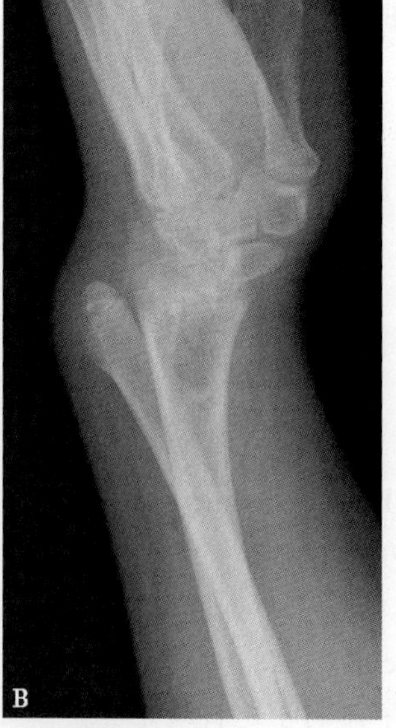

图 16-121 典型的 X 线表现

A. 后前位腕关节 X 线片，可见腕骨向近端移位，桡骨远端干骺端尺侧骨密度降低，近端可见骨棘；B. 侧位显示尺骨头向背侧脱位，桡骨远端掌倾角增大，桡骨远端有低密度影。

（三）治疗

如果畸形不伴疼痛通常不需要治疗。对于无症状的骨骼发育未成熟的患者，可考虑进行 Vicker 韧带松解，主要目的是改善外观。

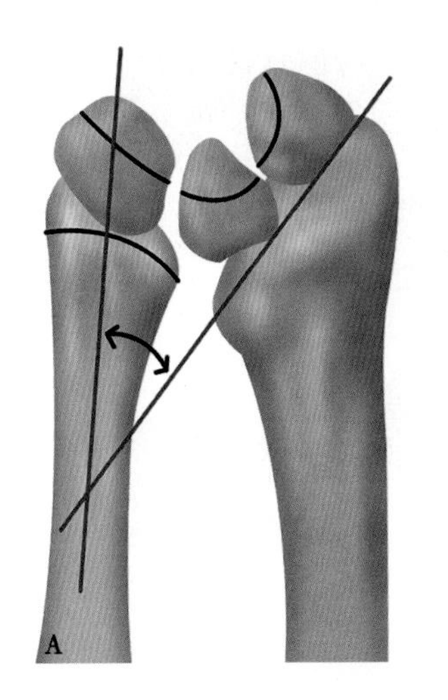

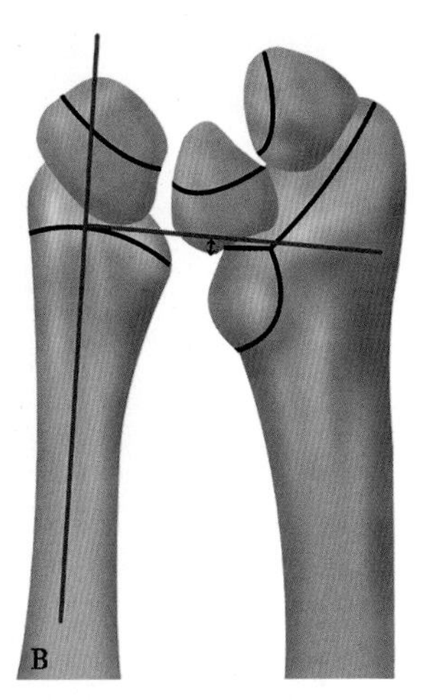

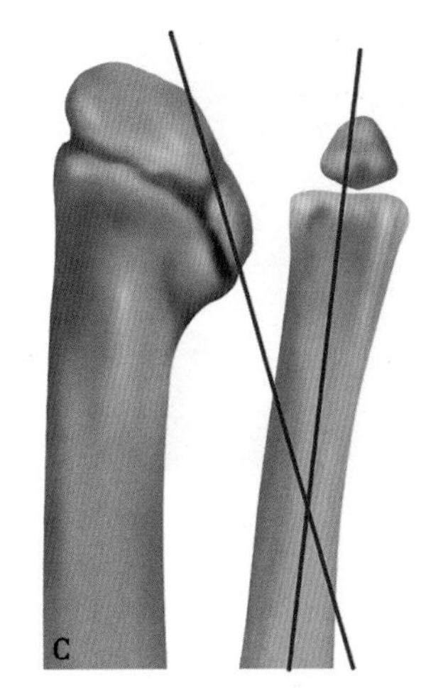

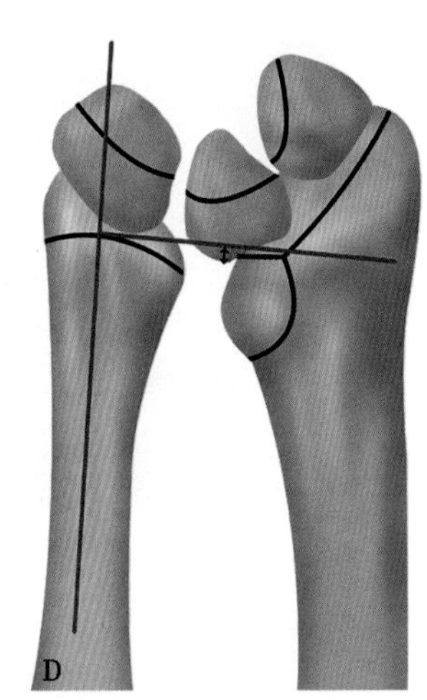

图 16-122 常用的 X 线评估参数

A. 尺倾角，后前位 X 线片上，舟月骨近端关节面切线与尺骨长轴之间的夹角；B. 月骨下沉距离：首先在尺骨长轴与尺骨远端关节面交点处做尺骨长轴垂线，月骨近端顶点与此垂线的距离；C. 后前位上，尺骨长轴与桡骨远端月骨窝关节面连线的夹角；D. 腕骨掌侧移位程度，侧位片上，尺骨长轴与月骨或头状骨最掌侧缘之间的距离。

难治性疼痛病例具有明确的手术指征，其他适应证包括腕关节活动受限和畸形。骺松解术结合 Vicker 韧带松解术可以减轻疼痛，并改善畸形。不过，因为早期畸形并不明显，而且大多数患者在青少年时期才开始出现疼痛，单独行 Vicker 韧带松解术常常不足以矫正畸形、缓解疼痛。这种情况下，建议同时进行截骨术。手术方式有：①桡骨远端撑开截骨 + 尺骨短缩术；②桡骨闭合截骨 + 尺骨短缩术；③桡骨截骨 + 尺骨远端切除；④桡骨截骨 +Sauvé-Kapandji 手术；⑤桡骨远端“穹顶（dome）”截骨术等。

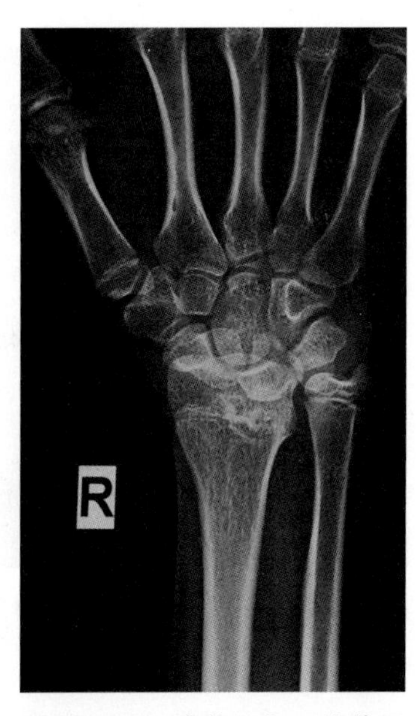

图 16-123 术前正位 X 线片显示桡骨远端桡侧骨骺线模糊，尺骨头向远端移位

1. Vicker 韧带松解，桡骨远端撑开截骨术（图 16-123～图 16-130） 从腕横纹稍近侧沿桡侧腕屈肌腱的桡侧缘做一 8～10cm 长的纵向掌侧切口。分离保护桡动脉。切开桡侧腕屈肌腱鞘。向尺侧牵开桡侧腕屈肌和拇长屈肌肌腱，向桡侧牵开桡动脉，显露下方的旋前方肌。沿旋前方肌桡侧缘将其切开并向尺侧掀起，显露下方的桡骨远端及下尺桡关节掌侧部分，注意保留旋前方肌止点部分骨膜和腱性止点，以备缝合修复。显露位于近排腕骨近端尺侧和桡骨远端尺侧之间的 Vicker 韧带，将其切除。骨膜上剥离桡骨远端桡背侧软组织，充分显露桡骨远端干骺端。根据术前规划，在骨骺近端 2cm 处横形截骨，撑开截骨端，透视确认撑开效果。根据缺损大小，切取髂骨皮松质骨骨块。将骨块修整后嵌入截骨撑开后的间隙内。钢板螺钉固定。术后佩戴前臂掌侧石膏固定 2 周，之后拆线，开始功能练习。定期复查拍片。

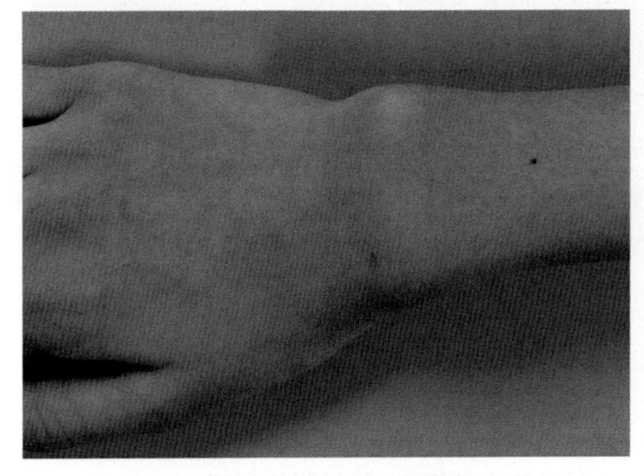

图 16-124 腕关节“凹陷样”外观

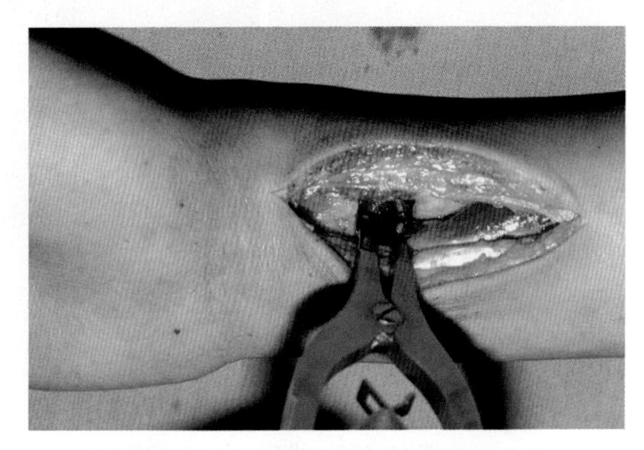

图 16-125 干骺端以近 2cm 处撑开截骨

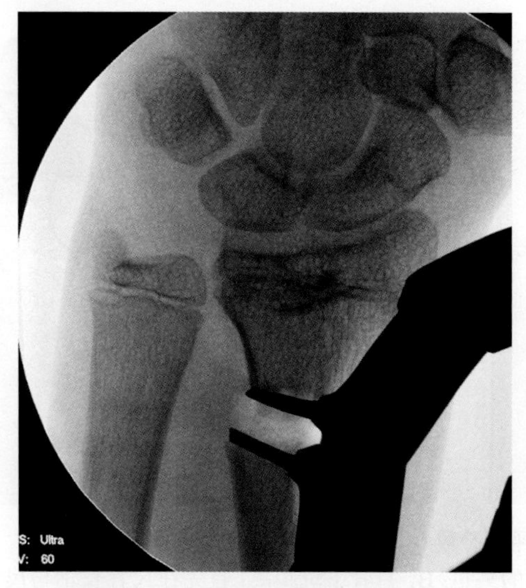

图 16-126 撑开截骨后正位 X 线片

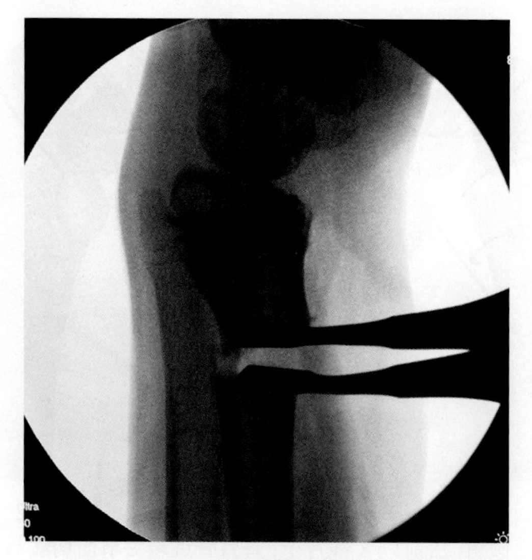

图 16-127 撑开截骨后侧位 X 线片

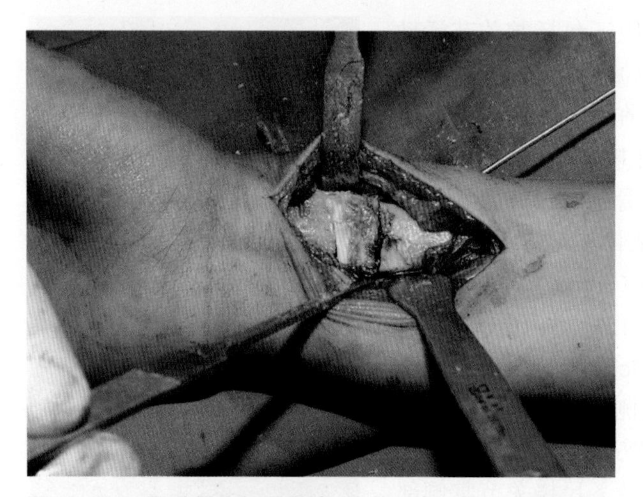

图 16-128 取髂骨皮松质骨块，修剪后嵌入撑开后骨缺损处

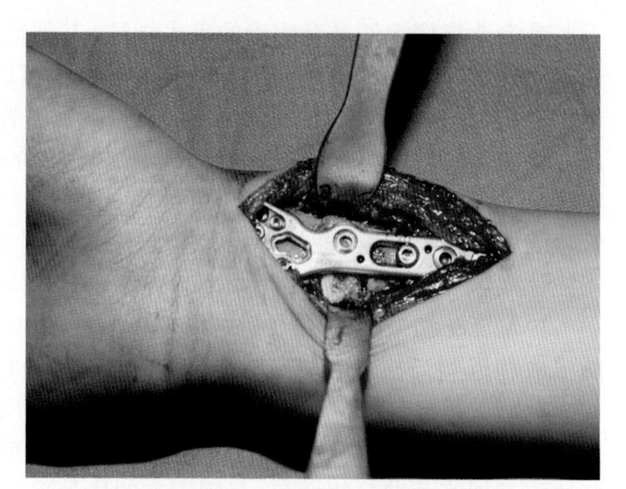

图 16-129 钢板螺丝钉固定

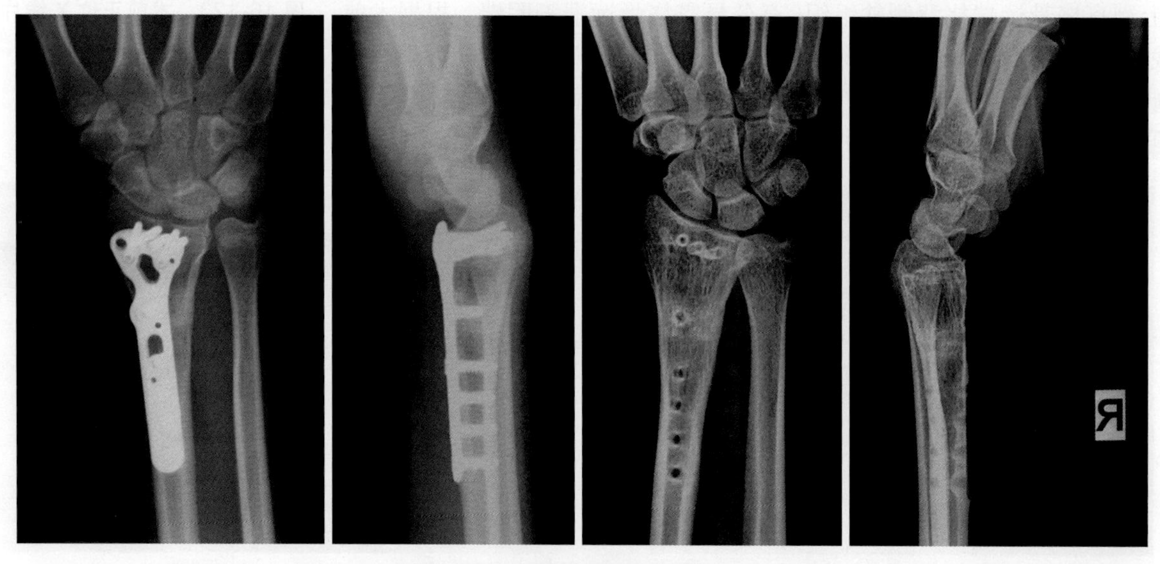

图 16-130 术后 1 年，取钢板前后正侧位 X 线片，桡骨高度恢复满意，尺骨脱位纠正

2. 桡骨远端“穹顶(dome)”截骨术(图16-131) 同前述操作，充分显露桡骨远端。在骨骺线近端1cm处用标记笔描记弧形截骨线。用弧形骨刀进行双平面的“穹顶”截骨。“滑移”远侧桡骨骨块(从掌尺侧位置移至背尺侧)。可使用斯氏针作为操纵杆对远侧骨块进行位置调整。调整远侧骨块至对月骨形成有效支撑后，用钢针将其固定至近侧桡骨干。用咬骨钳去除近侧骨块掌侧缘处的凸起部分，背侧的台阶在截骨愈合后会重新塑形。用可吸收缝线修复旋前方肌桡骨止点，关闭皮下组织和皮肤。佩戴长臂支具或管型石膏。术后6周去除钢针，继续用短臂管型石膏或支具保护截骨部位4～6周。

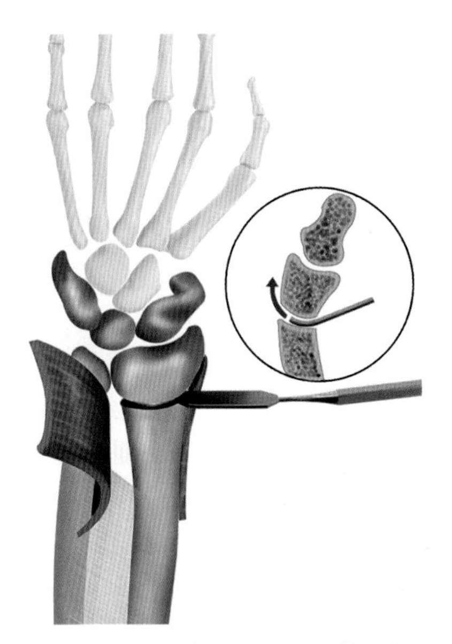

图16-131 “穹顶(dome)”截骨术 掀起旋前方肌，显露桡骨干骺端，在距离骨骺近端1cm处用特制弧形骨刀截骨，通过旋转截骨面来改善桡骨远端掌倾角和尺偏角，纠正腕关节畸形。截骨固定后要修整掌侧近端骨块凸出部分，以免激惹或磨断屈肌腱。

(四)总结

1. 马德隆畸形是桡骨远端掌侧和尺侧骨骺生长障碍导致的桡骨远端过度向尺侧和掌侧成角畸形。

2. 如果畸形不伴疼痛通常不需要治疗。对于无症状的骨骼发育未成熟但畸形进行性进展的患者，可考虑进行Vicker韧带松解。

3. 大多数患者初次就诊时已经处于青少年时期，生长潜力有限，存在相当程度的畸形。对这样的患者，需进行骺松解术和韧带切断，并进行桡骨截骨以纠正力线。

4. 除“穹顶”截骨术以外，有时还要同期行尺骨缩短等手术，以纠正尺骨向远端背侧脱位等问题。

5. 术后外形改善，疼痛减轻，总体治疗结果满意。

(陈山林)

二、桡侧列发育不良

桡侧列发育不良是由于轴前发育障碍导致的一类复杂的先天性上肢畸形。1733年Petit首次报道了一例双侧桡骨完全缺损的男性新生儿患者。由于桡骨的发育不良或缺损导致尺骨在发育过程中逐渐向桡侧弯曲，腕骨失去正常的支撑而向桡掌侧脱位，桡侧软组织挛缩，前臂远端和手形成高尔夫球杆样的外形，俗称“桡侧棒球手”。桡侧棒球手除桡侧骨关节发育不良外，其桡侧的神经、血管、肌肉肌腱、筋膜和皮肤等组织都有不同程度的发育不良或缺损。

桡侧棒球手是一种比较少见的先天性上肢畸形，由于地域性的差异，发病率为1∶50 000～1∶10 000，有轻微的性别差异，男女比例为3∶2。在妊娠初期，环境因素或基因异常可能影响胎儿肢体发育，导致桡侧列发育不良或缺损。目前，已有证据证明一些药物可能与桡侧列发育不良有关，包括抗癫痫类药、镇静类药、抗癌药等。桡侧棒球手的分子机制仍不清楚，但是一些因基因突变而导致的先天性综合征常伴有桡侧列发育不良。例如，由于*TBX5*突变引起的心手综合征和*FANC*突变引起的范科尼贫血的患者常常会有桡侧列发育不良或缺损。

桡侧列发育不良的程度不同，可表现为轻度的拇指发育不全，也可表现为桡骨和手的第1列完全缺损。拇指发育不全也属于桡侧列发育不良，本节主要阐述桡骨的发育不良。根据患肢X线的表现，Bayne等将桡侧棒球手分为四种类型。Ⅰ型：桡骨远端较尺骨稍短，桡骨远端骨骺存在，桡骨近端正常；Ⅱ型：桡骨发育不良，远端骨骺不存在，桡骨明显比尺骨短小；Ⅲ型：部分桡骨缺损，多表现为桡骨远1/3或2/3缺损，仅有近端部分存在；Ⅳ型：桡骨完全缺损，尺骨向桡侧弯曲。其中，Bayne Ⅲ型和Ⅳ型是最常见类型。

桡侧棒球手的治疗有手术治疗和非手术治疗。非手术治疗主要是利用支具的牵引矫正桡侧皮肤软组织的挛缩，为后期手术做准备。非手术治疗从患儿出生起就可开始。手术治疗的目的主要在于矫正前臂和腕关节桡侧弯曲，使腕关节处于功能位。目前，常用的手术治疗方法有尺骨中心化手术或桡侧化手术和带血管游离骨移植手术。

(一)尺骨中心化手术

1. 概述 尺骨中心化手术是普遍被大家接受的手术方式。此术式将尺背侧突出的尺骨小头置于腕骨中心槽内，减轻腕关节向桡侧和掌侧的脱位和偏斜畸形，使腕关节处于功能位，恢复腕关节一定的稳定性，利于手功能的改善。同时，要矫正桡侧和掌侧软组织的挛缩，术后桡掌侧软组织张力仍高，则畸形极可能复发。若有尺骨弯曲畸形，则行闭合截骨矫正尺骨畸形。尺骨中心化手术建议在 2 岁左右进行，术前应行支具牵引矫正皮肤软组织的挛缩。

桡侧化手术是在尺骨中心化手术的基础上进行了改良，即不切除腕骨，将桡侧移位的腕骨复位到尺骨远端，用克氏针通过第 2 掌骨进行固定，使之轻度尺偏。其优点是不切除腕骨，保留了腕关节一定的活动度，同时也保持了上肢的长度。

尺骨中心化手术和桡侧化手术的并发症也不容忽视，术后畸形复发率较高，并发症有腕关节活动度小或关节僵硬、尺骨远端纵行发育受限等。

2. 适应证　Bayne Ⅲ型和Ⅳ型桡侧棒球手的患儿。

3. 手术方法

(1) 术前准备：X 线影像学检查明确桡侧棒球手的类型，尺骨的发育情况。心脏 B 超排除先天性心脏疾病，血常规、凝血功能和肝肾功能检查排除血液等其他系统疾病。

(2) 麻醉及体位：小儿可采用全身麻醉或基础麻醉加臂丛神经阻滞麻醉，成人可选择臂丛神经阻滞麻醉。仰卧位，患肢外展位。

(3) 手术操作

1) 切口：腕关节桡侧和背侧横 Z 形切口。

2) 软组织松解：按上述切口切开皮肤和皮下组织，切断及松解桡侧增厚挛缩的纤维组织，使尺骨中心化后桡侧没有张力牵拉；松解时，要保护腕背及桡侧的主要浅静脉、桡神经浅支和桡掌侧的桡动脉。

3) 尺骨中心化：经背侧切开尺骨小头周围的软组织，显露尺骨小头；在腕骨近端切开伸肌支持带，将伸肌腱牵向两侧，显露近排腕骨。切除部分腕骨，一般切除月骨，在腕骨中央形成一个足够大小的骨洞穴，以可容纳尺骨小头为准。切除尺骨茎突后，将尺骨小头置于腕骨洞穴中，矫正腕关节的桡偏和掌偏畸形，并用两枚克氏针内固定。用可吸收线修复尺骨和腕骨间的腱性组织。

4) 肌腱转位：为了加强腕关节背伸和尺偏的力量，可将桡侧屈腕肌转位于尺侧伸腕肌腱止点的尺背侧。

5) 尺骨畸形矫正：尺骨中段尺背侧行闭合截骨矫正尺骨弯曲畸形，克氏针或钢板内固定。

6) 闭合伤口：冲洗伤口，彻底止血，松止血带，观察患手的血液循环情况。调整两侧的三角形皮瓣覆盖创面，用 5-0 线间断缝合伤口。

【典型病例】

患儿男性，2 岁，右侧桡侧列发育不良（Ⅳ型），行右前臂桡侧化手术（图 16-132～图 16-137）。

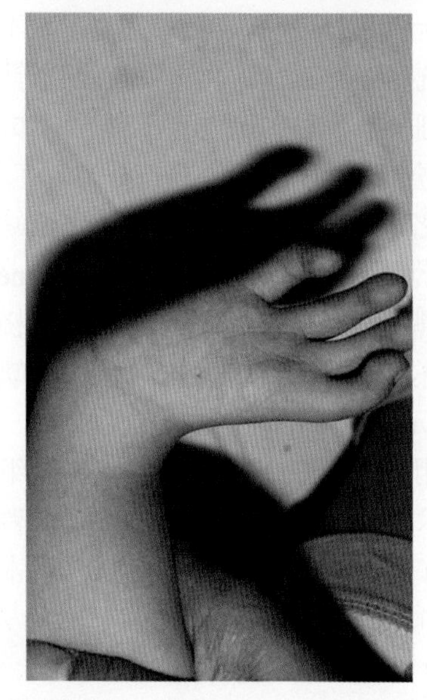

图 16-132　桡侧列发育不良的外观

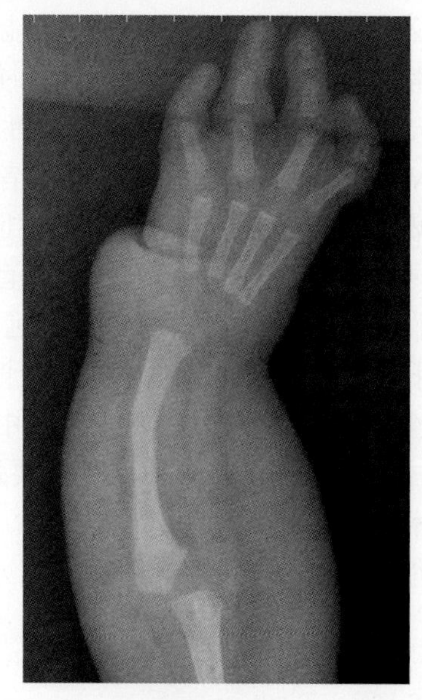

图 16-133　桡侧发育不良的 X 线表现

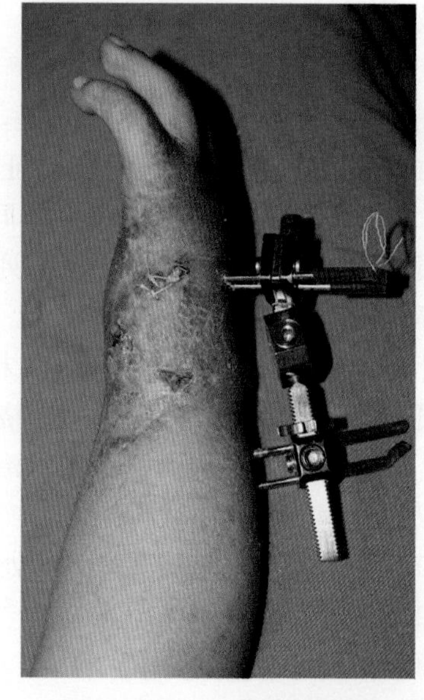

图 16-134　术后桡侧外观

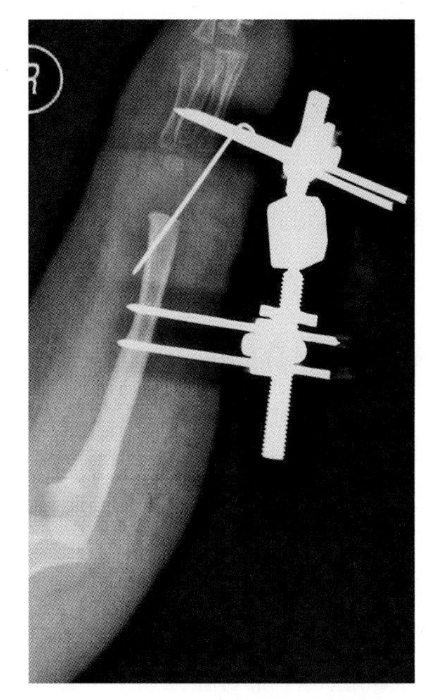
图 16-135 术后固定的 X 线表现

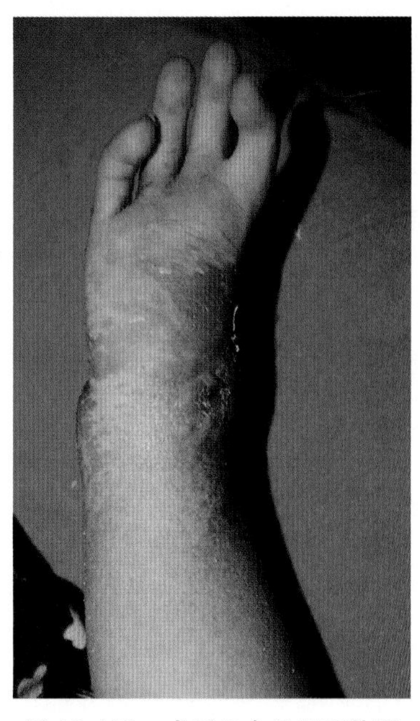
图 16-136 术后 2 个月正面外观

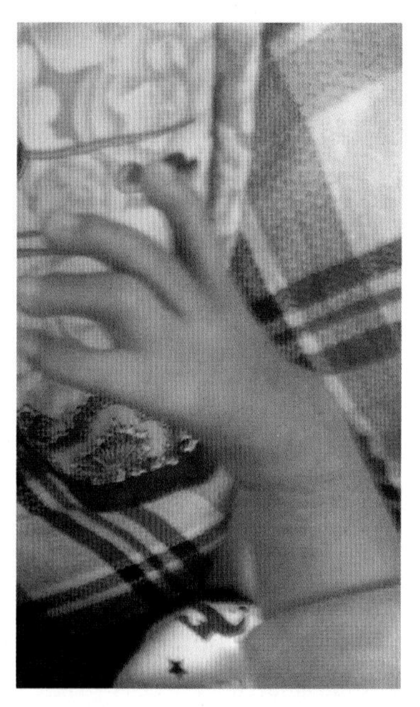
图 16-137 术后 3 年，背侧外观

4. 手术要点

(1) 用可吸收线修复尺骨和腕骨间的腱性组织，特别是背侧和尺侧部分，以加强新腕关节的稳定性。

(2) 桡侧和掌侧挛缩的软组织要充分松解，否则可增加术后畸形复发的风险。

(3) 腕骨中洞穴要足够大，过小容易导致术后腕骨脱位。

(4) 切除尺骨茎突时避免损伤尺骨远端的骨骺。

(二) 带血管的游离跖趾关节移植术

1. 概述　带血管的游离跖趾关节移植是手外科常用的显微修复技术。1992 年，Vilkki 首次报道了采用带血管的游离第 2 足趾跖趾关节移植来治疗先天性桡侧棒球手畸形；1998 年，他详细描述了带血管的游离跖趾关节移植治疗桡侧棒球手的手术步骤和 9 例病例；2008 年，他又报道了 19 例长达平均 11 年的随访，结果显示腕关节平均桡偏角为 28°，平均主动总活动度为 83°，尺骨生长的平均长度为 15.4cm，达对侧正常的 67%。将第 2 足趾跖趾关节移位于尺骨远端的桡侧，创造了一个呈 Y 形的尺骨远端，对腕关节的桡侧有新的支撑，而且新的支撑可以与尺骨同时生长。此方法保持了腕关节的稳定性和前臂的长度，保留了腕关节的活动度。

带血管的游离跖趾关节移植治疗桡侧棒球手的手术时机是 2.5～4 岁。此时，患儿掌骨有足够的大小可以安放外固定支架的固定钉，也能配合长时间（4～5 个月）的外固定牵引架的治疗。在进行带血管的游离跖趾关节移植之前，所有的患儿都需要接受软组织松解和牵引治疗。软组织松解和牵引可以使腕关节恢复到功能位，并为游离的跖趾关节提供足够的空间。严重的桡侧棒球手畸形在放置外固定牵引架时还可能需要开放性的软组织松解手术。带血管的游离跖趾关节移植术后 8～9 周，骨折愈合后可去除外固定牵引支架。之后，还需使用前臂石膏或支具 1～2 个月。

2. 适应证　Bayne Ⅲ型和Ⅳ型桡侧棒球手的患儿。

3. 手术方法

(1) 术前准备

1) X 线影像学检查明确桡侧棒球手的类型，尺骨的发育情况。心脏 B 超排除先天性心脏疾病，血常规、凝血功能和肝肾功能检查排除血液等其他系统疾病。

2) 软组织松解和牵引：①软组织松解的切口位于腕关节的桡掌侧，避免损伤背侧的浅静脉，切断桡侧所有纤维化的、无功能的伸屈肌腱等组织，松解挛缩的关节囊；②单边外固定牵引支架置于手和前臂的尺背侧，横杆与尺骨平行，远端的 2 根针一般置于中指或环指掌骨的基底部，近端 2 根针位于尺骨近端，针应该穿过双侧骨皮质；③如果松解后腕关节仍然有明显的桡偏，在腕关节尺背侧加一个成角矫正牵引器，使前臂的横杆仍然与尺骨平行；④每天的牵引距离为0.5mm，约50天后可达25mm，可行带血管的游离跖趾关节移植手术，例如，3岁的患儿，第2掌骨基底部到尺骨远端骨骺的距离在移植术前应该达到45～50mm。

（2）麻醉及体位：小儿可采用全身麻醉或基础麻醉加臂丛神经阻滞麻醉，成人可选择臂丛神经阻滞麻醉。仰卧位，患肢外展位。

（3）手术操作

1）切口：足部切口，第2足趾基底部跖侧和背侧三角形切口，第1趾蹼和第2趾蹼间纵向切口分别与三角形切口相连，背侧纵向切口向远端延伸，与背侧三角形切口尖端相连。腕部切口，桡侧纵向切口。

2）带血管的第2跖趾关节切取：切开足背侧切口，显露大隐静脉、伸肌腱和深面的足背动脉，仔细向远端分离并保护到第2足趾第1跖背的动脉及其分支和背侧浅静脉，伸趾肌腱和背侧皮神经保留在切取的复合组织中；分别于第2跖骨基底部和第2趾近节趾骨远端截断，剔除近侧趾间关节及其远端的骨质；此时，除血管束外，其他组织均已切断，松止血带，观察切取组织的血液供应情况。

3）受区的准备：在腕部桡侧纵向切口皮肤及皮下组织，显露头静脉和较粗大的浅静脉，切断纤维化挛缩的筋膜组织和没有功能的肌腱等，保护有功能的伸屈肌腱，仔细分离桡动脉，若桡动脉缺如，一般会有较粗大的正中动脉；显露第2掌骨基底部或其近端发育不良的腕骨，在其上修整出一小凹槽，容纳近节趾骨远端；术中定位尺骨远端的骨骺，在骺板近端约10mm的尺骨桡侧开一个骨槽，容纳第2跖骨近端。

4）腕部功能重建：待带血管的第2跖趾关节复合组织血供稳定后，结扎血管，将其移位至腕关节的桡侧；使跖趾关节处于屈曲15°～20°位，将近节趾骨远端与第2掌骨基底部或其近端发育不良的腕骨相连，跖骨与尺骨桡侧的骨槽相连，分别用克氏针内固定；跖趾关节的伸屈肌腱分别与前臂桡侧伸屈肌腱缝合，加强跖趾关节的稳定性；神经与前臂皮神经行端侧吻合；足背动脉与桡动脉或正中动脉吻合，大隐静脉与头静脉吻合；最后，将皮肤展开，覆盖腕关节桡侧的创面。

5）足部创面的闭合：冲洗伤口，止血，重建第1跖骨和第3跖骨间的骨间横韧带，并用克氏针内固定，修整皮肤，缝合伤口。

【典型病例】

患儿女性，3岁，左侧桡侧列发育不良（Ⅲ型），行带血管的游离第2跖趾关节移植术（图16-138～图16-144）。

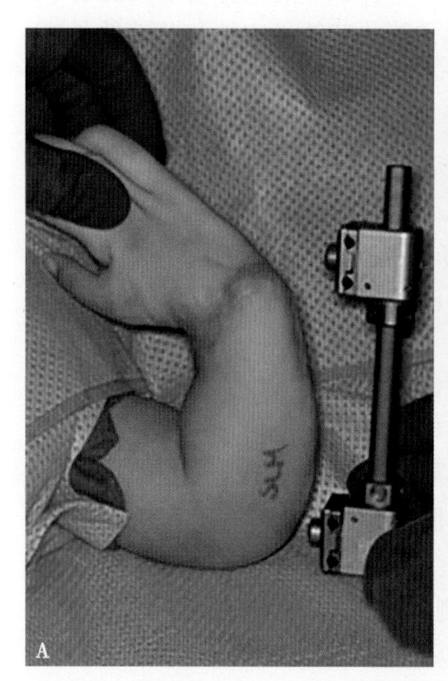

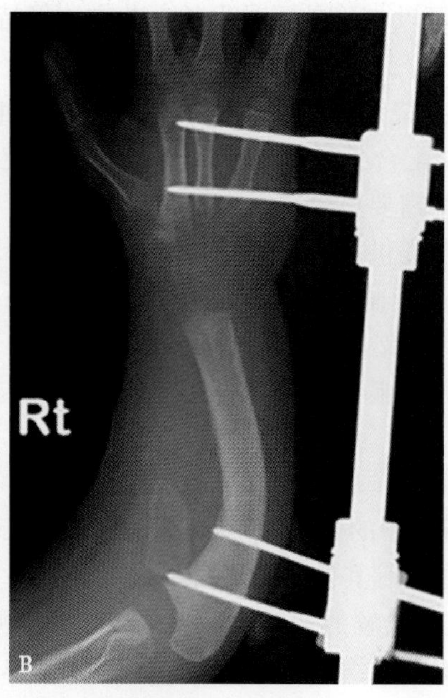

图16-138 BayneⅢ型桡侧列发育不良的外观和X线表现

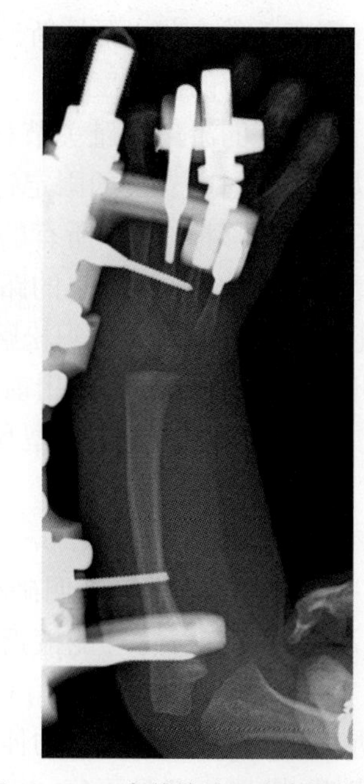

图16-139 术前的外固定支架的牵引

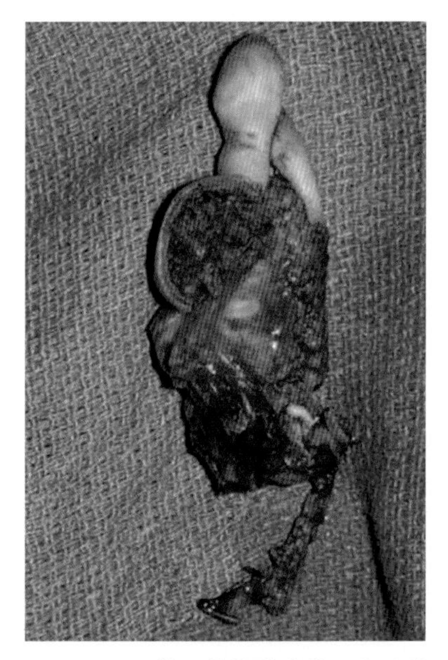

图 16-140　带血管的游离第 2 跖趾关节的切取

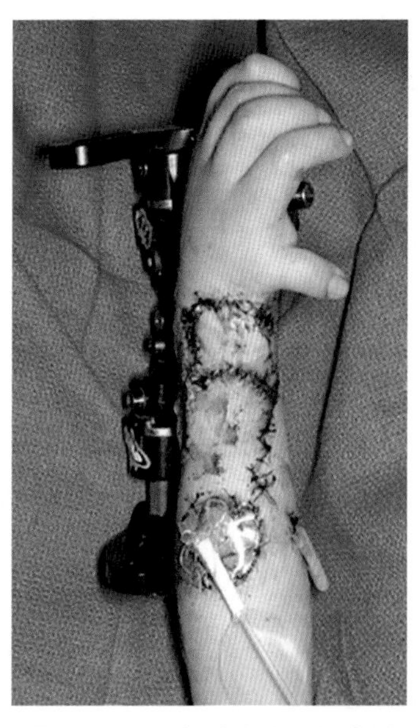

图 16-141　术后移植组织成活

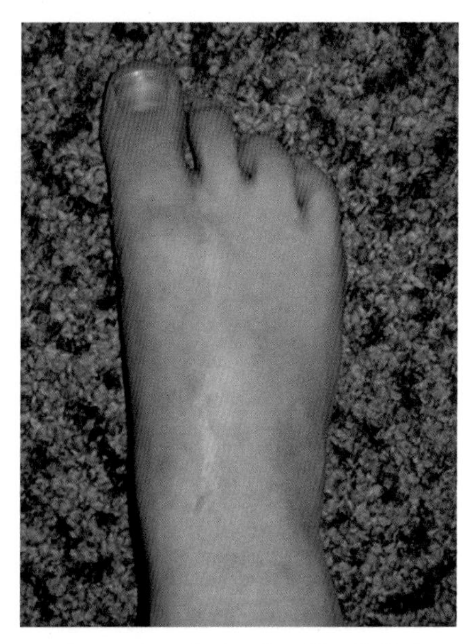

图 16-142　术后 6 个月供足的外观

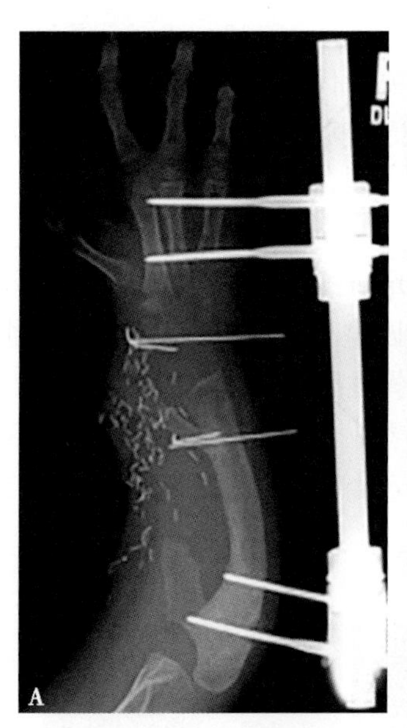

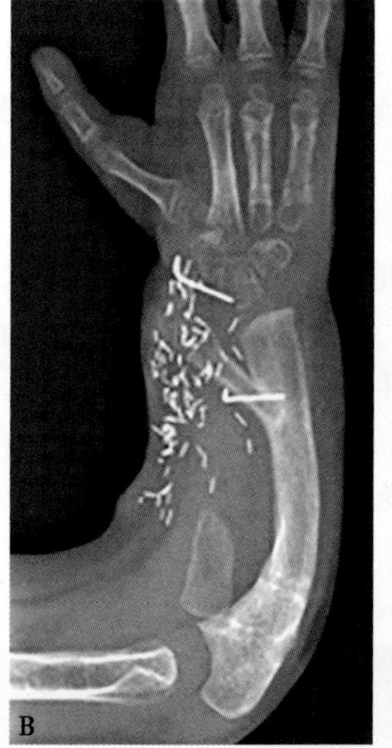

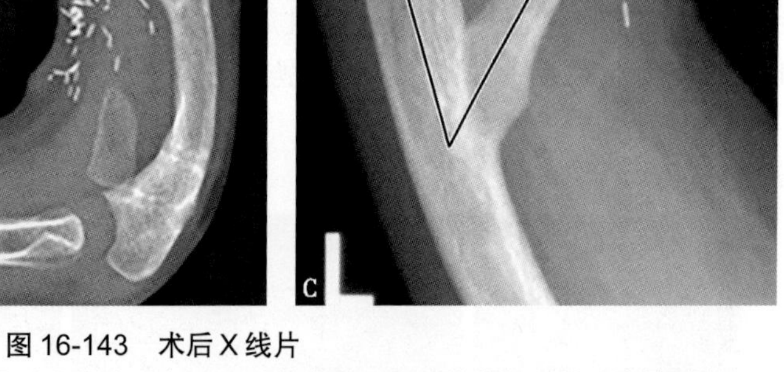

图 16-143　术后 X 线片

A. 术后移植骨的固定；B. 术后 8 周去除外固定支架；C. 移植的第 2 跖趾关节与尺骨远端等长生长

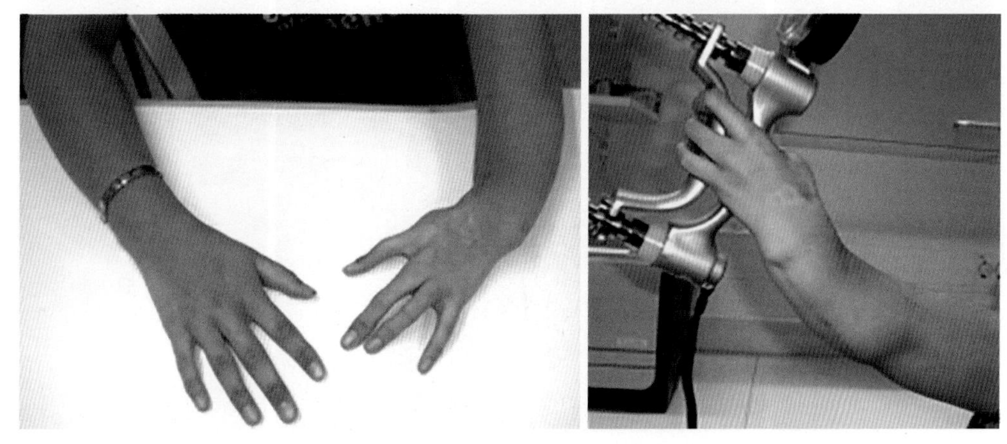

图 16-144　术后 13 年患肢的功能和外观

4. 手术要点

(1) 切取第2跖趾关节时，注意保护到骨膜和皮肤组织的细小血管。

(2) 应该修复第1跖骨和第3跖骨间的韧带，防止后期足部畸形发育。

(3) 尺骨和腕部骨槽定位要准确，避免损伤骨骺。

（陈燕花　陈振兵）

三、先天性尺桡骨融合

（一）概述

先天性上肢尺桡骨融合（congenital proximal radioulnar synostosis，CPRUS）是一种较少见的先天性上肢畸形，病因不明，一般认为是由于胚胎第7周前臂纵裂分化不彻底所致。妊娠5周时，上肢开始成形，但肱骨、桡骨和尺骨相互连续，共用一个软骨膜。6周时，软骨原基由远及近开始分离。7周后分化完成。在这个过程中，如果分裂不彻底，则形成不同程度的融合。融合处的软骨会分化为纤维组织，形成纤维融合。更多见的是骨化，成为骨性融合，同时伴有不同程度的桡骨头发育异常与脱位。因胚胎早期时前臂处于中度旋前位，如果纵向分化不全，则固定在这个体位。

CPRUS可以单侧发病，也可双侧出现，可为散发，也可表现为常染色体显性遗传。1/3的患儿同时可合并其他疾病，包括拇指发育不全、腕骨融合、指间关节粘连和马蹄内翻足，还可合并其他综合征，如Apert综合征、关节挛缩症等。

CPRUS最常见的临床表现是前臂固定于旋前畸形。因为肩、腕关节代偿，所以出生后不易发现。对于单侧受累患者，这种代偿活动较好，对患者日常活动的影响容易被“忽略”，但如果畸形严重（固定旋前畸形超过60°）或双侧受累，则影响较大。

（二）分型

CPRUS曾有多种分型，现应用最多的是1985年提出的Cleary-Omer分型。该分型基于影像学表现，根据尺、桡骨近端是否存在骨性连接及桡骨头的位置将CPRUS分为四型（图16-145）。Ⅰ型：融合区无骨性结构，可有软骨连接，桡骨头正常（图16-145A）。Ⅱ型：上尺桡间见骨性融合，无其他异常（图16-145B）。Ⅲ型：上尺桡骨性融合，桡骨头发育不全且后脱位（图16-145C）。Ⅳ型：上尺桡骨性融合，桡骨头前脱位（图16-145D）。其中Ⅲ型最为常见。该分型直观明了，应用较为广泛，但缺点是没有涉及融合范围和前臂旋转角度等与治疗相关的参数。

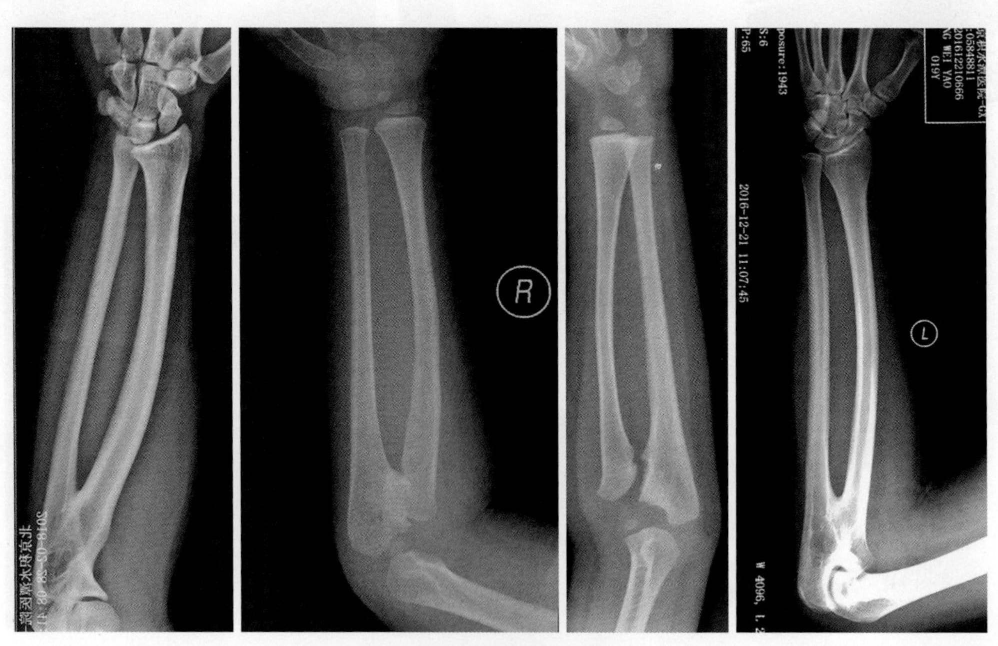

图16-145　CPRUS分型

另外一种分类方法是基于前臂旋前角度将 CPRUS 分为轻、中、重三型：轻度畸形，旋前<30°；中度畸形，旋前 30°～60°；重度畸形，旋前>60°。

由于肩、腕关节的代偿，出生后至 2 岁畸形不易被发现。如果单侧发病，除受累侧上肢较健侧稍短之外，功能影响多不明显。但如果是重度畸形（前臂旋前>60°），或是双侧受累，则明显影响洗脸、端碗吃饭等日常动作，建议手术治疗。

治疗的方法大致分为两种，一种是各种截骨术——改变前臂的位置，使手可以更好地发挥功能。又分为融合处截骨、融合处远端桡骨截骨或桡尺骨截骨等术式。优点是方法相对简单，缺点是并不增加前臂的旋转活动度。另外一种方法是重建上尺桡关节，力求部分恢复前臂的主动旋转活动，但手术复杂，且重建处再融合发生率高，临床应用少。

1998 年，Kanaya 报道使用上臂外侧游离筋膜脂肪瓣填充的方法治疗 7 例 CPRUS 患儿。术后平均旋后 26°旋前 45°，没有再融合。2004 年，Funakoshi 改良了 Kanaya 的方法，采用带骨间背侧血管为蒂的筋膜脂肪瓣填充而非游离筋膜脂肪瓣，治疗 1 例双侧 CPRUS 患儿，术后随访半年，双侧前臂均获得平均 70°的旋转活动。与 Kanaya 的方法相比，手术相对简单，效果相近。

（三）手术方法

1. 首先采用背侧入路，近端始自尺骨鹰嘴，远端位于前臂中远 1/3 尺桡骨中央处（图 16-146A）。

2. 自桡侧向尺侧掀起脂肪筋膜瓣，范围约为 8cm×5cm。于尺侧腕伸肌和小指固有伸肌之间寻找骨间背侧血管和其皮肤穿支，注意伴行的桡神经深支及其分支。将血管和神经分离。向近端探查至血管起点——在融合处近端由尺动脉发出并穿出至背侧。将脂肪筋膜瓣完整掀起（图 16-146B）。如果骨间后动脉细小或缺如，则可设计近端筋膜蒂逆行组织瓣移植。

3. 在尺骨鹰嘴和尺骨近端尺侧处显露肘肌，将其逆行掀起（图 16-146C），如果肌肉起点处有滋养血管，应予以保护。

4. 剥离显露融合处，20 号注射器针头标定融合处远近端，透视下确认融合范围。

5. 显露桡骨颈、桡骨头，显露旋前圆肌和旋后肌止点。

6. 再取桡掌侧改良 Henry 切口（图 16-146D），显露肱二头肌腱膜。切开腱膜，显露下方二头肌腱，牵开肌腱，显露下方神经血管结构。游离正中神经、肱动脉、桡尺动脉及骨间后动脉起点（图 16-146E）。游离桡神经及其分支。肱二头肌肌腱止点止于融合处掌侧。保护神经血管，将肌腱止点掀起（图 16-146F），并向近端进一步游离，直至向远端牵拉肌腱，有一定弹性为止。不用掀起肱肌止点。

7. 在充分显露融合处掌背侧及周围解剖结构之后，用微型磨钻或电锯自背侧切口内去除融合处骨质，直至桡尺骨近端完全分开为止（图 16-146G）。

8. 显露桡骨头，如果变形，要修整软骨，但不要露出下方骨质。

9. 根据桡骨头倾斜方向及脱位情况，于桡骨结节近端做梯形截骨（图 16-146H），并进行钢板固定（图 16-146I）。有些病例桡骨倾斜严重，需要将截骨部位下移至“弓形”顶点处。

10. 试行旋转，确定是否可充分被动旋转前臂（图 16-146J、K）。如果不能，需要向远端进一步松解骨间膜、旋前圆肌 / 方肌止点，甚至行尺骨截骨，直至前臂可以完全旋后为止。

11. 将肱二头肌腱性止点引导至背侧，缝合固定在桡骨结节处（图 16-146L）；将旋前方肌筋膜脂肪瓣移位至掌侧（图 16-146M），充分展开以覆盖全部截骨部位，然后将其缝合固定在掌侧深筋膜上。

12. 仔细止血，冲洗伤口，逐层缝合。石膏制动于屈肘 90°、前臂最大旋后位。

（四）术后处理

术后 3 天更换为 2 个可拆卸长臂支具固定，都将肘关节固定于屈曲位。一个固定前臂于最大旋后位，另一个固定前臂于最大旋前位，交替佩戴。3 周后开始主被动锻炼旋转功能，4 周后开始锻炼肘关节屈伸活动。夜间佩戴支具至术后半年，拍片随访（图 16-147A、B、C），并记录功能情况（图 16-147D、E）。

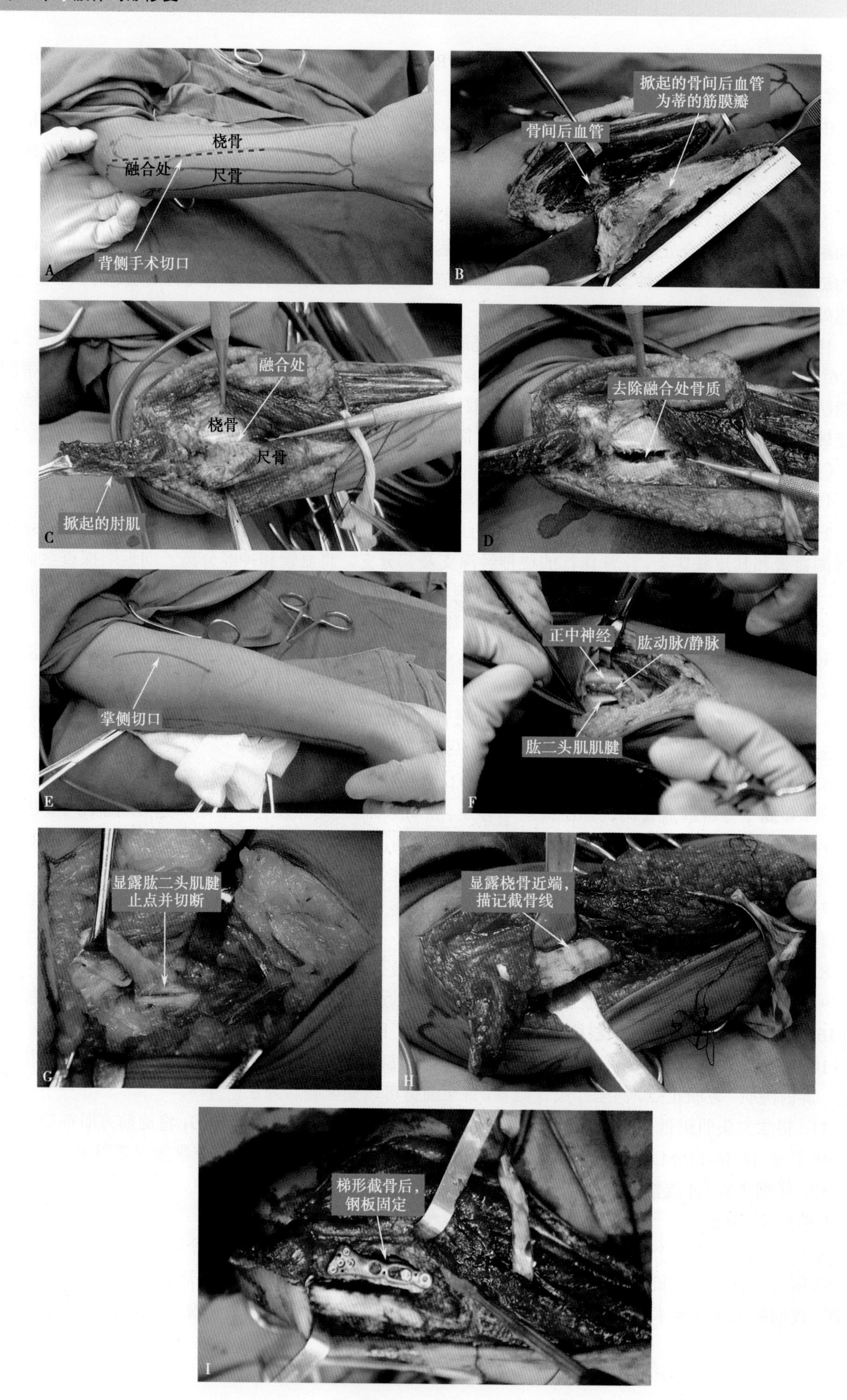
桡骨
融合处
尺骨
背侧手术切口
A
掀起的骨间后血管
为蒂的筋膜瓣
骨间后血管
B
融合处
桡骨
尺骨
掀起的肘肌
C
去除融合处骨质
D
掌侧切口
E
正中神经
肱动脉/静脉
肱二头肌肌腱
F
显露肱二头肌腱
止点并切断
G
显露桡骨近端，
描记截骨线
H
梯形截骨后，
钢板固定
I

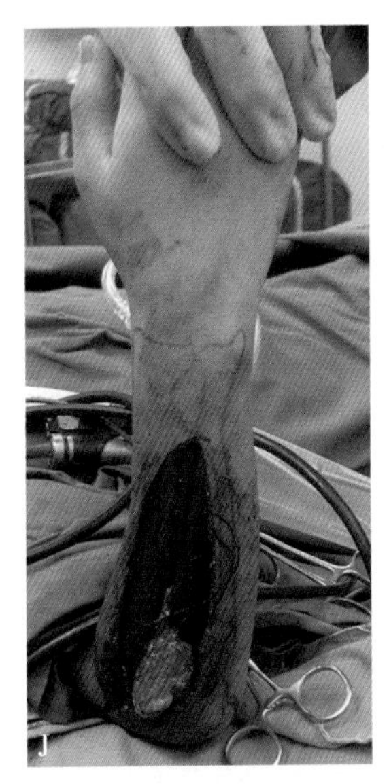
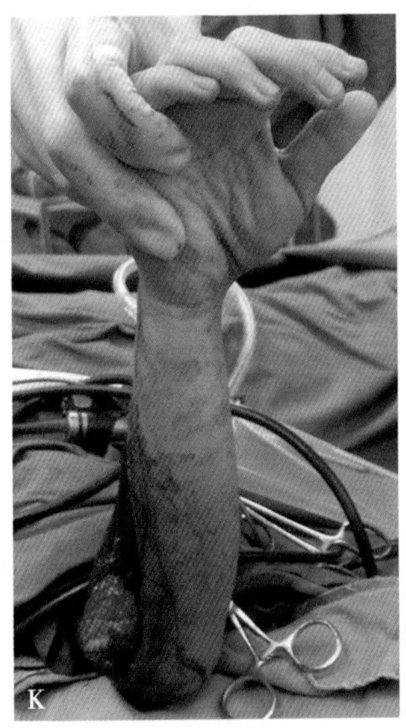
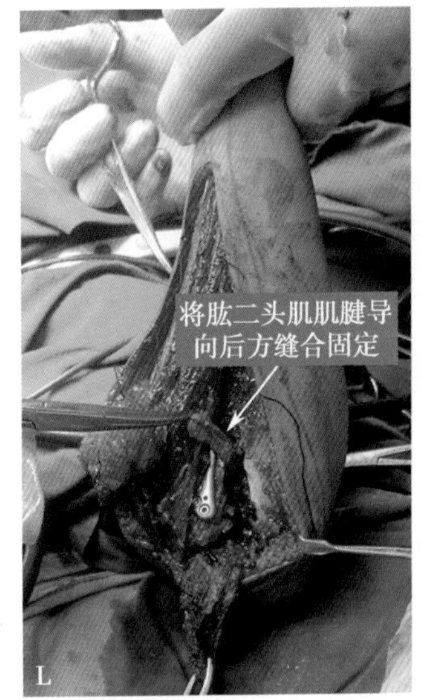

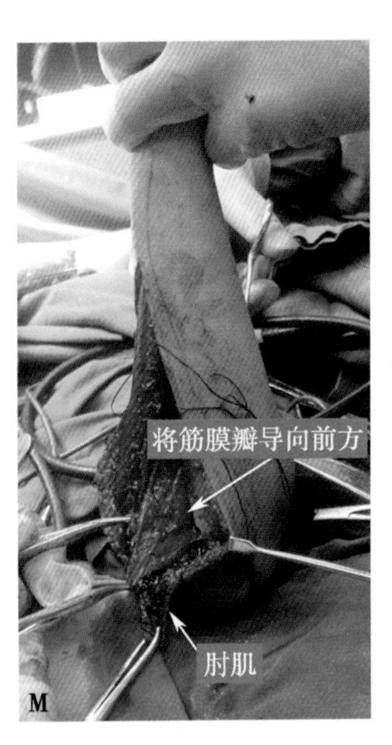

图 16-146　先天性尺桡骨融合手术过程

A. 前臂背侧桡尺骨体表标记及手术切口；B. 掀起筋膜脂肪瓣，近端显露骨间后血管（自融合处远端行向背侧）；C. 向近端掀起肘肌，向桡侧剥离骨膜，显露融合处；D. 去除融合处骨质；E. 前臂掌侧切口；F. 显露神经血管结构和肱二头肌肌腱止点；G. 切断肱二头肌肌腱止点；H. 描记截骨线；I. 梯形截骨后钢板固定；J、K. 术中检验前臂被动旋转情况；L. 将肱二头肌肌腱止点导向后方；M. 将筋膜瓣和肘肌导向前方。

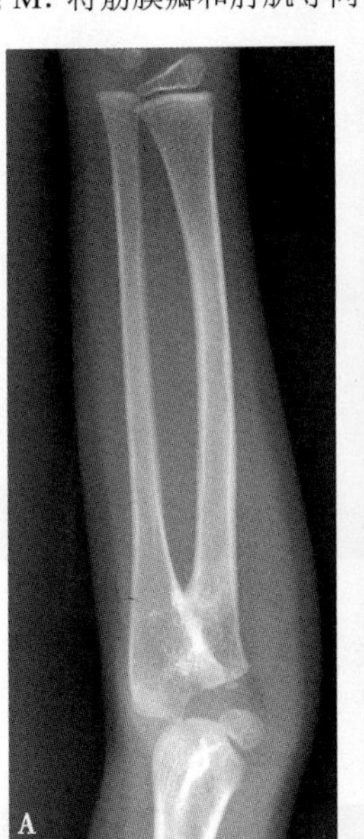
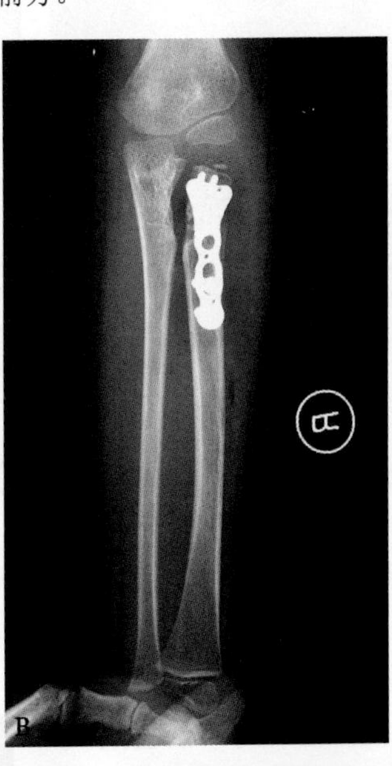
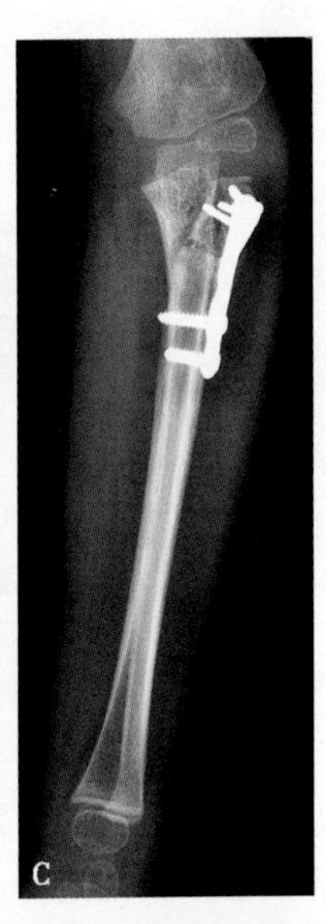
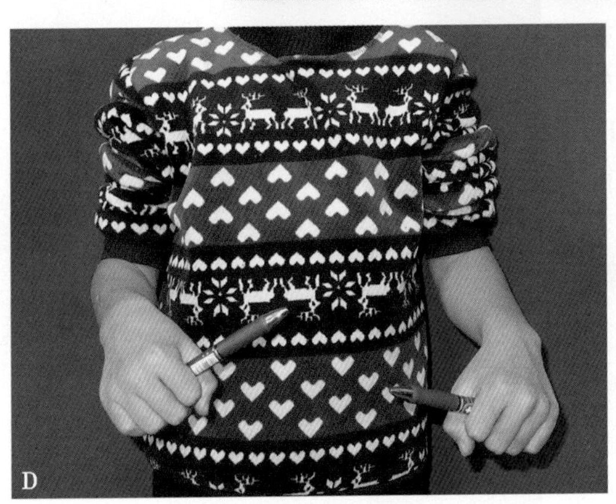
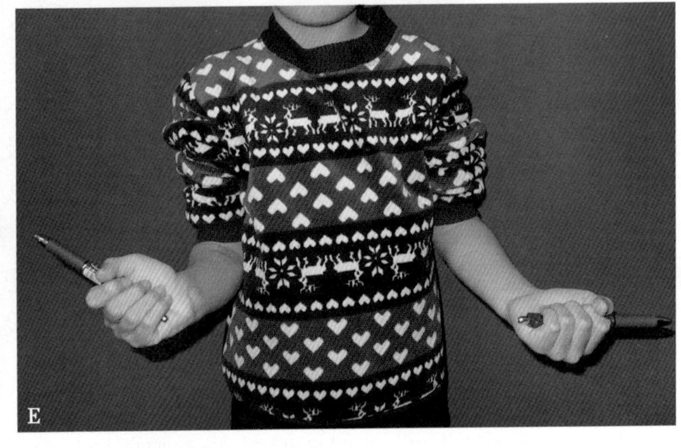

图 16-147　术后康复

A. 术前右前臂 X 线片；B、C. 术后一年正侧位 X 线片；D、E. 术后 1 年前臂主动旋转情况。

（五）总结

通过多年的努力，CPRUS 的治疗终于取得一些进展，最具代表性的进展就是使用带血供的筋膜脂肪瓣移植填充重建关节处，有效地防止了融合处再愈合的问题，使得重建上尺桡关节的梦想得以接近现实。但是重建 CPRUS 患者的前臂旋转功能还有一些难点，比如如何截骨才能最大限度地恢复桡骨的旋转弓、如何修整桡骨头？如何加强重建的主动旋转力量？尺骨是否需要截骨、分类、功能评估，包括如何精准判断旋转角度等？由此可见，围绕 CPRUS，未来还要做更深入的研究。

（陈山林）

四、前臂假关节

（一）概述

先天性前臂假关节指桡尺骨（通常位于远 1/3 或中 1/3）骨折后出现的顽固性不愈合，进而出现的逐渐加重的前臂（包括肘关节）畸形（图 16-148）。临床少见，通常与神经纤维瘤病（neurofibromatosis，NF）相关。70% 的前臂假关节患者有 1 型神经纤维瘤病（NF1）。

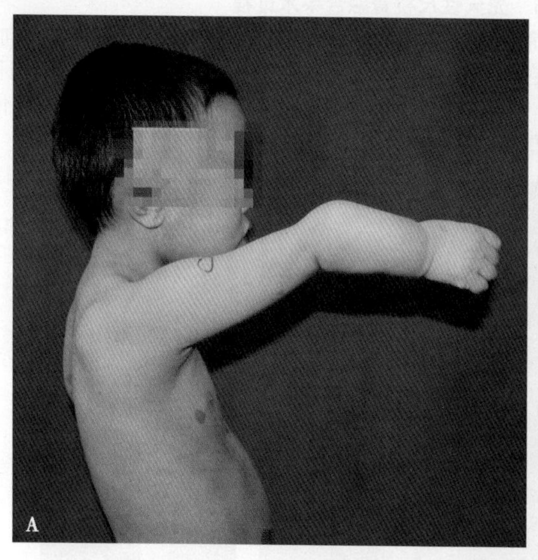

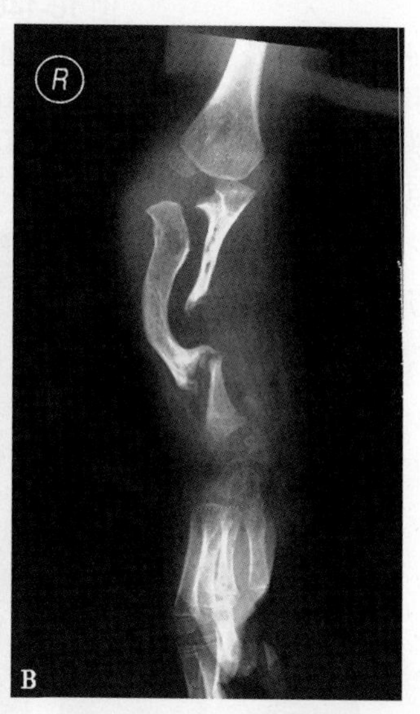

图 16-148 前臂畸形

A. 4 岁男孩，右前臂骨折后畸形；B. X 线片显示尺骨远端缺失，桡骨变形，骨不连，桡骨头脱位。

NF1 是最常见的单基因疾病，发生率约占存活婴儿的 1/3 000。该病为常染色体显性遗传，但外显率不一，自发突变率较高。罹患 NF1 的患儿多个器官组织均可能受累，相应地也有各种各样的临床表现，最醒目的特征是咖啡牛奶斑（café-au-lait-spot）（图 16-149）。长管状骨假关节也是 NF1 的一种特征性表现，以下肢的胫骨假关节最为常见，累及前臂很罕见。临床病例多有外伤史，造成骨折，治疗后经久不愈，并出现逐渐加重的前臂和肘关节畸形、桡骨头脱位等，称为先天性前臂假关节，主要是因为该病的患儿几乎都患有 NF1，为先天性疾病，是否存在出生即有的情况，目前还没有证据。

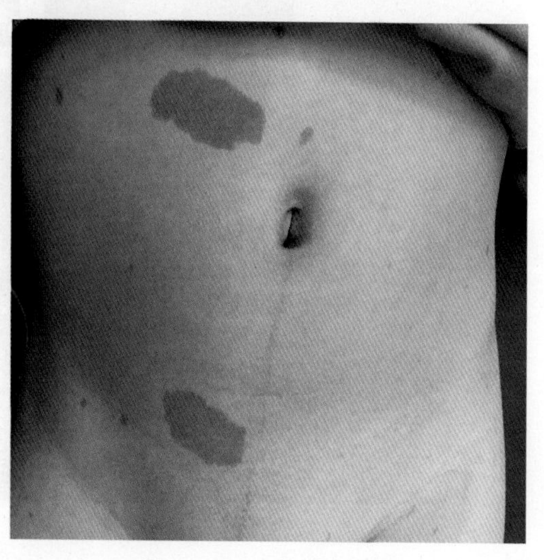

图 16-149 咖啡牛奶斑

（二）手术方法

患有 1 型 NF 的患儿，前臂骨折后，选择保守治疗仍有愈合机会，但是容易再骨折。如果出现骨缺损和逐渐严重的畸形，不带血供的植骨手术很难成功，原因是不带血供的骨移植不适用于长段骨缺损，医师在清理骨折处时会不自觉地趋于“保守”。

可供选择的手术方法主要有两种，一种是将桡尺骨固定在一起，特别是近端尺骨和远端桡骨固定在一起，形成所谓的“单骨前臂”。优点是简单可靠，缺点是丧失了前臂旋转功能。另外一种是带血管骨移植，常用的是带血管腓骨移植。腓骨血供可靠，变异少，形态和前臂骨相近，切取后对小腿和踝关节功能影响小，因此是重建前臂长段骨缺损的常用方法。

通常从假关节的对侧下肢取腓骨，以便术中体位的安置。拍摄双侧前臂和供体小腿的 X 线片。术前检查行 Allen 试验初步判断桡尺动脉通畅情况，有条件应行血管造影检查。虽然腓动脉系统变异极少，但术前仍建议通过血管造影或 CTA 检查小腿血供情况。术中安排两组医师同时手术，以缩短手术时间。全身麻醉，患者采漂浮侧卧位，患侧上肢置于手术桌上。

显露前臂假关节部位，显露分离血管结构（图 16-150）。完整切除假关节病变，直至两侧都可见到健康的骨组织为止。测量缺损长度。

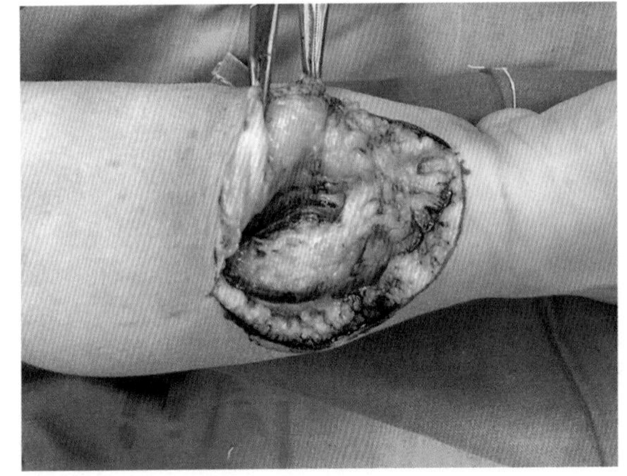

图 16-150　右前臂中远段桡掌侧切口，显露血管结构

于大腿中段上充气止血带，行游离腓骨手术。在小腿外侧描记腓骨体表投影和手术切口（图 16-151），切开皮肤皮下组织后，沿腓骨长短肌和比目鱼肌间隙进入，显露腓骨外侧部分，保护腓骨骨膜。尽量切开掀起腓骨前方和后方的肌肉附着点。用骨膜起子掀起腓骨前方的肌肉起点，显露骨间膜；保护胫前血管和神经。根据缺损大小，描记截骨范围，远端截骨线要距离外踝尖 10cm 以上，否则，就要同时行下胫腓固定，以稳定踝关节。自远近端截骨线处紧贴腓骨各插入一把直角钳，导入线锯，截断远近端腓骨。布巾钳夹住腓骨两端，试行外翻后切开骨间膜。首先自远端内侧肌肉层内寻找腓动脉远端，分离一定长度后结扎切断。结扎线留长，将切断的腓血管远端捆绑在腓骨上，以免在进一步向近端分离时，血管与腓骨“分家”。继续向近端游离腓血管，近端血管蒂尽量留长，以备前臂不同情况吻合血管需要。松开止血带，确认待移植腓骨段的血供良好。待前臂受区准备好后，从近侧结扎腓动脉和静脉，取下腓骨（图 16-152）。

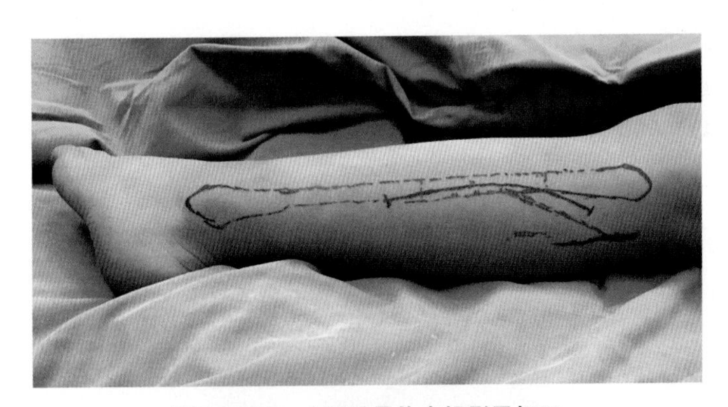

图 16-151　小腿腓骨体表投影及切口

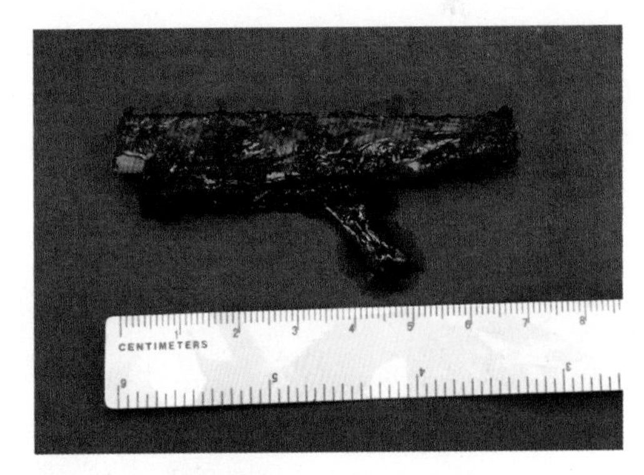

图 16-152　切下的腓骨

血管吻合前先将移植物通过内固定器材稳固固定，一般都不容易，要特别重视。各种固定方式可能都会用到，包括锁定加压钢板螺钉系统、钛缆捆绑、K 针等；可将骨端处理成“台阶状”或修整为斜面，增加接触面，利于愈合。腓动脉和桡 / 尺动脉间进行端端吻合或端侧吻合。腓静脉与前臂术区附近的皮下静脉进行吻合。关闭切口。留置负压引流管。术后长臂和长腿管型石膏制动。

一般不需要同时携带皮瓣。需要时，术前首先用多普勒超声确定皮肤穿支位置。依据穿支位置，设计切口。首先寻找穿支，然后循穿支找到其在腓动脉上的起点；之后按照前述方法切取腓骨即可。

（三）术后处理

要保持患者温暖和镇静（必要时使用镇静药），卧床 72 小时，常规使用抗凝血药和消炎药。

下肢免负重 6 周，长臂管型石膏 / 支具和短腿行走管型石膏 / 支具继续固定 4～6 周。之后定期拍片了解前臂骨愈合情况（图 16-153）。术后 3 个月时，下肢正常行走。上肢外固定要待骨愈合后才能间断拆除。原则上，希望佩戴前臂保护性支具，特别是在运动时，直至成年后。

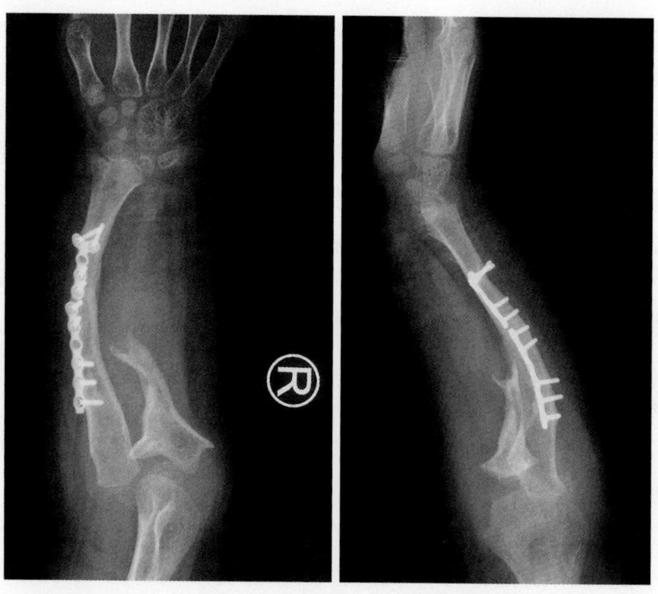

图 16-153　术后 34 个月正侧位 X 线片示骨愈合良好

（四）总结

1. 先天性前臂假关节是桡 / 尺骨骨折后（通常位于远 1/3 或中 1/3）被纤维样组织所替代。

2. 先天性假关节罕见，通常与神经纤维瘤病相关。

3. 假关节可导致前臂畸形、不稳定和力弱，进而出现肘关节畸形。

4. 手术治疗的目标是获得骨性愈合，恢复前臂稳定性，同时稳定邻近的下桡尺关节，避免肘关节出现逐渐加重的畸形。

5. 推荐的手术方法是切除假关节病变，采用带血供的游离腓骨移植填补缺损。

（陈山林）

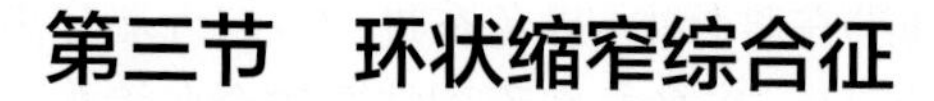

第三节　环状缩窄综合征

一、概述

环状缩窄综合征（也称羊膜中断肢体序列或羊膜带综合征），文献报道的名称有 33 种之多。其以发生在四肢和手指的完全或不完全的环形缩窄为特点，临床表现包括末端并指 / 趾，短指或缺指畸形，以及缩窄带以远的局部肿胀和指趾淋巴水肿（图 16-154）。

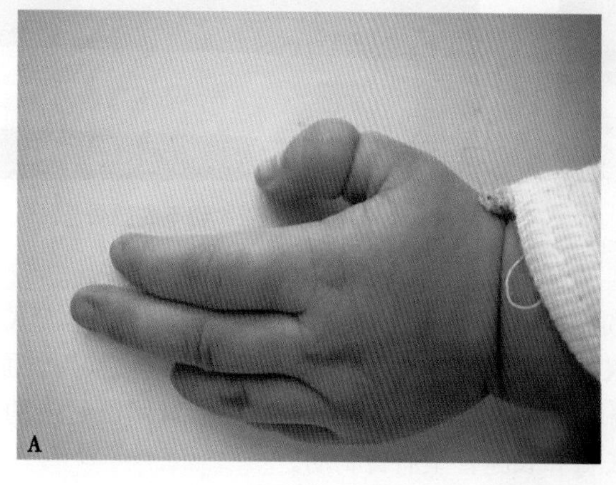

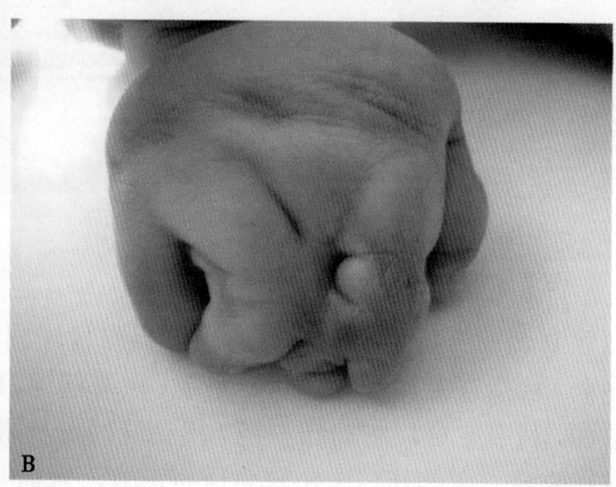

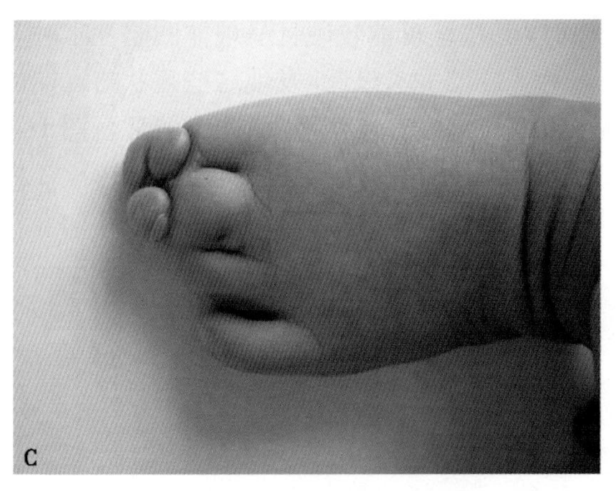

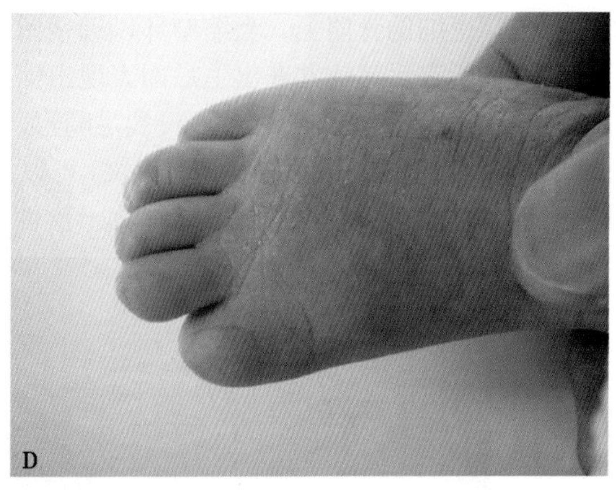

图 16-154 环状缩窄综合征

A. 拇指典型环状缩窄带伴指体远端淋巴水肿；B. 中环指远端融合而近端皮肤有隙并指；C. 第 1～4 趾远端融合而近端有隙并趾；D. 环状缩窄带造成的截趾。

二、病因

环状缩窄综合征的病因有内因和外因两大学说。内因学说由 Streeter 于 1930 年首先提出，认为疾病为胚胎内血管中断所致，囊胚层发育受到干扰。Van Allen 利用 RMA 和 TCA 观察到新生儿肢体环状缩窄处动脉呈分叉或细而无分支，也支持该学说。外因学说以 Torpin 为代表，认为子宫内羊膜破裂，胎儿肢体或部分肢体被释放的羊膜带缠绕绞窄所致，还有假设认为是因为肢体可能被卡在羊膜壁的破口处。但此学说无法解释伴有其他先天性疾病（如并指、唇腭裂、肛门闭锁等）的病例。1975 年，Kino 用胚胎大鼠复制出环状缩窄伴远端粘连性并指的动物模型。

三、临床表现

缩窄可为完全的环状，也可为不完全的环状收缩，发生部位可为身体任何部位，但以肢体处最为常见。这些缩窄可导致先天性截肢或不全离断伴远端水肿。在严重病例可影响肢体的发育。缩窄还可导致指、趾与相邻指、趾或非相邻指、趾融合，从而形成复合并指和 / 或末端并指畸形，两指远端融合而近段间留有窦道（图 16-155，图 16-156）。然而缩窄环以近的肢体几乎正常。截肢或缺指可发生在肢体的任何水平，甚至有报道发生在头颈部、腹部。更小的缩窄环可能造成一些罕见的面裂。残肢可能表现为皮肤紧

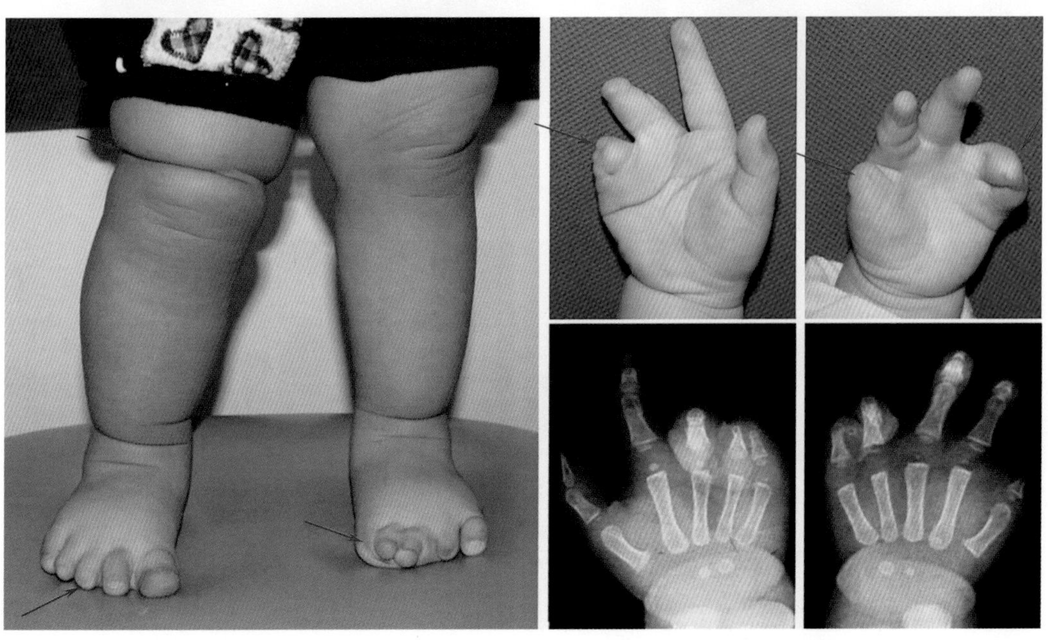

图 16-155 右大腿环状缩窄伴发短指、截指 / 趾、有隙并指 / 趾

绷地覆盖在尖端变细的骨骼上。当缩窄环以远残留肢体时，其皮肤可能较硬且呈现非凹陷性水肿。神经损伤可为缩窄环所致后遗症并在出生后即表现出症状。笔者经过手术探查，发现这些症状与远端的神经缺如有关。环状缩窄还可以伴发唇腭裂、裂足畸形，甚至伴发桡侧纵裂发育不全（图 16-157～图 16-160）。MRI 对于判断深部组织的累及程度具有意义，可以显示重要血管的走形。笔者的研究也表明，在大多数环状缩窄病例中，深部血管很少被累及，这为一次性切除提供了有力的影像学支持（图 16-161）。

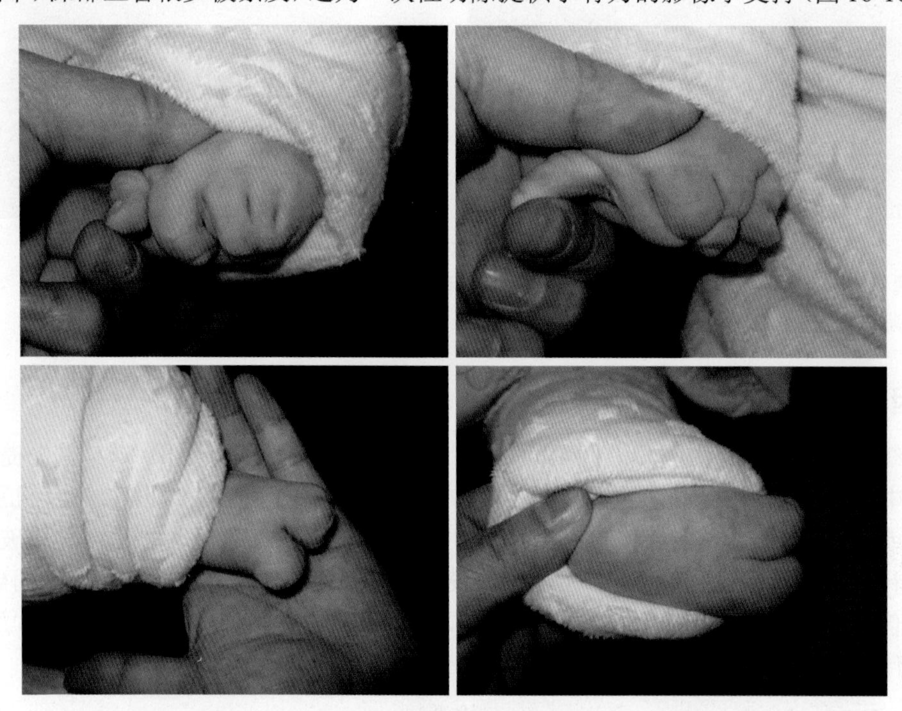

图 16-156 环状缩窄伴发裂足、短指、截肢 / 趾、有隙并指 / 趾

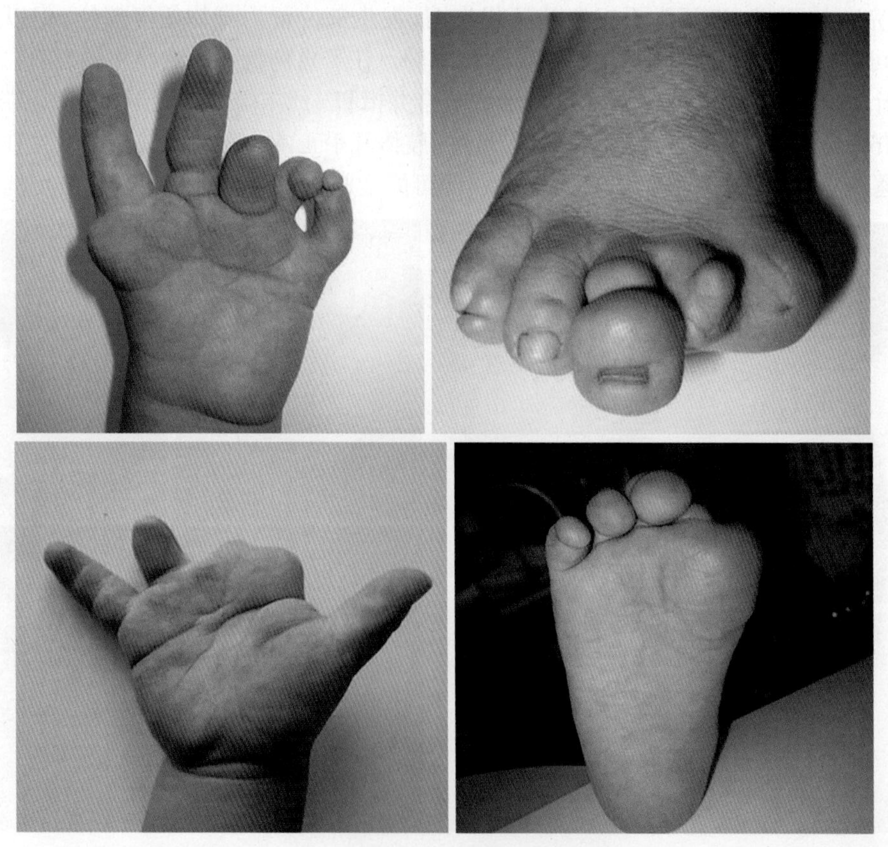

图 16-157 环状缩窄伴发趾体淋巴水肿、左侧桡侧纵列发育不全、短指、截指 / 趾、并指

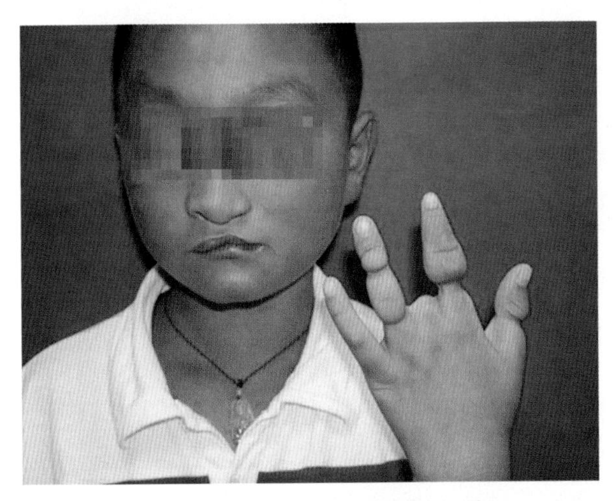

图 16-158 环状缩窄伴有隐性唇腭裂、截指（一）

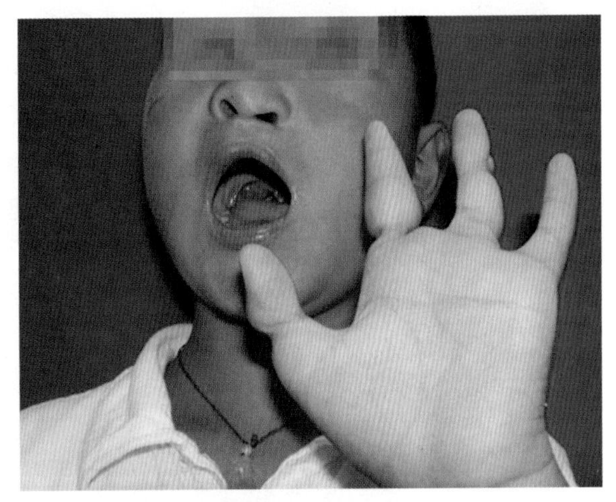

图 16-159 环状缩窄伴有隐性唇腭裂、截指（二）

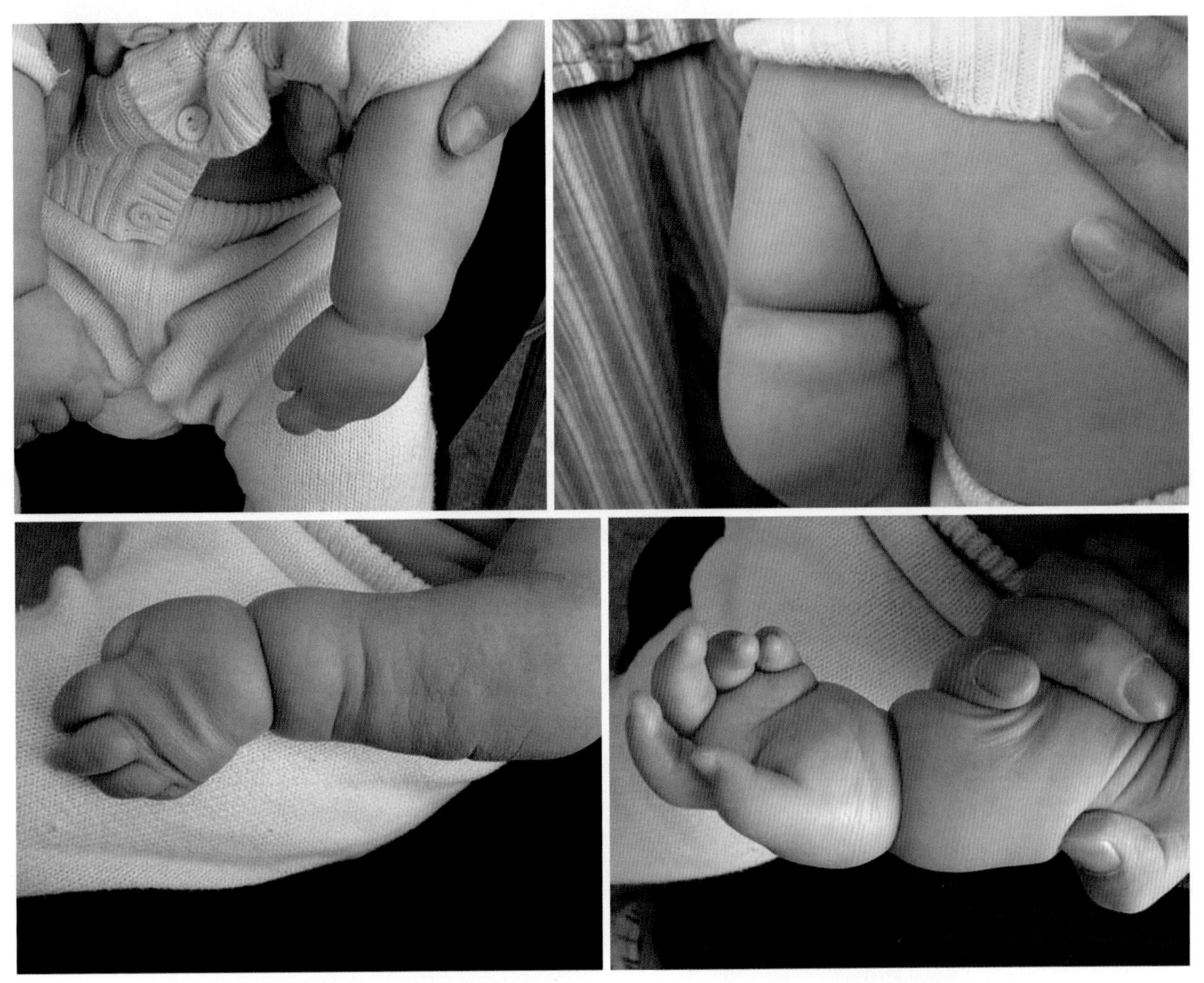

图 16-160 婴幼儿上臂、腕部的缩窄环合并桡神经损伤、手部淋巴水肿

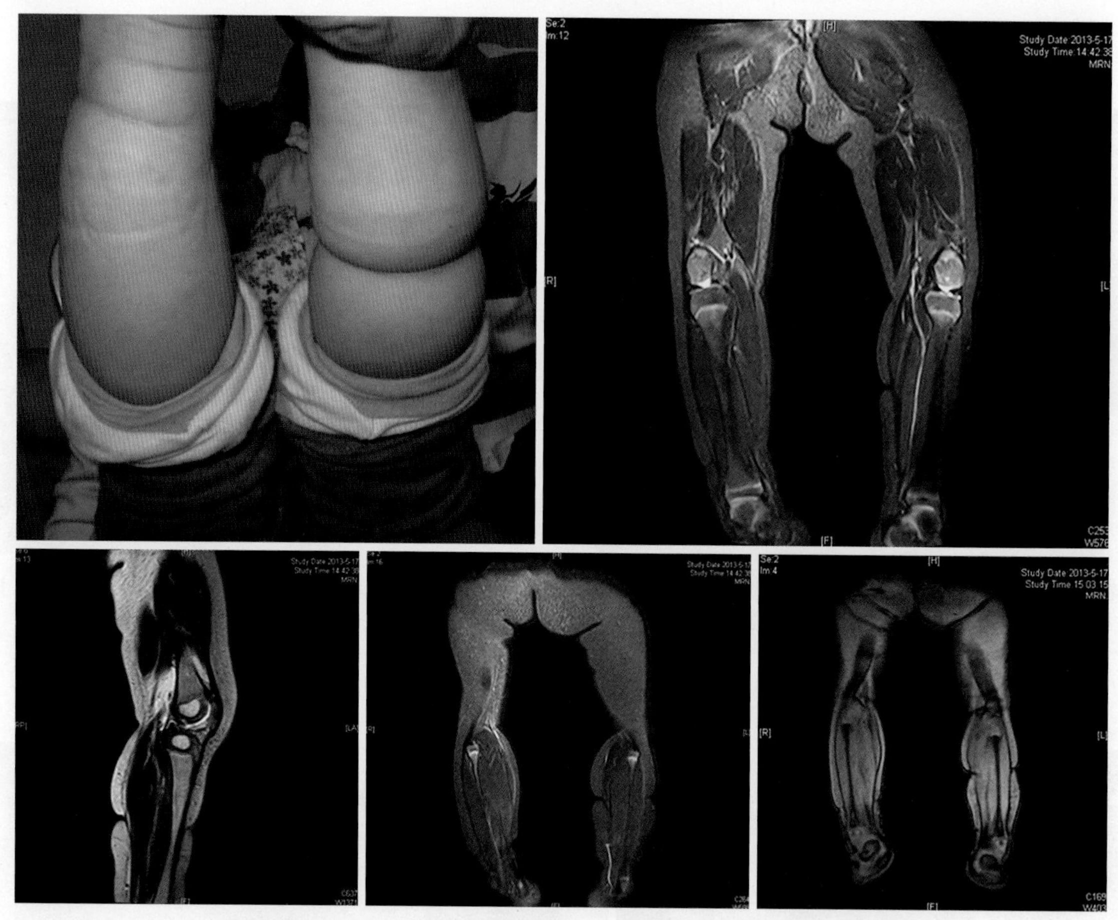

图 16-161 幼儿左小腿缩窄环深在，但 MRI 显示深部血管未受累及

四、分类

环状缩窄带综合征被定义为一个整体，并进一步根据肢体的表现而分类（表 16-8，表 16-9）。这些分类对于指导治疗可能没有帮助，但在研究上可能有一定意义。

表 16-8 环状缩窄综合征分类（Patterson 分类）

分类		表现
1		单纯环状缩窄
2		环状缩窄伴远端畸形，合并或不合并淋巴水肿
3		环状缩窄伴远端融合：末端并指
	Ⅰ型	指尖融合
	Ⅱ型	指尖融合，指蹼较远
	Ⅲ型	指尖融合，无指蹼，复合并指伴近侧窦道
4		宫内截肢

表 16-9 环状缩窄综合征分类（Isacsohn 分类）

分类	表现
1	皮肤浅沟
2	深达皮下及肌肉
3	深达骨骼
4	骨假关节形成
5	宫内截肢

五、治疗

1. 出生前指、趾及肢体的治疗　在极少数的情况下，缩窄环会导致远端缺血，此时手术松解缩窄带的压迫是必要的。但术后肢体的存活常成问题，多需要手术截肢。宫内松解下肢缩窄环的手术已成功实施并保存患肢，当产前超声检查发现严重缩窄时，可考虑行该项治疗。可是，孕妇及胎儿的风险必须考虑。目前，胎儿镜下羊膜带松解仅限于造成进行性水肿及循环中断的、可致肢体缺损的病例。医师必须向患方告知自发性流产的发生可能，目前胎儿镜后自发性流产的发生率为6%～10%。

2. 神经损伤　环状缩窄带可导致周围神经损伤。电生理评估的价值尚有疑问。有报道称神经压迫解除后获得良好疗效，但神经连续性存在而松解术后无改善的病例仍居多数。大多数患儿仍需要神经移植。

3. 环状缩窄带　治疗的目的是功能与美学的改善。主要依靠切除缩窄环的皮肤及皮下组织，行环形束带 Z 成形或 W 成形。这些技术可延长并重新设计瘢痕使缩窄环得以松解消除。Upton 强调了在皮下筋膜瓣复位纠正挛缩的重要性。Mutaf 最近报道了一种矩形瓣技术，通过裂缝处真皮脂肪瓣的转位来提高组织厚度从而不延长皮肤的瘢痕。以前认为不必一次切除整个束带；现在认为一次切除整个束带是安全的。但当存在两个束带且互相毗邻时，推荐分次手术，一次切除一个束带（图 16-162～图 16-166）。笔者倡导以完整切除缩窄环、筋膜瓣复位、皮肤三角瓣成形为特点的一次性切除术，不仅能有效缓解淋巴水肿，还可以实现瘢痕最小化（图 16-167）。

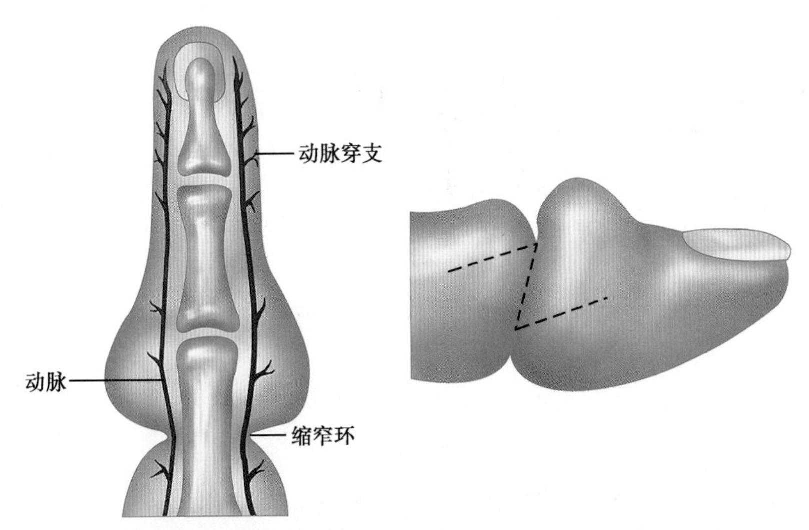

图 16-162　手指环状缩窄的解剖特点与手术设计

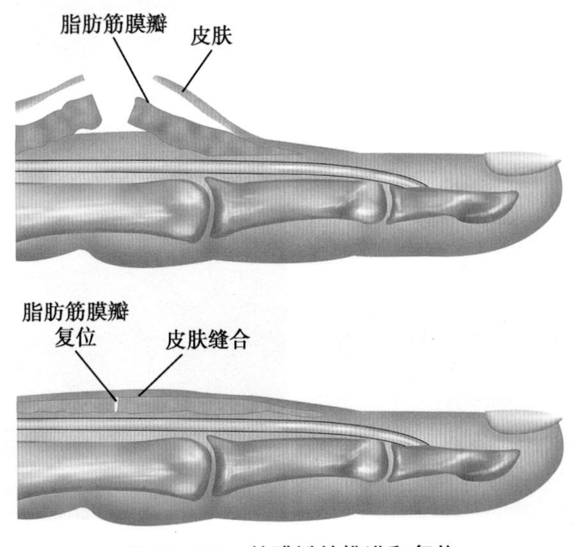

图 16-163　筋膜瓣的推进和复位

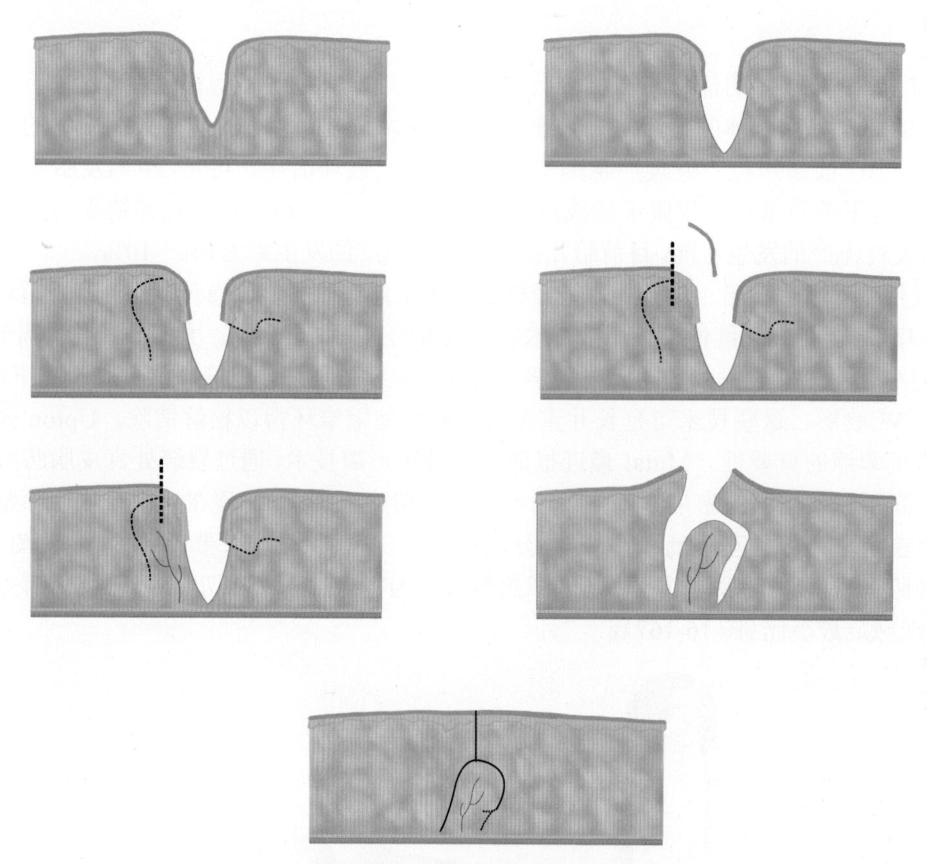

图 16-164 Mutaf 矩形瓣技术

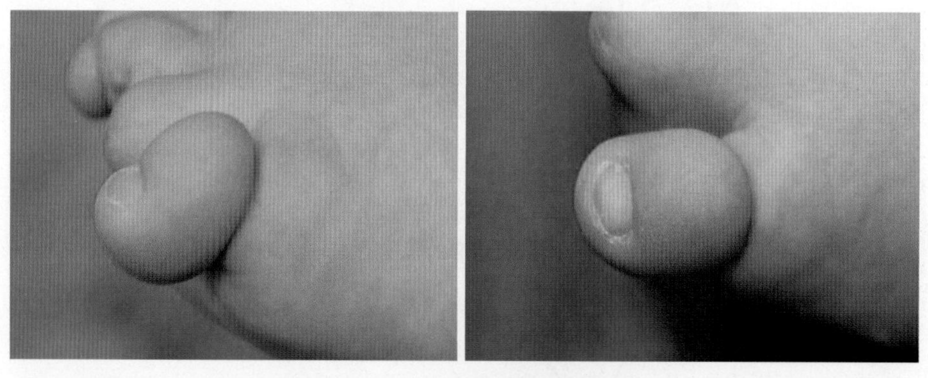

图 16-165 环状缩窄一次性切除术前

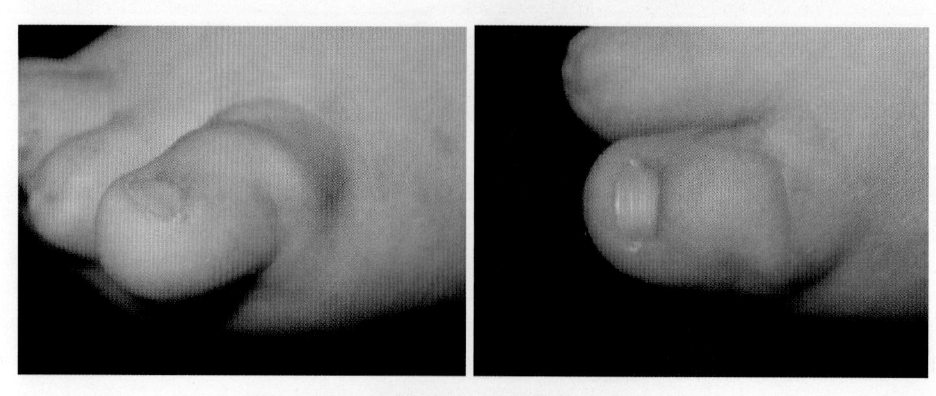

图 16-166 环状缩窄一次性切除术后 6 个月

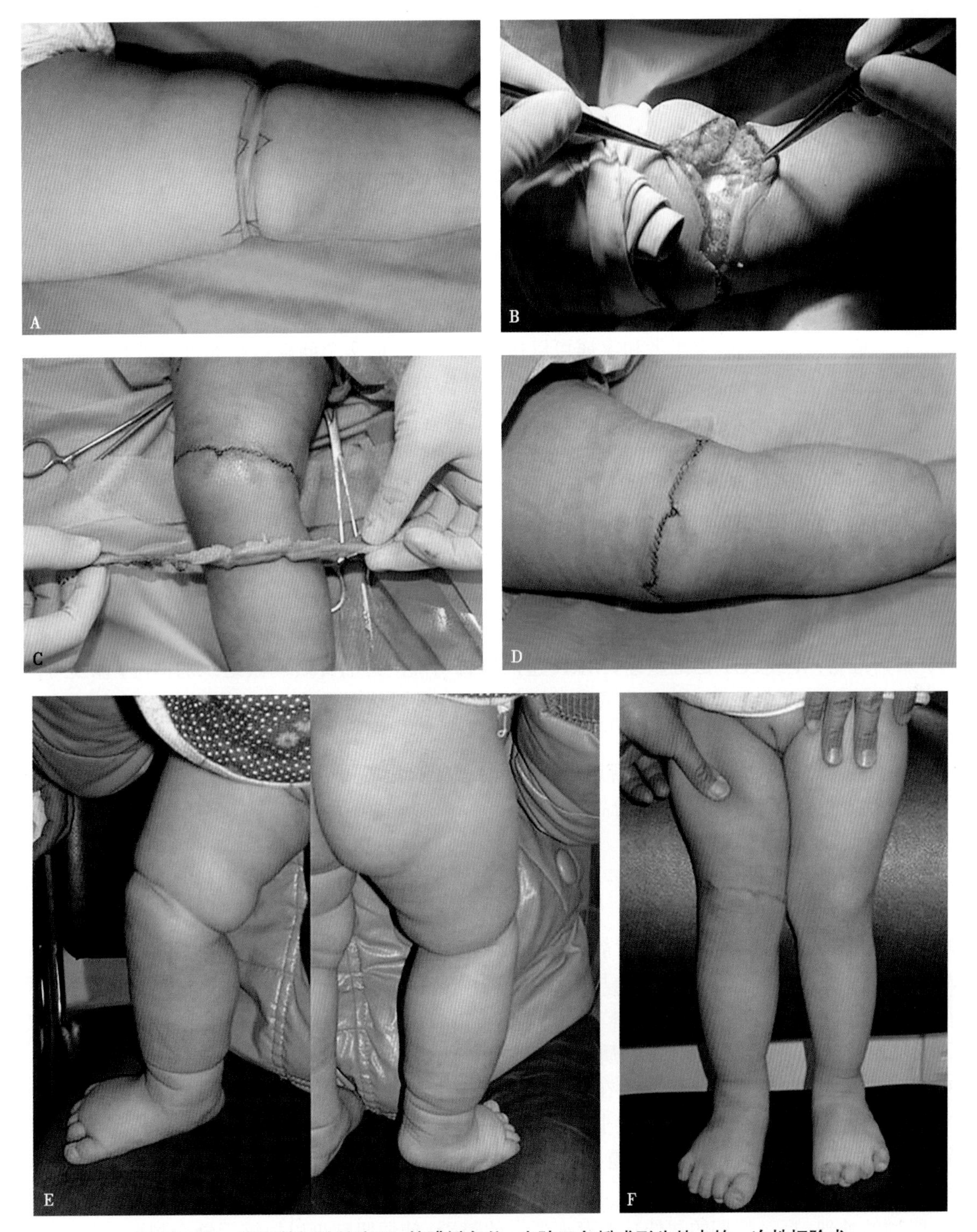

图 16-167 以完整切除缩窄环、筋膜瓣复位、皮肤三角瓣成形为特点的一次性切除术

4. 末端并指 环状缩窄合并并指畸形的治疗原则同并指治疗原则。分指需要注意指蹼重建，手指皮肤缺损处植皮，指甲、指腹的成形。通常瘘管距离较远无法并入结合处的皮瓣，所以常切除后皮肤用于全厚皮片移植。此外还需注意松解伴随的缩窄环。分指手术的时间很重要，因为相连但不相邻的手指常常是不等长的，随着生长会成角畸形。解除两并指末端的粘连后将解除这种栓系作用，而近端的分指及指蹼的重建可延期至学龄以后。

5. 皮肤结节 皮肤结节在环状缩窄带综合征中常见。这些肿块常位于指背并且位置固定而水肿。这些皮肤的结节可用很多方法治疗，Z 成形常疗效不佳，常用的方法是完全切除，必要时局部全厚皮片移植。

6. 指趾缺如 环状缩窄带综合征中常见指、趾缺如，缺如数量多变。指、趾外形与横断缺如相似。因缺如水平近端的结构正常，可以行足趾移植。

（王 斌）

第四节 足部畸形

一、巨趾

巨趾畸形手术的目的有三个，第一是使患侧和健侧脚穿同样尺码的鞋子；第二是解决患者的日常行走问题；第三是让患足达到一个患者和家属可以接受的外观。前两个问题可以通过截趾和跖列切除骨骺阻滞等方法解决。外观问题涉及患趾的趾甲，很多患者认为足趾如果没有趾甲，就失去了它应有的外观，所以保留巨趾趾甲的手术方式应该得到重视。足趾趾背有恒定的静脉血管网，每个趾体都有固有动脉。在显微镜下充分游离保护好趾背静脉，同时分离趾固有动脉和神经，让巨趾的趾甲形成一个趾甲瓣后退转移到近节趾骨，保留了巨趾的趾甲，达到一定的美观效果。

（一）带蒂岛状跗甲瓣保留巨趾趾甲术

1. 适应证 患者及家属要求保留巨趾趾甲；患者的身体情况和精神情况可以承受和接受此类手术；巨趾趾体没有外伤或感染。

2. 手术方法

（1）术前准备：X 线、CT 三维重建、MRI、超声检查明确巨趾的骨质和软组织的情况，以及可能出现的关节病变。术前使用多普勒超声检查巨趾需要保留趾甲的趾体血管情况。可以自行行走的患者保留步态分析资料。

（2）麻醉及体位：年幼患者采取全身麻醉，可配合的年长患者可以采用硬膜外麻醉。仰卧位，患侧肢体使用气压止血带，每 60 分钟松开 10 分钟。

（3）手术操作

1）切口：跗趾甲瓣设计保留趾背静脉和腓侧趾固有动脉、神经，采取 S 形切口，根据需要向近端延长。

2）跗甲瓣切取：显微镜下分离趾背静脉，至少保留主要静脉两根到跖趾关节附近，分离腓侧固有动脉和神经。为了保护甲床血供和更好地与受区固定，甲床带有 1～2mm 末节趾骨，末节趾骨骨骺根据需要进行骨骺阻滞，使用摆锯切取甲床和末节趾骨，也可以使用骨刀；骨骺阻滞用刀破坏骨骺即可。切取甲床和骨骺阻滞时需要注意不能损伤甲基质。

3）近节趾骨处理：跗趾的跖趾关节在足的负重行走中起重要作用，趾甲瓣选择移植到近节趾骨。近节趾骨根据趾甲瓣下保留的末节趾骨大小切除部分趾骨，近节趾骨水平面切除时可以从远端向近端形成一个斜面，这样可以部分纠正趾甲过度背伸；近节趾骨基底采取楔形截骨同时骨骺阻滞，纠正跖趾关节的过度背伸。

4）肌腱的处理：巨趾后期的屈伸功能存在严重的障碍，伸屈肌腱可以短缩后缝合到近节趾骨的基底。

5）跗甲瓣的固定：处理好近节趾骨背侧受区后，确认好跗甲瓣的血供，用克氏针垂直趾甲瓣和近节趾骨交叉固定。

6）皮肤处理：保护好跗甲瓣背侧静脉血管网，显微镜下分离跗趾跖趾关节附近皮肤，保证背侧静脉网不扭曲的情况下得到宽松皮肤覆盖。去除趾腹侧多余皮肤，在确保血供的情况下尽量减容，以达到可以与背侧跗甲瓣缝合覆盖创建为目的。

7）缝合：确认趾甲瓣固定稳固和血供良好，充分止血，修整多余软组织。显微镜下缝合趾甲瓣周围皮肤。

【典型病例】

患儿男性，8 个月。诊断为右足第 1、2 趾巨趾畸形。行跗甲瓣保留跗趾趾甲、第 2 跖列切除术（图 16-168）。

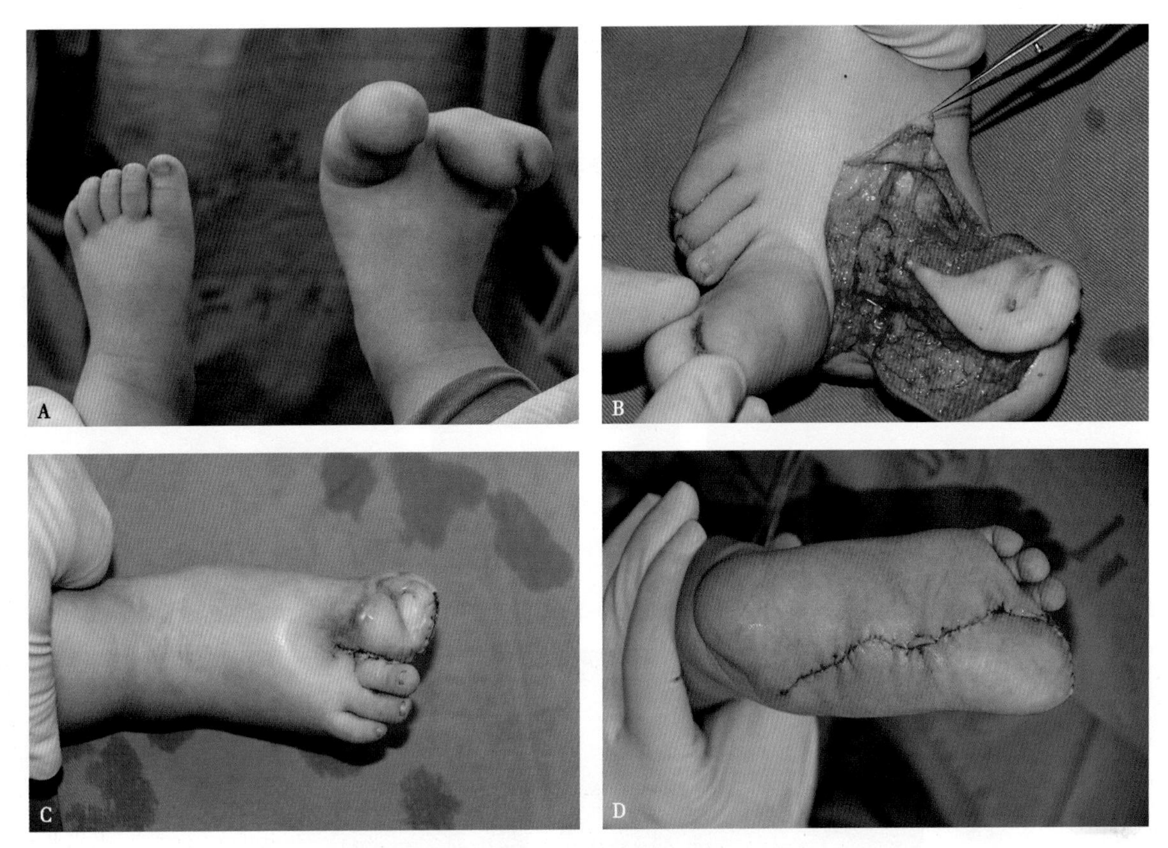

图 16-168 带蒂岛状踇甲瓣保留巨趾趾甲术

A. 术前；B. 术中切取踇甲瓣；C. 术后背侧；D. 术后跖侧。

3. 手术要点

(1) 显微镜下分离血管，确保踇甲瓣血供。

(2) 近节趾骨楔形截骨和骨骺阻滞同时进行。

(3) 克氏针固定确保踇甲瓣和近节趾骨不分离。

(4) 踇甲瓣背侧静脉血管网不能扭曲。

（二）中节趾骨剔除后短缩趾体保留巨趾趾甲术

1. 适应证　同带蒂岛状踇甲瓣保留巨趾趾甲术。

2. 手术方法

(1) 术前准备：同带蒂岛状踇甲瓣保留巨趾趾甲术。

(2) 麻醉及体位：同带蒂岛状踇甲瓣保留巨趾趾甲术。

(3) 手术操作

1) 切口：趾甲瓣设计保留趾背静脉和优势侧趾固有动脉、神经，采取 S 形切口，根据需要向近端延长。

2) 趾甲瓣切取：从末节趾体背腹侧 1/3 处矢状面做切口，末节趾骨和趾甲保留一起，固有神经和动脉保留在趾甲瓣内；剔除中节趾骨，关节囊和跖板保留至末节趾骨和近节趾骨。

3) 近节趾骨处理：近节趾骨基底可采取楔形截骨同时骨骺阻滞，纠正跖趾关节的过度背伸。

4) 肌腱的处理：巨趾后期的屈伸功能存在严重的障碍，伸屈肌腱可以短缩后缝合。

5) 趾甲瓣的固定：交叉克氏针固定末节趾骨和近节趾骨，同时修复跖板和关节囊。

6) 皮肤处理：显微镜下剔除趾背皱褶皮肤，保护好踇甲瓣背侧静脉血管网，显微镜下向近端分离跖趾关节附近皮肤，保证背侧静脉网不扭曲的情况下得到宽松皮肤覆盖。去除趾腹侧多余皮肤，在确保血供的情况下尽量减容，以达到可以与背侧踇甲瓣缝合覆盖创建为目的。

7）缝合：确认趾甲瓣固定稳固和良好血供，充分止血，修整多余软组织。显微镜下缝合趾甲瓣周围皮肤。

【典型病例】

患儿男性，10个月。诊断为左足第1趾巨趾畸形，行中节趾骨剔除后短缩趾体保留巨趾趾甲术（图16-169）。

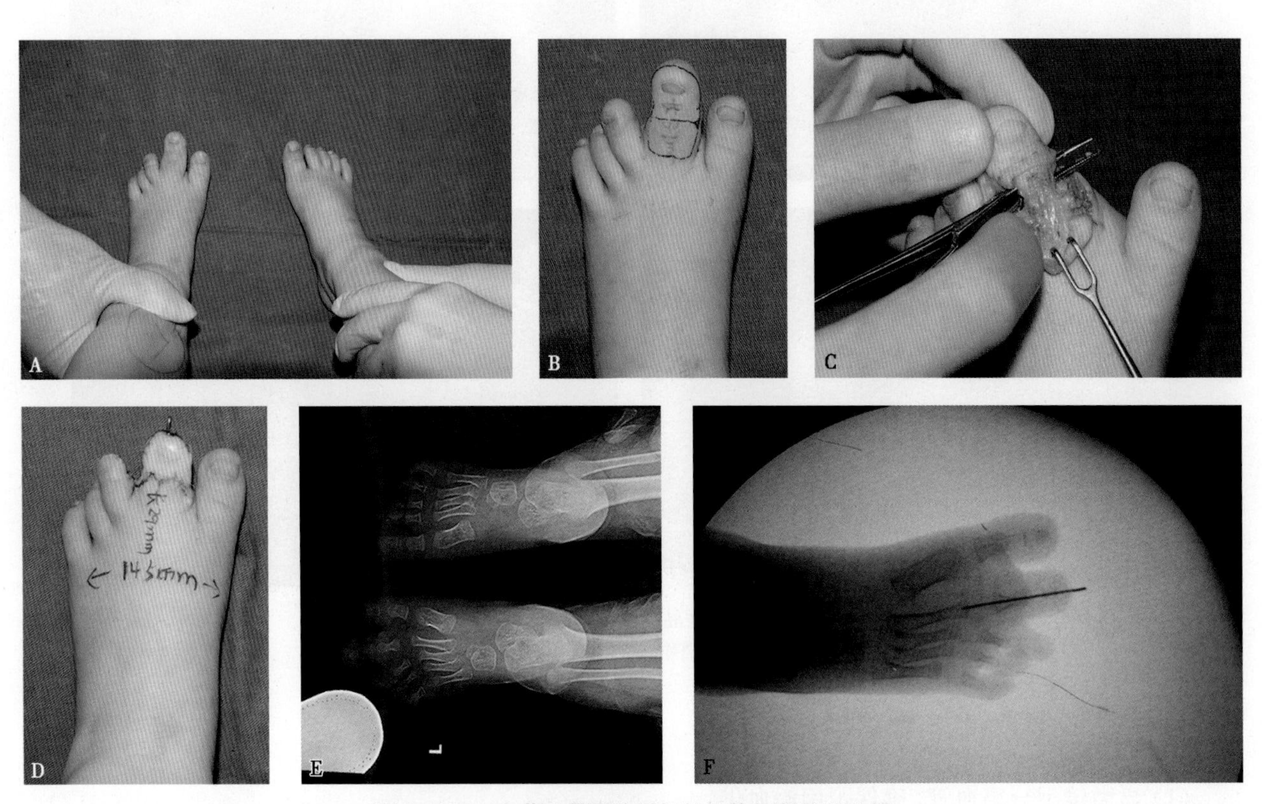

图16-169　中节趾骨剔除后短缩趾体保留巨趾趾甲

A. 第2趾巨趾术前；B. 术前设计；C. 分离保护趾背静脉网；D. 术后背侧外观；E. 术前足部X线；F. 术后去除第2趾中节趾骨X线。

3. 手术要点

（1）显微镜下分离血管，确保趾甲瓣血供。

（2）近节趾骨楔形截骨和骨骺阻滞同时进行。

（3）关节囊和跖板、肌腱要修复。

（4）趾甲瓣背侧静脉血管网不能扭曲。

二、多并趾畸形

（一）带蒂岛状皮瓣并趾分趾创面修复术

1. 概述　并趾畸形的手术目的是分开并联的足趾和重建一个正常的趾蹼，且美观和实用。植皮和局部皮瓣转移的方法在很多文献中由很多作者做了讨论；但是无论是哪种方法在针对某个具体不同的患者时都有各自的优缺点，这其中的重要原因是软组织不够覆盖，趾蹼外形不满意，植皮导致局部瘢痕明显。笔者设计了趾动脉岛状皮瓣修复并趾分趾术后的软组织缺损。

2. 适应证　并趾要求分趾的患者，手术区域没有外伤病史和感染存在。

3. 手术方法

（1）术前准备：X线、CT三维重建、MRI、超声检查明确并趾的骨质和软组织的情况，以及可能出现的关节病变。可以自行行走的患者保留步态分析资料。

足趾畸形的患儿通常会伴有趾动脉的发育畸形，在设计手术方案时，术者要先通过多普勒超声探测患肢各趾的趾动脉走行和是否缺失。在与患儿父母术前沟通时，一定要告知各种手术的适应证，让患儿父母选择是否能接受牺牲一条趾动脉来修复术后的皮肤缺损。并趾多趾手术的患儿一般年龄多在 6 个月到 3 岁，血管细小，术者应该在显微镜下切取和游离皮瓣，以免损伤血管，造成血供不佳。

（2）麻醉及体位：年幼患者采取全身麻醉，可配合的年长患者可以采用硬膜外麻醉。仰卧位，患侧肢体使用气压止血带，每 60 分钟松开 10 分钟。

（3）手术操作：根据多趾并趾的情况设计手术方案。

1）如果是 2、3 趾并趾，重点是趾蹼处皮肤或一侧趾的皮肤，一般 2 趾和趾蹼皮肤缺损用踇趾腓侧皮瓣，先在 2、3 趾间用锯齿形切口切开，仔细分离，用原来足趾的皮肤完整修 3 趾，根据需要的皮瓣的大小，在踇趾腓侧设计皮瓣，在踇趾和 2 趾趾蹼处纵向切开，解剖出趾动脉及其伴行的趾神经，保护好血管束，在皮瓣背侧缘切开皮肤，在血管束深层解剖游离皮瓣，然后将皮瓣翻向跖侧，把神经、血管束保留在皮瓣内，切开皮瓣趾底侧，向近端游离皮瓣，至跖底动脉处，以跖底或跖背动脉为蒂转移修复。皮瓣一般通过皮下隧道，保持外形美观。皮瓣回流靠伴行静脉，浅静脉一般不需解剖，由于多用于小面积皮肤缺损，笔者切取的皮瓣宽度均在 0.5cm 以内，供区皮肤能直接缝合。

2）如果是 3、4 趾或 4、5 趾的并趾，笔者会先锯齿形切开皮肤，用一侧皮肤修复一个足趾，另外一个足趾保留趾动脉在皮瓣内，转移到趾蹼处修复趾蹼，也可以用相邻趾的趾动脉岛状皮瓣顺行转移修复趾蹼和一侧皮肤缺损。

3）如果是踇内翻畸形合并多趾畸形，松解内侧后皮肤缺损，可以用踇趾腓侧皮瓣通过背侧皮下隧道转移修复内侧缺损。

（4）手术时间：分趾一般 20～40 分钟，平均约 30 分钟；带蒂皮瓣切取 10～25 分钟，平均 15 分钟。

【典型病例】

患儿男性，9 个月。诊断为右足 2、3 趾并趾畸形，行并趾分趾，踇趾带蒂岛状皮瓣修复侧方软组织缺损术（图 16-170）。

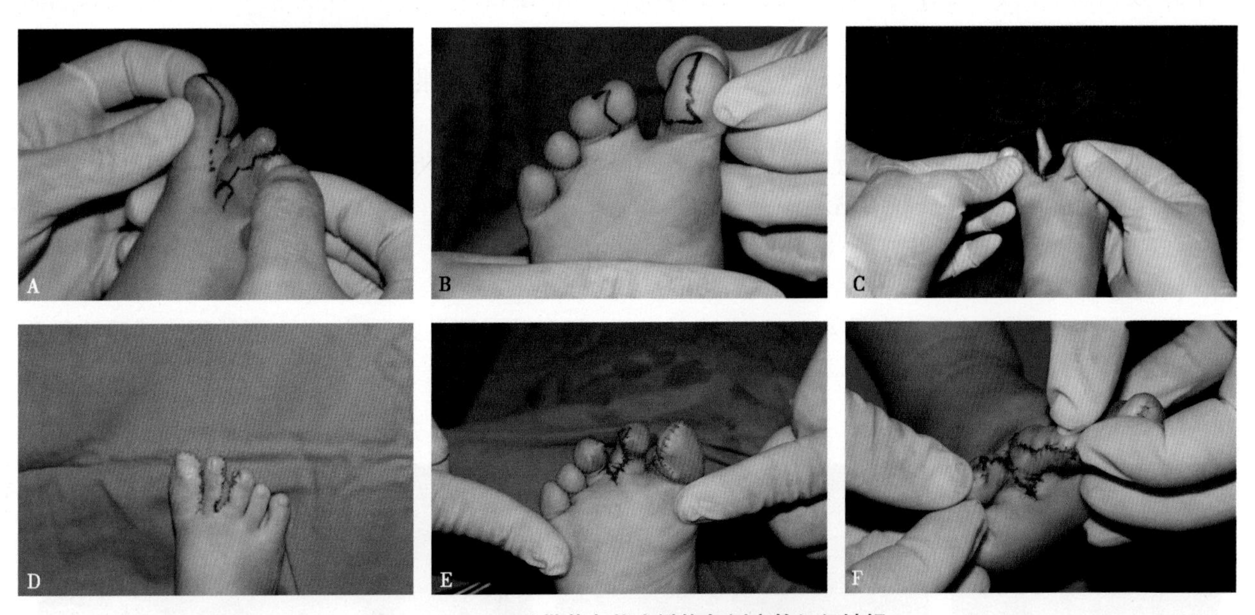

图 16-170 踇趾带蒂岛状皮瓣修复侧方软组织缺损

A、B. 术前设计；C. 踇趾腓侧瓣切取；D. 术后背侧观；E. 术后跖侧观；F. 术后趾蹼和趾体侧方。

4. 手术要点

（1）手术需要在显微镜下进行皮瓣的切取，如果手术室没有配备显微镜和显微器械，开展此术式会有很大风险。

（2）皮瓣通过皮下隧道到达受区时，隧道一定要宽松，蒂部一定不能扭转，以防皮瓣发生坏死。

（3）皮瓣的神经血管束可以多带一点组织，促进静脉回流。

（4）此手术设计结合了足趾短小粗的结构特点，在手指并指的手术中无法使用。

（二）改良五边形皮瓣在并趾分趾中的应用

1. 概述　足部并趾分趾手术的目的是分开并连的趾体，重建功能和外形良好的趾蹼，趾体侧方的完美覆盖。趾体的并连可以通过锯齿形切口设计分开，趾蹼的重建需要充足的皮肤和预防后期的趾蹼爬行及瘢痕挛缩，改良的五边形皮瓣利用滑动度较大的足背皮肤重建趾蹼，同时皮瓣顶部M形设计防止线形的瘢痕挛缩，在并趾分趾中是一个比较常见的术式。

2. 适应证　患者及家属要求分开并连的足趾，患者的身体情况和精神情况可以承受和接受此类手术；并趾趾体没有外伤或感染情况。足背皮肤有一定的滑动度。

3. 手术方法

（1）术前准备：X线检查明确并趾的骨质情况，以及可能出现的关节病变。可以自行行走的患者保留步态分析资料。

（2）麻醉及体位：年幼患者采取全身麻醉，可配合的年长患者可以采用硬膜外麻醉。仰卧位，患侧肢体使用气压止血带，每60分钟松开10分钟。

（3）手术操作

1）切口：五边形皮瓣远端两侧点设计在正常趾蹼平面，宽度不要影响邻近趾蹼；两底边角在跖趾关节平面，宽度约为侧角的2/3；M形顶角设计在近节趾骨中段1/2处，宽度约为底边长的2/3；趾体设计锯齿形切口，足底切口平面在近侧趾横纹，大小与M形顶角相嵌合。

2）趾体分离：放大镜下按照设计的锯齿形切口切开趾背侧皮肤，向跖侧分离，显露双侧趾固有动脉和神经，保护好神经血管束，分离远端趾体，跖侧按照设计切开，三角形皮瓣重建甲襞。向近端分离探查神经血管束分叉处，注意尽量不要切断趾固有神经和动脉。在保护好神经血管束的前提下，尽量去除多余脂肪组织。

3）皮瓣切取：按照设计切开改良五边形皮瓣，注意保护趾蹼动脉和足背静脉的分支，去除多余脂肪组织。

4）缝合：确认皮瓣和趾体血供，充分止血，修整多余软组织。如果需要植皮，可从足踝或足底、腹股沟等处取皮植皮。

5）术后处理：术后无菌纱布分开包扎足趾，注意避免压迫皮瓣，防止趾体旋转，密切观察趾蹼血供。换药时注意趾蹼和趾体间皮肤的粘连。支具固定2周，减少下肢活动。缝线脱落后使用弹力绷带和祛瘢痕药，防止瘢痕增生。

【典型病例】

患者女性，19岁，诊断为右足4/5/6趾并多趾畸形，行多趾切除并趾分趾，改良五边形皮瓣重建趾蹼术（图16-171）。

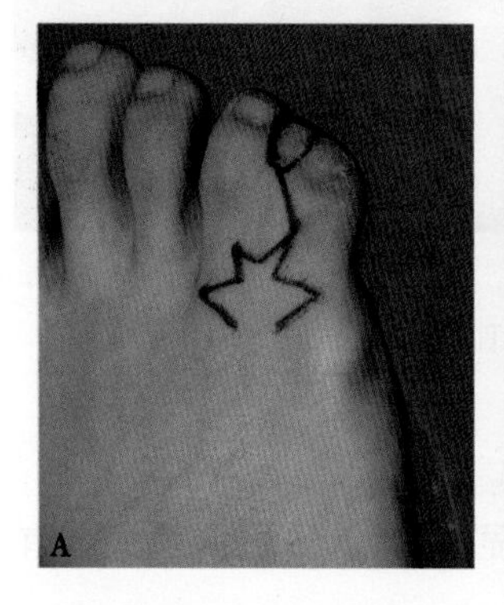

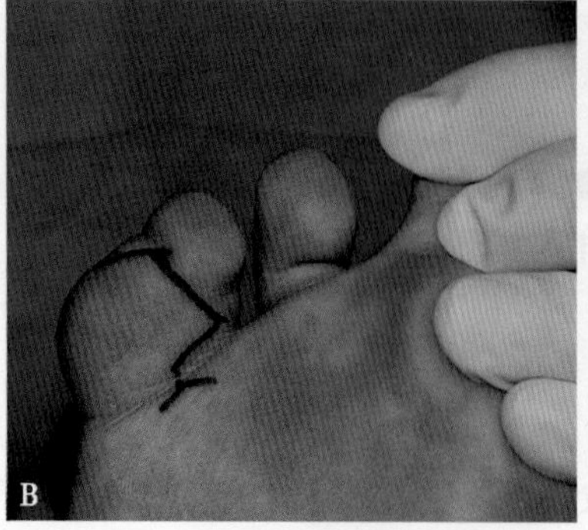

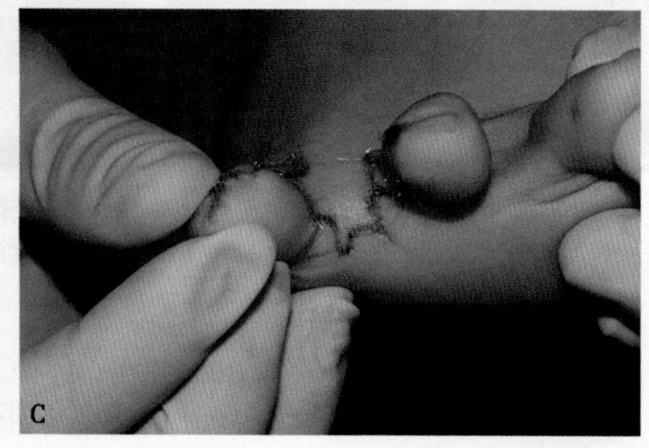

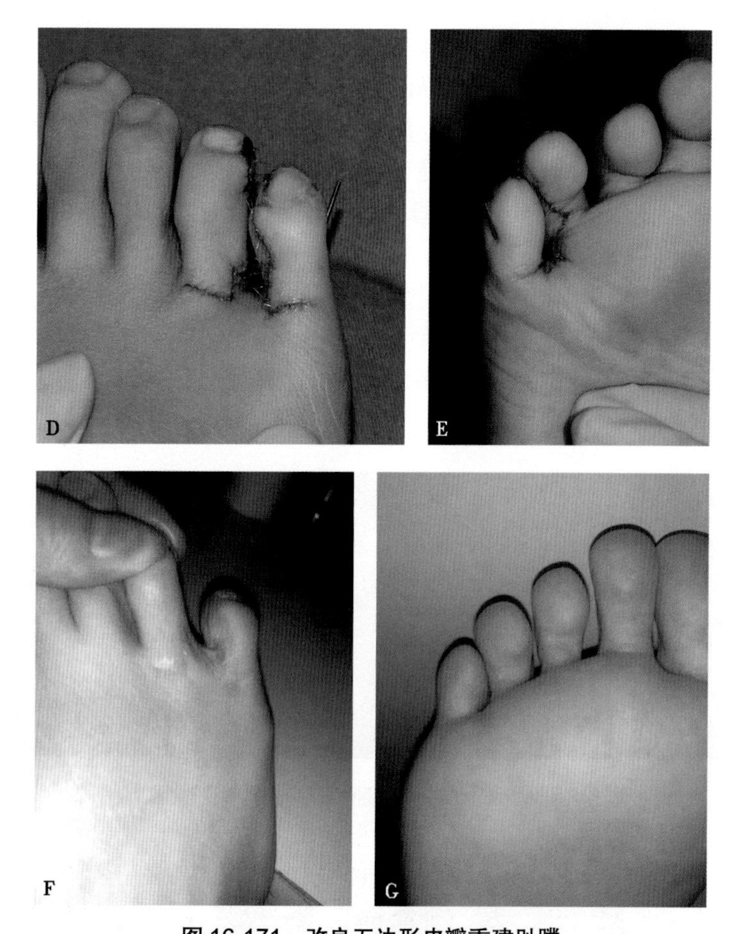

图 16-171 改良五边形皮瓣重建趾蹼

A、B. 术前设计；C. 术后趾蹼；D. 术后背侧；E. 术后跖侧；F、G. 2 年后随访。

4. 手术要点

（1）显微镜下分离血管，确保趾体和皮瓣的血供。

（2）跖底的切口和皮瓣的顶端一定要为大小合适的 M 形嵌合设计。

（3）充分减脂。

（4）该植皮的时候一定要植皮。

（三）三角形皮瓣在并多趾分趾中的应用

1. 概述　足部多并趾分趾手术的目的是切除多余趾体、分开并连趾体，重建功能和外形良好的趾蹼，趾体侧方的完美覆盖。趾体的并连可以通过锯齿形的切口设计分开，足背和足底的交叉三角形皮瓣重建趾蹼，防止趾蹼线形瘢痕和趾蹼爬行，在多并趾分趾中是一个比较常见的术式。

2. 适应证　患者及家属要求切除多余趾体和分开并连的足趾，患者的身体情况和精神情况可以承受和接受此类手术；多并趾趾体没有外伤或感染情况，足背皮肤有一定的滑动度。

3. 手术方法

（1）术前准备：X 线检查明确多并趾的骨质情况，以及可能出现的关节病变。可以自行行走的患者保留步态分析资料。

（2）麻醉及体位：年幼患者采取全身麻醉，可配合的年长患者可以采用硬膜外麻醉。仰卧位，患侧肢体使用气压止血带，每 60 分钟松开 10 分钟。

（3）手术操作

1）切口：背侧和跖侧分别设计三角形皮瓣，背侧皮瓣一般设计在腓侧，跖底皮瓣设计靠胫侧；皮瓣的长宽比按照 2∶1～3∶1 设计，长度按照对侧对应趾蹼高度设计；足背三角形皮瓣基底稍低于正常趾蹼平面，高于跖趾关节平面，足底三角形皮瓣切口平面在近侧趾横纹。趾体设计锯齿形切口。

2）趾体分离和皮瓣切取：放大镜下按照设计从背侧切取三角形皮瓣，同时锯齿形切开趾背侧皮肤，向跖侧分离，显露双侧趾固有动脉和神经，保护好神经血管束，分离远端趾体，跖侧按照设计切取三角形皮瓣和锯齿形切开皮肤，三角形皮瓣重建甲襞。向近端分离探查神经血管束分叉处，注意尽量不要切断趾固有神经和动脉。在保护好神经血管束的前提下，尽量去除多余脂肪组织。

3）缝合：确认皮瓣和趾体血供，充分止血，修整多余软组织。三角形皮瓣相互交叉缝合；如果需要植皮，可从足踝或足底、腹股沟等处取皮植皮。

4）术后处理：同改良五边形皮瓣。

【典型病例】

患者男性，17 岁。诊断为右足 4/5/6 趾并多趾畸形，行多趾切除并趾分趾，三角形皮瓣重建趾蹼术（图 16-172）。

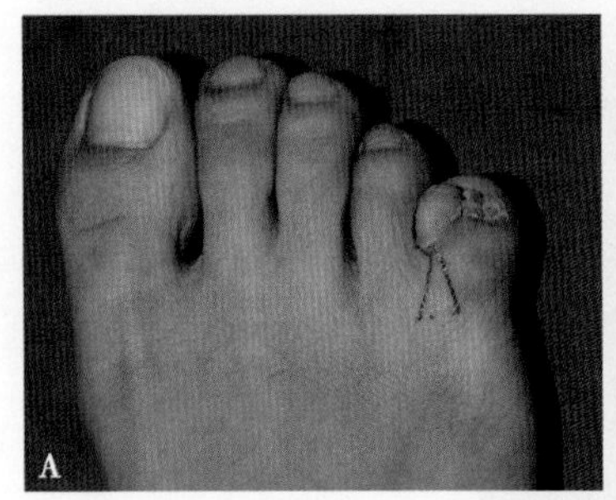

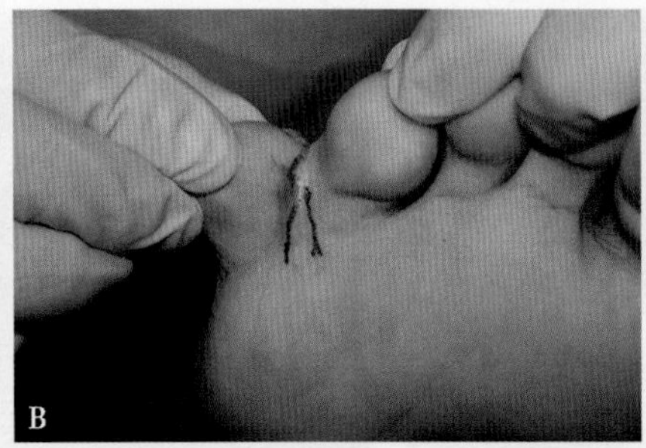

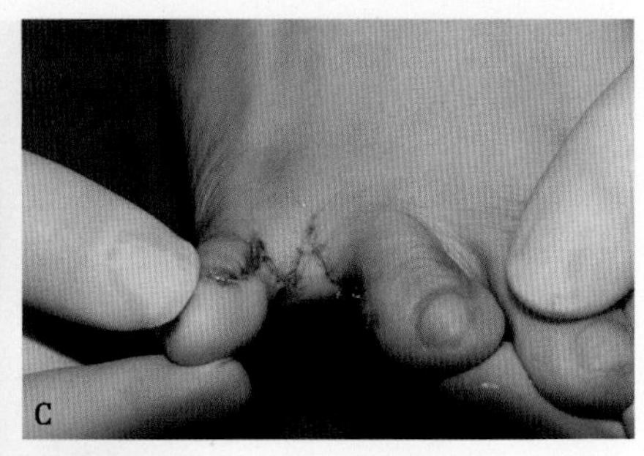

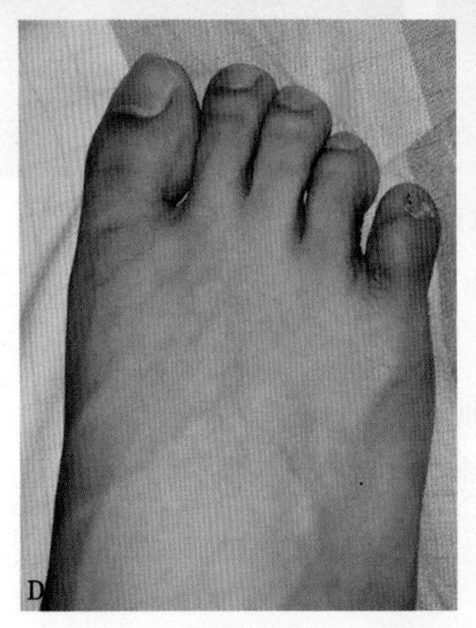

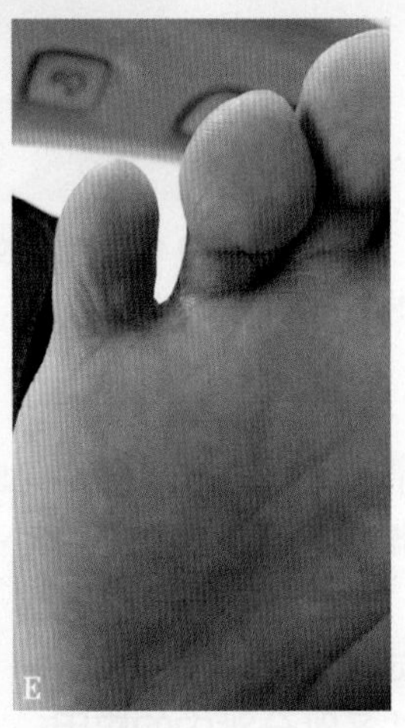

图 16-172　三角形皮瓣重建趾蹼

A、B. 术前设计；C. 术后趾蹼；D、E. 术后半年随访。

4. 手术要点

（1）显微镜下分离血管，确保趾体和皮瓣的血供。

（2）两个三角形皮瓣设计时需要错开，不能在同一纵轴上。

（3）三角形皮瓣的宽度适中，不能太宽和太窄，以免影响趾蹼宽度和血供。

（4）充分减脂，第 5 趾胫侧靠近趾蹼处皮肤缝合可能紧张，可以松弛缝合。

（5）该植皮的时候一定要植皮。

三、仰趾

推进皮瓣和肌腱延长治疗第 5 趾仰趾畸形：

1. 概述　第 5 趾的仰趾畸形又称鹅颈畸形，是第 5 趾的跖趾关节过度背伸造成第 5 趾上仰的一种畸形；分为轻度、中度、重度，对于轻到中度的柔软性畸形，可以通过背侧推进皮瓣、趾长伸肌腱松解或延长、跖趾关节背侧关节囊松解来进行矫正，对于僵硬型或重度畸形，可以通过截骨手术来治疗。本节介绍轻至中度的柔软性畸形的手术方式。

2. 适应证　第 5 趾仰趾畸形造成行走和穿鞋疼痛，患者要求手术，无其他合并并发症和局部皮肤无感染破溃。

3. 手术方法

（1）术前准备：X 线检查明确骨质情况，以及可能出现的关节病变，保留步态分析资料。评估畸形严重程度，评估跖趾关节的位置和状态，评估皮肤和肌腱的紧张程度，排除神经病变导致的畸形。

（2）麻醉及体位：年幼患者采取全身麻醉，可配合的年长患者可以采用硬膜外麻醉。仰卧位，患侧肢体使用气压止血带，每 60 分钟松开 10 分钟。

（3）手术操作

1）切口：在第 5 趾体跖趾关节平面近节趾骨基底两侧设计 V 形皮瓣，宽度比近节趾骨基底稍宽，长度不要超过宽度的 2 倍。

2）皮瓣切取肌腱延长：按照设计切开 V 形皮瓣，皮瓣厚度适中，保留部分脂肪；显露伸肌腱，Z 形延长伸肌腱，在切口可以显露的范围内，尽量延长长度，3-0 肌腱线修复肌腱；Z 形切开跖趾关节背侧纠正关节脱位，切开背侧内侧外侧关节囊，同时松解侧副韧带，注意不要破坏关节面。如果近侧趾间关节属于僵硬型的成角，可以采取关节成形术，保护好肌腱和神经血管束，近节趾骨头做部分截骨。负重位检查足趾是否放平，克氏针过跖趾关节固定维持整个趾体。

3）缝合：确认 V 形皮瓣和趾体血供，充分止血，修整多余软组织。可吸收线缝合切口。

4）术后处理：术后无菌纱布分开包扎足趾，防止趾体旋转，密切观察皮瓣和趾体血供。支具固定 3 周，减少下肢活动。克氏针 3 周后拔除。拆线后加强康复，使用弹力绷带和祛瘢痕药，防止畸形复发和瘢痕增生。

【典型病例】

患者男性，19 岁，诊断为右足第 5 趾僵硬型仰趾畸形，行推进皮瓣和肌腱延长、近侧趾间关节成形术治疗第 5 趾仰趾畸形（图 16-173）。

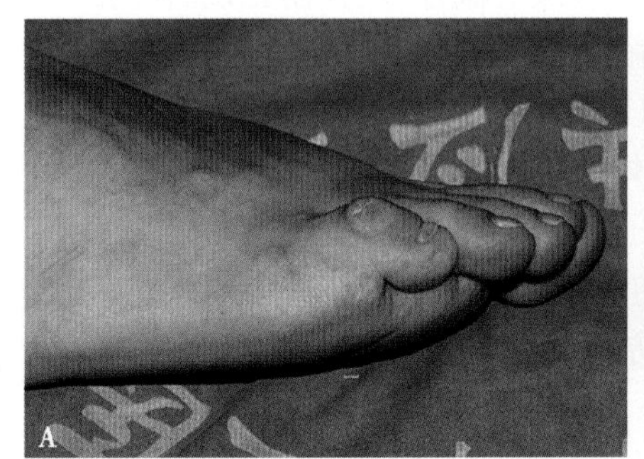

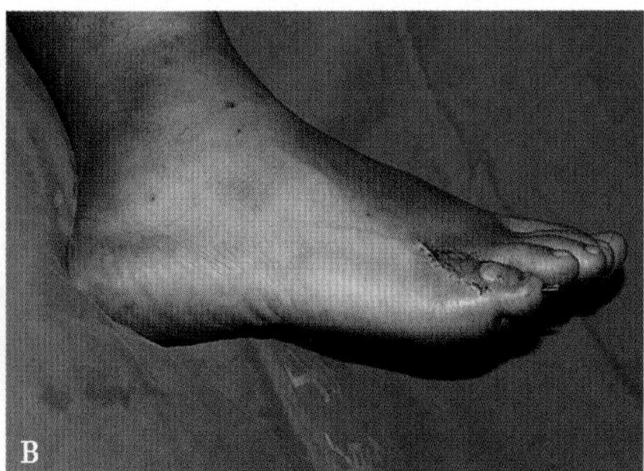

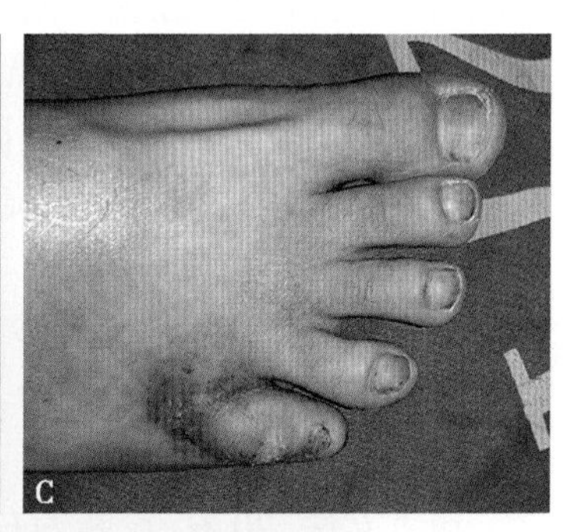

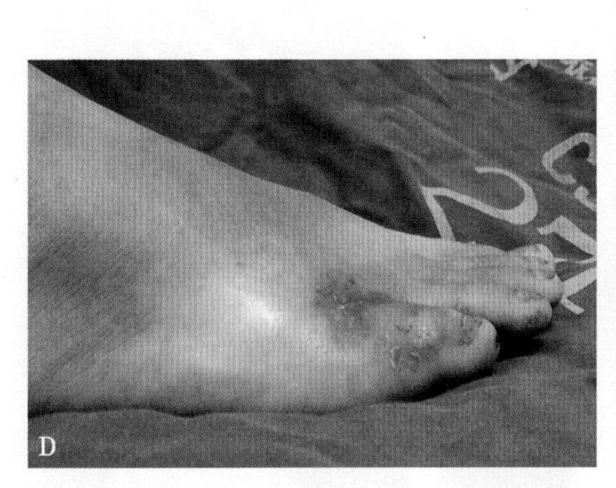

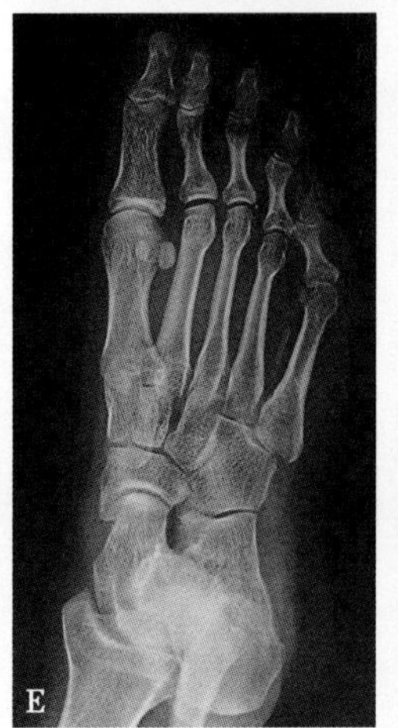

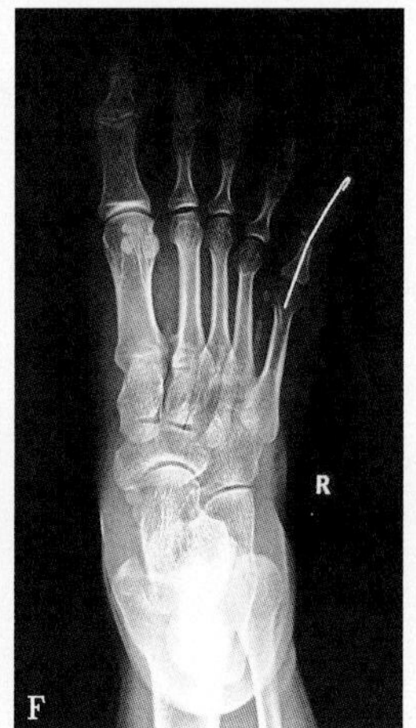

图 16-173　推进皮瓣和肌腱延长治疗第 5 趾仰趾畸形

A. 术前；B. 术后；C. 术后 2 个月后随访；D. 术后 2 个月后随访侧面观；E. 术前 X 线片；F. 术后 X 线片。

4. 手术要点

（1）V 形皮瓣不要设计过小，长宽比适中，避免推进不够和血供不佳。

（2）肌腱延长长度适中。

（3）不要破坏跖趾关节的关节面。

（4）术后注意观察 V 形皮瓣血供，防止局部坏死。

（5）拆线后加强功能康复。

四、第 4 跖骨短小症

（一）Scraf 截骨治疗第 4 跖骨短小症

1. 概述　跖骨短小症是一种先天性的足部跖骨发育短小，有可能双侧足部同时发生，一般第 4 趾发生较多，患者通常表现为跖痛症、软组织挛缩和心理困扰等，通过手术可以解决功能和美观问题，常用的手术方法有植骨延长和外架延长。Burutarans 第一次报道了 Scraf 截骨延长第 1 跖骨，是通过跖骨侧方 Z 形设计对跖骨进行延长。本节介绍 Scraf 截骨延长治疗第 4 跖骨短小症。

2. 适应证　第 4 趾短小畸形造成行走、穿鞋困难和美观问题，患者要求手术治疗。笔者推荐患者年龄大于 18 周岁后手术治疗。无其他合并症、并发症，局部皮肤无感染破溃。

3. 手术方法

（1）术前准备：同推进皮瓣和肌腱延长治疗第 5 趾仰趾畸形。

（2）麻醉及体位：可以采用硬膜外麻醉。仰卧位，患侧肢体使用气压止血带，每 60 分钟松开 10 分钟。

（3）手术操作

1）切口：在第 4 跖骨背侧设计纵向切口，长度以不超过跖骨长度为准，无须显露关节。

2）截骨延长：按照设计纵向切开，锐性分离骨间肌。伸肌腱牵拉至一侧，显露短小的跖骨，注意不要损伤骨膜。在短小跖骨侧方设计 Z 形截骨，因为跖骨的血供关系，Z 形两短臂截骨需与关节面至少保持 5mm 距离，臂长 2～3mm。截骨时需要持续冷却，保护好伸肌腱，尽量一次性截骨成功，防止旋转和抬高、压低，先截长臂，后短臂。按照术前测量和术中观察的患趾外形，松解软组织和延长伸肌腱，以达到足够长度和外形的美观。克氏针纵向固定第 4 趾，滑移第 4 跖骨达到需要的长度，克氏针、骑缝钉或螺钉固定。

3）缝合：确认趾体有无旋转抬高和压低，以及延长的长度、趾体血供，充分止血，修整多余软组织。可吸收缝线关闭切口。

4）术后处理：术后无菌纱布分开包扎足趾，防止趾体旋转，密切观察趾体血供。支具固定 6 周，减少下肢活动。内固定 6 周后拔除。拆线后加强康复和使用祛瘢痕药，防止畸形复发和瘢痕增生。

【典型病例】

患者女性，20 岁，诊断为右足第 4 跖骨短小症，行 Scraf 截骨延长治疗（图 16-174）。

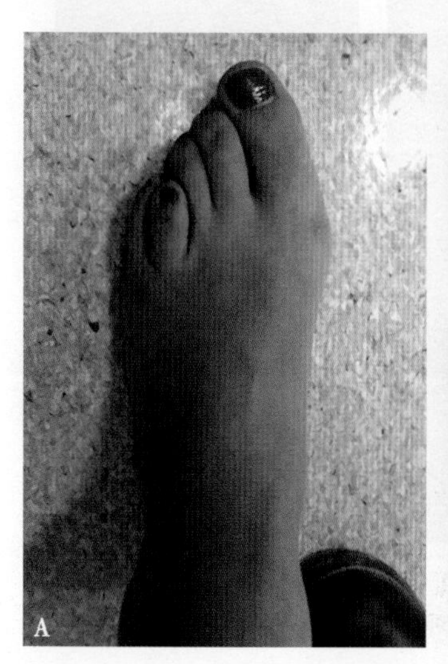

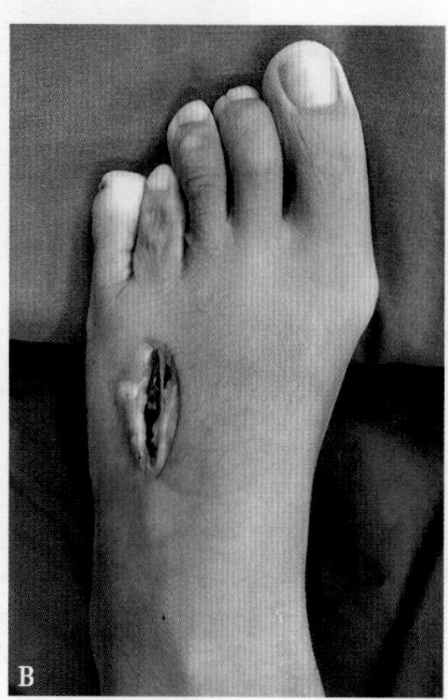

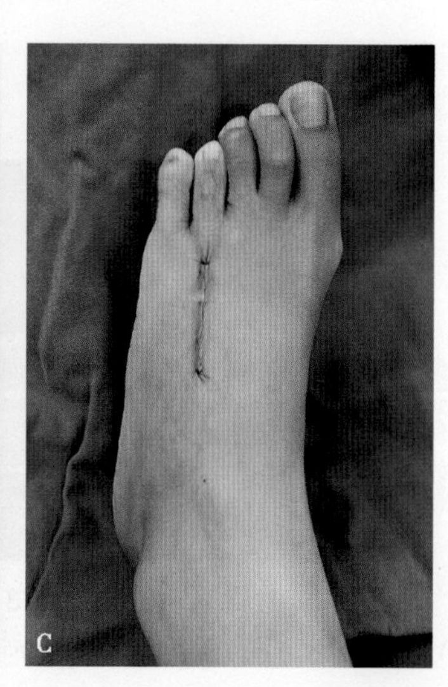

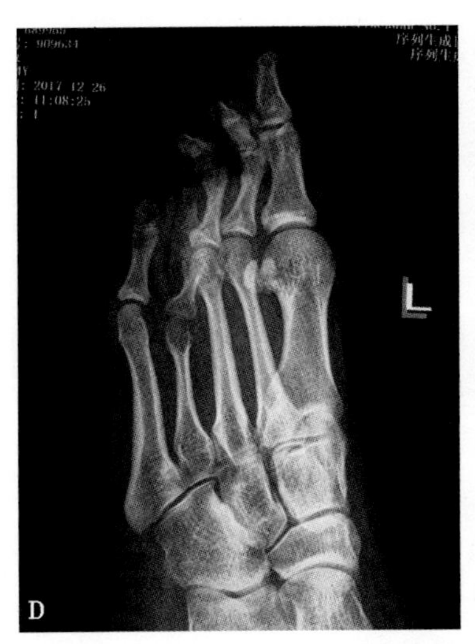
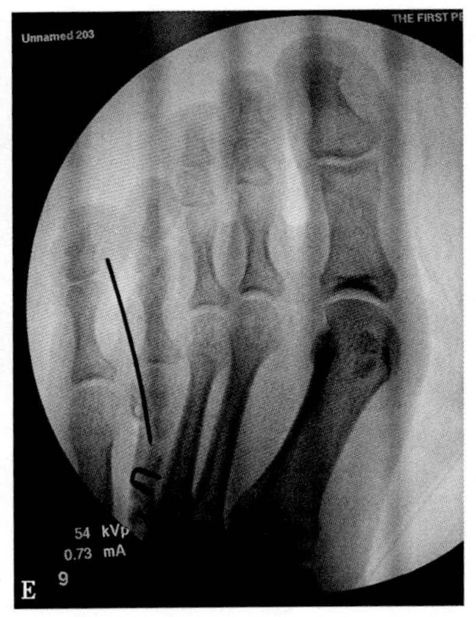

图 16-174 Scraf 截骨治疗第 4 跖骨短小症

A. 术前背侧观；B. 术中显露第 4 跖骨；C. 术后外观；D. 术前 X 线片；E. 术后固定 X 线片。

4. 手术要点

（1）一般可延长的长度在 10mm 以下。

（2）截骨过程中会有部分骨质损耗。

（3）截骨过程需要注意跖骨可能旋转抬高和降低。

（4）需要用克氏针纵向固定跖趾关节，防止脱位和半脱位。

（5）术中注意观察第 4 趾血供。

（6）患者年龄太小会导致截骨和固定困难，一般不做推荐。

（二）外架延长治疗第 4 跖骨短小症

1. 适应证 同 Scraf 截骨。

2. 手术方法

（1）术前准备：同 Scraf 截骨。

（2）麻醉及体位：可以采用硬膜外麻醉。仰卧位，患侧肢体使用气压止血带，每 60 分钟松开 10 分钟。

（3）手术操作

1）切口及截骨：手术在透视下进行。使用 2 根直径 2mm 克氏针固定在第 4 跖骨远端干骺端，距干骺端约 3mm，近端同样用 2 根克氏针距关节以远约 3mm，如果第 4 跖骨较短，可以固定在内侧楔骨上。单边外架固定，与跖骨保持平行。从跖骨中段纵向切口约 15mm，保护好伸肌腱，显露第 4 跖骨，持续冷却截骨；直径 1.2mm 克氏针纵向固定第 4 趾全长至跖跗关节。透视下确认跖骨延长的方向，截骨后复位直到延长开始。

2）延长：术后 7 天开始延长。每天 0.25mm，分三次进行。通过拍 X 线片和患者的临床感受来控制延长的长度和节奏，一般每隔一周拍片一次，检查延长的角度和相邻关节的情况，直到通过拍片确认五个跖骨头达到理想的弧度为止。检查骨痂形成后拆除外固定架和克氏针内固定。

【典型病例】

患者女性，21 岁，诊断为右足第 4 跖骨短小症，行外架延长治疗（图 16-175）。

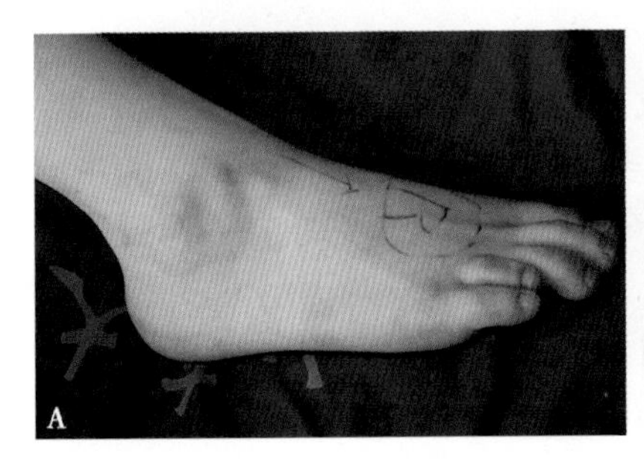
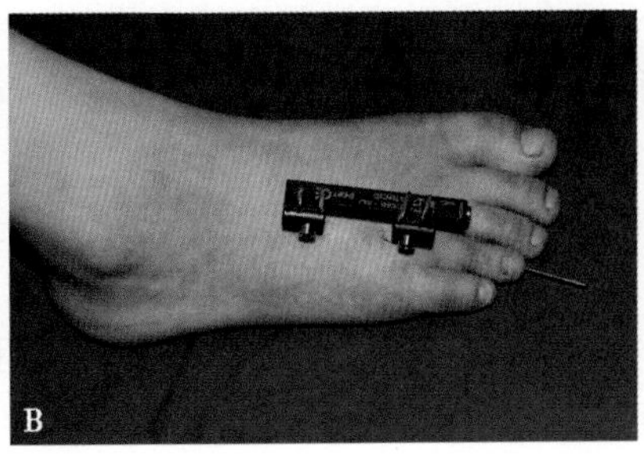
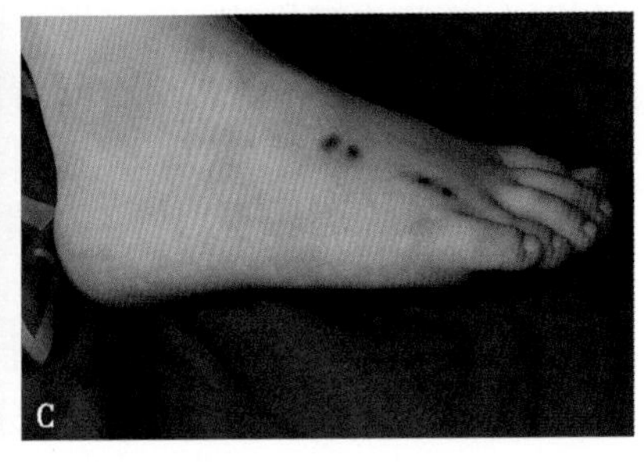

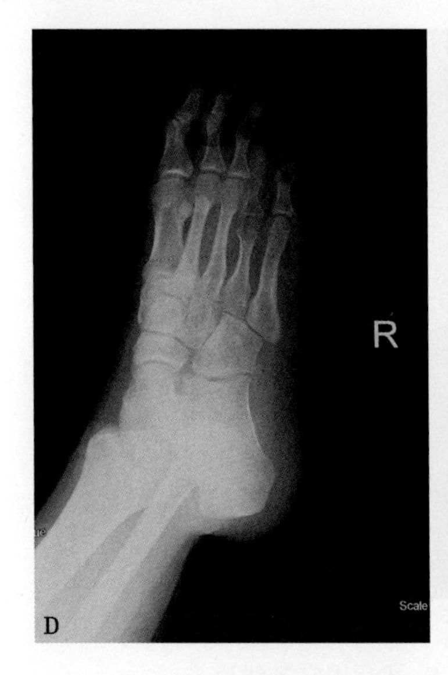

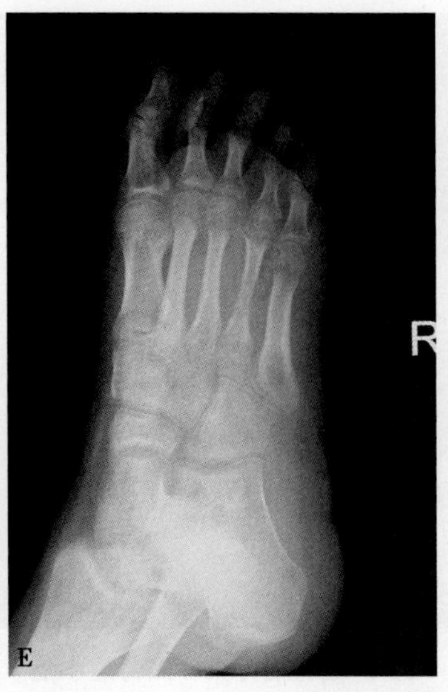

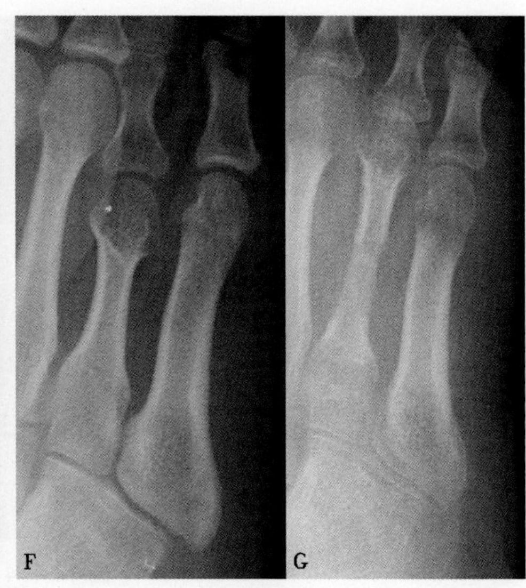

图 16-175 外架延长治疗第 4 跖骨短小症

A. 术前侧方；B. 外架固定延长；C. 术后外观；D. 术前 X 线片；E. 术后随访 X 线片；F. 术前局部 X 线片；G. 术后随访局部 X 线片。

3. 手术要点

（1）一般可延长的长度在 10mm 以上。

（2）截骨过程中会有部分骨质损耗。

（3）需要用克氏针纵向固定跖趾关节，防止脱位和半脱位。

（4）延长过程中注意观察第 4 趾血供。

（5）严格拍片检查，防止骨不连或成角畸形等。

五、多趾

多趾是指足部趾体比正常多生长一个或更多的趾体；可以表现为多种类型，可以为细小的皮肤蒂相连的多趾到发育完全的趾体。多为常染色体显性遗传，多趾可伴有其他畸形，如并趾、唇裂、泌尿系统畸形、脊柱畸形、心脏畸形等。

（一）切除第 5 趾多趾的手术方式

1. 适应证　患者有行走疼痛、外观欠佳和心理障碍，患者及家属要求切除多余趾体，患者的身体情况和精神情况可以承受和接受此类手术；趾体没有外伤或感染情况。

2. 手术方法

（1）术前准备：X 线检查明确多趾的骨质情况，可以自行行走的患者保留步态分析资料。

（2）麻醉及体位：年幼患者采取全身麻醉，可配合的年长患者可以采用硬膜外麻醉。仰卧位，患侧肢体使用气压止血带，每 60 分钟松开 10 分钟。

（3）手术操作

1）切口：多余趾体背侧和跖侧分别设计相对应的锯齿形皮瓣，一般皮瓣的顶点高度和趾体跖背侧直径相同，锯齿皮瓣的基底宽度根据相邻或健侧对应趾蹼宽度来设计。

2）趾体切除：按照设计切开背侧皮肤，确认保留趾体伸趾肌腱发育良好后切断多余背侧伸趾肌腱，如果保留趾体肌腱发育不良，需要分离多余趾体肌腱编织加强。切开多余趾体跖趾关节两侧附着的足内在肌，骨膜剥离器沿着切口从远端向内分离跖骨周围组织，透视下完全剥离多余趾体的跖骨。肌腱线修复跖骨头间横韧带，调整趾蹼宽度，用背侧皮瓣向跖侧覆盖重建趾蹼。

3）缝合：透视下确认多余跖骨完全切除，充分止血，修整多余软组织。可吸收线缝合切口。

4）术后处理：术后无菌纱布分开包扎足趾，防止趾体旋转。换药时注意趾蹼和趾体间皮肤的粘连。

支具固定 3 周后拆除，减少下肢活动。缝线脱落后使用祛瘢痕药，防止瘢痕增生。

【典型病例】

患儿男性，8 个月，诊断为右足轴后型多趾，行第 5 趾切除趾蹼重建术。(图 16-176)。

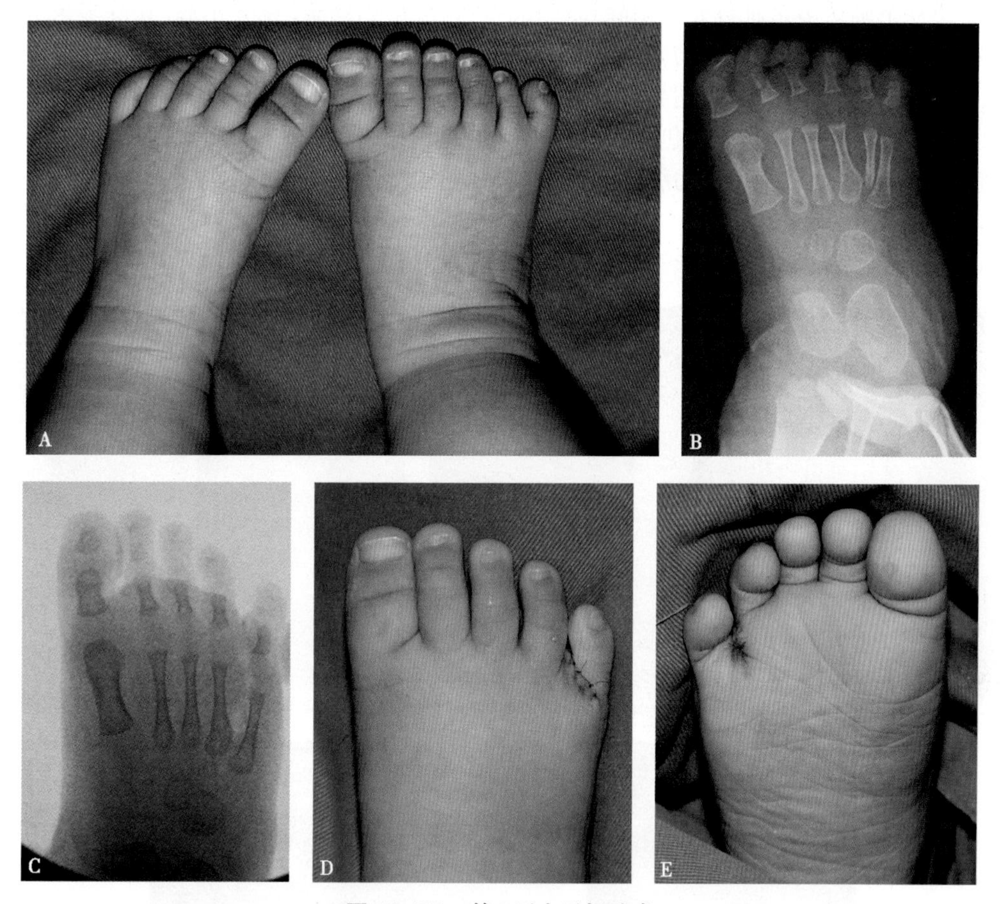

图 16-176　第 5 趾多趾切除术

A. 术前大体观；B. 术前 X 线片；C. 术后 X 线片；D. 术后背侧观；E. 术后跖侧观。

3. 手术要点

(1) 确认第 5 趾发育不良。

(2) 术中仔细观察第 5 趾和第 6 趾的肌腱发育情况。

(3) 跖骨头横韧带需稳固修复，负重位下检查稳定性。

(4) 透视确认多余跖骨完全切除。

(5) 如有趾体偏斜需一并纠正。

(二) 切除第 6 趾多趾的手术方式

1. 适应证　同切除第 5 趾多趾。

2. 手术方法

(1) 术前准备：同切除第 5 趾多趾。

(2) 麻醉及体位：同切除第 5 趾多趾。

(3) 手术操作

1) 切口：在多余趾体的基底设计一个球拍形切口，如果需要延长切口尽量用 Z 形且向跖侧靠拢，避免在足部的腓侧形成瘢痕挛缩和影响背侧外观。

2) 趾体切除：皮肤掀起后，在多余趾体背侧会发现分叉的或完全重复的伸肌装置，从分叉的部位以远切除腓侧分支，保留部分做随后的重建。切口内仔细辨别小趾展肌。小趾展肌经常附着于腓侧的趾体，将其从远端分离出来后标记备用。跖趾关节腓侧的侧副韧带和关节囊从远端向近端游离。多余的趾体被切除后，检查跖骨头，如果掌骨头分叉，要在跖骨头的腓侧截除部分宽大的跖骨头，使跖骨头接近正常结构；然后把保留的腓侧的侧副韧带和关节囊缝合在保留的胫侧趾体的近节趾骨基底偏跖侧；把保留的伸屈肌腱置中，调整肌力的平衡。

3）缝合：透视下确认多余趾骨完全切除和宽大的跖骨头得到修整，充分止血，切除多余的皮肤，去除冗余的脂肪组织，从背侧、跖侧和侧方观察切口，以达到满意的手术外观效果，用可吸收缝线关闭伤口。使用一根纵向或斜向的克氏针固定，可使跖趾关节更加稳定。

4）术后处理：术后无菌纱布分开包扎足趾，防止趾体旋转。支具固定3周后拆除，减少下肢活动，克氏针3周后拔除，缝线脱落后使用弹力绷带和祛瘢痕药，防止瘢痕增生。

【典型病例】

女性，41岁，诊断为左足多趾畸形，行第6趾多趾切除术（图16-177）。

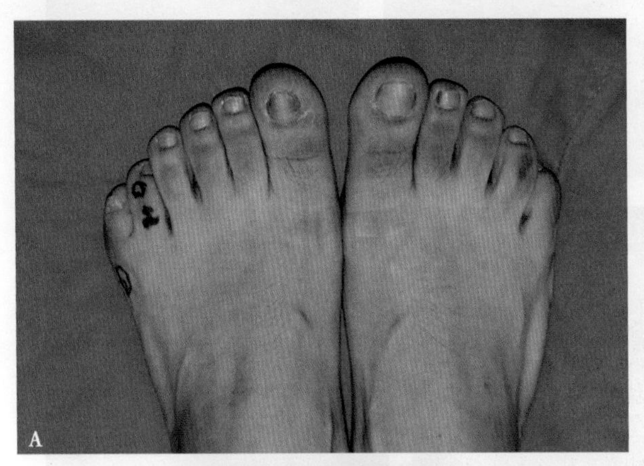

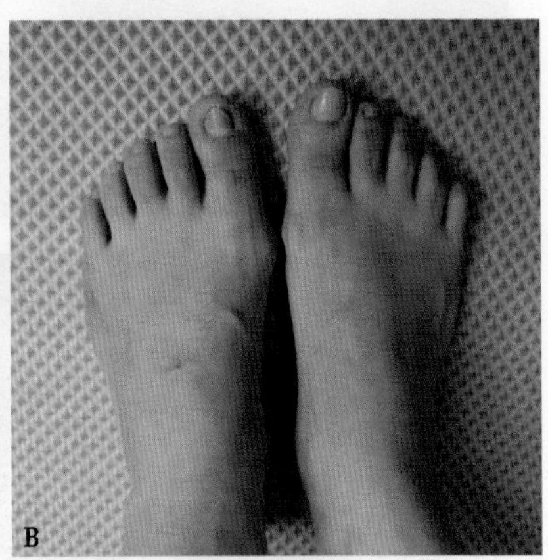

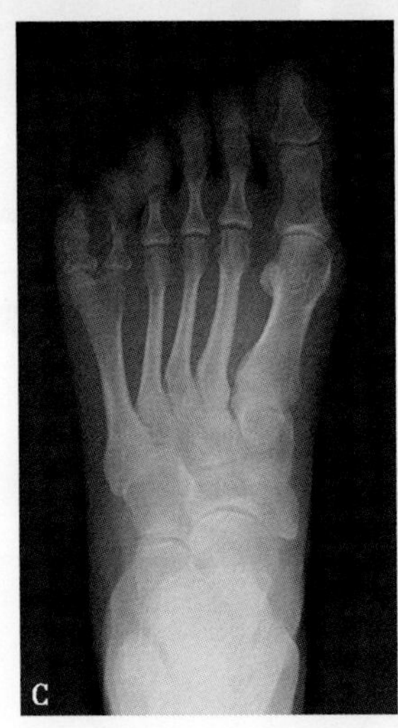

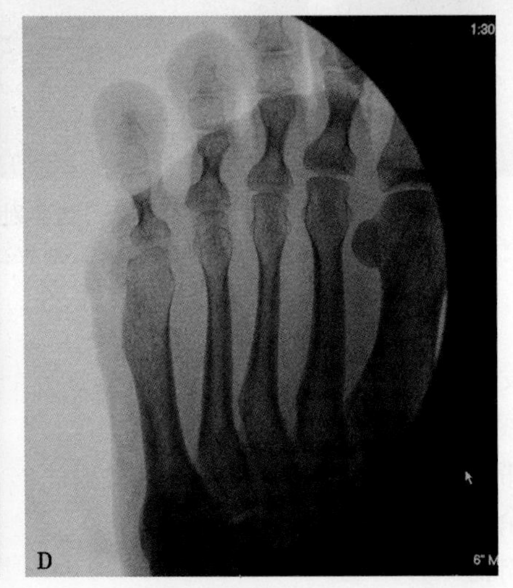

图16-177 第6趾多趾切除

A. 术前外观；B. 术后2个月随访；C. 术前X线片；D. 术后X线片。

3. 手术要点

（1）术中仔细观察第5趾和第6趾的肌腱发育情况。

（2）跖趾关节囊需稳固修复，负重位下检查稳定性。

（3）透视确认多余跖骨完全切除。

（4）如有趾体偏斜需一并纠正。

六、踇外翻

（一）Akin截骨术

1. 概述 Akin截骨术是指近节趾骨基底部截骨术，是治疗踇外翻的一种常用截骨方法，但多数情况下与 Scarf、Chevron 等截骨术联合使用。

2. 适应证　该术式最主要的指征是踇趾间外翻畸形，对于踇趾旋前畸形也可通过 Akin 截骨进行校正。

3. 手术方法

（1）术前准备：足负重正侧位 X 线片明确踇外翻畸形的严重程度，测量趾骨间角、踇外翻角、远端跖骨关节面角等角度。

（2）麻醉及体位：采用腰硬联合麻醉或神经阻滞麻醉，仰卧位。

（3）手术操作

1）于踇趾内侧行纵向切口。切口深度直达骨。注意保护背侧及跖侧皮神经，并将其向两侧牵开。

2）牵开背侧及跖侧显露近端趾骨，并行骨膜下剥离显露趾骨干骺端。

3）内侧骨赘切除和趾骨截骨术：内侧骨赘切除方向与第 1 趾骨内侧皮质一致，然后在干骺端、干骺交界处或骨干处进行内侧窄的楔形截骨。在畸形最明显的地方确定截骨位置。保留趾骨外侧皮质的完整性，去除楔形截骨块，将内侧截骨处闭合，如果存在旋前畸形，则截骨后纠正其旋转。

4）Akin 截骨术后可选择骑缝钉固定或选择 1 枚螺钉固定。

5）可吸收缝线间断缝合切口，再次观察术后外观，确认踇外翻是否得到矫正。

【典型病例】

患者女性，41 岁，右足踇外翻，行踇趾近节趾骨截骨术（图 16-178）。

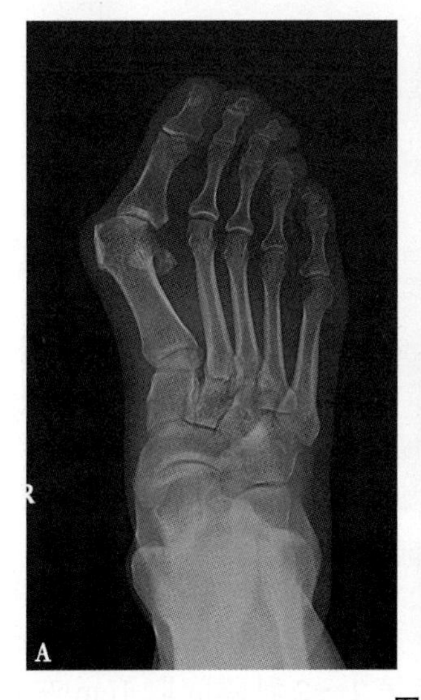

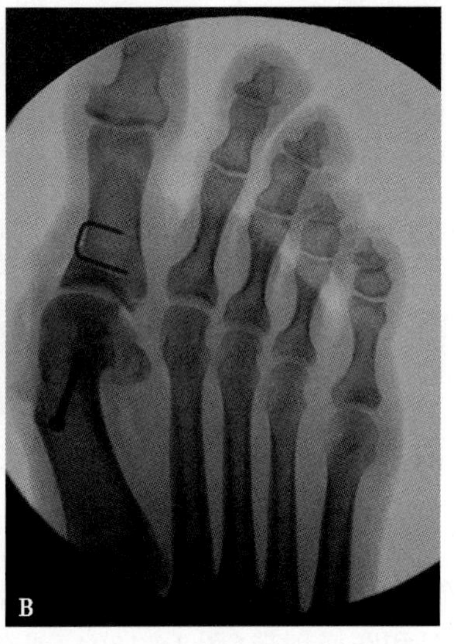

图 16-178

A. 术前负重位右足正位 X 线片；B. 术后负重位右足正位 X 线片。

4. 手术要点　注意 Akin 截骨基底宽度与矫正角度之间的关系（表 16-10）。

表 16-10　Akin 截骨矫正角度和楔形截骨块基底宽度的关系　　单位：mm

矫正角度	截骨基底宽度	
	男	女
5°	1.6	1.3
10°	3	2.5
15°	4.5	3.8
20°	5.9	4.9

（二）Chevron 截骨术

1. 概述　1981 年 Austin 和 Leventen 首次采用 Chevron 截骨术治疗踇外翻。该术式是通过内侧骨突切除、第 1 跖骨远端 V 形截骨外移矫正踇外翻畸形。Chevron 截骨术具有操作简单、愈合率高、截骨面稳定、术后不易出现转移性跖痛等优点，目前临床应用广泛。

2．适应证　Chevron 术式适用于跖骨远端关节面角（distal metatarsal articular angle，DMAA）<10°的轻、中度踇外翻（踇外翻角<30°或第 1～2 跖骨间角<13°）。Chevron 截骨术对踇外翻角（hallux valgus angle，HVA）的矫正度数平均为 12°～15°，对第 1～2 跖骨间角的矫正度数为 4°～5°。Chevron 截骨术对 DMAA 角度的矫正能力有限，但目前可通过双平面的 Chevron 截骨术矫正 DMAA 为 10°～15°的踇外翻，即在 V 形截骨部位内侧去除部分骨质，使跖骨头内翻，以减小 DMAA 角。

3．手术方法

（1）术前准备：足负重正侧位 X 线片明确踇外翻畸形的严重程度，测量 HVA、DMAA、跖骨间角（intermetatarsal angle，IMA）等角度。

（2）麻醉及体位：采用腰硬联合麻醉或神经阻滞麻醉，仰卧位。

（3）手术操作

1）选择足内侧弧形切口显露第 1 跖骨头（图 16-179）。切口深度直达关节囊表面。沿关节囊表面锐性分离，注意保护背内侧皮神经和跖内侧皮神经，并将其向两侧牵开。

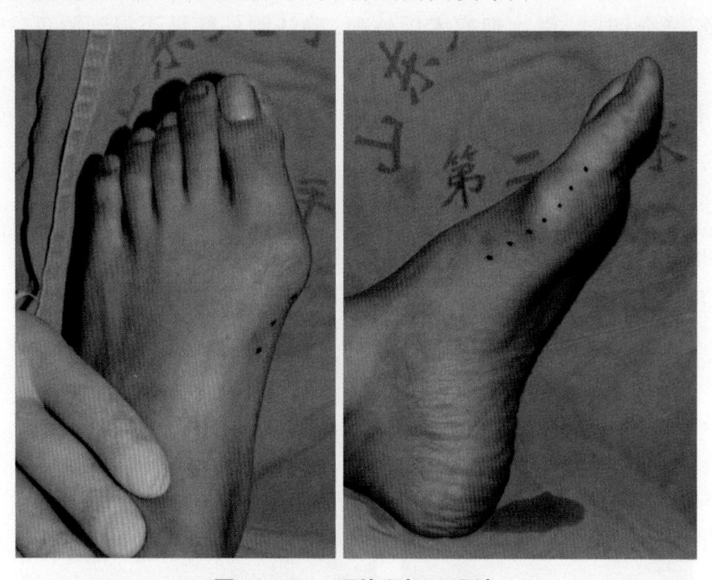

图 16-179　踇外翻切口设计

牵开背侧及跖侧全层皮瓣显露关节囊，纵向切开关节囊并锐性游离。经跖籽关节切开外侧关节囊，并进一步松解踇收肌和跖横韧带（图 16-180），或在第 1～2 趾蹼间取 1cm 左右切口显露并将其切断（图 16-181）。该步骤需注意辨认并保护第 1 跖骨背侧动脉。第 1 跖骨背侧动脉供应跖骨头背侧 2/3 的区域，是跖骨头的重要血供来源，Chevron 术后跖骨头的血供取决于剩余的干骺端血管，损伤第 1 跖骨背侧动脉易导致跖骨头缺血性坏死。

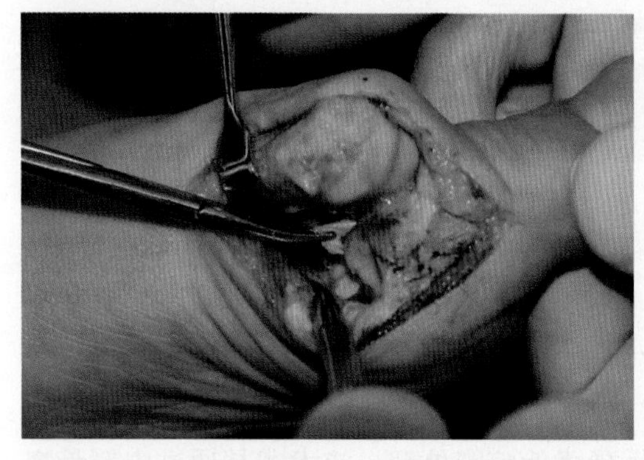

图 16-180　经跖籽关节切开外侧关节囊，并进一步松解踇收肌和跖横韧带

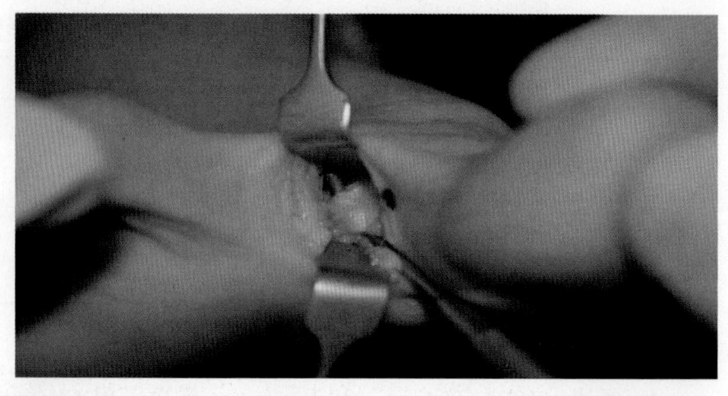

图 16-181　于第 1～2 趾蹼间取 1cm 左右切口显露内收肌并将其切断

2）检查第1跖趾关节尤其是关节软骨的情况。

3）内侧骨赘切除。沿第1跖骨干的内侧缘延长线切除内侧骨赘，切忌切除过多骨质，防止跖骨头变窄引起内侧不稳，进而造成蹞内翻畸形。切除骨赘后再使用微型摆锯打磨锐性边缘直至光滑。

4）于第1跖骨头内侧骨面标记V形截骨线，截骨线以近端为底，分开的角度一般约为60°（图16-182）。背侧截骨线需在第1跖骨背侧动脉进入跖骨头位置的近端，跖侧截骨线需在籽骨近端。远端骨块可向外侧移位6mm，女性移位5mm，约占跖骨宽度的30%（图16-183）。对于DMAA较大的病例，可切除跖骨内侧面2～3cm宽的骨质来实现内侧闭合截骨。

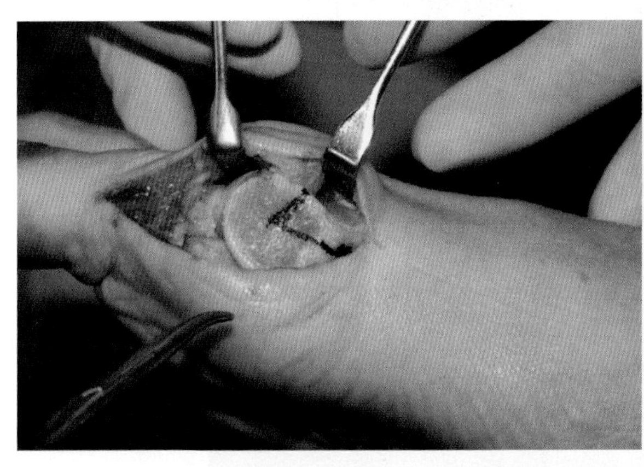
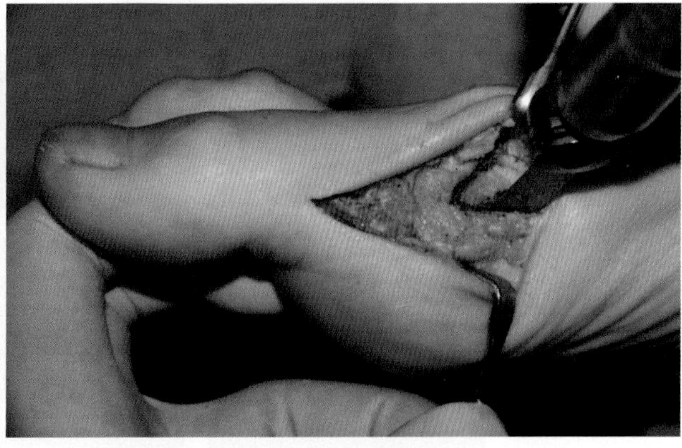

图16-182 于第1跖骨头内侧骨面标记V形截骨线，截骨线以近端为底，分开的角度一般约为60°

5）克氏针、空心螺钉或可吸收螺钉固定截骨处（图16-184），摆锯切除截骨面移位后出现的干骺端突起并仔细打磨光滑。

6）Chevron截骨后，内侧关节囊多处于松弛状态，术中保持蹞趾处于中立位置，切除多余关节囊，2-0可吸收线缝合，再次观察术后外观，确认蹞外翻是否得到矫正（图16-185）。

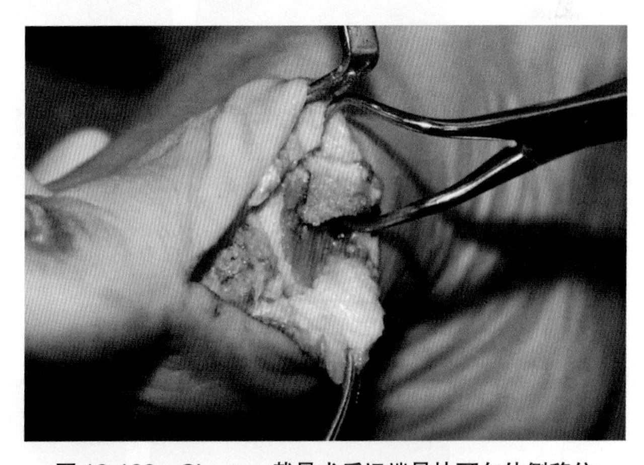

图16-183 Chevron截骨术后远端骨块可向外侧移位

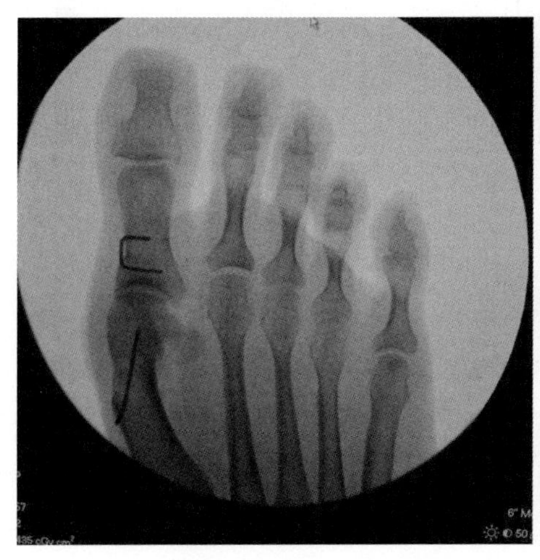
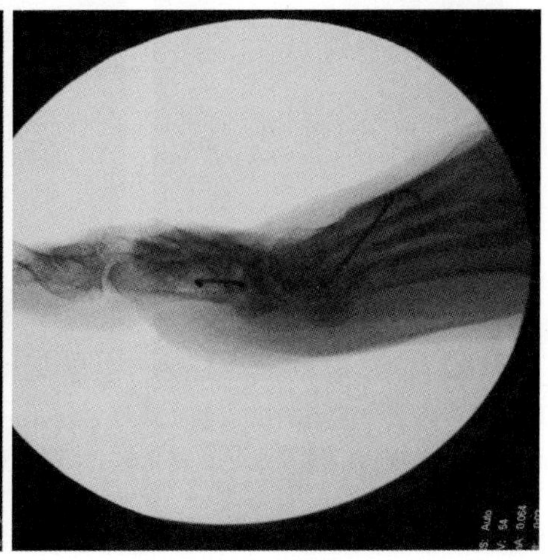

图16-184 Chevron联合Akin截骨螺钉术前及术后X线表现

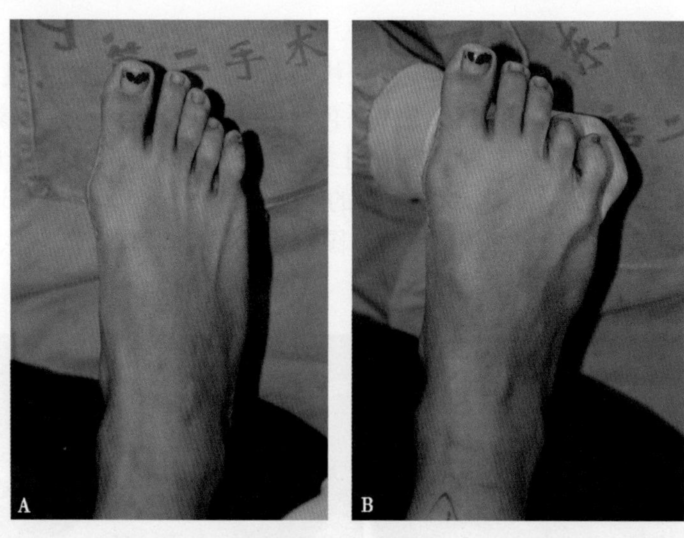

图 16-185　踇外翻 Chevron 截骨术前及术后外观

A. 术前外观；B. 术后外观

【典型病例】

患者女性，60 岁，左足踇外翻，行左第 1 跖骨 Chevron 截骨 + 近节趾骨 Akin 截骨术（图 16-186）。

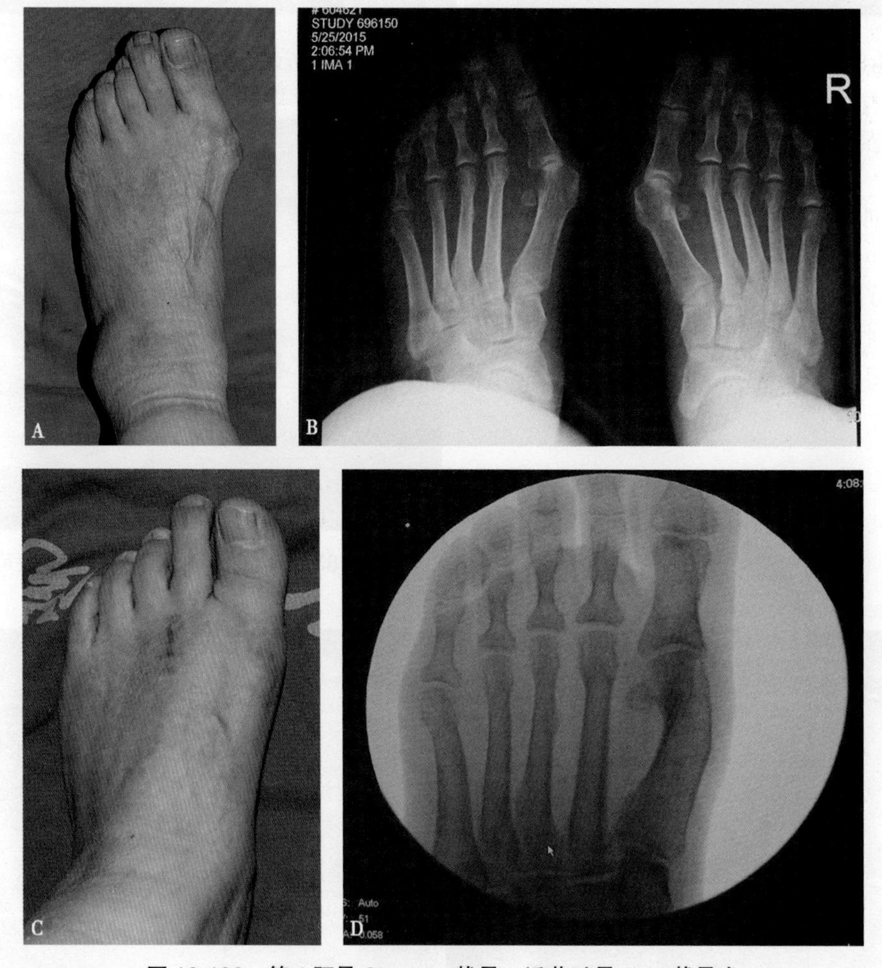

图 16-186　第 1 跖骨 Chevron 截骨 + 近节趾骨 Akin 截骨术

A. 术前外观；B. 术前左足负重正位 X 线片；C. 术后外观；D. 术后左足负重正位 X 线片。

4. 手术要点

（1）跖骨头血供的保护。文献报道 Chevron 截骨术后跖骨头缺血坏死的发生率为 4%～20%。细致的手术操作及对远端血管的保护，有助于防止跖骨头缺血坏死的发生。所以在关节囊松解时一定要注意辨认并保护第1跖骨背侧动脉。

（2）外侧软组织松解在Chevron截骨术中的重要性。外侧软组织松解可明显提高Chevron术的矫形能力，同时外侧软组织松解可明显降低Chevron截骨术后踇外翻的复发率和并发症发生率。

（3）Chevron截骨是否需联合Akin截骨术。当踇外翻患者存在踇趾趾间外翻或存在趾骨旋前时，需加用Akin截骨术。同时，Akin截骨术可明显提高Chevron截骨的矫形能力。

（4）内固定物的选择。对于骨质疏松或跖骨头存在囊性变的病例，选择1～2枚螺钉固定则更为可靠；对于骨量好的年轻患者可选择可吸收螺钉固定。

（三）Scarf截骨术

1．概述　1983年Zygmunt等描述了Scarf截骨术并采用Scarf截骨术治疗踇外翻。该手术是在第1跖骨干内侧面行Z形截骨，完全截断后，推挤远端向外侧平移，并使跖骨头远端向外侧旋转缩小第1、2跖骨间角。

2．适应证　短Scarf截骨（25mm），用于治疗第1、2跖骨间角≤13°的踇外翻；中Scarf截骨，用于治疗IMA为14°～16°的踇外翻；长Scarf截骨，用于治疗IMA为17°～23°的踇外翻。同时，Scarf截骨术要求DMAA正常或稍微增大，骨量充足。

3．手术方法

（1）术前准备：足负重正侧位X线片明确踇外翻畸形的严重程度，测量HVA、DMAA、IMA等角度。

（2）麻醉及体位：采用腰硬联合麻醉或神经阻滞麻醉，仰卧位。

（3）手术操作

1）选择足内侧弧形切口。

2）牵开背侧及跖侧全层皮瓣显露关节囊，纵向切开关节囊并锐性游离。经跖籽关节切开外侧关节囊，并进一步切断踇收肌和跖横韧带，或在第1～2趾蹼间取1cm左右切口显露并将其切断。

3）检查第1跖趾关节尤其是关节软骨的情况。

4）内侧骨赘切除。

5）于第1跖骨干标记Z形截骨线，用摆锯在远端和近端两个截骨点之间将跖骨水平截开，再行远端背侧截骨，方向与水平成60°角，然后在近端跖侧同样角度与远端截骨线平行方向截骨。将第1跖骨头端骨块向外侧推移，同时适当将其内旋以纠正DMAA。

6）远端截骨块推移完成后，复位钳固定，两枚骨皮质螺钉自背侧向跖侧固定，然后将背侧跖骨块向内侧突出部分用摆锯截除。

7）截骨完成后未缝合关节囊时，拇趾可保持中立位，再切除多余关节囊，2-0可吸收线缝合。

【典型病例】

患者女性，57岁，右足踇外翻。右侧第1跖骨远端Scarf截骨+Akin截骨术（图16-187）。

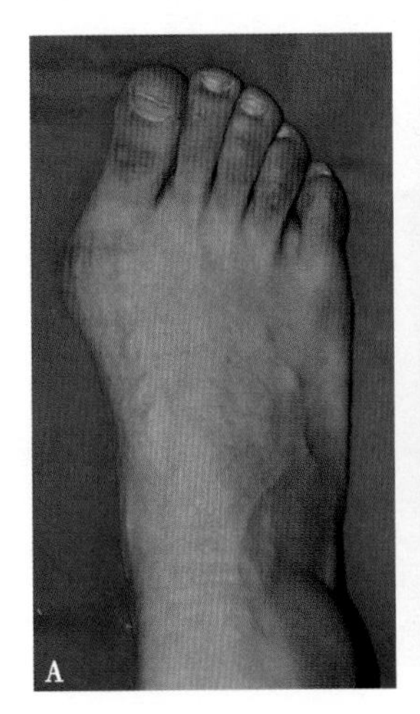

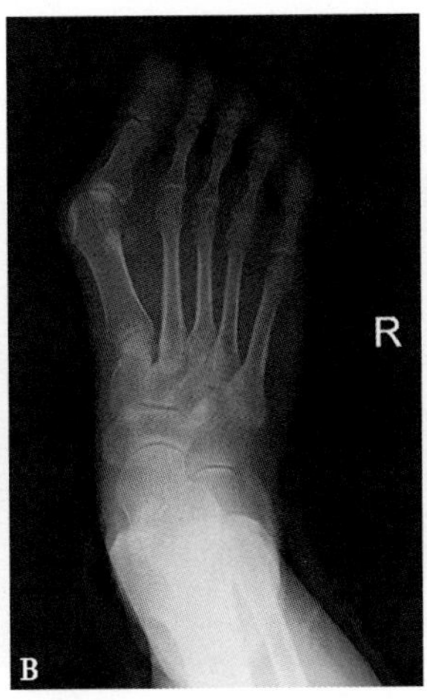

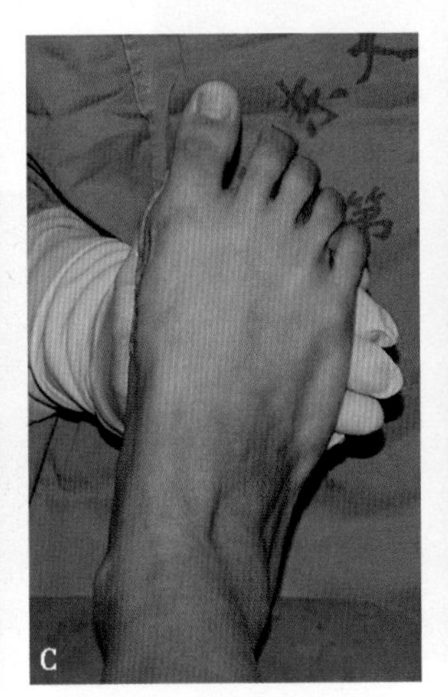

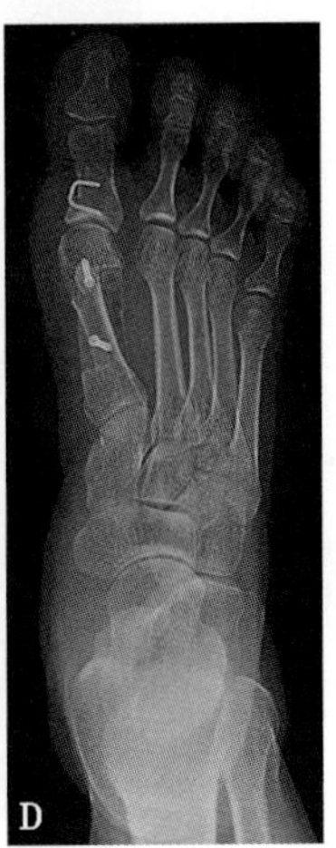

图16-187　第1跖骨远端Scarf截骨+Akin截骨术

A、B．术前外观及负重位正位X线片；C、D．术后外观及负重位正位X线片。

4. 手术要点

(1) 水平位和冠状位位移：可通过远端截骨块外移和内旋减小增大的DMAA，为了降低跖骨头，截骨应略向跖侧，可向跖侧倾斜约15°。

(2) 避免“沟槽效应”：远端骨折块向外推移时，两部分跖骨干的皮质互相嵌插入跖骨干的骨松质时就会出现“沟槽效应”，这种情况很难补救，因此截骨需在干骺端进行。

(3) Scarf截骨是否需联合Akin截骨术。当踇外翻患者存在踇趾趾骨外翻或存在趾骨旋前时，需加用Akin截骨术。同时，Akin截骨术可明显提高Scarf截骨的矫形能力。

(四) 第1跖趾关节融合术

1. 概述　第1跖趾关节融合是将第1跖骨远端和近节趾骨近端融合在一起，目的是解除各种原因导致的第1跖趾关节疼痛。

2. 适应证　1952年首次报道第1跖趾关节融合治疗踇外翻。第1跖趾关节融合术可用于矫正严重踇外翻畸形或类风湿关节炎、踇僵硬、创伤性关节炎，也可用于踇外翻复发病例的翻修。

3. 手术方法

(1) 术前准备：足负重正侧位X线片明确踇外翻、踇僵硬、第1跖趾关节炎的严重程度。

(2) 麻醉及体位：采用腰硬联合麻醉或神经阻滞麻醉，仰卧位。

(3) 手术操作

1) 选择足内侧弧形切口显露第1跖骨头。切口深度直达关节囊表面。沿关节囊表面锐性分离，注意保护背内侧皮神经和跖内侧皮神经，并将其向两侧牵开。彻底切断内侧及外侧的副韧带。

2) 关节面处理。内外侧软组织松解并显露跖骨及趾骨关节面后，矢状锯切除内侧骨赘。将1.5mm克氏针打入第1跖骨头，测量跖骨头骨骺的大小并选择与之相适应的骨锉。用空心的骨锉打磨跖骨头及干骺端，使其关节面区域形成一个凸起的骨面。再将克氏针打入近端趾骨的基底部，使用凸面的阳锉磨出一个凹面，去掉克氏针。将两侧凹凸对合的骨面摆放合适的对线，跖趾关节背伸15°～20°并纠正旋转。

3) 将处理好的关节面对齐并确定好对线，于关节背侧放置多孔钢板并用螺钉固定，或选择两枚空心螺钉交叉固定。

4) 2-0可吸收线缝合，再次观察术后外观，确认畸形是否得到矫正，5-0可吸收缝线缝合切口。

【典型病例】

患者男性，46岁，右足第1跖趾关节炎，右足踇僵硬。行右足第1跖趾关节融合术(图16-188)。

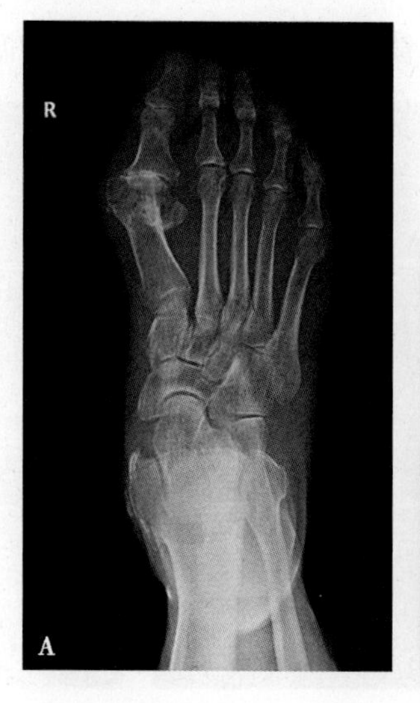

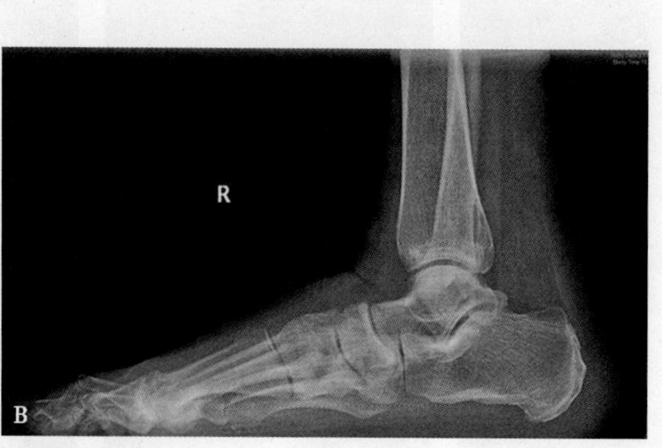

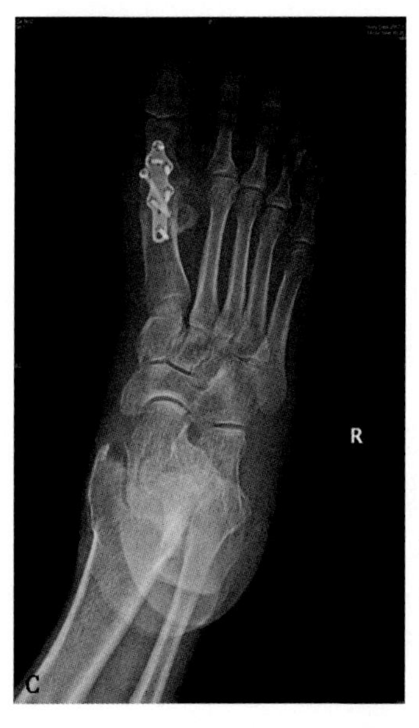

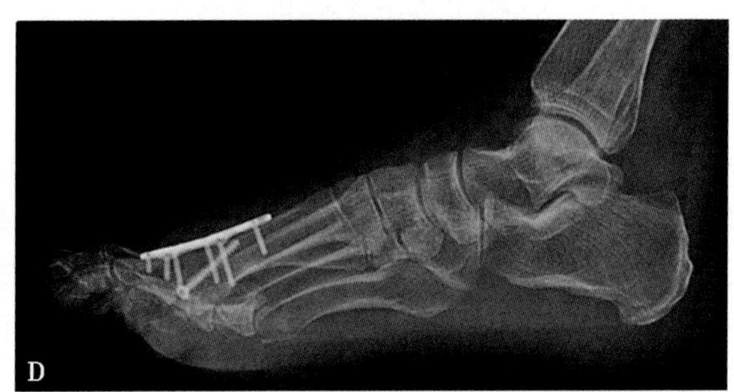

图 16-188　第 1 跖趾关节融合术

A、B. 术前右足正侧位 X 线片；C、D. 术后右足正侧位 X 线片。

4. 手术要点

（1）融合角度：在矢状位上，融合时背伸的推荐角度为 10°～40°，建议最大的角度是 20°～25°。当融合时背伸角度<20°时，趾间关节发生关节炎的概率大大增加。融合在过度背伸的角度会导致籽骨下压力过大，而融合在过度跖屈的位置会导致踇趾尖的压力过大。

（2）跖趾关节融合的手术步骤应简单且能达到预期效果。坚强的内固定的使用对于达到并维持理想的稳定直至骨性愈合非常重要。当发生骨质不愈合时，常常不伴疼痛，若出现疼痛则需要翻修。

七、锤状趾

趾间关节成形术

1. 概述　第 2～5 趾锤状趾畸形分为柔韧性和僵硬性。趾间关节成形术是治疗僵硬性锤状趾畸形的有效手术方式。该术式不一定能获得关节融合，通常以纤维组织连接，可允许约 15°的关节活动度。

2. 适应证　第 2～5 趾的僵硬性锤状趾。

3. 手术方法

（1）术前准备：仔细查体确定锤状趾畸形为僵硬性。足负重正侧位 X 线片明确锤状趾畸形。

（2）麻醉及体位：采用神经阻滞麻醉，仰卧位。

（3）手术操作：①以近趾间关节关节面为中心设计侧方切口，显露近趾间关节。②切开近节趾骨内、外侧的侧副韧带显露趾骨隆突，注意保护侧方神经血管束。③沿趾骨粗隆切除近端跖骨头并用咬骨钳修正锐利边缘。④复位足趾至正常位置，自趾端纵穿克氏针过截骨端，保持截骨端间足够间隙。⑤5-0 可吸收缝线缝合切口。

【典型病例】

患者男性，23 岁，右足第二趾僵硬性锤状趾。行右足第二趾趾间关节成形术（图 16-189）。

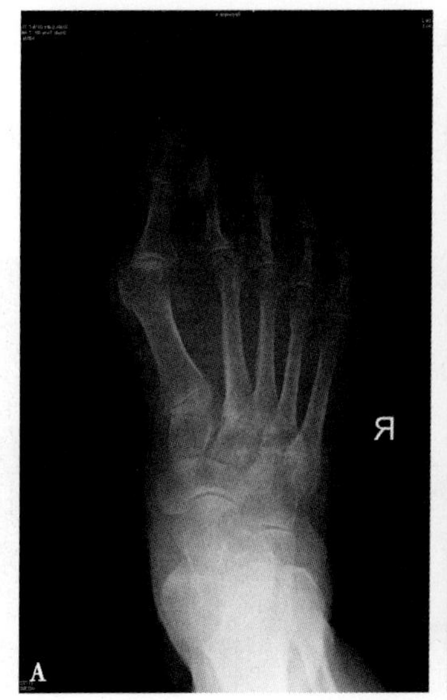

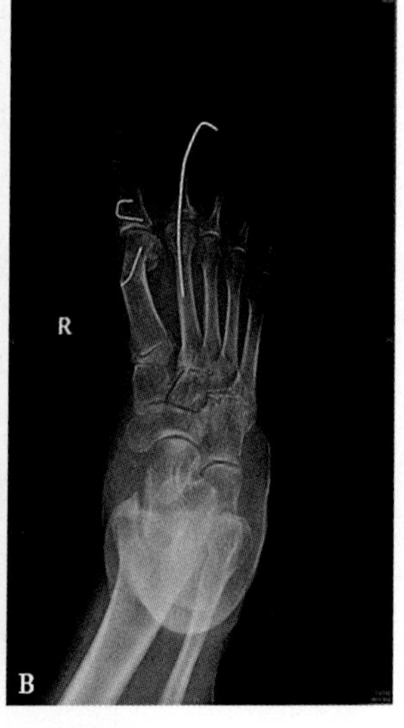

图 16-189　趾间关节成形术

A. 术前外观；B. 术前右足负重正位 X 线片。

4. 手术要点　关节成形术中，趾骨近端需切除足够骨质，足趾恢复到正确位置后，若感觉关节仍紧张，可继续切除更多骨质。

八、平足症

平足是指各种原因引起的足弓塌陷等足的畸形，有或无症状。平足症是以足纵弓降低或消失为主要特征的足部疾病，可并发足部骨关节及软组织病变，导致下肢疼痛、无力、行走受限等临床症状。平足症常伴有跟骨外翻、前足外展、距下关节半脱位等畸形。

根据病因的不同，平足可分为先天性平足和获得性平足。先天性平足包括：①先天性过度可屈性平足；②副舟骨的继发性平足；③先天性垂直距骨性平足；④先天性跗骨联合并发的平足等。获得性平足包括：①胫后肌腱功能不全所致平足；②急性损伤后平足；③刺激性、痉挛性平足；④足骨与关节的病理性破坏所引起的平足；⑤神经肌肉性不平衡所致平足等。平足又可以分为柔韧性平足和僵硬性平足。柔韧性平足是指在非负重状态下足纵弓存在，仅在负重时足弓消失；僵硬性平足则在非负重状态也没有足弓。对于无症状的柔韧性平足可以保守治疗，如保守治疗无效，可行手术治疗。对于有症状的柔韧性平足和僵硬性平足可考虑手术治疗。

平足症的手术治疗包括软组织手术和骨性手术，或者软组织手术和骨性手术的联合手术。目前应用较多的手术包括距下关节制动器置入术、趾长屈肌腱转位术、胫后肌腱止点重建术、跟骨截骨内移术、关节融合术等。

（一）距下关节制动器置入术

1. 适应证　年龄一般在8～12岁（如骨骺未闭合，年龄可放宽至14岁）的青少年柔性平足症患者，非手术治疗不能缓解症状的患者。

2. 禁忌证　僵硬性平足症。

3. 麻醉及体位　全身麻醉，年龄较大患儿可考虑行神经阻滞麻醉。仰卧位，大腿根部上止血带。

4. 手术操作

（1）取外踝前方跗骨窦处斜形切口长约1.5cm，切开皮肤及皮下组织。切断跗骨窦内软组织（主要为韧带）。

（2）用一根导针从跗骨窦外侧插入，使其从内侧穿出。将试模插入，查看后足力线纠正以及距下关节、前足旋转活动度，以评估试模大小是否合适，并透视下查看其位置是否合适。调整试模大小至合适后，取出试模，选择同等大小的制动器置入。再次透视证实制动器位置和大小满意。

（3）松止血带，止血。逐层缝合至皮肤。

5. 术后处理　术后定期换药，术后2周拆线。手术3周后即可下地行走，并逐渐恢复正常行走。

【典型病例】

患者男性，12岁，右足平足症，行右足距下关节制动器置入术（图16-190～图16-193）。

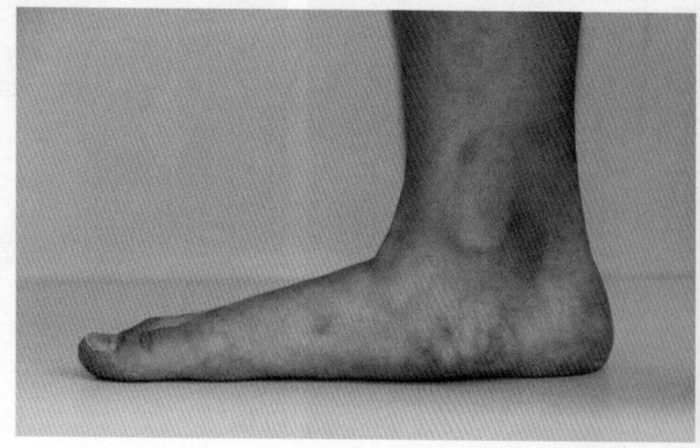

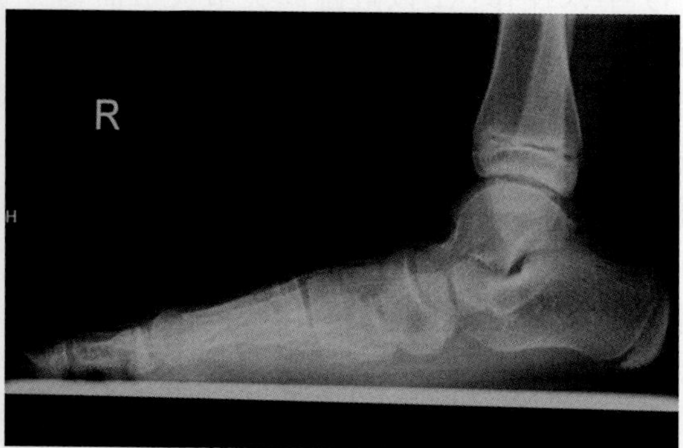

图16-190　术前外观及右足负重侧位X线片

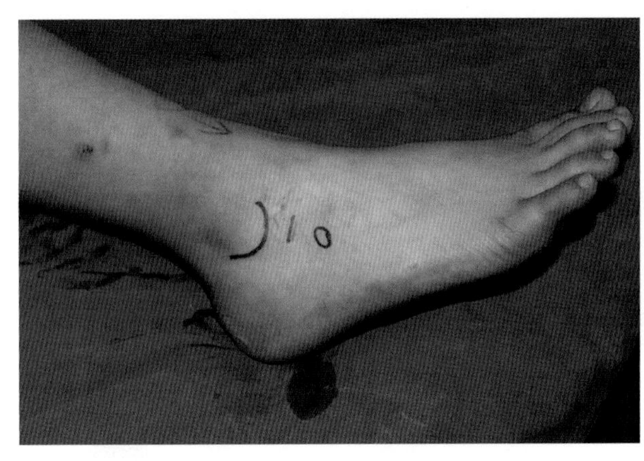

图 16-191 手术切口

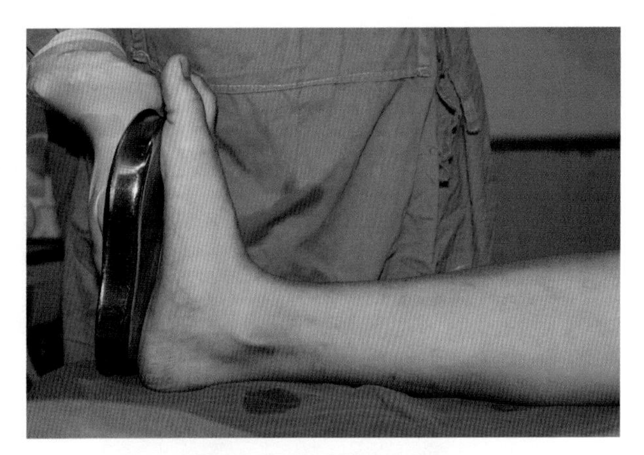

图 16-192 术后外观

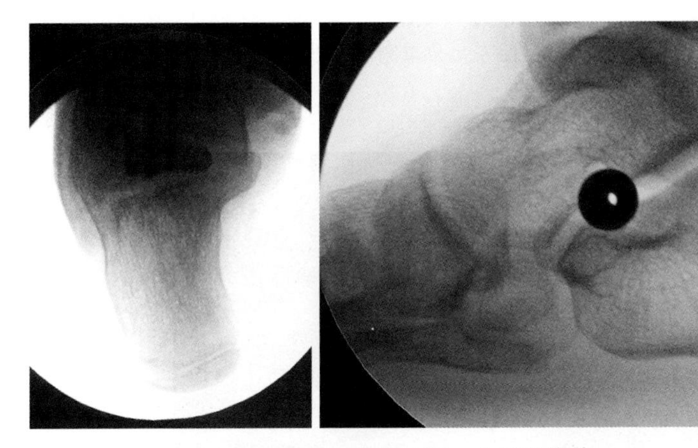

图 16-193 术后 X 线片

6. 手术要点 首先制动器的位置应放置正确，通过术中透视可确定（足正位、踝关节正位、跟骨轴位、足侧位）。其次，制动器的大小是否合适应满足以下条件：①位置合适；②前足外展及后足外翻纠正；③距下关节活动度和前足旋转（旋前及旋后）活动度在正常范围内。

（二）趾长屈肌腱转位术

1. 适应证 胫后肌腱功能不全Ⅱ期平足症患者，中足和后足的关节有足够活动度且畸形可以被纠正，多与骨性手术联合应用。

2. 禁忌证 距下关节或跗横关节僵硬的患者，有症状的距下关节炎、距舟关节炎、跟骰关节炎，肥胖患者。

3. 麻醉及体位 硬膜外麻醉、椎管麻醉或全身麻醉。仰卧位，腿外旋，大腿根部上气压止血带。

4. 手术操作

（1）取足内侧 3～5cm 弧形切口，切口沿胫后肌腱径路走行，自距舟关节处向内踝下方。

（2）切开胫后肌腱腱鞘。侵袭性滑膜炎患者的切口常伴有渗出，余下的腱鞘用剪刀剪开。

（3）探查胫后肌腱确定肌腱炎范围，切除病变肌腱，保留跖底束支，以便于重建

（4）在内踝水平显露趾长屈肌腱，在趾长屈肌腱和拇长屈肌腱之间有腱联合，在腱联合近端切断。

（5）显露舟骨结节，确定距舟关节和楔舟关节，于舟骨跖侧钻孔，将肌腱自下而上穿过舟骨，挤压钉 1 枚固定，也可用锚钉将趾长屈肌腱固定于舟骨跖侧。

（6）将保留的胫后肌腱跖侧束支保持一定张力缝合于跖长屈肌腱，完成胫后肌腱全止点动态重建。松止血带，彻底止血，逐层缝合至皮肤，中立位石膏外固定。

5. 术后处理 定期换药，术后 2 周拆线。足保持于中立位 4～6 周，行小腿石膏托固定，不负重。4～6 周后拆除石膏并逐渐完全负重。辅以功能锻炼。

【典型病例】

患者女性，55岁，左胫后肌腱功能不全Ⅱ期，行左跟骨内移截骨＋趾长屈肌腱转位术（图16-194～图16-198）。

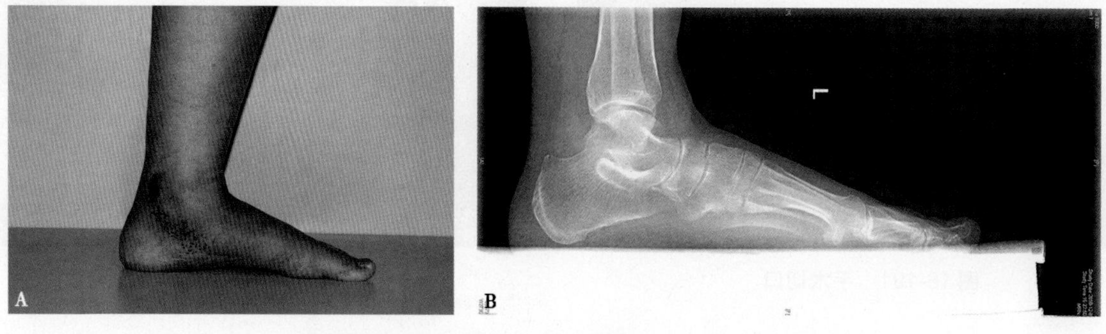

图16-194 术前

A. 左足外观；B. 左足负重侧位X线片。

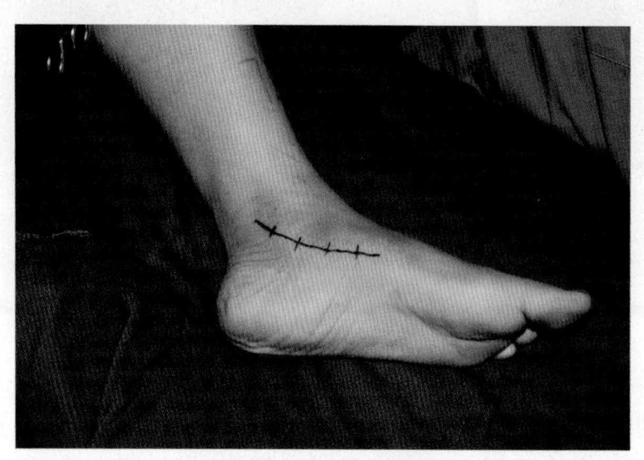

图16-195 手术切口

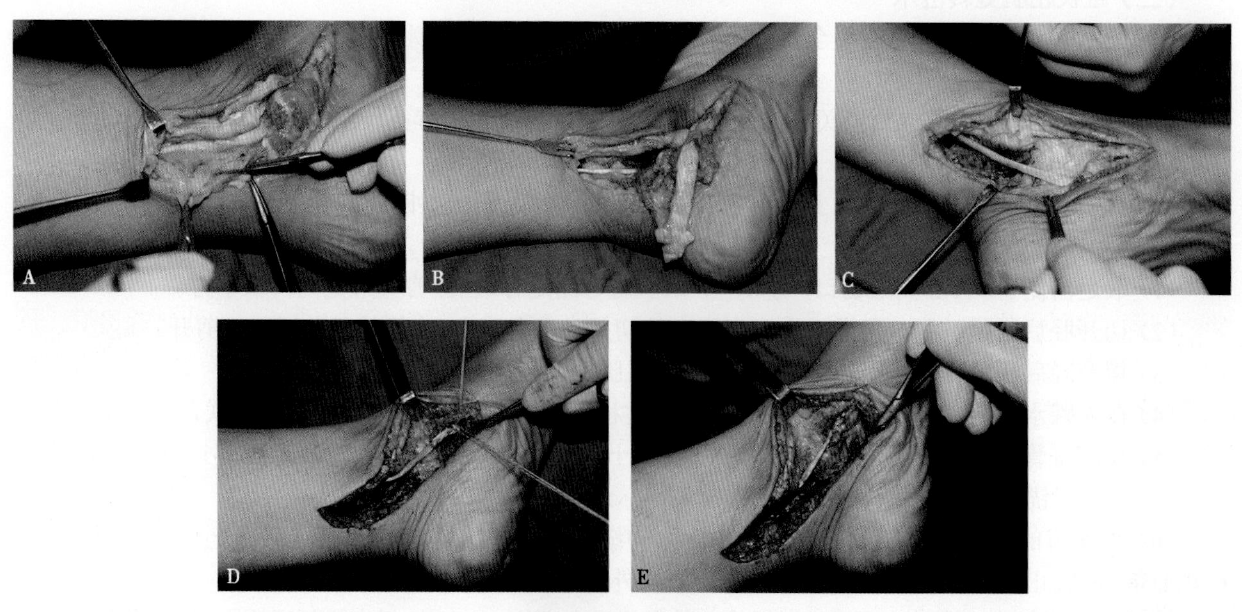

图16-196 术中

A. 显露胫后肌腱；B. 切除病变肌腱；C. 显露趾长屈肌腱；D. 趾长屈肌腱转位；E. 跖底束支固定于跖长屈肌腱。

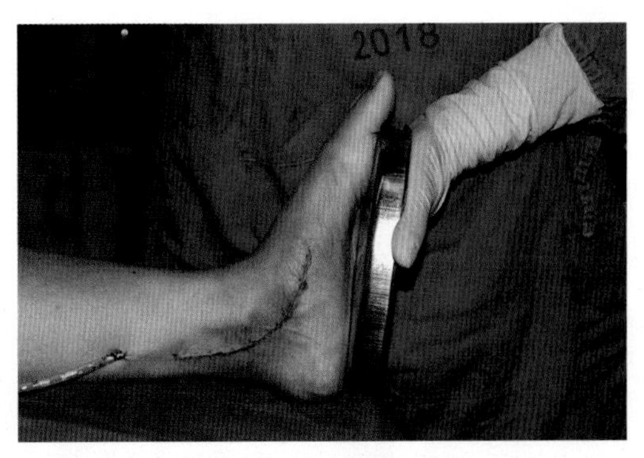

图 16-197 术后外观

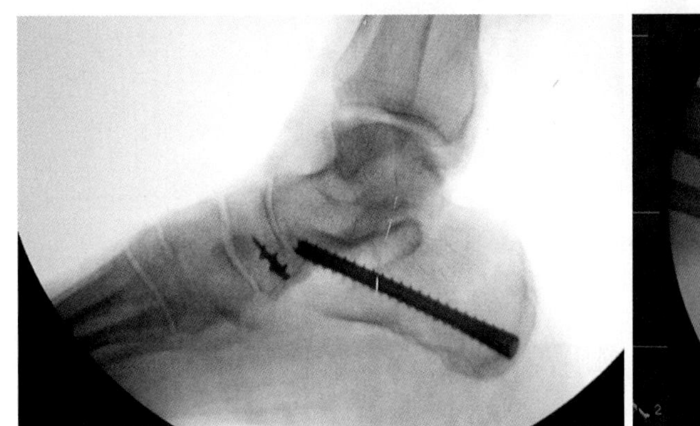

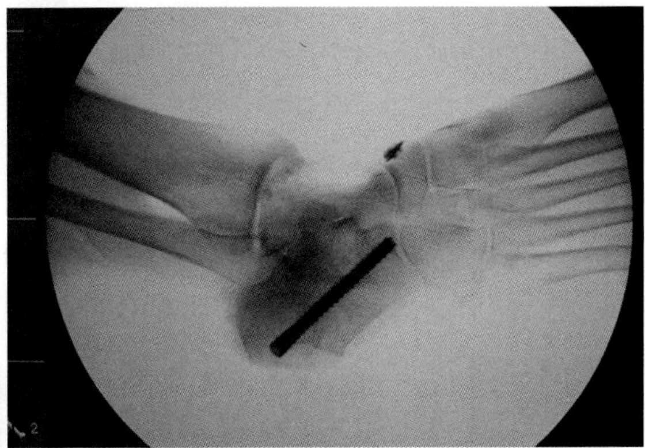

图 16-198 术后 X 线片

6. 手术要点

(1) 在趾长屈肌腱转位术中，应在趾长屈肌腱和踇长屈肌腱腱联合近端将其切断，然后固定于舟骨跖侧，且固定时趾长屈肌腱必须调整好张力，松紧适度。

(2) 如术前发现跟腱挛缩或腓肠肌腱膜挛缩，可行跟腱延长或腓肠肌腱膜松解术。

(3) 术后应在医师指导下行系统的功能锻炼，以免影响转位肌腱的功能。

(三) 跟骨内移截骨术

1. 适应证　适用于有症状的柔韧性扁平足，伴有明显的跟骨外翻者，距下关节活动度存在且无明显退行性改变。

2. 禁忌证　距下关节退变和炎症性关节病的患者。

3. 麻醉及体位　椎管内麻醉或全身麻醉。仰卧位，大腿根部上气压止血带。

4. 手术操作

(1) 取足跟骨外侧斜形切口长约 5cm，切口起始于跟骨后结节近端的上面，跟腱前方及腓骨肌腱后方。切开皮肤及皮下组织，保护腓肠神经及其分支避免损伤。

(2) 显露跟骨外侧壁并钝性分离显露跟骨前后缘。用长而宽的摆锯片进行截骨，截骨面通过跟腱前面的间隙，从距骨后缘后方 1～1.5cm 处向跖侧延伸到跟骨下结节远侧 1～1.5cm 处，位于腓骨肌腱后约 1cm 处，截骨平面与足底基本成 45° 并与跟骨轴线垂直，基本与腓骨肌腱平行，完全穿透内侧壁，到达内侧壁后，摆锯片要轻柔操作，避免损伤内侧的神经血管束，也不要伤及踇长屈肌腱。

(3) 截骨完成后，用骨刀插入截骨面，轻柔分离截骨面。然后仔细剥离内侧骨膜。

(4) 稳定前足和中足，抬高踝关节，屈膝松弛腓肠肌，将跟骨后部向内侧移位，移位范围为内移 1～1.5cm。

(5) 在跟骨后结节处用 1～2 枚导针临时固定，透视侧位和轴位，轴位片可以确定结节内移程度，侧位片可以确定结节有无上下移位。1～2 枚空心螺钉固定。

(6) 用骨凿清除突出的外侧边缘部分并锉平。

(7) 松止血带，彻底止血，冲洗切口，逐层缝合切口。

5. 术后处理 定期换药，术后2周拆线。石膏固定6～8周，术后定期拍摄X线片确定跟骨截骨的愈合情况，愈合后可开始负重行走。如同时合并趾长屈肌腱转位术，其余治疗应遵循趾长屈肌腱转位术的术后处理。

【典型病例】

患者女性，53岁，右足柔韧性平足症、右足胫后肌腱功能不全Ⅱ期、右足副舟骨。行右足跟骨内移截骨+趾长屈肌腱转位术（图16-199～图16-202）。

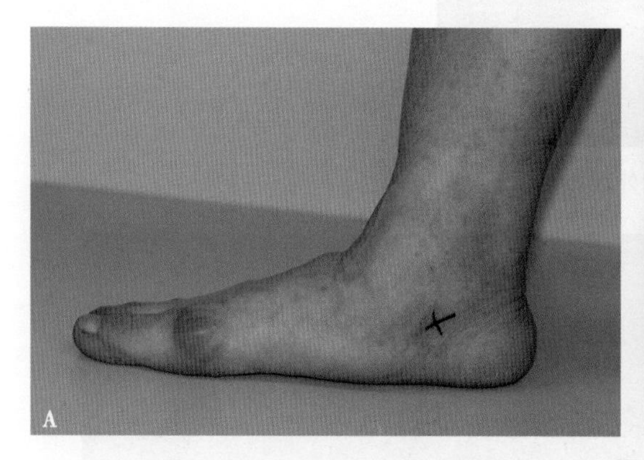
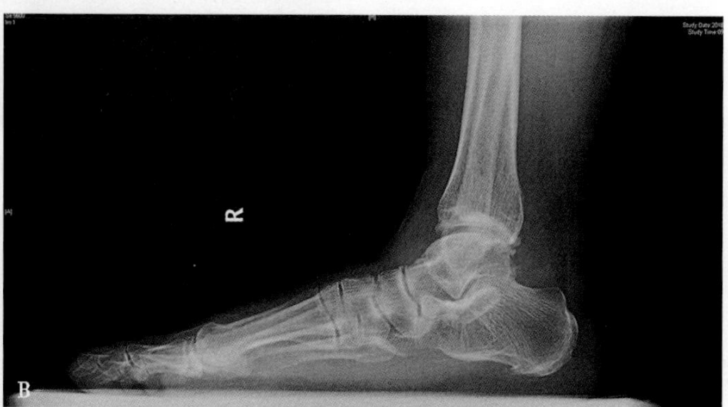

图16-199 术前

A. 右足外观；B. 右足负重侧位X线片。

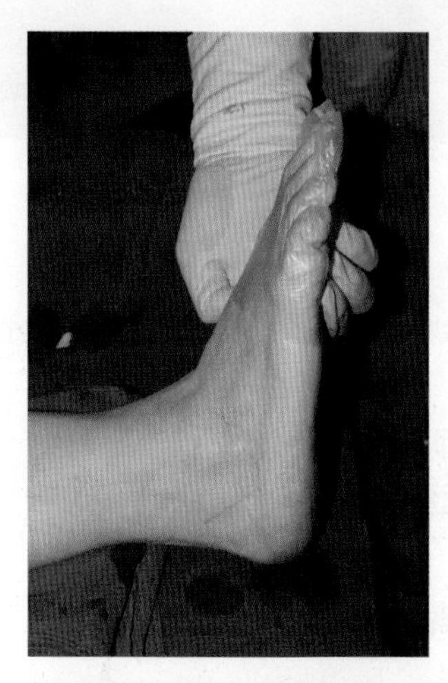

图16-200 手术切口

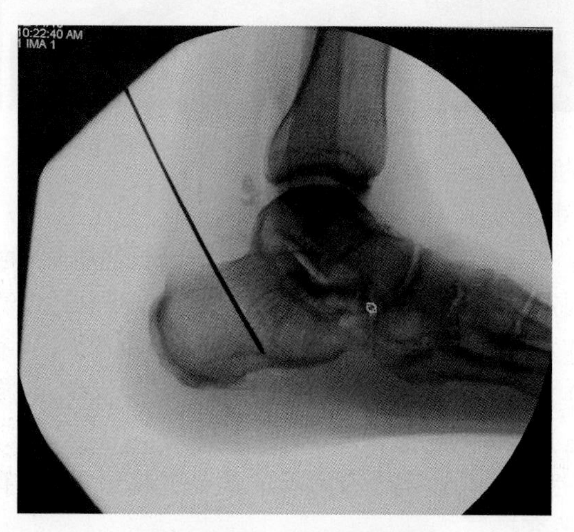

图16-201 定位截骨位置

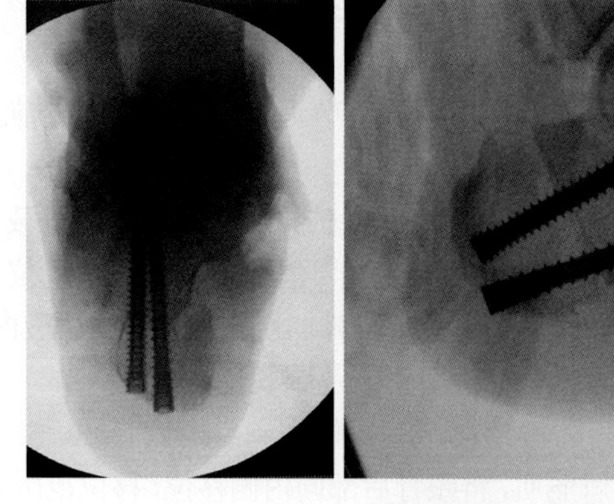

图16-202 术后X线片

6. 手术要点

（1）显露跟骨和缝合时应注意保护外侧的腓肠神经，以免造成神经损伤产生的感觉障碍。

（2）截骨内侧壁时应动作轻柔，避免损伤内侧的血管神经和肌腱。

（3）可用1枚或2枚空心螺钉固定。

（4）跟骨内移截骨术可以纠正后足外翻畸形，可发挥肌腱转位的作用，减小跟腱使足弓扁平的作用，恢复足的负重特点，保护弹簧韧带，减小三角韧带的负荷。

（四）三关节融合术

1．适应证　胫后肌腱功能不全Ⅲ期及Ⅳ期患者或僵硬性平足症患者。

2．禁忌证　合并其他疾病无法耐受麻醉或手术的患者。

3．麻醉及体位　椎管内麻醉或全身麻醉。仰卧位，大腿根部上气压止血带。

4．手术操作

（1）自内踝下方至舟骨结节行纵行切口，显露和松解距下和距舟关节。自足外侧跟骰关节处行纵行切口，显露和松解跟骰关节。

（2）牵开关节，去除距下、距舟、跟骰关节面软骨，为矫正后足外翻，应从跟距关节的内侧切除较多的骨，应避免造成距下关节内翻。

（3）先复位距下关节导针临时固定，然后向内侧推挤距骨头并跖屈前足，纠正外展并恢复足弓，用导针临时固定，位置满意后复位跟骰关节并用导针固定。透视检查后足、中足和前足的力线是否良好。

（4）距下关节用1～2枚空心螺钉固定，距舟关节和跟骰关节用2～3枚空心螺钉固定。固定顺序为：距下关节、距舟关节、跟骰关节。术中透视确定关节对位和内固定位置良好。

（5）如存在腓肠肌挛缩或跟腱挛缩，需同时行腓肠肌松解和跟腱延长术。

（6）松止血带，彻底止血，冲洗伤口，逐层缝合至皮肤。

5．术后处理　踝关节中立位石膏固定，术后患者可拄拐患侧不负重行走。定期换药，术后2周拆线。术后6～8周关节融合骨愈合后可逐渐负重行走。

【典型病例】

患者女性，48岁，右足僵硬性平足症，行右足三关节融合术（图16-203～图16-206）。

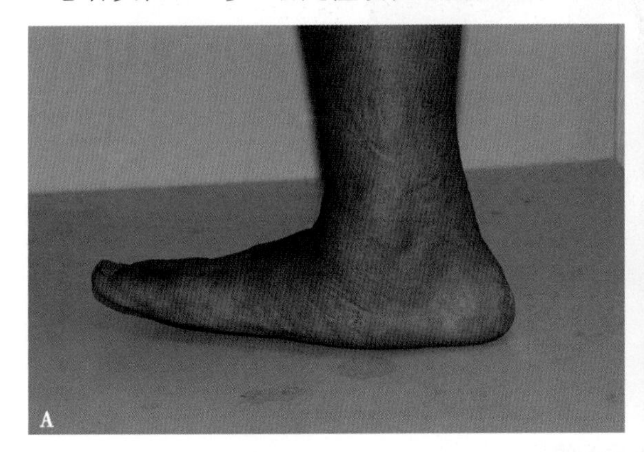

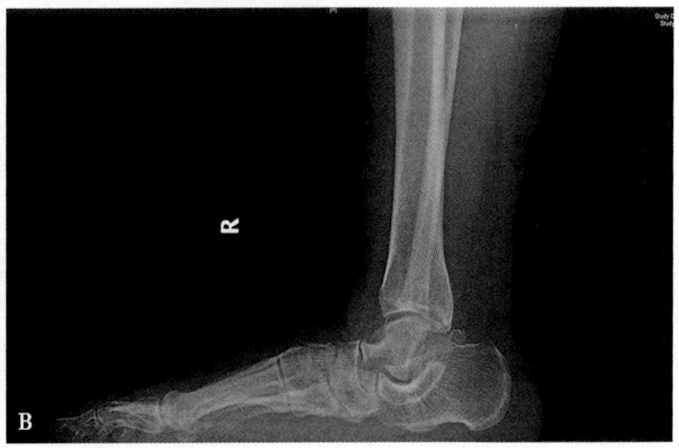

图16-203　术前

A. 右足外观；B. 右足负重侧位X线片。

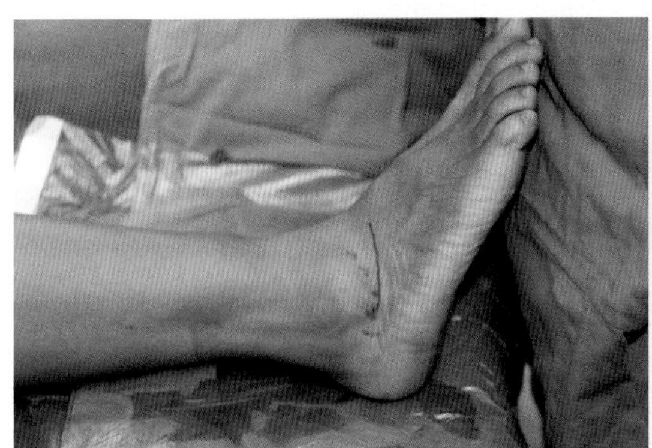

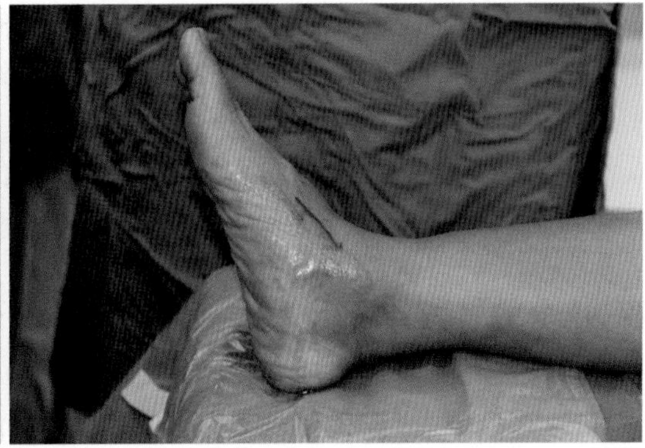

图16-204　手术切口

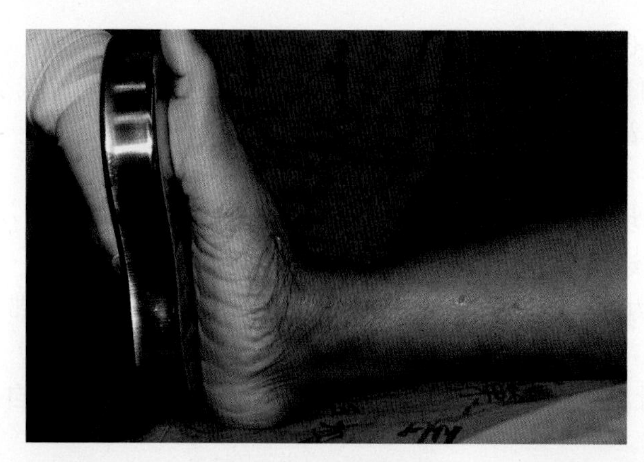

图 16-205 术后外观

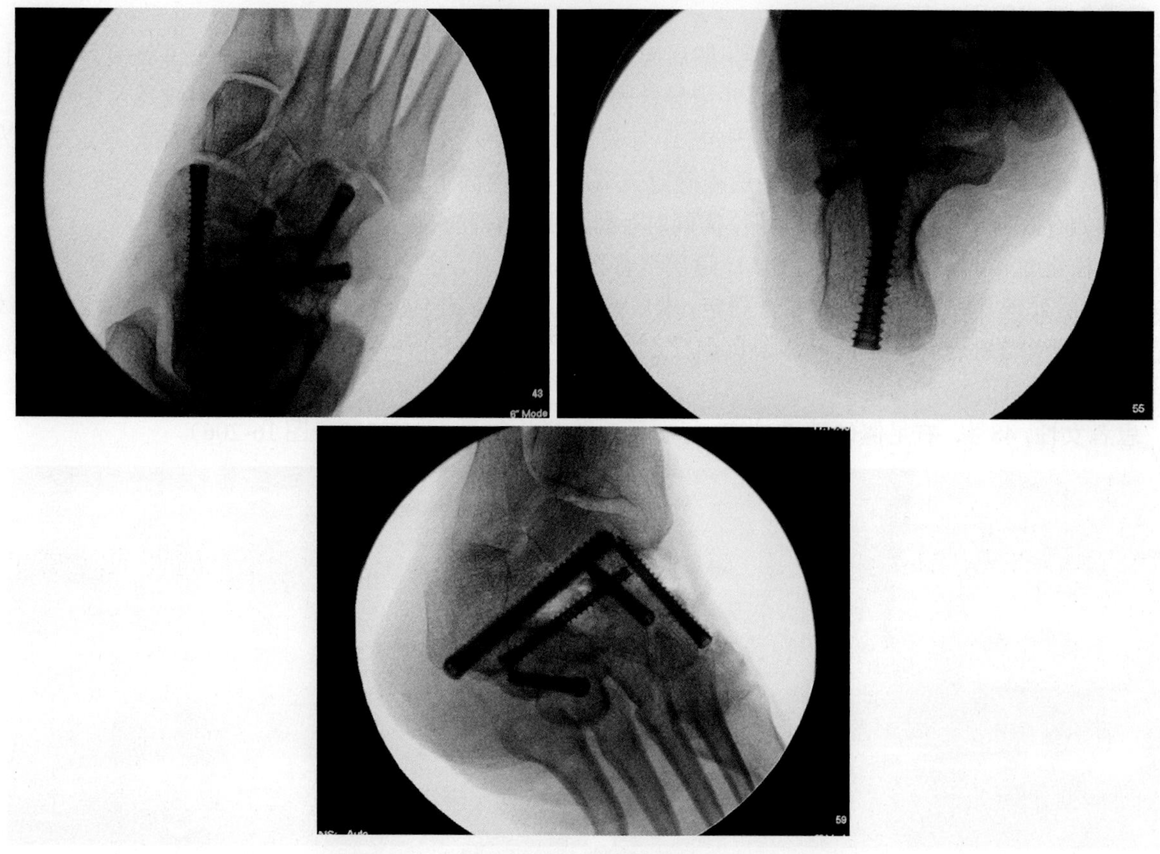

图 16-206 术后 X 线片

6. 手术要点

（1）手术可经外侧一个切口，也可以经内侧和外侧两个切口完成。

（2）关节融合处可用空心螺钉固定，也可用克氏针或骑缝钉固定。

（3）关节软骨面应清理干净，以免造成骨不愈合。

（4）在固定距舟关节时，应内收和跖屈距舟关节以纠正前足外展，并重新建立内侧纵弓。

（5）如关节间隙较大，可行植骨以避免骨不愈合或延迟愈合。

九、高弓足

1. 概述　高弓足，又称弓形足，是指足弓异常增高，负重状态下足弓亦不能降到正常的足部畸形，常伴有一系列畸形，如后足内翻、爪形趾、马蹄足等。正常的纵弓可以为正常的步态提供杠杆作用，同时可吸收振荡，其稳定性依赖于关节囊、韧带、肌肉肌腱、骨性结构来维持。

根据畸形表现常可分为前足高弓、中足高弓、后足高弓，以及复合性高弓。可通过足负重侧位 X 线片来评估，严重畸形的病例可通过 CT 来评估畸形，特别是伴有关节病变的畸形。根据畸形程度可分为柔软性高弓、僵硬性高弓。

2. 手术指征与术前评估　治疗方法受原发病因和病变进程的影响，针对病因的治疗并不能阻止病变的发展。疼痛及渐进性的畸形是其手术指征。由于相当一部分畸形是由于神经肌肉病变引起的，原发疾病并不能被治愈，畸形将持续发展。

治疗的目的在于解除疼痛，调整足底异常负荷，恢复足的平衡。保守治疗包括：康复锻炼、鞋垫、支具、特制的鞋子等。保守治疗失败后，应选用手术治疗。

儿童畸形足一般多表现为柔性（可复性），青少年及成年后足畸形逐渐僵硬。对于可复性的畸形足，手术主要解决挛缩的软组织（跖腱膜切断松解、跟腱松解延长等），如存在肌力不平衡还需进行肌腱转位以平衡肌力（肌腱转位，如胫前肌转位、胫后肌转位等）。畸形足僵硬后，手术除软组织术（挛缩软组织松解、肌腱转位）外，主要进行骨关节力线调整（如跟骨截骨外移、第 1 跖骨截骨抬高、中足截骨术），严重畸形或伴有关节炎时需要进行关节融合术（如距下关节融合术、距下 - 距舟 - 跟骰关节融合术）。

（一）跖腱膜松解术

1. 概述　跖腱膜松解术针对挛缩的跖腱膜进行松解，以减轻高弓畸形，除柔性高弓外，多数高弓足病例需联合其他术式。

2. 适应证　伴有挛缩跖腱膜的高弓畸形，经保守治疗无效的患者；跖腱膜挛缩并伴有骨关节畸形的高弓足，跖腱膜松解术应与其他手术（如截骨术、关节融合术）联合应用。

3. 手术方法

（1）术前准备：通过病史（病因相关性的疾病史、治疗史、畸形发展、症状等）、查体、术前影像学检查等评估高弓足的程度，畸形为僵硬性还是柔软性，是否合并其他畸形，以及患者的就诊期望。

（2）麻醉及体位：腰硬联合麻醉或下肢神经阻滞。平卧位，大腿根部上止血带。

（3）手术操作

1）切口：足底内侧，长约 1～2cm。

2）显露及操作：沿切口切开皮肤，分离皮下组织，显露跖腱膜。背伸踇趾，使跖腱膜紧张，尖刀片切断跖腱膜。

3）缝合：生理盐水冲洗，松止血带，手术区域止血，逐层关闭缝合切口。

【典型病例】

患者男性，13 岁，右足马蹄内翻足畸形，行跟腱延长 + 跖腱膜松解 + 胫前肌腱外移术（图 16-207）。

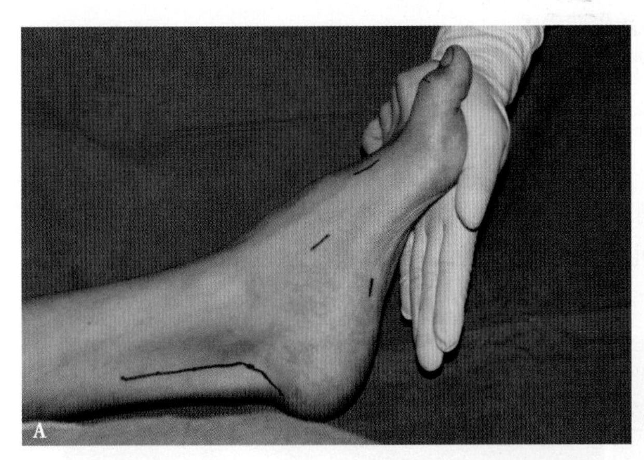

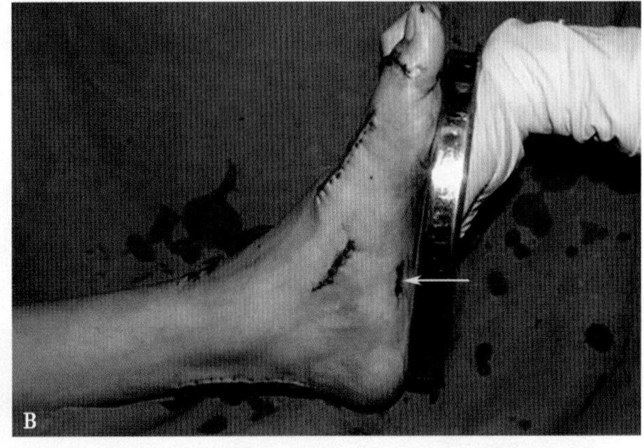

图 16-207　跖腱膜松解术

A. 术前外观，箭头所示跖腱膜紧张；B. 术后外观，箭头所示跖腱膜已切断。

4. 手术要点

（1）使用小切口进行跖腱膜切断术时，应背伸足趾使跖腱膜紧张以利于手术定位及切断。切断后足底的弓弦样立即改善。

（2）在联合其他手术使用时，应首先进行跖腱膜的切断松解术。

（二）跟骨截骨术

1. 概述　经术前评估，高弓足存在后足内翻畸形或后足高弓，应行跟骨外侧闭合楔形截骨或跟骨外移截骨以调整后足内翻，同时畸形为可复性且距下关节无明显退性性改变。

2. 适应证　高弓足合并后足内翻或后足高弓，距下关节活动性存在且无明显关节退行性改变，保守治疗失败。

3. 手术方法

（1）术前准备：病史、查体、影像学检查（后足内翻、距下关节无退行性改变）、患者就诊期望。

（2）麻醉及体位：腰硬联合麻醉或下肢神经阻滞。仰卧位，大腿根部上止血带。

（3）手术操作

1）切口：跟骨外侧斜形切口，长约5cm。注意保护腓肠神经及其分支。

2）显露及操作：分离显露跟骨外侧面，将腓骨肌腱牵开，行跟骨斜形闭合楔形截骨（纠正后足内翻）或截骨外移跟骨（纠正后足内翻），调整截骨后跟骨远端部分的位置后，自跟骨跖侧后面沿垂直于截骨面的方向打入导针（1～2枚），导针入皮点做小切口，置入全螺纹螺钉1～2枚过截骨面进行固定，透视确定内固定位置可、截骨矫正力线可（图16-208）。

3）缝合：生理盐水冲洗，松止血带，手术区域止血，逐层关闭缝合切口。

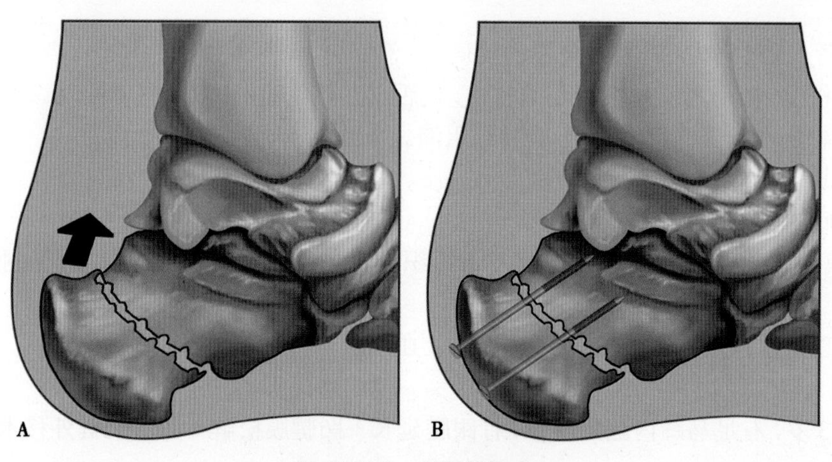

图16-208　跟骨截骨术

A. 跟骨新月形截骨；B. 螺钉固定。

【典型病例】

患者男性，20岁，左足马蹄内翻高弓足。行左侧跟腱延长＋跟骨楔形截骨固定＋跖腱膜切断＋第1跖骨基底截骨抬高固定＋踇长伸肌腱后移并趾长伸肌腱外移＋踇趾趾间关节融合术（图16-209）。

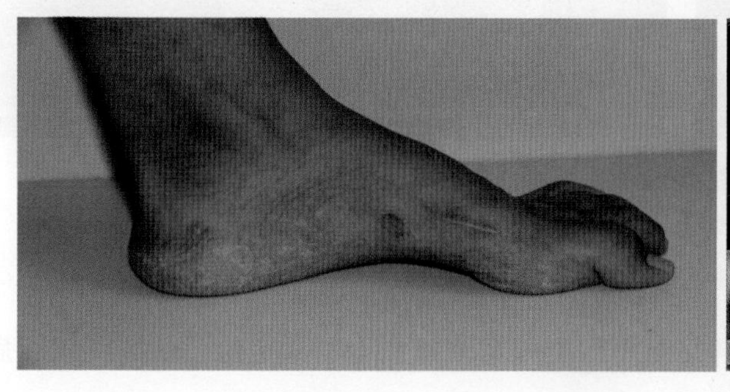

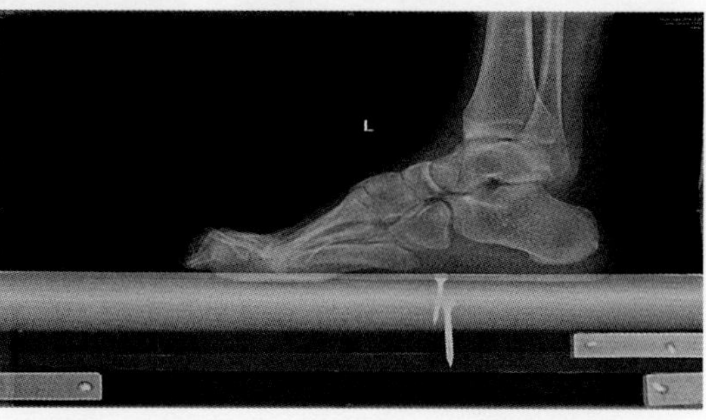

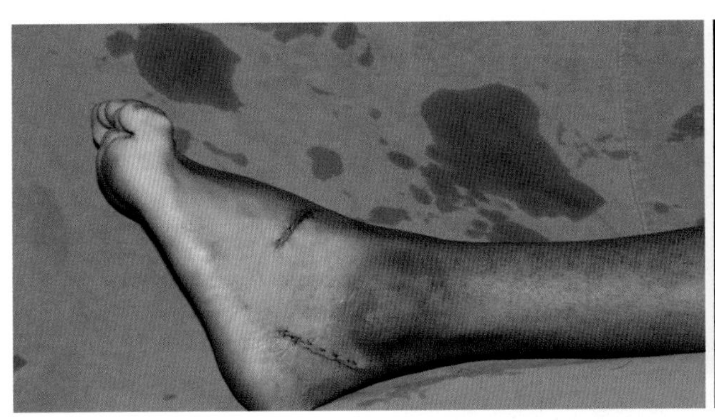
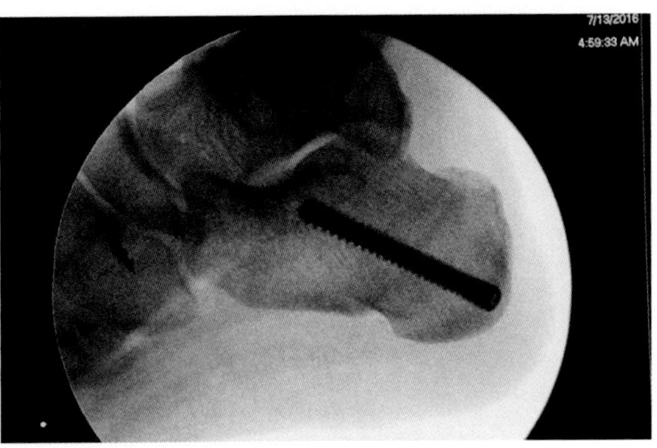

图 16-209 马蹄内翻高弓足手术

4. 手术要点

(1) 跟骨截骨常见方法有跟骨截骨外移、跟骨外侧闭合楔形截骨等，应根据畸形矫正需要选择合适的术式。

(2) 应避免固定的螺钉进入距下关节，术中可通过 C 臂透视来辨别。

(3) 跟骨截骨一般建议在跟骨骨骺闭合的患者进行，如骨骺未闭合的患者需行跟骨截骨时，需注意保护骨骺，内固定多建议采用克氏针或骑缝钉。

(三) 第 1 跖骨基底截骨术

1. 概述 高弓足因后足常常出现内翻，前足会代偿性出现旋前，最常见的表现为第 1 跖列下沉。在纠正后足内翻后，常常需要进行第 1 跖骨基底背侧闭合楔骨形截骨以抬高第 1 跖列。

2. 适应证 保守治疗失败的僵硬性前足高弓(第 1 跖骨下沉)，畸形顶点位于跖骨水平。

3. 手术方法

(1) 术前准备：病史、查体、患者就诊期望、影像学检查(负重足正侧位、跟骨长轴位、三维 CT)。

(2) 麻醉及体位：腰硬联合麻醉或下肢神经阻滞。平卧位，大腿根部上止血带，或踝上驱血带止血。

(3) 手术操作(图 16-210)

1) 切口：于第 1 跖骨基底部背内侧行纵向切口。

2) 显露及操作：显露第 1 跖骨基底部，距跖楔关节 1cm 处进行跖骨矢状面背侧闭合楔形截骨，注意保留跖骨跖侧骨皮质。背伸第 1 跖骨远端以闭合截骨部位。使用钢板或骑缝钉进行固定。

3) 缝合：生理盐水冲洗，松止血带，手术区域止血，逐层关闭缝合切口。

4) 术后：术后石膏外固定，4～6 周后截骨处愈合后可拆除石膏逐渐开始负重行走。

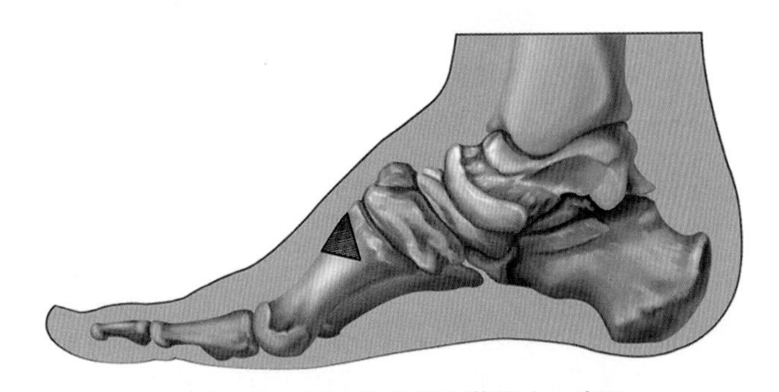

图 16-210 第 1 跖骨基底截骨术示意图

【典型病例】

患者女性，8 岁，左足马蹄内翻高弓足，行左跟腱延长 + 第 1 跖骨截骨抬高 + 胫前肌腱外移术(图 16-211)。

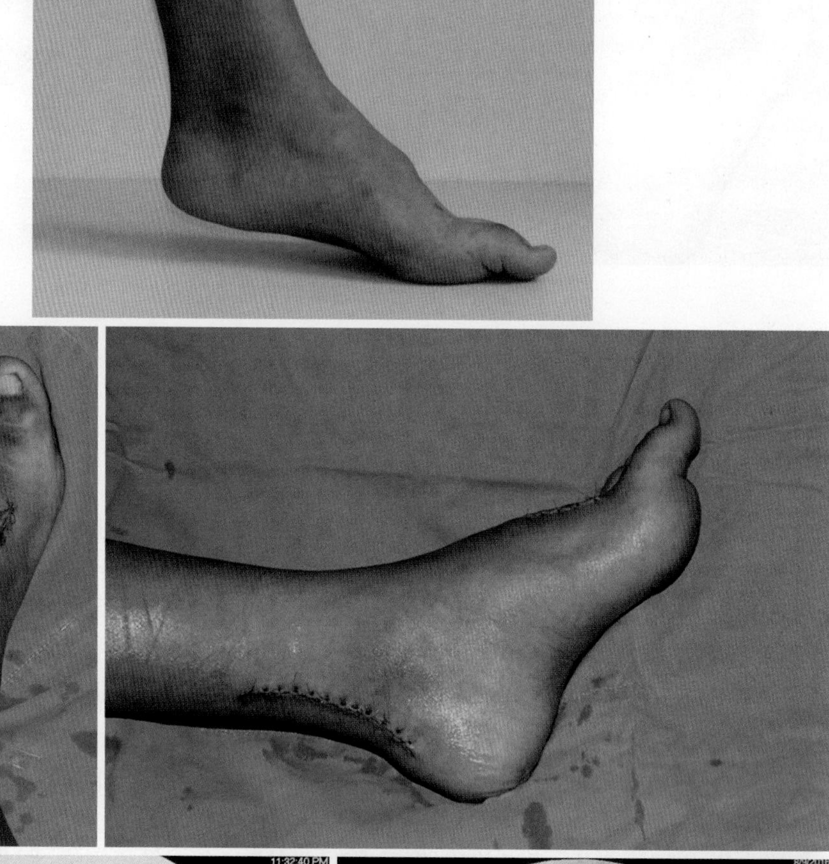

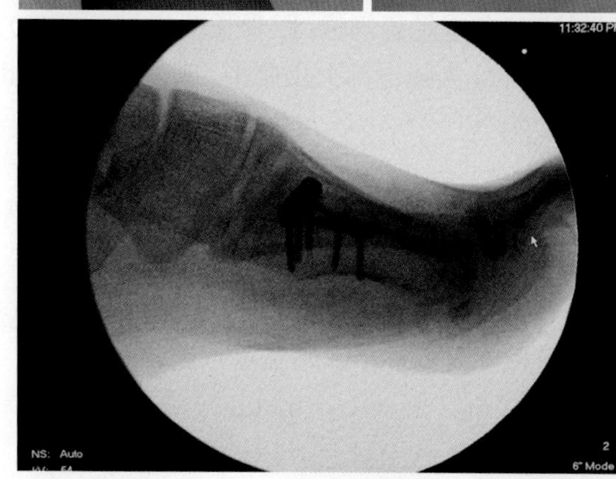

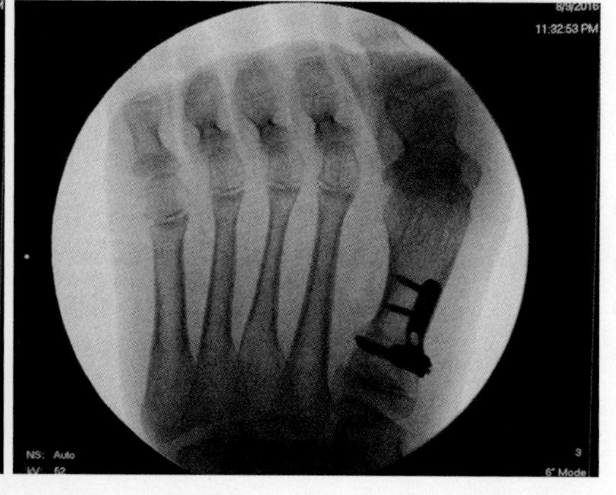

图 16-211　马蹄内翻高弓足第一跖骨截骨

4．手术要点　截骨大小应根据术前负重足侧位片畸形大小进行设计，同时术中模拟负重时评估前足跖骨头水平以作参考。

（四）三关节融合术

1．概述　如果高弓足顶点位于距舟关节同时后足内翻僵硬，或严重高弓足合并有距舟关节、距下关节、跟骰关节退行性改变时，可行三关节融合术，该术式可同时纠正中足和后足的畸形。

2．适应证　保守治疗失败的僵硬性中后足畸形，尤其是合并有距下关节、距舟关节、跟骰关节退行性变的患者。

3．手术方法

（1）术前准备：病史、查体、患者就诊期望、足负重正侧位片、跟骨长轴位片、足部三维 CT。

(2) 麻醉及体位：腰硬联合麻醉或下肢神经阻滞。平卧位，大腿根部上止血带，或踝上驱血带止血。

(3) 手术操作（图 16-212）

1）切口：一般使用双切口。外侧切口，起自距骨头上外侧面，延至外踝尖后下方；内侧切口以距舟关节内背侧面为中心纵行。如外侧切口显露充分，常常会省略内侧切口。

2）显露及操作：切开皮肤，分离皮下组织，撑开关节，清除跗骨窦韧带组织，清除距下关节、跟骰关节及距舟关节面软骨，根据后足高弓、中足高弓、后足内翻程度设计截骨，关节面克氏针打孔，对合截骨面后分别使用全螺纹钉固定关节。留置引流。

3）缝合：生理盐水冲洗，松止血带；手术区域止血，逐层关闭缝合切口。

4）术后：石膏外固定，患足禁止负重至关节融合部位骨愈合。

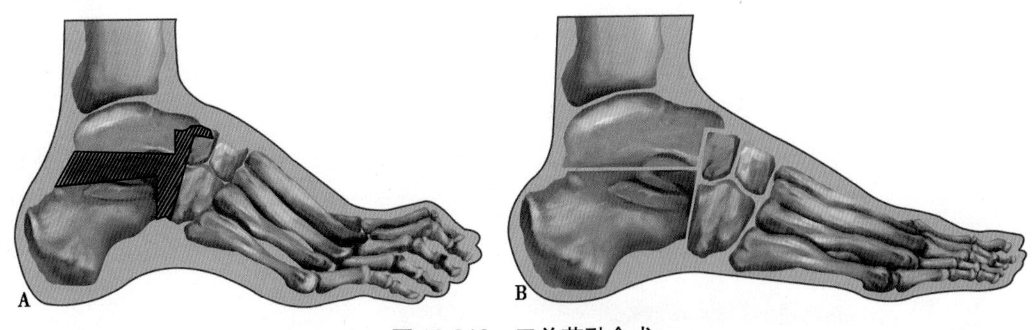

图 16-212 三关节融合术

【典型病例】

患者男性，48 岁，左足马蹄内翻高弓足，行左跟腱延长术 + 跖腱膜松解 + 三关节融合 + 胫前肌腱转位 + 第 1 跖骨基底截骨抬高固定术（图 16-213）。

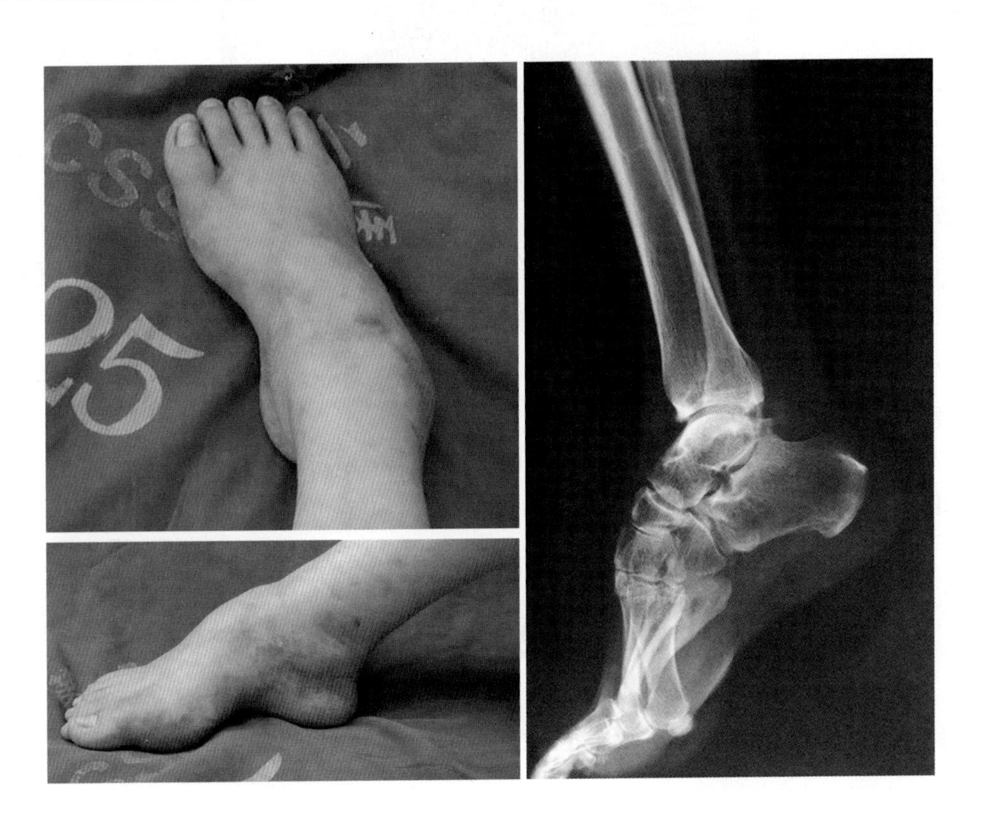

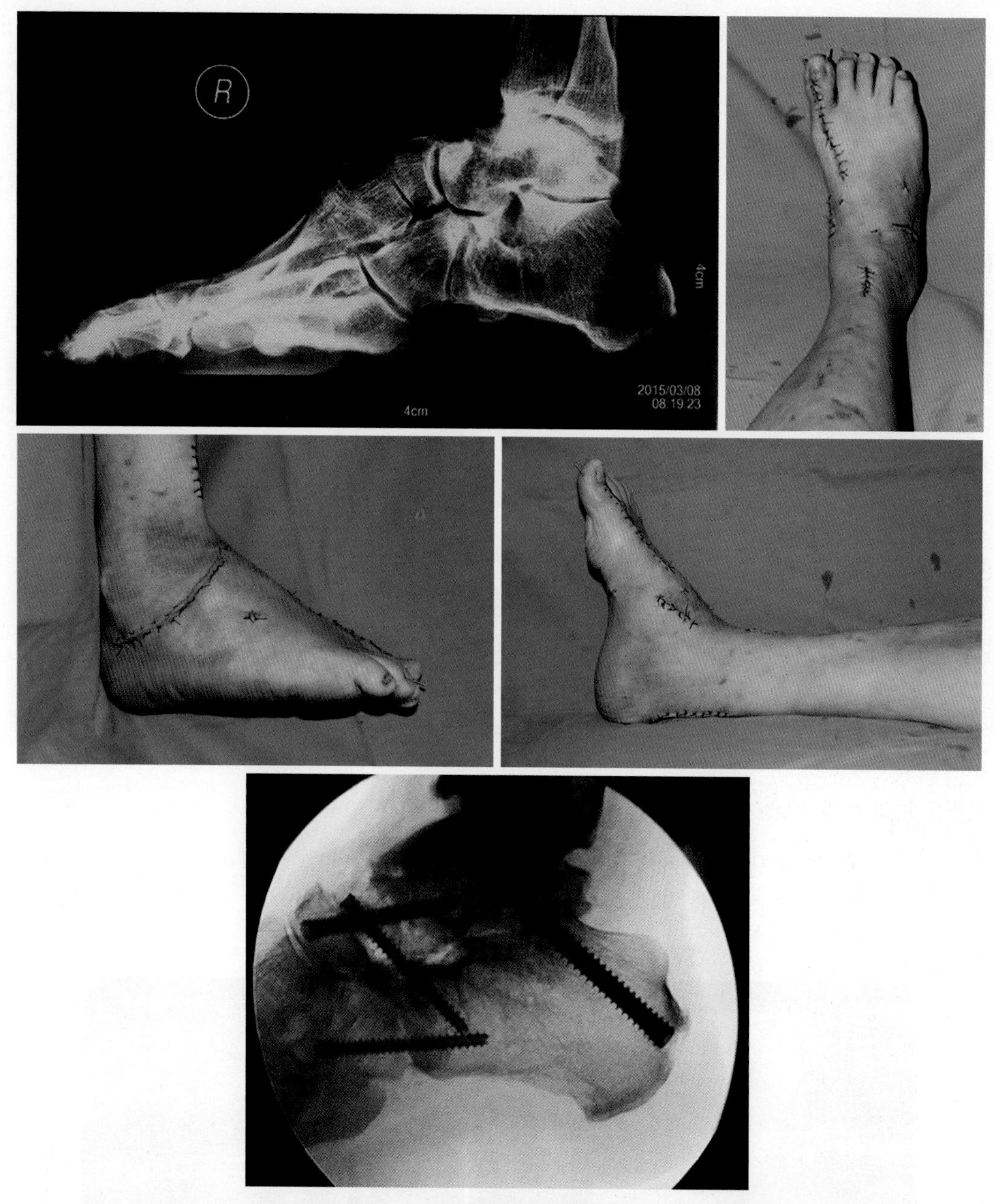

图 16-213　马蹄内翻高弓足手术治疗

4. 手术要点

(1) 根据高弓内翻等畸形表现，在行关节融合时加做关节的楔形截骨以纠正畸形。

(2) 坚强内固定。

（胡　勇　汪　洋　张　宁）

第五节　下肢其他畸形的矫正

一、胫骨环形外架结合髓内钉延长术治疗胫骨短缩畸形

(一) 概述

单侧胫骨短缩畸形的常见原因有：外伤、感染或肿瘤导致的骨骺早闭；先天性肢体发育异常如腓侧半

肢发育不良；神经肌肉疾病导致的一侧肢体短缩，如脊髓灰质炎后遗症；儿童期对侧肢体外伤造成的过度生长（相对性短缩）、骨折畸形愈合等。对于相差 2cm 以上的下肢不等长并且矫正后骨盆及脊柱可以平衡者可以考虑手术延长。一般如果胫骨本身没有明显的成角畸形，髓腔宽度和长度合适，可以采用髓内延长器（如 Precise 髓内钉）进行延长。但目前国内尚未引进，无法使用，并且对于胫骨侧的髓内延长器相较股骨侧有更多继发畸形的病例（外翻屈曲），因而可以采用预置髓内钉的环形外固定架延长（lengthening over nail，LON），好处为对于长节段（超过 5cm）的骨延长，极大地缩短了带架时间，并且减少外架拆除后的变形骨折风险。除 LON 以外，也可以先用外固定架延长后更换髓内钉（lengthening and then nailing，LATN）。本节介绍的 LON 技术相比而言，优点在于减少了二期更换髓内钉面临的感染风险，缺点是手术操作复杂，且对于合并明显冠状位、矢状位畸形的患者不太适用。

对于部分侏儒症患者，实际为双侧胫骨短缩，也可以考虑双侧 LON 延长，如软骨发育不良患者。

（二）适应证

最佳的适应证为不伴明显冠状位、矢状位畸形的单纯胫骨短缩，可同时伴有扭转畸形，在延长前或延长过程中同步矫正。

（三）禁忌证

1. 明显的冠状位畸形。
2. 明显的矢状位畸形。
3. 胫骨长度过短而无法植入最短的髓内钉、胫骨髓腔封闭或髓腔过窄，峡部直径小于最细的髓内钉直径。
4. 患肢或身体存在活跃的感染灶。
5. 严重的成骨障碍。
6. 肌张力过高或明显的屈膝或跟腱挛缩。
7. 膝关节或踝关节明显不稳定或半脱位。
8. 年龄过大：没有绝对准确的数字来判读什么样的年龄对于骨延长来说是危险的，但是一般超过 50 岁的患者若要行肢体延长需要非常谨慎。

以上大部分都属于相对禁忌证，如冠状位、矢状位畸形也可以通过改变手术顺序，先矫正再插入髓内钉来解决；髓腔直径如果小于 8mm 或胫骨干短于 25cm，有时可以尝试使用肱骨髓内钉替换胫骨髓内钉；存在肌张力高或跟腱挛缩可以延长前进行选择性脊神经后根切断术（selective posterior rhizotomy，SPR）手术或经皮松解，延长过程中使用跨关节外架稳定关节或维持肌腱拉伸。

（四）手术方法

1. 术前准备　负重下肢全长正侧位 X 线片，用以评估下肢的冠状位和矢状位力线及长度差异（注意：需事先估计长度差别，使用对应厚度的木块垫高患肢以平衡骨盆和脊柱，如有条件可使用 EOS 成像系统拍摄全身全长 X 线片）。如果临床查体判断存在扭转畸形可以行髋膝踝三水平 CT 同步扫描判断扭转角度。另外，需要行胫腓骨全长 X 线片用以判断髓内钉入点、预估髓内钉直径及长度。

2. 麻醉及体位　椎管内麻醉或全身麻醉均可，平卧位，患侧髋部垫高 15°，上气压式止血带。

3. 手术操作

（1）如存在软组织紧张，如腓肠肌腱膜挛缩，可首先进行软组织松解，如 Strayer 手术。

（2）取腓骨中下 1/3 交界处切口 3～5cm，循肌间隙显露腓骨，使用 3.2mm 直径钻头钻孔后骨刀截断腓骨，冲洗缝合切口。

（3）使用注射器针头或克氏针标记关节线，透视确认无误后，在关节线下方合适的位置（距离关节线的长度一般为 7～10cm，可能还需根据所选髓内钉长度及延长距离进行调整）选取截骨切口。切口一般为两个横切口，长度约 1cm，一个位于胫骨嵴外侧缘，一个位于胫骨内侧面的后缘。切开皮肤后钝性分离至骨膜，用骨膜剥离子沿骨膜下分离胫骨外侧及后侧骨膜，使用两把止血钳分别从两个切口贴外侧及后侧骨膜下于胫骨后外侧会合，然后用其中一把止血钳尖端夹持 2 号 Ethibond 线，于会合处用另一把止血钳将线拽出。这样将 Ethibond 线绕胫骨一圈，再将其与线锯一头打结，将线锯带入胫骨后侧及外侧骨膜下备用。

(4) 松止血带，使用线锯进行截骨，注意留下前内侧皮质不截透，使用C臂沿胫骨前外侧向后内侧斜位投射确认（图 16-214）。

(5) 按正常胫骨髓内钉操作程序，切开髌前皮肤，劈开髌腱，按术前设计的位置置入螺纹导针，透视确认位置满意后开口，然后置入长导针，透视确认位置满意后逐级扩髓，并测量长度，选择可能的最粗的髓内钉，长度可比测出的最长长度短 20mm。

(6) 安装瞄准臂并验证后置入主钉，透视确认深度合适后并打入近端锁钉。

(7) 拆除瞄准臂，以克氏针定位近端关节面，透视确认合适后，打入最近端克氏针（注意稍偏后打入，躲开此水平较靠前的髓内钉），再次透视确认与髓内钉主钉垂直。

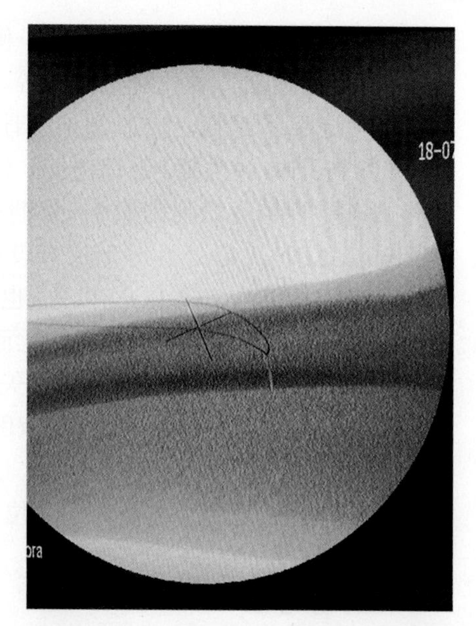

图 16-214　线锯截骨，保留前内侧皮质不截透

(8) 若使用六轴环架，此时可单纯安装近端参考环，旋转位置满意后，在环的下方平上胫腓水平打入第二枚克氏针，由腓骨向胫骨贯穿，同时拉张两枚克氏针。在合适的水平置入一枚 6mm 直径羟基磷灰石半针，此时近端环安装完毕。连接六根连杆后连接远端环（双全环以四根螺纹丝杆连接），保持最远端环在髓内钉的远端。在最远端环上下分别置入一枚克氏针，其中一枚贯穿下胫腓关节。在最远端环的上方合适的水平避开主钉方向再置入一枚 6mm 直径羟基磷灰石半针。

(9) 若使用伊氏架，需提前安装好整个构型，调整丝杆长度以使得近端环在上胫腓水平，最远端环在髓内钉远端。将构型连接到最近端克氏针后，再置入最远端克氏针，调整克氏针和伊氏架的连接位置，以使得伊氏架的螺纹丝杆和髓内钉主钉在正侧位透视下均平行。然后分别置入远近端环的另两枚克氏针贯穿上下胫腓关节。最后在远近端环避开髓内钉主钉各置入一枚 6mm 直径羟基磷灰石半针。

(10) 若需要，可以跨踝关节固定后足或全足（图 16-215）。

(11) 用线锯将剩余的前内侧皮质截断。术毕。

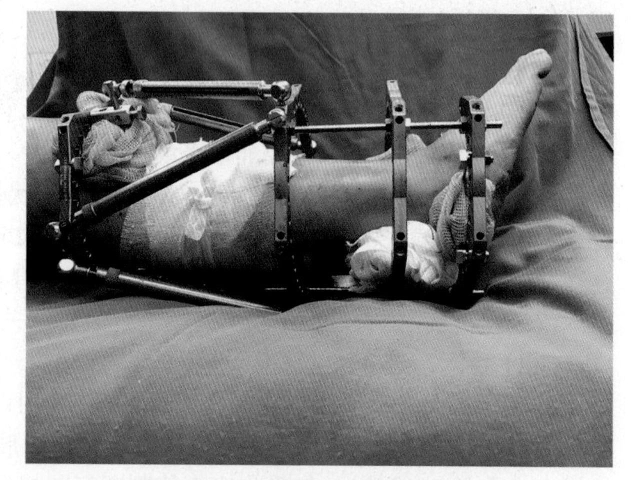

图 16-215　外架跨踝关节固定后足

（五）术后处理

1. 术后 7～10 天开始延长，一般一天 0.6～1mm，定期拍摄 X 线片复查确认延长方向正确，根据骨痂情况调整延长速度。

2. 术后 3～5 天打开敷料开始做针道护理，每 1～2 天护理一次，使用过氧化氢溶液及生理盐水混合物清洗针道及皮肤，使用聚维酮碘或乙醇消毒后纱布缠绕针道。

3. 术后患者可耐受的情况下，鼓励逐步增加负重直至完全负重。

4. 延长完成后 1～2 个月，待延长端形成 X 线清晰可见的连续骨痂影，可将髓内钉远端锁钉置入后拆除外固定架。

【典型病例】

病例 1：患者男性，19 岁，左下肢短缩 55mm，以胫骨为主，无明显外伤史。各关节活动度正常，肌力正常，使用伊氏架延长胫骨，预置胫骨髓内钉（图 16-216～图 16-222）。

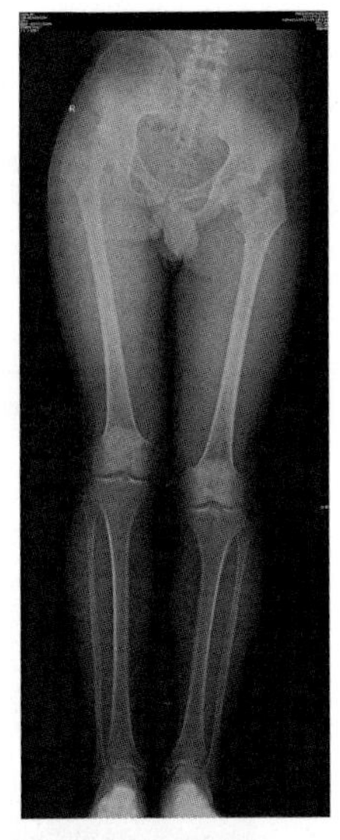

图 16-216 术前全长 X 线片

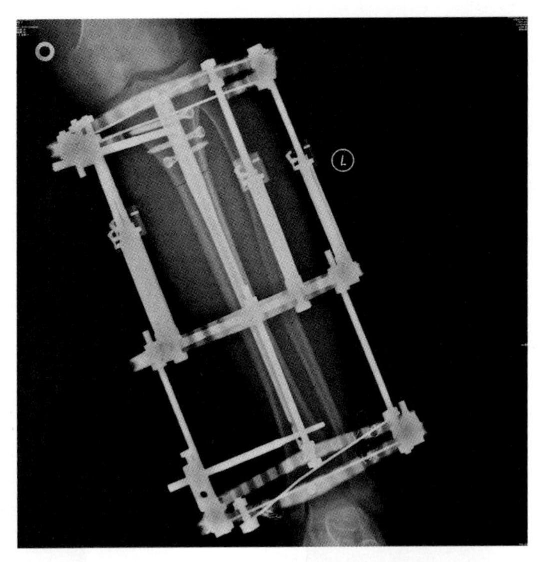

图 16-217 术后胫腓骨正位 X 线片

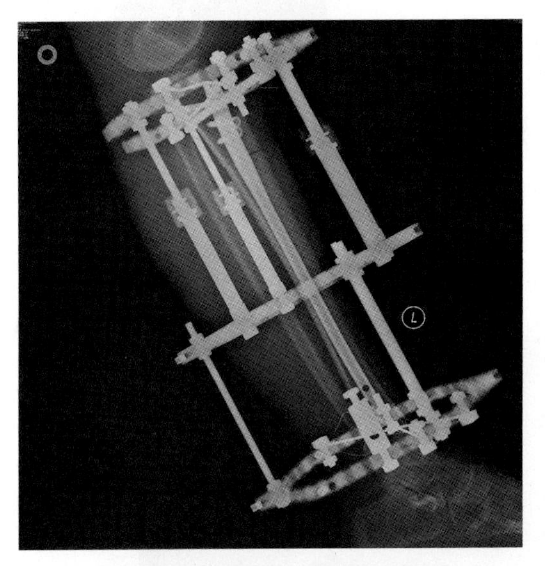

图 16-218 术后胫腓骨侧位 X 线片

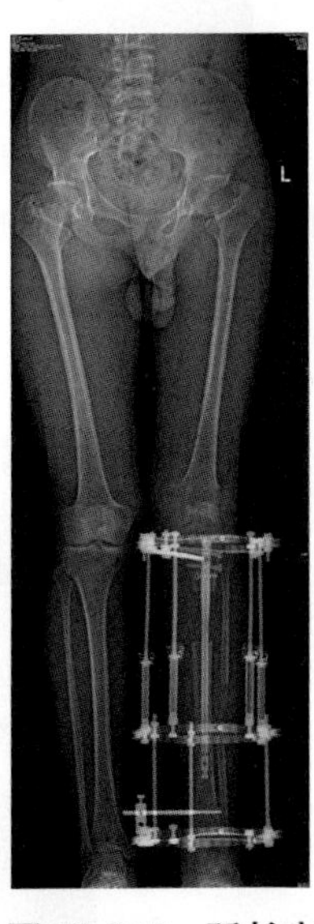

图 16-219 延长完毕 X 线片

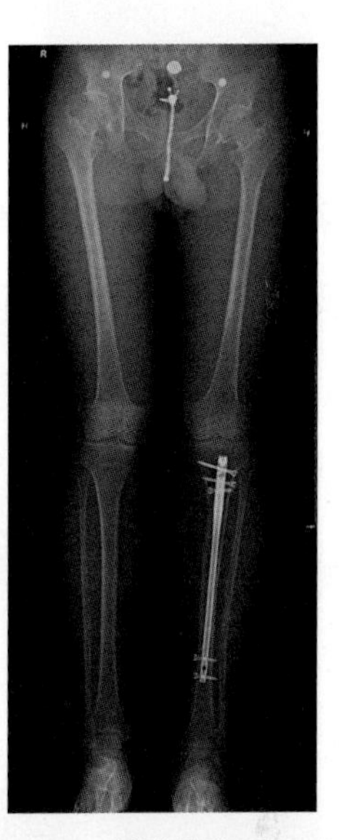

图 16-220 拆除外架后 5 个月，截骨愈合 X 线片

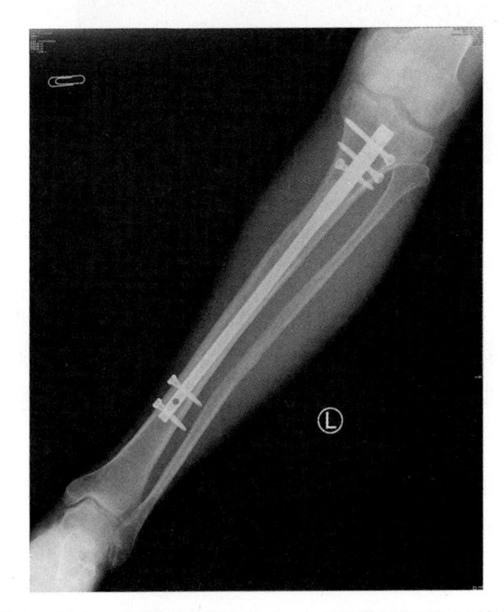

图 16-221 拆除外架后 5 个月，胫腓骨正位 X 线片

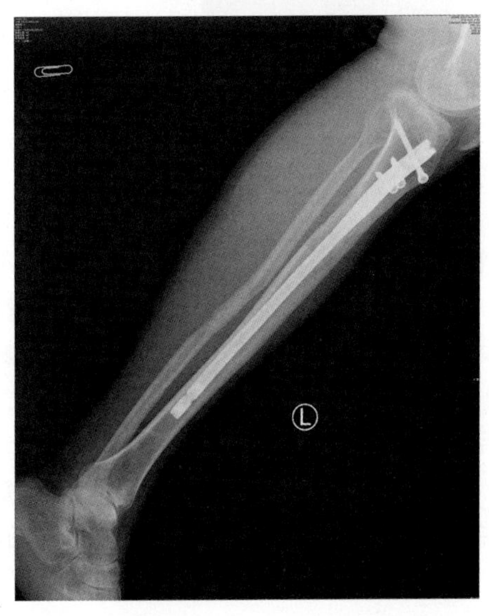

图 16-222 拆除外架后 5 个月，胫腓骨侧位 X 线片

病例 2：患者女性，28 岁，脊柱裂，左下肢短缩 52mm，左足跟足畸形，使用六轴环架延长，预置胫骨髓内钉（图 16-223～图 16-227）。

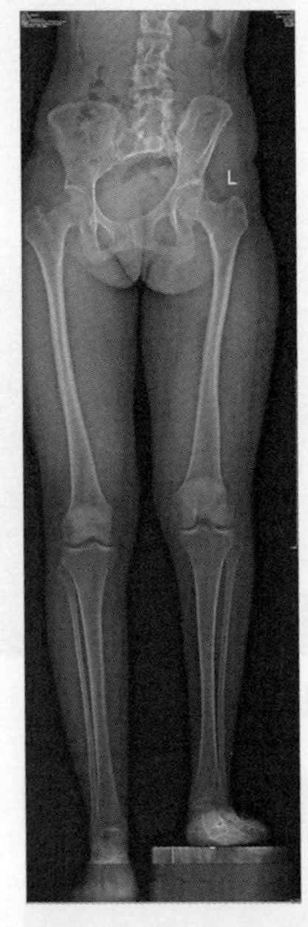

图 16-223　术前全长正位 X 线片

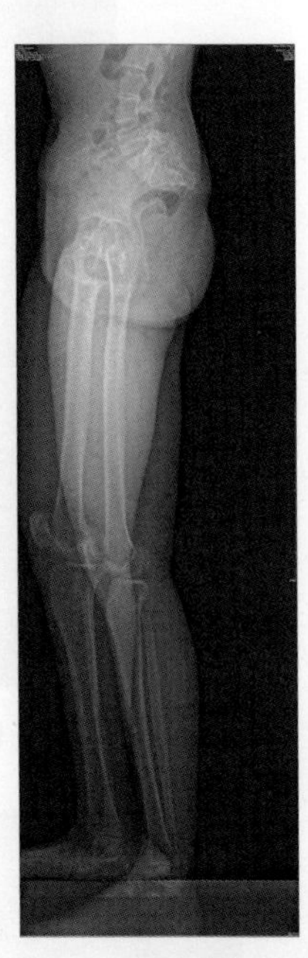

图 16-224　术前全长侧位 X 线片

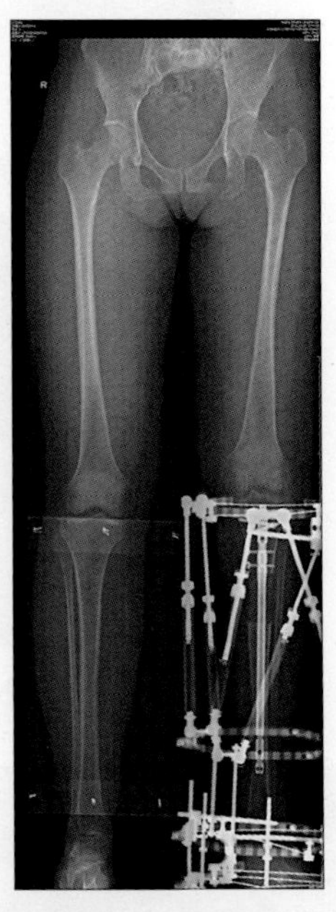

图 16-225　延长完毕 X 线片

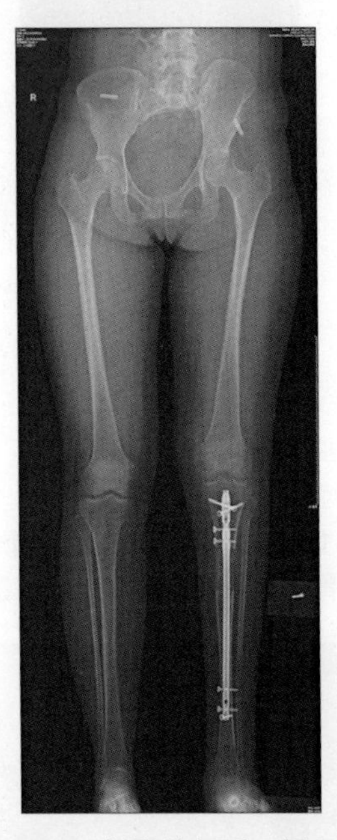

图 16-226　拆除外架后 6 周 X 线片

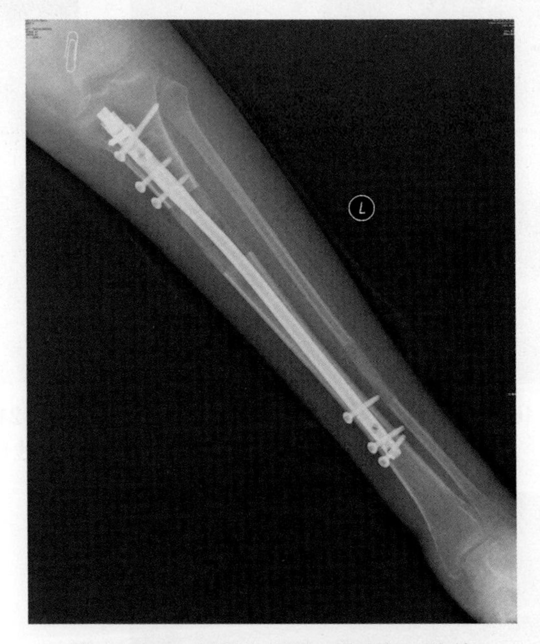

图 16-227　拆除外架后 6 周局部 X 线片

（七）手术要点

1. 对于冠状位、矢状位力线完好的胫骨，可以采用线锯截骨保留前内侧少量皮质的方法，保证操作过程中胫骨形态不变；如果存在一定程度的畸形，无法在胫骨原始形态下安装髓内钉有两种对策：①使用 LATN 或 LATP 的方法一期单纯外架延长，二期更换髓内钉或钢板；②术中完全截断胫骨，外架急性矫正畸形后，安装髓内钉。

2. 安装外架的固定针时要尽量避免与髓内钉和锁钉接触。这一点在近端稍困难，但是可以根据髓内钉近端偏前的特点，将克氏针放置在偏后方的位置，半针选择不在锁钉的平面，并且斜向一侧避开主钉。

3. 在可能的情况下尽可能选择较粗较长的髓内钉。

（杜　辉）

二、外架结合髓内钉的股骨延长术

(一) 概述

股骨不等长的病因包罗万象，可能源于患肢的先天性或发育性情况，或者创伤、肿瘤等后天原因，也会因为巨肢症、血管畸形、创伤等原因带来患肢过度生长。从治疗上来说可以将长腿一侧短缩，或者短腿一侧延长，临床上最常见的情况是需要行骨延长术而非短缩术。股骨短缩畸形可以是单侧或双侧受累。影响双侧股骨长度的有软骨发育不良、佝偻病等侏儒症相关病因，影响单侧股骨长度的原因包括近端股骨发育不良(proximal femoral focal deficiency，PFFD)，外伤、肿瘤、感染等原因导致的骨骺损伤后遗症，神经肌肉疾病相关的股骨短缩。就畸形来说，除短缩以外，患者可能还合并冠状面、矢状面及旋转上的畸形，在膝关节还可以合并习惯性或先天性髌骨脱位。所以在治疗上既要认识致畸形的类型和严重程度，也要全面评估患者的身体状况，给予整体的病症治疗。

单从畸形的分析来说，冠状面、矢状面及水平面的畸形都可以通过切开手术得到术中的即刻纠正，辅以内固定或外固定获得术后力线的维持。只有短缩畸形是外固定架的绝对适应证，虽然现在国外已经有了应用全髓内钉技术进行肢体延长的技术，但是目前国内没有引进，而且费用昂贵，短期内难以推广。应用外架技术的骨延长术仍然是目前国内最实用的治疗方案，伊利扎诺夫技术是骨延长术的核心原则，其最初设计均为环形架的应用，但是在大腿上，由于软组织肥厚，大腿近端靠近骨盆及双侧大腿间距窄，置入全针和护理操作都存在一定困难，De Bastiani 将伊利扎诺夫技术应用在单边外固定架上，并将该技术方法逐渐推广，为畸形的治疗带来了更优更快的效果和更低的并发症风险。1993 年 Herzenberg 和 Paley 描述了结合髓内钉的外架延长股骨技术(LON)，其优势在于在术后早期的延长期和固化期能够增加整体构型的稳定性，增加固定强度避免骨折，降低愈合指数，缩短带架时间，从而降低外固定架相关并发症发生率，并极大地有利于康复锻炼，获得更好的关节灵活度。后来 Rozbruch 报道了先外架延长，再植入髓内钉(LATN)的技术，其主要优势在于：早期拆除外架，降低愈合指数，延长后的扩髓还可以给截骨端植骨，从而加速成骨的过程，继而允许早期负重，甚至在术后 6～8 周就可能达到完全负重。该技术可以被用于有畸形情况下的延长，即先在畸形顶点截骨，而后做矫正延长，控制截骨端两侧的髓腔走行和髓内针一致，在畸形矫正后再植入髓内钉。由于拆除外架时间早，以及拆外架时可以对针道等软组织进行处理，其报道的感染率颇低，约为 2.5%。Xu WG 发表了比较传统延长术和 LATN 技术的系统回顾，发现 LATN 在缩短外架指数、固化指数上都有明显优势。比较而言，LATN 技术对于延长后的骨端位置要求高，LON 对初次手术技术要求较高，后期处理更容易一些。

(二) 适应证

最佳的适应证为有轻度内翻的股骨短缩。如果伴有明显冠状面、矢状面及旋转畸形，可以在延长过程中同步矫正或延长后再次矫正。

(三) 禁忌证

同胫骨环形外架结合髓内钉延长术治疗胫骨短缩畸形。

(四) 手术方法

1. 麻醉及体位　全身麻醉或半身麻醉都可以，平卧位，消毒铺单范围要充分，保证能够置入股骨髓内钉的范围在无菌区内。臀部垫高利于术中向内旋转下肢从外后方置入股骨近端半针，测试股骨能够内收从而利于髓内钉的置入。一般不需要止血带。

2. 手术操作

(1) 对于股骨延长的病例，笔者常规进行髂胫束的松解，避免紧张的髂胫束在针道处的滑动影响功能锻炼，可以在截骨处将髂胫束切断，同时在各针道置入处松解局部的髂胫束。对于延长长度过长的情况，还需要进行其他肌肉筋膜及软组织的松解，包括阔筋膜张肌、股直肌及缝匠肌等跨过两个关节的肌肉。

(2) 如果存在冠状面或矢状面畸形，需要在透视下寻找致畸形顶点位置，提前做畸形处的处理，包括闭合楔形切除等。还可以在置入髓内钉导针后先打入近端和远端的外架半针，维持住远近端骨块后将股骨截断，进行畸形的直接矫正，而后再植入髓内钉。

（3）如无其他平面的畸形需要处理，可以先将股骨的一半打孔截断，待髓内钉置入后再将另外一半截断。由于髓内钉的阻挡，内侧皮质的截断将较为困难，所以可以优先将前内侧半的股骨钻孔打断，后外侧的一半皮质待髓内钉穿过后再行截开。如此既能够方便截骨端的操作，又能够降低在扩髓时为避免髓腔内压力过大而发生脂肪栓塞的风险。截骨位置选择在股骨干狭部，保证截骨后两骨端可以获得髓内钉的固定稳定性，如果延长的距离较长，截骨位置可以选在粗隆下以保留髓内钉的工作长度。

（4）选择合适的髓内钉型号，原则上尽可能使用匹配髓腔的最大号和较长的长度来获得骨端的稳定性。按操作流程进行股骨近端入点的操作，置入导针，过度扩髓 1～2mm，选择合适的长度和粗细的髓内钉。最佳的情况是用与髓腔最匹配的髓内钉控制两骨端的稳定性，而后沿股骨解剖轴方向进行延长，长度上要保证截骨断端在延长后仍然在髓内钉的交锁钉范围内，而且两骨端能够分别在髓内钉上获得稳定性，不需要额外的阻挡钉进行方向上的控制。有时候由于对下肢力线的考量，往往需要沿着机械轴方向延长而非解剖轴方向，所以可能会用到略细一些的髓内钉。实际情况下，很多患者由于股骨短缩或髓腔狭窄，只能使用最小号的髓内钉。待髓内钉置入后可以根据瞄准臂将近端锁钉置入。

（5）再分别在股骨两端置入外架固定钉。应用外架模板进行准备工作，注意外架滑槽的走向就是延长的冠状面和矢状面方向。最佳的情况是患者术前力线有轻度内翻，使用了最粗直径的髓内钉后沿着股骨机械轴进行延长，延长后机械轴轻度外移，正好落在膝关节中心。如此能够同时保证髓内钉的固定强度和力线。如果力线是正常或外翻的情况下有两种处理办法，一种是仍然按照前述设计进行延长，延长完毕后再在股骨远端进行内侧闭合截骨，做力线的纠正，还有一种方法是根据类似 Miniaci 的方法来调整延长的方向，即滑动槽的安装方向。即从胫骨侧连接踝关节中心向膝关节中心绘制射线，以此作为机械轴的走向，再从股骨头中心绘制圆形，半径为股骨延长的距离，这个圆形和机械轴的射线相交点就是延长后股骨头的位置，交点有两处，一处为股骨短缩相同长度的股骨头位置，另一处就是股骨延长后的股骨头位置，连接原来股骨头位置和新的股骨头位置的连线就是滑槽的方向。如果患者术前的下肢力线正常，滑槽应当沿着机械轴的走行方向安置，从而在延长后不会带来新的畸形。如果术前力线是内翻或外翻的，则需要根据延长的距离来调整滑槽方向。在此情况下髓内钉可能会在延长时在髓腔内发生一定程度的偏移，影响其与骨质的固定强度。值得注意的是，大腿内侧的软组织更为发达，在延长较长距离后可能会发生外架和固定针的弹性折弯，带来一定的力线内翻倾向。

（6）确定了滑槽方向后需要确定置入半针的位置。原则上应当在固定的两端至少各需要两枚外固定针，外固定针要避免与髓内钉接触。按此原则，远离髓内钉部分的外固定针相对容易置入，股骨近端由于空间狭小，置针最为困难，所以应当优先置入一枚近端的半针，再利用外架模板在远端置入 2.0mm 克氏针，透视下确定半针位置合适后，将其余半针打入。可以在透视下使用 2.0mm 克氏针作为导针置入股骨近端，确认位置后使用 4.5mm 的空心钉钻头钻过导针，最后置入 6.0mm 半针。连接好外固定架后将股骨截骨端完全截断打开，测试外架能够顺利延长牵开后恢复原位。而后冲洗缝合伤口，再将各个连接处锁紧拧死，再最大限度地活动髋膝关节，感受有无髂胫束等软组织的卡压，再进行松解，而后包扎伤口及外固定针道。

（五）术后处理

1. 术后应当控制肿胀和疼痛情况，注意预防感染，教会患者进行针道护理，休息 7～14 天后进行外架的延长过程，每天控制在 0.6～1mm，分为 4～6 次进行。标记延长距离，定期拍摄 X 线片复查确认延长方向和力线情况，根据骨痂情况调整延长速度。待长度达到术前设计，拍摄 X 线片测量长短，观察骨痂形成情况。可以在完成延长后再次手术置入远端锁定，拆除外固定架，但是要免负重直到骨痂形成。也可以在骨痂形成后再锁定髓内钉，更为安全。对于双侧股骨延长的情况，可以在一定时间内达到最短的总带外架时间，但是缺点在于使用单边外架延长的患者只能到了固化期才可以进行负重行走，在此之前都只能在轮椅上行动，转运的时候可以借助助行器、拐杖等进行站立，从而增加了护理和康复治疗强度。

2. 术后 3～5 天打开敷料开始做针道护理，每 1～2 天护理一次，使用过氧化氢溶液及生理盐水混合物清洗针道及皮肤，使用聚维酮碘或乙醇消毒后纱布缠绕针道。

【典型病例】

患者年轻男性，左股骨因骨骺损伤导致股骨短缩，行髓内针辅助外架延长术（图 16-228～图 16-238）。

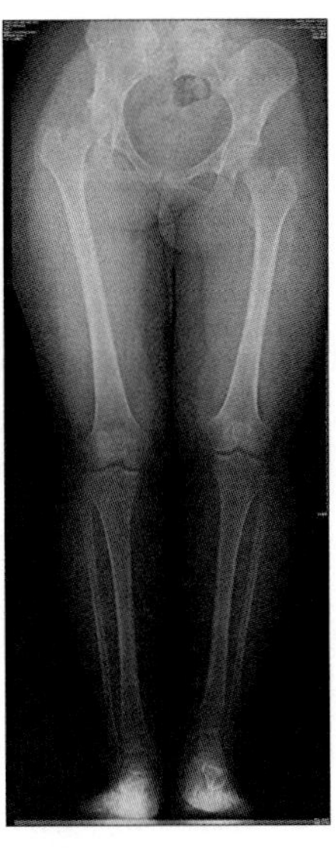

图 16-228 术前全长 X 线片，提示股骨短缩，下肢力线轻度内翻

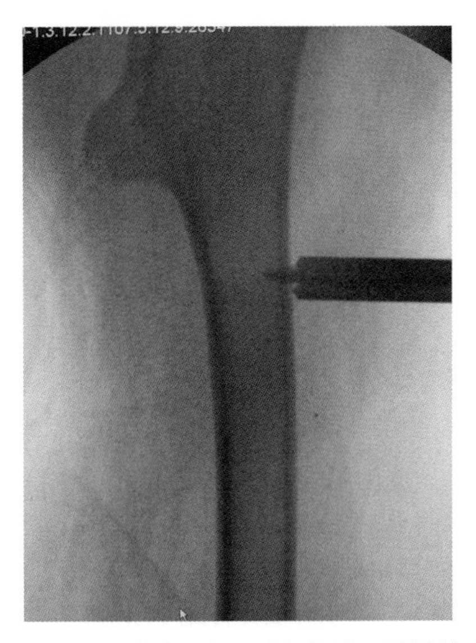

图 16-229 术中透视下进行粗隆下股骨钻孔

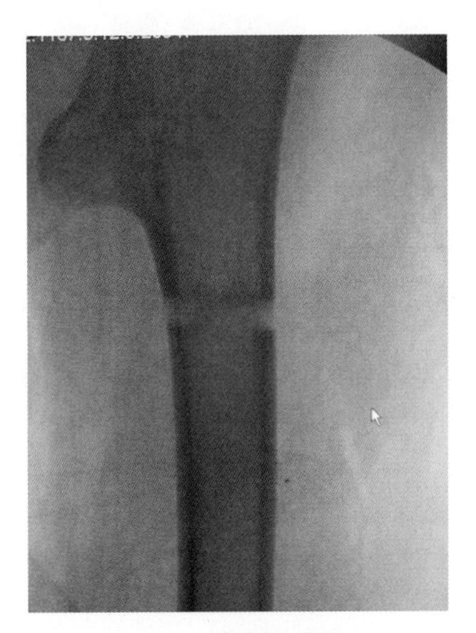

图 16-230 股骨部分截断后

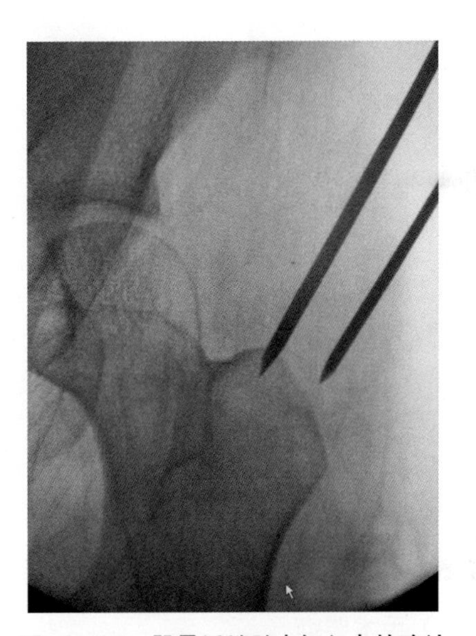

图 16-231 股骨近端髓内钉入点的确认

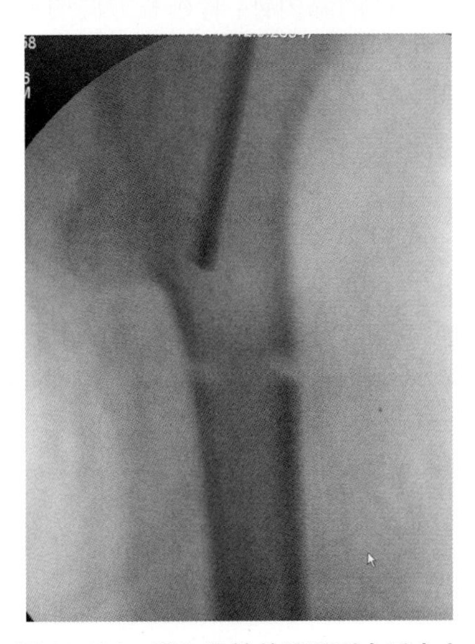

图 16-232 置入导针并扩髓到合适大小

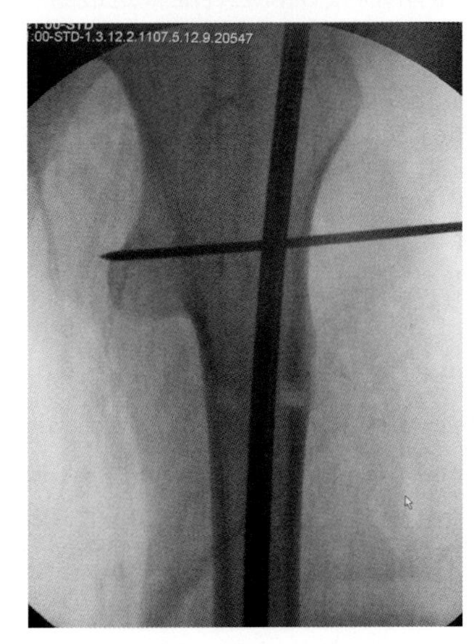

图 16-233 置入近端半针

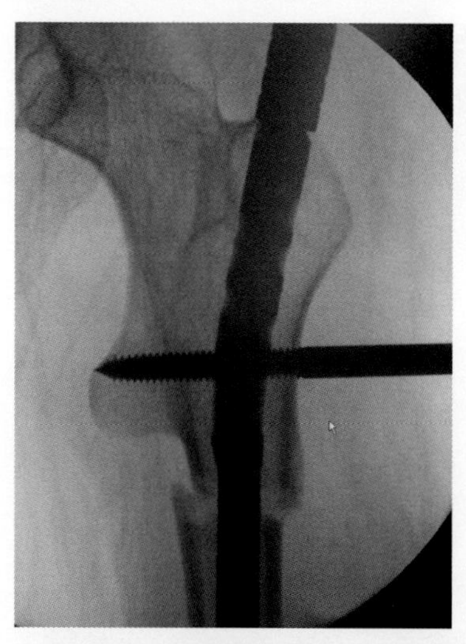

图 16-234 截断股骨后置入髓内钉

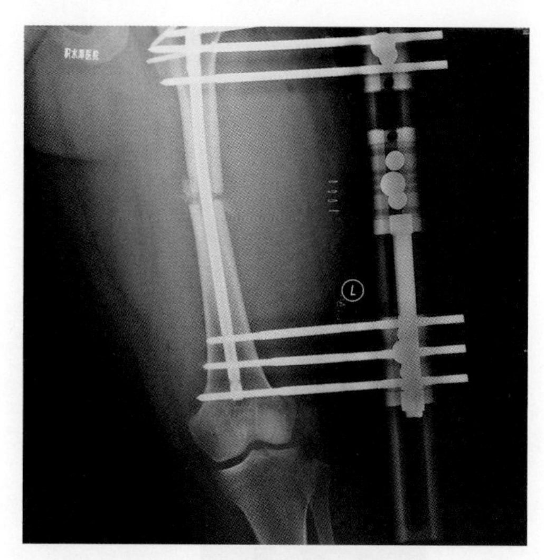

图 16-235 术后即刻 X 线片

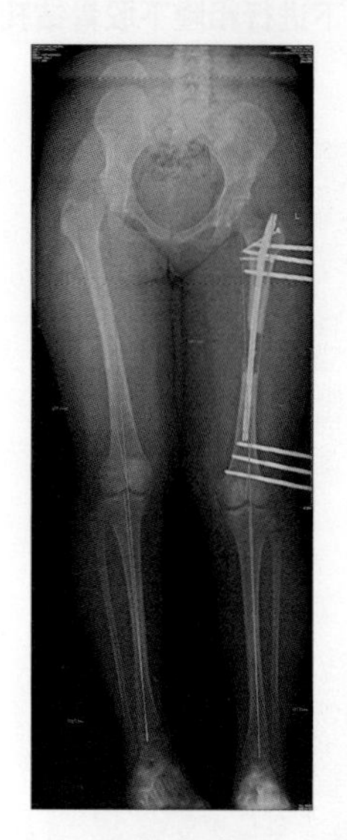

图 16-236 延长完成后，力线居中

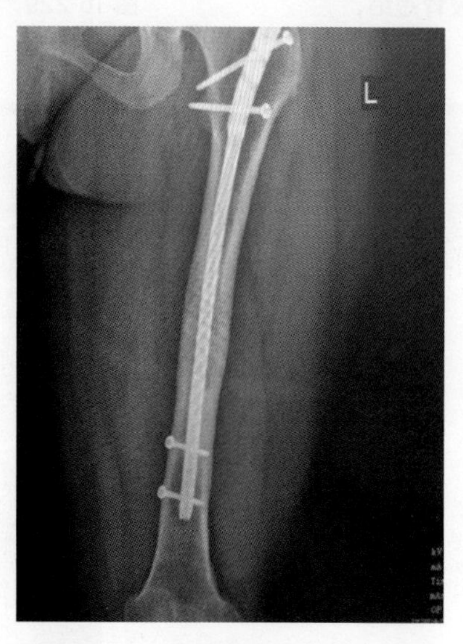

图 16-237 骨性愈合后正位 X 线片

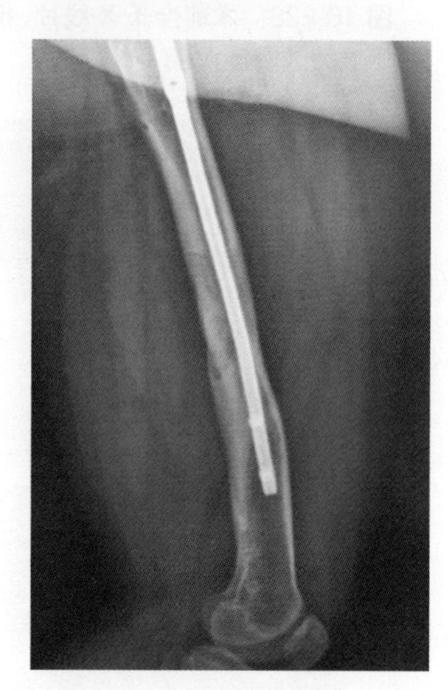

图 16-238 骨性愈合后侧位 X 线片

（六）手术要点

详尽的术前设计和工具准备是最重要的步骤；使用尽可能大直径的髓内针；骨延长方向的设计；外固定针避免与髓内钉接触；固定的两端至少各需要两枚外固定针；延长完成后将髓内钉锁钉置入，并拆除外架；骨延长部分出现双层皮质后可以完全负重。

外架结合内固定的延长术可以降低医患双方的工作量，需要术前仔细规划和对各种手术技术的深入了解，从而达到取长补短的目的，避免两种手术技术的并发症。

（顾建明）

主要参考文献

[1] MAHBOUBIAN S，SEAH M，FRAGOMEN A T，et al. Femoral lengthening with lengthening over a nail has fewer complications than intramedullary skeletal kinetic distraction［J］. Clin Orthop Rel Res，2012，470：1221-1231.

[2] ROZBRUCH S R，KLEINMAN D，FRAGOMEN A T. Limb lengthening and then insertion of an intramedullary nail：a case-matched comparison［J］. Clin Orthop Relat Res，2008，466：2923-2932.

[3] HERZENBERG J E，PALEY D. Femoral lengthening over nails（LON）［J］. Tech Orthop，1997，12：240-249.

[4] 刘波，赵俊会，田文，等. 先天性第四、五掌骨融合畸形的临床分型和和治疗策略［J］. 中华手外科杂志，2012，；28（6）：332-335.

第十七章 周围神经损伤显微修复

第一节 概　　述

一、周围神经的解剖与生理

（一）脊神经的解剖

每一节段脊神经都由感觉根（sensory root）[也称后根（posterior root）]与运动根（motor root）[也称前根（anterior root）]，在近椎间孔处汇合而成（图 17-1）。除了胸段，脊神经相互组合成丛，支配肢体或身体的某一特定节段，不再保留原始的肌节分布。

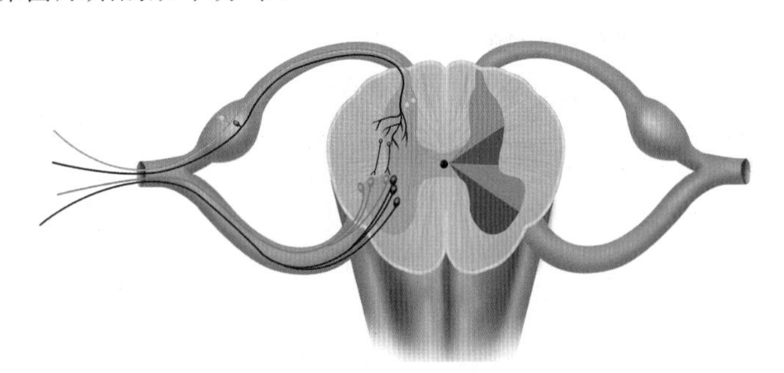

图 17-1　脊神经的解剖

共有 31 对脊神经从脊柱两侧离开各自的椎间孔分布到同侧躯干和肢体，包括 8 对颈神经、12 对胸神经、5 对腰神经、5 对骶神经和 1 对尾神经。

1. 脊神经的成分　典型的脊神经包含运动、感觉和交感 3 种神经纤维。

（1）运动神经纤维：脊髓前角细胞发出的神经纤维经由脊髓前外侧沟发出，形成运动根（前根），从而支配骨骼肌。

（2）感觉神经纤维：感觉纤维起于外周痛觉、温觉及触觉感受器，其神经元胞体位于膨大的后根神经节（posterior root ganglion），其轴突经后根进入脊髓的后外侧沟。进入脊髓后，负责本体感觉和精细触觉的纤维在薄束和楔束内上行，随后与位于薄束核与楔束核的第二级神经元形成突触连接。而负责痛觉、温觉和一般触觉的神经纤维在脊髓后角内换元后，经白质前连合交叉到对侧的脊髓丘脑束上行。两者最后都抵达丘脑的第三级神经元。

（3）交感神经纤维：交感神经系统的低级中枢位于全部胸髓和上腰段脊髓的中间外侧柱。其神经元轴突由 12 对胸神经和上 2 对腰神经的前根出脊髓，进入相应的脊神经，随后立刻分出白交通支离开脊神经，进入相应的交感神经节，在神经节内或沿椎旁交感链上行 / 下行若干节段后再形成突触，节后纤维形成灰交通支回到对应节段的脊神经。

2. 大体解剖　脊神经在出椎间孔后，即分为前后两支。后支向后分布于椎旁肌及附近的皮肤，支配椎旁肌运动及相应皮肤感觉。除上 3 对颈神经外，后支支配范围一般较小。

脊神经的主要成分沿前支形成丛或肋间神经。上 4 对颈神经前支形成颈丛；下 4 对颈神经及 T_1 神经前支形成臂丛；上 3 对腰神经前支和部分 L_4 神经的前支形成腰丛。部分 L_4 神经的前支和 L_5 神经及骶神经前支形成骶丛。

单个脊神经根所支配的皮肤区域称为 1 个皮节（dermatome）。胸部仍保留着节段性皮节分布，而由于肢芽的移行，颈中部皮节向上肢外侧移行，颈下部和胸上部皮节向上肢内侧移行。同样，腰骶部的皮节沿着下肢不同侧面排列。

3. 显微解剖　神经纤维或轴突是脊神经节细胞（感觉）、前角细胞（运动）或交感节后神经细胞的直接延伸。神经纤维根据是否有髓鞘包绕可以分为有髓鞘和无髓鞘神经纤维，感觉及运动神经内无髓和有髓纤维的比例大致为 4∶1。

数个无髓纤维被一个施万细胞包绕。在有髓纤维中，一个施万细胞旋转形成一个多层结构，由 1 个施万细胞包绕的一段有髓神经纤维称为 1 个结间段（internode），长度为 0.1～1.8mm。1 个施万细胞的末端和下一个施万细胞的起点汇合处髓鞘相对稀疏，称为结间隙（node cap）或郎飞结（node of Ranvier）。施万细胞和髓鞘包裹的轴突又被一层疏松的神经内膜（endoneurium）包绕。神经内膜形成包绕结构集合在一起形成一个神经束（fascicle）。每一束都被一层较致密的神经束膜围绕。全部神经束及其被覆的神经束膜被一层更致密的神经外膜包围，形成脊神经或周围神经（图 17-2）。

神经系膜是从神经外膜延伸到周围组织的疏松结缔组织，周围神经通过它获得血供。每一条神经既有外在的（节段性）血供，又有内在的（纵向）血供。神经外膜、束膜和内膜内有相当丰富的纵向血供，故一定长度的手术游离不会完全阻断其血供。

（二）周围神经内部结构

1945 年，Sunderland 将桡神经、正中神经和尺神经的内部结构或神经束的排列描述为纵贯神经全长的神经束不断分支与汇合的复杂网状结构（图 17-3）。尽管周围神经的近端束的排列非常复杂，但远端在其合并之前可以分离出较长一段距离。在外科医师要准确缝合神经而行神经内分离时，这个特点显得尤为重要。

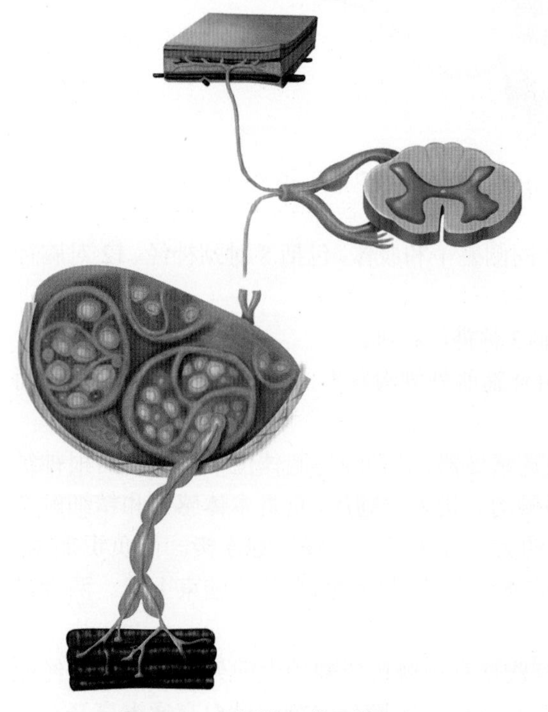

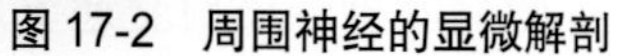

图 17-2　周围神经的显微解剖

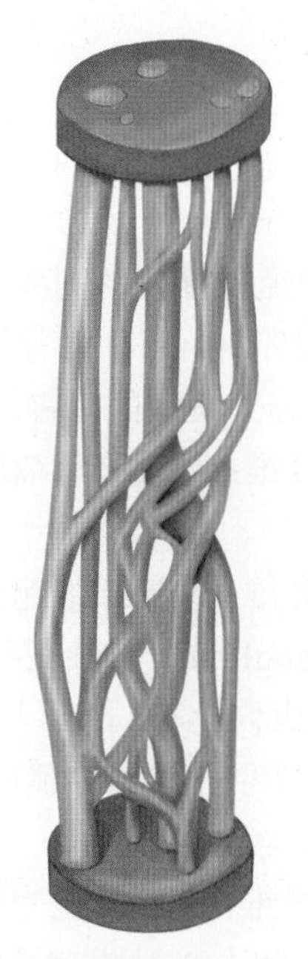

图 17-3　周围神经内部神经束不断分支与汇合的复杂网状结构

二、周围神经的变性与再生

神经损伤远端的变性过程称为继发性变性或 Wallerian 变性。神经损伤近端的变性过程称为原发性、创伤性或逆行性变性。感觉和运动神经变性过程所需时间不同，这与神经纤维的粗细及髓鞘薄厚有关。

在神经损伤的最初 3 天内，轴索的形态发生明显的改变。第 2～3 天，远段部分碎裂，随着细胞内液的丢失，细胞碎片开始皱缩，变为卵圆形或球形。髓鞘的裂解和皱缩与轴索的变性同步。第 7 天，大量吞噬细胞到达病变部位；施万细胞出现明显的有丝分裂，新生的施万细胞将填充原轴索和髓鞘所占据的区域。第 15～30 天，轴索的碎片基本清理完毕。

原发性（逆行性）变性的范围取决于近侧损害的程度，至少包括一个郎飞结，原发性变性与继发性变性在组织学上完全相同。神经元胞体的改变与神经元的类型、损伤与胞体的距离有关，距离愈近，胞体改变愈明显，主要表现为染色质溶解、胞体肿胀及细胞核移位。损伤后第 7 天，神经元胞体的这种反应较明显。损伤后第 4～6 周，神经元将出现死亡或恢复的迹象，胞体肿胀消退，细胞核移回中央，尼氏体再次聚集。

在神经变性的范围内，神经内膜内充满施万细胞，以待新生轴突长入。不论是有髓纤维还是无髓纤维，最初再生的轴突都是无髓的。如果神经内膜管及施万细胞没有受到损伤，再生的轴突可以沿原来的通道生长，依旧支配原来的终末器官。如果损伤严重，以至于神经内膜管及其所包含施万细胞均受损，那么从每个残端长入的上百个轴突就漫无目的地通过损伤区，长入神经外膜、神经束膜或周围组织，形成残端神经瘤或连续性神经瘤。

因此，如果神经内膜管完整、施万细胞鞘轻度损伤，则可获得良好的轴突再生和功能恢复。相反，若是整条神经离断、神经断端严重分离或再生纤维被大量瘢痕组织阻断，则几乎无法恢复功能。

三、周围神经损伤的原因和分类

（一）周围神经损伤的原因

周围神经损伤可由代谢性疾病、胶原病、恶性肿瘤、内源或外源性毒素及热、化学或机械性创伤引起。在此仅论述机械性创伤引起的周围神经损伤。

任何一个肢体损伤的患者均应检查是否存在肌肉骨骼、血管和周围神经损伤。

周围神经损伤常合并有骨关节损伤，一般而言，周围神经损伤与骨关节损伤为同一创伤所致。但有时，神经损伤是由移位的骨片、牵拉或手法整复引起。继发性神经损伤则起因于感染、瘢痕、骨痂或血管并发症，包括血肿、动静脉瘘、缺血或动脉瘤。

因此，在手术、手法整复、石膏固定和骨损伤恢复之后，同样应小心谨慎地检查有无继发性神经损伤。

在所有周围神经损伤中，桡神经损伤最常见。14% 的肱骨干骨折并发桡神经损伤。而在桡神经损伤中，33% 伴有肱骨中 1/3 骨折，50% 伴有肱骨远 1/3 骨折，7% 伴有肱骨髁上骨折，7% 伴有桡骨头脱位。

其次是尺神经损伤，占上肢周围神经与骨关节复合创伤的 30%。最常见于肱骨内上髁骨折，常继发于肘关节周围骨痂形成。

正中神经损伤再次之，约占 15%。最常见于肘关节脱位，其次见于腕及前臂损伤后腕管内正中神经损伤。

腋神经牵拉伤见于约 5% 的肩关节脱位。腓总神经损伤绝大多数在腓骨颈处，继发于胫腓骨骨折或膝关节脱位。胫骨近端骨折和踝关节周围损伤可造成胫神经损伤。

在骨盆骨折的患者中，不到 3% 合并有腰骶丛分支的损伤，有 10%～13% 的髋关节后脱位引发腰骶丛分支的损伤。

（二）周围神经损伤的分类

Seddon（1943）提出的神经损伤分类曾被普遍接受，不过现在已经很少使用。他将神经损伤分为如下 3 类：

（1）神经失用（neurapraxia）：指周围神经较轻的挫伤或卡压，轴突保持完整，伴有髓鞘的局部节段性轻度水肿或破裂。神经传导功能暂时中断，但数天或数周后可完全恢复。

（2）轴突断裂（axonotmesis）：指较为明显的损伤，轴突断裂，远端发生 Wallerian 变性，但施万细胞和神经内膜管保持完整。可有自发的神经再生和良好的功能恢复。

（3）神经断裂（neurotmesis）：指更为严重的损伤，神经结构完全离断或为广泛的撕裂伤及挤压伤。轴突、施万细胞及神经内膜管完全断裂，神经外膜和束膜也遭受不同程度的破坏。此类损伤一般不会有明显的自然恢复。

Sunderland（1951）提出了更加实用的神经损伤分类方法。这种分类更贴近临床，每种程度的损伤都提示神经解剖学损害和相应的预后改变。Sunderland 将周围神经损伤由轻至重分为Ⅰ～Ⅴ度。不同的损伤程度代表不同层次的结构损伤：Ⅰ度为髓鞘损伤，Ⅱ度为轴突，Ⅲ度为神经内膜管及其内容物，Ⅳ度为束膜，Ⅴ度为整个神经干。具体内容如下：

（1）Ⅰ度损伤：Ⅰ度损伤与 Seddon 的神经失用相似，损伤部位的神经传导中断，但轴索并没有断裂，亦不发生 Wallerian 变性，神经功能通常在数日或数周内完全恢复。

在功能上，通常运动功能较感觉功能受影响更重。感觉功能障碍最常见为本体觉，其后依次为触觉、痛觉和温觉，交感神经最不易受影响。感觉障碍一般会持续数日，恢复的次序与上述顺序相反，即交感神经最快恢复，其次是痛觉和温觉，最后是触觉和本体觉。

与存在 Wallerian 变性的损伤不同，此种情况下，损伤近端与远端的运动功能将同时恢复；而存在 Wallerian 变性者，越靠近端的运动单位恢复神经支配越早。

Ⅰ度损伤既没有轴索损害也没有轴索再生，因此也就不存在逐渐向远端移动的 Tinel 征，神经功能最终可以完全恢复。

（2）Ⅱ度损伤：Ⅱ度损伤时，神经轴索明显断裂，损伤远端发生 Wallerian 变性，近端 1 个或多个节间段发生变性；神经内膜管尚保持完整，为轴突再生提供了完好的解剖通路。

Ⅱ度损伤可能造成永久的神经损伤，这与神经细胞体死亡数目相关，越近侧的损伤，神经细胞死亡越多。永久损伤造成神经支配区域的运动、感觉或交感神经功能的完全丧失。运动功能沿神经走行从近到远依次恢复。通常，Tinel 征沿着神经的走行以每个月 2.5cm 的速度向损伤远端移行。Ⅱ度损伤的患者一般最后可达到满意的功能恢复。

（3）Ⅲ度损伤：Ⅲ度损伤时，轴索和神经内膜管断裂，但束膜完整。由于内膜管遭到破坏，神经内膜管内的瘢痕组织可能阻碍轴突的再生，使再生的轴索走向“歧途”，不再沿着原本的路线生长。

大多数Ⅲ度损伤的患者神经支配区域的运动、感觉和交感神经功能完全丧失。由于再生轴索需要更长的时间穿过损伤区域的瘢痕，因此功能丧失持续的时期比Ⅱ度损伤要长得多。可有明显的运动功能恢复，但最终仍会存在不同程度的运动或感觉功能障碍。Ⅲ度损伤通常也存在 Tinel 征的移行，但和Ⅱ度损伤不同，往往不能达到令人满意的功能恢复。

（4）Ⅳ度损伤：Ⅳ度损伤时，轴突和神经内膜管均断裂，但可部分神经外膜和神经束膜尚存，并未发生神经干完全离断。

损伤后逆行性变性更为严重，神经元胞体死亡率更高，幸存神经元的数量较Ⅲ度损伤明显减少。损伤处的神经纤维完全由瘢痕组织取代，阻碍再生的轴突长入远端。再生的轴突穿过神经束膜和神经外膜的缺损，向周围组织漫无目的地生长，因此Ⅳ度损伤时不会出现 Tinel 征移行。除非手术治疗，否则Ⅳ度损伤一般不会自发出现明显的功能恢复。

（5）Ⅴ度损伤：Ⅴ度损伤时，神经干完全离断，并有不同长度的神经缺损，仅见于开放性损伤。一般早期手术探查即可确诊。再生轴索自行跨越缺损段完成桥接的可能性几乎为零，因此除非合理的手术治疗，功能恢复的可能性也几乎为零。

（6）Ⅵ度损伤或混合性神经损伤：部分神经干离断，仍连续的部分可以是Ⅳ度损伤、Ⅲ度损伤、Ⅱ度损伤，抑或在极少见的情况下是Ⅰ度损伤。神经干上出现连续的神经瘤。恢复的情况视各部分损伤程度不同而定。

四、周围神经损伤的诊断与检查

肢体严重损伤后，首要的目标常是抢救生命，保存肢体。疼痛常常使患者难以配合检查，如果条件许可，应做一些简便的检查以判断肢体主要神经是否损伤。例如，在上肢损伤时，小指尖的痛觉丧失提示尺神经损伤；示指尖的痛觉丧失提示正中神经损伤；做搭便车的手势时不能伸展拇指常提示桡神经损伤。同样，在下肢损伤时足底的痛觉丧失提示坐骨神经或胫神经损伤；而踇趾和足不能背屈提示腓总神经或坐骨神经损伤。这些检查快速、省时，通常可作为有效的筛选方法。不过，肌腱或肌腹损伤可能使这些检查失去意义。

检查周围神经损伤时，必须准确掌握神经的走行、肌支发出的位置及所支配的肌肉，了解神经支配的常见解剖变异非常有用。还要熟悉各神经支配的不同感觉区，以及哪些区可能出汗减少或无汗、哪些区皮肤电阻可能增加。运动丧失的检查非常重要，只有触到或看到所检查的肌腱或肌腹，才可能检查准确。若单凭对动作的分析判断神经供应是否完好无损，就可能因为替代动作或假动作而出现错误。例如，即使支配拇对掌肌的神经完全离断，对掌肌已经麻痹，许多患者仍能完成拇指对小指的对掌运动；即使桡神经支配的肌肉完全麻痹，仅靠单纯地屈曲手指即可部分伸直腕关节；即使肌皮神经完全离断、肱二头肌瘫痪，由于肱桡肌的替代作用，肘关节仍可有力地屈曲。检查时触及拇对掌肌、腕部伸肌腱、肱二头肌腱或肌腹即可避免此类误诊。有些肌肉不能用视诊或触诊检查，如蚓状肌、拇短收肌和除第 1 骨间背侧肌以外的骨间肌。每条神经都支配多块肌肉，在大多数情况下可以通过检查这些肌肉得到正确的诊断。

（一）临床查体

1. 肢体姿势　观察肢体有无畸形。桡神经损伤腕下垂；尺神经伤出现“爪形手”，即第 4、5 指的掌指关节过伸，指间关节屈曲；正中神经伤出现“猿手”；腓总神经伤出现足下垂等。如时间过久，可发生关节挛缩等改变。

2. 运动功能的检查　Highet 推荐的肌力量表已被普遍接受。根据此量表，将肌力分为如下各级：0 级，完全麻痹：1 级，肌肉颤动：2 级，肌肉收缩：3 级，肌肉能对抗重力收缩：4 级，肌肉能对抗重力和阻力收缩：5 级，与对侧相比肌肉能正常收缩。

3. 感觉功能的检查　检查痛觉、触觉、温觉、两点区别觉及其改变范围，判断神经损伤程度。一般检查痛觉及触觉即可。注意感觉供给区为单一神经或其他神经供给重叠，可与健侧皮肤比较。实物感与浅触觉为精细感觉，痛觉与深触觉为粗感觉。神经修复后，粗感觉恢复较早、较好。感觉功能障碍亦可用六级法区别：0 级，完全无感觉；1 级，深痛觉存在；2 级，有痛觉及部分触觉；3 级，痛觉和触觉完全；4 级，痛觉和触觉完全，且有两点区别觉，唯距离较大；5 级，感觉完全正常。

（1）Tinel 征：用手指或叩诊锤沿损伤神经走行轻轻叩击可引出 Tinel 征。患者感觉在损伤神经的分布区（不是叩击区）有短暂的麻刺感，这种感觉应持续数秒。检查应从远端到近端延伸。Tinel 征阳性是一种假定的证据，表示没有获得完整髓鞘的再生轴芽正在沿着神经再生的进展。近端的阳性反应消失，可能是因为神经再生髓鞘包裹越好。少量感觉纤维再生也可引起 Tinel 征阳性，所以 Tinel 征的存在不能认为是运动纤维再生的绝对证据，也不能认为必将出现明显的感觉恢复。

（2）发汗试验：周围神经内的交感纤维最能耐受机械性创伤。受损周围神经自主区内有出汗现象在某种程度上可打消检查者的顾虑，提示该神经并未完全断裂。证明出汗的方法很简单，用 +20 透镜的检眼镜观察皮肤汗珠。

（二）电生理检查

电生理检查具有客观、灵敏以及无损伤的优点。常用的电生理方法有针极肌电图、神经传导速度、体感诱发电位及时间强度曲线。通过这些检查可以确定神经损伤与否、损伤位置、严重性和预后。电生理检查的另一个用处是，在考虑肌肉转位的最佳策略、肌腱切开之前，或在为中枢和周围神经病变患者注射肉毒杆菌毒素时，应用动态肌电图进行评估。当考虑神经阻滞或消融时，用电刺激可获最佳神经定位。一般来说，神经传导速度检查和针极肌电图检查都可用于常规神经损伤评估，因为其获得的信息可以互补。

（三）磁共振神经成像

MRI 可以在损伤后立即对神经的完整性进行精确评估，为手术决策提供有价值的信息，也可以用于识别神经内和神经周围的损伤。磁共振扩散张量成像（DTI）能够无创性定量评估周围神经变性及再生过程，联合神经纤维束示踪成像技术（DTT）可追踪神经纤维束的方向、排列、髓鞘脱失等信息。3.0T MR 扫描仪行 3D-CISS 及 3D-STIR SPACE 序列可清楚地显示周围神经，对确定周围神经病变的范围和程度有着较好的应用价值。

（四）神经B超

超声具有直观、无创及动态观察的特点，尤其是高频超声对软组织的分辨率大大增加，使用高频线阵探头可清晰地显示主要周围神经的分布、走行，粗细及其与周围组织的解剖关系。周围神经多与血管相伴行，应用彩色多普勒显示血管，易于寻找与其相伴行的神经。周围神经损伤声像图有以下表现：①周围神经断裂：神经线性强回声完全中断，受伤区表现为无回声或低回声；②神经瘤形成：神经呈椭圆形瘤样增粗，瘤体内部表现为低回声，与周围组织界限模糊，神经束状强回声在瘤体内中断消失；③外部组织压迫：如软组织、骨痂、瘢痕或内固定、淋巴结卡压，表现为神经走行弯曲，但神经外膜清晰可见或受压区线性回声部分消失、中断与周边肌腱组织难以鉴别。

（五）其他辅助检查

1. 皮肤电阻测试　它是一种检查自主神经损伤的方法，检查时使用 Richter 皮肤电阻计。自主区无汗表现为电流通过时电阻增加。邻近有神经支配区电阻正常，当外界温度升高时，正常区皮肤的电阻进一步降低，而失神经支配区不受影响。Richter 皮肤电阻计所标出的范围，大致接近所观察神经的自主区。

2. 电刺激　长期以来，许多研究者和临床医师使用多种方法通过完好的皮肤施加电刺激。感应电流刺激实用价值不大，因为神经支配正常的肌肉可能对此电流没有反应。另外，如果神经损伤后 3 周仍对感应电流有反应，在大多数情况下肌肉能随意收缩，该检查并不能提供其他的信息。直流电刺激对确定时值和强度 - 时间曲线有用。这些结果常能提供神经损伤后失神经支配的早期证据，有助于跟踪神经再支配的进展情况，后者很难用其他方法检测。

第二节　周围神经损伤的治疗

一、周围神经损伤的非手术治疗

（一）一般性康复治疗

臂丛神经及各分支损害均可造成上肢和手部运动、感觉障碍，影响手的功能。因此，康复治疗对恢复肢体功能有着极其重要的作用。

1. 第Ⅰ期　损伤后早期（1～3 个月）。

（1）病情特点：需明确诊断，正确判断神经损伤的部位、性质、程度，从而选择正确的治疗方案。

（2）康复要求：抗感染、消除炎症，加速水肿吸收，减少神经受压，促进神经再生，活动关节、止痛，预防肌肉挛缩，减轻萎缩状况。

（3）具体措施：①抗炎药物、活血消肿药物、营养神经药物的应用。②物理疗法：红外线、激光、低频电疗仪、神经肌肉治疗仪的应用。③外固定支架、动力支架、石膏、夹板、支具等。④手功能多样训练、推拿等。⑤定期检查肌电图，以观察神经修复状况。

2. 第Ⅱ期　损伤后中期（4～12 个月）。

（1）病情特点：在术后早期，炎症、水肿已消退，但尚未完全恢复肢体功能，或出现肌萎缩现象，感觉、运动神经尚未恢复，肢体挛缩加重，各关节出现僵硬等。

（2）康复要求：需要防止肌肉萎缩和增强肌力，改善关节僵硬和肢体挛缩，加快刺激神经，促进神经再生，使手功能及早康复。

（3）具体措施：①服用营养神经的药物。②物理疗法：可促进局部血液循环，改善局部营养和促进神经再生；辅助手功能的神经肌肉电刺激等。③加强肢体关节被动活动的手法推拿，使关节舒松，改善粘连和僵硬。④用牵引和渐进性抗阻力法使挛缩肢体拉开，增大活动度和增强肌力。⑤配合术前、术后选择性做各种训练，以适合肌腱、肌肉转移和代偿等需要。⑥用矫形器，如动力支架，各种塑形夹板保持肢体良好位置和预防肢体变形。

3．第Ⅲ期　损伤后晚期（12个月后）。

（1）病情特点：多数病例已进行各种手术，期待损伤神经的功能恢复，少数病例因长期保守治疗，肢体萎缩及僵硬严重。

（2）康复要求：①促进神经再生，防止肌肉萎缩是该期康复的主要任务。②在功能恢复的基础上进行职业训练，为重返社会进行准备。

（3）具体措施

1）服用营养神经的药物。

2）物理疗法：应用神经肌肉电刺激仪。

3）做上肢各关节的渐进性抗阻力运动。

4）感觉训练

A．早期训练

a．触觉定位：将软胶棒压于掌上，或来回移动。患者注视压点，以视觉来协助判断压点位置，然后闭上眼睛受压点的触感，如此反复练习。

b．精细触觉：利用不同质素的物料（较为粗糙的）反复摩擦皮肤来增加分辨能力。

B．后期训练

a．形状辨别：循序渐进地训练患者分辨不同大小和不同形状的物品，达到较细密的感觉恢复。

b．日常物品辨别：把10种常用的物品，如钥匙、小针、钱币等放于患者前面，指导其闭上眼睛把它们逐一放入另一器皿中，并且辨别其种类及名称。

（二）药物治疗

1．治疗疼痛的药物

（1）非处方药

1）口服非处方药：主要有对乙酰氨基酚和非甾体抗炎药（NSAID）。对乙酰氨基酚可以用于治疗周围神经损伤本身，以及术后轻至中度的疼痛及发热，但是对乙酰氨基酚的抗炎作用弱。NSAID，如阿司匹林、布洛芬、酮洛芬和萘普生等，可以缓解疼痛、水肿，并具有较强的抗炎作用，其中布洛芬、萘普生等还具有退热作用。

2）外用非处方药：外用药物是指直接涂抹在皮肤上的乳霜、软膏、凝胶、乳液或贴剂，可缓解神经疼痛和炎症。药物的成分需要通过皮肤吸收，从而缓解局部疼痛。

用于治疗周围神经损伤疼痛的两种主要外用药物是长效局麻药（如利多卡因贴剂）和镇痛药（如辣椒碱制剂）。

（2）处方药：有些原本用于控制其他疾病的药物还是有效的止痛药。例如：许多抗抑郁药物除了可缓解抑郁症，还可以缓解慢性疼痛，同时能改善睡眠质量，这可能有助于减轻疼痛。这些药物包括：

1）三环类抗抑郁药，如阿米替林。

2）选择性5-羟色胺再摄取抑制剂（SSRI），常见的用于治疗神经疼痛的SSRI包括帕罗西汀、氟西汀、舍曲林、氟伏沙明。

3）5-羟色胺和去甲肾上腺素再摄取抑制剂（SNRI），如度洛西汀、文拉法辛。

4）5-羟色胺受体调节剂，如萘法唑酮、曲唑酮。

5）α_2受体激动剂，替扎尼定和可乐定。有研究表明，替扎尼定可有效治疗紧张型头痛、背痛、神经性疼痛和肌筋膜疼痛；可乐定已被用于治疗对其他治疗方法无反应的神经疼痛。

6）糖皮质激素：糖皮质激素是效果显著的抗炎药，可用于缓解与神经刺激和炎症相关的严重疼痛；可以口服，或直接注射到疼痛的部位。例如，局部注射糖皮质激素可以缓解腕管综合征的麻木和疼痛症状，但是要注意糖皮质激素局部注射并不能根治疾病，也不能改善疾病的预后。

7）COX-2抑制剂，如塞来昔布、罗非昔布。

8）阿片类药物，用于缓解严重和慢性疼痛。在其他止痛药不起作用时，可以选择使用阿片类药物。阿片类药物通常与其他药物联合使用，如抗抑郁药、抗惊厥药和非麻醉止痛药。阿片类药物是最强的止痛药，如长期使用有产生耐药性和成瘾的风险。常用的阿片类药物包括可待因、氢可酮、氢吗啡酮、哌替啶、美沙酮、吗啡和羟考酮等。

2. 促进神经再生的药物

（1）外源性神经营养因子：外源性神经营养因子可经轴突逆行转运至神经元胞体，与相应受体结合后发挥其生物学效应。此类药物包括神经生长因子（nerve growth factor，NGF）、脑源性神经营养因子（brain derived neurotrophic factor，BDNF）、碱性成纤维细胞生长因子（basic fibroblast growth factor，bFGF）、睫状神经节营养因子（ciliary neurotrophic factor，CNTF）等。NGF促进周围神经的再生已得到广泛证实，是神经损伤后常用的辅助治疗药物之一。

（2）神经节苷脂：神经节苷脂的化学成分为含唾液酸的寡糖链和神经酰胺，广泛存在于周围神经的髓鞘。外源性神经节苷脂进入体内，可促进周围神经再生。神经节苷脂在神经再生早期可促进轴突发芽，后期可促进神经纤维发育成熟。有研究证实，外源性神经节苷脂既能促进神经再生，又可介导外源性NGF发挥生物效应。

（3）维生素B族：维生素B族通过加速神经纤维再生所需的蛋白质、磷脂等的合成，促进神经再生。常用的有维生素B_1、维生素B_6、维生素B_{12}等。甲钴胺是甲基维生素B_{12}，其较维生素B_{12}更易进入神经元，参与胸腺嘧啶核苷的合成，促进叶酸的利用和核酸代谢，参与脂质的代谢。神经损伤早期，甲钴胺可防止有髓神经纤维脱髓鞘改变，减轻神经缺血缺氧、水肿等继发性损害，临床已广泛应用。

（4）免疫抑制剂：他克莫司（FK506）促进神经再生的强大作用，近年来引起了人们的关注。FK506具有广泛的免疫抑制效果，在临床上多用于抑制肾移植术后的免疫排斥反应，近年来研究表明FK506在神经元保护及神经营养方面有重要作用。目前，局部应用FK506缓释膜片等给药方式已开展动物实验，不过尚未在临床获得广泛应用。

（5）中医药：中医认为，对神经损伤的治疗主要体为补虚、活血化瘀、清热化痰等。国内学者研究发现，怀牛膝、鹿茸、银杏叶、人参、黄芪、当归、丹参、红花等有一定程度的神经保护作用。

二、周围神经损伤的手术治疗

（一）周围神经损伤手术治疗的原则

1. 手术指征

（1）臂丛神经开放性损伤、切割伤、枪弹伤、医源性损伤等，应早期探查，手术修复。

（2）臂丛神经对撞伤、牵拉伤、压砸伤，如已明确为节前损伤者应及早手术。

（3）在下述情况下节后损伤可考虑手术探查：①保守治疗3个月后功能无明显恢复者；②跳跃式功能恢复者，如肩关节功能未恢复，而肘关节功能先恢复者；③功能恢复过程中3个月无任何进展者。

（4）产伤：出生后3～6个月内肱二头肌无明显功能恢复者或功能仅部分恢复，即可进行手术探查。

2. 术前准备　除一般术前常规检查外，臂丛神经损伤患者尚应做如下特殊检查，以利于手术方法的选择及并发症的防治。

（1）膈神经的功能状态测定：①X线胸透与胸片了解膈肌活动及抬高情况：膈神经移位后效果与膈神经功能状态有直接关系，严重臂丛神经损伤常伴有膈神经损伤，因此术前应有正确判断，并观察肋骨、肋间隙情况。②电生理检测。③肺功能测定：对于选择多组神经移位的病例术前应了解肺功能状态，对选择手术方式有重要意义。膈神经移位后早期均有不同程度的肺功能影响，这些影响虽不产生临床症状，但对肺功能已有损害者，特别需同时进行多根肋间神经移位者，更应谨慎。常规做如下肺功能检查：肺活量（VC），总肺活量（TLC），功能残余量（FRC），最大通气量（MVV）。

（2）副神经功能状态的测定：副神经也是临床常用的移位神经，其功能状态可通过如下方法测定。①耸肩功能：观察患者耸肩时肩部的抬高水平及斜方肌与肩胛提肌的双重收缩是否出现皱纹；②肌电图检查：是否有失神经电位。

（二）神经修复手术

神经修复手术的切口比其他外科手术的切口都更为重要，每个切口均应尽可能沿着神经走行延伸，向损伤的近端和远端充分延长。显露损伤部位时，必须首先从损伤部位近端探及正常神经，然后向远端暴露。

1. 神经内松解术　在探查神经时，应当尽可能多地保留完整的神经外膜及正常的神经，以便后续进行神经内松解以及神经部分或全部缝合。一般可以从损伤的近端纵向切开神经外膜，注意切口不要距离神经损伤部位的边缘0.5cm以上，否则一旦需要做神经缝合，就要牺牲更多的正常神经。对损伤的远端亦是如此。

切开的神经外膜可用尼龙线向两侧牵开，将其充分游离。如有必要，可用尖刀或宝石刀做神经束锐性分离，可也使用显微弹簧剪帮助神经束分离，但要注意神经束间存在丛状或网状的纤维交通，小心保护。如果大多数神经束尚完整，并可以与神经瘤分开，则不需要进一步手术。不然，可以切除神经瘤后进行神经缝合。做神经内松解时必须使用放大镜或显微镜，以免损伤正常的神经组织。

2. 神经缝合技术　不锈钢丝和单丝尼龙线等人体组织反应小、不可吸收的缝合材料已在神经缝合中得到广泛应用。此外，放大镜或手术显微镜、合适的显微器械及精细操作都是缝合神经所必不可少的。关于神经外膜及神经束膜缝合方法孰优孰劣，临床证据尚不充分，至今仍无定论。外科医师选择哪种方法取决于其所受训练和经验。在神经外膜的层面，应当采用神经外膜束膜联合缝合，而对神经内大的神经束，则采用神经束膜缝合。但是神经束膜缝合并不是每次都能完美开展，因为只有整齐地横断神经断端后，两侧神经束方能准确匹配，即使如此，两断端的神经束数也可能不相等。因此，建议在下列情况下采用神经束膜缝合：①神经束足够大，缝合后可以保证神经束对位；②两断端神经束的排列不匹配，如果直接行外膜缝合，将导致轴突的无效再生；③在神经断端，每一神经束都是由占据恒定位置的、形成某个特定分支的神经纤维组成，如腕部的正中神经。

3. 神经外膜缝合　①显露并小心解剖神经两断端，判断是否可以在无张力条件下直接缝合断端。②用锐利的宝石刀切除断端神经瘤，也可使用锐利的显微手术剪。③以1mm间隔连续切除神经断端，直到断面呈现正常的神经束（应当用手术显微镜判定）。④如果怀疑断端仍有瘢痕，冷冻切片会有所帮助。应当保留一些组织切片以便回顾，并借以判定预后。如果远端有胶质瘤，或近端超过1/3为神经瘤，可再做修整。⑤使用明胶海绵或凝血酶制剂控制手术区域出血。⑥必要时，可以改变肢体姿势以减小神经张力。⑦用8-0或9-0单丝尼龙线在神经断端两侧各缝一针牵引线，使神经两断端对拢，然后观察神经表面血管走向以及神经束的形态和位置，以判断神经是否扭曲旋转。⑧在需要缝合的部位下放1个皮片形成视觉对照。⑨通常用8-0或9-0的单丝尼龙线进行缝合。第1针一般缝在神经外膜的后面或深面，并且应当保留足够长的缝线，便于随后翻转神经。接着在神经的其余3个象限缝合另3针，也要保留足够长度的缝线。⑩尽可能准确地判断是否有神经束的扭结或偏离。然后用8-0或9-0的尼龙线完成神经外膜间断缝合（图17-4）。用4根象限引线翻转神经，确认缝合满意（打结不应过紧，以神经束不外露，外膜不内翻为度）。⑪闭合伤口前，去除神经断端的悬吊线。⑫为了确定术后肢体可以安全运动的范围，可将肢体做幅度有限的运动，观察随姿势变化时缝合部位的张力。

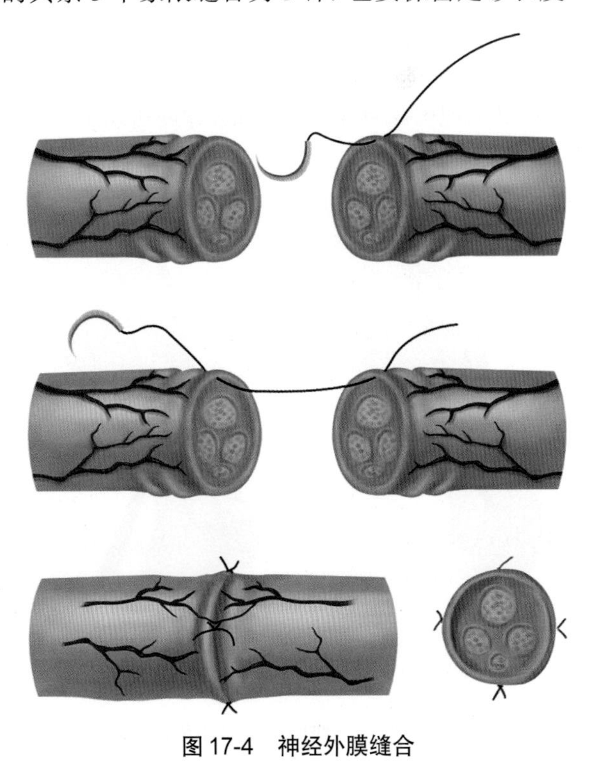

图17-4　神经外膜缝合

4. 神经束膜缝合　①要实施神经束膜缝合，术者必须能够熟练操作手术显微镜，还必须能够轻松而快速地使用10-0缝线。②按神经外膜缝合方法显露神经损伤部位，切除神经断端。③同样避免两神经断端位置旋转。④用放大镜或显微镜协助辨别两断端对应的神经束。纵行切开神经近侧和远侧的外膜（各5mm范围以内），显露神经束；用9-0或10-0单丝尼龙线间断分别缝合神经束。每根神经束需缝合1～2针（图17-5）。⑤若神经由多根小神经束组成，可将几束作为一组缝合（束组缝合），每个束组需要2～3针。⑥神经束匹配对合恰当后，用尼龙线间断缝合神经外膜；如果神经束缝合牢靠并且没有张力，则不需要神经外膜缝合，以减小术后的纤维化。

5. 神经束间移植（改良 Millesi 法） ①保持肢体于伸直位，可避免术后移植的神经束有张力。②显露神经方法同外膜缝合。从外观正常的组织处开始，解剖并显露神经远、近断端。从神经外观正常处切开断端的神经外膜。从两侧的神经残端环形切除一圈神经外膜。③应用手术显微镜从神经的正常部分开始做神经内解剖，分别从远、近端向胶质瘤和神经瘤解剖。尽力鉴别大的神经束及较小神经束的束组。④如遇神经内纤维化，在纤维化开始处分别横断神经束或神经束组。这时在每侧神经断端可以见到不同长度的4～6个神经束或神经束组。放松止血带，用生理盐水纱布压迫伤口。⑤确认相应的神经束或神经束组。损伤越靠近断端，越难确定神经束组。测量两侧神经断端间神经束和神经束组间的缺损以估计所需的移植神经长度。每个大的神经束或神经束组都需一段移植神经；移植神经的长度应比需要修复的全部缺损长10%～15%。⑥移植神经可取自腓肠神经、隐神经、股外侧皮神经、前臂内侧和外侧皮神经、前臂背侧皮神经、桡神经浅支、尺神经背侧支及肋间神经。多数情况下可使用腓肠神经。供体神经截断后，其近端应当可回缩至筋膜或肌肉下，以尽可能地避免痛性神经瘤形成。⑦如选用腓肠神经，可在外踝后方做一短横切口，显露腓肠神经。仔细剥离腓肠神经和小隐静脉，小隐静脉位于该神经的浅后方，牵拉神经可确定其在小腿的走形。沿腓肠神经走行另做多个横切口，以进一步解剖。如果需要切取长段神经，可用单一纵向切口（图17-6）。解剖时应小心避免损伤神经干。⑧横断神经，任其近端回缩至小腿近端筋膜下。关闭小腿切口，在进行余下手术操作时用生理盐水使移植神经段保持湿润。⑨切除移植神经段两断端多余的脂肪，将神经分割成段，使每段长度和神经断端间的神经束或神经束组间的缺损相匹配。在手术显微镜下，将每段移植神经放入相应的神经束间，用1根10-0单丝尼龙线将每段移植神经的外膜与神经束或神经束组的神经束膜固定。⑩如肢体已处于伸直位，移植神经没有张力，单线缝合即可（图17-7）。⑪仔细止血，闭合伤口，不放置负压吸引管。

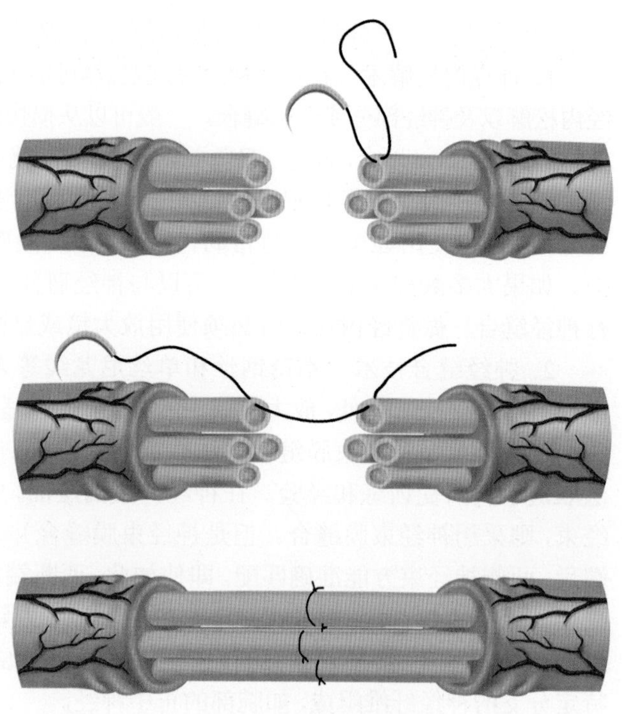

图 17-5 神经束膜缝合

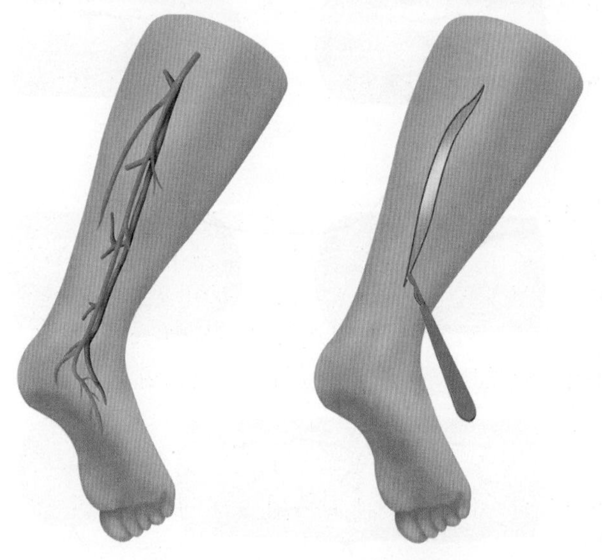

图 17-6 腓肠神经及小隐静脉

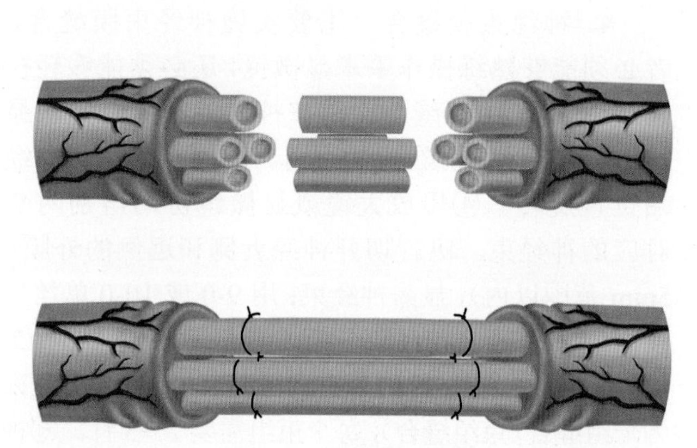

图 17-7 束间神经移植

三、常见周围神经卡压症的手术治疗

（一）胸廓出口综合征

1. 概述　臂丛神经和/或锁骨下动静脉在胸廓出口处受压所致的症候群称为胸廓出口综合征。在胸廓出口处，以下异常结构或病变可造成对臂丛神经的压迫。

（1）颈肋：颈肋是造成臂丛神经受压最常见的病因之一。颈肋可以见到如下四种类型：

1）第7颈椎横突过长；

2）单纯游离颈肋突出4～5cm；

3）通过软组织或韧带与第1肋骨相连；

4）完全性颈肋（即与第1肋骨形成骨性融合）。

（2）斜角肌病变：如先天性斜角肌纤维束带，或颈部外伤后，斜角肌痉挛肥厚及纤维化所致。前中斜角肌挛缩会造成斜角肌间隙狭窄及第1肋骨抬高而卡压臂丛神经，而且前中斜角肌起点处交叉纤维肥厚、增生形成索带，卡压在椎孔出口处的臂丛神经根。另外，小斜角肌也是臂丛神经下干卡压最重要的因素。

（3）肋锁间隙的病变：锁骨骨折后对臂丛神经及锁骨下动脉、静脉压迫及第1肋骨的先天性畸形。锁骨下肌的异常也可以引起本病。

（4）胸小肌止点处的病变：胸小肌肌腱在上肢外展位时，受肩胛骨喙突止点处压迫腋动脉、静脉及臂丛神经所致。通常此病发生在睡眠时，习惯于上肢处于外展位者或从事职业的需要长时间迫使上肢处于外展位者（如理发师、教师、网球运动员等）。

（5）Sibson筋膜卡压：异常肥厚的Sibson筋膜造成下干或胸神经根的卡压。

上述5种原因是胸廓出口综合征的主要原因，其中以斜角肌病变所致占第一位，颈肋次之，胸小肌、肋锁间隙病变、Sibson筋膜卡压均较少见。

针对上述病因，胸廓出口综合征的手术治疗主要包括：①颈肋等解剖异常切除。②第1肋骨切除（当其参与卡压和牵拉臂丛神经时）。③前中斜角肌切断。④胸小肌肌腱松解。⑤锁骨上受卡压神经松解。

2. 适应证　①神经系统症状、体征严重者（剧痛、感觉消失或肌萎缩明显）；②出现血管（动脉与静脉）压迫体征者；③X线片有骨性异常者；④Adson试验（斜角肌压迫试验）阳性者；⑤经保守治疗3个月无效者。

3. 手术方法

（1）术前准备：完善一般神经系统检查、Adson试验等特殊检查。完善影像学检查：颈椎正侧位片、胸片、CT等，了解有无骨性异常；锁骨下动脉造影，了解有无锁骨下动脉压迫及压迫位置；MRI，了解有无软组织索带、肥大斜角肌等。完善神经电生理检查。

（2）麻醉及体位：采用全麻，患者取仰卧位，避免使用沙袋或过度扭转患者头部以防止对臂丛的牵拉；避免局部使用长效的麻醉药物，以便术中进行神经刺激。

（3）手术方法

1）斜角肌切断：适用于Adson征阳性者或术中发现斜角肌有异常索带者。20世纪60—70年代手术时单纯切断前斜角肌，但经过较长时间随访，术后疗效不佳，优良率仅占27%～48%。疗效不高的主要原因与前斜角肌不是唯一的压迫因素有关，往往因长期前斜角肌痉挛可引起中前斜角肌挛缩，促使第1肋骨抬高，而造成臂丛神经下干的压迫，故单纯前斜角肌切段目前已淘汰，必须同时切断中斜角肌或切除第1肋骨更为彻底。对于上干型TOS，除切前中斜角肌外，应注意在颈5、6神经根部有无交叉纤维或索带的压迫。

2）颈肋及颈椎横突切除：一旦颈肋或第7颈椎横突过长，出现TOS症状即有手术指征，术中除切除颈肋及过长的横突外，应特别注意颈肋及横突的游离端往往有异常索带或小斜角肌与第1肋骨相连，术中彻底切除这些索带十分重要。

3）第1肋骨切除：是目前治疗胸廓出口综合征的最广泛、最有效治疗方法，有效率达90%左右。

A. 第 1 肋骨切除的指征：无骨性异常；Adson 征阴性，术中斜角肌无异常索带；症状以臂丛神经下干受压为典型表现者。

B. 第 1 肋骨切除手术入路

a. 锁骨上入路：Murphy（1910 年）首先应用该入路切除第 1 肋骨治疗臂丛神经压迫症，术后症状完全缓解。

b. 肩胛旁后侧胸廓成形切口入路：Clagett 提出应用该入路切除第 1 肋骨，但术中要切断斜方肌、菱形肌、背阔肌，同时对血管暴露不易，术后瘢痕较大，常有疼痛，故较少应用。

c. 进胸切除第 1 肋骨：在第 4 肋骨间隙进入胸腔，切除第 1 肋骨，但生理变化大，血管暴露不佳，故很少应用。

d. 锁骨下前侧胸膜外切除第 1 肋骨：Nelson（1967 年）提出该入路。自第 1 肋软骨处做一小切口，暴露第 1 肋软骨并切除后，沿第 1 肋软骨做弧形切口，游离第 1 肋骨后直到根部，用特殊肋骨咬骨钳切除第 1 肋骨。

e. 经腋切除第 1 肋骨：Ros 首先应用该入路，获得了满意的疗效。该入路的优点有：操作简易，血管神经暴露清楚，不需切断肌肉，直视下可切除第 1 肋骨，术后功能及外形影响少，是目前广泛应用的入路。注意事项如下：①第 1 肋骨切除应充分，从横突外 1cm 至肋软骨；②第 1 肋骨切除后，锁骨与第 2 肋骨之间的间隙，应容纳一手指，否则应切除第 2 肋骨中段；有雷诺现象者，应做交感神经节切除，亦可同时做颈肋切除及血管内栓塞摘除术。

f. 锁骨上下联合切口切除第 1 肋骨：从此入路切除第 1 肋骨，能充分暴露臂丛神经及锁骨下动、静脉，彻底切断前、中、后斜角肌或切除颈肋及过长的第 7 颈椎横突。手术方法简单、安全、疗效可靠、并发症少。

C. 第一肋骨切除手术方法（图 17-8，图 17-9）：

a. 麻醉：全麻。

b. 体位：仰卧，肩下垫枕，头转向健侧，显露颈根区。

c. 切口：锁骨上一横指做平行锁骨横切口约 10cm，并从锁骨中点转向第 2 肋间隙下缘胸骨柄处。

d. 显露：沿切口切开皮肤、颈廓肌。在镀骨上部牵开肩胛舌骨肌，牵开或结扎颈横动静脉，以显露前中斜角肌、臂丛神经及异常骨性突出物，并通过前中斜角肌或小斜角肌切断，显露第 1 肋骨后端。寻找压迫因素：仔细探查前中斜角肌内及其间有无先天性束带及小斜角肌、斜角肌有无挛缩，颈部有无其他；了解颈肋及第 7 颈椎横突与臂丛神经血管之间的关系。在锁骨下部，自锁骨及胸骨柄处切断胸大肌附着处，继而切断锁骨胸锁乳突肌，在锁骨近胸骨处将锁骨下静脉游离后，用拉钩向近端牵拉并保护之，即显露第 1 肋软骨端。

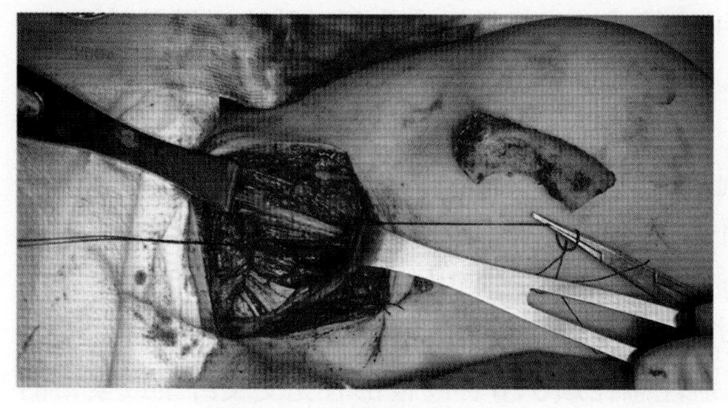

图 17-8 切除的第 1 肋骨

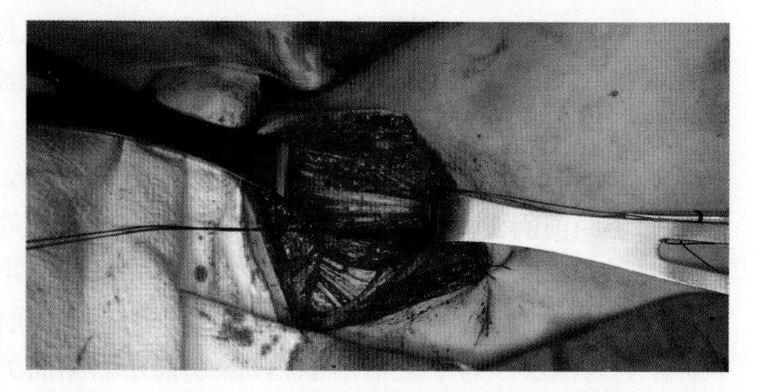

图 17-9 切除第 1 肋骨后，臂丛神经深面压迫解除，神经束明显抬高

e. 切除第 1 肋骨：在锁骨下切口内，肋软骨交处做肋骨骨膜下剥离，以咬骨钳咬除第 1 肋骨 0.3～0.5cm，使肋骨与胸骨柄分离。以组织钳咬住游离肋骨端，在肋骨前后面做骨膜下剥离，直达锁骨上切口

内。在此操作过程中，前中斜角肌止点即被切断。在锁骨上切口内将臂丛神经向内外侧牵拉，分别在肌腹处切除前中斜角肌部分肌腹。在锁骨上切口内暴露第1肋骨后半部，做骨膜下剥离，用咬骨钳在第1肋骨横突处咬断后，第1肋骨整段即可取出。注意臂丛神经及锁骨下动、静脉是否仍受到其他软组织因素的压迫，应特别注意前中斜角肌在切除第1肋骨后是否松弛，并观察残存第1肋骨与颈8、胸1神经之间的关系，上抬手臂后，第2肋与锁骨间应可容纳一指宽。必要时做颈8、胸1神经根周围组织彻底松解及神经鞘膜切开减压。

f. 缝合切口：应仔细止血，检查胸膜有无破口，有则修补，必要时做胸腔负压引流。在臂丛神经下干神经鞘内注入醋酸氢化可的松5ml。术后做上肢贴胸位绷带固定3天，10天后拆线，并服用神经营养药物，有血、气胸者应做相应处理。

（二）肘管综合征

1. 概述　肘管综合征是肘部尺神经卡压症。病因一般是：①尺侧腕屈肌两头之间的腱膜压迫。②肌肉变异：滑车上肘后肌起于鹰嘴的内侧缘和附近的肱三头肌腱，止于内上髁；在肘管后越过尺神经，是肱三头肌内侧部分的延伸。一旦存在此变异，即可成为肘管的一部分，并加强了尺侧腕屈肌两个头之间的腱膜。③Struthers弓形组织：此弓起自肱肱三头肌内侧头的浅层肌肉纤维，止于内侧肌间隔。它可以直接压迫神经或使尺神经受到牵拉伸展、摩擦。④尺神经反复性“脱位”或“半脱位”。⑤肘关节类风湿滑膜炎。⑥陈旧性创伤，如肱骨内上髁骨折不愈合、肘外翻、增生性关节炎等。⑦腱鞘囊肿。

2. 临床表现

（1）症状：起病缓慢，往往在外伤后几周才出现尺神经受压的症状，有些患者没有外伤史。表现为患肢无力、沉重感、易疲劳等症状。随着活动量的增加而症状逐渐加重，出现环、小指的感觉迟钝和刺痛，手和前臂尺侧疼痛，并可牵涉上臂的内侧，甚至腋窝和乳房，任何抬高上肢的活动，都会使症状加重。

（2）体征：下列检查有参考价值，检查时双侧对比。

1）环指、小指指腹的感觉检查：用示指尖轻叩双指相应的指腹，健侧感觉明显而患侧迟钝。

2）小鱼际肌有无萎缩。

3）手指内收、外展功能检查：骨间肌、小指展肌及拇收肌的肌力及手指夹纸试验均应做双手对比。

4）尺侧腕屈肌及环小指指深屈肌肌力。

5）肘以下前臂上部肌萎，较重者前臂上端尺侧凹陷。

6）肘下3cm处尺神经有Tinel征。

7）尺神经沟内尺神经的压痛、增粗感以及有无尺神经半脱位。

8）尺侧一个半指的掌、背侧感觉障碍。

（3）特殊检查：肌电图检查有助于诊断。患者尺侧腕屈肌、小指展肌、第1背侧骨间肌的肌电图检查可以出现失神经电位。此外，运动和感觉神经传导速度的延长有助于诊断，可逐段检查尺神经的传导速度并准确定位。但正常的电生理检查结果并不能完全排除肘管综合征。

3. 鉴别诊断　①腕尺管综合征：由于尺神经在腕尺管不同平面受到卡压，可以表现为部分或全部尺神经所支配的手内肌功能障碍及尺侧一个半指的感觉障碍。但环、小指背侧的感觉和尺神经所支配的手外在肌功能是正常的。②胸廓出口综合征：临床上除表现为尺神经支配区功能感觉障碍外，常伴有前臂内侧皮神经支配区的感觉障碍。③颈椎节段的脊髓病变：不会表现为单一的尺神经症状，甚至还可有下肢的感觉、运动障碍以及病理反射。肌电图、MRI等检查有助于鉴别。

4. 治疗　肘部压迫和牵拉因素同时存在，影响局部神经内循环，造成充血、水肿，随后成纤维细胞浸润。当神经已形成纤维化，即使做神经前移或松解也不能使症状消失，所以延迟手术效果不良。

（1）神经松解术：因尺侧腕屈肌二头之间的腱膜压迫或Struthers弓压迫，从尺神经沟中点向远侧6cm切开尺侧腕屈肌二头之间的腱膜压迫或向近端松解Struthers弓形组织及肱内韧带，即使尺神经周围有粘连者，亦可适用。它操作简单、手术创伤轻，并能取得满意效果。但尺神经沟有骨质增生或松解后活动肘关节有尺神经脱位者不适用。

（2）尺神经前置术：又分皮下前置、肌下前置和肌内前置。对于尺神经有反复半脱位、脱位或滑车上肘后肌切除尺神经松解后有明显脱位者、骨关节有明显改变者、病程长且术中尺神经肉眼观正常、原因不明者主张尺神经前置。

前置时神经的近端尽量高位暴露，从内上髁起至少要游离 8cm，否则可能引起继发性尺神经炎。肌下前置可以将前臂屈曲旋前肌群内上髁起点处 Z 形切开，尺神经前置于肌内或肌下，将切开的肌肉延长缝合；或将前臂屈曲旋前肌群从内上髁处切开，向下翻转尺神经前置后，将切开的肌群再缝回内上髁前远端缘；亦有人将内上髁连同其附着的肌肉一并凿开向下翻转，神经前置后缝合内上髁骨膜或用克氏针固定骨片。

笔者推荐采用皮下前置术式，皮下前置时如遇到支配尺侧腕屈肌的运动支分支部位较高或肌支进入肌肉的距离较短，会影响尺神经前移的程度，为防止继发性牵拉性神经炎，需做干支分离。对于有明显的手内在肌萎缩，或术中见尺神经有局限性狭窄及触摸质地坚韧者，在前置的同时需做神经束间松解，尺神经前置后屈肘 45° 位石膏外固定 2～3 周。

5. 手术步骤　尺神经前置手术切口设计，切口注意避免损伤前臂内侧皮神经。

一系列重要的肘部皮下筋膜：肘上肌间隔、覆盖在尺神经之上的肘管筋膜、旋前圆肌内 T 形的筋膜、分隔旋前圆肌和尺侧腕屈肌的筋膜以及尺侧腕屈肌边缘的筋膜。这些结构都必须松解或者切除，以游离和转位尺神经（图 17-10～图 17-12）。

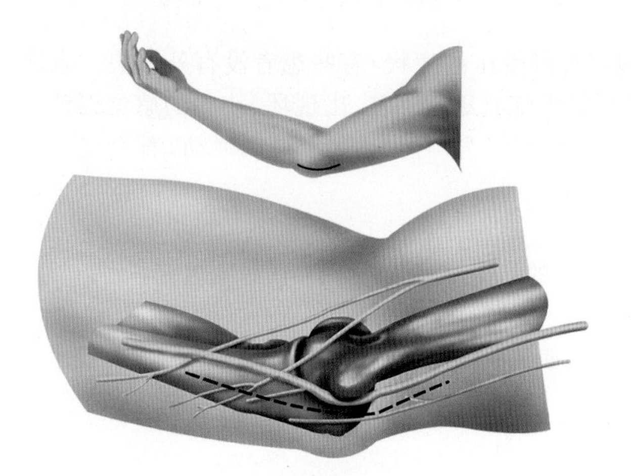

图 17-10　尺神经前置术手术切口

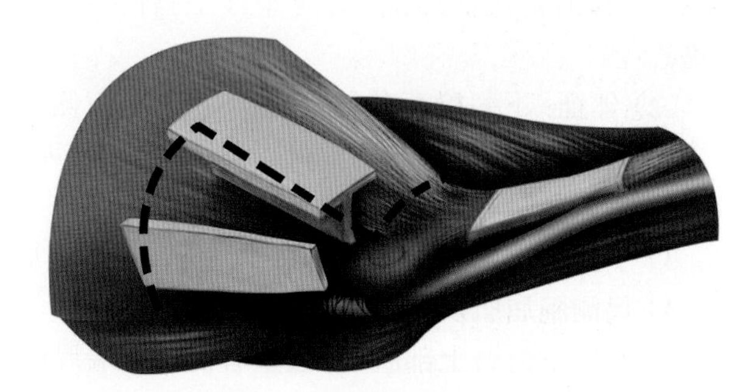

图 17-11　重要的肘部皮下筋膜

辨认旋前圆肌的起点，并顺着肌肉的方向将其上筋膜切开成两半。垂直于这个筋膜的切口和尺侧腕屈肌边缘的切口，做一新的切口，这样就得到了一个远端的筋膜瓣。垂直于旋前圆肌筋膜上的这个切口和旋前圆肌近端的游离缘做第二个新的切口，这样就得到了一个近端的筋膜瓣（图 17-13～图 17-15）。

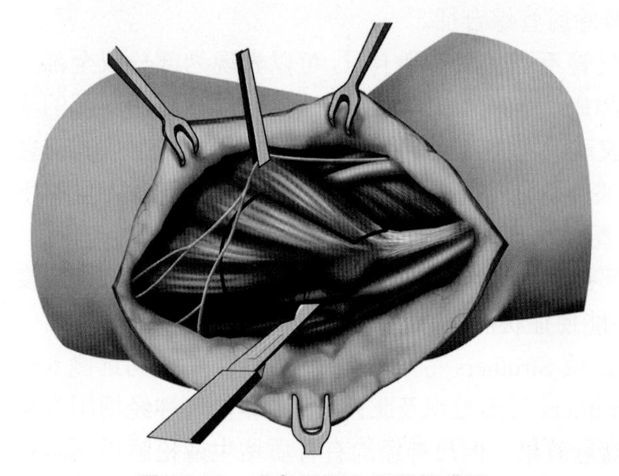

图 17-12　准备近端和远端筋膜瓣

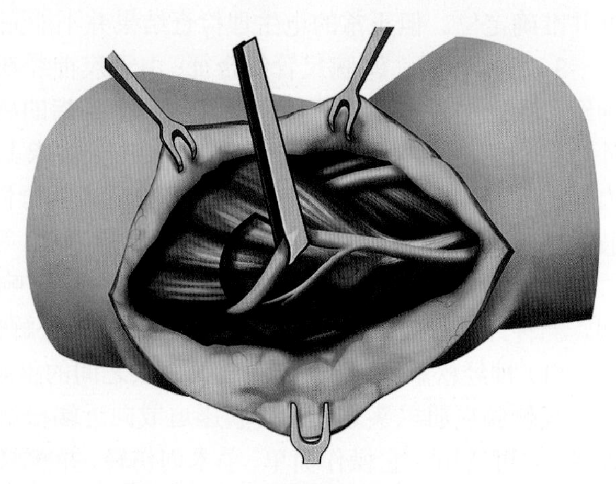

图 17-13　向近端松解尺神经运动支

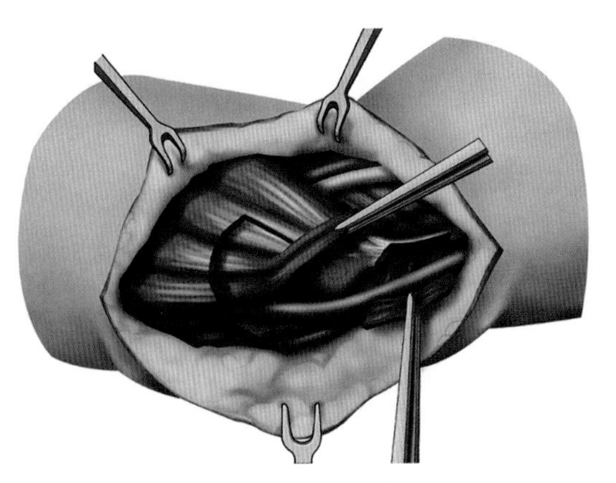

图 17-14　切除肌间隔

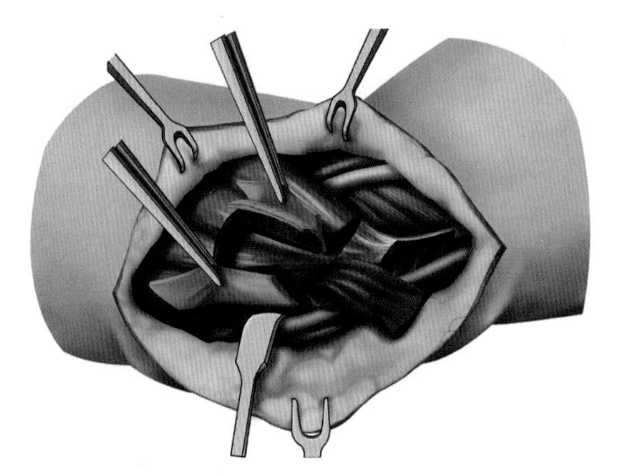

图 17-15　切断 T 形筋膜结构

提起远端的筋膜瓣，可以看到一个 T 形的筋膜结构。从这个筋膜结构的边缘切下旋前圆肌。随后锐性切断这个筋膜结构，并切除分隔旋前圆肌和尺侧腕屈肌的筋膜。提起近端的筋膜瓣，并把旋前圆肌向近端切开至肱肌的水平，但是远端保留一部分旋前圆肌。将筋膜瓣缝合，保持筋膜瓣松弛的状态。止血，放置负压引流，有条件可放置局麻药物泵，随后缝合皮下和皮肤（图 17-16～图 17-19）。

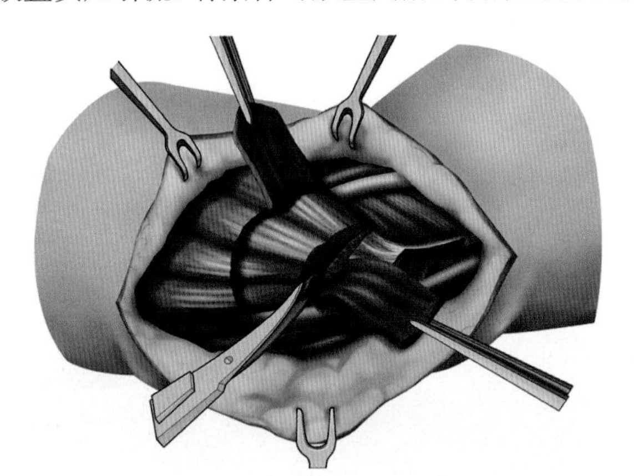

图 17-16　切开旋前圆肌近端

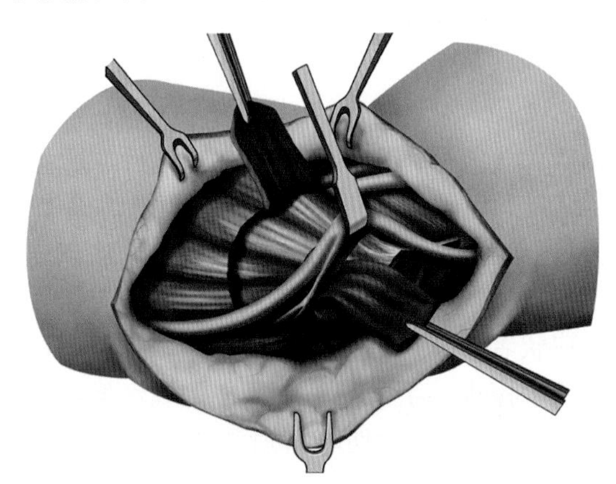

图 17-17　将尺神经无张力地转位至前方

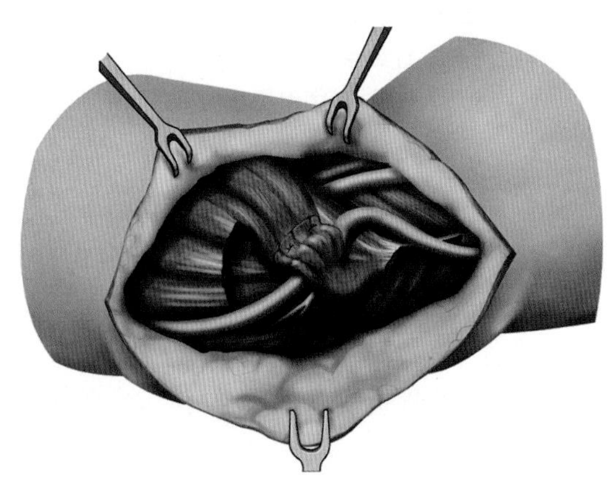

图 17-18　止血、缝合

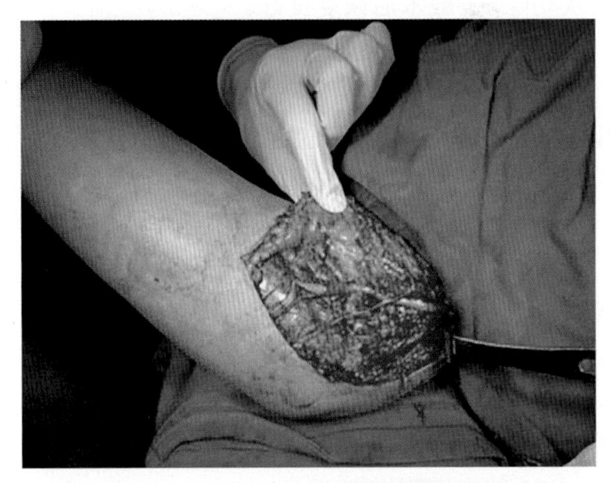

图 17-19　右肘管切开尺神经松解前置术手术照片
（本图来自复旦大学附属华山医院手外科）

（三）腕尺管综合征

1. 概述　腕尺管综合征是尺神经在腕部 Guyon 管处发生卡压所造成的疾病。病因主要有：①创伤：有反复的创伤史者，以及经常握持把柄的劳动者或棒球、高尔夫球运动员。亦可见于腕掌部骨折、脱位，如钩骨骨折、第 4 和 5 掌骨骨折、腕掌关节掌侧脱位、豌豆骨骨折等。②腱鞘囊肿：一般起于三角钩骨关节，文献报道腱鞘囊肿压迫而引起的占 28.7%。③肿瘤：如脂肪瘤、血管瘤等。④纤维束带、腱弓压迫。⑤解剖异常：有掌长肌异位肌腹、尺侧腕屈肌肥大副掌肌、小指展肌、小指短屈肌及掌短肌的变异引起腕尺管综合征。尺神经本身的变异亦可引起第 1 骨间肌和拇收肌瘫痪。⑥其他：如尺动脉栓塞、屈肌腱类风湿关节炎、色素沉着绒毛结节性滑膜炎、水肿压迫等引起者均有报道。

2. 临床表现　本病多见于中年男性，其临床表现随尺神经受压的平面而异，Packer 将其分为七种类型：①除小鱼际肌外，其他由尺神经支配的手内在肌无力或瘫痪，但感觉正常。说明压迫平面在尺神经小鱼际肌分支以远。②尺神经支配的手部所有内在肌无力或瘫痪，但感觉正常。说明病变在尺神经深支小鱼际肌分支的近侧很短的一段范围内。③单纯尺侧一个半指感觉障碍，无运动障碍。病变在尺神经浅支。④尺神经支配的手部内在肌无力或瘫痪，同时伴有掌尺侧一个半指感觉障碍。说明病变在神经干或深浅交叉处。⑤除小鱼际肌以外的手部尺神经支配的内在肌及感觉功能障碍。此类临床上很少见。⑥除小指展肌以外的所有尺神经支配的手内在肌瘫痪。说明病变局限于小指展肌分支以远的深支。⑦单纯拇收肌和第 1 骨间肌瘫痪。

3. 诊断及鉴别诊断　当骨间肌和第 3、4 蚓状肌瘫痪时，临床可出现"爪形手"畸形。但环、小指背侧皮肤感觉正常，此点很重要。因为该处是由尺神经手背支支配，它由前臂远端分出，绕经尺骨尺侧及背侧达背尺侧一个半指的皮肤，不经腕尺管，因此临床上不受影响，这也是与肘关节以及前臂部尺神经病变的主要鉴别点。

如疑有钩骨骨折，除拍摄正侧位 X 线片外，还需拍摄腕管位X线片，以确认有无钩骨骨折。肌电检查尤其是感觉和运动传导速度的测定有助于明确诊断。

4. 治疗　对于有职业创伤史者，排除创伤因素后可使症状缓解或做局部封闭治疗。对于有腕部骨折而引起症状者，如 3～4 周后仍无好转，或无明显诱因者均应手术探查。手术取小鱼际桡侧缘经横纹至腕上的 S 形或直切口，手术切除压迫神经的异常纤维束带或小指屈肌的腱弓以减压（图 17-20），并探查局部有无肿物，如有应一并切除。对于因钩骨骨折引起的，则将骨折块切除，一般术后恢复良好。

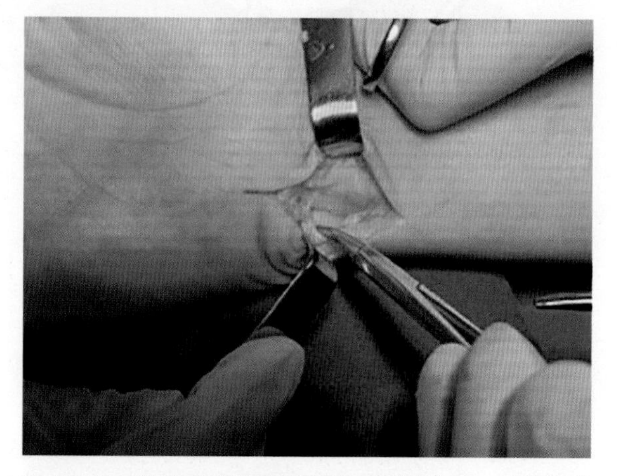

图 17-20　取小鱼际桡侧腕横纹至腕上切口，手术切除压迫神经的异常纤维束带

（图片来自复旦大学附属华山医院手外科）

（四）腕管综合征

腕管综合征是神经卡症中最常见的一种，是由于正中神经在腕部受到压迫而造成鱼际肌无力和手部正中神经支配区的疼痛、麻木及进行性的大鱼际肌萎缩。

1. 病因　任何腕管内压力增高均可引起正中神经受压、缺血而造成正中神经功能障碍。

（1）腕管的容量减少：①月骨脱位：指月骨本身脱离与桡骨、腕骨的正常毗邻关系而发生移位。Watson-Jones 在月骨脱位的 20 例中有 10 例正中神经麻痹。而 Sunderland 研究的 365 个正中神经损伤中有 66 例系月骨脱位造成的。②腕部骨折：常见的有伸直型桡骨下端骨折、腕部骨折及骨折脱位以及 Barton 骨折等。Phalen 在 439 例 645 只手的腕管综合征中，发现因局部骨折引起的有 27 例。③腕和腕间关节进行性增生性关节炎。④腕横韧带增厚。

（2）腕内容物增加

1）肿瘤：如脂肪瘤、血管瘤、正中神经的纤维脂肪增生等。

2）腱鞘囊肿。

3）腱滑膜炎

A. 结核性滑膜炎。

B. 淀粉样沉淀：骨髓瘤可引起滑膜和腕横韧带的淀粉样沉积而造成腕管综合征。Bastan 用紫外线荧光显微镜和特殊的组织化学方法，包括用碱性刚果红染色、甲苯胺蓝（toluidine blue）和硫黄色素丁（thioflavin），发现87例正中神经减压术中2例有淀粉样沉积。

C. 非特异性滑膜炎：可因腕部活动过大、时间过长而引起。Tanzer认为腕管综合征的近侧部分在伸屈腕时造成压力增高，而远侧部分只有在伸腕时压力才增高，由于反复地使用手，肌腱、神经在腕管内摩擦而水肿、增厚，从而产生症状。Yamaguchi在显微镜下检查200例腕管综合征患者，发现71.8%属于非特异性滑膜炎。

D. 类风湿腱滑膜炎：一般认为腕管综合征中非特异性炎症与特异性炎症的比例为2∶1。Phalen在181次手术滑膜活检中发现，符合类风湿滑膜炎者占35%。

4）急性感染：William报道1例继发于前臂化脓性感染的腕管综合征。

5）解剖异常：指浅屈肌肌腹过长肌腹延伸过远端、蚓状肌肌腹过高侵入腕管或异位的肌肉通过腕管的掌长肌腱等都会造成正中神经的压迫。正中神经本身的解剖变异造成腕管综合征者亦有报道。

6）正中动脉压迫：正中动脉即正中神经的滋养血管。Chalmers在165例腕管综合征松解中发现有粗大的正中动脉10例，占6%。由于正中动脉栓塞导致正中神经压迫者者亦有报道。

7）外伤或血友病引起的腕管内出血、正中神经内血肿或自发性血肿，也可造成腕管综合征。

8）生理改变：由于大部分是妇女，并接近绝经期，有的因妊娠而出现该病或使症状加重。这种情况往往是双侧的，应考虑是内分泌和水钠停滞因素。

9）其他：如肢端肥大症、黏液性水肿、钙盐沉积、软骨石灰沉着症等引起者都有报道。

2. 病理　病理改变的基础是正中神经暂时或永久的压迫性缺血，开始表现为神经水肿性肿胀和充血，术中发现腕横韧带的近端呈神经瘤样改变，形状如梨，其球状部分在韧带的近端，而其尖细的远端进入腕管的近1/3段。Phalen在212例手术中发现有神经瘤样变者占45例，而大多数在腕横韧带的近、中1/3处神经呈一个狭窄的收缩，其远端有萎缩性变性。在腕管内的正中神经由于压迫性缺血造成神经内的纤维化，神经轴突的压缩和髓磷脂的消失，最后神经干转化为纤维组织，其神经内膜管消失并被胶原纤维代替，成为不可逆性改变。

3. 临床表现　①病史：本病多见于40岁以上的妇女，儿童发病者偶有报道。女∶男=2～4.5∶1，双侧发病者占1/3～1/2。而双侧发病中女∶男高达9∶1。由于正中神经受压，桡侧三指产生疼痛和麻木，而以中指显著。在症状开始时，往往表现为指端的感觉障碍。手掌的感觉一般正常，因为正中神经的掌皮支在前臂的下端发出，在腕横韧带的表面经过。手指的疼痛以夜间更明显，常有半夜痛醒或麻醒史，疼痛也可向肩肘放射。手部活动后疼痛好转或静脉淤血消失。静脉淤滞是造成症状的因素。睡眠和不活动使血管扩张和静脉淤滞以此来解释夜间疼痛。屈侧滑膜内血管充血增加了腕管的容量，而屈肌腱的主动活动可因机械性地减少静脉充血而使病状缓解。②体征：腕以下感觉的客观检查无阳性发现，也可出现拇短展肌及拇对掌肌的肌力减弱或麻痹，进一步造成大鱼际肌萎缩。少数病史长者可出现神经营养性改变，如拇、示指发绀，指尖萎瘪坏死，间歇性发白和发绀或萎缩性溃疡。Tinel征：在检查时轻叩腕部正中神经即有Tinel征，可放射至手部；如检查者用拇指压迫腕部正中神经也会造成手部正中神经支配区的麻、痛感。压腕试验（Phalen征）：屈肘、前臂上举、腕完全屈曲，做持续快速的伸、屈指活动约1分钟造成正中神经支配区麻木。因为屈腕位时做屈指活动，造成指屈肌腱将正中神经进一步挤向腕横韧带，使正中神经症状加重。但对平时有麻木者不必做此试验。止血带试验：在上臂缚一个气性止血带将压力加至收缩压以上维持1～2分钟，使上臂疼痛和麻木现象加重。这是腕管内正中神经被刺激和受压部分比正常神经更易缺血的缘故。但其阳性率不是很高。

4. 诊断及鉴别诊断　典型的临床症状和体征者，诊断并无困难。对诊断有疑问时，肌电图检查特别是神经传导时间的测定有一定的帮助。观察运动纤维的电传导，从腕掌侧至拇短展肌和拇对掌肌，正常潜伏期应<5ms，而在腕管综合征时，其传导时间延长可达20ms。Johnson等在38例患者中测定其平均传导时间延迟8.4ms。传导时间延长对诊断有重大的意义，但正常者不能排除腕管综合征，因为病程短者其传导时间可以正常。在鉴别诊断方面，需与颈椎病、胸廓出口综合征、脊髓肿瘤、多发性神经炎、多发性硬化征、旋前圆肌卡压征等相鉴别。

5. 治疗

(1) 非手术治疗：早期病例症状较轻，夜间屈腕位疼痛者可用石膏托、支架保护。腕关节于中立位轻度背伸位 1～2 周或用曲安奈德 2m 加 1% 普鲁卡因 2ml 腕管内封闭，但不要注射在正中神经内。每周 1 次，一般 2～3 周为一个疗程。如第一次注射无效，则不必再注射。对于绝经期妇女患者，由于腕管内结缔组织肿胀、渗液而压迫的病例，用利尿剂后亦能有所缓解。

(2) 手术治疗：对于病程长，已有肌肉萎缩者，经保守治疗无效或临床疑有肿瘤压迫者则需手术切开腕横韧带减压，并探查病因、测量腕横韧带的厚度、排除增生的腱周滑膜，探查腕管底部有无肿物或骨性突起。Garland 认为腕至大鱼际肌的潜伏期>4.5ms 者需手术松解，并观察到在术后 1 年内，临床及肌电图表现均能恢复正常。手术切口一般采用小鱼际肌桡侧缘的弧形切口(图 17-21)，并向腕侧做 S 形延长，这样可以避免损伤正中神经掌皮支，因为掌皮支起自腕上 5～6cm 正中神经的桡侧，在桡侧腕屈肌腱与掌长肌腱之间下行，在腕横韧带浅层进入手掌，在腕管远端分出几个分支支配手掌三角区皮肤。如采用大鱼际肌尺侧缘的纵 S 形切口，就容易损伤掌皮支的分支。将掌长肌腱及桡侧腕屈肌腱向两侧牵开后，即可显露正中神经及腕横韧带。腕横韧带的牵开应在其尺侧进入，因为约有 23% 的返支穿过腕横韧带的桡侧进大鱼际肌。术后腕稍背伸位石膏托固定 3 周。

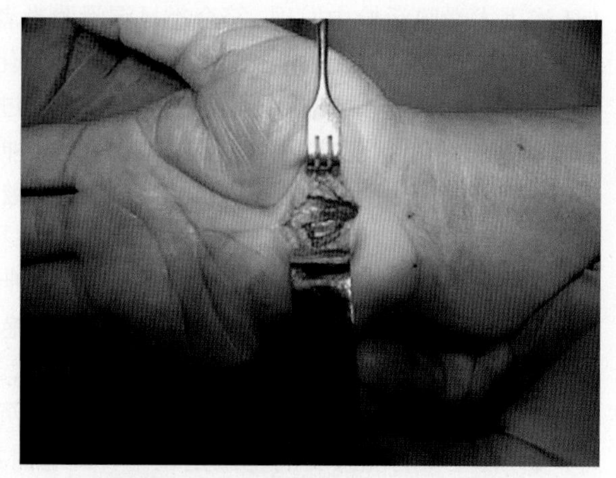

图 17-21 打开的腕管及其内正中神经
(图片来自复旦大学附属华山医院手外科)

对于术前有大鱼际肌萎缩、麻痹者，术中见神经局限性狭窄明显或单纯腕横韧带切开术后失败者，可用显微外科技术进行正中神经束间松解术，以解除神经内瘢痕压迫，而正中神经的背侧不予松解，以保护神经的微循环。术后症状未减轻或复发者主要是腕横韧带未完全切开，因为在腕横纹远端 3～4cm 处，腕横韧带开始变薄，往往易被误认为掌中腱膜，而使切开不完全。而屈肌腱滑膜肥厚或腕横韧带处腕管内纤维组织增生，以及术后腕管内血肿是术后症状未能缓解或复发的其他原因。Freshwater 对慢性腱滑膜炎继发腕管综合征患者进行手术时，在切开腕横韧带松解正中神经的基础上同时切除屈肌腱滑膜和术中滴入皮质激素，降低了手术失败率。

(五) 梨状肌综合征

1. 概述 梨状肌综合征(PS)是指坐骨神经在穿过梨状肌或在梨状肌附近受到卡压而造成坐骨神经痛等一系列的症状和体征，是常见的非椎间盘原因引起的坐骨神经痛。除了坐骨神经痛，臀部疼痛和下背部疼痛也可能是 PS 的症状。在所有的坐骨神经痛及下背部疼痛中，PS 占 0.3%～6.0%。

梨状肌呈扁锥形，起自第 2～4 骶椎的前面、骶结节韧带和坐骨大切迹的上缘，横向穿过坐骨大孔，止于大转子上部。随着髋关节位置和姿势的改变，梨状肌的功能亦有所不同。当髋关节处于屈曲位时，梨状肌起外展的作用。而当髋关节处于伸展位时，梨状肌起外旋的作用。一般，坐骨神经在梨状肌肌腹下方离开坐骨大孔，随后分为胫神经和腓总神经两支。Natsis 等人解剖了 294 具尸体标本，发现 94% 的梨状肌和坐骨神经符合上述的正常解剖关系，而有约 4% 的情况是腓总神经从梨状肌中穿过而胫神经从梨状肌下方穿出，其余有一些更为罕见的变异。这些解剖学上的变异可能是 PS 的病因之一。

目前，PS 的病因尚不完全清楚，较为广泛认可的病因有：①臀部外伤、血肿形成及其后瘢痕形成。②由于过度使用等造成梨状肌慢性炎症，导致梨状肌痉挛、肥大、水肿。③功能性卡压，如髋关节伸展位外旋时，梨状肌强力收缩，加之可能存在的解剖学变异，压迫从梨状肌中穿过的腓总神经导致疼痛。

PS 引起的坐骨神经痛一般需要和以下疾病进行鉴别：骶髂关节异常；臀下动脉动脉瘤或假性动脉瘤；髂静脉血栓形成；腰椎间盘突出症；腰椎小关节综合征；臀部静脉曲张；肿瘤压迫；其他可能造成相似疼痛症状的疾病，如肾结石、子宫内膜异位症。

2. 病史和症状 如果患者有臀部外伤史，可能表现出梨状肌部位的急性疼痛；如果患者有过度使用等造成的慢性炎症，则可能表现为该部位隐匿性疼痛。当然，患者通常有坐骨神经痛和臀部疼痛病史。此外，文献报道 PS 还可能出现疼痛的部位包括背部、腹股沟区、会阴部、髋部、大腿背侧、小腿背侧、足部等。当坐下或是蹲下时，疼痛很可能会加剧。Hopayian 等人做的系统综述显示，在 PS 患者中，臀部疼痛比下背部疼痛更常出现，可在 95% 的 PS 患者中出现臀部疼痛，而因坐下等动作加剧疼痛的情况也非常常见。而在女性患者中出现的性交痛对 PS 的诊断并不可靠。

3. 体格检查　体格检查应该首先着眼于评估腰椎间盘的问题，毕竟腰椎间盘突出才是坐骨神经痛最常见的原因。步态、姿势、腿长的差异等都应该详细检查。此外，应该检查髋部、骨盆、骶髂关节有无异常。下肢的感觉、运动和腱反射等都应该仔细检查。PS 患者上述检查通常都表现为正常。在 PS 的患者中，有 92% 可表现出梨状肌部位的深压痛，但是要注意与非特异性的臀部压痛鉴别。梨状肌压痛的部位一般在紧靠在髋关节后方，接近坐骨切迹的部位。直腿抬高试验（SLR）可能呈阳性，但亦有 69% 的 PS 患者 SLR 阴性。而且，SLR 特异性较差（29%），其阳性可能提示多种不同的病理变化。

有一些特殊的诊断试验可以牵拉梨状肌，可能对诊断 PS 有所帮助。Freiberg 征是其中之一，患者伸髋关节并内旋的情况下对抗阻力外旋，若出现梨状肌周围疼痛或坐骨神经症状即为阳性。Freiberg 在 63% 的 PS 患者中为阳性。Pace 征则是患者处于坐位，持续外展和外旋髋关节，其阳性表现和 Freiberg 征相似；文献报道其在 PS 患者中的阳性率为 30%～74%。此外类似的还有 Beatty 征，即患者侧卧，健侧在下、患侧在上，主动抬高患肢并维持 30 秒至 1 分钟，阳性结果提示坐骨神经刺激症状出现或加剧。

4. 辅助检查　目前，PS 的诊断没有金标准。患者需要进行骨盆和髋关节的 X 线摄片以排除可能的骨盆、髋关节病变。此外，亦推荐进行腰椎的 MRI 检查，以排除椎间盘相关的坐骨神经痛，同时可以进行盆部的 MRI 检查，以排除相关的软组织病变，如肿瘤等。肌电图检查一般常规进行，可以用于明确病因，尽管 PS 患者的肌电图检查通常没有阳性表现。

5. 治疗　一般从保守治疗开始，有许多药物可以应用于 PS 症状的缓解，如 NSAID、肌松药，以及其他可用于治疗神经痛的药物，如加巴喷丁等。通常，物理治疗在药物治疗的同时进行。然而，不论是保守治疗还是手术治疗，目前均缺少高质量的循证医学证据支持。

(1) 保守治疗：梨状肌内注射射（局部封闭）既可以作为 PS 的诊断措施，又可作为治疗手段。通常梨状肌内注射可以在解剖学标志定位下进行，不过近年来，超声引导下的梨状肌内注射愈发流行，几乎成为常规。此外，X 线透视引导、CT 甚至 MRI 引导的梨状肌内注射也有应用。可注射局麻药物、糖皮质激素至梨状肌肌腹中，近年来也有报道使用肉毒毒素。

(2) 手术治疗：PS 的手术治疗包括梨状肌肌腱切断术和坐骨神经减压术，目前尚没有关于 PS 手术治疗的大型前瞻性随机对照临床试验，不过，有一些小型队列研究和个案报道认为 59%～69% 的患者术后显著改善了症状。

手术方法：全麻下，患者取侧卧位，在大转子处皮肤上做 10cm 以上弧形切口；钝性分开臀大肌纤维，并在覆盖大转子的部分切断阔筋膜；去除大转子处的滑液囊；此时可以看到，梨状肌的肌腱附着于大转子后面，且位于闭孔内肌肌腱的上方。在梨状肌的止点处切断梨状肌后，可见到坐骨神经，必要时，还可对坐骨神经做松解，常规放置负压引流。术后，鼓励患者尽早拄拐下床活动，以加速康复。

四、臂丛神经损伤的手术治疗

对于臂丛神经损伤而言，优先的功能恢复顺序应当是：①屈肘功能恢复；②肩外展功能的恢复；③前臂、手内侧感觉及手运动功能的恢复。根据不同的损伤情况可选择不同的手术方法，包括一期神经缝合、神经松解、神经移植和神经移位术。术中需要对损伤神经进行刺激和记录。如神经有动作电位，单纯行神经松解术即可。如果神经连续性性完全丧失或经神经损伤部分不能记录到动作电位，则需要切除并做神经移植。对于臂丛神经根性撕脱，无神经移植修复指征的患者，神经移位术是唯一的修复方式。

臂丛神经修补重建后，需要 12～18 个月来判断神经再生的程度。如认为恢复不满意，应考虑外周重建。可以考虑的肩关节周围肌腱转位，包括斜方肌转位代三角肌以改善外展功能、背阔肌转位以改善外旋功能。如果肩胛胸壁关节有活动度，肩关节融合术是有益的，可以通过阻止肩关节非自主内旋来改善肘关节的屈曲。肩关节应融合在外展20°～30°，因为大多数患者在很大程度上依赖上臂-躯干完成持握。恢复肘关节屈曲功能的手术包括背阔肌、胸大肌、肱三头肌、胸锁乳突肌和屈肌-旋前肌群转位。即使手的功能丧失，肘关节的屈曲功能恢复对患者也是有益的。

（一）臂丛神经损伤分型

1. 臂丛神经根损伤　单一臂丛神经根损伤或断裂可不发生特有的临床症状及体征，只有相邻两神经根同时损伤时才可见临床症状及体征，这种现象称为单根代偿现象与双根组合现象。

（1）上臂丛神经根损伤：上臂丛（颈5～7）神经根损伤时，临床表现为肩关节不能外展，肘关节不能屈曲，腕关节屈伸力量减弱。上肢伸面大部分感觉丧失，拇指感觉减退，2～5指、手部及前臂内侧感觉完全正常。上述症状与臂丛神经上干（颈5、6神经）损伤相似，是否合并颈7神经损伤，主要检查背阔肌、伸肘肌及指总伸肌有无麻痹。

（2）下臂丛神经根损伤：下臂丛（颈8、胸1）神经根损伤时，尺神经、前臂及臂内侧皮神经、正中神经内侧根出现麻痹，正中神经外侧根及桡神经部分麻痹。临床表现为尺侧屈腕肌、1～5指屈肌、大小鱼际肌群、全部蚓状肌与骨间肌瘫痪，肱三头肌及指伸肌部分麻痹。临床表现为手的功能全部丧失或严重障碍，患侧常伴有Horner征。上述症状与臂丛神经下干或内侧束损伤相同，如果有Horner征出现，证明胸1交感神经已断伤，常提示颈8、胸1神经根近椎间孔处断伤或节前损伤。若Horner征阴性、胸大肌胸肋部萎缩者为臂丛神经下干损伤，胸大肌胸肋部未萎缩者为内侧束损伤。

2. 臂丛神经干损伤

（1）臂丛神经上干损伤：颈5、6神经联合构成臂丛上干，当上干损伤时，腋神经、肌皮神经与肩胛上神经即出现麻痹，其临床症状与体征与上臂丛神经根损伤相似。

（2）臂丛神经中干损伤：臂丛神经中干由颈7神经单独构成，其独立损伤临床上极少见，单独损伤除短暂时期内（一般为2周）伸肌群肌力有影响力外，无明显临床症状与体征。

（3）臂丛神经下干损伤：颈8神经与胸1神经联合构成下干，其临床状征及体征与下臂丛神经损伤类似，但常不伴有Horner征。

3. 臂丛神经束损伤　臂丛神经束受伤后所产生的体征十分规则，根据臂丛神经损伤的结构，即可明确诊断。

（1）臂丛神经外侧束损伤：臂丛神经外侧束受伤后，肌皮神经、正中神经外侧根与胸前外侧神经麻痹，肱二头肌、桡侧屈腕肌与胸大肌锁骨部麻痹。临床表现为肘关节屈曲不能，或能屈（肱桡肌代偿），但肱二头肌麻痹；前臂能旋转（旋前方肌代偿），但旋前圆肌麻痹；腕关节能屈（尺侧屈腕肌及掌长肌功能），但桡侧屈腕肌麻痹。

（2）臂丛神经内侧束损伤：臂丛神经内侧束损伤后，尺神经、正中神经内侧根与胸前内侧神经发生麻痹，其所支配的肌肉除正中神经支配的桡侧屈腕肌与旋前圆肌外均出现瘫痪。临床上主要表现为：由于手内肌与指屈肌全部麻痹，导致手指不能屈伸（掌指关节能伸直），拇指不能掌侧外展，不能对掌、对指，故手无功能；感觉缺失主要限于前臂内侧及手部尺侧。检查时可发现，手内肌与前臂屈肌明显萎缩，手呈“扁平手”和“爪形手”畸形，肩、肘关节则功能正常。内侧束损伤需与颈8、胸1神经根或下干损伤鉴别，后者有胸大肌胸肋部、肱三头肌、腕伸肌与指总伸肌部分瘫痪，前者则无此现象。

（3）臂丛神经后束损伤：臂丛神经后束受损后，下述神经及其支配的主要肌肉发生瘫痪。肩胛下神经及其支配的肩胛下肌和大圆肌；胸背神经及其支配的背阔肌；腋神经及其支配的三角肌和小圆肌；桡神经及其支配的上臂与前臂背面的伸肌群。临床上主要表现为肩关节不能外展；上臂不能旋内；肘与腕关节不能背伸；掌指关节不能伸直；拇指不能伸直和桡侧外展；肩外侧、前臂背面和手背桡侧半的感觉障碍或丧失。检查时可发现三角肌、背阔肌、肱三头肌与前臂伸肌群萎缩，无收缩功能，其他的关节活动正常

（4）全臂丛神经损伤：在早期，整个上肢呈弛缓性麻痹，各关节不能主动运动，但被动运动正常。由于斜方肌功能存在，耸肩运动依然存在。上肢除臂内侧尚有部分区域感觉尚存外，其余全部丧失，这是因

为上臂内侧皮肤感觉由臂内侧皮神经与肋间臂神经共同分布，后者来自第2肋间神经。上肢腱反射全部消失，温度略低，肢体远端肿胀，常出现Horner征。

在晚期，上肢肌肉显著萎缩，各关节常因关节囊挛缩而致被动运动受限，尤以肩关节与指关节严重。

（二）神经移位的手术原则

术中臂丛神经根性撕脱伤的判断：术前主要根据临床表现（颈5、6神经根撕脱，临床表现为斜方肌萎缩明显，耸肩功能严重受限；颈8、胸1神经根撕脱，临床表现为Horner征）、电生理检测（SEP消失，SNAP存在）、磁共振神经成像（MRN，表现为撕脱神经根假性硬脊膜囊肿形成）判断。但临床表现及辅助检查均存在假阳性与假阴性，占10%～15%，因此，术中应仔细探查，明确诊断。

术中臂丛神经根性撕脱伤的表现有如下类型：斜角肌间隙内直到椎孔无神经组织，由瘢痕组织替代；锁骨上窝处有巨大团索状神经瘤；神经根连续性存在，但椎孔处神经成单辫型、双辫型或倒钩型；神经根形态完全正常，质地、粗细及外膜均无异常，容易误诊为神经失用、失功能或轴索中断。针对这类损伤，术前MRN及术中SEP、SNAP检查有很大的参考价值。

神经移位手术方式的选择：

（1）臂丛颈5、6神经根性撕脱伤移位术式：同侧颈7神经移位术、尺、正中神经部分神经束移位至肌皮神经肌支术、膈神经移位术、副神经移位术、肋间神经移位术。

（2）臂丛颈5、6、7神经根撕脱伤移位术式：尺、正中神经部分神经束移位至肌皮神经肌支术、膈神经移位术、副神经移位术、肋间神经移位术。

（3）臂丛颈8、胸1神经根性撕脱伤移位术式：同侧颈7神经移位术、膈神经移位术、副神经移位术、肋间神经移位术、肌皮神经肱肌肌支移位术、正中神经旋前圆肌肌支移位术。

（4）臂丛颈7、8胸1神经根性撕脱伤移位术式：膈神经移位术、副神经移位术、肋间神经移位术、肌皮神经肱肌肌支移位术、正中神经旋前圆肌肌支移位术。

（5）全臂丛神经根性撕脱伤移位术式：膈神经移位术、副神经移位术、肋间神经移位术、健侧颈7移位术。

（三）常见神经移位术式

1. 同侧颈7神经移位术　1996年，上海华山医院（现为复旦大学附属华山医院）手外科应用同侧颈7神经根移位获得成功，为臂丛神经根性撕脱伤的修复提供了一种新方法。

（1）手术指征

1）单纯臂丛神经上干（颈5、6）神经根性撕脱伤，膈神经无法利用或婴幼儿肺功能发育不全。

2）单纯臂丛神经下干（颈8、胸1）神经根性撕脱伤，膈神经无法利用或利用有顾虑者。

3）臂丛神经颈7神经根健全者或功能已基本恢复者。

（2）手术方法：全麻下，按臂丛神经锁骨上探查体位与切口，暴露臂丛神经上干。证实为神经根性撕脱伤后，在斜角肌间隙中找到正常或质地健康的颈7神经根，并以电刺激证实为其颈7神经根（患肢肩内收、伸肘、伸腕）。

1）切取部位

A. 颈7神经根干部切断：当上干或下干根性撕脱伤，在锁骨上切口内能分离出完整的上干或下干时，可做中干至上干或下干的移位术。

B. 颈7神经根后股切断：当上干根性撕脱伤，在锁骨上切口内能完整地分离出上干前股时，副神经可利用移位于肩胛上神经，颈丛神经肌支可利用移位于腋神经时，做患侧颈7神经后股移位于上干前股；或当中干有部分损伤时，可利用未损伤后股进行移位。

C. 颈7神经根前股切断：当下干根性撕脱伤在切口内能完整分离出下干，或中干部分损伤时，可利用未损伤前股进行移位。

2）缝接方法

A. 先用2%利多卡因在拟行颈7神经根切断部位的近端做封闭。

B. 将颈7神经根主干或前后股的近侧断端在无张力情况下与上干或下干的断面做鞘束联合缝合

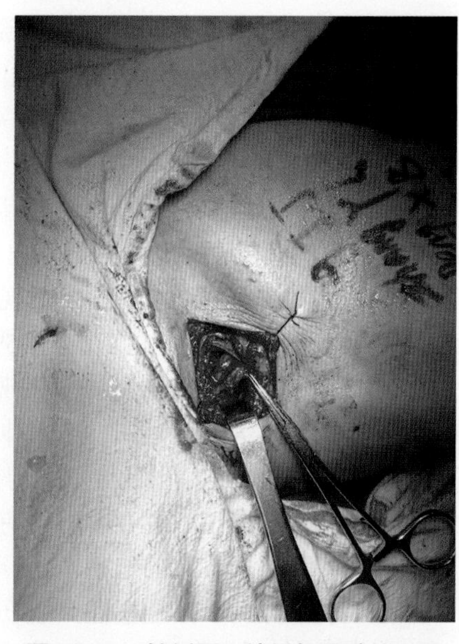

图 17-22 健侧颈 7 神经根及臂丛上干
（图片来自复旦大学附属华山医院手外科）

（图 17-22）。

C. 分离干束及缝合操作均应在 4～10 倍放大镜下进行。

D. 术后处理：伤口内置负压引流，48 小时后拔除。术后头胸固定在神经松弛位，固定时间 4～6 周。解除固定后，肢体进行功能训练。每 1～3 个月进行肌电生理检测，了解神经再生情况。长期服用神经营养药物，直至神经再生完成。

（3）患侧颈 7 神经移位后对患侧上肢功能的影响：健侧颈神经移位后，由于上、下干的双重代偿，并不会产生运动与感觉功能障碍，即使出现麻木等症状，也是暂时的，一般可在 2～4 周内消失。患侧颈 7 神经移位，上干根性撕脱缺少了“双重代偿”，因此，颈 7 神经主干切断对肢体的影响较大。但部分切断，如仅切断前股或后股，由于整个神经干纤维达 1 200～15 000 根，术后不造成肢体功能损伤或仅有暂时功能降低，但很快会恢复，进一步证实颈 7 神经根无独立的神经支配肌群及感觉平面。因此，无论患侧或健侧颈 7 神经移位术都是安全有效的手术。

2. 尺、正中神经部分神经束移位至肌皮神经肌支术 1994 年法国的 Oberlin 等首次报道利用患侧尺神经 10% 的神经束移接于肌皮神经的肱二头肌支的手术方法，治疗臂丛神经上干根性撕脱伤 4 例。术后经 2 年随访，4 例的肱二头肌肌力均恢复至 3～4 级，供区尺神经支配区无明显感觉和运动障碍。

（1）手术指征

1）臂丛神经上（中）干根性撕脱伤，屈肘功能丧失者。

2）膈神经功能丧失，无法利用者或婴幼儿无法同时利用膈神经移位者。

3）臂丛神经下干正常，尺神经支配肌群肌力在 4 级以上者。

（2）手术方法

1）全麻。

2）体位：平卧，患肢外展位。

3）切口：上臂上段内侧正中切口。

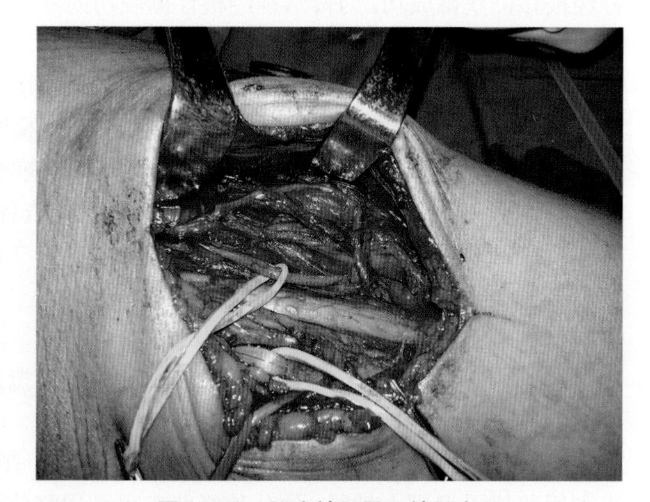

图 17-23 肌皮神经及尺神经主干

4）显露：在内侧肌间沟内先显露肱二头肌；在肱二头肌长头与短头两个肌腹间找到肌皮神经主干；沿主干向近段或远侧游离，找到进入肌腹的肌支；在内侧肌间沟内，脉动脉的内侧，相当于肌皮神经、肱二头肌支主干水平处找到尺神经主干或正中神经主干（图 17-23）；于神经主干处分离神经束。

5）在正中或尺神经主干内分离出 2～3 根神经束，约占主干的 1/6 周径，以电刺激测定远端主要为腕屈肌或指屈肌的功能，而非手内肌的功能。

6）用 2% 利多卡因在拟切断神经束的近段、神经外膜下封闭后，以锐利的保安刀片切断移位的神经束。

7）在 4～10 倍手术放大或显微镜下用 8-0 尼龙单线将尺神经或正中神经的部分神经束与肱二头肌肌支主干做鞘束联合缝合，缝合后神经吻合处无张力并置于健康组织内（图 17-24）。

8）闭合切口，患肢肩内收、肘关节屈曲位。

（3）术后处理

1）患肢固定 3 周（无张力）或 6 周（有张力）。

2）长期应用神经营养药物。

3）去固定后肢体进行功能锻炼、物理疗法及体疗。

4）定期（1～3 个月）进行肌电图检测及功能随访。

（4）讨论

1）切取多少神经束为理想：要求最多的神经束切取后，最少的功能影响。Oberlin 提出切取 10%，实践证明 1/6 神经束组切取是安全的。

2）正中与尺神经主干的选择：尺、正中神经供区神经的选择，从理论上说正中神经由颈 5、6、7、8 和胸 1 神经根组成，而尺神经仅由颈 7、8 和胸 1 神经根组成。当臂丛神经上干损伤时，正中神经的外侧根多半伴有损伤。因此，正中神经的部分束组中有可能为已损伤的束组，移位后会影响效果。故临床上应首选尺神经部分束组移位较合理，一旦尺神经有损伤表现而正中神经尚健全时，才考虑应用正中神经部分束组移位。

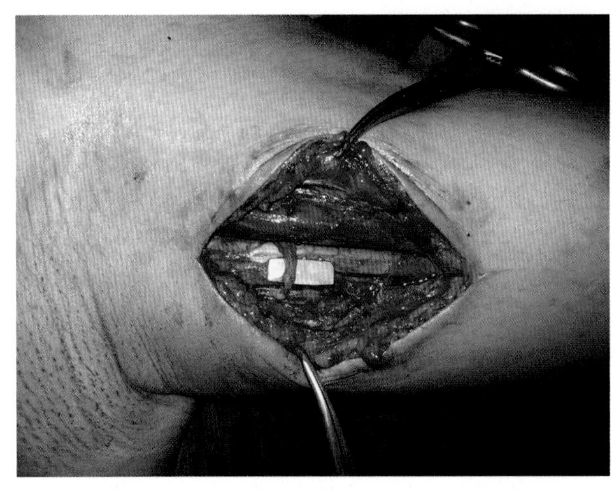

图 17-24　尺神经部分束与肱二头肌肌支吻合

取尺神经部分束（经肌电图确认无支配手内肌成分）与肱二头肌肌支吻合（外膜 - 束膜联合缝合），可见两者直径匹配，吻合无张力。

（图片来自复旦大学附属华山医院手外科）

3. 膈神经移位术

（1）概述：膈神经为颈丛神经中最粗大的运动支，由颈 2、3、4 神经根组成，颈 5 神经根常有神经纤维参与。膈神经行走在前斜角肌表面，由外上斜向内下于第 1 肋骨平面，在锁骨下静脉内侧进入纵隔，有 25%～50% 的正常人有副膈神经存在，副膈神经仍由颈 2、3、4 神经根组成，但走在前斜角肌内或后侧，常在纵隔内与膈神经主干合并。左右膈神经在纵隔内紧贴心包膜下行，直达膈肌。在进入膈肌前 2cm 处，膈神经主干呈鸡爪形分成 4～5 支进入膈肌内。膈神经在纵隔内分出 3～5 根细支进入心包膜及纵隔胸膜（多为感觉支，并含有交感神经纤维）。

临床与实验均证实，切断单侧膈神经不造成呼吸功能障碍，是一种安全有效的臂丛神经损伤的重建方法。在上干损伤或全臂丛神经根性撕脱伤中，将膈神经移位于肌皮神经以恢复上肢最重要的功能，是经典的手术方式。

（2）适应证

1）臂丛神经根性撕脱损伤或近椎孔节后损伤病程在 2 年以内。

2）受区神经支配的肌肉萎缩不十分严重，临床检查时尚可扪及萎缩肌肉肌腹者。

3）膈神经功能健全者。

（3）手术方法

1）切口：锁骨上臂丛神经探查切口。

2）臂丛神经显露与损伤性质的确定：通过锁骨上探查切口，证实臂丛神经为节前损伤或近椎孔处的节后伤无法进行一般修复性神经手术者。

3）膈神经的游离：在锁骨上切口内于前斜角肌表面即可分离出膈神经。观察膈神经有无瘢痕粘连及神经变性，以血管钳弹拨膈神经用神经刺激器可见膈肌活动，观察膈肌活动情况，必要时做术中肌电图，了解膈神经功能状态。证实膈神经功能良好后，向颈根部充分游离膈神经直达斜角肌肋骨止点处。用 2% 普鲁卡因封闭后直视下切断膈神经。

4）肌皮神经的寻找及残端的处理

A. 寻找方法：在锁骨上切口内，自臂丛神经团缩在锁骨上窝的神经瘤中，细致地解剖寻找上干的前支，一般由颈 6 神经根参与到上干前支的神经束为肌皮神经的主要神经束。

若锁骨上切口神经瘤巨大或位置较深解剖有困难时，可做锁骨下切口，自臂丛神经外侧束肌皮神经发出处逆行向近端从外侧束内进行束间分离，游离出肌皮神经束，直达神经瘤处。

B. 残端的处理：分离肌皮神经的残端以便与膈神经吻合。对肌皮神经残端有如下要求：①残端待缝接处应有正常的神经束断面。切忌在瘢痕断面进行神经吻合。②肌皮神经残端段有足够的长度能直接与膈神经做吻合，否则应进行神经移植。

5）移植神经的切取与神经移植：膈神经不可能与肌皮神经主干进行直接缝接时须进行神经移植，供移植的神经可选用颈丛神经感觉支、腓肠神经、臂或前臂内侧皮神经，以前两者为佳。由于膈神经较细，移植一股神经即可。在手术显微镜下，用8-0～9-0尼龙单丝做神经与移植神经间的束膜缝合3～4针。将移植神经通过锁骨后健康组织内与锁骨下的肌皮神经主干断面进行缝接。由于肌皮神经主干断面较粗大，束面较多，移植神经较细，如何在肌皮神经断面上选择运动束面进行吻合，是手术成败关键之一。肌皮神经显微解剖提示，肌皮神经在从外侧束发出起始部各束面均为混合束，随着肌皮神经向肘部行走，运动束向外侧（即肌腹侧）集中，故应将移植神经与肌皮神经主干断面前外侧粗大神经束面进行吻合。

利用神经移植进行膈神经与肌皮神经主干的缝接有如下优点：可保证神经断面瘢痕切除彻底；并保证神经吻合处无张力，有利于神经再生。但也存在如下缺点：神经再生必须通过两个吻合口，每个吻合口均有结缔组织生长妨碍神经再生的不利影响；增加了神经再生的长度，一般移植神经均较神经缺损为长，延长了神经再生时间；移植段神经的缺血性变化，及移植神经床的瘢痕化都使神经再生在移植神经中更为困难。故在可能的条件下，将膈神经与肌皮神经在上干或外侧束部的束面进行吻合是理想的方法。

6）膈神经与上干或外侧束肌皮神经束的直接缝合：在无张力条件下，通过手术显微镜用8-0～9-0尼龙单丝做3～4针束膜吻合。

7）闭合切口，头颈胸石膏固定，术后应用神经营养药物，6周拆石膏后进行肢体功能被动锻炼及神经电刺激疗法。定期进行肌电图复查，了解神经再生状况。

（4）注意事项：膈神经是颈丛神经中最大的运动支，支配一侧膈肌，通过膈肌活动调节呼吸运动。其在呼吸功能中有较重要的作用。膈神经移位后，早期均有膈肌活动受限，不过一般这种改变会随时间推移而逐渐消退，因此膈神经移位术一般是安全的。在幼儿病例中，由于呼吸系统发育尚不成熟，加以幼儿易并发肺炎，单纯膈神经移位尚能代偿呼吸功能的受限，不宜在膈神经移位的同时再合并肋间神经移位，否则将严重影响呼吸功能。

4. 副神经移位术

（1）概述：副神经（accessory nerve）为运动神经，由两根组成。颅根（迷走部）自迷走神经根丝下方出延髓。脊髓根（脊髓部）由前、后根之间出脊髓上行，经枕骨大孔入颅腔，与颅根合并成副神经干后与舌咽神经、迷走神经一同自颈静脉孔出颅腔，分为两支：①内支为颅根的延续加入迷走神经，支配咽喉肌。②外支为脊髓根的延续，较粗，出颅后，行向外下，在茎突舌骨肌和二腹肌后行走，自胸锁乳突肌上1/3部（在乳突下方4～5cm处）穿入该肌，在胸锁乳突肌深面行走，发出支配该肌。主干出现于该肌后缘中点稍上，行于颈外三角中，然后与颈3、4神经伴行，在锁骨上2～3cm处潜入斜方肌深面，绕过肩胛骨上角，沿肩胛骨内侧下行。在颈外三角中副神经仅有皮肤、浅筋膜和深筋膜包裹及覆盖，并与周围淋巴结紧密相连，故在此处切取淋巴结极易损伤副神经。副神经与颈2、3、4神经有交通支相连，并呈丛样，行入斜方肌下部深面。大量临床资料证明副神经移位后对肩部功能无明显影响。

（2）适应证

1）臂丛神经根性撕脱伤病程在2年以内；

2）受区神经所支配的肌肉萎缩不严重者；

3）副神经无损伤征象：临床检查斜方肌无明显萎缩，副神经肌电图检查正常者。

（3）手术方法

1）麻醉：高位颈脊髓硬膜外连续阻滞麻醉或全麻。

2）体位：肩下垫枕，颈后伸，头转向健侧。

3）切口：乳突下2cm处起，沿胸锁乳突肌后缘至锁骨，沿锁骨上一横指做平行切口至锁骨中点。由该点沿胸大肌三角肌间隙至腋部，必要时Z形通过腋部延伸到上臂内侧纵向切口。也可做锁骨上横切口。前者切有利于副神经上段的显露；后者切口有利于副神经下段的显露。

4）臂丛神经的显露与损伤性质的判断：通过锁骨上切口显露臂丛神经，证实为臂丛神经根性撕脱伤后采用副神经移位手术。

5）副神经的显露：顺行显露法，在胸锁乳突肌中点上 1～2cm，深层 1cm 即可发现副神经，并可用电刺激该支出现耸肩活动。沿该支向远端游离，直达斜方肌肌腹。逆行显露法，在锁骨外侧端斜方肌附着处上 2cm，深层 2cm 处可见副神经进入肌肉点，同样可用电刺激有耸肩活动，再沿该支向近端游离直达胸锁乳突肌中点。

6）受区神经的选择：在颈 5、6 神经节前损伤病例中一般将副神经移位于肩胛上神经。

7）神经缝接方法：副神经与肩胛上神经可直接束膜缝合（图 17-25），副神经与腋神经、桡神经或前臂内侧皮神经一般均需做神经移植（可选用腓肠神经、颈丛神经感觉支、臂内侧皮神经等）。

8）术后处理：与膈神经相同。

（4）注意事项

1）副神经移位的手术指征：副神经移位后，总有效率达 79%，是治疗臂丛神经根性撕脱伤的有效治疗方法之一，应作为有效的移位神经与其他移位神经（膈神经、颈丛神经运动支、肋间神经）联合应用，以促进臂丛神经根性撕脱伤患肢功能更多的肌群恢复。术前斜方肌状态反映了副神经的功能状态，斜方肌萎缩在中等程度以上，副神经的损伤程度较严重，不宜选用副神经为移位神经。

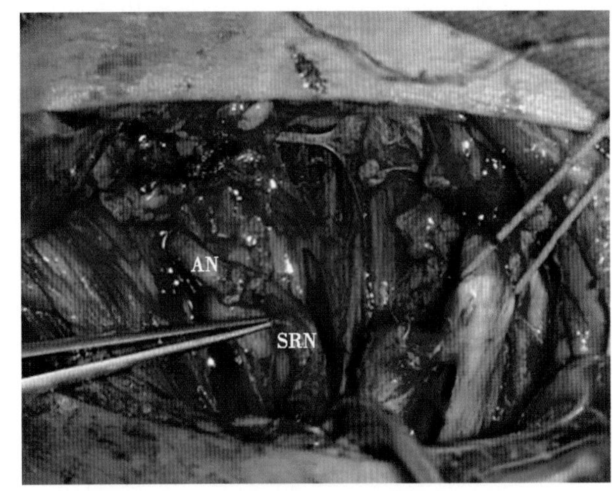

图 17-25　肩胛上神经与副神经端 - 端吻合
SRN：肩胛上神经；AN：副神经。
（图片来自复旦大学附属华山医院手外科）

2）早期确诊、缩短病程，是提高疗效的关键。病程越短疗效越好，缩短病程的关键是早期正确地判断损伤性质。根据笔者的经验，臂丛神经根性撕脱伤的诊断主要依靠术前的肌电图检查（SEP 消失、SNAP 存在）及手术探查（包括椎旁空虚、锁骨上窝出现巨大回缩性神经团及颈神经根的特殊形态如双辫型、倒钩型等），应争取在伤后 3 个月内确诊，一旦臂丛神经根性撕脱伤的诊断成立，应及早探查，进行神经移位，效果满意。

3）受区神经及缝接方式的选择：受区神经中以肩胛上神经移位术后功能效果最佳，这可能与肩胛上神经部位较近有关。其次为移位肌皮神经（与上干前股缝合）效果也佳。而移位于腋神经除个别病例肌力恢复达 3～4 级外，一般疗效较差。可能与腋神经在肩部撞击伤中，同时伴有四边孔及入肌点多处损伤有关。在缝接方法上，神经断端神经束的正常显露及无张力条件下修复神经是保证神经再生的基本条件。

5. 肋间神经移位术

（1）概述：胸 2～11 神经前支离开后支后，沿各肋下缘向前外方向行走称为肋间神经。最初肋间神经位于肋骨神经血管沟中逐渐下移，接近前方时，则几乎位于上下两肋之间。所有肋间神经均在肋间内外肌之间。上方 6 条肋间神经均到达胸骨缘，但下方 6 条肋间神经在肋骨前方进入腹前壁行于腹横肌与腹内斜肌之间进入腹直肌鞘内，穿腹直肌，经腹直肌鞘前壁走出而到皮肤。每根肋间神经于腋中线附近发出外侧皮支，于胸前发出前皮支。肋间神经在其行径中不同部位，其感觉与运动神经纤维的比例发生变异，总的趋势是感觉神经纤维占主要，随着运动神经不断进入肋间肌，感觉纤维的比例增加，但在胸前外侧皮支与肋软骨与骨交界处之间运动纤维的比例变化甚少。因此，在锁骨中线至胸骨旁间切取肋间神经不仅含有较多的运动神经纤维，而且增加了神经长度，有利于肋间神经与受区神经的直接缝合。

（2）手术指征

1）臂丛神经根性撕脱损伤或近椎孔的节后损伤，病程在 2 年以内无法进行神经修补或移植者。

2）受区神经所支配肌肉萎缩程度不十分严重，临床检查尚可扪及肌腹者。

3）肋骨无骨折，肋间神经无损伤征象者。

（3）手术方法

1）于颈肩胸臂切口内暴露出受区神经的远断端，一般选用肌皮神经、正中神经及胸背神经。

2）于腋下、腋中线处做 10～15cm 纵向切口或平切肋间的横切口。切开皮肤、皮下及深筋膜及前锯肌，显露肋骨及肋间隙。

3）肋间神经的寻找与游离：在腋中线肋间肌之表面可识别肋间神经外侧皮支，沿外侧皮支向后游离到肋缘下，并继续劈开肋间肌游离皮支，直到皮支与肋间神经主干汇合处，再沿肋间神经主干向胸骨方向游离，游离长度根据腋窝部被移接的神经进行无张力缝合而定，一般需将肋间神经游离到锁骨中线。当肋间神经外侧皮支不易被找到时，可在肋缘下寻找腱性部分的肋间外肌，沿肋间外肌腱性附着部分分离肌肉，即为肋间内肌，再劈分肋间内肌，即可找到位于肋缘下的肋间神经。根据需要可游离 2～6 根肋间神经（图 17-26）。

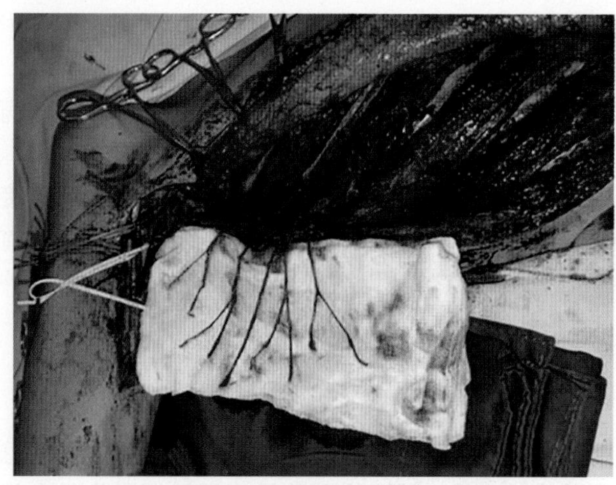

图 17-26 游离的肋间神经
（图片来自复旦大学附属华山医院手外科）

4）受区神经的选择：颈 5、6 神经根性撕脱伤时一般不选用肋间神经，以颈部 3 组神经（膈神经、副神经、颈丛神经运动支）移位即可，当颈部移位神经也遭受损伤时则肋间神经移位于肌皮神经是理想的手术方法。当颈 5、6 神经合并颈 7 神经同时撕脱伤时，胸背神经也无功能，则可将 1～2 根肋间神经移位于胸背神经。当颈 8、胸 1 神经撕脱伤后，通常利用第 3、4、5、6 肋间神经 4 根外侧皮支修复正中神经外侧根，4 根肋间神经主干修复正中神经内侧根。当颈 8、胸 1 神经合并颈 7 神经根性撕脱伤时，可同时再增加 2 根肋间神经移位于胸背神经或前臂内侧皮神经。当全臂丛神经根性撕脱伤时，可用 4 根肋间神经移位于正中神经（感觉支移位于外侧根、运动支移位于内侧根），再用 2 根肋间神经移位于胸背神经。

5）神经缝合方法：为了满足肋间神经与受区神经的直接缝合，可适当增加肋间神经游离的长度，同时可适当延长受区神经的长度（尽量在近心处切断），最终肋间神经与受区神经在腋部无张力条件下，于手术显微镜下用 9-0～10-0 尼龙单丝进行束膜缝合，每根 2 针，或鱼口样缝合（图 17-27）。若受区神经无法延长，或长段病变需切除，无法与肋间神经进行直接缝合者，可切取腓肠神经移植或牺牲肋间神经感觉支为移植神经。

6）术后处理同膈神经移位术。

6. 健侧颈 7 神经移位术

（1）概述：1986 年顾玉东为 1 例全臂丛神经根性撕脱伤（同侧可供移位的神经，如膈神经、颈丛神经、副神经、肋间神经同时发生损伤，不能移位）创用了健侧颈 7 神经移位术，为严重的臂丛神经根性撕脱伤的治疗提供了新的神经纤维。目前，经大量患者长期随访，证实该术式对供区上肢无功能影响，手术疗效满意。

（2）手术指征

1）臂丛神经根性撕脱伤患者，患侧颈部、胸部外伤严重，膈神经、副神经、颈丛神经运动支及肋间神经无法利用者。

2）臂丛神经根性撕脱伤患者，已进行多组神经移位（膈神经、副神经、肋间神经、颈丛神经运动支），术后经 2 年以上随访无任何恢复者。

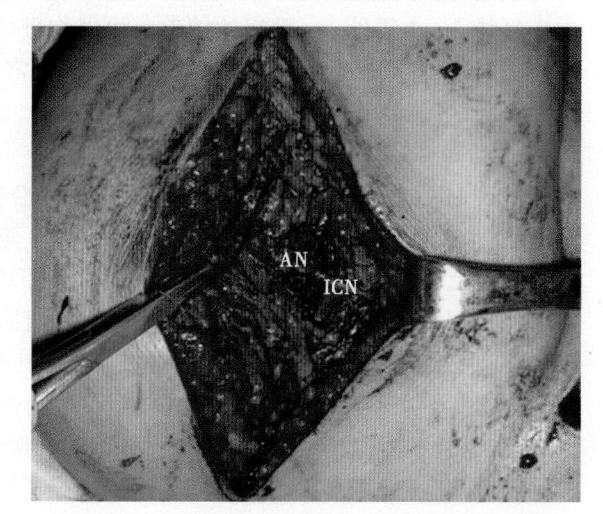

图 17-27 在四边孔的近侧吻合供体与受区神经
AN：腋神经；ICN：肋间神经。
（图片来自复旦大学附属华山医院手外科）

3）臂丛神经根性撕脱伤患者，在进行患侧的多组神经移位时，加做患侧尺神经带蒂与健侧颈神经根缝接，一旦上述多组神经移位，任何一组失败则可利用已有神经再生的尺神经进行重新移位，重建患肢功能。

4）作为多组神经移位的一组，一期做健侧颈 7 神经与患侧尺神经缝接，二期将再生的尺神经与患侧正中神经缝接。

（3）手术方法

1）健侧颈神经根的切取方法：做健侧颈部锁骨上臂丛探查切口，锁骨上一横指，平行锁骨（图 17-28），在切口中保留颈外静脉口径为 1.5～2.5mm 的小分支以备用，充分游离颈横动、静脉以备用，充分暴露臂丛神经根（图 17-29）。

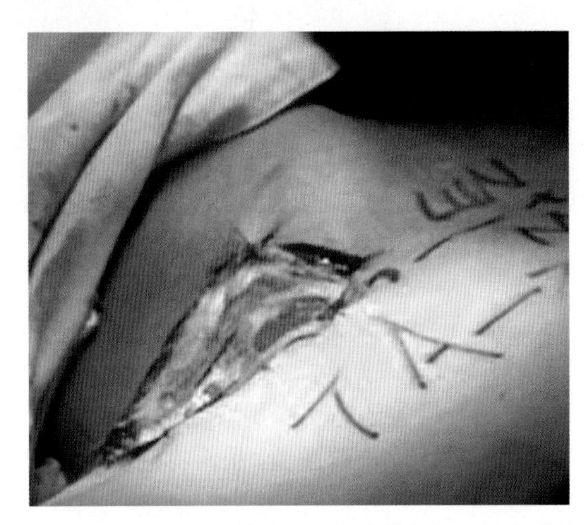

图 17-28 健侧颈部锁骨上一横指横向切口探查臂丛
（图片来自复旦大学附属华山医院手外科）

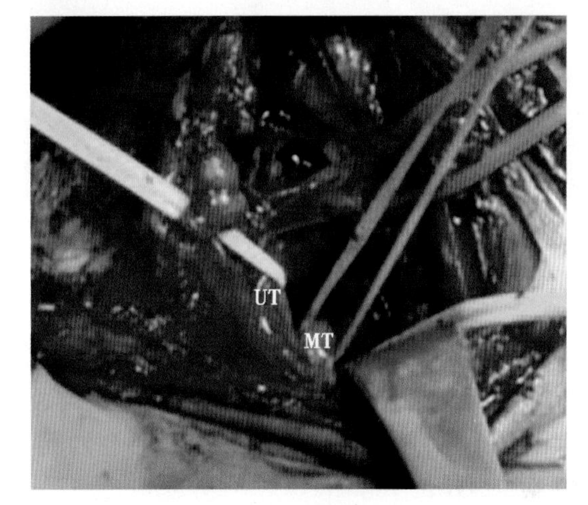

图 17-29 充分暴露臂丛神经根
UT：健侧臂丛上干；MT：健侧臂丛中干。
（图片来自复旦大学附属华山医院手外科）

2）确认颈 7 神经根的方法：①解剖学确认：显露 5 个颈神经根；②电刺激确认：电刺激神经根后，有肩内收、伸肘、伸腕动作现象。

3）切取部位：①颈 7 神经根合成中干部切断，尺神经粗大时适用；②于中干发出后股部切断，移位于肌皮神经、桡神经时适用；③于中干发出前股部切断，移位于正中神经时适用。

4）在神经根切断前应常规做切断部位近端 2% 利多卡因封闭。

5）健侧神经根移位的桥接：将健侧神经根桥接到患侧臂丛神经处的方法有 4 种。

A. 在健侧神经根与患侧受区神经间做游离腓肠神经移植。本法适用于健侧颈神经与受区神经距离在 10cm 以内时，或尺神经不能移位时。

B. 健侧神经根与患侧受区神经间做带小隐静脉动脉化游离腓肠神经移植。本法适用于尺神经不能移位，健侧颈 7 神经与受区神经距离超过 10cm 时。

C. 将患侧尺神经自腕部平面切断（包括主干及手背支）连同尺动脉伴行静脉一起游离（图 17-30），在肘部切断尺动、静脉近端并结扎，继续向腋部游离尺神经，直达尺侧上副动脉进入尺神经主干的远端处，一般在腋下 5～7cm。带尺动、静脉的尺神经远端，通过胸前皮下隧道到达健侧颈部切口，尺神经与颈 7 神经端 - 端吻合（图 17-31），尺动脉与颈横动脉吻合，尺静脉与颈横静脉或颈外静脉分支吻合。本法适用于当尺侧上副动脉缺如或口径过细时。

D. 本法与 C 相似，只是不带尺动、静脉。尺神经长段移位后的血供主要依靠尺侧上副动脉。

6）尺神经二期移位方法：健侧颈 7 神经与患侧尺神经吻合后，健侧颈 7 神经根的再生神经沿患侧尺神经向患侧方向生长，待临床与肌电图证实神经再生达到患侧腋部则应考虑二期移位。

神经再生的判断方法：尺神经移位行径进行 tinel 叩击；尺神经行径中做 SEP 测定。一般二期手术在一期手术后 8～12 个月进行，与神经生长速度每天 1mm 一致。二期尺神经移位的部位：①颈 7 神经（一期）→尺神经（二期）→桡神经。②颈 7 神经（一期）→尺神经（二期）→肌皮神经。③颈 7 神经（一期）→尺神经（二期）→正中神经。

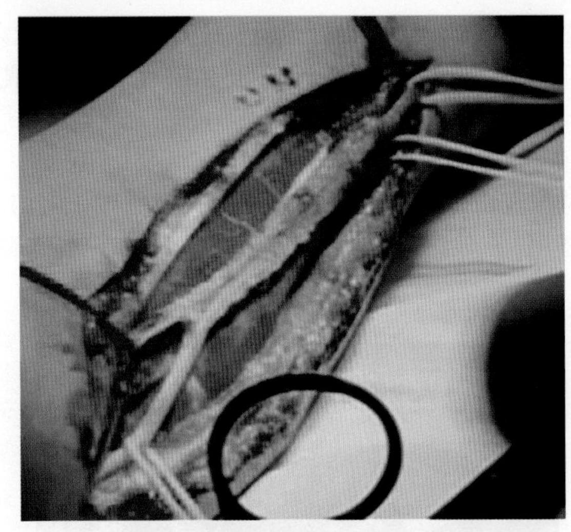

图 17-30 游离尺动静脉及尺神经
（图片来自复旦大学附属华山医院手外科）

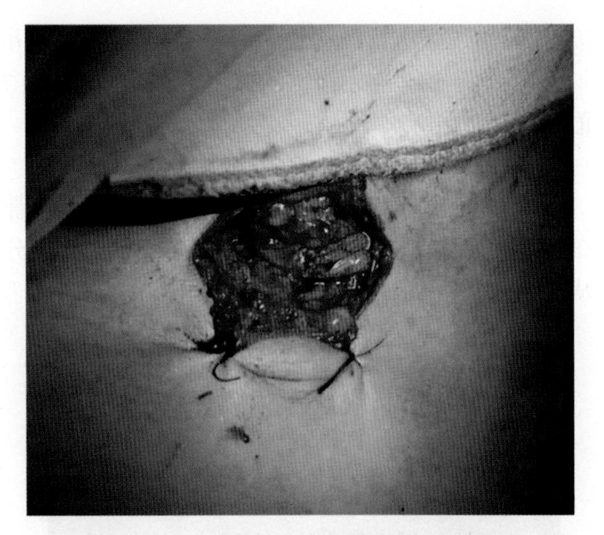

图 17-31 尺神经与颈 7 神经端 - 端吻合
（图片来自复旦大学附属华山医院手外科）

7）在 Mcguiness 和 Simon 工作的基础上，徐雷教授团队在国际上率先开展改良椎前路健侧颈 7 神经移位术，减小了手术创伤、缩短了神经再生的距离，取得了良好的效果。该方法采用双侧锁骨上切口，切断双侧前斜角肌，充分暴露双侧颈 7 神经根，通过两侧相向钝性分离建立椎前通道，从而将健侧颈 7 神经通过该通道移位于患侧。

7. 肌皮神经肱肌肌支移位术

（1）概述：肌皮神经主要支配肱二头肌及肱肌，实现屈肘功能。肱肌前外 1/3 被肱桡肌所覆盖，其余部分被肱二头肌覆盖。在屈肘功能中相比于肱二头肌及肱桡肌，仅占次要地位。故在肱肌肌支移位后，屈肘功能依然可保持正常。

正中神经的主要功能为屈腕、屈指及 1～3 指的感觉，其中屈腕及 1～3 指感觉的神经纤维来自臂丛上中干，分布在正中神经的前 2/3，而屈指（包括屈拇）的神经纤维来自臂丛下干，分布在正中神经的后 1/3。因此，在下干损伤后，在上臂中段正中神经主干分离出后 1/3 束组作为受区神经接受肌皮神经肱肌肌支，不仅可以重建屈拇屈指功能，而且不损伤原有屈腕及 1～3 指感觉功能。

（2）手术指征

1）单纯臂丛下干损伤，肌皮神经功能（屈肘功能）完好。

2）伤后病程 2 年以内，受区肌肉萎缩不十分严重，术前肌电图证实受区神经支配前臂屈肌群未发生不可逆纤维化。

（3）手术方法

1）全麻下，取上肢外展位，在止血带下进行手术。

2）切口：上臂内侧中下段纵向切口，长度 10～15cm。

3）切开皮肤和皮下组织，在肱二头肌沟内找到肌皮神经，在肱骨内上髁近端 13cm 左右处找到肱肌肌支与前臂外侧皮神经交界点，沿肱肌肌支向肌腹游离，一般可游离长度为 5.0～7.5cm，通常分成 2～3 支进入肌腹。

4）在肌皮神经的内侧找到正中神经，测量肱肌肌支可游离长度，准备与正中神经在无张力下直接缝合的部位。在正中神经鞘膜内进行束间解剖，将后侧的屈指功能束（占主干 1/4～1/3）做无损伤分离，并对该功能束做术中电刺激验证。

5）分别在切口内肌皮神经与正中神经近端，用 2% 利多卡因 1ml 封闭，切断肌皮神经肱肌肌支及正中神经指屈肌功能束。在放大 6～10 倍手术显微镜下，以 9-0、10-0 尼龙单丝线无张力缝合束膜 6～10 针（图 17-32）。

6）闭合伤口，屈肘 90° 位石膏托固定。

7）石膏固定6周并服用神经营养药物，定期随访。

8．正中神经旋前圆肌肌支联合肌皮神经肱肌肌支移位术

（1）概述：在臂丛神经中、下干损伤中，旋前圆肌是唯一残存的前臂旋前肌，该手术最大的风险是术后导致前臂旋前功能的丧失。一般正中神经旋前圆肌肌支最终分成三支肌支入肌，因此，取其中一支移位至骨间前神经，保留剩余二支肌支继续支配旋前圆肌，可以在保留前臂旋前功能的同时为屈指提供动力神经。该术式最大的优点是动力神经与靶肌肉距离接近，并且动力神经与受区神经可直接缝合，理论上可显著提高并加快患者屈指功能的恢复。旋前圆肌肌支移位术的提出是为了联合肱肌肌支移位加强患者的屈指恢复，增加屈指肌力，提高患者抓持物体的稳定性。

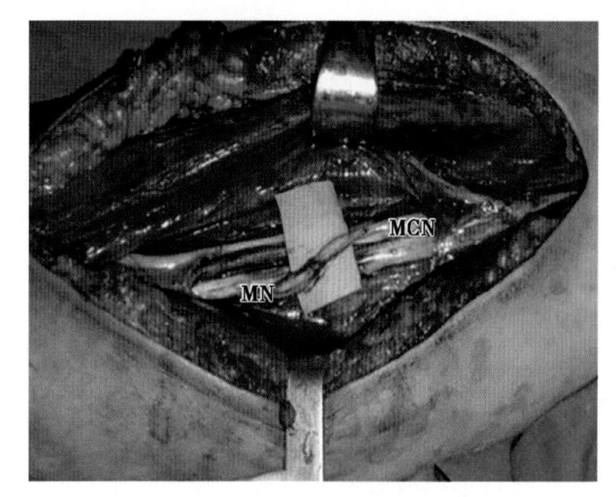

图17-32 上臂内侧吻合肱肌肌支至正中神经后侧束
MCN：肌皮神经；MN：正中神经。
（图片来自复旦大学附属华山医院手外科）

（2）手术指征

1）单纯臂丛下干损伤，临床和肌电图证实肌皮神经功能（屈肘功能）完好、正中神经旋前圆肌肌支功能完好。

2）术中证实正中神经旋前圆肌肌支分成多支肌支入肌，取其中一支移位不影响前臂旋前功能。

3）伤后病程2年以内，受区肌肉萎缩不十分严重，术前肌电图证实受区神经支配前臂屈肌群未发生不可逆纤维化。

（3）手术方法

1）全麻，患肢外展位，常规消毒、铺巾。患侧上臂上止血带。

2）患肢肘部取S形切口，长约15.0cm。

3）切开皮肤、皮下组织。切断肱二头肌腱膜，于旋前圆肌肱骨头与尺骨头之间暴露正中神经及其各肌支。探查并标记旋前圆肌肌支。

4）行术中肌电图检查，证实刺激各旋前圆肌肌支均可于旋前圆肌记录到复合肌肉动作电位（CMAP）。取直径最大的一支，游离至入肌点处切断。

5）暴露骨间前神经，向近端逆行无损伤分离合适的长度，后于近端切断。无张力下将旋前圆肌肌支与骨间前神经用9-0尼龙线做端-端束膜缝合（图17-33）。

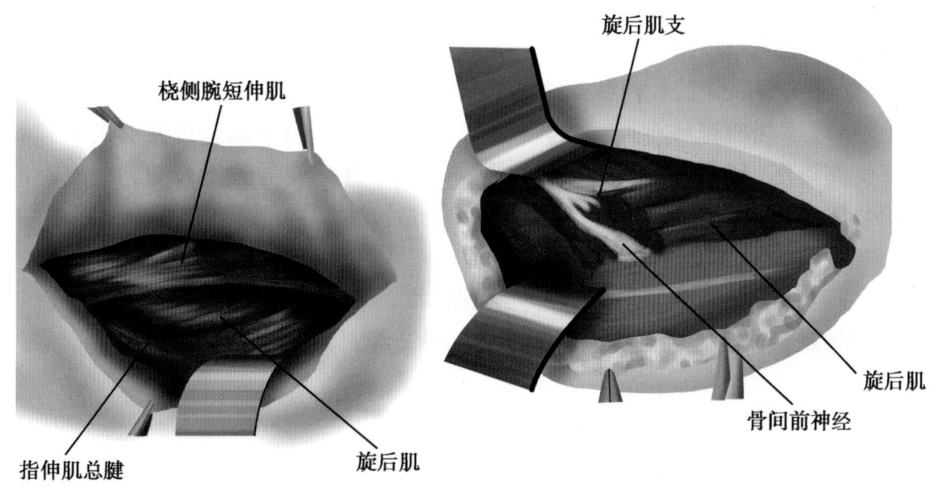

图17-33 正中神经旋前圆肌肌支移位骨间前神经

6）同时行肌皮神经肱肌肌支移位术。

7）术后石膏托固定于屈肘 45° 腕关节中立位 4 周。去除石膏托后，指导患者进行功能锻炼。术后定期随访。

五、腰骶丛神经损伤的手术治疗

（一）腰丛神经损伤

腰丛由 L_1、L_2、L_3 神经和 L_4 神经的前支组成。L_4 神经同时参与骶丛神经的构成，其与 L_5 神经根的前支联合构成腰骶干，因此 L_4 神经也被称为交叉神经。L_1 神经根前支向外延伸，分成髂腹下神经和髂腹股沟神经。在分叉前发出唯一的分支，与 L_2 神经根的一个神经束合并成生殖股神经。L_2、L_3、L_4 神经根前支分成前股和后股，所有的前股联合形成闭孔神经，后股联合形成股神经。L_2 神经根和 L_3 神经根后股的小分支联合形成股外侧皮神经。腰神经根有时因骨盆骨折或骶髂关节脱位的牵拉引起损伤。脊髓造影、肌电图和仔细的体检对判断这些损伤有帮助。与颈神经根撕脱伤不同，造影时硬膜憩室形成与腰神经根撕脱的关系并不密切。

髂腹下神经支配臀部外上方小面积皮肤及腹前壁耻骨正上方的部分皮肤。髂腹股沟神经支配沿腹股沟韧带覆盖耻骨联合的节段性条状皮肤，以及阴囊上部、阴茎根部和背侧及股内侧面的皮肤。生殖股神经穿过腹股沟管，支配提睾肌和阴囊及股部邻近区域的皮肤。在疝修补术时可能损伤这 3 条神经，引起持续性神经疼痛，需要进一步手术治疗。

股神经来自 $L_{2\sim4}$ 神经，由腰丛发出后，在腰大肌与髂肌之间下行，伴股管经股三角入股。通过腹股沟韧带到大腿后，分为多个终支并支配其分布区的肌肉及皮肤。股神经是股前群肌的运动神经，也是股前和小腿内侧皮肤的感觉神经。股神经损伤多因腹股沟区手术引起。股神经支配髂腰肌、股四头肌、缝匠肌及部分耻骨肌，使髋关节屈曲、膝关节伸直。当股神经损伤时，患者屈髋无力，坐位时不能伸小腿，行走困难，股四头肌萎缩，髌骨突出，膝反射消失，在大腿前内面及小腿内侧面有感觉障碍。若损伤平面高，影响髂腰肌功能而见屈髋障碍。

股外侧皮神经由 L_2 神经根和 L_3 神经根组成。它行向髂前上棘部位，从腹股沟韧带的外侧附着部与髂前上棘和缝匠肌之间穿出。此后神经走行逐渐表浅，于腹股沟韧带下 10cm 处穿出阔筋膜，支配股外侧区的皮肤。由于支具或腰围过紧在髂前上棘压迫造成损伤或神经走行于皮下时出现损伤常引起其支配皮肤区域的感觉过敏或减退，这种现象称为"感觉异常性股痛"，可自然发病，常伴有腰椎间盘突出或神经卡压，可能源于姿势异常或持续性局部肌肉痉挛。大多数患者可自行恢复。偶有症状持续者，但极少因症状严重而需要在腹股沟韧带深面的出口处进行减压或神经松解。

闭孔神经由 L_2、L_3 和 L_4 神经根前支的前股组成。它在骨盆内经髂总血管后方下降，然后出闭孔进入大腿。皮支支配股内侧皮肤，有时包括膝关节内侧的皮肤。其运动纤维分成前支和后支，前支支配长收肌、股薄肌、短收肌和耻骨肌，并通过关节支支配髋关节；后支支配闭孔外肌、大收肌、有时也支配短收肌，并通过关节支支配膝关节。骨盆腔内肿瘤或胎儿可将闭孔神经压向骨盆壁。由于它和耻骨的位置关系，骨盆骨折或髋关节过度屈曲时可将神经挤向耻骨而引起损伤。由于其邻近骶髂关节和髋关节，如这些关节出现病变或受到损伤，闭孔神经亦可能被累及。在痉挛性病变导致下肢剪刀步态时，闭孔神经切断术有时有助于缓解髋内收肌的痉挛。闭孔神经严重损伤后，大腿内侧肌肉萎缩、大腿远端内侧及膝内侧的感觉障碍、髋关节内收无力或麻痹都是常见的体征。

股神经探查术

1. 适应证　①股神经损伤后连续性完整。②药物治疗 1 个月后，无恢复迹象。

2. 手术方法

（1）术前准备

1）电生理检查。

2）MRI、B 超等神经形态学检查。

（2）麻醉及体位：采用全麻，仰卧位。

（3）手术入路及操作程序

1）切口：始于髂前上棘内侧 3cm、腹股沟韧带上，分别向近侧和远侧延长。向近侧，沿腹股沟韧带弧形延长至髂嵴内侧；向远侧，沿缝匠肌内缘向下延伸约 10cm。（图 17-34，图 17-35）。

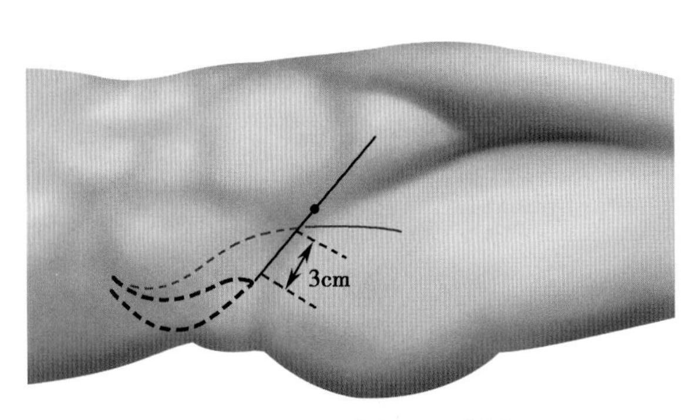

图 17-34 手术切口示意图

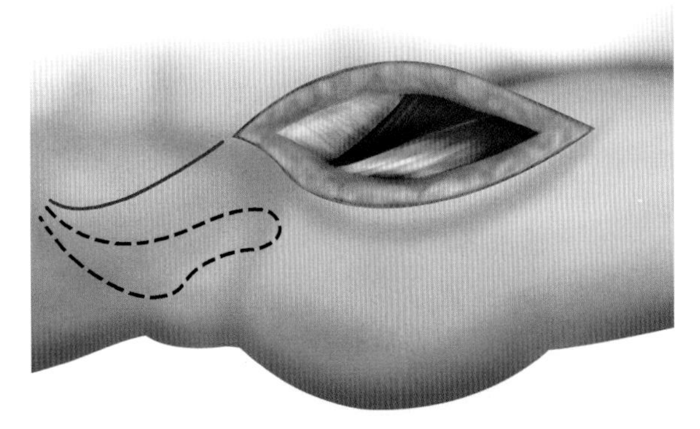

图 17-35 缝匠肌和腹股沟韧带

2）避免损伤穿过腹膜后间隙的旋髂深血管。

3）股区股神经的显露：沿皮肤切口切开筋膜，显露缝匠肌，在其内侧可见腰大肌及其筋膜。向外牵开缝匠肌，显露股神经，股神经与股动脉由髂腰肌远侧部隔开。切口底部可见股神经分支，用橡皮带牵开股神经（图 17-36）。

4）骨盆内股神经的显露：显露腹股沟韧带的游离缘及腹外斜肌的腱膜，在髂前上棘的内侧，小心保护股外侧皮神经，识别股神经，然后从骨盆分离腹股沟韧带。接着，分离腹壁的 3 块肌肉（腹外斜肌、腹内斜肌和腹直肌）。向内侧牵开肌肉，显露腹膜外脂肪组织，骨膜下分离腰肌。切开深筋膜可见位于其下方的股神经。

5）术中肌电图：术中肌电图刺激股神经可于股直肌、股外侧肌及股内侧肌引出 CMAP。

6）若发现神经连续性中断，缺损小于 6cm，则行腓肠神经移植。

7）腓肠神经移植：小腿后侧取纵向切口，切开皮肤、皮下组织，暴露腓肠神经，仔细游离腓肠神经 25cm，局部封闭后切断备用。腓肠神经两股移植 8-0 Prolene 线端 - 端束膜缝合断端，神经吻合无张力，吻合口处包绕生物防粘连膜（图 17-37）。

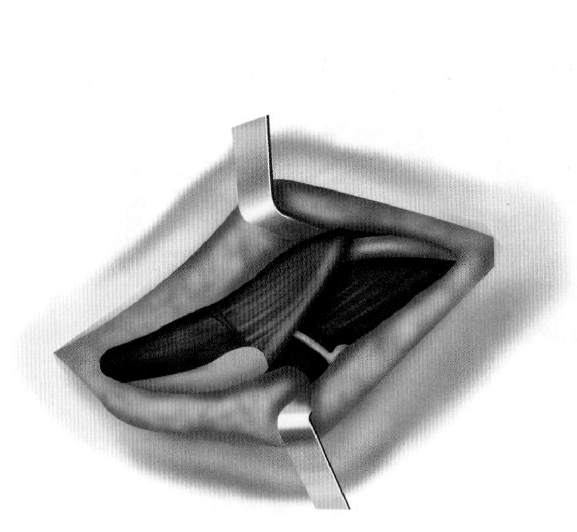

图 17-36 股神经的显露

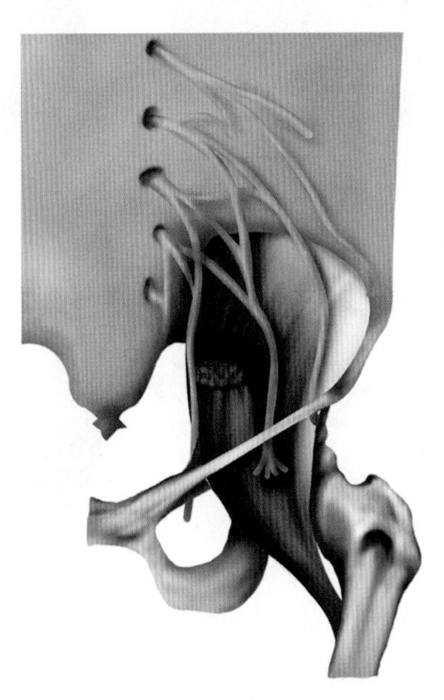

图 17-37 腓肠神经移植修复股神经

8）若发现神经缺损大于 6cm，则考虑行同侧闭孔神经移位（术前肌电图证实闭孔神经内收功能良好）。

9）同侧闭孔神经移位。

10）彻底止血，逐层关闭。

3．手术要点　暴露骨盆时保留髂嵴上部分肌肉，关闭时将肌肉和腹股沟韧带缝合在髂嵴和髂前上棘。

闭孔神经移位术

1．适应证　股神经盆腔内断裂。

2．手术方法

（1）术前准备

1）电生理检查。

2）MRI 神经形态学检查。

（2）麻醉及体位：采用全麻，仰卧位。

（3）手术入路及操作程序（图 17-38）

1）切口始于髂前上棘内侧 3cm、腹股沟韧带上，分别向近侧和远侧延长。向近侧沿腹股沟韧带弧形延长至髂嵴内侧。向远侧，沿缝匠肌内缘向下延伸约 10cm。

2）股神经的显露：沿皮肤切口切开筋膜，显露缝匠肌，在其内侧可见腰大肌及其筋膜。向外牵开缝匠肌，显露股神经，股神经与股动脉由髂腰肌远侧部隔开。切口底部可见股神经分支，用橡皮带牵开股神经。

3）闭孔神经的显露：显露腹股沟韧带的游离缘及腹外斜肌的腱膜，在髂前上棘的内侧，小心保护股外侧皮神经，识别股神经，然后从骨盆分离腹股沟韧带，切开腹外斜肌、腹内斜肌、腹横肌后进入腹膜后间隙，向内推开精索，见腰大肌、生殖股神经、髂总动静脉，于腰大肌内侧探得闭孔神经干。

4）术中证实股神经完全损伤及闭孔神经功能尚可后行闭孔神经转位。

5）近端封闭闭孔神经后切断远端神经干，闭孔神经干用 8-0 Prolene 线吻合于股神经远端。

6）逐层关闭，腹带保护固定。

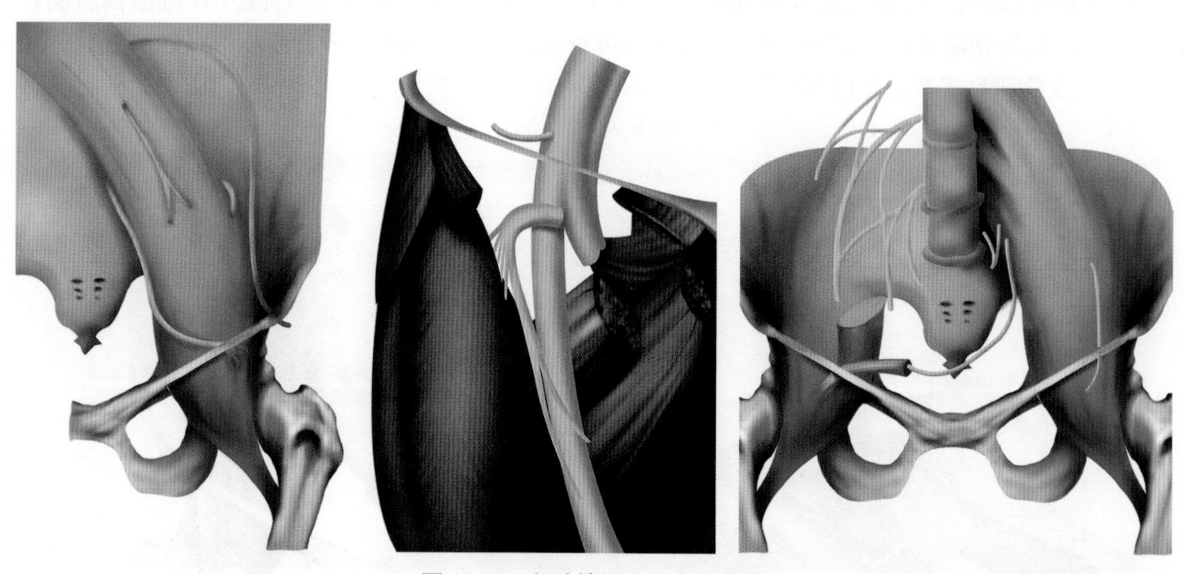

图 17-38　闭孔神经移位术示意图

3．手术要点　若术前 MRI 明确诊断股神经缺损大于 6cm，则可考虑于腹股沟斜韧带下方行闭孔神经前支移位修复股神经运动支。若患侧腰丛神经完全损害，同侧闭孔神经功能丧失或不佳，则可考虑行健侧闭孔神经移位术。

（二）骶丛神经损伤

骶丛神经由 $L_{4\sim5}$、$S_{1\sim3}$ 神经根的前支组成，位于盆腔内骶髂关节之前，发出坐骨神经、臀上神经、臀下神经、股后皮神经、阴神经等。骶丛神经损伤主要临床特点是暴力损伤后有下肢肌力减退、反射消失、感觉障碍、膀胱功能障碍等，病情发展至晚期会遗有勃起功能障碍，给患者正常生活造成严重阻碍。骶丛损伤多系骨盆后环骨折移位或合并关节脱位所造成的牵拉性损伤，如常见的神经失用、轴突断裂和少见的严重神经断裂、神经根撕脱。骶丛神经损伤要针对致伤病因进行治疗，创造一个适合神经成功再生的最佳条件，最大限度地恢复损伤神经的功能。

坐骨神经发自骶丛，由 L_4 神经前支一部分和 L_5 腰神经前支、$S_{1\sim3}$ 神经前支组成。坐骨神经自梨状肌下孔出盆腔，在臀大肌深面，经坐骨结节与股骨大转子之间至股后，在股二头肌深面下降，在腘窝上方分为胫神经和腓总神经；在股后部发出肌支支配大腿后群肌的神经。

腓总神经自坐骨神经分出后，沿股二头肌内侧缘斜向外下，穿过腘窝外上方，到达股二头肌腱和腓肠肌外侧头之间，经腓骨长肌深面绕过腓骨颈，分为腓深神经及腓浅神经两个终支。腓浅神经于腓骨长、短肌间下行，小腿下 1/3 穿出深筋膜至足背内侧和中间。腓深神经于趾长伸肌和胫前肌间，贴骨间膜下降，与胫前动、静脉伴行。它支配腓骨长短肌、胫前肌、踇长伸肌、趾长伸肌、踇短伸肌、趾短伸肌及小腿外侧和足背皮肤感觉。

腓总神经易在腘窝及腓骨小头处损伤，导致小腿前外侧伸肌麻痹，出现足背屈、外翻功能障碍，呈内翻下垂畸形，以及伸踇、伸趾功能丧失，呈屈曲状态和小腿前外侧和足背前、内侧感觉障碍。腓总神经损伤时，术中常见神经的连续性完整，但由于瘢痕增生造成神经压迫、粘连，单纯地松解是最好的治疗方法。

后路骶丛神经松解术

1. 适应证　保守治疗后骶丛神经功能恢复不理想者。

2. 手术方法

（1）术前准备

1）骶骨 CT 三维重建明确骶管及骶前孔的破坏情况。

2）肌电图检查。

3）MRI、超声行神经形态学检查。

（2）麻醉及体位：采用全麻，俯卧位。

（3）手术入路及操作程序

1）切口：骶髂关节体表投影处做纵向切口，逐层切开皮肤及皮下组织。

2）暴露减压：骨膜剥离器剥离后纵韧带，暴露腰椎椎体患侧横突椎弓板，于其下缘探及 S_1 椎孔，进一步于其下方 1.5cm 处探及 S_2 椎孔，用骨刀将 S_1 和 S_2 椎孔骨板予以去除，暴露 S_1 和 S_2 神经根，尖嘴咬骨钳摘除其边缘骨质，磨钻或四关节尖嘴咬骨钳扩大椎孔，予以神经根减压。

3）术中肌电图：肌电图刺激 S_1 和 S_2 神经根，记录相应支配肌引出 CMAP。术中予以电刺激治疗 5 分钟。

4）缝合：关闭切口，放置负压引流球一个，加压包扎创面。

3. 手术要点　减压切除椎弓板时仔细分离粘连，避免损伤马尾神经硬膜。

坐骨神经探查术

1. 适应证　高位坐骨神经损伤，保守治疗后神经功能恢复不理想。

2. 手术方法

（1）术前准备

1）肌电图检查。

2）MRI、超声行神经形态学检查。

（2）麻醉及体位：采用全麻，俯卧位。

（3）手术入路及操作程序

1）经臀部坐骨神经显露：切口自髂后上棘，沿臀大肌斜向下、外到大转子内侧 2.5cm 处弯向内侧到臀沟中点，再向下沿股后中线下行切开。沿切口方向切开臀大肌筋膜，将臀大肌近其止端处切断，向内上方翻开即可显露由梨状肌下孔穿出的坐骨神经，以充分显露坐骨神经（图 17-39）。

2）股部坐骨神经显露：自臀沟沿大腿后面中线向远侧端延伸至腘窝近端 10cm 处。沿切口方向切开阔筋膜，将股二头肌与半腱肌、半膜肌分离，向两侧牵开分离深部，显露坐骨神经（图 17-40）。

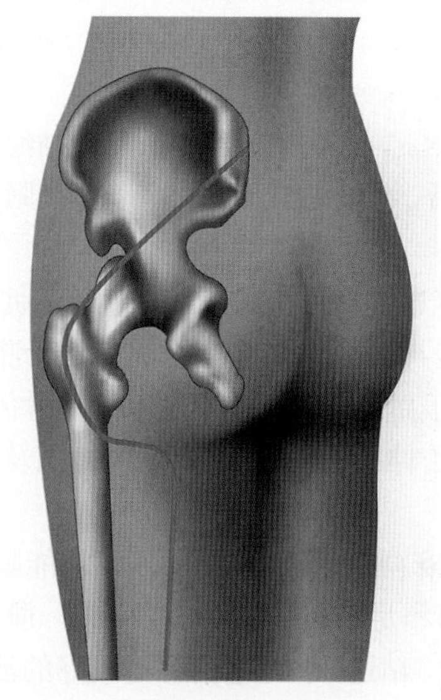

图 17-39 坐骨神经探查术切口示意图

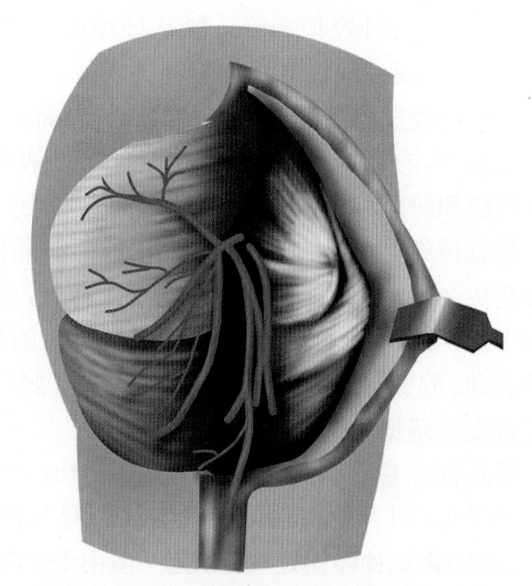

图 17-40 臀部坐骨神经及周围结构示意图

3）术中肌电图：记录相应支配肌引出 CMAP。

4）缝合：关闭切口，放置负压引流，加压包扎创面。

3. 手术要点 显露由梨状肌下孔穿出的坐骨神经时可将梨状肌向上牵开或切断。

腓总神经松解术

1. 适应证 ①腓总神经损伤后连续性完整。②药物治疗 1 个月后，无恢复迹象。

2. 手术方法

（1）术前准备

1）电生理检查：电生理检查可见患侧腓总神经传导速度减慢，波幅下降，F 波或 H 反射潜伏期延长；SEP 潜伏期延长，波幅下降，波间期延长；腓总神经支配肌肉的肌电图检查多为失神经电位，而健侧正常。

2）超声检查：超声检查能确切显示外周神经特别是腓总神经，能为临床提供腓总神经病理状况的形态学资料，可为手术治疗方案提供参考依据。

（2）麻醉及体位：采用全麻，侧卧位或俯卧位。

（3）手术入路及操作程序

1）腘窝部：自股后腓骨头上约 5cm 处，沿股二头肌内缘向下外经腓骨头后方，转向腓骨颈前下，做长约 10cm 的 S 形切口。切开筋膜，在股二头肌内侧深部游离出腓总神经，用橡皮条轻轻牵引，继续向远侧游离，至腓骨头后外稍下。必要时在此处分离出腓总神经浅支与深支（图 17-41）。

2）小腿部：沿胫骨前肌外缘切开皮肤筋膜，于胫骨前肌与趾长伸肌之间分离，显露胫前动脉，腓深神经位于动脉外侧（图 17-42）。

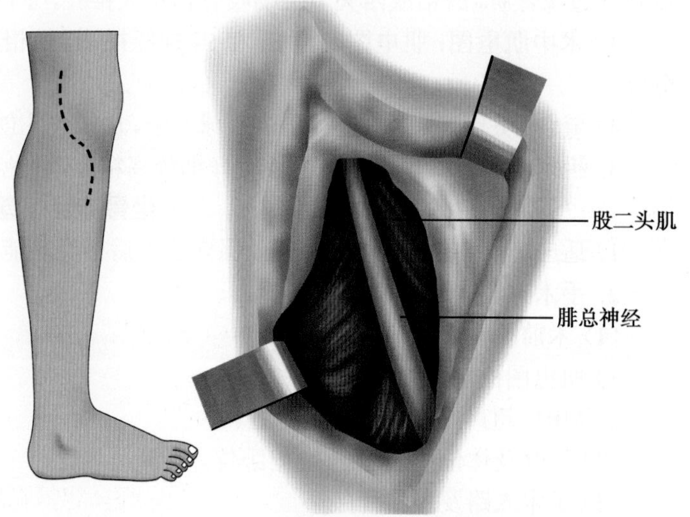

图 17-41 腘窝部腓总神经的显露

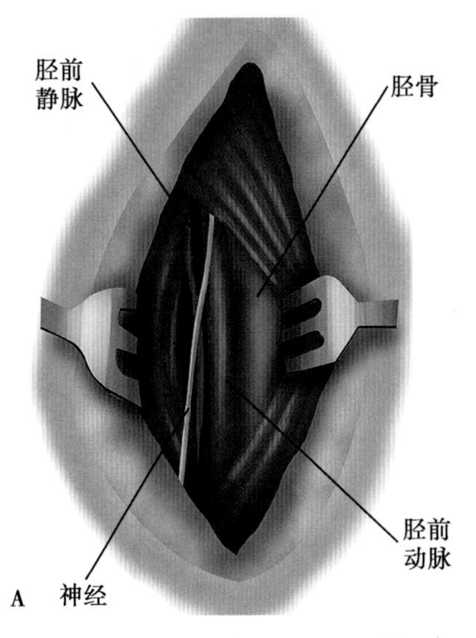

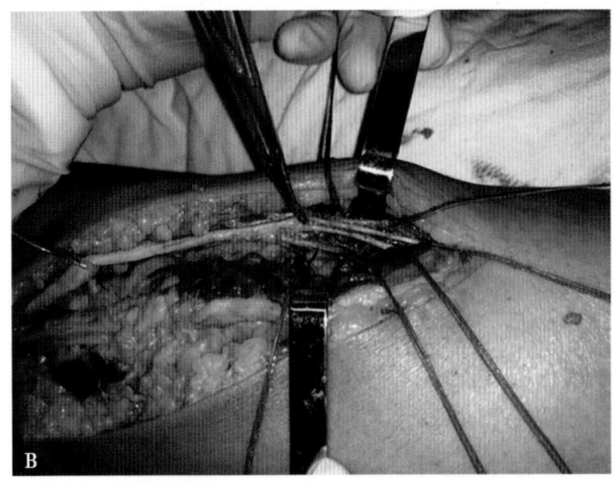

图 17-42 小腿部腓深神经的显露

A. 示意图；B. 手术照片。

（图片来自复旦大学附属华山医院手外科）

3）术中肌电图：监测腓总神经波幅和潜伏期变化。

4）缝合：关闭切口。

3. 手术要点 术中为便于无张力缝合，可切除腓骨上端。

胫骨后肌移位，足背伸功能重建术

1. 适应证 ①坐骨神经或腓总神经不可逆的损伤半年以上。②足下垂或足下垂内翻畸形。

2. 手术方法

（1）术前准备：同腓总神经松解术。

（2）麻醉及体位：采用腰麻或硬膜外麻，仰卧位。

（3）手术入路及操作程序（图 17-43）

1）游离胫后肌腱：足背内侧缘舟状骨结节处做一长 2cm 纵向切口，显露并游离胫后肌腱，于紧靠其止点处连同骨膜一起切下。小腿下 1/3 的内侧，胫骨后缘后方做一个长 5cm 的纵向切口，切开皮肤、皮下及深筋膜，显露及游离胫后肌腱，将其远段由此切口抽出。

2）胫后肌转移：于足背正中相当于外侧楔状骨处做一长 2cm 的纵向切口，显露楔状骨，剥离骨膜后用手钻向足底方向垂直钻一个骨洞。足背切口与小腿内侧切口之间做一皮下隧道，将胫后肌腱经皮下隧道拉至足背侧切口。使足背屈至 80° 位，用拉出钢丝法将胫后肌腱末端缝合固定于外侧楔状骨的骨洞内。

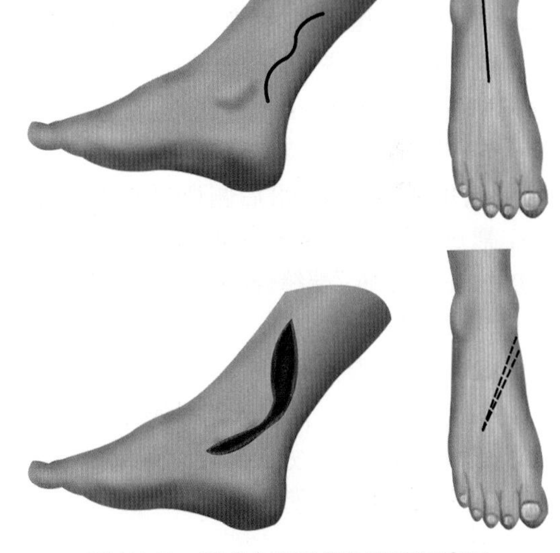

图 17-43 手术入路及操作程序示意图

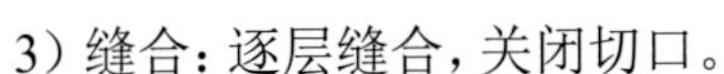

3）缝合：逐层缝合，关闭切口。

3. 手术要点 ①勿损伤胫后肌后面的胫神经血管束。②缝合固定时，肌腱要保持适当张力。

六、特定周围神经损伤的手术治疗

（一）腋神经损伤

腋神经探查术

1. 概述 腋神经起自后束，斜穿肩胛下肌肌腹及肌腱，与下方的旋肱后血管一起通过四边孔。入四边孔时，腋神经邻近盂肱关节囊下缘，绕过肱骨颈，分为深、浅两支。深支于喙突外缘5cm远处入三角肌。浅支为小圆肌运动支，并绕三角肌后缘形成上臂外侧皮神经。腋神经与肱骨外科颈紧邻，肩关节骨折脱位，特别是肱骨上端骨折可造成腋神经损伤。腋神经损伤引起三角肌麻痹、萎缩，方肩畸形，肩关节下垂半脱位，肩外展功能丧失，三角肌表面皮肤感觉障碍。

2. 适应证 非手术治疗3个月无恢复。

3. 手术方法

(1) 术前准备

1) 肌电图检查。

2) 超声检查。

(2) 麻醉及体位：采用全麻，侧卧位。

(3) 手术入路及操作程序

1) 前方手术入路：从锁骨中点下缘开始，沿胸大肌与三角肌前间隙下行，过腋前皱襞后横行向内后4～5cm。

2) 切开皮肤及皮下组织，于胸大肌和三角肌之间显露头静脉，将胸大肌向内牵开，头静脉和三角肌向外牵开，显露胸小肌，后束位于腋动脉后上方，于外侧束上方解剖寻找。若有瘢痕，则可分别从其远、近端的正常组织中分离。后束走向远端，注意保护肩胛下支及背阔肌支，直至见到腋神经。腋神经向后外方走行，近端至肩关节囊后下方，并与旋肱后血管伴行。该神经通过四边孔，后者以肱骨外科颈为外界，肱三头肌长头为内界，前为肩胛下肌，后上界为小圆肌，下界为大圆肌。若四边孔内神经断裂，其远端将回缩，这时，显露远断端则必须单独通过后方入路。在臂丛外侧束及锁骨下动脉后方可显露腋神经。

3) 后方切口：肩胛冈中点做一个半弧形切口，平行向外达肩峰，再弯向远端达上臂后面。

4) 切开皮肤、皮下组织，显露三角肌后缘及小圆肌外下缘，将三角肌及小圆肌牵开后显露冈下筋膜，切开筋膜显露小圆肌下缘及大圆肌上缘。可见腋神经紧靠肱骨颈出四边孔，旋肱后血管行于其下（图17-44）。

5) 术中肌电图：刺激腋神经两终末支，于三角肌记录CMAP。

6) 桡神经肌支移位修复腋神经肌支：局部封闭后切断腋神经终末支，沿后侧切口分离显露肱三头肌长头，把进入肱三头肌长头的桡神经肌支分离并切断。8-0 Prolene线端-端缝合两支神经断端。

7) 缝合：关闭切口。

8) 术后患肢贴胸固定。

4. 手术要点 前方入路时避免损伤头静脉与肩胛下支及背阔肌支，后方入路注意避免损伤旋肱后动脉。

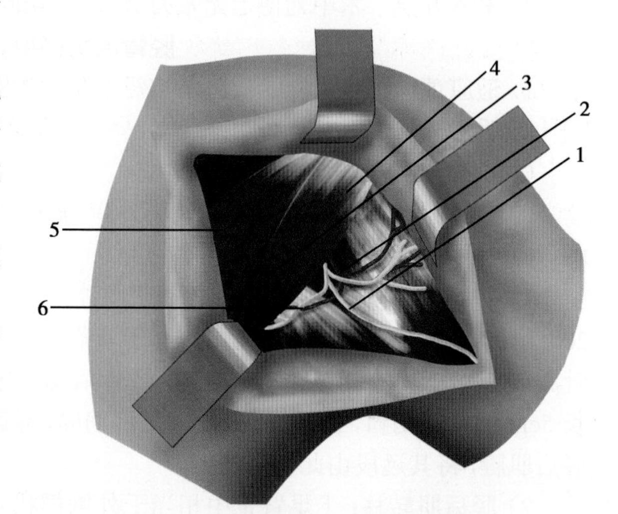

图17-44 腋神经及四边孔周围解剖

1. 腋神经；2. 旋肱后动脉；3. 小圆肌；4. 三角肌（已牵开）；5. 冈下肌；6. 四边孔。

（二）桡神经损伤

桡神经探查术

1. 概述 桡神经发自臂丛后束，是臂丛中较大的分支。桡神经初在肱动脉背侧下行，后伴肱深动脉入桡神经沟，沿沟绕肱骨中段背侧旋向外下方，于肱骨外上髁上方，肱骨中、下1/3交界处穿经外侧肌间隔，至肱桡肌和肱肌之间，在此处分为浅、深两个终支。桡神经发出的分支有：①皮支，在腋窝处发出臂后皮神经，分布于臂后面皮肤；在桡神经沟内发出前臂后皮神经，分布于前臂背面皮肤。②肌支，支配肱三头肌、肱桡肌和桡侧腕长伸肌。

桡神经浅支为皮支，在肱桡肌深面和桡动脉伴行，到前臂下1/3处转向手背，分布于手背桡侧半和桡侧两个半手指近节背面的皮肤。桡神经深支较粗，主要为肌支，发出后，穿经旋后肌，绕过桡骨颈，至前臂背侧，在浅、深层伸肌之间下降。桡神经深支在穿经旋后肌前，发出肌支至桡侧腕短伸肌和旋后肌；在前臂背面发肌支，支配其余所有前臂伸肌。

肱骨中段或中下 1/3 交界处骨折时，易合并桡神经损伤。损伤后，主要运动障碍是前臂伸肌瘫痪，出现抬起前臂时呈“垂腕”姿态，感觉障碍以第 1、2 掌骨间隙背面“虎口区”的皮肤最为明显；可根据伤情采用神经减压、松解或缝合术。

2. 适应证　肘上完全性损伤，不能伸腕、伸拇、伸指，不能外展拇指，呈垂腕畸形。手背及虎口处感觉障碍。

3. 手术方法

（1）术前准备

1）肌电图检查。

2）超声检查。

（2）麻醉及体位：采用全麻，仰卧位。

（3）手术入路及操作程序

1）上臂后外侧显露：由三角肌后缘起，在臂外侧向前下切开皮肤，止于肱桡肌与肱肌间。牵开肱三头肌外侧头及长头，向后翻开即可见桡神经绕肱骨沿肱桡肌前缘，向前向下走行到肘部。于肱桡肌与肱肌之间分离，暴露出桡神经主干，并向近侧探查，沿肱三头肌与肱肌之间分离暴露出桡神经上臂段，至桡神经出桡神经沟处（图 17-45）。

2）肘部桡神经显露：沿肱桡肌内缘做切口（图 17-46），到肘关节前方时应避开肘屈纹，弯向外侧做弧形切开，长 10～12cm，沿切口方向切开深筋膜，将肱桡肌牵向外侧，肱二头肌和肱肌牵向内侧，在肱骨前面即可显露桡神经。桡神经在肘关节附近分为深、浅 2 支（图 17-47）。

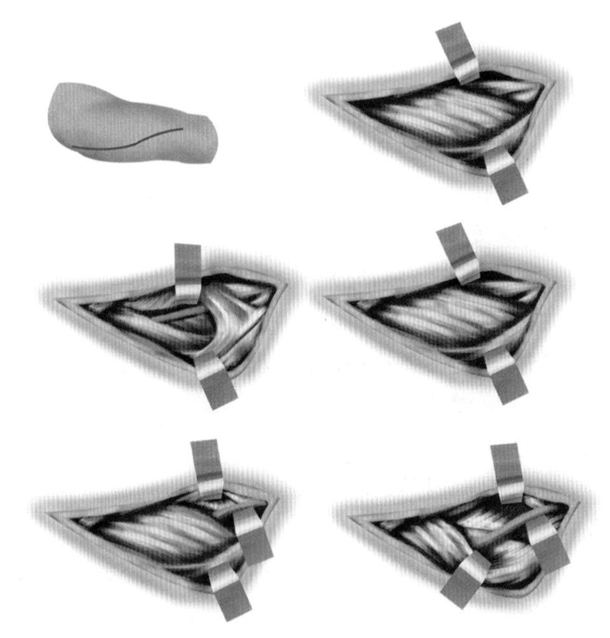

图 17-45　上臂后外侧显露桡神经

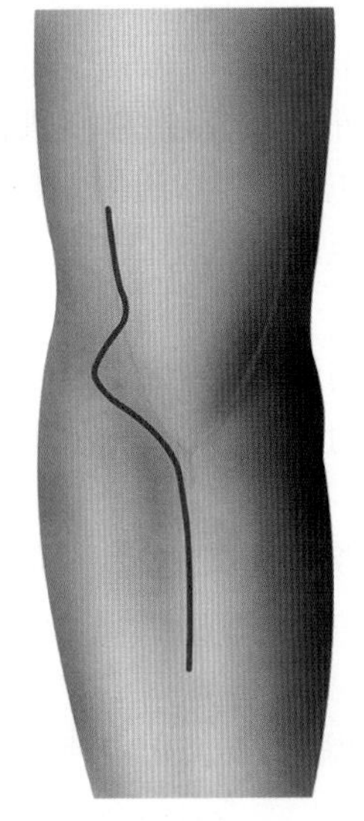

图 17-46　肘部桡神经显露切口

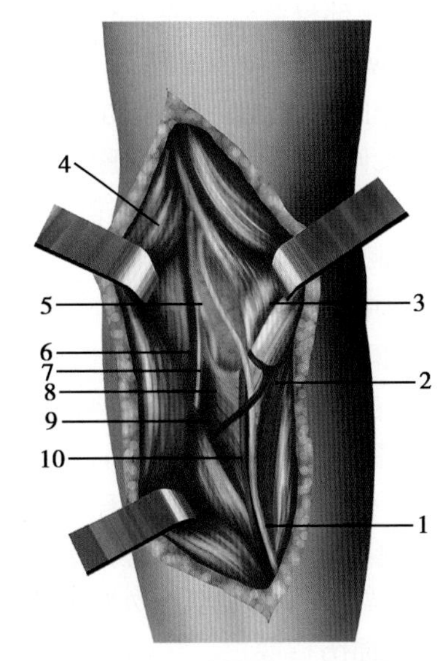

图 17-47　肘部桡神经显露

1. 桡神经感觉支；2. 桡返动脉；3. 肱二头肌和肱肌被牵开；4. 肱桡肌；5. 桡神经；6. 肱桡肌肌支；7. 骨间背侧神经；8. Frohse 弓；9. 旋后肌；10. 桡侧腕短伸肌支。

3）桡神经深支显露：肱骨外上髁前方，略呈弧形转向后下方，沿桡侧腕短伸肌与指伸肌之间向远侧切开深筋膜，在桡侧腕短伸肌与指伸肌间隙分离，向桡侧牵开桡侧腕长、短伸肌，显露旋后肌，在旋后肌远侧缘即可找出桡神经深支及分支。如在旋后肌远侧缘找不到桡神经深支，可在肱桡肌与桡侧腕长、短伸肌之间切开，沿该间隙分离，显露深面的旋后肌，在该肌上缘寻找桡神经。

4）术中肌电图：记录CMAP。

5）若发现桡神经连续性中断，则行腓肠神经移植。

6）腓肠神经移植：小腿后侧取纵向切口，切开皮肤、皮下组织，暴露腓肠神经，仔细游离腓肠神经25cm，局部封闭后切断备用。

7）腓肠神经3股移植8-0 Prolene线端-端束膜缝合断端，神经吻合无张力，吻合口处包绕生物防粘连膜。

8）缝合：关闭切口。

4. 手术要点　可切断旋后级腱弓，松解桡神经深支。

桡神经损伤功能重建术

1. 概述　桡神经损伤后如神经缺损过多不能修复，或虽经修复功能仍未恢复，可转移前臂屈肌腱重建伸腕、伸拇和伸指功能。常用的方法是：将旋前圆肌转移至桡侧腕长短伸肌腱，以恢复伸腕功能；尺侧腕屈肌腱转移至指总伸肌腱和示、小指固有伸肌腱，以恢复伸指功能；桡侧腕屈肌腱或掌长肌腱转移至拇长伸肌腱以恢复伸拇功能。

2. 适应证　桡神经无法修复，或修复后证实无恢复或恢复不完全。

3. 手术方法

(1) 术前准备：常规辅助检查。

(2) 麻醉及体位：采用臂丛麻醉，仰卧位。

(3) 手术入路及操作程序

1）于腕屈横纹尺侧做一个2cm长的横向切口，显露游离尺侧腕屈肌腱。在靠近其止点处切断并将肌腱向近端游离。

2）于前臂屈面中部尺侧做一个长约5cm的纵向皮肤切口，显露游离尺侧腕屈肌腱，将其远段由此切口抽出。

3）于腕屈横纹桡侧做一个横行皮肤切口，显露游离桡侧腕屈肌腱，在靠近其止点处切断，将肌腱向近端游离。

4）于前臂屈面中部桡侧做长约5cm的纵向皮肤切口，显露游离桡侧腕屈肌腱，将其远段由此切口抽出。注意勿损伤供应该肌的神经血管。

5）在前臂背侧正中，于腕背侧韧带近侧做一个长6～8cm的S形皮肤切口，显露指总伸肌腱，示、小指固有伸肌腱，拇长伸肌腱和拇长展肌腱。由此切口分别做通向前臂屈面中部桡侧和尺侧切口之皮下隧道，将桡侧腕屈肌腱经桡侧皮下隧道，尺侧腕屈肌腱经尺侧皮下隧道分别拉至腕背侧切口。

6）缝合前臂屈侧的全部切口。

7）在前臂背面中上1/3桡侧做一纵向皮肤切口，显露和游离旋前圆肌的远端，紧贴其桡骨止点连同骨膜一起切下。在同一切口显露桡侧腕长、短伸肌腱。保持腕关节于背伸功能位，将旋前圆肌远端与桡侧腕长、短伸肌腱，在维持适当张力下做编织缝合。缝合此切口。

8）保持腕、拇指和手指于背伸位置，使转移的肌腱处于适当张力下，在腕背切口处，将尺侧腕屈肌腱与指总伸肌腱，示、小指固有伸肌腱做编织缝合。各缝合处张力要均匀。将桡侧腕屈肌腱与拇长伸肌腱或与拇长、短伸肌腱和拇长展肌腱做编织缝合。缝合腕背侧切口。

4. 手术要点　游离尺侧腕屈肌腱勿损伤尺动脉和尺神经。游离桡侧腕屈肌腱勿损伤正中神经和桡动脉。

（三）肌皮神经损伤

肌皮神经探查修复术

1. 概述　肌皮神经自外侧束发出后，斜穿喙肱肌，经肱二头肌和肱肌之间下行，并发出分支支配上述三肌。终支在肘关节稍上方的外侧，穿出臂部深筋膜，改名为前臂外侧皮神经，分布于前臂外侧皮肤。

因肱桡肌与旋前圆肌具有屈肘作用，故该神经损伤后，肘关节常仍能屈曲，但力量弱，靠这种代偿作用屈肘时，不能扪及肱二头肌的收缩，而且常需将前臂放在旋前位时才能屈肘。由于肱二头肌麻痹，前臂旋后力量显著减弱。前臂桡侧皮肤感觉可能消失，但常因邻近神经代偿而无明显感觉障碍。

2. 适应证　肌皮神经损伤后保守治疗无效。

3. 手术方法

（1）术前准备

1）肌电图检查。

2）超声检查。

（2）麻醉及体位：采用全麻，仰卧位。

（3）手术入路及操作程序

1）切口：近端始于喙突与腋皱襞窝基底间的中点，越过腋窝前部的腋前皱襞，随后切口沿上臂内侧的喙肱肌表面转向远侧（图 17-48）。

2）肌皮神经显露：在三角肌和胸肌间沟找到头静脉，于静脉外侧分离部分三角肌纤维束同胸大肌一起向内牵开，向外牵开三角肌。于切口近端切开胸锁筋膜以显露喙肱肌内缘。肌皮神经常于距喙突 6cm 处进入该肌。辨认喙肱肌内缘，向外牵开此肌，可见肌皮神经发自位于腋动脉前、外侧的臂丛外侧束（图 17-49）。

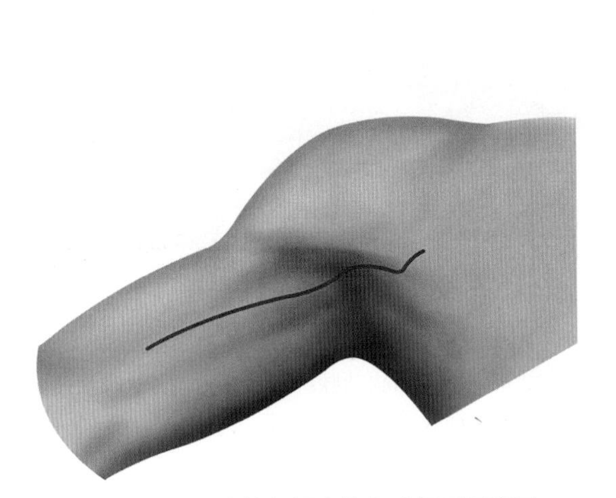

图 17-48　肌皮神经探查修复术切口示意图

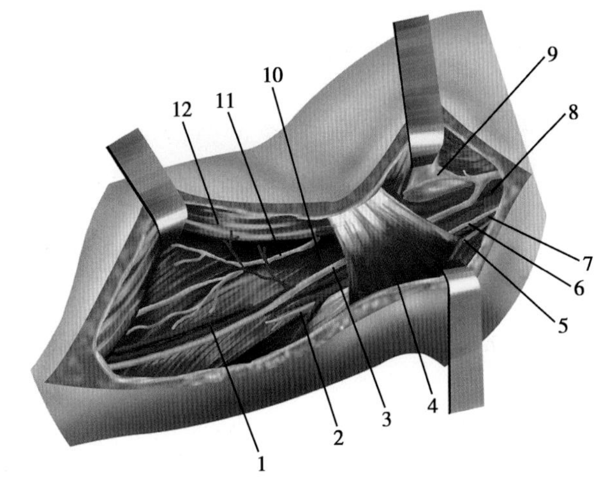

图 17-49　肌皮神经显露

1. 肱动脉；2. 尺神经；3. 正中神经；4. 胸大肌；5. 臂内侧皮神经；6. 前臂内侧皮神经；7. 尺神经；8. 腋动脉；9. 肌皮神经；10. 喙肱肌；11. 肌皮神经；12. 肱二头肌。

3）神经修复：显露肌皮神经后，用锋利薄刀片薄层切除断端瘢痕组织，直至断端见到正常的神经束，切除神经束间的瘢痕组织，切除神经断端瘢痕组织，将远近侧的神经束做对端缝合，缝合时采用 10-0 尼龙线间断缝合束膜。

4）缝合：关闭切口。

4. 手术要点　由于前臂内侧皮神经常存在变异，术中很容易伤及前臂内侧皮神经，术后造成肘内侧及前臂麻木不适，如损伤应及时修复。

（四）正中神经损伤

正中神经松解术

1. 概述　正中神经由两个根合成，内侧根来自臂的内侧束，外侧根来自外侧束。两根在胸小肌下缘，于腋动脉下部的前侧或外侧合成一干。在臂部，正中神经初行于肱动脉外侧，在下降途中，由外向内旋绕肱动脉下行至肘窝。从肘窝向下穿旋前圆肌，走在前中指浅、深屈肌之间到达腕部。在腕上部从桡侧腕屈肌和掌长肌腱进入腕管，在掌腱膜深面到达手掌，分成终支，浅支沿手指的相对缘到达指尖。正中神经在臂部一般无分支。在肘部、前臂和掌的主要分支：①肌支：分出数支，支配除尺侧腕屈肌和指深屈肌尺侧半以外的所有前臂的前群肌；在手掌近侧部，正中神经发出一粗短的返支进入鱼际，支配拇收肌以外的鱼际肌和第1、2蚓状肌。②皮支：分出数支，分布于掌心、鱼际、桡侧三个半指的掌面及其中节和远节背面的皮肤。正中神经损伤常见原因为肘前区静脉注射时药物外渗入软组织致伤，或腋部被利器割伤，肱骨下端骨折和前臂骨折，均可合并正中神经伤。

2. 适应证 ①闭合性神经损伤保守治疗3个月后仍无恢复。②开放性神经损伤。

3. 手术方法

(1) 术前准备

1) 肌电图检查。

2) 超声检查。

(2) 麻醉及体位：采用全麻，仰卧位。

(3) 手术入路及操作程序

1) 臂部正中神经显露：在肱二头肌内侧缘做纵向切口（图17-50），沿切开方向切开深筋膜，将喙肱肌、肱二头肌向外侧牵开，切开血管神经束的鞘膜，即可见到肱动脉及正中神经。正中神经在臂部上1/3，位于肱动脉外侧，在下1/3则位于肱动脉内侧，随肱动脉走行方向分离，暴露游离正中神经（图17-51）。

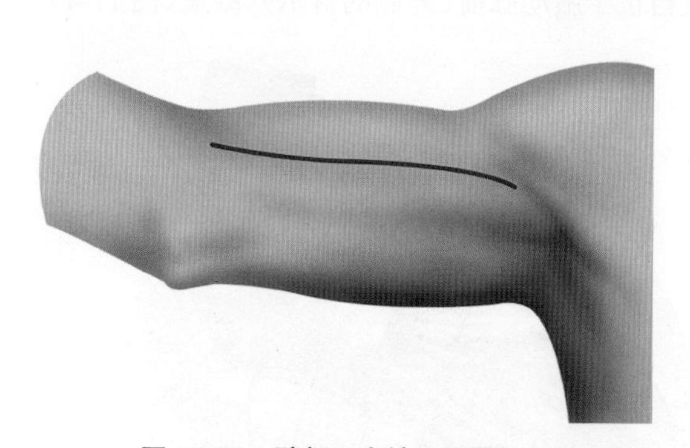

图17-50 臂部正中神经显露切口

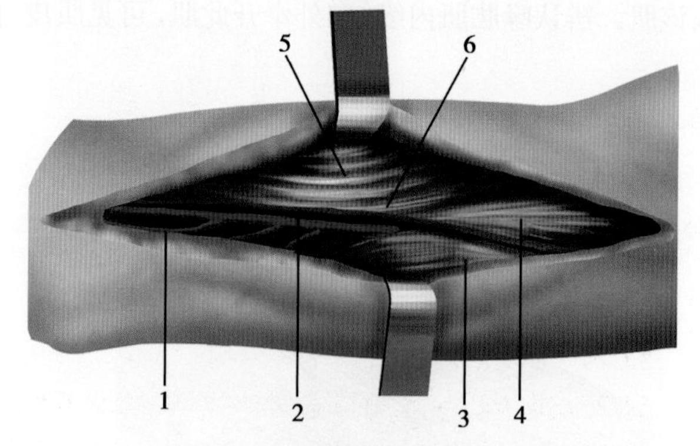

图17-51 臂部正中神经的显露

1. 贵要静脉；2. 正中神经和肱动脉；3. 肱三头肌；4. 喙肱肌；5. 肱二头肌；6. 肌皮神经。

2) 肘部正中神经显露：在肘前做S形切口（图17-52），沿切口方向切开皮肤、浅筋膜，显露肱二头肌腱膜，切开肱二头肌腱膜，向尺侧牵开旋前圆肌，即可显露肱动脉内侧的正中神经（图17-53）。

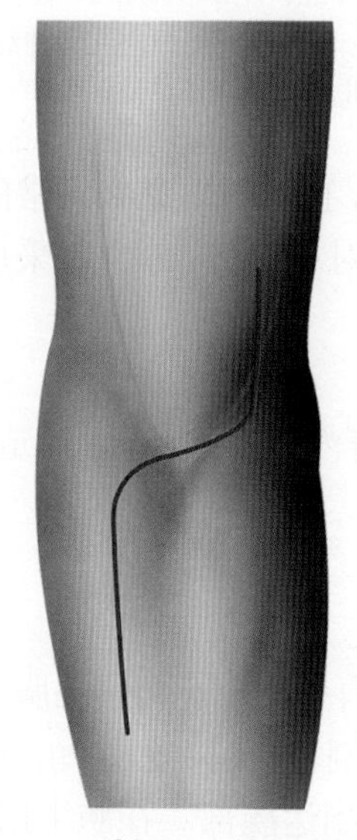

图17-52 肘部正中神经显露切口

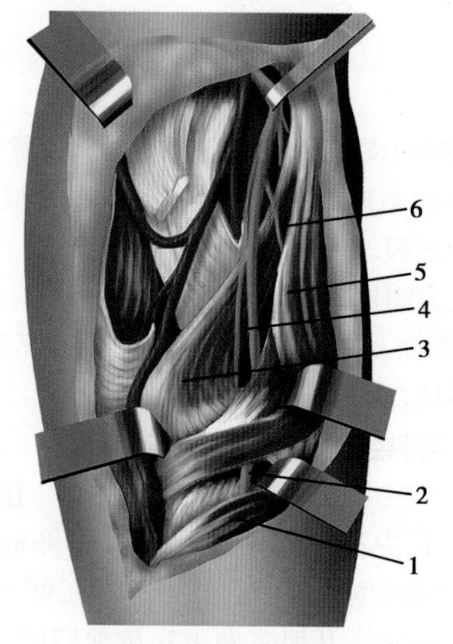

图17-53 肘部正中神经的显露

1. 桡侧腕屈肌；2. 正中神经；3. 旋前圆肌尺骨头；4. 骨间掌侧神经；5. 旋前圆肌肱骨头；6. 旋前圆肌肌支。

3）前臂正中神经显露：取前臂掌侧，纵向切口（图 17-54），切开皮肤、皮下组织，暴露旋前圆肌，切断部分旋前圆肌腱性组织，松解正中神经，并向深部探查，彻底松解前骨间神经（图 17-55）。

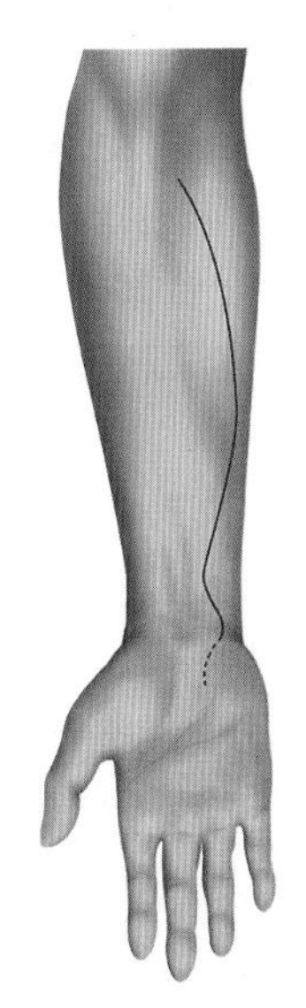

图 17-54 前臂正中神经显露切口

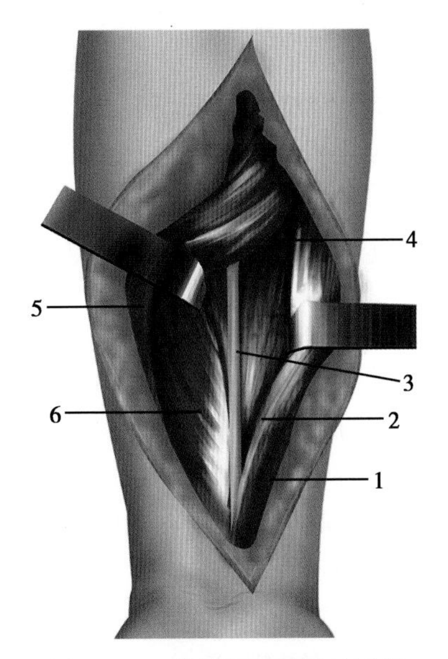

图 17-55 前臂正中神经的显露

1. 尺侧腕屈肌；2. 掌长肌；3. 正中神经；4. 指深屈肌；5. 桡侧腕屈肌；6. 指浅屈肌。

4）腕部正中神经显露：取平行大鱼际纹尺侧 0.5cm 弧形切口，切开皮肤、皮下组织、掌腱膜。用组织剪自远端向近端切开腕横韧带。

5）术中肌电图：记录 CMAP。

6）若发现神经连续性中断，则视情况行外膜缝合，束膜缝合或腓肠神经移植。

7）腓肠神经移植：小腿后侧取纵向切口，切开皮肤、皮下组织，暴露腓肠神经，仔细游离腓肠神经 25cm，局部封闭后切断备用。腓肠神经 2 股移植 8-0 Prolene 线端 - 端束膜缝合断端，神经吻合无张力，吻合口处包绕生物防粘连膜。

8）缝合：关闭切口。

9）加压包扎后石膏固定。

4. 手术要点 显露臂部时注意保护肱动脉。

拇指对掌功能重建术

1. 概述 正中神经损伤导致的大鱼际肌功能丧失，拇指对掌功能差，严重影响患者的生活质量。拇指对掌功能占拇指功能一半以上，对于正中神经不可逆损伤及大鱼际肌不可逆损伤患者需要行拇指对掌功能重建。

2. 适应证 正中神经损伤所致拇指对掌功能丧失。

3. 手术方法

（1）术前准备

常规辅助检查。

（2）麻醉及体位：采用臂丛麻醉。仰卧位。

（3）手术入路及操作程序

1）拇指掌指关节桡背侧做一个 S 形切口。显露拇短屈肌与拇短展肌。

2）切断拇短屈肌止点，尽量向远端多切下 1.0～1.5cm 腱膜。

3）拇短屈肌移位：于拇指近节显露游离拇长伸肌腱，将拇指置于对掌位，然后将拇短屈肌腱从拇长伸肌腱深面绕过反折拉向拇短展肌止点。并与之牢固缝合。同时将拇短屈肌腱与拇长伸肌腱反折处做缝合固定。

4. 手术要点　术后用虎口U形石膏托将拇指固定于外展对掌位。4周后去除固定，开始进行拇指外展功能训练。

（五）尺神经损伤

尺神经松解术

1. 概述　尺神经发于臂丛内侧束，初与肱动脉伴行，继而离开肱动脉向后下方，至内上髁后方的尺神经沟，在沟中尺神经位置表浅，隔皮肤可触摸到。再向下穿经尺侧腕屈肌到前臂内侧，沿指浅屈肌和尺侧腕屈肌之间下行，在前臂中、下1/3交界处，分为较粗的掌支和较细手背支。尺神经在臂部未发出分支，在前臂上部发出肌支至尺侧腕屈肌和指深屈肌尺侧半；在中部发出细的皮脂，向下穿过深筋膜，分布于小鱼际的皮肤。

尺神经掌支沿本干方向下行达腕部，于豌豆骨外侧缘分成浅、深两个终支，经屈肌支持带浅面进入手掌。浅支主要为皮支，分布于小指和环指尺侧半掌面的皮肤；深支主要为肌支，支配小鱼际肌、拇收肌、骨间肌和第3、4蚓状肌。尺神经手背支发出后，转向背侧，分布于手背尺侧半、小指和环指尺侧半背面的皮肤，以及环指和中指尺侧半近节背面的皮肤。总之，尺神经支配除正中神经支配以外的、所有前臂屈侧和手肌的运动；管理掌面尺侧一个半指和相应手掌的皮肤与背面两个半指以及相应手背皮肤的感觉。

尺神经损伤后，手掌的尺侧、小指全部、环指尺侧感觉均消失，小鱼际肌萎缩变平坦，拇指不能内收；骨间肌萎缩，各指不能互相靠拢，各掌指关节过伸，第4、5指的指间关节弯曲，出现“爪形手”。在肘部受到慢性损伤是常见的病变部位和原因。

2. 适应证　①环小指及手掌手背尺侧麻痛、感觉异常。②手内在肌肌萎或“爪形手”畸形。③电生理提示尺神经肘管段受压。

3. 手术方法

（1）术前准备

1）肌电图检查。

2）超声检查。

（2）麻醉及体位：采用全麻，仰卧位。

（3）手术入路及操作程序

1）臂部尺神经显露：自肱骨内上髁后缘向上做纵向切口（图17-56），沿切口依次切开皮肤、皮下组织和深筋膜，尺神经位于肱二头肌与肱三头肌之间，肱动脉及伴行静脉的内侧。在此部给予游离（图17-57）。

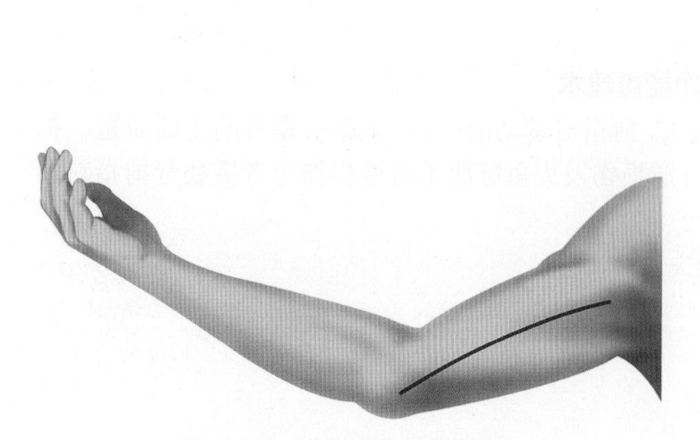

图17-56　臂部尺神经显露切口

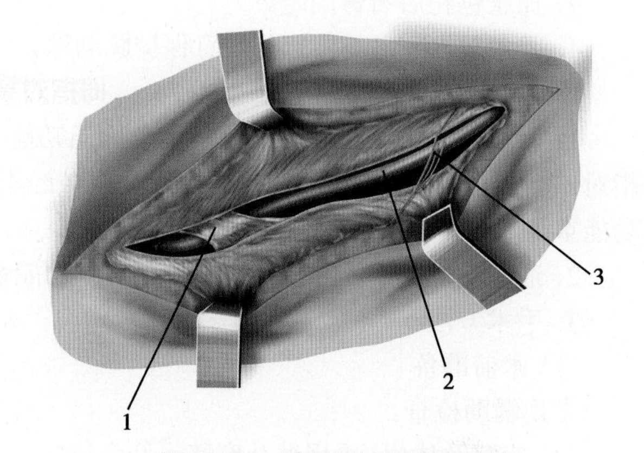

图17-57　臂部尺神经的显露
1. Struthers弓；2. 尺神经；3. 臂内侧皮神经。

2）肘部尺神经显露及移位术：切口以肱骨内上髁前方1cm为中心，做一个长6～8cm弧形切口，沿切口方向切开深筋膜，牵开皮瓣，在肱骨内上髁后方，尺神经沟内即可触及尺神经。沿尺神经走行的方向仔细切开深筋膜，显露尺神经。再沿尺侧腕屈肌的两头之间向远端分离，至前臂前面。在分离过程中不要损伤尺神经肌支。在肘部尺神经伴行的尺动脉分支，一般不予结扎（图17-58）。

3）尺神经移位术：将尺神经充分游离后，切开内上髁前面的深筋膜及少许肌纤维。将尺神经转移到内上髁前面，尺神经位置相对应的皮下脂肪与深筋膜用3-0线缝合3～4针，以防尺神经返回尺神经沟。

4）前臂尺神经的显露：在前臂尺侧沿尺侧腕屈肌做一个长约10cm纵向切口（图17-59），沿切口方向切开深筋膜，显露浅层的尺侧腕屈肌和指浅屈肌，沿尺侧腕屈肌与指浅屈肌之间分开，向两侧牵开肌肉，即可显露尺神经（图17-60）。

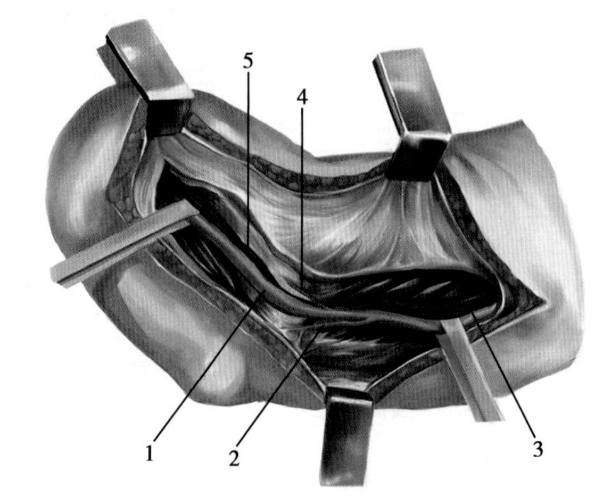

图17-58 肘部尺神经的显露

1. 尺神经；2. 肘关节神经支；3. 尺侧上副动脉；4. 尺侧腕屈肌支；5. 尺侧后返动脉。

5）前臂远端及腕掌部尺神经的显露：沿尺侧腕屈肌的桡侧缘向下达腕横纹转向桡侧至腕横纹中点，再经大、小鱼际肌之间向远端至近侧掌远纹的近侧，呈S形。沿切口方向切开深筋膜，向两侧牵开皮瓣，即可见到由腕掌侧韧带下穿出并走在屈肌支持带（腕横韧带）浅面的尺动脉、静脉及尺神经．切开腕掌侧韧带、掌短肌并向两侧牵开，即可显露尺神经、尺动脉。尺经在尺动脉尺侧，在豌豆骨远侧分为深、浅2支。

6）缝合：关闭切口。

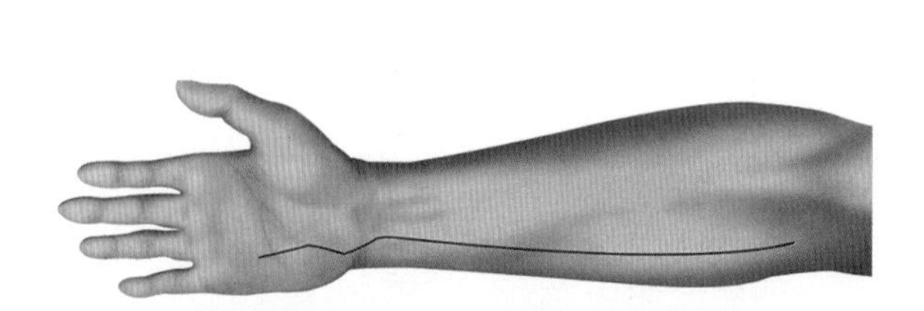

图17-59 前臂尺神经的显露切口

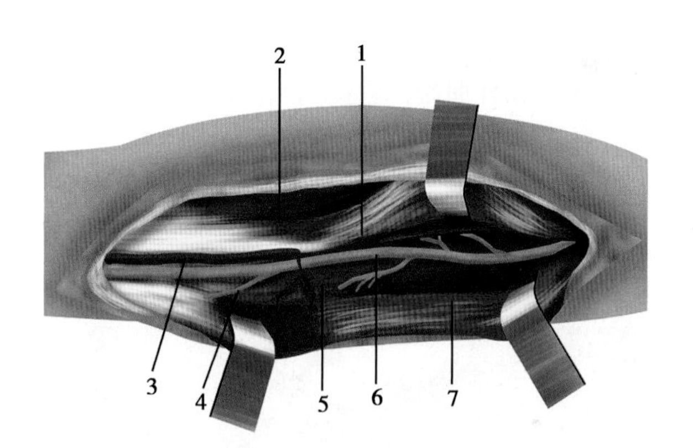

图17-60 前臂尺神经的显露

1. 掌长肌；2. 指浅屈肌；3. 尺动脉；4. 尺神经背支；5. 指深屈肌；6. 尺神经；7. 尺侧腕屈肌。

4. 手术要点　由于前臂内侧皮神经常存在变异，术中很容易伤及前臂内侧皮神经，术后造成肘内侧及前臂麻木不适，如损伤应及时修复。

蚓状肌功能重建术

1. 概述　低位尺神经离断伤，即使经过及时的修复，除了感觉功能有所恢复外，仍然会遗留明显的手内肌功能障碍，导致除拇短展肌、拇对掌肌、拇短屈肌浅头及1、2蚓状肌以外的所有手内肌萎缩，表现为患者中、环、小指的"爪形手"畸形。中、环指指浅屈肌腱转移重建骨间肌蚓状肌功能用于尺神经损伤的治疗。

2. 适应证　①不可逆的损伤半年以上。②"爪形手"畸形。

3. 手术方法

（1）术前准备

1）电生理检查。

2）超声检查。

（2）麻醉及体位：采用臂丛麻醉，仰卧位。

（3）手术入路及操作程序

1）切口：于中、环指近侧指节桡侧分别做一正侧方纵向切口，约3cm，将皮瓣指神经血管束向前牵开，显露屈指肌腱鞘。纵行切开腱鞘，找出指浅屈肌腱，在其止点近侧约 0.5cm 处切断。

2）游离指浅屈肌腱：在掌部沿远侧掌横纹做一长约 4cm 的皮肤切口。向远近两侧牵开皮瓣，显露指浅屈肌腱。将中、环两指的指浅屈肌腱远段由此切口抽出，并将此二肌腱条劈成两半，使成为 4 根腱条（图 17-61～图 17-63）。

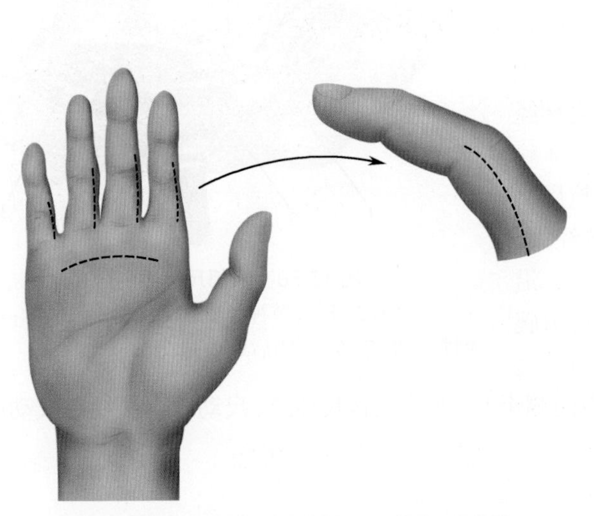

图 17-61　蚓状肌功能重建手术切口示意图

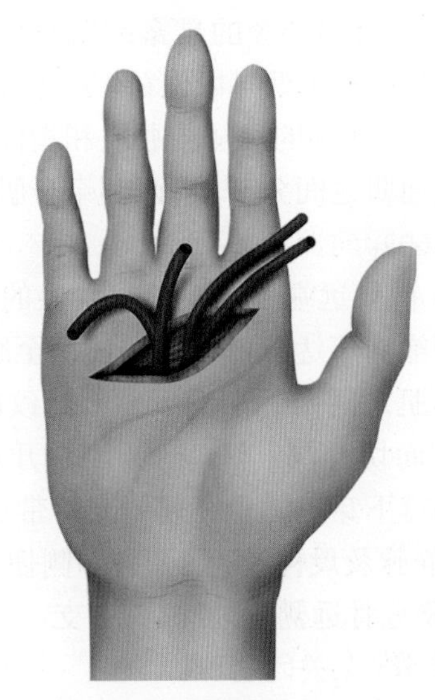

图 17-62　游离指浅屈肌腱

3）显露指伸肌腱：在示、小指的近侧指节桡侧各做一个正侧方纵向切口，向背侧牵开皮瓣，显露指伸肌腱侧束。

4）将中、环指指浅屈肌腱的 4 根腱条，分别穿过蚓状肌管，从各指侧方切口抽出。缝合手掌部切口。

5）保持腕关节于背伸功能位，掌指关节屈曲 60°～80°位，指间关节完全伸直位（图 17-64），分别将各腱条与各指的伸指肌腱侧束，在适当张力下缝合。缝合各手指切口。

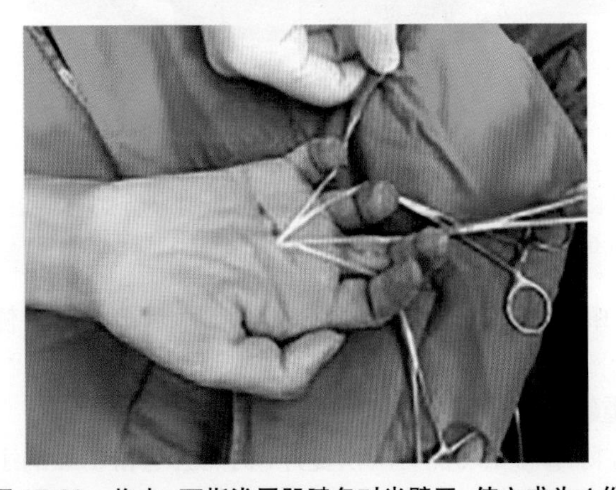

图 17-63　将中、环指浅屈肌腱各对半劈开，使之成为 4 份

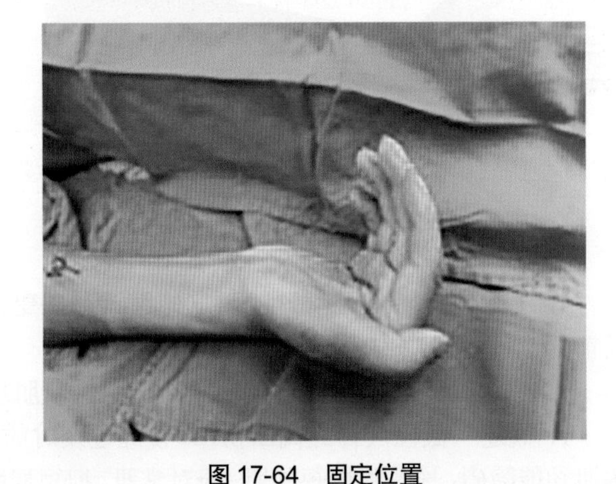

图 17-64　固定位置

术后用石膏托固定于上述位置 4 周，然后去除固定，开始功能训练。

（六）指神经损伤

指神经缝合术

1. 概述　指神经损伤是最常见的周围神经损伤。指神经损伤多为切割伤，伤后手指一侧或双侧感觉缺失。根据外伤史及感觉丧失部位，可判断指神经损伤，有时局部可摸到假性神经瘤，有压痛及过电感，Tinel 征阳性。手掌部桡侧有 5 条感觉神经，系正中神经分支，供给桡侧 3 指，尺侧 2 条感觉神经供给尺侧 1 指。损伤后相应部位感觉障碍。若条件允许可行指神经修复手术。

正中神经支配拇指、示指、中指和环指桡侧半的掌面皮肤，小指和环指尺侧半皮肤由尺神经支配。但是，这种神经分布存在变异，通常尺神经支配环指和中指的邻近部，手指中节远端的手指背部皮肤也由掌的指神经支配。穿过腕管之后，正中神经发出鱼际区运动支和两条感觉支到拇指的关节和皮肤。拇指神经走行于拇长屈肌腱鞘的两侧。正中神经有一个单独分支支配第一蚓状肌和示指桡侧。从正中神经内侧分支发出两条掌的指神经到达示指、中指和环指的指蹼间隙，然后在掌远端发出侧支支配相邻指的相对缘，掌中指神经有时发出分支到第2或第3蚓状肌。

尺神经在掌近端发出感觉支和运动支，感觉支分为两条掌指神经，一条支配小指尺侧缘，另一条到小指和环指的指蹼间隙，再发出两支支配小指和环指相对缘，还发出一支到正中神经的掌内侧指神经。

掌指神经在掌中部行于掌腱膜深面，经掌浅弓和指动脉深面。每条掌指神经分为两侧支，动脉行于两侧支之间的深面以营养整个手指。动脉分支处较神经分支处更向远端，动脉和神经都在掌腱膜横行纤维深面走行，经指蹼间隙到手指在近节指骨处指神经发出指背支，向远端发出几支到指垫及中节指骨中点远端指背的皮肤。

2. 适应证 断端缺损小，指神经长度满足无张力缝合。

3. 手术方法

(1) 术前准备：常规检查。

(2) 麻醉及体位：采用局麻或指根阻滞麻醉，仰卧位。

(3) 手术入路及操作程序

1) 切口：掌侧切口可以显露两侧指神经、血管和屈肌腱。如行合并有血管、肌腱损伤的修补，这个切口很有用，可以从掌侧面显露血管神经束。轴正中切口有利于伤口的闭合，即使指完全屈曲时，同时可保护神经修复的缝合端。从背侧切开Cleland韧带，显露血管神经束，在近节部分切口折向掌侧，保护指背神经支(图17-65)。但在手指中节和远节应转向神经背侧，保护指垫的重要神经支。轴正中切口不适用于示指桡侧和小指尺侧，避免在这些重要的感觉区形成瘢痕。

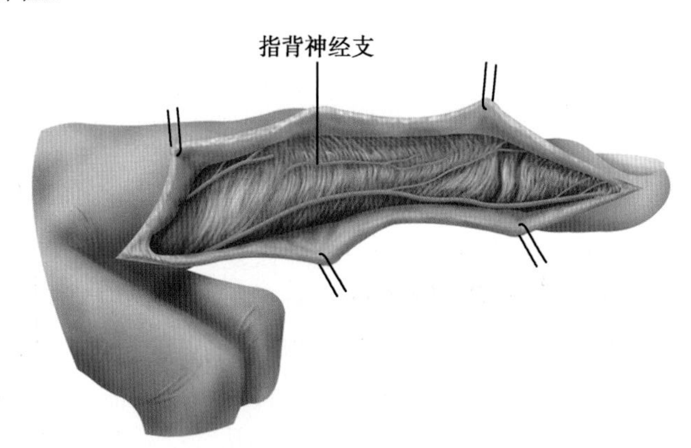

图17-65 指背神经支

2) 从健康组织中找到指神经，再向瘢痕处分离，剪去坏死或严重挫伤的指神经。

3) 沿神经近远两侧断端充分游离至断端连接足够松弛，11-0 Prolene线端 - 端束膜缝合断端

4) 缝合：关闭切口。

5) 对掌位石膏或支具固定。

4. 手术要点 血管神经经过指间关节处很表浅，易受损伤。

(徐 雷 张有来 阿布力克力·阿布都热西提 李文军 朱庆棠 侯建玺)

主要参考文献

[1] MIDHA R, GROCHMAL J. Surgery for nerve injury: current and future perspectives[J]. J Neurosurg, 2019, 130(3): 675-685.

[2] PADUA L, CORACI D, ERRA C, et al.Carpal tunnel syndrome: clinical features, diagnosis, and management[J]. Lancet Neurol, 2016, 15(12): 1273-1284.

[3] STAPLES J, CALFEE R. Cubital Tunnel Syndrome: Current Concepts[J]. J Am Acad Orthop Surg, 2017, 25(10): e215-e224.

[4] TUNG T H, CHAO A, MOORE A M. Obturator nerve transfer for femoral nerve reconstruction: anatomic study and clinical application[J]. Plastic Reconstr Surg, 2012, 130(5): 1066-1074.

[5] WILSON T J, KLEIBER G M, NUNLEY R M, et al.Distal peroneal nerve decompression after sciatic nerve injury secondary to total hip arthroplasty[J]. J Neurosurg, 2018, 130(1): 179-183.

第十八章 显微外科术后康复治疗

第一节 概 述

一、定义、内容和特点

康复医学是一门通过研究，预防、诊断、评估和治疗患者的功能障碍，从而根据患者的实际需要和身体潜力，综合协调应用医学的、社会的、教育的和职业的措施，旨在帮助患者最大限度地恢复身体上、心理上、社会生活上和职业上的功能，以改善其生活质量，提高其独立学习、工作和生活能力的医学分支学科。

显微外科术后康复是康复医学的一个亚学科，其任务是对特定的显微外科术后患者进行康复，从而促进患者身心功能最大限度地恢复。显微外科术后康复与康复医学的其他分支学科有所不同：首先，绝大多数显微外科术后康复着重于身体的某一位置，如断指、断肢再植后的康复，患者的康复需求往往仅限于再植肢体的康复，即使部分病例的其他身体部位也需要康复，显微外科手术部位仍然占据康复的绝对主导地位；其次，显微外科患者常因治疗的需要而采取一些必要的固定措施，而这些固定措施常导致显微外科手术部位附近关节的功能障碍，使得这些关节的功能障碍成为显微外科术后康复需要处理的重要问题；再次，显微外科术后康复往往比康复医学中其他亚学科更加重视早期康复干预，其原因在于显微外科相关手术治疗的周期相对较为短暂，康复干预不及时可导致受损部位的功能呈永久性地完全或部分丧失，从而使得早期和晚期康复干预在预后上往往有着极为明显的差异。

二、病理学基础

（一）骨折

骨本身作为全身的支架性组织，起到支撑全身各个组织器官的作用。对内脏器官而言，也具备保护的作用。因此，骨的功能主要体现在它的力学性能上。另外，骨本身是全身无机物聚集最多的部位，如钙、磷等，而这些无机物也参与全身的其他生理功能。当机体需要这些无机物的时候，骨作为主要来源可以将这些物质释放出来。作为运动器官的主要部分，骨与附着在骨表面的骨骼肌及两个骨之间的关节等共同组成人体的运动单元，完成人体的各种运动功能。

骨本身作为一个组织，除了细胞以外，还有基质成分，而基质中除了占有骨组织 65% 重量的无机成分——矿物质外，也有很丰富的有机成分，如骨胶原。骨胶原是Ⅰ型胶原，在结构上具有强大的抗拉伸能力，在骨胶原周围的矿物质又起到固化组织的作用，由此保持骨的物理性能。此外，作为骨组织所特有的，以骨钙素、骨桥蛋白为代表的小分子蛋白多糖及非胶原性蛋白也是骨的有机成分，但含量相比骨胶原成分要少得多。成年人骨组织的细胞成分中，除了骨细胞以外，还有两种细胞成分处于一种平衡状态以保持骨组织的正常形态和代谢，这就是成骨细胞和破骨细胞。这两种细胞的相互作用导致骨本身处于一个代谢平衡状态，当骨折发生时，这两种细胞的共同作用导致骨折的修复和功能的日趋完善。骨本身的代谢供应是由包裹在骨内、外表面的软组织包膜负责完成的。在骨的外表面的这层包膜被称为骨膜或外骨膜，具有内外两层结构，内层是疏松结缔组织，含有丰富的血管和具有成骨能力的细胞，是完成骨的血液供应及在骨折时参与骨修复的重要组织成分；外层则是由致密结缔组织组成的。骨膜的外层与其所附着的韧带或者肌膜中的胶原纤维连在一起，既有维持稳定的作用同时又在肌肉活动时通过牵张使效应骨产生活动。

骨折本身造成骨的连续性中断，骨折自然愈合过程包括几个环节：一是内外骨痂产生导致骨的连续性恢复；二是通过骨单位重建对缺血坏死部位的替代；三是通过成骨细胞和破骨细胞的共同作用对新生骨进行改建以满足功能上的需要。骨折的愈合可以分为直接愈合和间接愈合两种，直接愈合是骨折的理想愈合方式，但是如果断端固定不够坚强，或者嵌入软组织，则多为间接愈合，将会在断端中形成结缔组织或纤维软骨，然后再经过这些组织的成骨过程达到骨的连接。但是无论是以何种形式愈合，骨折部位最后还是要经过改建，才能在形态上和功能上达到与骨折前基本一致的效果。有一些骨折愈合不佳将可能会留下永久的形态或者功能不良。

从康复的角度看骨折愈合，必须要观察骨折愈合的阶段，不是骨折没有愈合就不能康复，但是康复本身不能对骨折产生不利于愈合的结果。比如，一个间接愈合的骨折，如果在康复过程中加大了骨折断端不稳定的程度，必将导致骨的延迟愈合或者愈合不良，会导致康复效果不佳。

根据骨折本身的临床愈合阶段制订康复步骤时，必须根据临床医师的意见确认骨折的愈合情况，从现在的骨折处理来看，骨科医师多采用内、外固定相结合的办法来治疗骨折以求尽可能达到骨折的直接愈合。但是由于内固定有时因为种种原因没有达到骨折端的解剖对接或者骨折端仍有细微的活动，即使配合坚强的外固定，有时仍然不能达到直接愈合的目的。对于这些情况，康复医师和康复师在对患者进行分阶段康复时，必须考虑到这些因素。一个复杂骨折的康复治疗就更加复杂，需要考虑各方面的因素，比如合并神经、血管损伤，关节功能不良等情况。

特别需要指出的是，由于骨折导致出血和血肿形成，有时会压迫周围的神经导致骨筋膜隔室综合征。骨筋膜隔室综合征的患者在受伤当时并没有神经损伤，但是，由于血肿的压迫导致神经麻痹，这种情况在四肢骨折时往往被忽略，而康复医师常常第一个注意到骨筋膜隔室综合征发生。

此外，对骨折患者来说，特别需要注意排除其他脏器的损伤。一个肢体的挤压伤可以导致肾功能急性衰竭，有一些患者在骨折的同时也有内脏的损伤，比如一个骨盆骨折的患者可能同时有肠管的破裂、膀胱的损伤等。这也是需要临床医师特别注意的问题，保存生命永远是第一位的。

（二）关节脱位

关节脱位的病理学基础是关节周围的稳定结构，包括骨性结构、关节盂、关节囊、关节韧带及其他组织的损伤。骨性损伤是骨结构的变化，其中既可以是发育不良，也可以是由于外力导致的骨性改变。以肩关节为例，当发生盂肱关节脱位时，肱骨头向前脱位后在复位时由于肱骨头后外方与关节盂接触，而肱骨头本身又是松质骨，容易造成后外部分压缩而导致所谓的 Hill-Sach 损伤。有一些关节在关节面的边缘有一层纤维软骨性的组织，可以加深本来比较浅的关节面从而增加关节稳定性，这层组织被称为关节盂缘，在脱位时，这些关节盂缘由于其坚强程度不如骨组织，往往容易发生撕脱。比较有代表性的是肩关节的肩关节盂和髋关节髋臼的边缘，在发生肩关节脱位或者髋关节脱位时，这些纤维软骨性的关节盂缘是容易发生撕脱的部位。关节囊和韧带是稳定关节的重要结构，脱位的发生与这些组织的损伤密切相关。关节囊的外层和韧带都是由致密结缔组织构成的，其抗张的主要成分是Ⅰ型胶原组织。此外，根据部位的不同，也存在数量不等的Ⅳ型胶原成分。营养关节囊及韧带的血管来自这些组织以外的疏松结缔组织。当外力导致关节囊或韧带撕脱时，同时也会损伤到其周围丰富的血运而导致血肿形成。因此，当脱位发生时，往往会形成局部的明显肿胀，如果不能及时处理，血肿日后机化形成瘢痕，就会影响关节的正常功能。由于坚韧的关节囊或韧带在关节脱位时受到强烈的牵拉，除了可能造成关节囊或韧带的撕裂外，还有可能由于关节囊或韧带将附着部位的骨组织拉脱而导致撕脱性骨折。这种撕脱性骨折往往是骨的附着部位的小块撕脱，在临床上发现关节部位周围的小骨片，应该想到这个关节可能发生过脱位。此外，造成关节脱位的暴力一般比较强大，尤其是造成大关节脱位需要非常大的力量，因此必须考虑到这样的暴力除了造成关节的脱位外，还可能会造成其他组织的损伤。比如在膝关节脱位时，除了可以有多条韧带和关节囊的撕脱外，非常可能同时有血管和神经的损伤，但由于血管、神经损伤的症状可能相对于脱位比较隐匿，容易被忽视，等到发现时已经难以挽救。因此，临床发现脱位时，必须常规检查周围血管、神经的情况。只要能想到，一般诊断并不难，及时处理效果也会比较理想。

与骨折愈合的机制不同，关节囊和韧带的愈合将会经过瘢痕愈合的阶段。而瘢痕愈合的初期要经过肉芽组织阶段，在肉芽组织没有成熟成为坚韧的致密结缔组织前，其胶原的主要成分为Ⅲ型胶原，而Ⅲ型胶原是不具备强大的抗张能力的，因此在脱位后组织修复的过程中，在相当长的一段时间内组织并不具备抗张能力，如果在这个阶段又有造成脱位的因素作用于患处，就会导致愈合组织重新撕裂，从而形成局部愈合不良，形成反复脱位的病理学基础。

瘢痕组织修复的规律是由于局部出血导致血小板源性生长因子（PDGF）的聚集，吸引大量有核细胞参与到受伤部位，清理血肿，同时大量新生血管和成纤维细胞在PDGF和血管内皮生长因子（VEGF）的作用下集中到血肿部位形成肉芽组织。大约在3周内其他生长因子开始取代PDGF和VEGF，肉芽组织内血管逐渐减少，成纤维细胞也开始向纤维细胞转化。此时，以转化生长因子（TGF）为代表的生长因子开始促进肉芽组织的成熟并向致密结缔组织转化。一般在8周左右，这些肉芽组织基本成熟，但是肉芽组织的内胶原仍是杂乱的，需要在力学牵拉的刺激下，胶原的排列逐渐规律，成分也从Ⅳ型胶原为主逐渐转变为Ⅰ型胶原为主，重新成为有功能的关节囊或韧带组织。这个过程至少需要12周。

（三）韧带损伤

韧带的两端均止于骨，其形态、功能及韧带本身的组成成分均与其所在的位置有关。比如膝关节的内侧副韧带是片状的，大体可以分为直束和后上斜束、后下斜束三部分。直束主要是保持膝关节伸直位时内侧的稳定性，而后上斜束和后下斜束则是在膝关节屈曲时保持内侧的稳定。膝关节的交叉韧带主要是保持膝关节内胫骨和股骨间前后位移稳定的同时兼有防止胫骨过多旋转甚至横向摆动的功能。当这些韧带受到外力发生断裂时，原有的功能就会受到影响，导致关节在某一个方向甚至多个方向的不稳。如果不能及时恢复关节的稳定，就可能会导致关节内其他结构受损，从而继发骨性关节炎。

韧带止点是典型的末端结构，从韧带到骨经历了纤维软骨和钙化纤维软骨部分，是解剖上相对薄弱的部位，因此韧带断裂多数在止点部位而不是在韧带的中间。在重建韧带或者缝合韧带时，由于末端形成过程相对较慢，需要6～8周才能够承受张力，而一个末端的解剖重建有时需要3～6个月甚至更长，需要在手术后给予缝合部位充分的固定时间，在制订康复程序时要特别关注末端重建的问题。

韧带断裂如果不进行及时处理，断端部位常常不能在原来的解剖位置愈合，导致关节不稳。不稳的程度往往取决于原有韧带的功能。有一些韧带的功能极其重要，一旦断裂可以导致关节的严重不稳，在治疗上就必须采用比较积极的方法，比如手术重建。但有一些韧带断裂后并不一定会造成关节的严重不稳，这种情况可以采用比较保守的治疗，比如采用外固定加上局部的肌力及本体感觉训练就可以。对于韧带断裂后是否需要手术重建，主要是看断裂后关节稳定的程度；而治疗后的康复手段也是主要以恢复关节的稳定为主要目的。

韧带断裂后愈合的过程与肌腱断裂后愈合的过程非常相似，一开始也是局部血肿，在一些细胞因子（如PDGF和VEGF）的共同作用下，消除坏死组织，形成肉芽组织。然后，在其他细胞因子特别是TGF的作用下，经过牵拉等力学刺激，形成新的韧带组织。

韧带断裂的康复程序必须要兼顾以下几个因素：一是尽可能恢复原有韧带的张力；二是保持关节的正常活动范围；三是恢复肌肉张力；四是恢复关节的本体感觉。只有这四个方面均达到伤前水平，才能够确定康复过程结束。

需要注意的问题是韧带断裂也非常容易发生异位骨化，临床上比较多见的是在韧带断裂后处理不当，采用一些激进的手段导致的。比如当韧带愈合还不完全，关节活动度还没有达到要求时，采用生硬的推拿手法，就可能导致异位骨化。发生异位骨化后关节的活动度会进一步减少，甚至产生关节强直。这是康复过程中必须注意避免的。有一些韧带重建与一般意义上的韧带缝合是明显不同的，特别是膝关节的前交叉韧带重建。一般韧带断裂缝合的生物学转归是断裂的韧带在原位形成瘢痕组织，然后在力学刺激下成为韧带组织；而前交叉韧带断裂后断裂的韧带在膝关节腔内被吸收，重建前交叉韧带实际是应用其他组织或材料重新建造，其生物学转归要经过一个重建组织坏死吸收和新生组织取代重建韧带的过程。在这样的情况下，重建韧带有一个移行过程，而这个过程是重建韧带力学功能最为薄弱的时候，如果在这时对重建韧带施加张力，就非常有可能使重建韧带的长度较重建时长，从而使新的韧带比未损伤时的韧带长，导致关节不稳依然存在。此外，由于前交叉韧带实际上是一个扇形组织，国际上普遍认为至少是由前内束和后外束组成，而重建的韧带往往是一个圆筒状或椭圆状组织，即使双束重建也不能完全从解剖上恢复原来前交叉韧带的结构，因此重建的前交叉韧带只能部分恢复原有前交叉韧带的功能，也会在一定程度上造成膝关节不稳的存在。从这个意义上讲，前交叉韧带重建术后的康复程序更加强调周围肌肉的肌力训练和关节的本体感觉训练。

韧带断裂后的修复手术除了可以进行原位缝合外，有相当一部分需要通过组织移植的方法进行缝合韧带的加固甚至作为替代物进行韧带重建，肌腱常常是理想的韧带替代物。但是，肌腱本身的结构与韧带还是不同的，因此存在一个替代的过程。在进行康复训练时，要注意在替代过程中保持重建韧带张力的问题；与此同时，还必须注意替代物来源部位的问题。

（四）肌腱损伤

肌腱末端的解剖不同于肌腱，也不同于骨，是一个由腱组织经过纤维软骨、钙化软骨再到骨的过程。末端从肌腱向骨的方向其直径逐渐增大，腱纤维过渡为穿通纤维呈树根状埋入骨基质；从肌腱向骨的方向也是从软到硬的渐变过程。末端结构的这种特点保证了从肌腱传递到骨的力可以得到缓冲，同时单位面积受牵拉的力量也逐渐变小，使骨骼肌在骤然收缩时不容易发生肌腱在骨的止点部分撕脱的情况，类似于电话线在话筒附着部位的套管的作用。相对而言，由于末端结构承受外力的能力与肌腱及骨相比较差，是比较容易受伤的部位，因此容易产生症状而且也较容易在末端部位发生断裂。肌腱止点部位由于受力大，本身血液循环不丰富，也经常发生变性，导致末端病。末端病是肌腱或者韧带在效应骨止点部位发生劳损性炎性改变的统称。在末端病时，除了上述的末端结构即腱性部分、纤维软骨、钙化软骨和骨四个部分可以发生病理性改变外，其周围的一些组织也会相应产生病变。比如跟腱末端病时，腱周和附近滑囊及脂肪垫均会产生炎性改变。由于这些结构产生病变后也会产生症状，导致末端病的临床症状因发生部位的不同而有所区别。在临床诊断时须注意鉴别。

由于肌腱本身的解剖特点，胶原纤维束内没有血管，肌腱代谢基本上是通过腱束间的血管进行营养的弥散和代谢物的转运，因此肌腱本身在运动量过大的时候容易发生变性，形成肌腱炎性变化。从全身来看，肌腱大体可以分为有腱鞘和没有腱鞘两种。有腱鞘的肌腱是指肌腱外面包裹有一个鞘状结构，外层是致密结缔组织，主要起保护肌腱的作用；内层为疏松结缔组织，血管主要在疏松结缔组织内分布，起到供应肌腱血液循环的作用。典型的有腱鞘肌腱如手部的肌腱。无腱鞘肌腱在肌腱外面包裹的是由多层疏松结缔组织构成的腱周组织，血管主要分布在腱周组织内，跟腱就是全身最强大的无腱鞘肌腱。

有腱鞘的肌腱在肌腱活动过多时容易发生腱鞘炎或者腱鞘囊肿。这些劳损性的炎症主要发生在纤维性腱鞘与腱之间，导致疼痛，如果在腱鞘内一些组织液由于炎性反应增加而聚集，可以形成囊肿，待囊肿内液体水分逐渐吸收，囊肿内容物就呈胶冻状，可以使局部皮肤隆起，扪之较硬但压痛不明显，随肌腱活动有一定的活动度。关节活动时囊肿部位可以有一些酸痛不适，但不影响活动范围。腱鞘炎主要是位于肌腱在骨沟滑动的部位，这个部位往往比较窄，当肌腱活动过多时产生炎症，导致局部肿胀，在狭窄部位就会产生疼痛，晚期有的肌腱在狭窄部位的两端会肿大而处在狭窄部位的肌腱本身又因为空间的窄小相对变细，形成哑铃状，在肌腱活动时肿大部分进入狭窄部位，可以产生扳机感和明显疼痛，如果病情严重肿大部分不能进入狭窄部位，则会导致该肌腱活动受限。当然也有一些腱鞘炎并不产生扳机感，主要表现是疼痛，这种腱鞘炎发生的部位往往相对比较宽大一些。

无腱鞘的肌腱不会发生腱鞘炎和腱鞘囊肿，但是可以发生腱周炎，腱周组织是覆盖在肌腱表面的疏松结缔组织，有7～9层，内含丰富的血管和神经末梢，它是肌腱的主要营养来源，同时也是在肌腱损伤时修复肌腱的主要结构。当肌腱损伤时，腱周组织的疏松结缔组织就会开始出现成纤维细胞及血管的增生，并向损伤部位覆盖形成肉芽组织，然后经过力学刺激，肉芽组织机化最后形成肌腱组织。跟腱和髌腱是人体最强大的肌腱，都属于无腱鞘肌腱，由于负荷大，极容易产生腱周炎。腱周炎是由于肌腱过多负荷活动造成的，由于肌腱本身血液循环差，依靠营养弥散在大负荷运动时往往不能满足需要，从而导致肌腱本身的变性；同时由于肌腱活动时腱周组织也有相应的活动，过多的活动导致腱周水肿，也会影响腱周本身的血液循环，久之腱周本身机化，与肌腱粘连，血供不足，就会使肌腱进一步变性，在此基础上发生肌腱的断裂。

肌腱断裂也分为两种情况，一种是有腱鞘的肌腱断裂，另一种是无腱鞘的肌腱断裂。有腱鞘的肌腱断裂多数发生在切割伤，较少有自发性断裂；而无腱鞘的肌腱断裂则多见自发性断裂。这可能是因为有腱鞘的肌腱发生炎症时疼痛较重，可以较早被发现和治疗；而无腱鞘的肌腱在断裂以前症状比较不明显，容易被忽略，而这些部位的肌腱承受外力又远比有腱鞘的肌腱更大，所以容易发生自发性断裂。必须指出的是，这些肌腱的断裂都是发生在变性的基础上，除非强大暴力，一般一个健康的肌腱是不会自行断裂的；而所谓的自发性断裂也不是一点外力也没有就发生断裂，往往是一个并不是很大的外力即导致断裂的情况。

三、功能评定

（一）基本概念

康复功能评定是指在临床检查的基础上，对病伤残者进行功能状况定性或定量检查分析的过程，用于分析病情和指导康复治疗，以及作为科研的基本手段。评定内容包括躯体功能、言语（交流）功能、心理精神功能及社会适应性等方面。评定的目的在于：①明确康复需求和判断预后，从而拟定出院目标。②明确功能障碍的特点，包括性质、范围和程度等，从而明确康复治疗的方向。③根据康复需求、康复治疗方向和出院目标，确定康复治疗方案。④评定康复治疗效果，并拟定下一步治疗方案和长期处理策略。

康复功能评定与临床检查的区别在于临床检查是康复评定的基础，提供疾病的病理和病理生理状态，力图去除病因逆转病理和病理生理过程。康复评定是在临床评定的基础之上，分析人的躯体、心理和社会功能状态，反映日常生活活动能力和社会参与能力，以便指导康复治疗和进行经验总结，使康复对象的功能达到最佳水平。

（二）评定指标、时间和方法

1. 评定指标　评定指标的种类包括定性指标和定量指标。前者通常指等级或者分类指标，例如症状或体征分级、疗效等级等。后者则通常指可以精确计算并用数字表达的指标，例如血压、身高、关节活动范围等。

2. 评定时间　一般多选择在康复治疗前（初次评定）、康复过程中（再次评定）和康复结束后（最后评定）。

（1）初次评定：是在制订康复计划或开始康复治疗前的评定，也称为初期评定，其目的主要是了解存在问题和功能状态及其障碍程度，了解康复潜能及可能的影响因素，并作为制订康复计划的依据。

（2）再次评定：过去称为中期评定，其目的是了解康复治疗过程中功能有无改善及改善程度，并决定是否要对原有的目的和/或计划进行适当调整。对恢复速度比较快的、损伤早期或住院患者，可每1～2周评定1次，对恢复速度比较慢、病程比较长的或门诊患者，可3～4周评定1次。

（3）最后评定：在康复治疗结束前或住院患者出院前进行最后评定（或称为终期评定）。其目的是了解康复效果有无达到预期的目标，并提出今后继续康复治疗的方案及预防复发或继发性残疾的意见，对住院患者还应制订出院计划。完整的康复治疗方案应该是以康复评定开始，再以康复评定结束。

随着学科发展，综合医院的康复医学科越来越多地采用临床查房兼团队交流的方式进行，把多次评定与日常工作紧密结合，而较少采用专门评定会的方式。上述分期的界限逐渐模糊。

3. 评定方法　主要包括手法评定、实验室评定和量表评定。

（1）手法评定：指操作者用手工方式进行的评定方法，包括徒手肌力评定、肌张力评定、关节活动范围评定、身体素质评定、反射评定、感觉评定、吞咽评定、言语评定、感知/认知评定等。手法评定是日常工作最常用的基础，是康复医师和康复治疗师必须掌握的基本功。

（2）实验室评定：指操作者通过专用器械，在实验室环境下进行的评定方法，包括心肺运动试验、肌电图、等速肌力评测、步态分析、工作能力评定等。

(3) 量表评定：指操作者通过各种方式（面谈、电话、电子邮件等），按照预定的表格内容，对受试者进行功能状态调查分析的评定方法。躯体功能多采用手法或者实验室检查，而活动与参与功能及大部分精神心理功能都采用量表方式。量表通常分为自评量表和他评量表两类。自评量表也叫客观量表，是由受评者对照量表的项目及其要求，选择符合自己情况的答案，例如症状自评量表、生活满意度指数等。他评量表是由量表填表人为评定者，例如巴塞尔指数等。常用量表范畴包括运动功能量表、言语功能量表、心理精神量表、生活自理能力量表、社会功能量表、生活满意度评定量表等。

（三）评定策略和流程

康复评定的目的首先是指导康复治疗，其次是进行科学研究。在选择康复评定内容的时候，必须要有明确的目的，才能选择合适的评定方式。一般情况下，用于指导康复治疗的评定一定要能得出直接指导康复措施的结论。评定多数在床边进行，完成评定的时间一般不超过 15 分钟。而用于科研的评定可以更加全面、深入、客观。手法评定是基础，实验室评定是深入。

评定的基本流程按照国际机能损伤、活动与参与分类（international classification of functioning, disability, and health，简称 ICF）模式，评定的基本流程可以为：按照 ICF 核心组合（科研用）或简要核心组合（临床用）的关键词进行评定，确定主要功能障碍；再根据主要功能障碍进行治疗分工（包括医师、治疗师、护士等），进行康复治疗；治疗后按照病情变化的阶段，进行再次评定和任务分工，进入下一个治疗周期；在全部医疗康复结束前，进行最后评定拟定出院指导和随访计划。

四、治疗技术

（一）肌力训练

在进行肌力训练前必须先进行肌力的评定。根据患者肌力的情况选择适当的肌力训练的方法。肌力训练的方法主要有神经肌肉电刺激疗法、主动运动训练、主动助力运动训练和抗阻运动训练。

1. 肌力为 0～1 级　可通过进行神经肌肉电刺激疗法来延缓肌肉萎缩；还可以主观努力收缩肌肉，使运动冲动沿神经向肌肉传递，可以增强神经营养，促进周围神经再生及功能恢复，如与被动运动相结合，效果会更好。

2. 肌力为 1～2 级　肌肉已有随意的肌肉收缩，可进行肌电生物反馈电刺激疗法，或做助力运动。在训练中强调尽量主动用力，仅给予最低强度的助力，防止以被动运动代替主动运动。

3. 肌力达到 3 级以上　以主动运动为主，并逐渐进展到抗阻运动训练。在抗阻训练中，肌肉通过阻力负荷增加肌纤维的募集率，从而促进肌力增长。训练的方法包括等张练习、等长练习和等速练习，目前等速练习应用最为普遍。

等速练习需要使用专门的等速练习器进行。等速练习是以恒定的速度进行肌肉力量训练。运动时，肢体带动仪器的杠杆，围绕与关节运动轴心一致的机械轴心运动。运动速度根据训练需要而定，且用一定阻力给予保证，用力大时阻力相应增大，用力小时阻力相应减小，这样使速度保持恒定。等速练习中肌肉收缩兼有等张与等长的特点，既能缩短肌肉，又能增加张力，从而使肌肉得到有效的训练，且不易引起肌肉酸痛和损伤，而且可以使受训肌群在关节活动中的每一点都得到最大限度肌力训练。

等速练习在低速时接近等长练习，在高速时接近等张练习。在低速运动时肌张力较高，因此肌肉愈合的早期不宜使用。等速练习一般进行大幅度关节活动或全关节活动度活动。在某些情况下，如关节内病变或运动至某一角度产生疼痛时，可以把活动幅度限制在较小弧度内。关节不稳定或关节韧带损伤的早期，不宜使关节韧带承受张力时也可利用短弧等速练习。

（二）关节活动度练习

关节在人体中起“轴”的作用，因此关节活动度的维持和改善是运动功能恢复的前提和关键，是恢复肌力、耐力、协调性、平衡功能等运动要求的基础，是进行日常生活训练、职业训练，使用各种矫形器、假肢和轮椅的必需条件。

维持关节活动范围的主要方法包括以下几种。

1. 主动运动　用主动运动恢复关节活动度时，动作应平稳缓慢，逐渐达到最大范围并维持一定的时间，以利于逐渐增加关节活动度。主动运动有增强肌力、促进肢体血液循环和减轻肢体肿胀的作用。主动运动较为安全，在用力时以引起紧张感或轻度疼痛为度，避免引起损伤加重。每一动作重复20次或更多，每天练习2～4次。多轴关节要依次进行各方向的运动。主动运动因患者可根据疼痛的感觉来控制运动的范围和运动量，不易引起损伤，故可早期进行，且主动运动对早期关节挛缩的治疗效果较好，而对于长期的关节僵直和挛缩则疗效欠佳。

2. 被动运动　是指患者完全不用力、全靠外力来完成的运动，外力可以是他人的帮助（由治疗师给予或在治疗师的指导下由家属给予），也可以是自身健侧肢体的协助或借助器械完成。适当的关节被动运动，可以减轻挛缩、维持肌肉弹性、促进血液循环、增加关节面软骨的营养、促进关节积液的吸收、缓解疼痛及维持关节的正常活动范围。治疗时使患者处于舒适或自然体位，肢体充分放松，由治疗师固定关节的近端，被动运动远端；动作要缓慢、柔和、平稳，活动到最大限度时要做短时间的维持，并且逐步增大活动范围；要根据疼痛感觉控制用力的程度，切忌施行暴力，以免引起新的损伤。进行被动运动时可能出现轻度的疼痛，但以能耐受、不引起肌肉反射性痉挛及治疗后持续疼痛为度。每次活动只针对一个关节，按照关节固有的各个轴进行各种方向的全方位关节运动。每种运动每次做3～5遍，每日1～2次。被动运动适用于患者不能或者不宜进行主动运动的关节，如关节内及关节周围术后、关节炎症疼痛明显等。

3. 助力运动　助力运动是由健侧肢体协助或通过棍棒、滑轮和绳索等装置对患肢的主动运动施加辅助力量的运动，其兼有主动运动和被动运动的特点，主要用于患肢不能充分完成主动运动者，先做主动助力运动，逐步过渡到主动运动。助力运动可使患者保持肌肉的收缩能力，给予收缩肌肉感觉反馈，维持关节活动范围，加快血液循环、防止血栓形成。在协助患者训练过程中应逐渐减少辅助力量，鼓励患者自己进行运动；训练时应遵循缓慢、逐渐增加的原则。

4. 持续被动运动　采用一种由活动关节的托架和运动控制构件组成的专业机械运动装置，可控制角度、速度及持续时间。持续被动运动通过温和持续地牵引关节周围纤维组织来防止由于制动造成的关节挛缩，从而维持关节的活动范围。持续被动运动可产生关节面相对运动及关节内压的周期性改变，加速关节液的流动及更新，保持关节软骨的营养，促进修复组织中未分化细胞向软骨细胞的转化，使受损关节面最终由透明软骨覆盖，减少骨关节炎的发生。此外，持续被动运动使关节本体感受器不断发放冲动，根据闸门学说可阻断疼痛信号的传递，减轻疼痛。持续被动运动还可改善局部的血液循环及淋巴循环，促进肿胀、疼痛等症状的消除。持续被动运动的特点是作用时间长，同时运动缓慢、稳定、可控，因而更为安全。与主动运动相比，持续被动运动不会引起肌肉疲劳，可长时间持续进行，同时关节受力小，可在关节损伤或炎症早期应用而不引起损伤。设定的关节活动范围一般从无痛的可活动范围开始，以后逐渐扩大，直至产生轻微疼痛为止。运动的速度一般选择每分钟100～200次，手术后早期可更慢些。关节松解术后的2～3天，出血基本停止时，即开始治疗。

（三）本体感觉训练

关节的本体感觉是指一种自觉的或不自觉的感受肢体空间位置的特殊感觉形式，包含关节位置觉和运动觉。它主要包括关节位置的静态感知能力、关节运动的动态感知能力（对关节运动或加速度的感知）及肌肉收缩反射和肌张力的调节能力。关节位置的静态感知能力、关节运动的动态感知能力主要反映本体感觉传入的活动能力，而肌肉收缩反射和肌张力的调节能力则反映本体感觉传出的活动能力。

本体感觉至中枢神经的反馈主要通过分布在韧带、关节囊、肌肉、肌腱、关节软骨、皮肤和其他一些关节内结构的力学感受器和游离神经末梢传入。本体感受器主要分为两大类：一类是快适应力学感受器；另一类是慢适应力学感受器。快适应力学感受器对位置的改变非常敏感，其功能主要是传递关节的运动感觉；慢适应力学感受器在特殊的关节角度可以受到最大限度地刺激，其功能主要是传递关节的位置感觉和位置改变。肌梭感受器存在于骨骼肌内，其功能主要是感知大范围的肌肉在不同长度下的肌张力。因此，各种本体感受器的功能是不相同的，它们在提供关节运动、位置、加速度和疼痛的传入途径中是互补的。当含有本体感受器的组织受到损伤后，会引起本体感觉传入的减少。

常用的本体感觉的训练方法主要是通过训练本体感觉感受器的适应性，目的是提高患者的本体感觉。

1. 关节活动度训练和相关肌肉的肌力训练 包括：肌肉电刺激、等长收缩、闭链练习、抗阻训练及等速肌力训练等。

2. 平衡训练 平衡训练可以先进行双腿训练，然后过渡到单腿训练；先睁眼训练后闭眼训练。逐渐增加平衡训练难度，使关节适应各种力学的变化而提高关节动态稳定性。每次训练20～30分钟，每天1～2次。

3. 固定自行车练习 健侧与患侧交替用力，逐渐增加阻力和速度。每次训练15～30分钟，每天1～2次。

4. 步态训练及步行灵活性训练 包括向前跨步、向后退步、侧向跨步及曲线步行练习。每次训练15～30分钟，每天训练1～2次。

5. 慢跑 包括前进跑、后退跑、变速跑、侧向跑和S形跑练习。每次训练10～20分钟，每天1～2次。在运动中改变运动方向以提高关节的位置觉，在运动中改变速度以提高关节对速度的反应能力。

6. 微型蹦床练习 在蹦床上站立、跳跃练习。每次训练10～20分钟，每天1～2次。

7. 神经肌肉促进训练 根据患者的病情、受伤部位及程度，施以有针对性的本体感觉神经肌肉促进训练技术来增强患者的肌力、耐力、灵活性和功能性活动，恢复患者的本体感觉。

（四）平衡练习

保持平衡功能一方面依靠外感受器、本体感受群和特殊感觉器官的整合；另一方面依靠运动系统和固有姿势反射的整合。

1. 坐位平衡训练 患者取端坐位，在治疗师的保护下完成重心转移、躯干左右倾斜及旋转运动。患者坐在高台上，治疗师双手握住患者的小腿向两侧摆动，破坏患者的坐位稳定性，诱发患者的头部、躯干向正中线调整和一侧上、下肢外展的反应。当患者能独立保持坐位时，让其保持坐位，双手胸前抱肘，治疗师在其身体两侧施加外力，破坏患者的坐位稳定性，诱发患者的头部及躯干向正中线的调整反应。

2. 立位平衡训练 坐位平衡改善后，即可进行立位平衡训练。

（1）静态平衡训练：患者不能独立站立时，可先进行辅助站立训练。由治疗师辅助患者，或患者扶支撑物（肋木、助行架、拐杖等）。静态平衡稍改善后，逐渐减小辅助程度，如由治疗师辅助逐渐改为患者扶助行架、四脚拐或单拐，当平衡功能进一步改善，不需要辅助站立后，即可开始独立站立平衡训练。能单独双足站立后可行单足站立训练，即双手两侧平举，身体直立，目视前方，一足站立，另一足抬起。双足轮换练习，并逐渐延长站立时间。要求站立时尽量不要晃动。此外，能单独双足站立后还可行双足尖站立，并逐渐延长站立时间；双足尖站立后，改为单足尖站立训练。

（2）动态平衡训练：患者保持站立位，可面对镜子，治疗师站于患者旁边，在保证安全的前提下，从前方、后方、侧方等不同的方向推或拉患者，使其失去平衡，以诱发其平衡反应。训练过程中逐渐增加推动的力度和幅度，以增大训练的难度。开始训练时，患者可以双足分开较大距离站立，以增大支撑面，有利于保持平衡；随着患者平衡功能的改善，可以逐渐缩小双足距离直至并足站立，以减小支撑面，并最终直至单足站立。

（3）自动态平衡训练：患者坐位或站立，可面对镜子，治疗师站于患者旁边，患者足部保持不动，重心分别向前方、后方、侧方移动并努力保持平衡，活动范围由小逐渐增大。此外，患者还可以进行伸手触碰身旁物体、伸手拿物、抛球或接球训练等。

（4）在平衡板上的训练：开始训练时患者站立在支撑点比较宽的平衡板上，目视前方，站立时间逐渐延长，支撑点的宽度则逐渐减小；患者与治疗师均站立于平衡板上，治疗者双手帮助患者保持站立姿势并指导其进行重心的转移，待患者适应后，治疗师开始用双足缓慢地摇动平衡板以破坏患者的平衡。为确保安全，平衡板可置于平衡杠内。

（5）采用平衡测试及训练仪器进行训练：患者双足置于仪器平台上，通过有意识地转移重心，跟踪屏幕上移动的光标来提高对重心的控制能力，提高自动态平衡能力。

（五）步态训练

步态分析系统因价格昂贵、操作烦琐，对场地、技术人员要求比较高，而且评价费用较高，致使其使用有一定的局限性。因此，临床更多的是使用目测步态分析法和步行速度作为主要评价指标。异常步态常常影响步行的速度和稳定性，且容易导致疲劳和疼痛等，应及时予以矫正。

先找出患者躯干、骨盆、髋关节、膝关节和踝关节这5个关键部位在步行各时相中的问题点。分析各问题点之间的相互关系，找出哪一个部位的问题是主要问题，并分析出该部位的运动形式及运动方向存在何种问题，找出能够明显改善步态的关键点。针对该问题，根据神经发育原理和人体解剖生理学知识，运用适当的治疗技术，设计有针对性的训练动作进行治疗。髋、膝、踝的协调性训练实际应包括下肢本体感觉训练及平衡能力训练。相对固定的异常步态，是患者在较长的时间中形成的习惯性模式，在治疗开始时就要强调打破异常模式，建立新的正常模式。具体操作时，可在进行步态训练中，在地板上标记行走的步幅及宽度，也可以设置不同高度的障碍物，让患者行走时跨过。

（六）神经肌肉本体感觉促进技术

神经肌肉本体感觉促进技术通过肌肉的收缩或放松、肌群的兴奋或抑制来促进功能性运动的改善，除了运用基本的运动模式之外，还有以下一些操作方法和技术。

1. 节律性运动　在关节活动范围内先做数次被动运动，再做数次主动辅助运动，再做主动运动，可以完成主动运动后做轻的抗阻运动。其目的是帮助患者启动运动，改善运动的协调性，使运动的节律趋于正常。

2. 等张收缩组合　患者在关节活动范围内做向心性抗阻收缩（阻力由治疗师给予），在运动到终末端时患者保持该位置；稳定后，治疗师加大阻力，使患者的肢体通过离心性抗阻收缩，缓慢回到开始收缩的位置。其目的是控制和协调主动运动，增加主动的关节活动范围，增加肌力。

3. 拮抗性逆转　是在运动中不停顿或放松的前提下，主动改变运动方向，其目的是增加关节主动运动的范围，增加肌力，发展协调性，预防和减轻疲劳。

4. 稳定性逆转　通过改变阻力的方向来改变等长收缩的方向，但关节不运动或运动范围很小。

5. 重复牵拉　通过重复牵拉肌肉，增加肌张力，诱发肌肉的牵张反射。

6. 收缩 - 放松　让活动受限的关节在受限点做等张抗阻收缩，然后放松。其目的是增加关节的被动运动范围，常用于治疗关节单向活动受限的患者。

7. 保持收缩放松　让活动受限的关节在受限点做肌肉等长收缩2～3秒后放松，其目的是增加关节的被动运动范围、降低疼痛，常用于治疗因疼痛导致的活动受限或疼痛伴随活动受限的患者。

五、需要注意的问题

显微外科术后康复需要注意的和存在的问题主要包括缓解疼痛、恢复功能和心理康复三方面。

（一）缓解疼痛

疼痛在显微外科手术的术前及术后均极为常见，所以缓解疼痛不仅仅是患者就医的主要诉求之一，也是显微外科术后康复亟待解决的问题之一，从而实现在无痛或者微痛的前提下进行显微外科术后康复的目标。目前，临床上常用的缓解疼痛的手段包括药物、固定、理疗等。此外，中国传统医学的一些缓解疼痛的手段也开始在临床获得越来越广泛的应用与推广。但是，在应用缓解疼痛的措施时，应注意以下问题。

首先，应明确疼痛的病因。显微外科术后疼痛的主要原因在于手术操作引起的疼痛，但是应当注意排除并发症导致的疼痛可能。例如肱动脉断裂合术后，可能发生肱动脉痉挛或吻合口血栓形成，导致血流中断引起前臂缺血，从而产生剧痛。如果不能早期发现疼痛原因，而仅仅对症进行止痛处理，则可能掩盖患者的症状，导致前臂的肌肉坏死，引发缺血性肌挛缩（Volkmann contracture），从而致残。

其次，应明确疼痛是否掩盖其他症状，如远端感觉、运动、血运的变化。由于显微外科患者常伴有骨折、脱位等骨科损伤，因此有必要对患者的疼痛部位进行仔细的检查以排除合并损伤。比如一个膝关节脱位伴发腘动脉损伤的患者，关节周围软组织的损伤及腘动脉损伤导致的缺血均可以导致患者下肢的剧烈疼痛，从而掩盖坐骨神经损伤的症状。

最后，应该充分关注康复治疗所伴发的疼痛。常用的康复手段不可避免地会导致患者疼痛，因此必须关注患者康复治疗过程中的疼痛是否是由于“过度康复”所致。例如，在显微外科手术部位附近关节粘连僵硬的患者的康复治疗过程中，患者感受到剧烈疼痛，如康复师或医师不加以关注，仅仅习惯性认为这些疼痛乃康复过程中的正常反应，而继续康复治疗，则有可能因为处理不当导致关节周围骨折，酿成难以接受的严重后果。

（二）恢复功能

康复技术可以取得其他任何医疗手段难以取得的显著疗效。但是，在进行显微外科术后康复之前，对患者的全身功能、手术部位等进行全面评估尤为重要。

康复师和医师对患者的全身功能应进行全面而系统的评估。显微外科术后康复在功能恢复方面的技术手段主要涵盖两个部分：一是康复师和医师应用不同的康复手段协助患者进行的被动功能锻炼；二是患者在康复师和医师的指导下进行的主动功能锻炼。主动功能锻炼在显微外科术后康复中占据极为重要的地位，一是因为显微外科术后康复不应仅仅聚焦于手术部位及其周围组织的康复问题，而是应该关注患者全身的功能恢复，指导患者进行非手术部位的主动功能锻炼，从而保证患者全身功能的恢复，进一步提高患者配合被动功能锻炼的能力；二是因为被动功能锻炼的疗效往往需要患者的主动功能锻炼来巩固甚至加强。因此，在显微外科术后康复之前对患者的全身情况，如心肺功能、慢性病、合并伤等，进行全面而系统的评估，明确患者是否有能力在康复师和医师的指导下进行被动和主动功能锻炼，从而保证显微外科术后康复的顺利进行。

康复师和医师对患者的手术部位及其周围组织的功能应进行全面而系统的评估。手术部位及其周围组织的评估主要包括对病情的评估和对需要康复部位的评估。对病情的评估主要是指疾病诊疗、目前现况、有无内置物。这些资料多可由手术医师提供，但负责康复的医师和康复师仍应详细地问诊和查体，以便进一步明确针对患者的最为合适的康复方案。对需要康复部位的评估主要是指明确需要康复治疗的部位，如断指再植术后患肢活动障碍，必须对患肢活动障碍的原因进行全面而系统的分析，是由于内植物使用不当还是由于外固定时间太长，抑或是由于神经、肌腱损伤修复失败等。

（三）心理康复

患者诉诸于显微外科手术解决的问题多为重大突发事件所致。这些重大突发事件给患者带来的不仅仅是身体上的伤害，还有周围环境剧烈变化导致患者难以接受残酷现实而引发的严重的心理障碍。因此，显微外科术后康复的过程中常常需要有心理康复师的共同参与。

六、新技术和方法

（一）运动反馈和运动分析

1. 运动反馈　是指患者了解自身运动状态的方式。运动反馈训练是神经功能重塑的治疗基础，是新型运动训练器材的基本性能要求，也是提高运动训练水平的关键环节之一。姿势镜是运动反馈最典型的模式。目前最引人注目的运动反馈训练器材包括虚拟情景训练系统、动态平衡训练系统、智能运动控制训练系统等。

2. 运动分析　是指人体运动状态的定量或定性检测，传统方式包括二维或者三维摄像分析。新型的分析方式包括超声探测和分析、陀螺仪姿势探测和分析、关节角度计检测和分析、足底压力分析等。动态肌电图和气体代谢测定已经成为运动分析的基本组成部分。

（二）康复机器人

康复机器人是 21 世纪发展最迅速的设备。康复机器人的应用旨在利用机器人原理，辅助患者的功能运动，或者进行远程康复训练，以实现千万次标准化的重复动作，促进神经功能重塑，从而恢复患者的运动及运动控制能力。康复机器人一般需要符合下列要求：强调功能 / 实用动作、给予患者动作的图像反馈、可以设置动作 / 控制难度、有主动 / 助力 / 被动运动功能、动作完成状态可记录 / 比较、可以定量 / 定性进行动作重复、有合理的趣味性及使用安全、简便。目前康复机器人已经商品化，并正在进入中国市场。

（三）康复工程与干细胞

康复工程的发展趋向于高度智能化、高度实用化、机电一体化。其进步包括材料学、人体功效学和生物工程学、电子学等。其中发展比较突出的新方向包括：新型假肢 / 矫形器、人性化的康复辅助器材、环境适应体系、个性化轮椅等。康复工程与细胞和分子生物学的结合也令人瞩目，包括分子生物支架、微型机器人、器官与组织修复重建材料和支架等。

干细胞研究是 21 世纪的热门方向，在康复医学领域也不例外。干细胞的应用不仅涉及干细胞的植入、增殖与控制，还涉及运动或者功能动作对于细胞分化走向的巨大作用。在干细胞研究和应用蓬勃发展的今天，需要高度重视功能动作训练对于干细胞分化走向的重大影响。

第二节 断肢（指）再植术后康复治疗

一、断指再植术后康复治疗

断指再植的康复治疗计划需要根据病史和手术情况制订，了解损伤机制（碾挫伤、撕脱伤或切割伤）、损伤节段、手术日期、骨折固定情况及伤口闭合等。其康复周期大致分为早期、中期和后期 3 个阶段。

（一）早期康复治疗（术后 0 ~ 4 周）

此期再植指体有不同程度的水肿、渗出等炎性反应。康复方法以理疗为主，同时包括按摩及关节的被动运动。治疗的目的是保证再植指体成活、改善局部血液循环、促进静脉和淋巴回流、消除水肿、缓解疼痛、加快炎性产物及代谢废物的排除、预防感染。

术后 0～1 周给予抗痉挛、抗凝血、抗炎症治疗，患者住院治疗，绝对卧床休息，保持室温，患肢抬高并保暖，60W 侧照灯持续照射，照射距离在 30～40cm 之间。

术后 2～4 周要注意预防感染，维持修复血管的畅通，促进血液循环，从而加速伤口愈合。可用超短波电疗法、紫外线照射、红外线照射、运动疗法等，其中，超短波电疗法可加速水肿消退、控制感染、改善血液循环。但对骨折断端用细钢针固定者，超短波剂量应严格控制以防止金属过热造成烧伤。可使用 50W 超短波治疗机，每日照射 1 次，每次 10～15 分钟，2 周为 1 个疗程。术后伤口感染渗出时，可用紫外线局部照射，有杀菌作用，可控制表浅部位的感染、促进伤口愈合，治疗剂量选择在 3～5MED，隔日 1 次，3～6 次为 1 个疗程，注意保护患者的眼睛及非照射部位。运动疗法包括对未加制动的关节的轻微屈伸活动、从腕部开始保护性屈伸活动，以免因长期制动而影响其他关节的活动范围。屈曲腕关节时候，掌指及指间关节伸直；掌指关节伸直时，指间关节屈曲；掌指关节屈曲时，指间关节伸直。此外，加强患者的自我保护，注意再植手指的保暖，以免受凉引起血管痉挛；不能食用含有咖啡因的液体，不能吸烟；抬高伤肢，减轻水肿。

（二）中期康复治疗（术后 5 ~ 8 周）

此期组织水肿已基本消退，血液循环正常，但易使关节囊、韧带及其他软组织纤维化、僵硬、肌腱粘连，神经功能的恢复时间延长。此时解除手的制动后开始的康复锻炼，需要注意控制水肿、防止关节僵硬和肌腱粘连。在继续理疗的同时，出院前对患者进行康复教育培训，使其掌握康复训练的基本方法。出院时对患指进行初步的功能评价，并建立康复随访档案，制定康复训练计划。出院后定期进行随访及功能评价，及时调整康复计划。功能锻炼需要主动运动和被动运动相互结合。练习手指的伸、屈和钩指、握拳等，主动运动开始的时候需要在夹板及石膏内进行，力量从小到大，幅度从低到高，时间每次 30 分钟，每天 5～6 次，之后可仅仅在外出及睡觉时候佩戴保护装置。锻炼过程中要轻柔，避免修复的组织再次损伤，必要时需要有康复医师的正确指导，同时教会患者用视觉来代偿皮肤感觉的丧失。

（三）后期康复治疗（术后 9 ~ 12 周）

后期是指骨折、肌肉、神经和血管已愈合时期，可进行被动运动和抗阻力运动，减低纤维结缔组织的张力，使皮肤及软组织的弹性增加，减轻和松解皮肤及肌腱的粘连，软化瘢痕，并使挛缩的关节囊松弛，增加关节的活动度。还可促进骨痂生长，加速骨折愈合。通过系统正规的理疗和感觉训练，促进神经再生，防止烫伤、冻伤及机械摩擦性损伤，恢复神经的正常功能。治疗手段如下。

1. 理疗　常用的有红外线照射及蜡疗等，可使瘢痕软化，并结合关节的主、被动训练及瘢痕组织被动牵伸练习。具体的方法是选用150～200瓦的台灯，距离以患者有舒适的温热感为准，每次20～30分钟，每天1次，15～20天为1个疗程。蜡疗选用浸蜡法，每日或隔日1次，每次20～30分钟，20～30天为1个疗程

2. 关节活动度练习

(1) 主动运动：主动做关节各方向运动。动作应平稳缓和，达到最大幅度时再适度用力，使关节区域感到紧张或轻度酸痛感。

(2) 被动运动：医务人员一只手固定关节近端，另一只手握关节远端，在轻度牵引下，缓慢、持续、轻柔地伸展关节或对关节进行滑动和挤压，力量逐渐加大，并增加锻炼的时间和次数，同时结合关节的主动屈伸锻炼，要求达到所能达到的最大幅度。切忌使用暴力或引起明显疼痛，以免引起新的创伤。

3. 肌力和耐力练习　可采用从轻至重的分级抗阻训练。促进肌力恢复的原则是使肌肉尽最大能力收缩，以引起适度疲劳，然后适当休息，使肌肉在恢复及随后的超量运动中，恢复及发展其形态和功能。

4. 感觉训练　重点放在指尖训练上，开始时训练针刺觉及冷热觉，以后可做定位觉、形状觉及脱敏训练。方法是在安静的环境中，注意力集中，结合运动功能训练。训练方式多种多样，可让患者闭眼触摸不同形状、大小、质地的物品，如砂纸、粗布、积木、硬币、塑料等，辨别有误时令患者睁眼再感觉一次，如此反复进行，直到患者识别能力提高。

5. 作业治疗　在关节活动度和肌力有一定恢复时，可及时开始各种日常生活活动和功能性活动练习。应在日常生活中有意识地加强训练，如穿衣、吃饭、洗脸等。借助棋类和小球等物训练拾物、抓握及提物等动作，增加患者的信心和兴趣，训练手指的协调性。

6. 二期手术　术后半年左右经过系统的康复训练后，关节活动比较灵活，感觉大部分已恢复。此时尚有部分肢体出现肌腱粘连，皮肤及关节挛缩，骨骼畸形及不愈合等，须进行二期手术修复及矫形。手术方法有肌腱、神经粘连松解或修复，肌腱移位重建，皮肤瘢痕松解，游离植皮，带蒂皮瓣转移修复，植骨术，关节囊松解或关节成形术等。术后继续进行功能锻炼或使用支具治疗，进一步改善功能。

二、断腕再植术后康复治疗

断腕再植术后康复治疗决定了手部功能恢复的优劣，因此术后康复治疗是全程康复治疗中的重要环节。其康复周期同样分为早期、中期和后期3个阶段。

(一) 早期康复治疗（术后0～4周）

本期为组织修复愈合期，要配合临床预防感染，促进血液循环、维持被修复的血管畅通和加速修复组织的伤口愈合。再植术后前8天内绝对卧床，病室温度保持在25℃左右，再植腕可用局部烤灯照射，患肢制动，此时基本的护理手段与断指再植术后相同。但患肢需要石膏固定在腕关节背屈30°，掌指关节屈曲45°和指间关节伸直位。术后留出掌指关节及1～5指观察手指血供情况，敷料包扎适宜，抬高患肢，达到消肿目的。术后2周手部血液循环基本稳定，更换中立位石膏夹板于背侧，或制作手部背侧支具，开始主动屈伸活动指关节。让患者进行肩关节和肘关节轻微的主动运动，以免因长期腕部制动而影响其他关节的活动范围。

断腕再植的最终目的是最大限度地恢复手指的对掌、屈、伸、抓、握、捏和腕关节的屈伸翻转等功能。术后2周开始1～5指的康复锻炼，同时进行腕关节被动运动，防止关节僵直和肌肉粘连。每日5次，每次10遍。之后每周增加活动次数和活动幅度。

同时可采用辅助治疗手段，可用超短波电疗法、紫外线照射、红外线照射，运动疗法等。详见断指再植的康复治疗部分。

(二) 中期康复治疗（术后5～8周）

本期为肌腱关节粘连期。进行被动关节活动的同时，医师指导患者进行主动屈伸功能的训练，防止肌腱、关节粘连。此期骨折及肌腱愈合尚不牢固，易发生骨折移位及肌腱断裂等并发症。功能锻炼主要以主动运动为主，动作要轻柔，在限位活动支具保护下，主动屈伸腕关节和指关节活动，练习患侧手指的

屈曲、握拳、对掌、分指等动作。拇指外展、内收、对指、对掌训练，每天4次，每次每个动作10～15遍，要求患者必须达到一定的运动幅度、范围和次数，以能引起轻度酸胀感为宜，同时辅以超声、中药外洗、湿热敷等物理疗法，达到舒筋活血，松解粘连，软化关节挛缩的作用；应用针灸、超短波电疗法、蜡疗等系统的理疗刺激神经末段的生长，观察神经生长的情况进行分指对指的训练。

（三）后期康复治疗（术后9～12周）

此期，骨折已愈合，肌腱、神经和血管愈合已牢固，主要是加强神经、肌腱、关节、骨骼等的功能恢复，同样包括理疗、运动治疗、感觉再训练及作业治疗等。训练内容包括手指功能锻炼，例如：进行敲击功能训练，如敲键盘、打字、弹钢琴等；抓握功能锻炼，包括用力握拳与伸指，用一系列不同粗细的圆棍，从抓握粗棍开始，逐渐达到握住最细的圆棍；练习对掌捏五指可用一些大小不同的物体，如橡皮、纽扣、铜钱、曲别针、沙袋等，从小到大抓上述物体，并可辅用握力器训练。主动运动时，达到最大活动范围后，适度用力，使关节区域感到紧张或轻度酸痛感；被动牵伸时，以引起关节有紧张感或酸痛感为度，切忌使用暴力或引起明显酸痛，以免引起新的创伤。可使用动力型或静力型支具矫正和预防畸形，改善功能。通过从轻至重的分级抗阻训练，促进肌力恢复，其原则是使肌肉尽最大能力收缩，以引起可适应的疲劳，然后适当休息，使肌肉在恢复及随后的超量运动中，恢复并发展其形态和功能。

感觉功能康复训练包括触觉、温度觉及复合感觉的训练等，神经再生后常有痛觉过敏，患者不愿用该敏感区去触摸物品。对此应鼓励患者，使其知道过敏是周围神经损伤损伤后或神经修复过程中一种现象，可随时间的推移而减轻、消失。

上述康复治疗3个月以后，功能仍恢复不佳者，根据具体情况可能需要进行康复手术。只要重视和坚持康复治疗并在从事的职业工作中持续训练，必定能使手功能恢复至最佳状态。

三、前臂及上臂离断再植术后康复治疗

前臂及上臂再植术后康复治疗分期与断腕再植基本相同，也需要根据患者的病情制订个性化的康复计划。

（一）早期康复治疗（术后0～4周）

术后1周，一定要注意消肿及预防肢体肿胀。上臂及前臂组织长时间缺血，会导致肌筋膜及肌间隔肌肉水肿明显。血液灌注后，动脉血流入，静脉血回流受阻，又会进一步引起肌间隔压力上升。支具和石膏在固定肢体的过程中，一定要注意，摆放位置及摆放方法。支具与石膏固定肘关节屈曲70°、前臂中立位、腕中立位到背伸25°、掌指关节屈曲50°～70°、近节指间关节及远节指间关节伸直位，防止骨间肌挛缩。石膏尽量放在掌侧，因为掌侧支撑力量大，当掌侧有神经、血管、肌腱损伤时，支具可以放置在背侧，以减少对伤口的压迫。同时注意，石膏及支具的佩戴不能影响对血管危象的检测，要密切观察血供情况，及时发现异常，及时处理。

手术后2～4周，可以开始被动锻炼及主动锻炼，在支具的限定下维持关节活动范围，患侧的肩肘关节高举过头，早期加强主动运动，促进消肿。同时，可进行向心性按摩活动，从远至近地顺序按摩，从手指尖到手掌、从前臂到上臂，按摩均匀有力，深度适中。

（二）中期康复治疗（术后5～8周）

为瘢痕粘连期。可改用拇指对掌石膏或者支具进行对掌功能锻炼。注意，可以白天使用畸形拇对掌功能支具或者佩戴石膏锻炼，晚上继续使用抗畸形挛缩的静止石膏保护。练习患侧手指的屈曲、握拳、对掌、分指等动作进行拇指外展、内收、对指、对掌训练。可用“橡皮泥”辅助康复，五指屈曲插入橡皮泥，锻炼屈指功能；橡皮泥搓成圈套入五指嘱患者背伸，锻炼背伸功能；橡皮泥搓成球置于掌心，拇指用力压向小指根部，锻炼对掌功能；拇指与其余手指相对用力对捏橡皮泥，直到手指相遇，锻炼对掌力量；五指同时套入橡皮泥圈，锻炼分指功能；橡皮泥球放置在两指之间，锻炼并指功能。同时配合超声波电疗法、石蜡治疗或者按摩治疗以减少瘢痕增生。通过按摩手内在肌，预防瘢痕形成，按摩的时候从手指按压瘢痕后在其周围划圈推动，同一部位按摩2～3圈后沿着瘢痕移动，每2小时进行1次，每次5～10分钟。注意力度的控制，以避免引起疼痛为准。

（三）后期康复治疗（术后9～12周）

在此康复期，进一步加强主动、被动运动，同样注重感觉再训练及作业治疗等，早日恢复日常生活。

1. 感觉功能康复训练　包括触觉、温度觉及复合感觉的训练等。

（1）触觉训练：在触觉训练的时候，先睁眼感受轻触或者叩击皮肤的进行及停止过程，然后闭眼用心体会刺激与停止时的感觉区别。每天3次，每次10分钟。静态触觉恢复后，开始恢复动态触觉，在患肢掌侧以适当压力轻轻划动，先睁眼感受然后闭眼体会差别，反复进行，每天3次，每次10分钟。

（2）温度觉训练：在两个瓶子内分别装入冷水（20℃）和热水（45℃），患指分别触摸两个瓶子，先睁眼后闭眼，体会其中差异，反复进行，每天3次，每次10分钟。温度觉可以和触觉训练同期交替进行。

（3）综合训练：触觉有所恢复后进行综合训练。准备螺钉、螺帽、钥匙、U形针、钱币、扣子、砂纸、硬纸板、小木块及笔帽、橡皮等放入口袋中，依次触摸辨别物品，再取出实物进行对照，判断差别，反复进行，每天3次，每次20分钟，训练4～8周。

2. 作业治疗　包括手部灵活性和协调性训练，防止内在肌痉挛，鼓励刷牙、洗脸、吃饭、编织、剪纸、组装玩具，周期性评估感觉功能并进行神经、肌肉电生理刺激。

在上肢功能恢复的过程中，需要及时进行上肢的综合功能评估，常用的评估标准如下。Ⅰ级：恢复原工作，合计关节活动度（包括再植平面近侧的一个关节）超过健侧的60%；神经功能恢复良好，肌力恢复达到4～5级，不畏寒冷，外观正常。Ⅱ级：恢复原工作，合计关节活动度超过健侧的40%；主要神经（正中神经及尺神经等）恢复接近正常，肌力恢复达到3～4级，可耐受寒冷。Ⅲ级：满足日常生活需要，关节活动度超过健侧的30%；运动及神经功能恢复不完全（只有单一的尺神经或者正中神经恢复，或者神经部分恢复），肌力恢复达到3级。Ⅳ级：肢体存活，但无实用功能。

四、下肢离断再植术后康复治疗

下肢离断再植不仅要保证肢体存活，还要恢复肢体的功能，需要良好的后期处理及良好的康复措施。

（一）早期康复治疗（术后0～4周）

早期康复阶段需要保持肢体稳定，避免不利的影响刺激，确保骨骼固定，防止血管、神经和肌腱等的牵拉、碰撞和二次伤害，改善血液循环，促进消肿和伤口愈合。这一阶段对于全身情况及局部情况的观察处理尤其重要。在全身情况的观察过程中，除了继续观察可能存在的颅脑、脊髓及胸、腹部等重要脏器的合并损伤外，要注意评估血容量的不足，防治断肢再植术后引起的急性肾功能不全，预防脂肪栓塞，预防缺血再灌注损伤，在治疗过程中需要保证血容量充足，必要时需要切开骨筋膜隔室。局部情况的观察，包括局部血液情况、肢体肿胀情况、伤口感染情况，需要做好术后抗凝及肢体的固定。下肢的功能主要是负重，支具和石膏在固定肢体的过程中要求没有上肢高，常常在急诊手术过程中已经完成了简便迅速和稳固省时的外支架固定，关节固定在中立位即可，要同时注意预防压疮的出现。

（二）中期康复治疗（术后5～8周）

在医师的指导下进行循序渐进、缓慢柔和的关节被动运动及主动运动，从而达到改善微循环、促进各种组织修复、恢复感觉及运动功能的目的。在恢复过程中可以借助医务人员及康复器械和支具，进行按摩（从远心端到近心端）、理疗、中药熏洗，可以借助皮球等辅助支具进行锻炼。

（三）后期康复治疗（9术后～12周）

后期功能锻炼是指骨愈合后，此时期需要进一步加强关节及肢体的活动能力。

1. 肢体功能的检查评估　肢体功能的检查评估有助于判断是否需要进一步行功能重建手术。检查内容包括肢体外形、骨与关节功能、周围神经再生、神经恢复情况及肢体综合功能评估。

（1）肢体外形：是指患肢的长度及周径与健侧肢体在相同姿势下的测量数值的对比，以观察肌肉萎缩、瘢痕挛缩和畸形等表现。

（2）骨与关节的功能：需要检查骨折愈合的情况，看是否具有骨不连、骨折畸形愈合等。还需要观察关节活动功能，检查各个关节的主动和被动运动度，需要分别列表记录，适时进行处理。

（3）神经恢复情况：包括痛觉、触觉、位置觉、震颤觉和实体辨别感觉。正常的两点辨别觉，足底

<20mm，足背<30mm。此外，通过肌电图、碘酊实验可以分别检测神经再生及神经营养恢复的情况。

(4) 肢体综合功能评估：常用的评估标准如下。Ⅰ级：恢复原工作，步态正常，感觉良好，膝踝关节活动度接近正常。Ⅱ级：恢复适当工作，轻度跛行，感觉功能良好，关节活动度超过健侧40%。Ⅲ级：能胜任日常工作，行走需要穿矫形鞋，足底感觉较差，但无营养性溃疡。Ⅳ级：患者需要借助拐杖行走，足底无感觉，有营养性溃疡。

2. 断肢再植术后的功能重建　出现以下情况时需要进行断肢再植术后的功能重建：①断肢再植术后4～5个月仍有骨不连和骨缺损时，需要进行骨骼修复重建；②关节活动严重受限时，需要行肌腱松解术、肌腱移植术、肌腱转位术或带血管、神经的肌肉移植术；③神经的感觉和活动没有达到预期的平面时，需要进行神经松解术、二期神经吻合术或神经移植术对其进行修复。

3. 再次截肢　当患者出现以下情况时，需要考虑再次截肢：①再植肢体剧烈疼痛，经久不息；②再植肢体并发慢性骨髓炎或者化脓性关节炎；③下肢严重不等长或者畸形，再植短缩肢体无法装备假肢；④患者强烈要求截肢。

4. 心理治疗　是康复过程中重要的环节。肢体离断时患者的恐怖经历，术后肢体的外形不足和功能缺失及美观丧失，都会加重患者的心理阴影。患者需要长时间的心理调整，正确对待，积极配合治疗，接受现实。功能康复的成果在很大程度上受患者的精神和意志状态影响，需要患者调整良好的精神状态，积极投入到功能恢复的过程中。

第三节　手及手指再造术后康复治疗

手及手指再造术后早期需要在一定限制下进行有限的运动，主要目的首先是保证再造指存活、满足血管再通条件，其次是防止关节僵硬及肌腱粘连，同时进一步改善手功能的协调性及灵活性。再造术后整个康复过程可分为5个阶段。

1. 术后保护性阶段　这个阶段从术后即刻开始至术后3～7天。术后患者在条件允许的情况下转入专门的显微外科监护病房，术后7天内需要24小时监测再造指血运及皮温，适当应用活血、抗凝及抗血管痉挛药。特别需要关注患者的全身情况，需要及时复查血常规，血生化等指标。根据笔者的经验，患者术后全身情况与再造肢体是否存活有密切联系，以血红蛋白浓度为例，当其值小于90g/L时，再造指坏死风险比正常高近200%。对于术后固定来说，往常的经验提示无须使用支具，但根据笔者最近几年的治疗经验，适当固定更能够在术后即刻提供恰当的固定强度，同时又能够凭借局部的外支架构型，防止再造关键区域受压。包扎应防止加压，再造手指需要露出以便随时观测血运及皮温，利用烤灯维持再造手指的温度，抬高患肢以减轻水肿情况。抗生素需要有选择性地预防使用。通常来说，择期再造患者由于术前一般条件较好，术后感染风险较低，可选用一般的抗生素进行预防性应用。但急诊再造患者由于创面污染较为严重，通常面临较大的术后感染风险，因此往往需要在术后根据伤后或血培养结果进行敏感抗生素的治疗，并随时根据细菌培养的药敏结果调整抗生素的使用。常用的血运观测指标包括皮温、肤色、毛细血管充盈反应、指腹压力。测量时可与同侧正常手指或对侧进行比较。根据我们最新的临床经验发现，采用超声技术检测血流量的方法检测再植肢体活性的敏感度要显著高于皮温检测。

2. 早期活动阶段　这个阶段为术后1～4周，此时吻合的血管状况已趋于稳定，再造指已基本存活；康复的基本目的是进一步消除肢体肿胀并预防关节僵硬、肌腱粘连。需要注意的是，术后即刻直至术后4周，患肢均需要抬高至超过心脏平面。在这个阶段中，各个关节开始被动运动锻炼，锻炼时需兼顾每个关节，包括再造指和正常手指关节。需要注意的是，这个阶段的起初1周内血管条件尚未完全稳定，因此需要进行特殊的再造指护理以避免影响血运。从第2周开始被动运动各关节，可由远端关节开始，活动度也可缓慢加大。在活动重新建立的骨性连接远近关节时需要注意力度与幅度，避免影响骨愈合。可使用保护性支具协助固定及锻炼，佩戴时需要将关节保持在避免肌腱和神经血管束产生张力的位置。

3. 主动运动阶段　这个阶段为术后5～6周。该阶段再造指已存活，侧支循环也已建立，因此发生坏死的概率大大地降低。在维持原被动运动的基础上可逐步增加主动屈伸，但需要避免忽然发力以免再造肌腱断裂，有阻力的主动屈伸活动需在6周后肌腱完全愈合后进行。适当采用弹力绷带加压包扎减轻水肿、减少张力性瘢痕形成。有研究表明，适当使用超声、热疗等方法也能够软化瘢痕，增加关节活动度。

4. 日常生活锻炼阶段　在这个阶段中，患者继续进行肌力增强和关节活动度改善的相关功能锻炼。同时，鼓励进行日常活动，如穿衣、进食、刷牙、洗脸等。并根据患者能力安排进行书写、操作简单工具等精细动作的训练。

5. 回归社会训练阶段　这个阶段需要根据患者拟从事的工作决定，可以安排与职业相关的肌力恢复、手灵巧性和手眼协调性训练。通过肌腱转位重建屈伸功能的患者更需要适应重建肌腱后的活动。有学者认为，需要在夜间额外佩戴支具以防出现手部畸形。需要注意的是，术后功能康复需要同时满足生理与心理的恢复，对个别患者甚至需要进行专业的心理咨询与治疗。

一、运动康复

（一）伸指锻炼

该方法可从术后4周开始进行。锻炼时可借助健侧手或在家人/康复师的帮助下进行。锻炼幅度需由轻微慢慢增加，初期幅度及拮抗力较小。早期可首先轻压再造指甲或指尖端，屈曲指间关节，随后嘱患者伸直指间关节，可逐步增加伸直阻力，反复锻炼直至有疲劳感，每日重复3～4次。

（二）外展锻炼

该方法主要是针对拇指再造的患者，锻炼拇指外展能力。在锻炼时可首先轻捏住再造拇指与示指指甲，然后用力伸展再造拇指，起初可给予轻微拮抗力或不给予拮抗力，锻炼幅度及拮抗力可逐步加大。

（三）屈指锻炼

在锻炼远节指间关节时，首先需固定再造指近节指骨，仅暴露远节指间关节及末节指骨，在无拮抗的条件下，用力活动远节指间关节，需要使得末节指间关节有一定的活动度，锻炼至有疲劳感，每日重复3～4次。锻炼时可首先在无拮抗力下进行，通过缓慢增加拮抗力锻炼有效的屈指功能。

二、感觉康复

感觉康复是手指再造后感觉恢复的重要部分，也是恢复正常功能的重要部分。手指感觉的恢复能够使得患者重新获得感知周围的能力。虽然再造手指的神经经过再通后，经过功能锻炼并不会引起器质性的改变，如促进轴突再生、影响受体形成等，但功能锻炼能够刺激大脑皮质功能，提高集中力、记忆力和学习能力，使得术后功能康复的效果最大化。

感觉康复可进一步分为保护性感觉、触摸觉和精细触觉。三者的恢复并不一定是惯续恢复的。早期康复的目的是促进触摸物体时感觉的恢复，后期康复的目的是对于物体大小及形状的分辨，包括对于质地、大小、形状的判断。长期的随访研究发现，坚持感觉功能锻炼能够明显改善再造指术后的功能。

三、供区康复

根据供区切取术式的不同，不同供区的康复计划存在些许不同，但大致相似。无论是切取第1足趾踇甲瓣，还是切取第2足趾或共同切取第2、3足趾，在切取的过程中都必须保留足的正常负重点。单独切取第2足趾残留的畸形要远远小于切取踇趾或共同切取第2、3足趾。由于切取时时常需要切取跖趾关节或部分跖骨，因此该区域往往残留较大的空腔。跖骨骨质去除较多时，虽然能够一期直接缝合，但第2或第3足趾处会向下产生巨大的凹陷，对足外观及功能产生较大影响。其他可能造成的皮肤并发症包括增生性瘢痕、皮肤坏死等。这些并发症发生的原因大多是切取时剥离皮瓣过薄、血运障碍、闭合时张力过大等。切取足趾后，只要能够保留正常的负重点，术后就不会对行走及日常生活造成影响。生物力学研究结果显示，虽然术后第1跖骨头负重增加，但术前与术后的负重数据并无统计学上的差异。同样，在对术前和术后6个月行走步态的研究中，结果对多项数据进行了比较，包括行进速率、频率、平均步幅、平均站立时间、步态等，最终发现切取足趾后的足部各正常负重点负重强度均增加，但这些改变属于足趾截除后的正常代偿改变，这些患者长期随访并没有明显的不适主诉，因而认为切取足趾后对足部的影响较小。

第四节 组织瓣移植术后康复治疗

一次成功的组织瓣移植，除了依赖于术者对皮瓣解剖的深入了解、熟练的手术技术外，术后的康复管理也是极为重要的一部分。

一、功能锻炼

皮瓣成活只是手术成功的第一步，恢复功能及外形才是最终目的。功能锻炼的内容和方法应根据患者的伤情及损伤的部位、性质，手术方法和全身情况而区别制订。一般来说，未累及骨骼、肌腱、血管或神经的软组织重建可以完全负重。功能锻炼分为三期：①早期：术后第1周，治疗的目的是保证皮瓣成活及预防切口感染，此期可轻微地被动运动，但幅度要小，以不引起切口疼痛、不牵拉皮瓣为原则，这样既可促进血液循环，又可避免发生血管痉挛。②中期：术后第2周，皮瓣与周围组织逐渐建立血液循环，血运状况较稳定，功能锻炼活动范围由小到大，时间由短至长，仍以不造成伤口疼痛和不增加皮瓣张力为原则，目的是防止关节僵硬。③后期：术后第3周到完全愈合，指导患者主动、被动运动各关节。

对于不同类型的组织瓣移植术，术后的康复锻炼有细微的差别。植皮术后，我们希望组织床的血管尽快地长入植皮的部位，因此应该避免引起移植皮肤相对于组织床的剪切活动，以防止对新生血管的损伤。可以采用绷带或者弹力绷带加压包扎，允许小范围的活动。带蒂皮瓣需要术后制动2天，游离皮瓣需要术后制动5天。游离皮瓣术后由于皮瓣的位置发生了变化，皮瓣所承担的功能可能也发生了变化。如游离背阔肌皮瓣修复下肢压力区域，就需要承担承重的功能，因此需要对皮瓣进行训练以适应不同直立压力的新环境。在皮瓣稳定后，可嘱患者坐下和起立，每天逐渐增加约30分钟。一般以患者能连续站立3小时为目标，但目前尚无公认的标准。相比之下，下肢游离皮瓣修复上肢皮肤缺损则通常不需要进行负重训练。

腹股沟带蒂皮瓣及交腿皮瓣均需要将肢体固定，6周以后根据皮瓣情况断蒂。患者术后的舒适度不如带蒂皮瓣或者游离皮瓣，且容易出现关节僵硬。因此应在术后鼓励患者在不对皮瓣产生剪切力的情况下活动相邻关节，减少血栓形成，防止关节僵硬。在断蒂后，可进行正常的功能锻炼。

二、神经恢复

术后皮瓣存在感觉缺失，恢复时间较长。恢复顺序为痛觉、触觉、温度觉。温度觉的恢复需要1年以上的时间，因此在感觉恢复之前要注意防止创伤，特别是要防止烫伤和冻伤。

第五节 神经损伤修复术后康复治疗

神经损伤往往会对患者造成巨大的创伤，既包括神经损伤所导致的上肢或下肢功能的完整性缺失和剧烈的疼痛，也包括心理创伤，这些都会大大地降低生活质量、妨碍正常生活、破坏工作能力，甚至切断患者的经济来源。由于神经解剖及可能发生的损伤的复杂性，制订康复计划时，需要团队配合，这样的治疗团队应该以一位康复理疗医师或具有相应知识技能的内科医师为协调中心，综合以下医师的辅助：手外科医师或骨科医师、神经外科医师、整形外科医师，一些保健专家（职业治疗师、康复护理师、社区服务人员、护理人员，甚至心理咨询师等）。而且该团队还应配备相应的培训措施，包括神经解剖、神经功能评估方法。在制定康复计划的过程中，应彻底全面地了解病史，彻底查体评估主动运动度、被动运动度、肌肉收缩能力、肌力分级、感觉分布情况、感觉的改变和缺失情况，以及其他神经系统病理征（如Horner综合征等）。此外，还应参考相应的辅助检查手段，如影像学检查和神经电生理检查（肌电图等），辅助综合判断神经损伤的位置、性质、严重程度和预后情况，团队协作，制订方案。本节着重阐述神经损伤显微外科修复术后的康复治疗方法。

一、治疗方案

尽管提倡个性化的康复治疗方案，但康复的总体原则大致相同，有许多方法适用于绝大部分患者。常规方案大致包括如下几个部分：①防止关节僵硬；②肢体支持治疗；③肌肉肌力训练；④防止水肿；⑤日常生活能力训练；⑥防止肌肉失用综合征；⑦控制疼痛。

（一）防止关节僵硬

肢体肌力因神经损伤程度不同而出现不同程度的减弱或麻痹，关节可能因为部分肌肉失去功能而部分或完全失衡，导致关节位置异常，进一步引起肌肉萎缩。不恰当的夹板固定、不适合的手术及长期固定患肢于某一位置都有可能引起关节、肌肉僵硬。当活动关节的动力肌与相应的拮抗肌的肌力失衡时，关节及关节周围软组织就会挛缩，因神经损伤所需的恢复时间长，肌肉挛缩就成了必须考虑的问题。肌肉、关节挛缩将进一步限制肢体功能，反过来妨碍术后神经功能的恢复。且挛缩常于损伤后 2 周形成，因此神经损伤的诊治应尽早，以防肌肉、关节挛缩。医师应给予患者和家属以恰当的肢体锻炼方面的指导，维持肢体活动度，防止明显的挛缩发生。在损伤后的急性期的治疗中，往往因疼痛或其他创伤治疗等，使急性期的锻炼受到限制，在治疗及身体其他条件允许的情况下，锻炼应尽早开始。如果在受伤后已出现挛缩时才发现神经损伤，那么此时问题已经很严重了。

如果已经出现挛缩，应在有经验的医师指导下，对肢体进行有力、频繁的牵拉，在一定范围内活动关节和周围软组织。热疗（如热敷、涡流、电热疗法、超声波治疗等）可增加关节的弹性和伸缩性，但过程中应注意防止烫伤。经常进行被动运动、使用动态支具固定可帮助对抗肌肉和关节挛缩。肌肉松弛药，如肉毒毒素等，可用于平衡肌肉收缩药的作用，松弛挛缩的关节、肌肉。如以上方法疗效不佳，可考虑在麻醉下行外科手术松解。患者在家里也应继续锻炼防止挛缩，否则会降低医院的治疗效果。由此可见，应尽量预防挛缩而不是等挛缩出现后再行治疗。

（二）肢体支持治疗

术后需采取适度的制动措施，一方面减少神经缝接部位的张力或防止神经牵拉导致损伤加重，促进损伤组织愈合，预防各种并发症，为神经修复创造条件，另一方面对于部分神经损伤如臂丛损伤，需通过支持上肢重量，抵消上肢作用于肩部的重力。

1. 正中神经损伤　正中神经损伤夹板应固定拇指于外展、对掌位，防止虎口挛缩。如虎口已发生挛缩，可使用对抗性夹板，维持此指蹼间隙的宽度。

2. 桡神经损伤　根据受伤部位不同，依实际情况采取不同的石膏外固定方法。肘关节周围损伤可固定于前臂旋前、肘关节 90° 屈曲位；腕、指多固定于背伸位。术后 1 个月内，每次功能锻炼完成后即重新用石膏托固定患肢，1 个月后可采用腕、指关节弹力支具固定。可以在将腕、指维持在伸展位置的同时训练手的屈曲功能。对于神经损伤伴有前臂肌腱损伤的患者，术后即可采用弹力支具进行固定。

3. 尺神经损伤　对于肘关节处的尺神经损伤，术中往往采取尺神经前置，因此术后需将肘关节固定于 90° 屈曲位，维持尺神经位置，避免张力过高。对于腕部的尺神经损伤，神经吻合后用短的前臂石膏维持腕关节于 30° 屈曲位即可消除对神经的张力。对于爪形手可利用石膏或简易支具将畸形矫正。而对于一些低位的尺神经损伤，爪形手畸形不明显的甚至不需固定手指，仅需教会患者被动运动手指的方法即可。

需要注意的是，使用支具时每日应多次取下支具，避免某一姿势造成的肢体挛缩。

（三）肌力训练

如果神经并未完全损伤，而是保留了一部分神经连续性及部分肌肉功能时，可以通过锻炼来加强肌肉的力量，一段时间的肌肉阻抗收缩训练即可使肌肉加强。如能通过治疗性锻炼使肌肉的代谢能力逐渐超载，肌肉的功能就会发生改变。只要尚存残余神经，通过提高这些神经支配肌肉纤维的效率，也可以使肌肉增生、肥大，从而加强肌力。存活的神经经过约 3 个月的时间后，神经轴突可发芽再生，慢慢延伸到失神经支配的肌肉，此后这些肌肉的肌力也能够进一步加强，肌力的预后取决于残存的神经轴突的数量及残存的神经轴突向邻近的失神经支配的肌肉再生的能力。其他一些提高力量的途径还有，依靠轴突自主再生、通过手术修复（进行神经移植等）。加强肌力的锻炼方案最好是由职业康复治疗师（或有经验的内科医师）根据每位患者的具体情况进行个体化的制订，并进行指导和监督。

锻炼方案以加强肌肉的力量和提高肌肉的耐力为主，根据相应肌肉当前的情况或患者对该肌肉功能的需求情况，制订个性化方案。主要的治疗方法包括。

1. 按摩（推拿） 当肌力为0级，或肌力达到1～2级，但因某些原因该肢体必须制动时，或体力过差无法完成自主锻炼时，肢体长期维持于某一姿势将导致血液、淋巴循环障碍。此时可进行按摩治疗，可通过神经反射而达到治疗效果。

2. 被动运动 指靠外力来完成的运动或动作。外力可由人或机械提供，可以在医院由医务人员完成，也可以在家庭训练中通过患者使用健肢或患者的家属辅助患者进行。被动运动通过在其活动范围内活动关节，来牵拉相应的韧带、关节囊、肌肉、肌腱等软组织，可预防或治疗挛缩粘连，维持甚至提高关节的正常活动度，防治肌肉静态长度缩短。被动运动可通过令患肢反复屈伸，提供肌肉泵效应，从而改善患肢的血液、淋巴循环，有助于消肿。另外还可以增强本体感觉，为进行主动运动及感觉训练做准备。被动运动的适用范围广，包括各种原因引起的肢体功能障碍，尤其适用于需要保持关节活动度，但又无法进行主动运动的患者。至少在失神经支配的肌肉重新受神经支配、出现主动随意收缩前，应维持被动运动训练。

3. 主动运动 为骨骼肌的随意运动，动作由肌肉主动收缩来完成。损伤初期肌肉失神经支配，随着神经再支配的进展，运动功能逐渐恢复，可由被动运动慢慢过渡到主动运动。肌力达到2～3级以上时，则应鼓励患者进行主动运动。

根据不同的需要，可选用不同的体位，进行单关节或多关节运动、单方向或多方向运动及不同幅度、速度的运动方式。

（1）助力运动（assistant exercise）：指在外力的辅助下，通过患者主动收缩肌肉来完成的运动或动作。助力可由器械或人力提供，人力可以由专业的医务人员或在家庭训练中由患者健肢或家属辅助提供。助力也包括水的浮力等辅助力量，如将患者的上肢浸入温水中，借助浮力抵消一部分重力，帮助肌力尚未完全恢复、力量较弱的肌肉主动收缩，带动关节运动。在神经损伤术后早期，常使用这些锻炼方法，因为此时运动神经细胞多处于中枢性抑制状态，周围正常或相对正常的肌肉的活动可以刺激处于恢复过程之中的神经的活动。比如，肌皮神经损伤术后，锻炼肱二头肌时，可结合肩关节收、展、屈、伸、内旋、外旋等活动锻炼。在助力运动练习过程中，应指导患者以主动发力为主，以自己能达到的最大努力来参与运动。给予助力的时候应给予完成动作所必需的最小助力，避免助力代替了主动发力活动关节的情况，循序渐进，随着肌力的提升逐渐减少助力。助力运动适用于肌力弱、无法独立完成主动运动的部位，帮助患者建立起协调活动的模式。

（2）抗阻运动（resistance exercise）：指在动作进行过程中，须克服外来阻力。抗阻运动能使肌纤维增粗、提高肌力，逐渐使肌肉力量与形态得到恢复。

当肌力达到3级及以上时，可以开始添加抗阻运动，可以从克服部分重力开始，逐渐增加抗阻强度。阻力可由重力、器械、人力施加，后两者的优点是便于调节阻力大小，在运动过程中做到使阻力较为精确地逐渐增加或减少。当训练的目标肌群肌力已达到4级及以上时，应开始添加大于重力的阻力，可用重物、器械等装置提供，例如使用哑铃、配重及各种健身器材，也可建议或者开始适当进行体育锻炼，如跑步、游泳等，增加患者的兴趣，同时运动带来的生物反馈还可以训练协同肌与拮抗肌的功能，增加动作的协调性。

（3）等速运动（isokinetic exercise）：是在可调节运动负荷的运动器械上进行的，使肢体围绕其关节某一轴进行的角速度不变，肌肉承受负荷变化的运动。可以使肢体在运动全过程中的每一时刻始终保持最大的肌张力状态，从而使肌肉得到有效的训练。

（4）等张运动（isotonic exercise）和等长运动（isometric exercise）：等张运动是指肌肉收缩时肌纤维缩短，而作用在肌肉上的负荷不变，运动过程中肌肉张力不发生明显变化。等长运动指肌肉收缩而肌纤维不缩短，一般是通过器械增加肌肉的张力而不改变肌肉的长度。这两者都适用于肌力达到4级及以上的患者，综合使用，可提高肌肉的肌力和耐力。

（四）控制水肿

神经损伤可因多种因素导致患者肢体水肿，这些因素包括：肢体的完全或不完全麻痹；支具、矫形器固定造成的肢体长期处于某一位置；关节挛缩；疼痛。以上这些因素都会导致肌肉活动减少，引起肢体水肿，水肿会进一步致使关节的灵活性和活动能力降低。另外，水肿也会增加肢体的重量，从而限制关节活动，水肿还会使相应关节在活动时出现疼痛反应，使患者参与运动治疗的意愿降低，打乱原本的锻炼计划。水肿导致的肢体重量增加导致重力对患肢的牵拉增大，加剧疼痛，降低运动的能力和意愿，促使关节结构破坏，如此则很可能造成恶性循环。因此，应该尽量想办法避免水肿。软组织活动，无论是按摩、被动运动或主动运动，都可以减轻水肿。长时间不活动甚至长期卧床会导致坠积性水肿，应该嘱患者至少间歇性抬高患肢以防水肿。水肿的形成是慢性过程，弹力手套、袖套亦可预防和减轻水肿。如果在短时间内，肢体迅速发生水肿，并伴有红斑、发热等症状，应该进行动静脉超声检查，以明确是否存在静脉血栓等问题。如出现顽固性水肿，则需要考虑淋巴水肿的可能，制订一套包括人工淋巴引流、淋巴水肿绷带、使用连续性淋巴压缩机或穿戴压缩服在内的正规的淋巴水肿相关的管理流程，上述装置及吊带、矫形器等器械可与弹力手套、弹力袖套和压缩服等联合使用。

（五）日常生活能力训练

不同的神经受累程度和范围及上肢损伤是否为优势侧肢体决定了神经损伤将不同程度地影响患者的日常生活能力。患肢损伤越严重，日常活动中患者越依赖健侧肢体或因此依赖其亲属的帮助。依赖他人完成日常活动的次数越多、时间越长，患者的依赖性就越严重，如任由这种依赖发展下去，患者的功能障碍将会日益严重，乃至无法照顾自己、无法正常社交等。一旦出现这种情况，即使日后存在功能显著恢复的可能性，这些患者的康复可也会变得极其困难。神经损伤术后康复治疗的意义就在于，可以帮助患者照料自己、支配自己的生活，保持其独立性。因此，制订康复方案时，应帮助患者找到适合他的保持日常生活独立性的方法，如果不能完全达到，至少应该让患者自己选择何时需要别人帮助，而不是完全依赖于他人。

如果患者希望可以重返工作岗位，那么职业康复师及团队还应评估患者目前的状况是否能够胜任该工作，并帮助患者找到合适的方式完成工作，在必要的情况下，安排相应的训练计划，以辅助患者的功能恢复。患者受伤后可能与受伤前，或与正常人相比，工作的方式不相同或看起来不正常，但要允许这些不同，找到适合患者的方式即可。总体来说，训练的目标是，帮助患者较好地处理自己的日常生活，尽量不要变成依赖他人的残疾人。

（六）防止肌肉失用

长期失用将导致骨骼肌肉系统的改变，甚至是永久性的改变。首先是肌力、耐力的减退，最早发生在完全失用 1 周后，肌力可丧失 20%，以后每完全失用 1 周，将使剩余肌力继续减弱至上次的 80%～90%。而肌力恢复的速度则要缓慢得多，耐力丧失的发生速度与肌力减退一致。

随着肌肉体积持续缩小，失用性肌萎缩将成为最明显的征象之一，这既是缺乏活动刺激的结果，也是肌力耐力进一步减退的原因。另外，协调不良与肌肉挛缩也密切相关：肌肉萎缩、肌力及耐力减退等因素将导致协同肌和拮抗剂失衡，进而引起动作协调不良。为防止肌肉失用综合征，应遵照上文肌肉锻炼的原则和方法。

（七）疼痛管理

疼痛是神经损伤的最常见的症状之一，通常认为该疼痛是神经性疼痛，炎症性或伤害性疼痛通常是由于急性或潜在的组织损伤性刺激所致，而神经性疼痛则不同，神经性疼痛是中枢或外周神经系统的损伤或病理改变所致。这些神经系统持续释放疼痛信号，而不需要持续的损伤因素存在。神经性疼痛是一类症状的描述，而非一个诊断。躯体感觉神经系统的损伤会触发一系列反应，神经性疼痛的可能机制包括中枢神经系统调节通路的兴奋性异常增高，外周神经系统通过异位活动或自发活动而致敏。

到目前为止，没有诊断神经性疼痛的标准程序。诊断主要依赖于对临床症状的评估，主要基于主诉，再结合一些简单的检查，包括 LANSS 评分（神经性症状和体征疼痛评分）及 DETECT 疼痛问卷调查，诊断的准确度约为80%，这些评估工具主要用于肌肉骨骼疼痛的患者。对于神经病理性痛的疼痛部位的感觉变化需采取对比的方式：疼痛与邻近的区域和对侧相同区域的对比。用手指或棉签轻轻敲击而引发疼痛反应，提示触摸痛，是神经痛的常见体征。用丝线、针头或尖锐物品测试皮肤感觉，可以测试是否存在针刺痛的阈值改变，鉴别是否存在感觉减退（麻木）或痛觉过敏（疼痛反射亢进）。最后，还应进行温度觉阈值的检查。鉴别神经性疼痛的神经组成情况很重要，因为对于不同类型疼痛所采用的药物类型不同，针对不同机制的神经疼痛，可以联合用药，利用药效叠加或协调效应，文献显示只有50%以下的患者单一用药可产生显著疗效。此外，还有一些非药物的方法可以控制疼痛，包括神神经肌肉电刺激、经皮神经电刺激、脊髓和深部大脑刺激等方法。

二、神经损伤术后康复评定

神经康复的情况可以参考如下评定标准，根据以下不同的神经损伤后的症状，判断恢复程度。

（一）周围神经损伤表现

1. 正中神经　旋前圆肌、桡侧腕屈肌、指浅屈肌、拇长屈肌及拇短展肌瘫痪，表现为桡侧三指屈曲运动障碍、感觉障碍、大鱼际感觉障碍。

2. 桡神经　前臂伸肌肌群及前臂旋后肌瘫痪，表现为伸肘、伸腕、伸指关节、伸拇指、前臂旋后等运动障碍，肱三头肌反射消失，垂腕，腕部及手指屈曲，近节手指不能主动伸直。前臂外伤若伤及桡神经深支时可导致伸指、伸拇指功能障碍，但伸腕功能无异常，一般感觉缺失不明显。单纯的桡神经深支损伤，无感觉障碍。

3. 尺神经　尺神经在肘部损伤将导致尺侧腕屈肌、指深屈肌尺侧部瘫痪，发生屈腕功能减退，同时出现瓦滕贝格征阳性（小指内收障碍），“爪形手”（拇收肌瘫痪，小鱼际肌及骨间肌瘫痪，骨间肌与第3、第4蚓状肌瘫痪），尺神经支配区域的感觉障碍（小指全部及环指尺侧部感觉缺失）。

4. 坐骨神经　坐骨神经损伤后对下肢功能影响的范围和程度取决于神经损伤的部位。如坐骨神经于梨状肌下缘处损伤，则股后侧肌群、小腿和足部的肌肉全部麻痹，不能屈曲，足和足趾的运动完全丧失。小腿外侧肌足部感觉缺失。如坐骨神经于股中、下部损伤，因腘绳肌肌支未完全受损，屈膝功能仍可保存。

5. 股神经　运动如损伤在髂窝上方，则髂腰肌及股四头肌均瘫痪，表现为不能屈髋及伸膝；如在髂肌分支以下损伤，仅表现为不能伸膝。感觉神经的高位损伤表现为股前内侧及小腿内侧感觉丧失。低位单纯隐神经损伤将导致小腿内侧感觉障碍。

6. 腓总神经　胫前肌、腓骨长短肌麻痹，表现为“马蹄内翻足”。趾长短伸肌、踇长短伸肌麻痹，表现为足趾屈曲畸形，不能伸直。单纯腓浅神经损伤，因腓骨长短肌麻痹使患足呈现内翻足畸形，即患足不能外翻。

7. 胫神经　小腿屈肌和足部屈肌麻痹，表现为不能跖屈、内收。腓肠肌和腘肌麻痹，表现为屈膝力量减弱。足部内在肌麻痹，表现为足趾不能跖屈、内收和外展，足趾呈现爪形畸形，不能用足趾站立。胫神经损伤如只发生在小腿下部，则只发生足部运动障碍

（二）整条神经功能恢复的综合分级评定

整条神经运动功能、感觉功能恢复情况分级评定详见表18-1和表18-2。

表18-1　运动功能恢复情况（英国医学研究院神经外伤学会）

恢复等级	评定标准
5级（M5）	完全正常
4级（M4）	能进行所有运动，包括协同与独立的
3级（M3）	所有重要肌肉可抗阻力收缩
2级（M2）	近、远侧肌肉均可见收缩
1级（M1）	近侧肌肉可见收缩
0级（M0）	肌肉无收缩

表 18-2 感觉功能恢复情况

恢复等级	评定标准
0 级（S0）	感觉无恢复
1 级（S1）	支配区皮肤深感觉恢复
2 级（S2）	支配区浅感觉和触觉部分恢复
3 级（S3）	皮肤痛觉和触觉恢复，且感觉过敏消失
4 级（S3+）	感觉达到 S3 水平外，二点辨别觉部分恢复
5（S4）	完全恢复

（柴益民　盛加根　汪春阳　殷文靖　吴天一　程鹏飞　侯　鹏　王奕懋　杨伟超）

主要参考文献

[1] FERRANTE M A. Brachial plexopathies：classification，causes，and consequences［J］. Mucscle Nerve Nov，2004，30（5）：547-568.

[2] SHIN A Y，SPINNER R J，STEINMANN S P，et al. Adult traumatic brachial plexus injuries［J］. J Am Acad Orthop Surg，2005，13（6）：382-396.

[3] SONGCHAROEN P. Management of brachial plexus injury in adults［J］. Scand J Surg，2008，97（4）：317-323.

[4] DWORKIN R H，O'CONNOR A B，BACKONJA M，et al. Pharmacologic management of neuropathic pain：evidence-based recommendations［J］. Pain，2007，132（3）：237-251.

[5] PITTLER M H，ERNST E. Complementary therapies for neuropathic and neuralgic pain：systematic review［J］. Clin J Pain Oct，2008，24（8）：731-733.

索　引

E

F

G

H

J

K

L

M

N

P